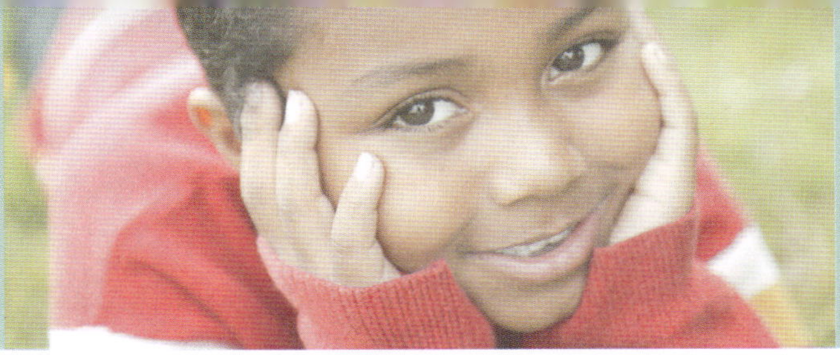

Enfermagem Pediátrica

O GEN | Grupo Editorial Nacional reúne as editoras Guanabara Koogan, Santos, Roca, AC Farmacêutica, Forense, Método, LTC, E.P.U. e Forense Universitária, que publicam nas áreas científica, técnica e profissional.

Essas empresas, respeitadas no mercado editorial, construíram catálogos inigualáveis, com obras que têm sido decisivas na formação acadêmica e no aperfeiçoamento de várias gerações de profissionais e de estudantes de Administração, Direito, Enfermagem, Engenharia, Fisioterapia, Medicina, Odontologia, Educação Física e muitas outras ciências, tendo se tornado sinônimo de seriedade e respeito.

Nossa missão é prover o melhor conteúdo científico e distribuí-lo de maneira flexível e conveniente, a preços justos, gerando benefícios e servindo a autores, docentes, livreiros, funcionários, colaboradores e acionistas.

Nosso comportamento ético incondicional e nossa responsabilidade social e ambiental são reforçados pela natureza educacional de nossa atividade, sem comprometer o crescimento contínuo e a rentabilidade do grupo.

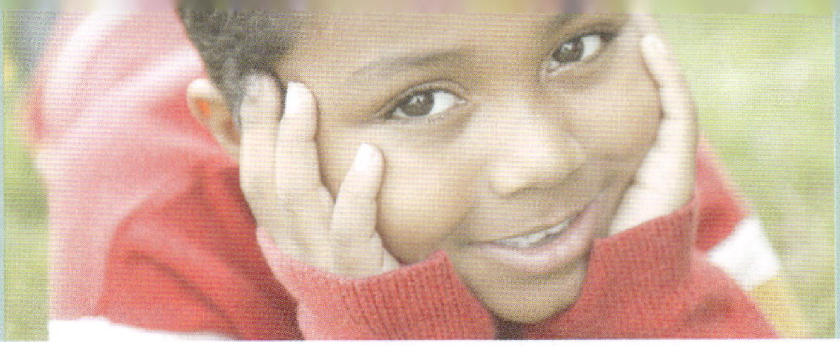

Enfermagem Pediátrica

Terri Kyle, MSN, CPNP
Associate Professor
Florida Hospital College of Health Sciences
Orlando, Florida

Tradução

Carlos Henrique Cosendey
Ivan Lourenço Gomes

Revisão técnica

Isabel Cristina dos Santos Oliveira
Doutora em Enfermagem. Mestre em Enfermagem Pediátrica e Pediatria Social. Professora Associada do Departamento de Enfermagem Médico-Cirúrgica (EEAN/UFRJ). Pesquisadora do Núcleo de Pesquisa de Enfermagem em Saúde da Criança e do Adolescente Abraços.
Capítulos 1 a 19, 22, 23, 28 a 31 e Apêndices

Tania Vignuda de Souza
Enfermeira. Professora Adjunta do Departamento de Enfermagem Materno-Infantil da Escola de Enfermagem Anna Nery (EEAN/UFRJ). Mestre em Enfermagem. Doutora em Enfermagem. Especialista em Enfermagem em Terapia Intensiva.
Capítulos 20, 21, 24, 25, 26 e 27

GEN | GUANABARA KOOGAN

■ Traduzido de:
ESSENTIALS OF PEDIATRIC NURSING, FIRST EDITION
Copyright © 2008 Lippincott Williams and Wilkins, a Wolters Kluwer business
All rights reserved
2001 Market Street
Philadelphia, PA 19103 USA
LWW.com
Published by arrangement with Lippincott Williams & Wilkins, Inc., USA.
Lippincott Williams & Wilkins/Wolters Kluwer Health did not participate in the translation of this title.
ISBN: 978-0-7817-5115-5

■ Direitos exclusivos para a língua portuguesa
Copyright © 2011 by
EDITORA GUANABARA KOOGAN LTDA.
Uma editora integrante do GEN | Grupo Editorial Nacional
Travessa do Ouvidor, 11
Rio de Janeiro – RJ – CEP 20040-040
Tels.: (21) 3543-0770/(11) 5080-0770 | Fax: (21) 3543-0896
www.editoraguanabara.com.br | www.grupogen.com.br | editorial.saude@grupogen.com.br

■ Capa: Bernard Design
Editoração eletrônica: ANTHARES
Projeto gráfico: Editora Guanabara Koogan

■ Ficha catalográfica

K99e

Kyle, Terri
Enfermagem pediátrica / Terri Kyle; tradução Carlos Henrique Cosendey, Ivan Lourenço Gomes; revisão técnica Tania Vignuda de Souza, Isabel Cristina dos Santos Oliveira. - Rio de Janeiro: Guanabara Koogan, 2011.

Tradução de: Essentials of pediatric nursing
ISBN 978-85-277-1750-2

1. Enfermagem pediatrica. I. Título.

11-5802. CDD: 610.73
CDU: 616-083

Dedico este livro à minha incrível família, sem a qual eu jamais teria concluído esse empreendimento monumental. Meu marido John apoiou-me em todos os momentos, proporcionando estímulo positivo contínuo e suporte a esse projeto. Meu filho Christian e minha filha Caitlin abençoaram-me com sua paciência e confiança em mim, além da oportunidade de vivenciar todos os estágios do crescimento e do desenvolvimento infantis em primeira mão. Esta obra também é dedicada aos bebês maravilhosos nascidos durante a realização desse projeto: Natalie, Ben, Grace e Ella.

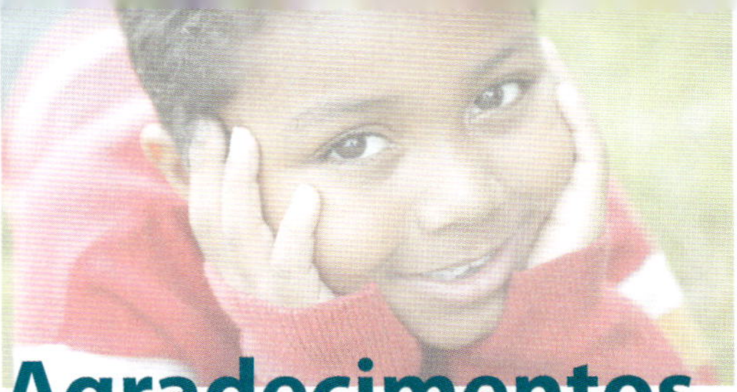

Agradecimentos

A experiência emocionante e desafiadora de escrever esse livro-texto não teria sido possível sem o apoio enorme da editora Lippincott Williams & Wilkins. Em particular, quero agradecer a Michelle McIlvain (Regional Sales Manager) por inquirir-me pela primeira vez quanto ao projeto que, durante muito tempo, foi uma das minhas metas secretas; a Elizabeth Nieginski (Senior Acquisitions Editor) por acreditar tão firmemente em minhas ideias e nunca me abandonar; e a Danielle DiPalma (Senior Development Editor) por sua visão e organização, mas sobretudo por sua paciência comigo. Gostaria de expressar minha imensa gratidão a Sarah Kyle (Development Editor) por conseguir ver tão claramente o que eu queria e por sua atenção incansável aos detalhes, mesmo até o último mês de sua gravidez e quando se mudava com sua família para outro continente. Meus agradecimentos a Maryann Foley (Development Editor) por suas intervenções e por preencher as lacunas; a Erin Sweeney por ajudar na transmissão do manuscrito; a Brett MacNaughton (Art Director) e a toda a equipe de arte pelas excelentes ilustrações; a Tom Gibbons (Senior Production Editor) e a equipe de produção por seus esforços incansáveis. Minha boa amiga e colega, Susan Carman, merece agradecimentos especiais por sua contribuição significativa não apenas para a elaboração dos capítulos e dos estudos de casos e por sua participação no desenvolvimento do guia de estudos *on-line*, mas também por sempre me escutar, apoiar e estimular. Agradecimentos especiais também a Amy Gellerman (Producer) e Gus Freedman (Photographer) do setor de pediatria do Newton-Wellesley Hospital e do Boston Shriner's Hospital pelas fotografias belíssimas que me cederam. Gostaria também de agradecer a todas as enfermeiras que contribuíram com seus conhecimentos e experiência em atendimento pediátrico para a elaboração dos capítulos desse livro. Este projeto não teria se concretizado sem todos vocês.

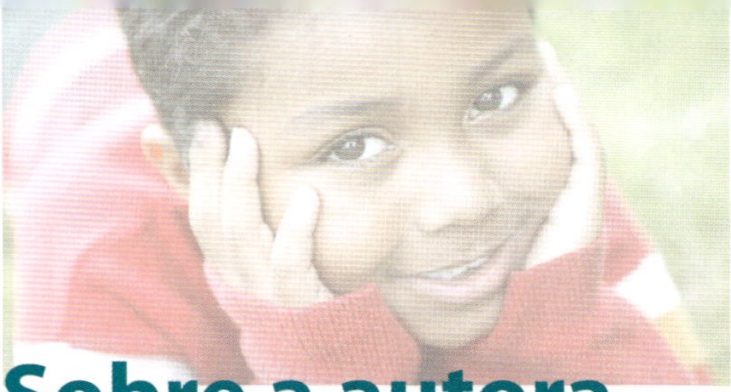

Sobre a autora

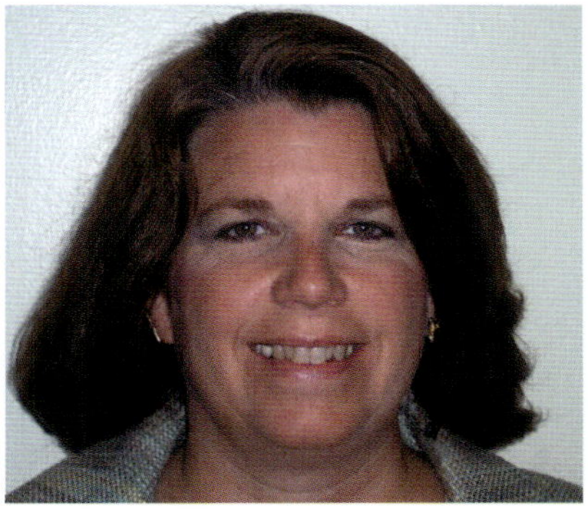

Terri Kyle é Bacharel em Enfermagem pela University of North Carolina em Chapel Hill e Mestre em Enfermagem pela Emory University (Atlanta, Georgia). A autora atua como enfermeira com capacitação em pediatria e, atualmente, participa do programa Doctor of Nursing Practice na University of Florida. Terri, que atua como enfermeira há mais de 20 anos, teve oportunidade de servir às crianças e às suas famílias nas mais diversas situações.

A autora tem experiência profissional em unidades de terapia intensiva (UTI) pediátrica e neonatal, berçário de neonatos, unidades pediátricas especializadas e hospitais comunitários. Ela trabalhou em unidades de saúde especializadas em pediatria e em unidades de atendimento primário. É docente há mais de 15 anos, tanto para graduandos como para graduados de enfermagem. É *fellow* da National Association of Pediatric Nurse Practitioners e membro da Sigma Theta Tau International Honor Society of Nursing, da National League for Nursing, da Society of Pediatric Nurses e da Association of Camp Nurses.

Visto que é exíguo o tempo alocado nas faculdades ao tópico da enfermagem pediátrica, Terri reconheceu a necessidade de um livro que "fosse direto ao ponto". Ela acredita firmemente na abordagem pedagógica baseada em conceitos – isto é, ensinar os princípios básicos aos estudantes num formato contextual amplo, de modo que eles possam aplicar esses conhecimentos em diversas situações. A abordagem baseada em conceitos é comprovadamente tempo-eficiente para os docentes de enfermagem e reforça o desenvolvimento das habilidades de raciocínio crítico entre estudantes de enfermagem.

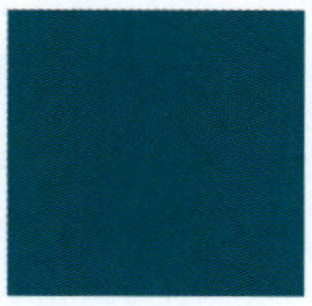

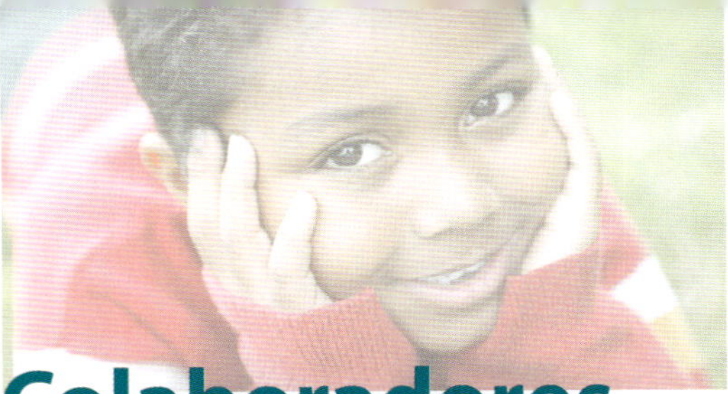

Colaboradores

Kathie Aduddell, EdD, MSN, RN
Associate Professor
Kennesaw State University, School of Nursing
Kennesaw, Georgia
Capítulos 1, 2, 10, 13, 14, 19 e 27

Barbara Browning, RN, MS, CPNP
Clinical Assistant Professor
Georgia State University
Atlanta, Georgia
Capítulo 7

Susan Carman, BSN, MSN, MBA
Hubertus, Wisconsin
Capítulos 11, 15 e 29

Myra Carmon, EdD, CPNP, RN
Director for the Health and Wellness Nursing Collaborative
Georgia State University
Atlanta, Georgia
Capítulo 6

Kim Hamilton
Atlanta, Georgia
Capítulo 20

Carol Holtz, RN, PhD
Professor of Nursing
Kennesaw State University, School of Nursing
Kennesaw, Georgia
Capítulo 19

Maeve Howett, RN, PhD(c), CPNP, IBCLC
Assistant Professor
Emory University
Atlanta, Georgia
Capítulo 9

Randall Johnson, RN, MSN, ARNP
Associate Professor
Florida Hospital College of Health Sciences
Orlando, Florida
Capítulo 23

Kathy Ordelt, RN, CPN, CRRN
Patient and Family Education Coordinator
Children's Healthcare of Atlanta
Atlanta, Georgia
Capítulo 10

Marie Oren-Sosebee, RN, BSN, CWOCN
Wound, Ostomy and Continence Nurse
Children's Healthcare of Atlanta
Atlanta, Georgia
Capítulo 13

Maggie Payne-Orton, RN, PNP
Clinical Instructor
Emory University
Atlanta, Georgia
Capítulo 31

Gayle Wetzel, BSN, MSN, ARNP, CPNP
Professor, Advanced Placement Nursing Program Coordinator
Edison College
Fort Meyers, Florida
Capítulo 8

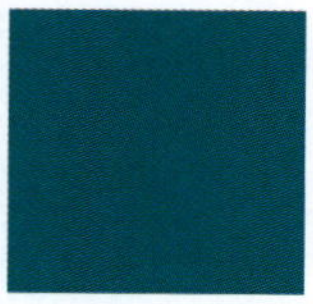

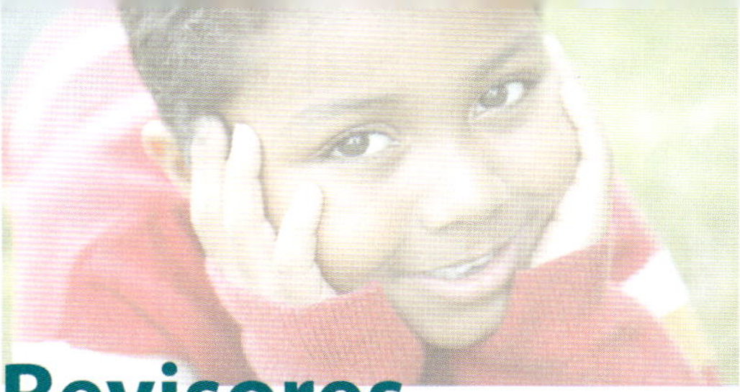

Revisores

Marguerite Aube, BS, MS, CAS
Assistant Professor
University of New England
Portland, Maine

Michele Avila-Emerson, RN, BA, MSN
Fresno City College
Lucille Packard Children's Hospital at Stanford University
Fresno, California

Marty Bachman, RN, PhD
Associate Professor of Nursing
Front Range Community College at Larimer
Fort Collins, Colorado

Vicky Becherer, MSN, RN
Pediatric Clinical Instructor
University of Missouri at St. Louis
St. Louis, Missouri

Jody Bivona, RN, MSN
Nursing Instructor
State University of New York at Ulster
Stone Ridge, New York

Sally Boyster, RN, MS
Professor, Nursing Science Program
Rose State College
Midwest City, Oklahoma

Susan Brillhart, RN, MSN, CPNP
Assistant Professor
Borough of Manhattan Community College
New York, New York

MarJo Bunten, RN, MSN
Assistant Professor
Bradley University
Morton, Illinois

Grace Buttriss, RN, FNP
Nursing Instructor
Queens University of Charlotte
Concord, North Carolina

Karen Carpenter, APRN, BC, FNP, JD
Professor
Quinsigamond Community College
Worcester, Massachusetts

Donna Curry, RN, PhD
Associate Professor
Wright State University
Dayton, Ohio

Dianne DeLong, MSN, RN
Professor, Dean of Professional Accreditation and Curriculum
Lehigh Carbon Community College
Schnecksville, Pennsylvania

Bernadette Dragich, PhD, APRN, BC
Professor
Bluefield State College
Bluefield, West Virginia

Pat Durham-Taylor, RN, PhD
Professor of Nursing
Truckee Meadows Community College
Reno, Nevada

Alison Fisher, RN, MSN, CPN
Instructor
Del Mar College
Corpus Christi, Texas

Lois Griffin, MSN, CFNP
Nursing Instructor
Shelton State Community College
Tuscaloosa, Alabama

Anna Gryczman, MSN, RN, PHN, HNC
Professor
Century College
White Bear Lake, Minnesota

Melanie Hamilton, MSN, BN, RN
Nursing Instructor
Grand Prairie Regional College
Alberta, Canada

Carol Hargate, BS, MPH, CPNP
Assistant Professor
Minnesota State University at Mankato
Mankato, Minnesota

Pat Hendrix, MSN, RN
Director of Nursing
Motlow State Community College
Tullahoma, Tennessee

Jackie Hils-Williams, MSN, RN
Instructor
Golden West College
Huntington Beach, California

Judith Hold, MSN, RN
Nursing Instructor
Chattanooga Technical Institute
Marietta, Georgia

Carol Holtz, RN, PhD
Professor
Kennesaw State University
Kennesaw, Georgia

Carolyn Hulsen, MSN, RN
Professor
Black Hawk College
Eldridge, Iowa

Carrie Huntsman-Jones, MSN, RN, CPN
Assistant Professor
Davis Applied Technical College
Kaysville, Utah

Jean Ivey, DSN, RN, CRNP
Associate Professor
University of Alabama at Birmingham
Birmingham, Alabama

Lynn Jordan, MSN, RN
Professor
Carolinas College of Health Sciences
Charlotte, North Carolina

Katherine Kniest, RN, MSN
Professor
William Rainey Harper College
Palatine, Illinois

Sherry Knoppers, RN, PhDc
Pediatric Nursing Instructor
Grand Rapids Community College
Grand Rapids, Michigan

Penny Leupold, RN, MS
Professor
Joliet Junior College
Joliet, Illinois

Debbie Lewis, RN, MSN, CPN
Instructor
Duquesne University
Pittsburgh, Pennsylvania

Kelli Lewis, BSN, MSN
Practical Nursing Instructor
Rend Lake College
Ina, Illinois

Shirley Mahan, MSN, RN
Assistant Professor
Lincoln Memorial University
Corbin, Kentucky

Larry Manalo, MSN, RN
Director of LVN Program
Allan Hancock College
Santa Maria, California

Barbara Maybury, RN, MsED, MSN
Associate Professor
Northwest Arkansas Community College
Bentonville, Arkansas

Teresa McNabb, RN
Nursing Instructor
South Plains College
Lubbock, Texas

Claire Meggs, MSN, RN
Associate Professor
Lincoln Memorial University
Knoxville, Tennessee

Sandy Olenniczak, RN
Practical Nursing Instructor
Northeast Wisconsin Technical College
Green Bay, Wisconsin

Susan Paterson, RN, MSN
Nursing Instructor
Davenport University Central Region
Midland, Michigan

Lori Peden, MSN, RN, CFNP
Professor
Hocking College
Nelsonville, Ohio

Mary Anne Peters, DNSc, RN
Director of Graduate Nursing Program
LaSalle University
Philadelphia, Pennsylvania

Linda Pina, MSN, RN
Associate Professor
California University of Pennsylvania
California, Pennsylvania

Gena Porter-Lankist, ARNP-C, MSN
Professor
Chipola Junior College
Cottondale, Florida

Susan Reardon, MSN, RN
Nursing Instructor
Allan Hancock College
Lompoc, California

Michelle Renaud, PhD, RN
Associate Professor
Pacific Lutheran University
Tacoma, Washington

Linda Rimer, MSE, RN
Professor
University of Arkansas at Little Rock
Little Rock, Arkansas

Julie Ritland, MSN, ARNP
Assistant Professor
Allen College
Waterloo, Iowa

Melodie Rowbotham, MSN, RN
Clinical Assistant Professor
University of Missouri at St. Louis
O'Fallon, Missouri

Judy Scott, RN
Instructor
Community College of Southern Nevada
North Las Vegas, Nevada

Molly Showalter, BS, RN
Nursing Instructor
North Central Texas College
Gainesville, Texas

Brian Skirvin-Leclair, RN, AS, BSN, MSN
Lecturer in Nursing
Lawrence Memorial, Regis College
Medford, Massachusetts

Bonnie Webster, MS, RN, BC
Nursing Instructor
University of Texas Medical Branch School of Nursing
Galveston, Texas

Patti Witt, MA, CNP
Associate Professor
College of Saint Catherine
Minneapolis, Minnesota

Michele Woodbeck, MS, RN
Assistant Professor
Hudson Valley Community College
Troy, New York

Lisa Woodley, MSN, RN
Clinical Assistant Professor
University of North Carolina School of Nursing
Chapel Hill, North Carolina

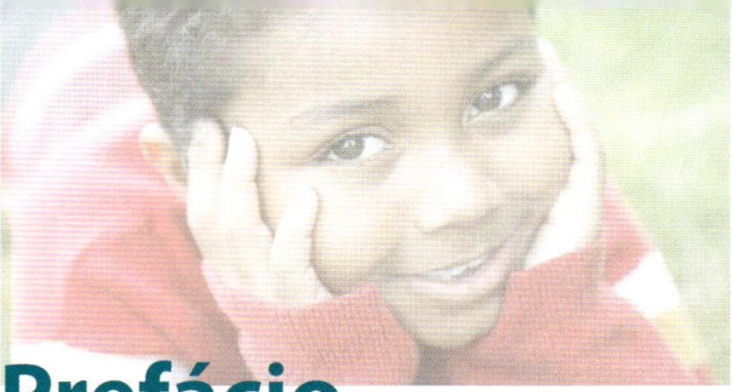

Prefácio

O ensino de enfermagem se fundamenta no princípio de dominar inicialmente os conceitos mais simples e incorporar estes conceitos à base de conhecimentos do estudante. O estudante consegue, assim, evoluir para a solução de problemas em situações mais complexas. Em enfermagem pediátrica, a capacidade de aplicar conceitos previamente aprendidos em situações novas é fundamental. No contexto educacional moderno, que dedica pouco tempo em sala de aula às especialidades, é particularmente importante que os educadores de enfermagem enfatizem conceitos fundamentais, em vez de tentar ensinar todos os detalhes sobre um tópico específico.

O objetivo desta obra é proporcionar aos profissionais de enfermagem as bases sólidas necessárias à prática criteriosa do atendimento pediátrico. O objetivo principal é ajudar os estudantes a construir uma base sólida de conhecimentos e também estimular o desenvolvimento do raciocínio crítico. Esta obra engloba uma gama ampla de assuntos, mas enfatiza os problemas comuns e o conteúdo específico da enfermagem pediátrica. O texto descreve as diferenças importantes da assistência pediátrica, quando comparada aos cuidados prestados aos adultos. Em vez de repetir o conteúdo clínico-cirúrgico que o estudante já dominou, o texto desenvolve-se a partir dessa base de conhecimentos. A abordagem ao processo de enfermagem fornece informações relevantes de forma concisa e não redundante. Na Unidade 4, discute-se o conteúdo específico do processo de enfermagem pertinente a determinado distúrbio.

Organização

Cada capítulo do *Enfermagem Pediátrica* enfatiza um aspecto diferente da prática de enfermagem pediátrica. O livro está dividido em quatro unidades e começa com conceitos gerais relativos à enfermagem pediátrica, seguidos pela descrição do crescimento e do desenvolvimento normais e pelos aspectos específicos relativos aos cuidados das crianças. A quarta unidade enfatiza o manejo das alterações da saúde infantil pela enfermeira.

Unidade 1: Introdução à Enfermagem Pediátrica

A Unidade 1 apresenta o material fundamental de que os estudantes de enfermagem precisam para compreender como os cuidados de enfermagem para as crianças diferem dos cuidados prestados aos adultos. A unidade descreve os conceitos gerais relativos à saúde infantil. Entre os conceitos fundamentais descritos nessa unidade estão considerações gerais de enfermagem pediátrica, processo de enfermagem, fatores que afetam a saúde infantil, abordagem centrada na família, cuidados atraumáticos e comunicação.

Unidade 2: Saúde da Criança em Crescimento e sua Família

A Unidade 2 fornece informações relativas às expectativas de crescimento e desenvolvimento da criança sadia, desde o nascimento até a adolescência. Embora não esgote todos os aspectos do assunto, essa unidade constrói uma base de conhecimentos ampla sobre crescimento e desenvolvimento normais, que a enfermeira pode aplicar em qualquer situação. Em cada capítulo dedicado a uma faixa etária específica, estão incluídas as preocupações comuns em relação ao crescimento e ao desenvolvimento e à orientação do cliente/família.

Unidade 3: Fundamentos de Enfermagem Pediátrica

A Unidade 3 aborda conceitos amplos que formam as bases dos cuidados de enfermagem prestados às crianças. Em vez de reiterar todos os aspectos da assistência de enfermagem, essa unidade enfatiza os detalhes específicos necessários à prestação de cuidados de enfermagem às crianças em geral. O conteúdo concentra-se nas diferenças entre os cuidados prestados às crianças e aos adultos. Os tópicos abordados nessa unidade incluem orientação preventiva e cuidados rotineiros para crianças sadias (inclusive imunização e segurança), avaliação da saúde, cuidados de enfermagem para crianças em sua comunidade e nos hospitais, questões comuns às crianças com necessidades especiais, variações pediátricas dos procedimentos de enfermagem e manejo da dor das crianças.

Unidade 4: Cuidados de Enfermagem para a Criança com Problemas de Saúde

A Unidade 4 enfatiza as respostas das crianças aos problemas de saúde. Essa unidade oferece uma cobertura abrangente das doenças que acometem as crianças. A unidade está disposta com base nos tópicos gerais dos problemas organizados por sistemas do corpo e também inclui distúrbios infecciosos e genéticos e transtornos mentais, além das emergências pediátricas. Todos os capítulos adotam um formato semelhante de modo a facilitar a apresentação das informações e reduzir as repetições. Todos os capítulos começam com uma revisão do processo de enfermagem para o tópico geral em questão, mas depois descreve as diferenças deste processo aplicado às crianças e como se aplica o processo de enfermagem. Essa abordagem fornece a estrutura geral para a discussão dos distúrbios descritos no capítulo. Em seguida, os distúrbios específicos são descritos em termos de fisiopatologia, avaliação de enfermagem, aos cuidados de enfermagem e considerações especiais. Os distúrbios pediátricos mais frequentes são descritos com mais profundidade que os menos comuns. O formato dos capítulos permite a criação de uma sólida base de conhecimentos e estimula o raciocínio crítico. Além disso, o formato do texto baseia-se no processo de enfermagem, é consistente de um capítulo para o outro e possibilita a apresentação prática e judiciosa das informações.

Características padronizadas

Com o objetivo de fornecer ao estudante e ao educador um texto interessante e de fácil compreensão, foram elaboradas algumas características padronizadas.

Palavras-chave

Cada capítulo inclui uma lista de palavras-chave consideradas essenciais ao entendimento do seu conteúdo. Cada palavra-chave está em azul e sua definição está incluída no texto.

Objetivos da aprendizagem

A definição dos Objetivos da aprendizagem de cada capítulo ajuda a orientar o estudante a priorizar as informações que deve reter. Além disso, oferecem ao estudante a possibilidade de avaliar a compreensão do material apresentado.

Reflexão

Cada capítulo começa com reflexões inspiradoras, ou seja, observações úteis, oportunas ou interessantes. Essas reflexões preparam o leitor para o capítulo e proporcionam ao estudante *insights* valiosos relativos aos cuidados de enfermagem aplicáveis às crianças e suas famílias.

Estudos de caso

Situações reais apresentam informações relevantes sobre a criança e a família e têm como objetivo ajudar o estudante a aperfeiçoar suas habilidades de atendimento dos clientes. As perguntas referidas à situação real oferecem ao estudante a oportunidade de avaliar criticamente as ações apropriadas.

Healthy People 2010

Ao longo de todo o livro, os autores descrevem objetivos do Healthy People 2010 pertinentes à saúde e ao bem-estar das crianças no formato de boxes. Também são descritas as implicações de enfermagem ou as instruções relacionadas com as atividades necessárias para alcançar esses objetivos.

Diretrizes de ensino

As Diretrizes de ensino, apresentadas na maioria dos capítulos, são ferramentas valiosas de educação em saúde. Essas diretrizes aumentam a conscientização do estudante, fornecem informações acuradas e oportunas e destinam-se a assegurar a preparação do estudante para orientar as crianças e seus familiares sobre diversas questões.

Guia farmacológico

As tabelas de Guia farmacológico resumem as informações pertinentes aos fármacos utilizados comumente. As ações, as indicações e as implicações de enfermagem significativas apresentadas ajudam o estudante a prestar atendimento ótimo às crianças e aos seus familiares.

Exames complementares

As tabelas de Exames complementares incluídas em todos os capítulos da Unidade 4 possibilitam ao estudante a compreensão geral de como diversos distúrbios são diagnosticados. Em vez de ler repetidamente as informações ao longo de toda a narrativa, o estudante pode então recorrer às tabelas conforme sua necessidade.

Tratamentos clínicos comuns

As tabelas de Tratamentos clínicos comuns incluídas em todos os capítulos da Unidade 4 oferecem ao estudante a compreensão global de como um grupo de distúrbios é tratado clínica ou cirurgicamente. As tabelas servem como ponto de referência para os tratamentos clínicos comuns.

Plano de cuidados de enfermagem

Os Planos de cuidados de enfermagem descrevem exemplos concretos sobre cada etapa do processo de enfermagem. Incluídos na seção intitulada Visão geral do processo de enfermagem de cada capítulo dedicado a um tipo de distúrbio, esses planos de cuidados de enfermagem resumem o conteúdo relativo ao problema ou ao sistema e, desse modo, reduzem as repetições.

Tabela comparativa

Essas tabelas comparam dois ou mais distúrbios, ou outros conceitos que podem ser confundidos facilmente. As fichas apresentam explicações que esclarecem os conceitos para o estudante.

Procedimento de enfermagem

Os Procedimentos de enfermagem são descritos passo a passo e fornecem explicações claras quanto às variações pediátricas de forma a facilitar o desempenho profissional competente.

Tabelas, boxes e figuras

As tabelas e os boxes estão incluídos em todos os capítulos e resumem questões de conteúdo essencial. Ilustrações ajudam o estudante a visualizar o conteúdo. Esses recursos permitem que o estudante acesse rápida e facilmente as informações.

Referências e websites

Ao final de cada capítulo, há referências e *websites* úteis, que foram utilizados na elaboração do texto. Essas referências ajudam o estudante a aprofundar os tópicos do seu interesse. Também são citados vários recursos *on-line* para que o estudante possa explorar o material apresentado.

Exercícios sobre o capítulo

Os exercícios apresentados ao final de cada capítulo ajudam o estudante a revisar conceitos essenciais. Os exercícios sobre os capítulos incluem:

- *Questões de múltipla escolha* – testam a capacidade de o estudante aplicar o material do capítulo.
- *Exercícios de raciocínio crítico* – têm como propósito estimular o estudante a incorporar o material apresentado aos conceitos previamente ensinados e chegar a uma conclusão satisfatória. Esses exercícios estimulam os estudantes a pensar de forma analítica, solucionar problemas e avaliar sua própria compreensão sobre os tópicos apresentados.
- *Atividades de estudo* – estimulam a participação do estudante no processo de aprendizagem. Essa seção promove a interação/aprendizagem por meio da prática clínica, dos recursos *on-line* e das atividades na comunidade.

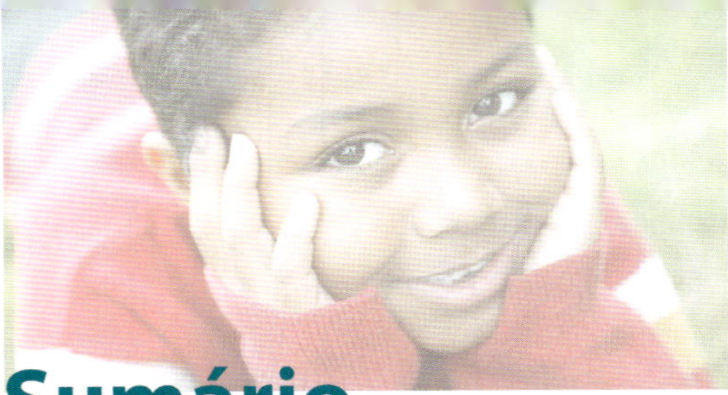

Sumário

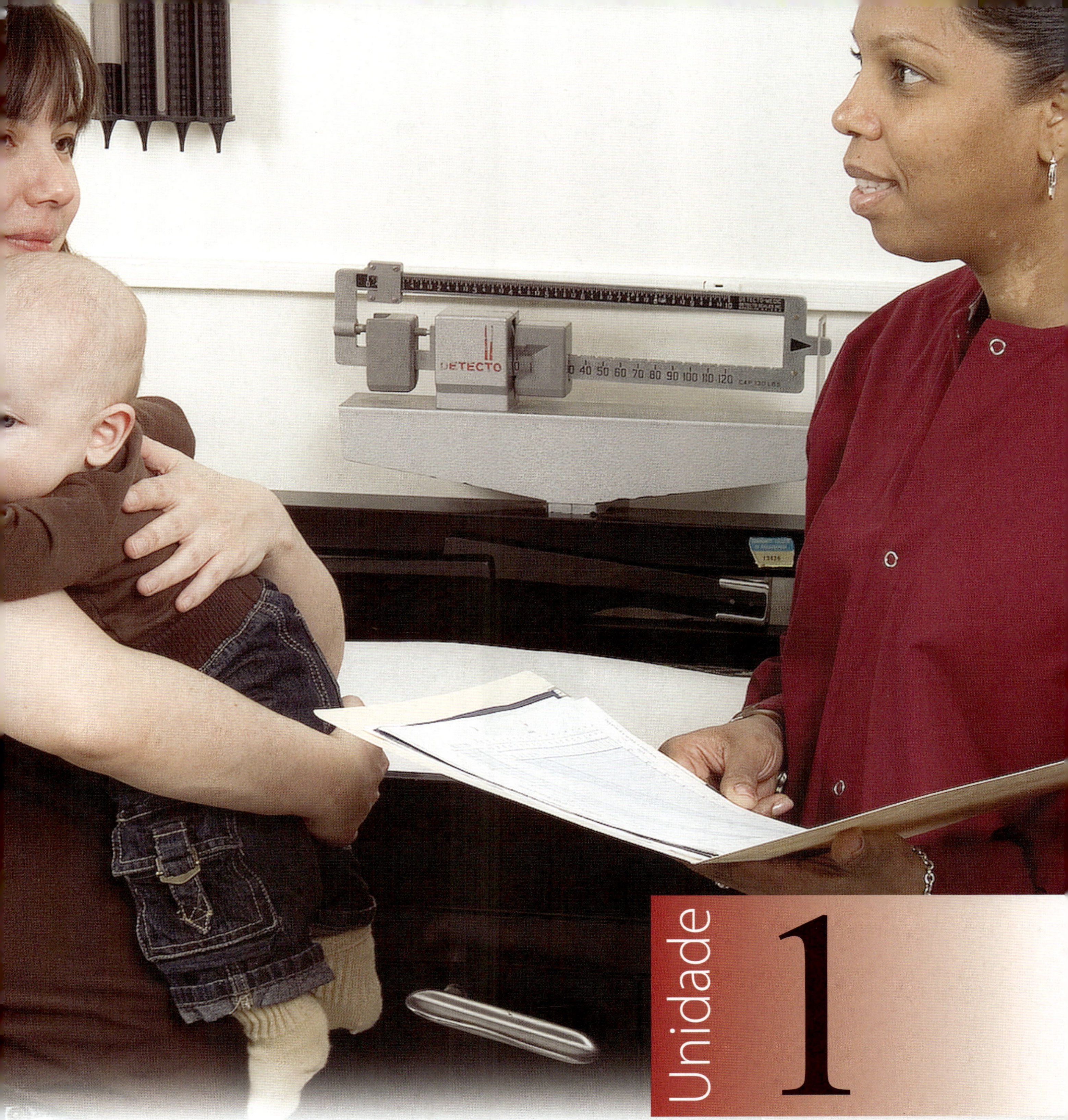

Unidade 1

Introdução à Enfermagem Pediátrica

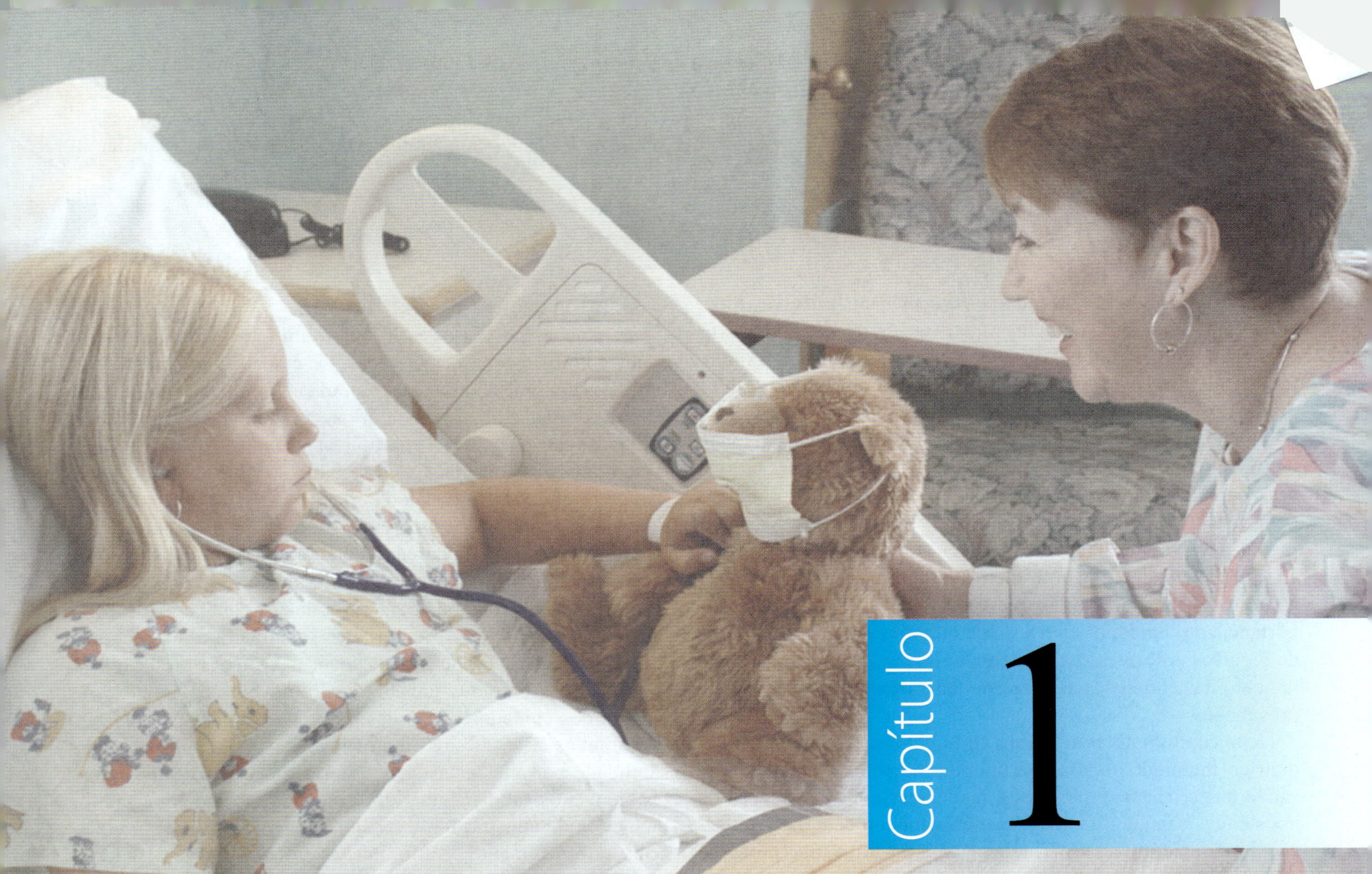

Capítulo 1

Visão Geral da Enfermagem Pediátrica

Palavras-chave

Cuidados atraumáticos
Cuidados centrados na família
Defensora
Gerenciamento de caso
Morbidade
Mortalidade
Padrão de assistência
Prática baseada em evidências
Processo de enfermagem

Objetivos da aprendizagem

Concluída a leitura deste capítulo, o leitor deverá ser capaz de:

1. Descrever os principais componentes, conceitos e aspectos que a prática de enfermagem voltada para as crianças e suas famílias envolve.
2. Identificar os marcos fundamentais da evolução da enfermagem pediátrica e da saúde infantil.
3. Comparar as definições de saúde e doença e definir os critérios de avaliação nas crianças.
4. Explicar os componentes do processo de enfermagem relacionados com a prática de enfermagem voltada para as crianças e suas famílias.
5. Definir os principais papéis e funções da enfermagem pediátrica, incluindo a prática assistencial das enfermeiras pediatras.

REFLEXÃO *Amar as crianças significa compreendê-las, respeitá-las, compartilhar a vida com elas, mas também deixar que sigam adiante.*

Isabelle Romano é uma menina de 6 anos com paralisia cerebral. Nasceu com 28 semanas de gestação e, atualmente, está internada no hospital em consequência de dificuldade respiratória causada por uma pneumonia. Seus pais são muito atenciosos em seus cuidados. Isabelle vive em casa com os pais e dois irmãos, Sergio e Tito. Reflita sobre de que maneira seu papel como enfermeira pode afetar essa família.

As crianças são o futuro da nossa sociedade e dádivas especiais para o mundo. A saúde infantil em geral melhorou e os coeficientes de mortalidade e as incidências das doenças diminuíram em algumas áreas, mas ainda é necessário priorizar a saúde infantil em todo o mundo. Os hábitos e as práticas estabelecidos na infância têm efeitos profundos na saúde e na doença ao longo de toda a vida. Para a vida em sociedade, é crucial desenvolver uma população que cuide das crianças e promova os cuidados com a saúde e opções de estilo de vida consistentes. As enfermeiras pediatras desempenham papel importante nesse processo. Frequentemente, as enfermeiras atuam na "linha de frente" como defensoras em várias questões difíceis, ressaltando a importância dos cuidados com a saúde infantil e enfrentando a falta de recursos e de acesso ao sistema de saúde, que prioriza o tratamento das condições agudas em detrimento da educação e da prevenção.

Este capítulo apresenta uma visão geral da enfermagem pediátrica, incluindo importantes opiniões filosóficas, condições de saúde das crianças e questões e tendências contemporâneas da assistência à saúde infantil. O capítulo conclui com uma descrição do modo como as enfermeiras pediatras utilizam o processo de enfermagem para cuidar das crianças e suas famílias.

Introdução à enfermagem pediátrica

Enfermagem pediátrica é a prática de enfermagem dedicada a cuidar da saúde das crianças, desde o nascimento até à adolescência. A definição de enfermagem — "diagnóstico e tratamento das respostas humanas aos problemas de saúde potenciais ou reais" — também se aplica à prática da enfermagem pediátrica (American Nurses Association, 2004). Contudo, a meta global da prática de enfermagem pediátrica é promover e ajudar a criança a manter os níveis ideais de saúde, embora reconhecendo a influência da família no seu bem-estar. Essa meta envolve as práticas de promoção da saúde e prevenção das doenças, assim como ajudar a cuidar das crianças durante enfermidades ou doenças.

Filosofia dos cuidados de enfermagem pediátrica

As crianças necessitam de cuidados centrados na família que sejam coordenados, abrangentes, contínuos e acessíveis e atendam suas necessidades físicas e emocionais (Deal *et al.*, 1998). As enfermeiras pediatras prestam essa assistência quando priorizam a família, realizam procedimentos terapêuticos atraumáticos e recorrem à prática baseada em evidências. Esses três conceitos constituem a filosofia geral da enfermagem pediátrica e aparecem ao longo de todos os capítulos deste livro.

Cuidados centrados na família

Os pais ou os tutores desempenham um papel fundamental na saúde e no bem-estar das crianças. Os cuidados de enfermagem baseados em uma abordagem centrada na família asseguram não apenas resultados mais satisfatórios, como também aumentam a satisfação dos pacientes. A família é a principal fonte de suporte e vitalidade das crianças. Os conhecimentos que a família detém quanto à saúde ou à doença da criança são vitais. Os **cuidados centrados na família** envolvem os familiares e os cuidadores, que trabalham em uma parceria colaborativa para definir as metas e os planos de assistência à saúde (Woodside *et al.*, 2001). Essa abordagem funciona bem em todos os contextos, desde os cuidados preventivos para a criança sadia até a assistência por longo prazo para crianças com doenças crônicas ou terminais. Os cuidados centrados na família promovem a confiança dos pais ou dos cuidadores em suas próprias habilidades e também preparam as crianças e os adultos jovens para assumir a responsabilidade por atender às suas próprias necessidades de saúde. Os elementos fundamentais dos cuidados centrados na família incluem a demonstração de sensibilidade nas relações interpessoais, o fornecimento de informações de saúde em geral, a transmissão de informações de saúde específicas e o respeito no trato com as pessoas (Woodside *et al.*, 2001).

De acordo com a American Academy of Pediatrics (2003), os cuidados centrados na família enfatizam vários princípios fundamentais:

- Respeito pela criança e sua família
- Reconhecimento dos efeitos da diversidade cultural, racial, étnica e socioeconômica na experiência de cuidar da saúde da família
- Identificação e promoção dos pontos fortes da família
- Apoio às opções familiares relacionadas com os cuidados com a saúde das crianças
- Flexibilidade contínua
- Fornecimento de informações verdadeiras e não tendenciosas visando a uma abordagem eficiente
- Oferecimento de apoio emocional e de outros tipos, de acordo com a necessidade da criança e da família
- Colaboração com as famílias
- Fortalecimento das famílias.

Quando os cuidados à saúde da criança são prestados com base na abordagem centrada na família, muitos resultados favoráveis podem ser obtidos. A ansiedade diminui. As crianças ficam mais tranquilas e o controle da dor é facilitado. A recuperação é mais rápida. A confiança e as habilidades da família na solução de problemas aumentam. A comunicação entre a equipe de saúde e a família também melhora, e isto aumenta a satisfação dos profissionais de saúde e dos pacientes que recebem os cuidados de saúde (familiares). Entre as maneiras disponíveis de ampliar a colaboração entre a família e a equipe de saúde es-

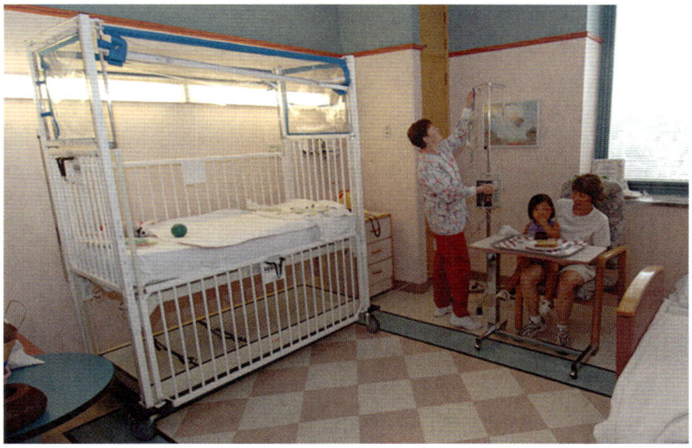

● Figura 1.1 A disponibilização de uma área confortável para os pais descansarem é um componente importante do cuidado centrado na família.

tão os comitês consultivos de família, boletins ou cadernos de apontamentos para a consulta dos pais. Os métodos usados para ampliar a comunicação entre a equipe de saúde e os familiares podem incluir a utilização de caixas postais ou quadros-negros para atualizar o plano diário de cuidados, inclusive a participação dos pais em *rounds*, ou a avaliação diária das condições de saúde pela criança ou por sua família.

Os pais atentos empenham-se em cuidar dos seus filhos. Eles demonstram confiança em sua capacidade de fazer isso, apesar do transtorno emocional associado a uma doença. Os pais podem vivenciar mudanças em seus outros relacionamentos e também nos relacionamentos que mantêm com os profissionais de saúde (Dudley & Carr, 2004). Estudos mostraram que as famílias desejam e apreciam a sensibilidade das enfermeiras para os inconvenientes que as doenças dos seus filhos podem impor à família (Miceli & Clark, 2005). As famílias querem ter suas necessidades emocionais e espirituais atendidas, suas preocupações resolvidas e suas acomodações melhoradas (quando a criança está hospitalizada) (Figura 1.1). Elas querem ser incluídas e valorizadas no processo de decisão relativa aos cuidados de saúde (Miceli & Clark, 2005) e desejam estabelecer relação com as enfermeiras que cuidam dos seus filhos (Espezel & Canam, 2003). A prestação de cuidados realmente centrados na família pode fortalecer a família, reforçar os recursos familiares e ajudar a criança a sentir-se mais segura durante todo o processo.

> **Como a abordagem de cuidados centrada na família** pode ajudar a família Romano descrita no início do capítulo?

Cuidados atraumáticos

As crianças podem passar por inúmeras intervenções, algumas das quais podem ser traumáticas, estressantes e dolorosas. Os vários ambientes nos quais a criança recebe cuidados podem ser assustadores e opressores para ela e sua família, e a interação com vários profissionais de saúde em diversas circunstâncias pode gerar ansiedade. Desse modo, outro componente importante da filosofia da enfermagem pediátrica é prestar **cuidados atraumáticos**. Essa filosofia consiste em prestar cuidados terapêuticos por meio de intervenções que minimizem o sofrimentos físico e psicológico da criança e seus familiares. As enfermeiras pediatras devem estar atentas a qualquer situação que possa causar sofrimento e devem ser capazes de identificar potenciais fatores de estresse. Elas tomam medidas para atenuar a separação entre a criança e sua família, e os cuidados de enfermagem que elas proporcionam reduzem a exposição da criança a situações estressantes e evitam ou atenuam a dor e os danos ao corpo.

Condutas de enfermagem baseadas em evidências

Hoje em dia, a assistência à saúde pediátrica enfatiza um plano interdisciplinar de cuidados destinados a atender às necessidades físicas, de desenvolvimento, educacionais, espirituais e psicossociais da criança. As enfermeiras coordenam a execução desse plano interdisciplinar de maneira colaborativa para assegurar a continuidade da assistência eficaz em termos de custo, orientada para a qualidade e focada nos resultados. Esse tipo de assistência é conhecido como **gerenciamento de caso**. O Boxe 1.1 ressalta os componentes do gerenciamento de casos. Quando a enfermeira atua como gerenciadora de um caso, a satisfação do paciente e dos seus familiares aumenta, a fragmentação da assistência diminui, e é possível avaliar os resultados obtidos em um grupo homogêneo de pacientes.

O gerenciamento de caso utiliza um sistema de planos, geralmente definidos como processos críticos derivados dos padrões de assistência por uma abordagem multidisciplinar que determina as diretrizes da prática clínica. A aplicação dessa filosofia possibilita os resultados esperados em consequência da prestação desses cuidados e pode levar ao pagamento futuro baseado em diretrizes práticas. A Agency for Health Care Policy and Research e a National Guidelines Clearinghouse adotam as atuais diretrizes de prática clínica. As diretrizes para a prática clínica originam-se da prática baseada em evidências.

A **prática baseada em evidências** consiste em utilizar os resultados das pesquisas para desenvolver planos de cuidados e prestar essa assistência. A prática baseada em evidências é uma abordagem de solução de problemas para a tomada de decisões clínicas em enfermagem (Newhouse, 2006). Esse conceito de prática de enfermagem inclui a utilização das melhores evidências disponíveis para a tomada de decisões quanto aos cuidados prestados às crianças e suas famílias. A prática baseada em evidências pode reduzir as variações e, ao mesmo tempo, melhorar a qualidade da assistência prestada. Um exemplo de prática ba-

Boxe 1.1 Componentes do gerenciamento de caso

- Processo colaborativo que consiste em avaliação, planejamento, execução, coordenação, monitoração e reavaliação
- Defesa, comunicação e gerenciamento dos recursos
- Contínuo de cuidados abrangentes centrados no paciente
- Cuidados coordenados com uma abordagem interdisciplinar

Commission for Case Management Certification (s/d).

seada em evidências são as atuais recomendações para aferição da pressão arterial na população pediátrica. Devido à dificuldade de se obterem aferições consistentes e adequadas da pressão arterial em crianças, assim como à elevação da pressão arterial em crianças nos últimos anos, o National High Blood Pressure Education Program Working Group publicou recomendações quanto à aferição rotineira da pressão arterial nas crianças. Essas diretrizes incluem a consideração dos fatores que afetam a pressão arterial da criança, a utilização de dispositivos de medição por oscilometria ou ausculta, a aplicação correta dos manguitos de largura apropriada e a definição do local para aferição da pressão arterial. O objetivo é permitir a triagem e a identificação precoces das crianças sob risco de hipertensão (Schell, 2006). Estudos recentes forneceram evidências de que as intervenções lideradas por enfermeiras melhoram a saúde em geral e facilitam o tratamento de doenças crônicas.

Evolução da enfermagem pediátrica relacionada com a saúde infantil

A perspectiva histórica da enfermagem pediátrica inclui as epidemias devastadoras que assolavam as crianças no passado, as tendências sociais do nosso país, as mudanças do sistema de saúde e as regulamentações estaduais e federais. A presente discussão propõe uma revisão sucinta da evolução da enfermagem pediátrica. Com a revisão desses fatos históricos, as enfermeiras pediatras podem ter uma compreensão mais clara do estado atual e do futuro da enfermagem pediátrica.

Nos séculos passados, a saúde da população era mais precária do que hoje em dia, os coeficientes de mortalidade eram altos e a expectativa de vida era curta. Quando os imigrantes europeus estabeleceram-se nas cidades do Leste americano, as doenças infecciosas estavam descontroladas devido às condições de vida em aglomerações humanas, ao consumo de alimentos inadequados em más condições sanitárias (p. ex., leite contaminado) e às condições insalubres de trabalho (inclusive trabalho infantil). As epidemias devastadoras de varíola, difteria, escarlatina e sarampo atingiam mais duramente a população infantil. Durante esse período, a visão predominante era de que as crianças eram mercadorias; suas funções eram aumentar a população e compartilhar o trabalho. Essa visão mudou ao longo dos anos, na medida em que se estabeleceram escolas públicas e o sistema legal começou a ver as crianças como menores.

Com o tempo, ocorreram alterações que focaram as atenções na saúde das crianças. Em 1870, a primeira cadeira de professor de pediatria dos EUA foi concedida ao médico Abraham Jacobi, que é conhecido como Pai da Pediatria. Pela primeira vez, a comunidade médica reconheceu que havia necessidade de oferecer aos profissionais de saúde treinamento e educação especializada para a população infantil. Em 1889, Jacobi criou os centros de distribuição de leite, que forneciam às mães leite não contaminado para seus bebês doentes, e também ressaltou a importância da pasteurização. Essa simples intervenção levou à redução da mortalidade infantil.

Nos primeiros anos do século XX, Lillian Wald fundou a Henry Street Settlement House na cidade de Nova York; este foi o início da enfermagem de saúde pública. Esse estabelecimento prestava serviços médicos e outros tipos de atendimento às famílias carentes. Esses serviços incluíam visitas domiciliares de enfermeiras para ensinar cuidados de saúde às mães.

Os profissionais de saúde eram treinados a cuidar das crianças nos hospitais, mas os pais das crianças hospitalizadas não eram estimulados a visitar seus filhos, para evitar a disseminação das infecções. A restrição ao envolvimento dos pais na assistência prestada aos filhos também parecia minimizar o estresse emocional.

A enfermagem em escolas públicas começou em 1902, com a designação de Lina Rogers como enfermeira de escola pública em tempo integral em Nova York. No início do século XX, teve início um curso profissionalizante de Enfermagem Pediátrica no Teachers's College da Columbia University.

A virada do século XX trouxe novos conhecimentos sobre nutrição, saneamento, bacteriologia, farmacologia, medicação e psicologia. A penicilina, os corticoides e as vacinas, que foram desenvolvidos naquela época, ajudaram a combater as doenças transmissíveis. No final do século XX, os avanços tecnológicos alteraram significativamente todos os aspectos da assistência à saúde. Esses avanços resultaram em aumento das taxas de sobrevivência das crianças. Contudo, muitas crianças que sobreviviam às doenças que antes eram consideradas fatais ficavam com limitações físicas crônicas. Por exemplo, antes da década de 1960, os lactentes extremamente prematuros não sobreviviam por causa da imaturidade dos seus pulmões. A ventilação mecânica e a utilização dos medicamentos que aceleram o desenvolvimento pulmonar ampliaram as taxas de sobrevivência dos lactentes prematuros, mas os sobreviventes geralmente enfrentavam inúmeras doenças crônicas, como displasia broncopulmonar, retinopatia da prematuridade, paralisia cerebral ou retardo do desenvolvimento. Esse aumento da sobrevivência resultou em significativa ampliação das doenças crônicas em comparação com as enfermidades agudas como causas de internação hospitalar e mortalidade.

Na década de 1960, as alterações do sistema de saúde e as mudanças das condições de saúde da população resultaram no desenvolvimento do papel de enfermeira na prática. Na década de 1970, o governo dos EUA implantou os sistemas de controle de custos, devido ao crescimento rápido dos gastos com saúde. Além disso, alterações importantes do sistema de saúde americano ao longo da década de 1980 afetaram a enfermagem pediátrica e a assistência à saúde infantil. A ênfase da assistência é colocada na qualidade dos resultados e na contenção dos custos. Algumas dessas alterações atraíram mais enfermeiras especializadas para a prática no campo da pediatria.

Por fim, na década de 1980, a Division of Maternal-Child Health Nursing Practice da American Nurses Association desenvolveu os padrões de saúde maternoinfantil para estabelecer diretrizes importantes para a prestação dos cuidados de enfermagem.

Papel da enfermagem pediátrica e contextos de assistência à saúde

A enfermeira pediatra presta serviços de saúde em três níveis: primário, secundário e terciário. O nível primário de serviços enfatiza a promoção da saúde e a prevenção de doenças e, em geral, os serviços são prestados na comunidade. A enfermeira pediatra pode prestar serviços desse nível em vários contextos, inclusive clínicas ou consultórios, escolas, lares, creches e acampamentos de verão. O nível secundário de serviços geralmente ocorre nos centros de tratamento para doenças agudas, que enfatizam o diagnóstico e o tratamento das doenças. A enfermeira pediatra atua no nível secundário quando trabalha em contextos como unidades pediátricas de hospitais gerais, unidades de terapia intensiva pediátrica, setores de emergência, clínicas ambulatoriais, centros cirúrgicos e serviços psiquiátricos. O nível terciário de serviços consiste em cuidados de recuperação, reabilitação ou promoção da qualidade de vida e ocorre nos centros de reabilitação ou nos programas hospitalares para pacientes terminais, ou ainda em serviços de saúde domiciliar.

Embora as enfermeiras que atuam em cada um desses contextos possam ter funções e responsabilidades específicas, todas compartilham as funções universais que podem ser definidas como papéis primários e secundários, prática diferenciada e prática avançada. Em todas essas funções, a enfermeira assegura que a comunicação com a criança e sua família esteja baseada na idade e no nível de desenvolvimento da criança.

A principal função da enfermeira pediatra é prestar serviços diretos de enfermagem às crianças e suas famílias, condição em que atua como **defensora**, educadora e gerenciadora. Como defensora da criança e da família, a enfermeira salvaguarda e protege os interesses das crianças e suas famílias, porque conhece suas necessidades e seus recursos, informa sobre seus direitos e suas opções e ajuda a tomar decisões conscientes. No papel primário de educadora, a enfermeira instrui e aconselha as crianças e suas famílias quanto a todos os aspectos da saúde e da doença. A enfermeira pediatra utiliza e integra os resultados das pesquisas de modo a desempenhar uma prática baseada em evidências, gerenciando a prestação de serviços com relação custo-benefício favorável para assegurar a continuidade da assistência e um resultado ideal para a criança e sua família.

No papel secundário, a enfermeira pediatra atua como colaboradora, coordenadora da assistência e consultora. Quando colabora com a equipe interdisciplinar de saúde, a enfermeira pediatra integra as necessidades da criança e da família ao plano coordenado de assistência. No papel de consultora, a enfermeira pediatra assegura que as necessidades da criança e da família sejam atendidas por meio de atividades como facilitadora em grupos de apoio ou colaboradora da enfermeira escolar de modo a planejar os cuidados prestados à criança.

Nessa prática diferenciada, a experiência, a competência e o nível de instrução da enfermeira determinam suas funções. Por exemplo, a coordenadora clínica geralmente tem grau de bacharel e desempenha o papel de liderança em vários contextos. Como gerenciadora de caso, geralmente uma enfermeira treinada com grau de bacharel é responsável pela integração da assistência, desde antes da internação hospitalar até depois da alta.

A prática avançada é uma função de enfermagem ampliada, que requer formação e habilidades adicionais para avaliar e tratar as crianças e suas famílias. A enfermeira pediatra (pediatric nurse practitioner [PNP]) tem grau de mestrado e certificação nacional na área de sua especialidade. A PNP é uma profissional autônoma e independente e trata de crianças nos contextos de cuidados primário, agudo ou intensivo, ou realiza tratamentos de longa duração para crianças com doenças crônicas. A enfermeira clínica especializada tem mestrado e possui experiência como educadora, clínica ou pesquisadora, de modo a atender às necessidades da equipe, das crianças e das famílias.

Várias alterações do sistema de saúde continuam a estimular o desenvolvimento do papel de prática avançada em enfermagem pediátrica. A Tabela 1.1 descreve as funções das enfermei-

Tabela 1.1 Papéis de prática avançada para enfermeiras pediatras

Papel	Funções
Enfermeira pediatra	• Presta cuidados de manutenção da saúde para crianças (exames da criança sadia, triagem do desenvolvimento, imunizações, orientação preventiva e saúde escolar) • Diagnostica e trata das doenças comuns da infância • Presta assistência às crianças com doenças agudas e crônicas ou em estado crítico (realiza exames físicos detalhados e obtém histórias clínicas pormenorizadas, interpreta os exames laboratoriais e outros testes, prescreve medicamentos e realiza procedimentos terapêuticos) (National Association of Pediatric Nurse Practitioners, 2006)
Enfermeira da família	• Presta assistência à saúde dos indivíduos em todas as fases da vida • Realiza avaliações de saúde, solicita e interpreta exames laboratoriais e outros testes, prescreve tratamentos farmacológicos e não farmacológicos (American Academy of Nurse Practitioners, 2002)
Enfermeira neonatologista	• Diferencia-se do papel da enfermeira pediatra nos cuidados ao recém-nascido • Atua de modo semelhante ao da enfermeira pediatra ou a enfermeira da família, mas atua nos berçários ou na unidade de terapia intensiva neonatal (National Association of Neonatal Nurses, 2002)
Enfermeira clínica especializada — especializada em áreas específicas da pediatria, inclusive especialista em enfermagem clínica oncológica pediátrica	• Atua como consultora em uma área específica de *expertise* • Pesquisa, educa e atua na assistência de enfermagem em seu campo de especialidade (National Association of Clinical Nurse Specialists, s/d)
Gerente de caso — especialista em hospitais pediátricos e outros contextos de assistência à saúde pediátrica	• Supervisiona um grupo de pacientes, a partir da entrada no serviço de saúde até o momento em que recebem alta • Monitora a eficácia, o custo e a satisfação dos pacientes

ras nas áreas de enfermagem de família, neonatal e pediátrica, assim como das enfermeiras especializadas em clínica pediátrica e gerenciamento de casos.

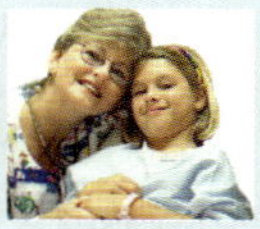

A American Academy of Colleges of Nursing (2005) recomendou que, até o ano 2015, a educação dos profissionais de enfermagem passe do nível de mestrado para o de doutorado.

Padrões de assistência e desempenho no contexto atual

Em qualquer função que desempenhe, a enfermeira pediatra tem a responsabilidade de executar ações de enfermagem de acordo com os padrões de assistência. **Padrão de assistência** é uma ação minimamente aceita e esperada de um indivíduo com determinado nível de conhecimento ou habilidade e reflete o que uma pessoa sensata e prudente deve fazer em situação semelhante. Os padrões profissionais adotados pelos órgãos reguladores, pelas leis federais ou estaduais, pelas leis que regulamentam a prática de enfermagem e por outros grupos de especialistas que regulamentam a prática da enfermagem em geral. A American Nurses Association (ANA) e a Society of Pediatric Nurses (SPN) desenvolveram padrões específicos de assistência e desempenho profissional para a prática da enfermagem clínica pediátrica (Tabela 1.2). Esses padrões são os instrumentos que determinam se a assistência constitui uma prática de enfermagem adequada, efetiva e aceitável. Além disso, servem como diretrizes e parâmetros legais dessa área especial de prática. Esses padrões asseguram a consistência na prática, fornecem diretrizes importantes para o planejamento dos cuidados prestados, facilitam o desenvolvimento de critérios para definição dos resultados e asseguram a qualidade dos serviços de enfermagem prestados. Os padrões da ANA-SPN especificam o que é apropriado e efetivo para a enfermagem pediátrica em geral e promovem a consistência na prática.

Condições de saúde da criança

A saúde costumava ser definida simplesmente como ausência de doença, e era avaliada pela monitoração da morbidade e da mortalidade de um grupo. Contudo, ao longo do século XX, o foco da saúde foi desviado para a prevenção de doenças, a promoção da saúde e o bem-estar. A Organização Mundial de Saúde (2006) define saúde como "um estado de bem-estar físico, mental e social completo, não simplesmente como ausência de doença ou

Tabela 1.2 Padrões de prática de enfermagem pediátrica definidos pela American Nurses Association/Society of Pediatric Nurses

Padrão	Descrição
Padrão de assistência	1. **Avaliação:** a enfermeira pediatra recolhe os dados de saúde 2. **Diagnóstico:** a enfermeira pediatra analisa os resultados da avaliação para definir o diagnóstico 3. **Definição dos resultados esperados:** a enfermeira pediatra identifica os resultados esperados individualizados para o paciente 4. **Planejamento:** a enfermeira pediatra desenvolve um plano de cuidados, que prescreve intervenções para se alcançarem os resultados esperados 5. **Execução:** a enfermeira pediatra executa as intervenções definidas no plano de cuidados 6. **Reavaliação:** a enfermeira pediatra reavalia os progressos da criança e da família no sentido de que sejam alcançados os resultados esperados
Padrões de desempenho profissional	1. **Qualidade da assistência:** a enfermeira pediatra avalia sistematicamente a qualidade e a eficácia da prática de enfermagem pediátrica 2. **Avaliação do desempenho:** a enfermeira pediatra avalia sua própria prática de enfermagem com relação aos padrões da prática profissional e aos estatutos e regulamentos relevantes 3. **Educação:** a enfermeira pediatra adquire e mantém conhecimentos atualizados para a prática de enfermagem pediátrica 4. **Coleguismo:** a enfermeira pediatra contribui para o desenvolvimento profissional dos seus pares, de seus colegas e de outros profissionais 5. **Ética:** as decisões e as ações da enfermeira pediatra em defesa das crianças e suas famílias são determinadas eticamente 6. **Colaboração:** a enfermeira pediatra colabora com a criança, a família e os profissionais de saúde ao prestar assistência ao paciente 7. **Pesquisa:** a enfermeira pediatra utiliza os resultados das pesquisas em sua prática 8. **Utilização dos recursos:** a enfermeira pediatra avalia os fatores relacionados com a segurança, a eficácia e o custo ao planejar e prestar assistência

deficiência". Desse modo, a definição de saúde é complexa e não está baseada simplesmente na ausência de doença ou em uma revisão das estatísticas de morbidade e mortalidade.

Em 1979, o relatório do U.S. Surgeon General's denominado *Healthy People* propôs uma agenda nacional que definia os riscos à saúde evitáveis e mais significativos. Com a série de atualizações que se seguiram, inclusive o relatório atual (*Healthy People 2010: National Health Promotion and Disease Prevention Objectives*), o país conta com uma agenda abrangente de promoção da saúde e prevenção de doenças, que enfatiza a saúde das crianças (U.S. Department of Health and Human Services, 2000). As metas principais são melhorar a qualidade e os anos de vida saudável e eliminar as disparidades de saúde entre os grupos étnicos, com ênfase nas opções de estilo de vida e nas condições ambientais que causam 70% das mortes prematuras nos EUA. Existem 10 indicadores de saúde específicos, inclusive indicadores de saúde infantil, que servem como meios para avaliação dos progressos efetuados em saúde pública; esses indicadores também funcionam como pontos focais para se coordenarem os esforços pela melhora da saúde em nível nacional. Por exemplo, um objetivo incluído no item atividade física é ampliar o percentual de adolescentes que praticam atividades físicas vigorosas, duas ou mais vezes/semana durante 20 min ou mais de cada vez (U.S. Department of Health and Human Services, 2000). A versão 1.1 do relatório Healthy People 2010 ressalta os principais problemas de saúde do século XXI que precisam ser corrigidos.

Avaliação do estado de saúde das crianças

A avaliação do estado de saúde de uma criança nem sempre é um processo simples. Por exemplo, algumas crianças com doenças crônicas não se veem como "doentes", contanto que consigam controlar sua enfermidade. Um dos métodos tradicionais utilizados para avaliação da saúde é analisar os dados de morbidade e mortalidade. Essa informação é reunida e analisada de modo a se obter uma descrição objetiva da saúde do país.

Mortalidade

Mortalidade refere-se ao número de indivíduos que morrem em um período específico. Essa estatística é descrita em taxas por 100.000 e é calculada com base em uma amostra de atestados de óbito. Nos EUA, o National Center for Health Statistics, subordinado ao Department of Health and Human Services, reúne, analisa e publica esses dados.

Mortalidades neonatal e pós-neonatal

Mortalidade neonatal refere-se ao número de lactentes mortos nos primeiros 28 dias de vida por 1.000 nascidos vivos. O coeficiente de mortalidade pós-neonatal refere-se ao número de óbitos que ocorrem nos primeiros 12 meses de vida. Esse índice também é definido como número de óbitos em 1.000 nascidos vivos. O coeficiente de mortalidade pós-neonatal é usado como indicador da saúde geral de um país. Em geral, essa estatística é uma das medidas mais significativas da saúde das crianças. Em 2003, o coeficiente de mortalidade pós-neonatal dos EUA era de 6,85 por 1.000 nascidos vivos (Hoyert *et al.*, 2006; Figura 1.2).

Nos EUA, os coeficientes de mortalidade pós-neonatal variam significativamente nos diferentes estados e também entre os grupos étnicos. O país tem um dos maiores produtos internos brutos do mundo e é conhecido por seus recursos tecnológicos, mas ocupavam a 27ª posição do *ranking* de mortalidade infantil* dos países industrializados em 2000 (U.S. Department of Health and Human Services, 2006). Nesse país, as principais causas de mortalidade infantil precoce incluem problemas que ocorrem durante o parto ou logo depois, tais como: prematuridade, baixo peso ao nascer, anomalias congênitas, síndrome da morte súbita do lactente e síndrome de angústia respiratória.

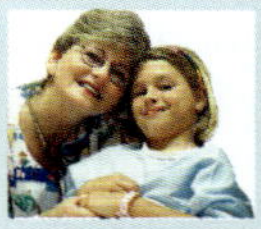

Os lactentes afro-americanos e descendentes de índios americanos ou nativos do Alasca sempre tiveram coeficientes de mortalidade pós-neonatal mais altos que os dos outros grupos étnicos (Federal Interagency Forum on Child and Family Statistics, 2006).

As anomalias congênitas ainda são uma das principais causas de mortalidade infantil. Baixo peso ao nascer e prematuridade

*(N.R.T.) Segundo dados do IBGE, a mortalidade infantil no Brasil caiu de 100 para 23,3 óbitos em cada grupo de 1.000 nascidos vivos entre 1970 e 2008.

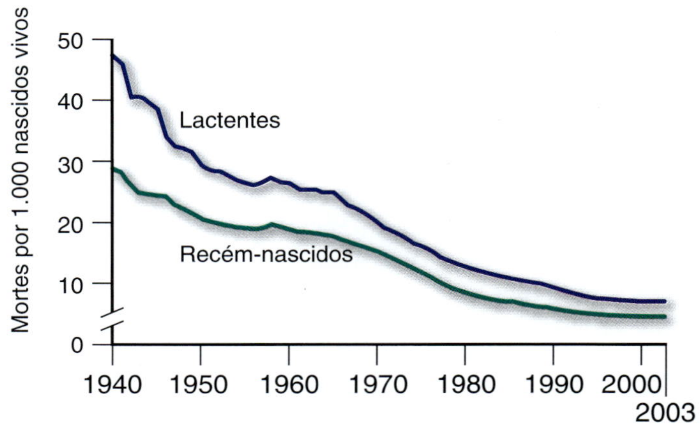

● **Figura 1.2** Coeficientes de mortalidade neonatal e pós-neonatal entre 1940 e 2003. (Adaptado de Hoyert *et al.*, 2006.)

Healthy People 2010

Principais questões de saúde do século XXI

- Atividade física
- Sobrepeso e obesidade
- Tabagismo
- Uso abusivo de substâncias
- Comportamento sexual responsável
- Saúde mental
- Acidentes e violência
- Qualidade ambiental
- Imunizações
- Acesso aos serviços de saúde.

são os principais indicadores da saúde dos bebês e importantes indicativos de mortalidade pós-neonatal (Hoyert *et al.*, 2006). Quanto menor o peso ao nascer, maior o risco de mortalidade pós-neonatal; desse modo, a incidência elevada de baixo peso ao nascer (< 2.500 g) nos EUA é importante no coeficiente de mortalidade pós-neonatal mais alto, quando comparado com os coeficientes dos outros países (Guyer *et al.*, 2000).

Mortalidade infantil

A mortalidade infantil é definida pelo número de óbitos por 100.000 habitantes entre as crianças de 1 a 4 anos de idade. Nos EUA, o coeficiente de mortalidade infantil diminuiu em cerca de 50% desde 1980. Em 2003, os coeficientes de mortalidade eram de 31 por 100.000 entre as crianças de 1 a 4 anos e de 17 por 100.000 na faixa etária de 5 a 14 anos (Child Trends, 2006b). As principais causas de mortes entre as crianças são acidentes automobilísticos. Essas mortes geralmente podem ser evitadas pela educação quanto à importância da utilização de assentos para automóveis e cintos de segurança, quanto aos perigos de dirigir sob efeito de álcool e outras substâncias e quanto à importância da segurança dos pedestres. Outras causas de mortalidade infantil incluem suicídio, homicídio e infecção pelo vírus da imunodeficiência humana.

O estudo do Fundo das Nações Unidades para a Infância (2001) revelou que, em 26 dos países mais ricos, 40% de todos os óbitos entre crianças de 1 a 4 anos resultam de lesões intencionais e lesões acidentais. Ainda que continuem as pesquisas sobre as causas evitáveis de acidentes na infância, as lesões intencionais ainda são uma das causas principais de morbidade e mortalidade entre as crianças. Essas lesões trazem consequências duradouras para as crianças, as famílias e a sociedade em geral. Os fatores associados aos acidentes na infância incluem criação por genitor único, baixo nível de instrução da mãe, idade materna precoce por ocasião do nascimento do filho, condições precárias de moradia, famílias numerosas, uso abusivo de álcool ou substâncias psicoativas pelos pais, ou falta de apoio à família (Fundo das Nações Unidas para a Infância, 2001). Um estudo mostrou que pré-escolares que haviam sofrido acidentes no passado mostravam índices significativamente mais altos de comportamentos deletérios (Bruce *et al.*, 2004). Isso sugere que a triagem para comportamentos deletérios pode ser um recurso útil quando as enfermeiras fazem aconselhamento sobre prevenção de acidentes.

Morbidade

Morbidade é a medida de prevalência de uma doença específica em uma população em determinado período. Esse indicador é descrito como taxas por 1.000 habitantes. Em geral, é difícil definir e registrar a morbidade, porque as definições utilizadas são muito variadas — por exemplo, consultas médicas ou diagnósticos por internação hospitalar. Além disso, pode ser difícil obter dados como os que são fornecidos pelas entrevistas domiciliares incluídas nos estudos experimentais. As estatísticas de morbidade são revistas com menor frequência devido à dificuldade de se definirem ou obterem os dados pertinentes.

Contudo, em geral, com base em um resumo das estatísticas de saúde das crianças em 2002, 56% das crianças gozavam de excelente saúde e 28% tinham saúde muito boa (Dey *et al.*, 2004). Entre os fatores que podem aumentar a morbidade estão famílias desabrigadas, pobreza, baixo peso ao nascer, distúrbios crônicos de saúde, adoção de crianças nascidas no exterior, permanência em creches e obstáculos ao acesso aos serviços de saúde. Por exemplo, 16% das crianças vivem na pobreza e têm incidência mais alta de doenças, problemas de coordenação dos serviços de saúde e acesso limitado aos serviços de saúde, com exceção das consultas realizadas nos setores de emergência (Federal Interagency Forum on Child and Family Statistics, 2006). Embora a taxa de pobreza tenha diminuído de 22% em 1993 para 17% em 2004, 47% das crianças afro-americanas vivem na pobreza; essas crianças estão particularmente sujeitas a riscos maiores de contrair doenças (Federal Interagency Fórum on Child and Family Statistics, 2006).

O aspecto mais importante da morbidade é a gravidade da limitação associada que, nas crianças, é definida pelo número de dias de ausência à escola ou de confinamento ao leito. Em 2002, apenas 25% das crianças não tinham faltado à escola por doença ou acidente; contudo, 6% faltaram mais de 10 dias por estas razões (National Center for Health Statistics, 2004). Em 2002, nos EUA, 3,4 milhões de crianças (de 1 a 21 anos de idade) foram hospitalizadas (National Center for Health Statistics, 2006). A Figura 1.3 relaciona as principais causas de internação hospitalar por idade nos EUA.

Os problemas de saúde comuns entre as crianças incluem distúrbios respiratórios como asma; distúrbios gastrintestinais que causam desnutrição e desidratação; e acidentes. Nos EUA, 12% das crianças têm asma e outros 12% têm alergias respiratórias (National Center for Health Statistics, 2004). As doenças do sistema respiratório foram as principais causas de internações hospitalares de crianças de 1 a 9 anos (National Center for Health Statistics, 2004). Na medida em que mais vacinas tornam-se disponíveis, as doenças infantis transmissíveis comuns afetam menos crianças. A análise dos principais indicadores do relatório *Healthy People 2010* fornece algumas informações valiosas relativas à melhora da saúde infantil.

Nos EUA, há uma tendência de aumento do número de crianças com transtornos mentais e problemas emocionais, sociais ou comportamentais a eles relacionados. A American Academy of Pediatrics (2001) estimou que 13 milhões de crianças americanas tinham problemas relacionados com a saúde mental. Esses problemas podem limitar o desenvolvimento das crianças na escola e também aumentar o risco de que venham a desenvolver significativos problemas de saúde mental em uma idade mais avançada, ou problemas emocionais, além da provável utilização de armas de fogo, direção imprudente, atividade sexual promíscua e consumo de drogas ilícitas na adolescência. Em geral, esses problemas comportamentais, sociais e educacionais podem interferir no desenvolvimento social e escolar das crianças.

A incidência de transtornos mentais e de problemas emocionais, sociais ou comportamentais relacionados pode variar de 5 a 30%, dependendo da definição que se utilize para descrever esses problemas. Alguns especialistas incluem pobreza, violência, agressão, desajuste, abandono escolar ou problemas de adaptação associados à separação dos pais e ao convívio em famílias mistas como parte desse grupo de problemas e os definem como um grupo novo de "doenças" da infância (Altemeier, 2000). Às

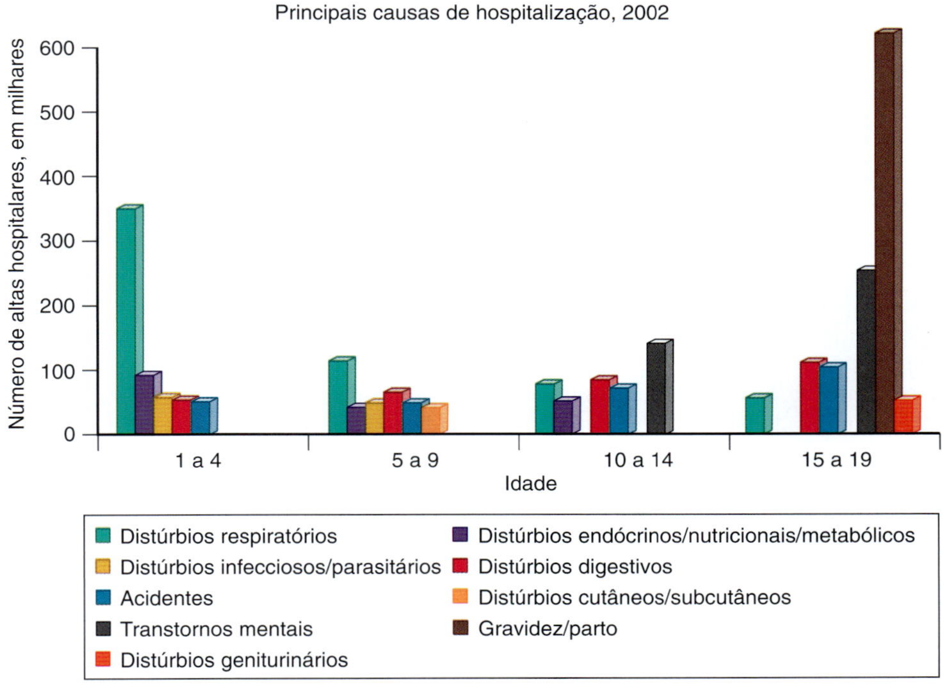

● Figura 1.3 2002: causas de internação hospitalar de crianças.

vezes, as empresas de seguros não reembolsam as despesas geradas por esses problemas e isto gera preocupações adicionais quanto à falta de tratamento.

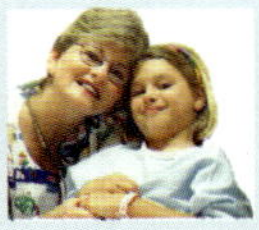

Atualmente, os fatores psicossociais e ambientais são áreas preocupantes identificadas na população infantil. Isso inclui dificuldades na escola, transtornos psiquiátricos complexos, danos a si próprio e às demais pessoas, uso de armas de fogo, hostilidade na escola, consumo de drogas ilícitas, HIV/AIDS e efeitos adversos da mídia.

Papel da enfermeira pediatra

O papel das enfermeiras com relação à morbidade e à mortalidade infantis consiste na educação da família e da comunidade quanto às causas comuns de mortes, aos tipos de doenças infantis e aos sintomas que necessitam de cuidados de saúde. O objetivo é conscientizar e oferecer orientação e aconselhamento para evitar mortes e doenças desnecessárias nas crianças. A saúde das crianças é fundamental para o seu bem-estar e o seu desenvolvimento e a atenção dedicada à saúde infantil em nosso país tem crescido lentamente ao longo dos anos. A enfermeira pediatra encontra-se em uma posição excelente para melhorar a saúde das crianças.

Questões e tendências atuais na assistência à saúde infantil

Ao longo do século XX, o sistema de saúde passou a reconhecer as qualidades e necessidades específicas das crianças. Esse novo sistema de saúde acredita que as crianças têm valor especial, são vulneráveis e necessitam de proteção. As práticas de saúde continuam a evoluir e impõem desafios excepcionais para o novo século. As mudanças específicas incluem:

- Contenção de custos da assistência à saúde
- Cuidados preventivos
- Assistência contínua
- Questões relacionadas com a qualidade de vida
- Ameaças mundiais às crianças
- Diferenças e singularidades das crianças e suas famílias
- Avanços significativos no diagnóstico e no tratamento das doenças
- Fortalecimento dos consumidores dos serviços de saúde
- Redução dos obstáculos ao acesso aos serviços de saúde
- Proteção dos direitos das crianças.

Todas essas alterações continuarão a afetar as crianças e a prática da enfermagem pediátrica. As necessidades sociais e mundiais direcionam essas transformações.

Contenção dos custos da assistência à saúde

Um dos objetivos do gerenciamento da assistência era reduzir os custos com assistência à saúde, e esses esforços resultaram em redução da duração das internações hospitalares de crianças e ampliação da percepção das enfermeiras quanto aos custos dos suprimentos e dos serviços. O desafio geral é manter a qualidade da assistência e, ao mesmo tempo, reduzir seus custos.

Cuidados preventivos

Os esforços para redução dos custos também ampliaram a ênfase nos cuidados preventivos. As instruções antecipatórias são essenciais durante cada contato das crianças e seus familiares com o sistema de saúde. A educação da família inclui tudo, desde como manter a segurança doméstica até como evitar doenças. Esses pontos devem ser particularmente enfatizados pelas enfermeiras, uma vez que cuidam das crianças e suas famílias.

Continuidade da assistência

Na tentativa de melhorar a relação custo-benefício e prestar serviços com mais eficiência, os cuidados de enfermagem pediátrica englobam um contínuo que se estende dos cuidados agudos nos hospitais aos serviços ambulatoriais, como clínicas, centros de saúde, unidades de reabilitação, serviços comunitários, instituições de longa permanência, lares e escolas. Por exemplo, depois da internação hospitalar por um problema agudo, a criança pode continuar o tratamento em casa, na escola ou em outro local da comunidade e pode ser reinternada por períodos curtos para tratamentos ou doenças específicas. Essa continuidade da assistência funciona bem para as crianças, pois as estatísticas recentes indicam que 80% das crianças são atendidas nos consultórios médicos, 18% nas clínicas e apenas 1% nos hospitais (National Center for Health Statistics, 2006).

Questões relativas à qualidade de vida

Além da saúde física, a qualidade de vida também deve ser enfatizada. Por essa razão, as enfermeiras pediatras precisam ampliar o alcance dos serviços de saúde que elas prestam, de modo a incluir a avaliação dos fatores psicossociais em áreas como autoestima e independência, realizar visitas domiciliares e utilizar suas excelentes habilidades de entrevista para conseguir informações que possam ajudar na assistência relacionada com essas áreas.

Preocupações quanto às ameaças e à segurança mundiais

Catástrofes como os ataques terroristas de 11 de setembro de 2001, os assassinatos na Columbine High School ou os eventos climáticos devastadores como o furacão Katrina podem ter impacto significativo no bem-estar das crianças. O crescimento de fatores de estresse como guerras, terrorismo, violência na escola e desastres naturais podem comprometer os recursos de superação das crianças (Ryan-Wenger *et al.*, 2005) e provocar alterações em seu crescimento e desenvolvimento (Crane & Clements, 2005). As crianças que passaram por esses eventos correm risco de desenvolver transtorno de estresse pós-traumático, problemas comportamentais e depressão (Wexler *et al.*, 2006). Esses desastres podem ser mais difíceis para as crianças que já passaram por uma perda significativa, ou que já sofrem de ansiedade ou depressão (Davidhizar & Shearer, 2002). As enfermeiras pediatras devem estar conscientes dos efeitos das ameaças mundiais às crianças, a fim de que possam avaliar as alterações e intervir de modo a garantir sua segurança e sua estabilidade.

Diversidade das populações infantis

Os EUA não são mais um cadinho de várias culturas e etnias, mas uma sociedade na qual cada indivíduo diferente traz sua diversidade e sua riqueza, que engrandecem o país como um todo. Hoje em dia, as crianças não são incluídas em categorias ou grupos gerais. As crianças e suas famílias variam em termos de cultura, estrutura familiar, condição socioeconômica, formação e particularidades, de modo que cada criança entra no sistema de saúde como um indivíduo singular. As enfermeiras pediatras precisam ser mais sensíveis à formação de cada criança e devem ser capazes de prestar assistência levando em consideração as suas peculiaridades.

Avanços diagnósticos e terapêuticos

Enormes avanços nas áreas de tecnologia e biomedicina provocaram uma tendência no sentido do diagnóstico e tratamento mais precoces dos distúrbios e das doenças. Ao longo da década de 1990, foram realizados progressos notáveis na correlação entre genética e processos fisiopatológicos. Por exemplo, fetos do sexo feminino com hiperplasia suprarrenal congênita — um distúrbio genético causado por deficiência de uma enzima do metabolismo dos esteroides — começam a receber tratamento antes de nascer. Além disso, muitas anomalias genéticas estão definidas, de modo que o aconselhamento e o tratamento podem ser realizados precocemente.

Em razão desses avanços diagnósticos e terapêuticos, atualmente a enfermeira pediatra cuida de crianças que sobreviveram a situações que antes eram fatais, vivem muito mais do que previa a expectativa de vida habitual para uma doença específica, ou têm vida normal e frequentam a escola apesar de suas limitações crônicas. Embora sejam positivos e interessantes, esses avanços e tendências impõem novos desafios ao sistema de saúde. Por exemplo, à medida que melhora a assistência prestada aos recém-nascidos e aumentam as taxas de sobrevivência, o mesmo acontece com os distúrbios crônicos de longa duração, como disfunção respiratória ou retardo do desenvolvimento. Por essa razão, as enfermeiras pediatras cuidam de crianças em todos os estágios do contínuo saúde-doença, desde crianças sadias até aquelas que adoecem ocasionalmente e as que são portadores de doenças crônicas e, em alguns casos, incapacitantes.

Fortalecimento dos consumidores

Em consequência da influência do gerenciamento da assistência do foco na prevenção, de níveis de instrução mais altos e dos avanços tecnológicos, as pessoas cada vez mais assumem responsabilidades por sua própria saúde. Hoje em dia, os pais querem receber informações quanto à doença dos filhos, desejam participar do processo de decisão quanto ao tratamento e querem acompanhar seus filhos em todas as situações de atendimento em saúde. Como defensoras da criança que valorizam os cuidados centrados na família, as enfermeiras pediatras podem promover esse fortalecimento e lidar com as questões específicas das crianças e suas famílias. As enfermeiras pediatras devem respeitar os pontos de vista e as preocupações da família, levar em consideração seus problemas e suas preocupações, considerar que os pais são participantes importantes para a saúde dos filhos, e sempre incluir a criança e sua família no processo de tomada de decisão.

Obstáculos ao acesso aos serviços de saúde

Apesar dos programas federais e estaduais de amparo às crianças e às famílias, ainda existem obstáculos quanto ao acesso aos serviços de saúde apropriados, coordenados, oportunos e com boa relação custo-benefício. Esses obstáculos podem ser financeiros, socioculturais ou étnicos, ou fazer parte do próprio sistema de saúde.

Obstáculos financeiros

Embora os índices de pobreza estejam decaindo nos EUA, em 2001 36% das famílias americanas com filhos moravam em condições físicas inadequadas, residiam em aglomerações ou tinham despesas com moradia superiores a 30% da renda familiar (Federal Interagency Forum on Child and Family Statistics, 2006). Além disso, o percentual de crianças atendidas pelos planos de saúde era de 88%, o que significa que 12% não tinham cobertura das empresas de seguros. Contudo, a partir de 1999, a maior parte da cobertura do seguro de saúde não é fornecida pelas empresas de saúde privadas, mas pelos planos patrocinados pelo governo (Federal Interagency Forum on Child and Family Statistics, 2006). Muitas crianças e famílias não têm plano de saúde, não dispõem de cobertura suficiente para arcar com os serviços recebidos, ou não conseguem pagar pelos serviços.

Obstáculos socioculturais e étnicos

Fatores socioculturais e étnicos também impõem barreiras. Por exemplo, nos EUA, as crianças brancas não hispânicas geralmente têm maior tendência a ter saúde muito boa ou excelente, quando comparadas com as crianças afro-americanas ou hispânicas. O percentual de crianças de 6 a 18 anos com sobrepeso está aumentando, mas o aumento mais expressivo é observado nas populações afro-americana e mexicano-americana (Federal Interagency Forum on Child and Family Statistics, 2006). Esse é apenas um exemplo dos problemas que os diferentes grupos étnicos enfrentam com relação à saúde.

Falta de transporte, necessidade de que ambos os genitores trabalhem e fatores genéticos também impõem obstáculos ao acesso aos serviços de saúde. Falta de conhecimentos (p. ex., desconhecimento da importância da assistência pré-natal ou dos cuidados preventivos à saúde), barreiras linguísticas (p. ex., falar um idioma diferente do que é falado pelos profissionais de saúde) ou impedimentos religiosos (p. ex., crenças religiosas que proíbem determinados tipos de tratamento) também são obstáculos importantes.

Obstáculos intrínsecos ao sistema de saúde

O próprio sistema de assistência à saúde pode gerar obstáculos, como a tendência a contenção dos gastos. Oitenta e cinco por cento das famílias empregadas e com direito a plano de saúde estão cobertos por algum tipo de plano de atendimento de saúde ou de health maintenance organization ([HMO] ou organização de manutenção da saúde). Esse sistema de pagamento prospectivo baseado em grupos de diagnósticos (DRG) limita a quantidade de serviços de saúde que a família pode receber. Isso também inclui o reembolso do Medicaid.* Por esta razão, a tendência é dar alta aos pacientes tão logo seja possível e prestar cuidados domiciliares ou por meio de serviços baseados na comunidade. O plano geral pode melhorar o acesso aos serviços preventivos, mas pode limitar o acesso aos serviços especializados, que produzem impacto significativo nas crianças que têm doenças crônicas ou de longa duração.

*Nos EUA existem dois programas de atendimento patrocinados: Medicare e Medicaid. O Medicare é um programa federal para *todas* as pessoas com mais de 65 anos de idade. As regras são iguais em todos os estados. O Medicaid atende as pessoas de baixa renda, inclusive aqueles com mais de 65 anos de idade. As regras são diferentes em cada estado.

Proteção dos direitos da criança

Nos últimos anos, foram criadas algumas organizações nacionais e internacionais para proteger os direitos da criança, tanto nos EUA quanto nos outros países. Essas organizações enfatizam problemas como violência e abuso, trabalho e militarização infantis, imigração infantil e orfandade e crianças abandonadas ou sem lar — problemas que podem ter impacto negativo na saúde da criança. As crianças cujos direitos estão preservados e assegurados têm maior chance de crescimento, desenvolvimento, educação e saúde. Como defensoras das crianças, as enfermeiras apoiam as ações que protegem seus direitos e melhoram o atendimento à saúde infantil.

Os pais e os tutores geralmente fazem opções quanto à saúde das crianças e aos serviços que elas recebem. Como responsáveis legais pelas crianças menores, eles decidem o que é melhor para seus filhos. O Capítulo 3 traz mais informações pertinentes aos direitos da criança com relação às decisões relativas ao atendimento à saúde.

Confidencialidade no atendimento às crianças

Com a promulgação, nos EUA, do Health Insurance Portability and Accountability Act (HIPAA), de 1996, agora a confidencialidade das informações relativas ao atendimento à saúde é obrigatória. O principal objetivo da lei era manter a cobertura de seguro de saúde para os trabalhadores e suas famílias, quando eles mudassem ou perdessem o emprego. Outro aspecto da lei exige que o Department of Health and Human Services estabeleça padrões nacionais para a transmissão eletrônica das informações relativas à saúde das pessoas. Esse plano também contempla as questões de segurança e privacidade das informações de saúde das pessoas. Por exemplo, nenhuma informação que identifique claramente um paciente pode ser exibida publicamente, inclusive informações do seu prontuário médico. Em pediatria, as informações são compartilhadas apenas com os pais ou tutores legais, ou com as pessoas que receberam autorização dos pais por escrito. Essa lei promove a segurança e a privacidade das informações relativas à saúde da criança.

Privacidade dos dados eletrônicos

Os prontuários médicos eletrônicos (PME) aumentaram a eficiência e a precisão em diversos contextos de prática clínica e também podem melhorar a qualidade da assistência prestada ao paciente, porque simplificam o registro de todos os dados (Roukema *et al*., 2006). O PME possibilita que todas as disciplinas de atendimento à saúde compartilhem as informações relativas ao paciente (Adams *et al*., 2003). O computador pode ser um instrumento poderoso para aumentar a eficiência e facilitar a comunicação das informações relativas à saúde no campo da pediatria. Além dos dados relativos à doença, os dados de crescimento com base na faixa etária, as doses dos medicamentos baseadas no peso e as cadernetas de vacinação podem ser transmitidos por computador entre vários contextos de atendimento (Hinman *et al*., 2004). A confidencialidade e a privacidade do paciente devem ser mantidas da mesma forma que na documentação em papel. Em cada ponto da transmissão eletrônica, os dados do paciente devem permanecer seguros e a regra de privacidade da HIPAA aplica-se aos dados eletrônicos do paciente (Flores & Dodier, 2005). Quando utilizam documentação informatizada e PME, as enfermeiras devem assegurar que a privacidade seja mantida por meio das seguintes ações:

- Sempre manter em segurança suas informações de *log-in* pessoal; nunca compartilhar essas informações com outros profissionais de saúde nem com outras pessoas
- Sempre fazer o *log-off* ao sair do computador
- Não deixar que as informações relativas ao paciente fiquem visíveis na tela do monitor quando o computador/monitor não estiver sendo utilizado
- Não utilizar *e-mail* para transmitir informações confidenciais sobre o paciente.

Voltando ao caso de Isabelle Romano e sua família, descrito no início do capítulo: quais tendências da assistência à saúde infantil podem ter causado algum impacto nessas pessoas?

Aplicação do processo de enfermagem no atendimento às crianças e suas famílias

A enfermagem pediátrica engloba todos os componentes fundamentais da prática de enfermagem contemporânea. A definição de prática de enfermagem da American Nurses Association (2004) — "diagnóstico e tratamento das respostas humanas a problemas de saúde reais ou potenciais" — também se aplica à prática da enfermagem pediátrica. A enfermeira pediatra faz uso das teorias e das pesquisas relacionadas especificamente com as crianças, além dos conceitos e das pesquisas de enfermagem em geral.

As enfermeiras devem entender as tendências modernas em saúde, a fim de que possam oferecer instruções antecipadas, aconselhamento e educação apropriada às crianças e suas famílias e possam identificar os grupos de alto risco para que as intervenções sejam iniciadas imediatamente, antes que o paciente adoeça ou morra. A enfermeira pode utilizar as informações descritas na revisão precedente das tendências em saúde para desenvolver e aplicar um plano de cuidados, que seja realista e relevante para a saúde e o bem-estar da criança. A enfermeira executa essa tarefa com base na estrutura geral conhecida como **processo de enfermagem**.

O processo de enfermagem é utilizado para cuidar da criança e sua família em ações de promoção, manutenção, recuperação e reabilitação da saúde. Esse processo é um método para solução de problemas e está baseado no método científico, que permite que os cuidados de enfermagem sejam planejados e realizados de maneira organizada e completa, visando assegurar a qualidade e a consistência da assistência prestada. O processo de enfermagem é aplicável a todos os contextos de assistência à saúde e compreende cinco etapas: avaliação, diagnóstico de enfermagem, identificação e planejamento dos resultados, execução e avaliação dos resultados.

1. A avaliação consiste em coleta de dados sobre a criança e sua família e realização de exame físico durante os atendimentos nos serviços de saúde comunitária, por ocasião da admissão a um serviço de tratamento agudo, a intervalos regulares durante a internação hospitalar ou a assistência a uma criança, e durante as visitas domiciliares.
2. A enfermeira analisa os dados para formar opinião quanto à saúde e ao nível de desenvolvimento da criança. Os diagnósticos de enfermagem resultantes desse processo de análise descrevem padrões de promoção e manutenção da saúde que podem ser gerenciados pelas enfermeiras pediatras.
3. A etapa seguinte do processo de enfermagem consiste em desenvolver planos de cuidados que incorporem os objetivos ou os resultados esperados, que melhorem os distúrbios de saúde da criança, promovam padrões de saúde apropriados, ou possibilitem níveis de desenvolvimento ideais. O plano de cuidados inclui ações de enfermagem específicas, que ajudam a alcançar os resultados desejados.
4. Essas intervenções são realizadas, adaptadas ao nível de desenvolvimento da criança e às condições da família e modificadas quando a resposta da criança aponta para esta necessidade. O plano de cuidados incorpora a família e a criança.
5. O processo é continuamente reavaliado e atualizado durante a parceria com a criança e sua família.

É comum a utilização de planos de cuidados padronizados para diagnósticos de enfermagem específicos e procedimentos cruciais para o gerenciamento de casos em diferentes contextos pediátricos. Em geral, os planos de cuidados e os procedimentos relevantes tornam-se cada vez mais baseados em evidências e utilizam uma combinação de pesquisa, consenso de grupo e decisões anteriores quanto à assistência à saúde para identificar as intervenções mais eficazes para a criança e sua família. A enfermeira é responsável pela individualização desses planos de cuidados padronizados com base nos dados reunidos durante a avaliação da criança e sua família e pela reavaliação das suas respostas às intervenções de enfermagem.

As dimensões da prática de saúde em pediatria estão mudando. Hoje vivemos em uma comunidade global, na qual as distâncias foram reduzidas, o que possibilita a todos aprender, compartilhar e trocar informações. A enfermeira pediatra deve estar atenta às necessidades amplas de desenvolvimento e saúde mental das crianças, assim como às peculiaridades e aos comportamentos que podem gerar problemas graves de saúde. Atualmente, o âmbito da prática pediátrica é muito mais amplo, e as enfermeiras pediatras, ao desenvolverem um plano de cuidados, devem incluir intervenções de qualidade baseadas em evidências. Além disso, as enfermeiras devem incorporar as últimas informações sobre genética e neurobiologia e acompanhar de perto os avanços tecnológicos.

No início do capítulo, você foi apresentado à família Romano. Como você pode fortalecer essa família no sentido de ajudá-la a cuidar melhor de Isabelle?

Referências

Livros e revistas

Adams, W. G., Mann, A. M., & Bauchner, H. (2003). Use of an electronic medical record improves the quality of urban pediatric primary care. *Pediatrics, 111*(3), 626–632.

Altemeier, W. A. (2000). Prevention of pediatric injuries: so much to do, so little time. *Pediatric Annuals, 29*(6), 324–325.

American Academy of Nurse Practitioners. (2002). *Scope of prac-tice for nurse practitioners.* Retrieved August 23, 2006, from http://www.aanp.org/NR/rdonlyres/edhltucoxqd2xnrfwbve26d-3-cowleh5rqqcfmhlcoi3sp7ihpzxry7rdqtkezw5zvpggxsuc7z4iao/scope%2bof%2bpractice%2bv2.pdf.

American Academy of Pediatrics: Committee on Psychosocial Aspects of Child and Family Health. (2001). The new morbidity revisited: A renewed commitment to psychosocial aspects of pediatric care. *Pediatrics, 108,* 1227–1230.

American Academy of Pediatrics, Committee on Hospital Care, Institute for Family-Centered Care. (2003). Policy statement: family-centered care and the pediatrician's role. *Pediatrics, 112*(3), 691–696.

American Association of Colleges of Nursing. (2005). *Commission on collegiate nursing education moves to consider for accreditation only practice doctorates with the DNP degree title.* Retrieved August 23, 2006, from http://www.aacn.nche.edu/Media/NewsReleases/2005/CCNEDNP.htm.

American Nurses Association (2004). *Nursing: Scope and standards of practice.* Silver Spring, MD: American Nurses Association.

American Nurses Association and the Society of Pediatric Nurses. (2003). *Scope and standards of pediatric nursing practice.* Silver Spring, MD: American Nurses Association.

Bruce, B. S., Lake, J. P., Eden, V. A., & Denney, J. C. (2004). Children at risk of injury. *Journal of Pediatric Nursing, 19*(2), 121–127.

Centers for Medicare and Medicaid Services. (2005). *The HIPAA Law and more.* Retrieved August 27, 2006, from http://www.cms.hhs.gov/HIPAAGenInfo/02_TheHIPAALawandMore.asp#TopOfPage.

Child Trends. (2006a). *Child trends data bank.* Retrieved August 30, 2006, from http://www.childtrendsdatabank.org/indicators/53NumberofChildren.cfm.

Child Trends. (2006b). *Infant, child and youth death rates.* Retrieved August 23, 2006, from http://www.childtrendsdatabank.org/indicators/63ChildMortality.cfm.

Commission for Case Management Certification. (n.d.). *Case management practice.* Retrieved August 23, 2006, from http://www.ccmcertification.org/pages/13frame_set1312.html.

Crane, P. A., & Clements, P. T. (2005). Psychological response to disasters: Focus on adolescents. *Journal of Psychosocial Nursing & Mental Health Services, 43*(8), 31–38.

Davidhizar, R., & Shearer, R. (2002). Helping children cope with public disasters: Support given immediately after a traumatic event can counteract or even negate long-term adverse effects. *American Journal of Nursing, 102*(3), 26–33.

Deal, L. W., Shiono, P. H., & Behrman, R. E. (1998). Children and managed health care: analysis and recommendations. *The Future of Children, 8*(2), 4–24.

Dey, A. N., Schiller, J. S., & Tai, D. A. (2004). Summary health statistics for U.S. children: national health interview survey, 2002. *Vital and Health Statistics, 10*(221), 1–78.

Dudley, S. K., & Carr, J. M. (2004). Vigilance: the experience of parents staying at the bedside of hospitalized children. *Journal of Pediatric Nursing, 19*(4), 267–275.

Espezel, H. J. E., & Canam, C. J. (2003). Parent–nurse interactions: Care of hospitalized children. *Journal of Advanced Nursing, 44*(1), 34–41.

Federal Interagency Forum on Child and Family Statistics. (2006). Retrieved September 7, 2006, from: http://childstats.gov/.

Federal Interagency Forum on Child and Family Statistics. (2006). *America's children in brief: Key national indicators of well-being, 2006.* Retrieved August 15, 2006, from http://www.childstats.gov/americaschildren/index.asp.

Flores, J., & Dodier, A. (2005). HIPAA: past, present and future implications for nurses. *Online Journal of Issues in Nursing, 10*(2). Retrieved July 1, 2006, from http://www.nursingworld.org/ojin/topic27/tpc27_4.htm.

Goldrick, B. A. (2004). Vaccine-preventable infections in children: Thwarting pneumococcal infection and pertussis in the very young. *American Journal of Nursing, 104*(2), 34–37.

Guyer, B., Freedman, M. A., Strobino, D. M., & Sondik, E. J. (2000). Annual summary of vital statistics: trends in the health of Americans during the 20th century. *Pediatrics, 106*(6), 1307–1317.

Hinman, A. R., Saarlas, K. N., & Ross, D. A. (2004). A vision for child health information systems: developing child health information systems to meet medical care and public health needs. *Journal of Public Health Management Practice (Suppl.),* S91–S98.

Hoyert, D. L., Heron, M., Kennedy, C., Charlesworth, A., & Chen, J. (2004). Disaster at a distance: Impact of 9.11.01 televised news coverage on mothers' and children's health. *Journal of Pediatric Nursing, 19*(5), 329–339.

Hoyert, D. L., Heron, M., Murphy, S. L., & Kung, H. C. (2006). *Deaths: Final data for 2003.* Health E-Stats. Released January 19, 2006. Retrieved August 27, 2006, from http://www.cdc.gov/nchs/products/pubs/pubd/hestats/finaldeaths03/finaldeaths03.htm#Fig3.

Johnson, J. H., Sabol, B. J., & Baker, E. L. (2006). The crucible of public health practice: Major trends shaping the design of the management academy for public health. *Journal of Public Health Management & Practice, 12*(5), 419–425.

Melnyk, B. M. (2004). Integrating levels of evidence into clinical decision making. *Pediatric Nursing, 30*(4), 323–325.

Miceli, P. J., & Clark, P. A. (2005). Your patient, my child: Seven priorities for improving pediatric care from the parent's perspective. *Journal of Nursing Care Quality, 20*(1), 43–53.

Murphy, S. L., Kung, H., & Division of Vital Statistics. (2006). *Deaths: final data for 2003.* Retrieved August 23, 2006, from http://www.cdc.gov/nchs/products/pubs/pubd/hestats/finaldeaths03/finaldeaths03.htm.

National Association of Clinical Nurse Specialists. (n.d.) *Who we are: clinical nurse specialists.* Retrieved August 23, 2006, from http://www.nacns.org/membership.pdf.

National Association of Neonatal Nurses. (2002). *Education standards for neonatal nurse practitioner programs.* Retrieved August 23, 2006, from http://www.nann.org/files/public/NNP_Standards.pdf.

National Association of Pediatric Nurse Practitioners. (2006). *Scope and standards of practice.* Retrieved August 23, 2006, from http://www.napnap.org/Docs/FinalScope2-25.pdf.

National Association of Pediatric Nurse Practitioners. (2006). *What do PNPs do?* Retrieved August 23, 2006, from http://www.napnap.org/index.cfm?page=15.

National Center for Health Statistics. (2006). *Fast stats A to Z.* Retrieved August 27, 2006, from http://www.cdc.gov/nchs/fastats/default.htm.

Newhouse, R. P. (2006). Examining the support for evidence-based nursing practice. *Journal of Nursing Administration, 36*(7/8), 337–340.

Reasor, J. E., & Farrell, S. P. (2004). Early childhood mental health: Services that can save a life. *Journal of Pediatric Nursing, 19*(2), 140–144.

Roukema, J., Los, R. K., Bleeker, S. E., van Ginneken, A. M., van der Lei, J., & Moll, H. A. (2006). Paper versus computer: feasibility of an electronic medical record in general pediatrics. *Pediatrics, 117*(1), 15–21.

Ryan-Wenger, N. A., Sharrer, V. W., & Campbell, K. K. (2005). Changes in children's stressors over the past 30 years. *Pediatric Nursing, 31*(4), 282–291.

Schell, K. A. (2006). Evidence-based practice: noninvasive blood pressure measurement in children. *Pediatric Nursing, 32*(3), 263–267.

Tiedje, L. B. (2005). Thirty years of maternal-child health policies in the community. *MCN, American Journal of Maternal Child Nursing, 30*(6), 373–379.

United Nations Children's Fund. (2001). A league table of child deaths by injury in rich nations. *Innocenti Report Card, 2.* Retrieved August 24, 2006, from http://www.unicef-icdc.org/siteguide/indexsearch.html.

U.S. Congress. (2004). *Individuals with Disabilities Education Improvement Act of 2004.* Retrieved August 28, 2006, from http://www.ed.gov/policy/speced/guid/idea/idea2004.html#law.

U.S. Department of Health & Human Services. (2000). *Healthy People 2010.* Retrieved August 23, 2006, from http://www.healthypeople.gov/Publications/.

U.S. Department of Health and Human Services. (2006). *Preventing infant mortality.* Retrieved August 23, 2006, from http://www.hhs.gov/news/factsheet/infant.html.

U.S. Department of Health and Human Services, Health Resources and Services Administration, Bureau of Health Professions, Division of Nursing. (2002). *Nurse practitioner primary care competencies in specialty areas: adult, family, gerontological, pediatric, and women's health.* Retrieved August 23, 2006, from http://www.nurse.org/acnp/clinprac/np.comp.spec.areas.pdf.

U.S. Department of Health and Human Services, Health Resources and Services Administration, Maternal and Child Health Bureau. (2004). *Child health USA 2004.* Rockville, MD: U.S. Department of Health and Human Services.

U.S. Department of Health & Human Services, Public Health Service. (1979). *Healthy people: The Surgeon General's report on health promotion and disease prevention* (DHEW publication No. PHS 79-5507). Washington, D.C.: U.S. Government Printing Office.

Wexler, I. D., Branski, D., & Kerem, E. (2006). War and children. *JAMA, 296*(5), 579–581.

Wieck, K. (2000). A vision for nursing: the future revisited. *Nursing Outlook, 48*(1), 7.

Woodside, J. M., Rosenbaum, P. L., King, S. M., & King, G. A. (2001). Family-centered service: developing and validating a self-assessment tool for pediatric service providers. *Children's Health Care, 30*(3), 237–252.

World Health Organization. (2006). *Frequently asked questions.* Retrieved August 30, 2006, from http://www.who.int/suggestions/faq/en/.

Websites

www.aahn.org American Association for History of Nursing

www.ahcpr.gov Agency for Healthcare Research and Quality

www.childrensrights.org Children's Rights, Inc.

www.gocrc.com/ Children's Rights Council

www.guidelines.gov National Guidelines Clearinghouse

www.healthypeople.gov; www.health.gov/healthpeople/state/toolkit *Healthy People 2010*

www.hhs.gov U.S. Department of Health & Human Services

http://hrw.org/children Human Rights Watch, Children's Rights

www.odphp.osophs.dhhs.gov Office of Disease Prevention & Health Promotion

Exercícios sobre o *capítulo*

Questões de múltipla escolha

1. Qual é a principal causa de mortalidade entre as crianças?
   a. Vírus da imunodeficiência humana
   b. Anomalias congênitas
   c. Acidentes automobilísticos
   d. Baixo peso ao nascer
2. A enfermeira avalia os sinais vitais de uma criança atendida em uma emergência. A criança deverá ser examinada pela enfermeira pediatra (pediatric nurse practitioner [PNP]). A mãe pergunta: "Por que meu filho está sendo atendido pela enfermeira e não pelo médico?" Qual é a melhor resposta da enfermeira?
   a. "As funções da enfermeira pediatra são semelhantes às do médico assistente, de modo que a senhora pode ficar absolutamente tranquila."
   b. "Se a senhora preferir, a criança poderá ser atendida pelo médico, em vez da enfermeira pediatra."
   c. "Ser atendida pela enfermeira pediatra é apenas uma das etapas da avaliação do seu filho neste serviço."
   d. "A enfermeira pediatra é uma profissional experiente com educação avançada em diagnóstico e tratamento infantis."
3. Ao cuidar de crianças, de que maneira a enfermeira pode incorporar mais eficazmente o conceito de cuidados centrados na família?
   a. Estimulando a família a permitir que o médico tome as decisões relativas à saúde da criança.
   b. Adotando conceitos como respeito, pontos fortes da família, diversidade e colaboração com a família.
   c. Aconselhando a família a escolher um pediatra que faça parte do plano de cuidados à saúde da criança.
   d. Reconhecendo que uma família que passa pela situação estressante gerada pela doença de um filho não pode tomar decisões sensatas.
4. Na tentativa de controlar os gastos com saúde, qual é a melhor recomendação que a enfermeira pode fazer?
   a. "Pesquise até encontrar o plano de saúde mais barato."
   b. "Procure um emprego que ofereça seguro de saúde à família a um custo mínimo".
   c. "Dê prioridade à prevenção primária, utilizando o sistema de saúde para fazer exames periódicos."
   d. "Evite procurar um profissional de saúde, a não ser que seu filho adoeça."
5. A enfermeira escolar está planejando um programa de triagem. Quais itens ela deve incluir para lidar com as questões da "morbidade moderna"?
   a. Dificuldades na escola, violência e outros distúrbios mentais
   b. Número de crianças com doenças crônicas na escola
   c. Estatísticas relacionadas com a cobertura dos planos de saúde das crianças
   d. Testes para infecção pelo HIV, asma e alergia respiratória.

Exercícios de raciocínio crítico

1. Descreva detalhadamente como o processo de enfermagem pode ser incorporado à estrutura geral da enfermagem pediátrica.
2. Descreva em que o papel da enfermeira pediatra difere do papel da enfermeira pediatra na prática avançada.

Atividades de estudo

1. Descreva como você pode incorporar os cuidados centrados na família à sua prática de enfermagem em uma clínica pediátrica.
2. Pesquise um plano de ação, um projeto de lei ou um problema que esteja sendo debatido em âmbitos local (comunidade), estadual ou nacional com referência à saúde ou ao bem-estar infantil. Resuma os fatos principais e as opiniões favoráveis ou desfavoráveis e descreva seus resultados em uma apresentação em classe ou em uma monografia.
3. Consiga um plano de cuidados padronizados de um hospital. Verifique se está apoiado na prática baseada em evidências. Desenvolva um plano de cuidados individualizados para uma criança de quem você cuide. Compare e contraste os dois tipos de planos de cuidados.

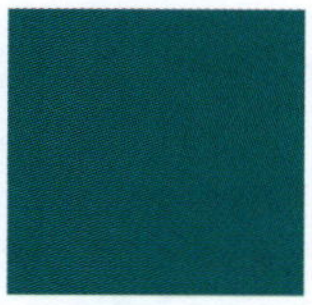

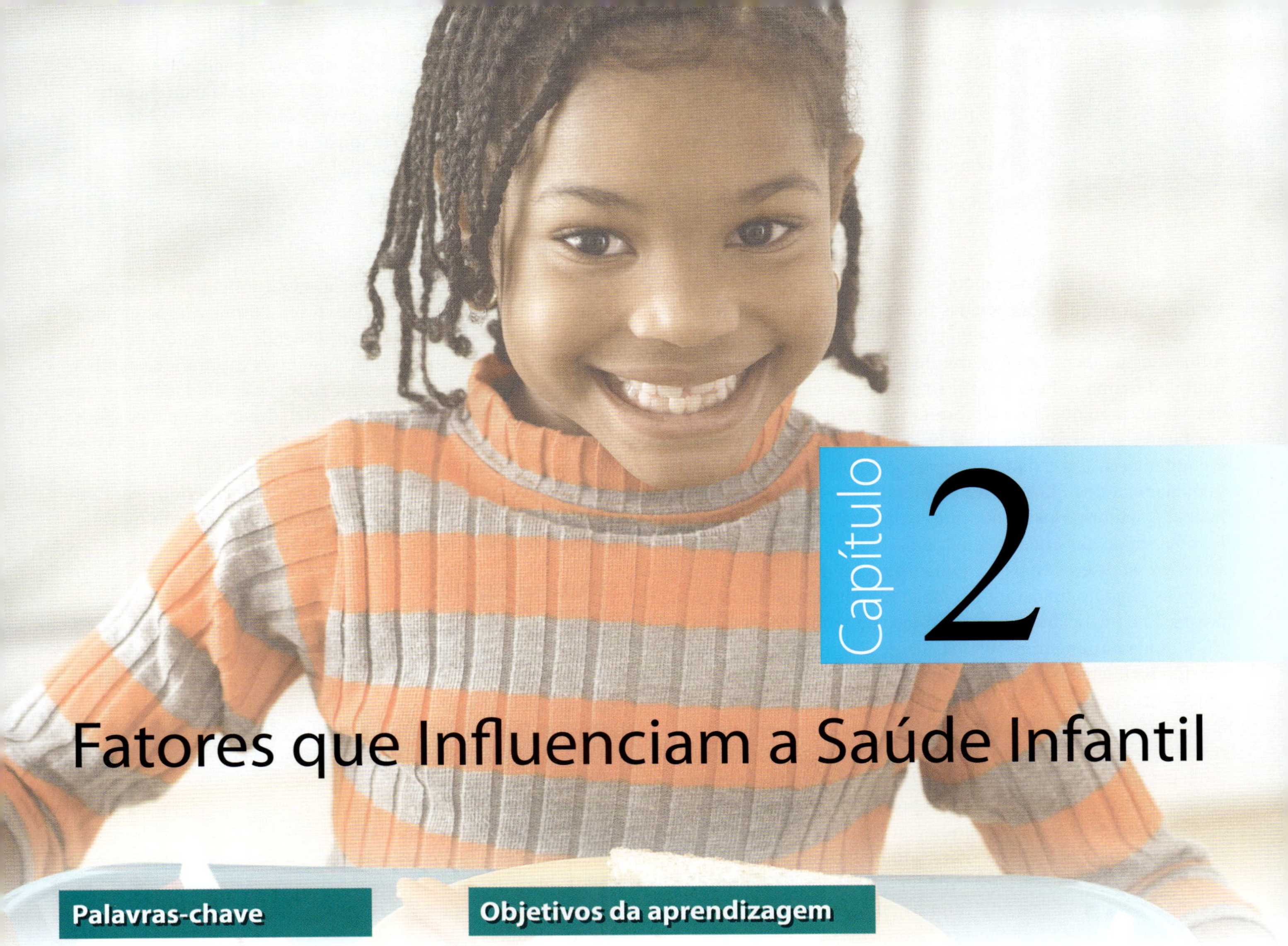

Capítulo 2

Fatores que Influenciam a Saúde Infantil

Palavras-chave

Acolhimento familiar
Aculturação
Capital social
Competência cultural
Cultura
Disciplina
Espiritualidade
Estrutura familiar
Etnia
Etnocentrismo
Família
Genética
Hereditariedade
Punição
Raça
Religião
Resiliência
Temperamento

Objetivos da aprendizagem

Concluída a leitura deste capítulo, o leitor deverá ser capaz de:

1. Descrever as estruturas, as funções e os papéis das famílias e suas influências na saúde das crianças.
2. Diferenciar disciplina de punição.
3. Descrever o impacto da pobreza e do desabrigo na saúde das crianças.
4. Diferenciar entre cultura, etnia e raça.
5. Descrever as influências subculturais e religiosas que afetam o desenvolvimento das crianças.
6. Discutir as causas da violência e como a exposição à violência afeta as crianças.
7. Comparar e contrastar os fatores associados às condições de saúde e ao estilo de vida que afetam a saúde das crianças.
8. Explicar o conceito de resiliência das crianças e em relação às suas condições de saúde.

REFLEXÃO *Para as crianças em crescimento, o foco deve ser aprender em vez de executar.*

Miguel Delgado é um bebê de 10 meses internado na unidade pediátrica para tratamento de uma pneumonia. Ele está acompanhado dos pais e da irmã Luisa, de 3 anos. Os pais de Miguel falam espanhol e pouquíssimo o inglês. A família é católica. Como enfermeira responsável pelo cuidado de Miguel, como você poderia facilitar a comunicação? Que medidas você pode tomar para ajudar a assegurar a comunicação adequada com essa família, apesar dessa barreira linguística?

Quando chegam ao mundo, as crianças fazem parte de uma família e já foram influenciadas por inúmeros fatores como hereditariedade, genética e ambiente. Como membros de uma família, elas também fazem parte de uma população, de uma comunidade, uma cultura e uma sociedade específicas. As crianças vivem, aprendem e crescem em um ambiente influenciado por fatores sempre mutáveis de ordem social, cultural, espiritual e comunitária. Por exemplo, alterações drásticas na demografia populacional dos EUA acarretaram mudanças nos grupos populacionais majoritários e minoritários. A globalização levou a um foco na saúde das crianças em todo o mundo. O acesso aos serviços de saúde e os tipos de cuidados de saúde disponíveis para crianças também mudaram em razão das alterações na forma de prestação e financiamento dos serviços de saúde. Além disso, os EUA ainda enfrentam problemas como imigração, pobreza, desabrigo e violência.

As crianças estão na linha de frente de algumas dessas tendências e, em geral, recebem o impacto dos problemas e ressaltam essas alterações. A inter-relação desses fatores gera uma situação ímpar para cada criança. Esses fatores podem afetar positivamente a criança ao promover seu crescimento e desenvolvimento saudáveis, ou negativamente, quando as expõem a riscos a sua saúde. Para adquirir os conhecimentos e as habilidades necessários ao planejamento de cuidados eficazes para as crianças, as enfermeiras pediatras precisam entender de que maneira todos esses fatores afetam a qualidade da assistência de enfermagem e suas consequências para a saúde das crianças. Desse modo, as enfermeiras podem desenvolver estratégias apropriadas e planejar intervenções visando ao alcance dos melhores resultados possíveis para as crianças e suas famílias.

Este capítulo descreve os principais fatores que podem influenciar a saúde das crianças e descreve abordagens que ajudam a criança e sua família a alcançar seu nível de saúde ideal.

Família

A **família** é considerada a unidade social básica. O U.S. Census Bureau (2007) define família como um grupo de duas ou mais pessoas que vivem juntas e estão relacionadas por nascimento, casamento ou adoção. De acordo com a American Academy of Family Physicians (Ventres & Gobbo, 2005), família é um grupo de indivíduos com laços legais, genéticos e/ou emocionais.

As primeiras definições de família enfatizavam os laços legais ou a constituição genética de pessoas que vivessem no mesmo lar e desempenhassem papéis específicos. Entretanto, em vista da diversidade das famílias na sociedade moderna, alguns acreditam que a família deve ser definida como qualquer coisa que o paciente diz que é (Patterson, 1995) (Figura 2.1).

A família na qual uma criança nasce influencia fortemente seu desenvolvimento e sua saúde. É em família que as crianças aprendem as atividades de cuidar da saúde, as crenças relativas à saúde e os valores atribuídos à saúde. A estrutura da família, os papéis assumidos por seus membros e as alterações sociais que afetam a vida familiar podem afetar a criança e sua saúde. As crianças e suas famílias são singulares: cada uma tem visões diferentes e requer diferentes métodos de apoio.

Diferentes teorias e modelos foram desenvolvidos para definir uma família, entender sua estrutura e sua função e avaliar suas habilidades de superação e adaptação (Tabela 2.1).

Estrutura familiar

Estrutura familiar é a maneira como a família se organiza e como seus membros interagem entre si de modo regular e repetido segundo normas socialmente aceitas. A família pode ganhar ou perder membros em razão de separação do casal, casamento, nascimento, morte, abandono e aprisionamento. Em vista desses eventos, a estrutura familiar se modifica e seus papéis são redefinidos ou redistribuídos.

A família nuclear tradicional não é mais considerada a estrutura familiar predominante. Entre 1970 e 1996, o percentual de crianças com menos de 18 anos que viviam com ambos os pais casados diminuiu uniformemente de 85% para 68%. Em 2005, esse percentual era de 67% (Child Trends, 2005). A Tabela 2.2 descreve algumas das estruturas familiares encontradas na sociedade moderna. As enfermeiras que trabalham com crianças precisam entender sua estrutura familiar e quaisquer alterações que estejam ocorrendo nessa estrutura, a fim de que possam ajudar a família a superar as dificuldades.

Papéis e funções familiares

Cada membro da família tem uma posição ou um *status* específico e desempenha determinados papéis quando interage com os demais familiares. Os papéis e as funções familiares típicos incluem:

- Educador: o cuidador principal
- Provedor: a principal pessoa responsável pela geração da renda familiar
- Tomador de decisões: a pessoa responsável por fazer escolhas, principalmente as que têm relação com o estilo de vida e o tempo de lazer
- Gerenciador das finanças: pessoa que controla o dinheiro, inclusive pagar contas ou poupar
- Solucionador de problemas: a pessoa à qual os outros membros recorrem quando precisam de ajuda para resolver problemas
- Gerenciador da saúde: a pessoa responsável por assegurar que os familiares mantenham sua saúde em boas condições, por exemplo, marcando consultas médicas e assegurando que as vacinações estejam atualizadas

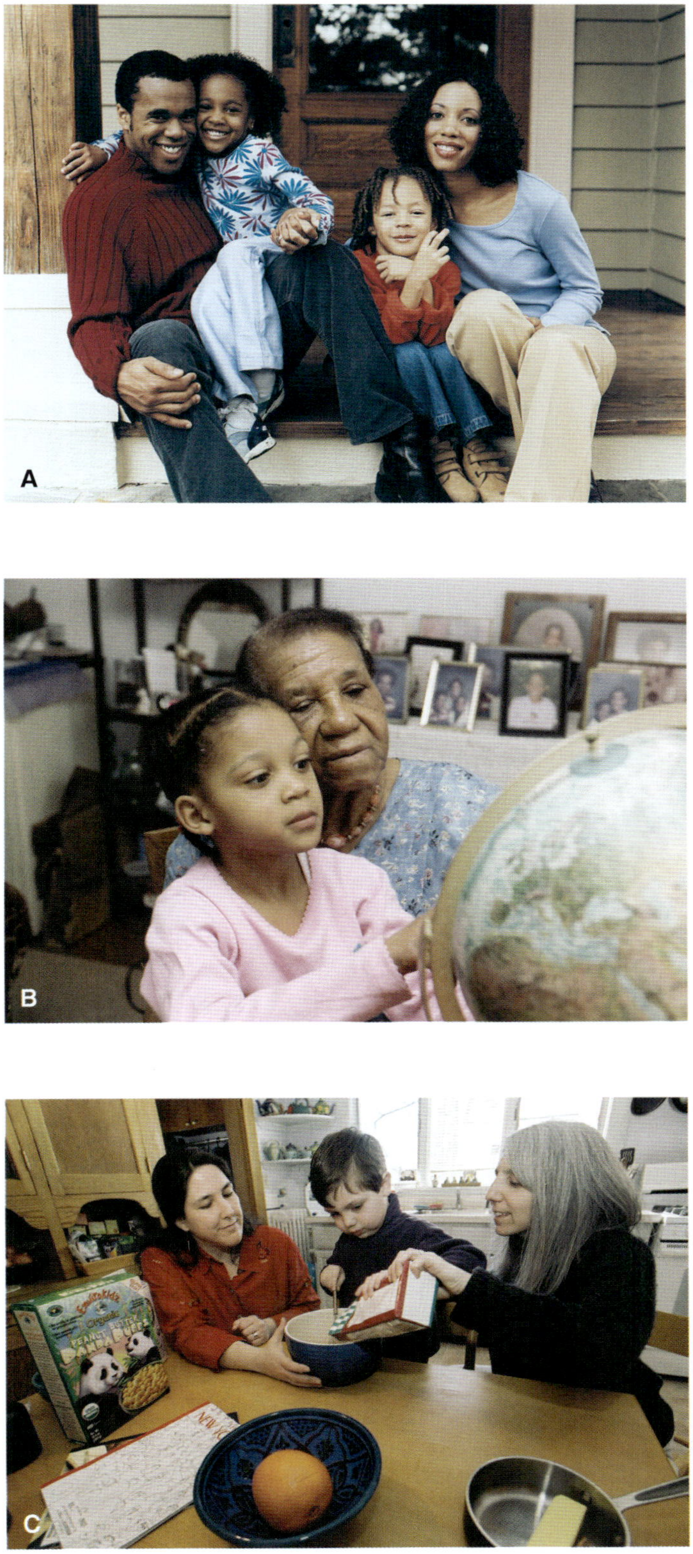

● Figura 2.1 As enfermeiras precisam entender a dinâmica familiar ao prestar cuidados de saúde aos seus pacientes. Existem muitas estruturas familiares diferentes que influenciam as necessidades do paciente. (**A**) A família nuclear tradicional é formada pelos dois genitores e seus filhos biológicos ou adotivos. (**B**) A família estendida inclui a família nuclear e outros membros, como avós, tios e primos. (**C**) As famílias de *gays* e lésbicas são formadas por duas pessoas do mesmo sexo que compartilham uma relação de compromisso, com ou sem filhos.

Os papéis e as funções também podem ser definidos pelas tradições e pelos valores de cada família e pelo conjunto de normas familiares de interação dentro e fora do seio familiar. Por exemplo, o filho primogênito pode sentir que está em posição de comando e tentar controlar os irmãos mais novos. Em resposta, a criança mais nova pode aprender a barganhar para lidar com a situação.

Papéis parentais

A interação entre o cuidador e a criança é fundamental para a sobrevivência e o desenvolvimento saudável de uma criança pequena (OMS, 2004). Em geral, os cuidadores principais são os pais. Em condições ideais, os pais criam seus filhos e proporcionam um ambiente no qual eles possam se tornar membros competentes, produtivos e independentes da sociedade. Principalmente para as crianças pequenas, o crescimento, a saúde e sua própria personalidade dependem da capacidade dos adultos de entenderem e se mostrarem sensíveis às suas necessidades (OMS, 2004).

Cuidar inclui não apenas proporcionar cuidados físicos e emocionais, mas também impor as regras e os comportamentos esperados pela sociedade. Esses comportamentos esperados dependem da cultura, dos valores e das crenças da família, mas também do estágio de desenvolvimento e das capacidades física e cognitiva da criança.

Estilos de criação

Os três principais estilos de criação observados em nossa sociedade são o autoritário, o compreensivo (democrático) e o permissivo. Esses estilos são definidos pelo grau de controle exercido sobre a criança durante sua criação. Independentemente do estilo, a criação deve ser sensível e responsiva para promover os desenvolvimentos físico, neurofisiológico e psicológico adequados (OMS, 2004).

Os pais *autoritários* esperam obediência da criança e desestimulam que ela questione as regras da família. As regras e os padrões estabelecidos pelos pais são impostos rigorosamente e são inflexíveis. Os pais esperam que a criança aceite as crenças e os valores da família e exigem respeito a essas crenças. Os pais são a autoridade máxima e permitem pouca ou nenhuma participação da criança nas tomadas de decisões. O comportamento que foge às normas e aos padrões familiares é punido.

Os pais *compreensivos* ou democráticos demonstram algum respeito pela opinião da criança. Embora ainda sejam a autoridade máxima e esperem que a criança siga as regras familiares, os pais compreensivos permitem que seus filhos sejam diferentes e acreditam que cada criança é um indivíduo. Eles reforçam de modo constante e firme as regras e os padrões familiares, mas não enfatizam a punição.

Os pais *permissivos* têm pouco controle sobre o comportamento dos filhos. As regras ou os padrões podem ser inconsistentes, obscuros ou inexistentes. Os pais permissivos permitem que seus filhos determinem seus próprios padrões e regras de comportamento. A disciplina pode ser frouxa, inconsistente ou inexistente.

Disciplina

Grande parte da criação consiste em estimular o comportamento desejável e reduzir ou eliminar o comportamento indesejável, processo geralmente conhecido como **disciplina**. Em nossa sociedade, existem divergências de opinião quanto ao método de

(O texto continua na p. 24.)

Tabela 2.1 Resumo das principais teorias relativas à família

Teoria	Descrição	Componentes essenciais
Teoria estrutural-funcional de Friedman (Friedman, 1998)	Enfatiza o sistema social da família, inclusive a organização ou a estrutura familiares e o modo como a estrutura está relacionada com a função	Define cinco funções das famílias: • Função afetiva: atender às necessidades de amor e pertencimento de cada membro • Função de socialização e inserção social: ensinar às crianças como atuar e assumir os papéis adultos na sociedade • Função reprodutiva: dar continuidade à família e à sociedade em geral • Função econômica: assegurar que a família tenha os recursos necessários com aplicação apropriada • Função de manutenção da saúde: garantir a provisão de cuidados físicos para manter a família saudável
Teoria do desenvolvimento, de Duvall (Duvall, 1977)	Enfatiza os estágios de desenvolvimento pelos quais todas as famílias passam, começando com o casamento; o curso cronológico da família também é conhecido como ciclo de vida familiar	Descreve oito estágios cronológicos com tarefas específicas previsíveis, que cada família concretiza: • Casamento: início da família • Estágio de procriação • Família com pré-escolares • Família com crianças em idade escolar • Família com adolescentes • Família com adultos jovens • Pais de meia-idade • Pais com idade avançada
Von Bertalanffy (1968): teoria dos sistemas gerais aplicada às famílias	Enfatiza a família como um sistema com partes interdependentes e interativas, que persiste no tempo de modo a assegurar a sobrevivência, a continuidade e o desenvolvimento dos seus componentes; a família não é a soma de suas partes, mas caracteriza-se pela integralidade e pela unidade	Teoria aplicada para definir como as famílias interagem e são influenciadas por seus componentes e pela sociedade e para analisar as inter-relações dos membros e o impacto que as alterações ocorridas com um deles provocam nos demais componentes
Teoria do estresse familiar (Boss, 2001)	Considera a maneira como as famílias respondem ao estresse, como elas lidam com o estresse em conjunto e como cada componente enfrenta a situação estressante	Descreve os componentes do estresse como internos à família (p. ex., valores, crenças, estrutura), que ela pode controlar ou alterar, ou externos à família (p. ex., cultura da comunidade adjacente, genética e o tempo ou o local em que a família vive atualmente), sobre os quais ela não tem qualquer controle A mobilização dos recursos da família resulta em uma resposta positiva de enfrentamento positivo, ou em uma resposta negativa de crise Define o determinante principal do enfrentamento apropriado com base no significado do evento estressante para a família e seus componentes
Modelo flexível de estresse, ajuste e adaptação familiares	Analisa como as famílias se adaptam ao estresse e conseguem superar a adversidade	Define os componentes dos riscos e os fatores protetores que ajudam a família a conseguir resultados positivos

Tabela 2.2 Tipos de estrutura familiar

Estrututa	Descrição	Aspectos específicos
Família nuclear	Marido, esposa e filhos vivendo na mesma casa	Pode incluir filhos biológicos ou adotivos No passado, era considerada a estrutura familiar tradicional; hoje é menos comum em razão das tendências dos índices de divórcio ou outras situações sociais, inclusive criação não marital
Família binuclear	A criança faz parte de duas famílias por causa da guarda compartilhada; a paternidade/maternidade é considerada um empreendimento mútuo	Sempre funciona melhor quando os interesses da criança são colocados acima das necessidades e dos desejos dos pais
Família com genitor único	Um dos genitores é responsável por cuidar dos filhos	Pode resultar de morte, divórcio, abandono, nascimento fora do casamento ou adoção Provavelmente existem vários desafios em razão das limitações econômicas, sociais ou pessoais; a mesma pessoa é dona de casa, cuidador e provedor financeiro
Família de pais que trabalham fora	Os adultos da família vivem e trabalham afastados por motivos profissionais ou financeiros e os cuidados diários dos filhos geralmente ficam a cargo de um dos pais	Semelhante à família de genitor único
Família misturada ou com enteados	Adultos com filhos dos casamentos anteriores ou do casamento atual	Pode haver conflito familiar em razão das expectativas diferentes das crianças e dos adultos; pode haver divergência quanto aos conceitos e às práticas relacionadas com a criação e a saúde da criança
Família estendida	Família nuclear acrescida de avós, tios e primos	É preciso definir quem toma as decisões e também o cuidador principal das crianças Pode ser estimulada e apoiada por algumas culturas, inclusive hispânica e asiática
Família do mesmo sexo (também conhecida como família homossexual ou de *gays*/lésbicas)	Adultos do mesmo sexo vivendo juntos, com ou sem filhos	Pode enfrentar preconceito dos que têm estilo de vida diferente
Família comunitária	Grupo de pessoas que vivem juntas para criar filhos e cuidar da casa; não há relação de consanguinidade nem relação conjugal	Pode enfrentar preconceito dos que têm estilo de vida diferente É preciso definir quem toma as decisões e quem cuida das crianças
Família acolhedora	Família temporária para crianças que foram afastadas dos pais para terem assegurado seu bem-estar físico e emocional	Pode incluir os filhos da família acolhedora e outras crianças acolhidas na mesma casa As crianças acolhidas são mais suscetíveis de terem suas necessidades de saúde desatendidas e apresentarem problemas crônicos de saúde, porque podem ter vivido em várias condições (American Academy of Pediatrics, 2000)
Famílias em que os avós funcionam como pais	Os avós criam os netos quando os pais não têm condições de fazê-lo	Podem aumentar o risco de estresse físico, financeiro e emocional dos adultos idosos Podem gerar confusão e estresse emocional na criança, se os pais biológicos estiverem dentro e fora da vida da criança
Famílias de adolescentes	Pais jovens que ainda não concluíram as etapas de desenvolvimento de sua própria infância	As meninas adolescentes correm risco maior de apresentar problemas de saúde na gravidez e dar à luz bebês prematuros, acarretando risco de problemas de saúde e desenvolvimento subsequentes Provavelmente ainda necessitam do apoio da família com relação às questões financeiras, emocionais e acadêmicas

disciplina mais eficaz ou melhor. A disciplina deve ser baseada nas expectativas apropriadas à idade da criança e deve ser utilizada para estabelecer limites razoáveis e consistentes, ao mesmo tempo em que permita escolhas entre alternativas aceitáveis (Banks, 2002). A disciplina requer ensinamento e é contínua, não algo que é feito apenas quando a criança se comporta mal.

A American Academy of Pediatrics (1998) sugere três estratégias eficazes de disciplina (Diretrizes de ensino 2.1):

- Manter uma relação positiva, de apoio e educativa entre pais e filhos
- Utilizar reforço positivo para estimular os comportamentos desejáveis
- Eliminar reforço negativo ou a punição para reduzir ou eliminar os comportamentos indesejáveis.

A atenção dos pais é uma das formas mais poderosas de reforço positivo (Banks, 2002). O fundamental é manter o foco nos comportamentos apropriados da criança, em vez de enfatizar os comportamentos inadequados. Um *feedback* imediato, consistente e frequente é fundamental. Esse *feedback* pode consistir em um sorriso, um elogio, atenção especial ou recompensas, tais como privilégios extras ou atividade especial. O *feedback* imediato é importante para que a criança aprenda a associá-lo ao comportamento apropriado e, desse modo, reforce seu comportamento.

Outra forma de disciplina é a extinção, que enfatiza a redução ou eliminação do reforço positivo diante de um comportamento inadequado. Exemplos são ignorar as explosões temperamentais de um infante, suspender ou retirar privilégios e impor algum castigo. Suspender ou retirar privilégios como ver tevê, ouvir música ou usar o computador ou o telefone é muito eficaz para as crianças maiores e adolescentes. O adolescente pode ficar impedido de sair por um curto período ou não receber permissão para dirigir o carro. Para funcionar, o privilégio que está sendo suspenso ou retirado deve ser algo valorizado pela criança.

O castigo é um método de disciplina por extinção, que funciona melhor com os infantes, os pré-escolares e os escolares de pouca idade. Consiste em afastar a criança da área do problema e colocá-la em uma área neutra, segura e não ameaçadora, onde não haja interação entre a criança e os pais ou outras pessoas por um período especificamente determinado (Figura 2.2).

> O tempo que uma criança passa de castigo geralmente é de 1 min para cada ano de idade; por exemplo, uma criança de 3 anos ficaria 3 min de castigo. O castigo não deve passar de 5 min.

A disciplina é, muitas vezes, confundida com **punição**, mas esta última consiste em uma experiência ou consequência negativa ou desagradável por ter ou não ter feito algo. Embora a punição seja um elemento necessário à disciplina em alguns casos, para ser eficaz ela deve ser combinada com recompensas pelo comportamento adequado (American Academy of Pediatrics, 1998; Banks, 2002).

A punição pode ser verbal ou física. Em geral, a punição verbal é aplicada em forma de reprimenda ou repreensão (uso de expressões de censura). As expressões têm como objetivo alterar ou eliminar o comportamento inadequado.

> As reprimendas verbais podem ser eficazes a curto prazo se forem aplicadas com parcimônia e estiverem focadas no comportamento específico da criança. Se as reprimendas verbais forem utilizadas com frequência e de maneira indiscriminada perdem a eficácia, podem gerar ansiedade na criança e estimulam a criança a ignorar os pais. O uso frequente também pode reforçar o comportamento, porque dirige as atenções para a criança (American Academy of Pediatrics, 1998; Banks, 2002).

Diretrizes de ensino 2.1

Como ensinar a desenvolver disciplina eficaz

- Definir de maneira clara e repetida os comportamentos esperados de acordo com o nível de desenvolvimento da criança; sempre que possível, ofereça-lhe opções.
- Seja coerente ao reagir aos comportamentos; transmita estímulo e afeto.
- Demonstre os comportamentos esperados.
- Explique de modo que a criança possa compreender quais serão as consequências se ela tiver um comportamento inaceitável.
- Imponha sempre a consequência logo depois do comportamento inaceitável.
- Adote consequências apropriadas à idade da criança e à situação.
- Fique calma, mas seja firme sem demonstrar raiva ao impor a consequência.
- Sempre elogie a criança quando ela demonstrar o comportamento apropriado.
- Ajuste o ambiente de modo a ajudar a criança a adotar o comportamento apropriado; afaste as tentações que possam levar a um comportamento inadequado.
- Reforce que o comportamento da criança é que foi ruim, não que a criança é má.

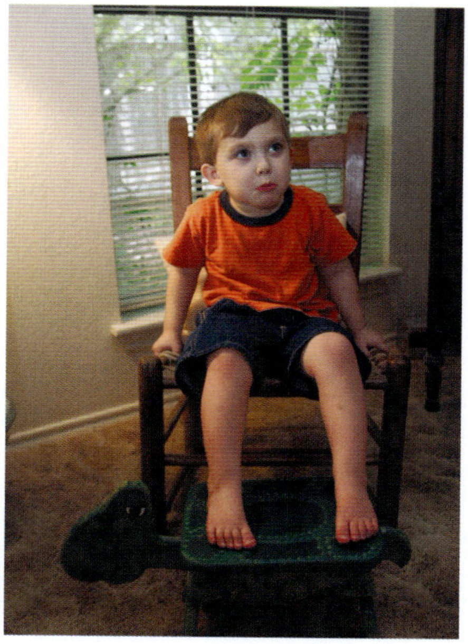

● **Figura 2.2** Embora a criança possa não gostar, o isolamento silencioso a ajuda a desenvolver seu controle interior.

A punição física consiste em utilizar a dor física como meio de reduzir o comportamento inadequado. O modo mais comum de punição corporal é dar palmadas (bater com a mão aberta nas nádegas ou nos braços e pernas com a intenção de modificar o comportamento sem provocar lesão) (American Academy of Pediatrics, 1998; Banks, 2002). De acordo com o National Survey of Early Childhood Health (Regalado *et al.*, 2004), 29% dos pais de crianças de 10 a 18 meses e 64% dos pais de crianças de 19 a 35 meses aplicavam palmadas nos filhos; 11% dos pais de crianças de 10 a 18 meses e 26% dos pais de crianças de 19 a 35 meses afirmaram aplicar palmadas com frequência.

Inicialmente, esse método de punição física pode ser eficaz devido à sua natureza súbita e surpreendente. Entretanto, com o tempo perde a eficácia porque diminui o impacto do susto. A aplicação de palmadas pode fazer parar o comportamento negativo, mas também aumenta as chances de lesão física, principalmente em lactentes e infantes. Como os efeitos da aplicação de palmadas diminui, é preciso aumentar a intensidade para se conseguir os mesmos efeitos. Desse modo, é importante que os pais estejam cientes das consequências da utilização desse método.

A aplicação de palmadas é uma questão controversa. Alguns autores argumentam que isso apresenta à criança um modelo de resolução de conflitos que recorre à violência, que estimula um comportamento agressivo e que demonstra às crianças que é aceitável causar dor nas outras pessoas (Banks, 2002). Vários estudos correlacionaram o uso desse método de punição na infância com agressão física e violência na infância e raiva persistente na vida adulta. Em razão das consequências negativas desse método de punição e porque existem estudos que mostram não ser ele mais eficaz que os outros métodos de controle do comportamento inadequado, a American Academy of Pediatrics (1998) recomenda que os pais recorram a outros métodos para responder ao comportamento inadequado.

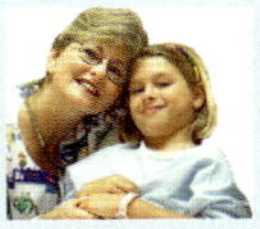

Quando não são aplicados corretamente, os outros métodos de disciplina também podem causar problemas para a criança e interferir na relação entre o cuidador e a criança. Por exemplo, a desaprovação por meio do tom de voz, da expressão facial ou de gestos pode ser eficaz para interromper o comportamento inadequado; mas, se a desaprovação vier em forma de expressões verbais que atacam a criança em vez do seu comportamento, as consequências podem ser negativas.

Mudanças nos papéis parentais ao longo do tempo

Os papéis desempenhados pelos pais mudam em consequência das alterações sociais e econômicas e também das mudanças que ocorrem em cada família. Tradicionalmente, o papel de provedor era atribuído ao pai. Contudo, com o número crescente de mulheres que trabalham fora e o aumento do número de lares nos quais pai e mãe trabalham fora, hoje os dois genitores frequentemente são provedores e educadores das crianças. As inovações tecnológicas oferecem aos pais a chance de trabalhar em casa e permitem que alguns mantenham o papel de provedor e, simultaneamente, desempenhem as funções de educador e gerenciador da saúde. Os pais também assumem responsabilidades maiores com relação ao gerenciamento do lar e à criação dos filhos. O número de crianças criadas apenas pelo pai ou pelos avós está aumentando. Além disso, à medida que a geração nascida no pós-guerra envelhece, os pais de hoje podem precisar cuidar dos seus filhos e dos seus próprios pais idosos.

Temperamento

Temperamento é a maneira como a criança interage com o ambiente. O modo como a criança vivencia um acontecimento específico é influenciado por seu temperamento, e esse temperamento afeta a resposta das outras pessoas (inclusive dos pais) à criança. Desde os primeiros meses de vida, os lactentes demonstram diferenças de comportamento em resposta aos estímulos. Essas respostas fazem parte da personalidade e da individualidade do bebê em desenvolvimento. Embora o temperamento da criança seja intrínseco, ele muda com o tempo. Entender o temperamento da criança pode ajudar os pais a compreender e aceitar suas características sem se sentirem responsáveis por isso.

A teoria clássica propõe dez parâmetros de temperamento: nível de atividade, ritmicidade, aproximação e afastamento, adaptabilidade, limiar de reatividade, intensidade da reação, qualidade do humor, suscetibilidade à distração, grau de atenção e persistência. Essa teoria busca identificar as características comportamentais que levam a criança a responder ao mundo de maneiras específicas.

Com a utilização desses dez parâmetros, é possível classificar o temperamento das crianças em três grupos gerais — fácil (40% das crianças), difícil (10%) e reativo lento (15%); os demais casos são classificados como mistos (Behrman *et al.*, 2004). As crianças do primeiro grupo têm temperamento estável e funções biológicas regulares, comportamento previsível e atitude positiva frente às novas experiências. As crianças difíceis são irritáveis, muito ativas e intensas; e se retraem frente a experiências novas. As crianças do grupo reativo lento são melancólicas e menos ativas e têm reações mais irregulares; elas reagem às experiências novas com pouca resistência e passividade.

O temperamento da criança pode causar problemas quando entra em conflito com o temperamento dos pais (p. ex., uma criança ativa de 2 anos com pais reativos lentos). O "ajuste" entre pais e filhos é um indicador seguro do grau de conflitos que podem ocorrer na relação pais-filhos (Behrman *et al.*, 2004). Quando os pais desejam e esperam que o filho seja previsível mas este não é o estilo da criança, eles podem achar que o filho tem problemas, e esse conflito pode afetar a saúde da criança. O aspecto fundamental é não rotular a criança, mas reconhecer os pontos fortes e as limitações de cada grupo.

Estilo de vida

Entre as opções de estilo de vida que afetam a saúde estão os hábitos alimentares, a prática de exercícios, o tabagismo, o uso de substâncias psicoativas ou álcool e as formas de lidar com o estresse. A maioria dos problemas de saúde observados hoje em dia é fortemente influenciada por fatores relacionados com o estilo de vida. O estilo de vida dos pais é basicamente o estilo de vida das crianças, de modo que os pais que se alimentam mal e não praticam exercícios têm filhos que também comem mal e não fazem exercícios. O resultado é que problemas de saúde como diabetes, obesidade e doença cardíaca começam em uma idade mais precoce em nossa sociedade. É importante que a criança tenha algum nível de atividade física por meio da prática de esportes ou de um passatempo (p. ex., a dança).

Situações familiares especiais

As famílias enfrentam desafios complexos à medida que tentam educar, desenvolver e socializar suas crianças. Quando a estrutura familiar muda, as consequências para as crianças podem ser duradouras. Essas situações especiais requerem avaliação sagaz e intervenção proativa para minimizar os riscos à criança e à família.

Família de pais separados

Em muitos casos, a separação dos pais é o que leva a alterações na estrutura familiar. A separação pode ter impacto profundo na criança e gerar resultados crônicos e devastadores. De acordo com a American Association of Pediatrics, cerca de 40% das crianças vivenciam a separação dos pais antes de completar 16 anos e, hoje em dia, a separação dos pais está entre os riscos mais comuns e significativos ao desenvolvimento saudável das crianças (Tanner, 2002).

Em geral, a separação não é um acontecimento isolado: as alterações familiares provavelmente estavam ocorrendo há anos e as crianças podem ter sido expostas a confusão, violência ou mudanças na estrutura familiar antes da separação propriamente dita. Estudos mostraram que muitos problemas precedem a separação e que, em geral, seus efeitos na família estão diretamente relacionados com o nível de conflito entre os pais (Bryner, 2001). A resposta inicial das crianças à separação depende da idade de cada uma. Contudo, mais de um terço das crianças ainda fica perturbada e abalada por até 5 anos depois da separação dos pais, e depressão é o sintoma mais comum (Behrman *et al.*, 2004).

Os pais precisam entender o impacto que a separação pode ter nos filhos e devem colocar em primeiro plano os interesses das crianças. Os pais podem utilizar as regras descritas no Boxe 2.1 para atenuar a tensão e o conflito e, desse modo, minimizar o impacto da separação em seus filhos.

Boxe 2.1 Dez regras para os pais que se separam

1. Conversem com as crianças sobre a separação e os motivos que levaram a isto, em uma linguagem que elas possam entender. Procurem estar presentes você e seu cônjuge na conversa sobre a separação; contem para todas as crianças ao mesmo tempo
2. Tranquilizem seus filhos de que a separação não ocorreu por culpa deles. Repitam isso tantas vezes quantas for possível e quantas sejam necessárias
3. Informem às crianças com bastante antecedência quem sairá de casa (exceto quando há abuso infantil ou preocupações quanto à segurança imediata dos filhos)
4. Expliquem claramente às crianças como ficará a estrutura familiar depois da separação, inclusive quem viverá com quem e onde; conversem também com clareza e sinceridade sobre visitas do cônjuge que vai sair de casa
5. Não esperem que seus filhos sejam ou ajam como adultos
6. Não conversem sobre dinheiro ou finanças com seus filhos
7. Mantenham as regras e sejam coerentes nesta área
8. Nunca forcem nem permitam que seus filhos tomem partido de um dos pais
9. Evitem depreciar o ex-cônjuge quando a criança está presente. Entretanto, não mintam para encobrir um comportamento irresponsável do outro genitor
10. Nunca coloque seus filhos entre você e seu ex-cônjuge

Adaptado de Bryner, C. L. (2001). Children of divorce. *Journal of the American Board of Family Practice, 14*(3), 176 a 183. Acesso em 21/9/2006. Disponível no *site* http://www.medscape.com/viewarticle/405852.

Famílias com um único genitor

As famílias com um único genitor podem ser formadas por divórcio ou separação, pela morte de um dos cônjuges, por mulher solteira que cria o próprio filho, ou por adoção por um homem ou uma mulher solteiros. O U.S. Census Bureau (2004) constatou que cerca de 28% das crianças com menos de 18 anos vivem com um dos pais e 68% vivem com ambos. Das crianças com menos de 18 anos que viviam com apenas um dos genitores, 83% estavam com a mãe e cerca de 16,5% estavam com o pai.

As famílias com um único genitor enfrentam vários problemas que podem afetar a saúde das crianças. A vida em um lar com um único genitor pode ser estressante para os adultos e as crianças. O genitor pode sentir-se sobrecarregado pelas responsabilidades de fazer malabarismos para cuidar das crianças, manter o emprego e colocar em dia as contas e os serviços domésticos (American Psychological Association, 2004). Essas dificuldades podem ser agravadas por outras pressões, como problemas de custódia, redução do tempo disponível para passar com as crianças, persistência dos conflitos entre os pais separados, ou mudanças nos relacionamentos com os membros da família estendida.

Comunicação e apoio são essenciais para o funcionamento ideal das famílias com um único genitor. O pai ou a mãe e a criança precisam expressar seus sentimentos e trabalhar juntos para solucionar os problemas. Os recursos oferecidos pela comunidade podem ser úteis. Por exemplo, a Parents Without Partners é uma organização internacional com mais de 200 filiais nos EUA e no Canadá. Essa organização oferece aos "pais solteiros e seus filhos a oportunidade de promover o crescimento pessoal, a autoconfiança e a sensibilidade aos demais oferecendo um ambiente de apoio, amizade e troca de experiências na criação dos filhos" (Parents Without Partners, 2005).

Famílias combinadas

A formação de uma família combinada (pais e filhos enteados) pode ser estressante para os pais e também para as crianças. Embora isso gere estrutura e estabilidade e reduza em parte as dificuldades financeiras dos pais solteiros, a transição para uma família combinada demanda tempo. As crianças podem sentir ciúmes da madrasta e/ou do padrasto ou sentirem-se desleais com os pais biológicos. Pode haver competição ou rivalidade entre os filhos enteados. A criança pode temer que os enteados interfiram no seu relacionamento com o pai ou a mãe, ou que a afastem da sua fonte de amor, afeto e atenção.

Respeito mútuo e comunicação franca e sincera entre os indivíduos envolvidos são fundamentais e, quando possível, devem incluir o genitor biológico que saiu de casa. As responsabilidades pela criação dos filhos devem ser compartilhadas, inclusive as decisões quanto às expectativas, aos limites e à disciplina. É importante reconhecer o papel que o genitor biológico que saiu de casa continua desempenhando e os papéis que os filhos enteados desempenham na vida da criança.

Famílias adotivas

A adoção pode ocorrer no próprio país (por meio de um órgão ou de um intermediário, como um advogado da área ou do país da própria família), ou a família pode optar por adotar uma criança de outro país. A criança pode ser de uma cultura, de uma raça ou de etnia diferentes (Figura 2.3). Um número crescente de famílias com um único genitor, famílias com parceiros *gays* ou lésbicas e famílias com pais idosos oferece um lar às crianças por meio da adoção (Borchers *et al.*, 2003). Algumas crianças são adotadas depois de passarem um tempo em orfanatos.

O contato entre a criança e a mãe biológica pode variar bastante. Com a adoção fechada, não há contato entre os pais adotivos, a criança adotada e a mãe biológica. Na adoção aberta, ocorre tanto contato entre eles quanto se deseja.

Independentemente do método usado para adotar uma criança, as famílias adotivas podem enfrentar problemas singulares. Algumas crianças adotadas têm problemas clínicos, comportamentais, educacionais e psicológicos complexos e distúrbios do desenvolvimento. Essas crianças podem ter sido expostas a pobreza, negligência, doenças infecciosas e à carência de alimentos, roupas, abrigo e educação adequados; isto as coloca sob risco de desenvolver problemas clínicos, retardos ou anormalidades do crescimento físico e do desenvolvimento, além de problemas comportamentais, cognitivos e emocionais. Os pais adotivos podem ter conhecimento desses problemas, mas em outros casos há poucos elementos disponíveis quanto à história da criança.

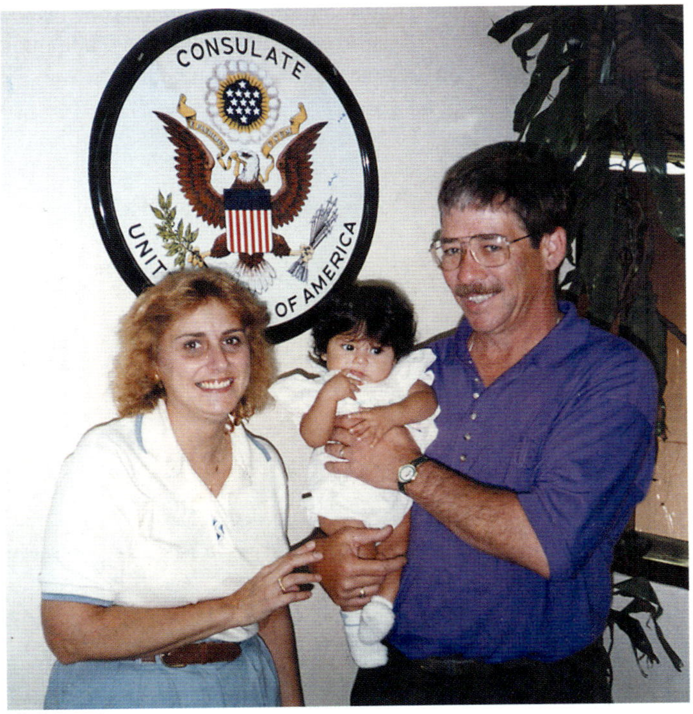

● Figura 2.3 Família adotiva na qual a criança provém de uma cultura diferente.

Quando se deve dizer a uma criança que ela foi adotada? A maioria dos especialistas acredita que as crianças devem ser informadas em uma idade suficientemente precoce de maneira que, à medida que cresçam, não se lembrem da ocasião em que lhes foi dito que foram adotadas (Borchers *et al.*, 2003). A ocasião deve ser apropriada aos pais e também à criança. À medida que as crianças crescem e se desenvolvem, seu entendimento do que significa adoção muda. Até 3 de anos idade, a maioria das crianças adotadas não entende que há uma diferença na maneira como foram incluídas na família (Borchers *et al.*, 2003). Geralmente em torno dessa idade é que as crianças começam a perguntar se foram adotadas.

Comunicação e um diálogo aberto, franco e sincero são essenciais para o desenvolvimento de relacionamentos saudáveis e sólidos. A linguagem "positiva" da adoção inclui dizer "mãe ou pai biológico ou de nascimento" em vez de "natural" ou "real" e "fazer um plano de adoção" em vez de "receber de presente" ou "entregar uma criança para adoção".

À medida que a criança adotada cresce, ela pode sentir a perda da família de nascimento ou perguntar o que ela fez para levar os pais biológicos a decidirem recorrer à adoção. O adolescente pode ter problemas de abandono, insegurança emocional e identidade.

As diferenças de cultura, etnia ou raça também podem afetar o sentido de identidade da criança adotada. As crianças podem ficar sujeitas ao racismo ou à intolerância. Os membros da família estendida podem não aceitar a criança como parte da família. Os pais precisam enfatizar que a criança adotada é seu filho e que ela faz parte da família tanto quanto qualquer outro membro.

Os adolescentes e os adultos adotados podem sentir necessidade de identificar seus pais biológicos. As crianças adotadas de outros países podem viajar para os locais em que nasceram, enquanto as crianças adotadas no próprio país podem buscar seus parentes biológicos. Embora essa busca seja um indício de crescimento emocional saudável, isto pode incomodar os pais adotivos, que se sentem rejeitados. Apoio, orientação e comunicação sincera são fundamentais para todas as partes envolvidas.

O reconhecimento claro da relação adotiva ajuda a desenvolver a autoestima da criança à medida que ela compreende o que significa reunir-se a uma família por meio da adoção. A comunicação eficaz quanto à adoção é importante para a saúde física e mental e para o bem-estar da criança e da família a longo prazo (Borchers *et al.*, 2003).

Família acolhedora

Acolhimento familiar é uma situação na qual a criança é criada em uma outra condição de vida afastada de seus pais ou tutores legais. A criança pode ser colocada nessa situação de vida em razão de dificuldades familiares como abuso, negligência, abandono ou incapacidade dos pais de atenderem às necessidades do filho em consequência de doenças, uso abusivo de substâncias psicoativas ou morte. A criança pode ser encaminhada para viver com parentes (criação com parentesco) ou pais acolhedores, pessoas estranhas que oferecem proteção e abrigo em um lar transitório aprovado pelo estado.

Nos EUA, mais de 500.000 crianças vivem atualmente em algum tipo de acolhimento familiar, e a colocação em guarda provisória aumentou significativamente na última década (American Academy of Child and Adolescent Psychiatry [AACAP], 2005). O objetivo do acolhimento familiar é oferecer serviços temporários até que a criança possa voltar para a casa da sua família ou ser adotada. Infelizmente, as crianças podem permanecer em lares transitórios por muitos anos e podem ser transferidas de uma família acolhedora para outra.

Muitas crianças colocadas em acolhimento familiar foram vítimas de abuso ou negligência. Trinta por cento das crianças colocadas em famílias acolhedoras têm problemas emocionais ou comportamentais graves, ou distúrbios graves do desenvolvimento (AACAP, 2005). As crianças colocadas em acolhimento familiar podem ter diversos problemas, inclusive:

- Problemas de saúde física
- Autoacusação ou sentimentos de culpa
- Sentimentos de não ser desejada
- Sentimentos de desamparo
- Insegurança quanto ao futuro
- Sentimentos ambivalentes quanto aos pais acolhedores; sentimentos de ser infiel aos pais biológicos (AACAP, 2005).

A atenção individualizada à criança colocada em um lar transitório é essencial. Para atender às necessidades de crescimento e desenvolvimento da criança, é fundamental adotar uma abordagem multidisciplinar que inclua os pais biológicos, os pais acolhedores, a criança, os profissionais de saúde e os serviços de amparo social. As enfermeiras desempenham papel fundamental na defesa dos interesses da criança.

Genética

A **genética**, ou estudo da hereditariedade e suas variações, é um campo aplicável a todos os estágios da vida e a todos os tipos de doença. **Hereditariedade** é o processo de transmissão das características genéticas dos pais aos filhos. Os traços biológicos da criança — inclusive alguns traços comportamentais, sexo e raça e algumas doenças ou distúrbios — estão diretamente relacionados com a herança genética. Modernas tecnologias de biologia molecular e bioquímica possibilitaram a compreensão mais clara dos mecanismos envolvidos na transmissão hereditária, inclusive os que estão associados aos distúrbios genéticos. Atualmente, esses avanços oferecem exames diagnósticos mais precisos e melhores opções de tratamento.

Duas áreas de estudo genético importantes para a pediatria são a citogenética e o Projeto Genoma Humano. Citogenética é o estudo da genética em nível cromossômico. As anomalias cromossômicas ocorrem em 0,4% dos nascidos vivos e são as principais causas de disfunção cognitiva e anomalias congênitas (ou defeitos de nascença) (Elias *et al.*, 2007); essas anomalias são ainda mais comuns nos abortos espontâneos e nos natimortos. O Projeto Genoma Humano é um esforço internacional para determinar a localização, o isolamento e a caracterização dos genes humanos e investigar as funções dos produtos gênicos e suas interações. Esse projeto de pesquisa fornecerá informações quanto às doenças genéticas e ajudará a desenvolver novos modos de detecção, tratamento, cura ou até mesmo prevenção desses distúrbios. O Capítulo 29 traz uma descrição mais detalhada da genética.

Sexo

O sexo da criança é definido quando os cromossomos sexuais se combinam. O sexo da criança pode influenciar muitos aspectos fundamentais como características físicas e atributos da personalidade. Além do desenvolvimento da genitália masculina ou feminina, da constituição corporal e da distribuição dos pelos, algumas doenças ou distúrbios podem estar relacionados com o sexo; por exemplo, a escoliose é mais prevalente em mulheres e a cegueira para as cores é mais comum em homens. Nas crianças, uma das influências pré-natais do sexo refere-se à taxa de sobrevivência de lactentes prematuros: as meninas prematuras têm taxas de sobrevivência mais alta que as dos meninos prematuros.

Além dos traços biológicos e físicos específicos relacionados com o sexo, também há consequências sociais. A criança desenvolve atitudes e comportamentos sexuais específicos e apropriados à sua cultura, processo conhecido como identificação de gênero. As interações com os familiares e os colegas, assim como as atividades e os valores sociais, afetam a maneira como as crianças percebem seu próprio sexo (Figura 2.4). Quando esse processo é confuso, a criança pode ter várias dificuldades psicológicas e sociais.

Raça

O termo **raça** define o pertencimento a um grupo específico de seres humanos com traços biológicos transmitidos por descendência; esses indivíduos podem compartilhar características físicas como cor da pele, estrutura óssea ou tipo sanguíneo. Algumas variações físicas podem ser normais em determinada raça, mas podem ser consideradas características identificadoras de um distúrbio em outras raças. Por exemplo, as pregas palpebronasais ou epicantais (dobras verticais de pele, que cobrem parcial ou totalmente o ângulo interno do olho) são normais nas crianças asiáticas, mas podem estar associadas à síndrome de Down ou à agenesia renal em outras raças. Além disso, algumas malformações e doenças são encontradas em raças específicas. Por exemplo, a anemia falciforme é mais comum nas populações africanas e mediterrâneas, enquanto a fibrose cística é diagnosticada mais comumente nos grupos originários do Noroeste europeu.

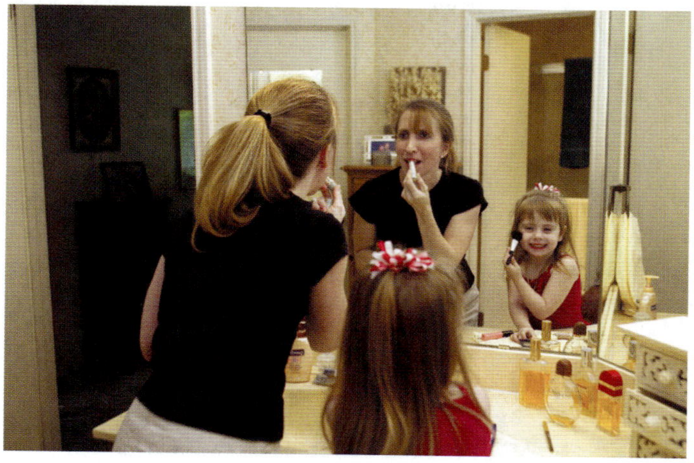

● Figura 2.4 A criança pequena aprende a identificar-se com o genitor do mesmo sexo.

Sociedade

A sociedade tem impacto significativo na saúde infantil. Os principais componentes sociais que afetam as crianças e sua saúde incluem os papéis sociais, o nível socioeconômico, a mídia e a globalização crescente da sociedade. Cada uma dessas áreas pode influenciar o autoconceito das crianças, as comunidades em que elas vivem, suas escolhas relativas ao estilo de vida e sua saúde. As enfermeiras pediatras devem avaliar essas áreas e suas influências na criança e na família, de modo que possam ser desenvolvidas e executadas estratégias individualizadas para ampliar os efeitos positivos e atenuar os efeitos negativos na saúde da criança e da sua família.

Papéis sociais

A sociedade frequentemente determina que pessoas específicas se comportem de determinadas maneiras: alguns comportamentos são permitidos e outros são proibidos. Esses padrões são identificados como papéis sociais e podem ser fatores importantes para o desenvolvimento do autoconceito, que pode exercer uma influência muito positiva ou negativa em sua saúde.

Em se tratando das crianças, os papéis sociais influenciam o conceito que elas têm de si próprias. O Boxe 2.2 descreve alguns papéis típicos que as crianças desempenham em nossa sociedade. Em geral, esses papéis sociais são desempenhados em grupos como família, escola, turma de colegas, igreja ou organizações comunitárias. Em alguns casos, pode haver conflito quanto à maneira como os diferentes grupos esperam que a criança se comporte. Também pode ocorrer conflito com os pais quanto às práticas de criação dos filhos. Por exemplo, a família da criança pode acreditar no criacionismo, enquanto a escola que ela frequenta adota a pedagogia evolucionista. Desse modo, a criança pode sentir-se confusa quando tenta adotar os comportamentos esperados pelos diferentes grupos.

Nível socioeconômico

O nível socioeconômico (posição relativa na sociedade) da família, que leva em consideração os níveis econômico, ocupacional e de instrução da família, exerce uma influência ainda mais importante nas crianças. As crianças são criadas diferentemente por pais de níveis de instrução, de ocupação e de renda diferentes. Em geral, as classes média e alta têm acesso aos suportes físico e emocional na comunidade que nem sempre estão disponíveis para a classe mais baixa (Giger & Davidhizar, 1995). Os pais das classes mais baixas podem precisar trabalhar muitas horas para prover as necessidades básicas e têm pouco tempo ou dinheiro para enriquecer a vida do filho ou fazer opções de estilo de vida saudável. Entretanto, as famílias das classes mais baixas podem ter relações familiares mais sólidas, caso precisem contar com a rede familiar para atender algumas de suas necessidades físicas e emocionais. As características do estilo de vida, tais como normas culturais relativas aos comportamentos de saúde, podem ajudar a evitar alguns problemas de saúde entre as crianças das classes mais baixas (Chen *et al.*, 2006).

Nível socioeconômico baixo pode ter influência adversa na saúde da criança. Algumas famílias podem não conseguir custear um plano de saúde ou a assistência à saúde. As refeições podem ser desequilibradas ou irregulares. A casa ou o apartamento da família pode abrigar um número muito grande de pessoas e dispor de condições precárias de saneamento ou ter as paredes pintadas com tinta com alto teor de chumbo. Essas famílias podem não entender a importância dos cuidados preventivos, ou podem ser incapazes de custeá-los; em consequência, as crianças podem ser vacinadas inadequadamente contra doenças transmissíveis.

Alguns estudos mostraram que as crianças que vivem em comunidades de baixa renda, que não têm plano de saúde e cujos pais tiveram menos anos de estudo apresentam taxas mais altas de acidentes e mortalidade por acidente (Marcin *et al.*, 2003). Recentemente, as análises populacionais mostraram taxas mais altas de internação hospitalar e mortalidade por acidentes entre as crianças de comunidades de baixa renda (Marcin *et al.*, 2003). Em geral, essas crianças também estão sujeitas a mecanismos de lesão mais letais, como acidentes de trânsito ou disparos de armas de fogo.

Pobreza

A estabilidade financeira básica melhora a saúde em geral e o bem-estar das crianças e, desse modo, a pobreza exerce uma importante influência negativa na saúde infantil. As crianças que vivem em pobreza são:

- Duas vezes mais suscetíveis que as demais crianças de morrer por acidentes
- Três vezes mais suscetíveis de morrer por todas as causas combinadas
- Quatro vezes mais suscetíveis de morrer em incêndios
- Cinco vezes mais suscetíveis de morrer por doenças infecciosas e parasitárias
- Seis vezes mais suscetíveis de morrer por outras doenças (Children's Defense Fund, 2005).

As crianças que vivem na pobreza estão sujeitas a apresentar dificuldades na escola, tornar-se pais na adolescência e desenvolver vários problemas de saúde (Children's Defense Fund, 2005). Em geral, essas crianças têm menos saúde, crescimento interrompido, taxas mais altas de mortalidade e morbidade e efeitos negativos em suas funções cognitivas (Children's Defense Fund, 2005; Behrman, 2004).

O limiar de pobreza é baseado no número de componentes e na renda da família e é utilizado para determinar se a família vive na pobreza (Tabela 2.3). De acordo com o U.S. Census Bureau

Boxe 2.2 Exemplos de papéis sociais desempenhados pelas crianças

- Filha ou filho
- Irmã ou irmão
- Neta ou neto
- Papéis desempenhados na creche ou na escola, tais como aluno de primeiro grau, pré-escolar, aluno de honra
- Membro da comunidade étnica
- Papéis desempenhados na igreja, como acólito, ajudante de altar
- Papéis especializados, como músico, artista ou atleta em formação

Tabela 2.3 Limiares de pobreza nos EUA, 2007

Número de componentes da família	Limiares médios ponderados
1 pessoa	US$ 10.210
2 pessoas	US$ 13.690
3 pessoas	US$ 17.170
4 pessoas	US$ 20.650
5 pessoas	US$ 24.130

Fonte: National Archives and Records Administration, 2007.

(2004; 2006a), cerca de 12,6% dos indivíduos e 9,9% das famílias viviam abaixo do nível de pobreza. Das famílias que viviam abaixo do nível de pobreza, 28,7% tinham apenas um genitor e 13% tinham apenas os pais (as mães estavam ausentes). De modo geral, 17,5% das crianças com menos de 18 anos viviam na pobreza. Embora essas taxas tenham se estabilizado um pouco, depois de vários anos de aumentos consecutivos, mais crianças vivem na pobreza em comparação com todos os outros americanos e as taxas são mais altas entre os grupos minoritários. De acordo com o Children's Defense Fund (2005), uma em cada 14 crianças americanas vive abaixo da metade da linha de pobreza e, anualmente, 2.385 bebês nascem na pobreza nos EUA.

A estrutura familiar é um fator importante associado às taxas de pobreza na infância. A taxa de pobreza das famílias com dois cônjuges é muito menor que a das famílias mantidas por um único cônjuge. A escolaridade também é um fator importante: à medida que o nível de instrução aumenta, o desemprego diminui e a renda anual cresce. Entretanto, um problema físico ou emocional crônico em qualquer assalariado pode levar ao desemprego, e isto pode lançar a família em um espiral descendente até à pobreza.

Os efeitos da pobreza na saúde das crianças podem ser difusos. Pode ser que a família só tenha condições de custear uma moradia abaixo do padrão, ou uma casa ou um apartamento em uma vizinhança perigosa (p. ex., condições sanitárias precárias, toxinas, violência). A pobreza também pode tornar a família desabrigada.

Famílias desabrigadas

De acordo com a National Coalition for the Homeless, cerca de 1,2 milhão de crianças não tem um lar para passar as noites em determinado período (National Center on Family Homelessness, 2004), nos EUA. As crianças representam 39% da população desabrigada, e 42% dessas crianças têm menos de 5 anos de idade (National Coalition for the Homeless, 2006). As famílias com crianças representam o segmento que mais cresce entre a população desabrigada; a família desabrigada típica é liderada por uma mulher com dois ou três filhos (Bassuk *et al.*, 1998). As famílias desabrigadas frequentemente são vítimas de violência e podem ter problemas de saúde mental.

Famílias desabrigadas são encontradas não apenas nos grandes centros urbanos, mas também nas cidades de médio porte, nos subúrbios e nas regiões rurais. Uma família pode estar desabrigada em consequência de pobreza, falta de recursos, desemprego, cortes nos programas de bem-estar social e crises pessoais como separação dos pais, violência doméstica ou consumo de substâncias psicoativas (American Academy of Pediatrics, 2005). As crianças podem optar por sair de casa e viver nas ruas porque foram vítimas de abuso ou negligência, viviam com famílias acolhedoras ou foram colocadas em casas de custódia ou centros de detenção juvenil (National Association for the Education of Homeless Children, 2007).

A vida desabrigada não favorece o crescimento e o desenvolvimento adequados das crianças e é deletéria para a sua saúde mental. Entre as crianças desabrigadas de 6 a 17 anos, a National Mental Health Association (2006) estimou que:

- Um terço tem no mínimo um problema de saúde mental significativo, que interfere em suas atividades cotidianas
- Cinquenta por cento têm ansiedade, depressão ou retração social
- Mais de um terço apresenta comportamento agressivo ou delinquente.

Por outro lado, entre as crianças em idade escolar que vivem em lares, as estimativas apontam para uma em cada cinco ou menos.

Entre as crianças desabrigadas, a necessidade básica de moradia estável continua desatendida. Essas crianças também têm incidência mais alta de problemas crônicos de saúde e lesões causadas por traumatismo (Bassuk *et al.*, 1998). Os problemas físicos mais comuns são infecções das vias respiratórias, das orelhas e da pele; distúrbios gastrintestinais como diarreia; e infestações por piolhos e escabiose. Essas crianças podem ficar expostas a riscos ambientais nos abrigos para pessoas sem lar ou em moradias superlotadas, ou, se vivem nas ruas, estão expostas às intempéries, à falta de instalações sanitárias e ao risco elevado de acidentes. As crianças desabrigadas tendem a demonstrar desatenção, transtornos do sono, retardo da fala, comportamentos agressivos, timidez e retraimento (HUD, 1999). Muitas dessas crianças desenvolvem problemas psicológicos como depressão, transtornos de ansiedade ou problemas comportamentais que não regridem, mesmo quando a família encontra uma casa. A dieta desbalanceada pode colocar as crianças desabrigadas sob risco de desenvolver déficits nutricionais, que podem provocar retardo do crescimento e do desenvolvimento. Os adolescentes desabrigados frequentemente adotam comportamentos de risco, como uso de substâncias psicoativas ou sexo sem proteção com vários parceiros, razões pelas quais estão mais sujeitos a necessitar de atendimento de emergência, ficar deprimidos e engravidar (American Academy of Pediatrics, 2005). Esses adolescentes também podem tornar-se pais, perpetuando o ciclo de instabilidade financeira e vida sem lar.

As crianças desabrigadas podem ter dificuldade de acesso aos serviços de saúde, principalmente aos cuidados preventivos como vacinações, tratamento dentário e serviços rotineiros para crianças saudáveis. A falta de vacinação pode retardar o ingresso na escola e a educação é vital para que essas crianças consigam interromper o ciclo de vida sem lar. Quando as famílias têm algum dinheiro, precisam utilizá-lo para comprar alimentos e pagar pela moradia, em vez de custear a assistência à saúde. Quando buscam os serviços de saúde, geralmente isto ocorre nos setores de emergência ou nas clínicas de atendimento gratuito (Ensign & Santelli, 1998), e essa assistência esporádica não favorece o

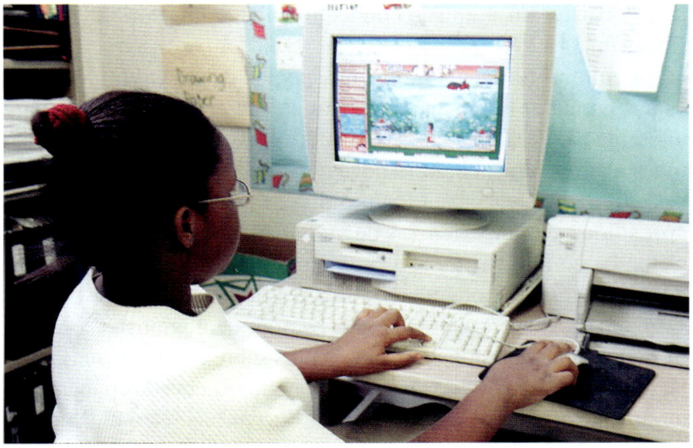

● Figura 2.5 Os jogos de computador podem ser divertidos e instrutivos, mas a criança deve ser monitorada enquanto utiliza o computador ou outras modalidades de mídia, de modo a se atenuarem seus efeitos negativos.

atendimento das necessidades básicas de saúde da criança em crescimento. A família pode não dar continuidade à assistência porque não consegue arcar com os custos, não tem plano de saúde ou não consegue transporte até à clínica ou farmácia.

Algumas dessas crianças não frequentam a escola ou passam por diversas escolas porque a família muda de um local para outro. O estresse vivenciado pela família gera condições que não são propícias à aprendizagem. Por essa razão, as crianças têm problemas de aprendizagem e socialização e outros distúrbios comportamentais.

Mídia

Hoje em dia, as crianças são extremamente expostas a várias modalidades de mídia, como televisão, vídeo e jogos de computador, filmes, revistas, livros e jornais (Figura 2.5). Algumas dessas imagens e informações nem sempre são muito favoráveis às crianças. As crianças podem identificar-se e imitar personagens que adotam comportamentos de risco ou estilos de vida perigosos. Em alguns casos, essa identificação pode gerar violência e provocar danos a si próprias e às outras pessoas (Brown & Witherspoon, 2002; Monsen, 2002). Algumas crianças podem ter curiosidade quanto ao consumo de substâncias psicoativas ou à atividade sexual que presenciam na mídia (Strasburger & Donnerstein, 1999). Se uma imagem ou um tipo de comportamento for veiculado como norma, as crianças podem entender que isso é aceitável, sem questionar os riscos potenciais à saúde ou outras consequências a longo prazo. Por exemplo, a magreza é retratada como um tipo de corpo identificado como belo, levando algumas crianças a adotar dietas ou outros comportamentos de risco. As crianças cujo corpo não se enquadra no ideal podem desenvolver depressão e problemas de autoestima.

Em geral, as imagens que as crianças veem todos os dias afetam seu comportamento e possivelmente sua saúde, e as enfermeiras pediatras devem levar isto em consideração quando trabalham com crianças e suas famílias.

A influência da mídia aplica-se não apenas ao conteúdo, mas também ao tempo total de exposição. Por exemplo, assistir tevê durante muitas horas foi associado a obesidade e níveis altos de colesterol entre as crianças (Andersen *et al.*, 1998). O uso excessivo do computador ou de *videogames* pode comprometer o desempenho na escola.

A mídia pode exercer uma influência positiva, como, por exemplo, quando veicula mensagens de interesse público sobre os efeitos negativos do consumo de substâncias psicoativas, do tabagismo e do envolvimento com gangues. Além disso, as redes de radiodifusão públicas oferecem programações valiosas.

O acesso generalizado à Internet promoveu uma conexão com outras partes do mundo, que antes não teria sido possível. As crianças não estão mais limitadas ao seu meio ambiente mais próximo e têm acesso a uma riqueza de informações. A Internet pode ser um recurso valioso para que os pais e as crianças tenham acesso à informação, aprendam coisas novas e comuniquem-se com amigos e familiares. Contudo, existem ameaças *on-line* que podem afetar a saúde e a segurança das crianças (American Academy of Pediatrics, 2006), inclusive pedófilos, pornografia, violência e racismo. Os pais devem ficar atentos a esses riscos e estabelecer normas de segurança (Diretriz de ensino 2.2).

Diretrizes de ensino 2.2

Recomendações para a utilização segura da Internet

- Defina o limite de tempo que seu filho pode passar *on-line* diária ou semanalmente e seja coerente ao impor esse limite
- Assegure que o uso da Internet não substitua nem interfira nas tarefas de casa, na relação com os amigos ou nas atividades escolares ou domésticas
- Instrua seu filho a NUNCA compartilhar informações pessoais com outras pessoas *on-line*, a menos que o faça com pessoas que você conheça bem e que a criança tenha permissão para isto
- Recomende enfaticamente que seu filho NUNCA compartilhe sua senha com qualquer pessoa, mesmo com amigos
- Reveja os *sites* da Internet com seu filho e determine quais são apropriados. Utilize os controles de segurança disponíveis para os pais e oferecidos pelo seu provedor de serviços da Internet
- Evite colocar o computador no quarto da criança. Em vez disso, coloque o computador em uma área compartilhada da casa, como, por exemplo, o quartinho dos fundos ou a cozinha, de modo que você possa monitorar o uso da Internet pelo seu filho
- Converse com a criança sobre a importância da segurança ao utilizar a Internet. Explique os perigos potenciais em termos que a criança consiga compreender
- Instrua seu filho a fechar imediatamente quaisquer *sites* ou interromper qualquer comunicação que o deixe confuso ou pouco à vontade. Diga a seu filho para NUNCA marcar encontros pessoais com pessoas que ele conheceu *on-line*. Recomende enfaticamente que a criança conte a você quando estiver nessa situação
- Diga à criança para NUNCA abrir *e-mails* enviados por pessoas desconhecidas
- Verifique as normas de utilização dos computadores da escola do seu filho

Sociedade globalizada

O mundo está conectado de várias maneiras: as pessoas viajam facilmente de um país para outro, produtos e imigrantes novos chegam diariamente e a Internet facilita a comunicação com todo o mundo. O Fundo das Nações Unidas para a Infância e a Organização Mundial de Saúde (OMS) lideram os esforços mundiais para lidar com os problemas enfrentados pelas crianças. De acordo com essas organizações, todos os anos morrem 11 milhões de crianças, e mais de 90% nascem em países em desenvolvimento ou do Terceiro Mundo. Centenas de milhares de crianças nascidas nesses países mudam-se para países mais desenvolvidos (p. ex., EUA) como refugiados, imigrantes ou crianças adotadas no exterior. Essas crianças tornam-se parte dessas nações.

As enfermeiras pediatras devem estar atentas ao impacto dos eventos mundiais nas crianças. A explosão populacional, os problemas de saúde dos países em desenvolvimento e as catástrofes naturais ou provocadas pelo homem em todo o mundo afetam o mundo inteiro em termos de produtividade, economia e política (OMS, 2004). As crianças podem ser desalojadas por eventos como furacões ou guerras, e isto aumenta o risco de desenvolverem problemas como doenças infecciosas, desnutrição e trauma psicológico.

De acordo com o Fundo das Nações Unidas para a Infância e a OMS, as crianças pequenas recebem o maior impacto das doenças globais. Essas organizações identificaram seis problemas principais que afetam o crescimento, o desenvolvimento e a sobrevivência das crianças:

- Desnutrição, inclusive carências de micronutrientes
- HIV/AIDS
- Infecções respiratórias agudas
- Diarreia
- Doenças evitáveis por vacinas, inclusive sarampo
- Malária

Essas organizações trabalham para propor modos de erradicação dessas condições desfavoráveis por meio de melhora das habilidades de gerenciamento dos casos pelos profissionais de saúde com base em diretrizes adaptadas; melhora dos sistemas de saúde com planejamento adequado e a continuidade das ações locais de saúde, assim como de suprimentos, medicamentos, sistemas de informação e referência/contrarreferência apropriados; e refinamento das práticas de saúde das famílias e das comunidades.

Cultura

A **cultura** (visão de mundo e um conjunto de tradições adotadas por um grupo social específico e transmitidas para a geração seguinte) desempenha papel fundamental não apenas na socialização da criança, mas também em suas experiências relacionadas com a saúde e no estabelecimento das práticas de saúde específicas (Pillitteri, 2003). Cultura é um fenômeno complexo que envolve a integração de vários componentes, inclusive crenças, valores, idioma, tempo e espaço pessoal, que moldam as ações e o comportamento de um indivíduo. As crianças aprendem esses padrões de comportamento cultural com suas famílias e comunidades por um processo conhecido como **aculturação**, que consiste em adquirir conhecimentos e interiorizar valores (Degazon, 1996).

A cultura influencia todos os aspectos do desenvolvimento e está refletida nas crenças e nas práticas de criação voltadas para a facilitação de uma adaptação saudável. Em geral, a criança começa a entender sua cultura por volta dos 5 anos de idade. As bases culturais da criança afetam o tipo de socialização, os valores aprendidos e as experiências de mundo. As crenças, os costumes, o tipo de comunicação, as vestimentas e as ações da criança em desenvolvimento podem ser moldados por sua cultura.

Com as recentes alterações dos padrões demográficos, as enfermeiras devem incorporar conhecimentos sobre cultura às suas intervenções, de modo que consigam cuidar eficazmente de crianças culturalmente diferentes. As enfermeiras devem estar cientes da ampla variedade de tradições, valores e éticas culturais existentes hoje em dia nos EUA. Todas as enfermeiras precisam adquirir **competência cultural**, ou seja, a capacidade de aplicar seus conhecimentos com base na cultura do paciente, de modo que as intervenções de saúde possam ser adaptadas para atender às suas necessidades (Tabela 2.4). A enfermeira deve conhecer várias práticas de saúde determinadas culturalmente e como elas afetam as crianças, assim como as características demográficas da população local. O objetivo é que a enfermeira entenda a cultura como ponto de convergência, em vez de uma potencial fonte de conflito.

> **Voltando ao caso de Miguel**, o lactente descrito no início do capítulo. Proponha intervenções de enfermagem apropriadas, que possam favorecer a prestação de cuidados culturalmente apropriados. Como você definiria mais claramente as preferências culturais da criança e sua família?

Grupos culturais

Em qualquer sociedade, tipicamente há grupos dominantes e grupos minoritários. O grupo dominante, frequentemente o mais numeroso, tem mais autoridade para controlar os valores e as sanções aplicáveis pela sociedade (Taylor *et al.*, 2005). Por essa razão, a cultura dominante exerce o maior impacto na saúde infantil, embora os grupos culturais minoritários ainda possam manter parte de suas tradições e dos seus valores.

A relação entre cultura e cuidados de saúde tornou-se obscura com a utilização de termos de significado amplo para definir grupos. Na verdade, existem muitos grupos culturalmente diferentes, e dentro de um mesmo grupo pode haver muitas subculturas. Também podem existir diferenças geográficas. As enfermeiras devem estar atentas a esses diferentes grupos culturais, a fim de que possam prestar serviços culturalmente apropriados.

As enfermeiras também devem estar cientes dos valores e das práticas tradicionais de manutenção da saúde, que são passados de uma geração para a seguinte. Por exemplo, algumas culturas acreditam em curandeiros e essa crença pode ter um impacto significativo na saúde das crianças (Tabela 2.5).

Etnia

Termo utilizado às vezes como sinônimo de cultura, a **etnia** compreende o pertencimento a um grupo em razão da mesma ances-

Tabela 2.4 Componentes da competência cultural

Componente	Descrição
Autopercepção cultural	Exploração da cultura pessoal e de como os valores, as crenças e os comportamentos influenciaram sua vida particular Análise das predisposições e dos preconceitos pessoais Identificação de como as bases culturais pessoais assemelham-se e diferem das bases culturais alheias
Conhecimento cultural	Aquisição de informações sobre outras culturas em diferentes fontes Familiarização com diferentes grupos e suas crenças, práticas, visões de mundo e estratégias adotadas para a tomada de decisões
Habilidades e práticas culturais	Incorporação do conhecimento das formações culturais, inclusive práticas específicas de saúde Inclusão dos papéis desempenhados pelos familiares no processo de tomada de decisão
Encontro cultural	Participação e interação com pessoas de diferentes formações culturais

Tabela 2.5 Crenças e práticas de alguns grupos culturais

Grupo cultural	Crenças e práticas que afetam a saúde das crianças
Afro-americanos	Relacionamentos fortes entre os membros da família estendida; a mãe é a chefe do domicílio; os familiares mais idosos são valorizados e respeitados O alimento é um símbolo de saúde e riqueza Visão de saúde como harmonia com a natureza; a doença é uma quebra dessa harmonia É comum recorrer a curandeiros e a remédios caseiros Crença na doença como natural (devida às forças naturais, contra as quais o indivíduo não conseguiu proteger-se) ou não natural (atribuída à própria pessoa ou a um espírito) A doença geralmente está associada a dor A dor e o sofrimento são inevitáveis; o alívio é conseguido por meio de orações e imposição das mãos Os indivíduos são vulneráveis às forças externas
Ásio-americanos	Lealdade firme à família A família é vista como o centro; espera-se que os membros cuidem uns dos outros Utilização de modalidades complementares às práticas de saúde ocidentais Visão da vida como um ciclo, no qual tudo está ligado à saúde A dor é descrita por diferentes sintomas físicos A saúde é entendida como um equilíbrio entre as forças *yang* e *yin* Ênfase no respeito à autoridade
Arábico-americanos	As mulheres são subordinadas aos homens; os jovens estão subordinados aos mais velhos A lealdade à família é fundamental A boa saúde está associada a comer bem, consumir alimentos nutritivos e jejuar para curar as doenças As doenças são causadas por dieta inadequada, variações de frio e calor, exposição do abdome durante a noite, sofrimento emocional ou espiritual e "mau olhado" Pouca ênfase nas medidas preventivas Entendimento da dor como desagradável, que deve ser controlada ou aliviada de imediato O asseio pessoal é importante para as orações
Índios americanos	Valorizam muito a família e a tribo; respeito pelos idosos A família é entendida como uma rede ampla, que cuida dos recém-nascidos e das crianças As mulheres tomam as decisões verbais As celebrações marcam os estágios de crescimento e desenvolvimento Utilização dos alimentos para celebrar acontecimentos da vida e nas cerimônias religiosas ou de cura A saúde como harmonia com a natureza; a doença como desarmonia ou ação dos maus espíritos Recuperação do equilíbrio físico, mental e espiritual por meio de cerimônias de cura Entendimento da dor como algo a ser tolerado
Hispânicos	A família é importante; o pai é a fonte de poder, sabedoria e autoconfiança A mãe tem o papel de cuidar e tomar decisões relativas à saúde Entendimento das crianças como indivíduos que darão continuidade à família e à cultura Utilização dos alimentos em celebrações e socialização A saúde depende da vontade de Deus e pode ser mantida pela ingestão equilibrada de alimentos frios e quentes A ausência de dor indica boa saúde; a dor é tolerada estoicamente devido à crença de que depende da vontade de Deus Práticas de medicina popular e orações, chás de ervas e cataplasmas para tratar doenças

tralidade. Os grupos básicos são diferenciados por seus costumes, suas características, seu idioma ou por outros fatores diferenciadores semelhantes. Os grupos étnicos têm suas próprias estruturas familiares, seus idiomas, preferências alimentares, códigos morais e práticas de saúde. As crianças aprendem os comportamentos aceitos por observação e imitação das pessoas que as cercam. As influências da cultura e da etnia nas crianças e suas famílias são muito variáveis e dinâmicas. Provavelmente, a característica mais importante de uma etnia é o sentido de identidade compartilhada entre seus membros (Davidhizar *et al.*, 1999).

As crianças originárias de um grupo minoritário podem vivenciar conflitos porque seus costumes naturais são diferentes dos valores da cultura dominante. Muitos americanos da cultura dominante não se veem como pertencentes a um grupo étnico específico, mas alguns grupos minoritários ainda se identificam fortemente com sua etnia e enfatizam suas diferenças culturais ou raciais (Davidhizar *et al.*, 1999).

A estereotipagem ou a rotulação pode resultar do **etnocentrismo**, ou crença de que o grupo étnico do indivíduo é melhor que os outros grupos étnicos. Essa atitude pode levar a uma visão de mundo tendenciosa e interferir na capacidade da enfermeira de prestar serviços culturalmente apropriados.

Práticas de saúde culturais

As práticas de saúde geralmente são resultantes das crenças de saúde originárias da cultura do indivíduo. Por exemplo, a criança e sua família entendem a saúde e a doença como resultado de forças naturais ou sobrenaturais, ou do desequilíbrio de forças? A maioria das culturas tem recursos que as pessoas podem utilizar ou considerar antes de buscar o atendimento de um profissional de saúde. As pessoas de algumas culturas buscam curandeiros que, segundo elas acreditam, podem curar determinadas doenças. Por exemplo, nas comunidades mexicano-americanas, acredita-se que o *curandero* ou a *curandera* têm o poder de cura recebido como dádiva de Deus. Os ásio-americanos consultam um profissional com especialização em terapias asiáticas como acupuntura, acupressão e moxabustão. Esses curandeiros populares geralmente são muito poderosos em suas comunidades, falam o idioma e estão muito familiarizados com os aspectos religiosos ou espirituais de sua cultura.

Quando os remédios ou as práticas populares dos curandeiros são compatíveis com o sistema de saúde vigente e reforçam as práticas de saúde apropriadas, essas práticas e crenças não são deletérias; na verdade, podem até ser benéficas para a criança e sua família. Contudo, a procura por um curandeiro pode retardar o tratamento eficaz ou causar outros problemas. Algumas práticas de saúde tradicionais podem ser mal interpretadas e consideradas perigosas, e de fato algumas são perigosas. Por exemplo, a prática vietnamita de "passar moeda", que consiste em esfregar a borda de uma moeda em uma área sintomática do corpo untada com óleo para livrá-lo da doença, pode ser confundida com um sinal de abuso físico. Se for aplicada frequentemente, essa prática também pode causar na pele da criança queimaduras, equimoses ou lesões semelhantes aos vergões de chibatadas. O *azarcon* e o *greta*, pós que contêm grandes quantidades de chumbo, são usados como remédios caseiros no México para tratar distúrbios digestivos e podem causar intoxicação por chumbo. A circuncisão feminina, também conhecida como mutilação da genitália feminina, pode causar inicialmente hemorragia e infecção e, mais tarde, produzir complicações como cistos, abscessos, lesão da uretra e disfunção sexual.

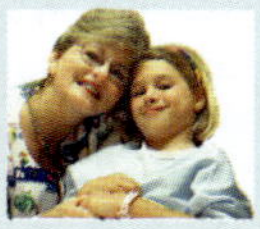

As enfermeiras pediatras podem ajudar a moldar por toda a vida a percepção do indivíduo quanto à saúde e aos serviços de saúde. O entendimento de como a cultura da criança e sua família afeta suas práticas de saúde oferece à enfermeira a oportunidade de incorporar práticas de saúde apropriadas e benéficas ao meio cultural da família, oferecendo meios de fortalecimento em vez de áreas de conflito.

Mudanças demográficas

Embora a porcentagem de crianças esteja diminuindo em comparação com a população adulta, as diversidades raciais, étnicas e culturais entre a população infantil estão aumentando nos EUA. Desse modo, cresce o número de crianças culturalmente diferentes que entram no sistema de saúde americano. De acordo com a American Community Survey (U.S. Census Bureau, 2005), 75% da população eram de brancos, 12% de negros ou afro-americanos e 14,5% de hispânicos. O U.S. Census Bureau relatou que as populações hispânicas cresceram 3,3% de 1º de julho de 2004 a 1º de julho de 2005; este é o segmento populacional em crescimento mais rápido, e representa quase metade do crescimento populacional total nesse período. Ao mesmo tempo, os brancos não hispânicos representaram menos de um quinto do crescimento populacional total (U.S. Census Bureau, 2006b). Além disso, o número crescente de casamentos entre indivíduos de diferentes origens étnicas amplia o número de crianças com patrimônio hereditário originário de dois ou mais grupos culturais.

Influências espirituais e religiosas

A **espiritualidade** é um atributo humano fundamental que consiste na crença em algo maior que o próprio indivíduo e em uma fé que sustenta positivamente a vida. A espiritualidade exerce uma influência significativa na vida de muitas pessoas, porque confere significado ou propósito à vida e estabelece as bases para o amor, os relacionamentos e o serviço. A espiritualidade é entendida como fenômeno humano universal, em uma pressuposição de unidade dos indivíduos e sua interligação com um ser superior. Durante eventos que transformam a vida e as crises, como o nascimento de um filho com anomalia congênita ou uma doença grave ou terminal, as famílias geralmente se voltam para a espiritualidade em busca de esperança, conforto e alívio.

Em nossa sociedade, o termo "religião" em geral é utilizado como sinônimo de espiritualidade. Entretanto, a espiritualidade é mais que uma crença particular e individual, enquanto a **religião** é uma forma organizada de compartilhar crenças e praticar adoração. Mais de 95% dos pais americanos acreditam em Deus; por esta razão, espiritualidade e religião são focos importantes quando se trabalha com crianças e suas famílias. As crenças espirituais e religiosas de um indivíduo podem afetar a maneira como ele interpreta e responde às doenças (Spector, 2000). Em algumas religiões, a doença é entendida como punição por algum pecado ou ação imprópria. Outras religiões consideram as doenças um teste de resistência.

As crianças entendem espiritualidade e religião diferentemente nos diversos estágios do desenvolvimento. Em geral, elas imitam os rituais dos pais quando são pequenas e, mais tarde, adquirem compreensão cada vez mais sofisticada das visões dos pais, até chegarem à adolescência. Veja como as crianças de diferentes idades entendem espiritualidade e religião nos capítulos dedicados aos estágios específicos do desenvolvimento.

O reconhecimento das crenças e dos costumes religiosos da criança e sua família é importante. As famílias apreciam o reconhecimento e o respeito às suas crenças. Por exemplo, pode haver restrições dietéticas especiais, rituais como batismo ou comunhão, uso de amuletos ou imagens, ou práticas relacionadas com a morte, que podem ser incorporadas ao plano de cuidados da criança. A proposição de perguntas de resposta aberta e a observação do uso de artigos religiosos durante a avaliação podem fornecer indícios quanto às crenças e às práticas religiosas da família. Consultas a líderes espirituais também devem ser observadas.

Vejamos novamente a família Delgado, descrita no início do capítulo. Qual seria a influência que a cultura e as crenças familiares teriam nos cuidados prestados ao bebê Miguel?

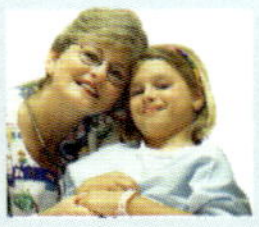

Jamais faça pressuposições quanto à afiliação religiosa ou espiritual de uma família. Embora possam pertencer a uma religião, as famílias podem não aderir a qualquer crença ou participar da religião em qualquer um dos seus aspectos. Fique atenta aos indícios que possam sugerir quais são as crenças específicas daquela família.

Comunidade

O termo comunidade engloba diversos conceitos, desde o país em que um indivíduo vive até vizinhança ou um grupo específicos. A comunidade na qual a criança vive afeta muitos aspectos de sua saúde e seu bem-estar em geral. A comunidade da criança consiste em família, escola, vizinhança, organizações de jovens e outros grupos de colegas. Todos esses grupos contribuem para a experiência da criança em determinada cultura e determinado país (Search Institute, 2007).

A qualidade de vida na comunidade (positiva ou negativa) tem grande influência na capacidade da criança de concluir as etapas necessárias ao seu desenvolvimento e tornar-se um membro funcional da sociedade. A escola da criança (que também é uma comunidade) e o grupo de colegas exercem influências importantes. Os programas escolares e os centros comunitários também influenciam a saúde e o bem-estar geral das crianças.

Violência

No século XXI, embora tenha ocorrido um declínio geral da violência perpetrada contra crianças, a violência juvenil ainda é um problema de saúde pública importante. Os crimes violentos incluem assassinatos, estupros, roubos e assaltos seguidos de morte.

Em 2003, suicídio foi a terceira causa de morte entre indivíduos de 10 a 24 anos. Na faixa etária de 10 a 14 anos, cerca de 30% dos suicídios foram praticados com armas de fogo; no grupo de 15 a 24 anos, as armas de fogo foram responsáveis por mais de 50% de todos os suicídios (Centers for Disease Control and Prevention, 2006).

A violência juvenil afeta a comunidade e as crianças e suas famílias. Alguns estudos mostraram que a violência juvenil está associada a interrupção dos serviços sociais, aumento dos gastos com saúde e declínio no valor dos imóveis.

Violência na escola

Nos últimos anos, a violência na escola tem recebido muita atenção e a preocupação com à segurança dos estudantes tem aumentado. Por essa razão, os índices de violência escolar estão baixando (Children's Defense Fund, 2000). Os estudantes têm maior tendência a se tornarem vítimas de crimes violentos fora da escola, mas a ocorrência de brigas, roubos, porte de arma, agressões a professores e medo do ambiente escolar aumentou (Snyder & Sickmund, 1999). O Centers for Disease Control and Prevention (2006) realizou uma pesquisa nacional entre estudantes universitários quanto a comportamento de risco e constatou que cerca de 36% dos estudantes relataram envolvimento em disputas físicas ao menos uma vez no ano anterior; cerca de um quinto dos estudantes referiu porte de arma em pelo menos 1 dia no mês precedente ao do estudo. Dos estudantes que disseram portar armas, cerca de 5% haviam portado armas de fogo. A coordenação ininterrupta entre escola, autoridades legais, serviços sociais e sistemas de saúde mental e o desenvolvimento de programas eficazes ajudarão a reduzir esses comportamentos de risco.

Violência doméstica

A violência que ocorre nos lares — conhecida como violência doméstica — afeta a vida de muitos americanos, inclusive crianças. O U.S. Bureau of Justice estimou que, anualmente, é cometido cerca de 1 milhão de crimes violentos por ex-cônjuges, namorados ou namoradas, dos quais cerca de 85% das vítimas são mulheres (Rennison & Welchans, 2000).

Frequentemente, as crianças às vezes presenciam essa violência e podem ser vítimas de abuso físico, sexual ou emocional (Children's Defense Fund, 2000; DiLauro, 2004). O Federal Child Abuse Prevention and Treatment Act (CAPTA) define abuso e negligência infantis como qualquer ato (consumado ou malsucedido) perpetrado por um dos genitores ou pelo cuidador, que resulte em morte, danos físicos ou emocionais graves, abuso ou exploração sexual, ou qualquer ato (consumado ou malsucedido) que represente risco iminente de danos graves à criança (Child Welfare Information Gateway, 2007). Entre as crianças identificadas como vítimas de maus-tratos, 61% eram vítimas de negligência, 19% de abuso físico, 10% de abuso sexual e 5% de abuso emocional ou psicológico (Centers for Disease Control and Prevention, 2006b). De acordo com o Child Welfare Information Gateway (2006), diariamente morrem três crianças nos EUA em consequência de abuso ou negligência. Mais de 82% dessas mortes ocorrem em lactentes e crianças de menos de 4 anos.

As crianças expostas a situações de estresse como violência doméstica, ou que foram vítimas de abuso ou negligência (descritas como experiências adversas da infância) têm risco maior de desenvolver problemas em curto e longo prazos. Os problemas imediatos podem incluir distúrbios do sono, cefaleias e dores estomacais, depressão, asma, enurese, comportamentos agressivos, baixa competência social, retração social, regressão do desenvolvimento, medos, ansiedade e dificuldades de aprendizagem (Centers for Disease Control and Prevention, 2006c; Children's Defense Fund, 2000). Os problemas a longo prazo podem incluir baixo desempenho escolar, vadiagem, absenteísmo e dificuldade nos relacionamentos e nas tarefas dos adultos. Há uma correlação direta entre o número de exposições a experiências adversas e os comportamentos negativos, inclusive iniciação precoce no tabagismo, gravidez na adolescência e tentativas de suicídio (Centers for Disease Control and Prevention, 2006).

Em razão do impacto potencial da violência nas crianças e suas famílias, as enfermeiras devem fazer uma avaliação detalhada para detectar violência doméstica (Boxe 2.3). Nesses casos, é fundamental providenciar o encaminhamento para abrigos e centros de defesa da criança e intervir de modo a ajudar as crianças a lidar com o problema.

Nem todas as crianças expostas à violência sofrem consequências negativas. As crianças têm resiliência (capacidade de rápida recuperação), e estudos preliminares definiram os fatores protetores que podem ajudar a atenuar os efeitos da violência nas crianças e reduzir o risco de que elas desenvolvam comportamentos violentos. Alguns exemplos de fatores protetores são:

- Dedicação firme à escola e ao desempenho acadêmico
- Envolvimento em atividades sociais
- Sentimentos de ligação com a família ou outros adultos fora da família
- Capacidade de conversar sobre os problemas com os pais ou com um adulto compreensivo
- Presença constante de um dos pais ao menos uma vez durante o dia (p. ex., de manhã ao acordar, ao sair de casa para ir à escola, na hora do jantar, ou na hora de ir para cama).

Desse modo, as intervenções devem enfatizar a redução da exposição da criança à violência e reforçar os fatores protetores.

Boxe 2.3 Avaliação para detectar violência doméstica

Perguntas para os pais

Você alguma vez sentiu medo em sua própria casa?

- O que acontece quando você e______ (nome do cônjuge) discutem?
- Algumas vezes as discussões transformaram-se em agressão física (chutar, dar socos, puxar, empurrar, bater ou quebrar objetos)?
- Você alguma fez foi ameaçada com arma (revólver, faca ou outra)?
- Você alguma vez se sentiu presa ou foi mantida prisioneira em sua própria casa? Seu parceiro alguma vez trancou você dentro ou fora de casa, ou tomou as chaves do seu carro?
- Alguma vez seus filhos presenciaram ou ouviram violência em casa?
- Alguma vez a polícia foi chamada por causa de violência em casa?
- A violência alguma vez foi dirigida às crianças? Seu cônjuge (diga o nome) alguma vez chutou, socou, empurrou ou gritou com seu filho quando ela/ele estava com raiva?
- Como você e_____ (nome do cônjuge) disciplinam seus filhos?

Perguntas para as crianças

- O que acontece quando mamãe e papai (ou os nomes correspondentes dos parceiros) discutem ou brigam? Há algum tipo de agressão física, empurrões etc.?
- Como você se sente quando mamãe e papai (ou os nomes correspondentes) brigam?
- O que acontece a você quando enfrenta uma situação difícil em casa?
- Se for usada agressão física ou outra forma de disciplina física, pergunte o seguinte:
- Com o que batem em você? Em que parte do seu corpo? As agressões deixam marcas ou manchas?
- Quem bate ou chuta você? Com que frequência isso ocorre?

Escolas e outros centros comunitários

Atualmente, as crianças vão para a escola mais cedo, passam mais tempo lá e participam de várias atividades e centros comunitários. Aos 4 anos, muitas crianças passam várias horas do dia na creche. Algumas passam mais tempo na escola e na creche do que no seu próprio lar. Por essa razão, a escola passou a ter influência significativa na vida.

Embora o papel principal da escola sempre tenha sido a educação formal, hoje em dia a escola desempenha mais funções relacionadas com a saúde. A escola também é um meio de socialização. As regras escolares quanto à frequência e às relações com autoridades e o sistema de sanções e recompensas baseadas no desempenho ajudam a ensinar às crianças os comportamentos esperados, de que elas precisarão no futuro para obter emprego e manter relacionamentos no mundo adulto. Alguns consideram que a escola é essencial para a promoção de comportamentos saudáveis e para o ensino de prática de exercícios, nutrição, segurança, sexualidade, substâncias psicoativas e problemas comportamentais e emocionais (Hager, 2004). O sucesso na escola está relacionado com comportamentos saudáveis, boa saúde mental e abstenção de gravidez e de problemas com a justiça na juventude, bem como com a saúde, o emprego e a autossuficiência na vida adulta (Hager, 2004).

Como em muitas famílias ambos os pais precisam trabalhar, muitas crianças são colocadas em creches e em atividades extracurriculares. Desse modo, o processo de socialização começa mais cedo e ocupa um percentual maior das horas durante as quais a criança está acordada (Figura 2.6). Os centros comunitários e as atividades extracurriculares podem oferecer apoio, fortalecimento, limites e expectativas e uso construtivo do tempo (Search Institute, 2003).

As crianças precisam sentir-se apoiadas, cuidadas e valorizadas por sua comunidade. Elas precisam saber o que se espera delas e quais comportamentos são aceitos pela comunidade. Além disso, as crianças precisam ter oportunidades enriquecedoras e construtivas. Com o desenvolvimento de habilidades de aprendizagem, valores positivos e competências sociais para o resto da vida, as crianças podem sentir-se segu-

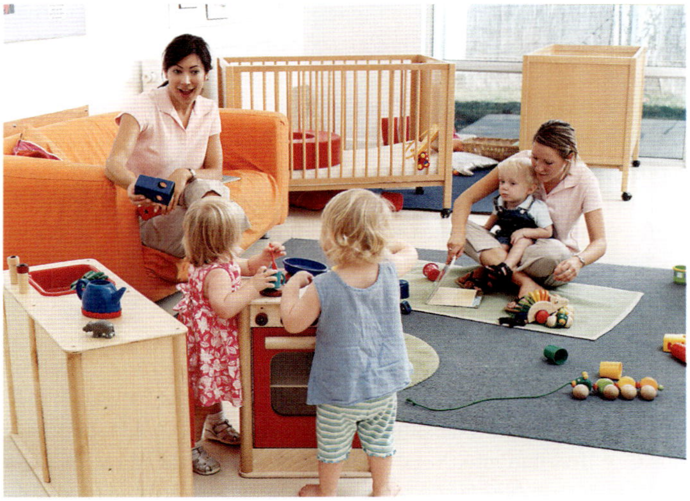

● Figura 2.6 As creches oferecem socialização e apoio aos infantes.

ras quanto à sua própria capacidade, seus objetivos e seu valor, bem como quanto às perspectivas pessoais e ao seu futuro (Search Institute, 2007).

Grupos de amigos

Os amigos de uma criança exercem influência positiva ou negativa importante em seu crescimento e seu desenvolvimento. As relações nos grupos de amigos geralmente começam cedo e ocupam uma parte expressiva do mundo da criança, principalmente daquelas em idade escolar e os adolescentes. Essa influência começa nos grupos de brincadeiras no início da pré-escola ou no ensino fundamental. A criança é confrontada com vários valores e sistemas de crenças em suas interações com os amigos. Para ser aceita, a criança precisa conformar-se aos valores e às crenças específicas do grupo. Quando esses valores e essas crenças divergem daqueles adotados pelos adultos do mundo da criança, podem ocorrer conflitos, possivelmente levando a criança a se sentir afastada dos adultos e fortalecendo nela a sensação de pertencer ao grupo de amigos.

Quando os amigos de uma criança são bem-sucedidos na escola, nos esportes ou em outras atividades, o crescimento e o desenvolvimento da criança continuam de forma saudável e positiva. Quando esses grupos demonstram comportamentos saudáveis, a influência é muito positiva, mas os grupos de amigos também podem exercer influências negativas na criança. Por essa razão, é fundamental identificar os grupos de amigos importantes na vida da criança e os comportamentos positivos ou negativos ligados a esses grupos.

Ligações com a vizinhança e as comunidades

A expressão **capital social** refere-se às ligações entre indivíduos que contribuem para que as comunidades alcancem vários objetivos, inclusive metas voltadas para a melhora da saúde infantil. Isso requer normas de reciprocidade, assistência mútua e confiança (Putnam & Feldstein, 2003) e é um mecanismo por meio do qual os recursos de uma comunidade podem ser mobilizados por pessoas e a partir das pessoas, não para elas (Looman & Lindeke, 2005). Os interesses e os relacionamentos comuns impulsionam as vizinhanças e as comunidades para o engajamento. Um exemplo é o Neighborhood Watch Program, pelo qual a comunidade investe na segurança de toda a vizinhança, interligando-a, e enviando aos intrusos potenciais uma mensagem de que os membros da comunidade cuidam da segurança mútua (Looman & Lindeke, 2005).

Algumas evidências sugerem que o grau de ligação entre vizinhos e na comunidade está associado a resultados potencialmente favoráveis à saúde (Baum, 1999). Nas comunidades interligadas, as pessoas acham mais fácil adotar comportamentos que promovam a saúde. Looman e Lindeke (2005) acreditam que uma pergunta simples como "Como é sua relação com seus vizinhos" pode ajudar a enfermeira a entender o meio social do seu paciente. Esses autores sugerem a inclusão de três outros tipos de intervenções e estratégias de enfermagem:

- Reunir as famílias em comunidades para propiciar as condições necessárias à criação das redes sociais
- Disseminar conhecimentos sobre o que ajuda a formar comunidades saudáveis e sustentadas
- Pensar os relacionamentos como investimento e as interações sociais como processos por meios dos quais os recursos de saúde são permutados (Looman & Lindeke, 2005).

Condição de saúde e estilo de vida

Evidentemente, a condição geral de saúde de uma criança e os estilos de vida específicos podem influenciar sua saúde. O estado de saúde pode ser um fator importante logo depois do nascimento. Por exemplo, a incidência de gestações múltiplas está aumentando nos EUA devido à crescente utilização da fertilização *in vitro* e de outras técnicas de reprodução assistida (Reynolds *et al.*, 2003). Entre as possíveis complicações das gestações múltiplas estão o retardo do crescimento intrauterino e a prematuridade (Reynolds *et al.*, 2003), que podem acarretar problemas crônicos de saúde na infância. As crianças com problemas crônicos de saúde também podem ter retardo do desenvolvimento, principalmente da aquisição de habilidades relacionadas com a cognição, a comunicação, a adaptação, a interação social e a função motora. Desse modo, o estado de saúde inicial de uma criança pode afetar sua saúde e seu desenvolvimento por toda a vida.

Desenvolvimento e distribuição das doenças

A maneira como uma criança se desenvolve é o resultado da genética e dos fatores ambientais no contexto de várias forças biopsicossociais. As influências biológicas incluem genética, exposição intrauterina a teratógenos, doenças pós-natais, exposição a substâncias perigosas e maturação. Os Capítulos 3 a 7 analisam as forças que afetam o crescimento e o desenvolvimento em cada faixa etária.

O nível de desenvolvimento tem impacto significativo no estado de saúde das crianças. Em geral, a distribuição das doenças varia com a idade. Por exemplo, algumas doenças transmissíveis estão mais comumente associadas a determinadas faixas etárias.

Antes da utilização rotineira das vacinas, doenças como sarampo e caxumba eram diagnosticadas mais comumente em crianças menores em idade escolar. A imaturidade fisiológica dos sistemas corporais dos lactentes aumenta o risco de infecção. A ingestão de substâncias tóxicas e o risco de envenenamento são problemas de saúde importantes para os infantes, na medida em que se tornam mais independentes e curiosas. Os adolescentes estão em fase de estabelecimento de sua identidade, e isto pode levá-los a afastar-se dos valores e das tradições familiares por algum tempo e a tentar ajustar-se aos seus amigos. Essa jornada pode levar a comportamentos de risco e provocar acidentes ou outras condições que podem interferir em sua saúde.

Nutrição

A nutrição adequada pode assegurar as condições propícias à criança em desenvolvimento; por outro lado, a privação nutricional pode interferir gravemente no desenvolvimento cerebral e em outras funções. As necessidades nutricionais variam ao longo da vida da criança e exercem grande influência no seu crescimento e em seu desenvolvimento intelectual. A nutrição fornece os elementos essenciais à manutenção da saúde e à prevenção de doenças (Figura 2.7). Os Capítulos 3 a 7 analisam as necessidades nutricionais específicas e o impacto das carências em cada estágio do desenvolvimento.

Deficiências ou excessos nutricionais (como anemia ferropriva e incidência crescente de obesidade infantil) ainda são problemas comuns nos EUA. Alguns fatores que contribuem para a nutrição insatisfatória incluem ingestão de alimentos inadequados, práticas alimentares socioculturais nutricionalmente insalubres, fácil disponibilidade de alimentos processados e nutricionalmente inadequados, falta de educação nutricional no lar e na escola e coexistência de doenças que interferem na ingestão, na digestão e na absorção dos alimentos. Na criança em crescimento, a nutrição inadequada está associada a níveis mais baixos de função cognitiva, saúde emocional e mental precária, suscetibilidade aumentada a doenças da infância e retardo do crescimento físico. As dietas baseadas em *fast food* e *junk foods* (alimentos ricos em calorias, de baixo valor nutricional, mas de preparo rápido e fácil) são uma das causas da obesidade infantil e dos recentes aumentos no número de casos de diabetes tipo 2 infantil.

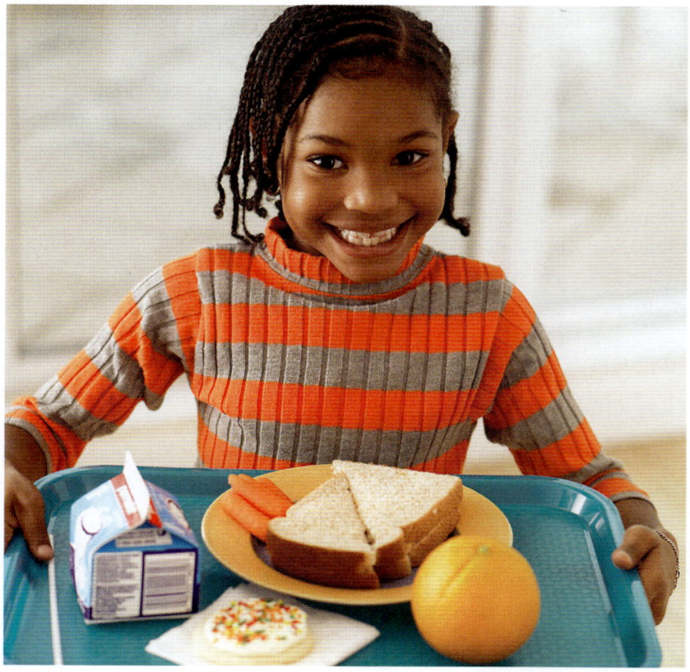

● Figura 2.7 Os hábitos dietéticos adquiridos nos primeiros anos de vida podem ter impacto duradouro na saúde da criança e na qualidade de vida.

Opções de estilo de vida

Entre as opções de estilo de vida que podem afetar a saúde da criança estão padrões de ingestão alimentar, prática de exercícios, tabagismo, consumo de substâncias psicoativas ou álcool e métodos de enfrentamento do estresse. Com os avanços da medicina, a maioria dos problemas de saúde da atualidade é atribuída ao estilo de vida do indivíduo. No caso das crianças, o estilo de vida dos pais é basicamente igual ao dos filhos. Pais inativos que se alimentam mal geralmente têm filhos com os mesmos hábitos, que predispõem a diabetes, obesidade e doenças cardíacas precoces. Hoje em dia, essas doenças de adultos geralmente estão sendo diagnosticadas em crianças e adolescentes. Os pais devem manter algum nível de atividade física na vida da criança por meio de esportes, passatempos (como dança) ou atividades familiares.

Exposição ambiental

Algumas exposições ambientais podem ter impacto deletério na criança. Durante a vida intrauterina, a criança pode ser afetada por nutrição materna precária ou por exposição da gestante a álcool, tabagismo e substâncias psicoativas ou infecções. É importante que as gestantes estejam cientes dos riscos associados à exposição a alguns fármacos, substâncias químicas e componentes dietéticos, assim como a doenças maternas que podem causar problemas para a criança. Esses agentes, conhecidos como teratógenos, podem estar associados a anomalias congênitas das crianças. Entretanto, nem todas as substâncias psicoativas estão associadas a efeitos no feto, e hoje estão sendo realizadas pesquisas para definir a correlação entre teratógenos e outras variáveis.

O ambiente continua a afetar a saúde da criança depois do nascimento. A exposição a poluição do ar, tabagismo e contaminantes da água ou dos alimentos pode afetar o estado de saúde da criança. Os riscos à segurança no lar ou na comunidade podem contribuir para quedas, queimaduras, afogamento ou outros acidentes (estatisticamente, o número de afogamentos de crianças é maior nos estados de clima mais quente, em razão do número maior de piscinas nas residências). A exposição indireta à fumaça de cigarros e outros poluentes (p. ex., radiação ou substâncias químicas) pode ser um risco à saúde das crianças. Como as crianças são menores e ainda estão em desenvolvimento, a exposição ambiental pode causar nelas mais problemas de saúde do que em adultos.

Estresse e enfrentamento

As crianças estão expostas a várias situações e eventos que podem gerar estresse. Esses eventos podem estar associados aos problemas normais relacionados com o crescimento e o desenvolvimento, inclusive entrar para uma turma nova na escola, aprender uma habilidade nova ou ser provocado por um colega de turma, mas também podem estar associados a problemas como pobreza, separação dos pais, violência, doença ou trauma. Algumas crianças conseguem adaptar-se e responder ao estresse, mas outras não. O termo **resiliência** refere-se às qualidades que permitem a um indivíduo lidar com eventos adversos ou estresses significativos e, ainda assim, manter suas competências funcionais (Patterson, 2002). Vários fatores protetores internos e externos promovem a resiliência. Os fatores internos incluem a capacidade pessoal de assumir o controle e ser proativo, responsabilizar-se por suas próprias decisões, entender e aceitar seus próprios limites e capacidades e agir orientado por metas, percebendo quando deve continuar ou parar. Os fatores externos incluem relacionamentos sustentadores com outros membros da família, ambiente de aprendizagem seguro e positivo na escola (inclusive clubes e organizações sociais) e influências positivas da comunidade (ver discussão precedente sobre fatores protetores e violência). A promoção do desenvolvimento da resiliência em crianças ajuda a alcançar resultados favoráveis.

Acesso aos serviços de saúde

O sistema de saúde americano, inclusive a prestação de serviços e o financiamento do sistema, ainda continua a mudar e evoluir. Nos EUA, as alterações do sistema de saúde resultam de pressões originárias de várias direções. Essas alterações refletem as mudanças das realidades social e econômica e resultam dos progressos médicos e tecnológicos ocorridos nas últimas décadas. Os efeitos podem ser sentidos por qualquer pessoa que busque algum tipo de serviço de saúde. A condição de prestar cuidados médicos em um ambiente tecnologicamente sofisticado mudou para a prestação de serviços de saúde em um ambiente com recursos escassos. A alocação dos recursos limitados disponíveis para as ações de saúde ainda está em debate.

Em 1997, o Congresso americano promulgou leis que resultaram na criação do State Children's Health Insurance Program (S-CHIP) e, com o desenvolvimento desses programas de seguro de saúde pública infantil, o número de crianças não cobertas pelos planos de saúde declinou em mais de 1,6 milhão entre 1998 e 2001 (Cohen-Ross & Hill, 2003). Contudo, 11,7% das nossas crianças ainda não têm cobertura dos planos de saúde. Apesar dos esforços dos estados no sentido de simplificar os pré-requisitos para adesão e ampliar sua participação nas comunidades por meio de subsídios, contratos e treinamento, a inclusão ainda não é a ideal (Cohen-Ross &Hill, 2003).

Algumas estimativas sugerem que mais de metade das crianças que não dispõem de plano de saúde é realmente elegível ao Medicaid ou ao S-CHIP (Institute of Medicine, 2002). Falta de conhecimentos, ideias errôneas quanto ao processo de solicitação de inclusão, desconforto com o fato de receber ajuda governamental e medo de revelar a condição da família junto aos órgãos fiscalizadores da imigração são alguns dos fatores responsáveis pelo insucesso da inclusão (Cohen-Ross & Hill, 2003). A organização Future of Children recomenda estratégias como criar sistemas de financiamento apropriados, aperfeiçoar e coordenar os procedimentos e difundir educação pública de amplo alcance para tornar as famílias conscientes das oportunidades oferecidas.

As famílias que estão acima do nível de pobreza ("trabalhadores pobres") podem não ter dinheiro suficiente para pagar um plano de saúde e muitos trabalhadores de meio expediente não recebem os benefícios dos planos de saúde. As crianças dos grupos minoritários, as crianças de famílias de imigrantes e os adolescentes são particularmente afetados pela falta do plano de saúde (Cohen-Ross & Hill, 2003). Em geral, os indivíduos que não dispõem de um plano de saúde não procuram atendimento para realizar intervenções de manutenção da saúde e prevenção de doenças, um aspecto crucial da assistência à saúde infantil.

Gerenciamento de enfermagem

Os cuidados de enfermagem para as crianças e suas famílias incluem uma avaliação sagaz de todos os fatores discutidos até aqui, que podem afetar a saúde das crianças. As enfermeiras desempenham papel fundamental na determinação do impacto desses fatores nas crianças e suas famílias. As enfermeiras pediatras devem ter uma base sólida de conhecimentos sobre a família, inclusive as diferentes estruturas, papéis e funções encontrados na sociedade moderna. O reconhecimento das situações especiais, como pais solteiros ou famílias adotivas, é importante para a prestação de serviços individualizados. A enfermeira também deve avaliar o nível de estresse da família com base nas demandas que ela enfrenta e sua capacidade de atendê-las. Os comportamentos, os padrões e as estratégias de enfrentamento têm impacto positivo na saúde da criança?

Outras avaliações devem focar a genética, os papéis sociais, o nível socioeconômico (p. ex., pobreza e desabrigo), cultura e etnia, espiritualidade e comunidade. As informações reunidas por meio dessas avaliações podem ajudar a enfermeira a encaminhar a família para os recursos comunitários que podem ajudá-la com estabilidade e atendimento das necessidades de saúde. Recursos como órgãos estaduais e federais e organizações comunitárias como a United Way e o Exército da Salvação podem ajudar essas famílias.

As enfermeiras trabalham com as crianças e suas famílias em vários contextos e devem ficar atentas aos indicadores sutis, embora importantes, que podem sugerir um problema. Por exemplo, a criança ou a família podem fornecer um endereço inexato ou dar como endereço um abrigo para pessoas sem lar. Os pais ou as crianças podem ficar embaraçados ou envergonhados quando sentem os estigmas da pobreza ou da vida sem lar. Outro indício de problemas pode ser história de doenças infecciosas recidivantes, vários problemas de saúde coexistentes, ou queixas de que a criança sempre está com fome. É fundamental interligar a criança e sua família aos recursos da comunidade, que ajudam com estabilidade financeira e atendimento das necessidades de saúde das crianças.

Devido às mudanças demográficas, à globalização da sociedade, as enfermeiras devem assegurar que a assistência que elas prestam seja culturalmente apropriada. As intervenções de enfermagem devem incorporar os valores, as crenças e as ações peculiares à família, de modo a garantir que suas necessidades sejam atendidas.

Referências

Livros e revistas

American Academy of Child and Adolescent Psychiatry. (2005). *Facts for families foster care.* No. 64. Washington, D.C.: Author.

American Academy of Pediatrics (2006). *Setting rules for Internet use.* Accessed 9/26/06. Available at www.aap.org/pubed/ZZZQJ9C0B7C.htm?&sub_cat=17.

American Academy of Pediatrics, Committee on Community Health Services (2005). Providing care for immigrant, homeless, and migrant children. *Pediatrics, 115*(4), 1095–1100.

American Academy of Pediatrics, Committee on Psychosocial Aspects of Child and Family Health. (1998). Guidance for effective discipline. *Pediatrics, 101*(4), 723–728.

American Psychological Association. (2004). *Single parenting and today's family.* Washington, D.C.: Author.

Banks, J. B. (2002). Childhood discipline: Challenges for clinicians and parents. *American Family Physician, 66*(8), 1447–1452.

Bassuk, E. L., & Friedman, S. M. (2005). *Facts on trauma and homeless children.* Los Angeles: National Child Traumatic Stress Network.

Baum, F. (1999). The role of social capital in health promotion: Australian perspectives. *Health Promotion Journal of Australia, 9,* 171–178.

Behrman, R., et al. (2004). *Nelson textbook of pediatrics* (17th ed.). Philadelphia: W. B. Saunders.

Borchers, D. A., Johnson, C., English, K., et al. (2003). Families and adoption: The pediatrician's role in supporting communication. *Pediatrics, 112*(6), 1437–1441.

Boss, P. (2001). *Family stress management.* Newbury Park, CA: Sage.

Brown, J. D., & Witherspoon, E. M. (2002). The mass media and American adolescents' health. *Journal of Adolescent Health, 31*(65), 153–170.

Bryner, C. L. (2001). Children of divorce. *Journal of the American Board of Family Practice, 14*(3), 176–183.

Centers for Disease Control and Prevention (2006a). *Adverse Childhood Experiences Study. Major findings.* Accessed 10/5/06. Available at http://www.cdc.gov/NCCDPHP/ACE/findings.htm.

Centers for Disease Control and Prevention (2006b). *Understanding child maltreatment fact sheet.* Atlanta: Author.

Centers for Disease Control and Prevention (2006c). *Understanding youth violence fact sheet.* Accessed 10/5/06. Available at http://www.cdc.gov/ncipc/factsheets/yvfacts.htm.

Centers for Disease Control and Prevention (2006d). Youth risk behavior surveillance—United States, 2005. *MMWR,* 55(SS-5), 1–112.

Chen, E., Martin, A. D., & Matthews, K. A. (2006). Understanding health disparities: The role of race and socioeconomic status in children's health. *American Journal of Public Health, 96*(4), 702–708.

Children's Defense Fund. (2000). *Fact sheet: Domestic violence and its impact on children.* Accessed 10/16/2005. Available at http://www.childrensdefense.org/childwelfare/domesticviolence/factsheet.aspx.

Children's Defense Fund. (2005). *The state of America's children 2005.* Washington, D.C.: Author.

Child Trends. (2005). *Family structure.* Retrieved May 24, 2007 from http://www.childrensdatabank.org/pdf/59_PDF.pdf

Child Welfare Information Gateway. (2006). *Child abuse and neglect fatalities: Statistics and intervention.* Washington, D.C.: Author.

Child Welfare Information Gateway. (2007). *Definitions in federal law.* Retrieved May 7, 2007 from http://www.childwelfare.gov/can/defining/federal.cfm.

Children's Defense Fund. (2005). *The state of American's children 2005.* Washington, D.C.: Author.

Cohen-Ross, D., & Hill, I. T. (2003). Enrolling eligible children and keeping them enrolled. *Future of Children, 13,* 81–97.

Davidhizar, R., Havens, R., & Bechtel, G. A. (1999). Assessing culturally diverse pediatric clients. *Pediatric Nursing, 25*(4).

Degazon, C. (1996). Cultural diversity and community health nursing practice. In M. Stanhope & J. Lancaster (Eds.), *Community health nursing: Promoting health of aggregates, families and individuals* (pp. 117–134). St. Louis: Mosby Year-Book.

DiLauro, M. D. (2004). Psychosocial factors associated with types of child maltreatment. *Child Welfare, 53,* 69–96.

Duvall, E. (1977). *Marriage and family development* (5th ed.). Philadelphia: J. B. Lippincott.

Elias, E. R., Tsai, A.C., & Manchester, D. K. (2007). Genetics and dysmorphology. In W. W. Hay, M. J. Levin, J. M. Sondheimer, & R. R. Deterding (Eds.), *Current pediatric diagnosis and treatment* (18th ed.). New York: McGraw-Hill.

Friedman, M. M. (1998), *Family nursing: Theory and practice* (4th ed.). Stanford, CT: Appleton & Lange.

Giger, J., & Davidhizar, R. (1995). *Transcultural nursing: Assessment and intervention.* St. Louis: Mosby Year-Book.

Hager, M. (Ed.). (2004). *The future of pediatric education in the 21st century: Proceedings of the conferences chaired by Barry Zuckerman, M.D.* New York: Josiah Macy, Jr. Foundation.

Hernandez, D. J. (2004). Demographic change and the life circumstances of immigrant families. *The Future of Children, 14*(2), 17–47.

Institute of Medicine, Board on Health Care Services. (2002). *Health insurance is a family matter.* Washington, D.C.: The National Academic Press.

Looman, W. S., & Lindeke, L. L. (2005). Health and social context: Social capital's utility as a construct for nursing and health promotion. *Pediatric Health Care, 19*(2), 90–94.

Marcin, J. P., Schembri, M. S., Jingsong, H. E., & Romano, P. S. (2003). A population-based analysis of socioeconomic status and insurance status and their relationship with pediatric trauma hospitalization and mortality rates. *American Journal of Public Health, 93*(3), 461–468.

Monsen, R. B. (2002). Children and the media. *Journal of Pediatric Nursing, 17*(4), 309–310.

National Archives and Records Administration. (2007). 2007 HHS poverty guidelines. *Federal Register, 72*(15), 3147–3148.

National Association for the Education of Homeless Children and Youth and the National Law Center on Homelessness & Poverty. (2004). *The 100 most frequently asked questions on the education rights of children and youth in homeless situations.* Retrieved May 7, 2007 from http://www.naehcy.org/dl/faq.pdf.

National Center for Family Homelessness (2004). *Homeless children: America's new outcasts.* Newton, MA: Author.

National Coalition for the Homeless (2006). *Who is homeless?* Washington, D.C.: Author.

National Mental Health Association (2006). *Children without homes.* Alexandria, VA: Author.

Parents Without Partners (2005). *Mission statement.* Accessed 9/21/06. Available at: http://parentswithoutpartners.org/about.htm.

Patterson, J. (1995). Promoting resilience in families experiencing stress. *Pediatric Clinics of North America, 42*(1), 47–63.

Patterson, J. (2002). Integrating family resilience and family stress theory. *Journal of Marriage and Family, 64*(2), 349–360.

Pillitteri, A. (2007). *Maternal and child health nursing* (5th ed.). Philadelphia: Lippincott Williams & Wilkins.

Putnam, R. D., & Feldstein, L. M. (2003). *Better together: Restoring the American community.* New York: Simon & Schuster.

Regalado, M., Sareen, H., Inkelas, M., Wissow, L. S., & Halfon, N. (2004). Parents' discipline of young children: Results from the National Survey of Early Childhood Health. *Pediatrics, 113*(6. S1), 1952–1958.

Rennison, C. M., & Welchans, S. (2000). *Intimate partner violence, Bureau of Justice Statistics Special Report.* Washington, D.C.: U.S. Department of Justice.

Reynolds, M. A., et al. (2003). Trends in multiple births conceived using assisted reproductive technology, U.S., 1997–2000. *Pediatrics, 111,* 1159.

Search Institute. (2007). *What are developmental assets?* Available at http://www.search-institute.org/assets/.

Snyder, H., & Sickmund, M. (1999). *Juvenile offenders and victims: 1999 national report.* Washington, D.C.: Office of Juvenile Justice and Delinquency Prevention. U.S. Department of Justice.

Spector, R. E. (2000). *Cultural diversity in health and illness* (5th ed.). Upper Saddle River, NJ: Prentice Hall.

Strasburger, V. C., & Donnerstein, E. (1999). Children, adolescents, and the media: Issues and solution. *Pediatrics, 103*(1), 129–139.

Tanner, J. L. (2002). Parental separation and divorce: Can we provide an ounce of prevention? *Pediatrics, 110*(5), 1007–1009.

Taylor, C., Lillis, C., & LeMone, P. (2005). *Fundamentals of nursing* (5th ed.). Philadelphia: Lippincott Williams & Wilkins.

U.S. Census Bureau (2004). *Living arrangements of children under 18 years old: 1960 to present.* Washington, D.C.: Author.

United States Census Bureau. (2005). United States general demographic characteristics: 2005. Retrieved May 7, 2007 from http://factfinder.census.gov/servlet/ADPTable?_bm=y&-geo_id=01000US&-ds_name=ACS_2005_EST_G00_&-_lang=en&_caller=geoselect&-format=.

United States Census Bureau. (2006a). *Income, poverty, and health insurance coverage in the United States: 2005.* Washington, D.C.: Author.

United States Census Bureau (2006b). *Nation's population one third minority.* Washington, D.C.: Author.

United States Census Bureau (2007). *American fact finder.* Retrieved March 22, 2007 from http://finder.census.gov/home/en/epss/glossary_f.html.

Ventres, W., & Gobbo, R. (2005). The A to Z of cross-cultural medicine. *Family Practice Management, 12*(7), 57–58.

Von Bertalanffy, L. (1968). *General systems theory.* London: Penguin Press.

World Health Organization (2004). *Child health in the community.* Geneva, Switzerland: Department of Child and Adolescent Health and Development.

Worley, C., Worley, K., & Kumar, L. (2000). Infectious disease challenges in immigrants from tropical countries. *Pediatrics, 106*(1), e3.

Websites

raisingresilientkids.com Raising Resilient Children Foundation
www.aap.org American Academy of Pediatrics
www.cdc.gov/ncipc Centers for Disease Control, National Center for Injury Prevention and Control
www.childrensdefense.org Children's Defense Fund
www.endabuse.org Family Violence Prevention Fund
www.nationalhomeless.org National Coalition for the Homeless
www.ncadv.org National Coalition Against Domestic Violence
www.nimh.nih.gov National Institute of Mental Health
www.nsc.org National Safety Council
www.unicef.org UNICEF
www.usdoj.gov Office of Juvenile Justice and Delinquency Prevention
www.who.int/child-adolescent-health World Health Organization (WHO)

Exercícios sobre o *capítulo*

Questões de múltipla escolha

1. Os pais de duas crianças em idade escolar dizem que esperam que os filhos sigam suas regras sem questionar e que eles é que tomam todas as decisões. Isso reflete qual estilo de criação?
   a. Autoritário
   b. Democrático
   c. Compreensivo
   d. Permissivo
2. Uma mãe solteira pede à enfermeira sugestões sobre como disciplinar seu filho de 2 anos. Qual destas sugestões seria mais apropriada?
   a. Estimular a mãe a enfatizar o comportamento inadequado
   b. Aguardar 1 h ou mais, antes de aplicar a disciplina
   c. Colocar a criança por 2 min de castigo
   d. Tirar um privilégio da criança por 1 semana
3. Qual dos itens a seguir a enfermeira pode considerar como fator protetor contra a violência juvenil?
   a. Exposição à violência familiar
   b. Pouca participação em atividades sociais
   c. Inconsistência do apoio dos pais
   d. Dedicação ao desempenho na escola

Exercícios de raciocínio crítico

1. Um casal adotou uma menina chinesa de 11 meses e trouxe a criança ao serviço de saúde para fazer uma avaliação geral. O casal não teve contato com os pais biológicos da criança. Antes de ser adotado, o lactente passou 7 meses em um orfanato. Descreva os problemas que podem afetar essa família.
2. Vanessa Walters traz seu filho de 3 anos, Tyler, para uma consulta de rotina. Vanessa diz que "Tyler é muito arteiro. Ele sempre parece se comportar mal. Eu simplesmente não sei o que fazer". Como a enfermeira deve responder e quais sugestões podem ser úteis?
3. A coordenadora escolar pediu-lhe que falasse a um grupo de estudantes de ensino médio sobre o uso seguro da Internet. Descreva os tópicos que você deve abordar.

Atividades de estudo

1. Converse com seus colegas estudantes sobre os diferentes tipos de estrutura familiar. Inclua informações sobre a estrutura de sua própria família. Compare e contraste os papéis assumidos por cada membro das diferentes estruturas familiares.
2. Crie um jornal cultural para utilização na prática clínica. Registre as observações efetuadas enquanto você cuida de crianças e famílias de outras culturas ou etnias. Aborde as preferências que as crianças e suas famílias mostravam com relação aos alimentos, aos cuidados de saúde, ao processo de tomada de decisão da família, à maneira de ver as crianças e às práticas de saúde em geral.
3. Faça um "inventário espiritual" de si própria. Identifique suas crenças quanto à autoridade suprema, à vida depois da morte, à finalidade da vida e ao valor das outras pessoas que adotam crenças diferentes.
4. A enfermeira está preparando uma aula para um grupo de estudantes, cujo tema é crianças e famílias sem lar. Quais dos fatores citados a seguir contribuem para a condição de desabrigado? Assinale todos os fatores aplicáveis.
   ______ a. Aumento da renda familiar
   ______ b. Perda do emprego
   ______ c. Exposição a abuso ou negligência
   ______ d. Cortes nos programas de bem-estar público
   ______ e. Desenvolvimento de centros comunitários para enfrentamento de crises

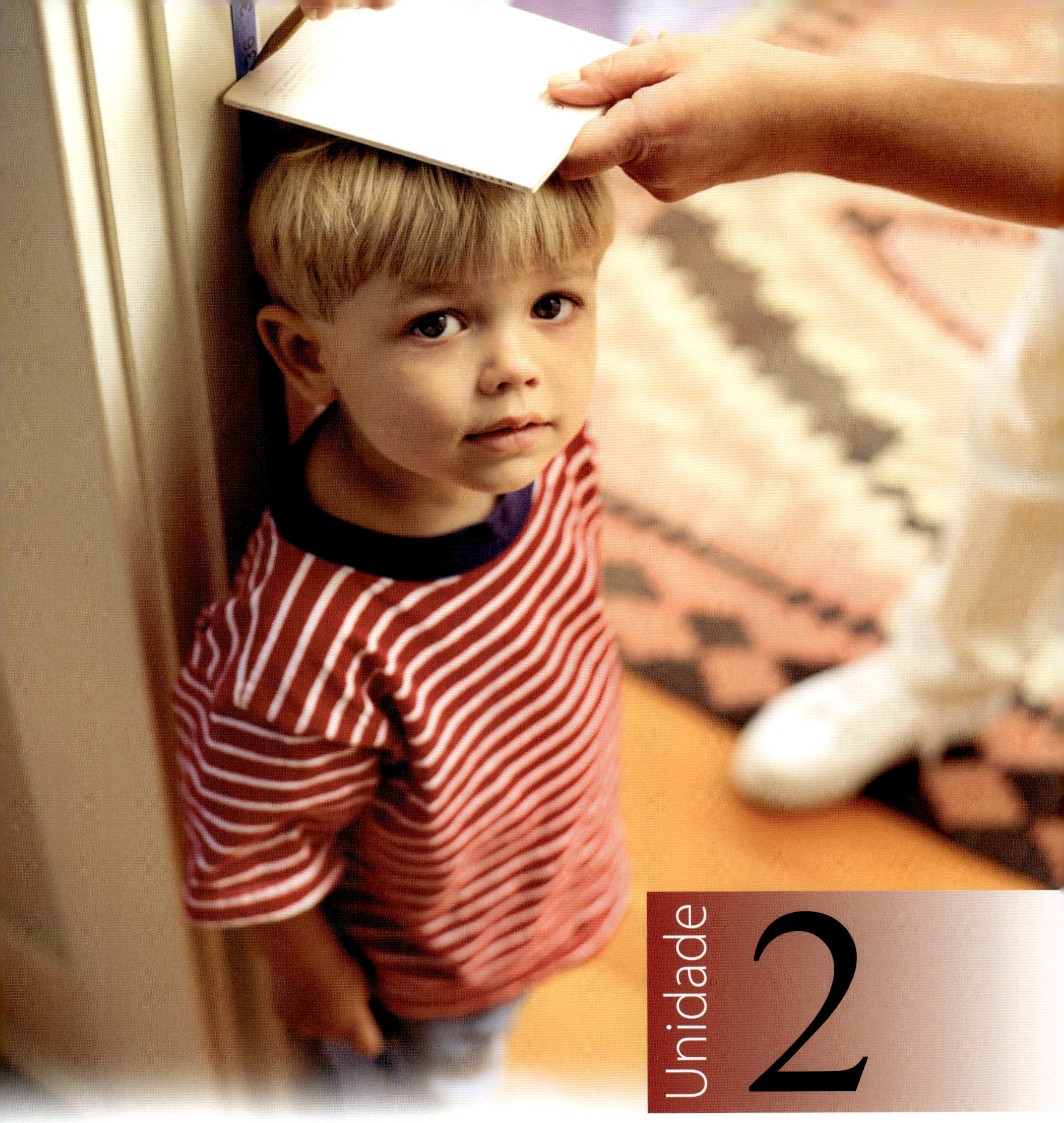

Unidade 2

Saúde da Criança em Crescimento e sua Família

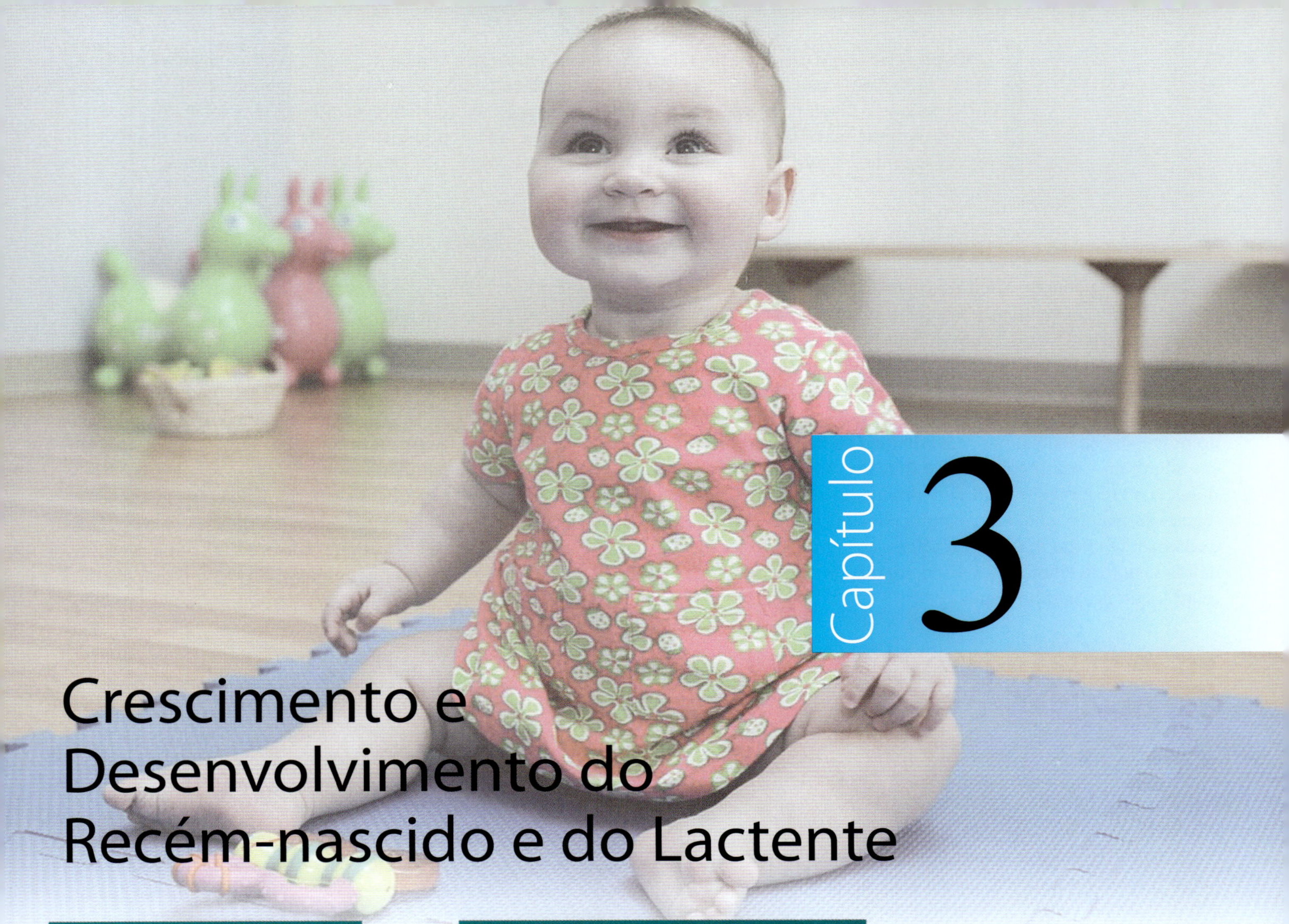

Capítulo 3

Crescimento e Desenvolvimento do Recém-nascido e do Lactente

Palavras-chave

Ansiedade com estranhos
Binocularidade
Cefalocaudal
Cólicas
Colostro
Crescimento
Desenvolvimento
Disciplina
Instruções antecipadas
Maturação
Permanência do objeto
Pós-leite
Pré-leite
Prolactina
Proximodistal
Reflexo de descida
Temperamento

Objetivos da aprendizagem

Concluída a leitura deste capítulo, o leitor deverá ser capaz de:

1. Identificar as alterações normais que ocorrem durante o desenvolvimento do recém-nascido e do lactente.
2. Identificar os marcos dos desenvolvimentos motor fino e grosseiro do recém-nascido e do lactente.
3. Demonstrar entendimento do desenvolvimento da linguagem no primeiro ano de vida.
4. Descrever as necessidades nutricionais do recém-nascido e do lactente.
5. Desenvolver um plano nutricional para o primeiro ano de vida.
6. Identificar os problemas comuns relacionados com o crescimento e o desenvolvimento na lactância.
7. Demonstrar conhecimento sobre diretrizes antecipadas apropriadas aos problemas comuns do desenvolvimento.

REFLEXÃO *De todas as alegrias que iluminam nosso coração, qual se compara à chegada de um recém-nascido?*

Allison Johnson é uma menina de 6 meses e foi trazida à clínica pelos pais para a consulta de rotina do 6º mês. Como pais jovens, eles trazem uma lista de perguntas e dúvidas. Durante a avaliação, você observa que Allison pesa 8 kg, mede 65 cm de comprimento e tem circunferência craniana de 42 cm. Como enfermeira responsável pelo seu atendimento, avalie o crescimento e o desenvolvimento da criança e, em seguida, oriente os pais quanto às alterações esperadas em Allison nos próximos meses.

O período neonatal é definido como o intervalo entre o nascimento e o 28º dia de vida. A lactância é definida como o período entre o nascimento e o 12º mês de vida. O crescimento e o desenvolvimento são processos inter-relacionados que se estendem ao longo da lactância e da infância. O termo **crescimento** refere-se ao aumento das dimensões físicas. O **desenvolvimento** consiste no processo sequencial por meio do qual os lactentes e as crianças adquirem várias habilidades e funções. A hereditariedade influencia o crescimento e o desenvolvimento ao determinar o potencial da criança, enquanto o ambiente contribui para o nível de execução. O termo **maturação** refere-se à ampliação da funcionalidade dos diversos sistemas do organismo ou das habilidades relativas ao desenvolvimento.

Visão geral do crescimento e do desenvolvimento

No primeiro ano de vida, há inúmeras e impressionantes alterações que ocorrem com crescimento e o desenvolvimento. O crescimento físico, a maturação dos sistemas do organismo e as habilidades motoras finas e grosseiras progridem de modo sequencial e ordenado. Embora o tempo possa variar de um lactente para outro, a ordem em que as habilidades do desenvolvimento são adquiridas não varia. Os lactentes também demonstram ampla aprendizagem nos campos psicossocial e cognitivo, linguístico e de comunicação, e socioemocional. O crescimento e o desenvolvimento apropriados são indícios da saúde do lactente ou do infante. As enfermeiras devem estar familiarizadas com os marcos do desenvolvimento normal, a fim de que possam avaliar com precisão o desenvolvimento dos lactentes e também fornecer aos pais instruções apropriadas à idade.

A realização dos marcos do desenvolvimento pode ser avaliada de várias maneiras. Enquanto obtém a história de saúde, a enfermeira pode perguntar aos pais ou ao cuidador se determinada habilidade está presente e quando foi adquirida. O lactente também pode demonstrar essa habilidade durante a entrevista ou o exame, ou a enfermeira pode estimular o bebê a demonstrá-la. Alguns instrumentos de triagem são usados para avaliar o desenvolvimento, inclusive o Denver II Developmental Screening Test (Teste de Triagem do Desenvolvimento de Denver II; veja o Apêndice B), o Prescreening Developmental Questionnaire (PDQ II; Questionário de Pré-triagem do Desenvolvimento), o Ages and Stages Questionnaire (ASQ; Questionário de Idades e Estágios), o Infant Toddler Checklist for Language and Communication (Lista de Verificação da Linguagem e da Comunicação do Lactente e do Infante) e o Infant Development Inventory (Inventário do Desenvolvimento do Lactente).

Os lactentes prematuros ou enfermos podem mostrar retardos do crescimento físico e da aquisição de habilidades do desenvolvimento. Durante a avaliação do crescimento e do desenvolvimento do lactente prematuro, use a idade ajustada para determinar a evolução esperada. Para determinar a idade ajustada, subtraia o número de semanas de prematuridade da idade cronológica do lactente. Coloque os parâmetros do crescimento no gráfico e avalie os marcos do desenvolvimento com base na idade ajustada. Por exemplo, um bebê de 6 meses que veio à luz com 28 semanas de gestação nasceu 12 semanas (3 meses) antes, de modo que você deve subtrair 3 meses da sua idade cronológica de 6 meses para chegar à idade ajustada de 3 meses. O crescimento desse lactente poderá ser considerado saudável se suas medidas físicas forem compatíveis com as de um bebê de 3 meses, e é de se esperar que ele alcance os marcos do desenvolvimento de um bebê de 3 meses, em vez dos marcos de um lactente de 6 meses.

Crescimento físico

As avaliações repetidas do crescimento são importantes para se detectarem precocemente os padrões de crescimento muito rápido ou inadequado. Com a detecção precoce, é possível descobrir a causa e maximizar o crescimento adicional apropriado. Os lactentes crescem muito rapidamente nos primeiros 12 meses de vida. Peso, comprimento e circunferências craniana e torácica são indicadores do crescimento físico do recém-nascido e do lactente (Tabela 3.1).

Peso

O recém-nascido (neonato) mediano pesa 3.400 g ao nascer. Os recém-nascidos perdem até 10% do seu peso corporal nos primeiros 5 dias de vida. Em seguida, os recém-nascidos medianos ga-

Tabela 3.1 Medidas médias dos lactentes ao nascer e com 6 e 12 meses de vida

Idade	Peso	Comprimento	Circunferência craniana
Ao nascer	3.400 g	48 a 53 cm	33 a 35 cm
6 meses	6,8 kg	63,5 a 68,5 cm	42 a 44,5 cm
12 meses	10,5 kg	71 a 76 cm	45 a 47,5 cm

nham cerca de 20 a 30 g por dia e recuperam o peso que tinham ao nascer entre o 10º e o 14º dias de vida. A maioria dos lactentes duplica o peso que tinham ao nascer até 4 a 6 meses de vida, e triplicam esse peso quando estão perto de completar 1 ano.

Comprimento

O recém-nascido mediano mede 48 a 53 cm de comprimento ao nascer. Durante os primeiros 6 meses, o comprimento aumenta cerca de 2,5 cm por mês, depois cerca de 1,25 cm por mês nos 6 meses seguintes.

Circunferências craniana e torácica

A circunferência craniana média do recém-nascido a termo varia de 33 a 35 cm. A circunferência craniana é cerca de 2 a 3 cm maior que a circunferência torácica que, em média, varia de 30,5 a 33 cm. A circunferência craniana aumenta rapidamente durante os primeiros 6 meses: o aumento médio é de cerca de 1,5 cm por mês. Entre 6 e 12 meses de vida, a circunferência craniana aumenta cerca de 0,5 cm por mês. A circunferência torácica não é medida rotineiramente depois do período neonatal, mas aumenta de acordo com o crescimento da criança.

• Maturação dos sistemas do organismo

Os sistemas corporais do recém-nascido e do lactente passam por alterações significativas conforme o crescimento da criança. Entre os que passam por alterações expressivas estão os sistemas neurológico, cardiovascular, respiratório, gastrintestinal (digestivo), renal, hematopoético, imunológico e tegumentar.

Sistema neurológico

Durante o primeiro ano de vida, o lactente passa por alterações profundas em seu sistema neurológico. Nessa fase, há crescimento essencial do cérebro e continuação do processo de mielinização da medula espinal. Os movimentos involuntários passam a ter controle voluntário e as vocalizações imaturas e o choro avançam no sentido da capacidade de falar em virtude da maturação do sistema neurológico.

Estados de consciência

A capacidade demonstrada pelo recém-nascido a termo normal de passar sequencialmente pelos diversos estados de consciência tranquiliza os pais e os profissionais de saúde de que o sistema neurológico está normal, embora seja imaturo. Em geral, o recém-nascido normal passa por seis estados de consciência:

1. Sono profundo: o lactente fica deitado e imóvel, sem qualquer movimento.
2. Sono superficial: o lactente movimenta-se um pouco enquanto dorme e pode sobressaltar-se com ruídos.
3. Sonolência: os olhos podem fechar-se; o lactente pode cochilar.
4. Estado de alerta tranquilo: os olhos do lactente ficam bem abertos e seu corpo permanece tranquilo.
5. Estado de alerta ativo: a face e o corpo do lactente movem-se ativamente.
6. Choro: o lactente chora ou grita e o corpo movimenta-se de maneira desorganizada.

Em geral, os recém-nascidos passam por esses estados lentamente, em vez de passar imediatamente de sono profundo para choro vigoroso.

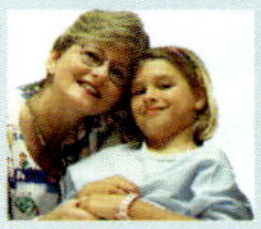

O primeiro período de reatividade (primeiros 15 min depois do nascimento) é um estado de alerta tranquilo, e é uma ocasião oportuna para promover a interação com os pais e a amamentação.

Crescimento do cérebro

O sistema nervoso continua seu processo de maturação durante toda a lactância e o aumento da circunferência craniana é um indicador do crescimento cerebral. O cérebro tem crescimento impressionante durante os primeiros 2 anos de vida. Aos 6 meses de vida, o cérebro do lactente tem metade do peso do cérebro do adulto. Com 12 meses, o cérebro já cresceu consideravelmente e pesa 2,5 vezes mais do que pesava ao nascimento. Em geral, a fontanela anterior fica aberta até a idade de 12 a 18 meses para acomodar esse crescimento cerebral rápido. Entretanto, a fontanela pode fechar aos 9 meses de vida, e isto não é preocupante quando o crescimento e o desenvolvimento do lactente são apropriados à idade.

Em geral, o sistema neurológico passa por um processo de maturação significativa durante o primeiro ano de vida. A mielinização da medula espinal e dos nervos continua ao longo dos primeiros 2 anos. A maturação do sistema nervoso e a continuação do processo de mielinização são necessárias aos níveis expressivos de desenvolvimento alcançados nos primeiros 12 meses. Durante os primeiros meses de vida, o comportamento reflexo é substituído pelas ações voluntárias.

Reflexos

Os reflexos primitivos são subcorticais e suas respostas envolvem o corpo por inteiro. Ao nascer, alguns reflexos primitivos detectáveis são os reflexos de Moro, o de busca, o de sucção, o cervical tônico assimétrico, os de preensão palmar e plantar e o reflexo de Babinski. Com exceção deste último, que desaparece quando o bebê atinge a idade aproximada de 1 ano, esses reflexos primitivos diminuem nos primeiros meses de vida e são substituídos pelos reflexos protetores. Os reflexos protetores (também conhecidos como respostas ou reflexos posturais) são respostas motoras associadas à manutenção do equilíbrio. Essas respostas são pré-requisitos ao desenvolvimento motor normal e, depois de estabelecidas, persistem por toda a vida. Os reflexos protetores incluem as reações de retificação e de paraquedas. A presença e o desaparecimento normais dos reflexos primitivos, assim como o desenvolvimento das respostas protetoras, indicam que o sistema neurológico está saudável. A persistência dos reflexos primitivos além da idade habitual em que desaparecem pode indicar anormalidades do sistema neurológico e deve ser investigada.

Sistema respiratório

A maturação do sistema respiratório continua ao longo do primeiro ano de vida. A frequência respiratória diminui do valor médio de 30 a 60 respirações no recém-nascido para 20 a 30 por minuto no bebê com 12 meses de vida. As respirações do recém-nascido são irregulares com pausas transitórias. À medida que o lactente cresce, o padrão respiratório torna-se mais regular e rítmico.

(O texto continua na p. 52.)

Tabela 3.2 **Alguns reflexos primitivos e protetores do lactente**

	Descrição	Idade de aparecimento do reflexo	Idade de desaparecimento do reflexo
Reflexos primitivos			
Busca	Quando a bochecha é estimulada, o lactente vira para o mesmo lado, buscando com a boca 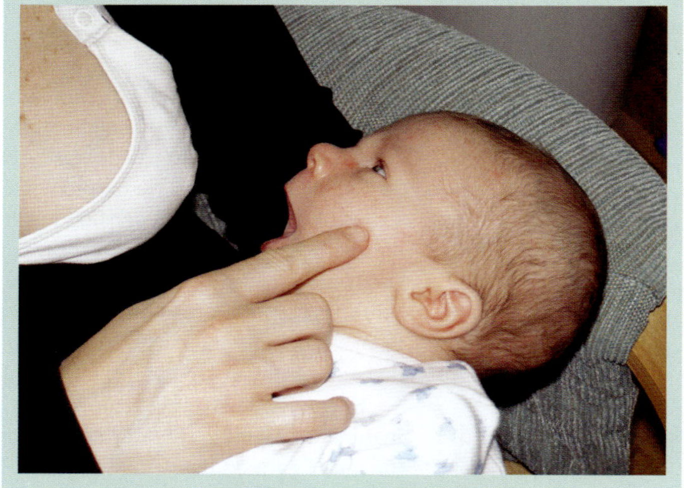	Nascimento	3 meses
Sucção	Sucção reflexa quando o mamilo ou o dedo é colocado na boca do lactente 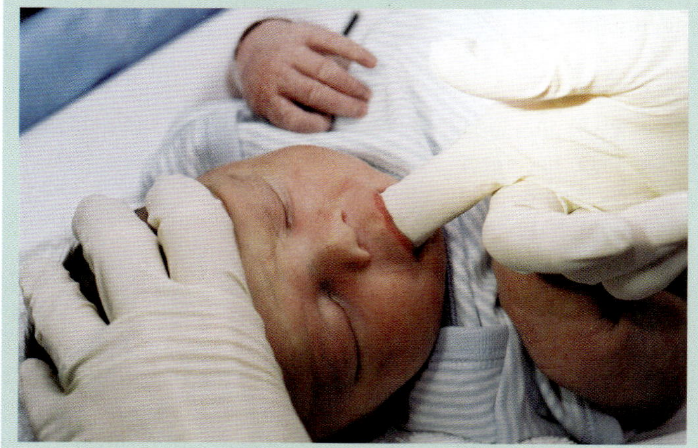	Nascimento	2 a 5 meses

Tabela 3.2 Alguns reflexos primitivos e protetores do lactente *(continuação)*

	Descrição	Idade de aparecimento do reflexo	Idade de desaparecimento do reflexo
Moro	Com a extensão súbita da cabeça, os braços abduzem e são levantados e as mãos formam um "C" 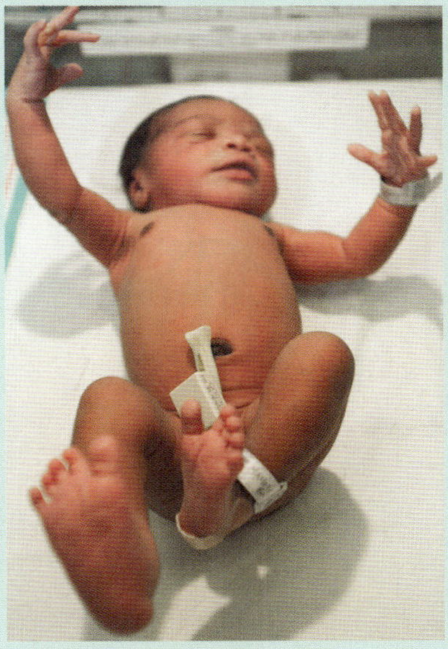	Nascimento	4 meses
Cervical tônico assimétrico	Quando está deitado na posição supina, os membros do lado do corpo para o qual a cabeça é virada são estendidos e os membros opostos são flexionados (também conhecida como posição de "esgrima") 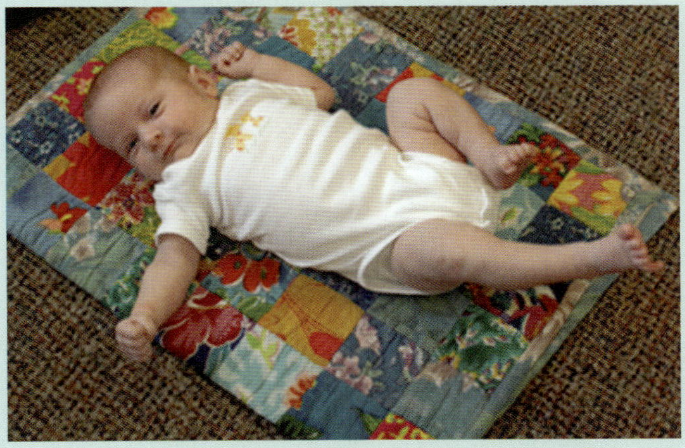	Nascimento	4 meses

(continua)

Tabela 3.2 Alguns reflexos primitivos e protetores do lactente (*continuação*)

	Descrição	Idade de aparecimento do reflexo	Idade de desaparecimento do reflexo
Preensão palmar	O lactente realiza a preensão palmar reflexa quando a palma da mão é tocada 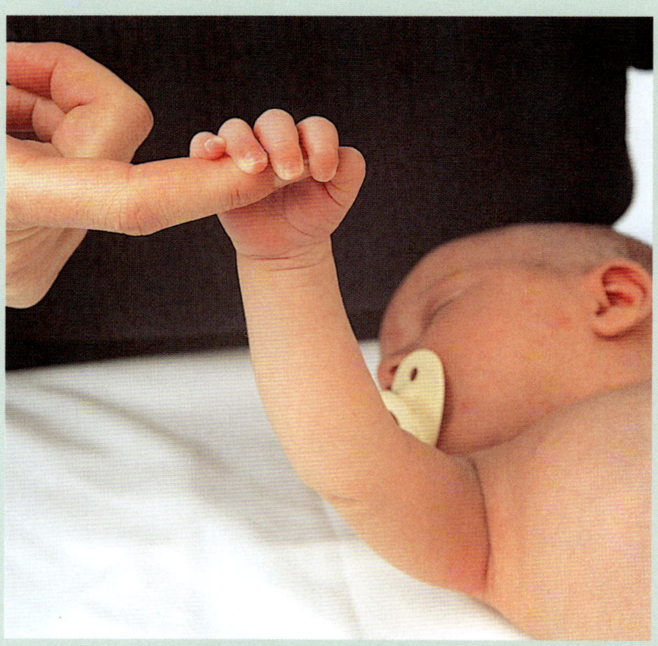	Nascimento	4 a 6 meses
Preensão plantar	O lactente realiza a preensão plantar reflexa com a parte distal do pé quando se aplica pressão na superfície plantar 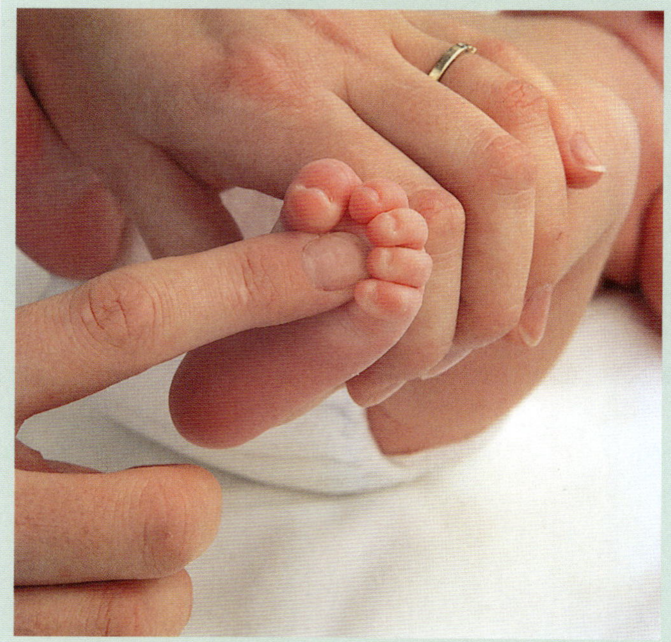	Nascimento	9 meses

Tabela 3.2 Alguns reflexos primitivos e protetores do lactente (*continuação*)

	Descrição	Idade de aparecimento do reflexo	Idade de desaparecimento do reflexo
Babinski	A estimulação suave ao longo da superfície lateral da planta do pé e da superfície plantar provoca abertura em leque e hiperextensão dos dedos do pé 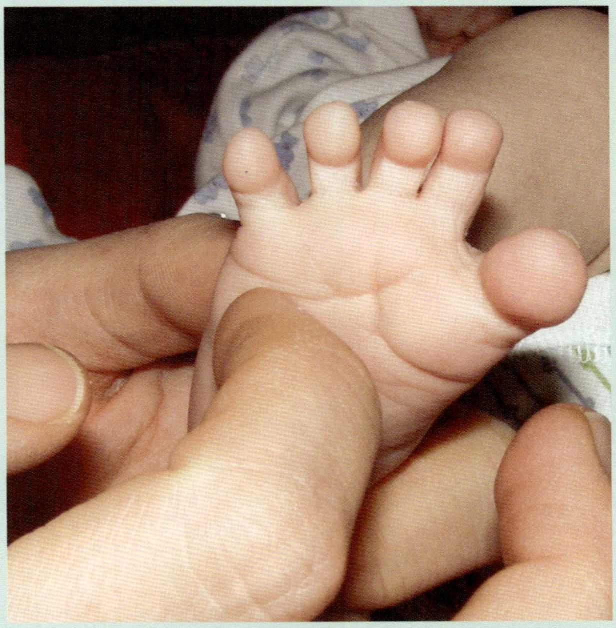	Nascimento	12 meses
Marcha	Com um pé apoiado em uma superfície plana, o lactente baixa o outro pé como se fosse "dar um passo" 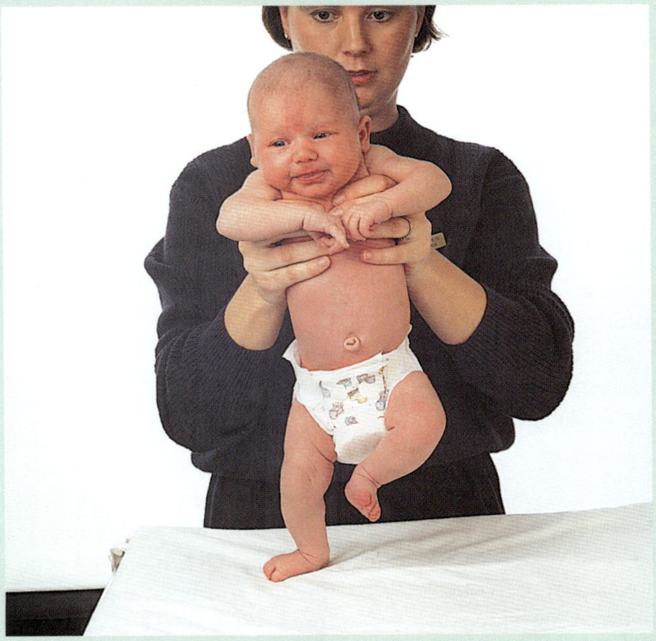	Nascimento	4 a 8 meses

(continua)

Tabela 3.2 Alguns reflexos primitivos e protetores do lactente *(continuação)*

	Descrição	Idade de aparecimento do reflexo	Idade de desaparecimento do reflexo
Reflexos protetores			
Tônico do pescoço	O pescoço mantém a cabeça na posição ereta quando o corpo é inclinado	4 a 6 meses	Persiste
Paraquedas (de lado)	Extensão protetora dos braços quando o corpo é inclinado para o lado a partir da posição sentada com apoio	6 meses	Persiste
Paraquedas (para a frente)	Extensão protetora dos braços quando o bebê é levantado no ar e inclinado para a frente. O lactente estende-se reflexamente para a frente para se segurar 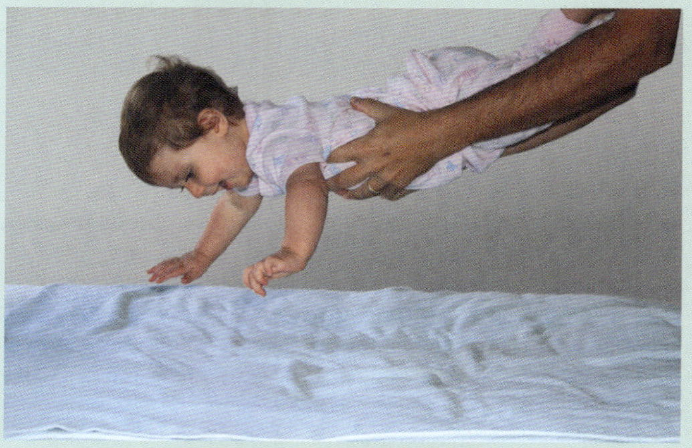	6 a 7 meses	Persiste
Paraquedas (para trás)	Extensão protetora dos braços quando o corpo é inclinado para trás	9 a 10 meses	Persiste

Em comparação com o adulto, o lactente tem:

- Vias nasais mais estreitas
- Traqueia e paredes torácicas mais maleáveis
- Brônquios e bronquíolos mais curtos e estreitos
- Laringe mais afunilada
- Língua mais volumosa
- Alvéolos significativamente menos numerosos.

Essas diferenças anatômicas aumentam o risco de disfunção respiratória na lactância. O sistema respiratório alcança os níveis de maturidade do adulto apenas com a idade aproximada de 7 anos. A falta de IgG nas mucosas das vias respiratórias superiores também contribui para as infecções que costumam ocorrer no período neonatal.

Sistema cardiovascular

O coração duplica de tamanho no primeiro ano de vida. À medida que ocorre a maturação do sistema cardiovascular, a frequência média do pulso diminui de 120 a 140 no recém-nascido para cerca de 100 na criança de 1 ano. A pressão arterial aumenta uniformemente ao longo dos primeiros 12 meses de vida: de 60/40 no recém-nascido para 100/50 na criança de 1 ano. Os capilares periféricos estão mais próximos da superfície cutânea e, por este motivo, o recém-nascido e o infante são mais suscetíveis a perder calor. Ao longo do primeiro ano de vida, a termorregulação (capacidade de estabilizar a temperatura corporal) torna-se mais eficaz: os capilares periféricos contraem-se em resposta ao frio e dilatam-se em resposta ao calor.

Sistema gastrintestinal

Dentes

Alguns lactentes nascem com um ou dois dentes (dentes pré-natais) ou desenvolvem dentes nos primeiros 28 dias de vida (dentes neonatais). A presença de dentes pré-natais ou neonatais pode estar associada a outras anomalias congênitas. A grande maioria dos recém-nascidos não tem dentes ao nascer, nem os desenvolve no primeiro mês de vida. Em média, os primeiros dentes decíduos (também conhecidos como primários) começam a romper entre as idades de 6 e 8 meses. Os dentes primários caem na infância e são substituídos pelos dentes permanentes. A gengiva ao redor dos dentes que estão rompendo frequentemente fica edemaciada. Os incisivos centrais inferiores geralmente são os primeiros a romper, e depois aparecem os incisivos centrais superiores (Figura 3.1). A criança de 12 meses tem, em média, quatro a oito dentes.

Digestão

O sistema digestivo do recém-nascido não está totalmente desenvolvido. Quantidades pequenas de saliva estão presentes nos primeiros 3 meses de vida e a ptialina é encontrada em quanti-

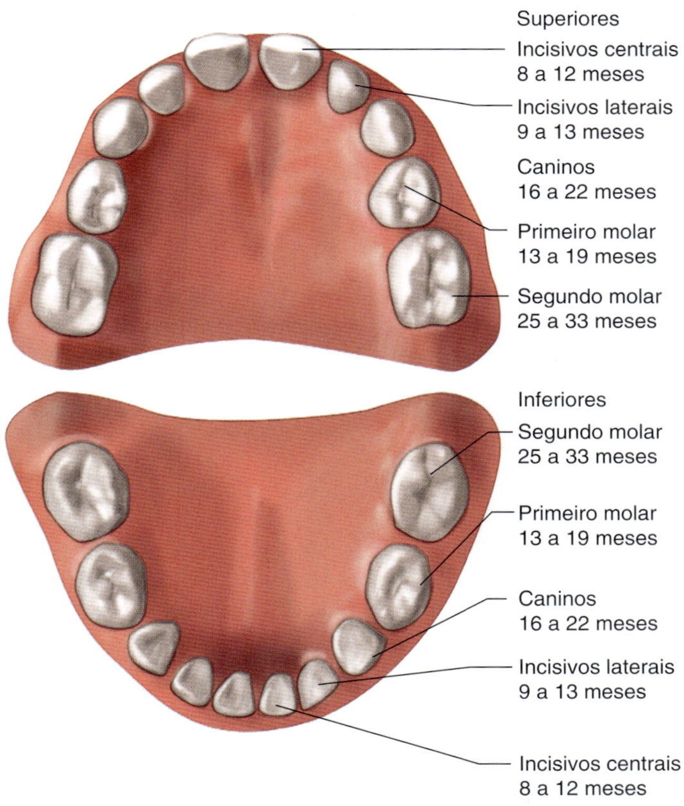

● **Figura 3.1** Sequência e média de idade da erupção dos dentes.

dades diminutas na saliva. A digestão gástrica ocorre em consequência da presença do ácido clorídrico e da renina. O intestino delgado mede cerca de 250 cm de comprimento e cresce até chegar ao tamanho adulto nos anos seguintes. A capacidade do estômago é relativamente pequena ao nascer e acomoda cerca de 15 mℓ. Entretanto, com a idade de 1 ano, o estômago pode acomodar três refeições completas e vários lanches ingeridos ao longo do dia. No duodeno, três enzimas são particularmente importantes para a digestão. Ao nascer, a tripsina está presente em quantidades suficientes para a digestão das proteínas. A amilase (necessária à digestão dos carboidratos complexos) e a lipase (essencial à digestão adequada das gorduras) estão presentes em quantidades insuficientes no lactente e só alcançam os níveis dos adultos em torno dos 5 meses de vida.

O fígado também está imaturo ao nascimento. A capacidade de conjugar a bilirrubina e secretar bile está presente depois de 2 semanas de vida. A conjugação dos fármacos continua imatura ao longo do primeiro ano de vida. Outras funções hepáticas, inclusive gliconeogênese, armazenamento das vitaminas e metabolismo proteico, ainda não estão plenamente desenvolvidas ao longo do primeiro ano de vida.

Fezes

A consistência das fezes e a frequência das evacuações alteram-se ao longo do primeiro ano de vida. As primeiras evacuações do recém-nascido (mecônio) são resultantes da digestão do líquido amniótico deglutido *in utero*. Essas fezes são verde-escuras ou pretas e viscosas (Figura 3.2). Nos primeiros dias de vida, as fezes tornam-se amareladas ou marrons. Em geral, os lactentes alimentados com mamadeira têm fezes com consistência de manteiga de amendoim. As fezes dos bebês alimentados com leite materno geralmente têm textura mais macia e parecem cheias de "sementes". Os recém-nascidos podem ter 8 a 10 evacuações por dia, ou apenas uma evacuação a cada 1 ou 2 dias. Depois do período neonatal, o número de evacuações pode diminuir, e alguns bebês ficam vários dias sem evacuar. As evacuações infrequentes são consideradas normais se as fezes continuarem moles. Devido à imaturidade do sistema gastrintestinal, os recém-nascidos e os lactentes geralmente emitem grunhidos, fazem força ou choram quando tentam evacuar. Isso não é motivo de preocupação, a menos que as fezes sejam duras e secas. A cor e a textura das fezes podem mudar, dependendo dos alimentos ingeridos pelo bebê. Os suplementos de ferro podem tornar as fezes pretas ou verde-escuras.

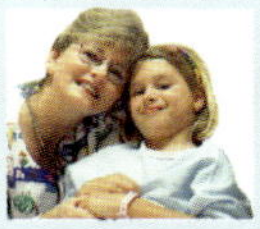

Os pais devem ligar para o pediatra se as fezes do lactente ficarem avermelhadas, esbranquiçadas ou pretas; semelhantes a muco; frequentes e líquidas; espumosas ou com odor fétido; duras, secas, sólidas ou em formato de bolinhas; ou se o bebê estiver vomitando.

Sistema geniturinário

Nos lactentes, o líquido extracelular (linfa, líquidos intersticiais e plasma sanguíneo) representa cerca de 35% do peso corporal, enquanto o líquido intracelular constitui cerca de 40%, em comparação com as porcentagens dos adultos, de 20 e 40%, respectivamente. Por esse motivo, os lactentes são mais suscetíveis a desidratação. Os bebês urinam frequentemente e a urina tem densidade relativamente baixa. As estruturas renais são imaturas e a taxa de filtração glomerular, a secreção e reabsorção tubulares e a perfusão renal são menores quando comparadas com as do adulto. Os glomérulos estão plenamente desenvolvidos em torno dos 2 anos de idade.

Sistema tegumentar

Durante a vida intrauterina, o bebê está coberto por verniz caseoso, que protege a pele do feto em desenvolvimento. Ao nascer, o bebê pode estar coberto por verniz (idade gestacional menor) ou esta substância é encontrada apenas nas dobras cutâneas, nas axilas e na virilha (idade gestacional avançada). A produção do verniz caseoso é interrompida ao nascer. Pelos finos e macios (lanugem) cobrem o corpo de alguns recém-nascidos. Em geral, esses pelos caem e não são substituídos. Os indivíduos das raças de pele mais escura tendem a ter mais lanugem ao nascer do que os de pele mais clara.

A acrocianose (coloração azulada das mãos e dos pés) é normal no recém-nascido, e regride ao longo dos primeiros dias de vida (Figura 3.3). Os recém-nascidos frequentemente desenvolvem manchas na pele (aspecto marmorizado rosa e branco) em consequência da imaturidade do sistema circulatório. As manchas diminuem nos primeiros meses de vida.

A pele do recém-nascido e do lactente é relativamente mais fina que a do adulto, e os capilares periféricos ficam mais próximos da superfície. Isso pode ampliar a absorção de medicamentos tópicos.

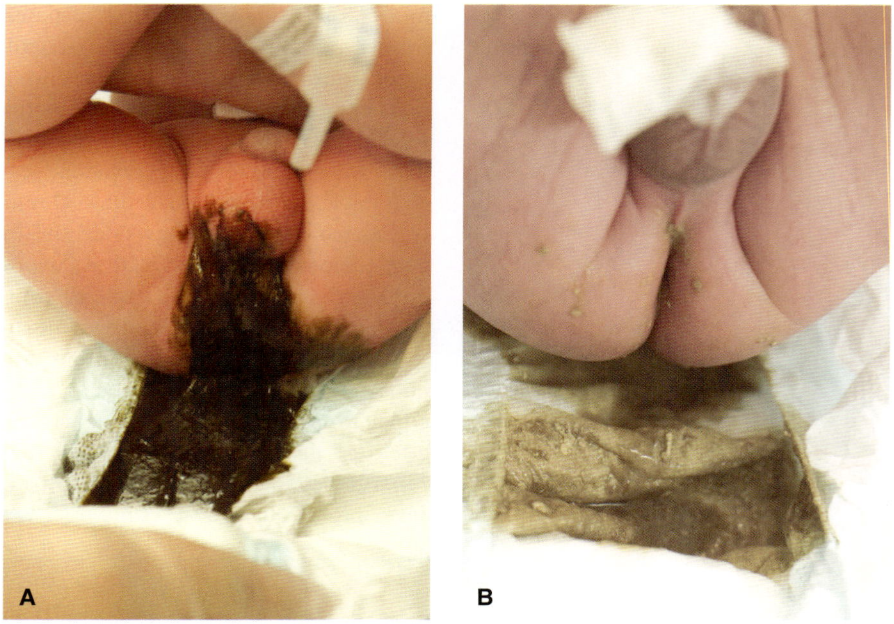

● Figura 3.2 (**A**) Fezes meconiais. (**B**) Fezes típicas dos primeiros dias de vida. Observe as fezes amareladas e "cheias de sementes" de um lactente alimentado com leite materno.

Sistema hematopoético

Ao longo do primeiro ano de vida, ocorrem alterações significativas no sistema hematopoético. Ao nascer, a hemoglobina fetal (HgbF) está presente em grandes quantidades. Depois do nascimento, a produção da hemoglobina fetal praticamente cessa e a hemoglobina do adulto (HgbA) começa a ser produzida em quantidades cada vez maiores ao longo dos primeiros 6 meses. Como a HgbF tem duração mais curta que a da HbgA, os lactentes podem ter anemia fisiológica entre 2 e 3 meses de vida. Durante os últimos 3 meses de gestação, as reservas maternas de ferro são transferidas ao feto. Em geral, o recém-nascido dispõe de reservas de 0,3 a 0,5 g de ferro. À medida que a concentração alta de hemoglobina do recém-nascido diminui ao longo dos primeiros 2 a 3 meses, o ferro é mobilizado e armazenado. Essas reservas podem ser suficientes para os primeiros 6 a 9 meses de vida, mas tornam-se insuficientes se não houver reposição desse elemento. A ingestão contínua de ferro é necessária durante os primeiros 15 anos de vida para chegar ao nível dos adultos (5 g).

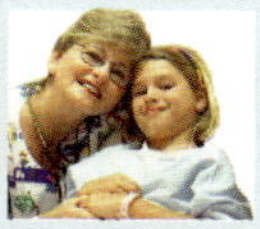

As reservas maternas de ferro são transferidas ao feto durante o último trimestre de gestação. Os lactentes nascidos prematuramente perdem todo ou pelo menos uma parte desse ferro transferido das reservas maternas, e isto aumenta o risco de desenvolver anemia ferropriva (por deficiência de ferro), em comparação com os lactentes a termo.

Sistema imunológico

Os recém-nascidos recebem grandes quantidades de imunoglobulina G (IgG) materna por transferência placentária. Isso confere imunidade durante os primeiros 3 a 6 meses de vida aos an-

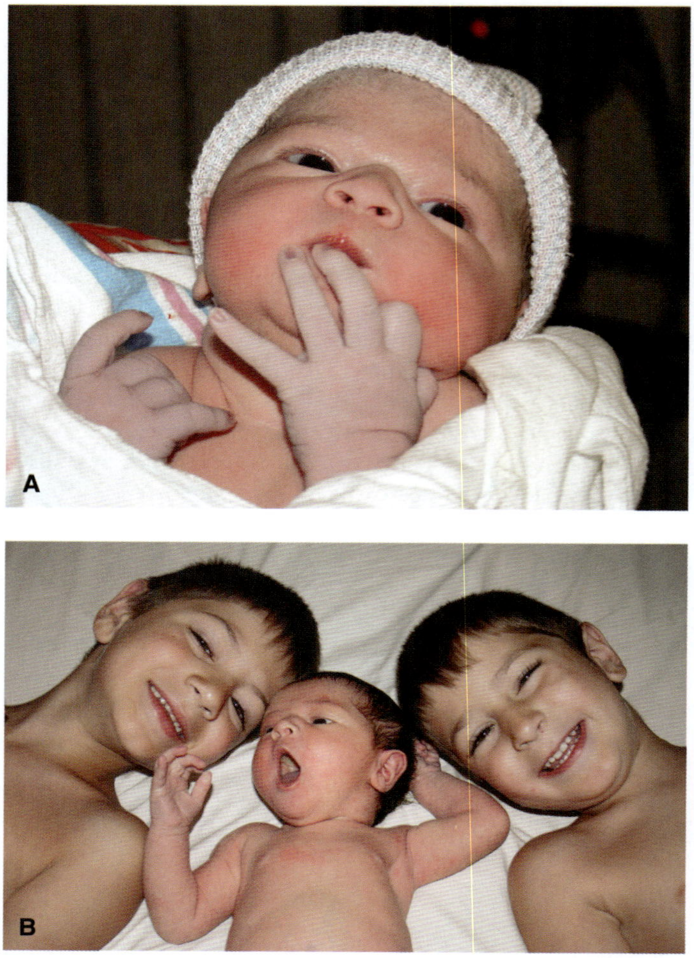

● Figura 3.3 (**A**) Acrocianose. Observe a coloração azulada das mãos. (**B**) Manchas na pele de um lactente.

tígenos aos quais a mãe já foi exposta. Em seguida, os lactentes sintetizam sua própria IgG e, aos 12 meses, atingem níveis de cerca de 40% das concentrações dos adultos. A imunoglobulina M (IgM) é produzida em quantidades significativas depois do nascimento, e alcança os níveis do adulto em torno do 9º mês de vida. A produção das imunoglobulinas A (IgA), D (IgD) e E (IgE) aumenta de modo muito gradativo, e atinge os níveis dos adultos no início da infância.

Desenvolvimento psicossocial

Erik Erikson (1963) descreve a crise psicossocial da lactância como Confiança *versus* Desconfiança. O desenvolvimento do sentimento de confiança é crucial no primeiro ano de vida, porque é o alicerce das atividades psicossociais subsequentes. Os pais ou o cuidador principal podem ter um impacto significativo no desenvolvimento do sentimento de confiança do bebê. Quando as suas necessidades são atendidas com consistência, o lactente desenvolve a sensação de confiança. Contudo, quando os pais ou o cuidador mostram inconstância em atender oportunamente às suas necessidades, o lactente desenvolve desconfiança. A Tabela 3.3 descreve atividades que promovem o sentimento de segurança do bebê.

Desenvolvimento cognitivo

O primeiro estágio da teoria do desenvolvimento cognitivo de Jean Piaget é conhecido como sensorimotor (do nascimento até os 2 anos) (Piaget, 1969). O lactente aprende sobre si próprio e sobre o mundo por meio das suas funções sensoriais e motoras em desenvolvimento. Do nascimento até completar 1 ano de vida, o desenvolvimento do lactente pode ser dividido em quatro subestágios dentro do estágio sensorimotor: reflexo, reação circular primária, reação circular secundária e coordenação dos sistemas secundários. Causa e efeito determinam a maior parte do desenvolvimento cognitivo durante a lactância (ver Tabela 3.3).

O conceito de **permanência do objeto** começa a desenvolver-se entre 4 e 7 meses de vida e está consolidado em torno dos 8 meses. Se um objeto for escondido da visão do lactente, ele o procurará no último local em que foi visto, sabendo que ainda existe. Essa consolidação da permanência do objeto é essencial para o desenvolvimento da autoimagem. Em torno dos 12 meses, o lactente sabe que está separado dos pais ou do cuidador. A autoimagem também é promovida pelo uso de espelhos. Com 12 meses de vida, os lactentes conseguem ver-se no espelho. Com essa idade, a criança explora os objetos de diferentes maneiras, inclusive por meio de atividades como atirar, balançar, deixar cair e sacudir. O bebê pode imitar gestos e sabe como usar corretamente alguns objetos (p. ex., coloca o telefone na orelha, levanta o copo para beber, tenta pentear os cabelos).

Desenvolvimento das habilidades motoras

Ao longo dos primeiros 12 meses de vida, os lactentes mostram progressos significativos em suas habilidades motoras finas e grosseiras.

Tabela 3.3 Teorias do desenvolvimento

Teórico	Estágio	Atividades
Erikson	Confiança *versus* desconfiança (do nascimento até o 1º ano de vida)	Os cuidadores respondem às necessidades básicas do lactente por meio de atividades como alimentar, trocar as fraldas e limpar, tocar, segurar e conversar com o bebê. Isso gera no bebê o sentimento de segurança À medida que ocorre a maturação do sistema nervoso, os lactentes percebem que são seres separados dos seus cuidadores. Com o tempo, o bebê aprende a tolerar pequenos graus de frustração e tem confiança em que, embora a gratificação possa demorar, por fim ela virá
Piaget	• Sensorimotor (do nascimento até 2 anos)	• O lactente usa os sentidos e as habilidades motoras para conhecer o mundo
	• Subestágio 1: uso dos reflexos (do nascimento até 1 mês de vida)	• A sucção reflexa traz o prazer de ingerir nutrientes. O lactente começa a obter controle dos reflexos; reconhece objetos, odores e sons familiares
	• Subestágio 2: reações circulares primárias (1 a 4 meses)	• A ação de chupar o polegar pode ocorrer aleatoriamente; em seguida, o lactente repete essa ação voluntariamente para obter prazer. Começa a imitação. A permanência do objeto tem início. O lactente demonstra afeto
	• Subestágio 3: reações circulares secundárias (4 a 8 meses)	• O lactente repete as ações para alcançar os resultados desejados (p. ex., sacode o chocalho para ouvir o som que ele produz). As ações do bebê são propositais, mas nem sempre ele tem em mente um objetivo final
	• Subestágio 4: coordenação dos sistemas secundários (8 a 12 meses)	• Os lactentes coordenam as atividades já aprendidas com os comportamentos recém-aprendidos. Eles podem pegar e sacudir intencionalmente um chocalho ou engatinhar no chão do quarto até alcançar um brinquedo desejado. O lactente pode antecipar os eventos. A permanência do objeto está consolidada em torno dos 8 meses de vida. O lactente começa a associar os símbolos com os eventos (p. ex., dar tchau significa que alguém está indo embora)
Freud	Fase oral (do nascimento até 1 ano de vida)	O prazer está focado nas atividades orais: alimentação e sucção

Habilidades motoras grosseiras

A expressão "habilidades motoras grosseiras" refere-se às ações que utilizam músculos grandes (p. ex., controlar a cabeça, rolar o corpo, sentar e andar). As habilidades motoras grosseiras desenvolvem-se em sentido **cefalocaudal** (da cabeça para os pés) (Figura 3.4). Em outras palavras, o bebê aprende a levantar a cabeça antes de rolar e sentar. Ao nascer, os bebês têm pouco controle da cabeça e precisam ter o pescoço sustentado quando são mantidos na posição ereta. Quando estão na posição de pronação, conseguem levantar a cabeça apenas ligeiramente. Nos meses seguintes, as habilidades motoras do lactente progridem a uma velocidade impressionante. Primeiro o lactente consegue controlar a cabeça, depois adquire as capacidades de rolar, sentar, rastejar, empurrar para levantar e, geralmente em torno da idade de 1 ano, de andar sem ajuda. A Tabela 3.4 descreve em detalhes quando o lactente desenvolve cada uma dessas habilidades motoras grosseiras. A progressão das habilidades motoras grosseiras está ilustrada nas Figuras 3.5 a 3.7.

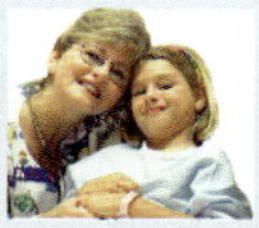

Entre os sinais de alerta que podem indicar problemas com o desenvolvimento motor estão os seguintes: braços e pernas rígidos ou moles; aos 3 a 4 meses de vida, a criança não consegue sustentar a cabeça; o bebê estende apenas uma das mãos para pegar um objeto; aos 6 meses, a criança não consegue sentar-se com ajuda; o lactente não consegue engatinhar com 12 meses; o bebê não consegue ficar de pé apoiado com a idade de 12 meses.

Habilidades motoras finas

O desenvolvimento da função motora fina inclui a maturação do uso das mãos e dos dedos. As habilidades motoras finas desenvolvem-se no sentido **proximodistal** (do centro para a periferia) (ver Figura 3.4). Em outras palavras, o bebê primeiro agarra com a mão toda, depois desenvolve a preensão palmar grosseira e, por fim, consegue segurar objetos delicados com as pontas dos dedos (Figura 3.8). Os movimentos das mãos dos recém-nascidos são involuntários, mas os bebês de 12 meses conseguem alimentar-se com copo e colher. Em torno dessa idade, o lactente também consegue comer com os dedos e ajuda a vestir-se (p. ex., enfia o braço na manga da blusa). A Tabela 3.5 descreve detalhadamente quando os lactentes desenvolvem cada uma das habilidades motoras finas.

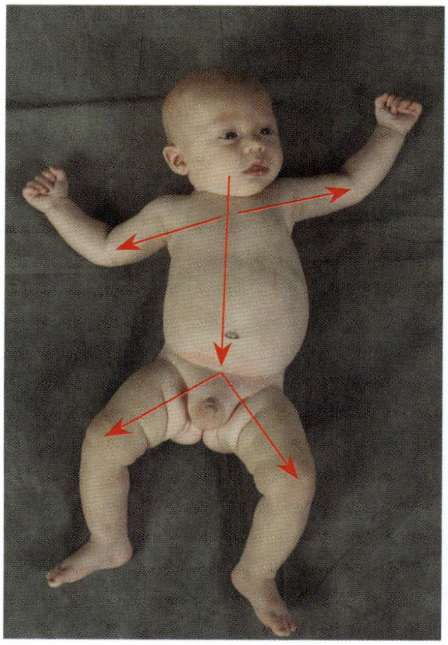

● **Figura 3.4** As habilidades motoras grosseiras desenvolvem-se em direção cefalocaudal, e as habilidades motoras finas, em direção proximodistal.

● Desenvolvimento sensorial

Embora a audição esteja plenamente desenvolvida ao nascer, os outros sentidos continuam seu desenvolvimento à medida que a criança cresce. Ainda que as taxas de maturação da visão, do olfato, do paladar e da sensibilidade tátil sejam diferentes, todos estes sentidos continuam a desenvolver-se depois do nascimento.

Visão

O recém-nascido é míope e prefere ver os objetos a uma distância de 20 a 40 cm. Os recém-nascidos preferem o rosto humano a outros objetos e podem até imitar as expressões faciais que os adultos fazem quando cuidam deles. Além dos rostos humanos, os recém-nascidos demonstram preferência por alguns objetos, principalmente os que têm contrastes (p. ex., listas brancas e pretas). Os olhos dos recém-nascidos vagueiam e às vezes se cruzam. Com 1 mês de vida, o lactente consegue reconhecer visualmente as pessoas que ele conhece mais. O lactente analisa detalhadamente os objetos dentro do seu campo de visão. A capacidade de fundir duas imagens oculares em um único quadro no cérebro (**binocularidade**) começa a desenvolver-se com 6 semanas de vida e está bem estabelecida aos 4 meses. A visão de todas as cores desenvolve-se com a idade de 7 meses, assim como a visão a distância e a capacidade de acompanhar objetos.

Audição

A audição do recém-nascido está totalmente desenvolvida ao nascer e é tão precisa quanto a do adulto. Os recém-nascidos preferem os sons das vozes humanas aos demais estímulos sonoros. Com 1 mês de vida, o bebê consegue reconhecer os sons emitidos pelas pessoas que ele conhece bem.

Olfato e paladar

O sentido do olfato desenvolve-se rapidamente: o bebê de 7 dias de vida consegue diferenciar entre o cheiro do leite da mãe e o de outra mulher, e vira-se preferencialmente na direção do odor da mãe. Os recém-nascidos preferem o paladar doce aos demais. Isso persiste por vários meses e, por fim, o bebê aceita outros sabores diferentes do doce.

Sensibilidade tátil

A sensibilidade tátil talvez seja o sentido mais importante para a comunicação do recém-nascido. Mesmo os lactentes prematuros respondem a estímulos táteis suaves. O lactente prefere as sensações suaves às grosseiras. O bebê não gosta de ser manuseado e pode chorar. Segurar, acariciar, balançar e aconchegar são estímulos que acalmam os bebês quando eles estão irritados e ampliam seu estado de alerta quando estão sonolentos. Os lactentes

Tabela 3.4 Desenvolvimento das habilidades motoras grosseiras no primeiro ano de vida

Idade	Habilidades motoras grosseiras
1 mês	Levanta e vira a cabeça para o lado na posição de pronação A cabeça pende para trás quando o bebê é puxado para a posição sentada O dorso fica encurvado na posição sentada
2 meses	Levanta a cabeça e o tórax, sustenta a posição Melhor controle da cabeça
3 meses	Levanta a cabeça a 45° na posição de pronação A cabeça pende ligeiramente para trás quando o bebê é puxado para a posição sentada
4 meses	Levanta a cabeça e olha à sua volta Vira da posição de pronação para a de supinação A cabeça conduz o corpo quando o bebê é puxado para a posição sentada
5 meses	Vira da posição de supinação para a de pronação e volta à posição inicial Senta com o dorso ereto quando está apoiado
6 meses	Senta com três apoios
7 meses	Senta sozinho com algum apoio das mãos
8 meses	Senta sem apoio
9 meses	Engatinha com o abdome afastado do chão
10 meses	Faz força para ficar de pé Anda sem rumo
12 meses	Depois de ficar de pé, consegue sentar-se Anda independentemente

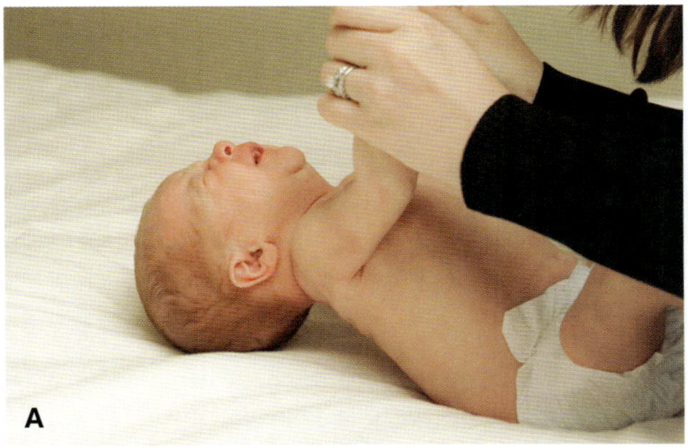
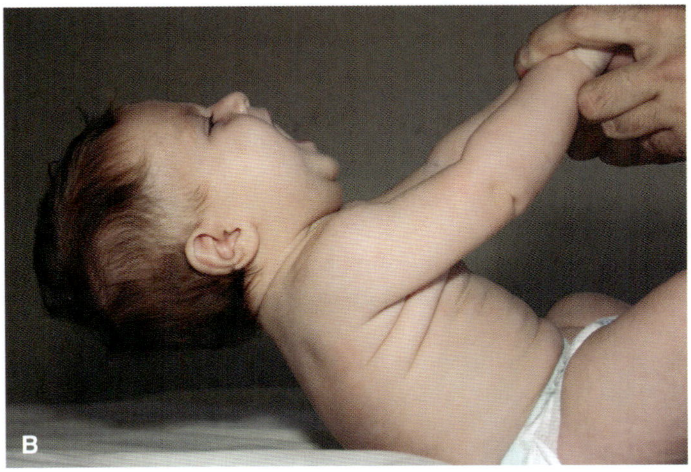
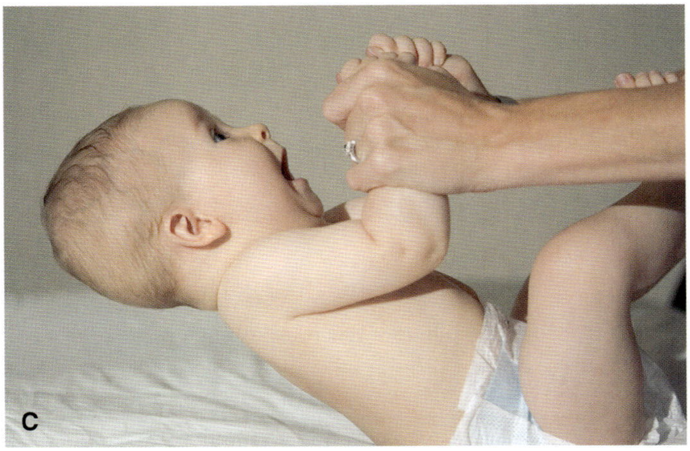

● Figura 3.5 Quando o bebê é puxado para a posição sentada: (**A**) a cabeça pende significativamente para trás (recém-nascido; 2 ou 3 semanas de vida); (**B**) o controle da cabeça aumenta (2 meses de vida); e (**C**) a cabeça não pende para trás (4 meses).

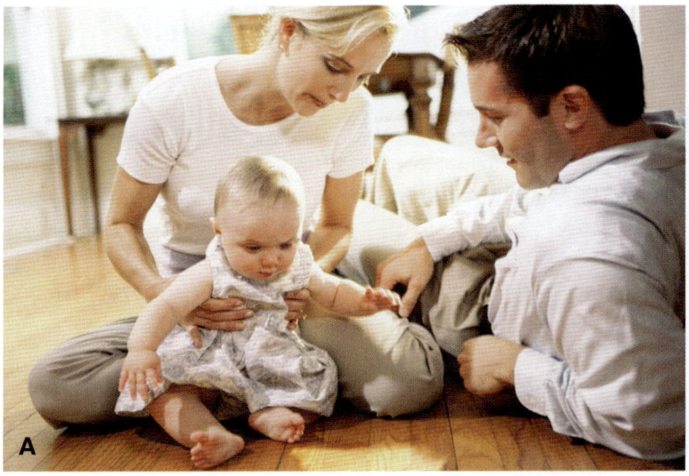

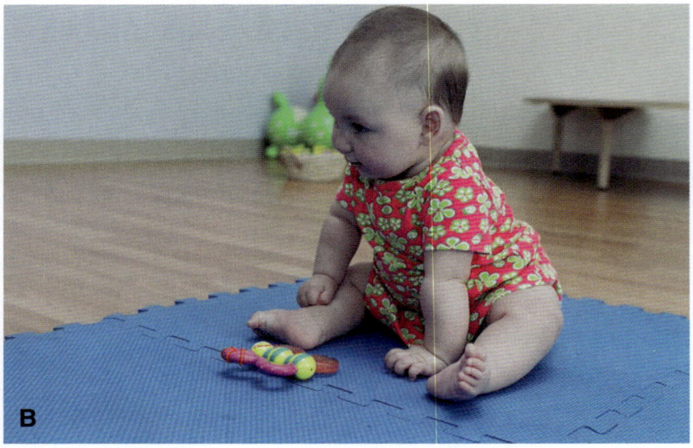

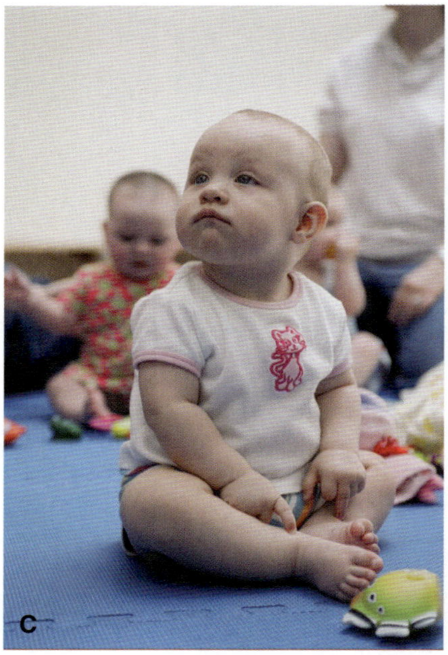

● Figura 3.6 Desenvolvimento da capacidade de sentar. (**A**) Com 4 meses, o lactente precisa de apoio significativo. (**B**) O bebê de 6 meses senta-se com três apoios. (**C**) O bebê de 8 meses senta-se sozinho.

aprendem a entender o humor das pessoas que cuidam deles por meio do toque delas.

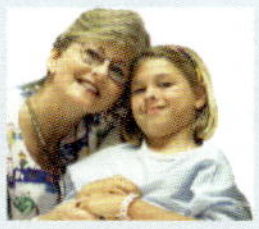

Os sinais de alerta que podem indicar problemas com o desenvolvimento sensorial são os seguintes: o lactente não responde a ruídos fortes; a criança não foca o olhar em um objeto próximo; aos 4 meses, o bebê não começa a emitir sons ou a balbuciar; com 4 meses de vida, o lactente não se vira para localizar um som; aos 6 meses, os olhos do bebê ficam cruzados a maior parte do tempo.

● Desenvolvimento da comunicação e da linguagem

Durante alguns meses, chorar é o único modo de comunicação de que o recém-nascido e o lactente dispõem. O principal motivo do choro é não ter suas necessidades atendidas. Os bebês de 1 a 3 meses arrulham, fazem outras vocalizações e demonstram choros diferentes. Com 4 a 5 meses, o lactente emite sons de vogais simples, ri alto, emite sons produzidos pela vibração da língua nos lábios e vocaliza em resposta a vozes. O bebê também responde ao ouvir seu nome e começa a dizer "não". Entre as idades de 4 e 7 meses, o lactente começa a diferenciar as emoções com base no tom da voz. Com 6 meses, o bebê começa a gritar em tom agudo e berrar, e isto pode ser usado para expressar alegria ou descontentamento. Com 7 a 10 meses de vida, os bebês começam a balbuciar e a vocalizar palavras com sílabas repetidas (p. ex., mamama, papapa) sem significado. Com essa idade, o lactente também é capaz de responder a comandos simples. Com 9 a 12 meses, o bebê começa a atribuir significado às palavras "mama" e "papa" e a imitar outros sons vocais. A criança mediana de 12 meses utiliza duas ou três palavras reconhecíveis com significado, reconhece os objetos pelo nome e começa a imitar os sons dos animais. Com essa idade, o lactente presta cada vez mais atenção à fala e tenta imitar as palavras; ele também pode

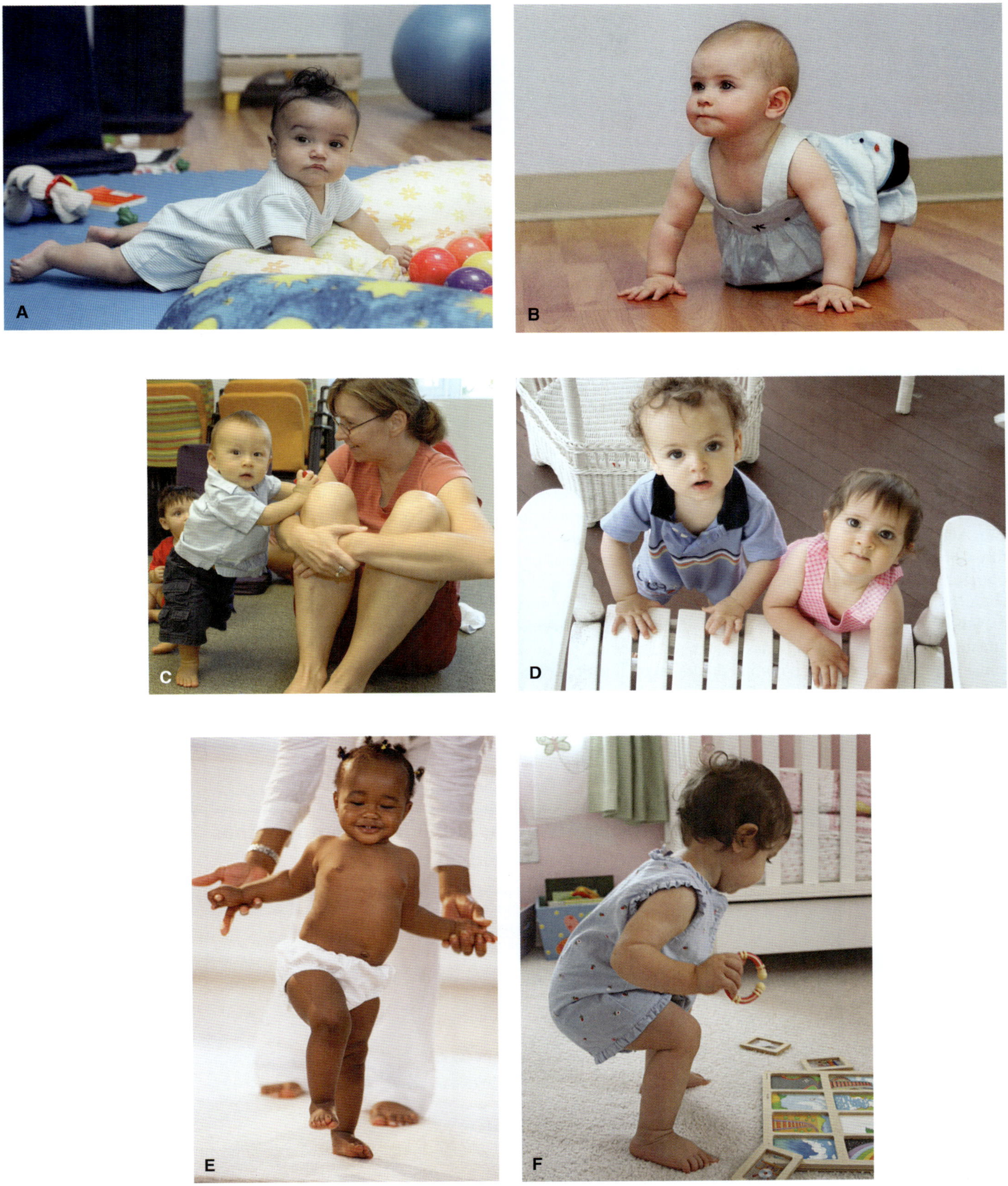

● Figura 3.7 Desenvolvimento da locomoção. (**A**) Com 4 meses, o lactente levanta a cabeça e o corpo na posição de pronação. (**B**) Com 8 meses, o bebê engatinha com o abdome arrastando no chão. (**C**) O lactente agarra-se nas outras pessoas para ficar de pé com 10 meses. (**D**) O bebê anda de um móvel para outro ou (**E**) dá alguns passos com a ajuda de outra pessoa com 10 a 11 meses de vida. (**F**) O lactente fica de pé sozinho a partir da posição de cócoras e anda com cerca de 12 meses de vida (3 meses antes ou depois).

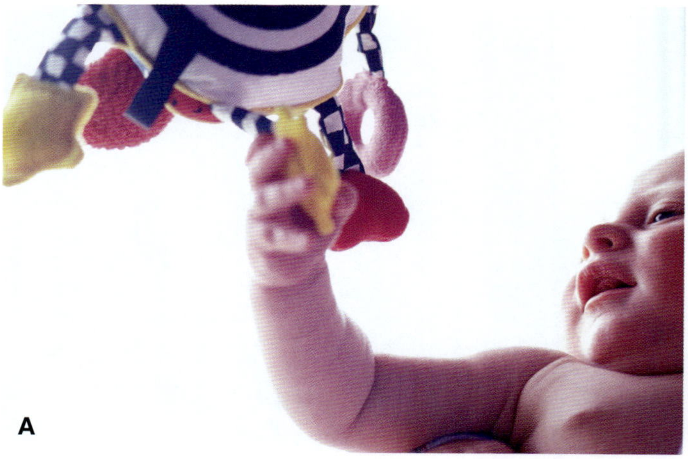

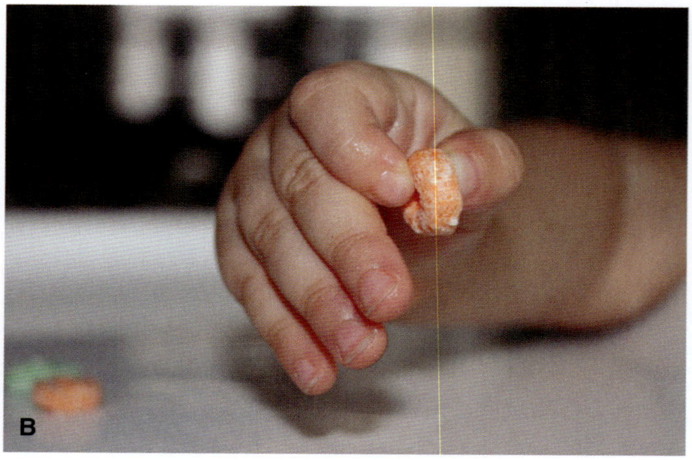

● Figura 3.8 Desenvolvimento da preensão digital. Observe a abordagem grosseira (com toda a mão) para preensão de um objeto (**A**), em comparação com a preensão fina (com o polegar e o indicador) (**B**).

dizer "uh-oh". Os bebês de 12 meses também balbuciam com entonação (esse balbucio tem o ritmo e o compasso da linguagem falada, mas poucas "palavras" fazem sentido).

É muito importante que os pais ou o cuidador conversem com o bebê para que ele possa aprender as habilidades de comunicação. Algumas vezes, há regressão transitória no desenvolvimento da linguagem quando o lactente concentra suas energias em outras habilidades, como engatinhar ou andar. Contanto que a audição do bebê seja normal, a aquisição da linguagem continua a avançar. Os bebês das famílias que falam dois idiomas podem "misturar idiomas" (usar algumas palavras de cada um). Isso é considerado uma progressão normal do desenvolvimento da linguagem dessas crianças, mas fica mais difícil para o profissional de saúde detectar retardos do desenvolvimento das habilidades de comunicação (Fierro-Cobas, 2001).

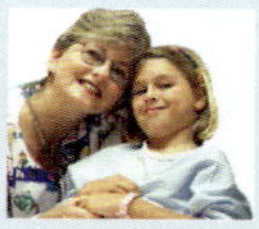

Os sinais de alerta que podem indicar problemas de desenvolvimento da linguagem são os seguintes: o bebê não emite sons com 4 meses de vida; com 6 meses o lactente não ri nem grita estridentemente; com 8 meses a criança não balbucia; com 12 meses de vida, o bebê não utiliza palavras simples com significado (mama, papa).

● Desenvolvimento emocional e social

O recém-nascido passa muito tempo dormindo, mas com 2 meses de vida ele está pronto para iniciar o processo de socialização. O lactente exibe o primeiro sorriso intencional com a idade de 2 meses. Enquanto está acordado, passa grande parte do tempo

Tabela 3.5 Desenvolvimento das habilidades motoras finas no primeiro ano de vida

Idade	Habilidades motoras finas
1 mês	As mãos ficam cerradas a maior parte do tempo Movimentos involuntários das mãos
3 meses	Sustenta a mão à frente do rosto, abre as mãos
4 meses	Bate com as mãos nos objetos
5 meses	Segura um chocalho
6 meses	Solta um objeto da mão para pegar outro
7 meses	Transfere um objeto de uma mão para outra
8 meses	Preensão digital grosseira
9 meses	Bate um objeto no outro
10 meses	Preensão digital delicada Coloca e tira os objetos de uma caixa
11 meses	Oferece os objetos às outras pessoas e os solta
12 meses	Alimenta-se com copo e colher Faz rabiscos simples no papel Explora com o dedo indicador

a examinar e observar o que acontece à sua volta. Com 3 meses, o bebê inicia a interação com seu cuidador por meio de sorrisos largos e possivelmente balbucios. Isso estimula o cuidador a sorrir como resposta e a conversar com o bebê. O lactente responde com mais sorrisos, arrulhos e balbucios, além de movimentar os braços e as pernas. Com 3 a 4 meses de vida, a criança também imita os movimentos faciais dos pais, como arregalar os olhos e colocar a língua para fora. Inicialmente, o bebê pode hesitar, mas quando a pessoa responde prazerosamente, ele começa e dá continuidade à interação. O lactente pode chorar quando a interação agradável termina. Com 6 a 8 meses, o bebê pode apreciar brincadeiras socialmente interativas, como esconde-esconde.

Ansiedade com estranhos

Com cerca de 8 meses de vida, o lactente pode desenvolver **ansiedade com estranhos**. O bebê, que antes era alegre e muito amigável, pode tornar-se arredio e choraminguento quando se aproximam estranhos ou pessoas desconhecidas. A ansiedade com estranhos é um indício de que o bebê reconhece a si próprio como um ser separado das outras pessoas. À medida que o bebê torna-se mais consciente das pessoas e dos lugares novos, ele pode perceber a interação com estranhos como ameaçadora e começar a chorar, mesmo que os pais estejam por perto. Os familiares que a criança não vê com frequência, assim como as outras pessoas com quem ela não passa muito tempo, devem abordar o bebê lenta e calmamente, com os pais no campo de visão. Algumas vezes, isso evita um episódio de choro repentino.

Ansiedade de separação

A ansiedade de separação também pode começar nos últimos meses do período de lactância. O bebê fica muito angustiado quando os pais se afastam. Por fim, a criança se acalma e fica entretida com quem cuida dela nesse momento. Apenas quando cresce é que a criança adquire cognição e memória suficientes para compreender que os pais vão voltar.

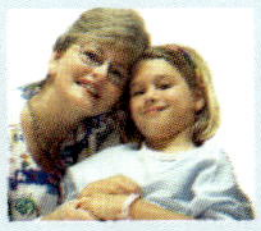

Os sinais de alerta que podem indicar problemas de desenvolvimento social/emocional são os seguintes: com 3 meses de vida, a criança não sorri para as pessoas; o bebê recusa ser aconchegado; o lactente não parece gostar das pessoas; com 8 meses de idade, a criança não se interessa pela brincadeira de esconde-esconde.

Temperamento

Temperamento é a natureza de um indivíduo; também pode ser definido como a maneira como alguém se comporta (Turecki, 2003). O temperamento pode ser pouco ou moderadamente ativo, estável e previsível, ou muito ativo, intenso e menos adaptável. Esses dois temperamentos são considerados normais ao longo de um *continuum*. O temperamento inato do lactente afeta o modo como ele responde ao ambiente. À medida que os pais percebem o nível de atividade habitual do bebê, com que intensidade ele reage às outras pessoas e ao ambiente e quanto ele fica estimulado com as interações, eles começam a entender o temperamento do filho. Os pais devem observar qual é o grau de adaptação e flexibilidade do bebê, assim como sua previsibilidade e sua persistência.

Quando os pais estão familiarizados com a maneira como o bebê vive habitualmente, têm mais chances de perceber quando a criança não está agindo do modo habitual. As enfermeiras podem ajudar os pais a interpretarem as observações do temperamento do bebê e recomendar meios de reforçar seu comportamento específico. Alguns lactentes demoram mais que os outros para se colocarem à vontade; esses bebês devem ser abordados calma e lentamente. Outros bebês são muito mais ativos que as crianças mais tranquilas e passivas; esses bebês geralmente necessitam de brincadeiras mais diretas com os pais ou o cuidador e são do tipo que está em constante movimento. Alguns lactentes são barulhentos, outros não. O bebê tranquilo pode sentir-se oprimido com o excesso de estimulação, enquanto as crianças muito ativas podem necessitar de estímulos adicionais para ficarem satisfeitas. A familiarização com o temperamento do lactente também ajuda os pais a descreverem a melhor maneira de o bebê ser abordado por outras pessoas (p. ex., cuidadores da criança ou profissionais de saúde).

Influências culturais no crescimento e no desenvolvimento

Algumas diferenças culturais influenciam o crescimento e o desenvolvimento. Por exemplo, alguns grupos étnicos tendem a ter estatura mais baixa que os outros, em consequência de sua constituição genética. Essas crianças não se tornam tão altas quanto as de outra etnia. Em algumas culturas, as práticas de alimentação podem predispor algumas crianças a sobrepeso. Algumas culturas e certas religiões defendem o vegetarianismo; essas crianças necessitam de avaliação nutricional para se assegurar que estejam ingerindo proteínas em quantidades suficientes para o crescimento normal.

Os estilos de criação e os comportamentos de promoção da saúde também podem ser influenciados significativamente pela cultura. Na maioria das culturas, os pais e a família estendida exercem as influências mais significativas na vida do bebê. Algumas culturas valorizam a independência e podem estimular seus filhos a desenvolver-se rapidamente, enquanto outras "mimam" seus bebês por mais tempo. Na maioria das culturas, a mãe assume a responsabilidade principal por cuidar das crianças, mas há culturas em que as principais decisões relacionadas com a saúde podem ser atribuídas ao pai ou aos avós.

Em geral, as crenças relativas à saúde são fortemente influenciadas pela formação religiosa ou espiritual de um indivíduo. Em alguns casos, isso gera um conflito no contexto do cuidado de saúde quando os profissionais de saúde têm sistema de valor diferente daquele adotado pela família da criança.

Em algumas culturas, os lactentes e as crianças dormem na mesma cama que os pais. Quando o lactente ou a criança são hospitalizados e estão acostumados a dormir com os pais, pode ser difícil e angustiante para eles tentar dormir sozinhos.

A enfermeira deve analisar as práticas culturais da família relacionadas com o crescimento e o desenvolvimento. Em geral, essas práticas não são nocivas e podem ser apoiadas pela equipe de saúde, mas a segurança sempre deve ser levada em consideração. A enfermeira não deve fazer pressuposições quanto às práticas culturais da família com base na cor da pele, no sotaque ou no nome da família; em vez disso, a enfermeira deve realizar uma avaliação completa.

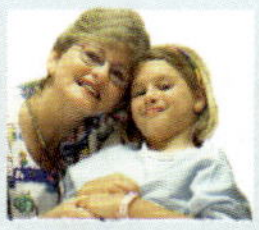

Hoje em dia, muitas comunidades incluem pessoas de várias culturas, de modo que é importante que o respeito às diferentes culturas e às diferenças individuais). Muitas enfermeiras pesquisadoras estudam os aspectos culturais da assistência à saúde e o impacto que a diversidade cultural tem na saúde.

Voltemos ao caso de Allison Johnson, que foi apresentado no início deste capítulo. Quais são os marcos do desenvolvimento que você esperaria que Allison já tivesse alcançado com essa idade? Quais seriam as diferenças se Allison tivesse nascido 6 semanas antes da data prevista?

Papel da enfermeira no crescimento e no desenvolvimento do recém-nascido e do lactente

OBSERVE & APRENDA

O crescimento e o desenvolvimento afetam todos os aspectos da vida da criança. À medida que os lactentes progridem pelos diversos estágios do desenvolvimento, o processo ocorre de modo previsível. O crescimento e o desenvolvimento são sequenciais e ordenados, embora algumas crianças se desenvolvam mais rapidamente do que as outras. É importante que a enfermeira entenda o que é crescimento e desenvolvimento. Em geral, as consultas rotineiras de saúde dos bebês ao longo da lactância enfatizam principalmente as **instruções antecipadas** (instruir os pais e os cuidadores quanto ao que devem esperar na fase seguinte do desenvolvimento). O objetivo das instruções antecipadas é oferecer aos pais os recursos necessários para promover o desenvolvimento seguro dos filhos.

As enfermeiras que trabalham nos hospitais também devem utilizar seus conhecimentos sobre crescimento e desenvolvimento quando cuidam de lactentes doentes. Em geral, a hospitalização exige que o bebê fique confinado ao berço ou a um quarto de hospital. As enfermeiras devem promover o crescimento e o desenvolvimento dentro das limitações impostas pela doença da criança.

• Visão geral do processo de enfermagem

Depois de avaliar o estágio atual de crescimento e desenvolvimento do lactente, a enfermeira pode identificar os problemas relacionados com estas áreas. Em seguida, a enfermeira pode definir um ou mais diagnósticos de enfermagem, inclusive:

- Amamentação ineficaz
- Risco de crescimento desproporcional
- Nutrição desequilibrada, menos que as necessidades corporais
- Risco de vínculo pais/filhos prejudicado
- Atrasos do crescimento e do desenvolvimento
- Risco de tensão do papel de cuidador

O planejamento dos cuidados de enfermagem para o lactente que apresenta problemas de crescimento e desenvolvimento deve ser individualizado com base nas necessidades da criança e da família. Revisão do Plano de Cuidados de Enfermagem (ver Capítulo 1) pode ser utilizada como guia para planejar os cuidados de enfermagem para lactentes com problemas de crescimento e desenvolvimento. A enfermeira seleciona os diagnósticos de enfermagem pertinentes e os individualiza conforme a necessidade. O plano de cuidados de enfermagem deve servir como guia, não como um plano de cuidados aplicável a todos os lactentes com problemas de crescimento e desenvolvimento.

• Crescimento e desenvolvimento saudáveis

A chegada de mais uma pessoa à família causa excitação e ansiedade. Os recém-nascidos são totalmente dependentes dos pais ou dos cuidadores para ter todas as suas necessidades atendidas. Os pais de primeira viagem assumem uma grande responsabilidade. Alguns pais leem os livros mais recentes sobre como cuidar de recém-nascidos, enquanto outros se baseiam nas informações recebidas da família e dos amigos. Os recém-nascidos e suas mães passam pouquíssimo tempo no hospital depois do nascimento, de modo que é importante que os pais possam cuidar do bebê e saibam quando devem recorrer aos profissionais de saúde se tiverem problemas.

A American Academy of Pediatrics (AAP) recomenda a avaliação periódica do crescimento e do desenvolvimento de todos os lactentes e crianças. A prevenção de doenças hereditárias ou congênitas também é uma prioridade para os lactentes e as crianças. A AAP e o Advisory Committee on Immunization Practices (ACIP) publicaram recomendações quanto aos esquemas de vacinação. As vacinas são componentes muito importantes das consultas de puericultura. As enfermeiras que cuidam de recém-nascidos e lactentes devem estar familiarizadas com as triagens periódicas (*check-ups*) recomendadas para essa faixa etária e também com os esquemas atuais de imunização (ver informações adicionais sobre imunizações no Capítulo 8).

Crescimento e desenvolvimento por meio de atividades lúdicas

Os especialistas em desenvolvimento e comportamento infantis dizem repetidamente que brincar é o trabalho das crianças. Os lactentes praticam suas habilidades motoras grosseiras e finas e a linguagem por meio de brincadeiras. Brincar é a forma natural de aprender dos lactentes e das crianças. As brincadeiras são essenciais para o desenvolvimento do lactente, porque lhe oferecem a oportunidade de explorar seu ambiente, praticar habilidades novas e resolver problemas. O recém-nascido prefere interagir com os pais, mais do que com os brinquedos. Os pais podem conversar e cantar para seus bebês recém-nascidos enquanto participam das atividades diárias de que eles necessitam, inclusive

(O texto continua na p. 66.)

Plano de cuidados de enfermagem 3.1

Problemas de crescimento e desenvolvimento do recém-nascido e do lactente

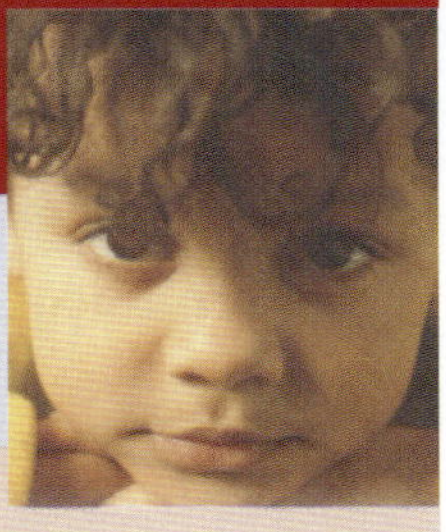

Diagnóstico de enfermagem: amamentação ineficaz relacionada com a falta de exposição, conceitos errôneos ou falta de conhecimentos, evidenciada pelo fato de ser o primeiro filho, pela verbalização da mãe ou pelas observações da enfermeira.

Definição dos resultados esperados e reavaliação

A dupla mãe/bebê vivenciará a amamentação bem-sucedida: *o lactente pegará o mamilo, sugará e deglutirá o leite do peito; a mãe não sentirá dor nos mamilos.*

Intervenções: promoção da amamentação eficaz

- Instrua a mãe sobre como reconhecer e responder aos indícios de que o bebê está com fome *para promover a amamentação por demanda, que estimulará a produção adequada de leite.*
- Instrua a mãe quanto à dieta e à ingestão adequada de líquidos *para assegurar a capacidade de produzir quantidades suficientes de leite.*
- Demonstre as posições para amamentar o bebê (*o posicionamento adequado aumenta as chances de que o bebê "pegue o peito"*).
- Avalie a técnica de pegada, os movimentos de sucção e os sons audíveis da deglutição do bebê (*o bebê bem amamentado pega a maior parte da aréola com a boca, suga em jatos e produz sons audíveis com a deglutição*).
- Avalie os padrões de micção/evacuação do bebê: *um padrão normal nos lactentes amamentados é de no mínimo 6 micções e uma ou mais evacuações por dia, ou uma evacuação intercalada por alguns dias.*
- Determine o ganho ponderal do bebê: *depois da segunda semana de vida, um ganho de 15 a 30 g por dia indica que a nutrição do bebê é adequada.*
- Examine os mamilos da mãe para verificar se estão avermelhados ou feridos; *quando o bebê pega adequadamente os mamilos, eles não ficam feridos.*

Diagnóstico de enfermagem: risco de padrão de crescimento alterado (fatores de risco: falta de conhecimentos por parte do cuidador, primeiro filho, bebê prematuro ou comportamentos alimentares inadaptativos).

Definição dos resultados esperados e reavaliação

O lactente tem crescimento adequado e demonstra comportamentos alimentares apropriados: *aumentos contínuos do peso, do comprimento e da circunferência craniana; o bebê alimenta-se normalmente para a idade.*

Intervenções: promoção do crescimento adequado

- Observe a interação mãe/bebê durante a amamentação, ou enquanto a mãe dá a mamadeira ao bebê, *para determinar a necessidade de mais instruções ou detectar se o lactente tem dificuldade de alimentar-se.*
- Instrua a mãe quanto às técnicas adequadas de amamentação ou alimentação à mamadeira, *de modo que ela saiba o que deve esperar do padrão alimentar normal.*
- Quando o bebê atinge a idade adequada, instrua os pais quanto ao acréscimo de alimentos sólidos e à alimentação com copo e colher: *depois dos 6 meses de vida, o leite materno ou a fórmula precisa ser suplementada com alimentos variados.*
- Determine se há necessidade de ingestão calórica adicional (*os lactentes prematuros e os bebês com doenças crônicas ou distúrbios metabólicos geralmente necessitam de ajustes da ingestão calórica para ter crescimento ou recuperação adequados*).
- Pese o bebê diariamente (se ele estiver hospitalizado; toda semana, se for atendido ambulatorialmente) e meça o comprimento e a circunferência craniana semanalmente *para determinar se o padrão alimentar é suficiente para promover o crescimento adequado.*

(continua)

Problemas de crescimento e desenvolvimento do recém-nascido e do lactente *(continuação)*

Diagnóstico de enfermagem: nutrição alterada, menos que as necessidades corporais, relacionada com possível padrão alimentar ineficaz ou ingestão calórica insuficiente, conforme se evidencia pela incapacidade de ganhar peso ou por aumentos inadequados do peso, do comprimento e da circunferência craniana ao longo do tempo.

Definição dos resultados esperados e reavaliação

O lactente recebe os nutrientes adequados por um padrão alimentar eficaz: *o lactente demonstra ganho ponderal adequado (15 a 30 g por dia) e aumentos contínuos do comprimento e da circunferência craniana.*

Intervenções: promoção da ingestão nutricional adequada

- Avalie o padrão alimentar atual e a ingestão diária *para determinar as áreas preocupantes.*
- Aumente a frequência da amamentação ou o volume das mamadeiras, *se for necessário, para suprir as necessidades calóricas.*
- Introduza os alimentos sólidos de acordo com a idade do bebê: *a introdução dos alimentos sólidos no tempo certo aumenta as chances de que a criança aprenda a ingerir esse tipo de alimento.*
- Reduza ou suspenda por completo a ingestão de sucos (*os sucos têm pouco valor nutritivo e substituem os nutrientes fornecidos pelo leite materno ou pela fórmula*).
- Use um fortificante para o leite materno (se for prescrito) *para aumentar o teor calórico do leite materno.*
- Aumente o teor calórico da fórmula (se for prescrito) com o aumento da sua concentração ou o acréscimo de aditivos (gorduras ou carboidratos) *para aumentar o aporte de calorias necessárias à promoção do crescimento adequado.*
- Se o bebê já estiver ingerindo alimentos sólidos, escolha itens ricos em calorias *para melhorar o aporte calórico.*

Diagnóstico de enfermagem: risco de vínculo pais/filhos alterado (fatores de risco: lactente prematuro, falta de conhecimento dos pais quanto às atividades e aos cuidados com o recém-nascido normal, bebê com temperamento difícil ou problemas médicos).

Definição dos resultados esperados e reavaliação

Os pais e o bebê demonstram interação adequada por *contato visual, resposta adequada dos pais às demandas do bebê, descrição verbal dos cuidados com o bebê por parte dos pais, resposta do lactente aos comportamentos de cuidado por parte dos pais.*

Intervenções: vínculo pais/bebê adequado

- Avalie a resposta dos pais às demandas do bebê *para determinar o grau de interação e o nível de conhecimento dos pais quanto à maneira de cuidar do bebê.*
- Avalie a resposta do lactente aos comportamentos de cuidado por parte dos pais *para determinar o grau de interação.*
- Determine o temperamento do bebê *para orientar eficazmente os pais quanto às respostas apropriadas a esse tipo de temperamento.*
- Estimule a posição face a face ao segurar ou amamentar o bebê recém-nascido *para promover a resposta de dar e receber entre o lactente e os pais.*
- Estimule os pais a atender imediatamente às demandas do bebê com afeto *para promover o sentimento de confiança do lactente.*
- Reforce as tentativas dos pais de melhorar a interação com o bebê (*o reforço positivo estimula naturalmente os comportamentos apropriados*).

Problemas de crescimento e desenvolvimento do recém-nascido e do lactente (*continuação*)

Diagnóstico de enfermagem: atrasos no crescimento e desenvolvimento, relacionados com distúrbios motores, psicossociais, cognitivos ou da fala, conforme se evidencia pelo atraso em alcançar os marcos esperados.

Definição dos resultados esperados e reavaliação

O desenvolvimento é promovido ao máximo: *o lactente continua a progredir no sentido de alcançar os marcos esperados do desenvolvimento.*

Intervenções: desenvolvimento

- Reavalie o desenvolvimento do bebê *para determinar seu nível funcional atual.*
- Ofereça brincadeiras, atividades e brinquedos apropriados à idade *para promover o desenvolvimento adicional.*
- Realize as intervenções prescritas pelo especialista em desenvolvimento, pelo fisioterapeuta, pelo terapeuta ocupacional ou pelo fonoaudiólogo (*a exposição repetida às atividades ou aos exercícios é necessária para promover progressos no desenvolvimento*).
- Ofereça apoio aos pais dos bebês que têm distúrbios do desenvolvimento, *porque o progresso do desenvolvimento pode ser lento e as famílias podem ter dificuldade de manter a motivação e a esperança.*

Diagnóstico de enfermagem: risco de tensão do papel de cuidador (fatores de risco: primeiro filho, falta de conhecimentos sobre como cuidar de um recém-nascido, falta de experiência pregressa, fadiga se o bebê for prematuro, estiver doente ou apresentar retardo do desenvolvimento).

Definição dos resultados esperados e reavaliação

Os pais sentem que são competentes no desempenho dos seus papéis: *os pais demonstram comportamentos de cuidado adequados e expressam verbalmente que se sentem à vontade no desempenho da sua nova função.*

Intervenções: prevenção da tensão no papel de cuidador

- Avalie o conhecimento dos pais acerca dos cuidados com o recém-nascido e os problemas que surgem como parte do desenvolvimento normal *para determinar as necessidades dos pais.*
- Forneça instruções quanto aos cuidados com o recém-nascido/lactente normal, *de modo que os pais tenham os conhecimentos de que necessitam para cuidar adequadamente do seu bebê.*
- Forneça instruções antecipadas quanto ao desenvolvimento do lactente normal para *preparar os pais para o que devem esperar em seguida e como realizar as intervenções apropriadas.*
- Aconselhe os pais a descansarem (*os pais podem recuperar-se quando ficam algumas horas afastados das demandas de cuidado do bebê*).

Diagnóstico de enfermagem: risco de acidente (fatores de risco: estágio do desenvolvimento, curiosidade do bebê, habilidades motoras em desenvolvimento rápido).

Definição dos resultados e reavaliação

A segurança do bebê é preservada: *o lactente não sofre acidentes.*

Intervenções: prevenção de acidentes

- Estimule a utilização de um assento de segurança para automóveis *para reduzir o risco de lesão provocada por acidentes automobilísticos.*
- Lar seguro para crianças: *à medida que o lactente aumenta sua mobilidade, ele quer explorar tudo e isto aumenta o risco de ele sofrer acidentes.*
- Os pais devem ter à mão o número do telefone do centro de controle de envenenamentos: *caso ocorra uma ingestão acidental, o centro de controle pode dar aos pais as melhores instruções quanto às intervenções apropriadas.*
- Nunca deixe um bebê sozinho no tanque, na banheira ou na piscina, *para evitar afogamento.*
- Ensine aos pais as medidas de primeiros socorros e de reanimação cardiorrespiratória (RCR) de lactentes *para atenuar as consequências de um acidente, quando ocorrer.*
- Os pais devem vigiar o bebê o tempo todo (*nenhuma medida preventiva substitui o olhar atento dos pais cuidadosos*).

alimentação, banho e troca das fraldas. Os recém-nascidos e os lactentes pequenos adoram olhar para o rosto das pessoas e frequentemente parecem imitar as expressões que eles veem.

À medida que os lactentes crescem, os brinquedos podem ser escolhidos de acordo com as habilidades motoras ou de linguagem que as crianças estão desenvolvendo. Os pais podem estimular o desenvolvimento motor dos lactentes oferecendo-lhes brinquedos apropriados à idade. Por exemplo, um chocalho que o lactente pequeno possa segurar estimula as atividades de alcançar e pegar. O lactente maior desenvolve suas habilidades motoras delicadas empilhando cubos ou colocando brinquedos menores dentro dos maiores. As habilidades motoras grosseiras são reforçadas e praticadas repetidamente quando o lactente quer alcançar alguma coisa que lhe interessa.

Quando brinca com seus brinquedos, o lactente geralmente se entretém sozinho; ele não compartilha seus brinquedos com outras crianças, nem brinca diretamente com outros bebês. Existem vários tipos de brinquedos para lactentes, mas geralmente eles apreciam os mais simples, como recipientes plásticos de vários formatos e tamanhos, bolas macias e colheres de madeira ou plástico.

Os livros também são brinquedos muito importantes para os lactentes. Ler para os lactentes de todas as idades é uma atividade adequada e os bebês maiores desenvolvem suas habilidades motoras delicadas quando aprendem a virar as páginas de um livro.

A Tabela 3.6 descreve alguns brinquedos apropriados para cada idade.

Aprendizagem inicial

Alguns estudos mostraram que ler em voz alta e compartilhar livros nos primeiros meses de vida são atividades fundamentais para o desenvolvimento das redes neurais importantes às tarefas subsequentes de ler e reconhecer palavras. A leitura de livros estimula a compreensão auditiva. Os lactentes demonstram excitação com os livros de figuras quando esperneiam e balançam os braços e balbuciam quando olham para os livros. Com 6 a 12 meses, o lactente pega e coloca o livro na boca. Com o tempo, a leitura estimula a aquisição do domínio da linguagem. Ler livros de figuras e histórias simples para os lactentes é uma maneira de introduzir um hábito salutar que deve ser mantido durante toda a infância.

Segurança

Os acidentes são as causas mais comuns de morte entre lactentes de 6 a 12 meses. À medida que a mobilidade dos lactentes aumenta, eles correm riscos de cair de escadas e poltronas, da mesa e de outros locais. A curiosidade leva o lactente a explorar

Tabela 3.6 Brinquedos apropriados a recém-nascidos e lactentes

Idade	Brinquedos apropriados
Nascimento até 1 mês	• Móbiles com cores ou padrões contrastantes • Espelho inquebrável • Música suave de caixinha de música ou gravador • Brinquedos macios com cores brilhantes
1 a 4 meses	• Móbiles brilhantes • Espelho inquebrável • Chocalhos • Músicas variadas cantadas pelos pais ou pelo cuidador • Livros e imagens com padrões contrastantes
4 a 7 meses	• Livros de pano ou papelão • Músicas de diferentes tipos • Brinquedos fáceis de segurar, que fazem coisas ou ruídos (chocalhos de brinquedo) • Brinquedos próprios para o banho • Bonecas ou animais macios
8 a 12 meses	• Copos, garrafas e baldes de plástico • Espelho inquebrável • Blocos de construção grandes • Brinquedos de empilhar • Caixa de surpresa (com botões ou puxadores que fazem coisas acontecerem) • Bolas • Bonecos • Livros de papelão com gravuras grandes • Telefone de brinquedo • Brinquedos de puxar-empurrar (para lactentes maiores)

objetos potencialmente perigosos como tomadas elétricas, forno quente ou exaustores de forno, baldes de limpeza ou vasos sanitários. Como os lactentes exploram muito com a boca, objetos pequenos ou alimentos sólidos podem causar engasgos. O lactente sempre pega qualquer objeto acessível e coloca-o na boca. Com o aumento da destreza, a intoxicação com medicamentos, produtos de limpeza doméstica ou outras substâncias também se torna um problema.

Segurança no automóvel

Os acidentes automobilísticos são uma das causas de acidentes, principalmente quando o bebê não está adequadamente contido. Os bebês nunca devem ser transportados no carro sem algum tipo de contenção apropriada. Os assentos de automóvel para lactentes devem ser colocados no banco de trás do veículo até que o bebê tenha 12 meses e pese 10 kg. O assento de bebês para automóvel deve ser fixado firmemente no centro do banco traseiro. O lactente nunca deve ser colocado no assento dianteiro de automóveis equipados com *airbag*.

Os lactentes nunca devem ser deixados sozinhos no automóvel. A temperatura aumenta muito rapidamente dentro do veículo fechado, e no verão o bebê pode sufocar com o calor. Mesmo em dias mais frios, o calor gerado dentro do veículo fechado pode atingir temperaturas três a cinco vezes mais altas que a temperatura externa. Sequestro também é uma preocupação quando o bebê fica sozinho dentro do automóvel.

Segurança no lar

O berço do bebê deve ter um colchão firme que se encaixe perfeitamente sobre um suporte seguro. A distância entre as grades do berço deve ser de 6 cm ou menos, para evitar acidentes. Todas as bordas do berço devem ser macias. Devem ser usados lençóis próprios para berço, em vez dos lençóis fabricados para camas grandes. As grades laterais do berço sempre devem ser levantadas quando um dos pais não está perto do berço.

Mesmo antes que o bebê consiga rolar sobre o próprio corpo, ele se contorce e empurra com os pés. O lactente pode facilmente cair durante a troca de fraldas, do sofá ou do berço quando as grades laterais estão baixadas, de modo que o bebê nunca deve ficar sozinho sobre qualquer superfície. Se forem usados assentos, cadeiras de balanço ou balanços para crianças, não esquecer o cinto de segurança.

A AAP não recomenda o uso de andadores para bebês, porque o andador pode virar e o lactente cair fora dele, ou o bebê pode rolar pelas escadas dentro do andador. Os andadores permitem que os bebês tenham acesso a objetos que, de outra maneira, eles não seriam capazes de alcançar até que consigam andar sozinhos, inclusive fornos aquecidos e objetos colocados na borda do parapeito.

À medida que o lactente amplia sua mobilidade e aprende a engatinhar e a andar, surgem novos problemas de segurança. Portões de segurança devem ser usados nas partes superior e inferior das escadas. Também se podem utilizar portões para bloquear o acesso dos lactentes curiosos aos quartos que possam ser fisicamente perigosos para eles, por causa de móveis com bordas agudas ou objetos decorativos. As tomadas elétricas devem ser cobertas com tampas de segurança aprovadas. Armários e gavetas devem ser fechados com trinco de segurança para crianças. Medicamentos, materiais de limpeza doméstica e outras substâncias potencialmente perigosas devem ser guardados em locais absolutamente fora do alcance dos bebês.

O engasgo é um risco, porque os bebês imediatamente colocam objetos pequenos na boca para explorá-los. Para evitar engasgos, recomende aos pais as seguintes medidas:

- Usar apenas brinquedos recomendados para crianças de 0 a 12 meses de idade
- Evitar bichinhos de pelúcia com olhos ou botões que possam ser arrancados pelo lactente insistente
- Manter o piso livre de objetos miúdos (moedas, clipes de papel, alfinetes de roupa caídos acidentalmente)
- Evitar oferecer pipoca, nozes, cenoura picada, uvas e pedaços de salsicha aos bebês.

A sufocação também é um risco para os lactentes. Os berços não devem ter em seu interior travesseiros, almofadas, bichinhos de pelúcia ou outros objetos macios. Mantenha sacos plásticos de qualquer tamanho fora do alcance dos bebês. Evite o risco de estrangulamento mantendo as cordas das cortinas e persianas fora do alcance das crianças.

Embora nenhuma medida de segurança seja tão eficaz quanto a supervisão direta do pai, da mãe ou de um cuidador atencioso, as medidas de segurança descritas anteriormente podem ser fundamentais para o bem-estar dos bebês.

Segurança na água

Os lactentes podem afogar-se em volumes muito pequenos de água. O bebê nunca deve ser deixado sozinho no tanque, na banheira comum ou própria para bebês, na piscina ou no lago, ou em qualquer outro local com água, mesmo que seja muito raso. A porta do banheiro deve ser mantida fechada, com a tampa do vaso sanitário baixada. Logo depois de ser usada, a água deve ser retirada das banheiras, das caçambas ou dos baldes. Se a família tiver piscina em casa, deve-se colocar ao seu redor uma cerca ou uma tela com trava. As portas que dão para o exterior devem ser mantidas fechadas para evitar que os bebês maiores saiam para a área da piscina. A AAP recomenda que os pais sejam cautelosos ao inscreverem seus bebês em um programa de natação ou treinamento aquático. O programa deve ser voltado para o treinamento das habilidades de sobrevivência, não para ensinar a nadar, porque o lactente não tem desenvolvimento suficiente para receber aulas formais de natação. A conclusão de um programa de sobrevivência aquática não reduz o risco de afogamento, e a supervisão cuidadosa ainda é sempre necessária.

> **Você se lembra de Allison Johnson**, o bebê descrito no início do capítulo? Quais são as instruções antecipadas relativas à segurança, que você pode dar aos pais de Allison?

Nutrição

Uma nutrição adequada é essencial para o crescimento e o desenvolvimento. A amamentação e a alimentação com fórmulas para bebês são métodos aceitáveis de nutrição para recém-nascidos e lactentes. O leite materno ou a fórmula suprem todas as necessidades nutricionais diárias do lactente até a idade de 4 a 6 meses, quando podem ser introduzidos os alimentos sólidos.

Fatores culturais

Algumas práticas dietéticas são afetadas pela cultura, tanto os tipos de alimento ingerido quanto o modo de abordar a progressão da alimentação infantil. Alguns grupos étnicos tendem a ter intolerância à lactose (principalmente negros, índios americanos e asiáticos); por este motivo, esses bebês devem receber outra fonte de cálcio. Avalie as práticas culturais da família com relação à alimentação dos bebês, a fim de que você possa apoiar os valores culturais familiares.

Necessidades nutricionais

Os recém-nascidos e os lactentes têm crescimento extraordinário e necessitam de dietas que promovam essas alterações rápidas. A Tabela 3.7 compara as necessidades de líquidos e calorias dos recém-nascidos e dos lactentes.

Amamentação*

A National Association of Pediatric Nurse Practitioners (NAPNAP), a AAP, o American College of Obstetrics and Gynecology, a American Dietetic Association e o U.S. Breastfeeding Committee of the Department of Health and Human Services recomendam o aleitamento materno como método natural e preferido de alimentação dos recém-nascidos e dos lactentes. Em sua declaração sobre o aleitamento materno (2001), a NAPNAP considera o "leite humano superior a todos os outros métodos de alimentação substitutiva". O leite materno fornece nutrição completa ao lactente.

A amamentação ou a alimentação com leite humano ordenhado é recomendada a todos os lactentes, inclusive recém-nascidos doentes ou prematuros (com raras exceções). Entre as exceções estão os lactentes com galactosemia, as mães que usam drogas ilícitas e alguns fármacos vendidos sob prescrição, as mães com tuberculose em atividade e as mães portadoras do vírus da imunodeficiência humana (HIV) que vivem nos países desenvolvidos.

Os dados do *Healthy People 2010* (2000) indicam que, em 1998, 64% das mulheres americanas amamentaram no período pós-natal imediato, 29% dos lactentes estavam sendo amamentados aos 6 meses de vida e apenas 16% ainda mamavam ao peito com a idade de 1 ano. Mesmo a amamentação parcial é útil e oferece alguns benefícios à saúde. As enfermeiras pediatras que atuam nas comunidades e nos hospitais ocupam uma posição excelente para promover e apoiar o aleitamento materno e, desse modo, contribuir para a meta do *Healthy People 2010* de aumentar a porcentagem de mulheres que amamentam seus filhos.

Composição do leite materno

O leite materno contém lactose, lipídios, ácidos graxos poli-insaturados e aminoácidos. A proporção de soro do leite e proteína caseína torna o leite materno de fácil digestão. A alta concentração de gorduras e os aminoácidos em equilíbrio parecem contribuir para a mielinização adequada do sistema nervoso. A concentração de ferro do leite materno é menor que a da fórmula para bebês, mas o ferro tem biodisponibilidade mais ampla e é suficiente para atender às necessidades do lactente nos primeiros 4 a 6 meses de vida.

Além da nutrição completa, a mãe transfere ao bebê proteção imunológica por meio do seu leite e a interação entre a mãe e o lactente é fortalecida. O Boxe 3.1 relaciona os benefícios do aleitamento materno.

Suprimento e demanda de leite materno

A amamentação frequente do recém-nascido de acordo com sua demanda é necessária para assegurar o suprimento adequado de leite. Depois da eliminação da placenta, os níveis de progesterona diminuem drasticamente e isto estimula a neuro-hipófise a produzir prolactina. A **prolactina** estimula a produção de leite pelas células acinares ou alveolares da mama. Quando o lactente suga a mama, estímulos neurais estimulam a produção de mais leite.

O primeiro "leite" produzido pelas mamas é conhecido como **colostro**, e é secretado nos primeiros 2 a 4 dias depois do nascimento. O colostro é um líquido aquoso fino, amarelado e de fácil digestão devido ao seu alto teor de proteína e das baixas concentrações de açúcar e gordura. O colostro assegura a nutrição completa, ou seja, tudo de que o recém-nascido precisa durante os primeiros 2 a 4 dias de vida. Em seguida, o leite de transição substitui o colostro. Em torno do 10º dia depois do nascimento, as mamas começam a produzir leite maduro, que tem coloração ligeiramente azulada e parece fino.

Quando amamenta, a mãe produz leite continuamente. Conhecido como **pré-leite**, esse leite acumula-se nos seios lactíferos, que são pequenos túbulos que funcionam como reservatórios para o leite acumulado por trás dos mamilos. O **reflexo de descida** é responsável pela liberação do leite armazenado nesses reservatórios. Quando o bebê suga a mama, a ocitocina é libera-

Tabela 3.7 Necessidades nutricionais

Necessidades nutricionais	Recém-nascido	Lactente
Líquidos	140 a 160 mℓ/kg/dia	100 mℓ/kg/dia para os primeiros 10 kg 50 mℓ/kg/dia para os 10 kg subsequentes
Calorias	105 a 108 kcal/kg/dia	1 a 6 meses: 108 kcal/kg/dia 6 a 12 meses: 98 kcal/kg/dia

*N.R.T. A Sociedade Brasileira de Pediatria recomenda o aleitamento materno exclusivo até os 6 meses de idade.

Healthy People 2010

Objetivo

Aumentar a porcentagem de mães que amamentam seus filhos

Meta para 2010:

Período pós-parto imediato	75%
Com 6 meses	50%
Com 1 ano	25%

Importância

- Estimular o aleitamento materno junto a todas as mães, a partir da primeira consulta de pré-natal, se for possível
- Oferecer instruções apropriadas ao aleitamento materno
- Estar disponível para responder a perguntas ou solucionar problemas relacionados com a iniciação e a continuação do aleitamento materno. Consultar um especialista em amamentação, se for necessário e se estiver disponível
- Estimular a ordenha do leite materno por bomba, quando a mãe voltar a trabalhar, a fim de assegurar a alimentação com o leite materno
- Encaminhar para grupos locais de apoio à amamentação, inclusive as Amigas do Peito.

da pela neuro-hipófise e provoca a contração dos seios lactíferos. Isso permite a "descida" do leite para os mamilos e, em seguida, o bebê suga o leite. O reflexo de descida é desencadeado não apenas pela sucção da mama, mas também quando a mãe pensa no bebê ou ouve seu choro. Depois da descida do pré-leite, o leite torna-se mais gorduroso. Esse **pós-leite** ajuda o bebê amamentado a crescer rapidamente. As mães devem ser instruídas de que a produção de ocitocina estimulada pela sucção também pode causar contrações uterinas e cólicas do pós-parto durante a amamentação.

Técnica da amamentação

Antes de iniciar a amamentação, a mãe deve lavar as mãos. Na maioria dos casos, não é necessário lavar as mamas. A mãe deve ficar em uma posição confortável. Existem algumas posições possíveis e elas devem ser alternadas ao longo do dia (Figura 3.9). A mãe pode segurar a mama em uma posição de "C", se isto lhe for conveniente. Ela deve passar suavemente o mamilo na bochecha do bebê (Figura 3.10). Isso deve estimular a criança a abrir bem a boca. A mãe deve colocar a boca bem aberta do bebê contra sua mama para formar uma vedação em torno do mamilo e da aréola (Figura 3.11). Quando o lactente estiver terminando de mamar, a mãe pode interromper a sucção colocando um dedo dentro da boca do bebê e, desta forma, soltando o mamilo da boca (Figura 3.12). Essa técnica evita que o bebê puxe o mamilo, o que poderia causar feridas e rachaduras.

A enfermeira pode avaliar a adequação da técnica de amamentação observando e escutando o bebê enquanto ele mama. O bebê bem adaptado à mama suga ritmicamente e coloca a maior parte ou toda a aréola dentro da boca. À medida que o leite entra na boca do bebê, você deve ouvir os sons da deglutição. Avalie se a mãe sente dor enquanto amamenta. Quando o bebê pega firmemente a mama, a mãe não deve sentir dor.

O estabelecimento da amamentação é facilitado quando o lactente pode mamar por demanda, ou seja, sempre que estiver com fome. Com os recém-nascidos, isso pode significar intervalos de 90 min a 3 h. Os lactentes podem mamar por 10 a 20 min em cada mama a cada refeição, ou mais em apenas uma das mamas, desde que as mamas sejam alternadas a cada sessão. Esses dois métodos são aceitáveis.

O bebê amamentado não necessita de suplementos de água ou fórmula, mesmo nos primeiros dias de vida, contanto que ele continue a molhar 6 a 8 fraldas por dia.

As Diretrizes de ensino 3.1 propõem soluções para os problemas de amamentação.

Alimentação por mamadeira

Para as mães que não desejam ou não conseguem amamentar, existem fórmulas disponíveis comercialmente para alimentação por mamadeira. Essas fórmulas buscam imitar a composição do leite materno. As fórmulas convencionais para lactentes à base de leite de vaca fornecem 20 kcal/30 g e incluem a lactose como fonte de carboidratos. O óleo vegetal é usado como fonte de gordura e a caseína é a fonte de proteína. As fórmulas mais modernas à base de leite de vaca contêm ácidos graxos poli-insaturados de cadeia longa, que parecem promover o desenvolvimento cerebral. O leite de vaca comum não é recomendado no primeiro ano de vida.

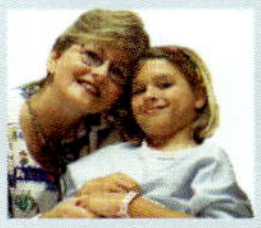

O leite de vaca não fornece uma quantidade equilibrada de nutrientes para o bebê em crescimento, principalmente ferro. Além disso, esse leite pode sobrecarregar o sistema renal com quantidades inadequadas de proteínas, sódio e sais minerais.

Boxe 3.1 Benefícios do aleitamento materno

Para o lactente

- Ampliação da interação com a mãe
- Proteção imunológica
- O leite materno tem propriedades antissépticas
- Redução da incidência e da gravidade da diarreia
- Redução da incidência de asma, otite média, meningite bacteriana, botulismo e infecções urinárias
- Possível estimulação do desenvolvimento cognitivo
- Redução da incidência de obesidade na infância subsequente

Para a mãe

- Ampliação da interação com o lactente
- Redução do sangramento materno no período pós-parto
- Redução do risco de cânceres de ovário e de mama antes da menopausa
- Redução da incidência de obesidade persistente induzida pela gravidez
- Possível retardo do reinício da ovulação em algumas mulheres
- Já está pronto: não é preciso preparar!
- Vantagem econômica

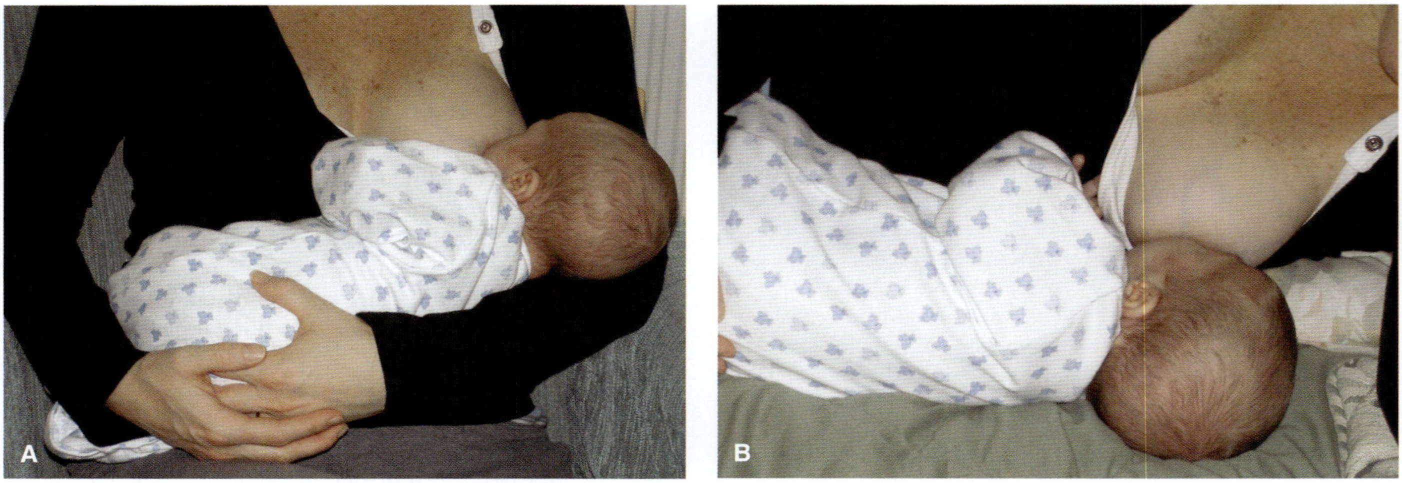

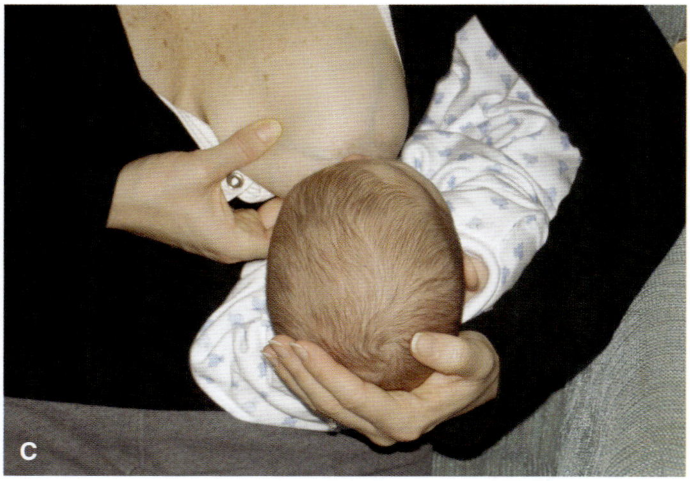

● Figura 3.9 Várias posições podem ser adotadas durante a amamentação. (**A**) Posição de embalar, (**B**) de decúbito lateral e (**C**) de pegada de futebol americano.

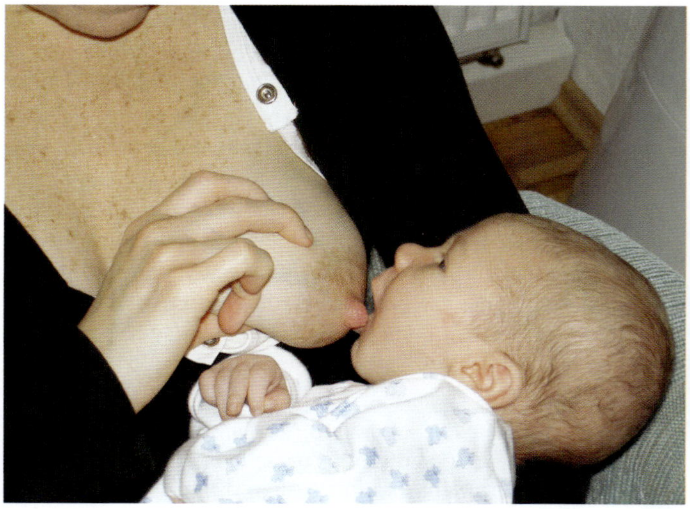

● Figura 3.10 O reflexo de busca do bebê é estimulado quando a mãe passa o mamilo suavemente na bochecha do lactente.

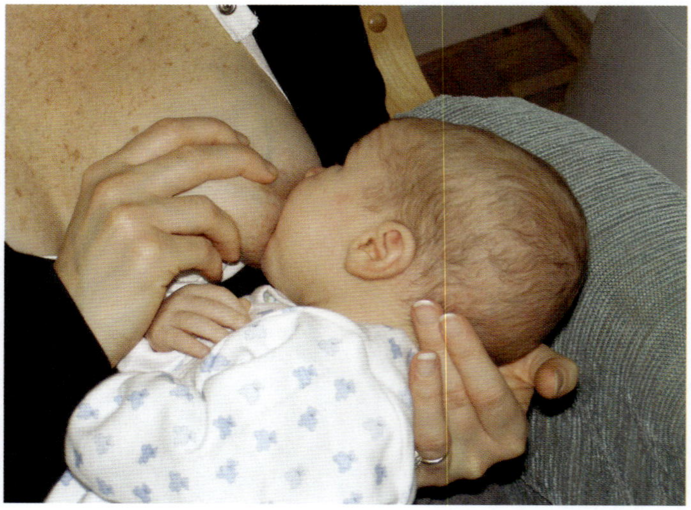

● Figura 3.11 Trazer o bebê com a boca aberta até a mama, em vez de levar a mama até o bebê, facilita a pegada firme. A boca do bebê forma uma vedação em torno de todo o mamilo e da aréola. Observe a posição em "C" com que a mãe segura a mama durante a amamentação.

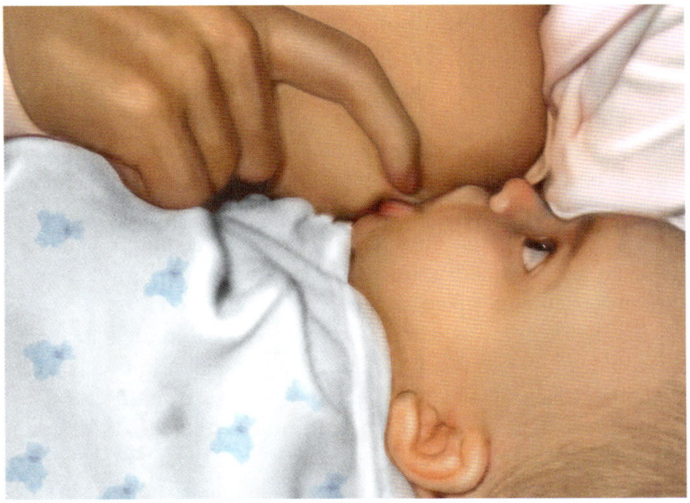

● Figura 3.12 A introdução do dedo mínimo entre a aréola e a boca do bebê ajuda a interromper a sucção.

Apenas as fórmulas enriquecidas com ferro devem ser utilizadas. As reservas de ferro que o bebê recebeu antes de nascer esgotam-se aos 4 a 6 meses de vida. Para evitar anemia ferropriva (por carência de ferro), padrões de crescimento inadequado e déficit de desenvolvimento, é necessário administrar fórmulas enriquecidas com ferro. A AAP recomenda que as fórmulas disponíveis no comércio forneçam 10 a 12 mg de ferro por litro (AAP, Committee on Nutrition, 1999). As fórmulas à venda no comércio também contêm misturas adequadas de vitaminas e minerais essenciais.

Padrões alimentares

A alimentação do bebê é uma ocasião oportuna para se estabelecerem comportamentos alimentares apropriados. O lactente sempre deve ser colocado no colo enquanto é alimentado à mamadeira. A colocação do bebê em uma posição semiereta no colo possibilita mais tempo de interação, porque o lactente pode ver o rosto do cuidador enquanto se alimenta (Figura 3.13). Conversar ou cantar enquanto o bebê mama também estimula a interação. Assim como ocorre com os bebês amamentados, os lactentes alimentados à mamadeira devem receber alimento conforme a demanda. A alimentação excessiva por mamadeira aumenta a incidência de refluxo gastresofágico, de modo que as famílias precisam aprender a reconhecer os indícios de que o bebê está com fome ou saciado.

É importante alimentar o bebê quando ele mostra sinais de que está com fome. O choro é um sinal tardio de fome; os primeiros sinais incluem fazer movimentos de sucção, chupar as mãos ou colocar o punho cerrado contra o queixo. O lactente deve ser colocado para arrotar duas ou três vezes por refeição, quando diminui o ritmo ou deixa de sugar. Inicialmente, os recém-nascidos podem mamar apenas 15 a 30 g por refeição, mas o volume aumenta até 30 a 90 g nos primeiros dias. Esses bebês precisam ser alimentados 6 a 10 vezes/dia. Aos poucos, o bebê conseguirá ingerir mais leite por mamada. Com 3 a 4 meses de vida, os bebês mamam 4 a 5 vezes/dia e ingerem 180 a 210 mℓ por refeição. A maioria dos lactentes não mama volumes predefinidos por refeição e os bebês devem ser alimentados até se sentirem satisfeitos. Para evitar alimentação excessiva, os lactentes saudáveis alimentados à mamadeira devem ter a possibilidade de autorregular o volume de leite ingerido a cada mamada. Quando o bebê está satisfeito, ele adormece, cospe o bico da mamadeira ou a fórmula, brinca com o bico ou fica quieto, sugando apenas mais um pouquinho.

Diretrizes de ensino 3.1

Promoção do aleitamento materno

Problema	Soluções
Mamilos feridos	Profilaxia: estimule a pegada firme desde o início da amamentação. Exponha os mamilos a corrente de ar entre as mamadas. Deixe o leite materno secar sobre os mamilos. *Aloe vera* ou vitamina E podem ajudar a cicatrizar mamilos feridos. Lanonila medicinal ou sem conservantes também pode ser útil.
Ingurgitamento	Aplique compressas mornas ou estimule a mãe a tomar um banho quente antes de colocar o bebê para mamar. O calor estimula a liberação de parte do leite, permitindo que a mama fique mais macia e mais fácil de o lactente pegar.
Sucção insuficiente	Amamente de acordo com a demanda, não por horário. Se o bebê estiver sonolento, estimule-o acariciando-lhe os pés, tirando suas roupas e esfregando sua cabeça.
Suprimento insuficiente de leite	Atenue o estresse materno. Estimule a ingestão de nutrientes e líquidos adequados. As mães que precisam voltar a trabalhar devem ordenhar o leite com bomba para manter a produção quando estão afastadas dos filhos.
O pai sente-se excluído	Estimule o pai a participar das outras atividades de cuidado da criança.
A mãe mostra preocupação quanto à adequação do leite materno	Se o bebê estiver urinando 6 vezes/dia e ganhar peso, então o leite está sendo suficiente e a nutrição é adequada.

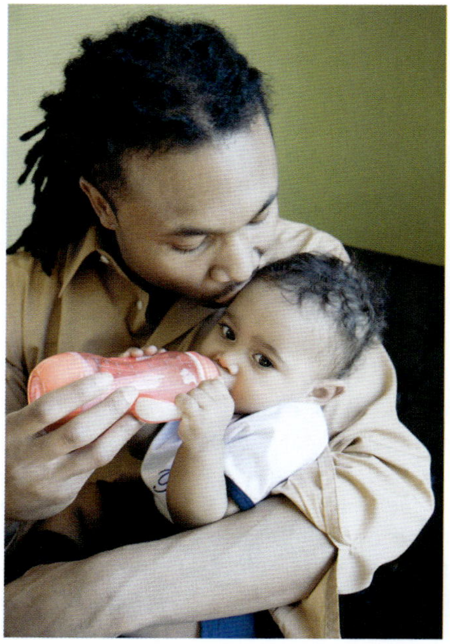

● Figura 3.13 Técnica de alimentação do bebê à mamadeira.

Tipos de fórmulas e mamadeiras

Os pais podem preferir usar fórmulas prontas para uso, ou fornecidas em preparações concentradas ou em pó, disponíveis no comércio. É importante que eles sigam as instruções para misturar o concentrado ou o pó, a fim de evitar desidratação ou distúrbios hidreletrolíticos. As fórmulas prontas para uso devem ser administradas tal como se apresentam e nunca devem ser diluídas.

Existem diversos tipos de mamadeiras e bicos para alimentar os bebês com fórmulas artificiais, e a escolha é basicamente individual. Alguns lactentes necessitam de bicos ou mamadeiras especiais. O Boxe 3.2 traz recomendações para a preparação e a conservação das fórmulas e os cuidados com a mamadeira.

Boxe 3.2 Preparação e conservação da fórmula e das mamadeiras

- Lave os bicos e as mamadeiras com água e sabão, enxágue bem e depois esterilize
- Depois de abertas, conserve as fórmulas prontas para uso firmemente tampadas no refrigerador por até 48 h
- Depois de misturar a fórmula concentrada ou em pó, conserve o recipiente firmemente tampado no refrigerador por até 48 h
- Não reaqueça nem reutilize mamadeiras parcialmente utilizadas. Depois de cada refeição, jogue fora o leite que não foi usado
- Não acrescente cereais à fórmula na mamadeira
- Não adoce a fórmula com mel
- Aqueça a fórmula colocando a mamadeira em um recipiente que contenha água quente
- Não leve a fórmula ao forno de micro-ondas.

Fórmulas especiais

Fórmulas especiais podem ser necessárias aos lactentes alérgicos a determinado componente da fórmula convencional, ou que são portadores de doenças renais, hepáticas, metabólicas ou intestinais. Por exemplo, existem fórmulas à base de leite de vaca sem lactose para crianças que não toleram a lactose. Também existem fórmulas que utilizam soja como ingrediente básico, em substituição à proteína do leite ou à caseína. As fórmulas à base de soja são necessárias para lactentes que tenham alergia ao leite e podem ser atraentes para as famílias vegetarianas.

Essas fórmulas especiais têm como objetivo atender às necessidades nutricionais dos lactentes, dependendo do distúrbio que apresentem. Os bebês que não conseguem ganhar peso podem ser alimentados com uma fórmula convencional preparada para fornecer mais calorias por 30 g. Os lactentes prematuros (nascidos com menos de 34 semanas de gestação) necessitam de nutrição apropriada para recuperar o crescimento. A recuperação adequada do crescimento (quadruplicar ou até quintuplicar o peso que tinham ao nascer) no primeiro ano de vida ou pouco mais é essencial para o crescimento adequado do cérebro e a prevenção das sequelas associadas ao desenvolvimento neurológico. As fórmulas de seguimento para bebês prematuros destinam-se a fornecer calorias e proteínas adicionais e uma proporção específica de cálcio e fósforo, além de vitaminas e sais minerais necessários à recuperação adequada do crescimento.

Progressão para os alimentos sólidos

Depois dos 6 meses, os lactentes geralmente necessitam dos nutrientes encontrados nos alimentos sólidos, além do leite materno ou da fórmula. A progressão para alimentos sólidos pode ser estimulante e difícil. Antes de tentar a introdução dos alimentos sólidos, o lactente deve ser avaliado para determinar se ele está pronto para isso. Os pais devem receber instruções quanto a escolha dos alimentos sólidos apropriados e apoio durante o processo de transição.

Como saber se o lactente está pronto

Vários fatores contribuem para a conveniência de introduzir os alimentos sólidos. O reflexo de extrusão da língua é necessário à sucção como reação automática — isto é, quando o mamilo ou outros objetos são colocados na boca, a língua é esticada e começa a sucção. Esse reflexo desaparece em torno dos 4 a 6 meses. A introdução dos alimentos sólidos com uma colher antes dessa idade resulta em extrusão da língua. Os pais podem pensar que o lactente não quer o alimento e que o cospe intencionalmente, mas isto não é verdade; o bebê simplesmente não está suficientemente maduro para comer com colher (o que depende da ausência do reflexo de extrusão).

A capacidade de deglutir alimentos sólidos não se torna plenamente funcionante antes dos 4 a 6 meses. As enzimas necessárias à digestão apropriada dos outros alimentos diferentes do leite materno e das fórmulas também não estão presentes em quantidades suficientes antes dessa idade.

Antes de introduzir os alimentos sólidos e alimentar o bebê por um copo, o bebê deve ser capaz de sentar-se apoiado em uma cadeira com encosto alto. Os alimentos sólidos devem ser oferecidos com uma colher e o bebê deve estar na posição ereta.

Como escolher os alimentos sólidos apropriados

Como primeiro alimento sólido, uma boa opção é misturar um cereal de arroz enriquecido com ferro com quantidades pequenas de leite materno ou fórmula. O cereal é facilmente digerido e seu paladar geralmente é bem aceito. De início, a mistura do cereal deve ficar bem fina, mas a consistência pode ser engrossada à medida que o bebê cresce. Quando o lactente consegue alimentar-se com cereal oferecido em uma colher, outros alimentos podem ser introduzidos. Os "alimentos para bebês" pré-acondicionados ou preparados em casa devem ser triturados até uma consistência macia de purê.

É recomendável oferecer um alimento novo a cada 4 a 7 dias. Isso possibilita a detecção de alergias alimentares (Boxe 3.3). Aos primeiros alimentos não se deve acrescentar sal, açúcar ou outro tipo de tempero.

Em geral, aos 8 meses de vida o lactente está pronto para ingerir alimentos mais consistentes. Os alimentos amassados servidos à mesa, em pequenas porções, são apropriados. Também podem ser oferecidos alimentos para o bebê segurar com os dedos. Evite alimentos duros com os quais o bebê possa engasgar. Carne moída, triturada ou amassada em purê pode ser oferecida aos 10 a 12 meses.

O copo deve começar a ser usado aos 6 a 8 meses. Enquanto o bebê aprende a usar o copo, devem-se colocar apenas 30 g de leite materno ou fórmula. Isso reduz a sujeira se o copo derramar. Os copos antigos com canudo geralmente são aceitáveis, embora os bebês maiores aprendam rapidamente a beber no copo comum com ajuda quando estão com sede. Os copos mais modernos com canudo e "à prova de derramamento" não são recomendadas para uso doméstico. Esses copos exigem que o bebê sugue tanto quanto na mamadeira e, na verdade, não estimulam a criança a aprender a beber no copo. Esses copos devem ser reservados para viagens longas de automóvel ou outras situações em que seja necessário evitar derramamentos (Rychnovsky, 2000).

Os sucos de frutas são desnecessários e não devem ser introduzidos antes dos 6 meses. Se forem administrados sucos, o volume deve ser limitado a 60 a 120 mℓ/dia. A fruta *in natura* é mais nutritiva que o suco de frutas. Quando os pais permitem que o bebê consuma quantidades maiores de suco de frutas, os sucos acabam substituindo nutrientes importantes que seriam fornecidos pelo leite materno ou pela fórmula.

Boxe 3.3 Alimentos que devem ser evitados no primeiro ano de vida

- Mel
- Gema de ovo e carnes (até os 10 meses de vida)
- Quantidades excessivas de suco de frutas
- Alimentos que podem provocar engasgos
- Amendoim
- Pipoca
- Outros alimentos duros e pequenos (p. ex., cenoura crua picada)
- Uvas e fatias de salsichas (devem ser cortadas em pedaços menores)
- Alimentos que podem causar reações alérgicas
- Frutas cítricas
- Morango
- Trigo
- Leite de vaca
- Clara de ovo

Hábitos alimentares saudáveis

Os lactentes e as crianças aprendem sobre alimentos em um contexto social, e a família desempenha um papel importante na formação de hábitos alimentares saudáveis. As famílias "modelam" os comportamentos alimentares, ou seja, os lactentes e as crianças aprendem sobre alimentação por observação das outras pessoas. Em geral, os padrões alimentares adotados por toda a vida são estabelecidos na infância e, por este motivo, é importante enfatizar práticas alimentares saudáveis desde a lactância (Nicklaus & Fisher, 2003). Os pais não devem permitir que os lactentes comam o que quiserem (estilo de alimentação permissivo), porque isto acarretará conflitos alimentares no futuro. Os lactentes podem precisar de até 20 exposições a um alimento novo antes que ele seja aceito. Por outro lado, os lactentes não devem ser forçados a comer tudo o que lhes é fornecido (estilo de alimentação autoritário). Forçar um lactente a comer quando ele está satisfeito predispõe a criança a comer exageradamente no futuro e pode acirrar a luta por poder. Os pais devem encontrar um equilíbrio entre os estilos de alimento permissivo e autoritário, a fim de estabelecerem hábitos alimentares saudáveis para toda a vida em seus filhos. Ao fornecer instruções quanto a dieta e comportamentos alimentares adequados, a enfermeira pode ajudar a família a alcançar essa meta.

Voltemos ao caso de Allison Johnson. Que perguntas você deve fazer aos pais do bebê quanto à ingestão nutricional? Quais instruções antecipadas sobre nutrição são convenientes?

Como ensinar a cuidar do recém-nascido

Eduque (e reeduque, se ocorrerem acréscimos à família) os pais quanto aos cuidados básicos do recém-nascido. Veja a descrição dos cuidados básicos com o recém-nascido nas Diretrizes de Ensino 3.2.

Sono e repouso saudáveis

Os recém-nascidos dormem cerca de 20 h por dia, mas acordam frequentemente para mamar e logo voltam a dormir. Com 3 meses de vida, a maioria dos bebês dorme 7 a 8 h por noite sem acordar, mas ainda tira cerca de três cochilos por dia. Aos 4 meses, o lactente está mais ativo e alerta e pode ter mais problema para dormir à noite. O bebê pode acordar durante a noite, mas deve conseguir dormir a noite inteira e não precisa ser alimentado. Com 12 meses, os lactentes dormem 8 a 12 h por noite e fazem dois cochilos durante o dia.

Converse com os pais dos recém-nascidos e dos lactentes sobre as práticas seguras durante o sono dos bebês: eles devem dormir em colchão firme, sem travesseiros ou almofadas. A cama do bebê deve ser colocada longe das saídas do condicionador de ar, de janelas abertas e de aquecedores ligados. A síndrome da morte súbita do lactente (SMSL) foi associada à colocação dos

Diretrizes de ensino 3.2

Cuidados rotineiros do recém-nascido

Cuidados básicos rotineiros	• Primeira consulta na primeira semana de vida; o recém-nascido também deve ser atendido pelo médico se: • A temperatura axilar estiver abaixo de 36°C ou acima de 37,5°C. • O padrão alimentar for insatisfatório. • A criança "não estiver agindo normalmente". • O bebê estiver muito sonolento. • A criança apresentar vômitos, diarreia ou dificuldade respiratória.
Ganho/perda de peso	• Perda de peso nos primeiros 5 a 10 dias de vida; depois o bebê deve ganhar peso regularmente.
Fraldas molhadas	• No mínimo 6 por dia se estiver sendo alimentado à mamadeira; ou depois que o leite descer se estiver sendo amamentado.
Banho	• Limpar as áreas sujas diariamente; banho completo a intervalos de alguns dias. • Não deixe o lactente ficar resfriado com o banho.
Cuidados com o cordão umbilical	• Limpe a base do cordão com álcool. • O cordão ressecado cai depois de 1 a 2 semanas. • Chame o médico se a pele estiver avermelhada ou o cordão apresentar secreção, sangramento ou odor fétido.
Prevenção de doenças	• Os pais e os cuidadores devem lavar cuidadosamente as mãos. • Limite a exposição a pessoas portadoras de doenças contagiosas.
Roupas	• Em geral, os recém-nascidos não necessitam de envoltórios adicionais, exceto nos climas muito frios. • Vista o lactente com a mesma quantidade de roupa que os pais acham confortável usar em si próprios (camiseta de manga curta é suficiente no verão; calças e camisa de mangas longas no inverno).
Sono	• Coloque o bebê em decúbito dorsal ou lateral, para reduzir o risco de ocorrer a síndrome da morte súbita do lactente.

recém-nascidos e dos lactentes na posição de pronação, de modo que os bebês devem ser colocados para dormir em decúbito dorsal ou lateral. Ver as metas do Healthy People 2010.

No período neonatal, o cuidador principal deve tentar dormir quando o bebê está dormindo. Como os recém-nascidos precisam ser alimentados a cada 90 min a 3 h durante todo o dia, os pais podem ficar exaustos rapidamente e anseiam para que o bebê durma a noite toda. De acordo com alguns estudos, o acréscimo de cereal de arroz à mamadeira noturna não evitou os despertares noturnos e não é recomendável. Ofereça apoio aos pais de recém-nascidos e instrua-os quanto aos padrões de sono dos lactentes.

Com a idade aproximada de 4 meses, é importante estabelecer uma rotina de preparação para dormir, porque os lactentes estão mais alertas e mais ativos. O bebê de 4 meses ou mais precisa de um tempo para acalmar-se e relaxar antes de dormir. Os pais devem estabelecer uma rotina consistente à hora de deitar, talvez um banho seguido de atividades como ninar, cantar ou ler. O lactente deve adormecer no próprio berço, em vez de ser embalado ou mantido no colo até dormir e depois colocado no berço. Depois dos 4 meses, os lactentes precisam aprender a voltar a dormir quando acordam à noite. Os lactentes maiores podem balançar a cabeça como forma de autotranquilização e fazem isto para adormecer à noite. A alimentação noturna não é necessária nessa idade e cria uma rotina de acordar outras vezes durante a noite que será difícil de interromper mais tarde. Os pais devem reduzir a atenção e a estimulação dedicadas aos bebês quando eles acordam à noite. As únicas medidas necessárias são examinar rapidamente o bebê para ter certeza de que ele está seguro e, em seguida, recolocá-lo no berço em uma posição de dormir e dar-lhe boa-noite. Pode ser necessário repetir isso várias vezes, até que o bebê pegue no sono. É importante manter interações breves durante os despertares noturnos, a fim de que o bebê aprenda a voltar a dormir sozinho. A persistência do problema de acordar durante a noite deve ser discutida com o cuidador principal do bebê.

Healthy People 2010

Objetivo	Importância
Aumentar a porcentagem de lactentes a termo e saudáveis que são colocados para dormir em decúbito dorsal.	• Começar a ensinar como colocar o bebê para "dormir de costas" nas consultas de pré-natal ou na primeira consulta do recém-nascido • Utilizar cada encontro com o bebê como oportunidade de reforçar o decúbito dorsal para dormir.

Quais são as instruções antecipadas que você pode dar aos pais de Allison com relação ao sono?

Saúde dos dentes e das gengivas

Dentes e gengivas saudáveis dependem de higiene oral adequada e da suplementação apropriada de flúor. As crianças de mais de 6 meses de vida, cujas fontes de água potável contêm menos de 0,3 partes por milhão, podem necessitar de suplementação de flúor. A ingestão excessiva de flúor pode causar manchas nos dentes (fluorose). As cáries dentárias da primeira infância podem ser causadas por acúmulo de leite ou de sucos ao redor dos dentes e nas gengivas.

Antes da erupção dos dentes, os pais devem limpar as gengivas do bebê depois de cada refeição com uma gaze úmida. Depois que os dentes romperem, os pais podem continuar a usar um tecido macio ou gaze úmida para limpar os dentes e, depois, começar a usar uma escova de dentes com cerdas macias. A pasta de dente não é necessária no primeiro ano de vida. Os lactentes não devem tomar mamadeira de leite ou suco antes de deitar, porque o alto teor de açúcar do líquido em contato com os dentes durante toda a noite provoca cáries dentárias (ver adiante seção sobre cuidados bucais do bebê alimentado à mamadeira). O desmame da mamadeira aos 12 a 15 meses pode ajudar a evitar cáries dentárias. Os copos com canudo à prova de derramamento também foram implicadas no desenvolvimento de cáries dentárias e devem ser evitadas. A American Academy of Pediatric Dentistry recomenda que os lactentes façam a primeira consulta com um dentista quando completam 1 ano de vida.

Disciplina adequada

A criação dos filhos requer adaptações contínuas às necessidades de desenvolvimento dos lactentes. Amor incondicional, paciência e compaixão devem ser equilibrados com as necessidades dos pais. A **disciplina** ajuda a desenvolver a autoestima das crianças e também estabelece as normas de convívio social. O principal objetivo da disciplina é ensinar limites aos lactentes. A disciplina deve ser utilizada para ajudar o lactente a resolver problemas. As atividades dos lactentes giram em torno das necessidades básicas como alimentação, segurança, calor, amor e conforto (Ateah *et al.*, 2003). O comportamento indesejado resulta de uma necessidade não atendida e os pais devem responder conforme a situação.

À medida que o lactente passa por alterações rápidas em suas habilidades motoras, a segurança deve aumentar. As enfermeiras devem estimular os pais a tornar o lar "seguro para crianças", a fim de que o lactente possa desenvolver suas habilidades físicas sem riscos. Em um lar seguro para crianças, menos restrições precisam ser impostas ao comportamento do bebê, que então pode explorar seu ambiente.

Castigos físicos ou espancamento nunca devem ser aplicados. Os lactentes são mais suscetíveis a sofrer lesões físicas resultantes de palmadas e não conseguem estabelecer ligação entre o castigo físico e o comportamento indesejável (Gottesman, 2000). Entre as medidas mais eficazes está assegurar um ambiente seguro, redirecionar o lactente para que ele mude o comportamento indesejável e dizer "não" quando é necessário. Por exemplo, quando o lactente está sob risco potencial (p. ex., ao introduzir uma chave na tomada elétrica, tentar ingerir uma substância tóxica, ou estar prestes a cair no vaso sanitário), os pais devem adotar uma atitude firme, mas tranquila e rápida. Quando o lactente percebe que os pais estão sérios, ele geralmente obedece mais prontamente.

É necessário manter-se calmo, firme e coerente. Ação imediata é um elemento importante da disciplina apropriada. O lactente não consegue estabelecer conexão entre uma punição subsequente ou a discussão sobre o comportamento com o evento que a motivou. Reforço positivo deve ser usado para estimular o comportamento adequado.

Como atender às necessidades de cuidado das crianças

Muitas mães trabalham fora de casa, existem muitas famílias com um único genitor e algumas famílias vivem distantes dos seus parentes. Em todas essas condições, os lactentes precisam ser cuidados por outras pessoas fora de suas casas, geralmente em creches ou instituições que cuidam de crianças.

Os pais que pensam em deixar seu filho aos cuidados de outra pessoa devem considerar alguns fatores. Eles querem uma babá em casa? Eles utilizarão uma creche convencional? Quanto eles podem pagar por isso? Os pais devem sentir-se à vontade quanto à relação cuidador-filho. Os cuidadores estão treinados para realizar RCR e prestar primeiros socorros a lactentes? As famílias podem precisar visitar ou entrevistar vários serviços, antes de encontrarem aquele que atenda às suas necessidades.

Quando um bebê é colocado pela primeira vez nessa situação ser cuidado por terceiros, pode ser útil visitar antecipadamente a instituição uma ou duas vezes para que o lactente possa acostumar-se com os cuidadores quando estão seguros e confortáveis no colo dos pais. Avise aos pais que a ansiedade da separação, comum aos bebês que estão perto de completar 1 ano de vida, pode provocar um episódio de choro angustiante quando os pais saem. Tranquilize os pais dizendo que o bebê não sofrerá trauma em consequência da separação.

● Solução de aspectos comuns ao desenvolvimento

Em geral, os pais têm várias preocupações durante o crescimento e o desenvolvimento saudáveis dos bebês. Embora a maioria dessas preocupações não se refira a uma doença propriamente dita ou a problemas de comportamento, as enfermeiras devem estar familiarizadas com estas questões a fim de que possam reconhecê-las e intervir adequadamente.

Cólicas

Os bebês saudáveis de 6 semanas podem chorar até cerca de 3 h por dia. O choro e a agitação são mais comuns ao anoitecer. Com 12 semanas de vida, o bebê chora cerca de 1 h por dia, e os lactentes desta idade têm mais capacidade de se acalmarem sozinhos. A **cólica** é definida como choro inconsolável por 3 h ou mais por dia, sem qualquer causa física detectável. Em geral, as cólicas desaparecem aos 3 meses, coincidindo com a idade com que os lactentes têm mais capacidade de tranquilizar-se sozinhos (p. ex., chupando os dedos). As cólicas parecem ser causadas por distúrbios do sistema gastrintestinal ou neurológico (provavelmente devido à sua imaturidade), pelo temperamento ou pelo estilo de criação da mãe ou do pai (Nield & Kamat, 2003). Alguns pais são excessivamente ansiosos ou solícitos ou, no outro extremo, podem não dar a atenção às necessidades do bebê. Qualquer uma dessas situações pode contribuir para a agitação e o choro do bebê.

O choro prolongado pode exacerbar o estresse dos cuidadores. A incapacidade de fazer o bebê parar de chorar pode causar frustração, e o choro que impede os pais de dormir contribui para a exaustão que eles já sentem.

Diga aos pais que o choro normal torna-se mais comum em torno de 6 semanas e diminui em torno da 12ª semana de vida. Quando têm um bebê propenso a cólicas, os pais devem desenvolver uma abordagem progressiva a fim de assegurar que todas as necessidades básicas da criança estejam atendidas. Quando essas necessidades são atendidas, os pais podem tentar tranquilizar o bebê. A redução do nível de estimulação pode reduzir a duração do choro, e carregar o bebê no colo por mais tempo também pode ajudar. Alguns lactentes respondem aos movimentos de um balanço para bebês ou de um passeio de carro. Vibração, sons suaves ou envolver o bebê com uma manta também podem ajudar a reduzir a agitação de alguns bebês. A chupeta pode tranquilizar os bebês que necessitam de sucção não nutritiva adicional. Os pais devem tentar uma intervenção de cada vez, tendo o cuidado de não estimular excessivamente o lactente nesse processo de buscar uma solução. As enfermeiras devem dar apoio contínuo aos pais do bebê propenso a cólicas e tranquilizá-los dizendo que esta condição é transitória e passa com o tempo.

Regurgitação

Todos os lactentes regurgitam, ou seja, eliminam pequenas quantidades do conteúdo gástrico. Cerca de 50% dos bebês saudáveis de 2 meses regurgitam no mínimo 2 vezes/dia (Hobbie *et al.*, 2000). Embora a regurgitação depois das refeições seja normal, isto pode ser muito preocupante para os pais. Os bebês que são alimentados em excesso com base nos horários estabelecidos pelos pais e que não são colocados a arrotar pelo tempo suficiente têm maior tendência a regurgitar. Em alguns casos, o volume e a frequência da regurgitação são significativos, o que pode indicar refluxo gastroesofágico.

Ensine aos pais que a ingestão de quantidades menores com maior frequência pode ajudar a reduzir os episódios de regurgitação. O bebê sempre deve ser colocado para arrotar no mínimo duas a três vezes por mamada. O bebê deve ser mantido ereto por 30 min após a mamada e não deve ser deitado em pronação depois das refeições. Deve-se evitar balançar o bebê ou estimulá-lo excessivamente logo depois da mamada. A colocação do bebê no assento de automóvel comprime o estômago e não é recomendada. Ao colocar o lactente no berço, posicione-o de lado, com a cabeceira da cama ligeiramente elevada.

Tranquilize os pais de que, se o bebê estiver molhando no mínimo 6 fraldas no período de 24h e ganhando peso, a regurgitação é normal. Se o lactente vomitar um terço ou mais da maioria das refeições, engasgar ao vomitar ou apresentar vômitos em jato, o pediatra deverá ser avisado.

Sucção do polegar, chupeta e objetos tranquilizadores

Os lactentes mostram uma necessidade inequívoca de sucção não nutritiva: mesmo os fetos podem ser observados chupando os dedos polegar ou indicador quando ainda estão no útero. Chupar o dedo polegar é uma atividade autoconfortadora saudável. Os lactentes que chupam o polegar ou chupeta geralmente mostram maior capacidade de tranquilizar-se do que os bebês que não o fazem. Estudos não mostraram que a sucção do polegar ou da chupeta leva à necessidade de usar aparelho ortodôntico, a menos que essa atividade permaneça até a idade escolar. Contudo, a chupeta foi associada a aumento da incidência de otite média (Niemela *et al.*, 2000), e a higiene sempre é uma preocupação, porque a chupeta frequentemente cai ao chão.

Os lactentes também podem ficar apegados a um boneco, um bichinho de pelúcia ou um cobertor. Assim como ocorre com a sucção, o apego a esses objetos oferece ao bebê a segurança para se tranquilizar quando está desconfortável.

As famílias precisam explorar seus sentimentos e suas preferências culturais quanto aos hábitos de sucção e aos objetos apaziguadores. Os pais não devem tentar romper o hábito durante um período de estresse vivido pelo lactente. Quando o bebê tenta por todos os meios dominar uma habilidade nova (p. ex., sentar ou andar), ele pode precisar sugar ou segurar um objeto apaziguador para tranquilizar-se. A chupeta e os objetos apaziguadores podem às vezes estar afastados fisicamente, mas o mesmo não acontece com o polegar. O lactente que se acostumou a chupar o polegar não deve ter sua atenção reforçada para o problema, porque isto pode prolongar o hábito.

As famílias dos lactentes que chupam chupeta podem querer interromper esse hábito quando a criança completa 6 a 9 meses de vida. Essa é a época em que a necessidade de sucção adicional diminui naturalmente. As tentativas de retirar da criança um cobertor ou um brinquedo apaziguador provavelmente devem ser postergadas para depois do primeiro ano de vida.

Dentição

À medida que os dentes rompem a membrana periodôntica, é comum sentir desconforto. Os lactentes podem babar, morder objetos duros ou acentuar a sucção do polegar. Alguns bebês ficam irritadiços, recusam-se a comer e não dormem bem. Febre, vômitos e diarreia geralmente não são considerados sinais de rompimento da dentição e deve ser pesquisada a causa.

A dor da dentição é causada por inflamação. Ensine aos pais que a aplicação de objetos frios pode suavizar a dor na gengiva. Os pais podem dar ao lactente para morder um anel de dentição congelado, ou esfregar na gengiva um cubo de gelo envolvido em uma fralda. Os anestésicos tópicos vendidos sem prescrição também podem ser úteis. Os pais devem aplicar corretamente a pomada anestésica na gengiva do bebê, evitando os lábios, porque essas preparações provocam dormência. Em alguns casos, os pais podem dar ao bebê paracetamol ou ibuprofeno para aliviar a dor.

Voltemos ao caso de Allison Johnson, um bebê de 6 meses de vida. Cite algumas preocupações comuns quanto ao desenvolvimento dos bebês dessa idade. Quais instruções antecipadas você pode dar aos pais para atenuar essas preocupações?

Referências

Livros e revistas

American Academy of Pediatrics. (1997). Policy statement: Breastfeeding and the use of human milk. *Pediatrics, 100*(6), 1035–1039.

American Academy of Pediatrics. (2000). Policy statement: Changing concepts of sudden infant death syndrome: Implications for infant sleeping environment and sleep position. *Pediatrics, 105*(3), 650–656.

American Academy of Pediatrics. (2000). Policy statement: Swimming programs for infants and toddlers. *Pediatrics, 105*(4), 868–870.

American Academy of Pediatrics. (2001). Policy statement: The use and misuse of fruit juice in pediatrics (RE0047). *Pediatrics, 107*(5), 1201–1213.

American Academy of Pediatrics. (2003). Policy statement: Poison treatment in the home. *Pediatrics, 112*(5), 1182–1185.

American Academy of Pediatrics. (2004). Special challenges in breastfeeding. Accessed 12/20/04 at www.aaporg/healthtopics/breastfeeding.cfm.

American Academy of Pediatrics. (2005). The injury prevention program, age-related safety sheets: Birth to 6 months. Accessed 1/0/05 at www.aap.org/family/birthto6.htm.

American Academy of Pediatrics. (2005). The injury prevention program, age-related safety sheets: 6 to 12 months. Accessed 1/0/05 at www.aap.org/family/6to12mo/htm.

American Academy of Pediatrics, Committee on Nutrition. (1999). Policy statement: Iron fortification of infant formulas (RE9865). *Pediatrics, 104*(1), 119–123.

American College of Obstetrics and Gynecology. (2000). *Breastfeeding: Maternal and infant aspects* (ACOG Educational Bulletin No. 258). Washington, D.C.: American College of Obstetrics and Gynecology.

American Dietetic Association. (2001). Position of the American Dietetic Association: Breaking the barriers to breastfeeding. *Journal of the American Dietetic Association, 101*(10), 1213–1220.

Arias, A., Bennison, J., Justus, K., & Thurman, D. (2001). Educating parents about normal stool pattern changes in infants. *Journal of Pediatric Health Care, 15*(5), 269–274.

Arnold, S., & Bernstein, H. H. (2000). Newborn discharge: A time to be especially thoughtful. *Contemporary Pediatrics, 17*(10), 47–80.

Ateah, C. A., Secco, L., & Woodgate, R. L. (2003). The risks and alternatives to physical punishment use with children. *Journal of Pediatric Health Care, 17*(3), 126–132.

Atkinson, P. M., Parks, D. K., Cooley, S. M., & Sarkis, S. L. (2002). Reach out and read: A pediatric clinic-based approach to early literacy promotion. *Journal of Pediatric Health Care, 16*(1), 10–15.

Blackwell, P. B., & Baker, B. M. (2002). Estimating communication competence of infants and toddlers. *Journal of Pediatric Health Care, 16*(1), 29–35.

Borghese-Lang, T., Morrison, L., Ogle, A., & Wright, A. (2003). Successful bottle feeding of the young infant. *Journal of Pediatric Health Care, 17*(2), 94–101.

Brazelton, T. B. (1983). *Infants and mothers: Differences in development.* New York: Delacourte Press.

Brazelton, T. B. (1992). *Touchpoints, the essential reference: Your child's emotional and behavioral development.* New York: Perseus Books Group.

Brazelton, T. B., & Cramer, B. D. (1990). *The earliest relationship: Parents, infants and the drama of early attachment.* New York: Addison Wesley.

Centers for Disease Control & Prevention. (1998). Recommendations to prevent and control iron deficiency in the United States. *Morbidity and Mortality Weekly Report, 47*(RR-3), 1–36.

Department of Health and Human Services. (2000). *HHS blueprint for action on breastfeeding.* Washington, D.C.: U.S. Department of Health and Human Services.

Erikson, E. H. (1963). *Childhood and society* (2nd ed.). New York: W. W. Norton and Company.

Fierro-Cobas, V. (2001). Language development in bilingual children: A primer for pediatricians. *Contemporary Pediatrics, 18*(7), 79–98.

Fishman, M. A. (1999). Evaluation of the child with neurologic disease. In J. A. McMillan (Ed.), *Oski's pediatrics: Principles and practice.* Philadelphia: Lippincott Williams & Wilkins.

Gabbard, G. O. (2000). Psychoanalysis. In B. J. Sadock & V. A. Sadock (Eds.), *Kaplan and Sadock's comprehensive textbook of psychiatry* (7th ed.). Philadelphia: Lippincott Williams & Wilkins.

Georgieff, M. K. (2001). Taking a rational approach to the choice of formula. *Contemporary Pediatrics, 18*(8), 112–130.

Gilger, M. A. (1999). Normal gastrointestinal function. In J. A. McMillan (Ed.), *Oski's pediatrics: Principles and practice.* Philadelphia: Lippincott Williams & Wilkins.

Gopnik, A. (2003). Crib notes: The innate drive to learn. *Pediatric Basics, 102,* 2–9.

Gottesman, M. M. (2000). Nurturing the social and emotional development of children, a.k.a. discipline. *Journal of Pediatric Health Care, 14*(2), 81–84.

Gottesman, M. M. (2001). Making time for teaching. *Journal of Pediatric Health Care, 15*(2), 94–97.

Green, M. (Ed.) (1998) *Bright futures: Guidelines for health supervision of infants, children and, adolescents* (rev. ed.). Arlington, VA: National Center for Education in Maternal and Child Health.

Harris, J. C. (1999). Developmental perspective. In J. A. McMillan (Ed.), *Oski's pediatrics: Principles and practice.* Philadelphia: Lippincott Williams & Wilkins.

Healthy People 2010. (2000). *Breastfeeding, newborn screening and service systems.* Washington, D.C.: U.S. Department of Health and Human Services. Accessed 10/17/03 at www.healthypeople.gov/Document/HTML/Volume2/16MICH.htm.

Hobbie, C., Baker, S., & Bayerl, C. (2000). Parental understanding of basic infant nutrition: misinformed feeding choices. *Journal of Pediatric Health Care, 14*(1), 26–31.

Kazal, L. A. (2002). Prevention of iron deficiency in infants and toddlers. *American Family Physician, 66*(7), 1217–1224.

Lawrence, R. A., & Lawrence, R. M. (1999). *Breastfeeding: A guide for the medical profession* (5th ed.). St. Louis: Mosby.

Leininger, M. (2001). *Culture, care, diversity and universality: A theory of nursing.* Sudbury, MA: Jones & Bartlett.

National Association of Pediatric Nurse Practitioners. (2001). Position statement: Breastfeeding. *Journal of Pediatric Health Care, 15*(5), 22A.

National Association of Pediatric Nurse Practitioners. (2001). Position statement: Child care. *Journal of Pediatric Health Care, 15*(2), 35A.

National Safe Kids Campaign. *Baby: Crib safety checklist.* Accessed 1/10/05 at http://www.hsca.com/membersonly/USDHHSlink.htm.

Nicklaus, T. A., & Fisher, J. O. (2003). To each his own: Family influences on children's food preferences. *Pediatric Basics, 102,* 13–20.

Nield, L. S., & Kamat, D. (2003). Infant colic: What works, what doesn't? *Consultant for Pediatricians, 2*(6), 230–234.

Niemela, M., Pihakari, O., Pokka, T., & Uhari, M. (2000). Pacifier as a risk factor for acute otitis media: A randomized, controlled trial of parental counseling. *Pediatrics, 106,* 483–488.

Palmer, F. B., & Capute, A. J. (1999). Streams of development: The keys to developmental assessment. In J. A. McMillan (Ed.), *Oski's pediatrics: Principles and practice.* Philadelphia: Lippincott Williams & Wilkins.

Piaget, J. (1969). *The theory of stages in cognitive development.* New York: McGraw-Hill.

Preboth, M. (2002). Physical activity in infants, toddlers, and preschoolers. *American Family Physician, 65*(8), 1694–1696.

Recht, M., & Pearson, H. A. (1999). Diseases of the blood. In J. A. McMillan (Ed.), *Oski's pediatrics: Principles and practice.* Philadelphia: Lippincott Williams & Wilkins.

Record, S., Montgomery, D. R., & Milano, M. (2000). Fluoride supplementation and caries prevention. *Journal of Pediatric Health Care, 14*(5), 247–249.

Rychnovsky, J. D. (2000). No-spill sippy cups. *Journal of Pediatric Health Care, 14*(5), 207–208.

Shelor, S. P. (ed.) (1998). *Caring for your baby and young child: Birth to age 5.* New York: Bantam Books.

Starr, N. B. (2001). Kids and car safety: Beyond car seats and seat belts. *Journal of Pediatric Health Care, 15*(5), 257–259.

Stein, M. T. (2001). Co-sleeping (bedsharing) among infants and toddlers. *Pediatrics 107*(4), 873–877.

Turecki, S. (2003). The behavioral complaint: Symptom of a psychiatric disorder or a matter of temperament? *Contemporary Pediatrics, 20*(8), 111–119.

U.S. Breastfeeding Committee. (2001). Breastfeeding in the United States: A national agenda. Washington, D.C.: U.S. Department of Health and Human Services, Health Resources and Services Administration, Maternal and Child Health Bureau. Accessed 10/17/03 at www.usbreastfeeding.org/USBC-Strategic-Plan-2001.pdf.

Websites

www.aapd.org American Academy of Pediatric Dentistry

www.dbpeds.org recommendations for behavioral and developmental screening in children

www.denverII.com Denver Developmental Screening materials

www.kidshealth.com Nemours Foundation's Center for Child Health Media

www.kidsource.com a parent-supported group for children's health, growth, and development

www.lansinoh.com lanolin for breastfeeding

www.medela.com breastfeeding information from Medela, Inc.

www.orajel.com teething information from Del Pharmaceuticals

www.pediatricinstitute.com Johnson & Johnson Pediatric Institute

www.zerotothree.org The Zero to Three: National Center for Infants, Toddlers and Families

Exercícios sobre o *capítulo*

Questões de múltipla escolha

1. A mãe de um bebê de 3 meses pergunta quando deve introduzir alimentos sólidos. Qual é a resposta mais adequada a ser dada pela enfermeira?
   a. "Tudo bem se você começar a dar alimentos sólidos em forma de purê, desde que o alimento seja colocado na mamadeira."
   b. "Os lactentes não necessitam de alimentos sólidos antes dos 12 meses."
   c. "A introdução dos alimentos sólidos deve ser adiada até os 6 meses de vida, quando o lactente pode utilizar sozinho uma colher."
   d. "O reflexo de extrusão da língua desaparece entre 4 e 6 meses de vida, e esta é a ocasião ideal para introduzir os alimentos sólidos."
2. O pai de uma menina de 2 meses expressa preocupação de que seu bebê possa estar ficando mimado. A melhor resposta a ser dada pela enfermeira é:
   a. "Ela só precisa de amor e atenção. Não se preocupe, ela é muito nova para ficar mimada."
   b. "O pronto atendimento das necessidades do bebê ajuda a desenvolver o sentimento de segurança."
   c. "Os lactentes precisam ser alimentados e limpos; se você tiver certeza de que estas necessidades estão atendidas, simplesmente deixe seu bebê chorar."
   d. "A regularidade do atendimento das necessidades é importante, mas você está certo: pegar muito a criança no colo pode torná-la mimada."
3. Os pais de uma menina de 8 meses queixam-se de que o bebê chora quando é deixado com a babá. Como a enfermeira pode explicar esse comportamento?
   a. Chorar quando fica com a babá pode indicar dificuldade de adquirir confiança.
   b. A ansiedade com estranhos não deve ocorrer antes de 1 a 4 anos de idade; este problema deve ser investigado.
   c. A ansiedade de separação é comum nessa idade; o bebê reconhece os pais como pessoas separadas dele próprio.
   d. Talvez a babá não atenda às necessidades do bebê; procure outra babá.

Exercícios de raciocínio crítico

1. A mãe de um menino de 11 meses nascido com 24 semanas de gestação está preocupada com o tamanho e as habilidades motoras do filho. Que informações a enfermeira deve dar?
2. A mãe de um bebê acha que pode haver algo errado porque ele "regurgita muito". Quais são as informações adicionais que a enfermeira deve obter?
3. Se você concluir que o bebê citado na questão anterior apresenta regurgitação normal compatível com esse estágio do desenvolvimento, desenvolva um plano de ensino resumido para ser revisto com a mãe.

Atividades de estudo

1. A mãe traz seu bebê de 9 meses à clínica para uma consulta rotineira de saúde. Ela faz perguntas sobre alimentação, fala e capacidade de andar. Elabore um plano de ensino com instruções antecipadas para esse lactente de 9 meses.
2. Desenvolva um plano de segurança para um bebê de 12 meses.
3. No contexto clínico, observe dois bebês da mesma idade, um com desenvolvimento adequado para sua idade e outro com atraso do desenvolvimento. Observe as semelhanças e as diferenças entre os dois lactentes.

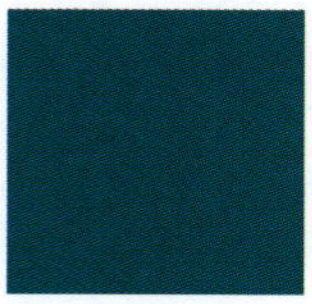

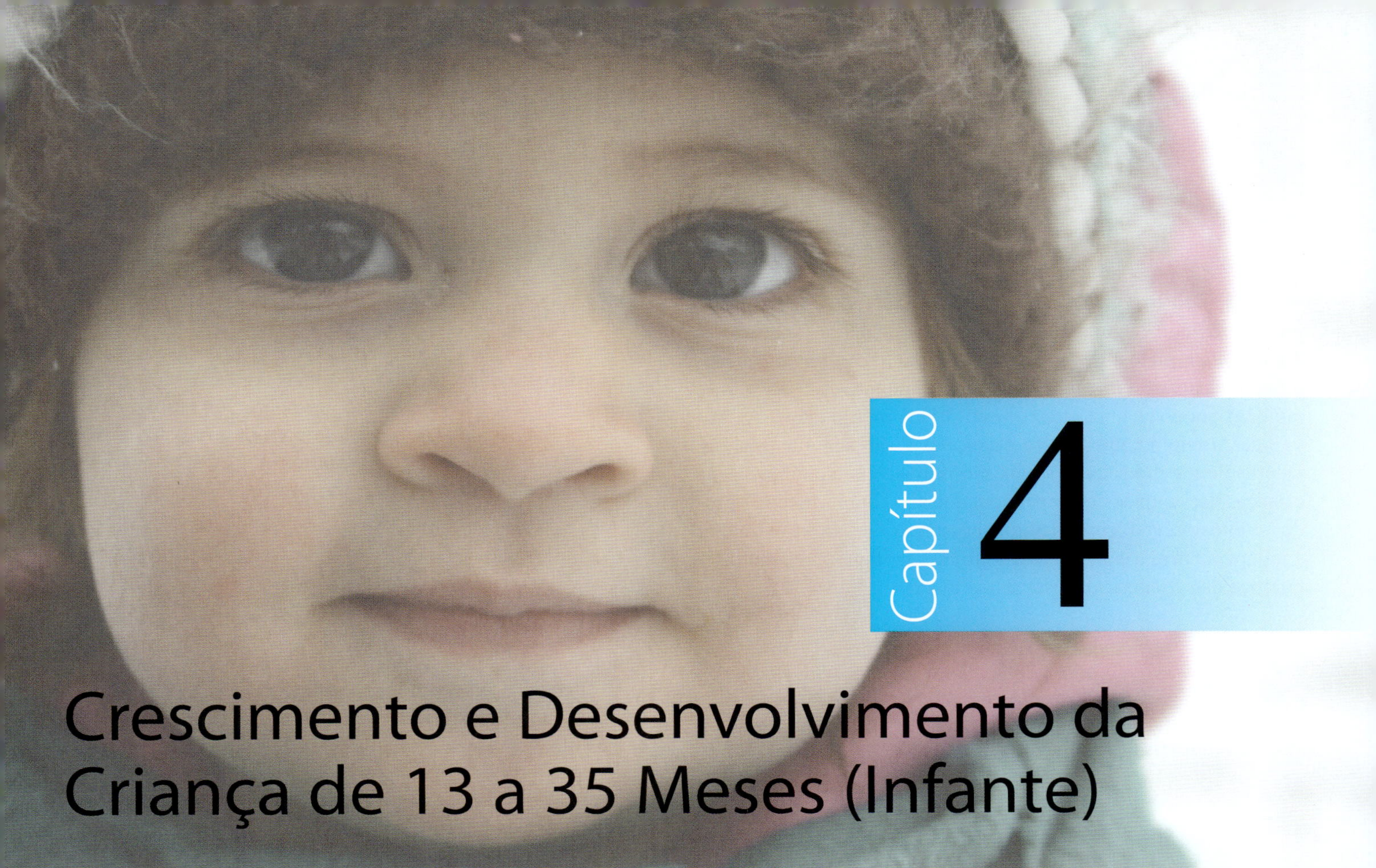

Capítulo 4

Crescimento e Desenvolvimento da Criança de 13 a 35 Meses (Infante)

Palavras-chave

Animismo
Anorexia fisiológica
Ansiedade de separação
Brincadeira paralela
Ecolalia
Egocentrismo
Episódios de comilança
Fala telegráfica
Individuação
Regressão
Ritualismo
Rivalidade entre irmãos
Separação

Objetivos da aprendizagem

Concluída a leitura deste capítulo, o leitor deverá ser capaz de:

1. Explicar as alterações fisiológicas, psicossociais e cognitivas normais que ocorrem na faixa etária de 13 a 35 meses (primeira infância).
2. Identificar os marcos do desenvolvimento motor fino e grosseiro nos infantes.
3. Demonstrar entendimento do desenvolvimento da linguagem na primeira infância.
4. Descrever o desenvolvimento sensorial dos infantes.
5. Demonstrar entendimento dos desenvolvimentos emocional/social e moral/espiritual na primeira infância.
6. Executar um plano de enfermagem para lidar com os problemas comuns relacionados com o crescimento e o desenvolvimento dos infantes.
7. Estimular o crescimento e a aprendizagem por meio de brincadeiras.
8. Desenvolver um plano de ensino para a promoção da segurança dos infantes.
9. Demonstrar entendimento das necessidades dos infantes, no que se refere ao sono e ao repouso e também à saúde dos dentes.
10. Desenvolver um plano nutricional para os infantes com base nas necessidades nutricionais médias.
11. Fornecer instruções antecipadas apropriadas aos problemas comuns de desenvolvimento dos infantes.
12. Demonstrar entendimento dos métodos apropriados de disciplina aplicáveis na primeira infância.
13. Definir o papel dos pais na vida dos infantes e determinar meios de apoiar, estimular e instruir os pais quanto ao crescimento, ao desenvolvimento e aos problemas que ocorrem nessa faixa etária.

REFLEXÃO *Quando começam a andar, as crianças correm riscos e cometem muitos erros, mas lembre-se: ambos são componentes essenciais ao seu crescimento.*

Jose Gonzales é um menino de 2 anos trazido à clínica pela mãe e pelo pai para consulta de rotina do 2º ano de vida. Durante a avaliação, você determina que o peso da criança é de 15 kg, a estatura é de 82 cm e a circunferência craniana é de 48 cm. Como enfermeira encarregada de cuidar dessa criança, avalie seu crescimento e seu desenvolvimento e, em seguida, forneça aos pais as instruções antecipadas aplicáveis.

O período em que a criança (infante) aprende a andar compreende os dois segundos anos de vida, ou seja, a faixa de 1 a 3 anos incompletos. Esse período evidencia-se por avanços significativos no crescimento e no desenvolvimento da criança, mas também pode ser uma etapa muito difícil para os pais. As atividades predominantes nessa faixa etária são segurar e largar. Depois de aprender que os pais são previsíveis e confiáveis, as crianças dessa idade compreendem que seu comportamento produz efeitos previsíveis nas outras pessoas. O desafio é estimular a independência e a autonomia e, ao mesmo tempo, manter a segurança das crianças curiosas dessa idade.

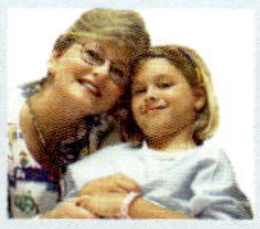

À medida que cresce o número de avós que assumem o papel de cuidador principal dos netos, as enfermeiras devem ficar atentas à possibilidade de aumento do estresse para essas pessoas, sobretudo durante os três primeiros anos de vida das crianças.

Visão geral do crescimento e do desenvolvimento

A lactância é um período de crescimento e desenvolvimento acelerados. O crescimento físico e a aquisição de novas habilidades motoras são um pouco mais lentos na primeira infância. O refinamento das habilidades motoras, a continuação do desenvolvimento cognitivo e a aquisição das habilidades linguísticas apropriadas têm importância fundamental nessa faixa etária. A enfermeira utiliza os conhecimentos sobre o desenvolvimento normal das crianças de 1 a 3 anos como mapa geral para a avaliação comportamental das crianças dessa faixa etária.

Crescimento físico

A estatura e o peso dos infantes continuam a aumentar uniformemente, embora esses aumentos ocorram a uma velocidade mais lenta, em comparação com a lactância. Nessa faixa etária, os aumentos da estatura e do peso tendem a ocorrer mais em estirões do que de modo linear (Figura 4.1). O infante ganha em média 1,5 a 2,5 kg por ano. A proporção entre comprimento e estatura aumenta em média 7,5 cm por ano. Em geral, com 2 anos de idade, as crianças atingem cerca de metade da altura que terão quando adultas. A circunferência craniana aumenta cerca de 2,5 cm quando a criança tem entre 1 e 2 anos, depois aumenta em média 1,25 cm por ano até 5 anos de idade. A fontanela anterior deve estar fechada quando a criança completa 18 meses de vida. Em torno dos 3 anos, o tamanho da cabeça torna-se mais proporcional ao restante do corpo.

Maturação dos sistemas do organismo

Embora as alterações não sejam tão acentuadas quanto as que ocorrem durante a lactância, os sistemas corporais dos infantes continuam a crescer e amadurecer do ponto de vista funcional. Alterações funcionais significativas ocorrem nos sistemas neurológico, gastrintestinal e geniturinário, mas os sistemas respiratório e cardiovascular também passam por mudanças expressivas.

Sistema neurológico

O crescimento do cérebro continua durante os dois primeiros anos de vida, e o cérebro alcança cerca de 90% das dimensões adultas em torno dos 2 anos. A mielinização do cérebro e da medula espinal avança continuamente e está concluída em torno dos 24 meses. A mielinização melhora a coordenação e o equilíbrio, assim como amplia a capacidade de controle dos esfíncteres, que é importante para o treinamento das funções vesical e intestinal. A integração dos reflexos primitivos ocorre na lactância e possibilita o desenvolvimento dos reflexos protetores a partir de 9 meses de vida. O reflexo de paraquedas de frente ou de costas é particularmente útil quando a criança começa a andar. O aperfeiçoamento rápido das habilidades de linguagem é uma evidência da progressão contínua do desenvolvimento cognitivo.

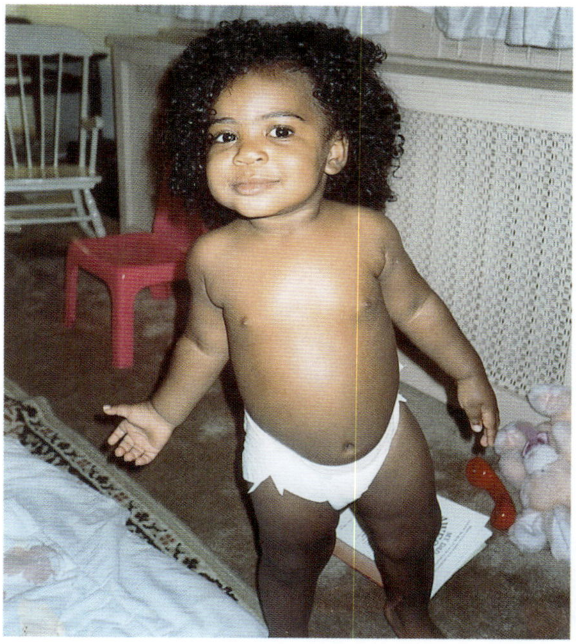

Figura 4.1 O aspecto típico de um infante é de abdome arredondado, postura ligeiramente inclinada para trás e ampla base quando está parado de pé.

Sistema respiratório

As estruturas respiratórias também continuam a crescer e amadurecer durante os dois primeiros anos de vida. Os alvéolos aumentam numericamente, mas só atingirão os números evidenciados nos adultos com a idade aproximada de 7 anos. A traqueia e as vias respiratórias inferiores continuam a crescer, mas ainda são pequenas em comparação com as dos adultos. A língua é relativamente grande em comparação com as dimensões da boca. As amígdalas e as adenoides são volumosas e as tubas auditivas, relativamente curtas e retilíneas.

Sistema cardiovascular

A frequência cardíaca diminui e a pressão arterial aumenta ao longo da primeira infância. Os vasos sanguíneos estão localizados próximos da superfície cutânea e, por esse motivo, são facilmente comprimidos por palpação.

Sistema gastrintestinal

As dimensões do estômago continuam a aumentar, e isto possibilita que os infantes façam três refeições regulares por dia. A produção de pepsina atinge a maturidade aos 2 anos. O intestino delgado continua a aumentar em comprimento, mas só alcança o comprimento máximo de 2 a 3 m na idade adulta. A frequência das evacuações aumenta para 1 a 2 por dia e cerca de 25% das crianças dessa idade evacuam em dias alternados (Arias, Bennison, Justus & Thurman, 2001). A cor das fezes pode mudar (amareladas, alaranjadas, amarronzadas ou esverdeadas), dependendo do que a criança consome. Como o intestino dessas crianças ainda está até certo ponto imaturo, elas frequentemente eliminam fragmentos de alimentos de digestão difícil, tal como caroços de milho. Em geral, o controle intestinal é adquirido no final do terceiro ano de vida.

Sistema geniturinário

As funções vesical e renal atingem os níveis dos adultos em torno dos 16 a 24 meses. A capacidade vesical aumenta e possibilita que a criança dessa idade retenha a urina por períodos mais longos. O débito urinário deve ser de cerca de 1 mℓ/kg/h. A uretra de meninos e meninas na primeira infância ainda é curta, e isto a torna mais suscetível a infecções urinárias, em comparação com os adultos.

Sistema musculoesquelético

Durante a primeira infância, os ossos aumentam em comprimento e os músculos tornam-se mais salientes e fortes. A musculatura abdominal é fraca nos primeiros meses desse período, e isto é responsável pela "barriga grande" dessas crianças. Com essa idade, as crianças adotam uma postura inclinada para trás e têm o abdome proeminente. Em torno dos 3 anos, a musculatura enrijece e o abdome adquire uma configuração mais plana.

• Desenvolvimento psicossocial

Erikson definiu a primeira infância como uma fase de autonomia *versus* vergonha e dúvida. Nessa fase, a criança experimenta a independência. Como as crianças dessa idade já desenvolveram confiança ao longo da lactância, elas estão prontas para adquirir independência e afirmar suas sensações de controle e autonomia (Erikson, 1963). As crianças dessa idade esforçam-se por adquirir autocontrole e aprendem a fazer por si próprias o que os outros vinham fazendo por elas. Em geral, infantes demonstram ambivalência quanto à passagem da dependência para a autonomia, e isto acarreta instabilidade emocional. A criança dessa idade pode alternar rapidamente de feliz e contente para choro e gritos. O exercício da independência também é responsável pela resposta favorita da criança dessa idade: "não". Em geral, essas crianças respondem "não" ainda que na verdade queiram dizer "sim".

Esse negativismo – sempre dizer "não" – é um componente normal do desenvolvimento saudável e ocorre em consequência das tentativas de afirmar sua independência. A Tabela 4.1 descreve mais detalhes do desenvolvimento do sentimento de autonomia.

Desenvolvimento cognitivo

De acordo com Jean Piaget (1969), as crianças de 12 a 24 meses passam pelos dois últimos subestágios do primeiro estágio do desenvolvimento cognitivo (estágio sensorimotor) (Tabela 4.1). As crianças dessa idade demonstram reações circulares terciárias e progridem para as combinações mentais. Em vez de simplesmente repetir um comportamento, os infantes conseguem experimentar um comportamento para ver o que acontece. Com cerca de 2 anos, as crianças conseguem utilizar símbolos para fazer imitação. Com a ampliação das habilidades cognitivas, essas crianças podem então demonstrar imitação tardia. Por exemplo, elas podem imitar uma tarefa doméstica que observaram um dos pais fazer vários dias antes.

Piaget definiu o segundo estágio do desenvolvimento cognitivo como pré-operacional. Isso ocorre nas crianças de 2 a 7 anos de idade. Durante esse estágio, as crianças começam a ficar mais sofisticadas, capazes de pensamento simbólico. O pensamento das crianças de 24 a 35 meses é muito mais avançado que o do lactente ou da criança de 13 a 24 meses, que entendem o mundo como uma série de objetos. Durante o estágio pré-operacional, os objetos começam a adquirir características que os tornam diferentes entre si. Os objetos são classificados como grandes ou pequenos, de determinada cor ou formato, ou pela textura diferente. Isso vai além da conexão das informações sensoriais com as ações físicas. As palavras e as imagens possibilitam que os infantes iniciem o processo de desenvolvimento do pensamento simbólico aplicando rótulos às características dos objetos. As crianças dessa idade também utilizam símbolos em representações dramáticas. Primeiramente, elas imitam a vida com brinquedos apropriados e, em seguida, conseguem substituir objetos em suas brincadeiras. Uma tigela pode ser utilizada para fingir que a criança está comendo, mas depois pode ser virada para baixo para funcionar como um chapéu na cabeça (Figura 4.2). Sentimentos e características humanas também podem ser atribuídos aos objetos (**animismo**). Veja outras explicações sobre o desenvolvimento cognitivo dos infantes na Tabela 4.1.

Tabela 4.1 Teorias do desenvolvimento

Teórico	Estágio	Atividades
Erikson	Autonomia *versus* vergonha e dúvida Idade: 1 a 3 anos	Adquire autonomia e autocontrole Separa-se dos pais ou cuidadores Aguarda por gratificação subsequente Predomina o negativismo Imita adultos e amiguinhos da mesma idade Demonstra afeição espontaneamente Entusiasmo crescente pelos amiguinhos Não consegue dividir nas brincadeiras até 3 anos de idade
Piaget	Sensorimotor	• Consegue diferenciar-se dos objetos
	Sensorimotor, subestágio 5: reações circulares terciárias	• Ampliação da permanência do objeto (sabe que os objetos que estão fora do seu campo de visão continuam a existir [p. ex., biscoitos no armário])
	Idade: 12 a 18 meses	• Utiliza TODOS os sentidos para explorar o ambiente • Coloca objetos dentro e fora dos recipientes
	Sensorimotor, subestágio 6: combinações mentais	• Imita as atividades domésticas (mímica doméstica) • A imitação é mais simbólica
	Idade: 18 a 24 meses	• Começa a pensar antes de agir • Entende as solicitações e é capaz de seguir instruções simples • Adquire o senso de propriedade (meu, minha)
	Pré-operacional	• Amplia o entendimento sobre tempo, espaço e causalidade
	Idade: 2 a 7 anos	• Utiliza tentativa e erro mentais em vez de físicos • Coloca brinquedos mecânicos para funcionar • Faz imitações com bonecos, animais e pessoas • Amplia o uso da linguagem como representação mental • Entende o conceito de "dois" • Começa a estabelecer conexões entre uma experiência no passado e outra que está ocorrendo no presente • Escolhe os objetos pelo formato e pela cor • Monta quebra-cabeças de quatro peças • As brincadeiras tornam-se mais complexas
Freud	Estágio anal Idade: 1 a 3 anos	O foco é na aquisição de controle do esfíncter anal. Satisfação e/ou frustração podem ocorrer à medida que a criança aprende a prender e soltar as fezes

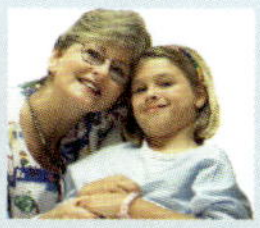

As mães deprimidas podem não ser tão sensíveis aos filhos quanto as demais. Por esse motivo, a depressão materna é um fator de risco para desenvolvimento cognitivo insatisfatório. Fique atenta ao estado mental das mães dos infantes, a fim de que, em caso de necessidade, possa ser feito o encaminhamento apropriado.

Desenvolvimento das habilidades motoras

Os infantes continuam a adquirir novas habilidades motoras e também a apurar as que já têm. Depois de aprender a andar, elas correm, sobem e pulam. As crianças dessa idade podem empurrar ou puxar um brinquedo, atirar uma bola e pedalar um triciclo. As habilidades motoras finas progridem de atividades simples como segurar e pinçar para as capacidades de manusear utensílios, segurar um lápis de cera, formar um colar e usar o computador. O desenvolvimento da coordenação entre a visão e as mãos é necessário para o refinamento das habilidades motoras finas. Essas habilidades ampliadas de mobilidade e manipulação ajudam as crianças curiosas a explorar e aprender mais sobre seu ambiente (Figura 4.3). À medida que dominam uma tarefa nova, as crianças dessa idade sentem-se seguras para vencer o desafio seguinte. Desse modo, a perícia no desenvolvimento das habilidades motoras contribui para o sentimento crescente de autoestima dessas crianças. As crianças ávidas por enfrentar desafios provavelmente se desenvolvem mais rápido que aquelas relutantes. Os sentidos da visão, da audição e da sensibilidade tátil ajudam a coordenar os movimentos motores finos e grosseiros.

Habilidades motoras grosseiras

À medida que as habilidades motoras grosseiras são dominadas e depois utilizadas repetidamente, os grupos musculares grandes dos infantes são fortalecidos. A "marcha da criança" é típica de quem aprendeu a andar recentemente. A criança não anda com suavidade e confiança. Em vez disso, as pernas são posicionadas bem afastadas, os dedos dos pés apontam para a frente e a criança parece oscilar de um lado para outro à medida que anda para a frente (Figura 4.4). Em geral, as crianças dessa idade parecem acelerar e inclinar-se para a frente, como se estivessem prestes a cair a qualquer momento. De fato elas podem cair, mas utilizam os braços esticados para se firmar (re-

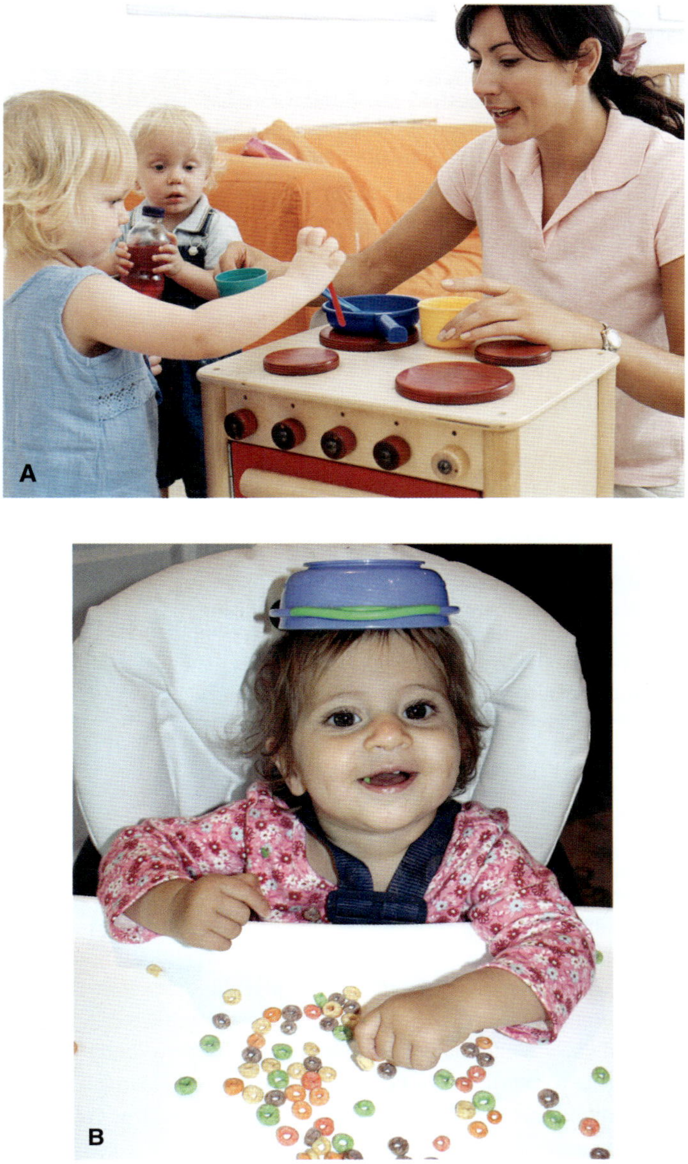

● Figura 4.2 A criança pequena (**A**) finge brincar com objetos da maneira como são utilizados normalmente e (**B**) também descobre outras aplicações criativas.

flexo de paraquedas). A marcha da criança dessa idade torna-se mais coordenada e os pés são colocados mais juntos após esses 6 meses de tentativa e erro. Com 3 anos de idade, as crianças colocam um calcanhar à frente dos dedos do outro pé, como fazem os adultos. Em geral, essas crianças usam ações físicas como correr, saltar e bater para expressar suas emoções porque mal começaram a aprender a expressar seus pensamentos e sentimentos verbalmente. A Tabela 4.2 descreve as expectativas motoras relativas à idade.

Habilidades motoras finas

Na primeira infância, as habilidades motoras finas são ampliadas e aperfeiçoadas. Segurar utensílios requer certo controle e agilidade, mas as exigências são maiores para abotoar e fechar o

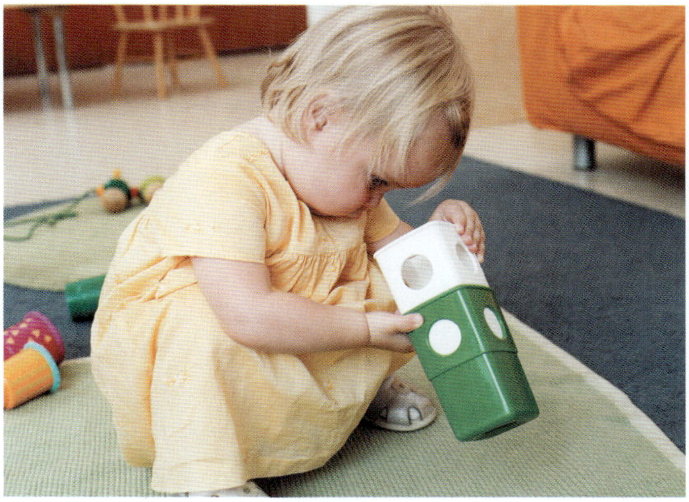

● Figura 4.3 A curiosidade das crianças quanto ao mundo aumenta à medida que se amplia sua capacidade de exploração.

zíper. A visão normal é necessária para o refinamento das habilidades motoras finas, porque a coordenação entre os olhos e as mãos é crucial para o direcionamento dos dedos, da mão e do punho para a realização de atividades musculares delicadas como colocar uma peça no quebra-cabeças ou ensartar um cordão de contas. Veja na Tabela 4.2 as expectativas para cada idade quanto às diversas habilidades motoras.

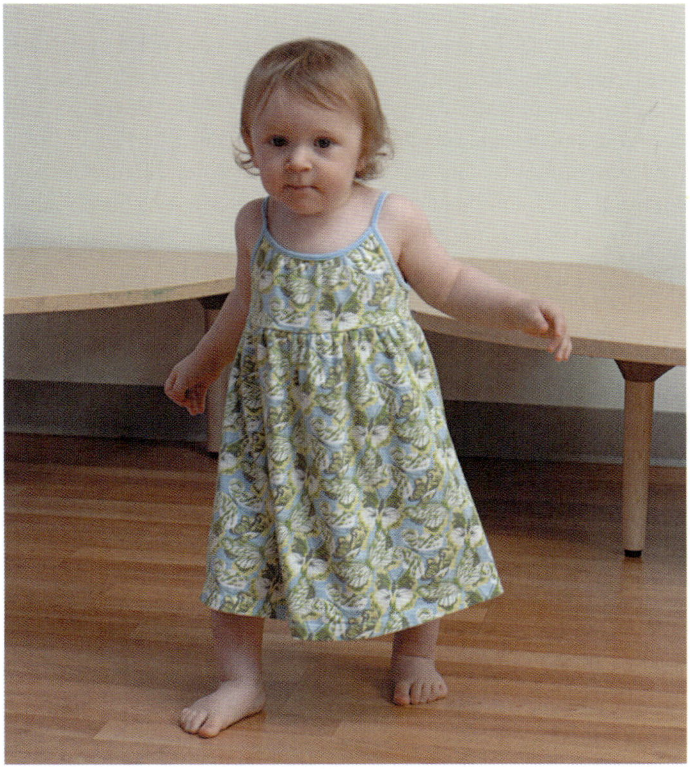

● Figura 4.4 A criança que mal começou a andar anda com uma base ampla, os pés apontando para a frente e os braços com os cotovelos abertos.

Tabela 4.2 Desenvolvimento das habilidades motoras

Idade	Habilidades motoras grosseiras esperadas	Habilidades motoras finas esperadas
12 a 15 meses	Anda sozinha	Coloca os alimentos na boca com os dedos Usa o dedo indicador para apontar
18 meses	Sobe degraus com ajuda Empurra um brinquedo enquanto anda	Domina as atividades de alcançar, segurar e soltar: empilha blocos, coloca objetos em seus encaixes Vira as páginas do livro (uma de cada vez quando o livro é de papelão; várias, se for de papel) Tira os sapatos e as meias Empilha quatro cubos
24 meses	Corre Chuta bola Consegue ficar de pé na ponta dos dedos Carrega vários brinquedos, ou um brinquedo grande enquanto anda Sobe e desce de um móvel sem ajuda	Constrói uma torre com 6 ou 7 cubos Dominância da mão direita ou esquerda Imita movimentos circulares e verticais suaves Rabisca e pinta Começa a virar os botões Coloca pinos redondos em seus orifícios
36 meses	Sobe com desenvoltura Pedala um triciclo Corre facilmente Sobe e desce degraus com os pés alternados Inclina-se facilmente para a frente sem cair	Tira as roupas sozinha Copia um círculo Constrói uma torre com nove ou dez cubos Segura um lápis na posição de escrever Atarraxa/desatarraxa tampas, porcas e parafusos ou garrafas Vira as páginas do livro uma de cada vez

Desenvolvimento sensorial

Os infantes utilizam todos os seus sentidos para explorar o mundo que as cerca. Essas crianças examinam os objetos sentindo-lhes a textura, olhando para eles, sacudindo para ouvir o som que eles fazem, sentindo o cheiro e colocando na boca. A visão dessas crianças ainda está em evolução e deve ser de 20/50 a 20/40 em ambos os olhos. A percepção de profundidade também continua a ser ampliada. A audição deve ser a mesma do adulto, porque os lactentes geralmente nascem com a audição totalmente desenvolvida. O sentido do olfato continua a ser apurado e as crianças dessa idade podem reclamar se não perceberem o aroma de alguma coisa. Embora a discriminação tátil não esteja totalmente desenvolvida, as crianças podem mostrar preferência por alguns sabores de alimentos. Com essa idade, as crianças provavelmente experimentam alimentos desconhecidos quando o aspecto ou o aroma lhes parecem familiares. A ausência da discriminação gustativa plena coloca as crianças dessa idade sob risco de ingestão acidental.

Desenvolvimento da comunicação e da linguagem

Na primeira infância, o desenvolvimento da linguagem ocorre rapidamente. A aquisição da linguagem é um processo dinâmico e complexo. A idade e as interações sociais da criança e os tipos de idioma aos quais ela está exposta influenciam o desenvolvimento linguístico. O desenvolvimento da linguagem receptiva (capacidade de entender o que é dito ou perguntado) geralmente está muito mais avançado que o da linguagem expressiva (capacidade de comunicar seus desejos e sentimentos). Em outras palavras, as crianças dessa idade compreendem a linguagem e conseguem obedecer a ordens muito antes que possam utilizar as próprias palavras. A linguagem é um componente muito importante da capacidade de essas crianças organizarem seu mundo e realmente sentirem como ele é. A utilização cuidadosamente planejada da linguagem pode orientar o comportamento e contribuir para evitar lutas por poder. No que se refere ao desenvolvimento da linguagem expressiva, as crianças começam a utilizar frases curtas e seu vocabulário chega a 50 palavras com a idade de 2 anos. A **ecolalia** (repetição das palavras e das frases sem entender) normalmente é observada em crianças com menos de 30 meses. Perguntas com "por que" e "o que" predominam na linguagem dessas crianças. A fala telegráfica é comum aos 3 anos de idade. A expressão **fala telegráfica** refere-se à fala que contém apenas as palavras essenciais para alcançar um objetivo (algo muito parecido com um telegrama). Em vez de dizer "Eu quero biscoito com leite", a criança diz "Quero biscoito leite". Na fala telegráfica, os substantivos e os verbos estão presentes e são verbalizados na ordem correta. A Tabela 4.3 apresenta uma revisão do desenvolvimento das linguagens receptiva e expressiva entre as idades de 13 e 35 meses.

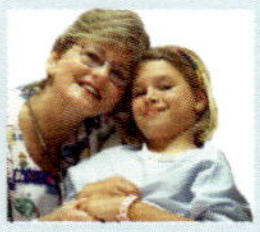

A gagueira geralmente começa entre as idades de 2 e 4 anos e é mais comum nos meninos do que nas meninas. Cerca de 75% de todos os casos de gagueira regridem dentro de 1 a 2 anos após o início.

A detecção e o encaminhamento precoces das crianças com potenciais retardos da fala são fundamentais. Se for detectado

Tabela 4.3 Desenvolvimento da linguagem na primeira infância

Idade	Linguagem receptiva	Linguagem expressiva
12 meses	Entende palavras comuns, independentemente do contexto Obedece a um comando de uma etapa acompanhado de gestos	Usa um dedo para apontar para os objetos Imita ou faz gestos como dar tchau Comunica seus desejos por meio de combinações de palavras e gestos Imitação vocal Primeira palavra
15 meses	Olha para o adulto que está falando Obedece a um comando de uma etapa, sem gestos associados Compreende 100 a 150 palavras	Repete as palavras que ouve Balbucia algo parecido com frases
18 meses	Entende a palavra "não" Compreende 200 palavras Às vezes responde à pergunta "O que é isto?	Usa no mínimo 5 a 20 palavras Diz o nome de objetos familiares
24 meses	Aponta para as partes do corpo nomeadas Aponta para as figuras de um livro Gosta de ouvir histórias simples Diz o nome de vários objetos do ambiente Começa a usar os pronomes "meu" ou "minha"	Vocabulário de 40 a 50 palavras Frases com duas ou três palavras (me levanta, quer biscoito) Faz perguntas (o que é isto?) Diz frases simples Usa termos descritivos (fome, quente) Dois terços do que a criança diz devem ser inteligíveis Repete palavras entreouvidas
30 meses	Obedece a uma série de dois comandos independentes	Vocabulário de 150 a 300 palavras
36 meses	Entende a maioria das frases Compreende as relações físicas (em cima, dentro, embaixo) Participa de conversas breves Pode obedecer a um comando de três etapas	A fala geralmente é compreendida pelas pessoas que conhecem a criança; praticamente metade é entendida por pessoas desconhecidas Pergunta "por quê?" Frases com três a quatro palavras Conversa sobre algo que aconteceu no passado Vocabulário de 1.000 palavras Consegue dizer seu próprio nome, idade e sexo Utiliza pronomes e plurais

algum retardo, a intervenção precoce pode aumentar as chances de que a criança adquira as habilidades linguísticas receptivas e expressivas apropriadas à sua idade.

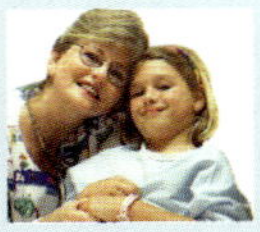

As crianças com distúrbios preexistentes, como síndromes genéticas, que sabidamente afetam o desenvolvimento da linguagem, devem ser encaminhadas a um especialista em patologias da fala-linguagem o mais breve possível, a fim de que o problema seja definido, em vez de se aguardar até que a criança demonstre algum retardo.

Na primeira infância, um problema particularmente preocupante relativo ao desenvolvimento da fala e da linguagem é o das crianças potencialmente bilíngues. Com 1 a 2 anos, a criança potencialmente bilíngue pode misturar os dois idiomas – isto é, partes da palavra nos dois idiomas são misturadas, formando uma nova palavra. Com 2 a 3 anos, as crianças potencialmente bilíngues podem misturar os idiomas na mesma frase. Desse modo, a avaliação do desenvolvimento adequado da linguagem é mais complicada nas crianças bilíngues.

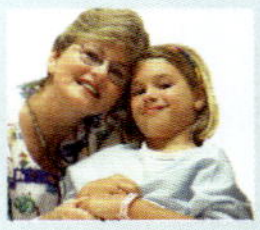

As crianças bilíngues em geral misturam os idiomas e, por esse motivo, pode ser mais difícil detectar retardos da linguagem nesse grupo. A criança bilíngue deve, com a idade de 20 meses, dominar 20 palavras (dos dois idiomas) e deve usar combinações de palavras. Se isso não ocorrer, justifica-se uma avaliação mais detalhada.

Desenvolvimento emocional e social

Na primeira infância, o desenvolvimento emocional está focado em **separação** e **individuação**. A percepção de si próprio como algo separado dos pais ou do cuidador principal acompanha-se do desenvolvimento da sensação de individualidade e da aprendizagem de como exercer controle sobre o próprio ambiente. À medida que surge essa necessidade de se sentirem no controle do seu mundo, as crianças dessa idade demonstram **egocentrismo** (foco em si próprio). Essa necessidade de controle gera labilidade emocional: muito felizes e contentes em um momento, reagem, no momento seguinte, com uma explosão temperamental ao estabelecimento de limites. À medida que identificam os limites entre si próprias e seus pais ou cuidadores principais, as crianças dessa idade aprendem a negociar um equilíbrio entre apego e independência. Inicialmente, as crianças dependem da comunicação e dos sinais emitidos pelos pais para iniciar o comportamento apropriado ou inibir o que é indesejável. Esse é um período difícil no qual elas precisam escolher entre diversos comportamentos, à medida que ocorrem nas diferentes situações. Em geral, as lutas por poder ocorrem nessa faixa etária e é importante que os pais e os cuidadores desenvolvam de maneira detalhada e intencional os rituais e as rotinas que conferem estabilidade e segurança às crianças dessa idade. Algumas delas se apoiam em um objeto que lhes transmita segurança (cobertor, boneco ou bichinho de pelúcia) para se confortarem em situações de estresse (Figura 4.5). Essa capacidade de tranquilizar-se é uma função da autonomia e é vista como sinal de um ambiente acolhedor e não, como se poderia pensar, de negligência.

É também dos 13 aos 35 meses que as crianças começam a entender as diferenças entre os sexos. Se as partes íntimas do corpo forem expostas, elas observam as diferenças entre o corpo masculino e o feminino. As crianças dessa idade podem perguntar aos pais sobre essas diferenças e começam a explorar seus próprios órgãos genitais. Além disso, começam a entender e a reproduzir as diferenças comportamentais em sociedade. Dependendo das condições a que são expostas, elas podem fazer observações quanto ao comportamento específico de cada sexo.

Nessa faixa etária, é comum a exibição de comportamentos agressivos. As crianças dessa idade podem chutar, morder ou empurrar outras crianças e apossar-se dos objetos. Os adultos podem ajudar essas crianças a desenvolver empatia chamando a atenção quando alguém se machuca e explicando o que aconteceu. As crianças dessa idade não devem ser repreendidas por seu comportamento impulsivo; ao contrário, devem ser orientadas no sentido de praticarem ações socialmente aceitáveis de modo a facilitar o desenvolvimento do discernimento social apropriado. É muito importante que os pais ou os cuidadores atuem como modelos para os comportamentos apropriados, em vez de perder o próprio controle, a fim de que as crianças dessa idade consigam aprender a controlar de maneira aceitável suas frustrações. Oferecer poucas opções é uma forma de permitir que os infantes tenham algum controle sobre seu ambiente e de ajudá-los a estabelecer o sentimento de domínio. Como as crianças dessa idade têm naturalmente um alcance de atenção exíguo, elas tendem a distrair-se. À medida que se tornam mais autoconscientes, essas crianças começam a desenvolver emoções de autoconsciência como constrangimento e vergonha.

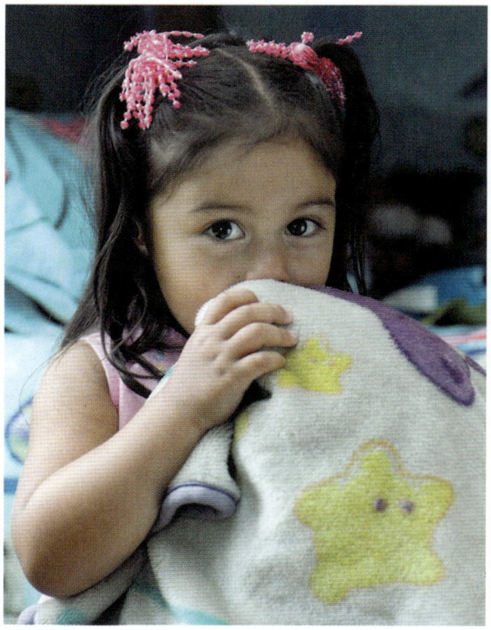

● Figura 4.5 O infante pode conseguir acalmar-se e adquirir uma sensação de conforto, nesse estágio de desenvolvimento da autonomia, recorrendo a um objeto que lhe transmita segurança, como uma boneca, um bichinho de pelúcia ou um cobertor.

Embora os infantes estejam ampliando a consciência de si mesmos, eles ainda não têm clareza dos limites corporais. Não entendem muito bem as funções corporais, embora estejam começando a estabelecer as conexões apropriadas. As fezes podem ser entendidas como parte da criança que, com essa idade, pode ficar aborrecida por vê-las desaparecer no vaso sanitário. As crianças dessa idade protegem o próprio corpo e resistem a procedimentos importunos, como aferição da temperatura ou da pressão arterial.

Ansiedade de separação

À medida que ampliam suas habilidades de mobilidade, as crianças entendem que, se têm a capacidade de sair, o mesmo acontece com seus pais. À medida que a autoconsciência se desenvolve e surgem conflitos entre proximidade e exploração, pode ressurgir a **ansiedade de separação** entre 18 e 24 meses. As lutas por poder podem aumentar e pode crescer a angústia ao se separar dos pais. Também nesse caso, uma rotina previsível, com estabelecimento dos limites apropriados, pode ajudar as crianças dessa idade a se sentirem seguras e mais confiantes durante esse período. Entre as idades de 24 e 36 meses, a ansiedade de separação diminui novamente. A criança começa a aceitar o conceito de permanência do objeto: ela tem uma representação interna dos pais ou do cuidador e tem maior capacidade de tolerar a separação, porque sabe que ocorrerá o reencontro.

Temperamento

O temperamento é a base biológica da personalidade e corresponde ao nosso núcleo emocional e motivacional, em torno do qual se desenvolve, com o tempo, a personalidade. O temperamento afeta a maneira como os infantes interagem com o ambiente. As crianças condescendentes podem adaptar-se mais facilmente e não se importar tanto com as mudanças de rotina do que as outras crianças da mesma idade. Em geral, as crianças com esse temperamento dormem e comem bem e têm comportamentos mais previsíveis e regulares. Contudo, ainda assim essas crianças podem expressar frustração com uma explosão temperamental. As crianças "difíceis" têm maior tendência a mostrar reações intensas (negativas ou positivas) e as explosões temperamentais são mais prováveis, frequentes e intensas do que as das outras crianças da mesma idade. A estrutura e a rotina de que as crianças dessa idade necessitam para se sentirem seguras são essenciais para as crianças difíceis; caso contrário, elas ficam inseguras e, desse modo, ficam mais sujeitas a comportamentos inadequados. A criança "difícil" também é, entre os três tipos de temperamento, a mais ativa. As crianças que "demoram a socializar" são mais solitárias e são muito tímidas. Além disso, apresentam mais ansiedade de separação. O comportamento dessas crianças é mais passivo e são observadoras e retraídas e demoram mais para amadurecer. Em geral, as alterações da rotina não geram muitos problemas, porque a reação natural dessas crianças é de passividade.

De acordo com o temperamento das crianças dessa idade, dê sugestões aos pais sobre como interagir em diferentes situações. Por exemplo, para evitar explosões temperamentais das crianças difíceis, sugira que os pais sejam particularmente cuidadosos no sentido de manterem a estrutura e a rotina e também evitar as circunstâncias que provocam essas explosões, inclusive fadiga e fome. Explique aos pais que pode ser preciso ter mais paciência com as atividades novas, porque as crianças lentas podem necessitar de mais tempo para se acostumar.

Medos

Os medos comuns aos infantes são de perder os pais (o que contribui para a ansiedade de separação) e de estranhos. Algumas crianças dessa idade podem demorar muito para se acostumar com pessoas que elas não conhecem. A enfermeira que cuida de crianças dessa idade em um serviço ambulatorial ou hospitalar deve aproveitar o tempo para estabelecer uma relação com as crianças de modo a atenuar seus medos. As crianças podem ficar assustadas com ruídos intensos ou animais grandes ou desconhecidos. A hora de deitar para dormir pode ser um momento assustador, porque essas crianças podem ter medo do escuro. Deixar uma luz acessa durante a noite no quarto da criança pode ser muito útil.

• Desenvolvimento moral e espiritual

Durante os três primeiros anos de vida, as crianças podem sentir-se bem com a rotina de rezar, mas não compreendem as crenças religiosas devido à limitação de sua capacidade cognitiva. Ler histórias bíblicas simples pode ser uma preparação para os ensinamentos religiosos subsequentes. A descrição do desenvolvimento moral por Kohlberg (1984) atribui às crianças dessa idade o nível pré-convencional. A criança começa a distinguir o certo do errado e não entende os conceitos mais avançados de moralidade. Com essa idade, as crianças baseiam suas ações nas tentativas de evitar punições e obter prazer. No final desse período, as crianças começam a sentir empatia pelas outras pessoas.

• Influências culturais no crescimento e no desenvolvimento

Pobreza ou desamparo influenciam diretamente a capacidade de crescimento adequado de infantes, porque faltam recursos para a aquisição e a preparação dos alimentos necessários. Nessas condições, brinquedos apropriados (seguros) também não estão disponíveis. Os hábitos alimentares continuam a influenciar a dieta e a capacidade de as crianças ingerirem os nutrientes adequados. Os sistemas de valores de cada família também influenciam o desenvolvimento das crianças dessa idade. Alguns pais desejam que os filhos sejam "bebês" por mais tempo e, desta forma, postergam o desmame ou continuam a alimentá-los com comidas para bebês ou purês por períodos mais longos. Outras famílias valorizam muito a independência e estimulam as crianças dessa idade a andar sozinhas por todos os lugares, em vez de carregá-las no colo.

A cultura também afeta o desenvolvimento emocional. Algumas famílias começam a coibir o choro dos meninos em uma idade muito precoce, estimulando-os a "agir como um rapaz" ou a "ser homem". O ato de ridicularizar o choro nessa idade fere o autoconceito das crianças. É importante orientar as famílias quanto ao crescimento e ao desenvolvimento normais, embora sempre valorizando e apoiando suas práticas culturais.

> **Você se lembra de Jose Gonzales,** apresentado no início deste capítulo? Quais são os marcos do desenvolvimento que você esperaria que ele já tivesse alcançado com essa idade?

O papel da enfermeira no crescimento e no desenvolvimento dos infantes

OBSERVE & APRENDA

O crescimento e o desenvolvimento dos infantes afetam seu cotidiano e o de seus familiares. Embora algumas crianças possam crescer mais rapidamente ou alcançar os marcos do desenvolvimento mais cedo que outras, o crescimento e o desenvolvimento ainda são ordenados e sequenciados. Ao longo de todo esse período, as consultas rotineiras de saúde continuam a enfatizar o crescimento e o desenvolvimento. A enfermeira deve ter conhecimentos bem fundamentados sobre as mudanças que ocorrem nesse período para que possam oferecer instruções antecipadas pertinentes e apoio adequado à família.

Quando as crianças dessa idade são hospitalizadas, o crescimento e o desenvolvimento podem ser alterados. A tarefa principal dessas crianças é desenvolver autonomia e seu foco é o desenvolvimento da mobilidade e da linguagem. A hospitalização elimina a maioria das oportunidades de que a criança aprenda por meio da exploração do ambiente. O isolamento por uma doença contagiosa limita ainda mais a capacidade da criança de adquirir algum controle sobre o ambiente. A enfermeira que cuida de crianças hospitalizadas dessa idade deve usar seus conhecimentos sobre crescimento e desenvolvimento normais para estabelecer relações bem-sucedidas com seus pacientes, assegurar a continuidade do desenvolvimento e reconhecer quaisquer retardos (ver Capítulo 10) (Figura 4.6).

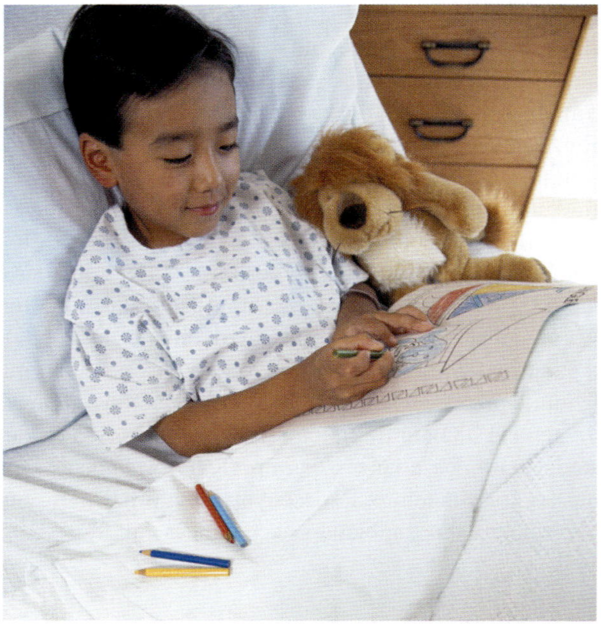

● Figura 4.6 O infante hospitalizado continua a desfrutar das atividades de desenvolvimento apropriadas à sua idade, inclusive colorir gravuras.

● Visão geral do processo de enfermagem

Ao concluir a avaliação do estágio atual de crescimento e desenvolvimento do infante, a enfermeira pode identificar problemas ou questões relativas a esses processos específicos. Em seguida, ela deve definir um ou mais diagnósticos de enfermagem, inclusive:

- Atrasos do crescimento e do desenvolvimento
- Nutrição desequilibrada, menos que as necessidades corporais
- Processos familiares interrompidos
- Disposição para paternidade ou maternidade melhorada
- Risco de tensão do papel de cuidador
- Risco de atraso do desenvolvimento
- Risco de crescimento desproporcional
- Risco de quedas.

O plano de cuidados de enfermagem para infantes com problemas de crescimento e desenvolvimento deve ser individualizado com base nas necessidades da criança e de sua família. O plano de cuidados de enfermagem apresentado a seguir pode ser utilizado como guia para o planejamento dos cuidados de enfermagem para crianças que apresentam problemas de crescimento e desenvolvimento. A enfermeira pode escolher os diagnósticos de enfermagem pertinentes a partir desse plano e fazer as individualizações necessárias. Esse plano de cuidados de enfermagem tem como objetivo servir apenas como guia e não deve ser utilizado como um plano abrangente aplicável ao crescimento e ao desenvolvimento.

● Crescimento e desenvolvimento saudáveis

Os pais que amam e respeitam seus filhos na primeira infância, independentemente do sexo, do comportamento ou das capacidades da criança, ajudam a lançar as bases de sua autoestima. A autoestima também é construída pela familiaridade com as rotinas diárias. A rotina e os rituais ajudam as crianças dessa idade a desenvolver sua consciência. Definir claramente as expectativas por meio de rotinas cotidianas ajuda a evitar confrontos. Se a criança conhece a rotina, ela sabe o que pode esperar e como se espera que ela atue. Quando não há rotinas e limites, a criança dessa idade desenvolve sentimentos de incerteza e ansiedade. O estabelecimento de limites (e a coerência com esses limites) ajuda o infante a controlar seu comportamento, a desenvolver a autoestima e a se tornar participante ativo na família. Dessa forma, as crianças conseguem aprender o que é cooperação ao longo de todo o dia previsível de suas vidas. As enfermeiras devem estar conscientes das expectativas quanto ao desenvolvimento normal, a fim de que possam determinar se a criança está progredindo adequadamente. A Tabela 4.4 descreve os sinais potenciais de atraso do desenvolvimento. Qualquer infante com um ou mais desses problemas deve ser encaminhada para avaliação mais detalhada do desenvolvimento.

Crescimento e desenvolvimento por meio de atividades lúdicas

Brincar é o principal recurso para a socialização do infante. Os pais devem limitar o tempo disponível para assistir tevê e, em seu lugar, devem estimular as brincadeiras físicas e criativas. Em geral, as crianças dessa idade brincam junto com outras crianças (**brincadeira paralela**), mas sem compartilhar (Figura 4.7). A capacidade limitada de focar explica por que elas mudam frequentemente de brinquedos e tipos de brincadeira. É importante oferecer vários brinquedos seguros de modo que as crianças dessa idade tenham muitas oportunidades diferentes de explorar o ambiente. As crianças dessa idade não necessitam de brinquedos caros; na verdade, às vezes os brinquedos mais apreciados são utensílios domésticos comuns. Infantes são egocêntricos e isto faz parte do seu desenvolvimento normal. O egocentrismo dificulta as atividades de compartilhar. Como essas crianças estão desenvolvendo o sentimento de ser alguém (quem são como pessoas), elas podem ver seus brinquedos como uma extensão de si próprias. Aprender a compartilhar é uma tarefa que começa nos últimos meses desse período. As crianças dessa idade também apreciam representações teatrais e brincadeiras que imitem as atividades familiares do lar. Essas crianças se divertem quando entram em contato com a música e os instrumentos musicais. Gostam de ouvir todos os tipos de música e costumam dançar com qualquer coisa que ouçam no rádio. As crianças dessa idade apreciam tambor, xilofone, címbalo e piano. Instrumentos musicais feitos em casa também são apreciados. Alguns seixos ou algumas moedas dentro de uma garrafa d'água vazia com a tampa firmemente atarraxada formam um excelente instrumento musical; um pote de manteiga vazio com a tampa e um par de colheres de pau formam um excelente tambor.

Atividade física adequada é importante para o desenvolvimento e o refinamento das habilidades motoras. Infantes necessitam de, no mínimo, 30 min de atividade física organizada e algo em torno de 1 h ou mais de atividades físicas livres. As áreas disponíveis para brincar dentro e fora de casa devem estimular as

Tabela 4.4 Sinais de atraso do desenvolvimento

Idade ou faixa etária	Problema
Depois de andar sozinho por vários meses	• Anda repetidamente pisando com as pontas dos dedos • Não consegue desenvolver um padrão de marcha amadurecido
Com 18 meses	• Não anda • Não fala 15 palavras • Não compreende a função dos objetos domésticos comuns
Com 2 anos	• Não usa frases com duas palavras • Não imita as ações • Não segue instruções básicas • Não consegue empurrar um brinquedo com rodas
Com 3 anos	• Dificuldade com degraus • Quedas frequentes • Não consegue construir uma torre com mais de quatro blocos • Dificuldade de manipular objetos pequenos • Dificuldade extrema quando se separa dos pais ou do cuidador • Não consegue copiar um círculo • Não faz brincadeiras de imitar • Não consegue comunicar-se com frases curtas • Não compreende instruções curtas • Pouco interesse pelas outras crianças • Fala ininteligível, baba persistente

atividades que exijam o uso dos grandes grupos musculares. As atividades devem ser realizadas em um ambiente seguro. As instalações das áreas de brincadeiras ao ar livre devem ser colocadas sobre superfícies macias para absorver quedas (p. ex., areia, lascas de madeira ou serragem) (Figura 4.8). O Boxe 4.1 descreve alguns brinquedos recomendados para essa faixa etária.

Aprendizagem inicial

O relacionamento e as interações entre os pais e a criança definem o contexto da aprendizagem inicial na primeira infância.

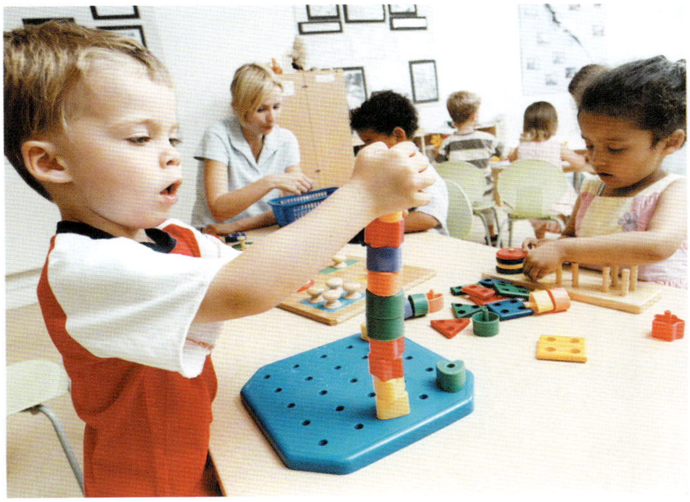

● Figura 4.7 Brincadeira paralela. Em geral, o infante brinca ao lado de outra criança, mas sem interagir ou cooperar com ela.

Desenvolvimento da linguagem

Conversar e cantar para a criança durante atividades rotineiras como alimentar-se e vestir-se oferece as condições propícias que estimulam a conversação. A repetição frequente do nome dos objetos ajuda a criança a aprender as palavras certas. O pai ou o cuidador devem ficar atentos ao que a criança diz e também ao seu humor. O esclarecimento do que foi dito valida as emoções e os pensamentos da criança. Os pais devem ouvir e responder às perguntas do filho. Devem sentar-se tranquilamente com a

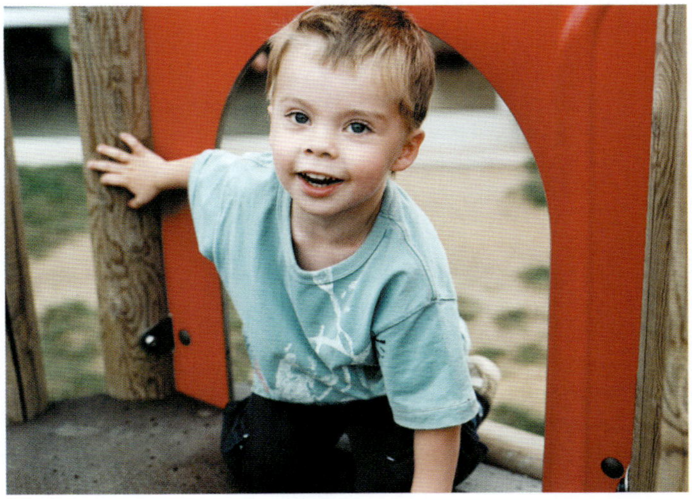

● Figura 4.8 Infantes adoram brincadeiras ao ar livre, como subir nos brinquedos do *playground*. Sempre deve haver um adulto supervisionando as crianças dessa idade quando elas brincam ao ar livre.

(O texto continua na p. 94.)

Plano de cuidados de enfermagem 4.1

Problemas de crescimento e desenvolvimento na primeira infância

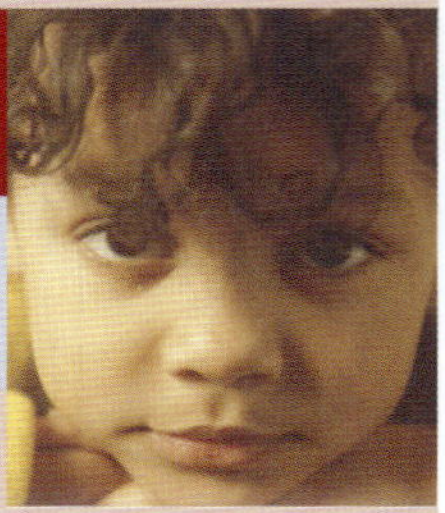

Diagnóstico de enfermagem: risco de quedas relacionado com a curiosidade, a mobilidade ampliada e a imaturidade do desenvolvimento

Definição e reavaliação dos resultados esperados

A segurança da criança é mantida: *a criança não sofrerá lesões*

Intervenções: prevenção de acidentes

- Ensine e estimule o uso apropriado do assento do automóvel próprio para bebês *para reduzir o risco para as crianças em caso de acidente automobilístico*
- Ensine as crianças a ficar longe das ruas e faça supervisão constante *para evitar acidentes com pedestres*
- Exija o uso de capacete para bicicleta durante passeios com qualquer brinquedo de rodas *para evitar traumatismo craniano e desenvolver o hábito de usar capacete*
- Mantenha o lar seguro para crianças *para oferecer um ambiente seguro para o desenvolvimento da criança curiosa cuja mobilidade é cada vez maior*
- Afixe o número do telefone do centro de controle de intoxicações *para a eventualidade de ocorrer uma ingestão acidental*
- Nunca deixe a criança sem supervisão na banheira ou na piscina, ou perto de qualquer área com água acumulada, *para evitar afogamento*
- Ensine aos pais as medidas de primeiros socorros e a reanimação cardiorrespiratória (RCR) para crianças pequenas, *para minimizar as consequências de um acidente, caso ocorra*
- Mantenha a criança sob observação constante e as grades laterais do berço ou leito hospitalar elevadas, *porque as crianças dessa idade são particularmente suscetíveis a cair ou ficar presas aos tubos quando tentam movimentar-se*

Diagnóstico de enfermagem: nutrição desequilibrada, menos que as necessidades corporais, relacionada com ingestão nutricional insuficiente para atender às necessidades de crescimento (ingestão excessiva de suco ou leite, pouca variedade de alimentos oferecidos), conforme se evidencia pela incapacidade de obter aumentos apropriados da estatura e do peso com o decorrer do tempo

Definição e reavaliação dos resultados esperados

A criança consome nutrientes adequados e, ao mesmo tempo, adquire um padrão alimentar apropriado: *a criança terá aumentos apropriados do peso e da estatura*

Intervenções: promoção da nutrição adequada

- Avalie os horários atuais das refeições e a ingestão habitual, assim como os métodos usados para alimentar a criança, *para determinar os elementos adequados ou inadequados*
- Avalie a capacidade de a criança beber na caneca, comer com os dedos, engolir e ingerir alimentos de diferentes texturas *para determinar se há necessidade de exposição adicional ou outras intervenções como fonoterapia ou terapia ocupacional*
- Pese a criança diariamente (se estiver hospitalizada) ou semanalmente (se estiver em casa) na mesma balança e coloque semanal ou mensalmente os resultados em um gráfico de crescimento padronizado, *para determinar se o crescimento está melhorando*
- Desmame a criança da mamadeira com 15 meses, *para desestimular a ingestão excessiva de suco ou leite pela criança, que pode carregar a mamadeira para qualquer canto*
- Limite a ingestão de sucos a 120 a 180 mℓ/dia e a ingestão de leite a 480 a 720 mℓ/dia *para evitar a sensação de plenitude gerada pela ingestão excessiva de suco ou leite e, desse modo, aumentar o apetite para alimentos sólidos*
- Ofereça três refeições nutritivas e no mínimo dois lanches saudáveis por dia, *para assegurar a ingestão dos nutrientes adequados*
- Alimente a criança diariamente nos mesmos horários, sem distrações e junto com a família; *as crianças pequenas respondem bem à rotina e à estrutura, podem comer mais no contexto social das refeições e facilmente se distraem (a tevê deve ser desligada)*

Problemas de crescimento e desenvolvimento na primeira infância *(continuação)*

Diagnóstico de enfermagem: atrasos do crescimento e do desenvolvimento relacionados com distúrbios motores, cognitivos, linguísticos ou psicossociais, conforme se evidencia pelo atraso em alcançar os marcos esperados

Definição e reavaliação dos resultados esperados

O desenvolvimento é acelerado: *a criança fará progressos ininterruptos no sentido de alcançar os marcos de desenvolvimento esperados*

Intervenções: promoção do crescimento e do desenvolvimento

- Faça a triagem do nível de desenvolvimento *para determinar o estágio atual de funcionamento da criança*
- Ofereça brinquedos, brincadeiras e atividades apropriados à idade (inclusive atividades motoras grosseiras) *para estimular o desenvolvimento adicional*
- Execute as intervenções prescritas pelo fisioterapeuta, pelo terapeuta ocupacional ou pelo fonoaudiólogo: *a participação nessas atividades ajuda estimular as funções e facilita a aquisição das habilidades necessárias ao desenvolvimento*
- Dê apoio às famílias das crianças que apresentam atraso do desenvolvimento (*o progresso no sentido de alcançar os marcos do desenvolvimento pode ser lento e é necessário ter motivação constante*)
- Reforce os atributos positivos da criança *para manter a motivação*
- Demonstre as habilidades de comunicação apropriadas à idade *para ilustrar meios adequados à criação dos filhos*

Diagnóstico de enfermagem: risco de crescimento desproporcional relacionado com ingestão excessiva de suco ou leite, desmame tardio da mamadeira e consumo de alimentos inadequados ou em quantidades exageradas

Definição e reavaliação dos resultados esperados

A criança tem crescimento apropriado e não adquire sobrepeso nem se torna obesa: *a criança alcançará o peso e a estatura correspondentes à faixa entre o 5º e o 85º percentis dos gráficos de crescimento padronizados*

Intervenções: promoção do crescimento proporcional

- Desmame a criança da mamadeira e desestimule o uso de caneca com canudo à prova de derramamento com 15 meses de idade (*isto evita que a criança ativa leve a mamadeira ou caneca consigo e beba continuamente*)
- Ofereça suco (120 a 180 mℓ/dia) e leite (480 a 720 mℓ/dia) em uma caneca às refeições e nos lanches *para estimular o uso adequado da caneca e limitar a ingestão de líquidos ricos em calorias e pobres em nutrientes*
- Ofereça apenas alimentos nutritivos sem teor elevado de açúcar às refeições e na hora do lanche; *mesmo que a criança não queira comer, não convém oferecer alimentos ricos em calorias mas sem valor nutritivo, simplesmente para que ela coma alguma coisa*
- Assegure a realização de atividades físicas adequadas, *para estimular o desenvolvimento das habilidades motoras e possibilitar um consumo calórico adequado. Isso também abre caminho para o desenvolvimento de hábitos de atividade física apropriada pelo resto da vida*

Diagnóstico de enfermagem: processos familiares interrompidos, relacionados com problemas de desenvolvimento, hospitalização ou crises circunstanciais vividas pela criança, conforme se evidenciam por redução das visitas dos pais ao hospital, verbalização por parte dos pais de dificuldades com a situação atual, possível crise relacionada com a saúde de outro familiar além da criança

Definição e reavaliação dos resultados esperados

A família demonstra funcionamento adequado: *a família demonstrará habilidades de superação e adaptação psicossocial*

Intervenções: promoção da atuação familiar adequada

- Avalie o nível de estresse e a capacidade de a família lidar com a situação *para determinar sua capacidade de superar os diversos fatores de estresse*
- Preste cuidados centrados na família *para assegurar uma abordagem holística da assistência à criança e sua família*

(*continua*)

Problemas de crescimento e desenvolvimento na primeira infância *(continuação)*

- Estimule os familiares a verbalizar seus sentimentos (*a verbalização é um dos métodos usados para reduzir os níveis de ansiedade*) e a reconhecer seus sentimentos e suas emoções
- Estimule a visitação da família e providencie condições para que um dos pais ou o cuidador durma no hospital com a criança (*isto contribui para a sensação de controle da situação pela família*)
- Envolva os familiares nos cuidados prestados à criança *para promover a sensação de controle e conectividade*

Diagnóstico de enfermagem: aptidão para melhora da maternidade ou paternidade, relacionada com o desejo expresso pelos pais de ampliar suas habilidades e de obter sucesso com a criança, conforme se evidencia por relações atuais saudáveis e pela verbalização do desejo de aperfeiçoar habilidades

Definição e reavaliação dos resultados esperados

Os pais asseguram um ambiente seguro e acolhedor à criança

Intervenções: promoção do conjunto de habilidades necessárias à criação dos filhos

- Preste cuidados centrados na família *para assegurar uma abordagem holística*
- Oriente os pais quanto ao desenvolvimento da criança normal *para gerar as bases para o entendimento das habilidades necessárias à criação dos filhos nesse período*
- Reconheça e estimule a verbalização dos sentimentos dos pais acerca da doença crônica do filho ou da dificuldade com o comportamento normal da criança, *para validar a normalidade dos seus sentimentos*
- Estimule a criação positiva com respeito às crianças e ao seu desenvolvimento normal (*isto ajuda os pais a desenvolverem abordagens à criança, que podem ser usadas em substituição à raiva e à frustração*)
- Reconheça e admire as habilidades positivas de criação já existentes, *para aumentar a confiança dos pais em sua capacidade de ser mãe ou pai*
- Demonstre os comportamentos apropriados à criação com referência à comunicação e à disciplina da criança (*na verdade, a representação de papéis demonstra, em vez de simplesmente dizer aos pais o que eles devem fazer*).

Boxe 4.1 Brinquedos apropriados para infantes

- Objetos domésticos familiares como garrafas e canecas de plástico em vários tamanhos, utensílios plásticos grandes de servir à mesa, potes e panelas, colheres de madeira, caixas e tubos de papelão (dos rolos de toalhas de papel), revistas velhas, cestas, bolsas e chapéus
- Brinquedos com objetos domésticos próprios para crianças (cozinha, banheiro, aspirador de pó, máquina de lavar, telefone etc.)
- Blocos, carros e caminhões, animais de borracha, trens, bonecos de plástico (família), bonecas simples, bichinhos de pelúcia, bolas, camas e carrinhos de boneca
- Brinquedos de manipular com alavancas, puxadores e botões que fazem coisas acontecerem; colocar pinos grandes ou formas em seus orifícios próprios; ensartar contas grandes em cordões de sapato; blocos e recipientes que possam ser empilhados; quebra-cabeças com peças grandes; brinquedos que possam ser desmontados e montados novamente
- Brinquedos motorizados: brinquedos de empurrar e puxar, carretas, triciclos ou outros brinquedos nos quais a criança possa montar, túneis
- Aparelho de som, diversos instrumentos musicais
- Giz, lápis de cera grandes, tinta para pintar com os dedos, canetas com tinta lavável
- Balde e pá de plástico e outros recipientes para brincadeira com areia e água
- Brinquedos que esguicham, flutuam e emitem silvos para uso no banho

criança e repetir com delicadeza o que ela diz. Estímulo e elaboração transmitem confiança e interesse à criança. Com essa idade, as crianças necessitam de tempo para concluir seus pensamentos sem serem interrompidas ou apressadas, porque elas simplesmente estão começando a fazer as conexões necessárias à tradução dos pensamentos e dos sentimentos em palavras.

Os pais não devem reagir com exagero quando a criança utiliza a palavra "não". Eles devem dar oportunidades para que a criança use adequadamente essa palavra por meio de perguntas tolas como "O gato pode dirigir um carro?", ou "A banana é roxa?". Com o objetivo de promover o desenvolvimento da linguagem, os pais ou o cuidador principal devem ensinar à criança as palavras certas das partes do corpo e dos objetos e devem ajudá-la a escolher as palavras apropriadas para definir sentimentos e emoções. A linguagem receptiva e a interpretação da linguagem corporal e dos sinais sutis são muito mais aguçadas do que sua linguagem expressiva, principalmente nas crianças menores.

Os pais devem evitar comentar ou conversar sobre assuntos sérios ou assustadores na presença de infantes, porque eles são muito hábeis em interpretar emoções.

Se os pais falam outro idioma além do português, os dois idiomas devem ser utilizados em casa.

Estímulo à leitura

Ler diariamente para os infantes é uma das melhores maneiras de promover o desenvolvimento da linguagem e da cognição (Figura 4.9). As crianças dessa idade apreciam especialmente livros, feitos em casa ou comprados, que explorem conceitos como sentimentos, família, amigos, cotidiano, animais e natureza, e brincadeiras e fantasia. Há livros com páginas grossas e mais fáceis de virar pelas crianças dessa faixa etária; no final dessa faixa etária, as crianças conseguem virar as páginas do livro uma de cada vez. Elas também gostam de "ler" a história para os pais. O Reach Out and Read, um programa destinado a promover a alfabetização precoce, oferece dicas sobre leitura com crianças pequenas (ver Diretrizes de ensino 4.1).

Diretrizes de ensino 4.1

Dicas de leitura para crianças pequenas

- Faça da leitura uma atividade diária: leia à hora de deitar ou no ônibus.
- Divirtam-se: as crianças que adoram livros aprendem a ler. A leitura de livros pode ser um tempo especial passado com seu filho.
- Bastam alguns minutos: as crianças pequenas conseguem sentar-se apenas por alguns minutos para ouvir uma história, mas, à medida que crescem, ficam mais tempo.
- Converse sobre as ilustrações: você não precisa ler o livro para contar uma história.
- Deixe seu filho virar as páginas: os bebês precisam de livros de papelão e necessitam de ajuda para virar as páginas, mas seu filho de 3 anos já consegue fazer isto sozinho.
- Mostre a capa do livro ao seu filho: explique sobre o que é a história.
- Mostre as palavras ao seu filho: corra os dedos ao longo das palavras à medida que elas são lidas.
- Torne a história viva: crie vozes diferentes para os personagens da história e use o corpo para contar a história.
- Faça perguntas sobre a história: o que você acha que acontecerá em seguida? O que é isso?
- Deixe seu filho fazer perguntas sobre a história: use a história como oportunidade para entabular conversação e falar sobre atividades e objetos familiares.
- Deixe seu filho contar a história: a partir dos 3 anos, as crianças conseguem memorizar uma história e algumas adoram a oportunidade de expressar sua criatividade (Reach Out and Read, 2003).

Escolha da pré-escola

As crianças de 24 a 35 meses podem ser beneficiadas pela estrutura e socialização oferecidas pela pré-escola. A frequência à pré-escola ajuda as crianças dessa idade a amadurecerem e adquirirem independência e oferece uma fonte diferente de sensação de autorrealização. Com essa idade, as crianças necessitam de brincadeiras supervisionadas com alguma orientação que promova seu desenvolvimento cognitivo. Nessa faixa etária, não é necessário um currículo formal. Antes de escolher a pré-escola, os pais ou os cuidadores devem buscar um ambiente que ofereça as seguintes qualidades:

- Metas e filosofia geral com as quais os pais estejam de acordo (promoção da independência e da autoconfiança por meio de brincadeiras livres e organizadas)
- Professores e auxiliares treinados em desenvolvimento da primeira infância e RCR para crianças
- Turmas reduzidas e relação entre adultos e crianças com a qual os pais se sintam à vontade
- Normas disciplinares compatíveis com os valores dos pais
- Permissão para os pais visitarem a criança a qualquer hora
- Escola segura para crianças, dentro e fora de suas instalações
- Procedimentos apropriados de higiene, inclusive proibição do comparecimento de crianças doentes.

Ensine aos pais como facilitar a transição do infante que vai passar a frequentar a pré-escola. Estimule os pais a conversar sobre ir à escola e visitar a escola algumas vezes com a criança. No primeiro dia, os pais devem permanecer calmos e dizer em um tom de voz natural que eles vão voltar para buscar a criança. Se a criança expressar ansiedade de separação, o pai ou a mãe devem manter a calma e seguir o plano da escola para a adaptação da criança. Depois de alguns dias de frequência à escola, a criança acostuma-se à nova rotina, e o choro quando se afasta dos pais deve ser mínimo.

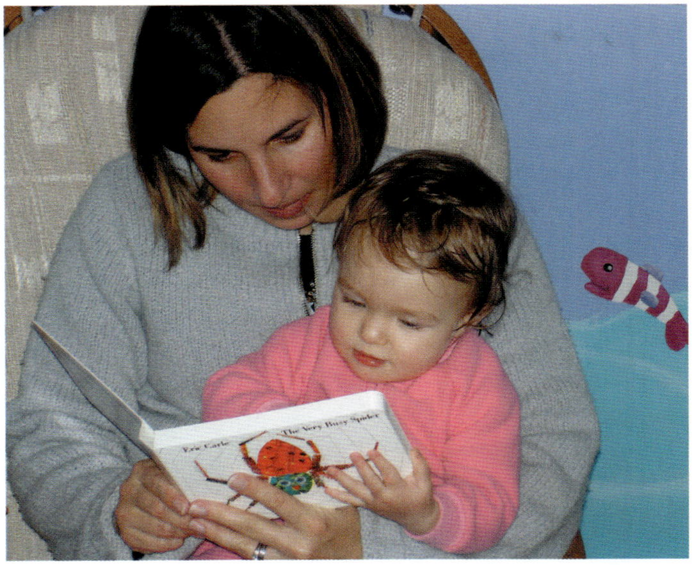

● Figura 4.9 Ler diariamente para os infantes é uma das melhores maneiras de estimular o desenvolvimento da linguagem e a preparação para a escola.

Segurança

Ao longo de todo o período compreendido entre as idades de 13 e 35 meses, a segurança é uma questão fundamental. Curiosidade, mobilidade e falta de controle dos impulsos contribuem para a incidência de lesões acidentais entre as crianças dessa faixa etária. Filhos de pessoas muito cuidadosas e atentas correm para o meio da rua, ou desaparecem do seu campo de visão e caem das escadas. As crianças dessa idade precisam de observação direta e não podem ser deixadas sozinhas. Um ambiente seguro para crianças oferece as condições de segurança para que os infantes possam explorar e aprender. Acidentes automobilísticos, afogamento, asfixia, queimaduras, quedas e intoxicações são os acidentes mais comuns com crianças dessa idade. A segurança e a prevenção de acidentes enfatizam essas modalidades.

Segurança no automóvel

O local mais seguro para os infantes viajarem é no banco traseiro do automóvel. Os pais devem usar um assento de automóvel com dimensões e desenho apropriados ao peso e à idade da criança, conforme as exigências legais. No mínimo, todas as crianças com mais de 10 kg e até 20 kg devem viajar em um assento de automóvel aberto na frente, com correias e grampo de fixação. Com essa idade, as crianças que viajam em caminhões nunca devem ficar na área de carga nem no leito do caminhão. O local ideal para colocar o assento de uma criança dessa idade é o banco traseiro completo do caminhão. Se não houver um banco traseiro, o *air bag* deve ser desarmado e o assento do bebê, fixado adequadamente ao banco do veículo. A fixação à tampa traseira também é necessária para todos os assentos de automóvel voltados para a frente (American Academy of Pediatrics, Committee on Injury and Poison Prevention, 2000) (Figura 4.10). Os motoristas devem evitar falar ao telefone celular ou tentar intervir junto às crianças quando estão dirigindo.

Segurança no lar

Os principais aspectos relativos à segurança de infantes no lar incluem evitar a exposição a fumaça de cigarro, prevenir acidentes e intoxicações.

Por que evitar exposição a fumaça de cigarro

A exposição ambiental à fumaça de cigarro foi associada a aumento do risco de desenvolver doenças e infecções respiratórias, redução da função pulmonar e aumento da incidência de derrame da orelha média e otites médias recidivantes. O fumo também pode comprometer o desenvolvimento neurológico e pode estar associado a problemas comportamentais (Brown, 2001). Para garantir a segurança dos filhos, os pais devem evitar fumar em casa. Mesmo o tabagismo fora de casa não é o ideal, porque a fumaça adere às roupas dos pais e as crianças carregadas ao colo (p. ex., crianças de 13 a 24 meses) podem ficar mais expostas. Aconselhe os pais a pararem de fumar (ideal), mas se eles continuarem a fumar, que nunca o façam dentro de casa nem no carro quando as crianças estiverem presentes.

Prevenção de acidentes

Infantes conseguem abrir gavetas e portas, destravar trincos e subir em qualquer lugar que queiram. As crianças dessa idade têm um conceito limitado de limites corporais e praticamente não temem qualquer perigo. Essas crianças podem cair de qualquer altura na qual possam subir (p. ex., brinquedos do *playground*, mesas, bancadas), mas também podem cair de brinquedos com rodas (p. ex., triciclos). À medida que as crianças dessa idade adquirem maior estatura e destreza manual, elas conseguem alcançar objetos perigosos nas bancadas ou no forno, resultando em ingestão acidental, queimaduras ou cortes.

Para evitar acidentes domésticos, ressalte junto aos pais os seguintes aspectos:

- Nunca deixar infantes sem supervisão fora de casa
- Trancar as portas dos cômodos perigosos
- Instalar portões de segurança no alto e embaixo das escadas
- Certificar-se de que os trincos das janelas estão funcionando; se as janelas ficarem abertas, coloque telas de segurança em todas elas
- Manter o cabo das panelas em cima do fogão voltadas para dentro, fora do alcance de crianças curiosas
- Ensinar as crianças a evitar fogão, forno e ferro de passar roupa
- Manter equipamentos elétricos, fios e tomadas fora do alcance das crianças
- Retirar armas de fogo de casa, ou as coloquem em um armário fechado a chave e fora do alcance das crianças
- Começar a ensinar as crianças a olharem atentamente se vêm carros antes de atravessar as ruas, mas sempre as carreguem ao colo ou segurem suas mãos para atravessarem uma rua
- Ensinar as crianças a evitar animais desconhecidos.

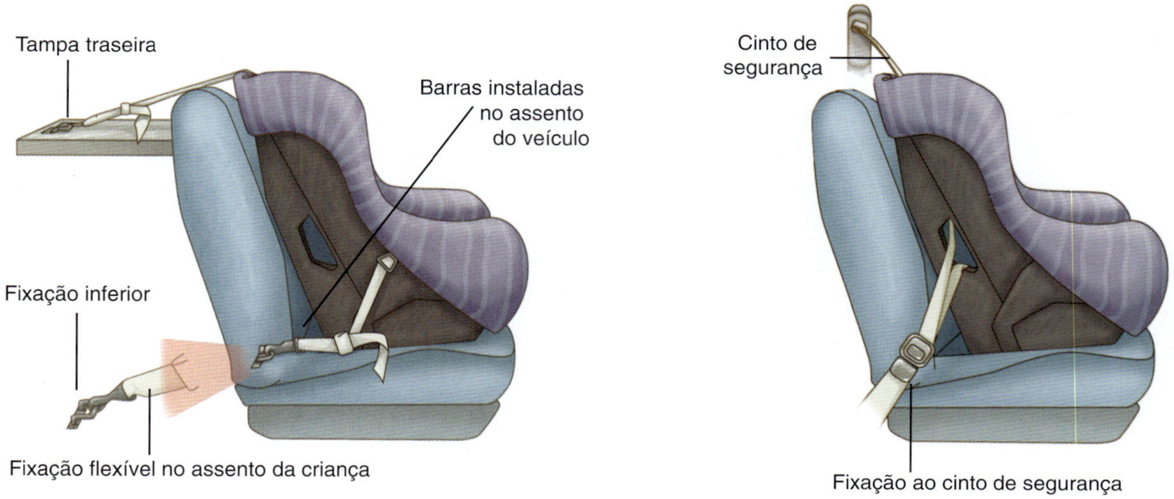

● Figura 4.10 A fixação à tampa traseira firma ainda mais os assentos para automóveis voltados para a frente. Nos EUA, a partir de 1999, essa fixação tornou-se uma exigência para todos os assentos de automóveis voltados para a frente. Além disso, a maioria dos veículos fabricados depois de 1999 dispõe de uma fixação específica para a tampa traseira. (U.S. Department of Transportation, National Highway Traffic Safety Administration.)

Prevenção de intoxicações

À medida que os infantes ampliam sua mobilidade, também aumenta sua capacidade de explorar o ambiente e eles têm acesso mais fácil e ilimitado aos materiais que podem ser perigosos se forem manuseados por crianças dessa faixa etária. A curiosidade natural dessas crianças as coloca em situações potencialmente perigosas. Nessa faixa etária, a discriminação gustativa imatura predispõe à ingestão de substâncias químicas e outros materiais que as crianças maiores achariam desagradáveis para engolir. O Boxe 4.2 relaciona as substâncias potencialmente mais perigosas. A cada visita de saúde da criança sadia, converse sobre a prevenção de intoxicações no lar (ver as metas do Healthy People 2010). A American Academy of Pediatrics recomenda que as substâncias potencialmente tóxicas (p. ex., medicamentos, produtos de limpeza, produtos para cabelos e produtos de manutenção de automóveis) sejam armazenadas fora do alcance das crianças dessa idade, fora do seu campo de visão e em armários trancados que elas não consigam abrir.

Incentive todas as famílias a:

- Armazenar todas as substâncias apenas nos seus recipientes originais
- Nunca guardar qualquer outro líquido além de refrigerante em garrafas plásticas de refrigerante
- Não permitir que as crianças dessa idade tenham acesso a talcos, loções, cremes ou outros produtos de higiene do bebê
- Certificar-se de que todos os medicamentos tenham tampa que não possa ser aberta por crianças
- Não deixar medicamentos ao alcance das crianças, inclusive pastilhas ou amostras que não estejam acondicionadas em frascos seguros
- Tomar muito cuidado com os medicamentos fornecidos em forma de placas transdérmicas
- Não se referir aos medicamentos como balas, porque as crianças dessa idade podem confundi-los com doces e ingeri-los
- Não expor as crianças dessa idade a vapores perigosos, fumaça de cigarros, drogas ilícitas, como *crack* e maconha e a odores como os de tintas, e de produtos de limpeza
- Manter as plantas longe do chão – o melhor é tirá-las de casa, ou então colocá-las em uma prateleira alta.

Healthy People *2010*

Objetivo	Importância
Reduzir as intoxicações não fatais.	• Aproveitar todos os encontros com a família de infantes como oportunidades de fornecer orientação quanto à prevenção de intoxicações.

Segurança na água

Afogamento é a principal causa de acidentes e mortes entre as crianças americanas, e a incidência mais alta ocorre na faixa etária de 1 a 2 anos (AAP, 2000, 2003). O afogamento pode ocorrer em volumes de água muito pequenos, inclusive vaso sanitário, baldes ou banheiras, assim como em locais mais evidentes como piscinas e outros reservatórios de água. A cabeça, mais pesada em relação ao restante do corpo, coloca as crianças dessa idade sob risco de tombar dentro de um reservatório de água que elas estejam explorando. Infantes devem ficar sob supervisão contínua quando estão dentro da água ou perto de reservatórios de água. Em geral, a maioria das crianças não tem a capacidade física e cognitiva necessária para aprender de fato a nadar antes da idade de 4 anos. Os pais que pretendam inscrever crianças dessa idade em um curso de natação devem estar cientes de que seria mais apropriado ensinar habilidades de segurança na água. Entretanto, mesmo as crianças que concluíram um programa de natação ainda necessitam de supervisão *constante* quando estão na água. O Boxe 4.3 propõe recomendações para a prevenção de afogamento.

Boxe 4.2 Substâncias potencialmente mais perigosas

Fármacos (especialmente compostos que contenham ferro)
Produtos de limpeza
Agentes anticongelantes
Pesticidas
Lustra-móveis
Gasolina, querosene e óleo de lamparina

(AAP, 2003a, b).

> **Você se lembra de Jose Gonzales**, o menino de 2 anos apresentado no início do capítulo? Quais seriam as instruções antecipadas relativas à segurança que você poderia fornecer aos pais?

Nutrição

Na primeira infância, as capacidades de mastigar e deglutir ampliam-se e a criança aprende a utilizar eficientemente os utensílios próprios para alimentação. Os primeiros anos de vida são fundamentais para o futuro e grande parte dos interesses dos pais e da sociedade em geral está voltada para a nutrição e a alimentação. A formação de hábitos alimentares saudáveis começa nos primeiros anos de vida e a dieta afeta significativamente as futuras condições de saúde da criança. Com o desenvolvimento

Boxe 4.3 Prevenção de afogamento

- As piscinas devem ser circundadas por cercas com portões fechados a chave ou protegidas por portas trancadas
- As portas interiores devem ser mantidas fechadas
- Crianças pequenas nunca devem ser deixadas sem supervisão dentro ou próximo de reservatórios de água
- As boias ou "flutuadores" não substituem a supervisão dos adultos nem os dispositivos de flutuação pessoais
- Salva-vidas ou os dispositivos de flutuação pessoal devem estar disponíveis quando a criança estiver na água ou próximo de reservatórios de água
- Os pais e os cuidadores devem ter treinamento em RCR para crianças

de padrões de escolha alimentar mais saudáveis nos primeiros anos de vida, a criança tem mais chances de manter essas opções saudáveis nos anos subsequentes. A criança com menos de 2 anos de idade não deve ter sua ingestão restrita, mas isto não significa que alimentos pouco saudáveis como doces devam ser consumidos em grandes quantidades. Dietas ricas em alimentos nutritivos e pobres em alimentos altamente calóricos e pouco nutritivos (p. ex., doces) são recomendáveis a crianças de todas as idades. Ver as metas do Healthy People 2010.

Desmame

A época do desmame do aleitamento materno é influenciada por alguns fatores como crenças culturais, padrões étnicos locais e regionais, horário de trabalho da mãe, intervalo desejado entre os filhos ou conceitos sociais quanto à natureza da relação entre a mãe e o bebê. A extensão e a duração do aleitamento materno estão inversamente relacionadas com o desenvolvimento de obesidade em uma idade subsequente: as crianças amamentadas por mais tempo têm menor tendência a se tornarem obesas do que as crianças amamentadas por menos tempo. Por esse motivo, o prolongamento da amamentação até a primeira infância parece ser benéfico às crianças. A extensão do aleitamento materno traz benefícios nutricionais, imunológicos e emocionais às crianças. Ao contrário da crença popular, biologicamente é possível engravidar enquanto a mãe está amamentando. A amamentação satisfatória do bebê recém-nascido pode ocorrer enquanto a mãe ainda está amamentando um filho mais velho.

O desmame é uma decisão extremamente pessoal. Instrua as mães quanto aos benefícios da amamentação prolongada e apoie suas decisões de desmamar em determinada época. A Tabela 4.5 descreve as recomendações quanto à duração do aleitamento materno.

O desmame da mamadeira deve ocorrer entre as idades de 12 e 15 meses. A amamentação prolongada à mamadeira está associada ao desenvolvimento de cáries dentárias. As "canecas com canudo" que evitam derramamento contêm uma válvula que exige que a criança sugue para obter leite e, por esse motivo, funcionam como uma mamadeira comum. Por isso, essas canecas também podem causar cáries dentárias e não são recomendadas. As canecas com canudo que não possuem válvulas são aceitáveis. A criança de 12 a 15 meses está desenvolvida a ponto de ingerir quantidades adequadas de líquidos utilizando uma caneca.

Healthy People *2010*

Objetivo	Importância
Reduzir o retardo do crescimento entre as crianças de baixa renda com menos de 5 anos de idade.	• Orientar as famílias quanto à dieta apropriada às crianças de 13 a 35 meses. • Encaminhar as famílias elegíveis para receber aconselhamento nutricional e alimentação.

Instruções quanto às necessidades nutricionais

A ingestão adequada de cálcio e a prática de exercícios apropriados são fundamentais para a mineralização óssea normal. Em média, os infantes necessitam de 500 mg de cálcio por dia. Os laticínios são considerados as principais fontes de cálcio da dieta. Uma xícara de leite integral ou semidesnatado, 250 mℓ de iogurte desnatado e 50 g de queijo *cheddar* fornecem 300 mg de cálcio. Brócolis, laranja, batata-doce, tofu, feijão ou legumes também são fontes apropriadas de cálcio (35 a 120 mg de cálcio por porção).

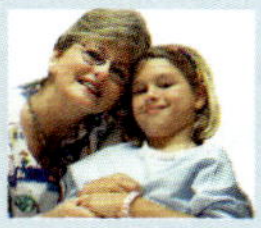

Embora meia xícara de espinafre cozido contenha 120 mg de cálcio, na verdade a maior parte não está biodisponível, o que torna o espinafre uma fonte inadequada de cálcio.

Nos primeiros 2 anos de vida, a anemia ferropriva (por deficiência de ferro) pode estar associada a retardos do desenvolvimento e da função psicomotora. Mesmo depois da correção da anemia, os efeitos podem ser duradouros (Eden, 2002). Por esse motivo, embora seja importante que infantes consumam quantidades suficientes de ferro, eles, entre todas as faixas etárias, tendem a mostrar a pior ingestão diária de ferro. Quando o aleitamento materno ou a alimentação com fórmulas termina (na maioria dos casos, com a idade de 1 ano), o substituto usado geralmente é o leite de vaca com pouco ferro. A limitação da ingestão diária de leite e sucos a 500 mℓ pode ser útil nesse sentido. Estimule os pais a oferecer cereais enriquecidos com ferro e outros alimentos ricos em ferro e vitamina C.

Tabela 4.5 Recomendações quanto à duração do aleitamento materno*

Organização	Duração
Organização Mundial de Saúde (OMS)	2 anos
American Academy of Pediatrics (AAP)	No mínimo 1 ano
American Academy of Family Physicians (AAFP)	No mínimo 1 ano
American College of Obstetricians and Gynecologists (ACOG)	No mínimo 6 meses
National Association of Pediatric Nurse Practitioners (NAPNAP)	No mínimo 1 ano
American College of Nurse Midwives (ACNM)	No mínimo 1 ano
American Dietetic Association (ADA)	No mínimo 1 ano

*No Brasil, a Sociedade Brasileira de Pediatra (SBP) recomenda o aleitamento materno exclusivo até os 6 meses.

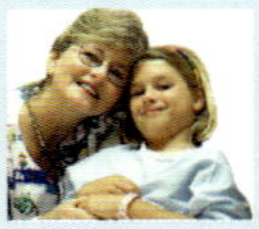

Infantes que consomem uma dieta estritamente vegetariana (nenhum alimento de origem animal) correm risco de desenvolver deficiências de ferro e vitaminas D e B_{12}. A suplementação desses nutrientes deve ser assegurada para promover a nutrição e o crescimento apropriados.

A ingestão de gordura ou colesterol não deve ser restrita às crianças com menos de 2 anos de idade. Os primeiros 2 anos de vida requerem ingestões calóricas altas porque as crianças passam por um período de crescimento e desenvolvimento rápidos. De modo a assegurar níveis saudáveis de colesterol, as crianças com mais de 2 anos devem consumir dietas nas quais 20 a 30% das calorias totais sejam fornecidos por gorduras. As gorduras saturadas devem representar menos de 10% das calorias totais. Em razão das variações diárias e do hábito de "beliscar" dessas crianças, a ingestão de gorduras deve ser avaliada ao longo de alguns dias. A ingestão diária recomendada de fibras é de 19 g para as crianças de 1 a 3 anos. A Figura 4.11 descreve os tamanhos das porções e as necessidades nutricionais diárias. O Boxe 4.4 relaciona as fontes comuns de vários nutrientes.

Os pais devem estimular os infantes a ingerirem água. A ingestão de sucos deve ser limitada a 120 a 180 mℓ/dia, enquanto o volume de leite ingerido deve ficar entre 480 e 720 mℓ. O suco e o leite devem ser servidos à refeições ou lanches. A água deve ser oferecida entre as refeições. As crianças dessa idade devem beber no copo.

Progressão até os alimentos sólidos

Os pais devem oferecer três refeições completas e dois lanches por dia. Os tamanhos das porções para infantes equivalem a cerca de um quarto das porções dos adultos. Porções grandes de um alimento novo ou diferente no prato da criança podem intimidá-la. Comportamentos como colocar os alimentos na boca, manusear, provar e cuspir e depois pegar novamente um bocado do alimento, entre essas crianças, ocorrem com frequência. Esses comportamentos são repugnantes para alguns pais, mas fazem parte do desenvolvimento normal da criança dessa idade. Os pais precisam entender e tolerar esses comportamentos em vez de ralhar com a criança. Com essa idade, as crianças frequentemente já têm medo de experimentar coisas novas, de modo que os pais ou os cuidadores devem ser flexíveis quanto à aceitação ou rejeição dos alimentos novos pela criança. Se ela recusar as opções alimentares saudáveis em um lanche ou em uma refeição, os pais não devem substituí-los por alimentos processados ricos em açúcar e gordura "simplesmente para garantir que comam alguma coisa". Isso abre caminho para lutas pelo poder no futuro. Os pais decidem os alimentos que devem ser servidos ou oferecidos. A criança decide quanto come. As crianças dessa idade regulam a quantidade de alimento necessário para manter e promover o crescimento e o desenvolvimento subsequentes. Nem sempre a criança come bem todos os dias, mas em geral, ao longo de vários dias, ela consome os alimentos necessários.

Os alimentos devem ser servidos à temperatura ambiente. Parte do alimento colocado no prato deve ser macia e úmida. Os alimentos sempre devem ser cortados em pedaços que possam ser mastigados. As Diretrizes de ensino 4.2 descrevem recomendações para evitar engasgos.

Alimentação independente

Infantes geralmente comem com os dedos, mas precisam aprender a utilizar adequadamente os talheres e demais utensílios. A seguir, damos algumas sugestões para os pais:

- Ofereçam às crianças colher e garfo de tamanho apropriado (dentes largos)
- Coloquem a criança sentada em uma cadeira com encosto alto ou a uma altura confortável em uma cadeira segura. A criança deve ficar com os pés apoiados, em vez de pendentes (Figura 4.12)
- Nunca deixem crianças dessa idade sem atenção durante as refeições
- Reduzam as distrações durante as refeições. Desliguem a tevê e sirvam o alimento da criança junto com a refeição dos outros membros da família.

Hábitos alimentares saudáveis

Como a taxa de crescimento dos infantes é um pouco menor quando comparada com a dos lactentes, as crianças dessa idade necessitam ingerir menos calorias por quilograma de peso. Isso causa **anorexia fisiológica**: as crianças dessa idade

Boxe 4.4 Nutrientes essenciais fornecidos pelas frutas e pelos vegetais

Fibras dietéticas: suco de maçã, cenoura, milho, feijão, manga, pera

Folato: abacate, brócolis, ervilha fresca, laranja, espinafre e vegetais verdes, morango

Vitamina A: abricó, melão cantalupo, cenoura, manga, espinafre e vegetais verde-escuros, batata-doce

Vitamina C: brócolis, melão cantalupo, ervilha fresca, laranja, batata, morango, tomate

Diretrizes de ensino 4.2

Para evitar engasgos

- Introduza lentamente os alimentos mais difíceis de mastigar, à medida que a criança melhore sua capacidade de mastigar.
- Corte todos os alimentos em pedaços que possam ser mastigados.
- Evite alimentos difíceis de mastigar e que possam ficar alojados nas vias respiratórias, tais como:
  - Nozes.
  - Gomas de mascar ou outros doces mastigáveis.
  - Cenoura crua.
  - Pipoca.
- Corte as salsichas e as uvas em quatro pedaços. Cozinhe as cenouras até ficarem macias; se forem servidas cruas, devem ser raladas.
- Sempre vigie a criança enquanto ela come.

Pirâmide Alimentar para Crianças Pequenas

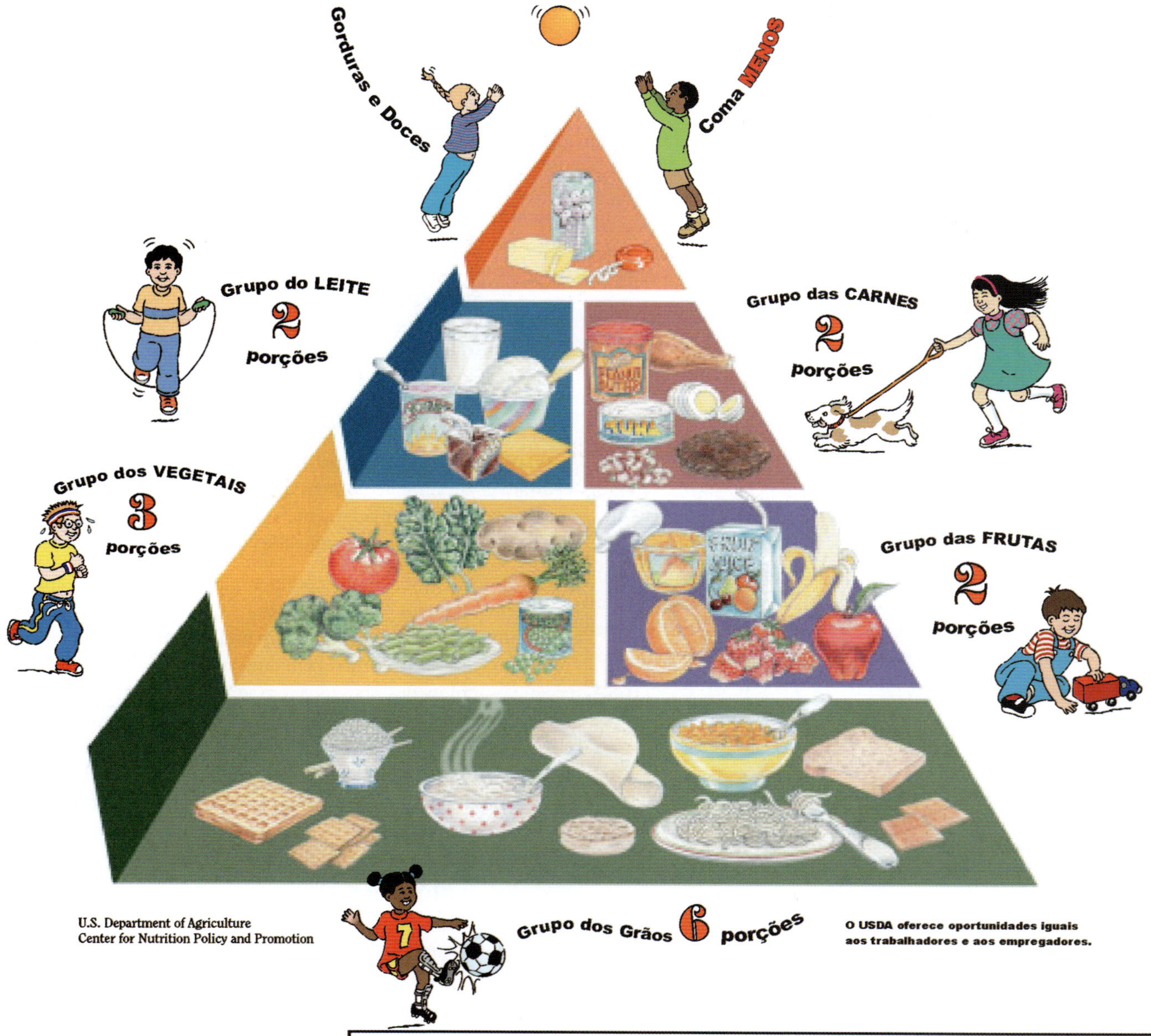

A ALIMENTAÇÃO É DIVERTIDA
e aprender sobre os alimentos também é. Comer os alimentos que constam na Pirâmide Alimentar e praticar exercícios físicos ajudam a criança a crescer forte e saudável.

O que Equivale a uma Porção?

Grupo dos grãos
1 fatia de pão
½ xícara de arroz ou massa cozida
½ xícara de cereal cozido
30 g de cereais prontos para comer

Grupo dos vegetais
½ xícara de vegetais crus picados ou cozidos
1 xícara de vegetais folhosos crus

Grupo das frutas
1 pedaço de fruta ou fatia de melão
¾ xícara de suco
½ xícara de suco de fruta industrializado
½ xícara de fruta desidratada

Grupo do leite
1 xícara de leite ou iogurte
60 g de queijo

Grupo das carnes
30 a 90 g de carne bovina, ave ou peixe (sem gordura) cozida
½ xícara de feijão cozido ou 1 ovo correspondem a 30 g de carne magra
2 colheres de sopa de manteiga de amendoim correspondem a 30 g de carne

Gorduras e doces
Limitar as calorias fornecidas por esses alimentos

Crianças de 4 a 6 anos podem comer porções desses tamanhos. Ofereça menos às crianças de 2 a 3 anos, exceto leite. Crianças de 2 a 6 anos necessitam do total de 2 porções diárias do grupo do leite.

Fornecida por ______________________________

NIBBLES FOR HEALTH 2 Nutrition Newsletters for Parents of Young Children, USDA, Food and Nutrition Service

● Figura 4.11 A Pirâmide Alimentar para Crianças de 13 a 35 meses, elaborada pelo U.S. Department of Agriculture, fornece recomendações gerais para os pais e os cuidadores determinarem a ingestão nutricional adequada. (USDA, http://www.fns.usda.gov/tn/Resources/Nibbles/fgp_nibbles.pdf.)

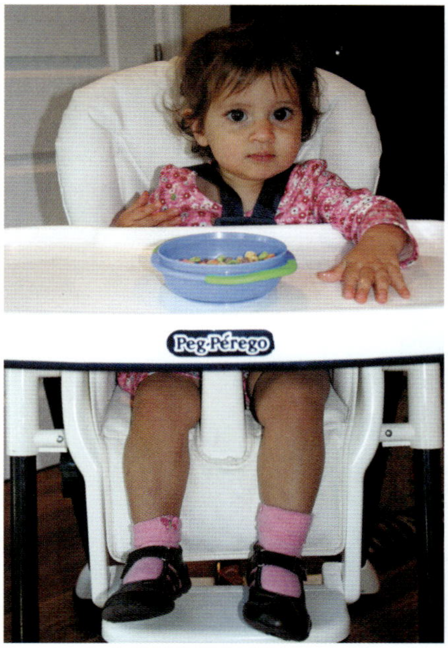

● Figura 4.12 A criança deve ficar sentada com conforto e segurança em uma cadeira de encosto alto: a correia de segurança fixada, os pés da criança apoiados e a bandeja da mesa travada na posição adequada.

simplesmente não necessitam ingerir tantos alimentos por peso quanto os lactentes. Infantes têm **episódios de comilança**. Durante esses episódios, a criança pode preferir apenas determinado alimento durante vários dias, depois recusa o mesmo alimento por várias semanas. Também nesses casos é importante que os pais continuem a oferecer alimentos saudáveis durante os episódios de comilança, sem permitir que as crianças comam "alimentos inúteis".

Testar limites durante as refeições também é um aspecto normal do desenvolvimento de infantes. Como as crianças dessa idade ainda têm pouca capacidade de expressar suas emoções por meio de palavras, elas utilizam comportamentos não verbais para conseguir isto. Enquanto comem, as crianças podem não gostar do sabor de determinado alimento ou ter a sensação de plenitude, mas a maneira de comunicarem isto é por meio de gritos ou atirando os alimentos ao chão. Quando a criança exibe esse comportamento, os pais precisam manter a calma e afastá-la da situação. As refeições devem ser compartilhadas em um ambiente calmo e agradável. Os pais devem atuar como modelos dos hábitos alimentares aceitáveis, mas os infantes também querem tentar experimentar outros alimentos, contanto que sejam expostos a outras crianças que comem esses alimentos. Elogie a criança quando ela experimenta um alimento e jamais aplique um castigo porque ela se recusou a experimentar algo novo. Até que a criança possa experimentar um alimento novo, pode ser necessário oferecê-lo várias vezes repetidamente. Os pais devem tentar incluir alimentos com os quais a criança esteja familiarizada e dos quais ela gosta na mesma refeição em que oferecem alimentos novos. As Diretrizes de ensino 4.3 listam alimentos alternativos que atendem às necessidades nutricionais e uma relação de livros para pais cujos filhos escolhem o que comer.

Diretrizes de ensino 4.3

Como atender às necessidades nutricionais das crianças que escolhem o que comer

Alimentos alternativos para crianças que escolhem o que comer

- A criança não quer leite? Forneça cálcio por meio de iogurte (congelado ou comum), queijo, pudins e chocolate quente.
- A criança come pouca carne? Forneça ferro por meio de cereais ou barras de cereais enriquecidos com ferro e sem açúcar, ou passas; cozinhe em panela de ferro.
- A criança adora pão branco? Estimule a ingestão de fibras com frutas e vegetais ao natural, bolo de trigo, feijão ou ervilha (nas sopas).
- A criança recusa vegetais? Aumente a ingestão de vitamina A com abricó, batata-doce e sucos de vegetais.

Como evitar sobrepeso e obesidade

Nas crianças com menos de 3 anos, o principal fator de risco para desenvolver sobrepeso ou obesidade é ter um dos pais obeso. A enfermeira pode realizar a triagem para sobrepeso nas crianças de mais de 2 anos por meio do cálculo do índice de massa corporal (IMC) e sua representação visual nos gráficos de crescimento padronizados por sexo e idade (ver gráficos de crescimento no Apêndice A e aprenda a calcular o IMC no Capítulo 9). As tendências observadas no decorrer do tempo podem prever o desenvolvimento de sobrepeso ou obesidade.

Outro fator que predispõe as crianças pequenas à obesidade é a ingestão de sucos. Como a maioria das crianças pequenas adora o sabor adocicado dos sucos, elas podem ingerir quantidades excessivas. As crianças que ingerem quantidades excessivas de suco de frutas e comem bem podem desenvolver sobrepeso ou obesidade em consequência do teor elevado de açúcar dessas bebidas. No outro lado do espectro, algumas crianças podem se sentir satisfeitas depois de ingerirem sucos e reduzem a ingestão de alimentos sólidos. Essas crianças correm risco de desnutrição. A ingestão de sucos de frutas deve ser limitada a 120 a 180 mℓ/dia.

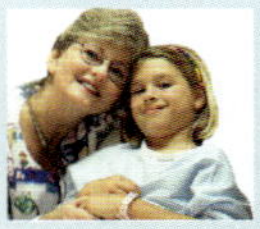

As crianças de 13 a 35 meses devem ingerir apenas sucos pasteurizados, porque o consumo de sucos não pasteurizados aumenta o risco de infecção por *Escherichia coli*, *Salmonella* e *Cryptosporidium*.

Voltemos ao caso de Jose Gonzales. Que perguntas você faria aos pais para avaliar a ingestão nutricional da criança? Quais seriam as instruções antecipadas pertinentes à nutrição?

Sono e repouso saudáveis

As crianças de 18 meses precisam dormir 13,5 h por dia, as de 24 meses necessitam de 13 h de sono e as de 3 anos dormem 12 h por dia. Em geral, as crianças dessa faixa etária dormem a noite toda e tiram uma soneca durante o dia. A maioria deixa de tirar a soneca diurna aos 3 anos de idade. As crianças que dormiram em berço quando lactentes devem ser transferidas para uma cama de crianças pequenas ou jovens, ou até mesmo para uma cama de adulto, geralmente em algum momento entre as idades de 13 a 35 meses. Quando o berço se torna inseguro (*i. e.*, quando a criança torna-se fisicamente capaz de transpor as grades), deve-se iniciar a transição da criança para a cama comum.

Rituais consistentes à hora de deitar ajudam as crianças dessa idade a preparar-se para dormir. Defina uma hora de deitar e respeite essa escolha sempre que possível. A rotina antes de dormir pode incluir um banho seguido da leitura de uma história. A rotina deve ser um momento de tranquilidade, com poucas distrações exteriores. Em geral, infantes necessitam de um objeto que lhes transmita segurança e os ajude a adormecer. As crianças maiores podem ter medo do escuro, e a iluminação noturna costuma ser útil.

Acordar e andar à noite é um problema de algumas crianças na faixa de 13 a 35 meses. Isso pode ocorrer em consequência de mudança na rotina ou do desejo de receber atenção à noite. A atenção dada quando a criança acorda durante a noite deve ser minimizada, de modo que ela não receba recompensa por estar acordada à noite. Em alguns casos, a criança dessa idade acorda durante a noite por causa de pesadelos. À medida que aumentam a imaginação e a capacidade de imitação, a criança pode não conseguir diferenciar entre realidade e ficção. Os pais devem aconchegar e confortar a criança depois de um pesadelo, e limitar o tempo que a criança passa em frente à tevê (principalmente pouco antes de deitar-se) pode reduzir a ocorrência de pesadelos.

Em algumas famílias é comum o hábito de "dormirem juntos" (quando as crianças dormem na cama dos pais). Embora alguns profissionais acreditem que isso possa interferir na aquisição de independência pela criança, esta teoria não foi comprovada. A enfermeira deve apoiar a decisão da família quanto às condições de sono, a menos que dormir junto não seja física ou psicologicamente seguro (Stein, 2001).

Ofereça instruções antecipadas aos pais de Jose Gonzales quanto ao seu sono.

Saúde dos dentes e das gengivas

Aos 30 meses de vida, a criança deve ter todos os dentes decíduos ("dentição temporária do bebê"). Os pais podem não saber da importância de se evitar cáries dos dentes decíduos uma vez que estes, afinal, serão substituídos pelos dentes permanentes. Higiene oral precária, uso prolongado de mamadeira ou caneca com canudo que não derrama, baixa ingestão de flúor e cuidados dentários profissionais tardios ou inexistentes podem contribuir para o desenvolvimento de cáries dentárias. A limpeza dos dentes das crianças deve progredir da escovação com água até à utilização de quantidades pequenas (do tamanho de um grão de ervilha) de pasta de dente fluoretada (Figura 4.13). Além disso, recomenda-se o desmame da mamadeira antes dos 15 meses de vida e restrição rigorosa do uso de canecas com canudo que não derramem (a criança precisa sugar para obter o líquido).

Com 1 ano de idade, a criança deve ser levada à primeira consulta com o dentista para averiguar a saúde atual dos dentes e das gengivas. A ingestão de alimentos deve ficar restrita às horas das refeições e dos lanches, porque o hábito de "beliscar" durante o dia expõe ininterruptamente os dentes a alimentos. Os alimentos que contêm carboidratos combinam-se com as bactérias da cavidade oral e reduzem o pH da boca, condição ideal para o desenvolvimento de cáries dentárias. Ver as metas do Healthy People 2010.

A fluoretação da água fornecida à população pelos serviços de utilidade pública é uma iniciativa de saúde pública que garante que a maioria das crianças receba quantidades de flúor suficientes para evitar cáries dentárias. A Tabela 4.6 descreve as recomendações quanto à suplementação de flúor. Se o suprimento de água tiver flúor em quantidades adequadas, nenhuma outra suplementação será necessária além da escovação com quantidades pequenas de pasta de dente fluoretada depois da idade de 2 anos. A ingestão ex-

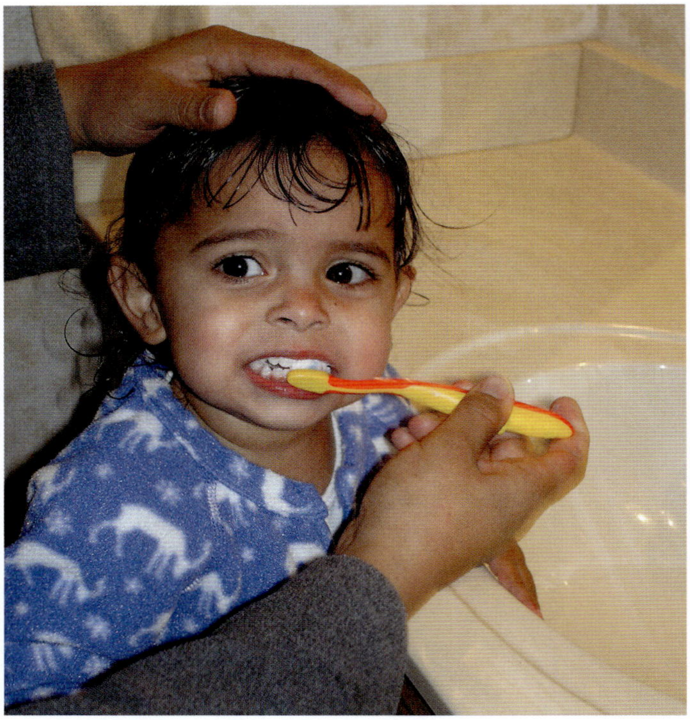

● Figura 4.13 Os pais devem escovar os dentes das crianças a fim de assegurar a limpeza adequada dos dentes, das gengivas e da língua. Até 2 anos de idade, utilize apenas água para escovar os dentes; depois dessa idade, pode-se acrescentar uma quantidade pequena (do tamanho de um caroço de ervilha) de pasta de dente fluoretada.

Healthy People *2010*

Objetivo	Importância
Reduzir a porcentagem de crianças com deterioração dentária não tratada.	• Estimular o desmame da mamadeira até à idade de 15 meses • Desestimular o uso de caneca com canudo que não derrama • Encaminhar qualquer criança com cáries potenciais ou confirmadas ao odontólogo pediatra.

Tabela 4.6 Recomendações para suplementação de flúor

	Nível de flúor iônico na água potável (ppm)		
Idade	**< 0,3 ppm**	**0,3 a 0,6 ppm**	**> 0,6 ppm**
Do nascimento até 6 meses de vida	Nenhum	Nenhum	Nenhum
De 6 meses a 3 anos	0,25 mg/dia	Nenhum	Nenhum
De 3 a 6 anos	0,50 mg/dia	0,25 mg/dia	Nenhum
De 6 a 16 anos	1,0 mg/dia	0,50 mg/dia	Nenhum

ppm = partes por milhão, equivalentes a 1 mg/ℓ.
Essas recomendações são de domínio público (*site* www.ada.org) e foram aprovadas pela American Dental Association, pela American Academy of Pediatrics e pela American Academy of Pediatric Dentistry.

cessiva de flúor deve ser evitada, porque contribui para o desenvolvimento de fluorose (manchas no esmalte dental). A fluorose ocorre mais comumente na primeira infância. Os fatores de risco para o desenvolvimento de fluorose são:

- Níveis altos de flúor nos suprimentos locais de água
- Utilização de pasta de dentes fluoretada antes dos 2 anos de idade
- Ingestão excessiva de flúor tanto da pasta de dente como dos alimentos
- Alimentos que contêm flúor: chá; alimentos infantis; suco de uva; e bebidas, alimentos processados e cereais preparados com água fluoretada.

Imposição de regras

Este é um problema comum ao longo da faixa etária de 13 a 35 meses. Os pais podem ter dificuldade de entender e lidar com a personalidade e com as reações emocionais intensas das crianças dessa idade. Essas crianças necessitam de orientação firme e delicada a fim de que aprendam quais são as expectativas e como podem atendê-las. O amor e o respeito dos pais ensinam a criança a cuidar de si própria e dos outros. O afeto é tão importante quanto o aspecto disciplinar. Ter expectativas realistas quanto ao que a criança é capaz de aprender e compreender pode ajudar os pais no processo disciplinar. A busca intensa de autonomia pela criança frequentemente testa os limites estabelecidos pelos pais. Em geral, os bebês fáceis de levar tornam-se mais difíceis dos 13 meses em diante. A busca ininterrupta de experiências novas por essas crianças frequentemente as coloca em risco e seu negativismo muitas vezes esgota a paciência dos pais.

Na tentativa de evitar que a criança corra riscos e em resposta às suas tentativas constantes de testar limites, os pais frequentemente recorrem à punição física. Embora geralmente seja tolerada, a American Academy of Pediatrics e a National Association of Pediatric Nurse Practitioners desaconselham a punição física ou corporal (AAP, Committee on Psychosocial Aspects of Child and Family Health, 1998; NAPNAP, 2002). Estudos recentes enfatizaram os riscos inerentes à aplicação de punição corporal e também os efeitos potencialmente negativos no comportamento futuro das crianças (Boxe 4.5). O espancamento ou outras formas de punição corporal geram uma atitude pró-violência, criam ressentimento e raiva em algumas crianças e contribuem para a perpetuação da violência (NAPNAP, 2002).

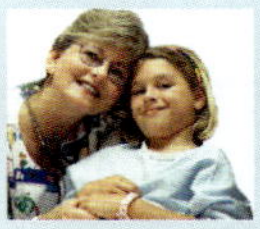

As crianças com menos de 18 meses NUNCA devem ser castigadas fisicamente, porque há maior possibilidade de causar lesões físicas nessa faixa etária. Além disso, o lactente ou a criança pequena não conseguem relacionar espancamento com comportamento indesejável.

O desenvolvimento das crianças normais de 13 a 35 meses inclui a curiosidade natural, que costuma resultar em atividades perigosas ou problemáticas nessa faixa etária. O oferecimento de um ambiente seguro para a criança permite que ela faça explorações

Boxe 4.5 Impactos negativos da punição física

- Dar palmadas é menos eficaz que o castigo ou as outras medidas disciplinares para coibir o comportamento indesejável das crianças
- As crianças com menos de 18 meses de idade:
  - Não conseguem estabelecer as conexões apropriadas entre o espancamento e o comportamento indesejável
  - Estão mais sujeitas às lesões físicas provocadas pelo espancamento do que as crianças maiores
- A punição física:
  - Pode desencadear uma atitude pró-violência
  - Pode gerar ressentimento na criança
  - Não é um modelo apropriado à aprendizagem de como solucionar problemas eficientemente
  - Pode estar associada a comportamentos antissociais e criminosos em uma idade mais avançada
  - Aumenta a agressividade entre os pré-escolares, os escolares e os adultos
  - Quando é aplicada com frequência, pode enfraquecer a relação entre os pais e o filho
  - A punição corporal na infância aumenta a probabilidade de depressão e uso de drogas ilícitas na vida adulta
  - O espancamento pode levar a formas mais graves de punição e, na verdade, a abuso e maus-tratos à criança
  - Quanto maior a frequência com que as crianças são espancadas, mais elas tenderão a punir fisicamente seus próprios filhos e a cometer abuso contra o cônjuge quando adultas.

(AAP, Committee on Psychosocial Aspects of Child and Family Health, 1998; Ateah *et al.*, 2003; NAPNAP, 2002.)

seguras, atende às suas necessidades de desenvolvimento e reduz a frequência das intervenções necessárias por parte dos pais.

A disciplina deve ser focada no estabelecimento de limites, na negociação e em técnicas que ajudem a criança a aprender a solucionar problemas. Os pais devem ser coerentes e respeitar os limites que foram estabelecidos.

O oferecimento de opções realistas ajuda a proporcionar uma sensação de controle aos infantes. As regras devem ser simples e pouco numerosas. A manutenção dos horários das refeições e de sono ou repouso da criança ajuda a evitar conflitos, que ocorrem em consequência de fome ou cansaço. As crianças dessa idade não devem ser obrigadas a compartilhar, porque este conceito elas não compreendem. Os pais devem estimular atividades simples desfrutadas pelas crianças envolvidas e evitar confrontos motivados por brinquedos. Os pais devem oferecer às crianças opções apropriadas que as ajudem a desenvolver sua autonomia, mas não devem oferecer escolhas quando não existem.

O reforço positivo deve ser utilizado na medida do possível. A "gratificação" da criança por agir bem ajuda a reforçar comportamentos apropriados ou desejáveis (Gottesman, 2000). Quando a criança demonstra o comportamento apropriado, os pais devem recompensá-la repetidamente com elogios e afeto físico.

O castigo pode ser utilizado eficazmente com crianças de 2,5 a 3 anos (ver detalhes no Capítulo 5). A "extinção" é uma técnica particularmente útil com crianças de 2 a 3 anos. A extinção consiste em ignorar sistematicamente o comportamento indesejável. Algumas vezes, mesmo sem perceber, os pais contribuem para a perpetuação do comportamento indesejável simplesmente porque dão atenção à criança (mesmo que seja negativa, ainda é atenção). Os pais que desejam extinguir um comportamento perturbador (não perigoso) devem decidir-se por ignorá-lo todas as vezes em que ocorrer. Quando a criança interrompe o comportamento indesejável ou adota um comportamento contrário (apropriado), os pais devem dar atenção e elogios. Pode ser difícil ignorar um comportamento desafiador, mas os resultados certamente justificam o esforço. As Diretrizes de ensino 4.4 oferecem dicas para evitar lutas por poder e descreve como dar orientações apropriadas a infantes.

Diretrizes de ensino 4.4

Como orientar infantes

- Ao dar instruções a crianças dessa idade, diga-lhes o que fazer, NÃO o que não fazer. Isso gera um foco positivo. Se for necessário dizer "não", "não faça isto" ou "pare", diga, em vez disso, o que ela precisa fazer.
- Ofereça poucas opções, quando realmente há o que escolher. Diga: "Você quer usar o gorro azul ou o vermelho?" NÃO diga: "Você quer colocar gorro?". Isso oferece à criança algum controle, embora não todo.
- Exemplifique o modelo apropriado de comunicação, mas não se sinta como se fosse preciso falar amigavelmente em todas as ocasiões. Se a situação exigir, use um tom firme e uniforme para conseguir o que quer. Evite gritar.
- Preste atenção à inflexão da sua voz. Uma afirmação ou instrução não deve terminar em tom de pergunta ou com "Tudo bem?". Seja clara. As afirmações devem soar como afirmativas, e apenas as perguntas devem terminar em tom inquisitivo.
- Quando a criança se comportar agressivamente, defina calmamente os sentimentos da criança, mas seja firme e consistente com o que espera. Por exemplo: "Eu sei que você ficou furioso com seu amiguinho, mas não quero que você bata nele".

Solução de aspectos comuns ao desenvolvimento

Os problemas comuns do desenvolvimento na primeira infância incluem o ensino do uso do vaso sanitário (controle dos esfíncteres), as explosões temperamentais, o hábito de chupar dedo ou chupeta, a rivalidade entre irmãos e a regressão. O entendimento da normalidade do negativismo, dos acessos temperamentais e da rivalidade entre irmãos ajuda a família a lidar com essas questões. Prepare os pais para essas etapas do desenvolvimento oferecendo-lhes as instruções antecipadas pertinentes.

Ensino do controle dos esfíncteres

Quando a mielinização da medula espinal está concluída em torno da idade de 2 anos, a criança consegue exercitar o controle voluntário dos esfíncteres. As meninas podem ficar aptas ao treinamento do uso do vaso sanitário mais cedo que os meninos. As crianças estão prontas para serem treinadas quando:

- As evacuações ocorrem a intervalos muito regulares
- A criança expressa que sente necessidade de evacuar ou urinar. Isso pode ser feito por verbalização, alteração da atividade ou gestos como:
  - Olhar para dentro ou segurar as fraldas
  - Ficar de cócoras
  - Cruzar as pernas
  - Fazer caretas e/ou soltar grunhidos
  - Esconder-se atrás da porta ou da cama para evacuar
- A fralda nem sempre fica molhada (isto indica que a criança consegue reter a urina por algum tempo)
- A criança mostra que quer seguir as instruções
- A criança anda bem sozinha e consegue baixar as calças
- A criança acompanha os cuidadores até o banheiro
- A criança senta na cadeirinha ou no vaso sanitário.

Os pais devem adotar uma abordagem tranquila, positiva e não ameaçadora para ensinar o controle dos esfíncteres. Inicialmente, pode ser útil deixar a criança observar um familiar do mesmo sexo utilizando o vaso sanitário. Comece com a criança totalmente vestida na cadeirinha ou no vaso sanitário, enquanto um dos pais ou o cuidador conversa sobre para que serve e quando ele é utilizado. A criança sente-se mais confortável com uma cadeirinha colocada no chão (Figura 4.14). Se não houver uma cadeirinha disponível, colocar a criança de frente para o vaso sanitário faz com que ela se sinta mais segura, porque as nádegas permanecem na parte anterior do assento, em vez de entrarem na abertura do assento. Depois de 1 semana ou mais, retire a fralda suja e jogue o conteúdo dentro do vaso. Em seguida, tente colocar a criança sentada na cadeirinha ou no vaso sanitário sem as calças ou com as fraldas abertas. A criança pode sentir-se melhor quando é observada por um cuidador ou por um amigo ao usar o

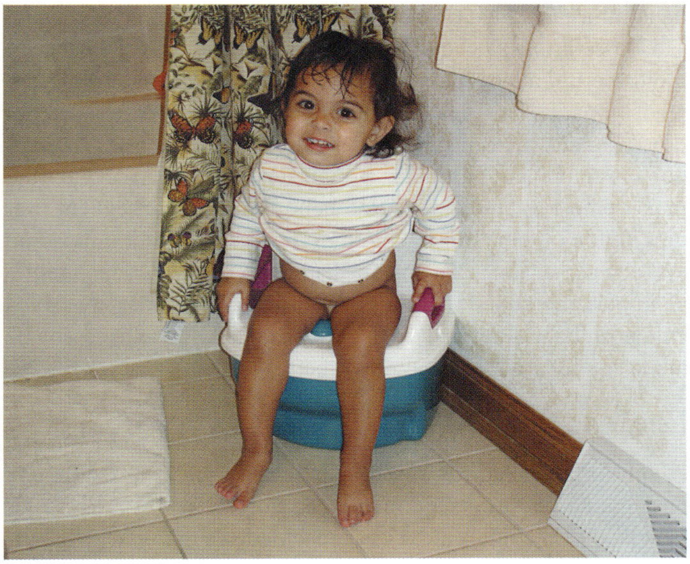

● Figura 4.14 A criança sente-se mais confortável com uma cadeirinha colocada no chão.

vaso sanitário. Também pode ser útil demonstrar como se deve utilizar a cadeirinha com uma boneca que "faz xixi".

Os pais sempre devem fazer elogios ternos e não reprovações. Em geral, a melhor ocasião para fazer a criança evacuar no vaso sanitário é depois das refeições. Quando a criança já controla as evacuações, pode-se iniciar o controle da micção. Podem transcorrer alguns meses até que a criança consiga controlar a urina durante a noite e, em alguns casos, pode ser necessário usar fraldas à noite. Os pais devem usar as palavras apropriadas às partes do corpo, à micção e à evacuação e, em seguida, sempre utilizar as mesmas palavras a fim de que a criança compreenda o que deve dizer e fazer.

Depois de algumas semanas de treinamento bem-sucedido, a criança pode começar a prescindir das fraldas. Quando a criança perde o controle e não usa o vaso sanitário, os pais devem lembrá-la calmamente de ir ao banheiro e deixar que ela ajude a limpar a sujeira. As crianças dessa idade nunca devem ser punidas por evacuações ou micções "acidentais".

Com tanta atenção focada na genitália durante o treinamento do controle dos esfíncteres e o fato de estarem sem fraldas, é natural que as crianças fiquem mais interessadas em seus próprios órgãos genitais. Meninos e meninas exploram suas genitálias e descobrem a sensação prazerosa resultante. Em geral, a masturbação em crianças dessa idade traz muito desconforto aos pais. Os pais não devem chamar a atenção para essa atividade, porque isto pode aumentar sua frequência. Com tranquilidade, devem explicar à criança que essa atividade só pode ser realizada em particular. Se a criança masturbar-se excessivamente ou se recusar a interromper a atividade em público, pode ser que haja outros fatores de estresse na sua vida e isto deve ser investigado.

Negativismo

O negativismo é comum entre infantes. À medida que se separa dos pais, a criança reconhece sua própria individualidade e exerce sua autonomia, predomina o negativismo. Os pais devem entender que esse negativismo é uma etapa normal do desenvolvimento e não significa necessariamente desobediência intencional (embora isto possa ocorrer). Evite fazer perguntas que impliquem resposta com sim ou não, porque a resposta habitual da criança será "não", independentemente do que ela queira dizer. A criança obtém sensação de controle quando lhe oferecem opções simples. Os pais não devem perguntar se a criança "quer" fazer algo se realmente não houver opções. "Você quer usar a caneca azul ou a vermelha?" é mais apropriado que "Você quer tomar seu leite agora?" Quando chega a hora de sair de casa, não pergunte: "Você quer colocar seus sapatos?" Em vez disso, afirme categoricamente que os sapatos devem ser usados fora de casa e ofereça à criança a opção de escolher o tipo de calçado ou a cor das meias. Se a criança continuar a dar respostas negativas, os pais devem manter-se calmos e tomar a decisão por ela.

Explosões temperamentais

Mesmo as crianças tranquilas no período de lactância podem perder o controle frequentemente durante a primeira infância (Figura 4.15). As crianças que tinham um temperamento mais intenso na fase de lactância podem agora ter explosões temperamentais. Esses episódios são um resultado natural da frustração sentida pela criança. Com essa idade, as crianças são ávidas por explorar coisas novas, mas suas tentativas frequentemente são tolhidas (em geral, por motivos de segurança). As crianças não se comportam mal de propósito. Elas necessitam de tempo e maturidade para aprender as regras e os regulamentos. Parte da sua frustração pode ser devida à falta de habilidades de linguagem para se expressarem. As crianças dessa idade estão apenas começando a aprender a verbalizar seus sentimentos e a adotar atitudes alternativas em vez de "ter um acesso". A explosão temperamental pode ser evidenciada por crises de gritos e choros, ou um episódio clássico no qual a criança se atira no chão, esperneia, grita e esmurra, às vezes até mesmo prendendo a respi-

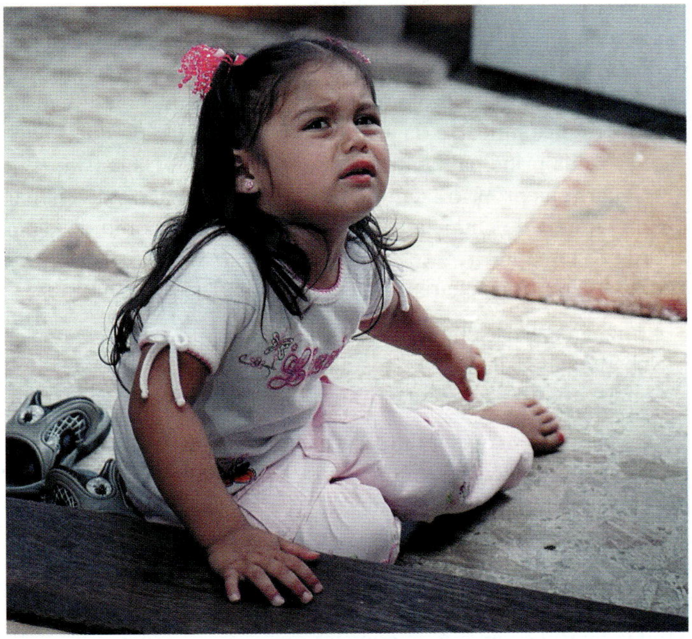

● Figura 4.15 As explosões temperamentais são comuns durante o desenvolvimento dos infantes.

ração. Fadiga ou fome podem limitar a capacidade de superação das crianças dessa idade e promover comportamento negativo e explosões temperamentais.

Embora incomodem os pais e os cuidadores, as explosões temperamentais fazem parte da busca por independência das crianças dessa idade. À medida que crescem, as crianças ampliam sua capacidade de expressar-se e de entender seu ambiente.

Os pais precisam aprender a reconhecer os indícios comportamentais das crianças de modo a limitar as atividades que causem frustração. Quando percebem que a criança começa a ficar frustrada, os pais podem dar um aviso amigável. A intervenção precoce com alteração da atividade pode evitar explosões temperamentais. Use distração, foque a atenção em outro objeto ou afaste a criança do local.

Quando ocorre uma explosão temperamental, a melhor conduta é ignorar o comportamento e assegurar que a criança esteja a salvo durante a crise. A punição física provavelmente só irá prolongar o episódio e, na verdade, pode gerar comportamentos negativos mais intensos (Ateah *et al.*, 2003). Se a explosão temperamental ocorrer em público, pode ser necessário que os pais imobilizem a criança com um "abraço de urso" e usem um tom de voz calmo para tranquilizar o filho. É muito importante que os pais exemplifiquem o autocontrole. Como as explosões temperamentais das crianças dessa idade frequentemente resultam de frustrações, a exemplificação do comportamento autocontrolado ajuda a ensinar as crianças a controlarem seu temperamento quando não conseguem o que querem.

Hábito de chupar dedo e chupeta

Os lactentes levam a mão à boca e começam a sugar o polegar como forma de autotranquilização. Esse hábito pode persistir até a primeira infância, ou mesmo por mais tempo. As crianças dessa idade podem acalmar-se em uma situação estressante chupando o dedo polegar ou a chupeta. As opiniões quanto ao hábito de chupar dedo ou chupeta são significativamente influenciadas pela história familiar e pela cultura da família. Na maioria dos casos, não há motivo para se preocupar com o hábito de chupar dedo até à época em que os dentes irrompem. Na criança tímida, a sucção frequente e prolongada tem maior tendência a causar alterações da dentição e da estrutura da mandíbula do que a sucção utilizada principalmente para se tranquilizar. Os pais devem averiguar seus próprios sentimentos quanto ao hábito de chupar dedo e ao uso de chupeta e, em seguida, decidir como desejam abordar este hábito.

Para garantir a segurança da criança que usa chupeta:

- Utilize apenas as chupetas em peça única
- Substitua as chupetas desgastadas por outras novas
- Nunca amarre a chupeta em torno do pescoço da criança.

Os pais podem querer limitar o hábito de chupar dedo e chupeta apenas à hora de deitar, no carro e nas situações de estresse. Os pais devem conversar tranquilamente sobre esses limites com a criança e, em seguida, seguir de modo consistente sua aplicação.

Rivalidade entre irmãos

Muitas famílias têm outras crianças quando o primeiro filho ainda está na primeira infância. A criança acostumou-se a ser o bebê da casa e a receber grande parte da atenção, tanto em casa quanto na família estendida. Como as crianças dessa idade normalmente são egocêntricas, a chegada de um outro bebê em casa pode ser muito perturbadora. Para atenuar o problema da **rivalidade entre irmãos**, os pais devem tentar manter a rotina da criança pequena o mais próximo possível do normal. Todos os dias, dedique um tempo em particular à criança pequena. Envolva o filho mais velho nos cuidados com o bebê. Infantes conseguem tirar uma fralda ou uma blusa, entreter o bebê com um brinquedo ou ajudar a cantar uma canção para acalmar o bebê. A criança sente-se importante quando tem a oportunidade de "ajudar" os pais a cuidar do bebê (Figura 4.16). A criança dessa idade necessita de ajuda significativa para segurar o bebê.

Regressão

Alguns infantes têm **regressão** em situações de estresse (p. ex., nascimento de um irmão, internação hospitalar). O estresse vivenciado pela criança afeta sua capacidade de dominar as habilidades de desenvolvimento recém-aprendidas. Durante o período de regressão, a criança pode querer voltar a um estágio anterior, ou seja, pode desejar a mamadeira ou chupeta há muito tempo esquecidas. A criança pode parar de demonstrar as habilidades de linguagem ou de função motora previamente adquiridas. Um estresse significativo na vida das crianças dessa idade também pode interromper o processo de aprendizagem do controle dos esfíncteres (ou o controle pode ainda não ter sido adquirido pouco antes do nascimento do outro bebê). Quando há regressão,

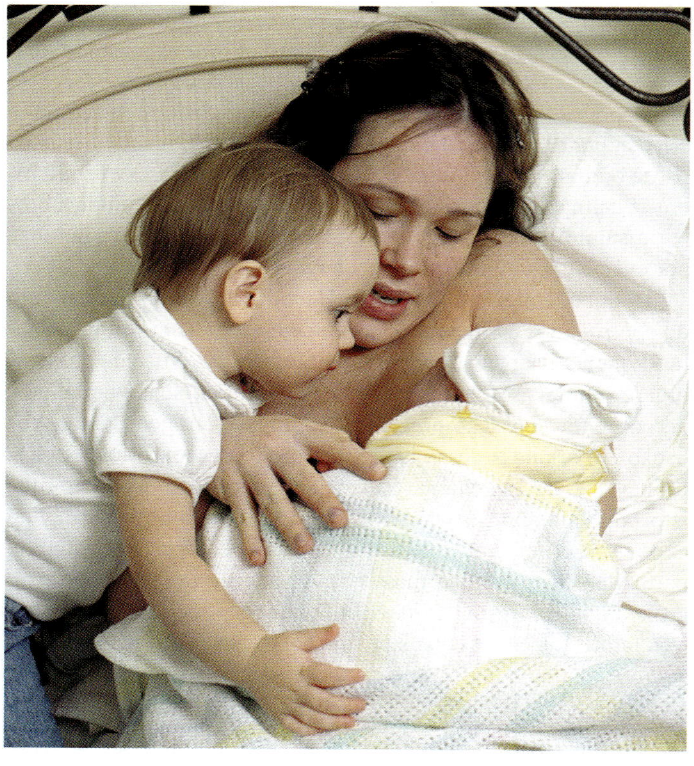

●Figura 4.16 A criança pode ter mais chances de aceitar favoravelmente o bebê recém-chegado quando sente que ele é "o nosso bebê", não simplesmente o "bebê da mamãe". Essa criança está encontrando seu irmãozinho pela primeira vez.

os pais devem ignorar o comportamento regressivo e elogiar o comportamento apropriado à idade ou a aquisição de novas habilidades.

Vejamos novamente o caso de Jose Gonzales, de 2 anos, descrito antes. Cite os problemas comuns do desenvolvimento de infantes. Que instruções antecipadas relativas a esses problemas a enfermeira pode dar aos pais de Jose?

Referências

Livros e revistas

Ackley, B., & Ladwig, G. (2006). *Nursing diagnosis handbook: A guide to planning care* (7th ed.). St. Louis: Mosby.

Adler, M., & Specker, B. (2001). Atypical diets in infancy and childhood. *Pediatric Annals, 30*(11), 630–680.

American Academy of Pediatrics. (2000). Swimming programs for infants and toddlers. *Pediatrics, 105*(4), 868–870.

American Academy of Pediatrics. (2001). Policy Statement: The use and misuse of fruit juice in pediatrics (RE0047). *Pediatrics, 107*(5), 1201–1213.

American Academy of Pediatrics. (2003a). Policy Statement: Poison treatment in the home. *Pediatrics, 112*(5), 1182–1185.

American Academy of Pediatrics. (2003b). Protect your child from poison. Available at www.aap.org/healthtopics/safety.cfm

American Academy of Pediatrics. (2003c). Policy Statement: Prevention of drowning in infants, children and adolescents. *Pediatrics, 112*(2), 437–439.

American Academy of Pediatrics. (2005). The injury prevention program, age-related safety sheets: 2–4 years. Accessed 1/10/05 at www.aap.org/family/2to4yrs.htm

American Academy of Pediatrics, Committee on Injury and Poison Prevention. (2000). Children in pickup trucks. *Pediatrics, 106*(4), 857–859.

American Academy of Pediatrics, Committee on Nutrition. (1998). Cholesterol in childhood. *Pediatrics, 112*(2), 424–430.

American Academy of Pediatrics, Committee on Nutrition. (1999). Calcium requirements of infants, children, and adolescents. *Pediatrics, 104*(5), 1152–1157.

American Academy of Pediatrics, Committee on Nutrition. (2003). Prevention of pediatric overweight and obesity. *Pediatrics, 104*(5), 1152–1157.

American Academy of Pediatrics, Committee on Psychosocial Aspects of Child and Family Health. (1998). Guidelines for effective discipline. *Pediatrics, 101*(4), 723–728.

American Dietetic Association. (2001). Breaking the barriers to breastfeeding: Position of the ADA. *Journal of the American Dietetic Association, 101,* 1213.

American Dietetic Association. (2002). 5 a day for young children up to 2 years of age. Accessed 12/11/03 at http://www.webdietitians.org/Public/NutritionInformation/92_nfs0302.cfm

American Dietetic Association. (2004). Dietary guidance for healthy children aged 2 to 11 years. *Journal of the American Dietetic Association, 104,* 660–677.

Arias, A., Bennison, J., Justus, K., & Thurman, D. (2001). Educating parents about normal stool pattern changes in infants. *Journal of Pediatric Health Care, 15*(5), 269–274.

Ateah, C. A., Secco, L., & Woodgate, R. L. (2003). The risks and alternatives to physical punishment use with children. *Journal of Pediatric Health Care, 17*(3), 126–132.

Atkinson, P. M., Parks, D. K., Cooley, S. M., & Sarkis, S. L. (2002). Reach out and read: A pediatric clinic-based approach to early literacy promotion. *Journal of Pediatric Health Care, 16*(1), 10–15.

Blackwell, P. B., & Baker, B. M. (2002). Estimating communication competence of infants and toddlers. *Journal of Pediatric Health Care, 16*(1), 29–35.

Brazelton, T. B. (1992). *Touchpoints, the essential reference: Your child's emotional and behavioral development.* New York: Perseus Books Group.

Brown, M. L. (2001). The effects of environmental tobacco smoke on children: Information and implications for PNPs. *Journal of Pediatric Health Care, 15*(6), 280–286.

Butler, F. R., & Zakari, N. (2005). Grandparents parenting grandchildren: Assessing health status, parental stress and social supports. *Journal of Gerontological Nursing, 31*(3), 43–54.

Cathey, M., & Gaylord, N. (2004). Picky eating: A toddler's approach to mealtime. *Pediatric Nursing, 30*(2), 101–109.

Centers for Disease Control. (1998). Recommendations to prevent and control iron deficiency in the United States. *Morbidity and Mortality Weekly Report 47(RR-3),* 1–36.

Chan, G. (2001). Calcium needs during childhood. *Pediatric Annals, 30*(11), 666–670.

Cincinnati Children's Hospital Medical Center (2003). Toddler nutrition. Accessed 12/10/03 at http://www.cincinnatichildrens.org/ health/info/growth/well/toddler/toddler-nutrition.htm

Deering, C. G., & Cody, D. J. (2002). Communicating with children and adolescents. *American Journal of Nursing, 102*(3), 34–41.

Dettwyler, K. A. (2004). When to wean: Biological versus cultural perspectives. *Clinical Obstetrics and Gynecology, 47*(3), 721–723.

Dowd, M. D., Keenan, H. T., & Bratton, S. L. (2002). Epidemiology and prevention of childhood injuries. *Critical Care Medicine, 30*(11, Suppl.), S385–S392.

Eden, A. (2002). The prevention of iron-deficiency anemia. *Archives of Pediatric and Adolescent Medicine, 156,* 519.

Erikson, E. H. (1963). *Childhood and society* (2nd ed.). New York: W.W. Norton and Company.

Fierro-Cobas, V. (2001). Language development in bilingual children: A primer for pediatricians. *Contemporary Pediatrics, 18*(7), 79–98.

Gabbard, G. O. (2000). Psychoanalysis. In B. J. Sadock & V. A. Sadock (Eds.), *Kaplan and Sadock's comprehensive textbook of psychiatry* (7th ed.). Philadelphia: Lippincott Williams & Wilkins.

Gilger, M. A. (2006). Normal gastrointestinal function. In J. A. McMillan (Ed.), *Oski's pediatrics: Principles and practice* (4th ed.). Philadelphia: Lippincott Williams & Wilkins.

Gottesman, M. M. (2000). Nurturing the social and emotional development of children, a.k.a. discipline. *Journal of Pediatric Health Care, 14*(2), 81–84.

Gottesman, M. M. (2002). Helping toddlers eat well. *Journal of Pediatric Health Care, 16*(2), 92–96.

Green, M., ed. (1998). *Bright futures: Guidelines for health supervision of infants, children and adolescents* (rev. ed.). Arlington, VA: National Center for Education in Maternal and Child Health.

Hogg, T. (2002). *Secrets of the baby whisperer for toddlerhood.* New York: Random House.

Kandarian, P. E. (2001). Tips on getting child's cooperation: You can lead a child to a highchair . . . but will he eat? *ePediatric News, 35*(5). Accessed 9/3/03.

Kazal, L. A. (2002). Prevention of iron deficiency in infants and toddlers. *American Family Physician, 66*(7), 1217–1224.

Kohlberg, L. (1984). *Moral development.* New York: Harper & Row.

Krebs, N. F., Collins, J., & Johnson, S. L. (2004). Screen for and treat overweight in 2 to 5-year-olds? Yes! *Contemporary Pediatrics.* Accessed 11/15/04 at http://www.contemporarypediatrics.com.

LeCuyer-Maus, E. A., & Houck, G. M. (2002). Mother–toddler interaction and the development of self-regulation in a limit-setting context. *Journal of Pediatric Nursing, 17*(3), 184–200.

Lumeng, J. (2005). Is the picky eater a cause for concern? *Contemporary Pediatrics, 22*(3), 71–82.

Mandleco, B. (2004). *Growth and development handbook: Newborn through adolescence.* Clifton Park, NY: Delmar Learning.

National Association of Pediatric Nurse Practitioners. (2001). Position statement: Breastfeeding. [Electronic Version] Available at: http://www.napnap.org/index.cfm?page=10&sec=54&ssec=57

National Association of Pediatric Nurse Practitioners. (2001). Position statement: Child care. *Journal of Pediatric Health Care, 15*(2), 35A.

National Association of Pediatric Nurse Practitioners. (2002). Position statement: Corporal punishment. *Journal of Pediatric Health Care, 16*(3), 34A.

Nicklas, T. A., & Fisher, J. O. (2003). To each his own: Family influences on children's food preferences. *Pediatric Basics, 102,* 13–20.

Niemela, M., Pihakari, O., Pokka, T., & Uhari, M. (2000) Pacifier as a risk factor for acute otitis media: A randomized, controlled trial of parental counseling. *Pediatrics, 106,* 483–488.

Palmer, F. B., & Capute, A. J. (2006). Streams of development: The keys to developmental assessment. In J. A. McMillan (Ed.), *Oski's pediatrics: Principles and practice* (4th ed.). Philadelphia: Lippincott Williams & Wilkins.

Papalia, D. E., Olds, S. W., & Feldman, F. D. (2001). *Human development* (8th ed.). New York: McGraw-Hill.

Piaget, J. (1969). *The theory of stages in cognitive development.* New York: McGraw-Hill.

Preboth, M. (2002). Physical activity in infants, toddlers, and preschoolers. *American Family Physician, 65*(8), 1694–1696.

Record, S., Montgomery, D. R., & Milano, M. (2000). Fluoride supplementation and caries prevention. *Journal of Pediatric Health Care, 14*(5), 247–249.

Rychnovsky, J. D. (2000). No-spill sippy cups. *Journal of Pediatric Health Care, 14*(5), 207–208.

Schmitt, B. D. (2004). Toilet training problems: Underachievers, refusers, and stool holders. *Contemporary Pediatrics, 21*(4), 71–82.

Shelor, S. P. (Ed.). (1998). *Caring for your baby and young child: Birth to age 5.* New York: Bantam Books.

Starr, N. B. (2001). Kids and car safety: Beyond car seats and seat belts. *Journal of Pediatric Health Care, 15*(5), 257–259.

Stein, M. T. (2001). Cosleeping (bedsharing) among infants and toddlers. *Pediatrics 107*(4), 873–877.

Story, M., Holt, K., & Sofka, D. (Eds.). (2002). *Bright futures in practice: Nutrition* (2nd ed.). Arlington, VA: National Center for Education in Maternal and Child Health.

Sullivan, D., & Carlson, S. (2001). Dietary fats for infants and children. *Pediatric Annals, 30*(11), 683–693.

Wacharasin, C., Barnard, K. E., & Spieker, S. (2003). Factors affecting toddler cognitive development in low-income families: Implications for practitioners. *Infants and Young Children, 16*(2), 175–181.

Wilson, M. H., & Levin-Goodman, R. (2006). Injury prevention and control. In J. A. McMillan (Ed.), *Oski's pediatrics: Principles and practice* (4th ed.). Philadelphia: Lippincott Williams & Wilkins.

Zebrowski, P. M. (2003). Developmental stuttering. *Pediatric Annals, 32*(7), 453–465.

Websites

www.aapd.org American Academy of Pediatric Dentistry

www.bucklebear.com information on child passenger safety

www.eatright.org American Dietetic Association

www.5aday.com Produce for Better Health Foundation

www.gerber.com infant and toddler nutrition

www.hanen.org early language intervention programs

www.kidshealth.com the Nemours Foundation's Center for Child Health Media

www.kidsource.com a parent-supported group for children's health, growth, and development

www.littlebootspublishing.com source for burn prevention book "Bernie Burn"

www.nhtsa.dot.gov National Highway Traffic Safety Administration

www.pediatricinstitute.com Johnson & Johnson Pediatric Institute

www.reachoutandread.org early literacy promotion

www.safekids.org National Safe KIDS Campaign

www.seatcheck.org car seat inspection and seat recalls

www.usda.gov/wps/portal/usdahome United States Department of Agriculture; information on young child food guide pyramid

www.zerotothree.org Zero to Three: National Center for Infants, Toddlers and Families

Exercícios sobre o *capítulo*

Questões de múltipla escolha

1. A enfermeira está cuidando de uma criança de 30 meses hospitalizada, que resiste a ser cuidada, fica enraivecida e diz sempre "não". A enfermeira identifica o comportamento dessa criança como:
   a. Problemático, porque interfere nos cuidados de enfermagem necessários
   b. Normal nesse estágio do crescimento e do desenvolvimento
   c. Normal porque a criança está hospitalizada e fora da sua rotina
2. A mãe de uma criança de 15 meses está preocupada com o atraso da fala do filho. Ela diz que a criança consegue entender o que ela diz, às vezes obedece às ordens, mas utiliza apenas uma ou duas palavras com alguma coerência. Qual seria a melhor resposta da enfermeira a essa preocupação?
   a. A criança deve passar por uma avaliação do desenvolvimento o mais rápido possível
   b. Se a mãe puder ler para a criança, a fala poderá desenvolver-se mais rapidamente
   c. Normalmente, a linguagem receptiva desenvolve-se antes da linguagem expressiva
   d. A mãe deve pedir ao pediatra para solicitar a avaliação de um fonoaudiólogo
3. Uma criança de 2 anos tem explosões temperamentais repetidas. Que orientação a enfermeira deve dar à mãe?
   a. Por motivos de segurança, a criança deve ser contida durante as explosões temperamentais
   b. A criança deve começar a ser punida, porque as explosões precisam ser controladas
   c. A mãe deve prometer uma recompensa à criança se ela parar de ter explosões temperamentais
   d. A explosão temperamental deve ser ignorada, contanto que a criança esteja segura
4. Qual é a melhor orientação nutricional para infantes?
   a. Estimular a criança a beber na caneca e oferecer água entre as refeições e os lanches
   b. Estimular a ingestão ilimitada de leite, porque as crianças dessa idade necessitam de proteínas para crescer
   c. Evitar sucos de frutas adoçados com açúcar e permitir a ingestão ilimitada de suco natural
   d. Permitir que a criança tenha acesso ilimitado à caneca com canudo para garantir a hidratação adequada.

Exercícios de raciocínio crítico

1. Elabore um plano de ensino sobre segurança para apresentar a uma creche escola.
2. Elabore um cardápio de 3 dias para uma criança de 2 anos, que seja realista e ofereça os nutrientes necessários.
3. Desenvolva um plano educativo para os pais de uma criança de 34 meses que resiste ao ensino do uso do vaso sanitário. Inclua as avaliações que a enfermeira fará e também o plano de ensino.

Atividades de estudo

1. Visite uma pré-escola que cuide de crianças com necessidades especiais e de outras crianças sem problemas. Faça a avaliação do desenvolvimento de uma criança normal e outra de uma criança com necessidades especiais (da mesma idade). Compare e contraste seus resultados.
2. Cuide de duas crianças medianas de 2 anos de idade no contexto clínico. Descreva os comportamentos, as respostas aos pais e as respostas à enfermeira de cada criança e cite estratégias utilizadas para conquistar a adesão e minimizar o estresse das crianças.
3. Observe uma turma de infantes em uma pré-escola típica. Escolha duas crianças da mesma idade com temperamentos diferentes. Anote as diferenças e semelhanças entre as duas crianças no que se refere à estrutura e à autoridade, às interações como os companheiros, aos níveis de atenção e aos níveis de linguagem e atividade.

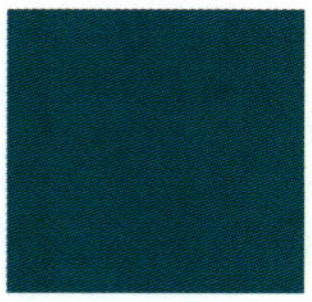

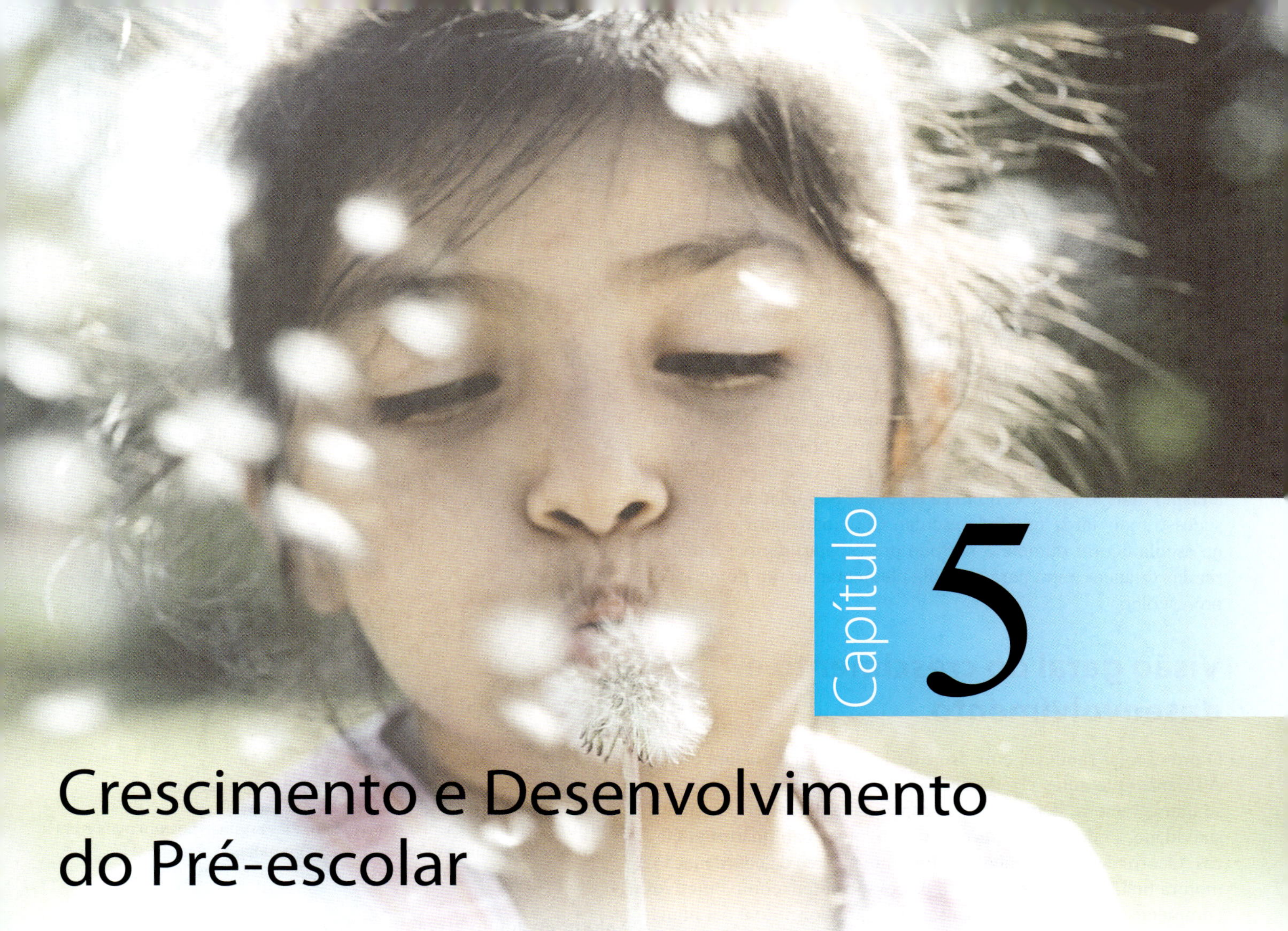

Capítulo 5

Crescimento e Desenvolvimento do Pré-escolar

Palavras-chave

Amigo imaginário
Animismo
Empatia
Fala telegráfica
Pensamento mágico
Pensamento pré-operacional
Preparo para a escola
Transdução

Objetivos da aprendizagem

Concluída a leitura deste capítulo, o leitor deverá ser capaz de:

1. Identificar alterações fisiológicas, cognitivas e psicossociais que normalmente ocorrem no pré-escolar
2. Expressar compreensão do desenvolvimento da linguagem nos anos pré-escolares
3. Implementar um plano de cuidados de enfermagem considerando problemas e atrasos comuns no desenvolvimento do pré-escolar
4. Integrar o conhecimento do crescimento e do desenvolvimento pré-escolar, e os cuidados de enfermagem e a promoção da saúde no pré-escolar
5. Desenvolver um plano nutricional para o pré-escolar
6. Identificar aspectos comuns ao crescimento e ao desenvolvimento durante os anos pré-escolares
7. Demonstrar conhecimento sobre a orientação preventiva adequada relacionada com problemas de desenvolvimento que costumam ocorrer no período pré-escolar

REFLEXÃO *A educação adequada dos filhos pelos pais só é conseguida por meio do exemplo.*

Nila Patel é uma menina de 4 anos de idade trazida à clínica pelos pais para uma avaliação escolar. Durante o exame, você verifica que o peso é de 20 kg e a altura, de 101 cm. Como enfermeira responsável por ela, avalie o crescimento e o desenvolvimento de Nila, e forneça a adequada orientação preventiva aos pais.

O período pré-escolar vai de 3 a 6 anos de idade. É uma fase de crescimento e desenvolvimento contínuos. O crescimento físico continua muito mais lentamente em comparação com os anos anteriores. Os progressos no desenvolvimento cognitivo, psicológico e da linguagem são substanciais durante o período pré-escolar. Muitas tarefas iniciadas enquanto a criança aprendia a andar são dominadas e aperfeiçoadas nos anos pré-escolares. A criança aprendeu a tolerar a separação dos pais, tem períodos de atenção mais longos e continua a aprender habilidades que terão sucesso mais tarde na idade escolar. O preparo para o sucesso na escola ocorre durante o período pré-escolar, porque a maioria das crianças entra para a escola elementar no fim do período pré-escolar.

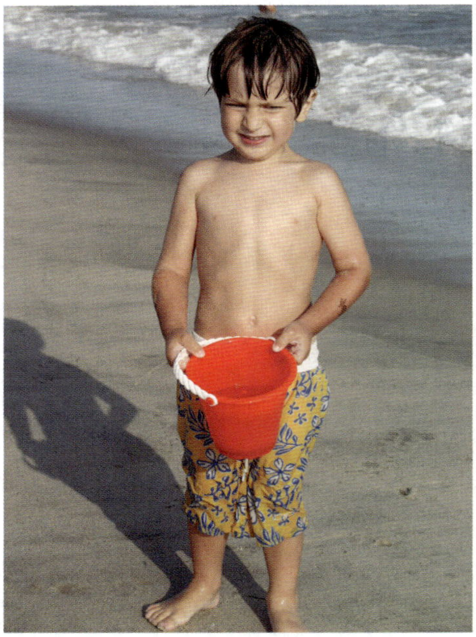

● Figura 5.1 O pré-escolar tem aspecto mais esguio e postura mais ereta em comparação com a criança que está aprendendo a andar.

Visão geral do crescimento e desenvolvimento

O pré-escolar saudável é magro e ágil, e tem uma postura ereta. A criança que antes era desajeitada ao aprender a andar torna-se mais graciosa, demonstrando capacidade de correr com mais suavidade. Podem começar a se desenvolver habilidades atléticas. Ocorre desenvolvimento importante na área da coordenação motora fina. O desenvolvimento psicossocial tem como objetivo completar as iniciativas. O pensamento pré-conceitual e a intuição dominam o desenvolvimento cognitivo. O pré-escolar é um aprendiz inquisitivo e absorve novos conceitos tal como uma esponja absorve água.

● Crescimento físico

O pré-escolar cresce, em média, 6,5 a 7,8 cm ao ano. A criança de 3 anos de idade tem, em média, 96,2 cm de altura; a criança de 4 anos tem, em média, 103,7 cm; e a criança de 5 anos tem, em média, 118,5 cm. O ganho ponderal médio durante esse período é de aproximadamente 2,3 kg por ano. O peso médio de uma criança de 3 anos é de 14,5 kg, aumentando para 18,6 kg aos 5 anos de idade. A perda de "gordura de bebê" e o aumento da musculatura durante os anos pré-escolares conferem à criança um aspecto mais amadurecido e forte (Figura 5.1). O comprimento do crânio também aumenta um pouco e a mandíbula torna-se mais pronunciada. A maxila se alonga durante o período pré-escolar, como uma preparação para os dentes permanentes, geralmente começando em torno dos 6 anos de idade.

● Maturação dos sistemas do organismo

A maioria dos sistemas do organismo está madura nos anos pré-escolares. A mielinização da medula espinal permite o controle completo do intestino e da bexiga na maioria das crianças de 3 anos de idade. As estruturas respiratórias continuam a crescer e a quantidade de alvéolos continua a aumentar, atingindo os valores do adulto cerca dos 7 anos de idade. As tubas auditivas permanecem relativamente curtas e retas. A frequência cardíaca diminui e a pressão arterial aumenta um pouco durante os anos pré-escolares. Um sopro cardíaco inocente pode ser ouvido à ausculta, e pode haver desdobramento da segunda bulha cardíaca. O pré-escolar deve ter 20 dentes decíduos.

O intestino delgado continua a se alongar. A evacuação em geral ocorre uma ou duas vezes ao dia. A uretra permanece curta em meninos e meninas, o que os torna mais suscetíveis que os adultos a infecções urinárias. O controle da bexiga em geral está presente na criança de 4 ou 5 anos, mas podem ocorrer acidentes, em especial em situações de tensão ou quando a criança está concentrada em uma atividade interessante.

Os ossos continuam a se alongar e os músculos, a se fortalecer e amadurecer. Entretanto, o sistema musculoesquelético ainda não está completamente maduro, o que torna o pré-escolar suscetível a lesões, em especial com esforço ou atividade excessivos.

● Desenvolvimento psicossocial

De acordo com Erik Erikson, a tarefa psicossocial dos anos pré-escolares é estabelecer um sentido de iniciativa em oposição à culpa (Erikson, 1963). O pré-escolar é um aprendiz inquisitivo e adquire novos conhecimentos com entusiasmo. Quando completam uma atividade, os pré-escolares experimentam um senso de realização (Figura 5.2), e o orgulho da realização os ajuda a

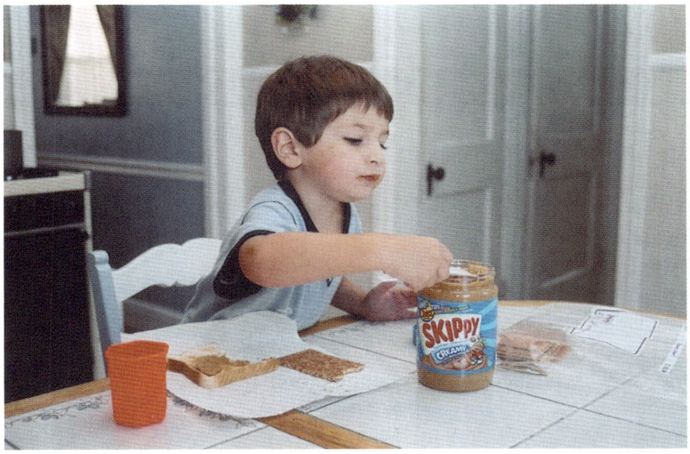

● Figura 5.2 Permitir que o pré-escolar ajude em tarefas simples de casa, como o preparo de um sanduíche, estimula o desenvolvimento da iniciativa.

usar sua iniciativa. Entretanto, quando a criança excede suas capacidades atuais, pode ter um sentimento de culpa. O desenvolvimento do superego ou da consciência se completa durante o período pré-escolar, e é a base do desenvolvimento moral (compreensão do certo e do errado). A Tabela 5.1 exemplifica o estágio de iniciativa em oposição à culpa.

● Desenvolvimento cognitivo

De acordo com a teoria de Jean Piaget, o pré-escolar continua no estágio pré-operacional. O pensamento pré-operacional é dominante durante esse estágio e baseia-se em uma compreensão autocentrada do mundo. Na fase pré-conceitual do pensamento pré-operacional, a criança permanece egocêntrica e só é capaz de encarar um problema de um único ponto de vista. No início do período pré-escolar, a criança pode compreender o conceito de contagem e iniciar brincadeiras de "faz de conta".

O **pensamento mágico** é uma parte normal do desenvolvimento pré-escolar. O pré-escolar acredita que seus pensamentos são onipotentes. A fantasia experimentada pelo pensamento mágico permite que o pré-escolar abra espaço para a realidade em seu mundo. Por intermédio do faz de conta e do pensamento mágico, o pré-escolar satisfaz sua curiosidade sobre diferenças no mundo que a cerca.

O pré-escolar com frequência tem um **amigo imaginário**. Esse amigo é um modo criativo de o pré-escolar avaliar diferentes atividades e comportamentos, e praticar habilidades de comunicação. Apesar dessa imaginação, o pré-escolar é capaz de intercambiar com facilidade fantasia e realidade ao longo do dia.

A criança na fase intuitiva pode contar dez ou mais objetos, nomear sem erro pelo menos quatro cores, compreender o conceito de tempo e reconhecer elementos da vida diária, como utensílios, dinheiro e alimentos. O pré-escolar usa a **transdução** quando raciocina: ele extrapola entre situações, mesmo que não sejam relacionadas. O pré-escolar atribui qualidades de vida a objetos inanimados (**animismo**). A Tabela 5.1 lista outros exemplos que ilustram esse estágio de desenvolvimento.

A aquisição de habilidades de linguagem no período anterior aumenta no período pré-escolar. A expansão do vocabulário permite um progresso adicional do pensamento simbólico do pré-escolar. Nessa idade, a criança não compreende completamente o conceito de morte nem o caráter de permanência da morte: ela pode perguntar quando seu avô ou seu animal de estimação voltarão.

● Desenvolvimento moral e espiritual

O pré-escolar é capaz de compreender os conceitos de certo e errado e está desenvolvendo uma consciência. Aquela voz interna que avisa ou ameaça está se desenvolvendo nos anos pré-escolares. Kohlberg identificou esse estágio (entre 4 e 10 anos) como o estágio pré-convencional, que se caracteriza por uma orientação de punição e obediência. Os pré-escolares veem a moralidade como externa a elas e acatam o poder (do adulto). Os padrões morais da criança são os dos pais ou de outros adultos que a influenciem, não necessariamente próprios. Os pré-escolares aceitam esses padrões para ganhar recompensas ou evitar punições. Como o pré-escolar está enfrentando a tarefa psicossocial da iniciativa em oposição à culpa, é natural que sinta culpa quando ocorre alguma coisa errada. A criança pode ter uma crença forte de que, se alguém está doente ou morrendo, pode ser por culpa dela, e a doença ou morte é a punição.

Com o progresso do desenvolvimento moral da criança, ela aprende a lidar com sentimentos de ira. Às vezes o modo de lidar com esses sentimentos pode ser inadequado, como brigar ou morder. Os pré-escolares são tão envolvidos em imaginação e fantasia que a mentira começa a ocorrer nesse estágio. Eles usam sua experiência de vida limitada para compreender crises e lidar com elas. Os pré-escolares precisam aprender os limites de comportamento socialmente aceitável e estão começando a perceber as recompensas das boas maneiras. O pré-escolar começa a ajudar na família e a compreender o conceito de dar e receber nos relacionamentos.

Durante a fase pré-operacional do desenvolvimento cognitivo, o conceito de fé do pré-escolar tem natureza intuitiva e projetiva (Fosarelli, 2003). A imaginação do pré-escolar permite que tudo seja possível, e ele não tem uma visão lógica do mundo (como têm os adultos). Os pré-escolares têm experiências de vida limitadas, e podem projetar um sentimento em uma nova pessoa ou situação. Elas podem usar essa projeção para facilitar a compreensão do que está ocorrendo à sua volta. Os pré-escolares podem projetar os sentimentos ou características dos pais ou responsáveis em "Deus": se mamãe está zangada, provavelmente Deus também está zangado.

As crenças religiosas da família podem afetar a dieta da criança, o tipo de disciplina aplicado pelos pais, e mesmo a visão que os pais têm das crianças. O conhecimento das práticas de oração ou meditação é útil para a enfermeira pediatra, que pode dar continuidade ao ritual quando a criança está doente ou hospitalizada (Figura 5.3).

● Desenvolvimento das habilidades motoras

Com a maturação do sistema musculoesquelético do pré-escolar, as habilidades motoras presentes se refinam e novas

Tabela 5.1 Teorias do desenvolvimento

Teórico	Estágio	Atividades
Erikson	Iniciativa em oposição à culpa Idade: 3 a 6 anos	• Gosta de agradar aos pais • Começa a planejar atividades e criar brincadeiras • Inicia atividades com outros • Imita outras pessoas (reais e imaginárias) • Desenvolve a identidade sexual • Desenvolve a consciência • Pode compensar frustrações atacando irmãos • Gosta de explorar novidades • Aprecia esportes, fazer compras, cozinhar e trabalhar • Sente remorso quando faz a escolha errada ou se comporta mal • Coopera com outras crianças • Negocia soluções de conflitos
Piaget	Subestágio pré-operacional: fase pré-conceitual Idade: 2 a 4 anos	• Mostra pensamento egocêntrico, que diminui quando a criança se aproxima dos 4 anos de idade • Períodos de atenção curtos • Aprende observando e imitando • Mostra animismo • Forma conceitos menos completos ou lógicos que os dos adultos • Capaz de classificações simples • Aos 4 anos de idade compreende o conceito de opostos (quente/frio, mole/duro) • Raciocina estabelecendo relações entre elementos específicos • Imaginação ativa
	Subestágio pré-operacional: fase intuitiva Idade: 4 a 7 anos	• Capaz de classificar e relacionar objetos • Processos de pensamento intuitivo; reconhece se alguma coisa está certa ou errada, mas não sabe dizer por quê • Tolera diferenças em outros mas não as compreende • Curiosidade acerca dos fatos • Conhece regras culturais aceitáveis • Usa palavras adequadamente, mas às vezes sem compreender seu significado • Tem um senso mais realista de causalidade • Pode começar a questionar os valores dos pais
Kohlberg	Orientação punição-obediência Idade: 2 a 4 anos (moralidade pré-convencional)	• Determina bom e mau em relação à punição associada • A criança pode aprender comportamentos inadequados nessa fase se não ocorrer intervenção dos pais (se a criança bate, morde ou é desrespeitosa verbalmente e não é punida por essas atividades, ela pode considerar esses comportamentos bons e continuar a usá-los)
Freud	Estágio fálico Idade: 3 a 7 anos	O prazer da criança é centrado na genitália e na masturbação. O superego e a consciência estão emergindo Ocorre o estágio edipiano: inveja e rivalidade em relação ao genitor do mesmo sexo, e amor ao genitor do sexo oposto, que se resolvem no final dos anos pré-escolares, quando a criança desenvolve uma identificação forte com o genitor do mesmo sexo

habilidades se desenvolvem. O pré-escolar tem um controle voluntário maior sobre seus movimentos e é menos desajeitado que a criança que está aprendendo a andar. Durante o período pré-escolar ocorre um significativo refinamento das habilidades motoras finas (Tabela 5.2).

Habilidades motoras grosseiras

O pré-escolar é ágil em pé, andando, correndo e saltando (Figura 5.4). Ele pode subir e descer escadas e andar para a frente e para trás com facilidade. Ficar na ponta dos pés ou apoiado em um só pé ainda exige concentração adicional. O pré-escolar parece estar em movimento constante. Ele também usa o corpo para compreender novos conceitos (p. ex., usando os braços para descrever como as rodas de um trem giram).

Habilidades motoras finas

A criança de 3 anos de idade pode mover cada dedo com independência e é capaz de segurar utensílios e lápis como um adulto, com o polegar em um lado e os outros dedos no outro. Rabisca com liberdade, copia um círculo, desenha um quadrado e alimenta-se sem derramar muito a comida. Essas habilidades se refinam nos dois anos seguintes, e aos 5 anos de idade a criança pode escrever letras, cortar usando uma tesoura com maior precisão e amarrar (Figura 5.5).

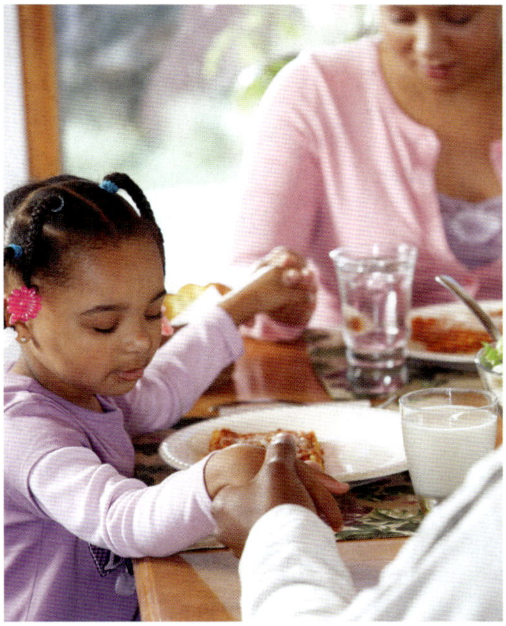

● Figura 5.3 O pré-escolar pode participar de rituais religiosos sem ter plena compreensão de seu significado.

Desenvolvimento sensorial

A audição é normal ao nascimento e deve permanecer assim nos anos pré-escolares. Os sentidos de olfato e tato continuam a se desenvolver nos anos pré-escolares. A criança no início do período pré-escolar pode ter um paladar menos discriminante que o de crianças mais velhas, o que aumenta o risco de ingestão acidental. A acuidade visual continua a progredir e deve ser igual nos dois olhos. Uma criança típica de 5 anos de idade tem uma acuidade visual de 20/40 ou 20/30. A visão de cores é normal nessa idade.

Desenvolvimento da comunicação e da linguagem

A aquisição da linguagem possibilita que o pré-escolar expresse pensamentos e criatividade. Os anos pré-escolares são uma época de refinamento das habilidades de linguagem. A criança de 3 anos de idade mostra **fala telegráfica**, usando frases curtas que contêm apenas a informação essencial. O vocabulário aos 3 anos de idade abrange cerca de 900 palavras. O pré-escolar pode aprender até 10 a 20 novas palavras por dia, e aos 5 anos de idade tem um vocabulário de 2.100 palavras. No final do período pré-escolar, a criança usa frases com estruturas semelhantes às dos adultos (Tabela 5.3).

A criança de 3 a 6 anos de idade inicia o desenvolvimento da fluência (a capacidade de ligar com suavidade sons, sílabas e palavras quando fala). No início a criança pode mostrar pouca fluência ou gaguejar. A fala pode ser entrecortada, ou a criança pode repetir consoantes ou o som "um". A gagueira em geral se inicia entre 2 e 4 anos de idade, mas 75% das crianças se recuperam sem tratamento. Os pais devem frear a fala e dar tempo à criança, sem apressá-la ou interrompê-la. A pronúncia adequada de alguns sons pode ser difícil para o pré-escolar: os sons "f", "v", "s" e "z" são em geral dominados aos 5 anos de idade, mas algumas crianças não dominam os sons "ch", "l" e "r" até 6 anos ou mais.

A comunicação em pré-escolares é de natureza concreta, porque não são capazes de pensamento abstrato. Apesar da natureza concreta, a comunicação do pré-escolar pode ser bastante elaborada e complicada; ele pode falar sobre sonhos e fantasias. Além do aprendizado de vocabulário e do uso correto da gramática, as habilidades receptivas de linguagem do pré-escolar também se refinam.

O pré-escolar é muito sensível ao estado de espírito dos pais, e capta com facilidade emoções negativas nas conversas. Se o pré-escolar ouve os pais discutindo assuntos assustadores para

Tabela 5.2 Desenvolvimento das habilidades motoras

Idade	Habilidades motoras grosseiras esperadas	Habilidades motoras finas esperadas
4 anos	• Atira uma bola com o braço elevado acima do ombro • Chuta uma bola para a frente • Pega uma bola lançada • Salta sobre um pé • Permanece apoiada em um pé durante mais de 5 s • Alterna os pés subindo e descendo escadas • Movimenta-se para a frente e para trás com agilidade	• Usa uma tesoura com sucesso • Copia letras maiúsculas • Desenha círculos e quadrados • Desenha uma cruz ou uma estrela • Desenha uma pessoa com duas a quatro partes do corpo • Amarra os sapatos
5 anos	• Fica apoiada em um pé durante 10 s ou mais • Balança-se e escala com facilidade • Pode se desviar • Dá cambalhotas • Pode aprender a esquiar e a nadar	• Desenha algumas letras • Desenha pessoas com pelo menos seis partes do corpo • Veste-se e despe-se sem ajuda • Pode aprender a dar laço • Usa bem garfo, colher e faca sob supervisão • Copia triângulos e outros padrões geométricos • Cuida da maioria de suas necessidades pessoais

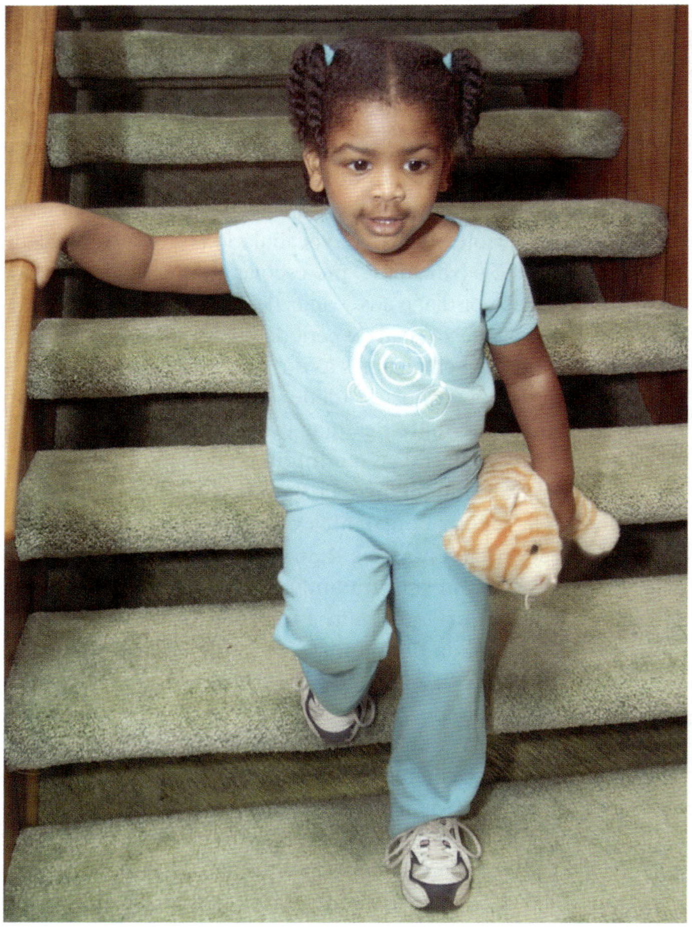

● Figura 5.4 O pré-escolar é capaz de permanecer apoiado em um pé durante alguns segundos e pode pular com um pé só.

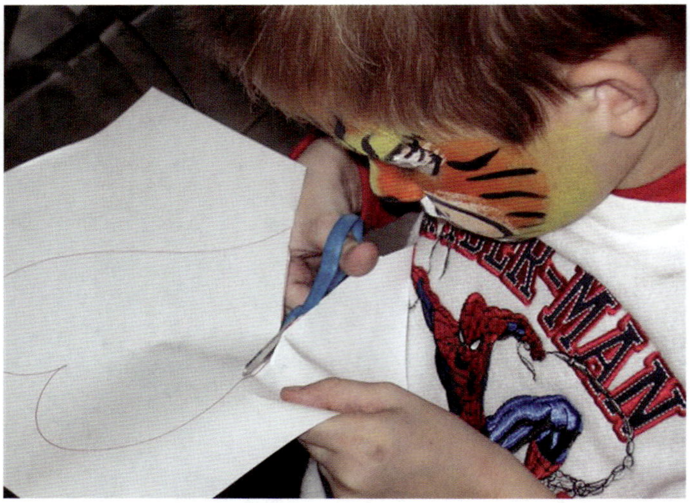

● Figura 5.5 A criança de 5 anos de idade tem destreza motora fina para cortar usando uma tesoura com precisão.

ele, sua imaginação pode alimentar o desenvolvimento de temores e provocar uma interpretação errada do que foi ouvido.

A criança potencialmente bilíngue interrompe aos 4 anos de idade a mistura de idiomas observada nos anos anteriores, e deve ser capaz de usar cada língua como um sistema separado.

● Desenvolvimento emocional e social

Quando uma criança entra na creche, já deve ter desenvolvido um conjunto útil de habilidades sociais que a ajudarão a ter experiências bem-sucedidas no ambiente da escola e na vida em geral. Essas habilidades incluem cooperação, compartilhamento (de objetos e sentimentos), bondade, generosidade, demonstração de afeto, conversação, expressão de sentimentos, ajuda a outros e fazer amigos.

Os pré-escolares podem ficar muito excitados, felizes e atordoados em um momento e extremamente desapontados no momento seguinte. O pré-escolar tem uma imaginação vívida, e medos que para ele são muito reais. A maioria das crianças nessa idade já aprendeu a controlar seu comportamento. Eles devem ser capazes de falar dos sentimentos que estão experimentando em vez de agir de acordo com eles. Sentimentos fortes podem ser expressos por meio de brincadeiras com modelagem, água, desenho ou pintura, ou de jogos dramáticos com bonecos.

O pré-escolar está desenvolvendo o senso de identidade. Ele se reconhece como menino ou menina. Sabe que pertence a uma família, a uma comunidade ou a uma cultura particulares. Orgulha-se de usar seu autocontrole em vez de ceder a impulsos. O pré-escolar é capaz de ajudar outras pessoas e de se envolver em rotinas e transições.

Os pais podem estimular e ajudar os pré-escolares a desenvolver as habilidade sociais e emocionais que serão necessárias quando a criança entrar na escola. Pré-escolares desenvolvem-se na comunicação pessoal com um dos genitores. Durante a comunicação interativa, as crianças aprendem a expressar seus sentimentos e suas ideias. A comunicação interativa estimula não apenas o desenvolvimento emocional e moral, mas também a autoestima e o desenvolvimento cognitivo. Fazer perguntas ao pré-escolar exige que a criança pense em suas intenções ou motivações, e estimula o desenvolvimento de vocabulário. Os pais podem usar a comunicação individual como um momento para abordar o que é certo e errado, com isso contribuindo para o desenvolvimento moral. Ser ouvido enquanto responde a perguntas dos pais dá aos pré-escolares uma sensação de que eles são valorizados, e de que o que eles pensam e dizem tem importância.

Estabelecer algumas regras simples e fiscalizar a sua aplicação são iniciativas que dão a estrutura e a segurança necessárias aos pré-escolares, enquanto promovem o desenvolvimento moral. Os pais ou os responsáveis podem ajudar a criança a nomear as emoções experimentadas. O medo é muito real para os pré-escolares por causa de sua imaginação ativa, e pode causar uma variedade de emoções. Os pais devem aceitar os sentimentos e as emoções, e depois discutir com a criança as alternativas para lidar com eles.

Os pré-escolares estão desenvolvendo seu senso de identidade, e os pais devem incentivá-los a executar tarefas simples para eles mesmos, como vestir-se e lavar as mãos e o rosto (Figura 5.6). Os pais devem dar o tempo necessário para a criança completar a tarefa. Isso ajuda a estabelecer um senso de realização.

Nessa idade, a criança pode começar a mostrar interesse pela sexualidade básica. O pré-escolar pode querer saber por que me-

Tabela 5.3 Habilidades de comunicação do pré-escolar

Idade	Habilidades de comunicação
4 anos	• Emite frases completas usando gramática semelhante à dos adultos • Conta histórias fáceis de acompanhar • 75% da fala são compreendidos por pessoas fora da família • Faz perguntas com "quem", "como" e "quantos" • Mantém o assunto em uma conversação • Compreende os conceitos de "igual" e "diferente" • Faz muitas perguntas • Sabe o nome de animais familiares • Nomeia objetos comuns em livros e revistas • Conhece pelo menos uma cor • Usa a linguagem de faz de conta • Segue um comando de três partes • Pode contar números pequenos • Vocabulário de 1.500 palavras
5 anos	• Pessoas fora da família compreendem a maior parte da fala da criança • Explica o uso de um objeto • Participa de conversas longas e detalhadas • Fala sobre o passado, o futuro e eventos imaginários • Responde a perguntas que usam "por que" e "quando" • Sabe contar até 10 • Lembra-se de parte de uma história • A fala deve ser completamente inteligível, mesmo quando a criança tem dificuldades de articulação • Fala com gramática em geral correta • Vocabulário de 2.100 palavras • Diz nome e endereço

ninos e meninas são diferentes, como funcionam os órgãos da reprodução e de onde vêm os bebês. Os pais devem responder com sinceridade e diretamente, usando os termos anatômicos corretos. Não são necessárias explicações longas, apenas respostas simples. Essa curiosidade é uma função normal dos anos pré-escolares, e a curiosidade pode também envolver brincadeiras com a genitália (ver a seção sobre masturbação adiante neste capítulo).

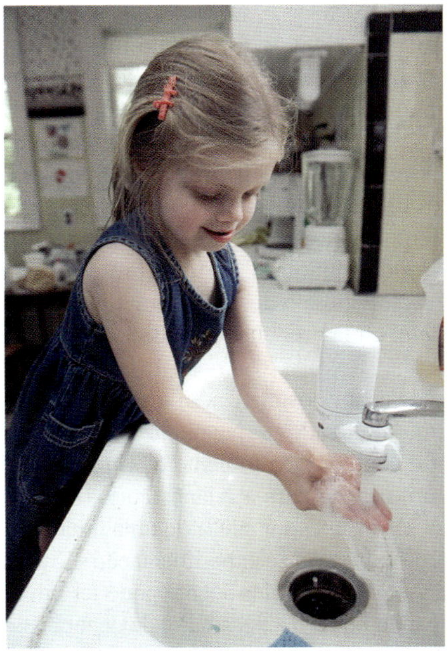

● Figura 5.6 Estimular o pré-escolar a completar tarefas simples para si mesmo ajuda a desenvolver a autoestima.

Amizades

Os pré-escolares precisam de interações com amigos. Aprender a fazer amigos e mantê-los é uma parte importante do desenvolvimento social. Amigos podem ser outras crianças da vizinhança, da pré-escola ou da creche. Um amigo especial é alguém com quem o pré-escolar se importa, conversa e brinca (Figura 5.7). É mais fácil o pré-escolar seguir as regras quando quer agradar amigos ou ser como eles. O pré-escolar gosta de cantar, dançar e representar, e aprecia essas atividades com amigos. Podem ocorrer desavenças, mas os pais podem estimular a criança a expressar seus pontos de vista, discutir e resolver conflitos, e manter as amizades.

Temperamento

Quando as crianças têm 3 anos de idade, reconhecem que o que fazem tem importância. É útil para os pais considerar a criança um participante ativo na relação com os genitores. O temperamento da criança torna-se um indicador confiável de como o genitor pode esperar que a criança reaja em uma situação específica. Quando o genitor está de acordo com o temperamento do pré-escolar, é mais fácil achar modos de facilitar transições e alterações da criança. Na área de orientação de tarefas, o temperamento pode variar de muito atento e persistente até mais distraído e ativo.

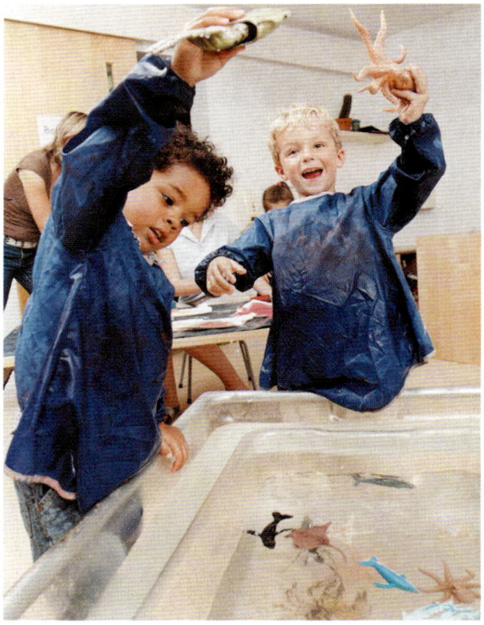

● Figura 5.7 O pré-escolar começa a desenvolver amizades.

A flexibilidade social da criança também é evidente nessa idade. Uma criança adaptável pode lidar com estímulos do mundo externo aproximando-se em vez de se retrair. O temperamento também determina a reatividade (o limiar sensorial de resposta de criança, alto ou baixo). Isso determina a qualidade do humor da criança e a intensidade da reação a estímulos, alterações ou situações. Quando os pais estão familiarizados com a orientação de tarefas, a flexibilidade social e a reatividade da criança, podem estruturar melhor atividades e situações para o filho.

A criança de 4 anos tem mais autocontrole e pode usar contratempos no comportamento adequado como oportunidades de crescimento. As crises de choro devem diminuir nessa idade, porque as habilidades de linguagem da criança são mais adequadas para lidar com ideias complexas. A criança de 4 anos de idade é capaz de ver as recompensas do crescimento. Essa consciência das próprias possibilidades pode, no entanto, gerar medos adicionais. A criança de 5 anos, que tem um tipo de temperamento mais vulnerável, em oposição a um temperamento confiante, pode estar mais sujeita a ter medos.

Medos

Com sua imaginação vívida, os pré-escolares têm diversos medos. Podem ter medo de ruídos altos, como sirenes de incêndio ou cães ladrando. Monstros imaginários pode amedrontar as crianças. Os pré-escolares com frequência têm medo de pessoas desconhecidas ou de pessoas estranhas (Papai Noel ou pessoas com aspecto ou roupas muito diferentes das habituais para a criança). Muitos pré-escolares têm medo do escuro. Eles podem também ter medo de insetos e de animais aos quais não estão acostumados. A memória do pré-escolar é suficiente para ele se lembrar de um procedimento doloroso anterior quando volta ao consultório médico.

Os pais devem reconhecer os medos, e não minimizá-los. Eles podem colaborar com a criança oferecendo-lhe estratégias para lidar com o medo.

● Influências culturais no crescimento e no desenvolvimento

As crianças podem aprender preconceitos em casa antes de entrar para a escola ou a creche. Os modos como as famílias consideram outras raças ou culturas podem ser demonstrados de modo sutil ou abertamente em atividades diárias de rotina. O pré-escolar está desenvolvendo uma consciência, e atitudes de tolerância ou de preconceito podem influenciar seus valores. Como no período anterior, o valor que a família dá à independência afetará o desenvolvimento de um autoconceito saudável na criança.

Algumas culturas valorizam a leitura e a educação mais que outras. Se a leitura não é valorizada em casa, a primeira experiência do pré-escolar com livros pode não acontecer até ela chegar à escola.

A comida servida em casa com frequência é muito específica da herança étnica da família. A exploração dos costumes e práticas culturais da família é importante para que essas práticas sejam incorporadas com segurança ao plano de tratamento da criança.

Lembre-se de Nila, apresentada no início do capítulo. Que marcos de desenvolvimento você espera que Nila tenha atingido nessa idade? A mãe de Nila expressa preocupação sobre a amiga imaginária, Sasha, de Nila. Como você responderia?

O papel da enfermeira no crescimento e no desenvolvimento do pré-escolar

OBSERVE & APRENDA

O crescimento e o desenvolvimento do pré-escolar é ordenado e sequencial. Alguns pré-escolares crescem com maior rapidez que outros ou atingem marcos de desenvolvimento mais cedo. As enfermeiras devem conhecer os padrões usuais de crescimento e desenvolvimento dessa idade para que possam avaliar adequadamente os pré-escolares e orientar suas famílias. As mudanças que ocorrem no pré-escolar afetam a criança e a família. As consultas de saúde durante o período pré-escolar continuam a focalizar o crescimento e o desenvolvimento esperados, e orientação preventiva. Uma preocupação adicional é o preparo para a entrada na escola.

Se o pré-escolar for hospitalizado, o crescimento e o desenvolvimento podem ser alterados. A hospitalização retarda a capacidade do pré-escolar de explorar o ambiente e brincar de faz de conta, o que constitui um desafio para a criança curiosa e inquisitiva. Se a criança precisa ser isolada por causa de uma doença contagiosa, as oportunidades de exploração e experimentação são ainda mais reduzidas. Além disso, o pré-escolar doente pode ter um sentimento de culpa, preocupando-se com a possibilidade de ter causado a doença com pensamentos ou comportamentos negativos.

(O texto continua na p. 121.)

Plano de cuidados de enfermagem 5.1

Problemas de crescimento e desenvolvimento no pré-escolar

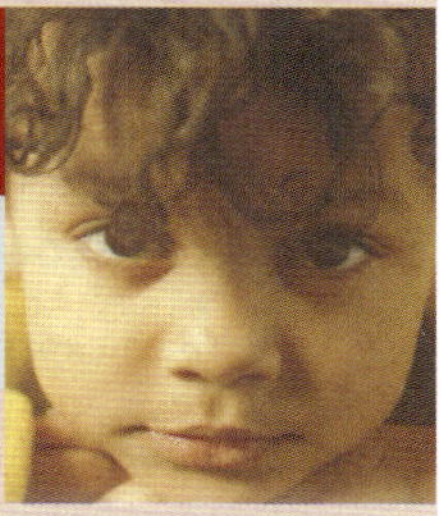

Diagnóstico de enfermagem: risco de quedas relacionada com a idade de desenvolvimento, com o ambiente e com viagem em veículo motorizado

Identificação e avaliação de resultados

Manutenção da segurança da criança: *a criança é mantida sem lesões.*

Intervenções: prevenção de quedas

- Ensine e estimule o uso adequado de um assento protetor voltado para a frente, se a criança tiver mais de 18 kg, *para diminuir o risco de lesão relacionada com veículo motorizado.*
- Ensine os pré-escolares a se manterem longe da rua e a atravessar a rua somente de mão dada com um adulto, *para evitar acidentes.*
- Exija o uso de capacete de ciclista quando a criança estiver andando em qualquer veículo de rodas, *para evitar lesão da cabeça e criar o hábito de usar capacete.*
- Ensine ao pré-escolar as regras adequadas de segurança em casa (evitar tomadas elétricas etc.): *o pré-escolar é capaz de seguir instruções simples. Limites ajudam o pré-escolar a organizar o ambiente.*
- Mantenha disponível o número do telefone do centro de informação e assistência toxicológica (*para o caso de ingestão acidental; o pré-escolar é muito curioso*).
- Nunca deixe de vigiar o pré-escolar na banheira, na piscina ou em qualquer reservatório de água, *para evitar afogamento.*
- Providencie aulas de natação para crianças de 4 a 5 anos de idade, *para prover segurança na água, mas não como substituto da supervisão de um adulto.*
- Ensine aos pais primeiros socorros e reanimação cardiorrespiratória de crianças *para minimizar as consequências de lesões eventuais.*
- Mantenha observação estrita e grades laterais na cama no hospital, *porque o pré-escolar corre o risco de cair ou de ferir-se em equipamentos ou tubos (por curiosidade).*

Diagnóstico de enfermagem: nutrição desequilibrada, menor que as necessidades corporais, relacionada com ingestão nutricional inadequada para suprir as necessidades do crescimento (ingestão de excesso de sucos ou leite, ingestão de tipos de alimentos inadequados), evidenciada por falha em atingir aumentos de peso e altura adequados

Identificação e avaliação de resultados

A criança consome nutrientes adequados: *demonstra ganho de peso e aumento da altura.*

Intervenções: promoção de nutrição adequada

- Avalie o programa diário de alimentação, a ingestão atual e os métodos de administração de alimentos, *para determinar pontos adequados e inadequados.*
- Determine se o pré-escolar é incapaz de beber de uma xícara, não se alimenta com os dedos ou não usa os talheres com eficiência, ou se a criança tem dificuldade de deglutição ou não tolera certas texturas de alimentos, *para verificar se há necessidade de outras intervenções, como fonoterapia ou terapia ocupacional.*
- Pese a criança hospitalizada todos os dias na mesma balança, semanalmente na mesma balança se a criança estiver em casa, e faça um gráfico semanal ou mensal adequado a mapas de crescimento padronizados, *para determinar se o crescimento está adequado.*
- Limite a ingestão de sucos a 120 a 180 mℓ/dia, e de leite a 480 a 700 mℓ/dia, *para diminuir a sensação de plenitude causada pela ingestão de excesso de líquidos e aumentar o apetite para alimentos sólidos adequados.*
- Forneça três refeições ricas em nutrientes e pelo menos dois lanches saudáveis por dia, *para estimular um consumo adequado de nutrientes.*
- Alimente a criança usando o mesmo programa diário, sem distrações e com a família: *os pré-escolares respondem bem a rotina e estrutura. Eles são mais interessados no contexto social das refeições, e se distraem com facilidade. A televisão deve ser desligada na hora das refeições.*

(continua)

Problemas de crescimento e desenvolvimento no pré-escolar (*continuação*)

Diagnóstico de enfermagem: atrasos do crescimento e do desenvolvimento devido a problemas motores, cognitivos, de linguagem ou psicossociais, evidenciado por atraso para atingir marcos esperados

Identificação e avaliação de resultados

Aumento do desenvolvimento: *a criança mostra progresso contínuo para atingir marcos esperados de desenvolvimento.*

Intervenções: estímulo do crescimento e do desenvolvimento

- Avalie a capacidade de desenvolvimento *para determinar o nível de funcionamento atual da criança.*
- Ofereça brinquedos, brincadeiras e atividades (incluindo atividades motoras grosseiras) adequados para a idade, *para estimular o desenvolvimento.*
- Intervenha tal como orientado pelo fisioterapeuta, pelo terapeuta ocupacional ou pelo fonoaudiólogo: *a participação nessas atividades ajuda a estimular a função e a aquisição de habilidades de desenvolvimento.*
- Dê apoio às famílias de pré-escolares que apresentam retardo de desenvolvimento (*o progresso para atingir metas de desenvolvimento pode ser lento, exigindo motivação contínua*).
- Reforce atributos positivos da criança *para manter a motivação.*
- Dê exemplos de habilidades de comunicação adequadas para a idade *para ilustrar modos convenientes de os pais orientarem o pré-escolar.*

Diagnóstico de enfermagem: risco de crescimento desproporcional devido a ingestão excessiva de leite ou sucos, consumo de alimentos inadequado ou em quantidades excessivas

Identificação e avaliação de resultados

A criança terá um crescimento adequado e não ficará com excesso de peso nem obesa: *a criança atingirá peso e altura entre os percentis 5 e 85 dos mapas padronizados de crescimento.*

Intervenções:

- Desestimule o uso de copo antivazamento, *que contribui para cáries dentárias e permite acesso ilimitado a líquidos, podendo diminuir o apetite para alimentos sólidos.*
- Forneça sucos (120 a 180 mℓ/dia) e leite (470 a 710 mℓ/dia) em uma xícara na hora das refeições ou dos lanches, *para estimular o hábito de beber em uma xícara e limitar a ingestão de líquidos muito calóricos e pouco nutritivos.*
- Forneça apenas alimentos ricos em nutrientes sem alto teor de açúcar às refeições e na hora do lanche; *mesmo quando o pré-escolar é muito seletivo na escolha de alimentos, não é adequado fornecer alimentos muito calóricos para que a criança coma alguma coisa.*
- Ensine os pais a darem o exemplo de alimentação adequada, rica em nutrientes e variada, *para estimular a criança a experimentar e aceitar novos alimentos, e se familiarizar com alimentos variados.*
- Limite com rigor a ingestão de alimentos prontos (*fast food*) e alimentos com alto teor de açúcar e gordura *para diminuir a ingestão de alimentos muito calóricos e pouco nutritivos.*
- Garanta atividade física adequada *para estimular o desenvolvimento de habilidades motoras e o consumo adequado de calorias. Isso também ajuda a formar o hábito de atividade física adequada.*
- Ensine os pais a limitarem o uso da televisão a 1 ou 2 h por dia, *para estimular a participação em atividades físicas.*

Diagnóstico de enfermagem: processos familiares interrompidos por problemas de desenvolvimento, hospitalização ou crises situacionais, evidenciados por diminuição das visitas dos pais ao hospital, verbalização dos pais de dificuldades com a situação atual ou crise relacionada com a saúde de outros membros da família

Identificação e avaliação de resultados

A família mostra funcionamento adequado: *dará mostras de enfrentamento e ajuste psicossocial.*

Problemas de crescimento e desenvolvimento no pré-escolar *(continuação)*

Intervenções: estímulo do funcionamento familiar

- Avalie o nível de tensão e a capacidade de enfrentamento da família, *para determinar a capacidade de lidar com várias situações de estresse.*
- Use cuidados centrados na família *para um enfoque holístico dos cuidados do pré-escolar e da família.*
- Estimule a família a verbalizar os sentimentos (*a verbalização é um método de diminuir os níveis de ansiedade*) e reconheça os sentimentos e emoções.
- Use marionetes ou brincadeiras dramáticas com a criança *para despertar sentimentos relacionados com a situação atual.*
- Estimule visitas da família e providencie acomodações para o genitor ou responsável ficar no hospital com o pré-escolar; *isso contribui para que a família tenha a sensação de controle da situação.*
- Envolva os membros da família nos cuidados do pré-escolar, *dando a eles uma sensação de controle e de correção.*

Diagnóstico de enfermagem: disposição para paternidade ou maternidade melhorada, relacionada com o desejo dos pais de aumentar o nível de habilidade e de sucesso com o pré-escolar, como evidenciam relações atuais saudáveis e verbalização do desejo de aumentar as habilidades

Identificação e avaliação de resultados

Os pais fornecem um ambiente seguro e protetor para o pré-escolar: *e verbalizarão novas habilidades empregadas na família.*

Intervenções: aumento do conjunto de habilidades dos pais

- Use cuidados centrados na família *para prover um enfoque holístico.*
- Eduque os pais sobre o desenvolvimento normal do pré-escolar, *formando uma base para a compreensão das habilidades necessárias para esse período.*
- Reconheça e estimule a verbalização pelos pais de sentimentos relacionados com doença crônica da criança ou com o comportamento normal do pré-escolar; *isso valida a normalidade dos sentimentos dos pais.*
- Estimule atitudes positivas e o respeito dos pais pelo pré-escolar e seu desenvolvimento normal (*o que ajuda os pais a desenvolverem atitudes que podem ser usadas em vez de raiva e frustração*).
- Reconheça e admire as habilidades positivas existentes dos pais, *aumentando a confiança dos pais nas suas próprias habilidades.*
- Dê exemplos adequados de comportamentos dos pais relacionados com a comunicação com a criança e disciplina (*o exemplo demonstra em vez de apenas verbalizar o que o genitor deve tentar atingir*).

Quando cuida de um pré-escolar hospitalizado, a enfermeira deve usar seu conhecimento sobre crescimento e desenvolvimento normais para reconhecer possíveis retardos, promover crescimento e desenvolvimento adequados e manter uma interação bem-sucedida com a criança.

Visão geral do processo de enfermagem

Após completar-se a avaliação do crescimento e do desenvolvimento do pré-escolar, problemas ou soluções podem ser identificados. A enfermeira pode então identificar um ou mais diagnósticos de enfermagem, incluindo mas não se limitando a:

- Atrasos do crescimento e do desenvolvimento
- Nutrição desequilibrada, menos que as necessidades corporais
- Processos familiares interrompidos
- Disposição para paternidade ou maternidade melhorada
- Risco de tensão no papel do cuidador
- Risco de atraso no desenvolvimento
- Risco de crescimento desproporcional
- Risco de quedas

O planejamento dos cuidados de enfermagem para o pré-escolar que apresenta problemas de crescimento e desenvolvimento deve levar em conta as necessidades pessoais do pré-escolar e da família. O plano de cuidados de enfermagem pode ser usado como uma orientação para o planejamento dos cuidados de enfermagem do pré-escolar com problema de crescimento e desenvolvimento. A enfermeira pode escolher os diagnósticos de enfermagem adequados para individualizar o plano conforme seja necessário. Esse plano de enfermagem deve servir apenas de orientação, e não pretende ser um plano abrangente de crescimento e desenvolvimento.

Crescimento e desenvolvimento saudáveis

A construção da autoestima continua durante o período pré-escolar. É de importância especial durante esses anos, quando a meta de desenvolvimento do pré-escolar focaliza o desenvolvimento da iniciativa em vez da culpa. Um sentimento de culpa contribui para diminuição da autoestima, enquanto a criança que é recompensada por sua iniciativa aumenta sua autoestima. O genitor que fornece um ambiente carinhoso e protetor para o pré-escolar permite a continuação do desenvolvimento da criança.

Rotina e ritual continuam a ser importantes durante os anos pré-escolares, porque ajudam a criança a desenvolver a percepção de tempo e fornecem uma estrutura para a criança sentir-se segura e protegida. A rotina diária continua a ajudar no desenvolvimento da consciência do pré-escolar. Como no período anterior, o conhecimento das expectativas nas rotinas diárias evita confrontos. O pré-escolar está desenvolvendo a capacidade de se comportar em diferentes situações, e é capaz de aprender bons modos.

O estabelecimento de limites (e a manutenção desses limites) continua a ser importante no período pré-escolar. Limites coerentes fornecem ao pré-escolar expectativa e orientação. Com o uso crescente da fantasia e da imaginação pelo pré-escolar, os limites de rotina e estrutura ajudam a orientar seu comportamento e sua capacidade de distinguir a realidade.

Enfermeiras que cuidam de pré-escolares devem ter conhecimento do desenvolvimento normal esperado, para determinar se o progresso da criança está sendo adequado. A Tabela 5.4 relaciona possíveis sinais de retardo do desenvolvimento. Um pré-escolar com um ou mais desses problemas deve ser encaminhado para uma avaliação mais extensa do desenvolvimento.

Crescimento e desenvolvimento por meio de brincadeiras

O estímulo sincero pelo esforço e pelas realizações do pré-escolar ajuda-o a desenvolver um senso de iniciativa. Dar oportunidades de a criança decidir como e com quem ela quer brincar também ajuda a desenvolver a iniciativa. Pré-escolares gostam de escrever, colorir, desenhar, pintar com pincel ou com os dedos e desenhar ou copiar padrões (Figura 5.8). Às vezes elas começam pequenas coleções, que podem ser classificadas. Gostam de usar brinquedos para suas finalidades ou para qualquer finalidade que imaginem.

Os pré-escolares começam a brincar em cooperação uns com os outros. As brincadeiras podem focalizar um tema definido. Eles definem papéis, regras e tarefas. São capazes de cooperação para um objetivo comum, como construir uma casa ou um forte com caixas descartadas. Brincadeiras cooperativas estimulam o pré-escolar a aprender a compartilhar, revezar-se e fazer concessões, ouvir a opinião dos outros, considerar os sentimentos de outros, usar o autocontrole e vencer medos.

Os pré-escolares têm uma imaginação muito fértil e gostam de "fazer de conta" (Figura 5.9). Estimular as brincadeiras de fingir e dar suporte com as fantasias estimulam a curiosidade e a criatividade. As brincadeiras em que se usam fantasias são em geral de natureza cooperativa. Elas estimulam o pré-escolar a desenvolver habilidades sociais como revezar-se, comunicar-se, prestar atenção e responder a palavras e ações de outros. Brincadeiras de fantasia também permitem que o pré-escolar explore ideias sociais complexas, como poder, compaixão e crueldade. Brincando de assumir papéis, as crianças começam também a desenvolver sua identidade sexual.

Como pré-escolares têm imaginação vívida, é importante ter cuidado com os programas de televisão a que eles assistem. O tempo para ver televisão deve ser limitado a 1 a 2 h por dia de programação de qualidade. A violência em alguns programas de televisão pode amedrontar o pré-escolar ou inspirá-lo a agir violentamente.

Tabela 5.4 Sinais de retardo do desenvolvimento

Idade	Problema
4 anos	• Não consegue pular sobre a mesma posição nem andar de triciclo • Não consegue empilhar quatro blocos • Não consegue atirar uma bola com a mão acima do ombro • Não consegue segurar um lápis com o polegar e os outros dedos • Dificuldade de rabiscar • Não consegue copiar um círculo • Não usa frases com três ou mais palavras • Não usa os pronomes "eu" e você" de modo adequado • Ignora outras crianças ou não mostra interesse em brincadeiras interativas • Não responde a pessoas que não sejam da família; ainda fica agarrado aos pais ou chora se eles se afastam • Resiste a usar o banheiro, a se vestir e a dormir • Não brinca usando fantasias
5 anos	• Infeliz ou triste com frequência • Pouco interesse por brincar com outras crianças • Incapaz de se separar dos pais sem protestar muito • Muito agressivo • Muito medroso ou tímido, ou em geral passivo • Não consegue empilhar seis blocos • Distrai-se com facilidade; não consegue concentrar-se em uma única atividade durante 5 min • Raramente brinca usando fantasias • Problemas para se alimentar, dormir ou usar o banheiro • Não consegue usar plurais ou tempos passados • Não consegue escovar os dentes, lavar e secar as mãos ou se despir com eficiência

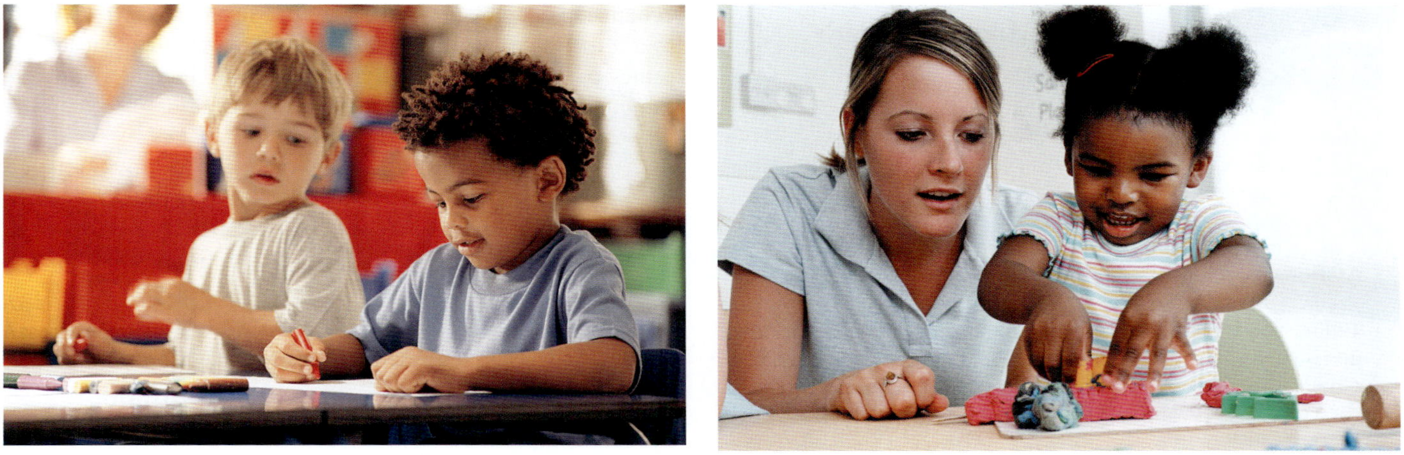

● Figura 5.8 O pré-escolar gosta de criar, e colorir e moldar massa são atividades ideais para essa idade.

A maioria dos pré-escolares se ocupa em brincadeiras de dramatização, alimentadas pela curiosidade inata e pela imaginação fértil. As crianças de 3 anos de idade podem não perceber que estão fingindo. Elas fogem de criaturas assustadoras, fazem planos e arrumam suas mochilas (sem pretenderem realmente ir embora). Já as crianças de 4 anos são mais sofisticadas nas brincadeiras dramáticas ou de fingimento. Elas sabem que estão fingindo, e usam roupas e suportes para construir papéis e cenários mais complexos (Figura 5.10). Elas fingem ser personagens reais ou imaginários. Com frequência usam brincadeiras de dramatização para expressar ansiedade, experimentar sentimentos negativos ou vencer seus medos. Por exemplo, uma criança com medo de uma injeção no consultório do médico pode fingir para controlar esse sentimento.

Os pais devem estimular a atividade física dos pré-escolares. Atividade física regular melhora as habilidades motoras grosseiras, pode aumentar a autoconfiança do pré-escolar e possibilita que a criança gaste o excesso de energia. O estabelecimento do hábito de atividade física diária nos primeiros anos é importante para a finalidade a longo prazo de evitar a obesidade. O principal objetivo de esportes organizados nessa idade deve ser o divertimento, embora a segurança continue, obviamente, a ser uma prioridade.

Devemos desconfiar de brinquedos sofisticados que são considerados úteis para ensinar crianças pequenas. Esses brinquedos com frequência são muito caros e desnecessários. O Boxe 5.1 relaciona brinquedos adequados para pré-escolares.

Aprendizagem inicial

A família é o alicerce para o crescimento e o desenvolvimentos iniciais da criança. Os pais são modelos de comportamento em relação a educação e aprendizado, e instilam valores nos filhos. O preparo para a escola é um assunto que recebeu muita atenção nos últimos anos. Para ser bem-sucedida na escola, a criança precisa de um ambiente seguro e receptivo em casa, que possibilite que ela aprenda e explore, assim como de estrutura e limites

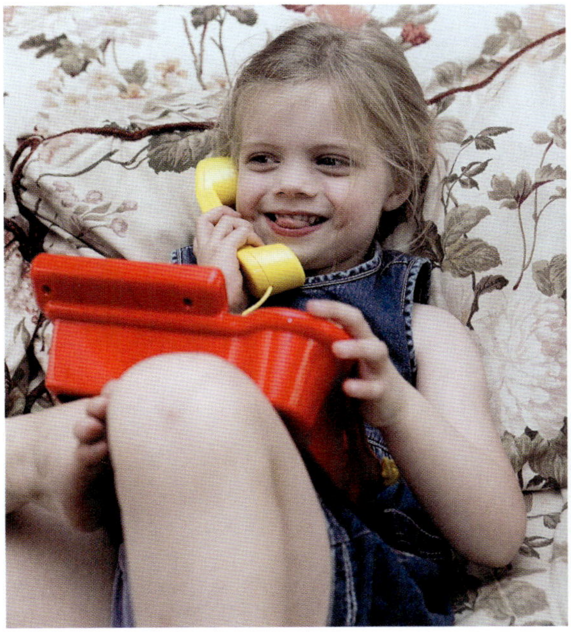

● Figura 5.9 Pré-escolares gostam de brincadeiras de imitação.

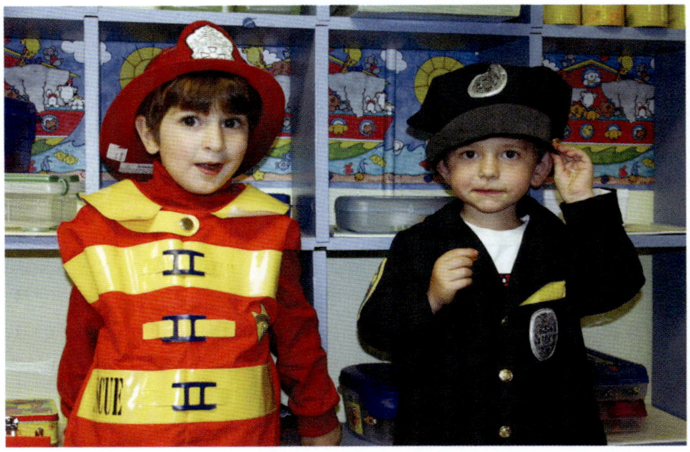

● Figura 5.10 Pré-escolares gostam muito de se fantasiar e de representar.

Boxe 5.1 Brinquedos adequados para pré-escolares

- Blocos, quebra-cabeças simples (com quatro a seis peças grandes), quadros com furos e pinos, contas de madeira e linha
- Suprimentos para criatividade: giz, lápis de cera grandes, tinta para pintar com os dedos, massa de modelar, marcadores laváveis, papel, tinta e pincéis, tesoura, cola
- Marionetes, fantasias e suportes para brincadeiras de dramatização
- Balde, pá de plástico e outros recipientes para brincar com areia e água
- Cozinha de brinquedo com acessórios e comidas de mentira (caixas vazias de alimentos podem ser usadas para brincadeiras de cozinha)
- Brinquedos com apitos, esguichos e boias para o banho
- Caixa de areia com pá e diversos brinquedos de construção
- Bonecas que podem ser vestidas e despidas (botões, zíperes e fechos grandes), acessórios para cuidar de bonecas (fraldas, mamadeiras, carrinho, berço)
- Brinquedos para habilidades motoras grosseiras: triciclo (com capacete), conjuntos para escalar ou balançar (com supervisão), bambolê, túnel, carroça
- Blocos, peças de montar (carros e caminhões, animais de plástico, trens, figuras de plástico (família, profissionais da comunidade), animais empalhados, bolas, cartões de costura
- Aparelho de vídeo ou de som, diversos instrumentos musicais
- Jogos simples de cartas ou tabuleiro (pré-escolar mais velho)
- Casa de bonecas com mobília e acessórios, pessoas e animais

que permitam que ela aprenda os comportamentos socialmente adequados necessários para a convivência na escola. O desenvolvimento da linguagem é crucial para o sucesso na escola, e pode ser estimulado por meio de livros e leitura. Cada um desses componentes é importante no preparo da criança para a educação em um ambiente mais formal. A promoção do desenvolvimento da linguagem, a escolha de uma pré-escola e a transição para o jardim de infância são discutidas em mais detalhe a seguir.

Desenvolvimento da linguagem

Os pais são os primeiros professores da criança. A interação entre os pais e a criança em relação a livros e outras atividades modelam o tipo de interações que a criança terá mais tarde na escola. O uso de perguntas abertas estimula o desenvolvimento do pensamento e da linguagem no pré-escolar. O pré-escolar é um grande imitador, e os pais servem de modelos de linguagem adequada. Os pais devem evitar xingamentos, porque a criança certamente repetirá as "palavras feias", mesmo sem entender o significado. Permitir que a criança siga seus próprios interesses em seu ritmo ajuda-a a desenvolver as habilidades numéricas e de alfabetização que irão possibilitar que, no futuro, a criança encare habilidades acadêmicas.

Os pré-escolares apreciam livros com figuras que contam histórias (Figura 5.11). Histórias com frases repetidas mantêm a atenção da criança. As crianças gostam de histórias que descrevem experiências semelhantes às suas. Às vezes o pré-escolar reconta a história de um livro, finge que lê o livro ou faz perguntas a respeito da história. O pré-escolar tem foco e atenção suficientes para notar se uma página for pulada durante a leitura, e chama a atenção do genitor que está lendo para isso.

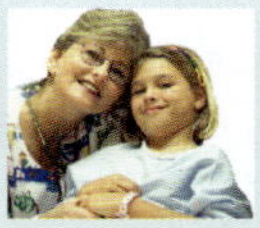

Fatores de risco para falta de preparo social ou emocional para a escola incluem vínculo inseguro nos primeiros anos, depressão materna, uso abusivo de substâncias pelos pais e baixa condição socioeconômica. As enfermeiras devem pesquisar esses fatores e fazer encaminhamento quando for adequado.

Escolha da pré-escola ou jardim de infância

Muitos pais preferem matricular o filho em uma pré-escola. A pré-escola deve ser vista principalmente como uma oportunidade para estimular as habilidades sociais da criança e acostumá-la a um ambiente de grupo. Ao escolherem uma pré-escola, os pais podem levar em conta as credenciais da escola, as qualificações dos professores e as recomendações de outros pais. O foco do ambiente da escola também é importante. Qual é o programa diário de atividades? A escola é muito estruturada, ou tem um ambiente mais solto? Os pais devem decidir se estão em busca de uma escola com foco maior, ou menor, no currículo. Eles devem observar as salas de aula e avaliar o ambiente, o nível de ruído e as práticas sanitárias, assim como a interação entre as crianças e entre os professores e as crianças.

O tipo de disciplina adotado na escola também é um fator importante. O castigo corporal compromete a autoestima da criança e prejudica seu desempenho na escola. Também resulta em comportamento destrutivo e violento. Como a pré-escola é a base

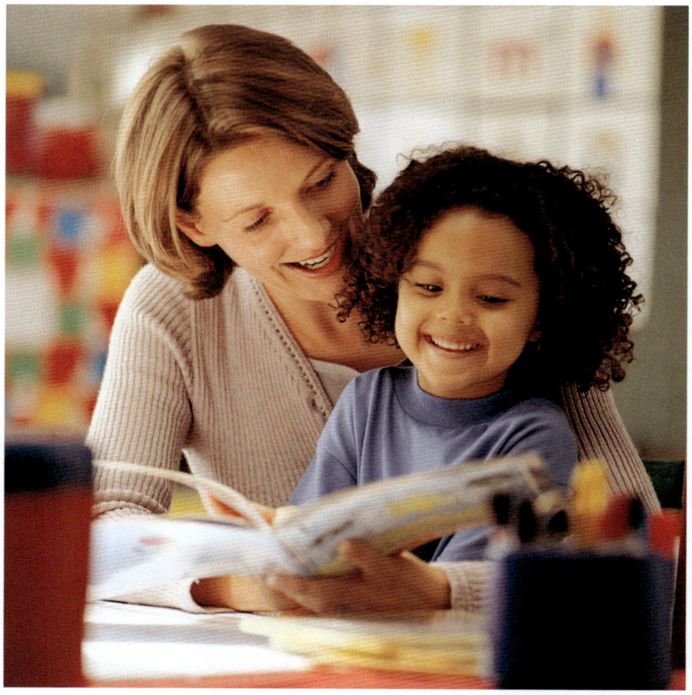

● Figura 5.11 Pré-escolares gostam quando os pais leem histórias para elas enquanto elas olham as figuras.

para a educação posterior, a criança deve ter a oportunidade de formar sua autoestima e as habilidades necessárias para o ambiente mais formal da escola elementar.

A carga horária na creche é diferente da carga do maternal. Essa mudança é significativa para algumas crianças. Para a maioria das crianças, o ambiente e a equipe da creche são experiências novas. Normas e expectativas com frequência também são diferentes. Os pais devem mostrar entusiasmo quando conversarem sobre a escola. Se possível, devem ter um encontro com o professor da criança antes que ela ingresse na creche, para discutir necessidades e preocupações especiais. Os pais podem marcar uma visita ao educandário com a criança ou comparecer com a criança ao início das aulas, para facilitar a transição. Praticar a nova rotina diária antes do início das aulas pode ser útil.

Todas as escolas exigem que a carteira de vacinação esteja em dia e atestado de saúde antes que a criança ingresse no jardim de infância. Aconselhe os pais a planejar e marcar com antecedência o cumprimento dessas exigências, para não retardar a entrada da criança no jardim de infância.

Segurança

Nos EUA, acidentes são a principal causa de morte em crianças com 1 a 14 anos de idade. Os pré-escolares estão em uma idade ideal para aprenderem sobre segurança e comportamentos seguros. Eles são capazes de absorver informações concretas e desejam dominar as situações em que estão, mas continuam a mostrar maus julgamentos em relação a problemas de segurança. Sua imersão na fantasia torna difícil a compreensão de relações de causa e efeito complicadas. O pré-escolar está apto a aprender comportamentos seguros, mas pode não ser capaz de transferir esses comportamentos para uma situação diferente. Os pais devem supervisionar com cuidado as crianças para evitar lesões acidentais durante esse período pré-escolar.

Segurança no carro

O pré-escolar que pese menos de 18 kg deve usar um assento voltado para a frente que mantenha todo o tronco firme. O pré-escolar que pese entre 18 e 36 kg deve usar um assento acolchoado com cintos em torno da cintura e do tórax (Figura 5.12). Quando a criança crescer o suficiente para sentar-se com os joelhos dobrados sobre a borda anterior do assento, pode sentar-se diretamente no banco do carro com cintos em torno da cintura e do tórax. O cinto da cintura deve ficar acima dos quadris e das coxas, e o cinto do tórax deve manter-se justo em torno do ombro e do tórax. O banco traseiro do automóvel é sempre o lugar mais seguro para a criança. Se uma criança de menos de 12 anos tiver que sentar no banco da frente porque não há espaço no banco de trás, o *air bag* deve ser desativado. Crianças nunca devem viajar na área de carga de um caminhão. Ver Healthy People 2010.

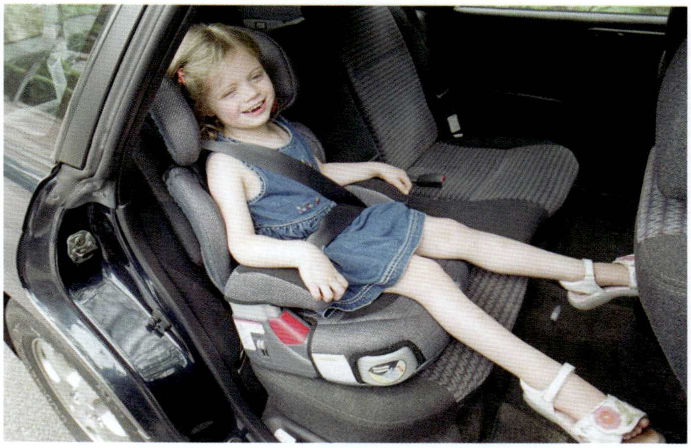

● Figura 5.12 O pré-escolar que pesa mais de 18 kg deve ser preso adequadamente em um banco acolchoado aprovado.

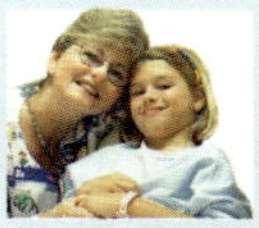

Embora acidentes com veículos motorizados sejam uma causa importante de lesão e morte no grupo etário pré-escolar, muitas famílias não usam assentos ou cintos de segurança para suas crianças. Existem técnicos de segurança para cuidar da instalação adequada de assentos em carros.

Segurança em casa

Armas de fogo, fósforos, reservatórios de água, bicicleta e venenos são fontes potenciais de lesões durante os anos pré-escolares. A maioria das lesões nos anos pré-escolares resulta de acidentes com veículos motorizados, mas um número significativo ocorre em casa ou em torno da casa. Bicicletas atingidas por veículos motorizados e queimaduras correspondem a uma fração significativa de mortes de pré-escolares (Dowd *et al*., 2002).

Prevenção da exposição à fumaça de tabaco

Os pais devem proteger os pré-escolares da fumaça de tabaco. A fumaça de tabaco está associada a aumento da incidência de otite média e de infecções respiratórias e, em crianças com asma, a aumento dos sintomas e do uso de medicamentos. Outros efeitos incluem diminuição da função pulmonar e dificuldades de comportamento. O pré-escolar nunca deve ficar em um ambiente fechado (como um carro) no qual haja fumaça de tabaco.

Prevenção de lesões

O pré-escolar que corre para a rua está em risco de ser atingido por um carro. Ensine pré-escolares a parar no meio-fio e nunca

Healthy People 2010

Objetivo	Importância
Aumentar o uso de sistemas de contenção de crianças.	• Estimular o uso de assentos até a criança ter o tamanho e a idade adequados para usar cinto de segurança.

andar na rua sem um adulto. O pré-escolar pode aprender a andar de bicicleta (com ou sem rodas de treinamento). Ele deve usar um capacete sempre que andar de bicicleta, mesmo que seja apenas na entrada da casa. A exigência do capacete nesses anos cria o hábito do uso quando a criança for mais velha. Permitir que a criança escolha o capacete pode estimular o uso.

As bicicletas devem ser seguras para essa faixa etária. O tamanho deve ser correto; as solas dos pés devem alcançar os dois pedais enquanto a criança estiver sentada com as duas mãos no guidom. Crianças com menos de 5 anos de idade têm dificuldade de aprender o uso de freios manuais, e para essa idade recomendam-se os freios de contrapedal. Os pré-escolares não têm maturidade suficiente para andar de bicicleta na rua, mesmo com adultos, e devem andar sempre na calçada.

É importante tornar o interior da casa seguro para o pré-escolar. Os pais devem instalar e manter alarmes de fumaça em casa. O aumento da destreza física e o refinamento das habilidades motoras permitem que o pré-escolar acenda um fósforo ou um isqueiro e provoque um incêndio. O pré-escolar é capaz de lavar as mãos com independência, e o aquecedor de água deve ser regulado a 48°C ou menos para evitar queimaduras.

A imaginação ativa do pré-escolar e o desejo de brincar de faz de conta podem resultar em ferimentos por projéteis de armas de fogo (PAF). A maioria dos pré-escolares é capaz fisicamente de segurar e disparar uma arma de fogo, em especial um revólver, que é menor e mais leve. Se houver armas de fogo em casa, devem ser guardadas em um armário trancado, com a munição guardada em outro local.

Prevenção de envenenamento

Embora a discriminação do paladar esteja se desenvolvendo, os pré-escolares ainda não têm uma discriminação refinada, correndo risco de ingestão acidental. Os pais nunca devem estimular uma criança a tomar suplementos vitamínicos ou comprimidos chamando-os de "bala". Material de limpeza deve ser armazenado nos frascos originais e deve ser mantido fora do alcance dos pré-escolares; não devem ser transferidos para recipientes que pareçam copos ou xícaras comuns. Produtos de limpeza, de beleza ou de higiene pessoal com potencial de perigo, substâncias usadas em jardinagem e piscinas, e materiais de motores devem ser mantidos fora do alcance dos pré-escolares, se possível em um armário trancado. Medicamentos devem ter embalagem à prova de crianças e devem ser mantidos em um armário trancado. O número de telefone de socorro deve ser afixado próximo ao telefone da casa.

Segurança na água

Cinco anos é uma idade adequada para a criança aprender a nadar. Crianças dessa idade são fisicamente capazes e têm maturidade cognitiva para conseguir nadar e manter a segurança básica na água. Programas de natação devem focalizar a técnica de natação adequada e medidas de segurança. Pais e responsáveis devem ser treinados em reanimação cardiorrespiratória de crianças. Casas com piscina devem ter dispositivos salva-vidas à mão. Os pré-escolares devem aprender a nunca mergulhar até que um adulto tenha verificado a profundidade. Mesmo que saibam nadar, os pré-escolares ainda são muito pequenos para serem deixados sem supervisão próximo a reservatórios de água. Nunca se deve permitir que nadem em um canal ou em qualquer reservatório de água com movimento rápido. Se estiverem em um barco ou pescando à margem de um rio, os pré-escolares devem usar uma boia. Os pais devem ser avisados sobre a supervisão de crianças pequenas enquanto andam, esquiam ou usam trenó sobre gelo fino ou fraco. Ver Healthy People 2010

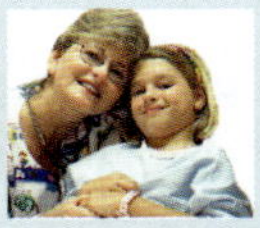

A American Academy of Pediatrics recomenda que todas as piscinas tenham uma cerca de pelo menos 1,5 m de altura com um portão de fechamento automático para impedir que crianças pequenas entrem na água sem supervisão (AAP, 2003).

Lembre-se de Nila Patel, a menina de 4 anos de idade apresentada no início do capítulo. Que orientação preventiva relacionada com segurança você deve fornecer aos pais?

Nutrição

O pré-escolar tem um conjunto completo de dentes decíduos, é capaz de mastigar e engolir com competência e aprendeu a usar os talheres eficazmente para se alimentar (Figura 5.13). Como nos anos anteriores, é importante para o pré-escolar continuar a aprender e manter hábitos alimentares saudáveis. Esses hábitos vão durar a vida inteira. Uma dieta rica em alimentos nutritivos, como grãos integrais, vegetais, frutas, laticínios adequados e carne magra, é adequada para o pré-escolar. Alimentos pouco nutritivos e muito calóricos, como doces e alimentos industrializados devem ser oferecidos em quantidades limitadas.

Necessidades nutricionais

A criança de 3 a 5 anos de idade precisa de 500 a 800 mg de cálcio e 10 mg de ferro por dia. A de 3 anos deve consumir 19 mg de fibras por dia, e a de 4 a 8 anos precisa de 25 mg de fibras por dia. O Boxe 5.2 relaciona boas fontes de cálcio e de ferro. O pré-escolar típico precisa de cerca de 85 kcal/kg de peso corporal. As gorduras saturadas devem representar menos de 10% das calorias totais. A dieta dos pré-escolares deve incluir a ingestão diária de gordura de pelo menos 20% e não mais que 30% das calorias totais, para a manutenção de níveis saudáveis de colesterol.

Healthy People 2010

Objetivo	Importância
Redução da incidência de afogamentos.	• Nunca deixar uma criança pequena sem supervisão na água ou em torno dela • Ensinar às famílias segurança na água • Lembrar à famílias que a capacidade de nadar do pré-escolar não substitui a necessidade de supervisão constante na piscina ou em outro reservatório de água.

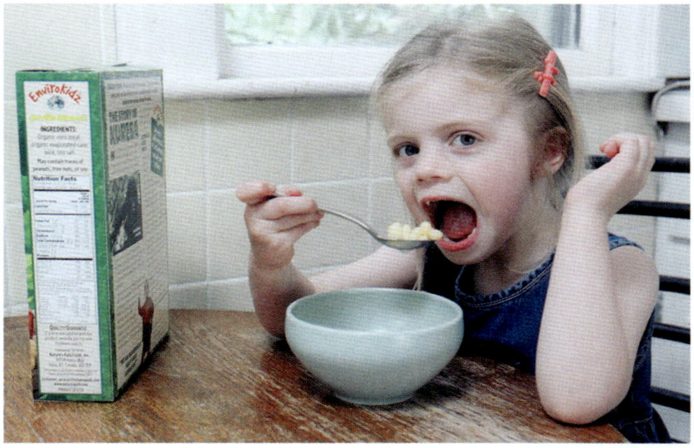

● Figura 5.13 O pré-escolar tem destreza manual para manusear talheres adequadamente e alimentar-se com independência.

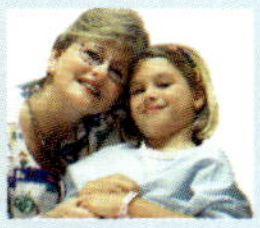

A ingestão de quantidades excessivas de leite pode provocar deficiência de ferro, porque o cálcio do leite bloqueia a absorção.

Hábitos alimentares saudáveis

Os pré-escolares podem ser seletivos quanto aos alimentos. Eles podem comer apenas uma variedade limitada de alimentos ou alimentos preparados de certo modo, e podem não ter vontade de experimentar novos alimentos. Crianças de 3 ou 4 anos de idade podem apresentar "manias de alimentos", só aceitando alguns alimentos durante vários dias. Com o tempo, a seletividade diminui. Aos 5 anos de idade, a criança focaliza mais os aspectos sociais das refeições: conversa e bons modos à mesa. A criança de 5 anos em geral está mais disposta a experimentar novos alimentos e pode gostar de ajudar no preparo da refeição e na lavagem de pratos e talheres.

Se o pré-escolar estiver crescendo bem, a seleção de alimentos não é motivo de preocupação. Uma preocupação maior pode ser a relação negativa que pode desenvolver-se entre os pais e a criança em relação às refeições. Quanto mais os pais orientam, bajulam, subornam e ameaçam, menos provável é que a criança experimente novos alimentos ou mesmo coma os alimentos servidos de que gosta. Os pais devem manter uma atitude positiva e paciente durante as refeições. Deve-se oferecer à criança uma dieta saudável, com alimentos de todos os grupos, ao longo do dia, como recomenda o Departamento de Agricultura dos EUA (USDA). A Pirâmide Alimentar para Crianças de 13 a 35 Meses (do USDA) pode ser usada para planejar a dieta diária do pré-escolar. Veja a Figura 4.11, no Capítulo 4, e observe a explicação das quantidades a serem servidas abaixo do gráfico.

Os pais devem manter uma atitude objetiva, oferecer a refeição ou o lanche, permitindo que a criança decida a quantidade que vai comer ou não. Lanches ricos em gordura e pouco nutritivos não devem substituir alimentos saudáveis apenas para convencer a criança a "comer alguma coisa". Ver Healthy People 2010.

Boxe 5.2 Recomendações de ingestão diária de cálcio e de ferro para pré-escolares

Cálcio: 500 mg (3 anos de idade), 800 mg (4 a 8 anos de idade)

Ferro: 10 mg

Cálcio nos alimentos:
- 230 g de leite desnatado ou integral: 300 mg
- 230 g de iogurte com pouca gordura: 300 mg
- 42 g de queijo Cheddar: 300 mg
- 28 g de feijão branco cozido: 160 mg
- ¼ de xícara de tofu: 125 mg
- 1 laranja média: 50 mg
- ½ xícara de batata-doce amassada: 44 mg
- ½ xícara de brócolis cozido ou 1 ½ xícara de brócolis cru: 35 mg

Ferro nos alimentos:
- ¾ de xícara de cereal 100% fortificado preparado: 18 mg
- ¾ de xícara de cereal 50% fortificado preparado: 9 mg
- 85 g de carne bovina: 3 mg
- 85 g de coxa de galinha: 3 mg
- ½ xícara de lentilha cozida: 3 mg
- 85 g de peito de galinha: 2 mg
- ¼ de xícara de espinafre fresco cozido: 1,6 mg
- ¼ de xícara de tofu: 0,9 mg
- 1 fatia de pão enriquecido: 0,8 a 0,9 mg
- ¼ de xícara de espinafre congelado cozido: 0,7 mg

Prevenção de excesso de peso e obesidade

Em todo o mundo, mais de 22 milhões de crianças abaixo dos 5 anos de idade são obesas. Nos últimos 30 anos, o número de crianças e adolescentes acima do peso nos EUA dobrou. Oito por cento das crianças de 4 a 5 anos de idade nos EUA estão acima do peso (Williams, 2003). As crianças acima do peso e obesas estão sob risco de hipertensão arterial, hiperlipidemia e desenvolvimento de resistência à insulina. Criança com peso corporal acima do 95º percentil aos 3 a 6 anos de idade têm 50% de chance de se tornarem adultos obesos (Krebs *et al.*, 2004). O risco aumenta se pelo menos um dos pais apresentar sobrepeso. As

Healthy People *2010*

Objetivo	Importância
Aumento da proporção de pessoas com 2 anos de idade ou mais que cumprem as recomendações dietéticas de cálcio.	• Avaliação da ingestão adequada de cálcio em pré-escolares • Orientação das famílias sobre o conteúdo de cálcio nos alimentos • Ajuda as famílias na escolha de uma dieta que preencha as necessidades de cálcio e seja agradável à criança.

pesquisas mostram que pré-escolares com sobrepeso ou obesos preferem alimentos gordurosos e tendem a comer em excesso (Neumark-Sztainer, 2003).

Os pais podem e devem exercer uma influência positiva sobre a ingestão nutricional e o nível de atividade do pré-escolar. É provável que os hábitos aprendidos no início da infância se mantenham na idade escolar, na adolescência e na idade adulta. Crianças com pais que adotam uma atitude autoritária na hora das refeições podem aprender a comer em excesso, porque são estimuladas a comer toda a refeição ("Limpe o prato!"). Se forem oferecidas escolhas de alimentos adequados e saudáveis e for limitado o acesso a alimentos muito calóricos e pouco nutritivos, os pré-escolares aprenderão a se autorregular (comer apenas até estarem saciados). Alimentos não devem ser usados como recompensa ou punição.

Os pais devem ter uma atitude positiva e paciente durante as refeições. O horário das refeições deve continuar estruturado. Refeições não estruturadas tendem a aumentar a ingestão de gorduras e calorias. O aumento de calorias de gorduras foi relacionado com índice de massa corporal maior em pré-escolares. Para limitar a ingestão excessiva, deve-se oferecer ao pré-escolar vários tipos de alimento saudáveis a cada refeição. Isso inclui uma de cada fonte de proteínas, grãos, vegetais ou frutas. O tamanho da refeição oferecida ao pré-escolar é em geral um terço do tamanho recomendado para um adulto. O pré-escolar pode imitar os outros participantes da refeição. Os pais têm uma oportunidade ímpar de dar o exemplo de ingestão de vegetais e frutas.

Assim como para crianças que estão aprendendo a andar, os sucos de frutas devem ser limitados a 120 a 240 mℓ por dia, porque o consumo excessivo pode provocar ganho exagerado de peso. Os pré-escolares devem ser estimulados a beber água.

A limitação do tempo de assistir televisão e o estímulo a atividades físicas também são estratégias importantes para a prevenção de sobrepeso e obesidade.

> **Lembre-se de Nila Patel**, a menina de 4 anos de idade apresentada no início do capítulo. Que perguntas devem ser feitas aos pais de Nila sobre ingestão nutricional? Que orientação preventiva relacionada com nutrição seria adequada? A mãe de Nila expressa preocupação quanto a obesidade. Como você deve abordar essas preocupações?

Sono e repouso saudáveis

O pré-escolar precisa de cerca de 12 h de sono por dia. Alguns pré-escolares continuam a dormir durante o dia. A não ser que estejam muito cansados, muitos pré-escolares resistem a ir para a cama de tempos em tempos. Rituais na hora de dormir continuam a ser calmantes para as crianças, e é importante mantê-los durante os anos pré-escolares. Um período de relaxamento com diminuição de estímulos permite que a criança durma com mais facilidade. Algumas crianças continuam a precisar de um item de segurança à noite ou na hora do descanso durante o dia. Uma luz noturna pode ser necessária, porque muitas crianças dessa idade têm medo do escuro. As Diretrizes de ensino 5.1 fornecem informações para ajudar os pais a estabelecer uma rotina de dormir.

Pesadelos ocorrem com frequência em pré-escolares, como resultado da luta da criança para distinguir o real e o imaginário. Quando uma criança acorda de um pesadelo, com frequência está chorando e é capaz de contar o tema do pesadelo. Os pais devem validar o medo da criança, em vez de diminuir sua importância. "Sim, eu concordo, monstros são assustadores; que bom que eles não existem" é mais adequado que "Não seja bobo; monstros não existem". Algumas crianças se beneficiam com a leitura de histórias sobre sonhos.

Pesadelos não devem ser confundidos com terrores noturnos. Após um pesadelo, a criança estará acordada e interativa, mas os terrores noturnos são diferentes: pouco tempo depois de adormecer, a criança parece acordar gritando. A criança em geral não parece responder muito ao esforço dos pais para acalmá-la, mas depois para de gritar e volta a dormir. Terrores noturnos são com frequência assustadores para os pais, porque a criança parece não responder a eles. Uma técnica que pode ajudar a diminuir a incidência de terrores noturnos é acordar a criança após 30 a 45 min de sono. Se for aplicada todas as noites durante cerca de 1 semana, o ciclo de terrores noturnos pode se romper. Veja a Tabela comparativa 5.1.

Diretrizes de ensino 5.1

Rotinas na hora de dormir

- Estabelecer uma hora de dormir e uma hora de acordar, e verifique seu cumprimento.
- Evitar consumo de açúcar ou café à noite.
- Evitar atividades estimulantes, como correr pela casa antes da hora de dormir.
- Não permitir que a criança veja televisão na cama.
- Tornar o quarto de dormir da criança convidativo e confortável.
- Providenciar uma luz noturna no quarto da criança se ela tiver medo do escuro.
- Obedecer a uma rotina noturna:
  - Desligar a televisão a uma hora certa
  - Banho
  - Brincadeira tranquila, leitura ou narração de uma história
  - Oração ou canção de ninar.
- Manter o silêncio no quarto de dormir e próximo a ele para facilitar o sono da criança.

> **Pense de novo em Nila Patel.** Que orientação preventiva você daria aos pais em relação ao sono durante os anos pré-escolares?

Saúde dos dentes e das gengivas

A prevenção de cáries continua a ser importante e pode ser feita com escova de dentes e fio dental. Os pais devem usar uma quantidade de pasta de dentes do tamanho de um grão de ervilha para evitar consumo excessivo de flúor, o que pode contribuir para fluorose. O pré-escolar pode escovar os dentes, mas os pais devem manter a supervisão para garantir uma escovação adequada. Os pais devem limpar os dentes da criança com fio dental, porque pré-escolares não fazem a limpeza de modo adequado.

Alimentos cariogênicos devem ser evitados. Se forem consumidos alimentos com açúcar, a boca deve ser lavada com água se não for possível escovar os dentes imediatamente. O pré-escolar deve ser levado ao dentista a cada 6 meses.

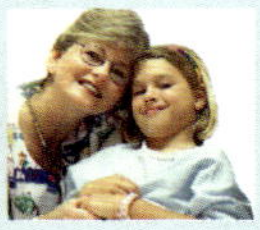

A prevenção de cáries dentárias é importante nos dentes decíduos, porque a perda desses dentes pode afetar a formação adequada dos dentes permanentes e a largura da arcada dentária.

Imposição de regras

A imposição bem-sucedida de regras resulta de um ambiente carinhoso e protetor, em que a autoestima do pré-escolar é estimulada e os limites são bem escolhidos e impostos com consistência. Dar palmadas (bater com a mão aberta) constitui a prática disciplinar menos eficiente, que é desaconselhada pela American Academy of Pediatrics e pela National Association of Pediatric Nursing Practitioners. Cinto, chicote, palmatória e outros itens nunca devem ser usados para bater em uma criança. Quanto mais se bate em uma criança, pior será o seu comportamento avaliado dois anos mais tarde (Strauss, 1996). O uso de castigo físico foi associado a diversos outros problemas na vida adulta, tais como comportamento antissocial e criminoso (ver Capítulo 4).

Se os pais aplicam uma disciplina consistente enquanto estimulam o crescimento e o desenvolvimento normal da imaginação e do faz de conta, a criança aprenderá a aceitar que algumas coisas não são permitidas. O senso de iniciativa pode ser preservado e a culpa pode ser evitada se as regras forem claras e fiscalizadas com firmeza.

Considere *isto!*

Quanto maior a frequência de punição física da criança nos anos pré-escolares, maior a raiva relatada na idade adulta. (AAP, Committee on Psychosocial Aspects of Child and Family Health, 1998).

Minimize a ocorrência de mau comportamento prevendo as condições que podem levar a uma ação indesejada ou arriscada. Quando a situação se torna difícil, os pais devem distrair a criança para mudar seu foco. Quando discutem o mau comportamento, devem desaprovar o comportamento, não a criança. Isso ajuda a preservar a autoestima do pré-escolar. Quando falam com o pré-escolar sobre comportamentos indesejáveis, é importante que a criança compreenda por que o comportamento é errado ou inaceitável. Isso estimula a criança a usar controles internos do seu comportamento. Os pais devem servir de modelos de autocontrole, incluindo a escolha de palavras, o tom da fala e as ações correspondentes.

As crianças se esforçam mais para receber elogios do que para evitar punições. Sempre recompense os comportamentos positivos. Os pré-escolares estão se tornando capazes de compreender o conceito de certo e errado. Eles começam a compreender os sentimentos de outras pessoas (**empatia**) e têm capacidade cognitiva para lembrar regras básicas.

Castigar ou afastar a criança da situação podem ser muito eficazes nessa idade. A punição deve ser usada somente para mau comportamento intencional (fazer alguma coisa mesmo sabendo que é proibida). Tem utilidade especial para comportamentos perigosos ou destrutivos. O pré-escolar recebe um aviso de que ficará de castigo se o comportamento não acabar. A criança é afastada da situação e deve ficar de castigo durante um tempo especificado. É útil especificar uma área para castigo; um canto do quarto sem distrações é um bom lugar. O período de castigo recomendado é, em geral, um minuto por ano de idade; assim, uma criança de 4 anos de idade ficaria de castigo durante 4 min. Use um relógio para a criança saber quando acaba o castigo. Se a criança se levantar antes do tempo prescrito, faça-a voltar ao castigo e recomece a contagem do tempo. O castigo funciona melhor se for usado todas as vezes em que ocorrer o comportamento indesejado. Elogie a criança quando ela obedecer às regras e se comportar adequadamente.

Deve ser dada à criança uma explicação simples e clara do mau comportamento. Os pais devem também falar sobre outras estratégias aceitáveis que a criança pode usar no futuro, em vez do comportamento indesejado. A retirada de um privilégio, como um brinquedo favorito, pode ser eficaz como castigo.

Tabela comparativa 5.1 Pesadelos × terrores noturnos

	Pesadelo	Terror noturno
Definição	Sonho assustador seguido de despertar	Despertar parcial de sono profundo
Quando os pais percebem	A criança acorda os pais após o fim do episódio	Gritos ou batidas durante o episódio acordam os pais
Tempo	Em geral na segunda metade da noite	Em geral cerca de uma hora após a criança adormecer
Comportamento	Choro, a criança pode parecer assustada após acordar	A criança senta-se, se debate, chora, grita, fala, olhos arregalados. Sudorese, pode haver batimentos cardíacos acelerados
Reatividade	Resposta ao consolo e à tranquilização dos pais	A criança não percebe a presença dos pais, e pode gritar e se debater ainda mais, se for contida
Volta ao sono	Dificuldade de voltar a dormir se estiver com medo	Volta logo ao sono sem ter acordado completamente
Memória do ocorrido	Pode se lembrar do sonho e falar sobre ele mais tarde	Não se lembra do evento

Informação de Ferber, R. (1985). *Solve your child's sleep problems.* New York: Simon & Schuster.

• Solução de aspectos comuns ao desenvolvimento

Problemas comuns do desenvolvimento no período pré-escolar incluem mentiras, educação sexual e masturbação. Os pais com frequência expressam dificuldade de lidar com esses problemas com seus filhos pré-escolares. A oferta de orientação preventiva adequada pode dar aos pais o apoio e a confiança necessários para lidar com esses problemas.

Mentira

A mentira é comum em pré-escolares. Pode ocorrer porque a criança teme punições, deixou-se levar pela imaginação ou está imitando o que vê os pais fazerem. Antes de punirem a criança, os pais devem esclarecer o motivo da mentira. Se a criança quebrou uma regra e teme uma punição, os pais devem apurar a verdade. A criança precisa aprender que mentir é, em geral, muito pior que o mau comportamento em si. A punição do mau comportamento deve ser diminuída se a criança admitir a verdade. Os pais devem permanecer calmos, servindo de modelo de temperamento equilibrado. Na próxima vez em que ocorrer o mau comportamento, a criança estará mais preparada para dizer a verdade.

Se a mentira for resultado apenas da imaginação, os pais devem orientar a criança a distinguir entre mito e realidade. A imaginação do pré-escolar é muito vívida, e a criança precisa de orientação para usá-la. Os pais devem servir de modelo para as crianças aprenderem o comportamento adequado. Crianças que mentem porque ouvem os pais mentirem simplesmente não devem ver nem ouvir as mentiras dos pais.

Educação sexual

Os pré-escolares são observadores perspicazes, mas ainda não conseguem interpretar corretamente tudo que veem. A criança pode reconhecer, mas não compreender atividade sexual. Os pré-escolares são muito inquisitivos e querem aprender tudo o que ocorre em torno deles; assim, é muito provável que façam perguntas sobre sexo e a origem dos bebês. Antes de responder, os pais devem tentar descobrir o que a criança realmente está perguntando e o que ela já pensa sobre o assunto. Então deve ser dada uma resposta simples, direta e honesta. A criança precisa apenas da informação solicitada. Outras perguntas ocorrerão no futuro, e devem ser respondidas.

Masturbação

A curiosidade normal dos pré-escolares com frequência leva-os a explorar sua genitália. Esse comportamento pode ser perturbador para alguns pais, mas a masturbação é uma parte saudável e natural do desenvolvimento pré-escolar quando ocorre com moderação. Se os pais reagirem excessivamente a esse comportamento, ele pode ocorrer com maior frequência. A masturbação deve ser tratada pelos pais como um fato trivial. A criança precisa aprender algumas regras sobre essa atividade: a nudez e a masturbação não são aceitáveis em público. A criança deve também aprender segurança: ninguém pode tocar sua genitália além dos pais, do médico e da enfermeira, para verificar se há algum problema.

> **Lembre-se de Nila Patel.** Que problemas de desenvolvimento são comuns durante os anos pré-escolares? Que orientações antecipadas relacionadas com esses problemas você pode fornecer aos pais de Nila?

Referências

Livros e revistas

Adler, M., & Specker, B. (2001). Atypical diets in infancy and childhood. *Pediatric Annals, 30*(11), 630–680.

American Academy of Pediatrics. (2000). Swimming programs for infants and toddlers. *Pediatrics, 105*(4), 868–870.

American Academy of Pediatrics. (2001). Policy Statement: The use and misuse of fruit juice in pediatrics (RE0047). *Pediatrics, 107*(5), 1201–1213.

American Academy of Pediatrics. (2003). Policy Statement: Prevention of drowning in infants, children and adolescents. *Pediatrics, 112*(2), 437–439.

American Academy of Pediatrics. (2005). Car safety seats: A guide for families. [Electronic version] Accessed at www.aap.org/family/carseatguide.htm

American Academy of Pediatrics. (2005). The injury prevention program, age-related safety sheets: 5 years. Accessed 1/10/05 at www.aap.org/family/5years.htm

American Academy of Pediatrics, Committee on Injury and Poison Prevention. (2000). Children in pickup trucks. *Pediatrics, 106*(4), 857–859.

American Academy of Pediatrics, Committee on Injury and Poison Prevention. (2003). Poison treatment in the home. *Pediatrics, 112*(5), 1182–1185.

American Academy of Pediatrics, Committee on Nutrition. (1998). Cholesterol in childhood. *Pediatrics, 101*(1), 141–147.

American Academy of Pediatrics, Committee on Nutrition. (1999). Calcium requirements of infants, children, and adolescents. *Pediatrics, 104*(5), 1152–1157.

American Academy of Pediatrics, Committee on Nutrition. (2003). Prevention of pediatric overweight and obesity. *Pediatrics, 104*(5), 1152–1157.

American Academy of Pediatrics, Committee on Psychosocial Aspects of Child and Family Health. (1998). Guidelines for effective discipline. *Pediatrics, 101*(4), 723–728.

American Academy of Pediatrics, Committee on Public Education. (2001). Children, adolescents, and television. *Pediatrics, 107*(2), 423–426.

Ateah, C. A., Secco, L., & Woodgate, R. L. (2003). The risks and alternatives to physical punishment use with children. *Journal of Pediatric Health Care, 17*(3), 126–132.

Atkinson, P. M., Parks, D. K., Cooley, S. M., & Sarkis, S. L. (2002). Reach out and read: A pediatric clinic-based approach to early literacy promotion. *Journal of Pediatric Health Care, 16*(1), 10–15.

Brazelton, T. B. (2001). *Touchpoints three to six: Your child's emotional and behavioral development.* Cambridge, MA: Perseus Publishing Company.

Brown, M. L. (2001). The effects of environmental tobacco smoke on children: Information and implications for PNPs. *Journal of Pediatric Health Care, 15*(6), 280–286.

Chan, G. (2001). Calcium needs during childhood. *Pediatric Annals, 30*(11), 666–670.

Deering, C. G., & Cody, D. J. (2002). Communicating with children and adolescents. *American Journal of Nursing, 102*(3), 34–41.

Dowd, M. D., Keenan, H. T., & Bratton, S. L. (2002). Epidemiology and prevention of childhood injuries. *Critical Care Medicine, 30*(11, Suppl.), S385–S392.

Erikson, E. H. (1963). *Childhood and society* (2nd ed.). New York: W. W. Norton and Company.

Ferber, R. (1985). *Solve your child's sleep problems.* New York: Simon & Schuster.

Fierro-Cobas, V. (2001). Language development in bilingual children: A primer for pediatricians. *Contemporary Pediatrics, 18*(7), 79–98.

Fosarelli, P. (2003). Children and the development of faith: Implications for pediatric practice. *Contemporary Pediatrics, 20*(1), 85–98.

Gabbard, G. O. (2000). Psychoanalysis. In B. J. Sadock & V. A. Sadock (Eds.), *Kaplan and Sadock's comprehensive textbook of psychiatry* (7th ed.). Philadelphia: Lippincott Williams & Wilkins.

Gabriel, J. (2001). Getting ready for school: Pencils, notebook, positive attitude. [electronic article] Available at www.brainconnection.com/topics/?main=fa/emotion-ready

Gottesman, M. M. (2000). Nurturing the social and emotional development of children, a.k.a. discipline. *Journal of Pediatric Health Care, 14*(2), 81–84.

Gottesman, M. M. (2001). Making time for teaching. *Journal of Pediatric Health Care, 15*(2), 94–97.

Kontio, K., Letts, M., & German, A. (2001). Airbags and children: A mixed blessing. *Contemporary Pediatrics, 18*(4), 96–103.

Krebs, N. F., Collins, J., & Johnson, S. L. (2004). Screen for and treat overweight in 2-to 5-year-olds? Yes! *Contemporary Pediatrics.* [Electronic version] Available at www.contemporarypediatrics.com

Leavitt, L. A. (2002). When terrible things happen: A parent's guide to talking with their children. *Journal of Pediatric Health Care, 16*(5), 272–274.

Mandleco, B. (2004). *Growth and development handbook: Newborn through adolescence.* Clifton Park, NY: Delmar Learning.

Martins, Y. (2002). Try it, you'll like it! Early dietary experiences and food acceptance patterns. *Pediatric Basics: The Journal of Pediatric Nutrition and Development, 98,* 12–20.

McEvoy, M. (2000). An added dimension to the pediatric health maintenance visit: The spiritual history. *Journal of Pediatric Health Care, 14*(5), 216–220.

Mobley, C. E., & Evashevski, J. (2000). Evaluating health and safety knowledge of preschoolers: Assessing their early start to being health smart. *Journal of Pediatric Health Care, 14*(4), 160–165.

National Association of Pediatric Nurse Practitioners. (2001). Position statement: Child care. *Journal of Pediatric Health Care, 15*(2), 35A.

National Association of Pediatric Nurse Practitioners. (2002). Position statement: Corporal punishment. *Journal of Pediatric Health Care, 16*(3), 34A.

Nelms, B. C. (2000). Parents are the best toy. *Journal of Pediatric Health Care, 14*(4), 147–148.

Neumark-Sztainer, D. (2003). Childhood and adolescent obesity. *Pediatric Basics: The Journal of Pediatric Nutrition and Development, 101,* 12–20.

Nicklaus, T. A., & Fisher, J. O. (2003). To each his own: Family influences on children's food preferences. *Pediatric Basics: The Journal of Pediatric Nutrition and Development, 102,* 13–20.

Papalia, D. E., Olds, S. W., & Feldman, F. D. (2001). *Human development* (8th ed.). New York: McGraw-Hill.

Passehl, B., McCarroll, C., Buechner, J., Gearring, C., Smith, A. E., & Trowbridge, F. (2004). Preventing childhood obesity: Establishing healthy lifestyle habits in the preschool years. *Journal of Pediatric Healthcare, 18*(6), 315–319.

Piaget, J. (1969). *The theory of stages in cognitive development.* New York: McGraw-Hill.

Record, S., Montgomery, D. R., & Milano, M. (2000). Fluoride supplementation and caries prevention. *Journal of Pediatric Health Care, 14*(5), 247–249.

Shelor, S. P. (ed.). (1998). *Caring for your baby and young child: Birth to age 5.* New York: Bantam Books.

Smith, J., & McSherry, W. (2004). Spirituality and child development: A concept analysis. *Journal of Advanced Nursing, 42*(3), 307–315.

Starr, N. B. (2001). Kids and car safety: Beyond car seats and seat belts. *Journal of Pediatric Health Care, 15*(5), 257–259.

Strauss, M. A. (1996). Spanking and the making of a violent society. *Pediatrics, 98,* 837–842.

Sullivan, D., & Carlson, S. (2001). Dietary fats for infants and children. *Pediatric Annals, 30*(11), 683–693.

Williams, C. L. (2003). Childhood obesity: New epidemic of an old disease. *Pediatric Basics: The Journal of Pediatric Nutrition and Development, 101,* 2–9.

Zebrowski, P. M. (2003). Developmental stuttering. *Pediatric Annals, 32*(7), 453–458.

Websites

www.bcm.tmc.edu/cnrc Children's Nutrition Research Center at Baylor College of Medicine in cooperation with U.S. Department of Agriculture

www.hanen.org early language intervention programs

www.nal.usda.gov/fnic/etext/000008.html Child Nutrition and Health section of the Food and Nutrition Information Center

www.nhtsa.dot.gov National Highway Traffic Safety Administration

www.nutritionforkids.com promotion of nutritional health of children and adolescents

Exercícios sobre o *capítulo*

Questões de múltipla escolha

1. A enfermeira está cuidando de uma criança hospitalizada de 4 anos de idade que exige que ela faça qualquer avaliação ou intervenção antes em seu amigo imaginário. Só então ela aceita as avaliações e intervenções nela própria. A enfermeira identifica esse comportamento pré-escolar como:
   a. Problemático: a criança tem idade para começar a ter uma base na realidade
   b. Normal, porque a criança está hospitalizada e fora de sua rotina
   c. Normal para esse estágio de crescimento e de desenvolvimento
   d. Problemático, porque interfere nos cuidados de enfermagem necessários
2. A mãe está preocupada com a fala de seu filho de 3 anos de idade. Ela descreve que a criança fala com hesitação no início das frases e repete os sons consonantais. Qual a melhor resposta da enfermeira?
   a. Hesitação e pouca fluência são normais nesse período do desenvolvimento
   b. Ler para a criança ajuda a modelar a fala adequada
   c. As preocupações com a linguagem expressiva justificam uma avaliação de desenvolvimento
   d. A mãe deve pedir ao pediatra uma avaliação fonoaudiológica
3. A mãe de uma criança de 4 anos pede orientação sobre a aplicação de castigo para disciplinar o filho. Que conselho a enfermeira deve dar à mãe?
   a. Se palmadas não funcionam, provavelmente o castigo também não vai ajudar
   b. Coloque a criança de castigo durante 4 min
   c. Use o castigo apenas se a suspensão de privilégios não for bem-sucedida
   d. A criança deve ficar de castigo até parar de chorar
4. Uma criança de 5 anos de idade não está ganhando peso adequadamente. Problemas orgânicos foram descartados. Qual a ação prioritária da enfermeira?
   a. Dar à criança acesso ilimitado ao copo com canudo para garantir uma hidratação adequada
   b. Estimular um consumo calórico adicional com doces
   c. Ensinar à mãe as necessidades nutricionais do pré-escolar
   d. Avaliar o padrão usual de ingestão em casa

Exercícios de raciocínio crítico

1. Ensine segurança na bicicleta e na rua a uma classe de pré-escolares. Certifique-se de planejar o conteúdo no nível adequado de desenvolvimento.
2. Prepare um menu de 3 dias para uma criança de 4 anos de idade muito seletiva a alimentos. Inclua três refeições e dois lanches diários.
3. Use cores ou desenhe com uma criança pré-escolar. Analise os desenhos e as interações ou discussões entre você e a criança, relacionando-as com o desenvolvimento psicossocial e cognitivo esperado nessa idade.

Atividades de estudo

1. Cuide de duas crianças médias de 3, 4 ou 5 anos de idade no ambiente hospitalar (certifique-se de que tenham a mesma idade). Descreva o nível de desenvolvimento, a resposta à hospitalização e a dinâmica das famílias.
2. Visite uma pré-escola que cuide de crianças com necessidades especiais e de crianças com desenvolvimento normal. Faça uma avaliação do desenvolvimento em duas crianças da mesma idade, uma típica e outra com necessidades especiais. Compare seus achados.
3. Observe uma classe de crianças de 3, 4 ou 5 anos de idade em uma pré-escola típica. Escolha duas crianças da mesma idade com temperamentos diferentes. Anote as diferenças e as semelhanças de respostas a estrutura e autoridade, interações com colegas de turma, níveis de atenção e níveis de linguagem e de atividade.

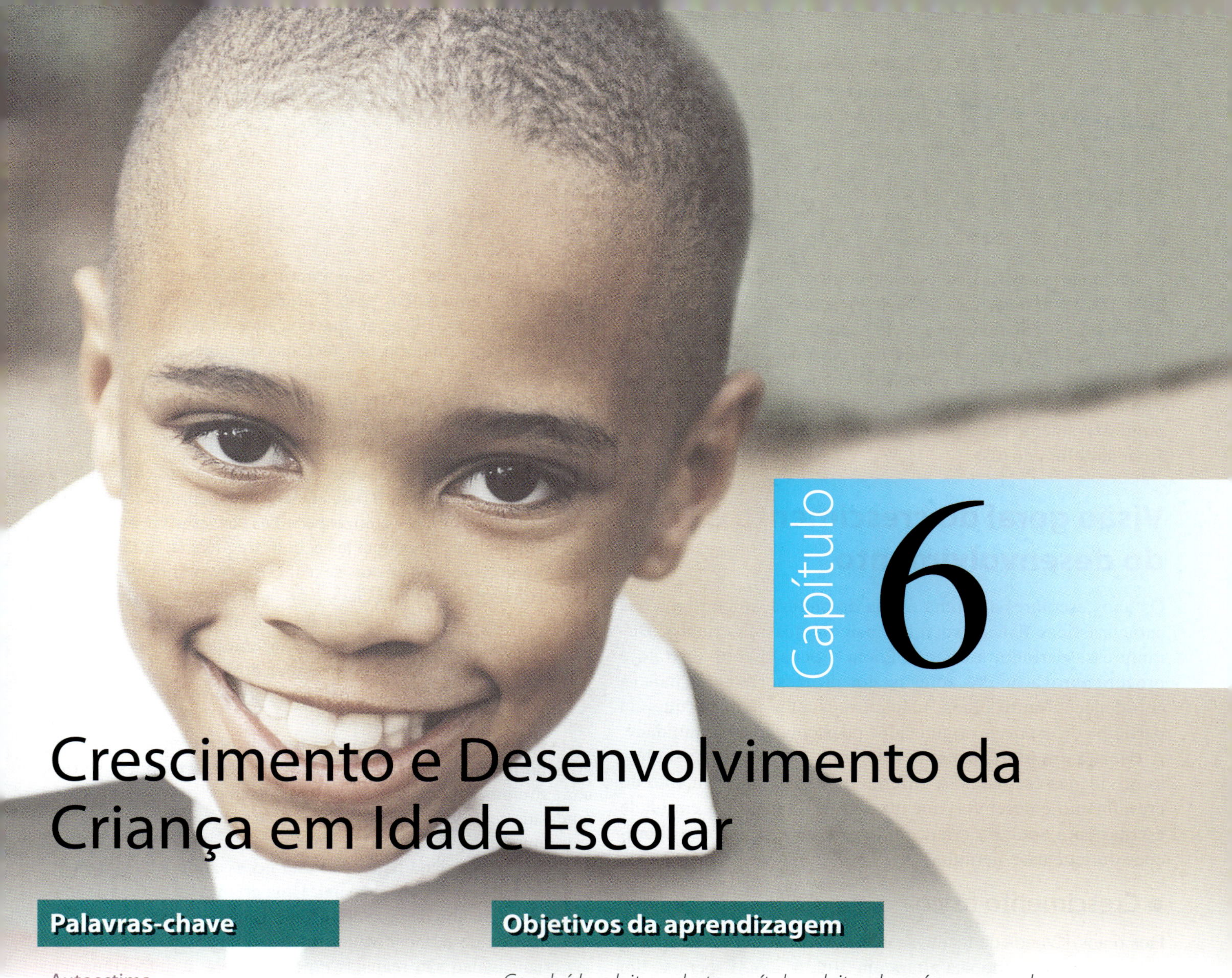

Capítulo 6

Crescimento e Desenvolvimento da Criança em Idade Escolar

Palavras-chave

Autoestima
Bruxismo
Características sexuais secundárias
Cáries
Criança em idade escolar
Inferioridade
Maloclusão
Pré-puberdade
Princípio da conservação
Rejeição à escola
Senso de produtividade

Objetivos da aprendizagem

Concluída a leitura deste capítulo, o leitor deverá ser capaz de:

1. Identificar as alterações fisiológicas, cognitivas e morais que ocorrem na criança em idade escolar.
2. Descrever o papel dos colegas e da escola no desenvolvimento e na socialização da criança em idade escolar.
3. Identificar os marcos de desenvolvimento em crianças em idade escolar.
4. Identificar o papel da enfermeira na promoção da segurança da criança em idade escolar.
5. Demonstrar conhecimento das necessidades nutricionais da criança em idade escolar.
6. Identificar problemas de desenvolvimento comuns em crianças em idade escolar.
7. Demonstrar conhecimento da orientação de enfermagem adequada para problemas comuns de desenvolvimento.

REFLEXÃO *Sempre dê cem por cento, e nunca terá dúvidas sobre sua capacidade de vencer.*

Lawrence Jones é um menino de 10 anos trazido à clínica pela mãe para o exame anual. Durante a avaliação, você aferiu 28 kg de peso e 1,63 m de altura. Avalie o crescimento e o desenvolvimento de Lawrence, e dê orientação preventiva adequada à mãe.

As crianças em idade escolar, entre 6 e 12 anos de idade, estão passando por um período de crescimento físico lento, enquanto seu desenvolvimento social se acelera e aumenta de complexidade. O foco do seu mundo se expande da família para os professores, os colegas e outras influências externas (p. ex., instrutores, meios de comunicação). A criança nesse estágio fica progressivamente mais independente à medida que participa de atividades fora de casa.

Visão geral do crescimento e do desenvolvimento

Os anos escolares são uma época de maturação contínua das características físicas, sociais e psicológicas da criança. Durante esse período, a criança inicia o pensamento abstrato e procura aprovação dos colegas, dos professores e dos pais. A coordenação entre olhos, mãos e músculos permite que ela participe de esportes organizados na escola e na comunidade. A **criança em idade escolar** valoriza a frequência à escola e as atividades escolares. A enfermeira usa o conhecimento do crescimento e desenvolvimento normais da criança em idade escolar para ajudar a criança a lidar com distúrbios e alterações durante esse período.

Crescimento físico

Dos 6 aos 12 anos de idade, as crianças crescem cerca de 5 cm por ano, aumentando sua altura em 30 a 61 cm. Espera-se um aumento de peso de 2 a 3 kg por ano. No início da idade escolar, meninos e meninas têm peso e altura semelhantes, e parecem mais magros e graciosos do que nos anos anteriores. No fim da idade escolar, a maioria das meninas começa a ultrapassar os meninos em peso e altura. Durante esse período, há uma diferença de cerca de 2 anos entre meninos e meninas. (Ver gráficos de crescimento no Apêndice A.)

Meninos e meninas pré-adolescentes não querem ser diferentes dos colegas do mesmo sexo ou do sexo oposto, embora haja diferenças no crescimento físico e fisiológico durante os anos escolares. Essas diferenças, em especial as **características sexuais secundárias**, são preocupantes e, com frequência, uma fonte de constrangimento para os dois sexos. O desenvolvimento precoce das meninas pode ser associado a preocupações com a aparência física, e pode diminuir a **autoestima**. Os meninos, que se desenvolvem mais tarde, podem ter um conceito próprio, ou autoconceito, negativo, que pode estar associado a comportamentos de risco, como atividade sexual precoce, uso abusivo de substâncias e uso arrojado de veículos.

As diferenças entre meninos e meninas podem ser mais nítidas no final dos anos do ensino fundamental, e podem se tornar extremas e uma fonte de problemas emocionais. Essas diferenças de relações de peso e altura e as mudanças de padrão de crescimento devem ser explicadas aos pais e às crianças (Figura 6.1). A maturidade física não está necessariamente associada a maturidade emocional e social. Uma criança de 8 anos de idade com o tamanho de uma criança de 11 anos pensa e age como uma criança de 8 anos. Muitas vezes, a expectativas sobre essas crianças não são realistas e podem afetar a autoestima e a

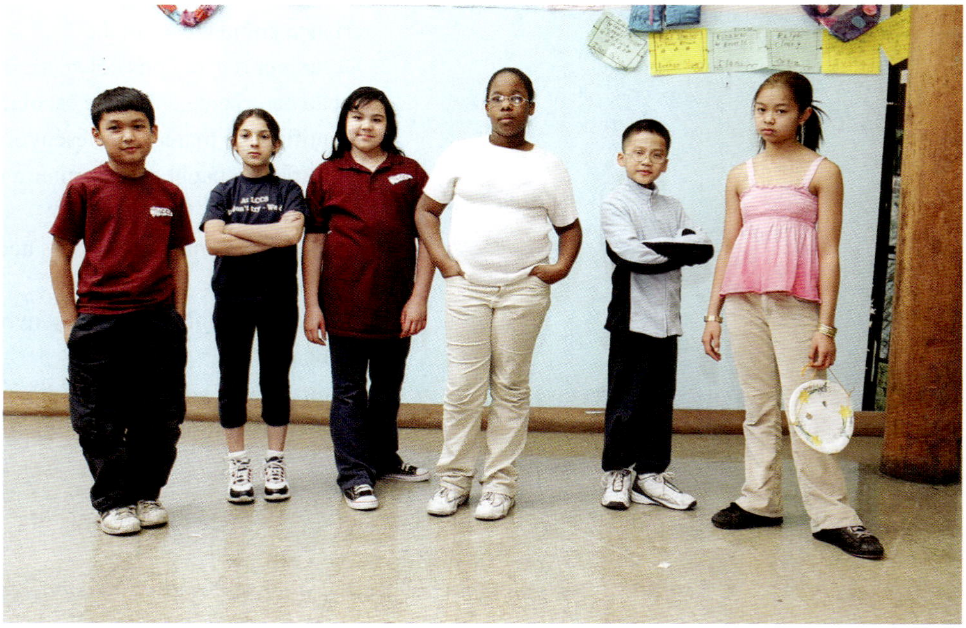

Figura 6.1 Diferentes velocidades de crescimento em crianças em idade escolar são mostradas nesta fotografia de crianças da mesma idade.

competência da criança. O efeito oposto pode ocorrer em uma criança com 11 anos de idade e tamanho de 8 anos e que é tratada como tal.

Maturação dos sistemas do organismo

A maturação de órgãos pode diferir com a idade e o gênero. Ela permanece bastante uniforme até o final da idade escolar. Nos últimos anos da idade escolar (10 a 12 anos), os meninos têm um crescimento retardado e um aumento no ganho de peso, que pode levar à obesidade. Nesse período, as meninas podem apresentar mudanças que suavizam as linhas do corpo. A pré-adolescência é um período de crescimento rápido, em especial para meninas.

Sistema neurológico

O cérebro e o crânio crescem muito devagar durante os anos escolares. O crescimento do cérebro se completa aos 10 anos de idade. O formato da cabeça se alonga e o crescimento dos ossos faciais altera as proporções do rosto.

Sistema respiratório

O desenvolvimento dos pulmões e dos alvéolos continua, resultando em uma diminuição da incidência de infecções respiratórias. A frequência respiratória diminui e a respiração abdominal desaparece, tornando-se diafragmática. Os seios frontais se desenvolvem aos 7 anos de idade. As amígdalas diminuem de tamanho em comparação com os anos pré-escolares, mas permanecem maiores que as dos adolescentes. Amígdalas e adenoides podem parecer grandes, mesmo na ausência de infecção.

Sistema cardiovascular

A pressão arterial da criança em idade escolar aumenta, e a frequência do pulso diminui. O coração cresce mais devagar durante a metade dos anos escolares, e tem tamanho menor em relação ao resto do corpo do que em qualquer outro período de desenvolvimento.

Sistema gastrintestinal

Durante os anos escolares, os 20 dentes decíduos se perdem e são substituídos por 28 dos 32 dentes permanentes, com exceção dos terceiros molares. A criança em idade escolar tem menos distúrbios gastrintestinais do que as crianças mais novas. A capacidade do estômago aumenta, permitindo a retenção de alimentos durante períodos maiores. Além disso, as necessidades calóricas da criança em idade escolar são menores que nos anos anteriores.

Sistema geniturinário

A capacidade da bexiga aumenta, mas varia entre as crianças. As meninas, em geral, têm uma capacidade vesical maior que a dos meninos. Os padrões de micção variam com a quantidade de líquidos ingeridos, a hora da ingestão e o nível de estresse da criança. Pode-se calcular a capacidade da bexiga em mililitros multiplicando-se a idade por 30 e somando-se 60. A capacidade maior da bexiga permite à criança tempos maiores entre as micções.

Pré-puberdade

Os últimos anos da idade escolar são também chamados *pré-adolescência* (o tempo entre a infância e o décimo terceiro aniversário). Durante a pré-adolescência, ocorre a **pré-puberdade**. A pré-puberdade em geral ocorre nos 2 anos antes do início da puberdade, e caracteriza-se pelo desenvolvimento de características sexuais secundárias, um período de crescimento rápido nas meninas e uma continuação do período de crescimento nos meninos. Há uma diferença de cerca de 2 anos no início da pré-puberdade em meninos e meninas. O desenvolvimento sexual em meninos e meninas pode causar uma percepção negativa do aspecto físico e uma diminuição da autoestima. O desenvolvimento precoce nas meninas pode provocar constrangimento, e o desenvolvimento retardado nos meninos pode causar uma opinião negativa sobre si mesmo. O desenvolvimento precoce pode levar a comportamentos de risco em ambos os sexos. É importante que a enfermeira e os pais eduquem a criança no final da idade escolar sobre as alterações físicas, para diminuir a ansiedade e deixar a criança à vontade com essas alterações corporais.

Sistema musculoesquelético

O crescimento musculoesquelético aumenta a coordenação e a força motoras, mas os músculos ainda estão imaturos e podem sofrer lesão com facilidade. Os ossos continuam a se mineralizar durante a infância, mas esse processo só se completa na maturidade. Os ossos da criança resistem menos à pressão e à tensão muscular do que os ossos maduros.

Sistema imunológico

Os tecidos linfáticos continuam a crescer até os 9 anos de idade. As imunoglobulinas A e G (IgA e IgG) atingem níveis adultos cerca dos 10 anos de idade. Devido à maior competência do sistema linfático para localizar infecções e produzir respostas de anticorpos contra antígenos, as crianças em idade escolar podem ter uma incidência menor de infecções. Elas podem ter mais infecções durante os dois primeiros anos da escola devido ao contato com outras crianças portadoras de infecções.

Desenvolvimento psicossocial

Erikson (1963) descreve a tarefa dos anos escolares como o **senso de produtividade** em oposição à **inferioridade**. Durante esse período, a criança desenvolve seu sentido de valor próprio envolvendo-se em diversas atividades em casa, na escola e na comunidade, o que desenvolve suas habilidades cognitivas e sociais. Ela está interessada em aprender como as coisas são feitas e como funcionam. A satisfação da criança em idade escolar quando desenvolve novas habilidades aumenta sua autovalorização e seu nível de competência. O papel de pais, professores, treinadores e enfermeiras é identificar áreas de competência e expandir as experiências bem-sucedidas da criança em idade escolar para promover domínio, sucesso e autoestima. Se as expectativas dos pais, professores e enfermeiras forem muito altas, a criança desenvolve uma sensação de inferioridade e incompetência que afeta todos os aspectos da sua vida. Veja na Tabela 6.1 uma explicação adicional do desenvolvimento psicossocial da criança em idade escolar.

Tabela 6.1 Teorias do desenvolvimento

Teórico	Estágio	Atividades
Erikson	Senso de produtividade *versus* inferioridade	Interessado em como as coisas são feitas e como funcionam Sucesso em tarefas pessoais e sociais Aumento das atividades fora de casa: clubes, esportes Aumento das interações com os colegas Aumento do interesse pelo conhecimento Precisa de apoio e estímulo de pessoas importantes em sua vida Precisa de apoio quando é malsucedido A sensação de inferioridade ocorre com fracassos repetidos e pouco apoio ou confiança de pessoas importantes para a criança
Piaget	Operacional concreto	Aprende manipulando objetos concretos Falta de capacidade de raciocínio abstrato Aprende que certas características dos objetos permanecem constantes Compreende o conceito de tempo Executa ordenação serial, adição e subtração Classifica e agrupa objetos por seus elementos comuns Compreende relações entre objetos Inicia coleções de objetos Pode reverter o processo de pensamento
Kohlberg	Convencional Estágio 3: conformação interpessoal, "boa criança, má criança"	Uma ação está errada porque gera punição Comportamento completamente errado ou certo Não compreende o motivo das regras Se uma criança e um adulto têm opiniões diferentes, o adulto está certo
	Estágio 4: "lei e ordem"	Pode imaginar-se na posição de outra pessoa Começa a exercitar a "regra de ouro" Atos julgados em termos de intenção, não apenas de punição
Freud	Latência	Época de tranquilidade entre a fase edipiana do início da infância e a adolescência – foco em atividades que desenvolvam habilidades sociais e cognitivas Desenvolvimento de habilidades sociais em relação a amigos do mesmo sexo ao participar de clubes, como escoteiros

Desenvolvimento cognitivo

O estágio de desenvolvimento cognitivo, segundo Piaget, entre 7 e 11 anos de idade é o período do pensamento operacional concreto. Desenvolvendo operações concretas, a criança é capaz de assimilar e coordenar informações do seu mundo em diferentes dimensões. Ela é capaz de perceber o ponto de vista de outras pessoas e de pensar agindo, prevendo as consequências e a possibilidade de ter que repensar a ação. É capaz de usar memórias armazenadas de experiências passadas e interpretar a situação presente. A criança em idade escolar também desenvolve a capacidade de classificar ou dividir coisas em diferentes conjuntos e de identificar relações entre objetos. A criança em idade escolar é capaz de classificar membros de quatro gerações da família em sentido vertical e horizontal e, ao mesmo tempo, perceber que uma pessoa pode ser pai, filho, tio e neto. É nessa época que a criança em idade escolar desenvolve o interesse por colecionar objetos. Ela começa a colecionar vários objetos, tornando-se mais seletiva quando fica mais velha. É durante o pensamento operacional concreto que a criança em idade escolar desenvolve a compreensão do **princípio da conservação** – a matéria não se modifica quando sua forma se altera. Por exemplo, se a criança coloca meia xícara de água em um copo baixo e largo e em um copo alto e fino, ela continua a ter meia xícara de água, embora pareça que há mais água no copo alto e fino (Figura 6.2). Ela aprende sobre a conservação da matéria em uma sequência do mais simples para o mais complexo. Veja mais informações sobre o desenvolvimento cognitivo na criança em idade escolar na Tabela 6.1.

Desenvolvimento moral e espiritual

Durante os anos escolares, o sentido de moralidade da criança desenvolve-se constantemente. De acordo com Kohlberg, a criança em idade escolar está no estágio convencional do desenvolvimento da moralidade. A criança entre 7 e 10 anos de idade segue regras no sentido de ser uma "boa" pessoa. Ela quer ser uma boa pessoa para os pais, os amigos, os professores e para si mesma. O adulto é considerado um ser correto. Esse é o estágio 3: conformidade interpessoal (boa criança, má criança), de acordo com Kohlberg. Crianças de 10 a 12 anos de idade progridem para o estágio 4: o estágio de "lei e ordem". Nesse estágio, a criança pode determinar se uma ação é boa ou má com base no motivo da ação, e não apenas com base nas consequências da ação. O comportamento da criança em idade escolar mais velha é guiado pelo desejo de cooperar e pelo respeito aos outros. Isso gera a capacidade de compreender e incorporar no comportamento o conceito da "regra de ouro". Veja informações adicio-

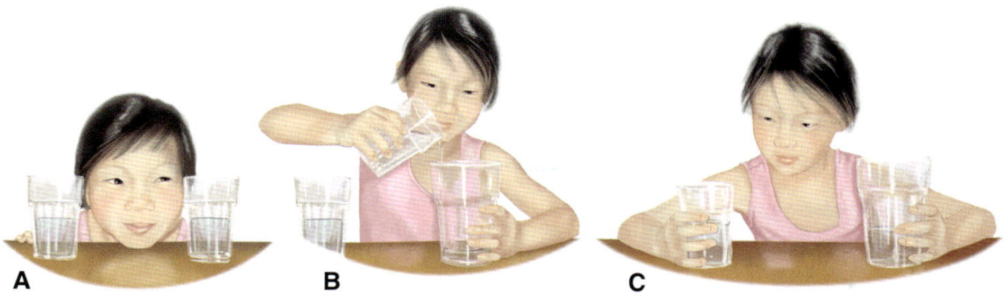

● Figura 6.2 A criança em idade escolar compreende a teoria da conservação (**A**). Se você derramar uma quantidade igual de líquido em dois copos de formatos diferentes, (**B**) a quantidade de água permanece a mesma apesar do aspecto diferente dos dois copos (**C**).

nais sobre o desenvolvimento moral de criança em idade escolar na Tabela 6.1.

Durante os anos escolares, as crianças desenvolvem um interesse por religião. Elas ainda usam o pensamento concreto e são orientadas pelas crenças religiosas e culturais da família. São confortadas pelos rituais de sua religião, mas estão apenas começando a compreender as diferenças entre o natural e o sobrenatural. A incorporação de práticas religiosas na vida da criança em idade escolar pode ajudá-la a lidar com diferentes situações de tensão.

● Desenvolvimento das habilidades motoras

Habilidades motoras grosseiras e finas continuam a se desenvolver durante os anos escolares. As habilidades motoras se apuram, e a velocidade e a precisão aumentam. Para avaliar as habilidades motoras da criança em idade escolar, pergunte sobre atividades esportivas e atividades após a escola, participação em grupos, montagem de modelos e habilidades de escrita.

Habilidades motoras grosseiras

Durante os anos escolares, a coordenação, o equilíbrio e o ritmo aumentam, facilitando atividades como andar de bicicleta de duas rodas, pular corda, dançar e participar de diversos outros esportes (Figura 6.3). As crianças em idade escolar mais velhas podem ficar desajeitadas devido a um crescimento físico mais rápido que o desenvolvimento da capacidade de compensação.

Crianças entre 6 e 8 anos de idade gostam de atividades motoras grosseiras, como andar de bicicleta, andar de *skate* e nadar. Mostram-se fascinadas pelo mundo e estão em constante movimento. Algumas vezes o medo é limitado pelos fortes impulsos de exploração. Crianças entre 8 e 10 anos de idade são menos agitadas, mas seu nível de energia continua alto com atividades mais calmas e dirigidas. Essas crianças mostram um ritmo e uma graça maiores nos movimentos musculares, o que possibilita a participação em atividades físicas que exigem atenção e esforço mais longos e concentrados, como beisebol ou futebol.

Entre 10 e 12 anos de idade (os anos da puberdade nas meninas), os níveis de energia permanecem altos, mas são mais controlados e focalizados. As habilidades físicas nessa idade são semelhantes às de adultos, com aumento da força e da resistência durante a adolescência.

Todas as crianças em idade escolar devem ser estimuladas a praticar atividades físicas e aprender habilidades físicas, o que contribui para sua saúde pelo resto da vida. A adaptação cardiovascular, o controle do peso, a liberação de tensão emocional e o desenvolvimento de habilidades de liderança e obediência aumentam com a prática de atividade física e esportes de equipe.

Habilidades motoras finas

A mielinização do sistema nervoso central reflete-se no refinamento das habilidades motoras. A coordenação e o equilíbrio entre olhos e mãos melhoram com a maturidade e a prática. O uso das mãos se aprimora, tornando-se mais firme e independente, concedendo facilidade e precisão que possibilitam que essas crianças escrevam, imprimam palavras, costurem ou montem modelos, e outras atividades. A criança entre 10 e 12 anos de idade começa a mostrar habilidades de manipulação comparáveis às de adultos. As crianças em idade escolar orgulham-se de atividades que exigem destreza e habilidades motoras finas, como tocar instrumentos (Figura 6.4). O talento e a prática tornam-se as chaves da perícia.

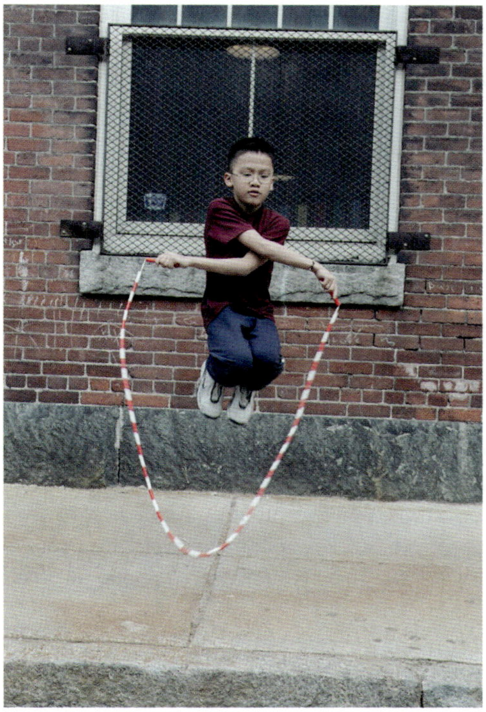

● Figura 6.3 Pular corda é um exemplo do desenvolvimento crescente de habilidades motoras grosseiras na criança em idade escolar.

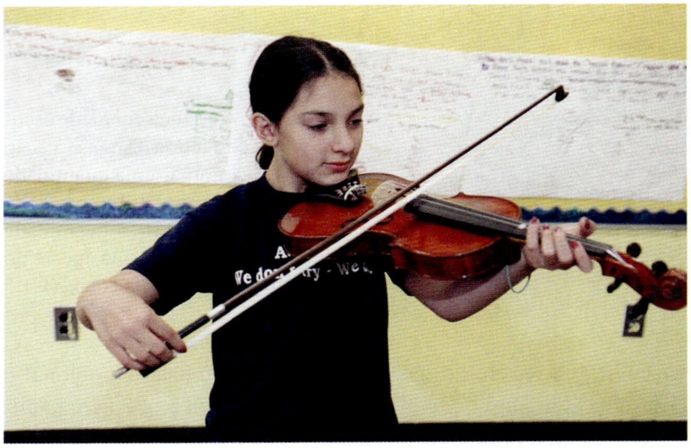

● Figura 6.4 As crianças em idade escolar melhoram suas habilidades motoras finas, podendo tocar bem instrumentos musicais.

Desenvolvimento sensorial

No início dos anos escolares, todos os sentidos estão maduros. A criança em idade escolar típica tem uma acuidade visual de 20/20. Além disso, o controle muscular dos olhos, a visão periférica e a discriminação de cores estão completamente desenvolvidos aos 7 anos de idade. Uma visão normal é essencial para o desenvolvimento físico e para o progresso da educação de crianças em idade escolar. Programas de exames de vista conduzidos por enfermeiras escolares identificam problemas de visão e resultam em encaminhamentos adequados, quando isto se justifica. Alguns problemas identificados com frequência incluem ambliopia, erros de refração não corrigidos e outros defeitos oculares, e desalinhamento dos olhos (chamado *estrabismo*). Se não for tratada até os 9 anos de idade, a ambliopia pode causar perda visual irreversível. Esse defeito pode ser corrigido antes dessa idade com óculos ou vendas. A avaliação e o encaminhamento adequados, com notificação dos pais sobre o problema, são essenciais para a educação e a socialização da criança em idade escolar.

Déficits de audição graves são em geral diagnosticados no bebê, mas déficits menos graves podem não ser percebidos até a criança entrar na escola e mostrar dificuldade de aprendizagem ou de fala. É importante pesquisar deficiências de audição em crianças, para garantir progressos educacionais e sociais adequados. Há preocupações quanto a música ouvida em alto volume durante longos períodos todos os dias, porque esses ruídos ambientais podem afetar a audição das populações em idade escolar e adolescentes.

O sentido do olfato está maduro e pode ser testado na criança em idade escolar, com o uso de odores conhecidos da criança, como chocolate ou outros cheiros familiares. Além disso, o sentido do tato pode ser testado em escolares por meio de objetos para a discriminação de quente ou frio, macio ou duro e rombudo ou afiado.

Desenvolvimento da comunicação e da linguagem

As habilidades de linguagem continuam a progredir durante os anos escolares. O vocabulário se amplia de 8.000 para 14.000 palavras. A criança em idade escolar aprende a ler, e a eficiência da leitura melhora as habilidades de linguagem. Crianças em idade escolar começam a usar formas gramaticais mais complexas, como plurais e pronomes. Também desenvolvem consciência metalinguística – a capacidade de pensar sobre a linguagem e de comentar suas propriedades. Isso permite que elas se divirtam com piadas e adivinhações, devido à compreensão do duplo sentido, e brinquem com palavras e sons. Crianças em idade escolar podem experimentar palavras e piadas obscenas, se expostas. Esse grupo etário tende a imitar os pais, membros da família e outras pessoas. Assim, o exemplo é muito importante.

Desenvolvimento emocional e social

Padrões de temperamento identificados no bebê podem continuar a influenciar o comportamento na idade escolar. A análise de situações passadas pode sugerir modos de reação da criança ante situações novas ou diferentes. As crianças podem agir de modo diferente em momentos diferentes, devido a suas experiências e habilidades. A autoestima é a visão que a criança tem do seu valor como indivíduo. Essa visão pode ser afetada por influência da família, de professores e de outras pessoas de autoridade.

Temperamento

O temperamento foi descrito como o modo como as pessoas se comportam. Algumas descrições de temperamento são que a criança é *fácil*, *retraída* ou *difícil*. Esses comportamentos variam da criança fácil (de temperamento uniforme e previsível) até a criança considerada difícil (devido a altos níveis de atividade, irritabilidade e variações de humor). A criança fácil pode adaptar-se ao início das aulas e outras experiências com pouca ou nenhuma tensão. A criança retraída pode ter dificuldade de adaptação a mudanças. Ela pode mostrar desconforto quando é colocada em situações diferentes ou novas, como a escola. Pode precisar de tempo para se ajustar a um novo lugar ou a uma nova situação, e pode demonstrar frustração com lágrimas e queixas somáticas. Deve-se dar tempo para a criança retraída se adaptar a novas situações e a novas pessoas (como professores) em seu tempo. Todos esses fatores podem afetar a criança em idade escolar mais nova que está se iniciando na escola, com mudanças nas figuras de autoridade e apresentação de muitos colegas. A criança difícil ou que se distrai com facilidade pode beneficiar-se com uma introdução à nova experiência e a novas pessoas brincando de faz de conta, visitando o local e sendo apresentada aos professores, e ouvindo histórias ou participando de conversas sobre a experiência futura na escola. Essas crianças precisam de paciência, firmeza e compreensão para fazerem a transição para a nova situação ou experiência, como a escola. O Questionário de Estilo de Comportamento [Behavioral Style Questionnaire (BSQ)] (McDevitt e Carey, 1978) é um questionário sobre temperamento para crianças de 3 a 7 anos de idade. O Middle Childhood Temperament Questionnaire é outro recurso para crianças de 8 a 12 anos de idade (Hegvik, McDevitt e Carey, 1982). Esses questionários podem ser úteis para a determinação do tipo de temperamento e para orientar intervenções.

Desenvolvimento da autoestima

A autoestima reflete a percepção que a criança tem do seu valor como indivíduo, e consiste em qualidade positivas e negativas.

As crianças se esforçam para alcançar objetivos internalizados, embora continuem a receber influências de pessoas que elas percebem como autoridades (pais, professores). Quando atingem os anos escolares, as crianças receberam influências relacionadas com sua atuação ou suas tarefas. A direção dessa influência afeta a opinião da criança sobre seu próprio valor, que influencia a autoestima e a autoavaliação.

A criança encara o processo de autoavaliação a partir de uma base de confiança ou de dúvida em si mesma. Crianças que dominaram a tarefa de desenvolvimento inicial de autonomia e iniciativa encaram o mundo com sentimentos de orgulho, e não de vergonha.

Se as crianças em idade escolar se consideram pessoas de valor, têm um conceito próprio positivo e autoestima alta. Adultos significativos na vida da criança em idade escolar podem manipular o ambiente para facilitar o sucesso. Esse sucesso afeta a autoestima da criança.

Imagem corporal

A imagem corporal reflete o modo como a criança percebe seu corpo. Crianças em idade escolar percebem o corpo humano, mas têm percepções diferentes sobre as partes do corpo. Os escolares têm muito interesse na visão dos colegas e na aceitação de seu corpo, de suas alterações corporais e de seu vestuário. Eles podem ter como modelo os pais, os colegas e pessoas do cinema ou da televisão. É importante para os jovens que estão no final da idade escolar a aceitação dos colegas. Se o escolar se acha diferente ou é importunado pelos colegas, isso pode ter efeitos para o resto da vida.

Medos do escolar

As crianças em idade escolar têm menos medo de se ferirem do que os pré-escolares, mas têm medo de serem raptadas ou de serem submetidas a cirurgia. Elas continuam a ter medo do escuro, e preocupam-se com seu comportamento anterior. Têm medo da morte e são fascinadas por ela. Têm menos medo de cães e de ruídos. É necessário assegurar à criança que seus medos são normais para seu estágio de desenvolvimento. Pais, professores e outros responsáveis devem discutir os medos e responder às questões apresentadas pela criança (Hockenberry, Wilson, Winkelstein e Kline, 2003).

Relações com os colegas

O conceito que a criança tem de si mesma é moldado pelas relações com as outras pessoas. As relações com os colegas influenciam a independência da criança em relação aos pais. Os colegas têm um papel importante na aprovação e na crítica das habilidades da criança em idade escolar. Antes, somente adultos como os pais e os professores eram figuras de autoridade; agora, os colegas influenciam a percepção da criança em idade escolar a respeito de si mesma. O apoio dos colegas ajuda a sustentar a criança dando segurança suficiente para ela arriscar o conflito com os pais que ocorre quando ela cria independência. As crianças em idade escolar se associam a colegas do mesmo sexo a maior parte do tempo. Embora jogos e outras atividades sejam compartilhados por meninos e meninas, o conceito do papel sexual adequado é influenciado pela relação com colegas do mesmo sexo.

Relações contínuas com colegas constituem a interação social mais importante para crianças em idade escolar. Na interação com crianças da mesma idade, o escolar aprende lições valiosas. As crianças aprendem a respeitar pontos de vista diferentes representados em seus grupos (Figura 6.5). Grupos de colegas estabelecem normas e padrões que significam aceitação ou rejeição. As crianças podem modificar seu comportamento para ganhar aceitação. Uma característica das crianças escolares é a formação de grupos com regras e valores. A identificação com colegas e grupos de colegas é essencial para a socialização da criança em idade escolar.

Influências dos professores e da escola

A escola funciona como um meio de transmissão dos valores da sociedade e de estabelecimento de relações entre colegas. Após a família, a escola tem uma influência profunda no desenvolvimento social da criança. Com frequência a escola exige mudanças da criança e dos pais. A criança entra em um ambiente que exige adaptação a atividades de grupo estruturadas e dirigidas por um adulto que não é um dos pais. A atitude e o apoio dos pais influencia a transição da criança para o ambiente da escola. Pais positivos e que apoiam a criança facilitam uma entrada tranquila na escola. Pais que estimulam comportamentos de apego podem retardar a transição bem-sucedida para a escola.

Para facilitar a transição da casa para a escola, o professor deve ter personalidade e conhecimento do desenvolvimento que lhe permitam suprir as necessidades de crianças pequenas. Embora as responsabilidades do professor sejam principalmente estimular e orientar o desenvolvimento intelectual, ele deve participar da moldagem das atitudes e dos valores da criança. O sistema de recompensas e punições administrado por professores afeta o conceito que as crianças têm de si mesmas e influencia suas respostas à escola. Professores e escola são importantes para moldar a socialização, o conceito próprio e o desenvolvimento intelectual das crianças.

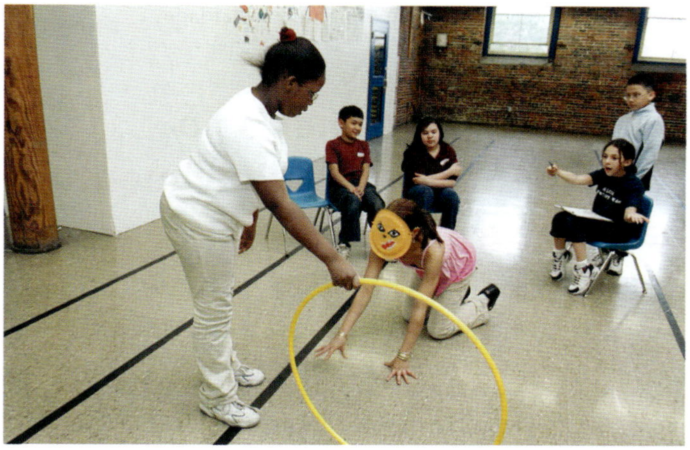

● **Figura 6.5** As crianças em idade escolar gostam de participar de clubes. Essas crianças, no clube de teatro da escola, estão ensaiando uma peça.

Influências da família

Os anos escolares são uma época de relações entre colegas, questionamento dos pais e potencial de conflito com os pais mas de continuação do respeito aos valores da família. Os anos escolares são o início de um período de influência do grupo de colegas, com teste dos valores paternos e familiares. Embora o grupo de colegas tenha influência, os valores familiares em geral predominam quando há conflito com valores do grupo de colegas. Mesmo que a criança em idade escolar possa questionar os valores dos pais, em geral ela incorpora esses valores aos seus próprios valores.

Muitas vezes, no final do período escolar e de pré-adolescência, a criança prefere estar na companhia de colegas e mostra menos interesse pelas funções familiares. Isso pode exigir um ajuste dos pais. A percepção dessa tendência do desenvolvimento pelos pais e seu apoio contínuo à criança são importantes, embora eles continuem a manter restrições e a controlar comportamentos. O escolar está começando a lutar por independência, mas os valores e a autoridade dos pais continuam a influenciar escolhas e valores. As crianças em idade escolar continuam a precisar que os pais exerçam o papel de pais. Elas não precisam dos pais como colegas.

• Influências culturais sobre o crescimento e o desenvolvimento

A cultura influencia hábitos, crenças, linguagem e valores. As crianças em idade escolar se esforçam por aprender música, linguagem, tradições, festividades, jogos, valores, papéis de gênero e outros aspectos da cultura. As enfermeiras devem estar cientes dos efeitos de diversas estruturas familiares e valores tradicionais sobre as crianças. O ambiente cultural e étnico da criança em idade escolar deve ser considerado quando se avalia crescimento e o desenvolvimento, inclusive diferenças de crescimento em crianças de ambientes raciais e culturais diferentes. Implicações culturais devem ser consideradas para todas as crianças e famílias, para o fornecimento de cuidados adequados.

> **Lembre-se de Lawrence Jones**, que foi apresentado no início do capítulo. Que marcos de desenvolvimento você esperaria que ele tivesse atingido nessa idade?

O papel da enfermeira no crescimento e desenvolvimento na idade escolar

OBSERVE & APRENDA

O papel da enfermeira no crescimento e desenvolvimento do escolar inclui a avaliação do crescimento e do desenvolvimento, promoção de crescimento e desenvolvimento saudáveis e tratamento dos problemas comuns de desenvolvimento. O resumo do processo de enfermagem deve incluir uma avaliação da criança, com identificação de diagnósticos de enfermagem que precisem de intervenção ou encaminhamento. A enfermeira promove crescimento e desenvolvimento saudáveis por meio de orientação preventiva e conquista de objetivos. Os planos de cuidados de enfermagem para crianças específicas com problemas de desenvolvimento comuns devem ser individualizados com base nas necessidades da criança e da família.

• Resumo do processo de enfermagem

Ao se completar a avaliação do estado atual de crescimento e desenvolvimento de uma criança em idade escolar, podem-se identificar problemas relacionados com o crescimento e o desenvolvimento. A enfermeira pode então identificar um ou mais diagnósticos de enfermagem, incluindo:

- Risco de crescimento desproporcional
- Nutrição desequilibrada: maior que as necessidades corporais
- Atraso no crescimento e no desenvolvimento
- Risco de tensão do papel de cuidador
- Risco de quedas

O planejamento dos cuidados de enfermagem para a criança em idade escolar que apresenta problemas de crescimento e desenvolvimento deve ser individualizado com base nas necessidades da criança e da família. O plano de cuidados de enfermagem pode ser usado como orientação para o planejamento de cuidados de enfermagem para crianças em idade escolar com problemas de crescimento e desenvolvimento. A enfermeira pode escolher os diagnósticos de enfermagem adequados no Plano de cuidados de enfermagem 6.1, adaptando-os conforme a necessidade. Pretende-se que o plano de cuidados de enfermagem sirva de orientação, não sendo um plano abrangente de cuidados para o crescimento e o desenvolvimento.

• Crescimento e desenvolvimento saudáveis

A família tem um papel crucial na promoção do crescimento e do desenvolvimento da criança em idade escolar. A comunicação respeitosa entre os pais e a criança estimulam a autoestima e a autoconfiança. Esse respeito dá à criança confiança no alcance de objetivos pessoais, educacionais e sociais adequados para a idade. A enfermeira deve observar esse respeito ou falta de respeito (humilhação da criança) na interação entre os pais e a criança. Ela deve apresentar comportamentos adequados escutando a criança e dando as respostas apropriadas. A enfermeira pode ser um recurso para os pais e uma defensora da criança, promovendo crescimento e desenvolvimento saudáveis.

Crescimento e do desenvolvimento por meio de brincadeiras

A criança em idade escolar participa de brincadeiras cooperativas. As brincadeiras da criança em idade escolar incluem atividades cooperativas organizadas (como esportes de equipe) e atividades solitárias. A criança em idade escolar tem coordenação e intelecto para participar com as outras crianças da mesma idade de esportes como futebol, beisebol, basquete e tênis. A criança em idade escolar compreende que sua cooperação com as outras crianças formará um todo unificado para a equipe. Além disso, a criança aprende normas e o valor de brincar seguindo as regras.

(O texto continua na p. 142.)

Plano de cuidados de enfermagem 6.1

Problemas de crescimento e desenvolvimento da criança com idade escolar

Diagnóstico de enfermagem: risco de crescimento desproporcional (fatores de risco: déficit de conhecimento do responsável, doenças frequentes)

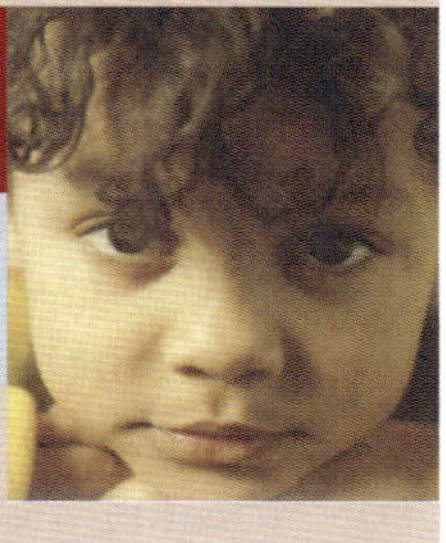

Identificação e avaliação de resultados

Criança em idade escolar demonstra crescimento adequado: *ganho de peso adequado para a idade e o sexo.*

Intervenções: promoção de crescimento proporcional

- Avalie o conhecimento dos pais sobre as necessidades nutricionais da criança em idade escolar *para determinar a necessidade de instrução adicional.*
- Instrua a mãe sobre o volume das refeições e os alimentos adequados, *para que a mãe fique consciente do que esperar em crianças em idade escolar.*
- Determine a necessidade de ingestão calórica adicional, se necessário (*se a criança for muito ativa ou tiver uma doença crônica*).
- Faça um gráfico de altura, peso e índice de massa corporal *para detectar possíveis padrões.*

Diagnóstico de enfermagem: nutrição desequilibrada: maior que as necessidades corporais, relacionada com falta de exercício, ingestão calórica excessiva ou escolha errada dos alimentos

Identificação e avaliação de resultados

A criança em idade escolar perde peso em quantidade adequada: *aumento da quantidade de exercício, escolha adequada dos alimentos, diminuição da ingestão calórica até quantidades adequadas para o sexo e a idade.*

Intervenções: promoção da nutrição

- Avalie os conhecimentos dos pais e da criança sobre as necessidades nutricionais da criança em idade escolar, *para determinar déficits de conhecimento.*
- Faça a criança manter um diário de alimentos e exercícios durante 1 semana, *para determinar os padrões correntes de alimentação e exercícios.*
- Entreviste os pais a respeito de seus hábitos alimentares e de exercícios, *para determinar onde podem ser feitos ajustes.*
- Analise os dados coletados anteriormente, e baseie neles as recomendações de mudança.
- Discuta modos de diminuir a tentação de comer em excesso e de fazer boas escolhas alimentares (ver Diretrizes de ensino 6.2).
- Faça a criança ajudar no planejamento das refeições e na compra de alimentos, *para que ela sinta algum controle do processo.*
- Promova um aumento dos exercícios diários, o que acentua a sensação de aperfeiçoamento próprio, *para aumentar o consumo de calorias e a autoestima.*
- Diminua o tempo ao computador ou de assistir, à televisão, *para aumentar o consumo calórico.*
- Desenvolva um sistema de recompensas *para aumentar a autoestima.*
- Avalie a adesão a um programa de perda de peso para crianças em idade escolar, *para aumentar a autoestima e a consciência de que outras crianças têm o mesmo problema.*

Diagnóstico de enfermagem: atraso no crescimento e no desenvolvimento, problemas de fala, motores, psicossociais ou cognitivos, evidenciados por retardo em atingir o desempenho esperado na escola

Identificação e avaliação de resultados

Desenvolvimento maximizado: a criança em idade escolar mostra progresso contínuo rumo ao alcance do desempenho escolar esperado.

Intervenções: promoção de crescimento e desenvolvimento

- Faça a avaliação da criança em idade escolar programada pela escola ou pelo serviço de saúde, *para avaliar as funções atuais.*
- Desenvolva um plano multidisciplinar realista, *para assegurar a maximização dos recursos.*
- Faça as intervenções prescritas pelo especialista em desenvolvimento, pelo fisioterapeuta, pelo terapeuta ocupacional e pelo fonoaudiólogo, em casa e na escola, *para maximizar os benefícios das intervenções.*
- Faça reuniões programadas de avaliação, *para adaptar as intervenções o mais cedo possível.*

(continua)

Problemas de crescimento e desenvolvimento da criança com idade escolar *(continuação)*

Diagnóstico de enfermagem: risco de tensão do papel de cuidador (fatores de risco: chegada de uma nova criança na casa, déficit de conhecimento sobre problemas da idade escolar, falta de exposição anterior, fadiga, criança doente ou com retardo de desenvolvimento)

Identificação e avaliação de resultados

Os pais sentem competência em seu papel, demonstrando comportamento adequado como responsáveis e verbalizando satisfação nos cuidados da criança em idade escolar.

Intervenções: prevenção de tensão dos responsáveis

- Avalie o conhecimento dos pais sobre crianças em idade escolar e os problemas que surgem como parte do desenvolvimento normal, *para determinar as necessidades dos pais.*
- Dê instrução sobre problemas normais de crianças em idade escolar, *para que os pais tenham o conhecimento necessário para cuidar adequadamente da criança.*
- Forneça orientação preventiva sobre problemas esperados no futuro relacionados com o desenvolvimento do escolar, *para preparar os pais sobre o que esperar e como intervir.*

Diagnóstico de enfermagem: risco de quedas (fatores de risco: curiosidade, habilidades cognitivas e motoras em progresso)

Identificação e avaliação de resultados

Manutenção da segurança da criança, *que permanece sem lesões.*

Intervenções: prevenção de lesões

- Discuta as medidas de segurança necessárias quanto ao uso de bicicletas, patinetes, armas de fogo, *skates*, automóveis e no *playground*, *para diminuir o risco de lesões.*
- Discuta e desenvolva um plano de segurança contra incêndios, *para diminuir o risco de lesões relacionadas com fogo.*
- Discuta os equipamentos de segurança adequados necessários para cada esporte, *para diminuir o risco de lesões.*
- Discuta os esportes adequados para a participação da criança, dependendo da idade, do sexo e da maturidade da criança, *para evitar possíveis lesões e promover a autoestima da criança.*
- Os pais devem ter à mão o número do telefone do Centro de Informação e Assistência Toxicológica (*no caso de ingestão acidental, o centro pode fornecer aos pais a melhor orientação para intervenções adequadas*).
- Ensine aos pais medidas de primeiros socorros e de reanimação cardiorrespiratória de crianças, *para diminuir as consequências de possíveis lesões.*
- Discuta a influência de colegas em ações da criança em idade escolar, *para evitar lesões devidas a imitação de comportamento.*

Crianças em idade escolar também gostam de atividades solitárias, incluindo jogos de tabuleiro, cartas, vídeo ou computador, e casa de bonecas ou outras brincadeiras com pequenas figuras (Figura 6.6). Muitos escolares iniciam coleções de selos, carros em miniatura ou outros itens valiosos ou não. Durante os anos escolares, a criança pode iniciar um caderno de recortes ou um diário. Ela pode participar de atividades como dança ou caratê. Meninos e meninas podem aderir a clubes, turmas ou grupos de interesses especiais.

Brincadeiras ativas foram substituídas em parte por assistir a televisão e por jogos de computador. Essa tendência resultou em riscos para a saúde, como obesidade, diabetes do tipo 2 e problemas cardiovasculares.

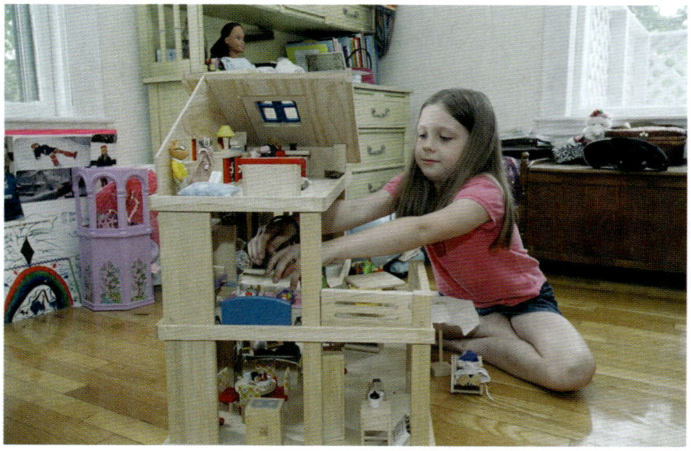

● Figura 6.6 Essa menina em idade escolar gosta de brincadeiras solitárias com sua casa de bonecas.

Aprendizado

A frequência à escola e o aprendizado são muito importantes para a criança em idade escolar. As relações e atividades com os pais, os professores e os colegas influenciam o aprendizado da criança em idade escolar.

Educação formal

A maioria das crianças fica animada com o início das aulas e em fazer novos amigos. Elas gostam da ideia de ganhar novos livros, ter a mochila cheia de livros e ter compromisso com os deveres de casa. A realidade do trabalho que a escola e os deveres de casa envolvem pode diminuir o entusiasmo pela escola.

Os colegas são muito importantes nessa idade. Tanto os colegas como os professores influenciam a criança. A frequência à escola pode ser a primeira experiência de interação com uma grande quantidade de crianças da mesma idade. Com essa interação, a criança aprende cooperação, competição e a importância de seguir as normas. A aprovação e a influência dos colegas aumenta de importância com o crescimento da criança. Os professores têm influência significativa sobre a criança. Eles participam da orientação do desenvolvimento intelectual da criança recompensando sucessos e ajudando a criança a lidar com os fracassos. A relação entre aluno e professor é de importância fundamental para o sucesso. Os professores têm um papel de alimentar o senso de produtividade e evitar sentimentos de inferioridade (Figura 6.7). As crianças em idade escolar aprendem habilidades, regras, valores e outros modos de agir com os colegas e outras figuras de autoridade.

O apoio dos pais é importante para o ajuste à escola e outras realizações. Os pais devem colaborar com os professores e outros funcionários da escola para que a criança preencha as expectativas e os requisitos dessa faixa etária na escola. Os pais devem acompanhar os deveres de casa e os amigos da criança, e observar qualquer alteração de comportamento que possa indicar problemas escolares ou comportamentais.

Leitura

O estímulo à leitura é um modo excelente de promover o aprendizado da criança em idade escolar. Visitas à biblioteca e a compra de livros podem estimular o amor à leitura. As crianças em idade escolar gostam que leiam para elas e gostam de ler elas mesmas. As crianças mais novas (6 a 8 anos) gostam de livros de leitura simples com poucas palavras por página. Apreciam livros sobre animais, trens e mistérios. As crianças de 8 a 10 anos têm habilidades de leitura mais avançadas, e gostam dos livros do início da infância e de romances e aventuras clássicas, como a série Harry Potter. As crianças maiores apreciam histórias de horror, mistérios, romances e aventuras, além das novelas clássicas. Crianças em todo o período escolar se beneficiam ao lerem livros sobre experiências que possam ter vivido, como uma internação para um procedimento cirúrgico. Veja no Boxe 6.1 ideias para os pais promoverem a leitura na criança em idade escolar.

Segurança

Com a idade, as crianças em idade escolar ficam mais independentes. Essa independência causa um aumento da autoconfiança e uma diminuição do medo, que podem contribuir para acidentes e lesões. Durante a idade escolar, a criança pode ir ou voltar da escola com colegas que podem influenciar seu comportamento. O aumento da independência pode também aumentar a exposição a situações perigosas, como a aproximação de estranhos ou ruas perigosas. A promoção de hábitos seguros durante os anos escolares é importante para os pais e para as enfermeiras. Veja nas Diretrizes de ensino 6.1 mais informações sobre educação de segurança que interessam às enfermeiras e aos pais.

Lesões não intencionais podem ser a principal causa de morte em crianças entre 1 e 21 anos de idade (http://www.cdc.gov/ncipc). A mortalidade em crianças entre 5 e 10 anos de idade é menor que a de crianças mais novas, embora a incidência de lesão não intencional seja mais alta (Behrman, 1999). A cada ano, 20 a 25% de todas as crianças sofrem lesões suficientemente graves para motivar a busca de assistência médica ou a falta à escola (www.cdc.gov). As crianças em idade escolar são muito ativas em casa, na comunidade e na escola. Esse aumento da mobilidade, da atividade e do afastamento dos pais aumenta o risco de lesões não intencionais. As crianças em idade escolar continuam a precisar de supervisão e orientação. Elas precisam de informações e de normas sobre segurança no automóvel, segurança ao andar nas ruas, segurança na bicicleta e em outros esportes, segurança contra incêndios e segurança na água.

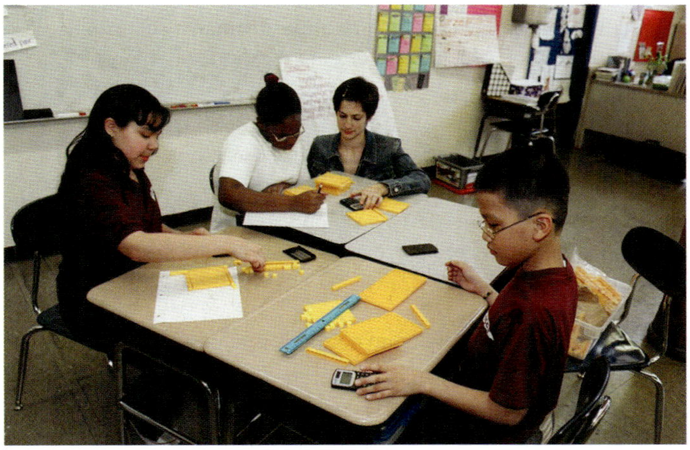

● Figura 6.7 A escola é importante para a criança em idade escolar.

Boxe 6.1 Estímulo à leitura

- Os pais devem ler para as crianças e com elas
- Peça a professores e bibliotecários conselhos sobre livros adequados para a criança
- Escolha histórias com as quais a criança possa estabelecer relação, se ela tiver dificuldade de leitura
- Escolha livros de ação, se a criança tiver dificuldade de manter a atenção
- Aproveite todas as oportunidades de leitura (caixas de cereal, avisos na rua)
- Dê opções para a criança escolher um livro que lhe interesse
- Fale sobre o texto e faça perguntas para melhorar a compreensão
- Mantenha um registro do que a criança está lendo
- Visite uma biblioteca, pegue um cartão da biblioteca e dê baixa nos livros lidos
- Os pais devem dar o exemplo lendo livros

Diretrizes de ensino 6.1

Problemas de segurança da criança em idade escolar e intervenções

Problema de segurança	Intervenções
Segurança no automóvel	• Sempre deve ser usado cinto de segurança ou um assento acolchoado adequado para a idade e o peso. • O cinto de segurança deve ser apertado antes de o carro partir. • Crianças com menos de 12 anos de idade devem sentar-se no banco de trás. • Use fechos à prova de crianças no banco de trás. • Estabeleça normas de conduta no carro.
Segurança ao andar nas ruas	• A criança deve olhar para a direita, para a esquerda e de novo para a direita antes de atravessar a rua. • A criança só deve atravessar a rua em locais seguros. • Crianças mais velhas e adultos devem supervisionar crianças mais novas. • Crianças devem andar sempre na calçada. • Crianças não devem passar entre carros estacionados. • Em estacionamentos, a criança deve observar carros que venham em marcha a ré. • Se houver crianças brincando fora da casa, o motorista deve observar sua presença antes de dar marcha a ré.
Segurança na bicicleta: geral	• A bicicleta da criança deve ter boa manutenção e tamanho adequado. • Os pais devem orientar a criança até a bicicleta. • Antes de ter permissão para andar na rua, a criança deve mostrar habilidade para andar na bicicleta com segurança. • Devem ser estabelecidas áreas seguras para a criança andar de bicicleta e caminhos seguros até essas áreas. • A criança não deve andar de bicicleta descalça, com outra pessoa ou com roupas que possam se prender na bicicleta. • A criança deve usar sapatos resistentes e bem adaptados. • A criança deve usar capacete. • A bicicleta deve ser inspecionada com frequência, para se assegurar seu funcionamento adequado. • Deve ser usada uma cesta para carregar objetos pesados.
Segurança na bicicleta: no tráfego	• A criança deve obedecer a todos os sinais de trânsito. • Para andar à noite, a bicicleta deve ter faróis e refletores, e a criança deve usar roupas de cores claras. • A criança deve andar no lado da rua acompanhando o tráfego. • Bicicletas devem andar no lado da rua e em fila única. • A criança deve observar e atentar para os carros. • A criança não deve usar fones de ouvido quando anda de bicicleta. • Nunca se deve andar de bicicleta segurando em outro veículo.
Segurança em esportes	• Escolha esportes de acordo com a capacidade e o desejo da criança. • Programas esportivos devem ter uma rotina de aquecimento. • Os treinadores devem conhecer reanimação cardiorrespiratória e primeiros socorros. • A criança deve usar equipamentos de proteção adequados para o esporte.
Skate e patins com rodas alinhadas	• A criança deve usar capacete, proteção de joelhos, cotovelos e punhos. • O *skate* não deve ser usado com tráfego em ruas ou estradas. • Usar o *skate* em rampas feitas em casa pode ser perigoso; antes de se usar o *skate*, devem-se avaliar os riscos nas rampas.
Segurança de veículos motorizados para crianças	• Não devem ser operados por crianças de menos de 16 anos de idade. • A criança deve usar capacete e equipamentos protetores. • Não devem ser usados à noite. • Não devem ser usados em vias públicas. • A criança não deve ficar de pé no veículo nem andar no colo de outra pessoa.
Segurança contra incêndios	• Todas as residências devem ter detectores de fumaça e extintores de incêndio funcionais. As baterias dos detectores de fumaça devem ser trocadas pelo menos duas vezes por ano. • Deve haver um plano de evacuação para casos de incêndio.

Diretrizes de ensino 6.1 *(continuação)*

Problemas de segurança da criança em idade escolar e intervenções

Problema de segurança	Intervenções
	• O plano de evacuação deve ser praticado regularmente. • Ninguém deve fumar na cama. • A enfermeira deve ensinar o que fazer em caso de incêndio: uso de extintor de incêndio, telefones de emergência e como apagar o fogo nas roupas. • Uso de roupas que retardam a ação do fogo. • Crianças devem usar o fogão ou outros dispositivos de cozinha sob supervisão de um adulto. • Todo material e líquido inflamáveis devem ser armazenados com segurança. • Lareiras devem ter grade protetora. • Ensine a criança a não tocar em fios elétricos que podem ser encontrados enquanto ela brinca.
Segurança na água	• Ensine a criança a nadar. • Se a capacidade de nadar for limitada, a criança deve usar colete ou boia salva-vidas durante todo o tempo. • A criança não deve nadar sozinha. Se possível, deve nadar apenas onde houver um salva-vidas. • A criança deve aprender reanimação cardiorrespiratória básica. • A criança não deve correr nem ficar à toa na beira da piscina. • Os drenos da piscina devem ser devidamente cobertos. • Crianças devem usar colete salva-vidas quando estiverem em barcos. • Certifique-se de que há profundidade suficiente antes de mergulhar.
Segurança com armas de fogo	• A criança deve aprender a nunca tocar em uma arma e a avisar um adulto se encontrar alguma. • Se houver armas de fogo em casa, é necessário guardá-las em lugar seguro, manter a trava de segurança presa e guardar a munição em outro lugar. • Nunca aponte uma arma para outra pessoa.
Segurança contra tóxicos	• Ensine à criança os riscos de aceitar drogas ilícitas, álcool ou medicamentos perigosos. • Guarde materiais potencialmente perigosos em lugar seguro.

Segurança no automóvel

Acidentes em veículos motorizados são uma causa comum de lesão em crianças em idade escolar. Quando andam de carro, as crianças em idade escolar devem sempre sentar-se no banco de trás. O banco da frente é perigoso por causa dos *airbags* na maioria dos carros novos. A criança deve usar um sistema de contenção de três pontos instalado no banco de trás, com um cinto em torno do abdome e uma faixa no ombro, bem ajustados. Além disso, a criança de mais de 18 kg (em geral com 4 a 8 anos de idade) deve usar um assento acolchoado com cintos em torno do abdome e do ombro. Crianças em idade escolar que sejam muito grandes para usarem um assento de contenção conversível podem usar um assento acolchoado até que sua cabeça fique mais alta que a parte de trás do banco do carro (em geral 1,40 m). Crianças abaixo dos 12 anos de idade não devem sentar-se no banco da frente de veículos providos de *airbag*.

Segurança ao caminhar nas ruas

As crianças de 5 a 9 anos de idade têm a incidência mais alta de lesões como pedestres. Crianças de 6 a 8 anos de idade devem ir para a escola ou até o ônibus acompanhadas de um amigo ou irmão mais velho, ou de um dos pais. Atravessar a rua sem olhar para os dois lados ou entre os carros é uma ocorrência comum nos anos escolares. Ensine à criança práticas seguras como pedestre nas ruas.

Segurança na bicicleta e em outros esportes

Andar de bicicleta, patinete, *skate* e patins com rodas alinhadas são atividades comuns de crianças em idade escolar e devem ser usados com capacete e protetores de joelhos e cotovelos.

Pesquisas mostraram que a ocorrência de lesões da cabeça em acidentes de bicicleta reduziu-se em 85% com o uso de capacete bem ajustado. Estima-se que 50% das crianças em idade escolar possuam capacete para andar de bicicleta, mas apenas 50% dessas usam capacete todas as vezes em que andam de bicicleta (ver as metas do Healthy People 2010). É importante que as crianças usem o capacete bem ajustado e que este não prejudique a visão nem a audição. Como as crianças em idade escolar já completaram a maior parte do crescimento craniano, um capacete pode ser usado até a adolescência. É importante que a criança tenha uma bicicleta adequada para seu tamanho e sua idade. A criança deve poder

Healthy People 2010

Objetivo	Importância
Aumento do uso de capacete por ciclistas.	• Prover instrução a crianças e pais sobre prevenção de lesões na cabeça pelo uso de capacete • Estimular a criança a escolher um capacete que seja do seu agrado (que a faça parecer "bem").

apoiar os dois pés no chão quando estiver sentada na bicicleta (Figura 6.8). É importante destacar para os pais a importância do tamanho adequado, para que não adquiram uma bicicleta grande demais sob alegação de que a criança "vai crescer". Se crianças maiores usam a bicicleta como meio de locomoção em ruas movimentadas, devem ser ensinadas a trafegar na ciclovia. Com a introdução, em 1990, de pequenas motocicletas, 85% dos atendimentos de emergência são atribuídos a lesões relacionadas com o uso desses veículos (Centers for Disease Control and Prevention, 2000).

Segurança contra incêndios

As crianças em idade escolar querem ajudar os pais a cozinhar e a passar roupa. São curiosas em relação ao fogo e sentem-se atraídas para brincar com fogo, com fósforos e com fogos de artifício. Eduque a criança sobre os riscos do fogo. Além disso, ensine o comportamento correto que a criança deve ter quando estiver próxima de fogueiras dentro e fora de casa. Sempre supervisione o uso de fósforos pela criança. No ambiente de casa, os pais devem desenvolver um plano de segurança contra incêndios com os filhos, ensinar a eles o que fazer se suas roupas pegarem fogo e praticar a evacuação da casa em caso de incêndio. No ambiente escolar, as crianças devem aprender a reação adequada em exercícios de incêndio, e esses exercícios devem ser feitos com regularidade.

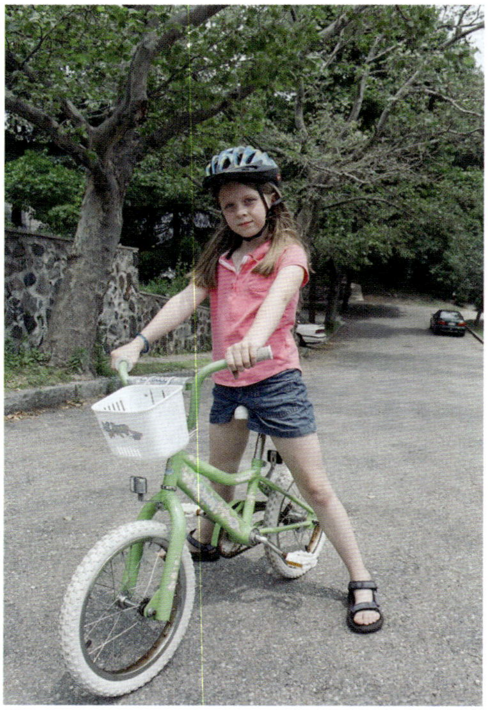

● Figura 6.8 O uso do equipamento de segurança apropriado e o tamanho adequado da bicicleta são importantes para evitar acidentes com crianças em idade escolar.

Segurança na água

Ensine segurança na água a crianças em idade escolar. Quando estiverem nadando, as crianças devem sempre ser observadas por um adulto, para evitar acidentes.

Abuso de crianças

O abuso de crianças, incluindo abuso físico e abuso sexual, é um crime violento comum. Cerca de 10 a 20% das crianças entre 3 e 17 anos de idade sofrem abusos físicos todos os anos (Murray, Baker e Lewin, 2000). Em 2002, mais de 88.000 crianças foram vítimas de abuso sexual (Kellogg e Committee on Child Abuse and Neglect, 2005). As pessoas que abusam das crianças podem ser familiares, amigos ou estranhos. É importante que os pais orientem as crianças em relação a contatos físicos antes dos anos escolares. Sempre que o comportamento da criança em idade escolar gera suspeita de abuso físico ou sexual, a enfermeira deve se comunicar com o conselho tutelar. Esses assuntos serão discutidos em maior profundidade no Capítulo 30.

> **Você se lembra de Lawrence Jones,** o menino de 10 anos de idade apresentado no início do capítulo? Que orientação preventiva sobre segurança você deve fornecer à mãe?

Nutrição

O crescimento, a composição do corpo e o formato do corpo permanecem constantes durante os últimos anos de idade escolar. A necessidade de calorias diminui e o apetite aumenta. Na preparação para a adolescência, a gordura corporal da criança aumenta. Essa tendência de aumento da gordura corporal ocorre mais cedo nas meninas do que nos meninos, e a intensidade do aumento é maior nas meninas. Os meninos têm mais massa corporal magra por centímetro de altura do que as meninas.

As preferências de dieta estabelecidas nos anos pré-escolares continuam durante o período escolar. Enquanto a criança cresce, influências da família, dos meios de comunicação e dos colegas podem alterar os hábitos alimentares desse grupo etário. Algumas dessas influências são o programa de trabalho dos pais, atividades externas e o nível de exercício da criança. Diminuição do nível de exercícios e más escolhas nutricionais acarretam o problema crescente de obesidade nesse grupo etário. Veja no Boxe 6.2 tipos de perguntas a serem feitas à criança e aos pais a respeito da condição nutricional. O Healthy People 2010 fornece objetivos e ações para melhorar a saúde nutricional de crianças.

Necessidades nutricionais

Crianças em idade escolar com peso médio de 20 a 35 kg precisam de cerca de 70 calorias por kg/dia (1.400 a 2.100 calorias

Boxe 6.2 Perguntas sobre nutrição

Perguntas para a criança
- Com que frequência você come com a família?
- Que horas você costuma fazer as refeições?
- Quantas vezes a família come fora?
- Você come o desjejum regularmente?
- Onde você almoça?
- O que você bebe, e quanto?
- Que alimentos você come com maior frequência?
- Qual o seu alimento predileto?
- Com que frequência você come *fast foods*?
- Que tipo de exercício você faz?

Perguntas para os pais
- Como você descreve o apetite usual de seu filho?
- Você segue práticas especiais culturais ou religiosas de alimentação?
- Seu filho ganhou ou perdeu peso recentemente?
- Você se preocupa com os comportamentos alimentares do seu filho?
- Seu filho pratica exercícios? E a família?
- Há na família história de câncer, hipertensão, diabetes, obesidade ou doença cardíaca?

por dia). A demanda média de água nas 24 h varia de 1.800 a 2.200 mℓ por dia. A criança precisa de 28 g de proteínas e 800 mg de cálcio para manter o crescimento e uma boa nutrição. O cálcio é necessário para o desenvolvimento de ossos e dentes fortes. Leite, iogurte e queijo fornecem proteínas, vitaminas e minerais, e são uma excelente fonte de cálcio. Carnes, aves, peixes e ovos fornecem proteínas, vitaminas e minerais.

Healthy People 2010

Objetivo	Importância
Aumentar a proporção de pessoas de 2 anos de idade ou mais que consomem duas porções diárias de frutas, três porções diárias de vegetais, sendo pelo menos um terço de vegetais verdes ou amarelos, e seis doses diárias de grãos, sendo pelo menos três de grãos integrais	• Instruir as famílias sobre a importância de grãos integrais, frutas e vegetais na dieta • Estimular a criança a escolher frutas e vegetais atraentes para ela • Fornecer sugestões criativas para a preparação de vegetais, para torná-los mais atraentes para crianças
Aumentar a proporção de pessoas de 2 anos de idade ou mais que consomem menos de 10% de calorias de gorduras saturadas, e que consomem não mais que 30% de calorias de gorduras.	• Educar as famílias sobre alimentos que contêm gorduras saturadas • Oferecer sugestões de outras fontes de proteínas e gorduras (frango ou peixe, azeite de oliva).

Orientação nutricional

Crianças em idade escolar devem escolher alimentos e lanches culturalmente adequados da Pirâmide de orientação nutricional. Crianças em idade escolar precisam limitar a ingestão de gorduras e açúcares processados. Uma dieta prudente limita o uso de carnes gordurosas, laticínios gordurosos, ovos e gorduras hidrogenadas, e promove o consumo de peixe e a substituição de óleos vegetais poli-insaturados e margarinas. A American Heart Association aprovou uma dieta para crianças em idade escolar que inclui as recomendações relacionadas no Boxe 6.3.

Com relação a Lawrence Jones, que perguntas você faria à mãe dele sobre a ingestão nutricional do menino? Que orientação preventiva relacionada com nutrição seria adequada?

Sono e repouso saudáveis

O número de horas de sono necessárias para o crescimento e o desenvolvimento diminui com a idade. Crianças de 6 a 8 anos de idade precisam de cerca de 12 h de sono por noite. Entre 8 e 10 anos de idade, as crianças precisam de 10 a 12 h de sono por noite, e crianças de 10 a 12 anos precisam de 9 a 10 h de sono por noite. Crianças no início da idade escolar podem precisar de um breve cochilo ocasional para acumular energia após passar a maior parte do dia na escola. Rituais na hora de dormir e horários constantes continuam a ser importantes durante toda a idade escolar. Os pais devem facilitar o programa da hora de dormir e um período de tranquilidade antes de a criança se deitar. A hora de ir para a cama é um momento especial para pais e filhos lerem juntos, ouvirem histórias ou música tranquila, narrar os acontecimentos do dia e trocar expressões de afeição. A criança deve

Boxe 6.3 Recomendações dietéticas da American Heart Association para crianças em idade escolar

- Proteínas de alta qualidade em todas as refeições
- Leite com acréscimo de vitamina D ou outros laticínios com pouca gordura
- Vegetais ricos em vitamina A
- Frutas ricas em vitamina C
- Pães e cereais de grão integral ou enriquecidos
- Óleos vegetais ricos em gorduras poli-insaturadas
- Carnes (quatro porções diárias de 100 mg cada)
- Peixes (1 a 2 vezes/semana)
- Aves (1 a 2 vezes/semana)
- Vegetais verdes e amarelos (pelo menos 4 vezes/semana)
- Ovos (quatro vezes/semana)

ter expectativas em relação à hora de dormir e de acordar, e sobre os modos de acordar (por despertador, ser chamada por um dos pais etc.).

Terrores noturnos ou sonambulismo podem ocorrer em crianças entre 6 e 8 anos de idade, mas devem desaparecer entre 8 e 10 anos. Para crianças de 11 a 12 anos de idade, estimule os pais a permitir uma variação da programação de sono nos fins de semana, mantendo o programa regular nos dias úteis.

> **Forneça orientação preventiva** para a mãe de Lawrence Jones em relação ao sono adequado para o seu filho de 10 anos de idade.

Saúde dos dentes e das gengivas

As **cáries** são a doença dentária mais comum, embora a incidência tenha diminuído com o uso de flúor. Cuidados dentários com ênfase na prevenção de cáries são importantes nessa idade. Às vezes os cuidados dentários não são considerados importantes pelos pais de crianças pequenas porque os dentes decíduos serão substituídos por dentes permanentes. Isso resulta em complicações dos dentes permanentes, tal como **maloclusão** (ver as metas do Healthy People 2010).

O alinhamento adequado é importante para a formação dos dentes, para o desenvolvimento da fala e para a aparência física. Muitas crianças em idade escolar precisam de aparelho dentário para corrigir a maloclusão, quando os dentes estão superpostos, tortos ou desalinhados. O **bruxismo** ou ranger de dentes durante o sono pode continuar durante os anos escolares. O bruxismo pode resultar em desgaste do esmalte dos dentes. O ranger de dentes pode ser devido a mau alinhamento. Se ocorrer ranger de dentes persistente, deve ser programada uma avaliação dentária.

Crianças em idade escolar precisam escovar os dentes 2 a 3 vezes/dia durante 3 min de cada vez (Figura 6.9). Os pais devem substituir a escova de dentes (macia) a cada 3 a 4 meses, e o uso de fio dental pelo menos 1 vez/dia é recomendado. Os pais devem monitorar quando as crianças escovam os dentes, observar alinhamento dentário anormal e programar exames dentários regulares a cada 6 meses, para garantir a boa saúde dos dentes e evitar problemas dentários. As crianças podem precisar de ajuda para escovar os dentes até 7 a 10 anos de idade. Selantes dentais são recomendados para todas as crianças em idade escolar. O selante é um revestimento plástico aplicado a superfícies de contato entre os dentes para evitar cáries em dentes permanentes. Além disso, os pais devem dar suplementos de flúor (com orientação do dentista) para as crianças, quando o suprimento de água da cidade não tiver adição de flúor.

Crianças que usam aparelho estão mais sujeitas a cáries e devem ser estimuladas a escovar os dentes após cada refeição e cada lanche. Enfermeiras escolares podem ajudar as crianças a escovarem os dentes após o almoço. Além disso, a enfermeira escolar deve promover a saúde dental dando educação sobre cuidados e problemas dentais e gengivais que podem ocorrer por falta de cuidados adequados. A dieta pode ter um papel na saúde dental. A limitação de alimentos pegajosos, açucarados e ricos em carboidratos diminui a possibilidade de cáries.

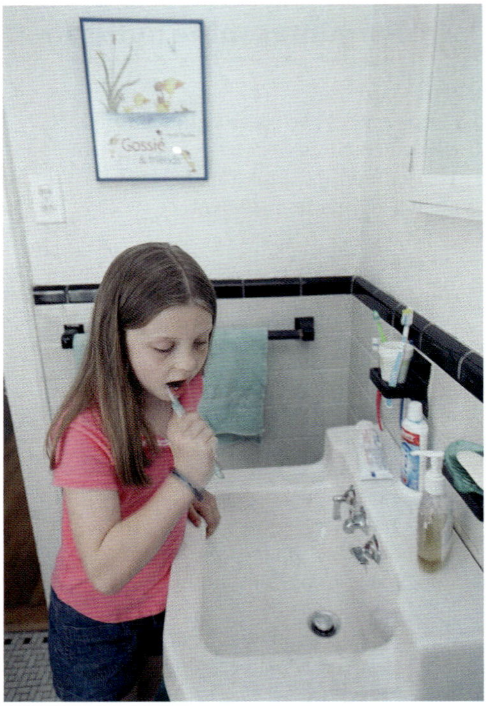

● Figura 6.9 O uso da técnica correta para escovar os dentes é importante para evitar cáries.

Healthy People *2010*

Objetivo	Importância
Reduzir a proporção de crianças e adolescentes com cáries dentárias nos dentes decíduos ou permanentes Aumentar a proporção de crianças que têm selante dental aplicado nos dentes molares.	• Estimular o uso adequado da escova e do fio dental • Orientar crianças e famílias sobre o uso de flúor • Encaminhar crianças em idade escolar para aplicação de flúor • Ajudar famílias sem plano dental a obter recursos para cuidar dos dentes.

Imposição de regras

Com a capacidade crescente de ver as situações de diferentes ângulos, a criança em idade escolar deve ser capaz de perceber como suas ações afetam outras pessoas. As crianças de 6 a 8 anos de idade estão começando a perceber os efeitos de seu comportamento sobre as outras pessoas. Estão começando a perceber que seus comportamentos podem ter consequências. Crianças de 8 a 12 anos têm total consciência dos efeitos de seu comportamento. Elas devem ser capazes de expressar emoções sem usar violência. Técnicas de disciplina têm consequências *naturais* e *lógicas*. Consequências naturais permitem que a criança aprenda os resultados de suas ações. Por exemplo, se a criança joga um brinquedo pela janela, não pode mais brincar com ele. Como consequência lógica, pode-se estabelecer, por exemplo, que, se a criança não guardar a bicicleta depois de usá-la, não poderá andar nela durante o resto do dia.

Ao disciplinarem os filhos, os pais devem ensinar a eles as regras estabelecidas pela família, valores e normas sociais de conduta. As regras devem fornecer orientação para a criança em idade escolar sobre comportamentos aceitáveis e inaceitáveis. As crianças em idade escolar procuram orientação e exemplos dos pais. Os pais devem dar exemplo de expressões adequadas de sentimentos e emoções, e devem permitir que a criança expresse seus sentimentos e suas emoções. Discuta os efeitos do temperamento da criança sobre seu comportamento, e o que constitui um comportamento adequado para a idade. Inclua como o temperamento dos pais pode influenciar o temperamento da criança.

A orientação eficaz e a disciplina visam ao desenvolvimento da criança. Elas podem preservar a autoestima e a dignidade da criança. Discuta com os pais as normas relacionadas com disciplina. Explique que eles nunca devem humilhar a criança. A criança pode ter uma visão negativa dos pais e dos responsáveis se for humilhada ou insultada com frequência. Essas ações negativas podem inibir o aprendizado e ensinar a criança a agir com grosseria. Em vez disso, os pais devem disciplinar com elogios. O reconhecimento positivo dos progressos estimula um desenvolvimento saudável e comportamentos adequados (Barakat e Clark, 2001). Discuta com os pais como serem realistas quando planejarem atividades, para evitar excessos que resultem em mau comportamento. Estimule os pais a dizerem "não" apenas quando tiverem a intenção, a evitar uma atmosfera negativa em casa e evitar inconsistências.

Quando um comportamento indesejável ocorrer, o tipo e a quantidade de castigo baseiam-se em diferentes fatores:

- Nível de desenvolvimento da criança e dos pais
- Gravidade do mau comportamento
- Regras familiares estabelecidas
- Temperamento da criança
- Reação da criança a recompensas

Lembre-se de que a criança deve participar do desenvolvimento de um plano de ação para maus comportamentos. Qualquer que seja o método de castigo escolhido, é importante que os pais sejam firmes em sua aplicação, em um ambiente protetor.

Tratamento de problemas comuns do desenvolvimento

A tarefa de desenvolvimento (segundo Erikson) das crianças em idade escolar é o senso de produtividade. Elas se ocupam aprendendo, conseguindo e explorando. Quando ficam mais independentes, são influenciadas por forças como a televisão, *videogames* e colegas, além da família. Algumas dessas influências são positivas; outras são negativas. Alguns dos problemas de desenvolvimento comuns em crianças em idade escolar são discutidos nas próximas seções. Orientações para ajudar os pais e enfermeiras quando depararem com esses problemas estão incluídas nas Diretrizes de ensino 6.2.

Televisão e videogames

A influência da televisão e de *videogames* sobre a criança em idade escolar é uma preocupação crescente de pais e especialistas em crianças. Nos EUA, as crianças passam 4 h por dia vendo televisão ou jogando *videogames*. Durante esse tempo, no final da escola primária uma criança terá visto 8.000 assassinatos e 40.000 anúncios comerciais por ano. Embora a criança em idade escolar saiba distinguir realidade e fantasia, pesquisas mostraram que esse tempo em frente à televisão – vendo televisão ou jogando *videogames* – pode gerar comportamento agressivo, diminuição da atividade física e alteração da imagem corporal (ver as metas do Healthy People 2010).

Embora alguns programas de televisão e *videogames* possam ter influências positivas sobre as crianças, ensine aos pais normas para o uso da televisão e de *videogames*. Os pais devem estabelecer limites de tempo para o filho assistir à televisão. A Academy of Pediatrics recomenda 2 h ou menos de televisão por dia. Os pais devem estabelecer normas sobre quando a criança pode ver televisão – por exemplo, após ter feito o dever de casa ou após concluir as tarefas domésticas. A permissão de ver televisão não deve ser usada como recompensa. Os pais devem observar o que a criança está assistindo. Veja os programas junto com a criança e aproveite a oportunidade para discutir o tema do programa com ela. Não se deve ver televisão durante o jantar e a televisão não deve ser colocada no quarto da criança. Os pais devem dar o exemplo para a criança. Leia em vez de ver televisão ou faça atividade física em família. Se a televisão causar brigas ou discussões, ela deve ser desligada por algum tempo.

Healthy People 2010

Objetivo	Importância
Aumentar a proporção de crianças e adolescentes que veem televisão 2 h ou menos por dia.	• Ajuda as famílias a identificar outras atividades além da televisão para a criança • Prestigia a participação em trabalhos manuais, música e esportes.

Healthy People 2010

Objetivo	Importância
Reduzir a proporção de crianças e adolescentes com excesso de peso ou obesos.	• Avaliar o desenvolvimento de excesso de peso em todas as crianças, indicado por um aumento do índice de massa corporal para a idade • Fornecer aconselhamento preciso da dieta • Estimular a prática de atividades físicas diárias • Aconselhar os pais a limitarem o tempo diário de assistir à televisão e jogar no computador.

Diretrizes de ensino 6.2

Tratamento de problemas de desenvolvimento comuns

Televisão e *videogames*

- Limite o tempo de ver televisão ou jogar *videogames* a 2 h por dia.
- Monitore os programas de televisão.
- Proíba programas de televisão ou *videogames* que contenham violência.
- Não coloque a televisão ou *videogames* no quarto das crianças.
- Prepare uma agenda de programas de televisão a serem vistos durante a semana.
- Veja televisão e *videogames* com a criança.
- Estimule a prática de esportes, brincadeiras interativas e leitura.

Obesidade

- Forneça refeições e lanches saudáveis.
- Programe e estimule a prática diária de exercícios.
- Estimule o envolvimento em esportes.
- Restrinja o uso da televisão e de *videogames*.
- Limite a ingestão de *fast food*.
- Forneça instrução sobre nutrição saudável.
- Nunca use alimentos como recompensa.
- Dê bom exemplo

Fobia à escola

- Faça a criança voltar à escola.
- Investigue a causa do medo.
- Dê apoio à criança.
- Colabore com os professores.
- Elogie o sucesso na frequência à escola.

Crianças que ficam em casa sozinhas

- Forneça regras e expectativas a serem seguidas, como
  - Não atender à porta nem ao telefone
  - Não receber amigos em casa quando os pais estiverem fora
  - Não brincar com fogo.
- Ensinar a criança a chamar um vizinho de confiança quando precisar de ajuda, ou um telefone de emergência quando for necessário.
- Deixe à vista o número de telefones de ajuda, incluindo ajuda após a escola, se houver disponível.
- Compre um identificador de chamadas telefônicas.
- Matricule a criança em um programa para depois da escola, se disponível.
- Discuta as limitações de brincadeiras fora de casa.
- Discuta as limitações da televisão e de *videogames*.
- Verifique se a criança sabe como entrar em contato com os pais.
- Defina com clareza as expectativas em relação aos trabalhos de casa.
- NÃO MANTENHA armas de fogo em casa.

Roubo

- Eduque os pais sobre a possibilidade de roubo.
- Discuta formas de ensinar o conceito de posse e os direitos de propriedade.
- Lide abertamente com a situação.
- Ajude a criança a desenvolver e executar um plano para devolver o que foi roubado.
- Certifique-se de que a punição seja adequada para a ação.

Mentira

- Ajude os pais a entenderem por que a criança está mentindo.
- Quando a criança mentir, encare-a com calma e explique por que tal comportamento não é aceitável.
- Ensine aos pais que seu comportamento deve corresponder ao que eles ensinam e às expectativas da criança.
- Ensine aos pais que punições muito rígidas ou graves podem diminuir a sensação de autoestima da criança.
- Se as mentiras persistirem em crianças em idade escolar mais velhas, procure ajuda profissional, para sanar problemas subjacentes.

Trapaça

- Ensine aos pais que a criança deve ter maturidade para compreender o conceito de normas.
- Lide com situações de trapaça abertamente.
- Ajude os pais a compreenderem por que a criança está trapaceando e modificarem o estímulo.
- Desenvolva punições apropriadas; punições inadequadas podem transtornar a criança.
- Ensine aos pais que seu comportamento deve refletir o que eles esperam da criança.
- Se as trapaças persistirem em crianças em idade escolar mais velhas, procure ajuda profissional, para sanar problemas subjacentes.

Intimidação

A criança intimidada

- Eduque os pais cujos filhos estão sob risco de sofrerem intimidação
  - Crianças que parecem diferentes da maioria
  - Crianças que agem de modo diferente da maioria
  - Crianças com autoestima baixa
  - Crianças com problemas mentais ou psicológicos.
- Ensine os pais a encenar diferentes cenários que a criança pode encontrar na escola; mostre à criança maneiras diferentes de reagir a intimidações.
- Faça a criança compreender que ela não provocou a intimidação.
- Desenvolva modos de aumentar a autoestima da criança em casa.
- Discuta a situação com o professor e desenvolva um plano de cuidados.

A criança intimidadora

- Ensine os pais as razões por que é importante corrigir o comportamento.
- Discuta modos como a criança pode mostrar sua raiva ou seus sentimentos adequadamente.

Diretrizes de ensino 6.2 *(continuação)*

Tratamento de problemas de desenvolvimento comuns

- Faça os pais ajudarem a criança a perceber os sentimentos do intimidado.
- Não permita brigas em casa.
- Recompense a resolução de conflitos sem violência.

Educação sobre tabaco e álcool

- Pergunte sobre o uso de tabaco e de álcool.
- Discuta os perigos físicos e sociais do uso de tabaco e de álcool.
- Estimule os pais a serem bons exemplos.
- Limite a leitura e materiais de meios de comunicação sobre o uso de álcool e tabaco.
- Discuta as influências do uso de tabaco e de álcool por colegas.
- Eduque a criança sobre tabaco mascado. Ensine a ela que se trata de algo tão perigoso quanto fumar tabaco.
- Defenda um ambiente sem fumaça em casa e em outros lugares frequentados.
- Evite ter produtos de tabaco e alcoólicos à mão em casa.

Obesidade

Os Centers for Disease Control and Prevention (CDC) e o National Health and Nutrition Examination Survey (NHANES) observaram que cada vez mais há crianças acima do peso. Durante as últimas duas décadas, o número de crianças e adolescentes obesos quase duplicou. Os levantamentos mostram que 13% das crianças entre 6 e 11 anos estão acima do peso. O peso excessivo é definido como um índice de massa corporal (IMC) acima do 85º percentil e a obesidade é definida como um IMC acima do 95º percentil (ver as metas do Healthy People 2010).

A obesidade ocorre quando a ingestão de calorias e alimentos excede o consumo. Alguns fatores relacionados com a obesidade incluem modelo familiar, falta de exercícios e refeições não estruturadas, assim como fatores culturais, genéticos, ambientais e socioeconômicos. Alguns fatores que influenciam a falta de exercícios incluem um número pequeno de dias na escola com oferta de programas de educação física e férias escolares. Por outro lado, algumas crianças moram em bairros perigosos e não têm um lugar seguro para brincar fora de casa; em consequência, passam o tempo em atividades sedentárias, como ver televisão. Crianças com taxas metabólicas baixas e número aumentado de adipócitos tendem a ganhar mais peso. Crianças obesas correm risco de doenças cardiovasculares, de diabetes do tipo 2 (não dependente de insulina) e de problemas ortopédicos. Problemas psicológicos e transtornos alimentares também são frequentes. Quando os pais não têm conhecimento de nutrição, não monitoram os lanches e as refeições e têm refeições não estruturadas, são estabelecidos hábitos que levam à obesidade. A falta de exercícios também contribui para a obesidade.

A prevenção da obesidade na infância é importante porque os adipócitos da criança persistem no adulto obeso e contribuem para doenças. Devido ao risco de obesidade, estimule os pais a nunca usarem o alimento como recompensa. Para evitar obesidade, estabeleça horários regulares de refeições e ofereça alimentos e lanches sadios. Estimule os pais a elogiarem as boas escolhas de alimentos da criança e a darem exemplo de alimentação e exercícios adequados.

Fobia à escola

A **rejeição à escola** (também chamada *fobia à escola* ou *evasão escolar*) foi definida como faltas frequentes, abandono da escola ou interrupção ou ruptura da atividade acadêmica (Ruggiero, 1999). A fobia à escola precisa ser definida sintomaticamente e operacionalmente como a causa da ansiedade. A evasão escolar ocorre em cerca de 5% das crianças em idade escolar. Essas crianças podem se recusar a ir à escola e criar motivos para não poderem ir à escola.

Alguns dos medos expressados por crianças que se recusam a ir à escola incluem provas, intimidação, reprimendas dos professores, ansiedade quanto a usar um banheiro público, ferimentos ou despir-se no vestiário. Devido ao sofrimento emocional que a escola causa nessas crianças em idade escolar, diz-se com frequência que elas têm fobia à escola. Crianças pequenas podem se queixar de dor no estômago ou de cabeça, e crianças maiores podem se queixar de palpitações ou de desmaios.

É importante investigar as causas específicas da rejeição ou fobia à escola e agir de modo adequado. O médico ou a enfermeira devem fazer um exame da criança para descartar doenças físicas. Após essas medidas, pais, professores e conselheiros e administradores escolares podem estabelecer um plano para ajudar o estudante a superar o medo específico. Em casos não complicados, os pais devem fazer a criança voltar à escola o mais cedo possível. Programas alterados (parte do dia ou diminuição do número de horas) ajudam na transição de volta à escola. Outra ideia para dessensibilizar a criança pode ser fazê-la passar parte do dia na sala do conselheiro ou da enfermeira da escola.

Crianças que ficam em casa sozinhas

Quando ambos os pais trabalham fora, muitas crianças voltam para casa sozinhas, ficando sem a supervisão de um adulto durante algumas horas. Essas crianças estão mais sujeitas a se comportarem mal e a aceitarem riscos. A American Academy of Pediatrics recomenda que a criança volte para casa com um dos pais, com outro adulto ou com um adolescente responsável.

A maioria das crianças é capaz de lidar com o estresse e tomar decisões próprias antes dos 11 ou 12 anos de idade. Entretanto, algumas crianças em idade escolar são mais maduras, e podem ser deixadas sozinhas aos 8 a 10 anos de idade; a maturidade é importante, não a idade. Apesar do nível de maturidade, é mais provável que crianças sem supervisão usem álcool ou drogas ilícitas. Além disso, crianças que ficam sozinhas em casa podem se sentir isoladas dos amigos, porque eles podem ser proibidos de entrar na casa quando os pais não estão presentes (Hockenberry *et al.*, 2003).

Se a criança voltar para casa sem supervisão, ela deve saber o nome, o endereço e o número do telefone dos pais e de um vizinho, assim como o número do telefone de emergência. Ela deve receber normas para atender à porta ou ao telefone. Ela deve dizer a qualquer pessoa que bata à porta ou que chame ao telefone que a mãe está em casa mas não pode atender no momento. Orientações sobre como usar a chave de casa e sobre segurança contra incêndios devem ser dadas e verificadas (ver Diretrizes de ensino 6.2).

Roubo, mentira e trapaça

Durante os anos escolares, podem ocorrer comportamentos antissociais. Crianças que antes se comportavam bem podem passar a roubar, mentir e trapacear. Os pais em geral ficam perturbados com essa mudança de comportamento. Eles têm dificuldade de lidar com esses problemas e precisam de ajuda para usarem as intervenções adequadas.

Entre 6 e 8 anos de idade, as crianças não compreendem plenamente o conceito de posse e direitos de propriedade. Elas podem roubar objetos porque gostam de seu aspecto. As crianças de 8 a 10 anos de idade podem roubar porque desejam o objeto ou querem impressionar os colegas. A criança de 10 a 12 anos pode roubar pelas mesmas razões. Além disso, crianças mais velhas podem roubar para complementar sua renda, considerada inadequada.

A mentira é mais comum em crianças de 6 a 8 anos de idade. É aceitável que essas crianças exagerem, mas elas devem saber o que é verdade e o que é faz de conta. Em geral, essas crianças mais novas mentem para evitar punições. Entretanto, elas não gostam que outras pessoas mintam, e denunciam isso quando uma pessoa mente. Crianças de 8 a 12 anos de idade mentem em geral porque são incapazes de atender as expectativas da família e dos colegas. Mentem também para impressionar outras pessoas. Se o hábito de mentir persistir em uma criança em idade escolar mais velha, os pais devem discutir o assunto com um profissional de saúde, porque a mentira pode ser evidência de problemas subjacentes.

O conceito de trapaça não é bem compreendido até os 7 anos de idade. Antes dessa idade, o desejo de "vencer" é mais importante, e regras rígidas são difíceis de entender. Em crianças de 8 a 12 anos de idade, o conceito de trapaça é bem compreendido. A trapaça ocorre por causa de pressão dos colegas, pressão dos pais para que a criança seja bem-sucedida e sentimentos de baixa autoestima. Se o hábito de trapacear persistir em uma criança em idade escolar mais velha, os pais devem discutir o assunto com o pediatra, porque tal comportamento pode indicar problemas subjacentes.

Ao lidar com crianças envolvidas em roubos, mentiras ou trapaças, os pais precisam, em primeiro lugar, perceber a importância de seus próprios comportamentos nessas áreas. Os pais são exemplos para a criança em idade escolar. Assim, quando a criança vê ou ouve os pais mentirem, roubarem ou trapacearem (p. ex., os pais se vangloriando de sonegar impostos), ela acha que pode imitar esses comportamentos. Em segundo lugar, devem encarar qualquer comportamento que envolva roubo, mentira ou trapaça, e discutir as consequências desses comportamentos (ver Diretrizes de ensino 6.2).

Intimidação (bullying)

A intimidação, definida como abuso verbal, emocional ou físico, está aumentando entre os escolares. Crianças intimidadas se descrevem como solitárias e com dificuldade de fazer amizades. Crianças que intimidam têm baixa autoestima, notas baixas na escola e pouca habilidade interpessoal.

Em geral, cerca de 10% das crianças que frequentam a escola têm medo e ficam assustadas durante a maior parte do dia. A intimidação é mais frequente na escola. Meninos e meninas são intimidados; os meninos em geral intimidam meninos e usam a força com maior frequência. As meninas podem ser intimidadas pelos dois sexos, usando principalmente alienação e intimidação social. Meninos e meninas podem intimidar. As meninas são intimidadoras nas três primeiras séries, e os meninos, da quarta série em adiante.

A intimidação pode ter resultados negativos por toda a vida. As crianças intimidadas com frequência têm um número maior de episódios de cefaleia, dor de estômago e problemas de sono. Após identificar a criança intimidada ou intimidadora, os pais devem trabalhar com ela, com a escola e com um profissional de saúde para resolver o problema (ver Diretrizes de ensino 6.2).

Orientação sobre tabaco e álcool

As crianças em idade escolar são ansiosas por crescerem e se tornarem independentes. Os colegas e aceitação são muito importantes nessa fase. As crianças em idade escolar podem ser expostas a mensagens que estão em conflito com os valores dos pais em relação ao tabaco e ao álcool. Os colegas com frequência pressionam as crianças para experimentarem tabaco e álcool (ver as metas do Healthy People 2010).

As crianças em idade escolar estão preparadas para absorver informações relacionadas com drogas ilícitas e álcool. As informações dos pais ou de outros adultos que têm influência sobre a vida da criança é essencial nessa época, para estabelecerem normas e exemplos para as crianças. As discussões com as crianças devem basear-se em fatos e focar o presente. Alguns tópicos para discussão incluem:

- O que são o álcool e as drogas ilícitas, e como eles podem prejudicar a criança
- Diferenças entre o uso médico e o uso ilícito de drogas
- Como pensar de modo crítico para interpretar mensagens veiculadas em anúncios, nos meios de comunicação e por personalidades do mundo dos esportes e do entretenimento

Ver Diretrizes de ensino 6.2.

Lembre-se de Lawrence Jones, o menino de 10 anos de idade apresentado no início do capítulo. Relacione problemas de desenvolvimento que podem ocorrer com ele. Que orientação preventiva relacionada com esses problemas você deve fornecer à mãe?

Healthy People *2010*

Objetivo	Importância
Reduzir a iniciação ao tabagismo em crianças e adolescentes.	• Orientar as crianças e seus familiares sobre os riscos do tabagismo.

Referências

Adekoya, N., Thurman, D. J., White, D. D., & Webb, K. W. (2000). Surveillance for traumatic brain injury deaths: United States 1989–1998. *Morbidity and Mortality Weekly Report, 51*(Suppl. 10), 1–16.

American Academy of Pediatrics. (2002). Skateboard and scooter injuries. *Pediatrics, 109*(3), 542–543.

American Academy of Pediatrics, Committee on Nutrition. (2003). Policy statement: prevention of overweight and obesity. *Pediatrics, 112*(2), 424–430. Available at http://aappolicy.aappublications.org/cgi/reprint/pediatrics;112/2/424.pdf.

Barakat, I. S., & Clark, J. A. (2005). *Positive discipline and child guidance.* Retrieved July 9, 2006 from http://muextension.missouri.edu/xplor/hesguide/humanrel/gh6119.htm.

Behrman, R. (1999). When school is out. *The Future of Children, 9*(2), 1–95.

Centers for Disease Control and Prevention. (2000). Unpowered scooter related injuries: United States 1998–2000. *Morbidity and Mortality Weekly Report, 49,* 1108–1110.

Centers for Disease Control and Prevention, National Center for Health Statistics. (2000). *Injury and poisonings episodes and conditions: national health interview survey, 1997.* Retrieved July 10, 2006 from http://www.cdc.gov/nchs/data/series/sr_10/sr10_202.pdf.

Edelman, C. L., & Mandle, C. L. (2002). *Health promotion throughout the lifespan* (5th ed.). St. Louis, MO: Mosby.

Erikson, E. (1963). *Childhood and society* (2nd ed.). New York: Norton.

Fox, J. A. (2002). *Primary health care of infants and children & adolescents.* St. Louis, MO: Mosby.

Green, M., Palfrey, J. S., Clark, E. M., & Anastase, J. M. (Eds.). (2002). *Bright futures: Guidelines for health supervision of infants, children, and adolescents* (2nd ed.). Arlington, VA: National Center for Education in Maternal and Child Health.

Hegvik, R., McDevitt, S., & Carey, W. (1982). The middle childhood temperament questionnaire/develop. *Journal of Developmental and Behavioral Pediatrics, 3*(4), 197–200.

Hockenberry, M., Wilson, D., Winkelstein, M. L., & Kline, N. (2003). *Wong's infant care of infants and children* (7th ed.). St. Louis, MO: Mosby.

Hoekelman, R., Adam, H., Nelson, N., Weitzman, M., & Wilson., M. (2001). *Primary pediatric care.* Philadelphia: Mosby.

James, R. J., Ashwill, J. W., & Droske, S. C. (2002). *Nursing care of children: Principles and practice* (2nd ed.). Philadelphia: Saunders.

Kellogg, N., & Committee on Child Abuse and Neglect. (2005). The evaluation of sexual abuse in children. *Pediatrics, 116*(2), 506–512.

McDevitt, S., & Carey, W. (1978). The measurement of temperament in 3–7 year old children. *Journal of Child Psychology and Psychiatry, 19,* 245–253.

Murray, S. K., Baker, A. W., & Lewin, L. (2000). Screening families with young children for child maltreatment potential. *Pediatric Nursing, 26,* 47–54.

Robinson, T. N. (1999). Reducing children's television viewing to prevent obesity: A randomized controlled trial. *Journal of the American Medical Association, 282*(16), 1561–1567.

Ruggiero, M. (1999). Maladaptation to school. In M. Levine, W. Carey, & A. Croker (Eds.), *Developmental behavioral pediatrics* (pp. 542–550). Philadelphia: Saunders.

Santrock, J. W. (2004). *Life span development.* Boston: McGraw-Hill.

Storey, M., Holt, K., & Sotfka, D. (Eds). (2002). *Bright futures in practice: Nutrition.* Arlington, VA: National Center for Education in Maternal and Child Health.

Websites

www.aap.org American Academy of Pediatrics
www.aapd.org American Association of Pediatric Dentistry
www.aao.org American Academy of Ophthalmology
www.americanheartorg/scientific/statements/index.html American Heart Association
www.brightfutures.org Full-text reference to health supervision
www.brightfutures.org/oral health/about.html References on oral health
www.cdc.gov/growthcharts/ Centers for Disease Control and Prevention/National Center for Health Statistics/United States Growth Charts: data files, 2000
www.cdc.gov/mmwr/preview/mmwrhtml/mm4949a2.htm Centers for Disease Control and Prevention/Morbidity and Mortality Weekly Report
www.cdc.gov/nccdphp/dnpa/obesity/consequences.htm Centers for Disease Control and Prevention/National Center for Chronic Disease Prevention and Health Promotion
www.cdc.gov/nchs/about/major/nhanes/growthcharts/datafiles.htm Centers for Disease Control and Prevention/National Center for Health Statistics/National Health and Nutrition Examination Survey/United States Growth Charts: data files, 2002
www.cdc.gov/nchs/releases/01news/overweght99.htm Centers for Disease Control and Prevention/National Center for Health Statistics: prevalence of overweight among children and adolescents, United States, 1999
www.cdc.gov/ncipc/factsheets/childh.htm Centers for Disease Control and Prevention/National Center for Injury Prevention and Control: child health fact sheets
www.dentalcare.com/drn.htm Dental care information
www.eatright.org American Dietetic Association
www.healthypeople.gov/Document/HTML/Volume2/19Nutrition.htm Healthy People 2010 Objectives: leading health indicators
www.healthyschools.org Healthy Schools.org is a nonprofit organization devoted to decreasing environmental exposures in schools.
www.immunize.org Immunization Action Coalition is a nonprofit organization funded by the CDC; a one-stop site for all types of immunization information
www.safekids.com Internet safety for kids
www.sportsparents.com *Sports Illustrated for Kids*–sponsored site with good information for parents and providers of child/adolescent health care
www.taconicnet.com/temperament.htm Taconic Counseling Group, NY. Psychotherapy: Temperament differences in children, 2000
www.tchin.org The Children's Health Network provides this site to offer support to clients, parents, and professionals dealing with heart disease

Exercícios sobre o *capítulo*

Questões de múltipla escolha

1. De acordo com Erikson, a resolução bem-sucedida das tarefas de desenvolvimento para uma criança em idade escolar seria identificada pelo:
   a. Aprendizado de tarefas repetitivas
   b. Desenvolvimento de um senso de valor e competência
   c. Emprego de fantasia e pensamento mágico para lidar com os problemas
   d. Desenvolvimento do senso de confiança

2. Quais dos seguintes itens são motivos para o roubo na idade escolar? (Escolha todos os que aplicam)
   a. Escapar de punição
   b. Autoestima elevada
   c. Baixas expectativas da família/colegas
   d. Intenso desejo de possuir algo

3. Quais dos seguintes itens promovem perda ponderal em uma criança obesa em idade escolar? (Escolha todos os que aplicam)
   a. Longos períodos assistindo à televisão e jogando *videogames* no computador
   b. Modelo familiar
   c. Participar ativamente em atividades desportivas
   d. Ingerir refeições não estruturadas
   e. Envolver a criança no planejamento das refeições e na compra dos mantimentos
   f. Ingerir pelo menos três copos de água por dia

4. Como enfermeira escolar que faz a triagem da acuidade visual de uma criança com 6 anos de idade, você encaminharia essa criança para o oftalmologista se a acuidade visual nos dois olhos fosse:
   a. 20/20
   b. 20/25
   c. 20/30
   d. 20/50

5. A Sra. Jones tem dois filhos, com 6 e 9 anos de idade, que desejam jogar no mesmo time de beisebol. Como enfermeira escolar que conselho você daria a essa senhora?
   a. Colocar os dois meninos no mesmo time seria mais conveniente para a mãe.
   b. Os níveis de coordenação e concentração são diferentes, portanto os dois meninos precisam ficar em times diferentes.
   c. Colocar os dois meninos no mesmo time porque os dois estão em idade escolar.
   d. É melhor não colocar os dois meninos no mesmo time para não promover rivalidade entre os irmãos.

Exercícios de raciocínio crítico

1. A Sra. Sams leva seu filho de 8 anos de idade (Frank) ao consultório do pediatra para o exame anual. Ela fala de sua preocupação com o comportamento recente dele. Ele foi ao mercado com um colega e a mãe desse colega e chegou em casa com um carrinho de brinquedo. A mãe do colega informou que ela não comprou o brinquedo.
   a. Qual seria sua resposta para a Sra. Sams?
   b. A Sra. Sams ainda está com o brinquedo. O que você aconselharia a essa senhora para que Frank se conscientizasse das consequências de suas ações?

2. A mãe de Sally pede um conselho a enfermeira a respeito de comprar uma bicicleta para o filho de 7 anos de idade. Qual recomendação a enfermeira deve fazer para essa mãe?

3. A Sra. Shaw traz a filha de 11 anos de idade para uma consulta rotineira. A criança diz a enfermeira que seu aspecto é diferente das colegas e que ela não usa sutiã, mas as colegas já o fazem. Qual seria uma resposta adequada para essa criança?

4. Johnny tem 9 anos de idade e seus pais trabalham fora o dia inteiro. Ele volta para casa depois da escola. Como os pais dele devem prepará-lo para essa experiência? Quais regras de segurança devem ser incluídas na educação de Johnny?

Atividades de estudo

1. Ir a um evento desportivo (como um jogo de futebol ou basquete) com times de crianças em idade escolar. Descrever a coordenação e a função motora grosseira desse grupo.

2. Assistir a uma aula do ensino fundamental. Observar o comportamento das crianças durante a aula. Comparar o comportamento observado com os valores normais para esse grupo etário.

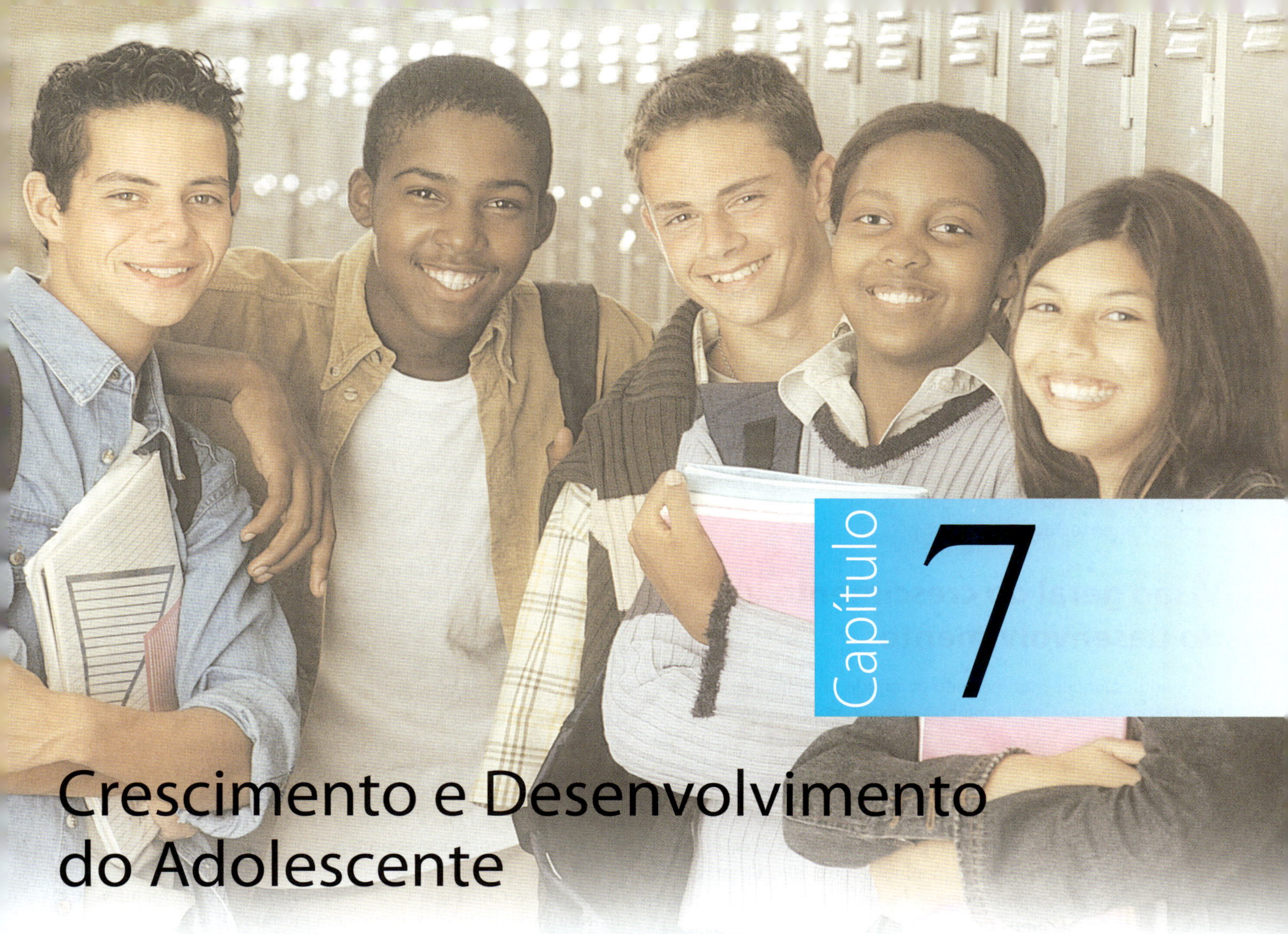

Capítulo 7

Crescimento e Desenvolvimento do Adolescente

Palavras-chave

Adolescência
Comportamentos de risco
Egocentrismo do adolescente
Grupos de colegas
Invencibilidade
Menarca
Puberdade
Sexualidade

Objetivos da aprendizagem

Concluída a leitura deste capítulo, o leitor deverá ser capaz de:

1. Identificar as alterações fisiológicas, incluindo a puberdade, que ocorrem no adolescente.
2. Discutir alterações psicossociais, cognitivas e morais que ocorrem no adolescente.
3. Identificar alterações nos relacionamentos com os colegas, a família, os professores e a comunidade durante a adolescência.
4. Descrever intervenções para promover segurança durante a adolescência.
5. Demonstrar conhecimento das necessidades nutricionais do adolescente.
6. Demonstrar conhecimento do desenvolvimento da sexualidade e sua influência no namoro durante a adolescência.
7. Identificar problemas de desenvolvimento comuns no adolescente.
8. Demonstrar conhecimento da orientação de enfermagem adequada para problemas de desenvolvimento comuns.

REFLEXÃO *A única maneira de crescer é deixar que as coisas aconteçam...*

Cho Chung é uma menina de 15 anos trazida à clínica pela mãe para o exame anual da escola. Durante a avaliação, você mede peso corporal de 50 kg e altura de 1,52 m. Como enfermeira que cuida da menina, avalie o crescimento e o desenvolvimento de Cho, e forneça orientação preventiva adequada para ela e sua mãe.

A adolescência compreende os anos de transição entre a infância e a idade adulta, o que em geral ocorre entre 11 e 20 anos de idade. Há alguma superposição entre os últimos anos escolares e a adolescência. O adolescente sofre alterações drásticas nas áreas física, cognitiva, psicossocial e psicossexual. Com o rápido crescimento durante a adolescência, o desenvolvimento de características sexuais secundárias e o interesse pelo sexo oposto, o adolescente precisa de apoio e orientação dos pais e das enfermeiras para facilitar um estilo de vida saudável e reduzir **comportamentos de risco**.

Visão geral do crescimento e do desenvolvimento

A adolescência é um período de rápido crescimento, com alterações marcantes no tamanho e nas proporções do corpo. A magnitude dessas alterações só é menor que o crescimento do bebê. Durante esse tempo, as características sexuais se desenvolvem e a maturidade reprodutora é atingida. A idade de início e a duração das alterações fisiológicas variam entre os indivíduos. Em geral, as meninas entram na **puberdade** mais cedo (entre 9 e 10 anos de idade) do que os meninos (entre 10 e 11 anos). Os adolescentes representam diversos graus de formação de identidade e oferecem desafios únicos para a enfermeira (Tabela 7.1).

Alterações fisiológicas associadas à puberdade

A secreção de estrogênio nas meninas e de testosterona nos meninos estimula o desenvolvimento do tecido mamário nas meninas, pelos pubianos nos dois sexos e alterações da genitália masculina. Essas alterações biológicas que ocorrem durante a adolescência caracterizam a *puberdade*. A puberdade resulta de estímulos do ambiente, do sistema nervoso central, do hipotálamo, da hipófise, das gônadas e das glândulas suprarrenais. O hormônio liberador de gonadotropinas (GnRH), produzido no hipotálamo, é transportado por capilares até a hipófise anterior, estimulando a produção e a secreção de hormônio foliculoestimulante (FSH) e de hormônio luteinizante (LH). Os níveis aumentados de FSH e LH estimulam respostas das gônadas. O LH estimula a ovulação nas meninas e atua sobre as células testiculares de Leydig nos meninos, promovendo a maturação dos testículos e a produção de testosterona. FSH e LH estimulam a produção de espermatozoides. Estrogênios e progesterona, e testosterona e outros androgênios são liberados pelas gônadas e provocam alterações biológicas em vários órgãos, incluindo alterações de músculos, ossos, pele e folículos pilosos. Quando o nível sérico dos hormônios sexuais diminui, o hipotálamo secreta GnRH para reiniciar as respostas adequadas das gônadas.

Os adolescentes apresentam desenvolvimento físico, alterações hormonais e maturação sexual durante a puberdade que correspondem, na definição de Freud, ao estágio genital do desenvolvimento psicossexual. O estágio genital começa com a produção de hormônios sexuais e a maturação do sistema reprodutor.

As meninas atingem a maturidade física antes dos meninos, e a menstruação em geral se inicia entre 9 e 15 anos de idade (em média aos 12,8 anos). O início do crescimento das mamas (telarca) ocorre entre 9 e 11 anos de idade, e é seguido pelo crescimento dos pelos pubianos. As meninas americanas de origem africana atingem a **menarca** um pouco mais cedo que as de origem caucasiana (Hoekelman, 2003).

O primeiro sinal de alterações da puberdade nos meninos é o aumento dos testículos em resposta à secreção de testosterona, que em geral ocorre no estágio 2 de Tanner (Figura 7.1). Com o aumento dos níveis de testosterona, o pênis e a bolsa escrotal crescem, a distribuição dos pelos pubianos se alarga e a textura da pele da bolsa escrotal se modifica. No final da puberdade, os meninos apresentam sua primeira ejaculação, que pode ocorrer enquanto eles estão dormindo (polução noturna). As enfermeiras devem fornecer orientação preventiva aos meninos adolescentes em relação a poluções noturnas involuntárias, para assegurar-lhes que são ocorrências normais.

Os estágios 3 a 5 de Tanner em geral ocorrem durante a adolescência. Ver na Figura 7.1 o aumento do tecido mamário e a distribuição dos pelos pubianos em meninas, e alterações da bolsa escrotal e do pênis, e a distribuição dos pelos pubianos em meninos. A enfermeira deve fornecer orientação aos adolescentes a respeito da normalidade das sensações sexuais e das alterações corporais que ocorrem durante a puberdade.

Crescimento físico

Dieta, exercícios e fatores hereditários influenciam a altura, o peso e a compleição do adolescente. Nas últimas três décadas, os adolescentes se tornaram mais altos e mais pesados do que seus ancestrais, e o início da puberdade passou a se iniciar mais cedo.

O crescimento rápido durante a adolescência é inferior apenas ao crescimento do bebê, e é resultado direto das alterações hormonais da puberdade. Meninos e meninas apresentam alterações da aparência e do tamanho. A altura nas meninas aumenta com rapidez após a menarca e em geral se estabiliza depois de 2 a 2 anos e meio. O crescimento rápido dos meninos ocorre mais tarde que o das meninas, e em geral começa entre 10,5 e 16 anos de idade e termina entre 13,5 e 17,5 anos de idade. A velocidade máxima de crescimento ocorre cerca dos 12 anos de idade nas meninas e 6 a 12 meses após a menarca. Os meninos atingem a velocidade máxima de crescimento com cerca de 14 anos de idade. A velocidade máxima de ganho de peso ocorre nas meninas cerca de 6 meses após a menarca, e com cerca de 14 anos nos meninos. A massa muscular cresce nos meninos e os depósitos de gordura aumentam nas meninas (Figura 7.2).

Tabela 7.1 Alterações fisiológicas da adolescência

Estágio da adolescência	Alterações da puberdade em meninas	Alterações da puberdade em meninos	Crescimento físico em meninas	Crescimento físico em meninos
Início da adolescência (11 a 14 anos)	Os pelos pubianos começam a se ondular e espalham-se sobre o monte pubiano; a pigmentação aumenta O broto da mama e a aréola continuam a aumentar; não há separação de seus contornos	Os pelos pubianos se espalham para os lados, e começam a se ondular; a pigmentação aumenta Crescimento dos testículos na bolsa escrotal (bolsa escrotal de cor avermelhada) e alongamento do pênis	Aumento do percentual de gordura corporal Cabeça, pescoço, mãos e pés atingem as proporções do adulto Os sentidos amadurecem A frequência respiratória diminui para 15 a 20 respirações por minuto O coração aumenta de tamanho e força; a frequência cardíaca diminui e a pressão arterial aumenta até os níveis do adulto Conjunto completo de dentes permanentes, com exceção dos últimos quatro molares (dentes de siso) Fígado, rins, baço e tubo digestivo amadurecem e aumentam durante o período de crescimento Glândulas sudoríparas e sebáceas exócrinas e apócrinas atingem suas plenas funções	Aumento do percentual de gordura corporal Cabeça, pescoço, mãos e pés atingem as proporções do adulto Aspecto longilíneo devido ao crescimento mais rápido das extremidades em relação ao tronco Amadurecimento dos sentidos Diminuição da frequência respiratória para 15 a 20 respirações por minuto Aumento do tamanho e da força do coração, diminuição da frequência cardíaca e elevação da pressão arterial Conjunto completo de dentes permanentes, com exceção dos últimos quatro molares (dentes de siso) Fígado, rins, baço, e tubo digestivo amadurecem e aumentam com o crescimento Glândulas sudoríparas e sebáceas exócrinas e apócrinas atingem suas plenas funções
Meio da adolescência (14 a 16 anos)	Pelos pubianos adquirem uma textura mais áspera, continuam a se ondular e aumentam de quantidade Aréola e papila se separam do contorno da mama, formando uma elevação secundária Primeiro período menstrual (em média, aos 12,8 anos de idade)	Pelos pubianos adquirem uma textura mais áspera e a distribuição do adulto Testículos e bolsa escrotal continuam a crescer, a pele da bolsa escrotal escurece, o pênis aumenta de largura e a glande se desenvolve Pode ocorrer aumento das mamas	Crescimento máximo em peso e altura Aumento da massa e da força dos músculos Aumento do ombro, do tórax e da largura da pelve	Mudança da voz, que se torna mais masculina por causa do aumento rápido da laringe e da faringe, assim como de alterações pulmonares Crescimento acelerado Aumento da massa e da força dos músculos Aumento do ombro, do tórax e da largura do quadril
Fim da adolescência (17 a 20 anos)	Distribuição e aspereza dos pelos pubianos maduros	Distribuição e aspereza dos pelos pubianos maduros Desaparece o aumento das mamas Testículos, bolsa escrotal e pênis com tamanho do adulto; escurecimento da pele da bolsa escrotal Ocorre ejaculação	Maturidade física Ossificação do sistema esquelético completa Nascimento dos quatro últimos molares Metabolismo basal atinge níveis do adulto	Maturidade física Ossificação completa do sistema esquelético Nascimento dos quatro últimos molares Metabolismo basal atinge níveis do adulto

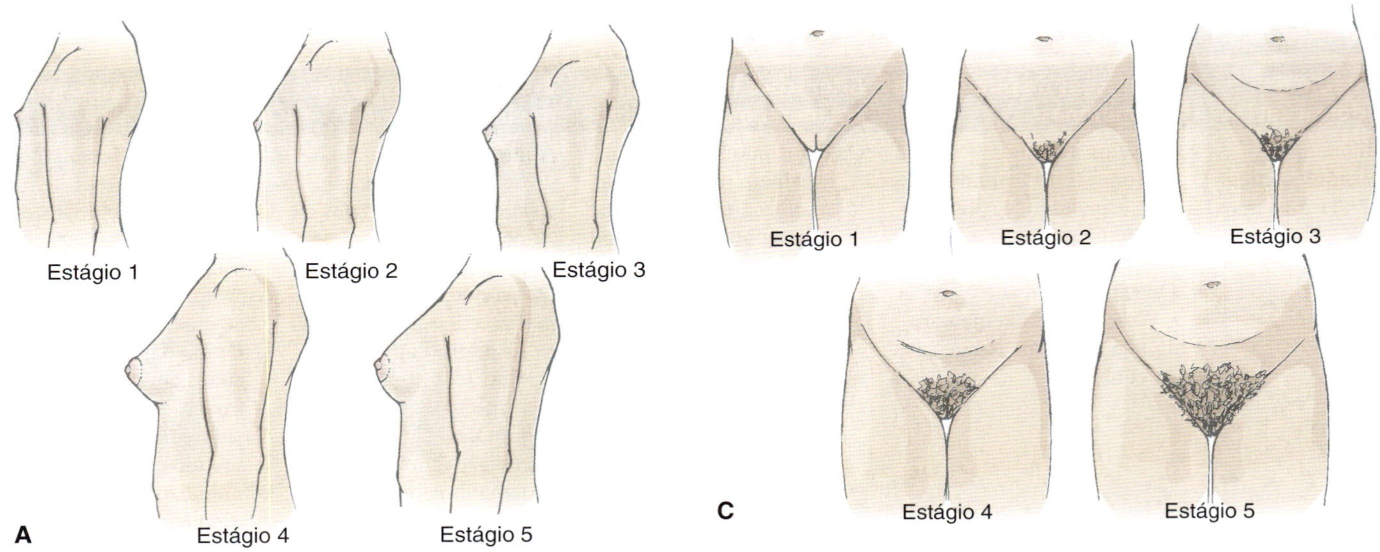

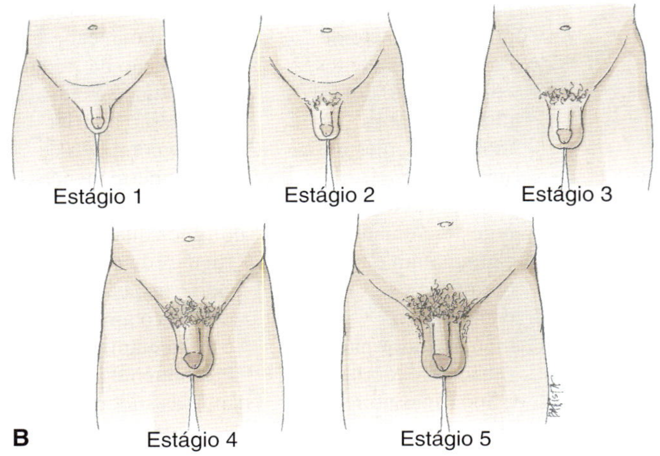

● Figura 7.1 Estágios de Tanner. (**A**) Desenvolvimento das mamas. (**B**) Desenvolvimento da genitália e dos pelos pubianos em meninos. (**C**) Desenvolvimento dos pelos pubianos em meninas.

A altura de meninos adolescentes entre os percentis 50 e 95 varia de 1,32 a 1,77 m. O peso de meninos entre esses percentis varia de 35,3 a 95,8 kg. Em média, os meninos ganham 10 a 30 cm de altura e 7 a 30 kg de peso.

A altura de meninas entre os percentis 50 e 95 varia de 1,45 a 1,74 m, e o peso varia de 27 a 82 kg. Em média, as meninas ganham 5 a 20 cm de altura e 7 a 25 kg de peso durante a adolescência. Ver no Apêndice A os gráficos de crescimento para essa faixa etária. Ver no Capítulo 9 instruções para o cálculo do índice de massa corporal (IMC).

● Maturação dos sistemas do organismo

A adolescência é uma época de redução do metabolismo e de aumento do tamanho de alguns órgãos.

Sistema nervoso

Durante a adolescência, há desenvolvimento contínuo do cérebro, embora seu tamanho não tenha aumento significativo. A quantidade de neurônios não aumenta, mas o crescimento da bainha de mielina possibilita um processamento nervoso mais rápido.

Sistema respiratório

Há aumento do diâmetro e do comprimento dos pulmões durante a adolescência. A frequência respiratória diminui e atinge o valor da frequência dos adultos. O volume respiratório e a capacidade vital aumentam. O volume respiratório e a capacidade vital são maiores nos meninos do que nas meninas, o que pode estar associado a um aumento maior do tórax e dos ombros nos meninos. O crescimento das cartilagens da laringe e das cordas vocais produz as alterações da voz observadas na adolescência. As vozes tornam-se mais graves, especialmente nos meninos (Edelman e Mandle, 2002).

Sistema cardiovascular

Há aumento do tamanho e da força do coração. A pressão arterial sistólica aumenta e a frequência cardíaca diminui. O volume sanguíneo atinge níveis mais altos nos meninos do que nas meninas, o que pode ser devido à massa muscular maior dos meninos.

Sistema gastrintestinal

O fígado, o baço, os rins e o tubo digestivo aumentam durante o período de crescimento rápido no início da adolescência,

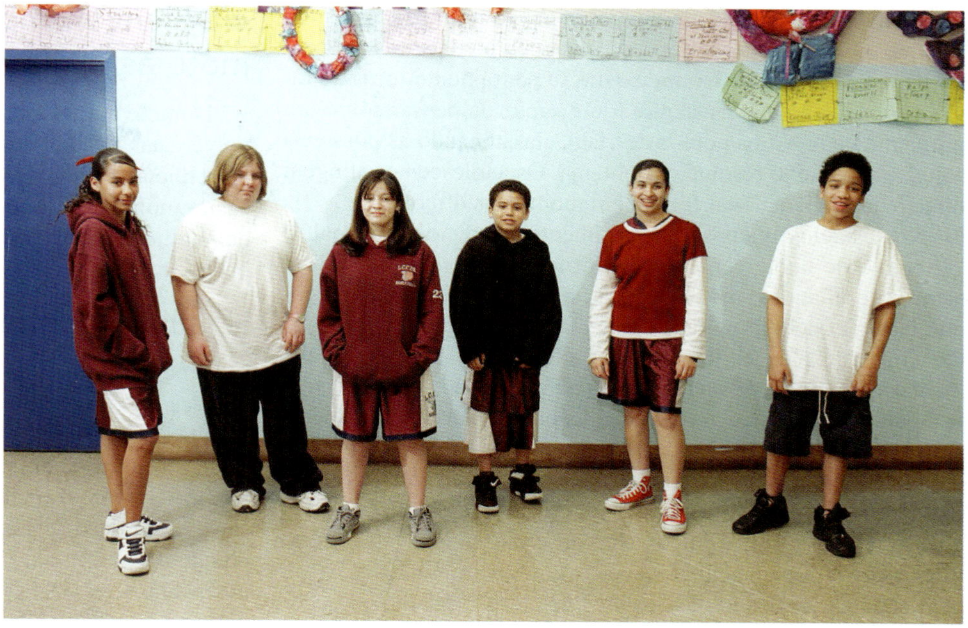

● Figura 7.2 Esses adolescentes refletem as diferenças de tamanho e de compleição observadas em adolescentes da mesma idade.

mas suas funções não se alteram. Esses sistemas estão maduros no início da idade escolar.

Sistema musculoesquelético

A ossificação do sistema esquelético é incompleta até o final da adolescência nos meninos. A ossificação é mais rápida nas meninas, e ocorre mais cedo. Durante o período de crescimento rápido, a massa e a força musculares aumentam. Em estágios semelhantes, o desenvolvimento muscular é em geral maior nos meninos. Estrogênio, progesterona e testosterona e outros androgênios são liberados nas gônadas e provocam alterações nos músculos e nos ossos. Níveis baixos de estrogênios tendem a estimular o crescimento esquelético, enquanto níveis altos inibem o crescimento.

Sistema tegumentar

Durante a adolescência, a pele torna-se espessa e resistente. Sob influência dos androgênios, as glândulas sebáceas tornam-se mais ativas, em especial na face, nas costas e na genitália. Devido ao aumento dos níveis de testosterona durante os estágios 4 e 5 de Tanner em meninos e meninas, os dois sexos podem ter um aumento da produção de sebo, que pode resultar em acne ou em cabelos oleosos.

A função das glândulas sudoríparas exócrinas e apócrinas atinge níveis do adulto durante a adolescência. As glândulas exócrinas estão em todo o corpo e produzem suor, que ajuda a eliminar o calor do corpo por evaporação. As glândulas apócrinas são encontradas nas axilas, nas regiões genital e anal, e em torno das mamas. As glândulas apócrinas produzem suor nos folículos pilosos. Esse suor é produzido continuamente e é armazenado ou liberado em resposta a estímulos emocionais.

● Desenvolvimento psicossocial

De acordo com Erikson, é durante a adolescência que as crianças atingem um senso de identidade. Enquanto experimenta muitos papéis diferentes em relação aos colegas, à família, à comunidade e à sociedade, o adolescente desenvolve seu senso individual de si mesmo. Se não conseguir formar esse senso, ele desenvolve uma sensação de confusão ou difusão de papéis. A cultura da idade é muito importante para o adolescente. É com seu envolvimento em grupos da mesma idade que o adolescente encontra suporte e ajuda para desenvolver sua própria identidade.

Erikson acreditava que, durante a tarefa de desenvolvimento do seu senso de identidade, o adolescente revisita cada um dos estágios anteriores de desenvolvimento. O senso de confiança é encontrado quando o adolescente se esforça para achar ideais ou pessoas em quem possa confiar. Revisitando o estágio de autonomia, o adolescente procura modos de expressar sua individualidade com eficácia. Ele evita comportamentos que o deixariam envergonhado ou ridículo em frente aos colegas. O senso de iniciativa é revisitado quando o adolescente desenvolve sua visão do que ele pode se tornar. O senso de produtividade é reencontrado quando o adolescente escolhe atividades para participar na escola, na comunidade, na igreja e na força de trabalho.

A capacidade do adolescente de formar com sucesso um senso de si mesmo depende de como ele completou os estágios anteriores de desenvolvimento. Erikson acreditava que, se o adolescente teve sucesso, ele pôde desenvolver recursos durante a adolescência para ultrapassar falhas em estágios de desenvolvimento anteriores. Se o adolescente acredita que não pode se expressar de maneira alguma devido a restrições sociais, ele desenvolve confusão de papéis. Ver mais informações na Tabela 7.2.

● Desenvolvimento cognitivo

De acordo com Piaget, o adolescente progride de uma estrutura concreta de pensamento para uma estrutura abstrata. É o período operacional formal. Durante esse período, o adolescente desenvolve a capacidade de raciocinar fora do presente – ou seja, ele pode incorporar em seu pensamento conceitos existentes e conceitos que poderiam existir. O pensamento torna-se lógico, organizado e consistente. Ele é capaz de pensar sobre um problema de todos os pontos de vista, classificando as possíveis soluções enquanto resolve o problema. Os adolescentes atingem o raciocínio operacional formal em momentos diferentes.

Nos estágios iniciais do pensamento operacional formal, o raciocínio do adolescente é egocêntrico. Ele é muito idealista, sempre desafiando o modo como as coisas são e imaginando por que elas não podem mudar. Essas atividades geram a sensação de onipotência do adolescente. O adolescente precisa experimentar esse modo de raciocínio, mesmo que ele seja frustrante para adultos, em seu esforço para alcançar o pensamento operacional formal. À medida que o adolescente avança para o meio da adolescência, seu pensamento torna-se muito introspectivo. Ele acredita que os outros estão interessados nas mesmas coisas que ele, o que o torna único, especial e excepcional. Esse sentimento de "ser excepcional" leva aos comportamentos de risco bem conhecidos dos adolescentes. Por outro lado, o adolescente sente-se muito comprometido com seus pontos de vista. Ele tenta muito convencer outras pessoas de suas opiniões e abraça causas que as sustentam. Esse idealismo pode fazer o adolescente rejeitar sua família, sua cultura, sua igreja e as crenças de sua comunidade, o que pode causar conflitos em todas essas áreas. Ver mais informações na Tabela 7.2.

Desenvolvimento moral e espiritual

Durante os anos da adolescência as pessoas desenvolvem seus valores e sua moral. De acordo com Kohlberg, os adolescentes estão no estágio pós-convencional do desenvolvimento moral. É porque estão desenvolvendo seu modo operacional formal de pensar que eles podem experimentar o estágio pós-convencional do desenvolvimento moral. No início desse estágio, os adolescentes questionam o *status quo*. A maioria de suas escolhas baseia-se em emoções, enquanto questionam os padrões da sociedade. À medida que progridem para desenvolver sua moral própria, eles percebem que decisões morais baseiam-se em direitos, valores e princípios que convêm a uma certa sociedade. Também percebem que esses direitos, valores e princípios podem estar em conflito com as leis da sociedade, mas podem conciliar as diferenças. Como os adolescentes estão experimentando um processo de desenvolvimento de sua moral própria a velocidades diferentes, eles podem ver uma situação de modos diferentes. Essa diferença pode gerar conflitos e a formação de amizades diferentes. Ver mais informações na Tabela 7.2.

Os adolescentes também começam a questionar suas práticas religiosas formais. Com o progresso ao longo da adolescência, eles ficam mais interessados na espiritualidade do que nas práticas da religião. Quando o adolescente fica mais velho, a religião organizada perde importância em sua vida; suas crenças ficam mais personalizadas.

> **Lembrando Cho Chung,** identifique em que estágio de desenvolvimento psicossocial ela deve estar, segundo Erikson. Que enfoques de avaliação e de ensino seriam mais eficazes no estágio que você identificou?

Desenvolvimento das habilidades motoras

Durante a adolescência, a criança apura e continua a desenvolver suas habilidades motoras grosseiras e finas. Por causa do crescimento rápido nesse período, os adolescentes podem apresentar momentos de coordenação diminuída e piorar a execução de habilidades aprendidas anteriormente, o que pode gerar preocupação.

Habilidades motoras grosseiras

Em geral, é durante o início da adolescência que a resistência começa a se desenvolver. A concentração aumentou, o que possibilita a obediência a instruções complicadas. A coordenação pode ser um problema, por causa das fases desiguais de crescimento. Durante o meio da adolescência, a velocidade, a precisão e a coordenação aumentam. Os adolescentes tornam-se mais competitivos entre si (Figura 7.3). No final da adolescência, as áreas de interesse se estreitam, e o adolescente se concentra nas habilidades relevantes necessárias.

Habilidades motoras finas

O uso do computador aumentou muito as habilidades motoras finas dos adolescentes (Figura 7.4). No início da adolescência, a criança aumenta sua capacidade de manipular objetos. Sua escrita é clara e a destreza dos dedos aumenta. As habilidades finas refinam-se no meio da adolescência. No final da adolescência, a coordenação precisa entre olhos e mãos e a destreza dos dedos já estão desenvolvidas.

Desenvolvimento da comunicação e da linguagem

As habilidades de linguagem se desenvolvem e se refinam durante a adolescência. No início da adolescência, o vocabulário falado é de cerca de 8.000 palavras e o vocabulário de leitura é de mais de 50.000 palavras. Os adolescentes aprimoram as habilidades de comunicação, fazendo uso correto da gramática e das classes de palavras. No meio da adolescência, o vocabulário e as habilidades de comunicação continuam a se desenvolver. Entretanto, o uso de linguagem coloquial (gíria) aumenta, podendo dificultar a comunicação com pessoas que não sejam colegas. No final da adolescência, as habilidades de linguagem são comparáveis às do adulto.

Desenvolvimento emocional e social

Os adolescentes, enquanto amadurecem para se tornar adultos, sofrem muitas mudanças nas áreas de desenvolvimento social e emocional. Áreas afetadas incluem a relação com os pais; o conceito próprio e a imagem corporal; a importância dos colegas; e a **sexualidade** e o namoro.

Relação com os pais

As famílias e os pais de adolescentes experimentam alterações e conflitos que precisam de ajustes e de compreensão do desenvolvimento do adolescente. O adolescente está se esforçando para ter uma identidade e para aumentar sua independência. Ele

Tabela 7.2 Teorias de desenvolvimento

Teoria	Estágio	Atividades
Erikson (psicossocial)	Identidade em oposição a confusão ou difusão de papéis Início (11 a 14 anos)	Foco sobre alterações corporais Mudanças frequentes de humor Importância da conformidade com as normas e a aceitação dos colegas Procura dominar tarefas nos grupos de colegas Define limites com os pais e pessoas de autoridade Primeiro estágio de emancipação – procura se afastar dos pais ainda desejando a dependência Identificação com colegas do mesmo sexo Maior responsabilidade pelos próprios comportamentos
	Meio (14 a 16 anos)	Continua a se ajustar à imagem corporal alterada Experimenta diferentes papéis em grupos de colegas Precisa de aceitação no nível mais alto em grupos de colegas Interesse por atrair o sexo oposto Época de maiores conflitos com os pais e figuras de autoridade Capaz de compreender as implicações de comportamentos e decisões
	Fim (17 a 20 anos)	Papéis estabelecidos nos grupos de colegas Seguro com a própria imagem corporal Identidade sexual madura Objetivos de carreira idealistas Início da importância de amizades individuais Processo de emancipação da família quase completo
Piaget (cognitivo)	Operações formais Início (11 a 14 anos)	Processo de pensamento abstrato limitado Pensamento egocêntrico Esforço para aplicar processos abstratos limitados a diferentes situações e grupos de colegas
	Meio (14 a 17 anos)	Capacidade aumentada de raciocínio abstrato ou mais idealista Capacidade de resolver problemas mentais e verbais usando métodos científicos Sensação de ser invencível – aumento de comportamentos de risco Prazer na tomada de decisões independentes Envolvimento e preocupação com a sociedade e a política
	Fim (17 a 20 anos)	Pensamento abstrato estabelecido Habilidades de pensamento crítico desenvolvidas – teste de diferentes soluções de problemas Diminuição dos comportamentos de risco Desenvolvimento de metas e planos de carreira realistas
Kohlberg	Nível pós-convencional III Início (11 a 14 anos)	Moral baseada na moral dos colegas, da família, da igreja e da sociedade Perguntas amplas, em geral irrespondíveis, sobre a vida
	Meio (14 a 17 anos)	Desenvolvimento de moral própria – avaliação da moral individual em relação à moral dos colegas, da família e da sociedade
	Fim (17 a 20 anos)	Internalização da própria moral e dos próprios valores Continua a comparar sua própria moral e seus próprios valores com os da sociedade Avaliação da moral de outras pessoas

passa mais tempo com os colegas e menos tempo com a família e acompanhando funções familiares. Os pais sentem que têm menos influência sobre o adolescente, enquanto ele passa mais tempo com os colegas, questiona os valores familiares e adquire maior mobilidade. Isso pode causar uma crise familiar, e os pais podem responder estabelecendo limites mais rigorosos ou perguntando sobre as atividades e os amigos do adolescente. Outros pais podem abandonar todas as normas e considerar que o adolescente pode cuidar de si mesmo. As duas reações aumentam a tensão na família. Ver no Boxe 7.1 modos de melhorar a comunicação com os adolescentes.

Com o adolescente tentando estabelecer algum nível de independência – e os pais aprendendo a deixá-lo livre enquanto se preocupam com os pais idosos, com seu casamento e com os outros filhos –, ocorre um estado de desequilíbrio. A família pode experimentar mais estresse do que em qualquer outro momento.

Algumas famílias têm resultados melhores com seus adolescentes do que outras. Famílias que ouvem o adolescente e continuam a demonstrar afeição por ele e aceitação de sua conduta têm resultados mais positivos. Isso não significa que a família aceita todas as ideias e ações do adolescente, mas que está pronta a escutar e tentar negociar alguns limites.

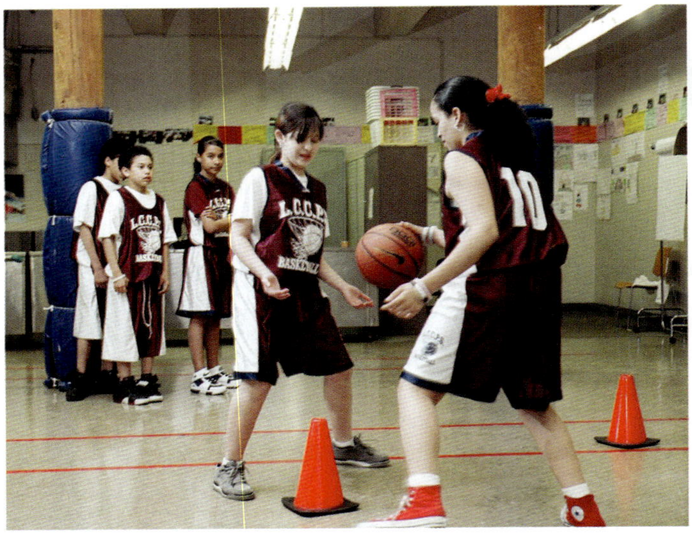

● Figura 7.3 Os adolescentes se envolvem em esportes competitivos, que mobilizam suas habilidades motoras grosseiras.

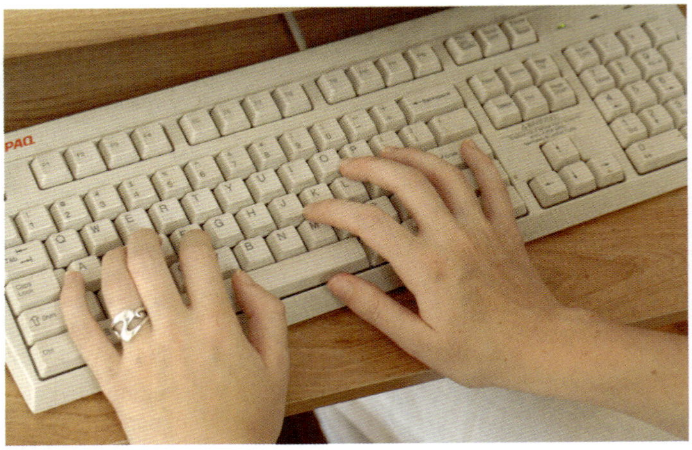

● Figura 7.4 O uso do computador aumentou as habilidades motoras finas dos adolescentes.

Os irmãos sentem alterações na relação com o adolescente; os mais velhos podem tentar apadrinhar o adolescente e os mais novos podem regredir, numa tentativa de evitar o conflito familiar. Compreender a condição da relação entre o adolescente e a família é essencial para a enfermeira.

Conceito próprio e imagem corporal

O conceito próprio e a autoestima estão, muitas vezes, ligados à imagem corporal. Adolescentes que acham seu corpo diferente do corpo dos colegas ou abaixo do ideal podem se ver de modo negativo. As meninas adolescentes com frequência são influenciadas pelas colegas e pelos meios de comunicação, querendo pesar menos e ter quadris, cintura e coxas menores. Já os meninos tendem a se considerar magros demais ou sem músculos suficientes.

As características sexuais são importantes para o conceito próprio e para a imagem corporal do adolescente. Os meninos ficam preocupados com o tamanho do pênis e com os pelos faciais, enquanto as meninas se preocupam com o tamanho dos seios e com o início da menstruação. Seios maiores são considerados mais femininos, e a menstruação é considerada o direito de passagem para a vida adulta. Todas essas mudanças corporais são importantes para o conceito próprio do adolescente.

Importância dos colegas

O **grupo de colegas** tem um papel essencial na identidade do adolescente. As relações do adolescente com os colegas são muito importantes, dando a ele oportunidades de aprender a negociar diferenças; para recreação, companheirismo e companhia para compartilhar problemas; aprender lealdade entre colegas; e para criar estabilidade durante transições ou momentos de estresse. Aprender a resolver diferenças com colegas é uma habilidade importante durante toda a vida. Os colegas são seguros para discutir problemas familiares enquanto o adolescente se afasta da família tentando encontrar sua identidade. Devido a mudanças que ocorreram nos sistemas familiares da sociedade, os grupos de amigos têm um papel significativo na socialização do adolescente (Figura 7.5).

Os colegas servem de fontes confiáveis de informação e exemplos de comportamentos sociais, e agem fornecendo reforço social. Os amigos criam oportunidades de divertimento e estímulo. Os colegas afetam a aparência, o vestuário, o comportamento e a linguagem do adolescente. Têm também influência positiva uns sobre os outros, como estímulo à frequência à faculdade, ou negativa, como o envolvimento com álcool, drogas ilícitas ou gangues. O início e o meio da adolescência são os períodos em que os adolescentes tendem a aderir a gangues. Os exemplos e a aceitação pelos colegas podem levar à formação de gangues que provêm uma identidade coletiva e dão uma sensação de pertencimento. A pressão, o companheirismo e a proteção dos colegas são os motivos apresentados com maior frequência para a adesão a gangues, em especial as associadas a atividade criminosa.

Os pais devem conhecer os amigos do adolescente, permanecendo conscientes de problemas potenciais, enquanto permitem ao adolescente tornar-se independente. As enfermeiras devem lembrar aos pais a importância dos colegas e a influência que eles têm nas decisões e nas escolhas de vida do adolescente. A transição para maior envolvimento com colegas exige orientação e apoio. Adolescentes que não têm supervisão dos pais ou de adultos e oportunidades para conversar com adultos podem ser mais suscetíveis à influência dos colegas e estar sob risco maior de más escolhas.

Boxe 7.1 Como melhorar a comunicação com adolescentes

- Reserve tempo para discutir assuntos sem interrupções
- Fale olhando nos olhos. Preste atenção à linguagem corporal
- Pergunte por que ele se sente assim
- Peça para ele ser paciente enquanto você expressa seus pensamentos
- Escolha as palavras com cuidado para ser compreendido
- Diga exatamente o que pensa
- Elogie e aprove o adolescente com frequência
- Fale com ele como um igual – evite ter uma atitude de superioridade
- Preste atenção ao seu tom de voz e à sua linguagem corporal
- Não pretenda saber todas as respostas
- Admita que você comete erros
- Normas e limites devem ser estabelecidos com equilíbrio

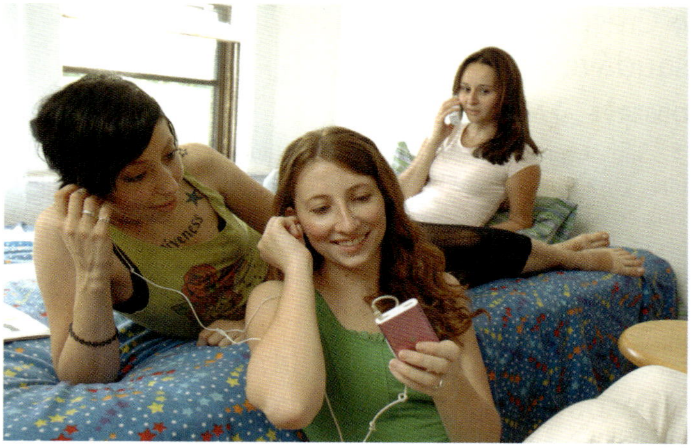

● Figura 7.5 Os colegas têm um papel importante na formação da identidade do adolescente.

Sexualidade e namoro

A adolescência é uma época fundamental para o desenvolvimento da sexualidade. Sexualidade inclui pensamentos, sentimentos e comportamentos relacionados com a identidade sexual do adolescente. Em geral, é na adolescência que começa a experimentação de comportamentos heterossexuais e homossexuais, embora esses comportamentos possam ocorrer mais cedo em algumas culturas.

Durante a adolescência, ocorre um interesse pelo sexo oposto (Figura 7.6). Alguns dos motivos citados para esse interesse crescente são o desenvolvimento físico, as alterações corporais, a pressão dos colegas e a curiosidade. Durante as últimas décadas, a idade de início do namoro. As meninas começam entre 14 e 15 anos de idade, e os meninos, entre 15 e 16 anos. A maioria das crianças no início da adolescência inicia atividades em grupos dos dois sexos, como danças e festas, e depois namoram em casais. Atividades de namoro comuns hoje em dia incluem sair para jantar ou ir ao cinema, passear em um centro comercial ou visitar um ao outro em casa. Durante esse período de início da adolescência, os encontros são para divertimento e recreação. Ser visto com um menino popular ou com uma menina atraente também pode ser considerado um avanço na escala social.

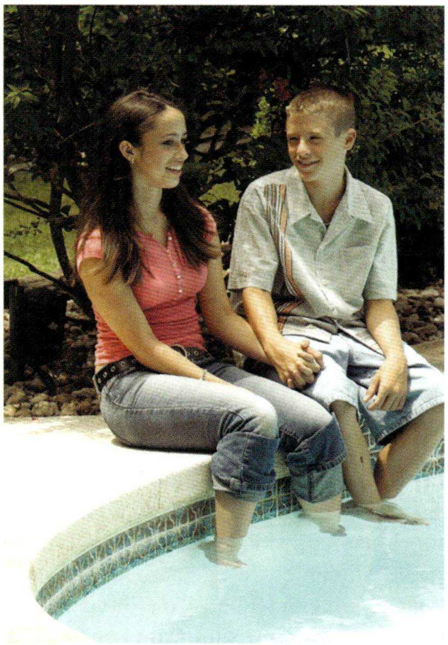

● Figura 7.6 O namoro é um aspecto importante da vida do adolescente.

Os adolescentes de 15 a 17 anos de idade namoram menos do que faziam dez anos atrás. O namoro ou convívio com um par romântico potencial é considerado um marco importante do desenvolvimento do adolescente e um dos ajustes mais difíceis. Adolescentes que namoram com frequência relatam mais depressão e níveis mais baixos de autonomia, e apresentam um maior nível de conflito com os pais, embora tenham níveis mais altos de autoestima e sejam considerados mais populares.

A porcentagem de adolescentes que namoram uma ou mais vezes por semana aumenta de 8% aos 13 anos de idade para 15% aos 15 anos e 29% aos 17 anos (Furman, 2002). As tendências estão se modificando, mas o namoro permanece como um marco de desenvolvimento para o adolescente.

Comportamento homossexual em um adolescente não significa que o adolescente manterá uma orientação homossexual. Adolescentes homossexuais enfrentam muitos desafios devidos à não aceitação da sociedade. Adolescentes que se declaram homossexuais têm um risco maior de suicídio, comportamentos sexuais de risco e uso abusivo de substâncias ilícitas.

As maiores preocupações para os pais durante o período de desenvolvimento da sexualidade e namoro do adolescente são gravidez indesejada, doenças sexualmente transmissíveis e desespero por relações fracassadas. Muitas vezes os adolescentes não estão preocupados com consequências negativas da atividade sexual, e acreditam que "não vai acontecer comigo".

> **A mãe de Cho Chung** relata que está preocupada com as alterações de sua relação com a filha durante o último ano. Cho parece muito mais centrada em si, quer sempre estar com os amigos, é muito crítica com a mãe e o pai e parece estar em constante conflito com eles. Com base no que você sabe sobre esse estágio de desenvolvimento, que orientação, incluindo enfoques e técnicas, você pode discutir com a Sra. Chung para tratar de suas preocupações?

● Influências culturais no crescimento e no desenvolvimento

Embora a cultura continue a influenciar o adolescente, o desejo de estar em harmonia com os colegas é mais importante. Esse desejo pode causar conflitos com a família e com a cultura. Os adolescentes de hoje vivem em um mundo que experimenta mudanças rápidas e apresenta uma diversidade cultural crescente.

As atitudes em relação à adolescência variam nas diferentes culturas. Algumas culturas podem ter atitudes mais permissivas em relação a problemas relacionados com adolescentes, enquanto outras são mais conservadoras – por exemplo, em relação à sexualidade. A experiência do rito de passagem da adolescência para a vida adulta varia entre as culturas. Alguns grupos sociais e religiosos celebram cerimônias que sinalizam a passagem para a maturidade, como, por exemplo, o *bar* ou *bat mitzvah* judaico, a crisma católica ou os debutes sociais. Em muitas partes do mundo, desenvolveram-se "culturas jovens" separadas na tentativa de mesclar os mundos tradicional e moderno para o adolescente.

É importante para a enfermeira reconhecer a formação étnica de cada paciente. As pesquisas mostraram que certos grupos étnicos têm um risco maior de apresentarem algumas doenças. Os afro-americanos adolescentes têm um risco maior de hipertensão arterial. Mas a maior barreira para a saúde do adolescente e para o sucesso nas tarefas da adolescência é a condição socioeconômica. Adolescentes com baixa condição socioeconômica têm risco maior de desenvolver problemas de saúde e comportamentos de risco. Isso pode se dever à falta de acesso a cuidados de saúde e de obtenção de serviços necessários. Ao cuidar de adolescentes, reconheça a influência da cultura, da etnia e da condição socioeconômica.

Papel da enfermeira no crescimento e no desenvolvimento do adolescente

O adolescente enfrenta muitos desafios. Suas relações flutuantes com os pais e outros adultos podem limitar seu acesso a ajuda para lidar com os problemas comuns da adolescência. Ao lidar com adolescentes, lembre-se de que eles têm comportamentos imprevisíveis, são incoerentes em sua necessidade de independência, são muito sensíveis, podem interpretar situações de modos diferentes do que de fato são, acham que os amigos são de extrema importância e têm um forte desejo de pertencimento. O tópico a seguir tratará do estímulo ao crescimento e ao desenvolvimento saudáveis e de como lidar com aspectos comuns do desenvolvimento.

Visão geral do processo de enfermagem

Ao se completar a avaliação do crescimento e do desenvolvimento atuais do adolescente, podem ser identificados problemas ou questões relativos a esses dois aspectos. A enfermeira pode então identificar um ou mais diagnósticos de enfermagem, inclusive:

- Risco de crescimento desproporcional
- Nutrição desequilibrada: mais que as necessidades corporais
- Atraso no crescimento e no desenvolvimento
- Risco de tensão do papel de cuidador
- Risco de lesão
- Enfrentamento ineficaz.

O planejamento dos cuidados de enfermagem para o adolescente que apresenta problemas de crescimento e desenvolvimento devem ser individualizados com base nas necessidades do adolescente e da família. O Plano de cuidados de enfermagem 7.1 pode ser utilizado como orientação no planejamento de cuidados de enfermagem para o adolescente com problemas de crescimento e desenvolvimento. A enfermeira pode escolher os diagnósticos de enfermagem adequados do plano e adaptá-los conforme a necessidade. O plano de cuidados de enfermagem deve servir de orientação, não sendo um plano de cuidados de crescimento e desenvolvimento abrangente.

Crescimento e desenvolvimento saudáveis

OBSERVE & APRENDA

São necessários vários grupos, tratando de diversos problemas, para promover o crescimento e o desenvolvimento saudáveis do adolescente. Alguns desses grupos são equipes de esportes na escola e na comunidade, colegas, professores e assim por diante. O apoio e o amor da família também influenciam o crescimento e o desenvolvimento.

Crescimento e desenvolvimento por meio de esportes e preparo físico

Muitos adolescentes se envolvem em esportes de equipe, que proporcionam oportunidades de exercício. É provável que os adolescentes passem mais tempo fazendo esportes do que qualquer outro grupo etário. A participação em esportes contribui para o desenvolvimento, o processo educacional e uma melhor saúde do adolescente. Esportes e jogos criam uma oportunidade de o adolescente interagir com os colegas, enquanto usufrui de estimulação e conflito socialmente aceitáveis. A competição nas atividades esportivas ajuda o adolescente a processar a avaliação de si mesmo e desenvolver respeito próprio e preocupação com os outros. Todo esporte tem algum potencial de lesão. Ossos, músculos, articulações e tendões em crescimento rápido são mais vulneráveis a distensões e fraturas. A American Academy of Pediatrics (2006) estimula pessoas jovens a participarem de esportes e pais e treinadores a estarem atentos aos primeiros sinais de aviso de fadiga, desidratação e lesão. Ver uma discussão sobre lesões esportivas no Capítulo 23.

Níveis altos de atividade física podem reduzir o risco de doenças cardiovasculares durante a adolescência.

O papel da enfermeira é orientar para prevenir lesões (Figura 7.7). Essa orientação deve incluir o desestímulo à participação quando o adolescente estiver cansado ou com alguma lesão.

A adolescência é um bom período para que seja desenvolvido um programa de exercícios aeróbicos durante pelo menos 30 min por dia, 4 vezes na semana. As enfermeiras devem estimular todos os adolescentes a praticarem atividades físicas diariamente ou pelo menos 4 vezes na semana.

Aprendizado

A escola, os professores, a família e os colegas influenciam a educação e o aprendizado do adolescente. Atividades esportivas e a adesão a clubes estimulam o aprendizado mediante interações com colegas, treinadores, líderes de clube e outras pessoas.

Escola

A escola tem um papel essencial na preparação do adolescente para o futuro. A conclusão do ensino médio prepara o adolescente para a faculdade ou para o mercado de trabalho. As escolas podem não suprir as necessidades de desenvolvimento de todos os adolescentes. Estudantes de baixa condição socioeconômica podem não estar no nível adequado, e a incidência de abandono da escola pode ser maior entre eles (Hockenberry, 2004). Outro fator é a falta de envolvimento dos pais. Pais solteiros e pais que

(O texto continua na p. 167)

Plano de cuidados de enfermagem 7.1

Crescimento e desenvolvimento do adolescente

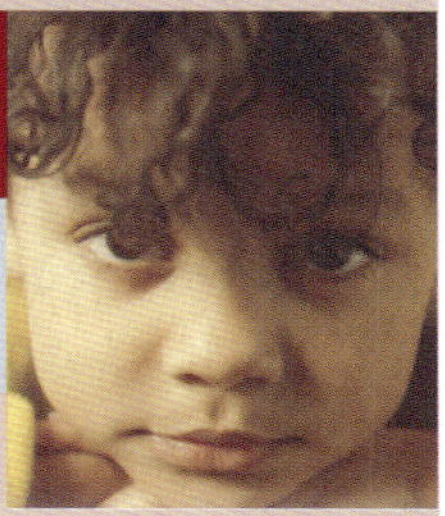

Diagnóstico de enfermagem: risco de crescimento desproporcional (fatores de risco: falta de conhecimento do responsável e do adolescente, autoestima baixa, doenças frequentes)

Identificação e avaliação de resultados

O adolescente demonstra crescimento adequado: *ganho de peso adequado para a idade e o sexo.*

Intervenção: promoção de crescimento físico adequado

- Avalie o conhecimento dos pais e do adolescente sobre necessidades nutricionais, *para determinar a necessidade de mais educação.*
- Eduque os pais e o adolescente sobre quantidades e alimentos adequados, *para que eles saibam o que esperar para adolescentes.*
- Determine a necessidade de ingestão calórica adicional, se necessário (*se o adolescente for muito ativo em esportes ou se tiver uma doença crônica*).
- Faça um gráfico de altura, peso e índice de massa corporal (IMC) *para detectar um possível padrão.*
- Avalie fatores de risco para o desenvolvimento de transtornos alimentares, *para encaminhamentos necessários e planejamento de intervenções.*

Diagnóstico de enfermagem: nutrição desequilibrada: mais do que as necessidades corporais, relacionada com falta de exercícios, ingestão calórica aumentada, más escolhas de alimentos e estresse da adolescência

Identificação e avaliação de resultados

O adolescente perde peso a uma velocidade adequada: *aumento da quantidade de exercícios, escolhas adequadas de alimentação, diminuição da ingestão calórica até quantidades apropriadas para a idade e o sexo.*

Intervenção: promoção de nutrição adequada

- Avalie o conhecimento dos pais e do adolescente sobre necessidades nutricionais de adolescentes, *para determinar déficits de conhecimento.*
- Faça o adolescente manter um diário detalhado de alimentos e de exercícios durante 1 semana, *para determinar os padrões atuais de alimentação e de exercício.*
- Entreviste a família sobre seus hábitos alimentares e de exercício, *para determinar ajustes que possam ser necessários.*
- Discuta mudanças de modo positivo – fale sobre o desenvolvimento de hábitos de alimentação saudáveis em vez de dieta, *para promover a obediência.*
- Analise os dados anteriores e baseie neles as recomendações de mudanças, *para estimular a anuência e priorizar as recomendações.*
- Discuta modos de diminuir a tentação de comer em excesso, como, por exemplo, comer devagar, baixar o garfo entre as garfadas, servir os alimentos em pratos menores e contar os bocados, *para permitir a sensação de plenitude.*
- Faça o adolescente criar planos de refeições e comprar alimentos, *para possibilitar uma sensação de controle e de tomada de decisão.*
- Incorpore um aumento dos exercícios diários, acentuando a sensação de melhora, *para aumentar o consumo de calorias e elevar a autoestima.*
- Diminua o tempo a ser despendido na frente da televisão ou do computador, *para aumentar o consumo calórico.*
- Estimule atividades de exercício com colegas, *para aumentar a interação entre colegas e para o adolescente perceber que todos são iguais.*
- Desenvolva um sistema de recompensas, *para aumentar a autoestima.*
- Investigue a adesão a um programa de perda de peso para adolescentes, *para aumentar a autoestima e a percepção de que outros adolescentes têm o mesmo problema.*

(continua)

Crescimento e desenvolvimento do adolescente (*continuação*)

Diagnóstico de enfermagem: atrasos no crescimento e no desenvolvimento por problemas de fala, motores, psicossociais e cognitivos, evidenciados pelo atraso em atingir o desempenho escolar esperado

Identificação e avaliação de resultados

Maximização do desenvolvimento: *o adolescente mostra progresso contínuo para atingir o desempenho escolar esperado.*

Intervenções: promoção do crescimento e desenvolvimento

- Providencie avaliações programadas do adolescente pelo profissional de saúde da escola, *para determinar as funções correntes.*
- Desenvolva um plano multidisciplinar realista, *para maximizar os recursos.*
- Intervenha de acordo com o que foi prescrito pelo especialista em desenvolvimento, pelo fisioterapeuta, pelo terapeuta ocupacional ou pelo fonoaudiólogo em casa e na escola, *para maximizar os benefícios das intervenções.*
- Providencie encontros programados de avaliação, *para adaptar as intervenções o mais cedo possível.*

Diagnóstico de enfermagem: risco de tensão do papel de cuidador (fatores de risco: falta de conhecimento sobre problemas do adolescente, falta de exposição prévia, fadiga, criança doente ou com atraso de desenvolvimento)

Identificação e avaliação de resultados

O responsável sente-se competente no papel, *demonstrando comportamento adequado e verbalizando conforto em tratar do adolescente.*

Intervenções: evitar tensão do papel de cuidador

- Avalie o conhecimento dos pais sobre adolescentes e sobre os problemas que surgem como parte do desenvolvimento normal, *para determinar as necessidades dos pais.*
- Forneça educação sobre problemas normais da adolescência, *para que os pais tenham o conhecimento necessário para cuidar adequadamente do adolescente.*
- Forneça orientação preventiva sobre problemas esperados do desenvolvimento do adolescente, *para que os pais saibam o que esperar e como intervir de modo adequado.*

Diagnóstico de enfermagem: risco de lesão (fatores de risco: aumento das habilidades motoras e cognitivas e sensação de invencibilidade)

Identificação e avaliação de resultados

A segurança do adolescente é mantida, *e ele não apresenta lesões.*

Intervenções: prevenção de lesões

- Discuta medidas de segurança necessárias relacionadas com o uso de bicicleta, patinete, armas de fogo, *skate*, automóvel e na água, para *diminuir o risco de lesões.*
- Discuta e desenvolva um plano de segurança contra incêndios, *para diminuir o risco de lesões relacionadas com fogo.*
- Discuta equipamentos de segurança necessários para cada esporte, *para diminuir o risco de lesões.*
- Discuta os esportes adequados para a idade, o sexo e a maturidade do adolescente, *para evitar possíveis lesões.*
- Ensine aos pais e ao adolescente medidas de primeiros socorros e reanimação cardiorrespiratória, *para minimizar as consequências de possíveis lesões.*
- Discuta a influência de colegas sobre as ações do adolescente, *para evitar lesões devidas a comportamento de imitação.*

Crescimento e desenvolvimento do adolescente *(continuação)*

Diagnóstico de enfermagem: enfrentamento ineficaz para lidar com o estresse normal da adolescência (fatores de risco: autoestima baixa, relações insatisfatórias com os pais e os colegas, participação em comportamentos de risco)

Identificação e avaliação de resultados

O adolescente mostra capacidade de enfrentamento adequada, *evidente no controle do estresse da adolescência, sem evidências de participação em comportamentos de risco.*

Intervenções: promoção de enfrentamento eficaz

- Avalie o conhecimento do adolescente sobre o estresse normal da adolescência, *para determinar os conhecimentos.*
- Avalie as atuais habilidades de enfrentamento do adolescente, *para determinar áreas de melhora e de apoio.*
- Estimule os pais a aceitarem o adolescente como uma pessoa única.
- Discuta com os pais e com o adolescente os problemas normais de desenvolvimento na adolescência, *para que eles tenham o conhecimento necessário para enfrentar tais problemas.*
- Discuta diferentes situações que podem ocorrer com o adolescente e diferentes soluções.
- Desenvolva com o adolescente diferentes soluções de problemas.
- Promova independência crescente e oportunidades para o adolescente resolver seus próprios problemas.
- Estimule amizades com colegas que tenham os mesmos valores.
- Sugira aos pais amor incondicional aos filhos.
- Avalie qualquer evidência de comportamentos de risco (drogas ilícitas, fumo, suicídio).

trabalham fora têm menos tempo para se envolverem nas atividades escolares dos filhos.

A transição entre níveis escolares pode ocorrer na época de alterações físicas, que podem ter um efeito negativo sobre os adolescentes. É importante observar esses problemas de transição, que podem resultar em fracasso nos exames ou em problemas comportamentais. Estudantes que apresentam essas dificuldades, resultando em avaliações negativas e fracasso nos exames, podem se sentir alienados da escola. Estudantes com notas baixas e que repetem de ano são mais emotivos e tendem a atividades de risco, como uso de fumo ou de álcool. Em 2003, nos EUA, 9% dos meninos adolescentes e 3% das meninas adolescentes relataram que levaram uma arma para a escola (CDC, 2004c). Escolas que apoiam as relações entre colegas e grupos, promovem a saúde e o preparo físico, estimulam o envolvimento dos pais e reforçam as relações comunitárias obtêm melhores resultados com os estudantes. Pais, professores e profissionais de saúde devem fornecer orientação e suporte.

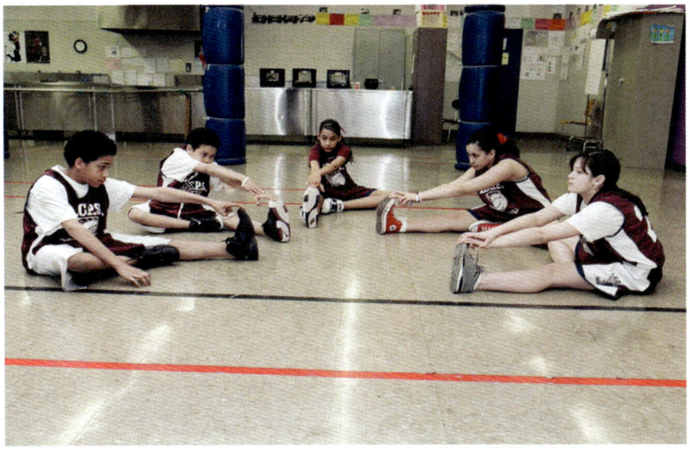

● Figura 7.7 O alongamento antes de exercícios é um componente importante.

Segurança

Lesões causadas por traumatismos são as principais causas de morte de pessoas com menos de 35 anos de idade nos EUA (Minoño, Heron e Smith, 2006). "Pelo menos um adolescente (de 10 a 19 anos de idade) morre por causa de uma lesão a cada hora todos os dias", resultando em cerca de 15.000 mortes por ano. Lesões matam mais adolescentes do que todas as doenças combinadas. Lesões não intencionais representam cerca de 60% das mortes por lesão de adolescentes, enquanto a violência (homicídio e suicídio) é responsável pelos 40% restantes. Os meninos estão mais sujeitos do que as meninas a morrer de qualquer tipo de lesão (www.cdc.gov, 2004).

Fatores relacionados com as lesões causadas por traumatismos em adolescentes incluem crescimento físico acelerado, coordenação psicomotora insuficiente para a tarefa, abundância de energia, impulsividade, pressão dos colegas e inexperiência. Impulsividade, inexperiência e pressão dos colegas podem colocar o adolescente em uma situação vulnerável entre saber o que é certo e querer impressionar os colegas. Por outro lado, os adolescentes têm uma sensação de invulnerabilidade que pode contribuir para resultados negativos. Álcool e drogas ilícitas são fatores que contribuem para acidentes com automóveis e armas de fogo envolvendo adolescentes. A maioria das lesões graves ou

Healthy People 2010

Objetivo	Importância
Aumentar a quantidade de alunos que conclui o ensino médio.	• Estimular a frequência à escola até o fim do curso, em encontros com adolescentes saudáveis ou doentes • Encaminhar crianças com dificuldade de concentração ou de aprendizado para avaliação adicional • Elogiar as realizações escolares.

fatais em adolescentes é evitável (Figura 7.8). As enfermeiras devem instruir pais e adolescentes sobre segurança relacionada com automóveis, armas de fogo e água, para evitar lesões não intencionais. Ver informações sobre promoção de segurança nas Diretrizes de ensino 7.1.

Segurança em veículos motorizados

Os maiores números de lesões em adolescentes são devidos a choque de veículos motorizados. Quando o adolescente passa no teste de direção, ele está legalmente apto a dirigir. Entretanto, dirigir é uma tarefa complexa e exige julgamentos de que os adolescentes com frequência não são capazes. Por outro lado, o adolescente típico é oposto a autoridades e está interessado em mostrar sua independência para os colegas e outras pessoas. Adolescentes que dirigem após beber estão mais sujeitos do que os adultos a bater com o veículo. Os adolescentes são também mais vulneráveis a colisões de veículos à noite. Eles dirigem mais à noite, sofrem 50% de seus acidentes à noite e causam um número desproporcional de mortes de passageiros e pedestres (National Highway Traffic Safety Association).

É essencial promover a educação de motoristas, ensinando sobre a importância do uso do cinto de segurança e explicando as leis sobre direção de veículos e os horários de recolher de adolescentes (Figura 7.9). Ver informações nas Diretrizes de ensino 7.1.

Segurança com armas de fogo

O risco de morte por lesões com armas de fogo entre 15 e 19 anos de idade aumentou 77% desde 1985. Nesse grupo etário, armas de fogo causam uma de cada quatro mortes. Armas em casa devem ser mantidas trancadas em local seguro, e a munição deve ser mantida separada. Os pais devem ensinar os adolescentes sobre os perigos de brincar com armas de fogo. Ver mais informações nas Diretrizes de ensino 7.1.

Segurança na água

Afogamento é uma causa de morte evitável em adolescentes. Muitos afogamentos resultam de comportamentos de risco. Com a independência, muitas vezes falta supervisão de adultos, e o adolescente aceita riscos que resultam em afogamento. Oriente sobre segurança na água e supervisão adequada para diminuir a incidência de atitudes de risco. Fale sobre cursos de natação para os adolescentes que não sabem nadar. Ver mais informações nas Diretrizes de ensino 7.1.

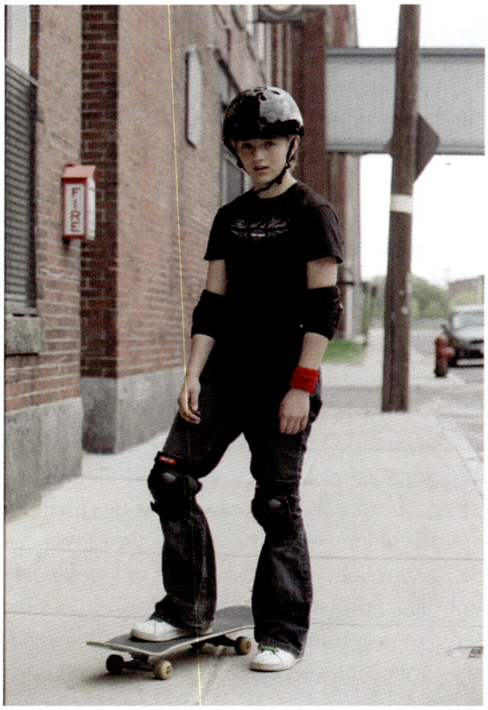

● **Figura 7.8** O uso do equipamento de segurança adequado pode evitar lesões.

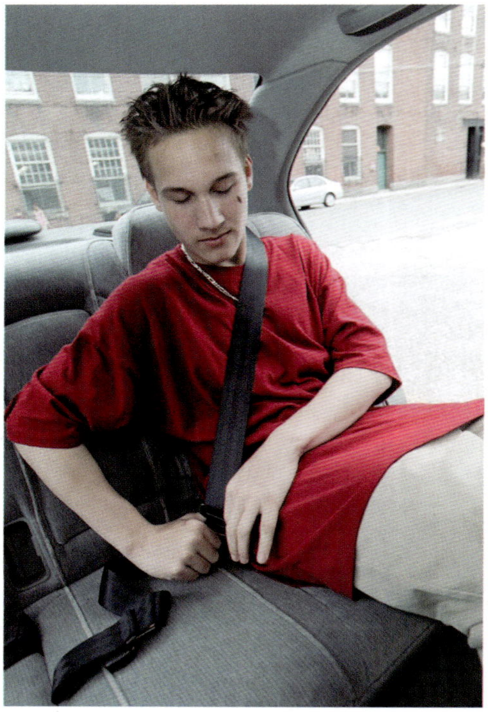

● **Figura 7.9** O uso do cinto de segurança reduziu a incidência de lesões fatais em acidentes com automóveis.

Você se lembra-se de Cho Chung, a menina de 15 anos apresentada no início do capítulo? Que orientação preventiva relacionada com segurança você daria a Cho e sua mãe?

Nutrição

As necessidades nutricionais aumentam durante a adolescência, devido ao crescimento acelerado e à maturação sexual. Os adolescentes podem parecer constantemente famintos, e precisam de refeições e lanches com nutrientes adequados para suprir as necessidades do corpo. Diversos fatores influenciam a dieta e os hábitos de alimentação do adolescente (Boxe 7.2). De acordo com os dados dos Centers for Disease Control and Prevention (CDC), 67% das crianças entre 6 e 19 anos de idade excedem a ingestão de gordura recomendada; 72% excedem as recomendações de gorduras saturadas; e apenas 21% dos alunos do ensino médio comem as cinco porções recomendadas de frutas e vegetais. Por causa disso, mais de 9 milhões de crianças e adolescentes estão com excesso de peso nos EUA. O número de crianças de 6 a 11 anos de idade, com excesso de peso dobrou nos últimos 20 anos. Entre 12 e 19 anos de idade, a incidência de obesidade triplicou no mesmo período (National Center for Health Statistics, 2004).

Necessidades nutricionais

Os adolescentes têm necessidade de maiores quantidades de calorias, zinco, cálcio e ferro para o crescimento. Entretanto, o número de calorias necessárias na adolescência depende da idade, do nível de atividade e dos padrões de crescimento. Meninas adolescentes ativas precisam de cerca de 2.200 calorias por dia. Meninos adolescentes ativos precisam diariamente de 2.500 a 3.000 calorias. Os adolescentes precisam de cerca de 1.200 a 1.500 mg de cálcio por dia. Os adolescentes devem ter ciência dos alimentos ricos em cálcio, inclusive leite, feijão branco, brócolis, queijos e iogurte. Os meninos adolescentes precisam de 12 mg de ferro por dia, e as meninas precisam de 15 mg/dia. Aconselhe os adolescentes sobre alimentos ricos em ferro (ver Boxe 7.3 e Healthy People 2010). As necessidades de proteínas das meninas adolescentes são de 46 g por dia, e as dos meninos, de 45 a 59 g por dia. Alguns alimentos ricos em proteínas são carnes, peixes, aves, feijões e laticínios.

Avaliação nutricional

A enfermeira deve conhecer o crescimento e o desenvolvimento do adolescente para fornecer orientação que se adapte à procura de independência e à necessidade de os adolescentes fazerem suas próprias escolhas. Avalie os hábitos alimentares e as preferências de dieta do adolescente. A avaliação deve incluir um levantamento dos diferentes grupos de alimentos que o adolescente come todos os dias. Avalie também o número de vezes que *fast food*, lanches e outros alimentos de má qualidade são ingeridos por semana. Essa avaliação ajudará a enfermeira a orientar o adolescente a fazer melhores escolhas de alimentos em casa e na rua. Muitos *fast foods* servem sanduíches de frango assado e saladas com poucas calorias e pouca gordura. Os adolescentes podem ser orientados a alternar hambúrguer com batatas fritas com escolhas mais nutritivas. Lembre-se de que o planejamento deve sempre incluir o adolescente.

Orientação nutricional

A orientação dietética oficial nos EUA baseia-se na Food Guide Pyramid [Pirâmide Alimentar] (ver Apêndice C). Essa pirâmide, proposta pelo Departamento de Agricultura dos EUA, ilustra uma dieta saudável e equilibrada, com recomendações de ingestão dos principais grupos de alimentos todos os dias, com exceção de gorduras, óleos e doces. A Tabela 7.3 resume as porções diárias recomendadas com base nas necessidades calóricas (baixas, moderadas ou altas). As enfermeiras podem usar as informações da Tabela 7.3 para ajudar os adolescentes a planejarem uma dieta saudável para eles mesmos. Meninas adolescentes ativas devem ingerir o número de porções recomendado na coluna correspondente a "Moderado" da Tabela 7.3. Meninos adolescentes ativos devem ingerir o número de porções recomendado na coluna "Alto". Adolescentes que estão com excesso de peso e fazendo dieta devem basear sua ingestão diária nas porções recomendadas na coluna "Baixo".

O que você deve perguntar a Cho Chung e sua mãe em relação a ingestão nutricional? Que orientação preventiva relacionada com nutrição seria adequada?

Sono e repouso saudáveis

O número médio de horas de sono necessárias para adolescentes por noite é oito. Nos fins de semana, eles podem dormir 10 a 12 h por noite. Os adolescentes podem ficar acordados até tarde da noite e, se fizerem isso durante a semana, podem ter dificuldade para acordar de manhã. Explique aos pais a necessidade de desestimularem noitadas nos dias de semana, porque podem afetar o desempenho escolar. Nessa fase da adolescência em que ele procura por independência, o adolescente pode ficar acordado até tarde para fazer os deveres de casa ou para concluir projetos escolares. O crescimento rápido e o aumento de atividades podem gerar fadiga e a necessidade de mais descanso. Os pais podem relatar que o adolescente está sempre dormindo e não tem tempo ou energia para os afazeres de casa. Aconselhe os adolescentes e os pais a terem expectativas realistas; estimule a discussão para que cheguem a um acordo quanto a um nível de repouso normal e adequado, para que o adolescente possa cumprir suas responsabilidades em casa.

Dê orientação preventiva para Cho Chung e sua mãe em relação ao sono durante os anos da adolescência.

Saúde dos dentes e das gengivas

A maioria dos dentes permanentes surgiu, com a possível exceção dos terceiros molares. Esses molares podem ter ficado impactados e precisar de remoção cirúrgica. A incidência de cáries diminui, mas a necessidade de consultas ao dentista a cada 6 meses e de escovar os dentes 2 ou 3 vezes/dia é muito importante. Alguns problemas que ocorrem durante a adolescência incluem maloclusão, gengivite e evulsão de dentes. A maloclusão ocorre

Diretrizes de ensino 7.1

Promoção de segurança

Problema de segurança	Atividades
Veículo motorizado	• Uso contínuo do cinto de segurança. • Frequentar autoescola. • Estabelecer normas entre os pais e o adolescente antes da obtenção da carteira de motorista. • Fazer todos os passageiros usarem cinto de segurança. • Não falar ao telefone enquanto dirige. • Não beber antes de dirigir. • Manter o carro em bom estado. • Não dirigir quando estiver cansado. • Após receber a carteira, dirigir sob supervisão de um adulto durante um período.
Bicicleta: geral	• Providenciar uma bicicleta em bom estado e do tamanho adequado para o adolescente. • Os pais devem orientar o adolescente acerca da bicicleta. • O adolescente deve mostrar sua capacidade de usar a bicicleta com segurança antes de obter permissão para andar na rua. • Não andar de bicicleta descalço, com outra pessoa na bicicleta ou com roupas que podem se prender na corrente. • Usar sapatos resistentes e bem adaptados. • A bicicleta deve ser inspecionada com frequência para garantir seu funcionamento adequado. • Deve ser usada uma cesta para transportar objetos pesados.
Bicicleta: no tráfego	• Deve-se obedecer a todos os sinais de trânsito. • Para andar de noite, a bicicleta deve ter faróis e refletores, e o condutor deve usar roupas de cores claras. • Na rua, deve-se manter a mesma mão do tráfego. • Observar e ouvir os carros. • Não se deve usar fones de ouvido ao andar de bicicleta. • Nunca andar segurando em outro veículo.
Skates	• Devem-se usar capacete e protetor de joelhos, cotovelos e punhos. • Não devem ser usados no tráfego, em ruas ou estradas. • O uso do *skate* em rampas feitas em casa pode ser perigoso; antes do uso, as rampas devem ser avaliadas.
Segurança na água	• Aprender a nadar. • Se a capacidade de nadar for limitada, deve-se usar sempre uma boia. • Se possível, nadar onde houver salva-vidas. • Ensine reanimação cardiorrespiratória. • Não correr na beira da piscina. • Os drenos da piscina devem ter cobertura adequada. • Em barcos, deve-se usar colete salva-vidas. • Verificar se a profundidade da água admite mergulhos. • Não nadar se estiver bebendo álcool ou usando drogas ilícitas.
Armas de fogo	• Nunca portar arma de fogo. • Se houver armas em casa, devem ser guardadas em local seguro, com travas de segurança, e a munição deve ser guardada em outro local. • Nunca se deve apontar uma arma para outra pessoa.
Segurança contra incêndio	• Todas as casas devem ter detectores de fumaça e extintores de incêndio em funcionamento. As baterias devem ser trocadas pelo menos duas vezes por ano. • Deve haver um plano de evacuação pela escada de incêndio. • O plano de evacuação deve ser praticado com frequência. • Ninguém deve fumar na cama. • Deve ser ensinado o que fazer em caso de incêndio: uso de extintores, telefones de emergência e como apagar fogo nas roupas. • Todos os materiais e líquidos inflamáveis devem ser armazenados com segurança. • Lareiras devem ter grade de proteção. • Não se deve tocar nenhum fio elétrico caído.

(continua)

Diretrizes de ensino 7.1 *(continuação)*

Promoção de segurança

Problema de segurança	Atividades
Máquinas	• Usar dispositivos de segurança. • Providenciar treinamento sobre o uso do equipamento. • Não usar máquinas sozinho.
Esportes	• Escolher esportes de acordo com a capacidade e o desejo do adolescente. • Programas esportivos devem ter um procedimento de aquecimento e de hidratação. • Deve ser feito um exame físico antes do início da atividade. • Treinadores devem saber técnicas de reanimação cardiorrespiratória e primeiros socorros. • Devem ser usados os dispositivos de proteção adequados para o esporte individual.
Sol	• Usar protetor solar para radiações ultravioleta A (UVA) e B (UVB). • Aplicar o protetor solar antes de sair de casa. • Reaplicar o protetor com frequência. • Evitar a exposição ao sol, entre 10:00 da manhã e 2:00 da tarde. • Usar chapéu quando trabalhar fora. • Usar óculos escuros quando estiver fora.
Segurança pessoal	• Nunca sair com estranhos. • Não entrar em um carro se o motorista esteve bebendo. • Notificar um adulto quando estiver fora após o anoitecer. • Manter o telefone celular sempre carregado. • Nunca dar informações pessoais pela Internet. • Dizer "não" a drogas ilícitas, álcool, fumo ou ao ser tocado quando não quiser.
Venenos	• Ensine os riscos de aceitar drogas ilícitas, álcool e medicamentos perigosos. • Guardar materiais com potencial perigoso em local seguro.

Boxe 7.2 Fatores que influem na dieta do adolescente

- Pressão dos colegas
- Programação agitada
- Preocupação com controle do peso
- Conveniência de optar pelos *fast foods*

em cerca de 50% dos adolescentes, decorrente do crescimento ósseo facial e mandibular. O tratamento inclui aparelhos ortodônticos. Ensine o adolescente a escovar os dentes com maior frequência se estiver usando aparelho. Gengivite é a inflamação das gengivas e ruptura do epitélio gengival devido a alterações da dieta e alterações hormonais. O uso de aparelhos dentários dificulta a limpeza e contribui para gengivite. A evulsão de dentes pode ocorrer durante esportes, outras atividades ou quedas. O dente solto deve ser reimplantado logo que possível. A enfermeira pode ser a primeira pessoa a ver o adolescente, e é importante que ela conheça o procedimento adequado, que é reinserir o dente, se possível, ou colocá-lo em leite morno ou soro fisiológico para o transporte até o dentista.

Cuidados pessoais

A promoção de cuidados pessoais durante a adolescência é um assunto importante a ser discutido com o adolescentes e os pais. Temas a discutir incluem conselhos gerais de higiene, cuidados com *piercings* e tatuagens, orientação sobre bronzeamento solar e promoção de uma identidade sexual saudável.

Orientações gerais de higiene

Os adolescentes acham que banhos frequentes e o uso de desodorante são importantes por causa da atividade secretória das glândulas sudoríparas apócrinas. Para diminuir a oleosidade da pele devida aos hormônios sexuais, deve-se dizer ao adolescente para lavar o rosto 2 a 3 vezes/dia com sabonete sem perfume. O rosto não deve ser esfregado com força, porque isso pode irritar a pele e provocar ruptura de folículos. Deve-se lavar a cabeça com xampu todos os dias para remover o excesso de oleosidade dos cabelos e do couro cabeludo. Existem muitos medicamentos de venda livre para acne leve. Essas substâncias podem causar ressecamento ou vermelhidão. As lesões da acne não devem ser espremidas, para evitar mais irritação e formação de cicatrizes permanentes. Se o adolescente tiver acne grave, diga-lhe para solicitar aos pais uma consulta com um dermatologista.

Cuidados com piercings e tatuagens

Atualmente, é comum a colocação de *piercings* na língua, nos lábios, nas sobrancelhas e no umbigo. Outros locais, como genitália, mamilos, fenda do queixo, articulações dos dedos e mesmo a úvula também vem sendo usados. Em geral, os *piercings* são inócuos, mas as enfermeiras devem alertar os adolescentes quanto à realização desses procedimentos em condições não estéreis, e devem instruí-los sobre complicações. O pro-

Tabela 7.3 Exemplo de dieta para três níveis calóricos

Níveis calóricos	Baixo (cerca de 1.600 calorias)	Moderado (cerca de 2.200 calorias)	Alto (cerca de 2.800 calorias)
Porções do grupo de grãos	6	9	11
Porções do grupo de vegetais	3	4	5
Porções do grupo de frutas	2	3	4
Porções do grupo do leite	2 a 3	2 a 3	2 a 3
Grupo de carnes (gramas)	142	170	198

cedimento deve ser feito por pessoa qualificada, com o uso de agulhas estéreis. Ensine o adolescente a limpar a área perfurada 2 vezes/dia, e mais vezes em alguns lugares.

As complicações da colocação de *piercings* variam com o local. Em geral, as infecções resultam de instrumentos sujos. Algumas das infecções que podem resultar de instrumentos sujos incluem hepatite, tétano, tuberculose e vírus da imunodeficiência humana (HIV). Podem ocorrer também formação de queloides e alergia ao metal. O umbigo é uma área sujeita a infecção por ser uma área úmida que sofre fricção das roupas. Uma infecção no umbigo pode levar 1 ano para se curar. Perfurações da cartilagem da orelha também cicatrizam lentamente e estão sujeitas a infecções. *Piercings* na língua cicatrizam com muita rapidez, em geral em 4 semanas, talvez devido aos efeitos antissépticos da saliva. Outras preocupações com *piercings* na língua incluem lesões de dentes por morder a joia ou paralisia parcial quando a joia atravessa um nervo.

Tatuagens estão se tornando cada vez mais populares entre adolescentes e servem para definir a identidade (ver Figura 7.10). Por se tratar de um processo invasivo, a tatuagem deve ser considerada uma situação de risco à saúde. Assim como os *piercings*, as tatuagens são feridas abertas, sujeitas a infecções.

Existe pouca regulação da prática de tatuagens, e as enfermeiras devem instruir os adolescentes sobre o risco de infecções transmitidas por sangue, infecções de pele e reações alérgicas aos corantes usados no procedimento. Ensine os adolescentes a limparem a área da tatuagem com sabonete antibacteriano e água várias vezes ao dia, e a manterem a área úmida com uma pomada, para evitar a formação de cicatrizes. Ver mais informações sobre tatuagens no Boxe 7.4.

Orientação sobre bronzeamento solar

O bronzeamento solar é popular entre os adolescentes, que influenciados pelos meios de comunicação, estabelecem uma relação entre bronzeamento da pele e beleza. Não existe um bom bronzeamento. A maior parte da exposição a raios ultravioleta ocorre durante a infância e a adolescência, colocando as pessoas em risco de desenvolvimento de câncer de pele. Entretanto, é difícil convencer os adolescentes de que o bronzeamento é nocivo à pele e aumenta o risco de posterior câncer de pele (ver as metas do Healthy People 2010).

Oriente os adolescentes a respeito dos benefícios e dos efeitos de diferentes produtos indicados para proteção da pele. Explique a eles que lesões causadas pelo sol e câncer de pele podem ser evitados se eles usarem protetor solar, regularmente como indicado. Estimule o uso de protetor solar em esportes aquáticos, atividades na praia e participação em esportes em ambiente externo. Por outro lado, alerte os adolescentes sobre alergias provocadas por alguns protetores solares. Para mais informações, ver as Diretrizes de ensino 7.1.

Identidade sexual saudável

Estimule os pais e os adolescentes a discutirem a sexualidade. Além disso, as enfermeiras devem se certificar de que o adolescente tem o conhecimento, as habilidades e as oportunidades para tomar decisões responsáveis em relação a comportamentos e orientação sexuais. A educação do adolescente deve incluir uma discussão sobre a influência dos meios de comunicação e o uso da sexualidade para promover produtos. Essa discussão deve tornar o adolescente consciente dos motivos dos meios de comu-

Boxe 7.3 Alimentos ricos em ferro

- Carnes, aves, peixes
- Fígado
- Nozes e sementes
- Ervilha, feijão
- Espinafre
- Morango
- Suco de tomate
- Pão integral
- Uvas passas
- Melancia

Healthy People *2010*

Objetivo	Importância
Reduzir a deficiência de ferro entre crianças e mulheres em idade fértil.	• Educar os pais e os adolescentes sobre alimentos que contêm ferro • Estimular as meninas adolescentes a consumirem alimentos ricos em ferro.

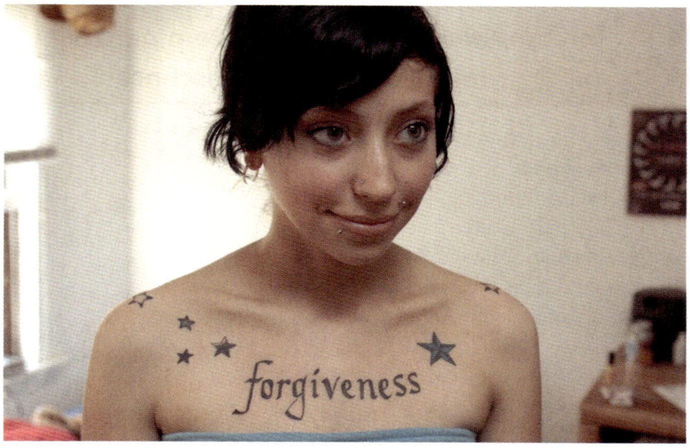

● Figura 7.10 O fato de ter vários *piercings* e tatuagens pode acarretar certos riscos à saúde.

nicação e da necessidade de as pessoas não serem influenciadas pela televisão, pelas revistas e por outros tipos de anúncio. Estimule os pais a saberem quem os adolescentes estão namorando e onde eles se encontram. Ver informações sobre aconselhamento relacionado com a sexualidade do adolescente nas Diretrizes de ensino 7.2.

Imposição de regras

Os adolescentes se comportam mal naturalmente e não seguem as regras da casa, e os pais devem determinar como reagir a isso. Os adolescentes precisam saber as normas e as expectativas. Depois de estabelecerem as normas, os pais devem explicar ao adolescente as consequências da desobediência.

Ofereça orientação aos pais relacionada com a disciplina de adolescentes. O pai e o adolescente devem estar em acordo quanto às consequências da desobediência às normas. Os pais devem reconhecer e dar reforço quando os adolescentes seguem as normas. Constância e previsibilidade são as bases da disciplina, e elogios são o reforço mais poderoso do aprendizado.

● Solução de aspectos comuns ao desenvolvimento

A adolescência é um período de rápido crescimento e desenvolvimento, com maturação da sexualidade. O período da adolescência começa com uma criança e termina com a expectativa da vida adulta. Há muitos problemas de desenvolvimento que ocorrem durante esse período, inclusive obesidade, violência, suicídio e homicídio. Segue-se um resumo desses problemas.

Obesidade

Mais de 9 milhões de crianças e adolescentes nos EUA estão acima do peso. Em um período de 20 anos, entre 1980 e 2000, o percentual de adolescentes acima do peso triplicou de 5 para 15%. Embora a obesidade tenha aumentado em todos os segmentos da população dos EUA, há diferenças específicas relacionadas com raça, etnia e condição socioeconômica. A prevalência de obesidade é maior em adolescentes de origem hispânica ou afro-americana de 12 a 19 anos de idade. A incidência de obesidade é maior em mulheres e em adolescentes de condição socioeconômica mais baixa.

Esse aumento da obesidade em adolescentes provocou um aumento da incidência de hipertensão arterial, doenças cardíacas e diabetes do tipo 2. Fatores que predispõem à obesidade incluem a escolha dos alimentos, práticas de alimentação e falta de exer-

Healthy People 2010

Objetivo	Importância
Aumentar a proporção de pessoas que usam pelo menos uma das seguintes medidas protetoras que podem reduzir o risco de câncer de pele: evitar o sol entre 10:00 da manhã e 4:00 da tarde, usar roupas protetoras quando estiver exposto à luz solar, usar protetor solar com fator de proteção (FPS) 15 ou mais, e evitar fontes artificiais de luz ultravioleta.	• Estimula meninas adolescentes a usarem maquiagem que contenha protetor solar • Desestimula o uso de bronzeamento artificial por adolescentes • Lembra aos estudantes o uso de protetor solar durante a prática de esportes em ambiente externo • Educa adolescentes e pais sobre os riscos associados à exposição solar.

Boxe 7.4 O que os adolescentes precisam saber sobre tatuagens

- Ocorrem infecções resultantes do uso de equipamento não estéril no procedimento
- Tatuagens são feridas abertas, que predispõem a infecções; os locais precisam de cuidados adequados com sabonete antibacteriano e água várias vezes ao dia, e aplicação de uma pomada
- Para a maioria das pessoas, a tatuagem é permanente; os procedimentos de remoção são dolorosos e caros

Diretrizes de ensino 7.2

Sexualidade do adolescente

- Deve ser sua escolha iniciar relações sexuais. Não se deixe influenciar pelos colegas. Quando disser "não", seja firme e claro em sua posição.
- Gravidez, doenças sexualmente transmissíveis (DST) podem ocorrer em qualquer encontro sexual sem o uso de métodos anticoncepcionais com barreira. Use um método anticoncepcional adequado quando for sexualmente ativo. Discuta a abstinência como um método anticoncepcional.
- A atividade sexual em uma relação madura deve ser prazerosa para as duas partes. Se o seu parceiro sexual não estiver interessado em seu prazer, você precisa reconsiderar a relação.

cício. Um estudo indicou que apenas 75 a 78% dos adolescentes entre 11 e 19 anos de idade tomavam desjejum. Além disso, menos de 40% dos adolescentes de 12 a 19 anos de idade ingeriam as necessidades diárias de vegetais e frutas e excediam as quantidade recomendadas de gorduras saturadas. Os adolescentes têm pressa e comem muitas vezes em *fast foods*. Além disso, muitas escolas diminuíram ou suspenderam a prática de educação física, o que resultou em um estilo de vida mais sedentário, provocando ganho de peso. O interesse por *videogames* e televisão diminuiu ainda mais a atividade física e os exercícios, contribuindo também para ganho de peso e obesidade (ver as metas do Healthy People 2010).

As enfermeiras devem conscientizar pais e adolescentes sobre os fatores que causam obesidade. Elas devem recomendar:

- Nutrição adequada e escolha de alimentos saudáveis
- Bons hábitos alimentares
- Diminuição da ingestão de *fast foods*
- Exercícios durante 30 min pelo menos 4 vezes por semana
- Diminuição do uso do computador e da televisão.

Violência

O CDC's Injury Center define violência como uso ou ameaça de uso de força física por uma pessoa, causando lesão física, psicológica ou morte. Mais de 877.700 adolescentes e adultos jovens entre 10 e 24 anos de idade sofreram lesões resultantes de violência em 2002. Cerca de uma em 13 dessas lesões resultaram em hospitalização. O problema da violência em adolescentes é uma preocupação crescente nas comunidades. A saúde e o bem-estar dos adolescentes e da sociedade estão ameaçados por esse tipo de violência. Ver os fatores que contribuem para a violência entre adolescentes no Boxe 7.5.

Homicídio

Homicídio é a quarta causa de morte em crianças de 10 a 14 anos de idade, e a segunda causa entre adolescentes de 15 a 19 anos de idade. A maioria das vítimas jovens de homicídios é morta com armas de fogo. Em 2003, 82% das vítimas de homicídio com 10 a 24 anos de idade foram mortas com armas de fogo (CDC, 2006c). Ver fatores que contribuem para a violência entre adolescentes no Boxe 7.5. Em um levantamento feito em todos os EUA em 2004, 17% dos estudantes relataram que haviam portado uma arma um ou mais dias nos 30 dias anteriores (Grunbaum *et al*., 2004) (ver as metas do Healthy People 2010).

Healthy People *2010*

Objetivo	Importância
Aumentar a proporção de adolescentes que participam de atividades físicas moderadas durante pelo menos 30 min por dia, cinco ou mais dias por semana, e atividade física vigorosa, que promova adaptação cardiopulmonar, pelo menos durante 20 min ou mais, três ou mais dias por semana.	• Para o adolescente que não faz exercícios, recomendar começar devagar com caminhadas • Descobrir com o adolescente atividades físicas que lhe interessem • Elogiar os esforços para participação em um plano de exercícios de rotina • Identificar um atleta com quem o adolescente se identifique e estimule-o a praticar uma atividade semelhante.

Boxe 7.5 Fatores que contribuem para a violência entre adolescentes

- Casa com excesso de pessoas
- Baixa condição socioeconômica
- Supervisão limitada dos pais
- Pais ou mães solteiros ou ambos os pais trabalhando fora
- Acesso a armas e carros
- Uso de drogas ilícitas e álcool
- Autoestima baixa
- Racismo
- Pressão de colegas
- Agressão

Suicídio

Suicídio é a terceira causa de morte em adolescentes de 15 a 19 anos de idade, nos EUA. Em um estudo dos CDC realizado em 2001, 19,3% dos adolescentes avaliados relataram que tinham considerado seriamente o suicídio nos últimos 12 meses. A incidência de suicídio entre 1980 e 1997 aumentou 11% entre adolescentes de 15 a 19 anos de idade, e 10% entre adolescentes de 10 a 14 anos. Em 1999, morreram mais adolescentes e jovens adultos de suicídio do que de câncer, doenças cardíacas, AIDS, defeitos de nascimento, acidentes vasculares cerebrais e doenças pulmonares crônicas somados (CDC, 2006d). Entre adolescentes de 15 a 19 anos de idade, suicídios com arma de fogo representaram mais de 60% do aumento total dos suicídios entre 1980 e 1997 (ver as metas do Healthy People 2010).

Violência no namoro

Comportamento violento no contexto do namoro ou flerte não é raro. As pesquisas relacionadas com violência no namoro revelam uma incidência de 9 a 65%. Dados de um estudo de meninos e meninas de 13 a 16 anos de idade indicam que 25% sofreram violência não sexual em encontros e 8% sofreram violência sexual em encontros. As meninas são vítimas de violência no namoro com maior frequência e sofrem mais agressões do que os meninos. A probabilidade de se tornar uma vítima de violência no namoro está associada a pares femininos que foram vítimas sexuais, aceitação da violência no namoro e história de agressão sexual (Domestic Violence and Sexual Assault Coalition, 2001).

Gangues

Muito da violência entre jovens é resultado do comportamento de gangues de adolescentes. Em um estudo, os fatores de risco para envolvimento com gangues foram problemas com a família, com amigos, com a vizinhança, socioeconômicos e interpessoais. As colegas foram consideradas o fator mais influente no envolvimento feminino com gangues, seguido de vizinhança, família e problemas pessoais. A participação em gangues pode ajudar na formação da identidade, dando *status* e um senso de

Healthy People 2010

Objetivo	Importância
Redução de homicídios, lutas, porte de armas na escola e tentativas de suicídio entre adolescentes.	• Avaliar adolescentes em todas as consultas para indicações de comportamentos violentos • Prover educação para diminuir a violência na escola • Estimular métodos alternativos e adequados para dissipar a raiva • Avaliar adolescentes em todas as consultas para indicações de depressão.

pertencimento. Gangues ocorrem em cidades e em áreas suburbanas, mas podem ter composições diferentes. As gangues em áreas rurais ou suburbanas têm maior diversidade racial e incluem meninos e meninas. As gangues ameaçam e intimidam usando comportamentos violentos e armas de fogo (Walker-Barnes e Arrue, 1998).

Intervenções de enfermagem para diminuir a violência entre jovens

Enfermeiras que atuam com adolescentes devem incluir a prevenção da violência na orientação preventiva. A violência é um comportamento aprendido. Muitas vezes, é reforçada pelos meios de comunicação, pela televisão, música e exemplo pessoal. Explique aos pais, aos professores e aos colegas a importância de serem bons exemplos, porque a violência é um comportamento aprendido. Os pais devem monitorar *videogames*, músicas, televisão e outros meios de comunicação para diminuir a exposição à violência. Eles precisam saber quem são os amigos dos filhos adolescentes e devem monitorar comportamentos e ações negativas.

A identificação de adolescentes sob risco de cometer suicídio é uma tarefa importante de enfermeiras, pais, colegas e conselheiros. Ver no Boxe 7.6 sinais de fatores de risco.

Uso de substâncias psicoativas

Substâncias de uso abusivo frequente em crianças e adolescentes incluem álcool, alucinógenos, sedativos, analgésicos, ansiolíticos, esteroides, inalantes e estimulantes. O abuso está relacionado com a disponibilidade e o custo da substância. Duas substâncias comuns que são mais accessíveis e têm a mais alta incidência de uso são o tabaco e o álcool. A cada dia, cerca de 4.000 pessoas abaixo de 18 anos de idade experimenta seu primeiro cigarro; 80% dos fumantes adultos começaram a fumar antes dos 18 anos. Estima-se que 90% dos adolescentes tenham experimentado álcool antes de atingir a idade adulta. As pesquisas em geral corroboram a hipótese de que o uso de drogas progride da cerveja ou do vinho para cigarros ou bebidas alcoólicas destiladas, e daí para maconha e outras drogas ilícitas.

Alguns dos efeitos e consequências a longo prazo do uso de drogas e álcool incluem a possibilidade de dose excessiva e morte; lesões acidentais; comportamentos irracionais; incapacidade de pensar com clareza; falta de segurança ao dirigir veículos e suas consequências legais; problemas de relacionamento com a família e com os amigos; atividade sexual e doenças sexualmente transmissíveis; e problemas de saúde, como doenças hepáticas (hepatite) e problemas cardíacos (morte súbita pelo uso de cocaína). Ver na Tabela 7.4 as substâncias psicoativas usadas com frequência e os comportamentos exibidos (ver as metas do Healthy People 2010).

Boxe 7.6 Fatores de risco de suicídio em adolescentes

- Depressão
- Alterações da saúde mental
- Mau desempenho na escola
- Desorganização familiar
- Uso abusivo de substâncias psicoativas
- Homossexualismo
- Solidão, falta de amigos próximos
- Alterações de comportamento

Tabaco

O uso de tabaco é a principal causa evitável de morte nos EUA, causando mais de 440.000 mortes por ano. As consequências do fumo a longo prazo são reforçadas pelo fato de que a maioria dos jovens que fumam regularmente continua a fumar durante toda a vida adulta. Todos os dias, nos EUA, cerca de 4.000 adolescentes de 12 a 17 anos de idade fumam seu primeiro cigarro. Mais de 6,4 milhões de pessoas têm morte prematura porque começaram a fumar na adolescência. Embora a incidência total de fumantes tenha diminuído desde 1999, as taxas continuam altas: 22% dos alunos do ensino médio relatam usar cigarros. Sete por cento desses alunos usam tabaco mascado (CDC, 2004a). Adolescentes que fumam têm probabilidade três vezes maior do que os não fumantes de usar álcool, oito vezes maior de usar maconha e 22 vezes maior de usar cocaína. O fumo está associado a muitos outros comportamentos de risco, incluindo lutas e sexo sem proteção (www.focusas.com/SubstanceAbuse.html). Os efeitos do fumo a curto prazo sobre a saúde incluem lesão do sistema respiratório, dependência de nicotina e risco associado de uso de outras drogas. O fumo prejudica o preparo físico e o crescimento dos pulmões, e aumenta a probabilidade de dependência em adolescentes. O tabaco mascado também pode causar muitos problemas. Pode causar sangramento das gengi-

Tabela 7.4 Substâncias psicoativas usadas com frequência

Substância psicoativa	Manifestações	Considerações
Maconha	Olhos avermelhados, secura na boca, euforia, relaxamento, diminuição da motivação, perda da inibição	Considerada uma droga de entrada
Cocaína	Perda de peso, euforia, agitação, fala rápida e difícil de interromper, taquicardia, hipertensão arterial, anorexia, insônia	Comportamento psicótico com altas doses; pode ser fatal se combinada com outras drogas
Opiáceos	Euforia, distanciamento, sonolência, pupilas contraídas, fala arrastada, capacidade de julgamento prejudicada	Negligência consigo mesmo, com desnutrição e desidratação; comportamentos criminosos para obtenção de drogas; infecção em locais de injeção
Anfetaminas	Euforia, agitação, perda de peso, insônia, taquicardia, hipertensão arterial	Possível efeito paradoxal de depressão em crianças
Alucinógenos	Alucinações, ilusões, despersonalização, aumento da consciência, dilatação das pupilas, hipertensão arterial, aumento da salivação, percepções distorcidas	Crises de pânico muito tempo após o uso da droga; comportamentos psicóticos
Fenciclidina (PCP)	Euforia, percepções distorcidas, agitação, violência, comportamentos antissociais, hipertensão arterial, salivação aumentada, aumento da resposta à dor	Comportamentos irracionais, pânico, psicose
Barbitúricos	Euforia seguida de depressão ou hostilidade; capacidade de julgamento prejudicada; inibição diminuída; fala arrastada	Usados com frequência com estimulantes; podem ter um efeito paradoxal de hiperatividade em crianças.

vas e feridas na boca que não cicatrizam. O tabaco mascado provoca descoloração dos dentes e pode causar câncer.

Álcool

Estudos do National Household Survey on Drug Abuse e o Youth Risk Behavior Survey revelou que a maioria dos adolescentes com menos de 18 anos de idade tinham consumido álcool. De acordo com o National Survey of Drug Use and Alcohol de 2004, 28,7% dos adolescentes relataram terem bebido álcool no mês anterior, sendo 20% consumidores eventuais e mais de 6% consumidores frequentes. Os achados mostraram que não há diferenças substanciais de consumo de álcool entre grupos socioeconômicos, embora o uso de álcool seja menor entre os afro-americanos e maior entre os brancos. A incidência de uso de álcool aumenta durante toda a adolescência. Quase dois terços dos adolescentes com 17 a 18 anos de idade que relataram consumo de álcool também relataram pelo menos um problema relacionado com o álcool. Os problemas incluem atuação escolar prejudicada, problemas interpessoais com amigos, família, professores e supervisores, dificuldades físicas e psicológicas e dirigir veículo após beber. O uso de álcool na adolescência pode levar ao uso habitual na vida adulta e contribuir para problemas de saúde física. Muitas vezes o álcool pode preceder o uso de outras drogas.

Healthy People 2010

Objetivo	Importância
Reduzir a proporção de adolescentes que relatam terem andado, nos 30 dias anteriores, em veículo com motorista que tinha ingerido álcool Reduzir o uso de esteroides em adolescentes Aumentar a proporção de adolescentes que desaprovam o uso abusivo de substâncias e o fumo.	• Prover educação no consultório, no hospital e na escola sobre os efeitos adversos do tabaco, do álcool e de substâncias ilícitas • Educar famílias, adolescentes e treinadores sobre os efeitos negativos de esteroides anabolizantes • Elogiar adolescentes pela abstenção do uso de substâncias.

Drogas ilícitas

O uso abusivo de substâncias é um problema disseminado entre adolescentes em todo o mundo. Embora experiências com maconha tenham diminuído entre adolescentes de 1991 a 2003, esta continua a ser a droga ilícita mais usada (Eaton *et al.*, 2006). Um levantamento realizado em 2002 revelou que 53% dos adolescentes tinham experimentado drogas ilícitas antes de terminar o ensino médio. Trinta e dois por cento tinham usado inalantes aos 13 a 14 anos de idade (Johnston *et al.*, 2002).

Os dados mostram que o uso de drogas ilícitas reflete determinantes que mudam com rapidez, específicos para cada droga. Entre os fatores que influenciam estão potencial psicoativo e benefícios relatados, grau de risco da droga, aceitação entre grupos de colegas e facilidade de obtenção da droga (Johnston *et al.*, 2002).

Intervenções de enfermagem para diminuir o uso de substâncias entre adolescentes

As enfermeiras devem educar o adolescente sobre problemas relacionados com uso de álcool e de drogas ilícitas. Os tópicos a serem discutidos incluem:

- Efeitos a curto e longo prazos de álcool, tabaco e drogas sobre a saúde
- Fatores de risco e implicações de lesões acidentais e atividade sexual

- Efeitos a curto e longo prazos de álcool, tabaco e drogas sobre relações e sobre atuação e progresso na escola
- O como e o porquê da dependência química
- Impacto do uso abusivo de substâncias na sociedade
- Importância de manter um estilo de vida saudável
- Importância da resistência à pressão dos colegas para o uso de drogas e de álcool
- Importância de ter confiança no próprio julgamento
- Fornecimento de informações atualizadas ao adolescente.

Doenças sexualmente transmissíveis e gravidez na adolescência

A maior parte dos adolescentes não teve relações sexuais, mas a probabilidade aumenta com a idade. O Youth Risk Behavior Surveillance System mostrou que 6,2% dos adolescentes tiveram relações sexuais antes dos 13 anos de idade, e 47% de todos os adolescentes tiveram relações sexuais (CDC, 2006e). Esse levantamento mostrou que apenas cerca de metade das meninas sexualmente ativas haviam usado preservativo na última relação sexual. A adolescência é uma época de aceitação de riscos, e sexo não protegido e sexo com vários parceiros colocam o adolescente em risco de infecção pelo HIV, outras doenças sexualmente transmissíveis e gravidez.

Doenças sexualmente transmissíveis

A cada ano, há quatro milhões de casos de doenças sexualmente transmissíveis entre adolescentes. Adolescentes sexualmente ativos apresentam uma incidência alta de doenças sexualmente transmissíveis. Alguns grupos têm maior risco, incluindo jovens afro-americanos, jovens que sofrem abusos, jovens sem lar, meninos que fazem sexo com homens e jovens homossexuais, bissexuais ou transgêneros. Adolescentes e jovens adultos tendem a pensar que são invencíveis e negam qualquer risco que seu comportamento possa implicar. Esse comportamento de risco os expõe a doenças sexualmente transmissíveis e a HIV/AIDS.

Algumas das doenças sexualmente transmissíveis mais comuns incluem clamídia, gonorreia, papilomavírus e herpes. A incidência de infecção por clamídia entre 15 e 19 anos de idade aumentou na última década (Alford, 2003). A incidência de gonorreia é maior em meninas de 15 a 19 anos de idade e em homens de 20 a 24 anos. A incidência de gonorreia nos EUA é dez vezes maior que na Inglaterra e 74 vezes maior que na França e na Holanda. Há mais de um milhão de novos casos de herpes genital do tipo 2 por ano nos EUA. A infecção por papilomavírus é a doença sexualmente transmissível mais comum em jovens sexualmente ativos nos EUA.

As meninas adolescentes são mais suscetíveis a doenças sexualmente transmissíveis devido à sua anatomia. Durante a adolescência e o início da vida adulta, as células do epitélio colunar são especialmente sensíveis a invasão por microrganismos transmitidos sexualmente, como clamídia e gonococos. Essas células se estendem sobre a superfície vaginal do colo do útero, onde não são protegidas pelo muco cervical, mas recuam para uma localização mais protegida com o avanço da idade. As doenças sexualmente transmissíveis serão vistas no Capítulo 15.

Cerca de 25% dos casos de doenças sexualmente transmissíveis relatados nos EUA ocorrem em adolescentes, o que aumenta o risco de transmissão do HIV. Os efeitos do HIV e da AIDS sobre adolescentes e adultos jovens são uma preocupação crescente, mas é difícil obter dados precisos, devido aos diversos modos de essa população procurar serviços de saúde. Alguns adolescentes continuam a se cuidar com pediatras ou serviços de adultos, mas muitos não têm acesso a cuidados de saúde. A incidência de infecção pelo HIV está aumentando em adolescentes e adultos jovens (13 a 24 anos de idade). A proporção de adolescentes com diagnóstico de AIDS aumentou de 3,9% em 1999 para 4,2% em 2004 (National Institute of Allergy and Infectious Diseases, 2006). Pelo menos um adolescente nos EUA é infectado pelo HIV a cada hora. Como os sintomas de AIDS demoram em média dez anos para se manifestar quando o HIV não é tratado, é óbvio que muitos adultos com AIDS foram infectados durante a adolescência.

A maioria dos adolescentes infectados é exposta ao vírus durante relações sexuais. Dados recentes sugerem que a maioria dos meninos adolescentes infectados pelo HIV foi infectada em relações com homens. Um pequeno número de meninos adolescentes parece ter sido exposto ao vírus por injeções de drogas ou por contato heterossexual. Meninas adolescentes são expostas principalmente em contatos heterossexuais, e uma pequena fração é exposta pelo uso de drogas injetadas (www.niaid.nih.gov/factsheets/hivadolescent.htm).

Como os adolescentes acham que são invencíveis, podem retardar os testes; se os testes forem positivos, podem retardar ou recusar o tratamento. A incapacidade de rastrear essa população para cuidados médicos pode aumentar a incidência de transmissão do HIV. Ver mais informações sobre HIV e AIDS no Capítulo 26.

Os profissionais de saúde podem ajudar esses adolescentes a compreender sua situação se:

- A confidencialidade for garantida
- As informações forem fornecidas com clareza e em um nível que o adolescente compreenda
- Forem dadas oportunidades para o adolescente fazer perguntas
- For enfatizado o sucesso com tratamento e acompanhamento adequados.

Healthy People *2010*

Objetivo	Importância
Aumentar o percentual de adolescentes que não têm relações sexuais antes dos 15 anos Aumentar o percentual de adolescentes que não mantêm relações sexuais.	• Orientar os adolescentes sobre os riscos de doenças sexualmente transmissíveis (DST), infecção pelo vírus da imunodeficiência humana (HIV) e gravidez associados às relações sexuais • Demonstrar satisfação quando os adolescentes optam por "esperar" para manter relações sexuais.

Gravidez na adolescência

A gravidez na adolescência é uma fonte de preocupação social, econômica e política, porque há evidências substanciais de

Boxe 7.7 Razões psicológicas por que as adolescentes engravidam

- Ambivalência
- 10% querem engravidar
- 40% não se incomodam de engravidar
- Fuga da vida familiar
- Rito de passagem para a idade adulta
- Pressão de colegas
- Desafio à autoridade dos pais
- Ignorância

que partos precoces prejudicam a educação, o sucesso universitário e a carreira profissional da maioria dos jovens pais e de seus filhos. Os estudos sugerem que cerca de 50% das adolescentes que engravidam dão à luz, 40% provocam aborto e as demais tem abortos espontâneos. As adolescentes engravidam por uma variedade de razões (Boxe 7.7). Elas têm maior probabilidade de gerarem um bebê de baixo peso, o que aumenta a incidência de morte infantil, problemas neurológicos e doenças da infância. Além disso, mães adolescentes com frequência abandonam a escola. Nas duas últimas décadas, escolas com horários alternativos e creches possibilitaram que os pais adolescentes continuem sua educação, vencendo barreiras econômicas e se tornando membros produtivos da sociedade. A capacidade de os adolescentes cuidarem de seus filhos foi estudada e discutida durante anos. A falta de experiência dos adolescentes para cuidar de crianças pode levar a negligência ou até mesmo abuso.

Intervenções de enfermagem para evitar doenças sexualmente transmissíveis e gravidez na adolescência

Fale com adolescentes sobre sexualidade e estimule discussões com os pais. As enfermeiras precisam se mostrar abertas e respeitosas em relação às decisões do adolescente sobre atividade sexual. Se os adolescentes forem sexualmente ativos, eles devem ser encaminhados a clínicas para adolescentes e devem ser explicadas a eles as opções de anticoncepção. Em áreas que não dispõem de clínicas especializadas em adolescentes, as enfermeiras devem sentir-se à vontade para discutir sexualidade, segurança e métodos anticoncepcionais com adolescentes. A falta de raciocínio abstrato do adolescente pode influir nos métodos anticoncepcionais, e a sensação de invulnerabilidade pode resultar em HIV, doenças sexualmente transmissíveis e gravidez indesejada. As enfermeiras em escolas e em clínicas comunitárias estão em posição de identificar adolescentes em risco de contrair HIV, doenças sexualmente transmissíveis e gravidez, e fornecer orientação, informações adequadas e encaminhamentos apropriados. As enfermeiras devem fornecer educação e informações sobre abstinência, métodos anticoncepcionais e sobre a realidade de cuidar de um bebê (ver as metas do Healthy People 2010). A abstinência é o único método anticoncepcional para proteção completa contra doenças sexualmente transmissíveis e gravidez. A maioria dos adolescentes não procura métodos anticoncepcionais durante 1 ano após a primeira relação sexual (American Academy of Pediatrics, 1999). Meninos e meninas compartilham a responsabilidade pelo controle da natalidade. Se possível, é melhor promover um encontro com o casal para escolher um método anticoncepcional. Ver na Tabela 7.5 informações sobre métodos anticoncepcionais em adolescentes. Todos os adolescentes precisam de acompanhamento contínuo para a manutenção dos comportamentos de contracepção. Se uma gravidez ocorrer, é importante estimular a continuação da frequência à escola, da prática de esportes e de outras atividades.

Lembre-se de Cho, apresentada no início do capítulo. Relacione os principais problemas desse adolescente. Que orientação preventiva relacionada com esses problemas você daria?

Healthy People *2010*

Objetivo

Reduzir a incidência de gravidez na adolescência

Aumentar a proporção de adolescentes solteiros sexualmente ativos de 15 a 17 anos de idade que usam métodos anticoncepcionais que tanto evitam a gravidez como criam uma barreira de proteção contra doenças

Aumentar a proporção de adultos jovens que receberam educação formal antes dos 18 anos de idade sobre problemas da reprodução, incluindo os seguintes assuntos: métodos anticoncepcionais, sexo mais seguro para evitar infecção pelo HIV, prevenção de doenças sexualmente transmissíveis e abstinência

Reduzir a incidência de AIDS e de infecção pelo HIV em adolescentes e adultos

Reduzir a proporção de adolescentes e adultos jovens com infecção por *Chlamydia trachomatis*.

Importância

- Prover cuidados confidenciais a todos os adolescentes
- Aumentar a confiança para criar um ambiente de aceitação de experiências instrutivas
- Nunca perder a oportunidade de fornecer educação adequada sobre prevenção de doenças sexualmente transmissíveis e do HIV
- Orientar (especialmente em consultas em que o adolescente esteja bem) sobre saúde reprodutiva
- Estimular o uso de preservativo por adolescentes sexualmente ativos.

Tabela 7.5 Vantagens e desvantagens de métodos anticoncepcionais em adolescentes

Método	Vantagens	Desvantagens
Abstinência	Sem custo Prevenção de doenças	Pode ser difícil em adolescentes
Tabelinha (abstinência durante a ovulação)	Sem custo Planejamento familiar natural	Alta incidência de fracassos Precisa de educação sobre período fértil Não oferece proteção contra doenças sexualmente transmissíveis (DST)
Preservativo	Barato e de fácil obtenção Dá proteção contra DST	Incidência moderada de fracassos Exige planejamento Necessidade de um novo preservativo para cada relação Melhor uso com espermicida
Diafragma	Alguma prevenção contra DST Permite planejamento após adaptação e inserção	Exige uso constante Exige receita médica Exige educação
Espermicidas	Obtenção fácil Eficazes se forem usados com método de barreira (preservativo)	Alta incidência de fracassos Complicado Aplicação a cada relação
Anticoncepcionais orais (produtos em combinação suprimem a ovulação, aumentam a espessura do muco cervical, diminuem a espessura do revestimento uterino)	Proteção contra gravidez, se tomados conforme prescrição Muito eficazes Possibilitam planejamento	É necessária a consulta médica Tem custo elevado para adolescentes Efeitos adversos incluem ganho de peso e sangramento Não oferece proteção contra DST
Medroxiprogesterona (injetável) Suprime a ovulação durante 14 a 16 semanas	Usada a cada 3 meses Não contém estrogênios; apenas progestina Pode ser usada durante a lactação	Retardo da fertilidade quando o uso é suspenso Efeitos adversos: sangramento intenso e sangramento irregular, ganho de peso, depressão Não oferece proteção contra DST
Anticoncepcionais de emergência (combinação de estrogênio e progestina usada em 72 h e 12 h mais tarde)	Cerca de 85% de eficácia para evitar gravidez	Não devem ser usados como anticoncepcionais de rotina Deve ser feito teste de gravidez antes e 3 semanas após o uso Efeito adverso: náuseas Não oferece proteção contra DST

Referências

Adekoya, N., Thurman, D.J., White, D.D., & Webb, K.W. (2000). Surveillance for traumatic brain injury deaths—United States 1989-1998. *MMWR: Morbidity and Mortality Weekly Report, 51* (SS10), 1–16.

Advocates for Youth. (2001). *Gay, lesbian, bisexual transgender, and questioning (GLBTQ) youth.* Retrieved July 9, 2006 from http://www.advocatesforyouth.org/glbtq.htm.

Advocates for Youth. (2001). *HIV vaccines.* Retrieved July 9, 2006 from http://www.advocatesforyouth.org/hivvaccine.htm.

Alba-Fisch, M. (2000). *Temperament: miss or match.* Retrieved July 9, 2006 from http://www.taconicnet.com/temperament.htm.

Alford, S. (2003). *Adolescents: at risk for sexually transmitted infections.* Retrieved May 7, 2006 from www.advocatesforyouth.org.

American Academy of Pediatrics, Committee on Adolescence. (1999). Contraception and adolescents. *Pediatrics, 104* (5), 1161-1166.

American Academy of Pediatrics, Committee on Nutrition. (2003). Policy statement: prevention of overweight and obesity. *Pediatrics, 112* (2), 424-430.

American Academy of Pediatrics, Council on Sports Medicine and Fitness and Council on School Health. (2006). Active health living: prevention of childhood obesity through increased physical activity. *Pediatrics, 117,* 1834-1842.

Ball, J. W., & Bindler, R.C. (2006). *Child health nursing: Partnering with children and families.* Upper Saddle River, NJ: Prentice Hall.

Barakat, I.S., & Clark, J.A. (2005). *Positive discipline and child guidance.* Retrieved July 9, 2006 from http://muextension.missouri.edu/xplor/hesguide/humanrel/gh6119.htm.

Burstein, G.R., Lowry, R., Klein, J.D., & Santelli, J.S., (2003). Missed opportunities for sexually transmitted diseases, human immunodeficiency virus, and pregnancy prevention services during adolescent health supervision visits. *Pediatrics, 111*(Suppl. 1-1), 996-1001.

Centers for Disease Control and Prevention. (2000). *Unpowered scooter-related injuries: United States, 1998-2000.* Retrieved July 9, 2006 from http://www.cdc.gov/mmwr/preview/mmwrhtml/mm4949a2.htm.

Centers for Disease Control and Prevention. (2004a). Cigarette use among high school students: United States 1991-2003. *Morbidity and Mortality Weekly Report, 53*(52), 499-502.

Centers for Disease Control and Prevention. (2004b). Medical expenditures attributable to injuries in the United States: 2000. *Morbidity and Mortality Weekly Report, 53*(1), 1-4.

Centers for Disease Control and Prevention. (2004c). Violence-related behaviors among high school students: United States, 1991-2003.

Morbidity and Mortality Weekly, 53(29), 651-655. Retrieved July 9, 2006 from http://www.cdc.gov/mmwr/preview/mmwrhtml/mm5329a1.htm#tab.

Centers for Disease Control and Prevention. (2005). *Physical activity and the health of young people: A report of the surgeon general, Atlanta, GA, DHHS.* Retrieved May 7, 2006 from http://www.cdc.gov/HealthyYouth/PhysicalActivity/.

Centers for Disease Control and Prevention. (2006). *CDC's position on tattooing and HCV infection.* Retrieved July 9, 2006 from http://www.cdc.gov/ncidod/diseases/hepatitis/c/tattoo.htm.

Centers for Disease Control and Prevention. (2006a). *Overweight and obesity: Health consequences.* Retrieved July 9, 2006 from http://www.cdc.gov/nccdphp/dnpa/obesity/consequences.htm.

Centers for Disease Control and Prevenion. (2006b). *Tobacco use.* Retrieved July 9, 2006 from http://www.cdc.gov/HealthyYouth/tobacco/index.htm.

Centers for Disease Control and Prevention. (2006c). Youth risk behavior surveillance – United States, 2005. *Morbidity and Mortality Weekly Report, 55* (SS-5). Retrieved July 9, 2006 from http://www.cdc.gov/mmwr/PDF/SS/SS5505.pdf.

Centers for Disease Control and Prevention. National Center for Injury Prevention and Control. (2006d). *Suicide: Fact sheet.* Retrieved July 9, 2006 from http://www.cdc.gov/ncipc/factsheets/suifacts.htm.

Centers for Disease Control and Prevention. (2006e). *Youth online: Comprehensive results.* Retrieved July 9, 2006 from http://apps.nccd.cdc.gov/yrbss/CategoryQuestions.asp?Cat=4&desc=Sexual%20Behavior s.

Centers for Disease Control and Prevention, National Center for Injury Prevention and Control. (2006f). *Youth violence: Fact sheet.* Retrieved July 9, 2006 from http://www.cdc.gov/ncipc/factsheets/yvfacts.htm.

Child Trends. (2003). *Dating.* Retrieved July 9, 2006 from http://www.childtrendsdatabank.org/indicators/73dating.cfm.

Children of Alcoholics Foundation. (n.d.). *How to help kids avoid alcohol and other drugs.* Retrieved July 9, 2006 from http://www.coaf.org/family/caregivers/avoid.htm.

Cool Nurse. (2003). *Dating.* Retrieved July 9, 2006 from http://www.coolnurse.com/dating.htm.

Domestic Violence and Sexual Assault Coalition. (2001). *Facts and statistics on teen dating violence and sexual assault.* Retrieved July 9, 2006 from http://www.dvsac.org/prevparstats.html.

Eaton, D. K., Kann, L., Kinchen, S., Ross, J., et al. (2006). Youth risk behavior surveillance: United States, 2005. *Morbidity and Mortality Weekly, 55* (SS05), 1-108. Retrieved July 9, 2006 from http://www.cdc.gov/mmwr/preview/mmwrhtml/ss5505a1.htm.

Edelman, C.L., & Mandle, C.L. (2002). *Health promotion throughout the lifespan* (5th ed). St. Louis: Mosby.

Erikson, E. (1963). *Childhood and society* (2nd ed.). New York: Norton.

Federal Interagency Forum on Child and Family Statistics. (1997). *America's children: Key national indicators of well-being.* Retrieved July 9, 2006 from http://www.cdc.gov/nchs/data/misc/amchild.pdf.

Fox, J.A. (2002). *Primary health care of infants, children and adolescents* (2nd ed.). St.Louis: Mosby.

Furman, W. (2002). The emerging field of adolescent romantic relationships. *Current Directions in Psychological Science, 11*(5), 177-181.

Green, M., Palfrey, J.S., Clark, E.M., & Anastase, J.M., (Eds.). (2002). *Bright futures: Guidelines for health supervision of infants, children, and adolescents* (2nd ed.). Arlington, VA: National Center for Education in Maternal and Child Health.

Grunbaum, J.A., Kann, L., Kinchen, S., et al. (2004). Youth risk behavior surveillance: United States, 2003 (abridged). *Journal of School Health, 74*(8), 307-324.

Hickman, L.J., Jaycox, L.H. & Aronoff, J. (2004). Dating violence among adolescents: Prevalence, gender distribution, and prevention program effectiveness. *Trauma, Violence & Abuse, 5*(2), 1223-1242.

Hockenberry, M., Wilson, D., Winkelstein, M.L., & Kline, N.E., (2003). *Wong's nursing care of infants and children* (7th ed.). St. Louis: Mosby.

Hoekelman, R., Adam, H., Nelson, N., Weitzman, M., & Wilson, M. (2001). *Primary pediatric care* (4th ed.). St. Louis: Mosby.

Ipp, M. (1997). *Body modification: adolescent piercing and tattooing.* Retrieved July 9, 2006 from http://www.utoronto.ca/kids/bodyprce.html.

James, S., Ashwill, R., & Droske, S. (2002). *Nursing care of children: Principles and practice* (2nd ed.) Philadelphia: W.B.Saunders.

Johnston, L.D., O'Malley, P.M., & Bachman, J.G. (2002). *Monitoring the future: National results on adolescent drug use. National Institute on Drug Abuse.* Bethesda, MD: U.S. Department of Health and Human Services.

Kohlberg, L. (1984). *Essays on moral development.* San Francisco: Harper & Row.

March of Dimes. (2006). *Teenage pregnancy.* Retrieved July 9, 2006 from http://www.marchofdimes.com/professionals/681_1159.asp.

Minono, A.M., Heron, M.P., & Smith, B.L. (2006). Deaths: Preliminary data for 2004. *National Vital Statistics Report, 54*(19). Retrieved July 9, 2006 from http://www.cdc.gov/nchs/data/nvsr/nvsr54/nvsr54_19.pdf.

National Center for Health Statistics. (2004). *NCHS data on overweight and obesity.* Retrieved July 9, 2006 from http://www.cdc.gov/nchs/data/factsheets/overweightobesity.pdf.

National Highway Traffic Safety Association. (n.d.). *Teen Safety.* Retrieved July 9, 2006 from http://www.nhtsa.dot.gov/people/outreach/safesobr/19qp/sect2/page3.html.

National Institute of Allergy and Infectious Diseases, National Institutes of Health. (2006). *HIV infection in adolescents and young adults in the U.S.* Retrieved July 9, 2006 from http://www.niaid.nih.gov/factsheets/hivadolescent.htm.

Palo Alto Medical Foundation. (2004). *Extreme behavior.* Retrieved July 9, 2006 from http://www.pamf.org/teen/life/risktaking/extreme.html.

Piaget, J. (1969). *The theory of stages in cognitive development.* New York: McGraw-Hill.

Robinson, T.N. (1999). Reducing children's television viewing to prevent obesity: A randomized controlled trial. *Journal of the American Medical Association, 282*(16), 1561-1567.

Santrock, J.W. (2004). *Life span development.* Boston: McGraw-Hill.

Storey, M., Holt, K., & Sotfka, D. (Eds.). (2002). *Bright futures in practice: Nutrition.* Arlington, VA: National Center for Education in Maternal and Child Health.

Tanner, J. (1962). *Growth at adolescence* (2nd ed.). Oxford, England: Blackwell Scientific Publications.

United States Department of Health and Human Services. (2000). *Healthy people 2010* (2nd ed., 2 vols.). Washington, DC: U.S. Government Printing Office.

United States Department of Health and Human Services. (2006). *The problem of overweight in children and adolescents.* Retrieved July 9, 2006 from http://www.surgeongeneral.gov/topics/obesity/calltoaction/fact_adolescents.htm.

Walker-Barnes, C.J., & Arrue, R.M. (1998, February). *Girls and gangs: Identifying risk factors for female gang involvement.* Poster presentation, Society for Research on Adolescence.

Websites

www.aap.org American Academy of Pediatrics
www.aapd.org American Academy of Pediatric Dentistry
www.americanheart.org/ American Heart Association
www.brightfutures.org Bright Futures—references for health supervision
www.cdc.gov/ Centers for Disease Control and Prevention

www.cdc.gov/growthcharts/ Growth chart information from the CDC
www.cdc.gov/ncipc/factsheets/children.htm Information about injuries among children and adolescents
www.cdc.gov/powerfulbones/ Powerful Bones. Powerful Girls. The National Bone Health Campaign
www.cdc.gov/tobacco/ CDC's Tobacco Information and Prevention Source (TIPS)
www.coolnurse.com/sex_stuff.htm Sexuality and sexual health information for adolescents
www.dentalcare.com/drn.htm Dental care information from Proctor & Gamble
www.eatright.org American Dietetic Association
www.focusas.com/ Internet clearinghouse of information, resources and support for helping teens
www.healthyschools.org Information on a healthy school environment
www.keepkidshealthy.com/adolescent/adolescentnutrition.html Information on adolescent nutrition
www.obesity.org American Obesity Association
www.safekids.com Internet safety for kids
www.sikids.com/ Sports Illustrated for Kids
www.teenpregnancy.org/ The National Campaign to Prevent Teen Pregnancy
www.taconicnet.com/temperment.htm Taconic Counseling Group, NY. Psychotherapy: Temperament differences in children, 2000
www.tchin.org The Children's Health Network provides this site to offer support to clients, parents, and professionals dealing with heart disease
www.teenpregnancy.org/resources/data/report_ summaries/eme National Campaign to Prevent Teen Pregnancy: sex has consequences
www.utoronto.ca/kids/bodyprce.html Body modification: adolescent piercing and tattooing

Exercícios sobre o *capítulo*

Questões de múltipla escolha

1. Quando está orientando os pais sobre os anos da adolescência, a enfermeira deve aconselhar os pais a: (Escolha todos os itens que se apliquem)
   a. Aceitar o adolescente como um indivíduo.
   b. Estabelecer regras estritas e inflexíveis.
   c. Ouvir e tentar ser aberto aos pontos de vista do adolescente.
   d. Avaliar os amigos do adolescente.
   e. Respeitar a privacidade do adolescente.
   f. Fornecer amor incondicional.
2. Ao desenvolver um plano de perda de peso para um adolescente, quais itens você incluiria? (Escolha todos os que se apliquem)
   a. Fazer os pais prepararem todos os planos de refeições.
   b. Comer devagar e colocar o garfo sobre a mesa após cada mordida.
   c. Fazer a família se exercitar em conjunto.
   d. Encaminhar o adolescente para um programa de perda de peso.
   e. Manter um diário de alimentos e exercícios.
3. Quais itens estão associados ao início da adolescência? (Escolha todos os que se apliquem)
   a. Uso de raciocínio científico para solução de problemas.
   b. Ainda quer às vezes depender dos pais.
   c. Incorpora um conjunto de normas morais e valores próprios.
   d. Influência dos colegas e valorização do fato de pertencer a um grupo.
4. Qual item tem maior influência para evitar que um adolescente beba álcool?
   a. Hábitos de beber dos pais
   b. Hábitos de beber dos colegas
   c. Filosofia de beber da cultura adolescente
   d. Filosofia de beber da religião do adolescente
5. Ao desenvolver um programa de prevenção de gravidez em meninas de 15 a 17 anos de idade, a enfermeira da escola deve considerar que
   a. As adolescentes acham que nenhum mal as atingirá.
   b. Adolescentes aprendem melhor com os pais.
   c. Adolescentes só conseguem pensar em aqui e agora.
   d. Adolescentes aprendem melhor com profissionais.

Exercícios de raciocínio crítico

1. Durante o exame físico para esportes, Susan, de 16 anos de idade, diz ao profissional de saúde que está acima do peso. Que outras informações o profissional deve obter?
2. Os pais de Joe, de 14 anos de idade, falam com a enfermeira da escola sobre o comportamento do filho em casa. O adolescente é mal humorado, briga com os irmãos menores, só quer ficar diante do computador e não quer sair com a família nas férias. Que conselhos você daria aos pais?
3. Jane diz à enfermeira da escola que pode ser que ela seja homossexual. Que outras informações você obteria?
4. Os pais de Alicia estão preocupados porque todas as amigas da filha usam maquiagem pesada, têm vários *piercings* pelo corpo e pintam os cabelos. Que conselhos você daria aos pais?

Atividades de estudo

1. Fale com crianças que estejam no início, no meio e no fim da adolescência. Compare a interação delas com você. Identifique os estágios psicossocial, cognitivo e moral em que elas estão, usando exemplos da conversa com você.
2. Faça um adolescente manter um diário de alimentação e exercícios durante uma semana. Analise a informação. Desenvolva com o adolescente as intervenções necessárias para a promoção de hábitos saudáveis de alimentação e exercícios.
3. Planeje uma aula sobre os perigos do fumo para crianças de 15 anos de idade.
4. Planeje uma aula para os pais sobre como manter abertas as linhas de comunicação para adolescentes.

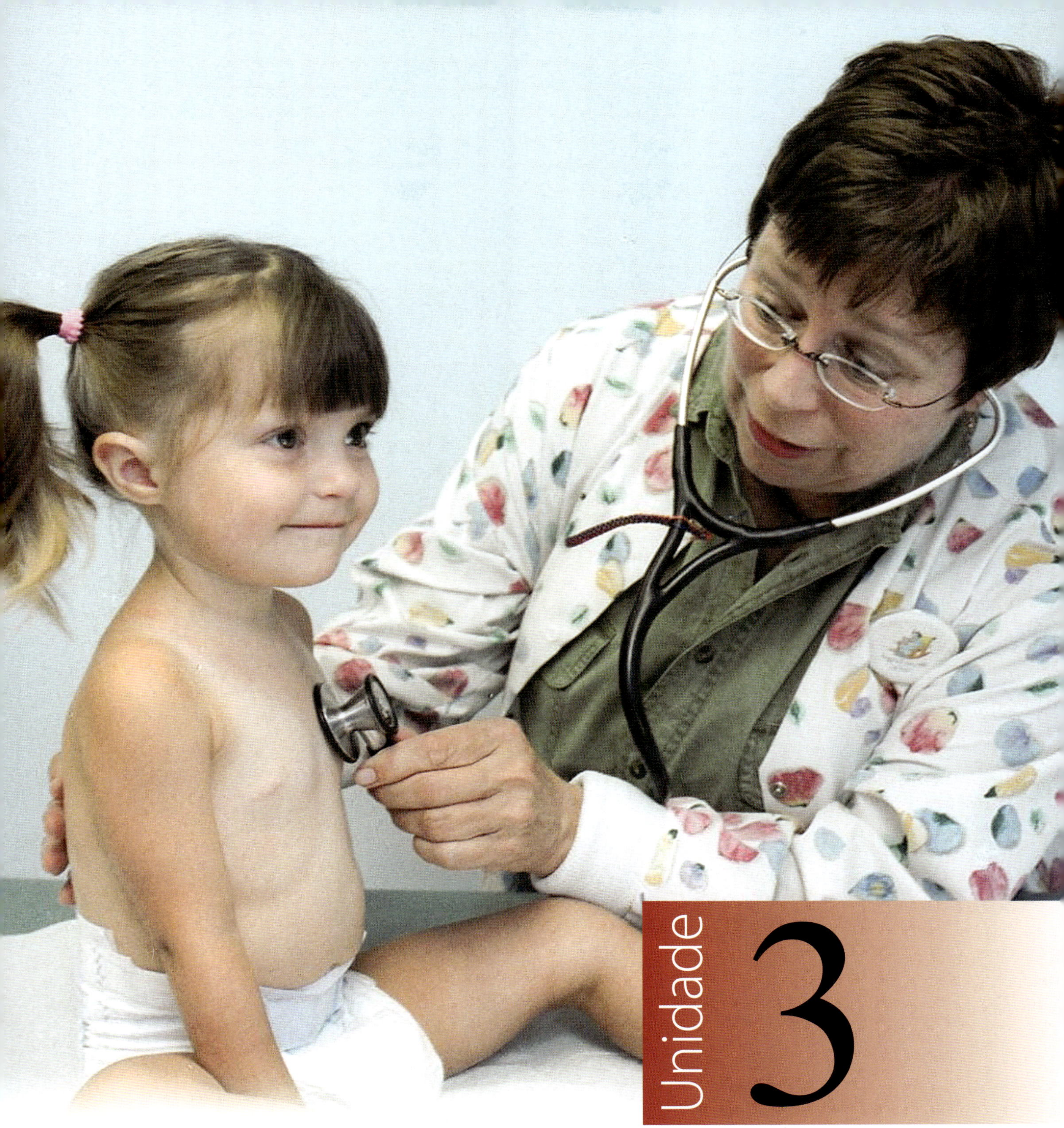

Unidade 3

Fundamentos de Enfermagem Pediátrica

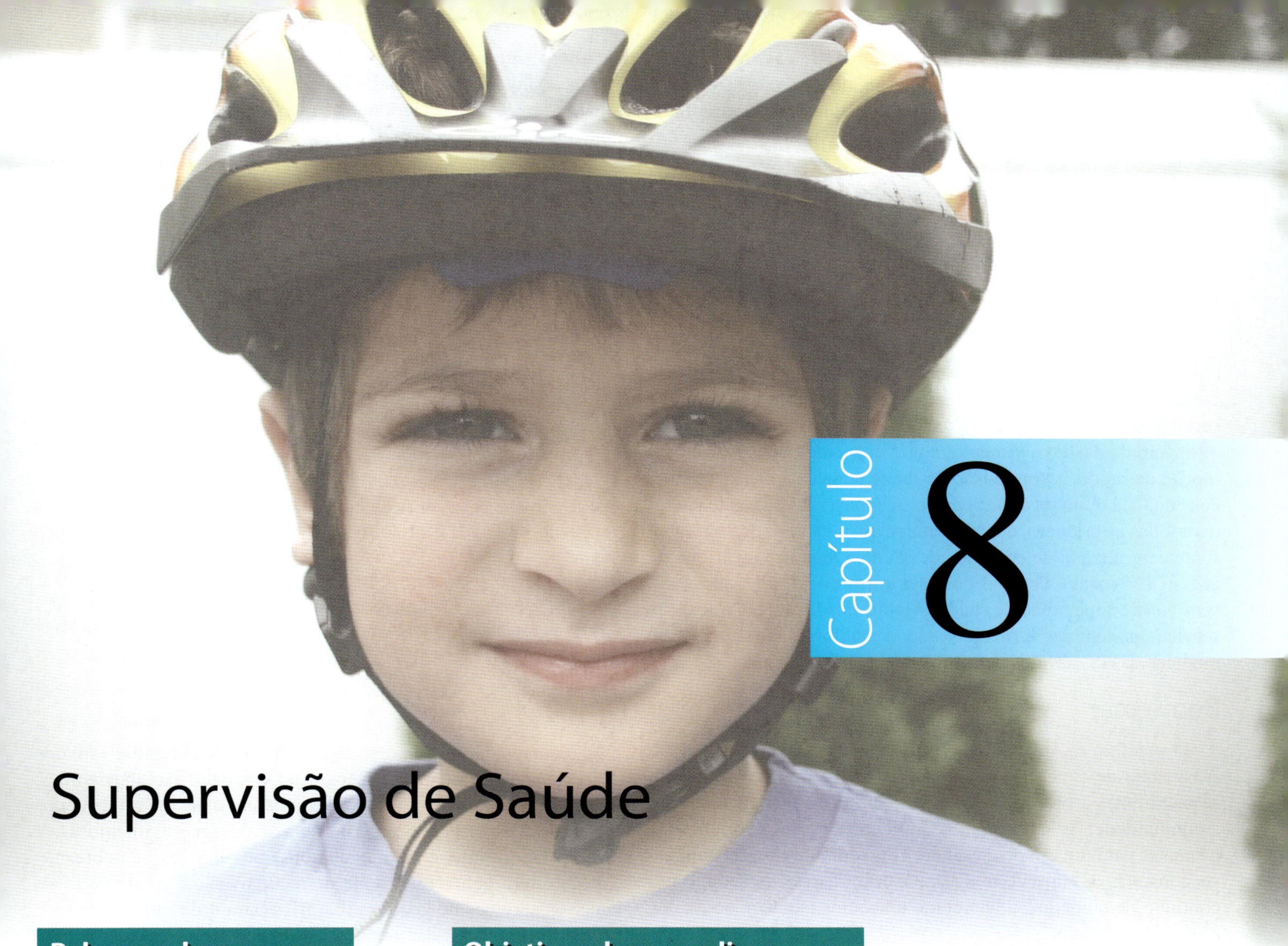

Capítulo 8

Supervisão de Saúde

Palavras-chave

Avaliação de risco
Imunidade
Imunidade ativa
Imunidade passiva
Medical home
Testes de triagem
Triagem seletiva
Triagem universal
Triagens de desenvolvimento
Vigilância de desenvolvimento

Objetivos da aprendizagem

Concluída a leitura deste capítulo, o leitor deverá ser capaz de:

1. Descrever os princípios da supervisão de saúde.
2. Relacionar os três componentes de uma consulta de supervisão de saúde.
3. Usar adequadamente os instrumentos de testes de desenvolvimento e testes funcionais em crianças.
4. Demonstrar conhecimento dos princípios de imunização.
5. Identificar barreiras a imunizações.
6. Identificar desafios da supervisão de saúde em crianças com doenças crônicas.

REFLEXÃO *Nunca é tarde demais para se adotar a prevenção. Esta começa com um desejo genuíno de melhora da saúde.*

A família Randall é acompanhada no centro municipal de saúde (CMS). Maya, de 3 anos de idade, e Evan, de 9 meses, são trazidos pelo pai. Maya foi examinada pela última vez no CMS quando tinha 1 ano de vida. Para Evan esta é a primeira vez. O pai declara que as duas crianças são saudáveis e não precisaram vir antes ao CMS. No momento, Maya se queixa de dor de garganta, o que motivou a consulta de hoje.

Princípios de supervisão de saúde

Supervisão de saúde é o fornecimento de serviços preventivos com a finalidade de dar à criança um nível ideal de funcionamento. A supervisão de saúde tem três componentes que servirão de base para a organização deste capítulo: a vigilância e a triagem de desenvolvimento; a prevenção de doenças; e a promoção da saúde. A supervisão de saúde começa ao nascimento e continua até o fim da adolescência. A supervisão de saúde é vital para todas as crianças, e é mais eficaz quando a criança tem uma fonte centralizada de cuidados de saúde. Qualquer lugar que dê acesso a crianças e famílias pode ser um ambiente adequado para serviços de supervisão de saúde. Alguns dos locais em que esses serviços podem ser fornecidos são consultórios particulares de médicos, CMS, abrigos de sem-teto, creches e escolas.

Boxe 8.1 Características de um *medical home*

- Atividades de cuidados preventivos
- Cuidados ambulatoriais e hospitalares disponíveis 24 h por dia
- Continuidade dos cuidados da infância até a adolescência
- Disponibilidade de consultas e encaminhamentos de especialidades
- Relação interativa com a escola e com agências da comunidade
- Banco de dados centralizado contendo todas as informações pertinentes

Green, M. e Palfrey, J. (eds.). (2002). *Bright futures: Guidelines for health supervision in infants, children and adolescents* (2ª ed.). Arlington, VA: National Center for Education in Maternal and Child Health.

Bem-estar

O objetivo da supervisão de saúde pediátrica é o bem-estar. A consulta de supervisão de saúde cria uma oportunidade para se maximizar a promoção de saúde para a criança, a família e a comunidade. As enfermeiras têm a capacidade de orientar os pacientes para um estado de saúde ótimo durante esses encontros. As consultas de supervisão de saúde devem ser consideradas um contínuo de cuidados, e não como episódios isolados de tarefas a serem cumpridas.

Medical home*

Um ***medical home*** é qualquer provedor de cuidados de saúde primários com um relacionamento de longa duração e abrangente com a família. A continuidade da relação estimula o estabelecimento de confiança entre o provedor e a família. Por outro lado, essa relação aumenta a probabilidade de cuidados abrangentes, coordenados e custo-efetivos. A referência médica é o ambiente que possibilita o nível mais alto de supervisão de saúde. Para ser efetiva, a referência médica tem de ser acessível, centrada na família e baseada na comunidade. Deve ser integrada ao mundo da criança, não adjacente a ele.

As características de uma referência médica são mostradas no Boxe 8.1.

Parcerias

A criança é o foco da consulta de supervisão de saúde. Entretanto, a saúde da criança está relacionada com as necessidades e os recursos da família de que é membro. Se a família estiver desorganizada por causa de separação dos pais, uso abusivo de drogas ou problemas de saúde dos pais, a criança não receberá a atenção e a energia necessárias para seu desenvolvimento. Do mesmo modo, uma comunidade com altos índices de pobreza, infraestrutura deficiente e falta de recursos não é capaz de fornecer os serviços de apoio necessários para o desenvolvimento de todo o potencial das crianças. Para ser bem-sucedida, a enfermeira precisa de determinação e do desenvolvimento de uma relação duradoura. A enfermeira deve formar parcerias com a criança, a família e a comunidade. Essas parcerias possibilitam o estabelecimento de objetivos mútuos, a administração de recursos e o desenvolvimento de ótimas práticas de saúde.

A parceria entre a criança e a equipe de supervisão de saúde é planejada para possibilitar que a criança alcance seu estado de saúde ideal. Por sua natureza, essa parceria se desenvolve com o tempo. Quando a criança é um bebê, a família é seu representante na parceria. A velocidade do aumento da participação da criança na parceria depende do estágio de desenvolvimento da criança. A parceria aumenta o senso de valor próprio e competência da criança. A influência crescente da criança na parceria possibilita que a enfermeira adapte a supervisão de saúde às necessidades da criança. A parceria permite que a criança assuma cada vez mais responsabilidades por sua saúde pessoal e otimize a promoção de saúde.

As enfermeiras devem aprovar e estimular o papel de membros da família na parceria de supervisão de saúde. A família fornece a estrutura que informa o conceito de bem-estar da criança. Os cuidados de saúde comunitários devem envolver a família para ter uma influência significativa na saúde da criança. A família quer os melhores resultados possíveis para a criança, e as decisões de saúde baseiam-se nos seus conhecimentos. Quando a enfermeira reconhece que a família tem ideias originais a oferecer sobre a saúde da

*N.R.T. Em 1967, a American Academy of Pediatrics AAPI propôs o conceito de *medical home*. Em 1992, a AAP publicou o programa político, definindo o termo, e em 2002 ampliou e operacionalizou a definição.

criança, pode ter início uma parceria de confiança. As enfermeiras podem reforçar essa parceria reconhecendo as práticas de saúde da família, cuidando dos problemas de saúde e aprimorando as habilidades da família. As contribuições da família para a parceria aumentam as possibilidades de sucesso dos planos de cuidados de saúde. As famílias devem implementar as estratégias de cuidados de saúde e devem saber as expectativas de resultados razoáveis. Elas têm conhecimento profundo das respostas anteriores da criança a estratégias prévias. A resposta da família é inestimável para a formulação de um plano de supervisão de saúde a longo prazo que otimize o bem-estar da criança.

As parcerias entre a comunidade e a equipe de promoção de saúde beneficiam pacientes individualmente e a comunidade. Quando enfermeiras desenvolvem parcerias com agências comunitárias, tais como escolas, igrejas e instituições secundárias de saúde, as barreiras aos cuidados podem ser superadas com maior facilidade. A enfermeira tem consciência dos recursos disponíveis na comunidade que beneficiarão uma determinada família. Com as informações dos parceiros da comunidade, a enfermeira pode avaliar as necessidades da comunidade. A avaliação fornece a base para o desenvolvimento de programas comunitários de promoção de saúde. Esses programas expandem os recursos da comunidade, o que melhora a saúde de seus membros.

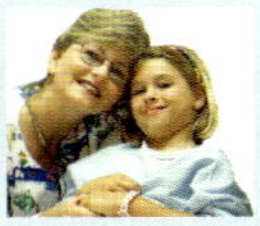

Durante a consulta de supervisão de saúde, observe a interação entre os pais e a criança. A enfermeira pode aprender muito sobre a dinâmica da família a partir de observações de comportamento:

- Os pais mantêm contato visual com o bebê?
- Os pais preveem as necessidades do bebê e respondem a elas?
- Os pais são eficientes em lidar com explosões de temperamento de crianças pequenas?
- Os comentários dos pais aumentam a sensação de valor próprio da criança em idade escolar?

Observações do comportamento são cruciais para a avaliação adequada das necessidades e dos problemas da família.

Aspectos especiais de supervisão de saúde

Os aspectos especiais de supervisão de saúde incluem influências culturais, influências da comunidade, supervisão de saúde da criança com doença crônica e supervisão de saúde da criança estrangeira adotada.

Influências culturais sobre a supervisão de saúde

A definição de saúde de uma família é estabelecida pela cultura em que ela vive. Interações bem-sucedidas ocorrem quando a enfermeira está consciente das crenças e dos estilos de interação frequentes em membros de uma cultura específica. Se os objetivos do plano de cuidados de saúde não coincidirem com o sistema de crenças sobre saúde da família, o plano tem pouca chance de sucesso. O bem-estar ideal da criança precisa de negociação entre a enfermeira e a família para que se chegue a um plano de cuidados mutuamente aceitável. Um plano deve equilibrar as crenças e práticas culturais da família e as do estabelecimento de cuidados de saúde. A enfermeira deve ter os requisitos de competência e sensibilidade culturais para que a parceria seja bem-sucedida. Cuidados culturalmente eficazes são o resultado de uma parceria dinâmica entre a enfermeira e a família.

A maioria das estratégias de promoção de saúde e prevenção de doenças nos EUA tem uma orientação baseada no futuro. Elas veem o paciente como um agente ativo e controlador de sua própria saúde. Isso é importante para a cultura dominante; entretanto, o desafio da enfermeira é o desenvolvimento de estratégias adequadas para pacientes de outras culturas. Um número significativo de pacientes pertence a culturas que têm uma orientação baseada no presente. Para esses pacientes, as atividades de promoção de saúde precisam de objetivos e resultados em prazos mais curtos para serem úteis. Pacientes com uma visão de mundo fatalista consideram qualquer ação ineficaz. Acham que um deus ou forças sobrenaturais controlam seu destino, e acreditam que a saúde é um dom a ser apreciado, não um objetivo a ser perseguido. Algumas culturas acreditam que a saúde é o resultado de estar em harmonia consigo e com o universo. Desse ponto de vista, tomar um medicamento ou receber um tratamento não é um modo eficaz de restaurar a saúde, porque não trata do problema de estar "em desarmonia". O fato de uma pessoa pertencer a uma população não garante que ela aceite todos os valores da cultura. É fundamental que a enfermeira explore as crenças específicas de cada paciente durante a entrevista de saúde.

Influências da comunidade sobre a supervisão de saúde

Uma criança é membro de uma comunidade, como é de uma família e de uma cultura. Cada comunidade é única em seus pontos fortes, suas fraquezas e seus valores. Uma comunidade pode contribuir para a saúde de uma criança ou pode ser a causa da doença. A saúde de uma criança não pode ser totalmente separada da saúde da comunidade em que ela vive.

Em termos ideais, a referência médica de uma criança deve estar dentro da comunidade da família. Isso melhora o acesso aos cuidados. Barreiras como falta de transportes, despesas de viagem e faltas ao trabalho dos pais são reduzidas. A presença da referência médica na comunidade facilita as relações entre a equipe de saúde e as escolas, as igrejas e os serviços e agências de apoio disponíveis. O apoio e os recursos da comunidade são necessários para crianças com problemas significativos. Uma relação de trabalho estreita entre o provedor de cuidados de saúde da criança e as agências da comunidade é um benefício enorme para a criança (ver, anteriormente, a seção "Parcerias").

A avaliação da comunidade pode revelar problemas que estão causando a falta de saúde da criança ou contribuindo para ela. Uma infraestrutura deteriorada pode contribuir para diminuir o acesso aos cuidados de saúde e aumentar o risco de lesões ou doenças. A pobreza está relacionada com baixo peso ao nascer e prematuridade. Habitações abaixo do padrão podem estar relacionadas com envenenamento por chumbo e asma brônquica. Crianças de comunidades de baixa renda têm um risco maior de depressão, violência e abuso, uso abusivo de substâncias e infecção pelo vírus da imunodeficiência humana (HIV). Para que um programa de vigilância de saúde possa ser eficaz, é necessário um conhecimento completo da comunidade da família.

Supervisão de saúde e a criança com doença crônica

Uma supervisão de saúde eficaz deve responder à situação individual da criança. A criança que apresenta uma doença crônica deve ser avaliada repetidamente para se determinarem as necessidades para a manutenção da saúde. Essas avaliações determinam a frequência das visitas e os tipos de intervenções necessárias. O impacto da doença sobre os padrões funcionais de saúde da criança determinam se é preciso aumentar o número de consultas de supervisão de saúde.

Uma parceria eficaz entre a referência médica, a família e a comunidade é fundamental para a criança que tem uma doença crônica. A coordenação de cuidados médicos especializados, agências da comunidade e redes de suporte da família melhora a qualidade de vida e a saúde dessas crianças. O acesso a cuidados e serviços minimiza o risco de lesão pela doença. Grupos de suporte e recursos da comunidade otimizam a adaptação da família aos fatores de estresse da doença crônica.

Uma supervisão de saúde abrangente inclui avaliações psicossociais frequentes. Problemas a serem considerados incluem:

- Cobertura de seguro de saúde
- Disponibilidade de transporte para facilitar os cuidados de saúde
- Problemas financeiros
- Eficácia no enfrentamento pela família
- Resposta da equipe escolar à doença crônica.

Esses são problemas que geram estresse e reações emocionais. A enfermeira que estabeleceu uma relação contínua de confiança com a criança e a família está na melhor posição para ajudar nesses problemas. A enfermeira pode ajudar a família a encontrar programas de assistência financeira e médica, usar os recursos da comunidade e participar dos grupos de suporte. A enfermeira pode também educar a equipe da escola sobre a doença da criança e ajudá-la a maximizar o potencial da criança para sucesso acadêmico.

Componentes da supervisão de saúde

Os componentes cruciais da vigilância e da triagem de desenvolvimento são prevenção de lesões e doenças, e promoção da saúde. Prevenção de doenças e promoção da saúde são conceitos bem estabelecidos na supervisão de saúde de adultos. Prevenção de lesões e vigilância e triagem de desenvolvimento são componentes adicionais das consultas de supervisão de saúde pediátrica que ajudam a assegurar que cada criança atinja seu estado ótimo de bem-estar.

Triagem e vigilância de desenvolvimento

A **vigilância de desenvolvimento** é uma coleta contínua de observações especializadas feita durante as consultas de cuidados de saúde. Entre os componentes dessa vigilância incluem-se:

- Observação e tratamento de preocupações dos pais
- Obtenção de uma história do desenvolvimento
- Observações precisas
- Consultas com profissionais capacitados.

As **triagens de desenvolvimento** são procedimentos breves de avaliação que identificam crianças que precisam de avaliação e testes mais profundos. As avaliações de triagem de desenvolvimento podem ser obtidas por observação ou por relato dos responsáveis (Figura 8.1).

O desenvolvimento, o surgimento das capacidades da criança, é um processo longitudinal. No ambiente de confiança e de segurança da medical home, a família e os profissionais de saúde podem compartilhar observações e preocupações. Durante essa colaboração, a família e o profissional de saúde observam os sucessos ou os marcos do desenvolvimento no tempo. A coleta de dados para a vigilância de desenvolvimento de bebês e crianças pequenas é feita por meio de questionários de desenvolvimento, observações do profissional de saúde e um exame físico completo. A revisão de registros e provas escolares podem fornecer dados sobre o desempenho acadêmico de crianças maiores. Declarações de professores, treinadores e outros adultos envolvidos com a criança podem fornecer dados sobre o desenvolvimento emocional e social da criança.

Quando se suspeita de um retardo de desenvolvimento, recomenda-se vigilância frequente. A ênfase nos papéis e nas responsabilidades dos pais estimula a cooperação e a aceitação. Assim, é crucial que os pais entendam a necessidade de avaliações frequentes. Um padrão de retardo de desenvolvimento justifica uma avaliação formal.

É fundamental para a enfermeira pediatra compreender as expectativas de crescimento e desenvolvimento normais, e a proficiência na triagem de problemas relacionados com o desenvolvimento. As informações obtidas dos pais ou responsáveis sobre marcos do desenvolvimento pode indicar sinais de aviso ou identificar risco de retardo de desenvolvimento. Ver na Tabela 8.1 os sinais de aviso e possíveis áreas de deficiência. Fatores que colocam o bebê ou a criança pequena em risco de problemas de desenvolvimento são:

- Peso ao nascer abaixo de 1.500 g
- Idade gestacional menor que 33 semanas
- Anormalidade do sistema nervoso central

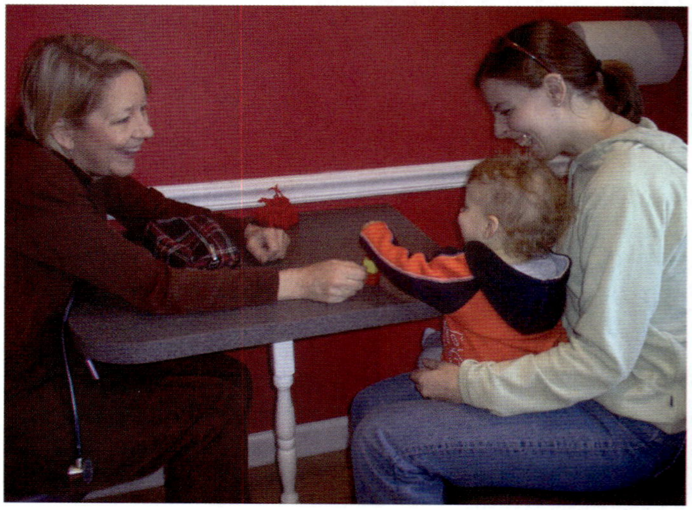

● **Figura 8.1** As triagens de desenvolvimento dão oportunidade para a enfermeira identificar áreas de problemas no desenvolvimento da criança.

- Encefalopatia isquêmica hipóxica
- Uso abusivo de álcool ou drogas ilícitas pela mãe no pré-natal
- Hipertonia
- Hipotonia
- Hiperbilirrubinemia exigindo transfusão de sangue
- *Kernicterus* (icterícia neonatal)
- Malformações congênitas
- Deficiência de crescimento intrauterino simétrico
- Infecção perinatal ou congênita
- Suspeita de comprometimento sensorial
- Otite média crônica (por mais de 3 meses) com secreção
- Erro inato do metabolismo
- Infecção pelo HIV
- Nível sanguíneo de chumbo maior que 19 μg/dℓ
- Preocupações dos pais quanto a problemas de desenvolvimento
- Pais com nível de instrução abaixo do ensino médio
- Pai solteiro ou mãe solteira
- Irmão com problemas de desenvolvimento
- Pai ou mãe com incapacidades de desenvolvimento ou doença mental.

Bebês ou crianças que apresentem algum desses fatores de risco devem ser avaliados cuidadosamente quanto aos problemas de desenvolvimento. Essa triagem deve ser prospectiva, sendo repetida com frequência para identificação precoce de problemas.

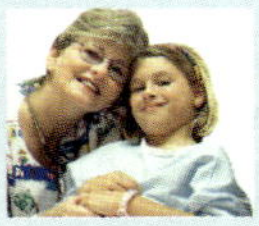

Qualquer criança que perca um marco de desenvolvimento – por exemplo, uma que era capaz de sentar-se sem apoio agora não o consegue – precisa de uma avaliação completa imediata. É muito provável que tenha um problema neurológico significativo.

Há diversos recursos para triagem de desenvolvimento disponíveis para orientar a enfermeira na avaliação do desenvolvimento. Veja um resumo dessas ferramentas de avaliação na Tabela 8.2. Uma ferramenta usada com frequência é a Denver II (Apêndice B). A Denver II deve ser usada para finalidades diagnósticas somente quando é administrada por pessoal com treinamento específico. Enfermeiras que não foram treinadas no uso da Denver II devem usar ferramentas de triagem baseadas na Denver II. Muitos métodos de triagem ajudam a enfermeira a identificar bebês e crianças que podem ter retardos de desenvolvimento, possibilitando assim detecção precoce e encaminhamento para uma avaliação mais definitiva. A adequação do nível de desenvolvimento de uma criança em idade escolar pode ser avaliada por meio de informações adicionais. Essa informação pode incluir amostras de escrita, capacidade de desenhar, atuação na escola e habilidades sociais.

Prevenção de doenças e lesões

A prevenção de doenças consiste em intervenções para proteger os pacientes de uma doença ou identificá-la em um estágio inicial e minorar suas consequências. Essas intervenções são determinadas pelos resultados da avaliação de enfermagem, por normas práticas aceitas no país e pelos objetivos da família. Componentes da prevenção de doenças incluem testes de triagem e imunizações.

A prevenção de lesões é feita principalmente por educação, orientação preventiva e alterações físicas do ambiente. Lesões podem ser não intencionais (envenenamentos, quedas ou afogamento) ou intencionais (abuso de crianças, homicídio, suicídio).

Tabela 8.1 Sinais de problemas de desenvolvimento dos bebês e infantes

Idade	Sinal de aviso	Possível problema de desenvolvimento
Qualquer idade	Nenhuma resposta a estímulo ambiental	Deficiência sensorial
Qualquer idade	Quando em posição de pé, permanece nas pontas dos dedos (mais de 30 s)	Paralisia cerebral
Antes dos 3 meses	Rolamento	Hipertonia
Após 2 a 3 meses	Mão persistentemente fechada	Disfunção neurológica
Após 4 meses	Falta de sustentação da cabeça	Hipotonia
5 meses	Não alcança brinquedos	Déficit motor, visual ou cognitivo
6 meses	Incapacidade de ficar sentado com apoio das mãos	Hipotonia
6 meses	Não sorri	Déficit visual
6 meses	Persistência de reflexos primitivos	Disfunção neurológica
6 meses	Não balbucia	Déficit auditivo
9 meses	Sem vocalização ou expressões faciais recíprocas	Transtornos do espectro do autismo
12 meses	Não usa lápis nem colher	Retardo da função motora fina
15 a 18 meses	Não anda	Retardo da função motora grosseira
18 meses	Não participa de brincadeiras imitativas	Transtornos do espectro do autismo
Antes de 18 meses	Presença de mão dominante	Hemiplegia da extremidade superior oposta
18 meses	Não fala	Déficit auditivo, déficit de linguagem expressivo
24 meses	Ecolalia (fala repetitiva) ou incapacidade de seguir comandos simples	Retardo social ou distúrbios do espectro do autismo

Tabela 8.2 Ferramentas de triagem de desenvolvimento

Idade	Ferramenta de triagem	Definição	Implicações de enfermagem
Do nascimento aos 6 anos	Denver II	Avalia habilidades pessoais e sociais, motoras finas e adaptativas, de linguagem e motoras grosseiras	Administrada pela enfermeira. Exige objetos de ajuda (como bola, lápis, boneca) disponíveis no *kit* Denver II. Simples de aprender e para aplicar
Do nascimento aos 6 anos	Denver PRQ	Avalia habilidades pessoais e sociais, motoras finas e adaptativas, de linguagem e motoras grosseiras	Relato pelos pais sobre todos os itens do Denver II
Do nascimento aos 6 anos	Inventário de desenvolvimento da criança (CDI)	Perguntas simples sobre comportamentos do bebê, da criança pequena ou do pré-escolar. Mensura desenvolvimento social, de autoajuda, motor grosseiro, motor fino, de linguagem expressiva, de compreensão da linguagem, letras e números, e desenvolvimento geral	Ferramenta de triagem por relato dos pais
Do nascimento aos 6 anos	Ages and Stages Questionnaire (ASQ)	Avalia habilidades de comunicação, motoras grosseiras, motoras finas, pessoais e sociais, e de resolução de problemas	Uma ferramenta de triagem por relato dos pais, com escores dados pela enfermeira após o preenchimento, para determinar o progresso da criança em cada área de desenvolvimento
Do nascimento aos 8 anos	Parental Evaluation of Developmental Status (PEDS)	Triagem para uma ampla faixa de problemas de desenvolvimento, de comportamento e familiares	Uma ferramenta de triagem por relato dos pais, que pode também ser usada na entrevista com a enfermeira. Disponível em espanhol
12 a 96 meses	Batelle-Developmental Inventory Screening Test	Avalia habilidades motoras finas e grosseiras, de adaptação, pessoais e sociais, receptivas e expressivas de linguagem e cognitivas	Provocação direta, descrição dos pais e observação do examinador. Exige treinamento especial
1 a 42 meses	Escalas de Bayley de Desenvolvimento Infantil II	Fornece uma escala mental e motora para avaliação do desenvolvimento cognitivo, da linguagem, pessoal e social, e motor fino e grosseiro. Uma escala de comportamento é preenchida durante o teste	Provocação direta. Meticulosa. Exige treinamento especial
Do nascimento aos 3 anos	Escala de Marcos Iniciais da Linguagem	Triagem de componentes da linguagem visuais e auditivos expressivos e receptivos	Exige *kit* padronizado
2½ a 7 anos	Triagem de Articulação de Denver	Triagem de Distúrbios de Articulação	Administração em 5 min. Não avalia capacidade de linguagem
5 a 17 anos	Teste de Desenho de Goodenough-Harris	Triagem não verbal de capacidade mental (inteligência)	A criança desenha uma pessoa, que é analisada em relação a partes do corpo, roupas, proporções e perspectiva

Os tipos de lesão mais comuns entre crianças variam muito com a idade. Embora iniciativas agressivas de saúde pública tenham diminuído a incidência de mortes infantis por lesões nos últimos 50 anos, são necessárias vigilância contínua e inovação. A parceria da enfermeira com a família e a comunidade pode ter um impacto enorme na segurança das crianças. Intervenções específicas são discutidas nos Capítulos 3 a 7 deste livro.

Testes de triagem

Testes de triagem são procedimentos ou análises de laboratório que identificam quem pode ter uma doença tratável. Esses testes são desenvolvidos para que nenhuma pessoa que tenha a doença deixe de ser identificada. Eles têm alta sensibilidade (uma incidência alta de falsos positivos) e baixa especificidade (uma incidência baixa de falsos negativos). Se o resultado de um teste de triagem for positivo, são feitos testes com uma maior especificidade. Uma **avaliação de risco** é feita pelo profissional de saúde junto com o paciente, incluindo dados objetivos e subjetivos, para determinar a probabilidade de o paciente ter uma doença. Ocorre uma **triagem universal** quando toda uma população é examinada sem se levar em conta o risco individual. Esse tipo de triagem é feito quando não há um procedimento confiável de avaliação de risco. A **triagem seletiva** é feita quando uma avaliação de risco indica que o paciente tem um ou mais fatores de risco para a doença.

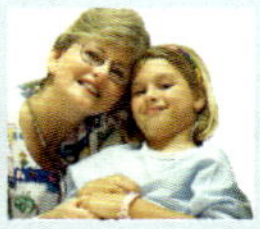

Para aumentar a cooperação de crianças pequenas durante testes de triagem, estabeleça um sistema de recompensa. Recompensas fáceis são:

- Carimbar o dorso da mão da criança com um desenho
- Fazer um tapa-olho prendendo as costas de dois colantes sobre um abaixador de língua e dar para a criança após o teste
- Copiar um desenho em um papel e deixar a criança levar para casa para colorir
- Deixar a criança brincar com um dispositivo simples, como uma lanterna ou um estetoscópio.

Triagem metabólica

Leis estaduais determinam que testes de triagem metabólica são obrigatórios em cada estado. Em alguns estados, a triagem obrigatória é limitada a apenas quatro doenças. No momento, a Fundação March of Dimes recomenda testes de triagem universal de recém-nascidos para nove doenças:

- Fenilcetonúria
- Hipotireoidismo congênito
- Galactosemia
- Doença da urina em xarope de bordo
- Homocistinúria
- Deficiência de bionitidase
- Anemia falciforme
- Hiperplasia congênita das suprarrenais
- Deficiência de acil-CoA desidrogenase de cadeia média (MCAD).

A enfermeira precisa confirmar se a triagem metabólica do recém-nascido foi feita antes da alta da maternidade, durante qualquer visita inicial de supervisão de saúde. Se o teste não foi feito, ou foi feito com menos de 48 h de vida, deve ser coletado durante essa visita. Os resultados da triagem metabólica devem ser anotados no prontuário permanente da criança no local da referência médica.

Triagem da audição

A triagem universal da audição de bebês é a orientação da American Academy of Pediatrics. Triagens baseadas em fatores de risco identificam apenas 50% dos bebês com déficit auditivo. Observações do comportamento dos bebês em resposta a sons, como campainhas, não são suficientemente sensíveis para se descartar déficit auditivo leve a moderado. A triagem deve ser feita antes da alta da maternidade; se não for, o recém-nascido precisa ser examinado antes de 1 mês de vida. Déficit auditivo é um problema comum em recém-nascidos. Mesmo o déficit auditivo leve pode causar retardos sérios de desenvolvimento social e emocional, aquisição da linguagem e funções cognitivas. A identificação do déficit auditivo até os 3 meses de vida é importante para evitar ou reduzir a influência sobre o desenvolvimento da criança. Metodologias aceitas para a triagem da audição em recém-nascidos são mostradas na Tabela 8.3.

A triagem de déficit auditivo em crianças maiores começa por uma história obtida dos responsáveis. Se forem notados preocupações ou problemas, deve ser feita audiometria. Quando a criança é capaz de obedecer a comandos simples, a enfermeira pode executar alguns procedimentos básicos para avaliar a audição. O teste do sussurro é fácil de ser usado, mas para ser válido é necessário um ambiente tranquilo e sem distrações. Os testes de Weber e de Rinne podem ser usados para avaliar as deficiências auditivas nervosas ou de condução (Figura 8.2). Ver na Tabela 8.3 mais explicações sobre os testes de triagem da audição.

A triagem universal da audição com testes objetivos é recomendada com 4, 5, 6, 8, 10, 12, 15 e 18 anos de idade. Recomenda-se triagem mais frequente se houver algum comportamento indicando possível deficiência auditiva. Triagens repetidas são também recomendadas se a criança tiver fatores de risco para deficiência auditiva adquirida, como os relacionados no Boxe 8.2; ver também Healthy People 2010.

Triagem da visão

Recém-nascidos com anormalidades estruturais oculares correm alto risco de deficiência visual. A triagem da visão deve ser feita em todas as consultas programadas de supervisão de saúde. Os procedimentos de triagem para crianças de menos de 3 anos de idade ou qualquer criança que não se comunique verbalmente envolvem a capacidade da criança de fixar e acompanhar objetos com o olhar. O recém-nascido deve fixar a vista em um objeto a 25 a 30 cm de seu rosto. Após a fixação, o bebê deve acompanhar o objeto até a linha média. Aos 2 meses de vida, o bebê deve acompanhar o objeto em 180°. A técnica de *photoscreening* ajuda a identificar problemas, como desalinhamento ocular, erros de refração e problemas do cristalino ou da retina.

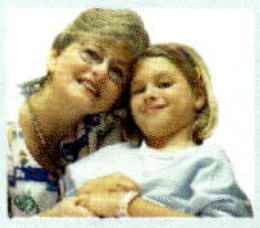

Quando estiver fazendo a triagem de um bebê com menos de 6 meses de vida, use objetos com padrões pretos e brancos. A visão do bebê nessa idade é mais sensível para padrões de alto contraste do que para cores. Tente padrões xadrezados ou em círculos concêntricos. Figuras de animais, como pandas ou cães dálmatas, também servem.

Após 3 anos de idade, há uma variedade de cartazes padronizados por idade para triagem da visão. Esses cartazes incluem o "E rotatório" e as figuras de Allen (Figura 8.3A e B). Esses cartazes possibilitam uma avaliação mais precisa da visão e ajudam a enfermeira a identificar crianças pré-escolares com problemas de acuidade visual. Aos 5 ou 6 anos de idade, a maioria das crianças conhece o alfabeto o suficiente para usar o cartaz tradicional de Snellen (Figura 8.3C). Quando se usa qualquer cartaz de triagem da visão, alguns passos simples precisam ser seguidos.

- Coloque o cartaz na altura dos olhos da criança
- Coloque uma marca no chão a 6 m do cartaz
- Alinhe os calcanhares da criança com a marca
- A criança lê cada linha com um olho coberto e, depois, com o outro olho coberto (Figura 8.4)
- A criança lê cada linha com os dois olhos.

É importante que as triagens sejam feitas quando a criança estiver alerta e acordada. Fadiga e desinteresse podem simular uma visão deficiente. Além da triagem da acuidade visual, as crianças devem ser examinadas também para discriminação de cores. Qualquer criança com anormalidades oculares ou com falhas na triagem visual deve ser avaliada por um oftalmologista. Ver mais informações sobre as ferramentas de triagem da visão na Tabela 8.4; ver também Healthy People 2010.

Tabela 8.3 Métodos de triagem da audição

Nome do teste	Idade	Características	Implicação de enfermagem
Resposta auditiva do tronco cerebral (ABR)	Do nascimento a 6 meses	Mede ondas eletroencefalográficas Resultados do teste podem ser afetados por entupimento do ouvido	O lactente tem de ficar quieto (pode ser necessária sedação)
Emissões otoacústicas evocadas (EOAE)	Do nascimento a 6 meses, ou crianças com retardo de desenvolvimento e nível funcional de bebê	O aparelho produz ruídos que estimulam os cílios da cóclea e mede a resposta	A criança deve ficar quieta Os resultados podem ser imprecisos nas primeiras 24 h de vida
Audiometria com reforço visual (VRA)	6 meses a 2 anos	Recompensa visual ligada a um sinal sonoro A criança olha para a recompensa visual em resposta ao som A recompensa é ativada, reforçando a resposta	Para melhores resultados, a criança deve estar alerta e feliz Programado após um período de sono ou de repouso A criança pode ficar no colo do pai ou da mãe
Timpanometria	Acima de 7 meses	Mede movimentos da membrana do tímpano e a pressão no ouvido médio	A sonda deve vedar o canal auditivo Para que o resultado seja válido, a criança deve ficar parada
Audiometria condicionada (CPA)	2 a 4 anos	Semelhante à VRA, mas usa "brincadeiras de ouvir" A criança brinca de ouvir a cada som Recompensa social Pode ser usada quando a idade de desenvolvimento é 2 anos	Ver implicações de enfermagem para VRA
Audiometria de tom puro (convencional)	4 anos de idade ou mais	Mede a acuidade auditiva em uma faixa de frequências e intensidades A criança deve usar fones de ouvido Se possível, deve ser feita em uma sala com isolamento acústico	Ensine à criança a resposta motora desejada antes da triagem Aplique testes condicionantes Use duas apresentações do estímulo para garantir a confiabilidade Avalie no mínimo 1.000 Hz, 2.000 Hz e 4.000 Hz a 20 dB (decibéis)
Teste do sussurro	4 anos ou mais	Fechar um ouvido O examinador fica atrás da criança e sussurra uma palavra A criança deve repetir com precisão a palavra sussurrada	A criança deve estar em uma sala tranquila e sem distrações Para que os resultados sejam precisos, a criança deve estar alerta e descansada Considere um sistema de recompensa para aumentar a obediência
Teste de Weber	6 anos ou mais	Coloque o diapasão no meio do topo da cabeça Pergunte se o som está em um ouvido ou nos dois O som deve ser ouvido nos dois ouvidos	A criança precisa compreender as instruções e ser capaz de cooperar
Teste de Rinne	6 anos ou mais	Coloque o diapasão sobre a apófise mastoide para avaliar a condução óssea A criança avisa quando o som acaba Em seguida, coloque o diapasão fora do ouvido, para avaliar a condução aérea A criança avisa quando o som acaba Em um teste normal, o tempo de condução aérea deve ser o dobro do tempo de condução óssea	A criança precisa entender as instruções e estar apta a cooperar

Boxe 8.2 Fatores de risco da deficiência auditiva

- História familiar de deficiência auditiva
- Infecção pré-natal
- Anomalias da cabeça, da face e dos ouvidos
- Peso baixo ao nascer (menos de 1.500 g)
- Hiperbilirrubinemia exigindo exossanguinotransfusão
- Medicamentos ototóxicos
- Escores de Apgar baixos: 4 ou menos em 1 min, ou 6 ou menos em 5 min
- Ventilação mecânica durante 5 dias ou mais
- Síndrome associada a deficiência auditiva
- Meningite bacteriana
- Distúrbios neurodegenerativos
- Hipertensão pulmonar persistente
- Otite média com secreção durante 3 meses ou mais

Healthy People 2010

Objetivo	Importância
Aumentar a proporção de recém-nascidos avaliados para deficiência auditiva até 1 mês de vida, com avaliação auditiva até 3 meses de vida e registrados nos serviços de intervenção adequados até os 6 meses Aumentar a proporção de pessoas que têm um exame de audição programado.	• Verificar os resultados da triagem auditiva de recém-nascidos na primeira avaliação • Encaminhar qualquer bebê com possível deficiência auditiva para avaliação adicional • Certificar-se de que bebês com deficiência auditiva recebam um adequado dispositivo amplificador • Garantir que todas as crianças e adolescentes sejam avaliados para deficiência auditiva durante as avaliações de rotina.

Triagem de anemia por deficiência de ferro

A deficiência de ferro é a principal deficiência nutricional nos EUA. O aumento da incidência de anemia por deficiência de ferro está diretamente associado a períodos de diminuição das reservas de ferro, crescimento rápido e altas necessidades metabólicas. Aos 6 meses de vida, as reservas de ferro *in utero* do bebê a termo estão quase exauridas. O crescimento acelerado na adolescência justifica a reposição de ferro. Adolescentes grávidas têm um risco ainda maior de deficiência de ferro, devido às demandas do crescimento rápido da mãe e às necessidades do desenvolvimento do feto. As orientações de triagem universal da anemia por deficiência de ferro variam. O Centers for Disease Control and Prevention (CDC) recomenda triagem universal de todas as crianças de alto risco em diversos intervalos de idade. A AAP recomenda triagem universal de todos os bebês com 9 a 12 meses de vida, meninos com 12 a 18 anos de idade e meninas adolescentes durante todos os exames físicos de rotina. Os CDC e a AAP têm recomendações semelhantes para triagens seletivas. Ver Boxes 8.3 e 8.4.

Triagem de envenenamento por chumbo

Níveis sanguíneos elevados de chumbo, de 10 μg/dℓ ou mais, são um risco ambiental à saúde que pode ser evitado. Embora a prevalência de níveis sanguíneos elevados de chumbo tenha diminuído nas duas últimas décadas, algumas comunidades ainda têm um nível alto de exposição. Em 1997, o CDC publicou

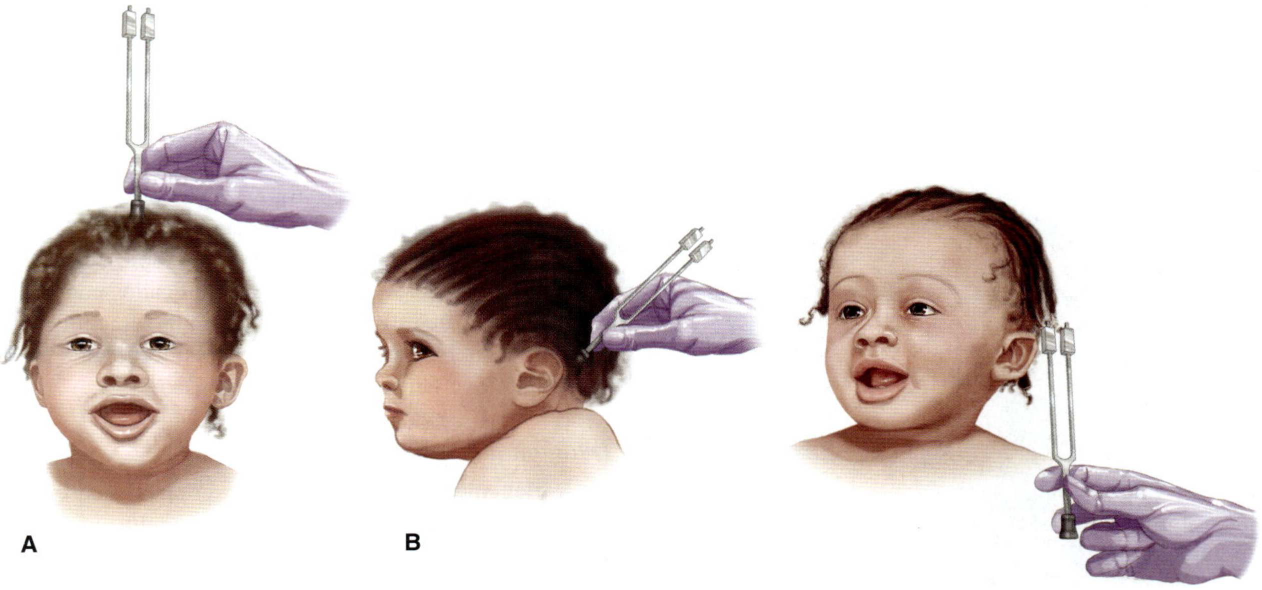

● Figura 8.2 (**A**) O teste de Weber avalia a audição por condução óssea. (**B**) O teste de Rinne avalia a audição comparando a condução óssea e a condução aérea.

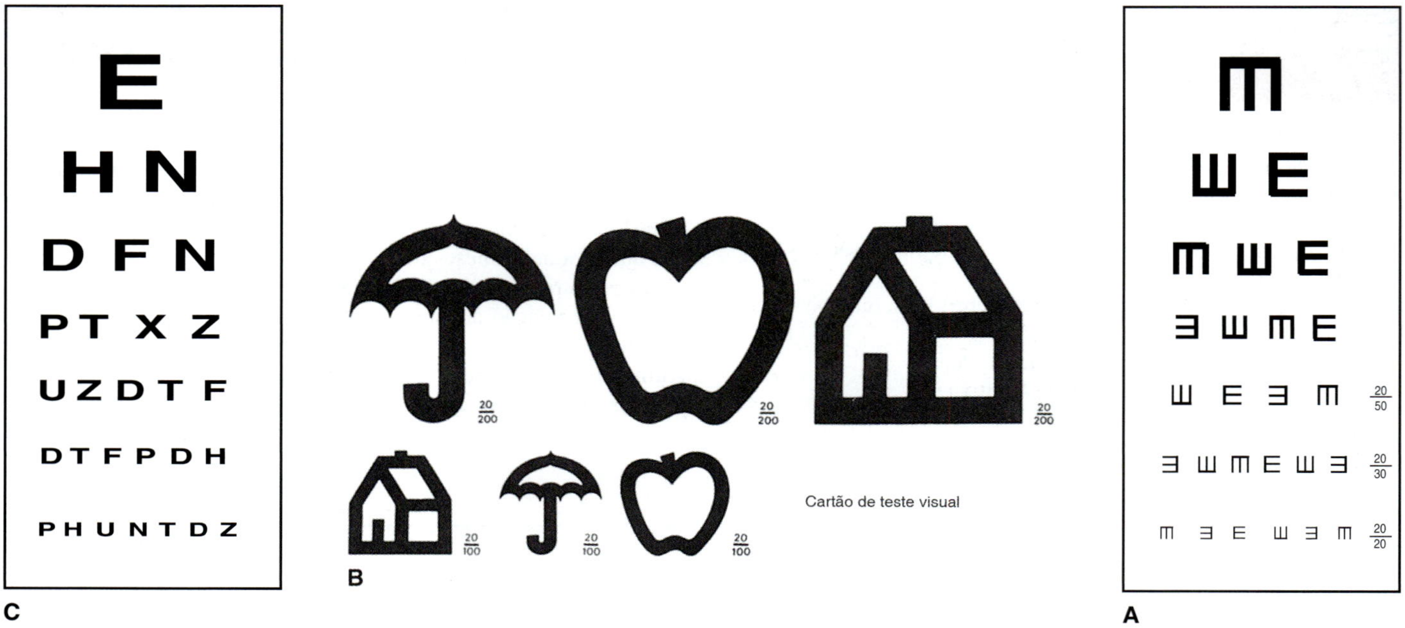

● Figura 8.3 (A) O cartaz com "E rotatório" é adequado para crianças que ainda não conhecem o alfabeto mas podem seguir instruções para indicar a direção em que apontam os braços do "E". (B) Figura semelhante ao cartaz de reconhecimento de objetos de Allen adequada para triagem da visão em crianças pré-escolares. (C) O cartaz de Snellen pode ser usado para crianças com 6 anos ou mais que conhecem o alfabeto.

orientações para ajudar as autoridades estaduais e locais a determinar quais crianças estão sob risco de níveis sanguíneos elevados de chumbo. Essas crianças se beneficiam da triagem de envenenamento por chumbo. A política do Medicaid (assistência médica federal para famílias de baixa renda) exige que todas as crianças participantes sejam avaliadas para níveis sanguíneos elevados de chumbo.

O CDC recomenda triagem universal em áreas nas quais mais de 27% das casas foram construídas antes de 1950. Recomenda também triagem universal de crianças quando mais de 12% das crianças com 1 e 2 anos de idade em uma determinada população têm níveis sanguíneos elevados de chumbo. Triagem dirigida com base em avaliação de risco é recomendada para as outras crianças. Além da avaliação de risco pela localização da residência e pelo fato de a criança ser membro de uma população, é preciso fazer uma avaliação individual. Um questionário específico para a comunidade ou o questionário de risco pessoal com três perguntas da AAP (mostrado no Boxe 8.5) deve ser usado. Ver também Healthy People 2010.

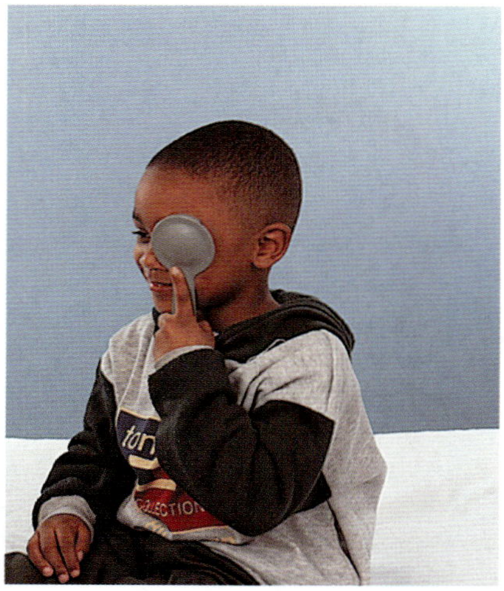

● Figura 8.4 Um olho deve ser coberto enquanto o outro é testado, para detectarem discrepâncias em acuidade visual entre os dois olhos e identificação precoce de ambliopia.

Triagem de hipertensão arterial

É recomendada triagem universal de hipertensão arterial em crianças a partir dos 3 anos de idade. Se a criança tem fatores de risco de hipertensão arterial, como nascimento prematuro ou doença cardíaca congênita, a triagem começa no momento em que o fator de risco se torna evidente. A prevalência de hipertensão arterial na população pediátrica é 1 a 3%.

As recomendações para se determinar hipertensão arterial em crianças e adolescentes refletem aquelas estabelecidas para a população adulta (Boxe 8.6). Crianças pré-adolescentes cuja pressão arterial esteja entre os percentil 90 e 95 são consideradas como tendo pré-hipertensão arterial. Adolescentes com pressão arterial de 120/80 mmHg são classificados como pré-hipertensos, mesmo se estiverem abaixo do 90º percentil. Orientação preventiva sobre dieta e mudança do estilo de vida é adequada para qualquer criança com pré-hipertensão.

Triagem de hiperlipidemia

A triagem de hiperlipidemia em crianças consegue reduzir a incidência de doença coronariana no adulto. Foi documentada aterosclerose em crianças, e existe uma ligação entre essas lesões e níveis altos de lipídios. A triagem seletiva dessas crianças com alto risco de hiperlipidemia reduz seu risco de doença coronariana durante toda a vida. A avaliação de risco focaliza a história familiar da criança. Criança cujos pais ou avós tiveram

Tabela 8.4 Ferramentas de triagem da visão

Ferramenta de Triagem	Idade	Implicações de enfermagem
Letras e números de Snellen	Idade escolar	Para que o teste seja válido, a criança precisa conhecer as letras ou os números
"E rotatório"	Pré-escolares	A criança aponta na direção dos braços do "E"
Símbolos de LEA ou figuras de Allen	Pré-escolares	Para se assegurar a validade do teste, a criança precisa identificar as figuras com os dois olhos a uma distância confortável antes do teste monocular
Ishihara	Idade escolar	Triagem da discriminação de cores (números compostos por pontos escondidos entre outros pontos)
Teste fácil de visão de cores (CVTME)	Pré-escolares	Usa figuras formadas por pontos, como o teste de Ishihara, mas com formas de identificação fácil em vez de números

doença cardiovascular prematura (antes dos 55 anos de idade) ou que têm um dos genitores com hipercolesterolemia são avaliadas. Se não for possível obter a história familiar, a triagem é feita a critério do profissional de saúde. A enfermeira também avalia os fatores de estilo de vida que possam contribuir para a hiperlipidemia, como vida sedentária, fumo, obesidade e dieta rica em gorduras. Crianças com doenças como diabetes e hipertensão arterial são também candidatas a triagem de hiperlipidemia. Ver detalhes do Boxe 8.7.

Imunizações

Imunização é a atividade básica de prevenção de doenças durante as consultas de supervisão de saúde. O desenvolvimento de vacinas eficazes, a partir da década de 1940, revolucionou os cuidados de saúde para crianças no século XX. A imunização possibilita o desvio do foco, do tratamento de doenças para a prevenção de doenças. A enfermeira precisa saber os princípios da imunização, o uso adequado de vacinas e as barreiras à imunização. Com esse conhecimento, a enfermeira pode estabelecer uma parceria com as famílias para fornecer às crianças o nível mais alto de proteção contra doenças (Figura 8.5).

Princípios da imunização

O sistema imunológico tem a capacidade de reconhecer o material presente no corpo como "próprio" ou "não próprio". Materiais não próprios são chamados *antígenos*. Quando um antígeno é reconhecido pelo sistema imunológico, o sistema imunológico responde produzindo anticorpos (imunoglobulinas) ou enviando células especiais para destruir e remover o antígeno.

Imunidade é a capacidade de destruir e remover um antígeno específico do corpo. A aquisição de imunidade pode ser ativa ou passiva. A **imunidade passiva** é produzida quando as imunoglobulinas de uma pessoa são transferidas para outra. Essa imunidade dura apenas semanas ou meses. A imunidade passiva pode ser obtida por injeção. Pode também ser transferida da mãe para o bebê pelo colostro ou através da placenta. A **imunidade ativa** é obtida quando o sistema imunológico da própria pessoa gera a resposta imunológica. A imunidade ativa dura muitos anos ou toda a vida. Essa proteção por longo prazo é obtida

Healthy People 2010

Objetivo	Importância
Aumentar a proporção de crianças pré-escolares com 5 anos de idade ou menos que são submetidas a triagem da visão.	• Usar uma ferramenta de triagem da visão adequada para pré-escolares • Fazer com que a triagem comece aos 3 anos de idade.

Boxe 8.3 Comparação entre recomendações de triagem de anemia por deficiência de ferro

Recomendações do CDC

Triagem universal
- Apenas crianças em alto risco
- Com 9 a 12 anos de idade
- Repetir após 6 meses
- Anualmente entre 2 e 5 anos de idade
- Meninas com 12 a 18 anos de idade: uma vez a cada 5 a 10 anos

Triagem seletiva

Avaliação de fatores de risco em bebês e crianças com:
- 9 a 12 meses
- 15 a 18 meses
- 2 a 18 anos anualmente

Avaliar pacientes com fatores de risco

Recomendações da AAP

Triagem universal
- ***Todas*** as crianças com 9 a 12 meses
- Meninos com 12 a 18 anos em exame físico de rotina durante o período de crescimento rápido
- Meninas adolescentes em todos os exames físicos de rotina

Triagem seletiva

Avalie fatores de risco em bebês e crianças com:
- 9 a 12 meses
- 15 a 18 meses
- 2 a 18 anos, anualmente

Avalie pacientes com fatores de risco

Boxe 8.4 Fatores de risco para anemia ferropriva

- Períodos de crescimento rápido
- Bebês de baixo peso ao nascer ou prematuros
- Ingestão baixa de carne, peixe, aves e ácido ascórbico
- Dietas macrobióticas
- Consumo inadequado de leite de vaca
- Uso de fórmulas infantis sem adição de ferro
- Aleitamento materno exclusivo após 6 meses de vida, sem suplementação de alimentos com adição de ferro
- Refeições irregulares, restrição alimentar frequente
- Gravidez atual ou recente
- Treinamento físico intenso
- Perda sanguínea recente, períodos menstruais longos ou volumosos
- Uso crônico de ácido acetilsalicílico ou anti-inflamatórios não esteroides
- Parasitoses

Crianças em alto risco de anemia por deficiência de ferro

- Famílias de baixa renda

Boxe 8.5 Questionário básico de risco pessoal de exposição a chumbo em crianças

1. Seu filho mora ou visita regularmente uma casa ou instituição de cuidados com crianças que foi construída antes de 1950?
2. Seu filho mora ou visita regularmente uma casa ou instituição de cuidados para crianças construída antes de 1978 que esteja sendo ou tenha sido reformada recentemente (nos últimos 6 meses)?
3. Seu filho tem um irmão ou colega que sofreu envenenamento por chumbo?

Reproduzido, com autorização, de *Pediatrics, 101*, 1072 a 1078. Copyright ©1998 American Academy of Pediatrics.

pela memória imunológica. Após a resposta imunológica inicial, continuam a existir células especializadas para aquele antígeno. Quando o antígeno retorna, essas células de memória produzem com muita rapidez um novo suprimento de anticorpos para restabelecer a proteção. Essa imunidade pode ocorrer após exposição a agentes patogênicos naturais ou após exposição a vacinas. As vacinas imitam as características do antígeno natural. O sistema imunológico gera uma resposta e estabelece uma memória imunológica, como faria para uma infecção.

A classificação das vacinas baseia-se nas características do antígeno presente. O antígeno pode ser viral ou bacteriano. Pode ser vivo atenuado ou morto. Pode ser todo o antígeno ou parte dele. Tipos de vacina são:

Healthy People 2010

Objetivo	Importância
Eliminar níveis sanguíneos elevados de chumbo em crianças.	• Triagem de exposição ao chumbo • Garantir que crianças sob alto risco tenham determinados os seus níveis sanguíneos de chumbo.

- Vacinas vivas atenuadas são organismos vivos modificados e enfraquecidos. O organismo pode produzir uma resposta imunológica, mas não produz as complicações da doença
- Vacinas mortas contêm todo o organismo morto; são incapazes de se reproduzir, mas são capazes de produzir uma resposta imunológica
- Toxoides contêm proteínas produzidas pelas bactérias, chamadas *toxinas*. A toxina é tratada com calor para que seu efeito seja reduzido, mas retém a capacidade de produzir uma resposta imunológica
- Vacinas conjugadas são resultado de polissacarídios (açúcares) da parede bacteriana com proteínas. Isso aumenta muito a resposta imunológica, em comparação com a apresentação do polissacarídio isolado
- Vacinas recombinantes usam organismos que sofreram modificação genética. Por exemplo, a vacina da hepatite B é produzida pela inserção de um gene do vírus no material genético de células de levedura. A levedura é então capaz de produzir o antígeno de superfície da hepatite B para uso na produção de vacina.

A segurança e a eficácia das vacinas existentes é constantemente revista. O objetivo é continuar a aprimorar as vacinas para se produzir uma resposta imunológica máxima com o mínimo de risco para o paciente.

*Controle da imunização**

O Advisory Committee on Immunization Practices (ACIP), um ramo do CDC, revê os programas recomendados de imunização pelo menos uma vez por ano, e atualiza o programa para assegurar que reflita as melhores práticas atuais. Ver Tabelas 8.5 e 8.6. Além do programa recomendado, o ACIP publica programas de atualização para crianças que não foram imunizadas ade-

Boxe 8.6 Orientação sobre hipertensão arterial em pré-adolescentes

Ótima	Abaixo do 90º percentil
Pré-hipertensão	Entre os 90º e 95º percentis
Estágio I	Acima do 95º percentil até 5 mmHg acima do 99º percentil
Estágio II	≥ 5 mmHg acima do 99º percentil

*N.R.T. No Brasil o controle das imunizações é feito pelo Ministério da Saúde.

Boxe 8.7 Triagem de hiperlipidemia

Fazer a triagem se os pais ou avós, antes dos 55 anos de idade, apresentaram:
- Aterosclerose coronariana
- Infarto do miocárdio
- Angina *pectoris*
- Doença vascular periférica
- Doença cerebrovascular
- Morte súbita cardíaca

Triagem se o nível de colesterol de um dos pais for 240 mg/dℓ ou mais

Triagem a critério do profissional de saúde:
- Não é possível obter a história dos pais
- Criança com diabetes melito ou hipertensão arterial
- Criança com fatores de risco:
  - Tabagismo
  - Obesidade
  - Vida sedentária
  - Dieta rica em gorduras

quadamente. O registro de imunização da criança deve ser comparado com a última edição desses programas para se avaliar a necessidade de imunização.

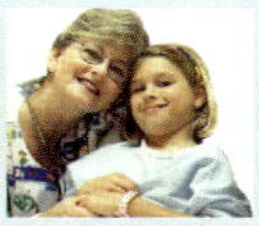

Quando estiver obtendo uma história de imunização, faça a pergunta "Quando e onde a criança recebeu a última imunização?". Essa pergunta possibilita a obtenção de mais informações do que a pergunta "As imunizações da criança estão em dia?", cuja resposta seria meramente "sim" ou "não". A enfermeira compara essas informações com o registro de imunização disponível, descobre em que ambiente a criança está recebendo cuidados médicos e usa as informações para iniciar uma discussão sobre reações a imunizações prévias.

O armazenamento e o modo de administração afetam diretamente a eficácia da vacina. Vacinas com armazenamento ou reconstituição inadequados podem se tornar ineficazes. É importante também administrar a vacina pela via correta. Nem todas as vacinas são aplicadas por via intramuscular (IM) (Boxe 8.8; Tabela 8.7). A bula do fabricante é a melhor fonte de informações para qualquer vacina.

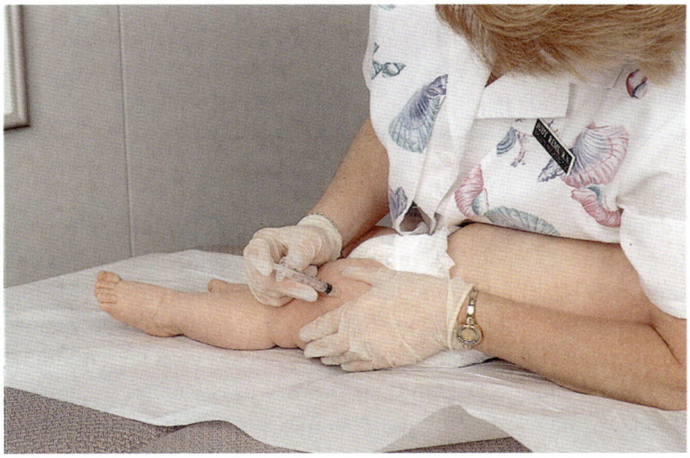

● Figura 8.5 Enfermeira segurando um bebê para injeção no músculo vasto lateral.

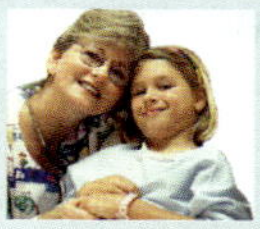

O armazenamento adequado da vacina é fundamental para sua eficácia. Se você suspeitar que uma vacina não foi mantida à temperatura adequada, NÃO USE A VACINA. Uma vacina ineficaz é inútil para evitar qualquer doença.

A documentação adequada no prontuário permanente da criança inclui os seguintes elementos:
- Data de administração da vacina
- Nome da vacina (em geral a abreviação é aceitável)
- Número do lote e data de validade da vacina
- Nome do fabricante
- Local e via de administração (p. ex., músculo deltoide esquerdo)
- Nome e endereço da instituição em que foi administrada a vacina (onde o prontuário permanente será mantido)
- Nome da pessoa que administrou a vacina.

As famílias devem receber um registro pessoal das imunizações da criança. Esse registro serve para reforçar a importância do procedimento e como lembrete para se manterem as imunizações atualizadas. Ver na Figura 8.7 um exemplo de registro típico de administração de vacina.

Descrições de vacinas

Esta seção revê as vacinas usadas com maior frequência. Essas imunizações são recomendadas pelo Ministério da Saúde. Contraindicações são problemas que justificam a suspensão temporária ou permanente da vacina. As vacinas de bactérias ou vírus vivos atenuados não devem ser administradas, a princípio, em pessoas:
- com imunodeficiência congênita ou adquirida
- acometidas por neoplasia maligna
- em tratamento com corticosteroides em esquemas imunodepressores ou submetidas a outras terapêuticas imunodepressoras (quimioterapia antineoplásica, radioterapia etc.). Recomenda-se adiar a aplicação da vacina quando a criança tem uma doença grave com febre alta, imunossupressão ou tiver recebido recentemente derivados de sangue. O adiamento da vacinação por causa de uma doença respiratória branda ou febre baixa não é correto. Precauções são condições que aumentam o risco de uma reação adversa ou podem prejudicar a capacidade da criança de adquirir imunidade com a vacina. A cada caso, os profissionais de saúde devem avaliar os benefícios da imunização e o risco de um efeito adverso. Um resumo das precauções e contraindicações é apresentado na Tabela 8.8. Para informações adicionais consulte o Manual de Normas de Vacinação publicado pelo Ministério da Saúde.

Vacina para difteria, coqueluche e tétano

A imunização contra difteria, coqueluche e tétano é feita com vacina combinada. Atualmente, a vacina em uso em crianças com menos de 7 anos de idade é para prevenir contra difteria, tétano e coqueluche/vacina acelular (DTaP). Esta vacina contém toxoides diftérico e tetânico, e proteínas da parede da bactéria da coqueluche. A versão mais antiga dessa vacina – difteria, tétano, coqueluche

Tabela 8.5 Programa de imunizações recomendado pelo Ministério da Saúde para crianças

Calendário Básico de Vacinação da Criança

Idade	Vacinas	Doses	Doenças evitadas
Ao nascer	BCG - ID	dose única	Formas graves de tuberculose
1 mês	Vacina contra hepatite B *(1)*	1ª dose	Hepatite B
	Vacina contra hepatite B	2ª dose	Hepatite B
2 meses	Vacina tetravalente (DTP + Hib) *(2)*	1ª dose	Difteria, tétano, coqueluche, meningite e outras infecções causadas pelo *Haemophilus influenzae* tipo b
	VOP (vacina oral contra pólio)	1ª dose	Poliomielite (paralisia infantil)
	VORH (Vacina Oral de Rotavírus Humano) *(3)*	1ª dose	Diarréia por Rotavírus
4 meses	Vacina tetravalente (DTP + Hib)	2ª dose	Difteria, tétano, coqueluche, meningite e outras infecções causadas pelo *Haemophilus influenzae* tipo b
	VOP (vacina oral contra pólio)	2ª dose	Poliomielite (paralisia infantil)
	VORH (Vacina Oral de Rotavírus Humano) *(4)*	2ª dose	Diarréia por Rotavírus
6 meses	Vacina tetravalente (DTP + Hib)	3ª dose	Difteria, tétano, coqueluche, meningite e outras infecções causadas pelo *Haemophilus influenzae* tipo b
	VOP (vacina oral contra pólio)	3ª dose	Poliomielite (paralisia infantil)
	Vacina contra hepatite B	3ª dose	Hepatite B
9 meses	Vacina contra febre amarela *(5)*	dose inicial	Febre amarela
12 meses	SRC (tríplice viral)	dose única	Sarampo, rubéola e caxumba
15 meses	VOP (vacina oral contra pólio)	reforço	Poliomielite (paralisia infantil)
	DTP (tríplice bacteriana)	1º reforço	Difteria, tétano e coqueluche
4 a 6 anos	DTP (tríplice bacteriana	2º reforço	Difteria, tétano e coqueluche
	SRC (tríplice viral)	reforço	Sarampo, rubéola e caxumba
10 anos	Vacina contra febre amarela	reforço	Febre amarela

(1) A primeira dose da vacina contra a hepatite B deve ser administrada na maternidade, nas primeiras 12 horas de vida do recém-nascido. O esquema básico se constitui de 03 (três) doses, com intervalos de 30 dias da primeira para a segunda dose e 180 dias da primeira para a terceira dose.

(2) O esquema de vacinação atual é feito aos 2, 4 e 6 meses de idade com a vacina tetravalente e dois reforços com a tríplice bacteriana (DTP). O primeiro reforço aos 15 meses e o segundo entre 4 e 6 anos.

(3) É possível administar a primeira dose da vacina oral de rotavírus humano a partir de 1 mês e 15 dias a 3 meses e 7 dias de idade (6 a 14 semanas de vida).

(4) É possível administrar a segunda dose da vacina oral de rotavírus humano a partir de 3 meses e 7 dias a 5 meses e 15 dias de idade (14 a 24 semanas de vida). O intervalo mínimo preconizado entre a primeira e a segunda dose é de 4 semanas.

(5) A vacina contra febre amarela está indicada para crianças a partir dos 09 meses de idade, que residam ou que irão viajar para área endêmica (estados: AP, TO, MA MT, MS, RO, AC, RR, AM, PA, GO e DF), área de transição (alguns municípios dos estados: PI, BA, MG, SP, PR, SC e RS) e área de risco potencial (alguns municípios dos estados BA, ES e MG). Se viajar para áreas de risco, vacinar contra febre amarela 10 (dez) dias antes da viagem.

(DTP) – continha bactérias da coqueluche inteiras, e causava reações adversas mais frequentes e mais graves que a vacina DTaP. A vacina contra difteria e tétano (DT) é usada em crianças com menos de 7 anos de idade que tenham contraindicações à imunização para coqueluche. O toxoide diftérico em dose total causa reações adversas significativas em pessoas com mais de 7 anos de idade.

Vacinas contra Haemophilus influenzae do tipo B

A bactéria *Haemophilus influenzae* do tipo B causa diversas doenças que põem em risco a vida de crianças abaixo de 5 anos de idade. Essas infecções incluem meningite, epiglotite e artrite séptica. As vacinas conjugadas para *Hemophilus influenzae* do tipo B (Hib) foram muito eficazes para diminuir a incidência dessas doenças em crianças. Existem diferentes tipos de vacinas conjugadas Hib. Algumas exigem três doses para a série inicial em bebês; outras, exigem duas doses. Essas vacinas podem ser trocadas, mas se forem administradas marcas diferentes a uma criança, são necessárias três doses para completar a série inicial. A vacina Hib não é usada em crianças de 5 anos ou mais de idade.

Tabela 8.6 Programa de imunizações recomendado pelo Ministério da Saúde para adolescentes

Calendário de Vacinação do Adolescente *(1)*

Idade	Vacinas	Doses	Doenças evitadas
De 11 a 19 anos (na primeira visita ao serviço de saúde)	Hepatite B	1ª dose	Contra hepatite B
	dT (Dupla tipo adulto) *(2)*	1ª dose	contra difteria e tétano
	Febre amarela *(3)*	Reforço	Contra febre amarela
	SCR (Tríplice viral) *(4)*	dose única	Contra sarampo, caxumba e rubéola
1 mês após a 1ª dose contra hepatite B	Hepatite B	2ª dose	contra hepatite B
6 meses após a 1ª dose contra hepatite B	Hepatite B	3ª dose	contra hepatite B
2 meses após a 1ª dose contra difteria e tétano	dT (Dupla tipo adulto)	2ª dose	Contra difteria e tétano
4 meses após a 1ª dose contra difteria e tétano	dT (Dupla tipo adulto)	3ª dose	Contra difteria e tétano
a cada 10 anos, por toda a vida	dT (Dupla tipo adulto) *(5)*	reforço	Contra difteria e tétano
	Febre amarela	reforço	Contra febre amarela

(1) Adolescente que não tiver comprovação de vacina anterior, seguir este esquema. Se apresentar documentação com esquema incompleto, completar o esquema já iniciado.
(2) Adolescente que já recebeu anteriormente 03 (três) doses ou mais das vacinas DTP, DT ou dT, aplicar uma dose de reforço. É necessário doses de reforço da vacina a cada 10 anos. Em caso de ferimentos graves, antecipar a dose de reforço para 5 anos após a última dose. O intervalo mínimo entre as doses é de 30 dias.
(3) Adolescente que resida ou que for viajar para área endêmica (estados: AP, TO, MA, MT, MS, RO, AC, RR, AM, PA, GO e DF), área de transição (alguns municípios dos estados: PI, BA, MG, SP, PR, SC e RS) e área de risco potencial (alguns municípios dos estados BA, ES e MG). Em viagem para essas áreas, vacinar 10 (dez) dias antes da viagem.
(4) Adolescente que tiver duas doses da vacina tríplice viral (SCR) devidamente comprovada no cartão de vacinação, não precisa receber esta dose.
(5) Adolescente grávida, que esteja com a vacina em dia, mas recebeu sua última dose há mais de 5 (cinco) anos, precisa receber uma dose de reforço. A dose deve ser aplicada no mínimo 20 dias antes da data provável do parto. Em caso de ferimentos graves, a dose de reforço deve ser antecipada para cinco anos após a última dose.

Vacina (oral) contra poliomielite (VOP)

A VOP é indicada para a prevenção da poliomielite e é produzida a partir de vírus vivos atenuados. A vacinação de rotina é recomendada a partir dos dois meses de idade. Em campanhas maciças, a vacina é administrada nas crianças com menos de cinco anos de idade, independente do estado vacinal prévio.

A vacina contra poliomielite deve ser administrada por via oral. Não existem contraindicações absolutas para a aplicação de vacina contra poliomielite.

Tabela 8.7 Administração de vacinas – escolha de agulhas e do local

Paciente	Calibre	Comprimento (mm)*	Local
Do nascimento a 4 meses	25 gauge	13	Face anterolateral da coxa
4 a 18 meses	23-25 gauge	20 a 25	Face anterolateral da coxa
18 a 36 meses	23-25 gauge	20 a 30	Face anterolateral da coxa
3 a 18 anos	22-25 gauge	20 a 30	Face anterolateral da coxa ou músculo deltoide
Homem < 120 kg	22-25 gauge	20 a 40	Músculo deltoide
Homens > 120 kg	22-25 gauge	40	Músculo deltoide
Mulheres < 70 kg	22-25 gauge	25	Músculo deltoide
Mulheres de 70 a 100 kg	22-25 gauge	40	Músculo deltoide
Mulheres > 100 kg	22-25 gauge	40	Músculo deltoide
Injeções subcutâneas em todas as idades	23-25 gauge	13 a 20	Gordura da coxa anterolateral ou do braço

Middleton, D., Zimmerman, R. e Mitchell, K. (2005). Childhood vaccine schedules and procedures, 2005 [edição especial]. *Journal of Family Practice*, S16-S25.

*N.T. Os comprimentos das agulhas foram adaptados para milímetros (mm) com base no catálogo brasileiro Bector Dickinson.

Boxe 8.8 Vias de administração de vacinas

Intramuscular (IM)	Subcutânea
DTaP, DT, Tdap (difteria, tétano e coqueluche, difteria e tétano, tétano, difteria e coqueluche)	IPV (vacina inativada para poliomielite)
Hepatite B, hepatite A	MMR (sarampo, caxumba e rubéola)
Hib (*Haemophilus influenzae* do tipo b)	Varicela (catapora)
Influenza	MPSV4 (polissacáride meningocócico)
Pneumococos	
HPV (papilomavírus)	
MCV4 (vacina meningocócica conjugada)	

Modificado de Middleton, D., Zimmerman, R. e Mitchell, K. (2005). Childhood vaccine schedules and procedures, 2005 [edição especial]. *Journal of Family Practice*, S16-S25.

Vacinas contra sarampo, caxumba e rubéola

A vacina para sarampo, caxumba e rubéola (MMR ou Tríplice Viral) é uma vacina de vírus vivos atenuados. É a mais usada na imunização de crianças. A vacina MMR pode ser aplicada no mesmo dia de outras vacinas de vírus atenuados, tais como a vacina para catapora. Entretanto, se não for dada no mesmo dia, as imunizações devem respeitar um intervalo de 28 dias. Acredita-se que reações anafiláticas são associadas à neomicina ou aos componentes de gelatina da vacina, e não a componentes de ovo. A vacina não é preparada com a parte alergênica da albumina de ovo. A alergia a ovos não é uma contraindicação para a vacina contra sarampo. A gravidez da mãe de uma criança não é contraindicação para vacinação da criança. Existem vacinas individuais para sarampo, caxumba e rubéola, se forem necessárias.

Vacina contra hepatite A

A vacina contra hepatite A (HepA) é uma vacina de vírus inativado. Verificou-se que ela é 94% efetiva na prevenção de hepatite A. A hepatite A se transmite por contato físico próximo e pela ingestão de água ou alimentos contaminados. É uma das doenças evitáveis por imunização mais comuns nos EUA. Crianças pequenas são especialmente suscetíveis à hepatite A por causa do contato com outras crianças, de práticas higiênicas inadequadas e da tendência de colocar tudo na boca. A vacina contra hepatite A é recomendada para todas as crianças aos 12 meses de vida, e deve ser repetida em 6 a 12 meses.

Vacina contra hepatite B

O Ministério da Saúde recomenda atualmente a vacinação universal das crianças contra hepatite B. Quando não for aplicada na unidade neonatal, a vacina deve ser feita na primeira consulta ao serviço de saúde. As duas primeiras doses devem ser aplicadas com intervalo de um mês e a terceira, seis meses após a primeira. O intervalo entre a segunda e a terceira doses deve ser de, no mínimo, dois meses.

Vacina contra catapora (varicela)

A vacina contra catapora (Var) é uma vacina de vírus vivo atenuado. Todas as crianças que não tiveram catapora aos 12 a 15 meses de idade devem ser vacinadas. É recomendada uma segunda dose com 4 a 6 anos de idade. A vacina é uma profilaxia eficaz da varicela após exposição, se for administrada 3 a 5 dias após o contato. Pode ser aplicada no mesmo dia de outras vacinas de vírus vivos atenuados. Entretanto, se não for dada no mesmo dia, a imunização deve ser adiada 28 dias. A gravidez da mãe não é uma contraindicação para vacinação da criança.

Vacinas pneumocócicas

O pneumococo (*Streptococcus pneumoniae*) é a causa mais comum de pneumonia, sepse e meningite em crianças com menos de 2 anos de idade. A vacina pneumocócica conjugada contém 7 cepas de *Streptococcus pneumoniae*. Ela estimula uma resposta imunológica em bebês, e é aplicada aos 2 meses de vida como parte da série inicial de imunização.

Vacina contra influenza (gripe)

A imunização anual contra *influenza* é recomendada para crianças a partir de 6 meses de idade. Crianças com 2 anos ou mais devem ser vacinadas se tiverem problemas crônicos de saúde. É recomendado que os responsáveis e os contatos domésticos dessas crianças sejam imunizados. Além disso, a vacina pode ser aplicada em qualquer pessoa que deseje ter imunidade.

Vacina contra rotavírus

Os rotavírus são a causa mais comum de gastrenterite grave em crianças pequenas. O vírus é expelido com as fezes e dissemina-se com facilidade pela via orofecal. Os rotavírus são responsáveis por cerca de 50% das hospitalizações anuais por gastrenterite em crianças (AAP, 2007a). Diarreia intensa, aquosa e com cólicas provoca desidratação rápida das crianças infectadas. A doença mais grave ocorre em crianças de 3 a 35 meses de idade (Parashar *et al.*, 2006). A vacina contém cinco cepas de rotavírus vivos, e é aplicada por via oral em crianças com menos de 32 semanas de vida (CDC, 2006b).

Vacina contra meningococos

A doença meningocócica pode manifestar-se como meningite ou como septicemia (meningococcemia). É causada pela bactéria *Neisseria meningitidis*, que se transmite por contato direto ou por aerossóis. Desde a década de 1990, a incidência de doença meningocócica entre adolescentes e jovens adultos aumentou 60%. Cerca de 10 a 20% das pessoas infectadas morrem. Dos sobreviventes, cerca de 20% apresentam consequências graves a longo prazo (NMA, s/d). Por essas razões, a vacina contra meningococos é recomendada atualmente para todas as crianças ainda não vacinadas aos 11 a 12 anos de idade. Essas crianças devem receber a vacina meningocócica conjugada.

> **Lembre-se de Maya, de 3 anos de idade, e Evan, de 9 meses de vida**, apresentados no início do capítulo. Que imunizações eles devem receber? Explique como devem ser administradas as vacinas e discuta as contraindicações e precauções necessárias.

(O texto continua na p. 203)

Tabela 8.8 Contraindicações e precauções para vacinas usadas com frequência

Vacina	Contraindicações	Precauções
Hepatite A (HepA)	Contraindicações padrões* Bebês com menos de 12 meses de vida	Doença moderada ou grave
Hepatite B (HepB)	Contraindicações padrões*	Doença moderada ou grave com ou sem febre aguda Bebês com menos de 2.000 g se a mãe for negativa para HBsAg
Difteria, tétano e coqueluche/vacina acelular (AtaP) Tétano, difteria e coqueluche/vacina acelular (TdaP)	Contraindicações padrões* Encefalopatia prévia em 7 dias após vacina para difteria, tétano, coqueluche (DTP) versão antiga ou DTaP (versão atual)	Febre de 40ºC em 48 h após a dose anterior Choro contínuo durando 3 h dentro de 48 h após a dose anterior Convulsão em 3 dias após imunização anterior Episódio de palidez, fraqueza ou desmaio em 48 h após a dose anterior Problema neurológico progressivo instável História de síndrome de Guillain-Barré em 6 semanas
Difteria, tétano (DT)	Contraindicações padrões*	
Sarampo, caxumba, rubéola (MMR)	• contraindicações padrões*† • Gravidez ou possibilidade de gravidez em 4 semanas Hemoderivados nos últimos 5 meses Imunodeficiência Se não for aplicada no mesmo dia de vacinas para catapora e/ou febra amarela, esperar 28 dias após essas vacinas	Trombocitopenia ou história de púrpura trombocitopênica
Varicela (catapora)	Contraindicações padrões*† Gravidez ou possibilidade de gravidez em 4 semanas Hemoderivados nos últimos 5 meses Imunodeficiência Se não for aplicada no mesmo dia de vacinas MMR e/ou para febre amarela, esperar 28 dias após essas vacinas	Não aplicar em 24 h após medicamentos antivirais História familiar de imunodeficiência congênita ou hereditária
Poliomielite (VOP)	Contraindicações padrões*‡	
Haemophilus influenzae do tipo B (Hib)	Contraindicações padrões*	Doença aguda moderada ou grave
Vacina para *influenza* (gripe) inativada trivalente (TIV)	Contraindicações padrões*	História de síndrome de Guillain-Barré em 6 semanas
Vacina pneumocócica conjugada	Contraindicações padrões*	Doenças agudas moderadas ou graves

*1. Não administrar se o paciente teve reação anafilática a uma dose anterior de vacina ou a qualquer de seus componentes. 2. Não administrar se o paciente tiver uma doença aguda moderada ou grave. Doenças leves não justificam o adiamento da imunização.

†Perguntar sobre alergia a neomicina ou a gelatina.

‡Perguntar sobre alergia a neomicina, estreptomicina ou polimixina B.

VACINAS

Doses/ Vacinas	BCG	Hepatite B	Antipolio	Tetravalente DTB + Hib	Febre Amarela	Tríplice Viral
1ª Dose	Data: __/__/__ Lote: __/__/__ Local: __/__/__ Assin:	Data: __/__/__ Lote: __/__/__ Local: __/__/__ Assin:	Data: __/__/__ Lote: __/__/__ Local: __/__/__ Assin:	Data: __/__/__ Lote: __/__/__ Local: __/__/__ Assin:	Data: __/__/__ Lote: __/__/__ Local: __/__/__ Assin:	Data: __/__/__ Lote: __/__/__ Local: __/__/__ Assin:
2ª Dose	Data: __/__/__ Lote: __/__/__ Local: __/__/__ Assin:	Data: __/__/__ Lote: __/__/__ Local: __/__/__ Assin:	Data: __/__/__ Lote: __/__/__ Local: __/__/__ Assin:	Data: __/__/__ Lote: __/__/__ Local: __/__/__ Assin:		Data: __/__/__ Lote: __/__/__ Local: __/__/__ Assin:
3ª Dose		Data: __/__/__ Lote: __/__/__ Local: __/__/__ Assin:	Data: __/__/__ Lote: __/__/__ Local: __/__/__ Assin:	Data: __/__/__ Lote: __/__/__ Local: __/__/__ Assin:		
		Situações especiais		DTP	10-10anos	Camp. seguimento
1º Reforço		Data: __/__/__ Lote: __/__/__ Local: __/__/__ Assin:	Data: __/__/__ Lote: __/__/__ Local: __/__/__ Assin:	Data: __/__/__ Lote: __/__/__ Local: __/__/__ Assin:	Data: __/__/__ Lote: __/__/__ Local: __/__/__ Assin:	Data: __/__/__ Lote: __/__/__ Local: __/__/__ Assin:
2º Reforço		Data: __/__/__ Lote: __/__/__ Local: __/__/__ Assin:	Data: __/__/__ Lote: __/__/__ Local: __/__/__ Assin:	Data: __/__/__ Lote: __/__/__ Local: __/__/__ Assin:	Data: __/__/__ Lote: __/__/__ Local: __/__/__ Assin:	Data: __/__/__ Lote: __/__/__ Local: __/__/__ Assin:

Profissional, preencha sua assinatura de forma legível

VACINAS

Outras vacinas			Campanha	
Vacina	Vacina	Vacina	Vacina	Vacina
Data: Lote: Dose: Local: Asssin.:	Data: Lote: Dose: Local: Asssin.:	Data: Lote: Dose: Local: Asssin.:	Data: Lote: Dose: Local: Asssin.:	Data: Lote: Dose: Local: Asssin.:
Vacina	Vacina	Vacina	Vacina	Vacina
Data: Lote: Dose: Local: Asssin.:	Data: Lote: Dose: Local: Asssin.:	Data: Lote: Dose: Local: Asssin.:	Data: Lote: Dose: Local: Asssin.:	Data: Lote: Dose: Local: Asssin.:
Vacina	Vacina	Vacina	Vacina	Vacina
Data: Lote: Dose: Local: Asssin.:	Data: Lote: Dose: Local: Asssin.:	Data: Lote: Dose: Local: Asssin.:	Data: Lote: Dose: Local: Asssin.:	Data: Lote: Dose: Local: Asssin.:
Vacina	Vacina	Vacina	Vacina	Vacina
Data: Lote: Dose: Local: Asssin.:	Data: Lote: Dose: Local: Asssin.:	Data: Lote: Dose: Local: Asssin.:	Data: Lote: Dose: Local: Asssin.:	Data: Lote: Dose: Local: Asssin.:
Vacina	Vacina	Vacina	Vacina	Vacina
Data: Lote: Dose: Local: Asssin.:	Data: Lote: Dose: Local: Asssin.:	Data: Lote: Dose: Local: Asssin.:	Data: Lote: Dose: Local: Asssin.:	Data: Lote: Dose: Local: Asssin.:

Profissional, preencha sua assinatura de modo legível

● **Figura 8.6** Exemplo de registro de administração de vacina.

Barreiras à imunização

Uma criança com a vacinação completa está protegida dos desconfortos e complicações de muitas doenças infecciosas. A prevenção de doenças poupa à família as sobrecargas emocionais e financeiras causadas por doenças graves. Programas eficazes de imunização evitam epidemias devastadoras na comunidade. As verbas de saúde poupadas no tratamento de doenças evitáveis podem ser usadas para outros problemas urgentes. Apesar das numerosas vantagens de uma imunização ótima, muitas crianças não recebem vacinação completa.

Muitos fatores impedem que as crianças recebam a vacinação completa. Preocupações dos pais a respeito da segurança das vacinas são uma causa significativa de imunização inadequada. Conceitos errados sobre contraindicações de vacinas e ter mais de um provedor de cuidados de saúde são fatores importantes que contribuem para imunização inadequada. Quanto maior o número de crianças em uma família, maior será a probabilidade de vacinação incompleta. O custo das vacinas pode impedir as imunizações. Os pais podem querer adiar algumas imunizações por medo dos efeitos de várias injeções na criança. O adiamento de imunizações coloca a criança em risco de contrair doenças. A não obediência aos intervalos recomendados entre as imunizações diminui a eficácia das vacinas, colocando a criança em risco.

Saúde

A promoção da saúde visa a manter ou aumentar a saúde física e mental dos pacientes. O principal componente da promoção da saúde é a identificação de fatores de risco para uma doença, facilitando alterações no estilo de vida para eliminar ou reduzir esses fatores de risco, e fortalecendo os pacientes em níveis pessoal e comunitário para desenvolverem recursos para a otimização de sua saúde. A enfermeira implementa a promoção da saúde por meio de educação e de orientação preventiva.

O desenvolvimento de parcerias é a estratégia fundamental para o sucesso na implementação de uma atividade de promoção da saúde. A identificação de parceiros na comunidade facilita a resolução de problemas e fornece outras oportunidades para a disseminação de informações. Essa mensagem de promoção da saúde deve ser reforçada na escola, na creche e na igreja. Se as famílias têm dificuldade de acesso a instituições de cuidados de saúde, os espaços da comunidade podem ser a fonte primária de promoção da saúde.

Healthy People 2010

Objetivo	Importância
Aumentar a proporção de crianças pequenas que recebem todas as vacinas recomendadas para administração universal durante pelo menos 5 anos.	• Imunizar em todas as oportunidades. Se uma criança estiver na idade de receber uma vacina, ou atrasada, aplique a vacina em uma consulta por doença, se não houver contraindicação • Orientar as famílias sobre os benefícios e os riscos da imunização.

Fornecimento de orientação preventiva

Orientação preventiva é prevenção primária. A enfermeira estabelece uma parceria com os pais para elaborar um roteiro de saúde para a criança. O Healthy People 2010 fornece uma estrutura para a determinação de objetivos de promoção da saúde da população. Embora os desafios enfrentados com frequência pela maioria das famílias formem o arcabouço da orientação, a enfermeira completa as informações fornecidas pelos pais com base em outros fatores, como resultados de avaliações de risco e testes de triagem, problemas de saúde específicos da criança e interesses e preocupações dos pais. Orientação preventiva relacionada com a idade é fornecida nos Capítulos 3 a 7 deste livro.

Forneça orientações preventivas adequadas para Maya, de 3 anos de idade, e Evan, de 9 meses de vida.

Cuidados de saúde oral

Práticas efetivas de saúde oral são essenciais para a saúde geral de crianças e adolescentes. Cuidado dentário é a mais comum das necessidades de saúde não atendida em crianças nos EUA. Uma saúde oral precária pode ter efeitos deletérios significativos sobre a saúde sistêmica. Crianças com cáries dentárias têm maior incidência de dor, diminuição do apetite e distúrbios do padrão de sono. Têm também um risco aumentado de desenvolver abscessos e infecções sistêmicas (ver Healthy People 2010).

A saúde oral ótima não se limita à prevenção de cáries dentárias. Ela inclui orientação preventiva sobre tópicos como hábitos de sucção não nutritiva, prevenção de lesões, prevenção do câncer oral e aplicação de *piercings* intraorais ou periorais. A prevenção e o tratamento da maloclusão podem trazer benefícios significativos para as crianças. Cuidados de saúde abrangentes não são possíveis se a saúde oral não for uma prioridade no sistema de saúde.

A otimização da saúde oral pode beneficiar a comunidade, além do paciente individualmente. Nos últimos 50 anos, houve uma redução de 60% de cáries precoces em crianças, depois que os suprimentos de água comunitários passaram a conter níveis ótimos de fluoretos. O custo dos cuidados pediátricos de saúde oral foram reduzidos em 50% com os tratamentos com fluoreto associados a outras medidas preventivas. Essa economia beneficia os recursos da comunidade.

A referência odontológica aumenta a probabilidade de a criança receber tratamentos preventivos e de rotina adequados. A American Academy of Pediatric Dentistry (AAPD) adotou a

Healthy People 2010

Objetivo	Importância
Reduzir a proporção de crianças e adolescentes que têm cáries nos dentes primários ou permanentes.	• Ensinar às crianças e adolescentes técnicas adequadas para escovar os dentes e usar o fio dental • Estimular o uso de pastas dentais que contenham flúor • Estimular consultas dentárias de rotina.

política da referência odontológica em 2001. A referência odontológica fornece à criança os mesmos benefícios que a referência médica. As características da referência odontológica são relacionadas no Boxe 8.9. A AAPD recomenda que a referência odontológica seja estabelecida no primeiro aniversário da criança.

Peso saudável

A obesidade infantil é um problema crescente. O número de crianças acima do peso dobrou desde 1980, e o de adolescentes triplicou. As principais causas desse aumento da obesidade são hábitos de alimentação pouco saudáveis e diminuição da atividade física. As enfermeiras têm responsabilidade na promoção de um peso saudável, iniciando atividades que envolvam padrões saudáveis de alimentação e preparo físico. Crianças, pais e comunidades são alvos para a promoção de peso saudável pelas enfermeiras.

O foco da promoção de um peso saudável deve ser centrado na saúde, não no peso. A ênfase nos benefícios para a saúde de um estilo de vida ativo e de um padrão de alimentação nutritivo propicia um ambiente de sustentação para a criança. Isso possibilita a manutenção da autoestima da criança. Relacionar o sucesso a números em uma escala aumenta a possibilidade de desenvolvimento de transtornos alimentares, de deficiências nutricionais e de rejeição do corpo. Uma orientação centrada na saúde possibilita também que a família desenvolva um estilo de vida que respeite os padrões alimentares e as tradições culturais.

A enfermeira pode enfatizar os benefícios de hábitos nutricionais saudáveis da mãe para o feto nas consultas pré-natais. Pais que têm um padrão de alimentação saudável tendem a manter e estimular esse padrão nos filhos. A enfermeira fornece orientação preventiva sobre os padrões de alimentação para cada idade durante as consultas de supervisão de saúde. Pais de crianças pequenas ou pré-escolares podem precisar de treinamento em técnicas para lidar com a autonomia crescente da criança dando uma variedade de opções nutritivas.

A enfermeira pode começar a aconselhar as criança sobre alimentos saudáveis a partir dos 3 anos de idade. As informações e as modalidades de ensino precisam ser adequadas para a idade. Com o uso de cartazes e jogos coloridos, o pré-escolar pode aprender a diferença entre escolhas de alimentos saudáveis ou prejudiciais. À medida que a criança chega à idade escolar, atividades de grupo com colegas podem ser muito eficazes. A enfermeira pode adaptar o material de ensino para a progressiva autonomia do adolescente na tomada de decisões de autocuidados.

Antes de se iniciar a educação de escolares e adolescentes, é importante obter histórias nutricionais diretamente deles. Cada vez mais, escolares e adolescentes fazem refeições fora do seio familiar. Como passam mais tempo longe dos pais, precisam desenvolver a capacidade de decidir sobre sua nutrição. O objetivo é ajudar crianças maiores a desenvolver estratégias de implementação de escolhas saudáveis como parte de um estilo de vida que incluia independência crescente (ver Healthy People 2010). Orientação preventiva detalhada é vista nas Diretrizes de ensino 8.1 e nos Capítulos 3 a 7.

Atividades físicas saudáveis podem ter muitas formas. Durante os anos pré-escolares, as enfermeiras precisam estimular os pais a providenciarem uma grande variedade de atividades físicas. A prática de várias atividades físicas possibilita que a criança escolha a mais divertida para ela, e aumenta a probabilidade de manutenção de um estilo de vida ativo. O foco deve ser em atividades divertidas não competitivas, como dança ou ginástica. Quando a criança atinge os anos escolares, a atração da televisão e do computador pode diminuir bastante o tempo despendido em atividades físicas. Os pais podem influenciar os filhos a manterem sua atividade física de diversos modos. Eles podem limitar o tempo a ser dedicado a atividades sedentárias e estimular a criança a seguir qualquer atividade física que lhe seja agradável. Além do estímulo verbal, os pais podem estimular a prática de exercícios participando deles com a criança. Uma simples caminhada familiar pode aumentar o preparo físico enquanto dá oportunidade para um estreitamento da interação entre pais e filhos. Ver mais sugestões nas Diretrizes de ensino 8.2; ver também Healthy People 2010.

Higiene pessoal

Lavar as mãos é o primeiro tópico da higiene pessoal que precisa ser apresentado às crianças. A lavagem das mãos evita doenças porque limita a exposição da criança a agentes patogênicos. A enfermeira pode apresentar o assunto aos pré-escolares usando cartazes ou jogos. Faça a criança cantar enquanto lava as mãos; isso estimula um tempo de lavagem adequado. Use saboneteiras e toalhas com figuras coloridas para tornar a experiência mais divertida. A criança em idade escolar pode compreender os conceitos de micróbios e doenças. *Slogans* como "Vamos afogar um micróbio" podem lembrar a importância da lavagem das mãos. O programa Glo Germ (www.glogerm.com) é muito eficaz nessa faixa etária. Uma subs-

Boxe 8.9 Características da referência odontológica

- Programa de saúde preventiva com base em avaliação de risco
- Orientação preventiva sobre problemas de desenvolvimento da saúde oral
- Planos de emergência para traumatismo dentário
- Orientação preventiva sobre higiene oral
- Tratamento dentário abrangente
- Encaminhamento a especialistas para cuidados não disponíveis na referência odontológica

Healthy People 2010

Objetivo	Importância
Reduzir a proporção de crianças e adolescentes com excesso de peso ou obesas.	• Avaliar todas as crianças em relação ao aumento excessivo de peso, indicado por crescimento do índice de massa corporal para a idade • Fornecer adequado aconselhamento dietético • Estimular atividade física diária • Aconselhar os pais a limitarem o tempo diário dedicado à televisão ou ao computador.

Diretrizes de ensino 8.1

Orientação alimentar

Nota: As orientações devem ser dadas ao cuidador da criança.

Desjejum

1. Não dispense o desjejum. Você não terá energia suficiente para brincar durante o dia. Pular o desjejum também pode contribuir para reduzir suas notas na escola.
2. Evite alimentos ricos em açúcar no desjejum. Eles o deixarão sonolento durante o dia.
3. Comece o desjejum com uma fruta. Um pequeno copo de suco, frutas pequenas com cereal ou uma banana são boas escolhas.
4. As proteínas são importantes no desjejum. Leite, no copo ou misturado ao cereal, é uma boa fonte de proteínas. Iogurte e manteiga de amendoim também são boas fontes.

Almoço

1. Verifique a qualidade dos almoços servidos na escola. Se tiverem muita gordura ou muito açúcar, traga seu almoço de casa. Muitas escolas anunciam com antecedência seu menu diário. Verifique o jornal ou peça uma cópia na escola.
2. Adicione uma variedade de alternativas saudáveis ao seu almoço.
   a. Experimente diferentes tipos de pães. Pão árabe e roscas podem ser uma boa mudança na rotina de sanduíches.
   b. Gele as frutas antes de colocá-las na lancheira. Isso manterá as frutas frescas e preservará e seu gosto. Abacaxi em lata, uva e banana resfriam bem.
   c. Experimente alternativas a batatas muito gordurosas. Frutas secas e biscoitos em forma de animais são alguns exemplos de guloseimas gostosas e saudáveis.
   d. Leite achocolatado com baixo teor de gordura é mais nutritivo do que sucos industrializados, que têm alta concentração de açúcar.

Lanches

1. Limite os lanches para depois da escola e para a hora de dormir. Lanches leves como iogurte ou fruta controlam bem a fome. Uma criança muito esfomeada tende a comer demais nas refeições.
2. As crianças precisam aprender a comer somente quando têm fome. Com frequência comem por tédio. Desestimule alimentação contínua planejando atividades para ocupar a criança.

Jantar

1. Planeje seu menu com uma semana de antecedência. O planejamento reduz a possibilidade de comer fora ou encomendar comida. Comida de restaurante costuma conter muita gordura ou muito carboidrato.
2. Prepare em casa versões saudáveis de refeições encomendadas. Cubra a massa de *pizza* com frango cozido, vegetais, cogumelos e queijo. Sirva a *pizza* com salada para fazer uma refeição completa e saudável. Fazer os próprios sanduíches, usando hambúrguer e creme de leite azedo com pouca gordura, pode ser um divertimento para as crianças.
3. Não transforme o jantar em uma zona de batalha. Forçar a criança a comer alimentos que ela não aprecia só vai aumentar o desgosto. Dê a ela alimentos saudáveis que ela aprecie, e eventualmente ela irá explorar outras opções.
4. Dê o exemplo. As crianças em geral adotam os padrões alimentares dos pais. Se veem os pais comerem vegetais, acabarão por experimentá-los.

Diretrizes de ensino 8.2

Atividades saudáveis

1. Planeje atividades físicas que a família possa fazer em conjunto.
2. Inclua exercícios no programa diário de sua família.
3. Procure atividades que atraiam o interesse da criança, como dança, esportes de equipe ou natação.
4. Valorize esportes não competitivos bem como atividades competitivas.
5. Mostre a seu filho que você acredita que o exercício é importante. Faça você mesmo exercício diário.
6. Estimule a comunidade a desenvolver áreas seguras para jogos e atividades espontâneas.

Healthy People 2010

Objetivo

Aumentar a proporção de adolescentes que praticam atividade física moderada durante pelo menos 30 min 5 dias ou mais da semana.

Importância

- Aconselhar o adolescente que não faz exercícios a começar devagar, com caminhadas
- Pesquisar com o adolescente atividades físicas que despertem seu interesse
- Elogiar esforços para participar de um programa de exercícios rotineiros
- Identificar um atleta com quem o adolescente se identifique e estimule-o a praticar uma atividade semelhante.

Diretrizes de ensino 8.3

Ensino de exposição segura ao sol

Protetor solar

1. Use protetor solar todos os dias. Os raios ultravioleta (UV) nocivos atravessam nuvens e provocam queimaduras.
2. Use protetor solar com fator de proteção (FPS) 15 ou mais. Uma quantidade adequada para uma criança média é 14 g.
3. Aplique o filtro solar meia hora antes da exposição.
4. Reaplique a cada hora se a criança estiver suando muito.
5. Reaplique imediatamente após a criança nadar.
6. Bebês de 6 meses ou menos não usam protetor solar.

Roupas

1. Use chapéu. A aba do chapéu deve ter 10 cm ou mais, e deve cobrir as orelhas. Chapéus de palha devem ter um revestimento que bloqueie a passagem da luz solar. Crianças que usam chapéu quando pequenas em geral o aceitam como parte do vestuário.
2. Use óculos bloqueadores de luz UV. O olho é o segundo local mais comum de melanoma.
3. Use roupas longas, frouxas e leves para uma proteção máxima ao sol.

Estilo de vida

1. Evite exposição à luz solar entre 10 h da manhã e 4 h da tarde. Nesse horário os raios UV estão mais fortes.
2. Pergunte ao pediatra se a medicação aumenta a sensibilidade aos raios UV. Se a resposta for afirmativa, aumente as precauções para reduzir a exposição.
3. Evite bronzeamento artificial. O aparelho emite raios UV iguais aos do sol, e pode provocar lesões.
4. Verifique o índice de UV antes de sair. Quanto maior o índice maiores devem ser as precauções. Os índices podem ser vistos nos jornais, na televisão, nos relatórios de tempo do rádio e na Internet.
5. Defenda as atividades recreativas nos horários adequados de sol. Fale com outras pessoas sobre a programação de atividades externas antes de 10 h da manhã e depois de 4 h da tarde, ou à sombra.
6. Considere o uso de película plástica nas janelas de sua casa e de seu carro para bloquear a radiação UV.

tância não tóxica que brilha sob luz negra é colocada nas mãos das crianças. As crianças podem acompanhar como os micróbios passam de objeto para objeto. Após lavar as mãos, as crianças podem verificar se fizeram um bom trabalho. Em resposta à pressão dos colegas, os adolescentes são, em geral, rigorosos em relação a higiene pessoal. Os jovens adolescentes podem precisar de orientação para lidar com as mudanças no corpo próprias da puberdade, como cheiro do tipo adulto, susceptibilidade a infecções por fungos, como *Tinea pedis*, e acne.

Exposição segura à luz solar

As neoplasias de pele são um problema de saúde significativo. Queimaduras de sol formando bolhas em crianças aumentam o risco de melanoma e outros tumores de pele. Pessoas de pele clara correm risco maior, mas qualquer um pode sofrer uma queimadura solar e desenvolver câncer de pele. Quando orientar os pacientes sobre exposição segura à luz solar, é importante lembrar que os raios ultravioleta (UV) nocivos podem se refletir em água, neve, areia e concreto. Estar na sombra não garante proteção. A proteção adequada ao sol exige uso apropriado de loção protetora, evitar o sol nas horas de pico e usar roupas adequadas. Ver nas Diretrizes de ensino 8.3 instruções mais detalhadas. Com proteção adequada a partir da infância, 80% das neoplasias de pele podem ser evitadas.

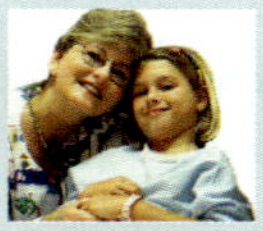

Dê à criança a seguinte referência corporal, quando estiver promovendo a saúde em relação à exposição ao sol. Diga à criança: "Só brinque fora quando sua sombra for maior que você". A sombra será maior antes de 10 h da manhã e depois de 2 h da tarde. A enfermeira pode demonstrar isso colocando uma régua em pé iluminada com uma luz brilhante. Quando a enfermeira move a luz, a criança vê a sombra se alongar.

Referências

American Academy of Pediatric Dentistry. (2005). Guideline on periodicity of examination, preventive dental services, anticipatory guidance and oral treatment for children. *American Academy of Pediatric Dentistry reference manual 2005–2006.* Retrieved July 9, 2006 from http://www.aapd.org/media/Policies_Guidelines/G_Periodicity.pdf.

American Academy of Pediatric Dentistry. (2004). Policy on the dental home (adopted 2001). *American Academy of Pediatric Dentistry reference manual 2003–2004.* Retrieved June 15, 2004 from http://www.aapd.org/members/referencemanual/pdfs/02-03/P_DentalHome.pdf

American Academy of Pediatric Dentistry. (2004). Policy on use of fluoride (rev. 2003). *American Academy of Pediatric Dentistry reference manual 2003–2004.* Retrieved June 15, 2004 from http://www.aapd.org/members/referencemanual/pdfs/02-03/P_FluorideUses.pdf

American Academy of Pediatrics. (2005). Policy statement. Lead exposure in children: Prevention, detection, and management. *Pediatrics, 116*(4), 1036–1046.

American Academy of Pediatrics, Committee on Children With Disabilities. (2001). Developmental surveillance and screening of infants and young children. *Pediatrics, 108,* 192–196.

American Academy of Pediatrics, Committee on Environmental Health. (1998). Screening for elevated blood lead levels. *Pediatrics, 101,* 1072–1078.

American Academy of Pediatrics, Committee on Infectious Diseases. (1999). Combination vaccines for childhood immunization: Recommendations of the Advisory Committee on Immunization Practices (ACIP), the American Academy of Pediatrics (AAP), and the American Academy of Family Physicians (AAFP). *Pediatrics, 103,* 1064–1077.

American Academy of Pediatrics, Committee on Infectious Diseases. (2005). *Policy statement. Prevention of pertussis among adolescents: Recommendations for use of tetanus toxoid, reduced diphtheria toxoid, and acellular pertussis (Tdp) vaccine.* Retrieved May 8, 2006, from http://www.aap.org/advocacy/releases/Tdap121205.pdf

American Academy of Pediatrics, Committee on Infectious Diseases. (2005). Prevention and control of meningococcal disease: Recommendations for use of meningococcal vaccines in pediatric patients. *Pediatrics, 116*(2), 496–505.

American Academy of Pediatrics, Committee on Infectious Diseases. (2006). Policy statement. Recommended childhood and adolescent immunization schedule: United States, 2006. *Pediatrics, 117*(1), 239–240.

American Academy of Pediatrics, Committee on Infectious Diseases. (2007a). Prevention of rotavirus disease: Guidelines for use of rotavirus vaccine. *Pediatrics, 119*(1), 171–181.

American Academy of Pediatrics, Committee on Infectious Diseases. (2007b). Recommended immunization schedules for children and adolescents—United States, 2007. *Pediatrics, 119*(1), 207–208.

American Academy of Pediatrics, Committee on Nutrition. (1998). Cholesterol in childhood. *Pediatrics, 101,* 141–147.

American Academy of Pediatrics, Committee on Pediatric Work Force. (1999). Culturally effective pediatric care: Education and training issues. *Pediatrics, 103,* 167–170.

American Academy of Pediatrics, Committee on Practice and Ambulatory Medicine, Section on Ophthalmology. (2002). Use of photoscreening for children's vision screening. *Pediatrics, 109,* 524–525.

American Academy of Pediatrics, Committee on Practice and Ambulatory Medicine, Section on Ophthalmology. (2003). Eye examination in infants, children, and young adults by pediatricians. *Pediatrics, 111,* 902–907

American Academy of Pediatrics, Joint Committee on Infant Hearing. (2000). Year 2000 position statement: Principles and guidelines for early hearing detection and intervention programs. *Pediatrics, 106,* 798–817.

Applebaum, E. L. (1999). Detection of hearing loss in children. *Pediatric Annals, 28,* 232–256.

Atkinson, W. L., Pickering, L. K., Schwartz, B., Weniger, B. G., Iskander, J. K., & Watson, J. C. (2002). General recommendations on immunization: Recommendations of the Advisory Committee on Immunization Practices (ACIP) and the American Academy of Family Physicians (AAFP) [Electronic version]. *Morbidity and Mortality Weekly Report, Recommendations and Reports, 51*(RR 2), 1–36. Retrieved May 8, 2006, from http://www.cdc.gov/ mmwr/preview/mmwrhtml/rr5102a1.htm

Centers for Disease Control and Prevention. (1998). Recommendations to prevent and control iron deficiency in the United States. *Morbidity and Mortality Weekly Report, Recommendations and Reports, 47*(RR 3), 1–29.

Centers for Disease Control and Prevention. (2002). Contraindications and precautions to routine childhood vaccinations by condition. Retrieved May 8, 2006, from http://www.cdc.gov/nip/publications/pink/Appendices/A/cont_prec.pdf

Center for Disease Control and Prevention. (2006a). *Human papillomavirus: HPV information for clinicians.* Atlanta: Centers for Disease Control and Prevention.

Center for Disease Control and Prevention. (2006b). Recommended immunization schedules for persons aged 0–18 years—United States, 2007. *Morbidity and Mortality Weekly Report, 55*(51 & 52), Q1–Q4.

Centers for Disease Control and Prevention, Advisory Committee on Childhood Lead Poisoning Prevention (ACCLPP). (2000). Recommendations for blood lead screening of young children enrolled in Medicaid: Targeting a group at high risk. *Morbidity and Mortality Weekly Report, Recommendations and Reports, 49*(RR 14), 1–29.

Centers for Disease Control and Prevention, Advisory Committee on Immunization Practice (ACIP). (2000). Preventing pneumococcal disease among infants and children. *Morbidity and Mortality Weekly Report, Recommendations and Reports, 49*(RR 9), 1–38.

Centers for Disease Control and Prevention (ND) Vaccine Information Statements. (n.d.) Retrieved May 8, 2006, from at http://www.cdc.gov/nip/publications/vis

Centers for Disease Control and Prevention's Epidemiology and Prevention of Vaccine-Preventable Diseases. (2004). *Principles of vaccination* (8th ed.). Retrieved July 15, 2004 from http://www. cdc.gov/nip/pink/prinvac.pdf

Centers for Disease Control and Prevention's Epidemiology and Prevention of Vaccine-Preventable Diseases (8th ed.). (2004). *Vaccine administration.* Retrieved July 15, 2004 from http://www.cdc.gov/nip/publications/pink/vacc_admin.pdf

Cincinnati Children's Hospital Medical Center (2005). *Healthy foods and snacking.* Retrieved June 18, 2005, from http://www.cincinnatichildrens.org/health/info/nutrition/eat/food.htm

Colvar, M. R. (2003). Noninvasive hearing testing. *Advance for Nurse Practitioners, 32,* 30–31.

Glo-germ program. (n.d.). Retrieved June 27, 2005, from http://www.glogerm.com

Green, M., & Palfrey, J. (Eds.). (2002). *Bright futures: Guidelines for health supervision of infants, children, and adolescents* (2nd ed.). Arlington, VA: National Center for Education in Maternal and Child Health. Retrieved June 10, 2004, from www.brightfutures.org/bf2/pdf/index.html

Guidelines for childhood obesity prevention programs: Promoting healthy weight in children. (2003). *Journal of Nutrition Education and Behavior, 35*(1), 1–4.

Gust, D., Strine, T., Maurice, E., et al. (2004). Underimmunization among children: Effects of vaccine safety concerns on immunization status. *Pediatrics, 114,* e16–e22. Retrieved July 15, 2004, from http:// www.pediatrics.aappublications.org/cgi/content/full/114/1/e16

Holte, L. (2003). Year 2000 position statement: Principles and guidelines for early hearing detection and intervention programs. *Pediatric Annals, 32,* 461–465.

Immunization Action Coalition. (2005). *Summary of rules for childhood and adolescent immunization.* Retrieved June 19, 2005, from 2http://www.immunize.org/nslt.d/n17/rules1.htm

Joint Commission on Infant Hearing. (2000). Position statement: Principles and guidelines for early infant hearing detection and intervention programs. Retrieved July 7, 2003, from www.infanthearing.org/jcih

Killeen, P., & Carlson, L. (2005, March). How to overcome barriers to vaccination: Practical strategies for providers [Special edition]. *Journal of Family Practice,* S26–S29.

March of Dimes. (2004). *State report card on testing for March of Dimes recommended newborn screening conditions.* Retrieved June 30, 2004, from http://www.modimes.org/files/NBS_rc_062404.pdf

Middleton, D., Zimmerman, R., & Mitchell, K. (2005, March). Childhood vaccine schedules and procedures, 2005 [Special edition]. *Journal of Family Practice,* S16–S25.

National High Blood Pressure Education Working Group on High Blood Pressure in Children and Adolescents. (2004). The fourth report on the diagnosis, evaluation and treatment of high blood pressure in children and adolescents. *Pediatrics, 114,* 555–576.

National Meningitis Association. (n.d.) About meningococcal disease. Retrieved January 15, 2007 from http://www.nmaus.org/about_meningitis/

National Partnership for Immunization (ND). *NPI reference guide to vaccines and vaccine safety.* Retrieved July 15, 2004, from http://www.partnersforimmunization.org/pdf/Vaccines.pdf

Newacheck, P., Hughes, D., Hung, Y., et al. (2000). The unmet health needs of America's children. *Pediatrics, 105,* 989–996.

Office of Disease Prevention and Health Promotion, U.S. Department of Health and Human Services. (2000). *Healthy people 2010.* Retrieved June 22, 2005, from http://www.healthypeople.gov

Office of Disease Prevention and Health Promotion, U.S. Department of Health and Human Services. (2000). *Healthy people 2010. Chapter 28: Vision and hearing.* Retrieved July 1, 2003, from http://www.healthypeople.gov/Document/HTML/Volume2/28Vision.htm#_Toc489325915

Parashar, U. D., Alexander, J. P., & Glass, R. I. (2006). Prevention of rotavirus gastroenteritis among infants and children. *Morbidity and Mortality Weekly Report, 55*(RR12), 1–13.

Pickering, L. (Ed.). (2004). *2003 red book: Report of the committee on infectious diseases* (25th ed.). Elk Grove Village, IL: American Academy of Pediatrics.

Ruben, J. R. (2003). *Vision testing in children: An interactive primer.* Retrieved July 6, 2003, from www.aapos.org

Saiman, L., Aronson, J., Gomez-Duarte, C., et al. Prevalence of infectious diseases among internationally adopted children. *Pediatrics, 108,* 608–612.

Simon, J. W., & Daw, P. (2001). Vision screening performed by the pediatrician. *Pediatric Annals, 30,* 446–452.

Staat, M. (2002). Infectious disease issues in internationally adopted children. *Pediatric Infectious Disease Journal, 21,* 257–258.

Story, M., Holt, K., & Sofka, D. (2002). *Bright futures in practice: Nutrition* (2nd ed.). Arlington, VA: National Center for Education in Maternal and Child Health.

University of Iowa, Department of Dermatology. (2002). *Safe sun tips for children.* Retrieved June 18, 2005, from http://www.vh.org/pediatric/patient/dermatology/suntips/index.html

Weber, J., & Kelly, J. (2003). *Health assessment in nursing.* Philadelphia: Lippincott Williams & Wilkins.

Zimmerman, R., Middleton, D., Burns, I., et al. (2005, March). Routine childhood vaccines, 2005 [Special edition]. *Journal of Family Practice,* S3–S15.

Websites

www.aap.org American Academy of Pediatrics

www.aapos.org American Association of Pediatric Ophthalmology and Strabismus

www.aoa.org American Optometric Association

www.brightfutures.org Full-text reference to health supervision

www.cdc.gov/ncbddd/child/screen_provider.htm Centers for Disease Control and Prevention/National Center on Birth Defects and Developmental Disabilities: child development

www.cdc.gov/nip Centers for Disease Control and Prevention/National Immunization Program

www.ihsinfo.org International Hearing Society

www.immunizationinfo.org National Network for Immunization Information

www.immunize.org Immunization Action Coalition

www.partnersforimmunization.org National Partnership for immunization: promotes immunization across the lifespan

www.preventblindness.org Prevent Blindness America

www.v2020.org Vision 2020, The Right to Sight

www.vaccinesafety.edu Institute for Vaccine Safety at Johns Hopkins University of Public Health

Exercícios sobre o *capítulo*

Questões de múltipla escolha

1. Durante a entrevista de saúde, a mãe de um paciente de 4 anos de idade afirma: "Não estou segura de que meu filho esteja progredindo como deveria". Qual é a melhor resposta da enfermeira?
   a. "Vou poder dizer após o exame físico."
   b. Preencha o questionário de triagem do desenvolvimento e poderei informar-lhe."
   c. "Fale mais sobre suas preocupações."
   d. "Todas as mães se preocupam com seus filhos. Estou certa de que ele está bem."
2. Um bebê está em sua instituição para uma consulta inicial de supervisão de saúde. Ele tem 2 semanas de vida e responde ao toque de um sino durante o exame. Você revê todos os registros do nascimento e não há documentação sobre uma triagem da audição. A melhor ação da enfermeira é:
   a. Não fazer nada, porque a resposta ao sino mostra que o bebê não tem déficit auditivo.
   b. Marcar imediatamente uma triagem auditiva para o bebê.
   c. Pedir à mãe para observar sinais de que a criança não esteja ouvindo bem.
   d. Repetir a triagem com o toque do sino na consulta de supervisão de saúde aos 2 meses de vida.
3. Uma menina de 15 meses de idade está tendo a primeira consulta de supervisão de saúde em sua instituição. O responsável não trouxe a caderneta de vacinação da criança, mas acredita que a imunização esteja completa. A mãe declara que "ela foi imunizada há 3 meses no centro municipal de saúde (CMS)". Qual seria a melhor ação da enfermeira?
   a. Pedir à mãe para trazer a caderneta na consulta de supervisão de saúde aos 18 meses de idade.
   b. Iniciar um programa de atualização porque não há caderneta de vacinação.
   c. Entrar em contato com o CMS para verificar o registro de vacinação da criança.
4. Uma criança de 4 anos de idade está fazendo uma triagem da visão. Qual dos cartazes de triagem seria melhor para determinar a acuidade visual da criança?
   a. Snellen
   b. Ishihara
   c. Figuras de Allen
   d. CVTME
5. Qual destas instituições tem as características de uma referência médica?
   a. PS
   b. Ambulatório de pediatria
   c. Um programa móvel de vacinação
   d. Uma clínica de dermatologia
6. O primeiro exame dentário de uma criança deve ocorrer:
   a. Na época do primeiro aniversário
   b. Na época do segundo aniversário
   c. Na época do ingresso no maternal
   d. Na época do ingresso no ensino fundamental

Exercícios de raciocínio crítico

1. O paciente é um menino de 5 anos de idade. Durante a consulta de supervisão de saúde, a mãe declara estar preocupada com a audição do menino. A instituição onde você trabalha é a referência médica do menino desde o nascimento. A gravidez e o parto foram normais. Desde os 8 meses de vida, o menino teve infecções de ouvido frequentes. Seis meses atrás, teve uma ruptura de apêndice. Foi tratado com um aminoglicosídeo. Recuperou-se completamente há 4 meses.
   Durante a entrevista de saúde, que informações a enfermeira deve obter da mãe?
   Que informações a enfermeira deve verificar no prontuário da criança?
   Que fatores de risco de déficit auditivo a criança tem?
   Qual a melhor ação nesse momento?
2. A enfermeira deve examinar uma criança de 4 anos de idade para verificar se ela está pronta para ingressar na escola. Descreva as ferramentas de triagem de desenvolvimento, visão e audição que ajudarão a enfermeira a identificar problemas.

Atividades de estudo

1. Desenvolva um plano de imunização para as seguintes crianças saudáveis: uma com 2 meses de vida; outra com 18 meses de idade que nunca foi vacinada; e outra com 5 anos de idade com todas as imunizações até os 2 anos.
2. Desenvolva um programa de peso saudável para os seguintes: uma classe de pré-escolares; uma família em que os pais e os dois filhos escolares estão um pouco acima do peso; e uma menina adolescente que apresenta peso normal mas tem medo de engordar.

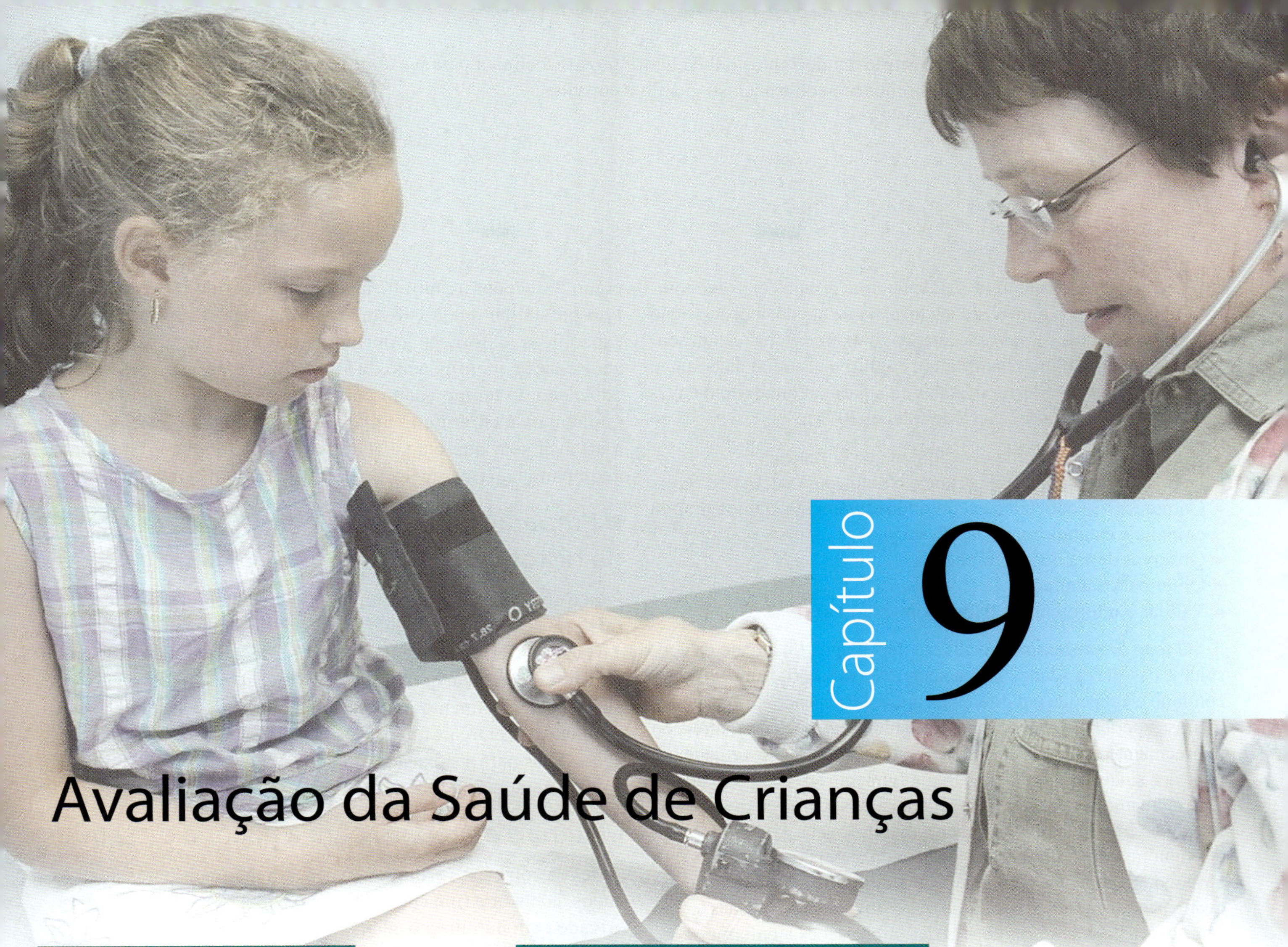

Capítulo 9

Avaliação da Saúde de Crianças

Palavras-chave

Acomodação
Acrocianose
Ausculta
Cerume
Estadiômetro
Estágios de Tanner
Fontanela
Índice de massa corporal (IMC)
Inspeção
Lanugem
Palpação
Ponto de impulso máximo (PIM)
Queixa principal
Respiração nasal obrigatória
Timpanômetro

Objetivos da aprendizagem

Concluída a leitura deste capítulo, o leitor deverá ser capaz de:

1. Demonstrar conhecimento da adequada história de saúde a ser obtida da criança e dos pais ou responsáveis.
2. Individualizar elementos da história de saúde, dependendo da idade da criança.
3. Discutir conceitos importantes relacionados com a avaliação de saúde de crianças.
4. Descrever a sequência adequada do exame físico de acordo com o nível de desenvolvimento da criança.
5. Fazer avaliações de saúde usando abordagens adequadas a idade e ao estágio de desenvolvimento da criança.
6. Distinguir entre variações normais do exame físico e diferenças que possam indicar alterações sérias do estado de saúde.
7. Determinar a maturidade sexual de meninas e meninos com base nas características sexuais secundárias.

REFLEXÃO *O crescimento e o desenvolvimento são uma viagem na qual muitas crianças se aventuram sem dispor de um mapa.*

Elliot Simmons, de 3 anos de idade, foi trazido à clínica para o exame anual. A mãe diz que o menino está com muito medo e ansioso quanto à consulta.

A avaliação do estado de saúde de uma criança envolve muitos componentes: a entrevista e a história de saúde, a observação da interação entre os pais e a criança, o exame físico e o desenvolvimento emocional, fisiológico, cognitivo e social da criança. As habilidades da enfermeira são vitais para o bom êxito da avaliação. A enfermeira precisa (Mandleco, 2005):

- Estabelecer um vínculo de afinidade e confiança
- Demonstrar respeito pela criança e pelos pais ou responsáveis
- Comunicar-se com eficácia, ouvindo ativamente, demonstrando empatia e estabelecendo *feedback*
- Observar de modo sistemático
- Obter dados acurados
- Validar e interpretar os dados com exatidão.

O foco do processo de avaliação depende da finalidade da consulta e das necessidades do paciente. A avaliação é um processo contínuo e é repetida em diferentes graus a cada encontro. As enfermeiras experientes estão sempre avaliando seus pacientes, direta ou indiretamente durante a conversa e as brincadeiras. Na verdade, alguns dos sinais mais sutis de desenvolvimento só se expressam durante a interação relaxada e casual com a criança. Você pode observar a marcha enquanto vê a criança correr na sala, avaliar habilidades motoras finas e adaptação social enquanto a criança brinca com um jogo de tabuleiro, ou observar o equilíbrio e a coordenação enquanto a criança brinca com uma bola. Atividades divertidas, como fazer cócegas na criança, podem dar informações à enfermeira sobre a força da parte superior do corpo, quando a criança tenta afastar o braço da enfermeira. As enfermeiras também precisam aprender a fazer com eficiência um exame abrangente e completo da criança.

Uma avaliação completa e consciente da criança é a base para a enfermeira determinar as necessidades e o plano de tratamento da mesma. Nada pode substituí-la para dar à enfermeira uma visão da vida e da saúde da criança. Uma história abrangente, um exame físico completo e testes de desenvolvimento, funcionais e cognitivos adequados fornecem informações práticas sobre a saúde da criança e servem de orientação para o plano de cuidados de enfermagem. A história e o exame físico também fornecem uma oportunidade para educação de saúde, explicações sobre o crescimento e o desenvolvimento esperados e discussão sobre escolhas de estilo de vida saudável. A enfermeira usa habilidades de pensamento crítico para analisar os dados e estabelecer prioridades para intervenções ou acompanhamento de enfermagem.

A avaliação de saúde pode ser registrada por meio de diversos formatos. As informações devem ser recuperadas com facilidade e estar disponíveis para todos os membros da equipe de saúde da criança.

História de saúde

A história de saúde fornece à enfermeira um quadro geral das experiências da criança, ressaltando áreas de preocupação, como infecções respiratórias altas ou cefaleias recorrentes. Isso possibilita que a enfermeira avalie com mais detalhe áreas específicas e fornece oportunidades para perguntas focalizadas para a identificação de áreas em que pode ser necessária educação. O tempo usado para obtenção da história de saúde também dá à enfermeira uma oportunidade para interagir com a criança sem que ela se sinta ameaçada, enquanto a criança acompanha as interações da enfermeira com o responsável.

Preparação para obtenção da história de saúde

Para a obtenção de uma história de saúde completa, são necessários materiais e um ambiente adequado. Leve em conta os papéis e os valores da família. Considere a idade e o nível de desenvolvimento da criança, para uma aproximação adequada e para um possível envolvimento da criança na história de saúde. Observe as interações entre a criança e os pais. Determine as informações necessárias para a situação. Uma boa organização e flexibilidade ajudam a garantir bom êxito.

Materiais e preparo para a história de saúde

Antes de começar, verifique se você tem materiais para anotar os dados da história (um computador ou papel e caneta), um espaço privado com iluminação adequada, e um leito ou mesa de exame para a criança. O espaço deve ser seguro em relação ao nível de desenvolvimento da criança e deve permitir tempo sem interrupções para o exame. Fique sentada o máximo possível, para demonstrar relaxamento e receptividade.

Aproximação dos pais ou do responsável

Cumprimente o genitor (pai ou mãe) ou responsável pelo nome. Enquanto entrevista o genitor, ofereça brinquedos ou livros para ocupar a criança, a fim de que o pai ou a mãe se concentre(m) nas suas perguntas. Use perguntas genéricas e evite comentários críticos. Mostre respeito permanecendo acessível. Lembre-se de que a estrutura da família, bem como seus papéis e sua dinâmica afetam a comunicação e as decisões sobre cuidados de saúde. Demonstre paciência e ajude o genitor a não se confundir quando houver várias crianças na família. Durante a entrevista, refira-se à criança pelo nome e use o gênero correto, demonstrando interesse e competência.

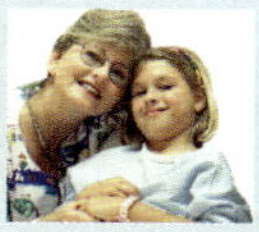

Doenças podem causar grande tensão na família e nos indivíduos, portanto, as enfermeiras precisam lembrar-se de se proteger de comportamentos potencialmente ameaçadores da família. Sente-se perto da porta e, se estiver pouco à vontade com um membro da família, peça ajuda. Pode ser necessário manter a porta aberta e ter outra enfermeira ou pessoal de segurança presente.

Aproximação da criança

Mantenha uma atitude profissional mas amigável com os responsáveis e a criança. Um guarda-pó branco ou um uniforme todo branco podem ser assustadores para a criança, que pode associar o uniforme a experiências dolorosas ou achá-lo muito estranho. A enfermeira pode usar vários tipos de roupa para o trabalho, como aventais ou jalecos coloridos sobre os uniformes brancos, ou sobre roupas comuns, dependendo do local de trabalho. Faça contato visual, se possível, e chame a criança pelo nome. Use gestos calmos, e não muito rápidos ou amplos, que podem assustar crianças tímidas.

Algumas crianças pequenas ficarão à vontade após passarem um tempo escondidas atrás de um dos pais. Estabeleça contato físico inicial com a criança de modo não ameaçador. Acariciar brevemente um recém-nascido antes de devolvê-lo ao responsável, apertar afetuosamente as mãos de uma criança maior ou de um adolescente, e colocar a mão sobre a cabeça ou o braço de um pré-escolar são gestos que transmitem uma sensação de calma. Uma piada, um boneco, uma história engraçada ou mesmo um truque simples de mágica podem ajudar a criança a ficar à vontade. Ficar no mesmo nível de visão da criança pode ser mais tranquilizador do que ficar de pé em frente a ela. Isso pode exigir um assento a mais para a enfermeira, no mesmo nível da criança e do genitor ou responsável. Procure ser vista como um adulto confiável que é parceiro da criança para ela se sentir melhor e permanecer saudável.

Obtenha a colaboração da criança permitindo que ela controle o ritmo, a ordem ou outra coisa enquanto você obtém as informações necessárias. Com isso, estabeleça uma relação com a criança e consiga sua colaboração.

Comunicação com a criança durante a obtenção da história de saúde

A criança deve ter oportunidades de participar ativamente na história de saúde e no processo de avaliação. Com crianças pequenas, tais como pré-escolares, pergunte onde dói e espere que elas respondam às perguntas. A validação das informações pelo genitor ou responsável é essencial por causa da compreensão e do uso da linguagem limitados das crianças dessa idade. O escolar pode ser mais exato por causa de suas maiores habilidades de linguagem e do seu nível de maturidade.

No início, dirija-se à criança e obtenha dela o máximo de informações. Escolares devem ser capazes de responder a perguntas sobre interações com amigos e irmãos, e sobre atividades, escolares ou não, que elas apreciam ou praticam. Pergunte ao genitor ou responsável se há alguma informação ou observação adicional a serem incluídas.

Adolescentes podem não ficar à vontade em tratar de problemas de saúde, responder a perguntas ou serem examinados na presença dos pais ou do responsável. A enfermeira precisa estabelecer uma relação de confiança com o adolescente para fornecer cuidados de saúde ótimos. Pergunte ao adolescente se ele se sente mais à vontade ao responder sozinho às perguntas no local do exame ou se prefere fazê-lo na presença dos pais. Seja como for, o genitor ou responsável terá oportunidade de falar com a enfermeira após a obtenção da história de saúde e o término do exame.

Demonstre interesse pelo adolescente perguntando sobre a escola, passatempos ou atividades e amizades. Comece com esses assuntos para deixar o adolescente mais à vontade ao comunicar-se com você. Comunique-se sinceramente com o adolescente e explique a eles os motivos dos diversos aspectos da história de saúde. Os adolescentes são muito sensíveis à comunicação não verbal. Tome cuidado com seus gestos e expressões. Quando a relação estiver estabelecida, passe para perguntas com maior carga emocional, relacionadas com sexualidade, uso de substâncias psicoativas, depressão e suicídio.

Sempre informe ao adolescente sobre o sigilo em relação às informações dadas, contudo, é necessário dizer que em determinados casos (p. ex., doenças de notificação compulsória) é preciso comunicar os pais e as autoridades de saúde.

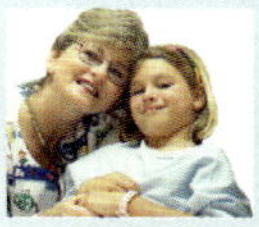

Não tente parecer colega do adolescente. Permaneça no papel de profissional de saúde, demonstrando respeito e aceitação pelo adolescente. Esclareça o significado de expressões ou gírias usadas pelo adolescente, mas não use as mesmas palavras, que ele, porque o adolescente não vai aceitá-la como colega.

Observação da interação entre a criança e os pais

A observação da interação entre a criança e os pais começa durante a conversa focalizada da entrevista de saúde e continua durante o exame físico. Explore a dinâmica da família, não só perguntando, mas também observando o comportamento da família. O pai ou a mãe mantêm contato visual com o bebê? O genitor antecipa as necessidades do bebê e responde a elas? Como os pais lidam com uma crise de choro ou mau humor de um pré-escolar? Pode ser necessário fazer ajustes no plano de cuidados, para indicar as respostas adequadas às necessidades do bebê ou ao comportamento do pré-escolar. Os comentários dos pais aumentam o sentimento de valor próprio do escolar? As observações do comportamento são cruciais para a avaliação adequada das necessidades da família.

O genitor parece lidar bem com o problema de saúde ou está muito aflito? O comportamento do genitor ou responsável é adequado? A criança olha para o genitor ou responsável antes de responder? A criança parece relaxada e feliz com o genitor ou responsável, ou está tensa? A criança parecerá calma e relaxada se suas necessidades forem supridas. O lactente doente ou assustado pode chorar, mas o choro também pode indicar desconforto com o genitor ou responsável. Fale de forma calma e reconfortante. Os lactentes respondem melhor a vozes agudas e calmantes.

Quando você observa a relação entre o adolescente e o genitor ou responsável, o genitor ou responsável deixa o adolescente falar, ou o interrompe com frequência? O genitor ou responsável nega o que foi dito? Observe a linguagem corporal do adolescente. Ele parece relaxado, ou tenso? Como os adolescentes estão entre a infância e a idade adulta, têm necessidades únicas. Estão em uma época de inúmeras mudanças físicas e emocionais, muitas das quais eles não podem controlar. Eles precisam saber que a enfermeira está interessada no que eles têm a dizer. O uso de perguntas genéricas possibilita que o adolescente fale. "Fale-me sobre seu..." ou "O que você observou a respeito de..." são frases adequadas para se obter a informação desejada.

Esteja atenta às suas reações às perguntas e ao comportamento do adolescente, inclusive as expressões faciais e não verbais. Fale com o adolescente usando uma linguagem adequada para a idade e o desenvolvimento.

Determinação do tipo de história necessária

A finalidade do exame determina a abrangência da história. Se o profissional de saúde vê a criança raramente ou se a criança estiver muito doente, a história deve ser completa e detalhada em qualquer situação. A criança que recebe cuidados de saúde de rotina e apresenta uma doença branda pode precisar apenas de uma história focalizada. Em situações de urgência ou emergência, parte da história pode ser obtida depois da estabilização do estado da criança. Avalie a situação para determinar o melhor momento para obter a história de saúde. Colabore com médicos e outros membros da equipe de saúde para que uma família já sob tensão não precise ser submetida a interrogatórios repetidos.

> **Você se lembra de Elliot**, o menino de 3 anos de idade que veio para o exame anual? Quando você entra na sala, ele está escondido atrás das pernas da mãe. Considerando sua idade e seu nível de desenvolvimento, como você atuará para obter uma história de saúde?

● Obtenção de uma história de saúde

A entrevista de saúde é a base para uma adequada avaliação de saúde. As informações sobre a saúde da criança são obtidas não só durante o exame físico, mas também em uma conversa ou entrevista cuidadosa com a criança e/ou o responsável. Dependendo da finalidade da avaliação de saúde, muitas das perguntas serão diretas, e muitas implicarão uma simples resposta "sim" ou "não" do responsável ou da criança. Em situações que não sejam de emergência, entretanto, perguntas genéricas oferecem a oportunidade para se conhecer melhor a vida do paciente. Por exemplo, "Você gosta da escola?" pode provocar uma breve anuência com a cabeça, enquanto "Diga como é o *playground* de sua escola" pode resultar em uma história sobre os amigos, o tipo de atividades preferidas, qualquer intimidação (*bullying*) e outros aspectos da criança. Esses relatos dão à enfermeira indícios do nível de desenvolvimento físico, emocional e moral da criança, e sobre seu estado funcional.

Estabeleça uma relação terapêutica com a criança e a família. Sem a confiança de uma relação terapêutica, a família pode não revelar informações vitais devido a medo, embaraço ou desconfiança. Use técnicas de comunicação terapêutica, como escuta ativa, perguntas genéricas e eliminação de barreiras à comunicação. O estabelecimento de uma referência médica na qual ocorre supervisão contínua de saúde estimula a confiança pela continuidade dos cuidados e pela contínua relação da família com os profissionais de saúde (ver Capítulo 8).

Componentes da entrevista de saúde

A estrutura da entrevista de saúde é determinada pela natureza da consulta. Em uma consulta inicial, são coletados muitos dados históricos. Se a família preencher um questionário, poupa-se tempo, mas o questionário não substitui a entrevista de saúde. O questionário pode servir de ponto de partida para o início da conversa estruturada entre a família e a enfermeira. Em consultas subsequentes, a entrevista de saúde pode focalizar os assuntos pertinentes dessa primeira visita, assim como outros problemas de saúde que estão sendo monitorados.

A história de saúde inclui dados demográficos, queixa principal e história da doença atual, história patológica pregressa, revisão de sistemas, história familiar, história de desenvolvimento, história funcional e composição familiar, recursos e ambiente da casa da família.

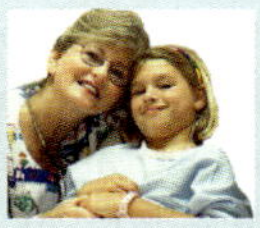

> Os questionários usados nas unidades de saúde têm de ser adequados para o nível de leitura e escritos em linguagem acessível para a pessoa que os preenche.

Dados demográficos

As perguntas iniciais devem ser simples e não invasivas. Quando se estabelece uma relação entre a enfermeira e o paciente, podem ser feitas perguntas mais pessoais. Pergunte em primeiro lugar dados como nome, apelido, data do nascimento e gênero. Verifique a raça ou etnia da criança, a linguagem que ela entende e a linguagem que ela fala. Anote o endereço da criança e os números de telefone da casa e do trabalho dos pais ou responsáveis. Identifique quem fornece os dados (a criança, o genitor ou o responsável), e anote sua impressão do grau de confiança que eles merecem. Não pressuponha que um adulto que esteja acompanhando a criança é seu pai ou sua mãe. Descubra a relação entre o adulto e a criança, e quem cuida da criança, se não for o adulto presente. Verifique a composição da família, inclusive outras crianças, outros membros da família e outras pessoas que morem na mesma casa.

Queixa principal e história da doença atual

Em seguida, pergunte sobre a **queixa principal** (o motivo da consulta). O motivo da consulta pode não ser evidente para a enfermeira. Perguntas como "Em que eu posso ajudar?" ou "O que você observou e quer que seja verificado na criança?" são bem acolhedoras. A resposta da criança ou do genitor pode ser um problema funcional, uma preocupação com o desenvolvimento ou uma doença.

Anote a queixa principal nas próprias palavras da criança ou do genitor.

Em seguida, trate da história relacionada com a doença atual. Para cada problema, determine o início, a duração, as características e a evolução (localização, sinais, sintomas, exposições etc.), episódios anteriores no paciente ou na família, exames complementares ou tratamentos anteriores, o que piora ou melhora e o que o problema significa para a criança e a família. Pergunte sobre exposição a agentes infecciosos.

História patológica pregressa

Pergunte sobre a história pré-natal (problemas na gravidez), a história perinatal (problemas no trabalho de parto e no parto), doenças anteriores, e quaisquer problemas de saúde ou de desenvolvimento. Registre a história de doenças anteriores (recorrentes, crônicas ou graves) e de acidentes ou lesões no passado. Pergunte sobre cirurgias ou hospitalizações ocorridas. Registre a dieta da criança. Anote alergias a alimentos, medicamentos, animais, agentes ambientais ou de contato, e produtos que contenham látex. Determine a reação da criança ao alergênio e sua gravidade. Verifique o estado de vacinação da criança (ver no Capítulo 8 mais informações sobre imunizações). Anote qualquer medicamento que a criança esteja tomando, com dose, esquema prescrito e horário da última dose. Em meninas pré-adolescentes e adolescentes, determine a história menstrual.

História de saúde da família

A obtenção de informações sobre a saúde da família é parte importante da entrevista de saúde. Faça uma história familiar de três gerações. Essas informações podem ser registradas em um genograma (Figura 9.1). Perguntas sobre a idade e o estado de saúde da mãe, do pai, dos irmãos e de outros membros da família ajudam a identificar tendências e problemas específicos de saúde. Por exemplo: os avós tiveram doença coronariana de início precoce? Se eles tiveram, a criança pode se beneficiar de triagens adicionais de saúde. Os irmãos podem apresentar uma doença genética ou ser portadores do traço da doença. As informações de saúde da família ajudam a orientar futuros planejamentos de saúde.

Revisão de sistemas

Faça perguntas sobre problemas atuais ou anteriores relacionados com:

- Crescimento e desenvolvimento
- Pele
- Cabeça e pescoço
- Olhos e visão
- Ouvidos e audição
- Boca, dentes e garganta
- Sistema respiratório e mamas
- Sistema cardiovascular
- Sistema gastrintestinal
- Sistema geniturinário
- Sistema musculoesquelético
- Sistema nervoso
- Sistema endócrino
- Sistema hematológico

A Tabela 9.1 traz perguntas específicas relacionadas com cada sistema.

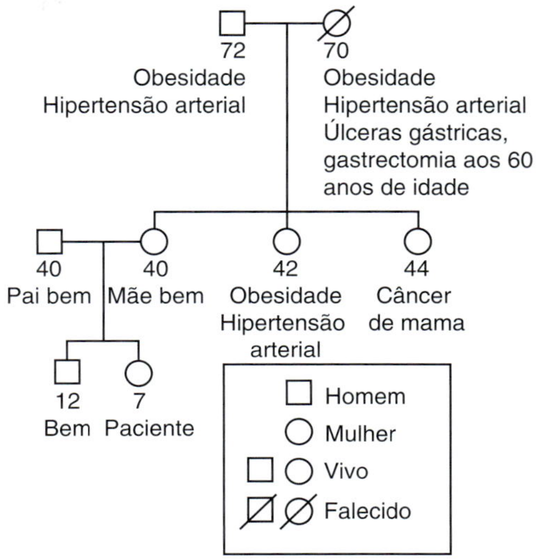

● Figura 9.1 Genograma.

História de desenvolvimento

Determine as idades em que foram atingidos marcos do desenvolvimento do controle motor grosseiro, como sentar, andar, pedalar e assim por diante. Pergunte se a criança já atingiu marcos do desenvolvimento motor fino, como segurar e soltar objetos, movimento de pinça, uso de lápis e utensílios, e escrita. Anote a idade da criança e o grau da aquisição de linguagem. Registre problemas de fala, como cicio ou gagueira. A velocidade de aquisição de habilidades de desenvolvimento varia de uma criança para outra, mas a sequência de obtenção deve ser a mesma. Pergunte sobre capacidade de autocuidado (p. ex., amarrar os sapatos, vestir-se, escovar os dentes) e, em crianças menores, como está progredindo o treinamento de uso do vaso sanitário. Avalie habilidades de alimentação, incluindo uso de xícara e de talheres, ou se a criança tem necessidades especiais. Pergunte sobre habilidades sociais e objetos de conforto (p. ex., lençóis, fraldas, animais de pelúcia). Observe se a criança tem o hábito de chupar dedo ou usar chupeta. Registre a frequência à creche ou à pré-escola, adaptação às realizações na escola.

História funcional

A história funcional deve conter informações sobre a rotina diária da criança. Pergunte sobre:

- Medidas de segurança (p. ex., assentos no carro e sua colocação, uso do cinto de segurança, detectores de fumaça, capacete para andar de bicicleta)
- Cuidados rotineiros com a saúde e com os dentes (inclusive as datas de tratamentos dentários e o que foi feito)
- Nutrição, inclusive registro diário ou semanal do consumo de alimentos, uso de suplementos e vitaminas, padrões de alimentação e satisfação com a dieta, quantidades consumidas de alimentos calóricos pouco nutritivos (*junk food*), preferências por certos alimentos, e a percepção dos pais sobre a nutrição da criança (ver nos Capítulos 3 a 7 as necessidades nutricionais nas diferentes idades)
- Atividade física e esportes organizados, brincadeiras e recreações
- Hábitos de assistir à televisão e usar o computador
- Comportamento de sono e horário de dormir
- Padrões de eliminação, incluindo problemas
- Problemas de audição ou de visão (datas e resultados dos últimos exames)
- Relações com os outros membros da família e com os amigos, enfrentamento de problemas e temperamento, estratégias de disciplina, problemas de atenção e de comportamento na escola
- Envolvimento religioso e outras práticas espirituais
- Uso de dispositivos de adaptação e ajuda, como óculos ou lentes de contato, próteses auditivas, andador, talas, cadeira de rodas
- Práticas sexuais.

Composição e recursos da família e o ambiente em casa

Verifique o estado matrimonial dos pais. A criança vive com os pais, um padrasto ou madrasta, ou com outro membro da família? A criança é adotada, ou está sob guarda legal? Os pais são os

Tabela 9.1 Perguntas para a revisão de sistemas

Sistema	A criança apresentou
Crescimento e desenvolvimento	Perda ou ganho de peso, níveis de energia e de atividade adequados, fadiga, alterações de comportamento como irritabilidade, nervosismo, raiva ou choro frequente
Pele	Equimoses ou fragilidade capilar, erupção cutânea, feridas, doenças de pele, prurido, marcas de nascença ou alterações de nevos, de pigmentação, do cabelo ou dos pelos ou das unhas
Cabeça e pescoço	Traumatismo craniano, cefaleia, tontura, síncope
Olhos e visão	Dor, vermelhidão, secreção, diplopia, estrabismo, catarata, alterações da visão, dificuldades de leitura, necessidade de sentar-se perto do quadro na escola ou perto da televisão em casa
Ouvidos e audição	Otalgia, otites recorrentes, próteses auditivas ou tubos de drenagem na membrana timpânica, secreção, redução da acuidade auditiva, tinido, excesso de cerume
Boca, dentes e garganta	Congestão gengival, dor com a erupção dos dentes, cáries, perda de dentes, dor de dente, feridas, dificuldade de mastigar ou de engolir, rouquidão, dor de garganta, respiração bucal de suplência, alteração da voz
Sistema respiratório e mamas	Congestão ou secreção nasais, tosse, sibilos, respiração ruidosa, roncos, dispneia ou outra dificuldade respiratória, problemas ou alterações nas mamas
Sistema cardiovascular	Sopro, alteração de cor (cianose), dispneia aos esforços, intolerância a atividade física, palpitações, frio nas extremidades, hipertensão arterial, níveis sanguíneos elevados de colesterol
Sistema gastrintestinal	Náuseas, vômitos, dor abdominal, cólicas, diarreia, constipação intestinal, dificuldade de defecar, dor ou prurido anal
Sistema geniturinário	Disúria; poliúria; oligúria; redução do calibre do jato de urina; urina escura, turva ou de coloração diferente; dificuldade de treinamento no uso do vaso sanitário; enurese *Meninos:* criptorquidia, dor no pênis ou na bolsa escrotal, feridas ou lesões, secreção, aumento da bolsa escrotal com o choro, alterações de tamanho da bolsa escrotal ou do pênis, aparecimento de pelos pubianos *Meninas:* secreção vaginal, erupção pruriginosa, problemas com a menstruação ou com o ciclo menstrual
Sistema musculoesquelético	Dor articular ou óssea, rigidez, edema articular, lesões (fraturas ou distensões), limitação de movimentos, diminuição da força muscular, marcha alterada, alterações da coordenação motora, dor nas costas, alterações de postura, curvatura anormal da coluna vertebral
Sistema nervoso	Parestesia, formigamento, dificuldade de aprendizado, alterações do humor ou da capacidade de ficar alerta, tremores, tiques, convulsões
Sistema endócrino	Sede aumentada, apetite excessivo, alterações da puberdade tardia ou precoces, problemas de crescimento
Sistema hematopoético	Aumento de linfonodos, palidez, equimoses excessivas

Dados de Burns, C., Dunn, A., Brady, M., Starr, N. & Blosser, C. (2004). *Pediatric primary care: A handbook for nurse practitioners.* Filadélfia: W. B. Saunders; Jarvis, C. (2004). *Physical examination and health assessment* (4ª ed.). St. Louis: Saunders; Weber, J. & Kelley, J. (2003). *Health assessment in nursing* (2ª ed.). Filadélfia: Lippincott Williams & Wilkins.

cuidadores primários da criança? Se não forem, o cuidador primário deve, se possível, ser incluído na entrevista. Se a criança passa muito tempo sob os cuidados de outra pessoa, pode ser que os pais não conheçam parte da rotina da criança. Pais que trabalham fora podem perceber algum problema de saúde ou de comportamento somente após serem alertados pela creche ou pela babá. Vale a pena expandir a história familiar para incluir os avós e sua interação com a criança.

Verifique a condição de emprego e a ocupação dos pais, porque isso afeta o bem-estar da criança. Por exemplo, a rotina de trabalho dos pais pode não permitir que eles passem muito tempo com a criança. Avalie a renda e os recursos financeiros da família, inclusive seguro de saúde e rendas suplementares do governo. Visto que alterações importantes da família também afetam a interação entre a criança e os pais, avalie se existem problemas ou alterações da relação.

Pergunte sobre a casa da família, o ano de construção e estruturas físicas e ambientais. Há uma área segura para brincar fora de casa? Se houver uma piscina, há medidas de segurança? Verifique se a casa tem eletricidade e suprimento interno de água. Verifique também se a casa tem aquecimento, ar-condicionado e geladeira. Há animais de estimação na casa? Como eles estão instalados? Há insetos e roedores na casa?

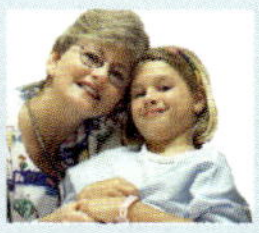

Casas e apartamentos construídos antes de 1978 podem conter tinta com base de chumbo, e os moradores em destaque as crianças, correm maior risco de intoxicação por chumbo.

Exame físico

Após a obtenção da história vem o exame físico. Este deve focalizar a queixa principal ou qualquer sistema que tenha suscitado o pensamento crítico da enfermeira durante a história. O exame reflete o estilo de prática da enfermeira, o estágio de desenvolvimento e a idade da criança, o temperamento da criança e do responsável, e o estado de saúde da criança. Uma criança muito doente não gasta energia reclamando do exame, e a enfermeira pode atuar com rapidez nesse caso. Por outro lado, uma criança saudável expressa seu estágio normal de desenvolvimento e mostra graus variáveis de resistência ao exame.

• Preparação para o exame físico

Quando se faz o exame físico, a preparação e a organização garantem a obtenção das informações necessárias. Os métodos adequados e os modos de se aproximar da criança dependem do nível de desenvolvimento da criança.

Organização do material e preparo para o exame

A área de exame deve incluir uma mesa de exame ou um berço ou leito de hospital. É necessária iluminação adequada para observação e inspeção. Reúna o equipamento necessário para o exame, como luvas limpas, estetoscópio, esfigmomanômetro, fita métrica, martelo de reflexos, lanterna, otoscópio, oftalmoscópio, abaixador de língua e bolas de algodão. Uma régua para adultos ou crianças é necessária, assim como um **estadiômetro** para crianças capazes de ficar em pé. Crianças pequenas podem ficar assustadas quando veem muitos instrumentos, portanto, pegue um por vez durante o exame físico. Algumas crianças resistem muito ao que consideram uma invasão de sua privacidade, e brinquedos laváveis na área de exame podem ser úteis para distrair a criança durante a avaliação.

Crianças e pais percebem sentimentos de frustração ou ansiedade do examinador, portanto, mantenha-se calma e focada. Se a criança não cooperar, não desanime; é preciso mais tempo e mais explicações.

Seja qual for a idade da criança, se a sala de exame estiver fria, ela sentirá desconforto e pode cooperar menos. Providencie mantas ou lençóis para garantir o conforto da criança, ou mantenha a criança vestida até a hora do exame.

Aproximação da criança

Aproxime-se da criança de acordo com sua idade e seu estágio de desenvolvimento. A Tabela 9.2 descreve as diretrizes gerais para realização do exame físico para cada nível do desenvolvimento infantil.

Se várias crianças tiverem que ser examinadas ao mesmo tempo, comece pela mais cooperativa. Se as outras crianças não veem nada de assustador e percebem que o irmão foi examinado sem problemas, passam a cooperar mais.

Recém-nascidos e lactentes

Se o lactente estiver dormindo, ausculte o coração, os pulmões e o abdome em primeiro lugar, enquanto ele está quieto. Conte a frequência cardíaca e a frequência respiratória antes de tirar a roupa do lactente. Dispa completamente recém-nascidos e lactentes, removendo a fralda no final para examinar a genitália externa, o ânus, a coluna vertebral e os quadris. É melhor examinar o bebê 1 a 2 h após a alimentação. Fazer o genitor ou o responsável segurar o lactente durante o exame ajuda a aliviar medos e ansiedades (Figura 9.2). Permita que o pai ou responsável conforte a criança em vez de ajudar em procedimentos dolorosos, a não ser que não haja outra escolha.

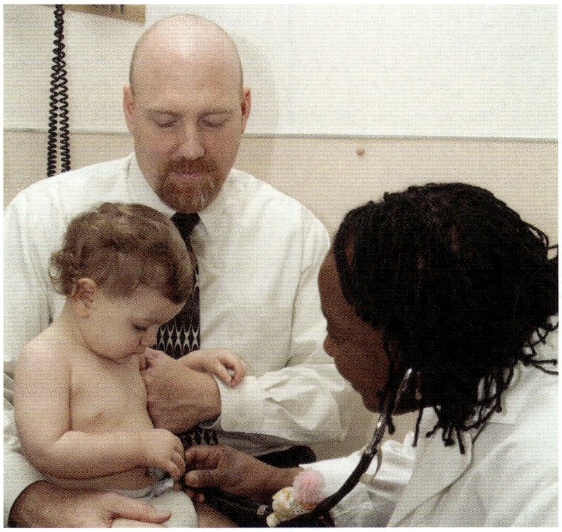

● Figura 9.2 O infante sente-se mais confortável e seguro durante o exame se estiver sentado no colo do genitor ou do responsável.

Faça a avaliação da cabeça para os pés, deixando para o final procedimentos mais traumáticos, como exame dos ouvidos, do nariz, da boca e da garganta. Deixe também para o final o exame do reflexo de Moro, porque a sensação de susto pode fazer o lactente chorar. Seja firme e delicada ao examinar o lactente. Esquente as mãos e o estetoscópio. Faça uma avaliação mais rápida e mais completa possível. Fale com voz suave e cantante, sorria e mantenha contato visual com o lactente. Se o lactente estiver chorando, uma chupeta pode ser útil, e objetos brilhantes e coloridos ajudam a distraí-lo.

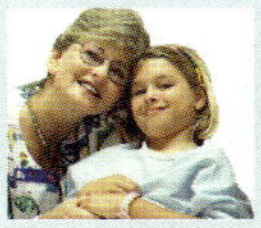

Muitos lactentes maiores demonstram ansiedade na presença de estranhos, como parte do desenvolvimento normal. Se o lactente não estiver no colo do genitor, faça com que este fique à vista; isso melhora o conforto e a cooperação do lactente.

Infantes e pré-escolares

Infantes e pré-escolares em geral preferem que suas roupas sejam tiradas uma a uma, quando necessário para o exame. Após o exame de uma parte do corpo, a criança pode ficar mais à vontade se for reposta a peça de roupa antes de se retirar a outra. Um roupão de exame em geral não é necessário antes da idade escolar. Verifique se a temperatura da sala está confortável.

Quando a enfermeira entra na sala, a criança dessa idade em geral está sentada ou de pé junto do genitor. Incorpore brincadeiras adequadas durante a avaliação de saúde. Preste atenção à sua expressão facial e ao tom de voz. No início do encontro com a criança e o responsável evite o contato físico com a criança.

Apresente aos poucos os equipamentos a serem usados, explicando brevemente o que vai ocorrer. Deixe a criança tocar ou segurar os equipamentos sempre que possível, e mesmo medir a temperatura do pai ou da mãe ou colocar a braçadeira do esfigmomanômetro em um urso de pelúcia (Figura 9.3). O infante preferirá sentar-se no colo do genitor. Quando for necessário que

Tabela 9.2 Considerações do desenvolvimento para o exame físico

	Recém-nascido	Lactente	Infante	Pré-escolar	Escolar	Início da adolescência	Fim da adolescência
Local do exame	Pode ficar deitado na mesa de exame ou no colo do responsável	No colo do responsável ou na mesa de exame com o responsável ao lado	Permita a maior liberdade possível de movimentos; a criança pode ficar de pé entre as pernas do responsável ou sentada em seu colo	Alguns podem querer sentar-se na mesa de exame com o responsável em pé ao lado com a mão sobre sua perna	Sentado na mesa de exame, mantendo contato visual com o responsável	Alguns desejam que o responsável espere fora da sala de exame	Explique ao responsável que o adolescente precisa de privacidade, e que ele deve esperar fora da sala
Direção do exame	Converse com o responsável, explicando cada passo do exame	Continue a explicar cada etapa ao responsável; dirija-se à criança pelo nome. Deixe as partes mais invasivas do exame para o final	Apresente-se ao responsável e à criança; explique a maioria das etapas para a criança e todas as etapas para o responsável; permita que a criança manuseie os instrumentos. Deixe as partes mais invasivas do exame para o final	Permita que a criança decida a ordem do exame; explique a finalidade dos instrumentos e deixe que a criança os manipule; fale com o responsável antes e após o exame	Inclua a criança em todas as partes do exame; examine da cabeça para os pés, deixando o exame da genitália externa para o final. Fale com o responsável antes e após o exame	Fale com a criança usando linguagem madura; lembre o desejo do adolescente de cuidar de si. Examine da cabeça para os pés, deixando o exame da genitália externa para o final	Explique a confidencialidade para o responsável e para o adolescente; fale com eles juntos e separadamente. Examine da cabeça para os pés, deixando o exame da genitália externa para o final

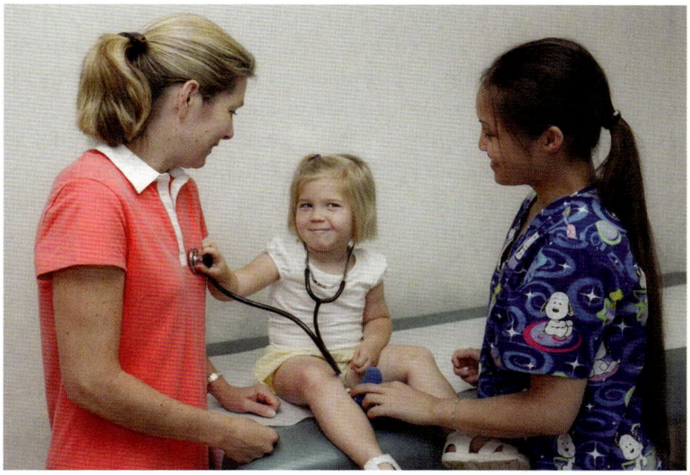

● Figura 9.3 O pré-escolar se diverte escutando em primeiro lugar o coração da mãe.

a criança fique deitada de costas, para o exame abdominal, sente-se de frente para o genitor para que a criança fique deitada sobre o colo do responsável e o seu.

Elogie a criança pela cooperação durante o exame. "Você fez muito bem ficando parado enquanto eu auscultava seu tórax" e frases semelhantes provocam uma reação positiva na criança.

Se a criança não cooperar, faça uma avaliação o mais completa possível e passe para a área seguinte. Às vezes, é necessário que o responsável passe um braço em volta do corpo da criança para contenção durante procedimentos invasivos. Use frases curtas para dizer à criança o que você vai fazer, em vez de perguntar se ela deixa.

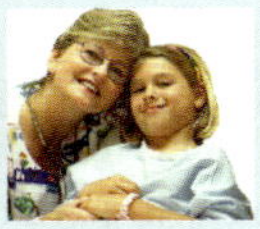

Infantes são egocêntricos. Se você disser que outra criança se comportou bem, provavelmente não vai obter a cooperação da criança.

O pré-escolar pode temer invasão do corpo e mutilação, e se retrai a qualquer procedimento invasivo ou de avaliação. Por outro lado, o senso de iniciativa com frequência torna o pré-escolar cooperativo. O pré-escolar pode tirar toda a roupa, ficando apenas de cuecas. Use explicações simples para informar sobre cada passo do exame, acalmando a criança se necessário. Permita que ela "ajude" segurando o estetoscópio ou a lanterna. Se houver escolhas, ofereça-as à criança. Cumprimente sempre a criança por ter cooperado.

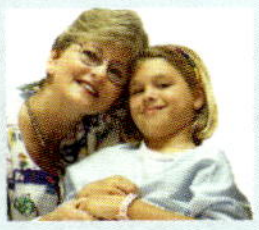

Pré-escolares gostam de brincadeiras. Para estimular a respiração profunda durante a ausculta pulmonar, mostre um dedo ou a lanterna e diga à criança para soprar.

Escolares

O pensamento do escolar ainda é muito concreto, mas essa criança pode ser objetiva e realista. Evite termos técnicos e palavras que possam ter duplo sentido para a criança. Em vez de "verificar sua temperatura", "aferir a pressão arterial", "ver seus reflexos" ou "testar", diga "Vamos ver se você tem febre", "Vamos ouvir você respirar" e outras frases que descrevem, em palavras que a criança possa entender, o que você vai fazer. O escolar pode interessar-se muito por saber como as coisas funcionam e por que certas coisas são necessárias, e responderá a explicações francas e simples. Instrumentos coloridos ou com aspecto de brinquedos são muito úteis até a adolescência. Adolescentes rejeitam objetos com aspecto infantil.

Respeite sempre o desejo da criança de evitar dor e desrespeito. Permita que a criança use cuecas ou calcinha sob o roupão de exame para dar uma sensação de segurança até que o exame da genitália externa seja necessário. Permita que a criança vista suas roupas o mais cedo possível. Privacidade e respeito pelos sentimentos da criança são importantes nessa idade.

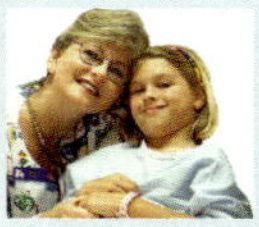

A descrição comentada de seus achados ao exame físico é interessante para escolares, porque nessa idade as crianças gostam de aprender como funciona o corpo.

Adolescentes

Demonstre uma atitude de respeito. Faça a avaliação partindo da cabeça para os pés, expondo apenas a área a ser examinada. Forneça informações sobre alterações físicas de modo direto, como "os pelos em suas pernas são esperados nessa idade". Isso fornece informações sobre áreas sensíveis sobre as quais o adolescente pode estar relutante em perguntar. Fornece também ao adolescente informações sobre o desenvolvimento normal e esperado. Dê oportunidades para o adolescente fazer perguntas sem o responsável estar presente. Afirme ao adolescente que não há "perguntas bobas" sobre as mudanças que estão ocorrendo em seu corpo. Meninas adolescentes devem tirar o sutiã para que você possa examinar as mamas, ensinar o autoexame das mamas e pesquisar escoliose. No caso de um enfermeiro estar examinando uma menina adolescente, uma enfermeira ou técnica de enfermagem deve estar presente durante o exame das mamas e da genitália externa.

Etapas do exame físico

O exame físico de crianças, assim como o de adultos, começa por uma **inspeção visual** sistemática: verifica-se a coloração, a temperatura, as características e a textura da pele, e observa-se qualquer odor. A **palpação** é realizada depois da inspeção com o propósito de validar as observações feitas. A percussão ajuda a determinar a localização, o tamanho e a densidade de órgãos e massas. A percussão com o martelo de reflexos incita os reflexos tendinosos profundos. O estetoscópio é usado para auscultar o coração, os pulmões e o abdome.

O exame físico

Um exame completo inclui a avaliação da aparência geral, dos sinais vitais, das medidas do corpo, de dor, e o exame de cabeça, pescoço, olhos, ouvidos, nariz, boca e garganta, pele, tórax e pulmões, mamas, coração e perfusão periférica, abdome, genitália e reto, sistema musculoesquelético e sistema nervoso. Na maioria das unidades, a enfermeira de saúde não avalia em detalhe mamas, genitália, olhos e ouvidos.

Aparência geral

Nunca ignore as primeiras impressões. À medida que você ficar mais à vontade em fazer exames físicos, desenvolverá a capacidade de descrever o que vê e ouve. A criança parece estar doente, ou bem? Qual a expressão e o nível de atividade da criança? Observe se há letargia, apatia, atividade excessiva ou grau de atenção inadequado para a idade da criança. Observe o estado de alerta da criança e se ela está respondendo bem ao estresse da situação. Observe a postura e o posicionamento da criança:

- A postura do recém-nascido é fletida, com braços e pernas recolhidos
- Os lactentes maiores devem mostrar controle progressivo da cabeça e do tronco
- O infante mostra lordose e pernas arqueadas, com a cabeça relativamente grande e barriga protuberante
- O pré-escolar tem um aspecto mais magro e ereto
- O escolar e o adolescente devem mostrar uma postura ereta e bem equilibrada.

Observe se o desenvolvimento da criança parece adequado. A observação inicial pode fornecer muitas informações sobre o desenvolvimento da criança. A criança é ativa, movendo-se pela sala? A fala da criança parece adequada para a idade? A família interage adequadamente entre si e com a criança? A criança parece limpa e bem cuidada? A criança parece bem nutrida ou é pequena para a idade ou obesa? Você sente cheiro de tabaco ou de álcool na roupa da família? A criança tem um brinquedo ou um objeto favorito? Há uma mamadeira ou uma chupeta por perto? Os irmãos também parecem bem tratados? Há tensão entre adultos ou adolescentes? A avaliação rápida inicial da aparência geral é útil para a enfermeira se for objetiva; retarde sua interpretação do que foi observado até reunir mais dados.

Aferição dos sinais vitais

Afira, registre e interprete os sinais vitais de crianças usando equipamentos e técnicas adequadas para a idade. A idade e a estatura da criança, assim como o conhecimento de problemas de saúde subjacentes, afeta a análise dos sinais vitais. Sinais vitais são temperatura, frequência de pulso, frequência respiratória e pressão arterial. Os sinais vitais considerados normais têm uma variação maior em crianças do que em adultos. Assim, avalie a frequência cardíaca e a frequência respiratória durante um minuto inteiro (para isso, serão necessários conforto para o bebê ou distração para a criança pequena). Se possível, a aferição é feita enquanto a criança estiver quieta; se a criança estiver chorando ou em outra atividade durante a avaliação, anote isso. Em muitas unidades de tratamento agudo é necessária a aferição contínua dos sinais vitais por meio de equipamentos específicos de monitoração. Avalie o nível de dor da criança durante a aferição dos sinais vitais.

Temperatura

A temperatura é aferida tal como em adultos. Existem termômetros de vidro, eletrônicos e digitais. Use sempre o mesmo tipo de equipamento, para possibilitar comparações confiáveis e acompanhamento da temperatura durante o curso da doença. Seja qual for o tipo de termômetro usado, garanta exatidão seguindo com cuidado as instruções do fabricante.

A aferição da temperatura em crianças é feita por via timpânica, temporal, oral, axilar ou retal. Há evidências conflitantes sobre qual método se correlaciona melhor com a temperatura central, vesical ou arterial da criança, mas estudos recentes apontam a temperatura timpânica como a mais acurada, se for aferida corretamente (El Radhi & Patel, 2006; Nimah *et al.*, 2006). A temperatura da criança deve ser aferida pelo método menos invasivo que for mais bem aceito por ela, pelos pais e pela instituição.

A escolha da técnica de aferição da temperatura depende do que há disponível na instituição, e da idade e do estado físico da criança. Termômetros timpânicos aferem a temperatura em segundos, portanto, esta via é ideal para a maioria das crianças. A temperatura timpânica reflete a temperatura na artéria pulmonar. Existem atualmente termômetros timpânicos com espéculos menores, mais adequados para o meato acústico de lactentes e crianças pequenas. A acurácia da aferição da temperatura timpânica depende da técnica usada (Procedimento de enfermagem 9.1). O método timpânico não é afetado pelo cerume (Houlder, 2000), mas é afetado por verniz no ouvido do recém-nascido.

A determinação da temperatura por via temporal usa leitura com luz infravermelha da pele sobre a artéria temporal, combinada com um cálculo matemático para se determinar a temperatura arterial da criança. A temperatura arterial é considerada a que reflete com maior exatidão a temperatura corporal. Verifique a temperatura no lado exposto da cabeça (ou seja, o lado que não está apoiado em um travesseiro ou coberto por um chapéu). Deslize a ponta do sensor externamente ao longo de uma linha horizontal na testa da criança, em um ponto médio entre a sobrancelha e a linha de implantação do cabelo, terminando na artéria temporal. Mantenha-a no local até o dispositivo registrar a temperatura, o que em geral exige 1 s. A acurácia é prejudicada por sudorese.

A temperatura oral é muito confiável, se a criança puder cooperar. Até os 4 anos de idade, a criança consegue manter o termômetro eletrônico oral na boca durante o tempo necessário para a obtenção de uma leitura. A sonda é colocada sob a língua. A boca da criança fica fechada até o dispositivo registrar a temperatura. Faça a criança ficar quieta (sentada ou deitada) enquanto a temperatura é medida. Dispositivos eletrônicos fornecem uma leitura de temperatura em 4 s, mas o tempo varia de acordo com o fabricante. Ingestão de alimentos, administração de oxigênio e nebulizações influenciam a temperatura oral.

O método axilar funciona bem para crianças que não cooperam, que têm lesões neurológicas, que estejam imunossuprimidas ou que têm lesões ou cirurgia da cavidade oral. Coloque a ponta do termômetro eletrônico ou digital na axila para obter uma leitura. Verifique se a ponta está mesmo na axila, e não entre o braço e o tórax da criança. Mantenha o termômetro paralelo, e não perpendicular ao lado da criança para obter uma medida mais exata. Mantenha o braço da criança comprimindo o lado do corpo até o termômetro registrar a temperatura, o que pode demorar 10 s, com alguns modelos eletrônicos, ou 2 a 3 min com os modelos digitais usados com frequência em casa.

Embora tenha sido considerada durante muito tempo um reflexo da temperatura central, a temperatura retal é invasiva, pouco aceita pelas crianças e pelos pais, e provavelmente desnecessária com as alternativas disponíveis hoje. Além de ser invasiva, a aferição da

Procedimento de enfermagem 9.1

Temperatura timpânica

1. Verifique a idade da criança. Se tiver menos de 3 anos, puxe o lobo da orelha para trás e para baixo
2. Insira o termômetro timpânico devagar no meato acústico com o sensor infravermelho dirigido para o centro da membrana timpânica, e não para as paredes do meato acústico
3. Aperte o botão para aferir a temperatura e mantenha a posição até obter uma leitura. O tempo necessário para registrar a temperatura varia de acordo com o fabricante, mas é no máximo alguns segundos.

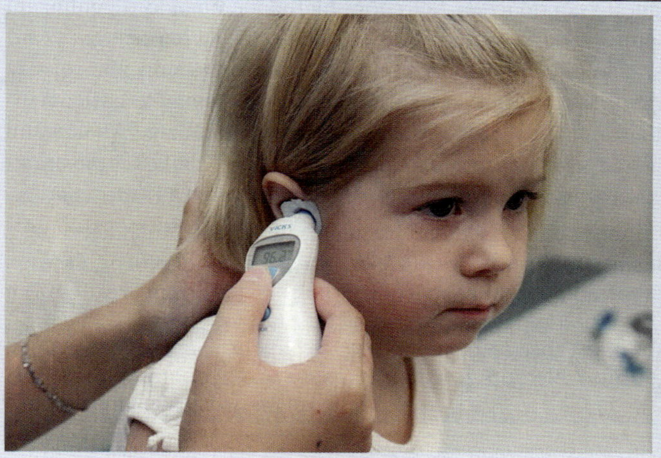

temperatura retal envolve risco de lesão da mucosa retal e indução de bradicardia em lactentes pequenos. Para verificar a temperatura retal, coloque o lactente pequeno em decúbito dorsal com as pernas flexionadas. Lactentes maiores e crianças devem ficar deitados de bruços ou de lado. Crianças pequenas podem ficar deitadas no colo do pai ou da mãe, para conforto adicional. Aplique um gel hidrossolúvel na sonda, insira o termômetro através do esfíncter anal (não mais que 2,5 cm) e mantenha-o em posição até o registro da temperatura (15 s com alguns modelos eletrônicos, ou mais com modelos digitais).

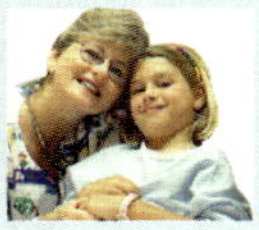

Evite a aferição retal da temperatura em recém-nascidos e crianças imunodeprimidas, e também em crianças com diarreia, distúrbio hemorrágico ou história de cirurgia retal.

Pulso

Avalie a frequência cardíaca enquanto a criança estiver em repouso ou dormindo. A frequência cardíaca de lactentes é muito maior que a de adultos. Além disso, varia em lactentes e crianças que estão ansiosas, amedrontadas ou chorando. Com o crescimento, a frequência cardíaca diminui e a faixa normal se estreita. A Tabela 9.3 relaciona as faixas de frequência cardíaca de acordo com a idade da criança. É difícil palpar com exatidão o pulso radial de crianças com menos de 2 anos de idade, porque os vasos sanguíneos estão perto da superfície da pele e podem ser obliterados com facilidade. Nessa idade, ausculte o pulso apical com o estetoscópio durante 1 min inteiro. O **ponto de impulso máximo (PIM)**, o ponto da parede torácica em que os batimentos cardíacos são mais fortes, está logo acima e para fora do mamilo esquerdo no terceiro ou quarto espaço intercostal. O PIM se move para uma área mais medial e mais baixa até os 7 anos de idade, quando é mais bem auscultado no quarto ou quinto espaço intercostal na linha hemiclavicular (ver mais informações adiante, na seção sobre exame do tórax). A frequência apical deve também ser determinada se a criança tiver um problema cardíaco, tal como arritmia ou cardiopatia congênita, e antes da administração de certos medicamentos, como digoxina. Durante esse procedimento permita que crianças pequenas examinem ou toquem no estetoscópio e se familiarizem com ele. Em crianças maiores, palpe o pulso radial durante 1 min inteiro. Observe se há irregularidades de amplitude ou de ritmo.

No final, anote o método usado para aferir o pulso, qualquer atividade da criança durante a medida e qualquer ação tomada.

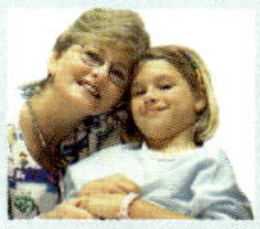

No lactente e na criança pequena, a frequência cardíaca comumente está elevada devido a medo ou ansiedade quando o estetoscópio é colocado inicialmente sobre o tórax. Para uma medida exata, espere alguns segundos até a frequência diminuir, e depois conte os batimentos durante 1 min inteiro.

Frequência respiratória

Avalie a respiração com a criança em repouso ou sentada e calma, porque a frequência respiratória frequentemente se altera

Tabela 9.3 Faixas de frequências cardíaca e respiratória por idade

	Recém-nascido	Lactente	Infante	Pré-escolar	Escolar	Adolescente
Frequência cardíaca	80-160	80-150	80-140	80-130	75-120	70-100
Frequência respiratória	30-70	20-40	20-40	20-30	16-22	15-20

quando lactentes ou crianças pequenas choram, se alimentam ou ficam mais ativas. Eles também tendem a respirar mais rápido quando estão ansiosos ou amedrontados. A frequência respiratória mais exata é obtida antes de você perturbar o bebê ou a criança. Isso pode ser feito com facilidade quando o genitor ou responsável está segurando a criança, antes da remoção das roupas. Conte a frequência respiratória durante 1 min inteiro para garantir a exatidão. Como a respiração do lactente é basicamente diafragmática, conte os movimentos abdominais. Após 1 ano de idade, conte os movimentos torácicos. A Tabela 9.3 mostra as faixas da frequência respiratória de acordo com a idade da criança. Registre a frequência, atividades da criança, desvios do normal e quaisquer ações tomadas.

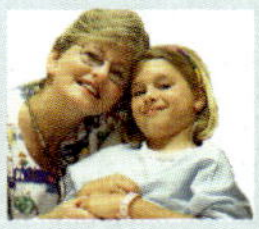

Lactentes normalmente mostram um padrão de respiração irregular, com pausas curtas entre algumas incursões respiratórias. Isso pode se acentuar quando estão doentes.

Medida da saturação de oxigênio

Como a incidência de disfunção respiratória é alta em crianças doentes, a oximetria de pulso é incluída rotineiramente na avaliação dos sinais vitais. O método é confiável e não invasivo. A oximetria de pulso determina a saturação de oxigênio no sangue (SaO_2) usando um sensor que mede a absorção de ondas de luz quando passam por áreas muito perfundidas do corpo. A frequência do pulso no oxímetro deve coincidir com a frequência do pulso apical para garantir a exatidão da medida da saturação de oxigênio. O Procedimento de enfermagem 9.2 detalha o uso do oxímetro de pulso. Identifique se a monitoração da oximetria de pulso será contínua ou intermitente (tal como os sinais vitais).

Algumas diretrizes devem ser seguidas durante o uso do oxímetro de pulso:

- A sonda deve ser colocada em um dedo da mão, artelho, orelha ou pé. Evite colocar a sonda na mesma extremidade com a braçadeira do esfigmomanômetro ou acesso intravenoso ou de outro tipo de acesso
- Siga a prescrição médica ou as normas da instituição para estabelecer parâmetros de valores altos ou baixos de frequência do pulso ou de saturação de oxigênio. Nunca desligue os alarmes
- Veja se o oxímetro está muito apertado, porque isso impede o fluxo venoso e causa leituras inexatas.

Fontes potenciais de erros de leitura da oximetria de pulso incluem concentração anormal de hemoglobina, hipotensão arterial, hipotermia, interferência da luz ambiente, artefatos de movimento e ruptura da pele. Falsas leituras baixas podem estar associadas a conexão frouxa (movimentos do pé ou da mão da criança), extremidades frias ou hipotermia, e hipovolemia. Falsas leituras altas podem estar associadas a intoxicação por monóxido de carbono e anemia.

Pressão arterial

Meça a pressão arterial anualmente quando as crianças estão saudáveis. No hospital e no ambulatório, quando a criança está doente ou foi submetida a cirurgia ou algum procedimento, a frequência da medida da pressão arterial depende do estado físico da criança. Como a medida da pressão arterial pode ser assustadora para crianças pequenas, inclua uma explicação adequada para a idade e faça o procedimento após a obtenção das frequências cardíaca e respiratória. A exatidão da medida da pressão arterial depende do tamanho da braçadeira, da habilidade do operador (se forem auscultados os ruídos cardíacos) e da calibração adequada de um dispositivo eletrônico. O National Heart, Lung and Blood Institute (NHLBI) recomenda que a largura da braçadeira seja pelo menos 40% da circunferência no meio do braço. O comprimento da braçadeira deve cobrir 80 a 100% da circunferência do braço. Existem diversas braçadeiras para crianças e lactentes, assim como braçadeiras maiores para a coxa que podem ser usadas no braço de adolescentes obesos.

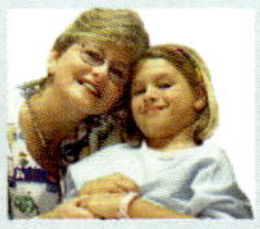

É importante usar uma braçadeira de tamanho adequado: braçadeiras mais largas resultam em leituras baixas e as mais estreitas resultam em leituras mais altas.

Meça a pressão arterial no braço, no antebraço, na coxa ou na panturrilha e no tornozelo. O tamanho da braçadeira deve corresponder à extremidade usada. A aferição deve ser feita sempre no mesmo lugar e na mesma posição, para garantir a constância da monitoração da pressão arterial. Para medir a pressão arterial no braço, posicione o membro na altura do coração, coloque a braçadeira em volta do braço e ausculte a artéria braquial. Quando medir a pressão arterial no antebraço, coloque o membro na altura do coração, coloque a braçadeira acima do punho e ausculte a artéria radial. Para medidas na coxa, coloque a braçadeira acima do joelho e ausculte a artéria poplítea. Para obter a pressão arterial na panturrilha ou no tornozelo, coloque a braçadeira acima dos maléolos ou no meio da panturrilha e ausculte a artéria tibial posterior ou a artéria pediosa dorsal. A Figura 9.4 mostra a colocação adequada da braçadeira e os pontos de ausculta em vários locais.

O NHLBI recomenda a ausculta como método preferido de medir a pressão arterial em crianças (Figura 9.5). A pressão sistólica é obtida quando você ouve o primeiro som de Korotkoff diminuindo a pressão do manômetro (Kay *et al*., 2001). O ponto em que o som desaparece corresponde à pressão diastólica. Às vezes, os sons da PA sistólica podem ser ouvidos até uma medida zero. Nesse caso, registre a pressão sistólica usando o pulso (anote "P").

Como os vasos sanguíneos são muito pequenos em lactentes e crianças pequenas, pode ser muito difícil ouvir os sons de Korotkoff. Outros métodos para medida da pressão arterial em crianças incluem dispositivos de Doppler ou oscilométricos. O método do ultrassom com Doppler usa sons de alta frequência que se refletem em partes do corpo para medir a pressão arterial. Aplique o gel na sonda e escute com o dispositivo no local em que você auscultaria normalmente.

Com o método de Doppler ou ausculta, insufle a braçadeira até 20 mmHg acima do ponto em que desaparece o pulso distal. O equipamento oscilométrico mede o pulso arterial médio e calcula as pressões sistólica e diastólica. A exatidão deste método depende muito de validação e de calibração contínuas. Além disso, a braçadeira é insuflada a um valor preestabelecido às vezes bem mais alto que a pressão arterial do bebê ou da criança, provocando uma pressão desconfortável no local durante algum tempo.

Procedimento de enfermagem 9.2

Monitoramento da oximetria de pulso

1. Explique o procedimento à criança e à família (use a lanterna para mostrar como o sensor "olha através da pele"
2. Prenda o oxímetro e ligue-o ao monitor
3. Regule os parâmetros de alarme, se a monitoração da oximetria de pulso for contínua
4. Observe e anote a frequência do pulso e a saturação de oxigênio
5. Anote o nível de atividade da criança e a porcentagem de oxigênio em uso
6. Verifique o estado da pele e mude a posição do sensor a cada 2 a 3 h.

Tipos de medida

a. contínua em lactente

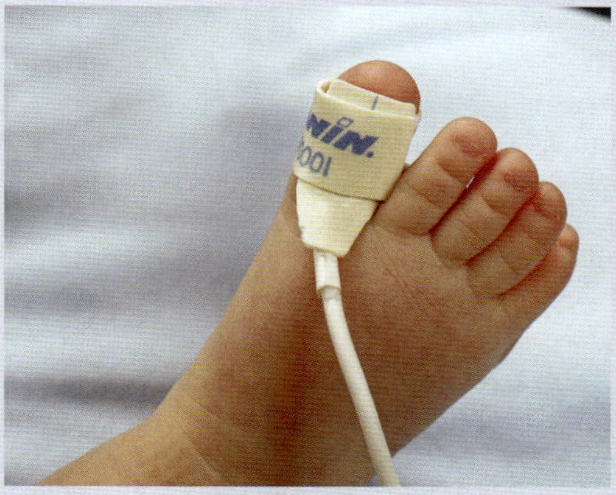

b. contínua no dedo da mão

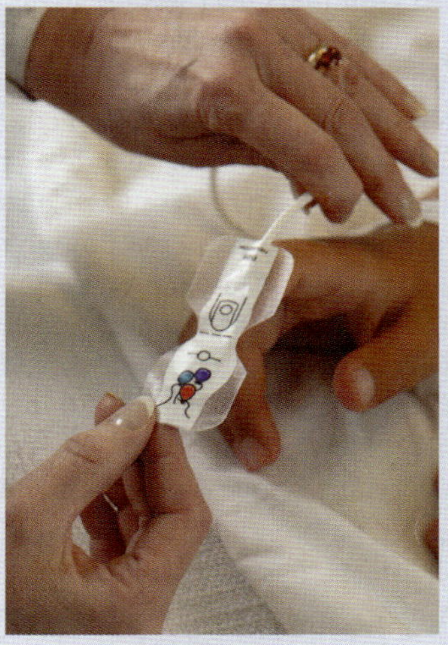

c. intermitente no dedo da mão

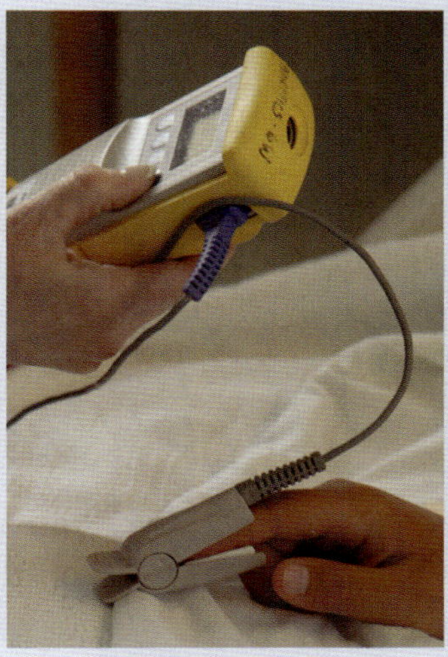

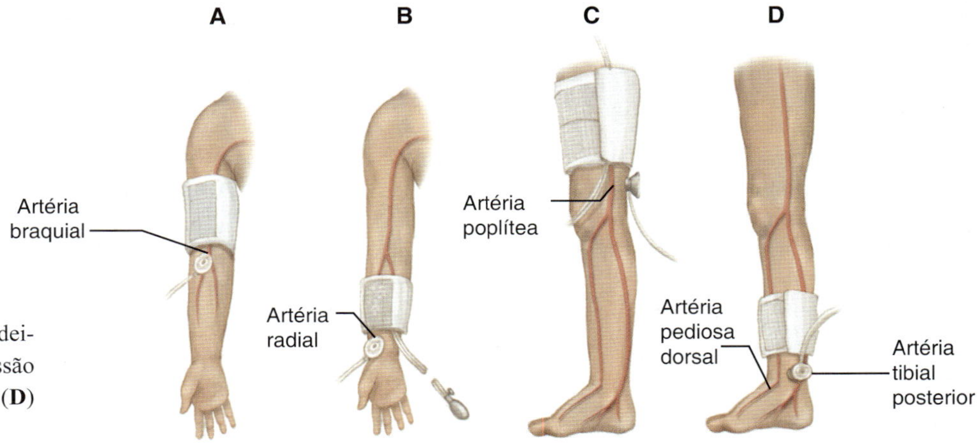

● Figura 9.4 Diferentes posições da braçadeira e áreas de ausculta para medida da pressão arterial. (**A**) Braço (**B**) Antebraço (**C**) Coxa (**D**) Panturrilha e tornozelo.

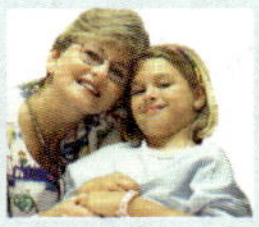

Se o dispositivo oscilométrico produzir uma leitura maior que o 90º percentil para o gênero e a idade, repita a aferição usando ausculta.

Em crianças com mais de 1 ano de idade, a pressão sistólica na coxa tende a ser 10 a 40 mmHg mais alta que no braço; a pressão diastólica é a mesma. Ver no Apêndice D os níveis de pressão aceitos pelo NHLBI relacionados com gênero e altura. Como a pressão arterial sistólica aumenta quando a criança chora ou está ansiosa, meça a pressão arterial com a criança quieta e relaxada. Se a leitura for mais baixa na perna do que no braço, considere a possibilidade de coarctação da aorta ou interferência na circulação dos membros inferiores. Preste atenção também à pressão diferencial (diferença entre as pressões sistólica e diastólica); uma pressão diferencial alta (mais de 50 mmHg) ou baixa (menos de 10 mmHg) sugere cardiopatia congênita.

Lactentes e crianças que apresentem possíveis problemas cardíacos devem ter a pressão arterial avaliada nos membros inferiores e superiores, e nas posições sentada, deitada e de pé.

Registre o método e o local usados, a atividade da criança, alterações que possam ter ocorrido e quaisquer ações ou intervenções realizadas.

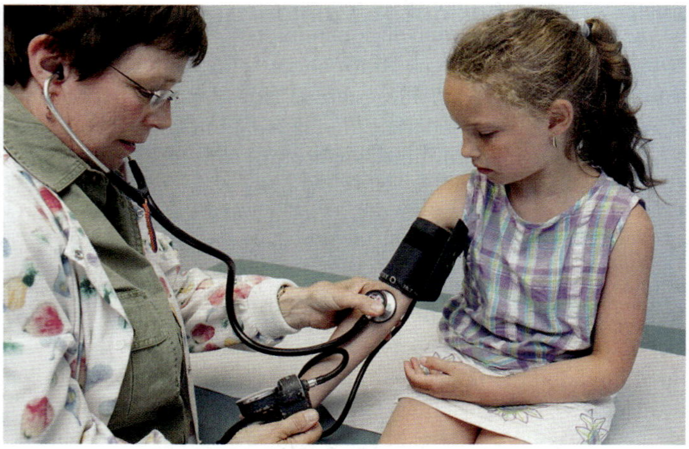

● Figura 9.5 A ausculta é o método preferido para se medir a pressão arterial em crianças.

Avaliação da dor

A dor é considerada "o quinto sinal vital". Use a escala de dor FLACC para medir a dor em crianças pequenas demais para quantificarem verbal ou conceitualmente a dor. A escala de dor FLACC consiste em 10 pontos possíveis, com 0, 1 ou 2 pontos para cada um de cinco sinais clínicos (ver a Tabela 14.7, no Capítulo 14).

Crianças maiores que conseguem expressar variações de intensidade da dor devem usar a Escala de Faces de Dor (ver a Figura 14.3, no Capítulo 14). Explique que cada face representa uma pessoa feliz ou triste, dependendo da intensidade da dor: 0 indica uma pessoa "muito feliz porque não sente dor nenhuma"; 1 significa "dói só um pouco"; 2, "dói um pouco mais"; 3, "dói mais ainda"; 4, "dói muito"; 5, "dói o máximo que você pode imaginar, mas não precisa chorar para se sentir tão mal". Então pergunte à criança qual face descreve melhor a dor que ela sente.

Para informações adicionais sobre avaliação de dor, ver o Capítulo 14.

Medidas do corpo

O crescimento adequado de crianças é em geral um indicador de boa saúde. Uma criança que não está crescendo bem pode não estar com boa saúde, pode ter uma ingestão dietética inadequada ou pode ter uma doença crônica. A medida exata do crescimento é uma habilidade crucial da enfermeira pediatra, que raramente é necessária no cuidado de adultos.

Verifique a altura ou comprimento, o peso, o peso em relação ao comprimento e o **índice de massa corporal (IMC)**. Em crianças saudáveis com menos de 3 anos de idade, meça a circunferência da cabeça. Coloque essas medidas em um gráfico, para que possam ser comparadas com medidas anteriores e com medidas de outras crianças. Outras medidas antropométricas usadas em crianças são circunferência do tórax, circunferência do meio do braço e medidas de dobras cutâneas nas regiões tricipital, abdominal ou subescapular, mas essas medidas não são feitas de rotina e em geral são usadas apenas quando é necessária uma consulta com um nutricionista.

O gráfico de crescimento é uma ferramenta de triagem de problemas nutricionais e de doenças crônicas. Anote com caneta cada medida em um pequeno ponto no local correto para a idade da criança, e em cima escreva a data. Use então uma régua plástica para ligar a medida anterior à atual. A velocidade de crescimento de crianças varia; normalmente, é maior no primeiro ano de vida e na pré-puberdade. O gráfico de crescimento possibilita que a enfermeira compare o paciente com outras crianças da mesma idade e do mesmo gênero, levando em conta as variações genéticas normais. Quando as medidas ficam próximas dos mesmos percentis ao longo do tempo, o crescimento da criança é normal. Crianças com medidas entre os percentis 5 e 95 em geral são consideradas na faixa de crescimento normal.

Mudanças súbitas ou mantidas de percentis indicam distúrbio crônico, dificuldade emocional ou um problema nutricional. Esses achados exigem avaliação adicional do estado físico da criança e outros tipos de avaliação, como ingestão dietética e exames laboratoriais.

O Apêndice A mostra gráficos de crescimento para meninos e meninas, desde o nascimento até 36 meses de idade, e de 2 a 20 anos de idade. Existem gráficos de crescimento especiais para crianças com síndrome de Down, síndrome de Turner e grupos étnicos que têm tipicamente estatura menor em adultos. Crianças podem ter medidas 10% abaixo ou acima do valor previsto e serem normais. Procure uma tendência de crescimento saudável nem muito rápida nem muito lenta ao longo do tempo.

Comprimento ou altura

Meça o comprimento até 24 meses de idade com a criança deitada. Use uma régua de medida (Figura 9.6) ou uma fita métrica. Estique as pernas do bebê para medir todo o corpo. Uma opção é marcar o papel de exame na altura da cabeça e do pé estendido. Verifique se o gráfico de crescimento é para comprimento, e não altura, porque as duas medidas são diferentes. Registre o comprimento em centímetros.

Quando a criança puder cooperar e ficar de pé com independência, inicie a medida da altura em pé. O estadiômetro é o ideal (Figura 9.7), mas pode ser usada fita métrica de tecido ou papel. Peça à criança para tirar os sapatos e verifique se as costas, os ombros, as nádegas e os calcanhares estão encostados na parede, com a pelve "encaixada" o máximo possível para compensar a lordose. O queixo deve ficar paralelo ao chão. Marque a medida no gráfico de crescimento para altura, e não comprimento. Anote a altura em centímetros.

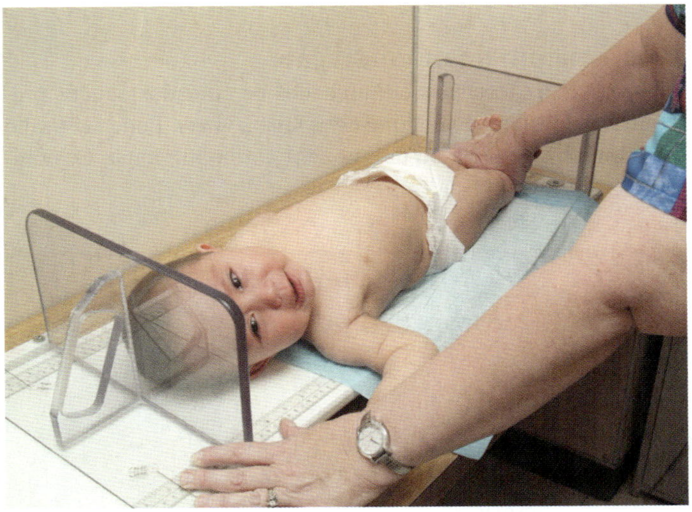

● Figura 9.6 A régua de medida utilizada com a criança deitada é o método mais preciso de obtenção do comprimento em lactentes e infantes.

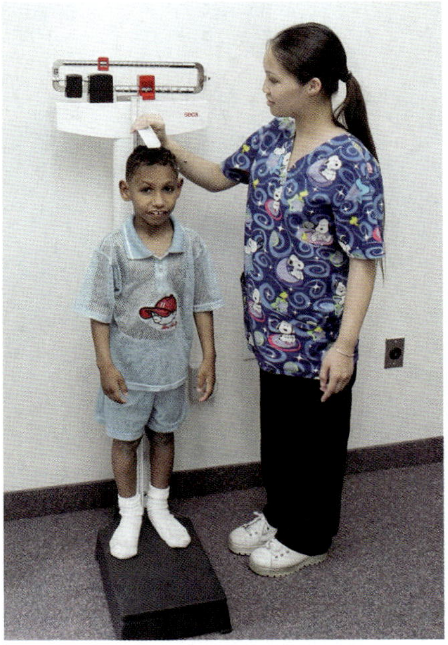

● Figura 9.7 A altura em pé é medida com maior exatidão com o uso de um estadiômetro.

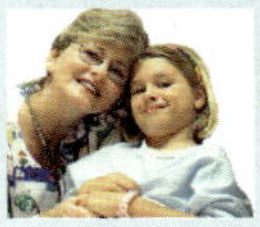

Fitas métricas de tecido ou de papel podem se alongar com o tempo. Substitua ou recalibre todas as ferramentas de medida periodicamente.

Peso

Verifique o peso em uma balança que deve ser calibrada entre as medidas. Antes de colocar a criança na balança eletrônica, aperte o botão "zero" ou "tara" e verifique se a leitura é 0. Calibre a balança de pesos colocando os pesos em zero, observando a medida e fazendo os ajustes necessários. Lactentes e infantes devem ser pesados em uma balança eletrônica ou de pesos com plataforma, com papel-toalha entre a criança e a superfície da balança. Calibre a balança com o papel-toalha em posição. Retire a fralda da criança pouco antes de colocá-la na balança. Infantes podem sentar-se na balança com a enfermeira ou o responsável por perto, para evitar quedas (Figura 9.8). Em crianças maiores ou adolescentes, verifique o peso com a criança de pé sobre uma balança (Figura 9.9). A criança ou adolescente pode permanecer com a roupa de baixo e usar um roupão de exame leve.

Outro método para se determinar o peso, embora bem menos exato, é pesar antes o responsável e em seguida o responsável segurando a criança. A diferença entre as duas medidas é o peso da criança.

Seja qual for o método, pese o lactente e registre o valor com arredondamento de 10 g e infantes e crianças maiores com arredondamento de 100 g. Anote o peso em quilogramas.

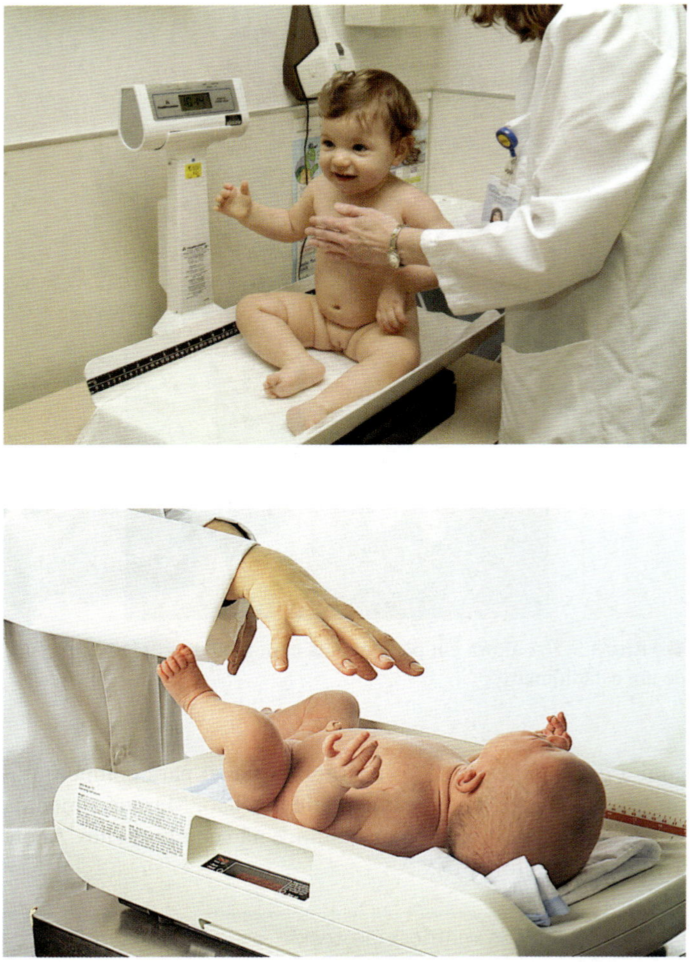

● Figura 9.8 Uma enfermeira ou o responsável deve ficar perto do lactente e do infante que está sendo pesado.

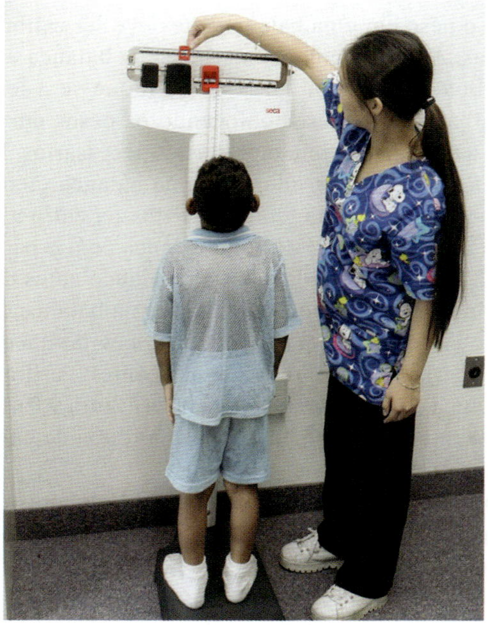

● Figura 9.9 Crianças que ficam de pé com independência podem ser pesadas em uma balança comum.

Peso e comprimento

Para crianças de até 36 meses de idade, use o gráfico de peso em relação ao comprimento. Esse gráfico possibilita que a enfermeira determine se a criança tem um peso saudável para seu comprimento. Crianças abaixo do percentil 5 no gráfico de peso por comprimento são consideradas abaixo do peso normal. Aquelas acima do percentil 95 são consideradas acima do peso normal (sobrepeso).

Índice de massa corporal

Com o aumento recente da incidência de obesidade em crianças, o índice de massa corporal (IMC) está se tornando uma medida importante. O IMC é uma medida da gordura corporal, e é determinado por comparação do peso com a altura da criança. Calcule o IMC usando o peso e a altura da criança no sistema métrico. O Boxe 9.1 mostra as fórmulas de cálculo do IMC. O IMC é incluído nos gráficos de crianças e jovens de 2 a 20 anos de idade. Marque o IMC no gráfico de crescimento de acordo com a idade da criança. Uma criança com IMC para a idade abaixo do percentil 5 é considerada abaixo do peso normal. Um IMC entre os percentis 85 e 95 indica risco de sobrepeso. Um IMC acima do percentil 95 indica sobrepeso.

O gráfico de crescimento consegue indicar quando uma criança não apresenta crescimento adequado, e pode ser usado também para se prever o desenvolvimento de sobrepeso ou de obesidade.

Circunferência da cabeça

Meça a circunferência da cabeça em crianças saudáveis e em admissões hospitalares até os 3 anos de idade. Meça também a circunferência da cabeça na consulta de rotina em crianças saudáveis até 6 anos de idade, se houver problemas como microcefalia ou macrocefalia aos 3 anos. Meça a maior circunferência do crânio, não incluindo as orelhas, com uma fita métrica não extensível de tecido ou de papel. Comece na testa logo acima das sobrancelhas e passe a fita em torno da cabeça em um círculo justo acima da proeminência occipital (Figura 9.10). Marque essa medida de acordo com a idade da criança em um gráfico padronizado adequado (os gráficos comuns de crescimento incluem a circunferência da cabeça só até 3 anos de idade).

Equipamento de monitoração

Algumas vezes, crianças em unidades de cuidados agudos precisam de monitoração contínua dos sinais vitais. Pode ser usado um monitor de apneia ou um monitor cardiopulmonar. O moni-

Boxe 9.1 Cálculo do índice de massa corporal (IMC)

Fórmula inglesa:

$$\frac{\text{peso em libras}}{(\text{altura em polegadas}) \times (\text{altura em polegadas})}$$

Fórmula métrica:

$$\frac{\text{peso em quilogramas}}{(\text{altura em metros}) \times (\text{altura em metros})}$$

Healthy People 2010

Objetivo	Importância
Reduzir a proporção de crianças e adolescentes com sobrepeso ou obesos.	• Pesquisar sobrepeso em todas as crianças anotando os valores em um gráfico de peso por comprimento em crianças com menos de 36 meses e IMC para crianças e jovens de 2 a 20 anos de idade • Avaliar a ingestão dietética e o nível de atividade de todas as crianças em risco de sobrepeso ou com sobrepeso • Fornecer recomendações de dieta e de atividades para se alcançar peso ou IMC saudáveis • Encaminhar crianças com sobrepeso significativo a um endocrinologista pediatra.

tor de apneia detecta respiração irregular ou anormal em lactentes. O monitor cardiopulmonar em geral determina a frequência cardíaca e a frequência respiratória. Outros equipamentos nesse aparelho monitoram a pressão arterial e a temperatura. Regule os limites de alarme de acordo com as normas da instituição. A Figura 9.11 indica a posição dos eletrodos de monitores de apneia e cardiopulmonares. Verifique se a pele onde são colocados os eletrodos não apresenta ruptura. Se soar um alarme, verifique imediatamente a criança, para garantir que não haja uma terminação desconectada ou sofrimento da criança.

Pele

A pele é o maior órgão do corpo e fornece informações imediatas sobre o estado de nutrição, respiratório, cardíaco, endócrino e de hidratação da criança. Um exame cuidadoso da pele dá uma compreensão valiosa da saúde da criança.

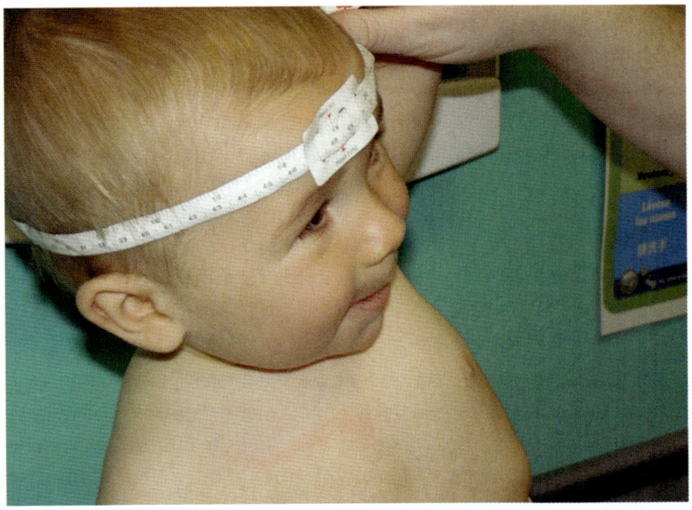

● Figura 9.10 Meça na altura da maior circunferência occipitofrontal.

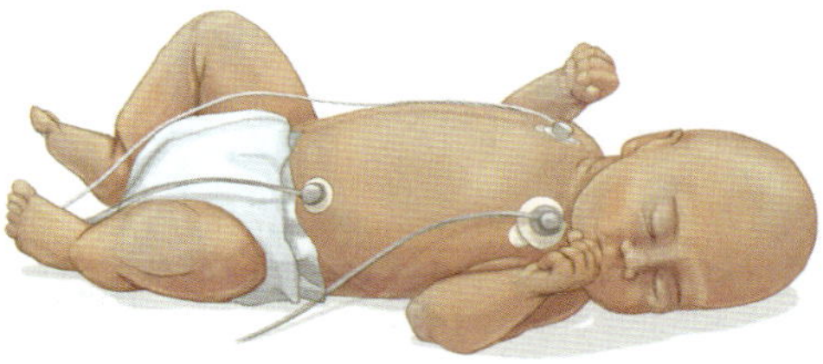

● Figura 9.11 Posição dos eletrodos de apneia e cardíacos: branco sobre o hemitórax superior direito, preto sobre o hemitórax superior esquerdo e vermelho sobre o abdome (não sobre um osso).

Inspeção

Verifique a coloração da pele. Esta deve ser adequada à origem racial ou étnica da criança, com leitos ungueais, conjuntivas, regiões plantares e palmares róseas. Variações normais incluem:

- Coloração azulada das mãos e dos pés, chamada **acrocianose**, é normal em recém-nascidos, resultado de um sistema circulatório imaturo que está completando a passagem da vida fetal para a vida extrauterina (ver, no Capítulo 3, Figura 3.3)
- Aquecimento ou resfriamento de recém-nascidos e de lactentes pequenos pode provocar uma resposta vasomotora que causa manchas na pele do tronco e dos membros (ver Figura 3.3)
- Filhos de indígenas norte-americanos, africanos ou asiáticos apresentam pele mais clara que os pais durante muitos meses, até os melanócitos da pele começarem a produzir pigmento
- Lactentes de pele escura apresentam aréolas, genitália e linha negra hiperpigmentadas.

Outras variações de coloração da pele são descritas no Boxe 9.2.

Pesquise se há **lanugem** na pele. Todos os lactentes mostram certo grau de lanugem (pelos macios, parecendo penugem, em especial no rosto e nas costas). A lanugem é mais comum em lactentes de origem hispânica e prematuros, e desaparece nas primeiras semanas de vida.

Procure em todo o corpo nevos e lesões vasculares ou de outro tipo. Observe a localização, o tamanho, as características e a cor. Nevos pigmentados (também chamados marcas de nascença) são placas de coloração mais escura na pele e em geral não desaparecem com o tempo. Observe se há nevos hiperpigmentados (antes chamados manchas mongólicas), máculas azuladas ou cinzentas de contorno irregular (Figura 9.12). Esses são achados comuns em crianças de pele escura, e desaparecem em meses ou anos com o escurecimento da pele. Não confunda nevos hiperpigmentados com equimoses. Pesquise se há lesões vasculares na pele. A Tabela 9.4 relaciona lesões vasculares e sua importância.

Erupções cutâneas são comuns em crianças e com frequência estão associadas a doenças contagiosas. Descreva a erupção em detalhes, observando os tipos de lesão, a distribuição, ressecamento, descamação e qualquer secreção. Recém-nascidos e lactentes pequenos podem apresentar milhos (pequenas pápulas brancas) na testa, no queixo, no nariz e nas bochechas. Os milhos desaparecem espontaneamente. Em adolescentes, o exame da pele pode revelar comedões abertos ou fechados no rosto, no tórax e nas costas. Adolescentes podem mostrar tatuagens, marcas a ferro ou *piercings*; verifique se há sinais de infecção nessas áreas, como eritema ou secreção.

Boxe 9.2 Variações da cor da pele e suas causas

- **Palidez** (definida como diminuição da coloração rósea em pacientes de cor clara e aspecto cinzento em pacientes de cor escura) é causada por anemia, choque, febre ou síncope
- **Cianose periférica** (coloração azul) ocorre nas unhas, nas regiões plantares e palmares, e pode ser causada por ansiedade ou frio, ou pode estar associada a cianose central
- **Cianose central** (coloração azulada nos lábios, na língua, na mucosa oral e no tronco) é causada por hipoxia ou colapso respiratório
- **Icterícia** (coloração amarelada geral) pode ser fisiológica no recém-nascido ou pode estar relacionada com doenças hepáticas e hematopoéticas em qualquer idade
- **Coloração amarelada** do nariz, das regiões palmares e plantares pode resultar de ingestão excessiva de vegetais amarelos
- **Coloração avermelhada** da pele resulta de rubor, exposição ao frio, hipertermia, inflamação (localizada) ou ingestão de álcool
- **Falta de coloração** da pele, dos pelos e dos olhos está relacionada com albinismo

Registre se houver lacerações, abrasões ou queimaduras. Observe a distribuição das lesões e se elas são condizentes com o mecanismo descrito da história. Não se esqueça da possibilidade de maus tratos infantis se o tipo e a quantidade de queimaduras, lacerações ou equimoses parecerem incomuns para a situação.

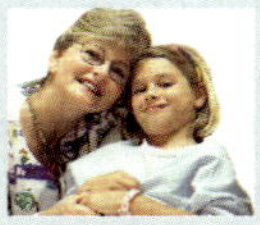

Petéquias ou equimoses podem ser encontradas em áreas traumatizadas pelo processo de nascimento. Elas desaparecem em algumas semanas. Algumas culturas usam ventosas ou aquecimento com moedas quando a criança está doente, e essas práticas podem gerar equimoses ou queimaduras leves.

Palpação

Palpe a pele observando temperatura, umidade, textura, turgor e edema. Use a face externa da mão para avaliar a temperatura, comparando o lado direito com o esquerdo e a parte superior do corpo com a inferior. A pele deve apresentar temperatura uniforme. Extremidades frias estão associadas a temperatura ambiente fria, assim como a colapso e choque iminentes. Pele quente pode estar associada a febre ou queimadura solar, ou queimadura ou processo infeccioso local. A pele deve estar seca, ocasionalmente mais úmida nas dobras. Pele seca e descamante pode ocorrer em lactentes pequenos, especialmente pós-maduros. Ressecamento cutâneo generalizado em uma criança bem hidratada pode ocorrer por exposição excessiva ao sol, má nutrição ou banhos excessivos. Pele úmida se deve a sudorese, resolução de febre e choque. A pele do lactente e da criança pequena é, em geral, muito macia. Crianças maiores devem continuar a ter uma textura de pele lisa e uniforme. O pré-adolescente e o adolescente podem apresentar pele oleosa no rosto, nos ombros ou nas costas.

Avalie o turgor elevando a pele do abdome do lactente ou do dorso da mão de crianças maiores e adolescentes. A pele pinçada deve voltar com rapidez a seu lugar. Pele que permanece estendida sugere desidratação moderada a grave. Quando houver edema, palpe a área para determinar seus limites. Verifique a consistência e se há dor à palpação de nódulos ou massas encontradas na pele. Palpe lesões ou erupções com as mãos enluvadas para registrar seu tamanho e seus limites.

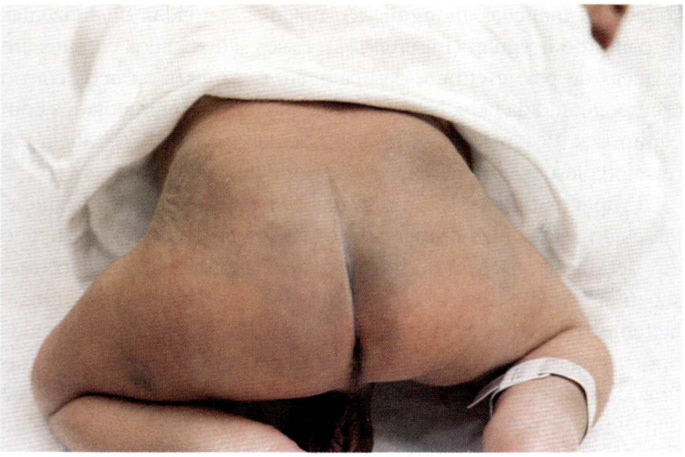

● Figura 9.12 Hiperpigmentação transitória ocorre com maior frequência em crianças de pele escura.

Cabelos e unhas

Inspecione o cabelo e o couro cabeludo, observando a distribuição, a cor, a textura, a quantidade e as características do cabelo. O lactente pequeno pode não ter cabelo ou este pode ser bastante denso, e será substituído por fios com textura e cor semelhantes aos do cabelo que a criança terá durante toda a infância. Cabelo áspero e seco, em qualquer idade, indica distúrbio da tireoide ou deficiência nutricional. Inspecione todo o couro cabeludo; este não deve ter lesões nem infestações. Em lactentes verifique se há placas oleosas e escamosas no couro cabeludo, chamadas dermatite seborreica, que são benignas e tratáveis com facilidade.

Inspecione as unhas, observando a cor, o formato e o estado delas. Lactentes a termo têm unhas longas, finas como papel, que podem arranhar a pele se não forem aparadas. As crianças devem ter unhas saudáveis. Unhas ressecadas e quebradiças indicam deficiência nutricional. Inspecione a pele em torno das unhas para se certificar de que está intacta e sem sinais de infecção. Muitas crianças (em especial escolares) têm o hábito nervoso de roer as unhas, ou morder ou puxar a pele circundante.

Em escolares e adolescentes, inspecione as unhas dos pés, para verificar se estão aparadas e com borda reta. O corte muito baixo ou curvo das unhas dos pés pela criança criam o risco de unhas encravadas. Baqueteamento digital indica hipoxemia crônica relacionada com doença pulmonar ou cardíaca. Unhas curvadas para dentro ou para fora podem ser hereditárias ou relacionadas com lesões, infecções ou anemia ferropriva.

Cabeça

O exame da cabeça é crucial no recém-nascido e no lactente, mas não deve ser negligenciado em crianças maiores, pois é uma oportunidade de se pesquisarem doenças do couro cabeludo e problemas funcionais e de desenvolvimento que refletem higiene precária da cabeça e do couro cabeludo. Observe a distribuição dos fios de cabelo e áreas de falhas ou de escassez. Está indicado

Tabela 9.4 **Lesões vasculares e sua importância**

Descrição	Importância
Nevos salmão: mácula rósea clara nas pálpebras, na ponte nasal ou na parte de trás do pescoço	Em geral desaparecem com o tempo, mas o desaparecimento pode ser incompleto. Sem complicações
Nevos em morango: pápula avermelhada e elevada, formada por vasos sanguíneos (hemangiomas)	Presentes ao nascimento ou podem desenvolver-se depois. Diminuem com o tempo, em geral desaparecendo até os 9 anos de idade. Em geral sem complicações
Nevos flâmeos: placas planas de coloração vermelho-violácea, o tamanho aumenta à medida que a criança cresce ("manchas em vinho-do-porto")	Podem estar associados à síndrome de Sturge-Weber. Podem ser desfigurantes. Podem ser removidos a *laser*
Equimoses: manchas violáceas, passando a azuladas, marrons e pretas	Comuns nos membros inferiores de crianças pequenas. Devem ser correlacionadas com a lesão
Petéquias: máculas puntiformes, de coloração vermelho-violácea, que não clareiam com pressão	Rompimento de pequenos vasos sanguíneos; ocorrem com tosse, distúrbios hemorrágicos, meningococcemia
Púrpura: máculas violáceas maiores	Sangramento sob a pele; ocorre em distúrbios hemorrágicos e meningococcemia

o uso de luvas, dependendo da limpeza do couro cabeludo e da chance de infestação por piolhos (observados como pontinhos acinzentados na raiz dos fios de cabelo).

Inspeção

Examine a forma e a simetria da cabeça e da face. Em recém-nascidos, a cabeça pode estar temporariamente deformada pela posição no útero ou por um parto vaginal longo. Alguns recém-nascidos apresentam um achatamento discreto da parte de trás da cabeça porque a posição recomendada para dormir é em decúbito dorsal. Observe se há irregularidades e assimetrias. Veja a forma da cabeça olhando-a de cima. Observe se a cabeça parece centrada no pescoço ou inclinada para um lado. Após 4 meses de vida, o lactente deve ter controle suficiente para manter a cabeça ereta e na linha média quando é colocado em posição vertical. Puxe o lactente do decúbito dorsal para a posição sentada, determinando o retardo da cabeça. Para determinar o controle da cabeça em lactentes maiores e crianças, peça para eles virarem a cabeça em diferentes direções, com comandos simples ou acompanhando com o olhar um objeto colorido.

Observe a simetria dos movimentos musculares do rosto do lactente quando ele estiver chorando, rindo ou balbuciando. Em crianças com idade suficiente para seguir instruções, pode ser usada uma brincadeira para determinar a simetria e a força dos músculos faciais: peça à criança para inflar as bochechas, mandar beijos, parecer surpresa, esticar a língua etc., testando assim o sétimo nervo craniano (facial).

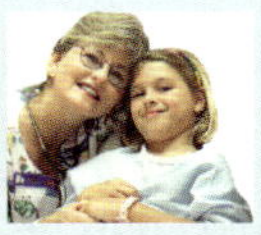

Quando você observar que o occipício de um lactente está achatado, estimule o genitor ou responsável a deixá-lo de bruços quando estiver acordado e sob observação e a mudar a posição da cabeça com frequência quando estiver sentado em uma cadeira de bebê.

Palpação

Palpe com delicadeza as **fontanelas** anterior e posterior (Figura 9.13), que permanecem abertas no lactente para possibilitar o crescimento rápido do cérebro nos primeiros meses de vida. Observe o tamanho das fontanelas. A fontanela anterior tem cerca de 24 mm de diâmetro ao nascimento, e diminui até não ser mais sentida quando se fecha (até os 9 a 18 meses de vida). A fontanela posterior é muito menor e se fecha logo após o nascimento ou até cerca de 2 meses de vida. A fontanela não deve estar deprimida nem tensa ou protrusa, embora não seja incomum vê-la pulsar ou se expandir brevemente quando o lactente chora. Em crianças com doenças agudas, avalie as fontanelas junto com os sinais vitais. Desidratação pode causar depressão das fontanelas; aumento da pressão intracraniana ou hidratação excessiva podem causar protrusão das fontanelas. Palpe o crânio à procura de assimetria, suturas acavalgadas ou abertas, e nódulos ou outras deformidades. Palpe a articulação da mandíbula quando a criança morde, para avaliar o quinto nervo craniano (trigêmeo). Use as pontas dos dedos para palpar linfonodos occipitais, retroauriculares, pré-auriculares, submentonianos e submandibulares, observando o tamanho, a mobilidade e a consistência (Figura 9.14).

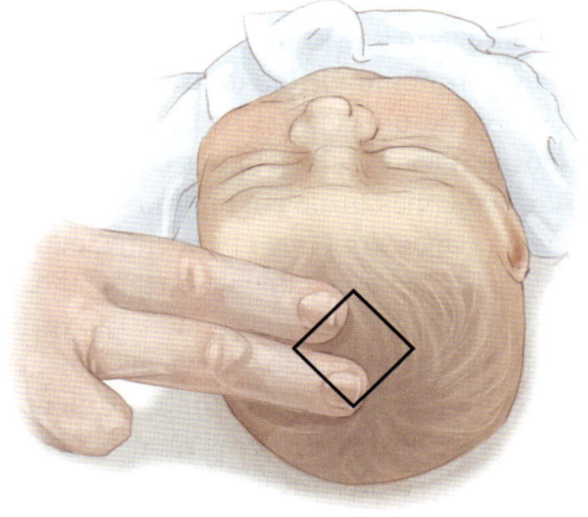

● Figura 9.13 Observe a localização e o tamanho das fontanelas anterior e posterior. A fontanela anterior em geral se fecha entre 9 e 18 meses de vida, enquanto a fontanela posterior em geral está fechada aos 2 meses.

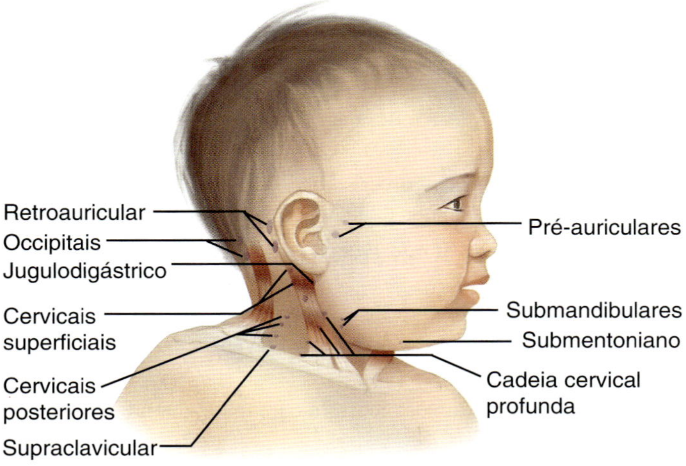

● **Figura 9.14** Localização de linfonodos.

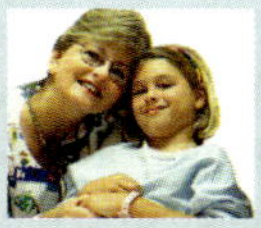

Grandes fontanelas podem estar associadas a síndrome de Down ou a hipotireoidismo congênito. Uma fontanela que aumenta com o tempo, em vez de diminuir, indica desenvolvimento de hidrocefalia, em especial se for acompanhada de aumento acelerado da circunferência da cabeça.

Pescoço

Inspecione a simetria do pescoço. O pescoço do lactente é curto, mas aos 4 anos de idade deve ter aparência semelhante à do adulto. Excesso de dobras na pele ou pescoço alado está associado à síndrome de Turner, e pele frouxa no pescoço ocorre na síndrome de Down. Avalie a flexibilidade do pescoço em todas as direções. Em crianças pequenas, observe a amplitude de movimentos passivos. Crianças maiores conseguem olhar em todas as direções e de tocar o tórax com o queixo quando solicitadas. Em uma criança maior, teste o décimo primeiro (acessório) par craniano fazendo-a tentar girar a cabeça contra resistência. A avaliação da mobilidade do pescoço é de especial importância quando há suspeita de infecção do sistema nervoso central. Dor ou resistência a mobilização podem indicar irritação meníngea. Não avalie a mobilidade do pescoço em uma vítima de traumatismo.

Palpe o pescoço, pesquisando se há linfonodos e massas. Palpe os linfonodos cervicais e claviculares com a ponta dos dedos usando pressão suave mas firme em um movimento circular. Incline a cabeça da criança um pouco para cima, para permitir um acesso melhor. Verifique se há aumento de tamanho, mobilidade, temperatura e sensibilidade dos linfonodos. Em lactentes e adolescentes saudáveis, os linfonodos cervicais em geral não são palpáveis, mas são encontrados linfonodos pequenos, não dolorosos à palpação e móveis em crianças saudáveis de 1 a 11 anos de idade (ver localização dos linfonodos na Figura 9.14). Linfonodos cervicais aumentados estão frequentemente associados a infecções respiratórias altas e otite média. Aumento significativo dos linfonodos deve ser comunicado ao médico ou à supervisora de enfermagem. Palpe a traqueia; a tireoide costuma ser palpável apenas em crianças maiores.

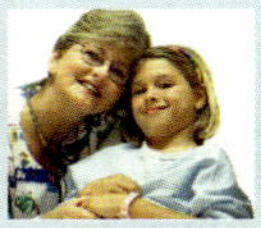

O lactente ou a criança que sofreu um traumatismo deve ter a coluna cervical mantida completamente imóvel até o radiologista determinar que não houve lesão da medula espinal.

Olhos

A avaliação dos olhos inclui a avaliação das estruturas internas e externas, e a triagem da acuidade visual. Toda enfermeira que cuida de crianças deve estar apta a examinar as estruturas externas. A avaliação das estruturas internas será descrita a seguir, mas em geral é feita por um oftalmologista. Ver no Capítulo 8 informações sobre triagem da visão. A determinação da acuidade visual testa a função do segundo nervo craniano (óptico).

Estruturas externas

Observe a simetria dos olhos e a distância entre eles, a distribuição uniforme dos cílios e das pálpebras e existência de dobras epicânticas. Note a capacidade da criança de piscar, relatando se houver incapacidade. Os olhos devem ser simétricos, e devem ambos estar voltados para a frente na linha média quando a criança olha para a frente. A íris deve ser redonda e as escleróticas devem ser claras. A córnea deve ter transparência uniforme. Inspecione os cantos dos olhos (medial e lateral) e a conjuntiva (revestimento interno das pálpebras). Estes não devem apresentar secreção, inflamação ou edema. Dobras epicânticas são encontradas em crianças de origem asiática, com anormalidades genéticas e com distúrbio alcoólico fetal. Usando uma pequena lanterna ou um laringoscópio, inspecione a função e a transparência da pupila, colocando a mão não dominante sobre a testa da criança e movendo a luz para perto e para longe de cada olho. Isso deve provocar o reflexo de piscar. Em seguida, observe se as pupilas se contraem com a luz e se expandem quando a luz é afastada. Faça os mesmos movimentos com um pequeno brinquedo ou objeto e mande a criança olhar para ele. Os olhos mostram **acomodação**, ou focalização em diferentes distâncias, se a pupila se contrair quando o objeto se mover para perto. Se os achados forem normais, relate pupilas iguais, redondas, reativas à luz e a acomodação (Figura 9.15). Essa avaliação tem importância especial em lesões da cabeça e dos olhos, ou quando houver outros problemas neurológicos. A ausência de reflexos pupilares após 3 semanas de vida indica cegueira.

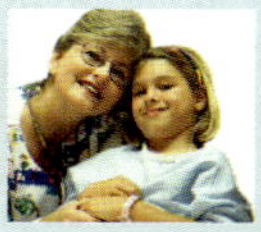

O lactente normal pode apresentar estrabismo até cerca de 6 meses de vida. Por outro lado, estrabismo persistente em qualquer idade ou estrabismo intermitente após os 6 meses deve ser avaliado por um oftalmologista pediatra.

Verifique a mobilidade dos músculos extraoculares e a função dos pares cranianos III e IV (oculomotor e abducente) instruindo a criança a acompanhar a luz para os seis pontos cardeais do olhar. Lactentes e crianças muito pequenas acompanham um objeto interessante. Isso testa o terceiro nervo craniano (oculomotor). Instrua a criança a olhar para baixo e para o nariz, testando o quarto nervo craniano (troclear). Avalie a força dos músculos usando dois testes. No teste de Hirschberg, coloque a lanterna no meio de seu rosto e diga à criança para olhar para ela.

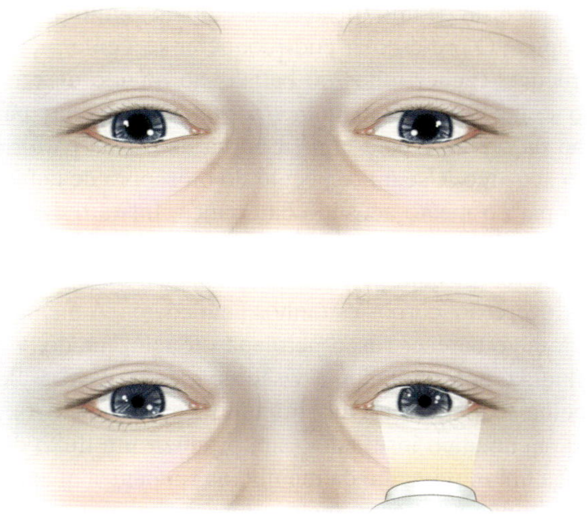

● Figura 9.15 As pupilas devem ser iguais, redondas e reativas à luz e a acomodação.

O pequeno ponto de luz refletida visto na íris deve ser simétrico em cada olho (Figura 9.16). O teste de cobertura também avalia a força dos músculos oculares. Cubra um olho da criança e peça que ela focalize um objeto interessante. O olho não deve tremer. Enquanto a criança estiver ainda focalizando com esse olho, retire a cobertura do outro. Observe se há movimentos do olho descoberto. Relate qualquer movimento ou desvio.

Para testar a visão periférica, faça a criança focalizar um ponto ou objeto específico à sua frente. Traga um dedo ou um pequeno objeto, que está fora da área de visão, para dentro da área de visão periférica. Assim que a criança vê o objeto ao lado, ainda focalizando o objeto em frente, deve dizer "pare". Isso também testa o segundo nervo craniano (óptico).

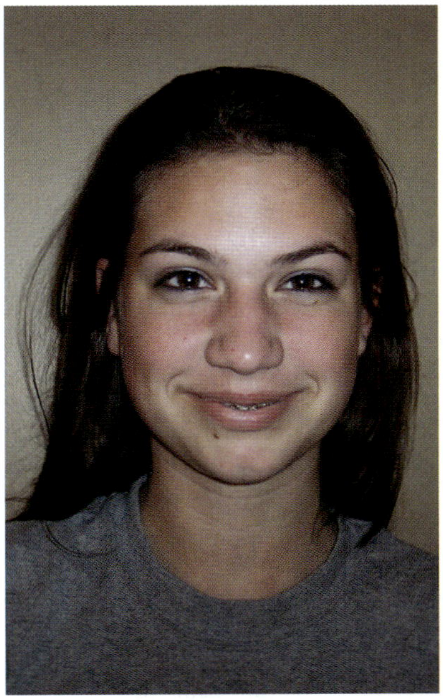

● Figura 9.16 Observe o reflexo simétrico da luz nas duas pupilas, no teste de Hirschberg.

Estruturas internas

A avaliação das estruturas internas do olho é mais bem realizada por um oftalmologista. Uma avaliação adequada precisa da cooperação da criança. A imobilização da criança para o exame dos olhos em geral não é útil, porque movimentos dos olhos comprometem a exatidão do exame. O oftalmoscópio é usado para inspecionar as estruturas oculares internas. A pupila deve ser avermelhada (ou cremosa em crianças com olhos muito escuros). O disco óptico, a mácula, a fóvea e os vasos sanguíneos devem ser examinados. As crianças com borramento ou protrusão do disco óptico ou hemorragia vascular devem realizar outros exames.

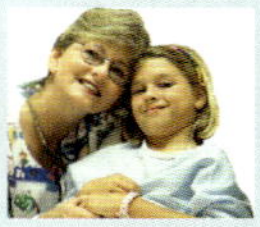

Relate imediatamente a ausência de reflexo vermelho em um ou nos dois olhos, porque isso indica a existência de catarata.

Ouvidos

O exame dos ouvidos inclui avaliação das estruturas externas e internas, e triagem da audição. Qualquer enfermeira que cuida de crianças deve saber examinar as estruturas externas. A avaliação das estruturas internas será descrita a seguir, mas em geral é feita por um otorrinolaringologista. Ver no Capítulo 8 informações sobre triagem da audição. Os testes de audição também testam a função do oitavo nervo craniano (acústico).

Estruturas externas

Avalie a inserção das orelhas na cabeça. Elas devem ser simétricas e não devem estar abaixo dos olhos. A parte superior da orelha não deve se desviar mais de 10° de uma linha imaginária perpendicular a uma linha traçada entre o canto externo do olho e o topo da orelha. Orelhas de implantação baixa estão associadas a anormalidades ou síndromes genéticas (Figura 9.17). Observe se há protrusão ou achatamento das orelhas, que podem ser normais em uma determinada criança ou indicar inflamação (protrusão) ou posição deitada de lado durante muito tempo (achatamento). Veja se há depressões ou elevações da pele na área pré-auricular. Observe o meato acústico externo. **Cerume** é uma substância mole, de cor marrom-alaranjada que normalmente lubrifica e protege o meato acústico externo e que deve ser mantida ou retirada suavemente durante o banho. Observe se há secreção no meato acústico, o que é sempre considerado anormal. Puxe a orelha e palpe o processo mastoide, o que não deve provocar dor na criança saudável.

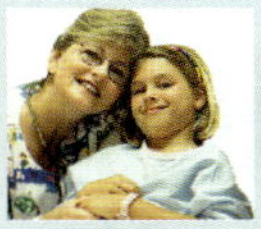

Pode-se amolecer cerume seco e endurecido com algumas gotas de óleo de cozinha ou óleo mineral, retirando-o do canal com suavidade com o uso de água morna em uma seringa de ouvido.

Estruturas internas

Use um **timpanômetro** para avaliar a mobilidade da membrana timpânica. Em lactentes e infantes, puxe suavemente para baixo o lobo da orelha e puxe a borda superior da orelha para cima para retificar o meato acústico e pressione a ponta do timpanômetro sobre o meato acústico externo. O aparelho mostra uma medida da pressão atmosférica, útil para avaliação de doenças do ouvido médio. Muitos timpanômetros mostram

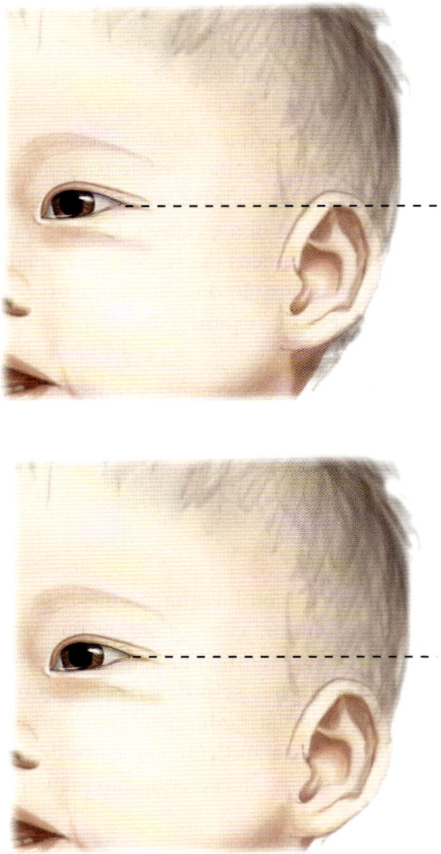

● Figura 9.17 Orelhas de implantação baixa estão associadas a anormalidades cromossômicas ou de outras anomalias genéticas.

um padrão em onda que pode ser impresso e incluído no prontuário da criança.

Uma enfermeira especializada ou um pediatra inspecionam o meato acústico e a membrana timpânica com um otoscópio (Figura 9.18). O exame otoscópico em lactentes e infantes costuma ser feito no final do exame físico, porque eles com frequência resistem a esse procedimento invasivo. O lactente e o infante podem precisar de imobilização no colo do genitor para o exame otoscópico. O pré-escolar pode cooperar se a enfermeira brincar de procurar cachorrinhos ou batatas no ouvido da criança. Tal como se faz com o timpanômetro, puxe suavemente para baixo o lobo da orelha e para cima a borda da orelha para retificar o meato acústico. Use um espéculo do otoscópio de tamanho adequado para o meato acústico da criança. Insira o espéculo para visualizar o meato acústico e a membrana timpânica. O meato deve ser róseo, com pelos curtos, e não deve apresentar arranhões, secreção, corpos estranhos nem edema. A membrana timpânica deve parecer róseo-perolada ou acinzentada, e deve ser translúcida, possibilitando a visão de marcos ósseos. Pode ficar vermelha se a criança tiver chorado recentemente. Comprima o bulbo pneumático insuflador para produzir um fluxo de ar; isso provoca um movimento da membrana timpânica quando o ouvido médio não apresenta doença. Observe se há anormalidades, como nível líquido, bolhas ou pus atrás da membrana timpânica, imobilidade ou perfurações da membrana, e a presença de tubos de timpanostomia, cicatrizes ou vesículas.

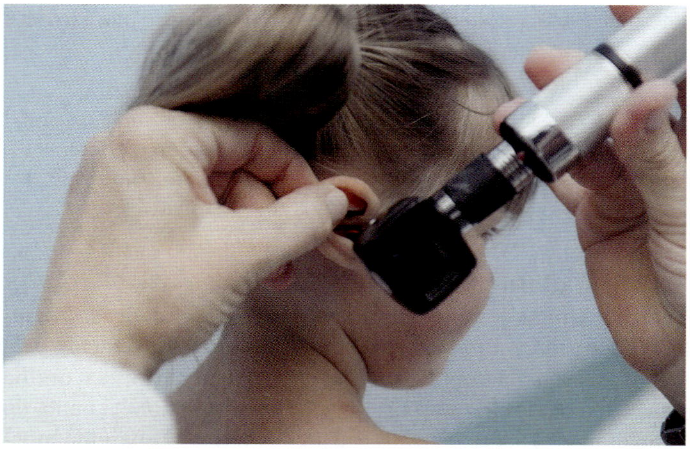

● Figura 9.18 O exame otoscópico possibilita a visualização de estruturas internas do ouvido.

Nunca tente retirar um corpo estranho com água antes de ele ser identificado, porque pequenos pedaços de esponja, barro ou material vegetal como ervilha ou feijão incham com a água, obstruindo ainda mais o meato acústico.

Nariz e seios da face

O nariz, assim como todas as estruturas da face da criança, deve ser simétrico, mas pode ser temporariamente deslocado por traumatismos do nascimento. Crianças de origem asiática ou africana com frequência apresentam ponte nasal achatada, como uma variação normal. Verifique se as narinas permitem o fluxo de ar fechando cada uma alternadamente e observando o movimento de ar na outra. Na criança, se a respiração estiver confortável, deve haver pouco movimento perceptível das narinas. Em adolescentes, pode haver perfuração do nariz ou do septo nasal por *piercing*. Verifique se o local não apresenta infecção ou peças soltas que possam migrar para os seios da face. Em geral o nariz não deve estar escorrendo, embora possa haver muco claro se a criança esteve chorando. Se houver secreção, avalie o volume, a cor, a espessura e o odor. Inspecione o interior do nariz inclinando a cabeça da criança para trás e empurrando a ponta do nariz para cima. Dirija a luz da lanterna para dentro da narina. A mucosa nasal deve ser uniforme, firme, rósea e sem edema, escoriações ou massas. Teste o olfato de crianças maiores fazendo a criança fechar os olhos e identificar cheiros familiares, como menta ou café (primeiro nervo craniano, ou nervo olfatório). Verifique se há dor à percussão dos seios da face.

Considera-se que lactentes até 3 a 6 meses de idade têm **respiração nasal obrigatória**, por causa do palato mole longo e da língua relativamente grande, o que permite engolir sem aspiração durante o aleitamento ou alimentação com mamadeira. Isso diminui com a idade à medida que o bebê se torna capaz de respirar pela boca quando necessário.

Boca e garganta

Use uma luva sem talco para examinar a boca, os dentes e a garganta. A inspeção do exterior da boca pode ser feita a qualquer momento do exame. Como lactentes e infantes podem achar a avaliação da boca, em especial da faringe, bastante invasiva, transfira essa parte da avaliação para o fim do exame, depois do exame otoscópico. Avalie as características da voz da criança e do choro do lactente. A voz não deve ser muito rouca nem muito estridente.

Inspeção da boca

Observe a coloração, a simetria e a ausência de inflamação ou edema nos lábios. A salivação começa com cerca de 3 meses de vida; a saliva escorre pelos cantos da boca porque o lactente só aprende a engolir a saliva alguns meses depois. Em seguida, inspecione o interior da boca. A boca é a primeira parte do tubo digestório, e um revestimento mucoso róseo, úmido e saudável indica um tubo digestório saudável. Em lactentes, a língua deve ficar dentro da boca em repouso, e deve se estender sobre a linha da gengiva inferior para ajudar na alimentação. O reflexo de extrusão da língua é normal até os 6 meses de vida, e possibilita a sucção desde o nascimento. Observe movimentos da língua quando o lactente ou o infante balbucia ou chora. Em crianças maiores, peça para tocarem o palato com a língua, esticarem a língua e movê-la para os lados, testando o XII nervo craniano (hipoglosso). Os movimentos devem ser completos e a língua não deve apresentar lesões nem exsudatos. Examine os palatos duro e mole (que devem estar intactos) com um dedo enluvado.

A maioria das crianças não tem dentes antes de 5 a 6 meses de vida. Quando os dentes começam a surgir, a erupção é em geral simétrica, ao ritmo de um por mês, até a criança completar 20 dentes aos 30 meses de idade. O lactente pode salivar de forma excessiva durante meses até o aparecimento dos dentes. Durante o aparecimento dos dentes, as gengivas incham no local em que vai nascer um dente. Em crianças maiores, os dentes permanentes substituem os dentes decíduos mais lentamente e com pouco desconforto, entre 5 e 20 anos de idade. A Figura 9.19 mostra o padrão usual de erupção dos dentes permanentes.

Procure cáries dentárias, problemas de alinhamento e sinais de infecção das gengivas. Teste o nono nervo craniano (glossofaríngeo) fazendo a criança identificar gostos com a parte posterior da língua.

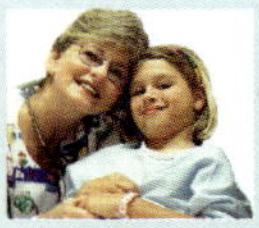

Dentes natais (presentes ao nascimento) ou neonatais (que aparecem nos 30 primeiros dias de vida) devem ser avaliados por um odontopediatra para possível extração, porque existe o risco de aspiração.

Inspeção da garganta

Inspecione as amígdalas (tonsilas), a úvula e a orofaringe. Avalie a garganta da criança durante um bocejo ou durante o choro, porque tentativas forçadas de deprimir a língua com um abaixador provocam uma forte elevação reflexa da base da língua, que bloqueia a visão da faringe. Crianças pequenas precisam de restrição de movimentos para que a enfermeira possa baixar a língua e olhar o fundo da boca sem ferir a criança (Figura 9.20). Pedir a

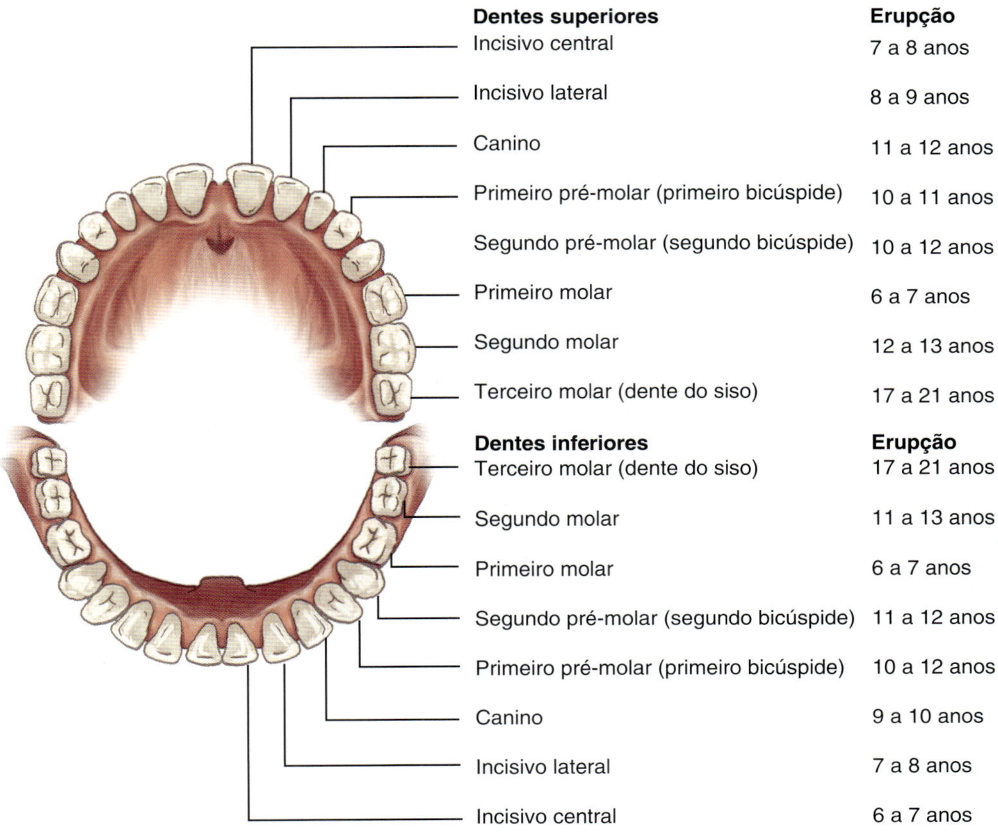

● Figura 9.19 Sequência de erupção dos dentes permanentes.

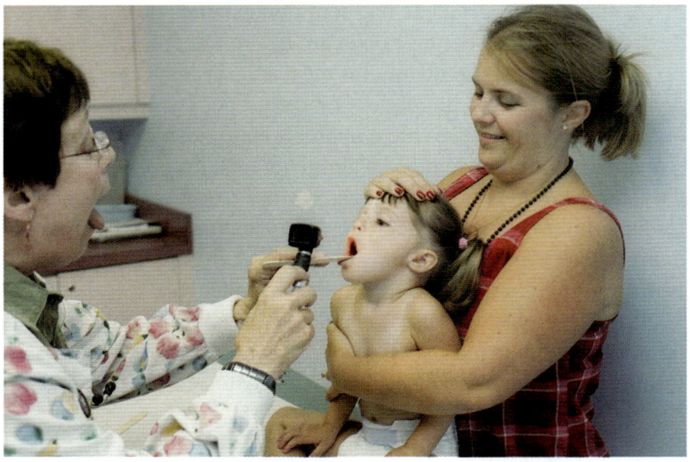

● Figura 9.20 Crianças pequenas precisam de contenção para que o exame da garganta possa ser feito com segurança.

uma criança maior para abrir bem a boca, esticar a língua e dizer "aaah" simultaneamente possibilita uma visão rápida das amígdalas e da faringe sem a necessidade de uso de um abaixador de língua, mas a enfermeira deve ser muito rápida, porque a língua se eleva muito depressa após essas manobras.

Amígdalas em geral não são vistas em lactentes. Quando a criança começa a andar, as amígdalas aumentam muito, diminuindo novamente de tamanho até os 9 anos de idade. As amígdalas devem ser róseas e com frequência têm criptas na superfície, às vezes cheias de fragmentos. A úvula está centralizada? Ela se eleva quando o reflexo faríngeo (reflexo do vômito) é provocado (décimo nervo craniano, ou nervo vago). Inspecione a orofaringe, que deve ser rósea e não deve ter exsudato.

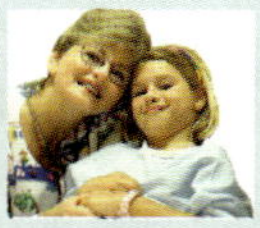

Se o reflexo faríngeo for inadvertidamente provocado em uma criança muito doente, a perviedade das vias respiratórias pode ser comprometida. Por isso, para examinar a faringe deve-se pedir à criança para dizer "aaah", em vez de usar um abaixador de língua.

Tórax e pulmões

A avaliação do tórax e dos pulmões começa pela observação do formato e do contorno do tórax e pela determinação do processo da respiração. A ausculta dos pulmões é essencial, porque crianças têm infecções e distúrbios respiratórios frequentes e podem mostrar alterações do esforço e dos ruídos respiratórios. Observe a coloração da criança, que deve ser rósea; cianose indica hipoxia. Pesquise estridor (som inspiratório agudo), roncos expiratórios ou sibilos (audíveis sem o estetoscópio), e tosse. Registre o tipo e a intensidade da tosse. Observe o leito ungueal à procura de baqueteamento, que ocorre em condições hipóxicas crônicas.

Tórax

Examine o tórax com a cabeça na linha média para determinar o tamanho e o formato, assim como simetria, movimentos e marcos ósseos. O tórax do recém-nascido deve ser liso e redondo, com diâmetro transverso quase igual ao diâmetro anteroposterior. O formato do tórax progride para o do adulto até os 5 a 6 anos de idade. Nessa época, o diâmetro anteroposterior é cerca de metade do diâmetro transverso (Figura 9.21). No ponto em que o apêndice xifoide encontra as margens costais, o ângulo costal deve ser de 90° ou menos. Verifique se há deformidades estruturais, como peito escavado (esterno deprimido) ou peito carinado (esterno protuberante) (Figura 9.22). Observe a simetria do movimento do tórax durante a respiração. Lactentes e infantes apresentam respiração basicamente diafragmática, e tórax e abdome elevam-se e baixam juntos. Crianças maiores, em especial meninas adolescentes, apresentam respiração torácica, mas o abdome e o tórax continuam a se elevar e baixar juntos. Assimetria dos movimentos da parede torácica é um achado anormal.

Observe a profundidade e a regularidade das incursões respiratórias, notando a duração das fases inspiratória e expiratória. O recém-nascido e lactentes pequenos têm padrões respiratórios irregulares. Lactentes maiores e crianças devem ter um padrão respiratório mais regular.

Avalie o esforço respiratório observando se há batimentos das asas do nariz, que indicam dificuldade respiratória. Observe

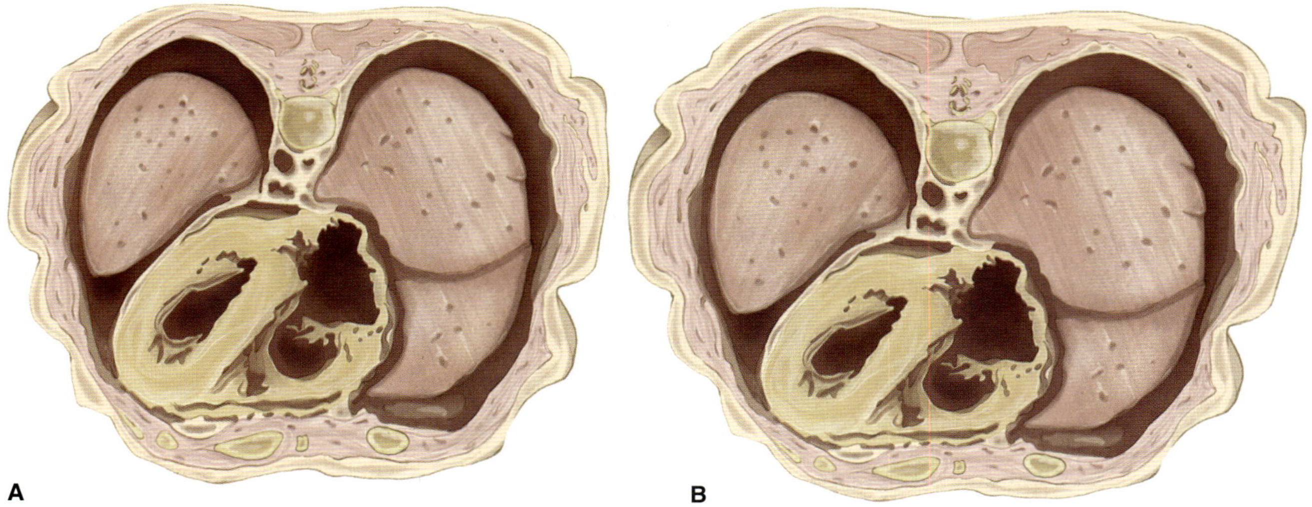

A

B

● Figura 9.21 (A) O tórax do recém-nascido é arredondado. (B) O diâmetro anteroposterior do tórax adulto é cerca de metade do diâmetro transverso.

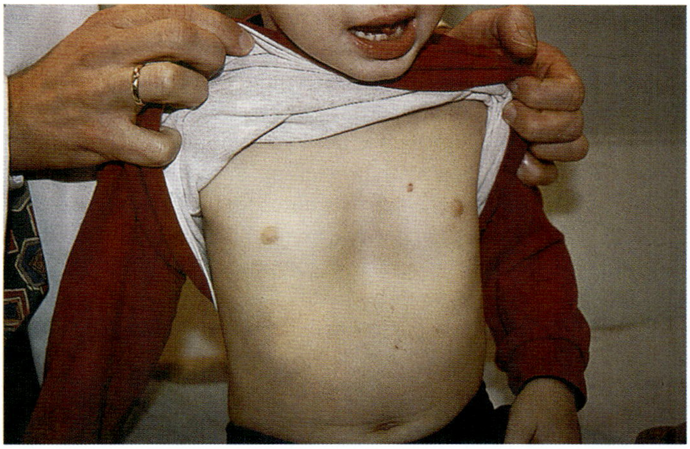

● Figura 9.22 Peito escavado. Observe a depressão na área do apêndice xifoide.

o uso de músculos acessórios na parede torácica e nos ombros, normalmente ausente. Se houver retrações, anote a localização e a intensidade. Localizações típicas de retrações incluem as regiões intercostais, subcostais, supraesternais, subesternais e claviculares (Figura 9.23). Preste atenção à posição que a criança adota para respirar com conforto: crianças com dificuldade respiratória às vezes sentam-se inclinadas para a frente e sentem-se desconfortáveis ao deitar ou falar.

Pulmões

Um examinador experiente palpa e percute os pulmões antes da **ausculta** dos ruídos respiratórios. Verifique a simetria dos movimentos respiratórios palpando com os dedos juntos ao longo da margem costal na frente ou atrás do tórax. O movimento deve ser simétrico. Verifique o frêmito toracovocal (normal) com as regiões palmares ou com as pontas dos dedos enquanto o lactente chora ou, com uma criança maior, enquanto ela diz "33". Em crianças maiores, percuta indiretamente os pulmões, observando a ressonância sobre os campos pulmonares. Pode haver hiperressonância em doenças que provocam hiperaeração dos pulmões, como asma brônquica.

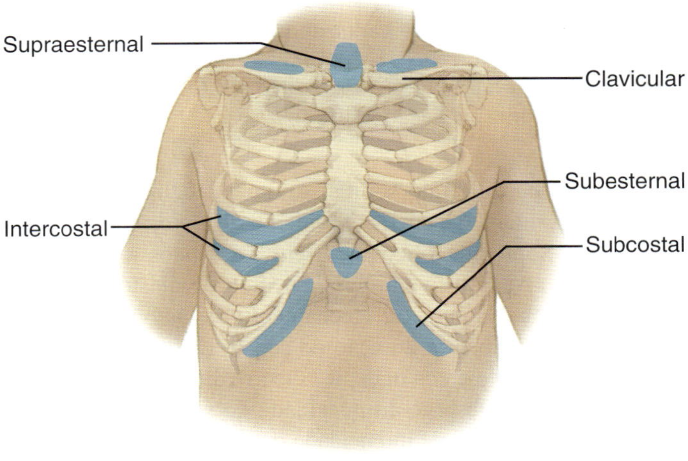

● Figura 9.23 Localização de retrações.

Ausculta

Use a campânula do estetoscópio ou um diafragma pequeno para auscultar o lactente ou o infante. O diafragma de tamanho adulto pode ser usado em adolescentes. Ausculte os campos pulmonares com o lactente ou o infante sentado, mesmo que isso exija colocar a criança no colo do genitor. Lactentes e infantes têm ruídos respiratórios altos porque têm uma parede torácica fina. Os ruídos devem ser claros quando existe aeração adequada em todos os campos pulmonares. Escute uma inspiração e expiração completa nos ápices dos pulmões e nos dois lados dos campos pulmonares, comparando sistematicamente o esquerdo e o direito. Ausculte sobre as paredes posterior e anterior, e nas regiões axilares.

Algumas brincadeiras podem estimular crianças pequenas a respirar profundamente durante a avaliação dos pulmões. A criança pode soprar uma bola de algodão no ar, um cata-vento ou pode "apagar" a luz da lanterna. Crianças maiores conseguem respirar profundamente quando instruídas.

A criança que tem um distúrbio respiratório ou está em sofrimento respiratório pode apresentar murmúrio vesicular diminuído, em geral nas bases dos pulmões. Sons respiratórios diminuídos são mais suaves do que os sons da aeração adequada. Em lactentes ou infantes saudáveis, nenhum som adventício deve ser auscultado. Se forem auscultados sons respiratórios ruidosos em um lactente ou criança pequena, em especial em todos os campos pulmonares, compare com os sons auscultados sobre a traqueia e no nariz. Em lactentes e infantes com secreções nasofaríngeas, podem-se auscultar sons transmitidos para os campos pulmonares. Esses sons em geral desaparecem com a tosse ou com aspiração das vias respiratórias, e não são ruídos adventícios verdadeiros. Anote ruídos respiratórios adventícios, como sibilos ou estertores, registrando sua localização e se eles são auscultados à inspiração, à expiração ou em ambas. É muito importante descrever ruídos respiratórios anormais, e não tentar classificá-los. Ruídos pulmonares adventícios estão associados a inúmeros distúrbios, e é necessária grande experiência para classificá-los adequadamente. Ruídos respiratórios adventícios devem ser relatados para avaliação adicional.

Mamas

Avalie as mamas de crianças de todas a idades e dos dois sexos. Observe o tamanho das mamas em relação à idade da criança. Palpe os linfonodos axilares durante a avaliação das mamas.

Inspeção

Observe a posição, o formato, o tamanho, a simetria e a coloração das mamas. Recém-nascidos dos dois gêneros apresentam mamilos inchados por causa da influência dos estrogênios maternos, mas em algumas semanas os mamilos devem estar planos, permanecendo assim na criança pré-púbere. Nas crianças, os mamilos têm localização lateral à linha hemiclavicular, em geral entre a quarta e a quinta costelas. A aréola fica mais escura quando a criança se aproxima da puberdade. Em crianças com sobrepeso, as mamas parecem aumentadas devido ao tecido adiposo. Observe a localização de mamilos adicionais (supranumerários), se estiverem presentes; eles podem parecer manchas elevadas ou parecidas com mamilos, com pigmentação escura. Em geral não são preocupantes quando não mudam com o tempo, mas podem estar associados a distúrbios renais.

Observe o estado atual de desenvolvimento das mamas: tamanho da aréola, elevação do mamilo e aumento do tamanho da mama. O desenvolvimento das mamas femininas pode começar até mesmo aos 8 anos de idade, mas na maioria das meninas já começou até os 13 anos. O desenvolvimento das mamas segue um padrão característico, mas em geral é assimétrico, com uma mama maior que a outra durante toda a vida. A escala de maturidade sexual desenvolvida por Tanner em 1962 é usada para descrever o desenvolvimento das mamas (**estágios de Tanner**; Figura 9.24). Meninos adolescentes podem apresentar ginecomastia (aumento do tecido da mama), por causa das alterações hormonais da puberdade. Quando os níveis hormonais se estabilizam, os mamilos se tornam planos nos meninos adolescentes. Ginecomastia ocasional é causada pelo uso de maconha, esteroides anabolizantes ou por disfunção hormonal.

Palpação

Palpe as mamas de maneira sistemática. Um nódulo doloroso à palpação sob o mamilo confirma as alterações da puberdade. Essas alterações podem ser difíceis de avaliar em meninas com tecido adiposo excessivo. O tecido normal da mama deve ser liso, firme e elástico. Observe se existem massas ou nódulos. Palpe os linfonodos axilares com o braço da criança relaxado ao longo do corpo, mas discretamente abduzido. Observe o tamanho e a textura dos linfonodos, se palpáveis.

Coração e perfusão periférica

O exame do coração em crianças é idêntico ao exame em adultos, exceto pelo foco da atenção do observador. Cardiopatias congênitas são as causas mais comuns de problemas cardíacos em crianças, e apresentam-se de modo diferente das doenças cardíacas de adultos.

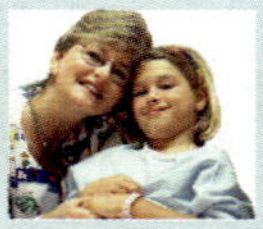

Quanto menor a criança, maior a resposta da frequência cardíaca a mudanças de atividade. A frequência cardíaca aumenta com febre, medo, choro ou ansiedade, e diminui com sono, sedação ou estimulação vagal.

Inspeção

Observe a postura da criança. Note se há palidez, cianose, pele mosqueada ou edema, que podem indicar problemas cardiovasculares. Inspecione o tórax anterior olhando a partir do lado, notando simetria da forma e de movimentos. Observe o impulso apical, que é visível em cerca de metade das crianças. Ele ocorre no PIM, que se localiza no quarto espaço intercostal medialmente à linha hemiclavicular esquerda até os 4 anos de idade, no quarto espaço intercostal na linha hemiclavicular esquerda dos 4 aos 6 anos, e depois no quinto espaço intercostal lateralmente à linha hemiclavicular esquerda a partir dos 7 anos de idade (Figura 9.25). Observe se há baqueteamento digital ou distensão venosa jugular, que estão associados a cardiopatia congênita.

Palpação

Usando as pontas dos dedos, palpe o tórax à procura de elevações ou frêmitos, que são anormalidades. Palpe o pulso apical na área do PIM (ver Figura 9.25). Verifique os pulsos e compare os pulsos nas partes inferior e superior do corpo, assim como à esquerda e à direita, observando a força e as características (Figura 9.26). Os pulsos pediosos, braquiais e femorais são em geral palpados com facilidade. O pulso radial é muito difícil de palpar em crianças com menos de 2 anos de idade. Note o calor das extremidades. Para avaliar o tempo de enchimento capilar, comprima delicadamente sobre os leitos ungueais, soltando com rapidez. Observe o tempo necessário para o enchimento e a volta da coloração original. Compare o tempo de enchimento capilar dos dedos das mãos com o dos dedos dos pés. Um tempo de enchimento capilar menor que 3 s indica perfusão adequada.

Ausculta

Ausculte o coração com a criança em duas posições, sentada com as costas retas e reclinada (Figura 9.27). Ausculte a frequência cardíaca na área do PIM (ver Figura 9.25). Quando começar a ausculta, ouça primeiro a respiração e note seu ritmo, para não confundir os ruídos cardíacos com os pulmonares. Um bebê que está chorando pode ajudar prendendo a respiração brevemente durante uma interrupção do choro. Quando você estiver certa de que está auscultando o coração, faça-o durante 1 a 3 min, por causa da irregularidade do ritmo em algumas crianças. Conte a frequência cardíaca, que deve coincidir com a do pulso arterial palpado (radial ou braquial).

Desenvolva uma abordagem sistemática para auscultar o coração. Ausculte os quatro focos valvares anteriores (Figura 9.28). Em lactentes ou infantes, ausculte também o coração na região axilar e nas costas (alguns sopros se irradiam para essas áreas). Verifique B1, B2 e se existem bulhas cardíacas adicionais ou sopros. B1 em geral é mais forte nos focos mitral e tricúspide, e aumenta a intensidade com febre, exercício e anemia. B2 em geral é mais intensa nos focos aórtico e pulmonar. Desdobramento de B2 auscultado no ápice ocorre em muitos lactentes e infantes. B3 pode ser auscultada em muitas crianças saudáveis, e é considerada normal, embora crianças com problemas cardíacos crônicos possam desenvolver B3 quando há insuficiência cardíaca congestiva. B4 em geral é considerada anormal, ocorrendo com maior frequência em doenças cardíacas.

Arritmia sinusal é um achado comum e normal em crianças e adolescentes. Consiste em um ritmo cardíaco irregular: a frequência cardíaca aumenta com a inspiração e diminui com a expiração. Se a criança prender a respiração, o ritmo fica regular.

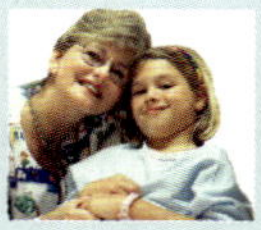

B1 não deve variar de intensidade em um determinado foco. Se variar, isso pode indicar arritmia cardíaca, e a criança deve ser encaminhada para uma avaliação adicional.

Ausculte pesquisando sopros. Anote a localização (onde o sopro é mais intenso) e em que momento do ciclo cardíaco ocorre o sopro. Sopros sistólicos ocorrem associados a B1 (fechamento das valvas atrioventriculares). Sopros diastólicos ocorrem em associação com B2 (fechamento das valvas semilunares). Observe também a duração do sopro. Ele ocorre no início ou no fim da sístole ou da diástole? Ocorre durante toda a sístole (holossistólico)? Observe a intensidade do sopro. A Tabela 9.5 mostra a classificação da intensidade de sopros.

Sopros inocentes ocorrem com frequência em crianças por causa da circulação mais dinâmica, da parede torácica mais fina e de

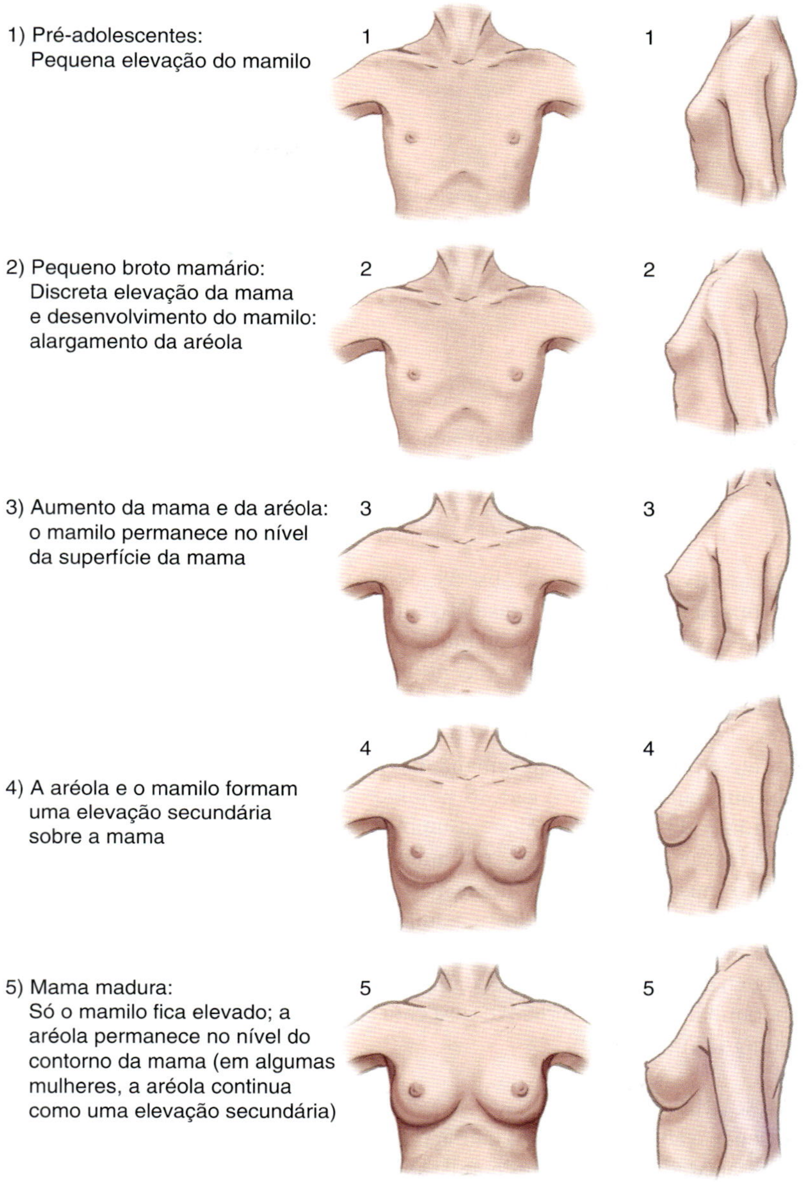
1) Pré-adolescentes:
Pequena elevação do mamilo
1
1
2) Pequeno broto mamário:
Discreta elevação da mama
e desenvolvimento do mamilo:
alargamento da aréola
2
2
3) Aumento da mama e da aréola:
o mamilo permanece no nível
da superfície da mama
3
3
4) A aréola e o mamilo formam
uma elevação secundária
sobre a mama
4
4
5) Mama madura:
Só o mamilo fica elevado; a
aréola permanece no nível do
contorno da mama (em algumas
mulheres, a aréola continua
como uma elevação secundária)
5
5

● **Figura 9.24** Escala de maturidade sexual de Tanner para o desenvolvimento das mamas.

vasos mais angulados da criança. Um sopro inocente é auscultado com maior frequência no segundo ou no quarto espaços intercostais, e em geral é sistólico. O sopro inocente não é grave nem agudo e é musical. Os sopros inocentes desaparecem com frequência quando a criança muda de posição. Um sopro venoso auscultado na área supraclavicular, podendo irradiar-se para baixo no tórax, é considerado inocente. Encaminhe qualquer criança que apresente um sopro para um cardiologista, para avaliação adicional.

Abdome

O abdome contém órgãos relacionados com os sistemas geniturinário e linfático, além do sistema gastrintestinal. Essas estruturas na criança ficam mais ou menos no mesmo lugar que no adulto. A divisão do abdome em quatro quadrantes simplifica a descrição da localização normal dos órgãos e o relato de anormalidades. Trace duas linhas imaginárias, uma vertical do apêndice xifoide até a sínfise pubiana e outra perpendicular passando pelo umbigo. A sequência do exame físico é alterada na avaliação do abdome. A ausculta é feita antes da percussão e da palpação, porque a manipulação do abdome inferior modifica os ruídos intestinais.

Inspeção

Inspecione o tamanho, o formato e a simetria do abdome. O abdome do lactente e do infante é arredondado e protuberante até a musculatura abdominal ficar bem desenvolvida. Apesar de arredondado, o abdome não deve estar distendido (em nenhuma idade). Na adolescência, a postura é mais ereta, e o abdome começa a parecer plano quando o adolescente está em pé e côncavo quando está em decúbito dorsal. A pele fina de crianças pequenas pode deixar à mostra a circulação venosa superficial em todo o abdome. Inspecione os movimentos do abdome. Com o olhar no

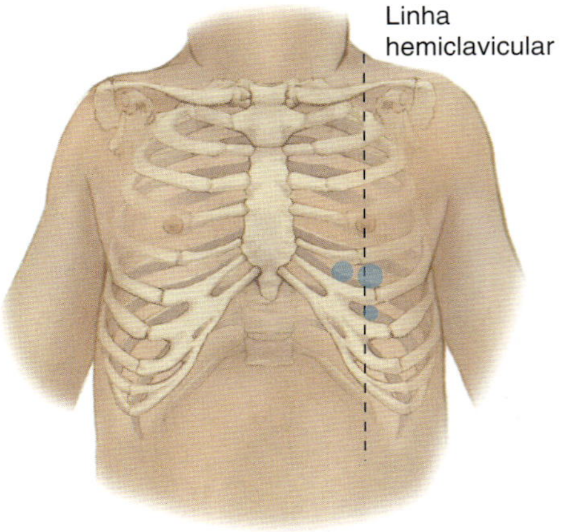

● Figura 9.25 O ponto de intensidade máxima (PIM) ou impulso apical.

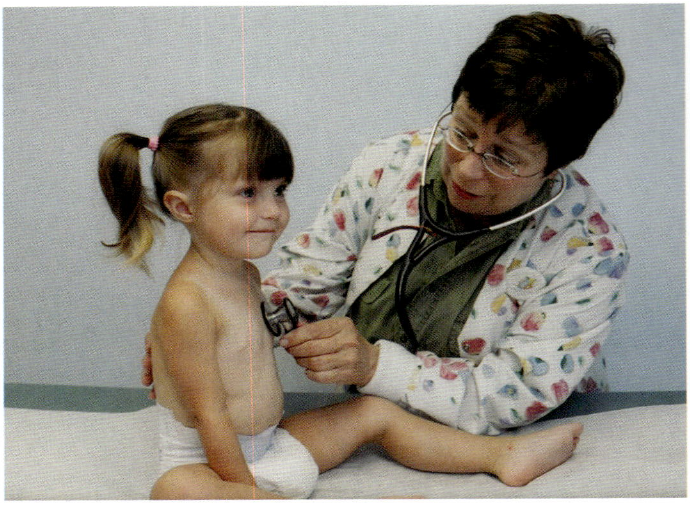

● Figura 9.27 Ausculta do coração de uma criança.

mesmo nível do abdome, observe os movimentos simultâneos do tórax e do abdome. Ondas peristálticas visíveis são anormais e devem ser relatadas imediatamente.

Inspecione o umbigo do recém-nascido, observando a coloração e qualquer sangramento, odor ou secreção. O coto umbilical deve secar devagar, tornando-se negro e duro, e se desprender até o final da segunda semana de vida. Observe se há secreção ou granulação no local do umbigo, o que indica secagem retardada do coto. Inspecione o umbigo de lactentes maiores e de crianças em busca de hérnia umbilical. Como o umbigo divide o músculo reto abdominal, não é incomum observar uma hérnia umbilical projetando-se e aumentando de tamanho quando o lactente ou o infante defeca ou chora (Figura 9.29). Esse é um achado benigno, que em geral desaparece quando a parede abdominal fica mais forte. Adolescentes podem ter *piercings* no umbigo (Figura 9.30).

Ausculta

Ausculte o abdome usando o diafragma ou a campânula do estetoscópio apertado com firmeza contra o abdome. Conte os ruídos intestinais em cada quadrante durante 1 min inteiro. Os ruídos intestinais devem ser auscultados algumas horas após o nascimento e devem permanecer durante toda a vida. Observe se os ruídos são normais, hiperativos, hipoativos ou ausentes. Ruídos intestinais normais podem ser descritos como roncos, borbulhas ou cliques. Pode ocorrer diminuição dos ruídos intestinais após cirurgia. Peristalse hiperativa é comum nos casos de diarreia. Classifique os ruídos intestinais como ausentes após escutar durante 5 min em cada área. A ausência de ruídos intestinais indica íleo paralítico ou peritonite.

Percussão

Percuta indiretamente todas as áreas do abdome. Achados normais incluem macicez ao longo das rebordas costais e timpanismo no resto do abdome. Bexiga cheia pode provocar macicez à percussão.

Palpação

Palpe o abdome com a criança em decúbito dorsal. Se as pernas da criança forem suficientemente pequenas, os joelhos podem ser

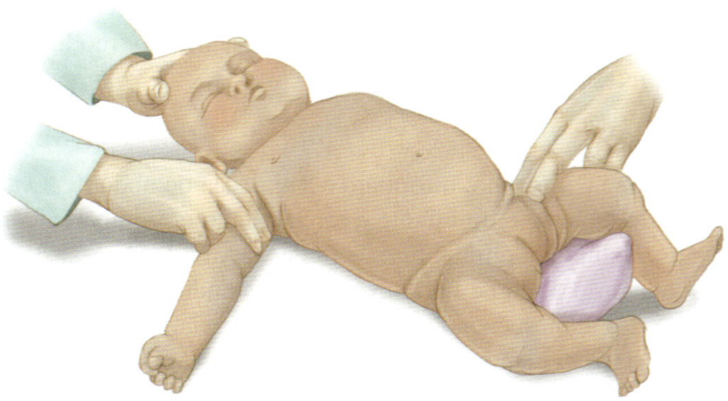

● Figura 9.26 É importante avaliar os pulsos braquial e femoral ao mesmo tempo para determinar diferenças de força e de características.

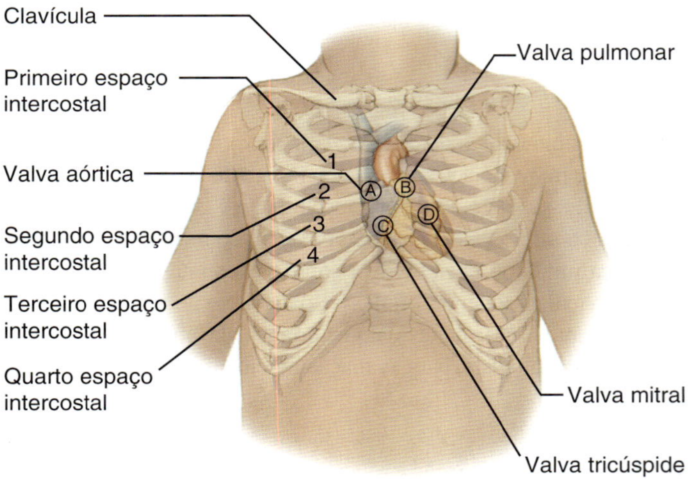

● Figura 9.28 Áreas para onde os sons das valvas cardíacas se irradiam. A: valva aórtica – segundo espaço intercostal, à direita do esterno. P: valva pulmonar – segundo espaço intercostal, à esquerda do esterno. T: valva tricúspide – quarto espaço intercostal, à direita do esterno. M: valva mitral – quarto espaço intercostal, na linha hemiclavicular esquerda.

Tabela 9.5 Classificação dos sopros cardíacos em crianças

Grau	Som
1	Mal é percebido; audível algumas vezes, outras não. Em geral auscultado apenas com grande concentração
2	Suave, auscultado sempre que o tórax é auscultado
3	Audível, com intensidade intermediária
4	Audível com frêmito palpável
5	Forte, audível com a borda do estetoscópio levantada do tórax
6	Muito forte, audível com o estetoscópio próximo do tórax mas sem tocá-lo

levantados com a mão não dominante para flexionar os quadris e relaxar o abdome. Faça a palpação de todos os quadrantes de modo sistemático, primeiro superficial e depois profundamente. Aplique pressão leve com as pontas dos dedos para a palpação superficial, avaliando a sensibilidade e o tônus muscular (Figura 9.31). Observe o turgor da pele elevando um pouco de pele e deixando-a voltar ao lugar. A palpação profunda permite avaliar as vísceras e detectar massas. Coloque uma das mãos sobre a outra e palpe dos quadrantes inferiores para os superiores (Figura 9.31). A borda do fígado deve ser palpada na altura da reborda costal direita e a ponta do baço é palpada na altura da reborda costal esquerda. O cólon descendente pode ser palpado no quadrante inferior esquerdo como uma pequena coluna, e a bexiga como um balão macio abaixo do umbigo. Os rins raramente são palpáveis. O abdome deve estar relaxado e indolor à palpação. Registre firmeza, dor à palpação ou massas. Palpe a área inguinal pesquisando se há hérnias ou linfonodos aumentados.

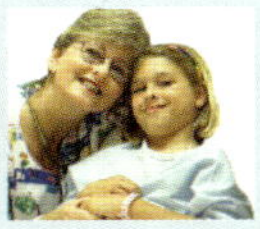

Para diminuir a sensação de cócegas durante a palpação abdominal, coloque uma das mãos (plana, quente e parada) sobre o abdome, distraindo a criança antes do início da palpação. Uma alternativa é palpar primeiro com a mão da criança sob a mão do examinador.

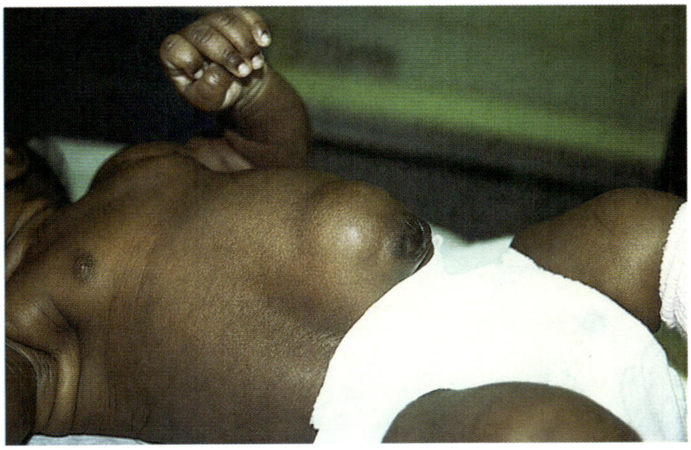

● **Figura 9.29** A hérnia umbilical pode aumentar de tamanho quando a criança chora.

Genitália e ânus

O exame da genitália deve seguir a avaliação abdominal em crianças menores, e deve ser feito no final da avaliação em adolescentes. Embora o ânus seja parte do tubo digestório, é mais bem avaliado durante o exame da genitália. Garanta privacidade para crianças maiores e adolescentes. Mantenha a criança o máximo possível coberta. A abordagem deve ser natural e objetiva para deixar a criança ou o adolescente à vontade. Durante o exame genital, ensine à criança ou ao adolescente variações normais e alterações da puberdade, e temas relacionados com promoção da saúde.

Meninos

Inspecione o pênis e a bolsa escrotal observando o tamanho, a coloração, a integridade da pele e massas. O pênis de um menino obeso pode parecer pequeno por causa de dobras cutâneas adicionais. O tamanho do pênis deve ter correlação com a fase da puberdade (Figura 9.32). No pênis existe o prepúcio que cobre a glande, dando proteção e lubrificação. Não retraia o prepúcio com força. Em meninos circuncidados, o meato urinário fica exposto e deve estar na ponta da glande. Verifique se existe secreção no meato. Se possível, observe o jato de urina para verificar a força do fluxo e a perviedade do orifício uretral. Lesões de pele podem indicar doenças sexualmente transmissíveis. Um prepúcio que não pode ser retraído em um menino de mais de 3 anos pode indicar fimose. Registre achados anormais.

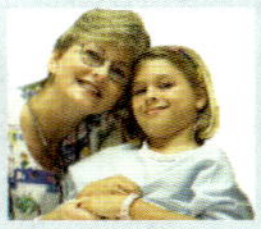

O momento ideal para avaliar a força do jato urinário e o reflexo de ereção é quando se abre a fralda de um lactente do sexo masculino. O ar frio promove a micção e a ereção.

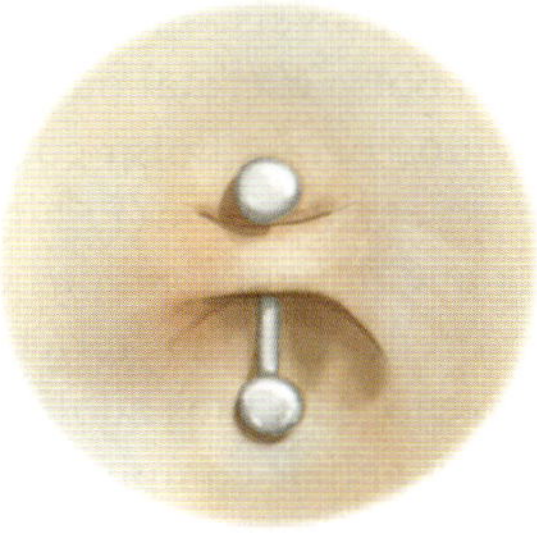

● **Figura 9.30** O local do *piercings* no umbigo não deve apresentar infecção.

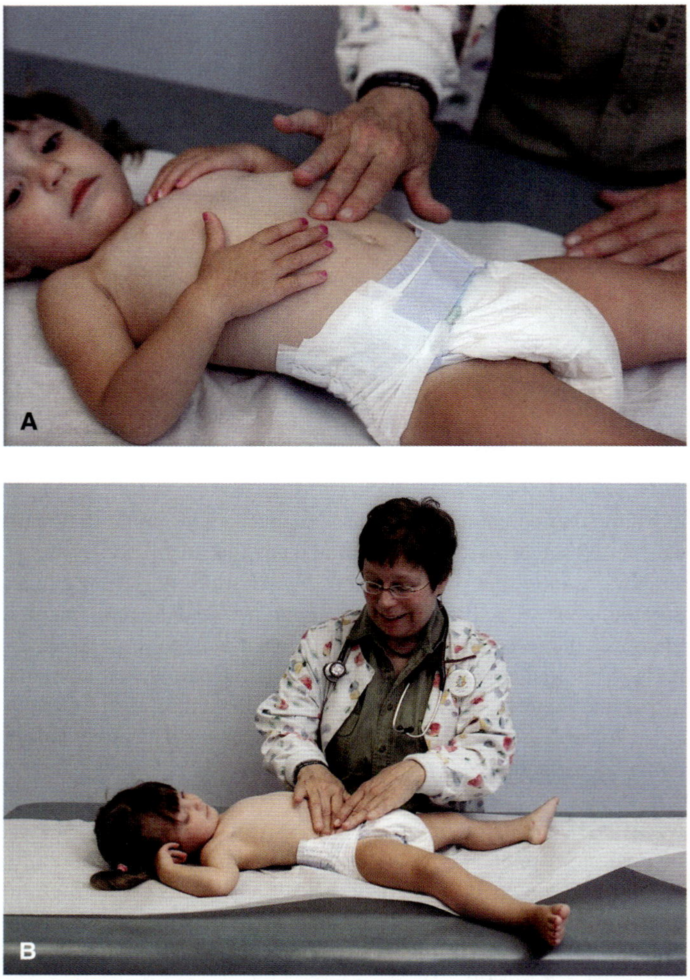

● Figura 9.31 Palpação (**A**) superficial e (**B**) profunda do abdome.

Observe a presença e a distribuição dos pelos pubianos. Verifique o tamanho, discreta assimetria, coloração e ausência de edema da bolsa escrotal. A bolsa escrotal do recém-nascido pode estar inchada por causa de traumatismo do parto ou hormônios maternos, mas a inchação deve desaparecer nos primeiros dias de vida. A bolsa escrotal em geral tem uma pigmentação mais escura que o resto da pele do menino. A Figura 9.32 ilustra as mudanças da bolsa escrotal durante a puberdade. Examine os testículos colocando um dedo sobre o canal inguinal e palpando a bolsa com outro. Isso impede que testículos retráteis em crianças pequenas "escorreguem" para o canal inguinal. Os testículos devem ser lisos, de tamanho semelhante e livremente móveis. Em lactentes, os testículos podem ser palpados na bolsa escrotal ou no canal inguinal, de onde podem ser movidos para a bolsa com pressão suave da mão não dominante do examinador (Figura 9.33). Em meninos maiores, permita que fiquem sentados com as pernas cruzadas para diminuir o reflexo cremastérico, que retrai os testículos durante a palpação. Meninos adolescentes podem ficar em pé para a enfermeira palpar completamente a bolsa escrotal. Registre a existência ou não dos dois testículos na bolsa escrotal, ou se eles forem retráteis. Registre criptorquidia ou outros achados anormais.

Meninas

Na maioria dos casos, o exame da genitália feminina limita-se à genitália externa. O exame interno não é feito de rotina, a não ser que a adolescente seja sexualmente ativa ou solicite informação sobre controle de natalidade, ou se houver suspeita de patologia. Se for necessário um exame interno, encaminhe a criança ou adolescente para o ginecologista.

Posicione o lactente no colo do genitor ou na mesa ou berço de exame. As infantes e as meninas pré-escolares devem ser examinadas no colo do genitor, na posição de pernas de rã. Meninas em idade escolar ou adolescentes devem deitar-se na mesa ou maca de exame. Providencie privacidade cobrindo a área genital até o momento do exame.

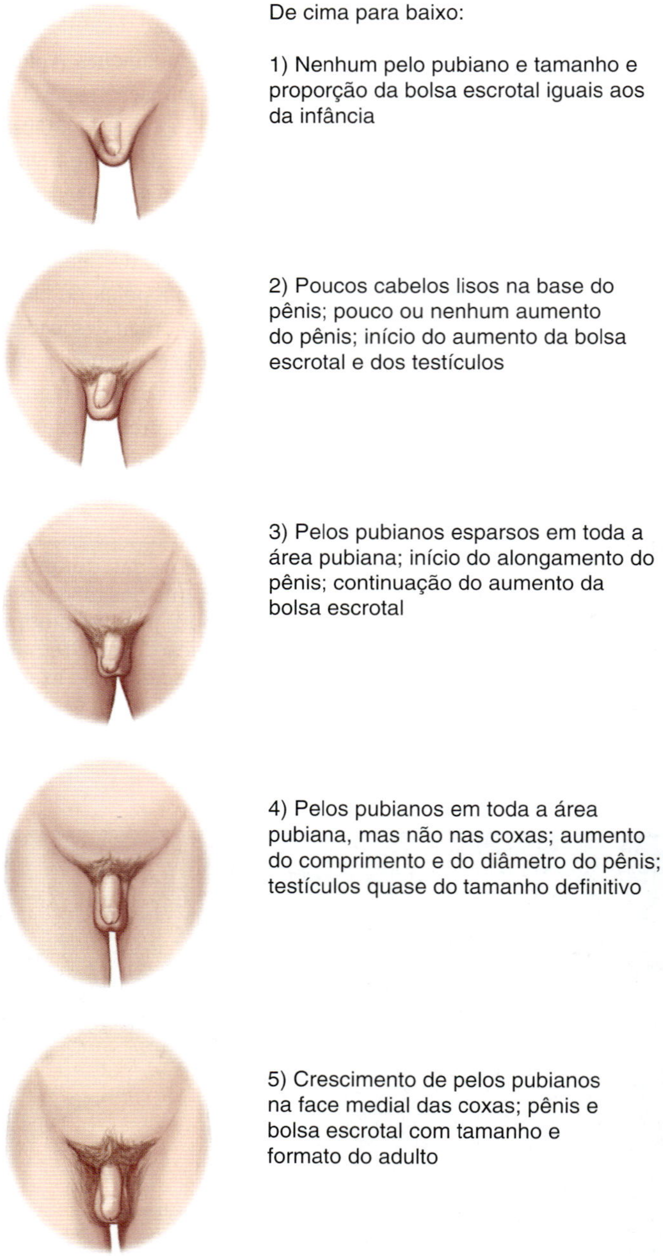

De cima para baixo:
1) Nenhum pelo pubiano e tamanho e proporção da bolsa escrotal iguais aos da infância
2) Poucos cabelos lisos na base do pênis; pouco ou nenhum aumento do pênis; início do aumento da bolsa escrotal e dos testículos
3) Pelos pubianos esparsos em toda a área pubiana; início do alongamento do pênis; continuação do aumento da bolsa escrotal
4) Pelos pubianos em toda a área pubiana, mas não nas coxas; aumento do comprimento e do diâmetro do pênis; testículos quase do tamanho definitivo
5) Crescimento de pelos pubianos na face medial das coxas; pênis e bolsa escrotal com tamanho e formato do adulto

● Figura 9.32 Escala de maturidade sexual de Tanner relativa a genitália externa e pelos pubianos.

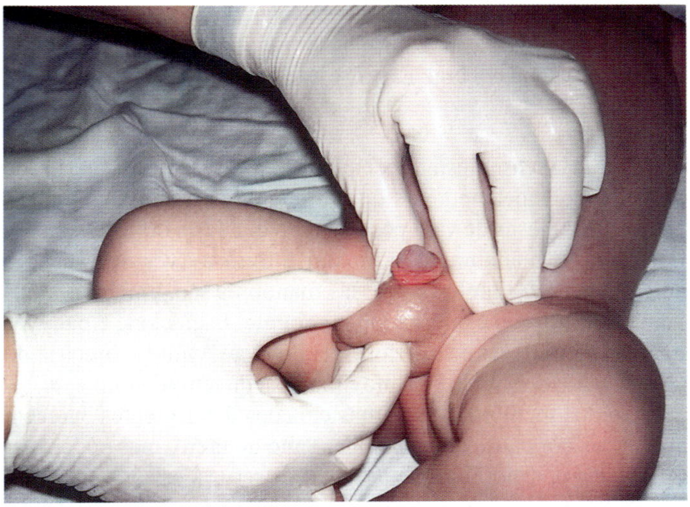

● Figura 9.33 A colocação de um dedo sobre o canal inguinal durante a palpação evita retração do testículo para o canal.

Faça uma avaliação sistemática da genitália externa. Em primeiro lugar, determine a existência e a distribuição de pelos pubianos. Lactentes e meninas pequenas (em especial as de pele escura) apresentam poucos pelos pubianos macios. Em outros casos, o aparecimento de pelos pubianos indica o início das mudanças da puberdade, às vezes antes das alterações das mamas. Os pelos pubianos em geral começam a aparecer até os 11 anos, e no máximo aos 13 anos de idade. A Figura 9.34 ilustra o desenvolvimento dos pelos pubianos em meninas durante a puberdade.

Inspecione o tamanho, a coloração e a integridade da pele dos grandes e dos pequenos lábios. Os lábios menores de recém-nascidas são inchados por causa dos efeitos dos estrogênios maternos, mas diminuem de tamanho e desaparecem sob os grandes lábios nas primeiras semanas de vida. Vermelhidão ou edema dos lábios podem ocorrer em casos de infecção, abuso sexual ou masturbação. Lesões da genitália externa podem indicar infecções sexualmente transmissíveis. Afaste com delicadeza os lábios da vulva para inspecionar o clitóris, o meato uretral e a abertura da vagina. Algumas meninas preferem elas mesmas afastarem os lábios. O meato urinário e o orifício vaginal devem ser visíveis e não devem estar ocluídos pelo hímen. Não é incomum observar uma pequena projeção do hímen para fora da vagina. Observe o tamanho do clitóris. Pesquise, no meato urinário e na abertura da vagina, se há edema e vermelhidão, que não devem estar presentes. Pesquise se há secreção vaginal. Uma pequena quantidade de secreção tinta de sangue ou mucoide pode ser observada nas primeiras semanas de vida, resultante da exposição aos hormônios maternos. Secreção mucosa discreta é normal em todas as mulheres. Registre adesão dos lábios ou outros achados anormais.

Ânus

Inspecione a área anal pesquisando fissuras, erupção cutânea, hemorroidas, prolapso ou pólipos. Examine a área anal do lactente durante a avaliação da genitália. Crianças pequenas podem deitar-se no colo do pai ou da mãe dobrando os joelhos sobre o tórax. Crianças maiores ou adolescentes podem deitar-se de bruços ou de lado. Visto que o adolescente já fica de pé para avaliação da bolsa escrotal, faça-o inclinar-se para a frente, para poder avaliar a área anal. O ânus deve parecer úmido e sem cabelos. Percuta suavemente na área anal para provocar o reflexo anal (contração rápida). Se indicado, verifique o tônus do esfíncter anal inserindo no ânus um dedo enluvado e lubrificado com gel hidrossolúvel.

Sistema musculoesquelético

A avaliação do sistema musculoesquelético inclui o exame das clavículas e dos ombros, da coluna vertebral, das extremidades e das articulações. A determinação da capacidade da criança de mover os quatro membros em toda a amplitude de movimentos também é importante.

Clavículas e ombros

Palpe as clavículas. Em recém-nascidos, sensibilidade ou crepitação revela fratura durante o nascimento. Em lactentes maiores

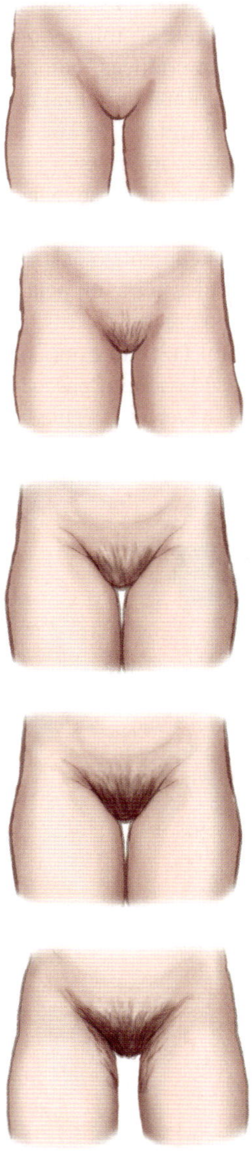

Estágio 1. Pré-adolescentes. Pelos pubianos ausentes. Monte pubiano e lábios cobertos por pelos finos, como os do abdome

Estágio 2. Crescimento esparso, na maior parte nos grandes lábios. Pelos longos, sedosos, um pouco pigmentados, lisos ou discretamente crespos

Estágio 3. Crescimento esparso, espalhando-se sobre o monte pubiano. Pelos mais escuros, mais espessos e mais crespos

Estágio 4. Pelo do tipo adulto mas sobre uma área pequena; não há pelos na face medial das coxas

Estágio 5. Tipo de pelo e padrão do adulto. Triângulo invertido. Pelos também na face medial das coxas

● Figura 9.34 Escala de maturidade sexual de Tanner dos pelos pubianos em meninas.

e infantes, uma modulação indica formação de calo ósseo após uma fratura de clavícula. Teste a força dos ombros e a função do XI nervo craniano em crianças maiores pedindo para a criança levantar os ombros e aplicando pressão para baixo.

Coluna vertebral

Observe a postura de repouso da criança e o alinhamento do tronco. A posição do recém-nascido é parecida com a posição preferida *in utero*, e é de flexão geral. Lactentes maiores movem-se mais e podem sentar-se sem ajuda na segunda metade do primeiro ano de vida. Infantes ficam de pé com uma base de apoio larga, as costas um pouco inclinadas para trás e o abdome um pouco protruso. A postura retifica-se em pré-escolares e em idade escolar. Adolescentes com frequência mostram cifose, porque o esqueleto está em crescimento rápido (Figura 9.35).

Inspecione a coluna vertebral da criança. A coluna vertebral do recém-nascido tem uma única curva em C, e permanece curva durante os primeiros 3 meses de vida. A curva cervical começa a desenvolver-se com cerca de 3 a 4 meses de vida, à medida que o lactente adquire controle da cabeça. Com 12 a 18 meses de vida, desenvolve-se a curva lombar, que corresponde ao início do andar. A coluna vertebral em formato de S em crianças maiores e adolescentes é semelhante à de adultos. A coluna vertebral deve ser flexível, com bom tônus muscular e sem rigidez. Avalie a simetria das costas e da altura dos quadris e dos ombros.

Ao examinar pré-adolescentes e adolescentes, pesquise se há escoliose. Ver mais informações sobre triagem de escoliose no Capítulo 23. A triagem de escoliose em geral é feita durante o exame da criança em boa saúde pelo médico ou pela enfermeira, ou pela enfermeira da escola em determinado dia do ano escolar.

Observe a mobilidade da coluna vertebral fazendo as crianças inclinarem-se para a frente e para os lados. Flexione o pescoço e mova-o de um lado para o outro. Não deve haver resistência nem dor. Pesquise se há coloração diferente, tufos de cabelo ou depressões. Um cisto pilonidal normal é encontrado às vezes na base da coluna vertebral, mas não deve haver tufo de pelos nem nevos ao longo da coluna vertebral. Registre e relate achados anormais.

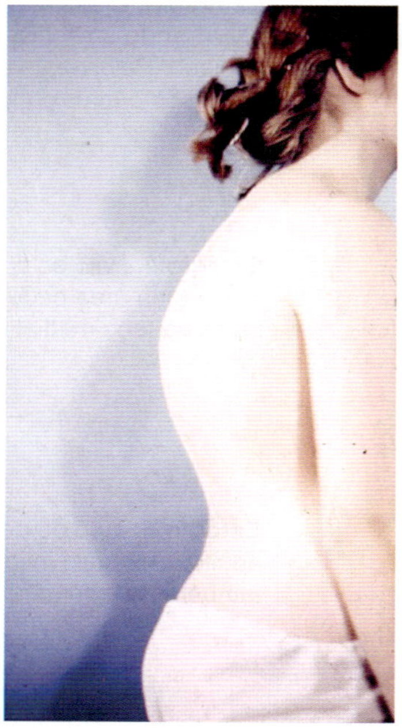

● Figura 9.35 A postura da adolescente mostra cifose.

Membros

Todas as crianças, mesmo recém-nascidas, devem ser capazes de mover espontaneamente os quatro membros. Examine crianças abaixo de 6 meses de vida pesquisando displasia do quadril; para isso, faça as manobras de Ortolani e Barlow (ver informações adicionais no Capítulo 23). Essas manobras são, em geral, mais bem feitas por um examinador experiente. Inspecione e palpe os membros inferiores e superiores da criança. Avalie a simetria do tamanho, do contorno, dos movimentos, da temperatura e da coloração dos membros. As pernas e os pés dos lactentes parecem arqueadas por causa do posicionamento no útero, mas podem ser retificados por mobilização passiva. Observe a criança em pé. O arqueamento das pernas (rotação tibial interna) diminui à medida que o infante começa a sustentar o próprio peso e em geral desaparece no segundo ou no terceiro ano de vida, com o aumento da força dos músculos e dos ossos. Quando persiste além dessa idade, é chamado genuvaro. Genuvalgo em geral persiste até os 7 anos de idade. Observe a criança andando e verifique se há dificuldade de posicionamento das pernas ou de equilíbrio. Se a criança reluta em andar, use brincadeiras para estimular o comportamento. O escolar deve ter marcha e aspecto das pernas semelhantes aos de adultos.

Registre o pé chato (pé plano) do infante e do pré-escolar. O arco plantar se desenvolve à medida que a criança cresce e os músculos se fortalecem, embora algumas crianças mantenham pés chatos flexíveis, considerados uma variação normal.

Avalie a amplitude de movimentos passivos dos membros dos lactentes pequenos. A incapacidade de retificar o pé até a linha média indica pé torto congênito. Conte os dedos e os artelhos, observando anormalidades como polidactilia (aumento do número de dedos) ou sindactilia (fusão dos dedos). Palpe as articulações, observando a temperatura e a sensibilidade. Verifique a mobilidade das articulações dos membros superiores e inferiores testando a amplitude de movimentos. Determine a força muscular dos membros inferiores fazendo com que a criança empurre sua mão com a região plantar. Avalie a força muscular dos membros superiores fazendo com que a criança aperte seus dedos cruzados e/ou empurre suas mãos estendidas para cima ou para baixo.

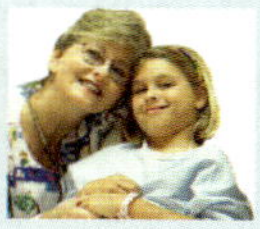

Tremores leves podem ser observados nos membros do recém-nascido.

Sistema nervoso

O exame neurológico deve incluir a determinação do nível de consciência, do equilíbrio e da coordenação, da função sensorial e dos reflexos. A função motora é avaliada na seção do sistema musculoesquelético. A função dos nervos cranianos em geral é testada em outras partes do exame físico.

Nível de consciência

Em recém-nascidos e lactentes, observe o estado de alerta e a atenção aos pais e ao ambiente. Lactentes maiores, infantes e pré-escolares interagem com outras pessoas. Crianças menores mostram orientação por interações positivas com membros da família e por choro ou nervosismo quando se sentem ameaçadas. Escolares devem saber o próprio nome e onde estão e, alguns anos mais tarde, também devem saber a data (mesmo que seja apenas o dia da semana).

Equilíbrio e coordenação

Equilíbrio e coordenação são controlados pelo cerebelo. Observe a marcha da criança para avaliar o equilíbrio e a coordenação. Observe infantes e crianças maiores levantando-se e andando a partir de uma posição sentada ou em decúbito dorsal. Elas devem ser capazes de ficar de pé e se equilibrar sem esforço e sem se apoiar em objetos. Continue a testar a função cerebelar fazendo a criança pequena se desviar ou dar pequenos saltos, e pedindo à criança maior ou ao adolescente para encostar as pontas dos dedos de um pé no calcanhar do outro pé ao caminhar. Outros testes da função cerebelar responsável pelo equilíbrio e pela coordenação são discutidos no Boxe 9.3. Demonstre cada teste e verifique se a criança entendeu as instruções.

Testes sensoriais

Partes dos testes sensoriais relacionados com nervos cranianos, visão, audição, paladar e olfato já foram incorporadas a outras seções do exame físico. Teste o quinto nervo craniano (trigêmeo) tocando levemente a bochecha da criança com uma bola de algodão. O lactente pequeno vira-se para o lado tocado. Com a criança de olhos fechados, peça que ela identifique outros locais tocados, para avaliar a sensibilidade. Peça à criança para dizer quando e onde foi tocada. Transforme essa atividade em uma brincadeira, para estimular a cooperação de crianças menores. Em crianças maiores, que sabem a diferença entre afiado e rombudo, teste essas sensações com a criança de olhos fechados. Use a extremidade curva de um abaixador de língua como objeto rombo e a outra extremidade quebrada como objeto afiado. A criança deve ser capaz de distinguir as sensações.

Boxe 9.3

- **Romberg.** Peça ao escolar ou adolescente para ficar em pé com os olhos fechados e os braços pendendo ao longo do corpo. Observe se a criança se inclina, ficando perto para evitar que ela caia. Isto é considerado um teste de Romberg positivo e indica disfunção cerebelar

Para os testes descritos adiante a criança deve demonstrar exatidão e habilidade:

- **Calcanhar-perna.** Faça a criança deitar-se em decúbito dorsal, colocar um calcanhar sobre o joelho do lado oposto e deslizar o calcanhar pela perna, até o pé.
- **Movimentos alternados rápidos.** A criança bate nas coxas com as mãos, levanta e gira as mãos e bate de novo nas coxas com o dorso das mãos, repetindo o processo várias vezes. Outro teste é fazer a criança tocar com o polegar cada um dos outros dedos da mão, começando pelo dedo indicador, mudando de direção quando o dedo mínimo é alcançado e repetindo o processo várias vezes
- **Dedo com dedo.** Com os olhos abertos, a criança toca o dedo estendido do examinador com seu dedo indicador, e toca em seguida o próprio nariz com o mesmo dedo. O examinador move seu dedo para pontos diferentes e a criança repete o processo várias vezes
- **Dedo-nariz.** Com os olhos fechados, a criança estende o braço e o dedo indicador e depois toca seu próprio nariz com o mesmo dedo

Reflexos

Avalie os reflexos primitivos e protetores do lactente. Os reflexos primitivos envolvem respostas de todo o corpo e são subcorticais. Alguns reflexos primitivos presentes ao nascimento são o reflexo de Moro, o reflexo de busca, o reflexo de sucção, o reflexo tônico assimétrico do pescoço, o reflexo plantar, o reflexo palmar, o reflexo de preensão e o reflexo de Babinski. A maioria dos reflexos primitivos diminui durante os primeiros meses de vida, sendo substituídos por reflexos protetores ou posturais. Os reflexos protetores são respostas motoras relacionadas com a manutenção do equilíbrio. Eles são necessários para o desenvolvimento motor adequado e permanecem durante toda a vida após se estabelecerem. Reflexos protetores incluem a reação de alinhamento da cabeça e a reação de extensão protetora (reação de paraquedas).

Coloque um dedo em cada uma das mãos do lactente para provocar o reflexo de preensão palmar, que em geral desaparece até 3 a 4 meses de vida. Toque com o polegar a região plantar do lactente para provocar o reflexo de preensão plantar. Os artelhos do lactente se contraem para baixo. Esse reflexo desaparece até os 8 a 10 meses de vida. Ver na Tabela 3.2 e nas Figuras 3.1 a 3.6 mais explicações sobre outros reflexos. A existência e o desaparecimento de reflexos primitivos, assim como o desenvolvimento de reflexos protetores, indica um sistema nervoso saudável. Reflexos primitivos que persistem além da idade usual de desaparecimento indicam anormalidade do sistema nervoso, e devem ser mais investigados.

Avalie os reflexos tendinosos profundos em todos os lactentes e crianças. Respostas adequadas indicam que o arco reflexo está intacto. Use o martelo de reflexos ou as pontas do indicador e do dedo médio curvados para provocar as respostas em lactentes. O membro precisa estar relaxado e o músculo em extensão parcial. Use um movimento rápido do punho para percutir com as pontas dos dedos ou com o martelo de reflexos. Teste os reflexos bicipital, tricipital, patelar e aquileu tal como no adulto. Vale a pena colocar um dedo sob o joelho do lactente para promover relaxamento. Crianças pequenas que ficam tensas quando os reflexos são testados podem relaxar a área testada se focalizarem outra. Faça a criança fechar as mãos enquanto você testa os reflexos aquileu e patelar. Quando a criança focaliza as mãos, os membros inferiores relaxam. Distrações também podem ajudar.

Classifique a força da resposta usando uma escala padronizada de 0 a 4+:

- 0: nenhuma resposta
- 1+: diminuída ou lenta
- 2+: média
- 3+: mais intensa que a média
- 4+: muito intensa, pode envolver espasmo.

Os reflexos tendinosos profundos do recém-nascido são normalmente vigorosos (3+). Diminuem de intensidade para a média (2+) até cerca de 4 meses de vida. Crianças saudáveis devem ter reflexos 2+ se eles forem estimulados adequadamente. Respostas ausentes, lentas ou hiperativas em geral indicam doença.

> **Lembre-se de Elliot**, o menino de 3 anos de idade do início do capítulo. Quais são as considerações importantes ao realizar o exame físico dele?

Referências

Livros e revistas

American Academy of Pediatrics. (2000). Clinical practice guideline: Early detection of developmental dysplasia of the hip (AC0001). *Pediatrics, 105*(4), 896–905.

Anonymous. (n.d.). Points on the pediatric physical exam. Columbia University College of Physicians and Surgeons, Pediatric Clerkship. Available at http://www.columbia.edu/itc/hs/medical/clerkships/peds/Student_Information/Reference_Materials/Pediatric_PE.html#PhysicalExam.

Anonymous. (2002). Pulse oximetry: Update 2002. *Critical Care Nurse, 22*(3), 74–76.

Applebaum, E. L. (1999). Detection of hearing loss in children. *Pediatric Annals, 28,* 352–356.

Barnes, K. (2004). *Paediatrics: A clinical guide for nurse practitioners.* New York: Elsevier.

Barton, S. J., Gaffney, R., Chase, T., Rayens, M. K., & Piyabanditkul, L. (2003). Pediatric temperature measurement and child/parent/nurse preference using three temperature measurement instruments. *Journal of Pediatric Nursing, 18*(1), 314–320.

Benjamin, J. T. (2004). *The continuity clinic notebook: An unfinished story (Department of Pediatrics, Medical College of Georgia).* Retrieved April 20, 2006, from http://www.mcg.edu/pediatrics/CCNotebook/index.htm.

Bergeson, P. S., & Shaw, J. C. (2001). Are infants really obligatory nasal breathers? *Clinical Pediatrics, 40,* 567–569.

Burns, C., Dunn, A., Brady, M., Starr, N., & Blosser, C. (2004). *Pediatric primary care: A handbook for nurse practitioners.* Philadelphia: W. B. Saunders.

Callanan, D. (2003). Detecting fever in young infants: Reliability of perceived, pacifier, and temporal artery temperatures in infants younger than 3 months of age. *Pediatric Emergency Care, 19*(4), 240–243.

Centers for Disease Control and Prevention. (2003). *Using the BMI-for-age growth charts.* Retrieved April 15, 2004, from http://www.cdc.gov/nccdphp/dnpa/growthcharts/training/modules/module1/text/module1print.pdf.

Centers for Disease Control and Prevention. (2004). *CDC growth charts: United States.* Retrieved April 15, 2004, from http://www.cdc.gov/nchs/about/major/nhanes/growthcharts/background.htm.

Centers for Disease Control and Prevention. (2004). *Clinical growth charts.* Retrieved April 15, 2004, from http://www.cdc.gov/nchs/about/major/nhanes/growthcharts/clinical_charts.htm.

El Radhi, A. S., & Barry, W. (2006). Thermometry in paediatric practice. *Archives of Disease in Childhood, 91,* 351–356.

El Radhi, A. S., & Patel, S. (2006). An evaluation of tympanic thermometry in a paediatric emergency department. *Emergency Medicine Journal, 23*(1), 40–41.

Engel, J. K. (2006). *Mosby's pocket guide to pediatric assessment* (5th ed.). St. Louis: Elsevier.

Erickson, B. A. (2003). *Heart sounds and murmurs across the lifespan, with audiotape* (4th ed.). St. Louis: Elsevier.

Exergen Corporation. (2005). Temporal artery thermometer consumer information center. Available at http://www.exergen.com/medical/TAT/tatconsumerpage.htm.

Grap, M. J. (2002). Pulse oximetry. *Critical Care Nurse, 22*(3), 69–74.

Hebbar, K., Fortenberry, J. D., Merritt, R., & Easley, K. (2005). Comparison of temporal artery thermometer to standard temperature measurements in pediatric intensive care unit patients. *Pediatric Critical Care Medicine, 6*(5), 557–561.

Houlder, L. C. (2000). Evidence-based practice: The accuracy and reliability of tympanic thermometry compared to rectal and axillary sites in young children. *Pediatric Nursing, 26*(3), 311–314.

Jarvis, C. (2004). *Physical examination and health assessment* (4th ed.). St. Louis: Saunders.

Jones, H. L., Kleber, C. B., Eckert, G. J., & Mahon, B. E. (2003). Comparison of rectal temperature measured by digital vs. mercury glass thermometer in infants under two months old. *Clinical Pediatrics, 42*(4), 357–359.

Kay, J. D., et al. (2001). Pediatric hypertension. *American Heart Journal, 142*(3), 422–432.

Kiernan, B. (2001). Ask the expert, taking a temperature: Which way is best? *Journal of the Society of Pediatric Nurses, 6,* 192–195.

Killeen, P. (2002). Practical evaluation of pediatric heart murmurs. *Journal of the American Academy of Physician Assistants, 3,* 24–39.

Lanham, D., Walker, B., Klocke, E., & Jennings, M. (1999). Accuracy of tympanic temperature readings in children under 6 years of age. *Pediatric Nursing, 25*(1), 39–42.

Mandleco, B. (2004). *Growth and development handbook: Newborn through adolescence.* Clifton Park, NY: Delmar Learning.

Mandleco, B. (2005). *Pediatric nursing skills and procedures.* Clifton Park, NY: Thomson Delmar.

Mansson, M. E., & Dykes, A. K. (2004). Practices for preparing children for clinical examinations and procedures in Swedish pediatric wards. *Pediatric Nursing, 30*(3), 182–187, 229.

Manworren, R., & Hynan, L. (2003). Clinical validation of FLACC: Preverbal patient pain scale. *Pediatric Nursing, 29*(2), 140–146.

Mau, M. K., Yamasato, K. S., & Yamamoto, L. G. (2005). Normal oxygen saturation values in pediatric patients. *Hawaii Medical Journal, 64*(2), 42, 44–45.

McCaffery, M. (2002). Choosing a faces pain scale. *Nursing '02, 32*(5), 68.

Merkel, S., Voepel-Lewis, T., & Malviya, S. (2002). Pain assessment in infants and young children: The FLACC scale. *American Journal of Nursing, 102*(10), 55–57.

Miller, S. (n.d.). *Introduction to the pediatric physical exam (video).* Columbia University College of Physicians and Surgeons, Pediatric Clerkship. Available at http://www.columbia.edu/itc/hs/medical/clerkships/peds/Student_Information/Reference_Materials/Pediatric_PE.html.

Mintegi, R. S., Gonzalez, B. M., Perez, F. A., Pijoan, Z. J. I., Capape, Z. S., & Benito, F. J. (2005). Infants aged 3–24 months with fever without source in the emergency room: Characteristics, management and outcome. *Annals of Pediatrics, 62*(6), 522–528.

Musumba, C. O., Griffiths, K. L., Ross, A., & Newton, C. R. J. C. (2005). Comparison of axillary, rectal and tympanic temperature measurements in children admitted with malaria. *Journal of Tropical Pediatrics, 51*(4), 242–244.

Nellcor Puritan Bennett, Inc. (2006). *Clinician's guide to Nellcor sensors.* Retrieved 5/1/06 from http://www.nellcor.com/_Catalog/PDF/Product/CliniciansSensorGuide.pdf.

Nimah, M. M., Bshesh, K., Callahan, J. D., & Jacobs, B. R. (2006). Infrared tympanic thermometry in comparison with other temperature measurement techniques in febrile children. *Pediatric Critical Care Medicine, 7*(1), 48–55.

Popovich, D. M., Richiuso, N., & Gale, D. (2004). Pediatric health care providers' knowledge of pulse oximetry. *Pediatric Nursing, 30*(1), 14–20.

Powell, K. R., Smith, K., & Eberly, S. W. (2001). Ear temperature measurements in healthy children using the arterial heat balance method. *Clinical Pediatrics, 40,* 333–336.

Rahi, J. S., & Dezateux, C. (2002). Improving the detection of childhood visual problems and eye disorders. *Lancet, 359,* 1083–1084.

Rideout, M. E., & First, L. R. (2001). Fever: Measuring and managing a sizzling symptom. *Contemporary Pediatrics.* [electronic version]. Available at www.contemporarypediatrics.com.

Roberts, S., & Dallal, G. (2001). The new childhood growth charts. *Nutrition Reviews 59*(2), 31–36.

Rosner, B., Prineas, R., Loggie, J., & Daniels S. R. (1998). Percentiles for body mass index in U.S. children 5 to 17 years of age. *Journal of Pediatrics, 132*(2), 211–222.

Roy, S., Powell, K., & Gerson, L. W. (2003). Temporal artery temperature measurements in healthy infants, children and adolescents. *Clinical Pediatrics, 42*(5), 433–437.

Rubin, S. E. (2001). Management of strabismus in the first year of life. *Pediatric Annals, 30,* 474–480.

Sandlin, D. (2003). New product review: Temporal artery thermometry. *Journal of Perianesthesia Nursing, 18*(6), 419–421.

Sganga, A., et al. (2000). A comparison of four methods of normal newborn temperature measurements. *MCN, 25*(2), 76–79.

Siberry, G. K., Diener-West, M., Schappell, E., & Karron, R. A. (2005). Comparison of temple temperatures with rectal temperatures in children under two years of age. *Clinical Pediatrics, 41*(6), 405–414.

Takayama, J. I., Teng, W., Uyemoto, J., Newman, T. B., & Pantell, R. H. (2000). Body temperature of newborns: What is normal? *Clinical Pediatrics, 39*(9), 503–510.

Tanner, J. M. (1962). *Growth at adolescence.* Oxford, England: Blackwell Scientific Publications.

U.S. Department of Health and Human Services, National Institutes of Health, National Heart, Lung, and Blood Institute. (2005). *The fourth report on the diagnosis, evaluation, and treatment of high blood pressure in children and adolescents* (NIH Publication No. 05-5267). Washington, D.C.: U.S. Department of Health and Human Services.

U.S. Department of Health and Human Services, Substance Abuse and Mental Health Services Administration. (2006). Fetal alcohol spectrum disorder (FASD): The basics. Retrieved March 17, 2006, from http://fascenter.samhsa.gov/educationTraining/fasdBasics.cfm.

Weber, J., & Kelley, J. (2003). *Health assessment in nursing* (2nd ed.). Philadelphia: Lippincott Williams & Wilkins.

Willis, M., Merkel, S., Voepel-Lewis, T., & Malviya, S. (2003). FLACC behavioral pain assessment scale: A comparison with the child's self-report. *Pediatric Nursing, 29*(3), 95–198.

Winch, A. E. (2002). Ask the expert: Obtaining accurate growth measurements in children. *Journal for Specialists in Pediatric Nursing, 7*(4), 166–169.

Wong, D., & Baker, C. (1988). Pain in children: Comparison of assessment scales. *Pediatric Nursing, 14,* 9–17.

Websites

brightfutures.aap.org/web American Academy of Pediatrics, Bright Futures

kidshealth.org/kid Kids' Health for Kids—Nemours Foundation

mchb.hrsa.gov Maternal and Child Health Bureau

www.ahrq.gov/child Agency for Healthcare Research and Quality, Child and Adolescent Health

www.brightfutures.org Bright Futures at Georgetown University

www.cdc.gov/nchs/about/major/nhanes/growthcharts/clinical_charts.htm Centers for Disease Control clinical growth charts

www.childtrendsdatabank.org/indicators/93WellChildVisits.cfm Child Trends Data Bank

www.fda.gov/oc/opacom/kids/default.htm U.S. Food and Drug Administration's Kids' Home Page

www.healthypeople.gov *Healthy People 2010*

www.hhs.gov/kids HHS for Kids (U.S. Department of Health and Human Services)

www.napnap.org National Association of Pediatric Nurse Practitioners

www.pedsnurses.org Society of Pediatric Nurses

Exercícios sobre o capítulo

Questões de múltipla escolha

1. Um menino de 5 anos de idade vai ao consultório médico com uma infecção respiratória alta. Que abordagem daria à enfermeira mais informações sobre o nível de desenvolvimento da criança?
   a. Brincar com a criança
   b. Falar com a criança sobre o urso de pelúcia que está perto dela
   c. Usar uma ferramenta de triagem durante uma consulta de acompanhamento
   d. Perguntar sobre a criança ao irmão de 10 anos de idade.
2. Que frase indica a melhor sequência para a enfermeira conduzir uma avaliação em uma situação que não é uma emergência?
   a. Apresente-se, pergunte sobre problemas, tome uma história e faça um exame físico.
   b. Faça um exame físico e depois pergunte à família se há algum problema com a criança.
   c. Faça o exame físico perguntando ao mesmo tempo sobre doenças anteriores da criança, e depois fale sobre as preocupações da família.
   d. Tome uma história completa das crenças e práticas de saúde da família, e depois avalie a criança.
3. Que atitude da enfermeira mais provavelmente encorajaria a cooperação da criança durante a avaliação de saúde e de desenvolvimento?
   a. Explicar à criança o que vai ocorrer quando ela fizer perguntas.
   b. Explicar à criança o que vai ocorrer em palavras que ela possa entender.
   c. Forçar a cooperação da criança fazendo o pai ou a mãe segurá-la.
   d. Dar à criança um adesivo antes de começar o exame.
4. Uma menina de 5 meses de vida está adormecida nos braços da mãe quando a enfermeira chega para o exame físico. Que avaliações devem ser feitas no início?
   a. Ausculta dos ruídos intestinais
   b. Determinação da frequência cardíaca
   c. Aferição da temperatura
   d. Exame dos ouvidos.
5. Que achado é considerado normal em crianças?
   a. Frequência e ritmo respiratórios irregulares
   b. B2 desdobrada e arritmia sinusal
   c. Diminuição da frequência cardíaca com o choro
   d. Genuvaro após 5 anos de idade.

Exercícios de raciocínio crítico

1. Um sopro cardíaco suave e hipofonético é auscultado em uma criança de 4 anos de idade. A mãe declara que não sabia que a criança tinha um sopro. O que a enfermeira deve fazer?
2. Uma enfermeira está ajudando uma mãe inexperiente a amamentar o recém-nascido com 4 dias de vida. A mãe nota que o neonato apresenta coloração azulada na pele das mãos e que às vezes as mãos dele tremem. Ela pergunta à enfermeira se ele está frio, embora ele esteja envolto em roupas e apoiado com conforto contra a pele da mãe. Como a enfermeira pode orientar a mãe?
3. Imagine um plano para estimular a cooperação de infantes e escolares durante as diversas partes do exame físico.

Atividades de estudo

1. No ambiente clínico, obtenha uma história de saúde de um lactente, uma criança ou um adolescente.
2. No ambiente clínico, compare a abordagem usada no exame físico de um infante com o de um escolar e de um adolescente.
3. Mesmo com planejamento atencioso e adequado de sua avaliação, é provável que você tenha dificuldades ao avaliar uma criança de 2 anos de idade. Discuta com os colegas de curso as estratégias que você adotou e as ideias suas e deles sobre a avaliação de crianças pequenas que chorem ou apresentem resistência.

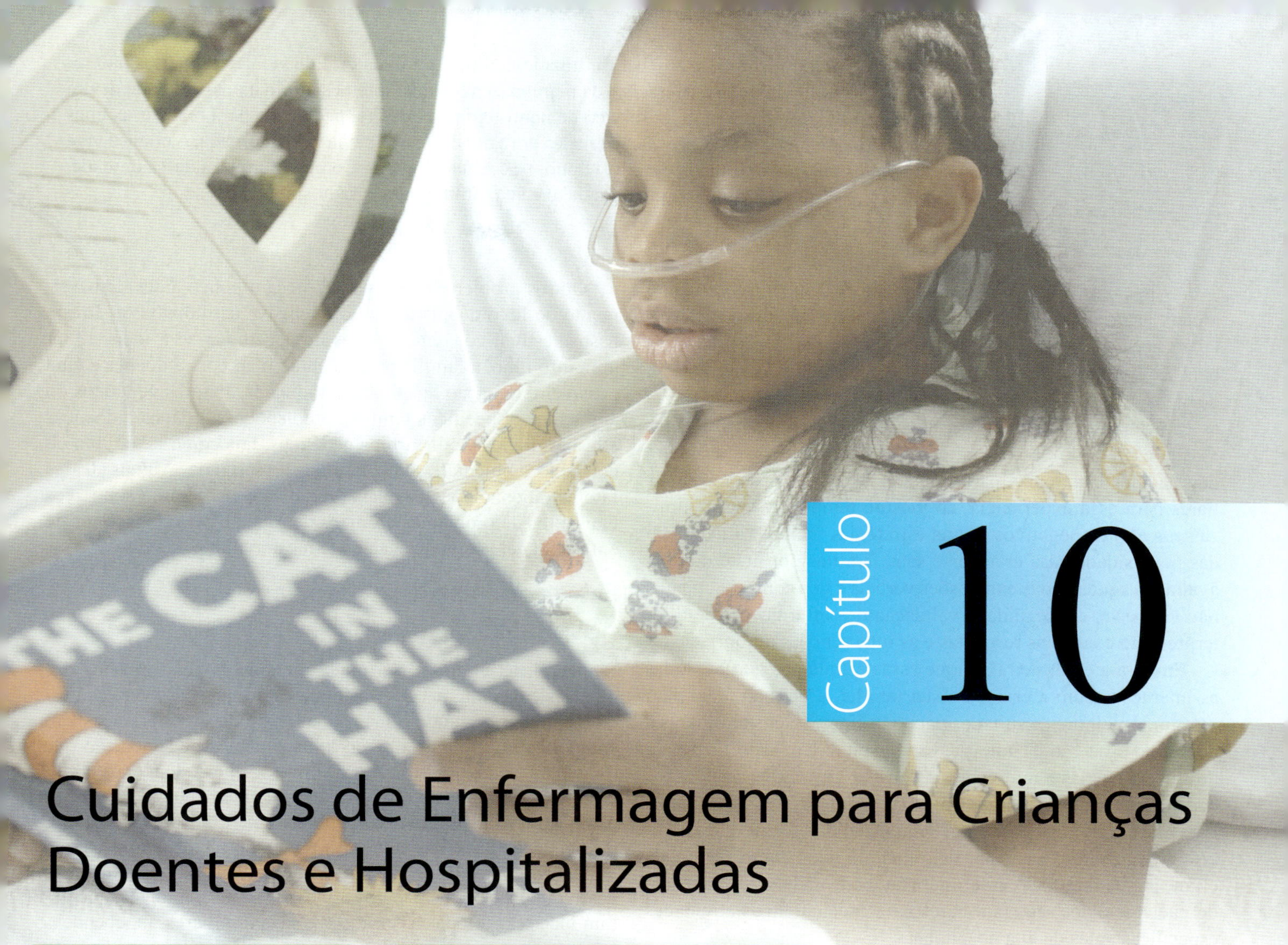

Capítulo 10

Cuidados de Enfermagem para Crianças Doentes e Hospitalizadas

Palavras-chave

Abraço terapêutico
Ansiedade de separação
Brincadeira terapêutica
Especialista em pediatria (EP)
Negação
Pensamento mágico
Privação sensorial
Regressão
Sobrecarga sensorial

Objetivos da aprendizagem

Concluída a leitura deste capítulo, o leitor deverá ser capaz de:

1. Reconhecer os principais impactos e fatores de estresse gerados por enfermidade e hospitalização de crianças em vários estágios de desenvolvimento.
2. Identificar as reações e as respostas das crianças e seus familiares à doença e à hospitalização.
3. Explicar os fatores que afetam as reações e as respostas das crianças e seus familiares à doença e à hospitalização.
4. Descrever as ações de enfermagem que minimizam os fatores de estresse impostos às crianças hospitalizadas.
5. Analisar os principais componentes da admissão de crianças no hospital.
6. Descrever as intervenções de enfermagem necessárias às crianças internadas em unidades ou situações específicas no hospital.
7. Aplicar as medidas de segurança apropriadas ao cuidar das crianças de todas as idades.
8. Descrever os procedimentos básicos de cuidado para crianças em vários contextos de atenção à saúde.
9. Revisar os principais componentes e responsabilidades de enfermagem relativas à educação da criança e à alta hospitalar.

REFLEXÃO *As crianças doentes necessitam de amor, esperança, fé e, mais que tudo, de atitude positiva da sua enfermeira.*

Jake Jorgenson, um menino de 8 anos, foi trazido à clínica com história de cefaleia, vômitos não relacionados com a alimentação e alterações da marcha. A avaliação inicial sugeriu a possibilidade de um tumor cerebral. Jake foi internado no serviço de neurologia do hospital pediátrico para realizar exames adicionais e tratamento. Até essa ocasião, a criança era saudável e não havia sido internada. A criança vive em casa com os pais e dois irmãos, Jenny (11 anos) e Joshua (5 anos). Como enfermeira dessa unidade, pense em como você pode ajudar a preparar Jake e sua família para essa hospitalização.

As doenças e a possível internação hospitalar subsequente afetam as crianças e suas famílias de várias maneiras. A hospitalização geralmente é desconcertante, complexa e assustadora para as crianças e seus familiares. As reações e as respostas à doença e à hospitalização dependem de alguns fatores, inclusive as características singulares e as situações comuns associadas a cada estágio do desenvolvimento. Desse modo, a enfermeira deve adotar estratégias para preparar as crianças e seus familiares para essa experiência, ao mesmo tempo em que minimiza seus efeitos negativos. Essas estratégias incluem a definição das necessidades das crianças e suas famílias por meio de uma avaliação aguçada das expressões verbais e dos comportamentos não verbais e, em seguida, a validação das informações com interpretação exata e as respostas e as intervenções apropriadas.

Embora a enfermeira aplique essas estratégias durante todas as interações com a criança e sua família, a ocasião ideal para assegurar melhores resultados para o paciente e seus familiares é durante o processo da admissão ao hospital. Um aspecto crucial dessas estratégias e intervenções consiste em avaliar as necessidades e as aptidões à aprendizagem da criança e seus familiares. Para que as intervenções sejam bem-sucedidas, a enfermeira precisa comunicar-se e ensinar pelo método mais eficaz para cada criança e sua família. A enfermeira também avalia a competência do paciente e dos seus familiares para executarem as atividades específicas antes da alta hospitalar.

Hospitalização na infância

No contexto atual de assistência à saúde, as crianças recebem grande parte dos cuidados quando estão doentes nos serviços de saúde da comunidade, inclusive consultórios médicos e serviços de urgência. Em razão dessa tendência, menos crianças são internadas nos hospitais. As crianças hospitalizadas geralmente têm doenças agudas. Além disso, as internações hospitalares frequentemente são mais curtas em virtude das pressões econômicas do sistema de assistência à saúde, inclusive serviços prestados na modalidade de cuidados gerenciados (*managed care*) e outras injunções que procuram controlar o custo crescente dos gastos com saúde. Várias condições, como problemas agudos, traumatismo, doenças crônicas ou enfermidades que requerem intervenção cirúrgica são responsáveis por internações hospitalares de crianças. De acordo com a Agency for Healthcare Research and Quality (AHRQ, 2000), as infecções e os problemas relacionados com o nascimento são responsáveis pela maioria das internações hospitalares de crianças com menos de 5 anos de idade, enquanto asma, acidentes e distúrbios mentais acarretam mais hospitalizações de crianças maiores. Os adolescentes de 15 a 17 anos comumente são hospitalizados por causa de problemas relacionados com gravidez e reprodução (AHRQ, 2000).

Outros problemas de saúde começam pouco antes do nascimento ou logo depois do parto, inclusive cardiopatia ou atresia gastrintestinal congênita. Antes de acostumar-se à ideia de ter um outro filho, a família precisa então lidar com a doença e uma possível internação hospitalar prolongada. Fatores genéticos ou ambientais específicos também predispõem a criança a doenças e lesões, inclusive distúrbios genéticos, tais como hemofilia, ou condição ambiental, como família desabrigada. Alguns desses fatores ou condições colocam a criança e sua família sob riscos mais altos de problemas crônicos de saúde e períodos longos de enfermidade, hospitalização e até mesmo morte.

Fatores de estresse associados à hospitalização

Em geral, as crianças são mais vulneráveis aos impactos das doenças e das internações hospitalares porque isto altera seu estado habitual de saúde e sua rotina. Além disso, as crianças têm entendimento limitado e poucos mecanismos de superação que as ajudem a atenuar os fatores de estresse que podem ocorrer durante esses períodos. De acordo com Bricher (2000), "as crianças hospitalizadas ficam vulneráveis em razão de sua doença, de sua capacidade limitada de entendimento e do fato de terem tão pouco controle sobre o que lhes acontece". A hospitalização acarreta uma série de eventos traumáticos e estressantes, que geram incerteza a todas as crianças e seus familiares, independentemente de a internação hospitalar envolver um procedimento eletivo planejado antecipadamente ou em caráter de emergência. Fatores específicos afetam a experiência da hospitalização em geral e também as respostas e as reações das crianças e seus familiares.

Além dos efeitos fisiológicos acarretados pelo problema de saúde, o impacto da doença e da hospitalização de uma criança inclui a ansiedade e o medo relacionados com o processo em geral e a possibilidade de lesão corporal e dor. Além disso, as crianças ficam afastadas do seu lar, de seus familiares, dos amigos e de tudo que lhes é familiar; tudo isso pode gerar **ansiedade de separação** (sofrimento causado pelo afastamento da família e do ambiente familiar). Há uma perda geral do controle sobre suas vidas e, em alguns casos, sobre suas emoções e seus comportamentos. As consequências podem ser raiva, culpa, **regressão** (retorno a um estágio anterior do desenvolvimento), comportamento agressivo e outros tipos de mecanismos de defesa para lidar com esses efeitos. Durante essa experiência, as estratégias de enfrentamento típicas das crianças são colocadas à prova.

Medo e ansiedade

Para muitas crianças, a internação hospitalar é algo como entrar em um mundo estranho, e as consequências disso são medo e ansiedade. Em geral, a ansiedade é causada por início súbito da doença ou lesão, principalmente quando a criança teve poucas experiências com doenças ou lesão. A criança ouve palavras e sons desconhecidos, sente odores que ela desconhece, ingere alimentos com os quais não está familiarizada e vê equipamentos e estranhos aparentemente ameaçadores em vestimentas incomuns como aventais, máscaras ou gorros cirúrgicos. Além disso, a criança pode ouvir outras crianças chorando. Tudo isso torna a hospitalização uma experiência difícil para as crianças.

Os medos comuns à infância incluem o medo de separação, de perder o controle e de sofrer lesão, mutilação ou danos corporais, e todos estes são particularmente relevantes durante a internação hospitalar. Os medos das crianças são semelhantes aos dos adultos que temem o desconhecido, inclusive medo de ambientes estranhos e de perder o controle. As crianças podem ficar expostas a equipamentos, pessoas, situações e procedimentos que lhe são desconhecidos e provocam dor (Figura 10.1). Além disso, as crianças em vários estágios do desenvolvimento têm reações específicas. Por exemplo, pré-escolares têm uma visão egocêntrica do ambiente e dos eventos que lhes acontecem e têm pensamentos mágicos (tipo fantasia), ambas condições que geram mais medo. Embora as crianças ampliem sua capacidade de adaptação à medida que crescem, a incapacidade de entender a necessidade da hospitalização pode dificultar tal adaptação. Além disso, o fato de ser hospitalizada ameaça o sentimento de controle que as crianças se esforçam para desenvolver (Romino *et al.*, 2005).

> Wollin *et al.* (2004) entrevistaram 120 crianças com idades entre 5 e 12 anos e seus pais para avaliar a ocorrência de ansiedade e medo pré-operatórios. Agulhas, dor pós-operatória, o desconhecido e a presença de algumas pessoas irreconhecíveis no quarto exacerbavam a ansiedade das crianças.

Ansiedade de separação

A ansiedade de separação é um dos principais fatores de estresse para as crianças de determinadas idades. Isso ocorre mais comumente com crianças a partir da idade aproximada de 6 meses até os anos pré-escolares, mas a incidência é maior entre aquelas de 6 a 30 meses. A ansiedade de separação consiste em três estágios, durante os quais a criança demonstra algumas reações comportamentais ao estresse da separação. A primeira fase (protesto) ocorre quando a criança é separada dos pais ou do cuidador principal. Essa fase pode estender-se de algumas horas a vários dias. A criança reage com agressividade a essa separação e demonstra grande sofrimento chorando, agitando-se e rejeitando outras pessoas que tentam oferecer-lhe conforto. A criança também pode demonstrar raiva e mágoa inconsolável.

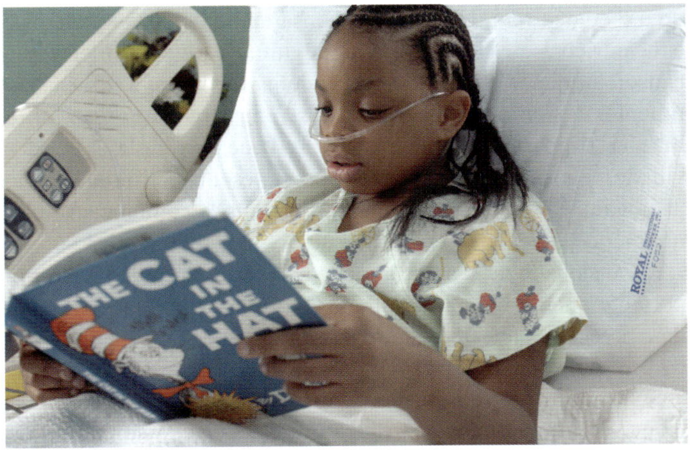

● Figura 10.1 A presença de objetos familiares e as rotinas domésticas normalizam o ambiente e ajudam a criança a enfrentar a hospitalização. Ler uma história favorita à hora de deitar-se pode ser uma atividade confortadora.

Se os pais não voltarem dentro de pouco tempo, a criança entrará na segunda fase (desespero). A criança demonstra desesperança afastando-se dos outros, tornando-se quieta sem chorar, mostrando apatia, depressão e desinteresse por brincar e comer e sentimentos de tristeza em geral. Hoje em dia, os profissionais de saúde observam principalmente o primeiro e o segundo estágios em razão das internações hospitalares mais breves e do uso mais frequente da abordagem de cuidados centrados na família.

A indiferença (também conhecida como **negação**) é a terceira e última fase da ansiedade de separação. Durante essa fase, a criança desenvolve mecanismos de superação para proteger-se de mais sofrimento emocional. Isso ocorre mais comumente durante separações prolongadas. Durante esse estágio, a criança mostra interesse pelo ambiente, começa a brincar novamente e estabelece relacionamentos superficiais com as enfermeiras e as outras crianças. Quando os pais voltam, a criança os ignora. Nessa fase da ansiedade de separação, a criança demonstra resignação, mas não contentamento. É mais difícil reverter esse estágio e podem ocorrer atrasos do desenvolvimento.

Perda do controle

Quando são hospitalizadas, as crianças vivenciam uma perda significativa do controle. Essa perda do controle exacerba a percepção de ameaça e compromete sua capacidade de superação. As crianças perdem o controle sobre o autocuidado rotineiro, as suas tarefas habituais e suas brincadeiras, mas também sobre as decisões relacionadas com o cuidado com seu próprio corpo. No hospital, a rotina habitual da criança é interrompida. Ela não pode escolher o que fazer e quando fazer. A criança não pode mais realizar com independência atividades simples como as que ela fazia na escola ou em casa. O confinamento ao leito ou ao berço agrava essa perda de controle. Por exemplo, se estiver ligada a tubos ou cateteres intravenosos, a criança não poderá sequer ir ao banheiro sozinha.

A hospitalização também afeta o controle da criança sobre as decisões relacionadas com seu próprio corpo. Muitos dos procedimentos e tratamentos realizados nos hospitais são invasivos ou no mínimo perturbadores para as crianças e, na maior parte do tempo, elas não têm a opção de recusar essas intervenções. Em geral, supõe-se que os adultos, mas não as crianças, são competentes para tomar decisões relativas aos cuidados de saúde (Bricher, 2000). Embora os pais e as enfermeiras das crianças hospitalizadas tenham em mente os melhores interesses do paciente, as crianças frequentemente se sentem impotentes quando estão no hospital porque não têm seus sentimentos e desejos respeitados e têm mínimo controle sobre os acontecimentos.

> Sempre pergunte a si própria: "Quem responde pela criança?" Se você quer atuar como defensora da criança, procure exprimir os desejos do seu paciente, não aquilo que você pensa que pode ou deve ser o desejo dele (Bricher, 2000).

Respostas das crianças aos fatores de estresse associados à hospitalização

Os fatores de estresse que as crianças vivenciam durante a internação hospitalar podem gerar diferentes reações. As crianças reagem aos estresses da hospitalização antes da admissão, durante a internação e depois da alta. Comportamentos defensivos como raiva, culpa, regressão e retraimento podem ocorrer. Alguns fatores influenciam a amplitude e a intensidade das reações que as crianças podem ter e esses fatores podem exacerbar ou atenuar seus medos. As respostas das crianças aos fatores de estresse como medo, ansiedade de separação e perda do controle também variam, dependendo da sua idade e do seu estágio de desenvolvimento. As crianças com doenças crônicas que passaram por várias internações hospitalares podem ter reações diversas. O Capítulo 14 descreve mais detalhadamente crianças com doenças crônicas.

Lactentes

Os recém-nascidos e os lactentes estão se adaptando à vida fora do útero com crescimento e desenvolvimento rápido e estabelecimento de apego saudável aos pais ou aos cuidadores principais. As crianças dessa idade dependem dos cuidados e da proteção das outras pessoas. Elas adquirem o sentimento de confiança no mundo por meio de padrões rítmicos e recíprocos de contato e alimentação, que resultam na ligação ao cuidador principal. Essas crianças necessitam de um padrão consistente de sono reparador, satisfação das necessidades orais e nutricionais, relaxamento dos sistemas corporais e resposta espontânea à comunicação e aos estímulos suaves. A ligação entre o lactente e o cuidador é fundamental para a sua saúde psicológica, principalmente durante os períodos de doença e hospitalização.

Infelizmente, durante as doenças e as internações hospitalares esses padrões fundamentais de alimentação, contato, conforto, sono, eliminação e estimulação são interrompidos, e isto gera medo, ansiedade de separação e perda do controle. Com 5 a 6 meses de vida, os lactentes já se percebem como seres separados da mãe. Por essa razão, os lactentes dessa idade são extremamente sensíveis à ausência do seu cuidador principal e ficam amedrontados com pessoas desconhecidas (Bowlby, 1988). Os lactentes podem ficar separados dos pais durante a internação hospitalar quando os pais não podem ficar juntos em razão das normas do hospital ou porque eles precisam trabalhar ou cuidar dos outros filhos. Isso gera ansiedade de separação.

As necessidades orais do lactente, que representam sua fonte básica de satisfação, geralmente não são atendidas no hospital em consequência das condições da criança ou dos procedimentos que precisam ser realizados. O lactente está acostumado a ter suas necessidades básicas atendidas pelos pais quando ele chora ou gesticula. As limitações impostas pela hospitalização acarretam perda do controle sobre o ambiente, e isto gera mais ansiedade para o lactente.

Infantes

As crianças dessa idade têm maior consciência de si próprias e expressam seus desejos. Como a autonomia está em desenvolvimento, essas crianças precisam dominar habilidades de modo a atenuar os sentimentos de vergonha e dúvida. O controle passa a ser um problema para as crianças dessa idade. Além disso, essas crianças necessitam de oportunidades para explorar o ambiente e de rotinas consistentes. Além disso, os infantes estão conscientes da necessidade de cuidados e proteção das outras pessoas, razão pela qual necessitam da familiaridade e da proximidade do cuidador principal. Quando crianças dessa idade são hospitalizadas, o processo de desenvolvimento dessa autonomia é interrompido.

Os infantes geralmente têm medo de estranhos e podem lembrar-se de eventos traumáticos. O simples fato de caminhar na direção da sala de tratamento na qual antes foi realizado um procedimento traumático pode gerar desconforto extremo para essas crianças. Normalmente, há uma reativação da ansiedade de separação durante essa faixa etária. Quando as crianças dessa idade ficam separadas dos pais ou cuidadores em um ambiente estranho, a ansiedade de separação é exacerbada. Em resposta a essa ansiedade, os infantes podem adotar comportamentos como implorar aos pais para ficarem, tentar seguir fisicamente os pais, demonstrar explosões temperamentais e recusar-se a seguir as rotinas habituais. As restrições impostas à mobilidade e à aquisição de habilidades novas levam a perda do controle. A interrupção das rotinas habituais também contribui para perda do controle e a criança sente-se insegura. Por esse motivo, regressão na aquisição do controle dos esfíncteres e recusa de alimentar-se são reações comuns nessa faixa etária.

Pré-escolares

O pré-escolar dispõe de mais habilidades verbais e de desenvolvimento para adaptar-se a diferentes situações, mas a doença e a internação hospitalar ainda podem ser estressantes. Os pré-escolares podem entender que estão no hospital porque estão doentes, mas nem sempre conseguem compreender a causa da sua enfermidade. As crianças dessa idade temem mutilações e ficam amedrontadas com procedimentos invasivos, porque não reconhecem a integridade do seu próprio corpo. Elas interpretam as palavras literalmente e têm imaginação vívida. Por essa razão, quando a enfermeira diz "Eu preciso tirar um pouco de sangue", a fantasia do pré-escolar pode correr solta. Ele pode não entender o conceito de sangue e pensar que tudo será tirado do seu corpo. As crianças dessa idade podem pensar que o sangue é "tirado" da mesma maneira que uma criança pega um brinquedo e o coloca fora do quarto. O pensamento dos pré-escolares é egocêntrico – eles acreditam que algum ato ou pensamento seu causou a doença e isto pode gerar culpa e vergonha. Esses sentimentos podem estar interiorizados. Em geral, o **pensamento mágico** (tipo de pensamento que favorece a fantasia e a criatividade), egocêntrico e concreto dos pré-escolares limita sua capacidade de compreensão, motivo pelo qual a comunicação e as intervenções devem estar no seu nível.

A ansiedade de separação pode não ser um problema tão importante quanto é para os infantes, porque os pré-escolares podem já ter permanecido algum tempo separados dos pais na pré-escola. Entretanto, as crianças dessa idade ainda têm percepção aguçada do conforto e da segurança que sua família lhes proporciona, de modo que a interrupção desses relacionamentos causa problemas. O pré-escolar pode perguntar repetidamente onde estão seus pais, ou pedir que liguem para eles. Com essa idade, a criança pode chorar silenciosamente, recusar-se a comer ou tomar os medicamentos, ou não mostrar cooperação em geral.

Além disso, os pré-escolares hospitalizados perdem o controle sobre o ambiente. As crianças dessa idade são naturalmente curiosas quanto ao que lhes cerca e aprendem melhor por observação e manipulação dos objetos. Essas atividades podem ser limitadas durante a internação hospitalar. Como o pré-escolar não pode participar de suas atividades habituais e explorar o ambiente como fazia antes, a natureza curiosa e criativa que é normal nessas crianças pode dar lugar a várias fantasias potencialmente problemáticas.

Escolares

Escolares geralmente são hospitalizadas porque desenvolvem doenças crônicas ou sofrem traumatismo. A tarefa principal do seu estágio de desenvolvimento – adquirir confiança por meio da sensação de atividade – pode ser interrompida durante a internação hospitalar. Mesmo nessa condição, elas geralmente querem continuar a aprender e manter suas habilidades e capacidades. O estresse da doença ou a ansiedade relacionada com os exames diagnósticos e as intervenções terapêuticas podem gerar manifestações internas ou externas de sofrimento. Se tiverem aprendido várias habilidades de superação, esse sofrimento poderá ser minorado. Depois da idade de 11 anos, há percepção mais ampla das causas fisiológicas, psicológicas e comportamentais das doenças e dos acidentes. Em geral, o escolar tem uma compreensão mais realista das razões que levaram à doença e pode entender as explicações com mais clareza. Os escolares ficam preocupados com incapacidade e morte e temem lesões e dor. Eles querem saber os motivos pelos quais estão sendo realizados procedimentos e exames. Com essa idade, as crianças podem entender a relação de causa e efeito e como isto se aplica à sua doença. Nessa faixa etária, as crianças sentem-se desconfortáveis com qualquer tipo de exame dos órgãos sexuais.

A ansiedade de separação não é um problema tão importante para os escolares, que estão acostumados aos períodos de separação e podem já ter vivenciado alguma ansiedade de separação quando ficaram na escola. Ao mesmo tempo, elas podem sentir falta da escola e dos amigos à medida que tentam adaptar-se ao ambiente desconhecido. Quando ficam no hospital por muito tempo, essas crianças podem achar que os amigos se esqueceram delas. Algumas crianças dessa idade podem regredir e tornar-se carentes, exigindo a atenção dos pais ou brincando com "brinquedos confortantes" especiais que elas usavam quando eram menores.

Como os escolares estão acostumados a controlar o autocuidado e geralmente estão bem socializadas, eles gostam de participar. Essas crianças estão habituadas a tomar decisões quanto às refeições e às atividades e preenchem seus dias com diversas atividades. A internação hospitalar acarreta perda do controle porque limita suas atividades e as faz sentirem-se desamparadas e dependentes. Isso pode gerar sentimentos de solidão, tédio, isolamento e depressão. O fundamental é dar a essas crianças oportunidades de manter a independência, conservar alguma sensação de controle, melhorar a autoestima e continuar a "trabalhar" no sentido de adquirir o sentimento de funcionalidade.

Adolescentes

Os adolescentes temem lesão e dor. Como a aparência é importante, os adolescentes preocupam-se com a maneira como a doença/lesão afetará sua imagem corporal. Tudo que altere a percepção que eles têm de si próprios acarreta impacto significativo em sua resposta. Em geral, os adolescentes não gostam de ser diferentes; eles gostam de "ser indiferentes", o que significa estar no controle e não demonstrar quanto medo eles realmente sentem. Além disso, os adolescentes podem sentir ambivalência quanto ao desejo de ter os pais presentes. Em geral, os adolescentes não vivenciam ansiedade de separação quando estão afastados dos pais; em vez disso, sua ansiedade origina-se do fato de estarem separados dos amigos.

Por fim, a perda do controle é um fator fundamental que afeta o comportamento dos adolescentes hospitalizados. Raiva, retração ou falta de cooperação em geral podem ocorrer em consequência do sentimento de perda do controle. Além disso, o desejo de parecerem confiantes pode levar os adolescentes a questionarem tudo o que está sendo realizado ou que lhes pedem para fazer. Os sentimentos de invencibilidade podem levar os adolescentes a correr riscos e não seguir o tratamento prescrito. Em geral, os adolescentes anseiam por independência, autoafirmação e liberdade à medida que desenvolvem sua identidade.

Você se lembra de Jake, o menino de 8 anos com suspeita de tumor cerebral? Quais são as respostas à hospitalização que você pode observar em seu paciente e nos seus familiares?

Fatores que afetam as reações das crianças à hospitalização

Vários fatores têm grande impacto na capacidade das crianças de vivenciarem a doença e a hospitalização, inclusive o grau de separação dos pais; a idade, o nível cognitivo e o nível de desenvolvimento da criança; e quaisquer experiências pregressas com doença e internações hospitalares que familiarizem a criança com as rotinas e os procedimentos dos hospitais. Estresses existenciais e mudanças recentes também podem comprometer a capacidade de superação da criança e torná-la mais suscetível à ansiedade. O temperamento e as habilidades de superação da criança podem contribuir positiva ou negativamente para sua experiência com a hospitalização. Por fim, as respostas dos pais à situação moldam as reações da criança. Em virtude de todos esses fatores, cada criança responde diferentemente e percebe a experiência da hospitalização de modo diferente. O Boxe 10.1 relaciona os fatores que afetam as respostas da criança à hospitalização.

Separação dos pais ou dos cuidadores principais

Um fator amplamente estudado com relação às reações das crianças à hospitalização é o efeito da separação dos pais. Há mais de 50 anos, pesquisadores como John Bowlby e James Robertson estudaram o impacto que a hospitalização tem no sofrimento emocional da criança a curto e longo prazos. Estudos subsequentes resultaram nas normas atuais de visitação liberal e alojamento conjunto nos hospitais. Esses conceitos ainda são componentes importantes da assistência prestada à criança enferma e à sua família (Alsop-Shields & Mohay, 2001; Partis, 2000), mas atualmente as internações hospitalares geralmente mais curtas não oferecem tempo para que ocorram os diversos estágios da ansiedade de separação.

Boxe 10.1 Fatores que afetam as respostas da criança à doença e à hospitalização

- Nível do desenvolvimento
- Nível de cognição
- Experiências pregressas com doença, separação e hospitalização
- Tipo e amplitude da preparação oferecida
- Habilidades de superação inatas e adquiridas
- Gravidade do diagnóstico/início da doença ou lesão (p. ex., aguda ou crônica)
- Sistemas de apoio disponíveis, inclusive a família e os profissionais de saúde
- Formação cultural
- Reação dos pais à doença e à hospitalização

Habilidades e percepções determinadas pelo nível de desenvolvimento

A idade, o nível de cognição e o nível do desenvolvimento das crianças determinam a percepção que elas terão dos acontecimentos. Por sua vez, isso influencia suas reações à doença e à hospitalização. As crianças mais novas, com sua experiência limitada de vida e suas capacidades intelectuais imaturas, têm maior dificuldade de entender o que está acontecendo com elas. Isso pode ser particularmente válido para os infantes e os pré-escolares, que percebem que a integridade do seu corpo é violada durante os procedimentos invasivos. Além disso, essas crianças frequentemente interpretam a doença como punição por algo que fizeram de errado, ou os procedimentos hospitalares como atos hostis de mutilação. Desse modo, as crianças com menos de 5 anos de idade são mais vulneráveis ao sofrimento emocional acarretado pela hospitalização.

Experiências pregressas

Em geral, as crianças têm pouca capacidade de entendimento, e a pouquíssima experiência com doença, hospitalização e procedimentos hospitalares acentua sua ansiedade. Entretanto, as experiências pregressas com doença e hospitalização podem tornar a preparação mais fácil ou mais difícil (se a experiência for percebida como negativa). Por exemplo, quando a criança associa a ideia de ir ao hospital quando nasce um irmão, ela pode considerar essa experiência positiva. Contudo, se a criança associar o hospital a uma doença grave ou à morte de um parente ou amigo íntimo, ela provavelmente entenderá a experiência como negativa.

Quando as crianças já tiveram experiências pregressas, a maneira como a experiência transcorreu e a resposta das crianças determinam muitas das suas reações à atual internação hospitalar. Por exemplo, as crianças maiores podem agarrar-se aos pais, chutar ou fazer uma cena em virtude da sua experiência pregressa. Um estudo comparou as respostas psicológicas de crianças hospitalizadas em uma unidade de terapia intensiva pediátrica com as de crianças internadas em um hospital geral. As crianças mais novas e em estado mais grave, que eram submetidas a mais procedimentos invasivos, tinham significativamente mais medo de médicos, menos sensação de controle sobre sua saúde e respostas ao estresse pós-traumático que persistiam por até 6 meses depois da alta (Rennick *et al.*, 2002).

Estresse e mudanças recentes e seus efeitos nas habilidades de superação da criança

Os efeitos da hospitalização nas crianças são influenciados pelo tipo e pela gravidade do problema de saúde, pelas condições da criança e pelo grau com que as atividades e as rotinas diferem daquelas que elas tinham antes de adoecer. A falta de estimulação sensorial no ambiente hospitalar acarreta apatia, indiferença, infelicidade e até mesmo alterações do apetite. Quando as atividades motoras da criança ficam limitadas, as consequências podem ser raiva e hiperatividade. As oportunidades de brincar, a recreação e as atividades educativas funcionam como válvulas de escape para distrair as crianças da sua doença, proporcionar-lhes experiências agradáveis e ajudá-las a compreender sua condição.

A possibilidade de preparar as crianças e seus familiares para a situação também afeta suas respostas à doença e à hospitalização. Evidentemente, essa possibilidade depende da idade da criança, das percepções quanto ao evento, das condições preexistentes, das interações com os profissionais de saúde e do apoio oferecido por outras pessoas significativas. A Tabela 10.1 descreve as habilidades de superação utilizadas pelas crianças e oferece algumas sugestões para promover a superação positiva.

Resposta dos pais à hospitalização das crianças

As crianças sentem a ansiedade e a preocupação dos pais, e pelo simples fato de ouvirem cochichos sua imaginação pode ser ativada. Por exemplo, os pré-escolares podem inventar histórias elaboradas para explicar o que está lhes acontecendo. Se os pais não disserem a verdade à criança ou não responderem às suas perguntas, ela ficará confusa e assustada e sua confiança nos pais poderá ser abalada. É importante que as crianças acreditem que alguém detém o controle e que essa pessoa é confiável. Entretanto, alguns pais têm seus próprios medos e suas inseguranças. Desse modo, a maneira como a criança reage geralmente é determinada pela resposta dos pais à doença e à hospitalização.

O relacionamento entre a família e a equipe do hospital também pode contribuir para o estresse da criança. Esses relacionamentos contribuem significativamente para a qualidade do ambiente. A equipe do hospital deve assumir a responsabilidade de cuidar das crianças hospitalizadas mantendo parcerias eficazes com as famílias.

Tabela 10.1 Crianças e superação

Comportamentos/ Métodos de superação	Sugestões para facilitar a superação
Ignorar ou negar o problema	Técnicas de respiração como soprar bolhas de sabão, cata-vento de papel ou apitos infantis
Estoicismo, aceitação passiva	Reação exteriorizada – gritos, chutes, berros e choro
Distração com livros ou jogos	Imagem com fitas ou cenários
Raiva, retração, rejeição	Música
Intelectualização	Instruções antes dos eventos ou dos procedimentos

A família da criança hospitalizada

Independentemente de ser planejada ou inesperada, a hospitalização exacerba o estresse e aumenta o nível de ansiedade da família. A doença ou a lesão grave de um membro da família afeta todos os demais. O processo interrompe as rotinas habituais da família e pode alterar os papéis desempenhados pelos familiares. Os pais e os irmãos têm suas reações próprias a essa experiência.

Reações dos pais

É difícil ver uma criança com dor, principalmente quando o pai assiste a um procedimento e segura o filho. Os pais podem sentir-se culpados por não terem buscado atendimento antes, mas também podem demonstrar outros sentimentos como negação, raiva, depressão e confusão. Os pais podem negar que a criança está doente e podem expressar raiva dirigida principalmente à equipe de enfermagem, a um outro membro da família ou a um poder superior em virtude de terem perdido o controle no cuidado da criança. A depressão pode ser causada por exaustão e pelas demandas físicas e psicológicas impostas por passar longas horas no hospital cuidando do filho. A confusão pode ser originada do fato de estar em um ambiente desconhecido ou da anulação do papel de pai ou mãe. Por fim, a união do casal pode ser desgastada pela duplicação de funções, pela separação longa e pelo estresse exacerbado.

Um estudo recente sugeriu que os pais têm quatro tipos de experiência: explorar limites, tentar compreender, enfrentar com incerteza e buscar tranquilidade junto aos profissionais de saúde (Stratton, 2004). Primeiramente, os pais sentem-se desamparados quando desempenham um papel passivo na assistência aos filhos, como, por exemplo, quando é necessário um procedimento médico que cause ferimento ou traumatize a criança. Em seguida, os pais tentam entender, buscando informações e esclarecimentos sobre os procedimentos. Em seguida, eles lidam com o medo da incerteza e tentam aumentar a sensação de conforto interagindo com a equipe do hospital. Nessa fase, os pais buscam tranquilidade junto aos profissionais de saúde.

Reações dos irmãos

Os irmãos das crianças hospitalizadas podem sentir ciúmes, insegurança, ressentimento, confusão e ansiedade. Essas crianças podem ter dificuldade de entender por que seu irmão está doente ou recebe todas as atenções, restando pouco para elas próprias. Algumas faixas etárias (p. ex., pré-escolares) podem achar que eles causaram a doença. Somado à falta de informações, esse pensamento egocêntrico e mágico contribui para seus temores de que tenham causado a doença ou a lesão por meio de seus pensamentos, desejos ou comportamentos (Winch, 2001). Quando os papéis ou as rotinas familiares alteram-se significativamente, os irmãos podem sentir-se inseguros ou ansiosos e apresentar alterações comportamentais ou queda do desempenho escolar durante esse período.

Quatro tipos de preocupação ocorrem nas crianças que têm um irmão ou uma irmã hospitalizados:

1. O que está errado? Minha irmã/meu irmão vai morrer? Ela/ele vai ficar melhor?
2. A culpa é minha?
3. Isso poderia acontecer comigo também?
4. Você não se preocupa comigo? (Craft & Wyatt, 1986).

Alguns estudos mostraram que o nível de estresse vivenciado pelos irmãos era comparável ao experimentado pela criança doente (Simon, 1993).

Fatores que influenciam as reações da família

O estilo de criação e a relação família-criança podem influenciar a experiência da hospitalização e também as habilidades de superação dos membros da família. Variações culturais, étnicas e religiosas, valores e práticas relacionados com a doença, resposta geral ao estresse e atitudes frente ao cuidado de uma criança doente exercem influência significativa na resposta e nos comportamentos da família. Por exemplo, as crenças religiosas podem desencadear problemas ou fortalecer a família e a criança. As famílias que já estavam em crise ou que não têm sistemas de apoio encontram mais dificuldade para lidar com o estresse adicional da hospitalização. O Capítulo 2 oferece mais explicações quanto a alguma dessas influências nas crianças e suas famílias.

> **Os pais de Jake estão muito preocupados** porque ele precisou ser internado. A mãe do menino diz a você: "Estou preocupada com a maneira como Jake vai reagir a tudo isso. O que podemos fazer para ajudá-lo?" Como você pode atenuar as preocupações dessa mãe?

O papel da enfermeira na assistência à criança hospitalizada

Na maioria dos casos, a enfermeira é o principal profissional responsável pela assistência prestada à criança hospitalizada. A enfermeira provavelmente é a primeira pessoa a ver a criança e sua família, com os quais passará mais tempo que qualquer outro profissional de saúde. As enfermeiras fazem parte de uma comunidade médica que toma decisões em favor dos melhores interesses da criança, mas ela precisa ter em mente os direitos do paciente e deve tentar minimizar o sofrimento das crianças, de modo que a internação hospitalar possa ser uma experiência o mais agradável possível (Bricher, 2000). Ao elaborar estratégias de cuidado para crianças hospitalizadas, as enfermeiras devem considerar os efeitos gerais da hospitalização nas crianças em cada estágio do desenvolvimento e devem esforçar-se por entender os fatores que afetam a hospitalização e também as reações da criança e sua família. O Plano de cuidados de enfermagem 10.1 resume os cuidados necessários a uma criança hospitalizada.

Crole e Smith (2002) dividiram os cuidados de enfermagem necessários a uma criança hospitalizada em quatro fases: apresentação, estabelecimento da relação de confiança, tomada de decisões e oferecimento de conforto e tranquilidade. Todas essas fases estão interligadas. Por exemplo, se a confiança não for estabelecida, ficará difícil passar para a fase seguinte.

O contato inicial com as crianças e seus familiares pode servir como fundamento para o estabelecimento da relação de confiança. Cada instituição tem seus próprios critérios de admissão e transferência dos pacientes pediátricos, que foram formulados com base em sua missão, nos seus recursos e em suas limitações (Sigrest *et al.*, 2003). A utilização de brinquedos favoritos e da televisão de uso comum ajuda a estabelecer a relação. Deixe a criança participar da conversa, sem a pressão de precisar atender às solicitações ou se submeter a qualquer procedimento. A relação de confiança pode ser estabelecida com a utilização de linguagem, jogos e brincadeiras apropriados, inclusive cantar uma canção durante o procedimento, preparar adequadamente a criança antes dos procedimentos e dar explicações e estímulos. Fique no nível da criança e brinque em seu vocabulário.

As duas fases seguintes consistem em tomar decisões e oferecer *feedback*. É preciso tomar decisões que afetam a confiança que a criança adquiriu. Por exemplo, é fundamental decidir quanto controle a criança terá durante o tratamento, quanta informação será compartilhada com a criança acerca dos eventos subsequentes e se os pais devem participar. Reforce as estratégias de superação utilizadas pela criança que levem a desfechos saudáveis, oferecendo-lhe opções sempre que for seguro fazer isto. Por fim, a fase de conforto e tranquilidade utiliza técnicas como elogiar a criança e oferecer-lhe oportunidades de aconchegar-se com seu brinquedo preferido.

Preparação das crianças e suas famílias para a hospitalização

Ao preparar as crianças para a hospitalização, procure definir as situações que podem causar sofrimento e tente minimizar ou eliminar tais experiências. Mesmo as situações mais simples podem ser assustadoras para as crianças pequenas. As experiências novas associadas à hospitalização frequentemente são muito estressantes para a criança e sua família (Burke *et al.*, 1999). A Tabela 10.2 descreve algumas atividades hospitalares que podem ser consideradas assustadoras ou estressantes para a criança e oferece sugestões para a preparação do paciente e sua família. A preparação cuidadosa para essas situações pode atenuar o estresse. Informe as crianças sobre o que devem esperar, a fim de que possam lidar com sua imaginação e distinguir entre realidade e fantasia. Descreva a intervenção e a sequência das etapas que ocorrerão e inclua informações sensoriais (p. ex., como a criança vai se sentir).

A preparação adequada pode atenuar os medos da criança e ampliar sua capacidade de lidar com a experiência da hospitalização. A preparação deve incluir a exploração das percepções da criança, a revisão das experiências pregressas e a identificação das estratégias de superação. Entre as técnicas úteis estão as seguintes:

- Simular os cuidados de enfermagem com animais de pelúcia ou bonecas e permitir que a criança faça o mesmo
- Evitar a utilização de termos médicos
- Permitir que a criança manuseie algum equipamento
- Instruir a criança quanto às etapas do procedimento ou dizer exatamente o que acontecerá durante sua permanência no hospital
- Mostrar à criança o quarto em que ela ficará
- Apresentar a criança à equipe de profissionais de saúde com os quais ela estará em contato
- Explicar os sons que a criança poderá ouvir
- Dar à criança uma amostra do alimento que será servido.

Todas as técnicas utilizadas para preparar a criança para a hospitalização devem enfatizar a filosofia do cuidado atraumático. "O objetivo principal da preparação é que a criança participe de um diálogo e de uma demonstração do procedimento a ser realizado, de modo que possa entender mais claramente a situação" (Mansson & Dykes, 2004). Adapte todas as informações ao nível de cognição e desenvolvimento da criança. Defina qual será o papel a ser desempenhado pela criança nessa situação: sempre é útil que as crianças tenham alguma coisa para fazer, porque isto demonstra que elas estão incluídas no processo. A repetição do que ocorrerá no hospital permite que a criança sinta-se confortável com a situação. Se houver tempo suficiente, ofereça panfletos que descrevam o procedimento e sugira atividades preparatórias para a criança realizar em casa antes da admissão.

A criança e sua família podem ter a oportunidade de fazer uma visita ao hospital ou ao centro cirúrgico. DVDs, fotografias e livros sobre hospitalização e procedimentos cirúrgicos podem ser utilizados como recursos educativos para a família e a criança. Algumas instituições oferecem programas para familiarizar as crianças e seus familiares com a experiência da hospitalização. Por exemplo, uma instituição utiliza um "passeio educativo" para ajudá-los a compreender o que devem esperar (Herron, 2005). Durante esse passeio, as crianças têm oportunidades de desempenhar papéis e, durante as paradas ao longo do trajeto, elas podem ver, tocar e sentir os equipamentos que poderão ser utilizados (Figura 10.2).

Os pais são fundamentais na preparação das crianças, porque revisam os materiais oferecidos, respondem às perguntas e são confiáveis e acolhedores. As Diretrizes de ensino 10.1 fornecem sugestões aos pais para a preparação de seus filhos para a hospitalização.

Admissão da criança na instituição

A admissão da criança na instituição requer prepará-la para a internação e apresentá-la à unidade em que ela permanecerá. Utilize os formulários hospitalares apropriados.

No contexto atual da prestação de serviços de saúde, o processo de admissão ocorre rapidamente, pois há pouco tempo para uma preparação longa; por esse motivo, a preparação pré-admissional é muito importante. Evidentemente, a urgência da condição clínica da criança também pode limitar a preparação, que pode ser realizada antecipadamente.

Tipos de admissão e cuidados de enfermagem

Entre as unidades hospitalares nas quais a criança pode ser internada incluem-se:

- Unidades gerais para pacientes internados
- Serviços de urgência e emergência
- Unidades de terapia intensiva pediátrica
- Unidades para procedimentos ambulatoriais ou especiais
- Unidade ou hospital de reabilitação.

Independentemente do contexto em que a criança é atendida, os cuidados de enfermagem devem começar com o estabelecimento de uma relação de confiança e acolhimento da criança e sua família. Sorria, apresente-se e diga seu nome e sua função.

(*O texto continua na p. 258.*)

Plano de cuidados de enfermagem 10.1

Revisão sobre a criança hospitalizada e sua família

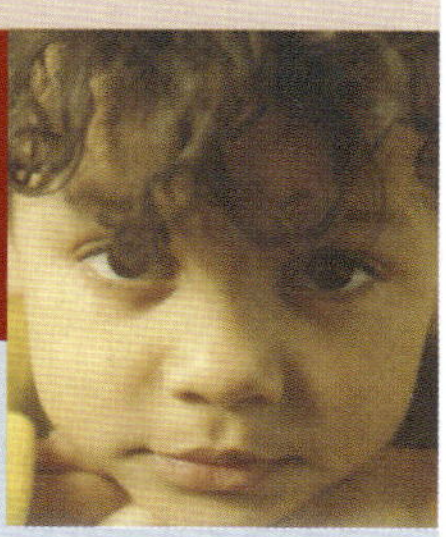

Diagnóstico de enfermagem: ansiedade relacionada com o ambiente hospitalar, medo de lesão ou mutilação corporal, separação da família ou dos amigos, alterações da rotina, procedimentos e tratamentos dolorosos, e eventos e ambiente pouco familiares, conforme se evidencia por choro, agitação, retração ou resistência

Definição dos resultados esperados e reavaliação

A criança e a família demonstram redução do nível de ansiedade, conforme se evidencia por estratégias de superação positivas, verbalização ou expressão dos sentimentos, comportamentos apropriados, interações positivas com a equipe, cooperação e participação da criança e dos pais, e ausência de sinais e sintomas de ansiedade e medo crescentes.

Intervenções: redução da ansiedade

- Acompanhe a criança e a família até à unidade e ao seu quarto, *para familiarizá-los com as instalações.*
- Coloque a criança em um quarto com outra criança de idade, nível de desenvolvimento e gravidade da condição semelhantes, *para facilitar o compartilhamento.*
- Explique todos os eventos, tratamentos, procedimentos e atividades aos pais e à criança (em um nível que ela possa compreender) de maneira tranquila e relaxada, *para ajudá-los a se prepararem para o que virá e atenuar o medo do desconhecido. A abordagem tranquila e relaxada ajuda a estabelecer a relação e inspira confiança.*
- Estimule os pais a utilizarem o alojamento conjunto, se isto for possível, *para proporcionar apoio à criança*; se os pais não puderem ficar, estimule-os a telefonar, *para atenuar o medo da criança de ficar sozinha.*
- Instrua enfaticamente os pais a dizerem à criança quando irão sair e quando deverão voltar, *para ajudar a criança a lidar com sua ausência e promover confiança.*
- Avalie a rotina habitual da criança em sua casa e tente incorporar alguns dos seus aspectos à rotina do hospital, *para facilitar a transição ao hospital e estimular a participação da criança na rotina.*
- Ofereça medidas de conforto como segurar, acariciar e ninar, *para atenuar o sofrimento.*
- Realize cuidados atraumáticos, *para minimizar a exposição ao sofrimento, que pode exacerbar a ansiedade.*
- Estimule a participação da criança nas brincadeiras (livres e terapêuticas, quando necessário), *para permitir a expressão dos sentimentos e dos medos e estimular o gasto de energia.*
- Recomende que os pais tragam de casa um brinquedo ou objeto especial, *para ampliar o sentimento de segurança.*
- Ofereça reforço positivo à participação nas atividades de cuidado, *para melhorar a autoestima.*
- Avalie os comportamentos de regressão e informe aos pais que tais comportamentos são comuns, *para ajudar a atenuar suas preocupações quanto a isso.*
- Seja consistente nos cuidados de enfermagem, *para estimular a confiança e a aceitação.*

Diagnóstico de enfermagem: sentimento de impotência relacionado com a falta de controle sobre procedimentos, tratamentos e cuidados, e com as alterações da rotina habitual

Definição dos resultados esperados e reavaliação

A criança e sua família demonstram maior controle sobre a situação, conforme se evidencia pela participação nas atividades de cuidado, pela identificação das necessidades e das opções e pela incorporação dos aspectos apropriados da rotina habitual da criança à rotina do hospital.

Intervenções: promoção do controle

- Estimule a criança e seus pais a identificarem as áreas de preocupação, *para ajudar a definir as necessidades prioritárias.*
- Estimule os pais e a criança a participarem das atividades de cuidado, *para aumentar a sensação de controle.*
- Incorpore alguns aspectos da rotina doméstica da criança e utilize termos semelhantes aos que são empregados em casa, *para reforçar a sensação de normalidade.*

(continua)

Revisão sobre a criança hospitalizada e sua família *(continuação)*

- Na medida do possível, ofereça opções à criança, inclusive opções de alimentos, atividades de higiene ou roupas (se for apropriado), *para promover os sentimentos de individualidade e controle.*
- Ofereça à criança oportunidades de ficar fora do leito ou do quarto, levando em consideração as limitações pertinentes, *para promover a independência.*
- De acordo com sua idade e seu nível de desenvolvimento, trabalhe com a criança e sua família no sentido de estabelecer um horário, *para promover estrutura e rotina.*

Diagnóstico de enfermagem: atividades de recreação deficientes relacionadas com o confinamento no leito ou na instituição de saúde, a mobilidade limitada, as restrições das atividades ou os equipamentos, conforme se evidencia por verbalização de tédio, falta de participação nas brincadeiras, leitura ou trabalhos escolares de casa

Definição dos resultados esperados e reavaliação

A criança participa das atividades recreativas, conforme se evidencia pela participação em brincadeiras livres e terapêuticas estruturadas apropriadas ao seu estágio de desenvolvimento e pela interação com a família, a equipe do hospital e outras crianças.

Intervenções: promoção das atividades recreativas apropriadas

- Pergunte à criança e a seus familiares quais são os tipos favoritos de atividade, *para definir as bases para oferecer opções apropriadas durante a hospitalização.*
- Ajude a planejar as atividades dentro dos limites impostos pela condição da criança, *para manter o tônus e a força musculares sem forçar excessivamente a criança.*
- Passe algum tempo com a criança, *para proporcionar-lhe estimulação e reforçar a confiança.*
- Solicite a ajuda de um especialista em pediatria, *para oferecer sugestões de atividades apropriadas.*
- Estimule a interação com outras crianças, *para promover o compartilhamento e evitar o isolamento.*
- Ofereça oportunidades de brincadeiras livres e terapêuticas e apropriadas ao nível de desenvolvimento, *para facilitar a expressão dos sentimentos.*
- Estimule breves passeios até a sala de brincadeiras ou atividades, *para oferecer uma mudança no cenário e estimulação sensorial.*
- Integre as atividades lúdicas com os cuidados de enfermagem, *para alcançar o efeito terapêutico.*

Diagnóstico de enfermagem: processos familiares interrompidos em virtude da separação da criança causada pela hospitalização, das demandas aumentadas de cuidado com a criança doente, das alterações dos papéis desempenhados e do efeito da hospitalização nos outros membros da família (inclusive irmãos), conforme se evidencia por verbalização de problemas pelos pais, pela presença dos pais no hospital ou pela necessidade de faltar ao trabalho por causa da hospitalização do filho

Definição dos resultados esperados e reavaliação

A família demonstra estratégias de superação positivas, conforme se evidencia por visitas frequentes e pela permanência com a criança de acordo com a necessidade, pelo compartilhamento das responsabilidades familiares, pela obtenção de ajuda para aliviar ou descansar e por visitas de outros membros da família e amigos da criança.

Intervenções: melhora do funcionamento familiar

- Estimule os pais e os familiares a verbalizarem suas preocupações relacionadas com a doença, o diagnóstico e o prognóstico da criança, *para promover os cuidados centrados na família e identificar as áreas em que possam ser necessárias intervenções.*
- Explique aos pais os tratamentos, os procedimentos, os comportamentos da criança e o plano de cuidados, *para facilitar o entendimento do estado de saúde da criança e do plano de cuidados, porque isto ajuda a atenuar a ansiedade.*
- Estimule a participação dos pais nos cuidados da criança, *para promover os sentimentos de serem necessários e valorizados e estimular o sentimento de ter controle sobre a saúde do filho.*
- Identifique o sistema de apoio da família e da criança, *para ajudar a identificar os recursos disponíveis para enfrentar a situação.*
- Instrua a família e a criança quanto aos recursos adicionais disponíveis, *para promover uma base mais ampla de apoio para enfrentar a situação.*
- Sugira métodos pelos quais os pais possam dividir o tempo entre a criança e os outros filhos, *para evitar sentimentos de culpa.*

Revisão sobre a criança hospitalizada e sua família *(continuação)*

- Ofereça apoio e reforço positivo, *para estimular a capacidade de superação e fortalecer a família.*
- Estimule as visitas frequentes dos familiares, inclusive dos irmãos, se for o caso, *para estimular a continuidade das relações familiares.*
- Ressalte a necessidade de repouso, sono, exercício e nutrição adequados aos familiares, *para promover a saúde da família e minimizar o estresse da hospitalização.*
- Ajude a fazer os encaminhamentos para os recursos disponíveis e a obter a ajuda de outros familiares e amigos, conforme a necessidade, *para possibilitar descanso ou alívio das responsabilidades de cuidar das crianças.*
- Estimule a família a, na medida do possível, manter a rotina habitual, *para atenuar os efeitos da hospitalização nas relações familiares.*

Diagnóstico de enfermagem: déficit de autocuidado relacionado com a imobilidade, as restrições das atividades, a regressão ou a utilização de equipamentos, dispositivos ou tratamentos prescritos, conforme se evidencia pela incapacidade de alimentar-se, tomar banho ou vestir-se, ou realizar outras atividades da vida diária

Definição dos resultados esperados e reavaliação

A criança participa do autocuidado dentro das limitações impostas por sua condição, conforme se evidencia pela participação nas atividades de banho e higiene, alimentação, funções fisiológicas, e vestir-se e arrumar-se.

Intervenções: promoção do autocuidado

- Avalie a rotina habitual e as capacidades de autocuidado da criança, *para definir uma base para a individualização das intervenções.*
- Forneça equipamentos e dispositivos do tamanho da criança, *para promover sua capacidade de executar as tarefas de autocuidado.*
- Estimule os pais e a criança a realizarem o autocuidado na medida do possível, dentro das limitações da condição da criança e do seu nível de desenvolvimento, *para promover sentimentos de independência e estimular o crescimento e o desenvolvimento.*
- Elogie e estimule as atividades realizadas, *para reforçar a autoestima, a confiança e a competência.*
- Assegure períodos de repouso adequado, *para diminuir o gasto energético associado às atividades de autocuidado.*

Diagnóstico de enfermagem: risco de retardo do crescimento e do desenvolvimento relacionado com os fatores de estresse associados à hospitalização, à condição ou doença atual, à separação da família e à privação ou à sobrecarga sensorial

Definição dos resultados esperados e reavaliação

A criança alcança os marcos esperados do desenvolvimento, conforme se evidencia pelos comportamentos e pelas atividades apropriados à idade.

Intervenções: promoção do crescimento e do desenvolvimento

- Avalie o estágio de desenvolvimento da criança, *para estabelecer uma base e determinar as estratégias apropriadas.*
- Use brincadeiras livres e terapêuticas estruturadas e brinquedos adaptativos, *para promover o desenvolvimento.*
- Promova, quando possível, um ambiente estimulante, *para maximizar o potencial de crescimento e desenvolvimento.*
- Elogie as habilidades e enfatize as capacidades da criança, *para reforçar sua autoestima e promover sentimentos de confiança e competência.*
- Inclua os pais nas técnicas destinadas a promover o crescimento e o desenvolvimento, *para reforçar os sentimentos de controle sobre os cuidados do filho.*

(continua)

Revisão sobre a criança hospitalizada e sua família *(continuação)*

Diagnóstico de enfermagem: conhecimento deficiente relacionado com a hospitalização, a intervenção cirúrgica, os tratamentos, os procedimentos, os cuidados necessários e o seguimento, conforme se evidencia por perguntas e verbalização ou falta de exposição pregressa

Definição dos resultados esperados e reavaliação

A criança e sua família demonstram compreensão de todos os aspectos da condição do filho, conforme se evidencia pela identificação das necessidades da criança e sua família, por afirmações verbais de entendimento e/ou necessidade de mais informações, pela demonstração dos procedimentos e dos tratamentos explicados e pela verbalização de instruções quanto ao seguimento e à continuidade da assistência.

Intervenções: instrução da criança e da família

- Avalie a aptidão da criança e da família para aprender, *de modo a assegurar a eficácia do ensino.*
- Ofereça tempo para que a família se adapte ao diagnóstico, *para facilitar sua capacidade de aprender e participar dos cuidados da criança.*
- Repita as informações, *para oferecer várias oportunidades de aprendizagem à criança e à família.*
- Ensine em sessões breves, *para evitar que a criança e os pais fiquem sobrecarregados de informações.*
- Ensine em um nível de entendimento que a criança e a família possam absorver (isto depende da idade, da condição física e da memória da criança), *para facilitar a aprendizagem.*
- Reforce e recompense, *para ajudar a facilitar o processo de ensino/aprendizagem.*
- Quando possível, utilize várias modalidades de aprendizagem (p. ex., informações escritas, instruções verbais, demonstrações e mídia), *para facilitar a aprendizagem e a retenção da informação.*
- Forneça à criança e à família instruções escritas passo a passo sobre os procedimentos ou os cuidados necessários, *para serem utilizadas como referência mais tarde.*
- Peça à criança e aos familiares que demonstrem os procedimentos de cuidado que foram ensinados, *para assegurar a eficácia do ensino.*
- Organize uma experiência de cuidados domiciliares durante a hospitalização e depois da alta, conforme o caso, *para assegurar o entendimento e oferecer oportunidades de ensino e aprendizagem adicionais.*

Informe à criança e seus familiares o que vai acontecer e o que se espera deles. Pergunte aos familiares e à criança por quais nomes preferem ser chamados. Mantenha contato visual. Com crianças pequenas, comece pelos familiares, a fim de que elas possam ver que a família confia em você. Comunique-se com a criança em um nível apropriado à sua idade.

Assim que as condições da criança permitam, a etapa seguinte consiste em orientá-la quanto ao hospital. Explique sucintamente as normas e as rotinas e a equipe que ficará responsável pelo cuidado da criança.

Durante a entrevista de enfermagem subsequente, obtenha informações sobre a história, as rotinas e o motivo da internação da criança. verifique os sinais vitais basais, a estatura e o peso e faça uma avaliação física. Cada serviço de saúde adota suas próprias normas e procedimentos para isso. Identifique as necessidades da criança e da família durante esse processo. Se parte dessa informação já estiver disponível, não lhes peça para repetir, exceto quando for necessário confirmar informações vitais como alergias, medicamentos usados em casa e histórico de doenças. Em geral, essas informações são obtidas imediatamente se o problema da criança for urgente; nos demais casos, as informações devem ser obtidas dentro de 8 h, exceto as que são necessárias para a segurança dos procedimentos.

Internações em unidades gerais

Hoje em dia, as internações em unidades gerais para pacientes internados são mais curtas e atendem às condições mais agudas, o que resulta em pouco tempo de preparação para a admissão. Em muitos casos, o procedimento de admissão e o tratamento ocorrem simultaneamente. Às vezes, a criança permanece em uma unidade de observação especial por 23 h, razão pela qual sua permanência é menor que 24 h. As internações podem ocorrer em um hospital pediátrico, em uma unidade pediátrica de um hospital geral, ou na unidade geral que ocasionalmente admite crianças. As unidades gerais frequentemente não possuem serviços especiais para crianças, como áreas de lazer, equipamentos apropriados ao tamanho das crianças e equipe familiarizada com a assistência a crianças.

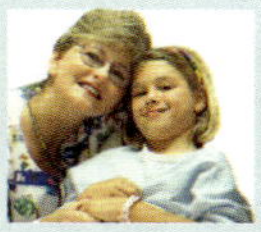

Quando a criança é internada em uma unidade geral, é necessário tempo adicional para orientar e explicar a rotina e os procedimentos à criança e sua família. Enfatize que os pais podem ficar com a criança (se as normas da instituição permitirem). Se for possível, coloque a criança em um quarto próximo ao posto de enfermagem e solicite alimentos apropriados à idade e ao nível de desenvolvimento da criança.

Tabela 10.2 Estratégias para reduzir o medo das situações comuns durante a hospitalização

Situação	Estratégias para atenuar o medo
Procedimento que implique introdução no corpo ou utilize equipamento ou tecnologia	Descreva o procedimento e o equipamento em termos que a criança consiga entender Revise as etapas do procedimento, ou as etapas envolvidas na utilização do equipamento Explique qual será o papel da criança e o que ela não poderá fazer Se for apropriado, faça uma simulação ou representação com o equipamento para a criança
Escuridão (p. ex., no setor de radiologia ou à noite)	Mantenha uma luz acesa na área de exame Utilize iluminação noturna no quarto do paciente Se for possível, permita que a criança segure a mão do cuidador ou da enfermeira, ou seu brinquedo preferido
Transporte para outras áreas do hospital	Se for possível, permita que o cuidador acompanhe a criança Informe à criança quando ela vai sair, quanto tempo permanecerá fora e em quanto tempo aproximadamente ela estará de volta Apresente a criança ao profissional que vai transportá-la
Muitos profissionais dentro e fora do quarto da criança	Identifique todos os membros da equipe que trabalha com a criança (a cada turno e a cada dia) Coloque um pequeno quadro no quarto da criança com o nome da enfermeira que cuidará dela naquele turno ou dia Informe à criança quanto tempo a enfermeira passará cuidando dela (adapte essa informação ao nível de cognição da criança; por exemplo, em vez de dizer que você ficará por 8 h, diga: "Eu serei sua enfermeira até pouco antes da hora do jantar" ou "Serei sua enfermeira até você sair para fazer seu exame" Despeça-se da criança quando terminar seu dia de trabalho; fale com ela sobre a próxima enfermeira; diga à criança quando você vai estar de volta

Serviços de urgência e emergência

O principal motivo de adoecimento e hospitalização de crianças são lesões provocadas por acidentes. Muitas vezes, a primeira experiência da família com os serviços de cuidados imediatos ocorre em um serviço de urgência ou emergência. Em virtude da situação, a criança e sua família podem sentir mais ansiedade e este sentimento pode tornar-se incontrolável à medida que surgem incertezas e precisem ser tomadas decisões críticas. A família pode estar assustada, insegura e em estado de choque. Os procedimentos e os exames são realizados rapidamente com pouquíssimo tempo de preparação. Em geral, a família não está bem preparada para a ida ao hospital e tem pouco dinheiro ou roupas consigo. Os irmãos podem estar presentes, se os pais não tiveram tempo de deixá-los com uma babá.

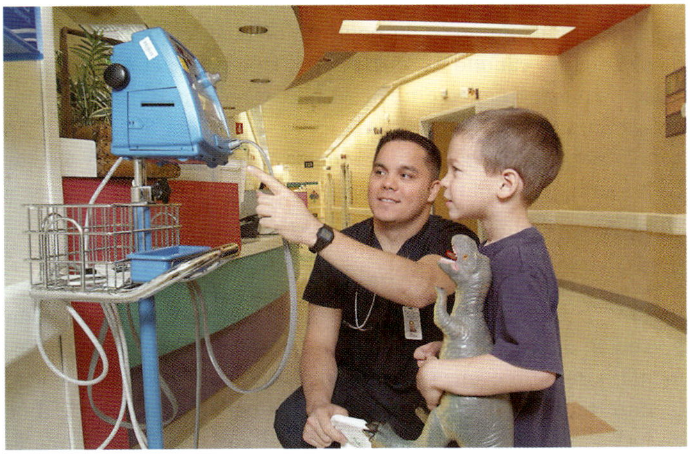

● Figura 10.2 Esta criança está sendo preparada para a hospitalização familiarizando-se com alguns dos equipamentos que podem ser utilizados.

Em razão do ritmo acelerado do setor de emergência, a família pode hesitar em fazer perguntas; por esse motivo, mantenha a criança e seus familiares bem informados. Permita que a família permaneça com a criança, ofereça apoio e deixe que os familiares e a criança (quando for adequado) participem das decisões.

As famílias podem ter muito medo do desconhecido e podem ficar aterrorizadas quanto à possibilidade de que a criança morra ou fique permanentemente incapacitada. Ajude a família a reconhecer suas preocupações e identificar seus sistemas de apoio. Prepare os familiares para o que eles precisarão enfrentar. Ofereça conforto, segurando a criança no colo, tocando-a, conversando suavemente com ela e provendo outras intervenções apropriadas à idade e ao nível de desenvolvimento da criança.

Diretrizes de ensino 10.1

Preparação do seu filho para a hospitalização

- Leia histórias sobre experiências com hospitais ou procedimentos cirúrgicos.
- Converse sobre a necessidade de ir para o hospital, dizendo que será parecido com ir para casa.
- Seja sincero e estimule a criança a fazer perguntas.
- Visite o hospital e, se houver tempo disponível, faça um passeio antes da admissão.
- Planeje apoio à criança por meio de sua presença, ligações telefônicas e objetos especiais trazidos de casa.
- Estimule a criança a fazer desenhos para expressar como se sente.
- Inclua os irmãos na preparação.

Unidades de terapia intensiva pediátrica

A unidade de terapia intensiva pediátrica (UTIP) é especializada em cuidar de crianças em estado crítico. Os mesmos princípios e conceitos dos cuidados gerais para crianças aplicam-se nesse contexto, mas tudo é mais intenso. As famílias deparam-se com um ambiente desconhecido e tecnologicamente complexo e com inúmeros profissionais.

As famílias precisam enfrentar a situação crítica que os trouxe à UTIP. A criança provavelmente terá dor, ouvirá sons incomuns, terá estimulação excessiva e passará por procedimentos desconfortáveis. Os pais podem enfrentar a possibilidade de perder o filho. Em alguns casos, a criança não pode falar, comer ou adotar outros comportamentos apropriados ao seu nível de desenvolvimento. **Sobrecarga sensorial** (estimulação exagerada) ou **privação sensorial** (falta de estimulação) podem afetar a criança e sua família.

Receba bem os familiares (se a norma da instituição o permitir) e estimule-os a permanecer com a criança e participar da sua assistência. Explique tudo aos pais e, quando for apropriado, também à criança. Toque frequentemente na criança e estimule os pais a confortá-la. Fique atenta aos indícios do que a criança e a família necessitam durante a internação na UTIP.

Unidades para procedimentos ambulatoriais ou especiais

As unidades para procedimentos ambulatoriais ou especiais são utilizadas para abreviar as internações hospitalares e reduzir o custo da hospitalização. Essas unidades podem fazer parte de um hospital geral ou funcionar como instituição independente. Em geral, a criança e sua família chegam de manhã; a criança realiza o procedimento, o teste ou a intervenção cirúrgica e, mais tarde, volta para casa no mesmo dia. Exemplos de procedimentos cirúrgicos realizados ambulatorialmente incluem colocação de tubo de timpanostomia, reparo de hérnias, tonsilectomia, cistoscopia, broncoscopia e quimioterapia.

Essa condição de atendimento minimiza a separação da criança de sua família. Além disso, há interferência mínima no padrão familiar, risco menor de infecção e custo reduzido. Contudo, essas unidades não dispõem de equipamentos para permanência durante a noite, de modo que, se ocorrerem complicações, a criança precisará ser transportada para outra unidade ou área do hospital.

Unidades de reabilitação

A unidade de reabilitação presta assistência às crianças depois do período inicial de doença ou lesão. Os cuidados incluem uma abordagem interprofissional que ajude a criança a alcançar seu potencial pleno e adquirir as habilidades próprias do desenvolvimento. Por exemplo, as unidades de reabilitação ajudam as crianças a readquirir capacidades perdidas em consequência de lesões neurológicas ou queimaduras graves. Em geral, esses serviços assemelham-se ao ambiente doméstico, oferecendo serviços especiais para ajudar as crianças a reaprender as atividades da vida diária e ajudá-las a lidar com as dificuldades físicas ou mentais acarretadas pela doença ou lesão inicial. As famílias geralmente são estimuladas a participar e recebem apoio para o retorno definitivo da criança ao lar. Embora a criança almeje independência, há um equilíbrio entre educação e disciplina.

Quartos de isolamento

Os quartos de isolamento são utilizados em situações que envolvam risco de infecção. Quando a criança é internada com uma doença infecciosa ou para excluir a existência de alguma infecção, ou se a criança estiver imunodeprimida, o isolamento é instituído. Nessas condições, as crianças podem ter privação sensorial em virtude do contato limitado com outras pessoas e da utilização dos equipamentos de proteção individual, como luvas, máscaras e aventais.

Estimule os familiares a visitarem a criança com frequência e ajude-os a entender o motivo do isolamento e de quaisquer procedimentos especiais exigidos. Apresente-se antes de entrar no quarto e deixe que a criança veja seu rosto antes de você colocar a máscara. Continue a ter contato com a criança e a segurá-la ou tocá-la de vez em quando, especialmente se os pais não estiverem presentes.

Preparação da criança e da família para um procedimento cirúrgico

Se a criança for submetida a um procedimento cirúrgico, seja no hospital ou em um serviço ambulatorial, serão necessárias intervenções especiais. Os pais devem ter permissão para permanecer com a criança até o procedimento começar. Além disso, os pais devem receber autorização para permanecer com a criança quando ela estiver no setor de recuperação pós-anestésica. A preparação adequada assegura tranquilidade e conforto à criança e permite que ela saiba o que acontecerá e o que se espera dela.

Cuidados pré-operatórios

Os cuidados pré-operatórios da criança que será submetida a um procedimento cirúrgico são semelhantes aos dos adultos. A principal diferença é que a preparação e o ensino devem ser adaptados à idade e ao estágio de desenvolvimento da criança. Alguns serviços oferecem programas especiais para ajudar a preparar crianças e suas famílias para a intervenção cirúrgica.

As instruções dadas à criança e seus familiares são essenciais. Como acontece com qualquer intervenção, adapte as instruções ao estágio de desenvolvimento da criança. A Tabela 10.3 ressalta as estratégias de ensino fundamentais baseadas no nível de desenvolvimento da criança. Por exemplo, ao ensinar exercícios respiratórios a um infante ou a um pré-escolar, peça à criança para soprar um apito ou bolas de algodão colocadas sobre a mesa com um canudo. A criança pode divertir-se com essa atividade, ao mesmo tempo em que recebe os benefícios respiratórios do exercício.

Na preparação para a intervenção cirúrgica, utilize objetos como animais de pelúcia ou bonecas, para ajudar as crianças a entenderem o que lhes acontecerá (Figura 10.3).

Cuidados intraoperatórios

Existe significativa controvérsia quanto a se os pais devem estar presentes durante a indução da anestesia. Os defensores argumentam que a presença de um dos genitores durante a indução é confortadora, de modo que a criança pode permanecer calma e vivenciar menos ansiedade, o que, por sua vez, reduz a liberação das catecolaminas e melhora a oxigenação. Por essa razão, efeitos adversos como laringospasmo seguido de apneia e efeitos

Tabela 10.3 Estratégias para atenuar o medo das situações comuns durante a hospitalização

Estágio do desenvolvimento	Medos/Ansiedades comuns	Reflexos no ensino
Lactentes e infantes	Separação	Estimule os pais a falar em um tom suave Lembre os pais de usarem expressões faciais agradáveis Estimule o genitor ou o cuidador a ficar com a criança tanto quanto lhe seja possível Recomende enfaticamente que os pais ou o cuidador acaricie ou segure a criança confortavelmente no colo para tranquilizá-la Converse com a criança e os pais em um tom de voz suave e confortador enquanto eles seguram a criança no colo Use termos que a criança e os pais consigam entender
Pré-escolares e escolares	Dor Mutilação Separação Possível punição por fazer coisas erradas	Ofereça explicações concretas utilizando termos que a criança e os pais possam compreender Inclua na explicação gravuras e outros recursos visuais Ofereça tempo para que as crianças expressem suas preocupações e seus medos por meio de brincadeiras Ajuste a duração das sessões educativas às necessidades de aprendizagem da criança e ofereça-lhe tempo suficiente para fazer perguntas. Com infantes, dê as informações o mais próximo possível do dia da intervenção cirúrgica, para evitar ansiedade desnecessária. Alguns autores recomendam que a informação não seja transmitida com mais de 1 semana de antecedência (Justus *et al.*, 2006)
Adolescentes	Perda da independência Efeitos na imagem corporal	Respeite o direito à privacidade dos adolescentes Ofereça a maior independência possível, levando-se em consideração as limitações impostas pelo diagnóstico Dê explicações detalhadas sobre o procedimento, no mínimo com 7 a 10 dias de antecedência Responda às perguntas francamente e sempre assegure privacidade Fique disponível para perguntas ou preocupações que surjam antes ou depois do procedimento cirúrgico

psicológicos de longa duração são reduzidos (Romino, 2005). Contudo, os pais precisam passar por uma preparação cuidadosa porque a preparação inadequada exacerba sua ansiedade e as crianças ficam mais ansiosas quando estão acompanhadas por um genitor ansioso (Munro & D'Errico, 2000).

Alguns estudos mostraram que estar presente durante a indução da anestesia também pode ser benéfico aos pais. Os pais vivenciam níveis altos de estresse quando ficam separados dos filhos durante o procedimento cirúrgico, e permitir que estejam presentes durante a indução da anestesia pode atenuar esse estresse (Romino, 2005).

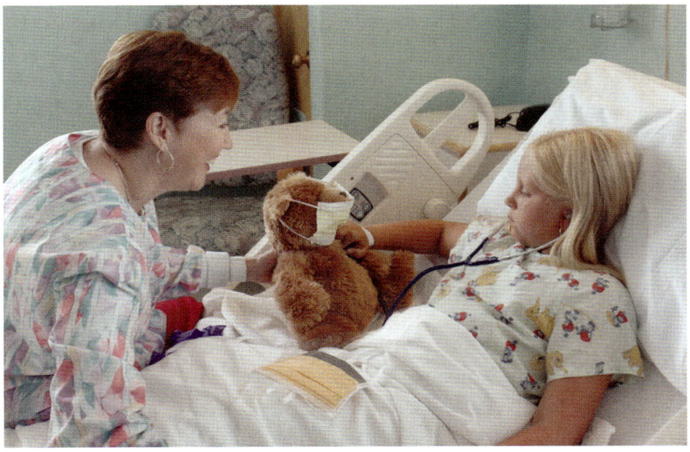

● Figura 10.3 A enfermeira utiliza um bichinho de pelúcia para explicar o procedimento cirúrgico a uma criança.

Cuidados pós-operatórios

Os cuidados de enfermagem pós-operatórios da criança são semelhantes aos dos adultos. Contudo, em virtude das diferenças anatômicas, é fundamental manter observação sagaz e frequente. A avaliação das vias respiratórias, da respiração e da circulação da criança é fundamental. O local operado deve ser inspecionado e devem ser administrados líquidos para hidratação. Se for possível, permita que os pais estejam presentes na unidade de recuperação pós-anestésica tão logo seja possível, a fim de que possam apoiar a criança, que se tranquiliza ao ver um rosto familiar.

O controle da dor é crucial. Utilize um instrumento apropriado para avaliar a intensidade da dor da criança. Reavalie frequentemente a dor da criança e execute cuidados atraumáticos. Esteja preparada para administrar os fármacos prescritos. Além disso, estimule a utilização de métodos não farmacológicos. Um estudo (Huth *et al.*, 2004) mostrou que as técnicas de distração (como a imaginação dirigida) ajudavam as crianças a lidar com a dor causada pela tonsilectomia e adenoidectomia. As crianças que passaram por um programa de treinamento nessa técnica referiram menos dor, sofrimento e ansiedade enquanto permaneceram na unidade cirúrgica ambulato-

Tabela 10.4 Considerações de enfermagem aplicáveis à prestação de cuidados seguros e apropriados ao estágio de desenvolvimento

	Preservação da segurança	Promoção de crescimento e desenvolvimento saudáveis
Lactentes	• Mantenha o lactente sob supervisão direta • Mantenha uma das mãos no lactente quando as grades do berço estiverem baixadas • Conserve as grades do berço sempre levantadas quando o lactente estiver no berço • Evite deixar dentro do berço objetos pequenos e perigosos, ou que possam ser engolidos • Forneça brinquedos seguros e apropriados ao lactente • Coloque os lactentes em quartos próximos do posto de enfermagem • Estimule um familiar a permanecer sempre com o lactente	• Adote a posição *de frente* ao segurar recém-nascidos no colo • Sorria e converse com o lactente durante o banho, a alimentação e outras interações • Reduza o número de procedimentos dolorosos ou desconfortáveis • Conforte a criança durante e depois do procedimento, segurando-a no colo ou conversando com ela, e faça movimentos suaves • Quando for necessário manusear o lactente, faça movimentos suaves e contínuos • Acaricie e segure o lactente suavemente, porque isto pode reduzir o estresse • Atue como modelo para os pais que tiveram seus primeiros filhos • Estimule a família a manter as rotinas domésticas enquanto estiverem no hospital e planeje os cuidados de enfermagem para serem prestados próximo dos horários habituais de alimentação e sono • Use uma chupeta entre as refeições para satisfazer às necessidades de sucção não nutritiva
Infantes	• Mantenha as grades laterais do berço levantadas com a cobertura de proteção totalmente colocada quando a criança estiver no berço • Nunca deixe a criança sozinha no quarto, a menos que ela esteja segura no berço • Use um leito apenas para crianças maiores que estiverem sempre acompanhadas de um adulto no quarto • Evite deixar no berço ou no leito objetos pequenos que possam ser engolidos ou que sejam perigosos • Coloque o berço longe de fios, equipamentos e tomadas elétricas • Forneça brinquedos seguros e apropriados à idade da criança • Quando a criança estiver andando, peça sempre para alguém ficar com ela	• Estimule os pais a permanecerem com a criança para atenuar a ansiedade de separação • Para estimular a autonomia, permita que a criança faça opções cabíveis (p. ex., escolher o tipo de suco com que tomar o medicamento) • Estimule brincadeiras ativas na sala de brincar ou de puxar/empurrar brinquedos no corredor (acompanhada de um adulto) • Espere e prepare-se para regressão nas áreas de controle dos esfíncteres, alimentação e outros comportamentos • Espere mais explosões temperamentais em geral e reações intensas aos procedimentos invasivos • Mantenha a rotina doméstica durante a hospitalização e planeje os cuidados de enfermagem perto dos horários habituais de alimentação e sono • Dê instruções simples com opções apropriadas à condição do hospital • Coloque crianças pequenas em quartos localizados próximo ao posto de enfermagem • Mantenha a criança sob supervisão direta e, ao mesmo tempo, estimule sua independência
Pré-escolares	• Mantenha o leito na posição baixa com as grades levantadas quando o pré-escolar estiver no leito • Ensine a criança a chamar a enfermeira ou o cuidador para ajudá-la a sair do leito • Mantenha objetos perigosos longe do alcance da criança	• Estimule os pais a permanecerem com o pré-escolar no quarto e também nas outras áreas do hospital • Estimule o pré-escolar a participar dos cuidados de enfermagem oferecendo-lhe opções e oportunidades de ajudar • Use as brincadeiras como oportunidades para trabalhar os medos do pré-escolar • Explique as atividades em termos simples e concretos, mas tome cuidado com a linguagem que você usa, porque os pré-escolares fantasiam e têm pensamentos mágicos • Espere reações verbais agressivas e específicas à dor e às lesões corporais • Tente manter as rotinas domésticas durante a hospitalização, incorporando-as ao plano de cuidados quando isto for possível

Tabela 10.4 Considerações de enfermagem aplicáveis à prestação de cuidados seguros e apropriados ao estágio de desenvolvimento *(continuação)*

	Preservação da segurança	Promoção de crescimento e desenvolvimento saudáveis
Escolares	• Mantenha o leito na posição baixa com as grades elevadas enquanto a criança estiver no leito; explique que isto é uma regra do hospital, não uma punição	• Ofereça oportunidades para que a criança participe dos cuidados de enfermagem • Permita que a criança escolha suas refeições, ajude nos tratamentos e mantenha seu quarto arrumado • Autorize a visita de outras crianças, se a condição permitir • Estimule os pais a dizerem à criança quando retornarão • Planeje os cuidados de enfermagem em torno das rotinas domésticas habituais da criança (refeições, sono) • Estimule a criança a fazer as atividades escolares de casa
Adolescentes	• Procure saber sempre onde o adolescente está. Os adolescentes podem não querer ficar no quarto, mas podem ficar na dúvida sobre onde se localiza o quarto ou a unidade dentro do hospital	• Permita que os adolescentes interajam com outros pacientes da mesma idade • Altere as rotinas hospitalares na medida do possível, de modo a permitir que o adolescente durma ou fique acordado até mais tarde à noite • Coloque como companheiros de quarto outros pacientes da mesma idade • Estimule a visita dos amigos • Ofereça apoio emocional ao sentimento de estar sozinho ou longe dos amigos; fique atenta a regressão, que pode tornar o adolescente emotivo • Responda com franqueza às perguntas e dê as informações apropriadas • Ofereça opções ao adolescente, de modo que ele tenha algum controle • Seja sensível às preocupações quanto à possibilidade de "ser diferente"

rial, mas não foram evidenciadas diferenças nos relatos de dor em casa ou quanto ao uso de analgésicos.

Preservação da segurança durante a hospitalização

Segurança é um aspecto fundamental da assistência prestada à criança hospitalizada. Devido à sua idade e a seu nível de desenvolvimento, as crianças são suscetíveis a acidentes. Assegure que a criança sempre tenha um bracelete de identificação. Às vezes, durante a realização de intervenções, o bracelete é removido, e assim a enfermeira deve se certificar de que ele seja fixado ao outro membro. Observe atentamente as crianças para evitar acidentes que possam ocorrer se a criança apertar o botão errado ou alcançar uma peça do equipamento ou suprimentos deixados no leito ou no quarto. A Tabela 10.4 descreve as metas de enfermagem para que sejam garantidos os cuidados seguros e apropriados ao estágio de desenvolvimento da criança hospitalizada.

Uso de contenções

Pode ser necessário algum tipo de limitação para cuidar das crianças. Essa restrição, geralmente conhecida como contenção, pode ser necessária para garantir a segurança da criança, permitir a realização de procedimentos diagnósticos ou terapêuticos, imobilizar ou limitar os movimentos de uma parte do corpo, ou evitar a interrupção do tratamento prescrito. Entretanto, as contenções podem ser aplicadas exageradamente e causar danos ao paciente. Por esse motivo, a Joint Commission on Accreditation of Healthcare Organizations (JCAHO, 2005) publicou normas relativas à utilização de contenções, que se destinam a salvaguardar a segurança física e o bem-estar psicológico do paciente.

De acordo com esses padrões, os hospitais estão obrigados a adotar normas que especifiquem o seguinte:

- Motivo da utilização da contenção
- Parâmetros de avaliação do paciente, com descrição da necessidade da contenção
- Antes de aplicar contenção, recorrer a no mínimo um outro método de restrição
- Depois de tomar a decisão de utilizar uma contenção, aplicar o tipo menos restritivo de contenção para a finalidade pretendida
- Exigir prescrição por escrito de um profissional, 1 h antes da aplicação da contenção
- Solicitar a reavaliação de um profissional, 1 h depois da aplicação da contenção.

Além disso, as normas da JCAHO também assinalam a necessidade de treinamento específico da equipe médica, reavaliações frequentes e interrupção oportuna do uso.

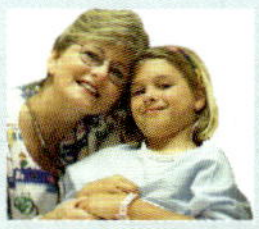

As contenções podem trazer sofrimento físico à criança. Além disso, as crianças podem entender as contenções como punição. Para determinar a necessidade de conter uma criança, a enfermeira precisa levar em consideração sua idade, seu nível de desenvolvimento, seu estado mental e ameaça a outras pessoas e a si própria. Com a adesão aos princípios do cuidado atraumático e às normas da JCAHO, a enfermeira utiliza contenções apenas quando for necessário e pelo menor tempo possível.

Antes de utilizar uma contenção, é preciso tentar outras medidas restritivas. Explique por que a criança não deve tocar no acesso intravenoso ou deve manter determinada posição, a fim de que ela tenha entendimento básico do que é necessário. Com as crianças maiores, apenas isso pode ser suficiente.

O **abraço terapêutico** (segurar a criança de modo a promover contato físico direto dela com um dos pais ou um cuidador)

Tabela 10.5 Tipos de contenção e questões relativas à segurança

Tipo de contenção	Finalidade	Segurança
Contenção em dupla alça 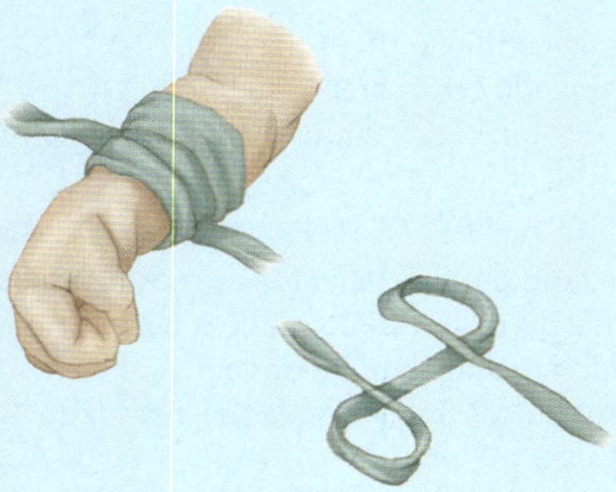	Contenção do punho ou do tornozelo para limitar a amplitude dos movimentos dos membros	Examine o punho ou o tornozelo para detectar qualquer sinal de disfunção circulatória, tegumentar ou neurológica
Contenção do cotovelo 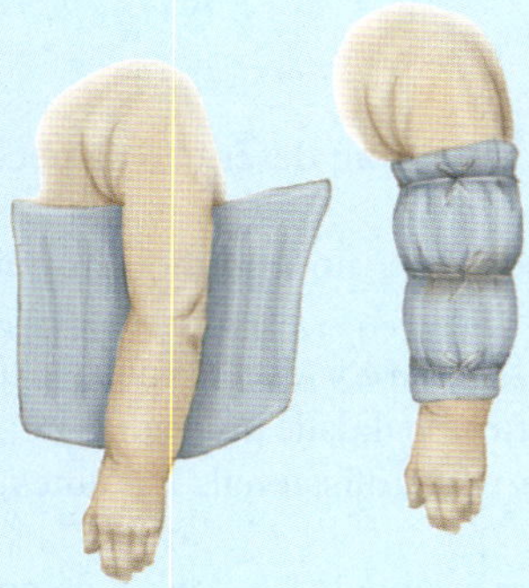	Evita que a criança flexione o braço e alcance o rosto, a cabeça, o acesso intravenoso e outros tubos 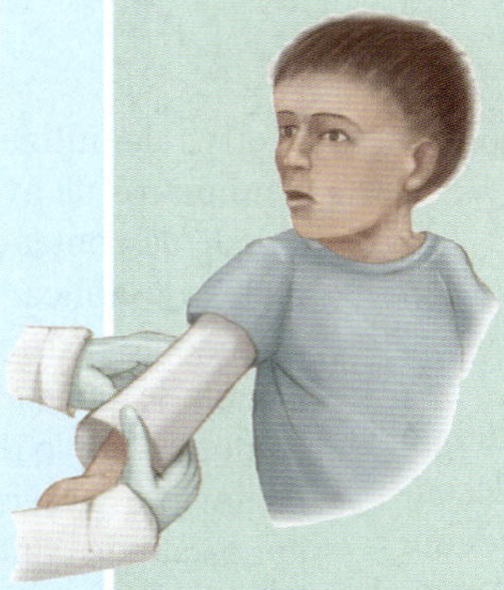	Aplique a contenção de modo que não esfregue na axila. Verifique o pulso, a temperatura e o tempo de enchimento capilar do membro
Contenção em múmia 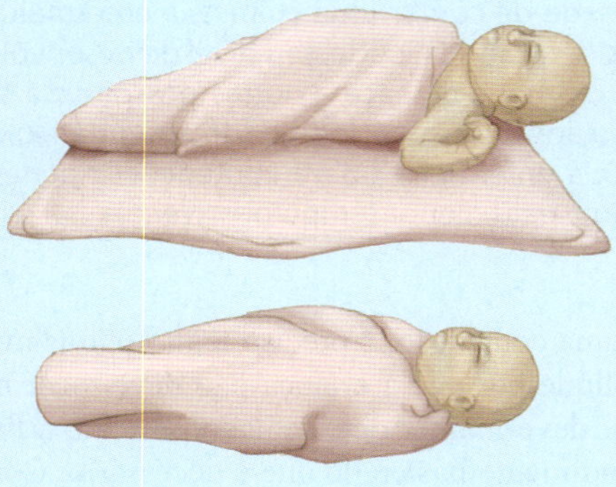	Contenção do corpo por meio de um lençol dobrado no formato de um quadrado com dimensões apropriadas ao tamanho do lactente ou da criança pequena, de modo a segurar todo o corpo ou todas as extremidades, exceto uma 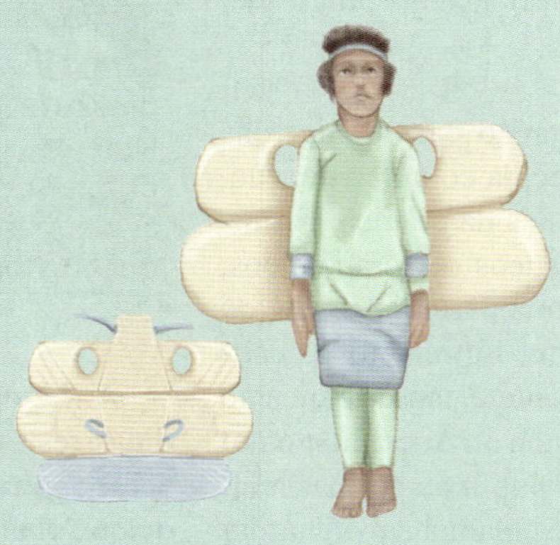	Garante que todos os membros fiquem presos dentro do lençol

Tabela 10.5 Tipos de contenção e questões relativas à segurança *(continuação)*

Tipo de contenção	Finalidade	Segurança
Contenção em jaqueta (veste) 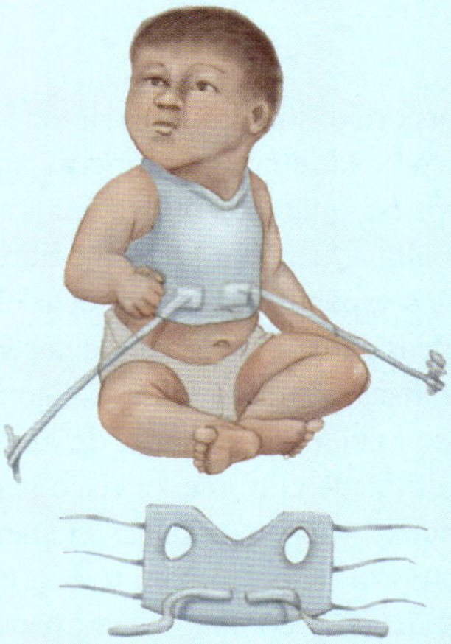	Jaqueta utilizada pela criança com laços amarrados no seu dorso e na lateral do leito. Usada para manter a criança deitada no leito (p. ex., depois de um procedimento cirúrgico), ou segura em uma cadeira	Certifique-se de que a criança pode virar a cabeça para o lado e que a cabeceira do leito esteja elevada. Coloque os laços nas costas da criança, de modo que ela não consiga alcançá-los
Contenção de berço com cobertura plástica 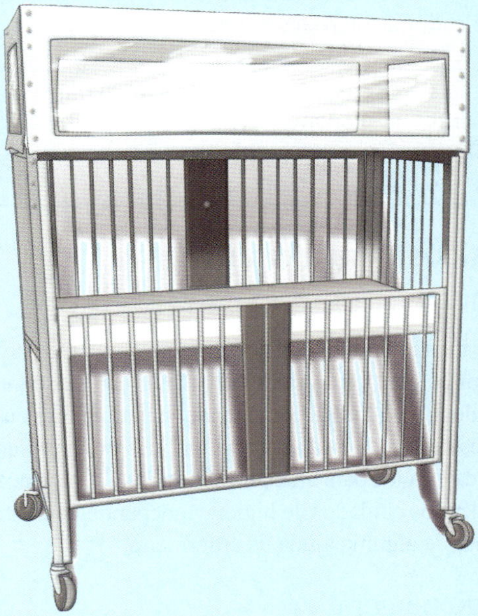	Cobertura plástica transparente colocada sobre o berço para evitar que o lactente maior ou a criança pequena subam e caiam do berço	Verifique se não há rasgos ou plástico solto
Cadeiras/carrinhos especiais	Cadeiras/carrinhos com mesas ou outros dispositivos para segurar a criança em determinadas posições durante o transporte, ou para evitar que ela caia para fora do dispositivo	Pode ser necessário utilizar uma contenção em veste ou jaqueta para ajudar a manter a criança na cadeira ou no carrinho. Nunca deixe a criança sozinha. Trave as rodas se a cadeira ou carrinho estiverem parados

pode ser aplicado em determinados procedimentos ou tratamentos, durante os quais a criança precisa ficar imóvel. Por exemplo, um dos pais pode segurar firmemente a criança no colo para evitar que se mova durante a aplicação de uma injeção ou uma punção venosa. Essa técnica pode ser utilizada para se posicionar a criança para instalação de acesso intravenoso, aplicação de injeções, exame otoscópico ou punção lombar. Ao utilizar essa técnica, certifique-se de que os pais entendem seu papel e sabem quais são as partes do corpo da criança que eles precisam imobilizar de maneira segura.

Outra opção é distrair ou estimular a criança (p. ex., com um brinquedo) para ajudar a obter sua cooperação. Alternativas ao uso de contenções podem ser a supervisão individualizada e técnicas de modificação comportamental.

Se ficar estabelecido que a criança necessita de contenção, escolha a modalidade menos restritiva e mais apropriada. Por exemplo, se a criança tiver um cateter intravenoso no antebraço que para de fluir quando ela dobra o braço, pode ser mais apropriado aplicar uma contenção no cotovelo ou uma tala de braço, em vez de colocar uma contenção flexível no punho ou contenções nos quatro membros. Com a contenção do cotovelo ou a tala de braço, a flexão do braço da criança fica limitada, mas ainda assim ela consegue movimentar o ombro e as mãos. A contenção flexível do punho limitaria a capacidade da criança de movimentar o braço, enquanto as contenções dos quatro membros restringiriam a capacidade de o paciente mover todos os membros. A Tabela 10.5 descreve os tipos de contenção e os principais riscos associados à sua aplicação em crianças.

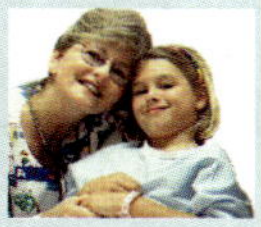

Ao escolher uma contenção, a enfermeira deve optar pelo tipo menos restritivo e aplicar a contenção pelo menor tempo possível.

Antes de aplicar a contenção, explique à criança e aos pais o motivo de sua utilização. Enfatize que o motivo é manter a segurança da criança e que a contenção não é uma punição. Peça aos pais que repitam a indicação do uso da contenção, para se certificar de que eles compreenderam.

A contenção deve ser prescrita por escrito e a reavaliação da criança por um profissional deve ocorrer dentro de 1 h depois da aplicação da contenção. Além disso, a enfermeira deve fazer o seguinte:

- Confirmar se a contenção está bem aplicada
- Fixar as contenções com laços à estrutura do berço ou do leito, não às grades laterais
- Utilizar um nó do tipo entrelaçado para fixar as contenções com laços (isso permite o acesso rápido e fácil para liberar a contenção)
- Examinar as contenções 15 min depois da aplicação inicial e, em seguida, a cada hora para verificar se estão bem aplicadas
- Avaliar a temperatura, os pulsos e o tempo de enchimento dos membros contidos, inicialmente depois de 15 min e, em seguida, a cada hora depois da aplicação
- Remover a contenção a cada 2 h para permitir a mobilização e o reposicionamento; registre este procedimento e quaisquer alterações encontradas
- Estimular a participação dos pais e explicar repetidamente os motivos do uso das contenções e o tempo provável durante o qual deverão ser utilizadas
- Oferecer reforço positivo à criança e aos pais
- Revisar os critérios para remoção das contenções; registrar a remoção e a reavaliação contínua.

Transporte da criança

As crianças podem precisar ser transportadas para outras unidades para realizar exames diagnósticos ou procedimentos cirúrgicos, para áreas diferentes na mesma unidade (p. ex., quarto de brincadeiras ou tratamento) ou depois de receberem alta. Quando a criança é transportada para outras áreas, as diretrizes específicas devem levar em consideração as questões de segurança, a idade e o nível de desenvolvimento do paciente, sua condição física e o destino. Esses fatores precisam ser considerados antes de se iniciar o transporte, de modo que o método apropriado possa ser utilizado com menor risco para a criança. Os diversos métodos de transporte para crianças incluem carregar o bebê e utilizar carrinho próprio ou berço com rodas (Figura 10.4). Se for possível, os pais devem acompanhar a criança para dar-lhe apoio e conforto.

Quando se carrega um lactente, é fundamental apoiar adequadamente o dorso e a cabeça. As grades devem ficar levantadas em todos os leitos e carrinhos. Coloque cinto de segurança nos carrinhos e nas cadeiras de rodas.

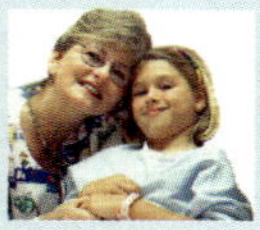

Nunca deixe a criança sozinha durante o transporte. Mantenha a criança sempre visível durante o transporte.

Cuidados básicos para a criança hospitalizada

Os cuidados básicos incluem medidas de higiene em geral, inclusive banho, cuidados com os cabelos, higiene oral e nutrição. As crianças pequenas dependem dos adultos para atender à maior parte ou a todas as necessidades de autocuidado. Quando os pais estão presentes, deixe-os cuidar da criança para atenuar seu estresse. As crianças maiores podem realizar os cuidados de higiene independentemente, mas podem necessitar de alguma ajuda da enfermeira.

Medidas de higiene geral

As medidas de higiene geral ajudam a manter saudáveis a pele, os cabelos e os dentes. A pele é uma estrutura complexa e sua função principal é proteger os tecidos que ela recobre e suas próprias células. Pode ocorrer lesão da pele da criança durante a inserção e a manutenção dos cateteres venosos, a remoção de um curativo, o posicionamento da criança no leito, a troca das fraldas, a aplicação e a remoção dos terminais dos eletrodos e a manutenção das contenções. Os fatores de risco para problemas potenciais incluem limitação da mobilidade, carência proteica, edema, incontinência, déficit sensorial, anemia e infecção. Uma boa oportunidade para avaliação das condições da pele é durante o banho.

Banho

Dar banho em lactentes e crianças é uma medida de higiene geral realizada diariamente nos serviços de saúde. Embora os pais

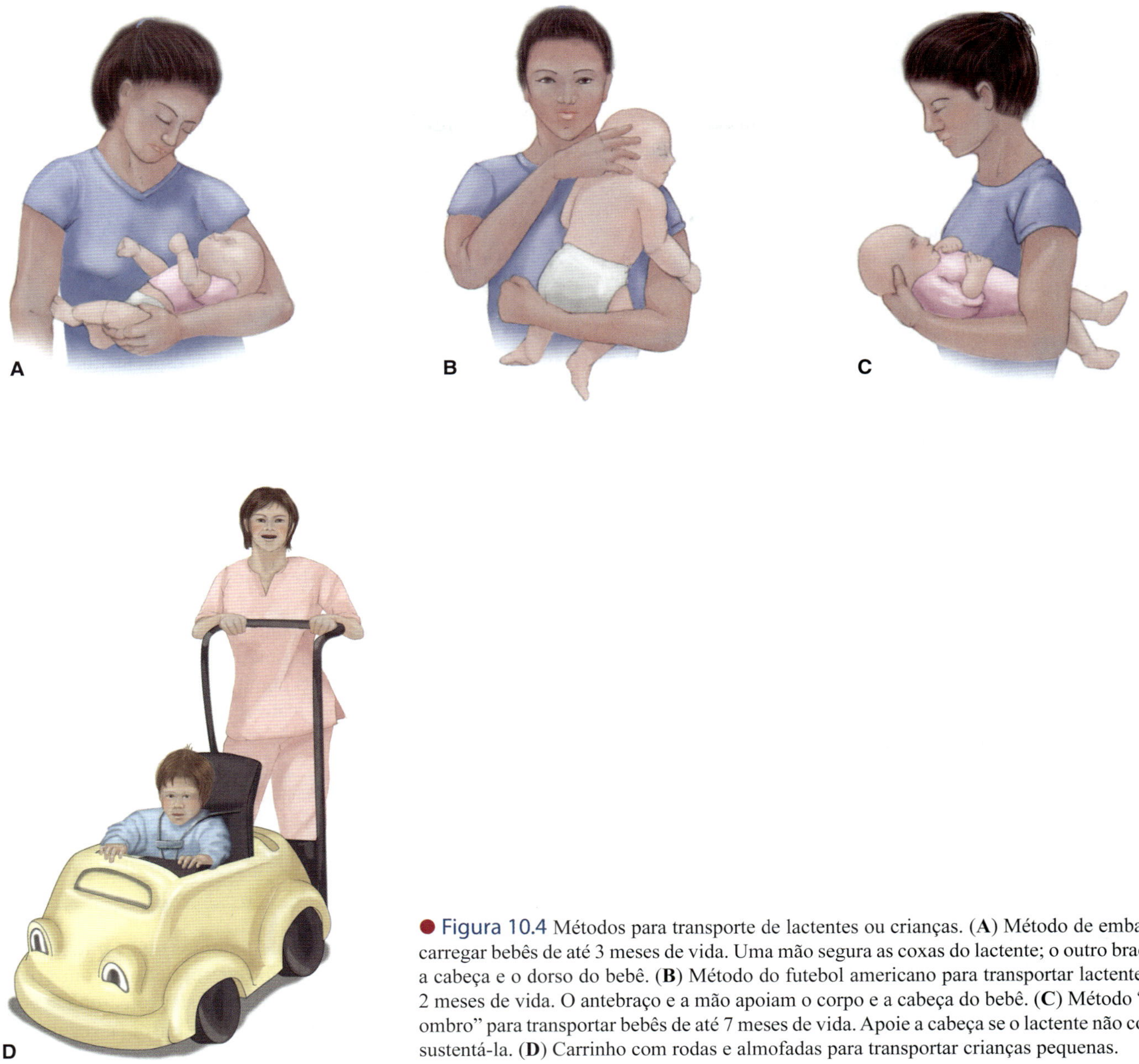

● Figura 10.4 Métodos para transporte de lactentes ou crianças. (**A**) Método de embalar para carregar bebês de até 3 meses de vida. Uma mão segura as coxas do lactente; o outro braço apoia a cabeça e o dorso do bebê. (**B**) Método do futebol americano para transportar lactentes de até 2 meses de vida. O antebraço e a mão apoiam o corpo e a cabeça do bebê. (**C**) Método "sobre o ombro" para transportar bebês de até 7 meses de vida. Apoie a cabeça se o lactente não conseguir sustentá-la. (**D**) Carrinho com rodas e almofadas para transportar crianças pequenas.

Tabela 10.6 Considerações sobre banhos de acordo com o estágio de desenvolvimento

Idade da criança	Considerações especiais
Lactentes	Dê banho de esponja ou banheira para lavar lactentes pequenos que não conseguem sentar-se sem ajuda. Apoie sempre o corpo do bebê. Confirme a temperatura adequada da água
Infantes	Evite aplicar talco Banhe lactentes maiores e infantes à beira do leito ou em uma banheira comum, dependendo das condições de saúde da criança
Escolares e adolescentes	As crianças maiores preferem tomar banho de chuveiro, se estiver disponível e for recomendável em vista de sua condição de saúde. Avalie se o banho de chuveiro é seguro. Assegure privacidade

ou o cuidador principal geralmente realizem essa tarefa no contexto atual dos cuidados centrados na família, a enfermeira ainda é responsável por assegurar que o banho seja seguro e higiênico. Adote medidas de segurança para evitar quedas, queimaduras e aspiração de água. Nunca deixe a criança sozinha na banheira. Utilize sabonete suave com pH neutro e umidificante se houver necessidade de reidratar a pele. Fique atenta a qualquer problema que possa requerer considerações especiais ou avaliação mais detalhada, inclusive paralisia, perda da sensibilidade, incisões cirúrgicas, tração cutânea/aparelhos gessados, cateteres externos (intravenosos, urinários ou tubos de alimentação) ou outras alterações da integridade da pele. Preste atenção cuidadosa às orelhas, às áreas entre as dobras cutâneas, ao pescoço, ao dorso e à região genital, em busca de possíveis alterações da integridade da pele. A Tabela 10.6 ressalta considerações específicas relativas ao banho de crianças em diversos níveis de desenvolvimento.

Antes de iniciar o banho e realizar outras medidas de higiene, determine as preferências da família e as práticas domésticas da criança, inclusive a hora do dia, o ritual, equipamento especial e alergias a produtos. Essa é uma ocasião propícia para se avaliar o nível de ajuda que os pais podem necessitar e atender às necessidades de aprendizagem relativa à higiene. Siga as recomendações gerais para dar banho em qualquer paciente, no que se refere aos equipamentos, à temperatura ambiente, à privacidade e à utilização de produtos como desodorante e loção.

Cuidados com os cabelos

Ficar deitado na cama pode tornar os cabelos amassados e embaraçados. Evite puxar os cabelos da criança para penteá-los ou escová-los. Se for necessário, utilize condicionadores para facilitar a penteação dos cabelos.

Se for preciso lavar os cabelos, isto geralmente será realizado durante o banho diário do bebê. Em geral, é suficiente utilizar xampu 1 ou 2 vezes/semana em crianças pequenas. Os adolescentes podem necessitar da aplicação mais frequente de xampu, devido à secreção aumentada das glândulas sebáceas. A frequência do uso de xampu também varia de acordo com a condição da criança; por exemplo, se a criança suar muito, pode ser recomendável aplicar xampu com maior frequência.

A lavagem com xampu pode ser realizada à beira do leito com equipamentos especialmente adaptados, em uma pia facilmente acessível enquanto a criança fica sentada em uma cadeira ou deitada na maca, ou na banheira ou no chuveiro. Podem ser aplicados xampus que dispensam enxágue. Com esses produtos, o xampu é aplicado nos cabelos, que depois são penteados ou escovados.

Se a criança utilizar a banheira ou o chuveiro para lavar os cabelos, monitore sua segurança durante todo o banho, para garantir que ela não escorregue na superfície lisa nem se queime com a água em temperatura imprópria.

A raça da criança pode exigir medidas especiais de cuidado com os cabelos. Por exemplo, as crianças de ascendência afro-americana podem utilizar pentes de dentes largos para arrumar os cabelos. Peça aos pais para trazerem de casa um desses pentes, caso não esteja disponível no hospital. Pergunte também à criança e aos pais se eles utilizam algum produto para tornar os cabelos mais maleáveis; esses produtos podem ser trazidos de casa pelos pais. Estimule os pais a ajudar a trançar ou alisar os cabelos, caso a criança queira.

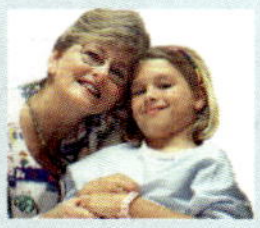

Os cabelos das crianças afro-americanas geralmente são mais fáceis de pentear quando estão úmidos; desse modo, se for possível, penteie os cabelos logo depois de enxaguá-los.

Higiene oral

A higiene oral é uma parte importante dos cuidados básicos. Esfregue as gengivas do lactente com um pano úmido depois de cada refeição. Ajude as crianças a escovar e passar fio dental nos dentes depois de cada refeição e antes de deitar-se. A criança imunossuprimida necessita de cuidados especiais de higiene oral, inclusive a utilização de escovas macias e compressas de gaze umedecidas para evitar sangramento e de inspeção cuidadosa da cavidade oral para detecção de áreas lesionadas.

Cuidados nutricionais

A nutrição adequada é necessária para o crescimento e o desenvolvimento e para a reparação dos tecidos e, por esse motivo, é um componente essencial dos cuidados prestados à criança doente ou hospitalizada.

Frequentemente, a criança doente ou hospitalizada tem perda de apetite, que pode alterar seu estado nutricional. Isso pode ser agravado por outros problemas como náuseas e vômitos e restrições da ingestão oral para a realização de exames ou procedimentos cirúrgicos.

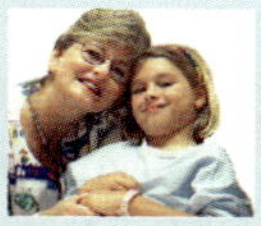

Nunca tente forçar a criança a comer. Isso pode agravar as náuseas e os vômitos e resultar em uma aversão alimentar que se estende por muitos dias depois da internação hospitalar (Hockenberry, 2004).

Se possível, programe os procedimentos ou os tratamentos para horários distantes do horário das refeições. Com crianças menores, a recusa do alimento pode estar relacionada com seus sentimentos de separação; em outros casos, a recusa alimentar reflete a tentativa da criança de controlar a situação. Estimule os pais a usarem persuasão suave em vez de força para melhorar a ingestão alimentar. Eles devem oferecer opções à criança quanto ao que comer, porque isto reforça sua sensação de controle. Lembre aos pais que o apetite da criança provavelmente melhorará à medida que sua condição melhore. As Diretrizes de ensino 10.2 dão algumas dicas para promoção da nutrição da criança hospitalizada. Embora sejam dirigidas aos pais, as enfermeiras também podem incorporar essas recomendações aos seus planos de cuidados para crianças.

Como lidar com os efeitos da hospitalização no desenvolvimento infantil

Ao abordar os medos, a ansiedade de separação e a perda de controle que ocorrem com as crianças hospitalizadas, a enfermeira deve levar em consideração a idade e os níveis de cognição ou de desenvolvimento da criança. Em seguida, as intervenções devem

Diretrizes de ensino 10.2

Promoção da nutrição do seu filho hospitalizado

- Perguntem à enfermeira se existem restrições relacionadas com a dieta do seu filho. Verifiquem se a ingestão e as perdas estão sendo monitoradas.
- Estimulem seu filho a ingerir seus alimentos preferidos.
- Ajudem seu filho a comer ou beber, caso isto seja necessário; nas horas das refeições, estejam presentes, para ajudar a promover a socialização.
- Ofereçam frequentemente pequenos goles de líquidos e alimentos que possam ser ingeridos com as mãos; evitem dar grandes quantidades de uma só vez.
- Tentem oferecer líquidos a diferentes temperaturas em horários diversos para estimular a variedade.
- Lembrem que as crianças podem ingerir quantidades maiores de líquidos ralos (p. ex., gelatina ou bebidas gaseificadas) do que espessos (p. ex., sopas cremosas ou leite batido).
- Incluam raspas de gelo como aporte de líquidos. O volume do gelo é aproximadamente metade do mesmo volume de água (p. ex., 1 xícara de gelo equivale a meia xícara de água).
- Usem canudos (a menos que não sejam permitidos) e utensílios, xícaras ou pratos de cores vivas, para gerar contraste e estimular a criança.
- Ofereçam opções à criança; ao seguirem um cardápio, permitam que a criança escolha o que quiser.
- Evitem alimentos condimentados ou exageradamente temperados.
- Conversem com o nutricionista para saber se algumas preferências especiais podem ser contempladas.
- Elogiem seu filho pelo que ele comer ou beber.
- Nunca castiguem a criança por não comer ou beber.
- Estimulem a criança maior a ajudar a anotar o que ela come e bebe.

ser baseadas na maneira como a criança vivencia esses fatores de estresse em sua idade ou seu nível de desenvolvimento. O conteúdo, a ocasião ideal, as condições e o método de preparação também se baseiam na idade e no nível de cognição ou no desenvolvimento da criança. O Boxe 10.2 descreve as recomendações gerais para se lidar com o medo e a ansiedade, a ansiedade de separação e a perda do controle.

Recém-nascidos e lactentes

Avalie o desenvolvimento ou o atraso do desenvolvimento que está ocorrendo com o lactente e analise seu relacionamento com os pais ou cuidadores principais. A expressão facial do bebê é o indicador mais confiável de dor ou sofrimento físico. Para atenuar o medo e minimizar a ansiedade de separação, evite separar a criança do seu cuidador principal, se for possível; isto também promove um relacionamento saudável. Se um dos pais ou o cuidador principal não puder permanecer com o lactente, providencie voluntários, para assegurar consolo contínuo ao bebê.

A conservação da rotina doméstica do bebê no que se refere ao sono e à alimentação ajuda a atenuar o sentimento de perda do controle. Pese o bebê diariamente, sempre na mesma hora e na mesma balança. Monitore rigorosamente a ingestão e as perdas. Fique atenta a outros sinais de desconforto além do choro, inclusive fronte franzida ou postura corporal tensa. A Tabela 10.4 descreve outras metas de enfermagem relacionadas com a promoção do crescimento e do desenvolvimento do lactente.

Infantes

As questões fundamentais de enfermagem quando se cuida de crianças dessa idade giram em torno da ansiedade de separação, do crescimento e do desenvolvimento adequados e da autonomia. O estabelecimento de uma relação de confiança com a criança por meio de brincadeiras não ameaçadoras pode atenuar o medo que ela sente. Fique atenta aos sinais não verbais sutis de mágoa ou descontentamento.

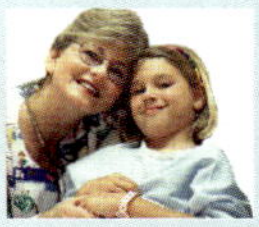

Conserve o berço ou o leito e a sala de brincadeiras como locais "seguros". Se for possível, realize os procedimentos invasivos (como punções venosas) na sala de tratamento. Nunca realize quaisquer intervenções de enfermagem na sala de brinquedos, independentemente de quanto possam parecer não ameaçadores para a enfermeira.

Estimule os pais ou o cuidador principal a permanecer com a criança no hospital para atenuar a ansiedade de separação. A conservação da rotina doméstica com relação às refeições e aos

Boxe 10.2 Recomendações para atenuar os efeitos gerais da hospitalização

Atenuação do medo e da ansiedade

- Determine os níveis do desenvolvimento nos quais o pensamento mágico ocorre
- Explique tudo às crianças e seus familiares antes que ocorra (ver Capítulo 13)
- Utilize técnicas de comunicação apropriadas à idade. Inclua a família nesse processo, a fim de que ela possa ajudar a criança a lidar com seus medos

Atenuação/Redução da ansiedade de separação

- Defina os estágios da ansiedade de separação e seja capaz de reconhecê-los
- Lembre que os comportamentos demonstrados no primeiro estágio não indicam que a criança seja "má"
- Estimule a família a ficar com a criança
- Ajude a criança a enfrentar e intervenha antes que ocorram comportamentos de indiferença
- Experimente imaginação dirigida – utilizando a imaginação e o prazer de brincar – para ajudar a relaxar a criança (Bricher, 2000)

Atenuação da perda do controle

- Minimize as restrições físicas, as alterações dos rituais e das rotinas e as questões de dependência, porque tudo isso leva a perda do controle
- Reconheça a impotência intrínseca da criança no ambiente hospitalar e explore estratégias que ofereçam às crianças uma oportunidade de participar das decisões relativas aos cuidados da sua própria saúde (Bricher, 2000)

horários de dormir ou cochilar oferece uma estrutura semelhante e pode ajudar a atenuar o sentimento de perda do controle pela criança. Se houver necessidade, pese a criança diariamente. Monitore cuidadosamente a ingestão e as perdas. Consulte a Tabela 10.4 para conhecer outras considerações de enfermagem pertinentes à promoção do crescimento e do desenvolvimento do infante hospitalizado.

Pré-escolares

Os cuidados de enfermagem para pré-escolares hospitalizados enfatizam suas necessidades especiais, seus medos e suas fantasias. Ao trabalhar com pré-escolares, lembre-se de que eles utilizam pensamento mágico e fantasias. Seja sincera e direta e dê as instruções pouco antes da intervenção de modo a atenuar os medos da criança. Assim como ocorre com os infantes, a participação mais ampla dos pais pode reduzir a ansiedade de separação que o pré-escolar vivencia durante a internação hospitalar. Permitir que o pré-escolar tome decisões simples (p. ex., qual a cor da bandagem a ser utilizada, ou se deverá tomar o medicamento em uma xícara ou seringa) ajuda a criança a sentir mais controle. A Tabela 10.4 descreve considerações de enfermagem específicas para a promoção do crescimento e do desenvolvimento dos pré-escolares hospitalizados.

Escolares

Ofereça informações confiáveis por meio de termos concretos e significativos para a criança, a fim de minimizar o medo do desconhecido. Os escolares ainda estão muito ligados aos pais, de modo que a ampliação da participação ou o alojamento conjunto dos pais atenua a ansiedade de separação. Quando for adequado, envolva a criança nas decisões simples e no planejamento dos horários, porque isto lhe transmite uma sensação de controle. As considerações de enfermagem relativas ao cuidado de escolares hospitalizados incluem a promoção da segurança e do crescimento e do desenvolvimento (ver Tabela 10.4 anteriormente neste capítulo).

Adolescentes

Os adolescentes podem ou não expressar seus medos. Instrua com sinceridade: os adolescentes mais novos necessitam de explicações mais concretas, enquanto os maiores podem processar conceitos mais abstratos. Respeite a necessidade de privacidade do adolescente. Estimule a visita dos amigos do adolescente para atenuar a ansiedade causada pela separação. Quando for adequado, elabore com o adolescente um horário mutuamente satisfatório, que inclua suas preferências e incorpore os cuidados de enfermagem necessários. A colaboração com o adolescente oferece a ele maior controle. Veja outras considerações de enfermagem relativas aos cuidados do adolescente hospitalizado na Tabela 10.4, anteriormente neste capítulo.

Voltemos ao caso de Jake, o menino de 8 anos descrito no início deste capítulo. Descreva os cuidados de enfermagem que você pode prestar para ajudar a atenuar os fatores de estresse.

Promoção de brincadeiras, atividades e recreação para a criança hospitalizada

Brincar é um componente importante do plano de cuidados da criança. Hoje em dia, muitos serviços de saúde que atendem crianças dispõem de salas de brincadeiras com brinquedos, equipamentos e outras atividades criativas apropriados à idade (Figura 10.5). Se a instituição for suficientemente grande, poderá haver até uma área separada para os adolescentes, na qual eles possam ouvir música, jogar *videogame* e receber visitas dos amigos. Evidentemente, algumas crianças não poderão utilizar essas instalações se o nível de atividade estiver limitado ou se for necessário isolamento. A criança também pode brincar no quarto. Assegure oportunidades de brincadeiras livres a todas as crianças que possam brincar. O brincar terapêutico pode ser usado para instruir as crianças quanto ao seu estado de saúde ou lhes permitir trabalhar com questões relativas à sua vida.

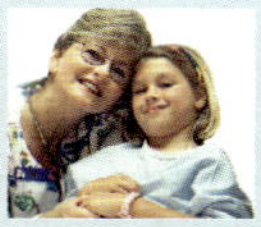

Evite usar a expressão "sala de brinquedos" ao cuidar de escolares maiores e adolescentes. Em vez disso, refira-se à "sala de atividades" ou "sala social". Desse modo, a enfermeira promove o sentimento de maturidade e aumenta as chances de que eles utilizem essa área.

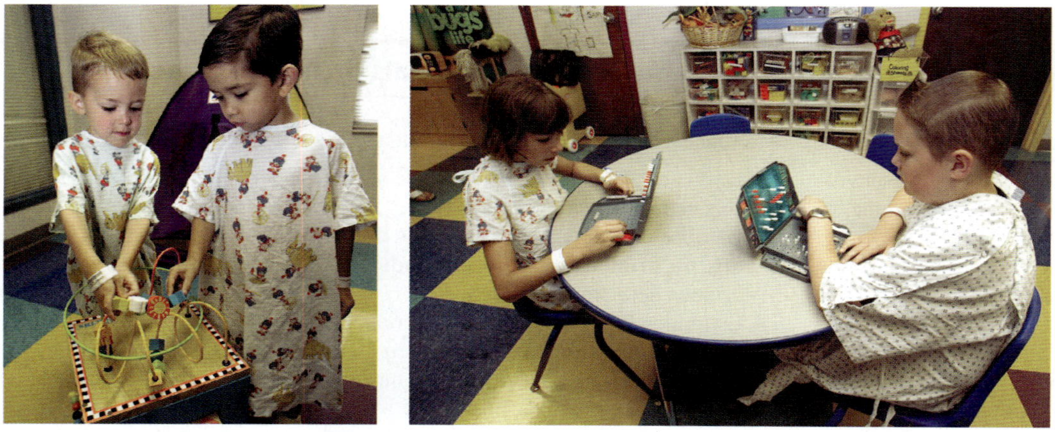

● **Figura 10.5** Crianças entretidas na sala de brinquedos do hospital. É importante oferecer atividades apropriadas à idade para crianças pequenas e crianças maiores.

Especialista em pediatria

O **especialista em pediatria** (EP) é um indivíduo especialmente treinado, que executa programas para preparar as crianças para hospitalização, intervenções cirúrgicas e outros procedimentos potencialmente dolorosos (Child Life Council, 1998 a 2003). O EP faz parte da equipe multiprofissional e trabalha em colaboração com os profissionais de saúde e os pais no sentido de promover um clima que favoreça o bem-estar da criança. Entre os serviços prestados por esse profissional estão:

- Apoio durante procedimentos médicos
- Brincar terapêutico
- Atividades que promovam o crescimento e o desenvolvimento normais
- Apoio aos irmãos
- Apoio para mágoa e privação
- Intervenções no setor de emergência para crianças e suas famílias
- Visitas de pré-admissão hospitalar e programas educativos.

Brincadeiras livres (não estruturadas)

As brincadeiras livres possibilitam que as crianças controlem eventos, ideias e relacionamentos. Estimule os pais a trazer de casa brinquedos pequenos e animais de pelúcia favoritos, para fazer com que a criança se sinta mais confortável no ambiente estranho do hospital. As crianças também gostam de receber brinquedos novos de surpresa quando estão hospitalizadas. Muitas crianças gostam de atividades recreativas como brincar com jogos de tabuleiro ou jogos eletrônicos, ler livros, assistir a TV ou DVD. As atividades tranquilas apropriadas ao nível de desenvolvimento da criança oferecem oportunidades de brincar e estimulam o uso e o desenvolvimento das habilidades motoras, ainda que a criança esteja confinada ao leito. Lactentes e infantes gostam de manipular blocos e brincar com brinquedos de empilhar. O pré-escolar pode gostar de colorir, casas de bonecas ou brincadeiras com blocos plásticos de construção (p. ex., Lego®). Os escolares e os adolescentes podem preferir *videogame* ou montar modelos apropriados ao seu nível de desenvolvimento.

O brincar como parte dos cuidados de enfermagem

Brincar também é uma parte importante dos cuidados de enfermagem. Quando for apropriado, faça brincadeiras e ao mesmo tempo execute os cuidados rotineiros de enfermagem. Um exemplo de utilização da brincadeira nos cuidados de enfermagem aproveita-se do gosto por competição e jogos de escolares. Para ampliar a mobilidade do escolar hospitalizado para fazer tração em virtude de uma fratura, peça à criança para atirar uma bola de esponja macia dentro de aros e faça competição com ela. Para ampliar a profundidade das respirações, estimule a criança a soprar bolhas de sabão ou soprar um apito. Para aumentar a ingestão de líquidos, ajude a criança a produzir um gráfico para assinalar o número de copos de líquidos que ela bebe ao longo do tempo. Quando ela alcançar determinado nível de ingestão, recompense a criança com um adesivo, um cartão de beisebol, um lápis especial ou outro objeto pequeno.

Ao utilizar o brincar como parte dos cuidados de enfermagem, é importante avaliar o resultado alcançado. As brincadeiras utilizadas da maneira descrita anteriormente devem melhorar a evolução da criança. Por exemplo, quando a criança sopra bolhas de sabão, avalie se esta atividade melhora a tosse e a respiração profunda.

O brincar terapêutico

OBSERVE & APRENDA

Outro componente importante das atividades lúdicas são as **brincadeiras terapêuticas**. Os profissionais de saúde recorrem ao brincar terapêutico para ajudar a criança a lidar com as dificuldades físicas e psicológicas associadas à doença e à hospitalização. A brincadeira terapêutica não é dirigida e busca ajudar a criança a lidar com seus sentimentos e seus medos. A brincadeira supervisionada com equipamentos médicos no ambiente hospitalar pode ajudar as crianças a lidarem com seus sentimentos acerca do que lhes aconteceu (Figura 10.6). Nos hospitais com espaço suficiente ou nas unidades hospitalares específicas para crianças, o EP geralmente coordena essas atividades. Os objetivos incluem a manutenção das rotinas habituais, a atenuação do trauma psicológico e a promoção do desenvolvimento ideal da criança. Se a instituição não contar com um EP, a enfermeira deverá realizar esse tipo de atividade. A ênfase principal é dada às implicações da doença e da hospitalização no desenvolvimento e no aspecto psicossocial e à validação da expressão da criança (Bricher, 2000).

Com a brincadeira traumática ou de expressão emocional, a criança representa ou dramatiza situações de estresse da vida real. Por exemplo, a utilização de um martelo e cavilhas de madeira, uma bola de esponja macia ou luvas de boxe pode possibilitar que a criança expresse sua raiva quanto à separação da família e dos amigos. Há brinquedos disponíveis no comércio, como bonecas e bonecos anatomicamente corretos, que possuem partes removíveis, de modo que a criança possa ver os diversos órgãos do corpo. Em alguns casos, as crianças pequenas "conversam" com os bonecos e isto lhes permite expressar seus sentimentos a uma "pessoa" não ameaçadora quanto a uma situação específica ou quanto ao que elas querem do profissional de saúde.

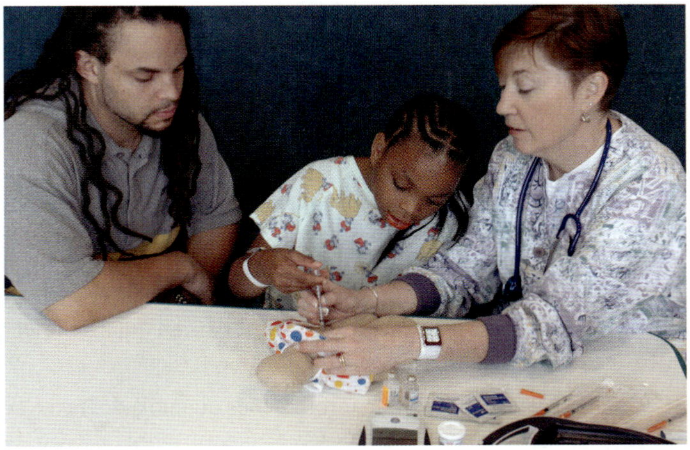

● Figura 10.6 A enfermeira supervisiona a brincadeira com equipamentos médicos para ajudar a criança a lidar com seus sentimentos por estar hospitalizada.

Outros tipos de brincar terapêutico incluem desenhar e "brincar com a agulha" supervisionada. Desenhar é outro método que a criança pode utilizar para expressar seus pensamentos e sentimentos. A "brincadeira de agulha" supervisionada ajuda as crianças que precisam se submeter a exames sanguíneos, injeções ou procedimentos intravenosos frequentes. Uma boneca pode receber a injeção à medida que a criança trabalha com sua raiva e sua ansiedade. Antes de planejar esse tipo de brincadeira dirigida, tenha em mente a segurança e o nível de crescimento e desenvolvimento da criança; um adulto sempre deve estar presente.

Estimulação dos trabalhos escolares e da educação durante a hospitalização

Estimule a realização dos trabalhos escolares e das atividades típicas da criança enquanto ela estiver internada. Defina a quantidade de trabalhos escolares com base na avaliação das condições da criança, da disponibilidade de professores e da situação familiar. Os pais podem trazer os livros escolares e as atividades rotineiras ou o trabalho de casa para fazer no hospital. Essa conexão com a escola da criança e também as interações com os colegas ajudam a manter a normalidade na vida da criança e atenuam o rompimento da vida cotidiana.

Atendimento das necessidades dos familiares

Avalie os fatores que podem influenciar a reação da família à hospitalização da criança e planeje os cuidados com a criança de modo a acomodar alguns desses problemas. Estimule as famílias a recorrerem aos sistemas de apoio antes, durante e depois da hospitalização. Basicamente, a comunicação eficaz e a adaptação das suas atividades às necessidades e preferências da família aumentam a satisfação dos pais com o serviço de saúde (Marino & Hayes, 2000).

Pais e cuidadores

Como já foi ressaltado, o nível de ansiedade dos cuidadores afeta significativamente o grau de ansiedade da criança. Desse modo, é importante ajudar a família a trabalhar com seus sentimentos. As fontes comuns de raiva dos pais quando a criança é hospitalizada incluem restrições a visitação, uma alteração inesperada no estado de saúde da criança, confusão resultante de informações conflituosas ou insuficientes fornecidas pela equipe do hospital e sensação de desvalorização nos cuidados prestados ao filho (Griffin, 2003).

A importância da participação da família para o bem-estar da criança é refletida nas filosofias, nas normas, nos procedimentos e nas instalações físicas em que a assistência é prestada. A filosofia dos cuidados centrados na família coloca a família no centro do processo.

Miles, Carlson e Brunesen (1999) observaram quatro dimensões de apoio às famílias:

1. Comunicação aprobativa e informações quanto à doença e ao plano de tratamento da criança.
2. Apoio aos pais focado no respeito, na promoção e na continuidade do papel de pai/mãe.
3. Apoio emocional para ajudar os pais a lidar com suas respostas e necessidades emocionais relacionadas com a doença da criança.
4. Apoio acolhedor baseado na qualidade dos cuidados prestados à criança.

A família é a fonte principal e contínua de cuidados necessários à criança. Se for possível, estimule os pais a permanecerem com a criança durante toda a internação hospitalar. As instalações podem ser planejadas de modo a acolher a participação da família. Por exemplo, a participação dos pais no tratamento da criança pode ser estimulada quando eles dispõem de acesso para computador e aparelho de fax e recebem refeições adicionais e instalações apropriadas para dormir. Entenda os pais como elementos fundamentais da equipe de saúde e parceiros no tratamento da criança enferma.

Irmãos

Os cuidados centrados na família reconhecem a necessidade de tratar a criança no contexto de sua família, inclusive irmãos. Algumas questões importantes que podem afetar a maneira como os irmãos lidam com a hospitalização da criança doente incluem:

- A internação hospitalar foi realizada em caráter de emergência?
- Houve internações anteriores? Como os irmãos perceberam essas hospitalizações?
- Qual é a gravidade da doença ou do traumatismo?
- O prognóstico está definido?

Considere a possibilidade de sentimentos de culpa dos irmãos. Utilize materiais educativos, ofereça tempo para visitas e permita que os irmãos conversem ao telefone.

Processo educativo dos pais

Nem todas as experiências com hospitalização são negativas: na verdade, a experiência pode ampliar as habilidades de superação, reforçar a autoestima e oferecer novas oportunidades de socialização à criança e à família. A internação pode possibilitar que a criança domine as habilidades de autocuidado e oferecer a oportunidade de que ela e sua família aprendam informações novas. Os pais podem aprender mais sobre crescimento e desenvolvimento das crianças e também novas habilidades de criação ou cuidado, o que resulta em melhora da sua capacidade de cuidar dos filhos. Além disso, a saúde da criança em geral pode melhorar se, durante a internação hospitalar, a criança receber as vacinas recomendadas e os pais aprenderem mais sobre os cuidados de saúde.

Os objetivos gerais do ensino do paciente e dos familiares são atenuar o estresse da criança e dos seus familiares, instruí-los quanto ao tratamento e ao plano de enfermagem do hospital e assegurar que a família preste os cuidados necessários em casa depois da alta. O apoio oferecido antes, durante e depois da hospitalização pode atenuar o estresse. Os programas pré-admissionais podem apresentar as instalações à criança e à família. Durante a internação, o estabelecimento de parcerias com a criança e seus familiares, a adoção de estratégias para estimular a superação e a preparação adequada para os procedimentos, os exames e as intervenções cirúrgicas ajudam a reduzir o estresse.

Avalie os conhecimentos da criança e da família quanto à doença e à experiência da hospitalização. Os resultados dessa avaliação constituem a base para o processo educativo. Inclua as regras do hospital no ensino da criança e seus familiares. As mudanças de comportamento das crianças hospitalizadas frequentemente desconcertam os pais ou os cuidadores. Determine os padrões comportamentais habituais da criança e explique aos pais sua reação à hospitalização. Estimule a família a manter uma disciplina consistente, mesmo durante a internação hospitalar, de modo a oferecer estrutura à criança e também evitar problemas de disciplina depois da alta. Descreva também como os irmãos podem reagir à hospitalização e ofereça instruções apropriadas. Todas as interações que a enfermeira tem com a criança ou com a família são oportunidades de ensino. Explique aos familiares o propósito mesmo dos procedimentos mais simples, como aferição dos sinais vitais. Forneça informações ininterruptas quanto à doença ou ao traumatismo, ao plano de tratamento e aos resultados esperados para a criança.

Preparação da criança e da família para a alta

Na verdade, o planejamento da alta começa com a admissão ao hospital. A enfermeira avalia os recursos e o nível de conhecimento da família para determinar as necessidades de ensino e encaminhamento. Por ocasião da alta, as crianças e seus pais ou cuidadores recebem instruções por escrito quanto aos cuidados domiciliares e uma cópia é conservada no prontuário médico. Essas instruções são individualizadas para cada criança. Em geral, as instruções da alta devem incluir:

- Informação sobre a consulta de seguimento
- Instruções sobre quando entrar em contato com o médico ou a enfermeira (p. ex., agravamento ou aparecimento de sintomas novos, ou indícios de que a criança não esteja melhorando)
- Dieta
- Nível de atividade permitido
- Medicamentos, inclusive a dosagem, os horários, a via de administração, efeitos colaterais e instruções especiais; todas as prescrições devem ser incluídas
- Informações sobre outros tratamentos de que a criança necessite em casa
- Datas específicas nas quais a criança deve voltar à escola ou à creche
- Nomes e números dos telefones dos órgãos aos quais a família foi encaminhada, inclusive fornecedores de equipamentos médicos duráveis.

Forneça e revise livretos explicativos com informações básicas de saúde ou cuidados gerais para a criança com determinada doença (Figura 10.7). DVD ou CD-ROM também podem ser utilizados, caso estejam disponíveis. A possibilidade de assistir a um procedimento repetidas vezes ajuda algumas famílias. Explique, demonstre e peça uma demonstração de retorno de todos os tratamentos ou procedimentos realizados em casa. Forneça um esquema por escrito se a criança necessitar de vários medicamentos, alimentação por tubo ou outros tratamentos médicos. Nos casos complicados, pode-se utilizar um plano de ensino por escrito para assegurar a continuidade do processo educativo da criança e da família entre várias enfermeiras. Na medida em que a família tente realizar cada atividade, registre se o cuidador ainda necessita de ajuda ou estimulação para agir, ou se ele pode realizar a tarefa independentemente.

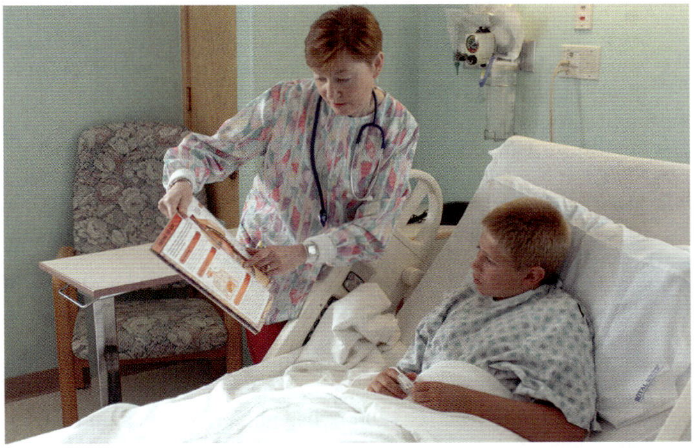

● Figura 10.7 A enfermeira usa quadros com ilustrações para ensinar à criança o que fazer após a alta.

Os pais das crianças com várias necessidades médicas podem ser ajudados por um período experimental de cuidados domiciliares (*home care*). Isso ocorre enquanto a criança ainda está no hospital, mas os pais ou cuidadores realizam todos os cuidados de que a criança necessita. Apoie a família e estimule seus progressos durante esse período experimental.

Referências

Livros e revistas

AHRQ's Medical Clearinghouse. (1999). Report #00-8014. Annual Report on Access to and Utilization of Health Care for Children and Youth in the United States. Rockville, MD: Author.

Algren, C. L., & Algren, J. T. (1997). Pediatric sedation: Essentials for the perioperative nurse. *Nursing Clinics of North America, 32*(1), 17–30.

Alsop-Shields, L., & Mohay, H. (2001). John Bowlby and James Robertson: Theorists, scientists, and crusaders for improvements in the care of children in hospital. *Journal of Advanced Nursing, 35*(1), 50–58.

Bowlby, J. A. (1988). *A secure base: Parent-child attachment and healthy human development.* New York: Basic Books.

Bricher, G. (2000). Children in the hospital: Issues of power and vulnerability. *Pediatric Nursing, 26*(3), 277.

Burke, S. O., Kauffman, E., Harrison, M. B., & Wiskin, N. (1999). Assessment of stressors in families with a child who has a chronic condition. *MCN: The Journal of Maternal-Child Nursing, 24,* 98–106.

Child Life Council. (1998–2003). What is a child life specialist? Available at: http://www.childlife.org/About/what_is_specialist.htm.

Craft, M. J., & Wyatt, N. (1986). Effect of visitation upon siblings of hospitalized children. *Maternal Child Nursing Journal,* (150), 47–59.

Crole, N., & Smith, L. (2002). Examining the phases of nursing care of the hospitalized child. *Australian Nursing Journal, 9*(8), 30.

Griffin, T. (2003) Facing challenges to family-centered care, II: Anger in the clinical setting. *Pediatric Nursing, 29*(3), 212–214.

Herron, R. (2005). Young patients learn "on tour" with Pediatric Express. *Advance for Nurses, 3*(24), 10.

Hockenberry, M. (2004). *Wong's essentials of pediatric nursing* (7th ed.). St. Louis: Mosby.

Huth, M. M., Broome, M. E., & Good, M. (2004). Imagery reduces children's post-operative pain. *Pain, 110*(1–2), 439–448.

Joint Commission on Accreditation of Healthcare Organizations. (2004). *Setting the standard: The Joint Commission and Health Care Safety and Quality.* Oakbrook Terrace, IL: JCAHO.

JCAHO (2005). Restraint and seclusion. Available at: http://www.jointcommission.org/AccreditationPrograms/Hospitals/Standards/FAQs/Provision+of+Care/Restraint+and+Seclusion/Restraint_Seclusion.htm.

Justus, R., Wyles, D., Wilson, J., et al. (2006). Preparing children and families for surgery: Mount Sinai's multidisciplinary perspective. *Pediatric Nursing, 32*(1), 35–43.

Mansson, M. E., & Dykes, A. (2004). Practices for preparing children for clinical examination and procedures in Swedish pediatric wards. *Pediatric Nursing, 30*(3), 182.

Marino, B. L., Marion, E. K., & Hayes, J. S. (2000). Parents' reports of children's hospital care: What it means for your practice. *Pediatric Nursing, 26*(2), 195–198.

Miles, M. S., Carlson, J., & Brunesen, S. (1999). The nurse-parent support tool. *Journal of Pediatric Nursing, 14,* 44–50.

Munro, H., & D'Errico, F. C. (2000). Parental involvement in perioperative anesthetic management. *Journal of PeriAnesthesia Nursing, 15*(Dec), 397–400.

Partis, M. (2000). Focus: Children. Bowlby's attachment theory: Implications for health visiting. *British Journal of Community Nursing, 5*(10), 499–503.

Pillitteri, A. (2003). *Maternal and child health nursing* (4th ed.). Philadelphia: Lippincott Williams & Wilkins.

Rennick, J. E., Johnston, C. C., Dougerty, G., & Ritchie, J. A. (2002). Children's psychological response after critical illness and exposure to invasive technology. *Journal of Developmental and Behavioral Pediatrics, 23*(3), 133–144.

Romino, S. L., Keatley, V. M., Secrest, J., & Good, K. (2005). Parental presence during anesthesia induction in children. *AORN Journal, 81*(4), 779–792.

Sigrest, T. D., Neff, J. M., Eichner, J. M., & Hardy, D. R. (2003). Facilities and equipment for the care of pediatric patients in a community hospital. *Pediatrics, 111*(5), 1120.

Simon, K. (1993). Perceived stress of nonhospitalized children during the hospitalization of children. *Journal of Pediatric Nursing, 8*(5), 298–304.

Stratton, K. M. (2004). Parents' experiences of their child's care during hospitalization. *Journal of Cultural Diversity, 11*(1), 4.

Weiss, B. D., ed. (1999) *20 common problems in primary care.* New York: McGraw Hill.

Winch, A. (2001). Role play: A nurse's role in helping well children cope with a parent's serious illness and/or hospitalization. *Journal of the Society of Pediatric Nurses, 6*(1), 42–46.

Wollin, S. R., Plummer, J. L., Owen, H., et al. (2004). Anxiety in children having elective surgery. *Journal of Pediatric Nursing, 19*(2), 128–132.

Websites

www.aap.org American Academy of Pediatrics
www.familycentercare.org Institute for Family-Centered Care
www.starbright.org Starbright Foundation

Exercícios sobre o *capítulo*

Questões de múltipla escolha

1. Qual a criança com maior tendência a mostrar ansiedade de separação?
   a. Lactente de 2 meses
   b. Criança de 15 meses
   c. Pré-escolar de 4 anos
   d. Criança de 11 anos
2. Ao desenvolver um plano de cuidados pré-operatórios para um adolescente, a enfermeira planeja intervenções de modo a atenuar as ansiedades e os medos do paciente relacionados com:
   a. Separação dos pais
   b. Punição por faltas cometidas
   c. Alterações da imagem corporal
   d. Pensamento mágico
3. A enfermeira prepara um menino de 5 anos que será submetido a uma operação cirúrgica na perna. A mãe ajuda a criança a vestir o avental do hospital e o menino resiste à remoção das roupas íntimas. Qual será a ação mais apropriada da enfermeira?
   a. Deixar a mãe retirar as roupas íntimas.
   b. Dizer ao menino que ele está agindo como criança.
   c. Avisar ao centro cirúrgico que as roupas íntimas não foram retiradas.
   d. Permitir que o menino permaneça com suas roupas íntimas.
4. Um lactente de 6 meses precisa de contenção para evitar que arranque o tubo nasogástrico. Qual é a intervenção prioritária de enfermagem?
   a. Amarrar a contenção sem apertar para evitar laceração da pele.
   b. Deixar o bebê sem contenção, desde que fique sob observação direta.
   c. Posicionar o lactente contido em pronação para evitar aspiração.
   d. Colocar o bebê em um quarto próximo ao posto de enfermagem.
5. Uma criança de 10 anos com dieta livre recusa-se a comer os alimentos da sua bandeja. Ela pede empanados de frango, batatas fritas e sorvete. Qual é a melhor conduta da enfermeira?
   a. Pedir à cozinha que envie os alimentos que a criança quer.
   b. Negociar com a criança a fim de que ela coma pelo menos uma parte do alimento da bandeja.
   c. Tirar um privilégio.
   d. Oferecer à criança cereais e leite da despensa da unidade de enfermagem.

Exercícios de raciocínio crítico

1. Becky, uma menina de 8 anos, foi internada na unidade pediátrica para um procedimento cirúrgico de emergência. A criança está na 3ª série e é muito ativa nos programas pós-escolares. Sua mãe acompanha a criança no processo de admissão, mas precisará voltar para o trabalho logo depois de sair do centro cirúrgico da unidade pediátrica. A enfermeira deve esperar que Becky demonstre ansiedade de separação? Quais são os três principais diagnósticos de enfermagem desse caso?
2. Um menino de 6 anos foi internado na unidade pediátrica de um hospital geral depois de passar várias horas no setor de emergência com uma crise de asma aguda. A mãe e dois irmãos menores estão presentes, mas a mãe planeja sair em seguida para levar os outros filhos para casa. O pai visitará a criança dentro de 2 h, depois do trabalho. Qual é o objetivo geral da assistência prestada a essa criança? O que a enfermeira pode dizer para ajudar a criança a superar a situação? Qual será a melhor resposta se a mãe pedir para ficar?

Atividades de estudo

1. Acompanhe de perto o trabalho de um especialista em pediatria no hospital. Defina o papel que ele desempenha e observe como ele trabalha com a equipe de enfermagem.
2. Acompanhe uma criança e sua família durante o processo de admissão, desde a pré-admissão até sua chegada à unidade, de modo a identificar os procedimentos e as atividades envolvidos. Avalie a resposta da criança e de sua família e como a equipe de enfermagem atende às necessidades de ambas.
3. Passe um dia no setor de radiologia ou no setor de emergência para aprender as estratégias utilizadas para preparar as crianças para os diversos procedimentos.
4. Elabore um plano de ensino para orientar um infante ou um pré-escolar e seus familiares em um serviço de enfermagem. Inclua os recursos, o pessoal e as técnicas nesse plano de ensino.

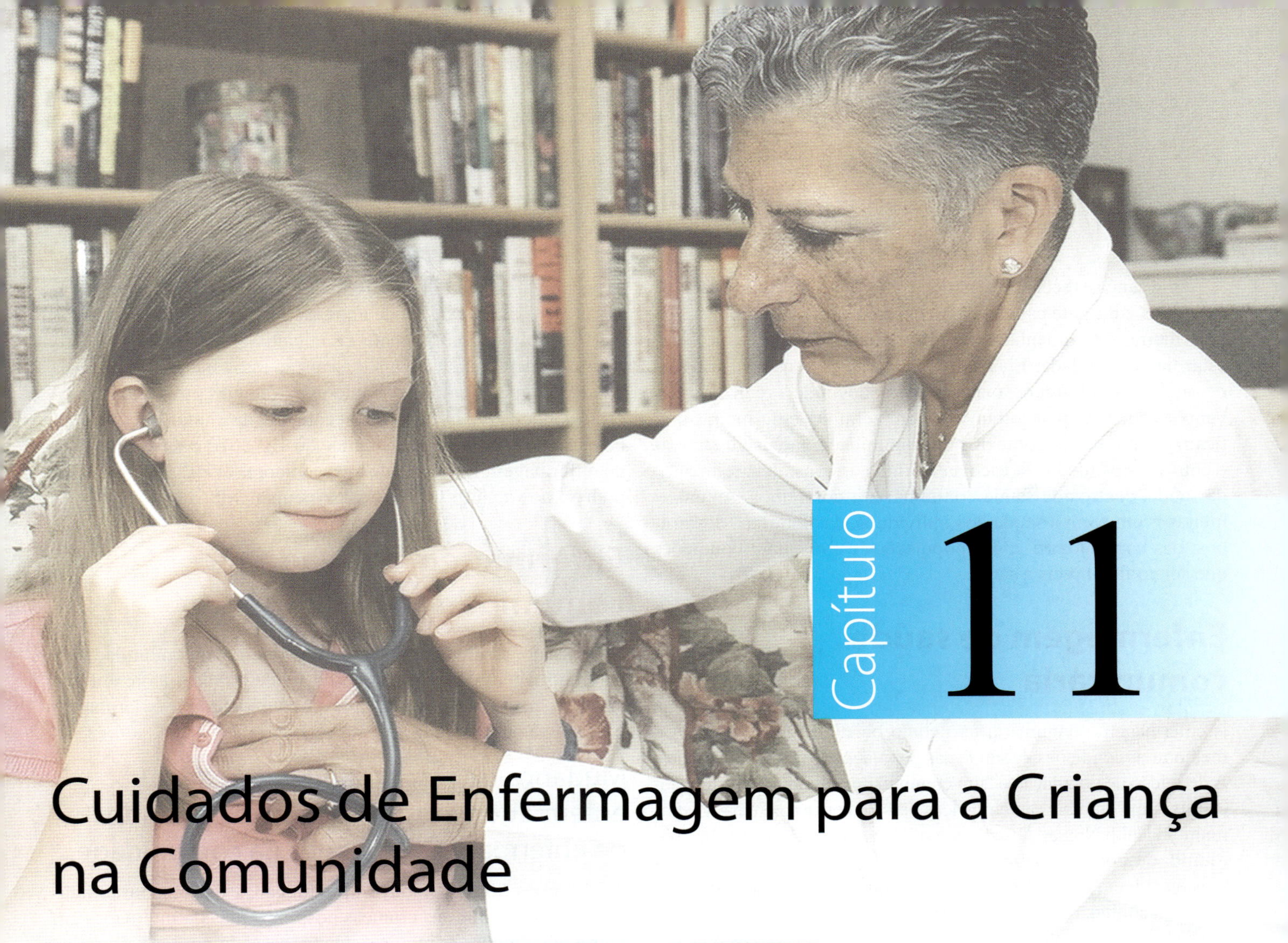

Capítulo 11

Cuidados de Enfermagem para a Criança na Comunidade

Palavras-chave

Comunidade
Crianças com necessidades especiais
Cuidados ambulatoriais
Cuidados centrados na família
Dependência de tecnologia
Epidemiologia
Plano de saúde individualizado
Triagem

Objetivos da aprendizagem

Concluída a leitura deste capítulo, o leitor deverá ser capaz de:

1. Explicar os fatores que têm ampliado a ênfase nos cuidados de enfermagem baseados no domicílio e na comunidade.
2. Descrever os diferentes papéis desempenhados pelas enfermeiras de cuidados domiciliares (*home care*) e comunitários.
3. Descrever os diversos contextos nos quais são prestados cuidados baseados na comunidade.
4. Examinar os principais componentes e os elementos fundamentais dos cuidados domiciliares de saúde centrados na família.
5. Citar as vantagens e desvantagens dos cuidados domiciliares de saúde.
6. Descrever o planejamento da alta e o gerenciamento do caso e seu papel nos cuidados domiciliares (*home care*).

REFLEXÃO *Para fazer a diferença, as enfermeiras devem sair da "zona de conforto" em que atuam para alcançar os pacientes em seu próprio terreno.*

Jeremy Jacobsen, um menino de 6 anos com paralisia cerebral, recebe alimentação contínua por gastrostomia e tem repetidas infecções respiratórias. A criança recebe cuidados de enfermagem e tratamento domiciliares há alguns anos, mas agora está pronta para fazer a transição para uma escola da localidade.

As crianças recebem a maior parte dos cuidados de saúde (de rotina e durante as doenças) em sua própria comunidade. As enfermeiras desempenham papel importante na saúde e no bem-estar da comunidade. Elas não atendem apenas às necessidades de saúde dos indivíduos, mas vão além, de modo a realizar intervenções que afetam a comunidade em geral. As enfermeiras praticam em diferentes contextos da comunidade, inclusive clínicas e consultórios médicos, escolas, abrigos, igrejas, departamentos de saúde, centros de saúde comunitária e domicílios. As enfermeiras promovem a saúde dos indivíduos, das famílias, dos grupos, das comunidades e das populações e fomentam condições que sejam favoráveis à saúde.

Enfermagem de saúde comunitária

A enfermagem comunitária tem como objetivos evitar doenças e melhorar as condições de saúde das populações e das comunidades. A definição de população é "um conjunto de indivíduos que têm em comum uma ou mais características pessoais ou ambientais" (Community Health Nurses Association of Canada, 2003, p. 20). Já a **comunidade** pode ser definida como "um grupo específico de pessoas que vivem em determinada área geográfica; que compartilham a mesma cultura, os mesmos valores e as mesmas normas; e que estão distribuídas em uma estrutura social de acordo com as relações que a comunidade desenvolveu ao longo de determinado período" (Community Health Nurses Association of Canada, 2003, p. 18). As enfermeiras de saúde comunitária trabalham em contextos geográfica e culturalmente diversos. Elas promovem e preservam a saúde da população e não se limitam a determinadas faixas etárias nem a determinados diagnósticos. A enfermagem de saúde pública tem uma área especializada em enfermagem de saúde comunitária.

A **epidemiologia** pode ajudar a avaliar a saúde e as necessidades de saúde de uma população e facilita o planejamento dos serviços de saúde. As enfermeiras de saúde comunitária realizam estudos epidemiológicos para ajudar a analisar e desenvolver políticas de saúde e iniciativas de saúde comunitária. As iniciativas de saúde comunitária podem ter como foco a comunidade como um todo ou uma população-alvo específica com necessidades especiais. O *Healthy People 2010* (HP 2010) é um exemplo de iniciativas de saúde de âmbito nacional desenvolvidas, nos EUA com base no processo epidemiológico. O HP 2010 procura assegurar que os profissionais de saúde cuidem dos indivíduos e também das suas comunidades e pressupõe a existência de uma relação inevitável entre a saúde dos indivíduos e a saúde da comunidade (Lurie, 2000). As enfermeiras desempenham papel fundamental na saúde da comunidade e dos indivíduos que a compõem.

O HP 2010 é a terceira edição das metas de saúde norte-americanas, que foram lançadas em 1979. Esse programa tem dois objetivos principais: melhorar a qualidade de vida e ampliar a expectativa de vida dos indivíduos de todas as idades; e reduzir as disparidades de saúde entre as diversas populações. O HP 2010 é um plano abrangente de iniciativas de saúde. As enfermeiras podem ajudar o país a alcançar essas metas por meio da educação da comunidade quanto às estratégias profiláticas apropriadas, inclusive imunização recomendada e interrupção do tabagismo (ver as metas relevantes do HP 2010 e as implicações de enfermagem nos capítulos específicos). O HP 2010 está disponível no *site* http://www.healthypeople.gov.

Enfermagem baseada na comunidade

No passado, o principal papel da enfermeira na comunidade era de enfermagem comunitária ou de saúde pública. Hoje em dia, isso é apenas uma parte do que se entende como enfermagem baseada na comunidade.

Mudança de responsabilidades da enfermagem hospitalar para os cuidados de enfermagem baseados na comunidade

Nos últimos 50 anos, houve uma mudança das responsabilidades pelos cuidados das crianças hospitalizadas ou internadas em outras instituições para a assistência baseada no domicílio e na comunidade (Meleski, 2002). A ampliação dos cuidados baseados na comunidade deveu-se às internações hospitalares mais breves e à contenção de custos. Os cuidados comunitários, especialmente os cuidados domiciliares (*home care*), são serviços que vêm se ampliando rapidamente nos EUA. Estudos mostraram que os cuidados baseados na comunidade têm relação custo-benefício favorável. O aumento da renda disponível e a longevidade das crianças com distúrbios crônicos e debilitantes também contribuíram para a perpetuação dessa mudança no sentido da assistência à saúde domiciliar e comunitária. Os avanços tecnológicos possibilitaram uma melhora da monitoração dos pacientes em suas comunidades e em seus domicílios, além de tornar possível a realização de procedimentos complexos (p. ex., administração intravenosa de antibióticos) no ambiente domiciliar.

Outro motivo importante para a ampliação dos cuidados comunitários para crianças, principalmente dos cuidados domiciliares (*home care*), é o entendimento de que o contexto de atenção às condições agudas não é um ambiente apropriado para o crescimento de crianças (Hewitt-Taylor, 2005). Cuidar de uma criança em seu próprios domicílio não apenas melhora a sua saúde física, como também favorece o crescimento e o desenvolvimento adequados, enquanto ela continua a conviver com sua família. A criança permanece em um ambiente conhecido, com conforto e apoio da família, o que melhora os resultados do seu tratamento e a sua qualidade de vida.

Papel da enfermeira comunitária

Com as mudanças de responsabilidade dos cuidados hospitalares para os cuidados comunitários, houve algumas alterações na prática de enfermagem. Existem mais oportunidades para que as enfermeiras prestem cuidados diretos aos pacientes no contexto comunitário, principalmente no domicílio. Os cuidados de enfermagem comunitária diferem dos cuidados de enfermagem prestados em ambientes para distúrbios agudos. Na comunidade ou nos domicílios, a enfermeira presta os cuidados diretos aos pacientes, mas passa mais tempo desempenhando os papéis de educadora, comunicadora e gerenciadora do que as enfermeiras que trabalham nos serviços que atendem distúrbios agudos. Nos domicílios, a enfermeira passa uma parte significativa do seu tempo desempenhando o papel de supervisão ou gerenciamento. A enfermagem comunitária enfatiza a prática voltada para a prestação de cuidados aos indivíduos e às famílias em suas comunidades. As enfermeiras comunitárias enfatizam a promoção e a preservação da saúde, assim como a prevenção de doenças ou acidentes. Além de prestar cuidados diretos, elas atuam como educadoras, gerenciadoras da assistência e defensoras.

Educação e comunicação

A enfermeira comunitária deve seguir os princípios e as técnicas da comunicação interpessoal. Ela deve avaliar as necessidades de aprendizagem do paciente e sua família e também a aptidão deles para aprender. Na medida em que as internações hospitalares se tornaram mais curtas e as hospitalizações menos frequentes, hoje o ensino começa sempre que o paciente ou sua família dão entrada no sistema de saúde. Em muitos casos, o ensino inicial ocorre na comunidade, especialmente nos domicílios. No contexto comunitário, o ensino dos pacientes geralmente é voltado para ajudar as crianças e suas famílias a adquirirem independência.

Planejamento da alta e gerenciamento de caso

Em virtude das internações hospitalares curtas no contexto de atenção aos distúrbios agudos e da transferência das crianças com necessidades de saúde complexas para suas comunidades, o planejamento da alta e o gerenciamento do caso tornaram-se papéis de enfermagem importantes. O planejamento da alta consiste em desenvolver e executar um plano abrangente para a alta segura dos pacientes de uma instituição de saúde e dar continuidade aos cuidados seguros e eficazes na comunidade ou nos domicílios. O gerenciamento do caso enfatiza a coordenação dos serviços de saúde de modo a equilibrar qualidade e custos. Em geral, as crianças que necessitam de cuidados na comunidade, principalmente de cuidados domiciliares (*home care*), têm necessidades médicas complexas que exigem uma equipe interdisciplinar para atender às suas necessidades físicas, psicossociais, médicas, de enfermagem, de desenvolvimento e de educação. A enfermeira desempenha um papel importante como elo entre os membros da equipe e o paciente, de modo a assegurar que a criança e sua família recebam cuidados abrangentes e coordenados.

Defesa e gerenciamento dos recursos

Outro papel importante da enfermeira comunitária é defender a criança e sua família de modo a assegurar que suas necessidades sejam atendidas e que elas tenham acesso aos recursos e serviços de saúde disponíveis. Trabalhar no domicílio da criança e da família pode fazer com que a enfermeira fique excessivamente envolvida com a situação. Para melhor servir a criança e sua família, a enfermeira comunitária deve atuar como defensora e educadora, mas evitar tornar-se amiga pessoal (Thompson, 2000).

As enfermeiras devem ter um conhecimento básico dos recursos comunitários, estaduais e federais para assegurar que as famílias recebam os recursos de que necessitam.

Cuidados físicos

A enfermeira comunitária presta menos cuidados físicos diretos do que as enfermeiras que trabalham em serviços de atendimento a doenças agudas. Muitas vezes, a enfermeira observa o paciente ou o cuidador realizar as atividades de cuidado físico. Habilidades excelentes de avaliação são particularmente importantes no contexto da prática comunitária. Em geral, a enfermeira atua em um âmbito mais autônomo; depois de reunir os dados, às vezes a enfermeira comunitária decide iniciar, continuar, modificar ou suspender os cuidados físicos de enfermagem. A avaliação vai além do exame físico do paciente e inclui os fatores ambientais e a comunidade.

Contextos de prática da enfermagem comunitária

A enfermagem comunitária ocorre em diferentes contextos, inclusive consultórios médicos, clínicas, departamentos de saúde, centros de tratamento de urgência, centros ambulatoriais hospitalares, escolas, acampamentos, igrejas, abrigos e lares dos pacientes. As enfermeiras comunitárias prestam cuidados de rotina e cuidam de doenças transitórias e distúrbios crônicos. Nesses contextos, as enfermeiras promovem, preservam e melhoram a saúde das crianças e suas famílias.

Cuidados ambulatoriais

Os **cuidados ambulatoriais** caracterizam-se por atividades de saúde realizadas em indivíduos que não precisam ser atendidos nos serviços de urgência ou emergência. Em consequência dos avanços da tecnologia em saúde, mais procedimentos (p. ex., exames diagnósticos, tratamentos e procedimentos cirúrgicos) podem ser realizados ambulatorialmente e não exigem que os pacientes sejam hospitalizados. Os cuidados ambulatoriais incluem serviços de saúde apropriados e com boa relação custo-benefício às crianças e suas famílias, frequentemente em suas próprias comunidades. Essas condições permitem mais independência e possibilitam que os pacientes retornem à sua rotina habitual no menor tempo possível. Cresce ininterruptamente o número de centros de cuidados ambulatoriais patrocinados pela Organização Mundial de Saúde (OMS), consultórios médicos, órgãos comunitários, departamentos de saúde pública e hospitais (Hunt, 2005).

Consultório ou clínica médica, departamentos de saúde e centros de atendimento de urgência

Os consultórios ou as clínicas médicas, os departamentos de saúde e os centros de atendimento de urgência são utilizados pelas crianças e suas famílias que buscam receber assistência de rotina, cuidados para doenças transitórias, atendimento para problemas agudos e tratamento de doenças crônicas. Nas consultas de rotina e naquelas que são motivadas por doença ou acidentes, as crianças geralmente são atendidas pelo médico de atenção básica. Essas crianças podem ser atendidas no consultório ou na clínica médica, ou no centro de saúde. Em condições mais agudas ou em atendimentos depois do horário de funcionamento, que não possam aguardar até que as clínicas estejam abertas, a criança pode ser atendida em um centro de atendimento de urgência ou pode ser encaminhada para o setor de emergência. A American Academy of Pediatrics não recomenda que os pacientes recorram aos centros de atendimento de urgência ou aos setores de emergência para receber cuidados rotineiros, porque é difícil prestar assistência abrangente, coordenada e centrada na família com um conceito de "*medical home*" (ver detalhes sobre *medical homes* no Capítulo 8) (Krug *et al.*, 2005).

Nesses contextos, as atividades da enfermeira incluem preparação dos pacientes, obtenção dos dados pertinentes de saúde, realização de avaliações, colaboração com o médico para a realização de exames e procedimentos diagnósticos, aplicação de injeções e medicamentos, trocas de curativos, colaboração em pequenas cirurgias, manutenção dos prontuários e educação da criança e sua família quanto aos cuidados domiciliares e sobre quando é preciso ligar para o médico ou retornar para novo atendimento.

Quando os pais confiam nos profissionais que trabalham no consultório médico que atende seus filhos, geralmente ligam para obter orientações sobre como tratar de suas crianças em casa. A enfermeira que realiza a triagem por telefone deve ter excelentes habilidade de avaliação e senso crítico, além de treinamento e educação aprimorados. A enfermeira da triagem precisa avaliar toda a condição do paciente, inclusive seus sinais e sintomas atuais, a história clínica e o tratamento domiciliar.

Protocolos, normas e procedimentos padronizados e diretrizes de conduta profissional orientam a enfermeira da triagem no processo de tomada de decisão. Existem à venda protocolos para atendimento pediátrico por telefone, que foram elaborados pela American Academy of Pediatrics (http://www.aap.org/). A enfermeira da triagem deve determinar se a criança requer atendimento de emergência, uma consulta médica ou tratamento domiciliar. Entre as habilidades necessárias ao bom êxito da triagem por telefone estão as capacidades de ouvir atentamente e manter um tom de voz tranquilo ao falar. A enfermeira da triagem não deve dissuadir os pais de trazerem os filhos ao consultório para atendimento; a triagem não implica manter as crianças longe do consultório e, se os pais estiverem muito preocupados, isto é razão suficiente para que elas sejam atendidas.

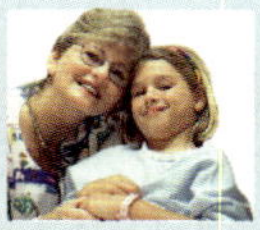

Os pais geralmente percebem problemas sutis em seus filhos. Eles podem não ser capazes de descrever precisamente os sinais e os sintomas, mas sabem que seus filhos não "estão agindo normalmente". As enfermeiras devem ouvir os pais e levar em consideração suas preocupações.

Unidades ambulatoriais

As unidades ambulatoriais são utilizadas para abreviar as internações hospitalares e reduzir os gastos com hospitalização. Essas unidades podem fazer parte do hospital ou funcionar independentemente. A criança e sua família chegam de manhã; o paciente é submetido ao procedimento, ao exame ou à intervenção cirúrgica; e volta para casa ao anoitecer. Exemplos de intervenções cirúrgicas e procedimentos realizados ambulatorialmente são timpanostomias, colocação de tubos, reparação de hérnias, tonsilectomia, cistoscopia, broncoscopia, transfusões de sangue, diálise e quimioterapia. As vantagens dessa condição incluem separação mínima da criança de sua família, interferência mínima no padrão familiar, redução do risco de infecção e custo mais baixo. Entre as desvantagens, há o fato de que a unidade não dispõe de equipamentos para que o paciente permaneça durante a noite e, por esta razão, se houver complicações, a criança deverá ser transferida para um hospital.

Muitos centros oferecem avaliação de saúde e sessões de ensino pré-operatórias. Isso possibilita que os pais e a criança façam perguntas e tenham suas dúvidas solucionadas antes do procedimento. No dia do procedimento, os pais devem ter permissão para ficar com os filhos até que a intervenção tenha início. Os pais também devem receber autorização para ficar com seus filhos no setor de recuperação pós-anestésica e para confortá-los ao mesmo tempo que atendem às suas necessidades físicas e emocionais.

O papel da enfermeira no contexto ambulatorial inclui admissão e avaliação, instruções e preparação pré-operatórias, avaliação e suporte ao paciente, monitoração pós-operatória, acompanhamento do caso, planejamento da alta e ensino. Antes do procedimento, a enfermeira revê com a família a rotina a ser seguida e quaisquer instruções especiais (p. ex., prescrição de dieta zero) e familiariza o paciente com as instalações para ajudar a atenuar seus medos. Isso pode ocorrer durante a avaliação pré-operatória.

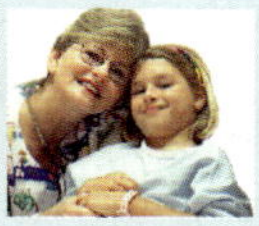

Estimule os pais a trazerem brinquedos, um cobertor ou os jogos favoritos da criança para que ela se sinta mais confortável.

A enfermeira prepara o paciente para a intervenção cirúrgica e, quando necessário, descreve os procedimentos intraoperatórios. Depois da intervenção cirúrgica, a enfermeira cuida da criança e avalia seu estado. Quando as condições da criança estão estabilizadas e atendem aos critérios de alta do serviço, a enfermeira revê com os pais as instruções pós-operatórias, inclusive controle da dor, cuidados com a incisão (se houver), dieta, atividade (inclusive retorno à escola, seguimento necessário) e quando devem ligar para o médico.

Centros-dia de atendimento para crianças com necessidades especiais*

O número de **crianças com necessidades especiais** (crianças cujas condições clínicas são consideradas complexas e que necessitam de intervenções de enfermagem) está aumentando. Entre os motivos citam-se a sofisticação crescente da tecnologia em saúde, o aumento dos nascimentos de prematuros e a ampliação de traumatismos envolvendo crianças (Cernoch, 1992). Estima-

*N.R.T. Embora ainda não exista no Brasil uma abordagem semelhante, trata-se de um modelo interessante e promissor.

se que 1 milhão de crianças nos EUA tem distúrbios de saúde complexos, debilitantes e dispendiosos (The Exceptional Parent, 2000). Durante muitos anos, essas crianças passavam toda a sua vida nos hospitais. Em virtude da preocupação quanto ao custo elevado das hospitalizações prolongadas e da redução da qualidade de vida dessas crianças, estão sendo desenvolvidas outras modalidades de assistência na comunidade, inclusive centros-dia de atendimento a crianças com necessidades especiais.

Os centros-dia de atendimento para crianças com necessidades especiais destinam-se especificamente a atender às necessidades desses pacientes. A maioria desses centros aceita crianças com necessidades complexas ou **dependentes de tecnologia**. Exemplos incluem crianças com várias anomalias congênitas, pacientes dependentes do respirador, crianças com distúrbios respiratórios ou cardíacos e crianças portadoras de câncer. Alguns centros aceitam crianças com necessidades menos complexas, inclusive monitoração cardiorrespiratória da asma, enquanto outros recebem crianças sem necessidades de cuidados de saúde para promover relacionamentos e a aceitação dos amigos. Assim como ocorre nos centros-dia convencionais, os pais ou os cuidadores podem trazer as crianças pela manhã e levá-las à tarde. Alguns centros oferecem serviços de atendimento pós-escolar, atividades de final de semana ou descanso aos pais. Em geral, os centros dispõem de áreas cobertas e descobertas, atividades educativas e artes e ofícios e executam os tratamentos necessários.

Os profissionais de saúde estão presentes nesses centros para atender às necessidades físicas, emocionais e de desenvolvimento das crianças. Enfermeiras treinadas em cuidados neonatais e pediátricos, fisioterapeutas, terapeutas ocupacionais, fonoaudiólogos e assistentes sociais compõem as equipes desses centros, e alguns dispõem de fisioterapeutas respiratórios no local. As crianças conseguem fazer todos os tratamentos prescritos enquanto estão no centro. Os cuidados de enfermagem incluem atividades diretas como administração de medicamentos e trocas de curativos, avaliação e reavaliação da condição geral da criança, detecção de possíveis emergências clínicas, avaliação das necessidades de modificação na assistência ou no tratamento e sua monitoração e realização de tratamentos ou intervenções frequentes para manter a vida e a saúde.

Nos EUA a maioria dos centros localiza-se na comunidade, para reduzir os problemas de transporte. Alguns centros oferecem transporte de ida e volta para casa ou para a escola. Os centros são credenciados por órgãos estaduais ou, por agências do Physician Prescribed Extended Care (PPEC). As famílias podem obter ajuda financeira do seu seguro de saúde privado ou do Medicaid. Em média, os custos dos serviços prestados na comunidade representam um terço dos custos da hospitalização (The Exceptional Parent, 2000). Outras vantagens dos centros comunitários sobre a hospitalização ou os cuidados domiciliares (*home care*) incluem a redução do índice de reinternação de crianças e atenuação do estresse familiar (The Exceptional Parent, 2000).

Escolas

A enfermagem escolar é uma especialidade da enfermagem e enfatiza a melhora da saúde dos estudantes de modo a promover seu progresso e seu sucesso. As enfermeiras escolares trabalham para eliminar ou reduzir os obstáculos de saúde à aprendizagem para assegurar aos estudantes as melhores oportunidades de obterem sucesso acadêmico. A National Association of School Nurses define enfermagem escolar como "uma prática especializada da enfermagem profissional que promove o bem-estar, o sucesso acadêmico e progressos duradouros dos estudantes". Para conseguir isso, as enfermeiras escolares facilitam as respostas positivas dos estudantes ao desenvolvimento normal; promovem a saúde e a segurança; intervêm nos problemas de saúde reais e potenciais; prestam serviços de gerenciamento de caso; e colaboram ativamente com outros profissionais de modo a promover as capacidades de adaptação, autocuidado, autodefesa e aprendizagem da criança e sua família" (Wolfe & Selekman, 2002, p. 406). Ver Healthy People 2010.

No cerne da enfermagem escolar está a crença de que todas as crianças têm capacidade de aprender e o direito à educação, e que a sociedade é mais bem servida quando as crianças são educadas (Wolfe & Selekman, 2002). As enfermeiras escolares coordenam os programas de saúde escolar e interligam os programas de saúde dentro das escolas e na comunidade. As enfermeiras dessa especialidade desempenham vários papéis na assistência à saúde das crianças (Figura 11.1). O Boxe 11.1 relaciona algumas das atividades da enfermeira escolar.

A população de estudantes mudou ao longo dos anos. O acesso à escola pública pelas crianças com limitações é obrigatório. Graças aos avanços tecnológicos, as crianças que têm distúrbios crônicos ou necessidades especiais vivem mais tempo e atingem a idade escolar. Tem aumentado o número de crianças com transtornos psiquiátricos, como depressão e transtorno de déficit de atenção/hiperatividade, e problemas mais graves como transtorno bipolar. Todas essas condições contribuíram para o aumento do número de crianças com necessidades de saúde diferentes e às vezes complexas no sistema escolar. O papel fundamental da enfermeira escolar não mudou, mas as responsabilidades e as expectativas, sim. As enfermeiras escolares enfrentam o desafio de atender às necessidades crescentes da população escolar em transformação.

Healthy People *2010*

Objetivo	Importância
Aumentar a porcentagem de escolas dos níveis fundamental, médio e superior que realizam atividades de educação em saúde escolar, a fim de evitar problemas de saúde nas seguintes áreas: lesões acidentais; violência; suicídio; tabagismo e dependência de fumo; uso de álcool e outras drogas ilícitas; gravidez indesejada; HIV/AIDS e outras DST; padrões dietéticos insalubres; atividade física insuficiente; e saúde ambiental Aumentar a porcentagem de escolas dos níveis fundamental, médio e superior que tenham razão enfermeira: estudante de no mínimo 1:750.	• Oferecer educação e treinamento às equipes escolares nas áreas dos problemas de saúde • Trabalhar com as escolas no sentido de desenvolver educação em saúde adequada com foco nos problemas de saúde • Prestar cuidados de saúde e educação em saúde apropriados aos estudantes.

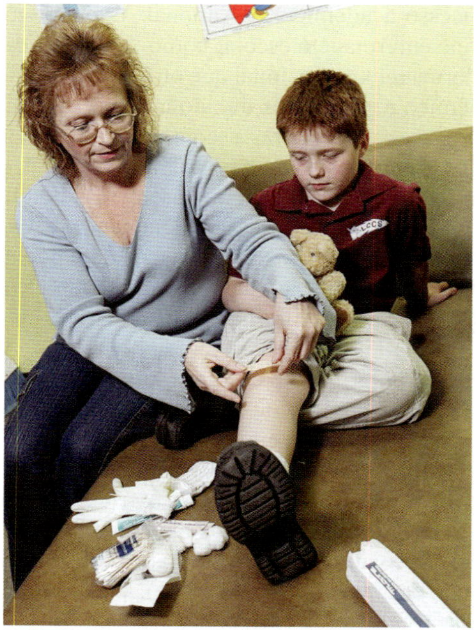

● Figura 11.1 A enfermeira escolar realiza a avaliação de enfermagem e a educação em saúde para os estudantes no ambiente escolar.

Voltemos ao caso de Jeremy Jacobsen, o menino de 6 anos com paralisia cerebral. Nos últimos anos, tem aumentado mais do que nunca o número de crianças com necessidades especiais que frequentam a escola. Isso gera muitos desafios para os educadores, as equipes e as enfermeiras de saúde que trabalham no âmbito escolar. O diretor da escola de Jeremy diz à enfermeira escolar que muitos dos professores e membros da equipe têm expressado preocupações de que não saibam tudo sobre as necessidades de saúde dessas crianças, inclusive Jeremy. Quais são as intervenções que a enfermeira pode planejar?

Assim como as enfermeiras elaboram planos de saúde no contexto de atendimento dos distúrbios agudos, as enfermeiras escolares também desenvolvem **planos de saúde individualizados** (PSI). O PSI formaliza o plano de apoio a um estudante com necessidades complexas de saúde. Esse plano é um acordo por escrito desenvolvido como parte da colaboração interdisciplinar entre a equipe da escola e o estudante, sua família e o profissional de saúde encarregado de cuidar da criança. O plano descreve as necessidades do estudante e como a escola planeja atender essas demandas. Na elaboração desses planos, a enfermeira desempenha papel fundamental. A enfermeira aplica o processo de enfermagem e, em seguida, com base na avaliação e nos diagnósticos de enfermagem, define metas e intervenções destinadas a assegurar que as necessidades da criança sejam atendidas. Exemplos de estudantes que podem necessitar de um PSI são pacientes com asma, alergias graves, distúrbios crônicos (inclusive diabetes tipo I), limitações físicas, transtorno de déficit de atenção/hiperatividade e necessidades de usar medicamentos. A Figura 11.2 ilustra um PSI para uma criança com asma.

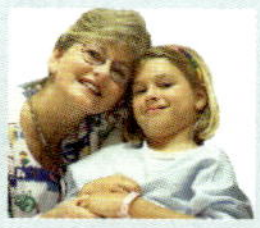

O PSI deve incluir instruções de cuidados enquanto a criança está na escola e também precisa levar em consideração as circunstâncias que possam afetar as necessidades de atenção à saúde do estudante, inclusive variações na rotina escolar, falta de algum membro da equipe escolar, saídas especiais (como excursões de campo e atividades extracurriculares) e um plano para situações de emergência.

Outros contextos de prática na comunidade

As enfermeiras atuam em diferentes contextos na comunidade. Os focos principais ainda são a promoção da saúde, a prevenção de doenças e acidentes e a garantia de um ambiente seguro. As enfermeiras desempenham papéis importantes nas creches, nos acampamentos, nos centros municipais de saúde e em asilos. Nas creches, as enfermeiras ajudam a lidar com as questões de controle de infecções e avaliam a segurança do ambiente. Além disso, instruem e treinam os membros da equipe. A enfermeira de acampamento assegura um ambiente seguro a todos os campistas e presta primeiros socorros e atendimento a doenças agudas, conforme a necessidade. Também existem acampamentos para crianças com necessidades especiais, cujas equipes são formadas por enfermeiras especialmente treinadas. Esses acampamentos recebem crianças com necessidades especiais de cuidado de saúde, inclusive diabetes, lesões cranianas e limitações físicas, e oferecem a elas a oportunidade de vivenciarem a vida no campo, ao mesmo tempo em que lhes proporcionam um ambiente seguro e os cuidados necessários. As enfermeiras que atuam nos centros de saúde e nos abrigos focam os serviços de supervisão em saúde e a interligação dos pacientes com os recursos comunitários necessários.

Boxe 11.1 Exemplos de atividades realizadas pelas enfermeiras escolares

- Realizar triagens de saúde (p. ex., visão, audição e escoliose)
- Avaliar o crescimento e o desenvolvimento
- Prestar primeiros socorros em casos de emergência
- Treinar e instruir a equipe sobre RCR, primeiros socorros e problemas de saúde
- Avaliar, monitorar e encaminhar estudantes com doenças transmissíveis
- Ensinar promoção de saúde e prevenção das doenças (p. ex., imunizações, segurança no automóvel e na bicicleta, redução dos comportamentos de risco – como tabagismo, alcoolismo, uso de drogas ilícitas e atividade sexual)
- Atuar como consultora para problemas de saúde e educação em saúde
- Atuar como elo entre a família, a escola e a comunidade
- Atuar como elo entre o profissional de saúde e a escola
- Reforçar a educação em saúde do paciente e sua família (p. ex., instruções para a alta, medidas de autocuidado)
- Monitorar estudantes que têm doenças crônicas
- Interligar os órgãos comunitários e fazer os encaminhamentos necessários

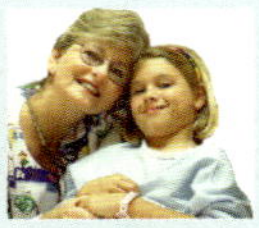

As enfermeiras têm uma oportunidade ímpar de retribuir à sua comunidade prestando serviços voluntários em vários contextos, inclusive abrigos e clínicas situadas em áreas carentes de serviços médicos.

Cuidados domiciliares de saúde

Os cuidados domiciliares de saúde (*home care*) prestam serviços a curto e longo prazos para crianças e suas famílias no próprio domicílio. Essa modalidade também é utilizada para crianças clinicamente necessitadas e dependentes de tecnologia, inclusive pacientes dependentes de respirador. Entre os pacientes que geralmente se beneficiam com os cuidados domiciliares estão as crianças com doenças agudas (p. ex., osteomielite que requer antibióticos de uso intravenoso) ou problemas crônicos de saúde (p. ex., displasia broncopulmonar) que podem ter necessitado de cuidados hospitalares tradicionais.

Os cuidados domiciliares têm como objetivo atender às necessidades do paciente e sua família. Os cuidados de enfermagem em dedicação exclusiva são prestados quando as crianças necessitam de assistência mais extensiva e podem ser executados por hora (várias horas por dia) ou em tempo integral. As visitas de enfermagem periódicas são realizadas quando a criança necessita de intervenções intermitentes, como administração intravenosa de antibióticos, continuação do ensino da criança e monitoração do nível de bilirrubina. Os objetivos dos cuidados de enfermagem prestados no ambiente doméstico incluem promoção, recuperação e manutenção da saúde da criança. Os cuidados domiciliares procuram minimizar os efeitos da doença ou da limitação física e, ao mesmo tempo, proporcionar à criança ou à família os meios para cuidarem deste problema em casa. As enfermeiras que trabalham com cuidados domiciliares prestam serviços diretos, atuam como educadoras e defensoras da criança e da família e gerenciam os casos clínicos.

Os cuidados domiciliares têm algumas desvantagens. A presença dos profissionais de saúde no domicílio pode ser uma invasão à privacidade da família. Além disso, cuidar de crianças com necessidades complexas pode ser insuportável para algumas famílias. Os custos financeiros podem gerar muitas despesas: as famílias podem precisar arcar com custos extras mais elevados se a seguradora não reembolsar os serviços de *home care*. Quando um dos genitores fica em casa o tempo todo e não gera renda, isto pode agravar as dificuldades financeiras, sem mencionar o isolamento social desse indivíduo. Tudo isso pode aumentar o estresse dos membros da família. As vantagens do *home care* geralmente superam as desvantagens, mas as enfermeiras devem estar conscientes dessas desvantagens potenciais e, quando necessário, assegurar apoio e recursos.

Cuidados domiciliares centrados na família

Os **cuidados centrados na família** são definidos como medidas que "asseguram a saúde e o bem-estar das crianças e suas famílias por meio de uma parceria respeitosa estabelecida entre a família e os profissionais. Essa parceria respeita os pontos fortes, as culturas, as tradições e a experiência de todos os indivíduos envolvidos nessa relação" (McPherson, 2005). Os cuidados centrados na família constituem uma filosofia de enfermagem pediátrica desafiadora e são estimulados pela evidência de que um ambiente acolhedor aumenta as chances de a criança alcançar resultados positivos. Essa abordagem coloca a família em uma posição central com relação à criança e seu plano de cuidados. Em 1994, a Association for the Care of Children's Health definiu mais claramente os elementos fundamentais dos cuidados centrados na família (Boxe 11.2).

Os cuidados centrados na família enfatizam a ampliação do suporte às necessidades emocionais e de desenvolvimento da criança. Essa abordagem estimula as famílias a cuidarem dos seus filhos em casa, ao mesmo tempo em que os profissionais de saúde proporcionam o apoio, o fortalecimento, a educação e a experiência de que elas necessitam para cuidar da criança. Na abordagem centrada na família, os familiares e os profissionais de saúde estabelecem uma relação de confiança para atenderem às necessidades da criança. A enfermeira precisa valorizar o papel da família e respeitar os familiares como os maiores especialistas para cuidar da criança. Com os cuidados domiciliares (*home care*), a família é amplamente envolvida na assistência prestada à criança e a enfermeira está lá para facilitar isso. A abordagem centrada na família reconhece que a família é fundamental e constante na vida e no cuidado da criança, ao passo que enquanto os serviços de saúde e a equipe de apoio dentro desse sistema variam (Meleski, 2002).

Qualquer doença, especialmente se for crônica, afeta toda a família e pode desorganizar a estrutura familiar. O papel dos pais geralmente deixa de ser cuidar de uma criança saudável para cuidar de um filho doente (Newton, 2000). Essas mudanças de papéis podem gerar estresse nos familiares e interferir em sua participação na assistência à criança. É importante que as enfermeiras que trabalham com *home care* busquem uma parceria com a família no que se refere aos cuidados prestados à criança. Isso pode ser difícil para as duas partes. Muitas vezes, as enfermeiras estabelecem limites à participação dos pais e não consideram seus pontos de vista. Algumas enfermeiras preocupam-se com que os pais não sejam capazes de cuidar da criança sem riscos. É importante que as enfermeiras recorram à autopercepção e à prática reflexiva para melhor entender e fortalecer as famílias, bem como desenvolver a parceria necessária para o cuidado da criança. Uma estrutura de comunicação que pode ajudar as enfermeiras no contexto dos cuidados domiciliares é o roteiro LEARN, que pode ser útil para obtenção de colaboração e comunicação interculturais entre as enfermeiras e as famílias (Newton, 2000) (Boxe 11.3).

O papel da enfermeira no cuidado domiciliar (home care)

A prática de enfermagem no ambiente doméstico pode ser difícil. O foco é atender às necessidades físicas e psicológicas da criança e, ao mesmo tempo, envolver a família. A enfermeira aplica o processo de enfermagem. A avaliação realizada nos domicílios é semelhante àquela que é efetuada nos serviços de atendimento de distúrbios agudos, mas envolve a obtenção de dados em primeira mão sobre a família e a maneira como ela funciona. A enfermeira precisa avaliar o crescimento e o desenvolvimento da criança e analisar detalhadamente o ambiente doméstico. Além disso, a enfermeira deve se certificar de que o domicílio oferece um ambiente seguro e acolhedor à criança.

Exemplo de um plano de saúde individualizado (PSI)

Nome:

Data de nascimento:

Endereço:
Telefone residencial:
Pai/mãe/responsável:
Telefone do trabalho/horário comercial:
Médico ou plano de saúde:
Telefone do médico:
PSI elaborado por:

Escola:
Professora/orientadora:
Série:
Data do PSI:
Data do Plano de emergência individualizado (PEI)
Datas das revisões:
Códigos da CID-9:

Dados da avaliação	Diagnóstico de enfermagem	Objetivos do estudante	Intervenções	Resultados
Independência na identificação dos sintomas e da necessidade de tratamento	Risco de respiração ineficaz (NANDA 1.5.1.3) Leva sempre consigo o inalador de salbutamol	O estudante demonstrará a utilização correta do inalador no início do ano letivo. O estudante iniciará o tratamento quando os sintomas ocorrerem ao longo de todo o ano letivo. O estudante mantém um registro dos resultados do *peak flow*, para o caso de ser solicitado, durante todo o ano letivo. O estudante levará o registro do uso do inalador às consultas de saúde durante todo o ano letivo. O estudante evitará ter uma crise de asma (emergência) durante o ano escolar.	**Controle das vias respiratórias (NIC 2K-3140)** **Atividades:** Revisar (enfermeira) o uso do inalador com o estudante no início do ano letivo. No início do ano letivo, revisar (enfermeira) com o professor ou com outro membro adequado da equipe os sinais e sintomas de exacerbação da asma e quando o estudante deve utilizar o inalador. A cada 2 meses, conferir o registro do uso do inalador pelo estudante para registrar no prontuário de saúde. Relatar (enfermeira) o uso crescente do inalador aos pais ou ao médico. O médico prescreve um plano de emergência.	Comportamento de Controle do Sintoma (NOC 4Q-1608) Criança de 12 anos com asma diagnosticada aos 9 anos Evidenciada por dispneia, tosse e/ou sibilos associados a asma Indicadores Reconhece o início dos sintomas **Nunca** 1 **Raramente** 2 **Às vezes** 3 **Comumente** 4 **Sempre** 5 Adota medidas preventivas **Nunca** 1 **Raramente** 2 **Às vezes** 3 **Comumente** 4 **Sempre** 5 Aplica medidas de alívio **Nunca** 1 **Raramente** 2 **Às vezes** 3 **Comumente** 4 **Sempre** 5 Relata o controle dos sintomas **Nunca** 1 **Raramente** 2 **Às vezes** 3 **Comumente** 4 **Sempre** 5

Li e aprovo o plano de saúde na escola descrito acima:
Assinatura do genitor
Assinatura da enfermeira

Data da revisão pela equipe de educação
Assinatura do médico (opcional)

● Figura 11.2 Exemplo de um plano de saúde individualizado. (Adaptado de Arnold, M.J. & Silkworth, C.K. [1999]. *The school nurse's source book of individualized healthcare plans: Issues applications in school nursing practice, Vol. II*; e Zentner-Schoessler, S. [1997]. *Computerized version and manual, Vol. I.* North Branch, MN: Sunrise River Press.)

Boxe 11.2 Elementos essenciais dos cuidados centrados na família

- Reconhecer o conceito de que a família é o fator constante na vida da criança
- Compartilhar continuamente informações detalhadas e não tendenciosas com os pais
- Reconhecer os potenciais e as peculiaridades da família. Respeitar os diferentes métodos de enfrentamento das dificuldades
- Estimular e fazer encaminhamentos para grupos de apoio às famílias
- Facilitar a colaboração entre os pais e os profissionais em todos os níveis de assistência à saúde
- Assegurar que os sistemas de prestação de serviços de saúde sejam flexíveis, acessíveis e sensíveis às necessidades das famílias
- Adotar as medidas apropriadas que assegurem suporte emocional e financeiro às famílias
- Entender e incorporar as necessidades de desenvolvimento das crianças e suas famílias aos sistemas de prestação de serviços de saúde

Adaptado de Bissell, C. (2006). Family-centered care. Retirado do site http://www.communitygateway.org/faq/fcc.htm#key.

A enfermeira precisa avaliar a disponibilidade de recursos. Isso inclui equipamentos necessários, como leito hospitalar e oxigênio, estruturas físicas e emocionais apropriadas (os familiares são capazes de lidar com o estresse da situação?), capacidade de entrar em contato com os serviços de emergência, fonte alternativa de energia (se necessária) e facilidade de remoção da criança em caso de incêndio. A enfermeira deve avaliar se há disponibilidade de instalações elétricas e sanitárias, aquecimento, climatização do ambiente e acesso a telefone. Se não houver telefone em casa, a família deve saber antecipadamente como ter acesso a um telefone em caso de emergência (talvez o telefone de um vizinho, ou um telefone público perto de casa). Por fim, a enfermeira deve identificar as áreas prioritárias e fazer os encaminhamentos apropriados aos recursos disponíveis.

Durante a fase de avaliação, a enfermeira identifica o cuidador principal, que pode ser a mãe, o pai, o avô ou a avó, ou um irmão mais velho. É essencial incluir essa pessoa na elaboração do plano de cuidados, porque ela é o maior especialista em cuidar da criança e da família. O cuidador principal pode dar esclarecimentos sobre os cuidados diretos e sobre quais estratégias serão mais eficazes com aquela criança, levando em consideração as instalações físicas da casa, os recursos financeiros da família e a maneira como ela funciona.

Boxe 11.3 Roteiro LEARN

- L: Ouça com empatia e aceitando a percepção que a família tem da situação
- E: Explique a sua percepção da situação
- A: Reconheça e ressalte as semelhanças e também as diferenças entre as duas percepções
- R: Recomende intervenções
- N: Negociem e cheguem a um acordo quanto às intervenções

Newton, M.S. (2000). Family-centered care: Current realities in parent participation. *Pediatric Nursing, 26*(2), p. 168.

A enfermeira que presta cuidados domiciliares (*home care*) também deve avaliar as necessidades de ensino e aprendizagem da família. Os objetivos do *home care* variam. Em alguns casos, os cuidados necessários precisam ser aprendidos imediatamente, de modo que a criança possa ser cuidada em casa (p. ex., um paciente que precisa trocar os curativos 4 vezes/dia, uma criança dependente do respirador). Por exemplo, um paciente com diabetes recém-diagnosticado necessita de algumas instruções imediatas, mas, à medida que a criança cresce e sua condição se altera, será necessário ensinar outros cuidados.

O ensino e a aprendizagem devem começar antes da alta hospitalar. O planejamento da alta, o ensino e o gerenciamento do caso em uma fase precoce são fundamentais para a promoção de uma transição bem-sucedida do hospital para a casa. O ambiente é muito diferente no contexto de atendimento de doenças agudas e no domicílio do paciente. No primeiro contexto, a enfermeira tem controle sobre o ambiente; no ambiente doméstico, a enfermeira é uma hóspede da casa. É importante que a enfermeira estabeleça uma relação de confiança com a criança e a família (Figura 11.3). A relação terapêutica de confiança amplia a eficácia de todos os aspectos da assistência. O Boxe 11.4 traz algumas dicas para se estabelecer essa relação de confiança.

Depois de concluir a avaliação, a enfermeira elabora e implementa o plano de cuidados. Isso inclui a frequência e a duração das visitas domiciliares. A enfermeira baseia-se nas seguradoras privadas (Thompson, 2000). A enfermeira pode ser a prestadora direta de cuidados à criança, ou os cuidados podem ser indiretos e, nesse caso, a enfermeira planeja e supervisiona a assistência prestada pela equipe de enfermagem e pelos pais.

Os cuidados de enfermagem domiciliares requerem habilidades apuradas de avaliação e senso crítico. Quando são prestados cuidados domiciliares complexos, pode ser necessário que a enfermeira adapte os procedimentos às circunstâncias. Por exem-

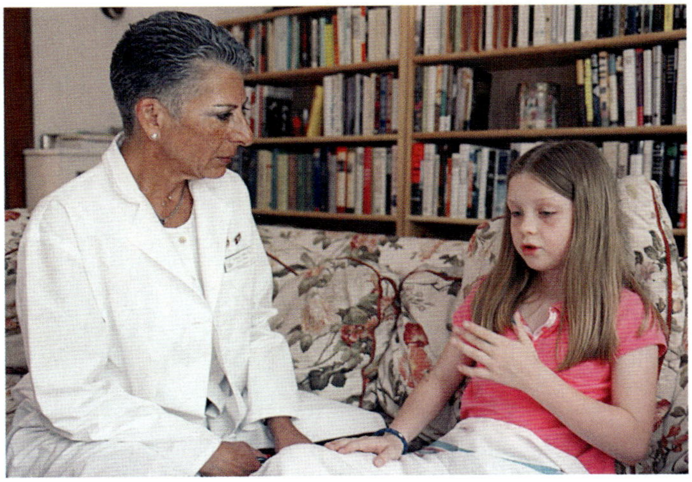

● Figura 11.3 Escutar a criança ajuda a estabelecer uma relação de confiança entre a enfermeira de *home care* e a criança e sua família.

Boxe 11.4 Dicas para se estabelecer uma relação de confiança no *home care*

- Inclua a criança nas conversas e faça com que se sinta parte da interação
- Aborde os cuidadores com formalidade, a menos que receba instruções em contrário
- Seja amigável. Use um tom de voz calmo e suave
- Procure interessar-se pelas atividades da criança
- Peça ao cuidador principal para estar presente na primeira visita
- Escute e mostre respeito à criança e à família

plo, os horários de alimentação podem ser ajustados ao horário escolar da criança, ou o equipamento pode ser adaptado para possibilitar que a criança receba alimentação continuamente enquanto está na escola (Figura 11.4).

Um papel importante da enfermeira de *home care* é fortalecer as crianças e suas famílias por meio da educação. A enfermeira avalia as necessidades de aprendizagem e proporciona educação apropriada aos níveis de educação e desenvolvimento da criança e da família. A enfermeira precisa estimular a família a participar do cuidado da criança.

Cuidados domiciliares (home care) da criança dependente de tecnologia

Em consequência dos avanços da medicina e da tecnologia, surgiu uma nova população de crianças com doenças e limitações físicas crônicas. Parte dessa população é classificada como dependente de tecnologia, o que significa que necessita de suporte médico ou tecnológico para continuar viva ou evitar agravamento da sua incapacidade. De modo a melhorar a qualidade de vida dessas crianças e reduzir os custos dos serviços de saúde, cresce o número de famílias que cuidam dessas crianças em casa. Esses cuidadores precisam ser compassivos e competentes e necessitam da orientação dos profissionais de saúde. Em geral, para atender às necessidades dessas crianças, é necessário dispor de uma equipe interdisciplinar que pode ser formada por um médico especialista, terapeuta ocupacional, fonoaudiólogo, fisioterapeuta, nutricionista, educador para crianças especiais, psicólogo, assistente social e enfermeira.

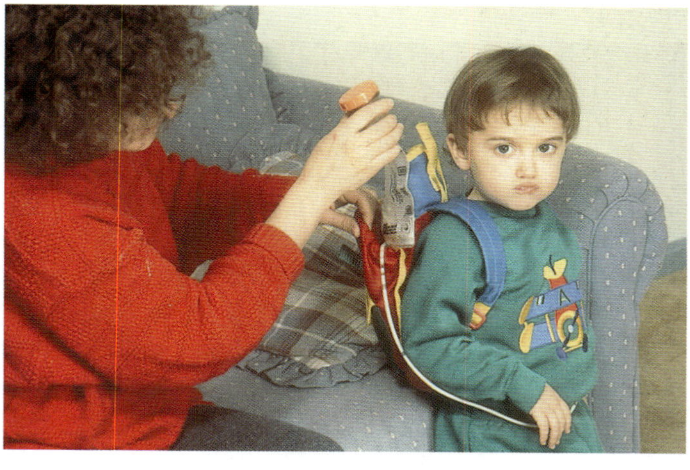

● **Figura 11.4** A enfermeira de *home care* pode precisar de adaptar procedimentos e equipamentos para serem utilizados no ambiente doméstico. A colocação da bomba de alimentação na mochila possibilita que essa criança receba alimento continuamente enquanto está na escola.

Alguns estudos mostraram que as famílias das crianças dependentes de tecnologia estavam sujeitas a níveis mais altos de estresse emocional, físico, psicológico e financeiro (Fleming, 2004). Em razão dos cuidados intensivos ininterruptos que algumas dessas crianças exigem, os cuidadores podem chegar à exaustão física e emocional. Para evitar isso, é importante que os cuidadores possam descansar. Nesse caso, são oferecidos serviços para aliviar temporariamente o cuidador da responsabilidade de cuidar da criança dependente de tecnologia. As enfermeiras precisam avaliar a necessidade de descanso e ajudar as famílias a obterem os recursos apropriados (ver mais informações sobre serviços para descanso no Capítulo 12).

Os serviços de *home care* reduziram os custos com saúde, mas em muitos casos o custo para a família é muito alto. O ônus financeiro pode aumentar na medida em que um dos pais trabalhe o tempo todo em casa cuidando da criança dependente de tecnologia mas não tenha qualquer renda. Somado ao reembolso parcial das seguradoras, isso pode gerar dificuldades financeiras e estresse para essas famílias. Também nesse caso, o papel da enfermeira é avaliar os fatores de estresse financeiro e ajudar a família a encontrar os recursos apropriados.

Como enfermeira de *home care*, o que você pode fazer para facilitar a transição de Jeremy para a escola? Em sua última visita, os pais de Jeremy expressaram a preocupação quanto a essa transição e ressaltaram o estresse que isto está gerando na família. Eles parecem cansados por cuidarem da criança em tempo integral. Que sugestões você daria para ajudar a atenuar o estresse e a fadiga dos pais?

Referências

Livros e revistas

Ahmann, E., & Johnson, B. H. (2000). Family-centered care: Facing the new millennium. *Pediatric Nursing, 26*(1), 87–90.

American Academy of Pediatrics, Committee on Pediatric Emergency Medicine. (2005). Pediatric care recommendations for freestanding urgent care facilities. *Pediatrics, 116*(1), 258–260.

Ball, J. W., & Bindler, R. C. (2006). *Child health nursing: Partnering with children and families.* Upper Saddle River, NJ: Prentice Hall.

Bissell, C. (2006). *Family-centered care.* Retrieved July 22, 2006, from http://www.communitygateway.org/faq/fcc.htm#key

Cernoch, J. (1992). Fact sheet number 11: *Respite care for children who are medically fragile.* ARCA National Resource Center for Respite and Crisis Care Services. Obtained on January 20, 2006, at http://www.archrespite.org/archfs11.htm

Community Health Nurses Association of Canada. (2003). *Canadian community health nursing: Standards of practice.* Retrieved July 22, 2006 from http://www.communityhealthnursescanada.org/ Standards/Standards%20Practice%20jun04.pdf

Corjulo, M. T. (2005). Telephone triage for asthma medication refills. *Pediatric Nursing, 31*(2), 116–120, 124.

Exceptional Parent (2000). Exceptional professionals: techno-daycare. *The Exceptional Parent, 30*(2), 28–31.

Fleming, J. (2004). *Home health care for children who are technology dependent.* New York: Springer.

Hewitt-Taylor, J. (2005). Children with complex needs: training for care staff. *Journal of Community Nursing, 19*(8). Retrieved July 22, 2006 from http://www.jcn.co.uk/journal.asp?MonthNum= 08&YearNum =2005&Type=backissue&ArticleID=831

Hitchcock, J., Schubert, P., & Thomas, S. A. (2003). *Community health nursing: Caring in action* (2nd ed.). New York: Delmar.

Hunt, R. (2005). *Introduction to community-based nursing* (3rd ed.). Philadelphia: Lippincott Williams & Wilkins.

Knopf, A. (2005). Get help—from a telephone triage nurse! *Contemporary Pediatrics.* Retrieved July 22, 2006, from http:// www. contemporarypediatrics.com/contpeds/article/articleDetail. jsp?id=174262&pageID=1

Krug, S. E., Bojko, T., Dolan, M. A., et al. (2005). Pediatric care recommendations for freestanding urgent care facilities. *Pediatrics, 116*(1), 258–260.

Lurie, N. (2000). Healthy People 2010: Setting the nation's public health agenda. *Academic Medicine, 75*(1), 12–13.

McPherson, M. (2005). *A new and improved definition of family centered care.* Retrieved July 22, 2006, from http://www. medicalhomeinfo.org/publications/family.html

Meleski, D. D. (2002). Families with chronically ill children [Electronic Version]. *American Journal of Nursing 102* (5), 47–54.

Montagnino, B. A., & Mauricio, R. V. (2004). The child with a tracheostomy and gastrostomy: Parental stress and coping in the home: A pilot study. *Pediatric Nursing, 30*(5), 373–380.

Newton, M. S. (2000). Family-centered care: Current realities in parent participation. *Pediatric Nursing, 26*(2), 164–169.

Simonsen-Anderson, S. (2002). Safe and sound: telephone triage and home recommendations save lives and money. Nursing Management, 33 (6), 41–43.

Thompson, J. M. (2000). Pediatric assessment in the home. *Home Healthcare Nurse, 18*(10), 639–646.

Wanda, M. (1995). Daycare for children who are medically fragile. *The Exceptional Parent, 25*(2), 27–29.

Wolfe, L. C., & Selekman, J. (2002) School nurses: What it was and what it is. *Pediatric Nursing, 28*(4), 403–408.

Websites

www.campnurse.org/ Association of Camp Nurses
www.familycenteredcare.org/ Institute for Family-Centered Care
www.nasn.org National Association of School Nurses

Exercícios sobre o *capítulo*

Questões de múltipla escolha

1. A enfermeira que cuida de uma criança de 5 anos com diabetes no contexto da assistência centrada na família diz aos familiares que há um grupo de apoio a pais que tenham filhos portadores de problemas de saúde semelhantes. Essa descrição é um exemplo de qual elemento fundamental do cuidado centrado na família?
   a. O conceito de que a família é um fator constante na vida da criança.
   b. Estimular e fazer encaminhamentos para grupos de apoio a famílias e para as redes de suporte.
   c. Reconhecer os pontos fortes e as singularidades da família.
   d. Facilitar a colaboração entre os pais e os profissionais em todos os níveis de assistência à saúde.
2. A enfermeira responsável por prestar cuidados domiciliares a uma criança de 2 anos escuta os pais conversarem sobre como a criança e a família estão se adaptando à doença atual do filho. Qual dos seguintes papéis é de participação da enfermeira?
   a. Gerenciamento do caso
   b. Defesa do paciente e da família
   c. Cuidados diretos de enfermagem
   d. Educação do paciente e da família
3. Uma criança será submetida à colocação de um tubo de timpanostomia em um centro de cirurgia ambulatorial independente. Qual é a principal desvantagem associada a esse tipo de serviço?
   a. Risco mais alto de infecção
   b. Custos mais altos com saúde
   c. Necessidade de transferência, caso seja necessário permanecer durante a noite
   d. Interferência mais ampla na dinâmica familiar

Exercícios de raciocínio crítico

1. Uma criança com paralisia cerebral recebe alta do hospital, onde estava fazendo tratamento para pneumonia. Com a interferência de um órgão local, as enfermeiras de cuidados domiciliares (*home care*) ajudarão a administrar o antibiótico por via intravenosa e a monitorar as condições de saúde da criança. Como enfermeira de *home care* designada para atender essa criança, o que você deve incluir em sua avaliação de enfermagem?
2. No caso descrito no item anterior, quais são as intervenções de enfermagem que podem ajudar a assegurar o cuidado centrado na família?
3. Quando a criança está estável e pode ir à escola, qual é o papel da enfermeira escolar na assistência recebida por esse paciente?

Atividades de estudo

1. Descreva os temas de educação em saúde que seriam apropriados a uma escola de ensino fundamental.
2. Acompanhe uma enfermeira que trabalhe em uma comunidade (p. ex., um acampamento, um abrigo ou um centro de saúde). Identifique o papel que a enfermeira desempenha quanto à saúde das crianças e suas famílias nesse contexto e na comunidade.
3. Passe 1 dia em um centro-dia de atendimento a crianças clinicamente debilitadas. Identifique as necessidades de uma criança e da sua família, em que elas diferem das necessidades de uma criança que frequenta uma creche convencional e o papel da enfermeira em atender a essas necessidades.
4. Elabore um PSI para uma criança com diabetes (utilize como base o PSI da Figura 11.2).
5. Acompanhe uma enfermeira que trabalhe com *home care*. Identifique as maneiras como ela ajuda a família a promover o crescimento e o desenvolvimento da criança e a assegurar que o paciente tenha uma infância o mais normal possível. Defina as intervenções que incorporam os conceitos fundamentais do cuidado centrado na família.

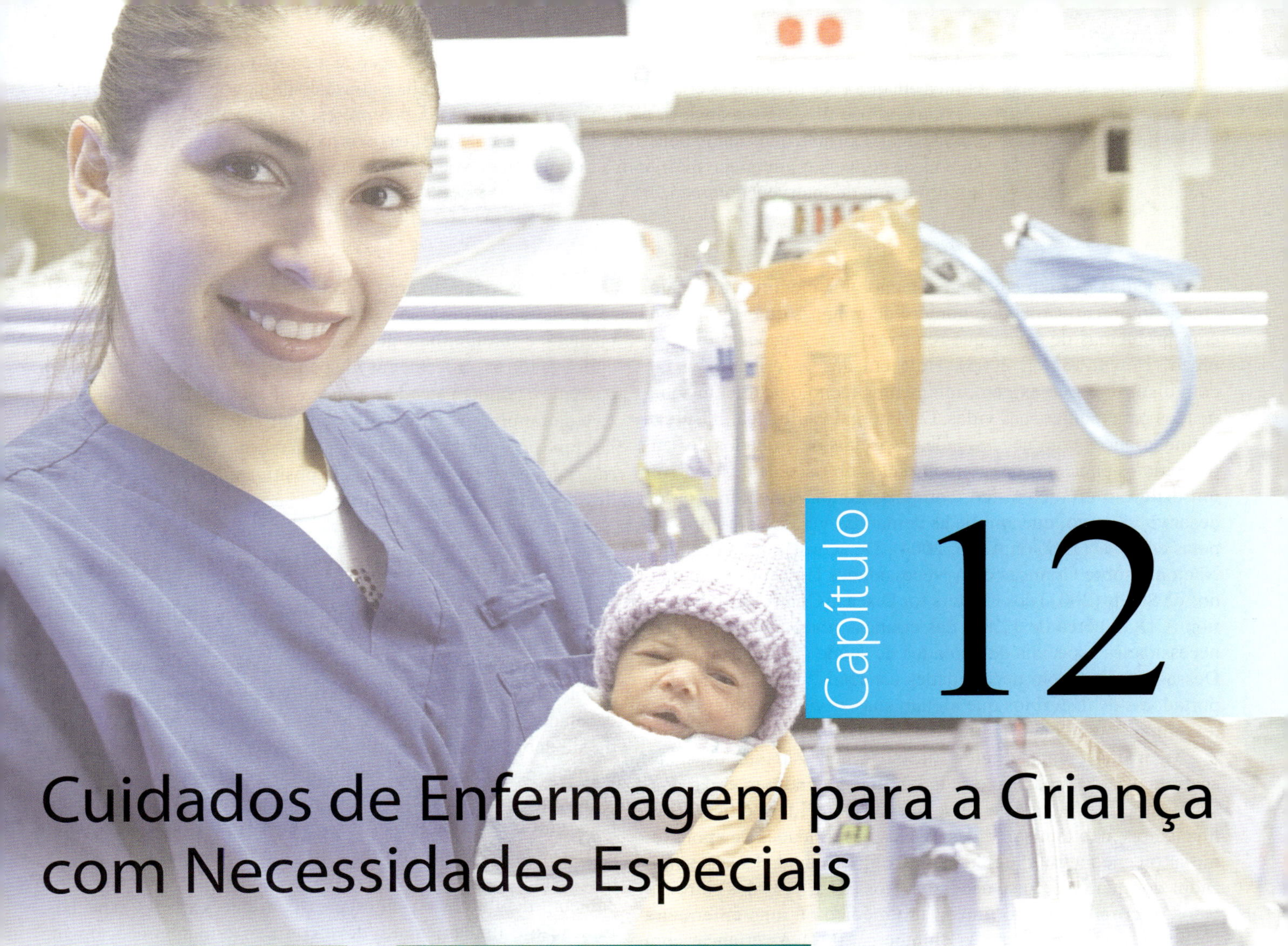

Capítulo 12

Cuidados de Enfermagem para a Criança com Necessidades Especiais

Palavras-chave

Atraso do desenvolvimento
Cuidados paliativos
Descanso temporário
Doença crônica
Doença terminal
Limitação do desenvolvimento

Objetivos da aprendizagem

Concluída a leitura deste capítulo, o leitor deverá ser capaz de:

1. Analisar o impacto, para o paciente e sua família, de ter uma criança com necessidades especiais.
2. Descrever como as enfermeiras podem ajudar as crianças com necessidades especiais e suas famílias, para que alcancem o nível funcional ideal.
3. Identificar as prováveis ocasiões em que a criança e sua família necessitarão de apoio adicional.
4. Planejar a transição da criança com necessidades especiais de um serviço de internação para os cuidados domiciliares e das unidades pediátricas para os serviços de saúde.
5. Descrever a intervenção precoce e a educação nas escolas públicas para crianças com necessidades especiais.
6. Diferenciar as respostas à morte nos diversos níveis de desenvolvimento e as intervenções apropriadas.
7. Descrever os elementos fundamentais relacionados com os cuidados pediátricos no final da vida.

REFLEXÃO *O toque da mão da mãe e o som da sua voz trazem conforto à criança especial e, quando se dá conforto, ambas ficam fortalecidas.*

Singh, um menino de 2 anos nascido com 27 semanas de gestação, é atendido pela primeira vez na clínica em que você trabalha. A criança tem história de hidrocefalia e atraso do desenvolvimento. Durante o exame, a mãe diz: "Estou ansiosa porque preciso achar uma boa pré-escola para Preet, pela qual eu possa pagar. O irmão mais velho dele frequenta uma escola pública, mas não consigo imaginar Preet lá". Depois de conversar um pouco mais com a mãe de Preet, você conclui que o menino não foi inscrito em um programa de intervenção precoce.

À medida que a medicina e a tecnologia científica avançam, cresce significativamente o número de crianças que sobrevivem com problemas de saúde que requerem intervenções por longo prazo (Hewitt-Taylor, 2005). Hoje em dia, as crianças vivem com distúrbios que exigem tratamentos tecnologicamente sofisticados para manter suas vidas. O Maternal Child Health Bureau define crianças com necessidades especiais de cuidados de saúde como os pacientes que têm ou estão sob risco de desenvolver um distúrbio crônico físico, comportamental, emocional ou de desenvolvimento, que amplie as demandas geralmente impostas pelas crianças (Jackson Allen, 2004). De acordo com a Pesquisa Nacional sobre Crianças com Necessidades Especiais de Cuidados de Saúde (2001) dos Centers for Disease Control and Prevention (CDC), cerca de 12,8% das crianças norte-americanas têm necessidades especiais de cuidados de saúde (Blumberg, 2003). Dessas crianças com necessidades especiais, cerca de 25% são portadoras de distúrbios que afetam suas atividades – geralmente, sempre, ou na maior parte do tempo (Blumberg, 2003).

Além dos efeitos diretos que suas necessidades especiais acarretam, essas crianças e seus familiares geralmente não possuem cobertura adequada de seguro de saúde, têm dificuldades financeiras, não têm atendidas as suas necessidades de apoio familiar ou encontram dificuldades de obter os cuidados especializados dos quais a criança necessita. Nos EUA, 11% dos entrevistados referiram que não tinham um médico ou uma enfermeira particular ("*medical home*") (Blumberg, 2003). As crianças com necessidades especiais de cuidados de saúde geralmente necessitam de serviços mais diversos e intensivos e também da coordenação dessas intervenções, quando comparadas com as crianças normais (Child and Adolescent Health Measurement Initiative, 2006). Pode ser difícil para as famílias que têm crianças portadoras de necessidades especiais transitarem pelo sistema de saúde e conseguirem todos os serviços dos quais a criança necessita (Farmer *et al.*, 2003).

Outra situação difícil que as famílias podem enfrentar é a perda do filho em virtude da evolução da doença. A doença crônica da criança pode evoluir até chegar ao estágio terminal. Apesar do aumento das taxas de sobrevivência das crianças com câncer graças à melhora das opções e dos protocolos de tratamento, as neoplasias malignas ainda são a principal causa de mortes por doença entre as crianças com mais de 1 ano de idade. Em casos menos comuns, outros distúrbios também podem levar a **doença terminal** de crianças, entre os quais as mais comuns são anomalias congênitas e lesões pós-traumáticas. A assistência à criança agonizante é um processo multidisciplinar centrado na família. As enfermeiras precisam atender às necessidades fisiológicas, emocionais e espirituais da criança e sua família durante esse período difícil. As crianças demonstram diferentes respostas ao processo de morrer e à morte iminente, dependendo do seu nível de desenvolvimento. Tanto as crianças como suas famílias necessitam de apoio significativo durante todo o processo de morrer.

Junto às crianças com necessidades especiais, a enfermeira pediatra desempenha os papéis fundamentais de defender o paciente e sua família e gerenciar o caso. Quando a criança está agonizante, as enfermeiras dispensam os cuidados físicos ao paciente e também atendem às necessidades emocionais da criança e da família. As enfermeiras encontram-se em posição singular, tanto no contexto hospitalar quanto no ambiente ambulatorial, para exercer uma influência positiva e significativa na vida dessas crianças e de suas famílias.

A criança clinicamente debilitada

Quando um lactente nasce muito prematuro, quando uma criança sofre um acidente e requer reabilitação e cuidados especiais por longo prazo, ou quando um paciente tem o diagnóstico de um problema de saúde crônico e complexo, os pais geralmente ficam desolados nos primeiros momentos. Os pais de crianças clinicamente debilitadas podem sentir que precisam adaptar-se ao problema e proteger o filho. Seu interesse é preservar a família e, ao mesmo tempo, superar o que passou olhando cautelosamente para o futuro e readquirindo a esperança. Enquanto o lactente ou a criança ainda está no hospital, as enfermeiras podem ajudar os pais a reunirem forças, ajudando-os a cuidar do seu bebê clinicamente debilitado ou da criança com necessidades especiais. Educação é fundamental e deve começar o mais precocemente possível durante a hospitalização. Em muitas situações, as necessidades específicas para a alta são conhecidas desde o início da hospitalização do lactente ou da criança. As enfermeiras devem dar orientações antecipadas quanto à evolução do tratamento e ao prognóstico esperado.

A maioria das crianças com **doenças crônicas,** ou aquelas que são dependentes de tecnologia, avança pelos diversos níveis do crescimento e do desenvolvimento exatamente como as crianças normais, embora possivelmente a um ritmo mais lento. A exceção é a criança com retardo psicomotor significativo, ainda que possa ocorrer certa progressão no desenvolvimento. As crianças com necessidades especiais de cuidados de saúde querem ser tratadas como indivíduos normais (Wang e Barnard, 2004) e querem vivenciar as mesmas coisas que as demais crianças vivenciam.

Um fato particularmente preocupante é o crescimento do subgrupo de crianças com problemas emocionais, comportamentais ou de desenvolvimento. As crianças com essas necessidades têm dificuldades ainda maiores de receber os cuidados e os serviços de que necessitam. Muitas crianças com distúrbios emocionais, comportamentais ou de desenvolvimento também têm problemas de saúde. Em geral, os problemas dessas crianças não são diagnosticados imediatamente e o tratamento é difícil. Muitas famílias encontram sérias dificuldades de obter aconselhamento e tratamento contínuos (CDC, 2005). Por fim, isso tem impacto negativo na saúde física e mental da criança e pode comprometer sua realização e reduzir sua produtividade à medida que se torne adulta. Ver Healthy People 2010.

Efeitos das necessidades especiais na criança e na família

A criança com necessidades especiais e sua família são afetadas por sua condição e pela maneira como vivem. Todos os familiares sofrem os efeitos produzidos pelas necessidades especiais da criança. As experiências dos familiares e suas respostas à enfermidade da criança influenciam diretamente uns aos outros. Essas experiências também afetam a capacidade de superação da criança que tem necessidades especiais. A capacidade de superação das crianças é significativamente afetada pela resposta da família a situações de estresse.

Efeitos na criança

As crianças com necessidades especiais de cuidados de saúde vivenciam diferentes efeitos da doença ou da limitação física crônica, dependendo do seu nível de desenvolvimento, que naturalmente se modifica com o tempo na maioria dos casos.

Os lactentes podem não conseguir desenvolver o sentimento de confiança ou apego sadio aos pais por causa das frequentes hospitalizações, comumente com vários cuidadores envolvidos, falta de regularidade na criação ou afastamento ou ressentimento dos pais quanto à condição da criança. A capacidade do lactente de aprender por meio da exploração sensorimotora pode ser limitada em virtude de falta de estimulação apropriada, confinamento ao berço ou contato repetido com experiências dolorosas.

Os infantes podem ter dificuldade de desenvolver sua autonomia em consequência da maior dependência dos pais, ou do excesso de zelo dos pais. O desenvolvimento das habilidades motoras e linguísticas pode ser retardado se a criança não tiver as oportunidades adequadas de testar seus limites e suas capacidades.

As oportunidades limitadas também dificultam o desenvolvimento do sentimento de iniciativa do pré-escolar. As crianças dessa idade podem ter poucas oportunidades de socialização e isto faz com que se sintam retraídas ou censuradas. O desenvolvimento da imagem corporal pode ser dificultado em consequência das exposições à dor e à ansiedade. Nos pré-escolares, o pensamento mágico pode gerar sentimentos de culpa por ter causado a própria doença ou condição.

As crianças em idade escolar podem ter oportunidades limitadas de adquirir o sentimento de operacionalidade porque não frequentam a escola e não podem participar de atividades ou eventos competitivos. A falta de socialização limita a capacidade das crianças em idade escolar de estabelecerem relacionamentos com seus companheiros. A capacidade de aprender por meio de operações concretas é afetada pela limitação física da criança, ou possivelmente pelos tratamentos necessários.

Os adolescentes podem sentir-se como se fossem diferentes dos seus companheiros porque não têm as habilidades, as capacidades ou a aparência dos demais. Isso pode limitar a capacidade dos adolescentes de adquirirem o sentimento de identidade pessoal. Como os adolescentes com necessidades especiais de cuidados de saúde geralmente requerem apoio significativo dos pais, pode ser difícil para eles adquirir sua independência. Se os níveis iniciais do desenvolvimento cognitivo tiverem sido retardados, a aquisição do pensamento abstrato pode ser bloqueada.

A criança com necessidades especiais de cuidados de saúde pode conseguir focar nas experiências positivas de sua vida como método de superação, resultando no maior grau de independência possível. Outras crianças podem sempre se sentir diferentes (no sentido negativo) dos seus companheiros e tornarem-se retraídas. Irritabilidade e agressividade também podem ocorrer. Algumas crianças podem ser dóceis e/ou buscar serem aceitas. O padrão de enfrentamento da criança pode mudar com o tempo ou em determinadas circunstâncias, como recidiva ou agravamento do problema. As crianças com pais excessivamente protetores podem mostrar dependência extrema e podem ser muito medrosas. As crianças cujos pais são muito indulgentes podem ser mais independentes e desafiadoras. A enfermeira deve avaliar a resposta de cada criança às suas condições atuais de saúde e intervir conforme a necessidade.

Efeitos nos pais

Em geral, criar uma criança que tem necessidades especiais não é o tipo de vida que os pais esperavam. Alguns pais podem adaptar-se com o tempo e, por fim, aceitar a doença ou a limitação do filho. Outros conseguem adaptar-se, mas não aceitam a condição do filho e mostram enfraquecimento contínuo e ressurgimento da mágoa crônica. A negação do problema da criança pode evitar que os pais lidem com a mágoa, mas também lhes permite manter a esperança (Meleski, 2002).

Cuidar de um filho com necessidades especiais em casa (em vez de interná-lo em uma instituição) pode atenuar os sentimentos de ansiedade e desamparo dos pais (Figura 12.1). Como também ocorre durante o desenvolvimento das crianças normais, os pais gostam de acompanhar o crescimento emocional e social da criança (Wang & Barnard, 2004). Os pais das crianças com necessidades especiais vivenciam várias emoções e mudanças em suas vidas e referem que "vivem sempre preocupados" (Coffey, 2006). Por ocasião da alta hospitalar, os pais dessas crianças sentem-se desamparados e sobrecarregados. Embora desejem carregar o fardo, eles podem sentir medo, raiva, tristeza, culpa, frustração ou ressentimento. Muitos pais sentem mágoa porque perderam a "criança perfeita" com quem sonhavam.

Healthy People *2010*

Objetivo

Reduzir a porcentagem de crianças e adolescentes que apresentem limitações e que se considerem tristes, infelizes ou deprimidos.

Importância

- Fazer a triagem das crianças com necessidades especiais de cuidados de saúde para diagnosticar depressão ou tristeza
- Encaminhar as crianças e seus familiares aos serviços de saúde mental, conforme a necessidade.

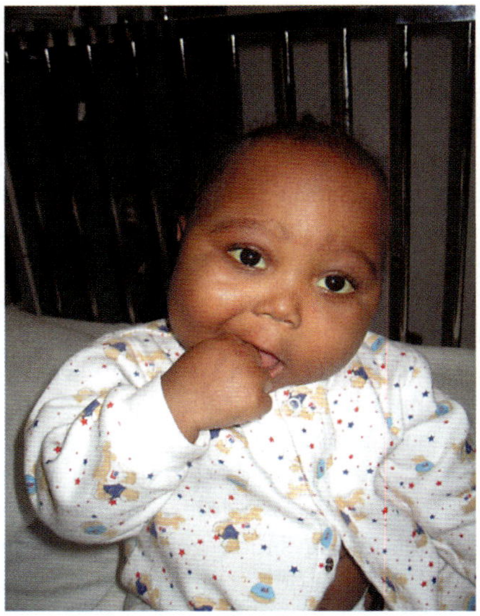

● Figura 12.1 A criança com necessidades especiais geralmente requer cuidados significativos em casa.

Fatores de estresse da vida diária

As famílias com crianças portadoras de necessidades especiais de cuidados de saúde levam uma vida diferente daquela das demais famílias. Em alguns casos, é necessário modificar suas condições de moradia de modo a atender às necessidades da criança. O sono é perturbado. A supervisão constante da criança dependente de tecnologia dificulta a realização das outras atividades domésticas básicas. Além dos cuidados básicos da criança e de cuidar da casa, as atividades médicas e técnicas precisam ser incorporadas à vida diária. A identidade da família e o emprego dos pais podem ser alterados radicalmente. Os feriados e as férias são afetados, porque é difícil planejar as atividades. As visitas das enfermeiras e de outros profissionais de saúde interferem na vida familiar.

As mães parecem ser responsáveis pela maior parte dos cuidados com a criança, embora os pais também sejam afetados. De alguma maneira, os pais finalmente assumem o controle e, apesar do medo do fracasso, demonstram atenção, conseguem entender e buscar informações e assumem o papel de defensores da criança e especialistas em cuidar do filho. Embora os pais possam sentir-se presos e isolados e experimentem uma sensação de perda da liberdade, a necessidade de manter a família é a sua motivação. Os pais podem sentir necessidade de estar com a criança o tempo todo e veem-se estressados com a necessidade de lidar com inúmeras responsabilidades que o cuidado do filho envolve (Case-Smith, 2004).

O ônus ampliado de prestar cuidados também pode ter efeitos adversos na saúde dos cuidadores: apenas uma porcentagem pequena dos pais de crianças com necessidades especiais de cuidados de saúde refere que participa rotineiramente das atividades de promoção da sua própria saúde (Kuster *et al.*, 2004). Além disso, os pais de crianças com necessidades especiais de cuidados de saúde têm risco mais alto de desenvolver depressão (Wang & Barnard, 2004).

Além da responsabilidade de cuidar dos filhos, os pais vivenciam conflitos de papéis, dificuldades financeiras e o dilema entre a independência no cuidado dos filhos e o isolamento que isto exige (Ratliffe *et al.*, 2002). Torna-se muito difícil participar de eventos inesperados fora de casa, porque é necessário muito planejamento antecipado (Case-Smith, 2004; Ratliffe *et al.*, 2002).

A possibilidade de independência gira em torno de questões como mobilidade, educação e tecnologia de suporte. Embora as leis federais assegurem educação a todas as crianças, os pais sentem-se ansiosos quanto às decisões educacionais e também acham difícil conseguir o apoio e os serviços educacionais dos quais a criança necessita.

Outro fator de estresse são os períodos de transição da assistência prestada às crianças com necessidades especiais. Os períodos de transição incluem:

- Diagnóstico inicial ou mudança do prognóstico
- Agravamento dos sintomas
- Quando a criança é transferida para outro contexto (hospital, escola)
- Durante a ausência de um dos pais
- Durante os períodos de alteração do desenvolvimento (Meleski, 2002).

Síndrome da criança vulnerável

A "síndrome da criança vulnerável" é uma condição clínica na qual as reações dos pais a uma doença ou evento grave ocorridos no passado da criança continuam a produzir efeitos psicologicamente deletérios na criança e nos pais por muitos anos. Sentindo que a criança corre mais risco de ter problemas de saúde, comportamentais ou de desenvolvimento (Kerruish *et al.*, 2005), os pais demonstram preocupação excessiva injustificada e buscam cuidados de saúde para os filhos com muita frequência. Os fatores de risco para desenvolver a síndrome da criança vulnerável incluem prematuridade, anomalia congênita, icterícia neonatal, condição incapacitante, acidente ou doença da qual não se esperava que a criança se recuperasse, ou choro ou problemas alimentares nos primeiros cinco anos de vida (Pearson & Boyce, 2004). Os pais têm dificuldade de se separar do filho, e a criança sente essa ansiedade e, em seguida, desenvolve sintomas que reforçam o medo dos pais. Ou então (ou além disso) os pais podem tentar manter o controle, principalmente nos períodos de independência crescente, e temem disciplinar a criança porque não querem "frustrá-la" (O'Connor & Szekely, 2001).

Efeitos nos irmãos

Os irmãos de crianças com necessidades especiais de cuidados de saúde também são afetados drasticamente. Sua relação com os pais é diferente daquela que poderiam ter se tivessem um irmão ou uma irmã normais. Em geral, os pais precisam passar mais tempo com a criança portadora de necessidades especiais e ficam menos tempo com os filhos saudáveis. As crianças demonstram reações emocionais e psicológicas às necessidades prolongadas dos irmãos. Entre os fatores que afetam a maneira como os irmãos se adaptam está o conhecimento sobre a doença da criança, a atitude frente à doença e sua adaptação a ela, a autoestima do próprio irmão, o suporte social que os irmãos recebem e a sensibilidade dos pais aos seus sentimentos (Hewitt-Taylor, 2005).

Intervenções de enfermagem para a criança clinicamente debilitada

Os cuidados centrados na família asseguram a estrutura ideal à assistência necessária às crianças clinicamente debilitadas e suas famílias. Os cuidados centrados na família atenuam o impacto da doença crônica e maximizam o potencial de desenvolvimento da criança. Para prestar os melhores cuidados de enfermagem a essas crianças e suas famílias, a enfermeira deve primeiramente desenvolver uma relação de confiança com os familiares.

Para se assegurar o nível funcional ideal, as crianças com necessidades especiais de cuidados de saúde necessitam de serviços abrangentes e coordenados, realizados por vários profissionais. Esses profissionais devem atuar em conjunto, de forma a atender às necessidades de saúde, educacionais, psicológicas e sociais da criança (Farmer *et al.*, 2003). Além do gerenciamento do caso e da defesa da criança, os cuidados de enfermagem enfatizam a triagem e a avaliação repetida da criança, a realização de cuidados domiciliares (*home care*), o atendimento às necessidades da criança dependente de tecnologia, a educação e o apoio da criança e sua família e o encaminhamento para os recursos necessários.

Estabelecimento da relação terapêutica

Criar filhos sempre é um desafio, mas os pais das crianças com necessidades especiais geralmente ficam sobrecarregados e exaustos. As necessidades dos pais mudam continuamente, e assim é melhor quando a família tem uma relação permanente com um profissional de saúde. Isso estimula a confiança e a transmissão bidirecional eficiente das informações (Nuutila & Salanterä, 2006).

Respeite os diversos tipos de emoções dos pais e trabalhe com eles em equipe de modo a coordenar os cuidados necessários à criança. Os pais precisam ser elogiados, seja porque seguem o plano de tratamento ou porque fazem outros pequenos progressos (Jackson Allen, 2004). O fortalecimento da família reforça seus membros e transmite-lhes autoconfiança (Lindblad *et al.*, 2005). Os pais sentem força, energia e esperança quando são apoiados e fortalecidos. O Boxe 12.1 descreve os princípios relacionados com a participação da família.

Boxe 12.1 Princípios relacionados com a participação da família

As famílias:
- Definem quem são e sua cultura
- Precisam ter atendidas as suas necessidades básicas
- Precisam ter acesso a informação e treinamento
- Merecem receber cuidados culturalmente adaptados
- Podem identificar as prioridades e as preocupações que resultem em modificação das normas
- Têm conhecimento de seus pontos fortes, suas limitações e seus medos
- Compartilham o poder de decidir e a responsabilidade pelos resultados

Adaptado da Federation of Families for Children's Mental Health (2006). *FFCMH principles for family involvement.*

Triagem e avaliação repetida

As enfermeiras devem fazer triagens para detectar crianças com necessidades desatendidas de cuidados de saúde (Jackson Allen, 2004). Um instrumento de triagem desenvolvido pela Child and Adolescent Health Measurement Initiative (Figura 12.2) pode ajudar a identificar crianças com necessidades especiais de cuidados de saúde.

As crianças com necessidades especiais de cuidados de saúde podem alcançar os marcos do desenvolvimento mais lentamente do que aquelas que se desenvolvem normalmente. Se for utilizado o questionário Denver II no acompanhamento contínuo do desenvolvimento da criança pequena, os resultados devem ser comparados a cada consulta para se determinar se houve progressos, em vez de utilizá-lo como ferramenta de triagem (Ware *et al.*, 2002). Avalie se as crianças com necessidades especiais e suas famílias desenvolveram a síndrome da criança vulnerável.

Cuidados domiciliares (home care)

O lar é o ambiente mais apropriado para o desenvolvimento de todas as crianças, mesmo as que são dependentes de tecnologia. O lar da criança proporciona condições emocionalmente acolhedoras e socialmente estimulantes. As crianças querem ser cuidadas em casa, e aquelas que recebem esse tipo de cuidado têm melhores condições físicas, emocionais, psicológicas e sociais (Wang & Barnard, 2004).

As crianças dependentes de tecnologia podem necessitar de oxigênio suplementar, ventilação assistida, cuidados com a traqueostomia, alimentação enteral ou parenteral assistida ou administração de medicamentos parenterais. Tradicionalmente, seria necessária a hospitalização dessas crianças – na verdade, seriam necessários cuidados intensivos às crianças que dependem de ventilação assistida; mas, com os avanços tecnológicos, hoje as crianças com inúmeras necessidades de saúde e de desenvolvimento podem ser cuidadas em casa. O planejamento precoce da alta é importante e os pais precisam receber instruções detalhadas e apoio para cuidarem da criança dependente de tecnologia no seu próprio lar.

Planejamento precoce da alta

O planejamento precoce da alta e a inclusão e a educação ininterruptas da família facilitam a continuidade da assistência (Swartz, 2005). O Boxe 12.2 traz informações sobre a preparação da criança clinicamente debilitada para receber alta.

Cuidados domiciliares para a criança dependente de tecnologia

As enfermeiras que trabalham com cuidados domiciliares (*home care*) comumente participam da assistência prestada às crianças dependentes de tecnologia. Cuidar de uma criança dependente de tecnologia em casa é um processo complexo, ainda que seu desenvolvimento possa ser normal quando ela recebe cuidados e intervenções apropriadas em seu lar. Muitos pais sentem que cuidar de uma criança dependente de tecnologia é diferente apenas por causa da presença dos equipamentos. As enfermeiras podem tender a pensar que os pais tratam diferentemente as crianças dependentes de tecnologia, enquanto os pais valorizam a normalização e desejam criar e aplicar disciplina a todos os filhos da mesma maneira. Os pais devem conversar com as enfermeiras

(*O texto continua na p. 296.*)

Questionário de triagem da CAHMI para crianças com necessidades especiais de cuidados de saúde (CNECS) (por correio eletrônico ou telefone)

1. No momento, seu filho necessita de, ou utiliza **medicamento prescrito por um médico** (além de vitaminas)?
   - ☐ Sim ← Passe para a Questão 1a
   - ☐ Não ← Passe para a Questão 2

   1a. O medicamento foi prescrito para ALGUM distúrbio de saúde, comportamental ou outro problema de saúde?
   - ☐ Sim ← Passe para a Questão 1b
   - ☐ Não ← Passe para a Questão 2

   1b. Esse problema se estende ou espera-se que perdure por *no mínimo* 12 meses?
   - ☐ Sim
   - ☐ Não

2. Seu filho necessita de, ou recebe mais **cuidados de saúde, atendimento em saúde mental ou serviços educacionais** do que o habitual para a maioria das crianças da idade dele?
   - ☐ Sim ← Passe para a Questão 2a
   - ☐ Não ← Passe para a Questão 3

   2a. Isso se deve a ALGUM problema de saúde, comportamental ou a outra condição de saúde?
   - ☐ Sim ← Passe para a questão 2b
   - ☐ Não ← Passe para a questão 3

   2b. Esse problema se estende ou espera-se que perdure por *no mínimo* 12 meses?
   - ☐ Sim
   - ☐ Não

3. Seu filho está **limitado ou impedido** de alguma maneira em sua capacidade de realizar as atividades que a maioria das crianças da idade dele executa?
   - ☐ Sim ← Passe para a Questão 3a
   - ☐ Não ← Passe para a Questão 4

   3a. Isso se deve a ALGUM problema de saúde, comportamental ou a outra condição de saúde?
   - ☐ Sim ← Passe para a Questão 3b
   - ☐ Não ← Passe para a Questão 4

   3b. Esse problema se estende ou espera-se que perdure por *no mínimo* 12 meses?
   - ☐ Sim
   - ☐ Não

4. Seu filho necessita de, ou faz **tratamento especializado**, inclusive fisioterapia, terapia ocupacional ou fonoaudiologia?
   - ☐ Sim ← Passe para a Questão 4a
   - ☐ Não ← Passe para a Questão 5

   4a. Isso se deve a ALGUM problema de saúde, comportamental ou a outra condição de saúde?
   - ☐ Sim ← Passe para a Questão 4b
   - ☐ Não ← Passe para a Questão 5

   4b. Esse problema se estende ou espera-se que perdure por *no mínimo* 12 meses?
   - ☐ Sim
   - ☐ Não

5. Seu filho tem algum tipo de problema emocional, comportamental ou de desenvolvimento para o qual ele necessite de, ou receba **tratamento ou aconselhamento**?
   - ☐ Sim ← Passe para a Questão 5a
   - ☐ Não

   5a. Esse problema se estende ou espera-se que perdure por *no mínimo* 12 meses?
   - ☐ Sim
   - ☐ Não

● Figura 12.2 Questionário de triagem para CNECS (crianças com necessidades especiais de cuidados de saúde). (Reproduzida, com autorização, da Child and Adolescent Health Management Initiative – CAHMI.)

Pontuação da triagem para crianças com necessidades especiais de cuidados de saúde (CNECS©)

Bases conceituais

O Questionário de Triagem para CNECS utiliza critérios baseados em consequências para realizar a triagem de crianças com necessidades de saúde especiais ou crônicas. Para se qualificar como portadora de necessidades de saúde especiais ou crônicas, a criança deve atender ao seguinte conjunto de requisitos:

a) Atualmente, a criança tem uma consequência específica
b) A consequência é devida a um distúrbio ou a outro problema de saúde
c) A evolução ou a duração esperada do problema é de 12 meses ou mais

A primeira parte de cada questão do questionário de triagem pergunta se a criança apresenta uma de cinco consequências para a saúde:

1) Uso ou necessidade de medicamentos prescritos por um médico
2) Uso ou necessidade acima da média de serviços médicos, de saúde mental ou educacionais
3) Limitações funcionais em comparação com outras crianças da mesma idade
4) Uso ou necessidade de tratamentos especializados (TO, FT, fono etc.)
5) Tratamento ou aconselhamento para problemas emocionais ou do desenvolvimento

A segunda e a terceira partes* de cada questão do questionário de triagem aplicam-se aos pacientes que responderam "sim" à primeira parte da questão, seja ou não a consequência devida a algum tipo de problema de saúde e, em caso de resposta afirmativa, se o problema se estende ou espera-se que perdure no mínimo 12 meses.

**Observação: a questão 5 do questionário de triagem para CNECS divide-se em duas partes. Para que a criança se qualifique, é preciso que as duas partes sejam respondidas com "sim".*

<u>Todas as três</u> partes de no mínimo uma questão da triagem (ou, no caso da questão 5, as duas partes) devem ser respondidas com "sim" para que a criança atenda aos critérios de CNECS – ou seja, portadora de um problema crônico ou de necessidades especiais de cuidados de saúde

O questionário de triagem para CNECS tem três "domínios de definição", que são:

1) Dependência de medicamentos fornecidos mediante prescrição
2) Uso de serviços acima do que é considerado normal ou rotineiro
3) Limitações funcionais

Os domínios de definição não se excluem mutuamente. Uma criança que atende aos critérios do Questionário de Triagem para CNECS© como portadora de um problema crônico pode qualificar-se para um ou mais domínios de definição (ver o diagrama a seguir).

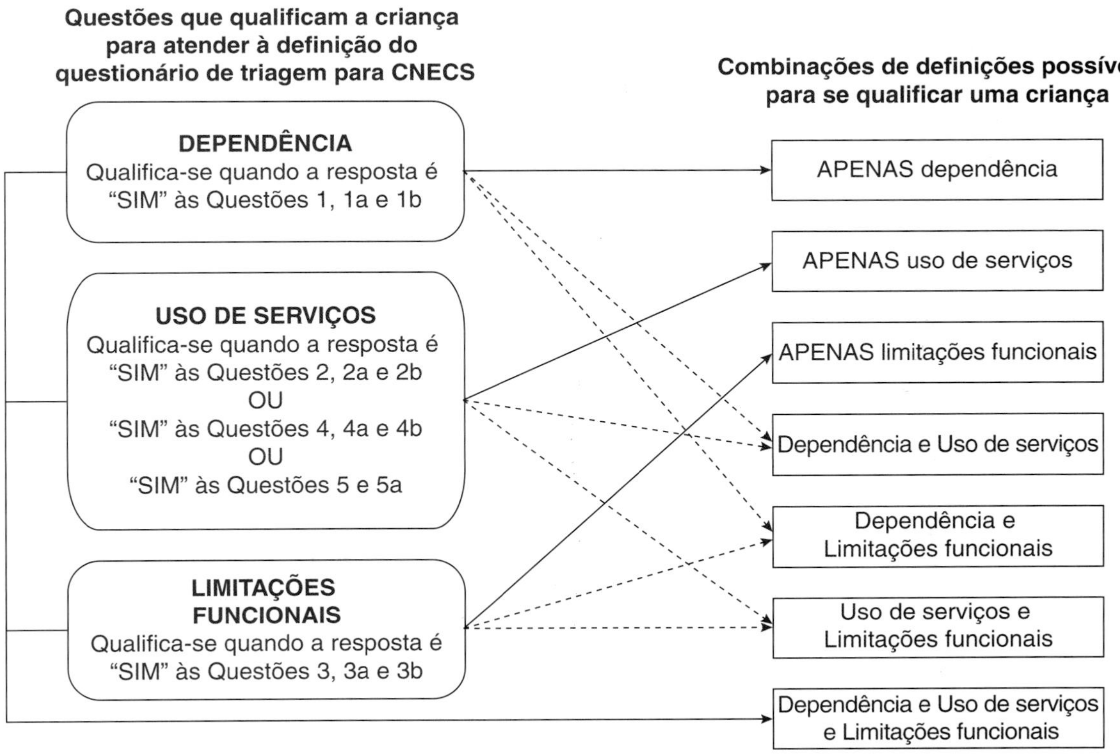
Questões que qualificam a criança para atender à definição do questionário de triagem para CNECS
Combinações de definições possíveis para se qualificar uma criança
DEPENDÊNCIA
Qualifica-se quando a resposta é "SIM" às Questões 1, 1a e 1b
USO DE SERVIÇOS
Qualifica-se quando a resposta é "SIM" às Questões 2, 2a e 2b
OU
"SIM" às Questões 4, 4a e 4b
OU
"SIM" às Questões 5 e 5a
LIMITAÇÕES FUNCIONAIS
Qualifica-se quando a resposta é "SIM" às Questões 3, 3a e 3b
APENAS dependência
APENAS uso de serviços
APENAS limitações funcionais
Dependência e Uso de serviços
Dependência e Limitações funcionais
Uso de serviços e Limitações funcionais
Dependência e Uso de serviços e Limitações funcionais

● Figura 12.2 (*continuação*).

Boxe 12.2 Preparação para os cuidados domiciliares (*home care*) antes da alta

- Facilite a ligação com os recursos comunitários. Promova a comunicação entre os diversos serviços. Marque consultas. Instale e inicie os cuidados de enfermagem domiciliares (tempo integral ou visitas periódicas)
- Ensine habilidades e estimule a participação ativa nas atividades de cuidado realizadas no hospital a fim de reforçar a autoconfiança dos pais
- Converse sobre questões psicológicas e emocionais com os pais
- Obtenha e organize os equipamentos e suprimentos (o esgotamento dos suprimentos pode causar estresse significativo às famílias)
- Encaminhe a família para os recursos financeiros necessários
- Verifique se o ambiente doméstico da família é adequado (espaço suficiente para equipamentos, instalações elétricas, condicionador de ar para climas quentes, aquecedor para climas frios e refrigeração para alimentos)
- No caso de um bebê que receberá alta de uma UTIN:
- Demonstre para os pais os indícios e os comportamentos do lactente e os padrões de sono-vigília diferentes do recém-nascido prematuro
- Estimule o cuidado de genitor-canguru e a aplicação de massagem no bebê enquanto ele estiver na UTIN (se suas condições o permitirem)
- Instrua os pais quanto aos possíveis efeitos em curto e longo prazos no desenvolvimento neurológico
- Encaminhe o lactente para um programa de intervenção precoce da localidade
- Ajude a família a encontrar um prestador de serviços básicos com experiência em acompanhamento ininterrupto de lactentes de alto risco

Dados extraídos de Bakewell-Sachs, S., & Genarro, S. (2004). Parenting the post-NICU premature infant. *MCN, 29(6)*, 398 a 403; e Hewitt-Taylor, J. (2005). Caring for children with complex and continuing health needs. *Nursing Standard, 19*(42), 41 a 47.

sobre suas expectativas de criação dos filhos, e as enfermeiras precisam respeitar seus desejos.

A ampliação da colaboração entre os pais e as enfermeiras de *home care* pode reduzir o estresse dos pais e maximizar as oportunidades de crescimento e desenvolvimento apropriados para a criança dependente de tecnologia (O'Brien & Wegner, 2002). Por esse motivo, a criança e sua família esperam encontrar uma relação fortalecida, comunicação eficaz e habilidades de negociação.

Ajude a família a incorporar o tratamento médico à sua rotina diária, de modo a minimizar a percepção de que a criança é "diferente" (Green & Ray, 2006). Instrua as famílias sobre aspectos técnicos como oxigenoterapia domiciliar e em viagens, uso do respirador, aspiração, percussão torácica e drenagem postural, alimentação por tubo e cuidados com o tubo de alimentação, e medicamentos. Ajude os pais a planejar e gerenciar os cuidados de rotina, a fisioterapia respiratória, o suporte nutricional e as intervenções de promoção do desenvolvimento. Reforce os exercícios e as técnicas prescritos pelos terapeutas do desenvolvimento (Romanko, 2005). Veja mais informações sobre enfermagem de cuidados domiciliares (*home care*) no Capítulo 11.

Coordenação dos cuidados da criança

Quando uma criança identificada como portadora de necessidades especiais de cuidados de saúde recebe alta para casa, a enfermeira desempenha papel vital na coordenação da assistência. Todas as crianças com necessidades especiais de cuidados de saúde beneficiam-se com um *medical home*. Com essa modalidade de cuidado, a enfermeira é um componente essencial da equipe e tem as responsabilidades de coordenar e acompanhar ininterruptamente os cuidados prestados. Se esse tipo de serviço não estiver disponível na área, encaminhe a criança com necessidades especiais e sua família a um programa de saúde integrada que ofereça cuidados interdisciplinares e conjuntos a crianças que necessitam de assistência complexa e coordenada. O Boxe 12.3

Boxe 12.3 Intervenções de enfermagem para famílias com crianças portadoras de necessidades especiais de cuidados de saúde

- Marque o prontuário da criança que tem necessidades especiais
- Elabore planos de saúde por escrito
- Assuma as responsabilidades de coordenar a assistência e colaborar com os especialistas de outras disciplinas, dos programas de intervenção precoce, das escolas e dos órgãos públicos
- Atenda às necessidades de autorização prévia para tratamentos, administração de medicamentos ou encaminhamento a especialistas; conserve cópias dos formulários de autorização ou das aprovações no prontuário da criança
- Modifique as rotinas do consultório de modo a promover o conforto da família e do seu filho
- Ajude os pais a tomarem decisões relacionadas com a assistência à criança. Ajude-os a entender os limites e as capacidades do seu filho e potenciais problemas de saúde (p. ex., infecções e acidentes) associados ao seu cuidado
- Esteja a par dos recursos comunitários disponíveis para crianças com necessidades especiais de cuidados de saúde
- Quando a criança está hospitalizada, estimule os pais a participarem ativamente (se quiserem) dos cuidados do filho
- Assuma a responsabilidade de coordenar os serviços prestados nos diversos contextos de atenção à saúde
- Instrua os profissionais que prestam serviços à criança quanto às suas necessidades de saúde
- Ajude os pais a participarem das redes de apoio a pais de crianças com necessidades especiais

Dados extraídos de Balling, K., & McCubbin, M. (2001). Hospitalized children with chronic illness: parental caregiving needs and valuing parental expertise. *Journal of Pediatric Nursing, 16(2)*, 110 a 119; Farmer, J.E., Marien, W.E., & Frasier, L. (2003). Quality improvements in primary care for children with special health care needs: Use of a brief screening measure. *Children's Health Care, 32*(4), 273 a 285; Jackson Allen, P.L. (2004). Children with special health care needs: National survey of prevalence and health care needs. *Pediatric Nursing, 30*(4), 307 a 314; e Lindeke, L.L., Leonard, B.J., Presler, B., & Garwick, A. (2002). Family-centered care coordination for children with special needs across multiple settings. *Journal of Pediatric Health Care, 16*, 290 a 297.

descreve as intervenções de enfermagem junto a famílias que tenham crianças portadoras de necessidades especiais de saúde.

Acompanhamento ininterrupto dos lactentes que nasceram prematuros

Muitos lactentes que nasceram prematuros apresentam inúmeros problemas de saúde e distúrbios do desenvolvimento ao longo de toda a lactância, nos primeiros anos da infância e nos níveis subsequentes. Pouco antes ou depois da alta, muitos lactentes demonstram um ou vários dos seguintes problemas de saúde ou de desenvolvimento:

- Doença pulmonar crônica (displasia broncopulmonar)
- Anormalidades cardíacas como hipertrofia do ventrículo direito e hipertensão arterial pulmonar
- Atraso do crescimento, distúrbios alimentares, anemia da prematuridade e outras deficiências nutricionais
- Apneia da prematuridade, doença do refluxo gastresofágico, bradicardia
- Síndrome da morte súbita do lactente (SMSL)
- Raquitismo (osteopenia) da prematuridade
- Hidrocefalia, ventriculomegalia, resultados anormais na RM do cérebro, *shunt* ventriculoperitoneal
- Hérnias inguinais ou umbilicais
- Retinopatia da prematuridade, estrabismo, déficit de acuidade visual
- Déficits auditivos
- Atraso da dentição
- Atrasos do desenvolvimento das habilidades motoras grosseiras e delicadas, problemas de integração sensorial.

A longo prazo, os lactentes que nasceram prematuros são mais suscetíveis do que os bebês normais a desenvolver déficit cognitivo, paralisia cerebral, transtorno de déficit de atenção, dificuldades de aprendizagem e socialização e síndrome da criança vulnerável. Além disso, muitos lactentes prematuros demonstram, pouco antes ou logo depois da alta da unidade de terapia intensiva neonatal (UTIN), alterações do tônus muscular que exigem intervenção de fisioterapia.

Por esses motivos, os lactentes de alto risco exigem atenção especial e avaliação detalhada e completa para se detectarem alterações sutis que possam afetar seu desenvolvimento físico, cognitivo, emocional e social a longo prazo. A enfermeira pediatra deve ter conhecimentos quanto aos diversos problemas que os bebês prematuros e as crianças que nasceram prematuras e suas famílias podem enfrentar.

Desde o início, estimule as famílias a manterem um fichário que inclua todas as consultas de acompanhamento necessário, os documentos do seguro de saúde e as informações médicas e do desenvolvimento; esse fichário servirá como recurso para os pais, que poderão fornecer todas as informações durante as consultas com os diversos profissionais (Kelly, 2006c).

Cuidados de rotina para os lactentes prematuros

Os lactentes prematuros necessitam de cuidados semelhantes aos dos bebês normais, com consultas extras para tratamento dos vários problemas de saúde complexos e triagem e/ou intervenção do desenvolvimento. Ensine às famílias os cuidados rotineiros com o recém-nascido, inclusive dar banho, vestir e evitar exposição passiva à fumaça de cigarros. Todas as consultas de acompanhamento básico são agendadas de acordo com a idade cronológica do lactente.

Antes de receber alta da UTIN, o lactente terá sua saturação de oxigênio determinada enquanto está sentado no assento do automóvel. Os lactentes prematuros devem ser instalados, no automóvel, em assentos iguais aos dos outros bebês. Ajude os pais a descobrirem maneiras de acolchoar o assento do automóvel ou colocar uma outra almofada semirrígida dentro do assento do bebê para que ele seja transportado em segurança no automóvel. Alguns lactentes podem necessitar de monitoração contínua da função cardíaca e da apneia enquanto estão no assento do automóvel.

Como os lactentes prematuros são mais suscetíveis à síndrome da morte súbita do lactente (SMSL) do que a população em geral, é fundamental instruir os pais a colocarem o bebê deitado de costas (embora esta posição seja contraindicada quando há doença gastresofágica).

Aplique as vacinas de acordo com o esquema de vacinação recomendado atualmente pelo Ministério da Saúde, tendo como base a idade cronológica do lactente (Kelly, 2006a). Todos os lactentes que nasceram prematuros devem receber a vacina contra *influenza* recomendada depois da idade de 6 meses. A profilaxia para infecção pelo vírus sincicial respiratório (VSR) é fundamental em determinados grupos de lactentes prematuros.

Avaliação do crescimento e do desenvolvimento dos lactentes prematuros

Ao avaliar o crescimento e o desenvolvimento do lactente ou da criança que nasceu prematura, determine a idade corrigida ou ajustada do paciente, a fim de que você possa realizar uma avaliação precisa. A idade corrigida ou ajustada deve ser usada para avaliação da progressão do crescimento e do desenvolvimento. Por exemplo, se um lactente de 6 meses nasceu com 28 semanas de gestação (12 semanas ou 3 meses antes), suas expectativas de crescimento e desenvolvimento correspondem às de um bebê de 3 meses (idade corrigida). Continue a corrigir a idade para avaliar o crescimento e o desenvolvimento até que a criança complete 3 anos.

Muitos lactentes prematuros necessitam de dietas especiais para promover a recuperação do crescimento. Calorias extras são necessárias para atender às demandas aumentadas do crescimento. Suplementos de cálcio e fósforo são necessários para a mineralização óssea. Por essas razões, os lactentes prematuros devem ser alimentados com leite materno enriquecido com nutrientes adicionais, ou uma fórmula preparada comercialmente específica para bebês prematuros. Quando o lactente prematuro demonstra crescimento adequado e regular (em geral, com a idade corrigida de 6 meses), pode passar a consumir uma "fórmula para bebê a termo" concentrada para aumentar o teor calórico, caso seja necessário. Avalie a capacidade do bebê para sugar eficientemente e encaminhe o paciente ao terapeuta ocupacional ou ao fonoaudiólogo se ele demorar a ingerir leite ou tiver dificuldades de alimentar-se.

Todas as instruções antecipadas relativas à nutrição baseiam-se na idade corrigida da criança. Em outras palavras, introduza os alimentos sólidos com a idade corrigida de 6 meses (não com a idade cronológica de 6 meses) e postergue o acréscimo de leite integral até à idade corrigida de 12 meses (em vez da idade cronológica de 1 ano). Os sinais indicativos de que o lactente prematuro pode estar pronto para tentar comer com colher incluem interesse pelos alimentos, redução dos movimentos de protrusão da língua e controle adequado da cabeça (Kelly, 2006a).

A triagem e a intervenção precoces nos problemas do desenvolvimento são fundamentais para o desenvolvimento ideal dos bebês prematuros. As comorbidades que o lactente apresenta em forma de problemas de saúde pregressos ou atuais colocam esse bebê sob alto risco de **atraso do desenvolvimento** (Kelly, 2006b). Mesmo os atrasos discretos do desenvolvimento justificam uma avaliação e a intervenção cabível. O questionário de Denver II pode ser usado como ferramenta de triagem dos problemas de desenvolvimento de lactentes prematuros, embora nem sempre consiga definir as crianças de risco. Os questionários preenchidos pelos pais resultam em estimativas muito precisas dos problemas de desenvolvimento e sua aplicação é recomendada pela American Academy of Pediatrics (AAP, 2001b). Acima de tudo, até à idade de 3 anos avalie o desenvolvimento da criança com base na idade corrigida. Encaminhe precocemente os lactentes e as crianças, caso suspeite de problemas do desenvolvimento.

Detecção e tratamento de déficit de crescimento e distúrbios alimentares em crianças com necessidades especiais

Déficit de crescimento (DC) é a expressão utilizada para descrever o crescimento inadequado de lactentes e crianças. A criança não demonstra ganhar o peso esperado ao longo de um período prolongado. As taxas de aumento do comprimento ou da estatura e da circunferência craniana também podem ser afetadas. As crianças normais podem ter DC, mas isto é muito mais comum nas crianças com necessidades especiais. A nutrição adequada é fundamental para o crescimento adequado do cérebro nos primeiros dois anos de vida e, evidentemente, para o crescimento em geral ao longo de toda a infância e a adolescência. A **limitação do desenvolvimento** pode contribuir para DC, porque a capacidade da criança de ingerir nutrientes adequados está afetada em razão dos atrasos sensoriais ou motores, tais como os que se observa na paralisia cerebral. Outras causas orgânicas do déficit de crescimento incluem incapacidade de sugar e/ou engolir normalmente, má absorção, diarreia, vômitos ou alterações do metabolismo e das necessidades calórico-nutricionais associadas a diversas doenças crônicas. Os lactentes e as crianças com doenças cardíacas ou metabólicas, doença pulmonar crônica (displasia broncopulmonar), fenda palatina ou doença do refluxo gastresofágico são particularmente suscetíveis a esses problemas. Distúrbios alimentares ou recusa de alimento podem ocorrer nos lactentes ou nas crianças que necessitaram de respiração artificial prolongada, alimentação prolongada por tubo enteral, ou que tiveram um episódio desagradável de engasgo. As causas funcionais do DC incluem negligência, abuso, distúrbios comportamentais, falta de interação materna adequada, técnicas inadequadas de alimentação e falta de conhecimento ou doença mental dos pais. Isoladamente, pobreza é o fator de risco que mais contribui para DC (Block *et al.*, 2005).

Essas duas categorias de causas não se excluem mutuamente. As causas orgânicas do DC podem acarretar problemas comportamentais, que potencializam os problemas de crescimento normal; por esta razão, o DC é entendido como um problema multifatorial.

Realize a triagem de todas as crianças para DC para detectar o problema precocemente (Locklin, 2005). Além de crescimento insatisfatório, o lactente ou a criança com DC podem ter história de atraso do desenvolvimento ou perda dos marcos alcançados. Os lactentes ou as crianças com problemas alimentares podem demonstrar recusa do peito, da colher ou de alimento; dificuldade de sugar; desinteresse pelo alimento; ou dificuldade de passar da dieta líquida para os alimentos em forma de purê ou semissólidos. Obtenha a história dietética detalhada e instrua os pais a manterem um diário alimentar de três dias para definirem o que a criança realmente come e bebe. Avalie a interação entre os pais e a criança, com atenção especial à sua capacidade de responder aos indícios exibidos pelo lactente ou pela criança. Observe a criança alimentar-se e atente para interesse ou aversão oral, a coordenação oromotora e a capacidade de engolir, assim como à interação entre os pais e a criança antes, durante e depois da alimentação (Block *et al.*, 2005). A aversão exagerada ao alimento pode ocorrer quando a ansiedade dos pais leva-os a forçar a criança a alimentar-se porque acreditam que ela não está comendo bem ou perdendo peso.

O DC significativo pode exigir internação hospitalar para avaliação e tratamento. Em alguns casos, é necessário administrar alimentação por tubo enteral a fim de que as crianças com DC ou distúrbios alimentares tenham crescimento adequado. O Boxe 12.4 descreve as intervenções de enfermagem para as crianças hospitalizadas com DC.

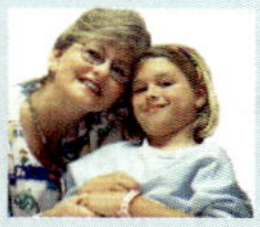

Os lactentes com DC associado a negligência materna podem ser menos interativos do que os outros bebês e evitar o contato visual.

Crescimento e desenvolvimento

Ao cuidar de um lactente hospitalizado com necessidades especiais de cuidados de saúde, assegure que os mesmos profissionais cuidem do paciente para ajudá-lo a desenvolver a sensação de confiança. Autorize e estimule os pais a permanecerem com o bebê oferecendo-lhes um local confortável para dormir. Para reforçar a ligação, enfatize as qualidades positivas do bebê. Estimule as habilidades apropriadas ao nível de desenvolvimento e permita que o lactente tenha experiências agradáveis por meio de todos os sentidos.

Com infantes, inicie o estabelecimento de limites e a disciplina apropriada ao seu nível de desenvolvimento. Estimule a independência que a criança consegue ter. Modifique as atividades motoras grosseiras e sensoriais de modo a acomodar as limitações da criança. Para reforçar a sensação de controle da criança, ofereça-lhe opções simples. À medida que o pré-escolar se desenvolve, estimule-o a dominar as habilidades de autocuidado na medida de suas capacidades. Estimule a socialização com crianças da mesma idade para desenvolver o sentimento de camaradagem. Reforce junto à criança que a doença ou a limitação não é uma punição por algo que ela tenha feito errado, nem por alguma falta que ela tenha cometido.

Estimule a criança em idade escolar a frequentar a escola e fazer as atividades de casa que foram perdidas por causa do tra-

Boxe 12.4 Intervenções de enfermagem durante a hospitalização por déficit de crescimento

- Observe a interação dos pais com o filho, especialmente durante a alimentação
- Estabeleça um horário apropriado para a alimentação
- Forneça os alimentos prescritos (em geral, 120 kcal/kg/dia para assegurar ganho ponderal adequado)
- Pese a criança diariamente e mantenha um registro preciso da ingestão e das perdas
- Instrua os pais quanto às técnicas e aos volumes adequados dos alimentos
- Ofereça apoio amplo para atenuar a ansiedade dos pais quanto à incapacidade da criança de ganhar peso

tamento ou das consultas médicas. Informe a equipe escolar e os outros estudantes sobre as necessidades especiais da criança. Promova a participação em atividades esportivas apropriadas; atividades de música, teatro ou arte; e agremiações como as dos Escoteiros ou Bandeirantes. Instrua a criança quanto à sua doença ou incapacidade e acerca da evolução do tratamento.

Informe aos pais de adolescentes com doenças crônicas que, nessa faixa etária, os filhos geralmente participam das mesmas atividades que os adolescentes normais, inclusive comportamentos arriscados, rebeldia e tentativa de assumir identidades diferentes. Ajude o adolescente a desenvolver suas habilidades de superação e relacionamento interpessoal. Promova a participação dele em atividades com outros adolescentes que também tenham necessidades especiais e com os demais adolescentes. Assegure que o adolescente participe dos ritos de passagem na medida da sua capacidade, como, por exemplo, ir aos bailes de estudantes ou tirar carteira de motorista. Converse sobre os planos do adolescente para o futuro, inclusive faculdade ou vocação, assim como a transição para um prestador de serviços de saúde para adultos.

Fornecimento de recursos à criança e sua família*

As enfermeiras devem estar familiarizadas com os recursos disponíveis para crianças com necessidades especiais de cuidados de saúde em sua comunidade. As oportunidades educacionais para essas crianças incluem programas de intervenção precoce e programas oferecidos pelo sistema escolar público. Recursos financeiros, substituição dos pais para descanso e tratamentos complementares são outras áreas com as quais as enfermeiras devem estar familiarizadas.

Oportunidades educacionais para a criança com necessidades especiais

As bases da saúde e do desenvolvimento da criança são estabelecidas nos primeiros anos de vida. As crianças com necessidades especiais de cuidados de saúde demandam inúmeras intervenções de desenvolvimento e educação especial nos primeiros anos de vida para que possam alcançar seu potencial de desenvolvimento nos níveis subsequentes da infância. As crianças aprendem mais quando estão no nível de aptidão máxima, e os primeiros anos não devem ser desperdiçados como oportunidade de desenvolvimento. Ver Healthy People 2010.

Os programas de intervenção precoce têm como propósito promover o desenvolvimento de lactentes e crianças de 13 a 35 meses com limitações, ou que corram o risco de desenvolver alguma limitação e, desse modo, reduzir ao mínimo os custos educacionais e a educação especial. A intervenção precoce também objetiva ampliar a capacidade das famílias de atender às necessidades dos filhos, além de aumentar as chances de que eles vivam com independência.

Nos EUA, a Individuals with Disabilities Education Improvement Act (IDEA), lei promulgada em 2004 (antes conhecida como Lei Pública 99–457), exige coordenação da assistência e educação especial custeadas pelo governo para as crianças com menos de 3 anos de idade. A lei assegura que as crianças elegíveis tenham acesso aos serviços que promovam seu desenvolvimento. As crianças que se qualificam para os serviços recebem assistência coordenada, e o coordenador local e a família trabalham juntos no sentido de elaborar um plano de serviços familiares individualizados. O coordenador gerencia os serviços de promoção do desenvolvimento e a educação especial necessária para a criança.

A finalidade desse programa é que a criança tenha acesso aos serviços em um "ambiente natural", motivo pelo qual a maior parte dos serviços é prestada no domicílio ou na creche. As visitas domiciliares realizadas pelo coordenador dos serviços e a manutenção de contato regular com a família asseguram o sucesso do programa.

Encaminhe as crianças sob suspeita de atraso do desenvolvimento ao programa de intervenção precoce da localidade. Ao atender crianças que usam esses serviços, colabore com o coor-

Healthy People 2010

Objetivo	Importância
Aumentar a porcentagem de crianças e jovens com limitações que passam no mínimo 80% do seu tempo em programas de educação regular.	Assegurar que crianças de menos de 3 anos que possam estar qualificadas sejam encaminhadas ao programa local de intervenção precoce Estimular as famílias a atenderem às necessidades dos filhos quanto ao plano de educação individualizada.

*N.R.T. Na legislação brasileira sobre pessoas com necessidades especiais destaca-se o parágrafo 1º do artigo 227 da Constituição Federal (1988), que estabelece a promoção de programas de assistência integral à saúde da criança e do adolescente, com ênfase na criação de programas de prevenção e atendimento especializado no tocante à deficiência física, sensorial ou mental, bem como de integração social. A lei nº 7853, de 24 de outubro de 1989, dispõe sobre a Política Nacional para a Integração de Pessoa Portadora de Deficiência. Em 2001 e 2002, inúmeras resoluções regulamentaram a implantação dos Conselhos Estaduais e Municipais dos Direitos da pessoa portadora de deficiência.

denador de forma ininterrupta, com participação especial na alta hospitalar e quando a transição para outra modalidade de serviço ocorre aos 3 anos de idade.

> **Voltemos ao caso de Preet,** o menino de 2 anos com histórico de hidrocefalia e atraso do desenvolvimento que foi descrito no início deste capítulo. Converse com a mãe do menino sobre as oportunidades educacionais disponíveis para a criança. Explique o que é intervenção precoce e por que isto é importante para Preet.

A escola pode ter impacto profundo na saúde e no desenvolvimento gerais da criança. Algumas crianças com necessidades especiais não necessitam de serviços adicionais para alcançar sucesso escolar. Nesses casos, a função da enfermeira é avaliar o sucesso ou insucesso acadêmico e determinar o efeito do ambiente escolar na saúde da criança. Nos EUA, a Individuals with Disabilities Education Act, lei que foi ratificada em 2004, assegura educação nas escolas públicas aos indivíduos com necessidades especiais dos 3 aos 21 anos de idade. Esses serviços são prestados na rede escolar pública.

De acordo com essa lei, o estudante com necessidades especiais está habilitado a um programa de educação individualizada (PIE), que consiste em um plano escrito e elaborado para atender às necessidades individuais na pré-escola, no ensino fundamental e no ensino médio. Uma comissão formada por um dos genitores da criança, um professor tradicional, um professor treinado em educação especial e vários outros especialistas elaboram o PIE. As enfermeiras podem ser convocadas a atuar nessa comissão. O PIE deve incluir metas mensuráveis de curto e longo prazos. Os pais são informados periodicamente sobre os progressos do estudante e o PIE é revisto no mínimo uma vez por ano.

A educação especial na pré-escola da rede pública norte-americana está assegurada às crianças de 3 a 5 anos; o acesso aos estudos subsequentes também é garantido a todas as crianças. A criança é elegível a uma pré-escola para crianças com necessidades especiais quando apresenta um atraso significativo nos domínios da cognição, da linguagem, da adaptação ou do desenvolvimento socioemocional ou motor, a ponto de afetar negativamente sua capacidade de aprendizagem. De acordo com suas necessidades, a criança recebe (no ambiente escolar) intervenções terapêuticas que promovam o desenvolvimento de modo a ampliar sua capacidade de participar do processo educativo. O ambiente preferido é o menos restritivo e, sempre que possível, as crianças com necessidades especiais participam de aulas com os companheiros normais da mesma idade. Os serviços pré-escolares para crianças com necessidades especiais geralmente são oferecidos na escola de ensino fundamental.

Serviços para descanso temporário

Os cuidadores principais das crianças com necessidades especiais de cuidados de saúde precisam ser dedicados, habilidosos, vigilantes e bem informados. O cuidado constante representa um estresse para o cuidador principal, que necessita de alívio temporário das demandas diárias geradas pela assistência à criança. Os **serviços para descanso temporário** oferecem às famílias uma oportunidade de tirarem uma folga das responsabilidades de cuidar ininterruptamente das crianças. Os serviços para descanso temporário devem atender às necessidades de cuidado da criança especial e oferecer a ela oportunidades de promover seu desenvolvimento. Encontrar e recorrer aos serviços de descanso temporário com os quais a família se sinta confortável e confiante podem atenuar o estresse da família e melhorar a qualidade de vida das crianças com necessidades especiais e seus familiares. As enfermeiras podem facilitar o acesso aos serviços para descanso temporário, instruir os prestadores desses serviços e assegurar a qualidade de suas práticas por meio de seu envolvimento com os órgãos comunitários.

Terapias complementares

As famílias de crianças com necessidades especiais de cuidados de saúde às vezes utilizam terapias coadjuvantes. Essas incluem, entre outras, homeopatia e fitoterapia, terapia com animais domésticos, equoterapia, musicoterapia e massoterapia. Muitas famílias desejam associar a medicina natural ou oriental à medicina alopática tradicional para atender seus filhos com necessidades especiais em busca de um paliativo ou da cura. Durante a obtenção da história de saúde, pergunte especificamente sobre medicamentos homeopáticos ou fitoterápicos que a criança possa estar utilizando.

A terapia com animais domésticos pode ser usada para reduzir o estresse ou como um dos componentes da psicoterapia.

A equoterapia também é conhecida como equitação para pessoas deficientes, equitação terapêutica, ou psicoterapia facilitada por equinos. Indivíduos com quase todos os tipos de limitações cognitivas, físicas ou emocionais podem ser beneficiados pelo cavalgar terapêutico ou por outra interação supervisionada com cavalos. O movimento uniforme do animal sob seu corpo ajuda a criança com limitações físicas a obter mais flexibilidade, equilíbrio e força muscular. As crianças com limitações emocionais ou mentais podem desenvolver autoestima, confiança e paciência em consequência da relação singular que estabelecem com o cavalo. Um fisioterapeuta ou psicoterapeuta (dependendo da situação) geralmente trabalha diretamente com a equipe de equinos especialmente treinados. O Boxe 12.5 descreve os distúrbios mentais nos quais a equoterapia pode ser eficaz.

Boxe 12.5 Distúrbios que melhoram com equoterapia

- Distrofia muscular
- Paralisia cerebral
- Déficits visuais
- Síndrome de Down
- Retardamento mental
- Autismo
- Esclerose múltipla
- Instabilidade emocional
- Lesão cerebral
- Mielomeningocele
- Traumatismo raquimedular
- Amputação
- Transtorno de déficit de atenção
- Dificuldades de aprendizagem
- Surdez
- Acidente vascular cerebral (AVC)

A música pode ser usada para induzir alterações comportamentais positivas ou vários outros efeitos favoráveis (Gasalberti, 2006).

A massoterapia (terapia por massagem) pode ser eficaz para grande variedade de crianças. Essa técnica pode ser usada para atenuar a dor, promover o relaxamento ou demonstrar um efeito positivo específico relacionado com o problema de saúde da criança (Gasalberti, 2006).

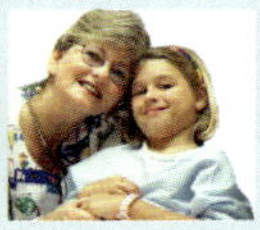

Procure familiarizar-se com os riscos e os benefícios dos medicamentos homeopáticos e fitoterápicos, porque muitas famílias utilizam esses tratamentos na tentativa de melhorar a qualidade de vida ou o prognóstico dos seus filhos.

Healthy People 2010

Objetivo	Importância
Ampliar (em cada nível do desenvolvimento) a porcentagem de crianças com necessidades especiais que têm acesso a um *medical home*.	No contexto da atenção básica, estabelecer um relacionamento com a família de forma a montar um *medical home* Se estiverem disponíveis, encaminhar as famílias a programas multidisciplinares para crianças com necessidades clínicas complexas.

Apoio e orientação

Na ocasião do diagnóstico inicial, possibilite e estimule a família a expressar seus sentimentos. Os pais das crianças com necessidades especiais de cuidados de saúde precisam receber apoio emocional, prático, econômico e social. Estimule os pais a conseguirem ajuda para as rotinas diárias. Recomende aos pais reduzirem o estresse por meio de exercícios e de um tempo para ficarem sozinhos. Atue como ouvinte que apoia e estimula, e esforce-se por cuidar da criança como um todo, não apenas da sua condição especial (Jackson Allen, 2004).

Os genitores valorizam os grupos de apoio e, em alguns casos, sentem que apenas outros pais de crianças especiais ou cronicamente enfermas podem entender a dor, o medo e as outras emoções que eles muitas vezes experimentam. As enfermeiras pediatras devem ser pró-ativas para ajudar as famílias a encontrarem sistemas de apoio (Coffey, 2006).

Os pais têm as mesmas preocupações das mães quanto aos filhos, mas podem demonstrar isto de modo diferente. É importante que as enfermeiras envolvam os pais no cuidado da criança. Ensine as habilidades aos dois genitores e envolva ativamente os pais, indagando sobre suas impressões e pedindo a opinião deles (Ahmann, 2006).

Os genitores tornam-se especialistas nas necessidades e nos cuidados dos filhos e devem ser valorizados por isto. Os pais desejam ser levados a sério e não gostam de ser ignorados (Lindblad *et al.*, 2005). Eles devem ser vistos como pessoas que possuem informações confiáveis e valiosas quanto aos filhos. Ao atuar como ouvinte ativa e reflexiva, a enfermeira pode demonstrar aos pais que a opinião deles é valorizada, além de descobrir do que a criança realmente precisa. Alguns pais podem hesitar em fornecer informações voluntariamente, porque não se sentem seguros quanto às informações de que as enfermeiras necessitam. Demonstre respeito pelo conhecimento que os pais têm sobre as necessidades dos seus filhos pedindo-lhes conselhos sobre os cuidados diários, as necessidades físicas e o nível de desenvolvimento atual da criança, independentemente do contexto em que a assistência é prestada (Bowie, 2004). Ver Healthy People 2010.

As famílias podem necessitar de apoio adicional da enfermeira nos períodos de transição (descritos anteriormente). À medida que os equipamentos ou os tratamentos mudam, ajuste o plano de ensino. Instrua a criança e sua família quanto ao uso do equipamento adaptativo. Assegure que as famílias entendam como as atividades específicas precisam ser modificadas para atender às necessidades da criança. Forneça instruções antecipadas acerca das modificações esperadas com o desenvolvimento, inclusive recursos e leis relativos à educação. Atue como elo entre a família e a creche ou escola. À medida que a criança cresce e amadurece, estimule os pais a deixar que, na medida do possível, as próprias crianças executem as atividades de autocuidado, de modo a estimular a independência e promover a autoestima (Meleski, 2002).

Como ajudar o adolescente com necessidades especiais de cuidados de saúde a fazer a transição para a vida adulta

A adolescência é uma fase de mudanças físicas, desafios psicossociais e início da independência em relação aos pais. O adolescente com doença crônica ou dependente de tecnologia pode vivenciar esse período diferentemente dos outros companheiros da mesma idade. A puberdade geralmente é afetada (retardada ou antecipada) pela doença crônica. As doenças crônicas podem acarretar isolamento em relação aos companheiros numa fase em que a interação com os amigos é fundamental para o desenvolvimento psicossocial. Os adolescentes podem esforçar-se para se adaptarem aos seus companheiros escondendo sua doença ou suas necessidades de cuidados de saúde (ignorando-as), aderindo parcialmente aos esquemas de tratamento ou assumindo comportamentos perigosos. Numa fase em que deveria desenvolver sua independência em relação aos pais, a criança pode ter dependência significativa por causa das suas condições de saúde especiais. Os adolescentes com distúrbios crônicos de saúde são três vezes mais suscetíveis a desenvolver problemas mentais do que os adolescentes com desenvolvimento normal (Burns *et al.*, 2006). Por esses motivos, o adolescente com necessidades especiais de cuidados de saúde pode demandar mais apoio da enfermeira.

Com a ampliação espantosa da tecnologia e dos cuidados de saúde, cerca de 90% de todas as crianças com doenças crônicas ou necessidades especiais de cuidados de saúde vivem até à idade adulta (Lindeke *et al.*, 2001). O processo de transição de uma criança com necessidades especiais de cuidados de saúde para os serviços de atendimento a adultos pode ser difícil. No período intermediário da adolescência, deve ser elaborado, por escrito, um plano de transição para os serviços de atendimento a adultos. O planejamento antecipado assegura uma transição mais suave. Converse repetidamente com o adolescente sobre essa transição. Entre os problemas que precisam ser resolvidos antes da transição estão recursos financeiros para os cuidados de saúde, orientação profissional ou ingresso na faculdade, e as providências de moradia e continuidade dos cuidados.

O Adolescent Health Transition Project recomenda o seguinte esquema:

- Com a idade de 14 anos, assegurar que o plano de transição seja iniciado e que o PIE contemple os planos para depois da universidade
- Com a idade de 17 anos, avaliar o financiamento dos cuidados de saúde para adultos jovens. Se for necessário, notificar o departamento local de reabilitação vocacional no verão anterior àquele em que o adolescente concluirá o curso superior e fará a transição iminente. Dar início aos procedimentos de tutela, caso seja necessária
- Notificar o adolescente de que todos os direitos serão transferidos a ele quando atingir a maioridade. Verificar a elegibilidade do adolescente ao SSI no mês em que ele completar 18 anos. Determinar se a criança é elegível aos incentivos de trabalho do SSI
- Se o jovem estiver na faculdade, entrar em contato com o programa de serviços para estudantes deficientes do seu *campus*
- Com a idade de 21 anos, assegurar que o adulto jovem seja registrado na Division of Developmental Disabilities para auferir os serviços para adultos, caso sejam necessários.

Antes que o adolescente passe a ser atendido nos serviços para adultos (por um médico especialista em adultos), certifique-se de que ele entende as razões do tratamento, os sintomas de agravamento da sua condição e os sinais de perigo iminente. Instrua o adolescente de modo que ele saiba quando procurar ajuda de um profissional de saúde. Explique ao adolescente o processo de seguridade médica. Durante a transição, coordene a transferência direta, oferecendo um plano detalhado por escrito ao coordenador da assistência ou à enfermeira especialista (depois da colaboração verbal).

Depois da transição, atue como consultora do consultório de pacientes adultos com relação às necessidades do adolescente (Higgins & Tong, 2003). Entre em contato com um coordenador dos serviços de transição ou de outro órgão de prestação de serviços disponível na comunidade local (Betz & Redcay, 2002).

A criança agonizante

A ideia de que uma criança possa morrer é simplesmente inconcebível para a maioria das pessoas, embora todos os dias morram crianças. Em 2003, um relatório do Institute of Medicine constatou que cerca de 53.000 crianças com doenças crônicas potencialmente fatais morrem todos os anos nos EUA (Field & Behrman, 2003). Das crianças que morrem todos os anos, cerca de 28.000 são lactentes (Mellichamp, 2007). As enfermeiras pediatras certamente enfrentarão situações em que crianças morrerão. Essas situações são extremamente difíceis para todas as pessoas envolvidas, e a enfermeira desempenha papel fundamental por cuidar da criança agonizante ou de sua família.

Consternação

Quando o diagnóstico de uma doença terminal é estabelecido, a família pode sofrer antecipadamente. As famílias podem negar o prognóstico, sentir raiva do sistema de saúde ou de um poder superior, ou podem desenvolver depressão. A consternação aguda é um processo intenso que ocorre nos momentos que antecedem a morte. Os familiares podem sentir falta de ar ou como se a garganta estivesse fechada, e podem verbalizar que a situação não lhes parece real, ou buscar motivos pelos quais a morte não foi evitada. As famílias também podem demonstrar hostilidade ou inquietude. Cada familiar expressa a consternação a seu próprio modo. A lamentação da morte de um ente querido estende-se por muito tempo e as famílias devem ser apoiadas durante todo esse processo.

Cuidados paliativos à criança agonizante

Os **cuidados paliativos** adequados são essenciais para todas as crianças com doenças potencialmente fatais ou incuráveis. Independentemente de os cuidados paliativos serem prestados no lar, no hospital ou nos serviços especializados para pacientes terminais, os objetivos são assegurar a melhor qualidade de vida possível no final da vida e, ao mesmo tempo, aliviar o sofrimento físico, psicológico, emocional e espiritual. A Last Acts Palliative Care Task Force definiu os princípios nos quais se baseiam os cuidados paliativos para as crianças, entre os quais se incluem:

- Respeitar os objetivos, as preferências e as escolhas do paciente
- Prestar cuidados abrangentes
- Utilizar os melhores recursos interdisciplinares disponíveis
- Reconhecer e levar em consideração as preocupações dos cuidadores
- Estabelecer sistemas e mecanismos de apoio (Association of Pediatric Oncology Nurses, 2003).

Cuidados no hospice

O *hospice* permite a prestação de cuidados centrados na família em seu próprio domicílio ou no *hospice*. Os objetivos do *hospice* para crianças incluem melhorar a qualidade de vida da criança e dos seus familiares por meio de um plano de cuidados individualizados (Children's Hospice International, 2006). Os padrões recomendados pelo *hospice* para crianças não impedem a continuidade do tratamento (isto contrasta com os *hospice* para adultos), mas alguns critérios de elegibilidade devem ser preenchidos. Os pais são instruídos quanto a maneiras de dar conforto e interagir com os filhos em estágio terminal, como massagem, mobilização ou canto. O apoio espiritual é oferecido por um capelão, um assistente social ou pelo sacerdote da família. A enfermeira não apenas instrui a família quanto ao processo de morrer, como também a ajuda prestando os cuidados básicos e controle da dor. A decisão de suspender a nutrição ou a hidratação pode ser tomada em algumas situações. O controle da dor tem importância fundamental para a criança em estado terminal. Depois da morte da criança, esses serviços também proporcionam apoio ininterrupto à família (Ramer-Chrastek *et al.*, 2002).

---

*N.R.T. *Hospice* para crianças: instituição que tem um programa de cuidados e de apoio oferecido por uma equipe interdisciplinar e voluntários. Em 1982, foi inaugurado em Oxford, o primeiro *hospice* para crianças, o Helen House Hospice.

Cuidados de enfermagem para a criança agonizante

Embora os cuidados interdisciplinares sejam essenciais para melhorar a qualidade de vida nos momentos que antecedem a morte, é a enfermeira quem desempenha o papel principal como defensora da criança e da família e que geralmente permanece o tempo todo com a família durante o processo de morte. Os cuidados de enfermagem para a criança agonizante enfatizam as decisões relativas aos últimos momentos de vida, o atendimento das necessidades da criança e da família e apoio à família depois da morte do filho. Ao longo de todo o processo, a enfermeira concentra sua atenção na família como unidade a ser atendida (Malloy *et al.*, 2006).

Como ajudar a família a tomar as decisões relativas aos últimos momentos de vida

Os pais têm a obrigação não apenas de proteger os filhos do mal, mas também de fazer-lhes o maior bem que lhes for possível, dos pontos de vista ético e legal (Rushton, 2004). Quando chega o momento de tomar as decisões relativas aos últimos momentos de vida, os pais frequentemente ficam em dúvida quanto à "melhor" conduta. Os pais podem ser chamados a decidir quanto à interrupção ou suspensão do tratamento, à prestação de cuidados paliativos ou à determinação de não reanimar (DNR). Os pacientes, os pais e os profissionais de saúde geralmente são acordes em que a continuidade do sofrimento não é desejável a nenhuma criança com doença terminal. Quando todas as tentativas possíveis de cura foram realizadas e falharam, a sobrevivência não é mais possível (Hinds *et al.*, 2001).

As enfermeiras envolvidas nesse processo devem examinar seus próprios valores relativos à morte e também levar em consideração o código de ética. Os sentimentos da família também devem ser levados em conta. Durante o processo de decisão quanto aos últimos momentos de vida, os profissionais de saúde devem garantir à família que o foco da assistência está mudando e que a criança não será abandonada (Rushton, 2004). Enfatize junto aos pais que, independentemente da decisão deles, a equipe de saúde estará dedicada a confortar e prestar cuidados especializados ao seu filho.

A enfermeira deve assegurar que a comunicação esteja focada na família. A qualidade de vida deve ser levada em consideração quando se decide por continuar ou interromper o tratamento (Jacobs, 2005). Forneça aos pais que precisam tomar decisões quanto aos últimos momentos de vida informações sinceras e instruções desde o momento da definição do diagnóstico e do prognóstico até o fim. Preveja que os pais poderão hesitar nesse processo de tomada de decisão. Esclareça as informações que lhes são fornecidas e proporcione um tempo para que eles possam discutir as opções. A enfermeira não deve julgar nem questionar a decisão dos pais. Durante o estágio terminal da doença, seja sensível às preferências étnicas, espirituais ou culturais da família. Estimule os pais a interagirem com outros pais que tenham filhos com doença terminal.

Morte natural

A decisão de adotar a determinação de não reanimar (DNR) é uma das decisões mais difíceis que a família tem de tomar. A DNR refere-se à decisão de não realizar reanimação cardiorrespiratória se o coração da criança parar de bater. De início, os pais podem sentir que estão abandonando o filho. A enfermeira deve esclarecer à família que a reanimação pode ser inadequada e causar mais sofrimento do que se a morte ocorresse naturalmente. Os pais precisam entender que, quando se opta por cuidados paliativos em vez de insistir com as intervenções curativas ou terapêuticas, o foco da assistência prestada à criança muda, mas que o paciente e a família não serão abandonados. As famílias podem querer um tipo de reanimação com o qual se sintam mais confortáveis (p. ex., permitir a administração de oxigênio suplementar, mas não que se faça massagem cardíaca). Hoje em dia, algumas instituições substituem a sigla DNR por PMN ("permitir a morte natural"), que pode parecer mais aceitável às famílias que enfrentam a decisão de suspender a reanimação (Ramer-Chrastek *et al.*, 2002).

Participação da criança agonizante no processo de decisão

As decisões relativas aos últimos momentos de vida frequentemente envolvem dilemas éticos para o paciente, a família e a equipe de saúde. Isso é particularmente importante quando os desejos dos pais entram em conflito com a vontade da criança ou adolescente. As crianças devem ser envolvidas no processo de decisão até quando puderem. Converse sobre a intervenção no contexto da condição e dos desejos do paciente. Crianças com mais de 7 anos podem "consentir" na continuidade ou interrupção do tratamento (Hinds *et al.*, 2001). Esteja disponível para oferecer à criança maior ou ao adolescente o apoio e as informações de que necessitem. Converse com a criança ou o adolescente na presença dos pais e também em particular. Mantenha o conforto e a dignidade do paciente. Estimule a criança a passar um tempo com outras crianças que tenham doença terminal. Convença o paciente de que tudo será feito de modo a assegurar seu conforto.

Consulte os pais quanto à ocasião mais apropriada e à profundidade das discussões sobre os últimos momentos de vida. Assim como ocorre com os pais, a criança em estado terminal pode hesitar nesse processo de tomada de decisão. Seja sensível e respeite as decisões do paciente (Hinds *et al.*, 2001).

Doação de órgãos ou tecidos

Com os números expressivos de candidatos a transplantes de órgãos nas listas de espera e a escassez de órgãos viáveis, a doação de órgãos e tecidos pediátricos é uma prioridade. Para muitas famílias, saber que os órgãos ou tecidos de um filho podem salvar a vida de outras crianças surge como uma maneira de ajudar outras pessoas, não obstante a sua própria perda. As crianças saudáveis que morrem repentinamente são excelentes candidatas à doação de órgãos. Algumas doenças crônicas pediátricas invalidam a opção da doação de órgãos ou tecidos, embora devam ser estabelecidas determinações individuais quanto à elegibilidade.

A discussão sobre a doação de órgãos deve ocorrer separadamente da discussão sobre a morte iminente ou a notificação de morte cerebral. Para a doação de órgãos, é necessário um consentimento por escrito, de modo que a família deve ser devidamente informada e instruída. Muitas famílias que nunca haviam pensado sobre isso podem considerar a opção de doação, contanto que sejam instruídas adequadamente quanto ao processo.

Todas as despesas com a procura de órgãos são arcadas pela família do receptor, não do doador. Pergunte se a criança agonizante expressou alguma vez o desejo de doar órgãos e se os pais consideraram esta possibilidade.

As famílias precisam saber que a remoção dos órgãos não desfigura a aparência da criança, de modo que o funeral com esquife aberto ainda é possível se a família quiser. A criança que doa órgãos não tem seu sofrimento acentuado por causa da doação. Os órgãos ou tecidos são retirados oportunamente depois da declaração do óbito, e a família não precisa preocupar-se quanto a atraso do velório ou do funeral. As crenças religiosas e culturais da família devem ser levadas em conta e a equipe que conversa sobre a doação de órgãos com a família deve ser sensível e abordar a questão de maneira ética.

Controle da dor e do desconforto

O controle da dor é um componente essencial dos cuidados prestados à criança com doença terminal. As medidas de conforto melhoram a qualidade de vida e reduzem o sofrimento da criança. Avalie a dor utilizando uma ferramenta apropriada ao nível de desenvolvimento do paciente (ver mais informações no Capítulo 14). Para evitar recidiva ou agravamento da dor, administre os analgésicos nos horários predeterminados, em vez de "conforme a necessidade". Determine as medidas de conforto preferidas pela criança e aplique-as de modo a oferecer-lhe maior alívio. Mude a posição da criança com frequência e suavemente, para atenuar seu desconforto. Limite os cuidados de enfermagem às medidas de conforto que atenuem o sofrimento da criança. Mantenha um ambiente tranquilo, com poucos ruídos e luzes.

Atenuação da ansiedade ou dos medos

Envolva os pais e os outros familiares em todas as fases da assistência prestada à criança. Explique todos os componentes da assistência à criança de forma a atenuar a ansiedade gerada pelas intervenções de enfermagem. Responda com franqueza às perguntas da criança e, sempre que possível, envolva-a no processo de decisão. Limite as intervenções às medidas paliativas em vez de terapêuticas e, quando necessário, defenda os interesses da criança. Permaneça com a criança quando um dos pais ou algum familiar não estiverem no quarto, para que a criança não tenha medo de morrer sozinha.

Nutrição

Como o organismo naturalmente requer menos nutrição à medida que a morte se aproxima, não insista excessivamente para que a criança coma ou beba. Ofereça-lhe com frequência refeições ou lanches leves escolhidos por ela. Sopas e sorvetes batidos requerem menos esforço para ingerir e, por esta razão, podem ser mais desejáveis. Se a criança quiser comer um alimento diferente, dê o que ela pedir. Evite que a criança sinta odores fortes para atenuar as náuseas. Administre antieméticos conforme a necessidade. Faça a higiene oral e mantenha os lábios lubrificados para conservar a boca limpa e evitar o desconforto das rachaduras labiais. Assegure que o ambiente seja propício à alimentação.

Apoio à criança agonizante e sua família

De forma a promover uma conexão holística com a criança e sua família, fique atenta às necessidades e emoções de toda a família. As enfermeiras prestam cuidados físicos às crianças agonizantes por meio de atividades e intervenções específicas, mas também devem estar presentes o tempo todo com a criança e sua família. Em geral, as pessoas não se sentem confortáveis com a ideia de que uma criança possa morrer. As enfermeiras devem trabalhar seus próprios sentimentos sobre a situação de modo que possam estar presentes "no momento final" com a criança e sua família. Pergunte a si própria: eu consigo estar plenamente com essa família? Se esse não for o caso, o que eu posso fazer para mudar isto?

As famílias e as crianças agonizantes são beneficiadas pela presença da enfermeira, não apenas pelas intervenções que ela realiza. As famílias referem que o simples ato de a enfermeira estar presente com a família é muito confortador (Mellichamp, 2007). Escute a criança e sua família; para conseguir isto, fique um tempo parada e em silêncio. Reforce o respeito pela criança aceitando-a como um ser integral.

Respeite os pais da criança agonizante ajudando-os a honrar os compromissos que eles assumiram com seu filho. Reconheça que os pais têm diferentes necessidades de informação e participação no processo de decisão. Permita e estimule os costumes familiares ou os rituais relativos à morte e ao ato de morrer. Pode ser que as famílias queiram a presença de um pastor ou sacerdote quando a morte da criança é iminente. Alguns rituais podem ser desejados, dependendo da formação religiosa ou espiritual da família. Assegure que essa preparação possa ocorrer e, quando necessário, mude as rotinas dos cuidados de enfermagem de modo a acomodá-los. Respeite a necessidade da família de participar desses rituais e costumes.

Trabalhe em conjunto com a família e a equipe de saúde de forma a atender às necessidades da criança e seus familiares (Rushton, 2005). A Make-a-Wish Foundation (http://www.wish.org) atua para atender os desejos das crianças em estado terminal, oferecendo-lhes a oportunidade de passar pela experiência com esperança, força e amor.

Como atender às necessidades da criança agonizante de acordo com seu nível de desenvolvimento

É importante fornecer o tipo de apoio e instrução de que a criança agonizante necessita de acordo com o seu nível de desenvolvimento. Em se tratando de um lactente, amor incondicional e confiança têm importância fundamental. Assegure que a família esteja disponível para o bebê. Com crianças de 1 a 3 anos, enfatize a familiaridade e a rotina. Amplie o tempo que a criança passa com os pais, seja constante, ofereça os brinquedos prediletos e assegure conforto físico. Com crianças pré-escolares, a espiritualidade gira em torno do conceito de certo e errado. As crianças de 3 a 5 anos podem entender a morte como punição por algo que fizeram de errado; corrija essa forma inadequada de compreensão. Use termos claros e precisos. Ajude os pais a dizerem à criança que, mesmo que a família venha a perder seu filho, ela continuará a viver sem ele.

A criança em idade escolar tem um entendimento concreto da morte. As crianças de 5 a 10 anos necessitam de detalhes verdadeiros e específicos (conforme seu desejo). Estimule a criança a participar do processo de decisão e ajude-a a adquirir uma sensação de controle.

Para o adolescente jovem (10 a 14 anos de idade) será proveitoso um reforço à sua autoestima, ao respeito próprio e à sensação de valor. Respeite a necessidade de privacidade do paciente e ofereça-lhe também a oportunidade de ficar um tempo a sós com os amigos. Apoie sua necessidade de independência e estimule a criança a participar do processo de decisão. Os adolescentes maiores (14 a 18 anos) têm um entendimento da morte mais próximo daquele dos adultos, necessitam de mais apoio por meio de explicações detalhadas e sinceras, e gostam de se sentirem participantes e de serem atendidos em seus desejos.

Referências

Livros e revistas

108th Congress of the United States. (2004). *Individuals with Disabilities Education Improvement Act of 2004.* Retrieved September 3, 2006, from http://frwebgate.access.gpo.gov/cgi-bin/getdoc.cgi?dbname=108_cong_public_laws&docid=f:publ446.108.

Adolescent Health Transition Project. (n.d.) *Transition timeline.* Retrieved September 3, 2006, from http://depts.washington.edu/healthtr/Timeline/timeline.htm.

Ahmann, E. (2006). Supporting fathers' involvement in children's health care. *Pediatric Nursing, 32*(1), 88–90.

American Academy of Pediatrics, Committee on Children with Disabilities. (1995). Guidelines for home care of infants, children, and adolescents with chronic disease. *Pediatrics, 96*(1), 161–164.

American Academy of Pediatrics, Committee on Children with Disabilities. (2001a). Counseling families who choose complementary and alternative medicine for their child with chronic illness or disability. *Pediatrics, 107*(3), 598–601.

American Academy of Pediatrics. (2001b). Policy statement: Developmental surveillance and screening of infants and young children. *Pediatrics, 108,* 192–195.

American Academy of Pediatrics, Committee on Hospital Care and Section on Surgery. (2002). Pediatric organ donation and transplantation. *Pediatrics, 109,* 982–984.

American Academy of Pediatrics, Council on Children with Disabilities. (2005). Policy statement, care coordination in the medical home: Integrating health and related systems of care for children with special health care needs. *Pediatrics, 116*(5), 1238–1244.

American Academy of Pediatrics, Council on Children with Disabilities. (2006). Policy statement: Identifying infants and young children with developmental disorders in the medical home, an algorithm for developmental surveillance and screening. *Pediatrics, 116*(1), 405–420.

American Academy of Pediatrics, Medical Home Initiatives for Children with Special Needs Project Advisory Committee. (2002). Policy statement: The medical home. *Pediatrics, 110*(1), 184–186.

American Nurses Association. (2001). *Code of ethics for nurses with interpretive statements.* Washington, DC: American Nurses Association.

Association of Pediatric Oncology Nurses. (2003). *Precepts of palliative care for children, adolescents and their families.* Retrieved August 1, 2006, from http://www.apon.org/files/public/last_acts_precepts.pdf.

Bakewell-Sachs, S., & Genarro, S. (2004). Parenting the post-NICU premature infant. *MCN, 29*(6), 398–403.

Balling, K., & McCubbin, M. (2001). Hospitalized children with chronic illness: Parental caregiving needs and valuing parental expertise. *Journal of Pediatric Nursing, 16*(2), 110–119.

Baum, L. S. (2004). Internet parent support groups for primary caregivers of a child with special health care needs. *Pediatric Nursing, 30*(5), 381–401.

Bethell, C. D., Read, D., Stein, et al. (2002). Identifying children with special health care needs: Development and evaluation of a short screening instrument. *Ambulatory Pediatrics, 2*(1), 38–48.

Betz, C. L., & Redcay, G. (2002). Lessons learned from providing transition services to adolescents with special health care needs. *Issues in Comprehensive Pediatric Nursing, 25,* 129–149.

Blann, L. E. (2005). Early intervention for children and families with special needs. *MCN, 30*(4), 263–268.

Block, R. W., Krebs, N. F., the Committee on Child Abuse and Neglect, and the Committee on Nutrition. (2005). Failure to thrive as a manifestation of child neglect. *Pediatrics, 116*(5), 1234–1237.

Blumberg, S. J. (2003). *Comparing states using survey data on health care services for children with special health care needs (CSHCN).* Retrieved July 31, 2006, from http://www.cdc.gov/nchs/data/slaits/Comparing_States_CSHCNA.pdf.

Bowie, H. (2004). Mommy first. *Pediatric Nursing, 30*(3), 203–206.

Bratton, S. L., Kolovos, N. S., Roach, E. S., et al. (2006). Pediatric organ transplantation needs: organ donation best practices. *Archives of Pediatrics and Adolescent Medicine, 160*(5), 468–472.

Burns, J. J., Sadof, M., & Kamat, D. (2006). The adolescent with a chronic illness. *Pediatric Annals, 35*(3), 207–216.

Case-Smith, J. (2004). Parenting a child with a chronic medical condition. *American Journal of Occupational Therapy, 58,* 551–560.

Centers for Disease Control and Prevention. (2005). Mental health in the United States: Health care and well being of children with chronic emotional, behavioral, or developmental problems—United States 2001. *Morbidity and Mortality Weekly Report (54),* 985–989.

Child and Adolescent Health Measurement Initiative. (n.d.). *The Children with Special Health Care Needs (CSHCN) Screener.* Retrieved July 31, 2006, from http://www.markle.org/resources/fact/doclibFiles/documentFile_446.pdf.

Child and Adolescent Health Measurement Initiative. (2006). *Approaches to identifying children and adults with special health care needs: A resource manual for state Medicaid agencies and managed care organizations.* Retrieved July 31, 2006, from http://dch.ohsuhealth.com//include/CMS_Manual_revised_apr_06%20compressed.pdf.

Children's Hospice International. (2006). *About children's hospice, palliative and end-of-life care.* Retrieved February 17, 2007, from http://www.chionline.org/resources/about.php.

Coffey, J. S. (2006). Parenting a child with chronic illness: A metasynthesis. *Pediatric Nursing, 32*(1), 51–59.

Farmer, J. E., Marien, W. E., & Frasier, L. (2003). Quality improvements in primary care for children with special health care needs: Use of a brief screening measure. *Children's Health Care, 32*(4), 273–285.

Federation of Families for Children's Mental Health. (2006). *FFCMH principles for family involvement.* Retrieved August 30, 2006, from http://www.ffcmh.org/publication_pdfs/PrinciplesFamilyInvolve.pdf.

Field, M. J., & Behrman, R. E. (eds.). Institute of Medicine, Committee on Palliative and End-of-Life Care for Children and Their Families, Board on Health Sciences Policy. (2003). *When children die: improving palliative and end-of-life care for children and their families.* Washington, DC: The National Academies Press. Retrieved August 1, 2006, from http://www.nap.edu/books/0309084355/html/index.html.

Gance-Cleveland, B. (2006). Family-centered care: Decreasing health disparities. *Journal for Specialists in Pediatric Nursing, 11*(1), 72–76.

Gasalberti, D. (2006). Alternative therapies for children and youth with special health care needs. *Journal of Pediatric Health Care, 20*(2), 133–136.

Green, A., & Ray, T. (2006). Attention to child development: A key piece of family-centered care for cardiac transplant recipients. *Journal for Specialists in Pediatric Nursing, 11*(2), 143–148.

Hack, M. (2001). The outcome of neonatal intensive care. In M. H. Klauss & A. A. Fanaroff, *Care of the high-risk neonate* (pp. 528–535). Philadelphia: W. B. Saunders.

Heilferty, C. M. (2004). Spiritual development and the dying child: the pediatric nurse practitioner's role. *Journal of Pediatric Health Care, 18,* 271–275.

Hewitt-Taylor, J. (2005). Caring for children with complex and continuing health needs. *Nursing Standard, 19*(42), 41–47.

Higgins, S. S., & Tong, E. (2003). Transitioning adolescents with congenital heart disease into adult health care. *Progress in Cardiovascular Nursing, 18*(2), 93–98.

Hinds, P. S., Oakes, L., Furman, W., et al. (2001). End-of-life decision making by adolescents, parents, and healthcare providers in pediatric oncology: Research to evidence-based practice guidelines. *Cancer Nursing, 24*(2), 122–136.

Inkelas, M., & Garro, N. (2005). A picture of needs for children with special health-care needs: What we are learning from the national survey. *Journal of Pediatric Nursing, 20*(3), 207–210.

Jackson Allen, P. L. (2004). Children with special health care needs: National survey of prevalence and health care needs. *Pediatric Nursing, 30*(4), 307–314.

Jacobs, H. H. (2005). Ethics in pediatric end-of-life care: A nursing perspective. *Journal of Pediatric Nursing, 20*(5), 360–369.

Johnson, C. P., Kastner, T. A., & the Committee/Section on Children with Disabilities of the American Academy of Pediatrics. (2005). Helping families raise children with special health care needs at home. *Pediatrics, 115*(2), 507–511.

Kelly, M. M. (2006a). Primary care issues for the healthy premature infant. *Journal of Pediatric Health Care, 20*(5), 293–299.

Kelly, M. M. (2006b). The basics of prematurity. *Journal of Pediatric Health Care, 20*(4), 238–244.

Kelly, M. M. (2006c). The medically complex premature infant in primary care. *Journal of Pediatric Health Care, 20*(6), 367–373.

Kerruish, N. J., Settle, K., Campbell-Stokes, P., & Taylor, B. J. (2005). Vulnerable Baby Scale: Development and piloting of a questionnaire to measure maternal perceptions of their baby's vulnerability. *Journal of Paediatrics and Child Health, 41*(8), 419–423.

Kuster, P. A., Badr, L. K., Chang, B. L., et al. (2004). Factors influencing health-promoting activities of mothers caring for ventilator-assisted children. *Journal of Pediatric Nursing, 19*(4), 276–287.

Lindblad, B., Rasmussen, B. H., & Sandman, P. (2005). Being invigorated in parenthood: Parents' experiences of being supported by professionals when having a disabled child. *Journal of Pediatric Nursing, 20*(4), 288–297.

Lindeke, L. L., Krajicek, M., & Patterson, D. L. (2001). PNP roles and interventions with children with special needs and their families. *Journal of Pediatric Health Care, 15,* 138–143.

Lindeke, L. L., Leonard, B. J., Presler, B., & Garwick, A. (2002). Family-centered care coordination for children with special needs across multiple settings. *Journal of Pediatric Health Care, 16,* 290–297.

Lobar, S. L., Youngblut, J. M., & Brooten, D. (2006). Cross-cultural beliefs, ceremonies, and rituals surrounding death of a loved one. *Pediatric Nursing, 32*(1), 44–50.

Locklin, M. (2005). The redefinition of failure to thrive from a case study perspective. *Pediatric Nursing, 31*(6), 474–479.

Malloy, P., Ferrell, B., Virani, R., et al. (2006). Palliative care education for pediatric nurses. *Pediatric Nursing, 32*(6), 555–561.

Maternal and Child Health Bureau. (2001). *All aboard the 2010 express: A 10-year action plan to achieve community-based service systems for children and youth with special health care needs and their families.* Washington, DC: Department of Health and Human Services.

Meleski, D. D. (2002). Families with chronically ill children: A literature review examines approaches to helping them cope. *AJN, 102*(5), 47–54.

Mellichamp, P. (2007). End-of-life care for infants. *Home Healthcare Nurse, 25*(1), 41–44.

Mentro, A. M. (2003). Health care policy for medically fragile children. *Journal of Pediatric Nursing, 18*(4), 225–232.

Naar-King, S., Siegel, P. T., Smyth, M., & Simpson, P. (2003). An evaluation of an integrated health care program for children with special needs. *Children's Health Care, 32*(3), 233–243.

Neufeld, S. M., Query, B., & Drummond, J. E. (2001). Respite care users who have children with chronic conditions: Are they getting a break? *Journal of Pediatric Nursing, 16*(4), 234–244.

Nuutila, L., & Salanterä, S. (2006). Children with a long-term illness: parents' experiences of care. *Journal of Pediatric Nursing, 21*(2), 153–160.

O'Brien, M. E., & Wegner, C. B. (2002). Rearing the child who is technology dependent: Perceptions of parents and home care nurses. *Journal for Specialists in Pediatric Nursing, 7*(1), 7–15.

O'Connor, M. E., & Szekely, L. J. (2001). Frequent breastfeeding and food refusal associated with failure to thrive: a manifestation of the vulnerable child syndrome. *Clinical Pediatrics, 40*(1), 27–33.

Pearson, S. R., & Boyce, W. T. (2004). The vulnerable child syndrome. *Pediatrics in Review, 25*(10), 345–349.

Ramer-Chrastek, J., Brunnquell, D., & Hasse, S. (2002). Letting nature take its course: One family's choice of hospice home care for their terminally ill infant. *AJN, 102*(10), 24CC-DD, FF, 24II-JJ.

Ratliffe, C. E., Harrigan, R. C., Haley, J., et al. (2002). Stress in families with medically fragile children. *Issues in Comprehensive Pediatric Nursing, 25,* 167–188.

Romanko, E. A. (2005). Caring for children with bronchopulmonary dysplasia in the home setting. *Home Healthcare Nurse, 23*(2), 95–102.

Romesberg, T. (2004). Understanding grief: A component of neonatal palliative care. *Journal of Hospice and Palliative Nursing, 6*(3), 161–170.

Rushton, C. H. (2004). Ethics and palliative care in pediatrics: When should parents agree to withdraw life-sustaining therapy for children? *AJN, 104*(4), 54–63.

Rushton, C. H. (2005). A framework for integrated pediatric palliative care: Being with dying. *Journal of Pediatric Nursing, 20*(5), 311–325.

Schainker, E., & Grant, L. (2003). Medical home meets educational home: How you can make the most of school health services. *Contemporary Pediatrics, 20*(3), 55–81.

Sullivan-Bolyai, S., Sadler, L., Knafl, K. A., & Gilliss, C. L. (2004). Great expectations: A position description for parents as caregivers: Part II. *Pediatric Nursing, 30*(1), 52–56.

Swartz, M. K. (2005). Parenting preterm infants: A meta-synthesis. *MCN, 30*(2), 115–120.

U.S. Department of Health and Human Services, Health Resources and Services Administration, Maternal and Child Health Bureau. (2004). *The national survey of children with special health care needs chartbook 2001.* Rockville, MD: U.S. Department of Health and Human Services.

Verma, R. P., Sridhar, S., & Spitzer, A. R. (2003). Continuing care of NICU graduates. *Clinical Pediatrics, 42*(4), 299–315.

Wang, K. K., & Barnard, A. (2004). Technology-dependent children and their families: A review. *Journal of Advanced Nursing, 45*(1), 36–46.

Ware, C. J., Sloss, C. F., Chugh, C. S., & Budd, K. S. (2002). Adaptations of the Denver II scoring system to assess the developmental status of children with medically complex conditions. *Children's Health Care, 31*(4), 255–272.

Websites

http://depts.washington.edu/healthtr/ Adolescent Health Transition Project

http://genes-r-us.uthscsa.edu National Newborn Screening and Genetics Resource Center

www.aacn.nche.edu/elnec End-of-life Nursing Education Consortium

www.aap.org American Academy of Pediatrics

www.americanhippotherapyassociation.org American Hippotherapy Association

www.cahps.ahrq.gov/default.asp Surveys and tools to advance patient-centered care

www.cdc.gov/ncbddd National Center on Birth Defects and Developmental Disabilities, promoting optimal fetal, infant, and child development; preventing birth defects and developmental disabilities; enhancing quality of life for those with disabilities

www.childrensdisabilities.info/ Articles and resources for families of children with disabilities

www.chionline.org Children's Hospice International

www.dec-sped.org/ Division of Early Childhood, promoting support of families and optimal development of young children with or at risk for developmental delays and disabilities

www.ed.gov/policy/speced/guid/idea/idea2004.html News and information on the Individuals with Disabilities Education Improvement Act of 2004 (IDEA)

www.familiesusa.org Voice for health care consumers, dedicated to achieving high-quality, affordable health care for all Americans

www.familycenteredcare.org/ Institute for Family-Centered Care

www.familyvoices.org A national clearinghouse for information and education related to the health care of children with special health needs

www.fcsn.org Federation for Children with Special Needs

www.ffcmh.org Federation of Families for Children's Mental Health

www.fvkasa.org/ Kids as Self-Advocates

www.infanthearing.org National Center for Hearing Assessment and Management

www.ippcweb.org Initiative for Pediatric Palliative Care

www.irsc.org Internet Resource for Special Children

www.lastacts.org (or www.rwjf.org/newsroom/featureDetail.jsp?featureID=886&type=3) Archive of information from the Last Acts Foundation

www.medicalhomeinfo.org/ American Academy of Pediatrics, National Center of Medical Home Initiatives for Children with Special Needs

www.modimes.org March of Dimes Resource Center, addressing personal and complex problems related to pregnancy and birth defects

www.narha.org North American Riding for the Handicapped Association

www.nectas.unc.edu National Early Childhood Technical Assistance Center

www.nichcy.org/ National Dissemination Center for Children with Disabilities

www.preemie-l.org Parents of Premature Babies, Inc., a nonprofit foundation supporting parents of preterm infants

www.preemies.org Preemies.Org; helps parents of premature infants find other parents using various Internet resources

www.specialchild.com Resources for parents and caregivers of children with special needs

www.ssa.gov Social Security Administration

www.wish.org Make-a-Wish Foundation

www.zerotothree.org Zero to Three, supporting healthy development and well-being of infants and toddlers and their families.

Exercícios sobre o *capítulo*

Questões de múltipla escolha

1. Todos os dias, os pais de uma criança de 5 anos com necessidades especiais de cuidados de saúde conversam um pouco com os pais de outra criança de 10 anos que tem um problema semelhante. Como a enfermeira deve interpretar esse comportamento?
   a. A enfermeira não forneceu apoio emocional suficiente aos pais.
   b. Esse relacionamento entre os pais das crianças é potencialmente nocivo.
   c. O apoio entre os pais de crianças especiais é extremamente valioso.
   d. A confidencialidade é uma questão importante nessa situação específica.
2. A enfermeira cuida de uma criança que, mesmo tendo recebido todos os cuidados possíveis para um câncer, teve recidiva e metástase. Chegou a ocasião de fazer a transição das intervenções potencialmente curativas para os cuidados paliativos. Qual é a consideração de enfermagem mais importante nesse momento?
   a. Os profissionais de saúde devem tomar a decisão quanto à assistência prestada à criança.
   b. A família pode perder a esperança, de modo que os tratamentos para o câncer devem continuar.
   c. Envolver a família no processo de decisão quanto à transferência para os cuidados paliativos.
   d. Os cuidados paliativos só podem ser prestados em casa, e por isso a criança deve receber alta.
3. A enfermeira cuida de uma criança de 3 anos com gastrostomia e traqueostomia, que requer oxigênio suplementar e vários medicamentos. A mãe permanece no hospital durante essa hospitalização. Qual é a ação prioritária da enfermeira?
   a. Aceitar a ajuda da mãe para cuidar da criança, quando for conveniente.
   b. Reconhecer a mãe como especialista em cuidar do filho e atender às necessidades dele.
   c. Recomendar que a mãe volte para casa para descansar um pouco.
   d. Prestar cuidados centrados na família uma vez que a mãe está presente.
4. A enfermeira cuida de uma criança com problemas de desenvolvimento que este ano começa a frequentar o jardim de infância. A mãe está chorosa e não quer que a criança vá para a escola. Qual é a melhor resposta da enfermeira?
   a. "Você precisa de um tempo sozinha para se recuperar?"
   b. "Você sabe, há algum tempo, que isso ocorreria."
   c. "Você quer que eu ligue para seu marido ou uma amiga?"
   d. "É normal sentir-se estressada ou triste nesta hora."
5. Os pais de uma criança com problemas de desenvolvimento pedem conselhos à enfermeira sobre como disciplinar o filho. Qual é a melhor resposta da enfermeira?
   a. "Vocês devem escolher os métodos disciplinares mais condizentes com seus valores."
   b. Crianças como essa na verdade não conseguem seguir instruções, de modo que discipliná-la pode ser muito difícil."
   c. "Apliquem punições apenas quando seu filho tiver comportamentos socialmente inaceitáveis ou inoportunos."
   d. "A punição física funciona bem com esse tipo de criança, porque elas não gostam de sentir dor."

Exercícios de raciocínio crítico

1. Um menino de 15 anos está morrendo de câncer, depois que foram esgotadas todas as opções de tratamento. Descreva o plano de cuidados para essa criança e sua família. Quais estratégias a enfermeira deve adotar para apoiar essa criança e sua família ao longo desse processo difícil?
2. Um lactente de 5 meses nascido com 24 semanas de gestação está pronto para receber alta da UTIN. A criança voltará para casa com oxigênio, alimentação por tubo de gastrostomia e oito medicamentos. Elabore um plano de ensino para a família.

Atividades de estudo

1. No contexto clínico, cuide de uma criança com doença terminal. Descreva em seu diário clínico os sentimentos que você tem enquanto cuida da criança, assim como os sentimentos e os comportamentos que você percebe na criança, nos irmãos dela, nos pais e na equipe de enfermagem.
2. Visite uma pré-escola que atenda crianças normais e crianças com atraso do desenvolvimento. Escolha duas crianças da mesma idade, uma com limitação ou incapacidade e outra normal. Faça a triagem do desenvolvimento de Denver ou uma avaliação do desenvolvimento das duas crianças. Compare e contraste seus resultados.
3. Passe um dia com uma enfermeira de *home care* que cuide de uma criança dependente de tecnologia. Que obstáculos a família superou para manter o filho em casa? Quais são as adaptações que a enfermeira faz para prestar cuidados centrados na família na própria casa da criança (em comparação com o ambiente hospitalar)?

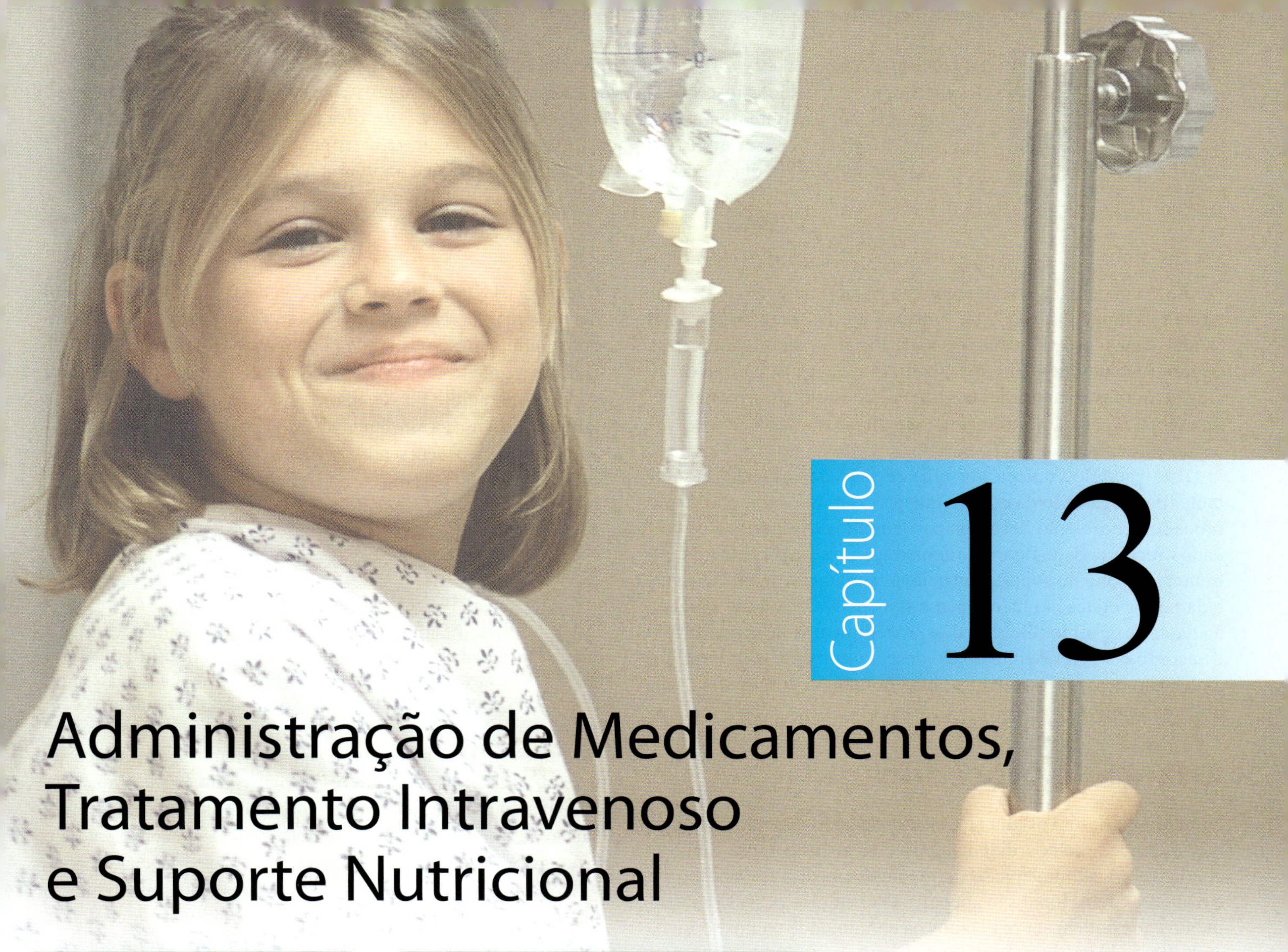

Capítulo 13

Administração de Medicamentos, Tratamento Intravenoso e Suporte Nutricional

Palavras-chave

Alimentação em bolo
Alimentação por gavagem
Biotransformação
Farmacocinética
Farmacodinâmica
Gastrostomia
Infiltração
Nutrição enteral
Nutrição parenteral
Nutrição parenteral total
Volume residual

Objetivos da aprendizagem

Concluída a leitura deste capítulo, o leitor deverá ser capaz de:

1. Descrever os métodos atraumáticos de preparação das crianças para os procedimentos.
2. Descrever os "oito acertos" da administração de medicamentos pediátricos.
3. Explicar as diferenças da fisiologia pediátrica que afetam as propriedades farmacodinâmicas e farmacocinéticas dos medicamentos.
4. Determinar com precisão as doses pediátricas recomendadas dos medicamentos.
5. Demonstrar a técnica correta de administração de medicamentos a crianças pelas vias oral, retal, oftálmica, ótica, intravenosa, intramuscular e subcutânea.
6. Incorporar os conceitos de cuidados atraumáticos à administração de medicamentos a crianças.
7. Identificar os locais preferidos para administração de medicamentos por veias periféricas e centrais.
8. Descrever os cuidados de enfermagem necessários para a manutenção das infusões intravenosas em crianças e para a prevenção de complicações.
9. Explicar os cuidados de enfermagem relativos à alimentação por tubo enteral.
10. Descrever os cuidados de enfermagem para a criança em nutrição parenteral total.

REFLEXÃO *Os pais julgam as enfermeiras pelas habilidades técnicas que elas demonstram e pelos resultados alcançados por seus filhos, não pelo que eles acreditam que as enfermeiras sejam capazes de fazer.*

Lily Kline, um bebê de 9 meses, foi internada na unidade em que você atende porque apresenta déficit de crescimento. O médico prescreveu a colocação de um tubo nasogástrico para iniciar a alimentação por gavagem. Os pais estão muito nervosos e preocupados quanto a isso. Eles perguntam: "O que esse tubo fará por Lily? Ele parece ser muito incômodo. O que você precisará fazer para colocá-lo? O tubo deverá ficar o tempo todo? Será que ele não vai se soltar?". Como você abordaria a preocupação dos pais?

A criança doente frequentemente requer medicamentos, tratamento intravenoso (IV) ou nutrição enteral para recuperar a saúde. Esses procedimentos são realizados mais comumente com o paciente internado; mas, com os avanços tecnológicos recentes, muitas crianças podem ser tratadas em casa, na creche, na escola, no consultório médico ou em outros serviços existentes na comunidade.

Este capítulo começa por uma revisão dos aspectos importantes da preparação da criança que precisará ser submetida a um procedimento. Serão descritos os elementos essenciais e os cuidados recomendados para administração de medicamentos, do tratamento IV e do suporte nutricional a crianças. A ênfase é voltada para a educação da criança e seus pais. O capítulo enfatiza a adaptação e a modificação dos procedimentos de enfermagem de acordo com o crescimento e o desenvolvimento da criança e a realização desses tratamentos pela abordagem atraumática centrada na família.

Crianças e procedimentos

Durante seu desenvolvimento, as crianças são submetidas a inúmeros procedimentos diagnósticos e terapêuticos em diversas condições. A administração de medicamentos, o tratamento IV e o suporte nutricional são apenas três exemplos desses procedimentos que podem ser realizados na comunidade ou nos serviços ambulatoriais ou em uma unidade hospitalar (ver mais informações no Capítulo 10). Independentemente do procedimento a ser realizado e das condições em que ele será executado, as crianças (assim como os adultos) necessitam de preparação cuidadosa antecipada e de apoio durante e depois do procedimento, para que se assegurem os melhores resultados.

Antes do procedimento

A preparação adequada para os procedimentos ajuda a reduzir o nível de ansiedade da criança e sua família, facilita a cooperação da criança e reforça a capacidade de superação da criança e dos seus familiares. A preparação adequada também ajuda a reforçar o sentimento de domínio da criança sobre um evento potencialmente estressante, porque se submeter a procedimentos invasivos é extremamente estressante para as crianças.

A preparação pode incluir aspectos psicológicos (inclusive explicações e instruções) e físicos da criança. Aplique o conceito de cuidado atraumático para preparar a criança para um procedimento. As recomendações gerais dessa preparação incluem as seguintes:

- Faça uma descrição e explique o motivo do procedimento, utilizando termos apropriados à idade da criança ("o médico examinará seu sangue para saber por que você está doente")
- Descreva o local do procedimento ("o setor de radiologia tem máquinas enormes, mas elas não machucam; além disto, faz um pouco de frio lá")
- Descreva os equipamentos que a criança pode ver ("você ficará deitada em uma cama especial que se move dentro de uma grande máquina, mas você ainda poderá me ver aqui fora")
- Descreva quanto tempo o procedimento demora ("você ficará no setor de radiologia até a hora do almoço")
- Descreva as sensações incomuns que podem ocorrer durante o procedimento ("você poderá sentir um cheiro diferente" [p. ex., cheiro de álcool]; "o aparelho de ressonância magnética faz muito barulho")
- Diga à criança se o procedimento puder causar alguma dor
- Descreva todos os cuidados especiais que serão necessários após o procedimento ("depois, você precisará ficar quieto por 15 min").

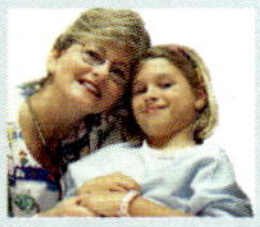

No hospital, realize todos os procedimentos invasivos na sala de tratamentos ou em outro local diferente do quarto da criança. O quarto da criança deve ser uma área segura e isenta de ameaças.

A brincadeira é um dos componentes principais da preparação. Em geral, as crianças pequenas respondem melhor a materiais lúdicos, enquanto as crianças maiores apreciam ver filmes com representação de atores da sua idade. Entretanto, leve em consideração o temperamento, a capacidade de superação e as experiências pregressas da criança, assim como suas necessidades de desenvolvimento e sua capacidade cognitiva. Primeiramente, conquiste a confiança e dê apoio. Inclua os pais da criança, porque eles geralmente são a principal fonte de conforto. Ao explicar as situações no nível de desenvolvimento da criança, seja breve, simples e clara. Explique o que precisará ser feito e o que se espera da criança. Evite termos que tenham duplo significado ou que possam gerar confusão. A Tabela 13.1 oferece alternativas de termos ou frases que podem substituir as palavras potencialmente confusas ou mal interpretadas.

Durante o procedimento

Adote uma abordagem firme, positiva e confiante que transmita segurança à criança. Estimule a cooperação envolvendo-a no processo de decisão e permitindo que ela escolha entre uma lista ou um grupo de opções cabíveis. Deixe a criança expressar seus sentimentos de raiva, ansiedade, medo, frustração ou quaisquer outras emoções. Em geral, essa é a maneira como a criança consegue comunicar-se e lidar com a situação. Diga à criança que não há problema se ela chorar ou gritar, mas que é muito importante que ela fique imóvel. Utilize métodos de distração como os que estão descritos no Boxe 13.1.

Os infantes e os pré-escolares geralmente resistem aos procedimentos, embora tenham sido preparados. Em geral, ser segurado ou contido é, para a criança, mais traumatizante do que o próprio procedimento. Use outros métodos (posições que mantenham a criança confortável) para manter a criança imóvel durante o procedimento (Figura 13.1).

Tabela 13.1 Alternativas para os termos que podem gerar confusão ou ser mal interpretados

Termo a ser evitado	Como as crianças podem interpretá-lo	Termos alternativos recomendados
Cateter	Muito técnico	Tubo
Sedar	Matar?	Deixar sonolento
Contraste	"Morte"	
Eletrodos	Muito técnico	Adesivos que fazem tremer, coçar ou estalar
Incisão, corte	Muito explícito	Abertura pequena ou especial
Monitorar	Muito técnico	Tela de tevê
Órgão	Como um piano?	Lugar especial do corpo
Dor	Pode ser muito explícito	Palavra usada pela criança para ferimento: "dodói"
Anestesia	Pode confundir com colocar um bichinho para dormir	Um tipo de sono especial
Injeção	As crianças têm pavor de injeções	Medicamento sob a pele
Fezes	Muito técnico	"Cocô" ou outra palavra que a criança utilize
Maca ou padiola	Muito técnico	Cama especial com rodas
Tirar sua temperatura ou sua PA	Para onde você vai "levá-las"?	Ver se você está quente ou enrolar seu braço
Exame (teste)	Como na escola? (a criança precisará fazer uma prova?)	Ver como seu coração está funcionando
Torniquete	Muito técnico	Um tipo especial de faixa de borracha
Urina	Muito técnico	"Xixi" ou outra palavra usada pela criança
Aparelho de raios-X	Não é compreensível	Tirar um retrato; ou uma máquina grande que tira retratos do que existe dentro do seu corpo

Adaptado, em parte, do Florida Children's Hospital, *Suggested vocabulary to use with children*.

Depois do procedimento

Depois do procedimento, aconchegue e conforte a criança. Se o paciente for um lactente, ajeite-o no colo e tranquilize-o. Estimule as crianças a expressarem seus sentimentos por meio de brincadeiras como uma representação teatral ou a utilização de bonecos. Atividades motoras grosseiras como socar ou atirar objetos também ajudam as crianças a descarregarem sentimentos sufocados e energia contida. As crianças em idade escolar e os adolescentes podem não demonstrar externamente comportamentos que indiquem a necessidade de serem confortados; contudo, ofereça-lhes oportunidades de expressar seus sentimentos e serem confortados. Lembre-se de elogiar as crianças por terem se comportado de maneira apropriada durante o procedimento e depois da conclusão de todas as intervenções.

Boxe 13.1 Métodos de distração

- Peça à criança para abrir e fechar os dedos dos pés
- Peça à criança para apertar sua mão
- Estimule a criança a contar alto
- Cante uma canção e peça à criança para acompanhar
- Aponte para figuras no teto
- Solicite à criança que sopre bolhas de sabão
- Coloque para tocar uma música que a criança aprecie.

Administração de medicamentos

OBSERVE & APRENDA

Em uma ocasião ou outra, toda criança precisará tomar medicamentos. Assim como ocorre com os adultos, a administração dos medicamentos pediátricos é um componente fundamental dos cuidados de enfermagem seguros e eficazes. Entretanto, a necessidade de segurança é tão ou mais importante quando se consideram as diferenças fisiológicas, psicológicas e cognitivas intrínsecas às crianças. Por esse motivo, a enfermeira pediatra deve adaptar os princípios e as técnicas de administração de modo a atender às necessidades da criança. Independentemente da via utilizada, a administração de medicamentos requer uma base sólida de conhecimentos sobre os medicamentos e sua ação.

Como também ocorre durante a administração de medicamentos a qualquer paciente, a enfermeira precisa assegurar os "oito acertos" da administração de medicamentos (Boxe 13.2). Confirmar a identidade da criança e verificar duas vezes a dose antes de administrar qualquer medicamento são duas medidas de segurança fundamentais, que desempenham papel importante na prevenção de erros de medicação.

Diferenças farmacodinâmicas e farmacocinéticas

Embora o mecanismo de ação de um medicamento seja o mesmo em todas as pessoas, a imaturidade fisiológica de alguns sistemas do organismo da criança pode afetar a **farmacodinâmica** (ação

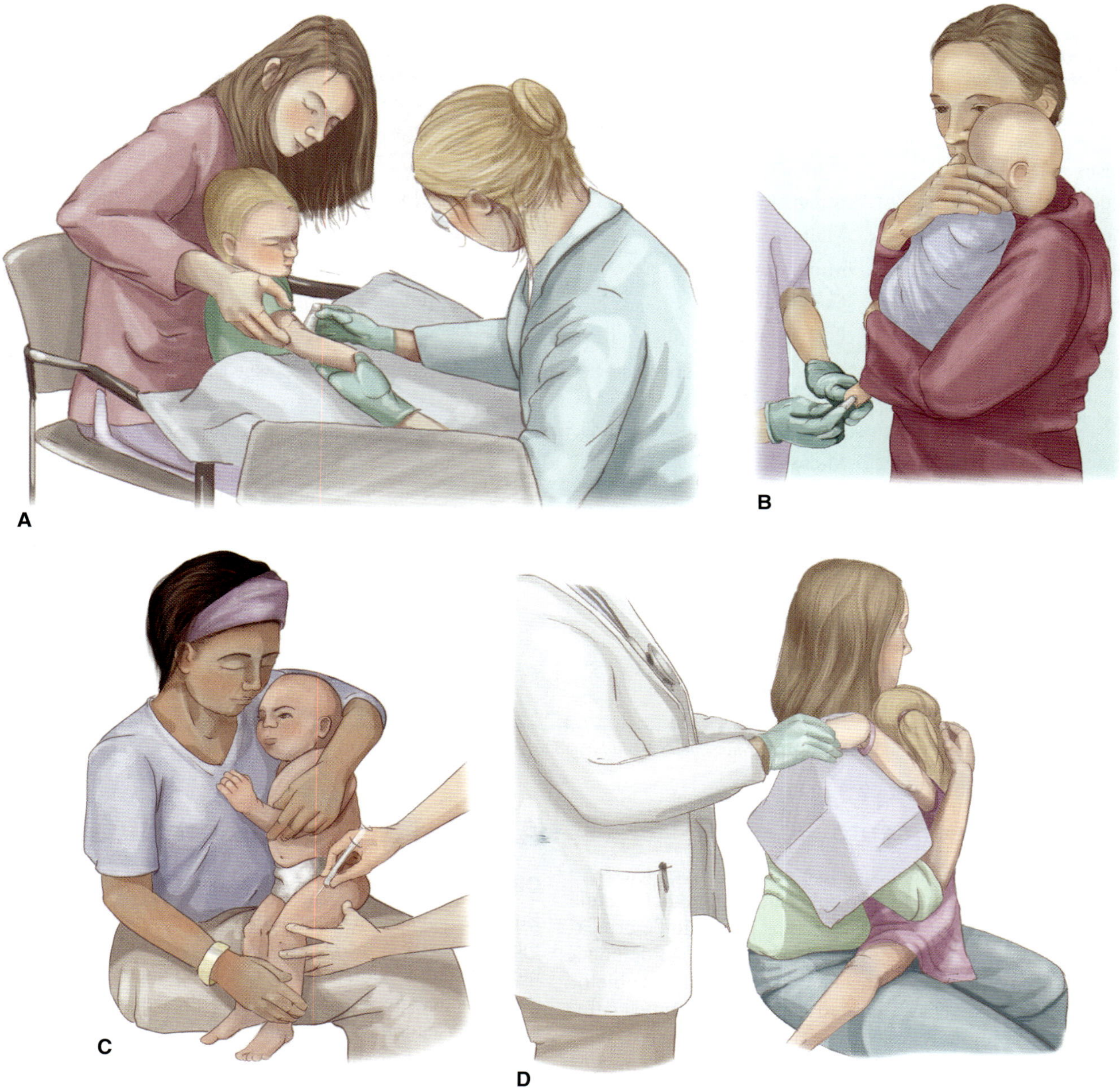

● Figura 13.1 Posições que aumentam o conforto da criança durante um procedimento doloroso. (**A**) Sentar o infante no colo da mãe enquanto é realizado um teste de alergia aumenta sua sensação de conforto. (**B**) Colocar o bebê enrolado sobre o ombro de um dos pais (de preferência) ou da enfermeira durante a realização do "teste do pezinho". (**C**) Aplicar um "abraço terapêutico" para manter a posição da criança enquanto a enfermeira aplica uma injeção IM. (**D**) Segurar a criança maior enquanto ela se distrai com um livro de estórias.

do medicamento em nível celular) da substância. Por isso, o organismo pode não responder ao medicamento como se esperava. O efeito pretendido pode ser acentuado ou atenuado, e isto requer modificação da dose de modo a assegurar eficácia máxima sem aumentar o risco de toxicidade para a criança.

A idade, o peso, a superfície e a composição corporal da criança também podem afetar a **farmacocinética** (mobilização dos medicamentos pelo corpo por meio da absorção, distribuição, metabolismo e excreção) das substâncias. Os medicamentos são administrados às crianças por muitas das mesmas vias utilizadas nos adultos. Contudo, essa semelhança termina quando o medicamento é administrado.

Durante o processo de absorção, os medicamentos são transferidos do local de administração para a corrente sanguínea. Nos lactentes e nas crianças pequenas, a absorção dos medicamentos administrados por via oral é afetada pelo esvaziamento gástrico, pela motilidade intestinal acelerada, pela superfície proporcionalmente maior do intestino delgado, pelo pH gástrico mais alto e pelos níveis mais baixos de lipase e amilase quando comparados com os dos adultos. A absorção intramuscular nos lactentes e nas crianças pequenas é afetada pela quantidade de massa muscular, pelo tônus e pela perfusão dos músculos e também pela instabilidade vasomotora. Do mesmo modo, a perfusão reduzida

Boxe 13.2 Os oito acertos da administração de medicamentos pediátricos

Medicamento certo
- Verifique a prescrição e a data de vencimento
- Entenda a ação do medicamento e seus potenciais efeitos colaterais (recorra à farmácia ou à bula do medicamento)
- Certifique-se de que o medicamento fornecido é o que foi prescrito

Paciente certo
- Confirme a identidade do paciente, porque as crianças negam sua identidade na tentativa de evitar uma situação desagradável, brincam na cama de um outro paciente ou retiram o bracelete de identificação
- Confirme a identidade sempre que for administrar um medicamento
- Verifique o nome da criança com o cuidador que a acompanha, para confirmar a informação

Hora certa
- Administre dentro de 20 a 30 min do horário prescrito
- Com medicamentos administrados conforme a necessidade (SOS) verifique quando foi administrado pela última vez e quanto foi aplicado nas últimas 24 h

Via de administração certa
- Confirme a via prescrita e certifique-se de que é a mais segura e eficaz para aquela criança; esclareça qualquer prescrição confusa ou difícil de entender
- Administre o medicamento pela via prescrita. Se houver necessidade de trocar a via de administração, sempre verifique a prescrição médica (p. ex., se a criança estiver vomitando e a prescrição recomendar administração oral, poderá ser necessário administrar o medicamento por via IV ou retal)

Dose certa
- Calcule a dose recomendada com base no peso da criança e verifique duas vezes os seus cálculos
- Sempre pergunte ao médico que prescreveu se a dose prescrita está dentro da posologia recomendada

Documentação certa
- Anote a administração do medicamento na folha apropriada ou no computador, de acordo com as normas da instituição
- Certifique-se de que todos os medicamentos administrados e recusados foram registrados

Direito de ser instruído
- Forneça explicações simples à criança com base em seu nível de compreensão
- Explique aos pais ou cuidadores sobre o medicamento que será administrado e qual é seu efeito esperado
- Adote uma abordagem firme e positiva à criança

Direito de recusar
- Forneça explicações às crianças e aos pais para esclarecer quaisquer dúvidas ou atenuar medos
- Reforce a necessidade de utilizar o medicamento
- Respeite a opção de recusa da criança ou dos pais.

altera a absorção subcutânea. A absorção por essas vias é variável e pode ser menor. Por outro lado, a absorção tópica dos medicamentos é maior nos lactentes e nas crianças pequenas porque o estrato córneo da pele é mais fino e bem hidratado (Lilley *et al.*, 2005; Woo, 2004).

A distribuição (transferência do medicamento do sangue para os espaços intersticiais e depois para as células) dos medicamentos também é alterada nos lactentes e nas crianças pequenas. Nessa faixa etária, a distribuição dos medicamentos é afetada pelos seguintes fatores:

- Porcentagem maior de água corporal do que nos adultos
- Troca mais rápida dos líquidos extracelulares
- Menor teor de gordura
- Imaturidade hepática, o que altera a eliminação durante a primeira passagem
- Quantidades menores de proteínas plasmáticas disponíveis para a ligação aos medicamentos
- Imaturidade da barreira hematencefálica, que permite a penetração de alguns medicamentos (Lilley *et al.*, 2005; Pickar, 2004; Woo, 2004).

Nas crianças, o metabolismo dos medicamentos é alterado em consequência das diferenças na produção das enzimas hepáticas e na taxa metabólica mais alta nessa faixa etária. A **biotransformação** (alteração das estruturas químicas originais, que possibilita a excreção final da substância) é afetada pelas mesmas variáveis que interferem na distribuição dos medicamentos nas crianças. Além disso, a imaturidade dos rins até à idade de 1 a 2 anos afeta o fluxo sanguíneo renal, a filtração glomerular e a secreção tubular ativa. Isso prolonga a meia-vida e aumenta o potencial de toxicidade dos medicamentos excretados predominantemente pelos rins (Lilley *et al.*, 2005; Woo, 2004).

Considerações e problemas relativos ao desenvolvimento

As crianças estão em crescimento e desenvolvimento ininterruptos. Os níveis de desenvolvimento psicossocial, cognitivo, físico e motor das crianças são importantes. As enfermeiras devem ter conhecimentos sobre o crescimento e o desenvolvimento para garantir segurança na administração de medicamentos a crianças. A Tabela 13.2 descreve alguns pontos essenciais da administração de medicamentos a crianças. Antes de administrar medicamentos a crianças, sempre dê explicações confiáveis apropriadas ao seu nível de desenvolvimento. Diga também por que o medicamento é necessário, o que a criança sentirá, o que se espera dela e como os pais podem participar e apoiar o filho. Veja mais informações sobre crescimento e desenvolvimento nos Capítulos 3 a 7.

As experiências pregressas da criança com a utilização de medicamentos e as abordagens que foram utilizadas geralmente determinam a reação da criança. Sempre aborde a criança positivamente; deixe seus modos transmitirem a impressão de que ela pode ter esse comportamento. Nunca rotule a criança como "má" se ela não cooperar totalmente na administração dos medicamentos. Quando os medicamentos precisam ser administrados por agulha (por via intramuscular ou subcutânea), assegure à criança que esse método não

Tabela 13.2 Considerações relativas à administração de medicamentos a crianças de acordo com seu nível de crescimento e desenvolvimento

Nível de desenvolvimento	Consideração/Problema	Intervenções de enfermagem
Lactente	Desenvolvimento da confiança, que é reforçada por cuidados constantes; desenvolvimento de ansiedade quanto a estranhos no final da lactância	Envolva os pais na administração dos medicamentos para atenuar o estresse para o bebê Providencie para que os pais segurem e confortem o bebê durante a intervenção
Criança de 13 a 35 meses	Desenvolvimento de autonomia com demonstrações de negativismo; rituais, rotinas e opções são necessários para manter certa sensação de controle	Adote as rotinas e os rituais domésticos ao administrar os medicamentos, desde que essas abordagens sejam positivas e seguras Envolva os pais na administração dos medicamentos Ofereça opções simples (p. ex., "Você prefere que eu ou a mamãe dê seu medicamento?") Deixe a criança tocar ou manusear o equipamento, caso seja apropriado
Pré-escolar	Desenvolvimento de iniciativa, que é reforçada quando a criança sente que está ajudando	Dê oportunidade de a criança brincar com o equipamento e responder positivamente às explicações e às medidas de conforto Ofereça opções viáveis e simples (p. ex., "Você quer suco ou água para tomar o medicamento?", ou "Qual medicamento você prefere tomar primeiro?") Não pergunte: "Você vai tomar seu medicamento agora?" Envolva os pais na administração dos medicamentos Lembre-se de que a aplicação de supositórios é particularmente constrangedora nessa faixa etária devido ao medo de mutilação ou invasão corporal
Criança em idade escolar	Desenvolvimento da operacionalidade, que é promovida quando a criança participa dos seus cuidados; em geral, as crianças dessa idade são muito cooperativas	Explique à criança em termos simples o propósito do medicamento Peça ajuda (p. ex., colocar os comprimidos na xícara ou abrir o envelope) e ofereça opções amplas Estabeleça um sistema de recompensa para ampliar a cooperação da criança, caso seja necessária
Adolescente	Desenvolvimento de identidade, que é promovida quando o adolescente tem mais controle sobre sua assistência	Trate o adolescente como adulto, com respeito e sensibilidade às suas necessidades Mantenha a privacidade do adolescente na medida do possível

é uma consequência do seu comportamento. Ajude os pais a trabalharem seus sentimentos de frustração, que podem ocorrer quando a criança não aceita cooperar na administração dos medicamentos. Narre para eles alguns fatos sobre crescimento e desenvolvimento e os medos e a ansiedade das crianças com relação à administração de medicamentos. Dê exemplos de alternativas para que os pais lidem com o comportamento indesejável.

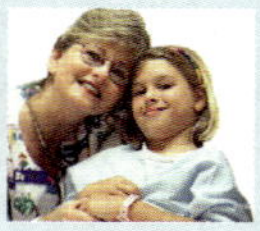

Sempre administre os medicamentos pontualmente, ajude os pais a segurarem a criança em uma posição confortável e recompense o comportamento adequado.

Determinação da dose certa

Um dos componentes essenciais da administração de medicamentos é usar a dose certa. Algumas fontes de referência farmacológica relacionam as doses pediátricas recomendadas, e as enfermeiras são responsáveis por confirmar se as doses estão adequadas à criança. Os dois métodos comumente usados para determinação das doses pediátricas são baseados em unidades do medicamento por quilograma de peso ou superfície corporal (SC).

Determinação da dose com base no peso corporal

O método mais comum para cálculo das doses de medicamentos pediátricos baseia-se no peso corporal. Em geral, a dose recomendada é expressa pela quantidade do medicamento a ser administrada em 24 h (mg/kg/dia), ou por dose (mg/kg/dose). Verifique se o medicamento foi prescrito em quantidade a ser administrada em 24 h ou por dose. Adote as seguintes diretrizes para determinar a dose certa com base no peso corporal:

1. Pese a criança.
2. Se o peso da criança estiver em libras, converta para quilogramas (divida o peso da criança em libras por 2,2).
3. Verifique uma fonte de referência do medicamento para definir a dose segura (p. ex., 10 a 20 mg/kg de peso corporal).

4. Calcule a menor dose segura (Boxe 13.3).
5. Calcule a maior dose segura.
6. Determine se a dose prescrita está dentro dessa faixa.

As doses pediátricas não devem ser maiores que a dose mínima recomendada para adultos. Em geral, quando a criança ou o adolescente pesa 50 kg ou mais, a dose comumente prescrita é a mesma recomendada para adultos. Contudo, sempre verifique se a dose não é maior que a recomendada para adultos (Pickar, 2004).

Determinação das doses com base na superfície corporal (SC)

O cálculo das doses com base na SC leva em consideração a taxa metabólica e o crescimento da criança. Em geral, esse método é utilizado para cálculo das doses de agentes quimioterápicos. As doses recomendadas de alguns medicamentos podem ser lidas como "mg/SC/dose". Para determinar a dose com base na SC, você precisa conhecer a estatura e o peso da criança, que são aplicados em um nomograma (Figura 13.2). O nomograma é um gráfico dividido em três colunas: estatura (coluna da esquerda), superfície corporal (coluna do meio) e peso (coluna da direita). Para determinar a SC, siga estas diretrizes:

1. Meça a estatura da criança.
2. Determine o peso da criança.
3. Utilizando o nomograma, trace uma linha que interligue a medida da estatura (coluna da esquerda) à medida do peso (coluna da direita).
4. Determine o ponto em que a linha cruza a coluna da superfície corporal. Esse ponto corresponde à SC expressa em metros quadrados (m^2).

Depois que você determinar a SC, aplique a posologia recomendada para calcular as doses seguras.

Boxe 13.3 Cálculo das doses com base no peso corporal

Depois de converter o peso da criança em libras para quilogramas e verificar a dose segura:

- Calcule a menor dose segura (p. ex., 10 a 20 mg/kg para uma criança de 30 kg):
  - Crie uma proporção utilizando a dose mais baixa da faixa: 10 mg/1 kg = x mg/30 kg
  - Encontre o valor de x realizando as multiplicações necessárias:
    $1 \times x = 10 \times 30$
    $x = 300$ mg
- Calcule a maior dose segura dessa faixa:
  - Crie uma proporção utilizando a dose mais alta da faixa: 20 mg/1 kg = x mg/30 mg
  - Encontre o valor de x realizando as multiplicações necessárias:
    $1 \times x = 20 \times 30$
    $x = 600$ mg
- Compare a dose segura (neste exemplo, 300 a 600 mg) com a dose prescrita. Se a dose prescrita estiver dentro da faixa, ela será segura. Se a dose estiver fora da faixa, avise ao médico que a prescreveu.

Administração oral

Os medicamentos administrados por via oral são fornecidos em diversas preparações, inclusive líquidos (elixires, xaropes ou suspensões), pós, comprimidos e cápsulas. Em geral, as crianças com menos de 5 a 6 anos correm risco de aspirar porque têm dificuldade de engolir comprimidos ou cápsulas. Portanto, se a única apresentação disponível para uso oral for em comprimido ou cápsula, é preciso triturar ou abrir e misturar com um líquido de sabor agradável ou uma quantidade pequena (em geral, não mais que uma colher de sopa) de um alimento não essencial (p. ex., molho de maçã). Contudo, nunca triture comprimidos que tenham revestimento entérico nem cápsulas de liberação lenta. O comprimido triturado ou o conteúdo da cápsula podem ter sabor amargo e, por esse motivo, nunca o misture com a fórmula de leite ou outros alimentos essenciais. Se isso ocorrer, a criança poderá associar o gosto amargo com o alimento e depois se recusar a ingeri-lo.

Os medicamentos líquidos, principalmente as suspensões, podem ser menos concentrados na parte superior do frasco do que na parte inferior. Sempre agite o líquido para assegurar uma distribuição homogênea do medicamento. O objetivo da administração das preparações líquidas dos medicamentos de uso oral é utilizar equipamentos calibrados, como um copinho, uma colher de medida, uma seringa oral plástica ou um conta-gotas (Figura 13.3). Se um conta-gotas vier embalado com determinado

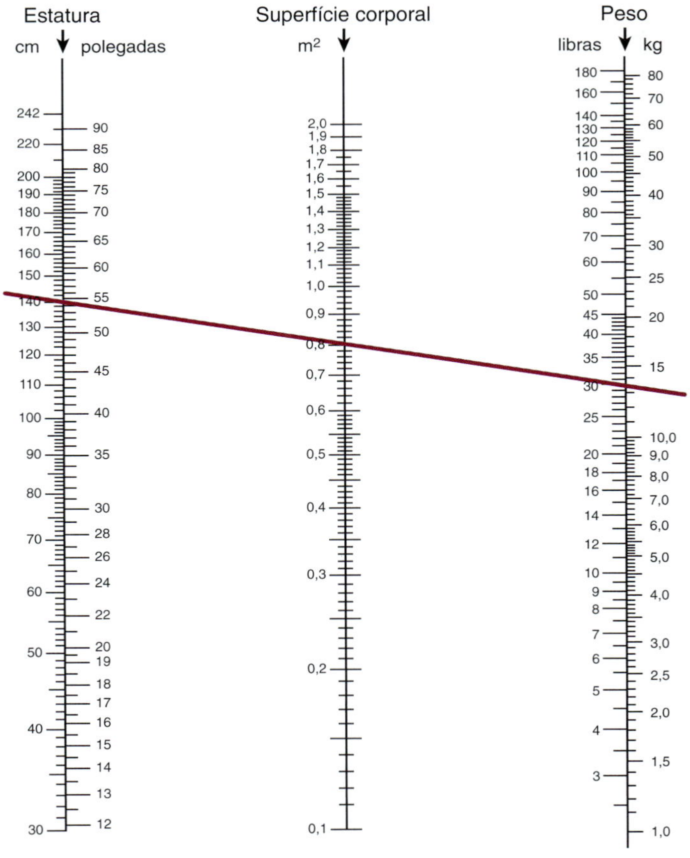

● Figura 13.2 Nomograma para determinação da superfície corporal (SC).

medicamento, nunca o utilize para administrar outros medicamentos, porque o volume das gotas pode variar com os diferentes conta-gotas. Se for utilizar uma seringa para administrar um medicamento de uso oral, use apenas o tipo de seringa próprio para medicamentos orais, não os que foram desenvolvidos para administração parenteral. Ao utilizar um conta-gotas ou uma seringa oral (sem agulha) para lactentes ou crianças pequenas, direcione o líquido para a região posterior da boca. Administre o medicamento lentamente em quantidades pequenas (0,2 a 0,5 mℓ) e espere a criança engolir antes de colocar mais em sua boca (Figura 13.4). Em alguns casos, utiliza-se um bico sem a mamadeira para administrar medicamentos a lactentes. Coloque o medicamento diretamente no bico e mantenha-o cheio enquanto o bebê engole. Sempre coloque o lactente ou a criança pequena na posição ereta (no mínimo, a um ângulo de 45°), para evitar aspiração. As crianças de 13 a 35 meses ou os pré-escolares pequenos podem gostar de utilizar a seringa para espirrar o medicamento dentro da boca. As crianças maiores podem tomar o medicamento oral com um copinho ou uma colher medida.

Na medida em que as crianças consigam engolir comprimidos ou cápsulas, a administração segue os mesmos princípios utilizados para adultos. Para ajudar crianças menores a aprender a engolir o medicamento, pode-se colocar o comprimido ou a cápsula na parte posterior da língua ou misturados com um pouquinho de alimento (p. ex., sorvete ou purê de maçã). Sempre diga à criança que o medicamento está misturado com o alimento; caso contrário, ela poderá perder a confiança em você.

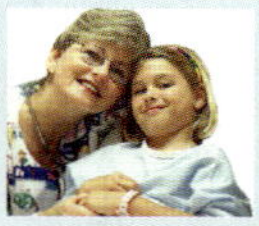

Use um copinho de medicação ou uma seringa com calibração adequada em vez das xícaras ou das colheres de medida de uso doméstico, porque estas não são calibradas e podem resultar em administração de doses incorretas do medicamento.

Quando a criança tem um tubo nasogástrico, orogástrico, de **gastrostomia** (um orifício que se comunica com o estômago) ou nasojejunal, os medicamentos orais podem ser ministrados por essa via. O tubo permite que o medicamento seja colocado diretamente dentro do estômago ou na região jejunal. Os medicamentos para administração por tubo devem ser fornecidos em preparações líquidas, ou pode-se triturar o comprimido ou misturar a cápsula aberta com um líquido (Boxe 13.4). Sempre verifique a posição do tubo antes de administrar o medicamento. Depois da administração, irrigue o tubo para mantê-lo desobstruído.

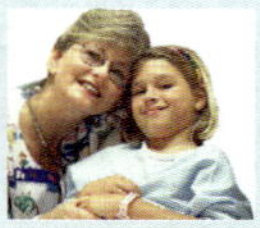

Nunca force a administração de um medicamento de uso oral na boca da criança, nem aperte seu nariz para que ela abra a boca. Ao fazer isso, você aumenta o risco de aspiração e interfere no desenvolvimento da relação de confiança.

Administração retal

A via retal (VR) não é a preferida para administração de medicamentos a crianças. A absorção do medicamento pode ser variável e imprevisível. Esse método é invasivo e pode ser extremamente incômodo para os infantes e os pré-escolares, por causa dos seus medos, próprios da idade, e porque pode ser constrangedor para as crianças em idade escolar ou os adolescentes. Contudo, a VR pode ser utilizada quando a criança está vomitando ou em dieta zero. Dê explicações apropriadas à idade e tranquilize a criança. Pode ser necessário ajudar a criança a manter a posição adequada, para assegurar a inserção correta e segura.

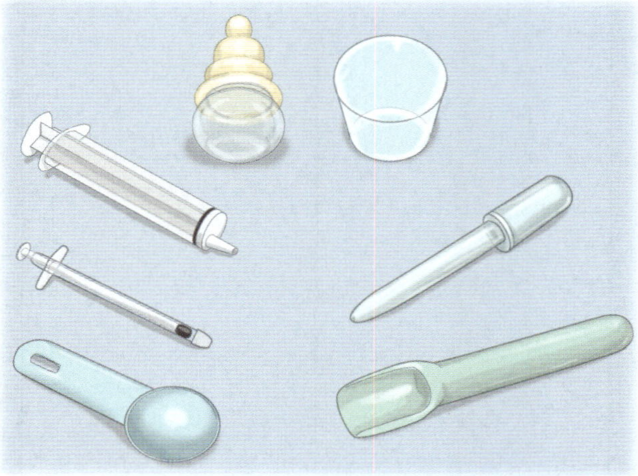

● Figura 13.3 Dispositivos utilizados para administrar medicamentos orais a crianças.

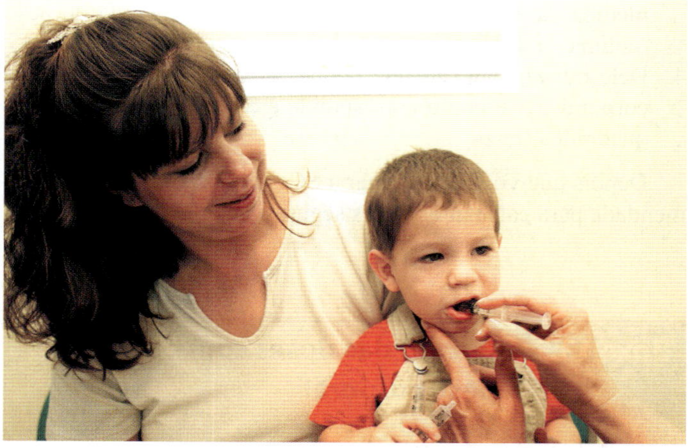

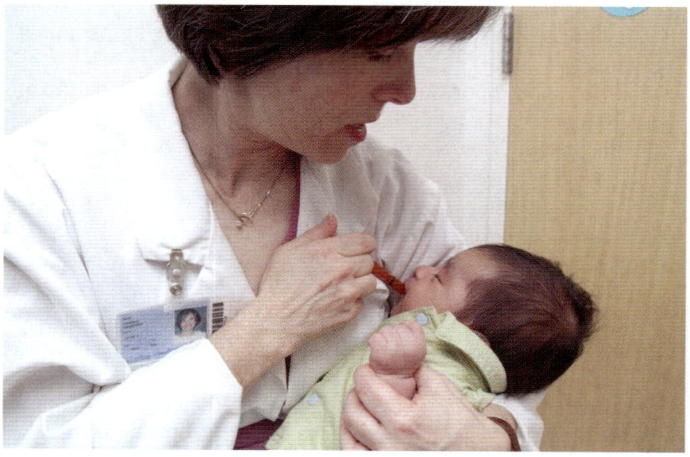

● Figura 13.4 Posição do lactente para uma administração segura dos medicamentos.

Lubrifique bem o supositório com um lubrificante hidrossolúvel. Com a criança deitada de lado, introduza o supositório com um movimento rápido e suave. Utilize luvas ou um envoltório para o dedo para aplicar o supositório. Introduza o supositório acima do esfíncter anal. Para lactentes ou crianças com menos de 3 anos, utilize o dedo mínimo para introduzir o supositório. Para crianças maiores, use o dedo indicador. Para evitar que o supositório seja expulso, aperte e segure as nádegas juntas por alguns minutos ou até que a criança não refira mais vontade de evacuar. Se a criança evacuar dentro de 10 a 30 min depois da administração do supositório, examine as fezes para verificar se ele está presente. Caso esteja, entre em contato com o médico para saber se será necessário administrar o medicamento novamente.

Administração ocular

Muitas crianças têm medo de que coloquem qualquer coisa em seus olhos. Para conseguir cooperação, dê explicações apropriadas à idade da criança. Em geral, os medicamentos oftálmicos são fornecidos em gotas ou pomada. Verifique se o medicamento está à temperatura ambiente, porque o líquido gelado pode ser desconfortável para a criança. É necessário o posicionamento correto da criança para controlar sua cabeça, impedir que suas mãos interfiram na aplicação e evitar lesão ocular. Tente administrar o medicamento quando a criança não estiver chorando, para garantir que a substância chegará à área pretendida.

Coloque a criança na posição supina, hiperestendendo ligeiramente o pescoço com a cabeça mais baixa que o corpo, de modo que o medicamento se espalhe sobre a córnea. Apoie o dorso da sua mão na fronte da criança para fixar sua cabeça. Retraia a pálpebra inferior e aplique o medicamento no saco conjuntival, tendo o cuidado de não deixar que a ponta do tubo ou o conta-gotas toquem na mucosa. Utilize luvas e mantenha a técnica estéril. Com gotas oftálmicas, aplique o número prescrito de gotas dentro do saco conjuntival (Figura 13.5). No caso de pomadas, aplique uma camada fina do medicamento, começando no ângulo interno do olho e avançando para fora sem tocar no olho ou nos cílios. Se a criança puder cooperar, diga-lhe para fechar suavemente os olhos, para possibilitar a dispersão do medicamento.

As crianças frequentemente necessitam da aplicação de medicamentos oftálmicos em casa. Os pais ou os cuidadores precisam ser instruídos quanto à técnica de administração desses medicamentos. As Diretrizes de ensino 13.1 fornecem informações quanto à administração de colírios e pomadas oftálmicas.

Boxe 13.4 Recomendações para administração de medicamentos por tubo de gastrostomia ou jejunostomia

- Administre os medicamentos líquidos diretamente pelo tubo
- Primeiramente, misture bem os medicamentos em pó com água morna
- Triture os comprimidos e misture-os com água morna para evitar obstrução do tubo
- Abra as cápsulas e misture seu conteúdo com água morna para dissolver o medicamento e evitar obstrução do tubo
- Depois de administrar o medicamento, irrigue o tubo com água para garantir que todo o medicamento foi administrado e evitar obstrução do tubo.

Adaptado de Children's Healthcare of Atlanta (2004). *Gastrostomy tube home care manual*.

Administração ótica

Em geral, os medicamentos destinados a aplicação ótica são fornecidos em forma de gotas óticas. Essa via de administração pode ser incômoda para a criança porque ela não consegue ver o que acontece. Em geral, a criança recebe gotas óticas para tratar de dor na orelha, e pode achar que o medicamento acentuará a dor. Ao tratar de crianças maiores, explique o procedimento em termos que elas possam entender, a fim de atenuar seus medos. Consiga a cooperação de uma criança maior explicando a ela o propósito do medicamento e o procedimento a ser adotado para administrá-lo.

Reforce a necessidade de que a criança mantenha a cabeça imóvel. As crianças menores podem necessitar de ajuda para isso. Verifique se o medicamento está à temperatura ambiente. Se necessário, coloque o frasco do medicamento entre as palmas das mãos para ajudar a aquecer o líquido. A aplicação de líquidos gelados pode provocar dor e possivelmente vertigem quando eles chegam à membrana timpânica.

Coloque a criança na posição supina ou em decúbito lateral com a orelha afetada exposta (Figura 13.6). Puxe o pavilhão auricular para baixo e para trás em crianças com menos de 3 anos e para cima e para trás em crianças maiores. Instile o medicamento por um conta-gotas. Em seguida, mantenha a criança na mesma posição por alguns minutos para assegurar que o medicamento permaneça no canal auditivo. Massageie a região anterior da orelha afetada para facilitar a entrada do medicamento no canal auditivo. Se for necessário, coloque um pedaço ou uma bolinha de algodão encaixada frouxamente no canal auditivo para evitar a saída do medicamento.

Administração nasal

Em geral, os medicamentos de aplicação nasal são administrados em gotas e aerossol. A administração de gotas nasais a lactentes e crianças pequenas pode ser difícil e, para manter a posição da criança, pode ser necessário conseguir ajuda de outra pessoa. No caso de gotas nasais, coloque a criança na posição supina com a cabeça hiperestendida, para assegurar que as gotas escorram para dentro das narinas. Para facilitar essa hiperextensão, pode-se utilizar um travesseiro ou uma toalha enrolada. Coloque a ponta do conta-gotas exatamente no orifício nasal ou um pouco para dentro e tome cuidado para não tocar as narinas com o conta-gotas (Figura 13.7). Isso poderia estimular a criança a espirrar. Embora as mucosas nasais não sejam estéreis, a solução de uso nasal é, e o espirro pode contaminar o conta-gotas e resultar em contaminação do medicamento quando o conta-gotas for recolocado no frasco. Depois de instilar as gotas, mantenha a cabeça da criança na posição hiperestendida por no mínimo 1 min para assegurar que as gotas fiquem em contato com as mucosas nasais.

Para aplicar aerossóis nasais, coloque a criança de pé e introduza a ponta do frasco do medicamento um pouco para

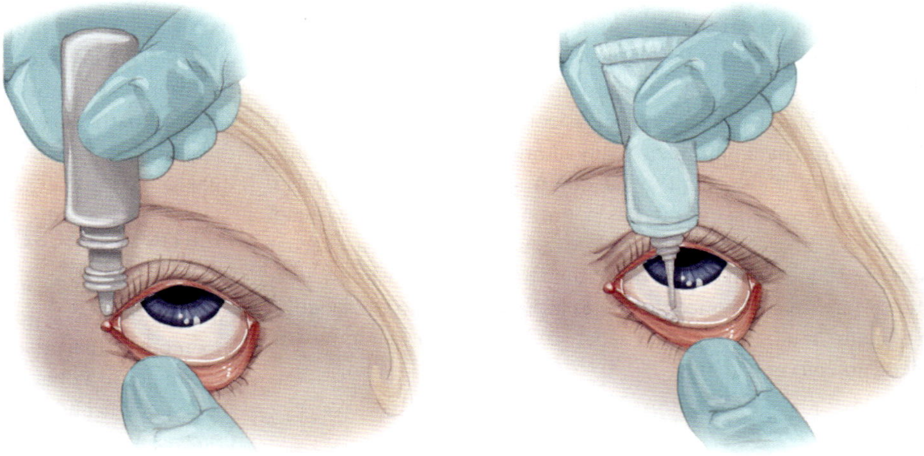

● Figura 13.5 Administração de gotas oftálmicas: puxe suavemente a pálpebra inferior para baixo e peça à criança para olhar para cima à medida que o medicamento é instilado dentro do saco conjuntival inferior.

dentro do orifício nasal e incline a cabeça da criança para trás. Aperte o recipiente com força suficiente apenas para borrifar o líquido contido no recipiente. A aplicação de força excessiva pode empurrar o líquido do aerossol e as secreções para dentro das tubas auditivas.

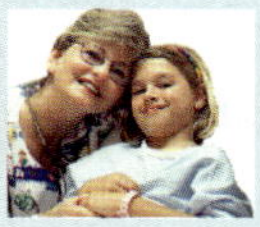

Em lactentes pequenos, instile o medicamento em uma narina de cada vez, porque as crianças dessa idade respiram obrigatoriamente pelo nariz.

Administração intramuscular

Nas crianças, essa técnica de administração não costuma ser utilizada, porque é dolorosa e as crianças geralmente não têm massa muscular suficiente para absorver os medicamentos. Contudo, a via IM é utilizada para administração de alguns medicamentos.

O desenvolvimento dos músculos e o volume de líquido a ser injetado determinam os locais em que as injeções IM são aplicadas nas crianças. O tamanho da agulha (calibre e comprimento) é determinado pela massa muscular e pela viscosidade do medicamento.

Diretrizes de ensino 13.1

Aplicação de medicamentos oftálmicos

- Lave as mãos com água e sabão. Seque-as cuidadosamente com toalha de papel ou um pano limpo.
- Coloque o colírio ou a pomada ocular à temperatura ambiente (se tiver sido armazenado no refrigerador). Se necessário, aqueça o colírio ou o tubo de pomada entre as palmas das suas mãos. Mantenha a tampa fechada para evitar derramamento.
- Retire a tampa e coloque-a em uma superfície seca e limpa.
- Com crianças pequenas (3 anos ou menos), peça ajuda para manter os braços e os dedos da criança afastados durante o procedimento. Se for necessário realizar o procedimento sozinha, envolva a criança em uma toalha ou em um cobertor para manter seus braços presos.
- Se for aplicar colírio, pode ser mais fácil se você ficar de pé ou sentada por trás da criança, olhando sobre a parte posterior da cabeça da criança enquanto ela se reclina. Se for aplicar uma pomada oftálmica, poderá ser mais fácil ficar diretamente à frente da criança.
- Com uma das mãos, segure a fronte da criança na posição adequada e levante sua pálpebra com o polegar.
- Com a outra mão, segure o frasco de colírio ou o tubo de pomada acima do olho e utilize um dedo estendido sobre a bochecha, a fronte ou o nariz da criança para firmar sua mão.
- Aperte suavemente o frasco do colírio e administre o número prescrito de gotas, ou comprima suavemente o tubo de pomada para aplicar um pequeno risco (cerca de 2 cm) de pomada no espaço entre a parte inferior do olho e a pálpebra inferior.
- Tome cuidado para não tocar a ponta do frasco ou do tubo no olho ou em qualquer outra superfície.
- No caso de colírios, pressione suavemente seu dedo contra o ângulo interno em que o olho encontra com o nariz por cerca de 1 min para impedir que saiam lágrimas e que o medicamento escorra pelo duto lacrimal. Isso ajuda a reter o medicamento no olho por mais tempo. Se a criança tiver idade suficiente, ela mesma poderá aplicar o medicamento sem ajuda.
- No caso de pomadas, diga à criança para fechar o olho e não esfregar a região.
- Instrua a criança a não piscar nem apertar o olho mais que o normal, porque isto pode remover o medicamento prematuramente.
- Seque suavemente quaisquer lágrimas com um lenço limpo.
- Se for necessário, limpe a ponta do frasco ou do tubo com um lenço limpo e tampe-o novamente.
- Lave as mãos novamente e seque-as cuidadosamente.

Fonte: The Pediatric Glaucoma and Cataract Family Association; http://www.pgcfa.org/drops.htm, http://pgcfa.org/ointment.htm).

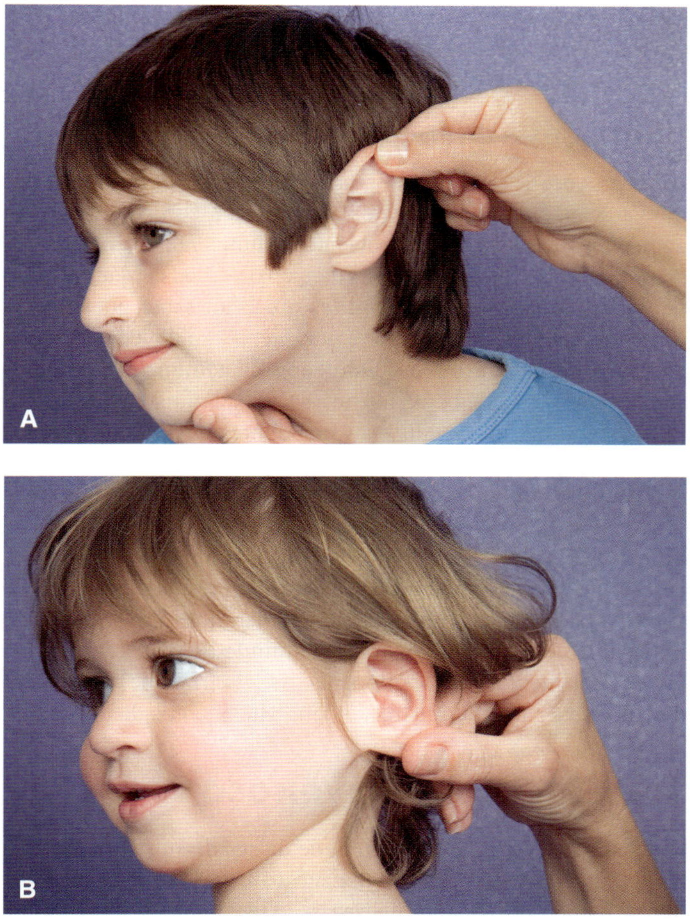

● Figura 13.6 Administração de gotas óticas. (**A**) Em crianças com mais de 3 anos de idade, a enfermeira puxa o pavilhão auricular da orelha afetada para cima e para trás. (**B**) Em crianças com menos de 3 anos de idade, a enfermeira puxa o pavilhão auricular para baixo e para trás.

Por exemplo, os medicamentos mais viscosos geralmente exigem uma agulha mais grossa. Além disso, a agulha deve ser suficientemente longa para assegurar que o medicamento alcance o músculo.

Em lactentes, o local preferido para injeção IM é o músculo vasto lateral, mas o músculo reto femoral também pode ser utilizado para essa finalidade. A região glútea dorsal, às vezes utilizada em adultos, não é usada em crianças, até que estejam andando há no mínimo 1 ano. Nas crianças pequenas, os músculos não estão totalmente desenvolvidos e o nervo ciático ocupa uma área maior dessa região. O músculo deltoide tem pouca massa muscular e, por esta razão, só é utilizado para aplicação de injeções IM em crianças de mais de 4 a 5 anos. A Figura 13.8 ilustra os locais para injeção IM.

Escolha o calibre e o comprimento da agulha com base na massa muscular da criança. O objetivo é utilizar os menores comprimentos e calibres capazes de depositar o medicamento no músculo. A Tabela 13.3 descreve as recomendações gerais quanto ao volume da solução e ao tamanho e ao calibre da agulha para administração intramuscular de medicamentos.

Introduza a agulha na pele a um ângulo de 90°. Se a criança for um lactente muito pequeno ou tiver pouca massa muscular, incline a agulha a um ângulo de 45°.

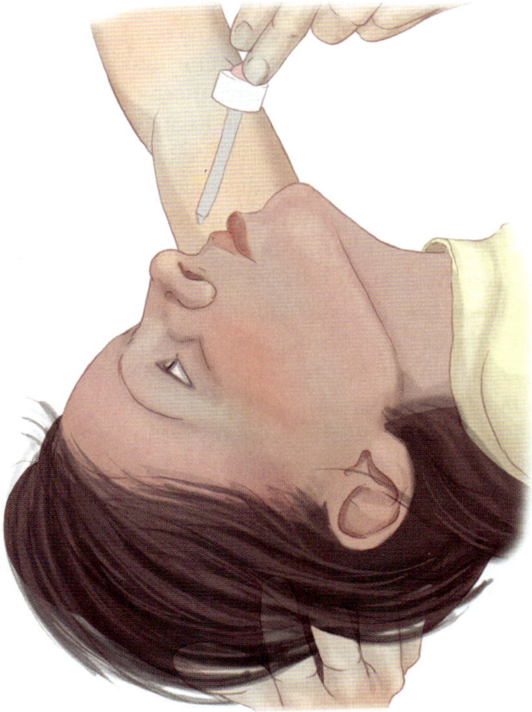

● Figura 13.7 Administração de gotas nasais. Incline a cabeça para baixo e para trás para instilar as gotas nasais.

Administrações subcutânea e intradérmica

A administração subcutânea (SC) distribui o medicamento nas camadas de gordura do corpo e é usada principalmente para aplicação de insulina. As camadas subcutâneas diferem de uma pessoa para outra. Entre os locais preferidos para administração por via subcutânea estão as regiões anteriores da coxa, as nádegas, os braços e o abdome. Utilize uma agulha de 3/8 ou 5/8 de polegada. Estique ou levante ligeiramente a pele com a mão não dominante de modo a isolar os tecidos subcutâneos do músculo. Introduza a agulha a um ângulo de 45 a 90°, solte a pele (se tiver sido levantada) e injete o medicamento lentamente.

A administração intradérmica (ID) deposita o medicamento logo abaixo da epiderme. O antebraço é o local habitual para administração. A via ID é utilizada principalmente em testes para triagem de tuberculose e alergias. Em geral, para esse tipo de injeção utiliza-se uma seringa de 1 mℓ com agulha de 1,5 cm e calibre 25 ou 27. Introduza a agulha sob a pele a um ângulo de 5 a 15°.

Administração intravenosa

A administração intravenosa (IV) costuma ser usada em crianças, principalmente quando se deseja uma resposta rápida ao medicamento ou quando a absorção pelas outras vias é difícil em virtude da doença ou da condição da criança. Em alguns casos, a via IV é o único método eficaz para administração dos medicamentos. A utilização dessa via de administração requer que a criança tenha um acesso venoso (periférico ou central). Embora a instalação do dispositivo de acesso seja invasiva e traumática para a criança, a administração dos medicamentos por via intravenosa é considerada menos traumática quando comparada com o trauma associado às injeções repetidas. Infelizmente, as veias das crianças são finas e facilmente irritáveis.

A maioria dos medicamentos administrados por via IV precisa ser administrada a uma taxa especificada e diluída adequadamente para evitar superdosagem ou toxicidade devida ao início rápido de ação associada a essa via de administração. Por esse motivo, a administração de medicamentos por via intravenosa requer conhecimentos quanto ao medicamento, à quantidade a ser administrada, à diluição mínima do medicamento, ao tipo de solução para diluição ou infusão, ao tempo e à taxa de infusão, à capacidade de volume dos tubos IV e à compatibilidade entre as várias soluções e os medicamentos (Algren & Arnow, 2005). Para evitar complicações, são necessários cuidados para manter a estabilidade do acesso IV.

O principal método para administração IV de medicamentos é utilizar uma bomba com seringa. Essa técnica possibilita a infusão a uma taxa extremamente precisa. O Procedimento de enfermagem 13.1 descreve as etapas da administração de medicamentos por uma bomba com seringa.

Se a bomba não estiver disponível, o medicamento poderá ser administrado por um dispositivo de controle de volume. O medicamento é acrescentado ao dispositivo com um volume especificado de líquido compatível e, em seguida, ambos são infundidos à taxa prescrita.

A injeção IV direta dos medicamentos geralmente é reservada a situações de emergência e a casos em que é necessário atingir rapidamente níveis sanguíneos terapêuticos para se obter o efeito desejado (Weinstein, 2006). A administração por injeção IV direta requer que o medicamento seja diluído adequadamente e injetado a uma taxa específica (p. ex., em 2 ou 3 min). É preciso ter cuidado para evitar sobrecarga de líquidos, que pode ocorrer em consequência da infusão necessária para manter a patência do equipo e evitar incompatibilidades entre os medicamentos, bem como em virtude da infusão simultânea de vários medicamentos.

Cuidados atraumáticos

Ao administrar qualquer medicamento, inclusive medicamentos de uso oral, siga os princípios do cuidado atraumático (ver mais informações nos Capítulos 1 e 14). As crianças podem ficar estressadas e sentir medo ou desconforto quando precisam tomar medicamentos por via oral. A criança pode ficar incomodada ou estressada quando precisa ser segurada firmemente ou posicionada de modo a dificultar seus movimentos. Se o medicamento tiver sabor desagradável, a criança pode sentir mais desconforto. Estimule a criança a participar do seu tratamento e ofereça opções apropriadas ao seu nível de desenvolvimento, inclusive quanto ao tipo de líquido que ela prefere tomar com o medicamento ou qual sabor de sorvete ela quer tomar antes ou depois da administração do medicamento (ver Tabela 13.2).

Para atenuar o desconforto e a dor da criança que vai receber uma injeção, aplique um anestésico de uso tópico no local antes da injeção (ver mais informações no Capítulo 14). Durante a preparação do local para a injeção, limpe com álcool ou uma solução antisséptica e deixe o líquido secar.

Para evitar lesões, é essencial garantir que a criança não se mova. Quando se aplica uma injeção em uma criança pequena, no mínimo dois adultos devem segurá-la; isto também pode ser necessário para ajudar a manter imóvel uma criança maior. Adote posições confortáveis para a criança, inclusive as que estão ilustradas na Figura 13.1. Depois da administração, estimule os pais ou cuidadores a segurarem e aconchegarem a criança e fazer-lhe elogios.

Instruções à criança e aos pais

As instruções à criança e aos pais ou cuidadores quanto à administração dos medicamentos são um dos componentes fundamentais da educação dos pacientes. Muitos medicamentos são administrados em casa e isto torna os pais ou os cuidadores responsáveis pela administração. Eles precisam saber quais medicamentos estão administrando e por quê, como devem ser administrados e o que devem esperar depois da administração (inclusive efeitos colaterais). Se for necessário administrar o medicamento por injeção, os pais e os cuidadores deverão aprender a aplicar injeções corretamente.

Muitas vezes, os pais e os cuidadores precisam de sugestões quanto à melhor maneira de administrar medicamentos aos seus filhos. Dê dicas sobre a administração, tal como misturar um medicamento de sabor desagradável com iogurte, ou com suco de frutas. Ensine também aos pais como determinar a quantidade do medicamento a ser administrada. Estimule os pais a utilizarem uma colher-medida ou copo-medida. As Diretrizes de ensino 13.2 trazem dicas para administração de medicamentos de uso oral.

Tratamento intravenoso

O acesso IV oferece a possibilidade de se administrarem medicamentos e líquidos, e costuma ser utilizado em crianças porque é o método de administração mais rápido e, em muitos casos, mais eficaz. Assim como ocorre com os adultos, podem ser utilizados vários locais, dispositivos e equipamentos para administração de tratamentos IV por períodos curtos ou longos. Quando se administra um tratamento IV, a segurança é fundamental. A enfermeira precisa ter conhecimentos sólidos quanto aos líquidos ou aos medicamentos a serem administrados e também uma compreensão clara quanto ao desenvolvimento físico e emocional da criança. A punção venosa pode ser uma experiência aterrorizante e dolorosa para as crianças e suas famílias. As enfermeiras desempenham papel crucial quando oferecem apoio e instruções à criança e à família antes, durante e depois do procedimento.

Locais de acesso

O tratamento IV pode ser administrado por uma veia periférica ou central. Os locais de acesso comumente utilizados para tratamento IV periférico são as mãos, os pés e os antebraços (Figura 13.9). Em lactentes de até 9 meses, podem ser utilizadas as veias do couro cabeludo. Essas veias são fáceis de localizar e estão cobertas apenas por uma fina camada de tecido subcutâneo. Além disso, essas veias não possuem valvas, de modo que o dispositivo pode ser introduzido nas duas direções, embora a preferência deva ser na mesma direção do fluxo sanguíneo. Contudo, a utilização de uma veia do couro cabeludo requer que a área da cabeça do lactente seja raspada para facilitar a visualização. Desse modo, geralmente as veias do couro cabeludo só são utilizadas quando as tentativas de usar outros locais foram infrutíferas.

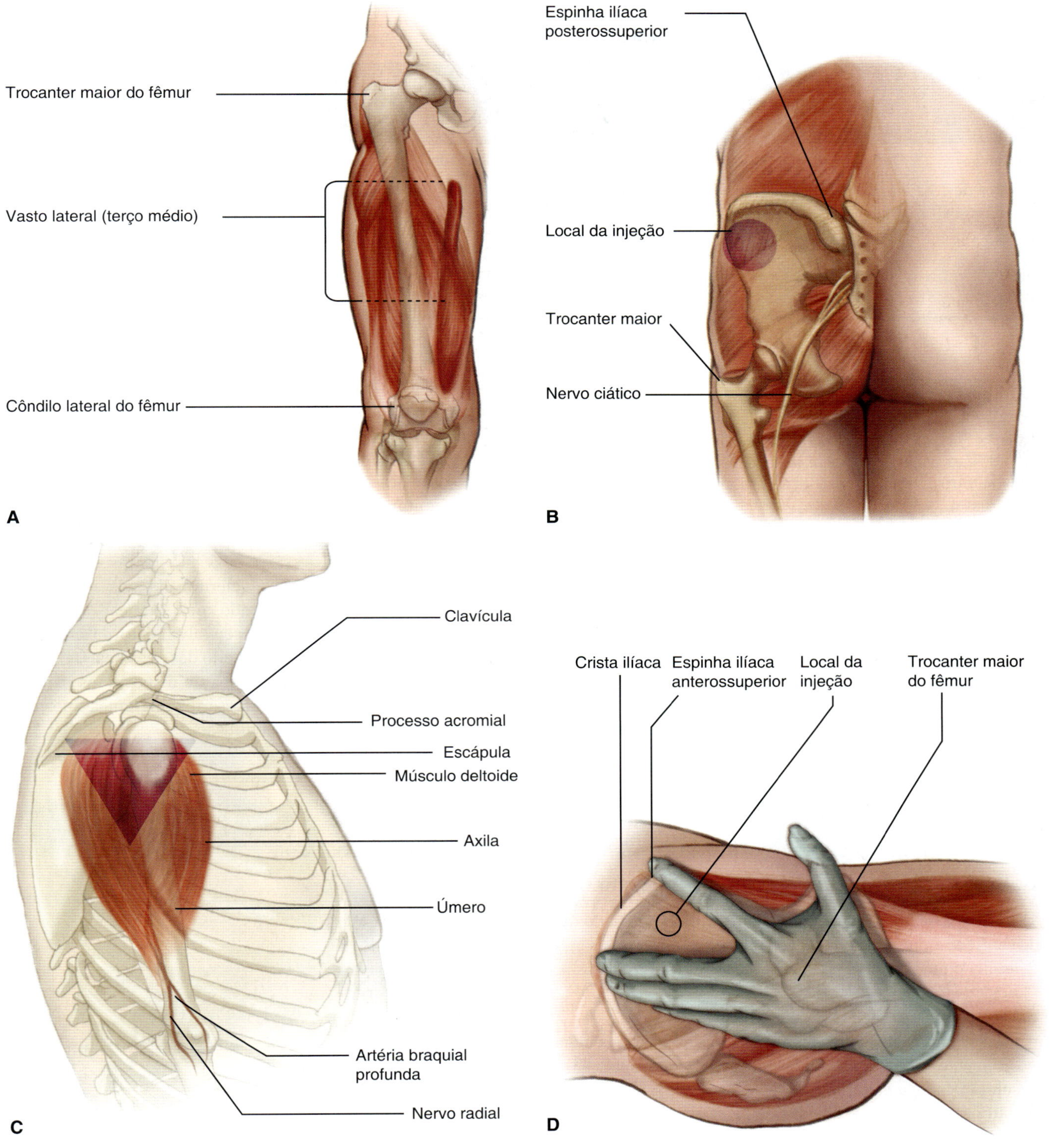

● Figura 13.8 Locais para injeção IM. (**A**) Vasto lateral: localize o trocanter maior e o côndilo lateral do fêmur; injete no terço médio e na superfície anterolateral. (**B**) Glúteo dorsal: coloque a mão na crista ilíaca e localize a espinha ilíaca posterossuperior; injete no quadrante externo formado quando se desenha uma linha imaginária entre o trocanter e a crista ilíaca. (**C**) Deltoide: localize a face lateral do úmero, situado cerca de 2,5 cm abaixo do processo acromial. (**D**) Glúteo ventral: coloque a palma da mão esquerda no trocanter maior direito, de modo que o dedo indicador aponte para a espinha ilíaca anterossuperior; afaste o dedo médio para formar um V e injete no meio dos dois dedos.

Tabela 13.3 Recomendações quanto ao volume da solução e ao comprimento e ao calibre da agulha para injeções IM

	Volume da solução					
	Vasto lateral	*Glúteo dorsal*	*Glúteo ventral*	*Deltoide*	**Comprimento da agulha**	**Calibre da agulha**
Lactente	0,5 a 1 mℓ	Não é recomendada	Não é recomendada	Não é recomendada	1,5 cm	25 a 27
Criança de 13 a 35 meses	1 mℓ	Não é recomendada	1 mℓ	0,5 mℓ	1,5 a 2,5 cm	22 a 23
Pré-escolar	1,5 mℓ	1,5 mℓ	1,5 mℓ	0,5 mℓ	1,5 a 2,5 cm	22 a 23
Escolar	1,5 a 2 mℓ	1,5 a 2 mℓ	1,5 a 2 mℓ	0,5 mℓ	1,5 a 2,5 cm	22 a 23
Adolescente	2 a 2,5 mℓ	2 a 2,5 mℓ	2 a 2,5 mℓ	1 mℓ	1,5 a 2,5 cm	22 a 23

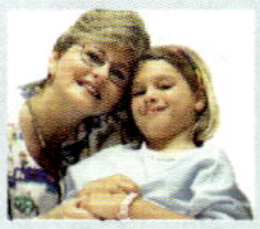

Ao escolher um local de acesso IV em um membro, sempre escolha o segmento mais distal. Dessa forma, pode-se evitar lesão das veias situadas acima do local de acesso e possibilitar a utilização de outros locais, caso ocorram complicações no acesso mais distal.

Em geral, o tratamento IV central é administrado por uma veia calibrosa como a subclávia, a femoral, a jugular ou a veia cava. A ponta do dispositivo fica localizada na veia cava superior, exatamente na entrada do átrio direito. O dispositivo é colocado cirurgicamente ou por via percutânea e geralmente sai do corpo na região torácica, pouco abaixo da clavícula. Pode ser introduzido por uma veia periférica (p. ex., veia mediana, cefálica ou basílica) e depois empurrado até à veia cava superior.

Nos recém-nascidos, a artéria ou a veia umbilicais pode ser usada como acesso para tratamento IV. Essas veias comumente são utilizadas nos primeiros dias depois do nascimento (Beauman, 2001). Em geral, a artéria umbilical é usada para administração de líquidos IV e coleta de sangue para gasometria arterial. A veia umbilical costuma ser utilizada para infusão de líquidos IV.

Equipamentos

A escolha do equipamento é determinada pela solução ou pelo medicamento a ser administrado, pela duração do tratamento, pela idade e pelo nível de desenvolvimento da criança, pelas condições do paciente e pelo estado das suas veias. Existem disponíveis no comércio vários tipos de dispositivos para infusão IV. Além disso, podem ser necessários diferentes tipos de tubos e dispositivos de controle da infusão.

Procedimento de enfermagem 13.1

Administração de medicamentos por uma bomba com seringa

Objetivo: assegurar a administração segura e exata de um medicamento por via IV

1. Verifique a prescrição do medicamento.
2. Reúna o medicamento, o equipamento e os suprimentos necessários.
3. Lave as mãos e coloque luvas.
4. Conecte o tubo da bomba com seringa à seringa que contém o medicamento e retire o ar do tubo enchendo lentamente o tubo com a solução contida na seringa.
5. Introduza a seringa dentro da bomba de acordo com as instruções do fabricante.
6. Limpe o acesso apropriado no equipo IV da criança ou no tubo, irrigue o dispositivo ou o tubo, se for necessário (p. ex., equipo de infusão intermitente [acesso salinizado ou heparinizado]), e conecte o tubo da seringa ao tubo ou dispositivo IV.
7. Ajuste a velocidade de infusão da bomba, conforme a prescrição.
8. Quando a infusão do medicamento termina, irrigue o tubo da bomba com seringa para retirar qualquer solução presente no tubo, de acordo com o protocolo da instituição.
9. Documente o procedimento e a resposta da criança.

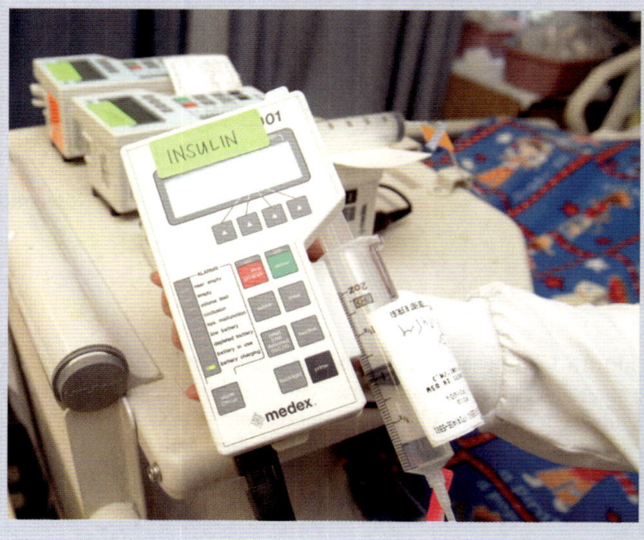

Dispositivos de acesso periférico

Os dispositivos de acesso venoso periférico utilizados em crianças incluem os cateteres sobre agulha ou os equipos de infusão, geralmente conhecidos como "borboletas" ou agulhas para veia do couro cabeludo. Esses dispositivos são introduzidos na veia e depois conectados à solução IV por meio de tubos, para se assegurar a infusão contínua do líquido. Também podem ser usados para infusão intermitente se a criança não necessitar de tratamento contínuo com líquidos. Em geral, o encaixe do dispositivo é tampado ou fechado para possibilitar o acesso intermitente (p. ex., administração de medicamentos ou obtenção de amostras de sangue). Quando são usados dessa forma, esses dispositivos são conhecidos como equipos de infusão intermitente periférica, ou escalpes salinizados ou heparinizados.

O tamanho da agulha do dispositivo também varia. Em geral, o calibre varia de 21 a 25, dependendo do tamanho da criança. A regra é utilizar o cateter menos calibroso com o menor comprimento possível, para evitar que as veias frágeis da criança sejam danificadas.

Dispositivos de acesso central

Existem inúmeros dispositivos de acesso central. O tipo escolhido depende de vários fatores, inclusive duração do tratamento, diagnóstico da criança, riscos para o paciente durante a inserção e possibilidade de o paciente e seus familiares cuidarem do dispositivo. O dispositivo pode ter um ou vários lúmens. Embora os dispositivos de acesso central possam ser utilizados por períodos curtos, a maioria é usada para tratamentos de duração moderada a longa.

Os dispositivos de acesso venoso central estão indicados quando a criança não tem acesso periférico aproveitável, requer líquido ou medicamento IV por mais de 3 a 5 dias, ou deve receber medicamentos específicos, como a administração de soluções altamente concentradas ou medicamentos irritantes que exigem diluição rápida. A preferência do paciente também deve ser levada em consideração. O acesso venoso central é vantajoso porque assegura o acesso vascular sem necessidade de várias punções venosas, reduzindo então o desconforto e o medo. Contudo, os dispositivos de acesso venoso central estão associados a algumas complicações, como trombose devida a obstrução parcial do vaso e infecção no local de acesso ou disseminação da infecção para o sangue em virtude do acesso direto até a circulação central (de Jonge *et al.*, 2005; Glaser, 2001). Em geral, depois da colocação do dispositivo de acesso venoso central são realizadas radiografias de tórax para confirmar a posição certa. Nenhum líquido deve ser administrado antes de se confirmar a posição certa. A Tabela 13.4 descreve os principais tipos de dispositivos de acesso venoso central.

Dispositivos de controle da infusão

Os lactentes e infantes têm risco mais elevado de sobrecarga de volume quando comparados aos adultos. Além disso, o mau funcionamento do sistema de infusão IV (p. ex., infiltração) pode

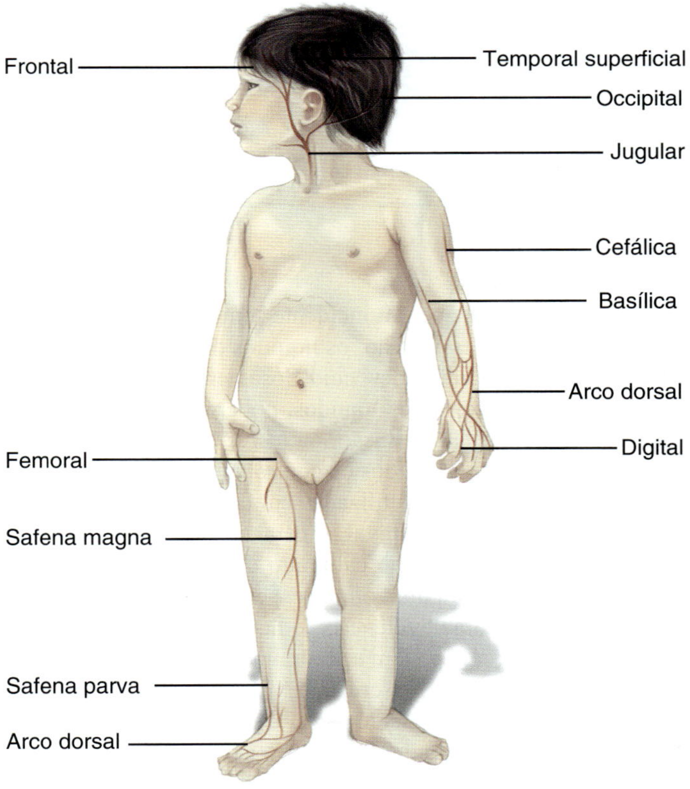

● **Figura 13.9** Veias periféricas preferidas para acesso IV.

Diretrizes de ensino 13.2

Administração de medicamentos de uso oral

- Seja firme ao dizer ao seu filho que chegou a hora de tomar o medicamento. Diga: "Chegou a hora do seu medicamento", em vez de perguntar "Você vai tomar seu medicamento?" ou "Você pode tomar o medicamento para mim?".
- Permita que seu filho escolha um líquido apropriado para ajudar a engolir o medicamento ou beber em seguida. Limite as opções a duas ou três.
- Nunca suborne nem ameace seu filho a tomar o medicamento.
- Nunca diga que o medicamento é "bala".
- Seja sincero quanto ao sabor do medicamento. Se for necessário, misture-o com outro alimento (p. ex., suco de maçã).
- Se não for possível esconder ou dissimular o sabor do medicamento, peça ao seu filho para tampar o nariz enquanto toma o medicamento (odor e paladar estão diretamente relacionados entre si).
- Não misture o medicamento com a fórmula ou o alimento do bebê.
- Sempre verifique com o médico e a farmácia se você pode abrir as cápsulas ou triturar os comprimidos e misturá-los com alimentos. Alguns medicamentos não devem ser abertos nem triturados.
- Se for necessário administrar um líquido com seringa oral ou conta-gotas, injete lentamente o medicamento na superfície lateral interna da bochecha. Nunca espirre o medicamento vigorosamente na parte posterior da garganta do seu filho. Isso pode fazer com que ele engasgue e cuspa o medicamento, ou aspire o líquido para os pulmões.
- Sempre elogie a criança depois de tomar o medicamento e dê a ela conforto e aconchego.

Tabela 13.4 Tipos de acesso venoso central

Dispositivo	Descrição
Cateter venoso central (CVC) não tunelizado	Geralmente utilizado para períodos curtos Um ou mais lúmens A inserção cirúrgica ou percutânea geralmente é realizada pela veia subclávia, jugular interna ou femoral e a ponta do cateter fica no segmento distal da veia cava superior, pouco antes do átrio direito Útil para situações de emergência O cateter é suturado no local da saída
Cateteres centrais de inserção periférica (CCIP)	Tratamentos de duração curta a moderada Inserção por uma veia periférica como as veias do antebraço, basílica, cefálica ou medial do antebraço Em geral, o cateter é empurrado até à veia cava superior; a ponta distal termina na veia cava inferior, na veia cava superior ou no átrio direito proximal Em lactentes, a inserção é realizada pela veia safena e a ponta termina na veia cava inferior acima do diafragma Um ou vários lúmens A inserção dos CCIP requer treinamento adicional e habilidades bem aprimoradas
Cateter venoso central tunelizado	Geralmente para uso prolongado O cateter é introduzido pelo médico por meio de uma pequena incisão na veia jugular ou subclávia e tunelizado sob os tecidos subcutâneos e a pele Inicialmente, o cateter é suturado no local para firmar sua posição; as suturas são retiradas depois de cerca de 1 a 2 semanas, quando o manguito ao seu redor está fixado aos tecidos subcutâneos Um ou vários lúmens Alguns cateteres dispõem de válvulas que evitam o refluxo do sangue e a entrada de ar
Acessos implantáveis	Colocados cirurgicamente por um médico Acesso de aço inoxidável com um cateter de poliuretano ou silicone conectado A ponta do cateter fica localizada na veia subclávia ou na veia jugular; o acesso é implantado sob a pele em uma bolsa subcutânea, geralmente na região superior da parede torácica O acesso fica totalmente coberto pela pele e visível apenas como um discreto abaulamento no tórax; este método é mais interessante para crianças maiores e adolescentes, porque não há partes visíveis nem curativos O acesso é realizado por uma agulha especial (agulha de Huber), de desenho reto ou angulado Antes de se acessar a porta, são necessárias a preparação do local e medidas para alívio da dor

provocar mais danos que um incidente semelhante poderia causar em adultos. Por essa razão, os líquidos de uso IV devem ser administrados e monitorados cuidadosamente. Para assegurar a administração precisa dos líquidos, podem ser utilizados dispositivos de controle da infusão, inclusive bombas de infusão, bombas com seringa e equipos de controle do volume.

As bombas de infusão utilizadas em crianças são semelhantes àquelas usadas em adultos. Em geral, a bolsa com a solução IV é conectada a um equipo calibrado de controle do volume, que foi preenchido com um volume especificado da solução (Figura 13.10). A câmara de retenção do líquido acomoda no máximo 100 a 150 mℓ, que podem ser administrados em um período especificado conforme a prescrição. Em geral, o volume máximo de infusão na câmara suficiente para 1 a 2 h evita sobrecarga acidental de líquidos na população pediátrica. Essa câmara pode ser preenchida a cada 1 a 2 h, de modo que pequenos volumes do líquido prescrito possam ser infundidos e a criança fique protegida contra a administração de volumes excessivos.

Além disso, as bombas com seringas podem ser usadas para administração de líquidos e medicamentos a crianças. Essas bombas podem ser programadas para administrar volumes diminutos de líquido em períodos controlados (ver mais informações sobre as bombas com seringas no texto da p. 322).

Administração de líquidos

A administração de líquidos IV a lactentes ou crianças requer atenção cuidadosa ao estado circulatório do paciente. Em geral, a quantidade de líquido a ser administrada em um único dia (24 h) é determinada pelo peso da criança (kg) e é calculada com base na seguinte fórmula:

100 mℓ por kg de peso corporal para os primeiros 10 kg
50 mℓ por kg de peso corporal para os 10 kg seguintes
20 mℓ por kg de peso corporal para o restante do peso corporal (em kg)

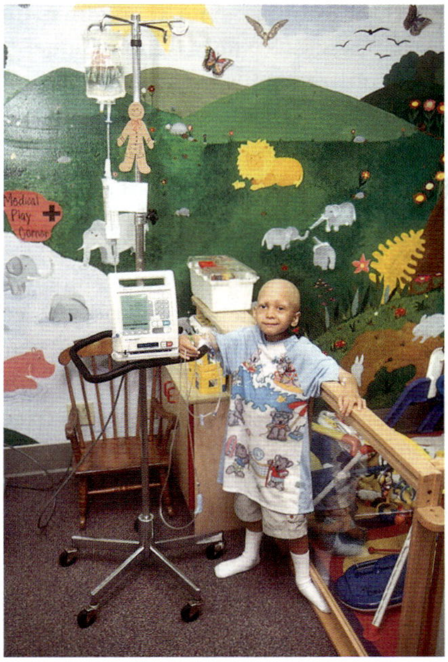

● Figura 13.10 Dispositivo de infusão com controle de volume.

A Tabela 13.5 traz exemplos de cálculos das necessidades de líquidos de crianças com base no peso corporal. Determinada a necessidade total de líquidos para 24 h, esse volume deve ser administrado ao longo desse período para se chegar à taxa de infusão (por hora) certa.

Inserção de dispositivos de acesso IV periférico

Em geral, os dispositivos de acesso IV periférico são usados para tratamentos de curta duração (3 a 5 dias em média). Reveja o diagnóstico e a história clínica da criança para obter informações que possam afetar o tratamento, inclusive a escolha do local ou a inserção. Por exemplo, um paciente com história de doença crônica pode ter mais medo e ansiedade relacionados com a inserção em virtude das suas experiências pregressas ou da dificuldade de acesso para tratamento IV. Em geral, deve-se usar para a inserção o membro não dominante, mas nem sempre isto é possível se uma criança destra tiver um aparelho gessado no braço esquerdo.

Verifique as recomendações do tratamento prescrito. Determine o objetivo e a duração do tratamento IV e o tipo de líquido ou medicamento a ser administrado. Essas informações ajudam na escolha do melhor dispositivo e do local da inserção. Por exemplo, o dispositivo precisa ter calibre suficiente para possibilitar a infusão da solução ou do medicamento na veia e, ao mesmo tempo, possibilitar que sangue suficiente flua ao seu redor para facilitar a diluição da infusão.

Estabeleça uma relação com a criança e com seus pais. Dê informações sobre o tratamento IV e o que devem esperar. Seja sincera com a criança. Explique que a punção venosa será dolorosa, mas por um tempo curto. Estabeleça uma comparação do tempo necessário com uma situação que a criança consiga entender, como, por exemplo, dizendo que vai levar o tempo que ela demora para escovar os dentes ou comer um lanche. Se possível, utilize uma brincadeira terapêutica para ajudar a criança a lidar com a situação (ver mais informações no Capítulo 10).

A inserção de um dispositivo para tratamento IV é traumática. Adote os princípios do cuidado atraumático, inclusive os seguintes:

- Reúna todo o equipamento necessário antes de abordar a criança
- Se possível, escolha um local que utilize as veias das mãos em vez do punho ou do braço, para reduzir o risco de flebite. Evite utilizar veias dos membros inferiores, porque o risco de infecção é maior nessas veias (CDC, 2002)
- Antes da inserção do dispositivo, assegure o alívio adequado da dor com medidas farmacológicas e não farmacológicas (ver mais informações sobre controle da dor associada aos procedimentos no Capítulo 14)
- Antes de tentar a inserção, espere que o antisséptico utilizado para preparar o local seque completamente
- Utilize uma barreira como gaze ou toalha, ou a manga do avental da criança, sob o torniquete para evitar que a pele seja beliscada ou lesionada
- Se for difícil localizar as veias da criança, utilize um dispositivo para mostrar o calibre e a direção do trajeto da veia

Tabela 13.5 Cálculos do líquido de manutenção intravenosa com base no peso corporal

< 10 kg de peso	100 mℓ por kg de peso corporal = # mℓ por 24 h Exemplo: uma criança pesa 7,4 kg 7,4 × 100 = 740 mℓ (necessidade diária) 740/24 = 30,8 ou 31 mℓ/h
11 a 20 kg de peso	100 mℓ por kg de peso corporal para os primeiros 10 kg + 50 mℓ/kg para os 10 kg seguintes = # mℓ por 24 h Exemplo: uma criança pesa 16 kg (10 × 100 = 1.000) mais (6 × 50 = 300) Total – 1.300 mℓ (necessidade diária) 1.300/24 h = 54 mℓ/h
> 20 kg de peso	100 mℓ/kg para os primeiros 10 kg + 50 mℓ/kg para os 10 kg seguintes + 20 mℓ/kg para cada kg > 20 kg = # mℓ por 24 h Exemplo: uma criança pesa 30 kg (10 × 100 = 1.000) mais (10 × 50 = 500) mais (10 × 20 = 200) Total = 1.700 mℓ (necessidade diária) 1.700/24 = 70,8 ou 71 mℓ/h

- Faça apenas duas tentativas de obter acesso; se não for bem-sucedida depois de duas tentativas, deixe outro profissional fazer mais duas tentativas de acessar a veia. Se ainda assim não houver sucesso, avalie a necessidade de inserir outro dispositivo
- Quando for apropriado, estimule a participação dos pais que podem ajudar a posicionar a criança ou usar uma posição confortadora (p. ex., abraço terapêutico)
- Coordene o procedimento com os outros departamentos (p. ex., laboratório para coleta das amostras de sangue) de modo a minimizar o número de punções venosas realizadas na criança
- Fixe o cateter IV utilizando o mínimo de fita adesiva ou curativo transparente
- Proteja o local para evitar colisões e para isto utilize um dispositivo de segurança como o curativo IV House™ (Figura 13.11).

Manutenção do tratamento com líquidos IV

Durante todo o tratamento, monitore atentamente, de hora em hora, a taxa e o volume da infusão. Se for utilizado um dispositivo de controle do volume para administrar a infusão IV, encha o dispositivo com a quantidade de líquido reservada para a criança receber em 1 h. Dessa forma, evita-se a administração acidental de líquidos em excesso. Nunca suponha que, simplesmente porque está sendo utilizada uma bomba de infusão, o tratamento será administrado sem problemas. As bombas podem apresentar problemas de funcionamento. Os tubos podem ficar entupidos ou o dispositivo IV pode sair da veia. O sistema pode infundir líquido insuficiente ou em excesso, ou a solução pode se infiltrar nos tecidos.

Além de monitorar a infusão do líquido, monitore cuidadosamente as perdas da criança. O débito urinário esperado para crianças e adolescentes é de 1,0 a 2,0 mℓ/kg/h (Weinstein, 2006).

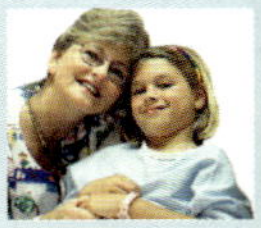

Para medir o débito urinário de um lactente ou de uma criança que ainda não controla a urina ou que tem incontinência, pese a fralda para determinar o débito. Lembre-se: 1 g equivale a 1 mℓ de líquido.

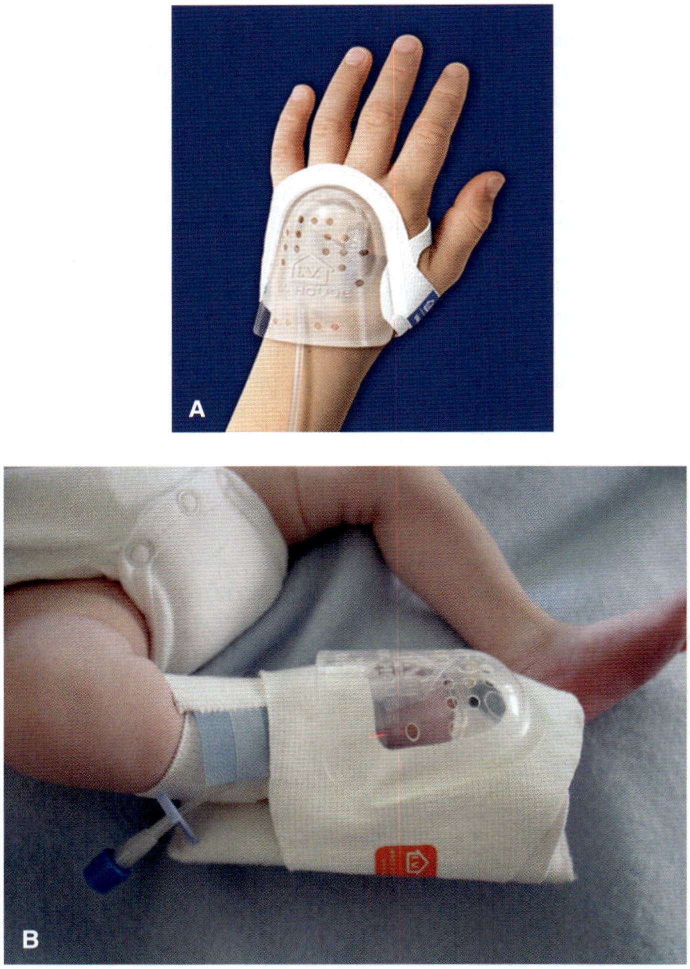

● Figura 13.11 (**A**) Dispositivo IV House™ sobre o acesso IV na mão de uma criança. (**B**) Dispositivo IV House™ sobre o acesso IV no pé de um lactente.

No passado, eram utilizadas talas de braço e pé para evitar movimentos com o dispositivo IV, mas hoje em dia essas talas são classificadas como contenções mecânicas e, por esse motivo, só devem ser usadas como último recurso, quando não se dispõe de um método menos restritivo ou mais eficaz. As talas acolchoadas também podem dificultar a inspeção do local da inserção. Essas talas restringem os movimentos e aumentam o risco de contraturas; podem ser desconfortáveis e irritar os tecidos subjacentes, provocando escoriações e infecção. Além disso, alguns estudos não conseguiram demonstrar que a utilização das talas de braço assegura a patência dos acessos IV (Algren & Arnow, 2005).

A irrigação do cateter IV quando o dispositivo é utilizado intermitentemente pode ser necessária para evitar obstrução, inclusive antes e/ou depois da administração dos medicamentos e depois da coleta de amostras de sangue. Contudo, há certa controvérsia quanto à frequência com que se deve realizar a irrigação e à melhor solução para irrigação (heparina ou soro fisiológico). Alguns estudos mostraram que o soro fisiológico é mais compatível com inúmeras soluções e medicamentos administrados por via intravenosa e menos dispendioso e irritante para a veia; além disso, a incidência de dor e flebite é menor. A heparina é dispendiosa e incompatível com vários medicamentos e soluções e pode alterar o tempo de coagulação, dependendo da concentração da solução utilizada para irrigar. Algumas evidências parecem confirmar a utilização da irrigação com soro fisiológico dos cateteres de calibre maior que o nº 24, mas são necessários mais estudos que determinem a eficácia desse método com cateteres mais finos. Também é necessário realizar outros estudos para se definir a frequência específica das irrigações e o volume e a concentração da solução de irrigação utilizada (Knue *et al.*, 2006). Sempre siga as normas de sua instituição quanto à irrigação dos cateteres IV.

Se a criança estiver recebendo tratamento IV por um dispositivo de acesso venoso central, utilize técnica estéril para limpar a região e irrigar o dispositivo, de acordo com as normas da instituição. Examine o local de saída do dispositivo e inspecione-o com frequência para detectar sinais de infecção. Se o dispositivo tiver vários lúmens, rotule cada qual com sua finalidade (*i. e.*, amostras de sangue, medicamento ou líquido). Sempre verifique as compatibilidades entre as soluções e os medicamentos administrados simultaneamente.

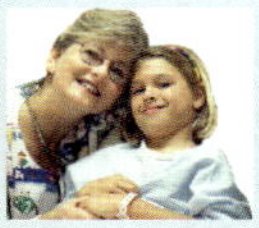

Ao irrigar ou administrar medicamentos por um cateter central de inserção periférica (CCIP), utilize uma seringa de 5 mℓ ou mais, porque os CCIP são frágeis. A utilização de seringas maiores gera menos pressão no sistema e, desta forma, reduz o risco de complicações.

Prevenção de complicações

O tratamento IV é um procedimento invasivo associado a diversas complicações. Técnica asséptica rigorosa é necessária durante a inserção do dispositivo e os cuidados locais. É fundamental seguir as precauções padronizadas. Inspecione o local de inserção a cada 1 a 2 h para detectar inflamação ou **infiltração** (infusão acidental de uma solução ou um medicamento não irritante nos tecidos circundantes) (Weinstein, 2006). Verifique se há sinais de inflamação, tais como aumento da temperatura, vermelhidão, edema ou dor na pele. Observe atentamente se há sinais de infiltração, inclusive redução da temperatura, palidez ou distensão da pele. A utilização de um curativo transparente ou de um dispositivo IV House™ facilita o acesso para se avaliar o local de inserção IV. Esses tipos de curativos também ajudam a evitar movimentos do encaixe do cateter e, dessa forma, reduzem o risco de irritação mecânica e complicações, como flebite ou infecção.

Em geral, o acesso IV é trocado a cada 72 h e sempre que houver violação da integridade ou suspeita de contaminação do sistema (Weinstein, 2006). Contudo, em crianças pode ser necessário ajustar o intervalo de 72 h para reduzir a exposição do paciente ao traumatismo repetido da inserção. Siga as normas da instituição e os procedimentos relacionados com as trocas dos acessos. Considere uma outra via para administração de líquidos e medicamentos, ou a inserção de um outro dispositivo IV (p. ex., CCIP).

Remoção do dispositivo de acesso IV

Prepare a criança para a remoção do dispositivo IV, tal como foi feito antes da inserção. Muitas crianças podem sentir tanto medo com a remoção quanto com a inserção do acesso. Explique o que ocorrerá e peça a colaboração da criança. Se for apropriado, deixe a criança ver a remoção da fita adesiva ou do curativo. Isso lhe dá certa sensação de controle da situação e também estimula sua cooperação. Além disso, preste cuidados atraumáticos com as seguintes medidas:

- Utilize água ou um removedor de adesivo para ajudar a soltar a fita adesiva
- Se houver um curativo transparente no local, desprenda-o suavemente, puxando os ângulos opostos com movimentos paralelos à superfície da pele
- Evite usar tesoura para cortar a fita adesiva; mas, se for necessário cortá-la, tome cuidado para que os dedos da criança fiquem longe da fita e da tesoura
- Desligue a solução e a bomba de infusão
- Depois de remover todas as fitas e os curativos, deslize suavemente o dispositivo IV para fora com um movimento em direção contrária àquela que foi seguida para sua inserção
- Aplique pressão no local com uma compressa de gaze seca e, em seguida, cubra com um pequeno curativo adesivo. Se possível, deixe a criança soltar a bandagem.

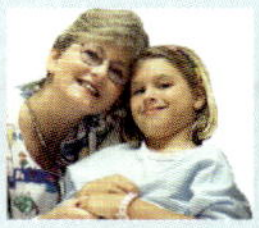

Se o acesso IV estiver no braço ou próximo da fossa do antebraço, não deixe a criança dobrar o braço depois da remoção do dispositivo. Isso poderia aumentar o risco de formação de hematoma.

Suporte nutricional

A nutrição adequada é importante para todos, mas principalmente para as crianças. A qualidade da nutrição da criança durante os anos de crescimento desempenha papel significativo em suas condições gerais de saúde e no seu desenvolvimento (Klossner & Hartfield, 2006). A existência de um distúrbio ou uma doença crônica, ou um traumatismo, podem aumentar as demandas nutricionais da criança; se o paciente não conseguir atender às necessidades nutricionais mesmo com suplementação oral, poderão ser necessárias outras medidas para dar suporte nutricional. Essas medidas incluem **nutrição enteral** (nutrição por um tubo colocado no trato gastrintestinal) e **nutrição parenteral** (administração de nutrientes por um acesso IV). O plano nutricional é determinado pela idade, pelo nível de desenvolvimento e pelas condições de saúde da criança.

Nutrição enteral

A nutrição enteral, geralmente conhecida como alimentação por tubo, consiste na inserção de um tubo de modo que os alimentos possam ser administrados diretamente no trato gastrintestinal da criança. O tubo pode ser introduzido pelo nariz ou pela boca, ou ainda por um orifício na região abdominal, com o tubo abrindo-se para o estômago ou o jejuno. A alimentação por tubo nasogástrico ou orogástrico geralmente é conhecida como **gavagem**. A alimentação por gastrostomia consiste na inserção de um tubo de gastrostomia por um orifício produzido na parede abdominal e no estômago. A alimentação por jejunostomia é semelhante à gastrostomia, exceto quanto ao fato de que o tubo fica no jejuno.

A nutrição enteral está indicada para crianças com função gastrintestinal preservada mas que não conseguem ingerir nutrientes suficientes por via oral. A criança pode estar inconsciente ou ter um distúrbio debilitante grave que interfira em sua capacidade de ingerir alimentos e líquidos em quantidades suficientes. Outras condições que podem justificar a utilização de nutrição enteral são:

- Déficit de crescimento
- Incapacidade de sugar ou fadiga fácil durante a amamentação
- Anormalidades da faringe e do esôfago
- Dificuldades de deglutição ou risco de aspiração
- Angústia respiratória
- Distúrbios metabólicos
- Doença do refluxo gastresofágico (DRGE) grave
- Intervenção cirúrgica
- Traumatismo grave.

A alimentação enteral pode ser administrada por tubos nasogástricos, orogástricos, de gastrostomia ou de jejunostomia (Figura 13.12). A Tabela 13.6 traz mais informações sobre esses tipos de tubo para alimentação. A alimentação enteral é menos

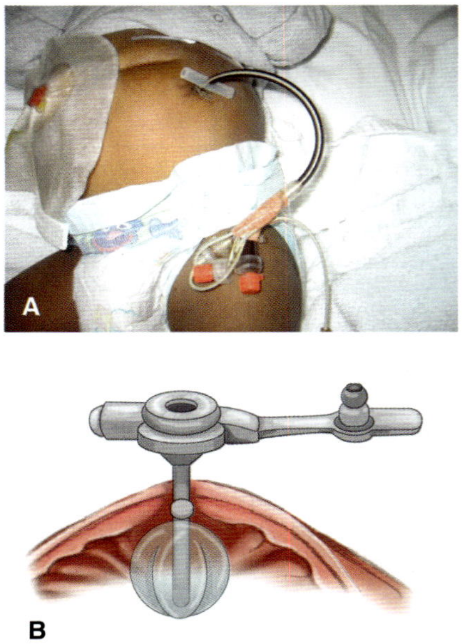

● Figura 13.12 (**A**) Tubo de gastrostomia. (**B**) Tubo de gastrostomia diferenciado (botão). O balão inflado mantém o tubo dentro do estômago.

dispendiosa que a parenteral, é considerada uma alternativa mais segura para o suporte nutricional e está associada a resultados mais favoráveis (Westhus, 2004). Deslocamento do tubo é uma complicação grave da alimentação enteral.

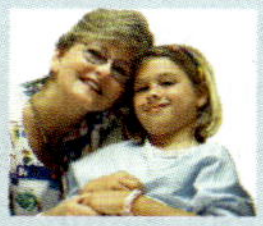

Embora sejam mais confortáveis, os tubos de alimentação mais finos podem desprender-se facilmente se a criança tossir com força.

Inserção do tubo para alimentação nasogástrica ou orogástrica

Os tubos para alimentação por gavagem podem ser introduzidos pelo nariz ou pela boca. Nos lactentes, que respiram obrigatoriamente pelo nariz, a inserção oral pode ser apropriada. A inserção oral também promove a sucção do lactente. Em crianças maiores, a inserção nasal geralmente é o método preferido. Quando é necessário que o tubo permaneça no local, o nariz também é considerado mais confortável. O Procedimento de enfermagem 13.2 descreve as etapas da inserção do tubo para alimentação por gavagem.

Depois da inserção do tubo para alimentação por gavagem, é essencial confirmar sua posição. A posição do tubo deve ser confirmada toda vez que ele for introduzido e antes de cada utilização. A confirmação radiográfica da posição do tubo é considerada o método mais seguro, mas os riscos associados à exposição repetida à radiação para se verificar a posição do tubo impedem a sua utilização (Westhus, 2004). Existem vários métodos considerados confiáveis para a verificação da posição do tubo. Alguns estudos mostraram que os seguintes métodos são aceitáveis:

- Dosagem do pH do líquido aspirado do tubo (pH menor que 6 indica que o tubo está no estômago; pH acima de 6 sugere que ele está localizado no intestino)
- Inspeção da cor do material aspirado (líquido claro, castanho ou verde indica que o tubo está no estômago; amarelo ou tinto de bile indica a posição intestinal [Westhus, 2004]).

Mesmo com esses métodos, o tubo pode estar em uma posição inadequada. Alguns estudos sugeriram que a utilização das dosagens de bilirrubina, tripsina e pepsina facilitam a avaliação da posição do tubo, mas não existem técnicas disponíveis para dosar esses níveis à beira do leito (Huffman *et al.*, 2004). Por essa razão, as enfermeiras devem ser cuidadosas ao verificarem a posição do tubo pelos métodos recomendados e adotarem uma conduta cautelosa e pró-ativa se houver dúvida quanto à possibilidade de deslocamento do tubo.

Se for necessário que o tubo de alimentação por gavagem permaneça inserido, ele deverá ser fixado à bochecha da criança. Não fixe o tubo com fita adesiva aplicada na fronte da criança, porque isto pode causar irritação e compressão e, possivelmente, lesão da mucosa nasal. Meça também o comprimento do tubo entre o nariz ou a boca e sua ponta e registre essa informação. Verifique duas vezes essa medida antes de administrar cada alimentação por tubo, para confirmar que ele está na posição certa. Quando a posição do tubo de alimentação por gavagem está confirmada, a solução ou o medicamento podem ser administrados.

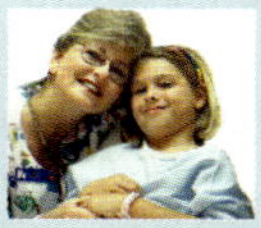

A instilação de ar dentro do tubo e depois a ausculta do som produzido não é mais considerado um método viável para a verificação da posição do tubo. O ar instilado em um tubo posicionado acima do esfíncter gastresofágico também pode ser auscultado como se estivesse no estômago e, sendo assim, o resultado pode ser falso positivo.

Você se lembra de Lily, o bebê de 9 meses com diagnóstico de déficit de crescimento, que precisará receber alimentação por gavagem com um tubo nasogástrico? Quais são os equipamentos necessários e quais medidas você precisará tomar para realizar o procedimento?

Administração da alimentação enteral

Independentemente do tipo de tubo utilizado, a alimentação enteral pode ser administrada de maneira contínua ou intermitente. A técnica intermitente geralmente é conhecida como **alimentação em bolo**. Com essa técnica, um volume especificado da solução nutricional é administrado a intervalos específicos, geralmente em um período curto (p. ex., 15 a 30 min). Administrada por uma seringa, uma bolsa com nutrientes ou uma bomba de infusão, a alimentação em bolo é mais parecida com as refeições comuns. A alimentação contínua é administrada a uma taxa mais lenta em um período mais longo. Em alguns casos, a alimentação pode ser administrada durante a noite, a fim de que a criança possa ficar livre para movimentar-se e realizar suas atividades durante o dia. No caso da alimentação contínua, utiliza-se uma bomba de alimentação enteral para administrar a solução à taxa prescrita.

A verificação da posição do tubo é fundamental antes de se administrar qualquer alimentação intermitente por tubo e a intervalos regulares durante a alimentação contínua, independentemente do tipo de tubo utilizado. Depois da confirmação da posição, o alimento pode ser administrado. Além disso, é necessário medir o **volume** gástrico **residual** (quantidade que permanece

Tabela 13.6 Tipos de tubos para alimentação enteral

Tipo de tubo	Indicação	Implicações de enfermagem
Nasogástrico (introduzido pelo nariz até o estômago) Orogástrico (introduzido pela boca até o estômago)	Alimentação enteral de curta duração A via orogástrica geralmente é limitada a lactentes	• O uso prolongado ou a inserção repetida causa irritação e desconforto • Os tubos de silicone e poliuretano são muito flexíveis e mais confortáveis; esses tubos requerem um estilete ou um fio-guia para serem introduzidos • O intervalo de utilização prolongada varia de acordo com o tipo de tubo utilizado e o protocolo da instituição. A intervalos regulares, o tubo nasogástrico é retirado e reintroduzido pela narina oposta para se evitar compressão da mucosa nasal • A manutenção da posição orogástrica entre as alimentações pode ser difícil, devido às secreções orais
Gastrostomia (introduzido cirurgicamente através da parede abdominal até o estômago)	Alimentação enteral prolongada, ou quando há atresia ou estenose esofágica	• O segmento interno do tubo fica abaixo da superfície da pele com a ponta localizada dentro do estômago ou do jejuno (pode ter um balão ou formato de asa ou cogumelo). O segmento externo aparece acima da superfície cutânea no local da inserção e tem um orifício ou acesso para alimentação, ao qual a solução nutricional é conectada
Jejunostomia (introduzido cirurgicamente através da parede abdominal até o jejuno)	Os tubos de jejunostomia estão indicados quando a alimentação gástrica não é tolerada	• O dispositivo de gastrostomia diferenciado (botão de gastrostomia) fica localizado na superfície do abdome. O orifício com fecho é fixado a uma cúpula, que se adapta à parede do estômago. Menos complexo, permite que a criança fique mais ativa e móvel • Depois da inserção inicial, o comprimento do tubo é medido desde o local da inserção até a ponta do tubo e a medida é registrada. Essa medida é verificada no mínimo 1 vez/dia para se confirmar que o tubo não se soltou • Com todos os tubos de gastrostomia ou jejunostomia, o tipo e o diâmetro do tubo inserido e também o volume necessário para encher o balão (se houver) devem ser conhecidos

no estômago; indica o tempo de esvaziamento gástrico) por meio de aspiração do conteúdo gástrico com uma seringa; depois de ser medido, o líquido é devolvido. Verifique periodicamente o volume residual de acordo com as normas da instituição (p. ex., a cada 4 a 6 h) e antes de cada alimentação intermitente. Se o volume residual for maior que a quantidade especificada na prescrição médica, suspenda a alimentação e avise ao médico.

Comece a alimentação colocando a criança na posição supina com a cabeça e os ombros elevados a cerca de 30°, de modo que o alimento permaneça no estômago. Irrigue o tubo com uma pequena quantidade de água para limpá-lo e evitar obstrução. Isso não é necessário com a alimentação por gavagem se o tubo for introduzido toda vez que o alimento for administrado. Certifique-se de que a solução nutricional está à temperatura ambiente. Administre a alimentação de acordo com as normas da instituição.

As soluções nutricionais podem ser colocadas no cilindro de uma seringa ou em uma bolsa própria conectada ao tubo de alimentação para fluir por gravidade. A taxa de administração das soluções nutricionais por gravidade pode ser aumentada ou reduzida, respectivamente, com a colocação do recipiente em uma posição mais alta ou mais baixa. Em geral, a alimentação intermitente demora 15 a 30 min. A bolsa com a solução nutricional também pode ser conectada a uma bomba, para se controlar a taxa do fluxo. Monitore a tolerância da criança à alimentação.

Quando a alimentação termina, mas antes que o recipiente que contém a fórmula esteja totalmente vazio, irrigue o tubo com água. À medida que a água sai da seringa ou do tubo, aplique um clampe no tubo para evitar entrada de ar no estômago. Em seguida, desconecte do tubo a seringa ou a bolsa contendo o alimento (Children's Healthcare of Atlanta, 2004).

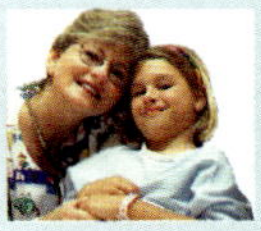

Se a criança vomitar durante a alimentação, interrompa imediatamente o procedimento e coloque-a de lado ou sentada com o corpo elevado.

Se a criança tiver um botão de gastrostomia, abra a tampa e conecte um adaptador ou introduza o tubo de extensão pela válvula unidirecional. Isso possibilita acesso ao conduto gástrico. O recipiente com a solução nutricional é conectado ao tubo de extensão ou ao adaptador e o alimento é administrado conforme foi descrito anteriormente. Depois de concluída a alimentação, o tubo de extensão ou o adaptador é irrigado com água e o orifício é tampado.

Coloque o bebê para arrotar durante e depois de qualquer tipo de alimentação, tal como se faz com um lactente amamentado ou alimentado por mamadeira. Além disso, coloque a criança em decúbito lateral direito com a cabeça ligeiramente elevada a cerca de 30° por cerca de 1 h depois da alimentação, para facilitar o esvaziamento gástrico e reduzir os riscos de aspiração e regurgitação. Pese a criança diariamente durante todo o tratamento com nutrição enteral para determinar a eficácia do tratamento.

Procedimento de enfermagem 13.2

Inserção do tubo de alimentação por gavagem

Objetivo: Assegurar um acesso para a nutrição da criança com função gastrintestinal preservada

1. Verifique a prescrição da alimentação por gavagem
2. Explique o procedimento à criança e aos pais utilizando termos apropriados ao nível de desenvolvimento da criança
3. Reúna o equipamento necessário; tire do refrigerador a fórmula e deixe-a ficar à temperatura ambiente
4. Lave as mãos e calce as luvas
5. Examine o nariz e a boca da criança para verificar se há deformidades que possam interferir na passagem do tubo
6. Coloque o lactente na posição supina com a cabeça ligeiramente elevada e o pescoço suavemente hiperestendido, de modo que o nariz fique apontado para cima. Se for necessário, coloque uma toalha ou um cobertor enrolado sob o pescoço para ajudar a manter essa posição. Caso seja preciso, ajude a criança maior a colocar-se na posição sentada. Ou então, peça a um dos pais ou a outra pessoa para segurar a criança, para dar-lhe conforto e tranquilidade. Peça a ajuda de outras pessoas (p. ex., um dos genitores ou outro membro da equipe de saúde) para ajudar a manter a criança na posição
7. Determine o comprimento do tubo que será introduzido: meça a distância entre a ponta do nariz ou o lóbulo da orelha e o terço médio entre o apêndice xifoide e o umbigo. Marque esse ponto no tubo com caneta indelével ou com um pedaço de fita adesiva
8. Lubrifique o tubo com quantidades generosas de água estéril ou com um lubrificante hidrossolúvel, para facilitar a passagem do tubo e minimizar o traumatismo das mucosas da criança
9. Introduza o tubo por uma das narinas ou pela boca. Com a inserção nasal, direcione o tubo reto na direção do occipúcio; no caso de inserção oral, direcione o tubo para a região posterior da garganta
10. Faça avançar o tubo lentamente até o comprimento predefinido; estimule a criança (se ela conseguir) a engolir repetidamente para ajudar a passagem do tubo
11. Fique atenta a sinais de angústia, como respiração ofegante, tosse ou cianose, que indicam que o tubo está nas vias respiratórias. Se esses sinais ocorrerem, retire o tubo e deixe a criança descansar antes de tentar novamente
12. Confirme a posição adequada do tubo conectando uma seringa com bulbo à extremidade do tubo e aspirando conteúdo gástrico; o pH do líquido aspirado deve ser menor que 6 (acidez gástrica) e a cor deve ser branca, castanha ou verde (secreções gástricas); devolva todo o conteúdo aspirado ao estômago
13. Documente o tipo de tubo inserido, o comprimento introduzido, a medida do comprimento do tubo externo depois da inserção e a confirmação da posição.

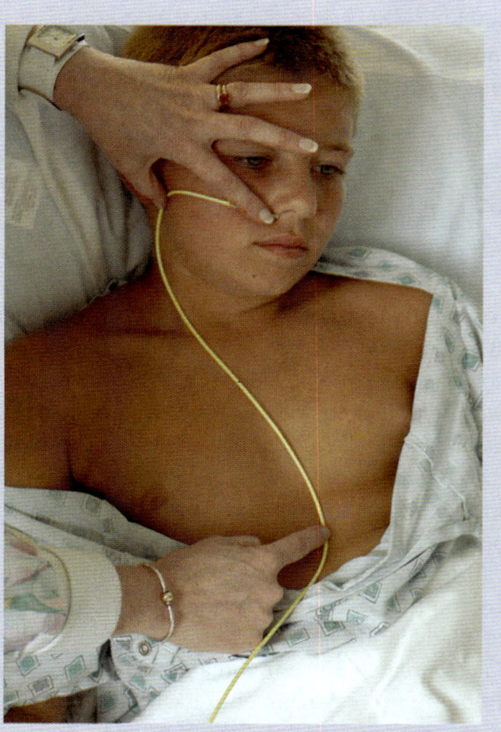

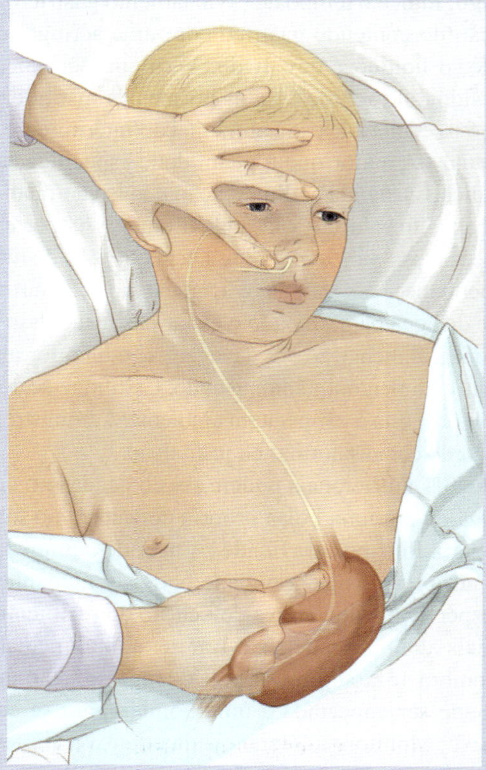

Cuidados com a pele e o local de inserção do tubo

A pele ao redor do local de inserção do tubo de gastrostomia ou jejunostomia pode ficar irritada por causa dos movimentos repetidos do tubo, da umidade ou de extravasamento de conteúdo gástrico ou intestinal, ou ainda em consequência do adesivo utilizado para fixar o tubo no local. A conservação da pele limpa e seca ajuda a evitar a maioria desses problemas (Children's Healthcare of Atlanta, 2004). Os cuidados rotineiros com o local de inserção incluem limpeza suave com água e sabão, seguida de enxágue , ou limpeza apenas com água.

A pele em volta do tubo de gastrostomia ou jejunostomia deve ser limpa no mínimo 1 vez/dia. Sabão comum e água são suficientes para limpar a área ao redor do tubo e evitar a formação de crostas. Para limpar a pele sob o disco ou a borda externa, pode-se utilizar um aplicador com ponta de algodão. Peróxido de hidrogênio diluído não é recomendável para limpeza da pele, porque é irritante e tóxico (Burd & Burd, 2003). Ao cuidar do local de inserção, gire o tubo ou o botão de gastrostomia em um quarto de volta para evitar aderência deste à pele e consequente irritação (Children's Healthcare of Atlanta, 2004). Avalie o local de inserção e a condição da pele circundante para detectar sinais e sintomas de infecção, como eritema, edema, drenagem fétida ou dor.

Também se pode prevenir irritação da pele ao evitar-se que o tubo seja movimentado. Verifique o volume do balão 1 ou 2 vezes/semana e, se for necessário, encha novamente o balão até o volume original. Meça diariamente o comprimento externo do dispositivo com ponta em forma de cogumelo e certifique-se de que o tubo está estabilizado (Burd & Burd, 2003). Os métodos de estabilização do tubo ajudam a evitar que este se movimente e deslize mais para dentro do estômago ou do jejuno. Estabilize o tubo empurrando suavemente e deslizando a barra ou o disco estabilizador firmemente contra o abdome. Em seguida, meça e anote o comprimento do tubo entre o local de saída na parede abdominal e sua ponta. Todas as medições subsequentes devem ser iguais, a menos que o comprimento do tubo tenha sido alterado. Com tubos que não tenham barra ou disco estabilizador, ou se for necessário assegurar mais estabilidade ao tubo, podem-se utilizar vários outros métodos, inclusive bico de mamadeira, fita adesiva, alças elásticas e curativos hidroativos (Boxe 13.5).

Crescimento e desenvolvimento

Algumas crianças recebem todas as suas necessidades nutricionais por meio da alimentação por tubo, enquanto em outras esta técnica nutricional é utilizada como suplemento à ingestão oral. O horário das refeições é uma ocasião especial para os lactentes e as crianças. Em alguns casos, os bebês que se alimentam unicamente por um tubo enteral podem esquecer ou perder a vontade de ingerir pela boca. Para ajudar a evitar isso, use uma chupeta, que possibilita que o bebê associe o bico em sua boca à alimentação. O movimento de sucção também exercita a mandíbula e facilita o fluxo dos alimentos. A saliva produzida durante a sucção facilita a digestão. A alimentação parece ser mais normal quando o bebê é pego ao colo e aconchegado, balançado suavemente e ouve outras pessoas falarem com ele.

Conversar com as crianças, tocar música ou ler uma história são atividades que estimulam a alimentação ativa. Em casa, estimule os pais a incluírem a alimentação do bebê como parte das refeições diárias da família, a fim de promover a socialização da criança. Deixe a criança participar das refeições reunindo os suprimentos e administrando o alimento propriamente dito, de modo que ela possa sentir independência e adaptação. Se a criança também receber alimentos pela boca, dê primeiramente a alimentação oral e depois o alimento pelo tubo. Durante a alimentação por tubo no leito, certifique-se de que a cabeceira da cama esteja elevada no mínimo 30° para evitar vômitos e aspiração.

As crianças alimentadas por tubos devem ter a rotina mais normal possível. Por exemplo, elas podem engatinhar, andar e pular tal como as outras crianças da mesma idade e do mesmo nível de desenvolvimento. Contudo, em alguns casos, os esportes de contato (como futebol, hóquei e lutas) devem ser evitados, porque o risco de acidentes é maior. A fixação do tubo sob as roupas da criança ajuda a evitar que se desprenda acidentalmente. Vestir as crianças menores com roupas de peça única ajuda a evitar que elas brinquem com o tubo de gastrostomia ou jejunostomia e também protege o local de inserção (Fidanza, 2003).

Orientações à criança e à família

Instrua detalhadamente a criança que é alimentada por tubo enteral e seus pais quanto a esse método de suporte nutricional. Reforce o motivo do tratamento e ofereça à criança e seus pais chances de verbalizarem suas preocupações e fazerem perguntas. Certifique-se de que os pais compreendem os riscos e os benefícios do tratamento e sua duração esperada.

Forneça à criança, de acordo com seu nível de desenvolvimento, e aos pais oportunidades de participarem nas sessões de alimentação. Isso ajuda a atenuar alguns dos seus medos e sua ansiedade e promove uma sensação de controle da situação. Além disso, os pais terão uma oportunidade valiosa de praticar as habilidades de que necessitam para alimentar a criança em casa. As Diretrizes de ensino 13.3 descrevem os tópicos importantes que devem ser incluídos no plano de estudo para uma criança alimentada por nutrição enteral em casa. A educação também inclui ajudar a família a desenvolver estratégias de superação apropriadas para adaptar, resolver problemas e negociar o apoio e os serviços de que necessitarão depois da alta (Burd & Burd, 2003).

> **Você se lembra de Lily,** o bebê descrito no início do capítulo? A criança deverá receber alta com um tubo de gastrostomia para dar continuidade à alimentação em casa. Quais são as instruções que precisam ser dadas à família antes da alta?

Nutrição parenteral

O suporte nutricional pode ser administrado por via IV por meio de um cateter venoso periférico ou central. A concentração e os componentes da solução determinam o tipo de nutrição parenteral. A nutrição parenteral administrada por um acesso venoso central é conhecida como **nutrição parenteral total** (NPT). A Tabela comparativa 13.1 traz informações sobre nutrição parenteral periférica e total.

Administração de NPT

Em geral, o profissional de saúde determina a concentração e os componentes da solução de NPT com base em uma avaliação detalhada do estado da criança, inclusive os resultados dos exames

Boxe 13.5 Métodos de estabilização do tubo de gastrostomia (tubo G)

Método do bico de mamadeira

1. Corte um pedaço de protetor cutâneo (p. ex., Stomahesive®) para encaixá-lo ao redor do tubo G, deixando uma pequena quantidade de pele exposta em volta do tubo
2. Corte 1,25 cm da ponta de um bico de mamadeira, formando um orifício com diâmetro suficiente para deixar passar o tubo bem adaptado. Faça 3 ou 4 orifícios na base do bico para possibilitar a circulação do ar e avaliar o local de inserção. Deslize o bico sobre o tubo
3. Fixe o tubo ao protetor cutâneo (Stomahesive®) com quatro pedaços de fita adesiva de 2,5 cm de largura ao redor da base do bico. Não cubra os orifícios que foram feitos na base do bico
4. Puxe suavemente o tubo até encontrar ligeira resistência, de modo a fixar o tubo contra a parede do estômago ou do intestino
5. Coloque um outro pedaço de fita adesiva de 2,5 cm de largura no ponto em que o tubo encontra o bico da mamadeira, de modo que o tubo seja fixado

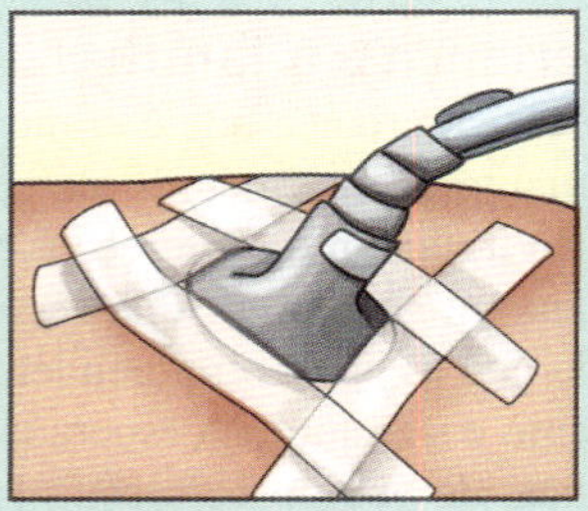

Métodos da fita adesiva

1. Corte dois pedaços de fita adesiva de 2,5 cm de largura e cerca de 10 a 12 cm de comprimento
2. Dobre os dois pedaços de fita adesiva em ângulos retos
3. Fixe as fitas à pele e ao longo dos lados opostos do tubo, formando um "sanduíche" com as fitas

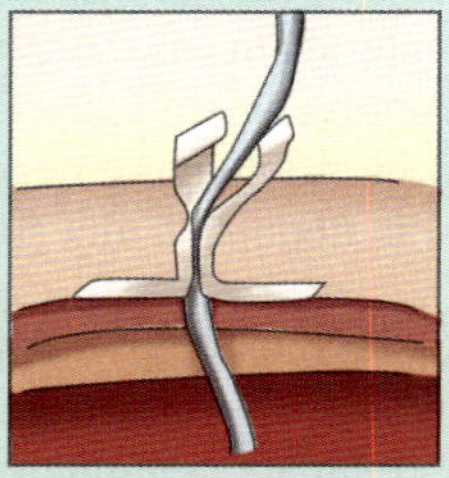

OU

1. Corte dois pedaços de fita adesiva de cerca de 15 cm de comprimento
2. Forme pedaços em duas hastes dobrando seus terços médios, de modo que as duas fiquem coladas uma à outra. Aplique essas duas hastes em um dos lados do tubo diretamente sobre a pele

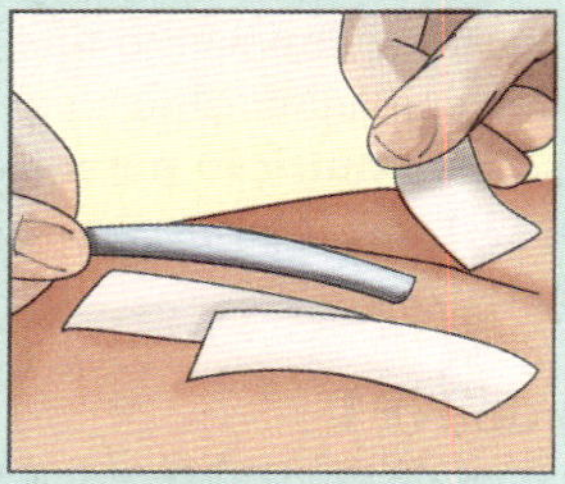

3. Corte um terceiro pedaço de fita de cerca de 20 cm de comprimento e utilize-o para ligar as duas hastes sobre o tubo G e voltar, deixando um espaço no ponto de inserção do tubo. Isso forma um H com as duas hastes

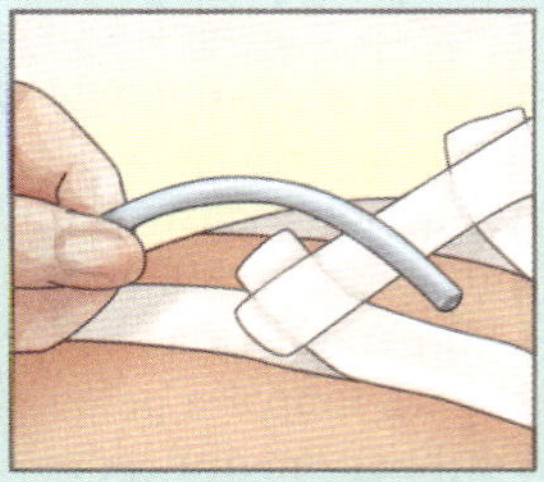

Método da alça elástica

1. Dobre o terço médio de um pedaço de fita adesiva sobre si mesmo. Aplique a fita sobre a pele, a cerca de 5 a 7 cm do local de inserção do tubo
2. Dobre as duas pontas de um segundo pedaço de fita adesiva sobre si mesmas para formar duas hastes. Enrole a fita em torno do tubo, a cerca de 7 cm do local de inserção do tubo
3. Fixe os dois pedaços juntos e mantenha o tubo a um ângulo de 90° com o abdome

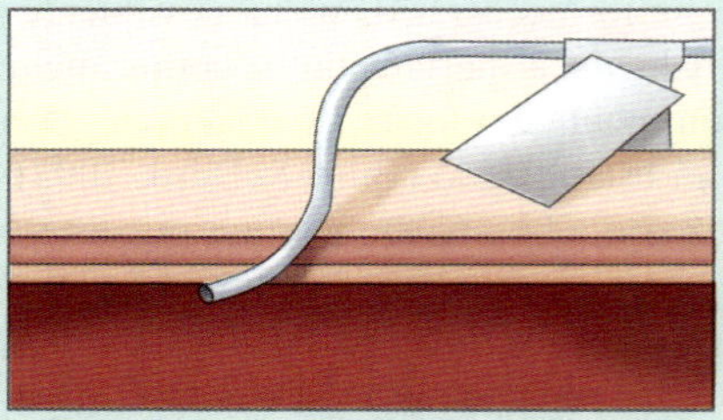

Método do curativo hidroativo

Esse método de fixação do tubo pode ser utilizado se houver lesão ou irritação da pele ao redor do local de inserção

1. Limpe a pele com água e sabão e depois enxágue. Seque bem
2. Corte um pedaço de 5 a 7 cm do material para curativo hidroativo e arredonde os cantos. Perfure o centro e depois faça um pequeno orifício de diâmetro igual ao do tubo
3. Retire o papel da parte inferior do curativo hidroativo e aplique-o na pele, aderindo firmemente o curativo ao redor do tubo

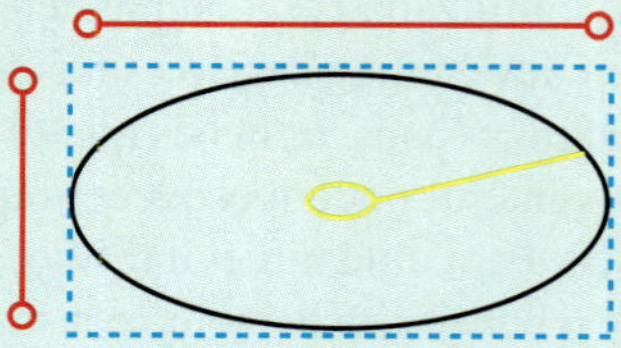

4. Reaplique um curativo novo a cada 3 a 5 dias, ou quando ele estiver úmido

Adaptado de Children's Healthcare of Atlanta (2004). *Gastrostomy tube home care manual.*

Diretrizes de ensino 13.3

Tópicos a serem abordados sobre nutrição enteral em domicílio

- Tipo de suporte nutricional.
- Motivo do tratamento.
- Resultados esperados com o tratamento.
- Duração do tratamento.
- Frequência da alimentação.
- Solução e equipamento para alimentação.
- Técnica de inserção do tubo (se for necessária).
- Métodos para se confirmar a posição certa.
- Etapas da administração do alimento (e do medicamento, se for prescrito).
- Procedimento para irrigação do tubo.
- Frequência de pesagem da criança.
- Sinais e sintomas de complicações e quando se deve avisar ao profissional de saúde.
- Solução de problemas, tais como entupimento do tubo.
- Cuidados diários com o tubo (p. ex., limpeza do local, rotatividade do tubo).
- Avaliação do local de inserção.
- Técnica para recolocação ou substituição do tubo, quando necessário.
- Fornecedores de equipamentos.
- Recursos de apoio.
- Consultas de acompanhamento e encaminhamentos.

laboratoriais. Essas informações são utilizadas como base para reavaliação da eficácia do tratamento.

A solução é preparada em condições estéreis na farmácia. No caso da NPT, é necessário inserir e fixar um dispositivo de acesso venoso central, caso ainda não esteja instalado. Utilize tubos especiais com filtro *in-line* (0,2 μm) para evitar que micropartículas entrem na circulação sanguínea. Se for administrada uma mistura de nutrientes totais (MNT), recomenda-se a utilização de um filtro de 1,2 μm.

A infusão da solução é iniciada a uma taxa lenta e é aumentada gradativamente, conforme a prescrição baseada na tolerância da criança ao tratamento. As soluções de NPT contêm altas concentrações de glicose e podem causar hiperglicemia se forem administradas muito rápido. A utilização da bomba de infusão é essencial para se controlar a taxa de infusão. As soluções de NPT podem ser conservadas no refrigerador até serem usadas. Depois de iniciada a infusão, o frasco da solução de NPT não deve ficar pendurado por mais de 24 h. As emulsões lipídicas são administradas periodicamente para atender à necessidade de ácidos graxos essenciais da criança. Essas soluções são infundidas em Y ou W pelo cateter de NPT, mas ficam abaixo do filtro *in-line*.

Durante todo o tratamento de NPT, monitore atentamente a taxa de infusão e relate de imediato quaisquer alterações na taxa de infusão ao profissional que a prescreveu. Podem ser efetuados ajustes na taxa de infusão, mas apenas com prescrição médica. A taxa de infusão nunca deve ser ajustada em mais nem menos de 10% do valor atual (Weinstein, 2006).

Inicialmente, dose com frequência os níveis sanguíneos de glicose (p. ex., a cada 4 a 6 h) para verificar se ocorre hiperglicemia. Esses níveis podem ser dosados à beira do leito com um hemoglicosímetro. Minimize o trauma e o desconforto associados aos frequentes procedimentos invasivos seguindo os princípios dos cuidados atraumáticos. Se os níveis sanguíneos de glicose estiverem altos, poderá ser necessário aplicar insulina por via subcutânea. Depois da estabilização dos níveis sanguíneos, a frequência das dosagens da glicemia diminui (p. ex., a cada 8 a 12 h), de acordo com as normas da instituição.

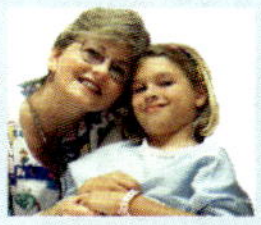

Se por algum motivo a infusão da NPT for interrompida ou parar, inicie a infusão da solução de glicose a 10% à mesma taxa que a NPT vinha sendo infundida. Isso ajuda a evitar hipoglicemia de rebote, que pode ocorrer por causa da secreção aumentada de insulina pelo organismo da criança em resposta à solução altamente concentrada de NPT.

Tabela comparativa 13.1 Nutrição parenteral periférica *versus* nutrição parenteral total.

	Nutrição parenteral periférica	**Nutrição parenteral total**
Indicações/uso	Principalmente suplementação Uso breve para fornecer calorias e nutrientes adicionais	Fornece todos os nutrientes para atender às necessidades da criança Fornece calorias suficientes para manter um balanço nitrogenado positivo (Weinstein, 2006)
Via de administração	Veia periférica	Acesso venoso central para possibilitar a diluição rápida da solução hipertônica
Estado da criança	O estado nutricional geralmente se encontra dentro dos parâmetros aceitáveis Ingestão oral reduzida ou impossibilitada	Crianças com distúrbios do trato gastrintestinal (GI), inclusive doenças GI congênitas ou adquiridas Déficit de crescimento grave Politraumatismo ou envolvimento de vários órgãos Recém-nascidos prematuros
Componentes	Líquidos, eletrólitos e carboidratos (dextrose); geralmente não inclui proteínas nem gorduras A concentração dos carboidratos geralmente fica limitada a 10% (Weinstein, 2006)	Solução altamente concentrada de carboidratos, eletrólitos, vitaminas e minerais Emulsão lipídica para atender às necessidades de ácidos graxos essenciais Mistura de nutrientes totais (MNT) com componentes da NPT acrescidos de lipídios e outros aditivos no mesmo recipiente.

Realize os cuidados com o local de inserção do cateter, as trocas dos tubos e filtros e as substituições dos curativos de acordo com as normas da instituição. Examine cuidadosamente o local da inserção para detectar sinais de infecção. Monitore também com cuidado os sinais vitais, o peso diário e a ingestão e as perdas da criança para verificar se há alterações. Além disso, reveja os resultados dos exames laboratoriais, que podem facilitar a detecção precoce de problemas como infecção ou déficits ou excessos de eletrólitos.

A NPT pode ser administrada continuamente no intervalo de 24 h ou, depois de iniciada, pode ser infundida de modo intermitente (p. ex., em 12 h durante a noite). Quando a NPT é administrada de forma intermitente, a solução é infundida a metade da taxa prescrita na primeira e na última hora para evitar hiperglicemia e hipoglicemia.

Prevenção de complicações

As enfermeiras desempenham papel fundamental no sentido de reduzir o risco das complicações associadas à utilização dos dispositivos de acesso venoso central e da NPT. O Boxe 13.6 descreve essas complicações. Entre as medidas fundamentais para se reduzir o risco de complicações estão as seguintes:

- Monitore cuidadosamente os sinais vitais da criança para detectar alterações
- Adote técnica asséptica rigorosa ao cuidar do cateter e administrar a NPT
- Certifique-se de que o sistema permaneça sempre inviolado. Firme todas as conexões, aplique curativos oclusivos e pince o cateter ou peça à criança para realizar uma manobra de Valsalva durante as trocas dos tubos e da tampa
- Siga as normas da instituição quanto à irrigação do cateter e à manutenção de sua patência
- Avalie frequentemente a ingestão e as perdas
- Monitore os níveis sanguíneos de glicose e realize exames laboratoriais de acordo com a prescrição para detectar distúrbios hidreletrolíticos.

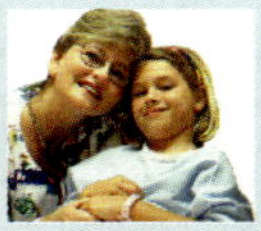

Nunca administre qualquer medicamento, sangue ou outra solução pelo lúmen usado para infundir a NPT. Isso aumenta o risco de contaminação do sistema e de infecção subsequente.

Crescimento e desenvolvimento

As refeições são oportunidades de atender às necessidades nutricionais e também de amor, conforto, apoio e socialização. A NPT atende às necessidades nutricionais da criança, mas também é preciso suprir suas necessidades de amor e de apoio. Adote medidas semelhantes às que são aplicáveis às crianças que recebem nutrição enteral (ver descrição nas seções anteriores deste capítulo). Além disso, procure criar oportunidades de se segurar e aconchegar a criança. Permita que as crianças maiores participem das atividades que possam ajudar a ocupar o tempo reservado às refeições. Estimule a criança e os pais a participarem da assistência, para promover a sensação de independência e também de controle sobre a situação.

Boxe 13.6 Complicações potencialmente associadas aos dispositivos de acesso venoso central e à NPT

- Embolia gasosa causada por entrada acidental de ar no sistema durante as trocas dos tubos ou da tampa, ou por desconexão acidental
- Tamponamento cardíaco secundário a progressão do cateter com os movimentos do braço, do pescoço ou do ombro
- Obstrução do cateter devida a formação de uma bainha de fibrina ou um trombo na ponta do cateter, posição inadequada ou dobras, ou deposição de precipitados ou trombos
- Trombose venosa secundária a lesão da parede vascular durante a inserção ou movimentos do cateter depois da inserção, ou irritação química provocada pela administração de soluções concentradas, agentes vesicantes e outros medicamentos pelo cateter
- Hiperglicemia, geralmente com infusão muito rápida da NPT
- Hipoglicemia, que pode ocorrer depois de interrupção rápida da infusão
- Desidratação à medida que o organismo tenta livrar-se do excesso de glicose por excreção renal
- Distúrbio eletrolítico (principalmente potássio, sódio, cálcio, magnésio e fósforo)
- Infecção do local de inserção na pele, ao longo do trajeto do cateter ou da corrente sanguínea. Os micro-organismos podem originar-se da pele, das mãos dos cuidadores, ou de áreas como drenagem de feridas, gotículas espalhadas pelos pulmões, ou urina. Por exemplo, as conexões podem ser contaminadas durante as trocas dos tubos ou dos curativos.

Instruções à criança e à família

As crianças que necessitam de NPT por períodos longos podem realizar esse tipo de tratamento em casa. A administração da NPT no domicílio requer instruções detalhadas à criança e aos pais. Essas instruções podem ser transmitidas no serviço de saúde ou na casa da criança. A quantidade de informações que precisa ser transmitida pode parecer assustadora e, por este motivo, reserve bastante tempo para isso. Deixe algum tempo para perguntas e dúvidas. Ofereça apoio emocional e orientação sempre que forem necessários.

Forneça instruções verbais e por escrito quanto aos cuidados necessários. Peça à criança (se for conveniente) e aos pais que demonstrem os cuidados necessários, inclusive com o dispositivo de acesso venoso central. Reveja com a família as medidas para obter, armazenar e manusear as soluções e os suprimentos. Desenvolva planos para a família solucionar problemas com os dispositivos e o equipamento e dê instruções sobre como detectar e tratar as complicações. Além disso, instrua quanto aos sinais e sintomas perigosos que precisam ser notificados imediatamente. Certifique-se de que a família tenha o nome e o número do telefone de uma pessoa a quem contatar em caso de emergência.

Faça os encaminhamentos apropriados de suporte à família. Existem serviços especializados em infusão domiciliar para acompanhamento dos pacientes em casa. Além disso, o serviço social pode ajudar a conseguir ajuda financeira, reembolso do seguro de saúde, agendamento, transporte, apoio emocional e recursos disponíveis na comunidade.

Referências

Livros e revistas

Algren, C., & Arnow, D. (2005). Pediatric variations of nursing interventions. In M. J. Hockenberry, *Wong's essentials of pediatric nursing* (7th ed.). St. Louis: Mosby, Inc.

American Academy of Pediatrics, Committee on Hospital Care and Committee on Drugs. (2003). *Prevention of medication errors in the pediatric inpatient setting.* Retrieved December 6, 2006, from http://www.guideline.gov/summary/summary.aspx?ss=15&doc_id=4253&nbr4253.

Association of Operating Room Nurses. (2006). Pediatric medication safety. *AORN Journal, 83*(1), 111–113.

Beauman, S. S. (2001). Didactic components of a comprehensive pediatric competency program. *Journal of Infusion Nursing, 24*(6), 367–374.

Burd, A., & Burd, R. S. (2003). The who, what, why, and how-to guide for gastrostomy tube placement in infants. *Advances in Neonatal Care, 3*(4), 197–205. Available at http://www.medscape.com/viewarticle/462136; accessed 12/28/2006.

Centers for Disease Control & Prevention (2002). Guidelines for prevention of intravascular catheter-related infections. *Morbidity and Mortality Weekly Report, 55*(RR10), 1–26.

Children's Healthcare of Atlanta. (2004). *Gastrostomy tube home care manual.* Atlanta: Children's Healthcare of Atlanta.

de Jonge, R. C., Polderman, K. H., & Gemke, R. J. (2005). Central venous catheter use in the pediatric patient: Mechanical and infectious complications. *Pediatric Critical Care Medicine, 6*(3), 329–339.

Doellman, D. (2003). Pharmacological versus nonpharmacological techniques in reducing venipuncture psychological trauma in pediatric patients. *Journal of Infusion Nursing, 26*(2), 103–109.

Fidanza, S. (2003). *Gastrostomy care.* Broomfield, CO: McKesson Health Solutions LLC.

Florida Children's Hospital, Child Life Department. (n.d.). *Atraumatic care: an age-specific approach.* Orlando, FL: Author.

Florida Children's Hospital, Child Life Department. (n.d.). *Suggested vocabulary to use with children.* Orlando, FL: Author.

Goldberg, E., Kaye, R., Yaworski, J., & Liacouras, C. (2005). Gastrostomy tubes: Facts, fallacies, fistulas, and false tracts. *Gastroenterology Nursing, 28*(6), 485–494.

Huffman, S., Jarczyk, K. S., O'Brien, E., et al. (2004). Methods to confirm feeding tube placement: Application of research in practice. *Pediatric Nursing, 30*(1), 10–13.

Hughes, R. G. (2005). Reducing pediatric medication errors: Children are especially at risk for medication errors. *American Journal of Nursing, 10*(5), 79–84.

Klossner, N. J., & Hatfield, N. (2006). *Introductory maternity and pediatric nursing.* Philadelphia: Lippincott Williams & Wilkins.

Knue, M., Doellman, D., & Jacobs, B. R. (2006). Peripherally inserted central catheters in children. *Journal of Infusion Nursing, 29*(1).

Levine, S. R., Cohen, M. R., Blanchard, N. R., et al. (2001). Guidelines for preventing medication errors in pediatrics. *Journal of Pediatric Pharmacology and Therapeutics, 6,* 426–442.

Lilley, L. L., Harrington, S., Snyder, J. S., & Lake, R. E. (2005). *Pharmacology and the nursing process* (4th ed.). St. Louis: Mosby, Inc.

O'Grady, N. P., Alexander, M., Dellinger, P., et al. (2002). Guidelines for the prevention of intravascular catheter-related infections. *Pediatrics, 110*(51) [electronic version]. Retrieved January 2, 2007, from http://www.pediatrics.org/cgi/content/full/110/5/e51.

Pediatric Glaucoma & Cataract Family Association. (2006). *How to apply eye drops.* Retrieved February 12, 2007, from http://www.pgcfa.org/drops.htm.

Pediatric Glaucoma & Cataract Family Association. (2006). *How to apply eye ointment.* Retrieved February 12, 2007, from http://www.pgcfa.org/ointment.htm.

Phillips, S. K. (2004). Pediatric parenteral nutrition: Differences in practice from adult care. *Journal of Infusion Nursing, 166*(27), 166–170.

Potter, P. A., & Perry, A. G. (2005). *Fundamentals of nursing* (6th ed.). St. Louis: Mosby, Inc.

Stucky, E. R. (2003). Prevention of medication errors in the pediatric inpatient setting. *Pediatrics, 112*(2), 431–436.

Taylor, C., Lillis, C., & Lemone, P. (2005). *Fundamentals of nursing: The art and science of nursing care.* Philadelphia: Lippincott Williams & Wilkins.

Thomas, D. O. (2005). Lessons learned: Basic evidence-based advice for preventing medication errors in children. *Journal of Emergency Nursing, 31*(5), 490–493.

U.S. Pharmacopeia. (2006). *Error-avoidance recommendations for medications used in pediatric populations.* Retrieved December 6, 2006, from www.usp.org/patientSafety/resources/pedRecommnds2003-01-22.html.

Weinstein, S. M. (2006). *Plumer's principles and practice of intravenous therapy* (8th ed.). Philadelphia: Lippincott Williams & Wilkins.

Westhus, N. (2004). Methods to test feeding tube placement in children. *MCN: The American Journal of Maternal Child Nursing, 29*(5), 282–291.

Willock, J., Richardson, J., Brazier, A., et al. (2004). Peripheral venipuncture in infants and children. *Nursing Standard, 18*(27), 43–50, 52, 55.

Woo, T. M. (2004). Pediatric pharmacology update, essentials for prescribing. *Advance for Nurse Practitioners, 12*(6), 22–28.

Websites

http://www.aap.org American Academy of Pediatrics

www.familymanagement.com/childcare/policies/medication.administration.html Medication administration policies

http://www.g-tube.net/spec.spml G-tube Assisted Nutrition

http://www.kidswithtubes.org Kids with Tubes

Exercícios sobre o *capítulo*

Questões de múltipla escolha

1. A enfermeira prepara-se para administrar uma injeção intramuscular em um lactente. Qual é o local mais apropriado para essa injeção?
   a. Músculo deltoide
   b. Vasto lateral
   c. Glúteo dorsal
   d. Reto femoral
2. Uma criança de 3 anos precisa utilizar um medicamento fornecido em comprimidos com revestimento entérico. Qual é a melhor ação da enfermeira?
   a. Triturar o comprimido e misturar com suco de fruta.
   b. Dissolver o medicamento no leite da criança.
   c. Colocar o comprimido na parte posterior da faringe e pedir à criança para engolir.
   d. Perguntar ao médico que prescreveu se existe uma alternativa que possa ser utilizada.
3. A enfermeira cuida de um bebê de 9,2 kg que está em dieta zero e em tratamento com líquidos IV. Qual é a velocidade de infusão que a enfermeira estima ser necessária para atender às necessidades diárias de líquido desse paciente?
   a. 82 mℓ/h
   b. 41 mℓ/h
   c. 34 mℓ/h
   d. 22 mℓ/h
4. Para aplicar gotas oftálmicas em uma criança de 2 anos, qual seria a ação mais apropriada?
   a. Dizer à criança que as gotas servem para tratar sua infecção.
   b. Puxar o pavilhão auricular da criança para baixo e para trás.
   c. Pedir à criança para virar a cabeça para o lado oposto depois de instilar as gotas.
   d. Massagear a fronte da criança para facilitar a absorção do medicamento.

Exercícios de raciocínio crítico

1. Ao rever o prontuário de uma criança, a enfermeira nota que a dose prescrita do medicamento é diferente da dose recomendada. Como a enfermeira deve proceder?
2. Enquanto cuida de uma criança de 5 anos que está recebendo infusão IV de líquidos a uma taxa de 100 mℓ/h, a enfermeira percebe que a infusão está muito lenta. O local de inserção parece ligeiramente avermelhado e edemaciado. O que a enfermeira deve fazer em seguida?
3. Uma criança em idade escolar está prestes a receber alta e deverá continuar o tratamento com NPT em casa. A criança vive com os pais e dois irmãos menores. Como a enfermeira pode preparar esse paciente e sua família para a alta? Como a enfermeira pode promover o crescimento e o desenvolvimento dessa criança durante o tratamento com NPT?

Atividades de estudo

1. Reveja o prontuário de várias crianças internadas na unidade pediátrica da sua instituição. Determine o tipo de medicamento, a via prescrita e quais intervenções específicas são necessárias para cada paciente com relação à administração dos medicamentos e ao nível de desenvolvimento da criança. Faça uma lista das vias de administração mais comumente utilizadas.
2. Entreviste vários pais indagando sobre a experiência deles com administração de medicamentos aos filhos. A partir dessas entrevistas, desenvolva um plano de ensino que ofereça dicas para facilitar a administração de medicamentos orais às crianças.
3. Elabore um gráfico que compare e contraste as vias subcutânea, intramuscular e intravenosa de administração de medicamentos. Inclua exemplos de medicamentos administrados por essas vias, o início das ações, os locais apropriados e as medidas de segurança necessárias para cada via.
4. Um lactente recebe alimentação intermitente por gavagem por meio de um tubo nasogástrico a cada 6 h. O tubo de alimentação foi introduzido na refeição anterior e ainda está no local. A enfermeira prepara-se para administrar a próxima alimentação programada. Coloque as etapas a seguir na ordem apropriada:
   ________ a. Verificar a posição do tubo de alimentação.
   ________ b. Colocar o lactente em decúbito lateral direito com a cabeceira do leito ligeiramente elevada.
   ________ c. Colocar o alimento à temperatura ambiente.
   ________ d. Irrigar o tubo com água.
   ________ e. Fechar o tubo para evitar que entre ar no estômago.
   ________ f. Colocar a solução no cilindro da seringa.

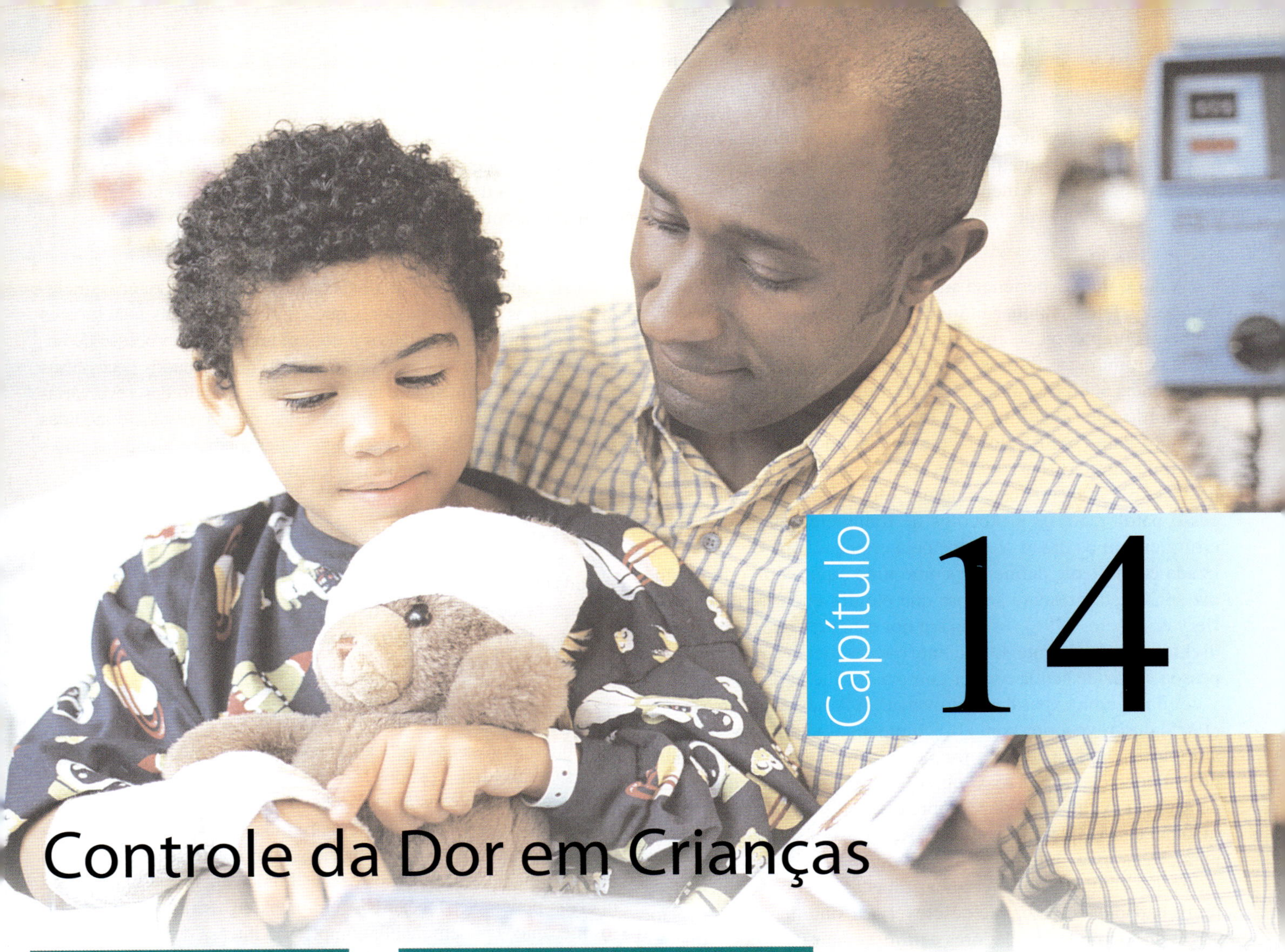

Capítulo 14

Controle da Dor em Crianças

Palavras-chave

Analgesia controlada pelo paciente (ACC)
Dependência física
Dor
Dor aguda
Dor crônica
Dor neuropática
Dor nociceptiva
Dor somática
Dor visceral
Epidural
Limiar da dor
Neuromoduladores
Nociceptores
Sedação consciente
Tolerância farmacológica
Transdução

Objetivos da aprendizagem

Concluída a leitura deste capítulo, o leitor deverá ser capaz de:

1. Entender os principais mecanismos fisiológicos associados à percepção da dor.
2. Descrever os fatores que influem na resposta à dor.
3. Reconhecer os aspectos do desenvolvimento que influenciam os efeitos e o controle da dor do lactente, do infante, do pré-escolar, do escolar e do adolescente.
4. Explicar os princípios de avaliação da dor aplicáveis a crianças.
5. Compreender a utilização das várias escalas de avaliação da dor e de monitoração fisiológica das crianças.
6. Elaborar um plano de cuidados de enfermagem para crianças com dor, inclusive técnicas e estratégias farmacológicas e não farmacológicas.

REFLEXÃO *Todos os nossos pacientes que se queixam de dor merecem todo o conforto que pudermos proporcionar.*

Aiden Russell é uma criança de 6 anos internada na unidade pediátrica por infecção de uma ferida. A criança necessita de duas trocas de curativos por dia. No prontuário, está escrito que Aiden chora e esbraveja durante as trocas dos curativos, mas, afora isso, parece brincar normalmente e não sentir muita dor. O relato da Enfermagem diz que: "A mãe de Aiden solicita repetidamente medicamentos para aliviar a dor do filho. Ela afirma que o menino se queixa de dor a maior parte do tempo. Não tenho certeza de que posso acreditar nela: quando vejo Aiden, ele está brincando com jogos da Nintendo ou assistindo à televisão e parece estar bem. Tenho tentado postergar o máximo possível a administração do medicamento para dor."

A dor é uma experiência subjetiva extremamente individual, que pode afetar qualquer indivíduo de qualquer idade. É um fenômeno complexo que envolve vários componentes e é influenciada por inúmeros fatores. Em geral, a dor é descrita como uma experiência subjetiva que inclui fatores sensoriais e emocionais. De acordo com a definição da International Association for the Study of Pain (IASP), **dor** é "uma experiência sensorial e emocional desagradável associada a lesão potencial ou real dos tecidos" (IASP, 2007). A causa da dor está relacionada com o processo patológico, os protocolos de tratamento, as intervenções cirúrgicas ou os danos sofridos pela criança. Uma definição utilizada comumente define dor como tudo aquilo que o indivíduo diz ser, e está presente sempre que ele diz que a sente (McCaffery & Pasero, 1999) – ou seja, a dor está presente quando o indivíduo diz que a sente. O paciente que se queixa de dor é a única pessoa capaz de sentir e saber como a dor lhe parece.

A dor é uma experiência universal. A American Pain Society (1995) descreve a dor como o "quinto sinal vital" para enfatizar a importância da avaliação frequente da dor e da administração do tratamento apropriado. O objetivo é estimular os profissionais de saúde a avaliarem a dor sempre que verificarem a temperatura, o pulso, a respiração e a pressão arterial e instituírem medidas para aliviar esse sintoma.

A dor afeta adultos e crianças, mas as crianças nem sempre têm a capacidade verbal de descrever seu sintoma com precisão. Além disso, muitos cuidadores e profissionais de saúde têm conceitos errôneos acerca da dor em crianças, é difícil avaliar a natureza complexa da experiência dolorosa e existem poucas fontes de consulta e estudos disponíveis sobre as medidas de alívio da dor nesses pacientes. Tudo isso torna o tratamento da dor um componente fundamental do plano de cuidados de crianças.

Dor é a principal causa de sofrimento para as crianças e suas famílias, assim como para os profissionais de saúde. A dor afeta crianças de todas as idades, inclusive lactentes prematuros. Várias associações nacionais de saúde publicaram artigos consensuais e recomendações relativas à necessidade de atenuar a dor e o sofrimento das crianças (American Academy of Pediatrics e American Pain Society, 2001). O tratamento eficaz da dor depende da sua avaliação inicial, das intervenções terapêuticas e da reavaliação de todas as crianças que se encontram em qualquer contexto de cuidado de saúde.

A dor em crianças pode ter várias causas (inclusive procedimentos) e pode ter consequências físicas e emocionais graves, inclusive aumento do consumo de oxigênio e alterações do metabolismo da glicose. Além disso, a experiência da dor nos primeiros anos de vida pode trazer consequências duradouras às crianças (Howard, 2003). O tratamento da dor reduz a ansiedade durante a realização dos procedimentos e diminui a necessidade de usar contenções físicas, atenua a ansiedade quanto aos procedimentos subsequentes e evita as consequências de curto e longo prazos advindas de tratamento inadequado da dor, principalmente em recém-nascidos.

Este capítulo descreve a experiência da dor em crianças, inclusive os tipos de dor, os fatores que a influenciam e as falácias e os mitos comumente associados à dor em crianças. O processo de enfermagem é descrito como recapitulação dos cuidados necessários à criança que se queixa de dor. Além disso, o texto descreve várias estratégias de tratamento da dor, inclusive intervenções e medidas farmacológicas e não farmacológicas destinadas a aliviar as dores crônicas e as que são causadas por procedimentos.

Fisiologia da dor

A sensação dolorosa é um fenômeno complexo e envolve uma sequência de fenômenos fisiológicos que ocorrem no sistema nervoso. Esses fenômenos incluem transdução, transmissão, percepção e modulação.

Transdução

As fibras nervosas periféricas estendem-se da medula espinal até diversas estruturas e tecidos localizados em todas as partes do corpo, inclusive a pele, as articulações, os ossos e as mucosas que revestem os órgãos internos. Na extremidade dessas fibras existem receptores especializados, conhecidos como **nociceptores**, que são ativados quando ficam expostos a estímulos nocivos. Os estímulos nocivos podem ser mecânicos, químicos ou térmicos. Os estímulos mecânicos podem incluir compressão intensa de uma área, contração muscular vigorosa, ou pressão acentuada gerada por estiramento muscular excessivo. A estimulação química pode ser gerada pela liberação de mediadores como histamina, prostaglandinas, leucotrienos ou bradicinina em resposta a traumatismo, isquemia ou inflamação dos tecidos. Em geral, os estímulos térmicos originam-se dos extremos de calor e frio. Esse processo de ativação dos nociceptores é conhecido como **transdução**.

Transmissão

Quando os nociceptores são ativados por estímulos nocivos, esses estímulos são convertidos em impulsos elétricos que, em seguida, são transmitidos ao longo dos nervos periféricos até à medula espinal e ao cérebro. As fibras nervosas aferentes especializadas são responsáveis por transmitir adiante os impulsos elétricos. As fibras A-delta mielinizadas são fibras calibrosas que conduzem impulsos a velocidades muito altas. A dor transmitida por essas fibras geralmente é descrita como dor rápida, mais comumente associada a estímulos térmicos ou mecânicos (Porth, 2004). A dor também é transmitida pelas fibras C finas e não mielinizadas. Essas fibras transmitem impulsos lentamente e, em geral, são ativadas por estímulos químicos ou por estimulação mecânica ou térmica persistente (Porth, 2004). Essas fibras podem transmitir os impulsos à medula espinal por meio do corno dorsal. Os neurotransmissores são liberados para facilitar o processo de transmissão ao cérebro.

Várias teorias foram propostas na tentativa de explicar o processo de transmissão da dor. A mais conhecida é a teoria das comportas (*gate-control theory*). De acordo com essa teoria, o corno dorsal da medula espinal contém fibras interneuronais ou interconectantes. Quando são estimuladas, essas fibras fecham o "portão" ou o acesso ao cérebro e, dessa forma, inibem ou bloqueiam a transmissão do impulso doloroso. Por essa razão, o impulso não alcança as áreas do cérebro nas quais ele poderia ser interpretado como dor.

Percepção

Quando chegam ao corno dorsal da medula espinal, as fibras nervosas dividem-se e depois cruzam para o lado oposto e sobem até o tálamo. O tálamo responde rapidamente e envia uma mensagem ao córtex somatossensorial do cérebro, onde o impulso é interpretado como sensação física de dor. Os impulsos transmitidos pelas fibras A-delta da dor rápida resultam em percepção de dor aguda, dilacerante e bem localizada, que também costumam gerar uma resposta reflexa de afastamento do estímulo. Os impulsos transmitidos pelas fibras C lentas produzem a percepção de dor difusa, mal localizada, ardente ou persistente. O nível no qual um indivíduo começa a sentir a menor intensidade do estímulo doloroso é conhecido como **limiar da dor** (Figura 14.1). Além de enviar uma mensagem ao córtex cerebral, o tálamo também envia uma mensagem ao sistema límbico (onde a sensação é interpretada emocionalmente) e aos centros do tronco cerebral (onde começam as respostas do sistema nervoso autônomo).

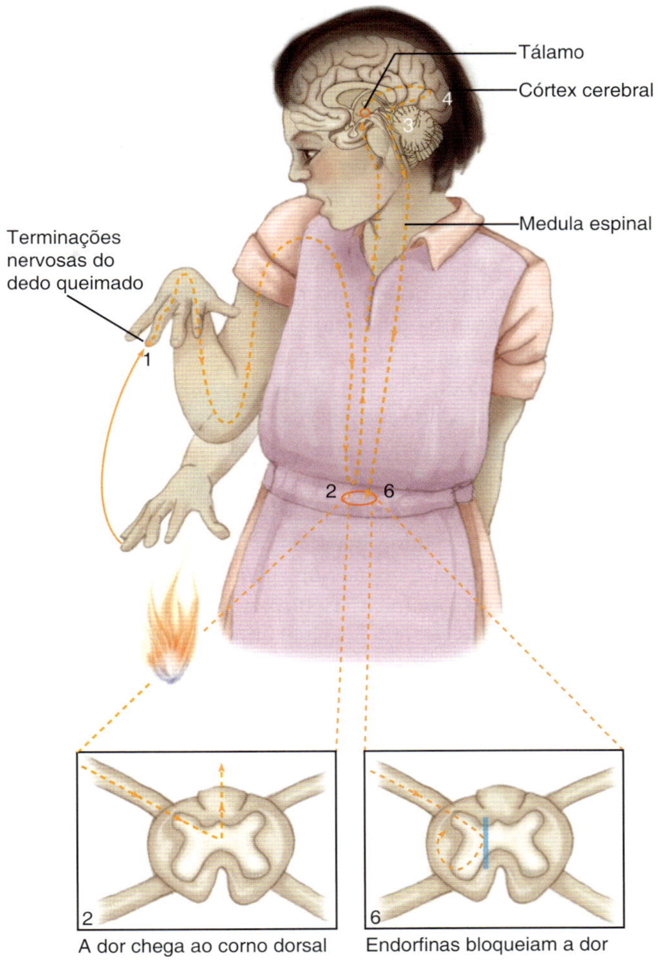

● Figura 14.1 Transmissão do estímulo doloroso.

Modulação

Estudos identificaram substâncias conhecidas como **neuromoduladores**, que parecem modificar a sensação de dor. Essas substâncias foram associadas à alteração da percepção da dor pelos indivíduos. Exemplos desses neuromoduladores incluem serotonina, endorfinas, encefalinas e dinorfinas.

A percepção da dor pode ser modificada no nível periférico ou central. As fibras nervosas periféricas liberam substâncias químicas que estimulam ou sensibilizam essas fibras. A sensibilização periférica possibilita que as fibras nervosas reajam a um estímulo em menor intensidade que a necessária para provocar dor. Desse modo, o indivíduo sente mais dor. As ações que bloqueiam ou inibem a liberação dessas substâncias podem reduzir a percepção de dor.

Em nível central, a modificação da percepção da dor pode ocorrer no corno dorsal da medula espinal. As substâncias liberadas pelos interneurônios excitados podem potencializar a sensação dolorosa. Depois da sua ligação aos receptores específicos, outros mediadores neuroquímicos podem inibir a percepção de dor.

Tipos de dor

Existem vários sistemas diferentes aplicáveis à classificação da dor. Na maioria dos casos, a dor é classificada com base na duração, na etiologia ou origem ou na localização.

Classificação de acordo com a duração

A dor é classificada como aguda ou crônica com base em sua duração. A **dor aguda** é definida por uma sensação dolorosa de início súbito e intensidade variável. Em geral, esse tipo de dor indica lesão dos tecidos e regride com a cicatrização da lesão. A dor aguda é atribuída à estimulação dos nociceptores e funciona como mecanismo de proteção (*i. e.*, alerta o indivíduo para o problema). Exemplos de causas de dor aguda incluem traumatismos, procedimentos invasivos, doenças agudas (p. ex., infecção da garganta ou apendicite) e intervenções cirúrgicas. Por exemplo, uma criança pode sentir dor aguda depois de procedimentos cirúrgicos, traumatismos ou doença. Em geral, esse tipo de dor persiste por poucos dias.

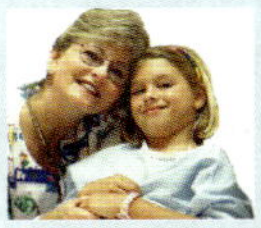

As crianças comumente sentem dor associada aos diversos procedimentos realizados nos serviços de saúde. Em geral, esse tipo de dor tem curta duração. A preparação da criança e de sua família ajuda a atenuar os medos ou a ansiedade. Dependendo do tipo de procedimento e da idade, do nível cognitivo e do temperamento da criança, podem ser utilizados vários métodos e técnicas. A promoção de cuidados atraumáticos e a observância das recomendações ajudam a atenuar a dor relacionada com os procedimentos.

A **dor crônica** é definida como sensação dolorosa que persiste depois do intervalo esperado para a cicatrização dos tecidos lesionados. No passado, definia-se dor crônica por um intervalo específico, como, por exemplo, uma dor que persistisse por 3 a

6 meses. A dor crônica não tem qualquer função protetora, pode ser contínua ou intermitente, com ou sem períodos de exacerbação ou remissão. Em geral, esse tipo de dor interfere no sono e na realização das atividades da vida diária e, por esta razão, limita a capacidade funcional do indivíduo. Fatores ambientais e afetivos podem exacerbar e perpetuar a dor crônica e causar incapacidade e comportamento inadaptativo (American Pain Society, 2006). Exemplos de causas de dor crônica são neoplasias malignas, artrite e fibromialgia.

A dor crônica pode ser classificada ainda como maligna (também conhecida como dor do câncer, que está associada a neoplasias malignas ou outros distúrbios potencialmente fatais) e não maligna. A dor maligna pode ser causada pela própria doença ou por seus efeitos no organismo, ou pelos procedimentos e tratamentos realizados. A dor crônica não maligna pode ser causada por diversos distúrbios, como artrite juvenil idiopática, esclerose múltipla, pancreatite crônica ou doença intestinal inflamatória.

Em crianças, a dor crônica recidivante está associada mais comumente às dores abdominais, às cefaleias, à dor nos membros ou à dor torácica e apenas um pequeno percentual desses casos tem etiologia orgânica (Behrman, 2004). Os sinais e os sintomas indicativos de uma possível etiologia orgânica incluem dor constante, dor que acorda a criança, dor bem localizada e outras anormalidades físicas como febre e emagrecimento; alterações da coloração, da consistência ou da frequência das fezes; e sintomas atribuídos ao trato urinário (Behrman, 2004). Esse tipo de dor persiste por mais tempo ou aparece e desaparece em um determinado intervalo.

Classificação com base na etiologia

Com base em sua etiologia, a dor pode ser classificada como nociceptiva ou neuropática. A **dor nociceptiva** é causada por ativação das fibras A-delta e C pelos estímulos nocivos. Em geral, a dor sentida correlaciona-se diretamente com o grau ou a intensidade do estímulo e com a extensão da lesão tecidual potencial ou real (American Pain Society, 2006). Nos pacientes com dor nociceptiva, a função do sistema nervoso central está preservada. As descrições da dor nociceptiva variam de acordo com a localização dos nociceptores estimulados, inclusive aguda ou ardente, difusa, persistente ou espasmódica, profunda e persistente ou aguda em pontadas. Exemplos de distúrbios que causam dor nociceptiva incluem queimaduras químicas ou solares, cortes, apendicite e distensão da bexiga.

A **dor neuropática** é causada por disfunção do sistema nervoso periférico ou central. Esse tipo de dor pode ser contínuo ou intermitente e, em geral, é descrito por sensações como ardência, formigamento, ferroadas, esmagamento ou espasmos. Exemplos de dores neuropáticas incluem neuropatias, dor do membro fantasma e dor pós-AVC (acidente vascular cerebral).

Classificação com base na origem ou na localização

De acordo com a origem ou a localização da área acometida, a dor também pode ser classificada como somática (superficial e profunda) ou visceral. Essas classificações geralmente indicam dor nociceptiva. A **dor somática** origina-se dos tecidos e pode ser subdividida em dois grupos: superficial e profunda. A dor somática superficial, geralmente conhecida como dor cutânea, origina-se da estimulação dos nociceptores da pele, dos tecidos subcutâneos ou das mucosas. Em geral, a dor é bem localizada e descrita como uma sensação aguda, perfurante ou ardente. A dor somática superficial pode ser causada por lesões mecânicas, químicas ou térmicas externas ou por distúrbios da pele. Em geral, também há hipersensibilidade associada. O indivíduo também refere hiperalgesia (exacerbação da resposta ao estímulo nocivo) e alodinia (resposta dolorosa a um estímulo normalmente indolor ou inofensivo; American Pain Society, 2006).

A dor somática profunda geralmente afeta músculos, tendões, articulações, fáscias e ossos. Esse tipo de dor pode ser localizado ou difuso e, em geral, é descrito como difuso e persistente ou espasmódico. A dor somática profunda pode ser causada por estiramento associado a uso excessivo ou lesão direta, isquemia e inflamação. Os pacientes podem referir hipersensibilidade e espasmo reflexo. Além disso, o indivíduo pode demonstrar sinais de ativação do sistema nervoso simpático, inclusive taquicardia, hipertensão, taquipneia, sudorese, palidez e dilatação das pupilas.

A **dor visceral** origina-se em órgãos como coração, pulmões, trato gastrintestinal, pâncreas, fígado, vesícula biliar, rins ou bexiga. Esse tipo de dor pode ser bem ou mal localizado e é descrito como sensação dolorosa profunda ou pontadas, que pode ser atribuída a outras áreas. A dor visceral pode ser causada por distensão do órgão, espasmo muscular ou retração do órgão, por isquemia ou por inflamação. Os pacientes também podem ter hipersensibilidade, náuseas, vômitos e sudorese.

Fatores que influenciam a dor

Assim como ocorre com os adultos, as crianças têm os mesmos mecanismos neurológicos que resultam na percepção de dor. Entretanto, estudos mostraram que os fatores ambientais e psicológicos podem exercer uma influência mais importante na percepção da dor pelas crianças. Alguns fatores, como idade, sexo, nível cognitivo, temperamento, experiências pregressas de dor, constituição familiar e formação cultural, não podem ser alterados. Contudo, é possível modificar os fatores circunstanciais, que incluem aspectos comportamentais, cognitivos e emocionais. "Embora a relação causal entre a lesão e a dor subsequente pareça ser direta e inequívoca, o que as crianças compreendem, o que elas fazem e como elas sentem afetam sua dor. Alguns fatores circunstanciais podem intensificar a dor e o sofrimento, enquanto outros podem desencadear episódios de dor, prolongar a limitação física causada pela dor ou manter os episódios recidivantes de dor na síndrome dolorosa recorrente" (McGrath & Hillier, 2003).

Idade e sexo

Estudos mostraram que as estruturas nervosas centrais necessárias à transmissão e à percepção dos impulsos dolorosos estão presentes a partir da 24ª semana de gestação. Por isso, as crianças de todas as idades, inclusive recém-nascidos prematuros, podem sentir dor. Inicialmente, as crianças podem interpretar a dor como uma sensação desagradável, mas esta interpretação baseia-se em suas comparações com as outras sensações. À medida que crescem, elas aprendem a utilizar palavras para descrever mais detalhadamente a sua dor.

O sexo da crianças também pode desempenhar papel importante na percepção da dor, mas nenhum estudo conseguiu obter evidências concretas que sustente esta hipótese.

Nível cognitivo

Nas crianças, o nível cognitivo é um fator fundamental a afetar a percepção e a resposta à dor e, em geral, corresponde diretamente à idade do indivíduo. Em geral, o nível cognitivo cresce com a idade e, dessa forma, influencia o modo como a criança compreende a dor e seu impacto e suas escolhas quanto às estratégias de superação. Além disso, à medida que aumenta o nível cognitivo da criança, também cresce sua capacidade de transmitir informações quanto à dor. Entretanto, essa compreensão mais clara e a ampliação da capacidade de comunicar-se que vem em consequência do desenvolvimento podem não ser aplicáveis a crianças com atraso do desenvolvimento. Por exemplo, uma criança em idade escolar ou um adolescente com atraso do desenvolvimento pode ter o nível cognitivo de um infante ou de um pré-escolar. Os profissionais de saúde devem estar atentos a essa diferença quando cuidam de crianças que se queixam de dor. Vários estudos mostraram que as crianças menores geralmente descrevem a dor em termos concretos, enquanto as crianças maiores utilizam termos mais abstratos que envolvem componentes físicos e psicológicos (McGrath & Hillier, 2003).

Temperamento

O temperamento afeta a maneira como a criança responde a determinada situação. Além do estilo de superação da criança, as experiências anteriores com a situação ou o método adotado para lidar com uma situação nova, ameaçadora ou perigosa influenciam a experiência dolorosa da criança. Mesmo os sintomas brandos de humor negativo podem afetar as percepções e a persistência da dor (Palermo *et al.*, 2005). As crianças de "temperamento difícil" estão mais sujeitas a respostas exageradas à dor.

Experiências dolorosas anteriores

A criança identifica a dor com base em suas experiências dolorosas pregressas. O número de episódios de dor, o tipo de dor, a gravidade ou a intensidade da experiência dolorosa passada e o modo de resposta são fatores que determinam como a criança perceberá e responderá à experiência atual. Vários estudos mostraram que as crianças que tiveram experiências negativas de dor (p. ex., um procedimento rotineiro de coleta de sangue) apresentavam mais ansiedade e estresse e sentiam mais dor quando novamente submetidas ao mesmo procedimento.

Família e cultura

A família e a formação cultural da criança influenciam a maneira como ela expressa e lida com a dor. Algumas culturas transmitem a norma de aceitar estoicamente a dor, enquanto outras permitem a expressão exterior. Os pais têm muita influência na capacidade de superação da criança. Por exemplo, se um dos pais reage positivamente à dor do filho e programa medidas de conforto, a criança pode encontrar mais facilidade para superar o episódio de dor. Se os pais demonstram raiva ou desaprovação, a experiência dolorosa da criança poderá ser intensificada.

Fatores circunstanciais

Fatores circunstanciais são os elementos ou as condições que interagem com a criança e sua situação atual envolvendo a experiência de dor. Esses fatores são extremamente variáveis e dependem da situação específica. A Tabela 14.1 traz alguns exemplos de fatores circunstanciais.

Considerações baseadas no nível de desenvolvimento

Como as crianças que se encontram em diferentes níveis de desenvolvimento percebem e respondem diferentemente à dor, é importante rever aspectos relativos ao desenvolvimento. Veja informações mais detalhadas sobre desenvolvimento infantil nos Capítulos 3 a 7. As enfermeiras precisam entender como as crianças de várias idades respondem aos estímulos dolorosos e quais comportamentos são esperados com base em seu nível de desenvolvimento. Com a compreensão desses aspectos determinados pelo nível de desenvolvimento, a enfermeira pode avaliar adequadamente a dor da criança e realizar as intervenções eficazes.

Lactentes

Alguns estudos mostraram que os lactentes, inclusive os bebês prematuros, sentem dor e conseguem diferenciar os estímulos dolorosos das outras experiências táteis (McGrath & Hillier, 2003). Grande parte desses estudos enfatizou a dor relacionada com procedimentos invasivos, como picadas no calcanhar com agulha e inserção de cateteres intravenosos. Esses estudos sugeriram que, na verdade, os prematuros podem sentir dor com uma intensidade maior do que sentem os bebês maiores. Tal hipótese está baseada na imaturidade dos mecanismos inibitórios, que se desenvolvem nos níveis mais altos do sistema nervoso central em uma fase mais adiantada do desenvolvimento fetal. Esses mecanismos são mais complexos e não se tornam funcionantes antes do final da gestação.

Nos recém-nascidos prematuros e a termo, devem ser usados indicadores comportamentais e fisiológicos para avaliação da dor. Os indicadores comportamentais incluem expressões faciais, movimentos corporais e choro. Os indicadores fisiológicos são alterações das frequências cardíaca e respiratória, pressão arterial, níveis de saturação de oxigênio, tônus vagal, sudorese palmar e concentrações plasmáticas de cortisol ou catecolaminas (American Academy of Pediatrics e Canadian Paediatric Society, 2000).

Nos recém-nascidos, a expressão facial é a resposta mais comum à dor (Figura 14.2). Os supercílios podem ser rebaixados e aproximados, e os olhos são firmemente fechados. A boca fica aberta e geralmente forma uma abertura quadrangular. O corpo pode ficar rígido, e é possível observar agitação. Quando a área é estimulada, o recém-nascido demonstra um reflexo generalizado de afastamento. O bebê pode apresentar choro agudo e estridente.

Os lactentes geralmente mostram manifestações comportamentais semelhantes quando sentem dor. Essas crianças podem exibir expressão facial enraivecida, mas os olhos ficam abertos. Em geral, demonstram uma resposta de afastamento bem definida quando a área é estimulada. Os lactentes choram forte e tentam afastar o estímulo que está causando a dor. Outras manifestações incluem irritabilidade, sono inquieto e redução da ingestão alimentar.

Tabela 14.1 Fatores circunstanciais que afetam a experiência de dor em crianças

Cognitivos	Comportamentais	Emocionais
Informações sobre a condição e o problema que geram a dor, inclusive causa e o prognóstico	Respostas ao sofrimento; comportamentos e ações específicos	Ansiedade antecipada
Conhecimentos sobre o tratamento disponível	Aplicação dos tratamentos	Sofrimento exacerbado; sentimentos acerca de tratamentos programados potencialmente dolorosos
Expectativas quanto à eficácia do tratamento e ao futuro	Resposta da criança ou da família à condição que causa dor	Medo quanto à condição não diagnosticada e à persistência da dor; impacto da dor e da doença na família
Capacidade de reconhecer os estímulos que provocam dor	Resolução da situação de estresse	Estresse específico para cada situação (p. ex., escola, esportes)
Conhecimento das técnicas de redução do estresse	Participação nas atividades rotineiras	Frustração motivada pela interrupção das atividades Ansiedade e depressão preexistentes

Adaptada de McGrath, P.A., & Hillier, L.M. (2003). Modifying the psychologic factors that intensify children's pain and prolong disability. Em N.L. Schecter, C.B. Berde & M. Yaster, *Pain in infants, children and adolescents* (2ª ed., Figura 6.1, p. 87). Philadelphia: Lippincott Williams & Wilkins.

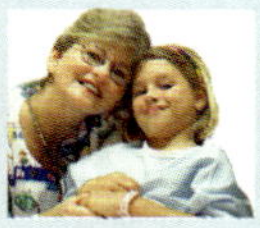

Embora os lactentes geralmente mostrem comportamentos típicos sugestivos de dor, a ausência desses indícios não implica que não exista dor; a resposta à dor é extremamente variável.

Os lactentes são pré-verbais e, por esse motivo, a expressão facial, movimentos corporais difusos e outros sinais descritos anteriormente fornecem indícios sugestivos de que eles sentem dor.

Os lactentes também demonstram respostas fisiológicas à dor, que podem incluir:

- Aceleração da frequência cardíaca, geralmente na faixa de cerca de 10 batimentos por minuto; os recém-nascidos prematuros podem apresentar bradicardia
- Redução do tônus vagal
- Redução da saturação de oxigênio
- Transpiração palmar ou plantar (avaliada pelo teste de condutividade cutânea); não é um indício confiável em lactentes com menos de 37 semanas de gestação.

Estudos definiram algumas consequências do tratamento inadequado da dor em lactentes a curto e longo prazos (Taddio *et al.*, 1997). Isso inclui hiperalgesia em torno de uma ferida provocada por procedimentos como perfurações repetidas do calcanhar; risco elevado de desenvolver hemorragia intraventricular em virtude dos estímulos dolorosos repetidos; e alteração do padrão de resposta aos estímulos dolorosos subsequentes. A memória das experiências dolorosas pode ter consequências duradouras nas reações que a criança terá a episódios dolorosos subsequentes e em sua aceitação das intervenções de saúde subsequentes (von Baeyer *et al.*, 2004). Além disso, os prematuros podem ser mais suscetíveis de guardar memórias dos episódios de dor porque frequentemente passam por internações hospitalares prolongadas, que incluem vários procedimentos invasivos e dolorosos (Johnston *et al.*, 2003).

Infantes

Os infantes, crianças de 13 a 35 meses, podem reagir tão intensamente aos procedimentos indolores quanto aos dolorosos, demonstrando transtorno emocional e resistência ou agressão física (Hockenberry *et al.*, 2005). As crianças dessa faixa etária podem morder, chutar, berrar ou dar pontapés. Outros comportamentos podem ser ficar muito quieto, apontar para a área dolorida ou falar palavras como "ai". Também é possível observar caretas e ranger de dentes. Essas crianças também podem reagir com medo e tentar esconder-se ou sair da sala. Em geral, os infantes têm um vocabulário restrito e, por isso, pode ser difícil para eles expressar a dor que sentem. As crianças dessa idade podem demonstrar comportamentos regressivos, como se agarrar aos pais ou chorar vigorosamente.

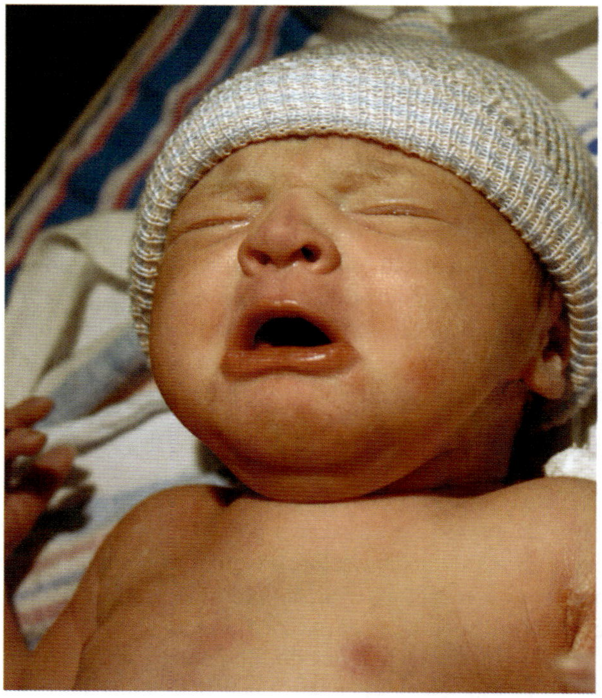

● Figura 14.2 Nos recém-nascidos, a expressão facial é a resposta mais comum à dor.

Pré-escolares

Como os pré-escolares podem ter dificuldade de distinguir entre eles próprios e o mundo exterior, as agressões físicas e verbais são mais dirigidas ao objeto. Essas crianças também podem ficar quietas ou tentar fugir e esconder-se: a criança pode dizer que precisa ir ao banheiro ou fazer alguma outra coisa fora do quarto. Em razão do seu pensamento mágico, o pré-escolar pode acreditar que a dor é uma punição por um comportamento inadequado ou por um mau pensamento. As crianças dessa idade podem não expressar sua dor verbalmente porque acham que a dor é algo esperado ou que os adultos estão cientes da sua dor. Elas podem dizer a alguém onde dói e podem utilizar vários recursos para descrever a gravidade da dor; contudo, como têm pouca experiência com dor, os pré-escolares podem ter dificuldade de diferençar os tipos de dor (bem localizada ou difusa), descrever a intensidade da dor e definir se a dor piorou ou melhorou.

Crianças em idade escolar

As crianças em idade escolar conseguem descrever o tipo, a localização e a intensidade da dor. As crianças com mais de 8 anos de idade podem utilizar termos específicos para descrever a dor, como "aguda como uma facada", ardente ou compressiva. Entretanto, essas crianças podem esconder a dor na tentativa de parecerem corajosas ou para evitar dor adicional causada por um procedimento ou uma intervenção. Essas crianças podem estar mais preocupadas com seu medo acerca da doença e seus efeitos do que com a própria dor. Também podem sentir medo de ficarem envergonhadas de seu comportamento de fuga. Por isso, uma resposta típica pode ser afastar-se, fixando a atenção na televisão. Outros comportamentos podem incluir rigidez muscular (p. ex., cerrar os punhos), enrijecimento do corpo, fechar os olhos, franzir a fronte ou trincar os dentes.

Adolescentes

Os adolescentes interessam-se principalmente por sua imagem corporal e temem perder o controle sobre seu comportamento. Isso pode resultar em negação ou recusa dos medicamentos. As respostas dos adolescentes também são afetadas por seu humor e pelo que eles pensam que se espera deles. Em geral, os adolescentes fazem muitas perguntas e prestam atenção à maneira como as pessoas respondem. Por temerem que seu comportamento possa ser considerado infantil, eles podem tentar permanecer estoicos, sem demonstrar qualquer emoção. Também pode haver alterações sutis, como tensão muscular acentuada com os punhos cerrados e os dentes trincados, respiração rápida e defesa da parte corporal afetada. Os adolescentes também podem demonstrar falta de interesse pelas atividades diárias ou pouca capacidade de concentração.

Falácias e mitos comuns relacionados com a dor em crianças

Em geral, as crianças respondem à dor com base no tipo de estímulo doloroso, na intensidade da dor e na sua idade e no seu nível de desenvolvimento. A Tabela 14.2 ressalta alguns mitos e conceitos errôneos comuns acerca da dor em crianças. Em razão desses mitos, as crianças podem ser menos medicadas que os adultos com diagnósticos semelhantes, o que resulta em tratamento inadequado da dor (Brennan-Hunter, 2001; Fitzgerald & Beggs, 2001).

Visão geral do processo de enfermagem para crianças com dor

OBSERVE & APRENDA

Os cuidados de enfermagem para a criança com dor inclui avaliação, diagnóstico de enfermagem, planejamento, intervenções e avaliação. Cada etapa deste processo tem de ser individualizada. A compreensão da fisiologia da dor, dos fatores que influenciam a dor e das técnicas de controle efetivo da dor ajudam a individualizar o plano de cuidados.

Avaliação

A avaliação da dor em crianças depende da obtenção de dados subjetivos e objetivos. Princípios fundamentais da avaliação da dor (Baker & Wong, 1987):

- **Pergunte** à criança
- **Utilize** uma escala de dor válida e confiável
- **Avalie** as alterações fisiológicas e comportamentais da criança para obter um nível basal e determinar a eficácia da intervenção. As atividades comportamentais e motoras da criança podem incluir irritabilidade e proteção, assim como retração da área dolorosa afetada
- **Garanta** a participação da criança
- **Leve** em conta a causa da dor ao fazer a intervenção
- **Tome** uma atitude.

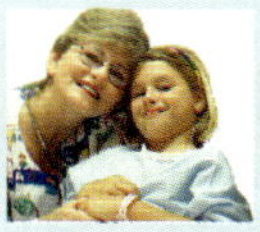

As crianças sentem dor e as técnicas de controle da dor funcionam tão bem com elas quanto com adultos.

História de saúde

Ao avaliar dor em crianças, adapte sua avaliação ao nível de desenvolvimento do paciente e faça perguntas compatíveis com sua capacidade cognitiva. Durante a obtenção da história de saúde, verifique se a criança já foi exposta a dor no passado e, em caso afirmativo, como ela respondeu. Essa informação fornece indícios quanto ao modo como a criança supera problemas e sua resposta atual. Procure descobrir as palavras que a criança utiliza para descrever a dor. Algumas crianças podem não compreender o termo "dor", mas entendem palavras como "ai", "ui" ou "dodói".

A história de saúde também inclui perguntar aos pais sobre suas crenças culturais relativas à dor e suas respostas habituais à criança. Essas informações ajudam no planejamento de cuidados centrados na família e apropriados ao nível de desenvolvimento e à formação cultural.

Tabela 14.2 Mitos e conceitos errôneos acerca da dor em crianças

Mito ou conceito errôneo	Fato
Os recém-nascidos não sentem dor	Os recém-nascidos, inclusive os prematuros, na verdade sentem dor Os sistemas neurológico e hormonal necessários à transmissão dos estímulos dolorosos estão suficientemente desenvolvidos
A exposição à dor em uma idade precoce tem pouco efeito na criança	A dor prolongada ou grave pode agravar a morbidade dos recém-nascidos. Os lactentes que sentiram dor durante o período neonatal respondem diferentemente aos episódios dolorosos subsequentes (American Academy of Pediatrics e Canadian Paediatric Society, 2000)
Os lactentes e infantes guardam pouca memória da dor	A exposição repetida a procedimentos e episódios dolorosos pode ter consequências duradouras. As memórias da dor podem ser armazenadas no sistema nervoso da criança e influenciar as reações subsequentes a estímulos dolorosos (Johnston *et al.*, 2003)
A intensidade da reação comportamental da criança indica a intensidade da dor que ela sente	Vários fatores afetam a resposta da criança à dor. Cada criança é um indivíduo com seu próprio conjunto de respostas
A criança não sente dor enquanto dorme	O sono pode ser uma estratégia de superação da criança que está com dor, ou pode indicar sua exaustão quando sente dor
As crianças são confiáveis quando lhes perguntam se estão sentindo dor	Em geral, as crianças negam que sentem dor para evitar uma situação ou um procedimento doloroso, constrangimento ou perda do controle As crianças podem pressupor que as outras pessoas sabem que elas estão sentindo dor e, por esta razão, não verbalizam suas queixas
As crianças aprendem a adaptar-se à dor e aos procedimentos dolorosos	A exposição repetida à dor ou aos procedimentos dolorosos pode exacerbar as manifestações comportamentais
As crianças desenvolvem mais efeitos adversos dos analgésicos narcóticos do que os adultos	O risco de desenvolver efeitos adversos dos analgésicos narcóticos é igual em crianças e adultos
As crianças são mais suscetíveis de desenvolver dependência aos analgésicos narcóticos	A dependência aos analgésicos narcóticos utilizados em crianças é muito rara

Perguntas à criança

Ao perguntar alguma coisa à criança, utilize palavras que ela seja capaz de entender com base no seu nível de desenvolvimento. Alguns indícios fornecidos pela família do paciente podem ajudar a determinar o melhor foco para as perguntas.

Pergunte à criança o que a dor significa para ela. Use palavras que a criança possa compreender mais facilmente, tais como "machucado", "dodói" ou "ai", conforme o caso. Faça perguntas sobre experiências semelhantes no passado e como ela respondeu. Determine se a criança deixou que outras pessoas soubessem que ela sentia dor e como essa mensagem foi transmitida (p. ex., choro, comportamento de fuga ou indicação da área dolorida).

Reveja a história da dor e as várias influências, como fatores culturais, atitudes ou expectativas dos cuidadores, experiências anteriores e quaisquer instruções ou ensino relativo ao controle da dor. Continue a fazer perguntas para definir o seguinte:

- Localização, tipo, gravidade e início da dor, assim como em que circunstâncias a criança sente dor. Peça à criança para apontar a área dolorida ou identificar a localização em uma gravura ou em uma boneca
- Condições (se houver) que precederam o início da dor e alterações que se seguiram ao aparecimento da dor
- Quaisquer sinais e sintomas associados, como emagrecimento, febre, vômitos ou diarreia, que pode indicar uma doença coexistente
- Qualquer traumatismo recente, inclusive intervenções que foram realizadas na tentativa de aliviar a dor.

Continue a obter a história de saúde perguntando o que a criança quer que as outras pessoas (inclusive a enfermeira) façam quando ela sente dor. Por outro lado, pergunte o que a criança não quer que as outras pessoas façam. Por fim, pergunte à criança quais são as medidas que lhe parecem mais eficazes para aliviar a dor. Indague se há alguma coisa especial que a criança quer dizer à enfermeira, inclusive uma técnica especial para aliviar a dor ou um objeto específico que lhe traga conforto.

Se a criança tiver dor crônica ou recidivante, sugira que ela e sua família registrem as informações em um diário de sintomas. Explique que isso ajuda a identificar as melhores maneiras de controlar a dor.

Perguntas aos pais

Os pais desempenham papel fundamental na avaliação das crianças. Em geral, os pais fornecem informações quanto às experiências passadas e atuais de dor da criança. Além disso, podem fornecer informações sobre como a criança demonstra dor e responde à dor. Os pais podem perceber alterações sutis no comportamento da criança, que podem preceder a dor, ocorrer quando ela sente dor, ou indicar que houve alívio da dor. A inclusão dos pais nesse processo ajuda a criar uma experiência positiva para todas as pessoas envolvidas e promove o sentimento de controle da situação.

O foco das perguntas propostas aos pais é semelhante ao das perguntas que são feitas às crianças. Entretanto, os pais podem fornecer informações mais detalhadas porque geralmente conseguem descrever os eventos com mais detalhes ou maior clareza, em razão do seu nível cognitivo mais avançado. Em geral, os pais sabem o que é melhor para seus filhos.

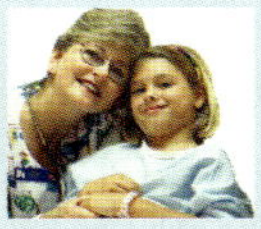

Os pais podem supor que as enfermeiras tenham mais experiência quanto à avaliação da dor dos seus filhos e à execução das ações apropriadas. Desse modo, nem sempre eles dizem quando percebem alterações sugestivas de que a criança não se sente confortável. Enfatize o papel importante que os pais desempenham na descrição de quaisquer alterações em seus filhos, de modo que medidas de alívio da dor possam ser instituídas no menor tempo possível.

Ao interrogar os pais, utilize os seguintes exemplos como orientação geral para avaliar a dor da criança:

- Seu filho já tinha sentido dor antes? Caso a resposta seja afirmativa, qual foi a causa da dor? Por quanto tempo a criança sentiu dor? Onde se localizava a dor?
- Como seu filho reagiu à dor? O que vocês fizeram para atenuar a dor?
- Seu filho disse que sentia dor? Ele disse ou vocês perceberam alguma coisa?
- Existe algum indício especial que os leve a saber que seu filho sente dor? Quais são esses indícios?
- Existe alguma coisa que seu filho ou vocês façam para aliviar a dor?
- Quando seu filho sente dor, existe alguma medida que funcione melhor que as outras?
- Existe alguma informação especial que você deseja dar sobre seu filho?

Utilização de escalas de avaliação da dor

Existem várias escalas de avaliação da dor. Essas escalas possibilitam que a criança descreva sua dor e que a gravidade da dor seja determinada. As escalas padronizadas de avaliação da dor possibilitam a correspondência mais direta entre a dor da criança e a avaliação da gravidade da dor estabelecida pela enfermeira (de Rond *et al.*, 2000).

Muitas instituições de assistência à saúde adotam normas e procedimentos específicos relacionados com a avaliação da dor, inclusive a frequência das avaliações, o instrumento de avaliação utilizado e as intervenções de enfermagem instituídas com base nessa avaliação. Por exemplo, algumas instituições exigem a avaliação da criança por meio de um instrumento específico, com documentação no mínimo uma vez a cada turno e 30 min a 1 h depois de uma intervenção farmacológica ou não farmacológica para aliviar a dor. Esse processo constitui um método mais objetivo para se determinar se a dor está melhorando ou piorando e se os métodos de alívio da dor são eficazes.

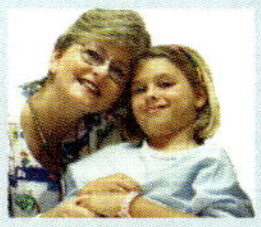

Em geral, as diferentes escalas de avaliação da dor são apropriadas para os diversos níveis de desenvolvimento. Entretanto, as crianças podem regredir quando sentem dor, de modo que pode ser necessário um instrumento mais simples para garantir que a criança entenda o que lhe é perguntado. Independentemente do instrumento utilizado, as enfermeiras precisam ter constância e utilizar o mesmo recurso, a fim de que possam ser realizadas comparações apropriadas e as intervenções eficazes possam ser planejadas e executadas. A utilização repetida do instrumento mais apropriado possibilita uma avaliação mais precisa da dor da criança.

Escala de FACES para avaliação da dor. A escala de FACES para avaliação da dor (Figura 14.3) é um instrumento de autoavaliação que pode ser utilizado por crianças a partir da idade de 3 anos. Essa escala consiste em seis ilustrações de faces dispostas horizontalmente com expressões que variam desde uma face sorrindo (sem dor) até uma face chorosa (piora da dor). Sob cada face há uma descrição sucinta como "dói um pouco" e um número. A escala numérica pode ser de 0, 1, 2, 3, 4 e 5 ou 0, 2, 4, 6, 8 e 10. A enfermeira explica as palavras associadas a cada face. Em seguida, pede à criança que escolha a expressão facial que melhor descreve como ela se sente. Feito isso, a enfermeira registra o número correspondente à descrição e à face.

Escala de avaliação da dor por fotografias. A escala de avaliação da dor por fotografias é semelhante à escala de FACES porque utiliza expressões faciais para indicar a gravidade do sofrimento. Contudo, em vez de ilustrações, a escala de expressão de dor utiliza seis fotos: a fotografia de "nenhuma dor" fica embaixo e a que indica "dor mais intensa" está no alto. Ao lado das fotografias, há uma escala que varia de 0 a 10 e corresponde às expressões faciais das fotografias (Figura 14.4). Depois de explicar as fotos e a escala numérica, a enfermeira pede à criança para apontar o número que melhor descreve o nível de dor que ela sente.

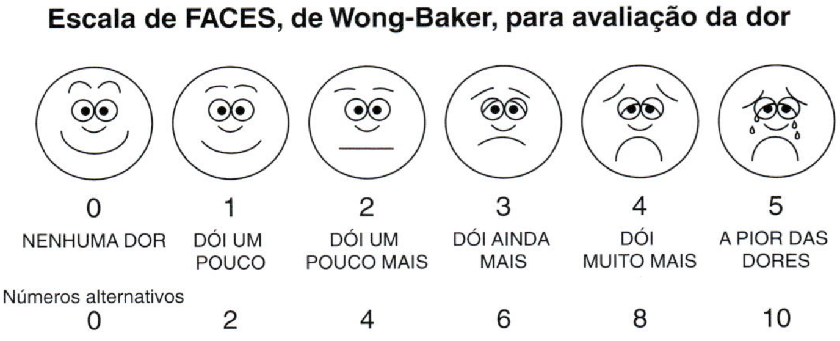

Instruções: explique ao paciente que cada face representa uma pessoa que está feliz porque não sente dor, ou triste porque sente alguma ou muita dor. A **Face 0** está muito feliz porque não sente dor alguma. A **Face 1** sente apenas um pouco de dor. A **Face 2** sente um pouco mais de dor. A **Face 3** sente ainda mais dor. A **Face 4** sente muito mais dor. A **Face 5** sente a dor mais intensa que você pode imaginar, embora não precise chorar para expressar que sofre. Peça ao paciente para escolher a face que melhor descreve como ele se sente.

● Figura 14.3 Escala de FACES para avaliação da dor. (De Hockenberry, M.J., Wilson, D., & Winkelstein, M.L. [2005]. *Wong's essentials of pediatric nursing* [7ª ed., p. 1259]. St. Louis, MO. Reproduzida com autorização. Direitos autorais da Mosby.)

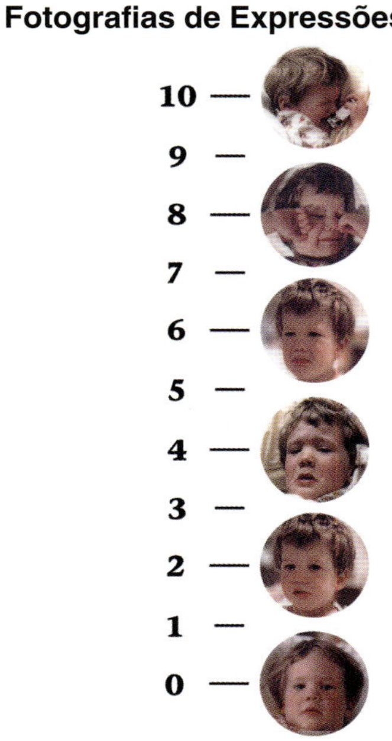

● Figura 14.4 Escala de avaliação da dor por fotografias.

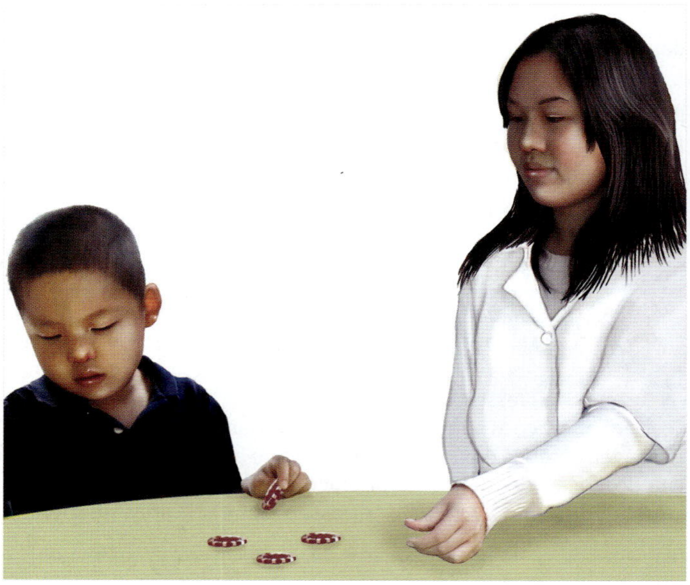

● Figura 14.5 O instrumento das fichas de pôquer. Nesse caso, a enfermeira pede à criança para definir o número de fichas que indicam a intensidade da sua "dor".

Essa escala é útil para autoavaliação da dor por crianças de 3 a 13 anos. Existem três escalas diferentes, desenvolvidas para crianças caucasoides, hispânicas e afro-americanas.

Fichas de pôquer. O conjunto de fichas de pôquer é um recurso para autoavaliação da dor que utiliza quatro fichas para se quantificar o nível de dor da criança. As fichas são dispostas horizontalmente em uma superfície à frente da criança. Começando com a ficha colocada mais perto do lado esquerdo da criança, a enfermeira aponta para a ficha e explica que a primeira ficha significa pouca dor, a ficha seguinte indica mais dor, a terceira representa mais dor ainda e a última assinala a pior dor jamais sentida. Em seguida, a enfermeira pergunta quantos "pedaços de dor" ela está sentindo (Figura 14.5). Se a criança não estiver sentindo dor, geralmente ela dirá que não sente. Quando a criança identifica o número de "pedaços de dor", a enfermeira continua pedindo a ela para falar mais sobre sua dor.

O instrumento das fichas de pôquer é útil para avaliação de crianças de 4 anos ou mais que se queixam de dor. As crianças podem entender esse instrumento de avaliação como um jogo, porque utiliza fichas de pôquer. Entretanto, a enfermeira precisa assegurar-se de que a criança tem capacidade cognitiva para distinguir números.

Escala gráfica de avaliação de dor. A escala gráfica de avaliação de dor é um recurso de autoavaliação que consiste em uma linha com termos descritivos embaixo: nenhuma dor, pouca dor, dor mediana, muita dor e a pior dor possível (Figura 14.6). A enfermeira explica a linha e os descritores à criança. Em seguida, pede à criança que aponte para o que melhor descreve seu nível de dor. A enfermeira utiliza uma régua para medir a distância entre o ponto inicial de "nenhuma dor" até à região assinalada pela criança. Essa medida é registrada como escore da dor. A escala gráfica de avaliação de dor é aplicável a crianças de 4 a 17 anos.

Escalas numérica e analógica visual. As escalas numérica e analógica visual consistem em uma linha horizontal ou vertical com pontos específicos assinalados. Com a escala analógica visual, os pontos extremos referem-se a nenhuma dor e à pior dor. Em geral, as escalas numéricas têm pontos marcados de 0 a 10, que definem nenhuma dor e a pior dor, respectivamente (Figura 14.7). A enfermeira explica a escala à criança. Com a escala analógica visual, a criança traça uma linha que melhor descreve a intensidade da sua dor. Em seguida, a enfermeira mede a distância entre o ponto assinalado de "nenhuma dor" até à marca que a criança fez, e registra essa medida como escore da dor. Com a escala numérica visual, a enfermeira pede à criança para escolher o número que melhor descreva a intensidade da sua dor.

A escala numérica pode ser utilizada com crianças de mais de 5 anos, contanto que saibam contar e entendam os conceitos relacionados com os valores numéricos. Embora alguns estudos tenham validado a utilização da escala analógica visual em crianças de apenas 4 anos de idade, a idade mínima preferida para se utilizar esse instrumento é 7 anos (Algren, 2005).

Instrumento pediátrico de avaliação da dor em adolescentes. O instrumento pediátrico de avaliação da dor em adolescentes é útil às crianças maiores, geralmente entre as idades de 8 e 17 anos. Esse instrumento inclui três aspectos da avaliação. Na pri-

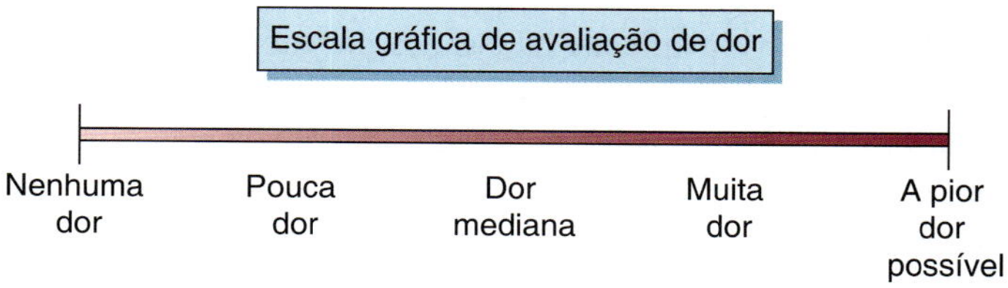

● Figura 14.6 Escala gráfica de avaliação de dor.

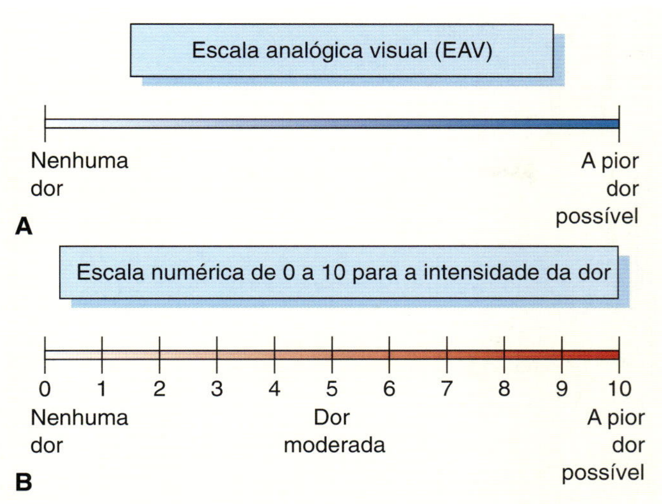

Figura 14.7 (**A**) Escala analógica visual. (**B**) Escala numérica.

meira avaliação, a criança assinala a localização da dor em duas ilustrações do corpo, de frente e de costas (Figura 14.8). A enfermeira instrui a criança a colorir as áreas onde sente dor. Além disso, a criança é instruída a colorir uma área grande ou pequena que corresponda à intensidade da sua dor. Por exemplo, se a dor for branda a moderada, a criança pode colorir uma área moderada do local escolhido; se a dor for intensa, ele pode colorir uma área mais ampla. A segunda parte do instrumento de avaliação consiste em uma escala que varia de "nenhuma dor" até à "pior dor possível"; a criança recebe instruções para definir a gravidade da sua dor. O terceiro componente da avaliação é uma lista de palavras que podem ser utilizadas para descrever a dor, tais como pulsátil, martelante, em pontadas ou dilacerante. A enfermeira pede à criança para apontar ou circular as palavras que descrevem a dor que ela sente. As crianças com pouca habilidade de leitura ou vocabulário restrito podem ter dificuldade com algumas das palavras usadas para descrever a dor. Trabalhe com a criança e estimule os pais a ajudar a criança a entender os vários termos descritivos. A participação dos pais promove a sensação de controle da situação e oferece-lhes alguma noção do que o filho está sentindo.

Exame físico

O exame físico da criança que tem dor baseia-se principalmente nas habilidades de observação e inspeção. Essas habilidades são usadas para avaliar as alterações fisiológicas e comportamentais indicativas de dor. Também se pode realizar ausculta para detectar alterações dos sinais vitais, especificamente da frequência cardíaca e da pressão arterial.

Manifestações de dor

Observe os sinais físicos e os sintomas de dor, tendo em mente o nível de desenvolvimento da criança. Atente para as expressões faciais de desconforto, caretas e choro. Fique atenta a movimentos que possam sugerir dor. Por exemplo, os lactentes ou infantes podem puxar a orelha quando sentem dor nessa região. A criança pode movimentar a cabeça de um lado para outro, sugerindo que sente cefaleia. Em geral, as crianças que têm dor abdominal deitam-se sobre um lado e flexionam os joelhos contra o abdome. Examine a marcha da criança: claudicar ou evitar a sustentação de peso pode sugerir dor na perna. Outros sinais que podem ser observados incluem imobilidade, defesa de uma área específica do corpo ou recusa a movimentar uma região. Inspecione a pele para detectar ruborização ou sudorese, que podem ser indícios de dor. Monitore também as alterações dos sinais vitais. A frequência do pulso ou dos batimentos cardíacos, a frequência respiratória e a pressão arterial podem aumentar. Outros parâmetros fisiológicos sugestivos de dor incluem elevações da pressão intracraniana e da resistência vascular pulmonar e redução dos níveis de saturação de oxigênio.

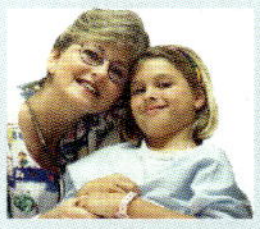

O corpo responde à dor aguda por meio do sistema nervoso simpático, que resulta em estimulação e elevação subsequente dos sinais vitais. Contudo, se a criança tiver dor crônica ou persistente, o organismo adapta-se e essas alterações podem ser menos perceptíveis; na verdade, as frequências do pulso, da respiração e dos batimentos cardíacos e a pressão arterial podem até diminuir.

A criança também pode demonstrar alterações comportamentais sugestivas de dor. Fique atenta a sinais como irritabilidade e inquietude. Verifique se a criança cerra os punhos ou range os dentes, se há rigidez corporal ou tensão muscular exagerada. Observe quaisquer alterações no comportamento da criança – por exemplo, uma criança que antes conversava e brincava e que se tornou quieta e quase retraída. Além disso, preste atenção à formação cultural da criança e à maneira como essas crenças podem afetar sua resposta comportamental à dor.

Cada criança é um indivíduo com respostas singulares à dor, de modo que a enfermeira precisa se certificar de que as observações do comportamento realmente refletem o nível de dor da criança. Para assegurar a precisão das observações, foram desenvolvidos vários instrumentos de avaliação fisiológica e comportamental para ajudar a quantificar os resultados observados.

Parâmetros fisiológicos e comportamentais de avaliação da dor

A utilização de instrumentos de avaliação fisiológica e comportamental possibilita a determinação de parâmetros específicos e alterações que possam indicar que a criança está sentindo dor. Essas determinações ajudam a definir a intensidade da dor sentida. Além das escalas de autoavaliação da dor, a determinação dessas alterações possibilita à enfermeira avaliar objetivamente a dor e a eficácia das medidas terapêuticas.

Escala de dor para recém-nascidos. A escala de dor para recém-nascidos (Neonatal Infant Pain Scale, NIPS) é um instrumento de avaliação comportamental útil para a determinação da dor em recém-nascidos prematuros e a termo. Seis parâmetros são avaliados: expressão facial, choro, padrões respiratórios, braços, pernas e nível de consciência (Tabela 14.3). Com exceção do choro, todos os parâmetros recebem avaliação de 0 ou 1; o choro é avaliado como 0, 1 ou 2. Os escores são totalizados e o valor máximo alcançável é 7. Escores mais altos indicam dor mais in-

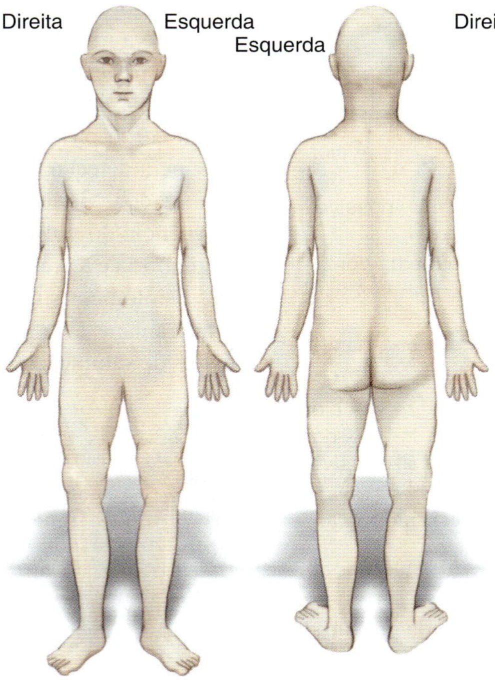

Sensoriais
Dolorido ("dor em todas as partes")
Machucado ("dor em todas as partes")
Sensível ("como um corte")
Latejante ("pontos" de dor associada ao procedimento)
Pulsante ("dá nos nervos")
Cortante ("dói mais que um corte")
Como uma faca afiada ("lancinante e aguda")
Aguda (sem significado)
Lancinante (sem significado)
Compressiva ("em toda parte, como um desastre de avião")
Esmagadora (sem significado)
Apertada ("apertando tudo")
Pruriginosa ("em toda parte")
Coçar ("alivia algumas vezes")
Surpreendente ("dor que me surpreende")
Dilacerante ("racha meu corpo ao meio")
Dormente ("sabe que a dor está lá"/dor associada a um procedimento)
Rigidez ("não consegue mover-se")
Intumescida ("os medicamentos não aliviam")
Compressiva ("não consegue mover-se")

Afetivos
Apavorado ("não pode fazer coisa alguma")
Choroso ("dói muito")
Assustado ("tem medo de que não passe")
Amedrontado (medo de "ir para o hospital")
Terrificado ("não consigo dormir"; "realmente cansado"; "não quero continuar a viver")
Atordoado ("não sei onde estou")

Qualitativos
Incômoda ("não consegue dormir")
Ruim ("não consegue parar a dor")
Miserável ("não consegue dormir nem comer com vontade")
Terrível ("não gosto disso")
Desconfortável ("não consegue ficar parado em um lugar")
Incontrolável ("não consegue fazer parar")

Temporais
Sempre ("a dor sempre está lá")
Vem e vai ("sempre com dor")
Começa repentinamente ("sem aviso")
Constante ("nunca passa")
Contínua ("a dor não vai embora")
Para sempre ("nunca passará")
Uma vez ou outra ("em 1 mês, às vezes sente dor, outras não")
Furtiva ("não sabe quando a dor ocorrerá")
Ocasional ("desaparece algumas vezes, outras não")

● Figura 14.8 Instrumento pediátrico de avaliação da dor em adolescentes. (*No alto*) Instrumento pediátrico de avaliação da dor em adolescentes (Adolescent Pediatric Pain Tool, APPT): esboço do exterior do corpo (Crandall & Savedra, 2005). (*Embaixo*) Características da dor: palavras escolhidas e seus significados (Crandall & Savedra, 2005).

Tabela 14.3 Escala de dor para recém-nascidos (NIPS)

Achado	Parâmetro	Escore
Expressão facial	Relaxada (face tranquila; expressão neutra)	0
	Caretas (músculos faciais tensos; fronte, queixo ou mandíbula contraídos; expressão facial negativa)	1
Choro	Nenhum (tranquilo, sem chorar)	0
	Choramingo (gemidos intermitentes e suaves)	1
	Choro vigoroso (choro forte, estridente e contínuo)	2
Padrões respiratórios	Tranquilo	0
	Respiração alterada (irregular; mais rápida que o habitual; arquejante; respiração retida)	1
Braços	Relaxados (sem rigidez muscular; alguns movimentos aleatórios do braço)	0
	Fixos/estendidos (tensos, retificados, rígidos ou com flexão ou extensão rápida)	1
Pernas	Relaxadas (sem rigidez muscular; alguns movimentos aleatórios da perna)	0
	Flexionadas/estendidas (tensas, retificadas, rígidas ou com flexão ou extensão rápidas)	1
Nível de consciência	Dormindo/acordado (tranquilo, sereno)	0
	Irrequieto (alerta, agitado, esperneando)	1

De Lawrence, J., Alcock, D., McGrath, P., Kay, J., MacMurray, S.B., & Dulberg, C. (1993). The development of a tool to assess neonatal pain. *Neonatal Network, 12*(6), 59-66.

tensa. Esse instrumento não é recomendável para ser utilizado em recém-nascidos muito doentes e incapazes de responder, ou que estejam recebendo agentes paralisantes. Nesses casos, pode ser obtido um escore erroneamente baixo.

Escala de dor de Riley para lactentes. A escala de dor de Riley para lactentes (Riley Infant Pain Scale, RIPS) é um instrumento de avaliação comportamental útil para crianças que não têm capacidade de falar. Como ocorre com o NIPS, o RIPS avalia seis parâmetros: expressão facial, movimentos do corpo, sono, habilidade verbal ou vocal, possibilidade de ser consolado e resposta aos movimentos e ao toque (Tabela 14.4). Todos os parâmetros são graduados como 0, 1, 2 ou 3. O escore é totalizado e o valor máximo que pode ser alcançado é 18. Quanto mais alto o valor total, mais intensa é a dor.

Escala de observação da dor para crianças pequenas. A escala de observação da dor para crianças pequenas (Pain Observation Scale for Young Children, POCIS) é um instrumento de avaliação comportamental destinado a crianças de 1 a 4 anos. Esse instrumento avalia sete parâmetros: expressão facial, choro, respiração, dorso, braços e dedos, pernas e dedos dos pés e nível de consciência (Tabela 14.5). Todos os parâmetros são graduados como 0 ou 1 e o valor máximo alcançável é 7. Quanto mais alto for o escore total, mais intensa será a dor experimentada pela criança.

Escala CRIES para avaliação da dor pós-operatória em recém-nascidos. A escala CRIES é um instrumento de avaliação comportamental que também inclui aferições dos parâmetros fisiológicos. Essa escala foi desenvolvida para se quantificar a dor pós-operatória do recém-nascido, mas também pode ser utilizada para monitorar os progressos do bebê durante a recuperação ou depois de intervenções. Esse instrumento avalia cinco parâmetros: choro, oxigênio necessário para manter os níveis de saturação acima de 95%, sinais vitais exacerbados, expressão facial e incapacidade de dormir (Tabela 14.6). Todos os parâmetros são graduados como 0, 1 ou 2 e depois somados. Assim como ocorre com os outros instrumentos de avaliação, quanto mais alto for o escore total, mais intensa será a dor da criança.

Escala comportamental FLACC para dor pós-operatória em crianças pequenas. A escala comportamental FLACC é um instrumento de avaliação comportamental útil para a determinação da dor na criança que não pode relatar precisamente seu nível de dor. Alguns estudos mostraram que esse instrumento é confiável para crianças de 2 meses a 7anos. Essa escala avalia cinco parâmetros: expressão facial, pernas, atividade, choro e possibilidade de ser consolado (Tabela 14.7). Examine a criança com as pernas e o corpo descobertos. Se a criança estiver acordada, observe-a por 2 a 5 min; se estiver dormindo, observe-a por 5 min ou mais. Todos os parâmetros são graduados como 0, 1 ou 2 e, em seguida, somados, com valor máximo alcançável de 10. Assim como ocorre com os outros instrumentos de avaliação, quanto mais altos forem os escores, pior é a dor.

Diagnósticos de enfermagem, metas, intervenções e reavaliação

Concluída a avaliação, a enfermeira define os diagnósticos de enfermagem apropriados. O diagnóstico de enfermagem identificado mais comumente seria de Dor aguda ou crônica. Entretanto, os fatores relacionados e as características definidoras variam bastante. Os diagnósticos de enfermagem enfatizam os efeitos da dor na criança – por exemplo, o estresse vivenciado em consequência da dor, ou o medo ou a ansiedade associados à dor, ou os eventos que desencadeiam a dor. Além disso, a dor pode afetar funções fisiológicas como sono, nutrição, mobilidade e eliminação. Exemplos de diagnósticos de enfermagem comuns podem ser:

- Dor aguda relacionada com a necessidade repetida de procedimentos invasivos, intervenções cirúrgicas, traumatismo recente ou infecção
- Dor crônica relacionada com doença ou lesão prolongada, efeitos de câncer nos tecidos adjacentes, ou efeitos associados ao tratamento
- Medo do desconhecido, da separação da família, dos procedimentos invasivos esperados, dos efeitos do tratamento

Tabela 14.4 Escala de dor de Riley para lactentes

Parâmetro	Escore
Expressão facial	
• Neutra/sorrindo	0
• Fronte franzida/careta	1
• Dentes trincados	2
• Expressão completa de choro	3
Movimento corporal	
• Calmo, relaxado	0
• Inquieto, desassossegado	1
• Agitação ou mobilidade moderadas; inquietude, irritação, agitação incessante ou movimentos voluntários vigorosos	2
• Imobilidade voluntária	3
Sono	
• Dormindo tranquilamente com respiração suave	0
• Inquieto, embora esteja dormindo	1
• Sono intermitente (dorme/acorda)	2
• Sono por períodos longos interrompidos por movimentos espasmódicos ou incapacidade de adormecer	3
Verbal/vocal	
• Nenhum choro	0
• Choraminguento, queixoso	1
• Choro de dor	2
• Gritos, choro estridente	3
Possibilidade de ser consolado	
• Neutro	0
• Fácil de consolar	1
• Difícil de consolar	2
• Inconsolável	3
Resposta ao movimento ou ao toque	
• Movimenta-se facilmente	0
• Encolhe-se quando é movimentado ou tocado	1
• Chora quando é movimentado ou tocado	2
• Choro estridente ou gritos quando é tocado ou movimentado	3

De Schade, J.G., Joyce, B.A., Gerkensmeyer, J., & Keck, J.F. (1996). Comparison of three preverbal scales for post-operative pain assessment in a diverse pediatric sample. *Journal of Pain and Symptom Management, 12*(6), 348-359.

- Ansiedade relacionada com o estresse e a incerteza quanto à situação
- Déficit de conhecimentos acerca da condição atual e dos métodos apropriados ao controle da dor
- Padrão de sono alterado em razão da impossibilidade de controlar a dor eficazmente
- Mobilidade limitada em consequência dos episódios frequentes de dor
- Risco de constipação intestinal relacionada com os efeitos adversos potenciais dos analgésicos narcóticos.

Quando a enfermeira cuida de uma criança que tem dor, o objetivo final é que o paciente não sinta dor, conforme se evidencia pela participação nas atividades da vida diária próprias da idade e pela manutenção dos sinais vitais dentro das faixas apropriadas à idade. Entretanto, em alguns casos isso pode ser uma expectativa irrealista, principalmente se a criança tiver dor crônica. Por essa razão, uma meta mais exequível seria que a criança referisse que a dor diminuiu em nível tolerável. Para determinar o grau de redução da dor do paciente, podem ser utilizados instrumentos de avaliação da dor. Por exemplo, se a criança classificou a dor como 7 de 10, uma meta realista seria que o paciente referisse que a dor diminuiu para 4 em 10. Outras metas podem refletir a melhora ou a regressão do problema detectado. Por exemplo, uma meta de curto prazo para uma criança que tem distúrbio do sono secundário à dor pode ser que a criança durma no mínimo 4 h seguidas durante a noite. Uma meta de longo prazo pode ser que a criança durma 7 a 8 h sem acordar durante a noite.

Tabela 14.5 Escala de observação da dor para crianças pequenas (POCIS)

Parâmetro	Achado	Escore
Expressão facial	Neutra Caretas (negativas)	0 1
Choro	Nenhum choro Gemidos, gritos	0 1
Respiração	Tranquila e regular Irregular e contraída	0 1
Dorso	Em repouso, inativo Tenso, tremulante	0 1
Braços e dedos das mãos	Em repouso, inativos Tensos, inquietos	0 1
Pernas e dedos dos pés	Em repouso, inativos Tensos, inquietos	0 1
Nível de consciência	Sereno, sonolento Irrequieto	0 1

Reproduzido, com autorização, de W. J. C. Boelen-van der Loo, PhD.

Várias intervenções podem ser realizadas para aliviar a dor. Essas intervenções incluem medicamentos e medidas não farmacológicas. Um princípio básico da assistência prestada à criança que tem dor é a realização de cuidados atraumáticos (ver mais informações no Capítulo 10). Por exemplo, aplique um creme anestésico tópico no local da punção venosa antes de realizar o procedimento, para garantir sua eficácia. Em vez de realizar punções venosas repetidas, utilize um dispositivo de infusão intermitente para obter várias amostras de sangue. Considere a utilização de um sedativo antes dos procedimentos mais dolorosos. Além das medidas farmacológicas, as abordagens cognitivas e comportamentais são apropriadas para o alívio da dor, inclusive para o controle da dor associada aos procedimentos.

Durante todo o período de assistência à criança, não se esqueça de conversar com a criança e a família sobre as metas e as intervenções específicas, conforme a necessidade. Inclua a família na realização das intervenções adequadas, a fim de que ela possa continuar dando apoio à criança. Dar instruções à criança e à família quanto às intervenções (inclusive quanto aos diversos tratamentos) é fundamental. A ludoterapia pode ajudar a criança a expressar seus sentimentos e adaptar-se aos fatores de estresse da situação atual. Para

Tabela 14.6 Escala CRIES de avaliação da dor pós-operatória em recém-nascidos

Avaliação	0	1	2
Choro	Nenhum	Estridente, mas pode ser consolado	Estridente e inconsolável
Oxigênio necessário para manter a saturação acima de 95%	Nenhum	< 30%	> 30%
Sinais vitais elevados	Frequência cardíaca ou pressão arterial dentro da faixa de 10% acima dos valores pré-operatórios	Frequência cardíaca ou pressão arterial 11 a 20% acima dos valores pré-operatórios	Frequência cardíaca ou pressão arterial 21% ou mais acima dos valores pré-operatórios
Expressão	Nenhuma careta	Careta	Careta com gemidos
Incapacidade de dormir	Não	Acorda a intervalos curtos	Constantemente acordado
Escore total do lactente			

De Krechel, S.W., & Bildner, J. (1995). CRIES: A new neonatal postoperative pain measurement score. Initial testing of validity and reliability. *Paediatric Anaesthesia, 5*, 53-61.

o alcance das metas desejadas, é necessária avaliação contínua para se determinar a eficácia das medidas de alívio da dor.

O plano de cuidados de enfermagem 14.1 pode ser usado como guia para o planejamento dos cuidados de enfermagem para crianças que têm dor. O plano de cuidados de enfermagem deve ser individualizado com base nos sintomas e nas necessidades do paciente. As informações específicas relativas ao tratamento da dor e ao papel da enfermeira estão descritas nas seções subsequentes deste capítulo.

Quando você entra no quarto de Aiden, ele está chorando e diz que sente dor na perna. Qual seria sua primeira ação? Qual seria seu plano de cuidados para aliviar a dor do paciente (consulte o instrumento de avaliação PUAGLT)? Como você entenderia as descrições assinaladas no prontuário? Quais abordagens você pode utilizar para modificar o comportamento da equipe quanto ao controle da dor?

Tratamento da dor

Três princípios gerais norteiam o tratamento da dor em crianças:

1. Individualizar as intervenções com base na intensidade da dor sentida durante um procedimento e na personalidade da criança.
2. Utilizar medicamentos e medidas não farmacológicas para atenuar ou eliminar a dor.
3. Administrar tratamento farmacológico eficaz logo no primeiro procedimento.

As estratégias para o controle da dor incluem intervenções não farmacológicas como distração, relaxamento e imaginação dirigida, além de intervenções farmacológicas como analgésicos, analgesia controlada pelo paciente, analgesia tópica, analgesia epidural e sedação consciente.

Tabela 14.7 Escala comportamental FLACC

Categoria	Escore 0	Escore 1	Escore 2
Face	Nenhuma expressão específica ou sorriso	Caretas ou franzimento ocasional, retração, desinteresse	Franzimento frequente ou constante, mandíbula contraída, tremor no queixo
Pernas	Posição normal ou relaxada	Inquietas, agitadas, tensas	Chutes, ou pernas contraídas
Atividade	Deitado tranquilamente, posição normal, movimenta-se facilmente	Contorções, balança para a frente e para trás, tenso	Arqueado, rígido ou com abalos
Choro	Nenhum choro (acordado ou dormindo)	Gemidos ou choramingos, queixa ocasional	Chora constantemente, grita ou soluça, queixas frequentes
Possibilidade de ser consolado	Contente e relaxado	Acalmado ao ser tocado, acalentado ou carregado ao colo a intervalos regulares, ou quando conversam com ele ou o distraem	Difícil de consolar ou confortar

Todas as cinco categoriais são graduadas como 0 a 2 e o resultado total varia de 0 a 10.

Abordagens não farmacológicas

Várias técnicas podem estar disponíveis para ajudar a controlar a dor branda em crianças ou ampliar a eficácia dos medicamentos indicados para aliviar a dor moderada ou grave. Algumas dessas abordagens não farmacológicas ajudam as crianças a lidar com a dor e dão a elas a oportunidade de adquirirem uma sensação de domínio ou controle da situação. As duas técnicas incluídas nesse grupo são as estratégias cognitivo-comportamentais e biofísicas. Com essas técnicas e também com a administração dos medicamentos, os pais precisam ser envolvidos nesse processo.

Estratégias cognitivo-comportamentais

As estratégias cognitivo-comportamentais para alívio da dor consistem em medidas que requerem que a criança foque sua atenção em uma área específica em vez daquela que está dolorida. Essas estratégias ajudam a modificar a interpretação dos estímulos dolorosos e reduzem a percepção da dor ou tornam a dor mais suportável. Além disso, essas técnicas ajudam a reduzir as atitudes e os pensamentos negativos e a ansiedade e, desse modo, promovem os mecanismos de superação da criança. Em geral, essas estratégias funcionam bem com crianças maiores, mas algumas crianças menores também se beneficiam se essas técnicas forem adaptadas à idade e ao nível de desenvolvimento do paciente. Estratégias cognitivo-comportamentais comuns incluem relaxamento, distração, imaginação, *biofeedback*, interrupção do pensamento e diálogo interno positivo.

Relaxamento

O relaxamento ajuda a reduzir a tensão muscular e a ansiedade, e diversas técnicas podem ser utilizadas. O relaxamento pode ser simples como segurar o bebê ou a criança pequena firmemente no colo enquanto se acaricia ou conversa com ela em um tom tranquilizador e suave, ou pedir à criança que inale e exale lentamente utilizando a respiração profunda ritmicamente controlada. O relaxamento também pode envolver técnicas mais sofisticadas, como o relaxamento progressivo. Por essa técnica, a criança é solicitada a focar sua atenção em uma área do corpo e deixar que essa parte fique flácida. Em seguida, de maneira organizada, geralmente começando dos dedos dos pés para a cabeça ou vice-versa, a enfermeira pede à criança que concentre a atenção em outra área do corpo, deixando que fique flácida. Por fim, os exercícios atuam em todas as partes do corpo e resultam em relaxamento completo.

Distração

A distração consiste em pedir à criança para focar a atenção em um outro estímulo e, dessa forma, tentar protegê-la da dor. Essa técnica não elimina a dor, mas ajuda a torná-la mais suportável. Vários métodos podem ser adotados como distração, inclusive:

- Contagem
- Repetição de frases ou palavras específicas como “ai” ou “ui”
- Ouvir música ou cantar
- Brincar com jogos, inclusive de computador
- Soprar bolhas de sabão ou cata-vento, ou bolas de aniversário
- Ouvir histórias preferidas (Figura 14.9)
- Assistir desenhos, shows de televisão ou filmes
- Receber visitas dos amigos
- Humorismo.

Estudos mostraram que técnicas baseadas no humor são uma distração eficaz para alívio da dor. Entretanto, certifique-se de que a técnica seja apropriada à idade da criança e procure saber o que a faz rir. Se possível, deixe a criança e seus familiares escolherem os materiais que eles consideram engraçados.

O tipo de distração utilizada depende da idade da criança. Por exemplo, uma criança pequena pode gostar de soprar cata-vento e bolhas de sabão e também de ouvir suas histórias ou ler seus livros favoritos. As crianças maiores podem gostar de jogos de computador, ouvir suas músicas prediletas ou receber visitas dos amigos.

Imagens mentais

Essa técnica consiste em utilizar a imaginação para criar imagens mentais. Em geral, essa imagem mental é agradável e positiva, mas não precisa ser real. A criança é estimulada a incluir detalhes e sensações que estejam associadas à imagem, inclusive descrições detalhadas da imagem, das cores, dos sons, das sensações e dos odores. Em alguns casos, a criança pode escrever ou gravar a imagem em uma fita ou em um CD. Quando sente dor, a criança é estimulada a criar a imagem mental, ler ou escutar a descrição que ela gravou.

Biofeedback

O *biofeedback* consiste em fazer com que a criança adquira consciência das suas funções corporais e aprenda a modificá-las voluntariamente. Em geral, a criança aprende as habilidades específicas para modificar as funções corporais utilizando um aparelho que detecta alterações provocadas pela dor no tônus muscular ou nos parâmetros fisiológicos, inclusive na pressão arterial ou na frequência do pulso. O domínio dessa técnica geralmente requer várias sessões, que são realizadas antes que a dor comece. Com a prática, a criança aprende a controlar as alterações sem o aparelho. Essa técnica pode ser utilizada por crianças maiores, inclusive adolescentes, capazes de se concentrarem por períodos longos.

Parar de pensar

Parar de pensar consiste em substituir a sensação de dor por um pensamento agradável ou positivo. Exemplos de pensamento positivo podem ser: “A dor passará logo”, ou “Isso é importante para que eu melhore”. O componente negativo da dor não é ignorado nem suprimido, mas é transformado em algo positivo. Essa técnica também pode envolver a utilização de frases curtas de cunho positivo. Por exemplo, a criança pode repetir “uma picada rápida e eu ficarei melhor para ir para casa”, quando prevê que vai sentir ou realmente sente dor.

A técnica de parar de pensar é útil para reduzir a ansiedade e durante eventos dolorosos. As crianças podem aprender a utilizar essa técnica sempre que estiverem ansiosas quanto a uma experiência dolorosa. Isso ajuda a promover na criança a sensação de controle da situação.

(O texto continua na p. 356.)

Plano de cuidados de enfermagem 14.1

Visão geral da criança com dor

Diagnóstico de enfermagem: dor aguda relacionada com a necessidade de realizar procedimentos invasivos, intervenções cirúrgicas, traumatismo recente ou infecção, conforme se evidencia por uma escala de avaliação da dor, por caretas, choro, irritabilidade, movimentos de recolhimento ou alterações dos sinais vitais

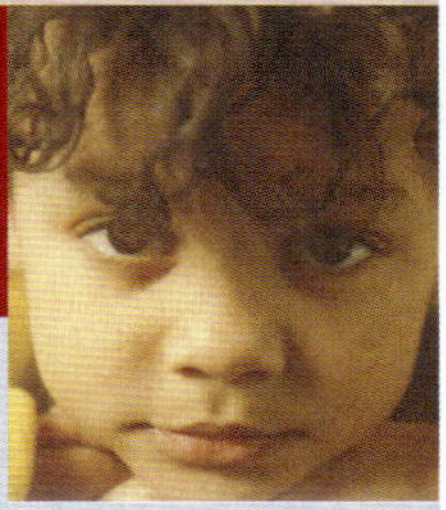

Definição dos resultados esperados e reavaliação

A criança consegue um nível adequado de conforto, conforme se evidencia pela redução do escore de avaliação (3 ou menos) de uma escala de avaliação da dor, tranquilidade, repouso sereno, redução do choro e da irritabilidade e manutenção dos sinais vitais dentro de parâmetros aceitáveis.

Intervenção: promoção do alívio da dor

- Avalie o nível de dor por meio de um instrumento de avaliação da dor apropriado ao nível de desenvolvimento do paciente *para estabelecer o nível basal.*
- Avalie os indícios verbais e não verbais de dor; peça aos pais para descreverem os comportamentos típicos e as experiências pregressas da criança que tem dor *para determinar os fatores que possam estar influenciado a resposta do paciente à dor.*
- Utilize métodos não farmacológicos para controlar a dor, de acordo com a idade e o nível cognitivo da criança; estimule a participação dos pais na aplicação dos métodos *para proporcionar apoio adicional à criança.*
- Administre os medicamentos conforme a prescrição, utilizando a via menos traumática possível, *para alterar a transmissão dos impulsos dolorosos e atenuar o sofrimento, ao mesmo tempo em que se assegura o alívio eficaz da dor.*
- Explique a ação do medicamento e o que a criança deve esperar com seu uso, empregando termos que a criança possa entender, *para promover sua confiança e atenuar seu medo.*
- Administre os analgésicos ao longo de todo o dia se a dor for constante e puder ser prevista *para manter os níveis sanguíneos estáveis dos medicamentos e, desse modo, maximizar seus efeitos.*
- Preste cuidados atraumáticos sempre, *para minimizar a exposição da criança ao sofrimento físico e psicológico.*
- Se for necessário realizar algum procedimento, explique o propósito do medicamento antes do procedimento e o que a criança deve esperar, *para minimizar o medo do desconhecido.*
- Antecipe-se aos horários dos procedimentos ou as situações que possam provocar dor e administre os analgésicos apropriados conforme a prescrição *para assegurar que o tratamento seja mais eficaz no momento em que o procedimento for realizado.*
- Providencie para que o ambiente da criança seja tranquilo e propício ao repouso, diminua a iluminação, feche a porta ou baixe a cortina *para atenuar a sobrecarga sensorial que pode exacerbar a sensação de dor da criança.*
- Estimule os pais a acariciar, tocar, afagar e segurar a criança no colo *para promover a sensação de segurança.*
- Reavalie o nível de dor da criança depois da aplicação dos métodos farmacológicos e não farmacológicos *para determinar sua eficácia*; antecipe-se à necessidade de modificar ou adaptar os métodos não farmacológicos ou ajustar a dose do analgésico, a via de administração ou a frequência *para assegurar alívio máximo da dor.*
- Realize os cuidados de enfermagem depois da administração do analgésico *para evitar o agravamento da dor da criança.*
- Use atividades recreativas, distração e brincadeiras apropriadas à idade e ao nível cognitivo da criança *para promover maior alívio da dor.*

(continua)

Visão geral da criança com dor (*continuação*)

Diagnóstico de enfermagem: ansiedade relacionada com o estresse e a incerteza da situação, o desconhecimento da causa da dor, a falta de familiaridade com os procedimentos, os exames e as instalações do serviço de saúde e os procedimentos dolorosos, conforme se evidencia por choro, irritabilidade, retração e comportamentos estoicos ou agressivos

Definição dos resultados esperados e reavaliação

A criança e a família demonstram atenuação do nível de ansiedade, conforme se evidencia pelos comportamentos de superação positiva apropriados à idade, verbalização dos sentimentos, representação dos sentimentos, cooperação da criança e da família com o plano de cuidados e inexistência de sinais e sintomas associados a agravamento da ansiedade.

Intervenções: atenuação da ansiedade

- Avalie a compreensão da criança e dos pais acerca da situação, inclusive seu entendimento do que possa estar causando a dor e os motivos dos procedimentos e exames, *para conseguir informações básicas quanto aos conhecimentos da criança e dos pais e a possíveis indícios de ansiedade.*
- Passe um tempo com a criança e os pais conversando sobre o que eles pensam que possa estar acontecendo; estimule a criança e os pais a falarem abertamente sobre seus sentimentos, *para facilitar as expressões e a comunicação ininterrupta.* Ofereça tempo para perguntas e responda francamente, *para estabelecer uma relação positiva e promover a confiança.*
- Aborde a criança e sua família de maneira calma e tranquila, *para estimular a confiança e a comunicação.*
- Na medida do possível, ofereça opções à criança quanto à administração dos medicamentos, perguntando, por exemplo, que tipo de líquido ela quer beber ou que lanche quer comer, qual membro (direito ou esquerdo) prefere usar para a punção venosa, cor da bandagem ou da fita adesiva ou do curativo, *para reforçar o sentimento de controle.*
- Preste cuidados atraumáticos *para reduzir o sofrimento, que pode exacerbar o nível de ansiedade da criança.*
- Explique todos os procedimentos, os exames e as atividades em um nível que a criança consiga entender, *para reduzir o medo do desconhecido.*
- Na medida do possível, incorpore elementos da rotina doméstica da criança, *para atenuar os sentimentos de separação e promover a sensação de normalidade.*
- Assegure a constância da assistência, *para facilitar a confiança e a aceitação.*
- Estimule os pais a adotarem medidas confortadoras como acariciar, aconchegar ao colo, segurar e balançar a criança, *para promover a sensação de segurança e atenuar o estresse.*
- Dê reforço positivo às escolhas, à participação nas atividades e à utilização dos mecanismos apropriados de superação, *para reforçar a autoestima.*
- Estimule a participação da criança nas brincadeiras (livres e estruturadas, conforme a necessidade) *para promover a expressão dos sentimentos e dos medos.*

Diagnóstico de enfermagem: déficit de conhecimento relacionado com a condição atual e os métodos apropriados de controle da dor, conforme se evidencia por choro, irritabilidade, rejeição, perguntas e verbalizações quanto à dor e aos métodos de alívio

Definição dos resultados esperados e reavaliação

A criança e os pais demonstram ter conhecimentos suficientes sobre o estado atual da criança e à utilização dos métodos para aliviar a dor, conforme se evidencia pelas expressões acerca da causa da dor do paciente, demonstração dos métodos escolhidos de alívio não farmacológicos, utilização dos medicamentos e afirmações relativas aos sinais e sintomas indicativos de agravamento e redução da dor.

Intervenção: instruções à criança e à família

- Avalie o conhecimento e o entendimento da criança e dos seus pais quanto ao estado atual e ao nível de dor do paciente *para estabelecer um ponto de partida para o processo educativo.*

Visão geral da criança com dor *(continuação)*

- Dê tempo à criança e aos pais para fazerem perguntas; responda francamente às perguntas em termos que eles possam compreender, *para promover a aprendizagem.*
- Explique em termos simples por que a condição da criança está associada à dor ou os motivos dos procedimentos necessários que possam acentuar a dor, *para promover a compreensão e reforçar a confiança.*
- Instrua em sessões curtas *para evitar sobrecarga de informação para a criança e seus pais.*
- Utilize reforço e recompensas *para ajudar a facilitar o processo de ensino/aprendizagem.*
- Utilize várias técnicas de aprendizagem, inclusive informações por escrito, instruções verbais, demonstrações e mídia quando possível *para facilitar a aprendizagem e a retenção das informações.*
- Instrua os pais e a criança quanto aos métodos não farmacológicos apropriados ao alívio da dor; estimule a prática e a participação dos pais nos métodos escolhidos, *para promover a independência e a utilização da técnica quando necessária.*
- Instrua os pais e a criança quanto aos medicamentos recomendados para alívio da dor; reveja as informações específicas sobre o medicamento a ser administrado, inclusive ação, duração, via de administração, possíveis efeitos adversos e cuidados necessários durante a utilização do medicamento, *para promover a aprendizagem*; peça à criança e aos pais para repetirem as informações recebidas ou demonstrarem a técnica de administração, *para avaliar a eficácia do ensino.*
- Forneça aos pais informações por escrito sobre os métodos de alívio da dor para serem utilizados em casa em caso de necessidade, *para servirem como referência no futuro.*

Diagnóstico de enfermagem: padrões de sono alterados em razão da impossibilidade de controlar eficazmente a dor, conforme se evidencia por frequentes despertares da criança durante a noite, sinais e sintomas de dor, inclusive irritabilidade e agitação, expressões de que está cansada e escore da escala de avaliação da dor

Definição dos resultados esperados e reavaliação

A criança demonstra capacidade de dormir à noite, conforme se evidencia pela ampliação dos períodos de tranquilidade e repouso (começando com 2 h e aumentando gradativamente para 7 e 8 h), redução do nível de dor na escala de avaliação e afirmações de que a fadiga melhorou.

Intervenção: promoção do sono e do repouso

- Ajude a criança a utilizar métodos não farmacológicos de alívio da dor, inclusive imaginação, distração e relaxamento muscular, *para promover o relaxamento.*
- Administre os analgésicos conforme a prescrição, *para atenuar a dor que interfere no sono*; prepare-se para uma mudança no tratamento farmacológico, caso o alívio da dor não seja suficiente.
- Concentre os cuidados de enfermagem *para reduzir o gasto de energia e as interferências no repouso da criança.*
- Ajude a criança a estabelecer uma rotina na hora de deitar-se semelhante àquela que ela seguia em casa, *para promover a sensação de segurança.*
- Faça massagem nas costas da criança, ofereça-lhe um banho quente ou bebidas mornas, leia uma história ou coloque música para ela ouvir, *para facilitar o relaxamento*; acaricie, aconchegue, segure no colo, balance e toque suavemente a criança, *para promover a sensação de segurança e tranquilidade.*
- Diminua as luzes e feche a cortina ou a porta do quarto, *para assegurar um ambiente repousante e tranquilo.*
- Assegure alívio da dor da criança durante toda a noite, *para reduzir o risco de recidiva da dor.*

Diagnóstico de enfermagem: risco de lesão relacionada com os possíveis efeitos adversos dos analgésicos

Definição dos resultados esperados e reavaliação

A criança não sofre qualquer tipo de dano relacionado com os sinais e os sintomas dos efeitos adversos do tratamento analgésico, conforme se evidencia por frequência respiratória apropriada à idade, nenhuma queixa de desconforto gastrintestinal (GI), tontura ou sedação, ou episódios de constipação intestinal, náuseas, vômitos ou prurido.

(continua)

Visão geral da criança com dor *(continuação)*

Intervenção: promoção da segurança

- Providencie para que a luz de chamada esteja ao alcance da criança, *para que os profissionais de saúde possam ser avisados se houver algum problema.*
- Administre os analgésicos exatamente como foram prescritos *para reduzir o risco de erro e a ocorrência de efeitos adversos.*
- Avalie atentamente as condições respiratórias da criança, *para detectar alterações e possibilitar a detecção precoce de depressão respiratória.*
- Se for utilizado um analgésico opioide,* tenha naloxona disponível para uso imediato, *para reverter a ação do narcótico se houver depressão respiratória.*
- Monitore o apetite e avalie a peristalse intestinal para detectar alterações; observe se há distensão abdominal ou redução dos ruídos peristálticos, *que poderiam sugerir redução da peristalse.*
- Assegure a ingestão adequada de fibras e líquidos *para reduzir o risco de constipação intestinal.*
- Ofereça refeições leves e administre o medicamento junto com o alimento, *para reduzir o risco de desconforto GI.*
- Verifique se a criança tem náuseas e vômitos; se necessário, suspenda a alimentação e os líquidos *para descansar o trato GI* e administre antieméticos até que a náuseas e os vômitos cessem.
- Instrua a criança a permanecer no leito depois de receber o analgésico, levante as grades laterais do berço ou do leito conforme o caso e oriente a criança e os pais quanto à necessidade de um acompanhante para levar o paciente ao banheiro, caso isto seja permitido, *para reduzir o risco de quedas causadas pela sedação.*
- Avalie as queixas de prurido e observe se há erupção ou áreas de eritema; se houver prurido, diga enfaticamente à criança para não coçar e prepare-se para administrar um anti-histamínico, conforme a prescrição, *para atenuar o prurido.*
- Ofereça distrações à criança *para ajudar a reduzir os efeitos do prurido.*

*N.R.T. Esse termo refere-se aos analgésicos naturais ou sintéticos com ações semelhantes à da morfina.

Diálogo interior positivo

O diálogo interior positivo é semelhante à técnica de parar de pensar, porque consiste em utilizar afirmações positivas. Com a técnica do diálogo interior, a criança aprende a fazer afirmações positivas quando sente dor. Por exemplo, a criança pode aprender a dizer: "Eu vou me sentir melhor e poderei ir para casa para brincar com meus amigos".

Intervenções biofísicas

As intervenções biofísicas enfatizam a interferência na transmissão dos impulsos dolorosos que chegam ao cérebro. Essas modalidades incluem algum tipo de estimulação cutânea nas proximidades da área dolorida. Essa estimulação reduz a capacidade de transmissão dos impulsos dolorosos pelas fibras A-delta e C. Exemplos de intervenções biofísicas são aplicações de calor e frio, massagens e compressões e estimulação nervosa elétrica transcutânea.

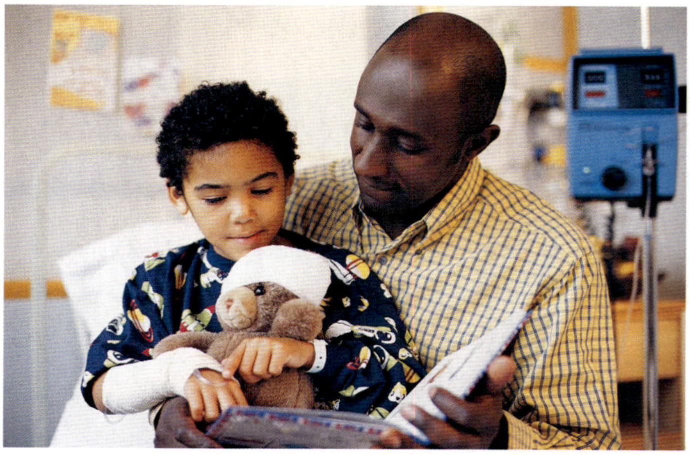

● Figura 14.9 Criança que está sendo distraída, como forma de aliviar a dor.

Uma modalidade específica para lactentes é a sucção não nutritiva, que reduz os comportamentos associados à dor em recém-nascidos submetidos a procedimentos dolorosos (Bo & Callaghan, 2000; Morash & Fowler, 2004). Os lactentes obtêm satisfação com a sucção. Além disso, demonstram menos comportamentos gerados pela dor depois da ingestão de sacarose ou outras soluções adocicadas (p. ex., glicose), porque essas substâncias são mediadas pelas vias opioides (Blass & Watt, 1999; Carbajal *et al.*, 1999; Isek *et al.*, 2000; Morash & Fowler, 2004). A sucção não nutritiva é recomendada como técnica de cuidados atraumáticos, mas este método deve ser utilizado com cautela quando os níveis sanguíneos da glicose estão instáveis.

Aplicações de calor e frio

As aplicações de calor e frio alteram os mecanismos fisiológicos associados à dor. O frio provoca vasoconstrição e altera a permeabilidade capilar, resultando em redução do edema na área lesionada. Em virtude da vasoconstrição, o fluxo sanguíneo diminui e a liberação das substâncias que provocam dor (p. ex., histamina e serotonina) também é reduzida. Além disso, ocorre diminuição da transmissão dos estímulos dolorosos pelas fibras dos nervos periféricos.

A aplicação de calor provoca vasodilatação e aumenta o fluxo sanguíneo para a região afetada. Essa modalidade também reduz a estimulação nociceptiva e resulta em remoção das substâncias químicas que podem estimular as fibras nociceptivas. O aumento do fluxo sanguíneo altera a permeabilidade capilar e resulta em redução do edema e da compressão das fibras nervosas nociceptivas. O calor também pode estimular a liberação dos opioides endógenos, que atuam como mediadores da resposta à dor.

Massagem e compressão

Assim como ocorre com as outras intervenções biofísicas, a massagem e a compressão parecem inibir a estimulação das fibras A-delta e C. Esses métodos ajudam a relaxar os músculos e reduzir a tensão. Além disso, essas técnicas podem ajudar a distrair a criança. A massagem pode ser simples como esfregar uma parte do corpo ou pressionar uma área (p. ex., o local em que foi aplicada uma injeção) por cerca de 10 s, ou pode ser mais complexa e necessitar de uma outra pessoa para fazer a massagem. Durante a massagem, pode-se aplicar uma loção ou pomada para obter um efeito confortador. Pode-se realizar massagem ou compressão contralateral (*i. e.*, do lado oposto), especialmente se não for possível acessar a área dolorida ou se esta estiver muito dolorida para ser tocada.

A acupressão é uma técnica mais formal de aplicação de pressão. Com a acupressão, a ponta do dedo, o polegar ou um instrumento rombo é usado para pressionar firme e suavemente as áreas especificamente escolhidas para aliviar a dor. A pressão pode ser aplicada com um movimento seguido da liberação; com movimentos circulares por vários minutos seguidos de liberação; ou por movimentos vibratórios realizados com as pontas dos dedos. O movimento de aplicação seguido de liberação da pressão parece facilitar a secreção das endorfinas e das encefalinas endógenas. As técnicas de compressão e massagem podem ser ensinadas às crianças e seus pais e são fáceis de aprender e aplicar.

Diretrizes de ensino 14.1

Como ensinar a controlar a dor sem medicamentos

- Revejam os métodos disponíveis e escolham a(s) técnica(s) que vocês e seu filho acham mais apropriada à situação.
- Aprendam a identificar as maneiras como seu filho demonstra dor ou ansiedade quanto à possibilidade de sentir dor – por exemplo: a criança fica inquieta, faz careta ou fica ruborizada?
- Comecem a aplicar a técnica escolhida antes que a criança sinta dor, ou quando ela mostrar os primeiros indícios de que está ansiosa ou começa a sentir dor.
- Pratiquem a técnica com seu filho e estimulem a criança a utilizá-la sempre que sentir dor ou esperar que um procedimento ou uma experiência seja doloroso.
- Apliquem a técnica com seu filho; por exemplo, façam inspirações e expirações profundas ou soprem bolas de sabão com ele; ouçam música ou brinquem no computador com seu filho.
- Evitem usar termos como "ferir" ou "dor", que sugerem dor ou levam seu filho a esperar uma experiência dolorosa.
- Usem termos descritivos como empurrar, puxar, pinçar ou aquecer.
- Evitem afirmações excessivamente descritivas ou parciais como "isso realmente vai doer um pouco", ou "isso será horrível".
- Permaneçam com seu filho o máximo possível; falem com ele suavemente e acariciem-no ou o aconcheguem carinhosamente.
- Elogiem e deem reforço positivo, abraços e apoio quando seu filho tiver utilizado a técnica, mesmo que não tenha sido eficaz.

Papel da enfermeira nas intervenções não farmacológicas para aliviar a dor

A enfermeira desempenha papel importante ao ensinar as intervenções não farmacológicas para alívio da dor às crianças e às famílias, porque pode ajudá-los a escolher os métodos mais apropriados e eficazes e assegurar que a criança e seus pais apliquem os métodos antes que a dor comece e também antes que haja agravamento da dor. As Diretrizes de ensino 14.1 trazem algumas instruções úteis para os pais e a criança quanto ao tratamento não farmacológico da dor.

A enfermeira também ajuda a criança e os pais durante a utilização da técnica, assegurando que eles utilizem a técnica corretamente e oferecendo sugestões de modificações ou adaptações, conforme a necessidade.

Os pais são componentes importantes do programa de tratamento da dor. Ofereça aos pais a opção de ficarem com a criança, ou faça-os saber que alguém mais dará apoio ao paciente, caso eles prefiram não permanecer. Descreva formas simples e concretas de participação dos pais e ajude a criança a controlar sua dor. Algumas das técnicas não farmacológicas podem ser aplicadas pelos pais, e as crianças podem ter respostas melhores quando os pais demonstram as técnicas e as estimulam a aplicá-las. Convide os pais a participarem das decisões e também a atuarem como instrutores dos filhos durante os procedimentos. Prepare os pais e explique a eles as abordagens e as estratégias mais apropriadas ao controle da dor. Converse sobre o tipo e o grau de dor esperado e também sobre as complicações potencialmente associadas às estratégias de tratamento da dor. Pergunte como os pais preveem que a criança reagirá a uma experiência dolorosa. Por fim, ofereça aos pais técnicas e estratégias a fim de que eles possam atuar como instrutores nessas situações.

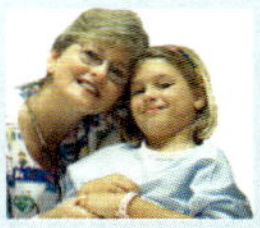

Embora os pais queiram ajudar os filhos e alguns sejam capazes de atuar como instrutores, a resposta da criança à dor, ao estresse e às intervenções dos pais no sentido de distraí-la é altamente variável. Algumas crianças parecem ser tranquilizadas pelas tentativas dos pais de distraí-las, mas outras parecem ficar incomodadas. Fique atenta aos fatores que possam influir na resposta da criança, inclusive idade, sexo, diagnóstico, etnia, experiência pregressa, temperamento, ansiedade e estilo de superação. Observe também os fatores relacionados com os pais, inclusive etnia, sexo, experiência pregressa, crença na inutilidade da intervenção, estilo de criação e ansiedade (McCarthy & Kleiber, 2006).

Tratamento farmacológico

As intervenções farmacológicas consistem em administrar medicamentos para aliviar a dor. A administração pode ser realizada por vários métodos. A escolha do método é determinada pelo medicamento a ser administrado; pelas condições da criança; pelo tipo, intensidade e localização da dor; e por quaisquer fatores que possam estar influenciando a dor do paciente. Inúmeros estudos apoiam a utilização apropriada de analgésicos para reduzir a percepção da dor em crianças (Broome & Huth, 2003).

Medicamentos utilizados para aliviar a dor

Em geral, os analgésicos (medicamentos para aliviar a dor) podem ser classificados em dois grupos: analgésicos opioides e não opioides. Anestésicos também podem ser usados. Quando os analgésicos tradicionais são ineficazes, também podem ser administrados medicamentos como sedativos e hipnóticos, como coadjuvantes para ajudar a atenuar a ansiedade ou proporcionar ou potencializar o efeito analgésico.

Analgésicos não opioides

Os analgésicos não opioides incluem o acetaminofeno e agentes anti-inflamatórios não esteroides (AINE) como ibuprofeno, cetorolaco, naproxeno, indometacina, diclofenaco e piroxicam (Guia farmacológico 14.1). Esses medicamentos podem ser utilizados para tratar dores brandas a moderadas, geralmente causadas por doenças como artrite; dores articulares, ósseas e musculares; cefaleia; dor de dente; e dor associada à menstruação. O ibuprofeno e o acetaminofeno – provavelmente o analgésico não opioide mais conhecido – também costumam ser utilizados para reduzir a febre em crianças.

> O ácido acetilsalicílico não deve ser administrado a crianças como analgésico e antipirético, em vista do risco elevado de causar síndrome de Reye.

De acordo com o esquema progressivo de analgesia da Organização Mundial de Saúde, o acetaminofeno e os AINE são as primeiras opções para o tratamento da dor (OMS, 2006). Embora tenha sido desenvolvido para o tratamento da dor associada ao câncer, esse esquema pode ser aplicado a todos os pacientes que sentem dor.

Em geral, os medicamentos não opioides são administrados por via oral ou retal. Em alguns casos (p. ex., dor pós-operatória), esses medicamentos podem ser administrados por via IV em infusão contínua ou injeções intermitentes (Maunuksela & Olkkola, 2003). A administração intramuscular não é recomendável porque a injeção pode causar dor significativa e o início do efeito analgésico não é mais rápido.

Os efeitos adversos comumente associados a esses medicamentos incluem irritação gastrintestinal, distúrbios da coagulação e disfunção renal. Contudo, estudos mostraram que as crianças apresentam apenas desconforto gastrintestinal brando e efeitos desprezíveis quando o sistema renal é saudável e normal. Os distúrbios da coagulação sanguínea ocorrem principalmente quando esses medicamentos são administrados no período perioperatório, antes de se assegurar a hemostasia primária (Maunuksela & Olkkola, 2003). Os agentes não opioides são relativamente seguros, têm pouca incompatibilidade com outros medicamentos e não deprimem o sistema nervoso central. Infelizmente, esses medicamentos produzem efeitos analgésicos limitados: depois de determinado nível, eles não acentuam o alívio da dor, mesmo quando são administrados em doses altas. Por essa razão, os analgésicos não opioides podem ser combinados com opioides para se obter alívio mais eficaz da dor.

Analgésicos opioides

Os analgésicos opioides geralmente são utilizados para tratar dores moderadas a graves. Esses medicamentos são classificados como agonistas (quando atuam como o neurotransmissor no local receptor) ou antagonistas (quando bloqueiam a ação no local receptor). Entre os opioides que atuam como agonistas estão a morfina, a codeína, a fentanila, a meperidina, a hidromorfona, a oxicodona e a hidrocodona. Os opioides que atuam como agonistas-antagonistas mistos incluem a pentazocina, o butorfanol e a nalbufina (ver Guia farmacológico 14.1). Os opioides podem ser administrados por via oral, retal, intramuscular ou intravenosa. Além disso, alguns medicamentos, como a fentanila, podem ser administrados por via transdérmica ou transmucosa. A morfina é considerada o "padrão-ouro" de todos os agonistas opioides e é o medicamento com o qual todos os outros opioides são comparados e, em geral, é a opção preferível para tratar dores graves.

Os agonistas opioides, tais como a morfina, estão associados a vários efeitos adversos, que resultam principalmente da sua ação depressora do sistema nervoso central.

> Ao administrar opioides parenterais ou epidurais, sempre tenha naloxona prontamente disponível para reverter os efeitos desses medicamentos, caso ocorra depressão respiratória.

Os opioides estimulam a zona do gatilho quimiorreceptor (ZGQ), que provoca náuseas e vômitos. Além disso, é comum observar **tolerância farmacológica** (necessidade de aumentar a dose para se obter o mesmo alívio da dor conseguido antes com uma dose menor) e **dependência física** (necessidade de administrar o medicamento continuamente para evitar sintomas de abstinência) quando os opioides são administrados por períodos longos (Yaster *et al.*, 2003). O Guia farmacológico 14.1 traz outras informações relacionadas com os analgésicos opioides.

> A tolerância farmacológica ocorre quando se tornam necessárias doses crescentes para controlar a dor. A dependência física pode ocorrer depois de apenas 5 dias de uso contínuo do medicamento; os sintomas de abstinência começam quando o uso do medicamento é suspenso repentinamente. Para reduzir o risco de ocorrer síndrome de abstinência, a dose pode ser reduzida em 10 a 20% por dia.

Os agonistas-antagonistas mistos estão associados a menos depressão respiratória do que os agonistas. Infelizmente, assim como ocorre com os AINE, esse grupo também demonstra um efeito limitante que resulta em perda de eficácia mesmo com doses mais altas. Quando isso ocorre, o aumento da dose do agonista-antagonista misto ou sua combinação com um agonista não amplia o alívio da dor.

> A meperidina (um agonista opioide) *não é* recomendada como primeira opção para alívio da dor em crianças. O metabólito da meperidina, a normeperidina, está associado à ocorrência de inquietude, irritabilidade, abalos, agitação, tremores e convulsões (efeito adverso mais importante). A normeperidina é um estimulante do sistema nervoso central e seus efeitos não podem ser revertidos por antagonistas opioides como a naloxona (American Medical Association, 2006; McCaffrey & Pasero, 1999).

Guia farmacológico 14.1 Medicamentos comumente utilizados para aliviar a dor

Medicamento	Ação	Indicação	Implicações de enfermagem
Paracetamol	Possivelmente inibe a ciclo-oxigenase no sistema nervoso central Ação direta no centro regulador da temperatura do hipotálamo	Dores brandas a moderadas; artrite, dor musculoesquelética, cefaleia	• Administre por VO ou por via retal. Não administre mais que cinco doses do medicamento em 24 h • Instrua os pais a lerem cuidadosamente o rótulo dos outros medicamentos vendidos sem prescrição (MSP); alguns podem conter acetaminofeno e, caso sejam administrados simultaneamente, podem resultar em superdosagem
Ibuprofeno	Inibição da síntese das prostaglandinas	Dores brandas a moderadas, febre	• Administre por VO • Administre com alimentos ou depois das refeições se houver desconforto GI • Fique atenta a equimoses ao menor traumatismo, sangramento gengival ou sangue oculto ou evidente na urina ou nas fezes • Monitore a ocorrência de náuseas, vômitos, desconforto GI, diarreia ou constipação intestinal, tontura ou sonolência • Instrua os pais a lerem cuidadosamente o rótulo dos outros MSP; alguns podem conter ibuprofeno ou outros agentes anti-inflamatórios não esteroides (AINE), e, se forem administrados simultaneamente, podem causar superdosagem
Outros AINE: cetorolaco, diclofenaco, indometacina, naproxeno	Inibição da síntese das prostaglandinas	Dores brandas a moderadas	• Administre as preparações orais com alimentos ou depois das refeições se houver desconforto GI • Monitore a ocorrência de cefaleia, tontura, náuseas e vômitos, constipação intestinal ou diarreia • Fique atenta a sinais e sintomas de sangramento, inclusive equimoses, epistaxe, sangramento gengival, ou sangue oculto ou evidente na urina ou nas fezes • Cetorolaco: pode ser administrado por via IM ou IV. Para crianças de 2 a 16 anos, recomenda-se apenas uma dose diária • Naproxeno: também está disponível em produtos combinados (instrua os pais a lerem cuidadosamente a bula dos MSP) • Indometacina: quando é administrada por via IV, fique atenta a oligúria ou anúria • Diclofenaco: também pode ser administrado por VR

(continua)

Guia farmacológico 14.1 (*continuação*)

Medicamento	Ação	Indicação	Implicações de enfermagem
Opioides: morfina, codeína, fentanila, hidromorfona, oxicodona	Ação agonista opioide principalmente nos receptores μ (morfina, codeína, fentanila, hidromorfona, oxicodona)	Dores agudas e crônicas moderadas a graves Morfina: dor incontrolável, sedação pré-operatória Codeína: também suprime o reflexo de tosse Fentanila: dor associada a procedimentos rápidos como aspiração de medula óssea, reduções de fraturas, suturas	• Avalie frequentemente a função respiratória e fique atenta a qualquer redução da frequência respiratória ou alterações dos padrões respiratórios; tenha naloxona disponível para uso imediato, caso ocorra depressão respiratória (principalmente com morfina, fentanila e hidromorfona) • Monitore a ocorrência de sedação, tontura, letargia e confusão • Instrua os pais e a criança sobre o fato de que esses medicamentos podem tornar a criança sonolenta, letárgica ou tonta • Institua medidas de segurança para evitar acidentes com a criança • Avalie os ruídos peristálticos para detectar redução da peristalse; verifique se há distensão abdominal • Assegure a ingestão adequada de fibras e administre emolientes fecais conforme a prescrição, para evitar o risco de constipação intestinal • Monitore o débito urinário e relate quaisquer alterações • Morfina: pode causar prurido, principalmente facial • Codeína: pode causar náuseas, vômitos e dor abdominal. A administração por via intravenosa causa apneia e hipotensão grave. Administrada mais comumente por VO em combinação com acetaminofeno • Fentanila: fique atenta à ocorrência de rigidez da parede torácica, que pode ocorrer com infusão IV rápida
Agonistas-antagonistas opioide mistos: pentazocina, butorfanol, nalbufina	Pentazocina: antagonista dos receptores μ, agonista dos receptores κ. Butorfanol: grande afinidade com os receptores κ, afinidade mínima com os receptores σ. Nalbufina: agonista parcial dos receptores κ, antagonista dos receptores μ	Dores moderadas a graves. Alívio da enxaqueca (butorfanol) Analgesia pré-operatória (nalbufina)	• Monitore a sedação da criança. Instrua o paciente e seus pais de que esses medicamentos podem tornar a criança sonolenta, letárgica ou tonta • Institua medidas de segurança para evitar acidentes com a criança • Pentazocina, butorfanol: monitore a ocorrência de sudorese e tontura. Avalie a ocorrência de taquicardia e hipertensão • O butorfanol é administrado por via intranasal para o tratamento de crises de enxaqueca

Medicamentos coadjuvantes

Os agentes coadjuvantes são medicamentos utilizados para ampliar a eficácia analgésica, sejam utilizados isoladamente ou em combinação com opioides. Esses medicamentos não são classificados como analgésicos. Benzodiazepínicos como o diazepam e o midazolam ajudam a atenuar a ansiedade. O midazolam também causa amnésia. Anticonvulsivantes como a carbamazepina e antidepressivos tricíclicos como a amitriptilina e a nortriptilina são utilizados no tratamento da dor neuropática.

Anestésicos locais

Os anestésicos locais são utilizados comumente para produzir analgesia antes dos procedimentos, e são eficazes para aliviar a dor, com risco mínimo de efeitos adversos sistêmicos. Contudo, anestésicos locais como a lidocaína não eram utilizados em crianças no passado, porque precisam ser injetados; a crença vigente era de que as crianças têm pavor de agulhas e a aplicação de um anestésico local sujeitava o paciente a duas picadas de agulha, em vez de apenas uma. Os avanços tecnológicos possibilitaram o desenvolvimento de métodos mais modernos de administração, como pomadas tópicas e iontoforese para administração de anestésicos tópicos e, desse modo, prestação de cuidados atraumáticos. (Ver detalhes adicionais na próxima seção, sobre métodos de administração de medicamentos e, mais adiante neste capítulo, sobre o papel da enfermeira na atenuação da dor associada aos procedimentos.)

Métodos de administração de medicamentos

Com qualquer medicamento administrado para aliviar a dor, o intervalo da administração é fundamental. O intervalo entre as doses depende do tipo de dor. Nos casos de dor contínua, a recomendação atual é administrar analgesia durante todo o dia a intervalos predefinidos para se conseguir o efeito necessário. A administração programada foi associada a redução dos escores de avaliação da intensidade da dor em crianças (Paice *et al.*, 2003). Por esse motivo, a administração conforme a necessidade ou PRN não é recomendável. Esse método pode produzir alívio parcial da dor em virtude da demora até que o medicamento alcance eficácia máxima e, por esta razão, a criança continua a sentir dor e provavelmente necessitará de doses mais altas do analgésico para obter alívio; em seguida, isto aumenta o risco de superdosagem e efeitos tóxicos na criança.

Com dores que podem ser previstas ou são consideradas transitórias (p. ex., durante um procedimento), a analgesia é administrada de modo que a ação máxima do medicamento corresponda à hora do evento doloroso.

Existem vários métodos de administração de medicamentos analgésicos a crianças. Os métodos preferidos são as vias oral, retal, intravenosa, tópica ou bloqueio dos nervos periféricos. A administração epidural e a sedação consciente também podem ser utilizadas.

Via oral

A VO geralmente é preferida porque é simples, fácil e prática. O medicamento pode estar em forma de pílula, cápsula, comprimido, xarope ou elixir. A administração oral assegura níveis sanguíneos relativamente estáveis dos medicamentos administrados em horários predefinidos. Em geral, o efeito analgésico alcança eficácia 1 a 2 h após a administração. Doses maiores podem ser necessárias para produzir o mesmo efeito quando a criança deixa de utilizar uma preparação parenteral e começa a usar uma preparação oral (Hockenberry *et al.*, 2005).

Via retal

A VR pode ser utilizada quando a criança não consegue tomar medicamentos por VO, como, por exemplo, quando tem dificuldade de deglutir ou sente náuseas e vômitos. Essa via é uma alternativa exequível para a administração de medicamentos. Alguns analgésicos estão disponíveis em forma de supositório; outros medicamentos que não são fornecidos nesta preparação podem ser formulados em supositório. A taxa de absorção varia com a administração retal e as crianças podem achar desconfortável e constrangedora a aplicação de supositórios.

Via intravenosa

A analgesia intravenosa é o método de administração preferível para situações de emergência e quando a dor é grave e há necessidade de proporcionar alívio imediato. Com a administração intravenosa, o efeito do medicamento geralmente começa em 5 min. A administração intravenosa pode ser realizada por injeções intermitentes ou infusão contínua. A infusão contínua pode ser preferível às injeções intermitentes porque níveis sanguíneos estáveis são alcançados mais facilmente e, desse modo, o efeito analgésico do medicamento é ampliado. Em geral, opioides como a morfina, a hidromorfona e a fentanila são utilizados por via intravenosa porque suas meias-vidas são curtas e o risco de toxicidade é menor.

Analgesia controlada pelo paciente

Com a **analgesia controlada pelo paciente (ACC)**, uma bomba computadorizada é programada para liberar a infusão do analgésico por um cateter introduzido por via IV, epidural ou subcutânea. O analgésico pode ser administrado em infusão contínua; infusão contínua suplementada por doses intermitentes aplicadas pelo paciente; ou apenas doses intermitentes administradas pelo paciente. Em geral, a criança aperta um botão para administrar uma dose intermitente. A bomba tem função de bloqueio que é pré-ajustada para a dose e o intervalo entre as doses: se a criança apertar o botão antes da hora prevista, não receberá uma dose excessiva do medicamento. Com a liberação de doses pequenas e frequentes dos opioides, a criança pode ter alívio da dor sem os efeitos de sedação excessiva. Além disso, a criança adquire uma sensação de controle sobre a experiência dolorosa.

A criança deve ter capacidade intelectual, destreza e força necessárias para acionar o dispositivo. Em geral, esse método de administração é reservado a crianças de 7 anos ou mais, mas pacientes de apenas 4 anos também têm utilizado esta modalidade de tratamento (Dunbar *et al.*, 1995). Com crianças menores, um dos pais ou a enfermeira pode pressionar o botão.

A ACC tem sido utilizada para controlar a dor pós-operatória e as dores associadas a traumatismos, câncer e crises falcêmicas. Essa técnica pode ser usada nos serviços de emergência ou no domicílio. Na maioria dos casos, os medicamentos administrados por esse método são morfina, hidromorfona e fentanila. As doses dependem da resposta da criança. Em geral, as doses intermitentes iniciais variam de 0,015 a 0,02 mg/kg. As doses das infusões variam com a idade da criança, o opioide utilizado e o tipo de dor. A faixa posológica da morfina intravenosa comumente utilizada por infusão para tratar dor pós-operatória é de 0,01 a 0,04 mg/kg/h. Faixas posológicas mais altas são utilizadas para tratar a dor associada às crises falcêmicas e ao câncer (Grandinetti & Buck, 2000).

Aplicação de anestésicos locais

Em alguns casos, os anestésicos locais podem ser utilizados para aliviar a dor associada a procedimentos como punção venosa, injeção, limpeza de feridas, punção lombar ou acesso às portas implantadas. A anestesia local é um tipo de analgesia regional que bloqueia ou anestesia nervos específicos de uma região do corpo. Entre os medicamentos conhecidos como anestésicos locais estão as preparações tópicas (como cremes), os medicamentos administrados por iontoforese e os *vapocoolants* e adesivos cutâneos e as formulações injetáveis.

Preparações tópicas

A EMLA (mistura eutética de anestésicos locais [lidocaína e prilocaína]) é a primeira opção para se conseguir anestesia local muito eficaz e indolor. Essa preparação produz anestesia até uma profundidade de 2 a 4 mm e, desse modo, reduz a dor da flebotomia, da cateterização venosa e das injeções intramusculares por até 24 h depois da injeção. Entretanto, o medicamento deve ser administrado 60 min antes na pele intacta sob um curativo oclusivo para procedimentos superficiais e até 2 a 3 h para os procedimentos mais invasivos e profundos (Boxe 14.1). Em alguns casos, a EMLA não é utilizada em virtude do seu custo e do tempo necessário de atuação dos medicamentos.

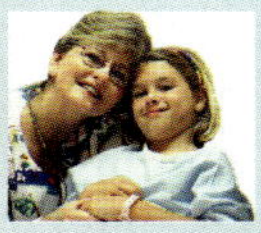

Os intervalos recomendados para aplicação da EMLA são aproximados. Alguns estudos mostraram que as crianças de pele mais escura podem necessitar de tempos mais longos de aplicação (Wong, 2002).

Existem duas preparações de EMLA disponíveis: creme e disco para aplicação tópica. Se for utilizada a preparação em disco, o curativo oclusivo não será necessário. A EMLA foi aprovada para lactentes de 37 semanas de gestação ou mais. A dose máxima e a área máxima de aplicação dependem do peso da criança. Os pais podem aprender a aplicar o creme ou o disco de EMLA em casa antes de um procedimento (Figura 14.10).

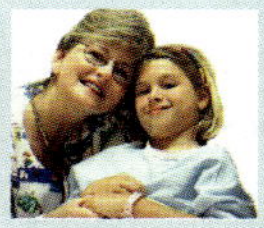

A EMLA está contraindicada para crianças com metemoglobinemia congênita ou idiopática. Esse medicamento deve ser utilizado com cautela em crianças com menos de 12 meses de vida que estejam utilizando medicamentos que causam metemoglobinemia, inclusive sulfonamidas, fenitoína, fenobarbital e acetaminofeno. A administração desses medicamentos junto com a EMLA aumenta o risco de metemoglobinemia, que pode causar cianose e hipoxemia.

A TAC (tetracaína, epinefrina e cocaína) e a LET (lidocaína, epinefrina e tetracaína) são outros exemplos de anestésicos tópicos. Essas preparações são utilizadas comumente em lactentes que precisam ser suturados. O medicamento é aplicado diretamente na ferida com um chumaço de algodão ou um aplicador, 20 ou 30 min antes, até que a região fique anestesiada. Esses métodos não são utilizados em pacientes sabidamente hipersensíveis a qualquer um desses medicamentos.

Alguns pesquisadores estudaram o LMX4, um anestésico tópico vendido sem prescrição, que produz anestesia na região aplicada dentro de 15 a 30 min, em vez dos 60 min necessários para a ação da EMLA. Esses estudos mostraram que não havia necessidade de aplicar curativos oclusivos quando esse anestésico tópico era utilizado.

Um estudo publicado recentemente no *Canadian Medical Association Journal* mostrou que um anestésico tópico novo, que contém creme de lidocaína lipossômica a 4%, foi altamente eficaz para reduzir a dor associada à cateterização intravenosa. Os autores ressaltaram o início de ação rápido (30 min) e os efeitos vasculares mínimos. Além disso, mostraram que a encapsulação lipossômica evita que o anestésico seja metabolizado muito rapidamente. Os resultados desse estudo indicaram taxas mais altas de sucesso da cateterização intravenosa, menos dor, tempos totais menores necessários para o procedimento e alterações cutâneas mínimas nas crianças (Taddio *et al.*, 2005).

Outra opção de anestesia local é a iontoforese. A lidocaína iontoforética proporciona analgesia até uma profundidade de 8 a 10 mm em cerca de 10 min e é aplicada na pele intacta. Uma corrente elétrica fraca fornecida por um pequeno gerador alimentado a bateria e dois eletrodos de aplicação do medicamento iontoforético empurram as moléculas dos medicamentos (cloridrato de lidocaína a 2% com epinefrina a 1:100.000) para dentro da pele. Esse tipo de anestesia local não é indicado para crianças com história de alergia ou hipersensibilidade a esses medicamentos; nos pacientes com equipamentos sensíveis a correntes elétricas (p. ex., marca-passo); ou se houver lesão ou cicatrizes na pele. Embora algumas crianças tenham referido sensação de formigamento ou ardência causada pela corrente elétrica, estudos recentes mostraram que esse método é mais eficaz para controle da dor do que a aplicação da EMLA (Squire *et al.*, 2000).

O *vapocoolant* em aerossol, outra modalidade de analgesia local, pode ser borrifado sobre a pele ou administrado com um chumaço de algodão embebido no líquido. A profundidade da anestesia não está definida, mas parece proporcionar alívio ime-

Boxe 14.1 Aplicação da EMLA

Siga as recomendações descritas para aplicar a EMLA:

- Explique à criança e aos pais a finalidade do medicamento e reforce que ele ajudará a fazer passar a dor
- Verifique a hora programada para o procedimento; planeje a aplicação do creme 60 min antes de um procedimento superficial (p. ex., picada do calcanhar ou punção venosa), ou 2 a 3 h antes de um procedimento mais profundo (p. ex., punção lombar ou aspiração de medula óssea)
- Aplique uma camada espessa do creme na pele da região escolhida para o procedimento e certifique-se de que a área a ser aplicada não tem qualquer fissura. Não esfregue o creme depois de aplicá-lo na pele
- Utilize cerca de um terço a metade de um tubo de 5 g para cada aplicação
- Cubra a área com um curativo transparente e fixe-o de modo que produza oclusão. Como alternativa, pode-se aplicar uma película plástica e colocar pedaços de fita adesiva nas bordas para fixar o curativo
- Instrua a criança a não tocar no curativo depois de ser fixado. Se for necessário, cubra o curativo oclusivo com um dispositivo de proteção ou gaze ou bandagem elástica aplicada frouxamente
- Depois do intervalo escolhido, remova o curativo oclusivo e limpe o creme da pele. Inspecione a pele para verificar se há alteração da cor (palidez ou eritema), o que indica que o medicamento penetrou adequadamente
- Comprima ou raspe suavemente a região para verificar se a sensibilidade foi suprimida. Use essa técnica também para demonstrar à criança que o anestésico é eficaz. Se ainda houver sensibilidade, aplique o creme novamente
- Prepare a criança para o procedimento. Reavalie a dor da criança depois do procedimento para definir sua intensidade e diferençar a dor do medo e da ansiedade

diato da dor. Esse medicamento não é dispendioso e não requer um intervalo de espera. O efeito dura cerca de 1 a 2 min.

Preparações injetáveis

As preparações injetáveis de lidocaína ou procaína podem ser aplicadas por via SC ou intradérmica na região do procedimento cerca de 5 a 10 min antes. Os problemas comuns associados a esse tipo de anestésico incluem a dor causada pela injeção subcutânea e a ardência associada à administração da lidocaína, além do empalidecimento da pele.

> A ardência que a lidocaína causa no local da injeção pode ser atenuada pelo tamponamento da solução com bicarbonato de sódio: 10 partes de lidocaína e 1 parte de bicarbonato (1 mℓ de lidocaína a 1 ou 2% e 0,1 mℓ do bicarbonato de sódio a 8,4%). Em seguida, injete 0,1 mℓ ou menos da solução no plano intradérmico no local da punção venosa. A ação anestésica é praticamente imediata. A solução mantém sua estabilidade por cerca de 1 semana, contanto que não seja guardada no refrigerador.

Analgesia epidural

Com a analgesia epidural, um cateter é introduzido no espaço epidural de L1 a 2, L3 a 4 ou L4 a 5. O medicamento – geralmente fentanila ou morfina – difunde-se para o líquido cefalorraquidiano, atravessa a dura-máter e chega à medula espinal. Em seguida, o anestésico liga-se aos receptores opioides existentes no corno dorsal. Os medicamentos podem ser administrados em injeções intermitentes (uma única dose, ou doses intermitentes programadas), infusão contínua ou ACC. Em geral, administra-se um opioide como fentanila, morfina ou hidromorfona combinada com um anestésico local de ação prolongada (p. ex., bupivacaína).

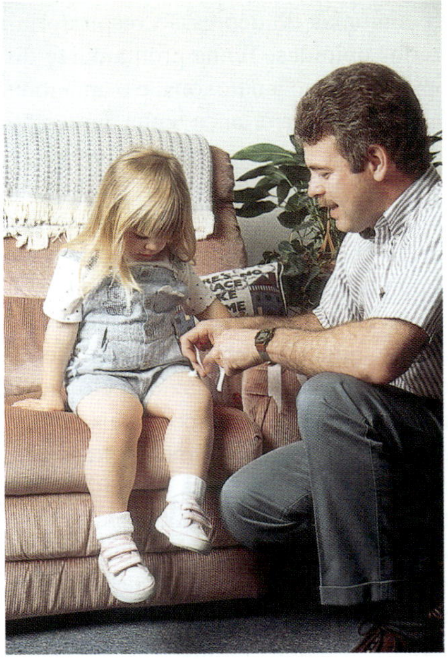

● Figura 14.10 Pai aplica creme de EMLA na filha, antes de realizar um procedimento em casa.

Em geral, a analgesia epidural é utilizada no pós-operatório e proporciona analgesia da metade inferior do corpo por cerca de 12 a 14 h. A quantidade pequena do medicamento usado nesse tipo de analgesia causa menos sedação e, desse modo, possibilita que a criança participe mais ativamente das atividades de cuidado pós-operatório. Esse tipo de analgesia também é eficaz em crianças submetidas a procedimentos cirúrgicos do abdome superior ou inferior, porque controla a dor intensa localizada, a dor somática e a dor visceral.

Durante a administração da analgesia epidural, não devem ser administrados outros analgésicos narcóticos, para evitar complicações como depressão respiratória, prurido, náuseas, vômitos e retenção urinária.

> Embora seja rara durante a analgesia epidural, a depressão respiratória sempre é uma possibilidade. Quando essa complicação ocorre, a depressão respiratória geralmente avança gradativamente ao longo de algumas horas depois da administração do medicamento. Isso oferece um intervalo apropriado para detecção precoce e intervenção imediata.

A avaliação constante é essencial porque a introdução do cateter epidural e a analgesia epidural podem causar infecção no local, hematoma epidural, aracnoidite, neurite ou cefaleia raquidiana (rara) em consequência do extravasamento de líquido cefalorraquidiano. É importante aplicar um curativo oclusivo no local de inserção do cateter.

Sedação consciente

Sedação consciente é um estado clinicamente controlado de depressão da consciência que possibilita a conservação dos reflexos protetores de modo que a criança possa manter as vias respiratórias abertas e responder aos estímulos físicos ou verbais. Esse procedimento requer a adesão aos protocolos específicos como os que foram descritos pelo Federal Drug Administration Department e pela Joint Commission on Accreditation of Healthcare Organizations. O estado de depressão da consciência é conseguido com a utilização de vários medicamentos como morfina, fentanila, midazolam ou diazepam e outros agentes coadjuvantes (p. ex., pentobarbital). A administração da sedação consciente deve ser atraumática – ou seja, por via oral, tópica ou intravenosa já instalada (Wong, 2002). O midazolam e a fentanila são os medicamentos preferidos para serem utilizados na sedação consciente, porque atuam rapidamente, sua ação tem curta duração e estão disponíveis em preparações orais e intravenosas (Boxe 14.2).

> A combinação de meperidina, prometazina e clorpromazina, comumente conhecida como coquetel lítico, não é mais recomendada porque alguns estudos mostraram que ela causava depressão excessiva do sistema nervoso central. Além disso, a clorpromazina aumenta o risco de toxicidade da meperidina e agrava o risco de depressão respiratória grave. A prometazina causa reações extrapiramidais. Essa combinação também deve ser administrada por via intramuscular, o que faz a criança sentir mais dor.

Boxe 14.2 Preparações orais de midazolam e fentanila

Midazolam e fentanila são os dois medicamentos utilizados mais comumente para produzir sedação consciente. Ambos estão disponíveis em preparações orais, que facilitam o cuidado atraumático

Midazolam, xarope oral

- Xarope vermelho-arroxeado com sabor de cereja
- O xarope contém 2 mg/mℓ
- Dose recomendada: 0,25 a 0,5 mg/kg até à dose máxima de 20 mg
- Em geral, a ação começa em 10 a 20 min
- Efeitos adversos principais: depressão e parada respiratórias

Fentanila (via oral)

- Preparação oral para aplicação transmucosa
- Pastilha tipo bala em embalagem plástica
- Disponível em preparações de 200, 300 e 400 mg
- Dose recomendada: 5 a 15 mcg/kg
- Não é recomendada para crianças com menos de 15 kg
- A ação começa cerca de 15 min após a criança chupar a pastilha; a duração da ação é de cerca de 1 h

A sedação consciente é utilizada para realizar procedimentos dolorosos e estressantes. Por exemplo, a sedação consciente é recomendada em substituição às contenções, especialmente para crianças de 13 a 35 meses e pré-escolares submetidos a procedimentos invasivos ou assustadores e que demonstram ansiedade e distúrbios comportamentais extremos (Dresser & Melnyk, 2003). Outras indicações incluem:

- Evidência de que a criança está desenvolvendo uma reação exacerbada ao estresse – tentativa de fugir, choro inconsolável ou agitação
- A criança verbaliza que está assustada e não quer ser tocada
- Impossibilidade de manter a imobilização, por exemplo, durante a reparação de uma laceração ou a tomografia computadorizada
- Qualquer procedimento doloroso e assustador.

Os profissionais que administram a sedação consciente devem receber treinamento especial, e os equipamentos e medicamentos de emergência devem estar prontamente disponíveis.

Papel da enfermeira no tratamento farmacológico da dor

A enfermeira desempenha papel importante no alívio farmacológico da dor. Assim como ocorre com qualquer medicamento, a enfermeira é responsável por seguir os cinco acertos da administração: medicamento certo, dose certa, via certa, hora certa e paciente certo. Além disso, a enfermeira deve respeitar três outros direitos: direito da criança e dos pais de receberem informações; direito da criança de recusar o medicamento; e documentação apropriada. A enfermeira também deve ter conhecimentos sólidos sobre os medicamentos utilizados para aliviar a dor. Esses conhecimentos incluem informações sobre a farmacocinética (absorção, distribuição, metabolismo e excreção) e a farmacodinâmica (mecanismo de ação, inclusive efeitos adversos) do medicamento.

A avaliação é fundamental quando se utilizam intervenções farmacológicas para aliviar a dor. A avaliação inicial da dor oferece uma base para orientar a escolha das opções mais apropriadas. Os fatores que podem afetar a escolha do analgésico – inclusive a idade da criança, a intensidade da dor, as condições fisiológicas ou experiências pregressas de dor – também devem ser levados em consideração. A enfermeira atua como defensora da criança e da família para assegurar que seja escolhido o agente farmacológico mais apropriado ao caso.

Durante a administração do medicamento, o paciente deve ser avaliado continuamente. A enfermeira deve monitorar os parâmetros fisiológicos, tais como nível de consciência, sinais vitais, níveis de saturação do oxigênio e débito urinário para detectar alterações que possam indicar reações adversas ao medicamento. A monitoração mais intensiva é necessária quando os medicamentos são administrados por via intravenosa ou epidural, ou com a sedação consciente. Por exemplo, quando a criança está recebendo sedação consciente, as intervenções incluem:

- Assegurar que os equipamentos de emergência estejam prontamente disponíveis
- Monitorar a patência das vias respiratórias
- Monitorar o nível de consciência e a reatividade da criança
- Avaliar os sinais vitais (principalmente a frequência do pulso e dos batimentos cardíacos, a pressão arterial e a frequência respiratória)
- Monitorar os níveis de saturação do oxigênio.

Em geral, um profissional de saúde especialmente treinado é designado especificamente para realizar essas atividades durante a administração da sedação. Em seguida, a enfermeira é responsável pela monitoração ininterrupta do estado do paciente.

Monitore atentamente a criança para detectar indícios de efeitos adversos. A Tabela 14.8 descreve intervenções úteis para serem usadas como resposta a esses efeitos adversos. Fique atenta aos sinais e sintomas de depressão respiratória secundária à administração dos opioides. Tenha prontamente disponíveis um antagonista opioide, como a naloxona, e o antagonista benzodiazepínico flumazenil, caso a criança tenha depressão respiratória.

Além de determinar os parâmetros fisiológicos, a enfermeira precisa avaliar o estado emocional da criança e dos seus pais, antes e depois da administração do medicamento. Por exemplo, ansiedade e medo crescentes podem exigir uma modificação do método de administração, tal como aplicação tópica de um anestésico local injetável. As intervenções não farmacológicas podem ser utilizadas para ajudar a atenuar a ansiedade e, desse modo, assegurar o alívio mais eficaz produzido pelo medicamento.

As enfermeiras também são responsáveis por assegurar que a criança e seus pais sejam adequadamente preparados para usar o medicamento prescrito. A enfermeira instrui a criança e seus pais quanto ao medicamento indicado, o motivo pelo qual o medicamento está sendo utilizado, seus efeitos esperados e as possíveis reações adversas; as instruções devem ser adaptadas ao nível cognitivo da criança. Ofereça à criança e aos pais oportunidades de fazerem perguntas e dê apoio e instruções durante todo o processo. Faça uma demonstração ou utilize recursos visuais de modo que a criança e os pais saibam exatamente o que devem esperar. Estimule as brincadeiras para ajudar a criança a expressar seus medos e suas ansiedades relacionados com a administração do medicamento.

Tratamento da dor associada aos procedimentos

Nas crianças, uma das causas mais comuns de dor são os procedimentos realizados. O procedimento pode ser simples (p. ex., injeção intramuscular, picada no calcanhar ou punção venosa) ou mais complexo (p. ex., punção lombar, aspiração de medula óssea ou limpeza de ferida). Qualquer que seja o procedimento, a dor é real para as crianças e os procedimentos dolorosos geralmente são muito estressantes. Entre as variáveis que afetam a dor está a intensidade ou a duração do procedimento e a habilidade do profissional de saúde que o realiza.

Papel da enfermeira na atenuação da dor relacionada com os procedimentos

Com a utilização das abordagens farmacológicas e comportamentais, as enfermeiras podem reduzir significativamente a dor e o sofrimento causados pelos procedimentos. O princípio norteador é a prestação de cuidados atraumáticos à criança, que incluem os seguintes:

- Aplicação de creme de EMLA, lidocaína iontoforética, *vapocoolant* em aerossol ou lidocaína tamponada no local pretendido para punção da pele ou de um vaso sanguíneo
- Adoção de medidas não farmacológicas de alívio da dor junto com os métodos farmacológicos
- Preparação antecipada da criança e dos pais para o procedimento e, em seguida, conservação de todos os equipamentos fora do campo de visão, até que estejam prontos para serem utilizados
- Utilização do abraço terapêutico (ver Capítulo 10) para segurar a criança
- Utilização de agulha com o menor calibre possível, ou de uma lanceta automatizada para puncionar a pele
- Utilização de um dispositivo de infusão intermitente ou um cateter central de inserção perifericamente (CCIP) se forem necessárias coletas de sangue repetidas ou numerosas; coordenação das intervenções de modo que vários exames possam ser realizados com uma única amostra, caso isto seja possível
- Escolha da punção venosa para recém-nascidos, em vez das picadas no calcanhar, caso seja necessária muita compressão para se conseguir a quantidade de sangue suficiente
- Utilização do abraço de canguru (contato pele a pele) com lactentes, antes e depois da picada no calcanhar
- Oferecer sucção não nutritiva de solução de sacarose aos recém-nascidos, alguns minutos antes do procedimento (Wong, 2002).

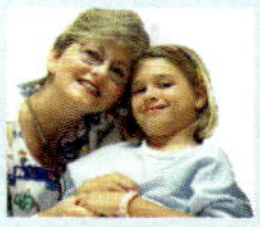

Individualize as intervenções de acordo com a intensidade da dor do procedimento, com o nível de desenvolvimento e com a personalidade da criança. Utilize técnicas cognitivo-comportamentais e intervenções farmacológicas. Por exemplo, estimular a criança em idade escolar a colaborar durante os procedimentos dolorosos (em atividades apropriadas à idade) pode atenuar a dor relacionada com a ansiedade extrema ou, no mínimo, ajudar a criança a lidar com a situação. Sempre administre o tratamento farmacológico apropriado no primeiro procedimento, a fim de propiciar uma experiência indolor à criança.

Os cuidados de enfermagem para crianças que têm dor relacionada com procedimentos incluem o paciente e também seus pais. Procure prepará-los para o procedimento utilizando uma abordagem apropriada ao seu nível de desenvolvimento. Promova também o conforto do ambiente. Assegure que a privacidade da criança seja mantida e que a iluminação seja suficiente para o procedimento, mas não excessiva a ponto de gerar desconforto ao paciente.

Existe certa controvérsia quanto à realização de todos os procedimentos no setor de tratamento. Alguns estudos sugeriram que levar sempre a criança a uma sala de tratamentos pode ser inexequível ou indesejável antes de qualquer procedimento e em qualquer situação. A atenção deve ser voltada para as necessidades individuais da criança, as demandas do procedimento e as condições que facilitem a obtenção dos melhores resultados (Fanurik *et al.*, 2000). O objetivo final é fazer o melhor pela criança.

A não ser que haja contraindicação, estimule os pais a permanecerem junto ao filho antes, durante e depois do procedimento, de modo a dar conforto à criança. Além disso, estimule a criança e os pais a utilizarem métodos não farmacológicos para ajudar a maximizar o alívio da dor e reduzir a ansiedade. Por exemplo, os métodos não farmacológicos úteis para infantes e pré-escolares

Tabela 14.8 Intervenções para os efeitos adversos comuns dos opioides.

Efeito adverso	Intervenções de enfermagem
Constipação intestina	Estimule a ingestão de líquidos, a menos que estejam contraindicados Assegure a ingestão de alimentos ricos em fibras, inclusive frutas, caso estejam liberadas Estimule a atividade física, inclusive a deambulação, caso seja possível Solicite a prescrição de um emoliente fecal Administre o laxante conforme a prescrição
Prurido	Aplique compressas geladas e loções Administre um anti-histamínico conforme a prescrição
Náuseas e vômitos	Diga à criança e aos pais que esses sintomas geralmente regridem em 1 a 2 dias Estimule a ingestão de refeições pequenas e frequentes com alimentos leves Administre um antiemético conforme a prescrição

podem incluir o posicionamento da criança no colo e o abraço terapêutico, a distração da criança com brinquedos ou livros interativos e a atividade de soprar bolhas de sabão.

A ludoterapia pode ser útil na preparação das crianças para procedimentos dolorosos. Estimule as crianças a tomarem decisões relativas à sua assistência no que se refere ao tratamento da dor, caso sua condição ou o procedimento permitam. Também é útil antecipar e reconhecer as condições que podem causar dor e administrar analgésicos antes do procedimento, a fim de melhorar o conforto. Algumas estratégias não farmacológicas podem ser potencializadas e executadas mais facilmente com a ajuda de um terapeuta que tem treinamento especializado nessas técnicas.

Voltemos ao caso de Ainden descrito no início do capítulo. Cite algumas intervenções que poderiam ser úteis antes, durante e depois das trocas dos curativos.

Controle da dor crônica

Em geral, a dor nas crianças é aguda, mas as dores crônicas causam problemas significativos à população pediátrica e afetam cerca de 15 a 20% das crianças (American Pain Society, 2000). No passado, a dor crônica era definida por sua duração (p. ex., mais de 3 a 6 meses de duração). Contudo, alguns estudos definiram os elementos associados à dor crônica, que é a dor que persiste por muito mais tempo. Hoje em dia, a dor crônica é definida pela inter-relação entre fatores biológicos, psicológicos, sociais e culturais no contexto do processo de desenvolvimento (American Pain Society, 2000). De acordo com a American Pain Society, as crianças que têm dor crônica e seus familiares experimentam consequências emocionais e sociais significativas em virtude da dor e da incapacidade; além disso, a experiência de dor crônica na infância pode predispor o indivíduo à persistência desse tipo de dor na vida adulta.

Papel da enfermeira no controle da dor crônica

O papel da enfermeira no controle da dor crônica em crianças é semelhante àquele desempenhado junto às crianças com dor aguda ou relacionada com procedimentos. A avaliação da dor da criança é fundamental e deve incluir uma história do problema atual. As perguntas devem focar o início da dor, sua intensidade, a duração, a localização e quaisquer fatores que possam aliviar ou exacerbar a dor. Além disso, a enfermeira precisa indagar à criança e aos pais sobre o impacto da dor em sua vida cotidiana, como o sono, brincar, comer, ir à escola e interagir com os colegas, com outros membros da família e com os amigos. O impacto na vida da família também deve ser avaliado.

Outro componente essencial da avaliação é determinar como a dor afeta o nível de estresse da criança e da família. As áreas que precisam ser avaliadas incluem os sentimentos de desesperança, a ansiedade e a depressão da criança e dos pais. Pergunte também à criança e aos pais o que eles pensam que causou a dor e como eles enfrentam o problema. Além disso, procure determinar os métodos que a criança e os pais têm utilizado para aliviar a dor e a sua eficácia desses métodos. Pergunte sobre remédios caseiros ou terapias alternativas que possam ter sido utilizados.

Reveja os resultados dos exames físicos realizados antes em busca de indícios sugestivos do problema subjacente. Observe o aspecto geral, a marcha e a postura da criança. Avalie o nível cognitivo e a resposta emocional da criança, especialmente com relação à experiência dolorosa. Esteja preparada para fazer um exame neurológico completo e observe se há espasmos musculares, pontos desencadeantes e hipersensibilidade ao toque suave. As posturas corporais anormais assumidas pela criança em consequência da dor crônica podem levar ao desenvolvimento de dor secundária nos músculos e na fáscia. Quando as crianças contraem os músculos por causa do medo do exame, podem sentir alguma dor somática.

Várias estratégias farmacológicas e não farmacológicas são utilizadas para controlar a dor crônica. Em geral, várias estratégias são combinadas para tentar aliviar a dor e também atenuar seu impacto em outras áreas, como sono e desempenho escolar. Quando são utilizados agentes farmacológicos, a VO é preferível. Assim como ocorre com qualquer estratégia de tratamento da dor, a educação do paciente e da família é fundamental. O encaminhamento a um pediatra especializado em dor pode ser necessário quando não se consegue controlar a dor da criança eficazmente.

Referências

Livros e revistas

Algren, C. (2005). Family-centered care of the child during illness and hospitalization. In M. Hockenberry, *Wong's essentials of pediatric nursing* (7th ed., pp. 637–705). Philadelphia: Elsevier/Mosby.

American Academy of Pediatrics and American Pain Society (2001). The assessment and management of acute pain in infants, children, and adolescents. *Pediatrics, 108*(3), 793–797.

American Academy of Pediatrics and American Pain Society. (2001). Policy statement: The assessment and management of acute pain in infants, children, and adolescents (0793). *Pediatrics, 105,* 454–461.

American Academy of Pediatrics and Canadian Paediatric Society. (2000). Prevention and management of pain and stress in the neonate. *Pediatrics, 105*(2), 454–461.

American Medical Association. (2006). *AMA pain management: Pediatric pain management (continuing medical education).* Retrieved 9/5/06 from http://www.ama-cmeonline.com/pain_mgmt/module06/01cme/02_01.htm.

American Pain Society (1995). *Pain: The fifth vital sign.* Los Angeles: American Pain Society.

American Pain Society (2000). *Pediatric chronic pain. A position statement.* Available at: http://www.ampainsoc.org/advocacy/pediatric.htm. Accessed 6/6/2006.

American Pain Society (2006). *Pain: Current understanding of assessment, management, and treatments.* APS/National Pharmaceutical Council. Available at http://www.ampainsoc.org/ce/enduring.htm. Accessed 7/6/06.

Baker, C. M. & Wong, D. L. (1987). Q.U.E.S.T.: A process of pain assessment in children. *Orthopaedic Nursing, 6*(1), 11–21.

Beal, J. A. (2005). Evidence for best practices in the neonatal period. *MCN, 30*(6), 397–403.

Behrman, R. E., & Kliegman, R. M. (1998). *Nelson's essentials of pediatrics* (pp. 36–37, 419–420). Philadelphia: W. B. Saunders.

Berde, C. B., & Sethna, N. F. (2002). Analgesics for the treatment of pain in children. *New England Journal of Medicine, 347,* 1094–1103.

Blass, E. M., & Watt, L. B. (1999). Suckling and sucrose-induced analgesia in human newborns. *Pain, 83,* 611–623.

Bo, L. K., & Callaghan, P. (2000). Soothing pain-elicited distress in Chinese neonates. *Pediatrics, 105*(4), e49.

Boelen-van der Loo, W. J. C., Scheffer, E., de Haan, R. J., & de Groot, C. J. (1999). Clinimetric evaluation of the pain observation scale for young children in children aged between 1 and 4 years after ear, nose, and throat surgery. *Developmental and Behavioral Pediatrics, 20*(4), 222–227.

Brennan-Hunter, A. L. (2001). Children's pain: A mandate for change. *Pain, 6,* 29–39.

Broome, M. E., & Huth, M. M. (2003). Nursing management of the child in pain. In N. L. Schecter, C. B. Berde, & M. Yaster, *Pain in infants, children, and adolescents* (2d ed., pp. 417–433). Philadelphia: Lippincott Williams & Wilkins.

Bursch, B. (2000). Pain in infants, children, and adolescents SIG: Policy statement on pediatric chronic pain. *APS Bulletin 10*(3), May/June. Available at: http://www.ampainsoc.org/pub/bulletin/ma00/sig1.htm. Accessed 8/2/06.

Byers, J. F., & Thornley, K. (2004). Cueing in to infant pain. *MCN, 29*(2), 84–91.

Carbajal, R., Chauvet, X., Couderc, S., & Oliver-Martin, M. (1999). Randomized trial of analgesic effects of sucrose, glucose, and pacifiers in term neonates. *British Medical Journal, 319,* 1393–1397.

Crandall, M., & Savedra, M. (2005). Multidimensional assessment using the adolescent pediatric pain tool: A case report. *Journal for Specialists in Pediatric Nursing, 10*(3), 115–123.

De Rond, M. E, de Wit, R., van Dam, F. S., & Muller, M. J. (2000). A pain management program for nurses: Effects on communication, assessment and documentation of patients' pain. *Journal of Pain and Symptom Management, 20,* 424–439.

Dresser, S., & Melnyk, B. M. (2003). The effectiveness of conscious sedation on anxiety, pain, and procedural complications in young children. *Pediatric Nursing, 29*(4), 320–332.

Dunbar, P. J., Buckley, P., Gavrin, J. R., Sanders, J. E., & Chapman, C. R. (1995). Use of patient-controlled analgesia for pain control for children receiving bone marrow transplant. *Journal of Pain and Symptom Management, 10,* 604–611.

Fanurik, D., et al. (2000). Hospital room or treatment room: Where should inpatient pediatric procedures be performed? *Children's Health Care, 29*(2), 103–111.

Fitzgerald, M., & Beggs, S. (2001). The neurobiology of pain: Developmental aspects. *Neuroscientist, 7,* 246–257.

Fratianne, R. B., Prensner, J. D., Huston, M. J., Super, D. M., Yowler, C. J., & Standley, J. M. (2001). The effect of music-based imagery and musical alternate engagement on the burn debridement process. *Journal of Burn Care & Rehabilitation, 22*(1), 47–53.

Grandinetti, C. A., & Buck, M. L. (2000). Patient-controlled analgesia: Guidelines for use in children. *Pediatric Pharmacotherapy, 6*(11). Available at: http://www.medscape.com/viewarticle/410909. Accessed 8/2/06.

Guinsburg, R., Peres, C. A., Almeida, M. F., Balda, R. C., Berenguel, R. C., Tonelotto, J., & Kopelman, B. I. (2000). Differences in pain expression between male and female newborn infants. *Pain, 85,* 127–133.

Hockenberry, M. J., Wilson, D., & Winkelstein, M. L. (2005). *Wong's essentials of pediatric nursing* (7th ed., p. 1259). St. Louis: Mosby.

Howard, R. F. (2003). Current status of pain management in children. *JAMA, 290,* 2464–2469.

International Association for the Study of Pain. (2007). *IASP pain terminology.* Retrieved April 4, 2007 from http://www.iasp-pain.org/AM/Template.cfm?Section=General_Resource_Links&Template=/CM/HTMLDisplay.cfm&ContentID=3058#Pain.

Isek, U., Ozek, E., Bilgen, H., & Ceveci, D. (2000). Comparison of oral glucose and sucrose solutions on pain response in neonates. *Journal of Pain, 1,* 275–278.

Johnston, C. C., Stevens, B. J., Boyer, K., & Porter, F. L. (2003). Development of psychologic responses to pain and assessment of pain in infants and toddlers. In N. L. Schecter, C. B. Berde, & M. Yaster, *Pain in infants, children, and adolescents* (2d ed., pp. 105–127). Philadelphia: Lippincott Williams & Wilkins.

Kaufman, G., Cimo, S., Miller, L., & Blass, E. (2002). An evaluation of the effects of sucrose on neonatal pain with two commonly used circumcision methods. *American Journal of Obstetrics and Gynecology, 186,* 564–568.

Krechel, S. W., & Bildner, J. (1995). CRIES: A new neonatal postoperative pain measurement score. Initial testing of validity and reliability. *Paediatric Anaesthesia, 5,* 53–61.

Lawrence, J., Alcock, D., McGrath, P., Kay, J., MacMurray, S. B., & Dulberg, C. (1993). The development of a tool to assess neonatal pain. *Neonatal Network, 12*(6), 59–66.

Lehr, V. T., & BeVier, P. (2003). Patient-controlled analgesia for the pediatric patient. *Orthopaedic Nursing, 22*(4), 298–304.

Manworren, R. C. B., & Hynan, L. S. (2003). Clinical validation of FLACC: Preverbal patient pain scale. *Pediatric Nursing, 29*(2).

Maunuksela, E., & Olkkola, K. T. (2003). Nonsteroidal anti-inflammatory drugs in pediatric pain management. In N. L. Schecter, C. B. Berde, & M. Yaster, *Pain in infants, children, and adolescents* (2d ed., pp. 171–180). Philadelphia: Lippincott Williams & Wilkins.

McCaffery, M., & Pasero, C. (1999). *Pain: a clinical manual* (2d ed.). St. Louis: Mosby.

McCarthy, A. M., & Kleiber, C. (2006). A conceptual model of factors influencing children's responses to a painful procedure when parents are distraction coaches. *Journal of Pediatric Nursing, 21*(2), 88–98.

McGrath, P. A., & Hillier, L. M. (2003). Modifying the psychologic factors that intensify children's pain and prolong disability. In N. L. Schecter, C. B. Berde, & M. Yaster, *Pain in infants, children, and adolescents* (2d ed., pp. 85–104). Philadelphia: Lippincott Williams & Wilkins.

Merkel, S., Voepel-Lewis, T., & Malviya, S. (2002). Pain assessment in infants and young children: The FLACC scale. *American Journal of Nursing, 102*(10), 54–56, 58.

Merkel, S. I., Voepel-Lewis, T., Shayevitz, J. R., & Malviya, S. (1997). The FLACC: A behavioral scale for scoring postoperative pain in young children. *Pediatric Nursing, 23*(3), 293–297.

Morash, D., & Fowler, K. (2004). An evidence-based approach to changing practice: Using sucrose for infant analgesia. *Journal of Pediatric Nursing, 19*(5), 366–370.

National Association of Neonatal Nurses. (1999). *Position statement #3019: Pain management in infants.* Retrieved 9/1/06 from http://www.nann.org/i4a/pages/index.cfm?pageid=79

National Library of Medicine. (2006). Table 2, pain assessment tools, the word-graphic rating scale. In *Health services/technology assessment text.* Retrieved 9/10/06 from http://www.ncbi.nlm.nih.gov/books/bv.fcgi?rid=hstat6.section.32536.

Oberlander, T. F. (2001). Pain assessment and management in infants and young children with developmental disabilities. *Infants and Young Children, 14*(2), 33–47.

Paice, J. A., Noskin, G. A., Vanagunas, A., & Shott, S. (2003). Efficacy and safety of scheduled dosing of opioid analgesic: A quality improvement study. *Journal of Pain, 6*(10), 639–643.

Palermo, T. M. & Kiska, R. (2005). Subjective sleep disturbances in adolescents with chronic pain: Relationship to daily functioning and quality of life. *Journal of Pain, 6*(3), 201–207.

Porth, C. M. (2004). *Pathophysiology: concepts of altered health states* (7th ed.). Philadelphia: Lippincott Williams & Wilkins.

Puchalski, M., & Hummel, P. (2002). The reality of neonatal pain. *Advances in Neonatal Care, 2,* 233–244.

Razmus, I. S., Daltom, M. E., & Wilson, D. (2004). Pain management for newborn circumcision. *Pediatric Nursing, 30*(5), 414–417, 427.

Schade, J. G., Joyce, B. A., Gerkensmeyer, J., & Keck, J. F. (1996). Comparison of three preverbal scales for postoperative pain assessment in a diverse pediatric sample. *Journal of Pain and Symptom Management, 12*(6), 348–359.

Spagrud, L. J., Piira, T., & von Baeyer, C. L. (2003). Children's self-report of pain intensity. *American Journal of Nursing, 103*(12), 62–64.

Squire, S. J., Kirchhoff, K. T., & Hissong, K. (2000). Comparing two methods of topical anesthesia used before intravenous cannulation in pediatric patients. *Journal of Pediatric Health Care, 14,* 68–72.

Taddio, A. (2001). Pain management for neonatal circumcision. *Pediatric Drugs, 3,* 101–111.

Taddio, A., et al. (1997). Efficacy and safety of EMLA use for pain during circumcision. *New England Journal of Medicine, 336*(17), 1197–1201.

Taddio, A., Soin, H. K., Schuh, S., Koren, G., & Scolnik, D. (2005). Liposomal lidocaine to improve procedural success rates and reduce procedural pain among children: A randomized controlled trial. *Canadian Medical Association Journal, 172*(13), 1691–1695.

Taketokmo, C. K., Hodding, J. H., & Kraus, D. M. (2005). *Lexi-comp's pediatric dosage handbook* (12th ed.). Hudson, OH: Lexi-comp.

Tesler, M. D., Savedra, M. C., Holzemer, W. L., Wilkie, D. J., Ward, J. A., & Paul, S. M. (1991). The word-graphic rating scale as a measure of children's and adolescent's pain intensity. *Research in Nursing and Health, 14*(5), 361–361.

VanHulle, V. C. (2005). Nurses' knowledge, attitudes, & practices regarding children's pain. *American Journal of Maternal Child Nursing, 30,* 177–183.

von Baeyer, C. L., Marche, T. A., Rocha, E. M., & Salmon, K. (2004). Children's memory for pain: Overview and implications for practice. *Journal of Pain, 5*(5), 241–249.

Willis, M. H. W., Merkel, S. I., Voepel-Lewis, T., & Malviya, S. (2002). FLACC behavioral pain assessment scale: A comparison with the child's self-report. *Pediatric Nursing, 29*(3), 195–198.

Wong, D. (2002). *Wong on web paper: Guidelines for atraumatic skin/vessel punctures.* Available at: http://www.mosbydrugconsult.com/WOW/op022aa.html. Accessed 7/9/2006.

Wong, D. (2002). *Wong on web paper: Pediatric conscious sedation.* Available at: http://www.mosbydrugconsult.com/WOW/op042.html. Accessed 7/22/2006.

World Health Organization (2006). WHO's pain ladder. Available at: http://www.who.int/cancer/palliative/painladder/en/. Accessed 7/23/06.

Yaster, M., Kost-Byerly, S., & Maxwell, L. G. (2003). Opioid agonists and antagonists. In N. L. Schecter, C. B. Berde, & M. Yaster, *Pain in infants, children, and adolescents* (2d ed., pp. 181–224). Philadelphia: Lippincott Williams & Wilkins.

Websites

www.ahrq.gov/clinic/ Agency for Healthcare Research and Quality
www.aap.org American Academy of Pediatrics
www.painfoundation.org American Pain Foundation
www.ampainsoc.org American Pain Society
www.canadianpainsociety.ca Canadian Pain Society
www.chionline.org Children's Hospice International
http://www.mayday.coh.org City of Hope Pain/Palliative Care Resource Center
www.iasp-pain.org International Association for the Study of Pain (IASP)
www.kidshealth.org Kids Health
www.napnap.org National Association of Pediatric Nurse Associates and Practitioners
www.childrenshospitals.net National Association of Children's Hospitals and Related Institutions
www.pedsnurses.org Society of Pediatric Nurses
www.virtualpediatrichospital.org Virtual Pediatric Hospital
www.nann.org National Association of Neonatal Nurses

Exercícios sobre o *capítulo*

Questões de múltipla escolha

1. A enfermeira prepara-se para avaliar a dor de uma criança de 3 anos que foi submetida a um procedimento cirúrgico no dia anterior. Qual é a escala de avaliação da dor mais apropriada nesse caso?
   a. Escala das FACES para avaliação de dor
   b. Instrumento de avaliação por fichas de pôquer
   c. Escala gráfica de avaliação de dor
   d. Escala analógica visual
2. Ao elaborar o plano de cuidados para uma criança que sente dor, a enfermeira identifica as estratégias apropriadas à modificação de qual dos fatores podem influenciar a dor?
   a. Sexo
   b. Nível cognitivo
   c. Experiências dolorosas no passado
   d. Ansiedade antecipada
3. Um adolescente que é nadador competitivo chega ao setor de emergência com queixa de dor persistente e localizada no ombro. Tenho treinado com muita intensidade há muito tempo para me preparar para a competição deste final de semana", diz ele. A região está dolorida ao toque. A enfermeira conclui que o adolescente provavelmente está sentindo qual tipo de dor?
   a. Dor cutânea
   b. Dor somática profunda
   c. Dor visceral
   d. Dor neuropática
4. Depois de os pais de uma criança serem instruídos sobre os diferentes métodos de distração que podem ser utilizados para controlar a dor, qual afirmação dos pais indica a necessidade de mais informações?
   a. "Nós vamos atrair sua atenção para a mão e contar os dedos lentamente."
   b. "Vamos ler algumas de suas histórias favoritas para ela."
   c. "Vamos fazê-la imaginar que está na praia no verão."
   d. "Ela gosta de *videogames* e, então, vamos trazer alguns de casa."
5. Uma criança está agendada para fazer aspiração de medula óssea às 16:00 h. A enfermeira pode planejar a aplicação de creme de EMLA no local pretendido para qual horário?
   a. 13:30
   b. 15:00
   c. 15:30
   d. 16:00

Exercícios de raciocínio crítico

1. A enfermeira pergunta a uma menina de 12 anos se ela está sentindo dor. A criança nega, mesmo estando deitada sobre o lado esquerdo e firmando o abdome contra os joelhos flexionados. Cite alguns dos fatores que levam a criança a negar sua dor. Como a enfermeira pode avaliar a dor dessa criança?
2. A enfermeira chega ao quarto de uma criança de 6 anos que está dormindo. A mãe diz: "Ela adormeceu e, por isso, não sente dor". Como a enfermeira deve responder?
3. Uma criança em tratamento com ibuprofeno sente dor cada vez mais forte. A dose do medicamento é aumentada, mas não consegue mais aliviar satisfatoriamente a dor. O que está acontecendo? Qual é a conduta mais apropriada a ser adotada?

Atividades de estudo

1. Entreviste enfermeiras que trabalhem em uma unidade pediátrica e pergunte sobre suas experiências com o tratamento da dor em crianças. Pergunte como elas avaliam a dor das crianças e os principais métodos utilizados para ajudá-las a aliviar sua dor.
2. Entreviste as famílias de algumas crianças com doenças crônicas dolorosas. Pergunte aos pais como eles avaliam a intensidade da dor dos seus filhos e quais métodos eles utilizam para ajudá-los a aliviar a dor.
3. Compare e contraste os medicamentos fentanila e midazolam utilizados na sedação consciente em termos de início da ação, duração do efeito, efeitos principais e antídotos.
4. Uma criança está recebendo analgesia epidural com morfina. A enfermeira deve ficar atenta a qual dos seguintes efeitos adversos? Escolha todos os que são aplicáveis.
   ________ a. Depressão respiratória
   ________ b. Prurido
   ________ c. Constipação intestinal
   ________ d. Vômitos
   ________ e. Amnésia
   ________ f. Hematoma

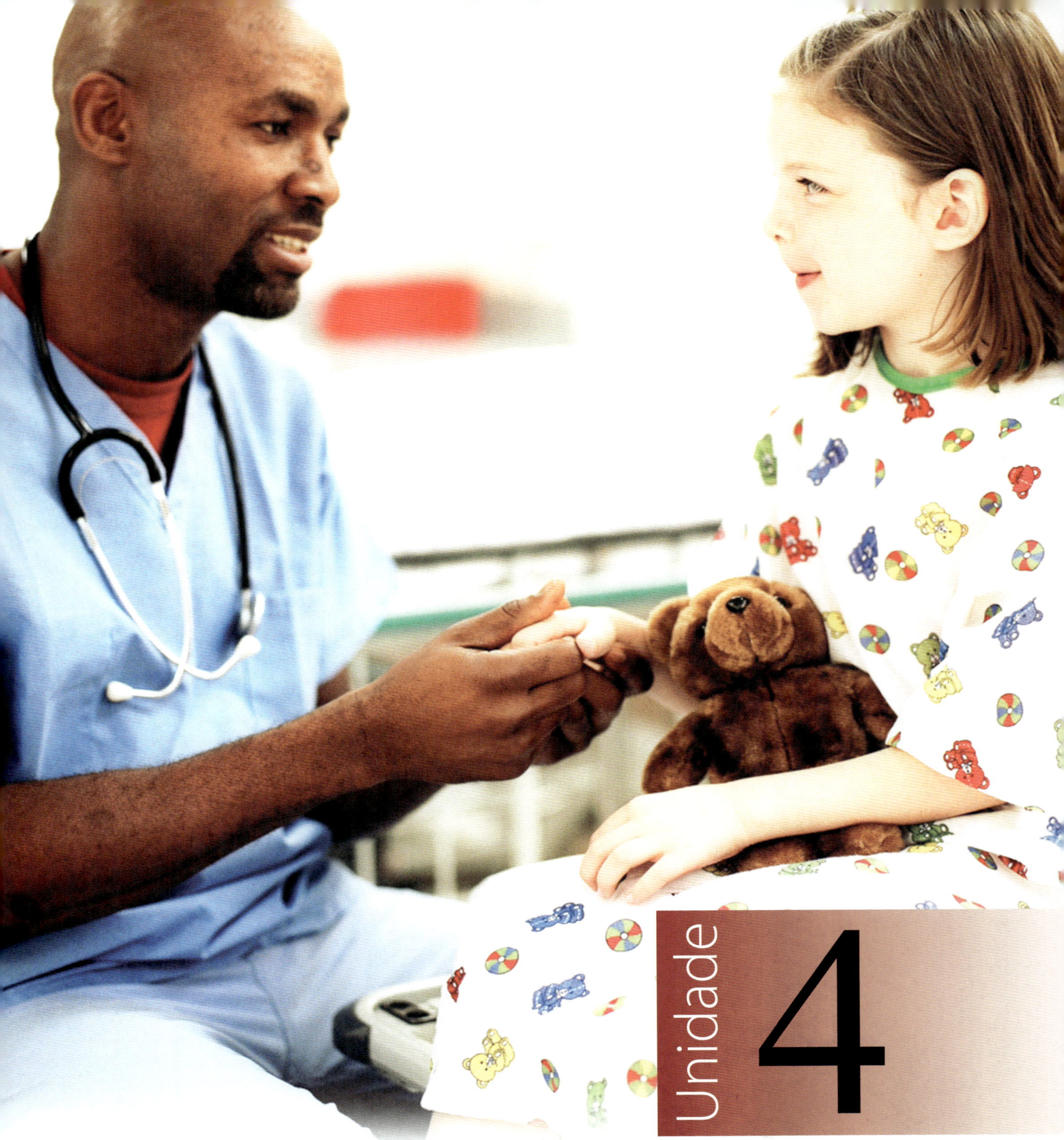

Unidade 4

Cuidados de Enfermagem para a Criança com Problemas de Saúde

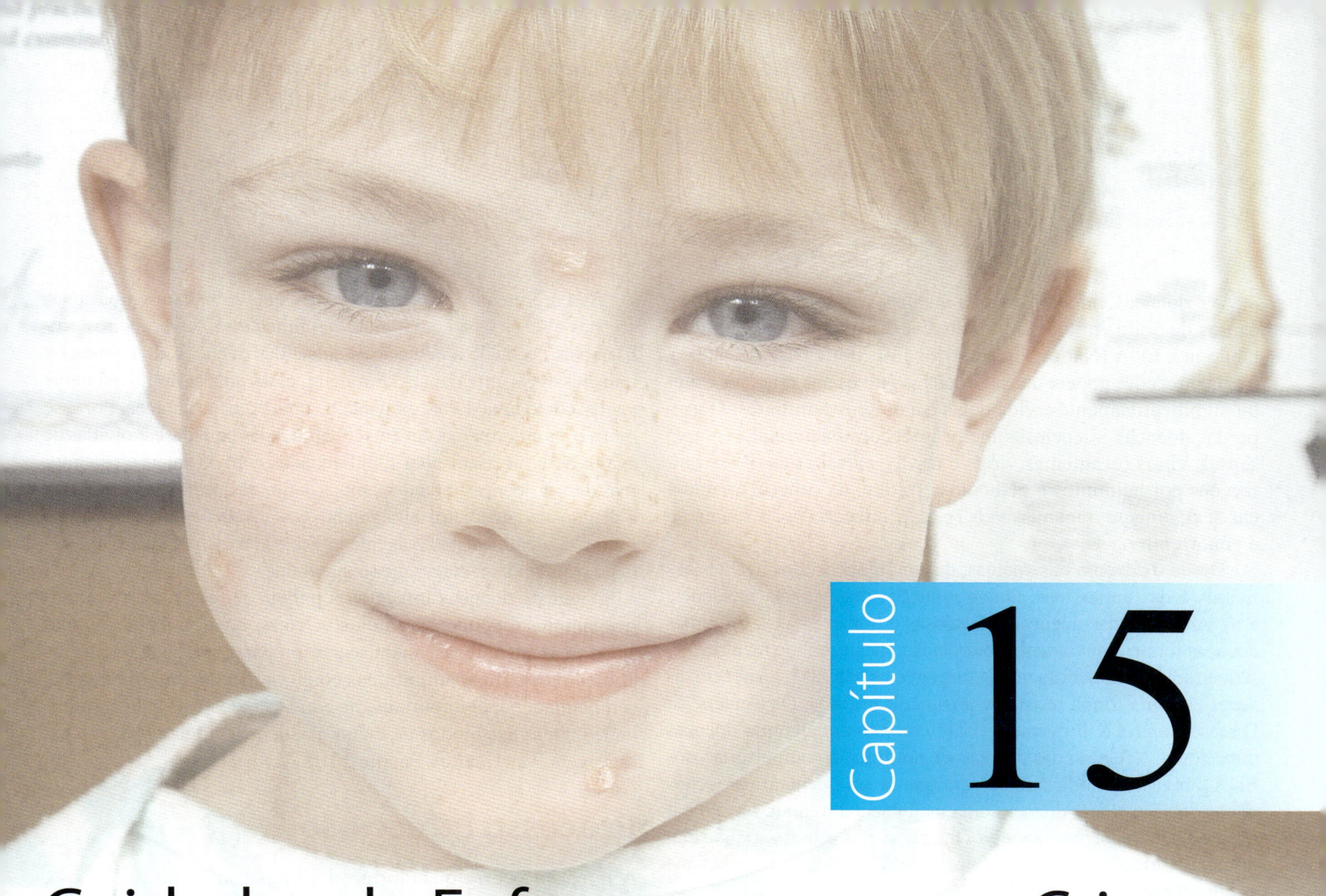

Capítulo 15

Cuidados de Enfermagem para a Criança com Doença Infecciosa ou Transmissível

Palavras-chave

Anticorpo
Antígeno
Cadeia de transmissão
Exantema
Fagocitose
Objetos contaminados
Patógeno
Pirógenos endógenos
Transmissibilidade

Objetivos da aprendizagem

Concluída a leitura deste capítulo, o leitor deverá ser capaz de:

1. Descrever as diferenças anatômicas e fisiológicas entre adultos e crianças no que se refere ao processo infeccioso.
2. Identificar as intervenções de enfermagem relacionadas com os exames diagnósticos e laboratoriais comumente realizados para a investigação diagnóstica e o tratamento das doenças infecciosas.
3. Conhecer as avaliações e as intervenções de enfermagem pertinentes à administração dos medicamentos e tratamentos para as doenças infecciosas e transmissíveis da infância.
4. Diferençar as diversas doenças infecciosas que ocorrem na infância.
5. Elaborar um plano de cuidados de enfermagem individualizado para a criança com doença infecciosa ou transmissível.
6. Desenvolver planos de ensino para o paciente e a família de uma criança com doença infecciosa ou transmissível.

REFLEXÃO *A erradicação total e definitiva das doenças infecciosas ainda é um sonho, mas vale a pena enfrentar essa difícil batalha.*

Samuel Goldberg, um menino de 3 meses, foi trazido à clínica pela mãe. A criança apresenta história de febre e congestão nasal e sua mãe afirma que ele "está muito irritável e chora mais que o habitual".

As doenças infecciosas e transmissíveis são as principais causas de óbito em todo o mundo, e sua incidência está aumentando nos EUA (National Center for Infectious Disease, 2003). Essas infecções podem causar doenças graves nas crianças e afetar significativamente a vida delas e a de seus familiares. O grupo das doenças infecciosas inclui infecções bacterianas (p. ex., sepse), virais (exantemas virais e raiva), parasitárias (p. ex., infecções por helmintos e pediculose [piolho da cabeça]) e doenças sexualmente transmissíveis (p. ex., infecção por *Chlamydia* e gonorreia).

Desde o advento das vacinas, dos antibióticos, dos agentes antivirais e das antitoxinas, houve reduções drásticas na incidência e na gravidade das doenças infecciosas e transmissíveis. Algumas doenças foram efetivamente controladas, mas a grande maioria não será erradicada. Doenças novas surgem e as antigas reaparecem, às vezes em uma forma resistente aos medicamentos. Os Centers for Disease Control & Prevention (CDC) monitoram algumas doenças infecciosas. A relação das doenças de notificação compulsória* nos EUA é revista periodicamente para que se acrescentem patógenos novos ou se excluam doenças cuja incidência diminuiu. A notificação ao CDC pelos estados é voluntária e, por esta razão, existem discretas variações de um estado para outro. O Boxe 15.1 relaciona as doenças notificáveis nos EUA.

As enfermeiras, principalmente as que trabalham em escolas, creches e serviços ambulatoriais, geralmente são os primeiros profissionais de saúde a detectar os sinais das doenças infecciosas ou transmissíveis em crianças. Em geral, esses sinais são inicialmente vagos, como uma dor de garganta ou uma erupção cutânea. Por esse motivo, as enfermeiras devem ter habilidades bem desenvolvidas de avaliação e precisam estar familiarizadas com os sinais e os sintomas dessas doenças infantis comuns, a fim de que possam assegurar o diagnóstico imediato, o tratamento e as instruções e o apoio às famílias. A identificação do agente infeccioso é extremamente importante para ajudar a evitar que se dissemine.

Algumas doenças infecciosas podem ser evitadas por métodos simples e pouco dispendiosos, como lavar as mãos, aplicar as vacinas adequadas, manusear e preparar adequadamente os alimentos e utilizar antibióticos com critério. As enfermeiras desempenham papel importante na educação dos pais e da comunidade quanto aos modos de evitar as doenças infecciosas e transmissíveis. Ver Healthy People 2010.

Processo infeccioso

A infecção ocorre quando um microrganismo entra no corpo, multiplica-se e causa danos aos tecidos e às células. A resposta

Boxe 15.1 Lista das doenças de notificação compulsória nos EUA

- Infecções por *Chlamydia*
- Difteria
- Erliquiose
- Gonorreia
- Doença de Lyme
- Malária
- Sarampo
- Caxumba
- Crupe epidêmico (coqueluche)
- Poliomielite, forma paralítica
- Febre Q
- Raiva
- Febre maculosa das Montanhas Rochosas
- Rubéola
- Doença invasiva por estreptocos do grupo A
- Sífilis
- Tétano
- Varicela (morbidade)
- Varicela (apenas os óbitos)

Ver relação completa das doenças notificáveis no Brasil no *site* www.saude.gov.br.

Healthy People 2010

Objetivo	Importância
Reduzir ou eliminar os casos autóctones das doenças evitáveis por vacinas: síndrome da rubéola congênita (crianças com menos de 1 ano); difteria (indivíduos com menos de 35 anos); *Haemophilus influenzae* tipo b (crianças com menos de 5 anos); hepatite B (indivíduos de 2 a 18 anos); sarampo (todas as idades); caxumba (todas as idades); coqueluche (crianças com menos de 7 anos); pólio (tipo selvagem) (todas as idades); rubéola (todas as idades); tétano (pessoas com menos de 35 anos); e varicela (indivíduos com menos de 18 anos)	• Instruir as crianças e suas famílias quanto à importância das imunizações apropriadas • Avaliar o estado vacinal em todas as consultas de saúde rotineiras • Fornecer às famílias uma caderneta com o registro das vacinas aplicadas.
Alcançar e manter níveis eficazes de cobertura vacinal de todas as vacinas recomendadas mundialmente para crianças pequenas.	

*N.R.T. No Brasil, a Portaria nº 5 do Ministério da Saúde, de 21 de fevereiro de 2006, lista as doenças de notificação compulsória.

do organismo a essa lesão causada pela infecção ou pelo traumatismo é inflamação. O organismo libera líquidos, sangue e nutrientes para a região infectada ou lesionada e tenta eliminar os patógenos e ajudar a reparar os tecidos. O organismo consegue isso por meio de reações vasculares e celulares. A resposta vascular é um período inicial de vasoconstrição seguida de vasodilatação. Essa vasodilatação possibilita o aumento do aporte de líquidos, sangue e nutrientes para a região afetada.

A resposta celular consiste na chegada dos leucócitos (glóbulos brancos) à região. Os leucócitos são responsáveis por defender o corpo contra infecções ou lesões. Os tipos de leucócitos são neutrófilos, linfócitos, basófilos, eosinófilos e monócitos. As elevações de determinados componentes da contagem leucocitária refletem processos diferentes que ocorrem no organismo, como, por exemplo, infecção, reação alérgica ou leucemia. A Tabela 15.1 traz explicações mais detalhadas sobre as funções de cada tipo de leucócito. Em geral, todos os tipos de leucócitos estão presentes em quantidades equilibradas e são referidos em porcentagens da contagem total de leucócitos, ou em números por determinado volume de sangue.

Os leucócitos recorrem à **fagocitose** para ingerir e destruir o **patógeno**. Quando a bactéria consegue escapar à ação da fagocitose, ela alcança a corrente sanguínea e o sistema linfático e isto resulta em ativação do sistema imunológico. Com a ativação do sistema imunológico, os linfócitos B (imunidade humoral) e os linfócitos T (imunidade celular) são maturados e ativados. As células B e T reconhecem e atacam os patógenos infecciosos. As células B, que se desenvolvem na medula óssea, produzem anticorpos específicos contra determinado **antígeno** (uma substância que o organismo reconhece como estranha) do microrganismo. As células T desenvolvem-se no timo e atacam diretamente o antígeno. Quando as células B e T ficam expostas a um antígeno, algumas conseguem adquirir memória e, dessa forma, se determinado antígeno invadir novamente o corpo, a reação do organismo será mais rápida.

A infecção ou a inflamação causada pelas bactérias, pelos vírus ou por outros patógenos estimula a liberação de **pirógenos endógenos** (interleucinas, fator de necrose tumoral e interferona), que provocam febre. Os pirógenos atuam no hipotálamo, onde desencadeiam a síntese das prostaglandinas e aumentam o nível de ajuste da temperatura corporal. Isso desencadeia a resposta ao frio, que consiste em calafrios, vasoconstrição e redução da perfusão periférica para ajudar a reduzir a perda de calor e permitir a elevação da temperatura corporal a esse novo patamar. Em seguida, começa a febre – definida por temperaturas acima de 38°C. O Boxe 15.2 descreve os parâmetros específicos da febre de acordo com o método de aferição da temperatura.

Os antipiréticos são utilizados comumente para reduzir a febre e melhorar o conforto do paciente. Esses medicamentos reduzem o nível de ajuste da temperatura porque inibem a síntese das prostaglandinas, provocam sudorese e vasodilatação e, desse modo, estimulam a perda de calor e a queda da temperatura.

É importante diferençar entre febre e hipertermia. A hipertermia ocorre quando a termorregulação normal falha e provoca elevação da temperatura central. Pode ocorrer se o sistema nervoso central da criança for prejudicado por doenças, medicamentos e anormalidades da produção de calor ou condições de estresse térmico (p. ex., permanecer em um automóvel quente ou sofrer insolação durante a prática de exercícios). Na ausência de hipertermia e nas crianças neurologicamente normais, o organismo não permite que a febre alcance níveis fatais. Na verdade, o corpo produz um antipirético natural conhecido como criógeno. Quando não há um estímulo hipertermogênico, é raro observar que a temperatura da criança passa de 41,4°C (Crocetti & Serwint, 2005).

Tabela 15.1 Funções dos leucócitos de acordo com seu subtipo

Célula	A função da célula é combater
Neutrófilos (bastões e segmentados)	Infecções piogênicas (bacterianas)
Eosinófilos	Distúrbios alérgicos e infecções parasitárias
Basófilos	Infecções parasitárias, alguns distúrbios alérgicos
Linfócitos	Infecções virais (sarampo, rubéola, varicela, mononucleose infecciosa)
Monócitos	Infecções graves, por fagocitose

(Fischbach, 2004; adaptado da p. 51.)

Estágios da doença infecciosa

As doenças infecciosas seguem um padrão semelhante e passam por certos estágios (Tabela 15.2), durante os quais é possível prever sua **transmissibilidade** (possibilidade de ser transmitida a outras pessoas). É importante que as enfermeiras conheçam esses estágios para que possam ajudar a controlar e tratar as doenças infecciosas.

Cadeia de transmissão

Cadeia de transmissão da infecção é o processo pelo qual um microrganismo dissemina-se para outras pessoas. Os comportamentos demonstrados pelas crianças, principalmente no que se refere à higiene, aumentam o risco de que elas adquiram infecções em virtude do favorecimento da cadeia de transmissão. Os hábitos higiênicos precários, como desatenção com a limpeza das mãos, colocar brinquedos e as mãos na boca, babar e usar fraldas sujas, podem contribuir para disseminação da infecção e das doenças transmissíveis. A Tabela 15.3 traz uma recapitulação da cadeia de transmissão e as implicações de enfermagem.

Boxe 15.2 Definições de febre com base no método de aferição

- Oral: > 37,5°C
- Retal: > 38°C
- Axilar: > 37,3°C
- Timpânica: > 38°C

Tabela 15.2 Estágios das doenças infecciosas

Estágio	Explicação
Incubação	Intervalo decorrido entre a entrada do patógeno no organismo e o aparecimento dos primeiros sinais e sintomas; nesse intervalo, os patógenos crescem e multiplicam-se
Pródromo	Intervalo decorrido entre o início dos sinais e sintomas inespecíficos, como febre, mal-estar e fadiga, e o aparecimento de sinais e sintomas mais específicos
Doença	Período durante o qual o paciente apresenta sinais e sintomas específicos de uma infecção
Convalescença	Período no qual os sinais e sintomas agudos da doença desaparecem

Prevenção da disseminação da infecção

As enfermeiras desempenham papel importante na interrupção da cadeia de transmissão e na prevenção da disseminação das doenças. É muito importante que as enfermeiras não apenas adotem as práticas de controle e prevenção de infecções, como também instruam os pais e as crianças quanto às medidas que eles podem tomar para evitar que a infecção se dissemine.

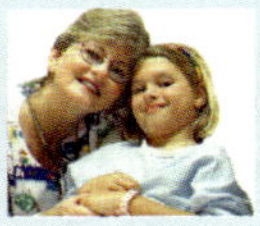

Lavar as mãos frequentemente é a medida isolada mais importante para se evitar a disseminação da infecção.

As precauções de isolamento ajudam as enfermeiras a interromper a cadeia de transmissão da infecção e constituem medidas que evitam a disseminação dos patógenos entre os pacientes hospitalizados. Nos EUA, existem recomendações difundidas por várias sociedades de controle das infecções e órgãos reguladores* como a Occupational Safety and Health Administration. A Joint Commission on Accreditation of Healthcare Organizations também elaborou normas para o controle de infecções. Isso constitui um conjunto de diretrizes complexas, com o qual todos os profissionais de saúde precisam estar familiarizados.

Em 1996, o Hospital Infection Control Practices Advisory Committee (HICPAC) publicou recomendações para pacientes hospitalizados (American Academy of Pediatrics, 2003). Isso inclui duas categorias. A categoria 1 refere-se às precauções padronizadas, que se aplicam à assistência prestada a todos os pacientes hospitalizados, independentemente do seu diagnóstico. A categoria 2 inclui as precauções baseadas na transmissão, que se aplicam a pacientes possivelmente infectados ou àqueles comprovadamente infectados por patógenos epidemiologicamente importantes. Esses patógenos podem ser disseminados pelo ar, pelas gotículas suspensas ou por contato direto. O Boxe 15.3 resume as precauções padronizadas e aquelas que se aplicam à transmissão.

Nos cuidados prestados às crianças, as modificações dessas recomendações podem ser convenientes. Por exemplo, as trocas de fraldas são rotineiras nos serviços pediátricos. Como essa atividade geralmente não suja as mãos, não é obrigatório usar luvas (exceto se as luvas forem necessárias em virtude das precauções aplicáveis à transmissão). De acordo com as diretrizes das precauções padronizadas, é necessário providenciar quarto isolado para os pacientes que apresentam incontinência e que não conseguem controlar as excreções corporais. Como a maioria dos lactentes é incontinente, essa diretriz certamente não é apropriada aos serviços pediátricos. As unidades pediátricas geralmente têm dependências de uso coleivo, como salas de brinquedos e de aulas de reforço escolar. As crianças colocadas em isolamento por precaução quanto à transmissão não têm permissão para sair do quarto e, desta forma, não podem usar as dependências de uso coletivo.

Variações na anatomia e na fisiologia das crianças

A função imunológica normal é uma resposta protetora notável desenvolvida pelo organismo, e consiste em reações complexas como fagocitose, imunidade humoral, imunidade celular e ativação do complemento. O sangue e a linfa são responsáveis pelo transporte dos elementos efetores do sistema imunológico. Em virtude da imaturidade das respostas do sistema imunológico, as crianças são mais suscetíveis a infecções. O recém-nascido demonstra resposta inflamatória atenuada aos microrganismos invasores, e isto contribui para aumento do risco de infecção. Em geral, a imunidade celular funciona quando a criança nasce e a imunidade humoral ocorre quando o organismo entra em contato com doenças desconhecidas e, depois, desenvolve imunidade a elas. Como os lactentes têm exposição restrita a doenças e estão perdendo a imunidade passiva adquirida pelos anticorpos maternos, o risco de infecção é maior. As crianças ainda se encontram sob risco mais alto de infecção e doenças transmissíveis porque a proteção conferida pelas vacinas ainda não é completa. (Ver mais detalhes no Capítulo 26.)

Tratamentos clínicos comuns

Vários medicamentos e também outras modalidades de tratamento clínico são utilizados para tratar os distúrbios infecciosos em crianças. A maioria desses tratamentos requer prescrição médica quando a criança está hospitalizada. Os tratamentos e os medicamentos mais comuns estão descritos nas tabelas Tratamentos clínicos comuns 15.1 e Guia farmacológico 15.1. A enfermeira que cuida da criança que tem uma doença infecciosa deve estar familiarizada com os tipos de procedimentos, como eles atuam e as implicações de enfermagem comuns pertinentes à utilização dessas modalidades terapêuticas.

*N.R.T. No Brasil, existem as Comissões de Controle de Infecção Hospitalar nos estabelecimentos de saúde.

Tabela 15.3 Cadeia de transmissão das infecções

Elo da cadeia	Explicação	Implicações de enfermagem
Agente infeccioso	Qualquer agente capaz de causar infecção; exemplos: bactérias, vírus, riquétsias, protozoários e fungos	• Controlar ou eliminar os agentes infecciosos por meio de: • Lavagem das mãos • Utilização de luvas • Limpeza, desinfecção ou esterilização do equipamento
Reservatório	Local em que o patógeno pode crescer e multiplicar-se; exemplos: corpo humano, animais, insetos, alimento, água e objetos inanimados (p. ex., estetoscópio)	• Controlar ou eliminar os reservatórios • Controlar as fontes de líquidos corporais, secreções ou soluções que possam abrigar patógenos • Seguir as diretrizes da instituição quanto ao descarte de materiais infectados • Cuidar adequadamente das feridas; trocar os curativos ou as bandagens quando estiverem sujos • Ajudar os pacientes a realizar as medidas higiênicas adequadas da pele e da cavidade oral • Manter os lençóis limpos e secos
Porta de saída	Maneira como o patógeno sai do reservatório; exemplos: pele e mucosas, trato respiratório, vias urinárias, trato gastrintestinal e sistema reprodutivo	• Controlar as portas de saída e instruir os pacientes e suas famílias • Cobrir a boca e o nariz ao espirrar ou tossir • Evitar conversar, tossir ou espirrar sobre feridas expostas ou campos estéreis • Utilizar equipamentos de proteção pessoal
Mecanismos de transmissão	Transmissão direta: contato corpo a corpo Transmissão indireta: transmissão por **objetos contaminados** ou vetor; disseminação por gotículas ou pelo ar	• Lavar as mãos antes e depois de contato com o paciente, de procedimentos invasivos ou de tocar em feridas abertas • Utilizar equipamentos de proteção pessoal, conforme a necessidade • Recomendar enfaticamente que os pacientes e a família lavem as mãos frequentemente, em especial antes de comer ou manusear alimentos, depois de evacuar e depois de tocar em materiais infectados
Porta de entrada	Modo como o patógeno entra no hospedeiro; exemplos: pele e mucosas, vias respiratórias, trato urinário ou gastrintestinal, sistema reprodutor	• Utilizar técnica estéril apropriada durante os procedimentos invasivos • Cuidar adequadamente das feridas • Descartar agulhas e objetos pontiagudos em recipientes resistentes à perfuração • Oferecer a todos os pacientes seus próprios itens de higiene pessoal
Hospedeiro suscetível	Qualquer indivíduo que não possa resistir ao patógeno	• Proteger os hospedeiros suscetíveis por meio da promoção das defesas normais do organismo contra a infecção • Manter a integridade da pele e das mucosas do paciente • Proteger as defesas normais por meio de banhos e cuidados orais regulares, ingestão adequada de líquidos e nutrientes e imunização recomendada

Boxe 15.3 Precauções padronizadas e precauções aplicáveis ao isolamento

Precauções padronizadas (categoria 1)

- Aplicáveis a todos os pacientes
- Aplicáveis a todos os líquidos, secreções e excreções corporais, exceto suor; à pele lesionada; e às mucosas
- Destinadas a reduzir o risco de transmissão dos microrganismos a partir das fontes conhecidas e desconhecidas
- As técnicas incluem:
  - Higiene adequada das mãos
  - Utilização de luvas (limpas e estéreis) ao tocar em sangue; em líquidos, secreções ou excreções corporais; e em objetos contaminados
  - Máscaras, proteção ocular e protetores faciais quando os cuidados prestados ao paciente podem incluir espirros ou borrifos de sangue, secreções líquidas ou excreções corporais
  - Aventais não estéreis impermeáveis a líquidos para proteger a pele e as roupas quando os cuidados prestados ao paciente podem incluir espirros ou borrifos de sangue, secreções líquidas ou excreções corporais
  - Manuseio dos equipamentos utilizados no paciente de modo a evitar exposição da pele ou das mucosas e contaminação das roupas
  - Todos os lençóis utilizados são considerados contaminados e precisam ser manuseados e descartados adequadamente
  - Precauções adotadas para evitar acidentes durante a utilização, a limpeza ou o descarte de agulhas e objetos perfurantes
  - Adaptadores bucais, bolsas de reanimação e outros dispositivos de ventilação devem estar prontamente disponíveis

Precauções aplicáveis à transmissão (categoria 2)

- Destinadas a pacientes possivelmente ou comprovadamente infectados por patógenos transmitidos pelos núcleos das gotículas ou pelas partículas de poeira suspensas no ar, que podem conter o agente infeccioso

Transmitidos pelo ar

- Destinadas a reduzir o risco de transmissão de agentes infecciosos pelos núcleos das gotículas ou pelas partículas de poeira suspensas no ar, que podem conter o agente infeccioso
- Exemplos de doenças transmitidas pelo ar incluem sarampo, varicela e tuberculose
- As técnicas incluem as precauções padronizadas e também:
  - Quarto particular (se não estiver disponível, considerar acomodação conjunta de pacientes que têm a mesma doença e consultar um profissional especializado em controle de infecções)
  - Quarto com ventilação sob pressão negativa do ar, com exaustão externa ou filtros de alta eficiência para partículas suspensas no ar, caso haja recirculação
  - Se houver possibilidade ou comprovação de tuberculose pulmonar, use um dispositivo de proteção respiratória como uma máscara N95 enquanto estiver no quarto do paciente
  - Os profissionais de saúde suscetíveis não devem entrar no quarto de pacientes com sarampo ou varicela-zoster. Os profissionais com imunidade comprovada a esses vírus não precisam usar máscara

Gotículas

- Destinadas a reduzir o risco de transmissão de agentes infecciosos por contato das conjuntivas ou das mucosas do nariz ou da boca de um indivíduo suscetível com gotículas em partículas grandes que contenham os patógenos eliminados por um paciente (em geral, por meio de tosse, espirro, conversa ou procedimentos como aspiração) que tenha doença clínica ou que seja portador da infecção
- Exemplos dessas doenças são difteria, coqueluche, infecção por estreptococos do grupo A, *influenza*, caxumba, rubéola e escarlatina
- As técnicas incluem as precauções padronizadas e também:
- Quarto particular (se não estiver disponível, considerar o alojamento conjunto dos pacientes que têm a mesma doença. Se isto não for possível, deve-se manter uma distância mínima de 1 m dos outros pacientes e das visitas)
- Usar máscara se for necessário ficar a menos de 1 m do paciente

Contato

- Fonte mais importante e comum de transmissão de infecções aos profissionais de saúde
- Destinadas a reduzir o risco de transmissão de agentes infecciosos por contato direto ou indireto. A transmissão por contato direto consiste em contato pele a pele e transferência física dos patógenos entre um hospedeiro suscetível e um paciente infectado ou colonizado. Exemplos incluem as atividades de cuidado que envolvem contato físico, como mudar de posição no leito e dar banho. A transmissão por contato direto também pode ocorrer entre dois pacientes, quando um atua como fonte do patógeno infeccioso e o outro é um hospedeiro suscetível. A transmissão por contato indireto consiste em contato de um hospedeiro suscetível com um objeto próximo contaminado, em geral inanimado, presente no ambiente do paciente
- Exemplos dessas doenças são difteria,* pediculose, escabiose e bactérias resistentes a vários medicamentos
- As técnicas incluem as precauções padronizadas e também:
  - Quarto particular (se não estiver disponível, considerar o alojamento conjunto dos pacientes que têm a mesma doença)
  - Sempre usar luvas (limpas ou estéreis)
  - Higiene cuidadosa das mãos depois de retirar as luvas
  - Usar avental, a menos que o paciente seja continente e não seja provável o contato com o paciente nem com as superfícies do seu ambiente. Retirar o avental antes de sair do quarto do paciente

As precauções padronizadas são aplicáveis em todos os contextos de atenção à saúde e são modificadas de modo a atender às necessidades específicas de cada serviço. Os profissionais de saúde devem seguir as recomendações da sua instituição enquanto realizam seu trabalho.

*Algumas infecções requerem mais de um tipo de precaução.

Tratamentos clínicos comuns 15.1

Tratamento	Explicação	Indicação	Implicações de enfermagem
Hidratação	Promoção de controle líquido adequado por VO ou IV	Crianças que não conseguem repor as perdas imperceptíveis em virtude da febre; crianças que estão vomitando ou têm diarreia	• Estimule a ingestão oral de líquidos, caso seja possível • Ofereça à criança os líquidos que ela preferir; tente picolés ou jogos para estimular a ingestão de líquidos • Se os líquidos forem administrados por via IV, assegure a administração dos volumes às taxas prescritas e avalie o local de inserção do acesso e a ingestão de líquidos de hora em hora • Mantenha um registro detalhado da ingestão e das perdas
Redução da febre	Redução da temperatura com antipiréticos ou medidas não farmacológicas	Crianças febris que se sentem desconfortáveis ou que não conseguem atender às demandas metabólicas aumentadas em virtude da febre	• Administre antipiréticos como ibuprofeno e paracetamol • Evite administrar ácido acetilsalicílico a crianças e adolescentes • Realize intervenções não farmacológicas, como usar roupas leves, remover os cobertores, utilizar um ventilador, dar banho com água tépida e colocar uma manta resfriada • Algumas intervenções não farmacológicas ainda são controversas • Providencie para que as medidas não farmacológicas não causem calafrios ou desconforto. Se isso acontecer, elas deverão ser interrompidas imediatamente

Visão geral do processo de enfermagem para a criança com doença transmissível

Os cuidados de enfermagem para a criança que tem doença infecciosa incluem avaliação, diagnóstico de enfermagem, planejamento, intervenções e reavaliação. Existem alguns conceitos gerais relacionados com o processo de enfermagem, que podem ser aplicados aos cuidados de crianças com doenças infecciosas. A partir de um entendimento geral dos cuidados necessários à criança com doença infecciosa, a enfermeira pode individualizar a assistência prestada com base nas especificidades de cada paciente.

> **Você se lembra de Samuel, o bebê de 3 meses que estava com febre**, congestão nasal e irritabilidade? Quais são os outros elementos da história de saúde e do exame físico que você deve obter em sua avaliação?

Avaliação

A avaliação da criança que tem doença infecciosa ou transmissível inclui a história de saúde, o exame físico e os resultados dos exames diagnósticos e laboratoriais.

História de saúde

A história de saúde inclui a história patológica pregressa, inclusive a história da gestação materna, a história familiar e a história da doença atual (quando os sintomas começaram e como progrediram), além de todos os tratamentos realizados em casa. A história patológica pregressa pode ser significativa quando são encontrados os seguintes elementos: falhas das imunizações recomendadas, prematuridade, infecção materna durante a gravidez ou o trabalho de parto, nascimento difícil e prolongado, ou imunossupressão. A história familiar pode ser significativa pela falta de imunização ou pelo relato de uma doença infecciosa ou transmissível recente. Durante a obtenção da história da doença atual, investigue os seguintes pontos:

- Qualquer exposição conhecida a doenças infecciosas ou transmissíveis
- História vacinal
- História de ter adquirido quaisquer doenças transmissíveis comuns da infância
- Febre
- Dor de garganta
- Letargia
- Mal-estar
- Transtornos alimentares ou falta de apetite
- Vômitos
- Diarreia
- Tosse
- Erupção cutânea (se o paciente for uma criança em idade escolar, pergunte como ele se sente; as lesões doem ou coçam?)

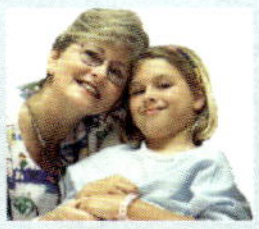

Muitas doenças infecciosas e transmissíveis da infância causam erupções. As erupções podem ser difíceis de detectar; por isto, uma descrição detalhada e a história fornecida pelos cuidadores são extremamente importantes.

Exame físico

O exame físico da criança que tem uma doença infecciosa inclui inspeção, observação e palpação.

Inspeção e observação

O exame físico deve começar com a inspeção e a observação. Examine a pele, a boca, a garganta e os cabelos da criança para detectar lesões ou feridas. Observe a coloração, o formato e a distribuição de quaisquer lesões ou feridas. Verifique se há exsudato nas lesões ou nas feridas. Observe se há escarificação, inquietude e impedimento

Guia farmacológico 15.1 Medicamentos comumente usados nas doenças transmissíveis

Medicamento	Ação	Indicação	Implicações de enfermagem
Antibióticos	Destroem e evitam a proliferação de bactérias	Tratamento das infecções bacterianas, como, por exemplo, seps	• Verifique se há alergia a algum antibiótico • Administre conforme a prescrição, durante o período recomendado
Antivirais (aciclovir)	Destroem e evitam a proliferação de vírus	Tratamento das infecções virais, inclusive herpes simples tipo 2	• Observe o local da infusão para detectar sinais de lesão • Se a aplicação for tópica, limpe e seque a região antes de aplicar o medicamento e use luvas • Administre conforme a prescrição, durante o período recomendado
Antipiréticos (paracetamol, ibuprofeno)	Reduzem o nível de ajuste da temperatura (apenas em crianças com temperatura alta) por inibição da síntese das prostaglandinas; causam perda de calor (por vasodilatação e transpiração) e resultam em redução da febre	Crianças febris que se sentem desconfortáveis ou que não conseguem atender às demandas metabólicas aumentadas por causa da febre	• Assegure a administração da dose e da concentração certas e no intervalo recomendado • Evite administrar ácido acetilsalicílico a crianças e adolescentes • Evite administrar ibuprofeno a crianças com distúrbios hemorrágicos • Avalie a febre e quaisquer outros sinais ou sintomas associados, inclusive taquicardia, tremores e sudorese • É essencial instruir adequadamente os cuidadores quanto às doses e às concentrações certas, ao intervalo entre as doses e à utilização dos dispositivos apropriados para medição
Antipruriginosos (em geral, anti-histamínicos)	Os medicamentos que aliviam o prurido podem ser aplicados topicamente ou administrados por via oral	Alívio do desconforto causado pelo prurido	• Use luvas durante a aplicação tópica • Não aplique o medicamento em feridas abertas • Os anti-histamínicos orais causam sonolência

à utilização ou defesa de alguma parte do corpo. A descrição precisa e detalhada é importante para ajudar a definir a erupção e o agente etiológico. Avalie o afeto, o nível de energia e a interação da criança com seu cuidador. Letargia pode indicar infecção grave ou sepse. Observe se há secreção no nariz, tosse ou dificuldade respiratória.

Avalie o estado de hidratação. Inspecione a mucosa oral; mucosas secas e pálidas podem indicar desidratação. Verifique se há outros sinais de desidratação, como olhos encovados e ausência de lágrima quando a criança chora.

A verificação dos sinais vitais pode fornecer mais informações quanto ao estado da criança. Temperatura elevada pode indicar infecção e a febre geralmente se acompanha de taquipneia e taquicardia. Também pode haver hipotensão, mas esta geralmente é um sinal tardio de sepse.

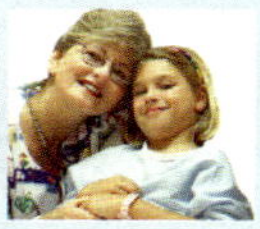

Os recém-nascidos podem não ter febre e alguns podem ficar hipotérmicos.

Palpação

Palpe a pele para avaliar a temperatura, a umidade, a textura e o turgor. Nas crianças que têm doenças infecciosas ou transmissíveis, a pele pode ficar quente e úmida em consequência da febre. O turgor pode estar reduzido em virtude da desidratação. Em lactentes, palpe as fontanelas; se estiverem deprimidas, o bebê pode estar desidratado. Palpe a erupção para determinar se é plana ou elevada. A descrição detalhada da erupção presente pode ajudar a definir a doença da criança. Palpe os linfonodos e observe se estão edemaciados e dolorosos.

Exames complementares

Os Exames complementares 15.1 explicam os exames diagnósticos e laboratoriais realizados mais comumente quando se suspeita de uma doença transmissível. Esses exames podem ajudar o médico a diagnosticar a doença e/ou podem ser utilizados como parâmetro para se avaliar o efeito do tratamento administrado. A equipe do laboratório obtém materiais para alguns exames, enquanto as enfermeiras podem conseguir outras amostras. seja como for, a enfermeira deve estar familiarizada com a técnica de obtenção dos materiais para exame, para quê eles são utilizados e os resultados normais e anormais. Esse conhecimento também é necessário para o fornecimento de instruções aos pacientes e suas famílias quanto aos exames realizados.

Punção venosa

A obtenção de uma amostra de sangue pode ser muito assustadora para as crianças, em virtude do medo de agulhas, da dor e da perda de sangue. Incorpore o conceito de cuidado atraumático ao realizar todas as punções venosas ou outras picadas de agulha em crianças. Independentemente de o sangue ter sido coletado pelo técnico do laboratório ou pela enfermeira, o procedimento deve ser realizado em outro local diferente do quarto da criança, como, por exemplo, na sala de tratamento; o leito da criança deve ser mantido como uma "área segura". Ofereça instruções quanto ao procedimento de acordo com o nível de desenvolvimento da criança e a disposição dela para aprender. Com lactentes e crianças pequenas, será necessária ajuda adicional para posicionar e conter o paciente de modo a realizar o procedimento em segurança e garantir a coleta adequada. Aplique um creme ou um gel anestésico tópico, um aerossol refrigerante ou iontoforese antes da punção venosa. A lactentes, administre sacarose oral cerca de 1 a 2 min antes e durante todo o procedimento de punção venosa. Veja informações adicionais no Capítulo 13, sobre como reduzir a incidência de dor relacionada com a punção venosa em crianças.

Os locais habituais para obtenção de amostras de sangue por punção venosa incluem as veias superficiais da face dorsal da mão ou da dobra do antebraço, mas também podem ser utilizadas outras áreas. Em situações especiais, a veia jugular ou a femoral podem ser utilizadas e o médico ou a enfermeira habilitada podem realizar o procedimento de punção venosa. A punção capilar da ponta do dedo, do primeiro pododáctilo ou do calcanhar do lactente também pode ser realizada para coleta de amostras de sangue. A punção da ponta do dedo da mão é semelhante à realizada em adultos, ou seja, nas regiões laterais dos dedos. A punção do primeiro pododáctilo é realizada da mesma maneira. A punção capilar do calcanhar deve ser realizada na região certa para evitar perfuração da artéria plantar medial ou do periósteo. O Procedimento de enfermagem 15.1 traz instruções quanto à punção capilar do calcanhar. Também é importante utilizar lancetas automáticas para assegurar a profundidade mais exata da punção (Vertanen *et al.*, 2001). Os lactentes são tranquilizados por sacarose oral administrada pela chupeta, antes e durante a punção capilar.

Punção arterial

Ocasionalmente, as amostras de sangue podem ser retiradas de uma artéria, em vez de veia ou capilar. As amostras para gasometria arterial geralmente são obtidas por punção arterial. A punção arterial requer treinamento adicional e, em muitas instituições, é realizada apenas por terapeuta respiratório, médico ou enfermeira habilitada. As crianças com dispositivos de acesso venoso de longa permanência podem ser poupadas do traumatismo da punção para obtenção de amostras de sangue. Siga as diretrizes da sua instituição quanto à coleta de sangue dos cateteres venosos inseridos perifericamente ou dos cateteres venosos centrais. O sangue retirado inicialmente deve ser descartado, para se evitar contaminação por líquidos ou medicamentos intravenosos como a heparina. A quantidade descartada depende do diâmetro do cateter, do peso da criança e das diretrizes da instituição. Depois de aspirar a amostra, irrigue o dispositivo de acesso venoso com soro fisiológico para evitar obstrução. Em seguida, o dispositivo pode ser novamente conectado ao equipo de infusão intravenosa ou irrigado, conforme o protocolo adotado pela instituição.

Diagnósticos de enfermagem, metas, intervenções e reavaliação

Depois de concluir a avaliação detalhada, a enfermeira pode definir os diagnósticos de enfermagem, inclusive:

- Temperatura corporal alterada: febre
- Desconforto
- Perda da integridade da pele
- Risco de infecção
- Déficit de volume de líquidos
- Isolamento social
- Déficit de conhecimento

> **Depois de concluir a avaliação de Samuel**, você observa o seguinte: temperatura retal de 39°C, sucção fraca e letargia. Com base nos resultados dessa avaliação, quais seriam seus três principais diagnósticos de enfermagem para o caso?

As metas, as intervenções e a reavaliação de enfermagem para crianças que têm doença infecciosa ou transmissível estão baseadas nos diagnósticos de enfermagem. O Plano de cuidados de enfermagem 15.1 oferece um guia geral para o planejamento dos cuidados necessários a crianças com uma doença infecciosa ou transmissível. Informações adicionais quanto às intervenções de enfermagem serão descritas nas seções subsequentes deste capítulo, que se referem a doenças infecciosas específicas.

Controle da febre

Febre é um dos motivos mais comuns que levam os pais a buscarem atendimento médico. A maioria das doenças infecciosas ou transmissíveis acompanha-se de febre. Alguns pais ficam muito preocupados com a febre: eles temem que a criança venha a ter convulsões febris, complicações neurológicas e uma doença subjacente potencialmente grave. Alguns profissionais de saúde podem compartilhar esses temores. Isso leva à recomendação comum de intervir e fazer baixar a febre. Esses temores e conceitos errôneos quanto à febre podem resultar em tratamento inapropriado desse sinal, inclusive doses inadequadas dos antipiréticos ou uso incorreto de medidas terapêuticas não farmacológicas (p. ex., aplicação de esponjas umedecidas com álcool ou água gelada).

Os profissionais de saúde devem dizer aos pais que a febre é um mecanismo de proteção que o organismo utiliza para combater a infecção. Algumas evidências indicam que a temperatura corporal elevada potencializa vários componentes da resposta imunológica. A febre pode retardar a proliferação de bactérias e vírus e ampliar a produção de neutrófilos e a proliferação dos linfócitos T (Corcetti & Serwint, 2005). Alguns estudos mostraram que a administração de antipiréticos pode prolongar a doença. Também existe a preocupação de que a redução da febre pode obscurecer os sinais de uma doença bacteriana grave.

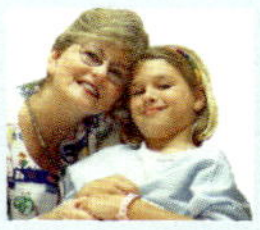

Lactentes com menos de 3 meses de vida e temperatura retal acima de 38°C devem ser examinados por um médico. Esses bebês são considerados sob risco de sepse até que se prove em contrário, tendo em vista a imaturidade do seu sistema imunológico e a impossibilidade de conterem ou combaterem eficazmente a infecção.

Em lactentes com mais de 3 meses, a febre abaixo de 39°C geralmente não precisa ser tratada (Behrman *et al.*, 2004). Os antipiréticos oferecem alívio sintomático, mas não alteram a evolução da infecção. Os principais efeitos benéficos da redução da

(O texto continua na p. 384.)

Exames complementares 15.1

Exame	Explicação	Indicação	Implicações de enfermagem
Hemograma completo (HC)	Determina a contagem de leucócitos (principalmente as porcentagens de cada tipo de leucócito)	Detectar a existência de inflamação ou infecção	• Os valores normais variam com a idade e o sexo do paciente • A contagem diferencial dos leucócitos ajuda a definir a causa da infecção • Pode ser alterado por medicamentos mielossupressores
Velocidade de hemossedimentação (VHS)	Exame inespecífico utilizado em combinação com outros testes para se definir a existência de infecção ou inflamação	Detectar a existência de infecção ou inflamação	• Enviar a amostra imediatamente ao laboratório; espécimes conservados por mais de 3 h antes de serem enviados podem produzir resultados falsamente baixos
Proteína C reativa (PCR)	Exame inespecífico que dosa um tipo de proteína produzida no fígado e que está presente durante os episódios de inflamação ou infecção aguda Geralmente é utilizada para diagnosticar infecções bacterianas; os níveis nem sempre aumentam nas infecções virais	Detectar a existência de infecção	• A presença de um dispositivo intrauterino (DIU) pode gerar resultados positivos em consequência de inflamação dos tecidos • Hormônios exógenos como os anticoncepcionais orais podem aumentar os níveis de PCR • Os anti-inflamatórios não esteroides, os salicilatos e os corticoides podem reduzir os níveis dessa proteína • O jejum pode ser necessário antes do exame • A PCR é mais sensível e um indicador mais imediato que a VHS
Hemocultura e testes de sensibilidade	Cultura intencional do microrganismo em um meio sólido ou líquido. Em presença de crescimento, o microrganismo é testado com vários antibióticos para se determinar quais medicamentos podem destruí-lo	Detectar a presença de bactérias ou fungos, que podem ter sido disseminados para a corrente sanguínea a partir de algum foco infeccioso. Determinar os antibióticos aos quais as bactérias ou os fungos são sensíveis	• Utilizar técnica asséptica e seguir o protocolo do hospital para evitar contaminação • É recomendável obter duas amostras retiradas de dois locais diferentes • Em condições ideais, a amostra deve ser obtida antes da administração de antibióticos; se a criança já estiver recebendo antibióticos, avise ao laboratório e retire a amostra pouco antes da dose seguinte • Volumes menores estão disponíveis para uso pediátrico • Enviar imediatamente ao laboratório (dentro de 30 min)
Cultura de fezes (inclusive pesquisa de ovos e parasitos [POP])	Determinar se bactérias ou parasitos infectaram o intestino	Detectar patógenos como parasitos ou proliferação excessiva da flora intestinal normal. Indicada para crianças com diarreia, febre ou dor abdominal	• As fezes não devem conter urina, água e papel higiênico • As amostras não devem ser recolhidas da água do vaso sanitário • Enviar imediatamente ao laboratório • Óleo mineral, bário e bismuto interferem na detecção dos parasitos; nesses casos, a coleta das amostras deve ser postergada por 7 a 10 dias

Exames complementares 15.1 *(continuação)*

Exame	Explicação	Indicação	Implicações de enfermagem
			• Em geral, é necessário obter no mínimo 3 amostras em 3 dias diferentes para que o exame seja adequado, porque muitos parasitos e vermes depositam ovos a intervalos irregulares
Urinocultura (cultura de urina)	Cultura de urina para detectar a presença de bactérias	Detecta a presença de bactérias na urina. Indicada para pacientes com febre de etiologia indeterminada, disúria, aumento da frequência ou urgência urinárias, ou se o exame simples de urina sugerir infecção	• A amostra deve ser obtida pela técnica de coleta limpa do meio do jato, por cateterização ou por aspiração suprapúbica. Evite contaminação por fezes, secreções vaginais, mãos ou roupas • A aplicação de bolsa de coleta no períneo não é aceitável em vista do alto risco de contaminação • Colete a amostra antes de administrar os antibióticos • Envie imediatamente ao laboratório ou conserve no refrigerador
Cultura do trato genital	Os espécimes retirados do trato genital incluem esfregaços uretrais, cervicais e anorretais para se detectar a presença de microrganismos invasores	Detecta infecções sexualmente transmissíveis. Indicada para pacientes com secreção vaginal, dor pélvica, uretrite ou secreção peniana e para indivíduos sob alto risco de infecções sexualmente transmissíveis	• A menstruação pode alterar o resultado • As mulheres devem evitar a aplicação de ducha ou banho de banheira nas 24 h que antecedem a coleta de cultura cervical (isto pode reduzir a contagem dos microrganismos) • Em pacientes do sexo masculino, colete as amostras para cultura uretral antes de urinar, de preferência antes da primeira micção da manhã (urinar 1 h antes da coleta de amostras para cultura uretral elimina as secreções da uretra) • O material fecal pode contaminar a cultura retal • Enviar os espécimes ao laboratório no menor tempo possível • Instruir os pacientes a evitarem relação sexual e qualquer outro contato sexual até que os resultados fiquem prontos
Cultura da faringe	Esfregação vigorosa da região amigdalar e da faringe posterior para se detectar a presença de microrganismos invasores	Método mais confiável para se detectar faringite causada por estreptococos do grupo A Também detecta Bordetella pertussis e Corynebacterium diphtheriae Também pode ser realizada para detecção de infecções sexualmente transmissíveis em pacientes que fazem sexo oral Pode ser realizada em casos de febre de etiologia indefinida	• Certifique-se de que as amostras sejam retiradas das secreções localizadas na faringe ou na região amigdalar • Quando o exame é realizado em crianças, peça a um adulto para segurar o paciente no colo • O profissional de saúde deve fixar a cabeça do paciente colocando sua própria mão na fronte da criança

Procedimento de enfermagem 15.1

Punção capilar do calcanhar

1. Escolha o local da coleta e aplique um aquecedor de calcanhar disponível comercialmente ou uma compressa quente por alguns minutos antes de realizar a punção.
2. Reúna os equipamentos:
   - Luvas
   - Lanceta automática
   - Solução antisséptica
   - Chumaço de algodão ou gaze seca
   - Tubo de coleta de sangue capilar
   - Curativos adesivos
3. Calce as luvas. Remova a compressa morna.
4. Limpe o local com a solução antisséptica e deixe secar.
5. Segure o dorso do pé com a mão não dominante; com a mão dominante, perfure o calcanhar com a lanceta.
6. Descarte a primeira gota de sangue e limpe-a com o chumaço de algodão ou a gaze seca.
7. Colete a amostra de sangue com o tubo de coleta de sangue capilar. Se possível, evite apertar o pé durante a coleta da amostra, porque isto pode provocar hemólise do sangue.
8. Segure a gaze seca no local até que o sangramento pare; em seguida, aplique o curativo adesivo.

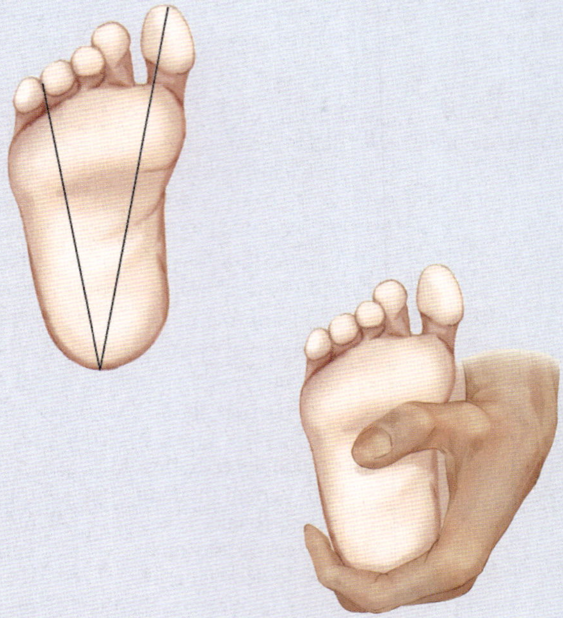

febre são aumentar o conforto da criança e reduzir as necessidades de líquidos, o que ajuda a evitar desidratação. As crianças com determinados distúrbios subjacentes (p. ex., doença pulmonar ou cardiovascular) também melhoram com o controle da febre, porque isto reduz as demandas impostas ao organismo.

Tratamento domiciliar da febre

A febre geralmente é tratada em casa. Por esse motivo, é importante que as orientações e as instruções sejam fornecidas durante as consultas de rotina e revistas nas consultas subsequentes. Materiais escritos e vídeos relativos ao controle da febre foram eficazes para ampliar o conhecimento dos cuidadores (Broome *et al.*, 2003). Os pais podem consultar as instruções impressas quando necessitam (ver Diretrizes de ensino 15.1). Alguns estudos mostraram que a administração de acetaminofeno e de ibuprofeno para reduzir a febre em crianças é segura e eficaz, desde que sejam administradas as doses apropriadas nos intervalos certos (Corcetti & Serwint, 2005). O Boxe 15.4 relaciona as recomendações posológicas.

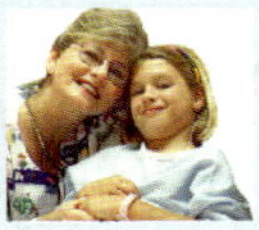

Nunca administre ácido acetilsalicílico a crianças para reduzir a febre, porque este medicamento pode causar síndrome de Reye.

Paracetamol

O paracetamol é amplamente utilizado e aceito, mas podem ocorrer reações tóxicas em crianças. As causas acidentais de intoxicação por paracetamol incluem administração de doses excessivas ou de posologia inadequada por incapacidade de ler e entender as instruções da bula; a utilização de dispositivos inadequados de medição ou de concentração incorreta; e a administração simultânea de outras preparações combinadas com doses fixas de paracetamol, que são vendidas sem prescrição (os pais podem desconhecer que há acetaminofeno na preparação). Outro fator que pode causar intoxicação por paracetamol é a prática comum, embora controversa, de alternar este medicamento com ibuprofeno para ajudar a reduzir a febre. Nenhuma evidência corrobora essa prática (American Academy of Pediatrics, 2001) e ela pode provocar superdosagem ou administração de doses insuficientes. Pode ser difícil para os pais acompanhar os horários em que cada medicamento deve ser administrado. Os pais podem confundir o medicamento que deve ser administrado a cada 4 h com outro que precisa ser administrado de 6 em 6 h. Além disso, podem administrar mais do que as doses diárias recomendadas, ou confundir as concentrações ou a posologia dos medicamentos.

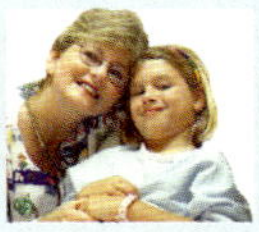

A American Academy of Pediatrics (2001) afirmou que, em virtude da inexistência de evidências a favor da segurança ou da eficácia da alternância do paracetamol com o ibuprofeno no controle da febre, o médico deve ter extrema cautela ao considerar esse tipo de tratamento.

(O texto continua na p. 388.)

Plano de cuidados de enfermagem 15.1

Visão geral da criança com doença infecciosa ou transmissível

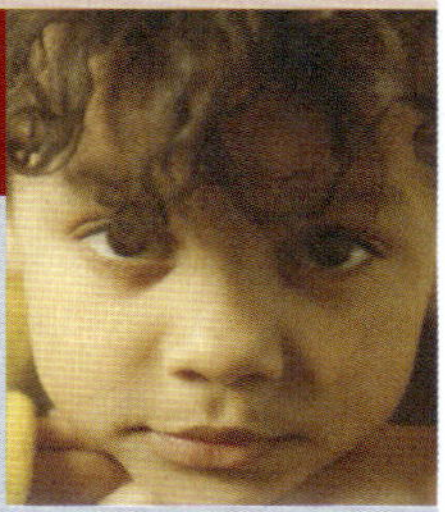

Diagnóstico de enfermagem: temperatura corporal alterada: febre relacionada com a doença infecciosa, conforme se evidencia por temperatura retal acima de 38°C

Definição dos resultados esperados e reavaliação

A criança mantém a temperatura nos níveis adaptativos, sente-se confortável e preserva a hidratação.
A temperatura permanece na faixa de 38°C ou menos.
A criança verbaliza ou dá sinais de que está confortável durante o episódio de febre; a criança mostra sinais de hidratação adequada.

Intervenções: controle da febre

- Avalie a temperatura no mínimo a cada 4 a 6 h, 30 a 60 min depois da administração do antipirético e se houver alguma modificação do estado do paciente; *a definição do padrão da febre pode ajudar a determinar sua causa.*
- Use o mesmo local e o mesmo dispositivo para medir a temperatura, *para refletir uma tendência mais precisa da temperatura, porque locais diferentes podem gerar diferenças significativas na temperatura aferida.*
- Administre os antipiréticos de acordo com a prescrição médica quando a criança se sentir desconfortável ou não conseguir atender às demandas metabólicas aumentadas pela febre. *Febre é uma resposta protetora do organismo para combater a infecção. Os antipiréticos oferecem alívio sintomático, mas não alteram a evolução da infecção. Os principais efeitos benéficos da redução da febre são melhorar o conforto da criança e reduzir a necessidade de líquidos, ajudando a evitar desidratação.*
- Avise ao médico quando a temperatura aumentar, de acordo com as diretrizes da instituição ou por uma recomendação expressa; *elevações da temperatura podem indicar agravamento da infecção e alterações significativas no estado da criança.*
- Avalie a ingestão de líquidos e estimule a ingestão oral ou administre líquidos intravenosos de acordo com a prescrição médica; *a taxa metabólica aumentada e a sudorese associadas à febre podem causar perdas de líquidos e acarretar déficits de volume de líquidos.*
- Mantenha os lençóis e as roupas de uso pessoal limpas e secas; *a sudorese pode deixar as roupas de uso pessoal e os lençóis empapados e acentuar o desconforto da criança.*
- A aplicação de medidas não farmacológicas como banho tépido e remoção das roupas e dos cobertores é controversa. Se essas medidas forem aplicadas, interrompa caso ocorram calafrios.

Diagnóstico de enfermagem: desconforto relacionado com o processo infeccioso e/ou inflamatório, conforme se evidencia por hipertermia, prurido, erupção ou lesões cutâneas, dor de garganta ou dores nas articulações

Definição dos resultados esperados e reavaliação

A dor ou o desconforto são atenuados a um nível aceitável para a criança.
A criança verbaliza que a dor diminuiu ou desapareceu com base em uma escala de avaliação (FLACC, faces ou escala linear); refere que houve redução das sensações desconfortáveis, como prurido e dores difusas; os lactentes diminuem o choro e mostram que conseguem descansar tranquilamente.

Intervenções: promoção do conforto

- Avalie frequentemente a dor e a resposta às intervenções por meio das escalas de avaliação da dor ou de outros instrumentos de avaliação da dor; *isto define o nível basal de dor e possibilita a reavaliação da eficácia das intervenções.*
- Administre os analgésicos e os antipruriginosos conforme a prescrição, *para aliviar a dor por interrupção das vias de transmissão do SNC e atenuar o desconforto causado pelo prurido.*
- Aplique compressas geladas nas regiões pruriginosas, ou dê um banho frio *para reduzir a inflamação e atenuar o prurido.*
- Mantenha curtas as unhas dos dedos das mãos da criança (se necessário, coloque mitenes, luvas ou meias nas mãos); *as unhas curtas podem ajudar a evitar lesões da pele, que podem agravar a dor.*

(continua)

Visão geral da criança com doença infecciosa ou transmissível (*continuação*)

- Estimule a criança a pressionar em vez de escarificar a região pruriginosa; *a compressão da área pruriginosa pode ajudar a atenuar o prurido e evitar escarificação, que pode lesionar a pele.*
- Administre líquidos frequentemente e ofereça líquidos quentes, como sopa, ou alimentos frios, como picolés, *para ajudar a atenuar o desconforto causado pela dor de garganta.*
- Administre umidificação com vapor úmido *para ajudar a atenuar o desconforto causado pela dor de garganta.*
- Coloque roupas leves na criança; *roupas apertadas e a sudorese podem agravar o prurido.*
- Faça atividades recreativas e distração apropriada ao nível de desenvolvimento da criança; *a distração da dor pode reduzir a necessidade de usar medicamentos e a distração do prurido pode atenuar a escarificação da pele.*

Diagnóstico de enfermagem: perda da integridade da pele relacionada com o traumatismo mecânico secundário à doença infecciosa, conforme se evidencia por erupção, prurido e escarificação

Definição dos resultados esperados e reavaliação

A criança mantém ou recupera a integridade da pele.
A criança não demonstra agravamento das lesões cutâneas. A criança ou os pais conseguem descrever ou demonstrar as medidas para proteger e cicatrizar a pele e os cuidados apropriados a qualquer lesão existente.

Intervenções: promoção da integridade da pele

- Monitore a pele para detectar alterações da coloração e da temperatura, eritema, edema, calor, dor ou sinais de infecção; alterações da distribuição ou do tamanho das lesões cutâneas, *para ajudar a detectar precocemente problemas e assegurar a prevenção de infecção; essas alterações também podem fornecer indícios quanto à evolução da doença.*
- Estimule a ingestão de líquidos e a nutrição adequada *para promover a cicatrização das feridas.*
- Mantenha curtas as unhas dos dedos das mãos da criança (se necessário, coloque mitenes, luvas ou meias nas mãos); *as unhas curtas podem ajudar a evitar lesão da pele, que pode agravar a dor.*
- Estimule a criança a pressionar em vez de escarificar a região pruriginosa; *a compressão da área pruriginosa pode ajudar a atenuar o prurido e evitar escarificação, que pode provocar lesões da pele.*
- Administre antipruriginosos e cremes ou pomadas de uso tópico conforme a prescrição *para atenuar a escarificação e evitar lesões da pele; isto também pode favorecer a cicatrização.*

Diagnóstico de enfermagem: risco de infecção relacionado com o déficit de conhecimento acerca das medidas para evitar a exposição aos patógenos, a exposição ambiental acentuada aos patógenos e a transmissão a outras pessoas em consequência da presença de microrganismos infecciosos ou contagiosos

Definição dos resultados esperados e reavaliação

A criança não dá sinais ou sintomas de infecção localizada ou sistêmica. A criança não dissemina a infecção para outras pessoas. *Os sintomas da infecção diminuem com o tempo; as outras pessoas não adquirem a infecção. A criança e sua família demonstram as medidas apropriadas de higiene utilizando a técnica adequada, inclusive lavar as mãos para evitar disseminação da infecção.*

Intervenções: prevenção e controle da infecção

- Monitore os sinais vitais; *elevação da temperatura pode indicar infecção.*
- Monitore as lesões cutâneas para detectar sinais de infecção localizada: *eritema, calor, secreção, edema e dor nas lesões podem indicar infecção.*
- Mantenha técnica asséptica e lave cuidadosamente as mãos *para evitar a introdução de outros agentes infecciosos e impedir a transmissão da infecção a outras pessoas.*
- Administre os antibióticos conforme a prescrição, *para evitar ou tratar a infecção bacteriana.*

Visão geral da criança com doença infecciosa ou transmissível *(continuação)*

- Estimule a ingestão de uma dieta nutritiva e hidratação adequada, de acordo com as preferências da criança e sua capacidade de alimentar-se por VO, *para fortalecer as defesas naturais do organismo contra infecção.*
- Isole a criança quando necessário, com base nas precauções aplicáveis à transmissão, *para evitar a disseminação nosocomial da infecção.*
- Instrua a criança e sua família quanto a medidas profiláticas como lavar cuidadosamente as mãos, cobrir a boca e o nariz ao tossir ou espirrar e descartar adequadamente os lenços utilizados, *para evitar disseminação da infecção no hospital ou na comunidade.*

Diagnóstico de enfermagem: déficit de volume líquido, risco de, relacionado com as demandas metabólicas aumentadas e as perdas imperceptíveis geradas pela febre, pelos vômitos e pela alimentação ou ingestão oral reduzida

Definição dos resultados esperados e reavaliação

O volume de líquidos é mantido e balanceado. *As mucosas orais continuam úmidas e rosadas, o turgor cutâneo está mantido e o débito urinário é de 1 a 2 mℓ/kg/h no mínimo.*

Intervenções: promoção do balanço líquido adequado

- Administre líquidos IV conforme a prescrição, *para manter a hidratação adequada das crianças em dieta zero, que não conseguem tolerar a ingestão oral, ou que não podem repor as perdas de líquidos.*
- Quando a ingestão oral é permitida e tolerada, estimule a ingestão de líquidos orais, *para aumentar o aporte de líquidos e manter a hidratação.*
- Avalie os sinais de hidratação adequada, inclusive mucosas orais úmidas e rosadas, turgor cutâneo elástico, débito urinário adequado; *as discrepâncias podem indicar desequilíbrio hídrico.*
- Monitore a ingestão e as perdas *para detectar desequilíbrio hídrico.*
- Determine diariamente a densidade urinária, os eletrólitos urinários e séricos, a ureia e a creatinina, a osmolalidade e o peso; *estes são indicadores confiáveis do estado de hidratação.*

Diagnóstico de enfermagem: isolamento social relacionado com o afastamento dos amigos em virtude das precauções aplicáveis à transmissão, conforme se evidencia por interrupção das brincadeiras usuais por causa da impossibilidade de sair do quarto do hospital, da intolerância à atividade e à fadiga

Definição dos resultados esperados e reavaliação

A criança participa das atividades que a estimulem. *A criança consegue verbalizar o porquê do isolamento e sua duração (se for possível com base no seu nível de desenvolvimento); a criança demonstra interesse pelas atividades.*

Intervenções: prevenção do isolamento social

- Explique os motivos das precauções aplicáveis à transmissão e sua duração; *isto ajuda a ampliar a compreensão e reduzir a ansiedade quanto ao isolamento. Algumas crianças confundem isolamento com punição. Explicar a duração do isolamento transmite à criança uma data definida com a qual ela possa contar.*
- Visite a criança frequentemente, no mínimo a cada hora, e tente passar um tempo ininterrupto para brincar e permitir que a criança verbalize seus sentimentos acerca da separação dos outros; *isto ajuda a estabelecer uma relação terapêutica e demonstra cuidado.*
- Deixe a criança ver o rosto do seu cuidador antes de colocar a máscara, se for necessário, *para ajudar o paciente a identificar e relacionar-se com as pessoas que cuidam dele e atenuar sua ansiedade quanto a estranhos e ao desconhecido.*
- Consulte o especialista em pediatria *para planejar atividades estimulantes que a criança aprecie; isto pode ajudar a criança a entender mais claramente os motivos do isolamento.*
- Entre em contato com voluntários para passarem um tempo com a criança, se for conveniente; *isto assegura atenção e apoio à criança e ajudam-na a lidar com o estresse e reduzi-lo.*

(continua)

Visão geral da criança com doença infecciosa ou transmissível *(continuação)*

Diagnóstico de enfermagem: déficit de conhecimento relacionado com a falta de informações sobre a condição clínica, o prognóstico e as necessidades clínicas, conforme se evidencia por verbalização, perguntas ou ações indicativas de falta de conhecimentos acerca da condição ou do tratamento da criança

Definição dos resultados esperados e reavaliação

A criança e sua família verbalizam informações exatas e sua compreensão quanto à condição, ao prognóstico e às necessidades clínicas. *A criança e sua família demonstram entender a condição, o prognóstico e as necessidades clínicas, inclusive as possíveis causas, os fatores que contribuem e as medidas terapêuticas.*

Intervenções: instruções ao paciente e à família

- Avalie a aptidão da criança e da família para aprender: *para que o ensino seja eficaz, o paciente e a família precisam querer aprender.*
- Ofereça à família tempo para adaptar-se ao diagnóstico, *para facilitar a adaptação e promover sua capacidade de aprender a participar dos cuidados da criança.*
- Repita as informações: *isto oferece tempo para que a criança e sua família aprendam e compreendam.*
- Ensine em sessões breves; *muitas sessões curtas parecem ser mais úteis do que uma única sessão longa.*
- Ajuste as instruções ao nível de compreensão da criança e da família (dependendo da idade da criança, da sua condição física e da sua memória), *para assegurar o entendimento.*
- Dê reforço e recompensas, *para facilitar o processo de ensino/aprendizagem.*
- Utilize várias modalidades de aprendizagem que envolvam vários sentidos (material escrito, instruções verbais, demonstração e vídeos) quando possível; *a criança e sua família têm mais chances de reter a informação quando esta é apresentada em diferentes formas que exijam o uso de vários sentidos.*

Tratamento das erupções cutâneas

Muitas doenças infecciosas ou transmissíveis cursam com erupções cutâneas. Essas erupções podem causar muito desconforto e irritação às crianças. Em geral, o tratamento é realizado em casa, de modo que os pais precisam ser instruídos quanto às maneiras de aliviar o desconforto e proteger e manter a integridade da pele. Os antipruriginosos, inclusive medicamentos orais ou cremes e pomadas de uso tópico, podem ser prescritos pelo médico (ver Guia farmacológico 15.1). Os pais devem ser instruídos quanto à importância de se manter a integridade da pele para evitar infecção ou formação de cicatrizes. Recomende aos pais que mantenham curtas as unhas dos dedos e as mãos limpas. Explique a importância de evitar escarificação e converse sobre as técnicas de distração que eles podem utilizar com os filhos. Compressas ou banhos gelados podem ajudar a aliviar o prurido. Estimule a criança a pressionar em vez de escarificar a área pruriginosa; isto pode ajudar a aliviar o desconforto e, ao mesmo tempo, manter a integridade da pele. Veja outras informações sobre o tratamento das erupções cutâneas no Capítulo 24.

Com base nos seus três principais diagnósticos de enfermagem para Samuel, descreva as intervenções de enfermagem apropriadas.

Sepse

Sepse é uma resposta sistêmica exagerada à infecção causada por bactérias (mais comumente), fungos, vírus ou parasitos. A sepse pode evoluir para choque séptico, que acarreta hipotensão, redução do fluxo sanguíneo e falência de múltiplos órgãos. O choque séptico é uma emergência e as crianças geralmente são internadas em uma unidade de terapia intensiva (ver o Capítulo 31). A causa da sepse pode ser desconhecida, mas os agentes etiológicos comuns em crianças são *Neisseria meningitidis, Streptococcus pneumoniae* e *Haemophilus influenzae*. A sepse pode ocorrer em qualquer faixa etária, mas é mais comum em recém-nascidos e lactentes. Essas faixas etárias são mais suscetíveis em virtude da imaturidade do seu sistema imunológico, da incapacidade de limitar as infecções e da ausência de imunoglobulina M, que é necessária para proteção contra infecções bacterianas.

O prognóstico da sepse varia e depende da idade da criança e da etiologia da infecção. Com alguns tipos de infecção, a taxa de mortalidade pode chegar a 40 a 60% (Behrman *et al.*, 2004). Os recém-nascidos estão sob risco mais alto e 50% das mortes neonatais resultam de infecções bacterianas graves no primeiro mês de vida (Crawford, 2006). Em razão dessa taxa de mortalidade elevada, quando os lactentes apresentam febre está indicada uma investigação completa, e a conduta padronizada geralmente é internar em hospital para excluir a possibilidade de sepse.

Fisiopatologia

A sepse causa síndrome da resposta inflamatória sistêmica (SRIS) secundária à infecção. A fisiopatologia da sepse é complexa, mas resulta dos efeitos dos produtos ou das toxinas bacterianas circulantes, mediados pela liberação de citocinas que ocorre em consequência da bacteriemia persistente. Os patógenos estimulam a produção excessiva de citocinas proinflamatórias (antes

Diretrizes de ensino 15.1

Controle da febre

- Febre é um sinal de doença, não a doença propriamente dita; a febre é uma arma que o organismo utiliza para combater a infecção.
- A variação diurna pode ensejar alterações da temperatura em até 1°C em um período de 24 h, com níveis máximos atingidos ao anoitecer.
- Em algumas crianças, a febre pode estar associada a convulsões ou desidratação, mas isto não causa danos ao cérebro nem morte. Converse sobre os fatos acerca das convulsões febris (ver mais informações sobre convulsões febris no Capítulo 16).
- Fique atento aos sinais e sintomas de desidratação; é importante assegurar a reidratação oral aumentando a ingestão de líquidos.
- Vista a criança com roupas leves e evite roupas quentes e apertadas ou cobertores.
- A aplicação de esponjas embebidas em água tépida é controversa; se forem utilizadas, estimule os pais a administrar um antipirético antes da aplicação das esponjas. Assegure que essa intervenção não cause calafrios (que levam o organismo a produzir calor e a manter o nível alto de ajuste da temperatura central) e reforce a importância da utilização de água tépida e não gelada, nem de álcool. Diga aos pais para interromperem a aplicação se a criança sentir desconforto.
- Ligue para o médico se:
  - Qualquer criança com menos de 3 meses tiver temperatura retal acima de 38°C.
  - Qualquer criança estiver letárgica ou inquieta, independentemente da temperatura.
  - A febre persistir por mais de 3 a 5 dias.
  - A febre ficar acima de 40,5°C.
  - Qualquer criança imunossuprimida por doenças como câncer e infecção pelo HIV necessita de avaliação mais detalhada e tratamento.

conhecidas como endotoxinas), que são responsáveis pelos efeitos clínicos detectáveis na sepse. A disfunção pulmonar, hepática ou renal pode ser secundária à liberação excessiva de citocinas durante o processo séptico.

Abordagem terapêutica

A abordagem terapêutica da sepse em lactentes, principalmente em recém-nascidos, é mais agressiva do que a recomendada para crianças maiores. Os recém-nascidos e os lactentes sépticos ou mesmo sob suspeita de sepse são tratados no hospital. O lactente deve ser internado para monitoração cuidadosa e tratamento antibiótico. A administração intravenosa de antibióticos é iniciada imediatamente depois da obtenção de amostras de sangue, urina e líquido cefalorraquidiano para culturas. A duração do tratamento e o antibiótico específico utilizado são determinados com base na origem da cultura positiva e nos resultados das culturas e dos testes de sensibilidade. Quando as culturas são positivas, o tratamento geralmente se estende por 10 a 14 dias. Se os resultados finais das culturas forem negativos e os sintomas regredirem, o uso de antibióticos poderá ser interrompido (em geral, depois de 72 h de tratamento). Se a criança não responder ao tratamento e os sintomas piorarem, a sepse poderá progredir para choque. O tratamento da criança em choque séptico geralmente é realizado na unidade de terapia intensiva.

Avaliação de enfermagem

Consulte a p. 379 para uma descrição detalhada da fase de avaliação do processo de enfermagem. Os resultados da avaliação pertinente à sepse estão descritos a seguir.

História de saúde

Obtenha uma descrição da doença atual e da queixa principal. Os sinais de sepse podem variar de uma criança para outra. Alguns sinais e sintomas comuns referidos na história de saúde poderiam ser:

- A criança simplesmente parece não estar bem nem agindo normalmente
- Chora mais que o habitual; inconsolável
- Febre
- Hipotermia (no recém-nascido e nas crianças com doença grave)
- Letárgica e menos interativa ou brincalhona
- Irritabilidade acentuada
- Redução da ingestão alimentar ou da sucção
- Erupção (p. ex., petéquias, equimose, eritema difuso)
- Dificuldade de respirar
- Congestão nasal
- Diarreia
- Vômitos
- Débito urinário reduzido
- Hipotonia
- Alterações do estado mental (confusa, ansiosa, excitada)
- Convulsões
- A criança pode queixar-se de aceleração dos batimentos cardíacos.

Investigue a história da doença atual e a história patológica pregressa para definir os seguintes fatores de risco:

- Prematuridade
- Falhas na imunização
- Imunossupressão
- Exposição a patógenos transmissíveis

Com recém-nascidos e lactentes, procure avaliar os fatores de risco associados à gestação e ao trabalho de parto, inclusive:

Boxe 15.4 Recomendações das doses de paracetamol e ibuprofeno

Paracetamol, 10 a 15 mg/kg/dose
- Intervalo mínimo de 4 h
- No máximo 5 doses em um período de 24 h

Ibuprofeno, 5 a 10 mg/kg/dose
- Apenas para crianças com mais de 6 meses de vida
- No máximo 4 doses em um período de 24 h

- Ruptura prematura das membranas, ou período longo desde a ruptura
- Parto difícil
- Infecção ou febre materna, inclusive infecções sexualmente transmissíveis
- Reanimação e outros procedimentos invasivos
- Vaginose materna com cultura positiva para estreptococos beta-hemolíticos.

A sepse pode ocorrer em crianças hospitalizadas. Avalie os seguintes fatores de risco:

- Internação em unidade de terapia intensiva
- Presença de um cateter central ou outros acessos ou tubos invasivos
- Imunossupressão.

Exame físico

Faça um exame físico completo do lactente ou da criança sob suspeita de sepse ou com sepse confirmada. As alterações específicas detectadas pela inspeção e pela observação estão descritas a seguir.

Inspeção e observação

Observe o aspecto geral, a coloração da pele, o nível de consciência e o estado de hidratação da criança. A criança séptica pode mostrar-se letárgica e apresentar sinais de desidratação. Em recém-nascidos e nos lactentes, fique atenta ao tipo de choro e à reação aos estímulos dos pais, e observe se o choro é débil, se não há sorrisos ou expressões faciais ou se a criança não responde à estimulação. Examine a pele para detectar petéquias ou outras lesões cutâneas. Petéquias podem indicar infecção bacteriana grave (geralmente por *N. meningitidis*), enquanto outros padrões de lesão cutânea podem ajudar a definir a causa da febre. Observe o esforço para respirar e a frequência respiratória. O lactente ou a criança que têm sepse podem apresentar taquipneia e esforço respiratório exacerbado, inclusive com batimento das narinas, grunhidos e retrações.

Avalie os sinais vitais e fique atenta a anormalidades. Em lactentes, verifique se há elevação da temperatura ou hipotermia. Observe se a criança tem taquipneia ou taquicardia, ou se o lactente mostra apneia e bradicardia. Registre a pressão arterial. Principalmente quando está acompanhada de sinais de perfusão reduzida, a hipotensão pode ser um indício de agravamento da sepse com progressão para choque (ver o Capítulo 31).

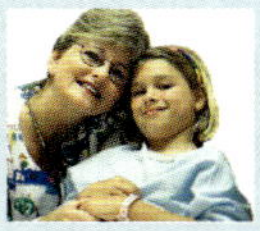

Ouça as descrições dos pais quanto ao comportamento e ao aspecto do recém-nascido ou do lactente, bem como às anormalidades que eles possam ter observado. Em muitos casos, os pais são os primeiros a perceber quando o filho não está bem, mesmo antes que surjam sinais clínicos sugestivos de infecção.

Exames diagnósticos e laboratoriais

Os sintomas de sepse podem ser vagos nos lactentes. Por essa razão, os exames laboratoriais desempenham papel crucial na confirmação ou refutação desse diagnóstico. Os exames diagnósticos e laboratoriais comumente solicitados para investigar sepse incluem:

- Hemograma completo: a contagem de leucócitos mostra-se elevada; nos casos graves, a contagem pode estar reduzida (sinal de prognóstico sombrio)
- Proteína C reativa: aumentada
- Hemocultura: positiva na septicemia, indicando que há bacteriemia (bactérias circulando no sangue)
- Urinocultura: pode ser positiva e indica a presença de bactérias na urina
- Análise do líquido cefalorraquidiano: pode mostrar contagens elevadas de leucócitos e níveis altos de proteínas com concentração baixa de glicose
- Cultura de fezes: pode ser positiva para bactérias ou outros agentes infecciosos
- Culturas dos tubos, dos cateteres ou dos *shunts* sob suspeita de contaminação: o líquido do interior dos tubos pode ser testado para se detectar a presença de bactérias
- Radiografias de tórax: podem mostrar sinais de pneumonia como hiperinsuflação e áreas dispersas de atelectasia ou infiltração.

Intervenções de enfermagem

Monitore atentamente o lactente ou a criança para detectar alterações das suas condições, principalmente indícios de progressão para choque. Administre os antibióticos conforme a prescrição. Veja os diagnósticos de enfermagem e as intervenções recomendadas no Plano de cuidados de enfermagem 15.1. Além dessas intervenções, é importante acrescentar a redução do risco de infecção e instruções à criança e à família.

Profilaxia da infecção

Sepse é uma doença potencialmente fatal e sua profilaxia é importante. A limpeza das mãos é a intervenção mais eficaz para evitar infecções nosocomiais. As enfermeiras desempenham papel fundamental na redução das fontes ambientais por meio da limpeza adequada dos equipamentos e do descarte das roupas de cama e dos curativos, além de adotarem técnica asséptica apropriada durante todos os procedimentos invasivos. A observância das normas da instituição e adoção das diretrizes práticas baseadas em evidência para realizar intervenções como trocas de curativos e dos cateteres invasivos e substituições dos tubos intravenosos podem ajudar a reduzir o risco de infecção. Recomende as imunizações conforme as diretrizes. Para reduzir as infecções por estreptococos do grupo B entre recém-nascidos, faça a triagem das gestantes; se os resultados forem positivos, administre antibióticos durante o parto.

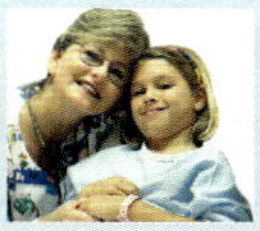

Desde que a vacina contra Hib começou a ser amplamente utilizada, houve uma redução drástica das infecções invasivas causadas por *Haemophilus influenzae* tipo B. As vacinas antipneumocócica e antimeningocócica também reduziram a incidência de infecções invasivas, principalmente entre crianças de alto risco.

Instruções à criança e à família

O reconhecimento imediato dos sinais de sepse é essencial para se evitarem morbidade e mortalidade. Instrua os pais quanto à importância da febre, principalmente em recém-nascidos e lactentes com menos de 3 meses de vida. Recomende aos pais que eles entrem em contato com o médico se o lactente ou recém-nascido apresentar febre. O profissional de saúde deve examinar qualquer criança que tenha febre acompanhada de letargia, fraca reatividade ou diminuição das expressões faciais. Os sinais e sintomas da sepse podem ser vagos e variam caso a caso. Os pais devem ser instados a entrar em contato com o médico se sentirem que seu filho febril "simplesmente não está bem".

Infecções bacterianas

As bactérias são microrganismos unicelulares capazes de viver, proliferar-se e reproduzir-se, e estão presentes em qualquer lugar. A maioria é absolutamente inofensiva e algumas são muito úteis. Outras podem causar doença, porque se encontram no local inadequado do corpo ou são capazes de invadir e causar infecção nos seres humanos e nos animais. As crianças encontram-se sob grande risco de desenvolver infecções bacterianas, que podem causar doença potencialmente fatal. Felizmente, muitas doenças bacterianas podem ser evitadas por vacinas, como difteria, crupe epidêmico (coqueluche) e tétano (ver outras informações sobre imunizações no Capítulo 8).

● Escarlatina

Escarlatina é uma doença infecciosa causada por estreptococos do grupo A (EGA). Essas bactérias produzem uma toxina que provoca erupção cutânea. Duas crianças podem estar infectadas por estreptococos do grupo A mas apenas uma apresentar a erupção da escarlatina: apenas a criança sensível à toxina desenvolve febre. Em geral, essa infecção é detectada em crianças com menos de 18 anos de idade, e o pico de incidência ocorre entre as idades de 4 e 8 anos. A escarlatina é rara em crianças com menos de 2 anos de idade. A transmissão ocorre pelo ar e a infecção desenvolve-se depois de contato com secreções das vias respiratórias. O contato direto que ocorre nas creches e nas escolas facilita a transmissão. Também foram registrados surtos transmitidos por alimentos, em virtude da contaminação de alimentos humanos. Depois da exposição, o período de incubação estende-se por 2 a 5 dias. A transmissibilidade é maior durante a infecção aguda e a criança não é mais contagiosa 24 h depois de começar o tratamento antibiótico apropriado. Houve notável redução da mortalidade associada à escarlatina graças ao uso dos antibióticos, mas ainda ocorrem complicações como febre reumática e glomerulonefrite.

Avaliação de enfermagem

Os sinais e os sintomas da escarlatina começam repentinamente. A história pode consistir em febre acima de 38°C, calafrios, dores no corpo, perda do apetite, náuseas e vômitos. Inspecione a faringe, que geralmente se encontra muito avermelhada e edemaciada. As amígdalas podem apresentar pontilhados amarelados ou brancos de pus e os linfonodos cervicais podem estar inflamados. Inspecione a pele em busca do sinal mais característico da escarlatina, que é uma erupção eritematosa que começa na face, no tronco e nos membros. Em geral, a erupção não está presente nas palmas das mãos e nas plantas dos pés. As lesões assemelham-se a uma queimadura solar, mas têm superfície áspera à palpação (Figura 15.1). A erupção dura cerca de 5 dias e é seguida de descamação, geralmente nas pontas dos dedos das mãos e dos pés. Nas fases iniciais da doença, a língua apresenta uma cobertura espessa e tem aspecto semelhante ao de um morango. Mais tarde, a língua perde essa cobertura e adquire coloração vermelho-viva (ver Figura 15.1).

O diagnóstico é estabelecido por isolamento do EGA por cultura. Existem vários testes rápidos para se firmar o diagnóstico de faringite por EGA. A precisão desses testes depende da qualidade do espécime. É importante que as secreções obtidas sejam retiradas da faringe ou da amígdala (ver mais informações sobre culturas da faringe em Exames complementares 15.1).

Intervenções de enfermagem

Em geral, os cuidados necessários à criança que tem escarlatina são prestados em casa. Penicilina V é o antibiótico preferido. Nos pacientes sensíveis à penicilina, pode-se prescrever eritromi-

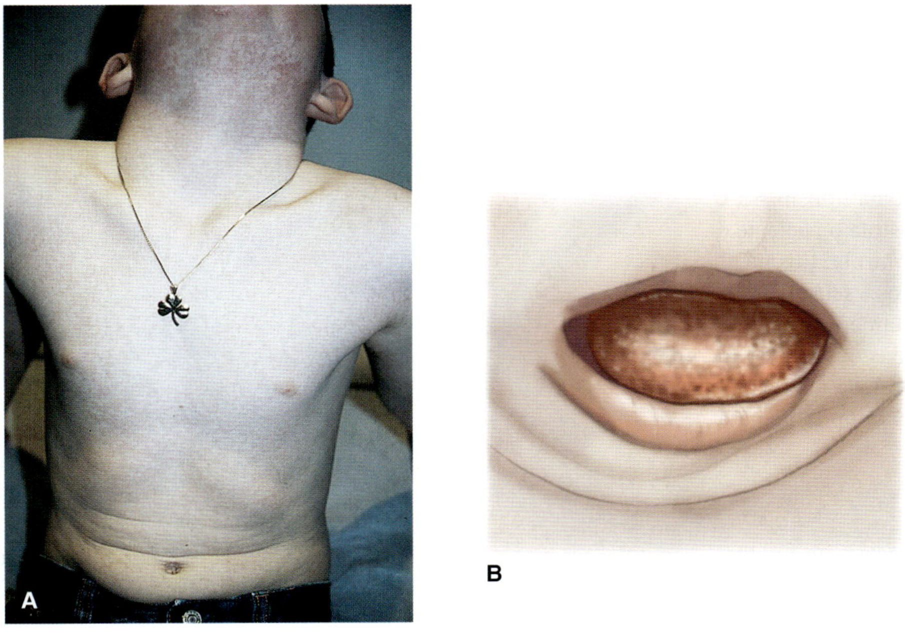

● Figura 15.1 **(A)** Erupção cutânea da escarlatina. **(B)** Língua semelhante a morango.

cina. Instrua a família quanto à importância de tomar o antibiótico conforme a prescrição e de concluir o tratamento.

Estimule a ingestão de líquidos para manter a hidratação adequada em virtude da febre. Ensine aos pais modos de aumentar o conforto da criança. Um umidificador com vapor frio pode ajudar a aliviar a dor de garganta. Alimentos macios, líquidos mornos (como sopas) ou alimentos gelados que o paciente preferir (p. ex., picolés) podem ser úteis. Se a criança estiver hospitalizada, será necessário adotar precauções para a dispersão de gotículas, além das precauções padronizadas.

• Doença da arranhadura do gato

A doença da arranhadura do gato é uma infecção relativamente comum e ocasionalmente rara, causada pela bactéria *Bartonella henselae*. Essa doença ocorre em crianças e adultos, mas é mais frequente em crianças abaixo de 10 anos de idade. Os gatos podem ser portadores de bactérias na saliva, e em 90% dos casos as crianças tiveram interação recente com gatos, geralmente filhotes (American Academy of Pediatrics, 2003). Nenhuma evidência indica a possibilidade de transmissão de uma pessoa a outra. A *B. henselae* é transmitida entre os gatos através das pulgas desses animais. O período de incubação é de 7 a12 dias, e a linfadenopatia aparece em cerca de 5 a 50 dias. O tratamento consiste em medidas de suporte e tem como objetivo controlar os sintomas. A doença geralmente é autolimitada e regride espontaneamente em 2 a 4 meses. Se a linfadenopatia persistir ou se a criança estiver imunossuprimida, poderão ser necessários antibióticos. As crianças com linfonodos dolorosos e edemaciados podem ser tratadas com aspiração por agulha para produzir alívio sintomático.

Avaliação de enfermagem

Verifique se há relato de cefaleias e fadiga. A história de saúde também pode incluir interação ou brincadeiras diretas com gatos ou seus filhotes, que tenham provocado arranhões. Registre a temperatura e observe se há febre. Palpe os linfonodos aumentados e descreva sua localização. Também pode haver uma pápula, ou esse tipo de lesão pode ser referido pelos cuidadores. Existem exames diagnósticos para detecção de anticorpos séricos contra os antígenos da espécie *Bartonella*.

Intervenções de enfermagem

Administre os antibióticos se estiverem prescritos. Não é necessária qualquer medida de isolamento com base na transmissão, e as precauções padronizadas são suficientes. Instrua o paciente e a família quanto à profilaxia e às medidas de controle. Ensine as crianças a evitarem brincadeiras brutas com gatos e seus filhotes. Instrua os pais e as crianças a lavarem imediatamente, com sabão e água corrente, quaisquer áreas de mordidas ou arranhões. Explique que os gatos nunca devem lamber feridas abertas da criança. O controle das pulgas nesses animais é importante para se evitar disseminação da *B. henselae*.

• Difteria

A difteria é causada pela infecção por *Corynebacterium diphtheriae* e pode afetar o nariz, a laringe, as amígdalas ou a faringe. As infecções amigdalares e faríngeas são mais comuns e o texto que se segue enfatizará esta apresentação. O paciente desenvolve uma pseudomembrana na faringe, na úvula, nas amígdalas e no palato mole (Figura 15.2). O pescoço fica edemaciado e a criança apresenta linfadenopatia. A pseudomembrana causa obstrução das vias respiratórias e sufocação. Em geral, a difteria ocorre em crianças com menos de 15 anos de idade que não foram imunizadas. A imunização rotineira dos lactentes pode evitar a ocorrência dessa doença. As intervenções terapêuticas incluem administração de antibióticos e da antitoxina, além de estabilização das vias respiratórias.

Avaliação de enfermagem

As crianças sob risco de desenvolver difteria são as que não foram vacinadas. Verifique se há história de dor de garganta e febre, geralmente abaixo de 38,9°C. À medida que se forma a pseudomembrana, a deglutição torna-se difícil e o paciente pode apresentar sinais de obstrução das vias respiratórias. Amostras retiradas da membrana podem ser enviadas para cultura para *Corynebacterium diphtheriae*.

Intervenções de enfermagem

A medida mais importante é observar atentamente a função respiratória da criança. A administração de antibiótico e da antitoxina é fundamental para apressar o desprendimento da membrana. A criança deve ficar em isolamento rigoroso com precauções para dispersão de gotículas e, além das precauções padronizadas, deve permanecer em repouso no leito.

• Coqueluche

A coqueluche é uma doença respiratória aguda evidenciada por tosse paroxística ("tosse comprida") e secreções copiosas. Essa infecção ocorre principalmente em crianças de 4 anos ou menos e é mais grave na faixa etária inferior a 6 meses. A doença é causada pela *Bordetella pertussis*. O período de incubação é de 6 a 21 dias, geralmente 7 a 10 dias. Em geral, a doença começa com 7 a 10 dias de sintomas gripais. Em seguida, começam os episódios de tosse paroxística, que podem estender-se por 1 a 4 semanas. O período de

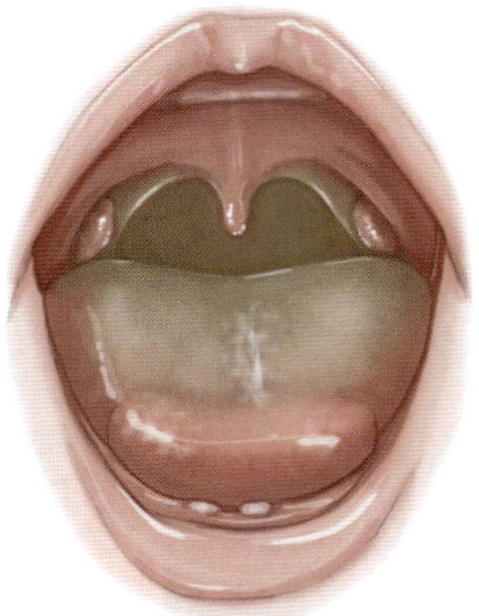

• Figura 15.2 Na difteria, forma-se uma pseudomembrana na faringe, na úvula, nas amígdalas e no palato mole.

convalescença estende-se por várias semanas ou meses. As complicações incluem convulsões, pneumonia, encefalopatia e morte.

Intervenções terapêuticas

As medidas terapêuticas para coqueluche enfatizam a erradicação da infecção bacteriana e suporte respiratório. As diretrizes do CDC recomendam tratamento antimicrobiano. Para lactentes com menos de 1 mês de vida, os antibióticos preferidos são macrolídios como eritromicina, claritromicina e azitromicina. Em crianças menores deve-se utilizar azitromicina, enquanto a eritromicina e a claritromicina devem ser evitadas. Para crianças com mais de 2 meses, a combinação sulfametoxazol-trimetoprima (SMZ-TMP) é uma alternativa aos macrolídios.

Avaliação de enfermagem

O fator de risco mais importante para o desenvolvimento de coqueluche é a falta de imunização específica. A história de saúde pode indicar sintomas gripais e tosse, que progride para os episódios de tosse paroxística. Durante os paroxismos, a criança pode tossir 10 a 30 vezes em sequência, seguidas de um som de guincho. Esse paroxismo pode acompanhar-se de rubor facial, cianose progressiva e protrusão da língua. Saliva, muco e lágrimas escorrem da boca, do nariz e dos olhos. Entre os episódios de paroxismo, a criança pode descansar bem e ter aparência relativamente normal. Ausculte os pulmões para avaliar a troca gasosa. O diagnóstico pode ser confirmado por ensaio de imunofluorescência positiva para *B. pertussis*.

Intervenções de enfermagem

Os cuidados de enfermagem consistem basicamente em assegurar um ambiente com alta umidade e aspirar frequentemente as vias respiratórias para remover as secreções. Fique atenta a sinais de obstrução das vias respiratórias. Estimule a ingestão de líquidos para manter as secreções fluidas e a hidratação adequada. Tranquilize a criança e sua família, porque os episódios de tosse podem ser muito assustadores. As precauções para evitar dispersão de gotículas e as precauções padronizadas são necessárias à criança hospitalizada.

Tétano

Tétano é uma doença neurológica aguda e geralmente fatal causada pelas toxinas produzidas pelo *Clostridium tetani*. O tétano é raro no Brasil, mas ainda é um problema mundial significativo em virtude da falta de imunização rotineira. A doença caracteriza-se por hipertonia e espasmos musculares. Os esporos de *C. tetani* podem sobreviver em qualquer lugar, mas são encontrados mais comumente no solo, na poeira e nas fezes de seres humanos ou de animais como ovelhas, vacas, galinhas, cães, gatos e ratos. Os esporos podem entrar no corpo por uma ferida contaminada, por uma queimadura ou pela injeção de drogas ilícitas contaminadas. Depois de entrar no organismo, as condições anaeróbicas dão margem à sua multiplicação e a toxina venenosa é liberada.

Existem quatro tipos de tétano. O tétano neonatal é mais comum em todo o mundo e acomete recém-nascidos na primeira semana de vida em consequência de infecção do coto umbilical ou da utilização de técnica cirúrgica não estéril durante a circuncisão. A maioria das mulheres brasileiras está imunizada e transmite imunidade ao feto. Além da higiene apropriada durante o trabalho de parto e dos cuidados adequados com o cordão umbilical, a imunização torna esse tipo de tétano raro no Brasil, mas ainda é um problema significativo nos países em desenvolvimento. O segundo tipo é o tétano localizado. Essa forma rara caracteriza-se por espasmos musculares localizados na área da ferida. O terceiro tipo é o tétano cefálico, que está associado a otite média recidivante ou a traumatismo craniano. Essa forma também é rara e afeta os nervos cranianos, principalmente o nervo facial. O tétano generalizado é a forma mais comum e provoca espasmos que progridem em um padrão descendente, a começar da mandíbula. Os músculos mais gravemente afetados são os do pescoço e do dorso. Nos EUA, a taxa de mortalidade associada ao tétano diminuiu e os casos são raros, mas 3 entre 10 infecções levam ao óbito (American Academy of Pediatrics, 2003). Em geral, o período de incubação é de 3 a 21 dias, com média de 8 dias. A recuperação pode ser longa e difícil e as crianças com tétano podem precisar passar várias semanas na unidade de terapia intensiva do hospital. Alguns estudos sugeriram que, quanto menor o período de incubação, maior o risco de doença mais grave e prognóstico mais desfavorável. As complicações associadas ao tétano incluem problemas respiratórios, fraturas, hipertensão arterial, arritmias, trombose dos vasos sanguíneos pulmonares, pneumonia e coma.

As medidas terapêuticas consistem em dar suporte às funções respiratória e cardiovascular. A imunoglobulina antitetânica pode ser administrada junto com a vacina contra tétano. O microrganismo agressor pode ser removido por desbridamento da ferida e podem ser administrados antibióticos intravenosos. Nos casos graves, as crianças necessitam de cuidados intensivos de enfermagem com respiração artificial.

Avaliação de enfermagem

Verifique se há relato de sinais iniciais como cefaleia, espasmos, irritabilidade e espasmos da mandíbula (trismo), que são seguidos de dificuldade de deglutir e rigidez de nuca. O tétano progride em direção descendente para outros grupos musculares e provoca espasmos dos músculos do pescoço, dos braços, das pernas e do estômago e, por fim, convulsões. Registre a existência de febre, hipertensão arterial e taquicardia. O paciente pode ter opistótono causado pelos espasmos graves do pescoço e do dorso. Nas crianças, os espasmos ou as contrações musculares podem ser suficientemente vigorosos para causar fraturas. O diagnóstico de tétano baseia-se nas manifestações clínicas evidenciadas pela história e no exame físico.

Intervenções de enfermagem

Os cuidados de enfermagem enfatizam a observação atenta para se detectar angústia respiratória. Assegure um ambiente silencioso com poucos estímulos externos para reduzir a incidência de espasmos. Trate adequadamente a dor. Estimule nutrição e hidratação adequadas. Administre os sedativos e os relaxantes musculares prescritos para reduzir a dor associada aos espasmos musculares e evitar convulsões. Estimule os pais a permanecerem com os filhos. O estado mental da criança não é alterado pela doença e, por esta razão, ela pode ter consciência do que está lhe acontecendo. É importante envidar esforços para atenuar a ansiedade da criança e prestar cuidados tranquilizadores e compassivos a ela e à família.

O tétano é uma doença evitável, embora seja potencialmente fatal. É essencial dar instruções quanto à importância de se fazer a imunização rotineira (ver o esquema de vacinação no Capítulo 8) e aplicar um reforço a cada 10 anos. A instrução adequada dos pais quanto aos cuidados com feridas também pode ajudar a evitar o tétano. Toda ferida deve ser lavada cuidadosamente e, em seguida, protegida com um antisséptico. Se a ferida for profunda e houver suspeita de contaminação, a criança deverá ser atendida por um médico. Se já tiverem transcorrido mais de 5 anos desde a última dose da vacina antitetânica, poderá ser necessário aplicar um reforço. Isso pode ajudar a neutralizar a toxina e evitar que ela chegue ao sistema nervoso.

Infecções virais

Os vírus são partículas muito pequenas que infectam as células. Esses microrganismos não conseguem multiplicar-se independentemente e requerem um hospedeiro vivo, como seres humanos, animais ou vegetais. Os vírus conseguem reproduzir-se apenas por invasão e controle das células do hospedeiro. As crianças pequenas são extremamente sensíveis aos vírus porque sua resistência é baixa e a exposição é muito frequente. É difícil destruir os vírus sem danificar ou matar as células vivas que eles infectaram. Isso explica por que comumente não se utilizam medicamentos para controlar as infecções virais. Muitas doenças virais podem ser evitadas por imunização, tais como sarampo, rubéola, varicela, caxumba e poliomielite (ver mais informações sobre imunizações no Capítulo 8).

Exantemas virais

Algumas infecções virais que acometem a pele das crianças são conhecidas como exantemas virais. O termo **exantema** significa erupção cutânea. Em geral, os exantemas virais da infância produzem padrões de lesões típicas que ajudam a diagnosticar o vírus causador. A Tabela 15.4 descreve as doenças exantemáticas mais comuns da infância.

Em geral, as crianças com exantemas virais são cuidadas em casa, mas ocasionalmente os pacientes podem ser hospitalizados ou desenvolver a doença enquanto estão no hospital. Nesses casos, é preciso tomar precauções apropriadas para evitar transmissão.

As imunizações reduziram a incidência de algumas doenças virais exantemáticas, como sarampo, rubéola e varicela (ver informações sobre imunização no Capítulo 8).

As medidas terapêuticas recomendadas para pacientes com exantemas virais consistem basicamente em redução da febre e alívio do desconforto.

Avaliação de enfermagem

Obtenha a história da doença atual e atente especialmente para o início do exantema com relação à febre. Verifique se há sintomas associados, inclusive queixas respiratórias. Registre as exposições conhecidas às doenças da infância. Avalie o estado vacinal. Inspecione a pele para avaliar o exantema e descreva a distribuição, o tipo e a extensão das lesões. A Tabela 15.4 descreve as erupções e também os sintomas associados a cada uma das doenças exantemáticas virais.

Intervenções de enfermagem

Os cuidados de enfermagem para crianças com exantemas virais consistem basicamente em reduzir a febre, aliviar o desconforto e proteger a integridade da pele. Estimule a hidratação adequada. Administre antipiréticos e antipruriginosos conforme a necessidade (ver Guia farmacológico 15.1). Também podem ser usadas intervenções não farmacológicas para reduzir a febre. Veja outras informações no Plano de cuidados de enfermagem 15.1; os cuidados devem se individualizados com base nas respostas da criança e da família à doença.

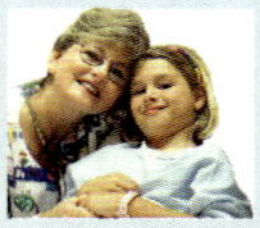

Corte as unhas dos dedos ou cubra as mãos com mitenes, luvas ou meias (que funcionam bem em lactentes) se a erupção for pruriginosa, para ajudar a evitar lesões da pele que possam causar desconforto e infecção secundária.

Caxumba

Caxumba é uma doença contagiosa causada por um paramixovírus, e caracteriza-se por febre e parotidite (inflamação e edema da glândula parótida). A caxumba dissemina-se por contato com gotículas infectadas. Os pacientes infectados são contagiosos por 1 a 7 dias antes do início dos sintomas e 7 a 9 dias depois do início da inflamação da parótida. A American Academy of Pediatrics recomenda a imunização contra caxumba em todas as crianças. Essa doença ocorre mais comumente em crianças não imunizadas de 5 a 19 anos de idade. Cerca de um terço de todos os meninos pré-púberes infectados também desenvolve orquite (inflamação do testículo). As complicações da caxumba incluem meningoencefalite com convulsões e neurite auditiva, que pode causar surdez. O tratamento consiste em medidas de suporte.

Avaliação de enfermagem

Verifique se há história de exposição a outras pessoas infectadas e também o estado vacinal da criança. Pergunte se a criança teve febre baixa e investigue como começou e progrediu o edema da parótida. A história de saúde também pode incluir mal-estar, anorexia, cefaleia e dor abdominal. O edema da parótida é facilmente detectado por inchação unilateral ou bilateral do pescoço (Figura 15.3). Em meninos, verifique se há orquite. Em geral, o diagnóstico é baseado na história e nas manifestações clínicas, mas o soro pode ser testado quanto à presença do **anticorpo** imunoglobulina G (IgG) ou M (IgM) contra caxumba.

Intervenções de enfermagem

Os cuidados de enfermagem para a criança que tem caxumba são basicamente medidas de suporte. O paracetamol é utilizado para controlar a febre e, em alguns casos, podem ser necessários analgésicos narcóticos para aliviar a dor. É importante estimular a ingestão oral de líquidos para evitar desidratação. Se houver orquite, a aplicação de compressas de gelo e a elevação e sustentação suave dos testículos podem ser úteis. Os pacientes hospitalizados devem ficar confinados em isolamento respiratório para evitar disseminação da doença. As crianças infectadas não são mais consideradas contagiosas no 9º dia após o início do edema da parótida. As recomendações atuais incluem a primeira dose da vacina contra caxumba aos 15 meses de vida, seguida de outra dose entre as idades de 4 e 6 anos (ver informações sobre imunização contra caxumba no Capítulo 8).

Poliomielite

Poliomielite é uma infecção causada por poliovírus altamente contagiosos, que fazem parte da família dos enterovírus. Esses vírus invadem o sistema nervoso central e podem causar paralisia

(O texto continua na p. 400.)

Tabela 15.4 Exantemas virais comuns da infância

Doença	Agente etiológico	Fonte	Transmissão	Período de incubação	Período de transmissibilidade
Rubéola	Vírus da rubéola	Principalmente secreções nasofaríngeas; também está presente no sangue, nas fezes e na urina dos indivíduos infectados Pico de incidência no final do inverno e no início da primavera	Em geral, contato direto ou indireto com gotículas respiratórias Da mãe para o feto	14 a 23 dias, em geral 16 a 18 dias	7 dias antes até 7 dias depois do início da erupção
Sarampo	Vírus do sarampo	Secreções nasofaríngeas, sangue e urina dos indivíduos infectados	Altamente contagioso. Em geral, contato direto ou indireto com gotículas respiratória	10 a 12 dias	1 a 2 dias antes do início dos sintomas (3 a 5 dias antes do aparecimento da erupção) até 5 dias depois do início do exantema
Varicela-zoster (catapora)	Vírus varicela-zoster, herpesvírus humano tipo 3	Secreções nasofaríngeas. Pico de incidência no final do inverno e na primavera	Altamente contagiosa Contato direto com pessoas infectadas, ou disseminação pelo ar; em menor grau, contato com as lesões (as lesões com crostas não são contagiosas) Pode ser transmitida por via placentária da mãe para o feto	14 a 21 dias, em geral 14 a 16 dias	1 a 2 dias antes do início da erupção até que todas as vesículas tenham formado crostas (cerca de 3 a 7 dias depois do início da erupção)

(continua)

Tabela 15.4 Exantemas virais comuns da infância *(continuação)*

Doença	Agente etiológico	Fonte	Transmissão		
Exantema súbito (roséola infantil ou sexta doença)	Herpesvírus humano tipo 6 (HVH-6); menos comumente, herpesvírus humano tipo 7 (HVH-7)	Desconhecida, mas a maioria dos adultos secreta HVH-6 e HVH-7 na saliva e podem funcionar como fontes primárias de infecção Em geral, limitada a crianças com menos de 3 anos de idade; pico de incidência entre 6 e 15 meses de vida	Pouco esclarecida; a suspeita é de que se origine da saliva dos indivíduos infectados e entre no hospedeiro pela mucosa oral, nasal ou conjuntival	5 a 15 dias; em média, 10 dias	Indefinida, mas provavelmente é contagiosa durante o período febril
Eritema infeccioso (quinta doença)	Parvovírus humano B19	Indivíduos infectados. Os picos sazonais ocorrem no final do inverno e no início da primavera	Via respiratória Gotículas nasofaríngeas volumosas disseminam o vírus Exposição percutânea ao sangue e aos produtos sanguíneos Da mãe para o feto	4 a 21 dias; em média, 16 a 17 dias	Indeterminada, mas a maioria das crianças não é mais contagiosa quando a erupção aparece e o diagnóstico é firmado O isolamento ou afastamento da escola, quando a doença é diagnosticada, não é necessário Os pacientes com crise aplásica podem ser contagiosos até 1 semana após o início dos sintomas Os pacientes imunossuprimidos com infecção crônica e anemia grave podem ser contagiosos por meses ou anos
Doença mão-pé-boca, ou herpangina (se houver acometimento apenas oral)	Vírus Coxsackie A (principalmente A16)	Disseminação por via orofecal, principalmente entre crianças que usam fraldas (1 a 4 anos de idade) Mais comum na primavera e no verão	Contato direto com secreções fecais ou orais infectadas; disseminação principalmente pela saliva	3 a 6 dias	Do momento da infecção até a febre regredir; o vírus é disseminado por várias semanas depois do início da infecção

Rubéola 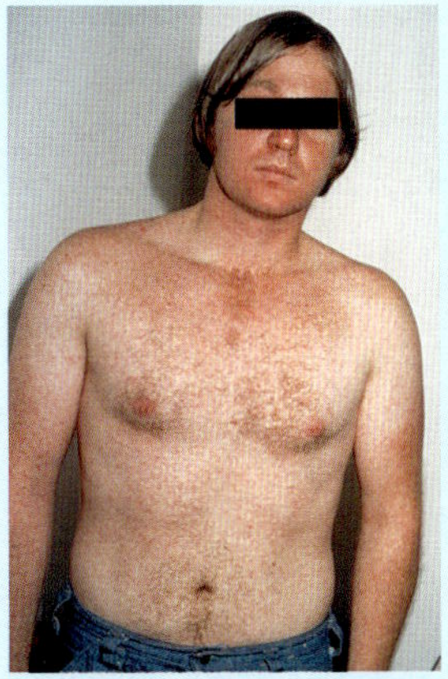	• O sinal característico é linfadenopatia (retroauricular, cervical posterior, retro-occipital) 24 h antes do início da erupção; pode persistir por até 1 semana • A erupção começa na face e espalha-se rapidamente para o pescoço, o tronco e os membros; no segundo dia, o exantema pode parecer puntiforme e semelhante à erupção da escarlatina • Pode haver prurido brando • O exantema desaparece na mesma sequência da disseminação e, em geral, desaparece no terceiro dia. A descamação é mínima • Também existem casos descritos de rubéola sem exantema • Poliartralgia e poliartrite são raras em crianças, mas comuns em adolescentes	• A doença geralmente é branda e autolimitada • O tratamento consiste basicamente em medidas de suporte • Complicações: encefalite e trombocitopenia, que são raras • A rubéola materna durante a gravidez pode acarretar abortamento, morte fetal ou malformações congênitas	• Aplicar medidas para aumentar o conforto, como antipiréticos, antipruriginosos e analgésicos para dor articular • Precauções para evitar contato, além das precauções padronizadas durante a doença na criança hospitalizada • Evitar exposição de gestantes
Sarampo 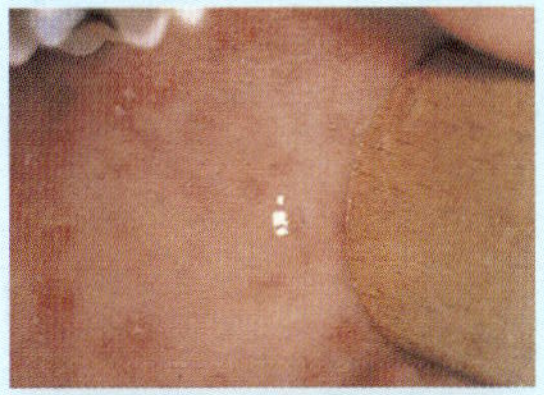 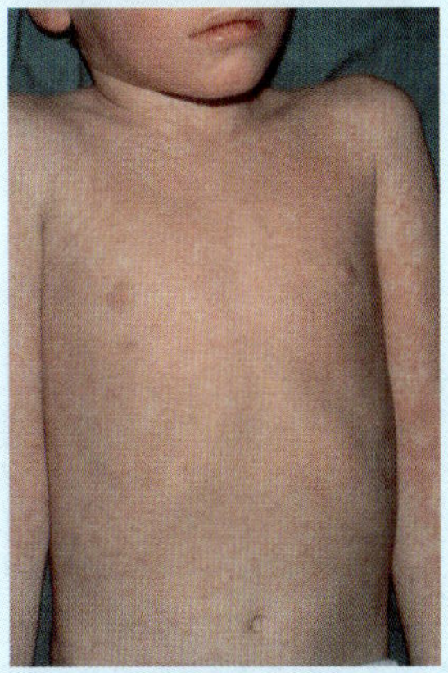	• Fase prodrômica: 3 a 5 dias, caracterizada por febre, tosse, coriza (inflamação das conjuntivas que revestem o nariz), conjuntivite • Seguida de manchas de Koplik • A erupção maculopapulosa eritematosa aparece 3 a 4 dias após o início da fase prodrômica	• A American Academy of Pediatrics recomenda a suplementação de vitamina A para crianças de 6 meses a 2 anos, que estejam hospitalizadas por sarampo ou suas complicações, ou para os pacientes imunossuprimidos com sarampo (Behrman *et al.*, 2004) • Nos países em desenvolvimento, o tratamento com vitamina A pode reduzir a morbidade e a mortalidade • O tratamento consiste basicamente em medidas de suporte; pode incluir antipirético, repouso e manutenção da ingestão adequada de líquidos • Complicações: otite média, broncopneumonia, laringotraqueobronquite (crupe) e diarreia são comuns em crianças pequenas; encefalite aguda	• Aplicar medidas para aumentar o conforto, inclusive antipiréticos e antipruriginosos • Cuidados com os olhos: limpar com um pano úmido e morno para remover as secreções • Atenuar a coriza e a tosse por meio de umidificação com vapor frio para aliviar os sintomas • Precauções para evitar transmissão por gotículas até o quinto dia do exantema, além das precauções padronizadas

(continua)

Tabela 15.4 Exantemas virais comuns da infância *(continuação)*

Doença	Agente etiológico	Fonte	Transmissão
Varicela-zoster (catapora) 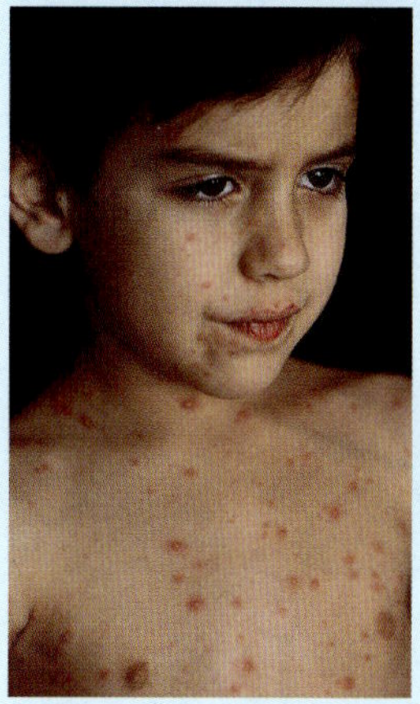	• Os sinais e os sintomas prodrômicos podem começar 24 a 48 h antes do início da erupção, inclusive febre, mal-estar, anorexia, cefaleia e dor abdominal branda • Em geral, as lesões aparecem primeiramente no couro cabeludo, na face e no tronco; inicialmente, são máculas eritematosas muito pruriginosas, que evoluem para formar pápulas e depois vesículas cheias de líquido transparente • Por fim, as vesículas se rompem e formam escaras e crostas • Mais grave em adolescentes e adultos do que em crianças	• Tratamento: antivirais e imunoglobulina para varicela-zoster podem ser utilizados nos pacientes considerados de alto risco, inclusive imunossuprimidos, gestantes e recém-nascidos expostos a varicela materna • A American Academy of Pediatrics não recomenda o tratamento antiviral rotineiro para infecções não complicadas do vírus varicela em crianças saudáveis sob outros aspectos • Na maioria dos casos, a varicela é autolimitada • O tratamento consiste basicamente em medidas de suporte: redução da febre, antipruriginosos para atenuar o prurido e cuidados com a pele para evitar infecção das lesões • Complicações: superinfecção bacteriana das lesões cutâneas, trombocitopenia, artrite, hepatite, ataxia cerebelar, encefalite, meningite, pneumonia e glomerulonefrite • Infecção congênita e infecção perinatal potencialmente fatal • A varicela-zoster causa infecção permanente. A reativação causa herpes-zoster (cobreiro), que não é comum na infância	• Aplicar medidas para aumentar o conforto, inclusive antipiréticos e antipruriginosos • Precauções para evitar transmissão pelo ar e por contato, além das precauções padronizadas para criança hospitalizada por no mínimo 5 dias após o aparecimento da erupção e enquanto houver vesículas • Para os indivíduos expostos a pessoas suscetíveis, precauções para transmissão pelo ar e por contato, além das precauções padronizadas por 8 a 21 dias após a exposição • As crianças podem voltar à escola ou à creche quando as lesões formarem crostas
Exantema súbito (roséola infantil) 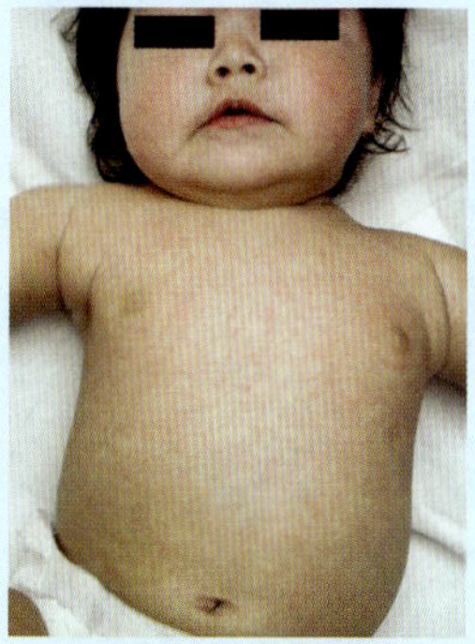	• Fase prodrômica: geralmente é assintomática, mas pode incluir sinais atribuídos às vias respiratórias altas • Doença clínica: febre alta de 37,9 a 40° por 3 a 5 dias; regride subitamente; a erupção aparece 12 a 24 h depois; em geral, a erupção dura 1 a 3 dias	• Em geral é benigna; as crianças frequentemente sentem-se muito bem • Em crianças que se sentem mal ou estão irritáveis, ou têm história de convulsões febris, pode estar indicado o uso de antipiréticos • Complicações: o VHS-6 pode ser responsável por alguns casos de convulsões febris • Pode evoluir para acometimento do sistema nervoso central, encefalite e meningoencefalite (rara)	• Aplicar medidas de conforto, inclusive antipiréticos e antipruriginosos • As precauções padronizadas são suficientes para a criança hospitalizada

Eritema infeccioso (quinta doença)
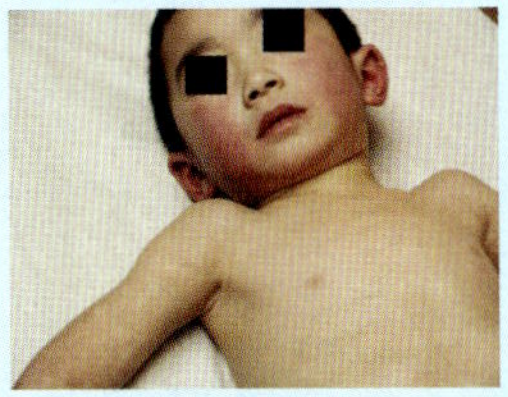
	• Fase prodrômica: sintomas brandos, febre baixa, cefaleia e infecção branda das vias respiratórias superiores
	• A erupção típica tem três estágios:
	  • Começa com ruborização eritematosa e geralmente é descrita como "fase esbofeteada", em geral com palidez perioral
	  • Espalha-se para o tronco
	  • Dissemina-se em sentido periférico, com aspecto maculopapular entrelaçado
	  • As palmas e as plantas geralmente são poupadas; a erupção comumente é pruriginosa
	  • A intensidade da erupção varia, mas as lesões desaparecem e reaparecem com as mudanças ambientais (p. ex., exposição à luz solar)
	  • A erupção regride espontaneamente em 1 a 3 semanas
	• As crianças com anemia preexistente podem desenvolver crise aplásica
	• Em crianças com crise aplásica, geralmente não ocorre erupção, mas a doença pode evidenciar-se por sintomas prodrômicos como febre, mal-estar e mialgia
		• Em geral, a doença é benigna e autolimitada
		• Medidas de suporte: antipiréticos e antipruriginosos para aumentar o conforto
		• As crianças com doença hemolítica (p. ex., anemia falciforme) ou imunodeficiência correm risco de sofrer crise aplásica
		• Podem ser necessárias transfusões de sangue para as crianças com crise aplásica
		• Complicações: artrite e artralgia
		• Pode levar à morte fetal se a mãe for infectada na gravidez (o risco mais alto parece ser no segundo trimestre). Também pode causar insuficiência cardíaca congestiva (hidropsia fetal). O risco de infecção placentária é de 30%, se a mãe for infectada na gravidez (Weir, 2005)
			• Aplicar medidas para aumentar o conforto, inclusive antipiréticos e antipruriginosos
			• Para a criança hospitalizada são necessárias, além das precauções padronizadas, precauções para evitar transmissão por gotículas
			• As gestantes (inclusive profissionais de saúde) precisam ser informadas quanto aos riscos potenciais para o feto e às medidas profiláticas para reduzir o risco (práticas rigorosas de controle da infecção; evitar cuidar de pacientes provavelmente contagiosos, inclusive pacientes imunossuprimidos com parvovirose crônica, ou pacientes com parvovirose associada a anemia aplásica)
			• O CDC não recomenda o afastamento rotineiro do trabalho quando há um surto

Doença mão-pé-boca	• As vesículas da língua e da mucosa oral sofrem erosão e formam úlceras superficiais; as vesículas das mãos e dos pés têm formato de bola de futebol americano com bordas eritematosas. Em geral, a febre aparece primeiramente. As lesões orais extensivas podem causar anorexia, desidratação e salivação excessiva	• Em geral, a doença é branda e autolimitada e regride dentro de 1 semana • O tratamento consiste basicamente em medidas de suporte • Pode haver desidratação se as lesões orais forem significativas. Meningite, encefalite e edema pulmonar são complicações raras	• Precauções para evitar contato e higiene adequada das mãos são medidas necessárias. Estimular a ingestão de líquidos orais, preferencialmente picolés Administrar analgésicos como paracetamol, caso seja necessário

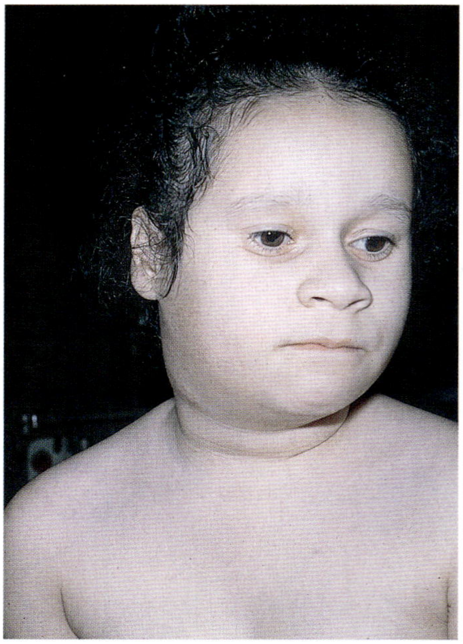

● Figura 15.3 Parotidite associada a caxumba.

completa. A transmissão ocorre por contato direto ou indireto. Os poliovírus disseminam-se mais comumente por via orofecal ou oro-oral. A poliomielite acomete mais comumente crianças pequenas e também é conhecida como paralisia infantil. Essa doença é rara graças à eficácia dos programas de imunização, mas ainda é encontrada em países em desenvolvimento da região do Mediterrâneo, na Índia e na África.

Avaliação de enfermagem

Os sinais e os sintomas iniciais incluem febre, fadiga, cefaleia, vômitos, rigidez de nuca e dor nos membros. Em seguida, os sintomas progridem para tremores das extremidades e possivelmente paralisia. O sinal de Kernig é positivo e os reflexos tendinosos profundos mostram-se inicialmente exacerbados e depois reduzidos. A paralisia é assimétrica e geralmente afeta mais as pernas do que os braços. Podem ocorrer problemas respiratórios se o centro respiratório cerebral for afetado. O poliovírus pode ser isolado das fezes ou da faringe dos indivíduos infectados e o exame do líquido cefalorraquidiano geralmente mostra aumentos dos leucócitos e das proteínas.

Intervenções de enfermagem

Os cuidados de enfermagem objetivam prestar medidas de suporte enfatizando a manutenção da função respiratória e do estado nutricional até que a doença evolua naturalmente. Em geral, os médicos prescrevem repouso no leito e, por esta razão, os cuidados com a pele são fundamentais. A manutenção do autocuidado e da mobilidade também são funções importantes da enfermagem. Durante e depois da internação hospitalar, podem ser necessários cuidados prolongados como fisioterapia e aplicação de talas para ajudar a fortalecer os músculos.

A poliomielite não tem cura, mas pode ser evitada pela vacina antipólio, que é administrada rotineiramente nos países desenvolvidos (ver esquema de vacinação no Capítulo 8). A vacina da pólio oral (VPO) consiste em uma cepa viva de vírus e, por esta razão, os vírus são disseminados nas fezes por até 6 meses após a imunização. Os países nos quais a pólio é endêmica, inclusive Afeganistão, Egito, Índia, Níger, Nigéria e Paquistão, aderiram a uma campanha de vacinação em massa em 2004 e esperam tornar a pólio a primeira doença erradicada no século XXI (Stephenson, 2004).

● Raiva

A raiva é uma infecção viral do sistema nervoso central evitável por vacina. A doença é transmitida a outros animais e aos seres humanos por contato direto com a saliva de um animal raivoso, geralmente por mordida. O número de casos de raiva tem diminuído continuamente. Essa doença é rara, no Brasil, nos EUA e na Europa ocidental graças à vacinação rotineira dos animais domésticos (p. ex., cães) e da disponibilidade ampla de profilaxia pós-exposição eficaz. Hoje em dia, a maioria dos casos de raiva diagnosticados nessas regiões é atribuída a animais silvestres como guaxinins, cangambás, morcegos e raposas. A raiva ainda é um problema de saúde significativo em outras partes do mundo, principalmente nas regiões em que os cães não estão sendo vacinados com regularidade.

A maioria dos casos de raiva ocorre em crianças com menos de 15 anos de idade e a maioria dos óbitos humanos ocorre em países em desenvolvimento. As crianças são mais suscetíveis de contrair raiva em razão do seu destemor quanto aos animais, da sua predisposição para brincar com animais, da sua estatura mais baixa e da sua incapacidade de se protegerem. O período de incubação da raiva é extremamente variável e pode oscilar entre 20 e 180 dias, com pico de incidência entre 30 e 60 dias (Behrman *et al.*, 2004). O período de incubação tende a ser mais curto nas crianças. Depois do aparecimento dos sintomas da raiva, o prognóstico é sombrio: a morte geralmente ocorre nos primeiros dias após o início da doença. A profilaxia é fundamental e a eliminação da infecção dos animais vetores é essencial. A vacinação animal eficaz e as campanhas de controle animal nos EUA resultaram em uma incidência muito baixa de casos de raiva. Nesse país, a raiva canina foi praticamente eliminada. Recentemente, a raiva transmitida por outros animais (principalmente morcegos) tornou-se preocupante.

A decisão de administrar a profilaxia pós-exposição pode ser difícil. O departamento de saúde local deve ser contatado. Vários fatores devem ser considerados, inclusive a epidemiologia local, o tipo de animal envolvido, o acesso ao animal responsável para a realização de testes ou quarentena e as circunstâncias em que houve a exposição, inclusive ataque provocado ou espontâneo. Nos EUA, recomenda-se a utilização simultânea da imunoprofilaxia ativa e passiva. Isso consiste em um esquema de uma dose de imunoglobulina e cinco doses da vacina antirrábica humana ao longo de 28 dias. A imunoglobulina e a primeira dose da vacina antirrábica devem ser aplicadas logo que seja possível depois da exposição, de preferências nas primeiras 24 h. As doses adicionais da vacina devem ser aplicadas no 3º, 7º, 14º e 28º dias após a primeira dose. A imunoglobulina antirrábica é infiltrada ao redor e dentro da ferida e o volume restante é administrado por via intramuscular em um local distante de onde foi aplicada a vacina. A vacina antirrábica humana é administrada por via intramuscular na região anterolateral da coxa ou no deltoide, dependendo da idade e do tamanho da criança. A administração no músculo glúteo deve ser evitada, porque foi associada a insucesso da imunização (Behrman *et al.*, 2004).

Avaliação de enfermagem

Defina a história da mordida animal, principalmente se foi espontânea ou provocada, assim como exposição a morcegos. Documente o relato dos primeiros sinais e sintomas de raiva, que são inespecíficos e semelhantes aos da gripe, inclusive febre, cefaleia e mal-estar geral. A criança pode queixar-se de dor, prurido e parestesia no local da mordida. À medida que o vírus se dissemina para o sistema nervoso central, o paciente desenvolve encefalite. A doença causa manifestações neurológicas progressivas, que podem incluir insônia, confusão, ansiedade, alterações comportamentais, agitação ou excitação, alucinações, salivação excessiva, disfagia e hidrofobia, que resulta da aspiração ao engolir líquido ou saliva. Em alguns casos, pode haver paralisa progressiva. O paciente pode mostrar períodos de lucidez alternados com essas anormalidades neurológicas.

Os exames laboratoriais podem incluir amostras dos cabelos e da saliva, das quais o vírus pode ser isolado. O soro e o líquido cefalorraquidiano podem ser testados para anticorpos contra o vírus da raiva. O teste do anticorpo fluorescente direto pode ser usado para diagnosticar raiva em um animal sob suspeita. Esse teste só pode ser realizado com o sacrifício do animal e requer tecidos cerebrais retirados do animal potencialmente raivoso.

Intervenções de enfermagem

Poucos pacientes sobrevivem depois que os sintomas da raiva aparecem. As medidas de suporte intensivo são necessárias, mas a recuperação é extremamente rara. Por essa razão, é fundamental instruir as crianças e as famílias quanto à importância de se buscar atendimento médico depois de qualquer mordida animal para evitar morte por raiva. Além disso, instrua as crianças a evitar animais silvestres ou vadios e qualquer animal que apresente comportamento incomum. Ensine as crianças a não provocarem nem tentarem capturar animais silvestres ou vadios.

Independentemente da iniciação da imunoprofilaxia, os cuidados adequados com a ferida são necessários para todas as vítimas de mordidas de animais potencialmente raivosos. Isso inclui limpeza cuidadosa de todas as feridas com água e sabão. A irrigação da ferida deve estender-se por no mínimo 10 min com um agente viricida (p. ex., solução de iodopovidona) (Behrman *et al.*, 2004).

Ao cuidar de uma criança que requer profilaxia pós-exposição, dê apoio e instruções ao paciente e à família. Em virtude da gravidade e da urgência dessa doença e do seu tratamento, a criança e seus familiares frequentemente ficam muito assustados. Considere a utilização de medidas para aumentar o conforto, inclusive aplicação de EMLA em creme e o posicionamento adequado durante a administração da imunização.

Infecções transmitidas por vetores

As crianças são especialmente suscetíveis de contrair doenças transmitidas por vetores, que são transmitidas por carrapatos, mosquitos ou outros insetos (Tabela 15.5). As crianças pequenas não têm consciência dos riscos à sua saúde e não são capazes de tomar medidas protetoras. A imaturidade do seu sistema imunológico reduz sua capacidade de resistir às doenças transmitidas por vetores. Essas doenças podem ser graves ou até mesmo fatais, embora a maioria seja tratável, contanto que seja detectada precocemente. Em muitos casos, as crianças apresentam inicialmente sintomas inespecíficos. Somado ao fato de que existem poucos exames diagnósticos definitivos disponíveis, isso pode dificultar o reconhecimento e o tratamento imediatos dessas doenças.

Nos EUA, as doenças transmitidas por carrapatos são as infecções mais comuns transmitidas por vetores. A seguir, estão descritas as duas doenças mais comuns desse grupo.

● Doença de Lyme

A infecção transmitida por vetores mais comum nos EUA, a doença de Lyme, é causada pelo espiroqueta *Borrelia burgdorferi*. Essa doença é transmitida aos seres humanos pela picada de carrapatos de patas pretas infectados. A doença foi notificada em mais de 50 países e é encontrada em três diferentes regiões dos EUA. A maioria dos casos ocorre no nordeste, entre o sudeste do Maine até o nordeste da Virgínia. Também foram notificados casos no interior do meio-oeste e na costa oeste, principalmente no nordeste da Califórnia, embora com menor frequência. A maioria dos casos ocorre entre os meses de abril e outubro. A doença de Lyme pode acometer qualquer faixa etária, mas a incidência é mais alta entre crianças de 5 a 10 anos (Behrman *et al.*, 2004). O prognóstico de recuperação das crianças tratadas é excelente.

Abordagem terapêutica

Na maioria dos casos, a doença de Lyme pode ser curada com antibióticos, principalmente se a administração começar nos estágios inicias da doença. A doxiciclina é o medicamento preferido para crianças com mais de 8 anos. Como esse medicamento pode causar manchas irreversíveis nos dentes, as crianças com menos de 8 anos devem ser tratadas com amoxicilina. Para pacientes alérgicos à penicilina, pode-se administrar cefuroxima ou eritromicina. Em geral, a duração do tratamento é de 14 a 21 dias.

Avaliação de enfermagem

Os sinais e os sintomas clínicos da doença de Lyme podem ser divididos em três estágios: doença inicial localizada, inicial disseminada e avançada. Os pacientes que não são tratados podem progredir para os três estágios ou apresentar a forma inicial disseminada ou avançada da doença, sem evidenciar sinais ou sintomas dos estágios precedentes. Se as crianças forem tratadas no estágio inicial, não será comum encontrar a doença avançada. A avaliação de enfermagem do paciente que tem doença de Lyme inclui a história de saúde detalhada e um exame físico.

História de saúde

Procure determinar se há relato de picadas de carrapato. Defina quando a erupção começou. Na doença inicial localizada, a erupção geralmente aparece 7 a 14 dias após a picada do carrapato (embora possa aparecer 3 a 32 dias após a picada). Na doença inicial disseminada, a erupção geralmente começa 3 a 5 semanas depois da picada do carrapato. Verifique se há queixas de

Tabela 15.5 Outras doenças transmitidas por vetores

Doença	Agente etiológico	Distribuição geográfica	Vetor	Manifestações clínicas
Febre maculosa do Mediterrâneo (febre botonosa)	*Rickettsia conorii*	África, região do Mediterrâneo, Índia, Oriente Médio	Picada do carrapato	• Febre, cefaleia, erupção maculopapulosa • Pode haver uma escara no local da picada do carrapato
Riquetsiose variceliforme	*Rickettsia akari*	Cidades do nordeste dos EUA, Europa e Ásia, principalmente nas áreas urbanas	Picada do micuim dos camundongos	• A picada forma uma pápula, depois pústula, em seguida úlcera e, por fim, desenvolve uma escara no local. Febre, linfadenopatia regional, cefaleia, mialgia e erupção maculopapulosa, que pode tornar-se vesiculosa
Tifo epidêmico	*Rickettsia prowazekii*	África, América do Sul, América Central, México, Ásia; casos esporádicos nos EUA	Fezes dos piolhos (geralmente piolhos do corpo), que são esfregadas na pele ou nas mucosas lesionadas. Nos EUA, os casos da doença estão associados ao piolho ou à pulga dos esquilos voadores	• Início súbito com febre alta, calafrios e mialgia com cefaleia intensa e mal-estar • A erupção aparece 4 a 7 dias após o início dos sintomas, que começa no tronco e espalha-se para os membros • A erupção maculopapulosa torna-se petequial ou hemorrágica; em seguida, surgem áreas pigmentadas acastanhadas • Pode haver alterações do estado mental • Em geral, a doença associada aos esquilos voadores é mais branda do que as outras formas
Tifo endêmico (tifo murino)	*Rickettsia typhi* e *Rickettsia felis*	Distribuição mundial, principalmente nas cidades portuárias da costa. Nos EUA, é mais comum no sudeste do Texas e no sudeste da Califórnia	Pulga do rato ou fezes da pulga do gato	• Cefaleia, mialgia e calafrios que pioram lentamente • Febre por até 10 a 14 dias • A erupção aparece depois de 3 a 8 dias e é maculosa ou maculopapulosa, com lesões esparsas em hemorragia

Tifo rural	*Orientia tsutsugamushi*	Sudeste Asiático, Japão, Indonésia, Austrália, Coreia, Rússia asiática, Índia e China	Picada do ácaro trombiculídeo	• Pode haver uma escara necrótica no local da picada, febre, cefaleia, mialgia, tosse e sintomas gastrintestinais • Linfadenopatia, erupção maculopapulosa no tronco e nos membros
Erliquiose	Três patógenos: *Ehrlichia chaffeensis, Ehrlichia anaplasma* e *Ehrlichia ewingii*	Principalmente no sudeste e no sul dos EUA	Carrapato	• Febre com sinais e sintomas clínicos semelhantes aos da febre maculosa das Montanhas Rochosas. A erupção é menos comum • Também pode causar leucopenia, anemia e hepatite
Febre Q	*Coxiella burnetii*	Distribuição mundial	Inalação de aerossóis infectados. Ingestão de laticínios contaminados	• A maioria dos casos é inicialmente assintomática. Duas formas: • Aguda: depois da exposição inicial, com início súbito de febre, calafrios, fraqueza, cefaleia e perda do apetite • Crônica: ocorre anos após a exposição inicial e pode evidenciar-se por endocardite (pacientes com cardiopatia preexistente), hepatite ou febre de etiologia indeterminada
Malária	*Plasmodium* (existem 4 espécies capazes de infectar seres humanos: *P. falciparum, P. vivax, P. ovale* e *P. malariae*)	Endêmica nas regiões tropicais do mundo Risco mais alto na África subsaariana, Papua Nova Guiné, Ilhas Salomão e Vanuatu Outras áreas de risco: Haiti e subcontinente indiano	Picada de mosquitos da espécie *Anopheles*	• Febre alta com calafrios, tremores, sudorese e cefaleia, que podem ocorrer em paroxismos • Náuseas, vômitos, diarreia, tosse, artralgia; também podem ocorrer dores abdominal e lombar • Anemia e trombocitopenia com palidez e icterícia também podem ocorrer • A doença pode ter um padrão cíclico e, dependendo da espécie envolvida, a febre pode ocorrer a cada 2 ou 3 dias

febre, mal-estar, rigidez de nuca branda, cefaleia, fadiga, mialgia e artralgia ou dores articulares. Na doença tardia, observe se há artrite recidivante das grandes articulações, como os joelhos, que começa meses depois da picada do carrapato. A criança com doença avançada pode ou não referir sinais e sintomas típicos dos estágios precedentes, inclusive eritema migratório.

Exame físico

Observe a erupção. A doença inicial localizada caracteriza-se por uma erupção anular no local da picada do carrapato (eritema migratório) (Figura 15.4). Se não for tratada, a erupção expande-se gradativamente e persiste por 1 a 2 semanas. Deve-se suspeitar de doença inicial disseminada se houver várias áreas de eritema migratório. Em geral, as lesões múltiplas são menores que as primárias. Verifique se há paralisias dos nervos cranianos (principalmente do VII nervo), conjuntivite ou sinais de irritação meníngea, que ocorre na doença inicial disseminada.

Exames complementares

Os testes para anticorpos específicos podem ser negativos no estágio inicial da doença, mas podem ser úteis nos estágios subsequentes. O CDC recomenda um teste em duas etapas: um imunoensaio enzimático sensível (IEE) ou um ensaio de imunofluorescência (IIF) seguido de *Western blot*. Se os dois testes forem negativos, não será necessário realizar exames adicionais.

Intervenções de enfermagem

Administre os antibióticos de acordo com a prescrição. Se o paciente estiver hospitalizado, não será necessária qualquer precaução para evitar transmissão. Instrua o paciente e sua família quanto à importância de tomar os antibióticos conforme a prescrição e de concluir todo o tratamento. Outra função importante da enfermeira é instruir o paciente, a família e a comunidade quanto às medidas profiláticas (Boxe 15.5). Para que haja infecção, o carrapato precisa permanecer fixado por 24 a 48 h e, por esse motivo, é essencial sua remoção imediata para prevenção da doença de Lyme. As Diretrizes de ensino 15.2 trazem informações sobre como remover carrapatos. Em 1998, o Food and Drug Administration dos EUA aprovou uma vacina para indivíduos de 15 a 70 anos, mas esta acabou sendo retirada do mercado, em virtude da demanda reduzida. Ver Healthy People 2010.

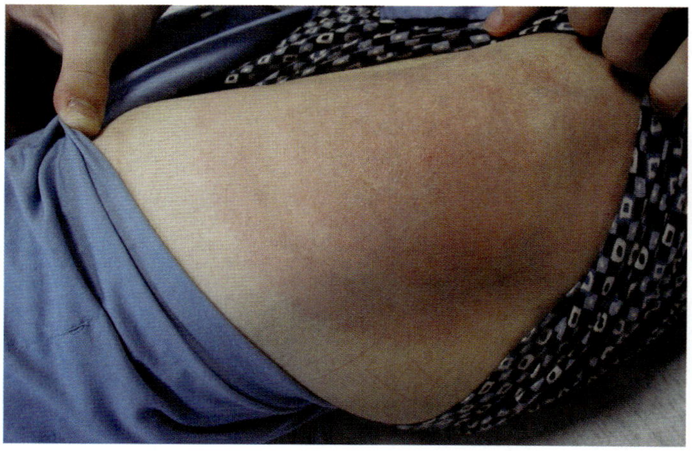

● Figura 15.4 O eritema migratório, que se evidencia por uma erupção anular no local da picada do carrapato, ocorre na doença de Lyme.

● Febre maculosa das Montanhas Rochosas

A febre maculosa das Montanhas Rochosas (FMMR) é a riquetsiose mais grave e mais comum nos EUA. As riquétsias são bactérias do gênero Rickettsiae; essas bactérias podem ser abrigadas como parasitos por muitos carrapatos, pulgas e piolhos e podem causar doença nos seres humanos. A FMMR é causada pela bactéria *Rickettsia rickettsii*. O carrapato canino americano e o carrapato silvestre das Montanhas Rochosas são os principais vetores, embora outros tenham sido implicados. A FMMR pode ser fatal se não for administrado tratamento imediato e apropriado. A maioria dos casos ocorre entre abril e setembro.

A FMMR ocorre em todas as regiões dos EUA; o nome deve-se ao fato de que a doença foi descoberta na região das Montanhas Rochosas, embora hoje em dia ocorram poucos casos nessa área. A FMMR é mais comum nos estados da costa do Atlântico, com incidência mais alta na Carolina do Norte e em Oklahoma. A doença ocorre em todas as faixas etárias, mas é mais frequente em crianças, com pico de incidência entre as idades de 5 e 9 anos (Behrman *et al.*, 2004).

As complicações da FMMR incluem edema pulmonar não cardiogênico, edema cerebral e falência de múltiplos órgãos. Também podem ocorrer distúrbios neurológicos crônicos como paralisia parcial dos membros inferiores, déficit auditivo, perda dos controles vesical e intestinal, distúrbios do movimento e anormalidades da fala, principalmente em pacientes com doença grave que necessitam de internação hospitalar prolongada.

Abordagem terapêutica

O coeficiente de letalidade da FMMR diminuiu com a utilização de antimicrobianos. Entretanto, o retardo no diagnóstico e no tratamento é um fator significativo associado a gravidade da doença e à morte. Na maioria dos casos, a FMMR regride rapidamente com o tratamento antibiótico apropriado, sobretudo se for iniciado prontamente. Os antibióticos preferidos são tetraciclinas (p. ex., doxiciclina) e cloranfenicol. Este último antibiótico é preferido para crianças com menos de 9 anos de idade em virtude do risco da doxiciclina de causar manchas nos dentes, embora alguns médicos prescrevam

Boxe 15.5 Profilaxia das doenças transmitidas por carrapatos

- Utilize roupas protetoras apropriadas quando entrar em áreas infestadas de carrapatos. As roupas devem ficar firmemente fechadas em torno dos punhos, da cintura e dos tornozelos. Se possível, enfie as calças por dentro das meias
- Depois de sair da área infestada, verifique se há carrapatos no corpo e retire-os imediatamente
- Os repelentes de insetos podem oferecer proteção temporária, mas podem causar efeitos tóxicos, principalmente em crianças, caso sejam aplicados com frequência ou em doses maciças

Diretrizes de ensino 15.2

Remoção dos carrapatos

- Utilize pinças com pontas finas.
- Proteja os dedos com um lenço, uma toalha de papel ou luvas de látex.
- Prenda o carrapato com a pinça o mais próximo possível da pele e puxe-o para cima com tração firme e uniforme.
- Não torça ou arranque o carrapato.
- Depois da remoção do carrapato, limpe a área com água e sabão e lave suas mãos.
- Guarde o carrapato para identificação, caso a criança adoeça. Coloque o carrapato em um saco plástico vedável e conserve no refrigerador. Escreva a data da picada no saco plástico.

doxiciclina para tratar crianças dessa faixa etária porque a coloração dentária é dependente da dose e os pacientes com menos de 9 anos não tendem a necessitar de muitas doses (Behrman *et al.*, 2004). A duração do tratamento varia de 5 a 10 dias.

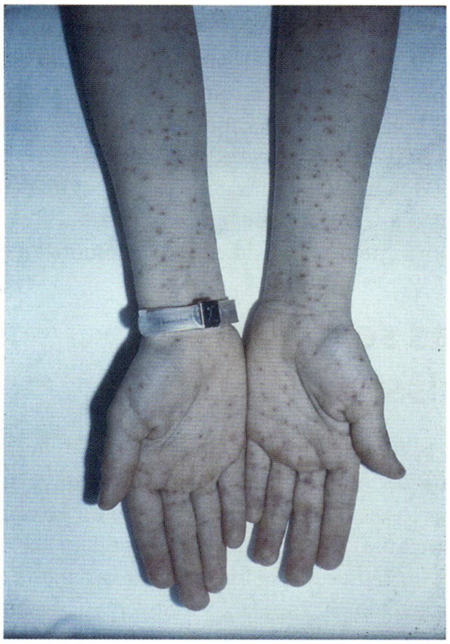

● Figura 15.5 Erupção associada à febre maculosa das Montanhas Rochosas.

Avaliação de enfermagem

Durante a obtenção da história de saúde, verifique se há referência aos sinais iniciais da FMMR, inclusive febre de início súbito, cefaleia, mal-estar, náuseas e vômitos, dor muscular e anorexia. O período de incubação varia de 2 a 14 dias, mas em média estende-se por cerca de 7 dias após a picada do carrapato. Entre os sinais e sintomas tardios está a erupção (geralmente detectada 2 a 5 dias após o início da febre), dores abdominal e articular e diarreia. Examine a pele para detectar a erupção, que começa com pequenas máculas rosadas que empalidecem sob pressão e não coçam nos punhos, nos antebraços e nos tornozelos. Em seguida, a erupção espalha-se rapidamente por todo o corpo, inclusive as plantas e as palmas. Depois de alguns dias, a erupção assume aspecto avermelhado, manchado e petequial ou hemorrágico (Figura 15.5). Cerca de 10 a 15% dos pacientes com FMMR não desenvolvem erupção (Behrman *et al.*, 2004). As anormalidades laboratoriais podem incluir leucometria baixa, contagem de plaquetas reduzida ou decrescente e hiponatremia. Também podem ser realizados biopsia da erupção com ensaio de imunofluorescência e testes sorológicos.

Intervenções de enfermagem

Os cuidados de enfermagem são semelhantes aos recomendados para pacientes com doença de Lyme. Instrua a família quanto à importância de se concluir o tratamento antibiótico, à prevenção de picadas de carrapatos e à técnica apropriada para remoção dos insetos (ver o Boxe 15.5 e as Diretrizes de ensino 15.2).

Healthy People *2010*

Objetivo	Importância
Reduzir a incidência da doença de Lyme.	• Instruir o paciente, a família e a comunidade quanto às medidas profiláticas (ver o Boxe 15.5).

Infecções por helmintos e parasitos

Os parasitos são microrganismos maiores que os fungos ou as bactérias e também causam infecções. Esses microrganismos vivem no interior ou na superfície do hospedeiro. Os parasitos recebem nutrição do hospedeiro sem lhe proporcionar qualquer benefício, mas também podem acarretar sua morte. As parasitoses comumente encontradas em crianças são a escabiose e a pediculose (piolho da cabeça). Helminto é um parasito intestinal vermicular. As helmintíases observadas em crianças são oxiuríase, ascaridíase e ancilostomíase. As crianças são mais sujeitas a infecções parasitárias ou a helmintíases porque seus hábitos higiênicos são precários: elas geralmente não se preocupam em lavar as mãos e tendem a colocar coisas na boca e compartilhar brinquedos e objetos com outras crianças.

Avaliação e cuidados de enfermagem

Os pais geralmente ficam envergonhados quando descobrem que os filhos têm infecção parasitária ou helmintíase. Tranquilize-os dizendo que essas infecções ocorrem em qualquer criança. As Tabelas 15.6 e 15.7 descrevem a avaliação e os cuidados de enfermagem relativos às infecções parasitárias e às helmintíases comuns na infância.

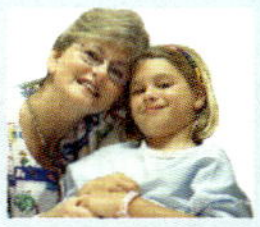

O piolho da cabeça está se tornando cada vez mais resistente aos pediculicidas. Isto leva os pais a recorrerem a remédios caseiros. É preciso informar aos pais que não há provas da efetividade desses remédios e que podem ser tóxicos.

Como enfermeira de uma clínica pediátrica, você recebe uma ligação de uma mãe furiosa. Ela diz: "A escola mandou minha filha para casa e disse que ela tem piolho! Nós somos pessoas limpas! Não sei como isso pode ter acontecido!" Como você abordaria as preocupações dessa mãe? Descreva um plano de cuidados para essa criança. Quais seriam as instruções e as intervenções necessárias para evitar a disseminação da pediculose do couro cabeludo?

Doenças sexualmente transmissíveis

As infecções sexualmente transmissíveis (IST), comumente conhecidas como doenças sexualmente transmissíveis (DST), são doenças infecciosas transmitidas por contato sexual, inclusive oral, vaginal ou anal. Algumas infecções podem ser transmitidas durante a vida intrauterina ao feto ou, por ocasião do nascimento, ao recém-nascido. A Tabela 15.8 descreve algumas DST específicas e seus efeitos no feto ou no recém-nascido.

As DST são um dos principais riscos à saúde dos adolescentes. As taxas de incidência de algumas DST são mais altas nessa faixa etária. Algumas estimativas sugeriram que, antes da conclusão do ensino médio, 25% dos adolescentes terão contraído uma DST (American Academy of Pediatrics, 2003). Os adolescentes estão sob risco mais alto de desenvolver DST por diversas razões: eles frequentemente mantêm relações sexuais sem preservativo, são biologicamente mais suscetíveis de contrair infecção, mantêm relacionamentos de curta duração e têm dificuldade de acessar o sistema de saúde.

O diagnóstico de DST também é um sinal de alerta importante de abuso sexual potencial em lactentes e crianças. Em virtude das graves implicações que o diagnóstico de uma DST pode ter para as crianças, devem ser realizados apenas os testes altamente específicos e que são capazes de isolar os microrganismos. Além disso, o tratamento da criança sob suspeita de DST pode ser postergado até que seja possível confirmar o diagnóstico definitivo. O Capítulo 26 traz informações acerca do vírus da imunodeficiência humana.

Avaliação de enfermagem

Muitos profissionais de saúde deixam de avaliar o comportamento sexual e os riscos de DST, de realizar a triagem para infecção assintomática durante as consultas de rotina, ou de aconselhar os pais quanto às medidas de redução do risco de contrair essas doenças. As enfermeiras devem lembrar que elas desempenham papel fundamental no diagnóstico, na prevenção e no tratamento das DST em adolescentes e crianças. A Tabela 15.9 descreve as manifestações clínicas comuns de algumas DST diagnosticadas em adolescentes.

Intervenções de enfermagem

Enfatize junto aos pais a importância de se concluir o tratamento antibiótico prescrito. A profilaxia das DST entre as crianças e os adolescentes é fundamental e os profissionais de saúde dispõem de oportunidades ímpares de oferecer aconselhamento e instruções nesse contexto. Adapte o estilo, o conteúdo e a mensagem ao nível de desenvolvimento do paciente. Identifique os fatores e os comportamentos de risco e ajude o paciente a adotar medidas profiláticas específicas e individualizadas. Esse diálogo deve ser direto e imparcial.

Estimule os adolescentes a postergarem o máximo possível o início das relações sexuais, mas explique a necessidade de utilizar métodos de barreira (como preservativos masculinos ou femininos) se decidirem ter uma vida sexual ativa. Para adolescentes que já tiveram relações sexuais, recomende a abstinência nessa fase da vida e estimule-os também a reduzir o número de parceiros ao longo de suas vidas, a sempre utilizar métodos de barreira corretamente e a compreender a correlação entre DST e o uso de álcool e drogas (ver Diretrizes de ensino 15.3, Tabela 15.10 e Healthy People 2010).

(O texto continua na p. 418.)

Tabela 15.6 Infecções parasitárias comuns em crianças

Infecção	Agente etiológico	Transmissão	Manifestações clínicas	Diagnóstico/Tratamento	Isolamento/Medidas de controle
Pediculose do couro cabeludo (piolho da cabeça)	*Pediculus humanus capitis* (piolho da cabeça)	Contato direto com os cabelos de indivíduos infestados; menos comumente por contato com objetos de uso pessoal como escovas e chapéus de indivíduos infestados O período de incubação decorrido entre a deposição dos ovos e a eclosão das lêndeas é de 6 a 10 dias; os piolhos adultos aparecem 2 a 3 semanas depois	Prurido extremo é o sintoma mais comum Ovos maduros (lêndeas) ou piolhos podem ser encontrados especialmente por trás das orelhas e na nuca	É possível firmar o diagnóstico por identificação visual de ovos, lêndeas e piolhos a olho nu; piolhos adultos raramente são encontrados Tratamento: lavar os cabelos com um agente pediculicida como permetrina, lindano ou malation A enfermeira deve dar instruções cuidadosas quanto à aplicação adequada de qualquer produto e recomendar enfaticamente a adesão estrita às instruções para aplicação A detecção de piolhos vivos 24 h após o tratamento sugere uso incorreto, infestação muito abundante, reinfestação ou resistência ao agente terapêutico A remoção das lêndeas depois do tratamento não é necessária para evitar disseminação, mas pode ser realizada por motivos estéticos (American Academy of Pediatrics, 2003)	Precauções de contato, além das precauções padronizadas Medidas de controle: Os contatos domiciliares e outros contatos devem ser examinados e, se também estiverem infestados, devem ser tratados. Companheiros de quarto devem ser tratados profilaticamente As crianças não devem ser impedidas de ir à escola nem mandadas de volta para casa A importância das medidas ambientais de controle é controversa A maioria das crianças pode ser tratada eficazmente sem necessidade de tratar suas roupas de uso pessoal e de cama Se for necessário tratar as roupas, a lavagem a seco ou a simples colocação das roupas em um saco plástico por 10 dias é suficiente A desinfecção de toucas, capas de travesseiro e toalhas por lavagem com água quente e secagem ao calor pode ser útil, ainda que os objetos contaminados não desempenhem papel importante na transmissão Lave pentes e escovas com xampu pediculicida ou água quente Temperaturas acima de 53,5°C matam os piolhos (American Academy of Pediatrics, 2003) A pediculose não é um sinal de falta de higiene; todas as camadas socioeconômicas podem ser acometidas

(continua)

Tabela 15.6 Infecções parasitárias comuns em crianças *(continuação)*

Infecção	Agente etiológico	Transmissão	Manifestações clínicas	Diagnóstico/Tratamento	Isolamento/Medidas de controle
Pediculose púbica (piolho púbico)	*Phthirus pubis*	Em geral, a transmissão ocorre por contato sexual; também pode se dar por objetos contaminados, inclusive toalhas	Prurido na região anogenital; outras áreas com pelos, inclusive cílios, supercílios, axilas e barba, também podem ser afetadas	O diagnóstico é firmado por identificação de ovos, lêndeas ou piolhos a olho nu; piolhos adultos raramente são encontrados O mesmo tratamento com pediculicidas usados para tratar pediculose do couro cabeludo A vaselina é utilizada para tratar os cílios e os supercílios	Precauções de contato, além das precauções padronizadas Todos os contatos sexuais devem ser tratados
Escabiose 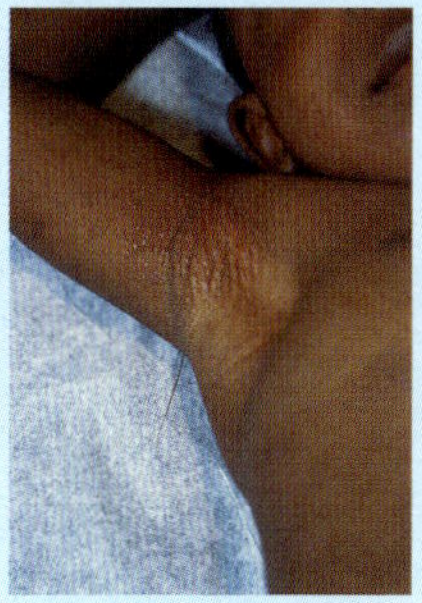	*Sarcoptes scabiei*	O período de incubação decorrido entre a deposição dos ovos e a eclosão das lêndeas é de 6 a 10 dias; os piolhos adultos aparecem depois de 2 a 3 semanas A transmissão geralmente ocorre por contato pessoal íntimo e prolongado Em indivíduos que não foram expostos antes, o período de incubação é de 4 a 6 semanas Os indivíduos que já foram infectados no passado desenvolvem sinais e sintomas dentro de 1 a 4 dias	Prurido intenso (principalmente à noite) com erupção eritematosa papulosa e escoriações. Em geral, as lesões são dispersas, mas costumam concentrar-se nas mãos e nos pés e nas dobras do corpo. As lesões podem ser encontradas na cabeça e no pescoço, que geralmente estão preservados em adultos Em lactentes e crianças pequenas e em pacientes imunossuprimidos, a erupção pode incluir vesículas, pústulas ou nódulos	O diagnóstico pode ser firmado com base na história de prurido (principalmente à noite), erupção clássica e relatos de prurido nos contatos domésticos ou sexuais Piolhos podem ser detectados ao exame microscópico dos raspados cutâneos para se confirmar o diagnóstico Tratamento: um agente escabicida, como a permetrina ou o lindano, deve ser aplicado em todo o corpo abaixo da cabeça. O tratamento de lactentes e crianças pequenas deve incluir a cabeça, o pescoço e o corpo. O creme é aplicado e deixado por um intervalo específico (em geral, 8 a 14 h), dependendo do tipo de escabicida A enfermeira deve dar instruções detalhadas quanto à aplicação correta de qualquer produto e recomendar enfaticamente a adesão estrita às instruções para aplicação O prurido pode não regredir por várias semanas, mesmo depois de tratamento eficaz	Precauções de contato, além das precauções padronizadas Tratamento profilático dos contatos familiares As roupas pessoais e as roupas de cama utilizadas 4 dias antes do tratamento devem ser lavadas em água quente e secadas ao calor (os ácaros não sobrevivem por mais de 3 a 4 dias sem contato com a pele) A desinfecção do ambiente não é necessária (American Academy of Pediatrics, 2003)

Tabela 15.7 Helmintíases comuns em crianças

Infecção	Agente etiológico	Manifestações clínicas	Transmissão	Diagnóstico/Tratamento	Isolamento/Medidas de controle
Ascaridíase	*Ascaris lumbricoides*, comum nas regiões tropicais e temperadas	Podem ser relatados perda do apetite, náuseas e vômitos e dor abdominal Nas infecções significativas, pode haver obstrução intestinal parcial ou total. Quanto maior for o número de parasitos, piores são os sintomas	As fezes humanas são as principais fontes de transmissão de ovos infectados O mecanismo habitual de transmissão é a colocação das mãos na boca. Os ovos são deglutidos a partir das mãos sujas ou de alimentos contaminados. Os ovos chegam ao intestino e, em seguida, as larvas irrompem, penetram na parede intestinal, entram no sistema circulatório e migram para qualquer tecido do corpo	Diagnóstico: quando as fêmeas estão no intestino, os ovos podem ser detectados por exame microscópico das fezes Em alguns casos, os vermes podem ser detectados no vômito ou nas fezes O tratamento consiste em mebendazol, albendazol ou pamoato de pirantel	• As precauções padronizadas são suficientes • Descarte sanitário das fezes • Higiene adequada das mãos
Ancilostomíase	O *Ancylostoma duodenale* (ancilóstomo) é encontrado principalmente na Europa, na África, na China, no Japão, na Índia e nas ilhas do Pacífico, enquanto o *Necator americanus* (ancilóstomo) está presente principalmente nas Américas, no Caribe, na África, na Ásia e no Pacífico	Na maioria dos casos, os pacientes são assintomáticos até que a infecção atinja proporções significativas Pode haver uma erupção papulosa eritematosa no local de entrada (conhecida como coceira da terra) ou sintomas pulmonares à medida que as larvas migram Com as infecções crônicas, uma das principais preocupações é a anemia (hipocrômica e microcítica) secundária à perda de sangue à medida que os parasitos sugam o sangue e as secreções intestinais A infecção pode causar hipoproteinemia, edema, pica e emagrecimento. A infecção pode causar retardos físico e mental em crianças	Os ancilóstomos são encontrados na terra e entram nos hospedeiros pelos poros da pele, pelos folículos pilosos e até mesmo pela pele normal (as mãos e os pés são os locais de acesso mais comuns) As larvas em desenvolvimento migram pelo sistema circulatório até os pulmões e, em seguida, sobem pela árvore brônquica e são deglutidas com as secreções. Depois, as larvas migram para o trato intestinal e fixam-se às paredes do intestino delgado, onde se alimentam e se reproduzem A transmissão pela terra ingerida foi associada apenas ao *Ancylostoma duodenale*	O diagnóstico é firmado por exame microscópico das fezes, que demonstra ovos dos ancilóstomos Tratamento: albendazol, mebendazol e pamoato de pirantel. Para crianças com menos de 2 anos de idade, a Organização Mundial de Saúde recomenda metade da dose de albendazol ou de mebendazol indicada para adultos (American Academy of Pediatrics, 2003). Nos casos graves, pode ser necessário fazer suplementação de ferro e transfusão de sangue	• As precauções padronizadas são suficientes • Saneamento e descarte apropriado das fezes • Tratamento de todos os indivíduos comprovadamente infectados • Triagem dos grupos de alto risco • Recomendar a utilização de calçados e evitar andar descalço

(continua)

Tabela 15.7 Helmintíases comuns em crianças *(continuação)*

Infecção	Agente etiológico	Manifestações clínicas	Transmissão	Diagnóstico/Tratamento	Isolamento/Medidas de controle
Enterobíase (oxiuríase)	*Enterobius vermicularis*	Alguns indivíduos são assintomáticos Pode causar prurido anal, principalmente à noite Outras manifestações clínicas podem ser ranger de dentes à noite, emagrecimento e enurese	Transmissão orofecal direta, indireta ou acidentalmente pelas mãos contaminadas ou pelo uso compartilhado de brinquedos, roupas de cama, roupas de uso pessoal e assentos de vaso sanitário O período de incubação é de 1 a 2 meses, ou mais	O diagnóstico é confirmado quando vermes adultos são encontrados na região perianal; os parasitos são detectados mais facilmente quando a criança está dormindo. Pouquíssimos ovos são eliminados nas fezes e, por esta razão, o exame de fezes não é recomendado Uma fita transparente aplicada na região perianal e depois examinada ao microscópio pode mostrar os ovos. Devem ser coletadas três amostras consecutivas logo que a criança acordar de manhã Tratamento: os medicamentos preferidos são mebendazol, pamoato de pirantel e albendazol, geralmente em doses únicas repetidas dentro de 2 semanas Em crianças com menos de 2 anos, existe pouca experiência com esses medicamentos; por esse motivo, os riscos e os benefícios devem ser comparados antes de sua administração Todos os familiares devem ser tratados, porque a transmissão ocorre facilmente de um indivíduo para outro	As precauções padronizadas são suficientes A reinfecção ocorre facilmente Os indivíduos infectados devem tomar banho de manhã, porque isto remove grande parte dos ovos. Trocar frequentemente as roupas íntimas e as roupas de cama. Medidas de higiene pessoal como a conservação das unhas curtas ajudam a evitar escarificação da região perianal e o hábito de roer unhas A higiene adequada das mãos é a medida profilática mais eficaz, principalmente depois de ir ao banheiro e antes de comer

Tabela 15.8 Efeitos das doenças sexualmente transmissíveis (DST) no feto ou no recém-nascido

DST	Efeitos no feto ou no recém-nascido
Chlamydia	O recém-nascido pode ser infectado durante o parto Infecções oculares (conjuntivite neonatal), pneumonia, baixo peso ao nascer, parto prematuro, morte fetal intrauterina
Gonorreia	O recém-nascido pode ser infectado durante o parto Rinite, vaginite, uretrite, inflamação das áreas utilizadas para monitoração fetal A oftalmopatia neonatal pode causar cegueira e sepse (inclusive artrite e meningite)
Herpes tipo II (genital)	A contaminação pode ocorrer durante o parto Retardamento mental, prematuridade, baixo peso ao nascer, morte
Sífilis	Pode ser transmitida durante a vida intrauterina Pode levar o feto ou o lactente à morte Os sinais e os sintomas da sífilis congênita incluem úlceras cutâneas, erupções, febre, choro débil ou rouco, inflamação do fígado e do baço, icterícia e anemia, várias deformidades
Tricomoníase	Febre, irritabilidade, prematuridade, baixo peso ao nascer
Condilomas venéreos	Podem ser evidenciados por verrugas na garganta (papilomatose laríngea); não são comuns, mas podem ser fatais

Tabela 15.9 Doenças sexualmente transmissíveis comuns em adolescentes

Doença	Agente etiológico	Mecanismo de transmissão	Exames diagnósticos	Sintomas da mulher	Sintomas do homem	Tratamento
Chlamydia DST curável Encontrada comumente em adolescentes e adultos jovens sexualmente ativos Os adolescentes sexualmente ativos devem fazer triagem no mínimo uma vez por ano	*Chlamydia trachomatis* (bactéria)	Sexo vaginal, anal e oral; transmissão durante o parto	Cultura de secreção retirada por *swab* uretral em homens ou endocervical em mulheres e das secreções conjuntivais em recém-nascidos	Pode ser assintomática Disúria Secreção vaginal (mucosa ou purulenta) Endocervicite Pode causar doença inflamatória pélvica, gravidez ectópica ou infertilidade Pode causar inflamação do reto e da conjuntiva Pode infectar a faringe em consequência de contato sexual com um parceiro infectado	Pode ser assintomática Disúria Secreção peniana (mucosa ou purulenta) Formigamento na uretra Pode causar epididimite e infertilidade Pode causar inflamação do reto e da conjuntiva Pode infectar a faringe em consequência de contato sexual com um parceiro infectado	Azitromicina Doxiciclina Eritromicina Ofloxacino Os parceiros sexuais também devem ser avaliados, testados e tratados

Gonorreia DST curável Os pacientes comumente estão coinfectados por *Chlamydia trachomatis*	*Neisseria gonorrhoeae* (bactéria)	Sexo vaginal, anal ou oral; transmissão durante o parto	Coloração direta das amostras para bactérias; detecção de genes ou DNA bacteriano na urina; e cultura das bactérias em meios próprios; pode ser utilizado mais de um exame diagnóstico	Pode ser assintomática ou não causar sintomas detectáveis, até que ocorram complicações graves, como doença inflamatória pélvica Disúria Aumento da frequência urinária Secreção vaginal (amarelada e fétida) Dispareunia Endocervicite Artrite Pode causar doença inflamatória pélvica, gravidez ectópica, infertilidade Os sintomas de infecção retal incluem secreção, prurido anal e ocasionalmente evacuações dolorosas com sangue vivo	A maioria dos casos é sintomática, mas pode ser assintomática Disúria Secreção peniana (purulenta) Artrite Pode causar epididimite e infertilidade Os sintomas de infecção retal incluem secreção, prurido anal e ocasionalmente evacuações dolorosas com sangue vivo	Em geral, uma única dose dos seguintes medicamentos: Cefiximina Ciprofloxacino Ceftriaxona Ofloxacino Levofloxacino **Em pacientes com < 18 anos ou gestantes, não usar ceftriaxona nem ciprofloxacino!** Azitromicina Doxiciclina Em geral, o paciente é tratado para coinfecção por *Chlamydia* c, por esse motivo, utiliza-se uma combinação (como ceftriaxona e doxiciclina) Os parceiros sexuais também devem ser avaliados, testados e tratados

(continua)

Tabela 15.9 Doenças sexualmente transmissíveis comuns em adolescentes *(continuação)*

Doença	Agente etiológico	Mecanismo de transmissão	Exames diagnósticos	Sintomas da mulher	Sintomas do homem	Tratamento
Herpes tipo II (genital)	Doença viral recidivante por toda a vida A maioria dos casos não é diagnosticada Não existe cura	Herpesvírus simples tipo II (VHS-II)	Contato sexual (vaginal, oral ou anal) com um indivíduo que esteja disseminando o vírus, seja durante um episódio sintomático ou assintomático Pode ser transmitido por contato direto ou por contato pele a pele	Inspeção visual, sintomas ou cultura Os testes virológicos ou sorológicos específicos para o tipo viral podem confirmar a presença do herpes tipo II; não confirma herpes genital, embora a maioria dos médicos suponha que um teste positivo para esse vírus indique herpes genital	Lesões genitais bolhosas Disúria Febre, cefaleia, dores musculares	Aciclovir Outros agentes antivirais Não cura, apenas controla os sintomas Os parceiros sexuais são beneficiados por avaliação e aconselhamento. Se estiverem sintomáticos, devem ser tratados Se estiverem assintomáticos, deve-se realizar o teste e dar instruções
Sífilis	*Treponema pallidum* (espiroqueta)	Contato sexual com um indivíduo infectado	Exames de sangue VDRL (Venereal Disease Research Laboratory), teste da reagina plasmática rápida (RPR) e testes treponêmicos (p. ex., anticorpo treponêmico fluorescente adsorvido [FTA-ABS]) podem firmar um diagnóstico presuntivo O exame em campo escuro e os testes com anticorpo fluorescente direto com exsudato da lesão ou dos tecidos confirmam o diagnóstico de sífilis em estágio inicial	A evolução da doença é dividida em quatro estágios **Infecção primária:** • Cancro no local de entrada da bactéria (em geral, vulva ou vagina, mas pode ocorrer em outras partes do corpo) **Infecção secundária:** • Erupção maculopapulosa (mãos e pés) • Inflamação da garganta • Linfadenopatia • Sintomas gripais **Infecção latente:** • Assintomática • Não é mais contagiosa	A evolução da doença pode ser dividida em quatro estágios: **Infecção primária:** • Cancro no local de entrada da bactéria (geralmente no pênis, mas pode ocorrer em outras áreas do corpo) **Infecção secundária, sífilis latente e sífilis terciária:** Semelhantes aos sintomas das mulheres	Penicilina G injetável (se houver alergia à penicilina, doxiciclina ou eritromicina) Os parceiros sexuais devem ser avaliados e testados

				• Mesmo que não sejam tratados, alguns pacientes podem não apresentar outros sinais e sintomas Alguns indivíduos evoluem para sífilis terciária ou tardia **Infecção terciária:** • Tumores da pele, dos ossos e do fígado • Sintomas atribuídos ao sistema nervoso central • Sintomas cardiovasculares • Geralmente não é reversível nesse estágio		
Tricomoníase	*Trichomonas vaginalis* (protozoário)	Sexo vaginal com um parceiro infectado Pode ser adquirida por contato genital direto com objetos molhados ou levemente úmidos como toalhas, roupas molhadas ou assento sanitário	Exame microscópico ou cultura das secreções vaginais	Muitas mulheres têm sintomas, mas algumas podem ser assintomáticas Disúria Aumento da frequência urinária Secreção vaginal (amarelada, esverdeada ou cinzenta com odor fétido) Dispareunia Irritação ou prurido da região genital	A maioria dos homens infectados é assintomática Disúria Secreção peniana (aquosa e esbranquiçada)	Metronidazol Os parceiros sexuais também devem ser avaliados, testados e tratados

(continua)

Tabela 15.9 Doenças sexualmente transmissíveis comuns em adolescentes *(continuação)*

Doença	Agente etiológico	Mecanismo de transmissão	Exames diagnósticos	Sintomas da mulher	Sintomas do homem	Tratamento
Condilomas venéreos (condilomas acuminados) Uma das DST mais comuns nos EUA Pode causar câncer da cérvice, vulva, vagina, ânus ou pênis Não existe cura; as verrugas podem ser removidas, mas o vírus permanece	Papilomavírus humanos (HPV)	Sexo vaginal, anal ou oral com um parceiro infectado	Inspeção visual Esfregaço de Pap anormal pode indicar infecção cervical por HPV	Lesões verrucosas macias, úmidas ou cor de carne, que aparecem na vulva e na cérvice, ou dentro e ao redor da vagina e do ânus Em alguns casos, aparecem em grupos que se assemelham aos cachos da couve-flor e são elevadas ou planas, pequenas ou grandes	Lesões verrucosas macias, úmidas ou cor de carne, que aparecem no escroto ou no pênis. Em alguns casos, as lesões aparecem em grupos que se assemelham aos cachos da couve-flor e são elevadas ou planas, grandes ou pequenas	Podem desaparecer sem tratamento O tratamento objetiva remover as lesões em vez de tratar diretamente o HPV Não existe tratamento ideal, mas várias modalidades terapêuticas, dependendo do tamanho e da localização das lesões A maioria dos métodos de tratamento consiste em destruição química das lesões: imiquimode em creme; solução antimitótica de podofilina a 20%; solução de podofilina a 0,5%; 5-fluoruracila em creme a 5%; ácido tricloroacético (TCA) As verrugas pequenas podem ser removidas por: • Congelamento (criocirurgia) • Cauterização (eletrocautério) • *Laser* As verrugas grandes que não desapareceram depois desse tratamento podem ser removidas cirurgicamente

Diretrizes de ensino 15.3

Uso adequado de preservativo

- Utilize preservativos de látex.
- Utilize um preservativo novo para cada relação sexual. Nunca reutilize o preservativo.
- Manuseie os preservativos com cuidado para evitar que sejam danificados por objetos pontiagudos, inclusive unhas dos dedos das mãos e dentes.
- Assegure que o preservativo seja conservado em local frio e seco, longe da exposição direta ao sol. Não guarde os preservativos na carteira nem no automóvel, nem em qualquer local onde possam ficar expostos a extremos de temperatura.
- Não utilize o preservativo se ele parecer rachado, grudado ou manchado. Esses sinais indicam que ele está vencido.
- Coloque o preservativo antes de qualquer contato genital.
- Coloque o preservativo quando o pênis estiver ereto. Certifique-se de que ele esteja colocado de modo que possa ser desenrolado facilmente.
- Segure a ponta do preservativo à medida que o desenrola. Assegure que haja algum espaço na ponta para recolher o sêmen, mas não deixe que fique ar nesse espaço.
- Assegure lubrificação adequada durante a relação sexual. Se forem utilizados lubrificantes externos, use apenas lubrificantes hidrossolúveis, para preservativos de látex. Os lubrificantes à base de óleo ou vaselina, inclusive loções para o corpo, óleo de massagem ou óleo de cozinha, podem enfraquecer os preservativos de látex.
- Retire o preservativo enquanto o pênis ainda estiver ereto e aperte firmemente o preservativo contra a base do pênis.

Adaptado do American Academy of Pediatrics Committee on Infectious Diseases (2003). *Red Book: 2003 Report of the Committee on Infectious Diseases* (26ª ed.). Elk Grove Village, IL: American Academy of Pediatrics; e Canadian STD Guidelines (ed. 1998, p. 35-36).

Tabela 15.10 Obstáculos ao uso de preservativos e meios de superá-los

Obstáculo percebido	Intervenção recomendada
O preservativo diminui o prazer (a sensibilidade) sexual Observação: geralmente referido por quem nunca utilizou preservativo	• Estimular o paciente a experimentar • Pingar uma gota de lubrificante hidrossolúvel ou saliva dentro da ponta do preservativo, ou na glande do pênis, antes de colocar o preservativo • Experimentar um preservativo de látex mais fino, uma marca diferente ou mais lubrificação
O preservativo reduz a espontaneidade da atividade sexual	• Incorporar a colocação do preservativo à estimulação sexual preliminar • Lembrar ao paciente que a tranquilidade mental pode aumentar o prazer dele próprio e do seu parceiro
Usar preservativo é embaraçoso, infantil ou efeminado	• Lembrar ao paciente que é uma "atitude masculina" proteger a si próprio e aos outros
O preservativo não se adapta bem (muito pequeno ou grande, escorrega, é desconfortável)	• Existem preservativos menores e maiores
O preservativo exige remoção imediata depois da ejaculação	• Reforçar a natureza protetora da remoção imediata e sugerir a substituição por outras atividades sexuais depois do coito
O medo de rasgar pode restringir a atividade sexual vigorosa	• Nas relações sexuais demoradas, o lubrificante se desgasta e o preservativo começa a esfregar. Dizer ao paciente para ter à mão mais lubrificante hidrossolúvel para reaplicar • Foi recomendado o uso de preservativo durante o sexo oral; os preservativos não lubrificados podem ser mais apropriados para essa finalidade, em virtude do sabor do lubrificante
Atividade sexual sem penetração	• Outras barreiras, como contenções dentárias ou um preservativo não lubrificado, podem ser cortadas ao meio para formar uma barreira; esses dispositivos foram recomendados para utilização durante algumas formas de atividade sexual sem penetração (p. ex., cunilíngua e sexo anolingual)
Alergia ao látex	• Existem preservativos masculinos e femininos de poliuretano • Um preservativo de pele natural pode ser utilizado junto com o preservativo de látex para proteger o homem ou a mulher do contato com o látex

Reproduzido das Canadian STD Guidelines (ed. de 1998, p. 37).

Healthy People 2010

Objetivo	Importância
Reduzir a porcentagem de adolescentes e adultos jovens infectados por *Chlamydia trachomatis* Reduzir a incidência de gonorreia Eliminar a transmissão familiar da sífilis primária e secundária (Relativa ao desenvolvimento) Reduzir a porcentagem de indivíduos infectados pelo papilomavírus humano (HPV) Aumentar a porcentagem de adolescentes que se abstêm de relações sexuais ou que utilizam preservativo quando são sexualmente ativos. (Relativa ao desenvolvimento) Aumentar a porcentagem de todos os pacientes das clínicas de doenças sexualmente transmissíveis tratados para DST bacterianas (clamídia, gonorreia e sífilis) e cujos parceiros sexuais são encaminhados para os serviços de referência.	• Prestar cuidados confidenciais a todos os adolescentes • Avaliar os comportamentos sexuais e o risco de DST durante as consultas de rotina. Aproveitar todas as oportunidades para orientar quanto aos riscos de contrair DST e à redução dos riscos • Ser direto e imparcial e adaptar sua abordagem ao seu paciente • Estimular os adolescentes a postergar a iniciação sexual pelo maior tempo possível. No caso de adolescentes que já tiveram relações sexuais, estimular a abstinência a partir de então • Estimular a vacinação contra HPV para todas as mulheres da faixa etária elegível • Estimular os adolescentes a reduzir o número de parceiros sexuais ao longo da vida • Instruir quanto à importância do uso correto e invariável do preservativo • Certificar-se de que informações atualizadas e detalhadas sobre DST sejam incluídas nas intervenções realizadas na escola • Ajudar e estimular os pais a transmitirem informações sobre DST aos filhos • Assegurar a avaliação e o tratamento dos parceiros sexuais com DST.

Referências

Livros e revistas

Ackley, B. J., & Ladwig, G. B. (2006). *Nursing diagnosis handbook: A guide to planning care* (7th ed.). St. Louis: Mosby.

American Academy of Pediatrics (2001). Policy statement: Acetaminophen toxicity in children. *Pediatrics (108),* 1020–1024.

American Academy of Pediatrics (2003). Tetanus. Retrieved 6/28/04 from http://search.aap.org/aap/CISPframe.html?url=http://www.cispimmunize.org/fam/dtp/tetetill.html.

American Academy of Pediatrics, Committee on Infectious Diseases (2006). *Red book: 2006 report of the committee on infectious diseases* (27th ed.). Elk Grove Village, IL: American Academy of Pediatrics.

Amitai, A., Sinert, R., & Medlin, R. (2006) Tick-borne diseases, Rocky Mountain spotted fever. *Emedicine.* Retrieved 7/22/06 from http://www.emedicine.com/emerg/topic510.htm.

Apolito, K. C. (2006). State of the science: Procedural pain management in the neonate. *Journal of Perinatal and Neonatal Nursing, 20*(1), 56–61.

Barclay, L., & Nghiem, H. T. (2005). CDC revises pertussis guidelines. *Medscape Medical News.* Retrieved 7/22/06 from http://www.medscape.com/viewarticle/519699?src=mp.

Bedford, H. (2003). Measles: The disease and its prevention. *Nursing Standard, 17*(24), 46–52.

Behrman, R. E., Kliegman, R. M., & Jenson, H. B. (2004). *Nelson's textbook of pediatrics* (17th ed.). Philadelphia: Saunders.

Boyer, K. M., & Severin, P. N. (2006). Sepsis and septic shock. In J. A. McMillan (Ed.), *Oski's pediatrics: Principles and practice* (pp. 918–923). Philadelphia: Lippincott Williams & Wilkins.

Bratton, R. L., & Corey, G. R. (2005). Tick-borne diseases. *American Family Physician, 71*(12), 2323–2330.

Broome, M. E., Dokken, D. L. Broome, C. D., Woodring, B., & Stegelman, M. F. (2003). A study of parent/grandparent education for managing a febrile illness using the CALM approach. *Journal of Pediatric Health Care, 17,* 176–183.

Caplan, C. E. (1999). Mumps in the era of vaccines. *Canadian Medical Association Journal, 160,* 865–866.

Carceles, M. D., Alonso, J. M., Garcia-Munoz, M., Najera, M. D., Castano, I., & Vila, N. (2002). Amethocaine-Lidocaine cream, a formulation for preventing venipuncture-induced pain in children. *Regional Anesthesia and Pain Medicine, 27*(3), 289–295.

Carson, S. M. (2003). Alternating acetaminophen and ibuprofen in the febrile child: Examination of the evidence regarding efficacy and safety. *Pediatric Nursing, 29*(5), 379–382.

Centers for Disease Control and Prevention (2005). Nationally notifiable infectious diseases. Accessed 7/22/06 from www.cdc.gov/epo/dphsi/phs/infdis/htm.

Centers for Disease Control and Prevention (2006). *Health advisory: Multistate mumps outbreak.* Accessed 4/25/06 from www.phppo.cdc.gov/HAN/ArchiveSys/ViewMsgV.asp?AlertNum=00243.

Crawford, M. B. (2006). Pediatrics, bacteremia and sepsis. *eMedicine.* Retrieved 7/22/06 from http://www.emedicine.com/EMERG/topic364.htm#section~author_information.

Crocetti, M. T., & Serwint, J. R. (2005). Fever: Separating fact from fiction. *Contemporary Pediatrics.* Retrieved 7/22/06 from www.contemporarypediatrics.com/contpeds/content/contentDetail.jsp?id=143315.

Dawson, G. (2005). Chickenpox-related illnesses and deaths are down secondary to varicella vaccination program. *Journal of the National Medical Association, 4,* 453–454.

Eichenfield, L. F., Funk, A., Fallon-Friedlander, S., & Cunningham, B. B. (2002). A clinical study to evaluate the efficacy of ELA-Max (4% liposomal lidocaine) as compared with eutectic mixture of local anesthetics cream for pain reduction of venipuncture in children. *Pediatrics, 109*(6), 1093–1099.

Evans, J. C., McCartney, E. M., Lawhon, G., & Galloway, J. (2005). Longitudinal comparison of preterm pain response to repeated heelsticks. *Pediatric Nursing, 31*(3), 216–221.

Fetzer, S. J. (2002). Reducing venipuncture and intravenous insertion pain with eutectic mixture of local anesthetics: a meta-analysis. *Nursing Research, 51,* 119–124.

Fischbach, F. T. (2004). *A manual of laboratory and diagnostic tests* (7th ed.). Philadelphia: Lippincott Williams & Wilkins.

Flinders, D. C., & De Schweinitz, P. (2004). Pediculosis and scabies. *American Family Physician, 69*(2), 341–348.

Garner, J. S., & the Hospital Infection Control Practices Advisory Committee (1996). Guideline for isolation precautions in hospitals. Retrieved 7/22/06 from http://www.cdc.gov/ncidod/hip/ISOLAT/ISOLAT.HTM.

Garner, J. S., & the Hospital Infection Control Practices Advisory Committee (2005). *Guideline for isolation precautions in hospitals.* Retrieved 7/22/06 from http://www.cdc.gov/ncidod/dhqp/gl_isolation_ptII.html.

Gatti, J. C. (2003). Is oral sucrose an effective analgesic in neonates? *American Family Physician, 67*(8), 1713–1714.

Goldrick, B. A. (2005). Emerging infections: Pertussis on the rise. *American Journal of Nursing, 105*(1), 69–71.

Gradin, M., Eriksson, M., Holmqvist, G., Holstein, A., & Schollin, J. (2002). Pain reduction at venipuncture in newborns: Glucose compared with local anesthetic cream. *Pediatrics, 110*(6), 1053–1057.

Health Canada. (1998). *Canadian STD guidelines.* Retrieved 7/22/06 from www.phac-aspc.gc.ca/publicat/std-mts98/pdf/std98_e.pdf.

Horwitz, N. (2002). Does oral sucrose reduce the pain of neonatal procedures? *Archives of Disease in Childhood, 87*(1), 80–81.

Hotez, P. J., Brooker, S., Bethony, J. M., Bottazzi, M. E., Loukas, A., & Xiao, S. (2004). Current concepts: Hookworm infection. *New England Journal of Medicine, 351*(8), 799–807.

Jain, A., Rutter, N., & Ratnayaka, M. (2001). Topical amethocaine gel for pain relief of heel prick blood sampling: A randomized double-blind controlled trial. *Archives of Disease in Childhood, Fetal and Neonatal Edition, 84,* 56–59.

Kenner, C., & Lott, J. W. (2004). *Neonatal nursing handbook.* St. Louis: Saunders.

Knies, R. C. (2004). Research applied to clinical practice: Sepsis in children. *Emergency Nursing World.* Retrieved 7/22/06 from http://enw.org/Research-SepticKid.htm.

Kucik, C. J., Martin, G. C., & Sortor, B. V. (2004). Common intestinal parasites. *American Family Physician, 69*(5), 1161–1168.

Levin, M. J., & Weinberg, A. (2005). Infections: Viral and rickettsial. In W. W. Hay, M. J. Levin, J. M. Sondheimer, & R. R. Deterding (Eds.), *Current pediatric diagnosis and treatment* (17th ed.) New York: McGraw-Hill.

Lahoti, S., McClain, N., Girardet, R., McNeese, M., & Cheung, K. (2000). Treatment of sexually transmitted diseases part 1: Chlamydia, gonorrhea, and bacterial vaginosis. *Journal of Pediatric Health Care, 14,* 34–36.

McMillan, J. A., & Feigin, R. (2006). Diphtheria. In J. A. McMillan (Ed.), *Oski's pediatrics: Principles and practice* (4th ed., pp. 1059–1062). Philadelphia: Lippincott Williams & Wilkins.

Morash, D., & Fowler, K. (2004). An evidence-based approach to changing practice: Using sucrose for infant analgesia. *Journal of Pediatric Nursing, 19*(5), 366–370.

Moureau, N., & Zonderman, A. (2000). Does it always have to hurt? Premedications for adults and children for use with intravenous therapy. *Journal of IV Nursing, 23*(4), 213–219.

Murray, S. S., & McKinnery, E. S. (2006). *Foundations of maternal-newborn nursing* (4th ed.). St. Louis: Saunders.

National Center for Infectious Diseases. (2003). *About the center.* Retrieved May 19, 2007 from http://www.cdc.gov/ncidod/about.htm.

National Institute of Allergy and Infectious Disease (2004). Human papillomavirus and genital warts. Retrieved 7/22/06 from http://www.niaid.nih.gov/factsheets/stdhpv.htm.

National Institute of Allergy and Infectious Disease (2004). Chlamydia. Retrieved 7/22/06 from http://www.niaid.nih.gov/factsheets/stdclam.htm.

National Institute of Allergy and Infectious Disease (2004). Gonorrhea. Retrieved 7/22/06 from http://www.niaid.nih.gov/factsheets/stdgon.htm.

National Institute of Allergy and Infectious Disease (2005). Syphilis. Retrieved 7/22/06 from http://www.niaid.nih.gov/factsheets/stdsyph.htm.

Niederhauser, V. P. (2006). Pediatric primary care. In S. M. Nettina (Ed.), *Lippincott manual of nursing practice* (8th ed., pp. 1350–1381). Philadelphia: Lippincott Williams & Wilkins.

O'Brien, L., Taddio, A., Ipp, M., Goldbach, M., & Koren, G. (2004). Topical 4% amethocaine gel reduces the pain of subcutaneous measles-mumps-rubella vaccination. *Pediatrics, 114,* e720–724. Retrieved 6/6/06 from www.pediatrics.org/cgi/doi/10.1542/peds.2004-0722.

Ogle, J. W., & Anderson, M. S. (2005). Infections: Bacterial and spirochetal. In W. W. Hay, M. J. Levin, J. M. Sondheimer, & R. R. Deterding (Eds.), *Current pediatric diagnosis and treatment* (17th ed., pp. 1241–1250). New York: McGraw-Hill.

Pagana, K. D., & Pagana, T. J. (2006). *Mosby's manual of diagnostic and laboratory tests* (3rd ed.). St. Louis: Mosby.

Prinzhorn, J., & Churchwell, C. (2004). Fever management in children who are febrile is questionable. *Pediatric Nursing, 30*(4), 322.

Shah, K., & Wolfe, W. (2003). Sepsis. In J. Schaider, S. R. Hayden, S. Wolfe, R. M. Barkin, & P. Rosen (Eds.), *Rosen & Barkin's 5-minute emergency medicine consult.* Philadelphia: Lippincott Williams & Wilkins.

Stephenson, J. (2004). Polio eradication plan. *JAMA, 291*(7), 813. Retrieved 6/18/04 from Proquest database.

Taddio, A., Soin, H. K., Schuh, S., Koren, G., & Scolnik, D. (2005). Liposomal lidocaine to improve procedural success rates and reduce procedural pain among children: A randomized controlled trial. *Canadian Medical Association Journal, 172*(13), 1691–1695.

Takano-Lee, M., Edman, J. D., Mullens, B. A., & Clark, J. M. (2004). Home remedies to control head lice: Assessment of home remedies to control the human head louse, *Pediculus humanus capitis* (Anoplura: Pediculidae). *Journal of Pediatric Nursing, 19*(6), 393–398.

Vertanen, H., Fellman, V., Brommels, M., & Viinikka, L. (2001). An automatic incision device for obtaining blood samples from the heels of the preterm infant causes less damage than a conventional manual lancet. *Archives of Disease in Childhood, Fetal and Neonatal Edition, 84,* 53–55.

Wakim, N., & Henderson, S. (2003). Tetanus. *Topics in Emergency Medicine, 25*(3), 256–262. Retrieved 7/22/06 from Proquest database.

Weir, E. (2005). Parvovirus B19 infection: Fifth disease and more. *Canadian Medical Association Journal, 172*(6), 743.

Weise, K. L., & Nahata, M. C. (2005). EMLA for painful procedures in infants. *Journal of Pediatric Health Care, 19*(1), 42–47.

Workowski, K. A., & William, C. L. (2002). Sexually transmitted diseases treatment guidelines. *MMWR Recommendations Report, 51*(RR06), 1–80. Retrieved 7/22/06 from http://www.cdc.gov/mmwr/preview/mmwrhtml/rr5106a1.htm.

Websites

www.ashastd.org American Social Health Organization

www.cdc.gov/ncidod/about.htm National Center for Infectious Diseases, Centers for Disease Control and Prevention

www.cdc.gov/std Centers for Disease Control and Prevention—Sexually Transmitted Diseases

www.headlice.org National Pediculosis Association

www.lyme.org Lyme Disease Foundation

www.measlesinitiative.org/index3.asp Measles Initiative

www.nfid.org National Foundation for Infectious Diseases

www.teensource.org/RunScript.asp?source=google_grants&Poll_ID=4&p=ASP\Pg0.asp Teen Source (STI information for teens)

Exercícios sobre o *capítulo*

Questões de múltipla escolha

1. Em comparação com os adultos, por que os lactentes e as crianças correm risco mais alto de infecção e doenças transmissíveis?
   a. Os lactentes foram pouco expostos a doenças e começaram a perder a imunidade passiva adquirida pelos anticorpos maternos.
   b. Os lactentes desenvolvem reação inflamatória mais intensa.
   c. A imunidade celular não está ativa ao nascimento.
   d. Os lactentes são mais suscetíveis de infecções até que recebam as primeiras doses das vacinas.
2. Uma mãe liga para a clínica porque sua filha de 2 anos apresenta temperatura retal de 37,8°C. Ela quer saber até quanto a febre deve chegar para que ela administre os medicamentos para reduzi-la. Qual é a melhor resposta da enfermeira?
   a. "Todas as febres devem ser tratadas, para evitar convulsões."
   b. "Os antipiréticos devem ser utilizados quando há qualquer elevação da temperatura. Esses medicamentos podem alterar a evolução das infecções."
   c. "Administre ácido acetilsalicílico quando a febre estiver acima de 38°C."
   d. "Em crianças normais que não se sentem desconfortáveis, febre abaixo de 39°C não precisa ser tratada com medicamentos."
3. Um recém-nascido precisa ser avaliado pelo médico se apresentar os sinais e os sintomas referidos a seguir?
   a. Irritação maior que a habitual.
   b. Recusa da chupeta.
   c. Temperatura retal acima de 38°C.
   d. Manchas no corpo detectadas durante o banho.
4. Como enfermeira de um centro de saúde, você foi chamada para fornecer informações às creches da localidade sobre controle da disseminação de doenças infecciosas. Qual é a melhor informação que você pode dar?
   a. Etiologia das doenças infecciosas comuns.
   b. Técnicas adequadas de lavagem das mãos.
   c. Fisiologia do sistema imunológico.
   d. Porque as crianças estão sob risco mais alto de infecção do que os adultos.

Exercícios de raciocínio crítico

1. Uma criança de 12 anos refere queixas de forte dor de garganta e febre. Durante a avaliação, você detecta uma erupção eritematosa na face, que parece uma lixa ao toque. Você solicita cultura da orofaringe, cujo resultado é positivo para estreptococos do grupo A. Que instruções você pode dar aos pais quanto aos cuidados domiciliares da criança?
2. Um lactente de 1 mês é internado para descartar a possibilidade de sepse. Quais seriam suas prioridades em termos de intervenção de enfermagem?
3. Uma criança com 4 anos apresenta febre e erupção. Durante a obtenção da história de saúde, quais são os três itens que a enfermeira deve investigar?
   a. História vacinal
   b. Qualquer exposição a doenças infecciosas ou transmissíveis
   c. Se a criança toma vitamina diariamente
   d. Descrição detalhada e história da erupção
   e. História vacinal materna

Atividades de estudo

1. A criança de 4 anos descrita na Questão 3 recebeu diagnóstico de portadora do vírus varicela-zoster. Elabore um plano de enfermagem para uma criança que tenha varicela.
2. Você foi solicitada a fazer uma apresentação sobre DST a um grupo de adolescentes, inclusive transmissão, sintomas, tratamento e profilaxia. Quais informações você incluiria?
3. Uma criança é trazida ao consultório da enfermeira escolar com prurido intenso. Durante a avaliação, a enfermeira descobre uma erupção papulosa eritematosa com escoriações nas mãos e nos pés da criança. Conforme você suspeitava, o diagnóstico de escabiose foi confirmado. Quais são as instruções necessárias aos pais, à família e aos colegas de classe dessa criança?

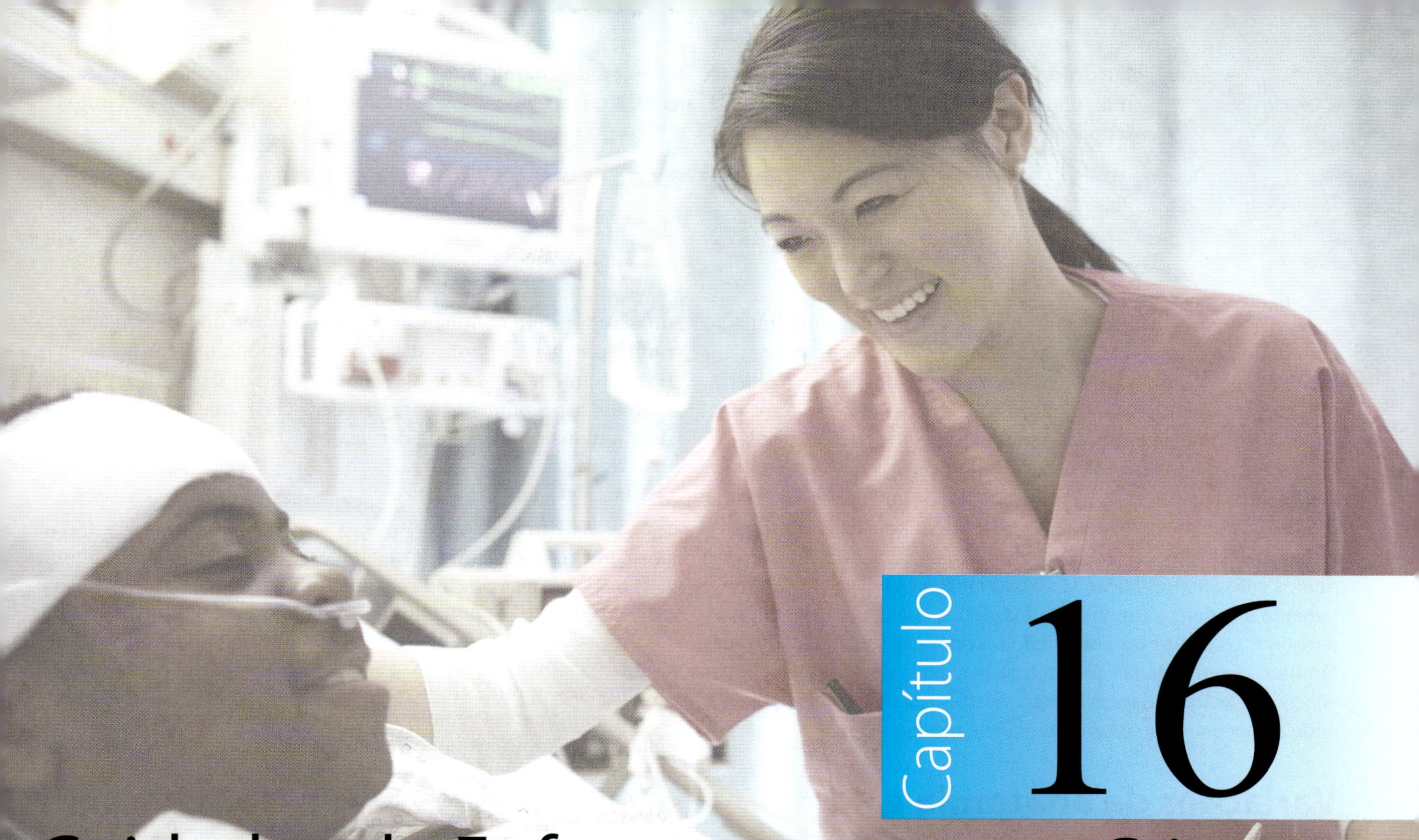

Capítulo 16

Cuidados de Enfermagem para a Criança com Distúrbio Neurológico

Palavras-chave

Automatismo
Circunferência craniana
Clônica
Estado de mal epiléptico
Líquido cefalorraquidiano (LCR)
Mielinização
Mioclonia
Opistótono
Pós-ictal
Postura de decorticação
Postura de descerebração
Pressão intracraniana (PIC)
Punção lombar (PL)
Sistema nervoso central (SNC)
Teratógeno
Tônica
Tubo neural

Objetivos da aprendizagem

Concluída a leitura deste capítulo, o leitor deverá ser capaz de:

1. Comparar em que a anatomia e a fisiologia do sistema neurológico das crianças diferem daquelas do adulto.
2. Definir os diversos fatores associados às doenças neurológicas em lactentes e crianças.
3. Descrever os exames complementares úteis para o diagnóstico de distúrbios neurológicos.
4. Entender os medicamentos e outras medidas terapêuticas comumente utilizadas como tratamento e controle paliativo dos distúrbios neurológicos.
5. Reconhecer os fatores de risco associados aos vários distúrbios neurológicos.
6. Diferençar os diversos distúrbios neurológicos com base em seus sinais e sintomas associados.
7. Descrever as intervenções de enfermagem comumente realizadas em pacientes com doenças neurológicas.
8. Elaborar um plano de cuidados de enfermagem individualizado para a criança que apresenta um distúrbio neurológico.
9. Elaborar planos de ensino para o paciente e a família da criança que apresenta um distúrbio neurológico.
10. Descrever o impacto psicossocial dos distúrbios neurológicos crônicos nas crianças.

REFLEXÃO *Contanto que mantenham sua integridade interior, as enfermeiras conseguirão enfrentar os desafios que se impõem à vida dos seus pacientes.*

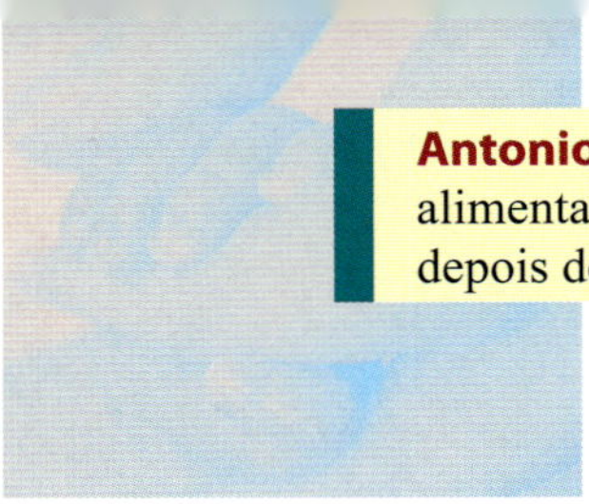

Antonio Chapman, um bebê de 3 meses, apresentou irritabilidade exagerada, dificuldade de sucção e de alimentação e febre nas últimas 24 h. No momento, a criança encontra-se letárgica com choro débil e vômitos depois de alimentar-se.

Em geral, os distúrbios neurológicos da infância têm impacto devastador e duradouro. Os distúrbios neurológicos podem ser divididos em vários grupos gerais, inclusive doenças estruturais, transtornos convulsivos, infecções, traumatismo do sistema nervoso, distúrbios da circulação sanguínea e doenças crônicas.

As enfermeiras devem estar familiarizadas com os distúrbios neurológicos que afetam as crianças, a fim de que possam assegurar profilaxia, tratamento imediato, orientação e apoio à família. Os distúrbios neurológicos exigem intervenções de curta duração, mas em muitos casos têm implicações duradouras na saúde e no desenvolvimento da criança. Em virtude dos efeitos potencialmente devastadores que os distúrbios neurológicos podem ter nas crianças e suas famílias, as enfermeiras devem ter capacidade de avaliação e intervenção nesta área e devem mostrar-se dispostas a oferecer apoio durante toda a evolução da enfermidade e mesmo depois.

Variações da anatomia e da fisiologia em Pediatria

Os distúrbios neurológicos podem ser causados por problemas congênitos e também por infecções ou traumatismo. Alguns distúrbios neurológicos ocorrem mais comumente em crianças do que em adultos e afetam seu crescimento e seu desenvolvimento. Em comparação com os adultos, os pacientes pediátricos têm risco mais alto de desenvolver diversos problemas neurológicos em consequência de suas diferenças anatômicas e fisiológicas.

Desenvolvimento do cérebro e da medula espinal

O desenvolvimento do cérebro e da medula espinal ocorre nas fases iniciais da gestação – nas primeiras 3 a 4 semanas – a partir do **tubo neural**. Durante esse período, infecções, traumatismo, **teratógenos** e desnutrição podem provocar malformações do desenvolvimento do cérebro e da medula espinal e afetar o desenvolvimento normal do **sistema nervoso central (SNC)**.

Logo depois do nascimento, os ossos do crânio não estão bem desenvolvidos e ainda não estão fechados. Por esse motivo, o risco de fratura do crânio é maior. O cérebro é muito vascularizado e isto aumenta o risco de hemorragias. Os prematuros têm risco mais alto de desenvolver lesão cerebral: quanto mais prematuro for o bebê, maior o risco. O prematuro tem mais capilares na região periventricular, que corresponde aos tecidos cerebrais que recobrem a superfície externa dos ventrículos cerebrais. Esses capilares são frágeis e mais suscetíveis de ruptura seguida de hemorragia intracraniana. Além disso, como o crânio é muito macio nos prematuros, a compressão externa pode alterar seu formato e aumentar a pressão em algumas áreas cerebrais, com risco de hemorragia subsequente.

As suturas e as fontanelas existentes nos recém-nascidos ajudam a tornar o crânio mais flexível e a acomodar o crescimento do cérebro, que continua depois do nascimento. O fechamento muito precoce ou tardio das fontanelas pode indicar problemas do crescimento cerebral. A coluna vertebral da criança é muito flexível, especialmente na região cervical, o que aumenta o risco de traumatismo da coluna cervical.

Sistema nervoso

Por ocasião do nascimento, todo o sistema nervoso já está desenvolvido, mas é imaturo. O lactente nasce com todas as células nervosas que terá por toda a sua vida. Entretanto, a mielinização dos nervos não está concluída. A velocidade de transmissão e a precisão dos impulsos nervosos aumentam à medida que a **mielinização** avança. Esse processo é responsável pela aquisição dos movimentos motores delicados e grosseiros e da coordenação no início da infância. A mielinização avança em direção cefalocaudal. Por exemplo, os lactentes conseguem controlar a cabeça e o crânio antes de controlarem o tronco e os membros.

A imaturidade do SNC dos prematuros pode retardar o desenvolvimento das habilidades motoras. Os bebês prematuros podem ter dificuldade de coordenar a sucção e a deglutição, o que acarreta problemas de alimentação e crescimento. Além disso, os episódios de apneia podem ser problemáticos nos recém-nascidos em virtude do subdesenvolvimento do sistema nervoso.

Dimensões da cabeça

A cabeça dos lactentes e das crianças pequenas é grande em proporção ao corpo. A cabeça do lactente representa um quarto do comprimento do corpo; em adultos, a cabeça representa um oitavo da estatura (Figura 16.1). Além disso, os músculos do pescoço do lactente e da criança não estão bem desenvolvidos. Essas duas diferenças podem aumentar a incidência de lesões cranianas depois de quedas. A cabeça é a estrutura do corpo com crescimento mais rápido durante a lactância e continua a crescer até a criança completar 5 anos.

Tratamentos clínicos comuns

Várias intervenções – inclusive tratamentos clínicos e medicamentos – são utilizadas para tratar as doenças neurológicas da infância. A maioria desses tratamentos requer prescrição médica quando a criança está hospitalizada. Os tratamentos e os medicamentos utilizados mais comumente pelos pacientes com distúrbios neurológicos estão descritos nos Tratamentos clínicos comuns 16.1 e no Guia farmacológico 16.1.

Visão geral do processo de enfermagem para a criança com distúrbio neurológico

Os cuidados necessários à criança com distúrbio neurológico incluem avaliação, diagnóstico de enfermagem, planejamento, in-

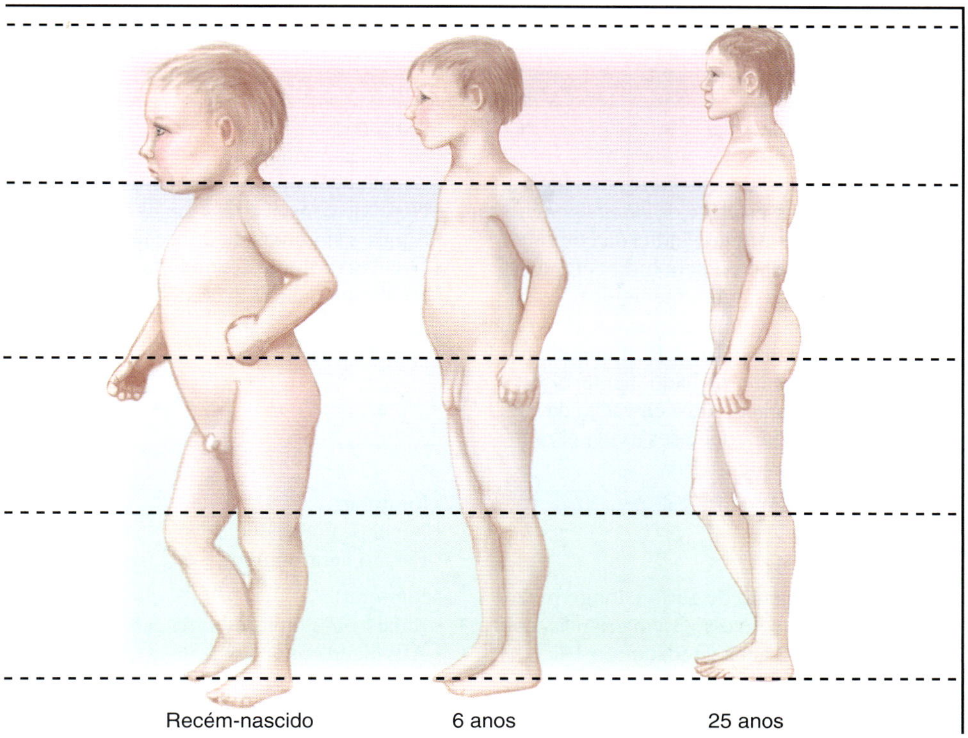

● Figura 16.1 Relações proporcionais entre a cabeça e o comprimento ou estatura do recém-nascido, da criança e do adulto.

tervenções e reavaliação. Alguns conceitos gerais relativos ao processo de enfermagem podem ser aplicados ao tratamento dos distúrbios neurológicos. Com base no entendimento geral dos cuidados necessários à criança que tem disfunção neurológica, a enfermeira pode então individualizar a assistência segundo as especificidades do paciente.

Você se lembra de Antonio, o bebê de 3 meses com letargia, choro débil e vômitos? Quais são os outros elementos da história de saúde e do exame físico que a enfermeira deve obter em sua avaliação?

Avaliação

A avaliação da disfunção neurológica das crianças inclui a história de saúde, o exame físico e os exames laboratoriais e diagnósticos.

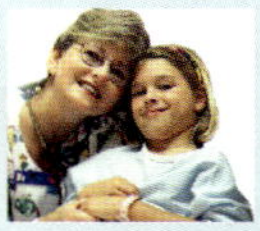
A avaliação neurológica deve seguir do procedimento menos invasivo para o mais invasivo. A utilização de brinquedos e objetos familiares, além da inclusão de brincadeiras, ajuda a obter a cooperação da criança.

Tratamentos clínicos comuns 16.1

Tratamento	Explicação	Indicação	Implicações de enfermagem
Colocação de *shunt*	O médico coloca um cateter no ventrículo para levar o LCR até à cavidade peritoneal, ao átrio do coração ou aos espaços pleurais. (*Shunts* ventriculoperitoniais são utilizados comumente)	Hidrocefalia, elevação da PIC	Monitorar: • Sinais e sintomas de elevação da PIC • Estado neurológico (atentamente) • Nível de consciência e sinais vitais • Sinais e sintomas de infecção
Suporte ventilatório	Hiperventilação para reduzir a $PaCO_2$ que, por sua vez, provoca vasoconstrição e redução da PIC Oxigenação adequada para evitar hipoxia e posteriores danos ao cérebro	Elevação da PIC	Monitorar: • Gasometria arterial • Sinais e sintomas de elevação da PIC • Oximetria de pulso
FT/TO/TS	Modalidades terapêuticas usadas para melhorar a função e as habilidades motoras dos pacientes com distúrbios neurológicos	Traumatismo craniano, retardamento mental	Assegurar que haja comunicação adequada entre a equipe interdisciplinar

(continua)

Tratamentos clínicos comuns 16.1 *(continuação)*

Tratamento	Explicação	Indicação	Implicações de enfermagem
Drenagem ventricular externa (DVE)	O médico coloca um cateter temporariamente no ventrículo e o LCR é drenado por um sistema fechado até um reservatório externo	Utilizada mais comumente quando há infecção dos *shunts*, até que o LCR fique estéril e os *shunts* possam ser substituídos; indicada como tratamento para hidrocefalia de início agudo, meningite, encefalite, tumores que provocam bloqueio do LCR, traumatismo craniano fechado, hemorragia subaracnoide e elevação da PIC; também pode ser usada para monitorar a PIC	Monitorar: • Sinais e sintomas de elevação da PIC • Estado neurológico (atentamente) • Nível de consciência e sinais vitais • Sinais e sintomas de infecção • Nível do volume acumulado no recipiente quando o dreno é aberto
Punção ventricular	Reduzir o acúmulo de LCR e diminuir a PIC	Elevação da PIC	Monitorar: • Nível de consciência • Estado neurológico
Estimulação do nervo vagal	O médico implanta um estimulador neural e um cabo transmissor do eletrodo, que fica enrolado em torno do nervo vago. O estimulador é programado para aplicar a dose apropriada de estimulação a intervalos predefinidos; também é possível aplicar estimulação adicional	Tratamento de curto e longo prazos das convulsões em crianças com > 12 anos de idade	Monitorar: • Sinais e sintomas de infecção • Atividade convulsiva
Dieta cetogênica	Dieta baseada em alta ingestão de gorduras, proteínas em quantidades suficientes e pouquíssimos carboidratos e que resulta em um estado de desidratação branda	Profilaxia, controle e redução das convulsões, principalmente em crianças com transtornos convulsivos de difícil controle	Monitorar: • Ingestão e débito (detalhadamente) • Atividade convulsiva • Crescimento e estado nutricional Essa dieta é difícil de preparar e muitos pacientes a consideram pouco palatável; por esse motivo, nem todos os pacientes e suas famílias aceitam a dieta cetogênica

História de saúde

A história de saúde consiste na história patológica pregressa (inclusive a história da gestação materna), a história familiar e a história da doença atual (quando começaram os sintomas e como eles progrediram), além dos tratamentos usados em casa. Os elementos significativos da história patológica pregressa podem incluir prematuridade, parto difícil, infecção durante a gestação, náuseas e vômitos, cefaleia, alterações da marcha, quedas, distúrbios visuais ou traumatismo recente. A história familiar pode ser significativa quando há relato de distúrbios genéticos com manifestações neurológicas; transtornos convulsivos; ou cefaleia. Durante a obtenção da história da doença atual, investigue o seguinte:

- Náuseas
- Vômitos
- Distúrbios da marcha
- Distúrbios visuais
- Queixas de cefaleia
- Traumatismo recente
- Alterações da cognição
- Alterações da consciência, inclusive qualquer perda de consciência
- Dificuldade de alimentação
- Letargia
- Irritabilidade exacerbada
- Febre
- Dor no pescoço
- Alteração do tônus muscular
- Retardos do crescimento e do desenvolvimento
- Ingestão ou inalação de neurotoxinas ou substâncias químicas

Exame físico

O exame físico do sistema nervoso consiste em inspeção e observação; palpação; e ausculta.

Guia farmacológico 16.1

Medicamento	Ação	Indicação	Implicações de enfermagem
Antibióticos (orais, parenterais e intratecais)	Tratamento de meningite bacteriana e de infecções dos *shunts*	Meningite, encefalite	Verificar se há alergia aos antibióticos. Monitorar os níveis séricos para assegurar os níveis terapêuticos, caso haja necessidade. Administrar o antibiótico durante o período prescrito.
Anticonvulsivantes (orais, parenterais)	Tratamento e profilaxia das convulsões. Alguns são utilizados em combinação, mas é preciso estar familiarizado com as interações e os efeitos adversos a longo prazo	Epilepsia, traumatismo craniano, procedimentos neurocirúrgicos	Manter as precauções para evitar convulsões. Monitorar as interações farmacológicas e os efeitos adversos a longo prazo. Monitorar e registrar qualquer atividade convulsiva. A interrupção súbita do uso do medicamento pode desencadear convulsões ou até mesmo estado de mal epiléptico.
Benzodiazepínicos Diazepam (oral, retal ou parenteral) Lorazepam (parenteral ou oral)	Anticonvulsivantes Acentuam a inibição do ácido gama-aminobutírico (GABA)	Tratamento do estado de mal epiléptico	O diazepam está disponível em uma preparação retal para controlar convulsões prolongadas em crianças. Útil para tratamento domiciliar; as enfermeiras devem instruir os familiares sobre a administração e quando se deve ligar para o médico. Monitorar o nível de sedação e a supressão da atividade convulsiva.
Analgésicos (paracetamol, ibuprofeno, cetorolaco, morfina)	Reduzem a dor e produzem efeito sedativo	Utilizados para tratar a dor em crianças. Usados para ajudar a evitar elevações da PIC, mas devem ser administrados com cautela porque podem impossibilitar a avaliação neurológica precisa	Monitorar a melhora da dor. Monitorar a sedação e a função respiratória se forem utilizados narcóticos. Monitorar cuidadosamente o estado neurológico.
Diuréticos osmóticos (manitol)	Aumentam a osmolalidade plasmática e, desse modo, induzem difusão retrógrada para o plasma e o espaço extravascular	Reduzir a PIC	Monitorar os eletrólitos. Monitorar cuidadosamente a ingestão e as perdas. Monitorar os sinais vitais. Monitorar os sinais e os sintomas de elevação da PIC.
Corticoides (*i. e.*, dexametasona)	Suprimem a inflamação e a resposta imunológica normal	Reduzir o edema cerebral	Administrar os fármacos orais com alimento. As doses devem ser reduzidas progressivamente antes de se interromper o tratamento.

Inspeção e observação

Os elementos específicos da inspeção e da observação incluem o nível de consciência (NC); os sinais vitais; a cabeça, a face e o pescoço; as funções dos nervos cranianos; a função motora; os reflexos; a função sensorial; e **pressão intracraniana (PIC)** elevada.

Nível de consciência (NC). Comece o exame físico por inspeção e observação. Observe o NC da criança e verifique se há depressão ou alterações significativas. O NC é o primeiro indício de melhora ou deterioração do estado neurológico. Irritabilidade extrema e letargia são anormalidades significativas. A consciência consiste no nível de alerta, que é um estado de vigília e inclui a capacidade de responder aos estímulos; e a cognição, que inclui a capacidade de processar os estímulos e demonstrar respostas verbais ou motoras. Cinco estados diferentes constituem os níveis de consciência:

1. A *consciência plena* é definida por um estado no qual a criança está acordada e alerta; mostra-se orientada quanto ao tempo, ao espaço e à individualidade; e apresenta comportamentos apropriados.
2. A *confusão* é definida por um estado no qual há desorientação. A criança pode estar alerta, mas não responde adequadamente às perguntas.
3. A *obnubilação* é definida por um estado no qual a criança tem respostas limitadas ao ambiente e adormece, a menos que seja estimulada.
4. O *estupor* ocorre quando a criança responde apenas a estimulação vigorosa.
5. O *coma* é definido por um estado no qual a criança não consegue ser despertada, mesmo com a aplicação de estímulos dolorosos.

A Escala de Coma de Glasgow Pediátrica é um instrumento bem conhecido utilizado para padronizar o nível de consciência. Essa escala consiste em três partes: abertura dos olhos, resposta verbal e resposta motora (Figura 16.2). Durante a avaliação do NC em crianças, lembre-se de que o lactente ou a criança podem não responder a vozes desconhecidas em um ambiente pouco familiar. Por esse motivo, pode ser útil pedir a um dos pais que esteja presente, para você avaliar a resposta da criança.

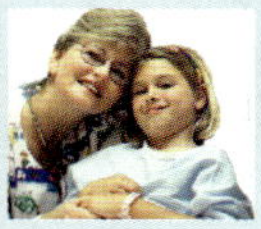

Em muitos casos, os pais são os primeiros a perceber alterações do NC da criança. Ouça o relato dos pais e responda às suas preocupações.

Avaliação neurológica

Escala de coma de Glasgow			
Pupilas	Direita	Diâmetro	
		Reação	
	Esquerda	Diâmetro	
		Reação	
Abre os olhos	Espontaneamente	4	
	Quando falam	3	
	Em resposta à dor	2	
	Não abre	1	
Melhor resposta motora	Obedece aos comandos	6	
	Localiza a dor	5	
	Flexão por retração	4	
	Flexão anormal	3	
	Extensão	2	
	Nenhuma	1	

\+ + = Rápida
\+ = Lenta
– = Sem reação
C = Olhos fechados por edema

Em geral, registre a melhor resposta do braço ou apropriada à idade

Escala pupilar (mm): 1, 2, 3, 4, 5, 6, 7, 8

Melhor resposta aos estímulos auditivos e/ou visuais	> 2 anos			< 2 anos
	Orientação	5		5 Sorri, ouve, acompanha
	Confusão	4		4 Chora, mas pode ser consolada
	Palavras inadequadas	3		3 Choro persistente e inapropriado
	Palavras incompreensíveis	2		2 Agitada, inquieta
	Nenhuma	1		1 Nenhuma resposta
	Tubo endotraqueal ou traqueostomia	T		
Total da escala de coma				

Preensão palmar
Igual
Desigual
D_____E
Fraqueza

NC
Alerta/orientada × 4
Sonolenta
Irritável
Comatosa
Desorientada
Agressiva
Letárgica
Acordada
Adormecida
Inerte
Agitada

Tônus muscular
Normal
Arqueada
Espástica
Flácida
Fraca
Decorticada
Descerebrada
Outros _________

Movimento ocular
Normal
Nistagmo
Estrabismo
Outros _________

Fontanela
Macia
Plana
Deprimida
Tensa
Abaulada
Fechada
Outras _________

Humor/afeto
Feliz
Contente
Tranquila
Retraída
Triste
Embotada
Hostil

● **Figura 16.2** Escala de Coma de Glasgow (GCS) Pediátrica. A GCS pediátrica fornece indícios apropriados ao nível de desenvolvimento para se avaliar o nível de consciência (NC) em lactentes e crianças. O examinador atribui valores numéricos aos níveis de resposta e a soma fornece um quadro geral (assim como uma medida objetiva) do NC da criança. Quanto menor for o escore, menor será a reatividade da criança.

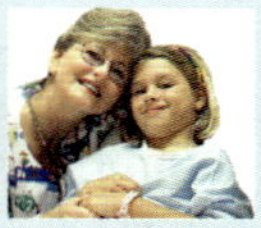

A falta de resposta aos estímulos dolorosos é anormal e pode indicar um distúrbio potencialmente fatal. Relate imediatamente essa alteração.

Sinais vitais. A avaliação dos sinais vitais pode sugerir as prováveis causas subjacentes à alteração do NC, bem como confirmar a adequação da oxigenação e da circulação. Alguns distúrbios neurológicos, como infecções cerebrais, elevação da PIC, coma, lesões do tronco cerebral ou traumatismos cranianos, podem causar alterações dos sinais vitais da criança.

Cabeça, face e pescoço. Inspecione e observe a cabeça quanto ao tamanho e ao formato. Formato anormal do crânio pode ser causado por fechamento prematuro ou por alargamento das suturas. Inspecione e observe a simetria facial. A assimetria pode ser causada por paralisia de alguns nervos cranianos, pela posição intrauterina ou por edema causado por um traumatismo. Avalie a amplitude dos movimentos do pescoço. Alterações da amplitude dos movimentos podem indicar infecções do SNC, inclusive meningite.

O aumento mais acentuado do volume cerebral ocorre durante os três últimos meses do desenvolvimento fetal e nos primeiros dois anos de vida. A relação entre o crescimento da cabeça e do cérebro explica por que a circunferência craniana é uma das avaliações padronizadas efetuadas em crianças com menos de 3 anos de idade. Todas as crianças dessa faixa etária e qualquer paciente cujas dimensões cranianas sejam questionáveis devem ter a circunferência craniana medida e assinalada em um gráfico de crescimento (ver os gráficos de crescimento no Apêndice A). A avaliação da tendência de crescimento da cabeça é importante para se detectar a possibilidade de anormalidades neurológicas. Relate e investigue qualquer variação dos percentis da circunferência craniana ao longo do tempo, porque as variações podem indicar crescimento anormal do crânio ou do cérebro. **Circunferência craniana** menor que o normal pode indicar microcefalia, enquanto medidas acima do normal podem sugerir hidrocefalia.

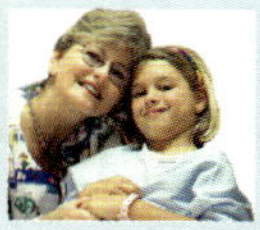

Qualquer avaliação que envolva movimentos com a cabeça e o pescoço não deve ser realizada em casos sob suspeita ou confirmados de traumatismo, até que seja possível descartar a existência de lesão da coluna cervical. Mantenha imobilização total da coluna cervical até que isso ocorra.

Funções dos nervos cranianos. Os métodos de avaliação das funções dos nervos cranianos são semelhantes às técnicas empregadas na avaliação de adultos. O método de obtenção das respostas pode variar com a idade e o nível de desenvolvimento da criança. Alguns componentes da avaliação de adultos podem ser omitidos. As alterações das funções dos nervos cranianos podem ser causadas por compressão de um nervo específico, infecção ou por traumatismos com lesão craniana subsequente. Veja a explicação da avaliação das funções dos nervos cranianos em crianças na Tabela 16.1.

Realize a manobra dos olhos de boneca para avaliar o III, o IV e o VI nervos cranianos. Essa manobra pode ser útil durante a avaliação de lactentes, crianças que não cooperam ou pacientes em coma. Esse teste examina os movimentos oculares horizon-

Tabela 16.1 Avaliação dos nervos cranianos em lactentes e infantes

Nervo craniano	Função	Procedimento de avaliação
I (olfatório)	Sentido do olfato	Esse nervo não é avaliado em lactentes e crianças pequenas. Em crianças maiores, avalie a capacidade de reconhecer odores comuns (*i. e.*, uma laranja) com os olhos fechados
II (óptico) III (oculomotor) IV (troclear) VI (abducente)	Visão, controle motor e sensibilidade dos músculos oculares, movimento dos principais músculos oculares	Avalie a função do nervo oculomotor pedindo à criança para acompanhar com o olhar um objeto (brinquedo ou outro objeto de cor viva). Avalie os campos visuais e a acuidade visual das crianças maiores. Avalie a reação pupilar da mesma forma que nos adultos. Pode ser necessário conversar com a criança ou colocar um dos pais em seu campo visual enquanto você aplica um estímulo luminoso
V (trigêmeo)	Músculos da mastigação e sensibilidade da face	Avalie a força de sucção da chupeta, do polegar do examinador ou do bico da mamadeira. Em crianças, avalie a força da mordida e a capacidade de detectar toques suaves na face
VII (facial)	Músculos faciais, salivação e gustação	Observe a simetria das expressões faciais; em lactentes, monitore a função desse nervo durante o choro ou o riso espontâneo. Em crianças maiores, faça os mesmos testes aplicados em adultos. Avalie a gustação pedindo à criança para identificar alguns paladares comuns (sal, açúcar)
VIII (acústico)	Audição	No lactente, observe a resposta à voz. Na criança maior, faça o teste do sussurro ou o teste de Weber ou Rinne
IX (glossofaríngeo), X (vago)	Estímulos motores ao coração e aos outros órgãos; deglutição; e reflexo de engasgo	O reflexo de engasgo e a deglutição são testados da mesma maneira que em adultos. Determine a hora da última refeição, principalmente no lactente, para evitar vômitos durante o teste do reflexo de engasgo
XI (acessório)	Estímulos aos músculos do ombro e da faringe	Em lactentes, observe a simetria da posição da cabeça quando o bebê é colocado na posição sentada. Em crianças maiores, faça os mesmos testes aplicados a adultos
XII (hipoglosso)	Estímulos motores à língua e aos músculos esqueléticos	Em lactentes, observe os movimentos espontâneos da língua. Em crianças maiores, faça os mesmos testes aplicados a adultos

tais e verticais por meio da rotação da cabeça em uma direção e da avaliação se os olhos se movimentam simetricamente na outra direção. Por exemplo, se você girar repentinamente a cabeça da criança para a direita, os olhos devem virar simetricamente para a esquerda. Avalie os movimentos oculares verticais da mesma maneira, flexionando ou estendendo o pescoço. A ausência dos movimentos oculares esperados pode indicar elevação da PIC.

Ao avaliar a função do nervo oculomotor, certifique-se de observar a existência de nistagmo ou do sinal do sol poente. Observe se há nistagmo atentando para os movimentos oculares involuntários, rápidos e rítmicos que podem ocorrer em repouso ou durante a movimentação dos olhos. O nistagmo horizontal pode estar associado a lesões do tronco cerebral e também pode ser causado por alguns medicamentos (principalmente fenitoína). O nistagmo vertical indica disfunção do tronco cerebral. O *sinal do sol poente* ocorre quando as escleras dos olhos ficam aparentes acima da borda superior da íris (Figura 16.3). O sinal do sol poente pode indicar elevação da PIC, como, por exemplo, na hidrocefalia. A resposta pupilar geralmente é anormal quando há um distúrbio neurológico. Veja as ilustrações de algumas respostas pupilares na Figura 16.4.

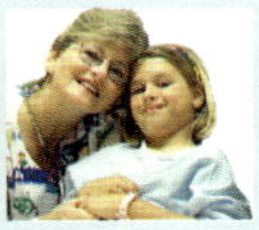

Relate imediatamente o aparecimento repentino de pupilas fixas e dilatadas.

Função motora. Alterações da função motora e também da marcha e do tônus ou da força musculares podem indicar alguns distúrbios neurológicos como elevação da PIC, traumatismo craniano ou infecções cerebrais. Avalie a força, o volume e o tônus dos músculos do lactente ou da criança. Avalie bilateralmente e compare os dois lados. Observe a atividade espontânea, a postura e o equilíbrio e verifique se há movimentos assimétricos. No lactente, observe a postura em repouso, que normalmente é uma postura ligeiramente flexionada. O lactente deve se mostrar capaz de estender os membros até uma distância normal. Como o controle cortical da função motora está suprimido em alguns distúrbios neurológicos, os reflexos posturais reaparecem e estão diretamente relacionados com a área cerebral afetada. Por essa razão, é importante avaliar dois tipos diferentes de postura que podem ocorrer. A **postura de decorticação** ocorre quando há lesão do córtex cerebral (Figura 16.5A). A **postura de descere-**

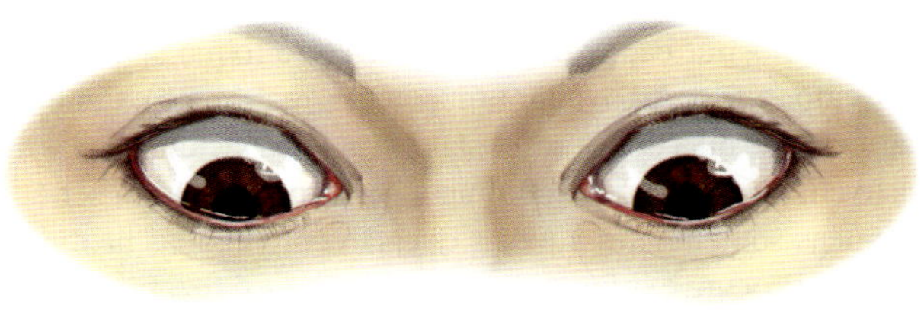

● Figura 16.3 O sinal ocular do sol poente indica hipertensão intracraniana.

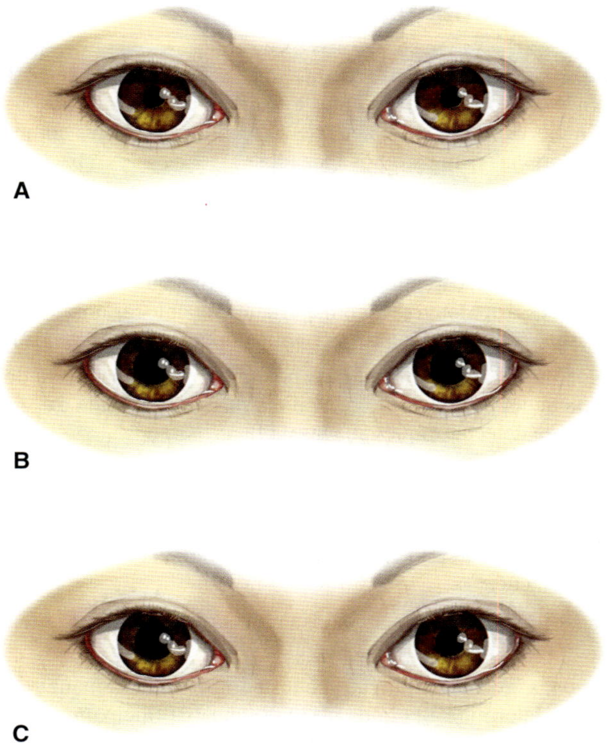

● Figura 16.4 Avaliação do diâmetro e da reação das pupilas: (**A**) Pupilas *puntiformes* costumam ser detectadas nas intoxicações, na disfunção do tronco cerebral e durante o uso de opiáceos. (**B**) Pupilas *dilatadas e reagentes* ocorrem depois de convulsões. Pupilas *dilatadas e fixas* estão associadas a herniação do tronco cerebral secundária a elevação da pressão intracraniana. (**C**) Uma pupila *dilatada e reativa* indica tumor intracraniano.

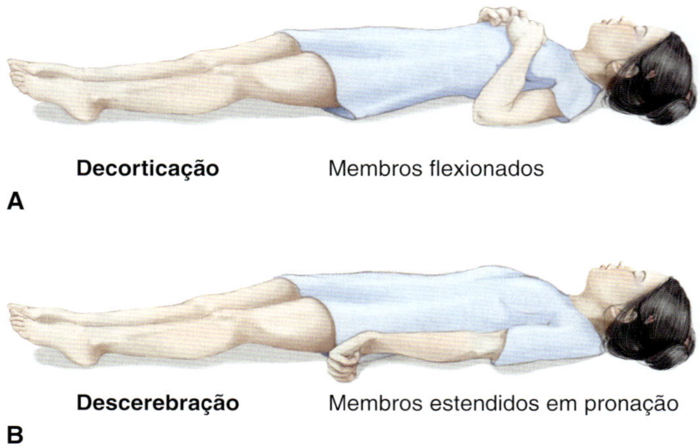

● Figura 16.5 (**A**) A postura de decorticação ocorre com as lesões do córtex cerebral e inclui adução dos braços, flexão dos cotovelos com os braços apoiados no tórax e flexão dos punhos com as mãos fechadas. Os membros inferiores ficam aduzidos e estendidos. (**B**) A postura de descerebração ocorre com as lesões do mesencéfalo e inclui extensão e pronação dos braços e das pernas.

bração ocorre quando há lesão localizada no nível do tronco cerebral (Figura 16.5B). Esses dois tipos de postura caracterizam-se por tônus muscular extremamente rígido.

Reflexos. Os testes dos reflexos tendinosos profundos fazem parte da avaliação neurológica, assim como ocorre em adultos. Os testes dos reflexos primitivos e protetores do lactente são importantes porque os lactantes não conseguem executar movimentos ao comando. Os reflexos de Moro, tônico do pescoço e de retirada são importantes para avaliação da saúde neurológica de lactentes. Veja outras explicações sobre os reflexos primitivos e protetores dos lactentes no Capítulo 3 (Tabela 3.2). A ausência de alguns reflexos, a persistência dos reflexos primitivos depois da idade em que normalmente desaparecem, ou a exacerbação dos reflexos podem ocorrer em alguns distúrbios neurológicos específicos.

Função sensorial. Durante a avaliação da função sensorial, a criança deve se mostrar capaz de diferençar entre toque suave, dor, vibração, calor e frio. Ao avaliar um lactente, restrinja o exame às respostas ao toque ou à dor. A resposta normal dos lactentes de 4 meses consiste em afastar-se dos estímulos. Na criança, devem ser utilizadas técnicas semelhantes àquelas que são empregadas na avaliação de adultos. Procure explicar à criança o que você faz, principalmente antes do teste da picada de alfinete, para conquistar sua colaboração contínua. Alterações da função sensorial podem ser causadas por lesões do cérebro ou da medula espinal.

Elevação da pressão intracraniana. A elevação da PIC é um sinal que pode ocorrer em muitos distúrbios neurológicos. Isso pode ser causado por traumatismo craniano, traumatismo obstétrico, hidrocefalia, infecção e tumores cerebrais. Ao cuidar de uma criança com suspeita ou potencial de distúrbio neurológico, verifique se há sinais e sintomas associados a elevação da PIC. Veja uma comparação dos sinais e sintomas iniciais e tardios da elevação da PIC na Tabela comparativa 16.1. À medida que a PIC aumenta, o NC diminui e surgem sinais e sintomas mais pronunciados. É fundamental reconhecer os sinais e os sintomas iniciais de elevação da PIC e intervir imediatamente para evitar lesões persistentes e possivelmente a morte.

Palpação

A palpação do crânio e das fontanelas é um componente importante do exame neurológico de recém-nascidos e lactentes. Alterações das dimensões ou abaulamento das fontanelas podem ocorrer em alguns distúrbios neurológicos e devem ser percebidas. O abaulamento da fontanela pode indicar elevação da PIC e ocorre em distúrbios neurológicos como hidrocefalia e traumatismo craniano. É normal que as fontanelas fiquem tensas ou abauladas quando a criança chora; leve isto em consideração durante sua avaliação.

Verifique se há fechamento prematuro das fontanelas, que pode indicar deformidades cranianas, como craniossinostose. Normalmente, a fontanela posterior se fecha em torno dos 2 meses de vida, enquanto a fontanela anterior geralmente se fecha entre 12 e 18 meses. Em crianças com hidrocefalia, pode haver alargamento das fontanelas com aspecto tenso e aumento secundário da circunferência craniana.

Ausculta

Os profissionais bem treinados podem realizar a ausculta do crânio. Sopros suaves e simétricos podem ser encontrados em crianças com menos de 4 anos de idade, ou em pacientes com doenças febris agudas. A detecção de um sopro rude ou localizado geral-

Tabela comparativa 16.1 Sinais iniciais *versus* tardios de elevação da pressão intracraniana

Sinais iniciais	Sinais tardios

• Cefaleia
• Vômitos, possivelmente em jato
• Turvação da visão, visão dupla (diplopia)
• Tontura
• Reduções dos pulsos e da respiração
• Elevação da pressão arterial ou da pressão do pulso
• Tempos de reação pupilar reduzidos e desiguais
• Sinal ocular do sol poente
• Alterações do nível de consciência, irritabilidade
• Atividade convulsiva
• Em lactentes, pode-se encontrar também:
  • Fontanelas tensas e abauladas
  • Suturas alargadas e aumento da circunferência craniana
  • Veias dilatadas no couro cabeludo
  • Choro estridente
	• Depressão do nível de consciência
	• Redução das respostas motoras e sensoriais
	• Bradicardia
	• Respirações irregulares
	• Respirações de Cheyne-Stokes
	• Postura de descerebração ou decorticação
	• Pupilas dilatadas e fixas

mente é significativa e requer investigação adicional imediata. A elevação da PIC resultante de distúrbios como hidrocefalia, tumor ou meningite frequentemente produz sopros intracranianos. As malformações arteriovenosas também podem produzir sopros rudes.

Exames complementares

Os Exames complementares 16.1 explicam os testes laboratoriais e diagnósticos utilizados mais comumente na investigação dos distúrbios neurológicos. Esses exames podem ajudar o médico a diagnosticar a doença e/ou servir como parâmetro para se determinar a eficácia do tratamento vigente. A equipe do laboratório ou outros profissionais coletam as amostras para alguns exames, enquanto as enfermeiras podem obter outras amostras. Seja como for, a enfermeira deve estar familiarizada com a técnica utilizada para realizar os exames, com sua finalidade e com os resultados normais e anormais. Esse conhecimento também é necessário para que ela ofereça informações sobre os exames aos pacientes e suas famílias. Alguns desses exames, como a **punção lombar** (PL; veja Figura 16.6), podem ser assustadores para os pais e as crianças. Prepare a família e a criança e ofereça apoio e tranquilização durante e depois do exame ou do procedimento.

> **Depois de concluir a avaliação do bebê Antonio,** a enfermeira notou o seguinte: fontanela anterior elevada; o bebê mostra-se inconsolável, mesmo quando é segurado ao colo; quando está deitado imóvel, ele fica mais calmo e assume a posição de opistótono.

Diagnósticos e intervenções de enfermagem

Ao concluir a avaliação completa, a enfermeira pode identificar vários diagnósticos de enfermagem:

- Redução da capacidade de adaptação intracraniana
- Perfusão tecidual ineficaz
- Risco de lesão
- Distúrbio da percepção sensorial
- Risco de infecção
- Dor
- Déficit de autocuidado
- Mobilidade física limitada
- Risco de atraso do desenvolvimento
- Nutrição desequilibrada: menos que as necessidades corporais
- Risco de déficit de volume de líquidos
- Déficit de conhecimento
- Processos familiares interrompidos

As metas e as intervenções de enfermagem e a reavaliação da criança que apresenta distúrbio neurológico estão baseadas nos diagnósticos de enfermagem.

> Com base nos resultados da avaliação, quais seriam os três principais diagnósticos de enfermagem identificados em Antonio?

O Plano de cuidados de enfermagem 16.1 pode ser utilizado como guia para o planejamento dos cuidados de enfermagem para a criança que tem distúrbio neurológico. Esse plano deve ser individualizado com base nos sintomas e nas necessidades do paciente. Outras informações sobre os distúrbios específicos estão incluídas nas seções subsequentes deste capítulo.

> Com base nos seus três principais diagnósticos de enfermagem para Antonio, descreva as intervenções de enfermagem apropriadas.

Transtornos convulsivos

As convulsões ocorrem em cerca de 10% das crianças (Behrman, Kliegman & Jenson, 2004). A maioria das convulsões é causada por distúrbios originados fora do cérebro, inclusive febre alta, infecção, traumatismo craniano, hipoxia, toxinas ou arritmias cardíacas. Menos de um terço das convulsões infantis

(*O texto continua na p. 437.*)

Exames complementares 16.1

Exame	Explicação	Indicação	Implicações de enfermagem
Punção lombar (PL)	Remoção de LCR do espaço subaracnóideo para análise	Diagnosticar hemorragia, infecção ou obstrução É possível efetuar medições da pressão do líquido cefalorraquidiano	Ajude a colocar o paciente na posição adequada (ver Figura 16.6). Ajude a criança a manter a posição e permanecer imóvel Mantenha assepsia rigorosa Ajude a coletar e transportar a amostra Estimule a ingestão de líquidos depois do procedimento, desde que não haja contraindicação Mantenha a criança deitada de costas por 1 h, caso o médico prescreva Aplique creme de EMLA no local da punção, 30 a 60 min antes do procedimento, para reduzir a dor, conforme a prescrição
Radiografias do crânio e do pescoço	As imagens radiográficas da cabeça e do pescoço mostram as estruturas cranianas e vertebrais	Detectar fraturas do crânio e da coluna vertebral; mostrar a localização e o trajeto dos cateteres ventriculares; fornecer informações quanto a elevação da pressão intracraniana (PIC) e a anomalias do crânio	As crianças podem ficar assustadas. Deixe um dos pais ou um familiar acompanhar a criança, caso ela não consiga ou não queira permanecer imóvel durante o exame; pode ser necessário usar contenções. A permanência das contenções deve ser restrita ao tempo necessário para a realização do exame
Radioscopia	Exame radiográfico que utiliza a exposição contínua a raios X para gerar imagens instantâneas e atualizadas	Avaliar a coluna cervical para detectar instabilidade durante a movimentação	As mesmas pertinentes às radiografias da cabeça e do pescoço. A criança precisa cooperar flexionando e estendendo o pescoço
Angiografia cerebral	Exame radiográfico dos vasos sanguíneos cerebrais. Requer a injeção de um contraste e a realização de radioscopia	Demonstrar anomalias vasculares ou lesões expansivas	As mesmas pertinentes às radiografias da cabeça e do pescoço. Verificar se há alergia ao contraste Forçar a ingestão de líquidos depois do procedimento, se não houver contraindicação, para ajudar a eliminar o contraste
Ultrassonografia	Utiliza ondas sonoras para definir a profundidade e a estrutura dos tecidos moles e dos líquidos	Avaliar hemorragias intracranianas em recém-nascidos e as dimensões dos ventrículos	Mais bem tolerada por crianças não sedadas do que a TC ou a RM Pode ser realizada com aparelho portátil à beira do leito
Tomografia computadorizada (TC)	Exame radiográfico não invasivo, que determina a densidade e a estrutura dos tecidos. Gera imagens de um "corte" dos tecidos do paciente	Diagnosticar anomalias congênitas como malformações do tubo neural, hemorragia, tumores e fraturas	O aparelho é grande e pode parecer assustador às crianças O procedimento pode ser demorado e a criança precisa permanecer imóvel. Se isso não for possível, poderá ser necessário usar sedação Pode ser realizada com ou sem contraste; se for utilizado, verifique se há alergia Estimule a ingestão de líquidos depois do procedimento, caso não haja contraindicação
Eletroencefalografia (EEG)	Mede a atividade elétrica do cérebro	Diagnosticar convulsões e morte cerebral	A criança deve permanecer imóvel. Se isso não for possível, poderá ser necessário administrar sedação, embora deva ser evitada sempre que possível, porque os sedativos podem alterar o resultado do EEG Informe ao técnico quais são os anticonvulsivantes utilizados pela criança. Em alguns casos, pode ser necessário suspender a dose do anticonvulsivante da manhã

Exames complementares 16.1 *(continuação)*

Exame	Explicação	Indicação	Implicações de enfermagem
Ressonância magnética (RM)	Utiliza um campo magnético para mostrar a composição dos diferentes tecidos	Utilizada para avaliar tumores e inflamação; usada para diagnosticar anomalias congênitas como malformações do tubo neural; mostra os tecidos cerebrais normais e anormais	A criança não pode ter quaisquer dispositivos metálicos internos ou externos durante o exame (certifique-se de que o avental do hospital não tem fechos metálicos). O procedimento pode ser demorado e a criança deve ficar imóvel. O paciente é colocado dentro de um tubo longo e estreito e o aparelho faz um ruído ressonante quando é ligado e desligado durante o exame; por esse motivo, pode ser difícil conseguir da criança. Se a criança não conseguir ficar imóvel, poderá ser necessária sedação Pode ser realizada com ou sem contraste. Se for utilizado contraste, investigue se há história de alergia. Estimule a ingestão de líquidos depois do exame, desde que não haja contraindicações
Tomografia por emissão de pósitrons (PET)	Semelhante à TC ou à RM, mas é utilizado também um radioisótopo. Avalia a função fisiológica	Fornece informações quanto ao desenvolvimento funcional do cérebro. Pode ajudar a detectar focos epileptogênicos e tumores	O exame pode ser demorado e a criança precisa ficar imóvel. Se isso não for possível, poderá ser necessário usar sedação O exame requer um acesso IV Estimule a ingestão de líquidos depois do procedimento, se não houver contraindicação, para ajudar o organismo a eliminar os radioisótopos
Monitoração da pressão intracraniana (PIC) (cateter intraventricular, broca ou haste metálica subaracnoide, sensor epidural, monitor de pressão da fontanela anterior)	O dispositivo sensor é aplicado na cabeça e monitora a pressão intracraniana	Utilizada para monitorar a PIC em pacientes com hidrocefalia, traumatismo craniano agudo e tumores cerebrais. O cateter ventricular também possibilita a drenagem do LCR para ajudar a reduzir a PIC	Em geral, o paciente é monitorado na unidade de terapia intensiva Monitore os sinais e os sintomas de elevação da PIC Monitore infecção Mantenha a cabeceira do leito elevada 15 a 30° Os alarmes do dispositivo de monitoração devem ficar ligados o tempo todo Reduza a estimulação e evite intervenções que possam provocar dor ou estresse e elevar a PIC
Videoeletroencefalografia (VEEG)	Mede continuamente a atividade elétrica, que é registrada em um vídeo com as ações e os comportamentos do paciente	Pode ajudar a determinar a localização exata do foco epileptogênico antes da intervenção cirúrgica. Facilita o diagnóstico e o tratamento das convulsões correlacionando os comportamentos com a atividade anormal do EEG	Assegure que sejam tomadas precauções quanto a convulsões Um dos pais ou o cuidador deve ficar com a criança o tempo todo Os movimentos da criança são limitados e ela geralmente fica confinada ao quarto. Quando a criança mudar de posição, assegure que ela ainda esteja no campo de visão da câmara de vídeo. O tédio pode ser um problema. A enfermeira deve ser avisada se houver atividade convulsiva; aperte o botão de alarme para ressaltar a crise no EEG registrado A enfermeira deve entrar imediatamente no quarto, expor a criança tanto quanto possível (remover os cobertores; se for à noite, ligar a luz) e evitar o bloqueio da câmara. Faça perguntas (*i. e.*, qual é seu nome? Você consegue levantar o braço esquerdo? Você se lembra da palavra banana?) para ajudar a avaliar com mais precisão o nível de reatividade. Fique com a criança até que ela se recupere. Pergunte à criança qual palavra você pediu para ela lembrar e registre todos os resultados e a hora do evento

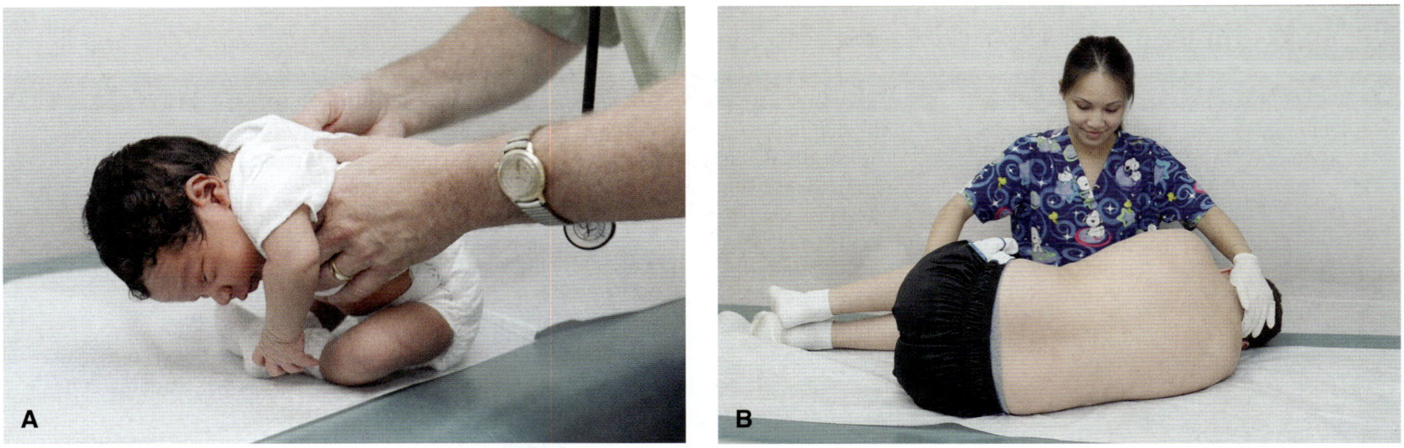

● Figura 16.6 Posicionamento adequado para punção lombar. (**A**) O recém-nascido é colocado na posição ereta com a cabeça flexionada para a frente. (**B**) O lactente ou a criança maior são colocados em decúbito lateral com a cabeça flexionada para a frente e os joelhos flexionados contra o abdome.

Plano de cuidados de enfermagem 16.1

Visão geral da criança com distúrbio neurológico

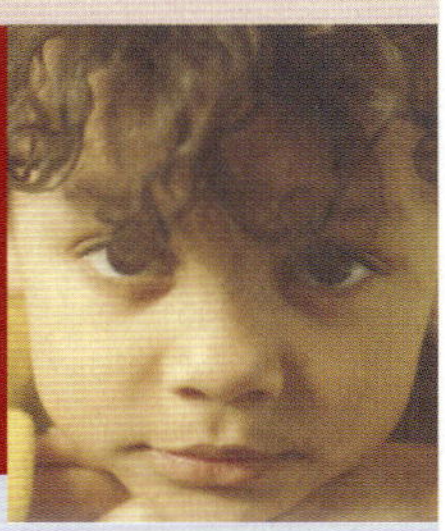

Diagnóstico de enfermagem: capacidade de adaptação intracraniana reduzida, relacionada com compressão dos tecidos cerebrais em consequência de aumento do volume de LCR ou de edema cerebral secundário a elevação da PIC resultante de traumatismo cerebral, anomalias estruturais congênitas, tumor cerebral, redução da reabsorção do LCR ou mau funcionamento de um *shunt*, conforme se evidencia por vômitos, cefaleia, queixas de distúrbios visuais, reduções do pulso e da respiração, elevação da pressão arterial ou da pressão do pulso, alterações do nível de consciência, aumento da circunferência craniana, ou abaulamento das fontanelas

Definição dos resultados esperados e reavaliação

A criança não apresenta sinais e sintomas de hipertensão intracraniana, conforme se evidencia por *ausência de cefaleia, vômitos, distúrbios visuais; sinais vitais dentro dos parâmetros normais para a idade; inexistência de sinais de alteração do nível de consciência, irritabilidade ou letargia excessiva; e circunferência craniana dentro dos parâmetros normais para a idade.*

Intervenções: promoção da capacidade de adaptação intracraniana normal

- Avalie atentamente o estado neurológico, monitore os sinais e os sintomas de elevação da PIC: *alterações do nível de consciência, sinais de irritabilidade ou letargia e alterações da reação pupilar podem indicar elevação da PIC.*
- Monitore os sinais vitais: *reduções das frequências do pulso e da respiração e aumento da pressão arterial ou da pressão do pulso podem indicar oscilações da PIC.*
- Meça a circunferência craniana em crianças com menos de 3 anos de idade: *aumentos da circunferência craniana além dos parâmetros normais para a idade podem indicar elevação da PIC.*
- Eleve a cabeceira do leito 15 a 30° *para facilitar o retorno venoso e ajudar a reduzir a PIC.*
- Minimize os estímulos e o ruído ambiente e, se possível, evite procedimentos que provoquem dor: *tudo isto pode elevar a PIC.*
- Mantenha os equipamentos de emergência prontos para uso e à disposição: *a elevação da PIC pode causar falência respiratória ou cardíaca.*
- Avise imediatamente ao médico se forem detectadas alterações em sua avaliação: *a intervenção imediata é fundamental para se evitar lesão neurológica e morte.*

Diagnóstico de enfermagem: risco de perfusão tecidual (cerebral) ineficaz, relacionada com elevação da PIC, alteração do fluxo sanguíneo secundária a hemorragia, a malformação vascular ou edema cerebral

Definição dos resultados esperados e reavaliação

A criança apresenta perfusão adequada dos tecidos cerebrais durante a evolução da doença e na infância: *a criança mantém-se alerta e orientada, sem sinais de alteração do nível de consciência; os sinais vitais permanecem dentro dos parâmetros normais para a idade; as funções motora, sensorial e cognitiva permanecem dentro dos parâmetros normais para a idade; a circunferência craniana fica dentro dos parâmetros apropriados à idade.*

Visão geral da criança com distúrbio neurológico *(continuação)*

Intervenções: promoção de perfusão tecidual adequada

- Avalie atentamente o estado neurológico, monitore os sinais e os sintomas de elevação da PIC: *alterações do nível de consciência, sinais de irritabilidade ou letargia ou alterações da reatividade pupilar podem indicar redução da perfusão dos tecidos cerebrais.*
- Monitore os sinais vitais: *reduções da frequência do pulso e da respiração e aumento da pressão arterial ou da pressão do pulso podem indicar elevação da PIC, que pode reduzir a perfusão cerebral.*
- Determine a densidade urinária: *este exame pode detectar secreção excessiva ou insuficiente do hormônio antidiurético.*
- Mantenha os equipamentos de emergência prontos e disponíveis: *a redução da perfusão cerebral pode causar falência respiratória ou cardíaca.*
- Avise imediatamente ao médico se forem detectadas alterações em sua avaliação: *a intervenção imediata é fundamental para evitar lesão neurológica e morte.*

Diagnóstico de enfermagem: risco de lesão relacionada com alteração do nível de consciência, fraqueza, tontura, ataxia ou perda da coordenação muscular em consequência da atividade convulsiva

Definição dos resultados esperados e reavaliação

A criança não sofre lesões, conforme se evidencia por *inexistência de sinais de aspiração ou traumatismo.*

Intervenções: prevenção de acidentes

- Assegure a patência das vias respiratórias e a oxigenação adequada (mantenha o aparelho de sucção e o oxigênio disponível à beira do leito) e coloque a criança em decúbito lateral, se for possível: *a criança com alteração do nível de consciência pode não ser capaz de expelir suas secreções e corre risco de aspiração e limpeza ineficaz das vias respiratórias; a aspiração e a oxigenação podem ajudar a abrir as vias respiratórias e o decúbito lateral pode ajudar a drenar as secreções e evitar obstrução das vias respiratórias ou aspiração.*
- Proteja a criança para que não se machuque durante as convulsões ou alterações do nível de consciência, removendo os obstáculos do ambiente, ajudando o paciente a deitar-se e acolchoando as grades laterais: *isto ajuda a manter a segurança do ambiente.*
- Institua as precauções para convulsões com qualquer criança sob risco de atividade convulsiva (ver Boxe 16.2): *para ajudar a evitar acidentes potencialmente resultantes de atividade convulsiva aguda.*
- Durante a atividade convulsiva, não coloque um baixador de língua nem contenha a criança: *isto pode provocar acidentes com o cuidador ou o paciente.*
- Administre os medicamentos anticonvulsivantes conforme a prescrição: *para ajudar a acelerar a interrupção e evitar atividade convulsiva.*
- Ajude a criança a andar: *para evitar acidentes com a criança que apresenta fraqueza, tontura ou ataxia.*
- Ofereça períodos de repouso: *para evitar fadiga e reduzir o risco de acidentes.*

Diagnóstico de enfermagem: distúrbio da percepção sensorial relacionado com a existência de uma lesão neurológica ou compressão dos nervos sensoriais ou motores, em consequência de elevação da PIC, de um tumor ou de edema pós-operatório, conforme se evidencia por distúrbios visuais (*i. e.*, relatos de visão dupla), alterações pupilares, nistagmo, ataxia, distúrbios do equilíbrio ou ausência de resposta aos estímulos

Definição dos resultados esperados e reavaliação

A criança não apresenta alterações da percepção sensorial nem mantém as condições basais, conforme se evidencia por *ausência de queixas de visão dupla; PERRLA; inexistência de distúrbios da marcha ou do equilíbrio; e nenhum agravamento da perda das respostas aos estímulos.*

Intervenções: estabilização da percepção sensorial reduzida

- Avalie as alterações da percepção sensorial: *para obter dados basais e possibilitar que a enfermeira detecte precocemente alterações da percepção sensorial.*
- Monitore a criança quanto a risco de acidente em consequência das alterações da percepção sensorial: *alterações visuais e distúrbios da marcha ou do equilíbrio aumentam o risco de a criança sofrer acidentes.*
- Avise ao médico se ocorrerem alterações da percepção sensorial: *isto pode indicar elevação da PIC e emergência médica.*

(continua)

Visão geral da criança com distúrbio neurológico *(continuação)*

- Ajude a criança a aprender a adotar métodos de adaptação para viver com alterações irreversíveis da percepção sensorial (*i. e.*, uso de óculos) e maximizar o uso dos sentidos preservados: *muitas vezes, os dispositivos de adaptação podem ampliar os estímulos sensoriais e os sentidos preservados conseguem compensar os sentidos limitados.*
- Produza sons familiares (voz, música): *para ajudar a atenuar a ansiedade relacionada com as alterações da percepção sensorial, especialmente as alterações visuais.*

Diagnóstico de enfermagem: risco de infecção relacionada com as intervenções cirúrgicas, a presença de um corpo estranho (*i. e., shunt*), traumatismo craniano, deficiências nutricionais, a estase das secreções pulmonares e da urina ou a presença de microrganismos infecciosos, conforme se evidencia por febre, distúrbios alimentares, redução da reatividade e isolamento de vírus ou bactérias por triagem laboratorial

Definição dos resultados esperados e reavaliação

A criança não apresenta sinais ou sintomas de infecção localizada ou sistêmica e não dissemina a infecção para outras pessoas: *os sintomas infecciosos diminuem com o tempo; as demais pessoas não adquirem a infecção.*

Intervenções: prevenção da infecção

- Monitore os sinais vitais: *elevação da temperatura pode indicar infecção.*
- Monitore os locais das incisões para detectar sinais de infecção localizada: *eritema, calor, secreção, edema e dor no local da incisão podem indicar a existência de infecção.*
- Mantenha técnica asséptica – lave cuidadosamente as mãos e utilize técnica apropriada durante o manuseio das incisões pós-operatórias e dos *shunts* externos: *para evitar a introdução de outros agentes infecciosos.*
- Administre os antibióticos conforme a prescrição: *para evitar ou tratar a infecção bacteriana.*
- Estimule a ingestão de uma dieta nutritiva e hidratação adequada, de acordo com as preferências e a capacidade da criança de ingerir alimentos: *para ajudar as defesas naturais do organismo contra infecção.*
- Providencie o isolamento da criança, conforme a necessidade: *para evitar disseminação nosocomial da infecção.*
- Ensine à criança e à família medidas preventivas como lavar cuidadosamente as mãos, cobrir a boca e o nariz ao tossir ou espirrar, descartar adequadamente os lenços usados: *para evitar disseminação da infecção no hospital ou na comunidade.*

Diagnóstico de enfermagem: déficit de autocuidado relacionado com as limitações neuromusculares; déficits cognitivos evidenciados por incapacidade de realizar a higiene pessoal e transferir-se independentemente

Definição dos resultados esperados e reavaliação

A criança demonstra que é capaz de cuidar de si própria de acordo com sua idade e os limites impostos pela doença: *a criança consegue alimentar-se, vestir-se e controlar as funções eliminatórias dentro dos limites impostos pela doença e por sua idade*

Intervenções: maximização do autocuidado

- Apresente à criança e à família os métodos de autoajuda no menor tempo possível: *isto promove a independência desde o início.*
- Estimule a família e a equipe a permitirem que a criança faça tudo que lhe for possível: *isto possibilita que a criança adquira confiança e independência.*
- Ensine medidas específicas de eliminação fecal e urinária, conforme a necessidade: *para promover a independência, ampliar a capacidade de autocuidado e melhorar a autoestima.*
- Colabore com os serviços de fisioterapia, terapia ocupacional e fonoaudiologia para proporcionar à criança e à família os instrumentos apropriados para modificar o ambiente e os métodos para facilitar a transferência e o autocuidado: *para ampliar ao máximo a capacidade funcional.*
- Elogie os progressos e enfatize as capacidades da criança: *para melhorar a autoestima e promover os sentimentos de confiança e competência.*
- Alterne os períodos de atividade e repouso: *para reduzir a fadiga e poupar energia para o autocuidado.*

Diagnóstico de enfermagem: mobilidade física reduzida, relacionada com fraqueza, hipertonia ou coordenação comprometida; perda da função ou do controle muscular, conforme se evidencia por incapacidade de movimentar os membros, andar sem ajuda e mover-se sem limitações

Definição dos resultados esperados e reavaliação

A criança consegue realizar as atividades próprias da idade e dentro dos limites impostos pela doença: *a criança consegue movimentar os membros, mover-se no ambiente e participar dos programas de exercícios dentro dos limites impostos pela doença e por sua idade.*

Visão geral da criança com distúrbio neurológico *(continuação)*

Intervenções: maximização da mobilidade física

- Estimule atividades motoras delicadas e grosseiras: *para facilitar o desenvolvimento motor.*
- Colabore com os serviços de fisioterapia, terapia ocupacional e fonoaudiologia para fortalecer os músculos e promover mobilidade máxima: *isto facilita o desenvolvimento motor.*
- Realize exercícios de mobilização ativa e passiva e ensine à criança e à família como fazer: *para facilitar a mobilidade articular e o desenvolvimento da musculatura (exercícios de mobilização ativa) para ajudar a ampliar a mobilidade.*
- Elogie os progressos e enfatize as capacidades da criança: *para melhorar a autoestima e promover os sentimentos de confiança e competência.*

Diagnóstico de enfermagem: risco de atraso do desenvolvimento relacionado com limitação física, déficits cognitivos e restrições à atividade

Definição dos resultados esperados e reavaliação

A criança alcança os marcos do desenvolvimento dentro dos parâmetros etários e dos limites impostos pela doença: *a criança demonstra interesse pelo ambiente e pelas pessoas ao seu redor e interage com o ambiente por meios apropriados à idade.*

Intervenções: maximização do desenvolvimento

- Utilize o brincar terapêutico e brinquedos adaptativos: *para facilitar as funções próprias do nível de desenvolvimento.*
- Ofereça um ambiente estimulante, quando possível: *para maximizar o potencial de crescimento e desenvolvimento.*
- Elogie os progressos e enfatize as capacidades da criança: *para aumentar a autoestima e promover os sentimentos de confiança e competência.*

Diagnóstico de enfermagem: nutrição desequilibrada: menos que as necessidades corporais, relacionada com vômitos e dificuldade de alimentar-se em virtude de elevação da PIC; dificuldade de sugar, engolir ou mastigar; dor na incisão cirúrgica ou dificuldade de assumir a posição normal para alimentar-se; incapacidade de alimentar-se, conforme se evidencia por redução da ingestão oral, dificuldade de engolir ou emagrecimento

Definição dos resultados esperados e reavaliação

A criança apresenta indícios de nutrição adequada, conforme se evidencia por: *peso dentro dos parâmetros normais para a idade, turgor cutâneo preservado, ingestão/perdas dentro dos limites normais, ingestão adequada de calorias, redução ou interrupção dos vômitos.*

Intervenções: promoção de nutrição adequada

- Monitore o peso e a estatura ou comprimento: *ingestão insuficiente compromete o crescimento e o ganho ponderal.*
- Monitore o grau de hidratação (mucosas úmidas, turgor cutâneo elástico, débito urinário adequado): *ingestão insuficiente pode causar desidratação.*
- Utilize técnicas para promover a ingestão calórica e nutricional e ensine à família (*i. e.*, posicionamento, utensílios modificados, alimentos macios ou misturados, tempo adicional para alimentar-se): *estas técnicas podem facilitar a ingestão.*
- Avalie frequentemente o sistema respiratório: *para detectar aspiração.*
- Monitore as náuseas e os vômitos e administre os medicamentos conforme a prescrição: *para ajudar a reduzir os vômitos e aumentar a ingestão.*
- Monitore a dor e administre os medicamentos conforme a prescrição: *para atenuar a dor associada às incisões cirúrgicas e ao traumatismo e aumentar a ingestão.*
- Ajude a família a colocar a criança na posição mais normal possível para alimentar-se: *para ajudar a aumentar a ingestão oral.*

Diagnóstico de enfermagem: risco de déficit de volume de líquido relacionado com os vômitos; a alteração do nível de consciência; a alimentação ou a ingestão reduzida; as perdas imperceptíveis devidas a febre; ou a falência dos mecanismos reguladores (como ocorre no diabetes insípido), conforme se evidencia por mucosas orais ressecadas, redução do turgor cutâneo, emagrecimento súbito, hipotensão e taquicardia

(continua)

Visão geral da criança com distúrbio neurológico *(continuação)*

Definição dos resultados esperados e reavaliação

O volume de líquidos é mantido e equilibrado: *mucosas orais úmidas, pele rosada e turgor cutâneo elástico, débito urinário de no mínimo 2 mℓ/kg/h.*

Intervenções: promoção de balanço hídrico adequado

- Administre os líquidos IV conforme a prescrição: *para manter a hidratação adequada em crianças em dieta zero, ou que não conseguem tolerar a ingestão oral.*
- Quando a ingestão oral é permitida e tolerada, estimule a ingestão de líquidos orais: *para promover a ingestão e manter a hidratação.*
- Monitore cuidadosamente a ingestão e as perdas: *isto pode ajudar a detectar desequilíbrio de líquidos e também sinais de secreção hipofisária anormal, que pode causar distúrbios como secreção inadequada do hormônio antidiurético (SIHAD) e diabetes insípido (DI) (ver mais informações no Capítulo 27).*
- Mantenha hidratação mínima e evite hidratação excessiva em pacientes com edema cerebral: *a sobrecarga de líquidos pode agravar o edema cerebral.*
- Determine a densidade urinária, os níveis urinários e séricos dos eletrólitos (principalmente sódio sérico), os níveis sanguíneos de ureia e creatinina, a osmolalidade e o peso diário: *todos são indicadores confiáveis do estado de hidratação e também podem detectar indícios de secreção hipofisária anormal, que acarreta distúrbios como SIHAD e DI.*

Diagnóstico de enfermagem: déficit de conhecimento relacionado com a falta de informações sobre a condição clínica complexa, o prognóstico e as necessidades, conforme se evidencia por verbalização, perguntas ou ações que demonstrem a falta de entendimento acerca da condição ou do tratamento da criança

Definição dos resultados esperados e reavaliação

A criança e a família verbalizam informações precisas e seu entendimento da condição, do prognóstico e das necessidades clínicas: *a criança e a família demonstram entender a condição clínica, o prognóstico e as necessidades clínicas, inclusive as possíveis causas, os fatores que contribuem e as medidas terapêuticas.*

Intervenções: instruções ao paciente e à família

- Avalie a disposição do paciente e da família para aprender: *para que o ensino seja eficaz, é preciso que a criança e a família queiram aprender.*
- Proporcione à família tempo para adaptar-se ao diagnóstico: *para ajudar a facilitar a adaptação e a capacidade de aprender e participar da assistência à criança.*
- Repita as informações: *para possibilitar que a criança e a família aprendam e compreendam.*
- Ensine por meio de sessões curtas: *muitas sessões breves foram consideradas mais úteis do que uma única sessão longa.*
- Adapte o ensino ao nível de entendimento da criança e também dos seus familiares (depende da idade, da condição física e da memória da criança): *para assegurar a compreensão.*
- Proporcione reforço e recompensas: *para ajudar a facilitar o processo de ensino-aprendizagem.*
- Utilize várias modalidades de aprendizagem envolvendo vários sentidos (ofereça materiais escritos, faça demonstrações verbais e use vídeos) quando possível: *a criança e sua família têm mais chances de reter as informações quando estas são apresentadas de diferentes maneiras que utilizem vários sentidos ao mesmo tempo.*

Diagnóstico de enfermagem: processos familiares interrompidos, relacionados com a doença, a hospitalização e o diagnóstico de uma doença crônica na criança e os efeitos crônicos potenciais da enfermidade, conforme se evidencia por permanência da criança no hospital, falta ao trabalho e demonstração de atitudes de superação inadequadas

Definição dos resultados esperados e reavaliação

A família mantém um sistema funcione de apoio e demonstra habilidades adequadas de superação, adaptação dos papéis e das funções e atenuação da ansiedade: *os pais participam do cuidado à criança, fazem perguntas apropriadas, expressam seus medos e suas preocupações e são capazes de conversar tranquilamente sobre a condição da criança e os cuidados de que ela necessita.*

Visão geral da criança com distúrbio neurológico *(continuação)*

Intervenções: promoção de processos familiares saudáveis

- Estimule os pais e os familiares a verbalizarem suas preocupações relativas à doença, ao diagnóstico e ao prognóstico da criança: *isto possibilita que a enfermeira identifique as preocupações e as áreas em que possam ser necessárias instruções adicionais. Demonstre os cuidados centrados na família.*
- Explique aos pais os tratamentos, os procedimentos, os comportamentos da criança e o plano de cuidados: *o entendimento do estado atual da criança e o plano de cuidados ajudam a atenuar a ansiedade.*
- Estimule a participação dos pais nos cuidados da criança: *isto possibilita que os pais se sintam valorizados e necessários e adquiram a sensação de controle sobre a saúde do filho.*
- Identifique os sistemas de apoio disponíveis para a criança e sua família: *para ajudar a identificar as necessidades e os recursos disponíveis à superação.*
- Instrua a criança e a família sobre outros recursos disponíveis: *para ajudar a desenvolver uma ampla base de apoio.*

é causado por epilepsia (Behrman *et al.*, 2004). Os transtornos convulsivos descritos a seguir incluem epilepsia, convulsões febris e convulsões neonatais.

Epilepsia

Epilepsia é uma condição na qual as convulsões são desencadeadas repetidamente a partir das estruturas intracranianas. A epilepsia é um distúrbio neurológico comum diagnosticado na infância, embora as lesões ou infecções cerebrais possam causar epilepsia em qualquer idade. Considera-se que há epilepsia quando ocorrem dois ou mais episódios espontâneos de convulsões em um intervalo de 24 h. O prognóstico da maioria das crianças com convulsões associadas a epilepsia é bom. Muitas crianças ficam curadas da doença, mas algumas têm convulsões recidivantes difíceis de tratar e podem não responder às intervenções farmacológicas. Viver com um transtorno convulsivo pode ter impacto devastador na qualidade de vida da criança e da família.

Fisiopatologia

A epilepsia é um distúrbio complexo do SNC, no qual a função cerebral mostra-se alterada. Convulsões espontâneas ou recidivantes são as manifestações clínicas da epilepsia e resultam de interrupção da comunicação elétrica entre os neurônios do cérebro. Essa interrupção resulta de desequilíbrio entre os mecanismos excitatórios e inibitórios do cérebro, levando os neurônios a disparar quando não se esperava que o fizessem, ou a não disparar quando deveriam. A epilepsia pode ser adquirida e associada a uma lesão cerebral, ou pode ter predisposição familiar, mas na maioria dos casos a causa é desconhecida.

Existem dois tipos principais de convulsões: parciais e generalizadas. Com as convulsões parciais, apenas uma área do cérebro é afetada, enquanto as convulsões generalizadas envolvem todo o cérebro. As convulsões parciais constituem a grande maioria das convulsões infantis e são classificadas como *simples* ou *complexas*. As convulsões generalizadas incluem espasmos infantis, crises de ausência, convulsões tônico-clônicas e convulsões atônicas. Existem muitos tipos diferentes de convulsão e sua classificação é crucial para facilitar o tratamento e o controle das convulsões. Nem todos os casos podem ser facilmente classificados. A Tabela 16.2 descreve os tipos mais comuns de convulsão.

Abordagem terapêutica

O tratamento da epilepsia tem como focos principais o controle das convulsões ou a redução da sua frequência e ajudar a criança que tem crises epilépticas recidivantes e sua família a aprenderem a viver com a doença. O tratamento principal consiste na utilização de anticonvulsivantes. Nos últimos anos, houve avanços expressivos no tratamento da epilepsia porque muitos agentes anticonvulsivantes novos tornaram-se disponíveis (Tabela 16.3). A maioria dos anticonvulsivantes é administrada por via oral e muitas vezes os medicamentos são usados em combinação. Medicamentos diferentes controlam tipos diferentes de convulsões e isto pode ser atribuído às variações individuais. Pode ser necessário um tempo para se descobrir a combinação certa que controla mais eficazmente as convulsões de um paciente.

Se as convulsões ainda não estiverem sob controle, outra opção terapêutica é o tratamento cirúrgico. Dependendo da região do cérebro afetada, é possível remover o foco responsável pela atividade convulsiva ou interromper a transmissão dos impulsos e, desse modo, impedir ou reduzir as convulsões. Os efeitos adversos são brandos ou graves, dependendo da área cerebral acometida. Outras abordagens terapêuticas não farmacológicas que podem ser consideradas para crianças que têm convulsões incontroláveis incluem dieta cetogênica ou inserção de um estimulador do nervo vago. Veja Tratamentos clínicos comuns 16.1.

Avaliação de enfermagem

Veja uma descrição detalhada da fase de avaliação do processo de enfermagem na página 423. Os resultados da avaliação aplicáveis à epilepsia estão descritos a seguir.

História de saúde

Obtenha uma descrição da doença atual e da queixa principal, que geralmente consiste em um episódio de convulsão. Consiga informações que ajudem a caracterizar o evento como uma crise convulsiva ou não epiléptica (ver descrição das crises não epilépticas no Boxe 16.1). Na verdade, é raro observar uma criança

Tabela 16.2 Tipos comuns de convulsões

Tipo	Descrição	Características
Espasmos infantis	Tipo incomum de convulsão generalizada associada a uma síndrome epiléptica na lactância e na infância	Podem evidenciar-se por um abalo súbito seguido de enrijecimento As alterações observadas podem incluir: • Cabeça flexionada, braços estendidos e pernas encolhidas • Braços pendentes, joelhos flexionados e corpo inclinado para a frente (condição conhecida como "convulsões em canivete") • A criança pode chorar antes ou depois da crise A maioria dos lactentes tem algum distúrbio cerebral antes de começar a apresentar convulsões
	Geralmente ocorrem entre 3 e 12 meses de vida e costumam desaparecer aos 2 a 4 anos	Depois do início dos espasmos infantis, o desenvolvimento do lactente parece parar e ele pode perder as habilidades que já tinha desenvolvido Corticoides e anticonvulsivantes são as modalidades mais comuns de tratamento
Ausência (antigamente conhecida como *pequeno mal*)	Tipo de convulsão generalizada; ocorre mais comumente em meninas do que em meninos Não é comum antes dos 5 anos de idade	Cessação repentina da atividade motora ou da fala, com expressão facial apagada ou tremores rítmicos da boca ou pestanejar das pálpebras A crise de ausência complexa consiste em movimentos mioclônicos da face, dos dedos ou dos membros, às vezes com perda do tônus corporal Dura menos de 30 s A criança pode ter inúmeros episódios ao longo do dia Não está associada a um estado pós-ictal Pode passar despercebida ou ser confundida com desatenção em virtude da alteração súbita do comportamento da criança
Tônico-clônica (antigamente conhecida como *grande mal*)	Convulsões generalizadas extremamente comuns. É o tipo mais dramático de convulsão	Associada a uma aura Há perda da consciência e a crise pode ser precedida de choro estridente Evidenciada por contrações tônicas de todo o corpo, seguidas de contrações clônicas rítmicas alternando com relaxamento de todos os grupos musculares Pode haver cianose secundária a apneia Pode haver acúmulo de saliva na boca em virtude da incapacidade de deglutir A criança pode morder a língua É comum observar perda de controle dos esfíncteres, principalmente vesical Fase pós-ictal: a criança pode ficar semicomatosa ou em sono profundo por cerca de 30 min a 2 h; em geral, responde apenas a estímulos dolorosos A criança pode não se lembrar da convulsão; pode queixar-se de cefaleia e sensação de fadiga A segurança do paciente é uma preocupação fundamental Veja Diretrizes de ensino 16.1
Mioclônica	Tipo de convulsão generalizada que afeta o córtex motor do cérebro. Pode estar associada a outros tipos de atividade convulsiva	Abalos musculares repentinos, breves e intensos, que podem envolver todo o corpo ou apenas algumas partes A criança pode ou não perder a consciência
Atônica	Tipo de convulsão generalizada geralmente descrita como "crises de quedas" Observada nas crianças com síndrome de Lennox-Gastaut	Perda súbita do tônus muscular. Nas crianças, pode ser evidenciada apenas por queda repentina da cabeça. A criança recobra a consciência após alguns segundos a 1 min Pode provocar acidentes em virtude de queda violenta
Parcial simples	Tipo de convulsão parcial que afeta parte do cérebro. Os sinais e os sintomas observados dependem da área cerebral afetada	Atividade motora evidenciada por movimentos clônicos ou tônicos da face, do pescoço e dos membros Pode incluir sintomas sensoriais como dormência, formigamento, parestesia ou dor Em geral, persiste por 10 a 20 s A criança não perde a consciência e pode falar durante a crise Não há estado pós-ictal
Parcial complexa	Tipo comum de convulsão parcial Pode começar com uma convulsão parcial simples e depois progredir para a forma complexa	Pode ou não ser precedida de uma aura A consciência é deprimida Automatismos e movimentos voluntários complexos são comuns em lactentes e crianças

Tabela 16.2 Tipos comuns de convulsões *(continuação)*

Tipo	Descrição	Características
		Os lactentes mostram comportamentos como morder os lábios, mastigar, engolir e salivar excessivamente; pode ser difícil distinguir do comportamento normal dos bebês Em crianças maiores, as alterações podem incluir puxar ou empurrar os lençóis da cama ou as roupas de uso pessoal, esfregar objetos ou correr ou andar repetidamente sem direção Essas convulsões podem ser difíceis de controlar
Estado de mal epiléptico	Emergência neurológica comum em crianças. Pode ocorrer com qualquer tipo de atividade convulsiva, mas as convulsões febris são as mais comuns. Em crianças epilépticas, isso geralmente ocorre nas fases iniciais da epilepsia. É uma condição potencialmente fatal	Convulsões prolongadas ou repetidas, sem recuperação da consciência entre as crises A idade da criança, a causa da convulsão e a duração do estado epiléptico determinam o prognóstico A intervenção médica imediata é essencial para reduzir a morbidade e a mortalidade Tratamento: • Medidas básicas de suporte à vida – ABC (vias respiratórias, respiração e circulação) • É essencial administrar anticonvulsivantes para suprimir as convulsões. Os medicamentos usados comumente são benzodiazepínicos (lorazepam e diazepam) e fosfenitoína. (Ver Guia farmacológico 16.1 e Tabela 16.3) • É importante dosar os níveis sanguíneos de glicose e eletrólitos e pesquisar a causa subjacente

em crise convulsiva; por esse motivo, a história completa, precisa e detalhada fornecida por uma fonte confiável é essencial. *As perguntas devem incluir:*

- Quando a crise ocorreu – enquanto dormia, comia, brincava ou simplesmente andava?
- Descrição do comportamento da criança durante a crise – quais foram os tipos de movimentos, a progressão, a duração, as condições respiratórias (apneia)?
- Como a criança se comportou depois do episódio?
- As crises têm se repetido? Caso a resposta seja afirmativa, com que frequência?
- Algum fator desencadeante, como febre, queda, atividade, ansiedade, infecção ou exposição a estímulos intensos (p. ex., luzes ofuscantes ou sons altos)?

Investigue a história da doença atual e a história patológica pregressa da criança para definir fatores de risco como:

- História familiar de convulsões ou epilepsia
- Quaisquer complicações no período pré-natal, perinatal ou pós-natal
- Alterações do desenvolvimento ou atrasos dos marcos do desenvolvimento
- Qualquer indício recente de doença, febre, traumatismo ou exposição a toxinas.

As crianças sabidamente com epilepsia em geral são internadas no hospital por outros problemas ou complicações de saúde e para tratamento do transtorno convulsivo. A história de saúde deve incluir perguntas sobre:

- Idade em que as convulsões começaram
- Controle das convulsões – quais medicamentos a criança usa? Tem sido possível utilizá-los? Quando foi o último episódio de convulsão?
- Descrição e classificação das convulsões – a criança perde a consciência ou apresenta apneia?
- Fatores desencadeantes que possam contribuir para o início das convulsões
- Efeitos adversos associados aos agentes anticonvulsivantes
- Adesão ao tratamento farmacológico.

Exame físico

Faça um exame neurológico completo. A avaliação cuidadosa do estado mental, da linguagem, da aprendizagem, do comportamento e das habilidades motoras da criança pode ajudar a obter informações quanto aos déficits neurológicos. Se a atividade convulsiva for observada diretamente, faça uma descrição precisa e detalhada do episódio de convulsão. Essa descrição deve incluir:

- Hora do início e duração da atividade convulsiva
- Alterações do comportamento, como choro ou modificações da expressão facial, das habilidades motoras ou da função sensorial, antes do início da convulsão podem sugerir uma aura
- Fatores desencadeantes como febre, ansiedade, simplesmente andar ou comer
- Descrição dos movimentos e qualquer progressão que tenha ocorrido
- Descrição do esforço respiratório e qualquer apneia detectada
- Alterações da coloração da pele (palidez ou cianose)
- Posição da boca, qualquer lesão da cavidade oral ou da língua, incapacidade de deglutir ou salivação excessiva
- Perda do controle vesical ou fecal
- Estado de consciência durante a convulsão e estado pós-ictal (depois da convulsão) – durante a convulsão, a enfermeira pode

Tabela 16.3 Medicamentos anticonvulsivantes comuns

Medicamento	Implicações de enfermagem
Fenitoína (IV e VO; a administração por via intramuscular está contraindicada)	Monitore os níveis séricos para assegurar a administração de doses terapêuticas Lembre-se de que a hiperplasia gengival parece ser mais comum em crianças e adolescentes. Se estiverem sob tratamento prolongado, assegure a ingestão adequada de alimentos que contenham vitamina D. Monitore os níveis séricos de cálcio e magnésio
Fosfenitoína (apenas IM ou IV)	Os efeitos adversos parecem ser menos comuns do que com a fenitoína. Esse fármaco não provoca irritação local, mas é mais dispendioso que a fenitoína. A preparação é hidrossolúvel e, assim, possibilita administração mais fácil e rápida do que com a fenitoína Todas as doses são estabelecidas em equivalentes de fenitoína sódica. O medicamento não se precipita nos diluentes IV utilizados comumente
Fenobarbital	Avalie se há sedação excessiva. Monitore os níveis séricos para assegurar o uso de doses terapêuticas. Monitore se há interação com outros fármacos. Aumente a ingestão de alimentos enriquecidos com vitamina D ou administre suplementos, conforme a prescrição. Podem ocorrer sintomas de abstinência se o uso do medicamento for suspenso repentinamente O ácido valproico interfere na ação do fenobarbital e aumenta seus níveis séricos
Felbamato	Monitore interações com outros fármacos, principalmente se a criança estiver utilizando fenitoína ou carbamazepina
Ácido valproico (divalproexe sódico, valproato de sódio)	Monitore os níveis séricos para assegurar a administração de doses terapêuticas Existe uma preparação de dispersão de valproato de sódio que é útil para crianças que não conseguem tolerar suspensão, comprimidos ou cápsulas. O conteúdo pode ser disperso em alimentos que não precisem ser mastigados
Carbamazepina	Monitore os níveis séricos para assegurar a administração de doses terapêuticas; podem ocorrer efeitos tóxicos, mesmo quando os níveis estão ligeiramente acima da faixa terapêutica A concentração plasmática é reduzida por fenitoína, fenobarbital e ácido valproico
Gabapentina	Administre 2 h depois dos antiácidos Absorvida rapidamente pelo trato gastrintestinal
Topiramato	Fenitoína, carbamazepina e ácido valproico reduzem a concentração do topiramato
Oxcarbazepina	Monitore os níveis de fenitoína se for administrada simultaneamente
Zonisamida	A absorção pode ser retardada pela presença de alimentos no trato GI Fenitoína, fenobarbital e carbamazepina aceleram o metabolismo desse medicamento
Lamotrigina	O valproato inibe o metabolismo; por isso, devem-se monitorar os níveis séricos e, se necessário, reduzir a dose

IM, intramuscular; IV, intravenosa; VO, via oral.

pedir à criança para memorizar uma palavra e, depois da crise, perguntar se a criança se lembra de tal palavra, para ajudar a definir precisamente o estado mental atual

- Avalie: orientação quanto ao tempo, ao espaço e à individualidade; habilidades motoras; fala; comportamento; alterações da sensibilidade depois da crise
- Duração do estado pós-ictal.

Boxe 16.1 Distúrbios não epilépticos

- Síncope
- Suspensão da respiração
- Abalos
- Apneia
- Refluxo gastrintestinal
- Distúrbios da condução cardíaca
- Enxaqueca
- Tiques

Exames complementares

Os exames laboratoriais e diagnósticos são utilizados para se investigar a causa e também facilitar a definição do tipo de atividade convulsiva (ver Exames complementares 16.1). Os exames laboratoriais e diagnósticos comumente solicitados para detectação e avaliação da epilepsia incluem:

- Glicose, eletrólitos e cálcio séricos – para excluir causas metabólicas como hipoglicemia e hipocalcemia
- Punção lombar (PL) – para analisar o LCR e excluir meningite ou encefalite
- Radiografias do crânio – para avaliar a existência de fratura ou traumatismo
- Tomografia computadorizada (TC) e ressonância magnética (RM) – para detectar anormalidades e hemorragias intracranianas e excluir tumores
- Eletroencefalografia (EEG) – alguns tipos de atividade convulsiva podem mostrar anormalidades na EEG, mas um exame de EEG normal não exclui epilepsia porque a atividade convulsiva raramente ocorre durante o exame. A EEG é útil para se definir o tipo de convulsão e ajudar a escolher o tratamento farmaco-

lógico. Esse exame pode ajudar a diferençar entre convulsões e distúrbios não epilépticos

- Vídeo-EEG – oferece a oportunidade de observar o comportamento real da criança por vídeo e pelas alterações simultâneas da EEG; pode aumentar as chances de se detectar uma convulsão, porque a monitoração é realizada ao longo de um intervalo definido.

Intervenções de enfermagem

As intervenções de enfermagem enfatizam a prevenção de acidentes durante as convulsões; a administração dos medicamentos e dos tratamentos apropriados para evitar ou reduzir as crises convulsivas; e o fornecimento de instruções e apoio à criança e à família para ajudá-las a superar os desafios de viver com um transtorno convulsivo crônico. Veja uma lista de precauções básicas para convulsões no Boxe 16.2. Além dos diagnósticos de enfermagem e das intervenções pertinentes descritos no Plano de cuidados de enfermagem 16.1, tratamos a seguir das intervenções comuns na epilepsia.

Atenuar a ansiedade

As convulsões provocam medo e ansiedade em virtude da sua natureza imprevisível e também da aparência descontrolada, agressiva e às vezes violenta da criança. Instrua os pais e os familiares, assim como os membros da comunidade que possam cuidar da criança, sobre como atuar frente a um episódio de convulsão (ver Diretrizes de ensino 16.1). Isso ajuda a fortalecer os pais, a família e os outros cuidadores e, por sua vez, atenua parte da ansiedade que eles possam sentir.

Diretrizes de ensino 16.1

Como agir quando seu filho tem uma convulsão

- Instruções aos pais e cuidadores:
- Fiquem calmos.
- Vejam quanto tempo dura a crise convulsiva.
- Se a criança estiver de pé ou sentada, coloque-a suavemente no chão, se for possível.
- Roupas apertadas e cordões em torno do pescoço devem ser afrouxados, se possível.
- Coloquem a criança deitada de lado e abram suas vias respiratórias, se for possível.
- Não contenham a criança.
- Retirem objetos perigosos da área.
- Não abram forçadamente a mandíbula com um baixador de língua nem com os dedos.
- Registrem a duração da crise convulsiva e os movimentos observados, além de cianose ou perda de controle da urina ou das fezes e quaisquer outras características.
- Fiquem com a criança até que ela esteja plenamente consciente.
- Liguem para o serviço de emergência se:
- A criança parar de respirar.
- Tiver ocorrido qualquer acidente.
- A convulsão durar mais que 5 min.
- Esse for o primeiro episódio de convulsão da criança.
- A criança não responder a estímulos dolorosos depois da crise convulsiva.

Abordagem terapêutica

Forneça à criança e à família informações e instruções quanto à administração do tratamento anticonvulsivante e à sua importância. Também devem ser incluídos nessa discussão os efeitos adversos comuns, a necessidade de manter o medicamento a menos que haja recomendação médica em contrário e a necessidade de ligar para o médico se a criança estiver doente ou vomitando e não conseguir tomar o medicamento. Estimule os pais a conversarem com o médico sobre os efeitos adversos indesejáveis, de modo que eles possam ser analisados e a falta de adesão ao tratamento possa ser reduzida. A causa mais comum das convulsões que ocorrem apesar do tratamento é a falta de adesão à prescrição.

Apoio e instruções à família

Ter um filho com transtorno convulsivo pode gerar estresse e ansiedade para a família, que geralmente são motivados por medos e noções incorretas que ela possa ter sobre a doença. Uma das funções importantes da enfermeira é educar não apenas a criança e sua família, como também a comunidade (inclusive os professores e os cuidadores da criança) quanto à realidade e aos fatos sobre o distúrbio. Estimule os pais a participarem do tratamento das convulsões do filho, mas permita que a criança aprenda sobre sua doença e seu tratamento tão logo tenha idade suficiente para isto. Estimule os pais a tratarem a criança epiléptica da mesma maneira que fariam se ela não tivesse esta doença. As crianças tratadas do mesmo modo que as outras crianças que não têm epilepsia mostram maior tendência a desenvolver autoimagem positiva e aumentar sua autoestima. Quaisquer restrições a atividades como nadar ou praticar esportes são determinadas pelo tipo, pela frequência e pela gravidade das convulsões que a criança tem. Instrua os pais e a criança quanto às restrições e estimule os pais a imporem ao filho apenas as limitações necessárias.

As necessidades da criança e da família mudam à medida que a criança cresce e se desenvolve. A enfermeira precisa identificar essas mudanças e fornecer instruções e apoio apropriados. O encaminhamento para grupos de apoio é conveniente. A Epilepsy Foundation pode ser acessada no *site* www.epilepsyfoundation.org. Recursos adicionais podem ser encontrados nos *sites* www.paceusa.org e www.epilepsyinstitute.org.

Convulsões febris

Na infância, as convulsões febris são as mais comuns. Em geral, essas convulsões ocorrem em crianças com menos de 5 anos de idade e o pico de incidência coincide com a faixa etária de 18 a

Boxe 16.2 Precauções para convulsões

- Acolchoar as grades laterais e outros objetos duros
- Elevar as grades laterais do leito sempre que a criança estiver nele
- Manter oxigênio e aparelho de aspiração à beira do leito
- Supervisionar o paciente, principalmente durante o banho, a deambulação ou outras atividades potencialmente perigosas
- Utilizar um capacete de proteção durante as atividades para as quais isto pode ser apropriado
- A criança deve utilizar um bracelete de alerta médico

24 meses. É raro ocorrerem convulsões febris em crianças com menos de 6 meses de vida e depois dos 7 anos de idade. Esse tipo de convulsão é mais comum em meninos e o risco é maior entre as crianças com história familiar de convulsões febris. As convulsões febris estão associadas a febre, geralmente causada por uma infecção viral. Em geral, essas convulsões são benignas, mas podem ser muito assustadoras para a criança e sua família. O prognóstico das convulsões febris geralmente é excelente. Contudo, as convulsões febris podem indicar uma doença infecciosa subjacente grave, inclusive meningite ou sepse. Embora sejam raras, as complicações associadas às convulsões febris incluem estado epiléptico, déficits de coordenação motora, retardamento mental e problemas comportamentais.

Abordagem terapêutica

A abordagem terapêutica inclui a definição da causa da febre e as intervenções para controlar a elevação da temperatura. A American Academy of Pediatrics não recomenda tratamento anticonvulsivante prolongado ou intermitente para crianças que tiveram um ou mais episódios de convulsão febril simples (Shinnar & O'Dell, 2004). Estudos mostraram que a administração retal de diazepam é segura e eficaz para interromper as convulsões febris e este medicamento pode ser usado em crianças sob risco de convulsões febris, ou em pacientes cujos pais são extremamente ansiosos. Embora a profilaxia com anticonvulsivantes não seja mais recomendada (Behrman *et al.*, 2004), o uso intermitente de anticonvulsivantes durante os episódios febris pode ser recomendado para alguns grupos de crianças.

Avaliação de enfermagem

Em geral, a convulsão febril está associada a temperaturas centrais que aumentam rapidamente para 39°C ou mais. A convulsão geralmente se evidencia por atividade tônico-clônica generalizada que se estende por alguns segundos até 10 min e é seguida de um período breve de sonolência pós-ictal. A convulsão febril simples é definida por convulsão generalizada com duração inferior a 15 min que ocorre uma vez no intervalo de 24 h e está associada a febre. A convulsão provavelmente já terá regredido quando a criança for atendida pelo médico. O diagnóstico é firmado com base na história e no exame físico detalhados e é complementado por investigação da causa da febre. Em alguns casos, pode-se realizar PL para excluir a possibilidade de meningite ou encefalite. Isso depende da idade da criança e das manifestações clínicas da sua doença.

Os fatores de risco associados a recidiva das convulsões febris incluem pouca idade por ocasião do primeiro episódio e história familiar de convulsões febris e febre alta. As crianças que apresentam uma ou mais convulsões febris não têm risco mais alto de desenvolver epilepsia do que a população geral. Nenhuma evidência indica que as convulsões febris possam causar danos estruturais ou déficit cognitivo.

Intervenções de enfermagem

Ofereça apoio e informações aos pais quanto às convulsões febris. Tranquilize os pais quanto à natureza benigna dessas convulsões. Instrua os pais sobre como controlar a febre; converse sobre como garantir a segurança da criança durante uma crise convulsiva; e dê instruções e demonstre a administração (se for recomendada) de diazepam retal no início de uma convulsão. Instrua aos pais sobre quando devem ligar para o médico e levar a criança ao setor de emergência. Reforce a importância de buscarem atendimento médico se houver qualquer atividade convulsiva recidivante.

Convulsões neonatais

A incidência de convulsões é maior no período neonatal do que em qualquer outra faixa etária. O cérebro imaturo é mais suscetível de desenvolver atividade convulsiva. As convulsões neonatais são as que ocorrem nas primeiras 4 semanas de vida e são detectadas mais comumente nos primeiros 10 dias. Essas convulsões são diferentes daquelas que ocorrem na criança ou no adulto porque as convulsões tônico-clônicas generalizadas não tendem a ocorrer no primeiro mês de vida. As convulsões dos recém-nascidos estão associadas a distúrbios subjacentes como encefalopatia hipóxico-isquêmica, anormalidades metabólicas (hipoglicemia e hipocalcemia), infecção neonatal (meningite e encefalite) e hemorragia intracraniana. O prognóstico depende principalmente da causa subjacente das convulsões e da gravidade do distúrbio. Há evidências crescentes de que as convulsões neonatais causam efeitos adversos no desenvolvimento neurológico e podem predispor o lactente a complicações cognitivas, comportamentais ou epilépticas nos anos seguintes.

Abordagem terapêutica

As convulsões neonatais agudas devem ser tratadas rigorosamente porque a atividade convulsiva repetida pode causar danos ao cérebro. A abordagem terapêutica inclui os seguintes elementos: garantir ventilação adequada; corrigir quaisquer distúrbios metabólicos subjacentes potenciais, inclusive hipoglicemia; e, possivelmente, administrar medicamentos anticonvulsivantes. O fenobarbital é comumente utilizado como tratamento inicial das convulsões neonatais, mas sua eficácia ainda não está definida. As doses dos anticonvulsivantes podem ser maiores em recém-nascidos, porque eles metabolizam mais rapidamente os medicamentos do que os lactentes maiores.

Avaliação de enfermagem

As convulsões neonatais podem ser difíceis de detectar clinicamente e podem estar acompanhadas de uma EEG normal. Várias manifestações clínicas podem ajudar a diferençar entre convulsões e distúrbios não epilépticos, tais como tremores ou abalos, em recém-nascidos. Anormalidades do sistema nervoso autônomo, como taquicardia e elevação da pressão arterial, são comuns nas convulsões neonatais, mas não ocorrem nos distúrbios não epilépticos. Além disso, os movimentos não epilépticos podem ser suprimidos por contenção suave do membro, ao passo que isto não é possível nas convulsões verdadeiras. A atividade convulsiva pode estar associada a desvio ocular, mas isto não ocorre com a atividade não epiléptica. As características das convulsões detectadas no período neonatal são diferentes daquelas observadas em crianças maiores. Existem cinco tipos principais de convulsões detectadas no período neonatal. Veja informações sobre os tipos de convulsões observadas em recém-nascidos na Tabela 16.4.

Exames laboratoriais e diagnósticos, como dosagens séricas (p. ex., glicose, eletrólitos, cálcio); PL (para analisar o LCR); e

Tabela 16.4 Tipos de convulsões observadas em recém-nascidos

Tipo	Idade	Características
Sutis	Recém-nascidos prematuros e a termo	Movimentos mastigatórios, salivação excessiva, alterações da frequência respiratória, apneia, pestanejar e movimentos de pedalar
Tônicas	Prematuros	Postura rígida dos membros e do tronco Podem estar associadas a desvio fixo dos olhos
Clônicas focais	Recém-nascidos a termo	Tremores rítmicos de alguns grupos musculares, como os dos membros ou da face
Clônicas multifocais	Recém-nascidos a termo	Semelhantes às convulsões clônicas focais, com exceção de que muitos grupos musculares são afetados, geralmente de modo simultâneo
Mioclônicas	Raras no período neonatal	Abalos focais de curta duração envolvendo um membro; ou abalos multifocais de várias partes do corpo

ultrassonografia, TC e RM do crânio, podem ser realizados para ajudar a definir a causa das convulsões. A EEG e a video-EEG também podem ajudar a caracterizar as convulsões neonatais e seu tratamento clínico.

Intervenções de enfermagem

Os cuidados de enfermagem consistem basicamente em intervenções para interromper a atividade convulsiva; monitorar cuidadosamente o estado neurológico; detectar as convulsões; evitar acidentes durante a crise convulsiva; e fornecer apoio e instruções aos pais e à família.

Anomalias estruturais

Em virtude do período crítico de desenvolvimento do sistema neurológico nas primeiras semanas de vida embrionária, existe a possibilidade de ocorrerem malformações. Essas anomalias estruturais incluem malformações do tubo neural, microcefalia, malformação de Arnold-Chiari, hidrocefalia, malformação arteriovenosa intracraniana e craniossinostose.

● Anomalias do tubo neural

As anomalias do tubo neural são responsáveis pela maioria das malformações congênitas do SNC. Essas anomalias são malformações congênitas graves da medula espinal e do cérebro e incluem distúrbios como espinha bífida oculta, mielomeningocele, meningocele, anencefalia e encefalocele. O tubo neural se fecha entre a terceira e a quarta semanas de vida intrauterina. A causa das anomalias do tubo neural é desconhecida, mas muitos fatores, como medicamentos, desnutrição, substâncias químicas e anomalias genéticas, podem afetar negativamente o desenvolvimento normal do SNC. Existem evidências claras de que a suplementação pré-concepcional materna com ácido fólico pode reduzir em 50% a incidência de anomalias do tubo neural nas gestações de risco (Behrman *et al.*, 2004). Em 1992, o United States Public Health Service recomendou que todas as mulheres em idade reprodutiva que possam engravidar tomem 0,4 mg (400 mcg) de ácido fólico diariamente (Merereau *et al.*, 2004). De acordo com os Centers for Disease Control and Prevention (CDC), o número de gestações afetadas por anomalias do tubo neural diminuiu de 4.000 (1995 a 1996) para 3.000 (1999 a 2000) (Merereau *et al.*, 2004). A triagem pré-natal do nível sérico da alfafetoproteína (AFP) materna e o exame ultrassonográfico entre a 16ª a 18ª semanas de gestação podem ajudar a identificar os fetos sob risco. As seções subsequentes descrevem a anencefalia e a encefalocele. Veja informações sobre espinha bífida oculta, meningocele e mielomeningocele no Capítulo 22.

Anencefalia

Anencefalia é uma falha do desenvolvimento do cérebro que resulta em hemisférios cerebrais, crânio e couro cabeludo pequenos ou ausentes. Isso ocorre quando a extremidade cefálica ou superior do tubo neural não fecha durante a terceira ou quarta semanas de gestação. Esses fetos nascem sem o prosencéfalo e o cérebro, e a malformação é incompatível com a vida. Os tecidos cerebrais restantes podem ficar expostos. A incidência de anencefalia é de 1 em cada 1.000 nascidos vivos (Behrman *et al.*, 2004).

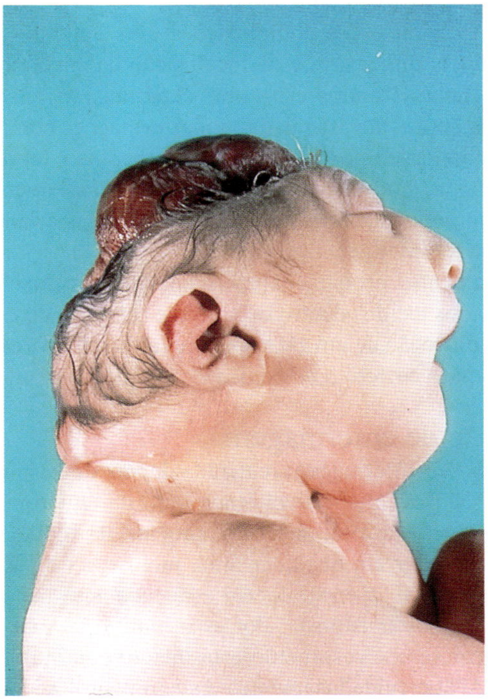

● Figura 16.7 Anencéfalo.

Avaliação de enfermagem

Os fetos anencefálicos têm aparência típica com uma grande falha evidenciada na abóbada do crânio (Figura 16.7). A mãe pode ter passado por um trabalho de parto difícil em consequência da malformação da cabeça, que não permite o encaixe desta na cérvice. A maioria é natimorta. Nos demais casos, a maioria morre dentro de algumas horas ou alguns dias após o parto. Existem alguns casos descritos nos quais as crianças viveram por alguns meses. Em geral, a criança é cega, surda, inconsciente e incapaz de sentir dor. Alguns anencéfalos nascem com tronco cerebral, mas a inexistência de cérebro exclui a possibilidade de adquirir consciência. Ações reflexas como respiração, reações ao som e ao toque e a capacidade de sugar podem estar preservadas.

Intervenções de enfermagem

O prognóstico é extremamente desfavorável. As intervenções de enfermagem são basicamente de suporte e enfatizam as medidas de conforto à criança moribunda. Alguns pais podem já ter conhecimento do diagnóstico pré-natal graças a testes de triagem como a dosagem da AFP e a ultrassonografia. Os pais e a família necessitam de apoio e compreensão dos profissionais de saúde durante esse período difícil. O medo quanto à aparência potencial da criança pode ser avassalador. A colocação de uma touca pode ser útil, e possibilita que os pais se sintam mais confortáveis para segurar no colo e confortar o filho. O apoio quanto à perda esperada e ao processo de decisão relacionada com os cuidados no final da vida também são intervenções fundamentais da enfermagem.

Encefalocele

Encefalocele é uma protrusão do cérebro e das meninges através de uma falha do crânio. Essa malformação resulta de falha do fechamento da parte anterior do tubo neural. As crianças com encefalocele estão sujeitas a apresentar problemas visuais, microcefalia, retardamento mental e convulsões. O prognóstico, inclusive a gravidade das complicações e os déficits cognitivos, dependem das dimensões e da localização da encefalocele e do envolvimento das outras estruturas cerebrais. As encefaloceles frequentemente estão associadas a malformações craniofaciais e outras anomalias como hidrocefalia, microcefalia, tetraplegia espástica, ataxia, atraso do desenvolvimento, retardamento mental e atraso do crescimento, e convulsões. Algumas crianças afetadas podem ter inteligência normal.

O tratamento consiste em reparo cirúrgico, inclusive com recolocação dos tecidos dentro do crânio e remoção do envoltório; possível colocação de um *shunt* para reverter a hidrocefalia associada; e reparo corretivo de quaisquer anomalias craniofaciais.

Avaliação de enfermagem

A avaliação de enfermagem realizada depois do nascimento detecta um saco externo visível emergindo da região craniana. A malformação localiza-se mais comumente na região occipital, mas pode ocorrer em qualquer área, inclusive frontal ou nasofrontal. Em geral, a encefalocele está recoberta por pele, mas também pode estar exposta. Por esse motivo, a avaliação para se confirmar se o revestimento está intacto continua sendo importante. Avalie cuidadosamente o estado neurológico. Antes da correção cirúrgica, a criança deve ser detalhadamente examinada para detecção de envolvimento dos tecidos cerebrais ou anomalias associadas. Exames diagnósticos como TC, RM e ultrassonografia podem ser realizados.

Intervenções de enfermagem

As intervenções de enfermagem consistem em cuidados pré-operatórios e pós-operatórios, além das medidas sintomáticas e de suporte em geral. Os cuidados pré-operatórios e pós-operatórios são semelhantes àqueles recomendados para crianças com mielomeningocele, enfatizando-se a prevenção da ruptura do saco, a profilaxia das infecções e o fornecimento de nutrição e hidratação adequadas. As crianças com encefalocele são mais suscetíveis de desenvolver hidrocefalia. Por esse motivo, a enfermeira deve monitorar os sinais e os sintomas de elevação da pressão intracraniana e de aumento da circunferência craniana.

Microcefalia

A microcefalia é definida por circunferência craniana mais que três desvios-padrões abaixo da média para a idade e o sexo do lactente (Behrman *et al.*, 2004). Pode ser congênita ou adquirida e desenvolve-se nos primeiros anos de vida. Em geral, essa malformação causa retardamento mental em virtude da escassez de tecidos cerebrais resultantes. Existem várias causas. A microcefalia pode ser causada por anormalidades do desenvolvimento durante a gestação ou ocorrer depois de infecções intrauterinas como rubéola, toxoplasmose e citomegalovirose. Pode também ser causada por anomalias cromossômicas, ou pode estar associada a outras síndromes. A microcefalia adquirida pode ser causada por desnutrição grave, infecções perinatais ou anoxia nos primeiros meses de vida.

Avaliação de enfermagem

Quando nascem, a circunferência craniana é normal ou reduzida. À medida que a criança cresce, não ocorre o crescimento da cabeça, enquanto a face continua a desenvolver-se no ritmo normal. Isso resulta em cabeça pequena, face grande e couro cabeludo frouxo e geralmente enrugado. Com o crescimento normal da criança, as dimensões reduzidas do crânio tornam-se mais acentuadas. O desenvolvimento das funções motoras e da fala pode ser retardado. A gravidade do retardamento mental varia, mas as crianças geralmente são retardadas. Algumas crianças podem ter convulsões e o déficit motor varia de falta de destreza a tetraplegia espástica.

Intervenções de enfermagem

Não existe tratamento. Os cuidados de enfermagem visam dar suporte à criança e consistem basicamente em determinar a gravidade dos déficits neurológico e cognitivo, além de instruir os pais quanto aos cuidados a serem dispensados às crianças que apresentam tais déficits.

Malformação de Arnold-Chiari

A malformação de Arnold-Chiari é subdividida em dois subgrupos principais – tipos I e II. Com o tipo I, os sinais e sintomas geralmente começam na adolescência ou na vida adulta. Em geral, esse tipo não está associado a hidrocefalia e é mais benigno. A deformidade é resultante do deslocamento das amígdalas cerebelares para dentro do canal cervical proximal. O paciente geralmente se queixa de dor no pescoço, cefaleias repetidas, espasticidade dos membros inferiores e aumento da frequência urinária. O tipo II é mais comum e em geral está associado a hidrocefalia e mielomeningocele. Essa deformidade é causada pelo deslocamento do cerebelo, do bulbo e do quarto ventrículo para dentro do canal cervical, resultando em obstrução da circulação do LCR e hidrocefalia secundária. O prognóstico depende da gravidade da malformação. Os casos sintomáticos de malformação de Arnold-Chiari tipo II são responsáveis pela maioria dos óbitos de crianças com anomalias do tubo neural aberto (Stevenson, 2004). O tratamento da malformação do tipo II consiste em descompressão cirúrgica.

Avaliação de enfermagem

Cerca de 10% das malformações de Arnold-Chiari tipo II causam sinais e sintomas na lactância (Behrman *et al.*, 2004). Os sinais e sintomas incluem choro débil, estridor e apneia. Essas malformações requerem tratamento médico imediato para reduzir a mortalidade. Também pode haver história de distúrbios gastrintestinais com aspiração crônica, asfixia, engasgos, tempos longos de alimentação e emagrecimento. Os sinais físicos incluem sons rudes nas vias respiratórias superiores à ausculta e redução ou ausência do reflexo de engasgo. Em crianças maiores, os sinais e os sintomas são mais sutis e menos comumente põem em risco a sobrevivência da criança. Fraqueza dos membros superiores, espasticidade, ataxia e cefaleia são sinais comumente encontrados. A avaliação do funcionamento do *shunt* é extremamente importante para o lactente e a criança maior que apresentam malformação de Arnold-Chiari tipo II e hidrocefalia associada (ver seção sobre "Hidrocefalia"). A RM pode ser realizada para ajudar a avaliar e diagnosticar essas malformações.

Intervenções de enfermagem

As intervenções de enfermagem enfatizam os cuidados pré-operatórios e pós-operatórios; a profilaxia das infecções; a monitoração da perda sanguínea; a atenuação dos sintomas pré-operatórios depois da intervenção cirúrgica; quaisquer sinais e sintomas de elevação da PIC; e quaisquer danos resultantes ao SNC.

• Hidrocefalia

A hidrocefalia não é uma doença propriamente dita, mas uma consequência de distúrbios cerebrais coexistentes. Trata-se de um dos distúrbios do sistema nervoso mais comumente encontrados e resulta de desequilíbrio entre produção e absorção do LCR. Com a hidrocefalia, o LCR acumula-se no sistema ventricular e provoca dilatação dos ventrículos e elevação da PIC. Os distúrbios ou as doenças que costumam estar associadas à hidrocefalia incluem anomalias do tubo neural (p. ex., mielomeningocele); hemorragia intraventricular em lactentes prematuros; meningite; infecções virais intrauterinas; lesões ou malformações do cérebro (p. ex., tumores da fossa posterior); malformações de Arnold-Chiari; e lesões cerebrais não traumáticas. A hidrocefalia pode ser congênita ou adquirida. A hidrocefalia congênita está presente por ocasião do nascimento e geralmente é secundária a fatores ambientais incidentes durante o desenvolvimento fetal ou a uma predisposição genética. As causas da hidrocefalia congênita incluem desenvolvimento intrauterino anormal (p. ex., mielomeningocele) ou infecções intrauterinas. A hidrocefalia adquirida desenvolve-se por ocasião do nascimento ou algum tempo depois. Isso pode ocorrer em qualquer idade e é secundário a um traumatismo ou uma doença. A hidrocefalia adquirida pode ser causada por traumatismos, hemorragia, neoplasias ou infecções.

A hidrocefalia também é classificada como obstrutiva ou não comunicante e não obstrutiva ou comunicante. A hidrocefalia obstrutiva ou não comunicante ocorre quando o LCR não pode ser transportado entre os ventrículos e a medula espinal. Anomalias do tubo neural, meningite neonatal, traumatismo, tumores ou malformações de Arnold-Chiari geralmente causam esse tipo de hidrocefalia. Uma das causas mais comuns de hidrocefalia obstrutiva ou não comunicante em crianças é a estenose do aqueduto, resultante de estreitamento do aqueduto de Sylvius (uma comunicação entre o terceiro e o quarto ventrículos no mesencéfalo). A hidrocefalia não obstrutiva ou comunicante ocorre quando o transporte do LCR entre os ventrículos e a medula espinal está bloqueado. Um exemplo é a hidrocefalia resultante de hemorragia subaracnoide e de infecções intrauterinas.

O prognóstico das crianças com hidrocefalia depende basicamente da causa e se houve danos cerebrais antes do diagnóstico e do tratamento. Essas crianças estão mais sujeitas a apresentar anormalidades do desenvolvimento, problemas visuais, distúrbios da memória e déficit de inteligência. Algumas crianças necessitam de acompanhamento prolongado e cuidados interdisciplinares.

Fisiopatologia

O LCR é produzido principalmente no sistema ventricular pelo plexo coroide e circula em consequência do gradiente de pressão existente entre o sistema ventricular e os canais venosos. O LCR é absorvido principalmente pelas vilosidades aracnóideas. A hidrocefalia ocorre quando há obstrução do sistema ventricular ou obliteração ou disfunção das vilosidades aracnóideas. Isso diminui a absorção ou a circulação do LCR. Em casos raros, a hidrocefalia pode ser causada por produção excessiva de LCR pelo plexo coroide.

Abordagem terapêutica

A hidrocefalia deve ser diagnosticada precocemente, e deve-se instituir o tratamento para evitar danos aos tecidos cerebrais, que podem resultar da elevação da PIC secundária à hidrocefalia. O tratamento específico depende da causa. Entre os objetivos do tratamento estão aliviar a hidrocefalia e reverter as complicações associadas, inclusive retardos do crescimento e do desenvolvimento. Com poucas exceções, a maioria dos casos de hidrocefalia é tratada por inserção cirúrgica de um *shunt* extracraniano. Quase sempre, o *shunt* é ventriculoperitoneal (VP). Veja uma ilustração do *shunt* na Figura 16.8. À medida que a criança cresce, o *shunt* precisa ser substituído. Por isso, a criança é submetida a vários procedimentos de revisão cirúrgica durante a vida. É importante que os profissionais de saúde e os pais consigam perceber quando o *shunt* precisa ser substituído, ou quando ocorrem complicações, de modo a reduzir a possibilidade de morte ou incapacidade resultantes da elevação potencial da PIC.

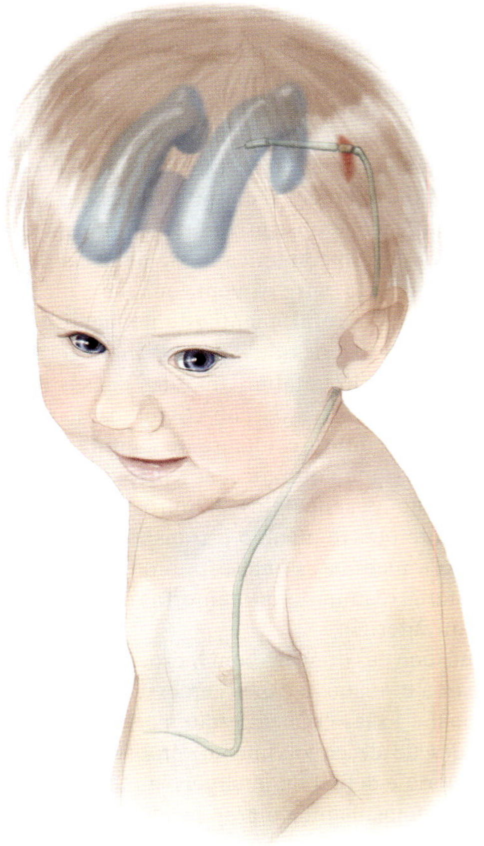

● Figura 16.8 Para tratar hidrocefalia, coloca-se um cateter para derivação (*shunt*) ventriculoperitoneal do ventrículo dilatado. O *shunt* desvia o fluxo do líquido cefalorraquidiano (LCR) do sistema nervoso central para a cavidade peritoneal, de onde é absorvido pela membrana peritoneal para a circulação sistêmica.

Avaliação de enfermagem

Veja uma descrição detalhada da fase de avaliação do processo de enfermagem na página 423. Os resultados da avaliação pertinentes à hidrocefalia estão descritos a seguir.

História de saúde

Investigue a história gestacional e a história patológica pregressa sugestiva de:

- Infecções intrauterinas
- Prematuridade com hemorragia intracraniana
- Meningite
- Encefalite secundária a caxumba.

Obtenha uma descrição da doença atual e da queixa principal. Os sinais e os sintomas comumente referidos durante a obtenção da história de saúde dos pacientes ainda sem diagnóstico podem incluir:

- Irritabilidade
- Letargia
- Problemas de alimentação
- Vômitos
- Queixas de cefaleia em crianças maiores
- Alterações ou depressão do nível de consciência.

As crianças sabidamente com hidrocefalia muitas vezes são internadas no hospital porque o *shunt* não funciona ou porque têm outras complicações da doença. A história de saúde deve incluir perguntas sobre:

- Estado neurológico – houve alterações ou depressão do nível de consciência? alterações da personalidade? deterioração do desempenho escolar?
- Queixas de cefaleia
- Vômitos
- Distúrbios visuais
- Quaisquer outras alterações do estado físico ou cognitivo.

Exame físico

O exame físico do lactente ou da criança com hidrocefalia inclui inspeção e observação, palpação e percussão.

Inspeção e observação

Observe o aspecto geral e o afeto. Atente especialmente para as dimensões do crânio e observe se há qualquer assimetria. Avalie o nível de consciência e a função motora. Pode haver alterações ou depressão do nível de consciência, além de reflexos exacerbados e espasticidade dos membros inferiores. Os sinais e os sintomas variam com a idade, principalmente pelo fato de que, no lactente, o crânio consegue acomodar o acúmulo de LCR porque as suturas ainda estão abertas. Nos lactentes, o indício mais evidente geralmente é aumento rápido da circunferência craniana (Figura 16.9). Em crianças maiores, pode-se observar interrupção do desenvolvimento e alterações da personalidade. Também pode haver sinais e sintomas secundários à elevação da PIC (ver Tabela comparativa 16.1).

Palpação

Nos lactentes, a palpação das fontanelas pode demonstrar abaulamento e ampliação das fontanelas, que não pulsam e parecem tensas e muito dilatadas.

Percussão

À percussão do crânio, os profissionais experientes podem detectar sinal de Macewen positivo. Isso ocorre quando se ouve um som de "pote rachado" durante a percussão e pode indicar separação das suturas.

Exames complementares

Os exames laboratoriais e diagnósticos comumente solicitados para investigação e avaliação diagnóstica da hidrocefalia incluem:

- Radiografias do crânio (podem mostrar separação das suturas)
- TC
- RM

A TC e a RM são usadas para investigar a existência de hidrocefalia e também podem ajudar a definir a causa subjacente. Veja os Exames complementares 16.1.

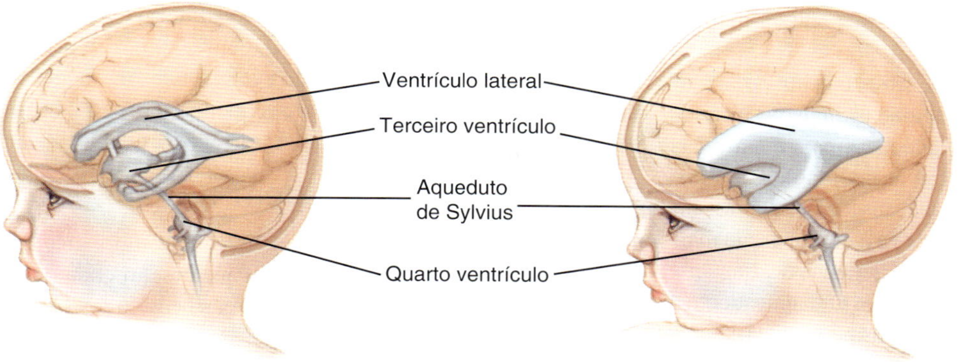

● **Figura 16.9** Lactente com hidrocefalia. Observe a ampliação da fronte e as dimensões cranianas aumentadas.

Considere *isto!*

Sandra e Michael Graham trouxeram Thomas, seu filho de 6 meses, à unidade pediátrica para avaliação. A circunferência craniana da criança passou do 25º percentil registrado na consulta de rotina aos 4 meses para o 75º percentil na consulta de rotina aos 6 meses. Durante a avaliação, a enfermeira observa abaulamento da fontanela anterior e reflexos primitivos persistentes.

O que você acha que está acontecendo?

Cite os sinais iniciais.

Cite os sinais tardios.

Descreva os cuidados de enfermagem necessários para essa criança.

Quais são as instruções que a enfermeira precisa dar a Sandra e Michael?

Intervenções de enfermagem

As intervenções de enfermagem para crianças com hidrocefalia consistem basicamente em manter a perfusão cerebral, minimizar as complicações neurológicas, manter a nutrição adequada, promover o crescimento e o desenvolvimento e apoiar e instruir a criança e sua família. Além dos diagnósticos de enfermagem e das intervenções pertinentes descritos no Plano de cuidados de enfermagem 16.1, as intervenções comuns para a hidrocefalia estão descritas a seguir.

Prevenção e detecção de infecção e mau funcionamento do shunt

As principais complicações associadas aos *shunts* são infecções e mau funcionamento. Em consequência da gravidade e dos efeitos potencialmente devastadores da infecção ou do mau funcionamento do *shunt*, os pais e os profissionais de saúde devem estar cientes dos sinais e dos sintomas a fim de que possam detectar e corrigir imediatamente o problema. Os sinais e os sintomas de infecção do *shunt* incluem sinais vitais exacerbados, problemas de alimentação, vômitos, redução da reatividade, atividade convulsiva e sinais de inflamação localizada ao longo do trajeto do *shunt*. Os sinais e sintomas de mau funcionamento do *shunt* incluem vômitos, sonolência e cefaleia. Os sinais e sintomas de elevação da PIC (descritos na Tabela comparativa 16.1) também podem indicar complicações associadas ao *shunt*.

A infecção pode ocorrer a qualquer momento, mas é mais comum no primeiro e segundo meses depois da colocação. A infecção é tratada com antibióticos intravenosos e, se o problema persistir, o *shunt* deverá ser retirado e substituído por um sistema de drenagem ventricular externa (DVE) até que o LCR fique estéril (ver Tratamentos clínicos comuns 16.1 e Boxe 16.3).

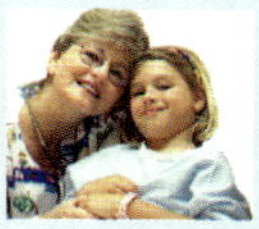

A drenagem rápida de LCR, que pode ocorrer quando o paciente se levanta sem antes ter o clampe do sistema de DVE fechado, reduz a PIC e pode causar cefaleia grave, colapso dos ventrículos, formação de hematomas subdurais e deterioração do estado neurológico.

Boxe 16.3 Cuidados de enfermagem para o dispositivo de drenagem ventricular externo (DVE)

- Certifique-se de que todas as conexões estão firmes e rotule o cateter com as letras DVE
- Verifique periodicamente se a câmara de gotejamento do manômetro está colocada na altura recomendada com relação à criança (*i. e.*, nível zero na clavícula)
- Feche o dreno se o paciente fizer algum movimento, ou se isto for provável durante a realização dos cuidados de enfermagem. Recoloque a câmara no nível zero e abra o clampe quando terminar
- Registre precisamente o volume e a coloração do LCR de hora em hora (normalmente, o LCR é límpido e incolor; opacificação pode indicar infecção). Avise ao médico ou à enfermeira supervisora se houver aumento significativo do volume da drenagem (se passar de 10 mℓ a mais que o volume aferido da última vez)
- Se a drenagem for mínima ou inexistente, verifique se há dobra ou bloqueio do tubo ou se os clampes estão fechados. Observe se o LCR está oscilando dentro do tubo. Se houver suspeita de bloqueio, avise imediatamente ao serviço de neurocirurgia
- O local de acesso ao crânio deve ser coberto com um curativo oclusivo estéril e a área deve ser limpa se estiver suja ou se o curativo não tiver aderido
- Amostras de LCR podem ser enviadas rotineiramente para cultura e análises
- A criança pode usar antibióticos profiláticos em virtude do risco elevado de infecção do dreno

Depois de controlar a infecção, é necessário colocar um novo *shunt*. A administração intratecal de antibióticos pode ser realizada pelo médico ou por um profissional habilitado. A conservação da incisão cirúrgica do peritônio livre de fezes e urina pode ajudar a evitar infecção. Além disso, inspecione as incisões cirúrgicas depois da inserção do *shunt* para detectar sinais e sintomas de infecção e quaisquer indícios de extravasamento de LCR.

O mau funcionamento do *shunt* pode ser causado por dobras, entupimento ou desconexão do tubo. Obstrução é a complicação mais comumente relatada. Os *shunts* substituídos há menos de 1 ano estão mais sujeitos a problemas de funcionamento. O diagnóstico e a intervenção cirúrgica imediata são fundamentais para evitar déficits neurológicos ou possivelmente a morte do paciente.

Apoio e instruções à criança e à família

Hidrocefalia é um distúrbio crônico grave, que requer acompanhamento prolongado e reavaliações periódicas. Para evitar lesão neurológica, as complicações devem ser detectadas precocemente. As crianças necessitam de intervenções cirúrgicas e internações hospitalares subsequentes e isto pode gerar estresse à família e sobrecarregar suas finanças. Outra preocupação são as potenciais limitações do crescimento e do desenvolvimento. É importante dar apoio à família para que estabeleça metas realistas e ajude a criança a alcançar seu potencial máximo de desenvolvimento e educação.

A família deve ser envolvida nos cuidados necessários à criança desde o momento do diagnóstico. Inicialmente, os pais podem ficar assustados porque a inserção do *shunt* exige a penetração do cérebro. Forneça aos pais informações detalhadas quanto ao procedimento e esteja disponível para ouvir suas preocupações e responder às perguntas que surjam. As instruções repetidas quanto à doença e seu tratamento são importantes, inclusive quanto aos sinais e sintomas das complicações associadas ao *shunt*. À medida que a família se sinta mais confortável com o diagnóstico, com o tratamento e com os sinais e sintomas das complicações, os pais tornam-se especialistas em cuidar do filho e frequentemente detectam alterações sutis que podem indicar complicações associadas ao *shunt*. O encaminhamento para grupos de apoio pode ser útil à família e também à criança. A National Hydrocephalus Foundation pode ser acessada pelo *site* www.nhfonline.org. Recursos adicionais podem ser encontrados nos *sites* www.hydroassoc.org e www.hydrocephalus.org.

● Malformação arteriovenosa (MAV) intracraniana

Malformação arteriovenosa intracraniana é uma anomalia congênita rara causada por desenvolvimento anormal dos vasos sanguíneos e pode afetar o cérebro, o tronco cerebral ou a medula espinal. As hemorragias originadas das MAV podem causar déficits neurológicos graves e até mesmo levar à morte. Contudo, algumas MAV nunca causam problemas. Essas malformações são responsáveis por 30 a 50% dos acidentes vasculares encefálicos hemorrágicos em crianças (Ogilvy *et al.*, 2001).

Abordagem terapêutica

Nas crianças, as abordagens terapêuticas utilizadas são mais agressivas. As opções de tratamento incluem ressecção cirúrgica; embolização endovascular, que consiste em obstruir os vasos da MAV injetando cola em seu interior; e radiocirurgia, que envolve irradiação focada da MAV. A abordagem terapêutica depende da idade do paciente e da localização e das dimensões da malformação cerebral. Em geral, o paciente requer no mínimo 24 h de monitoração intensiva depois da intervenção cirúrgica.

Avaliação de enfermagem

Os sintomas observados mais comumente são hemorragias intracranianas (essas hemorragias são mais frequentes em crianças do que em adultos), convulsões, cefaleia e déficits neurológicos progressivos, tais como distúrbios visuais, perda da capacidade de falar, problemas de memória e paralisia. Em crianças com menos de 2 anos de idade, a apresentação clínica pode incluir insuficiência cardíaca em virtude do *shunting* arteriovenoso que ocorre nos recém-nascidos e nos lactentes; circunferência craniana aumentada em razão de hidrocefalia; e atividade convulsiva. O diagnóstico é confirmado por exames de imagem como RM, TC e arteriografia. Graças aos avanços das técnicas de obtenção de imagem cerebral, números crescentes de MAV são diagnosticados antes de se romperem.

Intervenções de enfermagem

Os cuidados de enfermagem indicados para esses pacientes visam dar suporte. Monitore as alterações do estado neurológico e verifique se há atividade convulsiva, sinais ou sintomas de elevação da PIC ou sinais e sintomas de hemorragia intracraniana. A hidrocefalia pode ser causada por uma hemorragia intracraniana originária da MAV. Nesses casos, pode ser necessário fazer DVE e, por fim, colocar um *shunt* (ver seção sobre "Hidrocefalia").

● Craniossinostose

Craniossinostose é o fechamento prematuro das suturas cranianas (Figura 16.10). Normalmente, o fechamento completo de todas as

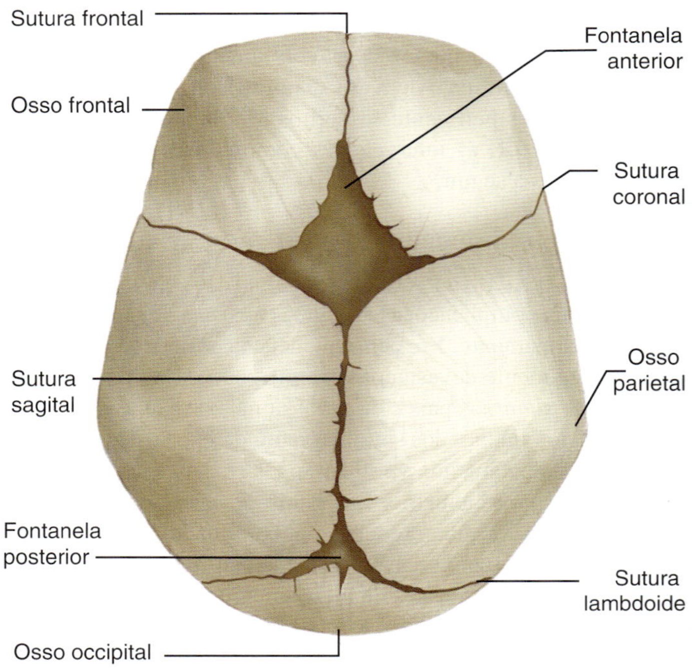

● Figura 16.10 Suturas cranianas do lactente.

suturas ocorre apenas no final da infância. O fechamento prematuro pode impedir o crescimento do cérebro e causar distorção da superfície do crânio. Nos casos em que há fechamento apenas de uma sutura, raramente há déficits neurológicos. Quando duas ou mais suturas se fecham, é mais provável a ocorrência de complicações neurológicas (p. ex., hidrocefalia com PIC elevada). A incidência de craniossinostose é de cerca de 1 em 2.000 nascimentos (Behrman *et al.*, 2004). A causa é desconhecida, mas em 10 a 20% dos casos há um distúrbio genético, como síndrome de Carpenter ou doença de Apert, de Crouzon ou de Pfeiffer. Existem vários tipos de craniossinostose, que estão descritos e ilustrados na Tabela 16.5. O prognóstico é bom na grande maioria dos lactentes com craniossinostose e o desenvolvimento do cérebro é normal. Algumas exceções são lactentes ou crianças que apresentam distúrbios genéticos associados que afetam a função e o desenvolvimento do cérebro.

A correção cirúrgica pode ser realizada e possibilita a expansão normal do cérebro e confere uma aparência aceitável à cabeça e ao crânio. Se houver fusão de uma sutura, a intervenção cirúrgica será realizada basicamente por motivos estéticos. Quando há fusão de mais de uma sutura, a intervenção cirúrgica é essencial para evitar complicações neurológicas.

Avaliação de enfermagem

A maioria dos casos de craniossinostose está presente quando a criança nasce. A deformidade do crânio é evidente, assim como uma saliência óssea proeminente que pode ser palpada. As radiografias podem confirmar a fusão das suturas. É importante que a craniossinostose seja diagnosticada precocemente caso não esteja evidente quando a criança nasce, porque o fechamento prematuro das suturas impede o desenvolvimento cerebral. Por esse motivo, meça a circunferência craniana de todas as crianças com menos de 3 anos de idade e compare as medidas com os parâmetros normais de circunferência craniana, assim como com as medidas realizadas previamente no lactente ou na criança.

Intervenções de enfermagem

Os cuidados de enfermagem incluem monitoração dos níveis da hemoglobina e do hematócrito, porque podem ocorrer perdas sanguíneas volumosas, e observação para se detectar dor, hemorragia, febre, infecção e edema. Em virtude da localização da operação e da linha de incisão, o edema facial pode ser acentuado. Isso pode impedir que a criança abra os olhos por alguns dias após a operação. Certifique-se de que os pais estão conscientes disso. Estimule-os a conversar, segurar ao colo e confortar o filho durante esse período. Ofereça apoio e instruções aos pais, antes, durante e depois do procedimento.

• Plagiocefalia posicional

Desde a adoção do programa "dormir de costas", que recomenda a colocação de todos os lactentes para dormir na posição supina de modo a reduzir o risco de ocorrer síndrome da morte súbita do lactente (SMSL), tem se observado um aumento dramático na incidência de plagiocefalia posicional. A expressão plagiocefalia posicional refere-se à assimetria do formato da cabeça sem fechamento prematuro das suturas. Essa condição resulta da aplicação de força gravitacional sobre o crânio em desenvolvimento. Nos lactentes, a plagiocefalia pode causar torcicolo.

O tratamento clínico da plagiocefalia posicional geralmente é conservador, inclusive com medidas como trocar a posição do bebê, estimular a que o bebê seja "deitado de bruços" por um tempo e evitar o uso excessivo do assento para automóvel quando o bebê não estiver dentro do carro. Alguns lactentes podem melhorar com a utilização de um capacete moldador (Figura 16.11).

Avaliação de enfermagem

Observe a cabeça do lactente por cima e veja se há assimetria, que pode consistir em achatamento posterior de um lado ou achatamento posterior com abaulamento anterior (Figura 16.12). Avalie a amplitude dos movimentos do pescoço para determinar se também há torcicolo. Palpe as suturas cranianas, que não parecem acavaladas como ocorre quando há fusão. Radiografias ou TC do crânio excluem a existência de craniossinostose porque mostram que as suturas estão abertas.

Intervenções de enfermagem

Os cuidados de enfermagem consistem em reposicionar o lactente de modo a reduzir o tempo transcorrido com a área achatada em posição inferior. Posicione o lactente de tal modo que ele precise virar para o lado contrário ao que está afetado para conseguir ver os objetos que lhe interessem. Quando o bebê estiver acordado, coloque-o deitado de bruços e sob supervisão. Desestimule o uso do assento de automóvel fora do carro. Coloque uma toalha enrolada ao longo do lado afetado da cabeça para desestimular a criança a virar nessa direção. A observância dessas recomendações pode evitar plagiocefalia posicional nos lactentes que não têm torcicolo congênito.

Distúrbios infecciosos

Os distúrbios infecciosos do sistema nervoso incluem meningite bacteriana, meningite asséptica, encefalite, síndrome de Reye, botulismo e raiva.

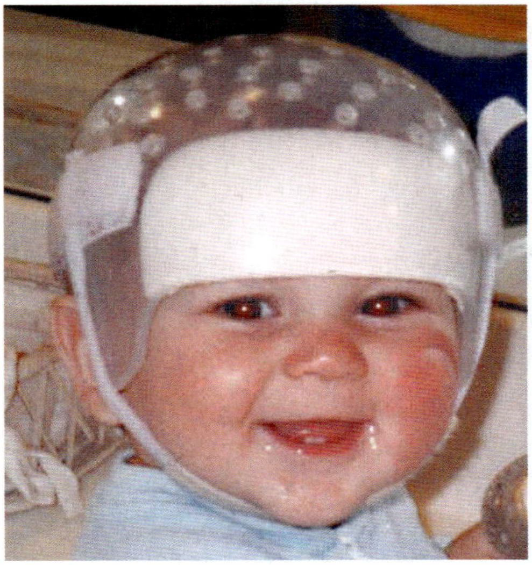

● Figura 16.11 Capacete moldador para plagiocefalia posicional.

Tabela 16.5 Tipos de craniossinostose

Tipos	Descrição	
Sinostose sagital (escalfocefalia)	A sutura sagital apresenta-se fechada A cabeça é longa e estreita na direção anteroposterior Fronte larga com occipício proeminente Tipo mais comum	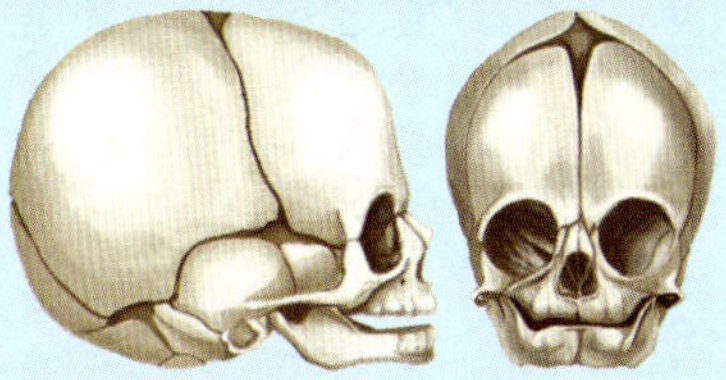
Sinostose metópica (trigonocefalia)	A sutura metópica mostra-se fechada Em geral, é possível ver ou palpar uma saliência longitudinal na fronte A fronte tem formato triangular Os supercílios podem parecer "contraídos" em um dos lados Os olhos também podem parecer cerrados	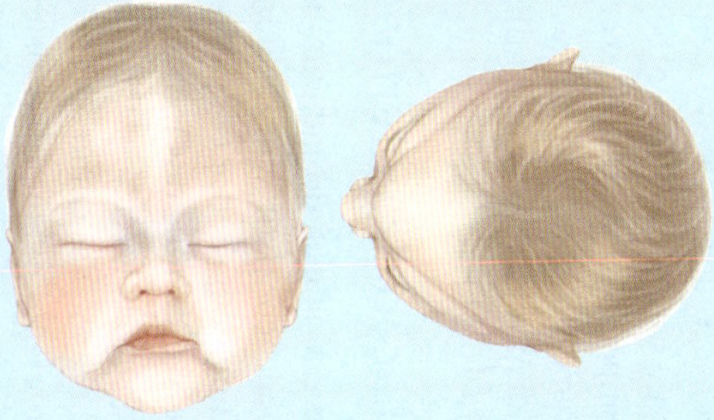
Sinostose coronal unilateral (plagiocefalia anterior)	Fechamento precoce de um dos lados da sutura coronal A fronte e o rebordo orbital (supercílio) têm aspecto achatado no lado afetado	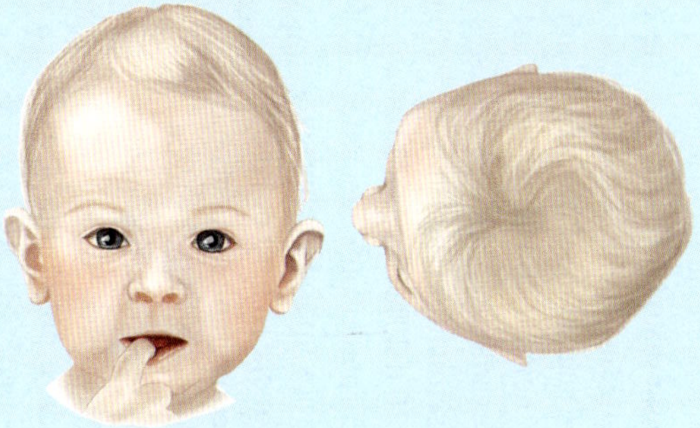
Sinostose bicoronal (braquicefalia)	Fronte muito achatada e retrocedida O crânio é mais curto na direção anteroposterior Comumente associada às doenças de Apert e de Crouzon	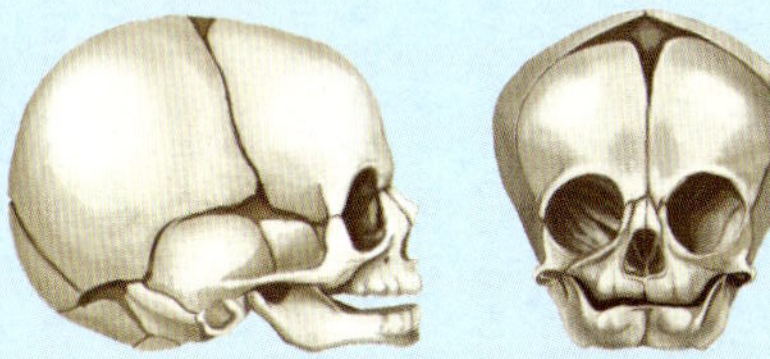
Sinostose lambdoide (plagiocefalia posterior)	Fechamento precoce de uma sutura lambdoide A cabeça tem formato trapezoide. Aspecto semelhante pode ser observado com a deformação ou a plagiocefalia posicional	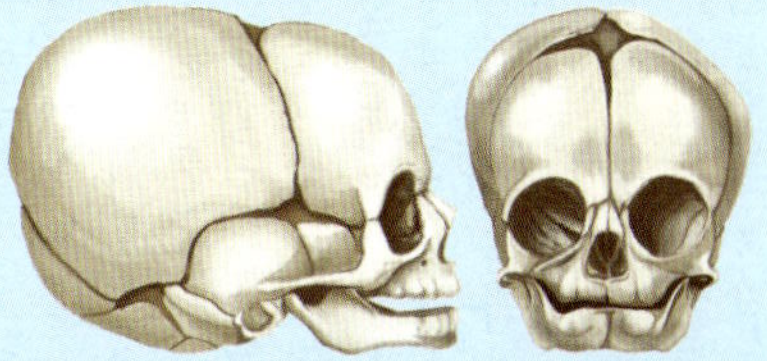

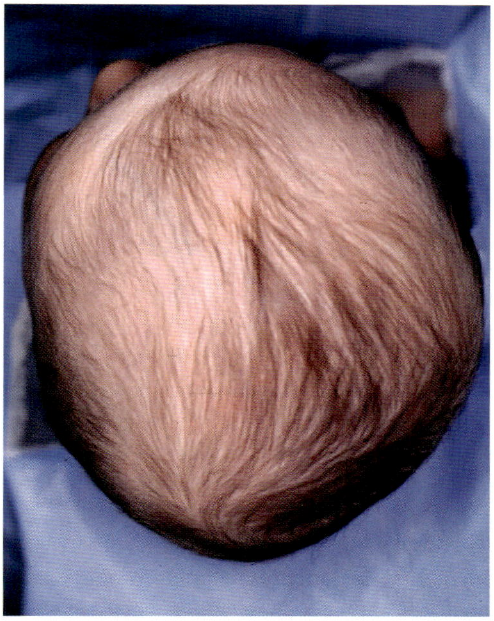

● Figura 16.12 Observe o achatamento das regiões parietal posterior direita e occipital do crânio desse lactente com plagiocefalia posicional.

● Meningite bacteriana

Meningite bacteriana é uma infecção das meninges que revestem o cérebro e a medula espinal. Nas crianças, essa doença é grave e pode causar lesão do cérebro ou dos nervos, surdez, acidente vascular cerebral (AVC) e até mesmo a morte. As crianças devem ser avaliadas e tratadas imediatamente. Os principais agentes etiológicos da meningite bacteriana em recém-nascidos são estreptococos do grupo B e bacilos entéricos gram-negativos como *Escherichia coli* (Spiro & Spiro, 2004). Nas crianças, os principais agentes etiológicos são *Neisseria meningitidis* e *Streptococcus pneumoniae* (Spiro & Spiro, 2004). Veja a Tabela 16.6, que relaciona os tipos de meningite observados nas diferentes faixas etárias. Nos países desenvolvidos, as doenças causadas pelo *Haemophilus influenzae* tipo B, que antes era uma causa comum de meningite entre crianças, diminuíram expressivamente desde a introdução da vacina Hib. Nos países menos desenvolvidos, as infecções causadas pelo *H. influenzae* tipo B ainda causam problemas. A maioria dos casos de meningite ocorre no inverno e no início da primavera, mas também podem ser diagnosticados casos ao longo de todo o ano (Spiro & Spiro, 2004).

Tabela 16.6 Causas comuns de meningite nas diferentes faixas etárias

Agente etiológico	Faixa etária afetada
Escherichia coli	Recém-nascidos e lactentes
Estreptococos do grupo B	Lactentes com menos de 1 mês de vida
Haemophilus influenzae tipo B	1 mês até 6 anos, geralmente entre 6 e 9 meses de vida
Streptococcus pneumoniae	Crianças com mais de 3 meses e adultos
Neisseria meningitidis	Crianças com mais de 3 meses e adultos

Fisiopatologia

A meningite bacteriana causa inflamação, edema, exsudatos purulentos e lesão dos tecidos cerebrais. A meningite pode ser uma infecção secundária a processos infecciosos das vias respiratórias superiores, dos seios da face ou das orelhas, mas também pode resultar da introdução direta de microrganismos pela PL; fraturas de crânio ou traumatismo craniano grave; intervenções neurocirúrgicas; anomalias estruturais congênitas, como espinha bífida; ou presença de corpos estranhos como *shunts* ventriculares ou implantes cocleares.

Abordagem terapêutica

A meningite bacteriana é uma emergência e requer internação hospitalar e tratamento imediatos. A deterioração pode ser rápida e ocorrer em menos de 24 h, resultando em sequelas neurológicas persistentes e até mesmo em morte. Quando há suspeita de meningite bacteriana, os antibióticos intravenosos são iniciados imediatamente depois da PL e da obtenção de amostras para hemocultura. A duração do tratamento e o antibiótico específico são determinados com base nos exames laboratoriais, nas culturas e nos testes de sensibilidade do LCR. Podem ser prescritos corticoides para ajudar a reduzir o processo inflamatório. O tratamento médico específico varia de acordo com o agente etiológico sob suspeita e é determinado pelo médico.

Avaliação de enfermagem

Veja uma descrição completa da fase de avaliação do processo de enfermagem na página 423. Os resultados da avaliação pertinentes à meningite bacteriana estão descritos a seguir.

História de saúde

Obtenha uma descrição da doença atual e da queixa principal. Os sinais e sintomas comumente relatados na história de saúde podem incluir:

- Início repentino dos sintomas
- História de doença respiratória ou faringite
- Presença de febre, calafrios
- Cefaleia
- Vômitos
- Fotofobia
- Rigidez de nuca
- Erupção cutânea
- Irritabilidade
- Sonolência
- Letargia
- Rigidez muscular
- Convulsões

Em lactentes, os sinais e os sintomas podem ser mais sutis e atípicos, mas a história de saúde pode revelar:

- Dificuldade de sugar e alimentar-se
- Choro débil
- Letargia
- Vômitos

Investigue a história da doença atual e a história patológica pregressa do paciente para detectar fatores de risco como:

- Faixas etárias baixas: 1 mês até 5 anos – a maioria dos casos ocorre em crianças com menos de 1 ano de vida e em adultos jovens de 15 a 24 anos
- Qualquer febre ou doença durante a gestação ou pouco depois do nascimento (lactentes com menos de 3 meses de vida)
- Exposição a outros indivíduos doentes
- Exposição à tuberculose
- História de viagem
- História de doença materna
- Procedimento neurocirúrgico ou traumatismo craniano recentes
- Presença de algum corpo estranho como *shunt* ou implante coclear
- Imunossupressão
- Permanência em espaços que impõem contato direto, tais como dormitórios ou bases militares
- Frequência a creche

Exame físico

Observe o aspecto geral da criança. O lactente com meningite bacteriana pode assumir a posição de **opistótono** em repouso (Figura 16.13), enquanto as crianças maiores podem queixar-se de dor no pescoço. Os lactentes podem ter abaulamento das fontanelas, que geralmente é um sinal tardio; além disso, o recém-nascido pode ficar mais tranquilo quando está deitado imóvel do que quando é segurado ao colo. Sinais de Kernig e de Brudzinski positivos podem indicar irritação das meninges (Figura 16.14). Inspecione o paciente para detectar indícios de erupção cutânea, que pode ser petequial, vesiculosa ou maculosa.

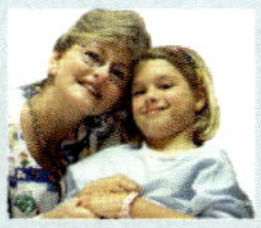

A erupção repentina de um exantema violáceo ou petequial pode indicar meningococcemia (infecção por *N. meningitidis*). A criança deve receber cuidados médicos imediatos.

Exames complementares

Os exames complementares comumente solicitados para se investigar meningite bacteriana incluem:

- PL – a pressão do LCR é medida e uma amostra é recolhida para análises e cultura. O LCR apresenta contagens altas de leucócitos, níveis altos de proteína e concentração baixa de glicose (as bactérias presentes alimentam-se de glicose)
- Hemograma completo (HC) – a contagem de leucócitos mostra-se elevada
- Hemocultura – realizada para se excluir a possibilidade de sepse. As hemoculturas são positivas nos casos de septicemia.

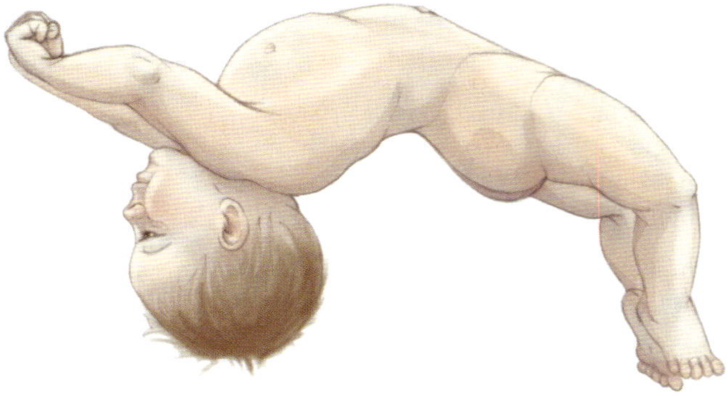

● Figura 16.13 Lactente na posição de opistótono: a cabeça e o pescoço são hiperestendidos para aliviar o desconforto.

Intervenções de enfermagem

Inicie imediatamente as medidas de suporte para assegurar a ventilação adequada, reduzir a resposta inflamatória e ajudar a evitar danos ao cérebro. As intervenções têm como objetivos reduzir a PIC e manter a perfusão cerebral, além de corrigir os déficits de volume de líquidos, controlar as convulsões e evitar acidentes que podem ser causados pela atividade convulsiva ou pela alteração do nível de consciência. Tome as precauções de isolamento apropriadas. Além das precauções padronizadas, os lactentes e as crianças com diagnóstico de meningite bacteriana são colocados em isolamento de gotículas respiratórias até concluírem 24 h de tratamento antibiótico, para ajudar a evitar transmissão da doença a outras pessoas. Veja os diagnósticos de enfermagem e as intervenções pertinentes no Plano de cuidados de enfermagem 16.1 Além desses diagnósticos e dessas intervenções, também é importante reduzir a febre e evitar meningite bacteriana.

Redução da febre

O paciente pode ter hipertermia associada ao processo infeccioso, taxa metabólica aumentada e desidratação, conforme se evidencia por elevação da temperatura corporal, pele quente e avermelhada e taquicardia. A redução da temperatura é importante para ajudar a manter a perfusão cerebral ideal por meio da diminuição das necessidades metabólicas do cérebro. Administre antipiréticos (p. ex., paracetamol) e AINE (ibuprofeno) de acordo com a prescrição. Institua medidas não farmacológicas, caso sejam necessárias. A redução da temperatura ambiente e a utilização de mantas frias, ventiladores, compressas geladas e banhos tépidos podem ajudar a baixar a febre. Evite medidas que provoquem calafrios, porque eles aumentam a produção de calor e, por este motivo, são contraproducentes e também desconfortáveis para o paciente.

Prevenção de meningite bacteriana

A meningite bacteriana é uma doença grave e sua prevenção é importante. Esse tipo de meningite é transmitido por contato direto com as gotículas respiratórias eliminadas pelo nariz ou pela boca. Os indivíduos sob risco mais alto são os que vivem com o paciente, ou qualquer pessoa com a qual a criança possa ter brincado ou entrado em contato direto. A profilaxia pós-exposição e a imunização pós-exposição podem ser eficazes. As medidas de controle devem ser iniciadas nos ambientes em que existe risco. Desinfete brinquedos e outros objetos de uso compartilhado para reduzir a transmissão dos microrganismos a outras pessoas.

Para reduzir as infecções causadas por estreptococos do grupo B em recém-nascidos, faça a triagem materna; se os resultados da triagem forem positivos, administre antibióticos durante o parto. Há vacinas disponíveis para alguns agentes etiológicos específicos, mas a profilaxia completa por imunização não é possível hoje em dia. A vacinação com Hib geralmente é iniciada

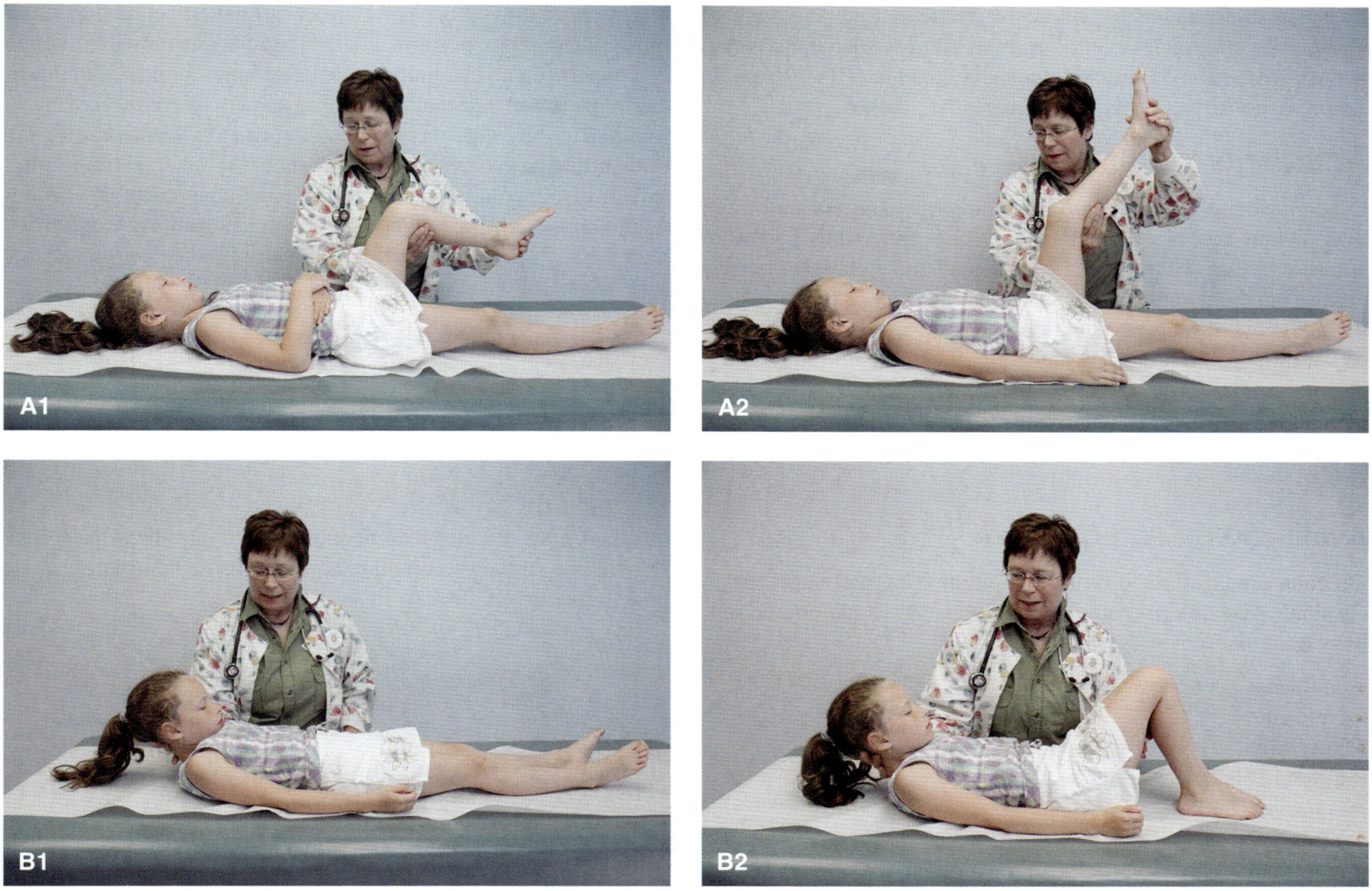

● Figura 16.14 (**A**) O sinal de Kernig é testado com a flexão das pernas na altura do quadril e do joelho (**A1**), seguida de extensão do joelho (**A2**). O sinal é positivo quando o paciente refere dor ao longo da coluna vertebral e isto indica irritação das meninges. (**B**) O sinal de Brudzinski é testado ao colocar-se a criança deitada na posição supina com o pescoço flexionado (**B1**). O sinal é positivo quando o examinador encontra resistência ou o paciente refere dor. A criança também pode flexionar passivamente o quadril e os joelhos em resposta à manobra e isto indica irritação meníngea (**B2**).

aos 2 meses de vida e todas as crianças devem ser imunizadas, de modo a preservar a redução da meningite bacteriana causada pelo *H. influenzae* tipo B. A vacina pneumocócica também é administrada rotineiramente a todas as crianças a partir dos 2 meses e deve ser considerada para os pré-escolares sob risco. Os grupos de risco incluem os seguintes: crianças com imunodeficiência; doença falciforme; pacientes esplenectomizados; portadores de doença pulmonar, cardíaca ou renal crônica; diabetes melito; implantes cocleares; extravasamento de líquido cefalorraquidiano; e transplantes de órgãos.

A vacina meningocócica é recomendada – embora não como rotina – para as crianças de 2 anos ou mais que estejam sob grande risco – por exemplo, crianças com distúrbios crônicos ou imunossuprimidas, ou que viajam para áreas de alto risco ou vivem em condições de aglomeração. A partir da década de 1990, houve redução notável na incidência de meningite meningocócica (e de septicemia meningocócica, que geralmente é fatal) entre adolescentes e adultos jovens. Viver em ambientes fechados, dormir menos que o habitual e compartilhar itens de uso pessoal (p. ex., copo e batom) são fatores que contribuem para aumento da incidência da doença. Por essas razões, as diretrizes atuais recomendam a vacina meningocócica para todas as crianças com menos de 11 a 12 anos. Informações adicionais e recursos para as famílias podem ser conseguidos junto à National Meningitis Association, que pode ser acessada pelo *site* www.nmaus.org (ver Healthy People 2010).

● Meningite asséptica

A meningite asséptica é o tipo mais comum de meningite, e a maioria das crianças acometidas tem menos de 5 anos de idade. Quando é possível identificar o agente etiológico, em geral trata-se de um vírus. Os enterovírus (p. ex., vírus Echo e vírus Coxsa-

Healthy People 2010

Objetivo	Importância
Reduzir a incidência de meningite bacteriana em crianças.	• Estimular a imunização adequada preconizada • Instruir as famílias a concluírem o tratamento antibiótico prescrito (para evitar progressão das infecções bacterianas benignas à meningite).

ckie) são responsáveis por muitos casos de meningite asséptica. Os agentes etiológicos menos comuns são o vírus da caxumba, herpesvírus, vírus da imunodeficiência humana (HIV), vírus do sarampo, da varicela e da poliomielite.

Abordagem terapêutica

O diagnóstico e o tratamento imediatos são essenciais para um prognóstico favorável. A criança recebe tratamento agressivo como se tivesse meningite bacteriana, até que o diagnóstico seja confirmado. Os antibióticos são administrados e mantidos até que o agente etiológico esteja definido. Se a etiologia for viral, os antibióticos poderão ser interrompidos e substituídos por um agente antiviral. Depois da confirmação do diagnóstico, o tratamento consiste basicamente em medidas de suporte, e a meningite asséptica geralmente é autolimitada (3 a 10 dias de duração).

Avaliação de enfermagem

Obtenha uma descrição da doença atual e da queixa principal. Os sinais e os sintomas comumente relatados na história de saúde podem incluir:

- Mal-estar geral
- Cefaleia
- Fotofobia
- Dificuldade de alimentar-se
- Náuseas
- Vômitos
- Irritabilidade
- Letargia
- Dor no pescoço
- Sinais de Kernig e de Brudzinski positivos

O início dos sintomas pode ser súbito ou gradativo. A avaliação é semelhante à que foi descrita para a criança com meningite bacteriana. Os sinais e sintomas são semelhantes àqueles observados na meningite bacteriana, mas a criança geralmente não se apresenta tão grave.

Intervenções de enfermagem

Os cuidados de enfermagem são semelhantes aos preconizados para a criança que tem meningite bacteriana e enfatizam as medidas de conforto para reduzir a dor e a febre. A meningite asséptica pode ser tratada eficazmente em casa, contato que o estado neurológico da criança esteja estável e ela tolere a ingestão oral.

• Encefalite

Encefalite é uma inflamação do cérebro que também pode abranger as meninges. A encefalite é uma complicação rara e pode ser causada por protozoários, bactérias, fungos ou vírus. Em crianças, essa doença está associada mais comumente às infecções virais. A maioria dos casos de encefalite viral em crianças tem causa desconhecida. Nos EUA, os agentes etiológicos comuns são herpesvírus simples; enterovírus, como poliovírus e vírus Coxsackie; e vírus transmitidos por artrópodes. Os vírus transmitidos por artrópodes (p. ex., encefalites do Oeste do Nilo e de St. Louis) são disseminados por picadas de insetos, principalmente mosquitos e carrapatos. Em geral, as enteroviroses ocorrem no final do verão e no início da primavera, enquanto as viroses transmitidas por artrópodes ocorrem nos meses do verão. A recuperação da encefalite pode ocorrer em alguns dias, ou ser complicada e incluir danos neurológicos graves com sequelas. O prognóstico depende da idade da criança e do agente etiológico. O diagnóstico e o tratamento imediato são essenciais. A criança sob suspeita de ter encefalite deve ser hospitalizada. O tratamento consiste basicamente em medidas de suporte e enfatiza a manutenção da perfusão cerebral ideal; hidratação e nutrição; e prevenção de acidentes.

Avaliação de enfermagem

Veja uma descrição completa da fase de avaliação do processo de enfermagem na página 423. Os resultados da avaliação pertinentes à encefalite estão descritos a seguir.

História de saúde

Obtenha uma descrição da doença atual e da queixa principal. Os sinais e sintomas comumente relatados na história de saúde podem incluir:

- Febre
- Sintomas gripais
- Alteração do nível de consciência
- Cefaleia
- Letargia
- Sonolência
- Fraqueza generalizada
- Convulsões

Investigue a história da doença atual da criança para detectar fatores de risco como:

- Viagem recente
- Atividades recreativas, como passeios no campo e acampamento
- Contatos com animais

Exame físico

Faça um exame neurológico para diferençar entre encefalite e meningite viral. Na encefalite, o exame neurológico detecta alterações do sensório e déficits neurológicos focais. As anormalidades neurológicas variam e refletem as áreas cerebrais afetadas.

Exames complementares

Pode ser realizada uma PL e o LCR demonstra elevações da contagem dos leucócitos e dos níveis das proteínas e da glicose. Entretanto, em alguns casos esses níveis podem estar normais. A RM, a TC e a EEG podem ser realizadas para ajudar a detectar alterações precoces, e fornecem indícios úteis para a definição do diagnóstico.

Intervenções de enfermagem

Os cuidados de enfermagem são semelhantes aos recomendados para crianças com meningite. Instrua as crianças e seus familiares sobre como evitar encefalite. A encefalite pode resultar de complicações de doenças infantis como sarampo, caxumba ou varicela. Explique a importância de manterem as imunizações atualizadas da criança. Existem vacinas eficazes para alguns patógenos virais que causam encefalite (como vírus da raiva e vírus da encefalite japonesa), mas essas vacinas não são aplicadas rotineiramente e estão recomendadas para grupos de alto risco. Por exemplo, a imunização antirrábica pós-exposição pode ser administrada a crianças que foram mordidas por animais supostamente raivosos. Além disso, as crianças que viajam para áreas em que a encefalite japonesa é endêmica (p. ex., Índia e China) e que planejam uma permanência longa ou atividades radicais ao ar livre devem receber a vacina apropriada. O controle dos vetores e a prevenção das picadas de mosquitos e carrapatos são as melhores medidas profiláticas contra infecções transmitidas por artrópodes. A utilização de repelentes de insetos (repelentes que contenham DEET devem ser aplicados com cautela em crianças com menos de 12 anos de idade e estão contraindicados a crianças com menos de 1 ano); o uso de roupas que cubram os braços e as pernas; o controle das populações de mosquitos por eliminação das áreas com águas paradas, nas quais os insetos se proliferam; e a utilização de armadilhas para insetos e medidas públicas como borrifação de inseticidas para reduzir as populações de mosquitos são medidas que podem ajudar a reduzir o risco de infecção transmitida por artrópodes. Agentes antivirais específicos podem ser usados para tratar as doenças causadas pelo herpesvírus simples.

Síndrome de Reye

A síndrome de Reye é uma doença que acomete principalmente crianças com menos de 15 anos que se recuperam de uma infecção viral. A causa exata dessa síndrome não está definida, mas alguns estudos mostraram que se trata de uma reação desencadeada pelo uso de salicilatos ou medicamentos que contenham salicilatos usados para tratar infecção viral. Essa reação, se não for tratada imediatamente, causa edema cerebral e insuficiência hepática e leva à morte em algumas horas. Na década de 1980, começaram a ser publicados os efeitos adversos dos salicilatos utilizados para tratar doenças virais, e nos EUA o Food and Drug Administration (FDA) passou a exigir que fossem incluídos alertas nos rótulos dos medicamentos orais à base de salicilato (inclusive ácido acetilsalicílico). A partir de então, houve uma notável redução na incidência de síndrome de Reye.

Avaliação de enfermagem

Obtenha uma descrição da doença atual e da queixa principal. Os sinais e sintomas comumente relatados na história de saúde podem incluir:

- Vômitos graves e ininterruptos
- Alterações do estado mental
- Letargia
- Irritabilidade
- Confusão
- Hiper-reflexia

Investigue a história atual e a história patológica pregressa para detectar fatores de risco como:

- Pródromos de uma infecção viral, inclusive varicela, crupe, gripe ou outra doença viral das vias respiratórias superiores
- Ingestão de produtos à base de salicilato nas últimas 3 semanas após o início da infecção viral

O diagnóstico pode ser confirmado por elevação das provas de função hepática e dos níveis séricos de amônia.

Intervenções de enfermagem

O diagnóstico e o tratamento imediatos são os elementos mais importantes para o controle dessa doença. As intervenções de enfermagem têm como objetivos manter a perfusão cerebral, estabilizar e evitar elevação da PIC, aplicar medidas de segurança em virtude das alterações do nível de consciência e do risco de convulsões, e monitorar o controle de líquidos para evitar hidratação excessiva ou desidratação.

A educação é um aspecto importante para a prevenção dessa doença. Os salicilatos estão presentes em muitos produtos, inclusive medicamentos vendidos sem prescrição. A recuperação da síndrome de Reye depende da gravidade do edema cerebral; algumas crianças recuperam-se por completo, enquanto outras podem desenvolver sequelas neurológicas persistentes.

Botulismo

Botulismo é uma doença causada por uma toxina produzida nos intestinos imaturos de crianças pequenas infectadas pela bactéria *Clostridium botulinum*. O botulismo é raro, mas pode causar paralisia grave. A transmissão da doença ocorre principalmente por meio dos alimentos, mas o botulismo também pode ser contraído por infecções de feridas ou do trato intestinal em lactentes. A *C. botulinum* é mais comum no solo e também pode ser isolada de vários alimentos, inclusive alimentos enlatados malconservados. Em geral, a doença ocorre em lactentes com menos de 6 meses de vida. A doença foi associada à ingestão de mel e xarope de milho; por este motivo, deve-se evitar oferecer esses alimentos a crianças com menos de 1 ano de vida. A doença não é transmissível e a criança precisa ingerir esporos da bactéria. Em seguida, esses esporos multiplicam-se no trato intestinal e produzem a toxina, que é absorvida pelo intestino imaturo dos lactentes. Em geral, isso não causa problemas a crianças maiores, porque nelas, por terem os intestinos bem desenvolvidos graças à existência da flora intestinal normal, as bactérias não se proliferam satisfatoriamente. O prognóstico é bom, mas, se o tratamento não for iniciado, a criança pode desenvolver paralisia dos braços, das pernas, do tronco e do sistema respiratório.

Avaliação de enfermagem

Veja uma descrição completa da fase de avaliação do processo de enfermagem na página 423. Os resultados da avaliação pertinentes ao botulismo estão descritos a seguir.

História de saúde

Obtenha uma descrição da doença atual e da queixa principal. Em geral, os sinais e sintomas manifestam-se logo após a ingestão das bactérias. Os sinais e sintomas comumente relatados na história de saúde podem incluir:

- Constipação intestinal
- Dificuldade de alimentar-se
- Inquietude
- Fraqueza generalizada
- Choro débil

Nas crianças, os sinais e sintomas comumente relatados na história de saúde podem incluir:

- Visão dupla
- Borramento visual
- Queda das pálpebras
- Dificuldade de deglutir
- Fala arrastada
- Fraqueza muscular

Exame físico e exames complementares

Verifique se há atenuação do reflexo de engasgo, que pode indicar botulismo. Os exames diagnósticos incluem culturas de fezes e de soro. O botulismo é uma doença rara e difícil de ser diagnosticada porque seus sintomas são semelhantes aos de outras doenças neurológicas. Por isso, a avaliação pode incluir exames diagnósticos para se excluir a presença de outras doenças como síndrome de Guillain-Barré, AVC e miastenia *gravis*.

Intervenções de enfermagem

O tratamento consiste basicamente em medidas de suporte e enfatiza a manutenção da função respiratória e do estado nutricional. Se estiver prescrita, administre a antitoxina botulínica na fase inicial da doença, para reduzir sua gravidade e impedir sua progressão.

• Raiva

A raiva é uma doença viral de animais silvestres e domésticos, transmitida a outros animais e aos seres humanos por meio de contato direto com a saliva dos animais infectados (p. ex., depois de uma mordida). A maioria dos casos de raiva ocorre em crianças com menos de 15 anos de idade e a maioria dos óbitos humanos é registrada em países em desenvolvimento.

Avaliação de enfermagem

A raiva tem um período de incubação longo. Os primeiros sinais e sintomas incluem febre e dor no local da ferida e podem incluir outras manifestações inespecíficas como cefaleia, vômitos, diarreia, anorexia e tosse, que também ocorrem em muitas doenças respiratórias ou gastrintestinais. À medida que o vírus invade o SNC, o paciente desenvolve encefalite com sinais e sintomas como hiperatividade, desorientação e alterações do comportamento. Em alguns casos, pode haver paralisia progressiva.

Intervenções de enfermagem

Hoje em dia, não existem testes para se detectar raiva antes do início dos sinais e dos sintomas clínicos. Portanto, o tratamento deve ser iniciado imediatamente frente a qualquer caso suspeito de infecção pelo vírus da raiva. O tratamento imediato é essencial. Para se evitar um desfecho fatal, o tratamento deve ser iniciado antes que o vírus chegue ao SNC e surjam sinais e sintomas clínicos.

Os óbitos humanos podem ser evitados eficazmente pela vacina, seja em forma de vacinação pré-exposição para os indivíduos de alto risco, seja por tratamento pós-exposição depois de qualquer mordida de animais supostamente raivosos. A vacina é administrada por via intramuscular. Por isso, a enfermeira deve dar informações à criança e à família quanto ao procedimento e aplicar creme de EMLA para atenuar o desconforto provocado pela injeção.

A raiva não tem tratamento, e depois do desenvolvimento dos sinais e sintomas, a doença é fatal para os animais e os seres humanos. A prevenção é fundamental e a eliminação da infecção entre os vetores animais é essencial. Nos EUA, a vacinação animal eficaz e as campanhas de controle dos animais resultaram em taxas extremamente baixas da raiva humana. Nesse país, a raiva canina foi praticamente erradicada. Recentemente, a raiva transmitida por outros animais silvestres (principalmente por mordidas de morcegos) passou a ser uma preocupação. A educação das crianças e das famílias quanto à importância de buscarem atendimento médico depois de qualquer mordida de animal é crucial para a prevenção das mortes causadas pela raiva.

Traumatismo

Nos EUA, os traumatismos ou os acidentes estão entre as principais causas de morbidade e mortalidade infantis. Lesões traumáticas são o principal risco à saúde de crianças e a principal causa de morte de crianças com menos de 1 ano de vida (Rowland, 1999). A criança corre risco significativo de traumatismo do seu sistema neurológico em desenvolvimento, o que frequentemente causa distúrbios neurológicos com efeitos potencialmente fatais e duradouros. As lesões neurológicas traumáticas podem incluir traumatismo craniano acidental ou intencional, traumatismo do parto e semiafogamento.

• Traumatismo craniano

Nos EUA, os acidentes causam mais mortes de crianças do que as doenças. Entre esses acidentes, o traumatismo craniano é a causa mais comum de morte e incapacidade na infância. As causas comuns de traumatismo craniano em crianças são quedas, acidentes automobilísticos, acidentes com pedestres e bicicletas, e abuso infantil. Muitos fatores tornam as crianças mais suscetíveis de sofrer traumatismos cranianos do que os adultos. As dimensões maiores da cabeça em comparação com o corpo, somadas ao centro de gravidade mais alto, tornam as crianças mais sujeitas a sofrer pancadas na cabeça quando se envolvem em acidentes automobilísticos, acidentes de bicicleta e quedas. Além disso, as crianças estão mais sujeitas a acidentes em consequência de fatores psicossociais como nível alto de atividade física, curiosidade, desenvolvimento motor incompleto e falta de conhecimento e de capacidade de julgamento. Além do mais, a dependência de cuidados prestados pelas outras pessoas torna a criança mais suscetível a lesões causadas por abuso infantil. As crianças com menos de 3 anos têm a coluna vertebral muito flexível, principalmente na região cervical, além de músculos cervicais imaturos. Isso as coloca sob risco mais alto de sofrer lesões por aceleração/desaceleração, que ocorrem quando a cabeça recebe uma pancada ou é sacudida; a aceleração súbita provoca deformação do crânio e movimentos do cérebro, que então pode chocar-se contra as paredes do crânio. O traumatismo do cérebro pode ocorrer no ponto de impacto ou em áreas distantes do impacto quando o cérebro colide contra o crânio. Outras consequências da mobilização violenta do cérebro são hemorragias cerebrais causadas por forças de cisalhamento, que podem lacerar as artérias finas. O crânio fino das crianças aumenta o risco de fraturas e lesões perfurantes do crânio resultantes de traumatismo craniano.

Traumatismo craniano é uma expressão ampla, que pode incluir padrões específicos de lesão. Veja as descrições das lesões cranianas traumáticas comuns entre as crianças na Tabela 16.7. O traumatismo craniano em crianças é grave porque pode significar risco imediato à vida e também causar algumas complicações, que podem desencadear limitações duradouras das funções física, cognitiva e psicossocial do indivíduo. O prognóstico da criança que sofreu traumatismo craniano depende da extensão e da gravidade da lesão e também de quaisquer complicações subsequentes (ver Healthy People 2010).

Avaliação de enfermagem

Veja uma descrição completa da fase de avaliação do processo de enfermagem na página 423. Os resultados da avaliação pertinentes ao traumatismo craniano estão descritos a seguir.

História de saúde

Obtenha a história detalhada, inclusive a história patológica pregressa com detalhes sobre os eventos que precederam o acidente, inclusive o estado mental por ocasião do acidente, qualquer perda da consciência, irritabilidade, letargia, comportamento anormal, vômitos (se tiverem ocorrido, quantas vezes), qualquer atividade convulsiva e queixas como cefaleia, distúrbios visuais ou dor no pescoço.

Exame físico

Faça um exame físico completo. A avaliação física inicial enfatiza o ABC (vias respiratórias, respiração e circulação) (ver mais informações sobre as medidas de emergência no Capítulo 31). Todas as crianças que sofreram traumatismo craniano devem ser avaliadas quanto à sua função neurológica no menor tempo possível. Essa avaliação inclui nível de consciência, resposta pupilar e qualquer atividade convulsiva. Pupilas fixas e dilatadas, pupilas fixas e contraídas ou reação pupilar atenuada à luz justifica intervenção imediata.

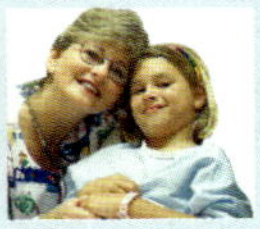

A coluna cervical da criança deve ser estabilizada depois de um traumatismo craniano, até que seja possível afastar a possibilidade de lesão medular.

Exames laboratoriais e diagnósticos

Os exames diagnósticos que podem ser realizados incluem radiografias, TC e RM da cabeça e do pescoço. Esses exames podem ajudar a estabelecer o diagnóstico mais definitivo quanto à gravidade e ao tipo de traumatismo.

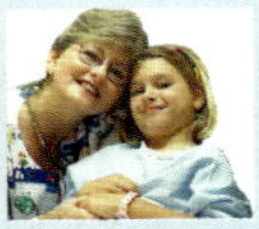

Se for detectado líquido límpido drenando das orelhas ou do nariz, o médico ou um profissional experiente devem ser avisados. Quando os testes realizados com o líquido mostram glicose, isto indica extravasamento de LCR.

Intervenções de enfermagem

As intervenções de enfermagem para a criança que sofreu traumatismo craniano dependem da gravidade do acidente. Contudo, seja qual for o tipo de traumatismo craniano, a enfermeira oferece apoio e instruções à família e ensina medidas para evitar traumatismo craniano no futuro.

Cuidados para a criança com traumatismo craniano brando a moderado

A maioria das crianças com traumatismo craniano fechado (lesão cerebral sem qualquer ferida perfurante do cérebro) brando a moderado, que não tiveram perda da consciência, outras lesões da cabeça ou do corpo e que se comportam normalmente depois do acidente e estavam saudáveis antes da lesão pode ser cuidada e observada em casa. Forneça aos pais e aos cuidadores instruções claras quanto aos cuidados necessários à criança em sua casa. Explique que eles devem buscar atendimento médico se as condições da criança piorarem a qualquer momento durante os primeiros dias depois do acidente. Veja as Diretrizes de ensino 16.2.

Nos primeiros dias depois do acidente, as crianças que sofreram traumatismo craniano fechado brando podem demonstrar alguns sintomas cognitivos e comportamentais, inclusive dificuldade de prestar atenção, dificuldade de entender o que veem ou ouvem e perda de memória dos fatos. A maioria das crianças recupera-se por completo. Contudo, algumas podem apresentar problemas comportamentais e cognitivos persistentes, inclusive processamento lento das informações e déficit de atenção.

Cuidados para a criança com traumatismo craniano grave

As crianças que sofreram traumatismo craniano mais grave podem necessitar inicialmente de cuidados intensivos, até que sua condição esteja estabilizada. As principais medidas são: estabilizar as vias respiratórias da criança; monitorar atentamente a respiração, a circulação e o estado neurológico; evitar e controlar qualquer atividade convulsiva; e tratar quaisquer outras lesões que possam ter ocorrido em consequência do traumatismo. Os cuidados de enfermagem enfatizam avaliação do estado neurológico e detecção de alterações do nível de consciência e de sinais e sintomas de elevação da PIC. Inicie as precauções para convulsões conforme a prescrição.

Individualize os cuidados de enfermagem com base nas necessidades específicas da criança. Mantenha o ambiente silencioso para ajudar a reduzir a inquietude e a irritabilidade. Trate a dor e administre sedação conforme a prescrição. Observe atentamente o nível de sedação para assegurar que o nível de consciência não seja alterado, porque isto pode dificultar a avaliação adequada das alterações neurológicas. Monitore a ocorrência de complicações como hemorragia, infecção, edema cerebral e herniação.

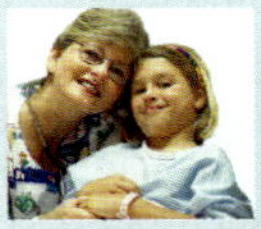

Os pais são recursos extremamente valiosos para a avaliação das alterações comportamentais ou das anormalidades apresentadas por uma criança. Eles podem fornecer indícios quanto a um comportamento ser normal ou anormal em seus filhos. Exemplos incluem a facilidade com que a criança é despertada normalmente, quanto a criança costuma dormir durante o dia e como são as suas acuidades visual e auditiva normais.

Tabela 16.7 Traumatismos cranianos comuns em crianças

Tipo	Descrição	Características
Fraturas do crânio	Fratura dos ossos que envolvem o encéfalo	Em lactentes e crianças com menos de 2 anos de idade, a força necessária para provocar fraturas do crânio é muito grande. Graças à flexibilidade do crânio imaturo, os ossos cranianos conseguem resistir a um grau significativo de deformação sem se quebrar. O traumatismo pode provocar pouca ou nenhuma lesão do cérebro, mas pode ter consequências graves se houver lesão dos tecidos cerebrais subjacentes
Fratura linear do crânio	Fratura simples do crânio com trajeto relativamente retilíneo	Tipo mais comum de fratura do crânio. Pode ser causada por traumatismo craniano brando (p. ex., receber um choque na cabeça com uma pedra, um pedaço de pau ou outro objeto; quedas; ou acidentes automobilísticos). Geralmente não é grave, a menos que haja lesão adicional do cérebro
Fraturas deprimidas do crânio	O osso sofre uma fratura localizada e é empurrado para baixo, causando compressão do cérebro	Podem ser causadas por impacto violento de objetos rombos como martelo ou outros objetos pesados, mesmo que sejam muito pequenos Em geral, é necessária intervenção cirúrgica para levantar os fragmentos do osso e examinar o cérebro quanto à existência de lesões
Fratura com diástase do crânio	Fratura que atravessa as suturas do crânio	Afeta mais comumente as suturas lambdoides (ver a localização das suturas na Figura 16.10) Geralmente não é necessário qualquer tratamento, embora a criança deva ser mantida em observação
Fratura composta do crânio	Laceração da pele com fratura dos ossos do crânio	A fratura pode ser linear ou deprimida. Em geral, é resultante do choque com um objeto rombo. Frequentemente requer intervenção médica e pode ser necessário realizar tratamento cirúrgico
Fratura da base do crânio	Fratura dos ossos que formam a base do crânio	Pode ser causada por traumatismo craniano fechado grave com aplicação de força significativa. Em razão da proximidade do tronco cerebral, esse tipo de traumatismo craniano é grave. As anormalidades podem incluir rinorreia e otorreia de LCR, sangramento pela orelha e equimose orbitária ou retroauricular (a equimose localizada por trás da orelha é conhecida como sinal de Battle) e essas crianças estão mais sujeitas a infecção porque a fratura pode faciliar o acesso de bactérias ao sistema nervoso central
Concussão	Lesão cerebral branda causada por pancada ou sacudida e que provoca interrupção ou disfunção da transmissão dos estímulos elétricos no cérebro	Tipo mais comum de traumatismo craniano. Resulta de um choque ou abalo da cabeça causado por prática de esportes, acidentes automobilísticos e quedas. O paciente apresenta confusão mental e amnésia depois do traumatismo craniano. Pode ou não ocorrer perda da consciência. Os sinais e os sintomas observados podem incluir distração exagerada e dificuldade de concentração. O tratamento consiste em repouso e monitoração para se detectarem alterações neurológicas que possam indicar uma lesão mais grave (p. ex., sonolência excessiva, cefaleia progressiva, vômitos repetidos, agravamento da confusão mental, dificuldade de andar ou falar, alterações do nível de consciência e convulsões)
Contusão	Traumatismo dos tecidos cerebrais	Resulta de um choque na cabeça em virtude de incidentes como acidentes automobilísticos, quedas ou abuso (p. ex., síndrome do bebê espancado). Pode causar distúrbios focais da visão, da força e da sensibilidade. Os sinais e os sintomas variam de acordo com a extensão da lesão vascular e podem ir de fraqueza branda a inconsciência e paralisia prolongadas. O tratamento inclui monitoração cuidadosa das alterações neurológicas. Em geral, não é necessária intervenção cirúrgica
Hematoma subdural	Acúmulos de sangue entre a dura-máter e o cérebro	Incidência baixa de fraturas. Mais comum em crianças com menos de 2 anos de idade, principalmente lactentes. Pode ser causado por traumatismo do parto, quedas, acidentes de bicicleta e abuso infantil (p. ex., síndrome da criança espancada). Em geral, é causado por um sangramento venoso. Os sinais e os sintomas podem começar dentro de 3 a 20 dias após o traumatismo e incluem vômitos, déficit de crescimento, alterações do nível de consciência, convulsões e hemorragias da retina. O tratamento depende dos sintomas clínicos, das dimensões do trombo e da área cerebral afetada. Em alguns casos, o sangramento pode ser monitorado cuidadosamente até sua regressão. Em outros, o tratamento pode incluir punções subdurais para lactentes e drenagem cirúrgica para crianças maiores. Há indicação de monitoração cuidadosa do estado neurológico e dos sinais e sintomas de elevação da PIC
Hematoma epidural	Acúmulo de sangue localizado por cima da dura-máter, mas dentro do crânio	Relativamente raro. Em geral resulta de uma fratura do crânio. Ocorre depois de traumatismos cranianos graves. O sangramento geralmente é arterial e, por isto, a compressão do cérebro ocorre rapidamente e pode causar disfunção do tronco cerebral e distúrbios da função respiratória ou cardiovascular. Os sinais e sintomas incluem vômitos, cefaleia e letargia. O tratamento depende dos sintomas clínicos, da dimensão do trombo e da área cerebral afetada. O tratamento inclui drenagem cirúrgica imediata e cauterização da artéria. Quanto mais precocemente o sangramento for detectado e tratado, melhor é o prognóstico Há indicação de monitoração cuidadosa do estado neurológico

Healthy People 2010

Objetivo	Importância
Aumentar o número de estados que aprovem leis que exijam o uso de capacete pelas pessoas que andam de bicicleta.	• Apoiar localmente a legislação que exige o uso de capacete para andar de bicicleta • Participar de atividades locais de "segurança infantil" de modo a demonstrar apoio ao uso do capacete.

A gravidade do traumatismo craniano pode variar de inconsciência transitória que regride rapidamente até crianças que podem ficar em coma por períodos longos. Os cuidados de enfermagem para a criança em coma são semelhantes aos recomendados para adultos comatosos.

Apoio e educação

Ofereça apoio e instruções à família da criança que sofreu traumatismo craniano. Estimule a participação dos pais na assistência prestada ao filho. A gravidade da lesão neurológica residual e a recuperação podem não estar definidas nos casos de traumatismo craniano. Isso pode ser frustrante e estressante para os pais e a família. Estimule a verbalização dos sentimentos e das preocupações. A reabilitação da criança que sofreu lesão cerebral irreversível é um dos componentes essenciais da sua assistência. A reabilitação deve começar tão logo seja possível no ambiente hospitalar e pode estender-se por meses ou anos. Isso pode gerar estresse e dificuldades financeiras à família. As famílias precisam participar do processo de reabilitação. A enfermeira é um elemento fundamental para assegurar que os pais e a família sejam envolvidos nas ações da equipe interdisciplinar.

Prevenção de traumatismo craniano

A prevenção de traumatismos cranianos é a medida mais benéfica para as crianças e a comunidade. As enfermeiras desempenham papel fundamental na educação do público sobre temas como uso de capacete durante a prática de alguns esportes; segurança ao andar de bicicleta ou motocicleta; uso do cinto de segurança; e supervisão adequada das crianças para evitar que ocorram lesões e acidentes – e traumatismo craniano subsequente (ver Healthy People 2010).

• Traumatismo craniano não acidental

Nos EUA, os traumatismos cranianos infringidos ou não acidentais são a principal causa de morbidade e mortalidade traumáticas na lactância (Hymel, 2002). Entre as causas está o ato de sacudir violentamente a criança, também conhecido como síndrome da criança sacudida (SCS); golpes na cabeça; e impactos intencionais do crânio contra a parede, um móvel ou o piso. A cabeça grande do lactente e a fraqueza dos seus músculos cervicais colocam-no sob risco maior de traumatismo craniano quando é sacudido violentamente ou sofre impactos no crânio provocados por adultos. Em média, as vítimas têm menos de 9 meses de vida. A SCS é uma forma de abuso infantil e uma porcentagem significativa dos traumatismos cranianos tem essa causa. Essa síndrome difere das outras formas de abuso infantil porque geralmente não há intenção de machucar a criança. A sacudida ocorre quando o pai ou o cuidador fica frustrado ou enraivecido porque não consegue fazer o bebê parar de chorar.

Diretrizes de ensino 16.2

Monitoração domiciliar da criança com traumatismo craniano fechado

Instruções aos pais e cuidadores:

- Fiquem com a criança nas primeiras 24 h e estejam prontos para levá-la para o hospital, caso isto seja necessário.
- Observem atentamente a criança por alguns dias.
- Acordem a criança a cada 2 h para confirmar que seus movimentos estão normais, que ela desperta o suficiente para reconhecer o cuidador e que ela responde adequadamente aos estímulos.
- Liguem para o médico ou levem a criança ao setor de emergência se ela apresentar alguma das seguintes anormalidades:
  - Cefaleia constante e crescente
  - Fala arrastada
  - Tontura que não melhora nem ocorre repetidamente
  - Irritabilidade extrema ou outro comportamento anormal
  - Mais que dois episódios de vômito
  - Perda da destreza ou dificuldade de andar
  - Extravasamento de sangue ou líquido límpido pelas orelhas ou pelo nariz
  - Dificuldade de ser despertada
  - Pupilas com diâmetros desiguais
  - Palidez incomum por mais de 1 h
  - Convulsões
- Reveja os sinais e os sintomas de elevação da pressão intracraniana e forneça aos pais um número de telefone para o qual possam ligar se tiverem alguma dúvida ou preocupação.

Healthy People 2010

Objetivo	Importância
Reduzir as internações hospitalares por traumatismo craniano não fatal.	• Instruir as crianças e as organizações quanto às medidas de segurança, inclusive usar capacete para andar de patins, *skate* e bicicleta e jogar futebol americano ou praticar outros esportes que possam causar traumatismo craniano • Estimular o uso de assento de automóvel e cinto de segurança apropriados para crianças • Aproveitar todos os encontros com a criança e a família como oportunidades de fornecer instruções quanto à prevenção de acidentes.

A manifestação clara dos déficits neurológicos resultantes de traumatismos cranianos não acidentais pode demorar vários anos e a recuperação pode ser muito lenta. O prognóstico a longo prazo não está definido, mas muitos desses lactentes e dessas crianças têm desfecho desfavorável e podem apresentar déficits neurológicos como retardamento mental grave, tetraplegia espástica, disfunção motora grave e cegueira. A maioria das crianças que sofreram lesão cerebral provocada por outras pessoas tem alguma limitação das funções motora e cognitiva, da linguagem, da visão e do comportamento. Essas lesões também podem contribuir para o desenvolvimento de futuras dificuldades nas áreas de educação e de inserção social.

Avaliação de enfermagem

O lactente que foi vítima de traumatismo não acidental pode apresentar-se de várias maneiras nos serviços de saúde. Os sintomas e os sinais físicos podem ser muito semelhantes aos detectados nas crianças com traumatismo craniano acidental ou elevação da PIC secundária a uma infecção. Por isso, muitos casos de traumatismo não acidental passam despercebidos. As enfermeiras são obrigadas a notificar os casos de abuso infantil (ver informações adicionais no Capítulo 31), e a identificação imediata dos casos sob suspeitas de abuso é essencial para que se evitem mortes e incapacidade secundárias a traumatismos cranianos repetitivos.

História de saúde

É importante que os profissionais de saúde revejam atentamente a história de saúde da criança e prestem atenção principalmente à explicação que os cuidadores dão para a lesão apresentada pela criança. O profissional de saúde deve ficar atento a quaisquer discrepâncias entre as lesões físicas e a história do acidente contada pelos pais; se os relatos são conflitantes; ou se os cuidadores não conseguem dar uma explicação para o acidente. Além disso, é importante atentar para quaisquer outras lesões intracranianas ou esqueléticas pregressas que não possam ser explicadas.

Nos casos menos graves, os sinais e sintomas comuns podem incluir:

- Dificuldade de sugar ou de alimentar-se
- Vômitos
- Letargia ou irritabilidade
- Déficit de crescimento
- Sonolência excessiva
- Dificuldade de ser acordado

Nos casos mais graves, os sinais e sintomas são mais agudos e podem incluir:

- Atividade convulsiva
- Apneia
- Bradicardia
- Depressão do nível de consciência
- Abaulamento das fontanelas

Exame físico

Equimoses externas na cabeça e na face podem estar evidentes em algumas crianças que sofreram traumatismo craniano infringido. Entretanto, a apresentação clássica da SCS consiste em hemorragias intracranianas ou intraoculares sem qualquer indício de traumatismo externo. A maioria dos casos apresenta hemorragias retinianas, que são raras com os traumatismos cranianos acidentais ou com as lesões não traumáticas.

Exames complementares

Os exames diagnósticos que podem facilitar a avaliação da extensão e do tipo de lesão incluem TC, RM, exame oftalmológico para se excluir a presença de hemorragias da retina e inventário radiográfico do esqueleto para se refutar ou confirmar outro tipo de lesão.

Intervenções de enfermagem

O tratamento e as intervenções de enfermagem são semelhantes aos indicados para crianças com traumatismo craniano acidental (ver seção anterior sobre "Traumatismo craniano"). A prevenção de traumatismo craniano não acidental (inclusive a SCS) é uma tarefa importante de todos os profissionais de saúde. Fique atenta aos fatores de risco associados à ocorrência de SCS. O reconhecimento desses fatores de risco possibilita a realização de intervenções apropriadas e a proteção da criança. Veja os fatores de risco para SCS no Boxe 16.4.

A educação dos pais e dos cuidadores quanto aos métodos apropriados de lidar com o estresse e às maneiras de tratar de uma criança que chora pode ajudar a evitar traumatismos cranianos não acidentais (ver Diretrizes de ensino 16.3). Para alguns pais e cuidadores, sacudir uma criança pode parecer uma forma menos violenta de reagir do que os outros métodos de impor disciplina. Eles precisam saber que sacudir um bebê, mesmo que por alguns segundos, pode causar lesão cerebral grave e morte. Uma intervenção de enfermagem essencial é reduzir a morbidade e a mortalidade associadas à SCS e ao traumatismo não acidental por meio de educação preventiva precoce. As informações sobre os riscos de se sacudir um bebê devem fazer parte da assistência ao pré-natal e das instruções padronizadas oferecidas antes da alta nas unidades pós-parto. Além disso, essas informações devem ser repassadas às comunidades e nas aulas de educação em saúde, a fim de que possam chegar aos profissionais potencialmente encarregados de cuidar de crianças pequenas.

Traumatismo do parto

Traumatismos do parto são lesões sofridas pelo recém-nascido durante o processo do nascimento. Essas lesões podem ser causadas pela compressão gerada durante o nascimento, principalmente em

Boxe 16.4 Fatores de risco associados à síndrome do bebê sacudido

- Pai ou mãe solteiros
- Pais jovens
- Consumo de drogas ilícitas por um dos pais
- Quaisquer fatores externos existentes, inclusive dificuldades financeiras, sociais ou físicas que coloquem os pais sob estresse
- Bebê prematuro ou doente
- Bebê com cólicas

Diretrizes de ensino 16.3

Dicas para acalmar um bebê que chora

Dê as seguintes instruções aos pais:

- Tentem descobrir qual é a causa do desconforto do bebê.
  - O bebê está com fome?
  - A fralda do bebê está seca?
  - O bebê está com frio ou calor?
  - O bebê está muito cansado ou excessivamente estimulado?
  - O bebê está com dor?
  - O bebê está doente ou tem febre?
- Tentem ajudar o bebê a relaxar.
  - Diminuam a luminosidade ambiente.
  - Enrolem uma manta no bebê.
  - Caminhem com o bebê.
  - Balancem o bebê.
  - Ofereçam o peito, a mamadeira ou a chupeta ao bebê.
  - Sussurrem, conversem ou cantem para o bebê.
  - Levem o bebê para um passeio de carrinho ou automóvel.
- Algumas vezes, o bebê pode continuar a chorar apesar de todos os seus esforços. Se vocês ficarem cansados, frustrados ou enraivecidos, atentem para a segurança do bebê.
  - Interrompam o que estiverem fazendo, respirem fundo e contem até 10.
  - Coloquem o bebê em um local seguro, como o berço ou o cercadinho.
  - Saiam do quarto e fechem a porta; encontrem um local silencioso para ficar.
  - Verifiquem como o bebê está a cada 5 a 15 min.
  - Não tenham medo de pedir ajuda; liguem para um amigo, um parente ou um vizinho.

partos prolongados ou repentinos; apresentação anormal ou difícil; desproporção cefalopélvica; ou aplicação de força mecânica como fórceps ou vácuo durante o parto. Os fatores de risco incluem gemiparidade, bebês grandes para a idade gestacional e prematuros extremos, cabeça fetal grande ou anomalias congênitas. A maioria das lesões é branda e regride sem tratamento.

Avaliação de enfermagem

Inspecione a cabeça para detectar caroços, elevações ou equimoses. Observe se há edema ou equimoses atravessando as linhas das suturas. Veja uma comparação entre bossa sanguinolenta (*caput succedaneum*) e cefalematoma (tipos mais comuns de traumatismo craniano provocado pelo trabalho de parto) na Tabela comparativa 16.2 e na Figura 16.15.

Intervenções de enfermagem

As intervenções de enfermagem consistem basicamente em medidas de suporte e enfatizam a avaliação da regressão da lesão traumática ou de quaisquer complicações associadas, além do oferecimento de apoio e informações aos pais. Explique aos pais o que aconteceu e tranquilize-os de que essas lesões são benignas. Os pais podem ficar muito alarmados ou preocupados quando veem o edema ou a equimose na cabeça do filho. Instrua os pais sobre o tempo necessário para a regressão da lesão e sobre quando devem buscar atendimento médico adicional para o problema.

● Semiafogamento

A incidência de afogamento diminuiu, mas este ainda é a segunda causa principal de mortes acidentais entre crianças de 1 a 19 anos de idade (Bull *et al.*, 2003). O afogamento é um acidente evitável é muito comum, principalmente em crianças. Os grupos mais suscetíveis de sofrer afogamento são as crianças de 13 a 35 meses e os adolescentes do sexo masculino.

O termo *semiafogamento* descreve um acidente no qual a criança se afogou e sobreviveu por no mínimo 24 h. Os episódios de semiafogamento causam lesões significativas nas crianças e podem provocar déficits neurológicos persistentes. Em crianças de 1 a 4 anos, a maioria dos afogamentos e semiafogamentos ocorre em piscinas residenciais. A maioria dos episódios é acidental e resulta de descuido na supervisão de crianças que esta-

● Tabela comparativa 16.2 Bossa sanguinolenta *versus* cefalematoma

	Bossa sanguinolenta (ver Figura 16.15A)	**Cefalematoma (ver Figura 16.15B)**
Descrição	Área edemaciada no couro cabeludo do recém-nascido	Acúmulo de sangue entre os ossos do crânio e o periósteo
Causa	Pressão gerada pelo útero ou pela parede vaginal durante o parto em apresentação cefálica; também pode ser causado por extração a vácuo	A pressão contra a pelve materna provoca sangramento. Comum depois de partos a fórceps
Características	O edema pode estar localizado em qualquer parte do couro cabeludo e pode atravessar a linha média e as linhas das suturas. Também pode haver manchas discretas	Não atravessa a linha média nem as linhas das suturas
Tratamento	Desnecessário (apenas observação)	Na maioria dos casos, é necessária apenas observação e a lesão regride dentro de 3 a 6 semanas
Complicações	Em geral, regride espontaneamente dentro de alguns dias, sem complicações	Anemia; hipotensão; fratura do crânio; raramente causa infecções, tais como meningite. Durante a regressão do hematoma, há hemólise dos eritrócitos e o lactente pode desenvolver hiperbilirrubinemia

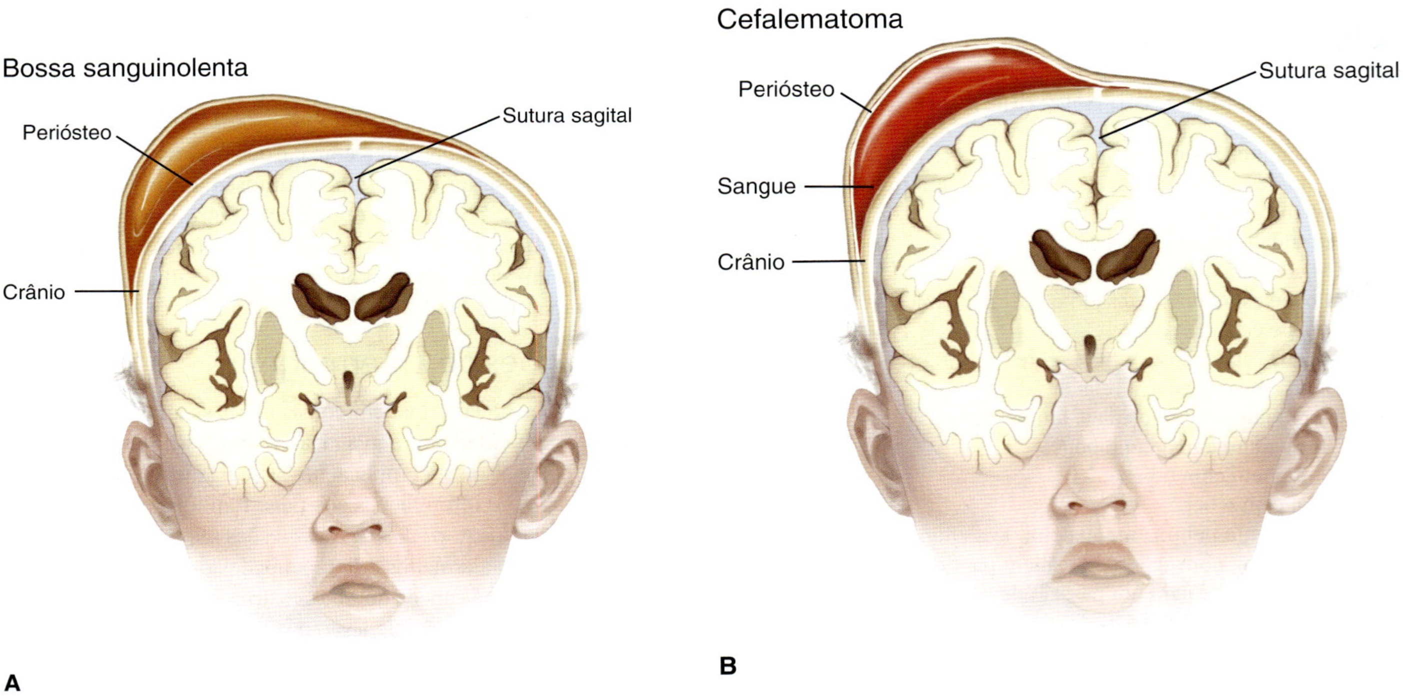

● Figura 16.15 (**A**) Lactente com bossa sanguinolenta. O edema é percebido logo depois do nascimento e atravessa as linhas das suturas. (**B**) Lactente com cefalematoma. O sangramento aparece nos primeiros 2 a 3 dias após o nascimento e não atravessa a linha das suturas.

vam perto ou dentro da piscina; da falta de utilização dos equipamentos pessoais de flutuação enquanto a criança estava em veículos aquáticos recreativos; e de acidentes de mergulho.

Avaliação de enfermagem

Hipoxia é o principal problema causado pelo semiafogamento. A avaliação de enfermagem deve começar com as medidas de reanimação. A criança pode estar comatosa, hipotérmica, sem respiração espontânea e com hipoxia e hipercapnia. Obtenha informações sobre o local da submersão (água doce ou salgada), a temperatura da água, o tempo de submersão e quanto tempo demorou até que a criança recebesse intervenções como reanimação cardiorrespiratória (RCR) e atendimento médico de emergência (AME).

Intervenções de enfermagem

As medidas de reanimação devem ser iniciadas tão logo a criança seja retirada da água, e a criança deve ser levada imediatamente para o hospital. As medidas terapêuticas dependem da gravidade da lesão cerebral ocorrida. Em geral, a criança reanimada eficazmente requer cuidados de enfermagem e monitoração. As intervenções de enfermagem mais importantes são assegurar a oxigenação e monitorar a ocorrência de infecções associadas à aspiração de água. Lesões neurológicas crônicas ocorrem depois de muitos semiafogamentos em consequência de hipoxia. A criança pode necessitar de reabilitação e acompanhamento prolongado. Ofereça aos pais apoio e instruções quanto ao estado do filho. A educação das crianças, das famílias e da comunidade é uma importante intervenção de enfermagem para ajudar a evitar afogamentos (ver Diretrizes de ensino 16.4).

Interrupção da irrigação sanguínea

Os distúrbios vasculares encefálicos estão entre as dez causas principais de morte entre as crianças e ocorrem mais comumente no primeiro ano de vida (Lynch, Hirtz, DeVeber & Nelson, 2002). Embora não sejam tão comuns quanto em adultos, esses distúrbios são causas importantes de mortalidade e morbidade crônica em crianças. Muitas crianças desenvolvem sequelas mo-

Diretrizes de ensino 16.4

Recomendações para evitar afogamento

Instruções aos pais e cuidadores

- Instalem cercas apropriadas ao redor da piscina.
- Iniciem o treinamento para segurança na água em uma idade precoce.
- Nunca deixem a criança sem supervisão de um adulto nem perto da água (isto inclui a banheira).
- Retirem imediatamente, após o uso, a água de todos os recipientes, tais como baldes de 10 ℓ.
- Façam a criança usar dispositivo pessoal de flutuação sempre que estiver perto da água.
- Aprendam a fazer a reanimação cardiorrespiratória (RCR) e tenham à mão o número do telefone de emergência (certifiquem-se de que as babás receberam treinamento em RCR).
- Determinem a profundidade antes de permitir que a criança pule ou mergulhe na água.

toras e cognitivas irreversíveis. Nos últimos anos, os avanços das técnicas de obtenção de imagem resultaram em aumentos na incidência relatada e na prevalência de distúrbios vasculares encefálicos. Os distúrbios vasculares encefálicos (AVC) em crianças geralmente são diagnosticados depois do primeiro mês de vida. As hemorragias periventriculares/intraventriculares ocorrem em lactentes prematuros e em recém-nascidos com até 1 mês de vida.

Distúrbios vasculares cerebrais

Os distúrbios vasculares cerebrais caracterizam-se por interrupção súbita da irrigação sanguínea do cérebro e afetam as funções neurológicas, tais como os movimentos e a fala. Assim como ocorre nos adultos, observam-se dois tipos de distúrbios vasculares cerebrais nas crianças: AVC isquêmico e AVC hemorrágico. Em crianças, o AVC isquêmico é mais comum do que a forma hemorrágica (ver Tabela comparativa 16.3), mas em muitos casos a causa não pode ser definida. O prognóstico associado aos distúrbios vasculares cerebrais em crianças varia, mas muitas crianças desenvolvem algum déficit neurológico ou cognitivo.

Avaliação de enfermagem

A apresentação clínica varia com a idade, a causa subjacente e a área afetada pelo AVC. Os sinais e os sintomas de AVC agudo são semelhantes aos detectados em adultos e dependem da área cerebral afetada. Os sinais comuns são:

- Fraqueza unilateral ou hemiplegia
- Paralisia facial
- Fala arrastada
- Distúrbios da fala

Os AVC em crianças são diagnosticados da mesma maneira que em adultos. Entretanto, na criança podem ser necessários exames adicionais, inclusive testes do metabolismo e da coagulação, ecocardiografia e PL para ajudar a definir a causa do AVC.

Intervenções de enfermagem

Historicamente, as crianças eram excluídas dos estudos sobre AVC em adultos. Por isso, alguns tratamentos utilizados em crianças foram adaptados dos estudos realizados com adultos. O tratamento imediato consiste em medidas de suporte e requer internação em uma unidade de terapia intensiva. O tratamento exato depende da causa subjacente. As intervenções de enfermagem são semelhantes às dos adultos que tiveram um AVC. As intervenções enfatizam a avaliação do estado neurológico, a estimulação da mobilidade, nutrição e hidratação adequadas e promoção de medidas de autocuidado. Dependendo dos déficits persistentes, a reabilitação pode ser iniciada, para ajudar a criança a recuperar o nível funcional ideal. O apoio e a educação dos pais são essenciais para ajudá-los a cuidar de uma criança com limitações físicas recém-adquiridas.

Hemorragia periventricular/intraventricular (HPV/HIV)

A hemorragia intraventricular (HIV) – sangramento dentro dos ventrículos – é o sangramento intracraniano mais comum em lactentes prematuros. Em virtude da fragilidade dos capilares da região periventricular dos prematuros, do desenvolvimento incompleto dos

Tabela comparativa 16.3 Fatores de risco e causas de AVC em crianças e adultos

	Fatores de risco e causas em crianças	Fatores de risco e causas em adultos
AVC isquêmico	Distúrbios cardíacos e anomalias intracardíacas (congênitas, como anomalias do septo ventricular ou atrial, estenose aórtica; ou adquiridas, como cardiopatia reumática) Distúrbios da coagulação com predisposição a trombose Doença falciforme Infecções, tais como meningite Dissecção arterial Distúrbios genéticos	Doenças cardíacas, inclusive aterosclerose Diabetes melito Hiperlipidemia Estados de hipercoagulabilidade Policitemia Doença falciforme Tabagismo Idade avançada Sexo masculino Obesidade Ingestão excessiva de álcool Hipertensão
AVC hemorrágico	Anomalias vasculares, como malformação arteriovenosa (MAV) intracraniana Aneurismas Tratamento com varfarina Malformações dos seios cavernosos Neoplasias malignas Traumatismo Distúrbios da coagulação, tais como hemofilia Trombocitopenia Insuficiência hepática Leucemia Tumores intracranianos, tais como meduloblastomas	Aneurismas Tratamento com anticoagulantes Tabagismo Idade avançada Sexo masculino Obesidade Ingestão excessiva de álcool

vasos sanguíneos cerebrais e da sustentação precária dos vasos intracranianos, esses lactentes são mais sujeitos a hemorragias intracranianas. As causas da ruptura dos capilares com HIV secundária incluem oscilações dos fluxos sanguíneos cerebral e sistêmico, aumento do fluxo sanguíneo cerebral causado por hipertensão, infusão de líquidos intravenosos, atividade convulsiva, elevações da pressão venosa cerebral durante parto vaginal, hipoxia e sofrimento respiratório. Quanto menor e mais prematuro for o recém-nascido, maior o risco de desenvolver HIV.

As complicações da HIV incluem hidrocefalia, leucomalacia periventricular (lesão isquêmica resultante de perfusão insuficiente da substância branca ao redor dos ventrículos), paralisia cerebral e retardamento mental. A dimensão e a gravidade da HIV são definidas por um sistema de graduação. Esse sistema vai do grau I (branda) ao grau IV (grave). Em algumas situações, podem ser utilizadas subcategorias para se definir mais claramente a gravidade e a extensão da hemorragia. Os lactentes que sofreram HIV branda geralmente não têm sequelas. Os bebês com graus mais avançados de HIV são mais suscetíveis de desenvolver déficits neurológicos e cognitivos.

Abordagem terapêutica

Os lactentes com HIV confirmada devem ser submetidos a exames de imagem repetidos para se determinar se há progressão ou regressão da lesão. As medidas de suporte incluem correção dos distúrbios clínicos subjacentes, que podem estar relacionados com a ocorrência da HIV, assim como medidas de suporte cardiovascular, respiratório e neurológico. Em alguns casos, pode ser necessário corrigir a anemia, a hipotensão e a acidose, além de administrar suporte ventilatório. Se o lactente desenvolver hidrocefalia, poderá ser necessário colocar um *shunt* (ver seção sobre "Hidrocefalia").

Avaliação de enfermagem

Os sinais e sintomas observados nos pacientes com HIV variam significativamente e alguns podem não ter quaisquer sinais evidentes. Monitore cuidadosamente os recém-nascidos sob risco mais alto, inclusive prematuros e recém-nascidos de baixo peso ao nascer. Alguns sinais e sintomas podem ser:

- Apneia
- Bradicardia
- Cianose
- Sucção fraca
- Atividade convulsiva
- Choro estridente
- Abaulamento das fontanelas
- Anemia

Os recém-nascidos prematuros e de baixo peso ao nascer podem ser submetidos a ultrassonografia nos primeiros 10 dias de vida para se avaliar a existência de HIV. Exames diagnósticos como TC e RM também podem ser realizados para se documentar a HIV e possibilitar uma avaliação mais precisa da gravidade e da extensão do sangramento.

Intervenções de enfermagem

As intervenções de enfermagem incluem monitoração dos sinais e sintomas de elevação da PIC, dos aumentos rápidos da circunferência craniana, das alterações neurológicas e dos atrasos em alcançar os marcos do desenvolvimento. Além disso, ofereça aos pais apoio e informação.

Distúrbios crônicos

Os distúrbios crônicos da infância requerem cuidados multidisciplinares. Os pais e as crianças necessitam de muitas informações e apoio da equipe de saúde. Os distúrbios neurológicos crônicos comumente observados em crianças são cefaleia e suspensão da respiração.

● Cefaleias

As cefaleias aguda e crônica (p. ex., enxaquecas) costumam ser os motivos que levam as crianças a faltar à escola, consultar o médico de atenção primária e ser encaminhadas subsequentemente para um neurologista. As crianças com relatos ou sintomas de cefaleia devem ser minuciosamente examinadas. A cefaleia pode ser causada por sinusite ou esforço visual, ou pode indicar distúrbios mais graves como tumores cerebrais, meningite aguda ou elevação da PIC. Enxaqueca é um tipo específico de cefaleia. A enxaqueca é uma cefaleia pulsátil benigna e recidivante, geralmente acompanhada de náuseas, vômitos e fotofobia. A enxaqueca aguda pode ocorrer em crianças de apenas 3 a 4 anos. A causa da enxaqueca não está bem definida.

Abordagem terapêutica

Depois de excluir a presença de distúrbios agudos ou crônicos, a abordagem enfatiza o tratamento da dor da criança. A cefaleia crônica e a enxaqueca podem ser tratadas com medidas farmacológicas. Os medicamentos utilizados em crianças para tratar e evitar cefaleia são semelhantes aos usados em adultos. Estudos recentes chamaram atenção para as cefaleias associadas ao uso excessivo de medicamentos. O paciente pode ter uma cefaleia primária exacerbada pelo uso frequente de medicamentos. Embora seja comum em crianças, esse tipo de cefaleia geralmente passa despercebido e é mal diagnosticado.

Avaliação de enfermagem

Obtenha uma descrição da doença atual e da queixa principal. As informações importantes fornecidas pela história de saúde incluem o início da dor, os fatores que a agravam e aliviam, a frequência e a duração da dor, a hora do dia em que a dor geralmente ocorre, a localização da dor e a qualidade e a intensidade da dor.

Em crianças pequenas pode ser difícil reconhecer as queixas de cefaleia. Entretanto, os sinais e os sintomas comuns podem ser:

- Irritabilidade
- Letargia
- Segurar a cabeça
- Balançar a cabeça
- Sensibilidade exagerada aos sons ou à luz

A avaliação também inclui um exame físico completo para se excluir qualquer doença potencialmente fatal, tal como tumor cerebral ou elevação da PIC. Um exame neurológico detalhado está indicado. Se forem necessários, podem ser realizados exames neurológicos de imagem, de acordo com a história e o exame físico da criança, para se excluir tumor ou massa cerebral como causa da cefaleia.

Intervenções de enfermagem

As intervenções de enfermagem consistem basicamente em apoio e educação. Tranquilize a criança e a família dizendo-lhes que a criança não tem uma doença clínica ou neurológica grave. Como a cefaleia é recidivante e sua causa pode ser indefinida, o tratamento da dor pode ser difícil. Forneça informações para ajudar a criança e os pais a controlarem a cefaleia. Instrua a criança e seus familiares a manterem um registro preciso dos episódios de cefaleia e das atividades que a precederam, para ajudar a definir um padrão de ocorrência e identificar os fatores desencadeantes. Estimule os pais e a criança a identificarem os fatores desencadeantes a fim de que estes possam ser evitados (Boxe 16.5). Instrua a criança e sua família quanto aos medicamentos analgésicos e ao modo de utilizá-los. Recomende outras abordagens terapêuticas, inclusive exercícios, frequência regular à escola, *biofeedback*, técnicas de atenuação do estresse e, possivelmente, avaliação psiquiátrica.

Suspensão da respiração

Parar de respirar é um comportamento normal da infância, embora seja extremamente assustador para os pais. Isso ocorre normalmente em crianças de 1 a 3 anos e, em geral, desaparece em torno dos 5 anos. Os episódios de parada da respiração geralmente são desencadeados quando a criança fica com raiva ou estressada porque não conseguiu o que queria. Isso também pode ocorrer como resposta reflexa ao medo, à dor ou ao susto. A criança para de inspirar e expirar ou hiperventila, o cérebro entra em anoxia, a criança fica cianótica e depois desmaia. Em geral, o episódio regride espontaneamente. Com a perda da consciência, a criança começa a respirar espontaneamente e em geral começa a chorar, gritar ou tentar respirar novamente. Em geral, os episódios de parada da respiração duram apenas 30 a 60 s e, contanto que a criança não sofra algum acidente ao cair, não trazem qualquer consequência negativa.

Boxe 16.5 Fatores que podem desencadear a cefaleia

- Alimentos como chocolate, cafeína ou que contenham glutamato monossódico (GMS)
- Oscilações dos níveis hormonais com a menstruação e a ovulação
- Alterações do(a):
  - Clima
  - Estação do ano
  - Padrão de sono
  - Horário das refeições
- Estresse
- Atividade intensa
- Luzes fortes ou tremeluzentes
- Odores, tais como perfumes fortes

Avaliação de enfermagem

Quando o primeiro episódio ocorre, um médico deve avaliar a criança porque o evento pode sugerir uma convulsão. Alguns estudos também mostraram que a suspensão da respiração é agravada por anemia ferropênica e, em alguns casos, pode indicar um distúrbio neurológico mais grave e, portanto, justifica uma investigação completa. Obtenha uma descrição detalhada do episódio e dos eventos que o provocaram. Além disso, obtenha a história patológica pregressa pormenorizada e faça um exame físico completo.

Intervenções de enfermagem

Se não for encontrado algum distúrbio coexistente, a criança não precisará ser tratada. As intervenções de enfermagem devem consistir basicamente em instruir e orientar os pais. A suspensão da respiração é um evento aterrador e os pais precisam receber informações sobre os efeitos do comportamento e como evitar sua recidiva. Tranquilize os pais de que a criança não terá efeitos deletérios por ter parado de respirar e que eles não devem reforçar nem coibir esse comportamento. Estimule-os a manterem um ambiente seguro durante a ocorrência do episódio mas evitarem dar atenção excessiva à criança depois do evento porque isto pode estimular repetição do comportamento.

Referências

Amiel-Tison, C., Gosselin, J., & Infante-Rivard, C. (2002). Head growth and cranial assessment at neurologic examination in infancy [Electronic version]. *Developmental Medicine and Child Neurology, 44*(9), 643–649. Retrieved July 9, 2006, from Proquest database.

Anonymous. (2002). Rabies vaccines [Electronic version]. *Weekly Epidemiological Record, 77*(14), 109–120. Retrieved July 9, 2006, from Proquest database.

Anonymous. (2003). Botulism: Information from the World Health Organization [Electronic version]. *Journal of Environmental Health, 65*(9), 51–53. Retrieved July 9, 2006, from Proquest database.

Barnes, N. P., Jones, S. J., Hayward, R. D., Harkness, W. J., & Thompson, D. (2002). Ventriculoperitoneal shunt block: What are the best predictive clinical indicators? [Electronic version]. *Archives of Disease in Childhood, 87*(3), 194–202. Retrieved July 9, 2006, from Proquest database.

Behrman, R. E., Kliegman, R. M., & Jenson, H. B. (2004). *Nelson's textbook of pediatrics* (17th ed.). Philadelphia: Saunders.

Bull, M. J., Agran, P., Dowd, M. D., Garcia, V., et al. (2003). Prevention of drowning in infants, children and adolescents [Electronic version]. *Pediatrics, 112*(2), 437. Retrieved July 9, 2006, from Proquest database.

Cartwright, C. C. (2002). Assessing asymmetrical infant head shapes. *Nurse Practitioner, 27*(8), 33–39.

Castiglia, P. T. (2001). Shaken baby syndrome. *Journal of Pediatric Health Care, 15*(2), 78–80.

Ferguson, L. E., Hormann, M. D., Parks, D. K., & Yetman, R. J. (2002). Neisseria meningitides: Presentation, treatment, and prevention. *Journal of Pediatric Health Care, 16*(3), 119–124.

Fleetwood, I. G., & Steinberg, G. K. (2002). Arteriovenous malformations [Electronic version]. *Lancet, 359*(9309), 863–874. Retrieved July 9, 2006, from Proquest database.

Freeman, J. M. (2003). What every pediatrician should know about the ketogenic diet. *Contemporary Pediatrics, 20*(5), 113–127.

Fulton, D. R. (2000). Shaken baby syndrome [Electronic version]. *Critical Care Nursing Quarterly, 23*(2), 43–51. Retrieved July 9, 2006, from Proquest database.

Halsted, M. J., & Jones, B. V. (2002). Pediatric neuroimaging for the pediatrician. *Pediatric Annals, 31*(10), 661–670.

Hernandez-Diaz, S., Werler, M. M., Walker, A. M., & Mitchell, A. A. (2001). Neural tube defects in relation to use of folic acid antagonists during pregnancy [Electronic version]. *American Journal of Epidemiology, 153*(10), 961. Retrieved July 9, 2006, from Proquest database.

Hobdell, E. (2001). Infant neurologic assessment [Electronic version]. *Journal of Neuroscience Nursing, 33*(4), 190–194. Retrieved July 9, 2006, from Proquest database.

Hymel, K. P. (2002). Inflicted traumatic brain injury in infants and young children [Electronic version]. *Infants and Young Children, 15*(2), 57–66. Retrieved July 9, 2006, from Proquest database.

Jaspreet, G., & Gieron-Korthals, M. (2002). What pediatricians—and parents—need to know about febrile convulsions. *Contemporary Pediatrics, 5*(139).

Jurasek, G. (2001). Options in seizure management [Electronic version]. *Exceptional Parent, 31*(8), 107–113. Retrieved July 9, 2006, from Proquest database.

Kopec, K. (2001). New anticonvulsants for use in pediatric patients (Pt. I). *Journal of Pediatric Health Care, 15*(2), 81–86.

LaRossa, M. M., & Carter, S. L. (2005). Understanding how the brain develops. Retrieved July 9, 2006, from www.pediatrics.emory.edu/neonatology/dpc/brain.htm

Levene, M. (2002). The clinical conundrum of neonatal seizures [Electronic version]. *Archives of Disease in Childhood, 86*(2), F75–F77. Retrieved July 9, 2006, from Proquest database.

Lynch, J. K., Hirtz, D. G., DeVeber, G., & Nelson, K. B. (2002). Report of the National Institute of Neurologic Disorders and Stroke workshop on perinatal and childhood stroke [Electronic version]. *Pediatrics, 109*(1), 116–123. Retrieved July 9, 2006, from Proquest database.

Makaroff, K. L., & Putnam, F. W. (2003). Outcomes of infants and children with inflicted traumatic brain injury [Electronic version]. *Developmental Medicine and Child Neurology, 45*(7), 497. Retrieved July 9, 2006, from Proquest database.

Marthaler, M. T. (2004). Seizures revisited [Electronic version]. *Critical Care, 35*(4), 71–75. Retrieved July 9, 2006, from Proquest database.

Norris, C. M. R., Danis, P. G., & Gardner, T. D. (1999). Aseptic meningitis in the newborn and young infant. *American Family Physician, 59*(10), 2761.

Ogilvy, C. S., Stieg, P. E., Awad, I., Brown, R. D., Jr., et al. (2001). Recommendations for the management of intracranial arteriovenous malformations: A statement for healthcare professionals from a special writing group of the Stroke Council, American Stroke Association [Electronic version]. *Stroke, 32*(6), 1458–1472. Retrieved July 9, 2006, from Proquest database.

Padgett, K., & Boss B. J. (2004). Alterations in neurologic function in children. In S. E. Huether & K. L. Chance (Eds.), *Understanding pathophysiology* (3rd ed., pp. 429–447). St. Louis, MO: Mosby.

Parini, S. M. (2001). 8 Faces of meningitis [Electronic version]. *Nursing, 31*(8), 51–54. Retrieved July 9, 2006, from Proquest database.

Reimschisel, T. (2003). Breaking the cycle of medication overuse headache. *Contemporary Pediatrics, 20*(101). Retrieved July 9, 2006, from www.contemporarypediatrics.com.

Rice, S. (2003). Reye's syndrome isn't just child's play [Electronic version]. *Nursing, 33*(9), 32. Retrieved July 9, 2006, from Proquest database.

Roberts, E. G., & Shulkin, B. L. (2004). Technical issues in performing PET studies in pediatric patients [Electronic version]. *Journal of Nuclear Medicine Technology, 32*(1), 5–13. Retrieved July 9, 2006, from Proquest database.

Rosenblum, R. K., & Fisher, P. G. (2001). A guide to children with acute and chronic headaches. *Journal of Pediatric Health Care, 15*(5), 229–235.

Rowland, R. (1999). Homicide leading cause of injury death in infants [Electronic version]. Retrieved July 9, 2006, from CNN Interactive: www.cnn.com/HEALTH/9905/03/infant.deaths

Saex-Llorens, X., & McCracken, G. H., Jr. (2003). Bacterial meningitis in children [Electronic version]. *Lancet, 361*(9375), 2139. Retrieved July 9, 2006, from Proquest database.

Selekman, J. (2003). Preventing meningitis [Electronic version]. *Pediatric Nursing, 29*(6), 467. Retrieved July 9, 2006, from Proquest database.

Shinnar, S., & O'Dell, C. (2004). Febrile seizures. *Pediatric Annals 33*(6), 395–401.

Simon, N. P. (n.d.). Periventricular/intraventricular hemorrhage (PVH/IVH) in the premature infant. Retrieved July 9, 2006, from www.pediatrics.emory.edu/neonatology/dpc/pvhivh.htm

Spiro, C. S., & Spiro, D. M. (2004). Acute meningitis. *Clinician Reviews, 14*(3), 54–58.

Stevenson, K. L. (2004). Chiari type II malformation: Past, present and future [Electronic version]. *Neurosurgery Focus, 16*(2). Retrieved July 9, 2006, from Proquest database.

Vanore, M. L. (2000). Care of the pediatric patient with brain injury in an adult intensive care unit [Electronic version]. *Critical Care Nursing Quarterly, 23*(3), 38–49. Retrieved July 9, 2006, from Proquest database.

Wheeless, J. W. (2004). Treatment of status epilepticus in children. *Pediatric Annals, 33*(6), 377–383.

Whitley, R. J., & Gnann, J. W. (2002) Viral encephalitis: Familiar infections and emerging pathogens [Electronic version]. *Lancet, 359*(9305), 507–515. Retrieved July 9, 2006, from Proquest database.

Woodward, S., Addison, C. Shah, S., Brennan, F., et al. (2002). Benchmarking best practice for external ventricular drainage [Electronic version]. *British Journal of Nursing, 11*(1), 47–54. Retrieved July 9, 2006, from Proquest database.

Worrall, K. (2004). Use of the Glasgow Coma Scale in infants. *Paediatric Nursing, 16*(4), 45–50.

Websites

www.biausa.org/Pages/splash.html Brain Injury Association of America: prevention, research, education, and advocacy

www.cappskids.org/index.html Craniosynostosis and Positional Plagiocephaly Support, Inc.: resources and education for families

www.chasa.org Children's Hemiplegia and Stroke Association: Support for Children with Hemiplegia, Hemiplegic Cerebral Palsy, Infant Stroke, or Childhood Stroke

www.geocities.com/epilepsy911 Epilepsy support group for families

www.hemikids.org Online support group for children with hemiplegia or hemiplegic cerebral palsy

www.hydrocephalus.org Hydrocephalus Foundation

www.pediatricstrokenetwork.com/Pediatric Stroke Network Support group for pediatric stroke

www.pediatricstroke.org A childhood stroke suppo

www.safekids.org National Safe Kids Campaign

Exercícios sobre o *capítulo*

Questões de múltipla escolha

1. Em comparação com os adultos, por que os lactentes e as crianças são mais sujeitos a traumatismos cranianos?
   a. A cabeça dos lactentes e das crianças pequenas é grande em proporção ao corpo e os músculos do pescoço não estão bem desenvolvidos.
   b. O desenvolvimento do sistema nervoso já está concluído quando a criança nasce, embora seja imaturo.
   c. A coluna vertebral é muito inflexível nos lactentes e nas crianças pequenas.
   d. O crânio é mais flexível em virtude da existência de suturas e fontanelas.
2. Em uma consulta de rotina de um lactente, a enfermeira deve suspeitar de hidrocefalia quando encontra:
   a. Suturas estreitadas
   b. Fontanelas deprimidas
   c. Aumento rápido da circunferência craniana
   d. Aumento do peso em comparação com a última consulta
3. Uma criança de 10 anos foi internada no hospital com história de atividade convulsiva. Como enfermeira dessa criança, você é chamada ao quarto pela mãe, que diz que o filho está tendo uma convulsão. Qual será a intervenção prioritária de enfermagem?
   a. Evitar acidentes retirando a criança do leito.
   b. Evitar acidentes colocando um baixador de língua na boca da criança.
   c. Evitar acidentes colocando contenções na criança.
   d. Evitar acidentes colocando a criança de lado e abrindo suas vias respiratórias.
4. Um lactente de 6 meses foi internado no hospital com suspeita de meningite bacteriana. A criança chora, está irritável e assume a posição de opistótono. A intervenção de enfermagem prioritária será:
   a. Instruir a família quanto às maneiras de evitar meningite bacteriana.
   b. Iniciar as precauções de isolamento aplicáveis e dar início ao uso de antibióticos intravenosos.
   c. Examinar as fontanelas do lactente.
   d. Estimular a mãe a segurar e alimentar o bebê no colo.

Exercícios de raciocínio crítico

1. Uma criança é atendida no consultório médico depois de bater com a cabeça enquanto andava de *skate*. A criança não perdeu a consciência, não apresenta lesões externas e sua história patológica pregressa é inespecífica. O comportamento da criança parece normal e a única queixa é cefaleia persistente. Que instruções você pode dar aos pais quanto aos cuidados domiciliares? Inclua informações sobre quando eles devem buscar atendimento médico adicional.
2. Uma criança de 10 anos é atendida na unidade pediátrica depois de sofrer uma convulsão. A história completa, precisa e detalhada obtida de uma fonte confiável é fundamental. Que informações você deve obter enquanto colhe a história de saúde da criança?
3. Uma criança de 6 anos é internada no hospital porque teve um possível episódio de convulsão. A mãe chama a enfermeira ao quarto porque a criança "está tremendo toda" e não responde quando ela a chama pelo nome. Relacione as intervenções de enfermagem apropriadas para essa criança. Priorize a lista de intervenções.
4. Descreva o impacto de um AVE em uma criança, em comparação com um adulto. De que maneira isso pode afetar o futuro da criança? Como a enfermeira pode prestar cuidados diferenciados à criança que sofreu um AVE, comparada a um adulto?

Atividades de estudo

1. Um bebê de 4 meses com história de hidrocefalia foi submetido a uma intervenção cirúrgica para colocação de um *shunt* VP. Que informações você pode incluir no plano de ensino?
2. Elabore um exemplo de "diário da cefaleia" que a família possa utilizar para descrever detalhadamente a cefaleia da criança, inclusive fatores que a agravam ou aliviam e eventos desencadeantes. Certifique-se de que o diário seja desenvolvido para o nível de escolaridade da 6ª série, de modo que possa ser compreendido por pais com baixa escolaridade.
3. Na prática clínica, entreviste os pais de uma criança que tenha sofrido traumatismo craniano ou lesão encefálica (p. ex., traumatismo craniano, HIV ou AVE) significativo. Converse com a família sobre os cuidados de que a criança necessita. Reflita sobre essa entrevista em sua revista clínica e compare os cuidados recebidos por essa criança com os que são oferecidos a uma criança comum.

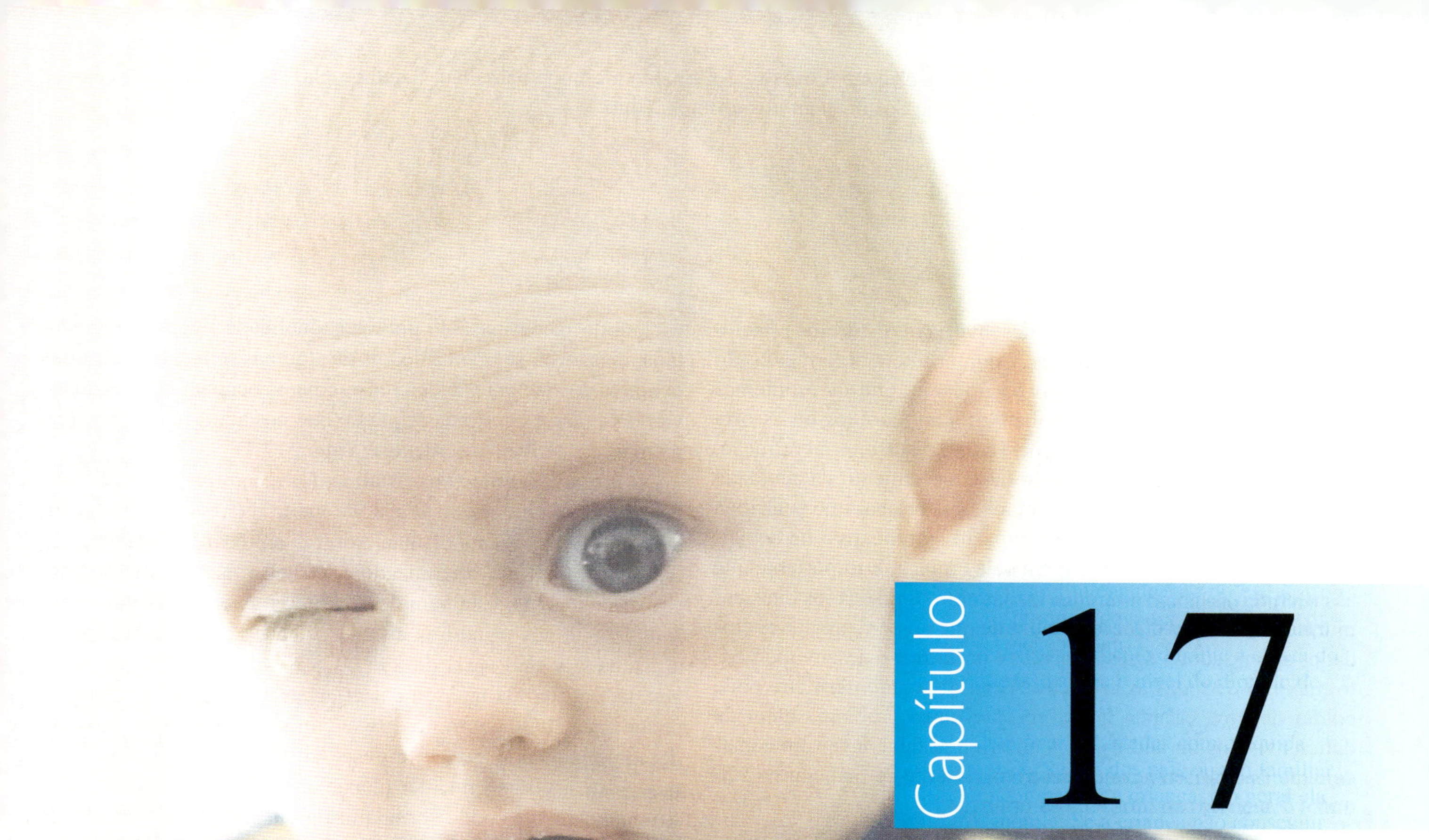

Capítulo 17

Cuidados de Enfermagem para a Criança com Distúrbio dos Olhos ou das Orelhas

Palavras-chave

Acuidade
Ambliopia
Cegueira
Decibel
Déficit auditivo
Déficit auditivo condutivo
Déficit auditivo neurossensorial
Déficit visual
Estrabismo
Nistagmo
Ptose
Surdez
Timpanometria
Timpanostomia
Tubos de equalização da pressão (tubos EP)

Objetivos da aprendizagem

Concluída a leitura deste capítulo, o leitor deverá ser capaz de:

1. Reconhecer as diferenças anatômicas e fisiológicas dos olhos e das orelhas das crianças, quando comparadas com os adultos.
2. Identificar os diversos fatores associados aos distúrbios dos olhos e das orelhas dos lactentes e das crianças.
3. Citar os exames complementares úteis para o diagnóstico dos distúrbios dos olhos e das orelhas.
4. Descrever os medicamentos e outras intervenções terapêuticas comumente utilizados como tratamento e controle paliativo dos distúrbios dos olhos e das orelhas.
5. Reconhecer os fatores de risco associados aos diversos distúrbios dos olhos e das orelhas.
6. Diferençar os diversos distúrbios dos olhos e das orelhas com base nos sinais e sintomas a eles associados.
7. Descrever as intervenções de enfermagem comumente realizadas em crianças com distúrbios dos olhos e das orelhas.
8. Elaborar um plano de enfermagem individualizado para a criança com déficit sensorial ou outro distúrbio dos olhos ou das orelhas.
9. Elaborar planos de ensino para o paciente e a família da criança que tem distúrbio dos olhos ou das orelhas.
10. Descrever o impacto psicossocial dos déficits sensoriais nas crianças.

REFLEXÃO *Com os cuidados e as intervenções de saúde da enfermeira, os sentidos da criança proporcionam a ela uma antena para o universo.*

Enrique Baxter, um bebê de 9 meses, foi trazido à clínica pela mãe. Segundo ela, "o Enrique tem estado agitado e sem comer ou dormir bem nos últimos 2 dias".

As crianças frequentemente desenvolvem distúrbios relacionados com os olhos e as orelhas. Conjuntivite e otite média são os dois distúrbios mais comuns da infância. Outros problemas inflamatórios e infecciosos também afetam os olhos ou as orelhas das crianças. Várias alterações, como distúrbios da refração, estrabismo e ambliopia, afetam o desenvolvimento da acuidade visual das crianças. Qualquer alteração das orelhas que contribua para perda da audição pode ter impacto significativo na aquisição das habilidades de linguagem pela criança. É importante que as enfermeiras estejam familiarizadas com os distúrbios mais comuns dos olhos e das orelhas, a fim de que possam prestar os cuidados apropriados a esses pacientes e promover o desenvolvimento máximo de todas as crianças. Além disso, a enfermeira pode cuidar de uma criança que apresente outro problema além de déficits visuais ou auditivos. A enfermeira deve levar em consideração essas diferenças de desenvolvimento ao planejar os cuidados a serem prestados a essas crianças.

Variações da anatomia e da fisiológica em Pediatria

É importante que a enfermeira compreenda o impacto dos distúrbios dos olhos e das orelhas no desenvolvimento da criança. Algumas crianças nascem com anomalias dos olhos ou das orelhas, que afetam significativamente sua visão e sua audição, além do seu desenvolvimento psicomotor. Por outro lado, os distúrbios dos olhos ou das orelhas – principalmente se forem crônicos ou recidivantes – podem ter impacto significativo no desenvolvimento da acuidade visual ou causar déficit visual ou auditivo.

Olhos

As crianças de pele clara geralmente nascem com olhos azuis. A íris adquire mais pigmentação com o transcorrer dos anos e a cor dos olhos está definida em torno de 6 a 12 meses de vida. A esclera do recém-nascido pode ter tonalidade ligeiramente azulada, mas torna-se branca depois de algumas semanas. Os bulbos oculares dos lactentes e dos pré-escolares ocupam espaço relativamente maior dentro da órbita do que nos adultos, e isto os torna mais suscetíveis a acidentes (Figura 17.1).

O formato esférico do cristalino dos recém-nascidos não permite a acomodação à distância, de modo que essas crianças enxergam melhor a uma distância de 2,5 a 3,0 m. O nervo óptico não está totalmente mielinizado e, por esta razão, a discriminação das cores não está bem desenvolvida. A acuidade visual desenvolve-se nos primeiros anos de vida da criança. Ao nascer, a acuidade visual varia de 20/100 a 20/400. Aos 2 a 3 anos, a acuidade visual da maioria das crianças é de 20/50, e alcança o patamar de 20/20 em torno de 6 a 7 anos. Os músculos retos são descoordenados ao nascer e desenvolvem-se com o tempo, de modo que a visão binocular (capacidade de focar os dois olhos simultaneamente) pode ser adquirida em torno dos 4 meses de vida. Nos prematuros, a vascularização da retina está incompleta e a acuidade visual pode ser reduzida.

Orelhas

As deformidades congênitas da orelha às vezes estão associadas a outras anomalias dos sistemas do corpo e a síndromes genéticas. A existência de anomalias da orelha pode levar à investigação e posterior diagnóstico de outras malformações ou síndromes. As tubas auditivas relativamente curtas, largas e horizontais dos lactentes possibilitam que bactérias e vírus tenham acesso fácil à orelha média, e isto os torna mais suscetíveis do que os adultos a infecções da orelha. À medida que a criança cresce, as tubas auditivas assumem uma posição mais inclinada, e por isto as crianças maiores e os adultos geralmente têm menos episódios de infecção e secreção da orelha média (Figura 17.2). Em alguns casos, o crescimento das adenoides contribui para obstrução das tubas auditivas e favorece as infecções.

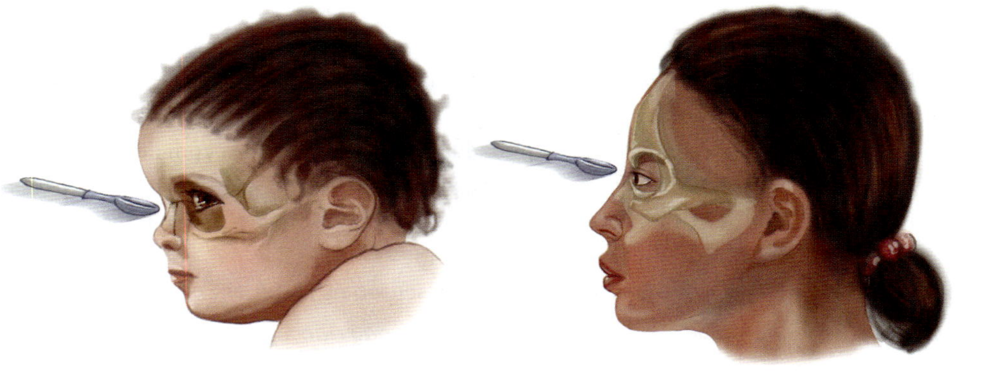

● Figura 17.1 O espaço relativamente mais amplo ocupado pelo bulbo ocular nos lactentes e nos pré-escolares dentro da órbita torna essas estruturas mais suscetíveis a sofrer acidentes, em comparação com o olho do adulto.

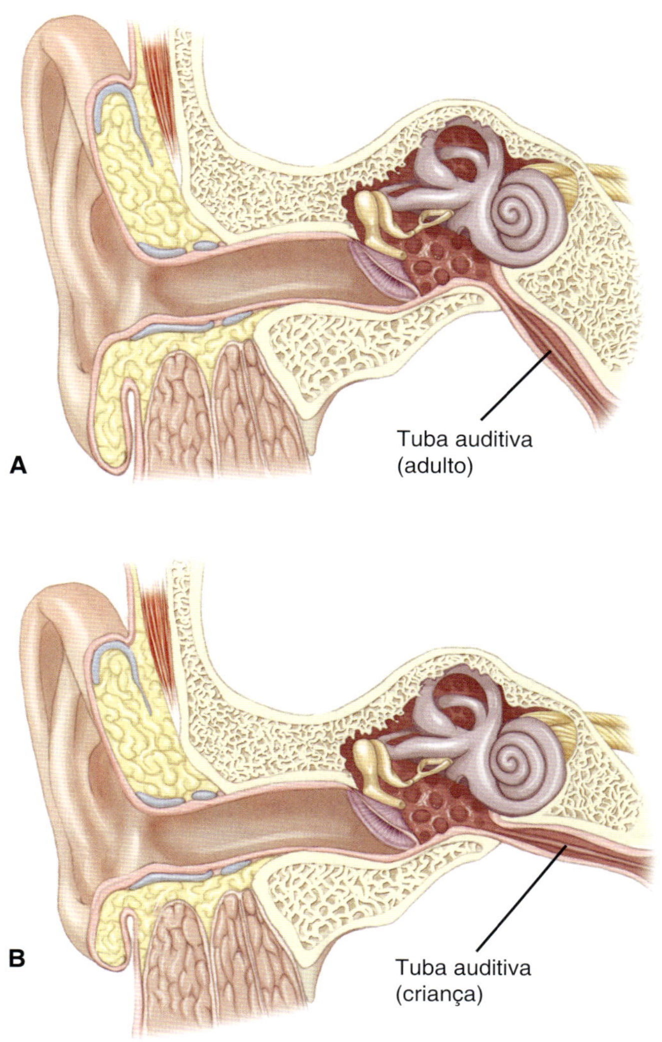

● Figura 17.2 Observe as tubas auditivas relativamente mais curtas e largas da criança e sua posição horizontal (**B**), em comparação com as do adulto (**A**).

Tratamentos clínicos comuns

Várias intervenções são realizadas para tratar distúrbios dos olhos e das orelhas em crianças. As intervenções terapêuticas citadas nos Tratamentos clínicos comuns 17.1 e no Guia farmacológico 17.1 geralmente exigem prescrição médica quando a criança está hospitalizada.

Visão geral do processo de enfermagem para a criança com distúrbio dos olhos ou das orelhas

Os cuidados prestados à criança que tem distúrbio dos olhos e das orelhas incluem avaliação, diagnóstico de enfermagem, planejamento, intervenções e reavaliação. Existem alguns conceitos gerais relativos ao processo de enfermagem que podem ser aplicados aos distúrbios dos olhos e das orelhas. Com base na compreensão geral dos cuidados necessários à criança que apresenta alterações dos olhos e das orelhas, a enfermeira pode então individualizar a assistência a ser prestada de acordo com as especificidades de cada paciente.

Avaliação

A avaliação dos distúrbios dos olhos e das orelhas em crianças inclui a história de saúde, exame físico e exames diagnósticos e laboratoriais.

> **Você se lembra de Enrique, o bebê de 9 meses** com irritação e problema alimentar, que não estava dormindo bem? Que outras informações você deve obter durante a avaliação baseada na história de saúde e no exame físico?

História de saúde

A história de saúde inclui a história patológica pregressa, a história familiar, a história da doença atual (quando os sintomas começaram e como progrediram) e também os tratamentos efetuados em casa. A história patológica pregressa pode ser significativa quando há relato de prematuridade, distúrbio genético, deformidades dos olhos ou das orelhas, déficit de acuidade visual ou cegueira, déficit de acuidade auditiva ou surdez, infecções repetidas das orelhas ou intervenções cirúrgicas nas orelhas. A história familiar pode ser significativa quando há relatos de deformidades dos olhos ou das orelhas, déficit auditivo ou visual, ou exposição a agentes infecciosos.

Durante a obtenção da história da doença atual, pergunte como o problema começou e evoluiu e se há febre, congestão nasal, dor no olho ou na orelha, esfregação dos olhos, movimentos de puxar as orelhas, cefaleia, letargia ou alterações comportamentais. Registre se a criança usa lentes corretivas ou aparelhos auditivos prescritos e com que frequência esses dispositivos são de fato utilizados.

Exame físico

Para avaliar os olhos e as orelhas, comece pela inspeção e pela observação. A palpação também deve ser realizada, para avaliar os distúrbios da orelha. Os testes das acuidades visual e auditiva também são efetuados.

Inspeção e observação

O exame físico deve começar com a inspeção ou a observação. Observe se a criança usa óculos, lentes corretivas ou aparelho auditivo. Examine os olhos: observe a posição e a simetria ou a existência de estrabismo, nistagmo e desvio dos olhos. As pálpebras devem abrir-se igualmente (a incapacidade de abrir uma pálpebra completamente é conhecida como **ptose**). Observe as variações da fenda ocular e a existência de pregas epicânticas. Avalie os olhos quanto à presença de edema palpebral, à coloração da esclera, à existência de secreções ou lacrimejamento e à simetria das pupilas, assim como ao diâmetro e ao formato das pupilas. Faça a eversão das pálpebras para examinar a conjuntiva palpebral e detectar eritema. Teste os movimentos oculares e a resposta à luz e a acomodação pupilares. Verifique se há assime-

Tratamentos clínicos comuns 17.1

Tratamento	Explicação	Indicação	Implicações de enfermagem
Compressa morna	Aplicação de toalha úmida e morna	Conjuntivite	• Use água bem quente da torneira (para evitar risco de queimadura, não aqueça a água no micro-ondas)
Lentes corretivas	Em forma de óculos ou lentes de contato	Correção do astigmatismo, dos erros de refração e do estrabismo	• Use uma correia de segurança para ajudar as crianças pequenas a utilizarem seus óculos
Tampão ocular	Tampão adesivo aplicado no olho saudável por algumas horas durante o dia	Estrabismo, ambliopia, qualquer outro distúrbio ocular que torne um olho mais fraco que o outro	• Informe aos pais que, embora seja difícil de conseguir, a adesão ao uso do tampão ocular é fundamental • O "tampão de pirata" pode estimular a adesão dos pré-escolares
Cirurgia dos músculos oculares	Alinhamento cirúrgico dos olhos	Estrabismo	• Proteja o local operado com um tampão • Utilize contenções nos cotovelos, se forem necessárias
Tubos de equalização da pressão (EP) (tubos de timpanostomia)	Tubos plásticos minúsculos inseridos na membrana timpânica	Otite média crônica com secreção	• Ensine aos pais as precauções para evitar "ressecamento da orelha", caso tenham sido prescritas ou recomendadas pelo cirurgião
Aparelhos auditivos	Aparelho amplificador utilizado na orelha	Déficit auditivo	• Assegure adaptação correta e amplificação adequada • Encaminhe as famílias a fornecedores que ofereçam aparelhos emprestados de várias marcas e estilos, para assegurar à criança a melhor adaptação e amplificação
Implantes cocleares	Próteses eletrônicas colocadas cirurgicamente	Déficit auditivo neurossensorial	• Informe às famílias que a idade mínima para a realização desse procedimento geralmente é de 12 meses

tria no reflexo pupilar à luz. Com um oftalmoscópio, observe se há um reflexo avermelhado. Realize o teste de acuidade visual apropriado à idade da criança. Veja informações mais detalhadas sobre o teste de acuidade visual no Capítulo 8.

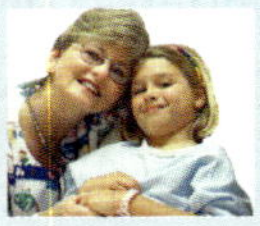

As tentativas de examinar as conjuntivas palpebrais podem ser assustadoras para as crianças. Peça ao escolar, que é mais propenso a colaborar, que ele mesmo everta as pálpebras, enquanto você examina as conjuntivas.

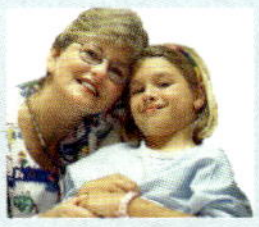

Embora as escleras dos recém-nascidos sejam azuladas, elas se tornam brancas nas primeiras semanas de vida. Escleras azuladas que persistem por mais de algumas semanas de vida podem indicar osteogênese imperfeita tipo I, que é uma doença hereditária do tecido conjuntivo.

Inspecione as orelhas: observe o tamanho e o formato, a posição e a existência de apêndices ou depressões da pele, ou outras anomalias (Figura 17.3). Durante o exame otoscópico, verifique se há cerume, secreção, inflamação ou corpo estranho no canal audi-

Guia farmacológico 17.1 Medicamentos comumente utilizados nos distúrbios dos olhos e das orelhas

Medicamento	Ação	Indicação	Implicações de enfermagem
Antibióticos (orais, óticos, oftálmicos)	Tratamento de infecções bacterianas dos olhos e das orelhas	Otite média aguda, otite externa, conjuntivite	Instrua a família a concluir todo o ciclo de tratamento prescrito Antes da administração, verifique se há alergia aos medicamentos
Anti-histamínicos	Bloqueiam a ação da histamina	Conjuntivite alérgica	Colírios tópicos aplicados Em geral, os medicamentos orais são prescritos quando a conjuntivite também está associada a rinite alérgica
Analgésicos	Alívio da dor	Otite média, otite externa, pós-operatório de cirurgia ocular ou ótica	Analgésicos narcóticos podem ser necessários em alguns casos

tivo. Examine visualmente a membrana timpânica e observe a cor, marcas características e o reflexo à luz, assim como a existência de perfurações, cicatrizes, abaulamento ou retração. A mobilidade da membrana timpânica pode ser testada por otoscopia pneumática. A acuidade auditiva é avaliada pelo teste do sussurro, por audiometria ou por outros exames apropriados à idade (ver explicação mais detalhada sobre os testes auditivos no Capítulo 8).

Palpação

Em geral, os olhos não são palpados. Nos casos de acidentes, a pálpebra superior pode ser evertida para facilitar o exame. Palpe a orelha para detectar hipersensibilidade no trago ou no pavilhão auricular. Verifique se há hipersensibilidade na região mastóidea (isto pode ocorrer quando a otite média evolui para mastoidite). Palpe os linfonodos cervicais aumentados (isto ocorre quando há infecção dos olhos ou das orelhas).

Exames complementares

A tabela Exames complementares 17.1 explica os exames laboratoriais e diagnósticos mais comumente realizados para avaliação de distúrbios dos olhos e das orelhas. Esses exames podem ajudar o médico a diagnosticar o distúrbio e/ou podem ser utilizados para orientar o tratamento efetuado. A equipe do laboratório ou outros profissionais além da enfermeira coletam material para alguns exames, enquanto esta última pode obter outros. Seja como for, a enfermeira deve estar familiarizada com a maneira como os exames são realizados, suas indicações e os resultados normais ou anormais. Esse conhecimento também é necessário para instruir o paciente e sua família quanto aos exames que precisam ser realizados.

Diagnósticos de enfermagem e intervenções pertinentes

Depois de concluir a avaliação detalhada, a enfermeira pode identificar vários diagnósticos de enfermagem, inclusive:

- Distúrbio da percepção sensorial
- Risco de infecção
- Dor
- Atrasos do crescimento e do desenvolvimento
- Comunicação verbal prejudicada
- Déficit de conhecimento
- Processos familiares interrompidos
- Risco de acidente

Depois de concluir a avaliação de Enrique, a enfermeira observou o seguinte: febre, movimentos de puxar a orelha e acentuação do choro quando o bebê é colocado deitado. Com base nos resultados da avaliação, quais seriam os principais diagnósticos de enfermagem desse caso?

Os objetivos, as intervenções e a avaliação de enfermagem da criança que tem distúrbio dos olhos ou das orelhas são baseados nos diagnósticos de enfermagem. O Plano de cuidados de enfermagem 17.1 pode ser utilizado como guia para o planejamento dos cuidados de enfermagem para a criança que apresenta distúrbio dos olhos ou das orelhas, mas deve ser individualizado com base nos sintomas e nas necessidades de cada paciente. Veja o plano de cuidados de enfermagem para controle da dor no Capítulo 14. Informações adicionais estão incluídas nas próximas seções deste capítulo, que descrevem distúrbios específicos.

Com base nos três principais diagnósticos de enfermagem que você identificou para Enrique, descreva as intervenções de enfermagem apropriadas.

Distúrbios infecciosos e inflamatórios dos olhos

Os distúrbios infecciosos e inflamatórios dos olhos incluem conjuntivite, obstrução do duto nasolacrimal, lesões palpebrais e celulite periorbitária.

● Conjuntivite

Conjuntivite é a inflamação da conjuntiva bulbar ou palpebral, que pode ser infecciosa, alérgica ou química. Os vírus ou as

(*O texto continua na p. 477.*)

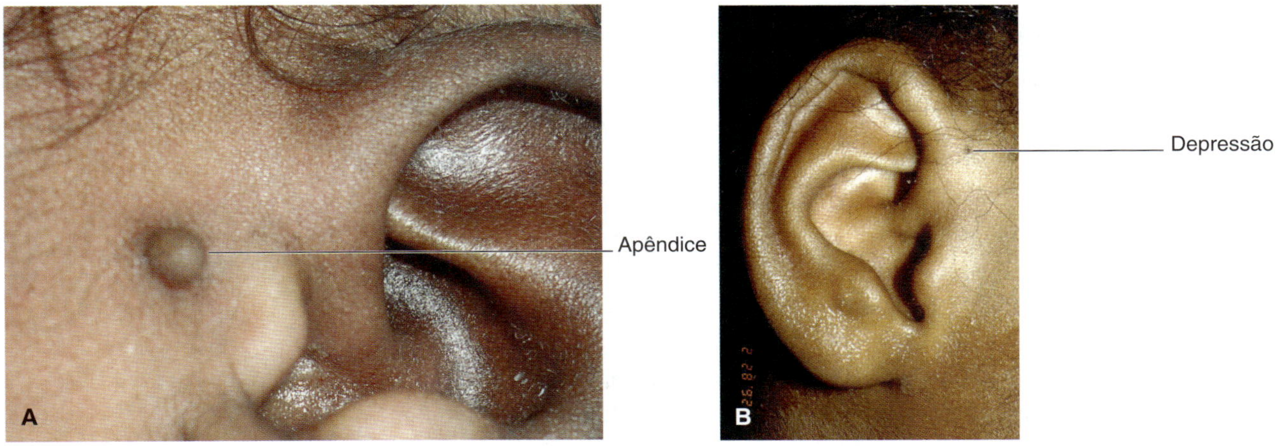

● Figura 17.3 Observe um apêndice cutâneo (**A**) e uma depressão pré-auricular (**B**) (à frente da orelha).

Exames complementares 17.1

Exame	Explicação	Indicação	Implicações de enfermagem
Cultura de secreções oculares ou óticas	O líquido que drena dos olhos ou das orelhas é enviado para cultura	Definir a cobertura antibiótica apropriada para uma infecção específica	Fácil de coletar e relativamente indolor. Se for necessário remover secreções acumuladas no canal auditivo, o procedimento tenderá a ser mais doloroso
Cultura de líquido timpânico	Cultura de líquido aspirado da orelha média	Definir a cobertura antibiótica apropriada para uma infecção específica	Doloroso; geralmente é realizada apenas por médicos especializados e treinados
Timpanometria	Uma sonda colocada no canal auditivo avalia os movimentos da membrana timpânica	Avalia a extensão do derrame da orelha média	Rápido e fácil de realizar (segundos). Requer uma sonda apropriada para assegurar vedação total do canal auditivo

Plano de cuidados de enfermagem 17.1

Visão geral da criança com distúrbio dos olhos ou das orelhas

Diagnóstico de enfermagem: percepção sensorial (visual) alterada, relacionada com déficit visual ou cegueira, conforme se evidencia pela falta de reação a estímulos visuais, olhar com os olhos semicerrados e segurar os objetos perto dos olhos

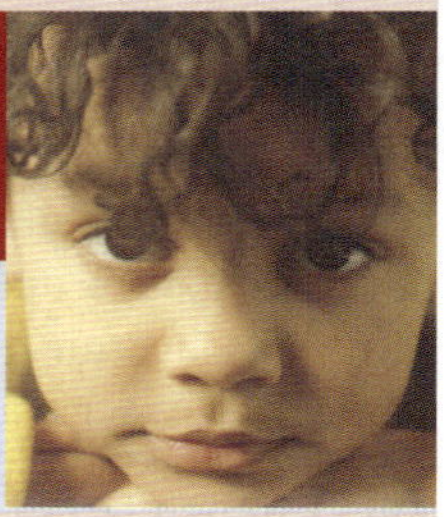

Definição dos resultados esperados e reavaliação

A criança alcança seu potencial visual máximo: *a criança utiliza adequadamente lentes corretivas e consegue participar de brincadeiras e das atividades escolares.*

Intervenção: melhora da visão

- Estimule a utilização de lentes corretivas *para melhorar a visão.*
- Diante de uma criança com déficit visual grave ou cegueira, apresente-se verbalmente e nomeie os objetos do ambiente para a criança, *de modo que ela esteja ciente do que lhe cerca.*
- Apoie os esforços da família quanto ao tratamento visual e a outros programas de habilitação *para promover adaptação visual.*
- Envolva os pais nas atividades de cuidado à beira do leito, *porque a voz e a presença dos pais tranquilizam a criança.*

Diagnóstico de enfermagem: percepção sensorial (auditiva) prejudicada, relacionada com o déficit auditivo evidenciado pela falta de reação a estímulos verbais e por atraso em alcançar os marcos do desenvolvimento da linguagem

Definição dos resultados esperados e reavaliação

A criança alcança seu potencial máximo de audição e linguagem: *a criança utiliza adequadamente os recursos auxiliares e comunica-se eficazmente.*

Intervenção: melhora da audição

- Avalie frequentemente a função auditiva *porque o diagnóstico precoce de um déficit auditivo possibilita intervenção e correção mais rápidas.*
- Avalie o desenvolvimento da linguagem a cada consulta *para facilitar a detecção precoce de déficit auditivo (intervenção e correção mais rápidas).*
- Estimule a utilização de aparelho auditivo *para amplificar o som.*
- Instrua os pais quanto às medidas de segurança com as baterias do aparelho auditivo *para evitar aspiração da bateria.*
- Ajude a criança a focar os sons do ambiente *para estimular as habilidades de aprendizagem.*
- Encaminhe e estimule a participação no programa de habilitação da comunicação *para ampliar o potencial de comunicação.*

Visão geral da criança com distúrbio dos olhos ou das orelhas *(continuação)*

Diagnóstico de enfermagem: risco de infecção relacionada com a presença de microrganismos infecciosos, conforme se evidencia por febre ou detecção de vírus ou bactérias nos exames laboratoriais de triagem

Definição dos resultados esperados e reavaliação

A criança não apresenta sinais de infecção secundária e não dissemina a infecção para outras pessoas: *os sintomas da infecção melhoram com o tempo e as outras pessoas não adquirem a infecção.*

Intervenção: redução do risco de infecção

- Mantenha técnica asséptica e lave cuidadosamente as mãos *para evitar a introdução de outros agentes infecciosos.*
- Limite o número de visitas e pergunte se houve doenças recentes, *para evitar infecção.*
- Administre os antibióticos conforme a prescrição, *para evitar ou tratar a infecção bacteriana.*
- Estimule a ingestão de uma dieta nutritiva de acordo com as preferências da criança *para fortalecer os mecanismos naturais de combate a infecções.*
- Isole a criança conforme a necessidade *para evitar disseminação nosocomial da infecção.*
- Ensine à criança e a seus familiares medidas preventivas como lavar cuidadosamente as mãos, cobrir a boca e o nariz ao tossir ou espirrar, descartar adequadamente os lenços usados, *para evitar disseminação da infecção no hospital ou na comunidade.*

Diagnóstico de enfermagem: atrasos do crescimento e do desenvolvimento, relacionados com o déficit sensorial, conforme se evidenciam por atraso em alcançar os marcos do desenvolvimento

Definição dos resultados esperados e reavaliação

A criança adquire independência máxima para sua idade: *a criança participa das atividades de desenvolvimento apropriadas à idade.*

Intervenção: promoção do crescimento e do desenvolvimento

- Estimule a criança a alcançar os marcos do desenvolvimento com a utilização de dispositivos auxiliares necessários *para ajudar a criança a alcançar oportunamente os marcos do desenvolvimento.*
- Estimule a independência nas atividades da vida diária *para promover a sensação de realização.*
- Estimule a participação em brincadeiras com outra criança ou com um grupo *para promover a socialização.*
- Ajude a família a estabelecer limites e aplicar medidas disciplinares *porque estrutura e rotina asseguram um ambiente seguro no qual a criança em desenvolvimento possa crescer.*
- Estimule as amizades com outras crianças que tenham limitação sensorial *para promover a socialização e fazer com que a criança saiba que ela não é a única a enfrentar essas dificuldades.*

Diagnóstico de enfermagem: comunicação verbal prejudicada, relacionada com o déficit auditivo, conforme se evidencia por incapacidade de falar articuladamente e pela inexistência de um canal alternativo de comunicação

Definição dos resultados esperados e reavaliação

A criança comunica-se eficazmente pelo método escolhido pela família (que pode ser a linguagem de sinais, a fala oral ou de surdos, a fala insinuada ou um dispositivo de comunicação alternativa ampliada).

Intervenção: facilitação da comunicação

- Estimule a escolha e a participação em um programa de habilitação da comunicação *para promover uma aprendizagem contínua.*
- Assegure constância entre o lar e o hospital no que se refere ao estilo e/ou aos dispositivos de comunicação *para promover uma aprendizagem contínua.*
- Apoie os esforços que a criança faz para corrigir sua fala, *para promover o desenvolvimento da fala por meio de reforço e elogio.*
- Estimule a família a utilizar a linguagem verbal e livros de leitura em casa *para dar continuidade ao desenvolvimento apropriado da linguagem.*

(continua)

Visão geral da criança com distúrbio dos olhos ou das orelhas *(continuação)*

Diagnóstico de enfermagem: déficit de conhecimento relacionado com a disfunção sensorial (visual ou auditiva), conforme se evidencia pelo diagnóstico recente e pelas perguntas dos pais

Definição dos resultados esperados e reavaliação

Os pais expressam que entendem o diagnóstico e os cuidados necessários ao seu filho: *os pais verbalizam entendimento, demonstram a utilização dos dispositivos auxiliares, ou realizam independentemente os tratamentos.*

Intervenção: educação da família

- Reveja o diagnóstico e o plano de cuidados com os pais *para promover compreensão da doença.*
- Encaminhe a família aos recursos disponíveis para a criança que tem limitação sensorial *para assegurar educação e apoio adicionais aos pais.*
- Demonstre os tratamentos prescritos ou a utilização de dispositivos auxiliares e solicite que os pais façam uma demonstração do que aprenderam, *a fim de confirmar que os pais têm capacidade de prestar os cuidados prescritos à criança.*
- Estimule a exploração dos diferentes métodos de comunicação e aprendizagem disponíveis para a criança que tem limitação sensorial *para possibilitar que a criança e sua família encontrem o estilo de comunicação e adaptação educacional mais apropriado.*

Diagnóstico de enfermagem: processos familiares interrompidos, relacionados com a limitação sensorial da criança, conforme se evidencia por verbalização, linguagem não verbal e dificuldades de superação dos pais

Definição dos resultados esperados e reavaliação

Os pais demonstram capacidade adequada de superação e ansiedade atenuada: *os pais participam dos cuidados prestados à criança, fazem perguntas apropriadas e conseguem conversar tranquilamente sobre os cuidados necessários e sobre o estado da criança.*

Intervenção: promoção das interações familiares apropriadas

- Estimule a verbalização da mágoa pelos pais, caso a criança tenha um déficit auditivo ou visual. *Os pais precisam lidar com seus próprios sentimentos a fim de cuidar adequadamente da criança que tem limitação sensorial.*
- Estimule a verbalização pelos pais dos conceitos relacionados com a doença do filho. *Isso possibilita o reconhecimento das preocupações e demonstra à família que a enfermeira também cuida dela, não apenas da criança.*
- Explique o tratamento, os procedimentos e o comportamento da criança aos pais; *ampliar o entendimento da condição atual da criança ajuda a reduzir a ansiedade.*
- Estimule a participação dos pais nos cuidados prestados à criança, *a fim de que eles possam continuar a se sentirem necessários e valorizados.*

Diagnóstico de enfermagem: risco de acidente relacionado com a perda da visão, conforme se evidencia por dificuldade de andar no ambiente

Definição dos resultados esperados e reavaliação

O lactente ou a criança não sofrem acidentes.

Intervenção: prevenção de acidentes

- Oriente a criança quanto ao ambiente hospitalar, *porque consciência é o primeiro passo para se evitarem acidentes.*
- Estimule um dos pais a permanecer à beira do leito, *a fim de que a criança se sinta mais confortável.*
- Estimule a utilização de dispositivos auxiliares *para promover a segurança.*

bactérias podem causar conjuntivite infecciosa. Os adenovírus e os vírus *influenza* são responsáveis pela grande maioria dos casos de conjuntivite viral. O agente bacteriano mais comum é o *Staphylococcus aureus,* mas muitos casos também podem ser causados por *Streptococcus pneumoniae*, *Haemophilus influenzae* e outras bactérias. Em recém-nascidos, os agentes etiológicos mais comuns são *Chlamydia trachomatis* e *Neisseria gonorrhoeae*. A conjuntivite infecciosa é muito contagiosa e, por isto, as epidemias são comuns, principalmente entre pré-escolares. Os fatores de risco associados à conjuntivite infecciosa incluem idade abaixo de 2 anos; frequência a creche, pré-escola ou escola; infecção viral concomitante das vias respiratórias superiores; faringite; ou otite média. Algumas crianças podem desenvolver otite aguda concomitante, dependendo do agente etiológico bacteriano (Cook & Walsh, 2005). As complicações da conjuntivite infecciosa simples são raras. Os recém-nascidos com conjuntivite causada por *Chlamydia* podem desenvolver pneumonia causada por esta bactéria.

A conjuntivite alérgica é causada por exposição a alergênios específicos e pode ser sazonal ou ocorrer ao longo de todo o ano. Existe predisposição genética à conjuntivite alérgica, assim como à asma, à rinite alérgica e à dermatite atópica. A conjuntivite alérgica é mais comum nos escolares e nos adolescentes do que nos lactentes e nos pré-escolares, em virtude da exposição repetida aos alergênios com o transcorrer do tempo. No caso da conjuntivite alérgica sazonal, a gravidade dos sintomas e o número de crianças acometidas estão diretamente relacionados com a quantidade de pólen no ambiente.

Abordagem terapêutica

A abordagem terapêutica da conjuntivite depende da causa. Em geral, a conjuntivite bacteriana é tratada com uma preparação antibiótica oftálmica (colírio ou pomada). A conjuntivite viral é uma doença autolimitada e não requer aplicação tópica de medicamentos. Os colírios com anti-histamínico ou agente estabilizador dos mastócitos podem ajudar a atenuar os sinais e sintomas da conjuntivite alérgica. Se também houver outros sinais e sintomas alérgicos, o médico também poderá prescrever um anti-histamínico oral. A Tabela 17.1 compara as conjuntivites bacterianas, virais e alérgicas.

Fisiopatologia

Quando as bactérias ou os vírus entram em contato com a conjuntiva bulbar ou palpebral, esses microrganismos são reconhecidos por seus antígenos estranhos e tem início uma reação imunológica de antígeno-anticorpo, que resulta em inflamação. A conjuntivite alérgica tem mecanismos diferentes. O contato com o alergênio desencadeia a resposta alérgica (reação imunológica exagerada). Em seguida, os mastócitos e os mediadores liberados por essas células (inclusive histamina) são ativados e provocam inflamação.

Avaliação de enfermagem

A avaliação de enfermagem para a criança que tem conjuntivite é semelhante, independentemente da causa, mas sempre inclui história de saúde, exame físico e raramente exames laboratoriais.

História de saúde

Obtenha uma descrição da doença atual e da queixa principal. Os sinais e os sintomas comumente referidos durante a obtenção da história de saúde podem ser:

- Eritema
- Edema
- Lacrimejamento
- Secreção
- Dor ocular
- Prurido ocular (geralmente com conjuntivite alérgica)

Determine quando os sinais e os sintomas começaram e sua progressão, assim como a resposta aos tratamentos realizados em casa. Avalie os fatores de risco para conjuntivite infecciosa, inclusive frequência à creche ou à escola. Verifique se há relato de infecção das vias respiratórias superiores, faringite ou dor na orelha. Pergunte aos pais se houve exposição a potenciais agentes infecciosos. Reveja a história de saúde quanto aos fatores de risco para conjuntivite alérgica, inclusive história familiar e história de asma, rinite alérgica ou dermatite atópica. Determine a sazonalidade dos sinais e dos sintomas e se as manifestações clínicas ocorrem depois de exposição a alergênios específicos, inclusive pólen, feno ou animais.

Exame físico

Observe se há edema ou eritema palpebrais. Inspecione as conjuntivas para detectar eritema (Figura 17.4). Observe o tipo, a coloração e a consistência da secreção. Em geral, as infecções bacterianas causam secreção espessa e colorida, enquanto as conjuntivites virais geralmente causam secreção límpida ou esbranquiçada. A conjuntivite alérgica costuma causar secreção aquosa, às vezes profusa, geralmente bilateral. O contato com

Tabela 17.1 Tipos de conjuntivite

Tipo	Conjuntivas	Secreção	Outras anormalidades	Edema palpebral	Tratamento
Bacteriana	Inflamadas	Purulenta, mucoide	Dor branda	Ocasional	Antibiótico em colírio ou pomada
Viral	Inflamadas	Aquosa, mucoide	Linfadenopatia, fotofobia, lacrimejamento	Geralmente presente	Alívio sintomático; agente antiviral se a causa for herpesvírus
Alérgica	Inflamadas	Aquosa ou pegajosa	Prurido	Geralmente presente	Anti-histamínico e/ou estabilizador dos mastócitos em colírio

um alergênio esfregado nos olhos pode causar sintomas unilaterais. Observe a criança para detectar outros sinais de doença alérgica ou atópica e registre também a existência de congestão nasal ou tosse.

Exames complementares

Em geral, os casos de conjuntivite bacteriana, viral ou alérgica são diagnosticados com base na história e nas manifestações clínicas. Os casos de conjuntivite alérgica e viral não necessitam de exames laboratoriais. Se houver suspeita de conjuntivite bacteriana, poderá ser realizada cultura da secreção ocular para bactérias a fim de se determinar o agente etiológico exato e, desse modo, possibilitar a prescrição do antibiótico mais apropriado.

Intervenções de enfermagem

As intervenções de enfermagem nos diversos tipos de conjuntivite enfatizam a atenuação dos sintomas e, nos casos infecciosos, a prevenção da disseminação.

Alívio dos sintomas

Instrua os pais sobre como aplicar o colírio ou a pomada oftálmica (antibiótico no caso da conjuntivite bacteriana e anti-histamínico ou estabilizador dos mastócitos nos casos alérgicos). Podem ser usadas compressas mornas para soltar as crostas que se acumulam nas pálpebras durante a noite quando há secreção copiosa, principalmente nos casos de conjuntivite bacteriana.

A criança com conjuntivite alérgica pode ter alergias sazonais ou perenes (ou ambas). Estimule a criança a evitar os alergênios perenes quando o alergênio causador for conhecido (ver mais informações sobre como evitar exposição aos alergênios perenes no Capítulo 18). As alergias sazonais podem incluir o pólen das plantas no inverno ou na primavera, o pólen da grama no verão e o pólen da ambrósia-americana ou das flores no outono.

É impossível eliminar por completo as respostas alérgicas sazonais, em parte porque é importante que as crianças participem de atividades físicas ao ar livre. Instrua os familiares quanto às maneiras de minimizar a exposição aos alergênios sazonais que entram em contato com a pele e os cabelos das crianças. Instrua os familiares a:

- Estimular a criança a não esfregar nem tocar os olhos
- Lavar periodicamente as pálpebras da criança com uma toalha limpa e água fria
- Quando a criança ficar ao ar livre, lavar seu rosto e suas mãos
- Assegurar que a criança tome banho e lave os cabelos com xampu antes de ir para a cama dormir.

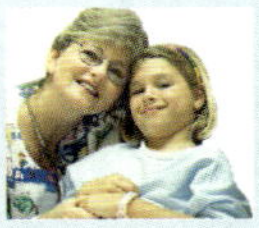

O prurido da conjuntivite alérgica pode ser aliviado com compressas geladas. Um método fácil de conseguir isso é pedir à criança para segurar um frasco de iogurte colocado sobre o olho afetado.

Prevenção da disseminação da infecção

Como a conjuntivite infecciosa é extremamente contagiosa, os pais devem lavar cuidadosamente as mãos depois de cuidar da criança. Ensine aos pais e à criança como lavar as mãos adequadamente e diga-lhes para não compartilharem toalhas e panos de lavar o rosto. As crianças com conjuntivite viral podem voltar a frequentar a creche ou a escola quando os sintomas melhorarem. Quando não há mais secreção mucopurulenta (em geral, 24 a 48 h depois de começar o tratamento com um antibiótico tópico), a criança com conjuntivite bacteriana pode retornar à creche ou à escola sem risco de transmitir a doença (Brady, 2005).

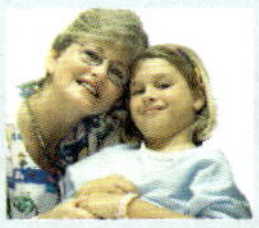

Evite a aplicação de colírios vasoconstritores (p. ex., os que contêm tetrizolina) nos olhos avermelhados. Esses colírios podem provocar eritema de rebote e, em seguida, a vermelhidão reaparece. Isso leva à aplicação repetida do colírio para manter os olhos sem eritema, mas não trata a causa efetiva da vermelhidão.

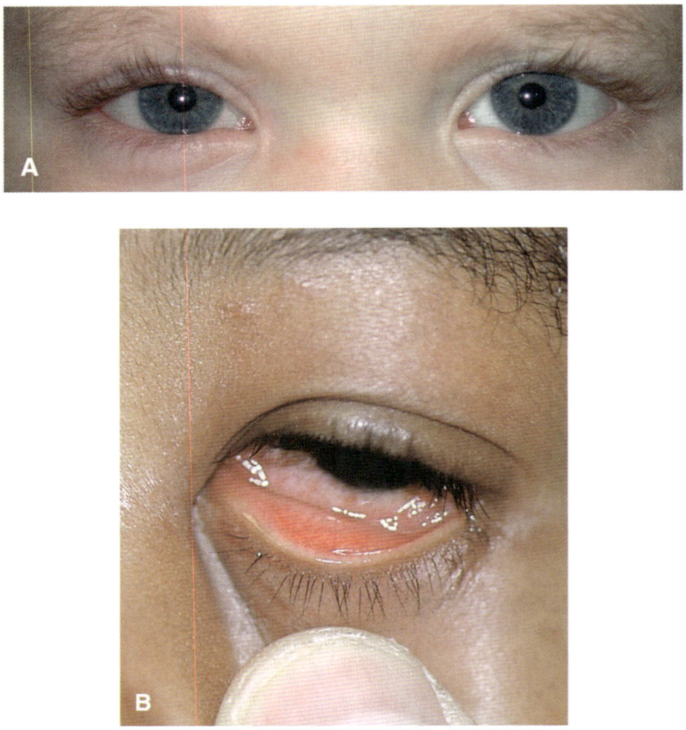

● Figura 17.4 (**A**) Conjuntivite bacteriana: observe o eritema da conjuntiva, a secreção copiosa colorida aderida e o edema palpebral. (**B**) Conjuntivite alérgica: observe o eritema da conjuntiva, a secreção límpida e aquosa e os sinais de esfregação do olho.

Considere *isto!*

Bryn Carle, uma menina de 6 anos, foi trazida à clínica pela mãe. A criança apresenta eritema, edema e secreção no olho esquerdo. Quais seriam as outras informações úteis obtidas por sua avaliação? Com base na história e na apresentação clínica, o diagnóstico de Bryn é de conjuntivite. Quais são as instruções necessárias à família para ajudar a atenuar os sintomas e evitar disseminação da infecção?

● Obstrução do duto nasolacrimal

A estenose ou obstrução simples do duto nasolacrimal é um distúrbio comum entre os lactentes e ocorre em cerca de 5 a 20%

da população geral (Gross, 2002). Essa condição é unilateral em cerca de 65% dos casos. As crianças têm lacrimejamento crônico e dilatação do saco lacrimal, que causa secreção mucoide ou mucopurulenta. Mais de 90% dos casos regridem espontaneamente no primeiro ano de vida (American Association for Pediatric Ophthalmology and Strabismus, 2005). O desenvolvimento da obstrução ou da estenose do duto nasolacrimal não está associado a quaisquer fatores de risco aparentes. A abordagem terapêutica consiste em "esperar para ver". O médico pode prescrever massagens e, quando há suspeita ou confirmação de infecção secundária, um colírio ou uma pomada antibiótica. Se a obstrução não regredir até à idade de 12 meses, um oftalmologista pediátrico poderá sondar o duto para aliviar a obstrução (um procedimento ambulatorial rápido).

Avaliação de enfermagem

Em geral, o lacrimejamento ou a secreção ocular unilateral ou bilateral é detectada na consulta de rotina de 2 semanas. Obtenha uma história detalhada da secreção ocular a fim de diferençá-la da conjuntivite neonatal. Determine quando os sintomas começaram e sua progressão, assim como a resposta do recém-nascido a quaisquer intervenções tentadas até então. Durante o exame físico, observe se há eritema da pálpebra inferior do olho afetado. Se houver secreção, registre a consistência, a coloração e a quantidade. A obstrução do duto lacrimal geralmente é diagnosticada com base nas manifestações clínicas, mas pode ser realizada cultura da secreção ocular para se excluir conjuntivite ou infecção bacteriana secundária (Figura 17.5).

Intervenções de enfermagem

Como já foi mencionado, a maioria dos casos de estenose do duto nasolacrimal regride espontaneamente até à idade de 12 meses. No entanto, o lacrimejamento contínuo e a secreção incomodam muito aos pais. Instrua os pais a limparem a região ocular frequentemente com um pano úmido. Além disso, ensine a eles como massagear o duto nasolacrimal, porque isto pode alterar a pressão e levar a desobstrução do duto, possibilitando a drenagem das secreções. Veja a descrição da técnica adequada de massagem do duto nasolacrimal nas Diretrizes de ensino 17.1. Certifique-se de que os pais foram instruídos sobre quando e como administrar o colírio antibiótico, caso tenha sido prescrito.

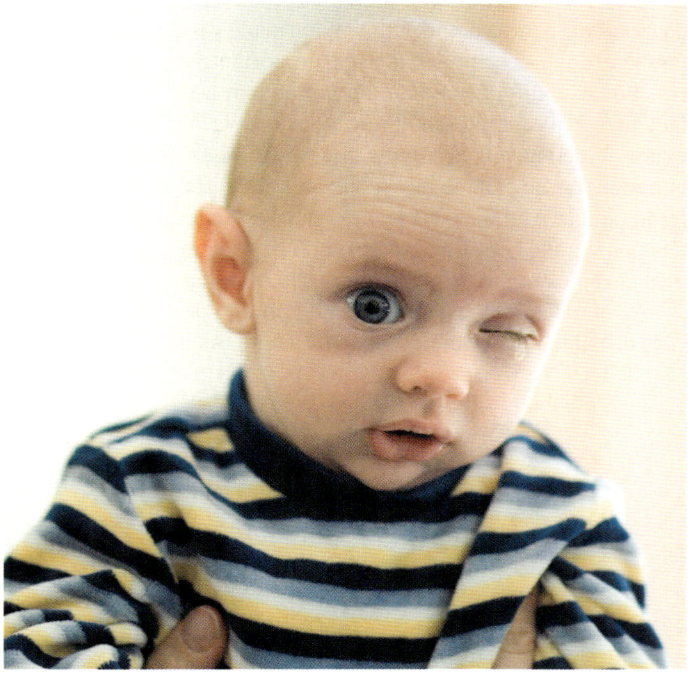

● **Figura 17.5** Esse lactente com estenose do duto nasolacrimal tinha eritema palpebral discreto e lacrimejamento. Observe a existência de obstrução.

● Distúrbios das pálpebras

Os distúrbios das pálpebras incluem hordéolo, calázio e blefarite. Hordéolo é uma infecção localizada da glândula sebácea do folículo palpebral, geralmente causada por invasão bacteriana. Calázio é uma infecção crônica indolor da glândula meibomiana. O termo blefarite aplica-se a descamação e secreção crônicas ao longo da margem palpebral. O calázio pode regredir espontaneamente. Em geral, a abordagem terapêutica do hordéolo e da blefarite consiste na aplicação de uma pomada antibiótica.

Avaliação de enfermagem

Obtenha a história de saúde da criança, inclusive o início dos sintomas, o volume e as características da secreção ocular e a existência de dor (o hordéolo geralmente é doloroso). Inspecione as pálpebras e verifique se há eritema ao longo da margem palpebral e edema da pálpebra (hordéolo, blefarite). O hordéolo também pode ser muito evidente em forma de uma lesão grande ao longo da margem palpebral com secreção purulenta (Figura 17.6). O calázio pode ser evidenciado por um nódulo pequeno na margem da pálpebra. Em todos esses três distúrbios, as conjuntivas permanecem normais.

Intervenções de enfermagem

Nos casos de hordéolo e blefarite, instrua os pais quanto à aplicação da pomada antibiótica. Recomende a aplicação de compressas úmidas e mornas. Informe aos pais que o hordéolo pode demorar várias semanas para regredir por completo. Além disso, diga aos pais que o calázio geralmente regride espontaneamente; se isto não acontecer, poderá ser necessária uma pequena drenagem cirúrgica.

● Celulite periorbitária

Celulite periorbitária é uma infecção bacteriana das pálpebras e dos tecidos que circundam o olho. As bactérias podem penetrar na pele por uma abrasão, laceração, picada de inseto, corpo estranho ou lesão de impetigo. A celulite periorbitária também pode ser resultante de uma infecção bacteriana adjacente, inclusive sinusite. As bactérias mais comumente implicadas são *Staphylococcus aureus, Streptococcus pyogenes* e *Streptococcus pneumoniae*. As bactérias produzem uma enzima ou endotoxinas que desencadeiam a resposta inflamatória. A criança apresenta eritema, edema e infiltração da pele em consequência dos mediadores inflamatórios liberados.

A abordagem terapêutica da celulite periorbitária enfatiza a administração intravenosa de antibióticos durante a fase aguda, seguida da conclusão do tratamento com antibióticos orais. As complicações da celulite periorbitária incluem bacteriemia e progressão para celulite orbitária, que é uma infecção mais extensiva que acomete a órbita ocular.

Diretrizes de ensino 17.1

Massagem do duto nasolacrimal

- Com a ponta do dedo ou o dedo mínimo, aperte sobre o osso (o ponto do canal lacrimal deve estar bloqueado).

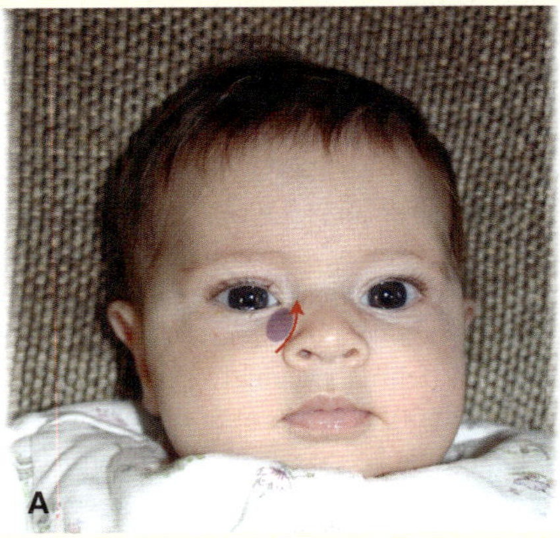

- Empurre suavemente para cima e para baixo.

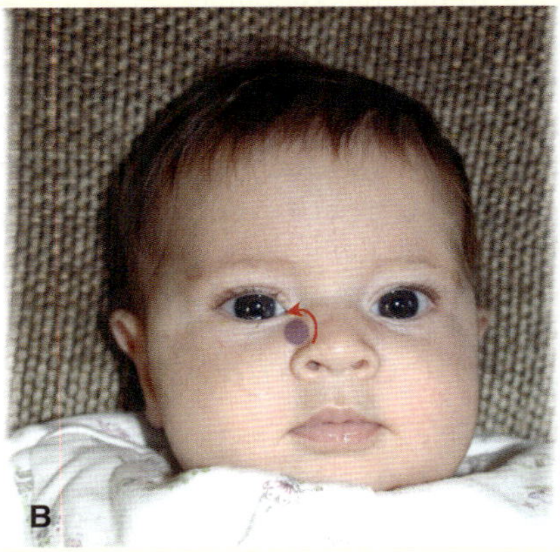

- Em seguida, empurre suavemente para baixo ao longo da superfície lateral do nariz.

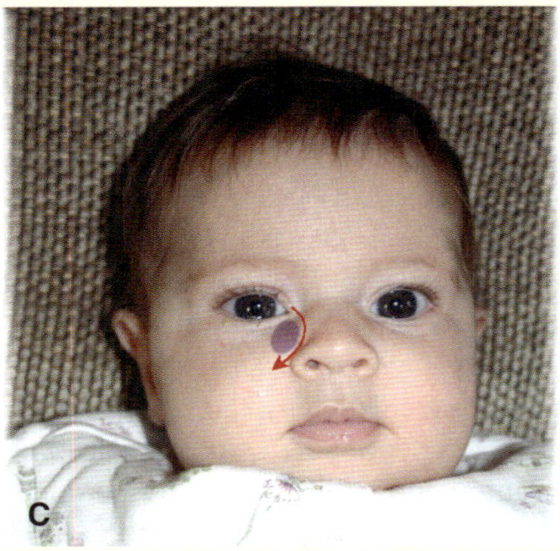

Avaliação de enfermagem

Determine quando os sintomas começaram e sua duração, assim como qualquer tratamento realizado até então. Verifique se há história de febre. A criança pode queixar-se de dor ao redor do olho e também limitação dos movimentos da região ocular. Inspecione o olho e observe se há edema palpebral e coloração avermelhada ou arroxeada da pálpebra (Figura 17.7). Em geral, as conjuntivas estão normais e não há secreção. Se o edema possibilitar que a criança abra o olho, avalie a acuidade visual, que deve estar normal.

Avise imediatamente ao médico se surgirem quaisquer sinais de progressão para celulite orbitária: eritema conjuntival, alteração visual, dor ao movimentar o olho, fraqueza ou paralisia dos músculos oculares, ou proptose.

Intervenções de enfermagem

Aplique compressas mornas no olho por 20 min a cada 2 a 4 h. Administre os antibióticos intravenosos conforme a prescrição. Instrua os familiares quanto à importância de concluir todo o ciclo de tratamento com antibiótico oral em casa. Diga aos pais para ligarem para o médico ou pedirem uma reavaliação se:

- A criança não estiver melhorando
- A criança referir que não consegue movimentar o olho
- A acuidade visual for alterada
- Ocorrer proptose.

Lesões oculares

Como já foi mencionado, os lactentes e os pré-escolares são mais sujeitos a lesões oculares do que os adultos, porque o bulbo ocular é relativamente maior em comparação com o espaço ocupado dentro da órbita. A maturidade do desenvolvimento também pode desempenhar papel importante nas lesões oculares. Por exemplo, à medida que aprendem a andar e correr, os lactentes e os infantes não têm consciência e maturidade para evitar acidentes. Os escolares que praticam esportes e realizam experiências de ciência na escola também correm risco de sofrer lesão ocular. Algumas das lesões oculares mais comuns são feridas palpebrais, contusão, hemorragia da esclera, abrasão da córnea, corpo estranho intraocular e lesão química.

A abordagem terapêutica depende do tipo de lesão. As lacerações da pálpebra podem necessitar de sutura. As lacerações profun-

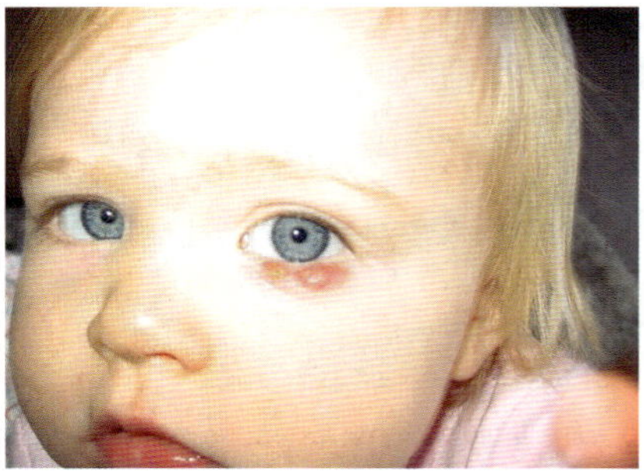

● Figura 17.6 Hordéolo.

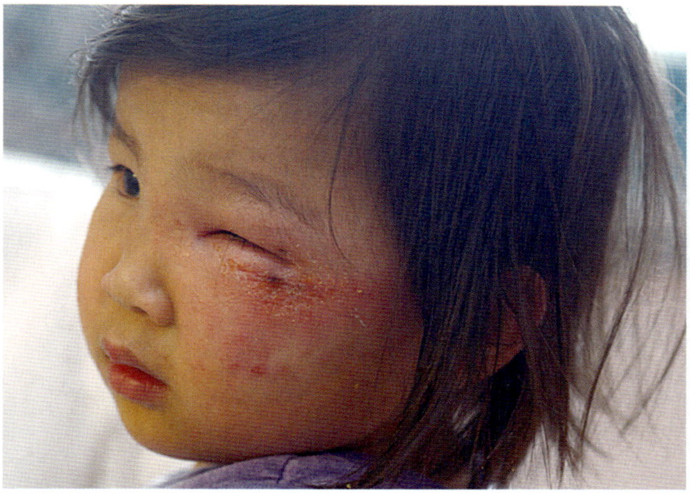

● Figura 17.7 Celulite periorbitária.

das podem causar ptose em uma época futura, e por isso essas crianças devem ser encaminhadas ao oftalmologista. As contusões simples (olho roxo) geralmente requerem apenas observação, aplicação de gelo e analgésicos. As hemorragias da esclera regridem gradativamente sem qualquer intervenção dentro de algumas semanas. As abrasões da córnea podem cicatrizar espontaneamente, ou pode-se prescrever uma pomada antibiótica. Corpos estranhos no olho devem ser removidos para evitar irritação ou abrasão adicional. Lesões químicas requerem irrigação e avaliação da visão.

Avaliação de enfermagem

Quando uma criança apresenta lesão ocular, é muito importante obter a história detalhada do acidente e, em seguida, realizar um exame físico dirigido, que consiste basicamente em observação e inspeção. A enfermeira deve determinar se a lesão ocular é ou não uma emergência, a fim de instituir rapidamente o tratamento apropriado nos casos emergenciais de modo que a visão possa ser preservada.

História de saúde

Obtenha a história detalhada. Determine o mecanismo da lesão e obtenha a maior quantidade de detalhes possível sobre a lesão. As perguntas que devem ser incluídas na história de saúde são:

- Quando a lesão ocorreu?
- O que aconteceu exatamente?
- Algum objeto foi envolvido? Caso a resposta seja afirmativa, que tipo de objeto, e a que velocidade ele estava?
- Houve um acidente por borrifação?
- A criança estava usando óculos de proteção ou óculos comuns quando ocorreu o acidente?

Determine a intensidade da dor, se houver. Verifique se há fotossensibilidade, sensação de corpo estranho no olho e turvação ou perda da visão. Investigue a história patológica pregressa, inclusive lesões oculares, intervenções cirúrgicas ou problemas visuais preexistentes. Avalie o estado vacinal da criança.

Exame físico

Independentemente do tipo de lesão ocular, o exame dos olhos da criança pode ser muito difícil. A enfermeira desempenha papel importante ao ajudar a criança e sua família a enfrentarem o exame ocular. As crianças que sofrem lesão ocular geralmente têm dores agudas. A área ao redor do olho edemacia rapidamente depois de um traumatismo fechado. O edema e o lacrimejamento dificultam ainda o exame dos olhos. As crianças podem estar muito assustadas em consequência da dor e da dificuldade de enxergar. Aborde a criança de maneira tranquila e suave. Tranquilize e convença a criança durante o exame ocular. Os pré-escolares podem precisar ser contidos brevemente para que a realização do exame ocorra sem riscos.

Observe a posição das pálpebras e verifique se há sinais de traumatismo, inclusive sangramento, edema e alterações da posição palpebral. Avalie a capacidade da criança de abrir os olhos. Utilize uma caneta-lanterna para avaliar a resposta pupilar à luz e a acomodação (nos casos de traumatismo ocular não emergencial, as pupilas devem permanecer igualmente redondas e reativas à luz e à acomodação [PIRRLA]). Verifique se há eritema ou irritação das escleras e/ou conjuntivas, ou se há lacrimejamento excessivo. A Figura 17.8 ilustra a técnica correta de eversão e exame da parte interna da pálpebra.

Nos casos não emergenciais, avalie a acuidade visual por meio de um instrumento de triagem visual apropriado para a idade (ver mais informações relativas à triagem da acuidade visual no Capítulo 8). Em geral, os exames radiológicos são realizados apenas nos casos emergenciais. A Tabela 17.2 traz informações específicas sobre avaliação de laceração palpebral, contusão simples, hemorragia da esclera, abrasão da córnea e corpo estranho no olho.

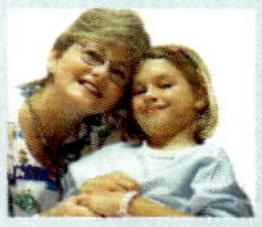

Se a reatividade pupilar estiver anormal, a visão estiver afetada (acuidade reduzida com base na capacidade visual normal da criança, diplopia ou borramento visual), ou os movimentos oculares estiverem alterados, a criança deverá ser encaminhada imediatamente a um oftalmologista para uma avaliação mais detalhada.

Intervenções de enfermagem

As crianças com problemas de urgência ou emergência devem ser encaminhadas imediatamente a um oftalmologista, para se preservar a visão. As condições de urgência e emergência são:

- Hifema traumático
- Fratura explosiva
- Laceração do bulbo ocular
- Lesão térmica ou queimadura elétrica da córnea
- Mordida grave de animais
- Laceração da pálpebra com exposição das estruturas subjacentes
- Abrasão da córnea com suspeita de perfuração
- Corpo estranho intraocular

Tratamento das lesões oculares não emergenciais

Em geral, as lesões oculares não emergenciais requerem apenas intervenções simples. Ajude o médico a posicionar e distrair a criança enquanto ele sutura as lacerações palpebrais. A criança pode necessitar de sedação ou analgésico antes desse procedimento.

Para reduzir o edema na criança que tem "olho roxo" (contusão simples), instrua os pais a aplicarem compressa de gelo na

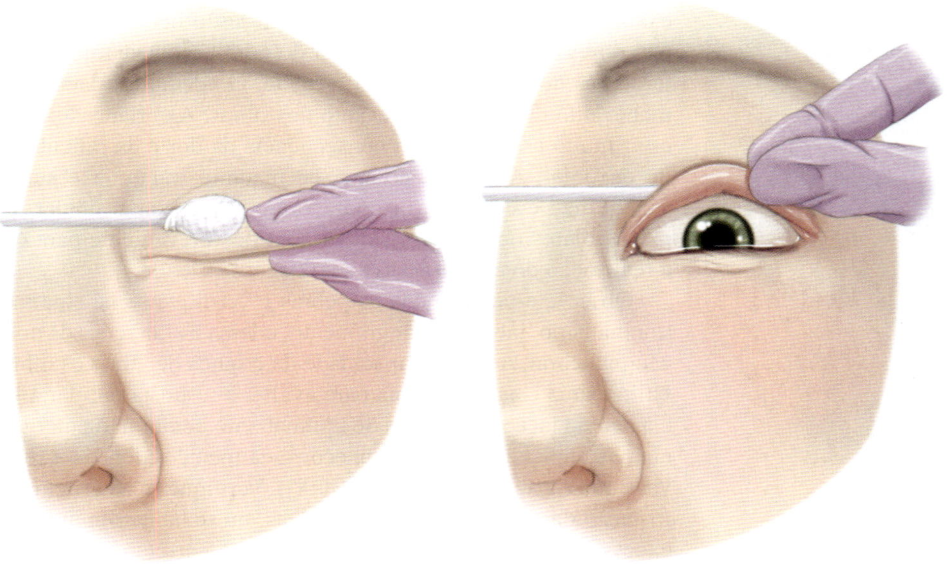
Gire o aplicador com
ponta algodoada para cima
Peça à criança para olhar para baixo

● Figura 17.8 Eversão da pálpebra para exame. Coloque um aplicador com ponta algodoada sobre a pálpebra. Puxe a pálpebra para fora e sobre o aplicador.

região por 20 min e, em seguida, retirar a compressa por 20 min, com repetição do ciclo. Diga aos pais e à criança que a equimose ao redor do olho pode levar até 3 semanas para desaparecer.

O aspecto da hemorragia da esclera pode ser assustador. Instrua os pais e a criança quanto à natureza benigna da hemorragia e sua história natural, que é de regressão sem intervenção ao longo de algumas semanas.

Se a criança que sofreu abrasão da córnea sentir dor, um analgésico poderá ser útil. Diga aos pais que a maioria das abrasões da córnea cicatriza espontaneamente. Se o médico prescrever uma pomada antibiótica, ensine aos pais como aplicar corretamente o medicamento.

Corpos estranhos podem ser removidos do olho por eversão suave da pálpebra e remoção por raspagem suave com um aplicador com ponta algodoada. A irrigação com soro fisiológico também pode remover o corpo estranho.

Nos casos de lesão química, irrigue o olho com volumes abundantes de água. Consulte o oftalmologista para avaliar e tratar definitivamente a criança.

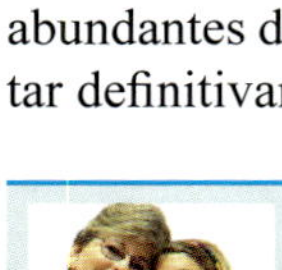
Encaminhe ao oftalmologista crianças que apresentem corpos estranhos grandes nos olhos ou que estejam fixados ao bulbo ocular, para remoção segura e eficaz.

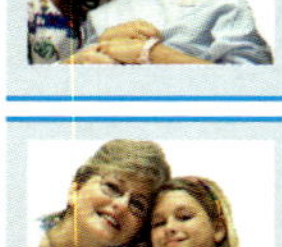
A aplicação de um tampão ocular em pacientes que sofreram abrasão da córnea não é mais recomendada, porque as crianças geralmente conseguem abrir o olho sob o tampão e isto provoca ressecamento ocular e irritação adicional, possivelmente contribuindo para prolongamento da recuperação da lesão.

As lesões oculares podem ser evitadas, e as enfermeiras desempenham papel fundamental ao educarem o público quanto à prevenção dessas lesões e ao uso apropriado dos equipamentos de segurança. Ver Healthy People 2010.

Distúrbios visuais

O desenvolvimento visual normal depende de estimulação sensorial adequada dos dois olhos durante os primeiros anos de vida. Quando um ou ambos os olhos ficam privados dessa estimulação, o desenvolvimento da visão não ocorre normalmente e a criança pode ter déficit visual ou cegueira. Isso pode ocorrer quando os olhos não estão alinhados adequadamente, existe discrepância de acuidade visual entre os olhos, ou ocorrem outros problemas oculares. Quando os distúrbios visuais são diagnosticados precocemente e o tratamento é instituído, o desenvolvimento da visão pode ocorrer normalmente. Contudo, quando esses distúrbios não são detectados, a visão em desenvolvimento da criança pequena pode ser significativamente prejudicada. As crianças devem ser oportunamente submetidas a uma triagem para detecção de tais distúrbios.

Os problemas visuais comuns da infância abrangem erros de refração, astigmatismo, estrabismo, ambliopia, nistagmo, glaucoma e catarata.

● Erros de refração

A causa mais comum de dificuldades visuais em crianças são os erros de refração. O erro de refração ocorre quando a luz que atravessa o cristalino não é adequadamente focada de modo que incida diretamente na retina. Os pré-escolares normalmente têm hiperopia (hipermetropia) porque a profundidade do bulbo ocular não está plenamente desenvolvida antes dos 5 anos de idade. Essas crianças podem ter visão turva quando olham para perto, mas quando atingem a idade escolar o problema geralmente regride. A Childsight.org estimou que cerca de 25% (1,8 milhão) de todas as crianças em idade escolar que vivem em condições de pobreza não enxergam claramente na sala de aula em virtude de erros de refração. As crianças pobres geralmente não têm acesso aos cuidados adequados com a visão.

Tabela 17.2 Avaliação das lesões oculares

Descrição da lesão	Avaliação de enfermagem
Lesões palpebrais: podem ser lacerações da pálpebra	• A laceração pode estar localizada em qualquer região da pálpebra • A visão não é afetada
Contusão simples (olho roxo): ocorre em consequência de traumatismo fechado da região ocular	• Equimose e edema das pálpebras ou da região ao redor do olho • PIRRLA • Movimentos extraoculares preservados • Acuidade visual normal • Ausência de diplopia ou borramento visual • Dor ao redor do olho, mas não dentro do olho
Hemorragia da esclera: causada por traumatismo fechado ou elevação da pressão (p. ex., tosse)	• Indolor • Evidenciada por eritema da esclera; inicialmente, pode ocupar uma área muito ampla • Visão inalterada
Abrasão da córnea: provocada por um corpo estranho, tal como grão de areia, terra ou outros objetos pequenos que rasparam a córnea	Pode haver lacrimejamento Dor ocular PIRRLA Pode haver borramento visual Pode haver fotofobia
Corpo estranho: pode ser terra, vidro ou outras partículas pequenas	• Lacrimejamento • Queixa de sentir "alguma coisa no olho" • PIRRLA • Pode haver borramento visual

Quando a luz que entra nos olhos é focada à frente da retina, o problema é conhecido como miopia. As crianças míopes podem enxergar bem de perto, mas têm dificuldade de enxergar adequadamente no quadro-negro ou outros objetos distantes.

O tratamento da hiperopia e da miopia consiste em prescrição de óculos ou lentes de contato. Em geral, as crianças de 12 anos conseguem demonstrar a responsabilidade necessária para utilizar e cuidar das lentes de contato. Essas lentes podem ser utilizadas por crianças com menos de 12 anos, mas são perdidas ou danificadas mais facilmente. Como a refração visual da criança ainda está em desenvolvimento ao longo da adolescência, a cirurgia a *laser* para correção visual não é recomendada pela American Academy of Ophthalmology antes da idade de 18 anos, embora possa ser realizada experimentalmente em algumas crianças (AAO, 2002).

Avaliação de enfermagem

Obtenha a história de saúde e atente para queixas como turvação da visão, fadiga visual ao ler ou sinais de esforço ocular (cefaleia, sensação de ardência ou retração dos olhos). Verifique se há queixas de dificuldade de concentrar-se ou manter o foco nítido em objetos próximos, resistência a executar atividades que exijam a fixação do olhar em objetos próximos, ou baixo desempenho escolar (hiperopia). Investigue se há história de miopatia, que é um fator de risco para este problema. Observe se a criança comprime os olhos quando olha para objetos distantes. Quando a criança tem hiperopia, verifique se também há esotropia. As crianças míopes não têm anormalidades físicas facilmente detectáveis. Teste a acuidade visual com um instrumento de triagem apropriado à idade (ver mais informações sobre triagem da acuidade visual no Capítulo 8). Em geral, a hiperopia não é detectada apenas pelo teste de triagem de acuidade visual, porque geralmente requer um exame da retina realizado pelo oftalmologista.

Intervenções de enfermagem

As intervenções de enfermagem para a criança com erro de refração consistem em fornecer instruções quanto ao uso de lentes corretivas e monitorar a necessidade de substituir os óculos ou as lentes de contato.

Healthy People *2010*

Objetivo	Importância
(Desenvolvimento) Ampliar o percentual de escolas públicas e privadas que exigem a utilização de proteção adequada para a cabeça, a face, os olhos e a boca para crianças que participam de atividades físicas organizadas pela escola; aumentar a utilização de óculos protetores individuais em atividades recreativas e situações perigosas ao redor da casa.	• Instruir a família quanto à utilização adequada dos equipamentos de proteção ocular durante a prática de esportes, o uso de substâncias químicas e outras atividades potencialmente perigosas • Estimular os familiares a manterem supervisão adequada das crianças (principalmente as criancinhas), para reduzir o risco de acidentes • Recomendar que as famílias ensinem às crianças práticas seguras dentro e fora de casa (não correr com uma tesoura na mão etc.).

Instruções quanto à utilização de óculos

As crianças podem ou não aceitar a utilização de óculos. Os óculos ainda trazem consigo um estigma e a criança pode sentir-se irritada ou oprimida. Entretanto, muitas crianças gostam da melhora da visão que obtêm quando utilizam óculos e isso pode ajudá-las a superar o incômodo que possam sentir. Estimule a criança que teve óculos prescritos há pouco a utilizá-los pedindo aos pais que passem um "tempo adicional" com os filhos enquanto eles realizam alguma atividade que exija o uso dos óculos (p. ex., ler ou desenhar). Recomende aos pais e à criança que, ao retirar os óculos, deve-se usar as duas mãos e colocá-los apoiados de lado (não diretamente na lente, seja qual for a superfície). Instrua a família e a criança a limparem diariamente os óculos com sabão suave e água, ou utilizarem a solução de limpeza fornecida pelo optometrista. Diga para usarem um pano macio para limpar as lentes, em vez de toalhas, lenços ou papel-toalha.

Instruções quanto à utilização de lentes de contato

Ensine ao escolar ou ao adolescente como cuidar adequadamente das lentes de contato, inclusive higiene e colocação e remoção das lentes. Informe à criança e aos pais que é necessário utilizar óculos de proteção durante a prática de esportes de contato. Se os olhos estiverem inflamados, diga-lhes que é preciso retirar as lentes e usar óculos até que o problema melhore. Consulte o oftalmologista da criança para decidir se os medicamentos prescritos para tratar um problema ocular podem ser aplicados enquanto a criança está usando as lentes de contato.

Monitoração da adaptação e da correção visual

Estimule a família a realizar exames visuais conforme foi recomendado. Como a visão da criança ainda está em desenvolvimento e a refração não está estabilizada, a prescrição de lentes corretivas pode mudar mais frequentemente do que para adultos. Como os pré-escolares crescem a uma velocidade particularmente rápida, as dimensões da cabeça também mudam. A armação dos óculos pode machucar ou beliscar a criança, à medida que a cabeça cresce. Ensine às famílias como avaliar mensalmente a adaptação dos óculos. Verifique se há sinais de má adaptação, inclusive remoção constante dos óculos por um escolar ou esfregação dos óculos ou dos olhos em um pré-escolar. Verifique também se há estrabismo, fadiga ou esforço visual e queixas de cefaleia ou tontura, que podem indicar necessidade de substituir as lentes prescritas. Ver Healthy People 2010.

• Astigmatismo

No astigmatismo, a curvatura da córnea não é homogênea e isto resulta em uma visão inadequada porque os raios de luz não têm a mesma refração. Em alguns casos, o cristalino tem formato irregular, o que leva ao mesmo resultado.

Avaliação de enfermagem

Avalie a história de saúde para detectar sinais e sintomas de astigmatismo. As crianças astigmáticas geralmente se queixam de visão embaçada e dificuldade de enxergar as letras inteiras, e por isso sua capacidade de ler fica comprometida. Essas crianças também podem queixar-se de fadiga ou esforço excessivo para enxergar. As crianças com astigmatismo comumente aprendem a inclinar a cabeça ligeiramente para melhorar a focalização. Isso pode resultar em triagens "normais" da visão, mas as queixas de cefaleia e tontura ainda justificam a realização de exames adicionais por um oftalmologista. O diagnóstico de astigmatismo baseia-se não apenas em um teste de acuidade visual, mas também no exame da refração visual por um optometrista ou oftalmologista.

Healthy People 2010

Objetivo	Importância
(Desenvolvimento) Reduzir os déficits visuais não corrigidos causados pelos erros de refração; reduzir a incidência de cegueira e déficits visuais entre crianças e adolescentes de até 17 anos.	• Assegurar que a avaliação da acuidade visual comece com um instrumento de triagem apropriado à idade no terceiro ano de vida e seja repetida anualmente ao longo de toda a infância e a adolescência • Encaminhar para avaliação oftalmológica todas as crianças com queixas de dificuldade de enxergar no quadro-negro ou de esforço visual ou dificuldade de realizar atividades que exijam olhar para perto • Realizar triagem dos lactentes e das crianças para detectar assimetrias do reflexo córneo à luz, a fim de detectar precocemente ambliopia.

Intervenções de enfermagem

As lentes corretivas podem realmente ajudar a suavizar a curvatura da córnea e melhorar a refração dos raios luminosos. Assim como ocorre em crianças com erros de refração, estimule o paciente que necessita de lentes corretivas para astigmatismo a usar regularmente os óculos ou as lentes de contato.

• Estrabismo

O termo **estrabismo** refere-se ao desalinhamento dos olhos, que é comum e ocorre em cerca de 4% das crianças (Optometrists Network, 2006). Os tipos mais comuns de estrabismo são exotropia e esotropia. No primeiro caso, os olhos viram para fora, enquanto na esotropia os olhos viram para dentro. Em consequência desse alinhamento desigual, o desenvolvimento visual de cada olho pode ocorrer a velocidades diferentes. Essas crianças podem ter diplopia (visão dupla), e assim a visão de um dos olhos pode ser "apagada" pelo cérebro para evitar diplopia. Muitos lactentes têm estrabismo intermitente, mas isto geralmente regride aos 3 meses de vida. O estrabismo intermitente que persiste além dessa idade ou o estrabismo constante em qualquer idade justifica o encaminhamento da criança a um oftalmologista para realizar uma avaliação mais detalhada.

A abordagem terapêutica do estrabismo pode incluir a utilização de um tampão no olho mais forte, ou cirurgia dos músculos oculares. Lentes corretivas também são utilizadas no estrabismo, cujas complicações incluem ambliopia e déficits visuais.

Avaliação de enfermagem

Os pais podem ser os primeiros a perceber que os olhos da criança não ficam voltados para a mesma direção. Pergunte aos pais quando o problema começou e se ele é contínuo ou intermitente. Se for intermitente, o problema ocorre mais comumente quando a criança está cansada? Obtenha a história de saúde e fique atenta a queixas como turvação da visão, cansaço visual, desvio ou fechamento de um dos olhos quando a criança fica exposta à luz forte do sol, inclinação da cabeça para focalizar um objeto ou relatos de choques contra objetos (a percepção de profundidade pode estar reduzida).

Observe os olhos da criança para detectar exotropia ou esotropia evidentes. Se não houver qualquer anormalidade evidente, a avaliação da simetria do reflexo córneo à luz é extremamente útil (Figura 17.9). O "teste de cobrir" também é um recurso útil para detecção de estrabismo.

O estrabismo verdadeiro não deve ser confundido com o pseudoestrabismo. No pseudoestrabismo, os olhos podem parecer ligeiramente cruzados (como se observa na criança com ponte nasal ampla e pregas epicantais), mas o reflexo córneo à luz mantém-se simétrico.

Intervenções de enfermagem

É extremamente importante tratar adequadamente o estrabismo durante o desenvolvimento da criança, a fim de que a mesma acuidade visual seja obtida nos dois olhos. Quando o médico prescreve a utilização de um tampão, estimule a família a aderir à recomendação. Estimule a utilização dos óculos prescritos. Realize os cuidados pós-operatórios adequados com a proteção da área operada por um tampão ocular.

Ambliopia

O termo **ambliopia** refere-se a desenvolvimento visual inadequado dos olhos estruturalmente normais sob outros aspectos. Essa condição desenvolve-se na primeira década de vida e é mais grave quanto mais cedo ocorrer (Bacal & Wilson, 2000). Se não for tratada, a ambliopia causa mais casos de perda visual do que todos os outros distúrbios somados em pessoas abaixo de 40 anos. A ambliopia ocorre em 5% das crianças (Ruben, 2003). A visão de um dos olhos é reduzida porque o olho e o cérebro não trabalham normalmente juntos. Embora os olhos se esforcem por focar diferentemente em consequência das diferenças de acuidade visual, um olho é mais forte que o outro. Isso explica por que a ambliopia frequentemente é descrita como "olho preguiçoso".

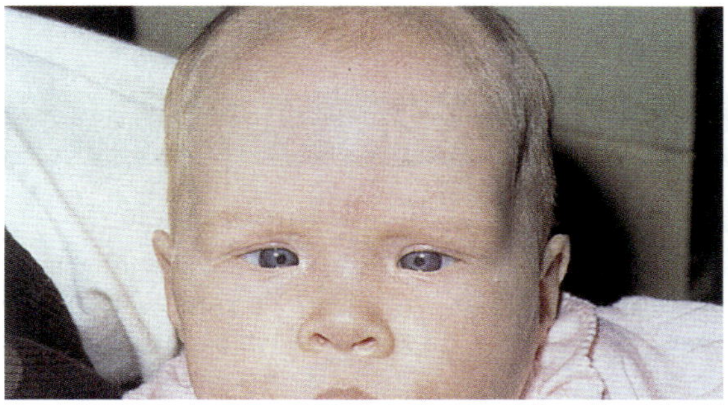

● Figura 17.9 Esotropia. Teste a existência de estrabismo observando a simetria do reflexo córneo à luz. Em um olho, o reflexo incide no centro da pupila e, no outro, à direita ou à esquerda da pupila.

A ambliopia pode ser causada por qualquer distúrbio que afete o desenvolvimento visual normal, inclusive estrabismo e diferenças de acuidade visual ou astigmatismo entre os dois olhos. Também pode ser causada por traumatismo ocular, ptose ou catarata. Quando não são tratadas, as crianças que têm ambliopia mostram agravamento do olho mais fraco e esforço excessivo com o olho mais forte; isto também pode levar a deterioração da acuidade desse olho. Por fim, a criança fica cega de um ou de ambos os olhos.

A abordagem terapêutica da ambliopia consiste basicamente em fortalecer o olho mais fraco. Isso pode ser conseguido com a aplicação de um tampão durante algumas horas ao longo do dia, com a utilização de colírio de atropina no olho mais forte (1 vez/dia), com terapia visual ou cirurgia dos músculos oculares se a causa for estrabismo.

Avaliação de enfermagem

Um dos papéis mais importantes da enfermeira é identificar pela triagem as crianças pré-escolares que têm ambliopia. A partir da idade de 3 anos, inicie os testes de acuidade visual com instrumentos apropriados à idade. Verifique se há assimetria do reflexo córneo à luz nas crianças de todas as idades. Nas crianças que ainda não falam, esse pode ser o único sinal de ambliopia.

Intervenções de enfermagem

É muito importante que as crianças com ambliopia recebam tratamento apropriado nos primeiros anos do desenvolvimento da visão. A aplicação de um tampão no olho mais forte durante algumas horas do dia estimula o olho com visão pior a ser utilizado adequadamente e promove o desenvolvimento da visão desse olho. A aplicação de colírio de atropina 1 vez/dia no olho melhor provoca turvação da visão desse olho e, do mesmo modo, estimula a utilização e o desenvolvimento do olho mais fraco. Apoie e estimule as crianças e os pais a aderirem à aplicação do tampão ou à utilização do colírio de atropina.

A promoção de segurança visual é extremamente importante para a criança que tem ambliopia; se o olho melhor sofrer uma lesão grave, os dois olhos podem ficar cegos.

Nistagmo

O termo **nistagmo** refere-se a movimentos oculares muito rápidos e irregulares. Algumas pessoas descrevem esse problema como "dança" dos olhos. Isso pode ocorrer em crianças com catarata congênita, mas a causa mais comum são distúrbios neurológicos. É difícil a comunicação entre o cérebro e os olhos quando estes estão em movimento contínuo e, por esta razão, o desenvolvimento da visão pode ser afetado. As crianças com nistagmo devem passar por uma avaliação mais detalhada de um oftalmologista e, possivelmente, também de um neurologista.

Glaucoma infantil

O glaucoma infantil é um distúrbio autossômico recessivo que é mais comum em crianças geradas por casamentos ou relacionamentos consanguíneos. Esse tipo de glaucoma costuma estar associado a outros distúrbios genéticos e ocorre em cerca de 1 em cada 10.000 nascidos vivos (www.lighthouse.org). O glaucoma infantil caracteriza-se por obstrução da circulação do humor aquoso e elevação da pressão intraocular, que torna os olhos grandes e proeminentes. A perda visual pode ser causada por retrações fibróticas da córnea, lesão do nervo óptico ou, mais comumente, ambliopia.

Ao contrário do glaucoma dos adultos, no qual o primeiro passo é tratamento clínico, a abordagem terapêutica do glaucoma infantil consiste basicamente em intervenção cirúrgica. Esse distúrbio é tratado cirurgicamente por goniotomia (remoção da obstrução do humor aquoso). A cirurgia a *laser* também é indicada. Em alguns casos, podem ser necessárias várias intervenções cirúrgicas para corrigir o problema. Em outros casos, também pode ser necessário utilizar medicamentos continuamente.

Avaliação de enfermagem

Verifique se há história familiar de glaucoma infantil ou outros distúrbios genéticos. Obtenha a história de saúde e atente para relatos de que o lactente mantém os olhos fechados a maior parte do tempo ou esfrega os olhos. Observe os olhos para detectar crescimento e opacificação da córnea; os olhos podem parecer aumentados. Algumas crianças têm fotofobia, e por isso a luz forte pode incomodar o paciente. Também podem ocorrer lacrimejamento e contração ou espasmo da pálpebra. O oftalmologista pediátrico pode utilizar o tonômetro para medir a pressão intraocular durante a fase de investigação diagnóstica.

Intervenções de enfermagem

O principal objetivo das intervenções de enfermagem para lactentes que têm glaucoma são os cuidados pós-operatórios. A educação dos familiares também é importante.

Cuidados pós-operatórios

Depois da intervenção cirúrgica, o olho pode ser coberto por um tampão e a criança deve ser mantida em repouso no leito. Os cuidados de enfermagem enfatizam a proteção da área operada. Os lactentes e os infantes podem necessitar de contenções para os cotovelos para evitar que esfreguem o olho operado. Essas crianças podem ficar muito ansiosas com um ou dois tampões oculares, porque sua capacidade de enxergar fica alterada. Adote uma abordagem calma e acolhedora com essas crianças e ofereça atividades de distração e brincadeiras apropriadas à idade.

Educação dos familiares

Instrua os pais e as crianças a assegurarem que ela evite a prática de atividades descontroladas e de esportes de contato no mínimo nas primeiras 2 semanas após a operação. Antes da primeira intervenção cirúrgica, prepare os pais para a possibilidade de que sejam necessários três a quatro procedimentos cirúrgicos. Ensine às famílias como administrar os medicamentos pós-operatórios. Estimule os pais a realizarem as avaliações visuais contínuas recomendadas.

Catarata congênita

Catarata congênita é a opacificação do cristalino, que está presente desde o nascimento. Se o lactente não for tratado, desenvolverá ambliopia sensorial. As complicações incluem retardo do desenvolvimento visual associado à ambliopia. Em crianças com menos de 5 anos de idade, a catarata congênita causa 16% dos casos considerados legalmente como cegueira. As cataratas bilaterais podem estar associadas a síndromes metabólicas ou genéticas. A cirurgia para remoção do cristalino opacificado pode ser realizada a partir de 2 semanas de vida. Em seguida, o lactente é adaptado a uma lente de contato. Também são utilizados implantes intraoculares de cristalino (Watkinson & Graham, 2005). Os melhores prognósticos visuais são conseguidos quando as cataratas são removidas antes dos 3 meses de vida. O glaucoma pode ser uma complicação da cirurgia de catarata.

Avaliação de enfermagem

Verifique se há história de déficit visual. Observe os olhos para detectar opacificação evidente da córnea (nem sempre é visível). Durante o exame oftalmoscópico, o reflexo vermelho não é observado no olho afetado.

Intervenções de enfermagem

Os cuidados pós-operatórios enfatizam a proteção da área operada e o oferecimento de atividades apropriadas ao nível de desenvolvimento da criança. Certifique-se de que o tampão ocular protetor esteja bem fixado. Em lactentes, podem ser necessárias contenções dos cotovelos para evitar lesão acidental do local operado. Ensine aos familiares como administrar os colírios oftálmicos de antibiótico ou corticoide, caso tenham sido prescritos para aplicação pós-operatória. Quando a área operada está cicatrizada, o olho "bom" pode ser coberto durante algumas horas ao longo do dia para estimular o desenvolvimento visual do olho que está com lente de contato ou intraocular. Reavaliações visuais periódicas são essenciais para se determinar a normalidade do desenvolvimento da visão depois da remoção da catarata. Instrua os pais quanto à importância da utilização de óculos de sol que bloqueiem os raios ultravioleta em crianças que tiveram um cristalino removido.

Retinopatia da prematuridade

A retinopatia da prematuridade (RP) é um distúrbio caracterizado por proliferação rápida dos vasos sanguíneos da retina no lactente

Healthy People 2010

Objetivo	Importância
(Desenvolvimento) Reduzir o déficit visual associado ao glaucoma.	• Realizar a triagem adequada para glaucoma nos lactentes e nas crianças • Encaminhar os casos sob suspeita a um oftalmologista pediátrico para avaliação mais detalhada.

Healthy People 2010

Objetivo	Importância
(Desenvolvimento) Reduzir o déficit visual associado à catarata.	• Realizar a triagem adequada para catarata nas crianças • Encaminhar os casos sob suspeita a um oftalmologista pediátrico para avaliação mais detalhada.

prematuro. No feto, a vascularização da retina começa no 4º mês e avança até estar completa aos 9 meses de gestação ou pouco depois do nascimento. O lactente prematuro nasce com vascularização incompleta da retina, enquanto novos vasos continuam a crescer entre as camadas vascularizada e não vascularizada da retina. Os fatores de risco incluem baixo peso ao nascer, baixa idade gestacional, sepse, luzes de intensidade alta e hipotermia. As alterações da pressão de oxigênio resultantes da hipoxia; as alterações da curva de dissociação da oxiemoglobina que ocorrem quando se transfunde sangue de um adulto para um bebê prematuro; e a duração/concentração do oxigênio suplementar parecem desempenhar papel importante na patogenia da RP.

Os lactentes prematuros devem ser examinados periodicamente por um oftalmologista, até que a RP tenha regredido e a vascularização normal apareça. Se a RP continuar a progredir, poderá ser necessário realizar cirurgia a *laser* para evitar cegueira (Hack & Klein, 2006). As complicações da RP incluem miopia, glaucoma e cegueira. Também pode ocorrer estrabismo, mesmo nos casos em que a RP tenha regredido (desaparecido). Erros de refração e ambliopia podem ocorrer a partir da idade corrigida de 3 meses. No primeiro ano de vida, os exames oftalmológicos podem ser realizados frequentemente a fim de que, caso sejam necessárias lentes corretivas, estas possam ser prescritas o mais cedo possível. Depois da idade corrigida de 1 ano, os lactentes prematuros devem ser submetidos a exame oftalmológico anual para detecção e tratamento precoces dos déficits visuais (Verma, Sridhar & Zpitzer, 2003).

Avaliação de enfermagem

Assegure que todos os lactentes prematuros façam triagens rotineiras para detecção de déficits visuais. Converse com os pais sobre os progressos do desenvolvimento. Fique atenta ao aparecimento de estrabismo, que se evidencia por assimetria do reflexo córneo à luz.

Intervenções de enfermagem

As intervenções de enfermagem para lactentes com RP consistem basicamente em assegurar que a família siga as recomendações de acompanhamento pelo oftalmologista. As doenças recidivantes e a reinternação dos lactentes prematuros podem interferir nas consultas oftalmológicas agendadas. Certifique-se de que essas consultas foram remarcadas e que a família compreendeu sua importância. Muitas crianças com RP regredida ou que precisam fazer crioterapia desenvolvem erros de refração, de modo que, mesmo quando se acredita que a retinopatia regrediu, essas crianças ainda devem receber acompanhamento oftalmológico apropriado.

Déficit visual

Em crianças, a expressão **déficit visual** aplica-se à acuidade entre 20/60 e 20/200 no melhor olho. A expressão "cegueira legal" é utilizada para definir visão menor que 20/200 ou visão periférica menor que 20°. Na maioria dos casos, a visão pode ser melhorada por lentes corretivas. Algumas crianças cegas conseguem diferençar entre luz e escuridão, enquanto outras vivem em total escuridão.

Os déficits visuais em crianças podem ser secundários a diversas causas. Nos EUA, o déficit visual e a cegueira são causados mais comumente por erros de refração, astigmatismo, estrabismo, ambliopia, nistagmo, glaucoma infantil, catarata congênita, retinopatia da prematuridade e retinoblastoma. Os fatores que aumentam o risco de desenvolvimento de déficits visuais incluem: prematuridade, atraso do desenvolvimento, síndrome genética, história familiar de doença ocular, herança genética afro-americana, lesão ocular grave no passado, diabetes, HIV e uso crônico de corticoides. Traumatismo também é uma causa importante de cegueira infantil.

As crianças que têm déficits visuais geralmente também apresentam atrasos do desenvolvimento motor e cognitivo. Com um sentido a menos para explorar o ambiente, essas crianças podem apresentar atrasos em alcançar os marcos do desenvolvimento. Os déficits visuais estão associados a muitas outras síndromes. Por exemplo, muitas crianças com síndrome alcoólica fetal têm déficit visual, e o albinismo está associado a cegueira.

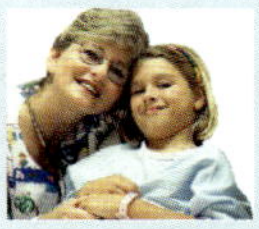

Em todo o mundo, 500.000 crianças ficam cegas todos os anos. Setenta por cento desses casos devem-se a um distúrbio evitável conhecido como xeroftalmia, que é causada por deficiência de vitamina A. Dez a 15% dos casos são causados por tracoma, que é uma infecção tratável causada por *Chlamydia trachomatis*.

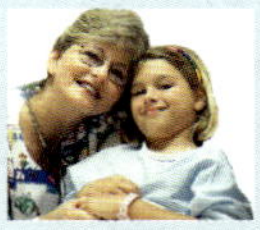

Os apontadores de *laser* podem causar danos à retina em lactentes e pré-escolares. A lesão ocorre se a criança olhar fixamente para a luz vermelha por mais de 10 s. Tais apontadores não devem ser utilizados como brinquedo.

Avaliação de enfermagem

A avaliação de enfermagem das crianças com déficit visual inclui história de saúde detalhada, exame físico e testes de acuidade visual.

História de saúde

Os pais e as enfermeiras devem ficar atentos aos sinais de um possível déficit visual. Um dos papéis mais importantes da enfermeira é reconhecer os sinais de déficit visual o mais precocemente possível. Esses sinais podem incluir:

Em qualquer idade:
- Olhar apático e inexpressivo

Lactentes:
- Não "fixam o olhar e acompanham"
- Não estabelecem contato visual
- Não são incomodados por luz forte
- Não imitam as expressões faciais

Infantes e crianças maiores:
- Esfregam, apertam ou cobrem os olhos
- Estrabismo
- Pestanejam frequentemente
- Seguram os objetos perto dos olhos ou se sentam perto da televisão
- Chocam-se contra os objetos
- Inclinam ou avançam a cabeça para a frente

Exame físico

Avalie a simetria ou assimetria do reflexo córneo à luz. Faça o "teste de cobrir". Use um instrumento de triagem da acuidade visual apropriado à idade (ver mais informações sobre triagem da acuidade visual no Capítulo 8).

Intervenções de enfermagem

As funções importantes da enfermeira nos casos de déficit visual e cegueira incluem apoiar a criança e a família e promover a socialização, o desenvolvimento e a educação. Além disso, quando uma criança que tem déficit visual é hospitalizada por qualquer motivo, leve em consideração o nível de limitação da criança. O Boxe 17.1 traz algumas dicas sobre como trabalhar com a criança visualmente limitada, e essas dicas também devem ser passadas aos pais.

Boxe 17.1 Dicas para se interagir com as crianças com déficits visuais

- Fale o nome da criança para chamar sua atenção
- Apresente-se e, antes de tocar a criança, deixe-a saber que você está junto dela
- Estimule a criança a ser independente, ao mesmo tempo que mantém sua segurança
- Fale o nome e descreva as pessoas e os objetos para que a criança tenha mais consciência do que está acontecendo
- Converse com a criança sobre as atividades que serão realizadas em seguida
- Explique o que as outras crianças ou pessoas estão fazendo
- Dê instruções simples e específicas
- Ofereça tempo adicional à criança para que ela pense sobre a resposta a uma pergunta ou afirmação
- Use o toque e o tom de voz apropriado à situação
- Utilize as partes do corpo da criança como pontos de referência para a localização dos objetos
- Estimule a exploração dos objetos pelo toque
- Descreva os ambientes desconhecidos e cite pontos de referência
- Ao caminhar com uma criança portadora de déficit visual, utilize a técnica *sighted-guide*

Adaptado do Delta Gamma Center for Children with Visual Impairments.

Apoio à criança e à família

Ofereça apoio emocional à família que tem uma criança visualmente limitada. Assegure que o ambiente da criança seja familiar e seguro. Estimule a prática de atividades que promovam o desenvolvimento; essas atividades variam de uma criança para outra, dependendo de a criança também apresentar limitações em outras áreas (p. ex., audição ou habilidades motoras). O lactente cego não estabelece o contato visual que os pais esperam; sendo assim, instrua os pais quanto aos indicadores de que a criança reconhece a presença deles, tais como:

- Atividade motora acentuada
- Movimentos com as pálpebras
- Alterações do padrão respiratório
- Emissão de sons

Estimule a família da criança que tem déficit visual a demonstrar afeição por meio do toque e do tom de voz. Encaminhe as famílias para grupos de apoio e outros recursos para indivíduos visualmente limitados e cegos.

Socialização, desenvolvimento e educação

Como não recebem os estímulos visuais que as outras crianças geralmente têm, as crianças cegas podem desenvolver atitudes autoestimuladoras compensatórias. Alguns exemplos dessas atitudes são apertar os olhos, balançar, girar, saltar e bater com a cabeça. Esses comportamentos repetitivos podem interferir na capacidade de socialização da criança. Trabalhe com os pais de modo a planejar uma estratégia de desenvolvimento de comportamentos alternativos específicos para cada criança.

Encaminhe a criança que tem déficit visual ou cegueira e menos de 3 anos de idade a um centro de referência específico para que ela receba atendimento para suas necessidades de desenvolvimento. Depois da idade de 3 anos, as leis asseguram às crianças que têm limitações físicas educação gratuita e serviços relacionados. É importante elaborar um plano de educação individualizada (PEI) para maximizar a capacidade de aprendizagem da criança. A enfermeira é um dos profissionais envolvidos na elaboração do PEI.

A criança que tem déficit visual grave ou cegueira precisa aprender a ler em braile e também a circular no ambiente com a utilização de uma bengala ou por outro método.

Otite média

A otite média é definida como inflamação da orelha média com presença de líquido, e pode ser dividida em dois tipos principais. A otite média aguda (OMA) consiste em um processo infeccioso da orelha média, que pode causar dor e febre de início súbito. A expressão otite média com derrame (OMD) refere-se ao acúmulo de líquido na orelha média sem sinais e sintomas de infecção. A otite média crônica com derrame (OMCD) é definida como OMD que persiste por mais de 3 meses.

Otite média aguda

A OMA é uma doença comum em crianças e resulta de infecção (bacteriana ou viral) do líquido da orelha média. O pico de incidência de OMA ocorre nos primeiros 2 anos de vida, principalmente entre 6 e 12 meses de vida, embora a incidência esteja aumentando em todas as faixas etárias (Carlson, 2002). A suscetibilidade maior dos lactentes pode ser explicada em parte pelo curto comprimento e pela orientação horizontal da tuba auditiva; pela resposta limitada aos antígenos; e pela inexistência de exposição pregressa aos patógenos comuns. A OMA ocorre principalmente entre o outono e a primavera, com incidência mais alta no inverno. É comum haver recidiva em lactentes e pré-escolares quando o líquido da orelha média torna-se novamente infectado. Os fatores de risco mais significativos para otite média são disfunção da tuba auditiva e suscetibilidade a infecções recidivantes das vias respiratórias superiores.

Fisiopatologia

A OMA muitas vezes é precedida de uma infecção das vias respiratórias superiores. Os líquidos e os patógenos são transportados da região nasofaríngea e invadem o espaço da orelha média. O líquido que se acumula atrás da membrana timpânica é difícil de ser drenado de volta à região nasofaríngea por causa da orientação horizontal da tuba auditiva. Uma infecção viral das vias respiratórias superiores pode causar OMA ou colocar a criança sob risco de invasão bacteriana. Os patógenos ganham acesso à tuba auditiva, onde se proliferam e invadem a mucosa. A febre e a dor começam repentinamente. A elevação da pressão por trás da membrana timpânica pode causar perfuração. Isso pode atenuar a dor e possibilitar a drenagem das secreções pelo canal auditivo. A maioria das perfurações cicatriza espontaneamente e é absolutamente benigna.

A OMA é causada mais comumente por vírus, *Streptococcus pneumoniae, Haemophilus influenzae* e *Moraxella catarrhalis*. As causas virais da OMA regridem espontaneamente.

Depois da regressão da infecção, o líquido permanece no espaço da orelha média por trás do tímpano, às vezes por muitos meses (otite média com derrame). Isso pode ocorrer em consequência da orientação da tuba auditiva, que dificulta a drenagem do líquido de volta à região nasofaríngea, e/ou da frequência elevada de infecções das vias respiratórias superiores entre os lactentes e os pré-escolares, que também causam refluxo do líquido da nasofaringe para a orelha média.

As complicações mais comuns da OAM são:

- Perda da audição
- Atraso da fala expressiva
- Timpanosclerose (retração fibrótica da membrana timpânica; geralmente não afeta a audição)
- Perfuração da membrana timpânica (aguda, seguida de regressão, ou crônica)
- Otite média supurativa crônica (drenagem crônica pela perfuração ou pelos tubos de **timpanostomia**)
- Mastoidite aguda (infecção do processo mastóideo)
- Infecções intracranianas, inclusive meningite bacteriana e abscessos

Abordagem terapêutica

Em geral, as causas virais da OMA regridem espontaneamente, mas as causas bacterianas podem exigir tratamento antibiótico. Não seria razoável realizar cultura de líquido da orelha média a cada episódio de OMA para determinar a causa específica. Existem estudos realizados para análise do líquido obtido por timpanostomia em crianças com OMA, e o processo de decisão clínica baseia-se nesses estudos. Há grande preocupação na comunidade médica quanto ao desenvolvimento de resistência aos antibióticos em consequência do uso excessivo desses medicamentos. Por essa razão, pesquisadores desenvolveram diretrizes de prática clínica para alguns distúrbios, tendo como base os numerosos estudos realizados.

Alguns casos de OMA são diagnosticados com base no início rápido dos sintomas, nos sinais de líquido na orelha média e nos sinais ou sintomas de inflamação da orelha média (queixa de dor na orelha ou eritema visível da membrana timpânica) (American Academy of Pediatrics & American Academy of Family Physicians, 2004). A escolha do antibiótico depende da ocasião, da idade da criança e de o episódio ser o primeiro ou uma infecção recidivante. As recomendações atuais da American Academy of Pediatrics e da American Academy of Family Physicians contemplam um período de observação ou "espera vigilante" em alguns casos. Isso possibilita a regressão natural da OMA de causas virais e reduz o uso excessivo de antibióticos na população pediátrica.

A Tabela 17.3 traz as recomendações para tratamento da OMA em crianças previamente saudáveis. O controle da dor também é um componente importante do tratamento da OMA, assim como acompanhamento apropriado para assegurar a resolução da doença.

Tabela 17.3 Recomendações para o tratamento da OMA

Idade e gravidade da doença*	Certeza do diagnóstico	Tratamento
Menos de 6 meses de vida	Certo ou possível	Antibióticos
6 meses a 2 anos	Certo	Antibióticos
6 meses a 2 anos com doença grave	Possível	Antibióticos
6 meses a 2 anos com doença branda	Possível	Pode observar**
Mais de 2 anos com doença grave	Certo	Antibióticos
Mais de 2 anos com doença branda	Certo	Observar**
Mais de 2 anos	Possível	Observar**

*Doença grave é definida como otalgia moderada a grave ou febre de 39°C ou mais. Doença branda é definida como otalgia leve e febre abaixo de 39°C.
**A observação só é apropriada quando é possível assegurar o acompanhamento da criança. Se os sintomas forem persistentes ou piorarem, pode-se iniciar a administração de antibióticos.
(AAP & AAFP, 2004).

Avaliação de enfermagem

A avaliação de enfermagem para a criança com OMA consiste na história de saúde e no exame físico.

História de saúde

Obtenha uma descrição da doença atual e da queixa principal. Determine se os sinais e os sintomas são agudos e começaram repentinamente. Entre os sinais e os sintomas comumente referidos durante a obtenção da história de saúde podem incluir-se:

- Febre (alta ou baixa)
- Queixas de otalgia (dor na orelha)
- Inquietude ou irritabilidade
- Choro inconsolável, principalmente quando a criança está deitada
- Bater ou puxar as orelhas (também pode ocorrer com a erupção dos dentes ou com OMD, ou pode ser um hábito)
- Girar a cabeça de um lado para outro
- Dificuldade de alimentar-se ou perda do apetite
- Letargia
- Dificuldade de dormir, ou acorda chorando de noite
- Líquido drenando da orelha

Determine a resposta da criança a quaisquer tratamentos realizados até então. Investigue a história da doença atual e a história patológica pregressa da criança para detectar fatores de risco como:

- Pouca idade
- Frequência à creche
- História pregressa de OMA ou OMD
- Infecção prévia ou concomitante das vias respiratórias superiores
- Outros fatores de risco (Boxe 17.2)

Exame físico e exames diagnósticos

A criança pode queixar-se de dor quando a orelha é examinada. Ao exame otoscópico, a membrana timpânica tem aspecto opaco ou fosco e está abaulada e/ou avermelhada (Figura 17.10). Em alguns casos, pode-se observar pus (amarelado ou esverdeado) atrás da membrana timpânica. Com a otoscopia pneumática, a membrana timpânica fica imóvel. (Em geral, o médico ou a enfermeira habilitada realizam o exame otoscópico.) Se a membrana timpânica estiver perfurada, poderá haver secreção drenando pelo canal auditivo, mas não há outras anormalidades no canal. Palpe em busca de linfonodos cervicais possivelmente aumentados. A **timpanometria** não é tão útil para o diagnóstico de OMA quanto é para o diagnóstico de OMD.

Boxe 17.3 Fatores de risco para otite média aguda

- Disfunção da tuba auditiva
- Infecção recidivante das vias respiratórias superiores
- Primeiro episódio de OMA antes dos 3 meses de vida
- Frequência a creche (aumenta a exposição aos vírus que causam infecções das vias respiratórias superiores)
- Episódio pregresso de OMA
- História familiar
- Tabagismo passivo
- Aglomeração em casa ou famílias numerosas
- Índios americanos, Inuit ou aborígines australianos
- Lactentes que não foram amamentados
- Imunossupressão
- Desnutrição
- Anomalias craniofaciais
- Alergias (possivelmente)

Intervenções de enfermagem

As intervenções de enfermagem para a criança que tem otite média aguda consistem basicamente em medidas de suporte. Isso inclui principalmente controle da dor, educação da família e prevenção de OMA.

Controle da dor associada à OMA

Estudos mostraram que os analgésicos, tais como paracetamol e ibuprofeno, são eficazes no controle da dor branda a moderada associada à OMA. Esses medicamentos têm a vantagem adicional de reduzir a febre. A aplicação de compressas mornas ou geladas também pode ser útil. Instrua os familiares a colocarem a criança deitada de lado, com a bolsa de compressa quente ou fria sob a orelha afetada. Soluções anestésicas como a benzocaína podem ajudar a aliviar a dor aguda e grave. Contudo, esses medicamentos devem ser combinados com analgésicos, porque a duração de sua ação é curta (American Academy of Pediatrics & American Academy of Family Physicians, 2004).

Educação da família

Se o tratamento escolhido para a OMA for observação ou espera atenta, explique o motivo disso aos familiares. Certifique-se de que a família compreendeu a importância de retornar para reavaliação, se a criança não melhorar ou se a OMA progredir e agravar-se. Quando são prescritos antibióticos, a família precisa entender a importância de concluir todo o ciclo de tratamento. As famílias ficam tentadas a parar de administrar o antibiótico porque a criança geralmente melhora expressivamente depois de tomar o medicamento por 24 a 48 h. O acompanhamento até à resolução da OMA é necessário a todas as crianças, e o médico ou a enfermeira habilitada determinam a ocasião em que essa avaliação deve ser realizada. Enfatize com os pais a importância do acompanhamento e instrua-os quanto à OMA e seu impacto potencial na audição e na fala. Ver Healthy People 2010.

Prevenção de OMA

Os lactentes amamentados têm incidência mais baixa de OMA do que os bebês alimentados com fórmulas, e os benefícios imunológicos do leite materno são bem conhecidos; por isto, estimule as mães a amamentarem seus filhos no mínimo por 6 a 12 meses. Instrua as famílias a evitarem exposição excessiva a pessoas com infecções das vias respiratórias superiores, para reduzir a incidência dessas infecções em seus filhos. Os lactentes e as crianças não devem ser expostos a tabagismo passivo. Se não for possível parar de fumar, instrua os pais a não fumarem dentro de casa nem no automóvel. Quando é necessário, estimule os pais a vacinarem a criança contra *influenza*.

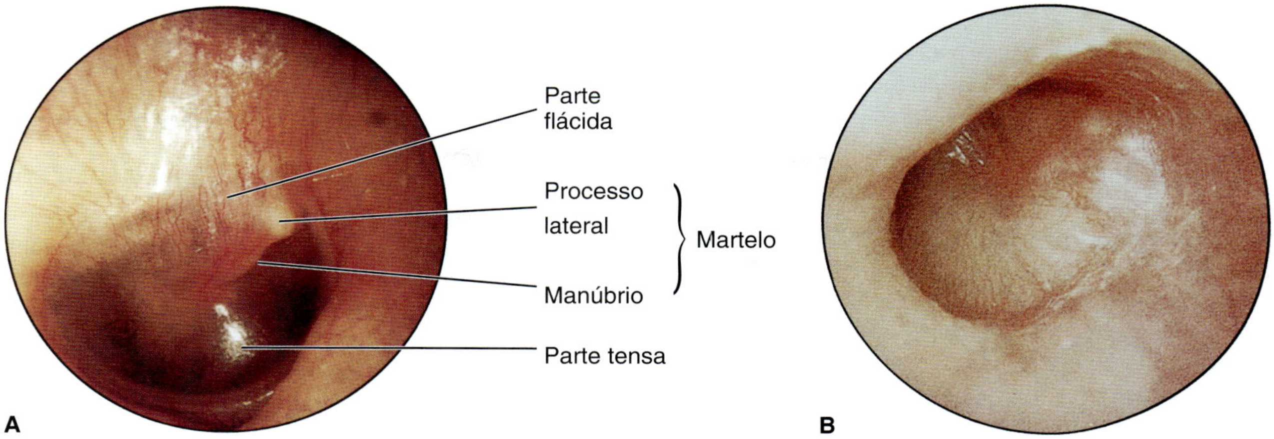

● Figura 17.10 (**A**) Membrana timpânica normal. (**B**) Otite média aguda: observe o eritema e a opacidade da membrana timpânica.

Embora não esteja comprovado clínica ou cientificamente, o xarope de xilitol (um substituto da sacarose) também pode ter efeito protetor. As crianças com idade suficiente podem mascar chicletes que contenham xilitol. As crianças menores e os lactentes podem tomar xarope de xilitol. É importante evitar doses excessivas, porque o xilitol pode causar diarreia.

● Otite média com derrame

A otite média com derrame (OMD) caracteriza-se pela presença de líquido no espaço da orelha média, sem sinais ou sintomas de infecção. Isso pode ocorrer independentemente da OMA, ou persistir depois da regressão do processo infeccioso da OMA. Os fatores de risco para OMD incluem tabagismo passivo, falta de amamentação, infecções virais frequentes das vias respiratórias superiores, alergia, idade baixa, sexo masculino, hipertrofia das adenoides, disfunção da tuba auditiva e alguns distúrbios congênitos. As complicações da OMD incluem OMA, déficit de audição e surdez.

Healthy People 2010

Objetivo

Reduzir a incidência de otite média em crianças e adolescentes.

Importância

- Ensinar às crianças e às famílias a importância de lavarem as mãos para evitar resfriado comum (em geral, precede a otite média)
- Ensinar às famílias a importância do acompanhamento adequado para se erradicar a otite média
- Instruir as famílias quanto à importância de utilizarem antibióticos apenas quando a infecção for realmente bacteriana (para reduzir o desenvolvimento de microrganismos resistentes, alguns dos quais podem causar otite média).

Avaliação de enfermagem

A avaliação de enfermagem da criança que tem OMD inclui a história de saúde, o exame físico e os exames diagnósticos.

História de saúde

Determine a duração e a gravidade dos sintomas. As crianças podem estar assintomáticas ou perceber uma sensação de estalo ou congestão por trás da membrana timpânica. Investigue a história de saúde para detectar fatores de risco como tabagismo passivo, falta de amamentação, infecções virais frequentes das vias respiratórias superiores, alergia ou história de OMA recente.

Exame físico

O exame otoscópico pode mostrar que a membrana timpânica está opaca ou fosca e pode ter coloração branca, cinzenta ou azulada (Figura 17.11). Se a membrana timpânica não estiver opaca, pode-se perceber um nível de líquido ou uma bolha de ar. A mobilidade pode estar ausente ou reduzida durante a otoscopia pneumática. Pode-se solicitar timpanometria para confirmar o diagnóstico de OMD.

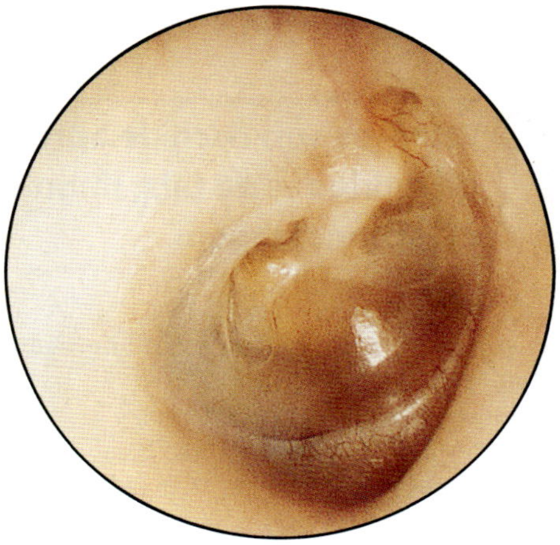

● Figura 17.11 Otite média com derrame; observe a membrana timpânica branca e fosca.

Intervenções de enfermagem

A OMD pode levar alguns meses para regredir. As intervenções de enfermagem durante a fase de resolução consistem basicamente em educação e monitoração da perda auditiva.

Educação da família

Instrua a família quanto à história natural da OMD e às diferenças anatômicas dos pré-escolares que contribuem para a ocorrência dessa doença. Informe aos pais que os anti-histamínicos, os descongestionantes, os antibióticos e os corticoides não aceleram comprovadamente a regressão da OMD e, por esse motivo, não são recomendados. Em geral, a OMD regride espontaneamente, mas as crianças devem ser reavaliadas a cada 4 semanas durante o período de resolução. Instrua os pais a não alimentarem os bebês na posição supina e a evitarem forçar a mamadeira.

Monitoração da perda auditiva

Quando a OMD persiste, a principal preocupação é seu efeito na audição. No lactente ou infante, que deve estar desenvolvendo rapidamente a linguagem, o déficit auditivo pode reduzir expressivamente a aquisição dessa função. As crianças com OMD que correm risco de apresentar problemas de fala, linguagem ou aprendizagem devem ser encaminhadas para avaliação da audição em uma idade mais precoce do que as crianças que têm OMD mas não correm esse risco (Boxe 17.3). As crianças com OMD crônica (OMD que persiste há 3 meses ou mais) devem ser encaminhadas a um especialista para avaliação da audição. As crianças que já não estão sob risco de desenvolver problemas de fala e que não apresentam dificuldades de aquisição da linguagem podem ser reavaliadas a cada 3 a 6 meses, contanto que não seja detectado déficit auditivo. As crianças sob risco podem necessitar de tratamento mais precoce.

Para facilitar a comunicação com as crianças portadoras de OMD e déficit auditivo:

- Desligue a música ou a televisão
- Antes de começar a falar, coloque-se a menos de 1 m da criança
- Fique de frente para a criança quando estiver falando
- Utilize reforços visuais
- Aumente apenas ligeiramente o volume de sua voz
- Fale claramente
- Solicite um assento preferencial na sala de aula para a criança.

Boxe 17.4 Crianças sob risco de apresentar dificuldades de fala, linguagem ou aprendizagem

- Déficit auditivo irreversível (sem OMD)
- Atraso do desenvolvimento da fala ou da linguagem (suspeito ou confirmado)
- Distúrbio craniofacial que interfira na fala
- Qualquer distúrbio do desenvolvimento geral
- Distúrbios ou síndromes genéticas associadas a problemas de fala ou aprendizagem
- Fenda palatina
- Cegueira ou déficit visual significativo

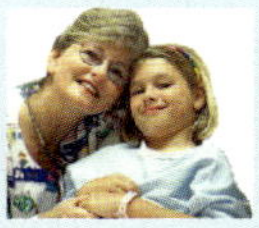

A avaliação da audição é recomendável quando a OMD persiste há 3 meses ou mais e há suspeita de atraso da linguagem, perda de audição ou dificuldade de aprendizagem.

Cuidados pós-operatórios para a criança com tubos de equalização da pressão

O tratamento preferencial para a OMD persistente ou problemática consiste em inserção cirúrgica de **tubos de equalização da pressão (EP)** na membrana timpânica (por meio de miringotomia). Em geral, esses tubos permanecem no local no mínimo por alguns meses e caem espontaneamente (Figura 17.12). O procedimento geralmente é realizado como cirurgia ambulatorial e a criança volta para casa ao anoitecer. Instrua os pais a administrem gotas óticas depois da operação, caso tenham sido prescritas. Depois da colocação do tubo de EP, o cirurgião pode recomendar que se evite a entrada de água na orelha. Nesse caso, instrua os pais a colocarem tampões de orelha na criança antes do banho de banheira ou antes de ela nadar.

A colocação de tubos de EP possibilita a audição normal que, por sua vez, promove o desenvolvimento adequado da fala. A colocação dos tubos não impede infecção da orelha média. Se a orelha média for infectada quando os tubos estão inseridos, eles permitirão que o líquido infectado seja drenado da orelha. Diga aos pais para entrarem em contato com o pediatra se perceberem drenagem de líquido na orelha. Depois da colocação dos tubos de EP, as crianças pequenas geralmente mostram avanços rápidos na aquisição da linguagem e os pais devem observar isto.

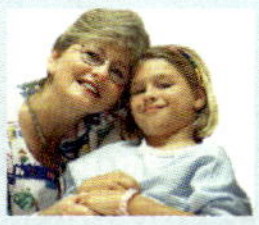

Ao nadarem em um lago, as crianças com tubos de EP devem usar tampões auriculares porque a água doce é contaminada por bactérias e a entrada dessa água na orelha média deve ser evitada.

Otite externa

A otite externa é definida por infecção e inflamação da pele do canal auditivo externo. Os agentes etiológicos típicos são *Pseudomonas aeruginosa* e *Staphylococcus aureus*, embora os fungos (p. ex.,

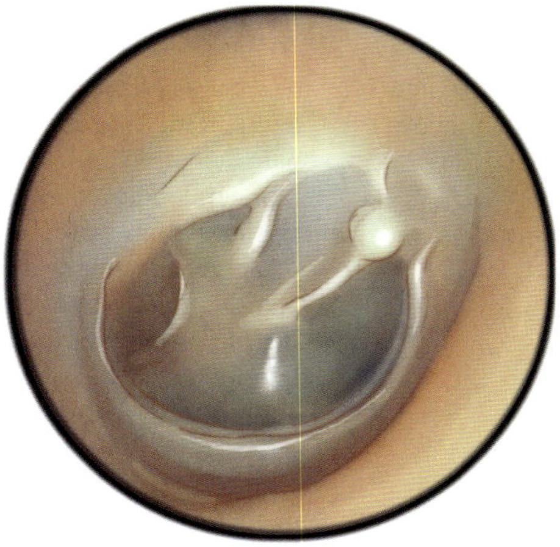

Figura 17.12 Tubos de equalização da pressão inseridos na membrana timpânica.

Aspergillus) e outras bactérias também possam estar envolvidos. A umidade do canal auditivo contribui para proliferação do patógeno. A otite externa é conhecida comumente como "orelha de nadador", porque ocorre com maior frequência em indivíduos que têm o hábito de nadar (e, por esse motivo, têm os canais auditivos úmidos). A alteração do pH do canal auditivo contribui para o processo inflamatório (Zoltan, Taylor & Achar, 2005).

Avaliação de enfermagem

A avaliação de enfermagem da criança que tem otite externa consiste basicamente na história de saúde e no exame físico.

História de saúde

Obtenha uma descrição da doença atual e da queixa principal. Verifique se há relato de prurido, dor ou secreção na orelha, ou sensação de plenitude no canal auditivo com possível dificuldade de ouvir. Determine quando começou e a progressão dos sintomas, assim como a resposta da criança aos tratamentos. Investigue a história clínica atual e pregressa para detectar fatores de risco como episódios anteriores de otite externa ou relato de ter nadado recentemente em piscina, lago ou no mar.

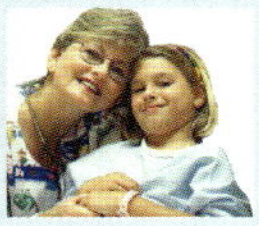

A criança com otite externa geralmente tem dor significativa na orelha. A compressão do trago deve ser evitada porque pode agravar a dor.

Exame físico

Nos casos típicos, pode-se observar secreção esbranquiçada ou colorida no canal auditivo externo ou escorrendo da orelha. Ao exame otoscópico, o canal mostra-se vermelho e edemaciado, às vezes muito inchado a ponto de não permitir a introdução do espéculo e a visualização da membrana timpânica (Figura 17.13). O diagnóstico é baseado nas manifestações clínicas. Em alguns casos, a secreção drenada da orelha é enviada para cultura de bactérias ou fungos, principalmente se a otite externa não estiver melhorando com o tratamento.

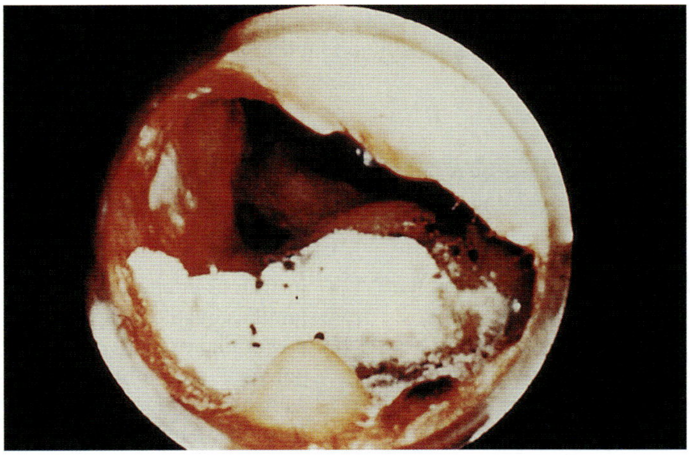

● Figura 17.13 Em uma criança com otite externa, observe se há edema e eritema do canal auditivo, além de secreção purulenta.

Intervenções de enfermagem

Os principais objetivos das intervenções de enfermagem são aliviar a dor, tratar a infecção e evitar recidiva.

Controle da dor

Para aliviar a dor, podem ser administrados analgésicos (geralmente narcóticos). Em algumas crianças, compressas quentes ou uma bolsa de aquecimento aplicadas na orelha afetada proporcionam algum alívio.

Tratamento da infecção

As soluções antibióticas ou antifúngicas devem ser administradas conforme a prescrição. Em alguns casos, o médico coloca uma mecha de algodão na orelha. Isso mantém as soluções antibióticas em contato com a pele do canal auditivo e acelera a cicatrização. A inserção dessa mecha pode ser extremamente dolorosa e as crianças menores precisam ser contidas durante a colocação, para sua segurança.

Prevenção de reinfecção

Depois da regressão da infecção, as crianças e seus pais devem ser instruídos quanto à maneira de evitar episódios subsequentes. Como a umidade contribui para otite externa, os canais auditivos devem ser mantidos secos. Estimule a criança e os pais a utilizarem um dos métodos descritos nas Diretrizes de ensino 17.2 depois de nadar ou tomar banho.

Déficit auditivo e surdez

Normalmente, os bebês nascem com o sentido da audição plenamente desenvolvido. O desenvolvimento da linguagem na lactância e nos primeiros anos da infância depende da audição normal, e mesmo um déficit auditivo oscilante associado a episó-

Diretrizes de ensino 17.2

Prevenção de otite externa

1. Evite utilizar hastes algodoadas, fones de ouvido e fones de cabeça.
2. Coloque tampões auriculares antes de nadar.
3. Mantenha os canais auditivos secos e pH adequado. Utilize um ou mais dos seguintes métodos:
   - Seque os canais auditivos com um secador de cabelos ajustado na potência mais baixa.
   - Administre soluções que produzam efeito secante na pele do canal auditivo e alterem o pH do canal, para dificultar a proliferação de microrganismos em crianças suscetíveis. As seguintes soluções podem ser aplicadas:
   - Algumas gotas de solução de antisséptico podem ser instiladas no canal e, em seguida, deixar que escorram.
   - Uma mistura de álcool de fricção e vinagre a 50% cada um (esguicha-se no canal auditivo e, em seguida, deixa-se que escorra). A solução de álcool só deve ser utilizada quando os canais auditivos estiverem normais. A aplicação de álcool quando os canais estão inflamados provoca pontadas e acentua a dor.

dios intermitentes de OMA pode dificultar o desenvolvimento da fala. O déficit auditivo pode ser unilateral (quando envolve uma orelha) ou bilateral (as duas orelhas). A gravidade do déficit auditivo é definida com base na intensidade sonora – definida em **decibéis** (dB) – percebida pelo indivíduo. Os níveis dos déficits auditivos são:

- 0 a 20 dB: normal
- 20 a 40 dB: déficit brando
- 40 a 60 dB: déficit moderado
- 60 a 80 dB: déficit grave
- Acima de 80 dB: déficit profundo (ASHA, 2007)

O déficit auditivo pode ser congênito ou ter início tardio. Nos EUA, cerca de 2 a 3 lactentes por 1.000 nascidos vivos têm déficit auditivo congênito (Holte, 2003). Cerca de 10% de todos os recém-nascidos têm ao menos um fator de risco para déficit auditivo (Verma *et al.*, 2003). A maioria dos déficits auditivos congênitos é transmitida por um gene recessivo e apenas cerca de 20% dos casos são atribuíveis a um traço autossômico dominante (Applebaum, 1999). Os déficits auditivos congênitos são responsáveis por cerca de metade de todos os casos de limitação auditiva; os casos restantes são adquiridos. Os prematuros e as crianças com hipertensão pulmonar neonatal persistente têm risco mais alto de desenvolver déficit auditivo, em comparação com os outros lactentes (Verma *et al.*, 2003). Os déficits auditivos ocorrem comumente em grande número de síndromes congênitas ou genéticas, e também estão associados a anomalias da face e da cabeça. Até 2005, foram aprovadas leis que obrigam a triagem auditiva universal dos recém-nascidos, nos EUA; desse modo, a triagem possibilita a detecção precoce de déficits auditivos congênitos (National Center for Hearing Assessment and Management, 2005). Ver Healthy People 2010.

Os déficits auditivos de início tardio podem ser de condução, neurossensorial ou misto. O **déficit auditivo condutivo** ocorre quando a transmissão do som pela orelha média está dificultada, como se observa na OMD. Quando a orelha média está preenchida de líquido, a membrana timpânica não pode mover-se adequadamente e a criança tem déficit auditivo parcial ou total. O **déficit auditivo neurossensorial** é causado por lesão das células ciliares da cóclea ou do trato auditivo. Isso pode ser causado por icterícia nuclear, uso de medicamentos ototóxicos, infecção intrauterina por citomegalovírus ou rubéola, infecção neonatal ou pós-natal (p. ex., meningite), depressão respiratória neonatal grave ou exposição excessiva a ruídos. O déficit auditivo misto ocorre quando a causa pode ser atribuída a problemas condutivos e neurossensoriais. Ver Healthy People 2010.

Independentemente da causa do déficit auditivo, a intervenção precoce pode fazer a diferença na capacidade de comunicação da criança. Quando o déficit auditivo está diagnosticado, a intervenção pode começar. Aparelhos auditivos, implantes cocleares, dispositivos de comunicação e educação da fala podem possibilitar que essas crianças se comuniquem verbalmente. A facilitação da comunicação iniciada na lactância e nos primeiros anos da infância também pode melhorar o desempenho escolar da criança.

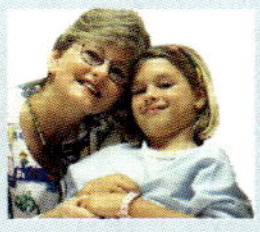

Os tampões ou protetores auriculares usados para bloquear o ruído ambiente em prematuros internados nas UTI podem reduzir o risco intrínseco de déficit auditivo.

Avaliação de enfermagem

A avaliação de enfermagem para a criança que tem déficit auditivo ou surdez consiste basicamente na história de saúde, no exame físico e nos testes da audição.

História de saúde

Os sinais e os sintomas comumente relatados durante a obtenção da história de saúde podem incluir:

Lactentes:

- Acordam apenas quando são tocados, mas não com ruídos do ambiente
- Não se assustam com ruídos fortes
- Não viram a cabeça na direção do som aos 4 meses de vida
- Não balbuciam aos 6 meses de vida
- Não progridem no desenvolvimento da fala

Pré-escolares

- Não falam aos 2 anos de idade
- Comunicam suas necessidades por meio de gestos
- Não falam claramente, como seria esperado em sua idade
- Demonstram atrasos do desenvolvimento (cognitivo)
- Preferem brincar sozinhas
- Demonstram comportamento emocional imaturo
- Não respondem à campainha do telefone ou da porta

Healthy People *2010*

Objetivo	Importância
(Desenvolvimento) Aumentar o percentual de recém-nascidos que fazem a triagem para déficit auditivo com 1 mês de vida e a avaliação audiológica com 3 meses e são atendidos pelos serviços de intervenção apropriada cerca dos 6 meses.	• Estimular as avaliações auditivas apropriadas • Encaminhar as crianças com diagnóstico de déficit auditivo para os serviços locais para surdos ou portadores de déficits auditivos.

Healthy People *2010*

Objetivo	Importância
(Desenvolvimento) Ampliar a utilização de dispositivos, equipamentos e práticas de proteção auditiva. Reduzir o déficit auditivo provocado por ruídos entre crianças e os adolescentes de até 17 anos.	• Instruir as crianças e as famílias quanto aos perigos do barulho excessivo e seu potencial de danificar a audição • Estimular a utilização apropriada dos dispositivos de proteção auricular.

- Observam atentamente as expressões faciais quando se comunicam

Escolares:

- Pedem frequentemente que o interlocutor repita o que foi dito
- Ficam desatentas ou devaneiam
- Têm baixo desempenho escolar
- Têm fala monótona ou outros padrões anormais de fala
- Dão respostas inadequadas às perguntas, exceto quando conseguem ver a face da pessoa que fala

Em qualquer idade:

- Falam alto
- Sentam-se perto da tevê ou do rádio, ou colocam o volume alto
- Respondem apenas a vozes de intensidade moderada a alta

Os sinais de déficit auditivo devem ser investigados o mais precocemente possível, para que se inicie a intervenção apropriada a fim de melhorar a comunicação.

Investigue as histórias clínicas atual e pregressa para detectar fatores de risco como anomalias congênitas, síndrome genética, infecção, história familiar, icterícia nuclear, uso de respirador no período neonatal, medicamento ototóxico ou exposição a excesso de ruído. Verifique se foi realizada a triagem auditiva neonatal e quais foram os resultados.

Exame físico e exames complementares

Avalie o nível de interação da criança com seu ambiente. Com pré-escolares e escolares, faça o teste do sussurro, tendo em mente que este é apenas um instrumento grosseiro de triagem. Faça os testes de Weber e Rinne (ver mais explicações no Capítulo 9). Se for necessária avaliação adicional, a enfermeira pode ser responsável por realizar o teste de emissões otoacústicas ou o teste da resposta auditiva evocada do tronco cerebral, seja no hospital ou no consultório ambulatorial.

Intervenções de enfermagem

O principal objetivo das intervenções de enfermagem para a criança que tem déficit auditivo é dar informações e apoio à família e à criança. Individualize os cuidados prestados à criança que apresenta déficit auditivo e à sua família, tendo como base suas respostas específicas à limitação da audição.

Ampliação da audição

A adesão ao uso de aparelhos auditivos e aos programas de intervenção em comunicação é fundamental, a fim de que a criança possa desenvolver a audição e a fala. Os aparelhos auditivos devem ser limpos diariamente com um pano úmido. Em geral, as baterias são substituídas semanalmente. Antes de colocar o aparelho auditivo, o volume deve ser reduzido e, em seguida, ajustado ao nível apropriado depois da colocação. À medida que o lactente ou a criança crescem, o aparelho auditivo precisará ser reavaliado quanto à sua adaptação adequada. Muitas escolas para surdos e outras organizações fornecem aparelhos auditivos emprestados, e assim as melhores adaptação e amplificação podem ser determinadas antes da compra. Ajude a família a explorar esse tipo de opção em sua comunidade. Ver Healthy People 2010.

Quando são utilizados implantes cocleares, a enfermeira deve enfatizar os cuidados pós-operatórios com a área da incisão e o controle da dor.

Comunicação e educação

As famílias e as crianças precisam aprender a se comunicar eficientemente entre si. Se a criança aprender a linguagem de sinais, por exemplo, os pais e os irmãos deverão fazer o mesmo. A Tabela 17.4 descreve as opções de comunicação para crianças que têm déficit auditivo e suas famílias. A comunicação também pode ser melhorada com a utilização do serviço de telefone em texto no lar e da televisão com *closed-caption*. Campainhas e

Healthy People 2010

Objetivo	Importância
(Desenvolvimento) Ampliar o acesso dos indivíduos que têm déficit auditivo aos serviços de reabilitação auditiva e aos dispositivos de adaptação, inclusive aparelhos auditivos, implantes cocleares ou dispositivos táteis ou de outras modalidades de ampliação.	• Conhecer os recursos disponíveis na região para pessoas com déficit auditivo ou surdez • Encaminhar as crianças com déficits auditivos a esses recursos e aos prestadores de serviços de forma a conseguir dispositivos de ampliação.

Tabela 17.4 Comparação das opções de comunicação para indivíduos com déficit auditivo

Linguagem falada Educação oral do deficiente auditivo	Utiliza tecnologia para reforçar o potencial auditivo; ensina as crianças a perceber o som e atribuir-lhe significado. Desenvolve a fala oral
Fala complementada por sinais	Sistema que utiliza sinais realizados com as mãos para facilitar a leitura labial; oferece à pessoa indícios quanto aos sons que o interlocutor está emitindo
Linguagem de sinais Linguagem de sinais	A pessoa comunica-se totalmente por meio de sinais realizados com as mãos, gestos e expressões faciais. Tem gramática e sintaxe próprias
Combinação: comunicação total	Combina o treinamento auditivo e a aprendizagem da linguagem falada; corresponde às palavras e à sintaxe do idioma
Comunicação ampliativa e alternativa (CAA) Pode usar a comunicação por gestos	Também pode incluir dispositivos físicos como *notebooks*, quadros de comunicação, gráficos ou computadores. A complexidade tecnológica pode ser mínima ou muito avançada

alarmes em casa podem usar luz em vez do som para alertar a criança. Nas consultas de saúde, providencie um intérprete da linguagem de sinais se os pais não estiverem presentes para ajudar a interpretar o que a criança diz.

Algumas crianças frequentam escolas especialmente voltadas para estudantes surdos. A escolha da escola depende das preferências e dos recursos da família.

Apoio à criança e à família

O diagnóstico de uma limitação física significativa pode ser extremamente estressante para a família. Estimule os familiares a expressarem seus sentimentos e ofereça-lhes apoio emocional. Assegure que as necessidades dos outros filhos também sejam atendidas. Quando a família está pronta, estimule-a a estabelecer relações com outras famílias que tenham crianças portadoras de necessidades semelhantes. Instrua a família quanto ao plano de cuidados prescritos para a criança. Encaminhe as famílias para os recursos disponíveis e para grupos de apoio.

Referências

Livros e revistas

Abelson, M. (2001). Tackling pediatric infectious conjunctivitis. *Review of Ophthalmology, 8*(1), 70–72.

Altemeier, W. A. (1999). A trip through the ear in search of deafness. *Pediatric Annals, 28,* 342–344.

American Academy of Family Physicians, American Academy of Otolaryngology–Head and Neck Surgery, and American Academy of Pediatrics Subcommittee on Otitis Media With Effusion. (2004). Clinical practice guideline: Otitis media with effusion. *Pediatrics, 113,* 1412–1429.

American Academy of Ophthalmology. (2002). *Summary recommendations for LASIK.* [electronic version] available at www.aao.org/.

American Academy of Pediatrics. (2001). Screening examination of premature infants for retinopathy of prematurity. *Pediatrics, 108,* 809–811.

American Academy of Pediatrics. (2002). Use of photoscreening for children's vision screening. *Pediatrics, 109,* 524–525.

American Academy of Pediatrics. (2003). Eye examination in infants, children and young adults by pediatricians. *Pediatrics, 111,* 902–907.

American Academy of Pediatrics. (2003). Hearing assessment in infants and children: Recommendations beyond neonatal screening. *Pediatrics, 111,* 436–440.

American Academy of Pediatrics and American Academy of Family Physicians, Subcommittee on Management of Acute Otitis Media. (2004). Clinical practice guidelines: Diagnosis and management of acute otitis media. *Pediatrics, 113,* 1451–1465.

American Association for Pediatric Ophthalmology and Strabismus (AAPOS). (2005). *Congenital nasolacrimal duct obstruction.* [electronic version] available at www.aapos.org.

American Speech-Language-Hearing Association. (2007). *Type, degree and configuration of hearing loss.* Retrieved March 28, 2007 from http://www.asha.org/public/hearing/disorders/types.htm.

Applebaum, E. L. (1999). Detection of hearing loss in children. *Pediatric Annals, 28,* 352–356.

Bacal, D. A., & Wilson, M. C. (2000). Strabismus: Getting it straight. *Contemporary Pediatrics, 17*(2), 49–60.

Balkany, T. J., Hodges, A. V., Eshraghi, A. A., Butts, S., Bricker, K., Lingval, J., Polak, M., & King, J. (2002). Cochlear implants in children: A review. *Acta Otolaryngology, 122,* 356–362.

Belkengren, R., & Sapala, S. (2003). Pediatric management problems. *Pediatric Nursing, 29*(1), 38.

Block, S. (2005). Diagnosing acute otitis media: It's what you see, not what you hear. *Contemporary Pediatrics, suppl,* 3–8.

Brady, M. T. (2005). Infectious disease in pediatric out-of-home child care. *American Journal of Infection Control, 33*(5), 276–285.

Brophy, M., Sinclair, S. A., Hostetler, G., & Xiang, H. (2006). Pediatric eye injury-related hospitalizations in the United States. *Pediatrics, 117* (6), 2267.

Brown, M. L. (2001). The effects of environmental tobacco smoke on children: Information and implications for PNPs. *Journal of Pediatric Health Care, 15,* 280–286.

Brunnell, P. A., Abelson, M. B., D'Arienzo, P. A., Friedman, F. N., Granet, D. B., Lanier, B. Q., & Spangler, D. L. (2001). The diagnosis and management of red eye. *Infectious Disease in Children (Suppl.),* 2–15.

Brunnell, P. A., Wagner, R. S., Cuming, G. S., Dorfman, M. S., & Murphey, D. K. (2006). Bacterial conjunctivitis in children: Containing the infection. *Infectious Diseases in Children (Suppl.),* 2–19.

Byers, J. F. (2003). Developmental care and the evidence for their use in the NICU. *Maternal Child Nursing, 28*(3), 174–182.

Carlson, L. (2002). Update on otitis media. *American Journal for Nurse Practitioners, 6*(10), 9–16.

Carlson, L. H. (2005). Otitis media: New information on an old disease. *Nurse Practitioner, 30*(3), 31–41.

Casey, J. R. (2005). Treatment of AOM post-PCV7: Judicious antibiotic therapy. *Contemporary Pediatrics (Suppl.),* 16–23.

Celeste, M. (2002). A survey of motor development for infants and young children with visual impairments. *Journal of Visual Impairment & Blindness, 96*(3), 169–174.

Centers for Disease Control. (2003). Pneumococcal conjunctivitis at an elementary school—Maine, Sept. 20 to Dec. 6, 2002. *MMWR, 52*(4), 64–66.

Chentsova, E. V., & Petriaslivili, G. G. (2004). *Moscow Helmholtz Eye Research Institute,* http://pdm.medicine.wisc.edu/chentsova.htm. Accessed October 26, 2005.

Coody, D., Banks, J., Yetman, R., et al. (1997). Eye trauma in children: Epidemiology, management, and prevention. *Journal of Pediatric Healthcare, 11,* 182–188.

Cook, K. A., & Walsh, M. (2005). *Otitis media.* [electronic version] Available at http://www.emedicine.com/emerg/topic351.htm.

DeRespinis, P. A. (2001). Eyeglasses: Why and when do children need them? *Pediatric Annals, 30,* 455–461.

Downey, D., & Hurtig, R. (2003). Augmentative and alternative communication. *Pediatric Annals, 32,* 467–474.

Effron, D. (2003). Acute diagnosis: What cause of sudden illness? *Consultant for Pediatricians, 2,* 41–43.

Forbes, B. J. R. (2001). Management of corneal abrasions and ocular trauma in children. *Pediatric Annals, 30,* 465–472.

Granet, D. B. (2002). Acute bacterial conjunctivitis: Common and manageable. *Contemporary Pediatric (Suppl.),* 13–15.

Gross, R. D. (2002). Case study: Nasolacrimal-duct obstruction. *Infectious Diseases in Children (Suppl.),* 18–19.

Hack, M., & Klein, N. (2006). Young adult attainments of premature infants. *Journal of the American Medical Association, 295*(6), 695–696.

Harrison, C. J. (2004). How will the new guideline for managing otitis media work for your practice? *Contemporary Pediatrics, 21*(6), 24–40.

Harrison, C. J. (2005). The microbiology of acute otitis media: Past, present, and future. *Contemporary Pediatrics (Suppl.),* 8–16.

Hoberman, A., & Paradise, J. L. (2000). Acute otitis media: Diagnosis and management in the year 2000. *Pediatric Annals, 29,* 609–620.

Hoffman, R. (1997). Evaluating and treating eye injuries. *Contemporary Pediatrics, 14*(4), 74–98.

Holte, L. (2003). Early childhood hearing loss: A frequently overlooked cause of speech and language delay. *Pediatric Annals, 32,* 461–465.

Joint Commission on Infant Hearing (2000). *Position statement: Principles and guidelines for early infant hearing detection and intervention programs.* www.infanthearing.org/jcih. Accessed July 7, 2003.

Kemper, K. J. (2002). Otitis media: When parents don't want antibiotics or tubes. *Contemporary Pediatrics, 19,* 47–58.

Michel, F. K., & Sulewski, M. E. (2000). Focused assessment of the patient with eye trauma: The essentials. *Topics in Emergency Medicine, 22*(4), 1–8.

Montgomery, D. (2005). A new approach to treating acute otitis media. *Journal of Pediatric Health Care, 19*(1), 50–52.

National Center for Hearing Assessment and Management. (2005). Legislative activities. Available at www.infanthearing.org.

National Institutes of Health. Chapter 28: Vision and hearing. *Healthy People 2010.* http://www.healthypeople.gov/Document/HTML/Volume2/28Vision.htm#_Toc489325915, accessed July 1, 2003.

Optometrists Network. (2006). *Strabismus.* Retrieved March 28, 2007 from http://www.strabismus.org/.

Rahi, J. S., & Dezateux, C. (2002). Improving the detection of childhood visual problems and eye disorders. *Lancet, 359,* 1083–1084.

Rahi, J. S., Logan, S., Timms, C., Russell-Eggitt, I., & Taylor, D. (2002). Risk, causes, and outcomes of visual impairment after loss of vision in the non-amblyopic eye: A population-based study. *Lancet, 360,* 597–602.

Ramsey, A. M. (2002). Diagnosis and treatment of the child with a draining ear. *Journal of Pediatric Health Care, 16,* 161–169.

Randleman, J. B., & Sachdeva, D. (2005). *Chemical eye burns.* Retrieved October 24 2005 from http://www.emedicinehealth.com/chemical_eye_ burns/article_ em.htm.

Roddey, O. F., & Hoover, H. A. (2000). Otitis media with effusion in children: A pediatric office perspective. *Pediatric Annals, 29,* 623–629.

Rosenthal, M. (2005). Achieve eradication, rather than clinical cure when treating AOM. *Infectious Diseases in Children, 18*(11), 57–58.

Ruben, J. R. (2003). Vision testing in children: An interactive primer. *American Academy of Pediatric Ophthalmology and Strabismus.* Retrieved from www.aapos.org on July 6, 2003.

Rubin, S. E. (2001). Management of strabismus in the first year of life. *Pediatric Annals, 30,* 474–480.

Sadovsky, R. (2003). Distinguishing periorbital from orbital cellulitis. *American Family Physician, 67*(6), 1349, 1353.

Sagraves, R. (2002). Increasing antibiotic resistance: Its effect on the therapy for otitis media. *Journal of Pediatric Health Care, 16,* 79–85.

Sander, R. (2001). Otitis externa: A practical guide to treatment and prevention. *American Family Physician, 63,* 927–937.

Shields, J. A., & Shields, C. L. (2001). Pediatric ocular and periocular tumors. *Pediatric Annals, 30,* 491–501.

Simon, J. W., & Kaw, P. (2001). Vision screening performed by the pediatrician. *Pediatric Annals, 30,* 446–452.

Slattery, W. H., & Fayad, J. N. (1999). Cochlear implants in children with sensorineural inner ear hearing loss. *Pediatric Annals, 28,* 359–363.

St. Lukes Cataract and Laser Institute. (2006). *Eye conditions: do you know how to treat a chemical burn?* Retrieved June 24, 2006 from http://www.stlukeseye.com/conditions/chemicalburn.asp.

Verma, R. P., Sridhar, S., & Spitzer, A. R. (2003). Continuing care of NICU graduates. *Clinical Pediatrics, 42*(4), 299–315.

Wagner, R. S. (2001). Management of congenital nasolacrimal duct obstruction. *Pediatric Annals, 30,* 481–488.

Wagner, R. S. (2005). Treating pediatric conjunctivitis: A pediatric ophthalmologist's perspective. *Infectious Diseases in Children, 18*(10), 5.

Wagner, R. S., Alcorn, D., Gigliotti, F., & Rabinowitz, R. (2000). Management of conjunctivitis part 2: mimics and nonbacterial disease. *Contemporary Pediatrics (Suppl.),* 3–14.

Walling, A. D. (2005). Selecting a topical treatment for seasonal allergic conjunctivitis. *American Family Physician, 71*(7), 1409.

Watkinson, S., & Graham, S. (2005). Visual impairment in children. *Nursing Standard, 19*(51), 58–65.

Wetmore, R. F. (2000). Complications of otitis media. *Pediatric Annals, 29,* 637–646.

Zoltan, T. B., Taylor, K. S., & Achar, S. A. (2005). Health issues for surfers. *American Family Physician, 71*(12), 2313–2317.

Websites

www.aapos.org American Association of Pediatric Ophthalmology and Strabismus.

www.acb.org American Council of the Blind (goal is to improve the well-being of all blind and visually impaired people)

www.agbell.org Alexander Graham Bell Association for the Deaf and Hard of Hearing

www.aoa.org American Optometric Association.

www.asha.org American Speech-Language-Hearing Association (ASHA)

www.audiology.com American Academy of Audiology (AAA)

www.auditory-verbal.org Auditory-Verbal International, Inc. (AVI)

www.childsight.org A division of Helen Keller Worldwide

www.chs.ca Canadian Hearing Society

www.cici.org Cochlear Implant Association

www.cnib.ca Canadian National Institute

www.colorado.edu/slhs/mdnc Marion Downs National Center for Infant Hearing

www.dgckids.org Delta Gamma Center for Children with Visual Impairments

www.entnet.org American Academy of Otolaryngology–Head and Neck Surgery

www.helenkeller.org Helen Keller Services for the Blind (helping blind and visually impaired persons to develop independence)

www.hkworld.org Helen Keller Worldwide

www.icevi.org International Council for Education of People with Visual Impairments

www.ihsinfo.org International Hearing Society

www.infanthearing.org National Center for Hearing Assessment and Management

www.ingenweb.com/cuedspeech National Cued Speech Association

www.jewishbraille.org/ Jewish Braille International (provides a wide variety of Braille books and magazines)

www.johntracyclinic.org John Tracy Clinic

www.lhh.org League for the Hard of Hearing

www.lighthouse.org Lighthouse International

www.napvi.org National Association for Parents of Children with Visual Impairments

www.nei.nih.gov/ National Eye Institute, a division of the National Institutes of Health

www.nfb.org National Federation of the Blind

www.nichcy.org National Information Center for Children and Youth with Disabilities

www.nystagmus.org/ American Nystagmus Network, Inc.

www.oraldeafed.org Oral Deaf Education

www.pgcfa.org/ Pediatric Glaucoma and Cataract Family Association (Canada)

www.preventblindness.org Prevent Blindness America

www.ropard.org Association for Retinopathy of Prematurity and Related Diseases

www.rpbusa.org Research to Prevent Blindness

www.spedex.com/vapvi National Association for Parents of Children with Visual Impairments

www.v2020.org Vision 2020, The Right to Sight

Exercícios sobre o *capítulo*

Questões de múltipla escolha

1. Qual situação pode levar a enfermeira a preocupar-se quanto à possibilidade de que a criança tenha um déficit auditivo?
   a. Um bebê de 12 meses que balbucia incessantemente sem qualquer sentido
   b. Um bebê de 8 meses que diz apenas "dá"
   c. Um bebê de 3 meses que se assusta facilmente com os sons
   d. Um bebê de 3 meses que não pronuncia a letra "s"
2. Uma criança de 4 anos queixa-se de dor muito forte quando o trago é puxado. Embora não seja diagnóstico, esse sinal é mais indicativo de qual distúrbio?
   a. Otite média aguda
   b. Derrame timpânico agudo
   c. Otite interna
   d. Otite externa
3. A enfermeira cuida de um lactente que foi submetido a cirurgia para glaucoma infantil. Qual é a intervenção prioritária de enfermagem?
   a. Colocar a criança em pronação depois do procedimento cirúrgico para aumentar seu conforto.
   b. Ensinar à família como utilizar as lentes de contato.
   c. Colocar contenções nos cotovelos do lactente.
   d. Utilizar um móbile para estimulação visual.
4. Uma criança de 2 anos recebeu a prescrição de usar tampão ocular durante 6 h por dia para corrigir o estrabismo. Quais são as instruções que a enfermeira deve fornecer à mãe?
   a. Tente colocar o tampão durante 6 h ao dia, mas se não conseguir isso, tudo bem.
   b. A colocação do tampão ocular é necessária para fortalecer a visão do olho mais fraco.
   c. A colocação do tampão impede que o olho vire para dentro.
   d. Como a criança ainda é muito pequena, a utilização do tampão pode ser postergada até à idade escolar.

Exercícios de raciocínio crítico

1. Uma criança de 16 meses é atendida porque apresenta o sexto episódio de otite. Quais são as informações relativas ao seu crescimento e desenvolvimento que a enfermeira deve obter? Seja específica quanto às perguntas que você pode fazer.
2. Como você pode diferençar entre conjuntivite alérgica e conjuntivite bacteriana aguda?
3. Uma criança de 13 meses tem o diagnóstico de déficit visual grave. Elabore um exemplo de uma lista de diagnósticos de enfermagem para essa situação.

Atividades de estudo

1. Elabore um plano de ensino para pais de baixa escolaridade sobre etiologia, tratamento e complicações da otite média aguda recidivante.
2. Quando estiver em uma clínica pediátrica, compare o estilo de brincar de uma criança normal com o de outra que apresenta déficit visual.
3. Procure determinar os recursos visuais e auditivos disponíveis em sua comunidade.

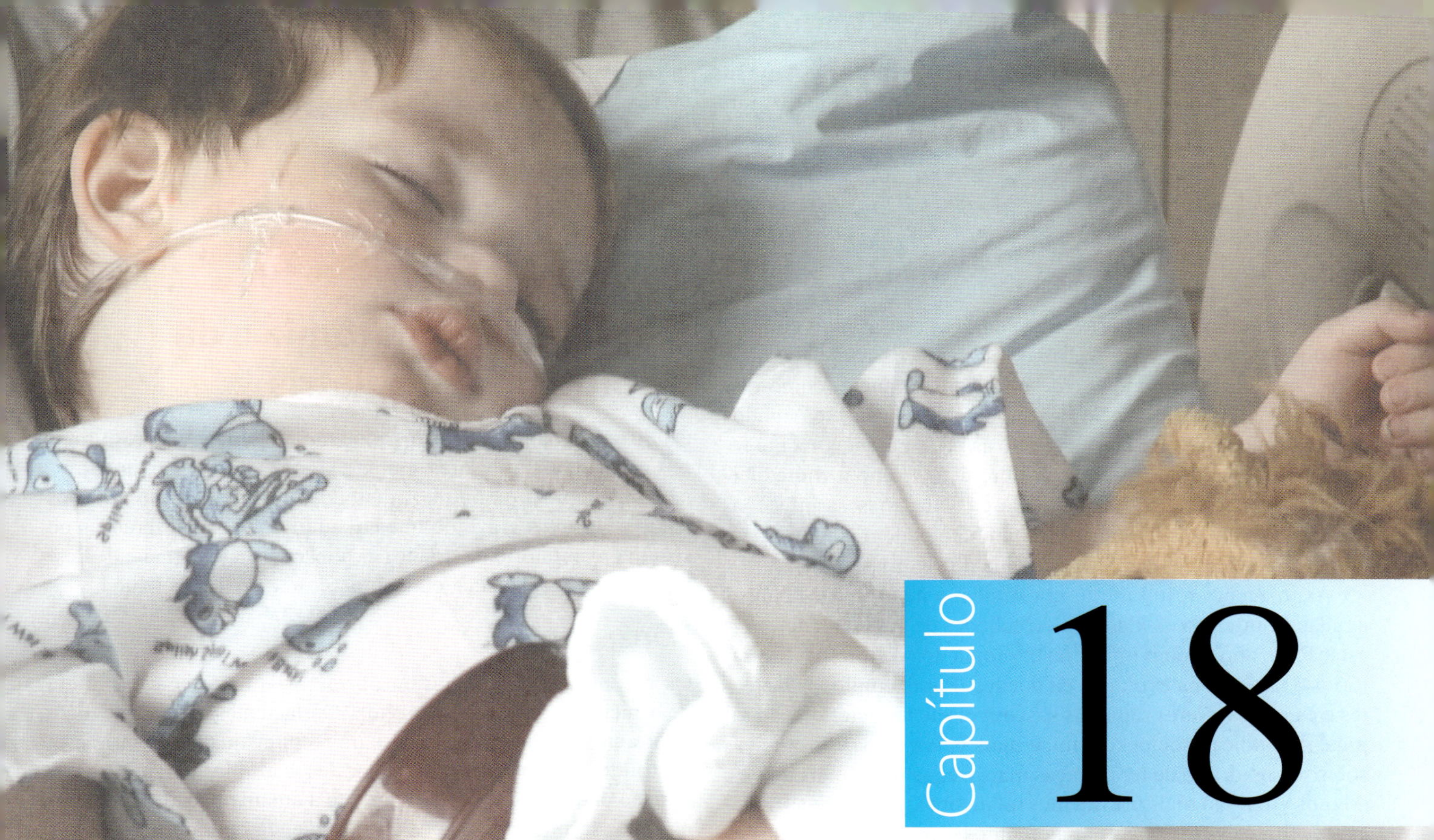

Capítulo 18

Cuidados de Enfermagem para a Criança com Distúrbio Respiratório

Palavras-chave

Aspiração
Atelectasia
Atopia
Baqueteamento dos dedos
Cianose
Coriza
Esforço respiratório
Estenose subglótica
Estertores
Estridor
Expiração
Faringite
Hipoxemia
Hipoxia
Infiltrado
Inspiração
Laringite
Oxigenação
Oximetria de pulso
Pulmonar
Retrações
Rinite
Rinorreia
Sibilos
Taquipneia
Traqueostomia
Ventilação

Objetivos da aprendizagem

Concluída a leitura deste capítulo, o leitor deverá ser capaz de:

1. Comparar as diferenças entre a anatomia e a fisiologia dos sistemas respiratórios de crianças e adultos.
2. Reconhecer os diversos fatores associados às doenças respiratórias dos lactentes e das crianças.
3. Descrever os exames laboratoriais e outros testes diagnósticos comumente utilizados na investigação diagnóstica dos distúrbios respiratórios.
4. Citar os medicamentos comuns e outras intervenções terapêuticas utilizadas no tratamento e no controle paliativo dos distúrbios respiratórios.
5. Reconhecer os fatores de risco associados aos diversos distúrbios respiratórios.
6. Diferençar as doenças respiratórias com base nos seus sinais e nos sintomas associados.
7. Descrever as intervenções de enfermagem comumente realizadas nas doenças respiratórias.
8. Elaborar um plano de cuidados de enfermagem individualizado para a criança que tem distúrbio respiratório.
9. Elaborar planos de ensino para o paciente e a família da criança que tem distúrbio respiratório.
10. Descrever o impacto psicossocial dos distúrbios respiratórios crônicos nas crianças.

REFLEXÃO *A recuperação completa da função respiratória possibilita que a criança participe plenamente dos desafios da vida.*

Alexander Roberts, um bebê de 4 meses, foi trazido à clínica pela mãe. A criança pegou um resfriado e tem tossido muito nos últimos 2 dias. Agora, o bebê tem dificuldade de tomar a mamadeira e está respirando muito rapidamente. A Sra. Roberts diz que ele parece estar cansado.

Os distúrbios respiratórios estão entre as causas mais comuns de adoecimento e hospitalização de crianças. Essas doenças podem ser distúrbios brandos e de pouca importância (como resfriados comuns ou infecção da garganta) ou distúrbios agudos (como bronquiolite), crônicos (como asma) e potencialmente fatais (como epiglotite). As doenças crônicas, como a rinite alérgica, podem interferir na qualidade de vida, mas as infecções agudas frequentes ou recidivantes também podem comprometer significativamente a qualidade de vida de algumas crianças.

As infecções respiratórias constituem a maioria das doenças agudas da infância. A idade e as condições de vida da criança e a estação do ano podem influir na etiologia dos distúrbios respiratórios e também na evolução da doença. Por exemplo, os lactentes e os pré-escolares são mais suscetíveis de ter deterioração rápida. A condição socioeconômica mais baixa coloca as crianças sob risco mais alto de ter doenças mais frequentes e mais graves. Alguns vírus são mais prevalentes no inverno, enquanto as doenças respiratórias causadas por alergênios são mais prevalentes na primavera e no outono. As crianças com doenças crônicas como diabetes, cardiopatia congênita, anemia falciforme e fibrose cística e as crianças com distúrbios do desenvolvimento (p. ex., paralisia cerebral) tendem a ser afetadas mais gravemente pelos distúrbios respiratórios. Os pais podem ter dificuldade de determinar a gravidade da condição do filho e buscar atendimento em uma fase muito inicial da evolução da doença (quando ainda é muito branda), ou esperar e chegar ao serviço de saúde quando a criança está muito grave.

As enfermeiras devem estar familiarizadas com os distúrbios respiratórios que afetam as crianças, a fim de que possam proporcionar informações e apoio às famílias. Quando as crianças adoecem, as famílias às vezes entram em contato com as enfermeiras inicialmente em um contexto ambulatorial. As enfermeiras devem fazer perguntas que possam ajudar a determinar a gravidade da doença da criança e definir se elas precisam buscar atendimento em um serviço de saúde. Como as doenças respiratórias são responsáveis pela maioria das internações nos hospitais gerais, as enfermeiras que cuidam de crianças devem ter excelentes habilidades de avaliação e intervenção nesta área. A detecção do agravamento das condições respiratórias em uma fase precoce da deterioração possibilita o tratamento oportuno e dá margem a que se evite que um problema pequeno se transforme em uma doença crítica. A dificuldade de respirar pode ser muito assustadora para a criança e seus pais. A criança e a família necessitam do apoio da enfermeira ao longo de toda a evolução da doença respiratória.

As enfermeiras também se encontram na posição especial de conseguir produzir impacto significativo no ônus gerado pelas doenças respiratórias da infância por meio do diagnóstico, da educação e da promoção da prevenção adequada das doenças respiratórias. Ver Healthy People 2010.

Variações da anatomia e da fisiologia em pediatria

Os distúrbios respiratórios geralmente afetam as vias respiratórias superiores e inferiores, embora algumas acometam predominantemente uma ou outra. A disfunção respiratória em crianças tende a ser mais grave do que em adultos. Várias diferenças no sistema respiratório da criança explicam a maior gravidade dessas doenças na infância, em comparação com a vida adulta.

Nariz

Os recém-nascidos respiram obrigatoriamente pelo nariz até pelo menos a 4ª semana de vida. Os lactentes não conseguem abrir automaticamente a boca para respirar quando o nariz está obstruído. As narinas devem estar desobstruídas para que a respiração ocorra normalmente durante a amamentação. Os recém-nascidos respiram pela boca apenas quando choram.

O muco das vias respiratórias superiores funciona como agente de limpeza, mas os recém-nascidos produzem pouquíssimo muco e isto os torna mais suscetíveis às infecções. Contudo, o recém-nascido e o lactente podem ter vias nasais muito pequenas, e assim, quando *há* excesso de muco, a obstrução das vias respiratórias é mais provável.

Os lactentes nascem com os seios maxilares e etmoidais abertos. Os seios frontais (mais comumente associados a infecção sinusal) e esfenoidais desenvolvem-se entre as idades de 6 e 8 anos, razão pela qual as crianças são menos sujeitas a desenvolver infecções sinusais do que os adultos.

Garganta

Em relação com a orofaringe, a língua do lactente é maior que a de um adulto. O deslocamento posterior da língua pode causar rapidamente obstrução grave das vias respiratórias. Na faixa

Healthy People *2010*

Objetivo

Reduzir as taxas de hospitalização pelos três distúrbios ambulatoriais mais passíveis de intervenção: asma pediátrica, pneumonia e *influenza* evitáveis por vacinas.

Importância

- Instruir adequadamente as crianças asmáticas e suas famílias quanto à importância do tratamento ininterrupto da asma
- Estimular a aplicação das vacinas antipneumocócica e anti-*influenza* conforme as recomendações estabelecidas.

etária de 5 a 7 anos, as crianças tendem a ter hipertrofia dos tecidos amigdalares e adenóideos, mesmo que não haja uma doença. Isso pode contribuir para aumento da incidência de obstrução das vias respiratórias.

Traqueia

O diâmetro interno das vias respiratórias da criança é menor que o do adulto. A traqueia do lactente mede cerca de 4 mm de largura, em comparação com 20 mm do adulto. Quando há edema, muco ou broncospasmo, a possibilidade de o ar passar é acentuadamente reduzida. Uma redução pequena no diâmetro das vias respiratórias da criança pode aumentar significativamente a resistência ao fluxo do ar e aumentar o **esforço respiratório** (Figura 18.1).

Nos adolescentes e nos adultos, a laringe é cilíndrica e tem largura praticamente uniforme. Nos lactentes e nas crianças com menos de 10 anos, a cartilagem cricóidea não está totalmente desenvolvida e provoca estreitamento da laringe. Por essa razão, a laringe das crianças é afunilada. Quando qualquer segmento das vias respiratórias está estreitado, a redução adicional do diâmetro interno pelo acúmulo de muco ou edema acarreta um aumento exponencial da resistência ao fluxo do ar e do esforço respiratório. Nas crianças a laringe e a glote estão localizadas em um nível mais alto do pescoço, e isto aumenta as chances de aspiração de materiais estranhos para dentro das vias respiratórias inferiores. A laringomalacia congênita ocorre em alguns lactentes e torna a estrutura da laringe mais fraca que o normal, acentuando o colapso durante a **inspiração**. O Boxe 18.1 descreve alguns detalhes relativos à laringomalacia congênita.

As vias respiratórias da criança são extremamente complacentes, e isto as torna muito suscetíveis a colapso dinâmico quando há obstrução. Os músculos que sustentam as vias respiratórias são menos funcionantes que os dos adultos. As crianças têm uma quantidade maior de tecidos moles em torno da traqueia, e a mucosa que reveste as vias respiratórias está fixada menos firmemente em comparação com a dos adultos. Isso aumenta o risco de edema e obstrução das vias respiratórias. A obstrução das vias respiratórias superiores em consequência de um corpo estranho, de crupe ou de epiglotite pode provocar colapso da traqueia durante a inspiração.

Estruturas respiratórias inferiores

A bifurcação da traqueia ocorre na altura da terceira vértebra torácica nas crianças, em comparação com a sexta vértebra torácica nos adultos. Essa diferença anatômica é importante durante a aspiração das crianças e quando se torna necessário realizar intubação endotraqueal (ver mais detalhes no Capítulo 31). Essa diferença de posição também contribui para aumentar o risco de aspiração. Os brônquios e os bronquíolos das crianças também são mais estreitos que os dos adultos, e isto aumenta seu risco de obstrução das vias respiratórias inferiores (ver Figura 18.1). A obstrução das vias respiratórias inferiores durante a expiração geralmente é causada por bronquiolite ou asma, ou é devida à aspiração de um corpo estranho para dentro das vias respiratórias inferiores.

Os alvéolos desenvolvem-se em torno da 24ª semana de gestação. Os lactentes a termo nascem com cerca de 50 milhões de alvéolos. Depois do nascimento, o crescimento dos alvéolos continua até os 3 meses de vida e, em seguida, prossegue até que a criança complete 7 a 8 anos, quando então os alvéolos alcançam os números encontrados nos adultos (cerca de 300 milhões). Os alvéolos constituem a maior parte dos tecidos pulmonares e são as estruturas principais onde ocorrem as trocas gasosas. O oxigênio sai do ar alveolar para o sangue, enquanto o dióxido de carbono sai do sangue para o ar alveolar. As quantidades menores de alvéolos, principalmente nos lactentes prematuros e/ou muito pequenos, colocam as crianças sob risco mais alto de **hipoxemia** e retenção de dióxido de carbono.

Boxe 18.1 — Laringomalacia congênita

- A criança apresenta estridor inspiratório, que é acentuado em algumas posições
- Também pode haver retrações supraesternais, mas o lactente não apresenta outros sinais de angústia respiratória
- A laringomalacia congênita geralmente é um distúrbio benigno que melhora à medida que as cartilagens da laringe se desenvolvem. Em geral, essa condição desaparece com a idade de 1 ano
- O ruído gorgolejante que se ouve quando a criança respira pode deixar os pais muito ansiosos. Tranquilize os pais dizendo-lhes que essa condição melhora com o tempo
- Os pais podem ficar muito familiarizados com os sons "normais" que o lactente emite e, em geral, conseguem detectar uma intensificação ou alteração do estridor. A obstrução das vias respiratórias pode ocorrer mais rapidamente nos lactentes com laringomalacia, e por isso a intensificação do estridor ou dos sintomas da doença respiratória deve ser avaliada imediatamente pelo médico de atenção primária

---

A Lactente — 2 mm / 4 mm

B 1 mm / 2 mm

Edema circunferencial de 1 mm acarreta redução de 50% do diâmetro e do raio, aumentando a resistência pulmonar em 16 vezes.

Adulto — 5 mm / 10 mm ; 4 mm / 8 mm

Edema circunferencial de 1 mm acarreta redução de 20% do diâmetro e do raio, aumentando a resistência pulmonar em 2,4 vezes.

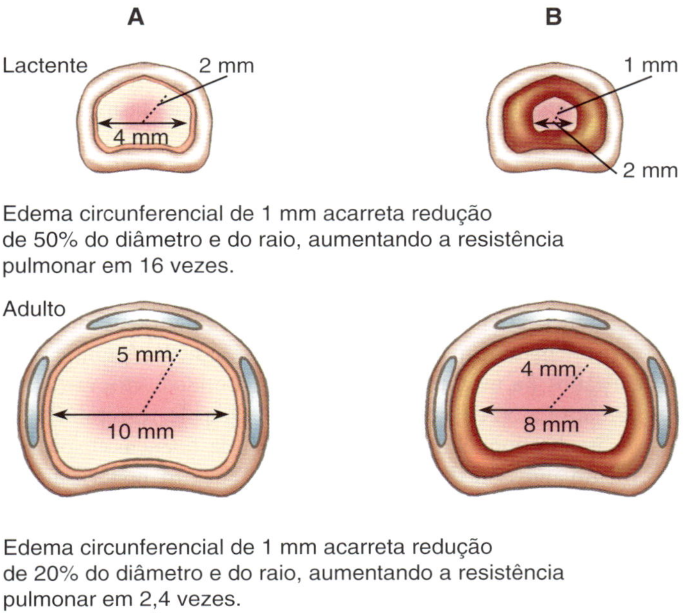

● **Figura 18.1** (**A**) Observe o diâmetro menor das vias respiratórias da criança em condições normais. (**B**) Com edema de 1 cm, observe a redução exponencial do diâmetro interno das vias respiratórias, em comparação com as do adulto.

Parede torácica

Nos escolares e nos adultos, as costelas e o esterno sustentam os pulmões e os mantêm bem expandidos. Os movimentos do diafragma e dos músculos intercostais alteram o volume e a pressão dentro da cavidade torácica, resultando em movimento do ar para dentro dos pulmões. As paredes torácicas dos lactentes são extremamente complacentes (flexíveis) e não conseguem suportar adequadamente os pulmões. A capacidade residual funcional pode ser acentuadamente reduzida quando o esforço respiratório diminui. Essa falta de sustentação pulmonar também torna o volume circulante dos lactentes e dos infantes totalmente dependente dos movimentos do diafragma. Se a mobilidade do diafragma estiver alterada (como ocorre em estados de hiperventilação, como a asma), os músculos intercostais não conseguem elevar a parede torácica e a respiração fica ainda mais difícil.

Taxa metabólica e necessidade de oxigênio

As crianças têm taxa metabólica significativamente mais alta que a dos adultos. A frequência respiratória em repouso é mais alta e a necessidade de oxigênio é maior. O consumo de oxigênio do adulto é de 3 a 4 ℓ/min, enquanto um lactente consome 6 a 8 ℓ/min. Em qualquer condição que acarrete dificuldade respiratória, os lactentes e as crianças desenvolvem hipoxemia mais rapidamente que os adultos. Isso pode ser atribuído não apenas à necessidade maior de oxigênio das crianças, mas também ao efeito que alguns distúrbios produzem na curva de dissociação da oxiemoglobina.

O transporte normal de oxigênio depende da sua ligação à hemoglobina nas regiões em que a PO_2 (circulação arterial pulmonar) é alta, enquanto a liberação do oxigênio ligado à hemoglobina ocorre quando a PO_2 está baixa (tecidos periféricos). Normalmente, uma PO_2 de 95 mmHg resulta em saturação de oxigênio de 97%. Uma redução da saturação de oxigênio provoca redução desproporcional (mais acentuada) da PO_2 (Figura 18.2). Desse modo, uma redução pequena da saturação de oxigênio reflete uma diminuição mais acentuada da PO_2. Condições como alcalose, hipotermia, hipocapnia, anemia e hemoglobina fetal fazem com que o oxigênio fique ligado mais firmemente à hemoglobina, resultando em desvio da curva de dissociação para a esquerda. As condições encontradas comumente nas doenças respiratórias em crianças, inclusive acidose, hipertermia e hipercapnia, diminuem a afinidade da hemoglobina pelo oxigênio, e isto acentua o desvio da curva de dissociação para a direita.

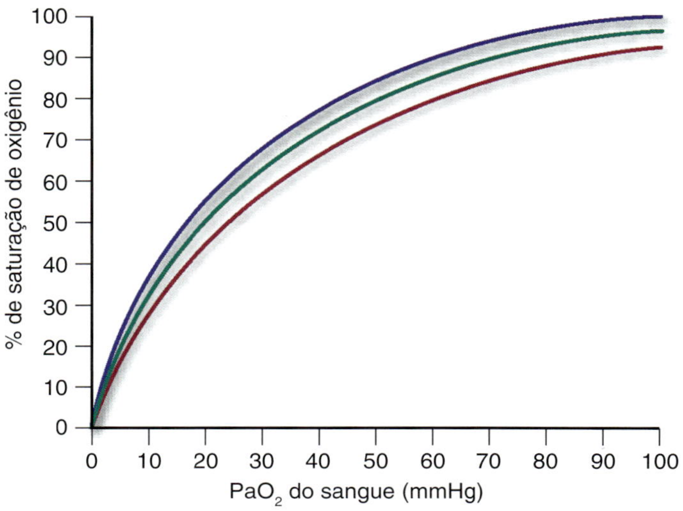

● **Figura 18.2** Curva de dissociação da hemoglobina normal (*verde*), desviada para a direita (*vermelha*) e desviada para a esquerda (*preto*).

Tratamentos clínicos comuns

Várias intervenções são realizadas para tratar as doenças respiratórias em crianças. As intervenções terapêuticas descritas nos Tratamentos clínicos comuns 18.1 e no Guia farmacológico 18.1 geralmente exigem prescrição médica quando a criança está hospitalizada.

Visão geral do processo de enfermagem para a criança com doença respiratória

Os cuidados prestados à criança que tem doença respiratória incluem avaliação, diagnóstico de enfermagem, planejamento, intervenções e reavaliação. Existem alguns conceitos gerais relativos ao processo de enfermagem que podem ser aplicados aos distúrbios respiratórios. Com base no entendimento geral dos cuidados necessários à criança que apresenta disfunção respiratória, a enfermeira pode individualizar suas intervenções de acordo com as especificidades da criança.

Avaliação

A avaliação da disfunção respiratória em crianças inclui a história de saúde, o exame físico e os exames laboratoriais ou diagnósticos.

> **Você se lembra de Alexander**, o bebê de 4 meses com resfriado, tosse, fadiga, dificuldade de alimentar-se e respiração rápida? Quais são as informações adicionais da história de saúde e do exame físico que a enfermeira deve obter?

História de saúde

A história de saúde inclui a história patológica pregressa, a história familiar, a história da doença atual (quando os sintomas começaram e como progrediram) e os tratamentos realizados em casa. A história patológica pregressa pode ser significativa de resfriados ou infecções de garganta repetidos, **atopia** (asma ou dermatite atópica), prematuridade, disfunção respiratória ao nascer, ganho ponderal baixo ou história de doenças respiratórias recidivantes ou doença pulmonar crônica. A história familiar pode ser significativa de distúrbios respiratórios crônicos, como asma, ou pode indicar contatos com doenças infecciosas. Durante a obtenção da história da doença atual, pergunte quando começou e como progrediu; se há febre, congestão nasal, respiração ruidosa, presença de tosse e suas características, respiração rápida, acentuação do esforço para respirar; se há dor na orelha, no nariz, nos seios paranasais ou na garganta; se a criança puxa a orelha; se há cefaleia, vômitos ao tossir, redução da ingestão

Tratamentos clínicos comuns 18.1 Distúrbios respiratórios

Tratamento	Explicação	Indicação	Implicações de enfermagem
Oxigênio	Suplementado por máscara, cânula nasal, capuz ou tenda, ou por um tubo endotraqueal ou nasotraqueal	Hipoxemia, angústia respiratória	Monitore a resposta por meio de avaliação do esforço respiratório e da oximetria de pulso
Umidificação	Aumento da umidade do ar inspirado	Resfriado comum, crupe, tonsilectomia	O lactente pode necessitar de mantas adicionais quando recebe vapor úmido e trocas frequentes das roupas de cama quando é colocado sob o capuz ou a tenda de oxigênio, à medida que fiquem úmidas
Aspiração das vias respiratórias	Remoção das secreções por uma seringa com bulbo ou cateter de aspiração	Secreções excessivas nas vias respiratórias (resfriado comum, gripe, bronquiolite, coqueluche)	Deve ser realizada cuidadosamente e apenas de acordo com as recomendações para a idade ou o diâmetro do tubo de traqueostomia, ou até que a criança tussa ou engasgue
Fisioterapia respiratória (FTR) e drenagem postural	Facilita a eliminação do muco por mobilização das secreções com a ajuda de percussão ou vibração acompanhada de drenagem postural (ver mais informações sobre FTR e drenagem postural no Capítulo 13)	Bronquiolite, pneumonia, fibrose cística ou outras doenças que aumentem a produção de muco. Ineficaz nos distúrbios inflamatórios sem aumento da produção de muco	Pode ser realizada pelo fisioterapeuta respiratório em algumas instituições, pelas enfermeiras em outras. Seja como for, as enfermeiras devem estar familiarizadas com a técnica e devem instruir os familiares quanto à sua aplicação
Gargarejos com soro fisiológico	Alívio da dor de garganta depois do gargarejo com soro fisiológico	Faringite, amigdalite	Recomendados para crianças com idade suficiente para entender o conceito de gargarejar (para evitar asfixia)
Lavagem com soro fisiológico	O soro fisiológico é introduzido nas vias respiratórias e, em seguida, é aspirado	Resfriado comum, gripe, bronquiolite, qualquer condição que aumente a produção de muco nas vias respiratórias superiores	Muito útil para soltar muco espesso; pode ser necessário colocar a criança em uma posição semiereta para evitar aspiração
Tubo torácico	Introdução de um tubo de drenagem na cavidade pleural para facilitar a remoção de ar ou líquidos e possibilitar a expansão completa dos pulmões	Pneumotórax, empiema	Se o tubo soltar-se do recipiente, o tubo torácico deverá ser imediatamente clampeado para evitar a entrada de mais ar na cavidade torácica
Broncoscopia	Introdução do broncoscópio na árvore traqueobrônquica com finalidade diagnóstica. Também possibilita a lavagem dos bronquíolos	Remoção de corpo estranho; limpeza da árvore traqueobrônquica	Fique atenta a edema das vias respiratórias depois do procedimento, ou queixas de dor de garganta

alimentar e letargia. Pergunte também se há exposição indireta à fumaça de cigarros. As crianças expostas à fumaça ambiental têm incidência mais alta de doenças respiratórias, inclusive asma, bronquite e pneumonia (Sheahan & Free, 2005). Ver Healthy People 2010.

Exame físico

O exame físico do sistema respiratório inclui inspeção e observação, ausculta, percussão e palpação.

Inspeção e observação

Cor. Observe a cor da criança e verifique se há palidez ou cianose (perioral ou central). A palidez (aparência pálida) ocorre em consequência de vasoconstrição periférica devida ao esforço de conservar oxigênio para as funções vitais. A **cianose** (coloração azulada da pele) ocorre em consequência da **hipoxia**. Inicialmente, a cianose pode ser perioral (apenas ao redor

(*O texto continua na p. 506.*)

Guia farmacológico 18.1 Medicamentos comumente utilizados nos distúrbios respiratórios

Medicamento	Ação	Indicação	Implicações de enfermagem
Expectorante (guaifenesina)	Reduz a viscosidade das secreções espessadas porque aumenta a quantidade de líquidos nas vias respiratórias	Resfriado comum, pneumonia, outros distúrbios que exigem mobilização e subsequente expectoração do muco	Estimule a criança a respirar profundamente antes de tossir, para mobilizar as secreções Mantenha a ingestão adequada de líquidos Ausculte frequentemente o murmúrio vesicular
Supressores da tosse (dextrometorfano, codeína, hidrocodona)	Aliviam a tosse seca irritativa por seu efeito direto no centro da tosse do bulbo, com supressão do reflexo de tosse	Resfriado comum, sinusite, pneumonia, bronquite	Devem ser utilizados apenas para tratar tosse não produtiva em crianças sem sibilação
Anti-histamínicos	Tratamento dos distúrbios alérgicos	Rinite alérgica, asma	Podem causar sonolência ou ressecamento da boca
Antibióticos (orais, parenterais)	Tratamento das infecções bacterianas das vias respiratórias	Faringite, amigdalite, sinusite, pneumonia bacteriana, fibrose cística, empiema, abscesso, tuberculose	Verifique se há alergias aos antibióticos. Devem ser administrados conforme a prescrição e durante o tempo prescrito
Antibióticos (inalatórios)	Tratamento das infecções bacterianas das vias respiratórias	Utilizados na fibrose cística	Podem ser administrados por meio de um nebulizador
Agonistas $beta_2$-adrenérgicos (ação curta) (*i. e.*, albuterol, levalbuterol)	Podem ser administrados por via oral ou inalatória Relaxam a musculatura lisa das vias respiratórias e causam broncodilatação Os agentes inalatórios causam menos efeitos colaterais sistêmicos	Tratamento agudo e crônico da sibilação e do broncospasmo associados a asma, bronquiolite, fibrose cística e doença pulmonar crônica Profilaxia da sibilação associada a asma induzida por esforço	Podem ser utilizados para obter alívio imediato do broncospasmo Podem causar irritação, taquicardia e tremores
Agonistas $beta_2$-adrenérgicos (ação prolongada) (*i. e.*, salmeterol)	Administrados por inalação Os broncodilatadores de ação prolongada não têm efeitos imediatos e, por esta razão, não devem ser usados para tratar uma crise de asma	Controle da asma crônica a longo prazo Profilaxia da asma induzida por esforço	Utilizados apenas para controle prolongado ou na asma induzida por esforço. Não aliviam o broncospasmo durante um episódio agudo de sibilação
Epinefrina racêmica	Produz broncodilatação	Crupe	Avalie o murmúrio vesicular e o esforço respiratório Observe se há broncospasmo de rebote
Anticolinérgico (ipatrópio)	Administrado por inalação para produzir broncodilatação sem efeitos sistêmicos	Tratamento agudo ou crônico da sibilação associada a asma e a doença pulmonar crônica	Em crianças, geralmente é utilizado com um agonista $beta_2$-adrenérgico para tratamento do broncospasmo
Agentes antivirais (amantadina, rimantadina, zanamivir, oseltamivir)	Tratamento e profilaxia da *influenza* A	*Influenza* A	Amantadina, rimantadina: monitorar confusão, nervosismo e tremor Zanamivir, oseltamivir: bem tolerados, mas são medicamentos caros
Ribavirina	Tratamento das infecções graves das vias respiratórias inferiores pelo vírus sincicial respiratório (VSR)	Geralmente é reservada para o tratamento da infecção por VSR nas crianças em respirador. Nenhum estudo mostrou que esse medicamento reduz significativamente a duração da internação, a morbidade ou a mortalidade	Administre por inalação com gerador de aerossol em partículas pequenas (GAPP). Aspire os pacientes em ventilação assistida a cada 2 h; monitore a pressão pulmonar a cada 2 a 4 h. Pode causar borramento visual e fotossensibilidade

Guia farmacológico 18.1 Medicamentos comumente utilizados nos distúrbios respiratórios *(continuação)*

Medicamento	Ação	Indicação	Implicações de enfermagem
Corticoides (inalatórios)	Produzem potentes efeitos anti-inflamatórios locais e reduzem a frequência e a gravidade das crises de asma. Também podem retardar o desenvolvimento de lesão pulmonar secundária a asma crônica	Programa de manutenção para asma, doença pulmonar crônica. Tratamento agudo das síndromes do crupe	Não são utilizados como tratamento da sibilação aguda. Enxágue a boca da criança depois da inalação, para reduzir a incidência de infecções fúngicas, ressecamento oral e rouquidão. A absorção sistêmica mínima torna os corticoides inalatórios o tratamento preferido para o programa de manutenção da asma
Corticoides (orais, parenterais)	Suprimem a inflamação e a resposta imunológica normal. Muito eficazes, mas o uso prolongado ou crônico pode causar úlceras pépticas, distúrbios do crescimento e vários outros efeitos colaterais	Tratamento das exacerbações agudas da asma ou da sibilação associada à doença pulmonar crônica. Tratamento agudo do crupe grave	Podem causar hiperglicemia. Podem suprimir a reação aos testes de alergia. Consulte o médico se forem prescritas vacinas durante o tratamento com corticoides sistêmicos. Os ciclos de tratamento de curta duração geralmente são seguros. As crianças em tratamento prolongado devem ser avaliadas quanto ao crescimento
Descongestionantes (p. ex., pseudoefedrina)	Tratamento de congestão ou secreção nasal	Resfriado comum; eficácia limitada, embora possam ser úteis na sinusite e na rinite alérgica	Avalie periodicamente a criança para detectar congestão nasal. Algumas crianças reagem aos descongestionantes com sonolência excessiva ou hiperatividade
Antagonistas dos receptores dos leucotrienos (montelucaste, zafirlucaste, zileutona)	Atenuam a resposta inflamatória bloqueando os efeitos dos leucotrienos (que são responsáveis por efeitos como edema das vias respiratórias, contração da musculatura lisa e alterações da atividade celular)	Controle a longo prazo da asma em crianças de 1 ano ou mais. Montelucaste: para rinite alérgica em crianças de 6 meses ou mais	Administrados 1 vez/dia, ao anoitecer. Não aliviam o broncospasmo durante uma crise aguda de sibilação, mas podem ser mantidos durante o episódio
Agentes estabilizadores dos mastócitos (cromolina, nedocromila)	Administrados por inalação Impedem a liberação de histamina pelos mastócitos sensibilizados e diminuem a frequência e a intensidade das reações alérgicas	Programa de manutenção para asma e doença pulmonar crônica; tratamento pré-exposição a alergênios	Com o uso profilático, não aliviam o broncospasmo durante os episódios agudos de sibilação. Podem ser administrados 10 a 15 min antes da exposição ao alergênio a fim de atenuar a reação alérgica
Metilxantinas (teofilina, aminofilina)	Administradas por VO ou IV Produzem relaxamento contínuo das vias respiratórias A preparação oral de liberação prolongada pode ser usada para evitar sintomas noturnos Exigem a monitoração do nível sérico	Utilizadas tardiamente no tratamento da asma moderada a grave para assegurar seu controle a longo prazo. Também estão indicadas para tratar apneia da prematuridade (ver "Cafeína")	Monitore rotineiramente os níveis dos fármacos. Relate imediatamente os sinais de toxicidade: taquicardia, náuseas, vômitos, diarreia, cólicas estomacais, anorexia, confusão, cefaleia, irritabilidade, ruborização, aumento do volume urinário, arritmias e insônia
Cafeína	Estimula o centro respiratório	Apneia da prematuridade	Veja "Metilxantinas"
Alfadornase	Enzima que hidrolisa o DNA do escarro e reduz sua viscosidade	Fibrose cística	Monitore disfonia e faringite
Palivizumabe	Anticorpo monoclonal usado para evitar infecções graves das vias respiratórias inferiores pelo VSR	Crianças de alguns grupos de risco	Deve ser administrado mensalmente durante a estação de maior prevalência do VSR. Administrado apenas por via IM.

Healthy People 2010

Objetivo	Importância
Reduzir o percentual de crianças expostas habitualmente à fumaça de tabaco em suas casas.	• Instruir as famílias quanto aos efeitos que o tabagismo passivo tem nas crianças • Estimular os familiares a participarem dos programas de interrupção do tabagismo.

da boca) e depois progredir para cianose central. Os recém-nascidos podem ter mãos e pés azulados (acrocianose), mas isto é normal. O lactente pode mostrar palidez das mãos e dos pés quando está frio ou doente, porque nos primeiros meses de vida a circulação periférica não está bem desenvolvida. Por essa razão, é importante observar se a cianose é central (nas estruturas da linha média), porque este é um sinal claro de hipoxia. As crianças com contagens baixas de hemácias podem não apresentar cianose nas fases iniciais da hipoxia, como pode ocorrer em crianças com níveis normais de hemoglobina. Desse modo, a inexistência de cianose ou o grau de cianose presente nem sempre são indícios seguros da gravidade da disfunção respiratória.

Observe a frequência e a profundidade das respirações e também o esforço respiratório. Em geral, em lactentes e crianças o primeiro sinal de doença respiratória é **taquipneia**.

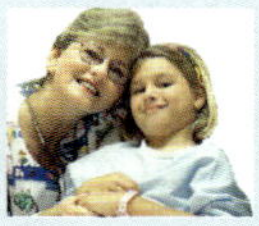

No lactente ou na criança com doenças agudas, frequência respiratória lenta ou irregular é um sinal de mau prognóstico (Capítulo 31).

Nariz e cavidade oral. Inspecione o nariz e a cavidade oral. Verifique se há secreção nasal e eritema ou edema do nariz. Observe a coloração da faringe, a existência de exsudatos, o tamanho e o estado das amígdalas e a presença de lesões em qualquer parte da cavidade oral.

Tosse e outros sons respiratórios. Observe o tipo de tosse (úmida, produtiva, seca e entrecortada, presa?). Se houver sons anormais associados à respiração (grunhidos, estridor ou sibilos audíveis), também devem ser avaliados. O grunhido ocorre na expiração e é produzido pelo fechamento prematuro da glote. Esse som é produzido na tentativa de preservar ou aumentar a capacidade residual funcional. Pode ocorrer grunhido quando há colapso alveolar ou redução do volume pulmonar, por exemplo com atelectasia, pneumonia e

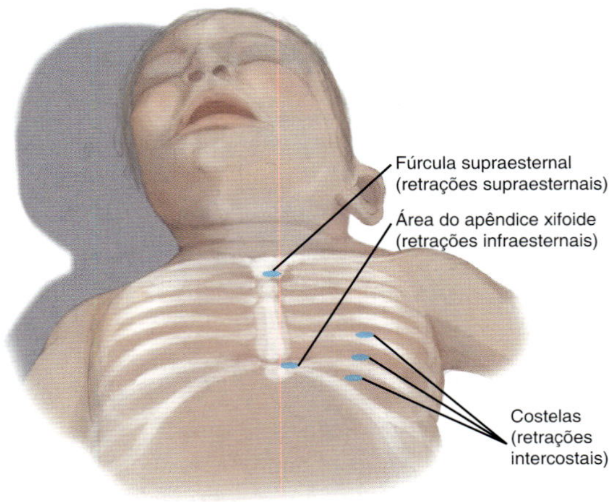

● Figura 18.3 Localização das retrações.

edema pulmonar. O estridor é um som inspiratório agudo e facilmente audível e indica obstrução das vias respiratórias superiores. Em alguns casos, os sibilos podem ser ouvidos mesmo sem estetoscópio e são descritos como sibilos audíveis.

Esforço respiratório. Avalie o esforço respiratório quanto à profundidade e à qualidade. A respiração está difícil? Os lactentes e as crianças com congestão nasal significativa podem ter taquipneia, que geralmente desaparece quando o muco do nariz é removido. A respiração oral também pode ocorrer quando há congestão nasal acentuada. O aumento do esforço respiratório, principalmente se estiver associado a agitação e ansiedade, geralmente indica acometimento das vias respiratórias inferiores. Verifique se há batimento do nariz, retrações ou balanceio da cabeça. O batimento nasal pode ocorrer nos estágios iniciais da evolução da doença respiratória e é uma tentativa de inalar volumes maiores de oxigênio.

Retrações (tração dos tecidos moles para baixo durante a respiração) podem ocorrer nas regiões intercostais, subcostais, infraesternais, supraclaviculares ou supraesternais (Figura 18.3). Registre a gravidade das retrações: brandas, moderadas ou graves. Observe também a utilização dos músculos cervicais acessórios. Observe a existência de respiração paradoxal (falta de estimulação do tórax e elevação do abdome durante a fase inspiratória; Figura 18.4). O balanceio da cabeça a cada respiração também é um sinal de aumento do esforço para respirar.

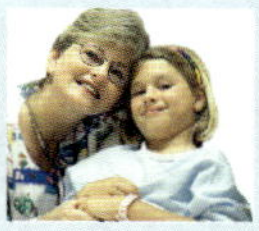

A respiração em gangorra (ou paradoxal) é muito ineficaz para manter a ventilação e a oxigenação. O tórax desce com a inspiração e sobe com a expiração.

Ansiedade e agitação. A criança está ansiosa ou agitada? Agitação, irritabilidade e ansiedade são causadas pela dificuldade de obter

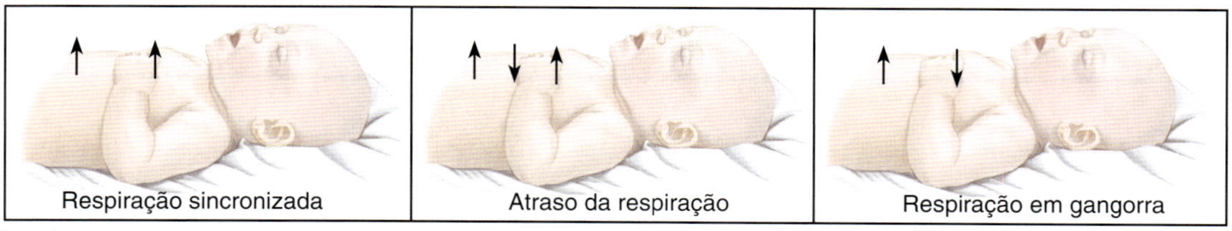

● Figura 18.4 Respirações em gangorra.

oxigênio suficiente. Essas alterações podem ser indícios muito precoces de sofrimento respiratório, principalmente quando há também taquipneia. A agitação pode progredir para apatia e letargia se a disfunção respiratória não for revertida (Figura 18.5).

Baqueteamento dos dedos. Inspecione as pontas dos dedos das mãos para detectar **baqueteamento**, que consiste no alargamento da falange terminal do dedo e resulta em alteração do ângulo formado entre a unha e a ponta do dedo (Figura 18.6). O baqueteamento pode ocorrer em crianças com doença respiratória crônica e resulta de proliferação exagerada dos capilares, à medida que o corpo tenta suprir mais oxigênio às células periféricas.

Hidratação. Avalie o grau de hidratação da criança. As crianças com doença respiratória estão sujeitas a desenvolver desidratação. A dor relacionada com a inflamação da garganta ou as lesões orais pode evitar que a criança ingira quantidades adequadas de líquidos. A congestão nasal interfere na capacidade do lactente de sugar eficazmente o peito ou a mamadeira. Taquipneia e acentuação do esforço respiratório interferem na capacidade de ingerir líquidos sem risco de aspiração.

Avalie a coloração e o grau de umidade da mucosa oral. Examine o turgor cutâneo, a presença de lágrimas e a adequação do débito urinário.

Ausculta

Avalie os sons pulmonares por meio da ausculta. Ausculte os sons respiratórios (murmúrio vesicular) nas paredes torácicas anterior e posterior e também nas regiões axilares. Observe se a ventilação é adequada. Os sons respiratórios devem ser iguais bilateralmente. A intensidade e a tonalidade devem ser iguais em todas as áreas pulmonares; registre se o murmúrio vesicular está diminuído. Na ausência de doença coexistente das vias respiratórias inferiores, o murmúrio vesicular deve ser claro em todos os campos pulmonares.

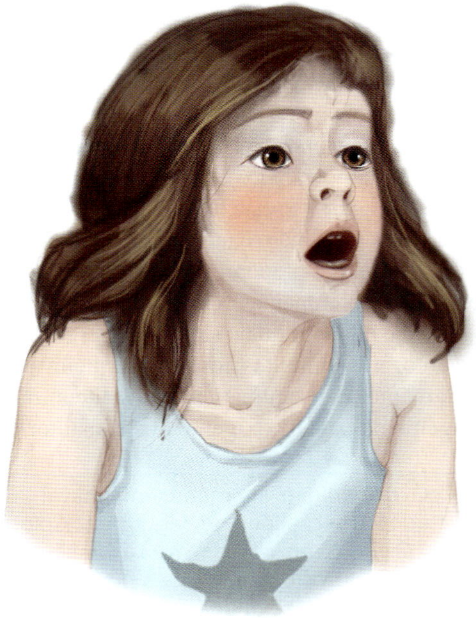

● Figura 18.5 A hipoxia e a angústia respiratória geram ansiedade e falta de ar.

Durante a respiração normal, a fase inspiratória geralmente é mais suave e prolongada que a fase expiratória.

Expiração prolongada é um sinal de obstrução brônquica ou bronquiolar. Bronquiolite, asma, edema pulmonar e corpo estranho intratorácico podem causar prolongamento da fase expiratória.

Os lactentes e os pré-escolares têm a parede torácica fina. Quando as vias respiratórias superiores estão congestionadas (como ocorre no resfriado grave), os sons produzidos nessas vias podem ser transmitidos a todos os campos pulmonares. Quando a congestão das vias respiratórias superiores é transmitida aos campos pulmonares, o som congestionado ouvido sobre a traqueia é o mesmo ouvido sobre os pulmões, mas é mais acentuado e intenso. Para confirmar que esses sons realmente são ruídos adventícios, ou se são transmitidos das vias respiratórias superiores, ausculte novamente a criança depois que ela tossir ou após ter sido feita aspiração em suas narinas. Outra maneira de discernir isso é comparar os resultados da ausculta na traqueia e nos campos pulmonares para determinar se o som anormal realmente provém dos pulmões ou se, na verdade, está sendo transmitido das vias respiratórias superiores.

Descreva os ruídos adventícios detectados à ausculta. Os sibilos – sons agudos que geralmente ocorrem na expiração – resultam de obstrução dos segmentos distais da traqueia ou dos bronquíolos. A sibilação que desaparece quando a criança tosse resulta mais provavelmente de secreções acumuladas nos segmentos distais da traqueia. A sibilação resultante da obstrução dos bronquíolos, como ocorre na bronquiolite, na asma, na doença pulmonar crônica ou na fibrose cística, não desaparece depois da tosse. Os **estertores** (sons crepitantes) ocorrem quando os alvéolos ficam cheios de líquido, como acontece na pneumonia. Observe a localização dos ruídos adventícios e também a fase em que ocorrem (inspiração, expiração ou ambas). As crianças também podem ter taquicardia, porque a frequência cardíaca geralmente aumenta nas fases iniciais da hipoxemia.

Percussão

Com a percussão, observe se há sons não ressonantes. Sons de macicez ou submacicez podem ser detectados sobre os tecidos pulmonares parcialmente condensados, como ocorre na pneumonia. Sons timpânicos podem ocorrer com pneumotórax. Observe se há hiper-ressonância (que pode ocorrer na asma).

Palpação

Palpe os seios paranasais para detectar hipersensibilidade em crianças maiores. Verifique se há aumento ou hipersensibilidade dos linfonodos da cabeça e do pescoço. Registre as alterações do frêmito toracovocal detectado à palpação. Acentuação do frêmito toracovocal pode ocorrer com pneumonia ou derrame pleural. O frêmito toracovocal pode estar reduzido nos pacientes com tórax em barril, como ocorre na fibrose cística. A ausência do frêmito toracovocal pode estar associada a pneumotórax ou atelectasia.

Compare os pulsos centrais e periféricos. Observe a qualidade e a frequência dos pulsos. Em presença de angústia respiratória significativa, a perfusão geralmente fica comprometida. A perfusão reduzida pode refletir-se em pulsos periféricos (radiais, pediais) mais fracos em comparação com os pulsos centrais.

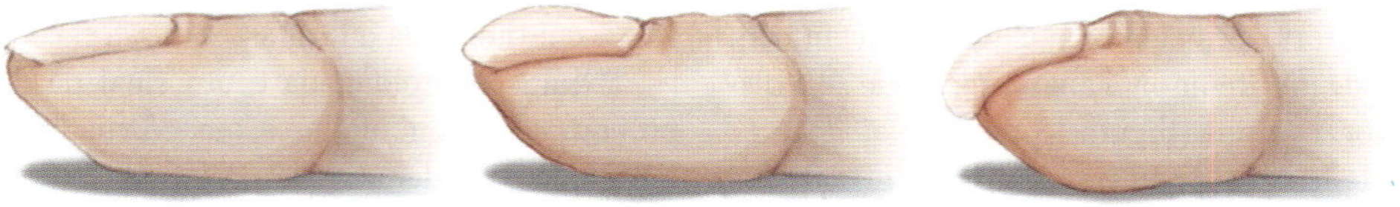

● Figura 18.6 (**A**) Ponta de dedo normal. (**B**) Baqueteamento.

Exames complementares

A tabela Exames complementares 18.1 explica os testes laboratoriais e diagnósticos comumente realizados nas crianças com distúrbios respiratórios. Esses exames podem ajudar o médico a diagnosticar o distúrbio e/ou podem ser usados para orientar a continuação do tratamento atual. A equipe do laboratório ou outros profissionais coletam algumas amostras, enquanto a enfermeira pode obter outras. Seja como for, a enfermeira deve estar familiarizada com a maneira como os testes são realizados, para quê eles são utilizados e seus resultados normais e anormais. Esse conhecimento também é necessário quando se fornecem instruções aos pacientes e às famílias quanto aos exames realizados.

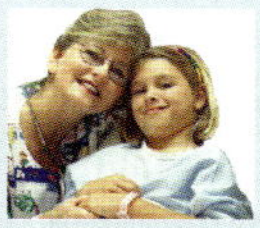

A luz ambiente pode interferir nas leituras da oximetria de pulso. Quando a sonda do oxímetro de pulso é colocada no pé do lactente ou no dedo do pé de um pré-escolar, o ato de cobrir a sonda e a extremidade com uma meia pode ajudar a assegurar leituras precisas.

Diagnósticos, metas, intervenções e reavaliação de enfermagem

Depois de concluir a avaliação completa, a enfermeira pode identificar vários diagnósticos de enfermagem, inclusive:

- Limpeza ineficaz das vias respiratórias
- Padrão respiratório ineficaz
- Troca gasosa prejudicada
- Risco de infecção
- Dor
- Risco de déficit de volume de líquidos
- Nutrição alterada, menos que as necessidades corporais
- Intolerância à atividade
- Medo
- Processos familiares alterados
- Dor

Depois de concluir a avaliação de Alexander, a enfermeira observa o seguinte: muitas secreções claras nas vias respiratórias, a criança parece pálida, frequência respiratória de 68, retrações, batimento nasal, sibilos e redução dos sons respiratórios. Com base nos resultados dessa avaliação, quais seriam seus três principais diagnósticos de enfermagem para esse caso?

As metas, as intervenções e a reavaliação de enfermagem para a criança que tem doença respiratória estão baseadas nos diagnósticos de enfermagem. O Plano de cuidados de enfermagem 18.1 pode ser utilizado como guia para o planejamento dos cuidados necessários à criança que tem distúrbio respiratório. O plano de cuidados de enfermagem deve ser individualizado com base nos sintomas e nas necessidades da criança; veja informações detalhadas sobre o controle da dor no Capítulo 14. Outras informações sobre os distúrbios específicos estão incluídas nas seções subsequentes deste capítulo.

Com base nos seus três principais diagnósticos de enfermagem para Alexander, descreva as intervenções de enfermagem aplicáveis.

Suplementação de oxigênio

O oxigênio pode ser administrado a crianças por diferentes métodos (Figura 18.7). Como o oxigênio é considerado um fármaco a ser administrado, é preciso ter prescrição médica, exceto quando se aplicam os protocolos de emergência descritos nas normas e nos procedimentos do serviço de saúde. Muitos serviços de saúde desenvolveram recomendações específicas quanto à administração de oxigênio, que geralmente são coordenadas com os fisioterapeutas respiratórios, embora a enfermeira ainda fique responsável por assegurar que o oxigênio seja administrado adequadamente.

As fontes de oxigênio incluem sistemas ligados à parede e cilindros. O fornecimento de oxigênio disponível nas fontes ligadas à parede é ilimitado, mas a utilização dessas fontes restringe a criança ao quarto do hospital. Os cilindros são tanques portáteis de oxigênio; o cilindro D contém pouco menos de 400 ℓ de oxigênio, enquanto o cilindro E acondiciona cerca de 650 ℓ. Os cilindros são acoplados a uma válvula metálica, que fica ligada ao tanque. O tanque esvazia com relativa rapidez caso a criança necessite de altos fluxos de oxigênio, e por isso esta não é uma boa fonte de oxigênio para as emergências. O cilindro é útil às crianças que necessitam de fluxos baixos, porque lhes proporciona mobilidade.

Em geral, os fisioterapeutas respiratórios mantêm o equipamento respiratório encontrado no setor de emergência ou no hospital. Entretanto, nos ambulatórios, a enfermeira pode ser responsável por manter esse equipamento e verificar diariamente o nível de oxigênio da bala de oxigênio dos consultórios.

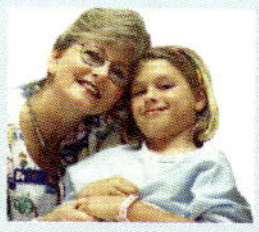

O oxigênio é altamente inflamável – portanto, adote precauções de segurança. Coloque avisos ("Oxigênio em uso"); instrua a família a evitar acender fósforos e isqueiros e a portar materiais inflamáveis ou voláteis; e utilize apenas os equipamentos aprovados pelo serviço.

(*O texto continua na p. 514.*)

Exames complementares 18.1 Distúrbios respiratórios

Exame	Explicação	Indicação	Implicações de enfermagem
Testes cutâneos para alergia	O alergênio suspeito é aplicado na pele por raspagem, perfuração com agulha ou picada. A formação de uma pápula sugere alergia à substância. O procedimento pode causar anafilaxia. (Nota de enfermagem: o uso de anti-histamínicos deve ser suspenso antes do teste, porque eles inibem a resposta.)	Rinite alérgica, asma	É necessário observar atentamente o paciente para detectar anafilaxia. Epinefrina e equipamentos de emergência devem estar prontamente acessíveis. Algumas crianças reagem quase imediatamente ao teste cutâneo; outras demoram alguns minutos
Gasometria arterial	Método invasivo (requer a obtenção de uma amostra de sangue) para medir o pH, as pressões parciais do oxigênio e do dióxido de carbono e o excesso de bases no sangue arterial	Geralmente é reservada a crianças graves intubadas, ou quando há suspeita de retenção do dióxido de carbono	Aplique pressão por alguns minutos depois da punção de uma artéria periférica para evitar sangramento. As punções da artéria radial são comuns e podem ser muito dolorosas. Observe se a criança está chorando excessivamente durante a coleta do sangue, porque isso altera o nível do dióxido de carbono
Radiografias do tórax	Imagens radiográficas dos pulmões expandidos: podem mostrar hiperinsuflação, atelectasia, pneumonia, corpo estranho, derrame pleural ou dimensões anormais do coração ou dos pulmões	Bronquiolite, pneumonia, tuberculose, asma, fibrose cística, displasia broncopulmonar	As crianças podem ficar assustadas com o equipamento de raios-X. Se um dos pais ou um familiar adulto puder acompanhar a criança, em geral ela ficará mais tranquila. Se a criança não conseguir ou não quiser ficar imóvel para fazer a radiografia, poderá ser necessário usar contenções. As contenções devem ser limitadas ao tempo necessário para o exame radiográfico
Testes com anticorpo fluorescente	Determina a presença de vírus sincicial respiratório (VSR), adenovírus, *influenza*, *parainfluenza* ou *Chlamydia* nas secreções nasofaríngeas	Bronquiolite, pneumonia	Para obter uma amostra das secreções nasofaríngeas, instile 1 a 3 ml de soro fisiológico estéril em uma das narinas, aspire o conteúdo por meio de uma seringa com bulbo estéril pequeno, coloque o conteúdo em um recipiente estéril e envie imediatamente ao laboratório
Radioscopia	Exame radiográfico que utiliza uma tela fluorescente – imagens em "tempo real"	Detecção de massas ou abscessos	Requer que a criança fique imóvel. O equipamento pode ser assustador. As crianças podem ficar mais tranquilas na presença de um dos pais ou de um familiar adulto
Lavagens gástricas para BAAR	Determinam a presença de BAAR (bacilos álcool-ácido-resistentes) no estômago (as crianças geralmente engolem o escarro)	Tuberculose	Um tubo nasogástrico é introduzido e instila-se soro fisiológico, que depois é aspirado do estômago para obtenção da amostra
Fluxo expiratório máximo (*peak flow*)	Mede o fluxo máximo de ar que pode ser exalado vigorosamente em 1 s. É medido em litros por segundo	A repetição diária desse teste pode avaliar a adequação do controle da asma.	É importante determinar o "melhor resultado pessoal" da criança, realizando-se duas leituras diárias por um período de 2 semanas enquanto o paciente estiver bem. A média desses resultados é conhecida como "melhor resultado pessoal". Também existem gráficos baseados na estatura e na idade para determinar o fluxo expiratório máximo esperado
Provas de função pulmonar	Medem o fluxo respiratório e os volumes pulmonares	Asma, fibrose cística e doença pulmonar crônica	Geralmente são realizadas por um fisioterapeuta respiratório treinado para efetuar todos os testes. A espirometria pode ser realizada ambulatorialmente por uma enfermeira treinada

(continua)

Exames complementares 18.1 Distúrbios respiratórios *(continuação)*

Exame	Explicação	Indicação	Implicações de enfermagem
Oximetria de pulso	Método não invasivo para monitoração contínua (ou intermitente) da saturação de oxigênio	Pode ser útil em qualquer condição na qual a criança esteja em sofrimento respiratório	A sonda deve ser aplicada corretamente no dedo da mão ou do pé, na mão ou na orelha a fim de que o aparelho possa detectar adequadamente o pulso e a saturação de oxigênio
Teste rápido para *influenza*	Teste rápido para diagnosticar *influenza* A ou B	*Influenza*	Deve ser realizado nas primeiras 24 h da doença, a fim de que possa ser iniciada a administração do medicamento apropriado Peça a criança para bochechar com soro fisiológico estéril e, em seguida, cuspir em um recipiente estéril. Envie imediatamente ao laboratório
Teste rápido para estreptococos	Teste instantâneo para detecção da presença do anticorpo antiestreptocócico nas secreções faríngeas	Faringite, amigdalite	Os resultados ficam prontos em 5 a 10 min. Testes negativos devem ser complementados por cultura das secreções faríngeas
RAST (teste radioalergossorvente)	Detecta quantidades diminutas de imunoglobulina E no sangue Não acarreta o risco de causar anafilaxia, mas não é tão sensível quanto os testes cutâneos	Asma (alergias alimentares)	A amostra de sangue geralmente é enviada a um laboratório de referência
Radiografias, tomografia computadorizada (TC) ou ressonância magnética dos seios paranasais	Exames radiológicos usados para detectar acometimento dos seios paranasais	Sinusite, resfriados repetidos	Os resultados das radiografias geralmente ficam prontos mais rapidamente do que os da TC ou da RM
Cultura do escarro	Cultura bacteriana do microrganismo invasor presente no escarro	Pneumonia, fibrose cística, tuberculose	O material deve ser realmente escarro, não muco da boca ou do nariz. A criança pode respirar profundamente, tossir e cuspir, ou o espécime pode ser obtido por aspiração da via respiratória artificial
Teste do cloreto no suor	Obtenção de uma amostra de suor em um filtro de papel depois de estimulação da pele com pilocarpina. Mede a concentração de cloreto no suor	Fibrose cística	Pode ser difícil obter uma amostra de suor em lactentes
Cultura da faringe	Cultura bacteriana (são necessárias 24 a 48 h, no mínimo) para determinar a presença de estreptococos A ou de outras bactérias	Faringite, amigdalite	Pode ser realizada com *swabs* separados coletados ao mesmo tempo que a amostra para o teste rápido para estreptococos, a fim de atenuar o estresse da criança (os dois *swabs* são aplicados ao mesmo tempo). Não realize o teste logo depois que a criança tomar um medicamento ou ingerir ou beber alguma coisa
Teste cutâneo com tuberculina	Teste de Mantoux (injeção intradérmica do derivado proteico purificado – PPD)	Tuberculose, tosse crônica	Deve ser aplicado por via intradérmica; o teste não tem validade se for aplicado incorretamente

Plano de cuidados de enfermagem 18.1

Visão geral da criança com distúrbio respiratório

Diagnóstico de enfermagem: limpeza ineficaz das vias respiratórias, relacionada com a inflamação, as secreções aumentadas, a obstrução mecânica ou a dor, conforme se evidencia pela existência de secreções, tosse produtiva, taquipneia e aumento do esforço respiratório

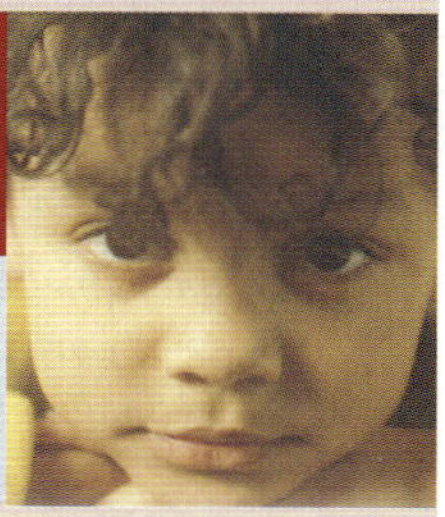

Definição dos resultados esperados e reavaliação

A criança mantém as vias respiratórias desobstruídas, *sem secreções ou obstruções, com pouco esforço para respirar e frequência respiratória dentro dos parâmetros adequados à idade.*

Intervenções: manutenção das vias respiratórias desobstruídas

- Posicione as vias respiratórias abertas (posição de fungar, se o paciente estiver deitado na posição supina): *as vias respiratórias abertas facilitam a ventilação adequada.*
- Umidifique o oxigênio ou o ar ambiente e assegure o aporte adequado de líquidos (intravenosos ou orais) *para ajudar a liquefazer as secreções e facilitar sua eliminação.*
- Aspire com uma seringa de bulbo ou um cateter nasofaríngeo conforme a necessidade, principalmente antes da amamentação com mamadeira, *para facilitar a eliminação das secreções.*
- Se o paciente tiver taquipneia, mantenha dieta zero *para evitar o risco de aspiração.*
- Em crianças maiores, estimule a expectoração do escarro por meio da tosse, *para facilitar a limpeza das vias respiratórias.*
- Faça fisioterapia respiratória conforme a prescrição *para mobilizar as secreções.*
- Providencie para que os equipamentos de emergência estejam prontamente disponíveis, *para evitar demora se não for mais possível manter as vias respiratórias naturais.*

Diagnóstico de enfermagem: padrão respiratório ineficaz relacionado com o processo inflamatório ou infeccioso, conforme se evidencia por taquipneia, aumento do esforço para respirar, batimento nasal, retrações e redução do murmúrio vesicular

Definição dos resultados esperados e reavaliação

A criança apresenta ventilação adequada: *frequência respiratória dentro dos parâmetros adequados à idade, pouco esforço para respirar (ausência de retrações, utilização dos músculos acessórios, grunhidos), murmúrio vesicular claro com ventilação adequada, saturação de oxigênio > 94% ou dentro dos parâmetros prescritos.*

Intervenções: promoção de padrões respiratórios eficazes

- Avalie repetidamente a frequência respiratória, murmúrio vesicular e o esforço respiratório, *para confirmar que houve melhora com o tratamento e, desse modo, para que se possa detectar facilmente qualquer deterioração.*
- Utilize a oximetria de pulso para monitorar a saturação de oxigênio pelo método menos invasivo possível, *para avaliar a adequação da oxigenação e assegurar a detecção imediata de hipoxemia.*
- Posicione o paciente em uma posição confortável com as vias respiratórias desobstruídas e espaço para expansão dos pulmões; se for necessário, utilize travesseiros ou almofadas para manter a posição, *para assegurar a ventilação ideal por meio da expansão pulmonar máxima.*
- Administre oxigênio suplementar e/ou umidificação conforme a prescrição *para melhorar a oxigenação.*
- Ofereça períodos adequados de repouso e sono *para poupar energia.*
- Administre os antibióticos conforme a prescrição: *podem ser indicados nos casos de infecção respiratória bacteriana.*
- Estimule a espirometria de incentivo e a tosse com respiração profunda (isto pode ser conseguido por meio de brincadeiras) *para maximizar a ventilação (as brincadeiras facilitam a participação da criança).*

Diagnóstico de enfermagem: troca gasosa prejudicada, relacionada com tamponamento das vias respiratórias, hiperventilação ou atelectasia, conforme se evidencia por cianose, redução da saturação de oxigênio e alterações da gasometria arterial

Definição dos resultados esperados e reavaliação

A troca gasosa é adequada: *a leitura da oximetria de pulso quando a criança respira ar ambiente está dentro dos parâmetros normais para a idade, a gasometria arterial está dentro dos limites normais e não há cianose.*

(*continua*)

Visão geral da criança com distúrbio respiratório *(continuação)*

Intervenções: promoção de troca gasosa adequada

- Administre oxigênio conforme a prescrição *para melhorar a oxigenação.*
- Monitore a saturação de oxigênio por meio da oximetria de pulso *para detectar alterações da oxigenação.*
- Estimule a eliminação das secreções por meio de tosse, expectoração, fisioterapia respiratória e aspiração: *a mobilização das secreções pode melhorar a troca gasosa.*
- Administre broncodilatadores conforme a prescrição (albuterol, levalbuterol e epinefrina racêmica) *para tratar o broncospasmo e melhorar a troca gasosa.*
- Proporcione contato e apoio frequentes à criança e à família *para reduzir sua ansiedade, que aumenta as demandas de oxigênio do paciente.*
- Avalie e monitore o estado mental (confusão, letargia, agitação, agressividade): *a hipoxemia pode causar alterações do estado mental.*

Diagnóstico de enfermagem: risco de infecção relacionada com a presença de agentes infecciosos, conforme se evidencia por febre ou presença de vírus ou bactérias nos exames laboratoriais

Definição dos resultados esperados e reavaliação

A criança não apresenta sinais de infecção secundária e não dissemina a infecção para outras pessoas: *os sintomas da infecção regridem progressivamente; outras pessoas não adquirem a infecção.*

Intervenções: profilaxia da infecção

- Mantenha técnica asséptica, lave cuidadosamente as mãos e utilize cateteres de aspiração descartáveis *para evitar a introdução de outros agentes infecciosos.*
- Limite o número de visitas e faça uma triagem para determinar se tiveram doença recentemente *para evitar infecção adicional.*
- Administre os antibióticos conforme a prescrição *para evitar ou tratar a infecção bacteriana.*
- Estimule a ingestão de uma dieta nutritiva de acordo com as preferências da criança e sua capacidade de alimentar-se por VO, *para promover os mecanismos naturais de defesa do organismo contra infecções.*
- Isole a criança conforme a necessidade *para evitar disseminação da infecção no hospital.*
- Ensine à criança e à família medidas preventivas como lavar cuidadosamente as mãos, cobrir a boca e o nariz ao tossir ou espirrar, descartar adequadamente os lenços usados, *para evitar disseminação da infecção no hospital ou na comunidade.*

Diagnóstico de enfermagem: risco de déficit de volume de líquidos, relacionado com a redução da ingestão oral e com as perdas imperceptíveis devidas a febre, taquipneia ou sudorese

Definição dos resultados esperados e reavaliação

O paciente mantém o volume de líquidos: *mucosa oral úmida e rosada, turgor cutâneo elástico, débito urinário mínimo de 1 a 2 mℓ/kg/h.*

Intervenções: manutenção do volume adequado de líquidos

- Administre os líquidos intravenosos de acordo com a prescrição *para manter hidratação adequada em dieta zero.*
- Quando a ingestão oral é permitida, estimule a ingestão de líquidos orais. Picolés, líquidos prediletos e jogos podem ser utilizados *para ampliar a ingestão.*
- Verifique se há sinais de hidratação adequada (turgor cutâneo elástico, mucosas úmidas, débito urinário adequado).
- Monitore rigorosamente a ingestão e as perdas *para ajudar a detectar desequilíbrio de líquidos.*
- Densidade urinária, níveis urinários e séricos dos eletrólitos, ureia, creatinina e osmolalidade *são indicadores confiáveis do estado de hidratação.*

Diagnóstico de enfermagem: nutrição alterada: menos que as necessidades corporais, relacionada com a dificuldade de alimentar-se, conforme se evidencia por ingestão oral reduzida e cansaço durante a alimentação

Definição dos resultados esperados e reavaliação

A criança mantém a ingestão nutricional adequada: *o peso é mantido ou aumentado. A criança consome uma dieta apropriada à idade.*

Visão geral da criança com distúrbio respiratório (*continuação*)

Intervenções: promoção de ingestão nutricional adequada

- Pese diariamente na mesma balança e à mesma hora do dia: *manutenção ou aumento do peso podem indicar ingestão nutricional adequada.*
- O cálculo das calorias consumidas em um período de 3 dias *ajuda a determinar se a ingestão calórica está sendo suficiente.*
- Ajude a família e a criança a escolherem alimentos ricos em calorias e proteínas *para otimizar o potencial de crescimento.*
- Ajude as crianças pequenas a comer melhor brincando e oferecendo alimentos favoritos, *que melhorem a ingestão nutricional.*

Diagnóstico de enfermagem: intolerância à atividade, relacionada com a demanda respiratória alta, conforme se evidencia por esforço aumentado para respirar e necessidade de períodos frequentes de repouso enquanto brinca

Definição dos resultados esperados e reavaliação

A criança readquire seu nível habitual de atividade: *as atividades são toleradas sem dificuldade respiratória. As leituras da oximetria de pulso e os sinais vitais estão dentro dos parâmetros adequados à idade e ao nível de atividade.*

Intervenções: promoção da tolerância à atividade

- Ofereça períodos de repouso intercalados com períodos de atividade. Concentre as atividades de enfermagem e as visitas de modo a proporcionar descanso suficiente. *As atividades aumentam a demanda de oxigênio do miocárdio e, por esta razão, devem ser contrabalançadas com repouso.*
- Ofereça refeições leves e frequentes para evitar cansaço excessivo (*a criança gasta energia enquanto come*).
- Estimule atividades tranquilas que não exijam esforço, *para evitar tédio.*
- Permita o aumento gradativo das atividades conforme a tolerância, de modo a manter a oximetria de pulso dentro dos parâmetros normais, *para reduzir o risco de agravamento da disfunção respiratória.*

Diagnóstico de enfermagem: medo relacionado com a dificuldade de respirar, os profissionais, os procedimentos e o ambiente (hospital) desconhecidos, conforme se evidencia pelos comportamentos de agarrar-se aos pais, agitação, verbalização ou falta de cooperação

Definição dos resultados esperados e reavaliação

O medo e/ou a ansiedade são atenuados: *há redução dos episódios de choro ou agitação; a criança está feliz e às vezes brinca.*

Intervenções: atenuação do medo

- Estabeleça uma relação de confiança com a criança e a família *para atenuar seu medo e sua ansiedade.*
- Explique os procedimentos à criança em um nível apropriado ao seu estágio de desenvolvimento *para reduzir o medo do desconhecido.*
- Ofereça o cobertor ou o bichinho de pelúcia predileto ao paciente, além das medidas de conforto preferidas, inclusive balançar ou ouvir música, *para ampliar sua sensação de segurança.*
- A participação dos pais nos cuidados prestados à criança *aumenta sua tranquilidade e reduz seu medo.*

Diagnóstico de enfermagem: nutrição alterada: menos que as necessidades corporais, relacionada com a dificuldade de alimentar-se, conforme se evidencia por ingestão oral reduzida e cansaço durante a alimentação

Definição dos resultados esperados e reavaliação

A criança mantém a ingestão nutricional adequada: *o peso é mantido ou aumentado. A criança consome uma dieta apropriada à idade.*

Diagnóstico de enfermagem: processos familiares alterados, relacionados com a doença ou a hospitalização da criança, conforme se evidencia pela presença da família no hospital, pela falta ao trabalho ou pela demonstração de incapacidade de superar a situação

Definição dos resultados esperados e reavaliação

Os pais demonstram capacidade adequada de superação e menos ansiedade: *os pais participam dos cuidados da criança, fazem perguntas apropriadas e conseguem conversar tranquilamente sobre os cuidados e a condição da criança.*

(*continua*)

Visão geral da criança com distúrbio respiratório *(continuação)*

Intervenções: promoção dos processos familiares adequados

- Estimule os pais a verbalizarem suas preocupações quanto à doença da criança: *isto possibilita a identificação das preocupações e demonstra à família que a enfermeira também cuida dos familiares, não apenas da criança.*
- Explique o tratamento, os procedimentos e o comportamento da criança aos pais: *o esclarecimento do estado atual da criança ajuda os pais a atenuarem sua ansiedade.*
- Estimule a participação dos pais na assistência, *a fim de que eles possam continuar a se sentirem necessários e valorizados.*

A eficiência do sistema de fornecimento de oxigênio é afetada por diversas variáveis, inclusive o esforço respiratório da criança, o fluxo de oxigênio administrado em litros e se o equipamento está sendo utilizado adequadamente. Em geral, as máscaras faciais para administração de oxigênio são fornecidas em tamanhos apropriados aos lactentes, às crianças e aos adultos. Escolha a máscara que se adapte melhor à criança. Além disso, certifique-se de que a máscara esteja adequadamente vedada para reduzir o escape de oxigênio ao redor da máscara. Assegure que o fluxo em litros seja ajustado de acordo com as recomendações do fabricante para o uso nesse sistema de administração específico. A taxa de fluxo ou a concentração do oxigênio geralmente é determinada por prescrição médica. Qualquer que seja o método de administração adotado, assegure a umidificação do oxigênio para evitar ressecamento das vias nasais e ajudar a liquefazer as secreções. A Tabela 18.1 descreve detalhadamente os métodos de administração de oxigênio.

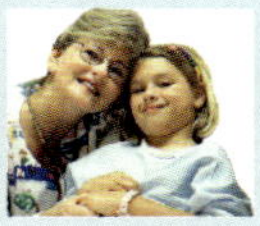

Monitore os sinais vitais, a coloração, o esforço respiratório, a oximetria de pulso e o nível de consciência da criança antes, durante e depois da oxigenoterapia, para avaliar sua eficácia.

Distúrbios infecciosos agudos

Os distúrbios infecciosos agudos incluem resfriados comuns, sinusite, *influenza*, faringite, amigdalite, laringite, síndromes do crupe, infecção pelo vírus sincicial respiratório (VSR), pneumonia e bronquite.

● Resfriado comum

O resfriado comum também é conhecido como infecção viral das vias respiratórias superiores (IVVRS) ou nasofaringite. Os resfriados podem ser causados por diferentes vírus, inclusive rinovírus, para*influenza*, VSR, enterovírus e adenovírus (National Institute of Allergy and Infectious Diseases, 2004). Recentemente, o metapneumovírus humano foi reconhecido como agente etiológico importante do resfriado comum (Burke, 2004). As partículas virais disseminam-se pelo ar ou por contato interpessoal. Os resfriados são mais frequentes no inverno, afetam crianças de todas as idades e têm incidência maior entre crianças que frequentam a creche e a pré-escola. É comum que uma criança tenha 6 a 9 resfriados por ano. O tabagismo passivo aumenta o risco de pegar resfriados (Johannsson *et al.*, 2003). A regressão espontânea ocorre depois de cerca de 7 a 10 dias, mas as compli-

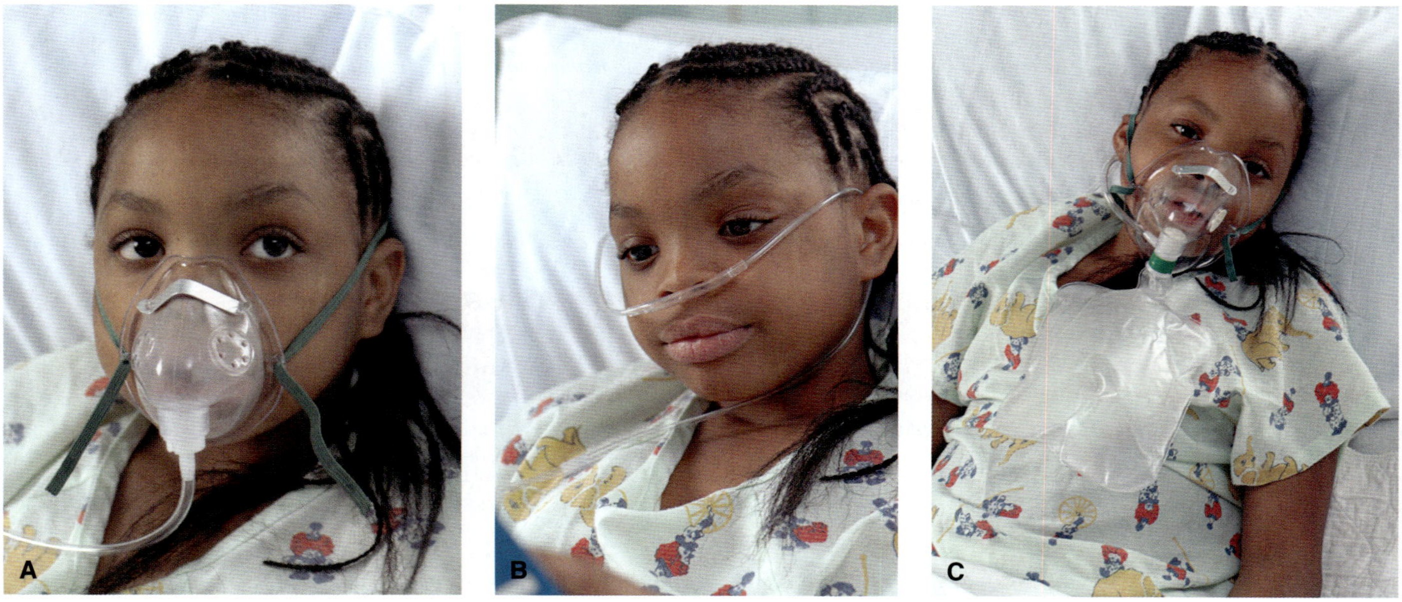

● Figura 18.7 **(A)** A máscara de oxigênio simples fornece cerca de 40% de oxigênio. **(B)** A cânula nasal fornece mais 4% de oxigênio por litro administrado (*i. e.*, 1 ℓ contém 25% de oxigênio). **(C)** A máscara com válvula unidirecional fornece 80 a 100% oxigênio.

cações potenciais incluem infecções bacterianas secundárias das orelhas, da garganta, dos seios paranasais ou dos pulmões.

A abordagem terapêutica do resfriado comum consiste basicamente em medidas sintomáticas. A congestão nasal pode ser aliviada por umidificação e utilização de gotas ou aerossol nasal de soro fisiológico, seguida de aspiração. Os anti-histamínicos estão contraindicados porque ressecam mais as secreções. Existem medicamentos (isolados ou combinados) vendidos sem prescrição para tratar resfriados comuns. Essas preparações não foram aprovadas para reduzir a duração ou a gravidade do resfriado, mas podem oferecer alívio sintomático em alguns casos.

Avaliação de enfermagem

A criança pode ter congestão ou secreção nasal. Em geral, essa secreção é fina e aquosa nas fases iniciais, mas pode tornar-se mais espessa e colorida. A cor da secreção nasal *não* é um indicador confiável de infecção viral ou bacteriana. A criança pode ficar rouca e queixar-se de dor de garganta. Em geral, a tosse produz pouquíssimo escarro. Também podem ocorrer febre, fadiga, lacrimejamento e perda do apetite. Em geral, os sinais e os sintomas são piores nos primeiros dias e depois diminuem com a evolução da doença.

Avalie se há fatores de risco como frequência à creche ou à pré-escola. Inspecione a criança para detectar edema e vasodilatação da mucosa. O diagnóstico é baseado nas manifestações clínicas, porque não existem exames laboratoriais ou diagnósticos específicos. A Tabela comparativa 18.1 define as causas de congestão nasal.

Intervenções de enfermagem

As intervenções de enfermagem para a criança que tem um resfriado comum consistem em promover seu conforto, fornecer instruções à família e evitar disseminação da infecção.

Medidas para aumentar o conforto

Os cuidados de enfermagem para a criança que tem um resfriado comum consistem em medidas de suporte. A congestão nasal pode ser aliviada por aplicação de gotas nasais de soro fisiológico, seguida de aspiração nos lactentes ou nos infantes com uma seringa de bulbo. Nos escolares, pode-se utilizar um aerossol nasal de soro fisiológico para mobilizar as secreções. A umidificação com vapor frio também ajuda a aliviar a congestão nasal. Em geral, os aerossóis nasais vendidos sem prescrição não são recomendados para crianças, mas às vezes são prescritos por períodos muito curtos. A estimulação da ingestão oral adequada de líquidos é importante para liquefazer as secreções.

Instrua os pais quanto à utilização dos medicamentos para resfriado e tosse. Embora possam proporcionar alívio sintomático, nenhum estudo comprovou que esses fármacos reduzem a duração dos sintomas do resfriado. Aconselhe os pais a utilizar o produto apropriado, dependendo de qual sintoma pretendem aliviar, em vez de utilizar uma preparação combinada. Os produtos que contêm acetaminofeno combinado com outros fármacos para "sintomas do resfriado" podem obscurecer a febre da criança que está desenvolvendo uma infecção bacteriana secundária. Assim como ocorre com todas as infecções virais infantis, diga aos pais que não se deve usar o ácido acetilsalicílico, porque está associado à síndrome de Reye.

Educação da família

Hoje em dia, não existem medicamentos disponíveis para tratar os vírus que causam o resfriado comum e, por esta razão, a única medida necessária é o tratamento sintomático. Os antibióticos não estão indicados, a menos que a criança também tenha infecção bacteriana. Explique aos pais a importância de reservarem os antibióticos para as doenças apropriadas. Forneça instruções quanto à aplicação de gotas nasais de soro fisiológico e à aspiração com seringa de bulbo para remover as secreções do nariz do bebê. A lavagem do nariz com soro fisiológico por meio de uma seringa de bulbo usada para instilar a solução também é eficaz em crianças de todas as idades com congestão nasal. Embora o soro fisiológico para aplicação nasal esteja à venda no comércio, os pais também podem prepará-lo em casa (Boxe 18.2). As Diretrizes de ensino 18.1 fornecem instruções quanto à utilização da seringa de bulbo.

Instrua os pais quanto aos sinais e sintomas de complicações do resfriado comum, inclusive:

- Febre persistente
- Agravamento da dor de garganta ou linfonodos dolorosos e aumentados
- Acentuação ou piora da tosse; tosse persistente há mais de 10 dias, dor torácica, dificuldade de respirar
- Otalgia, cefaleia, dor de dente ou nos seios paranasais
- Irritabilidade incomum ou letargia
- Erupção cutânea

Se ocorrerem complicações, diga aos pais para entrarem em contato com um profissional de saúde para instruções adicionais ou para fazer uma reavaliação.

Profilaxia do resfriado comum

Instruir os pais quanto às maneiras de evitar resfriado comum é uma intervenção de enfermagem fundamental. Explique que a lavagem frequente das mãos ajuda a reduzir a disseminação dos vírus que causam o resfriado comum. Ensine aos pais e à família a evitar tabagismo passivo e lugares aglomerados, principalmente no inverno. Deve-se evitar contato direto com pessoas resfriadas. Estimule os pais e as famílias a seguirem uma dieta saudável e a fazerem repouso suficiente (Torpy, 2003). Ver Healthy People 2010.

Considere *isto!*

Corey Davis, um menino de 3 anos, foi trazido à clínica pela mãe. A criança tem secreção e congestão nasais e tosse seca. A mãe diz: "Seu estado é lastimável".

Que outras informações úteis obtidas pela avaliação de enfermagem podem ser úteis?

Com base na história e na apresentação clínica, Corey recebeu diagnóstico de resfriado comum. Quais seriam as instruções úteis à família? Inclua modos de melhorar o conforto da criança e de evitar resfriado comum.

Sinusite

Em geral, o termo sinusite (também conhecida como rinossinusite) refere-se à infecção bacteriana dos seios paranasais. A doença pode ser aguda ou crônica e a abordagem terapêutica varia com a

Tabela 18.1 Métodos de administração de oxigênio

Método de administração	Descrição	Implicações de enfermagem
Máscara simples	Fornece oxigênio entre 35 e 60% com taxa de fluxo de 6 a 10 ℓ/min. A porcentagem de oxigênio administrado é afetada pela frequência respiratória, pelo fluxo inspiratório e pela adaptação adequada da máscara	• A taxa de fluxo do oxigênio deve ser mantida no mínimo em 6 ℓ/min para manter a concentração de oxigênio inspirado e evitar re-respiração do dióxido de carbono • Para que seja eficaz, a máscara deve ser adaptada firmemente, mas não deve ficar muito apertada a ponto de irritar a face do paciente
Máscara de Venturi	Fornece oxigênio entre 24 e 50% com a utilização de uma válvula especial localizada na base da máscara, que permite a mistura do ar ambiente com o oxigênio	• Ajuste a taxa de fluxo do oxigênio de acordo com a porcentagem desejada, conforme está indicado na válvula ou no dial • Como também ocorre com a máscara simples, a adaptação deve ser firme
Cânula nasal	Fornece concentrações baixas de oxigênio (22 a 4%), mas depende de que as vias nasais estejam desobstruídas	• Deve ser aplicada com umidificação para evitar ressecamento e irritação das vias respiratórias • Pode fornecer quantidades muito pequenas de oxigênio (apenas 25 mℓ/min) • O fluxo máximo recomendado em litros é de 4 ℓ/min • As crianças podem comer ou conversar enquanto recebem oxigênio • A concentração do oxigênio inspirado é afetada pela respiração oral • Depende de que as vias nasais estejam desobstruídas
Tenda de oxigênio	Fornece um ambiente com alta umidade e concentração de oxigênio de até 50%	• O nível de oxigênio diminui quando a tenda é aberta • O tubo deve ser trocado frequentemente, porque fica umedecido • Firme as bordas da tenda com cobertores ou prenda as bordas sob o colchão • As crianças pequenas podem mostrar-se amedrontadas e resistentes • A umidade pode interferir na visualização da criança dentro da tenda
Capuz de oxigênio	Fornece concentrações altas (até 80 a 90%) apenas para bebês. Possibilita acesso fácil ao tórax e à parte inferior do corpo	• O fluxo deve ser ajustado em 10 a 15 ℓ/min • Método conveniente para crianças, mas a alimentação oral deve ser interrompida • O oxigênio pode e deve ser umidificado
Máscara com re-respiração parcial	Máscara facial simples com uma bolsa de reservatório do oxigênio. Fornece oxigênio a concentrações de 50 a 60%	• A taxa de fluxo deve ser ajustada em 10 a 12 ℓ/min para evitar re-respiração do dióxido de carbono • A bolsa do reservatório não esvazia totalmente quando a criança inspira, caso a taxa de fluxo esteja ajustada corretamente
Máscara sem re-respiração	Máscara facial simples com válvulas nos acessos de exalação e uma bolsa de reservatório de oxigênio com outra válvula para impedir que o ar expirado entre no reservatório. Fornece oxigênio à concentração de 95%	• A taxa de fluxo deve ser ajustada em 10 a 12 ℓ/min para evitar re-respiração do dióxido de carbono • A bolsa do reservatório não esvazia totalmente quando a criança inspira, caso a taxa de fluxo seja ajustada corretamente

duração. Cerca de 5% das infecções das vias respiratórias superiores são complicadas por sinusite aguda. Nos pré-escolares, os seios maxilares e etmoidais são os principais focos de infecção. Depois da idade de 10 anos, os seios frontais são acometidos com maior frequência. O edema da mucosa, a redução do transporte ciliar e o espessamento das secreções nasais contribuem para invasão bacteriana do nariz. Os pólipos nasais também colocam a criança sob risco de desenvolver sinusite bacteriana. As complicações incluem celulite orbitária e infecções intracranianas, inclusive empiemas subdurais.

Em geral, a persistência dos sinais e sintomas por menos de 30 dias indica sinusite aguda, enquanto os sintomas que persistem mais de 4 a 6 semanas geralmente sugerem sinusite crônica. A sinusite é tratada com antibióticos, que devem ser

Tabela comparativa 18.1 Causas de congestão nasal

Sinal ou sintoma	Rinite alérgica	Resfriado comum	Sinusite
Duração da doença	Variável; pode ocorrer ao longo de todo o ano	10 dias ou menos	Mais de 10 a 14 dias
Secreção nasal	Fina, aquosa, clara	Espessa, esbranquiçada, amarelada ou esverdeada; pode ser fina	Espessa, amarelada ou esverdeada
Congestão nasal	Variável	Presente	Presente
Espirros	Variáveis	Presentes	Ausentes
Tosse	Variável	Presente	Variável
Cefaleia	Variável	Variável	Variável
Febre	Ausente	Variável	Variável
Mau hálito	Ausente	Ausente	Variável

administrados por no mínimo 10 dias. As recomendações recentes da American Academy of Pediatrics estabelecem que os antibióticos devem ser mantidos por 7 dias depois que a criança estiver assintomática, a fim de assegurar a erradicação da infecção (AAP, 2001). Naturalmente, a sinusite crônica deve ser tratada por períodos mais longos que os casos agudos. O tratamento cirúrgico pode estar indicado para crianças com sinusite crônica, principalmente se for recidivante ou se houver pólipos nasais.

Avaliação de enfermagem

A apresentação clínica mais comum da sinusite consiste em sinais e sintomas persistentes de resfriado. Em vez de melhorar depois de 7 a 10 dias, a secreção nasal persiste. Investigue a história de saúde para detectar:

- Tosse
- Febre
- Halitose (mau hálito) em pré-escolares ou escolares
- Dor facial, que pode ocorrer ou não; não é um indicador confiável da doença
- Edema palpebral (se houver acometimento dos seios etmoidais)
- Irritabilidade
- Perda do apetite

Sintomas de resfriado grave que não melhoram com o tempo também podem indicar sinusite (Leung & Kellner, 2004). Investigue a existência de fatores de risco como história de resfriados repetidos ou pólipos nasais.

Durante o exame físico, observe se há edema palpebral, secreção nasal e halitose. Inspecione a garganta para detectar indícios de secreção retronasal. Examine a mucosa nasal para ver se está edemaciada. Palpe os seios paranasais e verifique se há dor à compressão suave. O diagnóstico pode ser baseado na história e nas manifestações clínicas, complementadas, em alguns casos, pelos resultados das radiografias, da tomografia computadorizada ou da ressonância magnética (Leung & Kellner, 2004.) (Ver a Tabela comparativa 18.1, que diferencia as causas de congestão nasal.)

Boxe 18.2 Gotas nasais de soro fisiológico caseiro

Misture 240 mℓ de água destilada, meia colher de chá de sal e um quarto de uma colher de chá de bicarbonato. Conserve por até 24 h no refrigerador, mas a solução deve estar à temperatura ambiente antes de ser aplicada.

Intervenções de enfermagem

Gotas ou aerossol nasal de soro fisiológico, umidificação com vapor frio e ingestão oral adequada de líquidos são recomendadas para as crianças que têm sinusite. Instrua as famílias quanto à importância de concluírem todo o ciclo de tratamento antibiótico para erradicar a causa da infecção. Além disso, diga aos pais que a utilização de descongestionantes, anti-histamínicos e corticoides intranasais não se mostrou benéfica no tratamento da sinusite. A aplicação de aerossol nasal ou lavagens com soro fisiológico podem facilitar a drenagem (Leung & Kellner, 2004).

Healthy People 2010

Objetivo	Importância
Reduzir o número de ciclos de tratamento antibiótico prescrito apenas para o resfriado comum.	• Dizer especificamente às famílias que as causas do resfriado comum são alguns vírus e que os antibióticos são ineficazes como tratamento de infecções virais • Estimular as famílias a adotarem medidas como lavagens com soro fisiológico nasal para atenuar mais rapidamente os sintomas associados ao resfriado comum.

Diretrizes de ensino 18.1

Utilização da seringa de bulbo para aspirar as secreções nasais

- Segure o bebê no colo ou na cama com a cabeça ligeiramente inclinada para trás.

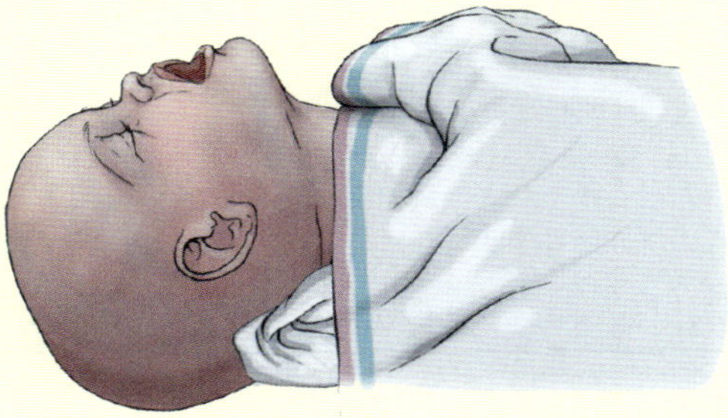

- (Se utilizar soro fisiológico) Instile várias gotas da solução de soro fisiológico em uma das narinas da criança.

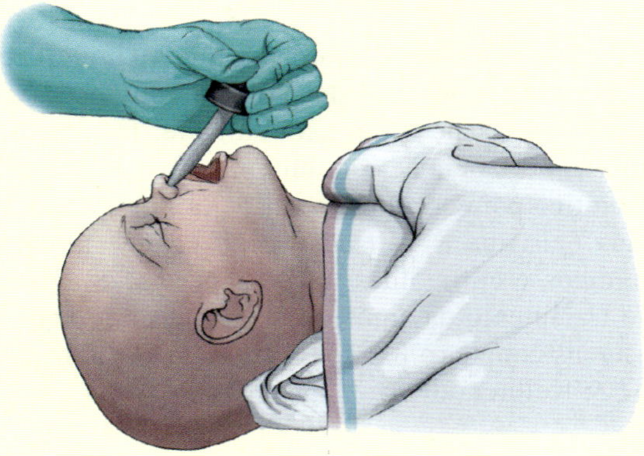

- Comprima a seringa de bulbo até esvaziá-la por completo. Utilize apenas seringas de bulbo com pontas de borracha.

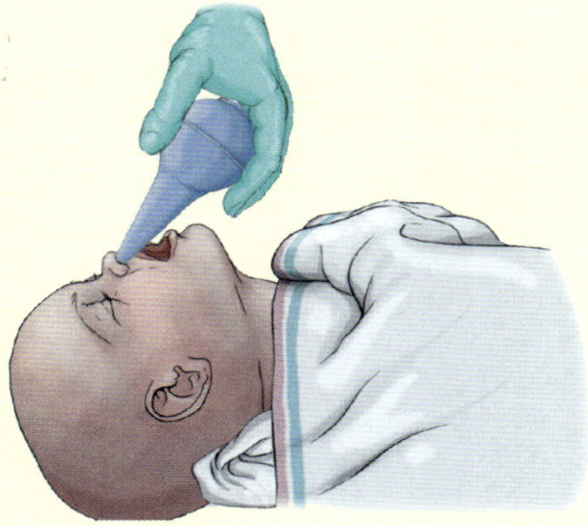

- Coloque a ponta de borracha no nariz da criança e solte a pressão aplicada no bulbo.

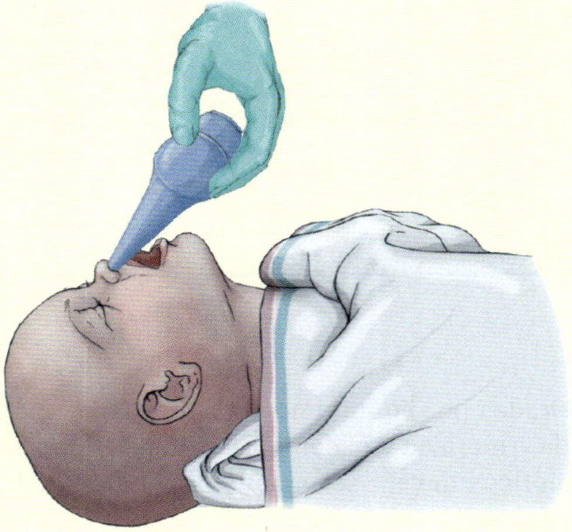

- Retire a seringa e esprema o bulbo em um lenço ou na pia, para descartar as secreções.

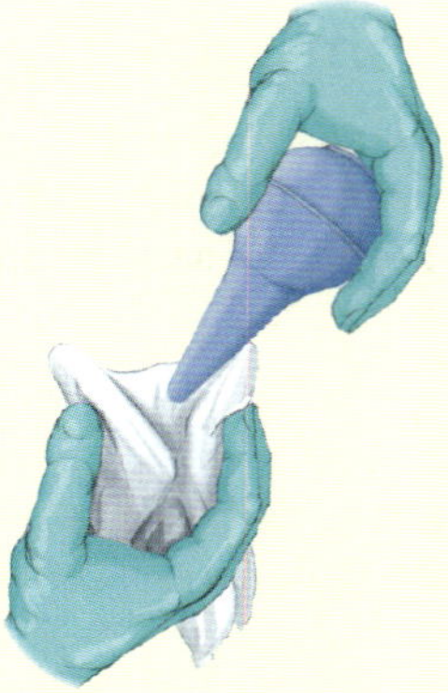

- Repita a operação na outra narina, caso seja necessário. A utilização da seringa de bulbo antes da amamentação ou da administração da fórmula pode aliviar a congestão a ponto de possibilitar que o bebê sugue com mais eficiência.
- Limpe cuidadosamente a seringa de bulbo com água quente depois de cada utilização e deixe secar ao ar.

Influenza

A infecção pelos vírus da *influenza* ocorre principalmente no inverno. A "gripe" é transmitida por inalação de gotículas ou por contato com aerossóis em partículas minúsculas. As crianças infectadas disseminam o vírus por 1 a 2 dias antes do início dos sintomas. Entre as crianças, as taxas médias de infecção anual variam de 35 a 50% (Brunell *et al.*, 2001). Os vírus da *influenza* acometem principalmente o epitélio das vias respiratórias superiores, mas também podem causar doença sistêmica. As crianças que têm distúrbios cardíacos ou pulmonares crônicos, diabetes, doença renal crônica ou imunodeficiência são mais suscetíveis do que a população geral de desenvolver infecções mais graves pelos vírus da *influenza*.

As infecções bacterianas do aparelho respiratório costumam ocorrer como complicações da *influenza*, principalmente pneumonia pneumocócica (AAP, 2002). As otites médias ocorrem em 30 a 50% de todos os pacientes com *influenza* (Brunell, 2001). Entre as complicações menos comuns estão a síndrome de Reye e a miosite aguda. A síndrome de Reye é uma encefalopatia aguda associada à utilização de ácido acetilsalicílico por crianças infectadas pelos vírus influenza. A miosite aguda é uma complicação específica das crianças. O início repentino de dor e hipersensibilidade graves nas duas panturrilhas faz com que a criança se recuse a andar. Em virtude das possíveis complicações, as crianças que apresentam febre prolongada ou que reaparece no período de convalescença devem ser investigadas.

Avaliação de enfermagem

As crianças que frequentam a creche ou a escola estão mais sujeitas à infecção pelos vírus influenza do que as que permanecem rotineiramente em casa. Verifique se há fatores de risco para doença grave, inclusive doença cardíaca ou pulmonar (p. ex., asma) crônica, diabetes, doença renal crônica ou imunodeficiência, ou se as crianças que têm câncer estão fazendo quimioterapia. As crianças em idade escolar e os adolescentes vivenciam a doença de modo semelhante ao dos adultos. Febre de início súbito, rubor facial, calafrios, cefaleia, mialgia e mal-estar acompanham-se de tosse e **coriza**. Cerca de metade dos pacientes infectados têm ressecamento ou dor de garganta. Sinais e sintomas oculares como fotofobia, lacrimejamento, ardência e dor ocular são comuns.

Os lactentes e os pré-escolares apresentam sinais e sintomas semelhantes aos das outras doenças respiratórias. É comum haver febre acima de 39,5°C. Os lactentes podem estar ligeiramente toxêmicos e irritáveis e apresentar tosse, coriza e faringite. Também pode haver sibilação, porque os vírus da *influenza* também podem causar bronquiolite. Erupção cutânea e diarreia também podem ocorrer. O diagnóstico pode ser confirmado por um teste rápido.

Intervenções de enfermagem

As intervenções de enfermagem para a criança com *influenza* consistem basicamente em medidas de suporte. O tratamento sintomático da tosse e da febre e a manutenção da hidratação são as principais medidas. O cloridrato de amantadina e outros agentes antivirais mais modernos podem reduzir os sintomas associados à *influenza*, contanto que o uso seja iniciado nas primeiras 24 a 48 h da doença.

Profilaxia da influenza

A vacinação anual contra *influenza* é recomendada aos grupos de alto risco. As crianças de 6 meses ou mais são consideradas de alto risco quando:

- Têm doença cardíaca ou pulmonar crônica
- Têm anemia falciforme ou outra hemoglobinopatia
- Fazem tratamento clínico para diabetes, doença renal crônica ou imunodeficiência
- Fazem tratamento crônico com ácido acetilsalicílico (risco de desenvolver síndrome de Reye depois da gripe).

Entre as crianças saudáveis sob outros aspectos, os lactentes e os infantes estão mais sujeitos a desenvolver doença grave. Todas as crianças saudáveis de 6 a 59 meses também devem ser vacinadas. Veja mais informações sobre imunização no Capítulo 8.

Faringite

A inflamação da mucosa da garganta (faringe) é conhecida como **faringite**. A inflamação da garganta pode acompanhar-se de congestão nasal e geralmente tem etiologia viral. As infecções bacterianas da faringe ocorrem mais comumente sem sinais e sintomas nasais. Os estreptococos do grupo A são responsáveis por 15 a 30% dos casos, enquanto os restantes são causados por outros vírus ou bactérias (Bisno, 2001).

As complicações da infecção por estreptococos do grupo A incluem febre reumática aguda (ver o Capítulo 19) e glomerulonefrite aguda (ver o Capítulo 21). Outra complicação da faringite estreptocócica é o abscesso periamigdalar, que pode ser evidenciado por inflamação simétrica das amígdalas, desvio da úvula para um dos lados e edema do palato. O abscesso retrofaríngeo também pode ocorrer depois da faringite e é muito comum nos pré-escolares (Ebell *et al.*, 2000). Essa complicação pode progredir a ponto de causar obstrução das vias respiratórias e requer avaliação cuidadosa e tratamento apropriado.

Em geral, a faringite viral é autolimitada e não requer outro tratamento além do alívio dos sintomas. A faringite causada por estreptococos do grupo A deve ser tratada com antibióticos. Se o teste diagnóstico rápido ou a cultura de faringe (descrita adiante) for positiva para estreptococos do grupo A, a penicilina é o antibiótico geralmente prescrito. Outros antibióticos apropriados são amoxicilina e, se houver alergia à penicilina, macrolídios e cefalosporinas (Hayes & Williamson, 2001).

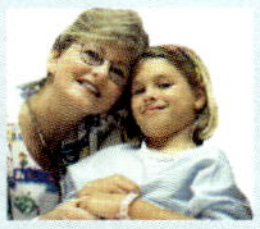

O "portador de estreptococos" é a criança que apresenta cultura de faringe positiva para estreptococos mesmo que esteja assintomática. Os portadores não correm o risco de desenvolver as complicações encontradas nas crianças que têm infecções estreptocócicas agudas e são sintomáticas.

Avaliação de enfermagem

O início da doença geralmente é muito abrupto. A história pode incluir febre, dor de garganta e dificuldade de deglutir, cefaleia e dor abdominal, que são queixas muito comuns. Investigue se houve episódios recentes de faringite viral ou estreptocócica na família, na creche ou na escola.

Inspecione a faringe e as amígdalas, que podem apresentar graus variáveis de inflamação (Figura 18.8). Algumas crianças podem ter exsudatos, mas isto não é diagnóstico de infecção bacteriana. Observe se há petéquias no palato. Inspecione a língua para ver se há aspecto semelhante ao do morango. Palpe para detectar crescimento e hipersensibilidade dos linfonodos cervicais anteriores. Examine a pele para verificar se há erupção avermelhada e minúscula semelhante a uma lixa (escarlatiniforme), principalmente no tronco ou no abdome, porque este é um sinal comum da infecção causada pelos estreptococos do grupo A.

Com uma haste algodonada, a enfermeira pode coletar material da garganta para um teste diagnóstico rápido ou cultura da faringe. Quando há necessidade de realizar esses dois exames, os aplicadores devem ser passados simultaneamente para atenuar o trauma imposto à criança. O teste rápido para estreptococos é sensível e confiável e raramente produz falsos resultados positivos (Farrar-Simpson *et al.*, 2005). Se o resultado do teste rápido for negativo, poderá ser enviada para cultura uma segunda amostra da faringe.

Intervenções de enfermagem

As intervenções de enfermagem para a criança que tem faringite consistem basicamente em promover seu conforto e dar instruções à família.

Medidas para aumentar o conforto

Gargarejos com soro fisiológico (preparado com 240 mℓ de água morna e meia colher de chá de sal) trazem alívio às crianças com idade suficiente para colaborar. Analgésicos como acetaminofeno e ibuprofeno podem reduzir a dor e a febre. Pastilhas para dor de garganta ou balas duras também podem aliviar a dor. A umidificação com vapor frio ajuda a manter a mucosa úmida se a criança estiver respirando pela boca. Estimule a criança a chupar picolés e a ingerir líquidos gelados e raspas de gelo para manter a hidratação.

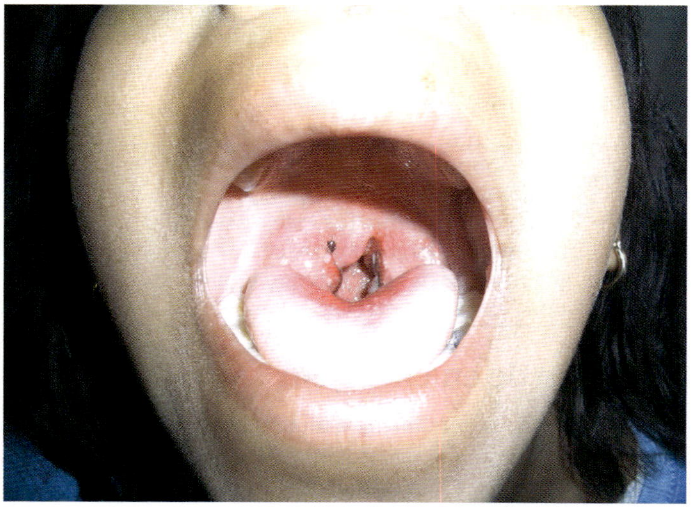

Figura 18.8 Observe a cor avermelhada da faringe e também o eritema e o crescimento significativo das amígdalas.

Educação da família

A família pode estar acostumada a tratar "dores de garganta" com antibióticos, mas nas infecções virais tais medicamentos não são necessários e a faringite regride dentro de alguns dias. Para crianças que têm faringite estreptocócica, recomende que os pais concluam todo o ciclo de tratamento antibiótico prescrito (Parmet, 2004). Depois de 24 h de tratamento antibiótico, instrua os pais a descartarem a escova de dentes da criança para evitar reinfecção. As crianças podem voltar à creche ou à escola depois das primeiras 24 h de tratamento antibiótico, porque a partir daí não são consideradas contagiosas.

Amigdalite

A inflamação das amígdalas ocorre comumente com faringite e, por esta razão, também pode ter etiologia viral ou bacteriana. As infecções virais requerem apenas tratamento sintomático. O tratamento da amigdalite bacteriana é o mesmo da faringite bacteriana. O abscesso periamigdaliano pode desenvolver-se depois de um episódio de amigdalite e a massa contendo pus deve ser incisada e drenada e, em seguida, a criança deve ser tratada com antibióticos intravenosos (Belkengren & Sapala, 2003). Em alguns casos, é necessária intervenção cirúrgica. A tonsilectomia (ressecção cirúrgica das amígdalas palatinas) pode ser indicada para a criança que tem amigdalite estreptocócica recidivante, hipertrofia maciça das amígdalas, ou por outros motivos. Quando as adenoides hipertrofiadas obstruem a respiração, pode estar indicada a adenoidectomia (ressecção cirúrgica das adenoides).

Avaliação de enfermagem

Observe se a criança tem febre ou se há história de episódios febris. Verifique se há relato de faringites ou amigdalites repetidas. Observe se a voz da criança está abafada ou rouca. Inspecione a faringe para detectar eritema e crescimento das amígdalas. À medida que as amígdalas aumentam, a criança pode apresentar dificuldade de respirar e de engolir. Quando as amígdalas alcançam a linha média ("amígdalas que se beijam", ou 4+ de tamanho), as vias respiratórias podem ficar obstruídas (ver Figura 18.8). Além disso, quando as adenoides estão aumentadas, as narinas posteriores ficam obstruídas. A criança pode respirar pela boca e roncar. Palpe os linfonodos cervicais anteriores e verifique se estão aumentados e hipersensíveis. O teste rápido ou a cultura podem ser positivos para estreptococos do grupo A (Johansson & Mannson, 2003).

Intervenções de enfermagem

A amigdalite tratada clinicamente requer as mesmas intervenções de enfermagem preconizadas para a faringite. Os cuidados de enfermagem para a criança que tem amigdalite estão descritos a seguir.

Limpeza das vias respiratórias

Até que a criança esteja totalmente recuperada da anestesia, coloque-a em decúbito lateral ou na posição de pronação, para facilitar a drenagem segura das secreções. Quando está alerta, a criança pode preferir sentar-se ou ter a cabeceira da cama elevada. Se for necessária, a aspiração deverá ser realizada cuidadosamente para evitar traumatismo da área operada. O sangue ressecado pode ficar retido nos dentes e nas narinas e a criança pode vomitar sangue escuro. Como a presença de sangue pode ser muito assustadora para os pais, alerte-os para esta possibilidade.

Manutenção do volume de líquidos

As hemorragias não são comuns no período pós-operatório, mas podem ocorrer a qualquer momento, desde o pós-operatório imediato até cerca de 10 dias depois da operação (Peterson & Losek, 2004). Inspecione a garganta para detectar sinais de sangramento. Muco tinto de sangue é comum, mas sangue vivo nas secreções indica sangramento. O sangramento inicial pode ser detectado por deglutição contínua de pequenas quantidades de sangue quando a criança está acordada ou adormecida. Outros sinais de hemorragia incluem taquicardia, palidez, agitação, limpeza frequente da garganta e vômitos de sangue rutilante.

Para evitar traumatismo da área operada, diga à criança para não tossir, limpar a garganta, assuar o nariz nem utilizar canudos. Antes da alta, instrua os pais a relatarem ao médico imediatamente qualquer sinal de sangramento. Para manter o volume de líquidos no pós-operatório, estimule as crianças a ingerirem os líquidos que desejarem; picolés e raspas de gelo trazem alívio especial. Sucos de frutas cítricas e líquidos marrons ou vermelhos devem ser evitados; o ácido da fruta cítrica pode irritar a garganta, enquanto os líquidos vermelhos ou marrons podem ser confundidos com sangue se a criança vomitar.

Alívio da dor

Nas primeiras 24 h depois da operação, a garganta fica muito dolorida. O alívio eficaz da dor é essencial para assegurar a ingestão adequada de líquidos por VO. O médico pode prescrever a aplicação de um colar de gelo, além de analgésicos com ou sem narcóticos. Aconselhe os pais a manterem a dor sob controle depois da alta hospitalar, não apenas para aliviar o sintoma, mas também para garantir que a criança continue a ingerir líquidos (Louloudes, 2006).

● Mononucleose infecciosa

Mononucleose infecciosa é uma doença autolimitada causada pelo vírus Epstein-Barr. Caracteriza-se por febre, mal-estar, dor de garganta e linfadenopatia. A mononucleose geralmente é conhecida como "doença do beijo", porque é transmitida pelas secreções orofaríngeas. A infecção pode ocorrer em qualquer idade, mas é diagnosticada mais comumente em adolescentes e adultos jovens. Alguns indivíduos infectados também podem ter faringite estreptocócica associada. As complicações incluem ruptura do baço, síndrome de Guillain-Barré e meningite asséptica (Jensen, 2004).

Avaliação de enfermagem

Verifique se há história de exposição a outras pessoas infectadas. Determine se há relato de febre e o início e a progressão da dor de garganta, do mal-estar e das outras queixas. Observe se há edema periorbitário. Inspecione a faringe e as amígdalas para detectar inflamação e placas de exsudato cinzento. Palpe os dois lados do pescoço para detectar crescimento indolor dos linfonodos cervicais posteriores. Depois de 3 a 5 dias de doença, a faringe pode tornar-se edemaciada e o exsudato amigdalar pode aumentar. A linfadenopatia pode progredir e incluir os linfonodos cervicais anteriores, que podem ficar doloridos. Palpe o abdome para detectar esplenomegalia ou hepatomegalia. Uma erupção maculopapulosa eritematosa pode aparecer à medida que a doença avança. O diagnóstico definitivo pode ser confirmado pelo Monoteste ou pelos títulos do anticorpo contra o vírus Epstein-Barr.

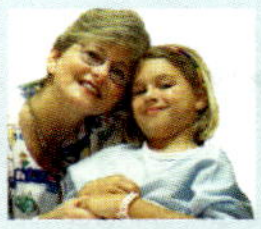

O Monoteste geralmente é negativo se a amostra for obtida nos primeiros 7 a 10 dias da mononucleose infecciosa. O título do anticorpo para o vírus Epstein-Barr é mais confiável em qualquer fase da doença.

Intervenções de enfermagem

As intervenções de enfermagem para a criança que tem mononucleose consistem basicamente em medidas sintomáticas. A garganta pode estar muito dolorida, e por isto são recomendados analgésicos e gargarejos com água salgada. Deve-se recomendar repouso no leito enquanto a criança tiver febre. Podem ser necessários períodos frequentes de repouso por várias semanas depois do início da doença, porque a fadiga pode persistir por até 6 semanas. Durante a fase aguda, se o edema das amígdalas ou da faringe ameaçar obstruir as vias respiratórias, poderão ser prescritos corticoides para reduzir a inflamação. Nos casos de esplenomegalia ou hepatomegalia, deve-se evitar atividade extenuante e esportes de contato. O aparecimento de erupção ou icterícia deve ser relatado ao médico.

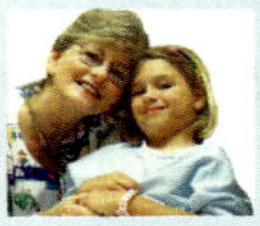

A faringite estreptocócica concomitante à mononucleose infecciosa deve ser tratada com qualquer outro antibiótico exceto amoxicilina, porque esta pode causar uma erupção alérgica se for administrada a pacientes com mononucleose.

● Laringite

A inflamação da laringe é conhecida como **laringite** e pode ocorrer isoladamente ou combinada com outros sintomas respiratórios. A laringite caracteriza-se por rouquidão ou perda da voz (a voz fica tão fraca que é difícil de ouvir). A ingestão oral de líquidos pode oferecer alívio, mas o repouso da voz por 24 h facilita a regressão da inflamação. A laringite isolada não requer qualquer intervenção adicional.

● Crupe

As crianças de 3 meses a 3 anos de idade são acometidas mais frequentemente pelo crupe, embora esta doença possa ocorrer em qualquer idade. O crupe também é conhecido como laringotraqueobronquite, porque a inflamação e o edema da laringe, da traqueia e dos brônquios ocorrem em consequência de infecção viral. O vírus para*influenza* é responsável pela maioria dos casos de crupe. Outras causas são adenovírus, vírus da *influenza* A e B, VSR e, raramente, vírus do sarampo ou *Mycoplasma pneumoniae* (Bjornson *et al.*, 2004). A inflamação e o edema obstruem as vias respiratórias e causam os sintomas. Também pode haver produção aumentada de muco, que contribui para a obstrução das vias respiratórias. O estreitamento da região subglótica da traqueia causa estridor inspiratório audível. O edema da laringe causa rouquidão. A inflamação da laringe e da traqueia provoca a tosse de tonalidade áspera característica do crupe. Os sintomas são mais comuns à noite e o crupe geralmente é autolimitado (em geral, dura cerca de 3 a 5 dias) (Leung *et al.*, 2004).

Em geral, o crupe começa repentinamente à noite e os sintomas desaparecem ao amanhecer. As complicações do crupe são raras, mas podem incluir agravamento da angústia respiratória, hipoxia ou superinfecção bacteriana (p. ex., traqueíte bacteriana). Em geral, o crupe é tratado ambulatorialmente e apenas 1 a 2% dos pacientes precisam ser hospitalizados (Leung *et al.*, 2004).

Os corticoides (geralmente em dose única) são usados para reduzir a inflamação, enquanto a epinefrina racêmica em aerossol produz o efeito alfa-adrenérgico de vasoconstrição da mucosa, ajudando a reduzir o edema (Bjornson *et al.*, 2004; Schooff, 2005). As crianças com crupe podem ser hospitalizadas se apresentarem estridor significativo em repouso ou retrações graves depois de um período de observação por algumas horas. A Tabela comparativa 18.2 diferencia o crupe da epiglotite.

Avaliação de enfermagem

Determine a idade da criança; as crianças de 3 meses a 3 anos são mais suscetíveis de apresentar crupe viral (laringotraqueobronquite). A história pode revelar tosse que começou à noite (apresentação clínica mais comum) e que tem tonalidade áspera (ou som de tinido). Verifique se há sintomas de infecção branda das vias respiratórias superiores. A temperatura pode estar normal ou ligeiramente elevada. Faça a ausculta para detectar estridor inspiratório e observe se há retrações supraesternais. Ausculte os pulmões para avaliar se o murmúrio vesicular está normal. Existem várias escalas para classificação da gravidade do crupe, embora tenham pouca utilidade na avaliação clínica e no tratamento da doença (Leung *et al.*, 2004). O crupe geralmente é diagnosticado com base na história e na apresentação clínica, mas podem ser realizadas radiografias do pescoço em perfil para se excluir epiglotite.

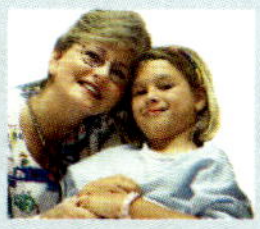

A criança que apresenta febre, aspecto toxêmico e angústia respiratória crescente apesar do tratamento adequado ao crupe pode ter traqueíte bacteriana (Orenstein, 2004). Avise ao médico se a criança que tem crupe apresentar essas alterações.

Intervenções de enfermagem

Se a criança estiver sendo tratada em casa, instrua os pais quanto aos sinais e aos sintomas de angústia respiratória e diga-lhes para buscar atendimento se a condição respiratória da criança piorar. Ensine aos pais como expor a criança ao ar umidificado (por meio de um umidificador com vapor frio ou no banheiro com vapor aquecido). Embora não tenha sido comprovada clinicamente, a utilização do ar umidificado é recomendada há muito tempo para aliviar os episódios de tosse e é considerada útil, embora sem comprovação. Administre dexametasona conforme a prescrição, ou oriente os pais a administrarem o medicamento em casa. Explique aos pais que os efeitos da epinefrina racêmica duram cerca de 2 h e que a criança deve ser monitorada atentamente, porque algumas crianças voltam a piorar e necessitam de outra dose do aerossol. As Diretrizes de ensino 18.2 fornecem informações quanto ao tratamento domiciliar do crupe.

● Epiglotite

A epiglotite (inflamação e edema da epiglote) é causada mais comumente pelo *Haemophilus influenzae* tipo B. A aplicação ampla da vacina contra Hib a partir da década de 1980 possibilitou redução significativa na incidência de epiglotite. Em geral, essa infecção ocorre em crianças de 2 a 7 anos de idade e pode ser fatal (Leung *et al.*, 2004). Se as vias respiratórias ficarem totalmente obstruídas, podem ocorrer parada respiratória e morte. Outras complicações são pneumotórax e edema pulmonar. A abordagem terapêutica enfatiza a manutenção e o suporte às vias respiratórias (Tanner *et al.*, 2002). A criança deve ser tratada em uma unidade de terapia intensiva. A Tabela comparativa 18.2 diferencia crupe de epiglotite.

Avaliação de enfermagem

Avalie cuidadosamente a criança sob suspeita de epiglotite. Determine se os sintomas começaram repentinamente e se a criança teve febre alta. A aparência geral é de uma criança toxêmica, que pode recusar-se a falar ou que fala com voz muito baixa. A criança pode recusar-se a deitar e pode assumir a posição característica, que é de sentar-se com o corpo inclinado para a frente e o pescoço estendido. A criança pode salivar excessivamente (babar). Observe se a criança está ansiosa ou assustada. Determine a coloração da pele da criança. Em geral, não há tosse. Podem ser realizadas radiografias do pescoço em perfil para se comprovar a existência de epiglotite. Esse exame deve ser realizado cuidadosamente, de modo a não provocar obstrução das vias respiratórias em virtude das alterações da posição do pescoço da criança (Bjornson *et al.*, 2004; Tanner *et al.*, 2002).

Intervenções de enfermagem

Nunca deixe a criança sem supervisão. Mantenha a criança e seus pais tranquilos na medida do possível. Deixe a criança fi-

● Tabela comparativa 18.2 Crupe *versus* epiglotite

	Crupe espasmódico	**Epiglotite**
Doença precedente	Nenhuma ou coriza mínima	Nenhuma ou infecção branda das vias respiratórias superiores
Idade mais comum:	3 meses a 3 anos	1 a 8 anos
Início	Geralmente súbito e à noite	Rápido (em algumas horas)
Febre	Variável	Alta
Tosse áspera, rouquidão	Sim	Não
Disfagia	Não	Sim
Aspecto toxêmico	Não	Sim
Etiologia	Viral	*Haemophilus influenzae* tipo B

Diretrizes de ensino 18.2

Tratamento domiciliar do crupe

- Mantenha a criança tranquila e evite que ela chore.
- Deixe a criança ficar sentada (em seus braços).
- Estimule o repouso e a ingestão de líquidos.
- Se houver estridor, coloque a criança no banheiro com vapor quente por 10 min.
- Administre o medicamento (corticoide) conforme a prescrição.
- Observe a criança atentamente. Ligue para o médico se:
  - A criança respirar mais rapidamente, apresentar retrações ou qualquer outra dificuldade respiratória.
  - As narinas subirem e descerem rapidamente ou os lábios ou as unhas ficarem azulados.
  - A tosse ou o estridor não melhorarem depois da exposição ao ar úmido.
  - A agitação aumentar ou a criança apresentar confusão mental.
  - A criança começar a babar ou não conseguir engolir.

Adaptado de Knutson, 2004.

car na posição que lhe pareça mais confortável. *Não* coloque a criança na posição supina, porque isto pode provocar obstrução das vias respiratórias. Administre oxigênio a 100% pelo método menos invasivo e mais aceitável pela criança. Em nenhuma circunstância, tente examinar visualmente a garganta da criança: pode haver laringospasmo reflexo seguido de obstrução imediata das vias respiratórias. Se a criança que tem epiglotite desenvolver obstrução total das vias respiratórias, poderá ser necessário realizar uma traqueostomia de emergência. Certifique-se de que os equipamentos de emergência estejam disponíveis e que os profissionais especialmente treinados em intubação das vias respiratórias obstruídas em âmbito pediátrico e em traqueostomia percutânea sejam avisados quanto à presença da criança na unidade (Bjornson *et al.*, 2004; Tanner *et al.*, 2002).

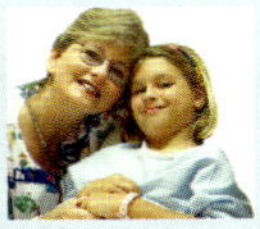

A epiglotite caracteriza-se por disfagia, salivação excessiva, ansiedade, irritabilidade e angústia respiratória significativa. Esteja preparada para a eventualidade de obstrução súbita das vias respiratórias.

Bronquiolite

Bronquiolite é um processo inflamatório agudo dos bronquíolos e dos brônquios de pequeno calibre. Quase sempre de etiologia viral, o VSR é responsável pela maioria dos casos de bronquiolite, enquanto os adenovírus, o vírus para*influenza* e o metapneumovírus humano também são agentes etiológicos importantes. O texto a seguir enfatiza a bronquiolite causada pelo VSR.

O pico de incidência de bronquiolite ocorre no inverno e na primavera e coincide com a estação de maior prevalência do VSR. Nos EUA e no Canadá, a estação do VSR geralmente começa em setembro ou outubro e estende-se até abril ou maio. Quase todas as crianças contraem infecção pelo VSR nos primeiros anos de vida. A bronquiolite causada por esse vírus é mais comum em lactentes e infantes, com pico de incidência em torno dos 6 meses de vida. A gravidade da doença está inversamente relacionada com a idade da criança, e os casos mais graves ocorrem entre 1 e 3 meses de vida (Weisman & Groothius, 2000). A frequência e a gravidade das infecções causadas pelo VSR diminuem com a idade. Infecções repetidas pelo VSR ocorrem ao longo da vida, mas em geral localizam-se nas vias respiratórias superiores depois da idade de 3 anos.

Abordagem terapêutica

O tratamento da infecção causada pelo VSR consiste basicamente em medidas de suporte. Oxigênio suplementar, aspiração nasal e/ou nasofaríngea, hidratação oral ou intravenosa e inalação de broncodilatadores são as medidas terapêuticas adotadas. Muitos lactentes são tratados em casa com observação rigorosa e hidratação adequada. A internação hospitalar é necessária para as crianças com doença mais grave. O lactente com taquipneia, retrações significativas, ingestão oral insatisfatória ou letargia pode piorar rapidamente a ponto de necessitar de suporte ventilatório e, por este motivo, deve ser hospitalizado.

Fisiopatologia

O VSR é um microrganismo altamente contagioso e pode ser contraído por contato direto com as secreções respiratórias ou com partículas depositadas nos objetos contaminados pelo vírus (Lauts, 2005). O VSR invade a nasofaringe, onde se reproduz e depois se espalha para as vias respiratórias inferiores em consequência de aspiração das secreções das vias respiratórias superiores. A infecção pelo VSR causa necrose do epitélio respiratório das vias respiratórias distais, infiltrados mononucleares peribronquiolares e tamponamento das vias respiratórias por muco e exsudato. As vias respiratórias finas apresentam obstruções variáveis, que possibilitam a manutenção dos volumes inspiratórios adequados, mas impedem a expiração completa. Isso provoca hiperinsuflação e atelectasia (Cooper *et al.*, 2003) (Figura 18.9). Podem ocorrer alterações graves da troca gasosa, inclusive hipoxemia arterial e retenção do dióxido de carbono resultante da desproporção en-

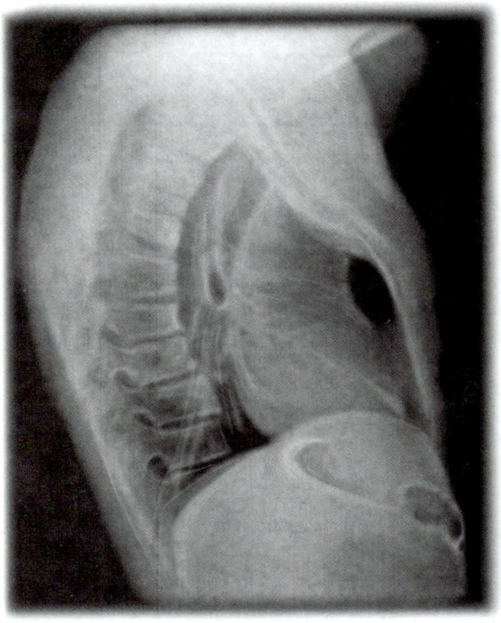

Figura 18.9 Essa radiografia mostra hiperinsuflação com atelectasia.

tre ventilação e perfusão pulmonares. A hipoventilação é secundária ao aumento significativo do esforço respiratório.

Avaliação de enfermagem

Veja uma descrição detalhada da fase de avaliação do processo de enfermagem na página 502. Os resultados da avaliação pertinentes à bronquiolite estão descritos a seguir.

História de saúde

Obtenha uma descrição da doença atual e da queixa principal. Os sinais e os sintomas comumente relatados na história de saúde podem incluir:

- Início da doença com secreção nasal límpida (profusa em alguns casos)
- Faringite
- Febre baixa
- Tosse dentro de 1 a 3 dias depois do início da doença, seguida imediatamente por sibilação
- Redução da ingestão alimentar

Investigue a história da doença atual e a história patológica pregressa para detectar fatores de risco como:

- Criança pequena (menos de 2 anos de idade) – a doença é mais grave em crianças com menos de 6 meses de vida
- Prematuridade
- Partos múltiplos
- História de doença pulmonar crônica (displasia broncopulmonar)
- Cardiopatia congênita cianótica ou complicada
- Imunossupressão
- Sexo masculino
- Exposição a tabagismo passivo
- Condições de vida em aglomeração
- Frequência a creche
- Irmãos em idade escolar
- Baixa condição socioeconômica
- Falta de aleitamento materno

Exame físico

O exame da criança infectada pelo VSR consiste em inspeção, observação e ausculta.

Inspeção e observação

Observe o aspecto geral e a coloração da criança (central e periférica). O lactente com bronquiolite causada pelo VSR pode demonstrar falta de ar e graus variáveis de cianose e angústia respiratória, inclusive taquipneia, retrações, utilização dos músculos acessórios, grunhidos e períodos de apneia. Também pode haver tosse e sibilos audíveis. O lactente pode parecer apático e desinteressado pelos alimentos, pelo ambiente que o cerca ou pelos pais.

Ausculta

Ausculte os pulmões, observe se há ruídos adventícios e avalie a qualidade da ventilação dos campos pulmonares. No início da doença, podem ser detectados sibilos esparsos em todos os campos pulmonares. Nos casos mais graves, o murmúrio vesicular pode estar inaudível e os sibilos ausentes. Isso é atribuído à hiperexpansão significativa com pouquíssima troca gasosa.

Exames complementares

Os exames laboratoriais e diagnósticos comumente solicitados para avaliar bronquiolite causada pelo VSR incluem:

- Oximetria de pulso: a saturação de oxigênio pode estar significativamente reduzida
- Radiografias do tórax: podem mostrar hiperinsuflação e áreas dispersas de atelectasia ou infiltração
- Gasometria arterial: pode demonstrar retenção de dióxido de carbono e hipoxemia
- Lavados nasofaríngeos: a identificação definitiva do VSR pode ser realizada por um ensaio imunossorvente ligado à enzima (ELISA) ou um teste para anticorpo imunofluorescente (AIF).

Intervenções de enfermagem

A infecção pelo VSR geralmente é autolimitada e os diagnósticos, as metas e as intervenções de enfermagem para a criança que tem bronquiolite consistem basicamente em medidas de suporte. As crianças com doença menos grave podem necessitar apenas de antipiréticos, hidratação adequada e observação atenta. Em geral, essas crianças podem ser tratadas adequadamente em casa, contanto que o cuidador principal seja confiável e sinta-se capaz de manter observação atenta. Os pais ou os cuidadores devem ser instruídos a atentar para sinais de agravamento e devem entender a importância de buscar atendimento imediato caso as condições da criança piorem.

A internação hospitalar é necessária para crianças com doença mais grave, e as crianças internadas por bronquiolite associada ao VSR devem ser mantidas em observação rigorosa. Além dos diagnósticos de enfermagem e as intervenções pertinentes descritas no Plano de cuidados de enfermagem para distúrbios respiratórios, as intervenções comumente realizadas na bronquiolite estão relacionadas a seguir.

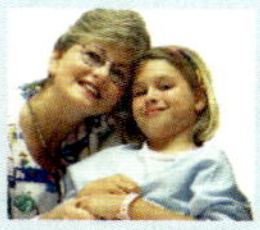

Hoje em dia, não existem agentes antivirais seguros e eficazes para o tratamento definitivo do VSR. A ribavirina em aerossol é recomendada apenas para as crianças de alto risco em condições mais graves (Lauts, 2005). O uso rotineiro de antibióticos não é recomendado na bronquiolite causada pelo VSR porque a taxa de infecções bacterianas secundárias das vias respiratórias inferiores é muito baixa.

Manutenção das vias respiratórias desobstruídas

Os lactentes e as crianças pequenas infectados pelo VSR tendem a apresentar secreções abundantes. Coloque a criança com a cabeceira do leito elevada para facilitar a abertura das vias respiratórias. Em geral, essas crianças precisam ser avaliadas e ter suas vias respiratórias aspiradas com frequência para que se mantenham desimpedidas (Lauts, 2005). Utilize um cateter de aspiração de Yankauer ou com ponta em amígdala para aspirar a boca ou a faringe em lactentes maiores, mas não deixe de lavar o cateter depois de cada aspiração. A aspiração nasal com seringa de bulbo pode ser suficiente para limpar as vias respiratórias em alguns lactentes, enquanto em outros é necessária aspiração nasofaríngea por um cateter apropriado. O Procedimento de enfermagem 18.1 traz informações mais detalhadas. O uso rotineiro de soro fisiológico estéril não está indicado em todos os casos, porque sua utilização foi associada a redução da saturação de oxigênio por até 2 min depois de se concluir a aspiração (Ridling *et al.*, 2003). Ajuste as pressões de aspiração em lactentes e crianças entre 60 e 100 mmHg e entre 40 e 60 mmHg para lactentes prematuros.

Troca gasosa adequada

Os lactentes e as crianças com bronquiolite podem piorar rapidamente à medida que a doença avança. Em crianças em estado grave a ponto de necessitar de oxigênio, o risco de deterioração é maior. A avaliação deve incluir o esforço respiratório, a frequência respiratória e a saturação de oxigênio. A porcentagem de oxigênio inspirado (FiO_2) deve ser ajustada de modo a manter a saturação de oxigênio na faixa desejada. O posicionamento da criança com a cabeceira do leito elevada também pode melhorar a troca gasosa. As crianças hospitalizadas por bronquiolite devem ser avaliadas com frequência (Cooper *et al.*, 2003; Steiner, 2004).

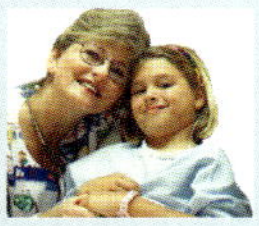

No lactente com taquipneia, a redução da frequência respiratória não indica necessariamente melhora; em geral, frequências respiratórias mais lentas indicam fadiga, e a retenção de dióxido de carbono pode ser seguida rapidamente de apneia.

Redução do risco de infecção

Como o VSR dissemina-se facilmente por contato com as gotículas respiratórias, as crianças internadas devem ser isoladas de acordo com as normas do hospital, para se reduzir o risco de disseminação nosocomial a outras crianças. Os pacientes infectados pelo VSR podem ser colocados no mesmo quarto sem riscos. É necessário atentar cuidadosamente para a limpeza das mãos, porque as gotículas respiratórias podem entrar nos olhos, no nariz ou na boca por contato manual.

Orientação à família

Instrua os pais a reconhecerem os sinais de agravamento da angústia respiratória. Diga aos pais para ligarem para o médico ou a enfermeira se a respiração estiver rápida ou se tornar difícil, ou se a criança não conseguir alimentar-se por causa da taquipneia. As crianças com menos de 1 ano de idade ou que se encontram sob risco mais alto (prematuras ou portadoras de doenças cardíacas ou pulmonares crônicas) podem ter evolução mais longa da doença. Explique aos pais que a tosse pode persistir por alguns dias ou semanas depois da regressão da doença, mas que as crianças geralmente ficam bem.

Profilaxia da doença associada ao VSR

A adesão rigorosa às normas de lavagem das mãos nas creches e depois da exposição a indivíduos com sintomas de resfriado é importante para todas as faixas etárias. Embora geralmente seja benigna nas crianças maiores saudáveis, a infecção pelo VSR pode ser devastadora nos lactentes ou nas crianças com fatores de risco preexistentes. O palivizumabe é um anticorpo monoclonal eficaz para profilaxia da doença grave causada pelo VSR entre os grupos mais suscetíveis. Esse medicamento é administrado por injeção intramuscular uma vez por mês durante toda a estação de prevalência mais alta do VSR. Em geral, o palivizumabe é indicado para determinadas crianças com menos de 2 anos de idade. Os fatores qualificadores incluem:

- Prematuridade
- Doença pulmonar crônica (displasia broncopulmonar) que necessite de medicamentos ou oxigênio
- Algumas cardiopatias congênitas
- Imunossupressão (AAP, 2003)

Mais informações relativas às recomendações de uso do palivizumabe podem ser encontradas no *site* http://aappolicy.aappublications.org/cgi/reprint/pediatrics;112/6/1442.pdf.

● Pneumonia

Pneumonia é uma inflamação do parênquima pulmonar causada por vírus, bactérias, micoplasmas ou fungos. A pneumonia também pode ser causada por aspiração de corpos estranhos para as vias respiratórias inferiores (pneumonia de aspiração). As pneumonias são mais comuns no inverno e no início da primavera. Embora sejam comuns nas crianças, as pneumonias são diagnosticadas mais comumente em lactentes e infantes. Os vírus são as

Procedimento de enfermagem 18.1

Técnica de aspiração da nasofaringe ou da via respiratória artificial

1. Antes de iniciar o procedimento, verifique se o equipamento de aspiração está funcionando adequadamente.
2. Depois de lavar as mãos, reúna os equipamentos necessários:
   - Cateter de aspiração estéril do tamanho apropriado
   - Luvas estéreis
   - Oxigênio suplementar
   - Lubrificante hidrossolúvel estéril
   - Soro fisiológico estéril, se estiver indicado
3. Calce luvas estéreis e mantenha a mão dominante estéril e a outra mão limpa.
4. Oxigene previamente a criança, se houver indicação.
5. Aplique o lubrificante na ponta do cateter de aspiração.
6. Se for necessário soltar as secreções, instile soro fisiológico.
7. Mantendo técnica estéril, introduza o cateter de aspiração na narina ou na via respiratória da criança.
   - Se o cateter for colocado pela narina, introduza só até provocar engasgo.
   - Introduza apenas mais 0,5 cm que o comprimento da via respiratória artificial.
8. Aplique sucção intermitente por no máximo 10 s, ao mesmo tempo em que torce e retira o cateter.
9. Administre oxigênio suplementar depois da aspiração.

causas mais comuns de pneumonia entre os lactentes, mas são os agentes etiológicos menos frequentes nos pré-escolares (Tabela 18.2). A pneumonia viral geralmente é mais bem tolerada pelas crianças de todas as idades. As crianças com pneumonia bacteriana têm maior tendência a demonstrar aspecto toxêmico, mas em geral há recuperação rápida se o tratamento antibiótico for iniciado imediatamente.

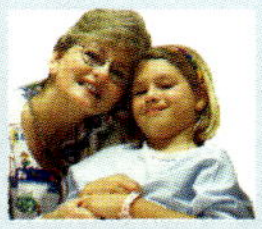

A expressão pneumonia adquirida na comunidade (PAC) refere-se às pneumonias que ocorrem em indivíduos previamente saudáveis e são contraídas fora do ambiente hospitalar. Na América do Norte, a PAC é uma causa comum de infecção das vias respiratórias inferiores (Ostapchuk *et al.*, 2004).

A pneumonia geralmente é uma doença autolimitada. As crianças que apresentam pneumonias repetidas devem ser avaliadas quanto à existência de doenças pulmonares crônicas, inclusive asma ou fibrose cística. As complicações potenciais da pneumonia incluem bacteriemia, derrame pleural, empiema, abscesso pulmonar e pneumotórax (Nield *et al.*, 2005). Com exceção da bacteriemia, todas as outras complicações geralmente são tratadas por toracocentese e/ou tubos torácicos e antibióticos apropriados, conforme a necessidade. As pneumatoceles (cavidades com paredes finas que se formam nos pulmões) podem estar associadas a algumas pneumonias bacterianas e, em geral, regridem espontaneamente com o tempo.

A abordagem terapêutica das crianças com doença menos grave inclui antipiréticos, hidratação adequada e observação atenta. Mesmo as pneumonias bacterianas podem ser tratadas eficazmente em casa, se o esforço para respirar não for muito acentuado e se a saturação de oxigênio estiver dentro dos limites normais. Entretanto, a internação hospitalar é necessária para as crianças com doença mais grave. A criança com taquipneia, retrações significativas, redução da ingestão oral ou letargia pode necessitar de internação hospitalar para administração de oxigênio suplementar, hidratação intravenosa e antibióticos.

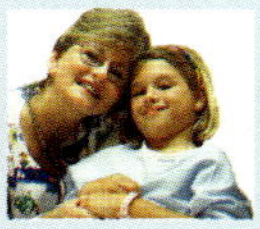

O *Haemophilus influenzae* tipo B foi praticamente eliminado como causa de pneumonia nos EUA e nos outros países desenvolvidos graças à imunização generalizada com a vacina Hib.

Fisiopatologia

A pneumonia é causada pela disseminação dos agentes infecciosos para as vias respiratórias inferiores a partir do trato respiratório superior ou da corrente sanguínea. Na pneumonia bacteriana, há estase do muco em consequência de congestão vascular. Os restos celulares (eritrócitos, neutrófilos e fibrina) acumulam-se nos espaços alveolares. Em seguida, há hiperexpansão com retenção de ar. A inflamação dos alvéolos causa **atelectasia**, que é definida por uma área pulmonar colapsada ou sem aeração, de modo que a troca gasosa é prejudicada. A resposta inflamatória dificulta ainda mais a troca gasosa (Nield *et al.*, 2005).

Em geral, as pneumonias virais acarretam reação inflamatória limitada às paredes alveolares. A aspiração de alimentos, líquidos ou outras substâncias para a árvore brônquica pode causar pneumonia de aspiração. Essa é a causa mais comum de pneumonias recidivantes entre as crianças e geralmente é causada pela doença do refluxo gastresofágico (Turcios & Patel, 2003). As infecções bacterianas secundárias costumam ocorrer depois da pneumonia viral ou de aspiração e devem ser tratadas com antibióticos.

Avaliação de enfermagem

Veja uma descrição detalhada da fase de avaliação do processo de enfermagem na página 502. Os resultados da avaliação pertinentes às pneumonias são discutidos a seguir.

História de saúde

Obtenha uma descrição da doença atual e da queixa principal. Verifique como começaram e progrediram os sintomas. Os sinais e os sintomas comumente relatados durante a obtenção da história de saúde incluem:

- Antecedente de IVRS
- Febre
- Tosse (determine o tipo e se é produtiva ou não)
- Acentuação do esforço respiratório
- Em lactentes: história de letargia, redução da ingestão alimentar, vômitos ou diarreia
- Em pré-escolares e escolares: calafrios, cefaleia, dispneia, dor torácica ou abdominal e náuseas ou vômitos

Investigue a história da doença atual e a história patológica pregressa para detectar fatores de risco reconhecidamente associados às pneumonias mais graves, inclusive:

- Prematuridade
- Desnutrição
- Tabagismo passivo
- Baixa condição socioeconômica
- Frequência a creche
- Doença cardiopulmonar, imunológica ou neurológica associada

Tabela 18.2 Causas comuns de pneumonia de acordo com a faixa etária

Faixa etária	Agentes etiológicos mais comuns
1 a 3 meses	VSR, outros vírus respiratórios (para*influenza*, *influenza*, adenovírus); *Streptococcus pneumoniae, Chlamydia trachomatis*
4 meses a 5 anos	Vírus respiratórios, *Streptococcus pneumoniae, Chlamydia pneumoniae, Mycoplasma pneumoniae*
5 a 18 anos	*Mycoplasma pneumoniae, Chlamydia pneumoniae, Streptococcus pneumoniae*

Nield *et al.*, 2005; Ostapchuk, 2004.

Exame físico

O exame físico consiste em inspeção, ausculta, percussão e palpação.

Inspeção

Observe o aspecto geral e a coloração (central e periférica) da criança. Pode ocorrer cianose durante os episódios de acesso de tosse. A criança que tem pneumonia bacteriana pode aparentar estar mais doente. Avalie o esforço respiratório. As crianças com pneumonia podem ter retrações subesternais, subcostais ou intercostais, além de taquipneia e batimento das narinas. Descreva a tosse e as características do escarro (se for expectorado).

Ausculta

A ausculta dos pulmões pode detectar sibilos ou estertores em pré-escolares. Em escolares, pode haver estertores localizados ou difusos. Verifique se há redução do murmúrio vesicular.

Percussão e palpação

Em escolares, a percussão pode demonstrar macicez localizada sobre a região de condensação. A percussão é muito menos valiosa em lactentes ou pré-escolares. O frêmito toracovocal percebido pela palpação pode estar acentuado na pneumonia.

Exames complementares

Os exames laboratoriais e diagnósticos geralmente solicitados para avaliação da pneumonia incluem:

- Oximetria de pulso: a saturação de oxigênio pode estar significativamente reduzida ou dentro dos limites normais
- Radiografias do tórax: variam com a idade do paciente e o agente etiológico. Nos lactentes e nos pré-escolares, as anormalidades mais comuns são **infiltrados** peri-hilares e retenção bilateral de ar. Áreas dispersas de condensação também podem aparecer. Nos escolares, é mais comum a detecção de condensações lobares
- Cultura do escarro: pode ajudar a definir os agentes etiológicos bacterianos em escolares e adolescentes
- Leucometria: pode estar aumentada nos casos de pneumonia bacteriana

Intervenções de enfermagem

Os diagnósticos, as metas e as intervenções de enfermagem para a criança com pneumonia consistem basicamente em proporcionar suporte e instruções quanto à doença e ao tratamento. A profilaxia da infecção pneumocócica também é importante. As crianças com doença mais grave precisam ser hospitalizadas. Veja os diagnósticos de enfermagem e as intervenções pertinentes no Plano de cuidados de enfermagem à página 511. Além das intervenções descritas no Plano de cuidados de enfermagem, também é importante considerar as intervenções mostradas a seguir.

Medidas de suporte

Assegure hidratação adequada e ajude a liquefazer as secreções estimulando a ingestão oral de líquidos pelas crianças em condições respiratórias estáveis. Nas crianças com acentuação do esforço respiratório, pode ser necessário administrar líquidos intravenosos para manter a hidratação. Permita e estimule a criança a colocar-se em uma posição confortável, em geral com a cabeceira do leito elevada, para facilitar a ventilação dos pulmões. Se a dor causada pela tosse ou pela própria pneumonia for grave, administre analgésicos conforme a prescrição. Quando necessário, administre oxigênio suplementar à criança que apresenta angústia respiratória ou anoxia.

Orientação à família

Instrua a família quanto à importância de seguir o tratamento antibiótico prescrito. Os antibióticos podem ser administrados por via intravenosa se a criança estiver hospitalizada; mas, por ocasião da alta ou se a criança for tratada ambulatorialmente, serão utilizados antibióticos orais.

Diga aos pais da criança que tem pneumonia bacteriana que, depois da regressão da doença aguda (em 1 a 2 semanas), o filho provavelmente se sentirá cansado facilmente e, se for lactente, poderá continuar a necessitar de refeições leves e frequentes. A tosse pode persistir depois do período de recuperação da doença aguda, mas deve melhorar com o tempo.

Se a criança tiver o diagnóstico de pneumonia viral, os pais podem não entender por que o filho não precisa tomar antibiótico. Em geral, o público leigo entende que pneumonia é uma infecção bacteriana, e por isto a maioria dos pais precisa receber explicações quanto ao tratamento das infecções virais. Assim como ocorre com a pneumonia bacteriana, a criança pode passar 1 a 2 semanas com fraqueza ou fadiga depois da regressão da doença aguda.

O lactente pode desenvolver pneumonia de aspiração. Os pais precisam entender que a criança pode estar sob risco de sofrer acidentes em virtude do seu nível de desenvolvimento. Para evitar aspirações adicionais, ensine aos pais as medidas de segurança relacionadas nas Diretrizes de ensino 18.3.

Profilaxia da infecção pneumocócica

As crianças sob alto risco de adquirir infecções pneumocócicas graves devem ser imunizadas. Isso inclui todas as crianças de 0

Diretrizes de ensino 18.3

Prevenção de aspiração

- Mantenha substâncias tóxicas como fluido de isqueiro, solventes e hidrocarbonetos longe do alcance dos pré-escolares. Os infantes e os pré-escolares não conseguem diferençar entre líquidos seguros e líquidos perigosos em virtude do seu nível de desenvolvimento.
- Evite gotas nasais oleosas e vitaminas ou remédios caseiros em base oleosa, para evitar aspiração de gordura para os pulmões.
- Evite oferecer alimentos por via oral se a frequência respiratória do lactente for de 60 ou mais, para reduzir o risco de aspiração de alimento.
- Recomende aos pais que não "forcem a criança a comer" se a ingestão oral estiver reduzida ou se ela tiver uma doença grave, para reduzir o risco de aspiração de alimento.
- Coloque os lactentes e as crianças doentes em decúbito lateral direito depois da ingestão alimentar, para reduzir as chances de aspiração de vômito ou de alimento regurgitado.

a 23 meses e também as crianças da faixa etária de 24 a 59 meses, desde que apresentem determinadas condições como imunodeficiência, doença falciforme, asplenia, cardiopatias crônicas, insuficiência renal crônica, diabetes melito e transplante de órgãos. Veja mais informações no Capítulo 8. Ver Healthy People 2010.

Bronquite

Bronquite é a inflamação da traqueia e dos brônquios principais, geralmente associada a uma IVRS. A bronquite geralmente é viral, embora o *Mycoplasma pneumoniae* também seja um agente etiológico importante em crianças com mais de 6 anos de idade. Em geral, a recuperação ocorre em 5 a 10 dias. A abordagem terapêutica consiste basicamente em medidas de suporte. A administração de expectorante e hidratação adequada são medidas importantes. Se o agente etiológico for *Mycoplasma*, estarão indicados antibióticos (Orenstein, 2004).

Avaliação de enfermagem

A doença pode começar como se fosse uma IVRS branda. A criança tem febre seguida de tosse seca e entrecortada, que pode tornar-se produtiva nas crianças capazes de expectorar. A tosse pode acordar a criança durante a noite. A ausculta dos pulmões pode detectar estertores bolhosos, e a respiração não é dificultada. Radiografias do tórax podem mostrar hiperinsuflação alveolar difusa e acentuação das tramas peri-hilares.

Intervenções de enfermagem

As intervenções de enfermagem têm como objetivo prestar cuidados de suporte. Diga aos pais que os expectorantes ajudam a soltar as secreções e que os antipiréticos ajudam a reduzir a febre e aumentar o conforto da criança. Estimule a hidratação adequada. Os antibióticos são prescritos apenas quando a pneumonia parece ser bacteriana. Desestimule a utilização de supressores da tosse, porque é importante que o escarro acumulado seja expectorado.

Tuberculose

Tuberculose é uma doença altamente contagiosa causada por inalação de gotículas respiratórias contaminadas por *Mycobacterium tuberculosis* ou *Mycobacterium bovis*. Em geral, as crianças contraem a doença de um familiar com quem vivem em contato direto. Anualmente, cerca de 1.000 crianças norte-americanas contraem tuberculose e têm doença em atividade (Reznik & Ozuah, 2005). As crianças das raças não brancas e as crianças com doenças crônicas ou desnutrição são mais suscetíveis de contrair infecção. Depois da exposição a um indivíduo infectado, o período de incubação é de 2 a 10 semanas. Os bacilos da tuberculose inalados multiplicam-se nos alvéolos e nos dutos alveolares e estimulam a formação de um exsudato inflamatório. Os bacilos disseminam-se para a corrente sanguínea e para o sistema linfático e alcançam várias partes do corpo. Embora a tuberculose pulmonar seja a forma mais comum da doença, as crianças também podem ter infecções de outros órgãos do corpo, inclusive o trato gastrintestinal ou o sistema nervoso central (Starke & Munoz, 2004). Ver Healthy People 2010.

Para os casos de tuberculose sensível aos medicamentos, e multidrogarresistente (MDR) ver o *site* do Ministério da Saúde.

Avaliação de enfermagem

A triagem rotineira para infecção por tuberculose não é recomendada para os grupos de baixo risco, mas as crianças consideradas de alto risco de contrair esta doença devem fazer a triagem pelo teste de Mantoux. As crianças consideradas de alto risco são as seguintes:

- Infectadas pelo HIV
- Encarceradas ou institucionalizadas
- História recente positiva para infecção latente por tuberculose
- Imigrantes ou crianças com história de viagem para países endêmicos
- Crianças expostas em casa a outros indivíduos HIV-positivos ou sem lar, usuários de drogas ilícitas, trabalhadores rurais migrantes ou residentes de instituições asilares

As crianças que têm doenças crônicas (exceto infecção pelo HIV) não são mais suscetíveis de adquirir tuberculose, mas devem ser consideradas cuidadosamente e fazer a triagem antes de se iniciarem tratamentos imunossupressores (Reznik & Ozuah, 2005).

Healthy People 2010

Objetivo	Importância
Reduzir as infecções pneumocócicas invasivas.	• Fornecer às famílias informações exatas sobre doença pneumocócica • Estimular a vacinação antipneumocócica conforme as recomendações.

Healthy People 2010

Objetivo	Importância
Reduzir os casos de tuberculose, aumentar a porcentagem de todos os pacientes tuberculosos que concluem o tratamento e conseguem a cura em 12 meses. Aumentar a porcentagem dos contatos e de outros indivíduos de alto risco com tuberculose latente que concluem um ciclo de tratamento.	• Avaliar a história de saúde de todos os lactentes, crianças e adolescentes de modo a definir o risco de adquirir a infecção por tuberculose • Realizar a triagem para tuberculose de acordo com as recomendações • Encaminhar todos os casos de tuberculose ao centro de saúde pública da localidade • Instruir as famílias quanto à importância de concluir o tratamento farmacológico prescrito para tuberculose latente ou em atividade, bem como quanto à necessidade de realizar acompanhamento apropriado e repetir os testes para tuberculose.

As manifestações clínicas da tuberculose variam muito entre as crianças. As crianças podem estar assintomáticas ou apresentar diversos tipos de sinais e sintomas, inclusive febre, mal-estar, emagrecimento, anorexia, dor e sensação de aperto no tórax e, raramente, hemoptise. A criança pode ou não ter tosse, que geralmente piora progressivamente em várias semanas ou meses. À medida que a tuberculose avança, a frequência respiratória aumenta e o pulmão do lado afetado não se expande completamente. O exame físico pode detectar macicez à percussão e também redução do murmúrio vesicular e estertores. A febre é persistente e a criança pode ter palidez, anemia, fraqueza e emagrecimento. O diagnóstico é confirmado por teste de Mantoux positivo, isolamento de bacilos álcool-acidorresistentes (BAAR) nos lavados gástricos e/ou radiografias de tórax compatíveis com tuberculose (Reznik & Ozuah, 2005).

Intervenções de enfermagem

A internação hospitalar de crianças com tuberculose é necessária apenas para os casos mais graves. As intervenções de enfermagem têm como objetivo prestar cuidados de suporte e estimular a adesão ao tratamento prescrito. A maioria dos cuidados de enfermagem para as crianças com tuberculose é prestada em clínicas ambulatoriais, escolas ou serviços de saúde pública. As medidas de suporte incluem assegurar nutrição e repouso adequados, aumentar o conforto da criança (p. ex., reduzir a febre), evitar exposição a outras doenças infecciosas e evitar reinfecção.

Cuidados para a criança com infecção latente por tuberculose

As crianças com testes positivos para tuberculose mas que não apresentam sinais nem sintomas ou evidências radiográficas/laboratoriais da doença são classificadas como portadoras de infecção latente. Essas crianças devem ser tratadas com isoniazida durante 9 meses, para se evitar progressão para doença em atividade. O acompanhamento e a monitoração apropriada podem ser realizados pelo pediatra e pelo posto de saúde da localidade.

Profilaxia da infecção

A infecção por tuberculose é impedida ao evitar-se contato com o bacilo da tuberculose. Desse modo, as crianças hospitalizadas com tuberculose devem ser isoladas de acordo com as normas do hospital, para evitar disseminação nosocomial da infecção. A estimulação das resistências naturais por meio de nutrição, repouso e prevenção das infecções graves não impede a aquisição da infecção. A pasteurização do leite ajudou a reduzir a transmissão do *Mycobacterium bovis*. A administração da vacina BCG (bacilo de Calmette-Guérin) confere proteção parcial contra a tuberculose.

Distúrbios não infecciosos agudos

Os distúrbios não infecciosos agudos incluem epistaxe, aspiração de corpos estranhos, síndrome de angústia respiratória, síndrome de angústia respiratória aguda e pneumotórax.

● Epistaxe

A epistaxe (sangramento nasal) ocorre mais comumente em crianças que ainda não atingiram a adolescência. Na maioria dos casos, o sangramento da mucosa nasal origina-se da região anterior do septo. A epistaxe pode ser recidivante e idiopática (sem causa definida). A maioria dos casos é benigna, mas nas crianças com distúrbios hemorrágicos ou doenças hematológicas a epistaxe deve ser investigada mais detalhadamente e tratada de acordo.

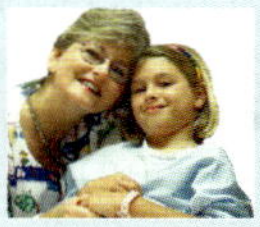

A criança com epistaxe recidivante ou epistaxe difícil de controlar deve ser avaliada mais detalhadamente quanto à possibilidade de ter um distúrbio subjacente da coagulação ou das plaquetas.

Avaliação de enfermagem

Investigue a história de saúde da criança para detectar fatores desencadeantes como inflamação local, ressecamento da mucosa ou traumatismo localizado (em geral, por coçar o nariz). Examine a cavidade nasal para verificar se há sangue.

Intervenções de enfermagem

A presença de sangue às vezes assusta as crianças e os pais. A enfermeira e os pais devem ficar calmos. A criança deve sentar-se e inclinar a cabeça para a frente (a inclinação da cabeça para trás pode facilitar aspiração de sangue). Aplique pressão contínua na parte anterior do nariz pinçando-a com dois dedos. Estimule a criança a respirar pela boca durante essa fase do tratamento. Também pode ser útil aplicar gelo ou um pano gelado na ponte nasal. Em geral, o sangramento cessa dentro de 10 a 15 min. Aplique vaselina ou um gel hidrossolúvel na mucosa nasal com um aplicador com ponta de algodão para umedecer a mucosa e evitar recidiva.

● Aspiração de corpos estranhos

A aspiração de corpos estranhos ocorre quando a criança inala qualquer substância sólida ou líquida para dentro das vias respiratórias. Isso é comum em lactentes e pré-escolares e pode levar à morte (Qureshi & Mink, 2003). O corpo estranho pode alojar-se nas vias respiratórias superiores ou inferiores e causar graus variáveis de dificuldade respiratória. Objetos pequenos e lisos como amendoins são aspirados mais comumente, mas qualquer brinquedo, peça ou fragmento de alimento menor que o diâmetro da via respiratória da criança pequena pode ser aspirado: pipoca, vegetais, salsichas, pedaços de frutas, moedas, pedaços de balão de borracha, alfinetes e tampas de caneta são objetos encontrados comumente (Qureshi & Mink, 2003).

A aspiração de corpos estranhos ocorre mais comumente em crianças de 6 meses a 5 anos de idade. Nessa faixa etária, as crianças estão em fase de crescimento e desenvolvimento rápidos. Elas tendem a explorar as coisas com a boca e podem facilmente aspirar objetos pequenos.

A criança geralmente tosse e expulsa o corpo estranho das vias respiratórias superiores. Se o corpo estranho alcançar o brônquio, poderá ser necessário retirá-lo cirurgicamente por broncoscopia. Se também houver infecção, serão prescritos antibióticos no período pós-operatório. As complicações da aspiração de corpos estranhos incluem pneumonia ou abscesso, hipoxia, insuficiência respiratória e morte (Orenstein, 2004).

Avaliação de enfermagem

O lactente ou o pré-escolar podem ter história de tosse, sibilação ou estridor de início súbito. O estridor sugere que o corpo estranho está alojado nas vias respiratórias superiores. Em alguns casos, os sintomas respiratórios começam mais gradativamente. Quando o corpo estranho desceu para um dos brônquios, os sibilos, os roncos e a redução da ventilação podem ser detectados apenas no lado afetado. As radiografias do tórax mostram apenas corpos estranhos opacos (Figura 18.10).

Intervenções de enfermagem

A intervenção de enfermagem mais importante com relação à aspiração de corpos estranhos é a prevenção. As instruções antecipadas oferecidas às famílias com crianças de menos de 6 meses de vida incluem uma discussão sobre como evitar aspiração. Essas informações devem ser reiteradas a cada consulta de rotina da criança, até que ela complete 5 anos de idade. Diga aos pais para evitarem deixar a criança brincar com brinquedos que tenham peças pequenas e a manterem moedas e outros objetos miúdos fora do seu alcance. Oriente os pais a não darem amendoim nem pipoca às crianças, até que elas completem pelo menos 3 anos. Quando as crianças começarem a comer os alimentos servidos à mesa, diga aos pais para picarem todos os alimentos de modo que fiquem suficientemente pequenos para descer pela traqueia caso a criança não os mastigue completamente antes de engolir. Cenoura, uva e salsicha devem ser cortadas em pedaços pequenos. Líquidos perigosos devem ser mantidos fora do alcance das crianças.

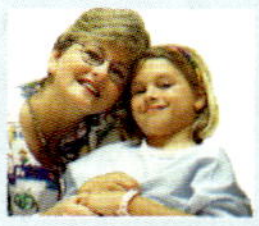

Objetos com menos de 3,0 cm podem ser aspirados facilmente. Uma maneira simples de os pais estimarem com segurança o diâmetro dos objetos ou das peças pequenas dos brinquedos é comparar seu tamanho com o de um rolo de papel higiênico comum, que geralmente mede 4,0 cm de diâmetro.

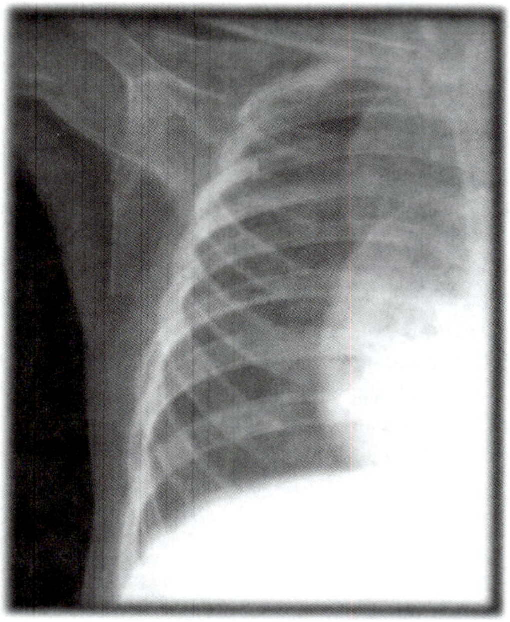

● Figura 18.10 A radiografia do tórax mostra um corpo estranho no brônquio.

● Síndrome de angústia respiratória

Síndrome de angústia respiratória (SAR) é uma doença respiratória específica dos recém-nascidos e resulta da imaturidade dos pulmões e de deficiência de surfactante, razão pela qual é mais comum em prematuros. Outros lactentes sujeitos a desenvolver essa síndrome incluem as crianças de mães diabéticas, as que nasceram por cesariana sem trabalho de parto prévio e as que sofreram asfixia perinatal. De acordo com os especialistas, todas essas condições parecem alterar a produção do surfactante e, dessa forma, predispor o recém-nascido a termo à SAR (Stoll & Kliegman, 2004).

A administração de surfactante por tubo endotraqueal logo depois do nascimento ajuda a reduzir a incidência e a gravidade da SAR. O tratamento dessa síndrome consiste em cuidados respiratórios intensivos, geralmente com respiração artificial. Também existem técnicas mais modernas de suporte ventilatório (Tabela 18.3).

Fisiopatologia

A ausência do surfactante nos pulmões dos recém-nascidos acometidos torna os órgãos mais rígidos e menos complacentes e dificulta a troca gasosa. As consequências disso incluem *shunting* direita-esquerda e hipoxemia. À medida que a doença avança, líquidos e fibrina extravasam dos capilares pulmonares e resultam na formação de uma membrana hialina nos bronquíolos, nos dutos alveolares e nos alvéolos. A formação dessa membrana dificulta ainda mais a troca gasosa. As complicações da SAR incluem síndrome do extravasamento de ar, displasia broncopulmonar, fechamento prematuro do canal arterial e insuficiência cardíaca congestiva, hemorragia intraventricular, retinopatia da prematuridade, enterocolite necrosante, complicações resultantes da utilização de cateteres venosos (infecção, trombose) e atraso ou déficit do desenvolvimento (Stoll & Kliegman, 2004).

Avaliação de enfermagem

Em geral, a SAR começa nas primeiras horas depois do nascimento. O recém-nascido apresenta sinais de angústia respiratória, inclusive taquipneia, retrações, batimento nasal, grunhidos e graus variáveis de cianose. A ausculta detecta estertores finos e redução do murmúrio vesicular. Se não for tratada, a SAR progride para respirações em gangorra, insuficiência respiratória e choque.

Intervenções de enfermagem

Em casos raros, o tamponamento por muco pode ocorrer em recém-nascidos colocados no respirador artificial depois da administração do surfactante. Por isso, observação rigorosa e avaliação da expansão pulmonar adequada são medidas essenciais. Além da intervenção respiratória especializada, outras metas cruciais de enfermagem incluem manutenção da normotermia, profilaxia das infecções, preservação do equilíbrio hidreletrolítico e promoção de nutrição adequada (por via parenteral ou alimentação por gavagem). Os cuidados de enfermagem para os recém-nascidos com SAR geralmente são realizados em uma unidade de terapia intensiva.

● Síndrome de angústia respiratória aguda

A síndrome de angústia respiratória aguda (SARA) ocorre depois de uma lesão primária como sepse, pneumonia viral, inalação de

Tabela 18.3 Alternativas à respiração artificial convencional

Técnica	Descrição	Informações adicionais
Respiradores de alta frequência (alta frequência, oscilantes ou a jato)	Asseguram frequências respiratórias muito altas (até 1.200 incursões respiratórias/min) e volumes correntes muito pequenos	Podem reduzir o risco de barotrauma associado às pressões geradas pelo respirador
Óxido nítrico	Causa vasodilatação pulmonar e ajuda a aumentar o fluxo sanguíneo para os alvéolos	Seguro; não há riscos para o desenvolvimento a longo prazo
Ventilação líquida	O perfluorocarbono líquido funciona como um surfactante. Oferece um meio eficaz para as trocas gasosas e melhora a função pulmonar	Praticamente não existem sequelas fisiológicas relatadas
Oxigenação por membrana extracorpórea (OMEC)	O sangue é retirado do corpo por um cateter, aquecido e oxigenado na máquina de OMEC e depois devolvido ao lactente	Procedimento muito trabalhoso. O risco de ocorrer sangramento é grande

fumaça ou semiafogamento. O início agudo da angústia respiratória e da hipoxemia ocorre nas primeiras 72 h da lesão primária em lactentes e crianças com pulmões previamente normais. A membrana alveolocapilar torna-se permeável e há acúmulo de edema pulmonar. A formação de membrana hialina nas superfícies alveolares e a produção reduzida do surfactante aumentam a rigidez pulmonar. O edema da mucosa e os restos celulares acumulados provocam atelectasia. A difusão dos gases fica bastante dificultada. A SARA pode progredir para insuficiência respiratória e morte, embora algumas crianças se recuperem completamente ou tenham doença pulmonar residual.

O tratamento médico tem como objetivo melhorar a **oxigenação** e a **ventilação**. A respiração artificial é usada com controle rigoroso dos volumes pulmonares e pressão positiva ao final da expiração (PEEP, de *positive end-expiratory pressure*). As modalidades terapêuticas mais modernas mostram-se promissoras no sentido de melhorar o prognóstico da SARA.

Avaliação de enfermagem

Taquicardia e taquipneia ocorrem nas primeiras horas da doença. Em seguida, há acentuação significativa do esforço respiratório com batimento nasal e retrações. Ausculte os sons respiratórios, que podem ser normais ou consistir em estertores agudos dispersos por todos os campos pulmonares. As crianças entram em hipoxia e as radiografias do tórax podem mostrar infiltrados bilaterais.

Intervenções de enfermagem

As intervenções de enfermagem para a criança com SARA consistem basicamente em medidas de suporte e são realizadas na unidade de terapia intensiva. Monitore rigorosamente as condições respiratórias e cardiovasculares. Medidas para aumentar o conforto, como higiene e mudança de posição e também controle da dor e da ansiedade, manutenção do estado nutricional e prevenção de infecções, também são intervenções cruciais de enfermagem. A fase aguda de deterioração da angústia respiratória pode ser assustadora para crianças de qualquer idade e a enfermeira pode desempenhar papel fundamental ao atenuar o medo desses pequenos pacientes. À medida que a doença piora e progride, especialmente quando se torna necessário suporte ventilatório, o apoio psicológico à família e as explicações quanto aos procedimentos realizados na unidade de terapia intensiva são particularmente importantes.

Pneumotórax

O acúmulo de ar no espaço pleural é conhecido como pneumotórax e pode ocorrer espontaneamente em crianças saudáveis sob outros aspectos, ou ser causado por doença pulmonar crônica, reanimação cardiorrespiratória, intervenções cirúrgicas ou traumatismo. O ar retido ocupa espaço na cavidade pleural e os pulmões afetados sofrem colapso pelo menos parcial. A aspiração com agulha e/ou a inserção de um tubo torácico é realizada para se retirar o ar da cavidade torácica. Alguns pneumotórax pequenos regridem espontaneamente sem intervenção (Cunnington, 2002).

Avaliação de enfermagem

O pneumotórax primário (espontâneo) é mais comum na adolescência. O lactente ou a criança com pneumotórax podem ter sintomas de início repentino ou gradativo. Essas crianças podem apresentar dor torácica e também sinais de angústia respiratória, inclusive taquipneia, retrações, batimento do nariz ou grunhidos. Avalie os potenciais fatores de risco para o desenvolvimento de pneumotórax, inclusive traumatismo ou intervenção cirúrgica torácica, intubação e respiração artificial, ou história de doença pulmonar crônica (p. ex., fibrose cística). Inspecione a criança para detectar palidez ou cianose. Ausculte o tórax para identificar aceleração da frequência cardíaca (taquicardia) e redução ou ausência do murmúrio vesicular no lado afetado. As radiografias do tórax mostram ar dentro da cavidade torácica (Figura 18.11).

Intervenções de enfermagem

A criança com pneumotórax requer avaliações frequentes da função respiratória. A oximetria de pulso pode ser usada como exame complementar, mas a avaliação clínica do estado respiratório é mais útil. Em alguns casos, a administração de oxigênio a 100% acelera a reabsorção do ar, mas geralmente é mantida por apenas algumas horas. Se houver um tubo torácico conectado a um sistema de vedação subaquática ou aspiração, cuide do sistema de drenagem conforme a recomendação (Figura 18.12). Um par de pinças hemostáticas deve ser mantido à beira do leito para se pinçar o tubo, caso ele saia do

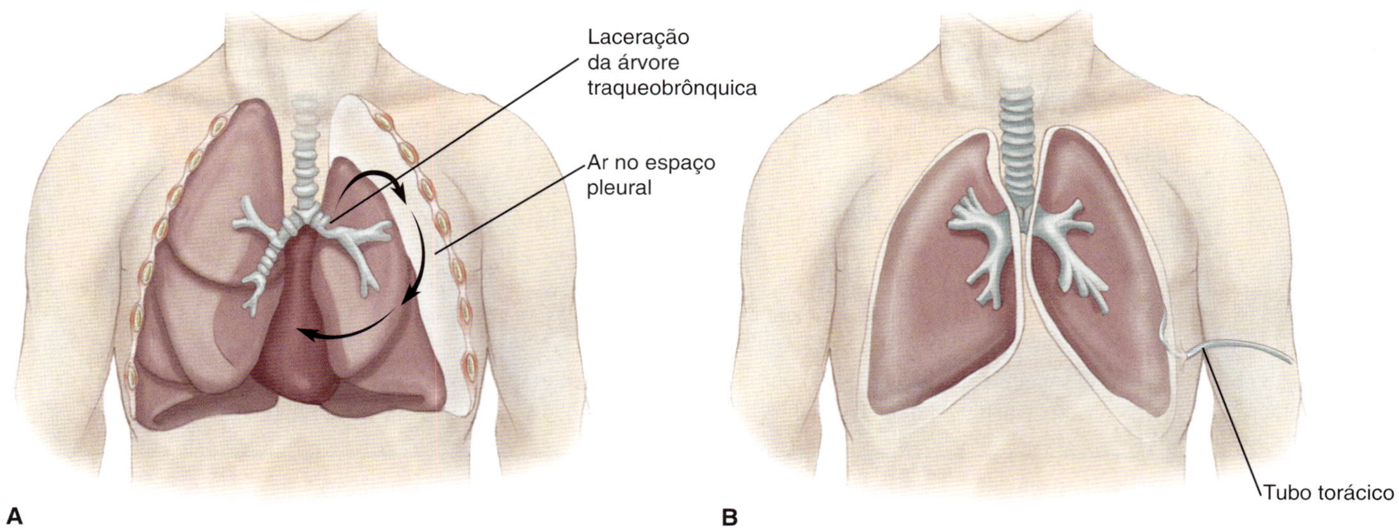

● Figura 18.11 Pneumotórax.

recipiente de drenagem. O curativo ao redor do tubo torácico é oclusivo e não deve ser trocado rotineiramente. Se o tubo desprender-se do tórax da criança, aplique gaze com vaselina e outro curativo oclusivo, realize imediatamente uma avaliação adequada do estado respiratório e avise ao médico.

Doenças crônicas

Os distúrbios respiratórios crônicos incluem rinite alérgica, asma, doença pulmonar crônica (displasia broncopulmonar), fibrose cística e apneia.

● Rinite alérgica

Rinite alérgica é um distúrbio crônico comum na infância e que acomete até 40% das crianças (Hagemann, 2005). Esse distúrbio está associado a dermatite atópica e asma, porque até 80% das crianças asmáticas também têm rinite alérgica (Corren, 2000). A rinite alérgica perene persiste ao longo de todo o ano e está associada a ambientes fechados. Os alergênios comumente implicados na rinite alérgica perene são ácaros da poeira, pelos de animais domésticos, antígenos das baratas e mofo. A rinite alérgica sazonal é causada por aumento dos níveis de alergênios no ar ambiente fora

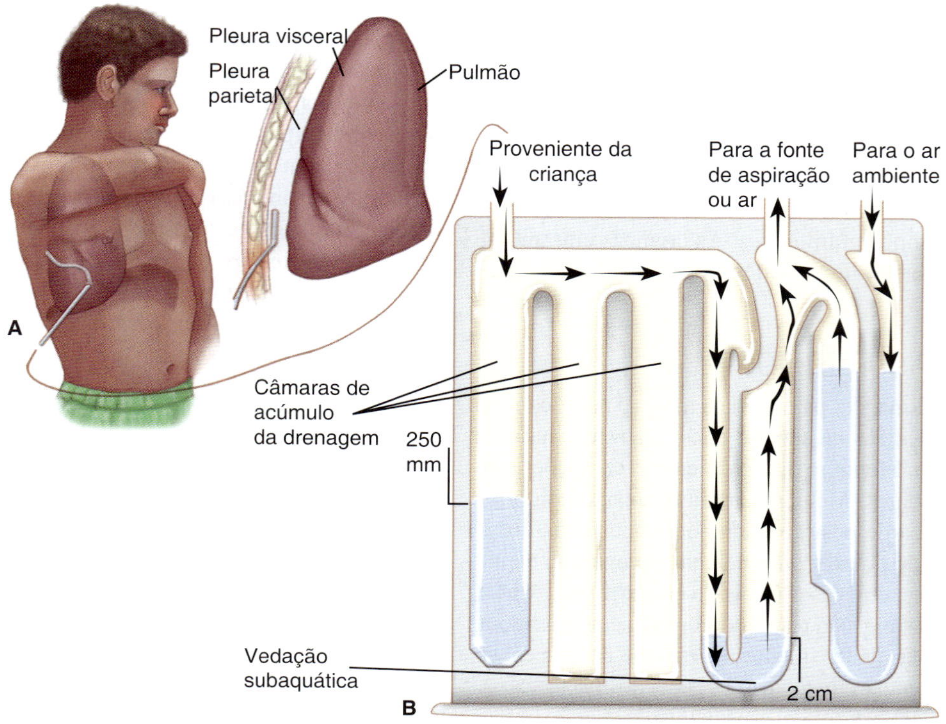

● Figura 18.12 O tubo torácico é conectado ao sistema de sucção ou vedação subaquática por meio de um recipiente de drenagem.

de casa. Em geral, esse distúrbio é causado por alguns tipos de pólen, plantas, sementes, fungos e mofo. As complicações da rinite alérgica incluem exacerbação dos sintomas asmáticos, sinusite e otite médica recidivantes e má oclusão dentária.

Fisiopatologia

Rinite alérgica é um estado inflamatório intermitente ou persistente mediado pela imunoglobulina E (IgE). Em resposta ao contato com a proteína de um alergênio suspenso no ar, a mucosa nasal desencadeia uma resposta imunológica. O antígeno (do alergênio) liga-se a uma IgE específica presente na superfície dos mastócitos e isto libera mediadores químicos como histamina e leucotrienos. A liberação dos mediadores provoca edema agudo dos tecidos e secreção de muco (Banasiak & Meadows-Oliver, 2005). Os mediadores da fase tardia são liberados e a inflamação é agravada. A IgE liga-se aos receptores existentes nas superfícies dos mastócitos e dos basófilos e gera memória de sensibilização, que desencadeia a mesma reação depois da exposição subsequente aos alergênios. Em seguida, a exposição aos alergênios desencadeia a desgranulação dos mastócitos e a liberação de histamina e outros fatores quimiotáxicos. A histamina e esses outros fatores causam vasodilatação nasal, rinorreia aquosa e congestão nasal. A irritação das terminações nervosas locais pela histamina causa prurido e espirros (Hagemann, 2005). O tratamento da rinite alérgica objetiva atenuar a resposta a esses mediadores alérgicos e controlar a inflamação.

Avaliação de enfermagem

Veja uma descrição detalhada da fase de avaliação do processo de enfermagem na página 502. Os resultados da avaliação pertinentes à rinite alérgica estão descritos a seguir.

História de saúde

Obtenha uma descrição da doença atual e da queixa principal. Os sinais e os sintomas comumente relatados durante a obtenção da história de saúde podem incluir:

- Congestão nasal branda, intermitente ou crônica
- Secreção nasal fina e contínua
- Espirros
- Prurido no nariz, nos olhos ou no palato
- Respiração oral e roncos

Verifique se os sintomas são sazonais. As queixas da criança são perenes (durante todo o ano) ou ocorrem em determinadas estações do ano? Quais são os medicamentos ou outros tratamentos realizados, e quais foram as respostas da criança?

Investigue a história de saúde para detectar fatores de risco como:

- História familiar de doença atópica (asma, rinite alérgica ou dermatite atópica)
- Alergia confirmada a ácaros da poeira, pelos de animais domésticos, antígenos das baratas, pólen ou mofo
- Exposição durante os primeiros anos da infância aos alergênios domésticos
- Introdução precoce de alimentos ou fórmulas na lactância
- Exposição a fumaça de tabaco
- Poluição do ar ambiente
- Infecções virais repetidas

Outros fatores de risco definidos incluem raça não branca e baixa condição socioeconômica (Hagemann, 2005).

Exame físico

O exame físico da criança que tem rinite alérgica inclui inspeção, observação e ausculta.

Inspeção e observação

Observe a fácies da criança para detectar vermelhidão periocular ou lacrimejamento, edema palpebral discreto, "olheiras alérgicas" (coloração azulada ou cinzenta sob os olhos) e "sulco alérgico" (uma prega nasal transversal entre os terços inferior e médio do nariz, que é causada por esfregação repetida do nariz) (Figura 18.13). Inspecione a cavidade nasal. As cóanas podem estar edemaciadas e cinzentas ou azuladas. Também se pode observar secreção nasal mucoide límpida. Inspecione a pele para detectar erupções e verifique se a voz da criança apresenta tonalidade nasal.

Ausculta

Ausculte os pulmões para avaliar a ventilação adequada e a clareza do murmúrio vesicular. Nas crianças que também têm asma, a rinite alérgica geralmente causa exacerbação dos sibilos.

Exames complementares

O diagnóstico inicial geralmente é firmado com base na história de saúde e nas manifestações clínicas. Os exames laboratoriais e diagnósticos comumente solicitados para avaliação de crianças com rinite alérgica podem ser:

- Esfregaço nasal (positivo para eosinofilia)
- Teste cutâneo positivo para alergia
- RAST positivo

Veja a Tabela comparativa 18.1 na página 517 para diferençar as causas de congestão nasal.

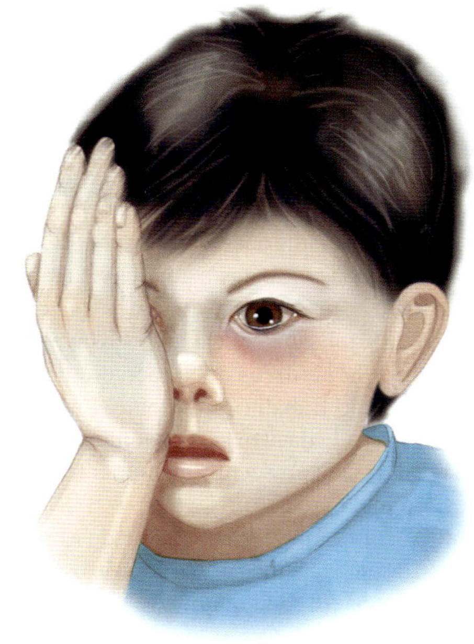

● **Figura 18.13** Olheiras alérgicas sob os olhos e sulco alérgico no nariz.

Intervenções de enfermagem

Além dos diagnósticos de enfermagem e das intervenções pertinentes descritas no Plano de cuidados de enfermagem para distúrbios do nariz, da boca e da garganta, tratamos a seguir das intervenções comuns na rinite alérgica.

Manutenção das vias respiratórias desobstruídas

A obstrução nasal contínua associada à rinite alérgica pode ser muito problemática para algumas crianças. A realização de lavagens nasais com soro fisiológico pode evitar que o muco nasal fique espessado. As secreções espessas e retiradas às vezes causam infecções bacterianas secundárias. A lavagem nasal também descongestiona o nariz e possibilita melhora da circulação do ar. Aerossóis nasais anti-inflamatórios (corticoides) podem ajudar a reduzir a resposta inflamatória aos alergênios. Os aerossóis nasais com estabilizador dos mastócitos (p. ex., cromolina sódica) podem reduzir a intensidade e a frequência das reações alérgicas. Hoje em dia, existem anti-histamínicos orais que podem ser administrados 1 vez/dia e são mais convenientes para a família. Algumas crianças podem melhorar com um descongestionante que combine anti-histamínico e descongestionante nasal, caso a congestão nasal seja significativa. Modificadores dos leucotrienos, como o montelucaste, também podem ser eficazes em alguns casos (Banasiak & Meadows-Oliver, 2005).

Orientação à família

Uma das medidas mais importantes do tratamento da rinite alérgica é aprender como evitar os alergênios conhecidos. As Diretrizes de ensino 18.4 fornecem informações sobre como orientar as famílias de modo a evitarem os alergênios. As crianças podem ser encaminhadas a um especialista para fazer dessensibilização aos alergênios (vacinas antialérgicas). Algumas empresas disponibilizam produtos úteis para o controle das alergias.

● Asma

Asma é uma doença inflamatória das vias respiratórias que se caracteriza por hiper-reatividade, edema e produção de muco pelas vias respiratórias. A obstrução das vias respiratórias causada pela asma pode ser revertida em parte ou totalmente. A gravidade varia de períodos longos de controle com exacerbações agudas esparsas em algumas crianças, ou persistência diária dos sintomas em outros casos (Kieckhefer & Ratcliffe, 2004). A asma é a doença crônica mais comum da infância e acomete cerca de 9 milhões de crianças norte-americanas (Kumar *et al.*, 2005). Uma porcentagem pequena das crianças asmáticas é responsável por grande parte da utilização dos serviços e dos gastos com saúde (Wakefield *et al.*, 2005). Essa doença é responsável por quase 12 milhões de dias de aula perdidos anualmente e por um número significativo de faltas ao trabalho pelos pais (Lara *et al.*, 2002). A incidência e a gravidade da asma estão aumentando e isto pode ser atribuído à urbanização crescente, ao aumento da poluição do ar e ao diagnóstico mais preciso.

A gravidade varia dos sintomas associados apenas a atividades vigorosas (broncospasmo induzido por esforço) aos sintomas diários que interferem na qualidade de vida. Embora não sejam comuns, as mortes infantis associadas à asma também estão aumentando em todo o mundo. Poluição do ar, alergênios, história familiar e infecções virais podem desempenhar papéis importantes na asma. Muitas crianças asmáticas também têm doença gastresofágica, ainda que a relação entre esses dois distúrbios não esteja totalmente esclarecida.

As complicações da asma incluem remodelação crônica das vias respiratórias, estado de mal asmático e insuficiência respiratória. As crianças asmáticas também são mais suscetíveis de desenvolver infecções respiratórias virais e bacterianas graves.

Os objetivos atuais do tratamento clínico são evitar os fatores desencadeantes da asma e reduzir ou controlar os episódios de inflamação. As recomendações recentes do National Asthma Education and Prevention Program sugerem uma abordagem progressiva do tratamento e também prevenção da exposição aos alergênios. Essa abordagem progressiva consiste em intensificar o tratamento à medida que a condição da criança piora e, em seguida, atenuar o tratamento à medida que ela melhora (Tabela 18.4). Alguns estudos mostraram que os modificadores

Diretrizes de ensino 18.4

Controle da exposição aos alergênios

Tabaco

- Evitem qualquer tipo de exposição à fumaça de tabaco (isto inclui o próprio indivíduo fumar).
- Se os pais não conseguem parar, não devem fumar dentro de casa nem no automóvel.

Ácaros da poeira

- Utilizem capas para travesseiros e colchões.
- Lavem os lençóis, as fronhas e as mantas de lã 1 vez/semana com água a 70°C.
- Utilizem persianas em vez de cortinas no quarto de dormir.
- Retirem os bichos de pelúcia do quarto de dormir.
- Reduzam a umidade interna a < 50%.
- Retirem os tapetes do quarto de dormir.
- Limpem semanalmente com pano úmido os pisos com superfícies sólidas.

Pelos de animais domésticos

- Retirem para sempre os animais domésticos de casa.
- Se não for possível retirá-los, mantenham-nos longe da cama, dos tapetes e dos móveis acolchoados.

Baratas

- Mantenham a cozinha muito limpa.
- Evitem deixar alimentos ou bebidas desprotegidas.
- Se for necessário, usem pesticidas, mas tomem providências para que a criança asmática fique fora de casa quando o líquido for borrifado.

Mofo doméstico

- Reparem os vazamentos de água.

Mofo do meio ambiente, pólen e poluição do ar

- Evitem sair ao ar livre quando os níveis de mofo e pólen estiverem elevados.
- Evitem atividades ao ar livre quando os níveis de poluição do ar estiverem altos.

Tabela 18.4 Classificação da gravidade da asma e abordagem terapêutica

Classificação e encaminhamento	Sinais e sintomas	Função pulmonar	Controle a longo prazo	Alívio imediato
1ª etapa: Intermitente e branda	• Uma a 2 vezes/semana • Nenhum sintoma e TFEM (*peak flow*) normal entre as exacerbações • Intensidade variável das exacerbações, embora geralmente tenham curta duração • Sintomas noturnos uma ou duas vezes por mês	*Peak flow* de 80% ou mais que o previsto; variabilidade <20%	Não é necessário usar medicamentos diariamente	Broncodilatadores de curta duração, de acordo com a necessidade
2ª etapa: Branda e persistente (deve-se considerar o encaminhamento para um especialista em asma)	• Sintomas mais de 2 vezes/semana, mas menos de 1 vez/dia • As exacerbações podem interferir no nível de atividade • Sintomas noturnos <2 vezes por mês	*Peak flow* de 80% ou mais que o previsto; variabilidade de 20 a 30%	Agentes anti-inflamatórios administrados diariamente (corticoides inalatórios em doses baixas: preferível); OU cromolina OU modificador dos leucotrienos	Broncodilatador de ação curta conforme a necessidade
3ª etapa: Moderada e persistente (recomenda-se o encaminhamento para um especialista em asma)	Sintomas diários • Uso diário de um agonista $beta_2$ de ação curta por inalação • As exacerbações afetam a atividade • Exacerbações duas ou mais vezes/semana; podem persistir por alguns dias • Sintomas noturnos >1vez/semana	*Peak flow* de 60 a 80% do previsto; variabilidade >30%	Agentes anti-inflamatórios administrados diariamente (corticoides inalatórios em doses intermediárias; OU corticoides inalatórios em doses baixas E broncodilatador de ação prolongada)	Broncodilatador de ação curta conforme a necessidade, até 3 vezes/dia
4ª etapa: Grave e persistente (recomenda-se o encaminhamento para um especialista em asma)	• Sintomas constantes • Limitação da atividade física • Exacerbações frequentes • Sintomas noturnos frequentes	*Peak flow* de 60% ou menos que o previsto; variabilidade >30%	Agentes anti-inflamatórios administrados diariamente (corticoides inalatórios em doses altas) E broncodilatador de ação curta. Pode ser necessário administrar corticoides sistêmicos	Broncodilatador de ação curta conforme a necessidade, até 3 vezes/dia

TFEM, taxa de fluxo expiratório máximo (*peak flow*).
Adaptada do National Asthma Education and Prevention Program (julho de 1997). *Expert panel report 2: Guidelines for the diagnosis and management of asthma* (NIH Publication Nos 97 a 4051) e (2002): *Update on selected topics.* (Publication Nos 02 a 5075). Bethesda, MD: National Institutes of Health, National Heart, Lung and Blood Institute. Essas recomendações devem ser utilizadas como orientação geral para o tratamento dos pacientes asmáticos.

dos leucotrienos são eficazes no controle imediato da asma crônica (Berkhof *et al.*, 2003). Em geral, a profilaxia a longo prazo consiste em usar corticoides inalatórios. Podem ser usados broncodilatadores no tratamento agudo da broncoconstrição ou no tratamento crônico para evitar broncospasmo. O broncospasmo induzido por esforço físico pode ocorrer em qualquer criança asmática, ou ser o único sintoma das crianças com asma intermitente. A maioria das crianças pode evitar broncospasmo induzido por esforço fazendo um período de aquecimento mais longo antes de exercício vigoroso e, se for necessário, inalando um broncodilatador de ação curta pouco antes da atividade física. Ver Healthy People 2010.

Fisiopatologia

Na asma, o processo inflamatório contribui para exacerbação da reatividade das vias respiratórias. Desse modo, o controle ou a profilaxia da inflamação são cruciais para o tratamento da doença. A asma é causada por uma variedade complexa de respostas aos estímulos desencadeantes. Quando o processo começa, os mastócitos, os linfócitos T, os macrófagos e as células epiteliais estão envolvidos na liberação dos mediadores inflamatórios. Os eosinófilos e os neutrófilos migram para as vias respiratórias e causam danos aos tecidos. Mediadores químicos como os leucotrienos, a bradicinina, a histamina e o fator de ativação das plaquetas também contribuem para a resposta inflamatória. A presença dos leucotrienos contribui para a constrição prolongada das vias respiratórias (Banasiak & Meadows-Oliver, 2005). O controle autônomo do tônus das vias respiratórias é alterado, há aumento da secreção de muco nas vias respiratórias, a função mucociliar é alterada e a reatividade da musculatura lisa das vias respiratórias aumenta (Kiecheter & Ratcliffe, 2004). Consequentemente, o paciente apresenta broncoconstrição aguda, edema das vias respiratórias e tamponamento por muco (Figura 18.14).

Na maioria das crianças, esse processo é considerado reversível, e até recentemente acreditava-se que não acarretasse efeitos prolongados na função pulmonar. Contudo, experiências e pesquisas científicas resultaram no conceito de remodelação das vias respiratórias. A remodelação ocorre em consequência de inflamação crônica das vias respiratórias. Depois da resposta aguda a um agente desencadeante, a reação contínua ao alergênio avança para uma fase crônica. Durante essa fase, as células epiteliais são desnudadas e a entrada das células inflamatórias nas vias respiratórias continua. Isso provoca alterações estruturais irreversíveis das vias respiratórias e acentua a perda da função respiratória que poderia ocorrer (Kiecheter & Ratcliffe, 2004).

Healthy People 2010

Objetivo	Importância
Reduzir o número de mortes, de internações hospitalares e de atendimentos no setor de emergência secundários à asma.	• Fornecer informações apropriadas e realizar a triagem das famílias com crianças asmáticas, principalmente quando as crianças estão sintomáticas ou apresentam níveis baixos de *peak flow*.

Avaliação de enfermagem

Veja uma descrição completa da fase de avaliação do processo de enfermagem na página 502. Os resultados da avaliação pertinentes à asma estão descritos a seguir.

História de saúde

Obtenha uma descrição da doença atual e da queixa principal. Os sinais e os sintomas comumente relatados durante a obtenção da história de saúde podem incluir:

- Tosse, principalmente à noite: tipo entrecortado que inicialmente é seca mas torna-se produtiva com escarro espumoso
- Dificuldade de respirar: falta de ar, sensação de aperto ou dor no peito, dispneia ao esforço
- Sibilação

Investigue a história da doença atual e a história patológica pregressa da criança para detectar fatores de risco como:

- História de rinite alérgica ou dermatite atópica
- História familiar de atopia (asma, rinite alérgica, dermatite atópica)
- Episódios repetidos diagnosticados como sibilação, bronquiolite ou bronquite
- Alergias conhecidas
- Resposta sazonal aos pólens do ambiente
- Exposição à fumaça de tabaco (passiva ou ativa)
- Pobreza

Exame físico

O exame físico da criança asmática inclui inspeção, ausculta e percussão.

Inspeção

Observe o aspecto geral e a coloração da pele e das mucosas da criança. Durante as exacerbações, a pele da criança pode continuar rosada, mas, à medida que seu estado piora, pode surgir cianose. O esforço respiratório é variável. Algumas crianças apresentam retrações suaves, enquanto outras demonstram utilização significativa dos músculos acessórios e, por fim, começam a balançar a cabeça para trás quando não recebem tratamento eficaz. A criança pode parecer ansiosa e amedrontada, ou letárgica e irritável. Também pode haver sibilos audíveis. As crianças com asma grave e persistente podem ter tórax em barril e, em geral, apresentam acentuação branda do esforço respiratório.

Ausculta e percussão

Os campos pulmonares devem ser avaliados cuidadosamente. A sibilação é a marca característica da obstrução das vias respiratórias e pode variar de acordo com o campo pulmonar. Também pode ser detectado murmúrio vesicular rude. Avalie a adequação da ventilação. O murmúrio vesicular pode estar diminuído nas bases dos pulmões ou difusamente. Nas crianças asmáticas, a imobilidade do tórax é um sinal de mau prognóstico. Em presença de obstrução respiratória grave, a circulação do ar pode ser tão

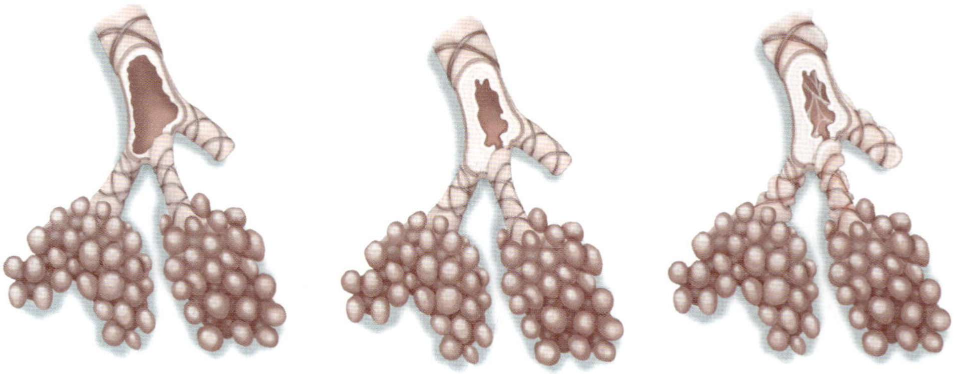
Vias respiratórias normais
Vias respiratórias com inflamação
Vias respiratórias com inflamação, broncospasmo e produção de muco

● **Figura 18.14** Observe o edema, a produção de muco e o broncospasmo das vias respiratórias com a asma.

difícil que os sibilos não são detectáveis à ausculta. A percussão pode demonstrar hiper-ressonância.

Exames complementares

Os exames laboratoriais e diagnósticos comumente solicitados durante a avaliação da asma incluem:

- Oximetria de pulso: a saturação de oxigênio pode estar significativamente reduzida ou normal durante uma exacerbação da doença
- Radiografias do tórax: geralmente mostram hiperinsuflação
- Gasometria arterial: pode mostrar retenção de dióxido de carbono e hipoxemia
- Provas de função pulmonar (PFP): podem ser muito úteis para se avaliar a gravidade da doença, mas não são esclarecedoras durante uma crise aguda. As crianças de 5 a 6 anos podem fazer uma espirometria
- Taxa de fluxo expiratório máximo (TFEM): reduzida durante a crise
- Testes para alergia: o teste cutâneo ou o RAST podem identificar os alergênios desencadeantes nas crianças asmáticas.

Intervenções de enfermagem

As intervenções iniciais de enfermagem para a criança que apresenta exacerbação aguda da asma têm como objetivo desobstruir as vias respiratórias e recuperar o padrão respiratório eficaz, além de promover oxigenação e ventilação adequadas (troca gasosa). Veja o Plano de cuidados de enfermagem na página 511. Outras considerações pertinentes estão descrita a seguir.

Orientação à criança e à família

A asma é uma doença crônica e como tal deve ser entendida. A Figura 18.15 reproduz a "Declaração de Direitos da Criança Asmática", que foi desenvolvida pela American Lung Association. Forneça instruções às crianças asmáticas e elas próprias aprenderão a cuidar da sua doença. Os períodos assintomáticos (em geral, muito longos) são intercalados com episódios de exacerbação da doença. Os pais e as crianças geralmente não reconhecem a importância dos medicamentos de manutenção para o controle da doença a longo prazo. Eles podem entender os episódios de exacerbação (que às vezes requerem hospitalização ou atendimentos no setor de emergência) como doença aguda e ficam simplesmente aliviados quando as crises agudas regridem. Com frequência, durante os períodos entre os episódios agudos, as crianças são consideradas sadias e os esquemas de manutenção por longo prazo são abandonados. O processo inflamatório crônico que se desdobra mesmo sem sintomas, principalmente em crianças com asma moderada a grave, pode causar remodelação das vias respiratórias e, por fim, doença irreversível.

Para fornecer informações apropriadas à criança e à família, determine a gravidade da asma com base nas Diretrizes para o Diagnóstico e o Tratamento da Asma, que constam no The National Asthma Education and Prevention Program (NAEPP Expert Panel Report) (Kumar *et al.*, 2005). Ressalte a importância dos medicamentos de manutenção para evitar doença grave no futuro, além de controlar ou evitar recidiva dos sintomas.

Instrua as famílias e as crianças quanto ao uso apropriado dos nebulizadores, dos inaladores dosimetrados, dos espaçadores, dos inaladores de pó seco e do Diskus, bem como quanto à finalidade, às funções e aos efeitos colaterais dos medicamentos que eles fornecem. Solicite uma demonstração de retorno do uso dos equipamentos para confirmar que as crianças e as famílias podem utilizá-los adequadamente (Diretrizes de ensino 18.5).

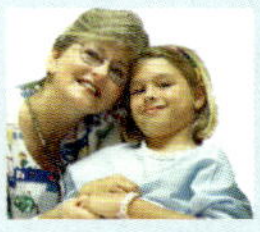

O NAEPP recomenda a utilização de um espaçador ou de uma câmara de retenção com os inaladores dosimetrados, para aumentar a biodisponibilidade do medicamento nos pulmões.

Todas as crianças devem ter um plano de conduta elaborado para determinar quando acentuar ou reduzir o tratamento. A Tabela 18.4 reproduz as recomendações terapêuticas baseadas na gravidade da asma. A Figura 18.16 traz um exemplo de formato escrito, que pode ser útil para o controle da asma pela família. Esse plano de ação por escrito também deve ser mantido no fichário da escola da criança e o medicamento de alívio deve estar sempre disponível para o paciente. As crianças que desenvolvem broncospasmo induzido por esforço podem participar das atividades de educação física ou esporte, mas devem ter autorização para usar o medicamento antes da atividade.

(O texto continua na p. 541.)

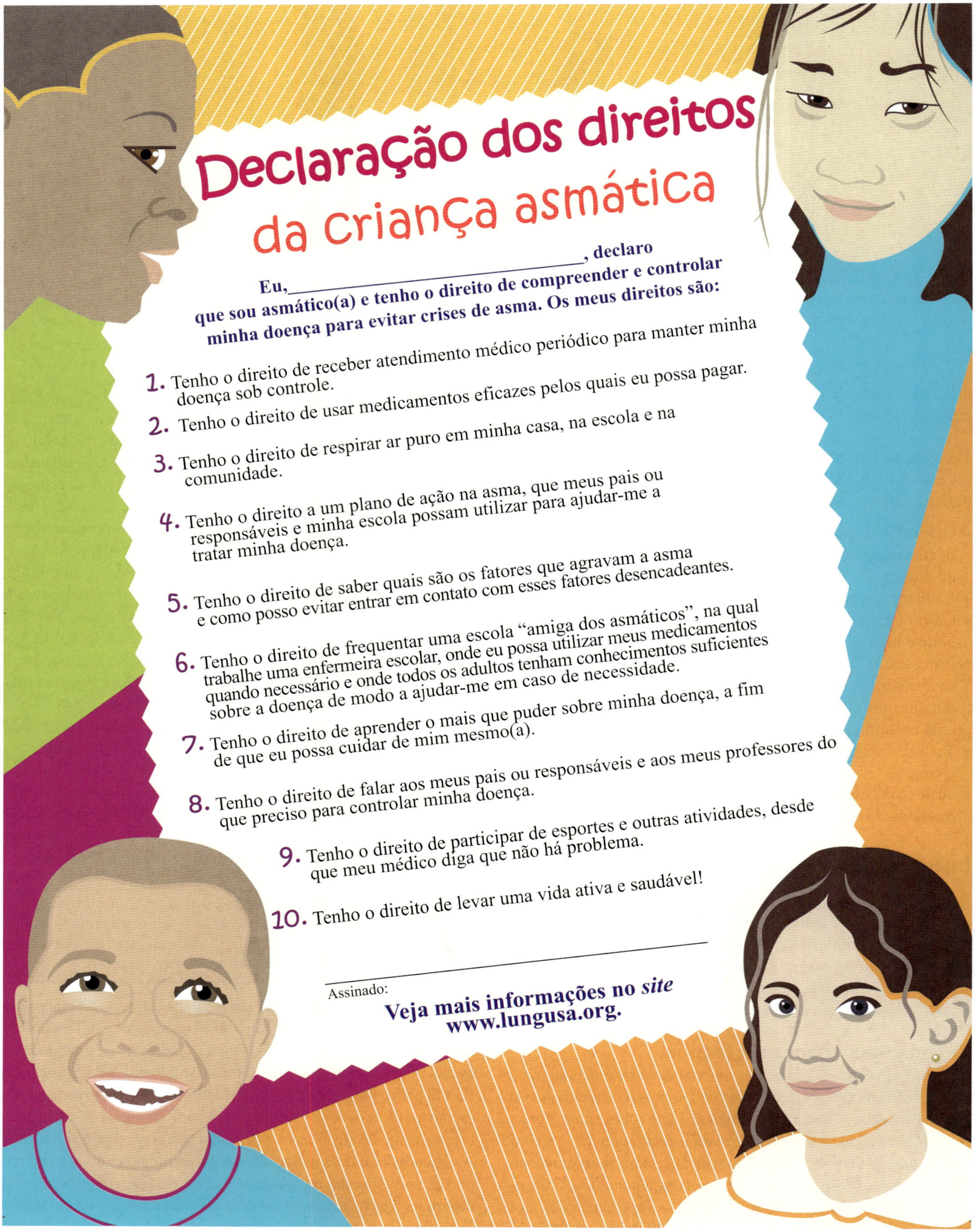
Declaração dos direitos
da criança asmática
Eu, ______________________________, declaro
que sou asmático(a) e tenho o direito de compreender e controlar
minha doença para evitar crises de asma. Os meus direitos são:
1. Tenho o direito de receber atendimento médico periódico para manter minha doença sob controle.
2. Tenho o direito de usar medicamentos eficazes pelos quais eu possa pagar.
3. Tenho o direito de respirar ar puro em minha casa, na escola e na comunidade.
4. Tenho o direito a um plano de ação na asma, que meus pais ou responsáveis e minha escola possam utilizar para ajudar-me a tratar minha doença.
5. Tenho o direito de saber quais são os fatores que agravam a asma e como posso evitar entrar em contato com esses fatores desencadeantes.
6. Tenho o direito de frequentar uma escola "amiga dos asmáticos", na qual trabalhe uma enfermeira escolar, onde eu possa utilizar meus medicamentos quando necessário e onde todos os adultos tenham conhecimentos suficientes sobre a doença de modo a ajudar-me em caso de necessidade.
7. Tenho o direito de aprender o mais que puder sobre minha doença, a fim de que eu possa cuidar de mim mesmo(a).
8. Tenho o direito de falar aos meus pais ou responsáveis e aos meus professores do que preciso para controlar minha doença.
9. Tenho o direito de participar de esportes e outras atividades, desde que meu médico diga que não há problema.
10. Tenho o direito de levar uma vida ativa e saudável!
Assinado:
Veja mais informações no site
www.lungusa.org.

● Figura 18.15 Declaração dos direitos da criança asmática.

Diretrizes de ensino 18.5

Utilização dos dispositivos para administração de medicamentos para asma

Nebulizador

- Ligue a tomada do nebulizador e conecte o tubo do compressor de ar.

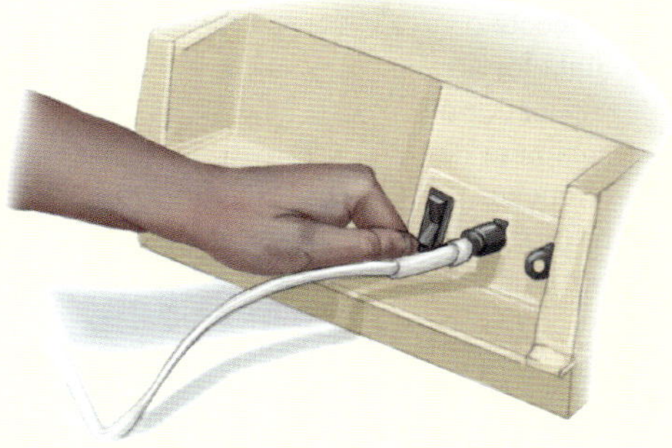

- Acrescente o medicamento ao reservatório próprio para medicamentos.

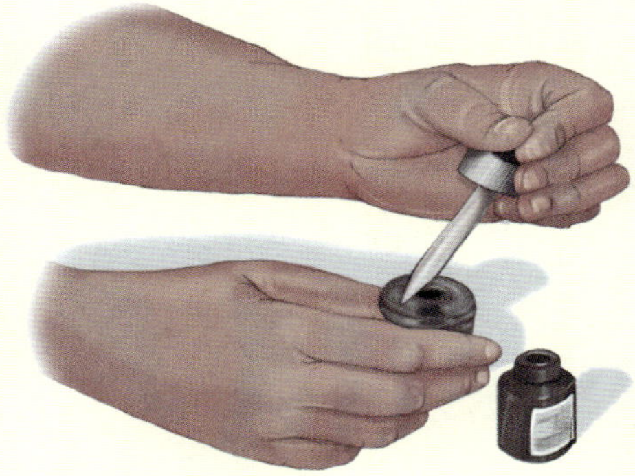

- Conecte a máscara ou o bucal e o tubo flexível ao reservatório do medicamento.

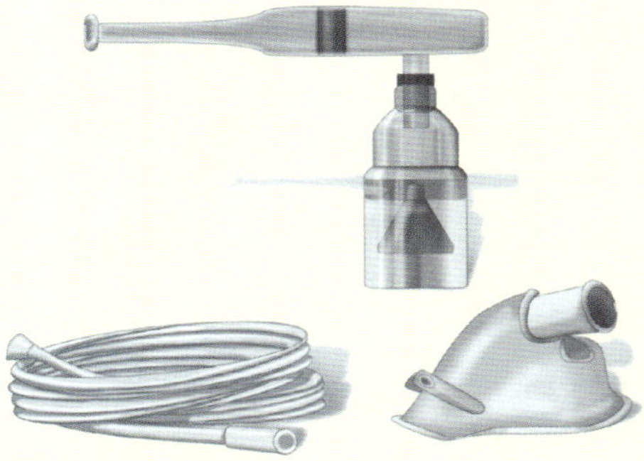

- Coloque a máscara na criança, OU

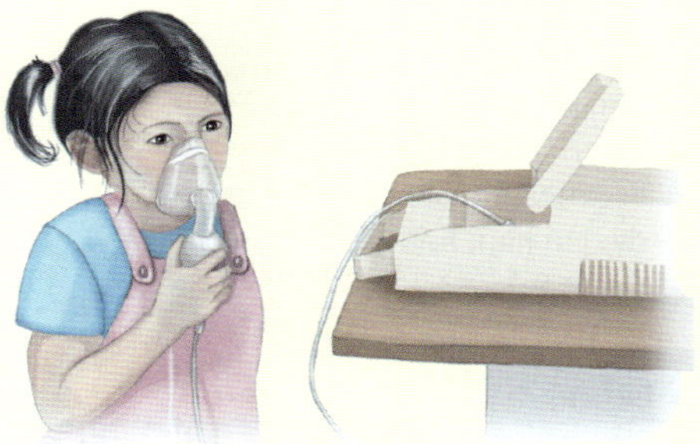

- Instrua a criança a contrair os lábios ao redor do bucal e a respirar pela boca.

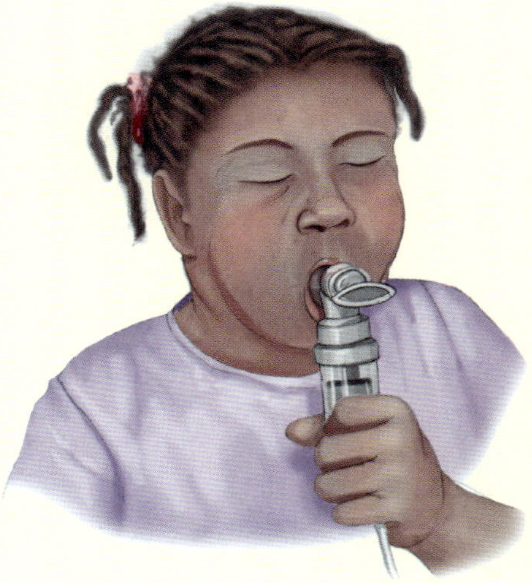

- Depois do uso, lave o bucal e o reservatório de medicamento com água e deixe secar ao ar livre.

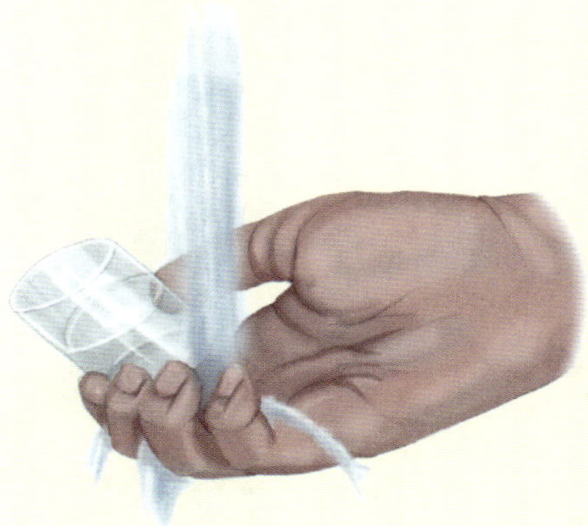

(continua)

Diretrizes de ensino 18.5 *(Continuação)*

Utilização dos dispositivos para administração de medicamentos para asma

Inalador dosimetrado

- Agite o inalador e retire a tampa.

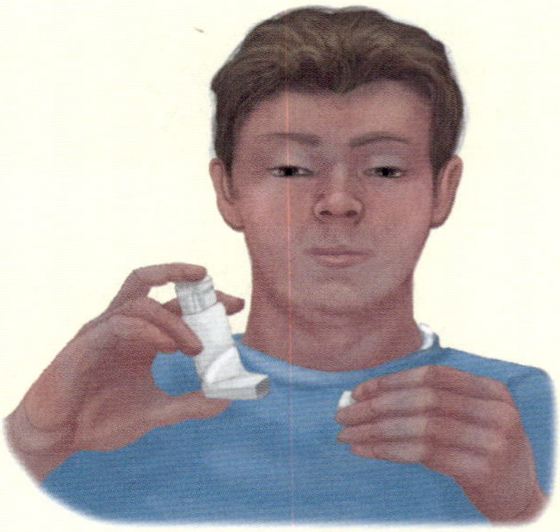

- Conecte o inalador ao espaçador ou à câmara de retenção.
- Expire completamente.

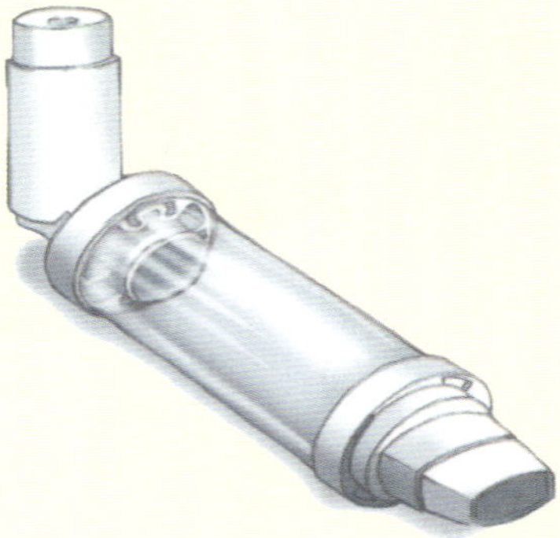

- Coloque o bocal do espaçador na boca (ou coloque a máscara sobre o nariz e a boca da criança, certificando-se de que haja boa vedação).

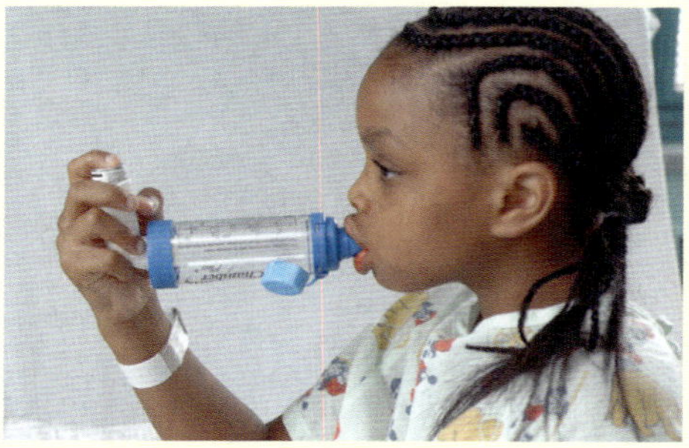

- Comprima o inalador e inale lenta e profundamente. Prenda a respiração enquanto conta até 10.

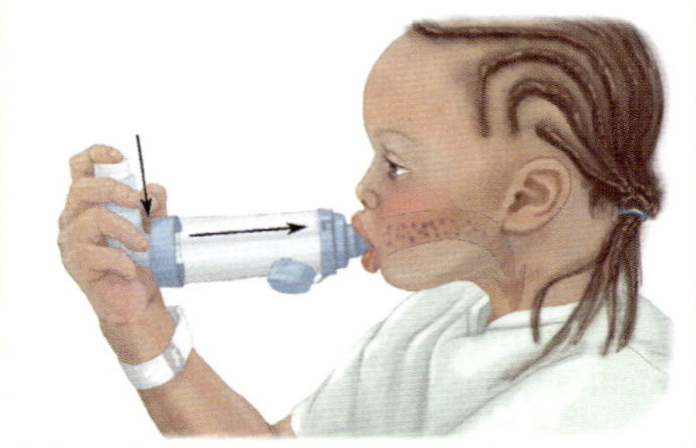

Diskus

- Segure o Diskus na posição horizontal com uma das mãos e aperte o botão com o polegar da outra mão, até que o bocal fique exposto.

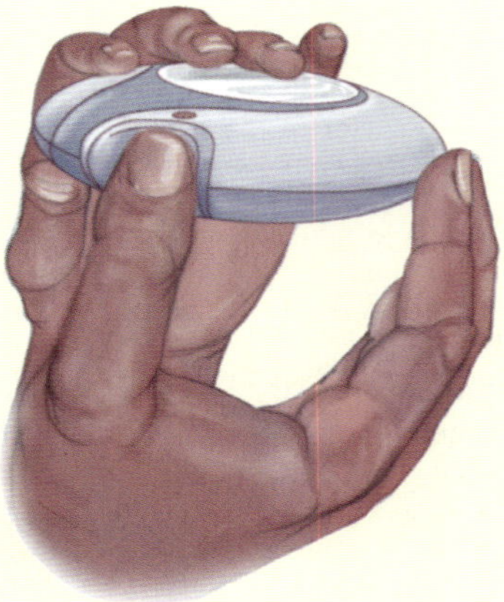

- Empurre a alavanca até que ela faça um clique (a dose agora está carregada).
- Expire completamente.

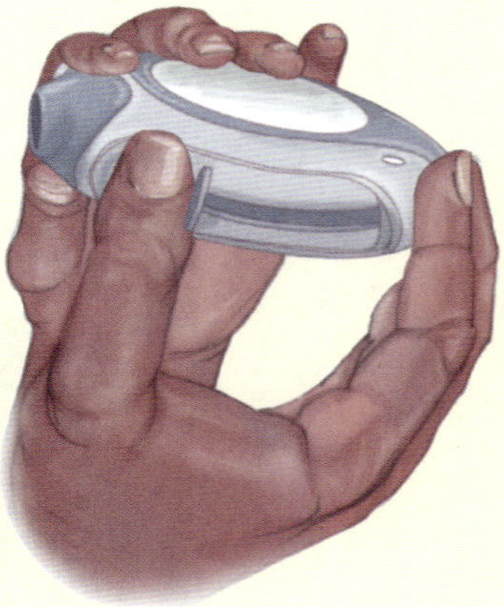

- Coloque a boca firmemente acoplada ao redor do bocal e respire rápida e completamente pela boca.

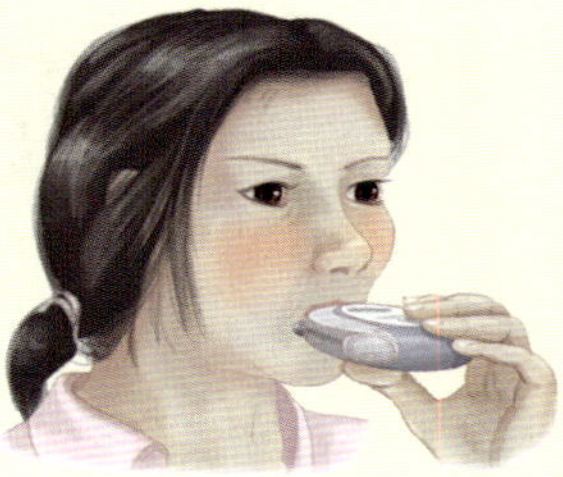

- Remova o Diskus, prenda a respiração por 10 s e depois expire.

Diretrizes de ensino 18.5 *(Continuação)*

Utilização dos dispositivos para a administração de medicamentos para asma

Turbuhaler

- Segure o Turbuhaler na posição vertical. Carregue a dose girando o disco marrom totalmente para a direita.

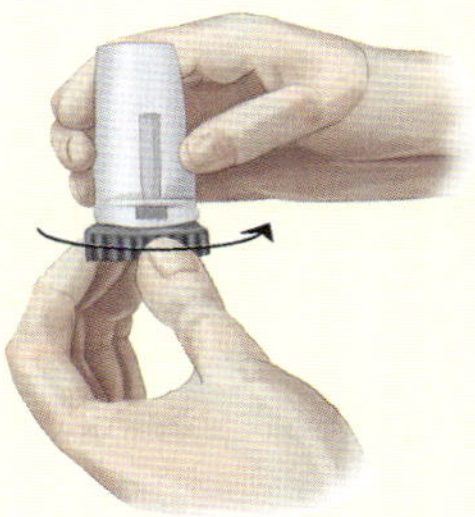

- Em seguida, gire para a esquerda até ouvir um clique.
- Expire completamente.

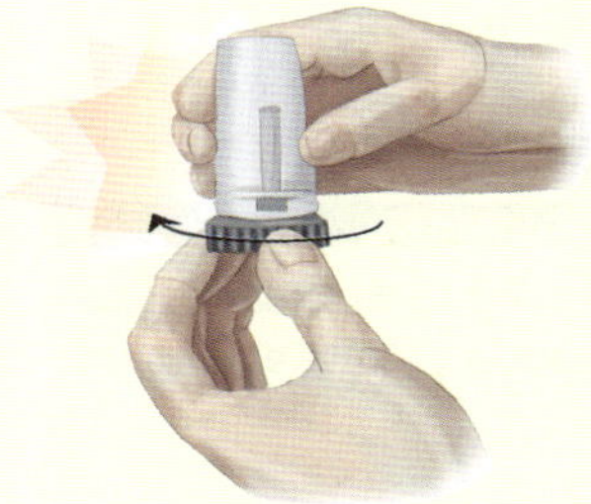

- Segure o Turbuhaler na posição horizontal, coloque a boca firmemente ao redor do bocal e inale profunda e vigorosamente.

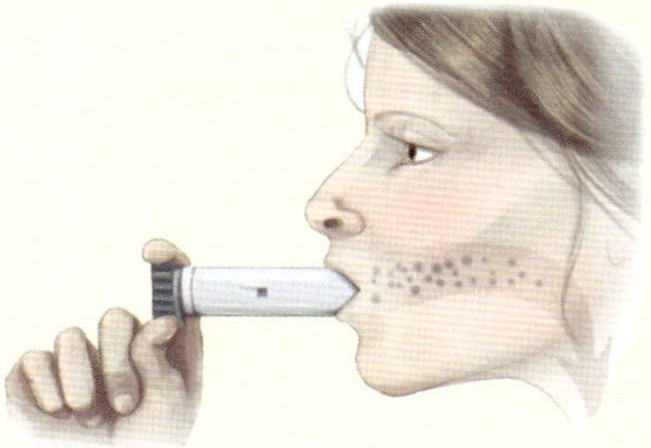

- Retire o Turbuhaler da boca e, em seguida, expire.

Considere *isto!*

Os pré-escolares com asma, que utilizam medicamentos inalatórios por meio de um nebulizador, devem utilizar máscaras bem adaptadas para assegurar a deposição adequada dos medicamentos nos pulmões. A "inalação" pelo nebulizador deve ser contraindicada, porque a liberação do medicamento é variável e pouco confiável.

Além da presença ou ausência de sintomas, o The National Asthma Education and Prevention Program (NAEPP) recomenda a utilização da taxa de fluxo expiratório máximo (TFEM) para determinar o controle diário. As medidas da TFEM obtidas por meio de um *peak flow* doméstico podem ser muito úteis, contanto que o aparelho seja utilizado adequadamente (as Diretrizes de ensino 18.6 fornecem instruções sobre como utilizar o *peak flow*). O "melhor nível pessoal" da criança é determinado com a ajuda de um profissional de saúde durante um período assintomático. A TFEM é medida diariamente em casa por meio do *peak flow*. Desse modo, o plano de tratamento da asma fornece instruções específicas baseadas na avaliação da TFEM (Tabela 18.5).

Outro componente fundamental do controle da asma é evitar exposição aos alergênios. Quando os fatores desencadeantes conhecidos são evitados, é possível evitar as exacerbações e também as alterações inflamatórias que se desenvolvem a longo prazo. Essa tarefa pode ser difícil para muitas famílias, principalmente se a criança asmática tiver várias alergias. As Diretrizes de ensino 18.4 descrevem estratégias para se evitar a exposição aos alergênios.

Alguns estudos mostraram falhas na educação das crianças ou dos pais quanto ao controle da asma (Horner, 2004). A educação sobre a doença não se limita ao contexto hospitalar ou à clínica. As enfermeiras podem participar dos programas de educação sobre a asma na comunidade: estudos mostraram a eficácia da educação centrada na comunidade nas escolas, nas igrejas e nas creches. A educação deve incluir informações sobre fisiopatologia, fatores desencadeantes da asma e estratégias preventivas e terapêuticas. Tendo em vista o grande número de crianças acometidas por essa doença crônica, a educação da comunidade pode ter grande impacto na doença. Ver Healthy People 2010.

As enfermeiras escolares também devem familiarizar-se com o controle da asma e participar da educação contínua da criança e da família (Sander, 2002). Entre os recursos disponíveis para as escolas inclui-se o Open Airways for Schools, um programa educacional desenvolvido pela American Association ou seus escritórios locais e que enfatiza a conscientização crescente quanto à asma e à adesão ao plano de controle da doença, para se reduzir o número de emergências asmáticas.

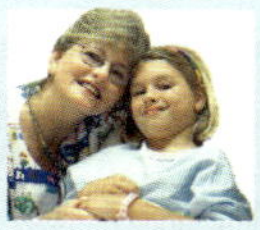

A exposição passiva à fumaça de tabaco aumenta a necessidade de utilizar medicamentos pelas crianças asmáticas, assim como a frequência das exacerbações da asma. A qualidade do ar dentro de casa e a poluição ambiental contribuem para agravamento da asma em crianças.

American Lung Association®

Plano de ação na asma

Informações gerais:

- Nome ______________________________
- Contato para emergências: ______________________ Telefones ______________
- Médico responsável ______________________ Telefones ______________
- Assinatura do médico ______________________ Data ______________

Classificação da gravidade	Fatores desencadeantes	Exercício
○ Branda e intermitente ○ Moderada e persistente ○ Branda e persistente ○ Grave e persistente	○ Resfriados ○ Fumaça ○ Mudanças climáticas ○ Exercício ○ Poeira ○ Animais ○ Alimentos ○ Poluição do ar ○ Outros ______________	1. Pré-medicação (quanto e quando) ______________ 2. Modificações do exercício ______________

Zona verde: melhorando

Melhor resultado pessoal do *peak flow*:

Sintomas

- Respiração adequada
- Sem tosse ou sibilos
- Consegue trabalhar e brincar
- Dorme à noite

Nível do *peak flow*:

Mais de 80% do melhor resultado pessoal ou ________.

Medicamentos de controle

Medicamento	Quanto utilizar	Quando utilizar

Zona amarela: piorando

Entre em contato com o médico, se estiver utilizando medicamentos de alívio mais de 2 vezes/semana.

Sintomas

- Certa dificuldade respiratória
- Tosse, sibilo ou sensação de aperto no peito
- Dificuldades para trabalhar ou brincar
- Acorda à noite

Nível do *peak flow*

Entre 50 e 80% do melhor resultado pessoal, ou ________ a ________

Continuar com os medicamentos de controle e acrescentar:

Medicamento	Quanto utilizar	Quando utilizar

SE os seus sintomas (e o *peak flow*, se estiver sendo usado) voltarem à Zona Verde depois de 1 h do tratamento de alívio rápido, ENTÃO:

- ○ Use o medicamento de alívio rápido a cada 4 h, durante 1 ou 2 dias
- ○ Substitua seus medicamentos de controle prolongado por ______________
- ○ Entre em contato com o médico para agendar uma consulta de acompanhamento

SE seus sintomas (e o *peak flow*, se estiver sendo usado) NÃO voltarem à Zona Verde depois de 1 h de tratamento para alívio rápido, ENTÃO:

- ○ Use novamente o medicamento de alívio rápido
- ○ Substitua os medicamentos de controle prolongado por ____________
- ○ Ligue para o médico ou para o profissional de saúde responsável dentro de _____ horas depois da modificação da sua rotina de tratamento

Zona vermelha: alerta médico

Telefone da emergência/ambulância:

Sintomas

- Muita dificuldade de respirar
- Não consegue trabalhar nem brincar
- Piora em vez de melhorar
- Os medicamentos não estão ajudando

Nível do *peak flow*

Entre 0 e 50% do melhor resultado pessoal, ou ________ a _______

Continuar com os medicamentos de controle e acrescentar:

Medicamento	Quanto utilizar	Quando utilizar

Vá para o hospital ou ligue para a ambulância se:

- ○ Continuar na zona vermelha depois de 15 min
- ○ Se você não conseguir entrar em contato com o médico para pedir ajuda:
- ○ ____________________

Ligue imediatamente para a ambulância se surgir qualquer um dos seguintes sinais de perigo:

- ○ Dificuldade de respirar ou de falar em consequência da falta de ar
- ○ Lábios ou unhas das mãos azulados

● Figura 18.16 Plano de ação na asma.

Diretrizes de ensino 18.6

Utilização do *peak flow*

- Deslize a seta até o valor "zero".
- Fique de pé.
- Faça uma inspiração profunda e feche os lábios firmemente ao redor do bocal.
- Sopre rapidamente e com força.
- Anote o número até onde a seta foi.
- Repita três vezes e anote o número mais alto.
- Mantenha um registro dos resultados diários e procure medir o *peak flow* sempre na mesma hora do dia.

Dados da American Lung Association.

Healthy People 2010

Objetivo	Importância
Reduzir as limitações das atividades das crianças asmáticas. (Desenvolvimento) Reduzir o número de faltas à escola ou ao trabalho das crianças asmáticas. Aumentar a porcentagem de crianças asmáticas que recebem educação formal, inclusive informações sobre os recursos disponíveis na comunidade e as estratégias de autoajuda, que são componentes essenciais para o controle de sua doença.	• Estimular a realização de atividades físicas apropriadas pelas crianças asmáticas • Fornecer às crianças e às famílias informações detalhadas quanto à utilização das medidas do *peak flow* e seu significado, aos medicamentos de manutenção e alívio imediato, aos sintomas de exacerbação da asma e a um plano por escrito sobre como "intensificar" ou "reduzir" o tratamento • Encaminhar as crianças e suas famílias aos recursos locais ou da Internet e a grupos de apoio a pacientes asmáticos • Encaminhar as famílias a classes formais de educação sobre a asma.

Promoção da autoestima da criança

O medo de uma exacerbação e o sentimento de ser "diferente" das outras crianças podem comprometer a autoestima da criança. Em estudos qualitativos, as crianças fizeram afirmações como "meu corpo apaga" e "sinto como se fosse morrer" (Yoos *et al.*, 2005). A fadiga e o medo associados à asma crônica podem reduzir a confiança e a sensação de controle da criança sobre seu corpo e sua vida. Além de lidar com uma doença crônica, a criança asmática geralmente também precisa enfrentar problemas relacionados com a escola. Mau humor, agressividade e retração correlacionam-se com aumento da falta de assiduidade à escola, que pode contribuir para baixo desempenho escolar. A autoestima da criança é afetada quando ela vive com medo de ter uma exacerbação ou não consegue participar das atividades.

Com educação e apoio, a criança pode adquirir a sensação de controle. As crianças precisam aprender a controlar sua doença. A avaliação precisa dos sintomas da asma e a promoção da autoestima podem ajudar a criança a sentir menos pânico durante um episódio agudo. A melhora da autoestima também pode ajudar a criança a lidar com a doença em geral e com o fato de ser diferente dos demais. A criança em idade escolar tem habilidades cognitivas necessárias para começar a assumir a responsabilidade pelo controle da doença, embora com a participação contínua dos pais. A transferência do controle da asma para a criança é uma tarefa importante do desenvolvimento e contribui para a sensação de controle da criança sobre sua doença (Buford, 2004).

Capacidade de superação da família

Em muitas famílias, a negação dos pais é um problema. Por meio de educação e de estímulo, os familiares podem tornar-se especialistas em cuidar da doença da criança e promover seu bem-estar. A criança flexível tem maior capacidade de enfrentar as dificuldades que lhe são apresentadas, inclusiva a asma. União e

Tabela 18.5 Avaliação da taxa de *peak flow*

Zona*	*Peak flow*	Sintomas	Ação
Verde: controle adequado	>80% do melhor resultado pessoal	Nenhum	Utilizar os medicamentos habituais
Amarela: cuidado	50 a 80% do melhor resultado pessoal	Podem estar presentes	Utilizar imediatamente um agonista beta$_2$ inalatório de ação curta. Conversar com o profissional de saúde encarregado do seu caso
Vermelha: alerta médico	<50% do melhor resultado pessoal	Geralmente estão presentes	Utilizar imediatamente um agonista beta$_2$ inalatório de ação curta. Ir ao consultório ou ao setor de emergência

*O National Asthma Education and Prevention Program recomendou que a abordagem dos "sinais de trânsito" seja utilizada para instruir os indivíduos quanto ao *peak flow* e aos planos de tratamento.

cordialidade no ambiente familiar podem tornar a criança mais flexível e também contribuir para a felicidade da família. Os pais precisam ter a oportunidade de fazer perguntas e expressar suas preocupações. A enfermeira que entende os problemas e as preocupações da família tem mais chances de planejar o suporte e a educação de que a família necessita. Forneça educação adequada à cultura da família e faça intervenções que enfatizem sua participação crescente e o controle da doença. À medida que a criança e os pais adquirem confiança em sua capacidade de reconhecer os sintomas da asma e lidar com a doença e suas crises periódicas, a capacidade de superação da família aumenta (Svavarsdottir & Rayens, 2005).

Doença pulmonar crônica

A doença pulmonar crônica (antes conhecida como displasia broncopulmonar [DBP]) é às vezes diagnosticada em lactentes que tiveram SAR e continuam a necessitar de oxigênio suplementar aos 28 dias de vida. Essa condição é uma doença respiratória crônica encontrada mais comumente em lactentes prematuros e resulta de vários fatores, inclusive imaturidade pulmonar, lesão pulmonar aguda, barotrauma, mediadores inflamatórios e traumatismo volumétrico. O estiramento do epitélio, a invasão por macrófagos e células polimorfonucleares e o edema das vias respiratórias afetam o crescimento e o desenvolvimento das estruturas pulmonares. A destruição dos cílios e o desnudamento do revestimento das vias respiratórias reduzem a capacidade normal de limpeza dos pulmões. O número de alvéolos se reduz a um terço a metade do normal. Baixo peso ao nascer, raça branca e sexo masculino aumentam o risco de desenvolver doença pulmonar crônica. As complicações incluem hipertensão arterial pulmonar, *cor pulmonale*, insuficiência cardíaca congestiva e pneumonia viral ou bacteriana grave (Harvey, 2004; Stoll & Kliegman, 2004).

Os medicamentos anti-inflamatórios inalatórios são usados no tratamento de manutenção, enquanto os broncodilatadores de ação curta são administrados conforme a necessidade para controlar os episódios de sibilação. Alguns lactentes necessitam de oxigenoterapia suplementar a longo prazo.

Avaliação de enfermagem

Taquipneia e acentuação do esforço respiratório são manifestações típicas da doença pulmonar crônica. Depois da alta da UTIN, esses sintomas podem persistir. Esforços como as atividades físicas ou a alimentação oral podem agravar a dispneia e também pode haver déficit de crescimento evidente. A ausculta pode detectar redução do murmúrio vesicular nas bases dos pulmões. Esses lactentes têm episódios de hiper-reatividade das vias respiratórias e, por esta razão, podem apresentar sibilos nos períodos de exacerbação. Quando há sobrecarga de líquidos, também podem ser detectados estertores.

Intervenções de enfermagem

Se o lactente for dependente de oxigênio, forneça instruções aos pais quanto ao uso dos tanques de oxigênio, das cânulas nasais, do oxímetro de pulso e dos tratamentos com nebulizador. Em geral, essas crianças necessitam de fórmulas hipercalóricas para crescer adequadamente. Alguns lactentes necessitam de restrição da ingestão de líquidos e/ou diuréticos. A ecocardiografia pode ser repetida periodicamente para se avaliar a regressão da hipertensão arterial pulmonar antes de se interromper a oxigenoterapia. Estimule a realização de atividades apropriadas ao nível de desenvolvimento da criança. Pode ser difícil para o lactente ou o infante dependentes de oxigênio alcançar os marcos do desenvolvimento motor grosseiro ou explorar seu ambiente, porque o comprimento dos tubos de oxigênio limita sua mobilidade.

O apoio aos pais também é uma intervenção crucial de enfermagem. Depois de um período longo e penoso de altos e baixos com o filho recém-nascido na unidade de terapia intensiva, os pais sentem-se esgotados para cuidar em casa da criança clinicamente debilitada.

Fibrose cística

Fibrose cística é uma doença autossômica recessiva que ocorre em cerca de 1 em cada 3.300 nascidos vivos da raça branca e em cerca de 1 em cada 16.000 nascidos vivos da raça negra (Boat, 2004). Uma deleção do braço longo do cromossomo 7 do regulador transmembrana da fibrose cística (RTFC) é responsável pela mutação genética. Os testes de DNA podem ser realizados no período pré-natal e nos recém-nascidos para detectar essa mutação. Atualmente, o American College of Obstetrics and Gynecology recomenda a triagem para fibrose cística a todas as famílias que buscam atendimento pré-concepcional ou pré-natal.

Entre as crianças de ascendência europeia, a fibrose cística é a doença debilitante mais comum da infância. Os progressos da medicina ocorridos durante os últimos anos ampliaram expressivamente a duração e a qualidade de vida das crianças acometidas pela doença: hoje, cerca de 50% sobrevivem por mais de 30 anos (Boat, 2004) e muitas conseguem manter excelente qualidade de vida até à quarta década de vida (Carpenter & Narsavage, 2004). As complicações incluem hemoptise, pneumotórax, colonização bacteriana, *cor pulmonale*, vólvulo, intussuscepção, obstrução intestinal, prolapso retal, doença do refluxo gastresofágico, diabetes, hipertensão porta, insuficiência hepática, litíase biliar e redução da fertilidade.

Abordagem terapêutica

A abordagem terapêutica das crianças que têm fibrose cística consiste basicamente em atenuar as complicações pulmonares, melhorar a função pulmonar, evitar infecções e promover o crescimento. Todas as crianças com fibrose cística têm acometimento pulmonar, que requer fisioterapia respiratória com drenagem postural várias vezes ao dia para mobilizar as secreções dos pulmões. A prática de exercícios físicos também deve ser estimulada. A DNase humana recombinante é administrada diariamente por nebulizador para reduzir a viscosidade do escarro e ajudar a eliminar as secreções. Broncodilatadores inalatórios e anti-inflamatórios são prescritos a algumas crianças. Os antibióticos são prescritos comumente em forma de aerossol e podem ser administrados no hospital ou em casa. A escolha do antibiótico é determinada pelos resultados da cultura de escarro e dos testes de sensibilidade. Enzimas pancreáticas e suplementos de vitaminas lipossolúveis são prescritos para promover a digestão e a absorção adequadas dos nutrientes e melhorar o estado nutricional. Além disso, recomendam-se a ingestão de dietas hipercalóricas e hiperproteicas e, em alguns casos, fórmulas hipercalóricas suplementares administradas por via oral ou tubo de alimentação. Algumas crianças necessitam de nutrição parenteral total para manter o ganho ponderal (McMullen, 2004). O transplante de pulmão tem sido realizado com sucesso em algumas crianças com fibrose cística.

Fisiopatologia

Na fibrose cística, a mutação do RTFC provoca alterações do transporte epitelial dos íons nas mucosas e causa disfunção generalizada das glândulas exócrinas. As células epiteliais não conseguem transportar cloreto e há anormalidades no transporte da água. Isso resulta em acúmulo de secreções espessas e tenazes nas glândulas sudoríparas, no trato gastrintestinal, no pâncreas, nas vias respiratórias e em outros tecidos exócrinos. A hiperviscosidade dessas secreções dificulta sua eliminação. As glândulas sudoríparas produzem quantidades maiores de cloreto, que são responsáveis pelo paladar salgado da pele e pelos distúrbios hidreletrolíticos. O pâncreas, os dutos biliares intra-hepáticos, as glândulas intestinais, a vesícula biliar e as glândulas submaxilares ficam obstruídas pelo muco viscoso e pelo material eosinofílico. A atividade das enzimas pancreáticas é suprimida e há má absorção de gorduras, proteínas e carboidratos, que acarretam déficit de crescimento e fezes volumosas e fétidas. As glândulas traqueobrônquicas produzem quantidades excessivas de muco. O muco anormalmente espesso obstrui as vias respiratórias de pequeno calibre e, em consequência, há bronquiolite e obstrução adicional do trato respiratório. Infecções bacterianas secundárias por *Staphylococcus aureus, Pseudomonas aeruginosa* e *Burkholderia cepacia* são comuns. Isso contribui para a obstrução e a inflamação e acarreta infecções crônicas, destruição dos tecidos e insuficiência respiratória. Pólipos nasais e sinusite recidivante também são comuns. Os meninos têm líquido seminal espesso e desenvolvem bloqueio dos canais deferentes, que geralmente causa infertilidade. Nas meninas, as secreções cervicais espessas podem dificultar a penetração dos espermatozoides (Boat, 2004; Simpson & Ivey, 2005). A Tabela 18.5 fornece mais detalhes sobre a fisiopatologia e as manifestações clínicas respiratórias e gastrintestinais resultantes da fibrose cística.

Avaliação de enfermagem

Veja uma descrição detalhada da fase de avaliação do processo de enfermagem na página 502. Os resultados da avaliação pertinentes à fibrose cística estão descritos a seguir.

História de saúde

Obtenha uma descrição da doença atual e da queixa principal. Os sinais e os sintomas comumente relatados durante a obtenção da história de saúde das crianças ainda sem diagnóstico podem incluir:

- Paladar salgado na pele da criança (resultante do excesso de cloreto perdido pela transpiração)
- Íleo meconial ou eliminação tardia ou difícil das fezes meconiais no período neonatal
- Dor abdominal ou dificuldade de evacuar (os lactentes ou os infantes podem ter obstrução intestinal ou intussuscepção por ocasião do diagnóstico)
- Fezes volumosas e gordurosas
- Baixo ganho ponderal e déficit de crescimento, apesar do apetite normal
- Tosse crônica ou recidivante e/ou infecções repetidas das vias respiratórias superiores ou inferiores

As crianças com diagnóstico já confirmado de fibrose cística geralmente são internadas em hospital por causa das exacerbações pulmonares ou de outras complicações da doença. A história de saúde deve incluir perguntas relativas aos seguintes aspectos:

- Função respiratória: a criança tem tosse, expectoração ou acentuação do esforço respiratório?
- Apetite e ganho ponderal
- Tolerância ao esforço
- Necessidade maior de usar medicamentos pulmonares ou pancreáticos
- Presença de febre
- Presença de dor óssea
- Quaisquer outras alterações do estado físico ou do tratamento farmacológico

Exame físico

O exame físico inclui inspeção, ausculta, percussão e palpação.

Inspeção

Observe o aspecto geral e a coloração da criança. Examine as vias nasais para detectar pólipos. Observe a frequência respiratória, o esforço respiratório, a utilização dos músculos acessórios, a posição mais confortável, a frequência e a gravidade da tosse e a qualidade e a quantidade do escarro produzido. A criança que tem fibrose cística geralmente apresenta tórax em barril (diâmetro anteroposterior praticamente igual ao transversal) (Figura 18.17). Também pode haver baqueteamento dos leitos ungueais. Observe se há prolapso retal. A criança parece pequena ou magra para sua idade? A criança pode ter abdome protuberante e extremidades finas, com quantidades reduzidas de tecidos adiposos subcutâneos. Verifique se há edema (sinal de insuficiência cardíaca ou hepática), distensão das veias do pescoço ou acentuação do batimento precordial (sinais de *cor pulmonale*).

Ausculta

A ausculta pode detectar vários sons respiratórios adventícios. Pode haver estertores finos ou bolhosos e sibilos localizados ou difusos. Com a obstrução progressiva das vias respiratórias, o murmúrio vesicular pode ser reduzido. Também pode ser detectada taquicardia. Observe a existência de galope (que pode estar associado ao *cor pulmonale*) e a qualidade dos ruídos peristálticos.

Percussão

A percussão dos pulmões geralmente detecta hiper-ressonância secundária à retenção do ar. As excursões diafragmáticas podem estar reduzidas. A percussão do abdome pode detectar macicez sobre o fígado aumentado ou uma massa causada pela obstrução intestinal.

Palpação

A palpação pode constatar assimetria das excursões torácicas em consequência da atelectasia. O frêmito toracovocal pode estar re-

Tabela 18.6 Fisiopatologia da fibrose cística e manifestações clínicas gastrintestinais e respiratórias resultantes

A mutação do gene RTFC afeta	Fisiopatologia	Manifestações clínicas
Trato respiratório	• A infecção causa inflamação neutrofílica • A clivagem dos receptores do complemento e da imunoglobulina G impede a opsonofagocitose • O fator quimiotáxico interleucina 8 e a elastina degradase contribuem para a resposta inflamatória • O escarro espesso e tenaz apresenta colonização bacteriana crônica • Retenção de ar causada por obstrução das vias respiratórias • Por fim, há destruição do parênquima pulmonar	• Obstrução das vias respiratórias • Dificuldade de eliminar as secreções • Angústia respiratória e distúrbios da troca gasosa • Tosse crônica • Tórax em barril • Redução da função pulmonar • Baqueteamento dos dedos • Pneumonias repetidas • Hemoptise • Pneumotórax • Sinusite crônica • Pólipos nasais • *Cor pulmonale* (insuficiência cardíaca direita)
Trato gastrintestinal	• Secreções reduzidas de cloreto e água no intestino (causam desidratação do conteúdo intestinal) e nos dutos biliares (aumentam a viscosidade da bile) • Secreção pancreática reduzida de bicarbonato • Secreção excessiva de ácido gástrico • Insuficiência das enzimas pancreáticas necessárias à digestão e à absorção • O pâncreas secreta muco espesso	• Íleo meconial • Retenção do material fecal no intestino distal, acarretando vômito, distensão e cólicas abdominais, anorexia e dor no quadrante inferior direito • O espessamento do conteúdo intestinal pode causar impactação fecal, prolapso retal, obstrução intestinal e intussuscepção • Cirrose obstrutiva com varizes esofágicas e esplenomegalia • Cálculos biliares • Doença do refluxo gastresofágico (agravada pela drenagem postural como parte da fisioterapia respiratória) • Absorção inadequada de proteínas • Anormalidades da absorção de ferro e das vitaminas A, D, E e K • Déficit de crescimento • Hiperglicemia e diabetes em uma idade mais avançada

duzido nas áreas de atelectasia. Observe se há hipersensibilidade na região do fígado (pode ser um sinal precoce de *cor pulmonale*).

Exames laboratoriais e diagnósticos

Os exames laboratoriais e diagnósticos comumente solicitados para se confirmar o diagnóstico e avaliar a fibrose cística incluem:

- Teste do cloreto do suor: considerado suspeito se o nível de cloreto do suor recolhido estiver acima de 50mEq/ℓ e confirma o diagnóstico se o nível estiver acima de 60mEq/ℓ (Figura 18.18)
- Oximetria de pulso: a saturação de oxigênio pode estar reduzida, principalmente durante as exacerbações pulmonares
- Radiografias do tórax: podem mostrar hiperinsuflação, espessamento das paredes brônquicas, atelectasia ou infiltração
- Provas de função pulmonar: podem mostrar reduções da capacidade vital forçada e do volume expiratório forçado com aumentos do volume residual (Boat, 2004; McMullen, 2004).

Intervenções de enfermagem

As intervenções de enfermagem para a criança que tem fibrose cística consistem basicamente em atenuar as complicações pulmonares, promover o crescimento e o desenvolvimento e facilitar a superação e a adaptação da criança e sua família. Além dos diagnósticos e das intervenções de enfermagem pertinentes descritas no Plano de cuidados de enfermagem para os distúrbios respiratórios, as intervenções comuns para as crianças com fibrose cística incluem as que se seguem.

Manutenção das vias respiratórias desobstruídas

A fisioterapia respiratória é às vezes realizada como medida terapêutica coadjuvante das doenças respiratórias, mas é uma intervenção fundamental para as crianças com fibrose cística. A fisioterapia respiratória consiste em percussão, vibração e drenagem postural, e esta abordagem ou outra técnica de limpeza brônquica deve ser realizada várias vezes por dia para ajudar a mobilizar

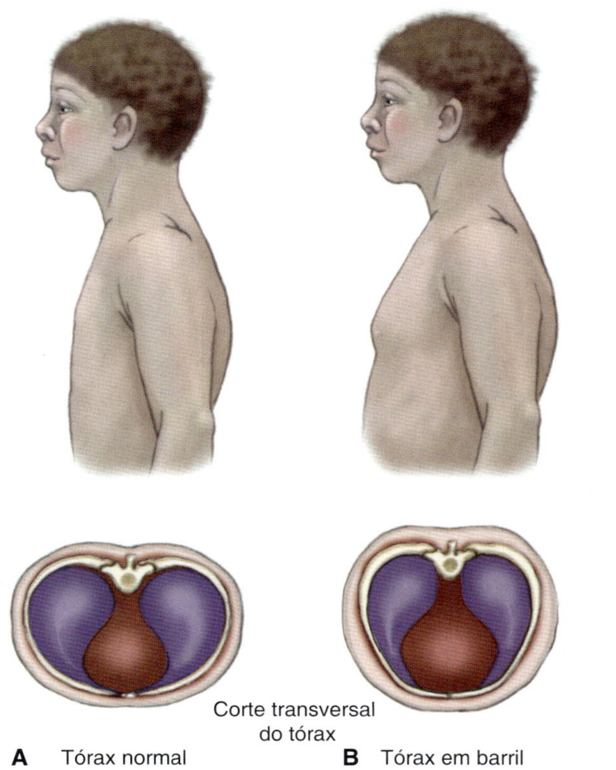

● Figura 18.17 (**A**) Formato normal do tórax – diâmetro transversal > diâmetro anteroposterior. (**B**) Tórax em barril – diâmetro transversal = diâmetro anteroposterior.

as secreções. O Procedimento de enfermagem 18.2 fornece instruções sobre a técnica de fisioterapia respiratória.

Para escolares e adolescentes, pode-se utilizar um dispositivo com válvula oscilante, terapia com pressão expiratória positiva ou veste de compressão torácica de alta frequência. O dispositivo com válvula oscilante provoca oscilações de alta frequência nas vias respiratórias à medida que a criança expira em um bocal que contém uma bola de aço. A terapia com pressão expiratória positiva consiste em exalar por um resistor de fluxo, que gera pressão expiratória positiva. Os ciclos de expiração são repetidos até que a tosse provoque expectoração das secreções. O sistema de vestimenta para limpeza das vias respiratórias produz oscilações de alta frequência na parede torácica, de modo a aumentar a velocidade do fluxo de ar e gerar forças repetitivas de cisalhamento (semelhantes à tosse) e reduzir a viscosidade das secreções (Goodfellow & Jones, 2002). Os exercícios respiratórios também ajudam a eliminar o muco. Estimule a prática de exercícios físicos, porque eles ajudam a eliminar as secreções e também promovem o condicionamento cardiorrespiratório. Assegure a administração da DNase humana recombinante e também os broncodilatadores inalatórios e os agentes anti-inflamatórios, conforme a prescrição.

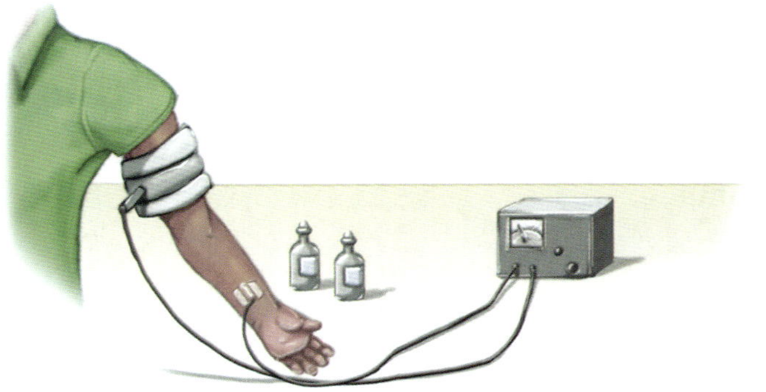

● Figura 18.18 Teste do cloreto do suor.

Profilaxia da infecção

A higiene pulmonar vigorosa para mobilizar as secreções é fundamental para prevenir infecções. Os antibióticos em aerossol podem ser administrados no hospital ou em casa. As crianças com exacerbações respiratórias frequentes ou graves podem necessitar de ciclos longos de tratamento com antibióticos intravenosos.

Manutenção do crescimento

As enzimas pancreáticas devem ser administradas em todas as refeições e lanches para facilitar a digestão e a absorção adequadas dos nutrientes. O número de cápsulas necessárias depende da gravidade da insuficiência pancreática e da quantidade de alimento ingerida. A dose pode ser ajustada até que se estabeleça um padrão de crescimento adequado e ocorra uma ou duas evacuações por dia. As crianças precisam ingerir mais cápsulas quando consomem alimentos ricos em gorduras. Para lactentes ou crianças pequenas, as cápsulas com enzimas podem ser abertas e seu conteúdo espalhado sobre cereais ou suco de maçã. Para assegurar o crescimento adequado, é necessária uma dieta hipercalórica e hiperproteica bem balanceada. Algumas crianças necessitam ingerir até 1,5 vez mais calorias que as cotas diárias recomendadas para as crianças da mesma idade. Existem à venda no comércio algumas fórmulas nutricionais e misturas para sorvetes para suplementação dietética.

Nos lactentes, a amamentação deve ser mantida com a administração das enzimas. Alguns lactentes necessitam de enriquecimento do leite materno ou suplementação com fórmulas hipercalóricas. As fórmulas para lactentes disponíveis no comércio podem continuar a ser administradas aos lactentes alimentados com fórmulas e podem ser misturadas para fornecer quantidades maiores de calorias, caso sejam necessárias. Também é necessário administrar suplementos de vitaminas A, D, E e K. Administre alimentação por gavagem ou nutrição parenteral total, de acordo com a prescrição, para assegurar o crescimento adequado.

Capacidade de superação da família

A fibrose cística é uma doença crônica grave, que requer intervenções diárias. Pode ser difícil seguir um esquema que exija higiene pulmonar várias vezes ao dia e atenção cuidadosa à dieta apropriada e à suplementação das enzimas. É difícil adaptar-se às demandas que a doença impõe à criança e à família. Sendo assim, a família precisa adaptar-se continuamente às novas necessidades. As crianças são internadas com frequência e isto pode gerar estresse adicional para a família e onerar seus recursos financeiros. As crianças com fibrose cística podem expressar medo ou sentimentos de isolamento, e os irmãos podem ficar

Procedimento de enfermagem 18.2

Técnica da fisioterapia respiratória

1. Faça a percussão com a mão em concha ou com um dispositivo para percussão em lactentes. A percussão adequada produz um som abafado (não um estalido).

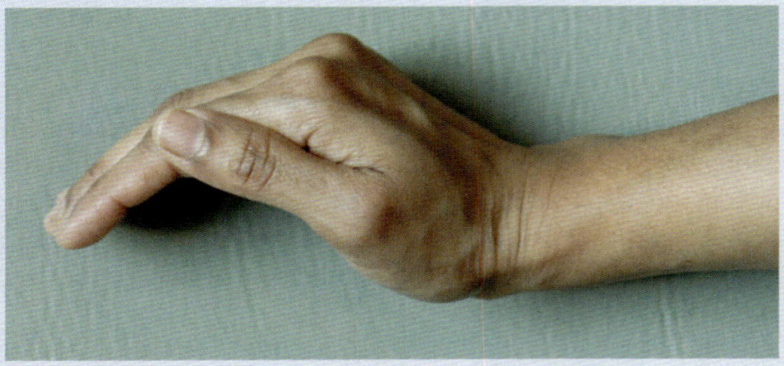

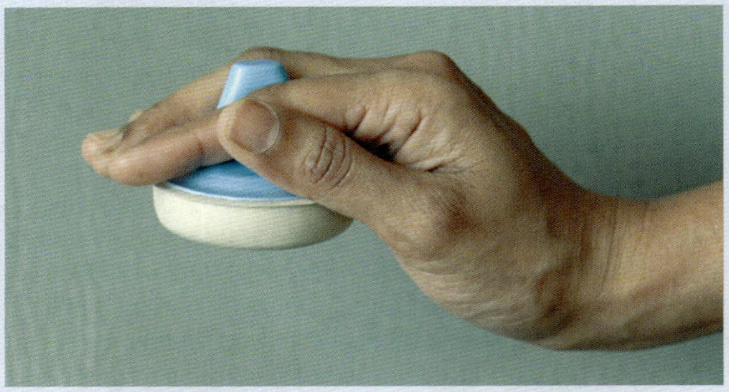

2. Faça a percussão de cada segmento do pulmão por 1 a 2 min

POSIÇÃO Nº 1:
LOBOS SUPERIORES, segmentos apicais

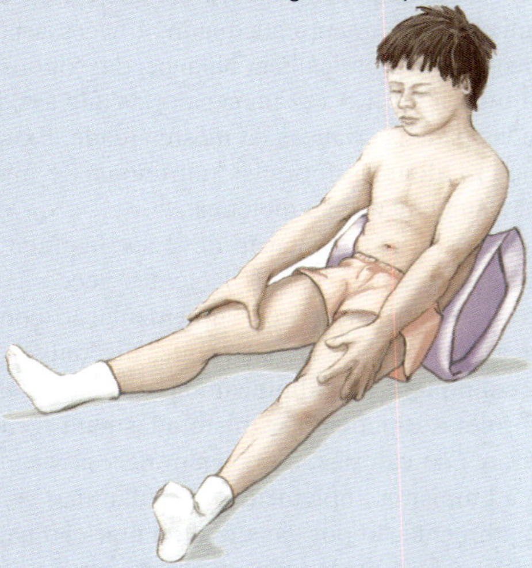

POSIÇÃO Nº 1 para lactentes:
LOBOS SUPERIORES, segmentos apicais

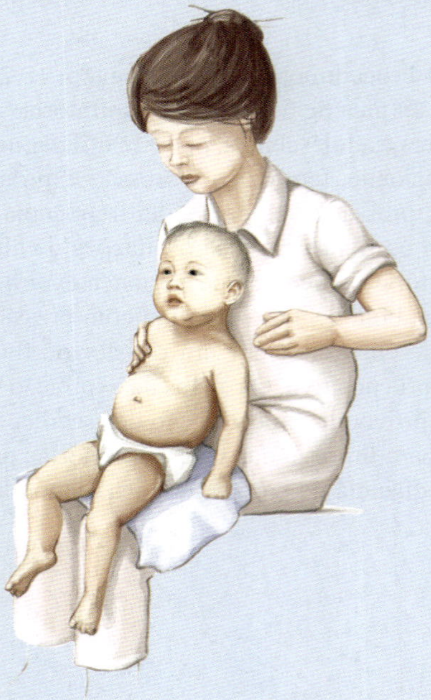

Procedimento de enfermagem 18.2

Técnica da fisioterapia respiratória *(continuação)*

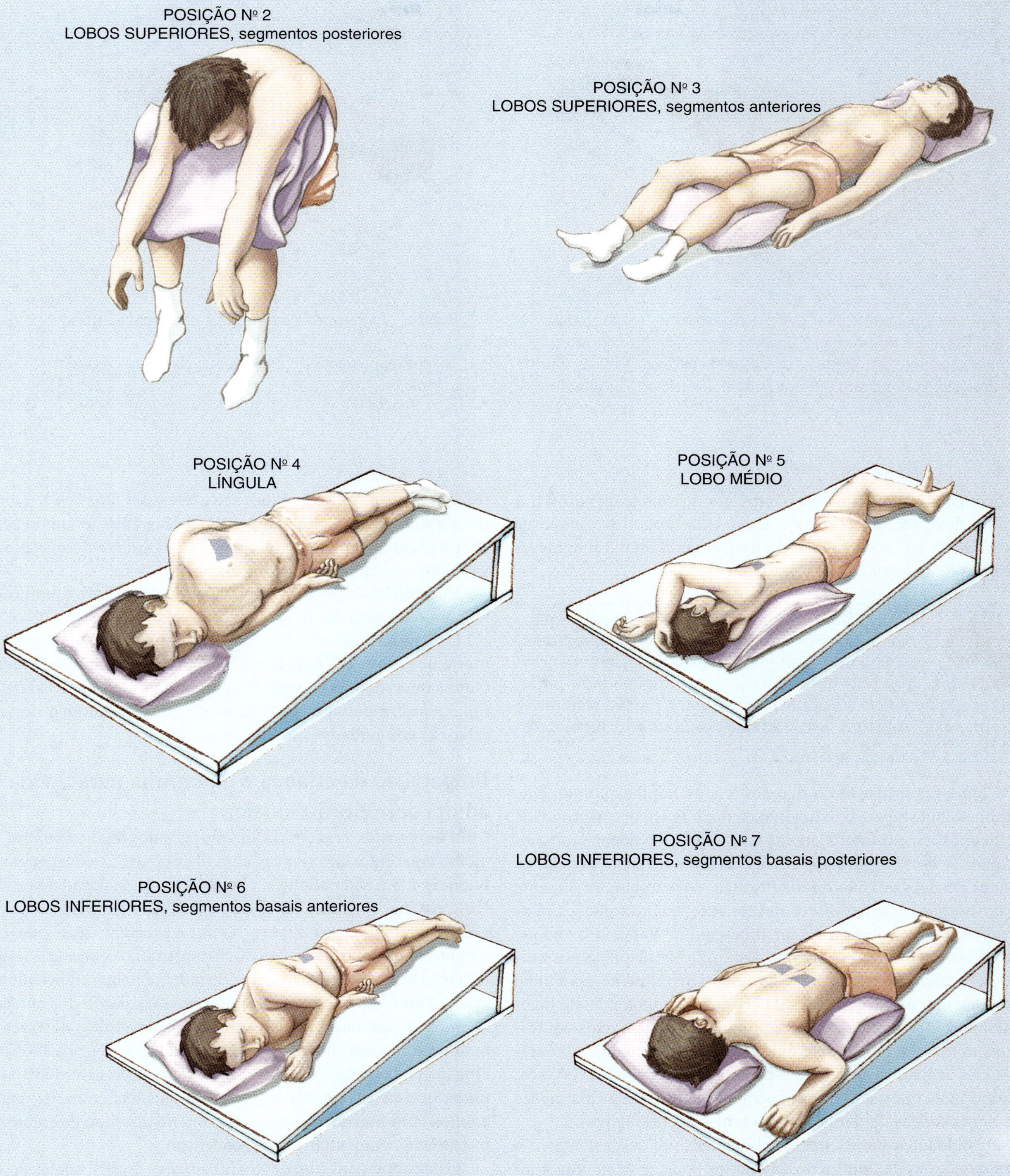

(continua)

Procedimento de enfermagem 18.2

Técnica da fisioterapia respiratória (*continuação*)

POSIÇÕES N°s 8 e 9
LOBOS INFERIORES, segmentos basais laterais

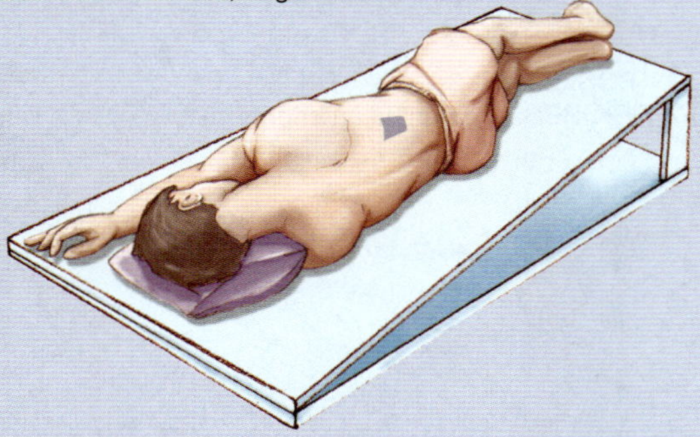

POSIÇÃO Nº 10
LOBOS INFERIORES, segmentos superiores

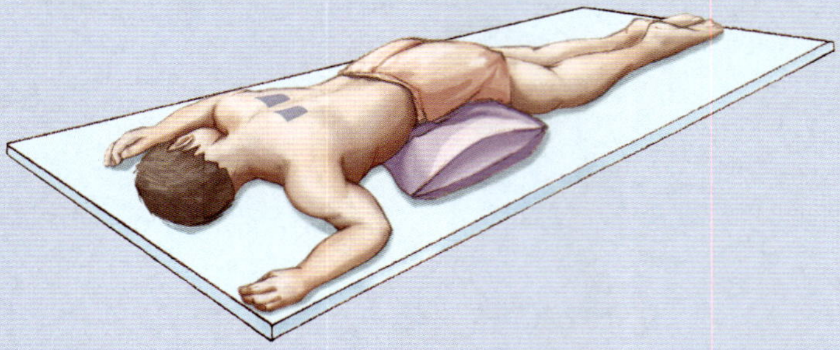

3. Aplique a palma da mão sobre o segmento pulmonar e mantenha o braço e o ombro retos. Produza vibração contraindo e relaxando seus braços durante a expiração da criança. Faça as vibrações em cada segmento pulmonar no mínimo por 5 expirações.

4. Estimule a criança a respirar profundamente e tossir.

5. Troque as posições de drenagem e repita a percussão e a vibração.

preocupados ou enciumados (Carpenter & Narsavage, 2004). A família deve ser incentivada a levar vida normal por meio da participação nas atividades e da frequência à escola durante os períodos de bem-estar.

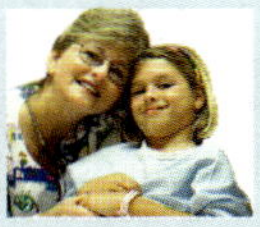

A massoterapia realizada pelos pais, pela enfermeira ou por um massoterapeuta habilitado pode ajudar a atenuar a ansiedade das crianças que têm fibrose cística. Essa modalidade pode oferecer o benefício adicional de melhorar a função respiratória, mas não substitui a fisioterapia respiratória (Huth *et al.*, 2005).

Com a confirmação do diagnóstico, as famílias comumente demonstram estresse significativo na medida em que a gravidade do diagnóstico e o significado da cronicidade da doença tornam-se reais. A família deve ser envolvida na assistência prestada à criança desde a ocasião do diagnóstico, seja ambulatorialmente ou no hospital. Os familiares devem receber informações ininterruptas sobre a doença e seus tratamentos. Passado o choque inicial do diagnóstico e estando a família já adaptada aos cuidados iniciais necessários, os familiares geralmente aprendem como atender às necessidades da criança. A impotência dá lugar à adaptação. À medida que os familiares se sentem mais confortáveis porque compreendem a doença e os tratamentos necessários, eles acabam se tornando especialistas em cuidar da criança. É importante que a enfermeira reconheça e respeite as alterações das necessidades da família com o transcorrer do tempo.

Os cuidados diários intensivos podem ser desgastantes e a falta de adesão da família ou da criança pode ser atribuída à fadiga. A vigilância exagerada também pode ocorrer em consequência da necessidade de controlar a situação difícil e também do desejo de proteger a criança. As famílias recebem muito bem o apoio e os estímulos que lhes são oferecidos. Por fim, a maioria das famílias passa pelos estágios de medo, culpa e impotência e chega a adotar um estilo de vida que é diferente do que esperavam mas que conseguem controlar.

Encaminhe os pais ao grupo de apoio local para famílias que tenham crianças portadoras de fibrose cística.

Os pais das crianças com doença terminal podem enfrentar a morte dos filhos em uma idade mais precoce do que esperavam. Outras intervenções de enfermagem importantes são ajudar a família a passar pelo processo da perda esperada e tomar decisões relativas aos cuidados no final da vida.

Preparação da criança e da família para a vida adulta com fibrose cística

Com os recentes avanços da tecnologia e dos medicamentos, números crescentes de crianças com fibrose cística conseguem sobreviver até à vida adulta e chegar à 4ª ou 5ª décadas de vida. Hoje em dia, os transplantes de pulmão são realizados com sucesso em alguns casos, e isto prolonga a expectativa de vida (com o controle das complicações do transplante). As crianças devem estabelecer a meta de viver independentemente como adultos, assim como fazem as demais crianças. A transição dos cuidados médicos domiciliares pediátricos para os de adultos deve ser entendida como um rito de passagem (Madge & Byron, 2005). As clínicas pediátricas estão focadas nos cuidados centrados na família, que envolvem intensamente os pais das crianças, mas os adultos com fibrose cística necessitam de um foco diferente que os entenda como adultos independentes.

Os adultos com fibrose cística podem fazer a transição dos serviços pediátricos para os serviços de adultos por meio de preparação e coordenação cuidadosas. Esses pacientes desejam e merecem passar por uma transição suave, que resulte em manutenção do tratamento apropriado à doença, fornecido em um ambiente voltado para adultos em vez de para crianças.

Os adultos com fibrose cística conseguem encontrar trabalho recompensador e relacionamentos estáveis. Muitos homens com fibrose cística conseguem ter relações sexuais, embora não possam reproduzir. As mulheres podem ter dificuldade de engravidar e, quando isto acontece, devem ser alertadas quanto ao estresse respiratório adicional que a gravidez acarreta. Todos os filhos dos pacientes com fibrose cística são portadores do gene.

Apneia

A apneia é definida como suspensão da respiração por mais de 20 s e pode acompanhar-se de bradicardia. Em alguns casos, a apneia ocorre em forma de um evento agudo potencialmente fatal (EAPF), durante o qual o lactente ou a criança apresenta alguma combinação de apneia, alterações da coloração e do tônus muscular, tosse ou engasgo. A apneia também pode ocorrer repentinamente em qualquer idade em consequência de angústia respiratória. O texto subsequente enfatiza a apneia crônica ou recidivante, ou que ocorre como parte de um EAPF.

Nos lactentes, a apneia pode ser central (não relacionada com qualquer outra causa) ou estar associada a outras doenças, como sepse e infecção respiratória. A apneia dos recém-nascidos pode ser causada por hipotermia, hipoglicemia, infecção ou hiperbilirrubinemia. A apneia dos prematuros é secundária à imaturidade do sistema respiratório. A apneia não deve ser considerada precursora da síndrome da morte súbita do lactente (SMSL). Estudos recentes não comprovaram essa teoria e, em geral, a SMSL ocorre em lactentes pequenos e saudáveis sob outros aspectos (AAP, Task Force on Sudden Infant Death Syndrome, 2005; Ramanathan *et al.*, 2001). O Boxe 18.3 fornece mais informações sobre essa síndrome e sua prevenção.

A abordagem terapêutica dos pacientes que apresentam apneia varia de acordo com a causa da doença. Quando a apneia é causada por outro distúrbio ou infecção, o tratamento é voltado para a causa subjacente. Durante o evento de apneia, a estimulação pode fazer com que o bebê volte a respirar. Se a respiração não voltar, será necessário ventilar o bebê com respiração boca a boca ou bolsa-válvula-máscara. Os lactentes e as crianças que já tiveram um EAPF ou que apresentam apneia crônica podem necessitar de monitoração contínua da função cardíaca ou da apneia. Em alguns casos, os médicos prescrevem teofilina ou cafeína para estimular a respiração, principalmente em lactentes prematuros.

Boxe 18.3 Síndrome da morte súbita do lactente (SMSL)

Definição

- Morte súbita de um lactente (<1ano de vida) previamente saudável

Prevenção

- Coloque todos os lactentes para dormir na posição supina (mesmo o decúbito lateral não é tão seguro e não é recomendado pela AAP)
- Providencie uma superfície firme para dormir e evite colchões macios, cobertas em excesso, travesseiros e bichinhos de pelúcia no berço
- Evite o tabagismo materno pré-natal e a exposição do lactente a tabagismo passivo
- Providencie para que o lactente durma separado dos pais
- Evite colocar roupas ou mantas em excesso no bebê
- Estimule a utilização da chupeta para tirar cochilos e durante a noite, caso o bebê aceite (AAP, 2005)

Avaliação de enfermagem

Pergunte aos pais sobre a posição do bebê e as atividades que precederam o episódio de apneia. O lactente apresentou alteração de coloração? A apneia regrediu espontaneamente (o bebê respirou novamente sem estímulo), ou a criança precisou ser estimulada por um cuidador? Avalie os fatores de risco para apneia, que podem incluir prematuridade, anemia e história de distúrbios metabólicos. A apneia pode estar associada a doenças cardíacas ou neurológicas, infecções respiratórias, sepse, abuso infantil ou intoxicações.

No lactente hospitalizado, fique atenta à interrupção da respiração, à posição, à coloração e às outras alterações associadas, inclusive vômito nas roupas de cama. Se o lactente em apneia não for estimulado e não respirar novamente, ocorrerá parada cardíaca sem pulsos.

Intervenções de enfermagem

Quando perceber que um lactente está em apneia, estimule-o suavemente para que ele volte a respirar. Se a estimulação suave não for eficaz, será necessário iniciar a respiração boca a boca ou a ventilação por bolsa-válvula-máscara.

Para evitar apneia no recém-nascido, mantenha uma temperatura ambiente neutra. Evite estimulação vagal excessiva e a aferição da temperatura retal (a resposta vagal pode causar bradicardia e provocar apneia). Administre cafeína ou teofilina de acordo com a prescrição e instrua os familiares quanto à utilização destes medicamentos.

Os lactentes com apneia ou EAPF recidivante podem receber alta domiciliar com um monitor doméstico de apneia (Figura 18.19). Instrua a família quanto à utilização do monitor e diga aos familiares quando devem avisar ao médico ou ao serviço de manutenção do monitor quanto aos alarmes; ensine a técnica de RCR de lactentes. Em geral, a monitoração é interrompida depois de 3 meses sem episódios significativos de apneia ou bradicardia. Em alguns casos, o monitor tranquiliza os pais, mas em outros pode acentuar suas preocupações quanto ao bem-estar do filho. Além disso, o alarme dos monitores domésticos é extremamente forte e os pais geralmente ficam meses sem dormir bem. A educação dos pais quanto à natureza da doença do filho e também quanto às ações que eles devem tomar se houver apneia pode proporcionar à família a sensação de controle da situação e, desse modo, atenuar seu nível de ansiedade.

Traqueostomia

Traqueostomia é uma abertura artificial das vias respiratórias naturais; em geral, um tubo plástico de traqueostomia é colocado para manter uma via respiratória desimpedida. As traqueos-

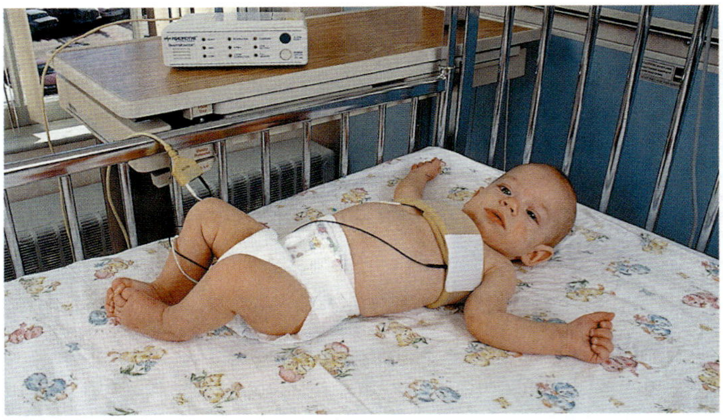

● Figura 18.19 O monitor doméstico de apneia consiste em um cinturão macio com fecho de Velcro, que fica conectado a dois cabos de eletrodo posicionados adequadamente no tórax.

tomias são realizadas para aliviar a obstrução das vias respiratórias, como ocorre na **estenose subglótica** (estreitamento das vias respiratórias, em alguns casos resultante de intubação prolongada). Esse procedimento também é usado para realização da limpeza do trato respiratório e em crianças que necessitam de respiração artificial prolongada. A traqueostomia facilita a remoção das secreções, reduz o esforço respiratório e aumenta o conforto do paciente. Em alguns casos, a traqueostomia facilita o "desmame" do respirador artificial. A traqueostomia pode ser temporária ou permanente, dependendo da condição que levou à sua realização. O tubo de traqueostomia varia quanto ao diâmetro e ao tipo, dependendo do calibre das vias respiratórias da criança e das condições de saúde e do período durante o qual ela precisará da traqueostomia. Os tubos de Silastic® (borracha siliconizada) são macios e flexíveis e estão disponíveis com um único canal, ou podem ter uma passagem interna e outra externa. Os dois tipos possuem um obturador (guia utilizado durante as trocas dos tubos). Em geral, os tubos com cânulas internas são usados em escolares e em crianças que produzem grande quantidade de muco. Os tubos de traqueostomia com manguitos geralmente são utilizados também em crianças maiores. O manguito é usado para evitar extravasamento de ar ao redor do tubo. Em pré-escolares, a via respiratória afunilada funciona como manguito fisiológico e impede o extravasamento do ar. A Figura 18.20 mostra vários tipos de tubos de traqueostomia.

As complicações pós-operatórias imediatas incluem hemorragia, entrada de ar, edema pulmonar, lesão anatômica e parada respiratória. A qualquer momento, o tubo de traqueostomia pode sofrer obstrução e a ventilação ficará comprometida. As complicações da traqueostomia crônica incluem infecção, celulite e formação de tecidos de granulação no local da inserção (Russell, 2005).

Avaliação de enfermagem

Durante a obtenção da história de saúde de uma criança com traqueostomia, procure determinar o motivo da realização desse procedimento e também o diâmetro e o tipo de tubo utilizado. Inspecione o local. O estoma deve estar rosado, sem sangramento ou secreção. O tubo propriamente dito deve estar limpo e isento de secreções. As fitas de fixação da traqueostomia devem

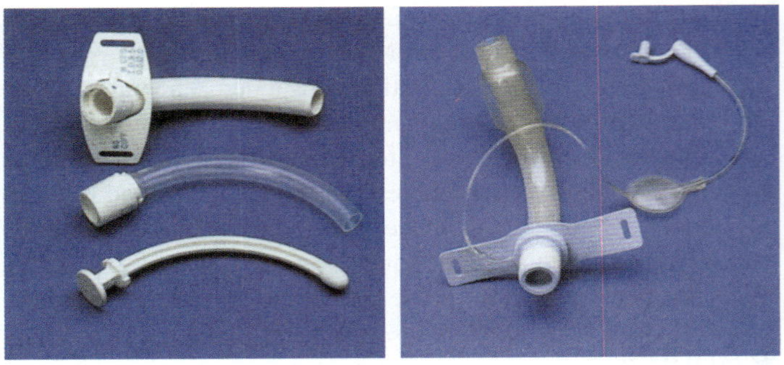

● Figura 18.20 Observe o diâmetro menor e a inexistência de cânulas em algumas marcas específicas de tubos de traqueostomia pediátrica.

estar firmemente aplicadas, possibilitando o deslizamento de um dedo entre a fita e o pescoço (Figura 18.21). Inspecione a pele sob as fitas para detectar erupção ou eritema. Observe o esforço respiratório da criança.

Ao cuidar de um lactente ou de uma criança com traqueostomia, seja na unidade de tratamento intensivo, no ambiente do hospital ou no domicílio, a avaliação cuidadosa da função respiratória é muito importante. Observe se há secreções e, se houver, atente para a cor, a consistência e o volume. Ausculte os sons respiratórios, que devem ser claros e iguais em todos os campos pulmonares. Também é importante aferir a oximetria de pulso. Quando há suspeita de infecção ou as secreções estão tintas ou têm odor fétido, pode ser necessário obter material para cultura de escarro.

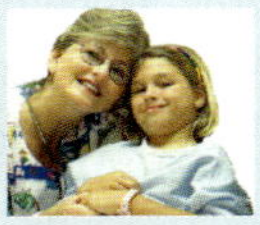

Mantenha brinquedos miúdos (risco de aspiração), babadores plásticos ou roupas de cama (risco de obstrução da via respiratória) e talco (risco de lesão por inalação) fora do alcance da criança com traqueostomia.

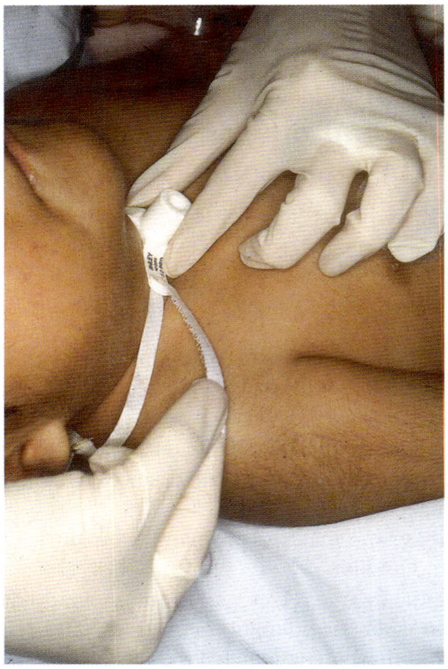

● Figura 18.21 Fitas de fixação da traqueostomia bem ajustadas. A distância entre a fita e o pescoço da criança é de um dedo.

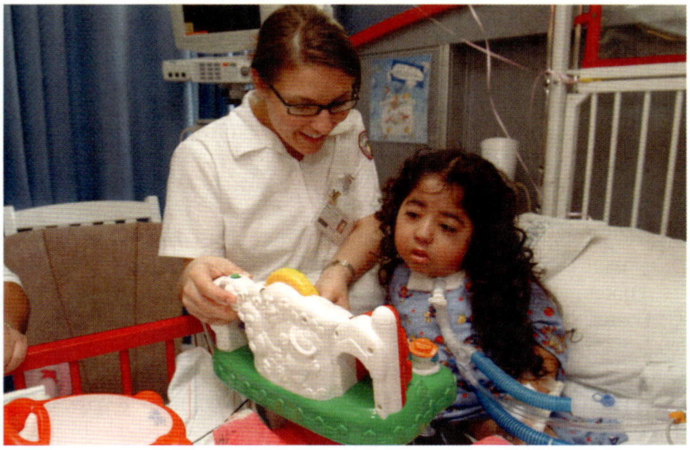

● Figura 18.22 O colar de traqueostomia possibilita a umidificação do ar ou do oxigênio suplementar inspirado.

Intervenções de enfermagem

No período pós-operatório imediato, o lactente ou a criança podem necessitar de contenções para evitar o desprendimento acidental do tubo de traqueostomia. Os lactentes e as crianças que permanecem com tubos de traqueostomia por períodos longos acostumam-se e geralmente não tentam retirá-los. Como o ar inspirado pelo tubo de traqueostomia não passa pelas vias respiratórias superiores, estas ressecam, e essa falta de umidade pode resultar em tamponamento do tubo por muco e causar hipoxia. Faça a umidificação do ar ambiente ou do oxigênio por meio de um colar de traqueostomia ou respirador, dependendo da necessidade da criança (Figura 18.22). O Boxe 18.4 relaciona os equipamentos que devem ficar disponíveis à beira do leito de qualquer criança com traqueostomia.

É preciso aspirar com frequência a traqueostomia, para assegurar que fique desobstruída. O comprimento apropriado de inserção do cateter de aspiração depende do diâmetro da traqueostomia e das necessidades da criança. Coloque um aviso na cabeceira do leito da criança, indicando o calibre e o comprimento (em centímetros) do cateter de aspiração que deve ser introduzido durante a aspiração. Mantenha à beira do leito dois tubos de traqueostomia sobressalentes, um do mesmo tamanho e outro menor, para casos de emergência.

Boxe 18.4 Equipamentos de emergência (disponíveis à beira do leito)

- Dois tubos de traqueostomia sobressalentes (um do mesmo tamanho e outro menor)
- Equipamento para aspiração
- Tesoura de costura (traqueostomia nova)
- Fitas de traqueostomia sobressalentes
- Gel lubrificante
- Dispositivo de bolsa-válvula-máscara
- Campainha ao alcance da criança ou dos pais

Alguns tubos de traqueostomia pediátricos não têm cânulas internas que precisam ser removidas e lavadas periodicamente e, por isto, pode ser necessário retirar e substituir o tubo de traqueostomia a intervalos determinados. Limpe o tubo de traqueostomia que foi removido com peróxido de hidrogênio a 50% e limpadores de tubos. Enxágue com água destilada e deixe secar. O tubo de traqueostomia pode ser reutilizado várias vezes, desde que seja adequadamente lavado entre os períodos de utilização.

Realize os cuidados com a traqueostomia a cada 8h, ou de acordo com o protocolo da instituição. Troque o tubo apenas quando for necessário, ou de acordo com o protocolo da instituição. O Procedimento de enfermagem 18.3 descreve os cuidados necessários com a traqueostomia.

Se uma criança maior ou um adolescente estiverem utilizando um tubo de traqueostomia com cânula interna, cuide da cânula da mesma maneira recomendada para adultos. Envolva os pais nos cuidados da traqueostomia e inicie o processo educativo sobre como cuidar do tubo em casa logo que as condições da criança estiverem estabilizadas.

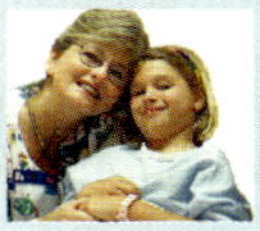

Sempre substitua as fitas da traqueostomia com ajuda de um assistente, para evitar que o tubo seja deslocado acidentalmente.

Procedimento de enfermagem 18.3

Cuidados com a traqueostomia

1. Reúna os equipamentos necessários:
   - Solução de limpeza
   - Luvas
   - Compressas de gaze previamente cortadas
   - Aplicadores com pontas algodonadas
   - Fitas limpas de traqueostomia
   - Tesoura
   - Tubo de traqueostomia sobressalente, para o caso de haver deslocamento acidental
2. Coloque o lactente ou a criança na posição supina com um cobertor ou toalha enrolada para estender o pescoço.
3. Abra todas as embalagens e corte as fitas de traqueostomia no comprimento adequado, caso sejam necessárias.
4. Limpe em torno do local da traqueostomia com a solução prescrita (peróxido de hidrogênio a 50% ou ácido acético, soro fisiológico, ou água e sabão, se estiver em casa) e passe os aplicadores com pontas algodonadas, começando bem ao redor do tubo de traqueostomia e estendendo-se para fora.
5. Enxágue com água estéril e passe os aplicadores com pontas algodonadas da mesma maneira que foi descrita.
6. Coloque a gaze estéril previamente cortada sob o tubo de traqueostomia.
7. Com a ajuda de um assistente para firmar o tubo no local, corte as fitas e retire-as do tubo.
8. Amarre as fitas limpas no tubo e dê um laço ou fixe-as com Velcro.

Referências

Ackley, B. J., & Ladwig, G. B. (2006). *Nursing diagnosis handbook: A guide to planning care* (7th ed). St. Louis: Mosby.

Advanced Respiratory. (2002). *Chest physiotherapy: the gold standard?* Retrieved May 13, 2006, from www.thevest.com/research/whitepapers/1101AACPTGoldStandard.pdf

American Academy of Pediatrics. (2001). Clinical practice guidelines: Management of sinusitis. *Pediatrics,* 108, 798–808.

American Academy of Pediatrics (2002). Policy statement: Reduction of the influenza burden in children. *Pediatrics, 110,* 1246–1252.

American Academy of Pediatrics. (2003). Tuberculosis. In L. K. Pickering (ed.), *Red Book: 2003 report of the committee on infectious diseases.* Elk Grove Village, IL: American Academy of Pediatrics.

American Academy of Pediatrics, Committee on Infectious Disease and Committee on Fetus and Newborn. (2003). Revised indications for the use of palivizumab and respiratory syncytial virus immune globulin intravenous for the prevention of respiratory syncytial virus infections. *Pediatrics, 112*(6), 1442–1446.

American Academy of Pediatrics, Task Force on Sudden Infant Death Syndrome. (2005). Policy Statement: The changing concept of sudden infant death syndrome: Diagnostic coding shifts, controversies regarding the sleeping environment, and new variables to consider in reducing risk. *Pediatrics, 116*(5), 1245–1255.

American Academy of Pediatrics & American Heart Association (2002). Airway and ventilation. In L. Chameides & M. F. Hazinski (eds.), *Pediatric advanced life support.* Dallas: American Heart Association.

American Association of Respiratory Care. (2004). AARC clinical practice guideline: nasotracheal suctioning—2004 revision & update. *Respiratory Care, 49*(9), 1080–1084.

American Heart Association. (2002). *PALS provider manual.* Dallas: American Heart Association.

American Thoracic Society (2000). Targeted tuberculin testing and treatment of latent tuberculosis infection. *American Journal of Respiratory and Critical Care Medicine, 161,* S221–S247.

Anonymous. (2005). Montelukast sodium for young children. *Nurse Practitioner, 30*(11), 76.

Auwaerter, P. G. (2002). Infectious mononucleosis in active patients. *Physician & Sports Medicine, 30*(11), 43–46.

Balinsky, W., & Zhu, C. W. (2004). Pediatric cystic fibrosis: Evaluating costs and genetic testing. *Journal of Pediatric Health Care, 18,* 30–34.

Banasiak, N. C., & Meadows-Oliver, M. (2005). Leukotrienes: Their role in the treatment of asthma and seasonal allergic rhinitis. *Pediatric Nursing, 31*(1), 35–38.

Bederka, M. (2006). Asthma studies you shouldn't miss: A look back at important research developments from 2004–2005. *Advance for Nurse Practitioners.* [electronic version] http://nurse-practitioners.advanceweb.com/.

Belkengren, R., & Sapala, S. (2003). Pediatric management problems. *Pediatric Nursing, 29*(2), 133–134.

Berkhof, J., Parker, K., & Melnyk, B. M. (2003). The effectiveness of anti-leukotriene agents in childhood asthma: Evidence to guide clinical practice. *Pediatric Nursing, 29*(1), 60–62.

Bisno, A. L. (2001). Acute pharyngitis. *New England Journal of Medicine, 344*(3), 205.

Bjornson, C. L., Klassen, T. P., Williamson, J., Brant, R., Mitton, C., Plint, A., Bulloch, B., Evered, L., & Johnson, D. W. (2004). A randomized trial of a single dose of oral dexamethasone for mild croup. *New England Journal of Medicine, 351,* 1306–1313.

Boat, T. F. (2004). Cystic fibrosis. In R. E. Behrman, R. M. Kliegman, & H. B. Jenson. *Nelson textbook of pediatrics* (17th ed.). Philadelphia: W. B. Saunders.

Brown, M. L. (2001). The effects of environmental tobacco smoke on children: information and implications for PNPs. *Journal of Pediatric Health Care, 15,* 280–286.

Buchfa, V. L., & Fries, C. M. (2004). Respiratory care. In E. J. Mills (Ed.), *Nursing procedures.* Philadelphia: Lippincott Williams & Wilkins.

Buford, T. A. (2004). Transfer of asthma management responsibility from parents to their school-age children. *Journal of Pediatric Nursing, 19*(1), 3–12.

Burke, M. G. (2004). Human metapneumovirus: Newly recognized villain. *Contemporary Pediatrics.* [electronic version] available www.contemporarypediatrics.com.

Carpenter, D. R., & Narsavage, G. L. (2004). One breath at a time: Living with cystic fibrosis. *Journal of Pediatric Nursing, 19*(1), 25–32.

Celik, S. A., & Kanan, N. (2006). A current conflict: use of isotonic sodium chloride solution on endotracheal suctioning in critically ill patients. *Dimensions of Critical Care Nursing, 25*(1), 11–14.

Cincinnati Children's Hospital Medical Center, (2000). Evidence-based clinical practice guideline of community-acquired pneumonia in children 60 days to 17 years of age. [Online]. www.guidelines.gov

Cooper, A. C., Banasiak, N. C., & Allen, P. J. (2003). Management and prevention strategies for respiratory syncytial virus (RSV) bronchiolitis in infants and young children: A review of evidence-based practice interventions. *Pediatric Nursing, 29*(6), 452–456.

Corren, J. (2000). The association between allergic rhinitis and asthma in children and adolescents: Epidemiologic considerations. *Pediatric Annals, 29,* 400–402.

Cunnington, J. (2002). Spontaneous pneumothorax. In S. Barton (Ed.), *Clinical evidence concise.* United Kingdom: BMJ Publishing Group.

Donahue, M. (2002). "Spare the cough, spoil the child:" Back to the basics of airway clearance. *Pediatric Nursing, 28,* 107–111.

Edgtton-Winn, M., & Wright, K. (2005). Tracheostomy: a guide to nursing care. *Australian Nursing Journal, 13*(5), S1–S4.

Farrar-Simpson, M. A., Gaffney, K. F., & Deleon, E. E. (2005). School-age girl with sore throat. *Pediatric Nursing, 31*(4), 341–344.

Flume, P. A., Strange, C., Ye, X., Ebeling, M., Hulsey, T., & Clark, L. L. (2005). Pneumothorax in cystic fibrosis. *Chest, 128*(2), 720–728.

Galley, R. (2005). Understanding pulse oximetry. *Clinician Reviews, 15*(10), 32–36.

German, J. A., & Harper, M. B. (2002). Environmental control of allergic disease. *American Family Physician, 66,* 3, 421–426, 429.

Goodfellow, L. T., & Jones, M. (2002). Bronchial hygiene therapy. *American Journal of Nursing 102*(1), 37–43.

Gross, S. D., Boyle, C. A., Botkin, J. R., Comeau, A. M., Kharrazi, M., Rosenfeld, M., & Wilfond, B. S. (2004). Newborn screening for cystic fibrosis: Evaluation of benefits and risks and recommendations for state newborn screening programs. *Morbidity and Mortality Weekly Report, 53*(RR12), 1–36.

Grossman, S., & Grossman, L. C. (2005). Pathophysiology of cystic fibrosis: Implications for critical care nurses. *Critical Care Nurse, 25*(4), 46–51.

Hagemann, T. M. (2005). Pediatric allergic rhinitis drug therapy. *Journal of Pediatric Health Care, 19,* 238–244.

Hall, K. L., & Zalman, B. (2005). Evaluation and management of apparent life-threatening events in children. *American Family Physician, 71*(12), 2301–2308.

Harvey, K. (2004). Bronchopulmonary dysplasia. In P. L. Jackson & J. A. Vessey (Eds.), *Primary care of the child with a chronic condition.* St. Louis: Mosby.

Hamilton, C., Steinlechner, B., Gruber, E., Simon, P., & Wollenek, G. (2004). The oxygen dissociation curve: quantifying the shift. *Perfusion, 19,* 141–144.

Hayes, C. S., & Williamson, H. (2001). Management of group A beta hemolytic streptococcal pharyngitis. *American Family Physician, 63,* 1557–1565.

Hayes, J. S., Ladebauche, P., Saucedo, K., Volicer, B., Richards, T., Nicolosi, R., & Reece, S. (2001). Asthma in Head Start children:

Prevalence, risk factors, and health care utilization. *Pediatric Nursing, 27,* 396–399.
Horner, S. D. (2004). Effect of education on school-age children's and parents' asthma management. *Journal for Specialists in Pediatric Nursing, 9*(3), 95–102.
Horner, S. D., & Fouladi, R. T. (2003). Home asthma management for rural families. *Journal for Specialists in Pediatric Nursing, 8*(2), 52–61.
Hsiao, G., Black-Payne, C., & Campbell, G. D. (2001). Pneumonia, part 1: Making the diagnosis. *Journal of Respiratory Diseases for Pediatricians, 3,* 69–79.
Huth, M. M., Zink, K. A., & Van Horn, N. R. (2005). The effects of massage therapy in improving outcomes for youth with cystic fibrosis: An evidence review. *Pediatric Nursing, 31*(4), 328–332.
Jensen, H. B. (2004). Epstein-Barr virus. In R. E. Behrman, R. M. Kliegman, & H. B. Jenson (Eds.), *Nelson textbook of pediatrics* (17th ed.). Philadelphia: W. B. Saunders.
Johannsson, A., Halling, A., & Hermansson, G. (2003). Indoor and outdoor smoking. *European Journal of Public Health, 13*(1), 61–66.
Johansson, L., & Mansson, N. (2003). Rapid test, throat culture and clinical assessment in the diagnosis of tonsillitis. *Family Practice, 20*(2), 108–111.
Kieckhefer, G., & Ratcliffe, M. (2004). Asthma. In P. L. Jackson & J. A. Vessey (Eds.), *Primary care of the child with a chronic condition.* St. Louis: Mosby.
Knutson, D., & Aring, A. (2004). Information from your family doctor: What should I know about croup? *American Family Physician, 69*(3), 541–542.
Kumar, C. Edelman, M., & Ficorelli, C. (2005). Children with asthma: A concern for the family. *Maternal Child Nursing, 306*(30), 306–311.
Lara, M., Rosenbaum, S., Rachelefsky, G., Nicholas, W., Morton, S. C., Emont, S., Branch, M., Genovese, B., Vaiana, M. E., Smith, V., Wheeler, L., Platts-Mills, T., Clark, N., Lurie, N., & Weiss, K. B. (2002). Improving childhood asthma outcomes in the United States: A blueprint for policy action. *Pediatrics, 109*(5), 919–930.
Lauts, N. M. (2005). RSV: Protecting the littlest patients. *RN, 68*(12), 47–51.
Lemanske, R. F. (2002). Inflammation in childhood asthma and other wheezing disorders. *Pediatrics, 109*(2), 368–372.
Leung, A. K. C., & Kellner, J. D. (2004). Acute sinusitis in children: Diagnosis and management. *Journal of Pediatric Health Care, 18,* 72–76.
Leung, A. K. C., Kellner J. D., & Johnson, D. W. (2004). Viral croup: A current perspective. *Journal of Pediatric Health Care, 18,* 297–301.
Lieberman, P. (2000). A pathophysiologic link between allergic rhinitis and asthma. *Pediatric Annals, 29,* 405–410.
Louloudes, A. P. (2006). Pediatric respiratory disorders. In S. M. Nettina (Ed.), *Lippincott manual of nursing practice.* Philadelphia: Lippincott Williams & Wilkins.
Madge, S., & Bryon, M. (2002). A model for transition from pediatric to adult care in cystic fibrosis. *Journal of Pediatric Nursing, 17*(4), 283–288.
McCool, F. D., & Rosen, M. J. (2006). Nonpharmacologic airway clearance therapies: AACP evidence-based clinical practice guidelines. *Chest, 129*(1), 250S–259S.
McGarry, G. (2002). Recurrent idiopathic epistaxis (nosebleeds). *Clinical evidence concise, 7,* 59.
McMillan, J. A., Abramson, J. S., Katz, S. L., & Offit, P. A. (2005). Reducing the risk of influenza: Prevention strategies to help both the young and the old. *Contemporary Pediatrics supplement, 22*(1), 1–8.
McMullen, A. H. (2004). Cystic fibrosis. In P. L. Jackson & J. A. Vessey (Eds.), *Primary care of the child with a chronic condition* (4th ed.). St. Louis: Mosby.
Meissner, H. C. (2005). Prepare your patients for the RSV season. *Infectious Diseases in Children, 18*(11), 6, 9.
Moore, T. (2003). Suctioning techniques for the removal of respiratory secretions. *Nursing Standard, 18*(9), 47–55.
Myers, T. R. (2005). AARC clinical practice guideline: selection of an oxygen delivery device for neonatal and pediatric patients. *Respiratory Care, 47*(6), 707–716.
National Asthma Education and Prevention Program. (1997). *Expert panel report 2: Guidelines for the diagnosis and management of asthma* (NIH Publication No. 97-4051). Bethesda, MD: National Institutes of Health, National Heart, Lung and Blood Institute.
National Asthma Education and Prevention Program. (2002). *Expert panel report 2: Guidelines for the diagnosis and management of asthma—update on selected topics 2002* (NIH PublicationNo. 02-5074). National Institutes of Health, National Heart, Lung and Blood Institute.
National Institute of Allergy and Infectious Diseases. (2004). The common cold. [electronic version] available at www.niaid.nih.gov/factsheets/cold.htm.
Nield, L. S., Mahajan, P., & Kamat, D. M. (2005). Pneumonia: Update on causes and treatment options. *Consultant for Pediatricians, 4*(8), 365–370.
Orenstein, D. M. (2004). Bacterial tracheitis. In R. E. Behrman, R. M. Kliegman, & H. B. Jenson (Eds.), *Nelson textbook of pediatrics* (17th ed.). Philadelphia: W. B. Saunders.
Orenstein, D. M. (2004). Bronchiolitis. In R. E. Behrman, R. M. Kliegman, & H. B. Jenson (Eds.), *Nelson textbook of pediatrics* (17th ed.). Philadelphia: W. B. Saunders.
Orenstein, D. M. (2004). Bronchitis. In R. E. Behrman, R. M. Kliegman, & H. B. Jenson (Eds.), *Nelson textbook of pediatrics* (17th ed.). Philadelphia: W. B. Saunders.
Orenstein, D. M. (2004). Foreign bodies in the larynx, trachea and bronchi. In R. E. Behrman, R. M. Kliegman, & H. B. Jenson (Eds.), *Nelson textbook of pediatrics* (17th ed.). Philadelphia: W. B. Saunders.
Ostapchuk, M., Roberts, D. M., & Haddy, R. (2004). Community-acquired pneumonia in infants and children. *American Family Physician, 70*(5), 899–908.
Pagana, K. D., & Pagana, T. J. (2006). *Mosby's manual of diagnostic and laboratory tests* (3rd ed.). St. Louis: Mosby.
Parmet, S. (2004). Sore throat. *Journal of the American Medical Association, 291*(13), 1664.
Peterson, J., & Losek, J. D. (2004). Post-tonsillectomy hemorrhage and pediatric emergency care. *Clinical Pediatrics, 43,* 445–448.
Popovich, D. M., Richiuso, N., & Danek, G. (2004). Pediatric health care providers' knowledge of pulse oximetry. *Pediatric Nursing, 30*(1), 14–20.
Prober, C. G. (2004). Pneumonia. In R. E. Behrman, R. M. Kliegman, & H. B. Jenson (Eds.), *Nelson textbook of pediatrics* (17th ed.). Philadelphia: W. B. Saunders.
Pruitt, W. C., & Jacobs, M. (2003). Basics of oxygen therapy. *Nursing, 33*(10), 43–45.
Qureshi, S., & Mink, R. (2003). Aspiration of fruit gel snacks. *Pediatrics, 111*(3), 687–689.
Ramanathan, R., Corwin, M. J., Hunt, C. E., Lister, G., Tinsley, L. R., Baird, T., Silvestri, J. M., Crowell, D. H., Hufford, D., Martin, R. J., Neuman, M. R., Weese-Mayer, D. E., Cupples, L. A., Peucker, M., Willinger, M., & Keens, T. G. (The Collaborative Home Infant Monitoring Evaluation [CHIME] Study Group). (2001). Cardiorespiratory events recorded on home monitors: Comparison of healthy infants with those at increased risk for SIDS. *Journal of the American Medical Association, 285*(17), 2199–2207.
Reznik, M., & Ozuah, P. O. (2005). A prudent approach to screening for and treating tuberculosis. *Contemporary Pediatrics, 22*(11), 73–88.
Ridling, D. A., Martin, L. D., & Bratton, S. L. (2003). Endotracheal suctioning with or without instillation of isotonic sodium chloride solution in critically ill children. *American Journal of Critical Care, 12*(3), 212–219.

Robertson, J., & Shilkofski, N. (2005). *The Harriet Lane handbook: a manual for pediatric house officers* (17th ed.). St. Louis: Mosby.

Roman, M. (2005). Tracheostomy care. *MedSurg Nursing, 14*(2), 143–145.

Russell, C. (2005). Providing the nurse with a guide to tracheostomy care and management. *British Journal of Nursing, 14*(8), 428–433.

Sagraves, R. (2002). Increasing antibiotic resistance: Its effect on the therapy for otitis media. *Journal of Pediatric Health Care, 16,* 79–85.

Sander, N. (2002). Making the grade with asthma, allergies, and anaphylaxis. *Pediatric Nursing, 28*(6), 593–598.

Schneiderman, J. (2002). Ethmoid and maxillary sinusitis. *Consultant for Pediatricians, 1*(4), 131–134.

Schooff, M. (2005). Glucocorticoids for treatment of croup. *American Family Physician, 71*(1), 66.

Sharma, G. (2005). Cystic fibrosis. On emedicine.com, available at www.emedicine.com/cgi-bin/foxweb.exe/checkreg@/em/checkreg?http://www.emedicine.com/ped/topic535.htm.

Sheahan, S. L., & Free, T. A. (2005). Counseling parents to quit smoking. *Pediatric Nursing, 31*(2), 98–109.

Simpson, T., & Ivey, J. (2005). Toddler with a chronic cough. *Pediatric Nursing, 31*(1), 48–49.

Skoner, D. P. (2001). Why we must do a better job of controlling asthma. *Contemporary Pediatrics, 18*(8), 49–62.

Stadtler, A. C., Tronick, E. Z., & Brazelton, T. B. (2001). The Touchpoints Pediatric Asthma Program. *Pediatric Nursing, 27,* 459–461.

Starke, J. R., & Munoz, F. (2004). Tuberculosis. In R. E. Behrman, R. M. Kliegman, & H. B. Jenson (Eds.), *Nelson textbook of pediatrics* (17th ed.). Philadelphia: W. B. Saunders.

Steiner, R. W. P. (2004). Treating acute bronchiolitis associated with RSV. *American Family Physician, 69*(2), 325–330.

Steyer, T. (2002). Peritonsillar abscess: Diagnosis and treatment. *American Family Physician, 65,* 93–96.

Stoll, B. J., & Kliegman, R. M. (2004). Hyaline membrane disease (respiratory distress syndrome). In R. E. Behrman, R. M. Kliegman, & H. B. Jenson (Eds.), *Nelson textbook of pediatrics* (17th ed.). Philadelphia: W. B. Saunders.

Strunk, R. (2002). Defining asthma in the preschool age child. *Pediatrics, 109,* 357–361.

Suddaby, B., & Mowery, B. (2002). Tracheostomy troubles. *Pediatric Nursing, 28,* 162.

Svavarsdottir, E. K., & Rayens, M. K. (2005). Hardiness in families of young children with asthma. *Journal of Advanced Nursing, 50*(4), 381–390.

Taketokmo, C. K., Hodding, J. H., & Kraus, D. M. (2005). *Lexi-comp's pediatric dosage handbook (12th ed.).* Hudson, Ohio: Lexi-comp.

Tanner, K., Fitzsimmons, G., Carrol, E. D., Flood, T. J., & Clark, J. E. (2002). *Haemophilus influenzae* type b epiglottitis as a cause of acute upper airways obstruction. *British Medical Journal, 325,* 1099–1100.

Taylor, Z., Nolan, C. M., & Blumberg, H. M. (2005). Controlling tuberculosis in the United States: Recommendations from the American Thoracic Society, CDC, and the Infectious Diseases Society of America. *Morbidity and Mortality Weekly Report, 54*(RR12), 1–81.

Torpy, J. (2003). Coughs, colds and antibiotics. *Journal of the American Medical Association, 289*(20), 2750.

Turcios, N., & Patel, P. (2003). Pneumonia that recurs: Your diagnostic challenge. *Contemporary Pediatrics 3,* 82.

U.S. Department of Health and Human Services. (2000). *Healthy people 2010: Understanding and improving health.* Washington, D.C.: Department of Health and Human Services.

Vinson, J. A. (2002). Children with asthma: Initial development of a child resilience model. *Pediatric Nursing, 28*(2), 149–158.

Wachter, K. (2005). Many children manage own asthma medications. *Pediatric News, 39*(7), 38.

Wakefield, P. L., Sockrider, M. M., & White, L. (2005). A new approach to wheezing in infants and preschoolers: Shedding light on a difficult diagnosis. *Contemporary Pediatrics, 22*(3), 54–61.

Wakefield, P. L., Sockrider, M. M., & White, L. (2005). A new approach to wheezing in infants and preschoolers: Toward more effective treatment. *Contemporary Pediatrics, 22*(3), 63–68.

Weisman, L. E., & Groothius, J. R. (2000). *Contemporary diagnosis and management of respiratory syncytial virus.* Newtown, PA: Handbooks in Health Care Co.

Yoos, H. L., Kitzman, H., McMullen, A., Sidora-Arcoleo, K., & Anson, E. (2005). The language of breathlessness: Do families and health care providers speak the same language when describing asthma symptoms? *Journal of Pediatric Health Care, 19*(4), 197–205.

Websites

asthmatrack.org/ Ed's Asthma Track—for parents of children with asthma

www.aaaai.org American Academy of Allergy, Asthma, and Immunology

www.aafa.org Asthma and Allergy Foundation of America

www.aanma.org/ Allergy & Asthma Network Mothers of Asthmatics—offers extensive resources for families with children who have asthma

www.acaai.org/ American College of Allergy, Asthma, and Immunology

www.adcouncil.org/issues/Childhood_Asthma/ childhood asthma attack prevention

www.asthma-carenet.org/ The Childhood Asthma Research and Education (CARE) network founded by the National Heart, Lung and Blood Institute

www.asthmaandchildren.com/ information about asthma and children (supported by AstraZeneca)

www.asthmabusters.org/ online club for kids with asthma

www.asthmacamps.org/asthmacamps/ consortium on children's asthma camps

www.cff.org Cystic Fibrosis Foundation

www.cfri.org Cystic Fibrosis Research, Inc.

www.cfww.org Cystic Fibrosis Worldwide

www.childasthma.com/ Childhood Asthma Foundation

www.cysticfibrosis.com support forum for the cystic fibrosis community

www.guideline.com National Guideline Clearinghouse

www.jcaai.org Joint Council of Allergy, Asthma, and Immunology

www.lungusa.org/site/pp.asp?c5dvLUK9O0E&b522691 American Lung Association, section on children and asthma

www.niaid.nih.gov National Institute of Allergy and Infectious Disease

www.noattacks.org site provides education about asthma, section for children, also available in Spanish

www.tracheostomy.com Aaron's Tracheostomy Site

Exercícios sobre o capítulo

Questões de múltipla escolha

1. Um bebê de 5 meses com bronquiolite causada pelo VSR encontra-se em angústia respiratória. O bebê apresenta secreções abundantes, esforço respiratório acentuado, cianose e frequência respiratória de 78. Qual é a intervenção de enfermagem *inicial* mais apropriada?
   a. Tentar acalmar o bebê colocando-o no colo da mãe e oferecendo-lhe uma mamadeira.
   b. Avisar ao médico sobre a situação e solicitar um pedido para fazer radiografia.
   c. Aspirar as secreções, administrar oxigênio a 100% por máscara e preparar-se para insuficiência respiratória.
   d. Trazer os equipamentos de emergência para o quarto e iniciar a ventilação com bolsa-válvula-máscara.
2. Um infante apresenta angústia respiratória moderada, tem cianose branda e esforço respiratório acentuado com frequência respiratória de 40. Qual é a intervenção de enfermagem prioritária?
   a. Manutenção das vias respiratórias e oxigênio a 100% por máscara.
   b. Oxigênio a 100% e monitoração da oximetria.
   c. Manutenção das vias respiratórias e reavaliação contínua.
   d. Oxigênio a 100% e medidas de conforto.
3. A enfermeira está cuidando de uma criança que tem fibrose cística e que faz uso de enzimas pancreáticas. A enfermeira percebe que a mãe da criança entende as instruções relativas à administração das enzimas quando a mãe faz a seguinte afirmação:
   a. "Vou interromper o uso das enzimas se meu filho estiver usando antibióticos."
   b. "Vou reduzir a dose a metade se meu filho estiver apresentando evacuações frequentes e volumosas."
   c. "A melhor ocasião para administrar as enzimas é entre as refeições."
   d. "As enzimas devem ser administradas no início de cada refeição e de cada lanche."
4. Qual dos seguintes fatores contribui para aumento do risco de obstrução das vias respiratórias superiores em lactentes e crianças, quando comparados com adultos?
   a. Cartilagem cricóidea subdesenvolvida e vias nasais estreitas.
   b. Amígdalas pequenas e vias nasais estreitas.
   c. Laringe cilíndrica e seios paranasais pouco desenvolvidos.
   d. Cartilagem cricóidea subdesenvolvida e língua menor.
5. Qual é o tratamento mais apropriado para epistaxe?
   a. Com a criança deitada e respirando pela boca, aplicar pressão na ponte do nariz.
   b. Com a criança deitada e respirando pela boca, pinçar o terço inferior do nariz para fechá-lo.
   c. Com a criança sentada e inclinada para a frente, aplicar pressão na ponta do nariz.
   d. Com a criança sentada e inclinada para a frente, pinçar o terço inferior do nariz para fechá-lo.

Exercícios de raciocínio crítico

1. Uma menina de 10 meses é internada na unidade pediátrica com história de pneumonias recidivantes e déficit de crescimento. O teste do cloreto do suor confirmou o diagnóstico de fibrose cística. A criança tem aparência frágil, membros finos e abdome ligeiramente protuberante. A criança apresenta taquipneia, retrações e tosse frequente. Com base nas poucas informações descritas aqui e em seus conhecimentos sobre fibrose cística, escolha três das categorias a seguir como prioridades a serem focadas no planejamento dos cuidados para essa criança:
   a. Prevenção de broncospasmo
   b. Promoção de nutrição adequada
   c. Educação da família e da criança
   d. Prevenção de infecções pulmonares
   e. Manutenção do equilíbrio hidreletrolítico
   f. Controle de ganho ponderal excessivo
   g. Prevenção de disseminação da infecção
   h. Promoção de sono e repouso adequados
2. Uma criança asmática foi admitida à unidade pediátrica pela quarta vez neste ano. A mãe expressa sua frustração dizendo que a criança está piorando com muita frequência. Além das informações relativas ao início dos sintomas e aos eventos que desencadearam o episódio atual, quais são as outras informações que você deve conseguir durante a obtenção da história de saúde?
3. A mãe da criança descrita no item anterior diz que é fumante (mas nunca fuma perto da criança), que a família tem um gato que às vezes fica dentro de casa e que ela sempre administra os medicamentos prescritos ao filho. A mãe administra salmeterol e budesonida logo que a criança começa a tossir. Quando não tem crises, ela administra albuterol antes das partidas de beisebol. A difenidramina ajuda a controlar a secreção nasal durante a primavera. Com base nessas informações novas, quais são as recomendações e/ou instruções que você pode dar a essa mãe?
4. Uma criança de 7 anos apresenta história de secreção nasal recidivante. A criança espirra todas as vezes que visita os primos, que têm animais de estimação. Ela vive em uma casa antiga acarpetada e mora com outras pessoas que fumam dentro de casa. A mãe relata que a criança ronca e respira pela boca. Ela diz que o filho tem sintomas praticamente o ano todo, mas que eles pioram no outono e na primavera. Além disso, a mãe relata que a difenidramina tem certa eficácia em atenuar os sintomas, mas ela não gosta de administrar este fármaco quando a criança está na escola, porque a deixa sonolenta. Com base nessa história, elabore um plano de ensino para essa criança.
5. A enfermeira está cuidando de uma menina de 4 anos que acaba de voltar do setor de recuperação depois de realizar tonsilectomia há 3 h. A criança chorou repetidas vezes nas últimas 2 h, mas agora dorme. Quais são as áreas específicas que a enfermeira deve enfocar ao avaliar essa criança?

Atividades de estudo

1. Enquanto cuida de crianças no setor de pediatria, compare os sinais e os sintomas de uma criança com asma e os de um lactente com bronquiolite. Quais são as diferenças mais evidentes? Quais são as diferenças na história dessas duas crianças?
2. A enfermeira está cuidando de uma criança asmática, à qual foram prescritos fluticasona e salmeterol, albuterol e prednisona. Elabore um plano de ensino para a criança e a família. Inclua a utilização apropriada dos dispositivos usados para administrar os medicamentos e também informações importantes sobre esses medicamentos (indicações e efeitos colaterais).
3. Enquanto cuida de crianças em um serviço de pediatria, compare os sinais e os sintomas e a apresentação clínica de uma criança que tem resfriado comum com os de outra criança que tenha sinusite ou rinite alérgica.
4. Enquanto cuida de crianças em um serviço de pediatria, reveja os prontuários dos pacientes e identifique os que se encontram sob risco de desenvolver *influenza* grave e, por conseguinte, os que se beneficiariam com a vacinação anual contra esta doença.
5. Compare as diferenças da administração de oxigênio a um lactente e a um escolar.

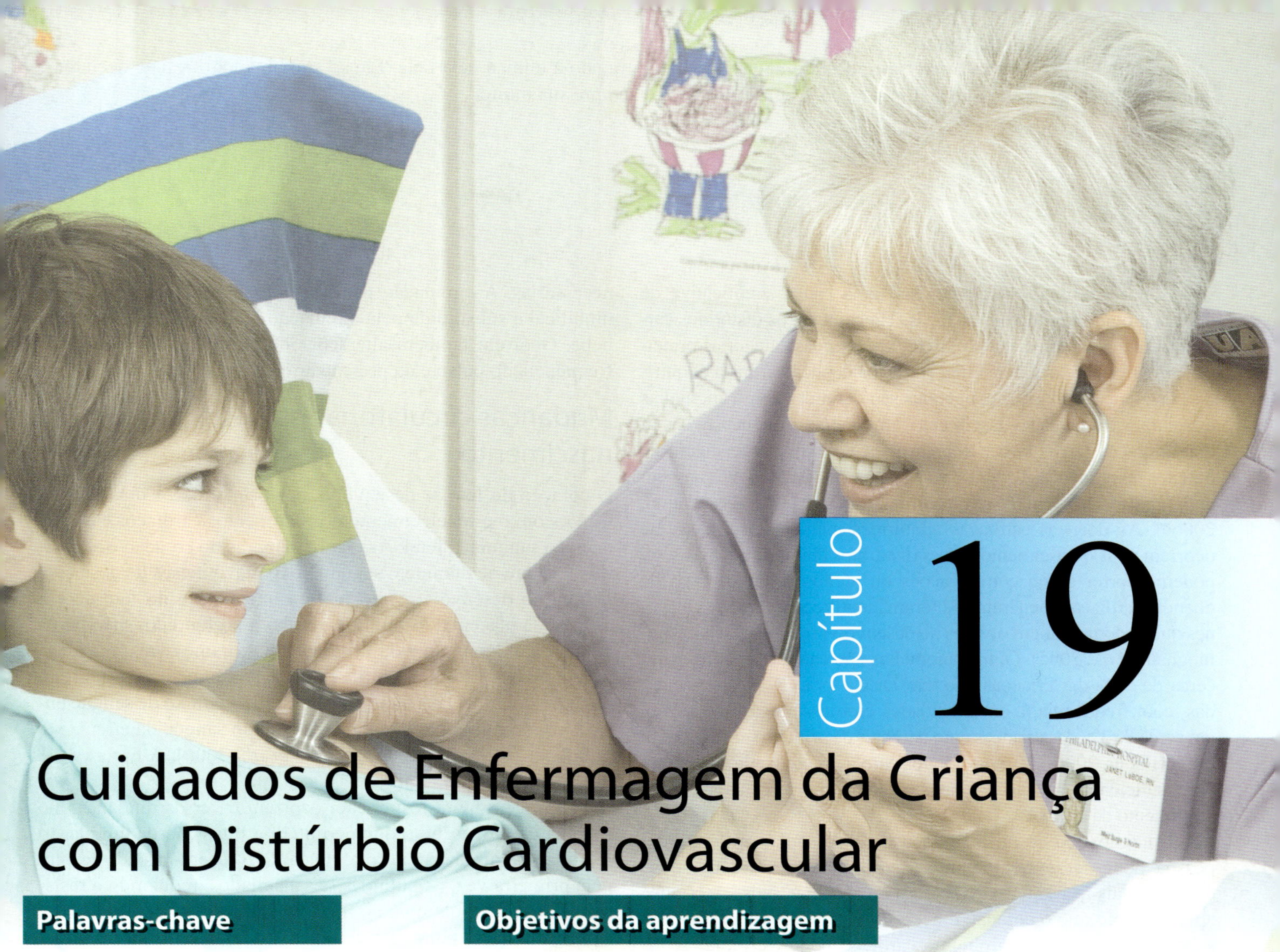

Capítulo 19

Cuidados de Enfermagem da Criança com Distúrbio Cardiovascular

Palavras-chave

Arritmia
Baqueteamento de dedos
Bradicardia sinusal
Cardiomegalia
Débito cardíaco
Defeito cardíaco congênito
Ecocardiografia
Eletrocardiograma (ECG)
Insuficiência cardíaca
Monitoração cardíaca
Ortotópico
Policitemia
Taquicardia sinusal
Tetralogia de Fallot

Objetivos da aprendizagem

Concluída a leitura deste capítulo, o leitor deverá ser capaz de:

1. Comparar diferenças anatômicas e fisiológicas do sistema cardiovascular no recém-nascido e na criança com as do adulto.
2. Descrever os cuidados de enfermagem relacionados com exames complementares usados no diagnóstico de doenças cardiovasculares pediátricas.
3. Distinguir distúrbios cardiovasculares comuns em lactentes, crianças e adolescentes.
4. Identificar as avaliações e intervenções de enfermagem adequadas relacionadas com medicamentos e tratamentos de distúrbios cardiovasculares pediátricos.
5. Desenvolver um plano de cuidados de enfermagem individualizado para a criança que tem um distúrbio cardiovascular.
6. Descrever o impacto psicossocial de distúrbios cardiovasculares crônicos na criança.
7. Criar um plano de nutrição para crianças que têm insuficiência renal.
8. Desenvolver planos de ensino para as crianças que têm um distúrbio cardiovascular e suas famílias.

REFLEXÃO *O principal é curar o coração da criança de modo que ela possa usufruir completamente a vida.*

Logan Bernstein, de 6 semanas de vida, é trazido à clínica pela mãe. Ele se alimenta mal. A mãe declara: "Durante a alimentação, Logan adormece e sempre sua muito."

As doenças cardiovasculares são uma causa significativa de doença crônica e morte em crianças. Tipicamente os distúrbios cardiovasculares em crianças são divididos em duas categorias principais: doença cardíaca congênita (DCC) e doença cardíaca adquirida. As doenças cardíacas congênitas são definidas como anomalias estruturais presentes ao nascimento, embora com frequência sejam diagnosticadas mais tarde. Representam a maior porcentagem de defeitos de nascença. Todos os anos, cerca de 40.000 bebês nascem com um **defeito cardíaco congênito** (American Heart Association, 2006c). As doenças cardíacas adquiridas incluem distúrbios que ocorrem após o nascimento. Esses distúrbios têm muitas causas, ou podem ocorrer como complicações ou efeitos a longo prazo de doenças cardíacas congênitas. Já foram identificados mais de 100 genes que podem estar envolvidos no desenvolvimento de DCC (Cunningham *et al*., 2005). Outras anomalias não cardíacas ocorrem em cerca de 28% das crianças que têm DCC. As DCC estão associadas, com frequência, a anormalidades cromossômicas, e ocorrem em cerca de 3% das crianças com parentes de primeiro grau que têm DCC (Fixler, 2006). Muitos defeitos cardíacos congênitos resultam em insuficiência cardíaca e cianose crônica, prejudicando o desenvolvimento da criança.

O diagnóstico de um distúrbio cardiovascular em qualquer pessoa pode ser extremamente assustador e perturbador. Isso é ainda mais verdadeiro para a criança e seus pais. A criança aprende cedo que o coração é necessário para a vida e, por isso, saber que ela tem um problema cardíaco pode estimular sentimentos de medo. Esses sentimentos se combinam com a idade da criança, a visão da criança como vulnerável e indefesa, e as fontes de tensão associadas à própria doença. A criança e os pais precisam de muito apoio e tranquilização.

As enfermeiras precisam ter uma base sólida de conhecimento sobre as condições cardiovasculares que acometem crianças para fornecer avaliação, intervenção, orientação e apoio adequados à criança e à família. Distúrbios cardiovasculares precisam de intervenções agudas que, com frequência, têm implicações duradouras sobre a saúde, o crescimento e o desenvolvimento da criança. Devido aos efeitos potencialmente avassaladores e devastadores que os distúrbios cardiovasculares apresentam sobre as crianças e suas famílias, as enfermeiras precisam ser hábeis na avaliação e nas intervenções nessa área, e capazes de dar apoio durante toda a evolução da doença e posteriormente. Este capítulo descreve o tratamento de enfermagem de crianças com distúrbios cardiovasculares congênitos e adquiridos, enfatizando os procedimentos mais comuns.

Variações da anatomia e da fisiologia em Pediatria

O sistema cardiovascular sobre numerosas modificações por ocasião do nascimento. Estruturas vitais para o feto não são mais necessárias. A circulação pelas artérias umbilicais e pela veia umbilical é substituída pela circulação fechada independente do bebê. Ocorrem também alterações do tamanho do coração, da frequência do pulso e da pressão arterial.

Mudanças circulatórias da gestação ao nascimento

O coração do feto se desenvolve nos primeiros 21 dias de gestação, com o estabelecimento dos batimentos cardíacos e da circulação sanguínea fetal. As quatro câmaras do coração e as artérias formam-se durante o segundo e o oitavo meses de gestação. Durante o desenvolvimento fetal, a oxigenação do feto ocorre através da placenta: os pulmões, embora perfundidos, não participam da oxigenação e da ventilação. O forame oval, uma abertura entre os átrios, possibilita o fluxo de sangue do átrio direito para o esquerdo. O canal arterial possibilita o fluxo de sangue entre a artéria pulmonar e a aorta, desviando sangue da circulação pulmonar (Molczan, 2006; Valente *et al*., 2006). A Figura 19.1 ilustra a circulação fetal.

Com a primeira respiração, ocorrem diversas mudanças no sistema cardiovascular, que permitem a transição da circulação fetal para a circulação normal. Quando o recém-nascido respira pela primeira vez, os pulmões são insuflados, reduzindo a resistência vascular pulmonar ao fluxo de sangue. Em consequência, a pressão arterial pulmonar diminui. Em seguida, diminui a pressão no átrio direito. O fluxo de sangue para o lado esquerdo do coração aumenta a pressão no átrio esquerdo. Essa mudança de pressão provoca o fechamento do forame oval. A queda da pressão na artéria pulmonar provoca o fechamento do canal arterial, que liga a artéria pulmonar à aorta. O ducto venoso, que liga a veia umbilical à veia cava inferior, se fecha por falta de fluxo sanguíneo e vasoconstrição. O canal arterial e o ducto venoso fechados acabam se tornando ligamentos. Com a falta de fluxo sanguíneo para as artérias umbilicais e veia umbilical, essas estruturas se atrofiam.

Diferenças estruturais e funcionais

A estrutura e a função do sistema cardiovascular do lactente e da criança é diferente daquelas do adulto, dependendo da idade. Crianças abaixo de 7 anos de idade têm o coração mais horizontal. Em consequência, o ápice fica mais alto, sob o quarto espaço intercostal. No lactente, o coração está mais alto e ocupa mais de metade da largura do tórax. À medida que os pulmões crescem, o coração é deslocado para baixo. O coração da criança entre 1 e 6 anos de idade é quatro vezes maior que ao nascimento. Crianças em idade escolar (entre 6 e 12 anos de idade) têm o coração 10 vezes maior que ao nascimento. Por outro lado, o coração nessa época é proporcionalmente menor do que em qualquer outra idade. Durante os anos escolares, o coração tem um crescimento mais vertical na cavidade torácica. Durante a adolescência, o

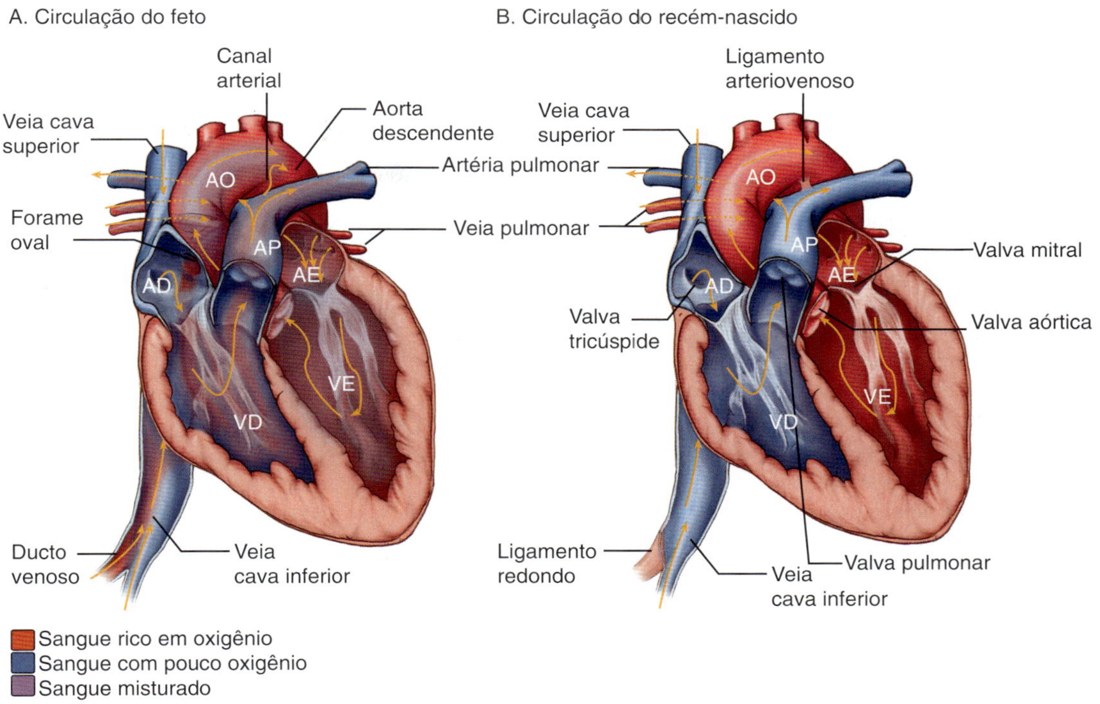

● **Figura 19.1** Circulação do feto e do recém-nascido. AO (aorta); AD (átrio direito); AP (artéria pulmonar); AE (átrio esquerdo); VE (ventrículo esquerdo): VD (ventrículo direito).

coração continua a crescer acompanhando o crescimento rápido dessa etapa.

Ao nascimento, as paredes ventriculares têm espessura semelhante. Depois, a parede ventricular esquerda se espessa. Os miócitos cardíacos imaturos do lactente são mais finos e menos flexíveis que os do adulto. A função ventricular direita é dominante ao nascimento, mas a função ventricular esquerda torna-se dominante nos primeiros meses de vida. O coração do lactente em repouso mostra uma tensão maior do que no adulto, de modo que sobrecarga de volume ou tensão maior podem na verdade diminuir o **débito cardíaco**. O retículo sarcoplasmático do lactente é menos organizado que o do adulto, o que torna o lactente dependente do cálcio sanguíneo para a contração. A resposta inotrópica da actina e da miosina (proteínas contráteis) ao cálcio aumenta com a idade (Craig *et al.*, 2001).

A frequência cardíaca normal do lactente é maior do que na vida adulta, limitando a capacidade dele de aumentar o débito cardíaco ao aumentar a frequência cardíaca. A eficiência do coração aumenta e a frequência cardíaca diminui com a idade. A frequência cardíaca normal do lactente é, em média, 120 a 130 batimentos por minuto (bpm); a do pré-escolar, 80 a 105 bpm; a da criança em idade escolar, 70 a 80 bpm; e a do adolescente, 60 a 68 bpm. Sopros inocentes e desdobramento fisiológico de bulhas cardíacas podem ser observados na primeira e na segunda infâncias. Esses achados estão relacionados com mudanças no tamanho do coração em relação à cavidade torácica. Os vasos sanguíneos da criança se alargam e se alongam com a idade. A pressão arterial (PA) normal do lactente é cerca de 80/40 mmHg, e aumenta com o tempo até o nível do adulto. A PA do pré-escolar é, em média, 80 a 100/64mmHg; a da criança em idade escolar, 94 a 112/56 a 60mmHg; a de adolescentes, 100 a 120/50 a 70 mmHg (Freitas-Nichols, 2004; Luxner, 2005; Muscari, 2004).

Tratamentos clínicos comuns

Diversos medicamentos, assim como outras abordagens terapêuticas e procedimentos cirúrgicos são usados para tratar problemas cardiovasculares em crianças. A maioria desses tratamentos exige prescrição médica quando a criança está hospitalizada. Os tratamentos e os medicamentos mais comuns estão relacionados em Tratamentos clínicos comuns 19.1 e no Guia farmacológico 19.1.

A enfermeira que cuida de crianças com distúrbios cardiovasculares deve estar familiarizada com esses procedimentos e medicamentos e suas ações, e com as implicações de enfermagem comuns a eles relacionadas.

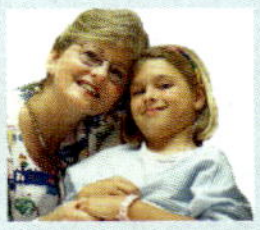

Dê digoxina a intervalos regulares, a cada 12 h; por exemplo, às 8 h e às 20 h, uma hora antes ou duas horas depois de uma alimentação. Se foi "pulada" uma dose de digoxina e mais de 4 h se passaram, não dê essa dose e dê a dose seguinte na hora certa; se tiverem se passado menos de 4 h, dê a dose que foi "pulada". Se a criança vomitar a digoxina, **não dê** uma segunda dose. Monitore os níveis plasmáticos de potássio, porque uma diminuição aumenta os efeitos dos digitálicos, provocando efeitos tóxicos.

(*O texto continua na p. 564.*)

Tratamentos clínicos comuns 19.1

Tratamento	Explicação	Indicação	Implicações de enfermagem
Oxigênio	Suplementação por máscara, cânula nasal, tenda ou tubo endotraqueal ou nasotraqueal	Hipoxemia, angústia respiratória, insuficiência cardíaca	Monitore a resposta observando o esforço respiratório e a oximetria de pulso
Fisioterapia torácica e drenagem postural	Estimula a eliminação de muco mobilizando secreções com a ajuda de percussão ou vibração acompanhada por drenagem postural (ver mais informações relacionadas com fisioterapia respiratória e drenagem postural no Capítulo 13)	Mobilização de secreções, em especial no período pós-operatório ou na insuficiência cardíaca	Podem ser feitas por fisioterapeutas, em algumas instituições, ou por enfermeiras, em outras. Em todos os casos, as enfermeiras precisam conhecer as técnicas e ser capazes de ensinar o uso às famílias
Dreno torácico	Dreno inserido na cavidade pleural para facilitar a remoção de ar ou líquido e possibilitar a expansão total do pulmão	Após cirurgia cardíaca com circulação extracorpórea, pneumotórax	Se o dreno se deslocar do frasco de coleta, o tubo torácico precisa ser pinçado imediatamente para evitar entrada de ar na cavidade torácica
Marca-passo	Fios conectados a um pequeno gerador para correção eletrofisiológica de arritmias cardíacas ou bloqueios atrioventriculares (temporários). Quando há necessidade de correção duradoura, é implantado um marca-passo interno	Bradiarritmias, bloqueio atrioventricular (BAV), miocardiopatia, disfunção dos nós sinoatrial (SA) ou atrioventricular (AV)	Monitore com cuidado a criança, o marca-passo e o ECG Mantenha assepsia no local de inserção dos casos do marca-passo Explique à criança e à família que o marca-passo permanente pode ser sentido sob a pele Desaconselhe a participação em esportes de contato

Guia farmacológico 19.1

Medicamento	Ação	Indicação	Implicações de enfermagem
Prostaglandina E_1	Vasodilatação direta da musculatura lisa do canal arterial	Manutenção temporária da perviedade do canal arterial em lactentes com defeitos cardíacos congênitos	• Ocorre apneia em 10 a 20% dos recém-nascidos na primeira hora após a infusão • Monitore a PA, a frequência respiratória, a frequência cardíaca, o ECG, a temperatura e a pressão parcial de oxigênio (PO_2); observe se há distensão abdominal • É necessário trocar a solução IV a cada 24 h • Reposicione o cateter se ocorrer rubor facial ou no braço • Use com cuidado em recém-nascidos com tendência a hemorragia • Contraindicada na síndrome de angústia respiratória ou na persistência da circulação fetal
Digoxina	Aumenta a contratilidade do músculo cardíaco diminuindo a condução e aumentando a força	Insuficiência cardíaca, fibrilação atrial, *flutter* atrial, taquicardia supraventricular	• Antes da administração de cada dose, verifique o pulso apical durante 1 min, observando a frequência, o ritmo e as características. Não administre se o pulso apical estiver < 60 em adolescentes e < 90 em lactentes. • Evite administrar a forma oral com as refeições, que podem alterar a absorção • Monitore os níveis séricos de digoxina (faixa terapêutica: 0,8 a 2,0 ng/mℓ) • Observe se há sinais de intoxicação: náuseas, vômitos, diarreia, letargia e bradicardia • A ingestão de ginseng, espinheiro-alvar (*Crataegus*) e alcaçuz aumenta o risco de intoxicação digitálica • Observe as contraindicações (fibrilação ventricular e hipersensibilidade a digitálicos) • Evite administração por via intravenosa rápida, que pode provocar constrição arterial sistêmica e coronariana

Guia farmacológico 19.1 *(continuação)*

Medicamento	Ação	Indicação	Implicações de enfermagem
Furosemida	Inibe a reabsorção de sódio e de cloreto na parte ascendente da alça de Henle	Controle do edema associado a insuficiência cardíaca, ou controle de hipertensão arterial em associação com anti-hipertensivos	• Administre com alimentos ou leite para diminuir o desconforto GI • Monitore a PA, a função renal, os eletrólitos (em especial o potássio) e a audição • Pode causar fotossensibilidade
Heparina	Interfere na conversão de protrombina em trombina, evitando a formação de coágulos	Profilaxia e tratamento de distúrbios tromboembólicos, em especial após cirurgia cardíaca	• Administre por via subcutânea, nunca intramuscular • Dose ajustada de acordo com os resultados do coagulograma • Observe se há sinais de sangramento e a contagem de plaquetas • Verifique se o antídoto, o sulfato de protamina, está disponível • Não administre quando houver sangramento não controlado ou suspeita de endocardite bacteriana subaguda
Indometacina	Inibe a síntese de prostaglandinas	Para fechar o canal arterial	• Monitore frequência cardíaca, PA, ECG e débito urinário; observe se há sopro • Monitore sódio, glicose, contagem de plaquetas, ureia, creatinina, potássio e enzimas hepáticas no sangue • Pode mascarar sinais de infecção • Observe desenvolvimento de edema
Espironolactona	Compete com a aldosterona, resultando em aumento da excreção de sódio e de água (poupador de potássio)	Controle do edema devido a insuficiência cardíaca, tratamento da hipertensão arterial	• Administre com alimentos • Monitore potássio e sódio no sangue, e a função renal • Pode causar sonolência, cefaleia e arritmias • Pode causar elevações falsas dos níveis sanguíneos de digitálicos • Diga aos pacientes para evitarem dietas ricas em potássio, substitutos do sal de cozinha e alcaçuz natural • Contraindicada para indivíduos com hiperpotassemia, insuficiência renal ou anúria
Antibióticos			
Penicilina G benzatina (PCN-G) Penicilina V potássica (Pen-VK)	Inibe a síntese da parede bacteriana em bactérias gram-positivas sensíveis, como estreptococos, estafilococos e pneumococos	Infecções brandas a moderadas, profilaxia de endocardite e de febre reumática	• As contraindicações incluem hipersensibilidade a penicilinas • Relate imediatamente reações de hipersensibilidade (calafrios, febre, sibilos, prurido, anafilaxia) • PCN-G: administrar por via intramuscular • Pen-VK: administrar por VO com o estômago vazio (1 h antes ou 2 h depois de uma refeição)
Eritromicina	Inibe a transcrição do RNA em bactérias sensíveis, como estreptococos, pneumococos e estafilococos	Crianças com alergia a penicilinas, infecções brandas a moderadas, endocardite, profilaxia da febre reumática	• Contraindicada quando o indivíduo apresenta doença hepática preexistente • A administração IV pode provocar anormalidades cardiovasculares • Desconforto abdominal é comum com o uso oral • Podem ocorrer febre, tonturas ou erupção cutânea
Anti-hipertensivos			
Inibidores da enzima conversora da angiotensina (ECA) (captopril, enalapril)	Inibição competitiva da ECA	Controle de hipertensão arterial. Controle da insuficiência cardíaca, em associação com digitálicos e diuréticos	• Monitore PA, função renal, contagem de leucócitos e potássio sérico • Suspenda se houver angioedema • Captopril: administre por VO com o estômago vazio, 1 h antes ou 2 h depois de uma refeição • Enalapril: pode ser administrado sem relação com a alimentação

(continua)

Guia farmacológico 19.1 *(continuação)*

Medicamento	Ação	Indicação	Implicações de enfermagem
Bloqueadores betadrenérgicos (propranolol, atenolol, sotalol)	Inibição competitiva da estimulação adrenérgica $beta_1$ e $beta_2$ (propranolol e sotalol) ou $beta_1$ apenas (atenolol), diminuindo a frequência e a força de contração cardíacas	Controle de hipertensão arterial e de arritmias; prevenção de infarto do miocárdio (propranolol, atenolol). Controle de arritmias (sotalol)	• Monitore o ECG e a PA • Propranolol: administre com alimentos • Atenolol, sotalol: administração independente da alimentação. Não interrompa o uso subitamente • Podem causar bradicardia, tonturas, náuseas e vômitos, dispneia e hipoglicemia (propranolol) • Contraindicações: bloqueio atrioventricular, insuficiência cardíaca descompensada, choque cardiogênico, asma ou hipersensibilidade
Hidralazina	Dilatação direta das arteríolas	Controle de hipertensão arterial moderada a grave, insuficiência cardíaca	• Monitore a frequência cardíaca e a PA • Monitore com cuidado a PA com o uso IV • Administre doses orais com alimentos • Pode causar palpitações, rubor, taquicardia, tonturas, náuseas e vômitos • Notifique o médico se ocorrerem sintomas gripais • Contraindicada na doença valvar reumática

Visão geral do processo de enfermagem para a criança com distúrbio cardiovascular

Os cuidados a serem prestados a crianças com distúrbios cardiovasculares incluem todas as etapas típicas do processo de enfermagem: avaliação, diagnóstico de enfermagem, planejamento, intervenções e avaliação dos resultados. Há diversos conceitos gerais relacionados com o processo de enfermagem que são aplicáveis a todas as crianças que apresentem um distúrbio cardiovascular. A enfermeira deve conhecer os procedimentos, os tratamentos e medicamentos, assim como deve se familiarizar com as implicações de enfermagem relacionadas com essas intervenções. Com uma compreensão desses conceitos, a enfermeira consegue individualizar os cuidados com base nas necessidades do paciente e da família.

> **Lembra-se de Logan, o menino de 6 semanas de vida** com dificuldade de alimentação? Que outras informações da história de saúde e do exame físico a enfermeira deve obter?

Avaliação

Quando avaliar uma criança que tem um distúrbio cardiovascular, espere obter uma história de saúde, fazer um exame físico e preparar a criança para exames complementares.

História de saúde

A história de saúde compreende a história da doença atual, a história patológica pregressa e a história familiar. Dependendo da idade, a criança deve ser incluída na entrevista da história de saúde. A idade da criança determina o grau de envolvimento e a terminologia usada. A Tabela 19.1 dá exemplos de perguntas típicas que podem ser usadas na obtenção da história de saúde da criança.

História da doença atual

Obtenha a história da doença atual, que sintetiza quando os sintomas começaram e como progrediram. Pergunte sobre tratamentos e medicamentos usados em casa. Pergunte aos pais sobre episódios de ortopneia, dispneia, cansaço aos pequenos esforços, retardo do crescimento, agachamento, edema, tonturas e/ou pneumonias frequentes, que são sinais importantes de doença cardíaca pediátrica (Muscari, 2004). A história da doença atual pode revelar dificuldade de alimentação, inclusive fadiga, letargia e/ou vômitos, ou retardo do desenvolvimento mesmo com ingestão calórica adequada. Os pais podem relatar sudorese, que ocorre com frequência na insuficiência cardíaca inicial. Retardos do desenvolvimento motor grosseiro, cianose (que pode ser relatada pelos pais como uma coloração mais cinzenta do que azulada) e taquipneia (indicativa de insuficiência cardíaca) também podem ser relatados pelos pais ou responsáveis.

História patológica pregressa

A história patológica pregressa (HPP) inclui informações sobre a criança e sobre a gravidez da mãe. Avalie a história procurando:

Problemas ocorridos após o nascimento (a história do estado da criança após o nascimento pode revelar evidências de malformações ou outros distúrbios congênitos associados)

- Infecções frequentes
- Anormalidades cromossômicas
- Prematuridade
- Distúrbios autoimunes
- Uso de medicamentos, como corticosteroides

Avalie a história da gravidez, do trabalho de parto e do parto. Não deixe de incluir informações sobre as condições ao nascer. Pergunte sobre medicamentos usados pela mãe, inclusive drogas ilícitas, medicamentos de venda livre e álcool, exposição a radia-

Tabela 19.1 Exemplos de perguntas para se obter a história de saúde da criança

Perguntas	Fornece informações sobre:
• Que tipos e dosagens de medicamentos a criança recebeu? Por que eles foram usados?	• Problemas subjacentes que podem estar relacionados com o estado atual da criança
• Quem prescreveu os medicamentos?	• Outros profissionais de saúde envolvidos nos cuidados da criança, e crenças e padrões dos pais sobre cuidados de saúde
• Eles foram efetivos? A criança apresentou efeitos adversos?	• Como os medicamentos podem estar afetando a saúde da criança
• Para qual profissional a criança é levada para avaliação clínica? Com que frequência? As consultas foram para avaliações periódicas de saúde ou para problemas momentâneos? Houve hospitalizações? Para quê?	• O estado de saúde da criança, e o conhecimento, as práticas e as crenças dos pais sobre saúde
• A criança apresentou algum retardo de crescimento? Ela tem problemas de atividade ou de coordenação?	• Problemas que podem resultar de diminuição do débito cardíaco, deficiência de oxigenação dos tecidos e distúrbios associados a doença cardíaca
• A pele da criança muda de coloração durante o choro? Para que cor?	• Efetividade da oxigenação dos tecidos. Coloração azulada ou acinzentada da pele pode ser devida a cianose
• A criança para com frequência durante brincadeiras para se sentar ou se agachar?	• A tolerância da criança a exercícios e a oxigenação dos tecidos
• A criança apresenta dificuldades de alimentação? A criança se cansa com facilidade ou dorme em excesso?	• O gasto de energia, a tolerância a atividades e a oxigenação dos tecidos da criança
• A criança tem amigdalite estreptocócica frequentemente?	• Risco de a criança desenvolver febre reumática e doença cardíaca

ções, hipertensão arterial, doenças virais maternas, como vírus Coxsackie, citomegalovírus, *influenza*, caxumba ou rubéola. É importante também determinar se houve problemas significativos relacionados com o trabalho de parto e o parto; estresse ou asfixia durante o nascimento podem estar relacionados com disfunção cardíaca e hipertensão pulmonar do recém-nascido.

Pesquise outros fatores de risco, como:

- História familiar de doença cardíaca ou de DCC (investigue se a doença cardíaca ocorreu em um parente de primeiro grau)
- Hiperlipidemia
- Diabetes melito
- Obesidade
- Inatividade
- Estresse
- Dieta rica em colesterol (Freitas-Nichols, 2004; Muscari, 2004)

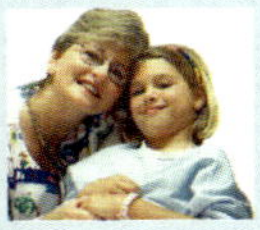

Medicamentos tomados durante a gravidez, como isotretinoína para acne, lítio e alguns anticonvulsivantes, podem estar relacionados com o desenvolvimento de defeitos cardíacos congênitos. Além disso, fumo durante a gravidez, doenças febris no primeiro trimestre, rubéola durante a gravidez, exposição a produtos de limpeza fortes, radiografias repetidas e qualquer material nocivo ou tóxico aumentam o risco de DCC.

Exame físico

O exame físico da criança que tem uma doença cardiovascular consiste em inspeção, palpação e ausculta. Além disso, determine os sinais vitais, a altura e o peso da criança. Marque essas informações em um gráfico de crescimento padronizado para avaliar o estado nutricional e o desenvolvimento. Se a criança tiver menos de 3 anos de idade, meça e marque em um gráfico também a circunferência da cabeça.

Inspeção

Avalie o aspecto geral da criança. Observe a coloração da pele, notando se há cianose. Pesquise edema. Em lactentes, o edema periférico ocorre em primeiro lugar no rosto, depois na região pré-sacra e depois nos membros. Edema dos membros inferiores é característico de insuficiência ventricular direita em crianças maiores.

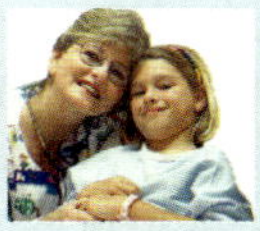

Deve-se suspeitar de DCC no recém-nascido cianótico que não melhora com a administração de oxigênio.

Inspecione os dedos das mãos e dos pés à procura de **baqueteamento**. O baqueteamento (que em geral só aparece após 1 ano de idade) sugere hipoxia crônica devida a doença cardíaca congênita. O primeiro sinal de baqueteamento é o amolecimento dos leitos ungueais, seguido de arredondamento das unhas e de brilho e espessamento dos leitos ungueais (ver Figura 18.6 no Capítulo 18).

Verifique a temperatura da criança. Febre sugere infecção. Avalie a respiração, inclusive a frequência, o ritmo e o esforço. Note a localização e a intensidade das retrações, se existentes. Inspecione a configuração do tórax, observando se existe proeminência da parede torácica precordial, que é vista com frequência em lactente e crianças com **cardiomegalia**. Observe se existem pulsações visíveis, que indicam aumento da atividade cardíaca. Observe também dilatação ou pulsação anormal das veias do pescoço. Note se existe distensão abdominal (Freitas-Nichols, 2004; Muscari, 2004; Valente *et al.*, 2006).

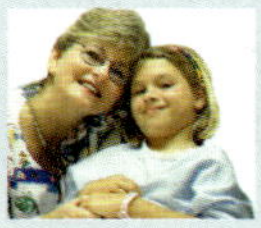

Crianças com doenças cardíacas que causam cianose com frequência apresentam saturação de oxigênio basal relativamente baixa por causa da mistura de sangue oxigenado e desoxigenado.

Palpação

Palpe os pulsos arteriais radiais e braquiais esquerdos e direitos para avaliar a frequência e o ritmo cardíacos. A frequência cardíaca varia nas crianças. Palpe o pulso femoral; ele deve ser palpável com facilidade e sua amplitude e sua força devem ser iguais às dos pulsos braquiais ou radiais. Um pulso femoral fraco ou ausente em comparação com o pulso braquial está associado a coarctação da aorta. Palpe o pulso apical e verifique a frequência, o ritmo e a qualidade. Ocorrem variações significativas do pulso com atividade física, e a frequência cardíaca mais exata é determinada com a criança dormindo. Em escolares, exercício ou fatores emocionais influenciam a frequência cardíaca. Um pulso amplo (em martelo d'água) é característico de persistência do canal arterial (PCA) ou de insuficiência aórtica. Pulsos estreitos ou finos ocorrem em crianças com insuficiência cardíaca ou estenose aórtica grave. Observe se há **taquicardia**, **bradicardia**, ritmo irregular, pulsos arteriais periféricos diminuídos ou pulsos finos. Palpe o abdome à procura de hepatomegalia, um sinal de insuficiência cardíaca direita na criança.

Ausculta

Ausculte o pulso apical durante 1 min inteiro para determinar a frequência e o ritmo cardíacos. Observe se há ritmo irregular, taquicardia ou bradicardia. Ausculte o coração à procura de sopros cardíacos. Muitas crianças apresentam sopros funcionais ou inocentes, mas todos os sopros têm de ser avaliados com base nas seguintes características:

- Localização
- Relação com o ciclo cardíaco e a duração
- Intensidade: grau I, suave e auscultado com dificuldade; grau II, suave e auscultado com facilidade; grau III, forte sem frêmito; grau IV, forte com frêmito precordial; grau V, forte, audível com o estetoscópio; grau VI, muito forte, audível sem o estetoscópio
- Características: musical ou áspero; agudo ou grave
- Variação com a posição (sentado, deitado, de pé) (Freitas-Nichols, 2004; Muscari, 2004; Valente *et al.*, 2006)

Ausculte as bulhas cardíacas. Note se as bulhas são, normofonéticas, hipofonéticas ou hiperfonéticas. Desdobramento anormal de B2 ou B2 hiperfonética ocorre em crianças com problemas cardíacos importantes. Cliques de ejeção, sons agudos, estão relacionados com vasos dilatados e/ou anormalidades valvares. Os cliques são auscultados durante toda a sístole, no início, no meio e no fim. Cliques na borda esternal esquerda superior estão relacionados com a área pulmonar. Cliques aórticos são mais bem auscultados no ápice. Cliques apicais podem ter origem aórtica ou mitral. Um clique de ejeção suave auscultado no ápice no fim da sístole é característico de prolapso de valva mitral. Uma terceira bulha (B3) pode ser auscultada em crianças e está associada a anormalidades cardíacas. Uma quarta bulha (B4) não é auscultada normalmente e está sempre associada a anormalidades cardíacas (Driscoll, 2006; Muscari, 2004).

Afira a pressão arterial nos membros superiores e inferiores, e compare os achados. Não deve haver diferenças importantes entre os membros. Determine a pressão diferencial subtraindo a pressão diastólica da sistólica. A pressão diferencial é menor que 50 mmHg ou menos de metade da pressão sistólica. Uma pressão diferencial aumentada, em geral acompanhada de pulso amplo, está associada a persistência do canal arterial, insuficiência aórtica, febre, anemia ou bloqueio atrioventricular (BAV) completo. Uma pressão diferencial diminuída está associada a estenose aórtica. Observe se o paciente apresenta hipotensão ou hipertensão arterial.

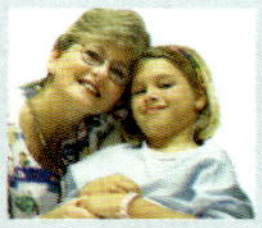

As crianças e os pais têm de ser avisados quando é detectado um sopro cardíaco, mesmo que seja benigno.

Exames complementares

Exames complementares 19.1 explica os exames mais solicitados quando há suspeita de distúrbios cardiovasculares em crianças. Os exames ajudam o médico a diagnosticar o distúrbio ou podem ser usados como orientação para se determinar o tratamento. A equipe do laboratório ou outros profissionais podem coletar amostras para alguns dos exames, e as enfermeiras podem coletar outras. Em todos os casos, a enfermeira deve saber como os materiais são coletados, para que servem e os resultados normais e anormais. Esse conhecimento também é necessário para a orientação da criança e da família sobre os exames.

Cateterismo cardíaco

O cateterismo cardíaco é o exame definitivo em crianças que apresentam doenças cardíacas, e merece atenção especial nesta seção sobre a avaliação de distúrbios cardiovasculares. O cateterismo cardíaco tornou-se quase um exame de rotina, e pode ser feito em ambulatório. Entretanto, é muito invasivo e tem alguns riscos, em especial em crianças doentes. As indicações para cateterismo cardíaco incluem:

- Doenças cardiovasculares cianóticas em lactentes. O cateterismo precisa ser feito assim que o lactente estiver razoavelmente estável
- Insuficiência cardíaca grave ou problemas progressivos, como edema pulmonar
- Anormalidades anatômicas ou fisiológicas questionáveis
- Cirurgia cardíaca planejada
- Monitoração progressiva relacionada com hipertensão pulmonar
- Avaliação periódica após reparo de um defeito cardíaco
- Intervenções terapêuticas, como septostomia ou valvotomia com cateter–balão

O cateterismo cardíaco é classificado como diagnóstico, intervencionista ou eletrofisiológico. Tipicamente o ca-

Exames complementares 19.1

Exame	Explicação	Indicação	Implicações de enfermagem
Arteriografia (angiografia: visualização de artérias ou veias)	Uma solução de contraste radiopaco é injetada através de um cateter na circulação. São feitas radiografias para se visualizarem o coração e os vasos sanguíneos	Observar o fluxo sanguíneo em partes do corpo e detectar lesões; confirmar diagnósticos. Cateteres podem ser usados para remover placas	• Verifique se o pai ou a mãe assinou um termo de consentimento informado • Administre a pré-medicação conforme a prescrição • Verifique o peso da criança para calcular a dose de contraste necessária • Mantenha a criança em dieta zero antes do procedimento, de acordo com o protocolo da instituição • Depois do procedimento, mantenha a criança em repouso absoluto no leito • Observe se ocorre sangramento no local da punção • Monitore os sinais vitais com frequência e verifique o pulso arterial distal ao local da punção
Monitoração eletrocardiográfica ambulatorial (Holter)	Monitoração dos padrões elétricos do coração durante 24 h com o uso de uma unidade compacta portátil	Identificar e quantificar arritmias durante 24 h em 1 dia de atividade normal	• Instrua a criança e os pais a apertarem o botão de eventos sempre que ocorrerem dor torácica, síncope ou palpitações • As atividades diárias normais devem ser mantidas durante o período de teste • Faça a criança usar uma camiseta justa sobre os eletrodos, para mantê-los em posição
Radiografia do tórax	Imagem radiográfica da região do tórax. Determina o tamanho do coração e de suas cavidades, e o fluxo sanguíneo pulmonar	Serve de base para comparações após cirurgia; usada para identificar anormalidades dos pulmões, do coração e de outras estruturas do tórax	• Instrua o paciente a não usar joias ou objetos metálicos em volta do pescoço ou sobre o roupão hospitalar • Explique à criança e à família que não haverá qualquer dor ou desconforto • Se for feita uma radiografia no leito, com um aparelho portátil, retire temporariamente os eletrodos
Ecocardiograma	Procedimento não invasivo com ultrassom que avalia a espessura da parede do coração, o tamanho das câmaras cardíacas, os movimentos das valvas e dos septos e a relação dos grandes vasos com as estruturas cardíacas	Diagnóstico específico de defeitos estruturais; determine a hemodinâmica e detecta defeitos valvares	• Assegure à criança que o procedimento não dói • Instrua a criança sobre a colocação das derivações do ECG e o gel sobre o transdutor durante o procedimento • Encoraje a criança a ficar parada durante o exame
Eletrocardiograma (ECG)	Registro gráfico produzido por um eletrocardiógrafo (aparelho que registra a atividade elétrica do miocárdio, detectando o impulso ao longo dos tecidos condutores do músculo). Facilita a avaliação da frequência, do ritmo, da condução e da musculatura do coração	Observar o ritmo cardíaco e sobrecarga de câmaras; serve também como base para avaliação de complicações pós-operatórias	• Assegure à criança que o procedimento é indolor • Coloque os eletrodos nos locais adequados • A criança precisa ficar parada durante o exame (geralmente cerca de 5 min) • Retire a pasta dos eletrodos após o procedimento
Prova de esforço	Monitoração da frequência cardíaca, da pressão arterial, do ECG e do consumo de oxigênio em repouso e durante exercício	Quantifica a tolerância a exercícios; pode ser usada para provocar sintomas ou arritmias	• A criança deve ficar em jejum absoluto durante 4 h antes do teste • Verifique o ECG e os sinais vitais basais • Instrua a criança a descrever sintomas durante o exame • Em geral, o exame dura cerca de 54 min
Hemoglobina (Hb) e hematócrito (Ht)	Mede a concentração de hemoglobina no sangue e, indiretamente, a contagem e o volume das hemácias	Detectar anemia ou policitemia. A policitemia pode ocorrer em DCC cianóticas	• Elevações falsas ocorrem com desidratação • Podem ser determinados rapidamente com o uso de punção capilar • Valores normais variam com a idade
Pressão parcial de oxigênio (pO_2)	Mede a quantidade de oxigênio no sangue	Determinar a existência e o grau de hipoxia	• Resultados mais exatos com sangue arterial (amostras venosas e capilares mostram níveis mais baixos) • Observe se a criança está cianótica • Forneça oxigênio segundo o protocolo

teterismo cardíaco diagnóstico é usado para identificação de defeitos estruturais. O cateterismo cardíaco intervencionista é realizado para dilatar estruturas ou vasos ocluídos ou estenosados ou para fechar alguns defeitos. O cateterismo cardíaco eletrofisiológico envolve o uso de eletrodos para identificar ritmos anormais e destruir pontos de condução elétrica anormal. O tipo de cateterismo varia com as necessidades de cada paciente. O procedimento dura 1 a 3 h (Driscoll, 2006; Mullins, 2006b; Muscari, 2004).

Realização do cateterismo cardíaco

No cateterismo cardíaco, um cateter radiopaco é inserido em um vaso sanguíneo e conduzido ao longo do vaso até o coração, com ajuda de fluoroscopia. Para o cateterismo direito, o cateter é introduzido em uma veia grande, como a veia femoral, e avançado até o átrio direito. No cateterismo esquerdo, o cateter é introduzido em uma artéria e avançado até a aorta e o coração esquerdo. Quando a ponta do cateter está no coração, é injetado um contraste e são obtidas imagens radiográficas.

Enquanto o cateter está no coração, diversos procedimentos podem ser feitos. A pressão sanguínea, as alterações do débito cardíaco ou do volume de ejeção e a saturação de oxigênio em cada câmara cardíaca e nos grandes vasos são registradas. A injeção de contraste, permite a obtenção de informações sobre a anatomia do coração, os movimentos das paredes ventriculares, a fração de ejeção, a função das valvas cardíacas e anormalidades estruturais. O movimento do contraste é filmado para documentação dos detalhes do procedimento. Podem ser obtidas amostras de tecido cardíaco para pesquisa de infecção, disfunção muscular ou rejeição após transplante.

Controle de enfermagem

Embora o cateterismo cardíaco possa ser considerado quase rotina, ele pode ser uma fonte de muita ansiedade para a criança e os pais ou responsáveis. Assim, a enfermeira precisa orientar os pais e, se for adequado para a idade, a criança sobre todos os aspectos do procedimento. O cateterismo é feito com frequência em esquema ambulatorial, mas alguns médicos exigem que a criança durma no hospital, para ficar em observação. A assistência de enfermagem a criança submetida a cateterismo cardíaco inclui avaliação de enfermagem antes do procedimento e preparação da criança e da família, cuidados de enfermagem após o procedimento e instruções de alta.

Antes do procedimento. Uma história e um exame físico cuidadosos são necessários para se estabelecer um estado basal. Verifique os sinais vitais. Observe se há febre ou outros sinais e sintomas de infecção, que podem obrigar ao adiamento do exame. Verifique a altura e o peso da criança para determinar as dosagens de medicamentos. Pergunte sobre alergias, em especial a iodo e frutos do mar, porque alguns contrastes são iodados. Reveja a medicação da criança: anticoagulantes em geral têm seu uso suspenso durante vários dias antes do procedimento, para se reduzir o risco de sangramento. Verifique os resultados de exames laboratoriais, como os níveis de hemoglobina e o hematócrito.

Faça um exame físico completo. Preste atenção especial à avaliação dos pulsos arteriais periféricos da criança, inclusive os pulsos pediosos. Use uma caneta permanente para marcar o local dos pulsos pediosos, para que eles possam ser avaliados com facilidade após o procedimento. Registre a localização e a qualidade no prontuário da criança.

Oriente os pais e, se for adequado, a criança sobre o procedimento, inclusive o procedimento em si, a duração e instruções especiais do médico. Use diversos métodos de ensino conforme sejam adequados, inclusive fitas de vídeo, livros e folhetos. Adapte esses métodos de ensino ao estágio de desenvolvimento da criança. Por exemplo, com crianças pequenas, apresente os equipamentos usando brincadeiras. Para crianças em idade escolar ou adolescentes e para os pais, ofereça uma visita à sala de cateterismo cardíaco. Mencione os ruídos e as visões que eles podem perceber durante o procedimento. Explique o uso de hidratação intravenosa, sedação e, se estiver prescrita, anestesia para a criança e para os pais. Diga à criança que ela pode sentir uma aceleração do coração durante a inserção do cateter. Avise a escolares ou adolescentes que eles podem ter uma sensação de calor ou de picada quando o contraste for injetado. Estimule a criança a usar modos conhecidos de relaxamento. Se necessário, ensine à criança manobras simples de relaxamento.

Em geral, a ingestão de alimentos e líquidos é suspensa nas 4 a 6 h anteriores ao procedimento. Medicamentos prescritos podem ser tomados com um gole de água. No dia do exame, verifique se o formulário de consentimento informado assinado está no prontuário da criança e se todos os dados necessários de avaliação foram incluídos. Pouco antes do procedimento, peça à criança para urinar e administre um sedativo, conforme prescrição. Se for adequado e permitido, deixe que os pais acompanhem a criança à sala de cateterismo.

Diga à criança e aos pais o que eles podem esperar depois do fim do procedimento. Informe os pais sobre possíveis complicações, como sangramento, febre baixa, desaparecimento do pulso arterial no membro usado no cateterismo e arritmias. Explique à criança que ela terá um curativo sobre o local de inserção do cateter e que precisará manter a perna estendida durante algumas horas após o procedimento. Diga à criança e aos pais que será necessária monitoração frequente após o procedimento.

Depois do procedimento. No período após o procedimento, monitore com cuidado a criança, observando se surgem complicações como sangramento, **arritmia**, hematoma, formação de trombo e infecção. Após o procedimento, avalie os sinais vitais da criança, o estado neurológico dos membros inferiores e o curativo compressivo sobre o local da punção a cada 15 min durante a primeira hora e depois a cada 30 min durante 1 h. Os sinais vitais devem se manter dentro dos limites aceitáveis. Hipotensão arterial pode significar hemorragia secundária a perfuração do músculo cardíaco ou sangramento no local de inserção. Deve-se monitorar o ritmo cardíaco e os níveis de saturação de oxigênio por meio de oximetria de pulso durante as primeiras horas após o procedimento, para identificar possíveis complicações.

Avalie os pulsos arteriais distais nos dois lados da criança, verificando sua existência e suas características. O pulso do membro puncionado pode ser um pouco mais fraco que o do outro membro no período imediato após o procedimento, mas deve voltar ao normal gradualmente. Avalie também a coloração e a temperatura do membro; palidez ou clareamento indicaria obstrução do fluxo sanguíneo. Verifique o enchimento capilar e a sensibilidade para avaliar o fluxo sanguíneo para a área.

Mantenha repouso no leito logo no período imediato depois do procedimento. Faça a criança manter o membro estendido durante 4 a 8 h, dependendo do local de punção e das normas da instituição. Algumas instituições exigem que o membro seja mantido reto durante 4 a 6 h após cateterismo do lado direito durante 6 a 8 h após o cateterismo do lado esquerdo, para garantir a cicatrização do vaso. Inspecione o curativo compressivo com frequência. Verifique se ele está seco e intacto, sem evidências de sangramento. Reforce o curativo, se necessário, e relate qualquer evidência de secreção. Se houver risco de sujar ou molhar o curativo, cubra-o com um plástico.

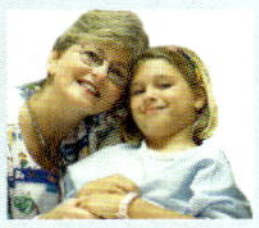

Se ocorrer sangramento após um cateterismo cardíaco, comprima 2,5 cm acima do local sobre o vaso, reduzindo o fluxo de sangue para a área.

Monitore atentamente o balanço hídrico da criança para garantir uma hidratação adequada. Como o contraste tem efeito diurético, pesquise sinais e sintomas de desidratação e de hipovolemia. Em geral, a criança reinicia a ingestão de acordo com a sua tolerância, começando com goles de líquidos sem resíduos e progredindo para a dieta pré-procedimento. Mantenha os líquidos IV conforme a prescrição e estimule a ingestão de líquidos tal como permitida e prescrita para estimular a eliminação do contraste.

Permita que a criança fale sobre a experiência e sobre o que ela sentiu. Dê reforço positivo às ações da criança.

Oriente a criança e a família antes da alta (Diretrizes de ensino 19.1). Assuntos a tratar incluem cuidados com o local da punção, sinais e sintomas de complicações (em especial nas 24 h após o cateterismo, como febre, sangramento ou equimoses no local de inserção, ou alterações na coloração, na temperatura ou na sensibilidade do membro puncionado), dieta e nível de atividade.

Diretrizes de ensino 19.1

Cuidados após cateterismo cardíaco

- Troque o curativo compressivo no dia seguinte ao do procedimento. Aplique um curativo estéril seco ou uma faixa adesiva durante os dias seguintes. Mantenha o curativo seco; cubra-o com um plástico se houver a chance de ele se molhar ou se sujar.
- Quando trocar o curativo, inspecione o local de inserção pesquisando se há vermelhidão, irritação, edema, secreção ou sangramento. Relate qualquer desses achados ao médico.
- Verifique a temperatura, a coloração, a sensibilidade e os pulsos arteriais dos membros da criança, comparando-os. Relate qualquer alteração ao médico.
- Reinicie a dieta normal da criança após o procedimento; relate náuseas e vômitos.
- Verifique a temperatura da criança pelo menos 1 vez/dia durante cerca de 3 dias após o procedimento. Relate se a temperatura é igual ou superior a 38°C.
- Evite dar banhos de imersão na criança durante cerca de 3 dias após o procedimento; dê banhos de esponja ou de chuveiro.
- Desestimule exercícios ou atividades intensas durante cerca de 3 dias após o procedimento.
- Observe se há alterações na aparência da criança, como mudanças na coloração da pele, relatos de palpitações ou batimentos cardíacos irregulares, febre ou respiração difícil.
- Administre paracetamol ou ibuprofeno para dor.
- Marque uma consulta de acompanhamento com o médico.

Diagnósticos de enfermagem e intervenções correspondentes

Após completar uma avaliação meticulosa, a enfermeira pode identificar diversos diagnósticos de enfermagem, que incluem os seguintes, mas não se limitam a eles:

- Diminuição do débito cardíaco relacionada com defeito estrutural, anomalia congênita ou bombeamento ineficaz do coração
- Perfusão tecidual ineficaz relacionada com função cardíaca inadequada ou cirurgia cardíaca
- Nutrição desequilibrada, menor que as necessidades do corpo, relacionada com aumento do consumo de energia e fadiga
- Risco de crescimento e desenvolvimento retardados relacionados com efeitos de doença cardíaca e de tratamentos, nutrição inadequada ou separações frequentes dos responsáveis por causa de doença
- Risco de infecção relacionado com a necessidade de inúmeros procedimentos invasivos ou cirurgia cardíaca
- Excesso de volume de líquido relacionado com função ineficaz do músculo cardíaco
- Interrupção dos processos familiares relacionada com a crise associada a doença cardíaca, hospitalizações e exames necessários frequentes ou estresse associado às necessidades de cuidados
- Intolerância a atividade relacionada com função ineficaz do músculo cardíaco, aumento do consumo de energia e incapacidade de suprir as necessidades metabólicas ou de oxigênio aumentadas
- Dor

Após completar a avaliação de Logan, a enfermeira notou o seguinte: ganho de peso insuficiente, taquipneia com batimento nasal ocasional, estertores à ausculta e edema na face, na área pré-sacra e nos membros. Com base nesses achados, quais seriam seus três principais diagnósticos de enfermagem para Logan?

Os objetivos, as intervenções e as avaliações de enfermagem para a criança que tem um distúrbio cardiovascular baseiam-se nos diagnósticos de enfermagem. O Plano de cuidados de enfermagem 19.1 pode ser usado como orientação no planejamento dos cuidados de enfermagem para a criança com distúrbio cardiovascular. O resumo do plano de cuidados de enfermagem deve ser individualizado com base nos sintomas e nas necessidades do paciente. Veja no Capítulo 14 informações detalhadas sobre avaliação e controle da dor. Outras informações serão incluídas mais adiante neste capítulo em relação a distúrbios específicos.

Com base nos três principais diagnósticos de enfermagem de Logan, descreva intervenções de enfermagem adequadas.

(O texto continua na p. 573.)

Plano de cuidados de enfermagem 19.1

Visão geral da criança com distúrbio cardiovascular

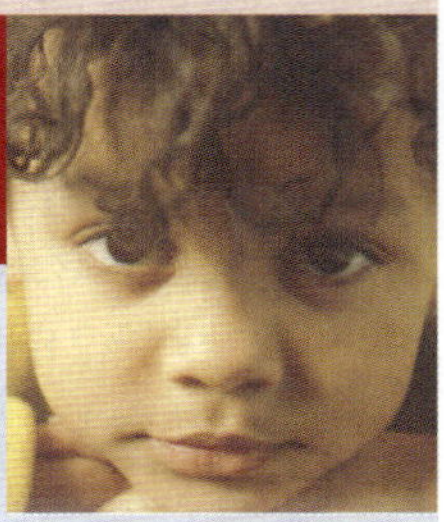

Diagnóstico de enfermagem: diminuição do débito cardíaco relacionada com defeito estrutural, anomalia congênita ou bombeamento ineficaz do coração, evidenciada por arritmias, edema, sopro, frequência cardíaca anormal ou ruídos cardíacos anormais

Identificação e avaliação de resultados

A criança mostrará débito cardíaco adequado; *terá turgor de pele elástico, enchimento capilar rápido, coloração da pele rósea, pulso e pressão arterial normais para a idade, ritmo cardíaco regular e débito urinário adequado.*

Intervenções: para aumento do débito cardíaco

- Monitore com cuidado os sinais vitais, em especial a PA e a frequência cardíaca, *para detectar aumentos e diminuições.*
- Observe o ritmo cardíaco com um monitor, *para detectar arritmias com rapidez.*
- Observe sinais de hipoxia, como taquipneia, cianose, taquicardia, bradicardia, tontura e/ou agitação, *para detectar alterações com rapidez.*
- Administre oxigênio conforme seja necessário, *para corrigir hipoxia.*
- Coloque a criança em posição genupeitoral ou agachada conforme a necessidade, *para aumentar a resistência vascular sistêmica.*
- Administre antiarrítmicos, vasopressores, inibidores da enzima conversora da angiotensina (ECA), betabloqueadores, corticosteroides ou diuréticos, segundo prescrição, *para melhorar o débito cardíaco.*
- Observe se há sinais de trombose, como inquietação, convulsões, coma, oligúria, anúria, edema, hematúria ou paralisia, *para identificar o problema com rapidez.*
- Mantenha a hidratação adequada, *para diminuir a possibilidade de formação de trombos.*
- Concentre os cuidados de enfermagem e outras atividades, *para possibilitar períodos de descanso adequados.*
- Antecipe as necessidades da criança, *para diminuir o estresse da criança, diminuindo assim o consumo de oxigênio.*

Diagnóstico de enfermagem: excesso de volume líquido relacionado com função muscular cardíaca ineficaz, evidenciado por ganho de peso, edema, distensão das veias jugulares, dispneia, ruídos respiratórios anormais ou congestão pulmonar

Identificação e avaliação de resultados

A criança atingirá um equilíbrio hídrico adequado; *perderá peso (líquido), o edema e a distensão diminuirão, os pulmões ficarão limpos e os ruídos cardíacos voltarão ao normal.*

Intervenções: estímulo à perda de líquidos

- Pese a criança diariamente com roupas semelhantes na mesma balança; *em crianças, o peso é o melhor indicador de alterações do equilíbrio hídrico.*
- Monitore a localização e a magnitude do edema (meça a circunferência abdominal todos os dias se houver ascite); *diminuição do edema indica aumento da pressão oncótica.*
- Proteja áreas com edema para que não haja ruptura de pele; *edema aumenta o risco de alterações da integridade da pele.*
- Ausculte os pulmões com cuidado para identificar estertores crepitantes *(que indicam edema pulmonar).*
- Avalie o esforço respiratório e a frequência respiratória *(aumento do trabalho respiratório está associado a edema pulmonar).*
- Faça a ausculta cardíaca à procura de galope *(B3 indica sobrecarga líquida).*
- Mantenha a restrição de líquidos conforme prescrita, *para diminuir o volume intravascular e a carga de trabalho do coração.*
- Monitore atentamente o balanço hídrico, *para notar discrepâncias com rapidez e providenciar intervenções.*
- Forneça uma dieta com restrição de sódio tal como prescrita *(a restrição da ingestão de sódio possibilita uma excreção maior do excesso de líquido).*
- Administre diuréticos tal como prescritos e monitore se ocorrem efeitos adversos. *Os diuréticos promovem a excreção de líquido e a eliminação de edemas, reduzem as pressões de enchimento cardíaco e aumentam o fluxo sanguíneo renal. Efeitos adversos incluem desequilíbrio eletrolítico e hipotensão ortostática.*

Visão geral da criança com distúrbio cardiovascular *(continuação)*

Diagnóstico de enfermagem: nutrição desequilibrada, menor que as necessidades do corpo, relacionada com aumento do consumo de energia e fadiga, evidenciada por perda de peso ou peso e altura abaixo dos padrões aceitos

Identificação e avaliação de resultados

A criança melhorará o aporte nutricional, *conseguindo um aumento consistente do peso e da altura, e se alimentará sem se cansar com facilidade.*

Intervenções: promoção de alimentação adequada

- Determine o peso corporal e a altura/comprimento normais para a idade, *para estabelecer um objetivo de trabalho.*
- Avalie as preferências alimentares da criança dentro das restrições dietéticas; *é mais provável que a criança coma cotas adequadas de alimentos que ela aprecie.*
- Pese a criança todos os dias ou semanalmente (de acordo com a prescrição médica ou as normas da instituição) e determine altura/comprimento todas as semanas, *para acompanhar o crescimento.*
- Ofereça refeições mais hipercalóricas nas horas em que a criança sente mais apetite *(para aumentar a probabilidade de aumentar a ingestão de calorias).*
- Forneça doces que contenham muitas calorias dentro das restrições dietéticas *(alimentos hipercalóricos aumentam o ganho de peso).*
- Consulte um nutricionista pediátrico para *fornecer uma ingestão calórica ótima dentro das restrições dietéticas.*
- Forneça refeições pequenas e frequentes, *para evitar cansaço durante a alimentação.*
- Alimente lactentes com um bico adaptado, conforme seja necessário, *para diminuir o consumo de energia da sucção.*
- Administre suplementos de vitaminas e minerais tal como prescritos *para atingir ou manter um equilíbrio de vitaminas e minerais no corpo.*

Diagnóstico de enfermagem: perfusão tecidual ineficaz relacionada com função cardíaca inadequada ou cirurgia cardíaca, evidenciada por palidez, cianose, edema, alterações do estado mental, tempo de enchimento capilar aumentado, baqueteamento digitais ou pulsos arteriais diminuídos

Identificação e avaliação de resultados

A criança mostrará perfusão tecidual adequada; *ficará alerta, sem inquietação ou letargia, e terá coloração rósea, diminuição do edema, perfusão normal e pulsos cheios.*

Intervenções: promoção da perfusão tecidual

- Avalie o nível de consciência, os pulsos arteriais, a PA, a perfusão periférica e a coloração da pele com frequência, *para determinar valores basais e melhoras subsequentes.*
- Administre glicosídeos cardíacos ou vasodilatadores conforme prescrição, *para estimular o débito cardíaco necessário para perfusão adequada.*
- Monitore os resultados da oximetria de pulso e da gasometria arterial *para avaliar a capacidade de oxigenação adequada.*
- Forneça oxigênio suplementar conforme seja necessário *para que os tecidos tenham oxigênio suficiente para suas funções.*
- Monitore a hemoglobina e o hematócrito *para identificar perda de sangue.*
- Avalie cuidadosamente o balanço hídrico *para determinar a adequação da perfusão renal.*
- Eleve a cabeceira do leito *para diminuir o retorno do sangue para o coração.*
- Mude a posição a cada 2 a 4 h, *para estimular a circulação e evitar ruptura de pele em áreas de perfusão deficiente.*

Diagnóstico de enfermagem: risco de retardo do crescimento e do desenvolvimento relacionado com os efeitos da doença cardíaca, dos tratamentos necessários, de nutrição inadequada ou de separações frequentes dos responsáveis por causa da doença

Identificação e avaliação de resultados

A criança apresentará desenvolvimento apropriado para a idade e evidências de função motora e cognitiva dentro dos limites da normalidade (individualizados).

(continua)

Visão geral da criança com distúrbio dos olhos ou das orelhas (*continuação*)

Intervenções: promoção do desenvolvimento apropriado

- Estimule ingestão calórica adequada, *para promover o crescimento e fornecer energia em quantidades adequadas.*
- Providencie atividades adequadas para a idade, *para estimular o desenvolvimento.*
- Consulte um fisioterapeuta ou terapeuta ocupacional *para determinar as atividades adequadas para a criança dentro das limitações da doença.*
- Programe atividades diárias que possibilitem períodos de repouso essenciais *para a conservação de energia.*
- Estimule pais, professores e colegas a serem sensíveis à autoimagem da criança, usando comentários positivos, *para melhorar o autoconceito da criança.*
- Se a energia permitir, estimule a participação em todas as atividades conforme seja possível, *para fazer a criança sentir-se normal.*

Diagnóstico de enfermagem: risco de infecção relacionado com a necessidade de inúmeros procedimentos invasivos ou cirurgia cardíaca, evidenciado por ruptura da integridade da pele, diminuição da hemoglobina ou ingestão nutricional inadequada

Identificação e avaliação de resultados

A criança não apresentará infecção: *os sinais vitais e a contagem de leucócitos permanecerão normais e as culturas estarão negativas. A criança não apresentará sinais e sintomas de infecção.*

Intervenções: prevenção de infecção

- Mantenha higiene rigorosa das mãos, *para evitar disseminação de microrganismos infecciosos para a criança.*
- Avalie a temperatura *para detectar elevação no início de infecções.*
- Evite contato com pessoas sabidamente portadoras de infecções, *para evitar o risco de doença.*
- Garanta imunização adequada, inclusive vacinas antipneumocócica e antigripal, *para evitar doenças comuns da infância.*
- Administre antibióticos profiláticos antes de todos os procedimentos odontológicos, cirurgia ou outros procedimentos invasivos, *para evitar endocardite bacteriana subaguda.*
- Estimule uma boa higiene dental, *para reduzir o risco de endocardite.*

Diagnóstico de enfermagem: interrupção dos processos familiares relacionada com a crise associada a doença cardíaca, necessidade frequente de exames e hospitalizações ou estresse associado à necessidade de cuidados, evidenciados por enfrentamento inadequado dos pais, separações frequentes da criança e dos pais e suporte inadequado

Identificação e avaliação de resultados

A família manterá um sistema de suporte funcional e demonstrará enfrentamento adequado, adaptação de papéis e funções, e ansiedade diminuída. *Os pais estão envolvidos nos cuidados da criança, fazem as perguntas adequadas, expressam medos e preocupações e conseguem conversar com calma os cuidados e a doença do filho.*

Intervenções: promoção dos processos familiares

- Forneça suporte contínuo para a criança e a família, *para ajudá-los a enfrentar os problemas.*
- Estimule os pais e membros da família a verbalizarem as preocupações relacionadas com a doença, o diagnóstico e o prognóstico da criança: *isso possibilita que a enfermeira identifique preocupações e áreas em que pode ser necessária mais educação. Demonstra cuidados centrados na família.*
- Permita que as famílias sofram a perda da criança "perfeita": *os pais precisam superar esses sentimentos de luto para poderem estar plenamente "presentes" para a criança que tem doença crônica.*
- Explique aos pais as terapias, os procedimentos, os comportamentos da criança e os planos de cuidados: *a compreensão do estado atual da criança e do plano de cuidados ajuda a diminuir a ansiedade.*
- Estimule os pais a se envolverem nos cuidados: *permita que eles se sintam necessários e valiosos, e dê-lhes a sensação de controle sobre a saúde do filho.*
- Identifique sistemas de suporte para a família e a criança: *esses sistemas possibilitam a identificação de necessidades e de recursos disponíveis.*
- Oriente a família e a criança sobre outros recursos disponíveis, *para ajudá-las a desenvolver uma ampla base de suporte.*
- Estimule os pais a procurarem aconselhamento genético, *para que obtenham informações necessárias para tomarem uma decisão informada sobre ter outro filho.*

Visão geral da criança com distúrbio dos olhos ou das orelhas *(continuação)*

Diagnóstico de enfermagem: intolerância a atividade relacionada com função ineficaz do músculo cardíaco, aumento do consumo de energia ou incapacidade de enfrentar necessidades de oxigênio ou metabólicas aumentadas, evidenciada por agachamento, dispneia, cianose ou fadiga.

Identificação e avaliação de resultados

A criança aumentará seu nível de atividade conforme a tolerância, *participando de brincadeiras e atividades (especifique as atividades e o nível, para cada criança).*

Intervenções: promoção de atividades

- Avalie o nível de fadiga e de tolerância à atividade, *para determinar valores basais para comparação.*
- Observe a intensidade da dispneia, as necessidades de oxigênio e as alterações na coloração da pele ao esforço, *para estabelecer uma base para comparação.*
- Acumule atividades de cuidados, permitindo períodos de repouso nos intervalos, *para conservar a energia da criança.*
- Determine com os pais e a criança um programa diário satisfatório para todos, *para permitir repouso adequado e conservação de energia.*
- Oriente a família e a criança sobre as restrições prescritas de atividades, *para evitar fadiga e, ao mesmo tempo, permitir alguma atividade.*
- No lactente, evite períodos longos de choro ou alimentação prolongada ao seio *(consumo excessivo de calorias).*
- Providencie um ambiente térmico neutro *para evitar aumento das necessidades de oxigênio e de energia associadas a calor ou frio excessivos.*

Doença cardíaca congênita

Na América do Norte, mais de 1% dos recém-nascidos têm doenças cardíacas congênitas (DCC) de diversas origens. A prevalência de DCC é cerca de 8 por 1.000 nascimentos vivos. Prematuros apresentam uma incidência maior (Fixler, 2006). Muitos defeitos cromossômicos estão associados a DCC, inclusive a síndrome de Down, a síndrome velocardiofacial, a síndrome de Turner, a trissomia do 13, a trissomia do 18, a síndrome de Williams, a síndrome de Prader-Willi e a síndrome do miado do gato (Marian *et al*., 2004). Cerca de um terço dos lactentes com DCC têm uma forma grave o suficiente para causar morte, ou precisarão de cateterismo cardíaco ou cirurgia cardíaca no primeiro ano de vida. Complicações das DCC incluem insuficiência cardíaca, hipoxemia, retardo do crescimento, retardo do desenvolvimento e doença vascular pulmonar. Até 13% das crianças com DCC apresentam retardos graves do desenvolvimento (Chen *et al*., 2004).

Graças aos avanços da cirurgia paliativa ou corretiva nos últimos 20 anos, muitas crianças conseguem sobreviver até a idade adulta (Fulton & Freed, 2004). Das crianças com DCC, 70 a 85% crescem até a vida adulta, mas muitas têm problemas relacionados com escolaridade, seguro-saúde e emprego (Doroshow, 2001). A hipotermia e a circulação extracorpórea necessárias para cirurgia cardíaca por DCC podem afetar a longo prazo a capacidade cognitiva e o desempenho acadêmico (Griffin *et al*., 2003; Mahle *et al*., 2000, 2006). Devido aos efeitos potenciais a longo prazo das DCC, as enfermeiras precisam ter conhecimentos especializados para cuidar dessas crianças.

Fisiopatologia

A causa exata das DCC não é conhecida. Entretanto, acredita-se que resultem de uma interação de vários fatores, inclusive fatores genéticos (p. ex., alterações cromossômicas) e exposição materna a fatores ambientais (p. ex., toxinas, infecções, doenças crônicas e álcool).

Os defeitos cardíacos congênitos resultam de interferência no desenvolvimento da estrutura do coração durante a vida fetal. Em consequência, paredes septais ou valvas podem não ter um desenvolvimento incompleto ou ocorre estenose ou transposição de vasos e valvas. Estruturas que se formam para possibilitar a circulação fetal não se fecham após o nascimento, alterando as pressões necessárias para manter um fluxo sanguíneo adequado.

Após o nascimento, com a mudança da circulação fetal para a neonatal, as pressões nas câmaras do lado direito do coração ficam menores que as do lado esquerdo, e a resistência vascular pulmonar fica menor que a da circulação sistêmica. Esses gradientes de pressão normais são necessários para a circulação adequada para os pulmões e para o resto do corpo. Entretanto, esses gradientes pressóricos são comprometidos se alguma estrutura não tiver se desenvolvido, se uma estrutura fetal não se tiver fechado ou se tiver ocorrido estenose ou transposição de um vaso. Por exemplo, tipicamente o sangue flui de uma área de maior pressão para outra de menor pressão. Se o canal arterial não se fecha, o sangue flui da aorta para a artéria pulmonar, aumentando a pressão atrial direita. Por causa desse desvio de sangue, o sangue extremamente oxigenado se mistura com o sangue menos oxigenado, diminuindo o oxigênio disponível para os tecidos na circulação sistêmica. Alguns defeitos resultam em hipoxemia significativa, com sequelas que incluem baqueteamento digital, policitemia, intolerância aos esforços, crises hipercianóticas, abscessos cerebrais e acidentes vasculares cerebrais (Fulton & Freed, 2004).

A classificação tradicional das DCC é feita pela existência ou não de cianose – defeitos cardíacos cianóticos e acianóticos.

Entretanto, crianças com defeitos acianóticos podem apresentar cianose, e crianças com defeitos cianóticos podem não apresentar cianose até estarem muito doentes. Muitas crianças com defeitos cardíacos congênitos oscilam entre estados cianóticos ou acianóticos, dependendo de seu estado hemodinâmico (Suddaby, 2001). Assim, este capítulo classificará os distúrbios com base nas características hemodinâmicas (padrões de fluxo sanguíneo no coração):

- Distúrbios com diminuição do fluxo sanguíneo pulmonar: tetralogia de Fallot, atresia tricúspide
- Distúrbios com aumento do fluxo sanguíneo pulmonar: persistência do canal arterial (PCA), defeito do septo interatrial (comunicação interatrial, CIA), defeito do septo interventricular
- Distúrbios obstrutivos: coarctação da aorta, estenose aórtica, estenose pulmonar
- Distúrbios mistos: transposição dos grandes vasos (TGV), retorno venoso pulmonar anômalo total (RVPAT), tronco arterial e hipoplasia do coração esquerdo (Suddaby, 2001)

Controle terapêutico

A orientação pré-natal sobre como evitar certas substâncias ou infecções é essencial para promover resultados ótimos para o feto. Pais de crianças com DCC são estimulados a receber aconselhamento genético por causa da possibilidade de terem outros filhos com defeitos cardíacos congênitos. Crianças com pequenos defeitos de septo são estimuladas a levarem vida normal e com frequência não precisam de intervenção médica. O controle terapêutico de outras formas de DCC enfoca cuidados paliativos ou uma correção cirúrgica, necessária para a maioria dos defeitos. Em recém-nascidos e lactentes com cianose intensa (atresia tricúspide, TGV), uma infusão de prostaglandina mantém o canal arterial aberto, melhorando o fluxo sanguíneo pulmonar. A correção definitiva de distúrbios estruturais exige intervenção cirúrgica. A Tabela 19.2 descreve os procedimentos cirúrgicos usados para os diversos defeitos cardíacos congênitos e as providências de enfermagem relevantes. O tratamento de enfermagem da criança que tem uma DCC será apresentado logo depois da seção que descreve os distúrbios.

Distúrbios com diminuição do fluxo sanguíneo pulmonar

Defeitos que envolvem diminuição do fluxo sanguíneo pulmonar ocorrem quando existe obstrução do fluxo sanguíneo para os pulmões. Por causa da obstrução, a pressão no lado direito do coração aumenta e ultrapassa a pressão no lado esquerdo. O sangue do lado direito, com maior pressão, é desviado para o lado esquerdo, com menor pressão, através de um defeito estrutural. Em consequência, há mistura de sangue desoxigenado com sangue oxigenado no lado esquerdo do coração. Esse sangue misturado, com baixa concentração de oxigênio, é bombeado para a circulação sistêmica e para os tecidos.

Defeitos com diminuição do fluxo sanguíneo pulmonar se caracterizam por dessaturação de oxigênio leve a grave. Tipicamente, a criança apresenta níveis de saturação de oxigênio entre 50 e 90%, o que provoca cianose intensa. Para compensar os níveis baixos de oxigênio no sangue, os rins produzem o hormônio eritropoetina, que estimula a produção de mais hemácias pela medula óssea. Esse aumento do número de hemácias é chamado **policitemia**. A policitemia pode provocar aumento do volume sanguíneo e, possivelmente, aumento da viscosidade sanguínea, aumentando mais a carga de trabalho do coração. Embora o número de hemácias aumente, não há alteração no volume de sangue que chega aos pulmões para ser oxigenado (Chamberlain, 2006; Driscoll, 2006a; Suddaby, 2001). Distúrbios desse grupo incluem a tetralogia de Fallot e a atresia tricúspide.

Tetralogia de Fallot

Na verdade, a **tetralogia de Fallot** compreende quatro defeitos cardíacos congênitos: estenose pulmonar (estreitamento da artéria pulmonar e do trato de saída, criando uma obstrução ao fluxo de sangue do ventrículo direito para a artéria pulmonar), defeito do septo interventricular, aorta acavalgada (alargamento da valva aórtica a ponto de parecer que ela surge dos dois ventrículos, em vez de anatomicamente correto do ventrículo esquerdo) e hipertrofia ventricular direita (as paredes musculares do ventrículo direito se espessam por causa do esforço continuado para vencer o alto gradiente de pressão). Em geral é necessária a correção cirúrgica durante o primeiro ano de vida. A taxa de sobrevida até a vida adulta com um resultado funcional bom é de mais de 90% (Neches *et al.*, 2006a).

Fisiopatologia

Na estenose pulmonar, o fluxo sanguíneo do ventrículo direito é obstruído e retardado, resultando em redução do fluxo de sangue para oxigenação nos pulmões e diminuição do volume de sangue oxigenado que retorna dos pulmões para o átrio esquerdo. O fluxo obstruído causa também aumento da pressão no ventrículo direito. Esse sangue pouco oxigenado é desviado através do defeito do septo interventricular para o ventrículo esquerdo. O sangue pouco oxigenado passa também para a aorta acavalgada (se esta abranger os dois ventrículos). Em alguns casos, quando o defeito do septo interventricular é grande, a pressão no ventrículo direito pode ser igual à pressão no ventrículo esquerdo. Nesse caso, o desvio de sangue depende da circulação com maior pressão, a pulmonar ou a sistêmica.

Seja qual for o desvio, ocorre uma mistura de sangue oxigenado e pouco oxigenado, que é bombeada para a circulação sistêmica. A saturação de oxigênio no sangue arterial da circulação sistêmica fica reduzida, provocando cianose. O grau de cianose depende da magnitude da estenose pulmonar, do tamanho do defeito do septo interventricular e da resistência vascular das circulações pulmonar e sistêmica. Em algumas crianças, a cianose é tão intensa que provoca hipoxia grave, arritmias e morte súbita (Betz & Sowden, 2005).

A tetralogia de Fallot é em geral diagnosticada durante as primeiras semanas de vida, devido à presença de um sopro ou de cianose. Alguns recém-nascidos apresentam cianose aguda, enquanto outros apresentam apenas cianose discreta que se intensifica gradualmente, em especial durante momentos de estresse quando a criança cresce. Com muita frequência, lactentes com tetralogia de Fallot apresentavam PCA ao nascimento, o que produz um fluxo sanguíneo pulmonar adicional, diminuindo a intensidade da cianose inicial. Mais tarde, quando o canal arterial se fecha nos primeiros dias de vida, a cianose aumenta (Figura 19.2).

Tabela 19.2 Procedimentos cirúrgicos comuns e medidas de enfermagem para defeitos cardíacos congênitos

Distúrbio	Procedimento cirúrgico	Medidas de enfermagem
Tetralogia de Fallot	Paliação com anastomoses sistêmico-pulmonares: • Derivação de Blalock-Taussig: uma anastomose terminoterminal (ou conexão com um pequeno tubo de Gore-tex®) da artéria subclávia e da artéria pulmonar • Derivação de Waterston: anastomose da aorta ascendente e da artéria pulmonar • A correção definitiva envolve o fechamento do defeito do septo interventricular e o reparo da valva pulmonar e do trato de saída do ventrículo direito	• Evite medidas da PA e punções venosas no braço afetado após a derivação de Blalock-Taussig. O pulso arterial não será palpável nesse braço por causa do uso da artéria subclávia no *shunt* • Monitore arritmias ventriculares após o reparo corretivo
Atresia tricúspide	• Tratamento paliativo com derivação de Blalock-Taussig ou laqueadura da artéria pulmonar • Com 3 a 6 meses de vida, a veia cava superior é destacada do coração e ligada à artéria pulmonar (procedimento de Glenn) • Até os 2 a 5 anos de idade, pode ser feito um procedimento de Fontan modificado . O retorno venoso sistêmico é redirecionado diretamente para a artéria pulmonar	• Monitore arritmias atriais, disfunção ventricular esquerda e enteropatia perdedora de proteínas • Algumas criança podem precisar de um marca-passo
Defeito do septo interatrial	• Se for pequeno, o defeito pode ser suturado. Defeitos maiores exigem a colocação de um retalho de pericárdio ou de material sintético • O defeito do septal interatrial do tipo *ostium secundum* pode ser reparado por via percutânea (cateterismo cardíaco com um oclusor septal)	• Monitore arritmias atriais (durante toda a vida) após o fechamento cirúrgico • Com alguns tipos de oclusor, devem-se evitar atividades cansativas durante 1 mês após o procedimento
Defeito do septo interven-tricular	• Se for necessário fechamento cirúrgico, deve ser feito antes que ocorram alterações vasculares pulmonares permanentes • O fechamento cirúrgico pode ser feito por sutura da CIV, por colocação transcateter de dispositivo no defeito ou por um retalho de dácron	• Monitore arritmias ventriculares ou bloqueio atrioventricular (BAV) • Com alguns tipos de oclusor, devem-se evitar atividades cansativas durante 1 mês após o procedimento
Defeito do canal atrioven-tricular	• Laqueadura da artéria pulmonar como medida paliativa em lactentes muito pequenos • Correção cirúrgica até os 3 a 18 meses de vida • Fechamento com retalho dos defeitos septais e sutura dos folhetos da valva ou reconstrução da valva	• Monitore BAV completo após a cirurgia • Diga aos pais que regurgitação mitral é uma complicação tardia que pode exigir substituição da valva
Persistência do canal arterial (PCA)	• Fechamento do canal arterial por cateterismo cardíaco com o uso de embolização com molas ou umbrelas • O fechamento pode ser por ligadura cirúrgica	• Monitore se há sangramento e lesão do nervo faríngeo
Coarctação da aorta	• Em algumas crianças é possível a angioplastia com balão por cateterismo cardíaco • O reparo cirúrgico mais comum é a ressecção da parte estreitada da aorta seguida de anastomose terminoterminal	• Administre prostaglandina no pré-operatório, conforme prescrição, para relaxar o tecido do canal arterial • No período pós-operatório aferir e comparar a PA nos quatro membros e comparar os pulsos arteriais nos membros superiores e inferiores
Estenose aórtica	• Dilatação com balão por cateterismo através da artéria umbilical em recém-nascidos ou da artéria femoral em crianças maiores	• Preste cuidados de rotina após cateterismo cardíaco • Diga aos pais que pode ocorrer regurgitação aórtica tardia, exigindo substituição da valva
Estenose pulmonar	• A dilatação com balão (valvoplastia) por cateterismo é eficaz, a não ser nos casos mais graves, que exigem valvotomia cirúrgica	• Após cateterismo para dilatação com balão, forneça cuidados de rotina • Explique aos pais que o prognóstico é excelente
Transposição dos grandes vasos (artérias)	• Em geral é feita septotomia atrial com balão logo após o diagnóstico. Um cateter com balão na ponta é inserido para alargar o septo interatrial • A correção cirúrgica consiste na recolocação das artérias em suas posições anatômicas normais	• Administre prostaglandina para manter o canal arterial aberto, o que possibilitará a mistura de sangue pouco oxigenado com o sangue bem oxigenado • Observe se há taquipneia e cianose • No pós-operatório, administre oxigênio conforme a necessidade

(continua)

Tabela 19.2 Procedimentos cirúrgicos comuns e medidas de enfermagem para defeitos cardíacos congênitos *(continuação)*

Distúrbio	Procedimento cirúrgico	Medidas de enfermagem
Conexão venosa pulmonar anômala total	A veia pulmonar é reposicionada atrás do átrio esquerdo e o defeito do septo interatrial é fechado	• Observe se há arritmias, BAV e insuficiência cardíaca persistente
Tronco arterial	Reparo do defeito do septo interventricular, separação das artérias pulmonares da aorta, com ligação subsequente ao ventrículo direito com um enxerto valvar	• Antes da cirurgia, administre prostaglandina para evitar o fechamento do canal arterial
Síndrome de hipoplasia do coração esquerdo	• Transplante cardíaco é o tratamento de escolha • Tratamento paliativo em etapas. Primeira: procedimento de Norwood, com reconstrução da aorta e das artérias pulmonares, inclusive um enxerto vascular. Segunda: procedimento bidirecional de Glenn, com conexão da veia cava superior à artéria pulmonar direita, para aumentar o fluxo sanguíneo para os pulmões. Terceira: procedimento de Fontan modificado	• Antes da cirurgia, administre prostaglandina para evitar o fechamento do canal arterial • Após os reparos paliativos, observe se há arritmias e piora da função ventricular
Valvopatias	• A valva defeituosa é substituída por uma prótese	• As próteses valvares exigem terapia anticoagulante durante toda a vida • Monitore o tempo de protrombina • Observe se há alterações dos ruídos cardíacos

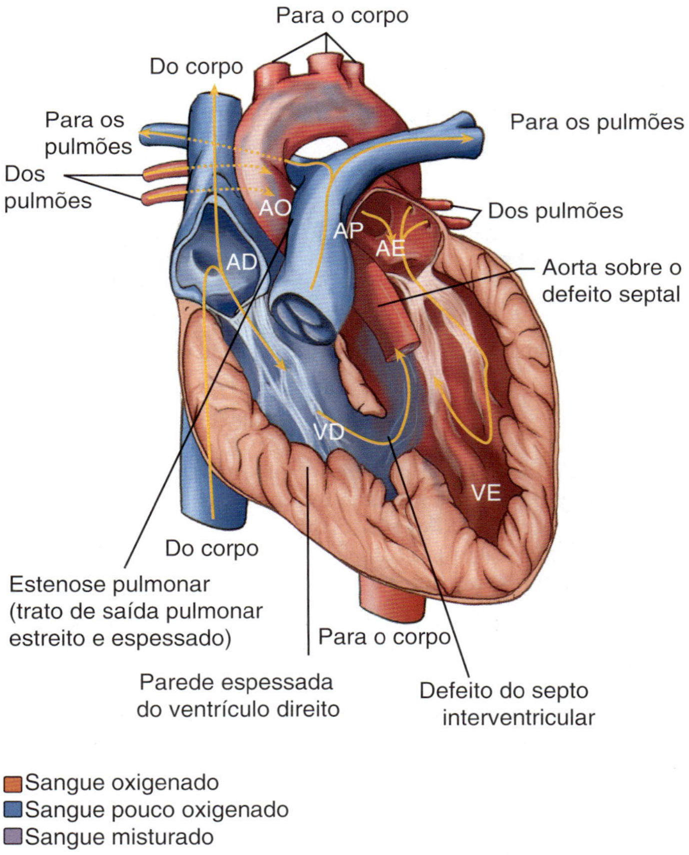

● **Figura 19.2** Tetralogia de Fallot. AO (aorta); AD (átrio direito); AP (artéria pulmonar); AE (átrio esquerdo); VE (ventrículo esquerdo); VD (ventrículo direito).

Avaliação de enfermagem

A avaliação de enfermagem consiste em história de saúde, exame físico e exames complementares.

História de saúde e exame físico

Obtenha a história de saúde, notando se há história de alterações na coloração associadas a alimentação, atividade ou choro. Determine se a criança está apresentando crises hipercianóticas. Tais crises são súbitas e manifestam-se com aumento da cianose, hipoxemia, dispneia e agitação psicomotora. Se a necessidade de oxigênio da criança for maior que o aporte, como durante choro ou alimentação, a crise progride para anoxia. Quando a cianose é intensa e persistente, a criança pode parar de responder aos estímulos. Quando a criança cresce, adota posturas específicas, como dobrar os joelhos ou assumir a posição fetal, para aliviar a crise hipercianótica. A criança que anda ou está aprendendo a andar pode se agachar periodicamente. Essas posições aumentam o fluxo sanguíneo pulmonar porque aumentam a resistência vascular sistêmica. Pergunte aos pais se eles observaram algumas dessas posições incomuns (Driscoll, 2006a). Observe se há história de irritabilidade, sonolência ou dificuldade de respirar.

Durante o exame físico, observe a coloração da pele e qualquer evidência de cianose. Observe também se há alterações na coloração da pele com mudanças de posição, e verifique se há baqueteamento dos dedos das mãos. Observe se a criança tem uma crise hipercianótica durante a avaliação. Meça a frequência respiratória e observe o esforço respiratório, notando se há retrações, dispneia ou respiração ruidosa. Registre a saturação de oxigênio por oximetria de pulso; é provável que esteja diminuída. Ausculte o tórax à procura de ruídos adventícios respiratórios, que sugerem o desenvolvimento de insuficiência cardíaca. Ausculte o coração, notando se existe um sopro forte e rude característico desse distúrbio.

Exames complementares

Observe se há aumento do hematócrito, da hemoglobina e da contagem de hemácias, associado a policitemia. Outros exames podem ser:

- Ecocardiograma, que pode mostrar hipertrofia ventricular direita, diminuição do fluxo sanguíneo pulmonar e diminuição do diâmetro da artéria pulmonar
- ECG, indicando hipertrofia ventricular direita
- Cateterismo cardíaco e angiografia, mostrando a extensão dos defeitos estruturais

Considere *isto!*

Ava Gardener, de 2 semanas de vida, é trazida à clínica pela mãe. Ela apresenta dificuldade de alimentação. A mãe declara: "Quando Ava come, parece ter dificuldade de respirar, e recentemente notei uma coloração azulada em torno de seus lábios." Que outras informações de avaliação você deve obter?

Ava será internada por causa de suspeita de tetralogia de Fallot. Que orientações e intervenções são necessárias para a criança e para a família? Como você pode ajudar a família a enfrentar a situação?

Atresia tricúspide

A atresia tricúspide é um defeito cardíaco congênito em que a valva entre o átrio direito e o ventrículo direito não se desenvolve. Em consequência, não há abertura para possibilitar o fluxo de sangue do átrio direito para o ventrículo direito, e da artéria pulmonar para os pulmões.

Fisiopatologia

Na atresia tricúspide, o sangue que retorna da circulação sistêmica para o átrio direito não consegue penetrar diretamente no ventrículo direito por causa de agenesia da valva tricúspide. O sangue desoxigenado passa por uma abertura no septo interatrial (seja um defeito do septo interatrial ou um forame oval pérvio) para o átrio esquerdo, não passando pela circulação pulmonar. Assim, o sangue desoxigenado se mistura ao sangue oxigenado no átrio esquerdo, passando para os pulmões através da PCA. O forame oval e o canal arterial precisam permanecer pérvios para que o recém-nascido mantenha uma oxigenação adequada mínima (Figura 19.3).

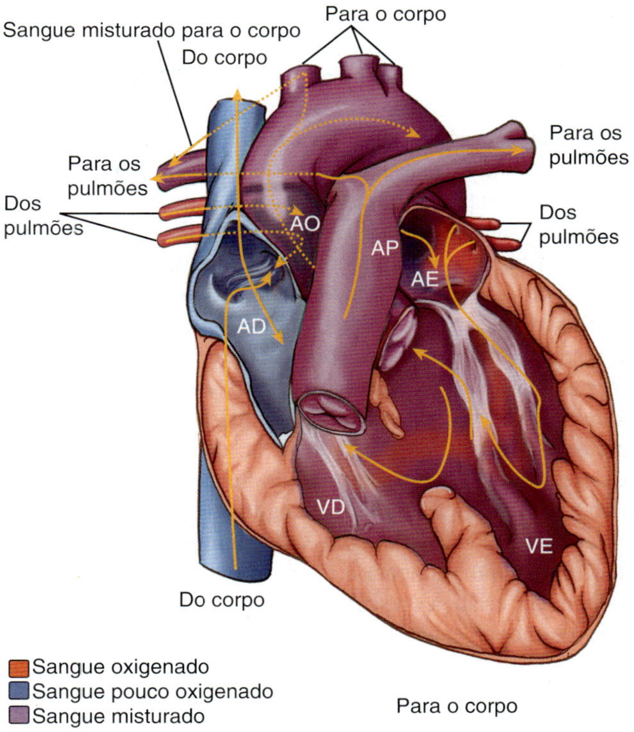

● Figura 19.3 Atresia tricúspide. AO (aorta); AD (átrio direito); AP (artéria pulmonar); AE (átrio esquerdo); VE (ventrículo esquerdo); VD (ventrículo direito).

Avaliação de enfermagem

A avaliação de enfermagem consiste em história de saúde, exame físico e exames complementares.

História de saúde e exame físico

Anote a história da criança desde o nascimento. Registre se ocorreu cianose ao nascimento ou alguns dias depois, com o fechamento do canal arterial. Observe se há história de taquipneia e dificuldade de alimentação. Verifique se há cianose ou uma coloração pálida acinzentada da pele. Observe o pulso apical, notando se há atividade excessiva. Avalie a força de sucção do bebê (em geral será fraca). Conte a frequência respiratória, observando se há taquipneia e esforço respiratório aumentado. Ausculte os pulmões, à procura de estertores crepitantes e sibilos, indicativos de insuficiência cardíaca. Ausculte o coração, observando se há sopro. Palpe a pele, observando extremidades frias a úmidas. Registre baqueteamento digital em lactentes e crianças.

Exames complementares

Os exames complementares são semelhantes aos da tetralogia de Fallot. É necessário um hemograma completo para avaliação de aumentos compensatórios do hematócrito, da hemoglobina e da contagem de hemácias, indicando policitemia. A saturação de oxigênio (tipicamente reduzida) pode ser determinada por oximetria de pulso ou por gasometria arterial. Outros testes podem ser:

- Ecocardiograma, revelando a ausência da valva tricúspide e ventrículo direito pouco desenvolvido
- ECG, indicando possível insuficiência cardíaca
- Cateterismo cardíaco e angiografia, que revelam a extensão dos defeitos estruturais

● Distúrbios com aumento do fluxo pulmonar

A maioria dos defeitos cardíacos congênitos se acompanha de aumento do fluxo sanguíneo pulmonar. Normalmente, o lado esquerdo do coração tem uma pressão mais alta que a do lado direito. Defeitos associados a conexões entre os dois lados desviam sangue do lado esquerdo, com maior pressão, para o lado direito, com pressão menor. Mesmo um gradiente de pressão pequeno (1 mm a 3 mm) entre os dois lados provoca um movimento de sangue do lado esquerdo para o direito. O aumento de sangue do lado direito do coração provoca um movimento maior de sangue para os pulmões. Se o volume de sangue que chega aos pulmões for muito grande, a criança desenvolve **insuficiência cardíaca** no início da vida. Além disso, ocorre hipertrofia ventricular direita. Quando há hipertrofia ventricular direita, às vezes o bombeamento do ventrículo direito é tão forte que reverte o sentido do desvio do sangue da direita para a esquerda. Se isso ocorrer, o sangue desoxigenado se mistura com o sangue oxigenado, diminuindo assim a saturação total de oxigênio do sangue.

O fluxo excessivo de sangue para os pulmões pode provocar uma resposta compensatória, como taquipneia e taquicardia. A taquipneia aumenta o consumo calórico, e a diminuição do fluxo sanguíneo periférico prejudica a nutrição celular. Em consequência, a criança tem retardo de ganho de peso, de crescimento e de desenvolvimento. O aumento do fluxo sanguíneo pulmonar resulta em diminuição do fluxo sanguíneo sistêmico, provocando retenção de sódio e de água. O aumento do fluxo sanguíneo pulmonar também aumenta o risco de infecções pulmonares. À medida que a criança cresce, o aumento contínuo do fluxo sanguíneo pulmonar causa constrição dos vasos pulmonares, que acaba por diminuir o fluxo sanguíneo pulmonar. Isso provoca hipertensão pulmonar. Assim, é essencial a correção cirúrgica precoce para evitar o desenvolvimento de doença pulmonar.

A suplementação de oxigênio não ajuda as crianças com defeitos congênitos associados a aumento do fluxo sanguíneo pulmonar. O oxigênio funciona como vasodilatador pulmonar. Se ocorrer vasodilatação pulmonar, o fluxo sanguíneo aumenta mais ainda, provocando taquipneia, aumentando o acúmulo de líquido nos pulmões e, por fim, dificultando ainda mais a oxigenação. Com o tempo, o aumento contínuo do fluxo sanguíneo pulmonar provoca vasoconstrição e hipertensão pulmonares. A correção cirúrgica é essencial antes do desenvolvimento de doença pulmonar (Driscoll, 2006a; Gumbiner, 2006; Mullins, 2006a; Suddaby, 2001; Vick & Bezold, 2006). Exemplos de defeitos associados a aumento do fluxo sanguíneo pulmonar são defeito do septo interatrial, defeito do septo interventricular, defeito do canal atrioventricular e PCA.

Defeito do septo interatrial

Um defeito do septo interatrial (comunicação interatrial, CIA) é uma passagem ou orifício na parede (septo) que separa o átrio direito e o átrio esquerdo (Figura 19.4). São identificados três tipos de CIA, com base na localização da abertura:

- *Ostium primum*: abertura na parte inferior do septo
- *Ostium secundum*: abertura perto do centro do septo
- *Sinus venosus*: abertura próximo da junção da veia cava superior e do átrio direito

Quando a CIA é pequena, fecha-se espontaneamente em até 80% das crianças nos primeiros 18 meses de vida. Se não houver fechamento espontâneo até os 3 anos de idade, a criança em geral precisa de correção cirúrgica.

Fisiopatologia

Na CIA, o sangue flui através da abertura do átrio esquerdo para o átrio direito, devido à diferença de pressão. O desvio aumenta o volume de sangue que entra no átrio direito. Isso, por sua vez, aumenta o fluxo sanguíneo para os pulmões. O defeito não corrigido causa

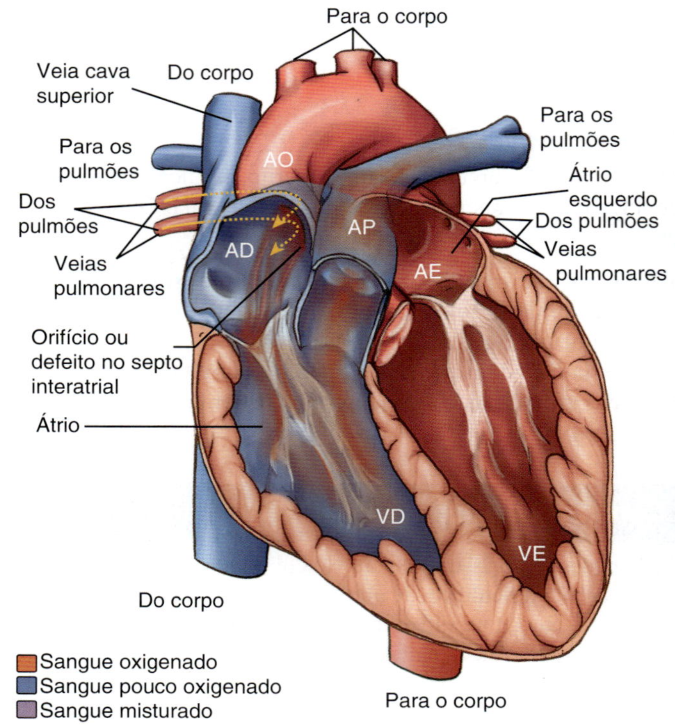

● Figura 19.4 Defeito do septo interatrial; observe a abertura entre os átrios. AO (aorta); AD (átrio direito); AP (artéria pulmonar); AE (átrio esquerdo); VD (ventrículo direito); VE (ventrículo esquerdo).

problemas como hipertensão pulmonar, insuficiência cardíaca, arritmias atriais e síncope (Driscoll, 2006a; Vick & Bezold, 2006).

Avaliação de enfermagem

A maioria das crianças com CIA é assintomática. Entretanto, um defeito muito grande pode aumentar o fluxo sanguíneo pulmonar, causando insuficiência cardíaca, que resulta em dispneia, fadiga exagerada e crescimento retardado.

História de saúde e exame físico

Obtenha uma história de saúde, observando se o lactente tem dificuldade para se alimentar, dificuldade para acompanhar os colegas ou retardo do crescimento. Examine o tórax da criança, notando se o precórdio é hiperdinâmico. Ausculte o coração, notando se existe desdobramento fixo da segunda bulha cardíaca e sopro sistólico de ejeção, mais bem auscultado na área da valva pulmonar. Palpe ao longo da borda esternal esquerda, pesquisando um impulso ventricular direito.

Exames complementares

Será feito um **ecocardiograma** para confirmar o diagnóstico. O **eletrocardiograma** pode mostrar ritmo sinusal normal ou intervalos PR alongados. A radiografia de tórax mostra alargamento do coração e aumento da vascularização pulmonar.

Defeito do septo interventricular

Um defeito do septo interventricular (comunicação interventricular, CIV) é uma abertura entre os ventrículos esquerdo e direito do coração (Figura19.5). É um dos defeitos cardíacos congê-

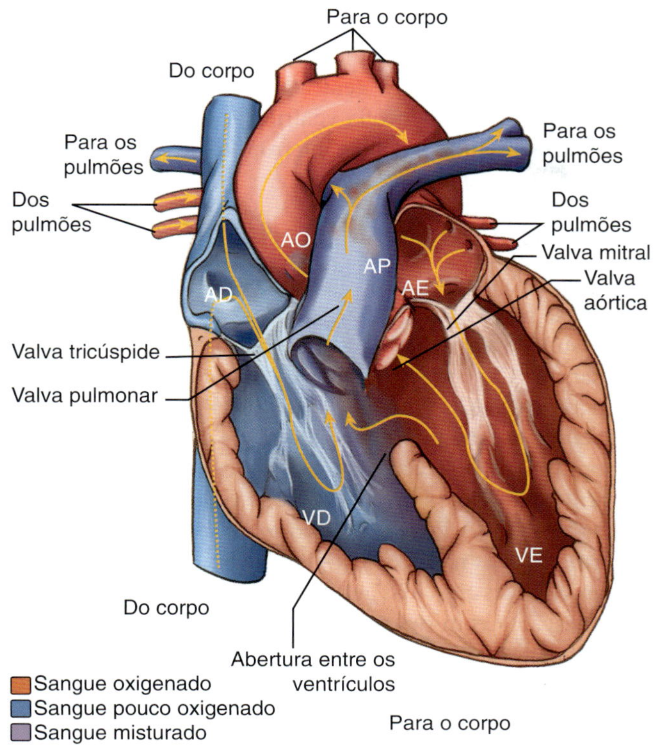

● Figura 19.5 Defeito do septo interventricular; observe a abertura entre os ventrículos. AO (aorta); AD (átrio direito); AP (artéria pulmonar); AE (átrio esquerdo); VD (ventrículo direito); VE (ventrículo esquerdo).

nitos mais comuns, com uma prevalência de 1,5 a 2,5 por 1.000 nascimentos vivos. A CIV representa quase um terço de todos os defeitos cardíacos congênitos (Gumbiner, 2006). Ocorre fechamento espontâneo da CIV em cerca de 45% das crianças até os 3 anos de idade (mais frequentemente quando os defeitos são menores) (Singh *et al.*, 2004). Os resultados a longo prazo da CIV corrigida por cirurgia são bons, embora haja um risco aumentado de morte súbita nas crianças que desenvolvem hipertensão pulmonar (Roos-Hesselink *et al.*, 2004).

Fisiopatologia

Na CIV, há uma abertura anormal entre os ventrículos esquerdo e direito. O tamanho da abertura varia, de um furo de alfinete até uma abertura total entre os ventrículos, unindo os lados esquerdo e direito. Crianças com CIV pequenas podem permanecer assintomáticas. Em outras crianças, ocorre desvio de sangue através da abertura no septo. A resistência vascular pulmonar e a resistência vascular sistêmica determinam a direção do fluxo de sangue. Um desvio da esquerda para a direita ocorre quando a resistência vascular pulmonar é baixa. Volumes crescentes do sangue que passa para o ventrículo direito são bombeados para a circulação pulmonar, provocando finalmente aumento da resistência vascular pulmonar. O aumento da resistência vascular pulmonar provoca aumento da pressão na artéria pulmonar (hipertensão pulmonar) e hipertrofia ventricular direita. Quando a resistência vascular pulmonar excede a resistência vascular sistêmica, o desvio de sangue se inverte, ocorrendo da direita para a esquerda, que resulta em síndrome de Eisenmenger (hipertensão pulmonar e cianose). Insuficiência cardíaca ocorre com frequência em crianças com CIV moderada a grave. Crianças com CIV também correm risco de regurgitação da valva aórtica e de endocardite infecciosa.

Avaliação de enfermagem

No início, o recém-nascido pode não apresentar sinais nem sintomas, porque o desvio de sangue da esquerda para a direita é provavelmente mínimo em decorrência da resistência pulmonar alta comum após o nascimento.

História de saúde e exame físico

Obtenha a história de saúde, que com frequência revela sinais de insuficiência cardíaca por volta de 4 a 8 semanas de vida. Note se existe história de cansaço fácil, em especial com esforço ou alimentação. Documente a história de crescimento, observando se há dificuldade de desenvolvimento. Pergunte aos pais sobre alterações na coloração e sudorese quando o bebê se alimenta. Observe se há história de infecções pulmonares frequentes, dispneia e possível edema. Inspecione os membros à procura de edema e verifique se é depressível. Observe se há taquipneia discreta.

Ausculte o coração, notando o sopro rude holossistólico característico ao longo da borda esquerda do esterno. Em alguns casos, o sopro só é percebido quando ocorre fluxo excessivo de sangue através da abertura. Ruídos adventícios pulmonares podem ser auscultados quando há insuficiência cardíaca. Palpe o tórax pesquisando se há frêmito.

Exames complementares

Ressonância magnética (RM) ou ecocardiograma com Doppler colorido revelam a abertura e quantificam o desvio de sangue da esquerda para a direita. Esses exames também identificam hipertrofia ventricular direita e dilatação da artéria pulmonar, resultado do aumento do fluxo sanguíneo. O cateterismo cardíaco avalia o volume de sangue bombeado para a circulação pulmonar e as pressões hemodinâmicas.

Defeito do canal atrioventricular

O defeito do canal atrioventricular (defeito do septo atrioventricular, canal atrioventricular ou defeito do coxim endocárdico) representa 4 a 5% dos defeitos cardíacos congênitos e ocorre em 2 de cada 10.000 nascimentos vivos. Quarenta por cento das crianças com síndrome de Down e DCC têm esse defeito (Driscoll, 2006a).

Fisiopatologia

O defeito do canal AV ocorre por falta de fusão dos coxins endocárdicos (Figura 19.6). Esses coxins são necessários para separar as partes centrais do coração perto das valvas tricúspide e mitral. O defeito do canal atrioventricular completo envolve defeitos dos septos interatrial e interventricular, orifício atrioventricular (AV) comum e valva AV comum. Podem ocorrer formas parciais e transicionais do defeito do canal atrioventricular, envolvendo variações da forma completa.

O defeito do canal AV completo permite que o sangue oxigenado dos pulmões passe para o coração esquerdo, atravesse os septos interatrial ou interventricular e retorne aos pulmões

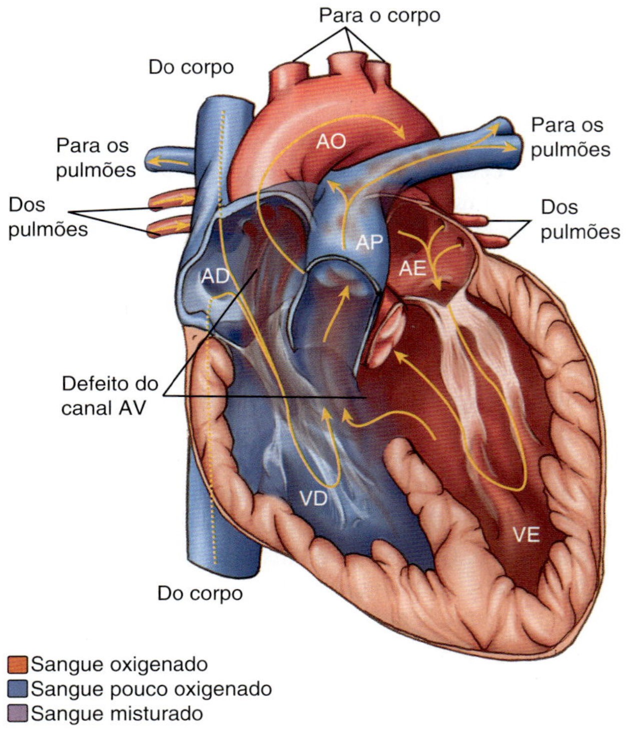

● Figura 19.6 Defeito do canal atrioventricular. AO (aorta); AD (átrio direito); AP (artéria pulmonar); AE (átrio esquerdo); VE (ventrículo esquerdo); VD (ventrículo direito).

pela artéria pulmonar. Esse problema de recirculação, que tipicamente envolve desvio da esquerda para a direita, torna a circulação ineficiente porque o ventrículo esquerdo tem que bombear o sangue de volta para os pulmões e suprir a demanda periférica de sangue oxigenado. Em consequência, o ventrículo esquerdo precisa bombear duas ou três vezes mais sangue que no coração normal. Assim, esse defeito cardíaco específico causa grande desvio da esquerda para a direita, sobrecarga de trabalho do ventrículo esquerdo e aumento da pressão na artéria pulmonar, resultando em aumento do volume de sangue nos pulmões e edema pulmonar (Driscoll, 2006a; Vick e Bezold, 2006).

Avaliação de enfermagem

Crianças que têm um defeito completo do canal AV em geral apresentam sinais e sintomas moderados a graves de insuficiência cardíaca. Entretanto, em crianças com defeitos parciais ou transicionais do canal AV, os sinais e sintomas são mais sutis.

História de saúde e exame físico

Obtenha uma história de saúde, notando se há infecções respiratórias frequentes e dificuldade de ganhar peso. Pergunte aos pais se a criança tem dificuldade de alimentação ou aumento do esforço respiratório.

Observe se há cianose na pele, nos leitos ungueais e nos lábios. Observe se há retrações, taquipneia e batimentos das asas do nariz. Ausculte os pulmões e o coração à procura de estertores e sopro ruidoso. O sopro é detectado com frequência nas primeiras 2 semanas de vida. Crianças com defeitos parciais ou transicionais do canal AV mostram sinais mais sutis.

Exames complementares

O ecocardiograma quantifica o defeito e o desvio de sangue, além de revelar hipertrofia ventricular direita. O eletrocardiograma pode indicar hipertrofia ventricular direita e um possível BAV de primeiro grau devido a interrupção do impulso antes de atingir o nó atrioventricular (AV).

Persistência do canal arterial (PCA)

A PCA ocorre quando o canal arterial, uma estrutura circulatória fetal, não se fecha nas primeiras semanas de vida (Figura 19.7). Como resultado, permanece uma ligação entre a aorta e a artéria pulmonar. A PCA é a segunda DCC mais comum, e representa 10% de todas as DCC (Mullins, 2006a). A PCA ocorre com uma frequência muito maior em prematuros do que em recém-nascidos a termo: 45% dos recém-nascidos com menos de 1.750 g ao nascimento e 80% dos recém-nascidos com menos de 1.200 g apresentam PCA. A PCA ocorre com uma frequência 30 vezes maior em crianças nascidas em grandes altitudes, em comparação com crianças nascidas no nível do mar (Driscoll, 2006a). Recém-nascidos com outros defeitos cardíacos congênitos que resultam em desvio de sangue da direita para a esquerda e cianose podem mostrar também PCA. Nesses recém-nascidos, a PCA possibilita que mais sangue oxigenado alcance a circulação sistêmica.

Fisiopatologia

O não fechamento do canal arterial provoca um fluxo contínuo de sangue da aorta para a artéria pulmonar. O sangue que retorna ao átrio esquerdo passa para o ventrículo esquerdo, entra na

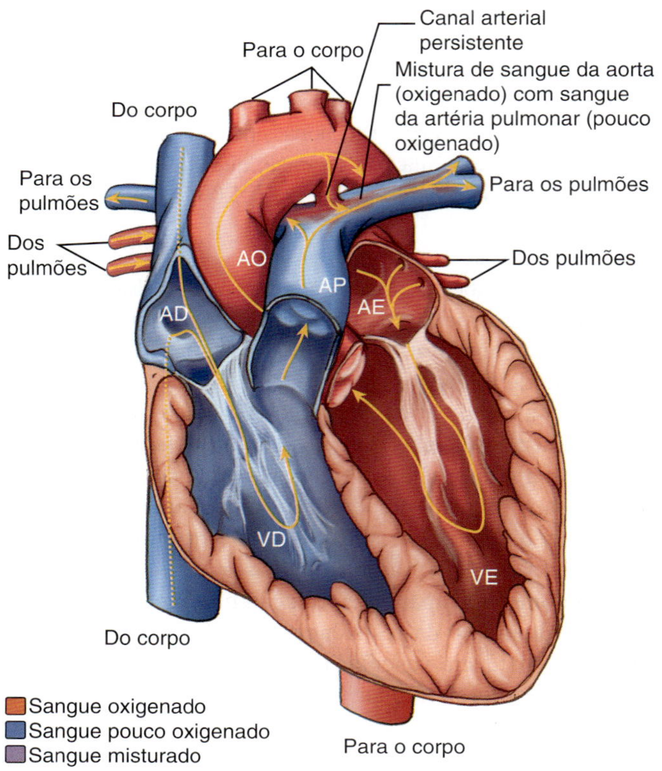

● Figura 19.7 Persistência do canal arterial. AO (aorta); AD (átrio direito); AP (artéria pulmonar); AE (átrio esquerdo); VE (ventrículo esquerdo); VD (ventrículo direito).

aorta e volta para a artéria pulmonar através do canal arterial, em vez de entrar na circulação sistêmica. Esse padrão alterado de fluxo sanguíneo resulta em sobrecarga do lado esquerdo do coração. Ocorre congestão vascular pulmonar, que aumenta a pressão pulmonar. A pressão ventricular direita aumenta para compensar o aumento da pressão pulmonar. Hipertrofia ventricular direita é uma consequência inevitável.

Avaliação de enfermagem

Os sintomas da PCA dependem do tamanho do canal arterial e da intensidade do fluxo através dele. Se for pequena, a criança pode ser assintomática. Algumas crianças apresentam sinais e sintomas de insuficiência cardíaca.

História de saúde e exame físico

Obtenha a história de saúde, que pode revelar infecções respiratórias frequentes, fadiga e retardo do crescimento e do desenvolvimento. Ao exame físico, observe se há taquicardia, taquipneia, pulsos periféricos amplos e aumento da pressão diferencial. A pressão arterial diastólica é tipicamente baixa por causa do desvio de sangue. Ausculte os pulmões e o coração. Estertores são auscultados quando existe insuficiência cardíaca. Verifique se existe um sopro áspero, contínuo, em maquinaria, em geral mais forte sob a clavícula esquerda no primeiro e no segundo espaços intercostais.

Exames complementares

O ecocardiograma quantifica a abertura e confirma o diagnóstico. O eletrocardiograma pode ser normal ou pode indicar hipertrofia ventricular esquerda, em especial quando o canal é largo. Radiografias de tórax mostram cardiomegalia.

Distúrbios obstrutivos

Outro grupo de defeitos cardíacos congênitos é classificado como obstrutivo. Esses distúrbios envolvem algum tipo de estreitamento de um vaso importante, interferindo no fluxo livre de sangue através do vaso. Como resultado, a circulação periférica ou o fluxo de sangue para os pulmões é comprometido. O aumento da pressão retrógrada causa sobrecarga cardíaca. Exemplos desses defeitos são a coarctação da aorta, a estenose aórtica e a estenose pulmonar.

Coarctação da aorta

A coarctação da aorta é um estreitamento da aorta, o vaso que transporta sangue oxigenado do ventrículo esquerdo para o resto do corpo (Figura 19.8). É o terceiro defeito congênito mais comum. A coarctação da aorta é duas vezes mais frequente em meninos do que em meninas (Morriss, 2006).

Fisiopatologia

A coarctação da aorta ocorre com maior frequência na área próxima ao canal arterial. O estreitamento pode ser pré-ductal (entre a artéria subclávia e o canal arterial) ou pós-ductal (após o canal arterial). O estreitamento dificulta o fluxo sanguíneo, causando aumento da pressão na área próxima ao defeito e diminuição após o defeito. Assim, a pressão do sangue aumenta no coração e nas partes superiores do corpo, e diminui nas partes inferiores do corpo. A pós-carga ventricular esquerda aumenta, provocando insuficiência cardíaca em algumas crianças. Pode desenvolver-se circulação colateral para compensar o fluxo sanguíneo inadequado para a aorta descendente. Em consequência ao aumento da pressão arterial, a criança também corre risco de ruptura da aorta, aneurisma da aorta e acidente vascular cerebral (AVC).

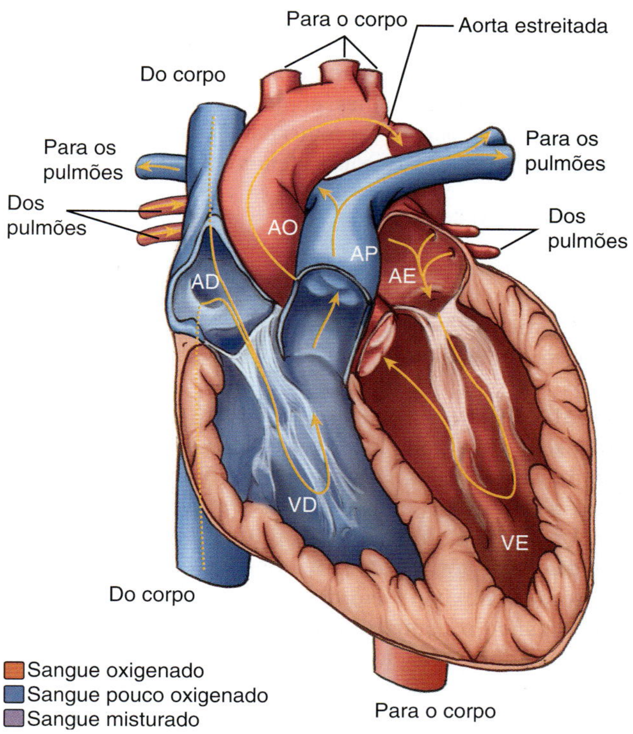

● Figura 19.8 Coarctação da aorta. AO (aorta); AD (átrio direito); AP (artéria pulmonar); AE (átrio esquerdo); VE (ventrículo esquerdo); VD (ventrículo direito).

Avaliação de enfermagem

Os sinais e sintomas dependem da gravidade da coarctação. Algumas crianças com coarctação da aorta crescem bem até a idade escolar, antes de o defeito ser descoberto.

História de saúde e exame físico

Obtenha a história de saúde, notando se existem problemas como irritabilidade e epistaxes frequentes. Nos escolares, pode também haver relatos de dor nas pernas com atividade, tontura, desmaios e cefaleia. Avalie todos os pulsos arteriais, observando se os pulsos são fortes nos membros superiores e fracos ou ausentes nos membros inferiores. Verifique a pressão arterial nos quatro membros. A PA nos membros superiores pode ser 20 mmHg ou maior que a dos membros inferiores. Na criança em idade escolar, inspecione o tórax, observando se há incisuras nas costelas. Ausculte o coração à procura de um sopro sistólico suave ou de intensidade moderada auscultado com maior frequência na base do coração.

Exames complementares

O diagnóstico de coarctação da aorta fundamenta-se na história e no exame físico. Além disso, um ecocardiograma quantifica o estreitamento e detecta evidências de circulação colateral. Radiografias de tórax podem mostrar aumento do coração esquerdo e incisuras nas costelas, indicando alargamento da circulação arterial colateral. Outros exames, como ECG, tomografia computadorizada ou RM, podem ser feitos para fornecerem outras evidências sobre coarctação e sobre efeitos subsequentes.

Estenose aórtica

A estenose aórtica é um defeito que causa obstrução do fluxo sanguíneo entre o ventrículo esquerdo e a aorta. A incidência de estenose aórtica é 4 por 1.000 nascimentos vivos, e 75% dos casos ocorrem em meninos (Balentine & Eisenhart, 2005).

Fisiopatologia

A estenose aórtica pode ser causada por obstrução muscular abaixo da valva aórtica, obstrução da própria valva ou estreitamento aórtico logo acima da valva (Figura 19.9). O tipo mais comum é uma obstrução da própria valva, chamada estenose da valva aórtica. A valva aórtica é formada por três folhetos muito flexíveis. Normalmente eles se abrem com facilidade quando o ventrículo esquerdo ejeta o sangue para a aorta. A estenose aórtica ocorre quando a valva se estreita, causando uma obstrução entre o ventrículo esquerdo e a aorta. Em consequência, o débito cardíaco diminui. Quando a valva aórtica não tem função adequada, o ventrículo esquerdo precisa trabalhar mais para bombear sangue para a aorta. Esta sobrecarga causa hipertrofia ventricular esquerda. Com a evolução, pode ocorrer insuficiência ventricular esquerda, causando aumento retrógrado da pressão na circulação pulmonar e edema pulmonar. Pode ocorrer insuficiência cardíaca, contudo, esta é mais frequente em lactentes. (Driscoll, 2006a).

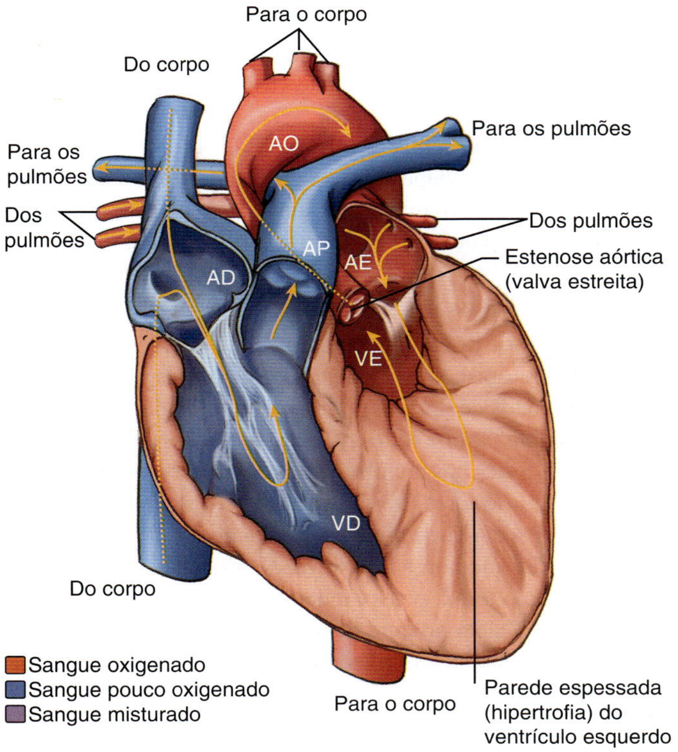

● **Figura 19.9** Estenose aórtica. AO (aorta); AD (átrio direito); AP (artéria pulmonar); AE (átrio esquerdo); VE (ventrículo esquerdo); VD (ventrículo direito).

Avaliação de enfermagem

Em geral, as crianças com estenose aórtica são assintomáticas. Entretanto, é importante obter uma história de saúde precisa e fazer um exame físico.

História de saúde e exame físico

Obtenha a história de saúde da criança, verificando se ela se cansa facilmente ou se queixa de dor torácica similar à dor anginosa durante atividade física. Podem ser relatadas também tonturas quando a criança fica de pé durante muito tempo. No lactente, observe se há dificuldade de alimentação. Palpe os pulsos arteriais da criança. Se a estenose aórtica for grave, os pulsos são fracos. Palpe o tórax à procura de frêmito na base do coração. Ausculte o coração, notando se existe sopro sistólico mais bem auscultado na borda esquerda do esterno, com irradiação para a borda superior direita do esterno.

Exames complementares

O ecocardiograma é o exame não invasivo mais importante para se identificar estenose aórtica. O eletrocardiograma pode ser normal em crianças com estenose aórtica leve ou moderada. Em crianças com formas graves de estenose aórtica, o eletrocardiograma pode mostrar hipertrofia ventricular esquerda. Quando a crianças se cansa com facilidade e sente dor torácica, uma prova de esforço é realizada para avaliar o grau de comprometimento cardíaco.

Estenose pulmonar

Estenose pulmonar é uma obstrução do fluxo sanguíneo entre o ventrículo direito e as artérias pulmonares. Ocorre em 7 a 12 % de todos os casos de DCC (Cheatham, 2006). Com frequência está associada a várias síndromes genéticas. As crianças podem ser assintomáticas, mas algumas crianças com estenose pulmonar grave apresentam dispneia e fadiga aos esforços (e crises hipercianóticas semelhantes às que ocorrem em crianças com tetralogia de Fallot).

Fisiopatologia

A estenose pulmonar pode ocorrer como uma obstrução muscular abaixo da valva pulmonar, uma obstrução da valva em si ou um estreitamento da artéria pulmonar acima da valva (Figura 19.10). A obstrução da valva é a forma mais comum de estenose pulmonar. A valva pulmonar normal é formada por três folhetos finos e flexíveis, que se afastam com facilidade, possibilitando que o ventrículo direito ejete sangue livremente para a artéria pulmonar. O problema mais comum que causa estenose da valva pulmonar são espessamento e fusão dos folhetos ao longo de suas linhas de separação causando obstrução do fluxo sanguíneo. O ventrículo direito sofre sobrecarga, que resulta em hipertrofia ventricular direita e diminuição do fluxo sanguíneo pulmonar. Quando a obstrução é grave, o ventrículo direito não consegue ejetar sangue suficiente para a artéria pulmonar. Em consequência, a pressão no átrio direito aumenta, o que pode provocar a reabertura do forame oval. Se isso ocorrer, sangue desoxigenado passaria pelo forame para o lado esquerdo do coração e seria então bombeado para a circulação sistêmica. Em alguns casos, existe PCA, possibilitando alguma compensação ao desviar sangue da aorta para oxigenação na circulação pulmonar.

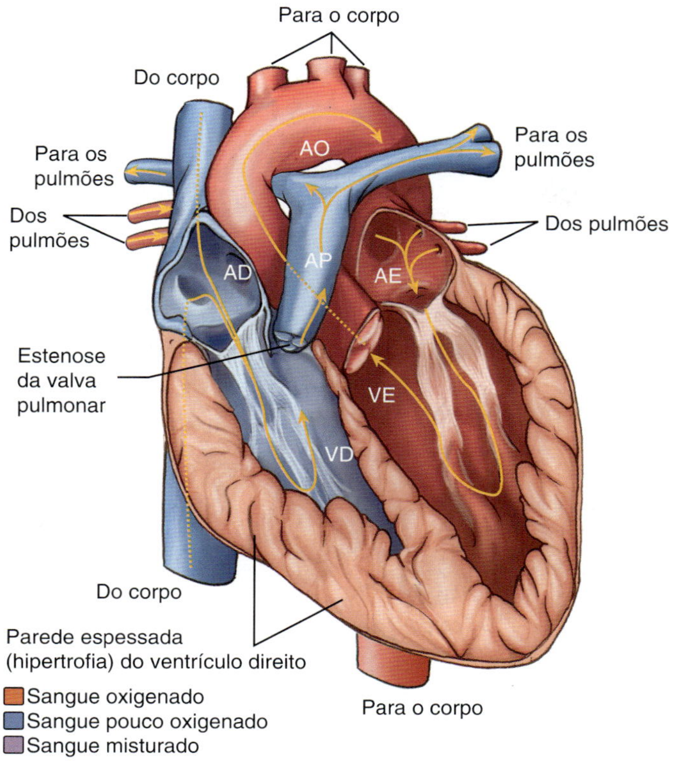

● Figura 19.10 Estenose pulmonar. AO (aorta); AD (átrio direito); AP (artéria pulmonar); AE (átrio esquerdo); VE (ventrículo esquerdo); VD (ventrículo direito).

Avaliação de enfermagem

A criança com estenose pulmonar pode ser assintomática ou pode mostrar sinais e sintomas de insuficiência cardíaca leve. Se a estenose for grave, a criança pode apresentar cianose. Assim, é importante que a enfermeira obtenha uma história de saúde meticulosa e faça um exame físico cuidadoso.

História de saúde e exame físico

Obtenha a história de saúde, notando se existe dispneia leve ou cianose aos esforços. Registre a história de crescimento da criança, que é tipicamente normal. Palpe com cuidado a borda esternal à procura de frêmito (nem sempre presente). Ausculte o coração, verificando se existe um clique agudo após a segunda bulha e um sopro sistólico de ejeção mais forte na borda esternal esquerda superior.

Exames complementares

O ecocardiograma revela a gravidade da obstrução da valva, assim como hipertrofia ventricular direita. O eletrocardiograma revela a hipertrofia ventricular direita.

● Defeitos mistos

Defeitos mistos são defeitos cardíacos congênitos que envolvem uma mistura de sangue bem oxigenado e de sangue pouco oxigenado. Em consequência, o sangue da circulação sistêmica tem um conteúdo de oxigênio mais baixo. O débito cardíaco é baixo, e ocorre insuficiência cardíaca. Exemplos de defeitos mistos incluem a transposição dos grandes vasos, a conexão venosa pulmonar anômala total, o tronco arterial e a síndrome de hipoplasia do coração esquerdo.

Transposição dos grandes vasos (artérias)

A transposição dos grandes vasos (TGV) é um defeito cardíaco congênito no qual a artéria pulmonar e a aorta se originam do ventrículo oposto ao normal. Assim, os vasos estão transpostos de sua posição normal. A aorta nasce no ventrículo direito, em vez de no ventrículo esquerdo, e a artéria pulmonar nasce no ventrículo esquerdo, em vez do ventrículo direito. A TGV representa cerca de 5% de todos os casos de DCC. É diagnosticada com maior frequência nos primeiros dias de vida, quando a criança apresenta cianose, que indica oxigenação diminuída. Com o fechamento do canal arterial, os sintomas pioram. Pode ocorrer insuficiência cardíaca nas primeiras semanas ou nos primeiros meses de vida. Se não forem tratadas, 50% das crianças acometidas morrem no primeiro mês de vida, e 90%, no primeiro ano.

Fisiopatologia

Na TGV não há conexão entre a circulação pulmonar e a circulação sistêmica (Figura 19.11). O sangue pouco oxigenado que volta para o átrio e o ventrículo direitos é bombeado para a aorta e de volta para o corpo. O sangue oxigenado que volta dos pulmões para o átrio e o ventrículo esquerdos é enviado de volta para os pulmões pela artéria pulmonar. A não ser que haja uma conexão em algum ponto da circulação em que o sangue oxigenado e o sangue pouco oxigenado possam se misturar, todos os órgãos do corpo serão pouco oxigenados. Com frequência existe persistência do canal arterial, possibilitando certa mistura de sangue. Do mesmo modo, se houver um defeito do septo interventricular, há mistura de sangue e a cianose será retardada. Entre-

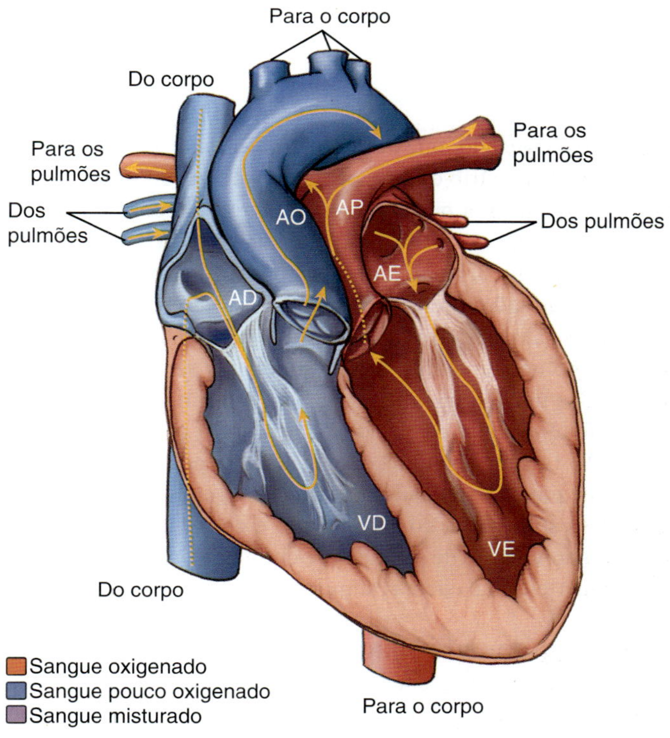

● Figura 19.11 Transposição dos grandes vasos. AO (aorta); AD (átrio direito); AP (artéria pulmonar); AE (átrio esquerdo); VE (ventrículo esquerdo); VD (ventrículo direito).

tanto, esses defeitos associados podem causar aumento do fluxo sanguíneo pulmonar, aumentando a pressão na circulação pulmonar e predispondo a criança a insuficiência cardíaca.

Avaliação de enfermagem

Cianose significativa sem um sopro no recém-nascido é muito sugestiva de TGV. Em cerca de 10% dos bebês com TGV, a cianose só se desenvolve com alguns dias de vida, com o fechamento do canal arterial (Molczan, 2006). Em crianças com defeitos septais, a cianose pode ser mais retardada.

História de saúde e exame físico

Obtenha a história de saúde, observando se há cianose com a alimentação ou com o choro. Observe se há cianose da criança ativa e em repouso. Observe o tórax, à procura de impulso ventricular proeminente. Ausculte o coração, à procura de hiperfonese da segunda bulha. Pode ser auscultado um sopro se houver persistência do canal arterial ou um defeito septal. Se houver insuficiência cardíaca, observe se há edema, taquipneia e ruídos adventícios pulmonares.

Exames complementares

O ecocardiograma revela com clareza a transposição. Pode ser feito um cateterismo cardíaco, revelando níveis baixos de saturação de oxigênio devidos à mistura de sangue.

Conexão venosa pulmonar anômala total

A conexão venosa pulmonar anômala total (CVPAT) é um defeito cardíaco congênito raro em que as veias pulmonares, em vez de se conectarem ao átrio esquerdo, desembocam no átrio direito, com frequência por meio da veia cava superior. Esse distúrbio é três vezes mais frequente em meninos do que em meninas (Ward, 2006).

Fisiopatologia

O sangue oxigenado, que normalmente entraria no átrio esquerdo, é lançado no átrio direito, passando para o ventrículo direito. Em consequência, a pressão no lado direito do coração aumenta, causando hipertrofia. A CVPAT é incompatível com a vida, a não ser que haja um defeito associado que possibilite o desvio de sangue do lado direito com alta pressão do coração. Em geral há persistência do forame oval e/ou defeito do septo interatrial. Como nenhuma das veias pulmonares se conecta ao átrio esquerdo, a única fonte de sangue para este é o sangue desviado pelo defeito do lado direito do coração para o esquerdo (Figura 19.12). O sangue muito oxigenado dos pulmões se mistura ao sangue pouco oxigenado que retorna da circulação sistêmica. Isso causa sobrecarga do átrio direito e do ventrículo direito. O aumento do volume de sangue que entra nos pulmões pode provocar hipertensão e edema pulmonares.

Avaliação de enfermagem

O grau de cianose presente na CVPAT depende dos defeitos associados. Por exemplo, se o forame oval se fechar ou se o defeito do septo interatrial for pequeno, haverá cianose significativa. Os achados no exame físico variam de acordo com o tipo de CVPAT e com a existência de anomalias cardíacas associadas.

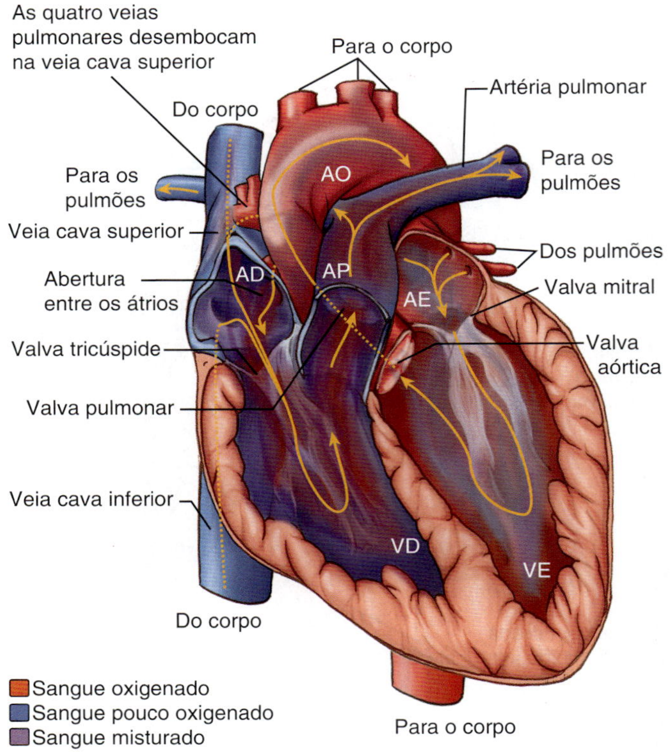

● Figura 19.12 Conexão venosa pulmonar anômala total. AO (aorta); AD (átrio direito); AP (artéria pulmonar); AE (átrio esquerdo); VE (ventrículo esquerdo); VD (ventrículo direito).

História de saúde e exame físico

Note se há história de cianose, cansaço fácil e dificuldade de alimentação. Observe o tórax à procura de proeminência do impulso do ventrículo direito e retrações com taquipneia. Ausculte o coração, à procura de desdobramento fixo da segunda bulha e sopro. Palpe o abdome à procura de hepatomegalia.

Exames complementares

O ecocardiograma revela a conexão anormal das veias pulmonares, o aumento do átrio e do ventrículo direitos e o canal arterial, se estiver presente. Radiografias de tórax mostram aumento do coração e edema pulmonar. O cateterismo cardíaco pode ser útil para se visualizar a conexão anormal das veias pulmonares, especialmente quando há uma obstrução.

Tronco arterial

O tronco arterial é um defeito cardíaco congênito no qual apenas uma artéria parte do coração, fornecendo sangue para as circulações pulmonar e sistêmica. Ocorre nos dois sexos com frequência igual e representa 1 a 4% de todos os casos de DCC (Slesnick & Kovalchin, 2006). Pode haver defeito do septo interventricular.

Fisiopatologia

O grande vaso único contém uma valva com dois a cinco folhetos, posicionada acima dos dois ventrículos (Figura 19.13). Devido a essa localização, o sangue dos dois ventrículos se mistura. A pressão na circulação pulmonar é tipicamente in-

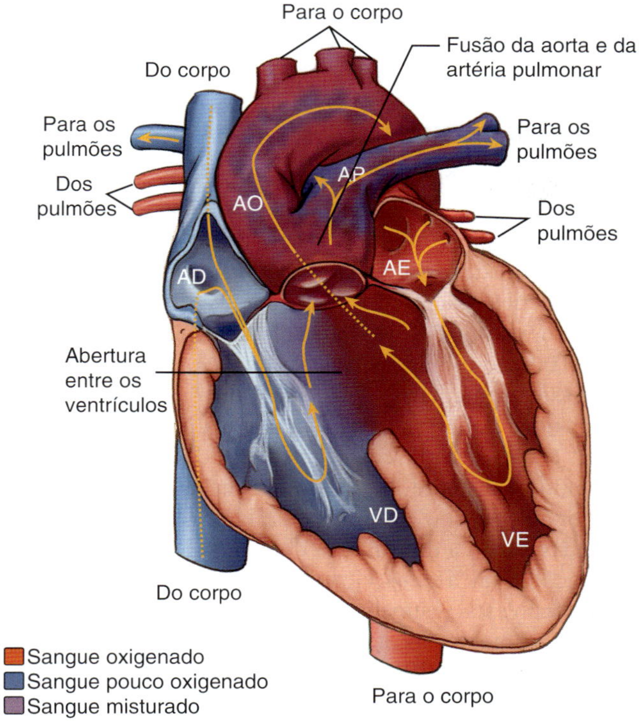

● Figura 19.13 Tronco arterial. AO (aorta); AD (átrio direito); AP (artéria pulmonar); AE (átrio esquerdo); VE (ventrículo esquerdo); VD (ventrículo direito).

ferior a da circulação sistêmica, resultando em aumento do fluxo de sangue para os pulmões. Em consequência, o fluxo sanguíneo sistêmico diminui. Com o tempo, o aumento do fluxo sanguíneo pulmonar pode provocar doença vascular pulmonar.

Avaliação de enfermagem

Tipicamente, a criança apresenta cianose em graus variáveis, dependendo do comprometimento da circulação sistêmica. Obtenha uma história de saúde meticulosa e faça um exame físico.

História de saúde e exame físico

Obtenha uma história de saúde, verificando se há cianose que se agrava em períodos de atividade, como alimentação. Verifique também se a criança apresenta cansaço fácil, dificuldade de alimentação e retardo do crescimento. Verifique a frequência respiratória, que pode estar elevada. Observe se há batimentos das asas do nariz, respiração ruidosa, retrações e inquietação. Ausculte os pulmões e determine se existem ruídos respiratórios adventícios. Ausculte também o coração à procura de sopro associado a um defeito do septo interventricular.

Exames complementares

O ecocardiograma confirma a existência de tronco arterial, a valva única do tronco e o defeito do septo interventricular. Em raras ocasiões, é feito um cateterismo cardíaco para determinar as pressões nas artérias pulmonares.

Síndrome de hipoplasia do coração esquerdo

A síndrome de hipoplasia do coração esquerdo (SHCE) é um defeito cardíaco congênito em que todas as estruturas do lado esquerdo do coração são pouco desenvolvidas (Figura 19.14). As valvas mitral e aórtica apresentam-se completamente fechadas ou muito pequenas. O ventrículo esquerdo não é funcional. Assim, o lado esquerdo do coração é incapaz de lançar o sangue na circulação sistêmica. A SHCE é o quarto defeito cardíaco congênito mais comum. Parece ter um padrão de herança multifatorial e herança autossômica recessiva. Quase 30% das crianças com SHCE têm também um defeito genético ou outra anomalia congênita (Eidem, 2006). As opções de tratamento incluem cuidados paliativos, transplante de coração nas primeiras semanas de vida ou cirurgia reconstrutora paliativa, que consiste em três estágios, começando dias ou semanas após o nascimento (Ziegler, 2003).

Fisiopatologia

Na SHCE, o lado direito do coração é a principal parte funcionante. O sangue que retorna dos pulmões para o átrio esquerdo precisa passar através de um defeito no septo interatrial para o lado direito do coração. Assim, o ventrículo direito bombeia o sangue para os pulmões e para a circulação sistêmica através do canal arterial persistente. Alguns dias após o nascimento, quando o canal arterial se fecha, o coração não consegue bombear o sangue para a circulação sistêmica, o que resulta em perfusão inadequada de órgãos vitais e choque. A morte ocorre com rapidez se não houver intervenção.

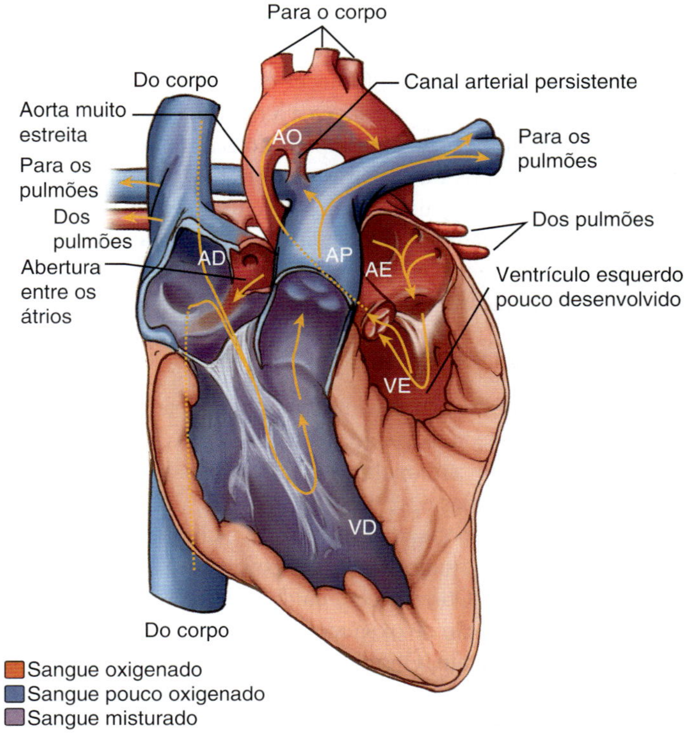

● Figura 19.14 Síndrome de hipoplasia do coração esquerdo. AO (aorta); AD (átrio direito); AP (artéria pulmonar); AE (átrio esquerdo); VE (ventrículo esquerdo); VD (ventrículo direito).

Avaliação de enfermagem

Logo após o nascimento, o recém-nascido pode ser assintomático porque o canal arterial ainda está pérvio. Entretanto, quando se inicia o fechamento do canal arterial, com alguns dias de vida, o recém-nascido começa a apresentar cianose. Alguns recém-nascidos apresentam colapso circulatório (choque) e precisam de reanimação de emergência.

História de saúde e exame físico

Obtenha a história de saúde, notando o início da cianose. Verifique se há relato de alimentação difícil e cansaço fácil. Avalie os sinais vitais, notando se há taquicardia, taquipneia e hipotermia. Observe se há aumento do esforço respiratório e agravamento progressivo da cianose. Verifique se há palidez nos membros e diminuição da saturação de oxigênio por oximetria de pulso. Ausculte o coração e os pulmões. Verifique se existem ruídos respiratórios adventícios, ritmo de galope, segunda bulha única e sopro sistólico ou holossistólico de ejeção suave.

Exames complementares

Um ecocardiograma fetal permite o diagnóstico dessa síndrome, assim como a ultrassonografia materna. Após o nascimento, o ecocardiograma faz o diagnóstico.

• Tratamento de enfermagem da criança com doença cardíaca congênita

A criança com um defeito cardíaco congênito tem inúmeras necessidades e precisa de cuidados multidisciplinares abrangentes. As enfermeiras desempenham papel fundamental em ajudar a criança e a família durante esse período de grande tensão. Os cuidados de enfermagem concentram-se em melhorar a oxigenação, promover nutrição adequada, ajudar a criança e a família a enfrentarem a situação, fornecer cuidados pós-operatórios, evitar infecções e orientar a criança e a família. Um componente importante da orientação é a preparação da criança e dos pais para a alta. Além dos tratamentos de enfermagem apresentados a seguir, veja no Plano de cuidados de enfermagem 19.1 outras intervenções adequadas para a criança com defeito cardíaco congênito. Individualize os cuidados de enfermagem de acordo com as necessidades da criança.

Melhora da oxigenação

Devido às alterações hemodinâmicas que acompanham o defeito estrutural subjacente, a oxigenação é fundamental. Faça avaliações frequentes do estado cardiopulmonar da criança. Avalie a perviedade das vias respiratórias e, se necessário, aspire. Coloque a criança em posição de Fowler ou semi-Fowler, para facilitar a expansão dos pulmões. Verifique os sinais vitais, em especial as frequências cardíaca e respiratória. Observe com cuidado a coloração da criança e os níveis de saturação de oxigênio, usando-os para orientar a administração de oxigênio. Observe se há taquipneia e outros sinais de angústia respiratória, como batimentos das asas do nariz, ruídos respiratórios e retrações. Ausculte se existem ruídos pulmonares adventícios. Forneça oxigênio suplementar umidificado, segundo prescrição, aquecendo-o para evitar grandes flutuações de temperatura. Antecipe a necessidade de ventilação assistida, se a criança tiver dificuldades para manter a perviedade das vias respiratórias ou diminuição da capacidade de oxigenação. O Boxe 19.1 relaciona intervenções para alívio de crises hipercianóticas.

Nutrição adequada

Uma nutrição adequada é fundamental para promover o crescimento e o desenvolvimento, e para reduzir o risco de infecção. Crianças com defeitos cardíacos congênitos apresentam tipicamente necessidades nutricionais maiores devido ao aumento do gasto energético associado a sobrecarga cardíaca e respiratória. Além disso, muitos defeitos causam insuficiência cardíaca, que pode afetar o equilíbrio hídrico da criança, aumentando ainda mais o gasto energético.

A nutrição pode ser fornecida por via oral, enteral ou parenteral. Por exemplo, recém-nascidos e lactentes podem ser alimentados com leite materno ou com uma fórmula fornecidos por via oral ou enteral. O aleitamento materno em geral está associado a diminuição do gasto energético durante a alimentação, mas alguns lactentes na unidade de tratamento intensivo não estão estáveis o suficiente para o aleitamento. É possível a alimentação enteral por gavagem com o leite materno, e o uso de fortificantes do leite humano seja no aleitamento materno ou acrescido a gavagem adiciona as calorias que o lactente necessita. Lactentes alimentados com fórmulas também podem demandar fórmulas com calorias adicionais, o que pode ser feito com uma solução mais concentrada da fórmula ou pelo uso de aditivos, como polímeros de glicose ou óleos vegetais. Consulte o nutricionista para determinar as necessidades calóricas de cada lactente.

Bicos de mamadeira com abertura larga ou corte em cruz diminuem o trabalho da amamentação para algumas crianças. Em geral, a alimentação com mamadeira deve limitar-se a 20 min, porque períodos mais longos aumentam o gasto energético. Muitos lactentes podem se alimentar por via oral durante 20 min, recebendo o resto da alimentação por tubo orogástrico ou nasogástrico. Ofereça às crianças maiores alimentações pequenas e frequentes, para reduzir o consumo de energia e evitar cansaço excessivo da criança. Quando necessário, administre e monitore nutrição parenteral total, tal como prescrita.

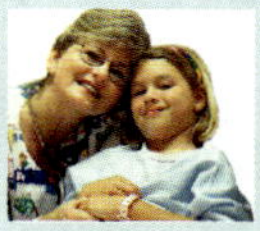

O aleitamento materno antes e após cirurgia cardíaca estimula o sistema imunológico do lactente, o que pode ajudar a combater infecções pós-operatórias. Se não for possível o aleitamento materno direto, as mães podem retirar o leite com bomba de sucção e dá-lo através de mamadeira, conta-gotas ou gavagem.

Boxe 19.1 Alívio de crises hipercianóticas

- Faça uma aproximação calma e confortante
- Coloque o recém-nascido ou a criança na posição genupeitoral
- Forneça oxigênio suplementar
- Administre sulfato de morfina (0,1 mg/kg por via IV, IM ou SC)
- Administre líquidos IV
- Administre propranolol (0,1 mg/kg IV)

Ajuda à criança e à família no enfrentamento

O diagnóstico de DCC é extremamente angustiante para a criança e para os pais. Os numerosos exames complementares e procedimentos são fontes de tensão para a criança de qualquer idade, e para os pais. Os pais temem a incapacidade a longo prazo ou morte, ou podem achar que qualquer atividade vá piorar o estado da criança. Assim, os pais tendem a ser superprotetores. É importante que continuem a exercer seus papéis de pais, mesmo quando a criança precisa de hospitalização prolongada ou de tratamento intensivo (Fernandes, 2005). Explique tudo que estiver acontecendo com a criança, usando uma linguagem que os pais e a criança possam entender. Permita que os pais e a criança verbalizem seus sentimentos, suas preocupações e dúvidas. Reserve bastante tempo para tratar de perguntas e preocupações. Estimule os pais e a criança conforme seu desenvolvimento a participarem dos cuidados.

Se a criança for um recém-nascido ou um lactente, estimule o processo de formação de vínculo. Enfatize os atributos positivos da criança, inclusive seus aspectos normais. Ajude os pais a sentirem a alegria de ter uma nova criança, por mais doente que esteja (Fernandes, 2005). Incentive os pais a tocarem e acariciarem a criança e a falarem com ela. Estimule-os a segurar a criança contra o corpo (se apropriado usar a técnica canguru). Se a criança for maior, dê sugestões de como os pais podem suprir as necessidades emocionais dela. Por exemplo, estimule-os a trazerem brinquedos ou objetos favoritos de casa quando a criança for hospitalizada.

Dê explicações adequadas para o desenvolvimento da criança. Estimule terapia com brinquedos para ajudar a criança a entender o que está acontecendo.

Prevenção de infecções

Ensine aos pais a higiene correta das mãos. Forneça cuidados dentários adequados. Verifique se a criança está recebendo profilaxia para endocardite bacteriana como se faz necessário. Verifique se crianças com 24 meses de vida ou menos com um defeito hemodinâmico significativo estão recebendo profilaxia para o vírus sincicial respiratório, como se recomenda na época adequada (Ressel, 2004).

Cuidados da criança submetida a cirurgia cardíaca

Pode ser necessária cirurgia cardíaca para corrigir um defeito cardíaco congênito ou para alívio dos sintomas. A cirurgia pode ser planejada ou de emergência. Cirurgia cardíaca a céu aberto envolve uma incisão do músculo cardíaco para reparar estruturas internas, e pode exigir circulação extracorpórea. Cirurgia cardíaca fechada envolve estruturas relacionadas com o coração, mas não o músculo cardíaco em si, e pode ser feita com ou sem circulação extracorpórea (Kopf & Mello, 2006; Muscari, 2004).

Cuidados pré-operatórios

A avaliação pré-operatória de enfermagem complementa a história e o exame físico, e fornece informações importantes que servem de base para comparação durante o período pós-operatório. Estabeleça uma relação com a criança e com os pais. Identifique problemas que possam exigir intervenções de enfermagem específicas durante o período pós-operatório. Antes da cirurgia cardíaca, entreviste os pais e, se for adequado para a idade, a criança. Durante a entrevista, concentre-se na história da doença atual, nos fatores de risco cardíacos, no estado atual físico e funcional da criança, nos problemas clínicos adicionais, medicamentos em uso e alergias a esses medicamentos, na compreensão da criança e da família sobre a doença e no procedimento planejado e nos sistemas de apoio da família.

A avaliação física pré-operatória inclui:

- Aferição da temperatura e do peso
- Exame dos membros, à procura de edema, baqueteamento digital e pulsos arteriais periféricos
- Ausculta do coração (frequência, ritmo, bulhas cardíacas, sopros, cliques e atritos)
- Avaliação respiratória, inclusive frequência respiratória, esforço respiratório e ausculta dos pulmões

Providencie os exames complementares necessários para estabelecer uma base. Além disso, reveja os resultados dos exames anteriores. Os exames podem incluir hemograma, níveis de eletrólitos, coagulograma, exame de urina, culturas de sangue e de secreções, provas das funções renal e hepática, radiografia do tórax, eletrocardiograma, ecocardiograma e cateterismo cardíaco.

Na maioria dos casos que não são emergência, a avaliação pré-operatória é feita em esquema ambulatorial, e a criança é internada no dia da cirurgia. Os cuidados de enfermagem nessa fase focalizam a orientação completa da criança e dos pais. Se a cirurgia for em caráter de emergência, a orientação da criança tem de ser rápida, enfatizando-se os aspectos mais importantes dos cuidados da criança.

Tipicamente, a orientação da criança e dos pais inclui os seguintes tópicos:

- Anatomia e função do coração, inclusive a área envolvida no defeito a ser corrigido
- Eventos antes da cirurgia, inclusive exames ou preparações, como limpeza da pele
- Localização da criança após a cirurgia, como uma unidade de tratamento intensivo (UTI) pediátrica, podendo incluir uma visita, se for adequado, com explicações do que é visto e ouvido
- Aparência da criança após a cirurgia (equipamento ou dispositivos usados para monitoração, como administração de oxigênio, derivações do eletrocardiograma, oxímetro de pulso, drenos torácicos, ventilação mecânica e acessos intravenosos)
- Localização aproximada da incisão e cobertura com curativos
- Nível de atividade pós-operatória, inclusive medidas para reduzir o risco de complicações, como exercícios de tosse e de respiração profunda, espirometria de incentivo, de ambulação precoce e exercícios das pernas
- Restrições nutricionais, como dieta zero durante um tempo especificado antes da cirurgia e uso de líquidos intravenosos
- Medicamentos, como anestésicos, sedativos e analgésicos, e medicamentos que a criança esteja tomando e cujo uso deve ser mantido ou suspenso

Prepare e oriente a criança de acordo com a idade e o desenvolvimento.

Os pais também podem ajudar a criança comprando em uma loja de objetos de segunda mão uma mala, pintando-a com tinta em *spray* e deixando a criança decorá-la com seu nome, retratos da família, adesivos ou personagens favoritos de histórias. Essa será a "mala do hospital", que pode ser enchida pela criança com brinquedos ou filmes para serem levados para o hospital. Visitas ao hospital são adequadas para crianças em idade escolar e adolescentes, que podem se beneficiar de uma visita à UTI antes da cirurgia.

Oriente os pais a suspenderem alimentos e líquidos na hora designada, dependendo da idade da criança, e darem todos os medicamentos conforme a prescrição. Alguns medicamentos têm seu uso suspenso antes da cirurgia. Se o estado nutricional da criança for deficiente ou questionável, podem ser prescritos suplementos nutricionais durante um período antes da cirurgia, para garantir o melhor estado nutricional possível antes da cirurgia. Quando a criança for transportada para a área cirúrgica, deixe que os pais a acompanhem o máximo possível, dependendo das normas da instituição. Diga à criança que os pais estarão à beira do leito quando ela acordar da cirurgia.

Cuidados pós-operatórios

Em geral, a criança será transportada do centro cirúrgico para a unidade de tratamento intensivo. Dependendo da idade, da estabilidade no período pós-operatório e do tipo de cirurgia, a criança pode ficar na UTI algumas horas a alguns dias. Cuidados de enfermagem atentos ajudam a criança e a família na transição após a cirurgia e reduzem o risco de complicações.

Durante o período pós-operatório, a enfermeira deve fazer o seguinte:

- Verifique os sinais vitais com frequência, por exemplo de hora em hora, até a estabilização
- Avalie a coloração da pele e das mucosas, verifique o enchimento capilar e palpe os pulsos arteriais periféricos
- Observe a frequência e o ritmo cardíacos na monitoração eletrônica e ausculte a frequência, o ritmo e os ruídos cardíacos com frequência
- Monitore o estado hemodinâmico por meio dos acessos arterial e/ou venoso central (pressões nos átrios esquerdo e direito e na artéria pulmonar, saturação de oxigênio na artéria pulmonar)
- Cuide do local da incisão e troque os equipos de acordo com as normas da instituição
- Ausculte os pulmões e verifique se existem ruídos adventícios ou redução ou desaparecimento do murmúrio vesicular
- Avalie com frequência os níveis de saturação de oxigênio por oximetria de pulso e gasometria arterial, o esforço respiratório e o nível de consciência
- Administre oxigênio suplementar conforme seja necessário
- Monitore a ventilação mecânica e a aspiração, conforme prescritas
- Inspecione o funcionamento do dreno torácico, registrando o volume, a cor e as características do material drenado
- Inspecione os curativos da incisão e do dreno torácico, observando se há secreção e integridade. Reforce ou troque os curativos tal como foi prescrito
- Verifique se há vermelhidão, irritação, secreção ou afastamento das bordas da incisão
- Monitore o balanço hídrico horário
- Mantenha velocidade de infusão intravenosa exata; restrinja líquidos, conforme foi prescrito, para evitar hipervolemia
- Avalie alterações do nível de consciência. Relate inquietação, irritabilidade ou convulsões
- Providencie exames laboratoriais, como hemograma, coagulograma, níveis de enzimas cardíacas e níveis de eletrólitos. Relate resultados anormais
- Administre medicamentos, como digoxina ou agentes inotrópicos ou vasopressores, conforme prescrição, observando com cuidado possíveis efeitos adversos
- Estimule a criança a mudar de posição, tossir, respirar profundamente, usar o espirômetro de incentivo e apoiar a área da incisão com travesseiros
- Avalie o nível de dor da criança e administre analgésicos conforme a prescrição. Dê tempo para a criança repousar e dormir
- Ajude a criança a sair do leito o mais cedo possível, segundo a prescrição
- Verifique o peso diariamente
- Administre refeições pequenas e frequentes quando for permitida a alimentação oral
- Coloque a criança em uma posição confortável, que maximize a expansão torácica. Mude a posição com frequência
- Avalie se há complicações (Boxe 19.2)
- Dê apoio emocional e físico à criança e à família, fazendo os encaminhamentos adequados, como, por exemplo, para serviços sociais
- Prepare a criança e a família para a alta (Beke *et al.*, 2005).

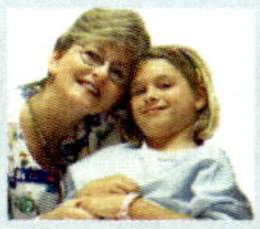

Interrupção súbita do fluxo no dreno torácico, acompanhada de aumento da frequência cardíaca e aumento da pressão de enchimento (atrial direita), é sugestiva de tamponamento cardíaco (Beke *et al.*, 2005).

Orientação da criança e da família

Oriente a criança e a família durante toda a internação. No início, a orientação focaliza o defeito e as medidas de tratamento e de controle. Se a criança precisar de cirurgia, a orientação se dirige aos eventos pré-operatórios e pós-operatórios. Enfatize as

Boxe 19.2 Complicações possíveis após cirurgia cardíaca

- Atelectasia
- Endocardite bacteriana
- Arritmias cardíacas
- Tamponamento cardíaco
- Acidente vascular cerebral
- Insuficiência cardíaca
- Hemorragia
- Derrame pleural
- Pneumonia
- Pneumotórax
- Síndrome pós-perfusão
- Síndrome pós-cirurgia cardíaca
- Edema pulmonar
- Convulsões
- Infecção da ferida

Diretrizes de ensino 19.2

Cuidados da criança com doença cardíaca congênita

- Dê os medicamentos prescritos exatamente como foram prescritos.
- Pese a criança pelo menos 1 vez/semana ou segundo a prescrição, aproximadamente na mesma hora do dia e na mesma balança, com a criança usando o mesmo tipo de roupas.
- Deixe que a criança exerça atividades permitidas. Dê tempo para que ela repouse com frequência durante o dia, para evitar cansaço excessivo.
- Forneça uma dieta nutritiva, considerando as restrições de líquidos e de alimentos sólidos.
- Use medidas para evitar infecções, como lavagem frequente das mãos, antibióticos profiláticos e cuidados da pele.
- Cumpra o programa de exames complementares e procedimentos de acompanhamento.
- Dê suporte às necessidades da criança para o desenvolvimento e o crescimento.
- Use os serviços de apoio da comunidade disponíveis.
- Notifique o pediatra se a criança apresentar episódios de angústia respiratória, cianose ou dificuldade de respirar, febre, edema crescente das mãos, dos pés e do rosto, diminuição do débito urinário, perda de peso ou dificuldade de comer ou beber, aumento da fadiga ou da irritabilidade, diminuição do nível de consciência, vômitos ou diarreia.

orientações para a alta em todas as internações. As Diretrizes de ensino 19.2 ressaltam as principais áreas a serem tratadas na orientação da criança e da família.

Distúrbios cardiovasculares adquiridos

Distúrbios cardiovasculares adquiridos podem ocorrer em crianças em consequência de problemas cardiovasculares subjacentes, ou podem ter relação com problemas cardiovasculares não congênitos. O tipo de distúrbio cardiovascular adquirido mais comum em crianças é insuficiência cardíaca. Outros distúrbios adquiridos incluem febre reumática, endocardite infecciosa, hiperlipidemia, hipertensão arterial e doença de Kawasaki.

• Insuficiência cardíaca

A insuficiência cardíaca ocorre com maior frequência em crianças com DCC, e é a principal causa de internação hospitalar dessas crianças. Oitenta por cento de todos os casos de insuficiência cardíaca em crianças com DCC ocorrem até 1 ano de idade (Freitas-Nichols, 2004). A insuficiência cardíaca também ocorre em consequência de problemas como disfunção miocárdica após cirurgia para DCC, miocardiopatia, miocardite, sobrecarga de líquido, hipertensão arterial, anemia, sepse ou como efeito tóxico de alguns quimioterápicos usados no tratamento de câncer. Insuficiência cardíaca refere-se a um conjunto de sinais clínicos e sintomas que refletem a incapacidade de o coração bombear efetivamente e fornecer sangue, oxigênio e nutrientes para os órgãos e tecidos corporais.

A criança com insuficiência cardíaca precisa de cuidados de diferentes profissionais. É necessária colaboração para melhorar a função cardíaca, restaurar o equilíbrio hídrico, diminuir a sobrecarga cardíaca e melhorar o transporte de oxigênio para os tecidos.

Fisiopatologia

O débito cardíaco é controlado pela pré-carga (volume diastólico), pela pós-carga (tensão da parede ventricular), pela contratilidade miocárdica (estado inotrópico) e pela frequência cardíaca. Alterações prolongadas de qualquer desses fatores podem resultar em insuficiência cardíaca. Quando há redução do débito cardíaco, são ativados diversos mecanismos de compensação. Quando a contração muscular está prejudicada (disfunção sistólica), diminui a ejeção de sangue, e o débito cardíaco se reduz. Diminuição da capacidade de receber o retorno venoso (disfunção diastólica) ocorre quando são necessárias pressões venosas altas para apoiar a função ventricular. A diminuição do débito cardíaco causa ativação do sistema renina-angiotensina-aldosterona como mecanismo de compensação, resultando em retenção de água e de sódio, aumento da contratilidade e vasoconstrição. No início, a pressão arterial e a perfusão dos tecidos são mantidas, mas o aumento da pós-carga piora a disfunção ventricular. Com a dilatação das câmaras, o consumo de oxigênio pelo miocárdio aumenta e o débito cardíaco é limitado pela distensão excessiva das paredes. Com o tempo, a capacidade de resposta do coração a esses mecanismos de compensação se esgota, e o débito cardíaco se reduz ainda mais (Craig *et al.*, 2001; Talner & Carboni, 2003). A Figura 19.15 ilustra as manifestações clínicas relacionadas com os mecanismos da insuficiência cardíaca.

Tratamento

O tratamento da insuficiência cardíaca é de apoio. A promoção da oxigenação e da ventilação é de grande importância. Digitálicos, diuréticos, agentes inotrópicos, vasodilatadores, antiarrítmicos e antitrombóticos são largamente usados em crianças para alívio dos sinais e sintomas (Kay *et al.*, 2001a; Rosenthal *et al.*, 2004). Muitas crianças com insuficiência cardíaca precisam de cuidados na UTI até se estabilizarem. Aumento da nutrição e repouso adequado também são componentes importantes do tratamento.

Avaliação de enfermagem

Para uma descrição completa da fase de avaliação do processo de enfermagem, veja a página 564. Achados específicos na avaliação relacionados com insuficiência cardíaca são discutidos a seguir.

História de saúde

Ao obter a história de saúde, faça uma descrição da doença atual e da queixa principal. Queixas comuns na história de saúde podem incluir:

- Dificuldade de ganho de peso ou ganho de peso rápido
- Retardo de desenvolvimento
- Dificuldade de alimentação
- Fadiga
- Tonturas, irritabilidade

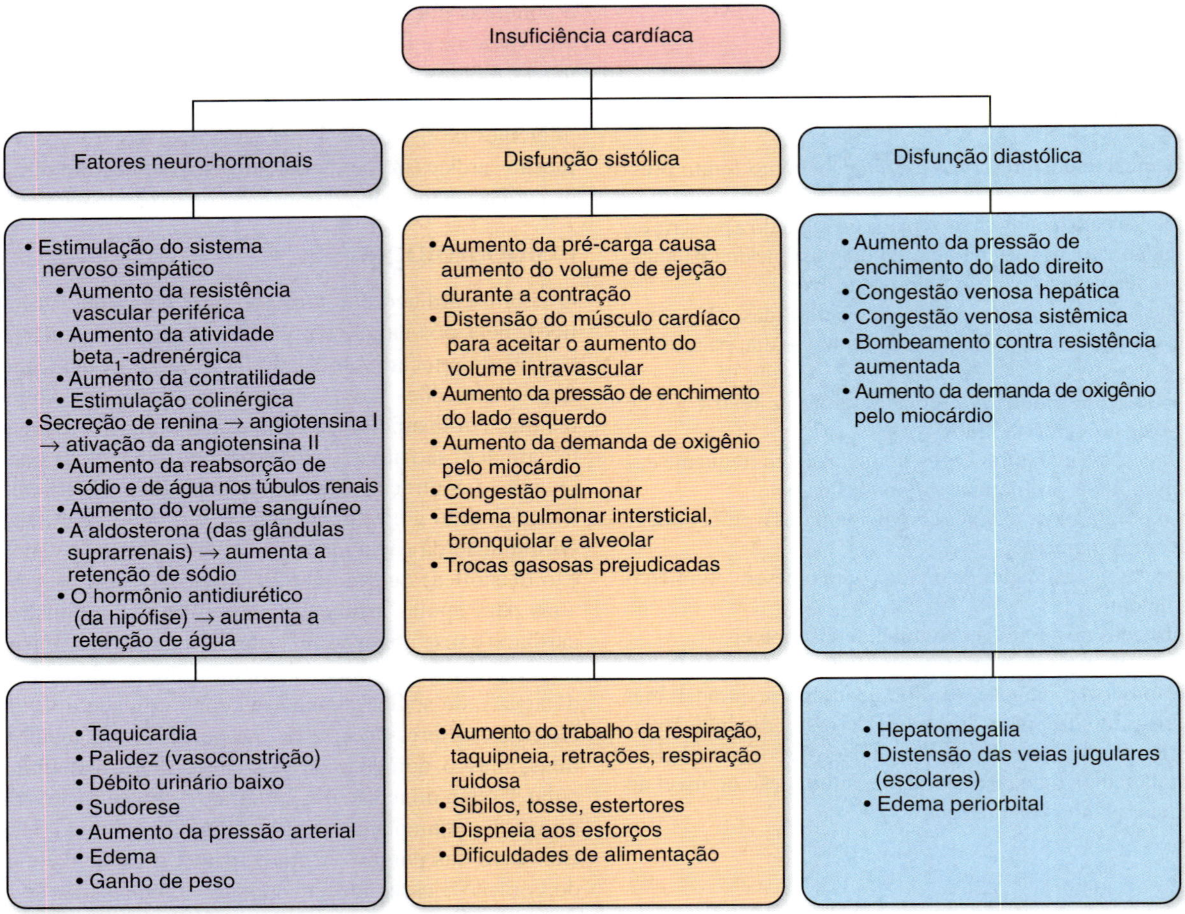

Insuficiência cardíaca
Fatores neuro-hormonais
Disfunção sistólica
Disfunção diastólica
• Estimulação do sistema nervoso simpático
• Aumento da resistência vascular periférica
• Aumento da atividade beta$_1$-adrenérgica
• Aumento da contratilidade
• Estimulação colinérgica
• Secreção de renina → angiotensina I → ativação da angiotensina II
• Aumento da reabsorção de sódio e de água nos túbulos renais
• Aumento do volume sanguíneo
• A aldosterona (das glândulas suprarrenais) → aumenta a retenção de sódio
• O hormônio antidiurético (da hipófise) → aumenta a retenção de água
• Aumento da pré-carga causa aumento do volume de ejeção durante a contração
• Distensão do músculo cardíaco para aceitar o aumento do volume intravascular
• Aumento da pressão de enchimento do lado esquerdo
• Aumento da demanda de oxigênio pelo miocárdio
• Congestão pulmonar
• Edema pulmonar intersticial, bronquiolar e alveolar
• Trocas gasosas prejudicadas
• Aumento da pressão de enchimento do lado direito
• Congestão venosa hepática
• Congestão venosa sistêmica
• Bombeamento contra resistência aumentada
• Aumento da demanda de oxigênio pelo miocárdio
• Taquicardia
• Palidez (vasoconstrição)
• Débito urinário baixo
• Sudorese
• Aumento da pressão arterial
• Edema
• Ganho de peso
• Aumento do trabalho da respiração, taquipneia, retrações, respiração ruidosa
• Sibilos, tosse, estertores
• Dispneia aos esforços
• Dificuldades de alimentação
• Hepatomegalia
• Distensão das veias jugulares (escolares)
• Edema periorbital

● **Figura 19.15** Fisiopatologia da insuficiência cardíaca. (Extraído de Kay *et al.*, 2001a; Talner *et al.*, 2003.)

- Intolerância aos exercícios
- Dispneia
- Cansaço fácil com a sucção
- Síncope
- Diminuição do número de fraldas molhadas

Crianças com insuficiência cardíaca com frequência apresentam sinais sutis, como dificuldade de alimentação ou cansaço fácil. Preste atenção a relatos desses problemas. Esteja alerta para declarações como "a criança bebe pouco leite (ou fórmula) e para, mas logo depois quer comer de novo", "a criança sua muito durante a alimentação" ou "a criança parece estar mais confortável sentada ou sobre meus ombros do que quando está deitada". Além disso, os pais podem relatar episódios de respiração rápida e ruidosa.

A história patológica pregressa e atual da criança também fornece outros indícios. Pergunte aos pais sobre defeitos cardíacos congênitos e tratamentos, tais como cirurgia para reparar um defeito. Verifique a medicação atual. Pergunte também sobre infecções anteriores ou recentes, como infecções estreptocócicas ou febre.

Exame físico

Pese a criança e verifique se houve ganho de peso rápido recente ou ausência de ganho de peso. Verifique os sinais vitais, observando taquicardia ou taquipneia. Esses sinais são os primeiros indicadores de insuficiência cardíaca em crianças. Meça a pressão arterial nos membros superiores e inferiores, observando se há diferença nos resultados. Verifique se há diminuição da pressão arterial, que pode ser devida a deficiência da função do músculo cardíaco. Inspecione a coloração da pele, registrando palidez ou cianose. Observe também se existe diaforese (sudorese intensa). Pesquise edema no rosto, nas mãos e nos membros inferiores. Observe se existem sinais de aumento do esforço respiratório, como batimentos das asas do nariz ou retrações. Observe se há tosse, que pode ser produtiva com escarro sanguinolento. Ausculte o pulso apical, registrando a localização e as características. Pesquise se há sopro, que pode sugerir um defeito cardíaco congênito, ritmo de galope ou hiperforese da terceira bulha, sugerindo distensão ventricular súbita. Ausculte os pulmões, notando se existem estertores e sibilos sugestivos de congestão pulmonar. Palpe os pulsos arteriais periféricos, registrando pulsos fracos ou filiformes. Observe a temperatura e a coloração dos membros; eles podem estar frios, úmidos e pálidos.

Avalie o abdome da criança, procurando distensão indicativa de ascite. Palpe com suavidade o abdome para identificar hepatomegalia ou esplenomegalia.

Exames complementares

O diagnóstico de insuficiência cardíaca baseia-se nos sinais e sintomas da criança, e é confirmado por diversos exames laboratoriais e diagnósticos, inclusive:

- Radiografias de tórax, mostrando coração aumentado e/ou edema pulmonar
- Eletrocardiograma, indicando hipertrofia ventricular
- Ecocardiograma, revelando a causa da insuficiência cardíaca, como um defeito cardíaco congênito

Outros exames podem ser feitos para confirmar o diagnóstico. Por exemplo, o hemograma completo pode mostrar evidências de anemia ou de infecção. Os níveis de eletrólitos podem revelar hiponatremia causada por retenção de água e hiperpotassemia causada por destruição dos tecidos ou por distúrbio da função renal. Os resultados da gasometria arterial podem mostrar alcalose respiratória na insuficiência cardíaca leve ou acidose metabólica. A hipoxia tecidual pode ser evidenciada por aumento do ácido láctico e diminuição dos níveis de bicarbonato.

Tratamento de enfermagem

O tratamento de enfermagem da criança que apresenta insuficiência cardíaca focaliza promoção da oxigenação, suporte da função cardíaca, fornecimento de nutrição adequada e estímulo ao repouso.

Oxigenação

Coloque a criança em uma posição semiereta para diminuir o esforço respiratório e a congestão pulmonar. É necessária aspiração. Fisioterapia torácica e drenagem postural também podem ser benéficas (Talner & Carboni, 2003). Administre oxigênio suplementar conforme prescrito e monitore a saturação de oxigênio com o oxímetro de pulso. O oxigênio também tem efeito vasodilatador e diminui a resistência vascular pulmonar. Às vezes, a criança que tem insuficiência cardíaca precisa de intubação e ventilação com pressão positiva para normalizar a gasometria.

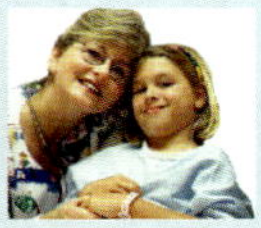

Em crianças com grande desvio de sangue da esquerda para a direita, o oxigênio diminui a resistência vascular pulmonar e aumenta a resistência vascular periférica, o que aumenta o desvio de sangue. Observe a criança com cuidado e use oxigênio apenas como foi prescrito.

Suporte da função cardíaca

Administre digitálicos, inibidores da enzima conversora da angiotensina (ECA) e diuréticos, conforme prescritos. O tratamento com digoxina começa com uma dose de digitalização (oral ou IV) fracionada para um período de 24 h para se atingir o efeito cardíaco máximo. Durante a digitalização, monitore o eletrocardiograma observando prolongamento do intervalo PR e diminuição da frequência cardíaca. As doses então passam a ser administradas a cada 12 h. Pesquise sinais de intoxicação por digoxina. Meça a pressão arterial antes a após a administração de inibidores da ECA suspendendo a dose e notificando ao médico se a pressão arterial cair mais de 15 mmHg. Observe se existem sinais de hipotensão arterial, como tontura ou desmaio. Pese a criança todos os dias para determinar a perda de água. Mantenha registros exatos do balanço hídrico, restringindo líquidos, se estiver prescrito. Monitore com cuidado os níveis de potássio, administrando suplementos de potássio se estiverem prescritos. Em geral a ingestão de sódio não é restrita em crianças com insuficiência cardíaca (Rosenthal *et al.*, 2004).

Nutrição adequada

Devido ao aumento do metabolismo associado a insuficiência cardíaca, o lactente pode precisar até de 150 calorias/kg/dia. Escolares com insuficiência cardíaca também precisam de uma ingestão calórica maior que a de crianças normais. Ofereça refeições pequenas e frequentes de acordo com a tolerância da criança. Durante a fase aguda da insuficiência cardíaca, muitos lactentes precisam de alimentação por gavagem (contínua ou intermitente) para manutenção ou ganho de peso. Concentre a fórmula dos lactentes até 24 a 28 calorias/30 g segundo orientação do nutricionista (Talner & Carboni, 2003).

Repouso

Minimize as necessidades metabólicas para diminuir a demanda sobre o coração. O recém-nascido ou a criança que têm insuficiência cardíaca em geral limitam suas atividades com base no nível de energia. Garanta tempo suficiente de sono e tente limitar perturbação por intervenções. Providencie atividades adequadas para a idade que possam ser feitas com calma ou no leito, como leitura, desenhos e jogos de vídeo ou de tabuleiro. Escolares ou adolescentes com insuficiência cardíaca significativa podem precisar de aulas em casa. À medida que a criança melhora, pode ser útil um programa de reabilitação para maximizar a atividade dentro dos limites do seu estado cardiovascular (Talner & Carboni, 2003).

Endocardite infecciosa

Endocardite infecciosa é uma infecção microbiana das superfícies endoteliais das câmaras, do septo ou das valvas (mais comum) do coração. Crianças com defeitos cardíacos congênitos (defeitos septais ou valvares) ou valvas implantadas correm risco aumentado de contrair endocardite bacteriana potencialmente fatal. Outros fatores de risco de endocardite incluem cateteres venosos centrais e uso de medicamentos por via intravenosa. A endocardite infecciosa ocorre quando bactérias ou fungos chegam ao epitélio lesionado. Turbulência do fluxo de sangue associada a estreitamento ou incompetência de valvas ou a comunicações entre as circulações sistêmica e pulmonar lesionam o endotélio. Trombos e plaquetas aderem ao endotélio, formando vegetações. Quando um micróbio tem acesso à corrente sanguínea, coloniza a vegetação, alimentando-se do trombo. Grumos podem se separar de uma vegetação, sendo transportados para outras regiões do corpo, causando danos significativos (êmbolos sépticos). Fungos ou, com maior frequência, bactérias (especialmente estreptococos alfa-hemolíticos ou *Staphylococcus aureus*) são, com frequência, agentes da endocardite bacteriana.

É necessário ciclos completos com antibióticos ou antifúngicos para eliminar o microrganismo causador, durante 4 a 7 semanas. A prevenção da endocardite infecciosa em crianças suscetíveis com DCC ou distúrbios valvares é muito importante (Greenberg *et al.*, 2005; Yee, 2005).

Avaliação de enfermagem

Para uma descrição completa da fase de avaliação do processo de enfermagem, veja a página 564. Os achados da avaliação relacionados com endocardite infecciosa são discutidos a seguir.

História de saúde

Obtenha a história de saúde, registrando a ocorrência de febre baixa, intermitente e não explicada. Registre história de fadiga, anorexia, perda de peso ou sintomas de resfriado (artralgia, mialgia, calafrios, sudorese noturna). Registre história de defeito cardíaco congênito, distúrbio valvar ou insuficiência cardíaca.

Exame físico

Verifique a temperatura da criança, observando se ela tem febre baixa. Pesquise edema se houver também insuficiência cardíaca. Observe se existem petéquias na conjuntiva palpebral, na mucosa oral ou nos membros. Pesquise sinais de êmbolos extracardíacos:

- Manchas de Roth: pequenas hemorragias com centros pálidos nas escleróticas, no palato, na mucosa bucal, no tórax e nos dedos ou artelhos
- Lesões de Janeway: lesões hemorrágicas indolores e planas, vermelhas ou azuis, nas regiões palmares ou plantares
- Nódulos de Osler: pequenos nódulos dolorosos à palpação nos dedos ou nos artelhos
- Hemorragias subungueais

Avalie o eletrocardiograma observando se existe prolongamento do intervalo PR ou arritmias. Ausculte o coração observando se há sopro novo ou alterado. Ausculte os pulmões à procura de ruídos adventícios. Palpe o abdome procurando esplenomegalia (Greenberg *et al*., 2005; Yee, 2005).

Exames complementares

O diagnóstico em geral baseia-se na apresentação clínica. Os exames podem mostrar:

- Hemoculturas: bactérias ou fungos
- Hemograma: anemia, leucocitose
- Exames de urina: hematúria microscópica
- Ecocardiograma: cardiomegalia, função valvar anormal, áreas de vegetação

Tratamento de enfermagem

O tratamento de enfermagem visa à manutenção de um acesso venoso por pelo menos 4 semanas, para a administração adequada do tratamento antibiótico ou antifúngico. Verifique a temperatura da criança e os resultados das hemoculturas.

Em condições ideais, a endocardite infecciosa em crianças deve ser evitada. Crianças sob risco aumentado de endocardite infecciosa incluem aquelas com:

- Disfunção valvar ou valvas implantadas
- Prolapso da valva mitral com regurgitação
- A maioria dos defeitos cardíacos congênitos (excluindo-se alguns defeitos septais simples)
- Desvios cirúrgicos sistêmico-pulmonares
- Miocardiopatia hipertrófica

Crianças com risco alto devem praticar boa higiene oral, inclusive o uso de escova e de fio dental. Oriente os pais e escolares a portarem identificação de emergência durante todo o tempo. A unidade de saúde onde a criança é acompanhada fornece um cartão com as informações pertinentes. O cartão pode ser apresentado a qualquer profissional de saúde e inclui o tratamento recomendado com antibióticos profiláticos. Diga aos pais para notificarem ao profissional de saúde ou ao cardiologista se a criança apresentar sintomas gripais ou febre.

Crianças sob alto risco (como observamos anteriormente) submetidas a procedimentos que aumentam o risco de introdução dos tipos de bactérias responsáveis pela endocardite infecciosa devem receber profilaxia tal como recomendada pela American Heart Association. Antibióticos comuns usados na profilaxia podem incluir ampicilina, amoxicilina, gentamicina ou vancomicina. O Boxe 19.3 relaciona os procedimentos para os quais é recomendada a profilaxia com antibióticos em crianças sob alto risco.

Febre reumática

A febre reumática aguda (FRA) é uma sequela tardia da infecção da faringe por estreptococos do grupo A. Nos EUA, a doença ocorre com maior frequência em crianças de 5 a 15 anos de idade em áreas de maior prevalência de faringite estreptocócica, em especial durante os meses frios. Em geral, ocorre 2 a 3 semanas

Boxe 19.3 Procedimentos para os quais é recomendada a profilaxia de endocardite infecciosa

Procedimentos odontológicos
- Extrações dentárias
- Procedimentos periodontais
- Implantes dentários
- Recolocação de dentes avulsos
- Tratamento ou cirurgia de canal
- Injeções intraligamentares de analgésicos
- Qualquer procedimento odontológico em que se espera sangramento

Procedimentos do trato respiratório
- Tonsilectomia, adenoidectomia
- Broncoscopia rígida
- Cirurgia envolvendo a mucosa respiratória

Procedimentos do trato gastrintestinal
- Escleroterapia de varizes esofágicas
- Dilatação de estrituras esofágicas
- Colangiografia retrógrada endoscópica para obstrução biliar
- Outras cirurgias do trato biliar
- Cirurgias envolvendo a mucosa gastrintestinal

Procedimentos do trato geniturinário
- Cistoscopia
- Dilatação uretral
- Cirurgia envolvendo a próstata

Dados da American Heart Association (2006a). *Endocardite bacteriana*. Obtido em 29/11/2006 de http://www.americanheart.org/presenter.jhtml?identifier=4436; American Heart Association (2006b). *Bacterial endocarditis wallet card*. Obtido em 29/11/2006 de http://www.americanheart.org/downloadable/heart/1023826501754walletcard.pdf; Greenberg, J. D., Bonwit, A. M., & Roddy, M. G. (2005). Subacute bacterial endocarditis prophylaxis: a succint review for pediatric emergency physicians and nurses. *Clinical Pediatric Emergency Medicine*, 6(4), 266 a 272; and Yee, C. A. (2005). Endocarditis: The infected heart. *Nursing Management, 36*(2), 25 a 30.

após a infecção estreptocócica inicial. Acredita-se que a criança desenvolva anticorpos contra proteínas da superfície das bactérias, e que esses anticorpos tenham uma reação cruzada com o músculo cardíaco e com tecidos nervosos e sinoviais, causando cardite, artrite e coreia (movimentos espasmódicos aleatórios involuntários). A FRA afeta as articulações, o sistema nervoso central, a pele e o tecido subcutâneo, e causa lesões crônicas progressivas do coração e das valvas cardíacas. A maioria das crises de FRA dura 6 a 12 semanas, mas pode haver recorrência com infecções estreptocócicas subsequentes.

O diagnóstico de FRA baseia-se nos critérios de Jones modificados (Boxe 19.4). O tratamento visa controlar a inflamação e a febre, erradicar as bactérias, evitar lesões cardíacas permanentes e evitar recorrências. São usados penicilina (ou equivalente) durante 10 dias e corticosteroides ou anti-inflamatórios não esteroides. É recomendada profilaxia contínua com injeções mensais de penicilina G benzatina ou doses orais diárias de penicilina ou eritromicina, para evitar uma nova infecção estreptocócica e febre reumática recorrente. A profilaxia prossegue até a vida adulta (sem lesão valvar) ou até os 40 anos de idade (com lesão valvar) (Martin & Green, 2006).

Avaliação de enfermagem

Obtenha uma descrição da doença atual e da queixa principal, registrando se há febre e dor articular. Explore a história clínica recente da criança, pesquisando fatores de risco como infecção estreptocócica documentada ou dor de garganta nas últimas 2 a 3 semanas, ou história passada de febre reumática. Observe se há coreia de Sydenham, um distúrbio de movimentos da face e dos membros superiores. Inspecione a pele em busca de erupção cutânea, eritema marginado, erupção maculopapular vermelha com centro claro e bordas elevadas. Ausculte o coração pesquisando se há sopro. Palpe nódulos subcutâneos firmes e indolores nos punhos, cotovelos e joelhos. Observe um prolongamento do intervalo PR no eletrocardiograma. A cultura da faringe dá o diagnóstico definitivo de infecção estreptocócica, e a pesquisa de anticorpos antiestreptococos evidencia infecção recente. O ecocardiograma é necessário para se determinar a presença de cardite.

Boxe 19.4 Critérios de Jones modificados (American Heart Association)

O diagnóstico de febre reumática aguda exige a presença de dois critérios principais ou um principal e dois secundários.

Critérios principais

- Cardite
- Poliartrite migratória
- Nódulos subcutâneos
- Eritema marginado
- Coreia de Sydenham

Critérios secundários

- Artralgia
- Febre
- Elevação da velocidade de hemossedimentação ou da proteína C reativa
- Prolongamento do intervalo PR

Dados de Jaggi, P., & Shulman, S.T. (2006) Group A streptococcal infections. *Pediatrics in Review, 27,* 99–105; and Parillo, S.J., & Parillo, C. V. (2006). *Rheumatic fever.* Retrieved 11/13/06 from http://www.emedicine.com/emerg/topic509.htm.

Tratamento de enfermagem

O tratamento de enfermagem das criança com FRA tem como foco garantir a aceitação do uso de antibióticos na fase aguda e na profilaxia após a recuperação. Permita que a criança expresse sua frustração ou sentimentos em relação aos sintomas da coreia. Ofereça-lhe suporte para lidar com os movimentos anormais. Diga à criança e aos outros que os movimentos espasmódicos súbitos da coreia desaparecerão com o tempo, embora possam perdurar por vários meses. Algumas crianças precisam de um neuroléptico, como haloperidol, para controle da coreia. Administre corticosteroides ou anti-inflamatórios não esteroides para controle da dor e do edema articulares.

● Miocardiopatia

Miocardiopatia é uma condição na qual o miocárdio não pode contrair-se de modo adequado. A incidência de miocardiopatia em crianças está aumentando; ela ocorre em 1,13 por 100.000 (AHA, 2006d). A miocardiopatia pode ocorrer em crianças com distúrbios genéticos ou com doenças cardíacas congênitas, como resultado de um processo inflamatório ou infeccioso, hipertensão arterial ou após transplante ou cirurgia cardíaca, mas na maioria dos casos é idiopática. É mais frequente em lactentes e adolescentes. Existem três tipos de miocardiopatia. A miocardiopatia restritiva é rara em crianças e causa relaxamento atrial. A miocardiopatia dilatada é o tipo mais comum em crianças e pode causar insuficiência cardíaca resultante de dilatação ventricular e diminuição da contratilidade. Há uma tendência familiar na miocardiopatia dilatada, que pode também estar associada a distrofia muscular de Duchenne e de Becker (Marian *et al.*, 2004). Crianças com miocardiopatia dilatada podem apresentar insuficiência cardíaca. A miocardiopatia hipertrófica é mais comum em adolescentes e resulta em hipertrofia do músculo cardíaco, em especial do ventrículo esquerdo, prejudicando sua capacidade de enchimento. Cerca de dois terços dos casos de miocardiopatia hipertrófica são familiares, alguns herdados como um traço autossômico dominante (Marian *et al.*, 2004; Maron, 2004).

Não há cura para miocardiopatias, e a função muscular do coração não pode ser restaurada. O controle terapêutico visa melhorar a função cardíaca e a pressão arterial. Ventilação mecânica e medicamentos vasoativos são necessários em muitas crianças. Podem ser usados inibidores da ECA, betabloquedores ou bloqueadores dos canais de cálcio. Marca-passo ou cirurgia são úteis em alguns casos. Quase 40% das crianças com miocardiopatias morrem ou precisam de transplante cardíaco (Strauss & Lock, 2003).

Avaliação de enfermagem

Pesquise na história de saúde fatores de risco como:

- Defeito cardíaco congênito, transplante cardíaco ou cirurgia cardíaca
- Distrofia muscular de Duchenne ou de Becker

- História de miocardite, infecção pelo HIV ou doença de Kawasaki
- Hipertensão arterial
- Exposição a drogas ilícitas, álcool ou radiação
- Doenças do tecido conjuntivo, autoimunes ou endócrinas
- Diabetes materno
- História familiar de morte súbita

Pesquise história de angústia respiratória, fadiga ou retardo de crescimento (miocardiopatia dilatada) ou de dor torácica, tontura ou síncope (miocardiopatia hipertrófica). Observe se há edema de membros e distensão abdominal. Ausculte o coração, registrando se há taquicardia e ritmo irregular. Avalie o ritmo do coração no eletrocardiograma, registrando se existem arritmias e sinais de hipertrofia do ventrículo esquerdo.

Radiografias do tórax podem revelar cardiomegalia ou congestão pulmonar. O ecocardiograma mostra aumento de tamanho do coração, diminuição da contratilidade, diminuição da fração de ejeção ou hipertrofia septal assimétrica. O cateterismo cardíaco em geral é feito para ajudar o diagnóstico.

Tratamento de enfermagem

Muitas crianças com miocardiopatias precisam de tratamento intensivo inicial. Verifique se há complicações como coágulos sanguíneos ou arritmias, que podem causar parada cardíaca. Veja na seção anterior, sobre insuficiência cardíaca, as intervenções de enfermagem relacionadas com insuficiência cardíaca, que pode estar presente na miocardiopatia dilatada. Administre medicamentos vasoativos e outros, conforme a prescrição, monitorando a criança com cuidado para avaliar a resposta aos medicamentos e complicações. Ajude a criança a escolher atividades dentro das restrições prescritas. Dê apoio emocional à criança e à família, que podem sentir tensão significativa ao se darem conta da gravidade da doença.

• Hipertensão arterial

A hipertensão arterial acomete apenas 1 a 3% das crianças e adolescentes, mas com frequência tem consequências a longo prazo, como doença cardiovascular ou hipertrofia ventricular esquerda (Cromwell *et al.*, 2005a). Em crianças, os valores aceitáveis de pressão arterial baseiam-se no sexo, na idade e na altura. A hipertensão arterial é definida como uma pressão arterial persistentemente maior que o percentil 95 para sexo, idade e altura. Pré-hipertensão arterial refere-se a pressão arterial entre os percentis 90 e 95. A pressão arterial é considerada normal quando as pressões sistólica e diastólica estão abaixo do percentil 90 para sexo, idade e altura (USDHHS, NHLBI, 2005).

A hipertensão arterial em crianças pode ser classificada como primária ou secundária. A hipertensão primária em crianças é rara, mas a incidência aumenta com a idade, sendo maior na adolescência do que no início da infância. A hipertensão arterial em crianças é com maior frequência secundária a um problema clínico subjacente (doença renal, na maioria dos casos). Hipertensão arterial leve ou moderada em crianças em geral é assintomática, percebida apenas nas consultas de rotina ou durante o acompanhamento para fatores de risco conhecidos.

O tratamento depende dos níveis pressóricos e do tempo de duração. Redução de peso, dieta adequada e aumento da atividade física são componentes importantes do controle de crianças com pré-hipertensão ou hipertensão arterial assintomática. Algumas crianças precisam de medicamentos anti-hipertensivos ou diuréticos.

Fisiopatologia

O equilíbrio entre o débito cardíaco e a resistência vascular periférica determina a pressão arterial. Um aumento de um dos fatores sem diminuição compensadora do outro causa aumento da pressão arterial média. Fatores que regulam o débito cardíaco e a resistência vascular periférica incluem alterações do equilíbrio eletrolítico, especialmente do sódio, do cálcio e do potássio.

Avaliação de enfermagem

Obtenha a história de saúde, determinando se existem fatores de risco de hipertensão, tais como:

- História familiar
- Obesidade
- Hiperlipidemia
- Doença renal (inclusive infecções urinárias frequentes)
- Lúpus eritematoso sistêmico
- Doença cardíaca congênita
- Neurofibromatose, síndrome de Turner e outros distúrbios genéticos
- Prematuridade
- Ventilação neonatal prolongada
- Cateterismo da artéria umbilical
- Diabetes melito
- Aumento da pressão intracraniana
- Tumores malignos
- Transplante de órgãos sólidos
- Medicamentos que aumentam a pressão arterial

Sinais e sintomas relatados durante a história de saúde podem incluir retardo do crescimento (com certos problemas clínicos crônicos), obesidade e, em escolares, cefaleia, alterações sutis de comportamento ou de atuação na escola, fadiga, borramento visual, epistaxe ou paralisia de Bell.

Determine peso e altura/comprimento da criança. Marque esses parâmetros no gráfico de crescimento adequado para o sexo e a idade. Observe o percentil de altura/comprimento, que será usado para determinar o percentil da pressão arterial (ver Apêndice A). Verifique a pressão arterial nos quatro membros (para excluir coarctação da aorta). Verifique se a criança está relaxada e sentada ou reclinada. Veja no Capítulo 9 informações relacionadas com a medida precisa da pressão arterial em crianças.

Exame físico

Inspecione a pele pesquisando:

- Acne, hirsutismo ou estrias (associados ao uso de esteroides anabolizantes)
- Manchas café-com-leite (associadas a neurofibromatose)
- Eritema malar (associado a lúpus)
- Palidez, sudorese ou rubor (associados a feocromocitoma)

Observe se há edema de membros (doença renal) ou articular (lúpus). Observe no tórax o impulso apical (hipertrofia ventricular) ou mamilos espaçados (síndrome de Turner). Ausculte o coração, registrando taquicardia (associada a hipertensão arterial primária) ou sopro (associado a coarctação da aorta). Palpe o abdome pesquisando massas ou aumento dos rins (Flynn, 2001).

Exames complementares

Embora o diagnóstico de hipertensão arterial se baseie em aferições da pressão arterial, outros exames complementares esclarecem as causas de hipertensão arterial secundária, inclusive:

- Exame de urina e dosagens de ureia e de creatinina no sangue podem revelar a presença de doença renal
- Ultrassonografia ou angiografia renal podem revelar anormalidades renais ou do trato urinário
- O ecocardiograma pode mostrar hipertrofia ventricular esquerda
- O lipidograma pode mostrar hiperlipidemia (USDHHS, NHLBI, 2005)

Tratamento de enfermagem

Não se demonstrou cientificamente que a restrição de sal e a suplementação de potássio e cálcio diminuam a pressão arterial em crianças (Kay *et al.*, 2001b). Entretanto, algumas crianças se beneficiam da restrição de sal, porque parecem ser sensíveis à ingestão de sal (Flynn, 2001). Ajude a criança e a família a desenvolverem um plano de redução de peso, se a criança estiver com sobrepeso ou obesa. Estimule a criança e a família a controlarem o tamanho das refeições, diminuírem a ingestão de bebidas e lanches açucarados e comerem mais frutas e vegetais, e um desjejum saudável (USDHHS, NHLBI, 2005). Consulte um nutricionista para ajuda extra no planejamento das refeições. Para aumentar a atividade física, a criança deve encontrar um esporte ou exercício que lhe desperte o interesse. Atividades aeróbicas, como corridas, caminhadas ou andar de bicicleta, podem ser especialmente úteis. Quando a criança precisa de terapia anti-hipertensiva, oriente a criança e a família sobre como administrar o medicamento. Avise aos pais sobre os efeitos colaterais associados a anti-hipertensivos. Oriente os pais a medirem a pressão arterial tal como foi determinado pelo médico e a cumprirem as marcações de consultas para acompanhamento. Ver Healthy People 2010.

• Doença de Kawasaki

A doença de Kawasaki é uma vasculite sistêmica aguda que ocorre especialmente em lactentes e crianças pequenas. É a principal causa de doença cardíaca adquirida em crianças, e ocorre com maior frequência no inverno e na primavera (Newburger *et al.*, 2004). Todos os anos mais de 4.000 crianças são hospitalizadas nos EUA com doença de Kawasaki, que, embora acometa todas as etnias, é mais frequente em crianças de ascendência asiática ou do Pacífico (Newburger *et al.*, 2004). É uma síndrome autolimitada, mas causa sequelas cardiovasculares graves em até 25% das crianças acometidas (Newburger *et al.*, 2004). Aneurismas das artérias coronárias causam infartos do miocárdio e morte em algumas crianças (Driscoll, 2006a). O tratamento da fase aguda da doença de Kawasaki focaliza a redução da inflamação das paredes das artérias coronárias e prevenção de tromboses. O tratamento crônico de crianças que desenvolvem aneurismas durante a fase inicial é dirigido para a prevenção de isquemia miocárdica (Newburger *et al.*, 2004). Na fase aguda, são usadas doses altas de ácido acetilsalicílico fracionadas em quatro tomadas diárias e uma única infusão de imunoglobulina intravenosa. Quando a febre persiste durante mais de 48 h após o início do tratamento, pode-se dar uma segunda dose de imunoglobulina intravenosa. Pulsos de corticosteroides também podem ser usados para evitar ou inibir a progressão de aneurismas (Dummer & Newburger, 2004).

Healthy People 2010

Objetivo	Importância
Aumentar a proporção de pessoas que recebem orientação adequada sobre comportamentos relacionados com saúde.	• Evitar o desenvolvimento de hipertensão arterial e estimular as crianças a manterem um peso saudável e fazerem exercícios regulares.

Fisiopatologia

Embora a etiologia não seja conhecida, a doença de Kawasaki pode ter uma causa infecciosa. A opinião corrente é que algum agente infeccioso (ainda não identificado) causa a doença em crianças que têm susceptibilidade genética. A doença de Kawasaki parece ser uma resposta autoimune mediada por citocinas induzidas por antígenos da superfície das células endoteliais, causando vasculite. Neutrófilos, seguidos por células mononucleares, linfócitos T e plasmócitos produtores de imunoglobulina A, infiltram-se nos vasos. A inflamação ocorre nas três camadas dos vasos de pequeno e médio calibre. Nos casos graves, ocorrem edema e necrose da musculatura lisa da camada média da parede dos vasos. Ocorre vasculite generalizada, com inflamação e edema. A integridade da parede vascular é prejudicada por fragmentação das fibras de elastina e de colágeno. Esse mecanismo provoca dilatação (ectasia) ou aneurisma das artérias coronárias. Algumas crianças não têm alterações das artérias coronárias, enquanto outras desenvolvem aneurismas na fase aguda ou como sequela a longo prazo. Lactentes são os que correm o maior risco de aneurismas (Newburger *et al.*, 2004).

Avaliação de enfermagem

A avaliação de enfermagem consiste em obtenção da história de saúde, exame físico e exames complementares.

História de saúde

Obtenha a história de saúde, notando qualquer dos seguintes:

- Febre
- Calafrios
- Cefaleia
- Mal-estar
- Irritabilidade extrema
- Vômitos
- Diarreia

- Dor abdominal
- Dor articular

É de especial importância o relato de febre alta (39,9°C) com pelo menos 5 dias de duração sem resposta a antibióticos.

Exame físico

Observe se há conjuntivite bilateral significativa sem secreção. Inspecione a boca, pesquisando lábios secos com fissuras, língua rachada e vermelha, e eritema da mucosa oral e da faringe. Observe o precórdio hiperdinâmico. Avalie a pele pesquisando:

- Erupção difusa eritematosa polimórfica
- Edema das mãos e dos pés
- Eritema e induração dolorosa das regiões palmares e plantares
- Descamação na região perineal, nos dedos e nos artelhos, estendendo-se para as regiões palmares e plantares
- Possível icterícia

Palpe o pescoço à procura de linfadenopatia (em geral unilateral) e as articulações à procura de sensibilidade aumentada. Pesquise se existe aumento do fígado. Ausculte o coração, notando se há taquicardia, galope ou sopro (Newburger *et al.*, 2004; Rowley, 2004).

Exames complementares

O hemograma pode mostrar anemia moderada, leucocitose durante a fase aguda e trombocitose (contagem de plaquetas elevada a 500.000 a 1.000.000/mm^3) na fase seguinte. A velocidade de hemossedimentação e a proteína C reativa estão elevadas. O ecocardiograma é feito o mais cedo possível após a confirmação do diagnóstico, para obtenção de uma base do coração normal e para se avaliar o envolvimento das artérias coronárias. Ecocardiogramas podem ser repetidos durante a doença e para acompanhamento a longo prazo. Em alguns casos, o envolvimento cardíaco justifica um cateterismo cardíaco.

Tratamento de enfermagem

Além da administração de ácido acetilsalicílico e imunoglobulina intravenosa, o tratamento de enfermagem da doença de Kawasaki focaliza a monitoração do estado cardíaco, a promoção de conforto e a orientação da família.

Monitoração do estado cardíaco

Administre líquidos intravenosos ou orais conforme prescritos, avaliando com cuidado a ingestão e as eliminações. Prepare a criança para o ecocardiograma. Avalie com frequência sinais de desenvolvimento de insuficiência cardíaca, como taquicardia, galope, diminuição do fluxo urinário ou angústia respiratória. Avalie as características e a força dos pulsos. Faça monitoração cardíaca tal como prescrita, relatando arritmias.

Medidas para aumentar o conforto

Paracetamol é usado para controle da dor e aplique tecidos frios conforme a tolerância. Mantenha o ambiente calmo, e reúna as atividade de enfermagem para diminuir a estimulação e a irritabilidade. Diga aos pais que a irritabilidade é um aspecto proeminente da doença de Kawasaki, e apoie seus esforços para consolar a criança. Aplique vaselina líquida ou uma pomada lubrificante nos lábios da criança. Encoraje a criança maior a lamber cubos de gelo, lactentes podem sugar um tecido úmido frio. Picolés também podem ser calmantes. Providencie um posicionamento adequado, especialmente se a criança tiver dor articular ou artrite.

Orientação da criança e da família

Oriente os pais a verificarem a temperatura da criança após a alta, até que ela esteja sem febre durante alguns dias. Crianças com febre prolongada ou recorrente podem precisar de uma segunda dose de imunoglobulina intravenosa. Informe aos pais que a irritabilidade pode durar até 2 meses após o diagnóstico inicial de doença de Kawasaki. Efeitos tóxicos do tratamento com ácido acetilsalicílico, como cefaleia, confusão, tonturas ou tinido, devem ser relatados ao médico. Anti-inflamatórios não esteroides devem ser evitados durante o tratamento com ácido acetilsalicílico. Em crianças com artrite continuada (que melhora em algumas semanas), exercícios de amplitude de movimentos com um banho matinal podem ajudar a diminuir a rigidez. Oriente os pais a evitarem vacinas contra sarampo e varicela durante 11 meses após a administração de imunoglobulina intravenosa em altas doses (Newburger *et al.*, 2004). É importante que a família cumpra a programação de acompanhamento cardiológico para se determinar o desenvolvimento ou a progressão de ectasia ou aneurisma das artérias coronárias. Se a criança tiver um envolvimento cardíaco grave, ensine aos pais reanimação cardiorrespiratória antes da alta hospitalar.

Hiperlipidemia

Hiperlipidemia refere-se a níveis altos de lipídios (gorduras e colesterol) no sangue. Níveis altos de lipídios são um fator de risco para o desenvolvimento de aterosclerose, que pode resultar em doença arterial coronariana, um distúrbio cardiovascular grave que ocorre em adultos. Crianças com níveis altos de lipídios, embora permaneçam assintomáticas, tendem a manter níveis altos na vida adulta, o que aumenta o risco de doença arterial coronariana. Assim, a detecção, a triagem e a intervenção precoce são importantes, em especial se houver uma tendência familiar a doença cardíaca (Labarthe *et al.*, 2003).

Fisiopatologia

O colesterol é um elemento constituinte de hormônios e de membranas celulares. Existe em alimentos derivados de animais, como ovos, laticínios, carnes, aves e frutos do mar. O colesterol também é fabricado no corpo. Colesterol e triglicerídeos são lipídios. As lipoproteínas de densidade muito baixa (VLDL) são proteínas com pequenas quantidades de colesterol e de fosfolipídios, que são convertidas com facilidade em lipoproteínas de densidade baixa (LDL). O colesterol pode ser expresso em termos de colesterol LDL ou colesterol HDL (colesterol ligado a lipoproteínas de alta densidade). As LDL contêm relativamente mais colesterol e triglicerídeos. As HDL contêm cerca de 50% de proteínas, sendo o restante colesterol, triglicerídeos e fosfolipídios. Níveis altos de colesterol e de triglicerídeos colocam a pessoa em risco de aterosclerose. Níveis elevados de VLDL e LDL, com níveis diminuídos de HDL, produzem um risco adicional de aterosclerose.

Tratamento

A triagem de crianças com hiperlipidemia é importante para a detecção precoce, a intervenção e a prevenção subsequente de aterosclerose em adultos. O National Cholesterol Education Program recomenda a triagem de hiperlipidemia em crianças acima de 2 anos de idade se:

- Um dos genitores tiver taxa de colesterol total acima de 240 mg/dℓ
- Houver história familiar de doença cardiovascular em um genitor ou avô antes de 55 anos de idade
- Não for possível obter a história familiar

Todas as crianças devem seguir uma dieta com cotas adequadas de gorduras (ver, adiante, a seção sobre tratamento de enfermagem) e devem participar de atividades físicas. Quando a dieta e os exercícios não forem suficientes para diminuir o colesterol para níveis adequados, podem ser usados medicamentos como resinas, derivados do ácido fíbrico, estatinas ou niacina.

Avaliação de enfermagem

Obtenha uma história de saúde, registrando fatores de risco como história familiar de hiperlipidemia, doença cardíaca precoce, hipertensão arterial, diabetes melito ou outra anormalidade endócrina, acidente vascular cerebral ou morte súbita. Verifique os níveis anteriores de lipídios, se estiverem disponíveis. Verifique o peso e a altura da criança, marcando-os em gráficos padronizados de crescimento. Observe se existe sobrepeso ou obesidade, que são fatores de risco associados a hiperlipidemia. Em geral não existem achados físicos específicos, associados a hiperlipidemia. A Tabela 19.3 mostra detalhes sobre a interpretação dos níveis de colesterol.

Tratamento de enfermagem

Diga à família que a criança precisa ficar 12 h em jejum antes do exame de sangue (amostras inicial e de acompanhamento). O controle dietético é o primeiro passo para a prevenção e o controle de hiperlipidemia em crianças com mais de 2 anos de idade. A dieta deve consistir basicamente em frutas, vegetais, laticínios com pouca gordura, grãos integrais, feijões, carne e aves magras e peixes. Assim como em adultos, a gordura não deve exceder 30% da ingestão diária de calorias. A ingestão de gorduras pode variar em dias, porque muitos pré-escolares são muito seletivos quanto aos alimentos. Limite as gorduras saturadas escolhendo carnes magras, removendo a pele da carne de aves antes de cozinhá-la e evitando óleos de palmeiras ou de coco, e gorduras hidrogenadas. Oriente as famílias a lerem os rótulos para determinar a composição dos alimentos. Limite a ingestão de alimentos processados ou refinados e de bebidas que contenham muito açúcar; esses produtos fornecem nutrição mínima e muitas calorias. Crianças acima de 2 anos de idade devem ter 1 h por dia de brincadeiras ou atividades físicas vigorosas.

Se forem necessários medicamentos, oriente a criança e a família sobre dosagem, a administração e possíveis efeitos adversos. Ajude a família a desenvolver um plano de medicação compatível com os programas escolares e de trabalho, para aumentar a aceitação.

Tabela 19.3 Interpretação dos níveis de colesterol em crianças com 2 a 19 anos de idade

Colesterol total (mg/dℓ)	Colesterol LDL (mg/dℓ)	Interpretação
<170	<100	Normal
170 a 200	100 a 130	Limítrofe
>200	>130	Alto

Starc, T. J. (2001). Management of hyperlipidemia in children. *Progress in Pediatric Cardiology, 12*(2), 205 a 213.

Transplante cardíaco

O transplante cardíaco é indicado para crianças com doença cardíaca terminal relacionada com miocardiopatia ou doença cardíaca congênita. Candidatos a transplante cardíaco são crianças com opções clínicas e cirúrgicas esgotadas e que têm uma expectativa de vida de 12 a 24 meses (Gabrys, 2005). Desde 1991, 350 a 390 crianças por ano receberam transplantes cardíacos (Boucek *et al*., 2006). A taxa de sobrevivência de 5 anos é de 75%, e a de 10 anos é de 65% (Gabrys, 2005).

É feita uma avaliação abrangente para se determinar se a criança é candidata a transplante cardíaco, incluindo:

- Radiografias do tórax, eletrocardiograma, ecocardiograma, prova de esforço, cateterismo cardíaco, provas de função pulmonar
- Hemograma completo com contagem diferencial, tempos de protrombina e de tromboplastina parcial, bioquímica de sangue e eletrólitos, ureia e creatinina
- Exame de urina e depuração da creatinina
- Culturas de sangue, garganta, urina, fezes e escarro para bactérias, vírus, fungos e parasitos
- Anticorpos contra vírus Epstein-Barr, citomegalovírus, varicela, herpes simples, hepatites e HIV
- Tipagem de HLA e testes de compatibilidade
- Tomografia computadorizada ou ressonância magnética, eletroencefalograma
- Consultas com neurologista, psicólogo, geneticista, assistente social, nutricionista, fisioterapeuta, terapeuta ocupacional, coordenador financeiro

Crianças com doenças irreversíveis pulmonares, hepáticas, renais ou do sistema nervoso central, doenças malignas recentes (nos últimos 5 anos) ou infecções virais crônicas podem ser excluídas como candidatas.

Uma vez determinada a candidatura, o centro de transplantes registra a criança como receptora potencial na United Network for Organ Sharing (UNOS). No Brasil existe uma central de transplantes de âmbito nacional. Ver *site* do Ministério da Saúde. O grupo sanguíneo, o tamanho do corpo, o tempo na lista de espera e a urgência clínica são usados na avaliação da compatibilidade. Crianças à espera de um transplante podem precisar de hospitalização contínua ou intermitente. A coordenação entre a obtenção de órgãos e o procedimento de transplante é essencial (Canter, 2000; Gabrys, 2005).

Procedimento cirúrgico e tratamento pós-operatório

A maioria dos procedimentos de transplante é **ortotópica**, o que significa que o coração do receptor é removido e substituído pelo coração do doador na área anatômica normal do coração (del Rio, 2000). São usadas circulação extracorpórea e hipotermia para manter a circulação, proteger o cérebro e oxigenar o receptor durante o procedimento. No período pós-operatório, a criança pode ter função cardíaca e capacidade de exercício quase normais, e pode se mostrar apta a voltar à escola.

É necessário tratamento imunossupressor durante o resto da vida da criança, para evitar rejeição do coração transplantado. Em geral é usado um esquema com três medicamentos, inclusive inibidores da calcineurina (ciclosporina, tacrolimo), citotóxicos (micofenolato de mofetila, azatioprina) e corticosteroides. O acompanhamento contínuo é feito pelo cardiologista e pelo cirurgião de transplante. Complicações do transplante cardíaco incluem infecções por bactérias, fungos ou vírus e rejeição do transplante. Podem ocorrer neoplasias resultantes de imunossupressão crônica.

Tratamento de enfermagem

Os cuidados de enfermagem pré-operatórios da criança submetida a transplante são semelhantes aos de crianças submetidas a outros tipos de cirurgia cardíaca. Além disso, a enfermeira deve participar da avaliação abrangente antes do transplante. Os cuidados da criança após o transplante são intensivos e complexos. Avalie a capacidade da família de executar as tarefas necessárias. Oriente a família sobre o processo de avaliação e de transplante, e sobre o período de espera. No período pré-operatório imediato, obtenha uma história e um exame físico completos, e os exames de sangue de última hora. Forneça orientação pré-operatória semelhante à de outras cirurgias cardíacas.

No período pós-operatório, faça avaliações frequentes e forneça cuidados de rotina para pacientes cirúrgicos cardíacos. Além disso, pesquise com cuidado sinais de infecção ou de rejeição. Rejeição aguda pode ser indicada por febre baixa, fadiga, taquicardia, náuseas, vômitos, dor abdominal e diminuição da tolerância a atividades, embora algumas crianças permaneçam assintomáticas. Mantenha técnicas estritas de lavagem das mãos e isole a criança de outras crianças portadpras de infecções. Embora vacinas vivas sejam contraindicadas para crianças imunossuprimidas, vacinas inativadas devem ser aplicadas, segundo recomendação (Centers for Disease Control and Prevention, 2006). Ver *site* do Ministério da Saúde: as formulações vacinais diferenciadas. Diga à criança e à família que ela pode voltar à escola e às atividades usuais em cerca de 3 meses após o transplante. Dê à criança apoio emocional relacionado com alterações da imagem corporal, como crescimento de pelos, hiperplasia de gengivas, ganho de peso, rosto arredondado, acne e erupções que ocorrem com tratamento imunossupressor por longo prazo.

Referências

Abdallah, H. (2006). *Pediatric cardiac testing.* Retrieved 10/3/06 from http://www.childrenheartinstitute.org/testing/testhome.htm.

Ackley, B. J., & Ladwig, G. B. (2006). *Nursing diagnosis handbook: A guide to planning care* (7th ed.). St. Louis: Mosby.

AGA Medical Corporation. (2006). *Amplatzer™ septal occluder (ASD).* Retrieved 11/19/06 from http://www.amplatzer.com/us/medical_professionals/aso.html.

Al-Karaawi, Z. M., Lucas, V. S., Gelbier, M., & Roberts, G. J. (2001). Dental procedures in children with severe congenital heart disease: A theoretical analysis of prophylaxis and non-prophylaxis procedures. *Heart, 85,* 66–68.

American Academy of Pediatrics, National High Blood Pressure Education Program, Working Group on High Blood Pressure in Children and Adolescents. (2004). The fourth report on the diagnosis, evaluation, and treatment of high blood pressure in children and adolescents. *Pediatrics, 114*(2), 555–576.

American Heart Association. (2006a). *Bacterial endocarditis.* Retrieved 11/29/06 from http://www.americanheart.org/presenter.jhtml?identifier=4436.

American Heart Association. (2006b). *Bacterial endocarditis wallet card.* Retrieved 11/29/06 from http://www.americanheart.org/ downloadable/heart/1023826501754walletcard.pdf.

American Heart Association. (2006c). *Diseases, conditions and treatments.* Retrieved 11/18/06 from http://www.americanheart.org/presenter.jhtml?identifier=3028667.

American Heart Association. (2006d). *Youth and cardiovascular diseases—statistics.* Retrieved 11/13/06 from http://www.americanheart.org/downloadable/heart/1136818182083Youth06.pdf

Balentine, J., & Eisenhart, A. (2005). *Aortic stenosis.* Retrieved 11/19/06 from http://www.emedicine.com/emerg/topic40.htm.

Barbas, K. H., & Kelleher, D. K. (2004). Breastfeeding success among infants with congenital heart disease. *Pediatric Nursing, 30*(4), 285–289.

Beke, D. M., Braudis, N. J., & Lincoln, P. (2005). Management of the pediatric postoperative cardiac surgery patient. *Critical Care Nursing Clinics of North America, 17*(4), 405–416.

Betz, C. L., & Sowden, L. A. (2005). *Mosby pediatric nursing reference* (5th ed.). St. Louis: Mosby.

Bezold, L. I. (2006). Cardiovascular embryology. In J. A. McMillan (Ed.), *Oski's pediatrics: Principles and practice.* Philadelphia: Lippincott Williams & Wilkins.

Boucek, M. M., Waltz, D. A., Edwards, L. B., et al. (2006). Registry of the International Society for Heart and Lung Transplantation: Ninth official pediatric heart transplantation report, 2006. *Journal of Heart and Lung Transplantation, 25,* 893–903.

Bricker, J. T. (2006). Hypertension. In J. A. McMillan (Ed.), *Oski's pediatrics: Principles and practice.* Philadelphia: Lippincott Williams & Wilkins.

Broyles, B. (2006). *Case studies in pediatrics.* Clifton Park, NY: Thomson Delmar Learning.

Brumund, M., & Strong, W. (2002). Murmurs, fainting, chest pain: Time for a cardiology referral? *Contemporary Pediatrics, 2,* 155. Retrieved 11/22/06 from http://www.contemporarypediatrics.com/contpeds/article/articleDetail.jsp?id=126596&searchString=congenital%20heart%20disease.

Cannon, B. C. (2006). Abnormalities in rate and rhythm. In J. A. McMillan (Ed.), *Oski's pediatrics: Principles and practice.* Philadelphia: Lippincott Williams & Wilkins.

Canter, C. E. (2000). Preoperative assessment and management of pediatric heart transplantation. *Progress in Pediatric Cardiology, 11*(2), 91–97.

Carpenito-Moyet, L. J. (2004). *Nursing care plans & documentation: Nursing diagnoses and collaborative problems.* Philadelphia: Lippincott Williams & Wilkins.

Centers for Disease Control and Prevention, National Immunization Program. (2006). *General recommendations on immunization: epidemiology and prevention of vaccine-preventable diseases.* Retrieved 12/20/06 from http://www.cdc.gov/nip/ed/vpd2006/Slides/chap02-genrecs9.ppt#324,1,Slide 1.

Chamberlain, R. S. (2006). Pediatric cardiovascular disorders. In S. M. Nettina (Ed.), *Lippincott manual of nursing practice.* Philadelphia: Lippincott Williams & Wilkins.

Chang, R. R., Chen, A. Y., & Klitzner, T. S. (2000). Factors associated with age and operation for children with congenital heart disease. *Pediatrics, 105,* 1073–1081.

Cheatham, J. P. (2006). Pulmonary stenosis. In J. A. McMillan (Ed.), *Oski's pediatrics: Principles and practice.* Philadelphia: Lippincott Williams & Wilkins.

Chen, C.-W., Li, C.-Y., & Wang, J.-K. (2004). Growth and development of children with congenital heart disease. *Journal of Advanced Nursing, 47*(3), 260–269.

Chen, C.-W., Li, C.-Y., & Wang, J.-K. (2005). Self-concept: Comparison between school-aged children with congenital heart disease and normal school-aged children. *Journal of Clinical Nursing, 14,* 394–402.

Christensen, D. D., Vincente, R. N., & Campbell, R. M. (2005). Presentation of atrial septal defect in the pediatric population. *Pediatric Cardiology, 26*(6), 812–814.

Coleman, K. B. (2002). Genetic counseling in congenital heart disease. *Critical Care Nursing Quarterly, 25*(3), 8–16.

Connor, J. A. (2003). Initial outcome for infants born with hypoplastic left heart syndrome. *Dissertation Abstracts International* (UMI No. 3088310).

Connor, J. A., Arons, R. R., Figueroa, M., & Gebbie, K. M. (2004). Clinical outcomes and secondary diagnoses for infants born with hypoplastic left heart syndrome. *Pediatrics, 114*(2), e160–165. Retrieved 11/18/06 from http://www.pediatrics.org/cgi/ content/full/114/2/e160.

Couch, S. C., Daniels, S. R., & Deckelbaum, R. J. (2003). Current concepts of diet therapy for children with hypercholesterolemia. *Progress in Pediatric Cardiology, 17*(2), 179–186.

Craig, J., Fineman, L. D., Moynihan, P., & Baker, A. L. (2001). Cardiovascular critical care problems. In M. A. Q. Curley & P. A. Moloney-Harmon (Eds.), *Critical care nursing of infants and children* (2nd ed.). Philadelphia: W. B. Saunders Company.

Cromwell, P. F., Munn, N., & Zolkowski-Wynne, J. (2005a). Evaluation and management of hypertension in children and adolescents (part 1): Diagnosis. *Journal of Pediatric Health Care, 19*(3), 172–175.

Cromwell, P. F., Munn, N., & Zolkowski-Wynne, J. (2005b). Evaluation and management of hypertension in children and adolescents (part 2): Evaluation and management. *Journal of Pediatric Health Care, 19*(5), 309–313.

Cunningham, F. G., Leveno, K. L., Bloom, S. L., et al. (2005). *Williams obstetrics* (22nd ed.). New York: McGraw-Hill Companies.

Daniels, S. R. (2001). Obesity in the pediatric patient: Cardiovascular complications. *Progress in Pediatric Cardiology, 12*(2), 161–167.

del Rio, M. J. (2000). Transplantation in complex congenital heart disease. *Progress in Pediatric Cardiology, 11*(2), 107–113.

Dooley, K. J., & Bishop, L. (2002). Medical management of the cardiac infant and child after surgical discharge. *Critical Care Nursing Quarterly, 25*(3), 98–104.

Doroshow, R. W. (2001). The adolescent with simple or corrected congenital heart disease. *Adolescent Medicine, 12*(1), 1–23.

Driscoll, D. J. (2006a). *Fundamentals of pediatric cardiology.* Philadelphia: Lippincott Williams & Wilkins.

Driscoll, D. J. (2006b). Tricuspid atresia. In J. A. McMillan (Ed.), *Oski's pediatrics: Principles and practice.* Philadelphia: Lippincott Williams & Wilkins.

Du, Z., & Hijazi, Z. M. (2001). *Transcatheter closure of ventricular septal defect.* Retrieved 11/19/06 from http://www.fac.org.ar/ scvc/llave/pediat/hijazi/hijazii.htm.

Dummer, K. B., & Newburger, J. W. (2004). Acute management of Kawasaki disease. *Progress in Pediatric Cardiology, 19*(2), 129–135.

Eidem, B. W. (2006). Hypoplastic left heart syndrome. In J. A. McMillan (Ed.), *Oski's pediatrics: Principles and practice.* Philadelphia: Lippincott Williams & Wilkins.

Einarson, K. D., & Arthur, H. M. (2003). Predictors of oral feeding difficulty in cardiac surgical infants. *Pediatric Nursing, 29*(4), 315–319.

El-Said, G. M., Baghdady, Y. M. K., & El-Said, H. G. (2006). Rheumatic fever. In J. A. McMillan (Ed.), *Oski's pediatrics: Principles and practice.* Philadelphia: Lippincott Williams & Wilkins.

El-Said, G. M., Baghdady, Y. M. K., & El-Said, H. G. (2006). Rheumatic heart disease. In J. A. McMillan (Ed.), *Oski's pediatrics: Principles and practice.* Philadelphia: Lippincott Williams & Wilkins.

Evangelista, J. K., Parsons, M., & Renneburg, A. K. (2000). Chest pain in children: Diagnosis through history and physical examination. *Journal of Pediatric Health Care, 14*(1), 3–8.

Fernandes, J. R. H. (2005). The experience of a broken heart. *Critical Care Nursing Clinics of North America, 17*(4), 319–327.

Ferrieri, P., & the Jones Criteria Working Group. (2002). Proceedings of the Jones criteria workshop. *Circulation, 106,* 2521. Retrieved 11/29/06 from http://circ.ahajournals.org/cgi/content/full/106/19/2521?ck=nck#top.

Fixler, D. E. (2006). Epidemiology of congenital heart disease. In J. A. McMillan (Ed.), *Oski's pediatrics: Principles and practice.* Philadelphia: Lippincott Williams & Wilkins.

Flynn, J. T. (2001). Evaluation and management of hypertension in childhood. *Progress in Pediatric Cardiology, 12*(2), 177–188.

Flynn, J. (2003). Recognizing and managing the hypertensive child. *Contemporary Pediatrics, 20,* 38. Retrieved 11/22/06 from http://www.contemporarypediatrics.com/contpeds/article/articleDetail.jsp?id=111767&searchString=hypertension.

Friedman, R. A., & Starke, J. R. (2006). Infective endocarditis. In J. A. McMillan (Ed.), *Oski's pediatrics: Principles and practice.* Philadelphia: Lippincott Williams & Wilkins.

Freitas-Nichols, J. (2004). Cardiovascular disorders. In C. E. Burns et al., *Pediatric primary care: A handbook for nurse practitioners* (3rd ed.). Philadelphia: W. B. Saunders.

Fulton, D. R., & Freed, M. D. (2004). The pathology, pathophysiology, recognition, and treatment of congenital heart disease. In V. Fuster, R. W. Alexander, & R. A. O'Rourke (Eds.), *Hurst's the heart* (11th ed., pp. 1785–1850). New York: McGraw-Hill Companies.

Fyfe, D. A., & Parks, W. J. (2002). Noninvasive diagnostics in congenital heart disease: Echocardiography and magnetic resonance imaging. *Critical Care Nursing Quarterly, 25*(3), 26–36.

Gabrys, C. A. (2005). Pediatric cardiac transplants: A clinical update. *Journal of Pediatric Nursing, 20*(2), 139–143.

Gidding, S. S., Dennison, B. A., Birch, L. L., et al. (2006). Dietary recommendations for children and adolescents: A guide for practitioners. *Pediatrics, 117,* 544–559.

Green, A. (2004). Outcomes of congenital heart disease: A review. *Pediatric Nursing, 30*(4), 280–284.

Greenberg, J. D., Bonwit, A. M., & Roddy, M. G. (2005). Subacute bacterial endocarditis prophylaxis: A succinct review for pediatric emergency physicians and nurses. *Clinical Pediatric Emergency Medicine, 6*(4), 266–272.

Griffin, K. J., Elkin, T. D., & Smith, C. J. (2003). Academic outcomes in children with congenital heart disease. *Clinical Pediatrics, 42*(5), 401–409.

Gumbiner, C. H. (2006). Ventricular septal defect. In J. A. McMillan (Ed.), *Oski's pediatrics:Principles and practice.* Philadelphia: Lippincott Williams & Wilkins.

Hagler, D. J. (2001). Palliated congenital heart disease. *Adolescent Medicine, 12*(1), 23–35.

Hershberger, R. E. (2005). Familial dilated cardiomyopathy. *Progress in Pediatric Cardiology, 20*(2), 161–168.

Huhta, J. C. (2006). Echocardiography and electrocardiography. In J. A. McMillan (Ed.), *Oski's pediatrics: Principles and practice.* Philadelphia: Lippincott Williams & Wilkins.

Jaggi, P., & Shulman, S. T. (2006). Group A streptococcal infections. *Pediatrics in Review, 27,* 99–105.

Karch, A. M. (2007). *Lippincott's nursing drug guide.* Philadelphia: Lippincott Williams & Wilkins.

Kay, J. D., Colan, S. D., & Graham, T. P. (2001a). Congestive heart failure in pediatric patients. *American Heart Journal, 142*(5), 923–928.

Kay, J. D., Sinaiko, A. R., & Daniels, S. R. (2001b). Pediatric hypertension. *American Heart Journal, 142*(3), 422–432.

Kopf, G. S., & Mello, D. M. (2006). Cardiovascular surgery in the newborn. In J. A. McMillan (Ed.), *Oski's pediatrics: Principles and practice.* Philadelphia: Lippincott Williams & Wilkins.

Koppel, R. I., Druschel, C. M., Carter, T., et al. (2003). Effectiveness of pulse oximetry screening for congenital heart disease in asymptomatic newborns. *Pediatrics, 111*(3), 451–455.

Labarthe, D. R., Dai, S., & Fulton, J. E. (2003). Cholesterol screening in children: Insights from Project HeartBeat! and NHANES III. *Progress in Pediatric Cardiology, 17*(2), 169–178.

Lawoko, S., & Soares, J. J. F. (2006). Psychosocial morbidity among parents of children with congenital heart disease: A prospective longitudinal study. *Heart & Lung, 35*(5), 310–314.

Luxner, K. L. (2005). *Delmar's pediatric nursing care plans.* Clifton Park, NY: Thomson Delmar Learning.

Mahle, W. T., Clancy, R. R., Moss, E. M., et al. (2000). Neurodevelopmental outcome and lifestyle assessment in school-aged and adolescent children with hypoplastic left heart syndrome. *Pediatrics, 100*(5), 1082–1089.

Mahle, W. T., Visconti, K. J., Freier, M. C., et al. (2006). Relationship of surgical approach to neurodevelopmental outcomes in hypoplastic left heart syndrome. *Pediatrics, 117*(1), e90–97.

Marian, A. J., Brugada, R., & Roberts, R. (2004). Cardiovascular disease due to genetic abnormalities. In V. Fuster, R. W. Alexander, & R. A. O'Rourke (Eds.), *Hurst's the heart* (11th ed., pp. 1747–1733). New York: McGraw-Hill Companies.

Marino, B. S., & Fine, K. S. (2007). *Blueprints: Pediatrics* (4th ed.). Philadelphia: Lippincott Williams & Wilkins.

Maron, B. J. (2004). Hypertrophic cardiomyopathy in childhood. *Pediatric Clinics of North America, 51*(5), 1305–1346.

Martin, J. M., & Green, M. (2006). Group A streptococcus. *Seminars in Pediatric Infectious Diseases, 17*(3), 140–148.

McConnell, M. E., & Elixson, E. M. (2002). The neonate with suspected congenital heart disease. *Critical Care Nursing Quarterly, 25*(3), 17–25.

McCrindle, B. W. (2003). Drug therapy of hyperlipidemia. *Progress in Pediatric Cardiology, 17*(2), 141–150.

Milan, C., & Chandran, L. (2006). What's new in Kawasaki disease? *Contemporary Pediatrics.* Retrieved 11/22/06 from http://www.contemporarypediatrics.com/contpeds/article/articleDetail.jsp?id=356254&sk=&date=&pageID=7.

Miller-Hoover, S. (2003). Pediatric and neonatal cardiovascular pharmacology. *Pediatric Nursing, 29*(2), 105–115.

Molczan, K. (2006). Cardiac anomalies in the neonate: High index of suspicion important. *Journal of Emergency Nursing, 32,* 94–97.

Moran, A. M., Newburger, J. W., Sanders, S. P., et al. (2000). Abnormal myocardial mechanics in Kawasaki disease: Rapid response to gammaglobulin. *American Heart Journal, 139*(2), 217–223.

Morelius, E., Lundh, U., & Nelson, N. (2002). Parental stress in relation to the severity of congenital heart disease in the offspring. *Pediatric Nursing, 28*(1), 28–34.

Morriss, M. J. H. (2006). Coarctation of the aorta. In J. A. McMillan (Ed.), *Oski's pediatrics: Principles and practice.* Philadelphia: Lippincott Williams & Wilkins.

Mullins, C. E. (2006a). Patent ductus arteriosus. In J. A. McMillan (Ed.), *Oski's pediatrics: Principles and practice.* Philadelphia: Lippincott Williams & Wilkins.

Mullins, C. E. (2006b). Therapeutic cardiac catheterization. In J. A. McMillan (Ed.), *Oski's pediatrics: Principles and practice.* Philadelphia: Lippincott Williams & Wilkins.

Muscari, M. E. (2004). *Lippincott's review series: Pediatric nursing.* Philadelphia: Lippincott Williams & Wilkins.

Neches, W. H., Park, S. C., & Ettedgui, J. A. (2006a). Tetralogy of Fallot. In J. A. McMillan (Ed.), *Oski's pediatrics: Principles and practice.* Philadelphia: Lippincott Williams & Wilkins.

Neches, W. H., Park, S. C., & Ettedgui, J. A. (2006b). Transposition of the great arteries. In J. A. McMillan (Ed.), *Oski's pediatrics: Principles and practice.* Philadelphia: Lippincott Williams & Wilkins.

Neilson, D., & Robin, N. (2002). Advances in the genetics of pediatric heart disease. *Contemporary Pediatrics, 1,* 85. Retrieved 11/22/06 from http://www.contemporarypediatrics.com/contpeds/article/articleDetail.jsp?id=126571&searchString=congenital%20heart%20disease.

Newburger, J. W., Takahashi, M., Gerber, M. A., et al. (2004). Diagnosis, treatment and long-term management of Kawasaki disease: A statement for health professionals from the Committee on Rheumatic Fever, Endocarditis, and Kawasaki Disease, Council on Cardiovascular Disease in the Young, American Heart Association. *Pediatrics, 114*(6), 1708–1733.

Pagana, K. D., & Pagana, T. J. (2006). *Mosby's manual of diagnostic and laboratory tests* (3rd ed.). St. Louis: Mosby.

Park, M. K., Menard S. W., & Schoolfield, J. (2005). Oscillometric blood pressure standards for children. *Pediatric Cardiology, 26*(5), 601–607.

Parrillo, S. J., & Parrillo, C. V. (2006). *Rheumatic fever.* Retrieved 11/13/06 from http://www.emedicine.com/emerg/topic509.htm.

Penny, D. J., & Shekerdemian, L. S. (2001). Management of the neonate with symptomatic congenital heart disease. *Archives of Disease in Childhood, 84*(3), F141–F145.

Phend, C. (Nov. 15, 2006). AHA: Pregnant smokers increase baby's heart defect risk. *Medpage Today.* Retrieved 11/15/06 from http://www.medpagetoday.com/MeetingCoverage/AHAMeeting/tb/4527.

Ressel, G. W. (2004). AAP releases policy statement on the prevention of RSV infections. *American Family Physician, 69*(4), 993–994.

Rhodes, J., Curran, T. J., Camil, L., et al. (2005). Impact of cardiac rehabilitation on the exercise function of children with serious congenital heart disease. *Pediatrics, 116*(6), 1339–1345.

Roodpeyma, S., Karmali, Z., Afshar, F., & Naraghi, S. (2002). Risk factors in congenital heart disease. *Clinical Pediatrics, 41*(9), 653–658.

Roos-Hesselink, J. W., Meijboom, F. J., Spitaels, S. E. C., et al. (2004). Outcome of patients after surgical closure of ventricular septal defect at young age: Longitudinal follow-up of 22–34 years. *European Heart Journal, 25,* 1057–1062.

Rosenthal, D., Chrisant, M. R., Edens, E., et al. (2004). International Society for Heart and Lung Transplantation: practice guidelines for management of heart failure in children. *Journal of Heart and Lung Transplantation, 23,* 1313–1333.

Rowley, A. H. (2004). The etiology of Kawasaki disease: A conventional infectious agent. *Progress in Pediatric Cardiology, 19*(2), 109–113.

Singh, V. N., Sharma, R. K., Reddy, H. K., & Nanda, N. C. (2004). *Ventricular septal defect.* Retrieved 12/3/06 from http://www.emedicine.com/radio/topic740.htm.

Slesnick, T. C., & Kovalchin, J. P. (2006). Truncus arteriosus. In J. A. McMillan (Ed.), *Oski's pediatrics: Principles and practice.* Philadelphia: Lippincott Williams & Wilkins.

Starc, T. J. (2001). Management of hyperlipidemia in children. *Progress in Pediatric Cardiology, 12*(2), 205–213.

Stauffer, N. R., & Murphy, K. (2002). Prenatal diagnosis of congenital heart disease: The beginning. *Critical Care Nursing Quarterly, 25*(3), 1–7.

Strauss, A., & Lock, J. E. (2003). Pediatric cardiomyopathy—a long way to go. *New England Journal of Medicine, 348*(17), 1703–1705.

Suddaby, B., & Mowery, B. (2002). Progression of congenital heart disease. *Pediatric Nursing, 28*(1), 69.

Suddaby, E. C. (2001). Contemporary thinking for congenital heart disease. *Pediatric Nursing, 27*(3), 233–238, 270.

Taketokmo, C. K., Hodding, J. H., & Kraus, D. M. (2005). *Lexi-comp's pediatric dosage handbook* (12th ed.). Hudson, OH: Lexi-comp.

Talner, N. S., & Carboni, M. P. (2003). Congestive heart failure. In C. D. Rudolph, A. M. Rudolph, M. K. Hostetter, et al., *Rudolph's pediatrics* (21st ed.). New York: McGraw-Hill.

Tani, L. Y., Veasy, L. G., Minich, L. L., & Shaddy, R. E. (2003). Rheumatic fever in children younger than 5 years: Is the presentation different? *Pediatrics, 112*(5), 1065–1068.

Taylor, M. L. (2005). Coarctation of the aorta: A critical catch for newborn well-being. *Nurse Practitioner, 30*(12), 34–44.

Towbin, J. A., & Bowles, N. E. (2006). Cardiomyopathy. In J. A. McMillan (Ed.), *Oski's pediatrics: Principles and practice.* Philadelphia: Lippincott Williams & Wilkins.

Towbin, J. A., Lowe, A. M., Colan, S. D., et al. (2006). Incidence, causes, and outcomes of dilated cardiomyopathy in children. *JAMA, 296*(15), 1867–1876.

U.S. Department of Health and Human Services. (2000). *Healthy people 2010: Understanding and improving health.* Washington, D.C.: Department of Health and Human Services.

U.S. Department of Health and Human Services, National Institutes of Health, National Heart, Lung, and Blood Institute. (2005). *The fourth report on the diagnosis, evaluation, and treatment of high blood pressure in children and adolescents (NIH Publication No. 05-5267).* Washington, D.C.: U.S. Department of Health and Human Services.

Uzark, K., & Jones, K. (2003). Parenting stress and children with heart disease. *Journal of Pediatric Health Care, 17*(4), 163–168.

Valente, A. M., Fleishman, C. E., & Talner, N. S. (2006). Cardiovascular disease in the newborn. In J. A. McMillan (Ed.), *Oski's pediatrics: Principles and practice.* Philadelphia: Lippincott Williams & Wilkins.

Vick, G. W., & Bezold, L. I. (2006). Defects of the atrial septum, including the atrioventricular canal. In J. A. McMillan (ed.), *Oski's pediatrics: Principles and practice.* Philadelphia: Lippincott Williams & Wilkins.

Ward, K. E. (2006). Anomalous pulmonary venous connections. In J. A. McMillan (Ed.), *Oski's pediatrics: Principles and practice.* Philadelphia: Lippincott Williams & Wilkins.

Watt, R. H. (2004). Congenital heart disease: an overview of the condition and treatment options. *Lippincott's Case Management, 9*(4), 205–208.

Webb, G. D., Smallhorn, J. F., Therrien, J., & Redington, A. N. (2005). Congenital heart disease. In D. P. Zipes, P. Libby, R. O. Bonow, & E. Braunwald. *Braunwald's heart disease: A textbook of cardiovascular medicine* (7th ed.). St. Louis: Elsevier.

Yee, C. A. (2005). Endocarditis: The infected heart. *Nursing Management, 36*(2), 25–30.

Ziegler, V. L. (2003). Ethical principles and parental choice: Treatment options for neonates with hypoplastic left heart syndrome. *Pediatric Nursing, 29*(1) 65–69.

Websites

http://hp2010.nhlbihin.net/ncep.htm National Cholesterol Education Program

www.childrensheartfoundation.org Children's Heart Foundation (awareness, education, and research for children's heart disease)

www.childrenheartinstitute.org Children's Heart Institute (helps children and parents to understand the defects)

www.childrenscardiomyopathy.org Children's Cardiomyopathy Foundation (focused on broadening the understanding of pediatric cardiomyopathy)

http://chin.org/ Congenital Heart Information Network

www.pcmregistry.org/index.htm Pediatric Cardiomyopathy Registry

www.spcnonline.com Society of Pediatric Cardiovascular Nurses

www.unos.org United Network for Organ Sharing

www.wellpoint.com/healthy_parenting/index.html "Healthy Habits for Healthy Kids—A Nutrition and Activity Guide for Parents"

Exercícios sobre o *capítulo*

Questões de múltipla escolha

1. A enfermeira está cuidando de uma criança de 5 anos de idade que tem uma anomalia cardíaca congênita que provoca cianose crônica. Ao obter a história e o exame físico, o que é menos provável que ela perceba?
   a. Obesidade por alimentação excessiva
   b. Baqueteamento dos dedos
   c. Agachamento durante brincadeiras
   d. Intolerância a exercícios
2. Um bebê de 2 dias de vida acabou de ter o diagnóstico de estenose aórtica. Qual o achado mais provável na avaliação de enfermagem?
   a. Galope e estertores
   b. Discrepâncias da pressão arterial nos membros
   c. Hipertrofia ventricular direita no ECG
   d. Sopro cardíaco
3. Sam, de 11 anos de idade, tem o diagnóstico de febre reumática e faltou à escola durante 1 semana. Qual a causa mais provável desse problema?
   a. História prévia de infecção estreptocócica (garganta)
   b. História de cirurgia cardíaca a céu aberto aos 5 anos de idade
   c. Jogar futebol em excesso, sem descanso suficiente
   d. Exposição a um irmão que tem pneumonia
4. A enfermeira está cuidando de uma criança após um cateterismo cardíaco. Qual é a prioridade de enfermagem?
   a. Permitir a deambulação precoce e estimular a participação em atividades.
   b. Verificar a força e as características dos pulsos arteriais acima do local de inserção do cateter.
   c. Avaliar a temperatura e a coloração do membro distalmente ao local de inserção do cateter.
   d. Trocar o curativo para avaliar se existe infecção no local.
5. Enquanto avalia uma criança de 4 meses de vida, a enfermeira nota que ela está tendo uma crise hipercianótica. Qual é a ação de enfermagem prioritária?
   a. Fornecimento de oxigênio suplementar por máscara
   b. Administração IV de sulfato de morfina
   c. Iniciar reanimação cardiorrespiratória
   d. Colocar a criança em posição genupeitoral

Exercícios de raciocínio crítico

1. Uma criança nasceu com 26 semanas de gestação de pais de 15 anos de idade, não casados e que usam drogas ilícitas. O bebê pesou 1,5 kg ao nascimento e recebeu o diagnóstico de defeito do canal atrioventricular e síndrome de Down. Discuta alguns dos principais problemas no planejamento dos cuidados. Inclua um plano de cuidados e uma lista de necessidades de orientação para a família.
2. Um menino de 4 anos de idade tem pais com baixa escolaridade, e a criança tem cobertura do Medicaid. Outra criança de 7 anos de idade tem pais bem instruídos e cobertura de seguro privado. As duas crianças precisam de um transplante cardíaco, e está disponível um coração compatível com ambos. Discuta alguns dos problemas que a decisão de escolher qual criança deve receber o coração envolve.
3. Um menino de 13 anos de idade tem diagnóstico de hipertensão arterial há 2 anos. Ele não obedece ao programa de medicamentos anti-hipertensivos, e tem 1,52 m de altura e 77 kg de peso. Sua atividade favorita é jogar *videogames*. Desenvolva um plano de ensino para esse adolescente, fornecendo aproximações criativas no nível de desenvolvimento adequado.

Atividades de estudo

1. Oriente uma turma do sexto ano sobre atividades saudáveis a fim de evitarem níveis altos de colesterol, hipertensão arterial e doença cardíaca. Use materiais visuais.
2. Passe o dia com uma enfermeira hospitalar na clínica de cardiologia pediátrica. Relate para o grupo clínico suas observações sobre a qualidade de vida e sobre o crescimento e o desenvolvimento das crianças.
3. Observe a unidade de tratamento intensivo cardiotorácico pediátrico ou a unidade de telemetria. Observe as diferenças de ritmo cardíaco em crianças com diferentes distúrbios cardiovasculares.

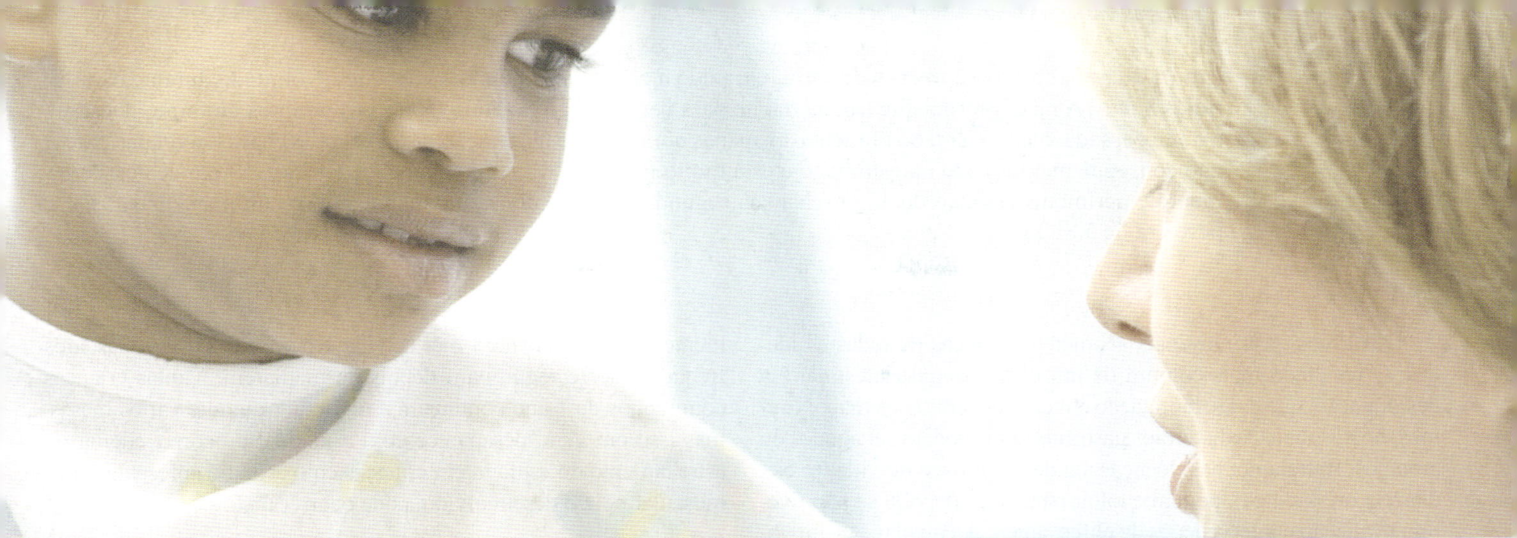

Capítulo 20

Cuidados de Enfermagem para a Criança com Distúrbio Gastrintestinal

Palavras-chave

ALTE (*apparent life-threatening event* – evento com aparente risco de vida)
Anastomose
Atresia
Cirrose
Colestase
Defesa
Descompressão dolorosa
Disfagia
Encoprese
Enteral
Esteatorreia
Fecaloma
Fenda
Fibrose
Fissura anal
Ictérico
Letargia
Piloro
Protuberante
Regurgitação

Objetivos da aprendizagem

Concluída a leitura deste capítulo, o leitor deverá ser capaz de:

1. Comparar diferenças anatômicas e fisiológicas do sistema gastrintestinal de crianças e de adultos.
2. Discutir tratamentos clínicos atuais para lactentes e crianças com distúrbios gastrintestinais.
3. Discutir exames complementares usados na identificação de distúrbios do trato gastrintestinal.
4. Discutir o tratamento medicamentoso usado em lactentes e crianças com distúrbios gastrintestinais.
5. Reconhecer os fatores de risco associados a diversos distúrbios gastrintestinais.
6. Diferençar distúrbios gastrintestinais agudos e crônicos.
7. Distinguir distúrbios gastrintestinais comuns na infância.
8. Discutir intervenções de enfermagem usadas com frequência nos distúrbios gastrintestinais.
9. Criar um plano de cuidados de enfermagem individualizado para lactentes ou crianças com distúrbio gastrintestinal.
10. Desenvolver um plano de orientações para crianças/família com distúrbios gastrintestinais.
11. Descrever o impacto psicossocial em crianças com distúrbios gastrintestinais crônicos.

REFLEXÃO *As crianças instintivamente comem para viver, e a enfermeira pode ajudá-las a apreciar as alegrias proporcionadas pela vida.*

Ethan Richardson, de 2 meses de vida, é trazido à consulta pela mãe. O bebê tem vomitado durante os últimos 3 dias. A mãe informa que trocou o leite para ver se Ethan melhorava, mas os vômitos pioraram. Desde a noite passada ela tem tentado alimentá-lo apenas com soro de hidratação oral. A Sra. Richardson relata: "Ele não consegue manter nada no estômago e está muito irritável." Ethan nasceu com 3,87 kg, 53 cm de comprimento e perímetro cefálico de 37 cm. Na sua segunda consulta de acompanhamento, na última semana, seu peso era de 5,89 kg.

Distúrbios gastrintestinais acometem crianças de todas as idades. O resultado mais comum de um distúrbio gastrintestinal é a desidratação, que exige hidratação em casa ou, em casos mais extremos, no hospital. Os distúrbios gastrintestinais podem ser agudos ou crônicos. Entretanto, nas doenças agudas sem risco de vida (p. ex., diarreia ou vômitos), podem evoluir para risco de vida se não tiverem avaliação e intervenções de enfermagem adequadas. Assim, todos os distúrbios gastrintestinais devem ser considerados sérios até que os sinais e sintomas estejam bem controlados.

As orientações à criança e à família sobre o tratamento dos distúrbios gastrintestinais tem como objetivo evitar a progressão para uma situação de emergência. Assim, o conhecimento da enfermeira sobre os distúrbios que acometem o sistema gastrintestinal é muito importante. Frequentemente, os pais ou a criança marcam consultas ambulatoriais para procurar ajuda. Em geral, a enfermeira é o profissional que faz a triagem por telefone e determina o passo seguinte, que pode ser determinar se a criança deve ser tratada em casa, levada ao consultório para avaliação ou enviada diretamente ao setor de emergência para avaliação. A maioria dos distúrbios gastrintestinais pode ser controlada em ambulatório, evitando-se hospitalizações desnecessárias, mas alguns problemas que implicam risco de vida (p. ex., obstrução intestinal) precisam de tratamento de emergência no hospital. O conhecimento básico da enfermeira é considerado o instrumental para se obterem informações precisas e completas da história clínica da criança pelo responsável ou pela criança.

Variações na anatomia e na fisiologia pediátricas

O trato gastrintestinal (GI) inclui todas as estruturas da boca até o ânus. As funções primárias do sistema GI são a digestão e a absorção de nutrientes e de água, a eliminação de escórias e a secreção de várias substâncias necessárias para a digestão. O sistema GI dos recém-nascidos não é completamente maduro até os 2 anos de idade. Devido a essa imaturidade, existem muitas diferenças entre o trato digestivo dos lactentes e o de crianças e adultos.

Boca

A boca é muito vascularizada, o que a torna uma porta de entrada comum para invasores infecciosos. Além disso, o lactente e o infante frequentemente levam objetos à boca para explorá-los. Esse comportamento aumenta, para lactentes e infantes, o risco de contraírem infecções pela boca.

Esôfago

O esôfago estabelece uma passagem dos alimentos entre a boca e o estômago. O esfíncter esofágico inferior evita **regurgitação** de conteúdo do estômago para o esôfago e/ou para a cavidade oral. O tônus muscular do esfíncter esofágico inferior não está completamente desenvolvido até 1 mês de vida, e por isso os recém-nascidos frequentemente regurgitam depois de mamarem. Muitas crianças com menos de 1 ano continuam a regurgitar durante vários meses, mas isso em geral desaparece com a idade. Se ocorrer edema ou estreitamento do esôfago em crianças cujo esôfago apresenta tônus muscular pouco desenvolvido, pode ocorrer **disfagia**.

Estômago

Os recém-nascidos têm uma capacidade gástrica de apenas 10 a 20 mℓ. Com 2 anos de idade, uma criança consegue manter até 200 mℓ no estômago, mas a maioria não tolera refeições de 200 mℓ. Até os 16 anos de idade, a capacidade do estômago aumenta para 1.500 mℓ; na vida adulta, é de 2.000 a 3.000 mℓ. Os níveis de ácido clorídrico do conteúdo gástrico, que facilita a digestão, atingem níveis do adulto até os 6 meses de vida.

Intestinos

Um recém-nascido a termo tem aproximadamente 2,5 m de intestino delgado; um adulto tem mais de 6 m. A função do intestino delgado não está plenamente desenvolvida ao nascimento. As perdas de gordura podem atingir 20% em recém-nascidos, em comparação com 7% em adultos. O crescimento do intestino ocorre em períodos rápidos, em geral entre 1 e 3 anos de idade e novamente entre 15 e 16 anos. Os lactentes com perda de intestino delgado no início do primeiro ano de vida têm mais problemas de absorção e diarreia, em comparação com adultos que precisem ressectar o mesmo pedaço do intestino.

Sistema biliar

O fígado é relativamente grande ao nascimento, e representa 5% do peso corporal, em comparação com 2% no adulto. Isso possibilita que a borda hepática seja palpada com facilidade em lactentes, até 2 cm abaixo do rebordo costal. Todas as enzimas pancreáticas começam a ser secretadas em períodos certos após o nascimento, não atingindo níveis adultos até os 2 anos de idade (Hamilton, 2000).

Equilíbrio hídrico e perdas hídricas

As crianças diferem dos adultos em termos de manutenção do volume líquido. Essas diferenças são evidentes no equilíbrio hídrico corporal e nas perdas insensíveis de líquido.

Equilíbrio hídrico corporal

Os lactentes e as crianças têm um volume de água corporal proporcionalmente maior do que o que têm os adultos. Lactentes e infantes precisam de uma ingestão relativamente maior de água do que os adultos e têm uma excreção relativamente maior de líquido. Isso gera um risco maior de perda de líquido em crianças com doenças, comparadas aos adultos. Até 2 anos de idade, o líquido extracelular representa cerca de metade da água total do corpo da criança. Como o líquido extracelular tem uma proporção maior de sódio e de cloreto, quando ocorre um estado potencial de perda de líquidos, as perdas de água se dão mais rapidamente e em maior volume do que em adultos.

Perdas insensíveis de água

A febre aumenta a perda de líquidos em cerca de 7 mℓ/kg/24 h a cada 1°C de elevação na temperatura corporal. Como as crianças têm febre com maior facilidade durante doenças e a febre é mais alta do que nos adultos, lactentes e infantes são, durante a febre, mais propensos que os adultos a perdas insensíveis de água quando doentes.

A perda de líquido pela pele representa cerca de dois terços da perda insensível de água. Os lactentes têm uma área de superfície corporal (ASC) relativamente maior que as crianças e os adultos. A ASC do recém-nascido é cerca de duas a três vezes maior do que a do adulto, e a do prematuro é cerca de cinco vezes maior. Isso coloca os recém-nascidos e os lactentes, especialmente os menores, sob risco aumentado de perdas insensíveis de líquido, em comparação com crianças e adultos.

A taxa metabólica basal em lactentes e crianças é maior que a de adultos para manter o crescimento. Essa taxa metabólica mais alta, mesmo na ausência de doença, causa um aumento das perdas insensíveis de líquido e aumenta a necessidade de água para a função de excreção. A imaturidade dos rins do lactente não permite que eles concentrem a urina tão bem quanto as crianças e os adultos. Isso coloca os lactentes em especial risco de desidratação ou de hiperidratação, dependendo das circunstâncias.

Tratamentos clínicos comuns

Existem muitas formas de tratamento clínico para distúrbios GI. No ambiente hospitalar, a maioria dos tratamentos clínicos exige prescrição médica. Os tratamentos e medicamentos mais usados em distúrbios GI estão relacionados em Tratamento clínicos atuais 20.1 e em Guia farmacológico 20.1. Essas duas tabelas fornecem informações essenciais sobre tratamentos clínicos e medicamentos prescritos para distúrbios GI pediátricos, e devem ser consultadas quando necessário durante a leitura do capítulo.

Visão geral do processo de enfermagem para a criança com distúrbio gastrintestinal

Os cuidados de enfermagem que devem ser dispensados à criança com distúrbio gastrintestinal incluem avaliação de enfermagem, diagnóstico de enfermagem, planejamento, intervenções e avaliação dos resultados. Cada etapa do processo precisa ser individualizada. Um conhecimento geral do trato GI e dos distúrbios mais comuns ajuda na individualização desses planos de cuidados.

> **Você se lembra de Ethan**, o bebê de 2 meses de vida com vômitos e irritabilidade? Que outros dados da história de saúde e do exame físico você deve obter?

Avaliação

A avaliação da criança com distúrbio GI inclui a história de saúde, exame físico e exames complementares

História de saúde

Uma história de saúde meticulosa é muito importante na avaliação da criança que apresenta um distúrbio GI. A história de saúde inclui a história patológica pregressa (doenças e cirurgias anteriores), a história familiar, a história da doença atual (quando os sintomas começaram e em que diferem do estado normal da criança) e como os sintomas foram tratados até o momento (prontuário e tratamentos em casa relevantes). A história clínica e cirúrgica detalhada da criança pode revelar ressecção intestinal, infecções intestinais anteriores e problemas de alimentação. Os padrões de crescimento da criança são uma parte útil da história clínica e ajudam na definição da cronologia do aparecimento dos problemas atuais. A história familiar também é muito importante na identificação de sintomas ou distúrbios gastrintestinais comuns, de origem genética ou familiar, tais como síndrome do cólon irritável, doença inflamatória intestinal ou alergias a alimentos. A história da doença atual (HDA) e os sintomas possibilita distinguir problemas crônicos e distúrbios agudos. A história de saúde exige que as enfermeiras e as crianças interajam. A pessoa que dá as informações tem de ser capaz de fornecer detalhes precisos da história de saúde.

Exame físico

O exame físico da criança deve começar pela parte menos invasiva e seguir para as partes mais invasivas. É importante que a criança permaneça relaxada o máximo possível durante essa parte da avaliação.

Inspeção e observação

Inspecione e observe a coloração, o estado de hidratação, o tamanho e a forma do abdome e o estado mental da criança.

Coloração. Observe primeiro a coloração da pele, dos olhos e dos lábios da criança. Palidez da pele ou dos lábios em uma criança com distúrbio GI pode ser um sinal de anemia ou de desidratação. Na disfunção hepática, os níveis de bilirrubina podem aumentar, causando aspecto **ictérico** (amarelo) da pele. Os olhos também podem ficar ictéricos, o que indica disfunção hepática. Inspecione o abdome à procura de veias distendidas, que podem indicar obstrução ou distensão vascular abdominal. Como em qualquer parte do exame físico, observe se existem equimoses, que podem ser um sinal de maus-tratos.

Estado de hidratação. O estado de hidratação da criança com frequência indica a gravidade da doença GI. Pode ocorrer desidratação rápida em crianças, especialmente em lactentes e infantes. A mucosa oral deve ser rósea e úmida. O turgor cutâneo deve ser elástica. Diminuição do turgor e redução da elasticidade da pele indicam desidratação. Durante o choro, especialmente em lactentes, a ausência de lágrimas indica desidratação. Avalie o volume de urina eliminado nas últimas 24 h.

Tamanho e formato do abdome. Inspecione o tamanho e o formato do abdome com a criança em pé e em decúbito dorsal. O abdome

(O texto continua na p. 608.)

Tratamentos clínicos comuns 20.1 Distúrbios gastrintestinais

Tratamento	Explicação	Indicação	Implicações de enfermagem
Clister glicerinado/ enema	Infusão de líquido no reto para amolecer as fezes e estimular a atividade do intestino grosso	Fecaloma, constipação intestinal grave	Antes do enema, explique o procedimento à criança. Observe se ocorre desequilíbrio eletrolítico quando são realizados vários enemas
Preparação do intestino	Uso de líquidos hiperosmóticos para provocar diarreia intensa e limpar todo o intestino grosso	Preparação para colonoscopia ou cirurgia intestinal	Algumas crianças podem precisar de tubo nasogástrico para ser infundido o volume necessário de líquido. Observe se ocorrem sinais e sintomas de desidratação ou de desequilíbrio eletrolítico
Tubos de alimentação	Tubos flexíveis usados para nutrição enteral quando o lactente ou a criança são incapazes de engolir com segurança ou para ganhar peso. Podem ser usados por via oral, nasal, por gastrostomia ou por jejunostomia	Dificuldades de alimentação, retardo do desenvolvimento, doença por refluxo gastresofágico, doenças crônicas	A posição dos tubos orogástricos ou nasogástricos tem de ser verificada antes de cada uso. Se forem necessários por longo tempo, use tubos mais macios e flexíveis próprios para uso prolongado. Protetores de pele aplicados nas bochechas diminuem o risco de ruptura da pele pela fita adesiva. Existem diferentes tipos de tubos de gastrostomia. Mantenha o local de inserção limpo e seco
Terapia intravenosa	Infusão de líquido por cateter próprio para administração intravenosa de líquidos e eletrólitos	Desidratação, repouso do intestino, dieta zero	Monitore o local de inserção do cateter IV, observando se ocorrem eritema, edema e dor. Verifique o volume de urina para avaliar o estado de hidratação
Ostomia	Uma parte do intestino é trazida ao nível da pele para possibilitar a eliminação das fezes	Ânus imperfurado, gastrosquise, onfalocele, doença de Hirschsprung, enterocolite necrosante, doença de Crohn, colite ulcerativa	O conteúdo da ostomia é ácido e irrita a pele. Use um protetor de pele sob a bolsa para evitar irritação da pele pela fita adesiva. A bolsa deve encaixar-se corretamente no estoma. Verifique se há hiperemia e umidade no estoma
Terapia de reidratação oral	Administração oral de líquido com certos teores de eletrólitos e glicose para evitar desidratação e/ou promover reidratação	Diarreia, gastrenterite aguda, vômitos	A administração de líquido deve começar antes de ocorrer desidratação. Deve-se monitorar o débito urinário para avaliar o estado de hidratação
Probióticos (*Lactobacillus acidophilus*)	Suplemento alimentar contendo bactérias inativadas que modificam a microbiota intestinal quando são ativados	Tratamento e prevenção de diarreia	Especialmente úteis na prevenção ou diminuição da incidência de diarreia induzida por antibióticos
Nutrição parenteral total (NPT)	Nutrição completa por via intravenosa (IV). Fornece glicose, proteínas, lipídios, vitaminas e minerais	Dieta zero prolongada, dificuldades de deglutição, intolerância a nutrição enteral (síndrome do intestino curto, enterocolite necrosante)	Concentrações maiores de glicose ou de proteínas e soluções que contenham cálcio exigem acesso venoso central. Monitore os níveis sanguíneos de glicose no início da infusão, quando a velocidade de infusão for alterada e quando a nutrição for suspensa. A bioquímica do sangue deve ser monitorada a intervalos regulares

Guia farmacológico 20.1 Medicamentos comuns para distúrbios gastrintestinais

Classificação	Ação	Indicação	Implicações de enfermagem
Bloqueadores H-2 (ranitidina, famotidina, cimetidina, nizatidina)	Diminuem a produção de ácido gástrico por bloqueio reversível dos receptores H-2 nas células parietais do estômago	Pirose, esofagite, refluxo gastresofágico, úlceras duodenais ou gástricas benignas	Podem causar sonolência ou tontura
Inibidores da bomba de prótons (omeprazol, lansoprazol, esomeprazol, pantoprazol, rabeprazol)	Bloqueiam a produção de ácido gástrico	Esofagite erosiva, doença por refluxo gastresofágico sintomática, erradicação de *Helicobacter pylori*	Efeitos adversos incluem cefaleia, náuseas, dor abdominal ou diarreia
Procinéticos (metoclopramida)	Estimulam a motilidade gastrintestinal, ajudando a esvaziar o estômago mais rapidamente e promovem os movimentos peristálticos do intestino	Retardo do esvaziamento gástrico, redução do peristaltismo	A metoclopramida pode ter efeitos adversos sobre o sistema nervoso central
Antibacterianos e antibióticos (metronidazol, vancomicina)	Tratamento de infecções bacterianas do trato GI	Infecções bacterianas suspeitas ou comprovadas do trato GI, como *Clostridium difficile* ou parasitoses (helmintos, protozoários)	Podem causar desconforto GI e diarreia. É muito importante completar todo o tratamento
Imunossupressores (6-mercaptopurina, azatioprina)	Inibem o sistema imunológico, mantendo em remissão distúrbios autoimunes	Doença de Crohn, colite ulcerativa, hepatite autoimune	Os níveis dos medicamentos e de metabólitos devem ser verificados para se determinar o potencial de hepatotoxicidade e de supressão da medula óssea
Estimulantes (sena, docusato sódico)	Estimulam o peristaltismo do intestino grosso e a defecação	Constipação intestinal associada a trânsito lento no cólon	Podem causar cólicas abdominais ou diarreia. O aspecto das fezes deve ser avaliado a intervalos regulares
Laxantes (polietilenoglicol, leite de magnésia, lactulose)	Amolecem as fezes, facilitando a passagem no cólon	Constipação intestinal	O aspecto das fezes e o padrão de defecação devem ser monitorados. Pode ser preciso reajustar frequentemente as doses para se achar a dose correta para a criança
Antidiarreicos (loperamida, difenoxilato com atropina)	Diminuem o peristaltismo, prolongando o trânsito intestinal	Diarreia relacionada com síndrome do intestino curto, diarreia crônica inespecífica, síndrome do cólon irritável	Podem causar sonolência ou constipação intestinal
Corticosteroides (prednisona)	Atuam sistematicamente, reduzindo a inflamação e inibindo a resposta imunológica normal	Doença inflamatória intestinal, distúrbios autoimunes	Efeitos sistêmicos adversos incluem hirsutismo, osteoporose, desconforto, aspecto cushingoide, aumento da pressão intraocular, irritabilidade e alterações de personalidade. Devem ser administrados conforme a prescrição. A suspensão súbita do medicamento pode causar insuficiência suprarrenal
Antieméticos (prometazina, metoclopramida)	Atua sobre o sistema nervoso central inibindo o vômito	Náuseas e/ou vômitos intensos	Podem causar efeitos adversos no sistema nervoso central, como sonolência ou irritabilidade
Anticolinérgicos e antiespasmódicos (hioscina, diciclomina, glicopirrolato)	Usados para controlar espasmos e cólicas abdominais	Síndrome do cólon irritável, distúrbios funcionais intestinais	Podem causar sede excessiva ou tonturas. Estimule a ingestão de líquido durante o tratamento
Anti-inflamatórios (mesalamina, balsalazida, enemas ou supositórios de hidrocortisona, olsalazina, sulfassalazina)	Redução de inflamação do cólon	Colite ulcerativa, proctite	O volume de fezes deve ser monitorado para se avaliar a presença de medicamentos orais, indicando má absorção

deve ser plano quando a criança está em decúbito dorsal. Um abdome muito **protuberante** sugere ascite, retenção de líquido, distensão por gases ou mesmo tumor, mas muitas crianças (sobretudo aquelas com 1 a 3 anos de idade) têm abdome proeminente e "globoso" como uma variação normal da sua anatomia. Um abdome deprimido ou côncavo pode indicar desidratação ou obstrução intestinal alta. Inspecione a cicatriz umbilical observando a coloração, o odor, se há secreção, inflamação e herniação.

Estado mental. Faça um breve exame do estado mental de todas as crianças com distúrbios gastrintestinais. Podem ocorrer alterações mentais em muitos casos, tais como quando aumentam os níveis de amônia em hepatopatias graves, desidratação grave, reação anafilática a alimentos ou medicamentos, tumores e outros distúrbios metabólicos. Irritabilidade e inquietação são sinais precoces comuns de alterações do estado mental. **Letargia** e apatia podem ocorrer em crianças com maior rapidez do que em adultos, e devem ser identificadas e tratadas com rapidez.

Ausculta

Em todos os pacientes, crianças ou adultos, ausculte os ruídos intestinais em todos os quadrantes. Ruídos intestinais hiperativos podem ser auscultados em crianças com diarreia ou gastrenterite. Ruídos intestinais hipoativos ou ausentes podem significar um processo obstrutivo, e devem ser relatados ao médico imediatamente. A ausência de ruídos intestinais é determinada após 5 min de ausculta. Isso pode ser muito difícil de conseguir em crianças e lactentes, que podem não cooperar durante o exame.

Percussão

Macicez é normalmente encontrada ao longo da margem costal direita e 1 a 3 cm abaixo da borda hepática. A área acima da sínfise pubiana pode ser maciça em lactentes que estejam com a bexiga cheia, o que é normal. O som da percussão do resto do abdome deve ser timpânico. Anote resultados anormais.

Palpação

A palpação deve ser deixada para o fim do exame abdominal. Em primeiro lugar, faça a palpação superficial do abdome à procura de áreas de maior sensibilidade, lesões, tônus muscular, turgor da pele e hiperestesia cutânea (um achado comum na peritonite). Em seguida, faça a palpação profunda dos quadrantes inferiores para cima até detectar a borda do fígado, que deve ser firme e lisa. Em lactentes e crianças, o fígado é palpado durante a inspiração abaixo da reborda costal direita. A ponta do baço também pode ser palpada durante a inspiração, 1 a 2 cm abaixo da reborda costal esquerda. Rins palpáveis, exceto em neonatos, podem indicar tumor ou hidronefrose. O cólon sigmoide pode ser palpado no quadrante inferior esquerdo. O ceco pode ser palpado como uma massa de consistência mole no quadrante inferior direito. Áreas de consistência aumentada podem indicar tumor ou fezes nas alças intestinais.

A dor à palpação do abdome não é um achado normal. Dor à palpação do quadrante superior direito do abdome pode indicar hepatomegalia. Dor no quadrante inferior direito do abdome, incluindo **descompressão dolorosa,** pode ser um sinal de apendicite e deve ser relatada ao médico imediatamente. Palpe os canais inguinais externos pesquisando se há hérnia, com frequência provocadas quando se faz a criança virar a cabeça e tossir ou soprar um balão (Katz, 2001).

Exames complementares

O quadro de Exames complementares 20.1 fornece informações sobre os exames solicitados pelos médicos com maior frequência para crianças com doenças gastrintestinais. Alguns desses exames são solicitados no ambiente hospitalar; outros são no ambulatório. As enfermeiras precisam conhecer as formas de preparo da criança, como cada exame é feito e sua importância, para que possam orientar a criança e a família. As Diretrizes de ensino 20.1 indicam como coletar amostras de fezes.

Diagnósticos de enfermagem, objetivos, intervenções e avaliação de resultados

Após fazer uma avaliação completa, a enfermeira pode identificar diversos diagnósticos de enfermagem, inclusive:

- Risco de deficiência de volume líquido
- Diarreia
- Constipação intestinal
- Risco de ruptura da pele
- Nutrição desequilibrada, menor que as necessidades corporais
- Dor
- Padrão respiratório ineficiente
- Risco de tensão do responsável
- Distúrbio da imagem corporal

> **Após completar a avaliação de Ethan**, você nota o seguinte: peso, 4,53 kg; comprimento, 59,7 cm; perímetro cefálico, 40,75 cm. A cabeça é redonda, com a fontanela anterior deprimida, os olhos parecem encovados, as mucosas oculares estão secas, a frequência cardíaca é de 158 bpm, a ausculta pulmonar é limpa com uma frequência respiratória de 42 rpm, há ruídos intestinais em todos os quadrantes e a palpação abdominal é difícil por causa do choro. Com base nesses dados, quais seriam os três principais diagnósticos de enfermagem para Ethan?

Diretrizes de ensino 20.1

Variações da coleta de amostras de fezes

- Se a criança usar fraldas, use um baixador de língua para raspar a amostra para o frasco de coleta
- Se a criança tiver fezes pastosas, um pedaço de plástico na fralda pode coletar a amostra de fezes. Fezes muito líquidas exigem a aplicação de uma bolsa de coleta de urina na região anal
- A criança maior que deambula pode, inicialmente urinar no vaso sanitário e depois, as fezes são coletadas em um recipiente novo ou limpo adaptado ao assento do vaso sanitário
- Em crianças restritas ao leito, pode-se coletar as fezes em uma comadre limpa, com cuidado para não contaminar a amostra de fezes com urina
- Envie a amostra para o laboratório imediatamente após a coleta, para garantir resultados precisos.

Adaptado de Berman, 2003.

(O texto continua na p. 611.)

Exames complementares 20.1

Exames	Explicação	Indicação	Implicações de enfermagem
Ultrassonografia abdominal	Revela os órgãos e vasos abdominais	Dor abdominal, vômitos, gravidez, provas de função hepática anormais, massa abdominal, aumento de órgãos à palpação	O bário prejudica a visualização de órgãos com ultrassom
Radiografias de abdome	Radiografia simples do abdome sem contraste	Constipação intestinal, dor abdominal, distensão abdominal, ascite, corpos estranhos, massa palpável	Em geral, pedido com a criança deitada e de pé para se pesquisar ar livre e níveis de líquido no intestino
Amilase (sangue)	Enzima que converte amido em açúcar, que aumenta na corrente sanguínea quando há inflamação do pâncreas	Pancreatite aguda, pancreatite traumática, colecistite aguda	Níveis aumentados são detectados 3 a 6 h após o início da dor abdominal
Clister opaco (enema baritado)	Visualização fluoroscópica do cólon após instilação de bário	Constipação intestinal, prolapso retal, sangramento, suspeita de intussuscepção	Pode ser solicitado preparo intestinal antes do exame. As fezes ficam claras durante alguns dias por causa do bário
Bioquímica	Sódio, potássio, CO_2, cloreto, ureia, creatinina	Para determinar o grau de desidratação	Ureia e creatinina podem se elevar na desidratação. Os níveis de sódio, potássio, cloreto e CO_2 podem ser muito afetados por desidratação
Seriografia esôfago-estômago-duodeno (SEED)	Visualiza forma, posição, dobras mucosas, atividade peristáltica e motilidade do esôfago, do estômago e do intestino delgado	Ingestão de corpo estranho, dor abdominal, vômitos, disfagia, torção do intestino	É preciso descartar gravidez em mulheres em idade fértil. Em lactentes é preciso administrar o bário por meio de seringa
Seriografia do intestino delgado (trânsito de delgado)	Feita junto com a SEED para visualizar o contorno, a posição e a motilidade do intestino delgado	Suspeita de doença inflamatória intestinal (espessamento da parede intestinal), intussuscepção	É muito importante estimular a ingestão de muito líquido após o exame para evitar constipação intestinal induzida pelo bário
Colangiopancreatografia retrógrada endoscópica (CPER)	Um endoscópio de fibra óptica é usado para a visualização do sistema hepatobiliar com instilação de contraste para delinear o ducto pancreático e os ductos biliares comuns	Pancreatite, icterícia, tumores pancreáticos, cálculos coledocianos, doenças das vias biliares	Pesquise infecção, retenção urinária, colangite ou pancreatite após o procedimento. Usada só ocasionalmente em crianças
Manometria esofágica	Testa a contratilidade do esôfago e a efetividade da deglutição por meio de aferição da pressão intraluminal e sensores de ácido	Função muscular esofágica anormal, disfagia, dor torácica de origem desconhecida, esofagite, vômitos	Com frequência feita junto com medidas do pH. O cateter manométrico é introduzido pelo nariz até o esôfago. Pode causar irritação nasal e dor de garganta
pH esofágico	Uma sonda de um ou dois canais é colocada no esôfago para monitorar o pH do conteúdo regurgitado do estômago para o esôfago	Vômitos, refluxo gastresofágico, correlação entre sintomas de refluxo gastresofágico e alto risco de problemas, como crises de asma, evento com aparente risco de vida, sinusite ou episódios de asfixia ou engasgo	O estudo durante 24 h é mais acurado. Com frequência é prescrita uma dieta especial durante o exame. É essencial um relato preciso dos sintomas e da alimentação durante o exame. Pode causar irritação nasal ou dor de garganta
Cintigrafia de esvaziamento gástrico	Avalia a velocidade de esvaziamento gástrico de uma dieta padronizada e marcada com um isótopo radioativo	Náuseas, vômitos, diarreia e cólicas abdominais não explicadas	Medicamentos podem alterar a velocidade de esvaziamento gástrico. Choro ou estresse durante o exame podem causar retardo de esvaziamento, e devem ser documentados
Hemoccult®	Pesquisa de sangue oculto nas fezes	Doença de Crohn, colite ulcerativa, síndromes disabsortivas, diarreia, dor abdominal	

(continua)

Exames complementares 20.1 *(continuação)*

Exames	Explicação	Indicação	Implicações de enfermagem
Cintigrafia hepatobiliar (HIDA)	Visualiza a vesícula biliar e verifica a perviedade do sistema biliar usando um radionuclídio. A dose do radionuclídio eliminada pela vesícula biliar (fração ejetada) é calculada	Diferencia atresia biliar e hepatite neonatal; investigação de traumatismo hepático, dor no quadrante superior direito do abdome e malformações congênitas	Puncione uma veia para a injeção do radionuclídio. A ocorrência de dor durante a injeção deve ser avaliada e registrada
Teste de tolerância à lactose	Após a ingestão de lactose, os níveis de hidrogênio no ar expirado pela criança aumentam por causa do acúmulo de lactose no intestino	Diarreia pós-prandial, flatulência, distensão abdominal, dor abdominal	Pode provocar sinais e sintomas similares durante o exame. Um resultado positivo exige modificação da dieta e orientação sobre intolerância à lactose
Lipase (sangue)	A enzima que degrada gordura em ácidos graxos e glicerol, aumenta no sangue em distúrbios pancreáticos	Pancreatite, carcinoma de pâncreas, colecistite, peritonite	Os níveis de lipase permanecem elevados durante mais tempo na pancreatite aguda
Biopsia hepática	Exame feito para avaliação da estrutura microscópica hepática	Hiperbilirrubinemia, icterícia, doença hepática crônica, hepatite	Após o exame, monitorar complicações hemorrágicas e manter repouso no leito durante até 8 h
Provas de função hepática (AST, ALT, GGT)	Enzimas que têm alta concentração no fígado	Elevações indicam a gravidade da doença hepática	Podem ser influenciadas por medicamentos ou infecções virais
Colonoscopia	Possibilita visualização e biopsias do trato GI inferior, do íleo terminal ao ânus, com endoscópio de fibra óptica	Sangramento retal, dor abdominal baixa, suspeita de tumores ou estenose, remoção de corpo estranho	A criança precisa ser submetida a limpeza intestinal antes do exame. Estimule a ingestão de líquidos para evitar desidratação. Feita sob sedação ou anestesia. Monitorar possíveis complicações, como perfuração, sangramento ou aumento da dor abdominal
Pesquisa de divertículo de Meckel	Uma gama-câmara identifica a mucosa na porção distal do íleo após a injeção de radionuclídio	Sangramento retal, anemia, usado apenas para identificar o divertículo de Meckel	A enfermeira deve usar luvas durante e após o exame quando o contraste radioativo for administrado
Estudo da motilidade orofaríngea	Exame feito com diferentes texturas para avaliar a dinâmica da deglutição e revelar anormalidades transitórias	Disfagia, aspiração recorrente	Em geral feito em combinação com o médico e a nutricionista
Biopsia retal por aspiração	Biopsias feitas em diversos níveis do reto para pesquisar células ganglionares	A ausência de células ganglionares indica doença de Hirschsprung	Deve ser pesquisado sangramento retal após o exame em lactentes e crianças
Coprocultura	As amostras das fezes são esfregadas em meios de cultura, e o crescimento de bactérias é avaliado durante alguns dias	Determinar a causa de diarreias bacterianas	São necessárias no mínimo 48 h para o crescimento bacteriano, e, em alguns casos, alguns dias ou semanas. Pode ser feita com uma pequena amostra de fezes
Pesquisa de ovos e parasitos nas fezes (POP)	Verifica se existem parasitos ou seus ovos nas fezes	Determinar a causa de diarreia ou de dor abdominal	Exige cerca de 2 colheres (de sopa) de fezes
Endoscopia digestiva alta (EDA)	Possibilita a visualização e biopsias do trato GI superior (da boca ao jejuno superior) com um endoscópio de fibra óptica	Disfagia, remoção de corpo estranho, dor epigástrica ou abdominal, suspeita de doença celíaca	Feita sob sedação ou anestesia. Monitore complicações, como perfuração ou sangramento.
Teste respiratório da ureia	Usado para detectar *Helicobacter pylori* no ar expirado	Infecção por *H. pylori*	É proibido o uso de inibidores de prótons durante 5 dias e de qualquer tratamento com antibiótico e bismuto durante 14 dias

Os objetivos, as intervenções e as avaliações de enfermagem para a criança com distúrbio GI baseiam-se no diagnóstico de enfermagem. O Plano de cuidados de enfermagem 20.1 pode ser usado como orientação no planejamento de cuidados de enfermagem para crianças com distúrbios GI. O plano de cuidados de enfermagem deve ser individualizado com base nos sintomas e nas necessidades da criança. Veja no Capítulo 14 informações detalhadas sobre controle da dor. Outras informações serão incluídas ao longo do capítulo em relação a distúrbios específicos.

Com base nos três principais diagnósticos de enfermagem de Ethan, descreva intervenções de enfermagem adequadas.

Estomas intestinais

Estomas podem ser criados em crianças com vários tipos de distúrbios gastrintestinais. Os procedimentos cirúrgicos envolvem a criação de uma ostomia ou estoma, basicamente uma *ileostomia* ou uma *colostomia*, em que se traz uma parte do intestino delgado ou do intestino grosso para a superfície do abdome (Figura 20.1).

As bolsas de ostomia são usadas sobre o estoma na parede abdominal para coletar as fezes. A bolsa tem de ser de tamanho adequado e adaptar-se adequadamente em torno do estoma (Figura 20.2). A bolsa pode ser enfiada na fralda ou na roupa de baixo, ou pode ser mantida em um ângulo fora da fralda ou da roupa. Modernamente, as bolsas não aparecem sob a maioria das roupas, porque são projetadas para ficarem achatadas junto do corpo. Deve-se evitar o uso de roupas apertadas em torno do local do estoma. Ensine as famílias a guardarem todo o material relativo ao estoma em local fresco e seco. Diga aos pais para informarem à equipe da escola que a criança deve ter permissão para usar o bebedouro e o banheiro sem restrições, e que a enfermeira da escola deve ter bolsas de ostomia disponíveis.

Os cuidados com a ostomia em crianças podem ser difíceis por causa do crescimento, do desenvolvimento e do nível de atividade da criança. Esvazie a bolsa de ostomia e determine o volume de fezes várias vezes por dia. A consistência das fezes varia de pastosa até muito líquida, dependendo da localização do estoma. As fezes líquidas podem ser ácidas, causando irritação e áreas de intensa queimadura na pele em torno da ostomia; portanto, é essencial ter especial atenção aos cuidados com a pele em torno da ostomia. Existem produtos em pó ou em pasta para ajudar a proteger a pele.

O estoma deve ser úmido e róseo ou vermelho, mostrando circulação adequada para o intestino (Figura 20.3). Notifique imediatamente ao médico se o estoma estiver seco ou com alterações de coloração. Notifique ao médico também se o volume de fezes aumentar muito, ou se o estoma estiver prolapsado ou retraído.

Cuide da ostomia tal como for necessário; em geral, as bolsas precisam ser trocadas a cada 1 a 4 dias (Procedimento de enfermagem 20.1).

Anormalidades estruturais do trato GI

As anormalidades estruturais do trato GI incluem fenda labial e palatina, onfalocele e gastrosquise, hérnias (inguinal e umbilical) e malformações anorretais.

● Fenda labial e palatina

A fenda labial e palatina (Figura 20.4) é a anomalia congênita craniofacial mais comum, e ocorre em uma de cada 700 nascimentos (Mitchell & Wood, 2000). Ocorre com frequência em associação com outras anormalidades e já foi identificada em mais de 300 síndromes. As anomalias mais comumente associadas a fenda labial e palatina incluem defeitos cardíacos, malformações auriculares, deformidades esqueléticas e anormalidades geniturinárias.

Complicações da fenda labial e palatina incluem dificuldades de alimentação, dentição alterada, desenvolvimento da fala alterado e otite média. O lactente com fenda labial não consegue criar uma vedação adequada ao redor do mamilo para permitir a sucção necessária para alimentar-se, e pode engolir muito ar. Engasgo, sufocação e regurgitação nasal do leite ocorrem nos lactentes com fenda palatina. Tempo de alimentação excessivo, ingestão inadequada e fadiga contribuem para um crescimento insuficiente (Cahill & Wagner, 2002). Podem ocorrer falha, malformação ou posicionamento incomum dos dentes primários ou permanentes. Crianças com fenda palatina apresentam discreto retardo no desenvolvimento da fala, voz anasalada e dificuldade de pronunciar corretamente algumas consoantes (Sharp *et al.*, 2003). A abertura da fenda palatina contribui para acúmulo de líquido no ouvido médio (otite média com derrame), que pode ocasionar uma infecção aguda (otite média aguda). Otite média de longa duração com derrame causa perda de audição temporária e às vezes permanente.

Fisiopatologia

O desenvolvimento da **fenda** ocorre no início da gravidez. O tecido que forma o lábio em geral se funde com 5 a 6 semanas de gestação, e o palato se fecha entre a 7ª e a 9ª semanas de gestação. Assim, se o lábio ou o palato não se fundirem, a criança nasce com uma fenda. A fenda labial e a fenda palatina podem ocorrer isoladamente uma da outra, mas 70% das crianças nascidas com fenda labial também apresentam fenda palatina (March of Dimes, 2004). A fenda pode ser unilateral (o lado esquerdo é mais frequentemente afetado) ou bilateral.

Tratamento

Recém-nascidos com fenda labial e palatina são em geral tratados por uma equipe especializada, que inclui um cirurgião plástico ou craniofacial, cirurgião bucomaxilofacial, dentista ou ortodontista, protético, psicólogo, otorrinolaringologista, enfermeira, assistente social e fonoaudiólogo. O reparo cirúrgico da fenda labial era feito aos 2 a 3 meses de vida, e o da fenda palatina, aos 9 a 18 meses, mas, nos últimos anos, instituições com uma equipe craniofacial experiente têm feito reparos bem-sucedidos no período neonatal (Sandberg et al., 2002). O reparo precoce

Plano de cuidados de enfermagem 20.1

Visão geral da criança com distúrbio gastrintestinal

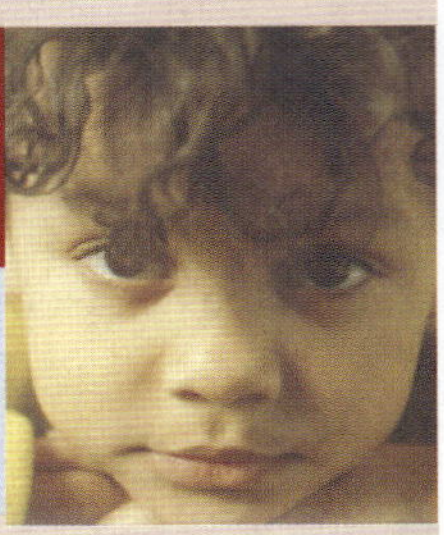

Diagnóstico de enfermagem: risco de deficiência de volume líquido. Os fatores de risco podem incluir perdas excessivas por vômitos ou diarreia, ingestão inadequada, possível dieta zero (em especial para crianças no perioperatório)

Identificação e avaliação de resultados

A criança manterá volume líquido adequado, evidenciado por *turgor elástico da pele, mucosa oral normocorada e úmida, existência de lágrimas e débito urinário de 1 mℓ/kg/h ou mais.*

Intervenções: manutenção do equilíbrio hídrico

- Mantenha uma veia pérvia e administre líquido IV conforme prescrição, *para manter o volume líquido.*
- Ofereça um pouco de solução de reidratação oral com frequência *para manter o volume líquido. As crianças com diarreia e vômitos toleram melhor esse aporte pequeno e constante.*
- Quando os sintomas diminuírem ou desaparecem, reinicie a dieta normal, *para reduzir o número de evacuações, fornecer alimentação adequada e diminuir a duração dos efeitos da doença.*
- Evite líquidos ricos em carboidratos, como refrigerantes e sucos de frutas, *porque contêm poucos eletrólitos e porque o aumento do consumo de carboidratos pode diminuir o tempo de trânsito das fezes.*
- Avalie o estado de hidratação (turgor da pele, mucosa oral, existência de lágrimas) a cada 4 a 8 h, *para verificar a manutenção de um volume líquido adequado.*
- Avalie o débito urinário *para verificar se existe perfusão de órgãos-terminais.*
- Mantenha um balanço hídrico meticuloso e pese a criança todos os dias, *para avaliar a efetividade da reidratação.*
- Pese a criança todos os dias; *o peso preciso é um dos melhores indicadores do estado de hidratação em crianças.*
- Desencoraje o consumo de líquidos e laticínios que contenham muito açúcar durante a fase aguda da doença, *porque agravam a diarreia.*

Diagnóstico de enfermagem: diarreia; pode estar relacionada com inflamação do intestino delgado, existência de agentes infecciosos ou toxinas, possivelmente evidenciada pela emissão de fezes líquidas, ruídos intestinais hiperativos ou cólicas abdominais

Identificação e avaliação de resultados

A criança terá diminuição da diarreia: *as fezes estarão mais sólidas, como as fezes normais.*

Intervenções: alívio da diarreia

- Mantenha dieta com líquidos sem resíduos durante não mais do que 24 h, *porque o prolongamento dessa dieta resultará em continuação das fezes líquidas.*
- Evite laticínios até a melhora da diarreia: *ocorre má absorção por lesão das vilosidades após a diarreia viral.*
- Estimule o consumo de carboidratos complexos *para aumentar o volume das fezes.*
- Adicione gorduras aos carboidratos *para aumentar o tempo de trânsito intestinal e estimular a absorção de água (aumento do volume das fezes).*

Diagnóstico de enfermagem: constipação intestinal relacionada com lesões obstrutivas do trato GI, dor à defecação, procedimentos diagnósticos, uso inadequado do vaso sanitário ou retenção comportamental das fezes, possivelmente evidenciada por alterações das características e da frequência de eliminação das fezes, sensação de plenitude ou pressão abdominal ou retal, alterações dos ruídos intestinais e distensão abdominal

Identificação e avaliação dos resultados

A criança apresentará melhora da constipação intestinal, *eliminando fezes diariamente sem dor nem esforço.*

Intervenção: alívio da constipação intestinal

- Palpe o abdome à procura de distensão, percuta à procura de macicez e ausculte os ruídos intestinais *para avaliar se existem sinais de constipação intestinal.*
- Estimule ingestão adequada de líquido *para amolecer as fezes.*
- Administre medicamentos conforme a prescrição, *para manter evacuações diárias.*
- Estimule atividades físicas quando houver tolerância: *a imobilidade contribui para constipação intestinal.*
- A criança com retenção de fezes deve sentar-se no vaso sanitário 2 vezes/dia, de preferência após o desjejum e o jantar, *para maximizar a chance de defecação para tirar proveito do reflexo gastrocólico.*
- Quando houver retenção comportamental de fezes, use recompensas *para estimular o uso adequado do vaso sanitário.*

Visão geral da criança com distúrbio gastrintestinal *(continuação)*

Diagnóstico de enfermagem: risco de perda da integridade de pele. Os fatores de risco incluem eliminação frequente de fezes pastosas, estado nutricional insatisfatório, existência de estoma, contato da pele com o conteúdo gástrico ácido se houver gastrostomia

Identificação e avaliação de resultados

A pele do lactente permanecerá intacta: *a pele das nádegas ficará sem erupção nem escoriações.*
Quando a criança tiver um ostomia: a pele em torno do estoma permanecerá intacta, *sem eritema, erupção ou escoriação.*

Intervenções: manutenção da integridade da pele

- Troque as fraldas com frequência *para limitar o contato das fezes ácidas com a pele.*
- Use cremes de barreira *para proteger a pele.*
- Avalie a integridade da pele em todas as trocas de fraldas, *para reconhecer precocemente as alterações da pele e iniciar medidas de correção.*
- Deixe a fralda aberta várias vezes ao dia se houver eritema, *para que o ar possa circular, facilitando a cicatrização da pele.*
- Use água ou sabonete neutro para limpar a pele nas trocas de fraldas, *para evitar alterações de pH que contribuam para ruptura da pele na área.*
- Evite produtos com perfumes ou álcool se a pele estiver hiperemiada ou com uma erupção, *porque álcool e perfumes provocam irritação na pele não intacta e podem agravar as lesões cutâneas.*

Para a criança com ostomia:

- Verifique se existe encaixe perfeito da placa e da bolsa de ostomia *para evitar contato das fezes ácidas com a pele.*
- Use uma camada de barreira para prender a placa, *o que evita tração repetitiva da pele.*
- Se ocorrer hiperemia, aplique cremes ou pastas de barreira e cicatrizantes na pele em torno do estoma, *para promover a cicatrização e evitar mais ruptura de pele.*
- Se necessário, consulte um profissional especializado em estomas, *para obter suporte adicional.*

Diagnóstico de enfermagem: nutrição desequilibrada, menor que as necessidades corporais, que pode estar relacionada com incapacidade de ingerir, de digerir ou de absorver nutrientes; dor abdominal após a alimentação; diminuição do tempo de trânsito intestinal; ou fatores psicológicos, evidenciada por falta de ganho de peso e crescimento adequados, perda de peso, aversão aos alimentos, tônus muscular insatisfatório e deficiência observada de ingestão

Identificação e avaliação de resultados

O estado nutricional será maximizado: *a criança manterá ou ganhará peso adequadamente.*

Intervenções: manutenção de nutrição adequada

- Estimule a ingestão de alimentos favoritos (dentro das restrições dietéticas prescritas), *para maximizar a ingestão.*
- Institua a nutrição enteral, conforme prescrição, para *maximizar a ingestão calórica.*
- Adicione manteiga, caldo de carne e queijo, conforme seja adequado dentro das restrições dietéticas, *para aumentar o aporte calórico.*
- Estimule o consumo de lanches hipercalóricos adequados entre as refeições, *sem interferir nelas.*
- Registre a resposta à alimentação, *para determinar a tolerância alimentar.*
- Limite a ingestão de bebidas sem calorias; *as bebidas devem conter nutrientes e calorias.*
- Consulte uma nutricionista *para recomendações de suplementos dietéticos adequados.*

Diagnóstico de enfermagem: risco de padrão respiratório ineficaz. Os fatores de risco incluem imobilidade pós-operatória, dor abdominal interferindo na respiração e uso de analgésicos narcóticos

Identificação e avaliação de resultados

A criança demonstrará padrão respiratório eficaz: frequência respiratória normal para a idade, ausência de uso de músculos acessórios, aeração adequada com murmúrio vesicular audível em todos os campos pulmonares.

(continua)

Visão geral da criança com distúrbio gastrintestinal *(continuação)*

Intervenções: promoção de um padrão respiratório eficiente

- Mude o decúbito, faça a criança tossir e respirar profundamente a cada 2 h *para estimular aeração adequada e evitar acúmulo de líquido nos pulmões*. Em lactentes e infantes, mude o decúbito a cada 2 h e use percussão e fisioterapia torácica *para evitar acúmulo de secreções.*
- Use brincadeiras para estimular a respiração profunda (p. ex., soprar a lanterna, soprar uma bola de algodão ao longo da mesa de cabeceira com um canudo etc.): *é mais provável que as crianças cooperem mais nas intervenções se houver uma brincadeira envolvida.*
- Quando o desenvolvimento da criança permitir, estimule a espirometria a cada 2 h *para melhorar a aeração pulmonar.*
- Demonstre e estimule o uso de apoio com um travesseiro durante a tosse, *para diminuir a dor abdominal e a tensão na incisão cirúrgica.*

Diagnóstico de enfermagem: risco de tensão do cuidador. Os fatores de risco podem incluir criança com defeito congênito, criança com doença crônica, padrões de enfrentamento marginais do cuidador, estresse por longo tempo, complexidade e quantidade de cuidados necessários para a criança.

Identificação e avaliação de resultados

O cuidador apresentará saúde emocional, *verbalizando com calma suas preocupações, participando dos cuidados à criança e demonstrando conhecimento dos recursos.*

Intervenções: acalmar a tensão do cuidador

- Avalie o comportamento dos cuidadores *para identificar tensão.*
- Dê apoio emocional e estimule a verbalização de sentimentos, medos e preocupações, *para promover a confiança na enfermeira como fonte de apoio emocional.*
- Providencie e estimule cuidados auxiliares da criança, *dando tempo ao responsável para descansar dos cuidados contínuos.*
- Consulte o serviço social *para identificar recursos da comunidade disponíveis para apoio ao cuidador (cuidados domiciliares, grupos de suporte etc.).*
- Estimule o responsável a identificar suas próprias necessidades e reservar tempo *para si mesmo, para aumentar o nível de energia e a autoestima, melhorando, afinal, a qualidade dos cuidados prestados.*

Diagnóstico de enfermagem: distúrbio da imagem corporal: provavelmente relacionado com o estoma, perda do controle da eliminação fecal, cicatrizes de várias cirurgias ou efeitos de tratamentos, podendo ser evidenciado por verbalização de sentimentos negativos sobre o corpo e recusa de olhar para o estoma ou de participar nos cuidados do estoma.

Identificação e avaliação de resultados

A criança ou o adolescente mostram aceitação da mudança da imagem corporal *falando sobre o ajuste, olhando, tocando e cuidando do corpo, e voltando ao envolvimento social anterior.*

Intervenções: promoção de uma imagem corporal adequada

- Observe os mecanismos de enfrentamento da criança *para reforçá-los em momentos de tensão.*
- Reconheça como normais sentimentos como negação, raiva e outros, *para apoiar a criança ou o adolescente durante essa transição difícil.*
- Faça uma apresentação gradual da criança ao estoma, *para facilitar sua aceitação.*
- Estimule a criança ou o adolescente a participarem dos cuidados, *porque a sensação de controle contribui para a autoestima positiva.*

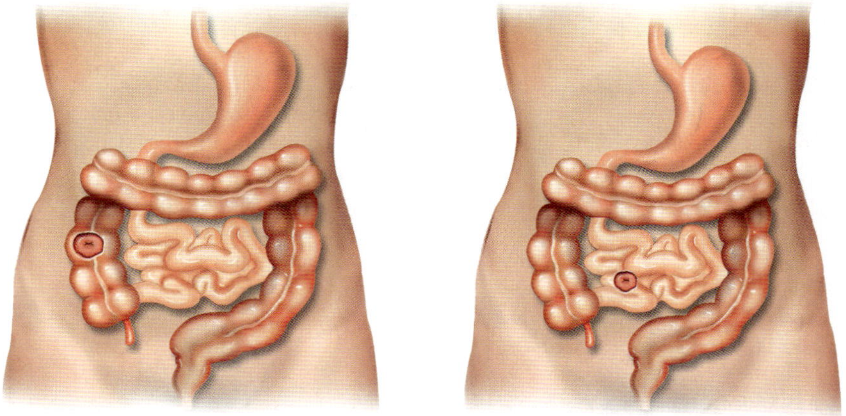

● Figura 20.1 Colostomia é um estoma do cólon; ileostomia é um estoma do íleo.

da fenda labial restaura a aparência normal do rosto da criança e melhora o vínculo entre os pais e o bebê. Independentemente de quando é feito o reparo cirúrgico, entretanto, é necessária a revisão cirúrgica do palato à medida que a criança cresce.

Avaliação de enfermagem

Para uma descrição completa da fase de avaliação do processo de enfermagem, veja a p. 662. Os achados pertinentes a fenda labial e palatina são discutidos a seguir.

História de saúde

Para o recém-nascido, explore a história da gravidez procurando fatores de risco para o desenvolvimento de fenda labial e palatina, que incluem:

- Tabagismo materno
- Infecção pré-natal
- Idade materna avançada
- Uso de anticonvulsivantes, esteroides e outros medicamentos nos primeiros meses de gravidez

Quando o bebê ou a criança com fenda labial ou palatina retorna para uma consulta ou uma hospitalização, pergunte sobre dificuldades de alimentação, dificuldades respiratórias, desenvolvimento da fala e otite média.

Exame físico

Observe se o bebê apresenta as características físicas da fenda labial. A fenda pode envolver apenas o lábio ou pode estender-se até a narina (Figura 20.5). A fenda palatina é visualizada ao exame da boca. Palpe com um dedo enluvado para descobrir fendas pequenas.

Exames complementares

A fenda labial pode ser diagnosticada por ultrassonografia pré-natal, mas é diagnosticada com maior frequência ao nascimento em virtude de seu aspecto físico característico.

Intervenções de enfermagem

Veja no Plano de cuidados de enfermagem 20.1 os diagnósticos de enfermagem e as intervenções relacionadas a manutenção das

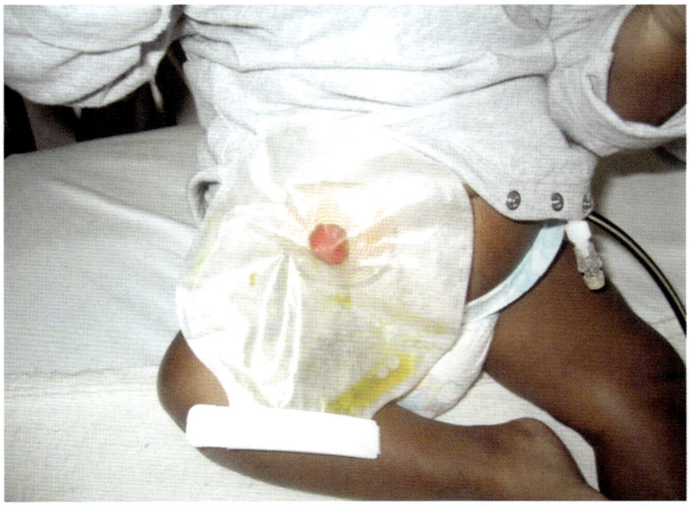

● Figura 20.2 Verifique se a bolsa de ostomia está bem adaptada ao estoma, para evitar irritação na pele circundante.

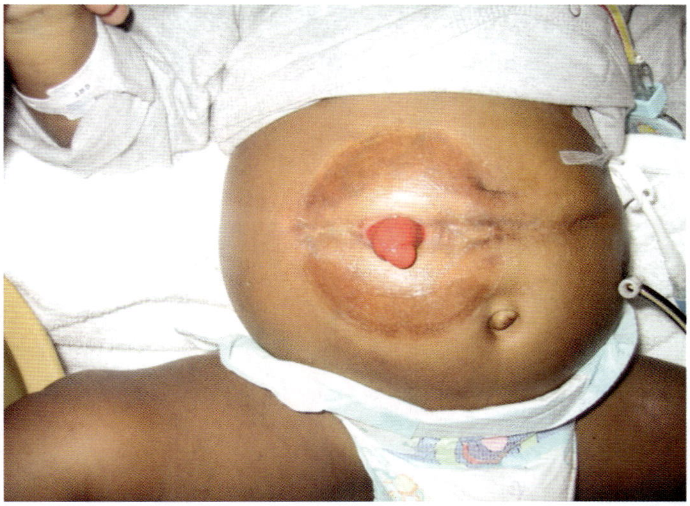

● Figura 20.3 Um estoma saudável é róseo e úmido

Procedimento de enfermagem 20.1

Cuidados com a ostomia

1. Separe o equipamento:
   - Compressas úmidas mornas ou toalhas de papel
   - Bolsa limpa e grampo
   - Pó, pasta e/ou selante de barreira da pele
   - Lápis ou caneta
   - Tesoura
   - Régua para medir o estoma
2. Tire a bolsa (pode ser necessário o uso de removedor de adesivo, ou compressas úmidas para facilitar a remoção da bolsa).
3. Observe o estoma e a pele circundante. Limpe o estoma e a pele conforme a necessidade, para que a pele seque completamente.
4. Meça o estoma, marque o tamanho na bolsa nova e corte-a nesse tamanho.
5. Coloque a nova bolsa.

Adaptado de Children's Healthcare of Atlanta. (2004). *Ostomy care home care manual.*

vias respiratórias, alívio da dor, manutenção do equilíbrio hídrico e restauração dos processos familiares. Tais aspectos devem ser individualizados para a situação específica. Além dos diagnósticos e intervenções de enfermagem discutidos no Plano de cuidados de enfermagem, seguem-se intervenções comuns para fenda labial e palatina.

Prevenção de lesão na linha de sutura

É importante evitar lesão na linha de sutura facial ou nos locais da cirurgia do palato. Não permita que o lactente esfregue a linha de sutura facial. Para evitar isso, coloque o lactente em decúbito dorsal ou lateral. Pode ser necessário conter os braços para impedir que as mãos toquem o rosto ou entrem na boca. Limpe a linha de sutura conforme prescrição do cirurgião. Possíveis opções são vaselina sobre a linha de sutura ou um dispositivo de proteção labial, como um arco de Logan (dispositivo de metal fino curvo) ou um adesivo em forma de borboleta, que protegem e mantêm a linha de sutura. Proteja o local da cirurgia no palato. Evite colocar na boca itens que possam romper as suturas (p. ex., cateter de aspiração, colher, canudo, chupeta ou seringa de plástico).

É importante que o lactente não chore por muito tempo, porque pode causar tensão nas linhas de sutura. Modos de evitar choro incluem a administração de medicamentos para dor e medidas de conforto e distração, como carícias, balanço e antecipação de necessidades.

Nutrição adequada

No período pré-operatório, o lactente com fenda labial pode mostrar padrões de crescimento aumentados quando é amamentado pela mãe. O contorno da mama contra o lábio possibilita uma vedação melhor para uma sucção adequada. Alguns lactentes são alimentados com bico especial para fenda labial (Figura 20.6). A preferência do cirurgião e dos pais determina o método de alimentação. Faça o lactente eructar para expelir o excesso de ar ingerido quando há dificuldade de sucção.

O recém-nascido ou lactente com fenda palatina corre risco de aspiração durante a alimentação oral. Em alguns casos, uma prótese é usada para formar um falso palato. Esse dispositivo evita aspiração do leite ou da fórmula. O aleitamento materno é efetivo no lactente com fenda palatina devido à flexibilidade do

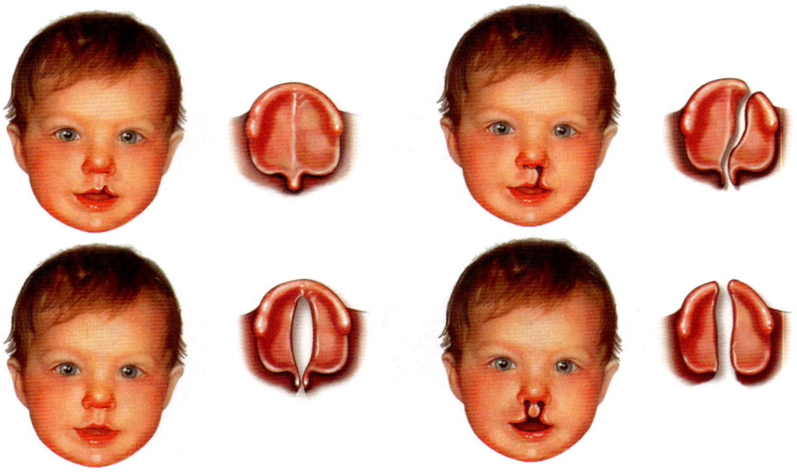

A B

● Figura 20.4 (**A**) A fenda labial pode estender-se desde a borda vermelha do lábio até a narina, ou pode ser significativamente menor. (**B**) A fenda palatina pode ser uma abertura pequena ou pode envolver todo o palato.

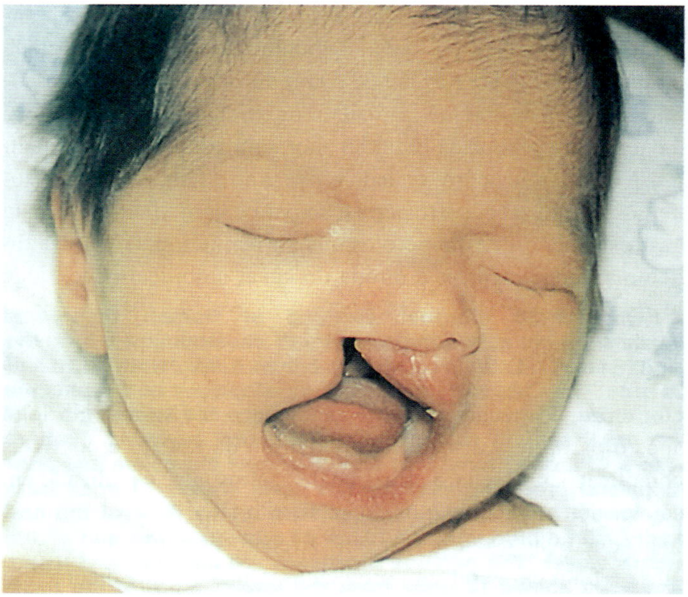

● Figura 20.5 Fenda labial.

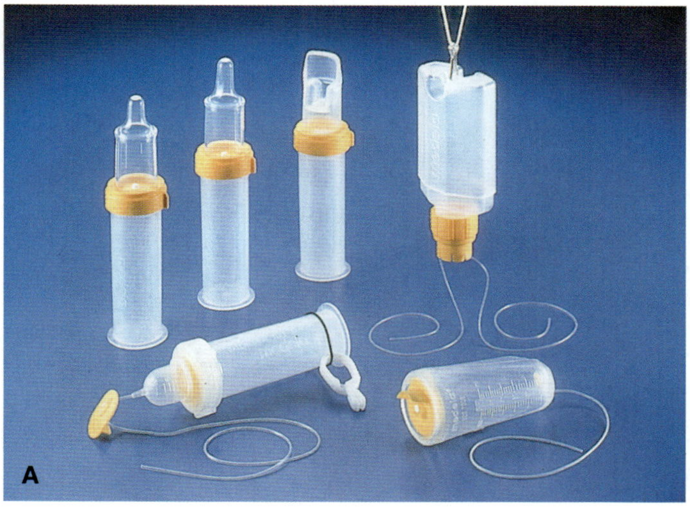

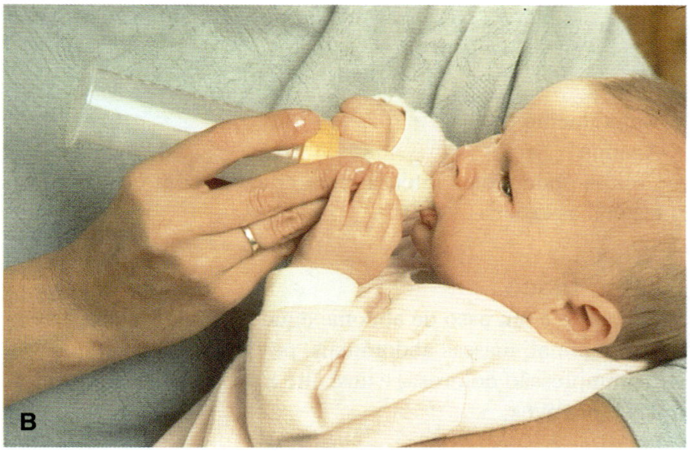

● Figura 20.6 (**A**) Dispositivos de alimentação para lactentes com fenda labial e palatina. (**B**) Lactente usando um dispositivo especial.

tecido da mama, que pode cobrir a abertura no palato. No período pós-operatório, alguns cirurgiões permitem o reinício quase imediato do aleitamento. Quando as crianças são alimentadas com mamadeira, podem ser usados bicos ou mamadeiras especiais. Quando a cicatrização estiver completa, pode-se reiniciar a alimentação normal.

Ligação entre os pais e o recém-nascido

Para alguns pais, o aspecto da fenda labial é horrível. Estimule os pais a segurarem o recém-nascido clinicamente estável logo após o nascimento, para fomentar a criação do vínculo emocional. Reconheça sentimentos normais de culpa, raiva ou tristeza. Apoie os pais nos cuidados com o recém-nascido, em especial na alimentação, considerado um cuidado importante. Oriente os pais sobre a cirurgia prevista e sobre a futura aparência normal nos lábios da criança.

Apoio emocional

Muitas famílias se beneficiam de apoio além do recebido pela equipe craniofacial. Encaminhe os pais a um centro de atendimento a criança com fenda labial/palatina.

● Divertículo de Meckel

O divertículo de Meckel resulta do fechamento incompleto do duto onfalomesentérico durante o desenvolvimento embrionário. Isso gera uma banda fibrosa que liga o intestino delgado ao umbigo, conhecida como divertículo de Meckel (Figura 20.7). É a anomalia mais comum do trato GI. O risco de complicações devidas ao divertículo de Meckel diminui com a idade, e a maioria das crianças permanece assintomática. Assim, lactentes com menos de 1 ano de idade correm risco maior de complicações (21%). O distúrbio é mais comum em meninos do que em meninas (Wyllie, 2004d).

O divertículo de Meckel se localiza na borda mesentérica anterior do íleo, 40 a 90 cm da valva ileocecal. O divertículo pode atingir 5 cm de comprimento e o diâmetro chega a 2 cm (Wyllie, 2004d). O divertículo contém todas as camadas da parede intestinal, e ulceração péptica da mucosa ileal adjacente ao tecido gástrico ectópico do divertículo causa sangramento. Complicações associadas ao divertículo de Meckel incluem sangramento, anemia e obstrução intestinal (mais frequentemente oclusão intestinal e intussuscepção em crianças) (Shukla, 2002).

A correção cirúrgica do divertículo de Meckel é necessária quando a criança apresenta complicações. Em geral, a cirurgia é feita para remoção do divertículo. Às vezes, é necessária ressecção do íleo.

Avaliação de enfermagem

Para uma descrição completa da fase de avaliação do processo de enfermagem, veja a p. 605. Os achados pertinentes ao divertículo de Meckel são discutidos a seguir.

História de saúde

Obtenha uma descrição da doença atual e da queixa principal. Sinais e sintomas comumente relatados na história incluem:

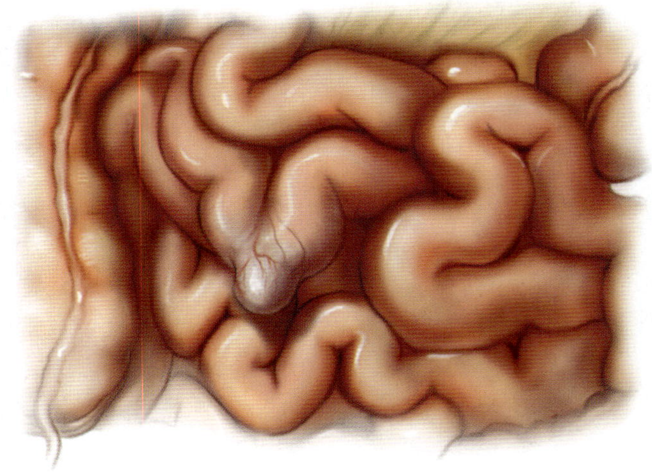

● Figura 20.7 O divertículo de Meckel em geral é encontrado a menos de 100 cm da valva ileocecal.

- Sangramento
- Anemia
- Cólicas abdominais intensas (em crianças com obstrução intestinal associada)

Exame físico

Verifique se é um caso de abdome agudo. Observe se há distensão abdominal, massas abdominais, pesquise **defesa** abdominal e descompressão dolorosa, e ausculte à procura de ruídos intestinais hipoativos.

Exames complementares

Exames complementares solicitados com frequência para avaliação de um divertículo de Meckel incluem:

- Radiografias do abdome para descartar um processo obstrutivo agudo
- Cintigrafia (teste conclusivo)
- Exame da coloração e da consistência das fezes, e pesquisa de sangue oculto (em geral positiva quando há divertículo de Meckel)
- Hemograma completo para avaliar se existe anemia

Intervenções de enfermagem

Se a anemia for importante, administre, conforme a prescrição, hemoderivados (concentrado de hemácias) para estabilizar a criança antes da cirurgia. Administre líquidos IV e mantenha a dieta zero quando as crianças estão sintomáticas enquanto são avaliadas. Relate imediatamente ao médico os sinais de abdome agudo. Os cuidados pós-operatórios variam com a cirurgia feita. Dê à criança e à família orientações necessárias para aliviar a ansiedade relacionada com o diagnóstico e a cirurgia. Veja mais informações no Plano de cuidados de enfermagem 20.1.

Onfalocele e gastrosquise

Em alguns recém-nascidos, ocorrem defeitos da parede abdominal anterior, como onfalocele e gastrosquise (Figura 20.8). O diagnóstico de onfalocele e gastrosquise em geral é feito durante a ultrassonografia pré-natal. A onfalocele está mais associada a outras anomalias congênitas, como anormalidades cromossômicas, hérnia diafragmática e defeitos cardíacos. A gastrosquise tende a estar associada a outras anormalidades menos frequentes. A onfalocele ocorre quando o intestino e outras vísceras, cobertas por um saco, sofre herniação para o cordão umbilical. Na gastrosquise, o intestino e o estômago herniam pela parede abdominal lateralmente e à direita do canal umbilical (Lockridge *et al*., 2002).

Tratamento

Um cirurgião pediátrico deve examinar o recém-nascido logo após o parto para determinar a extensão do defeito e possíveis complicações. O reparo cirúrgico da gastrosquise é realizado em caráter de emergência, por causa do alto risco de **atresia** intestinal, que resulta em obstrução. O reparo primário da gastrosquise é feito em geral sem problemas, a não ser que o conteúdo não possa ser ajustado na cavidade abdominal. Isso ocorre com maior frequência quando a onfalocele é volumosa. Nessa situação, é feito um fechamento em etapas: envolve-se o defeito com

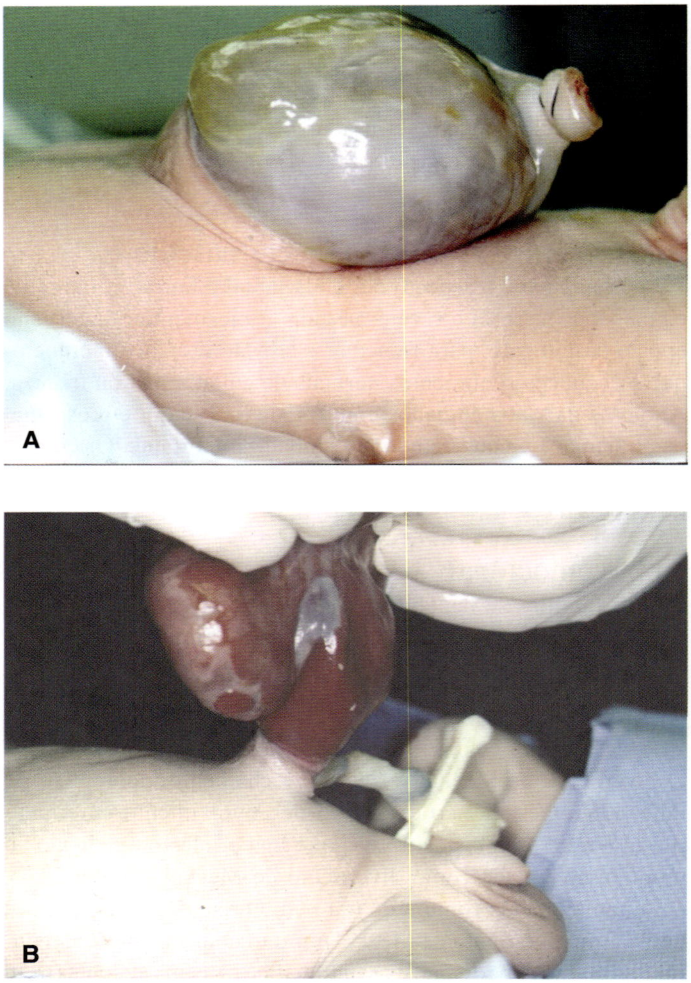

● Figura 20.8 (**A**) Onfalocele: um saco membranoso cobre os órgãos expostos. (**B**) Na gastrosquise, os órgãos não são cobertos por uma membrana.

um material sintético que é reduzido sequencialmente de modo que possa ser acomodado na cavidade abdominal. Após a maior parte do defeito estar na cavidade abdominal, é feito o reparo cirúrgico da parede (Lockridge *et al.*, 2002). Se ocorrer lesão dos órgãos expostos, como necrose, os segmentos necrosados são extirpados durante o reparo cirúrgico. Se houver perda importante de intestino delgado, pode ocorrer síndrome do intestino curto.

Avaliação de enfermagem

Avalie frequentemente o grau de hidratação do recém-nascido com onfalocele e gastrosquise. Como os recém-nascidos com onfalocele correm maior risco de apresentar problemas congênitos associados, faça rotineiramente uma avaliação de enfermagem completa à procura de possíveis complicações de problemas não diagnosticados.

Intervenções de enfermagem

A assistência de enfermagem para recém-nascidos com onfalocele ou gastrosquise consiste em cuidados pré-operatórios e pós-operatórios, e orientações à família.

Cuidados pré-operatórios

A assistência de enfermagem nos períodos pós-natal e pré-operatório deve focalizar o controle do equilíbrio hídrico. Assim que a criança for colocada em dieta zero, inicie imediatamente a hidratação venosa. Antes da cirurgia, ou se ocorrer uma redução por etapas, os cuidados de enfermagem visam manter a criança aquecida, em geral sob um aquecedor radiante. Cubra o defeito da parede abdominal com uma película de plástico envolvida por um curativo estéril. Muito provavelmente é colocado um tubo nasogástrico para descomprimir o estômago antes da cirurgia. Se estiverem prescritos, administre antibióticos IV para evitar infecção.

Cuidados pós-operatórios

No período pós-operatório, a enfermeira focaliza a manutenção do equilíbrio hidroeletrolítico. Administre nutrição parenteral total (NPT) por um cateter venoso central, para manter a nutrição enquanto o intestino é mantido em repouso e possa ocorrer a cicatrização. A duração da NPT depende do progresso para alimentação oral após o retorno do peristaltismo intestinal. Os neonatos podem precisar de ventilação mecânica durante esse período. Administre antibióticos para evitar ou tratar infecções (Lockridge *et al.*, 2002).

Orientação à família

A maioria dos casos de onfalocele ou gastrosquise é diagnosticada durante o período pré-natal; portanto, em geral os pais recebem orientações sobre o diagnóstico e sobre o que esperar durante os períodos pré- e pós-operatório. Entretanto, esses recém-nascidos ficam internados por períodos prolongados devido à natureza dos distúrbios. Ventilação mecânica e dieta zero prolongada provocam problemas de alimentação, que complicam ainda mais a recuperação pós-operatória do recém-nascido. Ensine à família todos os aspectos dos cuidados para diminuir sua ansiedade.

• Hérnias inguinais e umbilicais

Hérnias inguinais e umbilicais são defeitos que ocorrem durante o desenvolvimento fetal. É uma das causas mais comuns de encaminhamento de lactentes e crianças aos cirurgiões pediátricos.

Hérnia inguinal

As hérnias inguinais ocorrem em 0,8% a 4,4% das crianças, mais frequentemente em prematuros. Ocorrem 3 a 10 vezes mais em meninos do que em meninas (Katz, 2001). Na maioria dos casos de hérnia inguinal, o processo genital não se fecha completamente, permitindo a passagem de vísceras através do anel inguinal para o canal inguinal. Os sacos herniários que se desenvolvem com maior frequência contêm intestinos em meninos e tubas uterinas e ovários em meninas. A correção cirúrgica da hérnia inguinal em geral é feita quando o recém-nascido tem algumas semanas de vida e está se desenvolvendo bem.

Avaliação de enfermagem

Avalie os recém-nascidos e as crianças com hérnia inguinal procurando uma bolsa proeminente no abdome inferior ou na região inguinal (Figura 20.9). Pode ser possível ver a massa, mas com frequência ela é vista apenas quando a criança está chorando ou defecando, o que dificulta sua identificação no ambiente clínico.

Intervenções de enfermagem

Se a massa for palpada, o médico pode tentar reduzir a hérnia empurrando-a através do anel inguinal externo. A enfermeira pode ser requisitada para ajudar na redução, mantendo a criança em posição para que o médico reduza a hérnia. Se não for possível a redução mesmo com a criança sedada, pode ser que a hérnia esteja encarcerada. Uma hérnia encarcerada pode evoluir para estrangulamento intestinal.

A redução é apenas um método temporário de tratar hérnias inguinais; a correção definitiva é cirúrgica. Quando necessário, a hérnia deve ser reduzida manualmente até a cirurgia; portanto, deve-se ensinar o procedimento à família. Instrua a família a entrar imediatamente em contato com o cirurgião se a hérnia não puder ser reduzida. Cuidados pré-operatórios e pós-operatórios de rotina são necessários para o reparo cirúrgico de hérnias inguinais. Oriente a criança e a família, para aliviar a ansiedade.

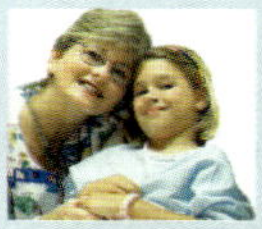

Diga aos pais que, se a hérnia inguinal da criança ficar dura, com coloração anormal ou dolorosa (choro constante), eles devem chamar imediatamente o médico, para que ele determine a ação seguinte (ida ao consultório ou ao setor de emergência).

Hérnia umbilical

A hérnia umbilical ocorre em 10% a 30% dos recém-nascidos a termo, e em até 75% dos prematuros (Katz, 2001). Uma hérnia umbilical é causada por fechamento incompleto do anel umbilical, permitindo a passagem de uma parte do intestino através da abertura. Ao contrário das hérnias inguinais, a maioria das hérnias umbilicais não é corrigida cirurgicamente. Na maioria das crianças, as hérnias umbilicais têm fechamento espontâneo até os

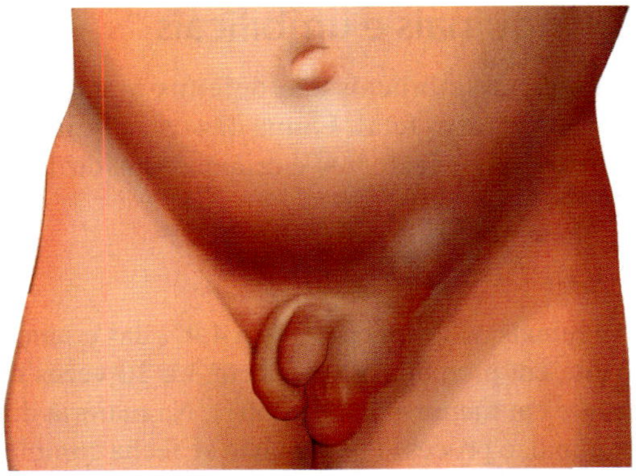

A

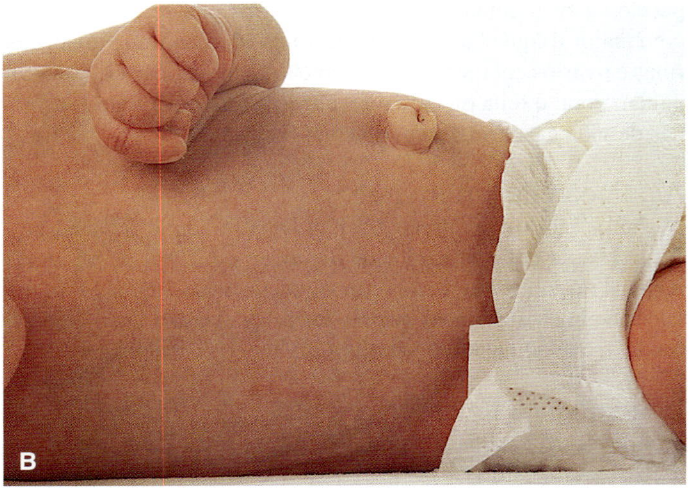

B

● Figura 20.9 (**A**) Hérnia inguinal. Observe a proeminência na área inguinal. (**B**) Hérnia umbilical. Observe a protrusão na área umbilical.

5 anos de idade (Katz, 2001). A correção cirúrgica é necessária apenas para hérnias umbilicais grandes que não se fecharam até os 5 anos de idade.

Avaliação de enfermagem

Avalie se a hérnia pode ser reduzida. Notifique ao cirurgião se a redução não ocorrer. O encarceramento é muito raro, mas, quando ocorre, a criança apresenta dor espontânea e à palpação do abdome ou hiperemia no umbigo (ver Figura 20.9).

Intervenções de enfermagem

Como o reparo cirúrgico é incomum nas hérnias umbilicais, ao contrário do que ocorre com as hérnias inguinais o objetivo da assistência de enfermagem é a orientação. Oriente a criança e a família sobre como reduzir a hérnia. A criança pode ter alguns problemas de autoestima relacionados com a protrusão de uma hérnia umbilical não reparada. Ensine à criança comportamentos de enfrentamento, para ajudar a aliviar a ansiedade.

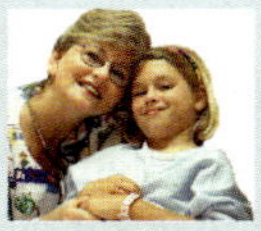

Intervenções caseiras para reduzir uma hérnia umbilical devem ser desestimuladas, por causa do risco de estrangulamento. Isso inclui prender uma moeda envolta em esparadrapo sobre a hérnia reduzida ou o uso de faixas abdominais.

● Malformações anorretais

As malformações do ânus (ânus imperfurado) ocorrem em até 5.000 nascimentos. A ausência do ânus é simples de reconhecer no recém-nascido, mas também pode ocorrer ânus sem comunicação com o intestino. Com frequência a malformação da parte distal do reto é acompanhada de uma fístula para o períneo ou para o trato geniturinário. As malformações anorretais estão associadas a outras anomalias (Boxe 20.1) (Peña, 2004).

O ânus imperfurado pode ser classificado como alto ou baixo, dependendo da posição da lesão em relação ao complexo muscular elevador do ânus (Figura 20.10). Lesões altas podem terminar com uma fístula do intestino para a bexiga, a uretra ou a vagina. Esse tipo de imperfuração anal exige a realização de uma colostomia temporária até a cicatrização de uma anorretoplastia. Lesões baixas têm uma fístula perineal, que pode ser dilatada para corrigir a lesão. Alguns recém-nascidos precisam de reparo em etapas para ligar o intestino ao ânus ou para criar esta conexão. Com frequência, várias cirurgias precisam ser feitas para corrigir os problemas geniturinários associados ao ânus imperfurado (Peña, 2004; Wesson & Haddock, 2000).

Avaliação de enfermagem

No recém-nascido sob suspeita de ânus imperfurado, avalie se existem sinais e sintomas comuns de obstrução intestinal, que podem resultar da malformação. Estes incluem distensão abdominal e vômitos biliosos. No neonato, observe se o ânus é funcional. Se houver ânus, observe se há eliminação de mecônio nas primeiras 24 h de vida. Avalie o débito urinário para identificar problemas geniturinários. Estudos radiográficos podem ser solicitados para avaliação adicional das complicações associadas ao ânus imperfurado.

Intervenções de enfermagem

No período pré-operatório institua hidratação venosa. Os recém-nascidos não são alimentados nesse período, para diminuir a motilidade intestinal. No período pós-operatório, oriente a família sobre os cuidados com a colostomia, da qual a criança precisará temporária ou definitivamente para eliminação das fezes. Avalie e ensine aos pais sobre as complicações pós-operatórias, inclusive estenoses, prolapso, constipação intestinal ou incontinência. Reveja com a família os cuidados a longo prazo relacionados

Boxe 20.1 Anomalias associadas a malformações anorretais

- Síndrome VACTERL: anomalias vertebrais, anorretais, cardiovasculares, traqueoesofágicas, renais e dos membros
- Atresia do esôfago
- Atresia intestinal
- Má rotação
- Agenesia renal
- Hipospadia
- Refluxo vesicoureteral
- Extrofia da bexiga
- Anomalias cardíacas
- Anomalias esqueléticas

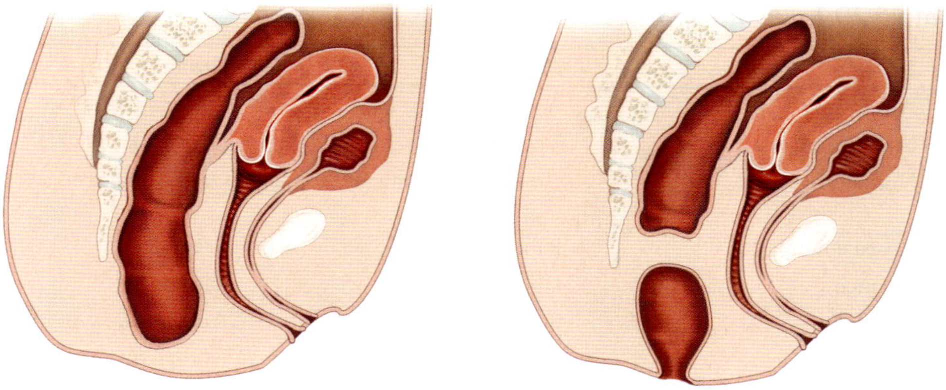

● Figura 20.10 No ânus imperfurado, não existe um ânus evidente ao exame.

com incontinência intestinal; crianças com lesões altas podem ter problemas de incontinência fecal até a idade escolar.

Após o procedimento de anastomose intestinal quando a criança tiver alguns meses de vida, será a primeira vez que fezes serão eliminadas pelo esfíncter anal. As fezes podem ser muito pastosas, dependendo da gravidade do ânus imperfurado. A pele na região perianal corre risco significativo de ruptura, e deve ser usado um creme de barreira na área, que deve ser lavado uma vez por dia com água e sabonete. As fezes líquidas devem ser retiradas com óleo mineral e bolas de algodão. A maior parte do creme de barreira permanecerá intacta, protegendo a região perianal do recém-nascido.

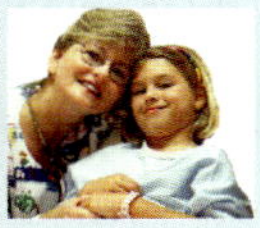

Para diminuir o ressecamento associado a limpeza frequente, não use lenços umedecidos e evite o uso constante de água e sabonete.

Distúrbios GI agudos

Distúrbios GI agudos incluem desidratação, vômitos, diarreia, candidíase oral, lesões orais, estenose hipertrófica do piloro, enterocolite necrosante, intussuscepção, má rotação e obstrução, apendicite e divertículo de Meckel.

● Desidratação

A desidratação ocorre com maior rapidez em lactentes e infantes do que em adultos. O risco é maior em lactentes e infantes, porque têm uma porcentagem maior de líquido extracelular e de água corporal em comparação com os adultos. A taxa de metabolismo basal aumentada, a área de superfície corporal maior, a função renal imatura e maior perda insensível de líquido com elevações de temperatura também contribuem para o maior risco de desidratação em lactentes e infantes em comparação com os adultos. A desidratação que não é corrigida evolui para choque, portanto, o reconhecimento e o tratamento precoces da desidratação são importantes para evitar evolução para choque hipovolêmico. As metas do tratamento da desidratação são restaurar o equilíbrio hídrico e evitar complicações.

Avaliação de enfermagem

Para uma descrição completa da fase de avaliação do processo de enfermagem, veja a p. 605. Os achados da avaliação pertinentes a desidratação são discutidos a seguir.

História de saúde

Obtenha uma descrição da doença atual e da queixa principal. Sinais e sintomas comuns relatados durante a história de saúde são incluídos na Tabela comparativa 20.1, que compara as manifestações clínicas de desidratação leve, moderada e grave.

Explore a história clínica atual e pregressa da criança à procura de fatores de risco de desidratação, como:

- Diarreia
- Vômitos
- Diminuição da ingestão
- Febre alta persistente
- Cetoacidose diabética
- Queimaduras extensas

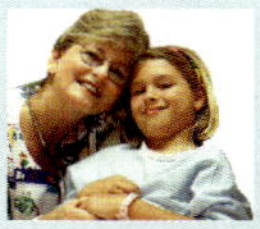

As enfermeiras precisam estar aptas a avaliar com exatidão a hidratação de uma criança e estar preparadas para intervenção rápida. As crianças correm risco maior de choque hipovolêmico do que os adultos. Crianças desidratadas podem piorar e desenvolver choque com muita rapidez.

Exame físico e exames complementares

Avalie o estado de hidratação da criança: frequência cardíaca, pressão arterial, turgor da pele, fontanelas, mucosa oral, olhos, temperatura e coloração dos membros, nível de consciência e débito urinário. A compensação inicial em crianças é boa; a frequência cardíaca aumenta na desidratação moderada, mas a pressão arterial permanece normal até diminuir na desidratação grave.

Intervenções de enfermagem

Os objetivos de enfermagem em lactentes e crianças com desidratação são restaurar o volume líquido e evitar a evolução para hipovolemia. Providencie reidratação oral para crianças com desidratação leve a moderada (CDC, 2003; Dale, 2004) (Diretrizes

Tabela comparativa 20.1 Desidratação

	Leve	Moderada	Grave
Nível de consciência	Alerta	Alerta a apático	Alerta a comatoso
Fontanelas	Macias e planas	Deprimidas	Deprimidas
Olhos	Normais	Órbitas discretamente encovadas	Órbitas muito encovadas
Mucosa oral	Rósea e úmida	Pálida e um pouco seca	Seca
Turgor da pele	Elástico	Diminuído	Tardio
Frequência cardíaca	Normal	Pode estar aumentada	Aumentada, progredindo para bradicardia
Pressão arterial	Normal	Normal	Normal, progredindo para hipotensão
Membros	Quentes, róseos, enchimento capilar rápido	Enchimento capilar retardado	Frios, mosqueados, enchimento capilar lento
Débito urinário	Pode estar um pouco diminuído	Menos de 1 mℓ/kg/h	Significativamente menor que 1 mℓ/kg/h

de ensino 20.2). As crianças com desidratação grave devem receber hidratação venosa. No início, administre 20 mℓ/kg de soro fisiológico ou lactato de Ringer, avaliando em seguida o estado de hidratação (ver no Capítulo 31 informações mais detalhadas sobre choque hipovolêmico).

Depois de restaurado o equilíbrio hídrico, o médico pode prescrever líquidos por via IV para manutenção ou até 1,5 vez o volume de manutenção. A necessidade de líquido de manutenção refere-se ao volume necessário em condições de hidratação normal. As necessidades de manutenção de líquido podem ser determinadas por meio da fórmula que consta no Boxe 20.2. No exemplo fornecido no Boxe 20.2, uma criança com 23 kg precisa do equivalente a 65 mℓ/h de líquidos de manutenção.

As mesmas diferenças anatômicas e fisiológicas que tornam os lactentes e crianças mais suscetíveis a desidratação também os tornam suscetíveis a hiperidratação. Por isso, avalie continuamente o estado de hidratação e verifique a adequação da hidratação venosa.

Vômitos

O vômito é a expulsão forçada de conteúdo gástrico pela boca (Ulshen, 2004c). Ocorre como um reflexo com três fases diferentes:

- Período prodrômico: náuseas e sinais de estimulação do sistema nervoso autônomo
- Ânsias de vômito
- Vômitos

O vômito em lactentes e crianças tem muitas causas diferentes e é considerado sinal de outros problemas. A Tabela 20.1 relaciona causas comuns de vômitos.

Na maioria dos casos o tratamento do vômito envolve reidratação oral lenta, mas às vezes é necessária administração de antieméticos.

Avaliação de enfermagem

Para uma descrição detalhada da fase de avaliação do processo de enfermagem, veja a p. 605. Os achados da avaliação pertinentes a vômitos são discutidos a seguir.

História de saúde

Obtenha uma descrição da doença atual e da queixa principal. Note o início e a progressão dos sintomas. Na avaliação de um lactente ou de uma criança que apresenta vômitos deve-se descrever os episódios de vômito, inclusive:

- Conteúdo e características do vômito
- Esforço e intensidade dos episódios de vômito
- Horário e duração

Diretrizes de ensino 20.2

Terapia de reidratação oral

- A solução de reidratação oral (SRO) deve conter 50 mmol/ℓ de sódio e 20 g/ℓ de glicose.
- Água filtrada, leite, sucos de frutas não diluídos, sopas e caldos NÃO são adequados para reidratação oral.
- Crianças com desidratação leve a moderada precisam de 50 a 100 mℓ/kg de SRO durante 4 h.
- Após reavaliação, pode ser necessário continuar com a reidratação oral, se a criança ainda estiver desidratada.
- Quando estiver reidratada, a criança pode retomar a dieta normal.

Boxe 20.2 Fórmula para manutenção de líquidos

- 100 mℓ/kg para os primeiros 10 kg
- 50 mℓ/kg para os 10 kg seguintes
- 20 mℓ/kg para o restante do peso
- Adicione para obter o volume total necessário para 24 h
- Divida por 24 para obter as necessidades por hora

Assim, para uma criança de 23 kg,

- 100 × 10 = 1.000
- 50 × 10 = 500
- 20 × 3 = 60
- 1.000 + 500 + 60 = 1.560

1.560/24 = 65 mℓ/h

Tabela 20.1 Causas de vômito por padrões temporais

Categoria	Agudos	Crônicos	Cíclicos
Infecciosos	Gastrenterite, otite média, faringite, sinusite (aguda), hepatites, pielonefrite, meningite	*Helicobacter pylori*, *Giardia lamblia*, sinusite (crônica)	Sinusite crônica
Gastrintestinais	Intussuscepção, má rotação com vólvulo, apendicite, colecistite, pancreatite	Doença de refluxo gastresofágico, gastrite, úlcera péptica	Doença de refluxo gastresofágico, má rotação com vólvulo
Geniturinários	Obstrução da junção ureteropélvica, pielonefrite	Gravidez, pielonefrite	Hidronefrose
Endócrinos/ Metabólicos	Cetoacidose diabética	Hiperplasia suprarrenal	Cetoacidose diabética, doença de Addison, porfiria aguda intermitente
Neurológicos	Concussão, hematoma subdural, tumor cerebral	Tumor cerebral, malformação de Arnold-Chiari	Enxaqueca, malformação de Arnold-Chiari, tumor cerebral
Outros	Intoxicação alimentar, ingestão de substâncias tóxicas	Bulimia, ruminação	Síndrome de vômitos cíclicos

O conteúdo e as características do vômito podem dar indicações da causa. Vômitos biliosos nunca são considerados normais e sugerem obstrução distal à ampola de Vater. Hematêmese pode significar sangramento esofágico ou gastrintestinal. Avalie o esforço e a intensidade dos vômitos para identificar se os episódios são vigorosos e em jato, como na estenose pilórica, ou sem esforço, como se vê com frequência no refluxo gastresofágico. O horário dos vômitos também é útil para determinação da causa. Vômitos que ocorrem algumas horas após as refeições podem significar retardo do esvaziamento gástrico. Quando o vômito ocorre quando a criança acorda no meio da noite, em especial se estiver associado a cefaleia, é sugestivo de lesão ou tumor intracranianos. Verifique se há algum acontecimento associado, como diarreia ou dor.

A diarreia pode ocorrer em casos de gastrenterite viral ou intoxicação alimentar. Dor na região epigástrica pode significar úlcera péptica, pancreatite ou colecistite. Veja a história patológica pregressa da criança para identificar doenças preexistentes, uso abusivo de fármacos, traumatismo, medicamentos prescritos e cirurgia abdominal anterior (Ulshen, 2004c). Fatores de risco para vômitos incluem exposição a vírus, uso de alguns medicamentos e alimentação excessiva do lactente.

Exame físico

Faça um exame físico avaliando o aspecto geral da criança. Avalie o estado de hidratação e alterações do nível de consciência. Avalie as características dos ruídos intestinais à ausculta. Palpe o abdome à procura de massas, dor ou sinais de traumatismo.

Exames complementares

Exames podem ser solicitados para se avaliar o estado de hidratação da criança ou excluir algumas causas de vômitos, como infecções urinárias, pancreatite ou um processo infeccioso agudo. Alguns exames complementares solicitados para avaliação de vômitos são:

- Ultrassonografia abdominal
- Seriografia esôfago-estômago-duodeno (SEED)
- Radiografias simples de abdome

Intervenções de enfermagem

A assistência de enfermagem visa manter o equilíbrio hidroeletrolítico. A reidratação oral é bem-sucedida na maioria dos casos de vômitos isolados. Oriente o responsável sobre reidratação oral (ver Diretrizes de ensino 20.2). Quando a criança tem desidratação leve a moderada resultante de vômitos, a alimentação oral deve ser suspensa durante 1 a 2 h após o episódio de vômitos; depois desse tempo, pode-se iniciar a reidratação oral. Dê ao lactente ou à criança 15 a 60 mℓ de solução de reidratação oral a cada 15 min, dependendo da idade e do tamanho da criança. A maioria dos lactentes e crianças consegue reter esse pequeno volume de líquido se for respeitado o intervalo de 15 min. Quando a criança melhorar, volumes maiores serão tolerados (CDC, 2003; Dale, 2004).

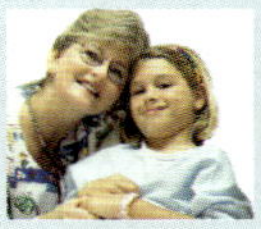

Uma solução caseira de reidratação oral pode ser: misture 950 mℓ de água (pode ser água escorrida de arroz que está em fase de cozimento), 8 colheres (chá) de açúcar e uma colher (chá) de sal.

Se a reidratação oral não for possível por causa de náuseas e vômitos contínuos, deve ser prescrita hidratação venosa. Em alguns casos são usados antieméticos para controlar os vômitos. Alguns antieméticos podem causar sonolência ou outros efeitos colaterais, e não devem ser usados até que seja feito um diagnóstico definitivo, ou até que se tenha descartado a presença de processos patológicos graves. Oriente a família sobre a prevenção de vômitos e o uso de antieméticos.

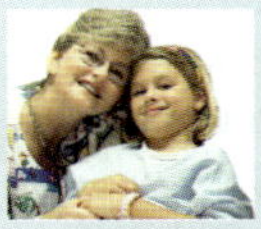

Cápsulas de gengibre, chá de gengibre ou gengibre adoçado em geral são úteis para redução das náuseas, podem ser usados com segurança em crianças, e em geral não têm efeitos colaterais. A maioria dos refrescos de gengibre disponíveis no comércio não contém gengibre verdadeiro, e sua utilidade, portanto, é limitada (Gardiner & Kemper, 2005).

Diarreia

Diarreia é um aumento da frequência ou uma diminuição da consistência das fezes (Ulshen, 2004c). Em crianças, a diarreia pode ser aguda ou crônica. A diarreia infecciosa aguda (gastrenterite) ainda é a principal causa de morte de crianças em todo o mundo. Nos EUA, a incidência de diarreia varia entre 1 e 2,5 episódios por criança ao ano, resultando em cerca de 38 milhões de casos, 2 a 3,7 milhões de consultas médicas, 220.000 hospitalizações e 325 a 425 mortes por ano (Berman, 2003).

Fisiopatologia

A diarreia aguda em crianças é causada com maior frequência por vírus, mas pode também estar relacionada com bactérias ou parasitos enteropatogênicos. Os vírus lesionam a superfície de absorção das células das vilosidades intestinais, causando diminuição da absorção de líquido e deficiência de dissacarídeos. As bactérias provocam lesão intestinal por invasão direta da mucosa, lesionando a superfície vilosa, ou liberando toxinas (Berman, 2003). A diarreia aguda pode ser sanguinolenta ou não. As infecções diarreicas agudas causadas por vírus, bactérias e por parasitos são discutidas no Boxe 20.3. A diarreia também pode estar relacionada com o uso de antibióticos. Fatores de risco para diarreia aguda incluem ingestão recente de carnes malcozidas, viagens ao exterior, frequência a creche e uso de água de poço.

Embora a maioria dos casos de diarreia em crianças seja de origem aguda, a diarreia também pode ser crônica. A diarreia crônica dura mais que 2 semanas. Esse tipo de diarreia em geral não é causado por doenças graves. As causas de diarreia crônica estão relacionadas no Boxe 20.4, de acordo com os grupos etários.

Como a maioria dos casos de diarreia é aguda e de natureza viral, o tratamento é em geral de suporte (manutenção do equilíbrio hídrico e da nutrição). Suplementos probióticos diminuem a duração e a intensidade da diarreia (Young & Huffman, 2003). Causas bacterianas e parasitárias de diarreia podem ser tratadas com antibióticos e medicamentos antiparasitários, respectivamente.

Intervenções de enfermagem

Para uma descrição completa da fase de avaliação do processo de enfermagem, veja a p. 605. Achados da avaliação pertinente a diarreia são discutidos a seguir.

História de saúde

Obtenha uma descrição da doença atual e da queixa principal. Informações importantes relacionadas com a evolução da diarreia incluem:

- Número e frequência das evacuações
- Duração dos sinais e sintomas
- Volume das fezes
- Sinais e sintomas associados (dor abdominal, cólicas, náuseas, vômitos, febre)
- Existência de sangue ou muco nas fezes

Boxe 20.3 Causas de diarreia infecciosa aguda

Virais	Bacterianas	Parasitárias
Rotavírus: caracterizada por início agudo com febre e vômitos, seguidos pela eliminação de fezes líquidas-pastosas. Causa mais comum de diarreia viral	Salmonela: geralmente é causada por ingestão de aves, carnes e laticínios. Lactentes correm risco maior. As bactérias são excretadas durante até 1 ano. Casos graves são tratados com antibióticos	*Giardia lamblia*: o parasito intestinal mais comum nos EUA. Transmissão orofecal. Início súbito com diarreia aquosa malcheirosa; flatulência e eructação frequentes. Tratada com medicamentos antiparasitários
Adenovírus 40 e 41: segunda causa mais comum de diarreia viral, com manifestações clínicas semelhantes a diarreia causada por rotavírus	*Escherichia coli* O157:H7: associada com maior frequência a fezes sanguinolentas e cólicas abdominais. Pode causar síndrome hemoliticourêmica	*Entamoeba histolytica*: transmissão orofecal. Mais comum fora dos EUA. São comuns sintomas de colite
Vírus Norwalk: mais comum em escolares e adultos; caracteriza-se por vômitos, náuseas e cólicas abdominais	Campilobacter: os sintomas variam de diarreia branda a disenteria. Casos graves são tratados com antibióticos	*Cryptosporidium*: disseminação por animais e pessoas de fazendas. Transmissão orofecal. Diarreia aquosa, náuseas, vômitos e sintomas gripais. Não há tratamento definitivo
Calicivírus: mais comum dos 3 meses aos 6 anos de idade; observada em creches	Shigela: febre alta e fezes sanguinolentas são comuns. A febre pode causar convulsões. É recomendado tratamento com antibióticos	
Astrovírus: mais comum do 1º ao 3º ano de idade, causando vômito, diarreia, febre e dor abdominal	*Clostridium difficile*: em geral relacionada ao tratamento com antibióticos. Pode causar colite pseudomembranosa em casos graves. Os lactentes podem ser portadores assintomáticos da bactéria. O tratamento com anti-infecciosos pode ser útil. Habitualmente é prescrito tratamento com probióticos	
Citomegalovírus (CMV): causa outros problemas clínicos, mas pode provocar diarreia com colite	*Yersinia enterocolitica*: em geral acomete crianças com menos de 5 anos de idade. É comum diarreia aquosa ou mucoide, às vezes com sangue vivo	

Boxe 20.4 Causas de diarreia crônica por idade

Lactentes	Pré-escolares	Escolares
Diarreia intratável de lactentes	Diarreia crônica inespecífica	Doença inflamatória intestinal
Intolerância a proteínas do leite ou da soja	Enterite viral	Abscesso do apêndice
Enterite infecciosa	Giardíase	Deficiência de lactase
Doença de Hirschsprung	Tumores (diarreia secretora)	Constipação intestinal com encoprese
Má absorção de nutrientes	Colite ulcerativa	
	Doença celíaca	

Explore a história clínica atual e pregressa procurando fatores de risco como:

- Probabilidade de exposição a agentes infecciosos (água de poço, animais de fazenda, permanência em creche)
- História dietética
- História familiar de sintomas semelhantes
- Viagem recente
- Idade da criança (para identificar etiologias comuns para a faixa etária)

Exame físico

Inspeção

Avalie se a criança com diarreia está desidratada. Observe o aspecto geral e a coloração da criança. Na desidratação leve, a criança pode parecer normal. Na desidratação moderada, há diminuição da produção de lágrima ou órbitas encovadas. As mucosas também estão ressecadas. O nível de consciência pode estar comprometido na desidratação moderada a grave, o que é evidenciado por apatia ou letargia. A pele pode perder a elasticidade e o turgor cutâneo está diminuído, o que significa hidratação inadequada. Pode haver distensão ou concavidade abdominal. O débito urinário também diminui se a criança estiver desidratada. Se houver amostras das fezes, verificar coloração e consistência. Inspecione a área anal observando se há eritema ou erupção cutânea relacionados com aumento do volume e da frequência das evacuações.

Ausculta

A ausculta pode revelar ruídos intestinais hipoativos ou hiperativos. Ruídos intestinais hipoativos são sugestivos de obstrução ou peritonite. Ruídos intestinais hiperativos sugerem diarreia ou gastrenterite.

Percussão

Percuta o abdome. Observe qualquer anormalidade. Anormalidades ao exame físico de uma criança com diarreia aguda ou crônica podem indicar um processo patológico.

Palpação

Dor à palpação dos quadrantes inferiores pode estar relacionada com gastrenterite. Dor ou descompressão dolorosa não devem ser encontradas à palpação. Quando são encontradas, podem indicar apendicite ou peritonite.

Exames complementares

Exames complementares solicitados para avaliação de diarreia incluem:

- Cultura de fezes: detecção de bactérias
- Pesquisa de ovos e parasitos: detecção de parasitos
- Cultura para vírus nas fezes: detecção de rotavírus ou outros vírus
- Pesquisa de sangue oculto nas fezes: pode ser positiva se houver inflamação ou ulceração do trato digestivo
- Pesquisa de leucócitos nas fezes: pode ser positiva em casos de inflamação ou infecção
- pH e substâncias redutoras nas fezes: para descobrir se a diarreia é causada por intolerância a carboidrato
- Eletrólitos no sangue: sugestivos de desidratação
- Radiografias de abdome: a presença de fezes no cólon pode indicar constipação intestinal ou **fecaloma**; níveis hidroaéreos indicam obstrução intestinal

Intervenções de enfermagem

A assistência de enfermagem à criança que tem diarreia visa restaurar o equilíbrio hidroeletrolítico e orientação à família.

Restauração do equilíbrio hidroeletrolítico

Continue a oferecer a dieta normal se a criança não estiver desidratada. A assistência inicial da criança desidratada com diarreia focaliza a restauração do equilíbrio hidroeletrolítico. Veja o Plano de cuidados de enfermagem na p. 612. Suplementação com probióticos enquanto a criança toma antibióticos para tratamento de outras doenças reduz a incidência de diarreia relacionada com antibióticos (Young & Huffman, 2003). Após o início da reidratação, é importante estimular a criança a ingerir a dieta normal para manter a energia e o crescimento (Brunell, 2006) (ver Tratamentos clínicos comuns 20.1).

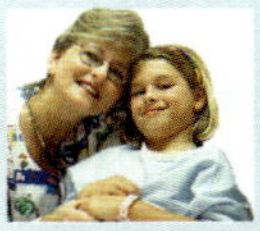

Evite o uso prolongado de líquidos sem resíduos para a criança que tem diarreia, porque podem causar "fezes de inanição". Evite também líquidos ricos em glicose, como sucos de frutas, gelatina e refrigerantes, que pioram a diarreia.

Orientação à família

Oriente a família sobre a importância da reidratação oral (ver Diretrizes de ensino 20.2). O médico pode prescrever medicamentos. Nesses casos, oriente sobre a importância de cumprir o tratamento completo com os antibióticos prescritos. Depois que a causa da diarreia for conhecida, oriente a criança e a família sobre como evitar novas ocorrências. Como a maioria das diarreias agudas é infecciosa, oriente sobre como lavar as mãos adequadamente e sobre vias de transmissão. A diarreia crônica é frequentemente resultado de ingestão excessiva de fórmula, água ou sucos de frutas; por isso, oriente os pais sobre ingestão adequada de líquidos.

Candidíase oral (monilíase)

A candidíase oral é uma infecção da mucosa oral por fungos. É mais comum em recém-nascidos e lactentes. Crianças sob risco de candidíase incluem aquelas com distúrbios imunológicos e as que recebem terapias imunossupressoras (p. ex., quimioterapia para câncer). Crianças que usam corticosteroides inalados também correm um risco aumentado de desenvolver candidíase. Antibióticos também contribuem para o desenvolvimento de candidíase. A micose pode transmitir-se entre a criança e a lactante.

O controle terapêutico inclui antifúngicos orais, como nistatina ou fluconazol.

Avaliação de enfermagem

Pesquise fatores de risco para candidíase oral, como baixa idade, imunossupressão, uso de antibióticos, uso de inalantes com corticosteroides ou micose na mãe. Inspecione a mucosa oral. A candidíase apresenta-se como placas espessas esbranquiçadas sobre a língua e a mucosa, com aspecto de leite coalhado (Figura 20.11). Ao contrário de leite retido na boca, as placas não são retiradas com facilidade com um *swab* ou com escova de dentes. Verifique se existe erupção de pele sob a fralda (coloração vermelho-viva com lesões satélites). Determine o grau de comprometimento da amamentação. As lesões podem causar desconforto significativo.

O diagnóstico em geral é feito com base na apresentação clínica, embora um raspado cuidadoso das lesões possa ser enviado para cultura de fungos.

Intervenções de enfermagem

A assistência de enfermagem à criança com candidíase inclui a administração de medicamentos e orientação à família.

Administração de medicamentos

Garanta a administração adequada de antifúngicos orais. Nistatina em suspensão deve ser aplicada 4 vezes/dia após a alimentação, para possibilitar que o medicamento fique em contato com as lesões. Em lactentes, a nistatina pode ser aplicada com um cotonete. Infantes e crianças conseguem engolir com facilidade a suspensão oral de sabor agradável. Uma vantagem do fluconazol é a administração 1 vez/dia, mas os lactentes ou as crianças que o estão usando devem ser monitorados por causa do risco de hepatotoxicidade. Ao contrário da nistatina, o fluconazol deve ser administrado com alimentos, para diminuir efeitos colaterais como náuseas e vômitos.

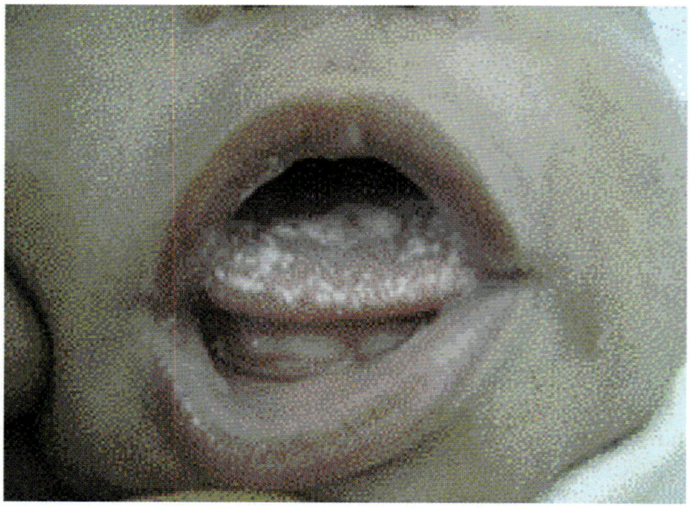

● Figura 20.11 Placas brancas espessas em lactente com candidíase oral (monilíase).

Orientação à família

Se a mãe também estiver infectada, tem de ser tratada com um antifúngico da mesma forma. A infecção fúngica das mamas pode causar bastante dor durante a amamentação, mas, com tratamento adequado, a amamentação pode continuar sem interrupção. Deve-se enfatizar a lavagem adequada das mãos. Bicos de mamadeiras e chupetas devem ser mantidos limpos. Como os lactentes e os infantes com frequência colocam brinquedos na boca, esses brinquedos devem ser bem lavados. Pais de lactentes com candidíase oral costumam relatar erupção na região das fraldas, porque a infecção fúngica na área da fralda ocorre ao mesmo tempo que a candidíase oral e também precisa de tratamento.

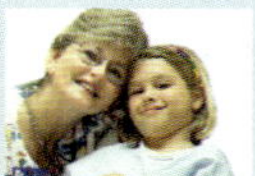

Língua geográfica é um problema benigno não contagioso. Ocorre redução das papilas filiformes em áreas que mudam de posição, dando à língua um aspecto de mapa, com manchas mais escuras e mais claras, e mais altas e mais baixas. Não confunda as manchas mais claras da língua geográfica com as placas brancas espessas que se formam sobre a língua na candidíase.

Lesões orais

Diversas lesões orais podem afetar lactentes e crianças. As lesões mais comuns são úlceras aftosas, gengivoestomatite (pelo herpesvírus simples) e herpangina (Blevins, 2003; Leung & Kao, 2003). A Tabela 20.2 relaciona as causas comuns de lesões orais. As lesões orais são com frequência dolorosas e podem interferir na alimentação da criança. O tratamento das lesões orais depende da causa.

Avaliação de enfermagem

Explore a história de saúde à procura de fatores de risco, como imunodeficiência, quimioterapia para câncer, exposição a agentes infecciosos, traumatismo, estresse, doença celíaca ou doença de Crohn. Note o início das lesões e sua progressão. Pergunte aos pais e à criança sobre dor de garganta ou disfagia (ocorre com herpangina). Inspecione a cavidade oral, inclusive a língua, a mucosa oral, o palato e a área abaixo da língua. Observe a presença e a distribuição das lesões. Veja na Tabela 20.2 descrições e fotografias de várias lesões orais. Inspecione a faringe, que fica hiperemiada na herpangina. Em geral o diagnóstico se baseia na história e na apresentação clínica, mas às vezes são feitas culturas de lesões orais para herpesvírus simples (HSV).

Intervenções de enfermagem

As preocupações básicas com as lesões orais são o controle da dor e a manutenção da hidratação. Uma pasta dental contendo corticosteroide para úlceras aftosas é formulada para aderir às

Tabela 20.2 Lesões orais

	Úlceras aftosas	Gengivoestomatite	Herpangina
Causa	Traumatismo, deficiência de vitaminas, doença celíaca, doença de Crohn	Herpesvírus simples	Enterovírus (Coxsackie)
Aspecto	Borda eritematosa, aspecto frequentemente amarelo da úlcera, em qualquer parte da mucosa oral ou nos lábios	Lesões vesiculares sobre uma base eritematosa, em qualquer parte da cavidade oral, inclusive nos lábios	Úlceras vermelho-brilhantes, em geral na parte posterior da cavidade oral
	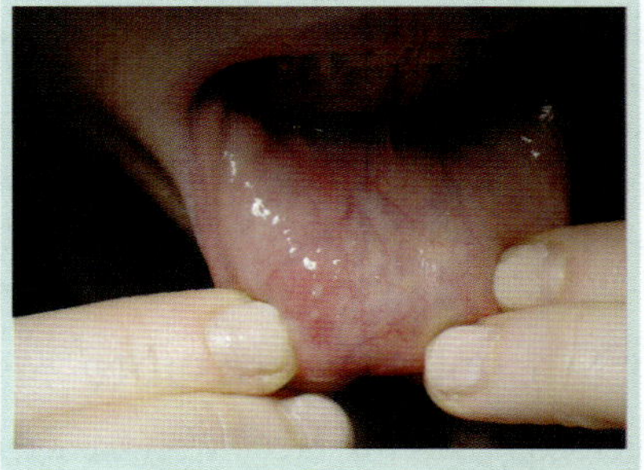	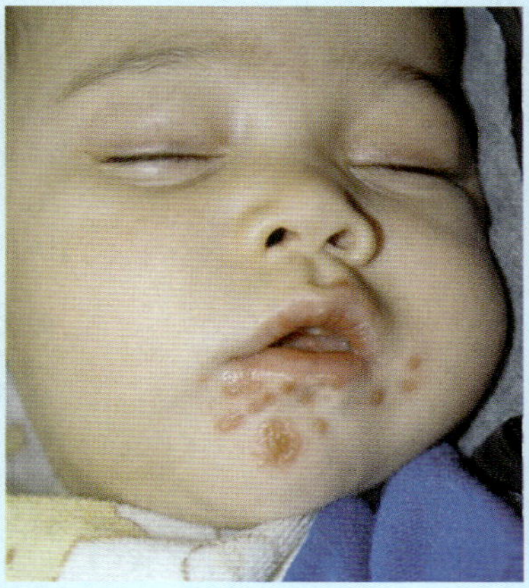	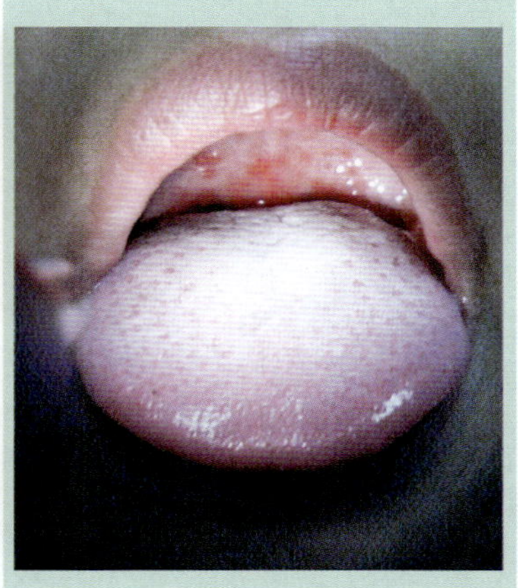
Febre	Em geral ausente	Pode haver febre alta no início da crise	Início súbito com febre alta (até 39,4 a 40,6°C), que persiste por 1 a 4 dias
Duração da doença	Em geral cicatrizam em 7 a 14 dias; podem recidivar	No início, 10 a 12 dias; pode recidivar com estresse, doença febril ou exposição intensa à luz solar. A infecção permanece assintomática entre os episódios	Em geral desaparece em 5 a 7 dias
Tratamento	Corticosteroides tópicos na pasta de dentes podem ser úteis	Aciclovir	Tratamento de suporte apenas

mucosas, e a área da lesão deve estar o mais seca possível antes da aplicação. As crianças não gostam da aplicação da pasta e com frequência resistem a ela. As crianças com herpangina ou estomatite podem bochechar e cuspir diversas formulações "mágicas" (em geral, uma combinação de difenidramina, paracetamol e leite de magnésia), que aliviam um pouco a dor. Diversos produtos de venda livre em pasta, líquido ou gel contendo benzocaína podem ser úteis para alívio tópico da dor, mas com frequência são necessários analgésicos orais.

A herpangina é mais comum em infantes e pré-escolares. Pode ser muito difícil convencer uma criança a beber líquidos quando sente dor na boca. Brincadeiras, líquidos favoritos e picolés podem estimular a ingestão adequada. Refrigerantes e sucos cítricos devem ser evitados quando há lesões orais, porque pioram a dor e a sensação de queimação.

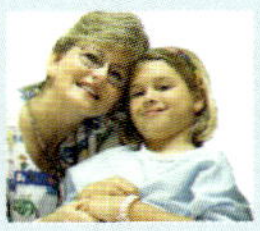

Lidocaína viscosa deve ser usada com cuidado para tratamento anestésico tópico de lesões ou para bochechar e cuspir, porque pode ser engolida pelos infantes.

Estenose hipertrófica do piloro

A estenose hipertrófica do piloro é uma das indicações mais comuns de cirurgia nos primeiros 2 meses de vida. Na estenose pilórica, o músculo circular do **piloro** se hipertrofia, reduzindo o diâmetro do canal pilórico (Figura 20.12). Esse espessamento cria obstrução pilórica, provocando vômitos não biliosos. Com o tempo, os vômitos tornam-se mais frequentes e fortes e com frequência são em jato. A incidência é maior em meninos do que em meninas, e maior em crianças brancas do que de outras etnias.

A causa da estenose pilórica é desconhecida, mas há teorias de que pode estar relacionada com a dieta ou com a inervação do piloro. Recém-nascidos com estenose pilórica em geral apresentam vômitos não biliosos entre a 2ª e a 4ª semanas de vida, mas o risco de estenose pilórica deve ser considerado até os 3 meses de vida (Letton, 2001).

A estenose pilórica exige intervenção cirúrgica. É feita uma piloromiotomia para cortar o músculo e aliviar a obstrução pilórica (ver Figura 20.12). Complicações pós-operatórias são raras.

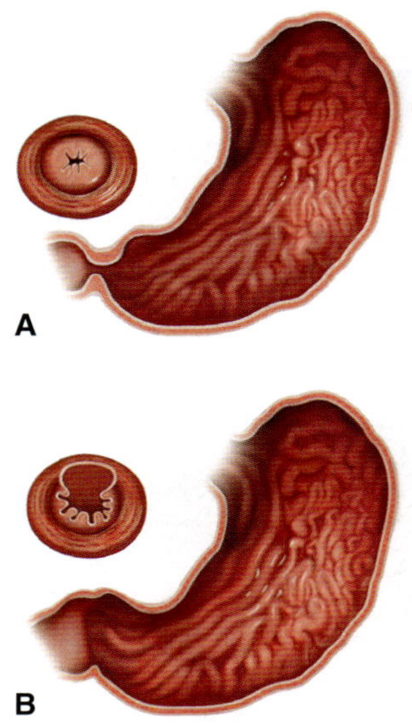

● Figura 20.12 (**A**) Músculo pilórico hipertrofiado e piloro estreitado. (**B**) Na piloromiotomia, o piloro é cortado, o que aumenta o seu diâmetro.

Avaliação de enfermagem

Para uma descrição completa da fase de avaliação do processo de enfermagem, veja a p. 605. Os achados da avaliação pertinentes a estenose hipertrófica do piloro são discutidos a seguir.

História de saúde

Obtenha uma descrição da doença atual e da queixa principal. Sinais e sintomas comuns relatados na história incluem:

- Vômitos fortes, não biliosos e não relacionados com a posição durante a alimentação
- Fome logo após os vômitos
- Perda de peso em virtude dos vômitos
- Desidratação progressiva com letargia subsequente

Fatores de risco incluem história familiar de estenose pilórica. O distúrbio é mais comum em meninos primogênitos.

Exame físico e exames laboratoriais e diagnósticos

Palpe em busca de uma "azeitona" móvel no quadrante superior direito (o piloro hipertrofiado). Se for percebida uma massa facilmente palpável, não são necessários outros exames e um cirurgião deve ser consultado. Se não for identificada uma massa, pode-se solicitar uma ultrassonografia do piloro para identificar um anel espessado hipoecoico na região do piloro. Uma SEED também identifica estenose pilórica, mas a ultrassonografia é menos invasiva e é considerada mais específica para o diagnóstico de estenose pilórica. Avalie os exames laboratoriais para determinar se o lactente tem alcalose metabólica causada por desidratação.

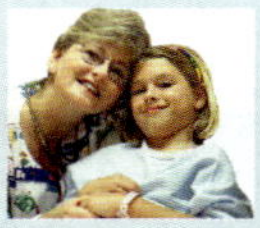

Pode ser difícil examinar o abdome do lactente sob suspeita de estenose pilórica, por causa da extrema irritabilidade. Uma chupeta ou um bico de mamadeira molhados em água com açúcar podem acalmar o lactente o suficiente para se conseguir examinar o abdome.

Intervenções de enfermagem

A assistência no período pré-operatório de lactentes com estenose pilórica visa manter o equilíbrio hídrico e corrigir valores anormais de eletrólitos. A ansiedade da família é alta nesse período, por causa da cirurgia iminente em um lactente em geral saudável. Dê apoio emocional aos familiares. Oriente-os sobre o procedimento cirúrgico e sobre o que esperar no período pós-operatório. Após a cirurgia, o lactente em geral reinicia a alimentação oral após 1 a 2 dias.

● Enterocolite necrosante

A enterocolite necrosante (ECN) caracteriza-se por ulcerações e necrose do íleo distal e do cólon proximal. É o distúrbio gastrintestinal adquirido mais grave e mais comum em recém-nascidos prematuros hospitalizados, e está associada a morbidade e mortalidade agudas e crônicas significativas (Stoll & Kliegman, 2004). A incidência de ECN é de 1 a 3 por 1.000 nascimentos vivos; acomete 1% a 5% de todos os recém-nascidos em unidades de tratamento intensivo (Stoll & Kliegman, 2004).

A fisiopatologia da ECN não é conhecida, mas considera-se que a imaturidade da função GI seja um fator predisponente. Quanto menor o peso do recém-nascido, maior é a probabilidade de ele desenvolver ECN. Três fatores que podem ter um papel no desenvolvimento da ECN são isquemia intestinal, nutrição **enteral** e infecções bacterianas.

O tratamento inicial da ECN consiste em repouso do intestino e antibióticos. Radiografia simples de abdome determina a resolução ou a progressão da doença. Se o tratamento clínico não estabilizar o recém-nascido ou se for observado ar livre em uma radiografia em decúbito lateral esquerdo, é necessária uma intervenção cirúrgica para ressectar a parte necrosada do intestino. A cirurgia exige uma enterostomia proximal até que o local de **anastomose** esteja pronto para reconexão.

Avaliação de enfermagem

Para uma descrição completa da fase de avaliação do processo de enfermagem, veja a p. 605. Os achados da avaliação pertinentes a ECN são discutidos a seguir.

História de saúde

Obtenha uma descrição da doença atual e da queixa principal. Sinais e sintomas comuns relatados na história incluem:

- Distensão e dor à palpação do abdome
- Fezes sanguinolentas
- Intolerância a alimentação caracterizada por vômitos biliosos
- Sinais de sepse
- Letargia
- Apneia
- Choque

Os fatores de risco incluem prematuridade, infusão rápida da nutrição enteral e história de hipoxia ou choque.

Exame físico

Lembre-se sempre da possibilidade de ECN quando estiver lidando com recém-nascidos prematuros, em especial quando está sendo administrada nutrição enteral. Faça uma avaliação GI do recém-nascido. Suspeite de ECN em recém-nascidos que apresentem distensão abdominal e/ou volume residual gástrico alto. Avalie a perfusão de todos os órgãos vitais e monitore atentamente a possibilidade de colapso circulatório.

Exames complementares

Exames complementares que costumam ser solicitados na investigação de ECN incluem:

- Radiografias simples de abdome para se confirmar se existe ar na parede intestinal (pneumatose intestinal)
- Hemograma completo, para avaliação de leucocitose, trombocitopenia ou neutropenia

Intervenções de enfermagem

A assistência de enfermagem em recém-nascidos com ECN focaliza a manutenção do equilíbrio hídrico e do estado nutricional, cuidados pré-operatórios e pós-operatórios e orientações à família sobre o prognóstico.

Manutenção do equilíbrio hídrico e do estado nutricional

Se houver suspeita de ECN, suspenda imediatamente a nutrição enteral até que seja feito o diagnóstico. Administre líquidos intravenosos para restauração inicial do equilíbrio hídrico. Se estiver prescrita, administre NPT para manter o suporte nutricional do recém-nascido. Administre os antibióticos intravenosos prescritos para evitar sepse proveniente do intestino necrosado. No caso de cirurgia, podem ser necessários antibióticos durante um período maior que o habitual. Reinicie a nutrição enteral quando a doença se resolver (exame abdominal normal e ausência de ar livre nas radiografias), ou quando for determinado pelo cirurgião no período pós-operatório.

Orientação à família sobre o prognóstico

O diagnóstico de ECN causa ansiedade significativa na família. Diga à família que a doença tratada clinicamente em geral é de curta duração e desaparece em 48 h com a suspensão da alimentação oral. A ECN tratada com cirurgia, entretanto, pode ter uma evolução mais longa. Se a necrose intestinal for extensa, é provável que a criança tenha problemas clínicos a longo prazo. Uma ressecção extensa pode causar síndrome do intestino curto (discutida adiante, nesse capítulo). Explique à família que, embora alguns recém-nascidos sejam acometidos de casos mais graves de ECN, o progresso das formulações de nutrição parenteral trouxe mais esperança para elas. Oriente-a sobre os cuidados com ostomia, se for necessária cirurgia (ver cuidados com ostomia na p. 638).

● Intussuscepção

A intussuscepção ocorre quando um segmento proximal do intestino se dobra e penetra em um segmento mais distal, o que causa edema, comprometimento vascular e, por fim, obstrução intestinal total ou parcial (Figura 20.13). A intussuscepção ocorre em crianças saudáveis em geral com menos de 2 anos de idade. É três vezes mais comum em meninos do que em meninas. Setenta e cinco por cento a 90% dos casos de intussuscepção ocorrem sem um "ponto inicial" (*i. e.*, um ponto patológico) causador. Quando um ponto inicial é identificado, em geral ocorre em crianças com mais de 5 anos de idade. O tipo mais comum de ponto inicial é um divertículo de Meckel. Outros pontos iniciais podem ser cistos, pólipos, hemangiomas, tumores, apêndice ou linfomas (Wyllie, 2004b). Crianças com fibrose cística, doença celíaca e doença de Crohn correm maior risco de intussuscepção.

Um enema com bário (clister opaco) é suficiente para reduzir um grande percentual dos casos de intussuscepção; outros casos necessitam de cirurgia. Se a redução cirúrgica não for bem-sucedida ou se ocorrer necrose intestinal, uma parte do intestino tem de ser ressectada.

Avaliação de enfermagem

Para uma descrição completa da fase de avaliação do processo de enfermagem, veja a p. 605. Os achados da avaliação pertinentes a intussuscepção são discutidos a seguir.

História de saúde

Obtenha uma descrição da doença atual e da queixa principal. Sinais e sintomas comuns relatados na história podem incluir:

- Dor abdominal aguda, em caráter de cólica, intermitente
- Dor intensa (as crianças costumam levantar os joelhos em direção ao tórax e gritar)
- Vômitos
- Diarreia
- Fezes semelhantes à geleia de groselha, contendo sangue visível ou oculto (Hemoccult® positivo)
- Letargia

Em geral os sintomas são intermitentes. Entre os episódios, as crianças não têm sinais ou sintomas de intussuscepção. Essa volta ao estado normal deve-se a redução espontânea da intussuscepção. A criança pode estar assintomática e parecer bem na consulta com o pediatra ou no setor de emergência. Novamente, isso pode ser um sinal de redução espontânea do intestino. Avalie a intensidade da dor, a duração dos sintomas, a ocorrência

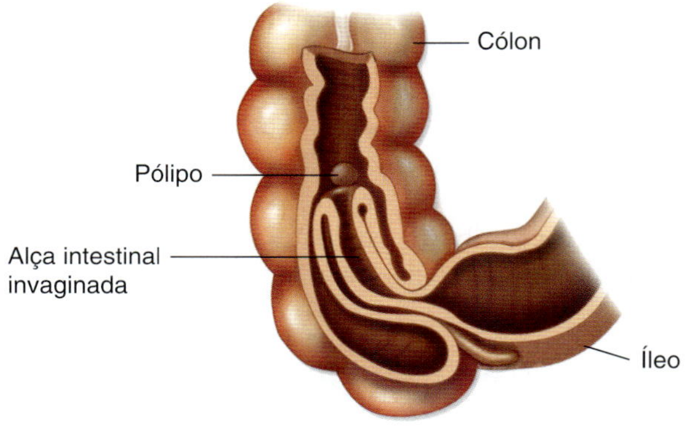

● Figura 20.13 Na intussuscepção as alças intestinais se "encaixam" umas nas outras.

ou não de vômitos, o padrão de defecação e a cor das fezes. Relate imediatamente vômitos biliosos, que ocorrem somente na obstrução intestinal. Pesquise também se há sinais e sintomas de peritonite aguda. Explore a história clínica atual e pregressa da criança à procura de fatores de risco, como fibrose cística ou doença celíaca.

Exame físico

Palpe o abdome em busca de uma massa em forma de salsicha no meio do abdome superior, sinal característico de intussuscepção. Avalie se há alterações do nível de consciência.

Exames complementares

A intussuscepção em geral é diagnosticada no clister opaco duplo (bário e ar). O enema realizado mostra a intussuscepção e pode também reduzi-la, tornando-se um método terapêutico (Wyllie, 2004b). Um cirurgião pediátrico deve estar presente na hora do enema, para o caso de o enema não ser bem-sucedido em reduzir a intussuscepção ou se ocorrer uma perfuração (rara). Pode ocorrer elevação da contagem de leucócitos e das concentrações de eletrólitos podem mostrar sinais de desidratação.

Intervenções de enfermagem

Administre líquidos e antibióticos intravenosos antes dos exames complementares. Veja no Plano de cuidados de enfermagem 20.1 o tratamento pós-operatório de crianças.

Os pais estão cansados após lidarem com um lactente que chora. Com frequência ficam bastante ansiosos com a cirurgia em uma criança em geral saudável. Dê apoio emocional e orientação adequada à família no preparo pré-operatório e no pós-operatório.

• Má rotação e vólvulo

A má rotação intestinal ocorre durante a décima semana do desenvolvimento embrionário. Nesse período, o intestino está preso na parede abdominal pela base do mesentério em um padrão específico para evitar dobras ou torções (Wyllie, 2004c). Quando ocorre má rotação, o intestino se prende de modo anormal e o mesentério se estreita, torcendo-se (vólvulo). Se o vólvulo envolve todo o intestino delgado, é chamado vólvulo de intestino médio.

O principal sinal de má rotação é o vômito bilioso. Muitas crianças também apresentam dor abdominal, sintomas de choque, distensão abdominal, taquicardia e fezes sanguinolentas. A maioria dos casos de má rotação apresenta-se nas primeiras semanas de vida, mas as manifestações clínicas podem ocorrer apenas no adulto.

O tratamento da má rotação e do vólvulo é cirúrgico. É feito um procedimento de Ladd, em que o intestino é retificado e as aderências que contribuem para o desalinhamento são cortadas. Se ocorrer necrose intestinal (rara), pode ser necessária uma ostomia.

Avaliação de enfermagem

Para uma descrição completa da fase de avaliação do processo de enfermagem, veja p. 605. Os achados da avaliação pertinentes a má rotação e vólvulo são discutidos a seguir.

História de saúde

Obtenha uma descrição da doença atual e da queixa principal. Sinais e sintomas comumente descritos na história de saúde são vômitos e dor abdominal. Como pode ocorrer obstrução com necrose intestinal subsequente, informe ao médico imediatamente se houver suspeita de obstrução.

Exame físico e exames complementares

Verifique a intensidade da dor, palpe o abdome à procura de defesa e descompressão dolorosa, e ausculte à procura de ruídos intestinais hipoativos. Exames complementares frequentemente solicitados para avaliação de má rotação e vólvulo incluem:

- Radiografias simples de abdome para detectar obstrução
- SEED para identificar a posição da junção duodenojejunal e o aspecto em saca-rolha do intestino torcido.

Intervenções de enfermagem

Quando os exames complementares mostrarem má rotação ou vólvulo, administre líquidos e antibióticos intravenosos, conforme prescrição. Um tubo nasogástrico é usado com frequência para descomprimir o estômago. A cirurgia é realizada o mais cedo possível. Após a cirurgia, forneça cuidados pós-operatórios à criança (ver Plano de cuidados de enfermagem 20.1). Dê apoio emocional constante e oriente a família.

• Apendicite

Apendicite, uma inflamação aguda do apêndice, é o motivo mais comum de cirurgia abdominal de emergência em crianças. Ocorre em todas as idades; a idade mediana na população pediátrica é 6 a 10 anos. A incidência nos EUA é de 4 para 1.000 crianças. É duas vezes mais frequente em meninos do que em meninas.

Fisiopatologia

A apendicite é causada por obstrução em alça fechada do apêndice (Figura 20.14). Considera-se que a obstrução seja devida a material fecal impactado no apêndice relativamente estreito, embora possam existir outras causas, como a ingestão de corpos estranhos. A obstrução causa aumento da pressão intraluminal do apêndice, provocando edema da mucosa, excesso de crescimento bacteriano e, por fim, perfuração. Devido ao material fecal no apêndice, a perfuração resulta em extravasamento de líquido inflamatório e bactérias na cavidade abdominal, resultando em peritonite. Peritonite difusa é mais provável em infantes. Crianças e adolescentes têm um omento mais desenvolvido, que circunda o apêndice inflamado ou perfurado, causando com frequência um abscesso focal.

Tratamento

A apendicite é considerada uma emergência cirúrgica porque, se não for corrigida, pode haver perfuração do apêndice. É necessária a remoção cirúrgica do apêndice, que é feita com frequência por técnica laparoscópica minimamente invasiva. Em caso de perfuração, em geral é necessário um procedimento cirúrgico a céu aberto, para lavar a cavidade abdominal e retirar o líquido infectado liberado do apêndice.

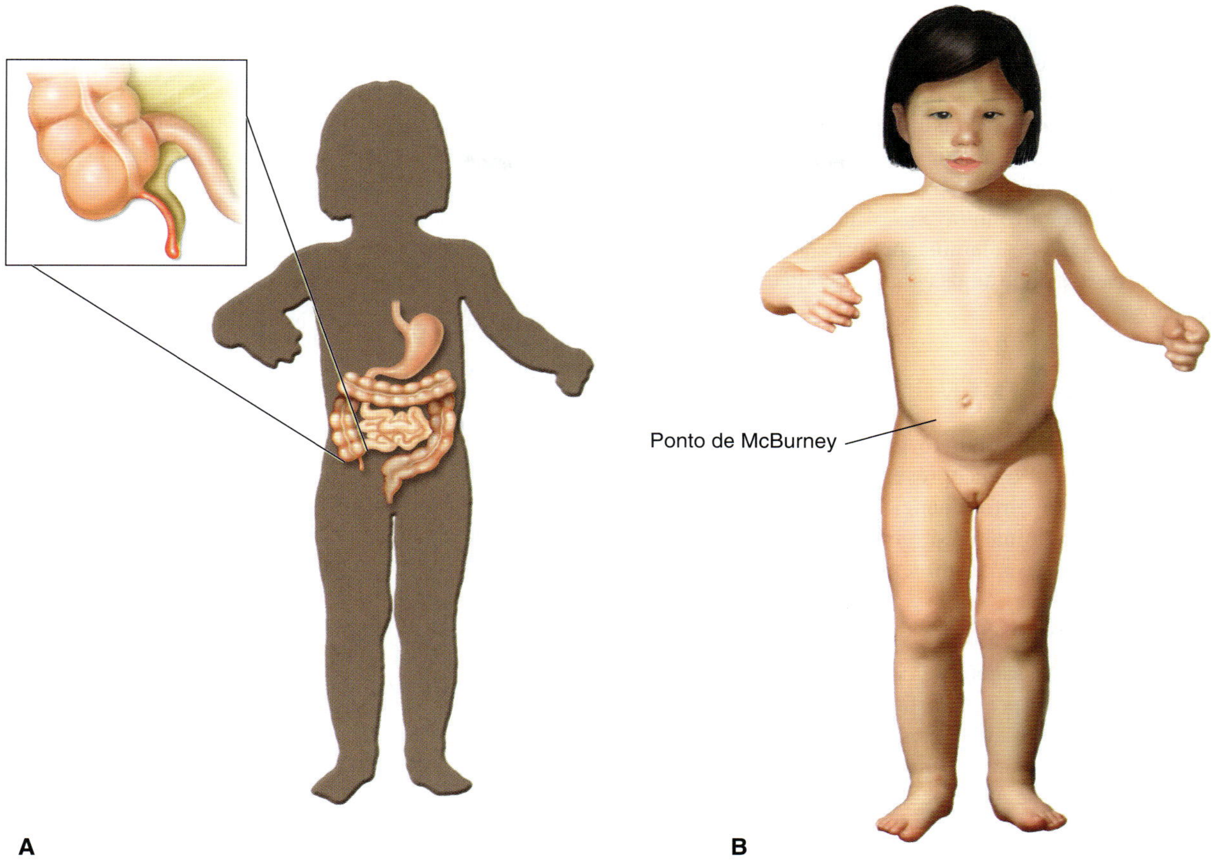

● Figura 20.14 (**A**) Na apendicite, há obstrução do lúmen do apêndice, resultando em edema e compressão dos vasos sanguíneos. (**B**) Com o avanço da apendicite, a dor localiza-se no ponto de McBurney (ponto médio em uma linha imaginária traçada entre o umbigo e a espinha ilíaca anterossuperior direita).

Avaliação de enfermagem

Diagnóstico e intervenção precoces são fundamentais para evitar perfuração. Para uma descrição completa da fase de avaliação do processo de enfermagem, veja a p. 605. Os achados da avaliação pertinentes a apendicite são discutidos a seguir.

História de saúde

Obtenha uma descrição da doença atual e da queixa principal. A apendicite pode ser gradual, e os sintomas em geral não oscilam; são persistentes e progressivos. Os sinais e sintomas comuns relatados na história incluem:

- Dor abdominal vaga nas fases iniciais, localizando-se em algumas horas no quadrante inferior direito
- Náuseas e vômitos (que em geral aparecem depois do início da dor)
- Fezes de consistência pastosa, em pequeno volume e frequentes, confundidas com frequência com diarreia
- Febre (em geral baixa, a não ser quando ocorre perfuração, que resulta em febre alta)

Exame físico

Crianças com apendicite com frequência têm um aspecto anorético e doentio. Com frequência não conseguem andar nem subir na mesa de exame sem ajuda. À palpação, a sensibilidade máxima ocorre no ponto de McBurney, no quadrante inferior direito (Tucker, 2002) (ver Figura 20.14). Avalie o abdome em busca de peritonite aguda, indicada por dor difusão à palpação ou distensão abdominal. Relate imediatamente ao médico achados positivos.

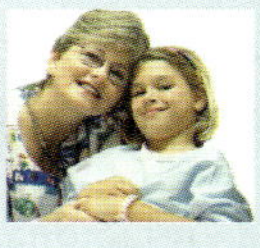

Se a dor abdominal da criança tiver alívio súbito sem intervenção, suspeite de perfuração e notifique o médico imediatamente.

Exames complementares

Exames complementares frequentemente solicitados para avaliação de apendicite incluem:

- Tomografia computadorizada (TC) abdominal: feita para visualização do apêndice
- O hemograma completo pode revelar leucocitose
- A proteína C reativa pode estar elevada (Tucker, 2002)

Intervenções de enfermagem

Forneça cuidados pré-operatórios e pós-operatórios e oriente a criança e a família (ver Plano de cuidados de enfermagem 20.1).

Os cuidados dependem dos achados durante a exploração cirúrgica. Um apêndice não rompido e sem gangrena em geral não necessita de tratamento com antibióticos, apenas de cuidados cirúrgicos de rotina. Além dos cuidados cirúrgicos de rotina, administre por 48 a 72 h antibióticos prescritos à criança com um apêndice supurado ou gangrenoso não perfurado, para diminuir o risco de infecção pós-operatória. A criança cujo apêndice está perfurado precisa de 7 a 14 dias de tratamento com antibiótico intravenoso, além dos cuidados pós-operatórios de rotina. Oriente a família, porque com frequência a criança tem alta para casa quando ainda está recebendo tratamento antibiótico intravenoso.

Distúrbios GI crônicos

Distúrbios GI crônicos incluem refluxo gastresofágico, úlcera péptica, constipação intestinal e encoprese, doença de Hirschsprung, síndrome do intestino curto, doença inflamatória intestinal, doença celíaca, dor abdominal recorrente, retardo do desenvolvimento e problemas crônicos de alimentação.

Refluxo gastresofágico

Refluxo gastresofágico é a passagem de conteúdo gástrico para o esôfago. É considerado um processo fisiológico normal que ocorre em lactentes e crianças saudáveis. Entretanto, quando se desenvolvem complicações resultantes do refluxo gástrico para o esôfago e a orofaringe, torna-se um processo patológico chamado doença por refluxo gastresofágico (DRGE). O RGE ocorre com frequência durante o primeiro ano de vida, e desaparece na maioria dos lactentes até os 6 meses de vida. O RGE é especialmente comum em prematuros. Outros diagnósticos possíveis que podem ser confundidos com RGE incluem alergias alimentares, enteropatias por fórmulas, obstrução pilórica, má rotação, vômitos cíclicos ou lesões do sistema nervoso central.

Fisiopatologia

O RGE ocorre durante episódios de relaxamento transitório do esfíncter esofágico inferior (EEI), o que pode acontecer durante a deglutição, o choro ou outra manobra de Valsalva que aumenta a pressão intra-abdominal. Retardo do esvaziamento do esôfago e do estômago, conteúdo gástrico muito ácido, hérnia de hiato (protrusão do estômago para a cavidade mediastínica através do hiato esofágico do diafragma) ou doenças neurológicas podem ser fatores contribuintes associados a refluxo.

Os sintomas da DRGE em lactentes e crianças são relacionados a seguir, na seção sobre história de saúde. Os sinais e sintomas da DRGE resultam frequentemente de lesão por componentes do líquido gástrico refluído (pH, ácidos biliares e pepsina). Quanto mais tempo o pH do conteúdo refluído ficar abaixo de 4, maior é o risco de DRGE.

Outros sistemas podem ser afetados pela DRGE. Essas complicações incluem esofagite, estenose do esôfago, esôfago de Barrett (uma condição pré-cancerosa), laringite, pneumonia recorrente, asma e anemia resultante de erosão crônica do esôfago.

Tratamento

O tratamento clínico conservador começa com um posicionamento adequado, como elevação da cabeceira do leito ou manutenção da criança em pé durante 30 min após a alimentação. Alimentação com porções menores e frequentes também é útil. Se o refluxo não melhorar com essas medidas, são prescritos medicamentos para diminuir a produção de ácido e estabilizar o pH do conteúdo gástrico. Agentes procinéticos também podem ser úteis para esvaziar o estômago mais depressa, minimizando o conteúdo gástrico que pode refluir.

Se a DRGE não puder ser tratada clinicamente ou exigir medicamentos por longo tempo, pode ser necessária uma intervenção cirúrgica. A fundoplicatura de Nissen é o procedimento cirúrgico mais usado. A parte inferior (2 a 3 cm) do esôfago é envolvida com o fundo gástrico (Figura 20.15). Fundoplicaturas laparoscópicas estão sendo feitas para minimizar o período de recuperação e reduzir complicações potenciais.

Avaliação de enfermagem

Para uma descrição completa da fase de avaliação do processo de enfermagem, veja a p. 605. Os achados da avaliação pertinentes ao refluxo gastresofágico são discutidos a seguir.

História de saúde

Obtenha uma descrição da doença atual e da queixa principal. Sinais e sintomas comumente relatados na história de saúde incluem:

- Vômitos ou regurgitação recorrentes
- Perda de peso ou ganho ponderal insatisfatório
- Irritabilidade em lactentes
- Sinais e sintomas respiratórios (tosse crônica, sibilos, estridor, asma, apneia)
- Rouquidão e dor de garganta
- Halitose (principalmente em crianças maiores)
- Pirose ou dor torácica
- Dor abdominal
- Postura anormal do pescoço (síndrome de Sandifer)
- Hematêmese
- Disfagia ou recusa de alimentos
- Sinusite crônica, otite média
- Alterações dos dentes (causadas por erosão ácida)

Explore a história clínica atual e passada, pesquisando fatores de risco como:

- Prematuridade, verificar uso prolongado de ventilação mecânica ou doença pulmonar crônica

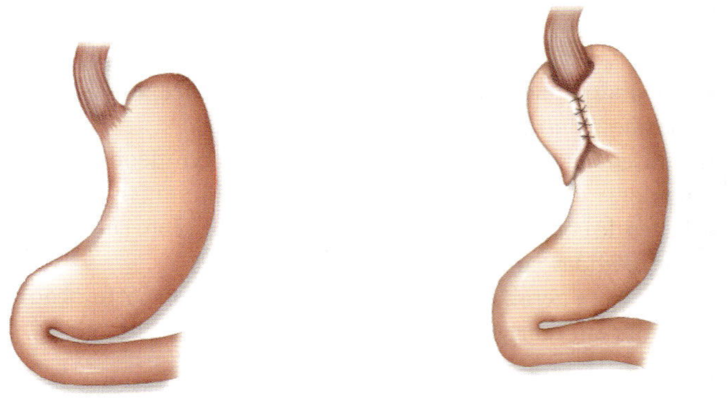

● Figura 20.15 Na fundoplicatura de Nissen, a parte inferior do esôfago é envolvida com o fundo gástrico (a parte superior do estômago).

- Hábitos nutricionais (p. ex., chocolate, café, alimentos condimentados ou gordurosos, cafeína, aleitamento materno ou com mamadeira, alimentação excessiva)
- Medicamentos usados atualmente
- Uso de fumo ou álcool (crianças/adolescentes)
- Alergias a alimentos
- Outros distúrbios GI (disfunção pilórica, hérnia de hiato) ou anormalidades congênitas
- Posições e padrões de alimentação (especialmente importantes em lactentes)
- Posições e padrões de sono
- Outras condições clínicas, como asma, infecções recorrentes e pneumonia

Exame físico

O exame físico consiste em inspeção, ausculta, percussão e palpação.

Inspeção

Observe o aspecto geral e a coloração da criança. Lactentes e crianças com RGE não controlado durante algum tempo podem aparentar baixo peso ou desnutrição. Os lactentes podem estar irritáveis em decorrência de episódios dolorosos de regurgitação ou refluxo. Observe o padrão respiratório, porque pode ter se desenvolvido asma induzida por refluxo. **Eventos com aparente risco de vida (ALTE)** e apneia foram associados a DRGE grave. Observe se há cianose, alteração do nível de consciência e alterações do tônus muscular. Pesquise sangue ou bile no vômito.

Ausculta

Avalie os campos pulmonares à procura de complicações associadas à DRGE, como sibilos ou pneumonia. Não deve haver outros achados patológicos associados à DRGE.

Percussão

Faça a percussão abdominal de rotina, notando se há anormalidades. Não devem ser notados achados específicos.

Palpação

Palpe o abdome com cuidado, especialmente em lactentes com RGE, porque a palpação pode induzir vômitos. A palpação deve ser normal.

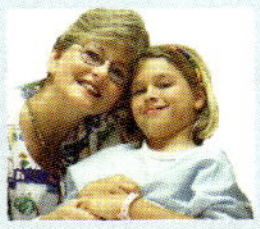

Nem todos os lactentes com DRGE vomitam. Os lactentes com DRGE "silenciosa" apresentam apenas irritabilidade associada à alimentação ou à postura (arqueamento do dorso para trás durante ou após a alimentação) e caretas. Episódios de DRGE provocam frequentemente bradicardia. Se esses sinais forem observados, devem ser comunicados ao médico, mesmo que o lactente não esteja vomitando.

Exames complementares

Exames complementares solicitados para avaliação de refluxo gastresofágico incluem:

- SEED: Embora não seja sensível nem específica para RGE, pode mostrar algum refluxo. Usada para reduzir as hipóteses diagnósticas
- Estudo do pH com sonda esofágica: quantifica os episódios de RGE correlacionados com sintomas
- Esofagogastroduodenoscopia (EGD): mostra as lesões esofágicas e gástricas da DRGE
- Hemograma completo: pode mostrar anemia se houver esofagite crônica ou hematêmese
- Pesquisa de sangue oculto nas fezes: pode ser positiva se houver esofagite crônica.

Intervenções de enfermagem

Como em todos os distúrbios GI, a assistência de enfermagem inicial visa restaurar o equilíbrio hídrico e a nutrição. Veja o Plano de cuidados de enfermagem na p. 612. Outras considerações são feitas a seguir.

Técnicas de alimentação e posicionamento seguras

Ajustes da alimentação são uma parte essencial do tratamento do refluxo. Dê aos lactentes porções menores de alimentos e com maior frequência, usando um bico que controle bem o fluxo da mamadeira. Faça a criança eructar com frequência durante a alimentação, para controlar o refluxo. O espessamento da fórmula com arroz ou farinha de aveia ajuda a manter a fórmula e o conteúdo gástrico no estômago. O posicionamento após a alimentação é importante. Mantenha o lactente em pé durante 30 a 45 min após a alimentação. Eleve a cabeceira do berço a 30°. Para crianças, eleve a cabeceira da cama o máximo possível e evite refeições ou lanches algumas horas antes de dormir. O posicionamento adequado de lactentes com DRGE para dormir é controverso, mas eles podem ser posicionados com segurança deitados de lado ou sentados em um carrinho para minimizar o risco de aspiração. Entretanto, cada médico pode ter suas preferências quanto ao posicionamento de lactentes com DRGE.

Manutenção das vias respiratórias desobstruídas

A DRGE com frequência envolve as vias respiratórias. Reforce as precauções contra refluxo para minimizar o risco de envolvimento das vias respiratórias. Em raras ocasiões, a DRGE causa apneia ou evento com aparente risco de vida (ALTE). Nesses casos, use um monitor para detectar episódios de apneia ou bradicardia. O monitor deve ser usado sob prescrição médica e pode ser pedido pela firma de tratamento domiciliar. Oriente os pais sobre como lidar com esses episódios, porque a ansiedade é muito grande. Dê instruções sobre reanimação cardiorrespiratória (RCP) a todos os pais de crianças que tiveram um episódio de ALTE.

Orientações à família e à criança

Os objetivos para o lactente ou a criança com refluxo gastresofágico são diminuir os sintomas, reduzir a frequência e a duração dos episódios de refluxo, promover a cicatrização de lesões da mucosa e evitar complicações da DRGE. Oriente os pais sobre os sinais e sintomas de complicações. Explique que o refluxo em geral se limita ao primeiro ano de vida, embora, em alguns casos, possa persistir. Se forem prescritos medicamentos, explique cuidadosamente seu uso e seus efeitos colaterais (ver Guia farmacológico 20.1).

Cuidados pós-operatórios

Se a criança precisar de fundoplicatura, com frequência é usado um tubo de gastrostomia no período pós-operatório imediato ou para alimentação por longo tempo. No pós-operatório imediato, avalie se há dor, distensão abdominal e retorno dos ruídos intestinais. Se um tubo de gastrostomia for usado, em geral é mantido aberto durante um tempo após a cirurgia para manter o estômago vazio e possibilitar a cicatrização da incisão interna. Quando os ruídos intestinais retornarem e o lactente ou a criança estiver estável, inicie lentamente a alimentação (tipicamente pelo tubo de gastrostomia). Avalie a tolerância à alimentação (ausência de distensão abdominal e de dor, resíduo mínimo e defecação). Se o abdome ficar distendido ou a criança tiver desconforto, abra o tubo de gastrostomia para descomprimir o estômago. Avalie o local de inserção do tubo pesquisando se há hiperemia, edema e secreção. Mantenha o local limpo e seco de acordo com o protocolo do cirurgião ou do hospital. Oriente os pais sobre como cuidar do tubo de gastrostomia e do local de inserção, e como usar o tubo para alimentação da criança.

Enfrentamento pela família e pela criança

Os pais podem sentir muita ansiedade. Oriente a família sobre todos os aspectos da DRGE, para promover o enfrentamento. Os escolares com frequência têm episódios de refluxo que se manifestam por vômitos pós-prandiais, que podem ser muito desconcertantes para a criança. Notifique a escola sobre os problemas relacionados com o RGE, para evitar tais situações.

● Úlcera péptica

Úlcera péptica é uma expressão usada para descrever diversos distúrbios do trato GI alto causados por ação das secreções gástricas (Figura 20.16). Ocorrem inflamação e subsequente ulceração da mucosa, resultantes de fatores primários ou secundários. Em crianças, são mais comuns úlceras duodenais do que úlceras gástricas. Úlceras pépticas primárias são em geral associadas a *Helicobacter pylori*, uma bactéria Gram-negativa que causa inflamação da mucosa e, em alguns casos, problemas mais graves. A bactéria é encontrada principalmente no duodeno.

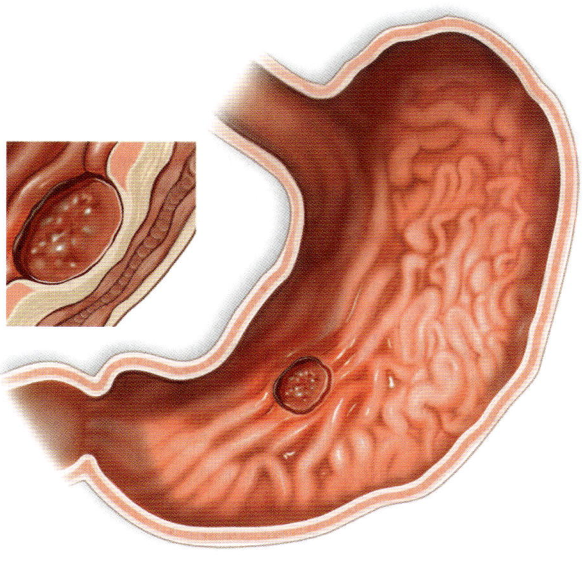

● **Figura 20.16** Úlcera péptica.

Úlceras pépticas secundárias são causadas por fatores identificáveis, como excesso de produção de ácido, estresse, medicamentos ou outras condições subjacentes. Úlceras secundárias gástricas são mais frequentes do que úlceras secundárias duodenais.

A doença péptica primária é mais comum em crianças com mais de 10 anos de idade. A incidência de doença péptica secundária é maior abaixo dos 6 anos de idade, mas pode ocorrer em crianças de todas as idades (Herbst, 2004).

> Estresse intenso, como queimaduras ou outras doenças que exijam cuidados críticos, pode contribuir para o desenvolvimento de úlceras pépticas em crianças.

Tratamento

A doença péptica pode ser tratada com antibióticos (se for constatada a presença de *H. pylori*), antagonistas da histamina e/ou inibidores da bomba de prótons. Se a criança apresentar hemorragia grave esofágica ou gástrica, pode ser colocado um tubo nasogástrico para descomprimir o estômago. A criança pode precisar da infusão intravenosa de um bloqueador do receptor H2 da histamina ou de um inibidor da bomba de prótons no início, até que ocorram o fim do sangramento e a estabilização da criança.

Avaliação de enfermagem

Para uma descrição completa da fase de avaliação do processo de enfermagem, veja a p. 605. Achados da avaliação pertinente a doença péptica são discutidos a seguir.

História de saúde

Obtenha uma descrição da doença atual e da queixa principal. Sinais e sintomas comumente relatados durante a história de saúde podem incluir:

- Dor abdominal
- Sangramento GI
- Vômitos

Dor abdominal é a queixa mais comum em crianças com doença péptica. É importante caracterizar a dor abdominal, porque muitos outros distúrbios digestivos simulam a doença péptica. A dor tende a ser leve e vaga, com maior frequência epigástrica ou periumbilical. Na maioria dos casos, as crianças com doença péptica sentem dor que piora após as refeições e que pode despertá-las à noite. Em crianças em idade pré-escolar e escolar, podem ser observados vômitos.

Explore os fatores de risco na história clínica atual e pregressa da criança, tais como história familiar de doença péptica ou outras doenças GI, ou uso crônico de salicilatos ou de prednisona.

> Adolescentes sob risco aumentado de doença péptica são usuários de álcool, tabaco ou cafeína.

Exame físico e exames complementares

Palpe o abdome para localizar a dor, que em geral é epigástrica ou periumbilical. Note se existe sangue no vômito ou nas fezes, porque pode ocorrer sangramento GI (Carroll, 2002). Exames complementares solicitados com frequência para avaliação de doença péptica incluem os seguintes:

- Exames laboratoriais: para identificar anemia ou anticorpos contra *H. pylori*
- Teste respiratório (eliminação de ureia): para identificar gastrite por *H. pylori*
- SEED: para detectar ulcerações
- Endoscopia digestiva alta (EDA): o exame definitivo para detecção de ulcerações e nódulos no trato GI alto
- Biopsias: para pesquisar *H. pylori*, granulomas, eosinófilos ou agentes corrosivos e identificar a causa primária da doença péptica

Intervenções de enfermagem

O foco da assistência de enfermagem deve ser a estabilização hemodinâmica, se ocorrer sangramento GI significativo. Depois que a criança se estabiliza e tolera alimentação oral, ela pode ter alta para casa. Forneça orientações de alta sobre os seguintes tópicos:

- Medicamentos
- Reorientação alimentar (em especial quando há gastroenteropatia alérgica)
- Medidas de segurança (em casos de ingestão de substâncias)
- Fatores de estresse
- Prevenção de recorrência da doença

● Constipação intestinal e encoprese

A constipação intestinal é um problema muito comum na prática pediátrica, e representa 3% a 5% de todas as consultas ambulatoriais. É responsável por 25% dos encaminhamentos feitos para o gastroenterologista pediátrico para melhor controle (Castiglia, 2001).

A constipação intestinal é definida como incapacidade de evacuação completa do cólon terminal. Com frequência está associada a dificuldade de eliminar fezes duras e secas, mas às vezes as fezes são pequenas (do tamanho de bolas de gude). Os recém-nascidos a termo devem eliminar mecônio nas primeiras 24 h de vida. Se isso não ocorrer, há o risco de o recém-nascido desenvolver um distúrbio GI. Como os hábitos intestinais de lactentes e crianças variam muito, avalie e trate cada criança. Os bebês que recebem leite materno eliminam fezes após cada mamada, embora alguns possam ter intervalos de dias entre as evacuações. A maioria dos lactentes alimentados com mamadeira defecam 1 a 2 vezes/dia, mas podem ficar 2 a 3 dias sem defecar.

Encoprese é um termo usado para descrever a eliminação de fezes nas roupas além da idade esperada de controle intestinal (4 a 5 anos de idade). A encoprese resulta com frequência de constipação intestinal crônica ou retenção de fezes. Com o acúmulo de fezes no reto, há distensão dos músculos retais e fecaloma. Crianças com a cúpula retal distendida podem apresentar diarreia em decorrência de extravasamento em torno da massa fecal. Isso é constrangedor para os escolares, que podem esconder as roupas íntimas para evitar punições. A constipação intestinal crônica e a encoprese geram muitos problemas psicológicos.

Fisiopatologia

Quando as fezes passam pelo cólon, a água é reabsorvida ao longo deste, resultando em fezes formadas quando atingem o reto. Nesse ponto, o esfíncter anal se relaxa para possibilitar a eliminação das fezes pelo ânus. Na constipação intestinal, esse relaxamento não ocorre.

A maioria das causas de constipação intestinal é de natureza funcional (inorgânica). Crianças com constipação intestinal funcional em geral apresentam o problema durante os anos de treinamento de controle intestinal. As crianças têm uma experiência dolorosa durante a defecação e desenvolvem medo de defecar, o que resulta em maior retenção das fezes. Causas orgânicas de constipação intestinal são raras em crianças, mas a constipação intestinal em crianças pode ser um sinal de doenças como espinha bífida ou agenesia do sacro. As causas de constipação intestinal em crianças são relacionadas no Boxe 20.5.

Boxe 20.5 Causas de constipação intestinal em crianças por idade

Recém-nascido ou lactente	Infante e 2 a 4 anos	Idade escolar	Adolescente	Qualquer idade
• Tampão meconial • Doença de Hirschsprung • Fibrose cística • Malformações congênitas anorretais • Pseudo-obstrução • Endócrinas: hipotireoidismo • Metabólicas: diabetes insípido, acidose tubular renal • Retenção • Alterações da dieta	• Fissuras anais • Retenção • Recusa de ir ao banheiro para defecar • Doença de Hirschsprung de segmento curto • Distúrbios neurológicos • Medula espinal: mielomeningocele, tumores, disrafismo espinal oculto	• Acesso ao banheiro limitado ou não disponível • Capacidade limitada de reconhecer sinais fisiológicos, preocupação com outras atividades • Disrafismo espinal oculto • Retenção	• Lesão de medula espinal (acidentes, traumatismo) • Dieta hipocalórica • Anorexia • Gravidez • Constipação intestinal por trânsito lento, idiopático, especialmente em meninas • Uso abusivo de laxantes • Síndrome do cólon irritável, variante com constipação intestinal	• Efeito colateral de medicamentos, dieta hipocalórica, pós-operatório • Cirurgia anorretal anterior • Retenção e extravasamento por distensão retal crônica • Mudança relativamente rápida para hábitos sedentários, desidratação • Hipotireoidismo

Tratamento

Depois da exclusão de causas orgânicas, a constipação intestinal pode ser tratada, no início, com alterações da dieta, como aumento da ingestão de fibras e de líquido. A maioria das crianças precisa de modificação de comportamento. As crianças precisam reaprender a permitir a defecação quando houver fezes no reto. Crianças com constipação intestinal grave e comportamentos de retenção podem se beneficiar de alterações da dieta e precisam de tratamento com laxantes. Às vezes é necessária a desimpacção mecânica inicial, seguida das medidas citadas anteriormente.

Avaliação de enfermagem

Para uma descrição completa da fase de avaliação do processo de enfermagem, veja a p. 605. Achados da avaliação pertinente a constipação intestinal e encoprese são discutidos a seguir.

História de saúde

Obtenha uma descrição da doença atual e da queixa principal. Determine quando surgiram os sintomas descritos pelos pais ou pela criança. Sinais comumente relatados na história de saúde incluem:

- Padrões de defecação alterados (tamanho das fezes, frequência, volume e coloração das fezes)
- Dor à defecação
- Comportamentos de retenção (posturas para tentar reter as fezes, como cruzar as pernas, abaixar-se, esconder-se em um canto ou "dançar")
- Queixas de dor abdominal, cólicas e inapetência
- Diarreia por "extravasamento"
- Incontinência fecal

É importante determinar a duração dos sintomas e definir se o início do problema foi agudo ou gradual.

Verifique se existem fatores de risco na história clínica atual e pregressa, como:

- História familiar de distúrbios GI
- História de sangramento retal ou de **fissuras anais**
- Relato de primeira eliminação de mecônio após 24 h do nascimento
- História de abuso sexual

Devem ser obtidas uma história nutricional exata e uma história de ingestão de líquido. Medicamentos ou uso de laxantes também devem ser anotados.

Exame físico

O exame físico da criança com constipação intestinal consiste em inspeção, ausculta, percussão e palpação.

Inspeção

Observe o aspecto geral da criança. Note se o abdome parece distendido ou arredondado. Examinar a região lombossacra à procura de orifício pilonidal com um tufo de pelos, sugestivo de espinha bífida oculta. Nádegas achatadas podem ser sinal de agenesia do sacro. Inspecione o ânus à procura de fissuras ou fezes. Procure nas roupas da criança sinais de incontinência fecal (Ulshen, 2004c).

Ausculta

Ausculte os ruídos intestinais para explorar a possibilidade de obstrução (ruídos intestinais hipoativos ou ausentes) em crianças com constipação intestinal aguda.

Percussão

A percussão do abdome pode mostrar macicez, que indicaria uma massa fecal.

Palpação

Palpe o abdome à procura de dor e massas. A enfermeira ajuda o médico a fazer o toque retal para avaliar o tônus do reto e as dimensões da cúpula retal.

Exames complementares

Exames complementares não são solicitados rotineiramente para o diagnóstico de constipação intestinal funcional; mas, se houver suspeita de uma causa orgânica, podem ser solicitados os seguintes exames:

- Pesquisa de sangue oculto nas fezes: o sangue indica a existência de outro processo patológico
- Radiografia do abdome: pode ser vista grande quantidade de fezes no cólon
- Trânsito de cólon (cápsulas de bário são ingeridas e depois são feitas radiografias)
- Clister opaco: para descartar estenose ou doença de Hirschsprung
- Manometria retal: para investigar disfunção da musculatura retal
- Biopsia retal: para excluir a possibilidade de doença de Hirschsprung

Intervenções de enfermagem

A assistência de enfermagem para o lactente ou a criança que têm constipação intestinal visa orientar a criança e a família, e promover o enfrentamento. Veja o Plano de cuidados de enfermagem na p. 612. Outras considerações são resumidas a seguir.

Orientação à criança e à família

Oriente os pais sobre como pesquisar sinais de constipação intestinal e de comportamentos de retenção. Dê também orientação sobre a programação e a supervisão de hábitos intestinais para recondicionar a criança a usar o vaso sanitário regularmente. Oriente os pais quanto ao uso de técnicas de reforço positivo: por exemplo, quando a criança produz volume adequado de fezes, recompense-a com adesivos, tempo extra para brincadeiras ou para assistir à televisão e outros (Schmitt, 2004).

Alterações da dieta ajudam algumas crianças. Dietas ricas em fibras ajudam a regular a atividade intestinal. O aumento da ingestão de líquidos também ajuda por levar mais água ao intestino e amolecer as fezes. Lactentes e infantes podem apresentar constipação intestinal quando ocorrem alterações da fórmula ou do leite. Mudanças da fórmula ou do leite também melhoram os hábitos intestinais.

Oriente as famílias sobre a importância da adesão ao uso dos medicamentos prescritos. Os pais com frequência ficam ansiosos quanto ao uso desses medicamentos, mas acentue que o uso segundo a prescrição é essencial. Avalie uso inadequado de laxantes com base nos padrões de defecação.

Muitas crianças são levadas ao pediatra por causa de fecaloma ou impacção parcial. Oriente os pais sobre como aliviar a impacção fecal em casa; isso com frequência exige o uso de enema ou de tratamento de estimulação. O Procedimento de enfermagem 20.2 dá instruções sobre a administração de enema em crianças. Explique o procedimento à criança com termos adequados a seu grau de desenvolvimento. A administração de enema pode ser desconfortável, mas medidas calmantes, como distrações e elogios, criam um ambiente confortante. Após remover o fecaloma, estimule a adoção de hábitos intestinais regulares para evitar recorrências.

Enfrentamento pela criança e pela família

A constipação intestinal em crianças pode ser um processo muito tenso para a criança e para a família. Em muitas crianças, são necessárias modificações de comportamento. Para facilitar a defecação diária, a criança deve sentar-se no vaso sanitário 2 vezes/dia (após o desjejum e o jantar) durante 5 a 15 min. Instrua a família a manter um cartaz de recompensa ou de "estrelas" para estimular a aceitação. Deve ser dada uma estrela para aceitação do tempo de ficar sentado no vaso sanitário, e não deve ser reservada apenas para a defecação bem-sucedida. Podem ser necessárias semanas ou meses para alteração dos padrões de defecação.

Muitos pais procuram um psicólogo para ajudar toda a família a lidar com os problemas. O psicólogo tenta aliviar os medos da criança que teme defecar por causa de dor. Os escolares podem apresentar problemas comportamentais que precisam ser tratados.

Considere *isto!*

Jung Kim, de 3 anos de idade, é trazido à clínica pelos pais por causa de dor abdominal e inapetência. A mãe declara: "Ele chora quando o coloco no vaso sanitário."

Que outras informações devem ser obtidas na avaliação?

Que orientações e intervenções são necessárias para essa criança e sua família?

Doença de Hirschsprung (megacólon agangliônico congênito)

A doença de Hirschsprung é a causa mais comum de obstrução intestinal neonatal (Figura 20.17). A doença caracteriza-se mais frequentemente por constipação intestinal em recém-nascidos. É consequente a ausência de células ganglionares no intestino, o que causa motilidade inadequada em parte do intestino. As células ganglionares podem estar ausentes desde o retossigmoide até o intestino delgado. Em cerca de 75% dos casos, a doença afeta apenas o retossigmoide (doença de Hirschsprung de segmento curto), mas em 8% dos casos ocorre envolvimento de todo o cólon (doença de Hirschsprung de segmento longo). A incidência é 1 em 5.000, e meninos são acometidos três vezes mais do que meninas. A doença em geral não está associada a outras anomalias, mas há uma associação com síndrome de Down (Wyllie, 2004a).

Tratamento

São necessárias a ressecção cirúrgica do cólon agangliônico e a reanastomose do intestino restante, para promover a função intestinal normal. Há diversos tipos de procedimento cirúrgico para essa correção, em geral feitos em etapas. A ressecção cirúrgica exige uma ostomia para desviar as fezes para um estoma no abdome. Isso possibilita que a área ressectada e a anastomose cicatrizem antes de serem usadas. A ostomia é fechada mais tarde.

Avaliação de enfermagem

Para uma descrição completa da fase de avaliação do processo de enfermagem, veja a p. 605. Os achados da avaliação pertinentes a doença de Hirschsprung são discutidos a seguir.

História de saúde

Obtenha uma descrição da doença atual e da queixa principal. Os padrões de defecação do recém-nascido são cruciais para se fazer esse diagnóstico. Veja se a criança eliminou mecônio; a maioria dos recém-nascidos com doença de Hirschsprung não elimina fezes meconiais nas primeiras 24 a 48 h de vida. Os recém-nascidos que precisaram de estimulação retal para eliminar as primeiras fezes meconiais ou que eliminaram um tampão meconial devem ser avaliados para doença de Hirschsprung.

Procedimento de enfermagem 20.2

Administração de enema

1. Reúna o material necessário (bolsa de enema, lubrificante, solução de enema).
2. Lave as mãos e calce luvas.
3. Posicione a criança:
   - Lactentes e infantes em decúbito ventral com os joelhos dobrados
   - Crianças e adolescentes em decúbito lateral esquerdo com a perna direita flexionada em direção ao tórax
4. Grampeie o equipo do enema, retire a tampa e aplique lubrificante na ponta
5. Insira o tubo no reto:
   - 2,5 a 4,0 cm no lactente
   - 5,0 a 7,5 cm na criança
6. Solte o grampo e administre o volume prescrito de solução de enema a cerca de 100 mℓ/min. Volumes recomendados:
   - 250 mℓ ou menos para lactentes
   - 250 a 500 mℓ para infantes ou crianças em idade pré-escolar
   - 500 a 1.000 mℓ para a criança em idade escolar
7. Segure as nádegas da criança juntas, se necessário, para reter o enema durante 5 a 10 min

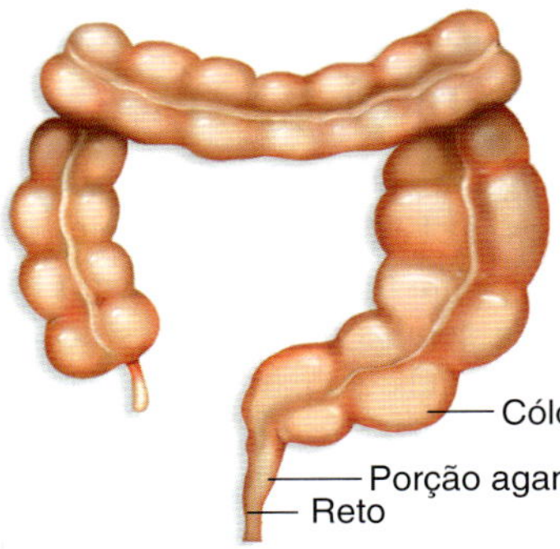

● Figura 20.17 Megacólon da doença de Hirschsprung.

Explore fatores de risco na história clínica atual e pregressa, como história familiar de doença de Hirschsprung ou síndrome de Down. A doença de Hirschsprung pode estar associada a surdez congênita, má rotação, diverticulose gástrica ou atresia intestinal.

Exame físico

Inspecione e palpe o abdome. Em geral o abdome está distendido, e com frequência massas fecais podem ser palpadas no abdome. Faça um exame retal para avaliar o tônus retal e a presença de fezes no reto. Na doença de Hirschsprung, em geral não há fezes no reto, mas no fim do exame, quando o dedo é retirado, em crianças que têm doença de Hirschsprung pode ocorrer eliminação forçada de fezes.

Exames complementares

Exames complementares comumente solicitados para avaliação da doença de Hirschsprung incluem:

- Clister opaco: para pesquisar estenose do intestino
- Biopsia retal: para detectar a inexistência de células ganglionares (diagnóstico definitivo)

Intervenções de enfermagem

A assistência de enfermagem inclui cuidados pós-operatórios, cuidados com a ostomia e orientações à criança e sua família.

Cuidados pós-operatórios e cuidados com a ostomia

Forneça cuidados pós-operatórios e pesquise complicações de enterocolite (ver Plano de cuidados de enfermagem 20.1). Observe se há os seguintes sinais e sintomas de enterocolite:

- Febre
- Distensão abdominal
- Diarreia crônica
- Defecação explosiva
- Sangramento retal
- Esforço à defecação

Se for observado qualquer um desses sinais, notifique imediatamente ao médico, mantenha o repouso do intestino e administre líquidos e antibióticos intravenosos para evitar o desenvolvimento de choque e possível morte.

A criança com doença de Hirschsprung pode ter uma colostomia ou uma ileostomia, dependendo da gravidade da doença. Nos dois casos, cuide bem da ostomia para evitar ruptura da pele. Verifique cuidadosamente o volume das fezes para avaliar a hidratação da criança.

Orientação à criança e à família

A família pode se mostrar ansiosa e temerosa quanto às cirurgias previstas e possíveis complicações. Ajude a aliviar a ansiedade fornecendo informações sobre o diagnóstico e os estágios dos procedimentos cirúrgicos a que a criança será submetida. Oriente sobre os cuidados pós-operatórios, para os pais aprenderem a cuidar do estoma e a administrar medicamentos (para evitar desidratação, a maioria das crianças com doença de Hirschsprung recebe medicamentos para diminuir a emissão de fezes). Marque com os familiares uma consulta ao estomatoterapeuta para orientá-los a lidar com a ansiedade e cuidar do novo estoma. Oriente sobre possíveis complicações posteriores à cirurgia, enfatizando a importância de tratamento clínico rápido de sinais de enterocolite.

● Síndrome do intestino curto

A síndrome do intestino curto é uma síndrome clínica de má absorção de nutrientes e perda intestinal excessiva de líquido e eletrólitos que ocorre após perda ou ressecção cirúrgica de segmentos grandes do intestino delgado. O grau de má absorção em geral está relacionado com a extensão da ressecção. As causas mais comuns de síndrome do intestino curto são enterocolite necrosante, atresia do intestino delgado, gastrosquise, má rotação associada a vólvulo e traumatismo do intestino delgado. Uma criança pode perder até 75% do intestino delgado sem ter problemas sérios a longo prazo, desde que sejam mantidas as funções do duodeno, do íleo terminal e da valva ileocecal. Entretanto, mesmo uma perda de 25% do intestino delgado pode causar problemas significativos se o íleo terminal e a valva ileocecal não forem preservados (Jakubik *et al.*, 2000). Se a valva ileocecal for perdida, ocorrem deficiência de vitamina B_{12} e má absorção de sais biliares. Se a valva ileocecal não for preservada, podem ocorrer crescimento bacteriano excessivo no intestino delgado e diminuição da motilidade intestinal.

Tratamento

A criança com síndrome do intestino curto corre risco de complicações crônicas. Os objetivos do tratamento são minimizar o crescimento bacteriano excessivo e maximizar o estado nutricional da criança. Podem ser usados antibióticos para controlar o crescimento bacteriano excessivo. São necessários suplementos de vitaminas e minerais, porque vitaminas lipossolúveis, cálcio, magnésio e zinco são absorvidos no intestino delgado. Antidiarreicos como loperamida e medicamentos supressores da secreção de ácido gástrico podem ser usados para diminuir a produção de fezes. Muitas crianças com síndrome do intestino curto precisam de NPT durante períodos prolongados para manterem um crescimento adequado. A progressão para alimentação enteral pode ser muito lenta, dependendo da resposta do intestino. Apesar da grande melhora do prognóstico dessas crianças, algumas precisam de transplante de fígado e de intestino por causa de lesão hepática irreversível devida ao uso prolongado de NPT (Jakubik *et al.*, 2000).

Avaliação de enfermagem

Obtenha uma história de saúde, verificando se houver episódios de diarreia, que pode ser o sintoma primário da síndrome do intestino curto. Verifique se o paciente já sofreu perda ou ressecção de intestino, como observamos anteriormente. Avalie o estado de hidratação da criança. Verifique a consistência, a cor, o cheiro e o volume das fezes. Reveja os resultados dos exames, em especial a bioquímica, para avaliar o estado de hidratação, e as provas de função hepática, que podem revelar **colestase** secundária ao uso prolongado de NPT.

Intervenções de enfermagem

A assistência de enfermagem visa estimular nutrição adequada e promover o enfrentamento eficaz da família.

Nutrição adequada

O tratamento da síndrome do intestino curto pode ser um processo lento e tedioso. A maioria das crianças precisa de NPT até que consigam tolerar a alimentação enteral sem má absorção significativa. Como a NPT em geral é necessária durante um período longo, a maioria das crianças precisa de um acesso venoso pérvio por longo tempo. O acesso IV para uso prolongado coloca a criança em risco de infecção e sepse; portanto, monitore com cuidado os sinais e sintomas de infecção. Relate imediatamente ao médico se houver febre, eritema ou secreção no acesso IV.

No início, a nutrição enteral tem de ser administrada muito lentamente, para evitar piora da má absorção. Em geral se inicia alimentação contínua, 24 h por dia, com o uso de uma bomba de infusão. A maioria das crianças usa tubos de alimentação por longo tempo, em geral tubos de gastrostomia. A maioria dessas crianças precisa de fórmulas especiais para promover a absorção. Verifique o resíduo no tubo e se há distensão ou desconforto abdominal. Faça um controle estrito do balanço hídrico para evitar desidratação. Pesquise se há sinais de má absorção de carboidrato nas fezes. Administre suplementos de vitaminas e minerais, antidiarreicos e antibióticos conforme a prescrição. Oriente a família quanto ao uso de tubos de alimentação enteral, bombas de infusão e administração de medicamentos (Jakubik *et al.*, 2000).

Enfrentamento pela família

As crianças com síndrome do intestino curto são consideradas clinicamente frágeis durante um longo período. Há muita ansiedade relacionada com a ressecção intestinal inicial que causou a síndrome. Quase sempre é necessária hospitalização prolongada, o que faz com que os pais faltem ao trabalho e diminuam o tempo de dedicação aos outros filhos. Isso pode gerar ansiedade relacionada com as finanças e os demais relacionamentos. Estimule as famílias a conhecerem as necessidades da criança e a doença, por meio de educação e participação nos cuidados. Oriente de modo que a família possa tratar melhor da criança fora do ambiente hospitalar. A orientação deve focalizar informações sobre NPT, cuidados com o acesso venoso central, alimentação enteral, avaliação da hidratação e controle de medicamentos.

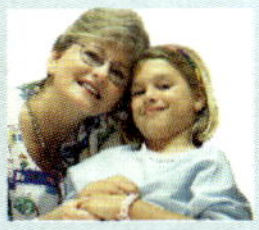

Pode ser um desafio a manutenção de um acesso venoso central para NPT em um lactente. O curativo venoso com o suporte preso posteriormente pode ajudar a dificultar o deslocamento do dispositivo pelo lactente.

Doença inflamatória intestinal

A doença de Crohn e a colite ulcerativa são as duas principais doenças inflamatórias idiopáticas intestinais em crianças. As causas não são conhecidas, mas elas podem ser devidas a uma resposta imunológica ou inflamatória anormal ou descontrolada geneticamente determinada a um antígeno ambiental, possivelmente um vírus ou uma bactéria. As características da doença de Crohn e da colite ulcerativa são relacionadas na Tabela comparativa 20.2.

Tratamento

São usados medicamentos para controlar a inflamação e os sintomas. Os medicamentos mais utilizados incluem 5-aminossalicilatos, antibióticos, imunomoduladores, imunossupressores e anticorpos monoclonais antifator de necrose tumoral. Manipulações dietéticas também são muito importantes.

A falta de resposta aos medicamentos pode resultar em intervenção cirúrgica. Muitas crianças com colite ulcerativa acabam sendo submetidas a proctocolectomia total com ostomia como tratamento curativo. Cerca de 70% das crianças com doença de Crohn precisam de cirurgia para aliviar a obstrução, drenar abscessos ou aliviar sintomas refratários (Sondheimer, 2005).

Avaliação de enfermagem

Para uma descrição completa da fase de avaliação do processo de enfermagem, veja a p. 605. Os achados da avaliação pertinentes a doença de Crohn e a colite ulcerativa são discutidas a seguir.

História de saúde

Obtenha uma descrição da doença atual e da queixa principal. Sinais e sintomas comumente relatados na história de saúde incluem:

- Cólicas abdominais
- Sintomas noturnos, inclusive acordar por causa da dor abdominal ou de urgência para defecar
- Febre
- Perda de peso
- Retardo do crescimento
- Retardo do desenvolvimento sexual

Como as crianças podem relutar ou não querer falar sobre defecação, explique a importância do assunto. Avalie a história de defecação, inclusive a frequência, a presença de muco ou de pus e a duração dos sintomas.

Verifique se existem fatores de risco na história clínica atual e passada, tais como:

- História familiar de doença inflamatória intestinal
- História familiar de câncer de cólon
- História familiar de distúrbios imunológicos

Exame físico

Avalie o crescimento da criança usando gráficos para identificar padrões de retardo do crescimento. Faça um exame abdominal completo, à procura de dor à palpação, massas ou sensação de plenitude. Inspecione a área perianal para procurar pólipos na pele ou fissuras, que são muito sugestivos de doença de Crohn. Ajude o médico a fazer o exame retal em busca de sangue ou lesões.

Tabela comparativa 20.2 Características da doença de Crohn e da colite ulcerativa

Característica	Doença de Crohn	Colite ulcerativa
Idade de início	10 a 20 anos	10 a 20 anos
Incidência	4 a 6 por 100.000	3 a 15 por 100.000
Área do intestino afetada	Orofaringe, esôfago e estômago, rara; apenas intestino delgado, 25 a 30%; apenas cólon e ânus, 25%; ileocolite, 40%; doença difusa, 5%	Todo o cólon, 90%; proctite, 10%
Distribuição	Segmentar; áreas normais intercaladas são comuns	Contínua; distal a proximal
Patologia	Inflamação aguda ou crônica em toda a espessura; granulomas não caseosos (50%); podem ocorrer fístulas extraintestinais, abscessos, estenoses e fibrose	Inflamação aguda superficial da mucosa com abscessos de criptas
Técnicas de imagem	Lesões segmentares; dobras circulares espessadas, aspecto de calçamento de paralelepípedo da parede intestinal causado por úlceras longitudinais e fissuras transversas; fixação e separação de alças intestinais; redução do lúmen; sinal do barbante; fístulas	Colite superficial; desaparecimento das haustrações; encurtamento do cólon e pseudopólipos (ilhotas de tecido normal circundadas por mucosa desnudada) são achados tardios
Manifestações intestinais	Dor abdominal, diarreia (em geral fezes pastosas misturadas com sangue se o cólon estiver envolvido), doença perianal, fístulas enteroentéricas ou enterocutâneas, abscessos, anorexia	Dor abdominal, diarreia sanguinolenta, urgência, tenesmo
Sinais e sintomas extraintestinais:		
Artrite/artralgia	15%	9%
Febre	40 a 50%	40 a 50%
Estomatite	9%	2%
Perda de peso	90% (média 5,7 kg)	68% (média 4,1 kg)
Retardo do crescimento e do desenvolvimento sexual	30%	5 a 10%
Uveíte, conjuntivite	15% (na colite de Crohn)	4%
Colangite esclerosante	–	4%
Cálculos renais	6% (oxalato)	6% (urato)
Pioderma gangrenoso	1 a 3%	5%
Eritema nodoso	8 a 15%	4%
Achados laboratoriais	Velocidade de hemossedimentação (VHS) alta, anemia microcítica, ferro sérico e capacidade total de transporte de ferro baixos, perda fecal de proteínas aumentada, albumina sérica baixa, anticorpos anticitoplasma de neutrófilos (ANCA) são encontrados em 10 a 20%, anticorpos anti-*Saccharomyces cerevisiae* positivos em 60%	Velocidade de hemossedimentação alta; anemia microcítica, leucocitose com desvio para a esquerda, anticorpos anticitoplasma de neutrófilos presentes em 80%

Extraído de Sandheimer, 2005.

Exames complementares

Os resultados dos exames laboratoriais podem estar normais. Os resultados em crianças com doença de Crohn e com colite ulcerativa podem ser vistos na Tabela comparativa 20.2. Exames complementares solicitados com frequência para avaliação de doença inflamatória intestinal incluem:

- Estudos radiológicos, como SEED com trânsito de delgado: podem identificar evidências de inflamação intestinal, avaliar a distribuição e a extensão da doença e ajudar a distinguir a doença de Crohn e a colite ulcerativa
- TC: para descartar a possibilidade de abscessos
- Colonoscopia: para diagnosticar a doença inflamatória intestinal
- Endoscopia digestiva alta: para excluir envolvimento da mucosa entre a boca e o ânus em crianças com queixas gastrintestinais altas

Intervenções de enfermagem

A assistência de enfermagem focaliza ensinamentos sobre controle da doença, nutrição, medicamentos e enfrentamento pela família e pela criança.

Orientações sobre o controle da doença

O diagnóstico de doença de Crohn ou de colite ulcerativa pode ser muito difícil de compreender para a criança e a família. Oriente sobre o processo da doença e o tratamento com medicamentos para ajudar a criança e a família a compreenderem a gravidade da doença. O médico pode discutir opções cirúrgicas durante exacerbações não controladas, mas a enfermeira é a pessoa a quem a família e a criança dirigem suas perguntas relacionadas com cirurgia. Dê informações para responder às perguntas e para aliviar medos.

Orientações sobre controle nutricional

Oriente a criança e a família sobre o controle nutricional da doença. Por exemplo, pode ser recomendada uma dieta rica em proteínas e carboidratos; quando a doença está ativa, a lactose é pouco tolerada; muito provavelmente serão prescritos suplementos de vitaminas e ferro. Explique que, em casos graves, pode ser necessária alimentação enteral ou NPT; isso é raro, mas com frequência induz uma remissão.

Orientações sobre medicamentos

Medicamentos são muito importantes para controlar a doença inflamatória intestinal. Dê informações sobre os seguintes medicamentos que costumam ser prescritos para o controle da doença:

- 5-aminossalicilatos (5-ASA): prescritos para evitar recorrências (em geral na colite ulcerativa)
- Antibióticos (em geral, metronidazol e ciprofloxacino): prescritos tipicamente para crianças com doença de Crohn perianal
- Imunomoduladores (em geral, 6-mercaptopurina ou azatioprina): ajudam a manter remissões. Monitore as crianças à procura de neutropenia e hepatotoxicidade
- Ciclosporina e tacrolimo: associados ocasionalmente com 6-mercaptopurina ou azatioprina para manter remissões na colite ulcerativa fulminante
- Metotrexato: prescrito ocasionalmente para controlar doença de Crohn grave
- Anticorpos monoclonais antifator de necrose tumoral: muito usados em crianças com doença de Crohn; prescritos às vezes para crianças com colite ulcerativa

Enfrentamento pela família e pela criança

A doença inflamatória intestinal é crônica e com frequência debilitante. Muitas crianças com esse diagnóstico conseguem levar vida normal, mas recidivas frequentes podem causar absenteísmo escolar, o que acrescenta estresse à situação. Como as escolas estão menos tolerantes com faltas ou atrasos, pode ser necessário escrever cartas explicando as faltas frequentes ou as necessidades na escola. O uso do banheiro deve ser muito flexível para a criança durante as exacerbações. As crianças tendem a ter baixa estatura devido à doença e ao uso de esteroides, que retardam o crescimento; isso pode causar problemas psicológicos, em especial para os meninos. Crianças com ostomias resultantes de ressecção cirúrgica podem ter problemas de autoestima relacionados com o estoma e os cuidados necessários. Programe uma consulta com o psicólogo para a criança e a família, para discutir os temores e a ansiedade relacionados com uma doença crônica.

Doença celíaca

A doença celíaca, também chamada espru celíaco, é um distúrbio imunológico em que o glúten, uma substância encontrada com frequência em grãos, provoca lesão do intestino delgado. As vilosidades do intestino delgado são lesionadas pela resposta imunológica do organismo à digestão do glúten. A função das vilosidades é absorver nutrientes para a corrente sanguínea. Quando elas estão achatadas ou lesionadas, ocorre desnutrição.

A doença celíaca já foi considerada uma doença rara encontrada somente na Europa, mas hoje acredita-se que seja o distúrbio genético mais frequente no mundo, afetando 1 em 150 pessoas. A incidência de doença celíaca em pessoas que têm um parente com a doença, chegando até 1 em 20 (Korn, 2002). Parentes de pessoas com doença celíaca são com frequência avaliados, especialmente se tiverem sintomas GI.

O único tratamento atual para a doença celíaca é uma dieta estritamente sem glúten. A eliminação do glúten na dieta promove reconstituição das vilosidades e de sua função, com melhora subsequente dos sintomas. Como mesmo pequenas quantidades de glúten reintroduzidas na dieta podem causar lesão das vilosidades, a criança deve manter a dieta durante toda a vida.

Avaliação de enfermagem

Para uma descrição completa da fase de avaliação do processo de enfermagem, veja a p. 605. Os achados da avaliação pertinentes a doença celíaca são discutidos a seguir. A criança com sintomas de doença celíaca em geral se apresenta para avaliação com 2 anos de idade.

História de saúde

Obtenha uma descrição da doença atual e da queixa principal. Os sinais e sintomas da doença celíaca são variados, e podem ser confundidos com os de outras doenças gastrintestinais. Os sinais e sintomas clássicos de crianças que têm doença celíaca são:

- Diarreia
- **Esteatorreia**
- Constipação intestinal
- Retardo do desenvolvimento ou perda de peso
- Distensão abdominal
- Hipotonia muscular
- Irritabilidade e apatia
- Distúrbios dentais
- Anemia
- Retardo da puberdade ou amenorreia
- Deficiências nutricionais

Verifique se existem fatores de risco na história clínica da criança, como ascendência europeia caucasiana e história familiar de doença celíaca (Allen, 2004).

Exame físico

Pesquise a aparência típica de crianças com doença celíaca: abdome distendido, nádegas pouco desenvolvidas e membros muito finos (Allen, 2004) (Figura 20.18).

Exames complementares

Exames complementares comumente solicitados para avaliação de doença celíaca incluem pesquisa de anticorpos, biopsia intestinal para confirmação do diagnóstico e testes genéticos. A pesquisa de marcadores séricos detecta anticorpos específicos da resposta da criança ao glúten. A biopsia intestinal é feita no duodeno durante uma endoscopia digestiva alta realizada por um gastroenterologista. O exame histopatológico mostra atrofia parcial ou total das vilosidades do intestino delgado. Uma criança submetida a biopsia intestinal para se confirmar ou excluir doença celíaca deve receber uma dieta sem restrição de glúten durante cerca de 2 meses antes da biopsia. Entretanto, algumas crianças podem ficar muito sintomáticas com a dieta sem restrição e glúten; nesses casos, a biopsia deve ser feita mais cedo. Existem também testes genéticos para doença celíaca, que pesquisam determinados tipos de antígenos leucocitários humanos (HLA). Esse exame pode excluir doença celíaca com uma exatidão de 99% em pessoas com predisposição genética à doença, evitando a biopsia intestinal (Allen, 2004).

Intervenções de enfermagem

O principal papel da enfermeira na assistência de crianças que têm doença celíaca é a orientação da criança e da família. A criança deve seguir uma dieta estrita sem glúten durante toda a vida. Isso com frequência é difícil, porque o glúten está presente na maioria dos produtos feitos com trigo, centeio, cevada e possivelmente aveia. Estimule os pais e a criança a manterem uma dieta isenta de glúten. Com frequência as famílias consultam um nutricionista para orientação sobre dieta isenta de glúten (Diretrizes de ensino 20.3.)

Forneça materiais e recursos educativos para os pais. Atualmente existem muitos recursos sobre doença celíaca, porque a frequência do diagnóstico está aumentando.

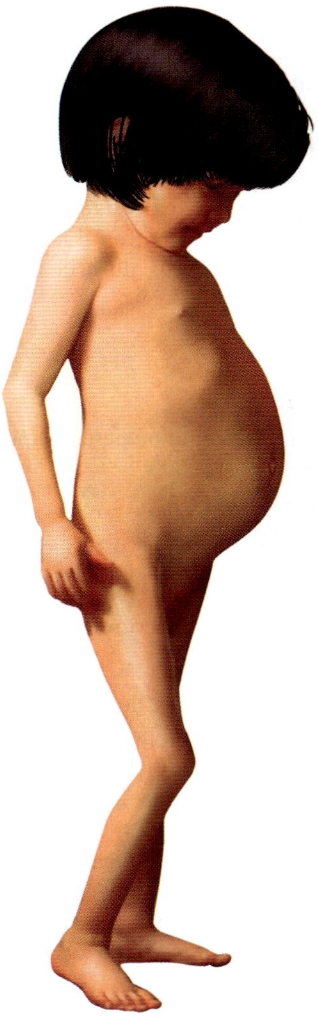

● **Figura 20.18** A criança que tem doença celíaca em geral apresenta abdome distendido e membros finos.

● Dor abdominal recorrente

Dor abdominal recorrente é uma queixa GI comum em crianças e adolescentes. Acomete crianças de todas as idades. A etiologia não é conhecida. Um estudo comunitário com estudantes do nível médio mostrou que 13% a 17% tinham semanalmente dor abdominal (Jarrett *et al.*, 2003). O Rome Committee é um grupo de especialistas que focaliza a identificação, o controle e o tratamento de adultos e crianças com esses distúrbios GI funcionais. As três categorias de dor abdominal recorrente em crianças são dor abdominal funcional, dispepsia não ulcerosa e síndrome do cólon irritável. O Boxe 20.6 relaciona os critérios do Rome Committee para distinção dos diferentes aspectos da síndrome do cólon irritável (Longstreth, 2002).

Fisiopatologia

A etiologia da dor abdominal recorrente é motivo de controvérsia, mas muito provavelmente é multifatorial. Considera-se que o sistema nervoso autônomo, que controla a resposta do corpo às emoções e ao estresse, e a motilidade intestinal sejam os dois mecanismos. Os sintomas podem resultar de uma alteração da transmissão de mensagens entre o sistema nervoso entérico e o sistema nervoso central, resultando em hipersensibilidade visceral. As informações do trato GI são transmitidas para o cérebro por vias bidirecionais. A maioria dos neurotransmissores é encontrada no cérebro e no intestino, sugerindo um potencial de efeitos integrados de modulação da dor (Jarrett *et al.*, 2003). Como existem diferentes possibilidades de fisiopatologia da dor abdominal recorrente, é claro que não há anormalidades estruturais ou bioquímicas identificáveis.

O tratamento em geral focaliza o desenvolvimento das habilidades de enfrentamento da criança. Algumas crianças precisam de manipulação da dieta ou de medicamentos para controle da diarreia (na síndrome do cólon irritável).

Avaliação de enfermagem

Para uma descrição completa da fase de avaliação do processo de enfermagem, veja a p. 605. Os achados da avaliação pertinentes a dor abdominal são discutidos a seguir.

História de saúde

O diagnóstico de dor abdominal recorrente baseia-se nos sintomas. Obtenha uma descrição da doença atual e da queixa principal. O sintoma relatado com maior frequência na história clínica é dor abdominal. A criança pode ter dificuldade para descrever bem a dor. Em geral a dor é periumbilical, e costuma ser des-

Diretrizes de ensino 20.3

Considerações dietéticas sobre a dieta sem glúten

Alimentos permitidos	Alimentos a serem evitados
Batata, soja, arroz, farinha de feijão, farelo de arroz, farinha de milho, araruta, amido de milho ou de batata, sagu, tapioca, trigo-sarraceno, painço, linho, teff (cereal oriundo da Etiópia), sorgo, amaranto, quinoa.	Farinha de trigo, centeio, triticale (cruzamento de trigo e centeio), cevada, aveia, germe ou farelo de trigo, farinha integral, de glúten ou de trigo de grão duro, amido de trigo, farelo de aveia, bulgur (trigo partido), farinha, espelta, kamut (trigo virgem), extrato de malte, proteínas vegetais hidrolisadas
Vegetais puros, frescos, congelados ou enlatados feitos com ingredientes permitidos	Qualquer vegetal com creme ou empanado, feijão cozido em lata, alguns tipos de batatas fritas disponíveis no comércio
Todas as frutas e sucos de frutas	Alguns tipos comerciais de recheios de frutas e frutas secas
Leite e laticínios, exceto os preparados com aditivos que contenham glúten, queijo envelhecido	Leite maltado, iogurtes com sabor ou congelados
Todas as carnes, aves, peixes e frutos do mar, ervilhas e feijões secos, nozes, manteiga de amendoim, soja, salsichão ou salsichas não enriquecidas com produtos que contenham glúten	Carnes ou aves preparadas com trigo, centeio, aveia, cevada, peru pronto para cozinhar, alguns substitutos de ovos
Manteiga, margarina, temperos de salada, molhos, sopas e sobremesas com os ingredientes permitidos, açúcar, mel, geleias, balas, chocolate puro, coco, melado, *marshmallow*, merengues, café puro instantâneo ou moído, chá, refrigerantes, vinhos (dos EUA)	Temperos para salada, sopas prontas, condimentos, molhos e temperos comerciais preparados com produtos a serem evitados, substitutos de laticínios, café instantâneo com sabor, álcool de cereais, alcaçuz

Extraído de NDDIC, 2003.

crita como crises de dor. É incomum a criança acordar no meio da noite com esse tipo de dor. Em casos de síndrome do cólon irritável, a dor pode ser aliviada pela defecação. Como a dieta pode ter um papel importante nos sintomas, faça a história nutricional. Anote detalhes sobre uso de medicamentos, porque algumas crianças podem ter dor abdominal como efeito adverso. É essencial a identificação de fatores de estresse sociais e escolares (Jarrett *et al.*, 2003).

Exame físico

Observe a posição do corpo da criança e suas expressões faciais. A interação com a família durante a entrevista fornece mais detalhes sobre fatores sociais de estresse. Palpe o abdome em busca de dor.

Boxe 20.6 Critérios do Rome Committee para caracterizar síndrome do cólon irritável

12 semanas ou mais dos seguintes sintomas:

- Dor abdominal aliviada pela defecação
- Início da dor ou do desconforto associado a alteração da frequência de defecação
- Início da dor ou do desconforto associado a uma alteração na forma das fezes
- Nenhuma explicação estrutural ou metabólica para a dor abdominal

Extraído de Longstreth, 2002.

Exames complementares

Exames complementares comumente solicitados para avaliação de dor abdominal recorrente incluem:

- Hemograma completo: para se excluírem causas orgânicas da dor abdominal
- Velocidade de hemossedimentação: para exclusão de causas orgânicas da dor abdominal
- Exame de urina: para se descartarem causas orgânicas da dor abdominal
- Bioquímica do sangue: para se excluírem causas orgânicas da dor abdominal
- Exame de fezes: para pesquisa de agentes patogênicos comuns

Intervenções de enfermagem

Depois que é estabelecido o diagnóstico de dor abdominal recorrente sem causa orgânica, a maior parte do tratamento de enfermagem focaliza a promoção de habilidades de enfrentamento. Em geral o médico solicita diversos exames para descartar causas orgânicas, em especial quando a ansiedade da criança e da família é alta. Depois dos exames, oriente a família sobre os fatores que pioram a dor e como lidar com esses fatores.

São necessárias modificações na dieta. Dietas ricas em fibras ajudam a controlar o intestino mantendo a motilidade regular.

Medicamentos são usados com frequência para aliviar a cólica abdominal. Antidiarreicos podem ser prescritos para crianças com síndrome do cólon irritável que se manifesta com diarreia. Às vezes, são prescritos moduladores da dor e antidepressivos para bloquear os neurotransmissores na conexão entre o cérebro e o intestino que causam a dor. Estimule a aceitação do programa de medicamentos. Ela é necessária para o alcance dos efeitos benéficos de muitos medicamentos.

Providencie orientação psicológica, se necessário, para crianças com fatores sociais de estresse. Crianças com dor abdominal recorrente podem ficar tão debilitadas que não conseguem acompanhar as atividades escolares, precisando de aulas em casa. Forneça informações à equipe da escola, com permissão dos pais, sobre a doença da criança e sobre como lidar com ela. Explique que a dor abdominal recorrente é uma dor real sentida pela criança, e não imaginária (Jarrett, *et al.*, 2003).

Distúrbios hepatobiliares

Distúrbios hepatobiliares incluem pancreatite, doenças da vesícula biliar, icterícia, atresia biliar, hepatite, cirrose e hipertensão porta, e transplante de fígado.

● Pancreatite

A pancreatite está sendo mais reconhecida como um problema infantil. É classificada em duas categorias: aguda e crônica. A pancreatite aguda é um processo inflamatório agudo do pâncreas, com envolvimento variável de tecidos e órgãos próximos ou remotos. As causas mais comuns de pancreatite aguda incluem traumatismo abdominal, medicamentos/drogas ilícitas e álcool (raro em crianças), doenças multissistêmicas (como doença inflamatória intestinal ou lúpus eritematoso sistêmico), infecções (em geral vírus, como citomegalovírus ou vírus de hepatite), anomalias congênitas (malformações ductais ou pancreáticas), obstrução (mais provavelmente cálculos biliares e tumores em crianças) ou distúrbios metabólicos. A pancreatite crônica é definida com base em alterações estruturais e/ou funcionais permanentes do pâncreas (Werlin, 2004).

Se houver a suspeita de pancreatite, a criança é colocada imediatamente em repouso intestinal (dieta zero). Com frequência é necessário um tubo nasogástrico aberto ou em sifonagem para descompressão do estômago. A monitoração dos níveis de amilase sérica determina quando a alimentação oral pode ser reiniciada (Werlin, 2004).

Avaliação de enfermagem

Para uma descrição completa da fase de avaliação do processo de enfermagem, veja a p. 605. Os achados da avaliação pertinentes a pancreatite são discutidos a seguir.

História de saúde

Obtenha uma descrição da doença atual e da queixa principal. Sinais e sintomas comumente relatados durante a história de saúde incluem:

- Início agudo de dor abdominal persistente, mesoepigástrica ou periumbilical, com irradiação frequente para as costas ou para o tórax
- Vômitos, em especial após as refeições
- Febre

Pesquise fatores de risco na história clínica atual e passada da criança, tais como:

- Fibrose cística
- História de cálculos biliares
- Lesão traumática
- História familiar de pancreatite hereditária

Exame físico

Na avaliação abdominal, os ruídos intestinais podem estar diminuídos, sugerindo peritonite. O abdome pode estar doloroso à palpação, e pode ocorrer distensão em lactentes e infantes. Em casos graves, podem ocorrer icterícia, ascite ou derrame pleural. Coloração azulada em torno da cicatriz umbilical ou nos flancos pode ser vista nos casos mais graves de pancreatite, quando há hemorragia.

Exames complementares

Exames complementares comumente solicitados para avaliação e acompanhamento de pancreatite incluem:

- Amilase e/ou lípase sérica: níveis três vezes acima dos valores normais são muito indicativos de pancreatite (Werlin, 2004)
- Hepatograma: feito com frequência para avaliação da função hepática e/ou dos níveis de bilirrubina
- Hemograma e bioquímica: leucocitose é comum na pancreatite aguda. Podem ser observadas hiperglicemia e hipocalcemia
- Proteína C reativa: os níveis podem estar elevados

Os exames de imagem feitos para identificação de malformações ou cistos no pâncreas incluem:

- Radiografia simples de abdome: pode mostrar íleo paralítico localizado
- Ultrassonografia: possibilita a visualização direta do pâncreas e das estruturas vizinhas. É usada com maior frequência em crianças, porque é menos invasiva que a TC. A TC é usada em geral quando há dificuldade de determinar a causa da pancreatite por ultrassonografia
- Colangiopancreatografia retrógrada endoscópica (CPRE): solicitada para algumas crianças com anomalias ductais, em geral com pancreatite crônica, embora possam ocorrer complicações com o procedimento.

Intervenções de enfermagem

Mantenha dieta zero e o tubo nasogástrico em sifonagem. Mantenha a hidratação venosa para manter a criança hidratada e corrigir qualquer alteração do equilíbrio hidreletrolítico. O controle da dor é crucial em crianças que têm pancreatite. Se houver pancreatite hemorrágica, podem ser necessários hemoderivados e/ou antibióticos intravenosos. A alimentação oral é reiniciada somente após a normalização dos níveis de amilase sérica (em geral em 2 a 4 dias) (Werlin, 2004). Enzimas pancreáticas são dadas com frequência com a alimentação, se ocorrer dor após o reinício da alimentação oral.

A cirurgia raramente é necessária em crianças com pancreatite, exceto naquelas com traumatismo abdominal grave ou anormalidades ductais importantes.

Embora a pancreatite crônica seja rara em crianças, oriente a criança e a família sobre sinais e sintomas de recorrência e de complicações.

● Doença da vesícula biliar

Colelitíase é a presença de cálculos na vesícula biliar. Cálculos de colesterol são em geral associados a hiperlipidemia, obesidade, gravidez, anticoncepcionais orais ou fibrose cística. São mais comuns em meninas do que em meninos, e o risco aumenta com a idade e com o início da puberdade. Esses cálculos ocorrem na vesícula biliar e podem ser encontrados no colédoco. Cálculos de pigmentos são encontrados em crianças pré-puberais e ocorrem quase na mesma proporção em meninos e meninas. Em geral são encontrados no colédoco (associados a infecções bacterianas e parasitárias) ou na vesícula biliar (associados a anemia hemolítica ou cirrose hepática). Colecistite é uma inflamação da vesícula biliar causada por irritação química decorrente de obstrução do fluxo de bile para os ductos císticos (Figura 20.19). Essa inflamação em crianças está tipicamente associada a cálculos biliares. A complicação mais comum em crianças com cálculos biliares é pancreatite (Suchy, 2004).

Se a colelitíase resultar em colecistite sintomática, é necessária a remoção cirúrgica da vesícula biliar (colecistectomia). A cirurgia é com frequência laparoscópica.

Avaliação de enfermagem

Para uma descrição completa da fase de avaliação do processo de enfermagem, veja a p. 605. Os achados da avaliação pertinentes a doenças da vesícula biliar são discutidos a seguir.

História de saúde

Obtenha uma descrição da doença atual e da queixa principal. Sinais e sintomas comuns relatados durante a história de saúde incluem:

- Dor no quadrante superior direito do abdome, com irradiação frequente subesternal ou para o ombro direito
- Náuseas e vômitos
- Icterícia e febre (com colecistite)

Faça uma história nutricional detalhada e como ela se relaciona com os sintomas apresentados. Episódios de dor em geral ocorrem após as refeições (pós-prandiais), especialmente após a ingestão de alimentos gordurosos. Crianças pequenas apresentam sintomas mais inespecíficos, por causa da dificuldade de comunicar seus sintomas para outras pessoas. Pesquise fatores de risco na história clínica atual e na história patológica pregressa, tais como uso crônico de NPT ou anemia falciforme.

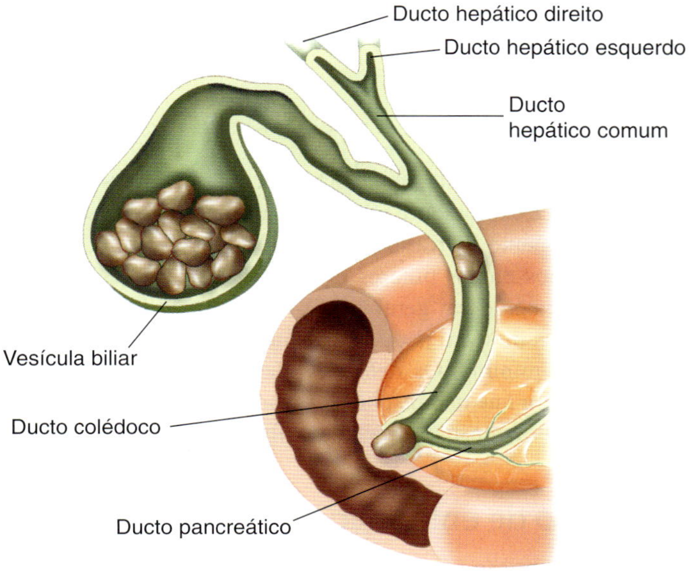

● Figura 20.19 Quando cálculos biliares bloqueiam o fluxo de bile nos ductos, ocorre colecistite.

Exame físico

Palpe o abdome em busca de dor. Se houver colecistite, a vesícula fica inflamada, com frequência a ponto de causar dor localizada à palpação. Observe se existe icterícia na pele e nas escleróticas. Confirme a existência de febre.

Exames complementares

Exames complementares comumente solicitados para avaliação de colecistite incluem:

- Provas de função hepática, bilirrubina e proteína C reativa: os valores estão elevados se houver cálculos ductais
- Hemograma completo: pode mostrar leucocitose
- Amilase e lípase: podem estar elevadas se também houver pancreatite
- Radiografia simples de abdome: pode mostrar cálculos radiopacos
- Ultrassonografia da vesícula biliar e das estruturas circundantes: para avaliar o conteúdo e as alterações anatômicas da vesícula biliar
- CPRE: para exclusão de cálculos ductais
- Cintigrafia biliar com HIDA (ácido hidroxi-iminodiacético): para avaliação da função da vesícula biliar

Intervenções de enfermagem

A criança que apresenta colecistite sintomática em geral é hospitalizada. Institua hidratação venosa, mantenha dieta zero e a descompressão gástrica, e administre analgésicos. Se prescritos, administre antibióticos intravenosos para tratar manifestações clínicas progressivas de colecistite, como febre persistente. Forneça cuidados pós-operatórios de rotina após a colecistectomia. Oriente a família da criança quanto aos cuidados pré- e pós-operatório antes da remoção da vesícula biliar.

● Icterícia

Icterícia é o problema mais comum em recém-nascidos, e é a causa mais comum de readmissão de recém-nascidos no hospital durante a primeira semana de vida (AAP, 2004; Maisels, 2005a, b, c, d). Pode também ocorrer em lactentes e infantes como sinal de outro processo patológico. A icterícia é uma condição na qual a pele, as escleróticas, os líquidos corporais e outros tecidos apresentam uma coloração amarelada causada pela deposição de pigmentos biliares resultante de excesso de bilirrubina no sangue. Pode ser causada por obstrução das vias biliares, destruição excessiva de hemácias (hemólise) ou disfunções das células hepáticas (Maisels, 2005a, b, c, d).

A icterícia em recém-nascidos pode ser classificada em duas categorias: fisiológica e patológica. A icterícia fisiológica é o tipo mais comum, e em geral ocorre após as primeiras 24 h de vida. Costuma durar menos de 1 semana, e a criança não apresenta sinais de doença. A icterícia fisiológica ocorre porque o recém-nascido não consegue excretar bilirrubina devido à imaturidade. Normalmente, os níveis de bilirrubina indireta (não conjugada) atingem um máximo de 5 a 6 mg/dℓ no 3º ou 4º dia de vida. Esses níveis podem ser mais elevados em recém-nascidos que recebem aleitamento materno.

A icterícia patológica ocorre com menos de 24 h de vida e dura mais de 1 semana. Em alguns casos, a icterícia desaparece e reaparece após certo tempo, como na atresia biliar. Na icterícia patológica, os valores da bilirrubina direta (conjugada) são maiores que 20% dos valores da bilirrubina total (Maisels, 2005a, b, c, d). Há diversas causas de icterícia patológica (Tabela 20.3).

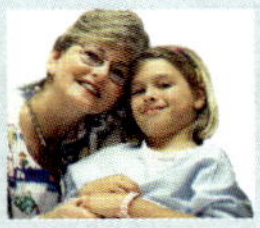

Icterícia significativa em um recém-nascido com menos de 24 h de vida deve ser relatada imediatamente ao médico, porque é sugestiva de processo patológico.

Tratamento

A icterícia fisiológica é controlada, de início, por aumento da alimentação oral para estimular a excreção de bilirrubina. A fototerapia é indicada quando a icterícia não desaparece em um tempo aceitável. Em neonatos com distúrbios hemolíticos, pode ser necessária, exsanguineotransfusão para remover as hemácias sensibilizadas e a bilirrubina. Em geral, isso é feito na unidade de tratamento intensivo. A icterícia patológica exige investigação adicional para determinação da causa. O tratamento depende da causa.

Avaliação de enfermagem

Para uma descrição completa da fase de avaliação do processo de enfermagem, veja a p. 605. Os achados da avaliação pertinentes a icterícia são discutidos a seguir.

História de saúde

Obtenha uma descrição da doença atual e da queixa principal. Tipicamente, os pais relatam que a criança dorme mais que o usual e alimenta-se pouco. Pesquise fatores de risco na história da doença atual e na história patológica pregressa, como história familiar de doença metabólica ou hepática, exposição a medicamentos, toxinas ou agentes infecciosos, incompatibilidade Rh ou ABO, presença de grande cefalematoma ou equimoses significativas e policitemia. Avalie a história alimentar da criança.

Exame físico

Examine a pele, as mucosas, as escleróticas e os líquidos corporais (lágrima, urina) à procura de coloração amarela. Observe a cor das fezes; as fezes podem ser acólicas (brancas e com aspecto de giz). Clareie a pele comprimindo com um dedo, para determinar se existe icterícia. A icterícia em neonatos aparece inicialmente na face, propaga-se no sentido caudal para o tronco e depois para os membros. Inspecione o abdome verificando se há distensão (hepatomegalia ou ascite).

Exames complementares

Avalie os resultados das dosagens de bilirrubinas (não conjugada e conjugada), fosfatase alcalina, enzimas hepáticas, GGT e tempos de protrombina (TP) e de tromboplastina parcial (TTP). Muitos recém-nascidos e lactentes precisam de avaliação radiológica para determinação de anormalidades que podem causar icterícia.

Intervenções de enfermagem

A assistência de enfermagem ao neonato ou recém-nascido com icterícia é específica para a causa. Entretanto, em todos os casos é essencial uma nutrição adequada, para aumentar a excreção de bilirrubina. Para recém-nascidos com icterícia fisiológica, estimule o aleitamento materno até 12 vezes a cada 24 h (Maisels, 2005a, b, c, d). Se isso não reduzir a icterícia, pode ser necessário suplementar a dieta do recém-nascido com fórmula durante algum tempo. Aplique a fototerapia conforme a prescrição, verificando os cuidados adequados para proteger os olhos da luz ultravioleta (Figura 20.20). Explique aos pais que a exposição do neonato à luz solar ou artificial, ajuda a transformar a bilirrubina em um isômero de mais fácil excreção. Reavalie as fezes e a história alimentar da criança em uso de fototerapia para garantir hidratação adequada. Ajude a aliviar a ansiedade da família em relação à icterícia, explicando quando se deve notificar ao médico (icterícia mais intensa, letargia, dificuldade de alimentação, vômitos ou alterações agudas do estado da criança).

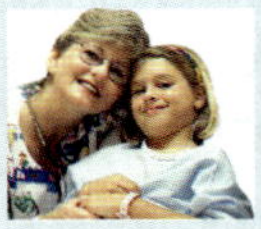

A AAP não recomenda o uso de luz solar como tratamento da icterícia fisiológica, por causa do risco de queimaduras e da dificuldade de controlar o grau de exposição à luz.

● Atresia biliar

A atresia biliar é a ausência de alguns ou de todos os ductos biliares principais, causando obstrução do fluxo de bile. A obstrução resultante do fluxo biliar causa colestase e fibrose progressiva com cirrose hepática terminal (Balistreri, 2004). Em cerca de 80% dos casos, a atresia biliar manifesta-se em torno da 4ª semana de vida, em neonatos saudáveis que não apresentam mais icterícia fisiológica. Em cerca de 20% dos casos, a atresia biliar manifesta-se como icterícia persistente que ultrapassa o período da icterícia fisiológica. Esse segundo tipo de atresia biliar com frequência está associado a outras anomalias congênitas, como *situs inversus*, má rotação, poliesplenia e defeitos cardiovasculares (Balistreri, 2004). A etiologia da atresia biliar não é conhecida, mas há diversas teorias, inclusive causas infecciosas, autoimunes e isquêmicas.

Tratamento

Se houver forte suspeita de atresia biliar, o lactente é submetido a laparotomia exploradora. Se for confirmada a atresia, é feito o procedimento de Kasai (hepatoportoenterostomia), ligando o intestino aos ductos biliares remanescentes no hilo hepático. Esse procedimento em geral é bem-sucedido em lactentes com até 8 semanas de vida, já que a restauração do fluxo biliar após esta idade é mínima. Os neonatos que não tiveram diagnóstico oportuno ou que não responderam ao procedimento de Kasai precisam de um transplante hepático, feito em geral até os 2 anos de idade.

Avaliação de enfermagem

Para uma descrição completa da fase de avaliação do processo de enfermagem, veja a p. 605. Os achados da avaliação pertinentes a atresia biliar são discutidos a seguir.

Tabela 20.3 Causas de icterícia patológica

Causa	Resultados laboratoriais	Explicações possíveis	Fatos dignos de nota
Hemólise	Níveis de bilirrubina indireta estão elevados nas primeiras 24 h de vida	Incompatibilidade Rh, anemia falciforme, anemia hemolítica induzida por medicamentos, síndrome hemoliticourêmica, doença de Wilson, deficiências de enzimas eritrocitárias (deficiência de glicose-6-fosfato desidrogenase [G6PD]), esferocitose hereditária	Hiperbilirrubinemia não conjugada
Distúrbios obstrutivos	Hiperbilirrubinemia direta, em geral elevação da fosfatase alcalina, da GGT sérica e das enzimas hepáticas; elevação ocasional das enzimas pancreáticas	Atresia biliar, colelitíase, cistos do colédoco, tumores, estenose dos ductos biliares	É necessária correção cirúrgica de todas as obstruções, para evitar lesão a longo prazo de órgãos vitais
Causas infecciosas	Específicos das diferentes causas de infecção	Hepatites A, B, C, D, E e G, citomegalovírus, herpesvírus simples 1, 2 e 6, vírus Epstein-Barr, sarampo, varicela, parvovírus humano, toxoplasmose, sífilis, sepse bacteriana, infecção urinária bacteriana, colecistite	Opções de tratamento dependem das causas; causas bacterianas devem ser identificadas e tratadas imediatamente
Distúrbios metabólicos	Específicos para diferentes distúrbios; elevação da bilirrubina direta	Doença de Wilson, deficiência de alfa-1-antitripsina, tirosinemia, galactosemia, frutosemia, síndrome de Zellweger, hemocromatose neonatal, fibrose cística, defeitos da síntese de ácidos biliares	Considerados raros, mas devem ser excluídos no diagnóstico diferencial de neonatos com hiperbilirrubinemia
Distúrbios tóxicos	Elevações da bilirrubina direta, de níveis de medicamentos e de enzimas hepáticas	Nutrição parenteral total (NPT), doses excessivas de medicamentos (como paracetamol e etanol), níveis tóxicos de medicamentos (fenitoína, ácido valproico)	Crianças que fazem uso de medicamentos hepatotóxicos devem ter os níveis de medicamentos monitorados periodicamente e em alterações da dosagem
Idiopática	Elevação dos níveis de bilirrubina direta	Hepatite neonatal idiopática, síndrome de Alagille, colestase intra-hepática familiar, colestase com linfedema (síndrome de Aagenaes), colestase com hipopituitarismo	Podem ser infecciosas ou hereditárias

História de saúde

Obtenha uma descrição da doença atual e da queixa principal. A icterícia persistente ou recorrente é o sinal mais relatado durante a história de saúde.

Exame físico

Na avaliação inicial de um recém-nascido que apresenta colestase de causa desconhecida, avalie as características das fezes. Na atresia biliar, as fezes são acólicas (com aspecto de giz e brancas devido à falta de pigmentos biliares). Durante o exame físico, o fígado apresenta-se aumentado e endurecido. Pode haver esplenomegalia. Se não houver outras malformações congênitas, o recém-nascido parece saudável quanto a todos os outros aspectos.

Exames complementares

Exames complementares comumente solicitados para avaliação de atresia biliar incluem:

- Bilirrubinas, fosfatase alcalina, enzimas hepáticas e GGT: elevadas
- Ultrassonografia: para identificar anormalidades
- Cintigrafia biliar: para distinguir colestase intra-hepática e extra-hepática
- Biopsia hepática: para confirmação do diagnóstico (Balistreri, 2004)

Intervenções de enfermagem

A assistência de enfermagem aos neonatos que têm atresia biliar focaliza suporte com vitaminas e calorias. Administre as vitaminas lipossolúveis A, D, E e K. São usadas fórmulas especiais contendo triglicerídios de cadeia média, porque quando há colestase ocorre má absorção significativa de gorduras. Administre alimentação por tubo nasogástrico, conforme seja necessário, para garantir aporte calórico aumentado. Identifique infecções

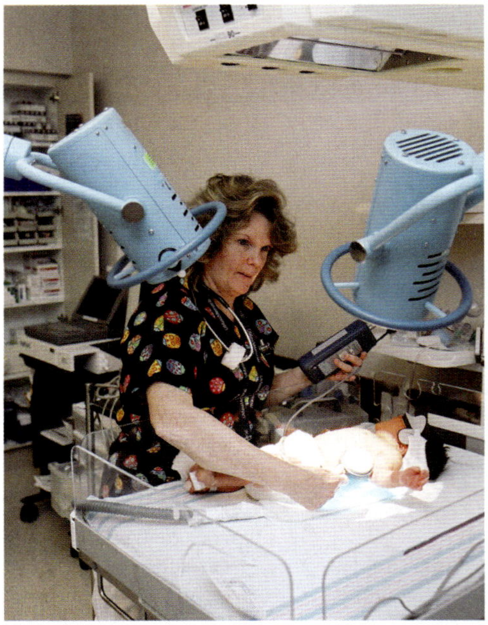

● Figura 20.20 Deve-se cobrir os olhos do bebê para protegê-los da luz ultravioleta durante a fototerapia.

com a maior rapidez possível e administre antibióticos segundo a prescrição. Controle ascite com diuréticos e restrições dietéticas. Os cuidados antes do procedimento de Kasai visam a preparação para a cirurgia; os neonatos com suspeita de atresia biliar precisam de cirurgia imediata para otimização dos resultados.

Os pais e membros da família desses neonatos ficam muito ansiosos por causa das implicações do diagnóstico e dos resultados do tratamento. Enfoque as orientações no diagnóstico e nos cuidados pós-operatórios. O Plano de cuidados de enfermagem 20.1 dá informações sobre cuidados pós-operatórios de rotina.

Hepatite

A hepatite é uma inflamação do fígado provocada por vários agentes, inclusive infecções virais, invasão bacteriana, distúrbios metabólicos, toxicidade química e traumatismo. As causas mais comuns de hepatite viral estão relacionadas na Tabela 20.4. Vírus que podem causar hepatite incluem citomegalovírus (CMV), vírus Epstein-Barr (EBV) e adenovírus. Considera-se que a hepatite fulminante é causada por um vírus não A, não B e não C. Crianças com hepatite fulminante apresentam necrose hepática maciça, resultando em morte se não for feito um transplante hepático. A doença avança com rapidez, com icterícia intensa, coagulopatia, níveis elevados de amônia, níveis elevados das enzimas hepáticas (AST e ALT) e coma progressivo. A hepatite autoimune é um distúrbio crônico, que acomete principalmente meninas adolescentes. A apresentação clínica da hepatite autoimune inclui hepatoesplenomegalia, icterícia, febre, fadiga e dor no quadrante superior direito do abdome.

Tratamento

A hepatite aguda é tratada com repouso, hidratação e nutrição. Também pode ser necessário controle de sangramento. Com frequência a hepatite crônica acaba exigindo a realização de trans-

Tabela 20.4 Hepatites virais A, B, C, D e E

	Hepatite A (HAV)	Hepatite B (HBV)	Hepatite C (HCV)	Hepatite D (HDV)	Hepatite E (HEV)
Via de transmissão	Orofecal, condições sanitárias ruins, transmissão pela água	Sexual, uso de drogas intravenosas, transfusão de sangue, transmissão perinatal da mãe para o recém-nascido	Transfusão de hemoderivados, uso de drogas intravenosas	Igual à da hepatite B; marcadores do HBV têm de ser encontrados	Orofecal, contato possível
Período de incubação	15 a 30 dias	50 a 150 dias	30 a 160 dias	50 a 150 dias	15 a 65 dias
Sinais e sintomas	Sintomas gripais Fase pré-ictérica: cefaleia, fadiga, febre, anorexia Fase ictérica: icterícia, colúria, dor à palpação do fígado (dor espontânea no quadrante superior direito)	Alguns casos são assintomáticos; outros apresentam-se com anorexia, dor abdominal, fadiga, erupção cutânea, febre baixa, icterícia visível, hepatomegalia	Casos crônicos em geral assintomáticos; outros com sintomas gripais, icterícia, hepatoesplenomegalia	Iguais aos da hepatite B	Iguais aos da hepatite A, mais graves em gestantes
Prognóstico	Evolução rara para insuficiência hepática fulminante; 95% das crianças recuperam-se sem sequelas	Doença crônica frequente; aumento do risco de câncer hepático	Muitos evoluem para hepatite crônica e cirrose	Igual ao da hepatite B, com maior probabilidade de evolução para hepatite crônica e cirrose	Igual ao da hepatite A; taxa de mortalidade alta em gestantes

plante hepático. Corticosteroides e imunossupressores são prescritos para a hepatite autoimune. Crianças com hepatite fulminante em geral precisam de cuidados intensivos com suporte cardiorrespiratório. Ver Healthy People 2010.

Avaliação de enfermagem

Para uma descrição completa da fase de avaliação do processo de enfermagem, veja a p. 605. Os achados da avaliação pertinentes a hepatites são discutidos a seguir. A avaliação de enfermagem deve ser a mesma para qualquer criança sob suspeita de hepatite.

História de saúde

Obtenha uma descrição da doença atual e da queixa principal. Sinais e sintomas comumente relatados durante a história de saúde incluem:

- Icterícia
- Febre
- Fadiga
- Dor abdominal

Pesquise fatores de risco na história clínica atual e passada, como:

- Viagens recentes
- Contatos com pessoas doentes
- Uso de medicamentos
- Traumatismo abdominal
- Atividade sexual
- Uso de drogas intravenosas
- Transfusão de hemoderivados

Anote quando surgiram os sinais e sintomas, assim como a evolução destes.

Exame físico

Observe se existe icterícia na pele e nas escleróticas. Palpe o abdome à procura de aumento de tamanho e sensibilidade do fígado e do baço.

Healthy People *2010*

Objetivo

Reduzir ou eliminar os casos de doença evitável por vacinação para hepatite B de pessoas com 2 a 18 anos de idade

Reduzir a incidência de hepatite A.

Importância

- Orientar as famílias sobre a hepatite B e sua transmissão
- Estimular a vacinação de rotina de lactentes e crianças contra hepatites A e B, conforme recomendação
- Para prevenção da hepatite A, orientar as famílias sobre higiene adequada e lavagem das mãos.

Exames complementares

Exames complementares comumente solicitados para avaliação de hepatite incluem:

- Enzimas hepáticas e GGT: aumentadas
- TP/TTP: aumentados
- Amônia: elevada quando existe encefalopatia
- Marcadores de autoimunidade, como anticorpos antinucleares, antimúsculo liso e antimicrossômicos hepatorrenais: para diagnosticar hepatite autoimune
- Marcadores virais: antígenos e anticorpos de hepatites A, B, C, D e E, CMV e EBV
- Ultrassonografia: para avaliação de anormalidades hepáticas ou esplênicas
- Biopsia hepática: para se determinarem o tipo de hepatite e o grau de lesão hepática

Intervenções de enfermagem

A hepatite aguda exige repouso, hidratação e nutrição. Se a criança desenvolver vômitos, desidratação, coagulograma anormal (TP/TTP) ou alterações do estado mental (encefalopatia), pode ser necessária hospitalização. Quando cuidar de crianças com hepatite infecciosa, oriente sobre transmissão e prevenção, inclusive higiene adequada, atividade sexual segura, técnicas cuidadosas de lavagem das mãos e precauções com sangue e líquidos corporais.

O tratamento da hepatite fulminante é agressivo e exige dieta zero, administração de lactulose por tubo nasogástrico para diminuir os níveis sanguíneos de amônia que causam encefalopatia, NPT, injeções de vitamina K para corrigir a coagulopatia e, em último caso, transplante de fígado. O medo e a ansiedade da criança e dos pais em geral são importantes. Oriente a criança e a família sobre o diagnóstico e sobre o que esperar durante o tratamento. Providencie tratamento com imunoglobulina e imunização para contatos próximos da criança que tem hepatite infecciosa.

• Cirrose e hipertensão porta

A **cirrose** hepática ocorre como resultado de processos destrutivos do fígado, que provocam a formação de nódulos. Esses nódulos podem ser pequenos (cirrose micronodular [menos de 3 mm]) ou grandes (cirrose macronodular [mais que 3 mm]), e distorcem a vasculatura hepática, causando mais complicações. As causas de cirrose em crianças incluem malformações biliares, deficiência de alfa-1 antitripsina, doença de Wilson, galactosemia, tirosinemia, hepatite crônica ativa e uso prolongado de NPT (Sokol & Narkewicz, 2005). A cirrose hepática pode causar complicações importantes, inclusive hipertensão porta. Na hipertensão porta, o fluxo de sangue para o fígado, o fluxo intra-hepático e o efluxo hepático encontram resistência, resultando em elevação da pressão na veia porta e seus ramos. Com o aumento da pressão, formam-se veias colaterais entre a circulação porta e a circulação venosa sistêmica. A complicação mais importante da hipertensão porta é sangramento gastrintestinal por desvio de sangue para veias submucosas (varizes) no estômago e no esôfago. Pode ser feita escleroterapia das varizes esofágicas durante endoscopia, para interromper sangramento agudo. Com frequência são necessários a administração de hemoderivados e medicamentos vasoconstritores. A longo prazo, o único tratamento curativo da cirrose é o transplante hepático.

Avaliação de enfermagem

Para uma descrição completa da fase de avaliação do processo de enfermagem, veja a p. 605. Os achados da avaliação pertinentes a cirrose e hipertensão porta são discutidos a seguir.

História de saúde

Obtenha uma descrição da doença atual e da queixa principal. Sinais e sintomas comumente relatados durante a história de saúde incluem:

- Náuseas e vômitos
- Icterícia
- Fraqueza
- Edema
- Perda de peso

Pesquise fatores de risco na história clínica atual e pregressa, como hepatite, fibrose cística, doença de Wilson, hemocromatose e atresia biliar. Avalie a história patológica pregressa para identificar possíveis causas de doença hepática.

Exame físico

Pesquise icterícia, ascite, aranhas vasculares e eritema palmar. Meninos apresentam frequentemente ginecomastia. Palpe o fígado; tipicamente este está aumentado e duro, mas pode estar diminuído e "enrugado". Avalie o nível de consciência para determinar se existe encefalopatia hepática.

Exames complementares

Os exames complementares são semelhantes aos solicitados para avaliação da criança com hepatite. Exames comumente solicitados para avaliação de cirrose e hipertensão porta incluem:

- Biopsia hepática: mostra nódulos regenerativos e **fibrose** circundante
- Endoscopia digestória alta: revela varizes e sangramento (Figura 20.21)

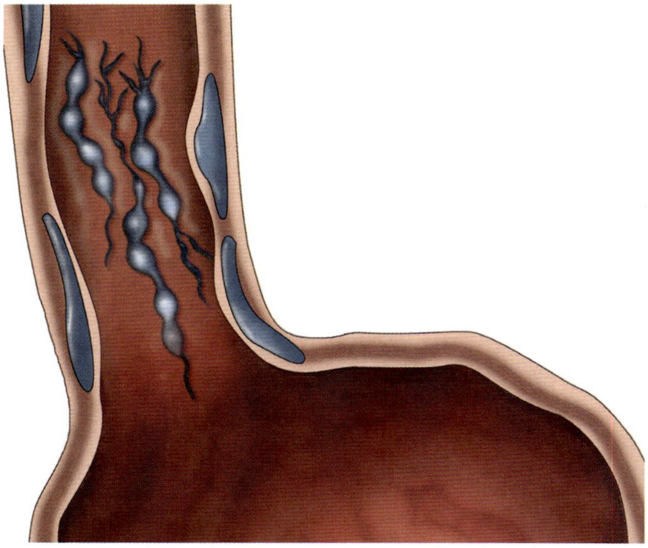

● Figura 20.21 Varizes esofágicas.

Intervenções de enfermagem

A assistência de enfermagem é muito semelhante à assistência prestada a crianças com hepatite. Em casos de cirrose hepática com hipertensão porta e varizes sangrantes, o sangramento GI tem de ser controlado. Isso em geral é feito por reposição da perda de sangue e administração de vasoconstritores para diminuir o fluxo de sangue desviado. Como em todos os distúrbios hepáticos e sangramento GI, cuide da ansiedade da família e da criança. Seja franca quanto ao plano de tratamento e ao prognóstico. Envolva a família nos cuidados com a criança e dê orientação quando for necessário.

● Transplante hepático

Distúrbios hepatobiliares que resultam em insuficiência hepática necessitam de transplante hepático. O transplante hepático em crianças tem tido sucesso crescente nos últimos anos devido a avanços em imunossupressão, melhor seleção de candidatos a transplante e aprimoramento das técnicas cirúrgicas e de cuidados pós-operatórios. Hoje, os centros de transplante oferecem transplantes de fígado de cadáver ou de pessoa viva para crianças. A rejeição do fígado transplantado é a complicação mais importante. A maioria das crianças precisa de tratamento imunossupressor durante toda a vida, o que aumenta o risco de infecções.

Avaliação de enfermagem

Muitas crianças são admitidas em um centro de transplante para exames pré-operatórios e de compatibilidade. Há muita ansiedade dos familiares quando a única possibilidade de sobrevida é um transplante de cadáver. Isso coloca a criança em uma lista de espera em que a prioridade baseia-se em diversos critérios. Como há um número limitado de centros pediátricos de transplante de fígado, existem muitos problemas relacionados com transporte, finanças, perda do emprego e alojamento. Avalie a necessidade de intervenção de um assistente social, que está quase sempre presente nesses casos. O coordenador de transplante de fígado ajuda a organizar os cuidados pré-operatórios e pós-operatórios para essas crianças.

Intervenções de enfermagem

No período pré-operatório, ajude na preparação para a cirurgia e ensine à criança e à família o que esperar durante e após o transplante. No período pós-operatório, a criança fica na unidade de tratamento intensivo durante vários dias até se estabilizar (ver Plano de cuidados de enfermagem 20.1). Após a criança ser transferida para a enfermaria, acompanhe-a durante vários dias a semanas pesquisando sinais de rejeição ou de infecção, inclusive febre, alteração crescente dos resultados das provas de função hepática e da GGT, e dor, eritema e edema crescentes no local da incisão.

A orientação à criança e à família é um elemento importante do tratamento de enfermagem no pós-operatório de transplante. Avalie várias vezes o conhecimento sobre medicamentos durante toda a hospitalização, porque essas crianças precisam de medicamentos durante toda a vida.

Referências

Livros e revistas

Allen, P. L. J. (2004). Guidelines for the diagnosis and treatment of celiac disease in children. *Pediatric Nursing, 30*(6), 473–476.

American Academy of Pediatrics, Subcommittee on Hyperbilirubinemia. (2004). Clinical practice guideline: Management of hyperbilirubinemia in the newborn infant 35 or more weeks of gestation. *Pediatrics, 114*(1), 297–316.

Arguin, A. L., & Swartz, M. K. (2004). Gastroesophageal reflux in infants: A primary care perspective. *Pediatric Nursing, 30*(1), 45–51, 71.

Balistreri, W. F. (2004). Cholestasis. In R. E. Behrman, R. M. Kliegman, & H. B. Jenson (Eds.), *Nelson textbook of pediatrics* (17th ed.). Philadelphia: W. B. Saunders.

Bender, B. J., Skae, C. C., & Ozuah, P. O. (2005). Oral rehydration therapy: The clear solution to fluid loss. *Contemporary Pediatrics, 22*(4), 72–76.

Berman, J. (2003). Heading off the dangers of acute gastroenteritis. *Contemporary Pediatrics, 20*(7), 57–74.

Bhutani, V. K., Johnson, L. H., & Keren, R. (2005). Treating acute bilirubin encephalopathy before it's too late. *Contemporary Pediatrics, 22*(5), 57–74.

Blevins, J. Y. (2003). Primary herpetic gingivostomatitis in young children. *Pediatric Nursing, 29*(3), 199–201.

Brent, N. B. (2001). Thrush in the breastfeeding dyad: Results of a survey on diagnosis and treatment. *Clinical Pediatrics, 40,* 503–506.

Brunnell, P. A. (2006). Winter vomiting disease, 1929–2006. *Infectious Diseases in Children, 19*(1), 6–7.

Cahill, J., & Wagner, C. (2002). Challenges in breastfeeding: Neonatal concerns. *Contemporary Pediatrics.* Accessed 5/24/04 at www.contpeds.com

Carroll, M. (2002). Peptic ulcer disease. Available at: www.emedicine.com/ped/topic2341.htm

Castiglia, P. (2001). Constipation in children. *Journal of Pediatric Health Care, 15,* 200–202.

Centers for Disease Control and Prevention. (2003). Managing acute gastroenteritis among children: Oral rehydration, maintenance, and nutritional therapy. *MMWR, 52*(No. RR-16), 1–16.

Children's Healthcare of Atlanta. (2004). *Ostomy care home care manual.* Atlanta: Children's Healthcare of Atlanta.

Cincinnati Children's Hospital Medical Center (2003). Intestinal malrotation and volvulus. www.cincinattichildrens.org/health/info/ abdomen/diagnose/intestinal-malrotation.htm

Cincinnati Children's Hospital Medical Center. (2005). *Enema administration.* Retrieved May 13, 2006, from www.cincinnatichildrens.org/health/info/abdomen/home/enema.htm

ConvaTec (2000). *A parent's guide to ostomy care for infants and children.* Princeton: ConvaTec, A Bristol-Myers Squibb Company.

Coughlin, E. C. (2003). Assessment and management of pediatric constipation in primary care. *Pediatric Nursing, 29*(4), 296–301.

Curtin, G. (2004). Cleft lip and cleft palate. In P. L. Jackson & J. A. Vessey (Eds.), *Primary care of the child with a chronic condition* (4th ed.). St. Louis: Mosby.

Dale, J. (2004). Oral rehydration solutions in the management of acute gastroenteritis among children. *Journal of Pediatric Health Care, 18,* 211–212.

DiPalma, J., & Gremse, D. (2003). Chronic constipation in children: Rational management. *Consultant for Pediatricians, 2*(4), 151–155.

Engel, J. (2002). *Pocket guide to pediatric assessment* (4th ed). St. Louis: Mosby.

Fischbach, F. (2003). *A manual of laboratory & diagnostic tests* (7th ed.). Philadelphia: Lippincott Williams & Wilkins.

Gallagher, C. (2003). A guidelines-based approach for managing acute gastroenteritis in children. *Journal for Specialists in Pediatric Nursing, 8*(3), 107–110.

Gardiner, P., & Kemper, K. J. (2005). For GI complaints, which herbs and supplements spell relief? *Contemporary Pediatrics, 22*(8), 51–55.

Hamilton, J. (2000). The pediatric patient: Early development and the digestive system. In W. Walker, P. Durie, J. Hamilton, J. Walker-Smith, & J. Watkins (Eds.), *Pediatric GI disease.* Hamilton, Ontario: B. C. Decker, Inc.

Herbst, J. J. (2004). Primary (peptic) ulcers. In R. E. Behrman, R. M. Kliegman, & H. B. Jenson (Eds.), *Nelson textbook of pediatrics* (17th ed.). Philadelphia: W. B. Saunders.

Holcomb, S. S. (2005). Managing jaundice in full-term infants. *Nurse Practitioner, 30*(1), 6–12.

Hollister, Inc. (2003). *Pediatric care: what's right for my baby?* Libertyville, IL: Hollister, Inc.

Howell, L. J. (2004). *Information about specific surgical procedures: ileostomy.* Retrieved May 13, 2006, from www.chop.edu/consumer/jsp/division/generic.jsp?id=72368

Jakubik, L. D., Colfer, A., & Grossman, M. B. (2000). Pediatric short bowel syndrome: Pathophysiology, nursing care, and management issues. *Journal of the Society of Pediatric Nurses, 5*(3), 111–121.

Jarrett, M., Heitkemper, M., Czyzewski, D. I., & Shulman, R. (2003). Recurrent abdominal pain in children: Forerunner to adult irritable bowel syndrome? *Journal for Specialists in Pediatric Nursing, 8*(3), 81–89.

Katz, D. A. (2001). Evaluation and management of inguinal and umbilical hernias. *Pediatric Annals, 30*(12), 729–735.

Korn, D. (2002). *Wheat-free, worry-free: The art of happy, healthy gluten-free living.* Carlsbad, CA: Hay House, Inc.

Kronemyer, B. (2003). Establish duration of mouth ulcer to successfully treat in children. *Infectious Diseases in Children, 16,* 43–44.

Letton, R. (2001). Pyloric stenosis. *Pediatric Annals, 30*(12), 745–749.

Leung, A. K., & Kao, C. P. (2003). Oral lesions in children. *Consultant for Pediatricians, 2*(2), 81–84.

Lockridge, T., Caldwell, A. D., & Jason, P. (2002). Congenital neonatal surgical emergencies: Stabilization and management. *Journal of Obstetric, Gynecologic and Neonatal Nursing, 31,* 328–339.

Longstreth, G. F. (2002). Current approach to the diagnosis of irritable bowel syndrome. [electronic version] available at www.aboutibs.org/Publications/diagnosis.html

Maisels, J. (2005a). A primer on phototherapy for the jaundiced newborn. *Contemporary Pediatrics, 22*(6), 38–57.

Maisels, J. (2005b). Jaundice. In M. G. MacDonald, M. M. K. Seshia, & M. D. Mullett (Eds.), *Avery's neonatology: Pathophysiology and management of the newborn.* Philadelphia: Lippincott Williams & Wilkins.

Maisels, J. (2005c). Jaundice in a newborn: Answers to questions about a common clinical problem. *Contemporary Pediatrics, 22*(5), 34–40.

Maisels, J. (2005d). Jaundice in a newborn: How to head off an urgent situation. *Contemporary Pediatrics, 22*(5), 41–54.

March of Dimes (2004). Cleft lip and cleft palate. Accessed May 24, 2004, at www.marchofdimes.com/professionals/681_1210.asp

Mitchell, J., & Wood, R. (2000). Management of cleft lip and palate in primary care. *Journal of Pediatric Health Care, 14*(1), 13–19.

National Digestive Diseases Information Clearinghouse (NDDIC) (2003). *Celiac disease.* http://digestive.niddk.nih.gov/ddiseases/pubs/ celiac/index/htm

Peña, A. (2004). Anorectal malformations. In R. E. Behrman, R. M. Kliegman, & H. B. Jenson (Eds.), *Nelson textbook of pediatrics* (17th ed.). Philadelphia: W. B. Saunders.

Pollack, V. P., & Ravenscroft, A. D. (2004). Inflammatory bowel disease. In P. L. Jackson & J. A. Vessey (Eds.), *Primary care of the child with a chronic condition* (4th ed.). St. Louis: Mosby.

Rolstad, B. S., & Erwin-Toth, P. (2004). Peristomal skin complications: Prevention and management. *Ostomy/Wound Management, 50*(9), 68–77.

Sandberg, D., Magee, W., & Denk, M. (2002). Neonatal cleft lip and cleft palate repair. *AORN Journal, 72*(3), 490–508.

Schmitt, B. (2002). *Enema: How to give.* Broomfield, CO: McKesson Health Solutions LLC.

Schmitt, B. D. (2004). Toilet training problems: Underachievers, refusers, and stool holders. *Contemporary Pediatrics, 21*(4), 71–80.

Sehgal, S., & Allen, P. L. J. (2004). Hepatitis C in children. *Pediatric Nursing, 30*(5), 409–413.

Sharp, H. M., Dailey, S., & Moon, J. B. (2003). Speech and language development disorders in infants and children with cleft lip and palate. *Pediatric Annals, 32*(7), 476–480.

Shollenberger, D. A., & Small, C. C. (2004). GI care. In E. J. Mills (Ed.), *Nursing procedures.* Philadelphia: Lippincott Williams & Wilkins.

Shukla, P. (2002). *Meckel diverticulum.* http://www.emedicine.com/ped/topic1389.htm

Sokol, R., & Narkewicz, M. (2005). Liver & pancreas. In W. W. Hay, M. J. Levin, J. M. Sondheimer, & R. R. Deterding (Eds.), *Current pediatric diagnosis & treatment* (17th ed.). NewYork: McGraw-Hill.

Sondheimer, J. (2005). GI tract. W. W. Hay, M. J. Levin, J. M. Sondheimer, & R. R. Deterding (Eds.), *Current pediatric diagnosis & treatment* (17th ed.). New York: McGraw-Hill.

Steiner, M. J., DeWalt, D. A., & Byerley, J. S. (2004). Is this child dehydrated? *Journal of the American Medical Association, 291*(22), 2746–2754.

Stoll, B. J. & Kliegman, P. M. (2004). Neonatal necrotizing enterocolitis (NEC). In R. E. Behrman, R. M. Kliegman, & H. B. Jenson (Eds.), *Nelson textbook of pediatrics* (17th ed.). Philadelphia: W. B. Saunders.

Suchy, F. J. (2004). Diseases of the gallbladder. In R. E. Behrman, R. M. Kliegman, & H. B. Jenson (Eds.), *Nelson textbook of pediatrics* (17th ed.). Philadelphia: W. B. Saunders.

Taketokmo, C. K., Hodding, J. H., & Kraus, D. M. (2004). *Lexi-comp's pediatric dosage handbook* (11th ed.). Hudson, Ohio: Lexi-comp.

Texas Children's Hospital (2000). *What is an ostomy?* Retrieved May 13, 2006, from www2.texaschildrenshospital.org/internetarticles/uploadedfiles/174.pdf

Tucker, J. (2002). *Appendicitis.* www.emedicine.com/ped/topic127.htm

Ulshen, M. (2004a). Chronic ulcerative colitis. In R. E. Behrman, R. M. Kliegman, & H. B. Jenson (Eds.), *Nelson textbook of pediatrics* (17th ed.). Philadelphia: W. B. Saunders.

Ulshen, M. (2004b). Crohn disease (regional enteritis, regional ileitis, granulomatous colitis). In R. E. Behrman, R. M. Kliegman, & H. B. Jenson (Eds.), *Nelson textbook of pediatrics* (17th ed.). Philadelphia: W. B. Saunders.

Ulshen, M. (2004c). Major symptoms and signs of digestive tract disorders. In R. E. Behrman, R. M. Kliegman, & H. B. Jenson (Eds.), *Nelson textbook of pediatrics* (17th ed.). Philadelphia: W. B. Saunders.

Werlin, S. L. (2004). Pancreatitis. In R. E. Behrman, R. M. Kliegman, & H. B. Jenson (Eds.), *Nelson textbook of pediatrics* (17th ed.). Philadelphia: W. B. Saunders.

Wesson, D., & Hadock, G. (2000). Congenital anomalies. In W. Walker, P. Durie, J. Hamilton, J. Walker-Smith, & J. Watkins (Eds.), *Pediatric GI disease.* Hamilton, Ontario: B. C. Decker, Inc.

Wyllie, R. (2004a). Congenital aganglionic megacolon (Hirschsprung disease). In R. E. Behrman, R. M. Kliegman, & H. B. Jenson (Eds.), *Nelson textbook of pediatrics* (17th ed.). Philadelphia: W. B. Saunders.

Wyllie, R. (2004b). Intussusception. In R. E. Behrman, R. M. Kliegman, & H. B. Jenson (Eds.), *Nelson textbook of pediatrics* (17th ed.). Philadelphia: W. B. Saunders.

Wyllie, R. (2004c). Malrotation. In R. E. Behrman, R. M. Kliegman, & H. B. Jenson (Eds.), *Nelson textbook of pediatrics* (17th ed.). Philadelphia: W. B. Saunders.

Wyllie, R. (2004d). Meckel diverticulum and other remnants of the omphalomesenteric duct. In R. E. Behrman, R. M. Kliegman, & H. B. Jenson (Eds.), *Nelson textbook of pediatrics* (17th ed.). Philadelphia: W. B. Saunders.

Young, R., & Huffman, S. (2003). Probiotic use in children. *Journal of Pediatric Health Care, 17*(6), 277–283.

Websites

www.aboutkidsgi.org/ International Foundation for Functional Gastrointestinal Disorders

www.acpa.-cpf.org American Cleft Palate/Craniofacial Association

www.celiac.org Celiac Disease Foundation

www.celiackids.com R.O.C.K. (Raising Our Celiac Kids) support group

www.childliverdisease.org/ Children's Liver Disease Foundation

www.cleft.org support for families with cleft lip or palate

www.cleftline.org Cleft Palate Foundation

www.convatec.com ConvaTec

www.csaceliacs.org Celiac Sprue Association

www.gluten.net Gluten Intolerance Group

www.liverfoundation.org American Liver Foundation

www.marchofdimes.com March of Dimes

www.naspgn.org/ North American Society for Pediatric Gastroenterology, Hepatology and Nutrition

www.oley.org/ Oley Foundation, a national organization for persons dependent upon intravenous or tube-fed nutrition

www.omphalocele.com a support network for parents of infants with omphalocele

www.pullthrough.org/ Pull-Through Network

www.uoaa.org United Ostomy Associations of America

www.widesmiles.org/ Wide Smiles, a cleft lip and palate resource

www.wocn.org Wound, Ostomy and Continence Nurse Society

Exercícios sobre o capítulo

Questões de múltipla escolha

1. A mãe traz a filha de 6 meses de vida à clínica. A criança está vomitando desde o início da manhã e está com diarreia desde ontem. A temperatura é 38 °C, a frequência de pulso é de 140 e a frequência respiratória é de 38. A menina perdeu 180 g desde a consulta de rotina há 4 dias. Ela chora antes de defecar. Não se alimentou hoje. Qual é o principal diagnóstico de enfermagem?
   a. Alteração da termorregulação
   b. Dor (abdominal) relacionada com diarreia
   c. Deficiência de volume líquido relacionada com perda excessiva e ingestão inadequada
   d. Alteração da nutrição, menor que as necessidades corporais, relacionada com diminuição da ingestão
2. Uma criança apresenta-se com história de 2 dias de febre, dor abdominal, vômitos ocasionais e diminuição da ingestão. Que achado a enfermeira deve valorizar para relato imediato ao médico?
   a. Temperatura de 38,8 °C
   b. Descompressão dolorosa e defesa abdominal
   c. Os pais vão deixar a criança sozinha no hospital
   d. A criança só consegue tolerar goles de líquidos sem náuseas
3. Um recém-nascido de 3 dias é hospitalizado com icterícia fisiológica e posto em fototerapia. Que resposta indica à enfermeira que os pais precisam de mais orientação?
   a. "Meu bebê corre risco de desidratação."
   b. "Meu bebê precisa ficar sob as luzes exceto durante a alimentação."
   c. "Posso amamentar meu filho durante esse período."
   d. "Meu bebê tem uma doença do fígado grave."
4. Um lactente de 3 meses de vida apresenta vômitos após alimentação. O plano para o lactente é descartar a possibilidade de DRGE. Que informação da história leva a enfermeira a acreditar que esse lactente não precisa de avaliação adicional?
   a. Ganho de peso abaixo do esperado
   b. Tem pequenas regurgitações após a alimentação
   c. Dorme durante toda a noite
   d. Tem dificuldade de eructar
5. A enfermeira está cuidando de uma criança que apresenta diarreia e vômitos há alguns dias. Qual a principal avaliação de enfermagem?
   a. Pesar a criança
   b. Perguntar à família se viajou para fora do país
   c. Avaliar a circulação e a perfusão
   d. Enviar uma amostra de fezes para o laboratório

Exercícios de raciocínio crítico

1. Uma lactente de 6 meses de vida é trazida ao consultório do pediatra com história de diarreia. Ela teve seis evacuações aquosas nas últimas 18 h, e está vomitando a fórmula. A mãe informa que ela não teve febre.
   a. Após completar a história e o exame físico, que sinais e sintomas você esperaria para indicar que a lactente está com desidratação leve?
   b. Qual é o principal diagnóstico de enfermagem dessa lactente?
   c. Identifique um plano para esse diagnóstico de enfermagem, incluindo um plano de orientações para a mãe.
2. Uma criança que pesa 14 kg e apresenta desidratação moderada recebeu duas infusões rápidas de soro fisiológico no setor de emergência antes de ser admitida na unidade pediátrica. O médico prescreve como manutenção soro glicofisiológico a 5%.
   a. Qual deve ser a velocidade de infusão IV?
   b. O que a enfermeira deve observar para determinar se a criança está ficando hiper-hidratada?
3. Um lactente precisa de uma colostomia temporária. Que instruções de alta você daria aos pais sobre como cuidar da colostomia e quando devem chamar o médico?

Atividades de estudo

1. No ambiente clínico, compare os gráficos de crescimento de uma criança com doença celíaca e de uma criança da mesma idade sem doença.
2. Enquanto cuida de crianças no ambiente clínico, compare a história clínica, os sinais e sintomas e o tratamento de uma criança com doença de Crohn e de uma criança com colite ulcerativa.
3. No ambiente clínico, observe o comportamento de um lactente ou de uma criança com retardo do desenvolvimento do tipo inorgânico.

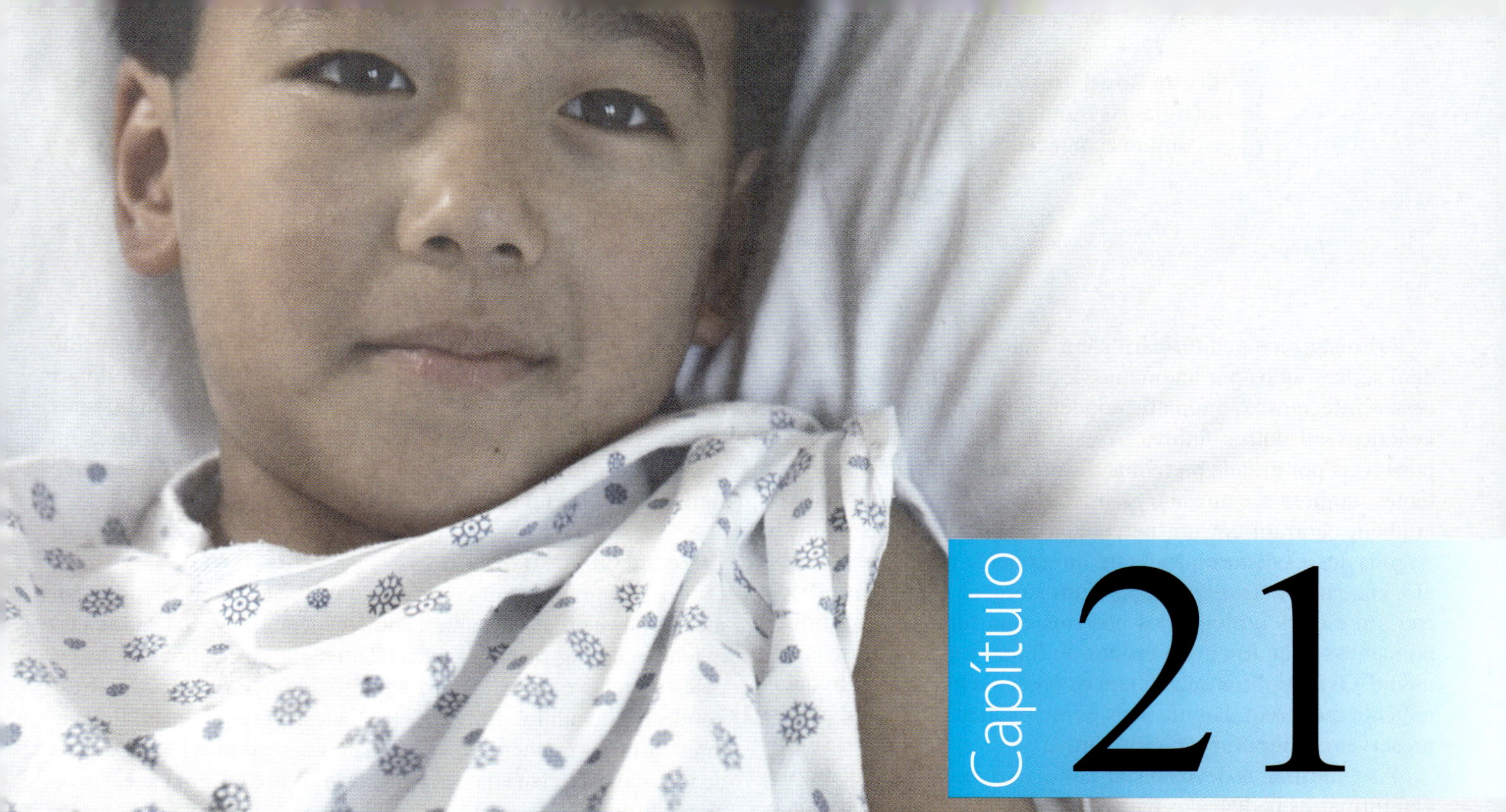

Capítulo 21

Cuidados de Enfermagem para a Criança com Distúrbio Geniturinário

Palavras-chave

Amenorreia
Anasarca
Anúria
Azotemia
Bacteriúria
Dismenorreia
Enurese
Frequência urinária
Hematúria
Hiperlipidemia
Menorragia
Oligúria
Proteinúria
Sepse
Urgência urinária

Objetivos da aprendizagem

Concluída a leitura deste capítulo, o leitor deverá ser capaz de:

1. Comparar as diferenças anatômicas e fisiológicas entre o sistema geniturinário de lactentes e crianças e o dos adultos.
2. Descrever os cuidados de enfermagem relacionados com os exames complementares utilizados comumente para se chegar ao diagnóstico clínico de distúrbios geniturinários em crianças.
3. Distinguir os distúrbios geniturinários comuns em lactentes, crianças e adolescentes.
4. Identificar as avaliações e a assistência de enfermagem relacionadas com a administração de medicamentos e os tratamentos para distúrbios geniturinários em crianças.
5. Elaborar um plano de cuidados de enfermagem individualizado para a criança com distúrbio geniturinário.
6. Descrever o impacto psicossocial dos distúrbios geniturinários crônicos em crianças.
7. Elaborar um plano nutricional para a criança com insuficiência renal.
8. Elaborar planos de orientação para a criança e a família da criança com distúrbio geniturinário.

REFLEXÃO *Os processos corporais fundamentais de eliminação da criança podem ser eventos significativos de surpresa e aquisição criativa.*

Corey Bond, uma menina de 5 anos, foi trazida à clínica pela mãe. A criança vem apresentando febre e letargia nas últimas 24 h. A mãe diz que "Corey urinou algumas vezes nas calças nos últimos dias, o que não é comum acontecer. Além disso, minha filha está acordando mais vezes durante a noite para ir ao banheiro".

Os distúrbios geniturinários em crianças e adolescentes podem ser causados por anomalias do desenvolvimento fetal, processos infecciosos, traumatismo, déficit neurológico, influências genéticas ou outros fatores. As anomalias congênitas são responsáveis por grande parte dos distúrbios geniturinários em lactentes, embora a enurese e as infecções do trato urinário (ITU) também ocorram em um percentual significativo das crianças. Alguns desses distúrbios afetam diretamente os rins desde o início, enquanto outros envolvem outros órgãos do trato urinário e causam efeitos prolongados nos rins e na função renal, principalmente se não forem revertidos ou forem tratados inadequadamente. Os distúrbios que afetam os órgãos reprodutores frequentemente requerem diagnósticos e tratamentos imediatos, para se preservar a futura função reprodutiva.

As enfermeiras devem estar familiarizadas com os distúrbios geniturinários pediátricos para assegurarem o diagnóstico precoce, prestar os cuidados de enfermagem, fornecer informações e dar apoio às crianças e suas famílias. Embora alguns distúrbios sejam agudos e regridam rapidamente, muitos têm efeitos prolongados na qualidade de vida e requerem suporte mais efetivo e prolongado.

O tratamento dos distúrbios geniturinários agudos ou comuns em crianças pode ser realizado no ambulatório de pediatria ou da saúde da família, enquanto especialistas como nefrologistas e urologistas pediátricos costumam tratar infecções GU crônicas.

Variações da anatomia e da fisiologia da criança

Embora todos os órgãos dos tratos urinário e reprodutor estejam presentes ao nascimento, suas funções são inicialmente imaturas. Muitos distúrbios geniturinários encontrados em crianças são congênitos (ou seja, estão presentes ao nascimento). As malformações geniturinárias externas são facilmente detectadas ao nascimento, mas anomalias estruturais internas só podem ser diagnosticadas mais tarde, durante o crescimento e o desenvolvimento da criança, quando surgem sintomas ou complicações. Nas crianças, as doenças renais crônicas frequentemente resultam de defeitos estruturais congênitos ou infecções, ou de processos inflamatórios ou imunológicos que lesionam os rins, enquanto nos adultos geralmente são resultados secundários de hipertensão ou diabetes. O lactente ou a criança correm maior risco de desenvolver alguns distúrbios geniturinários em virtude das diferenças anatômicas e fisiológicas entre crianças e adultos.

Concentração urinária

O fluxo sanguíneo dos rins (taxa de filtração glomerular) é mais lento nos lactentes e nos infantes, quando comparados ao adulto. Os rins têm menos capacidade de concentrar a urina e reabsorver os aminoácidos, e isto coloca os lactentes e os infantes sob risco aumentado de desidratação durante os períodos em que há mais perda de líquidos ou redução da ingestão oral. As faixas normais da ureia e da creatinina séricas dos lactentes ou infantes saudáveis geralmente são mais baixas que as dos escolares ou dos adultos. Em geral, o sistema renal alcança sua maturidade funcional em torno dos 2 anos de idade.

Diferenças estruturais

Os rins são grandes em comparação com as dimensões do abdome, até que a criança chegue à adolescência. Em virtude do seu tamanho maior, os rins da criança ficam menos protegidos de lesões pelas costelas e pelos tecidos adiposos do que os órgãos correspondentes do adulto. Em todas as idades, a uretra é naturalmente mais curta nas mulheres do que nos homens e isso aumenta o risco de invasão bacteriana da bexiga a partir da uretra. Em lactentes ou crianças do sexo feminino, esse risco é agravado pela proximidade física entre o orifício uretral e o reto. A uretra dos meninos é muito mais curta que a de um homem adulto, e isto aumenta o risco de infecção urinária, em comparação com o adulto.

Débito urinário

A capacidade da bexiga é de cerca de 30 mℓ nos recém-nascidos e aumenta até a capacidade normal do adulto (cerca de 270 mℓ) com 1 ano de idade. O débito urinário esperado em lactentes e crianças varia de 0,5 a 2,0 mℓ/kg/h, e o resultado na criança de 1 ano é de cerca de 400 a 500 mℓ/dia. O débito urinário médio dos adolescentes é de 800 a 1.400 mℓ/dia. O lactente e o infante podem urinar até 9 a 10 vezes/dia. Aos 3 anos de idade, o número médio de micções diárias é igual ao do adulto (3 a 8 vezes).

Maturidade dos órgãos reprodutores

Os órgãos reprodutores também estão imaturos ao nascimento. Na maioria dos casos, as gônadas só estão maduras por ocasião da adolescência. As alterações hormonais que ocorrem na puberdade são responsáveis por algumas preocupações relativas ao sistema reprodutor, principalmente entre as jovens adolescentes.

Tratamentos clínicos comuns

Vários medicamentos e outros tratamentos clínicos e procedimentos cirúrgicos são utilizados para tratar problemas geniturinários nas crianças. A maioria desses tratamentos requer prescrição médica quando a criança está hospitalizada. Os tratamentos e os medicamentos mais comuns estão listados na tabela Tratamentos clínicos comuns 21.1 e no Guia farmacológico 21.1. A enfermeira responsável por cuidar da criança com distúrbio geniturinário deve estar familiarizada com os procedimentos, com o modo de atuação dos tratamentos e medicamentos, e com as implicações de enfermagem pertinentes à utilização dessas modalidades terapêuticas.

(O texto continua na p. 660.)

Tratamentos clínicos comuns 21.1 Distúrbios geniturinários

Tratamento	Explicação	Indicação	Implicações de enfermagem
Derivação urinária	Derivação cirúrgica dos ureteres até a parede abdominal. A derivação continente utiliza um segmento do intestino para formar uma bexiga artificial, que pode ser cateterizada. A derivação não continente consiste em um estoma situado na parede abdominal, que requer a utilização de uma bolsa de ostomia.	Qualquer condição na qual a bexiga precise ser retirada ou não funcione normalmente (extrofia vesical ou "abdome em ameixa seca").	São necessários cuidados meticulosos com a pele para evitar lesões ao redor do estoma. Oriente os familiares sobre como cuidar da bolsa de ostomia ou como cateterizar o estoma continente. É provável que haja muco na urina se o intestino for utilizado como reservatório urinário. Monitore os sinais de infecção das vias urinárias.
Cateter de Foley	Um cateter urinário de longa permanência é mantido por meio de um balão inflado.	Em geral, é utilizado apenas no período pós-operatório.	Fique atenta à ocorrência de drenagem ou irritação uretral. Mantenha a área limpa e seca. Monitore a cor, a consistência, a clareza e o volume da urina na bolsa de drenagem. Verifique se há sinais de infecção com base nos resultados do exame simples de urina (EAS) e da urinocultura.
Endoprótese (*stent*) ureteral	Um cateter fino é colocado temporariamente no ureter para drenar a urina. O cateter é removido por cistoscopia quando não é mais necessário.	Anomalias do trato urinário.	Monitore cuidadosamente o débito urinário. Verifique se há sangramento no período pós-operatório.
Tubo de nefrostomia	O tubo é colocado diretamente dentro do rim para drenar a urina externamente para uma bolsa.	Anomalias do trato urinário.	Monitore cuidadosamente o débito urinário.
Punção suprapúbica	Um cateter é colocado na bexiga através da parede abdominal, acima da sínfise púbica.	Drenagem urinária pós-operatória de reconstrução.	Fique atenta à presença de hematúria e monitore o débito urinário. Evite manipular o tubo para não provocar espasmos vesicais.
Vesicostomia	O estoma localizado na parede abdominal comunica-se com a bexiga.	Anomalias do trato urinário, bexiga neurogênica.	A drenagem contínua da urina requer a utilização de fraldas. Monitore o débito urinário. Avalie a pele ao redor do estoma para detectar lesões.
Apendicovesicostomia (cirurgia de Mitrofanoff)	Utiliza o apêndice para formar um estoma na parede abdominal, que possibilita a cateterização da bexiga.	Anomalias do trato urinário, bexiga neurogênica.	Possibilita a continência urinária, que melhora a autoestima da criança. Oriente a família e a criança sobre como cateterizar o estoma.
Ampliação da bexiga	Utiliza um pedaço do estômago ou do intestino para ampliar a capacidade da bexiga.	Capacidade vesical reduzida.	Como é utilizada uma parte do trato gastrintestinal, a urina comumente contém muco.

Guia farmacológico 21.1 Medicamentos comumente utilizados nos distúrbios geniturinários

Medicamento	Ação	Indicação	Implicações de enfermagem
Agentes anticolinérgicos (oxibutinina, brometo de propantelina, beladona e supositório de ópio)	Causam relaxamento da musculatura lisa da bexiga	Espasmos ou contrações do trato urinário associados com os procedimentos cirúrgicos ou com a utilização de cateteres. Controle da enurese noturna	Aumente a ingestão de líquidos (limite o volume ingerido durante o dia em crianças com enurese noturna). Evite utilizar esses medicamentos se a criança tiver febre
Antibióticos (orais, parenterais)	Destroem as bactérias ou inibem seu crescimento	Infecções do trato urinário, doença inflamatória pélvica, síndrome do choque séptico	Verifique se há alergias aos antibióticos. Os antibióticos devem ser administrados conforme a prescrição e durante o período recomendado
Desmopressina (DDAVP)	Produz os mesmos efeitos do hormônio antidiurético, estimulando os túbulos renais a absorverem mais água e reduzindo o volume urinário	Enurese noturna	O aerossol nasal pode causar irritação do nariz, náuseas, rubor ou cefaleia. Administre à hora de deitar e aplique alternadamente em cada narina. A taxa de recidiva é alta
Gonadotropina coriônica humana (hCG)	Estimula a produção dos esteroides gonadais	Provocar a descida dos testículos	Se o medicamento for utilizado por períodos longos, fique atenta a sinais de puberdade precoce
Corticosteroides	Efeitos anti-inflamatórios e imunossupressores	Induzir a remissão e estimular a eliminação urinária na síndrome nefrótica. O tratamento intravenoso com doses altas é utilizado quando a síndrome nefrótica é resistente às doses convencionais	Administre junto com as refeições para atenuar o desconforto gastrintestinal. Podem mascarar os sinais de infecção. Não interrompa o tratamento repentinamente, porque isto pode causar insuficiência suprarrenal. Monitore a ocorrência de síndrome de Cushing. As doses podem ser reduzidas progressivamente com o tempo. Fique atenta à ocorrência de hipertensão durante a infusão
Agentes citotóxicos (ciclofosfamida e clorambucila)	Interferem na função normal do DNA em virtude de sua alquilação	Induzir remissão prolongada da síndrome nefrótica	Causam supressão da medula óssea. Fique atenta a sinais de infecção. Ciclofosfamida: administre pela manhã; assegure hidratação adequada; e peça à criança para urinar frequentemente durante e depois da infusão, para reduzir o risco de cistite hemorrágica. Clorambucila: administre junto com alimentos não condimentados ou ácidos; em casos raros, podem ocorrer convulsões

Guia farmacológico 21.1 Medicamentos comumente utilizados nos distúrbios geniturinários *(continuação)*

Medicamento	Ação	Indicação	Implicações de enfermagem
Agentes imunossupressores (ciclosporina A [CyA], azatioprina, tacrolimo, micofenolato)	Inibem a produção e a liberação da interleucina 2. Inibem a ativação das células T por inibição da atividade da calcineurina fosfatase Inibem a proliferação dos linfócitos B e T (micofenolato)	Profilaxia da rejeição de transplantes renais. A CyA e o tacrolimo podem ser utilizados na síndrome nefrótica dependente de corticoides	Monitore o hemograma completo e os níveis séricos de creatinina, potássio e magnésio. Monitore a pressão arterial e fique atenta a sinais de infecção. Os níveis sanguíneos devem ser dosados antes da primeira dose da manhã CyA: não administre com sucos cítricos Azatioprina e micofenolato: administre com o estômago vazio; não abra a cápsula nem triture o comprimido Tacrolimo: administre com o estômago vazio; avalie a ocorrência de hiperglicemia Pode ocorrer recidiva da síndrome nefrótica depois da interrupção do tratamento com CyA ou tacrolimo
Muromonabe-CD3 (OKT3)	Remove todas as moléculas CD3 da superfície dos linfócitos T, que, desse modo, perdem sua capacidade de agir	Tratamento da rejeição aguda de transplantes renais	Monitore a ocorrência de edema pulmonar A primeira dose pode causar febre, calafrios, sensação de aperto no peito, sibilos, náuseas e vômitos
Inibidores da enzima conversora da angiotensina (captopril, enalapril)	São vasoconstrictores potentes; impedem a conversão da angiotensina I em angiotensina II	Hipertensão de causa renal	Monitore frequentemente a pressão arterial. Podem causar tosse e hiperpotassemia Captopril: administre com o estômago vazio Enalapril: os alimentos não têm qualquer efeito na administração
Imipramina (antidepressivo tricíclico)	Aumenta a concentração sináptica da serotonina e/ou da norepinefrina	Enurese	Monitore a ocorrência de retenção urinária. Pode causar perda de apetite
Diuréticos: furosemida, hidroclorotiazida	Inibem a reabsorção do sódio e do cloreto no ramo ascendente da alça de Henle (furosemida), ou inibem a reabsorção do sódio nos túbulos distais (hidroclorotiazida); aumentam a excreção de água e eletrólitos	Síndrome nefrótica, glomerulonefrite aguda, síndrome hemolítico-urêmica ou outros distúrbios associados a retenção de líquidos em virtude de insuficiência renal	Administre junto com alimentos ou leite para atenuar o desconforto gastrintestinal. Monitore a pressão arterial, a função renal e os eletrólitos (principalmente o potássio). Podem causar fotossensibilidade
Vasodilatadores: hidralazina, minoxidil	Vasodilatação direta das arteríolas, resultando em redução da resistência sistêmica	Hipertensão de causa renal	Podem causar retenção de líquidos Hidralazina: administre com alimentos. Monitore a frequência cardíaca e a pressão arterial (atentamente, se for administrada por via intravenosa) Minoxidil: pode ser administrado sem qualquer efeito dos alimentos. Pode causar tontura

(continua)

Guia farmacológico 21.1 Medicamentos comumente utilizados nos distúrbios geniturinários *(continuação)*

Medicamento	Ação	Indicação	Implicações de enfermagem
Bloqueador dos canais de cálcio: nifedipino	Impede a entrada de cálcio pelos canais sensíveis à voltagem e causa vasodilatação coronariana	Hipertensão de causa renal	Administre junto com alimentos; evite sucos cítricos. A cápsula insolúvel ou o comprimido de liberação prolongada podem ser eliminados nas fezes. Tenha cuidado ao administrar a cápsula cheia de líquido por via sublingual ou pelo método de mastigação e deglutição, porque pode ocorrer hipotensão significativa
Albumina (intravenosa)	Aumenta a pressão oncótica intravascular e provoca a transferência de líquidos do espaço intersticial para o compartimento intravascular	Síndrome nefrótica	Pode necessitar de filtro, dependendo da marca utilizada. A infusão rápida pode provocar sobrecarga circulatória. Monitore os sinais vitais; fique atenta à ocorrência de edema pulmonar e insuficiência cardíaca

Visão geral do processo de enfermagem para a criança com distúrbio geniturinário

Os cuidados de enfermagem para a criança que apresenta um distúrbio geniturinário incluem avaliação, diagnóstico, planejamento, intervenções e avaliação de enfermagem. Alguns conceitos gerais relativos ao processo de enfermagem também se aplicam aos distúrbios geniturinários. Com base no entendimento geral dos cuidados necessários à criança com disfunção urinária, renal ou reprodutiva, a enfermeira pode individualizar seu atendimento de acordo com as especificidades da criança.

Avaliação

A avaliação da disfunção dos tratos urinário, renal ou reprodutivo inclui história de saúde, exame físico e exames laboratoriais e diagnósticos.

> **Você se lembra de Corey, a criança de 5 anos**, com febre e letargia? Que outras informações você deve obter por meio da história de saúde e do exame físico?

História de saúde

A história de saúde inclui a história patológica pregressa, inclusive a história gestacional materna, a história familiar e a história da doença atual (quando os sintomas começaram e como progrediram), além dos medicamentos e tratamentos utilizados em casa. A história patológica pregressa pode ser importante para polidrâmnio ou oligoidrâmnio, diabetes, hipertensão, ou consumo de álcool ou cocaína durante a gestação. A história neonatal pode incluir a existência de artéria umbilical única ou massa abdominal, anomalias cromossômicas ou malformação congênita. Registre a história patológica pregressa de infecção do trato urinário (ITU) ou outros problemas associados ao trato geniturinário. A história familiar pode ser importante em casos de doença renal ou uropatologia, ITU crônicas, cálculos renais ou história de enurese quando os pais eram crianças. Determine a idade em que a criança adquiriu controle das eliminações, o padrão dos episódios de incontinência ("escapes ou acidentes") e as rotinas de higiene e autocuidado. Verifique se há mielomeningocele ou outras anormalidades da coluna vertebral, que possam interferir na capacidade da criança de urinar. Verifique se foram realizadas intervenções cirúrgicas no passado, ou se no presente são realizados procedimentos renais (p. ex., diálise). Com adolescentes do sexo feminino, obtenha a história menstrual detalhada, inclusive atividade sexual e história de gestação.

Durante a avaliação da história da doença atual, investigue as seguintes queixas:

- Ardência ao urinar
- Alterações dos padrões miccionais
- Urina com odor fétido
- Secreção vaginal ou uretral
- Dor, irritação ou desconforto genitais
- Hematúria
- Edema
- Massas na virilha, no escroto ou no abdome
- Dor no flanco ou no abdome
- Cãibras
- Náuseas e/ou vômitos
- Déficit de crescimento
- Ganho ponderal inadequado
- Febre
- Exposição a infecções (principalmente estreptococos do grupo A ou *Escherichia coli*)
- Traumatismo

Anote os medicamentos utilizados para tratar distúrbios agudos ou crônicos, ou como método anticoncepcional.

Exame físico

O exame físico do sistema geniturinário inclui inspeção e observação, ausculta, percussão e palpação.

Inspeção e observação

Observe o aspecto geral da criança e se há retardo do crescimento ou ganho ponderal inadequado. Inspecione a pele para detectar prurido, edema (generalizado ou periorbitário) ou equimoses. Verifique se há palidez cutânea ou alterações dismórficas (associadas a distúrbios genéticos). Registre a existência de letargia, fadiga, taquipneia, confusão ou atraso do desenvolvimento. Observe a genitália externa para detectar dermatite das fraldas, anomalia da abertura uretral, eritema do orifício uretral ou secreção. Nas meninas, verifique se há irritação vaginal ou fusão labial. Nos meninos, examine a bolsa escrotal para detectar crescimento ou manchas. Observe as condições do estoma urinário ou derivação, se houver. Com a criança deitada em decúbito dorsal, observe o abdome para detectar distensão, ascite ou flacidez da musculatura abdominal.

Ausculta

Ausculte cuidadosamente os ruídos cardíacos porque a criança com anemia e doença renal pode ter sopros suaves. Verifique se há aumento da frequência cardíaca. Faça a aferição da pressão arterial com um manguito de tamanho apropriado e observe se está reduzida ou elevada. Nas crianças edemaciadas, ausculte cuidadosamente os pulmões e verifique se há ruídos adventícios. Observe se os ruídos peristálticos estão ausentes, porque isto pode indicar peritonite. Nas crianças em hemodiálise crônica, ausculte a fístula para detectar sopros (achado normal esperado).

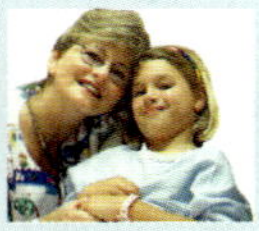

Utilize a campânula do estetoscópio para aferir a pressão arterial no lactente ou na criança, a fim de que você consiga ouvir com mais precisão os ruídos de Korotkoff, que são mais suaves nessa faixa etária.

Percussão

Faça a percussão do abdome. Verifique se há macicez ou som mais grave (em geral, há macicez sobre o baço no rebordo costal direito, sobre os rins e 1 a 3 cm abaixo do rebordo costal esquerdo). Bexiga cheia pode ser percebida por macicez localizada acima da sínfise púbica.

Palpação

Palpe o abdome. Verifique se os rins são palpáveis (isto indica dilatação ou massa, porque os rins geralmente são difíceis de palpar em infantes ou crianças). Observe a existência de massas abdominais ou distensão da bexiga. Registre a ocorrência de hipersensibilidade à palpação ou ao longo do ângulo costovertebral. Palpe o escroto para confirmar a presença dos testículos ou a existência de massas ou outras anormalidades. Observe se o prepúcio, se estiver presente, pode ser retraído. Nas crianças em hemodiálise crônica, palpe a fístula ou o enxerto para detectar um frêmito (achado normal esperado).

Exames complementares

A tabela Exames complementares 21.1 explica os exames laboratoriais e os diagnósticos mais comumente utilizados para investigação em crianças com possível distúrbio geniturinário. Os resultados dos exames podem ajudar o médico a diagnosticar a doença ou determinar seu tratamento. A equipe do laboratório ou outros profissionais de saúde podem colher algumas amostras, enquanto a enfermeira pode obter outras. Seja como for, a enfermeira deve estar familiarizada com a maneira como esses exames são realizados, para quê são utilizados e quais são os resultados normais e anormais. Esse conhecimento também é necessário para orientar a criança e sua família quanto aos exames e seus resultados.

Em lactentes e crianças, as amostras de urina podem ser obtidas por vários métodos. A punção suprapúbica é uma técnica útil para obtenção de urina estéril em recém-nascidos ou lactentes. Por esse método, uma agulha estéril é introduzida até a bexiga pela parede anterior do abdome e a urina é aspirada em seguida. Em geral, essa técnica é realizada por um médico ou por outro profissional qualificado. Os lactentes e os infantes que ainda não adquiriram controle da micção podem precisar de um saco coletor de urina. Um saco coletor de urina estéril é necessário para coleta de urina para cultura, mas para exames simples e rotineiros é suficiente utilizar uma bolsa limpa. Também existem bolsas para coleta de urina de 24 h. O Procedimento de enfermagem 21.1 descreve detalhadamente a utilização do saco coletor de urina.

A cateterização urinária asséptica é realizada pela mesma técnica adotada em adultos. O diâmetro do cateter varia com o tamanho da criança. Se não houver um cateter urinário fino disponível, uma sonda de alimentação estéril calibre 5 a 8 F funciona bem.

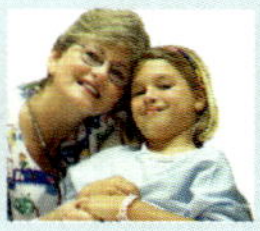

Utilize termos familiares como "pipi", "xixi" ou "um pouquinho" para explicar à criança o que é necessário e para conseguir sua cooperação.

Diagnósticos de enfermagem e intervenções pertinentes

Depois de concluir a avaliação detalhada, a enfermeira pode definir vários diagnósticos de enfermagem, inclusive:

- Eliminação urinária prejudicada
- Volume de líquidos excessivo
- Nutrição desequilibrada: menos (ou mais) do que as necessidades corporais
- Risco de infecção (aguda/crônica)
- Conhecimento deficiente (necessidade de aprendizagem da criança ou da família)
- Retenção urinária (aguda/crônica)
- Intolerância à atividade
- Processos familiares interrompidos
- Distúrbio da imagem corporal

(O texto continua na p. 664.)

Exames complementares 21.1 Distúrbios geniturinários

Exames	Explicação	Indicação	Implicações de enfermagem
Hemograma completo	Avalia a hemoglobina e o hematócrito, a contagem de leucócitos e a contagem de plaquetas	Qualquer condição na qual haja suspeita de anemia, infecção ou trombocitopenia	Os valores normais variam com a idade e o sexo. A contagem diferencial dos leucócitos ajuda a determinar a causa da infecção.
Ureia sanguínea (soro)	Medida indireta da função renal e da filtração glomerular, contanto que a função hepática esteja normal.	Síndrome nefrótica, síndrome hemolítico-urêmica, glomerulonefrite aguda e outras doenças renais	A ureia pode estar elevada quando há ingestão de alimentos ricos em proteínas ou desidratação, mas pode estar reduzida quando há hidratação excessiva ou desnutrição.
Creatinina (soro)	Medida mais direta da função renal, porque é minimamente afetada pela função hepática. Em geral, a duplicação do nível da creatinina sugere redução de 50% da taxa de filtração glomerular.	Utilizada para se diagnosticar redução da função renal	Dietas com ingestão aumentada de carnes vermelhas podem provocar aumentos transitórios da creatinina, embora não sejam muito marcantes. Também podem ocorrer ligeiras variações diurnas desses níveis. As amostras devem ser coletadas sempre à mesma hora do dia, caso sejam solicitadas dosagens repetidas.
Depuração de creatinina (urina e soro)	A urina coletada durante 24 h é avaliada quanto ao nível de creatinina e, em seguida, comparada com o nível sérico para se determinar a depuração de creatinina.	Utilizada para diagnosticar redução da função renal	Descarte a primeira urina e, em seguida, comece a coletar a urina de 24 h. Mantenha as amostras na geladeira durante o período de coleta. Colete TODA a urina eliminada nas 24 h. Assegure também a coleta de uma amostra de sangue venoso durante esse período de 24 h. As amostras de urina devem ser enviadas imediatamente ao laboratório ao final do período de 24 h.
Potássio (soro)	Mede a concentração do potássio no sangue	Qualquer doença renal sob suspeita; dosado repetidamente na insuficiência renal	Evite hemólise e não deixe que a criança abra e feche a mão enquanto o torniquete está aplicado, porque isso pode aumentar os níveis do potássio. Reavalie as crianças com níveis elevados ou reduzidos de potássio para detectar arritmias cardíacas. Avise imediatamente ao médico se forem encontrados níveis de potássio extremamente altos.
Proteínas totais, globulina, albumina (soro)	A eletroforese das proteínas separa os diversos componentes em zonas, de acordo com suas cargas elétricas.	Utilizadas para diagnosticar, reavaliar e monitorar a doença renal crônica	Níveis significativamente baixos de albumina contribuem para a extensão do edema, porque a albumina é necessária no sangue para manter a pressão coloidosmótica.
Cálcio (soro)	Dosagem do nível sanguíneo de cálcio; metade do cálcio total está ligada às proteínas e, deste modo, os níveis diminuem em presença de hipoalbuminemia.	Doenças renais associadas a hipoalbuminemia e a edema	Evite aplicação prolongada do torniquete durante a coleta de sangue, porque isto pode elevar falsamente o nível de cálcio.
Fósforo (soro)	Dosagem do nível sanguíneo de fosfato. Os níveis de fósforo estão inversamente relacionados com as concentrações de cálcio (aumentam quando os níveis de cálcio diminuem).	Monitoração contínua da doença renal, principalmente quando a criança tem hipocalcemia	A criança deve ficar em dieta zero a partir da meia-noite, até a coleta de sangue pela manhã. Evite hemólise, porque isto pode elevar falsamente o nível de fosfato.

Exames complementares 21.1 Distúrbios geniturinários *(continuação)*

Exames	Explicação	Indicação	Implicações de enfermagem
Elementos anormais da urina (EAS) (urina)	Avalia a cor, o pH, a densidade e o odor da urina. Também detecta a presença de proteína, glicose, cetonas, sangue, esterase leucocitária, hemácias e leucócitos, bactérias, cristais e cilindros.	Fornece informações preliminares quanto ao estado do trato urinário. Útil em crianças com febre, disúria, dor no flanco, urgência urinária ou hematúria. Os distúrbios renais podem causar proteinúria.	Lembre-se de que vários medicamentos alteram a cor da urina e avise ao laboratório se a criança estiver utilizando algum. Avise ao laboratório se as adolescentes estiverem menstruadas. Conserve a amostra no refrigerador, caso não seja processada imediatamente. Embora vários distúrbios renais possam causar proteinúria, também pode ocorrer proteinúria transitória ou ortostática, ambas condições benignas.
Cistoscopia	Exame endoscópico da uretra e da bexiga	Avaliar hematúria, infecções repetidas do trato urinário; determinar se há refluxo ureteral; medir a capacidade da bexiga	Estimule a ingestão de líquidos. Monitore os sinais vitais. A criança pode sentir ardência ao urinar depois do procedimento. É comum observar urina rosada depois do exame.
Urinocultura e testes de sensibilidade	A urina é semeada no laboratório e avaliada diariamente para se detectar crescimento de bactérias. Em geral, o resultado definitivo é liberado em 48 a 72 h. Testes de sensibilidade são realizados para determinação dos antibióticos mais apropriados.	Utilizados para diagnosticar infecção do trato urinário	Colete a amostra para urinocultura antes de iniciar os antibióticos, caso isto seja possível. Evite contaminar a amostra com fezes. A amostra pode ser obtida por cateterização, método de coleta limpa ou saco coletor de urina estéril. Em algumas instituições, a punção suprapúbica é feita em recém-nascidos e lactentes por um médico ou por enfermeira habilitada.
Estudos urodinâmicos	Avaliam o fluxo urinário durante a micção por meio de um fluxômetro urinário	Disfunção miccional	A criança deve estar com a bexiga cheia. Em seguida, a criança urina dentro do fluxômetro. Não há desconforto associado ao exame.
Cistouretrografia miccional	A bexiga é preenchida com contraste através de cateterização. A radioscopia é usada para demonstrar o enchimento e o colapso das suas paredes depois do esvaziamento.	Hematúria, infecções do trato urinário, refluxo vesicoureteral, suspeita de anomalias estruturais	Pouco antes do exame, insira o cateter de Foley. Confirme, em se tratando de uma adolescente, se não está grávida. Depois do exame, estimule a criança a ingerir líquidos para evitar proliferação bacteriana e facilitar a eliminação do contraste.
Pielografia intravenosa (PIV)	O contraste radiopaco é administrado por via intravenosa e filtrado pelos rins. Radiografias são obtidas a intervalos predefinidos para se comprovar a passagem do contraste pelos rins, ureteres e bexiga.	Obstrução do trato urinário, hematúria, traumatismo do sistema renal, suspeita de tumor renal	Contraindicada em crianças alérgicas a crustáceos ou iodo. Se o contraste se infiltrar no local de acesso intravenoso, pode-se administrar hialuronidase para acelerar a absorção do iodo. Assegure hidratação adequada antes e depois do exame. Algumas instituições exigem enema ou evacuação do intestino com o uso de laxantes antes do exame para assegurar visualização adequada do trato urinário.

(continua)

Exames complementares 21.1 Distúrbios geniturinários (continuação)

Exames	Explicação	Indicação	Implicações de enfermagem
Biopsia renal	Em geral, é obtida uma amostra por via percutânea depois da introdução de uma agulha pela pele até chegar ao rim. Em seguida, a amostra do tecido renal é examinada ao microscópio.	Diagnóstico de doenças renais ou investigação de rejeição a transplante renal	Depois da biopsia, avalie cuidadosamente a ocorrência de sinais ou sintomas de sangramento: taquicardia, palidez, dor no flanco ou dor lombar, dor no ombro, tontura. Inspecione a urina para detectar hematúria macroscópica. A criança é mantida em repouso no leito por 24 h, de preferência em decúbito dorsal.
Ultrassonografia renal	As ondas sonoras refletidas possibilitam a visualização dos rins, dos ureteres e da bexiga.	Útil para determinar as dimensões dos rins (p. ex., hidronefrose e rim policístico), a existência de cistos ou tumores, ou a rejeição de transplante renal	Não é necessário ficar em jejum antes do exame. Não requer o uso de contrastes. A criança não deve sentir qualquer desconforto durante a ultrassonografia.

Procedimento de enfermagem 21.1

Aplicação do saco coletor de urina

1. Limpe bem a região perineal e seque com uma compressa. Se for necessário fazer cultura, limpe a região genital com iodopovidona ou de acordo com o protocolo da instituição.
2. Aplique benzoína ao redor do escroto ou da região vulvar para facilitar a adesão do saco coletor.
3. Deixe a benzoína secar.
4. Aplique o saco coletor .
   • Nos meninos: certifique-se de que o pênis fique inteiramente dentro do saco coletor; uma parte do escroto pode ou não ficar dentro do saco coletor, dependendo do seu tamanho.
   • Nas meninas: aplique primeiramente a parte estreita do saco coletor sobre o espaço perineal, entre as regiões anal e vulvar, para facilitar a adesão; em seguida, espalhe o restante da fita adesiva.
5. Acondicione o saco coletor dentro da fralda para evitar vazamentos.
6. Examine o saco coletor frequentemente para confirmar a presença de urina.

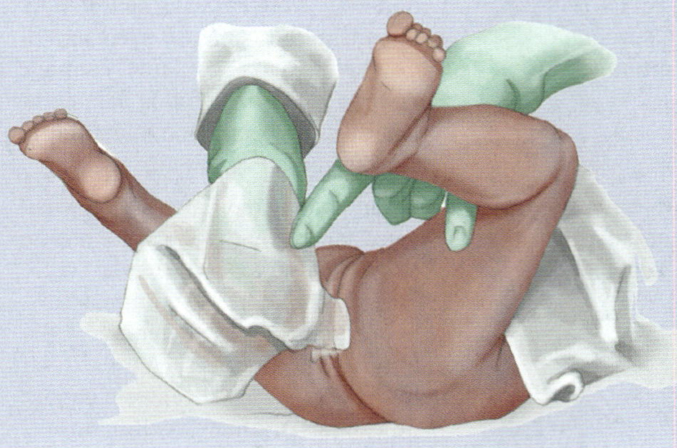

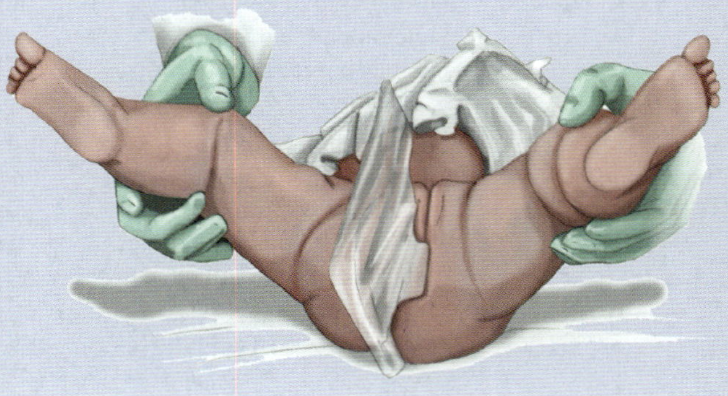

Depois de concluir a avaliação de Corey, você observa o seguinte: urina com odor fétido, hipersensibilidade abdominal, hiperemia na região perineal e urina opaca e ligeiramente tinta de sangue. Com base nesses resultados da avaliação, quais seriam seus três principais diagnósticos de enfermagem para esse caso?

As metas, as intervenções e a avaliação de enfermagem da criança com distúrbio geniturinário são baseadas nos diagnósticos de enfermagem. O Plano de cuidados de enfermagem 21.1 pode ser utilizado como guia geral para o planejamento dos cuidados de enfermagem para a criança com distúrbio geniturinário. A revisão do plano de cuidados inclui os diagnósticos e as intervenções de enfermagem para crianças com distúrbios do trato urinário ou do sistema reprodutor. Esse plano deve ser individualizado com base nos sintomas e nas necessidades da criança. Veja informações detalhadas sobre o controle da dor no Capítulo 14. Outras informações estão descritas nas seções subsequentes deste capítulo, no que se refere aos distúrbios específicos.

Com base nos seus três principais diagnósticos de enfermagem para Corey, descreva as intervenções de enfermagem apropriadas.

Distúrbios do trato urinário e dos rins

Os distúrbios do trato urinário e dos rins descritos a seguir incluem anormalidades estruturais, ITU, enurese e doenças adquiridas que acarretam disfunção renal.

Distúrbios estruturais

Vários distúrbios urológicos são causados por anomalias do desenvolvimento fetal. Muitas dessas anomalias são evidentes por ocasião do nascimento, mas outras são detectadas apenas no final da infância.

Extrofia vesical

Na extrofia vesical clássica, há uma falha no fechamento da linha média durante o período embrionário da gestação e a bexiga fica aberta e exposta no lado de fora do abdome. A pelve óssea também pode estar malformada, resultando em alargamento do arco pélvico. A extrofia vesical pode ser diagnosticada por meio de ultrassonografia pré-natal. As complicações incluem ITU causada por disseminação ascendente das bactérias. O tratamento da extrofia vesical consiste em reparo cirúrgico.

Avaliação de enfermagem

Ao exame físico do lactente ou da criança, observe o aspecto avermelhado da bexiga exposta na parede abdominal (Figura 21.1). A drenagem da urina é visível. Verifique se há escoriação da pele abdominal ao redor da bexiga em decorrência do contato com a urina. As meninas podem ter uretra malformada, enquanto os homens podem ter pênis subdesenvolvido ou malformado, ou pênis normal com epispadia.

Intervenções de enfermagem

A assistência de enfermagem consiste em evitar infecção e lesões da pele, prestar cuidados pós-operatórios e cateterizar o estoma.

Prevenção de infecções e lesões da pele

A extrofia vesical deve ser reparada cirurgicamente. No período pré-operatório, os cuidados consistem basicamente em proteger a bexiga extrófica e evitar infecção. Mantenha o lactente em decúbito dorsal e a bexiga úmida e coberta com uma bolsa plástica estéril. Troque imediatamente as fraldas sujas para evitar contaminação da bexiga pelas fezes. Banhe o lactente com esponjas

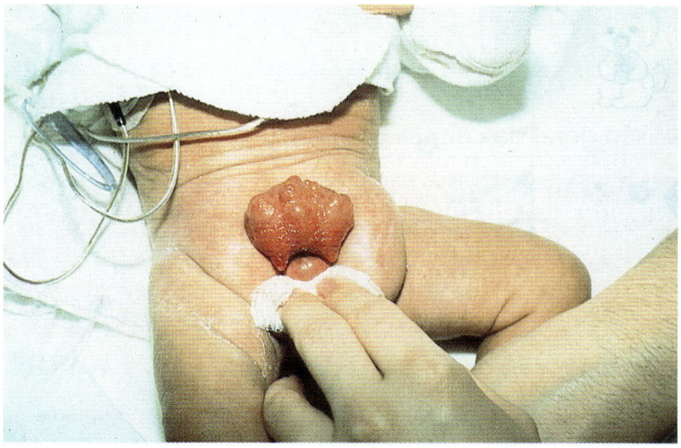

● Figura 21.1 Observe a coloração vermelho-viva da bexiga extrófica.

em vez de imergi-lo na água, para evitar que os patógenos da água do banho entrem na bexiga. Evite lesões da pele abdominal circundante com a aplicação de cremes protetores. Em alguns casos, pode ser necessário consultar um estomatoterapeuta para obter informações sobre como lidar com escoriações da pele abdominal. Se o cirurgião ortopédico for chamado por causa de malformação do arco púbico, siga as instruções recomendadas quanto ao posicionamento ou à utilização de talas para evitar separação adicional das articulações púbicas.

Cuidados pós-operatórios

No período pós-operatório, os cuidados de enfermagem também consistem basicamente em evitar infecção. Mantenha o lactente em decúbito dorsal e troque imediatamente as fraldas sujas para evitar contaminação da incisão pelas fezes. A reconstrução cirúrgica da bexiga dentro da cavidade pélvica e a reconstrução da uretra são realizadas quando há tecidos vesicais suficientes. Um cateter uretral de longa permanência ou um tubo suprapúbico possibilita a drenagem da urina e permite que a bexiga seja preservada no período pós-operatório inicial. Assegure que os cateteres estejam drenando livremente e não fiquem dobrados. Em alguns casos, os tubos ou os cateteres utilizados no período pós-operatório precisam ser irrigados. Veja as normas da instituição e as recomendações do cirurgião quanto às recomendações específicas relativas à irrigação do cateter urinário.

Alivie os espasmos vesicais com supositórios de oxibutinina ou beladona e ópio, conforme a prescrição. Quando a criança retornar do centro cirúrgico, observe se a urina está tinta de sangue; a urina deve ficar clara em algumas horas ou dias.

Cateterização do estoma

Se não houver tecidos vesicais suficientes para o reparo cirúrgico, a bexiga deverá ser removida e o cirurgião precisará criar um reservatório urinário continente. Os ureteres são ligados a um segmento do intestino delgado separado do trato gastrintestinal de modo a criar um reservatório. Os segmentos do intestino são reanastomosados para se preservar a continuidade do trato gastrintestinal e sua separação do trato geniturinário. O estoma é criado na parede abdominal e possibilita acesso ao reservatório urinário (Figura 21.2). O estoma é cateterizado cerca de 4 vezes/dia para esvaziar o reservatório de urina. A urina retirada dos reservatórios urinários formados por segmentos intestinais ten-

(O texto continua na p. 669.)

Plano de cuidados de enfermagem 21.1

Visão geral da criança com distúrbio geniturinário

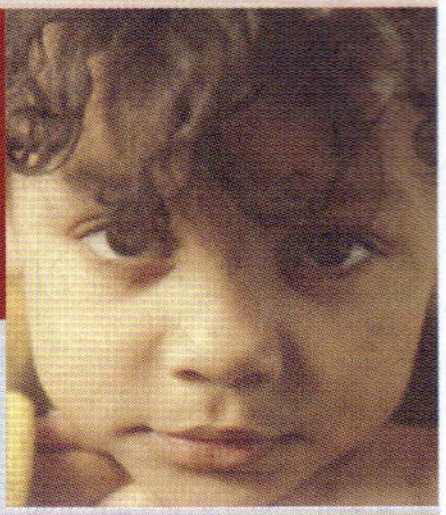

Diagnóstico de enfermagem: intolerância à atividade relacionada com edema generalizado, anemia ou fraqueza geral, conforme se evidencia por queixa de fraqueza ou fadiga, taquicardia, taquipneia ou hipertensão durante a realização de atividades físicas, ou por queixa de falta de ar ao brincar ou fazer outras atividades

Definição dos resultados esperados e avaliação

A criança mostra maior tolerância à atividade; *deseja brincar sem desenvolver sintomas ao realizar esforços.*

Intervenções: promoção de atividade física

- Estimule a realização de atividade física ou a deambulação de acordo com as prescrições médicas: *a mobilização precoce melhora os resultados obtidos.*
- Observe a criança para detectar sinais de intolerância à atividade, inclusive palidez, náuseas, tontura ou alterações dos sinais vitais, *para determinar o nível de tolerância..*
- Se a criança estiver em repouso no leito, faça exercícios de mobilização e troque-a frequentemente de posição, *porque as alterações negativas do sistema musculoesquelético ocorrem rapidamente em virtude da inatividade e da imobilidade.*
- Concentre as atividades de enfermagem e planeje períodos de repouso antes e depois das atividades que exigem esforço, *para reduzir a necessidade e o consumo de oxigênio.*
- Encaminhe a criança à fisioterapia *para obter uma prescrição de exercícios de modo a aumentar a força dos músculos esqueléticos.*

Diagnóstico de enfermagem: volume de líquidos excessivo relacionado com redução das proteínas do sangue circulante, diminuição do débito urinário, retenção de sódio, possível ingestão inadequada de líquidos ou alteração dos níveis hormonais com retenção de líquidos, conforme se evidencia por edema, distensão abdominal, aumento de peso, oligúria, azotemia ou alterações da ausculta dos sons pulmonares ou cardíacos

Definição dos resultados esperados e avaliação

A criança mantém adequado o equilíbrio de líquidos, *perde peso (líquidos), diminui o edema ou a distensão abdominal, o murmúrio vesicular fica limpo e as bulhas cardíacas se normalizam.*

Intervenção: estímulo à perda de líquidos

- Pese a criança diariamente na mesma balança e com roupas semelhantes; *nas crianças, o peso é o melhor indicador de alterações do equilíbrio hídrico.*
- Monitore a localização e a extensão do edema (meça a circunferência abdominal diariamente, se houver ascite): *redução do edema indica aumento positivo da pressão oncótica.*
- Ausculte os pulmões cuidadosamente para detectar a existência de estertores (*que indicam edema pulmonar*).
- Avalie o esforço respiratório e a frequência respiratória (*o edema pulmonar está associado a aumento do esforço respiratório*).
- Avalie as bulhas cardíacas para detectar a presença ou ausência de galope (*a presença de uma terceira bulha pode indicar sobrecarga de líquidos*).
- Mantenha a restrição de líquidos conforme a prescrição *para reduzir o volume intravascular e a sobrecarga cardíaca.*
- Monitore rigorosamente a ingestão e as perdas *para detectar imediatamente discrepâncias e realizar as intervenções necessárias.*
- Forneça uma dieta com restrição de sódio, conforme a prescrição (*a restrição de sódio dietético facilita a excreção renal do excesso de líquidos*).
- Administre os diuréticos conforme a prescrição e monitore os efeitos colaterais desses medicamentos. *Os diuréticos facilitam a excreção dos líquidos e a redução do edema, reduzem as pressões de enchimento do coração e melhoram o fluxo sanguíneo dos rins. Os efeitos colaterais incluem distúrbios eletrolíticos e hipotensão ortostática.*

Visão geral da criança com distúrbio geniturinário *(continuação)*

Diagnóstico de enfermagem: nutrição desequilibrada: menos do que as necessidades corporais, relacionada com inapetência e perda de proteínas, conforme se evidencia por peso, comprimento/estatura e/ou IMC abaixo da média para a idade

Definição dos resultados esperados e avaliação

A criança melhora sua ingestão nutricional, resultando em *aumento contínuo do peso e da estatura/comprimento.*

Intervenção: promoção da nutrição adequada

- Determine o peso corporal e o comprimento/estatura normais para a idade, *para definir as metas a serem alcançadas.*
- Determine as preferências alimentares da criança que sejam compatíveis com as restrições dietéticas, *de modo que a criança tenha mais chances de consumir quantidades adequadas dos alimentos de que ele gosta.*
- Pese diária ou semanalmente (de acordo com a prescrição médica ou com as normas da instituição) e determine o comprimento/estatura semanalmente, *para monitorar o crescimento.*
- Ofereça refeições mais ricas em calorias na hora do dia em que o apetite da criança é melhor (*para facilitar o aumento da ingestão calórica*).
- Ofereça quantidades maiores de calorias em forma de sorvetes ou pudins, de acordo com as restrições dietéticas (*os alimentos ricos em calorias aumentam o ganho ponderal*).
- Administre suplementos de vitaminas e sais minerais conforme a prescrição *para normalizar/manter os níveis normais das proteínas e dos minerais do organismo.*

Diagnóstico de enfermagem: nutrição desequilibrada: mais do que as necessidades corporais, relacionada com aumento do apetite secundariamente ao tratamento com corticosteroide, conforme se evidencia por peso acima do 95° percentil para a idade, ou por aumento recente do peso

Definição dos resultados esperados e avaliação

A criança *mantém o peso atual ou perde progressivamente o excesso de peso,* ingerindo uma dieta balanceada.

Intervenção: estímulo à ingestão nutricional adequada

- Determine o peso e o índice de massa corporal ideais para a idade, *para estabelecer as metas a serem alcançadas.*
- Consulte o nutricionista *para obter ajuda no planejamento de uma dieta rica em nutrientes apesar das restrições dietéticas.*
- Avalie as razões emocionais/psicológicas para a ingestão alimentar excessiva, *para corrigir esses problemas.*
- Estabeleça um pacto com a criança *de modo a envolvê-la no processo de planejamento e estimular a adesão ao plano.*
- Planeje junto com a criança um plano de exercícios/atividades diárias *para que ela consuma o excesso de calorias.*
- Instrua a criança e os pais quanto aos alimentos ricos em nutrientes que devem ser escolhidos apesar das restrições dietéticas e da ingestão de líquidos, *para estabelecer as bases de um controle dietético contínuo em casa.*
- Pese a criança 2 vezes/semana na mesma balança *para determinar os progressos no sentido das metas estabelecidas.*

Diagnóstico de enfermagem: retenção urinária relacionada com infecção das vias urinárias ou outros distúrbios urológicos, ou com outros fatores como falta de percepção do desejo de urinar na hora certa, conforme se evidencia por retenção ou incontinência urinárias, gotejamento, urgência urinária ou disúria

Definição dos resultados e avaliação

A criança mantém a continência urinária; *a criança urina no vaso sanitário.*

Intervenção: promoção de uma eliminação urinária adequada

- Avalie o padrão miccional habitual da criança e o êxito desse padrão *para definir as condições basais.*
- Elabore um esquema de esvaziamento da bexiga *para estimular a micção no vaso sanitário.*
- Mantenha hidratação adequada, *porque a desidratação irrita a bexiga.*
- Evite constipação intestinal, *porque a constipação intestinal está associada a incapacidade de esvaziar a bexiga por completo.*
- Instrua os pais a limitarem a ingestão de líquidos da criança depois do jantar, *para evitar incontinência urinária noturna.*
- Providencie para que a criança urine antes de deitar-se, *para evitar incontinência urinária noturna.*
- Ensine exercícios de fortalecimento da bexiga, conforme prescrição médica, *para aumentar a capacidade vesical.*

(continua)

Visão geral da criança com distúrbio geniturinário (*continuação*)

Diagnóstico de enfermagem: retenção urinária relacionada com obstrução anatômica, disfunção sensorimotora ou micção anormal, conforme se evidencia por gotejamento de urina e esvaziamento incompleto da bexiga

Definição dos resultados esperados e avaliação

A bexiga da criança esvazia adequadamente, *de acordo com os volumes e as frequências preestabelecidas para seu caso (o débito urinário geralmente varia de 0,5 a 2,0 mℓ/kg/h).*

Intervenção: promoção de um esvaziamento vesical eficaz

- Avalie a capacidade de a criança esvaziar adequadamente a bexiga com base na história focada nas características e na duração dos sintomas relativos às vias urinárias inferiores, *para definir o nível basal.*
- Verifique se há história de impacção fecal ou encoprese, *porque as alterações da eliminação intestinal podem ter impacto negativo na eliminação urinária.*
- Verifique se há distensão vesical por palpação ou retenção urinária por meio do volume residual pós-miccional obtido por cateterização ou por ultrassonografia da bexiga, *para determinar o grau de retenção.*
- Mantenha hidratação adequada, *para evitar os efeitos irritativos da desidratação na bexiga.*
- Programe os horários de urinar *de modo a evitar distensão excessiva da bexiga.*
- Na criança com retenção urinária significativa, oriente os pais e a criança sobre a técnica de cateterização intermitente limpa, *que possibilita o esvaziamento completo e periódico da bexiga.*

Diagnóstico de enfermagem: distúrbio da imagem corporal relacionado com diferenças anatômicas, baixa estatura ou efeitos do uso crônico de corticosteroides, conforme se evidencia por queixa de insatisfação com a aparência da criança ou do adolescente

Definição dos resultados esperados e avaliação

A criança ou o adolescente demonstram ter uma imagem corporal adequada, *olham-se no espelho e participam das atividades sociais.*

Intervenção: melhora da imagem corporal

- Reconheça os sentimentos de raiva quanto às alterações corporais e à doença: *a verbalização dos sentimentos está associada a atenuação do distúrbio da imagem corporal.*
- Apoie as escolhas da criança ou do adolescente quanto às roupas mais confortáveis e apropriadas *que possam dissimular as anormalidades anatômicas ou esconder os tubos de diálise.*
- Envolva a criança e principalmente o adolescente no processo de decisão, *porque a sensação de controle sobre o próprio corpo melhora a imagem corporal.*
- Assegure que as crianças ou os adolescentes passem algum tempo com indivíduos da mesma idade que tenham baixa estatura ou outros efeitos dos distúrbios renais: *a opinião dos companheiros geralmente é mais bem aceita do que a das pessoas que detêm autoridade, tais como os pais ou profissionais de saúde.*

Diagnóstico de enfermagem: conhecimento deficiente relacionado com a falta de informações acerca da condição clínica complexa, do prognóstico e das necessidades clínicas, conforme se evidencia por verbalização, perguntas ou atitudes que demonstrem falta de entendimento sobre as condições ou os cuidados necessários à criança

Definição dos resultados esperados e avaliação

A criança e os pais verbalizam informações precisas e compreensão da condição, do prognóstico e das necessidades médicas: *a criança e os pais demonstram ter conhecimento sobre a condição e os medicamentos e mostram entender os procedimentos terapêuticos necessários à criança.*

Intervenção: orientação à criança e aos pais

- Avalie a disposição da criança e dos pais para aprender: *a criança e os pais devem estar abertos à aprendizagem para que a orientação se torne eficaz.*
- Ofereça aos pais algum tempo para se adaptarem ao diagnóstico: *isto facilita a adaptação, melhora a capacidade de aprendizagem e facilita a participação na assistência prestada à criança.*
- Oriente em sessões de curta duração: *estudos mostraram que muitas sessões breves são mais úteis do que uma sessão longa.*
- Repita as informações: *isto proporciona aos pais e à criança tempo para que possam aprender e compreender.*
- Individualize as informações com base no nível de entendimento dos pais e da criança (depende da idade, das condições físicas e da memória da criança), *para assegurar a compreensão.*
- Dê reforço e recompensa *para facilitar o processo de ensino/aprendizagem.*
- Utilize várias modalidades de aprendizagem que envolvam diversos sentidos (informações escritas, verbais, demonstração e vídeos), quando isto for possível: *a criança e os pais têm mais chances de reter as informações quando estas são apresentadas de diferentes maneiras com utilização de vários sentidos.*

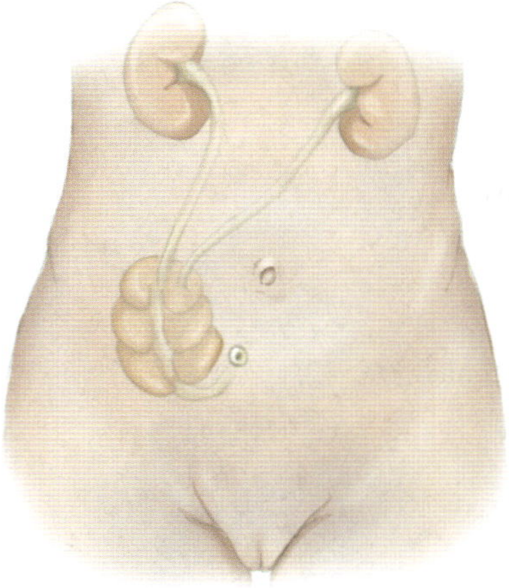

● Figura 21.2 O estoma abdominal possibilita a continência da urina e precisa ser cateterizado.

de a ser mucoide e geralmente é mais toldada do que a urina da bexiga. Oriente os pais quanto ao procedimento de cateterização do reservatório urinário e diga-lhes para ligar para o urologista ou para o pediatra da criança se ocorrerem sinais ou sintomas de ITU.

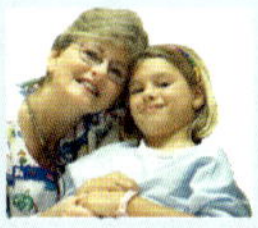

Cerca de um terço de todas as crianças com malformações urológicas tem risco mais alto de desenvolver alergia ao látex, que pode causar anafilaxia. A profilaxia primária da alergia ao látex está recomendada para todas as crianças com malformações urológicas; assim, nessas crianças devem-se utilizar luvas, tubos e cateteres sem látex.

Hipospadia/epispadia

Hipospadia é uma malformação uretral na qual o orifício da uretra encontra-se na superfície ventral do pênis, em vez de estar na sua extremidade (Figura 21.3). Epispadia é uma anomalia uretral na qual o orifício está na superfície dorsal do pênis. Em ambos os casos, o orifício pode estar próximo à glande peniana, a meia distância ao longo do pênis, ou perto da base. Se não for corrigida, os meninos podem não conseguir dirigir adequadamente o jato urinário quando urinam de pé. A posição anormal do orifício uretral pode interferir na deposição do esperma durante as relações sexuais e causar infertilidade masculina. Além disso, se não for corrigida, a autoestima e a imagem corporal podem ser prejudicadas pela aparência anormal da genitália. Por essas razões, a anomalia geralmente é reparada no primeiro ano de vida. O objetivo da correção cirúrgica dessas duas anomalias é reposicionar o meato uretral e possibilitar a micção e a ejaculação normais. O meato é levado até à glande do pênis e a uretra é reconstruída conforme a necessidade. A maioria dos reparos cirúrgicos é realizada em um único tempo operatório, mas as reconstruções mais extensas podem precisar de dois estágios.

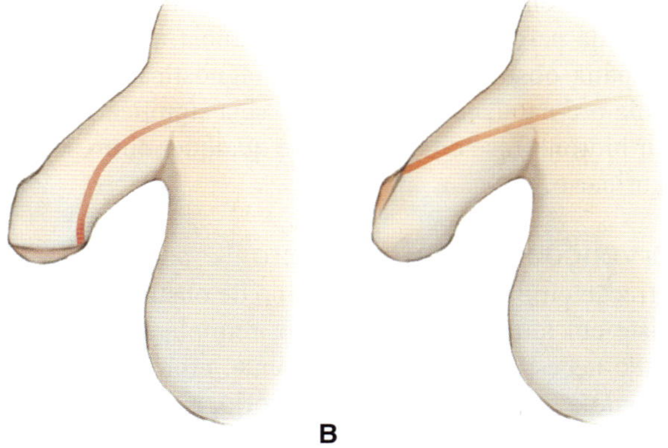

A B

● Figura 21.3 (**A**) Hipospadia: o orifício uretral está localizado na superfície ventral do pênis. (**B**) Epispadia: o orifício uretral está localizado na superfície dorsal do pênis.

Avaliação de enfermagem

Determine se há relato de que o jato urinário não é normal. Inspecione o pênis quanto à posição do meato uretral, que pode estar ligeiramente afastado do centro da glande ou localizado em algum ponto ao longo do corpo peniano. Verifique se há cordão fibrótico (uma faixa fibrótica que acentua a curvatura do pênis para baixo). Palpe para determinar a presença ou ausência dos testículos na bolsa escrotal, porque a hipospadia comumente está associada a criptorquidia (testículos que não desceram), assim como a hidrocele e hérnia inguinal.

Intervenções de enfermagem

O recém-nascido com hipospadia ou epispadia não deve sofrer circuncisão antes do reparo cirúrgico do meato uretral. Nos casos mais extremos, o cirurgião pode precisar utilizar parte do prepúcio redundante para reconstruir o meato. A assistência de enfermagem para lactentes submetidos a reparo cirúrgico de hipospadia ou epispadia consistem basicamente nos cuidados de enfermagem rotineiros e orientação aos pais.

Cuidados pós-operatórios

No período pós-operatório, avalie a drenagem urinária da endoprótese uretral ou do tubo de drenagem, que possibilita a eliminação da urina sem forçar a área operada. Assegure que o tubo de drenagem urinária esteja firmemente fixado ao pênis na posição ereta para evitar estiramento da incisão uretral. Em geral, o curativo do pênis é compressivo e é aplicado para reduzir o edema e a equimose. Administre os antibióticos prescritos. Avalie a dor, que geralmente não é grave, e administre analgésicos ou antiespasmódicos (supositórios de oxibutinina ou beladona e ópio) conforme a necessidade para atenuar os espasmos vesicais.

A utilização de fraldas duplas é um método empregado para proteger a uretra e a endoprótese ou o cateter depois da cirurgia; também ajuda a manter a área limpa e livre de infecções. A fralda interna contém as fezes, enquanto a externa contém a urina, possibilitando a separação das eliminações intestinais e vesicais. O Procedimento de enfermagem 21.2 detalha a téc-

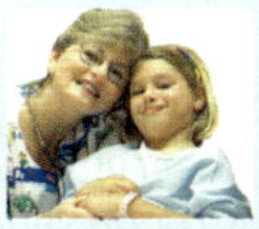

Os espasmos vesicais também podem ser controlados eficazmente por analgesia epidural, que vem sendo utilizada com frequência crescente no período pós-operatório na população pediátrica.

Procedimento de enfermagem 21.2

Fraldas duplas

1. Corte um orifício ou uma fenda cruzada na parte anterior da fralda menor.
2. Abra as duas fraldas e coloque a menor (com o orifício) dentro da maior.
3. Coloque as duas fraldas sob a criança.
4. Passe cuidadosamente o pênis (se for aplicável) e o cateter/*stent* pelo orifício da fralda menor e feche-a.
5. Feche a fralda maior certificando-se de que a ponta do cateter/*stent* fique na parte de dentro.

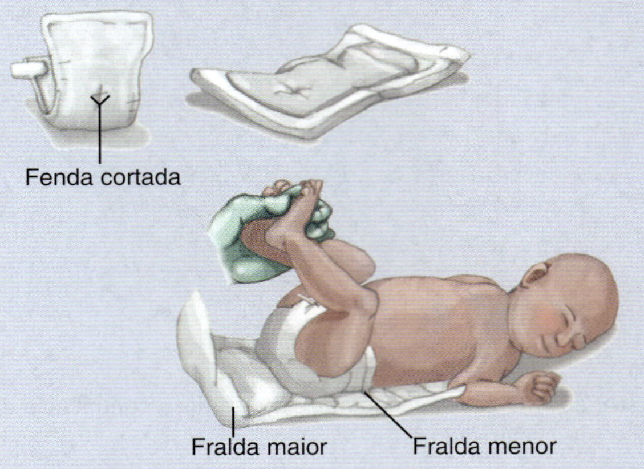

As ilustrações e o texto foram adaptados de Children's Healthcare de Atlanta (2004). *Double diapering*.

nica da fralda dupla. Troque a fralda externa (maior) quando a criança estiver molhada; troque as duas fraldas depois que a criança evacuar.

Orientação à família

Se a criança receber alta com o cateter urinário (fato comum), oriente os pais sobre como cuidar do cateter e do sistema de drenagem. Peça aos pais para demonstrarem sua capacidade de irrigar o cateter caso ocorra tamponamento por muco. Em geral, os banhos de banheira são proibidos até que o curativo seja removido. Durante 2 a 3 semanas, também não é permitido fazer estripulias, cavalgar em brinquedos ou realizar qualquer outra atividade que envolva ficar sentado com as pernas abertas.

Uropatia obstrutiva

A uropatia obstrutiva é causada por uma obstrução localizada em qualquer local ao longo das vias urinárias superiores ou inferiores. A discussão a seguir enfatiza as anomalias estruturais congênitas, ainda que as obstruções também possam ser causadas por outras doenças (uropatia obstrutiva adquirida). A Tabela 21.1 ilustra as localizações mais comuns das obstruções. A anomalia pode ser unilateral ou bilateral e pode causar obstrução parcial ou total do fluxo urinário, resultando em dilatação do rim afetado (hidronefrose). As complicações incluem ITU recidivante, insuficiência renal e destruição progressiva do rim, resultando em insuficiência renal.

Avaliação de enfermagem

Veja uma descrição detalhada da fase de avaliação do processo de enfermagem na p. 660. Os resultados da avaliação pertinentes à uropatia obstrutiva estão descritos a seguir.

História de saúde

Obtenha uma descrição da doença atual e da queixa principal. Os sinais e os sintomas comumente relatados na história de saúde podem incluir:

- ITU repetidas
- Incontinência
- Febre
- Urina com odor fétido
- Dor no flanco
- Dor abdominal
- **Frequência urinária aumentada** (polaciúria)
- **Urgência urinária**
- Disúria
- **Hematúria**

Investigue a história da doença atual e a história patológica pregressa da criança para detectar fatores de risco como:

- Síndrome do "abdome em ameixa seca"
- Anomalias cromossômicas
- Malformações anorretais
- Anomalias da orelha

Exame físico e exames complementares

Palpe o abdome para confirmar a existência de massa abdominal (rim hidronefrótico). Avalie a pressão arterial, que pode estar elevada nas crianças com insuficiência renal. Muitos casos de uropatia obstrutiva podem ser diagnosticados por ultrassonografia pré-natal, caso a obstrução seja significativa a ponto de causar hidronefrose ou dilatação de qualquer outro segmento do trato urinário.

Intervenções de enfermagem

A correção cirúrgica depende do tipo de obstrução e geralmente consiste em remoção da obstrução, reimplantação dos ureteres (quando necessária) e, ocasionalmente, criação de uma derivação urinária. No período pós-operatório, avalie a urina eliminada por vesicostomia, nefrostomia, tubo suprapúbico ou cateter uretral quanto à cor, à presença de coágulos, à limpidez e ao volume. Estimule a ingestão de líquidos quando a criança consegue tolerar a ingestão oral. Administre os analgésicos e/ou os

Tabela 21.1 Localizações comuns da uropatia obstrutiva

Distúrbio	Localização	Ilustração
Obstrução da junção ureteropélvica	Junção do terço superior do ureter com a pelve renal	Trato urinário com hidronefrose unilateral e estreitamento da junção ureteropélvica desse lado 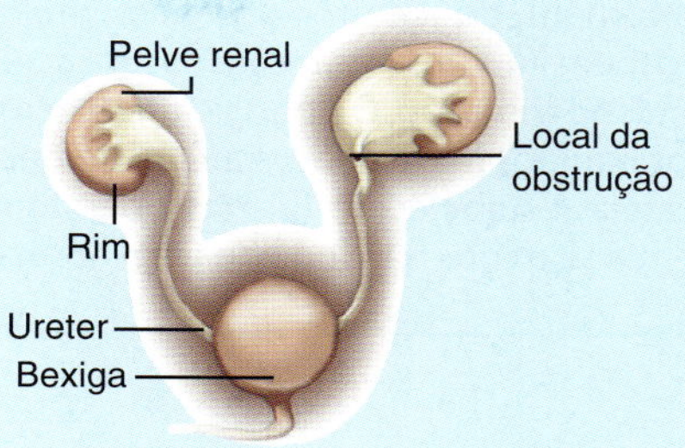
Obstrução da junção ureterovesical	Junção do terço inferior do ureter com a bexiga	Trato urinário com hidronefrose unilateral e ureteres dilatados com estreitamento da junção ureterovesical desse lado 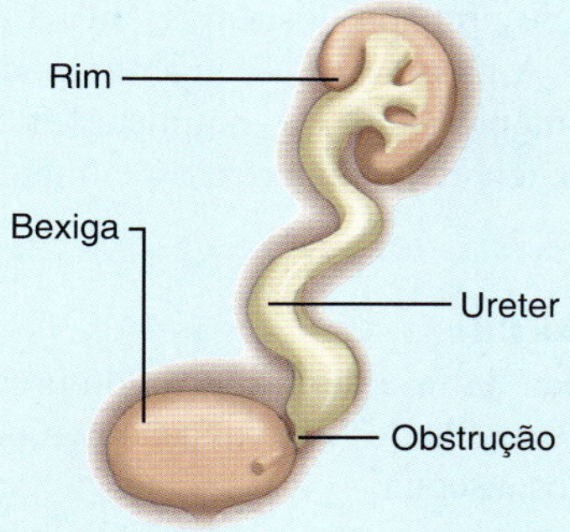
Ureterocele	Ureter dilatado dentro da bexiga	Bexiga com uma bolsa cística no local de inserção do ureter (unilateral) 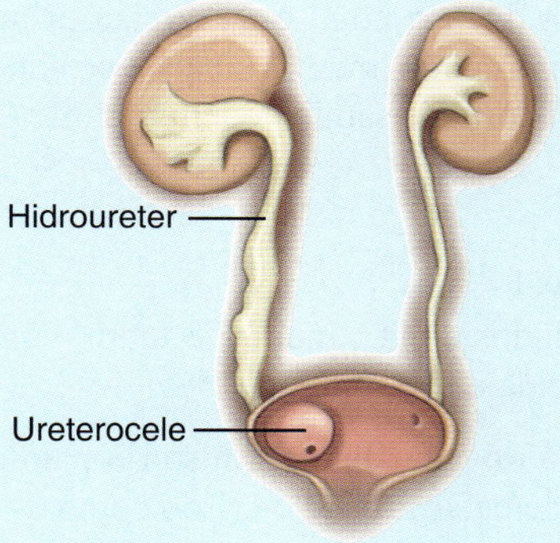
Valvas da uretra posterior (apenas nos homens)	Retalhos de tecidos na uretra proximal	Uretra proximal, bexiga e ureteres distendidos e hidronefrose 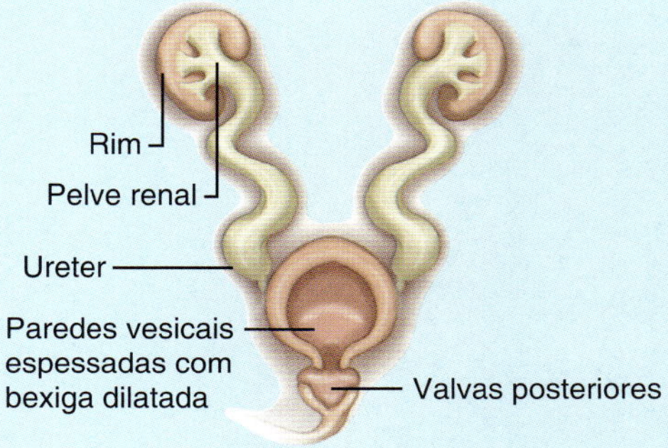

antiespasmódicos conforme a necessidade para atenuar os espasmos vesicais. Oriente os pais sobre como cuidar da vesicostomia ou dos tubos de drenagem, com os quais a criança pode receber alta.

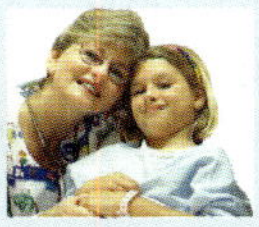

Quando retornam do centro cirúrgico, muitas crianças recebem líquidos intravenosos sem acréscimo de potássio à infusão. O potássio não é acrescentado aos líquidos intravenosos até que o débito urinário adequado esteja restabelecido no pós-operatório, para evitar hiperpotassemia se os rins não funcionarem normalmente.

Hidronefrose

Hidronefrose é um distúrbio no qual a pelve e os cálices renais mostram-se dilatados (Figura 21.4). A hidronefrose pode ser congênita, como resultado de uropatia obstrutiva, ou secundária a refluxo vesicoureteral. A hidronefrose congênita pode ser detectada por ultrassonografia pré-natal. As complicações da hidronefrose incluem insuficiência renal, hipertensão e finalmente falência renal.

Avaliação de enfermagem

Veja uma descrição detalhada da fase de avaliação do processo de enfermagem na p. 660. Os resultados da avaliação pertinentes à hidronefrose estão descritos a seguir.

História de saúde

Obtenha uma descrição da doença atual e da queixa principal. O lactente pode estar assintomático, mas os sinais e os sintomas comumente relatados na história de saúde podem incluir:

- Déficit do crescimento
- Hematúria intermitente
- Massa abdominal palpável
- Sinais e sintomas associados a ITU, inclusive febre, vômitos, ingestão alimentar reduzida e irritabilidade

Investigue a história da doença atual e a história patológica pregressa da criança para detectar fatores de risco como:

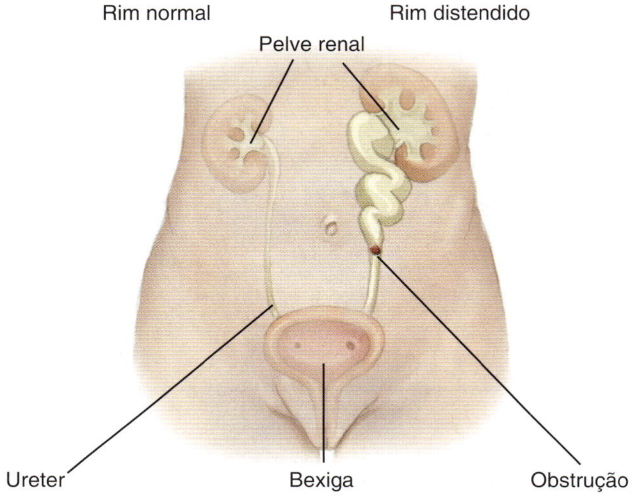

● Figura 21.4 Hidronefrose.

- Oligoidrâmnio ou polidrâmnio gestacionais (hidronefrose congênita)
- Níveis séricos altos de alfafetoproteína (hidronefrose congênita)

Exame físico e exames complementares

Monitore a pressão arterial dos lactentes e das crianças sob suspeita de hidronefrose. A palpação do abdome pode detectar um ou ambos os rins aumentados ou bexiga distendida. A cistouretrografia miccional é realizada para determinar a existência de alguma anomalia estrutural que possa causar hidronefrose. Outros exames diagnósticos, como ultrassonografia renal ou pielografia intravenosa, também podem ser realizados para esclarecer o diagnóstico.

Intervenções de enfermagem

Oriente os pais quanto aos sinais e sintomas de ITU e **sepse**, porque essas complicações podem ocorrer. Os pais devem observar a criança quanto ao débito urinário e ao estado de hidratação. Oriente os pais sobre como realizar a higiene perineal adequada e evitar a utilização de substâncias irritantes na região genital. O lactente ou a criança com hidronefrose deve ser acompanhado por um nefrologista ou por um urologista pediátrico.

Refluxo vesicoureteral

Refluxo vesicoureteral é um distúrbio no qual a urina proveniente da bexiga reflui para os ureteres. Esse refluxo da urina ocorre durante a contração da bexiga para urinar (Figura 21.5). O refluxo pode ocorrer para um ou para ambos os ureteres. Se o refluxo ocorrer quando a urina está infectada, os rins ficam expostos às bactérias e podem desenvolver pielonefrite. O aumento da pressão gerada nos rins pelo refluxo pode causar retrações fibróticas e hipertensão em uma idade mais avançada e, se for grave, pode causar insuficiência ou falência renais.

O refluxo vesicoureteral primário é causado por anomalias congênitas da junção vesicoureteral, que resultam em incompetência da valva (Ellsworth *et al.*, 2000). O refluxo vesicoureteral secundário está associado a outros distúrbios funcionais ou estruturais, inclusive bexiga neurogênica, disfunção vesical ou obstrução do canal de saída da bexiga (Roth *et al.*, 2002). Cerca de 30 a 40% de todas as crianças com diagnóstico de ITU têm refluxo vesicoureteral primário (Thompson *et al.*, 2005).

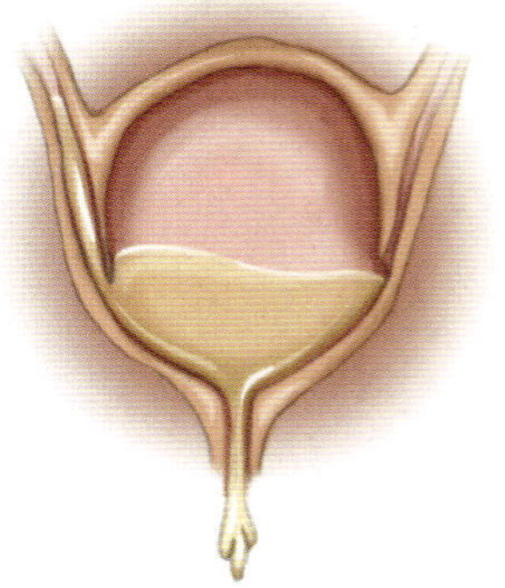

● Figura 21.5 Observe o fluxo retrógrado da urina, que sobe pelo ureter durante a contração da bexiga.

O refluxo vesicoureteral é classificado de acordo com sua gravidade: o grau I indica dilatação branda do ureter proximal, enquanto o grau V consiste em dilatação grave do ureter e da pelve renal (Wald, 2006). Os graus I e II do refluxo vesicoureteral geralmente regridem espontaneamente, mas os graus III a V frequentemente estão associados a ITUs repetidas, hidronefrose e destruição renal progressiva.

A abordagem terapêutica do refluxo vesicoureteral tem como objetivo evitar a pielonefrite e as retrações fibróticas renais subsequentes, que podem contribuir para o desenvolvimento de hipertensão em uma idade mais avançada (Ellsworth *et al.*, 2000). O tratamento inclui antibióticos profiláticos e práticas de higiene/micção para evitar ITU. Urinoculturas repetidas são realizadas para se confirmar recidiva da ITU. A cistouretrografia miccional pode ser repetida a cada 2 anos, anualmente ou a cada 6 meses, para se avaliar a progressão do refluxo vesicoureteral.

Em geral, as crianças com refluxo vesicoureteral de graus III, IV e V são tratadas cirurgicamente. Os ureteres são retirados da bexiga e reimplantados em qualquer outro ponto da parede vesical para que funcionem normalmente.

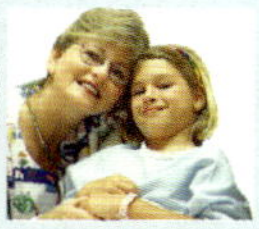

As medidas fundamentais de profilaxia das sequelas a longo prazo, como hipertensão, em crianças com distúrbios urológicos incluem diagnóstico e intervenção precoces, prevenção de infecções e acompanhamento clínico cuidadoso. As enfermeiras desempenham papel essencial na monitoração e na orientação à família.

Avaliação de enfermagem

Veja a descrição detalhada da fase de avaliação do processo de enfermagem na p. 660. Os resultados da avaliação pertinentes ao RVU estão descritos a seguir.

História de saúde

Obtenha uma descrição da doença atual e da queixa principal. Os sinais e os sintomas comumente relatados na história de saúde podem incluir:

- Febre
- Disúria
- Aumento da frequência ou urgência urinárias
- Noctúria
- Hematúria
- Dor lombar, abdominal ou no flanco

Investigue a história da doença atual e a história patológica pregressa da criança para detectar fatores de risco como:

- ITU repetidas nas meninas
- Episódio único de ITU nos meninos
- Anomalia congênita
- História familiar de refluxo vesicoureteral

Em crianças em acompanhamento ambulatorial para refluxo vesicoureteral, determine se ocorreram ITU desde a última consulta, bem como o nome e a dosagem do antibiótico profilático usado.

Exame físico

Monitore a elevação da pressão arterial. Palpe o abdome para detectar uma massa palpável (se houver hidronefrose). A cistouretrografia miccional pode ser usada para diagnosticar refluxo vesicoureteral.

Intervenções de enfermagem

A assistência de enfermagem para crianças com refluxo vesicoureteral incluem profilaxia das infecções e os cuidados pós-operatórios adequados.

Profilaxia das infecções

Nas crianças com refluxo vesicoureteral, o objetivo é evitar infecção urinária para que a urina infectada não consiga chegar aos rins. De início, a maioria dos casos de refluxo vesicoureteral é tratada clinicamente. Oriente a criança sobre como esvaziar a bexiga completamente. Oriente a criança e os pais sobre a higiene perineal adequada e também sobre os métodos de higiene após usar o vaso sanitário, para evitar recidiva da ITU. Instrua os pais quanto ao tratamento antibiótico prescrito: a criança utiliza uma dose diária baixa para evitar ITU. O antibiótico é mais eficaz quando é administrado à hora de deitar, em virtude da estase urinária durante a noite. Informe aos pais quanto às urinoculturas programadas e à cistouretrografia miccional de acompanhamento ambulatorial.

Cuidados pós-operatórios

Se o refluxo vesicoureteral for grave ou houver ITU repetidas, será necessária correção cirúrgica. Nas primeiras 24 a 48 h depois da cirurgia, mantenha a taxa de infusão dos líquidos intravenosos em níveis 1,5 vez maiores do que a taxa de manutenção, para aumentar o débito urinário. Monitore a urina eliminada pelo cateter de Foley; inicialmente deve haver hematúria, mas depois a urina clareia em 2 a 3 dias. Se forem colocadas endopróteses ureterais, monitore também a urina eliminada por eles. Administre analgésicos para aliviar a dor da incisão cirúrgica e antiespasmódicos ou supositórios de beladona e ópio, conforme a necessidade, para aliviar os espasmos vesicais. Estimule a deambulação e a progressão da dieta conforme a prescrição para readquirir a função intestinal normal. Diga aos pais que os antibióticos profiláticos serão administrados até 1 a 2 meses depois da cirurgia, quando a cistouretrografia miccional demonstrar que não há refluxo (Ellsworth *et al.*, 2000).

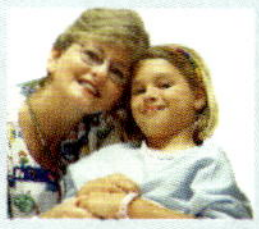

Ao cuidar de uma criança submetida a uma cirurgia urológica, evite manipular o cateter de Foley ou suprapúbico, porque isto pode contribuir para espasmos vesicais.

Infecção do trato urinário

A ITU é causada mais comumente por bactérias que ascendem pela uretra até à bexiga. Essa condição é a infecção bacteriana mais comum entre as crianças (Dulczak & Kirk, 2005), mas as infecções das vias urinárias inferiores (cistite) são menos graves do que as infecções do trato urinário superior (pielonefrite). Cerca de 7% das meninas e 2% dos meninos têm ao menos um episódio de ITU até à idade de 6 anos (Alper & Curry, 2005). As ITU são mais comuns em lactentes e infantes. São mais frequentes em meninos do que em meninas durante o primeiro ano de vida, mas tornam-se mais comuns nas meninas depois de 1 ano. Uma explicação para a ocorrência mais comum no sexo feminino é que a uretra mais curta das mulheres permite que as bactérias tenham acesso mais direto à bexiga. Nas mulheres, a uretra também está localizada muito perto da vagina e do ânus, possibilitando que as bactérias se disseminem dessas áreas. As adolescentes sexualmente ativas podem desenvolver cistite porque as bactérias são forçadas para dentro da uretra pela pressão gerada durante a relação sexual. Os homens podem estar até certo ponto protegidos das UTI em virtude das propriedades antibacterianas das secreções prostáticas.

As manifestações clínicas das ITU são diferentes nos lactentes e nas crianças. Os primeiros podem ter febre, irritabilidade, vômitos, déficit de crescimento ou icterícia. As crianças também podem ter febre e vômitos, além de disúria, aumento da frequência urinária, tenesmo, urgência ou dor (Alper & Curry, 2005).

Fisiopatologia

A *E. coli* é responsável por cerca de 85 a 90% de todas as ITU, porque geralmente está presente nas regiões perineais e anais localizadas próximas ao orifício uretral (Jantuten *et al.*, 2001). Outros microrganismos envolvidos incluem *Klebsiella, Staphylococcus aureus, Proteus, Pseudomonas* e *Haemophilus*. Diversos fatores podem contribuir para a proliferação das bactérias. A estase urinária contribui para o desenvolvimento de ITU quando as bactérias conseguem ter acesso. A urina que permanece na bexiga depois da micção possibilita a proliferação rápida das bactérias. A redução da ingestão de líquidos também contribui para a proliferação bacteriana, porque as bactérias ficam mais concentradas. Se a urina estiver alcalina, as bactérias estarão aptas a proliferar-se. Se a infecção renal não for tratada pode ocorrer refluxo de urina infectada dos ureteres para os rins, o que resulta em pielonefrite, que é uma infecção mais grave.

Tratamento

As ITU são tratadas com antibióticos orais ou intravenosos, dependendo da gravidade da infecção. A urinocultura e os testes de sensibilidade determinam o antibiótico apropriado. As recomendações terapêuticas atuais consistem no uso de antibióticos por 7 a 14 dias; isto contrasta com as recomendações para adultos, que podem incluir apenas 1 a 3 dias de tratamento em alguns casos (Daniels & DiCenso, 2003). A ingestão adequada de líquidos é importante para eliminar as bactérias da urina. Também pode ser necessário controlar a febre.

Avaliação de enfermagem

Veja uma descrição detalhada da fase de avaliação do processo de enfermagem na p. 660. Os resultados da avaliação pertinentes às ITUs estão descritos a seguir.

História de saúde

Obtenha uma descrição da doença atual e da queixa principal. Os sinais e os sintomas comumente relatados na história de saúde podem incluir:

- Febre
- Náuseas ou vômitos
- Calafrios
- Dor abdominal, lombar ou no flanco
- Letargia
- Icterícia (recém-nascido)
- Redução da ingestão alimentar ou relato de que "o bebê simplesmente não está bem"
- Urgência ou aumento da frequência urinária
- Ardência ou pontadas ao urinar (o lactente pode chorar quando urina; os infantes podem apertar a fralda)
- Urina com odor fétido
- Inapetência (criança)
- Enurese ou incontinência em uma criança que já havia adquirido o controle
- Hematúria

Investigue a história da doença atual e a história patológica pregressa da criança para detectar fatores de risco como:

- História de ITU
- Uropatia obstrutiva
- Práticas higiênicas inadequadas (em geral, em meninas pré-escolares)
- Refluxo vesicoureteral
- Constipação intestinal
- Retenção urinária ou micção disfuncional
- Bexiga neurogênica
- Meninos não circuncidados
- Relações sexuais
- Gravidez
- Doença crônica

Exame físico

No recém-nascido ou no lactente, observe se há icterícia ou taquipneia. Nos lactentes e nas crianças, inspecione a região perineal para detectar eritema ou irritação. Observe a urina e verifique se há sangue visível, opacificação, cor escura, sedimento, muco ou odor fétido. Veja se há palidez, edema ou hipertensão. Palpe o abdome. Verifique se a bexiga está distendida ou se há uma massa ou hipersensibilidade no abdome, principalmente na região do flanco.

Exames complementares

Os exames laboratoriais e diagnósticos comumente solicitados para investigação de ITU incluem:

- Elementos anormais e sedimentos (EAS) (coleta limpa, suprapúbica ou por cateterização): pode ser positiva para sangue, nitritos, esterase leucocitária, leucócitos ou bactérias (bacteriúria)
- Urinocultura: isola o microrganismo infectante
- Ultrassonografia renal: pode mostrar hidronefrose se a criança também tiver uma anomalia estrutural
- Cistouretrografia miccional: geralmente não é realizada até que a criança tenha sido tratada com antibióticos por no mínimo 48 h, porque a urina infectada tende a refluir de qualquer forma para os ureteres. O resultado da cistouretrografia miccional realizada quando a urina está estéril pode ser positivo para refluxo vesicoureteral.

A ultrassonografia renal, a cistouretrografia miccional e outros exames de medicina nuclear (p. ex., cintigrafia com ácido dimercaptossuccínico) podem ser indicados em alguns casos. O médico ou a enfermeira habilitada definem a necessidade de realização de exames radiológicos.

Intervenções de enfermagem

Os objetivos da assistência de enfermagem incluem erradicar a infecção, promover o conforto, evitar complicações e impedir as infecções recorrentes.

Erradicação da infecção

Os antibióticos orais são prescritos para a criança capaz de tolerar a ingestão oral. As crianças com vômitos persistentes associados a ITU ou sob suspeita de pielonefrite precisam ser hospitalizadas e receber antibióticos intravenosos. Qualquer lactente com menos de 3 meses de vida que apresente febre e indícios de ITU também deve ser hospitalizado para receber antibióticos intravenosos. Administre os antibióticos orais ou intravenosos conforme a prescrição. Recomende enfaticamente aos pais que concluam todo o esquema de tratamento antibiótico oral em casa, mesmo que a criança esteja melhor. Administre líquidos intravenosos prescritos ou estimule a ingestão de grandes quantidades de líquidos orais, para ajudar a eliminar as bactérias da bexiga.

Medidas para aumentar o conforto

Administre antipiréticos, tais como paracetamol ou ibuprofeno, para reduzir a febre. Uma bolsa térmica ou uma compressa morna podem ajudar a aliviar a dor no flanco ou no abdome. Se a criança tiver medo de urinar em consequência da ardência ou das pontadas, estimule-a a urinar durante o banho de assento ou de banheira.

Profilaxia de infecção recorrente

Recomende aos pais que retornem, conforme as instruções, para se repetir a urinocultura depois de concluído o tratamento antibiótico, de modo a se confirmar a erradicação da infecção. As Diretrizes de ensino 21.1 fornecem outras informações sobre como evitar ITU.

Diretrizes de ensino 21.1

Profilaxia de infecções urinárias em meninas

- Beber líquidos em quantidades suficientes (para manter o fluxo da urina pela bexiga).
- Beber suco de uva-do-monte para acidificar a urina. Evitar refrigerantes à base de cola e cafeína, que irritam a bexiga.
- Urinar frequentemente e não "prendam" a urina (para evitar estase urinária).
- Evitar banhos de espuma (contribuem para irritação da vulva e do períneo).
- Depois de urinar, limpar da frente para trás (para evitar contaminação da uretra pelas fezes).
- Usar roupas íntimas de algodão (reduzem a incidência de irritação perineal).
- Evitar jeans ou calças apertadas.
- Lavar diariamente a região perineal com água e sabão.
- Quando estiver menstruada, trocar os absorventes higiênicos com frequência, para evitar proliferação bacteriana.
- Urinar imediatamente após a relação sexual.

Enurese

O termo **enurese** refere-se à incontinência persistente de urina depois de a criança ter adquirido o controle miccional. O Boxe 21.1 descreve outras definições relativas à enurese. Em geral, a enurese noturna não ocorre depois da idade de 6 anos; caso contrário, podem estar indicados exames e tratamentos adicionais. Os episódios ocasionais de incontinência ou gotejamento de urina durante o dia geralmente não são preocupantes, mas os episódios frequentes preocupam a criança e os pais. A enurese noturna pode persistir em algumas crianças até o final da infância e a adolescência, e acarreta incômodo significativo para a criança e a família.

Em algumas crianças, a enurese pode ser causada secundariamente por um distúrbio físico como diabetes melito ou insípido, anemia falciforme, ectopia do ureter ou obstrução uretral. Outras causas comuns de enurese diurna e noturna incluem distúrbios da capacidade de concentração urinária, ITU, constipação intestinal e estresse emocional (grave em alguns casos). A causa mais frequente de enurese diurna é disfunção miccional (prender a urina), embora também possam ocorrer incontinência provocada pelo riso e incontinência de esforço. A enurese noturna pode estar relacionada com ingestão exagerada de líquidos ao anoitecer, apneia obstrutiva do sono, abuso sexual, história familiar de enurese ou expectativas inadequadas da família. As causas físicas da enurese devem ser tratadas; as medidas terapêuticas adicionais consistem basicamente em treinamento comportamental, que pode ser facilitado pela utilização de alarmes para enurese ou medicamentos.

Avaliação de enfermagem

Obtenha uma descrição da doença atual e da queixa principal. Determine a idade em que a criança começou a controlar a micção e quando conseguiu manter-se seca durante o dia e a noite. Investigue a ocorrência de comportamentos associados à retenção da urina, inclusive ficar de cócoras, dançar ou ficar imóvel, além de correr para ir ao banheiro (enurese diurna). Determine os volumes e os tipos de líquidos que a criança geralmente ingere antes da hora de deitar-se (enurese noturna). Investigue a existência de fatores de risco como:

- Problemas familiares ou outros fatores de estresse
- Constipação intestinal crônica (avalie cuidadosamente os padrões de eliminação fecal)
- Demandas familiares excessivas relacionadas com os padrões higiênicos
- História de dificuldade de ser acordada
- História familiar de enurese

Boxe 21.1 Outras definições de enurese

- **Enurese primária:** enurese da criança que ainda não adquiriu controle da micção
- **Enurese secundária:** incontinência urinária da criança que já adquiriu controle da micção e que persiste por no mínimo 3 a 6 meses seguidos
- **Enurese diurna:** perda do controle da micção durante o dia
- **Enurese noturna:** incontinência urinária durante a noite

Avalie o estado cognitivo da criança: as crianças com atraso do desenvolvimento podem necessitar de períodos significativamente maiores para adquirir o controle da micção do que seus companheiros da mesma idade. Verifique se há baixa estatura ou hipertensão arterial, porque isto pode ocorrer nas crianças com distúrbios renais.

Intervenções de enfermagem

Estimule a criança que tem enurese diurna a aumentar a ingestão de líquidos durante o dia de modo a ampliar a frequência do desejo de urinar. Estabeleça um esquema fixo para que a criança tente urinar durante todo o dia. Em geral, essas práticas são suficientes para recondicionar os padrões miccionais da criança. As crianças com enurese noturna sem causa fisiológica para a incontinência podem ser difíceis de tratar.

Orientações à criança e à família quanto à enurese noturna

Diga à família que a criança não é preguiçosa nem deseja intencionalmente urinar na cama. Estimule os pais a limitarem a ingestão de irritantes da bexiga, como chocolate e cafeína. Oriente os pais a limitarem a ingestão de líquidos depois do jantar e a assegurar que a criança vá ao banheiro pouco antes de ir para a cama. Também pode ser útil acordar a criança para urinar às 23 h. Recomende aos pais que utilizem forro na cama e a fazerem a cama com duas camadas de lençóis e forro para reduzir o trabalho no meio da noite. Quando a criança dorme em casa, ela deve usar suas roupas íntimas ou seus pijamas habituais. Quando estiver viajando de férias com a família, as fraldas descartáveis *pull-ups* podem reduzir o estresse vivido pela criança e pelos pais.

Apoio e encorajamento

É importante que a criança saiba que ela não está sozinha. Dependendo do nível de desenvolvimento da criança, explique que cerca de 5 milhões de pessoas têm enurese (isso pode ser expresso em termos que a criança consiga entender, como, por exemplo, uma porcentagem da escola ou 100 vezes o número de crianças da escola etc.). Não são apenas as "crianças pequenas" que urinam na cama, e todas as crianças que urinam na cama necessitam de ajuda para superar o problema. Os pais devem incluir seu filho nos planos de controle noturno da micção; isto ajuda a aumentar a motivação da criança para manter-se seca. Os pais devem estabelecer um sistema de recompensa para os dias secos e incluir a criança na troca da roupa de cama quando ela tiver urinado na cama, mas isto deve ser feito como algo natural, não como uma punição; na verdade, a punição por urinar na cama sempre deve ser evitada.

Com paciência, constância e tempo, a criança consegue parar de urinar na cama. Ofereça apoio emocional e reforço positivo contínuos à criança e à família.

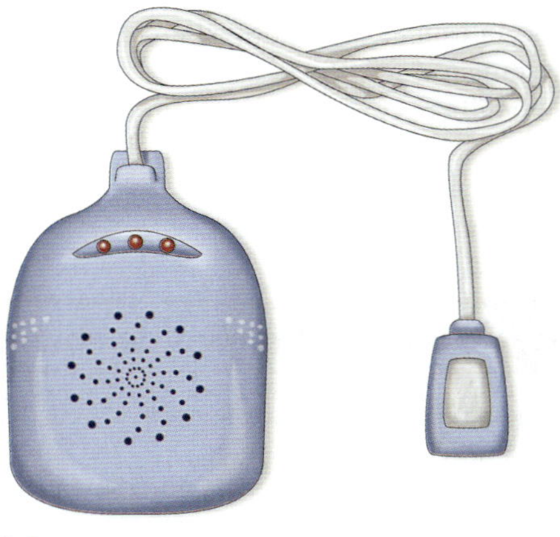

● Figura 21.6 Algumas crianças e famílias acham muito útil utilizar um alarme para enurese. O alarme acorda a criança ao primeiro sinal de umidade. Com o tempo, a criança aprende a acordar à noite em resposta à sensação de que a bexiga está cheia.

Redução das micções noturnas

Oriente a família que utiliza um sistema de alarme para enurese sobre como usar o aparelho e também as técnicas citadas anteriormente (Figura 21.6). A maioria desses aparelhos funciona disparando um alarme quando as primeiras gotas de urina são eliminadas; em seguida, a criança acorda e interrompe o fluxo da urina. Com o tempo, a criança torna-se condicionada a acordar quando a bexiga está cheia ou a parar de urinar quando está dormindo.

Quando as terapias comportamentais e motivacionais são infrutíferas, principalmente nos escolares, podem ser prescritos alguns fármacos. Instrua a criança e os pais quanto ao uso de medicamentos como oxibutinina, imipramina e desmopressina (DDAVP), caso tenham sido prescritos (ver Guia farmacológico 21.1).

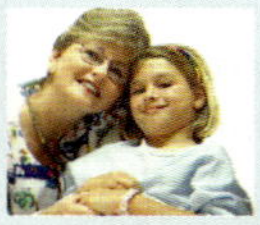

A enurese é motivo de vergonha e embaraço para crianças e adolescentes. Esse distúrbio afeta a criança emocional, comportamental e socialmente. A vida da família também é significativamente afetada. O insucesso do tratamento da enurese foi associado a baixa autoestima dos adolescentes.

Considere *isto!*

Antonio Cruise, um menino de 7 anos, foi levado à clínica pela mãe para a consulta anual. Durante sua avaliação, a mãe expressa preocupação de que Antonio continua a urinar na cama à noite. "Eu esperava que isso parasse espontaneamente, mas agora estou preocupada de que haja algum problema", diz ela.

Que outras informações você deve obter?

Quais instruções e intervenções podem ser necessárias para essa criança e sua família?

O que você pode fazer para apoiar e estimular Antonio e sua família?

● Distúrbios adquiridos que causam disfunção renal

Alguns distúrbios adquiridos são responsáveis por alterações da função renal. Esses distúrbios podem ser devidos a uma resposta autoimune ou a uma infecção bacteriana. A disfunção renal também pode ser causada por distúrbios obstrutivos ou refluxo vesicoureteral, conforme foi descrito antes. Se não forem tratados, esses distúrbios podem causar falência renal; mesmo quando recebem tratamento adequado, algumas crianças não conseguem melhora apropriada e desenvolvem insuficiência renal aguda ou crônica. Os distúrbios renais são as causas mais comuns de hipertensão em crianças.

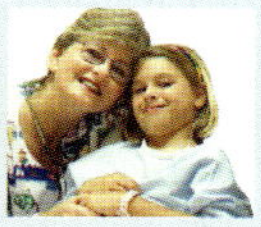

A hipertensão grave (pressão arterial acima do 99º percentil para a idade e o sexo) pode causar lesões oculares ou de outros órgãos vitais (rins, cérebro ou coração), ou até mesmo a morte. As enfermeiras pediatras devem aderir à aferição precisa da pressão arterial em crianças.

Síndrome nefrótica

A síndrome nefrótica é causada por aumento da permeabilidade da membrana basal glomerular, que possibilita perdas anormais de proteínas na urina. Em geral, a síndrome nefrótica ocorre em três formas: congênita, idiopática e secundária. A síndrome nefrótica congênita é um distúrbio hereditário raro e ocorre principalmente em famílias de ascendência finlandesa. O prognóstico é desfavorável, embora tenha sido conseguida alguma melhora com o tratamento agressivo precoce e os avanços do transplante renal em lactentes. A síndrome nefrótica pode ser secundária a outros distúrbios, como lúpus eritematoso sistêmico, púrpura de Henoch-Schonlein ou diabetes. A síndrome nefrótica idiopática é o tipo encontrado mais comumente em crianças e geralmente é conhecida como síndrome nefrótica por lesão mínima. A síndrome nefrótica por lesão mínima é mais comum no sexo masculino e em crianças com menos de 3 anos de idade. A discussão a seguir enfatiza principalmente essa forma. As complicações da síndrome nefrótica incluem anemia, infecção, déficit de crescimento, peritonite, trombose e insuficiência renal.

Fisiopatologia

O aumento da permeabilidade glomerular resulta em passagem de quantidades maiores de proteínas plasmáticas pela membrana basal do glomérulo. Isso causa perda excessiva de proteína (albumina) na urina (**proteinúria**) e redução dos níveis de proteína e albumina (hipoalbuminemia) na corrente sanguínea. A perda proteica associada à síndrome nefrótica tende a consistir quase exclusivamente em albumina. A hipoalbuminemia altera a pressão osmótica e transfere líquidos da corrente sanguínea para os tecidos intersticiais (edema). Essa redução do volume sanguíneo estimula os rins a responderem conservando sódio e água, o que agrava o edema. O fígado percebe a perda de proteínas e aumenta a produção das lipoproteínas. Por essa razão, a criança desenvolve **hiperlipidemia**, porque o excesso de lipídios não pode ser excretado na urina. A hiperlipidemia associada a síndrome nefrótica pode ser muito grave, pois, embora os níveis de colesterol possam diminuir quando a síndrome nefrótica está em remissão, logo aumentam significativamente durante as recidivas.

As crianças com síndrome nefrótica têm risco mais alto de trombose (tromboembolia) secundária à redução do volume intravascular. Além disso, estão mais sujeitas a desenvolver infecções graves, principalmente pneumonia pneumocócica, sepse ou peritonite espontânea. A síndrome nefrótica resistente aos corticosteroides pode evoluir para insuficiência renal aguda.

Tratamento

Em geral, o tratamento clínico da síndrome nefrótica por lesão mínima consiste na administração de corticosteroides. Albumina intravenosa pode ser administrada a crianças com edema grave e também são necessários diuréticos na fase edematosa. Em geral, o tratamento deve ser mantido por longo tempo para induzir remissão. O nefrologista determina a duração do tratamento com base na resposta da criança. As crianças com síndrome nefrótica por lesão mínima sensível aos corticosteroides geralmente têm prognóstico favorável. Algumas crianças com síndrome nefrótica por lesão mínima apresentam resposta mínima ao tratamento corticosteroide, ou entram em remissão e a doença é resistente aos corticosteroides. Nesses casos, pode ser necessário tratar a criança com imunossupressores, como ciclofosfamida, ciclosporina A ou micofenolato mofetila.

Avaliação de enfermagem

Veja a descrição completa da fase de avaliação do processo de enfermagem na p. 660. Os resultados da avaliação pertinentes à síndrome nefrótica por lesão mínima estão descritos a seguir.

História de saúde

Obtenha uma descrição da doença atual e da queixa principal. Os sinais e os sintomas comumente relatados na história de saúde incluem:

- Náuseas ou vômitos (podem estar relacionados com ascite)
- Ganho ponderal recente
- História de edema periorbitário pela manhã, progredindo para edema generalizado ao longo do dia
- Fraqueza ou fadiga
- Irritabilidade ou inquietude

Investigue a história da doença atual e a história patológica pregressa da criança para detectar fatores de risco como:

- Retardo do crescimento intrauterino
- Idade precoce (menos de 3 anos)
- Sexo masculino

Exame físico

A avaliação física da criança que tem síndrome nefrótica inclui inspeção e observação, ausculta e palpação.

Observe se a criança tem edema (periorbitário, generalizado [**anasarca**] ou ascite abdominal). À medida que a doença avança, o edema também pode tornar-se mais generalizado e, por fim, grave. Inspecione a pele, que pode estar retesada e estirada, verifique se há palidez ou lesões cutâneas associadas a edema significativo (Figura 21.7). Registre a estatura (ou o comprimento) e o peso. Verifique se há taquipneia ou aumento do esforço respiratório associado à ascite e ao edema.

Faça uma aferição da pressão arterial, que pode estar elevada nas crianças com síndrome nefrótica, embora na maioria dos casos esteja normal ou reduzida, a menos que a doença esteja progredindo para insuficiência renal. Ausculte os sons cardíacos e pulmonares e verifique se há anormalidades causadas pela sobrecarga de líquidos. Palpe a pele e veja se está retesada. Palpe o abdome e registre a existência de ascite.

Exames complementares

O teste da fita urinária mostra proteinúria grave. Em casos raros, também há hematúria discreta. Os níveis séricos das proteínas e da

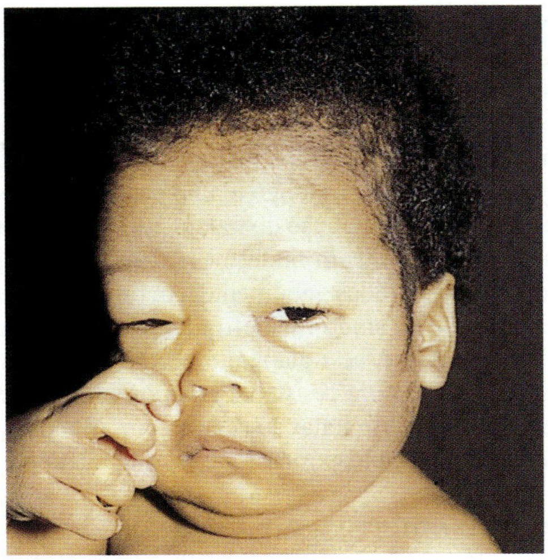

● Figura 21.7 Observe o edema acentuado associado à síndrome nefrótica.

albumina estão baixos (em geral, há reduções graves). O colesterol e os triglicerídios séricos estão elevados. Com a persistência da síndrome nefrótica, os níveis de ureia e creatinina podem elevar-se.

Intervenções de enfermagem

As metas da assistência de enfermagem incluem estimulação da diurese, profilaxia das infecções, promoção de nutrição adequada e orientação aos pais quanto aos cuidados necessários em casa. Assim como ocorre com outros distúrbios crônicos, ofereça apoio emocional constante à família e à criança.

Diurese

Administre os corticosteroides conforme a prescrição. A redução progressiva das doses é necessária quando chega a ocasião de interromper o tratamento com corticosteroide. Administre os diuréticos conforme a prescrição, geralmente furosemida. As crianças podem apresentar hipopotassemia secundária à perda de potássio, que é um dos efeitos colaterais da furosemida. Essas crianças podem necessitar de suplementos de potássio ou de uma dieta mais rica em alimentos que contenham este eletrólito. Monitore o débito urinário e a quantidade de proteínas na urina (teste da fita urinária). Pese a criança diariamente na mesma balança, nua ou com a mesma quantidade de roupa. Verifique se o edema está diminuindo. Determine a frequência do pulso e a pressão arterial a cada 4 h para detectar hipovolemia resultante dos desvios do excesso de líquidos. Reforce as restrições de líquidos orais, caso tenham sido recomendadas.

Nos casos de hipoalbuminemia grave, pode ser necessário administrar albumina intravenosa. Os aumentos do nível sérico de albumina desviam os líquidos dos espaços subcutâneos de volta à corrente sanguínea. A administração de um diurético, como a furosemida, logo depois da infusão de albumina promove diurese adequada e evita sobrecarga de líquidos. Veja as implicações de enfermagem relativas à utilização desses medicamentos no Guia farmacológico 21.1.

Profilaxia de infecções

Monitore a temperatura da criança. As doenças virais podem desencadear recidiva da síndrome nefrótica em crianças que estavam em remissão. Administre a vacina antipneumocócica conforme a prescrição (ver mais informações sobre imunização no Capítulo 8). Administre os antibióticos profiláticos, caso tenham sido prescritos. As vacinas de vírus vivos devem ser postergadas no mínimo por 2 semanas depois da interrupção do tratamento com corticosteroide ou de outros agentes imunossupressores. Mostre aos pais que, se a criança não estiver imunizada e for exposta a varicela, o médico ou o nefrologista deverá ser avisado imediatamente, a fim de que a criança possa receber imunoglobulina para varicela-zoster.

Nutrição e crescimento adequados

Estimule a ingestão de uma dieta rica em nutrientes, levando em conta as restrições prescritas. A restrição de líquidos é reservada a crianças com edema grave. A ingestão de sódio pode ser limitada em crianças edemaciadas, na tentativa de evitar retenção de mais líquidos. A ajuda do nutricionista geralmente é útil para planejar as refeições, porque muitos alimentos preferidos pelas crianças são ricos em sódio. Estimule a ingestão de lanches ricos em proteínas. Consulte a criança e a família ao planejar as refeições e os lanches que a criança aprecia e tende a consumir. A utilização de suplementos nutricionais (misturas para bater com leite) pode ser útil em alguns casos.

Orientação à família

Oriente os pais sobre como administrar os medicamentos e monitorar seus efeitos colaterais. Demonstre a técnica do teste da fita urinária para detectar proteína, e estimule a família a manter um gráfico com os resultados dos testes. A criança pode voltar à escola, mas deve evitar contato com outros colegas doentes. Se a criança for exposta ao contato com outra criança portadora de doença infecciosa, os pais devem monitorar a temperatura e os resultados do teste da fita urinária com maior frequência, de modo que possam detectar precocemente uma recidiva da síndrome nefrótica e iniciar o tratamento apropriado.

Apoio emocional

A síndrome nefrótica geralmente é um distúrbio crônico e as crianças sensíveis ao tratamento corticosteroide podem entrar em remissão e, logo em seguida, apresentar uma recidiva. Esse ciclo de recidivas e remissões é emocionalmente perturbador para a criança e a família. As internações hospitalares frequentes necessárias exigem que a criança falte à escola e os pais ao trabalho; isto agrava ainda mais o estresse da família. A criança pode experimentar isolamento social porque precisa evitar exposição a infecções, ou porque tem problemas de autoestima. A criança pode estar insatisfeita com sua aparência física, em consequência do edema e do excesso de peso, da baixa estatura e da "fácies de lua" típica do tratamento crônico com corticosteroide.

Ofereça apoio emocional à criança e à família. Elogie seus esforços para seguir o plano de tratamento. Apresente a criança a outros jovens com distúrbios renais crônicos.

Glomerulonefrite aguda

Glomerulonefrite aguda é um distúrbio no qual processos imunes lesionam os glomérulos. Os mecanismos imunes causam inflamação, que altera a estrutura e a função dos glomérulos dos dois rins. Isso é comum depois de infecções, geralmente das vias respiratórias superiores ou da pele. A forma mais comum é conhecida como glomerulonefrite pós-estreptocócica aguda, e a discussão a seguir enfatiza esta condição. A glomerulonefrite pós-estreptocócica aguda é causada por uma reação antígeno-anticorpo secundária a infecção por uma cepa nefritogênica de estreptococo beta-hemolítico do grupo A. A glomerulonefrite pós-estreptocócica aguda é mais comum no sexo masculino e em crianças com mais de 2 anos de idade. A complicação mais grave é progressão para uremia e insuficiência renal (aguda ou crônica).

A glomerulonefrite pós-estreptocócica aguda não tem tratamento específico. As medidas terapêuticas visam manter o volume de líquidos e controlar a hipertensão. Se houver indícios de infecção estreptocócica coexistente, será necessário utilizar antibióticos.

Avaliação de enfermagem

Veja a descrição detalhada da fase de avaliação do processo de enfermagem na p. 660. Os resultados da avaliação pertinentes à glomerulonefrite aguda estão descritos a seguir.

História de saúde

Obtenha uma descrição da doença atual e da queixa principal. Os sinais e os sintomas comumente relatados na história de saúde podem incluir:

- Febre
- Letargia
- Cefaleia
- Redução do débito urinário
- Dor abdominal
- Vômitos
- Anorexia

Investigue a história da doença atual e a história patológica pregressa da criança para detectar fatores de risco como episódio recente de faringite ou outras infecções estreptocócicas, idade acima de 2 anos ou sexo masculino.

Exame físico e exames complementares

Avalie a pressão arterial da criança para verificar se está elevada, porque isto é comum. Observe se há edema discreto e sinais de congestão cardiopulmonar, inclusive acentuação do esforço respiratório ou tosse. Ausculte os pulmões para detectar estertores e o coração para evidenciar ritmo em galope. O teste da fita urinária mostra proteinúria e hematúria. Inspecione a urina para detectar hematúria macroscópica, que confere à urina uma coloração semelhante à do chá, aos refrigerantes de sabor cola ou até mesmo uma tonalidade esverdeada opaca. Os níveis séricos de creatinina e de ureia podem estar normais ou elevados, o nível do complemento mostra-se reduzido e a velocidade de hemossedimentação está aumentada. As alterações laboratoriais específicas dos estreptococos são títulos altos de antiestreptolisina O (ASO) e do antígeno DNAase B.

Intervenções de enfermagem

Administre agentes anti-hipertensivos como labetalol ou nifedipino e diuréticos, conforme a prescrição. Monitore frequentemente a pressão arterial. Durante a fase edematosa inicial, mantenha as restrições de sódio e água de acordo com a prescrição. Pese a criança diariamente na mesma balança e com a mesma quantidade de roupas. Monitore o aumento do débito urinário e observe se há melhora da cor da urina. Registre se houver regressão do edema. Faça uma avaliação neurológica cuidadosa, porque a hipertensão pode causar encefalopatia e convulsões. As crianças com glomerulonefrite pós-estreptocócica aguda geralmente se sentem fatigadas e preferem ficar deitadas durante a fase aguda. Ofereça à criança atividades apropriadas à idade e concentre os cuidados de enfermagem de modo a permitir períodos de descanso.

Algumas crianças podem ser tratadas em casa se o edema for leve e não tiverem hipertensão. Oriente a família sobre como monitorar o volume e a cor da urina, aferir a pressão arterial e seguir as restrições dietéticas prescritas. A criança tratada em casa não deve realizar atividades extenuantes, até que haja regressão da proteinúria e da hematúria.

Se a disfunção renal piorar, poderá ser necessário iniciar diálise.

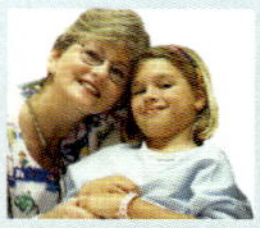

Evite utilizar agentes anti-inflamatórios não esteroides (AINE) em crianças com função renal duvidosa, porque a ação bloqueadora das prostaglandinas desses medicamentos pode reduzir ainda mais a taxa de filtração glomerular.

Síndrome hemolítico-urêmica

A síndrome hemolítico-urêmica é definida por três anormalidades: anemia hemolítica, trombocitopenia e insuficiência renal aguda. Em 90% dos casos dessa síndrome, as manifestações clínicas são precedidas de uma doença diarreica. Outras causas são: idiopática, hereditária, provocada por medicamentos, secundária a neoplasias malignas ou a transplantes e associada a hipertensão maligna. A discussão subsequente enfatiza a síndrome hemolítico-urêmica típica precedida de uma doença diarreica. A diarreia líquida progride para colite hemorrágica e, em seguida, para a tríade da síndrome hemolítico-urêmica. As manifestações clínicas dessa síndrome e também os efeitos em outros órgãos são causados principalmente por microtrombos e por alterações isquêmicas dos órgãos. Os fenômenos trombóticos que ocorrem nos vasos sanguíneos finos dos glomérulos provocam obstrução das alças capilares glomerulares e glomerulosclerose, que evolui para insuficiência renal.

Uma cepa de *E. coli* produtora de verotoxina (O157:H7) causa a maioria dos casos, embora o *Streptococcus pneumoniae*, a *Shigella dysenteriae* e outras bactérias também possam atuar como agentes etiológicos. Aparentemente, o tratamento antibiótico utilizado para tratar essas bactérias pode contribuir para liberação da verotoxina. Consumo de carne de boi malcozida é responsável pela maioria dos casos de infecção por *E. coli* O157:H7, mas a doença também é transmitida por fezes de vários animais, leite e derivados não pasteurizados ou produtos à base de frutas. A transmissão também ocorre por meio de fezes humanas e alguns casos foram associados a frequência a piscinas públicas. A síndrome hemolítico-urêmica é mais comum em crianças de 6 meses a 4 anos. As complicações incluem insuficiência renal crônica, convulsões e coma, pancreatite, intussuscepção, prolapso retal, miocardiopatia, insuficiência cardíaca congestiva e síndrome da angústia respiratória aguda (Varade, 2000).

A abordagem terapêutica da síndrome hemolítico-urêmica consiste basicamente em manter o controle de líquidos ingeridos e eliminados; corrigir a hipertensão, a acidose e os distúrbios eletrolíticos; repor as hemácias circulantes; e providenciar diálise, se for necessária.

Avaliação de enfermagem

Veja a descrição detalhada da fase de avaliação do processo de enfermagem na p. 660. Os resultados da avaliação pertinentes à síndrome hemolítico-urêmica estão descritos a seguir.

História de saúde

Obtenha uma descrição da doença atual e da queixa principal. Os sinais e os sintomas comumente relatados na história de saúde podem incluir diarreia líquida acompanhada de cólicas e vômitos em alguns casos. Depois de vários dias, a diarreia torna-se sanguinolenta e finalmente regride.

Investigue a história da doença atual e a história patológica pregressa para detectar fatores de risco como ingestão de carne de boi crua, visitas a um parque aquático ou a um zoológico com animais domésticos antes do início da doença diarreica, ou utilização de antibióticos ou agentes antidiarreicos.

Exame físico

Observe se a criança apresenta palidez, aspecto toxêmico, edema, **oligúria** ou **anúria**. Verifique se a pressão arterial está elevada e se há hipersensibilidade abdominal. Avalie a criança para detectar acometimento neurológico, que pode incluir irritabilidade, alteração do nível de consciência, convulsões, posturas anormais ou coma.

Exames complementares

O exame dos elementos anormais e sedimentos na urina (EAS) pode mostrar sangue, proteína, pus e/ou cilindros. Existem várias anormalidades laboratoriais no soro, inclusive:

- Níveis elevados de ureia e creatinina
- Anemia moderada a grave (com células crenadas, esquistócitos, esferócitos ou células em capacete), trombocitopenia branda a moderada
- Contagem alta de reticulócitos
- Níveis altos de bilirrubina e desidrogenase láctica (LDH)
- Teste de Coombs negativo (exceto nos casos associados a infecção por *S. pneumoniae*)
- Leucocitose com desvio à esquerda
- Hiponatremia
- Hiperpotassemia
- Hiperfosfatemia
- Acidose metabólica

Intervenções de enfermagem

A assistência de enfermagem para a criança com síndrome hemolítico-urêmica consiste basicamente em observação atenta e monitoração do estado da criança. Institua e mantenha precauções de contato para evitar disseminação da *E. coli* O157:H7 para outras crianças (as bactérias se disseminam até 7 dias depois da regressão da diarreia). Monitore atentamente o volume de líquidos. A profilaxia da síndrome hemolítico-urêmica também é uma função importante da enfermeira.

Manutenção de controle adequado do volume de líquidos

Mantenha a monitoração e o registro rigorosos da ingestão e das perdas para reavaliar a progressão para insuficiência renal. Monitore cuidadosamente as infusões intravenosas e os resultados da bioquímica do sangue. Administre diuréticos conforme a prescrição. Avalie a pressão arterial frequentemente e relate ao médico quaisquer alterações. Administre os agentes anti-hipertensivos prescritos e monitore sua eficácia. Estimule a ingestão nutricional adequada levando em consideração as restrições dietéticas prescritas. Observe se há sangramento, fadiga e palidez. Siga o protocolo da instituição quanto à transfusão de concentrados de hemácias e/ou plaquetas (em geral, as plaquetas são transfundidas apenas quando há sangramento em atividade ou trombocitopenia grave). Relate ao médico se houver deterioração progressiva dos resultados laboratoriais. Cerca de 50% das crianças com síndrome hemolítico-urêmica necessitam de diálise, no mínimo por alguns dias.

Profilaxia da síndrome hemolítico-urêmica

A higiene adequada das mãos é importante. Ensine às crianças como lavar as mãos depois de utilizar o banheiro, antes de comer e depois de brincar com animais domésticos. Recomende a utilização de fraldas para piscina (que contêm as fezes) para as crianças que não controlam as fezes. Instrua os pais a cozinharem adequadamente todas as carnes ou até que a carne fique totalmente castanha ou cinzenta e os caldos fiquem marrons em vez de rosados. Lave cuidadosamente todas as frutas e os vegetais. Assegure que a água de beber e a água utilizada para recreação sejam adequadamente tratadas. Evite laticínios e produtos à base de frutas (inclusive cidra) não pasteurizados.

Insuficiência renal

Insuficiência renal é uma condição na qual os rins não conseguem concentrar a urina, conservar os eletrólitos ou excretar as escórias metabólicas. Assim como ocorre com os adultos, a insuficiência renal das crianças pode ser aguda ou crônica. Alguns casos de insuficiência renal aguda regridem sem outras complicações, enquanto outras crianças necessitam de diálise. Quando a insuficiência renal aguda continua a progredir, a doença torna-se crônica (também conhecida como doença renal terminal). As modalidades de tratamento para doença renal terminal incluem diálise e transplante renal.

Insuficiência renal aguda

A insuficiência renal aguda é definida por declínio súbito e geralmente reversível da função renal, que resulta em acúmulo das toxinas metabólicas (principalmente escórias nitrogenadas) e distúrbios hidreletrolíticos. A sobrecarga de líquidos pode causar hipertensão, edema pulmonar e insuficiência cardíaca congestiva. Outras complicações incluem hiperpotassemia, acidose metabólica, hiperfosfatemia e uremia. Nas crianças, a insuficiência renal aguda é causada mais comumente por redução da perfusão renal, como ocorre no choque hipovolêmico ou no choque séptico. Essa condição também pode ocorrer em crianças com anemia hemolítica, ou pode ser secundária à nefrotoxicidade de alguns medicamentos. As complicações incluem anemia, hiperpotassemia, hipertensão, edema pulmonar, insuficiência cardíaca, alterações do nível de consciência ou convulsões e progressão para insuficiência renal crônica.

A abordagem terapêutica tem como objetivos tratar a causa subjacente e estabilizar os distúrbios hidreletrolíticos, além de reduzir a pressão arterial.

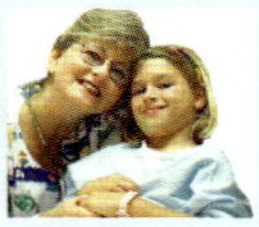

Medicamentos comumente utilizados pelas crianças podem reduzir a função renal. As cefalosporinas podem causar aumentos transitórios da ureia e da creatinina. Os medicamentos realmente nefrotóxicos utilizados com frequência por crianças incluem aminoglicosídios, sulfonamidas, vancomicina e anti-inflamatórios não esteroides (AINE). Procure assegurar que os medicamentos potencialmente nefrotóxicos sejam administrados de acordo com as diretrizes de segurança (dosagem, frequência, taxa de administração) publicadas.

Avaliação de enfermagem

Veja a descrição detalhada da fase de avaliação do processo de enfermagem na p. 660. Os resultados da avaliação pertinentes a insuficiência renal aguda estão descritos a seguir.

História de saúde

Obtenha uma descrição da doença atual e da queixa principal. Os sinais e os sintomas comumente relatados na história de saúde podem incluir:

- Náuseas
- Vômitos
- Diarreia
- Letargia
- Febre
- Redução do débito urinário

Investigue a história da doença atual e a história patológica pregressa da criança para detectar fatores de risco como choque, traumatismo, queimaduras, distúrbios urológicos, doença renal, uso de medicamentos nefrotóxicos ou reação transfusional grave.

Exame físico e exames complementares

Examine a elasticidade da pele e verifique se as mucosas estão desidratadas ou se há edema. Ausculte os pulmões para detectar estertores, que podem estar associados a edema pulmonar. Registre a existência de taquipneia e distúrbios do ritmo cardíaco. Avalie o nível de consciência da criança. Os exames laboratoriais mostram níveis altos de creatinina e, possivelmente, distúrbios eletrolíticos como hiperpotassemia ou hipocalcemia. O exame simples de urina (EAS) pode mostrar proteinúria ou hematúria.

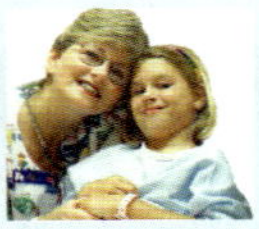

Monitore cuidadosamente o lactente ou a criança que apresentam insuficiência renal para detectar sinais de insuficiência cardíaca congestiva, inclusive edema acompanhado de pulsos saltitantes, presença de uma terceira bulha, sons pulmonares adventícios e dispneia.

Intervenções de enfermagem

A assistência de enfermagem consiste basicamente em controlar a hipertensão, normalizar os distúrbios hidreletrolíticos e orientar a família.

Controle da hipertensão

Monitore cuidadosamente a pressão arterial da criança. Administre os medicamentos anti-hipertensivos conforme a prescrição. Ao administrar medicamentos de ação rápida como nifedipino sublingual ou labetalol intravenoso, permaneça com a criança e monitore frequentemente a pressão arterial. Avise imediatamente ao médico se a pressão arterial elevada não baixar depois da administração do medicamento e continuar alta.

Normalização dos distúrbios hidreletrolíticos

Monitore frequentemente os sinais vitais e avalie a densidade urinária. Mantenha registros detalhados da ingestão e das perdas. Administre os diuréticos conforme a prescrição. Quando o débito urinário é recuperado, a diurese pode ser significativa. Monitore se há sinais de hiperpotassemia (pulsos fracos e irregulares; fraqueza muscular; cólicas abdominais) e hipocalcemia (abalos musculares ou tetania). Administre sulfonato de poliestireno conforme a prescrição, por via oral, retal ou por cateter nasogástrico para reduzir os níveis do potássio. Esse medicamento remove potássio principalmente em consequência de sua permuta por sódio, que depois é eliminado nas fezes. Administre as transfusões de concentrado de hemácias conforme a prescrição (pode ser necessário administrar uma dose do diurético em seguida). Pode ser necessária diálise quando a oligúria é persistente e causa sobrecarga significativa de líquidos, quando os distúrbios eletrolíticos alcançam níveis perigosos, ou quando a uremia provoca depressão do sistema nervoso central.

Orientação à família

Instrua a família quanto ao plano de cuidados e à necessidade de restringir a ingestão de líquidos, conforme a prescrição. Oriente a família a conservar toda a urina eliminada para posterior observação e análise da enfermeira. Forneça instruções quanto à utilização da diálise, caso seja relevante.

Doença renal terminal

A doença renal terminal caracteriza-se por insuficiência renal crônica que requer diálise prolongada ou transplante renal. Nas crianças, a insuficiência renal crônica resulta mais comumente de anomalias estruturais congênitas, como a uropatia obstrutiva. Pode ser causada por distúrbios hereditários como nefrite familiar; ou resultar de um problema adquirido, como glomerulonefrite; ou também pode ocorrer depois de um processo infeccioso, como pielonefrite ou síndrome hemolítico-urêmica. Isso contrasta com a insuficiência renal crônica dos adultos, que é causada principalmente por diabetes ou hipertensão. Podem ocorrer uremia, hipocalcemia, hiperpotassemia e acidose metabólica. As complicações da doença renal terminal são numerosas. As toxinas urêmicas destroem os eritrócitos e os rins insuficientes não conseguem produzir eritropoetina e, por esta razão, as crianças têm anemia grave. Hipertensão é comum e pode haver insuficiência cardíaca. A hipocalcemia causa raquitismo (ossos quebradiços). O crescimento é retardado e a maturação sexual pode ser atrasada ou inexistente. Muitas crianças com doença renal terminal têm depressão, ansiedade, dificuldade de interação social e baixa autoestima. Ver Healthy People 2010.

Avaliação de enfermagem

Veja a descrição completa da fase de avaliação do processo de enfermagem na p. 660. Os resultados da avaliação pertinentes à doença renal terminal estão descritos a seguir.

Healthy People *2010*

Objetivo	Importância
Reduzir a incidência de novos casos de doença renal terminal.	• Estimular a adesão aos tratamentos clínicos recomendados para os distúrbios das vias urinárias, de modo a evitar progressão para insuficiência renal crônica.

História de saúde

Avalie a história de saúde para evidenciar fatores de risco como baixo peso ao nascer (associado a disfunção renal e a anormalidades anatômicas), déficit de crescimento (peso, comprimento/estatura e perímetro cefálico) e esquema de diálise. Verifique se há perda de apetite ou redução do nível de energia, pele seca ou pruriginosa, ou dor óssea ou articular.

Exame físico e exames complementares

Faça um exame físico completo e fique atenta a quaisquer anormalidades (podem variar de caso a caso). Se estiverem presentes, avalie o local de acesso do cateter peritoneal para determinar se a drenagem está interrompida ou se há sangramento ou eritema. Se a criança estiver em hemodiálise, avalie a fístula ou o enxerto para detectar sopro e frêmito. Os exames laboratoriais podem mostrar níveis baixos de hematócrito e hemoglobina, concentrações séricas altas de fósforo e potássio e níveis baixos de sódio, cálcio e bicarbonato. Os níveis de ureia, ácido úrico e creatinina também estão elevados. A depuração de creatinina da urina de 24 h mostra níveis elevados de creatinina urinária, que refletem redução progressiva da função renal.

Intervenções de enfermagem

A assistência de enfermagem para a criança com doença renal terminal inclui promoção do crescimento e do desenvolvimento, remoção das escórias metabólicas e manutenção do equilíbrio de líquidos por meio de diálise, promoção do bem-estar psicossocial e apoio e orientação à família.

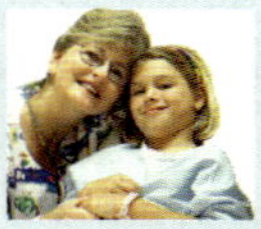

Avalie cuidadosamente as crianças com doença renal terminal para detectar agravamento da uremia ou da acidose metabólica. A uremia pode causar sintomas relativos ao sistema nervoso central, inclusive cefaleia ou coma, ou distúrbios gastrintestinais ou neuromusculares. A acidose metabólica causa letargia, cefaleia difusa e confusão mental.

Crescimento e desenvolvimento

Estimule a criança a escolher os alimentos que ela aprecia e que estão incluídos nas restrições dietéticas impostas. As necessidades diárias de proteína para o crescimento adequado variam de 0,9 a 1,5 g/kg de peso. Restrições de sódio e/ou potássio também podem ser necessárias. Reforce as restrições dos líquidos, caso estejam prescritas. Administre medicamentos como eritropoetina, hormônio do crescimento e suplementos de vitaminas e sais minerais para melhorar o estado nutricional e promover o crescimento. A Tabela 21.2 relaciona os medicamentos e os suplementos utilizados para promover o crescimento.

Bem-estar psicossocial

A criança com insuficiência renal crônica, especialmente doença renal terminal, muitas vezes tem depressão e ansiedade. Quando necessário, encaminhe as crianças e suas famílias ao serviço social ou a um consultor do hospital para abordar os problemas de depressão ou ansiedade. A necessidade de diálise crônica (sessões diárias de diálise peritoneal, ou 3 a 4 sessões semanais de hemodiálise) acarreta estresse persistente à criança e à família. Em geral, essas crianças têm déficits de crescimento e costumam apresentar distúrbio da imagem corporal. As consultas médicas e as hospitalizações frequentes interferem no desempenho escolar da criança. Apresente a criança a outras crianças que também tenham doença renal terminal (geralmente isto acaba acontecendo nos centros de hemodiálise).

Assegure que a família esteja ciente dos recursos financeiros e de suporte oferecidos pela comunidade. Vários *sites* da Internet oferecem fóruns para crianças e adolescentes com insuficiência renal ou transplantados; assim, eles podem aprender sobre sua doença, acessar os recursos disponíveis e/ou se comunicar com outras crianças.

Tabela 21.2 Medicamentos e suplementos comumente utilizados para tratar as complicações da doença renal terminal

Medicamento ou suplemento	Finalidade
Vitamina D e cálcio	Correção da hipocalcemia e da hiperfosfatemia
Sulfato ferroso	Tratamento da anemia
Bicitra (ácido cítrico e citrato de sódio) ou comprimidos de bicarbonato de sódio	Correção da acidose
Polivitamínico	Melhora do estado nutricional
Eritropoetina injetável	Estimulação da proliferação dos eritrócitos
Hormônio do crescimento injetável	Estimular o crescimento em estatura

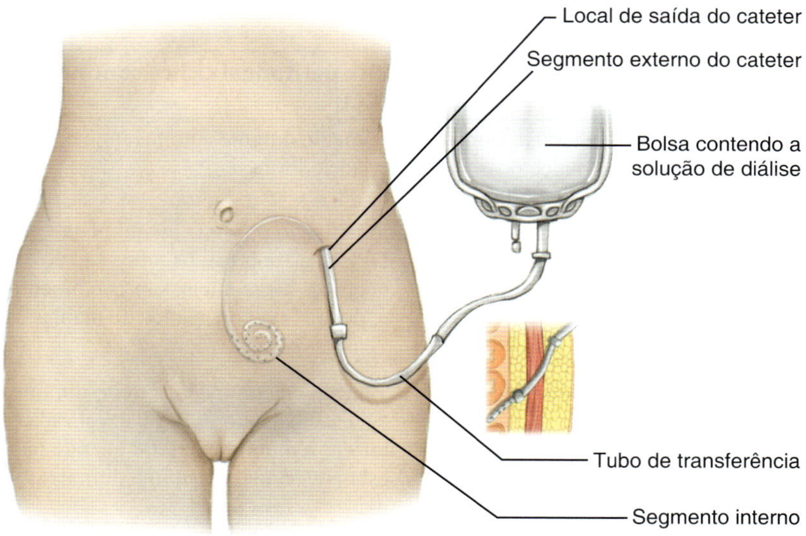

● Figura 21.8 O cateter de diálise peritoneal é inserido sob a pele e levado até à cavidade peritoneal.

Diálise e transplante

A diálise peritoneal ou a hemodiálise são necessárias por períodos longos para crianças com insuficiência renal crônica ou doença renal terminal. Quando a doença progride para doença renal terminal, o transplante renal torna-se necessário para o crescimento e o desenvolvimento normais da criança.

Diálise peritoneal

A diálise peritoneal utiliza a cavidade abdominal da criança como membrana semipermeável para ajudar a remover o excesso de líquido e a escória metabólica (Figuras 21.8 e 21.9). Um dos pais ou um cuidador realiza a diálise peritoneal domiciliar depois de concluir um curso de treinamento. O processo é realizado durante a noite com utilização de uma máquina (diálise peritoneal cíclica contínua) ou a incrementos durante todo o dia, até totalizar 4 a 8 h (diálise peritoneal ambulatorial contínua). A Tabela comparativa 21.1 confronta esses dois métodos de diálise peritoneal.

As vantagens da diálise peritoneal sobre a hemodiálise são a promoção do crescimento em virtude da liberdade mais ampla para o aporte dietético, mais independência para as atividades da vida diária e maior estabilização do equilíbrio eletrolítico. Contudo, o risco de infecção (peritonite e sepse) é uma preocupação constante com a diálise peritoneal. Os protocolos de troca do dialisado, os cuidados com o cateter abdominal e as trocas dos curativos devem ser realizados por meio de técnica asséptica para evitar a introdução de microrganismos na cavidade peritoneal. O Boxe 21.2 descreve os riscos associados à diálise peritoneal.

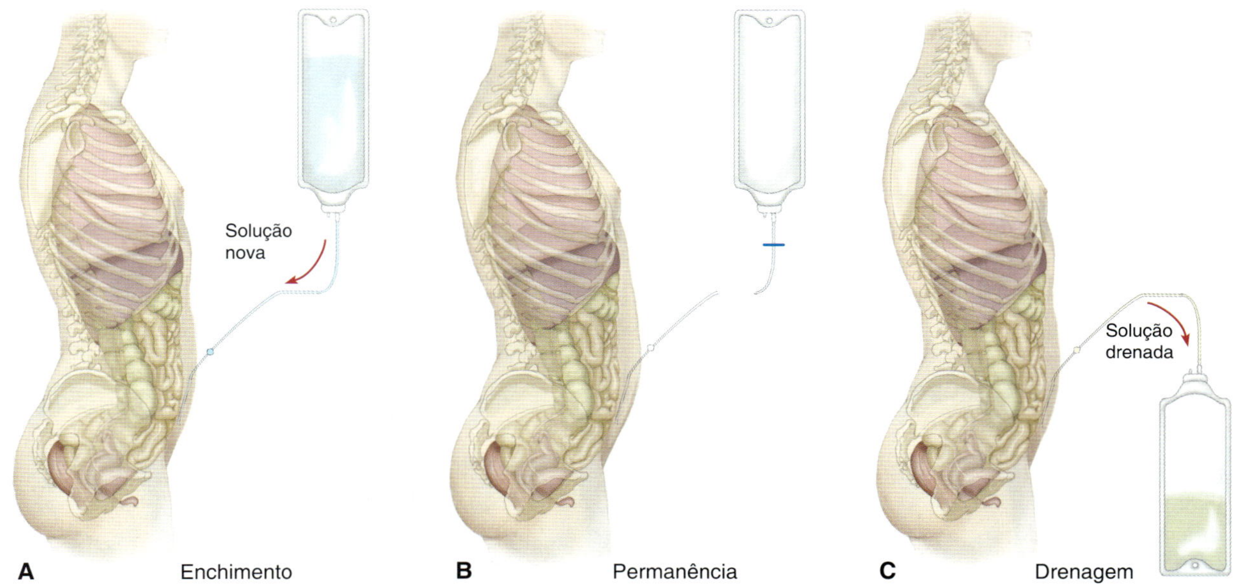

● Figura 21.9 **(A)** Durante a fase de "enchimento" da diálise peritoneal, a solução do dialisado é instilada na cavidade peritoneal. **(B)** Durante a fase de "permanência", a criança pode sair da cama com a bolsa vazia elevada e o tubo fixado sob suas roupas. **(C)** Durante a fase de "drenagem", a solução dialisada é drenada da cavidade peritoneal por gravidade e traz consigo a escória metabólica e o excesso de líquidos. As bolsas utilizadas para diálise são pesadas antes do enchimento e depois da drenagem, para se determinar o volume de líquidos retirados da criança.

Tabela comparativa 21.1 Métodos de diálise peritoneal

	Diálise peritoneal ambulatorial contínua (DPAC)	Diálise peritoneal cíclica contínua (DPCC)
Quando é realizada	Durante todo o dia, com trocas a cada 3 a 6 h. Em geral, o líquido permanece durante toda a noite para que a criança possa dormir	Geralmente durante a noite, enquanto a criança dorme
Método	Instilação e drenagem manuais e substituição das bolsas com o dialisado a cada troca	Automatizado por uma máquina de DPCC; as bolsas e os tubos são conectados ao se iniciar o procedimento e, depois, desconectados de manhã
Tempo de permanência	3 a 6 h	Em geral, 30 min a 1 h
Mobilidade	Oferece mobilidade e possibilita que a criança participe das atividades normais entre as trocas	A criança fica confinada ao leito durante a noite, enquanto a DPCC é realizada, mas tem mobilidade total quando não está conectada à máquina durante o dia

Hemodiálise

A hemodiálise remove as toxinas e o excesso de líquidos da circulação sanguínea bombeando o sangue da criança para uma máquina de hemodiálise e, em seguida, reinfundindo o sangue na criança. Agulhas para retirar e reinfundir o sangue são introduzidas em uma fístula ou em um enxerto arteriovenoso, geralmente localizado no braço da criança (Figuras 21.10 e 21.11).

A hemodiálise evita a necessidade de dialisar a criança diariamente, mas o procedimento, que demora 3 a 6 h, precisa ser realizado 2 a 4 vezes/semana (em geral, 3 vezes) em um centro de hemodiálise pediátrica. Isso exige que a criança afaste-se da escola e de outras atividades e que os pais faltem ao trabalho e a outras responsabilidades familiares. Como a hemodiálise geralmente é realizada apenas em dias alternados, uma quantidade maior de escória metabólica acumula-se no sangue da criança (uremia), e isto aumenta o risco de desenvolver convulsões. O local de punção pode infectar e também é possível ocorrer obstrução. A criança precisa seguir uma dieta mais rigorosa entre as sessões de hemodiálise, embora as restrições dietéticas geralmente sejam suspensas enquanto a criança está efetivamente em tratamento.

Avaliação de enfermagem

Veja a seção sobre avaliação de enfermagem da criança com insuficiência renal crônica/doença renal terminal, que é semelhante à avaliação da criança em diálise. Avalie as alterações da pressão arterial e dos resultados dos exames laboratoriais depois da diálise. Monitore os sinais e os sintomas de infecção.

Avalie a criança em diálise peritoneal quanto à tolerância ao volume de líquidos instilados no peritônio. O abdome permane-

Boxe 21.2 Riscos associados à diálise peritoneal

- Hipertensão e outras complicações cardíacas
- Convulsões
- Obstrução do cateter
- Extravasamento do dialisado
- Hiperglicemia
- Elevação dos níveis dos triglicerídios
- Perda proteica acentuada
- Estresse e esgotamento dos pais em virtude da natureza repetitiva do procedimento realizado diariamente

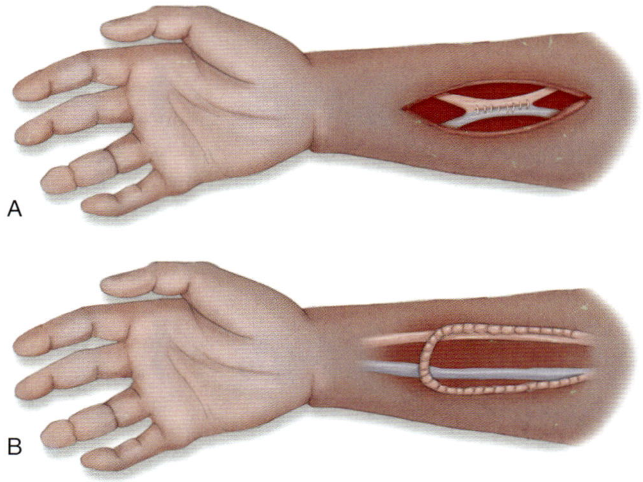

Figura 21.10 (A) Fístula arteriovenosa. (B) Enxerto arteriovenoso.

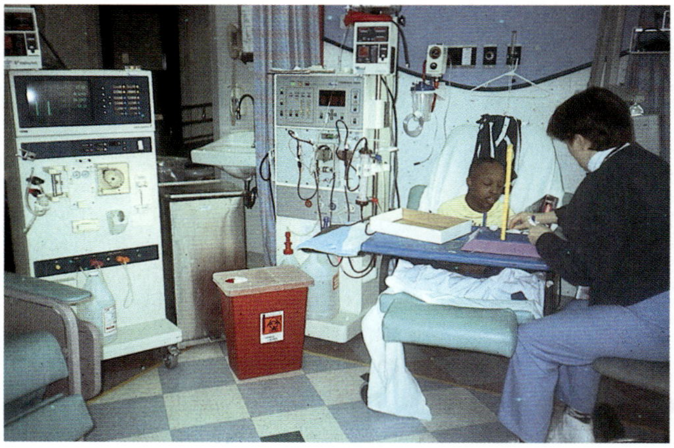

Figura 21.11 Hemodiálise pediátrica por meio de uma fístula ou um enxerto arteriovenoso localizado no braço esquerdo.

ce distendido enquanto o líquido fica no abdome, mas torna-se significativamente mais plano quando o líquido é retirado. Avalie o local de inserção do cateter de Tenckhoff para detectar sinais de infecção. Monitore a temperatura da criança. Inspecione o efluente do dialisado para detectar a presença de fibrina ou opacificação, que pode indicar infecção. Pese a criança diariamente (na fase de drenagem, se estiver em diálise peritoneal).

Com a criança em hemodiálise, avalie o local da fístula ou do enxerto arteriovenoso por meio dos sinais vitais. Ausculte o local para confirmar a existência de um sopro e palpe para detectar se há frêmito. Avise imediatamente ao médico se um desses sinais não estiver presente.

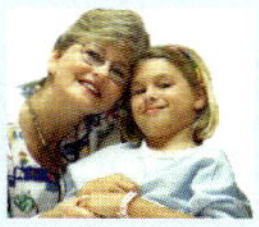

Evite aferir a pressão arterial, fazer punção venosa ou aplicar um torniquete no membro com a fístula ou o enxerto arteriovenoso; estes procedimentos podem provocar obstrução e mau funcionamento subsequente da fístula ou do enxerto. Oriente os pais e a criança a informarem aos profissionais de saúde com os quais tiverem contato quanto à existência da fístula ou do enxerto.

Intervenções de enfermagem

A diálise peritoneal e a hemodiálise são realizadas por enfermeiras especialmente treinadas e habilitadas. O papel da enfermeira pediatra generalista tem relação com os cuidados rotineiros da criança. A criança em diálise peritoneal geralmente pode receber uma dieta mais liberal e tem menos restrições à ingestão de líquidos do que as crianças em hemodiálise. A diálise peritoneal remove a escória metabólica e o excesso de líquidos diariamente, enquanto a hemodiálise é realizada em dias alternados. A maioria dos medicamentos utilizados rotineiramente não é administrada na manhã da hemodiálise programada, porque de qualquer modo seriam filtrados pelo processo de hemodiálise. Administre esses medicamentos logo que a criança voltar da unidade de diálise. Ver Healthy People 2010.

Transplante renal

O transplante renal é a melhor opção terapêutica para crianças com doença renal terminal e oferece as melhores chances de a criança ter uma vida normal. Depois do transplante, os medicamentos devem ser administrados cuidadosamente, para evitar rejeição do órgão. A criança pode conseguir função renal de 40 a 80% do normal com o transplante e demonstrar aceleração do crescimento, progressos do desenvolvimento cognitivo e psicossocial e melhora da qualidade de vida (Milliner, 2004).

Os rins são retirados de um cadáver (indivíduo em morte cerebral declarada, que antes deu consentimento para doação de seus órgãos) ou de um parente consanguíneo (doador vivo). O rim transplantado deve ser compatível com o tipo sanguíneo e os antígenos leucocitários humanos (HLA) da criança. O rim cadavérico ou do doador aparentado vivo é implantado cirurgicamente no abdome e os vasos sanguíneos são anastomosados com a aorta e a veia cava superior.

Em geral, os transplantes de doadores aparentados vivos têm taxas de rejeição mais baixas, quando comparados com os órgãos retirados de cadáveres. A doação do rim de um parente vivo e seu transplante subsequente podem ser planejados e agendados antecipadamente. Por outro lado, os rins cadavéricos ficam disponíveis repentinamente, e isto oferece menos tempo para o preparo pré-operatório. Nos dois casos, é necessário realizar os testes de compatibilidade tecidual e sanguínea pouco antes de tomar a decisão final de realizar o transplante. Em geral, os rins naturais da criança são retirados antes ou durante o transplante renal, porque eles estão associados à hipertensão da criança.

Healthy People 2010

Objetivo	Importância
Aumentar a proporção de novos pacientes de hemodiálise que usam fístula arteriovenosa como principal via de acesso vascular. Aumentar a proporção de crianças que fazem diálise registradas na lista de espera para transplante.	• Explicar à família os benefícios de uma fístula arteriovenosa se comparado com outros métodos de acesso para hemodiálise • Assegurar à criança a obtenção de uma fístula arteriovenosa • Orientar a família sobre o transplante, e caso não haja um doador vivo aparentado, estimular a família para que inscreva a criança na lista de espera para transplante de órgãos.

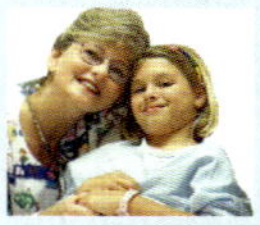

Os rins cadavéricos são alocados aos receptores potenciais com base na idade da criança em insuficiência renal, na sua posição na lista de espera por um transplante, no tipo sanguíneo, na compatibilidade dos antígenos HLA, no painel de anticorpos reativos e na região do país (de forma que o rim doado possa ser transplantado rapidamente).

Avaliação de enfermagem

Um exame físico completo deve ser realizado em qualquer criança candidata a transplante renal, seja no período pós-operatório imediato, em uma consulta realizada na clínica, ou quando a criança é internada no hospital, para se descartar a possibilidade de rejeição do órgão transplantado. Determine a história de saúde recente, os medicamentos e suas doses, e quaisquer sinais e sintomas que a criança possa ter. No período pós-operatório imediato, avalie a incisão para detectar eritema, edema ou secreção; se houver qualquer sinal de infecção ou rejeição, avise imediatamente ao cirurgião que realizou o transplante e ao nefrologista. Monitore atentamente a pressão arterial e os outros sinais vitais. Registre se houver regressão do edema. Anote detalhadamente a ingestão e as perdas de líquidos. Avalie a existência de sinais e sintomas de rejeição do órgão transplantado, inclusive mal-estar, febre, aumento inexplicável do peso ou dor sobre a região do órgão transplantado.

Intervenções de enfermagem

Os cuidados pós-operatórios enfatizam profilaxia da rejeição, monitoração da função renal, manutenção do equilíbrio hidreletrolítico e a orientação da criança e da família.

Profilaxia de rejeição e preservação da função renal

Administre os imunossupressores rigorosamente e dentro dos horários estabelecidos. Dose e monitore os níveis séricos desses medicamentos de acordo com o protocolo. Relate imediatamente quaisquer alterações significativas dos sinais vitais ou edema no local da cirurgia, porque isto pode indicar rejeição do órgão transplantado. Registre detalhadamente a ingestão e as perdas de líquidos. Uma vez estabelecido o débito urinário adequado, a ingestão geralmente é liberada.

Orientação à criança e à família

Desenvolva um esquema de modo a concentrar os cuidados de enfermagem para que a criança possa ter períodos adequados de descanso necessário à recuperação, apesar das numerosas e repetidas avaliações e intervenções. Com a família, elabore um esquema para administração dos medicamentos que seja compatível com a rotina familiar doméstica e também com as restrições impostas por alguns medicamentos. Comece o processo de orientação à família tão logo as condições da criança estejam estabilizadas. A administração precisa dos medicamentos e a monitoração em casa são importantes para evitar rejeição. A criança pode voltar à escola depois da alta hospitalar, mas a família deverá comunicar-se diretamente com a enfermeira escolar para colocá-la a par do estado de imunossupressão da criança.

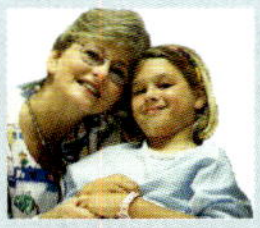

Estimule a criança que sofreu transplante renal a utilizar um colar ou bracelete de alerta médico e recomende enfaticamente que os pais informem os serviços de emergência da comunidade quanto ao estado da criança que recebeu o transplante.

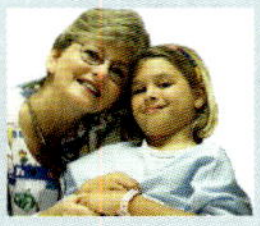

Oriente os pais a informarem ao médico de família sobre o uso crônico de corticosteroides e/ou imunossupressores, a fim de que a criança não receba vacinas de vírus vivos.

Distúrbios dos órgãos reprodutores

Alguns distúrbios podem afetar a genitália masculina ou a feminina e os órgãos reprodutores internos das crianças. Esses problemas podem ser estruturais, infecciosos ou relacionados com a menstruação (nas mulheres).

● Distúrbios femininos

Os distúrbios dos órgãos reprodutores femininos das crianças e das adolescentes incluem anormalidades estruturais, doenças infecciosas e distúrbios menstruais.

Aderência dos lábios vaginais

A aderência ou fusão dos lábios vaginais pode consistir em aderência parcial ou total dos pequenos lábios (Figura 21.12). A estase da urina por trás dos lábios vaginais pode causar ITU e, se a aderência não for dissolvida, o orifício vaginal pode tornar-se inacessível e, no futuro, causar dificuldades de a mulher manter relações sexuais.

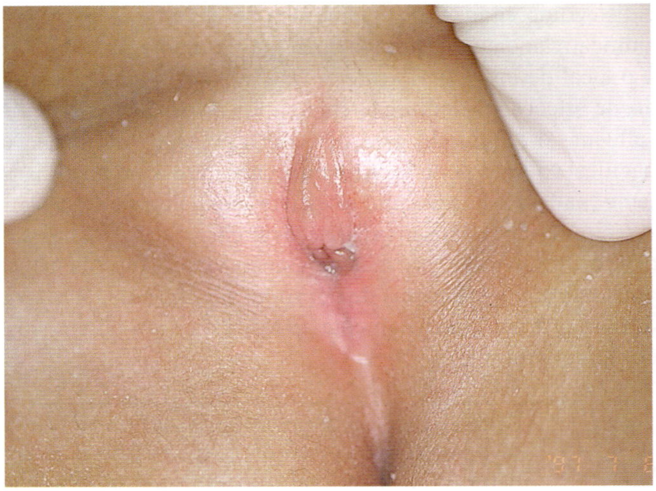

● Figura 21.12 Aderências dos lábios vaginais. Observe a fusão da parte superior dos pequenos lábios.

Avaliação de enfermagem

As meninas de 3 meses a 4 anos de idade estão mais sujeitas a desenvolver aderências. Verifique se há história de disúria ou aumento da frequência urinária. Inspecione a genitália para detectar fusão ou aderência dos pequenos lábios.

Intervenções de enfermagem

Administre creme de estrogênio tópico conforme a prescrição, geralmente 1 a 2 vezes/dia. Oriente os pais a continuarem com a aplicação do creme até que os pequenos lábios estejam separados. Recomende a aplicação diária de lubrificante durante 1 mês após a separação labial para evitar recidiva da aderência.

Vulvovaginite

Vulvovaginite é uma inflamação da vulva e da vagina. Essa inflamação pode ser causada por proliferação excessiva de bactérias ou fungos, ou por fatores químicos como banhos de espuma, sabões ou perfumes presentes nos artigos de higiene pessoal. A higiene precária também pode causar vulvovaginite. Roupas apertadas podem provocar uma erupção na região perineal. A escarificação repetida da região irritada pode ser complicada com infecção cutânea superficial.

Avaliação de enfermagem

Obtenha uma descrição da doença atual e da queixa principal. Os sinais e os sintomas comumente relatados na história de saúde podem incluir prurido ou ardência na região perineal. Investigue a história da doença atual e a história patológica pregressa para detectar fatores de risco como:

- Idade baixa (pré-escolar que ainda não adquiriu o controle das eliminações)
- Higiene precária
- Atividade sexual
- Distúrbios imunológicos
- Diabetes melito

Inspecione o períneo para detectar eritema, edema, irritação, erupção ou secreção vaginal (registre a cor, a consistência e o odor).

Intervenções de enfermagem

Oriente sobre a higiene apropriada (diariamente e depois de evacuar ou urinar). As meninas (ou seus pais) devem lavar cuidadosamente a região genital diariamente com água e sabão neutro. Enxágue bem a região. Oriente as meninas a se limparem, depois de urinar e evacuar, passando o papel higiênico da frente para trás. As meninas devem usar roupa íntima de algodão, que deve ser trocada ao menos 1 vez/dia. Administre os medicamentos tópicos ou orais conforme a prescrição. A Tabela 21.3 descreve os tratamentos recomendados para cada tipo de vulvovaginite.

Doença inflamatória pélvica

Doença inflamatória pélvica é uma inflamação do trato genital feminino superior e das estruturas adjacentes. As tubas ovarianas, os ovários ou o peritônio podem ser afetados e também pode haver endometriose. A doença inflamatória pélvica é causada por invasão da cérvice e da vagina por bactérias, que ascendem até o útero e as tubas ovarianas. As causas mais comuns dessa doença são *Chlamydia trachomatis* e *Neisseria gonorrhoeae*, embora outras bactérias e a flora vaginal normal possam estar implicadas. A doença inflamatória pélvica pode causar febre, dor abdominal, dor durante as relações sexuais, **dismenorreia** e sangramento uterino anormal. As complicações a longo prazo incluem dor pélvica crônica, gravidez ectópica e infertilidade causada pelas retrações fibróticas.

Avaliação de enfermagem

Veja a descrição completa da fase de avaliação do processo de enfermagem na p. 660.

Ao conversar sobre qualquer problema relacionado com os órgãos reprodutores ou a menstruação com pré-adolescentes ou adolescentes, é importante falar sobre sexualidade. As meninas podem mostrar-se relutantes em compartilhar essas informações com a enfermeira. As abordagens para discussão sobre sexualidade com adolescentes, que podem ampliar as chances de conseguir uma história confiável, incluem:

- Conversar sobre a saúde geral das meninas, a menarca e o primeiro ciclo menstrual e, em seguida, abordar o comportamento sexual.
- Começar com perguntas sobre as amigas e a vida social da jovem, avançando depois para conversas sobre comportamento sexual.
- Sempre conversar sobre comportamento sexual em particular com a adolescente (sem os pais presentes) e, em seguida, pedir permissão à adolescente para conversar sobre suas preocupações com os pais. Se a adolescente não consentir em que os pais participem, a confidencialidade deverá ser mantida.

Os resultados da avaliação pertinentes à doença inflamatória pélvica estão descritos a seguir.

História de saúde

Obtenha uma descrição da doença atual e da queixa principal. Os sinais e os sintomas comumente relatados na história de saúde podem incluir:

- Dor abdominal (branda a grave)
- Sangramento menstrual prolongado ou aumentado
- Dismenorreia
- Disúria
- Dor durante as relações sexuais
- Náuseas
- Vômitos

Investigue a história da doença atual e a história patológica pregressa da jovem para detectar fatores de risco como:

- Vários parceiros sexuais
- Uso irregular de preservativo

Tabela 21.3 Vulvovaginite: tipos e tratamentos

Causa	Resultados da avaliação	Tratamento
Higiene inadequada	Irritação dos lábios e do introito vaginal Pode haver secreção castanho-esverdeada fétida, em caso de infecção por bactérias originárias do reto	Higiene adequada Em alguns casos, o médico prescreve um creme anti-inflamatório suave. Avalie se há sinais e sintomas de ITU, que pode ser uma complicação da vulvovaginite
Candida albicans	Erupção perineal avermelhada e elevada em lactentes Secreção esbranquiçada semelhante a queijo *cottage* Prurido intenso	Creme ou supositório vaginal antifúngico Evitada por ingestão diária de probióticos (presentes no iogurte e em bebidas lácteas que contenham lactobacilos) e por suplementação com um probiótico durante o tratamento com antibióticos
Bordetella, Gardnerella	Secreção vaginal acinzentada e fina com odor de peixe	Metronidazol oral
Trichomonas vaginalis	Secreção vaginal amarelo-acinzentada ou esverdeada e fétida	Metronidazol oral. Doença sexualmente transmissível; portanto, pode ser evitada pelo uso de preservativo

- Nenhum método anticoncepcional utilizado
- História pregressa de doença sexualmente transmissível
- Aplicação de duchas
- Prostituição
- Uso de álcool ou drogas (principalmente associado a relações sexuais)

Exame físico

Verifique se há febre (em geral, acima de 39°C) ou secreção vaginal. Palpe o abdome para detectar hipersensibilidade sobre o útero ou os ovários. Níveis altos de proteína C reativa e alta velocidade de hemossedimentação indicam um processo inflamatório. A cultura da secreção cervical mostra o agente etiológico bacteriano.

Intervenções de enfermagem

Em geral, a doença inflamatória pélvica é tratada ambulatorialmente com antibióticos orais ou intramusculares. Se a adolescente estiver gravemente doente ou apresentar febre alta ou vômitos persistentes, deverá ser hospitalizada. São necessários antibióticos para erradicar a infecção. Mantenha a hidratação com líquidos intravenosos, se for necessário, e administre analgésicos conforme a necessidade para aliviar a dor. A posição de semi-Fowler facilita a drenagem pélvica. Um componente fundamental do tratamento da doença inflamatória pélvica é educar as adolescentes de modo a evitar recidivas (ver Healthy People 2010 e Diretrizes de ensino 21.2).

Distúrbios menstruais

Na maioria das meninas, a menstruação começa cerca de 2 anos depois do início do desenvolvimento das mamas, ou seja, quando as mamas atingiram o estágio 4 de Tanner e os pelos púbicos estão desenvolvidos, em média em torno dos 12 a 13 anos. A menstruação tem muitos efeitos nas meninas e nas mulheres, inclusive emocionais e problemas de autoimagem. As adolescentes podem ter vários distúrbios menstruais, inclusive síndrome pré-menstrual e diversos problemas relacionados com o sangramento menstrual e as cólicas (Tabela 21.4).

Em meninas saudáveis, o volume do fluxo sanguíneo varia em cada período menstrual. Os períodos podem ser irregulares até 2 anos depois da menarca (início da menstruação), mas depois disso estabelece-se um ciclo regular. O ciclo normal pode variar de 21 a 45 dias e a menstruação geralmente dura 2 a 7 dias. As meninas que fazem uso de pílula anticoncepcional geralmente têm ciclo muito regular de 28 dias e sangramento menos profuso que as jovens que não usam esse método anticoncepcional.

Fisiopatologia

A síndrome pré-menstrual caracteriza-se por um conjunto de sintomas físicos e/ou emocionais que ocorrem previsivelmente durante a fase lútea do ciclo menstrual. Os sintomas começam 5 a 10 dias antes de cada menstruação e, em geral, regridem quando o sangramento começa ou pouco depois disso (o intervalo pode variar de uma adolescente para outra, mas é invariável a cada ciclo). A Tabela 21.4 resume as alterações do sangramento e as cólicas.

Avaliação de enfermagem

Veja a descrição completa da fase de avaliação do processo de enfermagem na p. 660. Quando as meninas procuram atendimento porque têm problemas menstruais, a enfermeira deve realizar uma avaliação completa, embora focalizada.

História de saúde

Obtenha uma história menstrual detalhada e completa; determine a idade da menarca, a duração habitual do período menstrual, o fluxo menstrual habitual, o número de absorventes ou tampões utilizados por dia, a data do último período menstrual normal, os sintomas pré-menstruais e qualquer dor associada ao ciclo menstrual. Obtenha uma descrição da dor, das medidas experimentadas para aliviar a dor e a eficácia dessas medidas. Se a dor ocorrer durante os períodos menstruais, investigue a existência de sinais e sintomas associados, inclusive vômitos, tontura ou diarreia. Determine se há relatos de sinais e sintomas como distensão abdominal, retenção de líquidos, aumento do peso, cefaleia, dores musculares ou abdominais, desejo incontrolável por determinados alimentos ou hipersensibilidade mamária. Avalie a intensidade dos sintomas emocionais associados ao ciclo menstrual, inclusive ansiedade, insônia, variações de humor, tensão, crises de choro ou irritabilidade. Determine quando esses sintomas ocorrem no ciclo menstrual.

Obtenha a história patológica pregressa, inclusive quaisquer doenças crônicas e história familiar de problemas ginecológicos.

Healthy People *2010*

Objetivo	Importância
Reduzir o percentual de meninas que possam precisar de tratamento para doença inflamatória pélvica.	• Ensinar às adolescentes que a abstinência é a única maneira de evitar completamente doenças sexualmente transmissíveis • Estimular as adolescentes a usarem sempre preservativo em qualquer atividade sexual • Criar um ambiente receptivo e confidencial de modo que as adolescentes relatem seus sintomas e busquem tratamento mais rapidamente.

Diretrizes de ensino 21.2

Profilaxia de doença inflamatória pélvica

- Insistir para que os parceiros sexuais usem preservativo.
- Não aplicar duchas vaginais rotineiramente, porque isso pode facilitar a proliferação de bactérias.
- Fazer exames periódicos de triagem para doenças sexualmente transmissíveis.
- Procurar assegurar que todos os parceiros sexuais também recebam tratamento antibiótico.

Tabela 21.4 Distúrbios menstruais comuns

Distúrbio	Definição	Causa
Amenorreia primária	Ausência de menarca nos primeiros 2 anos depois de alcançado o estágio 4 de Tanner do desenvolvimento mamário, ou até a idade de 16 anos	• Hímen imperfurado • Agenesia da vulva ou da vagina • Síndrome de Turner • Doença crônica associada a atraso do desenvolvimento puberal (p. ex., fibrose cística, doença de Crohn, doença falciforme). • Níveis suprimidos do hormônio foliculoestimulante (FSH) ou do hormônio luteinizante (LH), que ocorrem com distúrbios alimentares, atividade atlética intensa, estresse psicológico grave ou emagrecimento extremo
Amenorreia secundária	Ausência de menstruação por 6 meses em meninas que menstruavam regularmente	• Gravidez (causa mais comum) • Anovulação (resultante da falta de maturidade do eixo hipotalâmico-hipofisário) • Síndrome do ovário policístico • Níveis suprimidos do hormônio foliculoestimulante (FSH) ou do hormônio luteinizante (LH), que ocorrem com transtornos alimentares, atividade atlética intensa, estresse psicológico grave ou emagrecimento extremo
Mittelschmerz (do alemão, "dor no meio" ou na região central do baixo ventre)	Dor abdominal, geralmente unilateral, que varia de algumas cólicas intensas até várias horas de dor espasmódica	Geralmente ocorre no meio do ciclo menstrual, próximo ao dia da ovulação; parece ser devida à eliminação do óvulo pelo ovário
Dismenorreia	Dor associada à menstruação, geralmente cólicas abdominais brandas ou graves	• A liberação das prostaglandinas é responsável pela contração dos músculos lisos do útero durante a menstruação (dismenorreia primária) • Fibroides, adenomiose, endometriose ou tecidos fibróticos (dismenorreia secundária)
Menorragia	Sangramento menstrual excessivo	• Ciclos anovulatórios • Endometriose • Discrasias sanguíneas, distúrbios hemorrágicos ou uso de anticoagulantes • Neoplasias do sistema reprodutor
Metrorragia	Sangramento entre os períodos menstruais	• Uso inadequado de anticoncepcionais orais • Dispositivo intrauterino • Endometriose • Neoplasias do sistema reprodutor • Abortamento ou gravidez ectópica

Determine o comportamento sexual, inclusive o tipo de atividade sexual (oral, anal ou vaginal), o número e o sexo dos parceiros, a frequência e o contato sexual mais recente, história de assédio ou abuso sexual e utilização de anticoncepcionais (de que tipo) e/ou de preservativos.

Obtenha a história dos fármacos usados (medicamentos vendidos sob prescrição e anticoncepcionais) e determine se a adolescente utiliza esteroides anabolizantes, tabaco ou maconha, cocaína ou outras drogas ilícitas.

Exame físico

O exame físico relacionado com os distúrbios menstruais inclui inspeção e observação, ausculta e palpação. O exame pélvico bimanual e o esfregaço de Pap geralmente estão indicados apenas para adolescentes com distúrbios menstruais mais graves, e em geral são realizados pelo médico ou por uma enfermeira habilitada.

Inspecione as mamas e a distribuição dos pelos púbicos para determinar o estágio de Tanner. Observe a genitália externa para detectar secreção, eritema ou irritação vaginal. Verifique se há palidez ou emagrecimento. Registre a presença e o tamanho dos coágulos do fluxo menstrual. Verifique a pressão arterial e o pulso ortostático; reduções com a alteração da posição podem ocorrer em jovens com anemia. Palpe o abdome e observe se há distensão ou hipersensibilidade.

Exames complementares

Os exames complementares comumente solicitados para investigação de distúrbios menstruais incluem:

- Hemograma completo: para investigar a existência de anemia associada a **menorragia** ou metrorragia.
- Gonadotropina coriônica humana: para investigar gravidez com **amenorreia**.

Intervenções de enfermagem

As metas de enfermagem para meninas com distúrbio menstrual consistem basicamente em normalizar o fluxo menstrual e recuperar o volume sanguíneo, melhorar o conforto e estimular a independência no autocuidado.

Normalização do fluxo menstrual e recuperação do volume sanguíneo

Para meninas com anemia branda relacionada com menorragia, administre suplementos de ferro conforme a prescrição. Nos casos de menorragia moderada, também podem ser prescritos anticoncepcionais orais, tendo em vista que as alterações dos níveis hormonais reduzem o fluxo menstrual. Se o anticoncepcional tiver doses altas de estrogênio, a adolescente pode sentir náuseas. Administre antieméticos conforme a prescrição e estimule a jovem a ingerir refeições leves e frequentes para atenuar as náuseas. As adolescentes com anemia grave podem necessitar de internação hospitalar e transfusão de sangue.

Medidas para aumentar o conforto

Aplique uma bolsa térmica ou uma compressa morna para ajudar a aliviar as cólicas menstruais. Administre AINE como ibuprofeno ou naproxeno para inibir a síntese das prostaglandinas, que contribuem para cólicas menstruais. Diga às jovens que começar o tratamento com AINE ao primeiro sinal de desconforto menstrual é a melhor maneira de atenuar os sintomas. Se os AINE forem ineficazes, poderão ser prescritos anticoncepcionais orais; instrua a jovem a utilizar adequadamente os contraceptivos orais.

As adolescentes com síndrome pré-menstrual devem tentar fazer um diário dos seus sintomas, anotando a gravidade e os dias em que ocorrem no ciclo menstrual. Como todas as adolescentes, as jovens com síndrome pré-menstrual devem seguir uma dieta balanceada que inclua alimentos ricos em nutrientes, para que possam evitar hipoglicemia e as oscilações de humor associadas. Estimule a adolescente a fazer exercícios aeróbicos 3 vezes/semana para aumentar a sensação de bem-estar, reduzir a fadiga e atenuar o estresse. Administre cálcio (1.200 a 1.600 mg/dia), magnésio (400 a 800 mg/dia) e vitamina B_6 (50 a 100 mg/dia), conforme a prescrição. Em alguns estudos, os autores mostraram que esses nutrientes reduziram a intensidade dos sintomas pré-menstruais. Os AINE podem ser úteis no tratamento dos sintomas físicos dolorosos, enquanto a espironolactona pode ajudar a reduzir a distensão abdominal e a retenção de líquidos. Ervas como árvore-casta (*Vitex agnus-castus*) e ginkgo biloba podem ser recomendadas; embora não sejam maléficas, nenhum estudo mostrou conclusivamente sua eficácia (Dell, 2004). Um estudo de revisão recente sugeriu a suplementação de cálcio (1.600 mg/dia) e vitamina D (400 UI/dia) para adolescentes e mulheres adultas como tentativa de evitar o desenvolvimento de síndrome pré-menstrual (Bertone-Johnson *et al.*, 2005).

> As adolescentes que desenvolvem manifestações emocionais mais graves da síndrome pré-menstrual devem ser avaliadas quanto à presença de distúrbio disfórico pré-menstrual e podem necessitar de tratamento antidepressivo.

Independência no autocuidado

O estabelecimento de uma relação de confiança com a adolescente pode aumentar as chances de sucesso da educação quanto ao autocuidado. Algumas jovens mantêm um relacionamento aberto com a mãe e podem conversar sobre os problemas relacionados com a menstruação e a sexualidade, mas muitas outras não conseguem conversar sobre temas "constrangedores" com suas mães, e a enfermeira ou outro profissional de saúde pode ser a única fonte de informações confiáveis. Forneça à adolescente informações precisas sobre menstruação e sexualidade. Instrua sobre o que é menstruação normal, ciclo menstrual e o risco de engravidar se ela tiver relações sexuais (ver informações sobre contracepção no Capítulo 7). Estimule a jovem a telefonar ou vir ao consultório se tiver alguma outra dúvida.

Distúrbios masculinos

Os distúrbios do sistema reprodutor masculino incluem anomalias estruturais e distúrbios inflamatórios ou infecciosos. A circuncisão também é discutida nas próximas seções.

Fimose e parafimose

No pênis com fimose, o prepúcio não pode ser retraído. Embora isso seja normal em recém-nascidos, a fimose torna-se patológica mais tarde. Com o tempo, o prepúcio torna-se naturalmente retrátil. Se, depois da micção, ficar retida urina dentro do prepúcio, podem ocorrer irritação local, balanite ou ITU. Já a parafimose (Figura 21.13) é um distúrbio mais grave, que se caracteriza por retração do prepúcio fimótico formando uma faixa constritiva por trás da glande do pênis e que, se não for tratada, resulta em encarceramento.

O médico pode prescrever a aplicação tópica de um creme de corticosteroide 2 vezes/dia durante 1 mês. A parafimose requer redução do prepúcio ou uma pequena incisão dorsal para liberar a pele do prepúcio. A circuncisão pode ser realizada para tratar fimose e parafimose.

Avaliação de enfermagem

Obtenha uma descrição da doença atual e da queixa principal. Os sinais e os sintomas comumente relatados na história de saúde podem incluir:

- Irritação ou sangramento no orifício do prepúcio (fimose)
- Disúria (fimose)
- Dor (parafimose)
- Edema do pênis (parafimose)

Investigue quando os sintomas começaram e inspecione o pênis para detectar irritação, eritema, edema ou secreção.

> O pênis edemaciado e avermelhado (parafimose) constitui uma emergência médica e, se não for tratado, pode evoluir rapidamente para necrose da ponta do pênis.

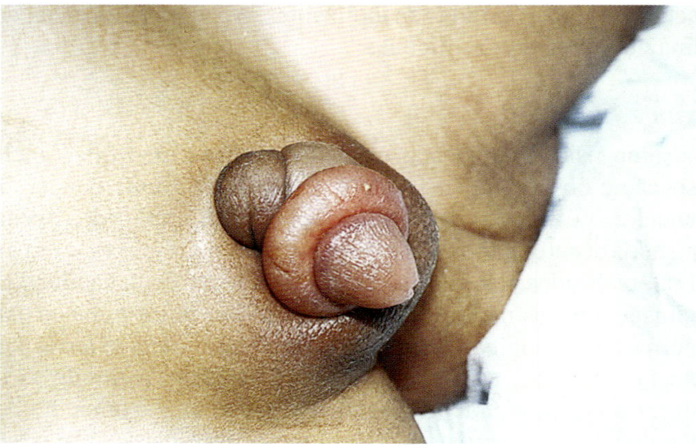

Figura 21.13 Parafimose: observe o prepúcio edemaciado.

Intervenções de enfermagem

Aplique o corticosteroide tópico prescrito para fimose depois de retrair suavemente a pele do prepúcio. Creme tópico de vitamina E também pode ajudar a amolecer o anel fimótico. Quando for necessária uma intervenção cirúrgica, realize os cuidados pós-operatórios rotineiros e administre um analgésico (ver, a seguir, seção sobre circuncisão). Ensine aos pais e aos meninos circuncidados a higiene adequada, que ajuda a evitar fimose e parafimose (Diretrizes de ensino 21.3).

Circuncisão

Circuncisão é a ressecção do excesso de prepúcio do pênis. Alguns recém-nascidos são circuncidados logo depois do nascimento, antes de receberem alta do hospital. Alguns pais preferem que os filhos não façam a circuncisão logo depois do nascimento e podem desejar que o procedimento seja realizado mais tarde. A circuncisão neonatal pode ser realizada no berçário, na sala de tratamento do hospital ou no consultório médico. A circuncisão será indicada mais tarde como tratamento de fimose e parafimose. Em geral, a circuncisão realizada depois do período neonatal requer anestesia geral.

Entre os efeitos benéficos da circuncisão está a redução das incidências de ITU, doenças sexualmente transmissíveis, síndrome de imunodeficiência adquirida e câncer do pênis; para as mulheres, a circuncisão dos homens reduz a incidência de câncer cervical. As complicações da circuncisão incluem alterações do meato urinário, ressecção acidental de quantidades excessivas de prepúcio ou lesão da glande peniana.

A decisão de realizar ou não a circuncisão é pessoal e geralmente baseia-se em crenças religiosas ou costumes sociais ou culturais. As enfermeiras devem apoiar e instruir os pais, qualquer que seja sua decisão.

Avaliação de enfermagem

Antes da cirurgia, avalie a posição normal do meato urinário na glande do pênis (em meninos com hipospadia, a circuncisão deve ser postergada até que eles sejam avaliados por um urologista pediátrico). Depois da circuncisão, verifique se há eritema, edema ou sangramento ativo. Observe se há sinais de infecção, inclusive secreção purulenta. Avalie a intensidade da dor.

Diretrizes de ensino 21.3

Higiene dos meninos não circuncidados

- O prepúcio do recém-nascido não se retrai normalmente e, por esta razão, não se deve forçar a retração.
- Trocar frequentemente as fraldas e lavar o pênis diariamente com água e sabão neutro.
- Quando o lactente está maior e o prepúcio pode ser retraído facilmente, retrair suavemente o prepúcio e limpar ao redor da glande com água e sabão neutro 1 vez/semana.
- Secar a região antes de recolocar o prepúcio.
- Sempre recolocar o prepúcio depois da retração.
- Ensinar aos pré-escolares como retrair o prepúcio e limpar o pênis durante o banho de chuveiro ou banheira.

Intervenções de enfermagem

Os cuidados de enfermagem para meninos submetidos a circuncisão consistem basicamente em controlar a dor, realizar os cuidados pós-operatórios e orientar os pais.

Controle da dor

Independentemente de a circuncisão ser realizada no setor obstétrico do hospital (antes da alta do recém-nascido) ou em um serviço ambulatorial depois de alguns dias, o controle da dor durante o procedimento não deve ser negligenciado. Assegure o controle adequado da dor do lactente submetido a circuncisão. A American Academy of Pediatrics recomenda a realização de um bloqueio circular subcutâneo com lidocaína, ou um bloqueio do nervo dorsal do pênis. Além disso, a American Academy of Pediatrics recomenda a aplicação tópica de creme de EMLA (mistura eutética de anestésicos locais) para reduzir a dor durante a circuncisão. Uma música suave durante o procedimento também pode ajudar a acalmar e distrair o recém-nascido. Outra medida útil para ajudar a controlar a dor é oferecer uma chupeta embebida em sacarose. Para aumentar a sensação de conforto durante o procedimento, contenha o lactente em uma cadeira acolchoada de circuncisão, com cobertores cobrindo as pernas e a parte superior do corpo. Isso faz com que o lactente fique em uma posição semiereta durante o procedimento e, ao mesmo tempo, assegura um campo operatório estéril. Se não houver uma cadeira acolchoada disponível, realize os cuidados atraumáticos acolchoando a prancha de circuncisão e cobrindo o lactente conforme foi descrito antes.

Instruções pós-operatórias

Os cuidados habituais recomendados depois da circuncisão dependem do tipo de dispositivo utilizado (pinça de Gomco ou Mogan, ou aparelho Plastibell). Limpe o pênis com água estéril nos primeiros dias depois do procedimento e evite aplicar soluções que contenham álcool. Para evitar irritação do pênis, não aperte muito as fraldas. Avise ao médico se houver eritema excessivo, sangramento ativo ou secreção purulenta. Avalie a primeira micção depois do procedimento ou, se a circuncisão tiver sido realizada no ambulatório, diga aos pais para ligarem para o médico se o lactente não urinar dentro de 6 a 8 h depois da circuncisão. Aplique pomada de antibiótico ou vaselina em gel na ponta do pênis a cada troca das fraldas, conforme a prescrição, dependendo da técnica de circuncisão utilizada e da preferência do médico.

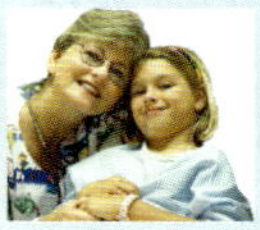

Se houver sangramento excessivo depois da circuncisão, aplique pressão direta e avise imediatamente ao médico.

Orientação aos pais

Oriente os pais sobre como dar banhos de esponja até que a circuncisão esteja cicatrizada. Descreva o tecido de granulação normal que se forma durante o processo de cicatrização. Oriente os pais a aplicarem a pomada ou vaselina, conforme a prescrição. Diga aos pais para ligarem para o médico se houver alguma das seguintes alterações:

- O lactente não urinou dentro de 6 a 8 h depois da cirurgia
- Sangramento profuso (mais que algumas manchas na fralda, ou sangramento que requeira compressão direta para ser controlado)

- Secreção serosa ou purulenta na região da circuncisão
- Eritema ou edema do corpo do pênis.

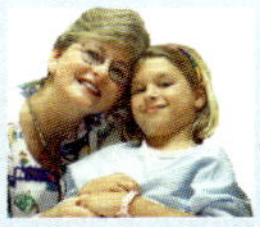
Se o cirurgião utilizar o aparelho Plastibell, diga aos pais para NÃO aplicarem vaselina, porque isto pode provocar deslocamento do anel. Uma crosta amarelada pode formar-se e deve-se deixar que desprenda espontaneamente depois de alguns dias.

Criptorquidia

A criptorquidia (também conhecida como testículos retidos) ocorre quando um ou os dois testículos não descem para a bolsa escrotal. Em geral, os testículos desenvolvem-se no abdome fetal e descem para a bolsa escrotal durante o sétimo mês de gestação. A causa dessa falha de descida pode ser mecânica, hormonal, cromossômica ou enzimática. A criptorquidia pode ser unilateral ou bilateral. Até 4% dos recém-nascidos a termo e cerca de 30% de todos os recém-nascidos prematuros apresentam criptorquidia (Burn *et al.*, 2004).

As complicações associadas à criptorquidia não tratada até a idade escolar incluem esterilidade e risco aumentado de câncer testicular na adolescência ou nos primeiros anos da vida adulta. O tratamento é cirúrgico. A orquiopexia é realizada para liberar o cordão espermático e, em seguida, os testículos são puxados para o escroto e fixados no local.

Avaliação de enfermagem

Investigue a história de saúde para detectar fatores de risco como:

- Prematuridade
- Filho primogênito
- Nascimento por cesariana
- Baixo peso ao nascer
- Hipospadia

Palpe a criança para confirmar a presença (ou a ausência) dos dois testículos na bolsa escrotal.

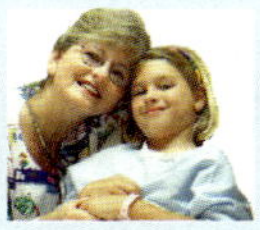
Testículo retrátil é aquele que pode ser trazido à bolsa escrotal, permanece por algum tempo e depois sobe novamente para o canal inguinal. Essa condição não deve ser confundida com criptorquidia verdadeira.

Intervenções de enfermagem

Se os testículos não tiverem descido até os 6 meses de vida, o lactente deverá ser encaminhado para reparo cirúrgico. A American Academy of Pediatrics recomenda que a orquiopexia seja realizada no primeiro ano de vida. No período pós-operatório, observe a incisão para verificar se há sinais de sangramento ou infecção.

Hidrocele e varicocele

Hidrocele (líquido na bolsa escrotal) geralmente é um distúrbio benigno e autolimitado. Em geral, esse problema é detectado nos primeiros meses e regride espontaneamente até a idade de 1 ano. A varicocele (veia varicosa dilatada no cordão espermático) geralmente é evidenciada por edema da bolsa escrotal. As complicações da varicocele incluem contagem ou mobilidade reduzidas dos espermatozoides, que podem causar infertilidade.

Avaliação de enfermagem

Obtenha uma descrição da doença atual e da queixa principal. Os meninos com hidrocele apresentam escroto grande, que pode diminuir quando a criança está deitada. Inspecione o escroto para confirmar sua dilatação por líquido.

Os meninos com varicocele apresentam uma massa localizada em um ou nos dois lados do escroto e coloração azulada. Inspecione o escroto para verificar se há massas; à palpação, a veia do cordão espermático parece um verme. A criança com varicocele pode sentir dor.

Intervenções de enfermagem

As crianças com hidrocele e varicocele indolor devem ser acompanhadas atentamente, porque estes problemas geralmente regridem espontaneamente. Se não houver regressão, ou se a diferença de volume dos testículos for acentuada nos meninos com varicocele, encaminhe a criança a um urologista, porque pode haver necessidade de intervenção cirúrgica. Tranquilize os pais dizendo-lhes que a hidrocele não está associada a infertilidade. A varicocele pode causar infertilidade se não for tratada e, por esta razão, instrua os pais a buscarem tratamento se houver dor ou se houver diferença acentuada de tamanho dos testículos. A hidrocele e a varicocele podem ser tratadas cirurgicamente em um ambulatório. Depois do procedimento cirúrgico, proceda aos cuidados pós-operatórios rotineiros.

Torção do testículo

Na torção testicular, um testículo apresenta-se fixado anormalmente à bolsa escrotal e torcido. Essa condição requer tratamento imediato porque, se não for corrigida, a torção pode causar isquemia e infertilidade. A torção do testículo pode ocorrer em qualquer idade, mas é mais comum em meninos de 12 a 18 anos (Burns *et al.*, 2004).

Avaliação de enfermagem

Obtenha uma descrição da doença atual e da queixa principal. Os sinais e os sintomas de torção testicular incluem dor grave e repentina na bolsa escrotal. Inspecione o lado afetado para detectar edema significativo, que pode ter aspecto hemorrágico ou coloração azul-escura.

Intervenções de enfermagem

A correção cirúrgica deve ser realizada imediatamente. Antes do procedimento, administre analgésicos. Tranquilize a criança e a família de que a intervenção cirúrgica corrigirá o problema e deverá ser realizada para recuperar o fluxo sanguíneo normal do testículo. Depois do tratamento cirúrgico, realize os cuidados pós-operatórios rotineiros.

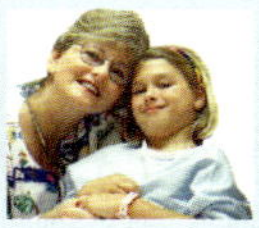
A torção testicular é considerada uma emergência cirúrgica, porque pode ocorrer necrose do testículo, que pode evoluir para gangrena.

Epididimite

A epididimite (inflamação do epidídimo) é causada por infecções bacterianas, e é a causa mais comum de dor no escroto. Essa condição raramente ocorre antes da puberdade; mas, quando ocorre, pode ser devida a uma infecção da uretra ou da bexiga associada a uma anomalia urogenital (Burns *et al.*, 2004). O tratamento tem como objetivo erradicar as bactérias. Se não for tratado, o paciente pode desenvolver abscesso escrotal, infarto testicular ou infertilidade.

Avaliação de enfermagem

Verifique se há história de edema doloroso do escroto, que pode ter início repentino ou gradativo. Se o jovem for sexualmente ativo, investigue se há história de relações sexuais antes do início dos sintomas. Registre história de disúria ou secreção uretral. Determine se há febre, que pode persistir por dias ou semanas. À inspeção, observe se há edema e eritema do escroto. Palpe delicadamente o escroto para confirmar o endurecimento e a hipersensibilidade do epidídimo. Observe se há secreção uretral. Palpe os linfonodos inguinais para avaliar se estão aumentados. O exame de elementos anormais e sedimentos (EAS) pode ser positivo para bactérias e leucócitos. A cultura da secreção uretral pode ser positiva para patógenos sexualmente transmissíveis, inclusive *N. gonorrhoeae* ou *Chlamydia*. O hemograma completo pode mostrar contagens altas de leucócitos.

Intervenções de enfermagem

Aconselhe os meninos a repousarem no leito com o escroto elevado. A aplicação de compressas de gelo no escroto pode ajudar a aliviar a dor. Administre analgésicos como AINE ou outros medicamentos, conforme a necessidade.

Administre os antibióticos conforme a prescrição. Instrua os meninos e suas famílias a concluírem todo o ciclo de antibióticos prescritos para erradicar a infecção. Oriente a criança e a família a avisarem ao médico se o problema não melhorar ou se a dor e o edema piorarem.

Referências

Livros e revistas

Ackley, B. J., & Ladwig, G. B. (2006). *Nursing diagnosis handbook: A guide to planning care* (7th ed.). St. Louis: Mosby.

Adelman, W. P., & Joffe, A. (2003). The adolescent with a painful scrotum. *Contemporary Pediatrics, 3,* 111.

Alper, B. S., & Curry, S. H. (2005). Urinary tract infection in children. *American Family Physician, 72*(12), 2483–2488.

American Academy of Pediatrics and American College of Obstetricians and Gynecologists. (2002). *Guidelines for perinatal care* (5th ed.). Elk Grove, IL: American Academy of Pediatrics.

American Academy of Pediatrics, Committee on Quality Improvement, Subcommittee on Urinary Tract Infection. (1999). Practice parameter: The diagnosis, treatment, and evaluation of the initial urinary tract infection in febrile infants and young children. *Pediatrics, 103*(4), 843–693.

American Academy of Pediatrics, Task Force on Circumcision. (1999). Circumcision policy statement. *Pediatrics, 103*(3), 686–693.

American Nephrology Nurses Association. (2003). Pediatric renal transplant fact sheet. *Nephrology Nursing Journal, 30*(1), 83–86.

Anderson, H. (2005). Children on the frontline against *E. coli:* Typical hemolytic uremic syndrome. *Clinical Laboratory Science, 18*(2), 90–99.

Anonymous. (2004). Information from your family doctor: Urinary tract infections in children. *American Family Physician, 69*(1), 155–156.

Balinski, W. (2000). Pediatric end-stage renal disease: Incidence, management and prevention. *Journal of Pediatric Health Care, 14*(6), 304–308.

Baylon, M. J., Butler, W., Patel, C., Kingley, J., Torres, M., Castro, E. E., & Jasovsky, D. A. (2003). Pediatric nephrotic syndrome. *Advance for Nurses, 18*(3), 31.

Bennett, H. J. (2005). Clinical tips for helping patients overcome bedwetting. *Contemporary Pediatrics, 22*(9); available at www.contemporarypediatrics.com/contpeds/article/articleDetail.jsp?id=179973&&pageID=4

Berry, A. (2005). A child with daytime wetting: Three case studies. *Urologic Nursing, 25*(3), 202–205.

Bertone-Johnson, E. R., Hankinson, S. E., Bendich, A., Johnson, S. R., Willett, W. C., & Manson, J. E. (2005). Calcium and vitamin D intake and risk of incident premenstrual syndrome. *Archives of Internal Medicine, 165,* 1246–1252.

Bortot, A. T., Risser, W. L., & Cromwell, P. F. (2004). Coping with pelvic inflammatory disease in the adolescent. *Contemporary Pediatrics, 21*(4), 33–48.

Bosarge, P. M. (November 2003). Understanding and treating PMS/PMDD. *Nursing Management,* 13–17.

Brewer, D. E., & Berry, P. L. (2006). Glomerulonephritis and nephrotic syndrome. In J. A. McMillan (Ed.), *Oski's pediatrics: Principles and practice.* Philadelphia: Lippincott Williams & Wilkins.

Broome, L. (2003). Treating pediatric nephrotic syndrome: A clinical challenge. *Nephrology Nursing Journal, 30*(6), 662–667.

Buie, M. E. (2005). Circumcision: The good, the bad and American values. *American Journal of Health Education, 36*(2), 102–108.

Burns, C. E., Dunn, A. M., Brady, M. A., Starr, N. B., & Blosser, C. (2004). *Pediatric primary care: A handbook for nurse practitioners* (3rd ed.). Philadelphia: Saunders.

Camille, C. J., Kuo, R. L., & Wiener, J. S. (2002). Caring for the uncircumcised penis: What parents (and you) need to know. *Contemporary Pediatrics, 19* [Electronic version].

Centers for Disease Control & Prevention. (2005). Guide to contraindications to vaccinations. Available at www.cdc.gov/nip/ recs/contraindications.htm#immuno

Chiang, D., Ben-Meir, D., Pout, K., & Dewan, P. A. (2005). Management of post-operative bladder spasm. *Journal of Paediatrics and Child Health, 41,* 56–58.

Children's Healthcare of Atlanta. (2004). *Double diapering.* Atlanta: Children's Healthcare of Atlanta.

Cromwell, P. F., Munn, N., & Zolkowski-Wynne, J. (2005). Evaluation and management of hypertension in children and adolescents (Part 1: Diagnosis). *Journal of Pediatric Health Care, 19*(3), 172–175.

Daniels, J., & DiCenso, A. (2003). Review: Antibiotic treatment for 2–14 days reduces treatment failure in children with urinary tract infection. *Evidence-Based Nursing, 6,* accessed at http://ebn.bmjjournals.com/cgi/reprint/6/1/15

Dell, D. (2004). Premenstrual syndrome, premenstrual dysphoric disorder, and premenstrual exacerbation of another disorder. *Clinical Obstetrics and Gynecology, 47*(3), 568–575.

Dufour, J. L. (2001). Assessing and treating epididymitis. *Nurse Practitioner, 26*(3), 23–24.

Dulczak, S., & Kirk, J. (2005). Overview of the evaluation, diagnosis, and management of urinary tract infections in infants and children. *Urologic Nursing, 25*(3), 185–192.

Dunlop, A. (2005). Meeting the needs of parents and pediatric patients: Results of a survey on primary nocturnal enuresis. *Clinical Pediatrics, 44,* 297–303.

Eissa, M. A., & Cromwell, P. F. (2003). Diagnosis and management of pelvic inflammatory disease in adolescents. *Journal of Pediatric Health Care, 17*(3), 145–147.

Ellsworth, P., Cendron, M., & McCullough, M. (2000). Surgical management of vesicoureteral reflux. *AORN Journal, 71*(3), 498–513.

Farnham, S. B., Adams, M. C., Brock, J. W., & Pope, J. C. (2005). Pediatric urological causes of hypertension. *Journal of Urology, 173,* 697–704.

Flynn, J. (2003). Recognizing and managing the hypertensive child. *Contemporary Pediatrics, 20,* 38.

Frazier, J. P., Parks, D. K., & Yetman, F. J. (2001). Congenital hydronephrosis. *Journal of Pediatric Health Care, 15*(5), 260–262.

Gaines, K. K. (2004). Desmopressin (DDAVP) for enuresis, diabetes insipidus, and . . . *Urologic Nursing, 24*(6), 520–523.

Garin, E. H., Olavarrie, F., Nieto, V. G., Valenciano, B., Campos, A., & Young, L. (2006). Clinical significance of primary vesicoureteral reflux and urinary antibiotic prophylaxis after acute pyelonephritis: A multicenter, randomized controlled study. *Pediatrics, 117*(3), 626–632.

Hawkins, E. P. (2006). Renal malformations. In J. A. McMillan (Ed.), *Oski's pediatrics: Principles and practice (4th ed.).* Philadelphia: Lippincott Williams & Wilkins.

Hellerstein, S. (2002). Urinary tract infections in children: Pathophysiology, risk factors, and management. *Infections in Medicine, 19*(12), 554–560.

Herrinton, L. J., Zhao, W., & Husson, G. (2003). Management of cryptorchidism and risk of testicular cancer. *American Journal of Epidemiology, 157*(7), 602–605.

Hinds, A. C. (2004). Obstructive uropathy: Considerations for the nephrology nurse. *Nephrology Nursing Journal, 31*(2), 166–180.

Hogg, R. J., Portman, R. J., Milliner, D., Lemley, K. V., Eddy, A., & Ingelfinger, J. (2002). Evaluation and management of proteinuria and nephrotic syndrome in children: Recommendations from a pediatric nephrology panel established at the National Kidney Foundation conference on proteinuria, albuminuria, risk, assessment, detection, and elimination (PARADE). *Pediatrics, 105*(6), 1242–1249.

Lau, K. K., & Wyatt, R. J. (2005). Glomerulonephritis. *Adolescent Medicine Clinics, 16*(1), 67–85.

Kelley, K. (2004). How peritoneal dialysis works. *Nephrology Nursing Journal, 31*(5), 481–490.

Klein, N. J. (2001). Management of primary nocturnal enuresis. *Urologic Nursing, 21*(2), 71–76.

Koester, M. C. (2005). Initial evaluation and management of acute scrotal pain. *Journal of Athletic Training, 35*(1), 76–79.

Landgraf, J. M., Abidari, J., Cilento, B. G., Cooper, C. S., Schulman, S. L., & Ortenberg, J. (2004). Coping, commitment, and attitude: Quantifying the everyday burden of enuresis on children and their families. *Pediatrics, 113,* 334–344.

Lang, M. M., & Towers, C. (2001). Identifying poststreptococcal glomerulonephritis. *Nurse Practitioner, 26*(8), 34–47.

Leung, A. K., & Wong, A. L. (2003). Pediatric genital disorders. *Consultant for Pediatricians, 2*(3), 122–130.

Leung, A. K., & Wong, A. L. (2003). Pediatric scrotal swellings. *Consultant for Pediatricians, 2*(4), 172–176.

Lum, G. M. (2005). Kidney and urinary tract. In W. W. Hay, M. J. Levin, J. M. Sondheimer, & R. R. Deterding (Eds.), *Current pediatric diagnosis and treatment* (17th ed.) New York: McGraw-Hill.

Malnory, M., Johnson, T. S., & Kirby, R. S. (2003). Newborn behavioral and physiological response to circumcision. *MCN: American Journal of Maternal/Child Nursing, 28*(5), 313–319.

McEvoy, M., Chang, J., & Coupey, S. M. (2004). Common menstrual disorders in adolescence: Nursing interventions. *MCN: American Journal of Maternal-Child Nursing, 29*(1), 41–49.

Miller, D., Macdonald, D., Kolnacki, K., & Simek, T. (2004). Challenges for nephrology nurses in the management of children with chronic kidney disease. *Nephrology Nursing Journal, 31*(3), 287–295.

Milliner, D. S. (2004). Pediatric renal-replacement therapy: Coming of age. *New England Journal of Medicine, 350*(26), 2637. Retrieved May 12, 2005, from ProQuest database.

Mills, M., White, S. C., Kershaw, D., Flynn, J. T., Brophy, P. D., Thomas, S. E., & Smoyer, W. (2005). Developing clinical protocols for nursing practice: Improving nephrology care for children and their families. *Nephrology Nursing Journal, 32*(6), 599–607.

Nettina, S. M. (2005). *Lippincott manual of nursing practice.* Philadelphia: Lippincott Williams & Wilkins.

Neuhaus, T. J. (2004). Immunization in children with chronic renal failure: A practical approach. *Pediatric Nephrology, 19,* 1334–1339.

Nield, L. S., & Kamat, D. (2004). Enuresis: How to evaluate and treat. *Clinical Pediatrics, 43,* 409–415.

Pagana, K. D., & Pagana, T. J. (2006). *Mosby's manual of diagnostic and laboratory tests* (3rd ed.). St. Louis: Mosby.

Peacock, E., Jacob, V. W., & Fallone, S. M. (2001). *Escherichia coli* O157:H7: etiology, clinical features, complications, and treatment. *Nephrology Nursing Journal, 28*(5), 547–557.

Pulsifer, A. (2005). Pediatric GU examination: A clinician's reference. *Urologic Nursing, 25*(3), 163–168.

Raj, G. V., & Wiener, J. S. (2003). Varicoceles in adolescents: When to observe, when to intervene. *Contemporary Pediatrics, 21,* 39

Razmus, I. S., Dalton, M. E., & Wilson, D. (2004). Pain management for newborn circumcision. *Pediatric Nursing, 30*(5), 414–427.

Robson, W. L. M., Leung, A. K. C., & Van Howe, R. (2005). Primary and secondary enuresis: Similarities in presentation. *Pediatrics, 115*(4), 956–959.

Rogers, J. (2002). Managing daytime and night-time enuresis in children. *Nursing Standard, 16*(32), 45–52, 54, 56.

Roth, D. R., & Gonzales, E. T. (2006). Disorders of renal development and anomalies of the collecting system, bladder, penis, and scrotum. In J. A. McMillan (Ed.), *Oski's pediatrics: Principles and practice* (4th ed.). Philadelphia: Lippincott Williams & Wilkins.

Roth, K. S., Koo, H. P., Spottswood, S. E., & Chan, J. C. M. (2002). Obstructive uropathy: An important cause of chronic renal failure in children. *Clinical Pediatrics, 41,* 309–314.

Rusk, J. (2006). Proper diagnosis and treatment of UTIs in infants and young children outlined. *Infectious Diseases in Children, 19*(3), 79.

Silverstein, D. M. (2004). Enuresis in children: Diagnosis and management. *Clinical Pediatrics, 43*(3), 217–221.

Sparta, G., Kemper, M. J., Gerber, A. C., Goetschel, P., & Neuhaus, T. J. (2004). Latex allergy in children with urological malformation and chronic renal failure. *Journal of Urology, 171,* 1647–1659.

Stuart, M. (2002). Literature reviews: Minimal change nephrotic syndrome in children with intrauterine growth retardation. *Clinical Pediatrics, 41*(5), 362.

Super, E. A., Kemper, K. J., Woods, C., & Nagaraj, S. (2005). Cranberry use among pediatric nephrology patients. *Ambulatory Pediatrics, 5*(4), 249–252.

Taketokmo, C. K., Hodding, J. H., & Kraus, D. M. (2004). *Lexi-comp's pediatric dosage handbook* (11th ed.). Hudson, OH: Lexi-comp.

Thiedke, C. C. (2003). Nocturnal enuresis. *American Family Physician, 67*(7), 1499–1506.

Thompson, M., Simon, S. D., Sharma, V., & Alon, U. S. (2005). Timing of follow-up voiding cystourethrogram in children with primary vesicoureteral reflux: Development and application of a clinical algorithm. *Pediatrics, 115*(2), 426–434.

Varade, W. (2000). Hemolytic uremic syndrome: Reducing the risks. *Contemporary Pediatrics, 9,* 54.

Vogt, B. A. (2002). A newborn with a urinary tract anomaly: What role for the general pediatrician? *Contemporary Pediatrics, 19.*

Wald, E. R. (2006). Vesicoureteral reflux: The role of antibiotic prophylaxis. *Pediatrics, 117*(3), 919–922.

Wan, J., & Bloom, D. A. (2003). GU problems in adolescent males. *Adolescent Medicine, 14*(3), 717–731.

Zorzanello, M. M. (2004). Peritoneal dialysis and hemodialysis: Similarities and differences. *Nephrology Nursing Journal, 31*(5), 588–589.

Websites

aota.schipul.net American Organ Transplant Association—helps patients obtain and sustain organ transplantation

kidney.niddk.nih.gov National Kidney and Urologic Diseases Information Clearinghouse

www.aakp.org American Association of Kidney Patients—information for kidney patients, resources for dialysis and transplant patients

www.aan.com American Academy of Nephrology

www.annanurse.org American Nephrology Nurses Association—resources for nurses specializing in nephrology nursing

www.aspneph.com American Society of Pediatric Nephrology

www.auanet.org American Urologic Association

www.awarefoundation.org Adolescent Wellness and Reproductive Education Foundation

www.choa.org/default.aspx?id=516 Wellness and safety information for teens sponsored by Children's Healthcare of Atlanta

www.cota.org Children's Organ Transplant Association—fundraising for children's transplants, promotion of organ and tissue donation

www.girlpower.gov U.S. Department of Health and Human Services—a national public education campaign for adolescent girls

www.goaskalice.columbia.edu Health questions and answers sponsored by Columbia University

www.healthypeople.gov/default.htm *Healthy People 2010*

www.itns.org International Transplant Nurses Society

www.itsyoursexlife.com Guide to safe and responsible sex from the Kaiser Family Foundation

www.kidney.org National Kidney Foundation—resources for kidney patients

www.kidneyfund.org American Kidney Fund—provides financial aid for kidney patients, summer camps for children

www.kidshealth.org Nemours Foundation for Kids' Health (for kids and teens)

www.kidskare.org/ a website made by children, for children about organ donation and transplantation

www.natco1.org Organization for Transplant Professionals

www.plannedparenthood.org/teens Planned Parenthood (excellent resource on teen sexuality and reproductive health)

www.prunebelly.org Prune Belly Syndrome Network

www.suna.org Society of Urologic Nurses and Associates

www.teenadvice.org Teen Advice Online—peer counseling from other teens

www.teengrowth.com from the Pediatric Health Alliance

www.unos.org United Network for Organ Sharing—registry for donors and patients needing transplants

www.transweb.org transplantation and donation

www.youngwomenshealth.org Center for Young Women's Health, The Children's Hospital, Boston, MA

Exercícios sobre o *capítulo*

Questões de múltipla escolha

1. A enfermeira está fornecendo orientações aos pais quanto aos cuidados de um lactente que tem extrofia vesical. Qual afirmação dos pais indica que eles entenderam os cuidados futuros necessários à criança?
   a. "Os cuidados necessários não são diferentes daqueles que estão indicados para qualquer lactente."
   b. "Meu filho vai precisar apenas de fazer uma cirurgia."
   c. "Meu filho vai usar fraldas pelo resto da vida."
   d. "Nós vamos precisar de cuidar da derivação urinária."
2. Uma menina de 4 anos apresenta infecções urinárias repetidas. A investigação pregressa não evidenciou quaisquer anormalidades do trato urinário. Qual é a ação de enfermagem prioritária?
   a. Colher uma amostra de urina estéril depois de terminar o tratamento antibiótico.
   b. Orientar quanto à higiene perineal adequada.
   c. Preparar a criança para uma cirurgia para reimplante dos ureteres.
   d. Administrar antibióticos intramusculares.
3. Uma criança de 5 anos submetida a um transplante renal há 9 meses e sem relato de história de varicela chega à clínica pediátrica para receber vacinação. Qual é o esquema mais apropriado ao caso?
   a. DTPa, IPV
   b. DTPa, IPV, MMR, varicela
   c. DTPa, IPV, varicela
   d. Apenas IPV
4. Quando a enfermeira cuida de uma criança que tem síndrome hemolítico-urêmica ou glomerulonefrite aguda e a criança ainda não adquiriu o controle das eliminações, qual ação de enfermagem é mais apropriada para detectar retenção de líquidos?
   a. Determinar a densidade urinária.
   b. Pesar a criança diariamente.
   c. Pesar as fraldas molhadas.
   d. Medir diariamente a circunferência abdominal.

Exercícios de raciocínio crítico

1. Elabore um plano de ensino para uma adolescente que apresenta síndrome pré-menstrual e dismenorreia.
2. Elabore um plano de refeições para uma criança de 5 anos com distúrbio renal que exija restrição da ingestão diária de sódio a 2 g. Tenha em mente o nível de desenvolvimento da criança e as idiossincrasias alimentares dessa idade.
3. Elabore um plano de ensino para a alta de uma criança de 3 anos com síndrome nefrótica, que precise utilizar corticosteroides por um período longo.
4. Elabore um plano de estimulação do desenvolvimento para um lactente de 11 meses que foi submetido a uma cirurgia significativa de reconstrução do trato urinário e deve permanecer por longo período confinado ao berço.

Atividades de estudo

1. Na prática clínica, compare o crescimento e o desenvolvimento de duas crianças da mesma idade, a primeira com insuficiência renal crônica e a outra saudável.
2. Enquanto cuida de crianças na prática clínica, compare e contraste as histórias clínicas, os sinais e sintomas, e os tratamentos prescritos para duas crianças, a primeira com síndrome nefrótica e a outra com glomerulonefrite aguda.
3. Observe a diálise peritoneal em um hospital ou a hemodiálise em um centro ambulatorial ou hospitalar. Registre suas observações quanto ao desenvolvimento e às condições psicossociais das crianças.

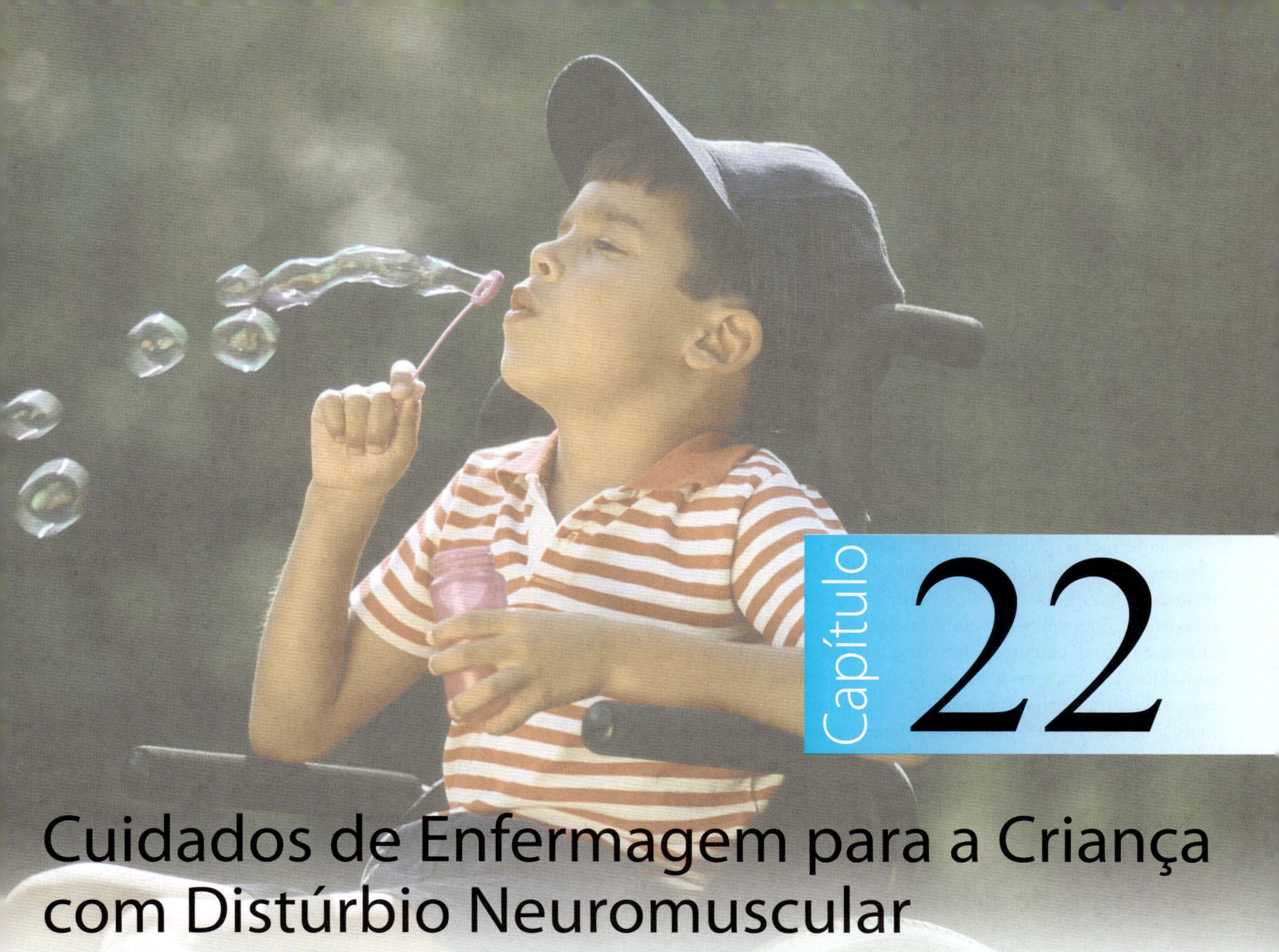

Capítulo 22

Cuidados de Enfermagem para a Criança com Distúrbio Neuromuscular

Palavras-chave

Atrofia
Clônus
Contratura
Distrofia
Espasticidade
Hipertonia
Hipotonia
Neurogênica

Objetivos da aprendizagem

Concluída a leitura deste capítulo, o leitor deverá ser capaz de:

1. Comparar as diferenças anatômicas e fisiológicas entre os sistemas neuromusculares de crianças e adultos.
2. Definir as intervenções de enfermagem pertinentes aos exames complementares realizados comumente na investigação diagnóstica e no tratamento dos distúrbios neuromusculares.
3. Definir as avaliações e as intervenções de enfermagem pertinentes aos medicamentos e aos tratamentos utilizados em crianças com distúrbios neuromusculares.
4. Diferençar os diversos distúrbios neuromusculares encontrados na infância.
5. Elaborar um plano de cuidados de enfermagem individualizado para a criança com distúrbio neuromuscular.
6. Elaborar planos de orientação para a criança com distúrbio neuromuscular e sua família.
7. Descrever o impacto psicossocial dos distúrbios neuromusculares crônicos no crescimento e no desenvolvimento das crianças.

REFLEXÃO *A promoção das capacidades da criança pode ampliar seus recursos para ela superar qualquer dificuldade.*

Frederick Stevens, um menino de 4 anos, parece estar caindo com muita frequência e começou a apresentar dificuldade de subir escadas sem ajuda. A mãe diz que "recentemente, ele deixou de acompanhar a irmã de 6 anos em suas brincadeiras no parque. Em geral, ele acaba sentado junto comigo no banco". A mãe está preocupada com as alterações que notou no filho.

Vários distúrbios neuromusculares podem acometer crianças, mas todos causam disfunção muscular. Alguns desses distúrbios são atribuídos a uma lesão neurológica (p. ex., traumatismo ou hipoxia do cérebro ou da medula). Outros ocorrem em consequência de anomalias genéticas ou estruturais, ou podem ter etiologia autoimune, geralmente depois de uma infecção viral simples. Muitos distúrbios neuromusculares são crônicos, persistem por toda a vida da criança e causam limitações físicas.

A enfermeira responsável por cuidar da criança com disfunção neuromuscular desempenha papel importante no tratamento desses distúrbios. Além de realizar intervenções diretas em resposta às alterações de saúde causadas por esses distúrbios, a enfermeira frequentemente faz parte de uma equipe multiprofissional mais ampla e pode atuar como coordenadora das diversas especialidades ou intervenções. O entendimento das respostas mais comuns a esses distúrbios oferece à enfermeira as bases necessárias para o planejamento dos cuidados necessários a toda criança com qualquer distúrbio neuromuscular.

Variações da anatomia e da fisiologia da criança

Os distúrbios neuromusculares das crianças podem ser causados por malformações congênitas ou distúrbios genéticos presentes desde o nascimento, mas comumente são diagnosticados apenas no final da infância ou na adolescência. Esses distúrbios também podem ser causados por traumatismo ou hipoxia, ou se desenvolvem depois de uma doença viral. Os sistemas neurológico e musculoesquelético dos lactentes e das crianças são imaturos em comparação com os dos adultos, e isto os coloca sob risco mais alto de desenvolver um distúrbio neuromuscular.

Desenvolvimento do cérebro e da medula espinal

No início da gestação (cerca de 3 a 4 semanas), o tubo neural do embrião começa a diferenciar-se para formar o cérebro e a medula espinal. Quando o feto é exposto a condições como infecção, traumatismo, desnutrição ou agentes teratogênicos durante esse período crítico de crescimento e diferenciação, o desenvolvimento do cérebro e da medula espinal pode ser alterado. Em comparação com a dos adultos, a coluna vertebral da criança é muito flexível (especialmente na região cervical), e isto aumenta o risco de traumatismo da coluna cervical. O sistema nervoso central dos bebês prematuros é menos desenvolvido que o dos recém-nascidos a termo. Essa imaturidade do prematuro aumenta o risco de danos ao sistema nervoso central durante o período neonatal e isto pode causar atraso do desenvolvimento motor ou paralisia cerebral.

Mielinização

Embora o desenvolvimento das estruturas do sistema nervoso esteja concluído quando a criança nasce, a mielinização ainda não está concluída. O processo de mielinização continua e está concluído em torno dos 2 anos de idade. A mielinização avança em direção cefalocaudal e proximodistal e isto possibilita que o lactente adquira o controle da cabeça e do pescoço antes de controlar o tronco e os membros. À medida que a mielinização avança, a velocidade de transmissão e a precisão dos impulsos nervosos aumentam.

Desenvolvimento muscular

O sistema muscular – inclusive tendões, ligamentos e cartilagens – origina-se do mesoderma no início do desenvolvimento embrionário. Quando a criança nasce (a termo ou prematura), os músculos, os tendões, os ligamentos e as cartilagens estão presentes e funcionantes. O recém-nascido consegue realizar movimentos espontâneos, mas não tem controle voluntário. Ao nascer, a amplitude dos movimentos é plena. Os recém-nascidos e as crianças saudáveis têm tônus muscular normal, mas não são normais quando apresentam hipertonia ou **hipotonia**. Os reflexos tendinosos profundos estão presentes ao nascimento e inicialmente são hiperativos nos recém-nascidos, mas nos primeiros meses de vida adquirem o padrão habitual. Reflexos tendinosos profundos atenuados podem indicar anormalidades. À medida que o lactente se desenvolve e adquire mobilidade, os músculos também se desenvolvem e ficam mais fortes. Em resposta à secreção de testosterona, os adolescentes do sexo masculino apresentam um estirão de crescimento (principalmente do tronco e dos membros) e desenvolvem músculos mais volumosos nessa fase.

Tratamentos clínicos comuns

Vários medicamentos e outros tratamentos são utilizados para tratar distúrbios neuromusculares em crianças. A maioria desses tratamentos requer prescrição médica quando a criança está hospitalizada. As tabelas Tratamentos clínicos comuns 22.1 e Guia farmacológico 22.1 relacionam os tratamentos e os medicamentos utilizados mais comumente. A enfermeira responsável por cuidar da criança portadora de um distúrbio neuromuscular deve estar familiarizada com esses procedimentos e como eles funcionam, além de conhecer as implicações de enfermagens comuns à aplicação dessas modalidades.

Tratamentos clínicos comuns 22.1

Tratamento	Explicação	Indicação	Implicações de enfermagem
Tração esquelética ou cervical	A tração é aplicada para imobilizar a coluna cervical. A tração circular é aplicada em crianças com lesões estáveis e possibilita mobilidade mais ampla. A tração cervical é aplicada por um aparelho em forma de jaqueta e a criança pode sair da cama, usar uma cadeira de rodas e até mesmo andar.	Atenuar ou evitar traumatismo da medula espinal.	Monitore atentamente o estado neurológico. Avalie a existência de sinais e sintomas de infecção ou violação da integridade da pele. Realize os cuidados necessários nas áreas de inserção dos pinos.
Fisioterapia, terapia ocupacional e fonoterapia	A fisioterapia enfatiza a aquisição ou a melhora das habilidades motoras grosseiras. A terapia ocupacional enfatiza o refinamento das habilidades motoras delicadas, a alimentação e as atividades da vida diária. A fonoterapia está indicada para crianças com disfunção da fala ou dificuldade de alimentação causada por distúrbios da musculatura oral.	Paralisia cerebral, espinha bífida, lesões da medula espinal, distrofia muscular e atrofia da musculatura espinal.	Assegure a adesão aos exercícios ou aos equipamentos de suporte prescritos. O sucesso do tratamento depende da adesão ininterrupta às medidas prescritas. Assegure a comunicação adequada entre todos os membros da equipe interdisciplinar.
Ortoses, talas	Dispositivos de posicionamento adaptativo criados especialmente para cada criança pelo fisioterapeuta, pelo terapeuta ocupacional ou pelo protético. Utilizados para manter o alinhamento correto do corpo ou dos membros, ampliar a mobilidade e evitar contraturas.	Paralisia cerebral, lesões da medula espinal, distrofia muscular e atrofia da musculatura espinal.	Faça avaliações frequentes da pele coberta pelo dispositivo para evitar lesões cutâneas. Siga o esquema recomendado pelo terapeuta (períodos "com" ou "sem" utilizar o dispositivo). Estimule as famílias a aceitarem a utilização do dispositivos.

Visão geral do processo de enfermagem para a criança com distúrbio neuromuscular

Os cuidados prestados à criança que tem um distúrbio neuromuscular incluem avaliação, diagnóstico de enfermagem, planejamento, intervenções e reavaliação. Alguns conceitos gerais relacionados com o processo de enfermagem aplicam-se a disfunção neuromuscular em crianças. Com base no entendimento geral dos cuidados necessários à criança que apresenta um distúrbio neuromuscular, a enfermeira pode então individualizar a assistência de acordo com as especificidades da criança.

Avaliação

A avaliação de disfunção neuromuscular em crianças inclui história de saúde, exame físico e exames laboratoriais e diagnósticos.

> **Você se lembra de Frederick**, o menino de 4 anos que tem caído e apresentado dificuldades de subir escadas e parece cansar-se facilmente quando brinca com a irmã? Quais são os outros elementos da história de saúde e do exame físico que a enfermeira deve obter?

História de saúde

A história de saúde inclui a história pregressa (inclusive história gestacional materna), a história familiar e a história da doença atual (quando os sintomas começaram e como progrediram), além dos tratamentos utilizados em casa. A história pregressa pode ser importante quanto a prematuridade, parto difícil, infecção durante a gravidez, alterações da marcha, quedas, atraso do desenvolvimento, ou déficit de crescimento. A história familiar pode ser importante em termos de distúrbios neuromusculares genéticos. Durante a obtenção da história da doença atual, investigue o seguinte:

- Alterações da marcha
- Traumatismo recente
- Problemas alimentares
- Letargia
- Febre
- Fraqueza
- Alteração do tônus muscular

Determine o padrão de aquisição dos marcos do desenvolvimento da criança. Defina as idades em que os marcos do desenvolvimento (como sentar, engatinhar e andar) foram alcançados e determine se houve atenuação do ritmo de aquisição desses marcos. Algumas crianças podem progredir normalmente nos primeiros meses e, em seguida, demonstrar redução na aquisição dos marcos

Guia farmacológico 22.1 Medicamentos comumente utilizados nos distúrbios neuromusculares

Medicamento	Ação	Indicação	Implicações de enfermagem
Benzodiazepínicos (diazepam, lorazepam)	Anticonvulsivantes; acentuam a inibição do GABA	Usados como coadjuvantes para aliviar espasmo da musculatura esquelética associado a paralisia cerebral e às paralisias resultantes de lesões da medula espinal	Monitore o nível de sedação Avalie se a espasticidade melhora
Baclofeno (oral ou intratecal)	Relaxante da musculatura esquelética de ação central; o mecanismo de ação exato é desconhecido	Utilizado para tratar espasmos dolorosos e reduzir a espasticidade em crianças com lesões dos neurônios motores (p. ex., paralisia cerebral e lesões da medula espinal)	Avalie a função motora Verifique se há redução da espasticidade Fique atenta a sinais de confusão mental, depressão ou alucinações A dosagem deve ser reduzida progressivamente antes de se interromper o tratamento, porque podem ocorrer sintomas de abstinência
Corticosteroides	Ações anti-inflamatória e imunossupressora	Distrofia muscular de Duchene, miastenia *gravis*, dermatomiosite	Administre com alimentos para atenuar o desconforto gastrintestinal. Podem obscurecer os sinais de infecção Não interrompa o tratamento repentinamente, porque isto pode causar insuficiência suprarrenal Monitore sinais de síndrome de Cushing A dosagem pode ser reduzida progressivamente com o tempo
Toxina botulínica	Neurotoxina produzida pelo *Clostridium botulinum*, que bloqueia a condução neuromuscular	Alívio da espasticidade associada a paralisia cerebral e, ocasionalmente, a torcicolo	Injetada nos músculos por um profissional habilitado. Pode causar ressecamento da boca

do desenvolvimento ou até mesmo perder habilidades já adquiridas. Obtenha uma descrição detalhada da fraqueza: a queixa é de fadiga, ou a criança realmente não está tão forte quanto era antes?

Exame físico

O exame físico dos sistemas nervoso e musculoesquelético consiste em inspeção, observação e palpação e também deve incluir ausculta do coração e dos pulmões, porque as funções destes órgãos podem ser afetadas por alguns distúrbios neuromusculares.

Inspeção e observação

Observe o lactente ou a criança enquanto brincam com seus brinquedos, engatinham ou andam, para conseguir informações significativas sobre os nervos cranianos, o cerebelo e a função motora. Observe o aspecto geral da criança e veja se há assimetria do desenvolvimento muscular. A falta de uso dos membros causa **atrofia** muscular e, por esta razão, o encurtamento de um membro pode indicar hemiparesia crônica. Verifique se os movimentos espontâneos dos membros e dos músculos faciais são simétricos. Avalie a função dos nervos cranianos. Inspecione a coluna vertebral para detectar anormalidades como depressões ou tufos de pelos, que podem estar associados a anomalias da medula espinal. Observe o nível de consciência (NC) da criança e verifique se há depressão ou alterações significativas. Veja se há letargia. Uma descrição completa da avaliação do NC encontra-se no Capítulo 16.

Função motora. Observe a atividade espontânea, a postura e o equilíbrio e verifique se os movimentos são assimétricos. Em lactentes, observe a postura em repouso, que normalmente consiste em uma posição ligeiramente flexionada. O lactente deve ser capaz de estender os membros a uma distância normal. Observe a posição de conforto do pescoço da criança.

Reflexos. Observe se os reflexos tendinosos profundos estão exacerbados ou atenuados. Verifique se os reflexos primitivos (p. ex., reflexo de Moro ou tônico do pescoço) estão presentes no lactente. Avalie o desenvolvimento dos reflexos protetores, que geralmente está atrasado em lactentes com distúrbios motores.

Função sensorial. Alterações da função sensorial ocorrem em muitos distúrbios neuromusculares. Avalie a função sensorial da mesma forma que em adultos. As crianças têm sensibilidade ao toque suave, à dor, à vibração, ao calor e ao frio. Em lactentes, avalie a resposta ao toque suave ou à dor. A resposta habitual à dor é de afastamento do estímulo. Sempre prepare a criança para o exame da sensibilidade, de modo a obter sua cooperação. O teste da picada de alfinete pode ser particularmente assustador, mas a maioria das crianças colabora se for instruída adequadamente.

Palpação

Avalie a força e o tônus musculares no lactente e na criança. Compare bilateralmente a força e o tônus. Avalie o tônus do pescoço levantando a criança do decúbito dorsal para a posição sentada (Figura 22.1). Com cerca de 4 a 5 meses, o lactente deve conseguir manter a cabeça em uma posição neutra. Faça a mobilização passiva em toda a amplitude dos movimentos do pescoço. As alterações da amplitude dos movimentos podem indicar distúrbio neuromuscular ou torcicolo. A criança hipotônica parece como se escorregasse entre as mãos do examinador. A criança hipertônica parece rígida, e estende o tronco e os membros. Avalie o tônus das pernas do lactente colocando-o na posição vertical com os pés apoiados em uma superfície plana; as crianças de 4 meses devem conseguir sustentar momentaneamente seu próprio peso (Figura 22.2). Avalie a força do lactente ou da criança observando sua capacidade de movimentar os músculos contra a gravidade. Observe se há hipertonia ou **espasticidade**, que pode ser um primeiro indício de paralisia cerebral ou outro distúrbio neuromuscular.

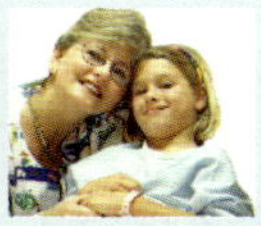

Nos casos suspeitos ou confirmados de traumatismo, não faça qualquer manobra de avaliação que envolva a mobilização da cabeça e do pescoço, até que tenha sido excluída a possibilidade de lesão cervical. Mantenha imobilização completa da coluna cervical até que isso ocorra.

Ausculta

Ausculte os pulmões da criança; os ruídos adventícios são comuns quando há disfunção dos músculos respiratórios.

Exames complementares

A tabela Exames complementares 22.1 explica os testes laboratoriais e diagnósticos realizados mais comumente para investigação de distúrbios neuromusculares. Esses exames podem ajudar o médico a diagnosticar a doença e/ou podem ser utilizados como parâmetro para avaliação da eficácia do tratamento utilizado. A equipe do laboratório ou outros profissionais realizam alguns testes, enquanto a enfermeira pode fazer outros. Seja como for, a enfermeira deve estar familiarizada com a maneira como os exames são realizados, para que servem e quais são os resultados normais e anormais. Esse conhecimento também é necessário para ela orientar a criança e a família quanto aos exames realizados.

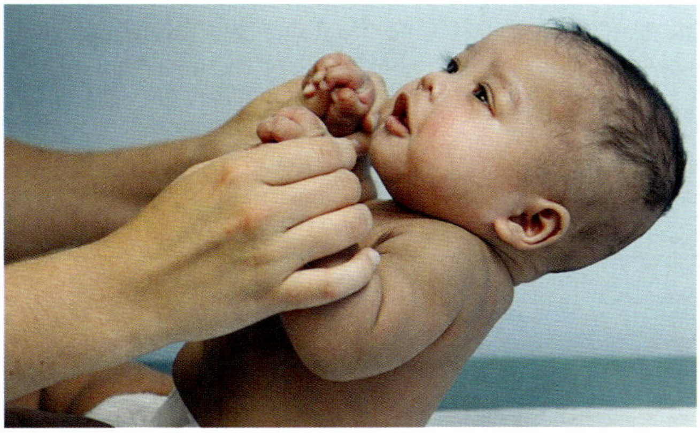

● Figura 22.1 Avaliação do tônus cervical de um lactente.

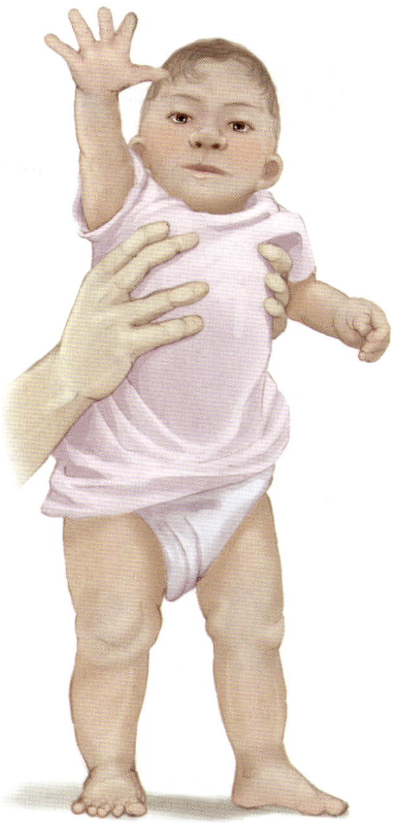

● Figura 22.2 Avaliação do tônus das pernas de um lactente.

Diagnósticos, metas, intervenções e reavaliação de enfermagem

Depois de concluir a avaliação detalhada, a enfermeira pode definir vários diagnósticos de enfermagem, inclusive:

- Mobilidade física prejudicada relacionada com espasticidade, disfunção neuromuscular ou fraqueza
- Nutrição desequilibrada: menos do que as necessidades corporais relacionada com espasticidade ou distúrbios da ingestão alimentar ou da deglutição
- Retenção urinária relacionada com obstrução anatômica, disfunção sensorimotora, ou distúrbios da micção, conforme se evidencia por gotejamento e esvaziamento incompleto da bexiga
- Constipação intestinal relacionada com a imobilidade, ou perda da sensibilidade
- Déficit de autocuidado relacionado com disfunção neuromuscular ou déficits sensoriais
- Risco de integridade da pele prejudicada relacionado com a imobilidade, o uso de talas ou dispositivos adaptativos
- Tristeza crônica relacionada com a existência de limitações físicas crônicas
- Risco de acidentes relacionado com a fraqueza muscular

Exames complementares 22.1

Exames	Explicação	Indicação	Implicações de enfermagem
Radiografias da coluna cervical	Imagens radiográficas da coluna cervical	Detecção de fraturas das vértebras	Nas vítimas de traumatismo, a coluna cervical deve ficar imobilizada até que as radiografias mostrem que não há lesões
Radioscopia	Exame radiológico que utiliza exposição contínua aos raios X para gerar imagens instantâneas em tempo real	Avaliação da instabilidade da coluna cervical durante sua mobilização	As crianças podem ficar amedrontadas pelo aparelho de raios X, mas precisam cooperar flexionando e estendendo o pescoço Deixe um dos pais ou um familiar acompanhar a criança
Mielografia	Exame radiográfico da medula espinal, que possibilita a visualização da medula, das raízes nervosas e das meninges circundantes	Detecção de lesões expansivas da medula espinal; demonstração de anomalias do tubo neural; investigação de lesões traumáticas	Requer a injeção de contraste no LCR por punção lombar Depois do procedimento, mantenha a cabeceira do leito elevada durante algumas horas Estimule a ingestão de líquidos Fique atenta a sinais de irritação meníngea
Ultrassonografia	Utiliza ondas sonoras para definir a profundidade e a estrutura dos tecidos moles e dos líquidos	Avaliação das anormalidades vertebrais	Mais bem tolerada por crianças não sedadas do que a TC ou a RM Pode ser realizada com um aparelho portátil à beira do leito
Tomografia computadorizada (TC)	Exame radiológico não invasivo, que define a densidade dos tecidos e as estruturas do corpo. Mostra a imagem de um "corte" do tecido	Investigação de malformações congênitas (inclusive anomalias do tubo neural), fraturas, desmielinização ou inflamação	O aparelho é grande e pode ser assustador para as crianças O procedimento pode ser demorado e a criança precisa ficar imóvel. Se isso não for possível, poderá ser necessário usar sedação Se for realizada com contraste, verifique se há alergia Estimule a ingestão de líquidos depois do exame, caso não haja contraindicação
Ressonância magnética (RM)	Baseada no comportamento dos átomos de hidrogênio em um campo magnético, quando são expostos a sinais de radiofrequência. Não requer exposição a radiação ionizante. Gera imagens em 3D da parte do corpo a ser examinada	Avaliação de inflamação ou anomalias congênitas, inclusive malformações do tubo neural	Retire todos os objetos metálicos da criança A criança deve permanecer imóvel durante todo o exame; um dos pais pode ficar na sala de exames com a criança. Os pré-escolares devem ser sedados para que permaneçam imóveis Durante o procedimento, a máquina produz um som de batidas fortes, e isto pode ser assustador para as crianças
Creatinoquinase	Indica lesão muscular; esta enzima sai do músculo e chega ao plasma quando há lesão muscular	Diagnóstico de distrofia muscular ou de atrofia da musculatura espinal	Colha a amostra antes da eletromiografia ou da biopsia muscular, porque estes exames podem provocar liberação de creatinoquinase
Eletromiografia	O eletrodo de registro é colocado no músculo esquelético para registrar sua atividade elétrica	Diferençar entre distúrbios musculares e doenças neurológicas	Requer a inserção de agulhas finas dentro dos músculos

Exames complementares 22.1 *(continuação)*

Exames	Explicação	Indicação	Implicações de enfermagem
Estudo da velocidade de condução nervosa	Mede a velocidade da condução nervosa	Diferenciação dos diversos tipos de distúrbios musculares	A criança sente algo semelhante a pequenos choques elétricos
Biopsia muscular	Remoção de um fragmento de tecido muscular por agulha ou por biopsia aberta	Determinação do tipo de distrofia muscular ou de atrofia da musculatura espinal	Os cuidados necessários depois da biopsia são semelhantes aos recomendados para os outros tipos de biopsia Requer uma incisão pequena com uma ou duas suturas
Distrofina	Proteína da membrana plasmática intracelular normal do músculo	Determinação do tipo específico de distrofia muscular	Ausente na distrofia muscular de Duchenne, reduzida na distrofia muscular de Becker
Estudo genético	Testa a existência do gene para a doença ou o estado de portador	Determinação da existência da doença ou do estado de portador de um distúrbio muscular hereditário	Toda a família deve ser testada, mesmo os indivíduos normais, porque o estado de portador deve ser determinado para que a família possa receber aconselhamento genético relativo à reprodução

- Conhecimento deficiente relacionado com a falta de informações sobre a condição complexa, o prognóstico e as necessidades
- Processos familiares interrompidos relacionados com a doença ou com a hospitalização da criança, o diagnóstico de uma doença crônica e os efeitos potenciais da doença a longo prazo

Depois de concluir a avaliação de Frederick, a enfermeira notou o seguinte: a criança começou a andar com 2 anos, apresenta dificuldade de saltar, a marcha é bamboleante e ela não se levanta do chão como fazem outras crianças. Com base nos resultados dessa avaliação, quais seriam seus três principais diagnósticos de enfermagem para este caso?

As metas, as intervenções e a reavaliação de enfermagem para a criança com disfunção neuromuscular dependem dos diagnósticos de enfermagem (ver Plano de cuidados de enfermagem 22.1). O plano de cuidados de enfermagem pode ser utilizado como guia para o planejamento das ações de enfermagem para a criança que tem um distúrbio neuromuscular. Esse plano de cuidados inclui alguns diagnósticos de enfermagem aplicáveis à criança ou ao adolescente. As respostas das crianças à disfunção neuromuscular e ao tratamento variam, e os cuidados de enfermagem devem ser individualizados com base nas respostas da criança e da família à doença; ver Healthy People 2010. Outras informações pertinentes às ações de enfermagem estão incluídas nas próximas seções deste capítulo dedicadas a distúrbios específicos.

Com base nos seus três principais diagnósticos de enfermagem para Frederick, descreva as intervenções de enfermagem apropriadas.

Distúrbios neuromusculares congênitos

Alguns distúrbios que causam alterações neuromusculares têm etiologia congênita. Esses distúrbios incluem as anomalias do tubo neural e os distúrbios neuromusculares genéticos. As malformações estruturais incluem espinha bífida, meningocele e mielomeningocele (anomalias do tubo neural). Os distúrbios neuromusculares genéticos incluem vários tipos de distrofia muscular e atrofia da musculatura espinal. Esses distúrbios nem sempre são diagnosticados quando a criança nasce, porque os sinais e os sintomas surgem apenas alguns meses ou até mesmo anos depois do nascimento, mas ainda assim são classificados como congênitos porque têm base genética.

• Anomalias do tubo neural

As malformações do tubo neural são responsáveis pela maioria das anomalias do sistema nervoso central. O tubo neural fecha entre a terceira e a quarta semanas de gestação. A causa das malformações do tubo neural não está definida, mas muitos fatores, como medicamentos, desnutrição, substâncias químicas e genética, podem dificultar o desenvolvimento normal do sistema nervoso central. Existem evidências claras de que a suplementação materna com ácido fólico antes da concepção reduz em 50% a incidência de malformações do tubo neural nas gestações de risco (Behrman *et al.*, 2004). Em 1992, o U.S. Public Health Service recomendou que todas as mulheres em idade reprodutiva e que possam engravidar recebam 0,4 mg de ácido fólico por dia (Merereau *et al.*, 2004). De acordo com o Centers for Disease Control and Prevention (CDC), o número de gestações afetadas por malformações do tubo neural diminuiu de 4.000 em 1995-1996 para 3.000 em 1999-2000 (Merereau *et al.*, 2004). A triagem pré-natal do nível sérico de alfafetoproteína (AFP) materna e a ultrassonografia realizada entre a 16ª e a 18ª semanas de gestação podem ajudar a detectar fetos sob risco. As malformações

(O texto continua na p. 707.)

Plano de cuidados de enfermagem 22.1

Visão geral da criança com distúrbio neuromuscular

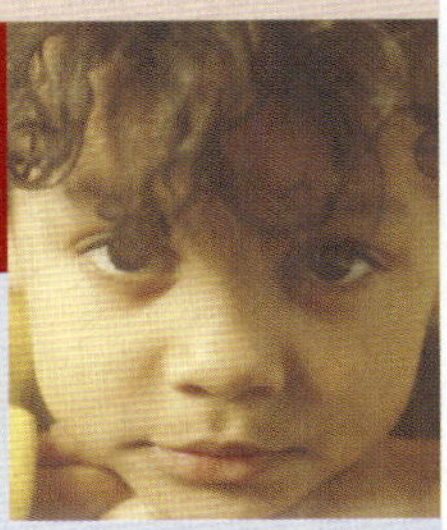

Diagnóstico de enfermagem: mobilidade física prejudicada relacionada com a fraqueza muscular, a hipertonia, a coordenação reduzida, ou a perda da função ou do controle muscular, conforme se evidencia por incapacidade de mover os membros, de andar sem ajuda e de movimentar-se sem limitações

Definição dos resultados esperados e reavaliação

A criança consegue realizar atividades próprias da idade e dentro dos limites impostos pela doença: *a criança consegue movimentar os membros, mover-se no seu ambiente e participar dos programas de exercícios dentro dos limites impostos pela idade e pela doença.*

Intervenção: ampliação da mobilidade física

- Estimule as atividades motoras grosseiras e delicadas *para facilitar o desenvolvimento motor.*
- Colabore com as equipes de fisioterapia, terapia ocupacional e fonoterapia para fortalecer os músculos e promover a mobilidade ideal, *de modo a facilitar o desenvolvimento motor.*
- Realize exercícios de mobilização passiva e ativa e ensine à criança e à família como fazer esses exercícios *para evitar contraturas, ampliar a mobilidade articular e facilitar o desenvolvimento muscular (exercícios ativos) e ajudar a melhorar a mobilidade.*
- Elogie os progressos e enfatize as habilidades da criança, *para melhorar sua autoestima e reforçar os sentimentos de confiança e competência.*

Diagnóstico de enfermagem: nutrição desequilibrada: menos do que as necessidades corporais, relacionada com a dificuldade de alimentar-se em consequência de sucção fraca ou de problemas de mastigação ou deglutição; com a dificuldade de manter a posição normal para alimentar-se; ou com a incapacidade de alimentar-se de modo independente, conforme se evidencia por ingestão oral reduzida, dificuldade de deglutir e perda ou estabilização do peso

Definição dos resultados esperados e reavaliação

A criança mostra sinais de nutrição adequada, *conforme se evidencia por ganho ponderal adequado, ingestão e perdas dentro dos limites normais e ingestão adequada de calorias.*

Intervenção: promoção de nutrição adequada

- Monitore o peso e a estatura: *ingestão insuficiente dificulta o crescimento e o ganho ponderal.*
- Monitore a hidratação (mucosas úmidas, turgor cutâneo elástico, débito urinário adequado): *ingestão insuficiente pode causar desidratação.*
- Utilize técnicas para estimular a ingestão calórica e nutricional e oriente a família quanto a essas medidas (p. ex., posicionamento, utensílios adaptados, alimentos macios ou misturados, tempo mais longo para alimentar-se), *para facilitar a ingestão.*
- Avalie frequentemente o sistema respiratório *para detectar aspiração.*
- Estimule a família a ajudar a criança a colocar-se em uma posição mais normal possível para alimentar-se, *para ajudar a aumentar a ingestão calórica.*

Diagnóstico de enfermagem: retenção urinária relacionada com a disfunção sensorimotora, conforme se evidencia por gotejamento de urina ou esvaziamento incompleto da bexiga

Definição dos resultados esperados e reavaliação

A bexiga da criança esvazia adequadamente, *de acordo com os volumes preestabelecidos e as frequências individualizadas caso a caso (o débito urinário habitual é de 0,5 a 2,0 mℓ/kg/h).*

Intervenção: promoção de esvaziamento vesical adequado

- Avalie a capacidade da criança de esvaziar a bexiga com base na história dirigida para determinar o tipo e a duração dos sintomas relativos às vias urinárias inferiores, *para determinar a condição basal.*
- Verifique se há história de impacção fecal ou constipação intestinal, *porque as alterações da eliminação intestinal podem dificultar a eliminação urinária.*

Visão geral da criança com distúrbio neuromuscular *(continuação)*

Intervenção: promoção de esvaziamento vesical adequado

- Avalie se há distensão vesical por palpação ou retenção urinária com base no volume residual pós-miccional obtido por cateterização ou ultrassonografia da bexiga, *para determinar o grau de retenção.*
- Mantenha hidratação adequada *para evitar os efeitos irritativos que a desidratação causa na bexiga.*
- Programe horários para a criança urinar, *para evitar distensão excessiva da bexiga.*
- Oriente a família (e a criança, se tiver idade suficiente) da criança com retenção urinária significativa quanto à técnica de cateterização intermitente limpa, *para possibilitar o esvaziamento periódico e completo da bexiga.*

Diagnóstico de enfermagem: constipação intestinal relacionada com a imobilidade ou a perda da sensibilidade

Definição dos resultados esperados e reavaliação

A criança demonstra evacuações adequadas e *elimina fezes macias e bem formadas a cada 1 a 3 dias, sem precisar fazer força para evacuar e sem ter outros efeitos adversos.*

Intervenção: promoção de eliminação intestinal adequada

- Avalie o padrão habitual das evacuações *para determinar a condição basal e detectar possíveis problemas de eliminação.*
- Palpe a criança para detectar distensão abdominal e ausculte os ruídos peristálticos *para avaliar a função intestinal e detectar constipação intestinal.*
- Estimule a ingestão de fibras *para aumentar a frequência das evacuações.*
- Assegure ingestão adequada de líquidos *para evitar a formação de fezes secas e duras.*
- Estimule as atividades físicas dentro dos limites ou das restrições: *mesmo as atividades mínimas aumentam a peristalse.*
- Administre os medicamentos ou os enemas conforme a prescrição *para promover o treinamento intestinal/evacuação (principalmente na criança com mielomeningocele ou lesões da medula espinal).*

Diagnóstico de enfermagem: déficit de autocuidado relacionado com a disfunção neuromuscular ou os déficits cognitivos, conforme se evidencia pela incapacidade de realizar a higiene pessoal e transferir-se com independência

Definição dos resultados esperados e reavaliação

A criança demonstra que é capaz de cuidar de si própria dentro dos limites de sua idade e da sua doença: *a criança consegue alimentar-se, vestir-se e controlar as eliminações dentro dos limites da sua idade e da sua doença.*

Intervenção: promoção do autocuidado

- Oriente a criança e sua família quanto aos métodos de autoajuda, tão logo seja possível, *para promover a independência desde o início.*
- Estimule a família e a equipe de saúde a permitirem que a criança faça o máximo possível, *para possibilitar que ela adquira confiança e independência.*
- Quando necessário, ensine medidas específicas para assegurar a eliminação urinária e fecal, *para promover a independência e ampliar a capacidade de autocuidado e melhorar a autoestima.*
- Colabore com as equipes de fisioterapia, terapia ocupacional e fonoterapia para dar à criança e à família os instrumentos apropriados à modificação do ambiente e os métodos para facilitar a transferência e o autocuidado, *de modo a assegurar o nível funcional máximo.*
- Elogie os progressos e enfatize as capacidades da criança, *para melhorar sua autoestima e reforçar os sentimentos de confiança e competência.*
- Equilibre períodos de atividade com períodos de repouso, *para atenuar a fadiga e aumentar a energia disponível para o autocuidado.*

Diagnóstico de enfermagem: risco de integridade da pele prejudicada relacionado com a imobilidade, o uso de coletes ou de dispositivos adaptativos

Definição dos resultados esperados e reavaliação

A integridade da pele é preservada, *sem indícios de vermelhidão ou lesão.*

(continua)

Visão geral da criança com distúrbio neuromuscular (*continuação*)

Intervenção: promoção da integridade da pele

- Verifique as condições de toda a superfície cutânea ao menos 1 vez/dia *para determinar o estado basal e possibilitar a detecção precoce das áreas de risco.*
- Evite esfregação excessiva ou produtos de limpeza adstringentes, *que podem aumentar o risco de lesão da pele da criança suscetível.*
- Mantenha a pele livre de fezes e urina, *para reduzir o risco de lesão cutânea.*
- Troque frequentemente a posição da criança *para reduzir a pressão aplicada nas áreas sensíveis.*
- Verifique frequentemente as condições da pele afetada pelos coletes ou pelos equipamentos adaptativos, *para evitar lesões cutâneas causadas pelos problemas de adaptação.*

Diagnóstico de enfermagem: sentimento de pesar crônico relacionado com a existência da incapacidade física de longa duração, conforme se evidencia por expressões de tristeza, raiva, desapontamento da criança ou da família, ou pelo sentimento de impotência

Definição dos resultados esperados e reavaliação

A criança e/ou a família aceitam a situação; *a criança e/ou a família identificam adequadamente seus sentimentos, funcionam em um nível de desenvolvimento normal e fazem planos para o futuro.*

Intervenção: atenuação da tristeza

- Avalie a intensidade da tristeza, *para determinar o nível basal antes da intervenção.*
- Identifique problemas com a alimentação ou o sono, *que geralmente são alterados quando a criança está triste.*
- Passe algum tempo com a criança e sua família; *a presença de uma pessoa empática é valorizada pelas famílias em sofrimento.*
- Estimule a adoção de técnicas de superação positiva; *entre as técnicas úteis está agir, expressar sentimentos e tomar iniciativas para superação do problema.*
- Encaminhe a criança e/ou a família para receberem aconselhamento espiritual, quando necessário; *muitas famílias conseguem superar sua tristeza na ocasião oportuna quando suas necessidades espirituais são atendidas.*

Diagnóstico de enfermagem: risco de trauma relacionado com a fraqueza muscular

Definição dos resultados esperados e reavaliação

A criança não sofre acidentes; *a criança não cai nem sofre outros tipos de acidente.*

Intervenção: prevenção de acidentes

- Certifique-se de que as grades laterais do leito estejam elevadas quando o cuidador não está diretamente à beira do leito, *para evitar quedas da cama.*
- Utilize as contenções de segurança apropriadas com os equipamentos adaptativos e as cadeiras de rodas, *para evitar quedas ou deslizamentos do equipamento.*
- Não deixe a criança sem supervisão na banheira, *porque a fraqueza pode fazer com que ela escorregue e fique submersa.*
- Evite, sempre que for possível, a utilização de contenções; *a observação cuidadosa é mais apropriada.*

Diagnóstico de enfermagem: conhecimento deficiente relacionado com a falta de informações sobre a complexidade da condição, o prognóstico e as necessidades, conforme se evidencia por verbalizações, perguntas ou ações que demonstram falta de entendimento das condições ou dos cuidados necessários à criança

Definição dos resultados esperados e reavaliação

A criança e a família verbalizam informações precisas e seu entendimento sobre a condição, o prognóstico e as necessidades: *a criança e sua família demonstram ter conhecimentos sobre a condição, o prognóstico e as necessidades da criança, inclusive as causas possíveis, os fatores que contribuem e as medidas terapêuticas.*

Intervenção: instruções à criança e à família

Determine se a criança e sua família estão prontas para aprender; *para que o ensino seja eficaz, é preciso que a criança e sua família queiram aprender.*

Visão geral da criança com distúrbio neuromuscular (*continuação*)

Intervenção: promoção de orientação à criança e à família

- Ofereça tempo à família para se adaptar ao diagnóstico, *para facilitar a adaptação e promover a capacidade de aprender e participar dos cuidados da criança.*
- Repita as informações, *para dar tempo para que a criança e a família aprendam e compreendam.*
- Oriente por meio de sessões breves; *muitas sessões breves são mais eficazes do que uma sessão longa.*
- Ajuste a orientação ao nível de compreensão da criança e da família (isto depende da idade da criança, da sua condição física e da sua memória), *para assegurar o entendimento.*
- Ofereça reforço e recompensas, *para facilitar o processo de ensino/aprendizagem.*
- Utilize várias modalidades de aprendizagem que envolvam vários sentidos (forneça materiais impressos, dê instruções verbais, faça demonstrações e ofereça vídeos) quando possível: *a criança e sua família têm mais chances de reter as informações quando elas são apresentadas de diferentes maneiras, que utilizam diversos sentidos.*

Diagnóstico de enfermagem: processos familiares interrompidos relacionados com a doença ou com a hospitalização da criança, o diagnóstico da doença crônica da criança e os possíveis efeitos a longo prazo da doença, conforme se evidencia pela presença dos familiares no hospital, pela falta ao trabalho e pela demonstração de incapacidade de superação

Definição dos resultados esperados e reavaliação

A família mantém seu sistema funcional de apoio, demonstra capacidade de superação adequada e adaptação dos papéis: *os pais participam dos cuidados necessários à criança, fazem perguntas pertinentes, expressam seus medos e suas preocupações e conseguem conversar tranquilamente sobre os cuidados e a condição da criança.*

Intervenção: promoção de um funcionamento familiar adequado

- Estimule os pais e a família a verbalizarem suas preocupações relacionadas com a doença, o diagnóstico e o prognóstico da criança: *isto possibilita que a enfermeira identifique as preocupações e as áreas em que possam ser necessárias mais informações; e demonstra que os cuidados estão centrados na família.*
- Explique aos pais os tratamentos, os procedimentos, os comportamentos da criança e o plano de cuidados: *a compreensão do estado atual da criança e do plano de cuidados ajuda a atenuar a ansiedade.*
- Estimule a participação dos pais nos cuidados prestados à criança de modo a permitir que se sintam necessários e valorizados *e adquiram o sentimento de controle sobre a saúde do seu filho.*
- Identifique o sistema de apoio para a família e a criança: *o sistema de apoio geralmente é necessário para que as famílias sob estresse superem suas dificuldades.*
- Oriente a família e a criança quanto aos outros recursos disponíveis, *para ajudá-los a formar uma ampla base de apoio.*

Healthy People 2010

Objetivo	Importância
Aumentar o percentual de crianças portadoras de necessidades de saúde especiais que têm acesso aos cuidados domiciliares.	• Ensina à família que os cuidados especializados (que geralmente consistem em consultas frequentes e repetidas) não substituem os cuidados básicos incluídos na assistência domiciliar • Estimula as famílias a encontrarem um pediatra de atenção básica com o qual se sintam à vontade para fazer as consultas rotineiras e tratar as doenças comuns da infância.

do tubo neural afetam predominantemente o desenvolvimento da coluna vertebral e incluem espinha bífida oculta, meningocele e mielomeningocele (Figura 22.3). As malformações do tubo neural que afetam principalmente o desenvolvimento cerebral estão descritas no Capítulo 16.

Espinha bífida oculta

Espinha bífida é uma expressão utilizada comumente para descrever todas as malformações do tubo neural que afetam a coluna cervical. Essa denominação pode gerar confusão e preocupar os pais. Existem graus bem definidos de malformação da coluna vertebral, e a utilização da terminologia correta é importante para os profissionais de saúde.

Espinha bífida oculta é uma malformação dos corpos vertebrais, sem protrusão da medula espinal ou das meninges. Essa anomalia não é visível externamente e, na maioria dos casos, não traz consequências adversas (ver Figura 22.3). A espinha bífida oculta é uma anomalia comum e estima-se que ocorra em um quinto da população (Pate, 2002). As crianças com espinha bífida oculta não necessitam de intervenção imediata, mas as complicações podem incluir compressão medular, siringomielia ou diastematomielia.

Avaliação de enfermagem

Na maioria dos casos, a espinha bífida oculta é benigna e assintomática e não exibe sinais neurológicos; de certo modo, esta condição pode ser considerada uma variação anatômica normal. A anomalia geralmente afeta a região lombossacra e costuma passar despercebida. Entretanto, pode haver depressões perceptíveis, placas de pelos anormais ou descoloração da pele no local da lesão. Nesses casos, pode ser necessário realizar uma investigação mais detalhada, inclusive por ressonância magnética.

Intervenções de enfermagem

As intervenções de enfermagem consistem basicamente em orientar a família. Diga aos pais o que a criança tem e o significado do diagnóstico. Em muitos casos, os pais confundem esse diagnóstico com espinha bífida cística, que é uma anomalia muito mais grave. Algumas crianças com espinha bífida oculta finalmente necessitam de intervenção cirúrgica em consequência das alterações degenerativas ou do envolvimento da medula e das raízes nervosas, que resultam em complicações como compressão medular, siringomielia ou diastematomielia. Quando essas complicações ocorrem, geralmente se utiliza a expressão "disrafia vertebral oculta" para evitar confusão.

Meningocele

A meningocele, a forma menos grave da espinha bífida cística, ocorre quando as meninges sofrem herniação por uma falha existente nas vértebras. Em geral, a medula espinal é normal e não há déficits neurológicos associados. O tratamento da meningocele consiste em ressecção cirúrgica da lesão (ver Figura 22.3).

Avaliação de enfermagem

A avaliação inicial realizada depois do parto mostra uma bolsa externa visível protraindo-se da região vertebral. Na maioria dos casos, a lesão localiza-se na região lombar, mas pode ocorrer em qualquer segmento ao longo do canal vertebral. A maioria das lesões encontra-se recoberta por pele e não implica riscos para a criança. Entretanto, uma avaliação para se confirmar que o envoltório da bolsa está intacto também é importante. Avalie cuidadosamente o estado neurológico: a maioria das crianças é assintomática e não tem déficits neurológicos. Antes da correção cirúrgica, o lactente deverá ser detalhadamente examinado, para se determinar se há qualquer anormalidade neural ou outras anomalias associadas. Exames diagnósticos como tomografia computadorizada (TC), RM e ultrassonografia podem ser realizados.

Intervenções de enfermagem

Se o revestimento cutâneo da bolsa estiver intacto, a correção cirúrgica poderá ser postergada. Entretanto, assim como ocorre com as crianças portadoras de mielomeningocele, relate imediatamente qualquer indício de extravasamento de líquido cefalorraquidiano (LCR) para assegurar intervenção imediata de modo a evitar infecção. As intervenções de enfermagem consistem basicamente em medidas de suporte. Preste os cuidados pré-operatórios e pós-operatórios semelhantes aos recomendados para a criança que tem mielomeningocele, para evitar ruptura da bolsa e infecção e assegurar nutrição e hidratação adequadas. Verifique a ocorrência de sintomas de constipação intestinal ou disfunção vesical que possam ser causados pelo crescimento da lesão. Hidrocefalia secundária foi associada a alguns casos de meningocele; por este motivo, monitore a circunferência craniana e fique atenta aos sinais e sintomas de elevação da pressão intracraniana (PIC).

Mielomeningocele

A mielomeningocele, a forma mais grave de malformação do tubo neural, ocorre em cerca de 1 em 4.000 nascidos vivos (Behrman *et al.*, 2004). A mielomeningocele é um tipo de espinha bífida cística e, clinicamente, a expressão "espinha bífida" costuma ser utilizada para descrever esta anomalia. A mielomeningocele pode ser diagnosticada *in utero* por ultrassonografia, ou pode ser detectada facilmente depois do nascimento. O recém-nascido com mielomeningocele tem risco mais alto de meningite, hipoxia e hemorragia.

Nas crianças com mielomeningocele, a coluna vertebral termina na altura da malformação e não há função sensorial e motora além desse ponto (ver Figura 22.3). Por isso, as crianças com essa malformação frequentemente têm complicações a longo prazo como paralisia, deformidades ortopédicas e incontinên-

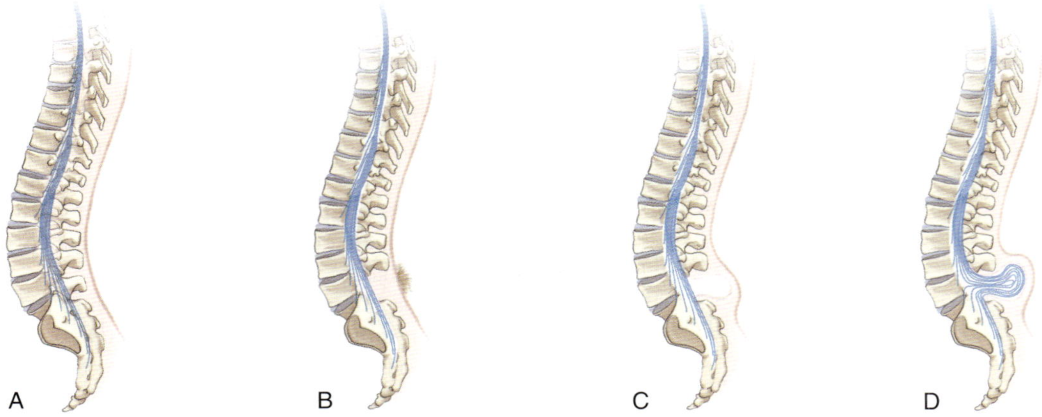

● Figura 22.3 (**A**) Coluna vertebral normal. (**B**) Espinha bífida oculta. (**C**) Meningocele. (**D**) Mielomeningocele.

cias vesical e fecal. A bexiga **neurogênica** e as cateterizações frequentes colocam a criança sob risco mais alto de desenvolver infecções urinárias, pielonefrite e hidronefrose, que podem causar lesões renais crônicas se não forem tratadas adequadamente. A hidrocefalia coexistente, associada a anomalia de Chiari tipo II, ocorre em 80% dos pacientes com mielomeningocele (Behrman *et al.*, 2004). Em consequência do desenvolvimento anormal e do deslocamento inferior do cérebro para dentro do canal vertebral, a circulação do LCR fica bloqueada e causa hidrocefalia. Quanto mais baixo for o nível da deformidade da coluna vertebral, menor o risco de desenvolver hidrocefalia.

Em geral, essas crianças necessitam de vários procedimentos cirúrgicos e, por causa das cateterizações frequentes, são mais suscetíveis a desenvolver alergia ao látex. Déficits de aprendizagem e convulsões são mais comuns nessas crianças do que na população em geral, mas 70% das crianças com mielomeningocele têm inteligência normal (Behrman *et al.*, 2004). Algumas crianças conseguem andar normalmente, dependendo do nível da lesão. Em consequência dos avanços no tratamento, a expectativa de vida das crianças com essa malformação aumentou. Para as crianças nascidas com mielomeningocele e tratadas eficazmente, a taxa de mortalidade varia de 10 a 15%; a maioria dos óbitos ocorre antes da idade de 4 anos (Behrman *et al.*, 2004).

Fisiopatologia

A causa da mielomeningocele é desconhecida, mas os fatores de risco são semelhantes aos definidos para as outras malformações do tubo neural, tais como uso de drogas pela mãe, desnutrição e predisposição genética. Nas crianças com mielomeningocele, o tubo neural não se fecha no final da quarta semana de gestação. Em consequência, forma-se na coluna vertebral uma protrusão sacular externa que envolve as meninges, o líquido cefalorraquidiano e, em alguns casos, nervos (ver Figura 22.3). A mielomeningocele pode localizar-se em qualquer segmento da coluna vertebral, mas em 75% dos casos está situada na região lombossacra (Behrman *et al.*, 2004). A gravidade do déficit neurológico depende da localização da lesão. Na mielomeningocele que se estende até à região torácica, os déficits neurológicos são mais graves.

Abordagem terapêutica

O fechamento cirúrgico é realizado o mais precocemente possível depois do nascimento, principalmente se houver extravasamento de LCR ou risco de ruptura da bolsa. O objetivo da intervenção cirúrgica imediata é evitar infecção e reduzir a perda funcional adicional, que pode ser causada pelo estiramento das raízes nervosas à medida que a bolsa meníngea se expande depois do nascimento. Existe uma nova opção de tratamento, mas ainda é experimental. Nos EUA, os médicos realizaram uma operação fetal *intrauterina* para reparar a mielomeningocele (Jobe, 2002). Os benefícios e os riscos dessa intervenção ainda não estão definidos. O tratamento subsequente dessa doença ainda é complexo e requer uma abordagem multidisciplinar que envolve especialistas em neurologia, neurocirurgia, urologia, ortopedia, fisioterapia e reabilitação, além dos cuidados intensivos de enfermagem. A natureza crônica dessa anomalia requer acompanhamento da criança por toda a vida.

Avaliação de enfermagem

Veja a descrição completa da fase de avaliação do processo de enfermagem na p. 699. Os resultados da avaliação pertinentes à mielomeningocele estão descritos a seguir.

História de saúde

As gestações de risco devem ser identificadas com antecedência. Investigue a história gestacional e a história patológica pregressa para detectar fatores de risco como:

- Falta de assistência pré-natal
- Falta de suplementação pré-concepcional e/ou pré-natal com ácido fólico
- Nascimento de outra criança na família com anomalia do tubo neural ou história familiar de malformações do tubo neural
- Tratamento materno com alguns medicamentos que antagonizam a ação do ácido fólico, inclusive anticonvulsivantes (carbamazepina e fenobarbital)

A criança com história de mielomeningocele requer vários procedimentos cirúrgicos e acompanhamento por toda a vida. Para um lactente ou uma criança que retorna para uma consulta à clínica ou para hospitalização, a história de saúde deve incluir perguntas relativas aos seguintes aspectos:

- Grau de mobilidade atual e quaisquer alterações da função motora
- Função geniturinária e padrão miccional
- Função intestinal e padrão de evacuação
- Sinais e sintomas de infecção urinária
- História de hidrocefalia com instalação de *shunt*
- Sinais ou sintomas de infecção ou mau funcionamento do *shunt* (ver seção sobre hidrocefalia)
- Hipersensibilidade ao látex
- Estado nutricional, inclusive alterações do peso
- Quaisquer outras alterações do estado físico ou cognitivo
- Recursos disponíveis e utilizados pela família

Exame físico

A avaliação inicial depois do nascimento detecta uma bolsa externa visível protraindo-se da região vertebral (Figura 22.4). Observe o aspecto geral do recém-nascido e determine se o envoltório da bolsa está intacto. Avalie o estado neurológico e investigue a existência de outras anomalias. Avalie os movimentos

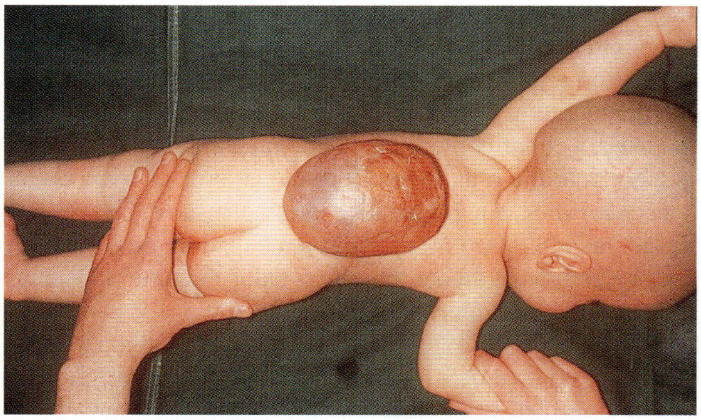

● Figura 22.4 Em geral, uma bolsa recobre a deformidade da mielomeningocele e é facilmente detectada ao nascimento.

dos membros e o reflexo anal, que ajudam a definir o nível da disfunção neurológica. As anormalidades encontradas podem incluir paralisia flácida, reflexos tendinosos profundos abolidos, ausência de respostas a estímulos táteis e dolorosos, anormalidades esqueléticas (pés chatos), gotejamento constante de urina e esfíncter anal relaxado.

No lactente maior ou na criança, faça um exame físico completo e enfatize a avaliação funcional. Defina o nível da paralisia ou da parestesia. Inspecione a pele para detectar lesões e avalie a função motora da criança.

Exames complementares

A mielomeningocele pode ser detectada por ultrassonografia antes do nascimento (em torno da 16ª à 18ª semanas de gestação), por um exame de sangue que detecta elevação da alfafetoproteína (AFP), ou por análise do líquido amniótico para comprovação de níveis altos de AFP. Os exames laboratoriais e diagnósticos comumente solicitados para investigação de mielomeningocele incluem:

- RM
- TC
- Ultrassonografia
- Mielografia

Esses exames diagnósticos são realizados para determinar se há envolvimento do cérebro e da medula espinal (ver Exames complementares 22.1).

Intervenções de enfermagem

As intervenções de enfermagem iniciais para a criança com mielomeningocele consistem em evitar traumatismo da bolsa meníngea e infecção antes do reparo cirúrgico da malformação. Veja o Plano de cuidados de enfermagem deste capítulo. Outras considerações pertinentes estão descritas a seguir.

Profilaxia de infecções

No recém-nascido com mielomeningocele, o risco de infecção associado à presença da bolsa meníngea e à possibilidade de ruptura é uma preocupação de enfermagem fundamental. Até que seja realizada a intervenção cirúrgica, o objetivo é evitar ruptura ou extravasamento de LCR da bolsa. É importante manter a bolsa meníngea úmida e também evitar traumatismo ou compressão da bolsa. Utilize gaze não aderente embebida em soro fisiológico estéril ou gaze embebida em solução antibiótica para manter a bolsa úmida. Relate imediatamente qualquer vazamento de líquido da lesão, porque isto pode indicar a existência de um orifício na bolsa e oferecer acesso a microrganismos. Posicione o lactente na posição de pronação ou em decúbito lateral apoiado para evitar compressão da bolsa. Para manter o lactente aquecido, coloque-o na incubadora ou na Isolette® para evitar o uso de cobertores, que poderiam exercer pressão excessiva sobre a bolsa. Quando o lactente estiver na incubadora ou na Isolette®, fique especialmente atenta, porque o calor radiante pode causar ressecamento e rachaduras na bolsa.

Mantenha a lesão livre de fezes e urina, para evitar infecção. Posicione a criança de modo que as fezes e a urina fluam para longe da bolsa (p. ex., posição de pronação, ou uma toalha dobrada sob o abdome), para ajudar a evitar infecção. Outra maneira de evitar que as fezes entrem em contato com a bolsa é colocar um pedaço de envoltório plástico abaixo da lesão. Depois da intervenção cirúrgica, posicione o lactente em pronação ou em decúbito lateral para facilitar a cicatrização da incisão. Mantenha as precauções para evitar que a urina ou as fezes entrem em contato com a incisão.

Eliminação urinária

As crianças com mielomeningocele às vezes têm incontinência urinária, embora algumas possam ter continência urinária normal. O nível da lesão determina a gravidade da disfunção. A mielomeningocele ainda é uma das causas mais comuns de bexiga neurogênica na infância. Por isso, a avaliação da função renal por um urologista pediátrico deve ser realizada em todas as crianças que apresentam essa malformação.

A expressão bexiga neurogênica refere-se à incapacidade da bexiga de armazenar ou eliminar a urina. As crianças com bexiga neurogênica perdem o controle da micção. A bexiga neurogênica do tipo espástico é hiper-reflexiva e resulta em liberação frequente de urina, embora com esvaziamento incompleto. A bexiga neurogênica hipotônica é flácida e fraca, sofre distensão e pode acomodar volumes muito grandes de urina, resultando em gotejamento constante de urina pela uretra. Estase e retenção urinárias ocorrem nos dois tipos, e isto aumenta o risco de infecção urinária, assim como de refluxo do conteúdo vesical para os ureteres e os rins, resultando em fibrose e insuficiência renal.

Os objetivos do tratamento das crianças com bexiga neurogênica são promover a continência urinária ideal e evitar complicações renais. As intervenções para bexiga neurogênica incluem cateterização intermitente limpa para promover o esvaziamento vesical; medicamentos como cloridrato de oxibutinina para ampliar a capacidade da bexiga; diagnóstico e tratamento imediatos das infecções; e, em algumas crianças, intervenções cirúrgicas para facilitar a eliminação urinária (p. ex., criação de um reservatório urinário continente ou vesicostomia). A cateterização intermitente asséptica é comentada mais adiante. Quando a criança apresenta bexiga espástica ou rígida, ensine os pais como administrar medicamentos antiespasmódicos como oxibutinina. Diga aos pais que o medicamento é usado para aumentar a capacidade da bexiga e reduzir a possibilidade de refluxo. Veja mais informações quanto aos cuidados de enfermagem nos procedimentos cirúrgicos no Capítulo 21.

Avaliação da função urinária

Determine o padrão e o sucesso do treinamento das continências vesical e intestinal. Avalie o nível de desenvolvimento e/ou de cognição da criança. Observe a região genital para detectar gotejamento de urina pela uretra e, se houver urina, avalie o odor. Verifique se há eritema da uretra ou escoriação na região da fralda. Inspecione o abdome para detectar cicatrizes das operações anteriores e a existência de derivação urinária ou estoma continente. Palpe o abdome para verificar se a bexiga está distendida, se há uma massa fecal ou se os rins estão aumentados. Determine o nível da paralisia ou da parestesia da criança.

Cateterização intermitente limpa

Depois do nascimento da criança com mielomeningocele, dependendo do nível da paralisia, pode-se iniciar nessa ocasião a cateterização intermitente limpa. Em outras crianças com espi-

Diretrizes de ensino 22.1

Cateterização intermitente limpa

- Lavar as mãos com água e sabão.
- Aplicar o lubrificante hidrossolúvel no cateter.
- Fazer a cateterização. Introduzir o cateter apenas o necessário para iniciar a drenagem da urina.
- Lavar com água e sabão o cateter reutilizável depois do uso; enxaguar e deixar secar.
- Quando estiver seco, guardar em saco plástico com fecho hermético ou em outro recipiente de armazenamento limpo.
- Uma vez por semana, mergulhar o cateter em uma solução de água e vinagre a 1:1 e enxaguar bem antes da próxima utilização.
- Quando a criança alcançar um nível de desenvolvimento adequado, orientar sobre a técnica da autocateterização.

nha bífida e nas crianças que tiveram traumatismo raquimedular, a cateterização pode ser iniciada em uma idade mais avançada. Oriente os pais sobre a técnica de cateterização intermitente limpa pela uretra, a menos que tenham sido criados uma derivação urinária ou um estoma continente (Diretrizes de ensino 22.1).

A orientação dos pais quanto às técnicas de cateterização intermitente limpa é uma etapa importante para se preservar a função renal, evitar infecções e ajudar a família a adquirir algum controle sobre a condição física da criança. Até que a criança seja capaz de realizar a cateterização independentemente, os pais serão responsáveis por esse procedimento. As crianças com inteligência normal e função motora preservada nos membros superiores geralmente aprendem a fazer a autocateterização aos 6 anos de idade. A incontinência urinária está associada a baixa autoestima, principalmente à medida que a criança cresce. Orientar a criança sobre a autocateterização da uretra ou do estoma (conforme a necessidade) fortalece a criança, oferece alguma sensação de controle e permite a eliminação urinária adequada quando a criança não está perto dos pais (p. ex., na escola).

Ofereça apoio e faça os encaminhamentos apropriados à criança e à família. Encaminhe as famílias aos fornecedores locais de suprimentos para cateterização.

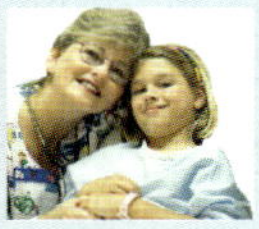

Com o tempo, pode ocorrer colonização bacteriana da bexiga; contudo, a profilaxia antibiótica não é recomendada para essas crianças, porque aumenta o risco de desenvolverem resistência aos antibióticos.

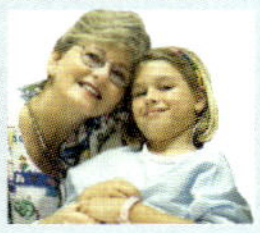

Utilize apenas cateteres e luvas sem látex para cateterizar crianças com mielomeningocele e/ou bexiga neurogênica, porque essas crianças têm incidência alta de alergia ao látex.

Eliminação intestinal

As crianças com mielomeningocele geralmente também têm incontinência fecal e o nível da lesão determina a gravidade da disfunção. Muitas dessas crianças conseguem adquirir algum grau de continência fecal. O treinamento intestinal com utilização de enemas ou supositórios programados e modificações na dieta podem possibilitar a evacuação nos horários predeterminados (1 ou 2 vezes/dia). Embora a incontinência fecal possa ser difícil para as crianças à medida que crescem – problemas sociais, baixa autoestima e alteração da imagem corporal –, esta condição não acarreta os mesmos riscos à saúde que a incontinência urinária.

Nutrição adequada

O risco de nutrição desequilibrada – menos que as necessidades corporais – relacionada com as restrições ao posicionamento do lactente antes e depois da operação é outra consideração de enfermagem. Ajude a família a colocar o lactente em uma posição o mais normal possível para alimentar-se. Antes da intervenção cirúrgica, o risco de ruptura é muito alto para permitir que a criança seja segurada ao colo. Por isso, pode-se virar a cabeça do lactente para o lado ou colocar o lactente na posição de decúbito lateral para facilitar a ingestão alimentar. Se o lactente for segurado ao colo, devem-se tomar cuidados especiais para evitar compressão da bolsa ou da incisão pós-operatória. Estimule os pais a interagirem na medida do possível com o filho, conversando e tocando no lactente durante a alimentação para estimular a ingestão. Se a mãe estava planejando amamentar seu filho, ajude-a a alcançar esta meta, se for possível. Se for possível segurar o lactente ao colo, estimule a mãe a fazer isto, ou ajude-a a bombear e guardar o leite para ser oferecido ao lactente em uma mamadeira, até que ele possa ser segurado ao colo. Pode ser difícil alimentar o lactente em uma posição incomum, e o papel da enfermeira é apoiar, instruir e demonstrar aos pais e à família como fazer isto, quando necessário.

Profilaxia de reação alérgica ao látex

A sensibilidade ao látex ou à borracha natural é muito comum entre as crianças com mielomeningocele. O risco de desenvolver alergia ao látex é maior em virtude das repetidas exposições a produtos que contêm esta substância durante procedimentos cirúrgicos e cateterizações vesicais. Alguns estudos mostraram que até 70% das crianças que necessitam de operações repetidas para tratar espinha bífida ou extrofia vesical são sensíveis ao látex (Kaplan, 2003). A prevenção da exposição ao látex deve ser assegurada em todos os procedimentos realizados em crianças com mielomeningocele para evitar alergia. Por essa razão, as crianças de alto risco ou com alergia comprovada ao látex devem ser identificadas e tratadas em condições isentas desta substância. Assegure que essas crianças não entrem em contato direto com látex ou com equipamentos e suprimentos que contenham esta substância. Procure familiarizar-se com os produtos e os equipamentos de sua instituição que contenham látex e os que são isentos de látex. Hoje em dia, a FDA (Food and Drug Administration) exige que todos os suprimentos médicos tenham rótulo que indique a existência de látex, mas isto não se aplica aos produtos acessíveis aos consumidores. Existem muitos recursos que listam os produtos isentos de látex, e cada hospital deve ter uma dessas listas prontamente disponível para os profissionais de saúde.

As crianças sob risco elevado de desenvolver hipersensibilidade ao látex devem usar bracelete de alerta médico. Os programas educativos relativos à sensibilidade ao látex e às maneiras de evitar esta complicação devem ser voltados para os indivíduos que cuidam de crianças de alto risco, inclusive professores, enfermeiras escolares, parentes, babás e todos os profissionais de saúde.

Manutenção da integridade da pele

Considere o risco de perda da integridade da pele relacionada com a posição de pronação e a limitação da mobilidade do lactente. A posição de pronação gera pressão constante nos joelhos e nos cotovelos e pode ser difícil manter o lactente limpo de fezes ou urina. A colocação de fraldas pode estar contraindicada antes da operação, para evitar compressão da bolsa. Por isso, assegure que o lactente seja mantido limpo e seco na medida do possível. Isso fica mais difícil quando há eliminação contínua de fezes e urina. É importante colocar uma compressa sob a fralda, que deve ser trocada frequentemente. Realize cuidados meticulosos com a pele. Coloque o lactente em um colchão especial e coloque pele de ovelha sintética sob seu corpo para reduzir o atrito. Atente especialmente para o posicionamento das pernas do lactente, porque pode haver paralisia. A colocação de uma fralda entre as pernas pode ajudar a reduzir a pressão e o atrito provocado pela esfregação de uma perna contra a outra.

Orientação e apoio à criança e à família

A mielomeningocele é um distúrbio grave, que afeta vários sistemas do corpo e causa graus variáveis de déficit. A doença tem efeitos para a vida toda. Graças aos avanços médicos e tecnológicos, a maioria das crianças que nascem com mielomeningocele pode ter vida normal, mas os desafios persistem para a família e o paciente à medida que aprendem a lidar e a viver com este problema físico. É difícil adaptar-se às demandas que essa doença impõe à criança e à família. Os pais podem precisar de tempo para aceitar a doença do filho, mas tão logo seja possível eles devem ser envolvidos na assistência necessária à criança.

O processo de orientação deve começar imediatamente no hospital. Isso inclui posicionamento, profilaxia das infecções, alimentação, promoção de eliminação urinária por meio de cateterização intermitente limpa, profilaxia da alergia ao látex e detecção de sinais e sintomas de complicações (p. ex., elevação da PIC). Em virtude da natureza crônica da doença, o planejamento a longo prazo deve começar no hospital. Em geral, essas crianças precisam passar por vários procedimentos cirúrgicos e internações hospitalares, e isto pode gerar estresse à família e a seus recursos financeiros. A enfermeira desempenha papel importante quando fornece orientação sobre a doença e seu tratamento e o plano de cuidados. À medida que os familiares se sentem mais confortáveis com o diagnóstico, tornam-se especialistas em cuidar da criança. Respeite e reconheça as necessidades de mudança da família. Os cuidados diários intensos podem sobrecarregar a família, que precisa receber apoio e estímulo contínuos. É conveniente entrar em contato com um grupo de apoio para famílias com crianças portadoras de mielomeningocele. Ver Healthy People 2010.

Healthy People *2010*

Objetivo	**Importância**
Aumentar o percentual de crianças e jovens portadores de limitações físicas que passam no mínimo 80% do seu tempo em programas de educação regular.	• Estar familiarizada com as ofertas e os recursos das escolas da localidade, de modo que você possa encaminhar as famílias a uma instituição de ensino apropriada aos seus filhos.

Considere *isto!*

Um recém-nascido apresenta uma anomalia evidente na coluna vertebral. Durante a avaliação, a enfermeira observa flacidez dos membros e distensão da bexiga. Os pais estão desolados.

Descreva as outras avaliações que a enfermeira precisa realizar.

Descreva os cuidados de enfermagem para esse recém-nascido.

Que tipo de orientação a enfermeira deve dar à família desse bebê?

• Distrofia muscular

O termo **distrofia** muscular refere-se a um grupo de distúrbios hereditários que causam fraqueza e hipotrofia musculares significativas. Os principais músculos afetados são os músculos esqueléticos (voluntários). Existem nove tipos de distrofia muscular e todas incluem fraqueza muscular persistente por toda a vida; embora as doenças sejam progressivas em todos os casos, algumas são mais graves. As várias distrofias musculares são diagnosticadas mais comumente na infância e afetam vários grupos musculares. O padrão hereditário da distrofia muscular é diferente em cada tipo, mas pode ser ligado ao X, autossômico dominante ou autossômico recessivo. A mutação genética da distrofia muscular resulta em ausência ou redução de uma proteína muscular específica, que impede a função normal dos músculos. As fibras dos músculos esqueléticos são afetadas, embora não haja anormalidades estruturais na medula espinal ou nos nervos periféricos. A Tabela 22.1 descreve as características dos vários tipos de distrofia muscular.

A distrofia muscular de Duchenne, distúrbio neuromuscular mais comum na infância, sempre leva à morte (em geral, na adolescência ou na segunda década de vida). A incidência é de cerca de 1 em cada 3.500 nascidos vivos (Balaban *et al.*, 2005). Por esse motivo, a discussão a seguir enfatiza a distrofia muscular de Duchenne.

Fisiopatologia

A mutação genética da distrofia muscular de Duchenne resulta em ausência de distrofina, uma proteína fundamental para a manutenção das células musculares. O gene anormal é recessivo e ligado ao X e isto significa que os meninos são afetados predominantemente e recebem o gene da mãe (as mulheres são portadoras assintomáticas). A ausência de distrofina causa fraqueza generalizada dos músculos voluntários, e a fraqueza é progressiva. Os quadris, as coxas, a pelve e os ombros são afetados inicialmente, mas à medida que a doença avança, todos os músculos voluntários e também os músculos cardíacos e respiratórios são acometidos. Em casos raros, os homens com distrofia muscular de Duchenne podem sobreviver até os primeiros anos da 3ª década (Muscular Dystrophy Association, 2006b).

Os meninos com distrofia muscular de Duchenne geralmente demoram a aprender a andar. Dos 13 a 35 meses, essas crianças podem ter pseudo-hipertrofia (crescimento aparente) das panturrilhas. Na faixa etária pré-escolar, crianças caem com frequência e são muito desajeitadas. A criança tem dificuldade de subir es-

Tabela 22.1 Tipos de distrofia muscular

Tipo	Início	Padrão hereditário	Músculos afetados
Duchenne (pseudo-hipertrófica)	Início da infância	Recessivo ligado ao X	Fraqueza generalizada, hipotrofia muscular (inicialmente nos membros e no tronco)
Becker	Adolescência ou vida adulta	Recessivo ligado ao X	Semelhante, embora menos grave que a distrofia de Duchenne
Congênita	Ao nascimento	Autossômico dominante ou recessivo	Fraqueza muscular generalizada, possíveis deformidades articulares
Emery-Dreifuss	Na infância ou nos primeiros anos da adolescência	Recessivo ligado ao X	Fraqueza, hipotrofia dos músculos dos ombros, braços e panturrilhas
Membro-cintura	Da infância à meia-idade	Autossômico ou recessivo ou ligado ao X	Fraqueza, hipotrofia inicialmente das cinturas escapular e pélvica
Fascioescapuloumeral	Da infância até o início da vida adulta	Autossômico dominante	Os músculos faciais enfraquecem primeiro, depois os ombros e os braços
Miotônica	Da infância à meia-idade	Autossômico dominante	Fraqueza generalizada, hipotrofia inicialmente dos músculos da face, dos pés, das mãos e do pescoço Relaxamento lento dos músculos depois da contração
Oculofaríngea	Do início da vida adulta até a meia-idade	Autossômico dominante	Afeta inicialmente os músculos das pálpebras e da garganta
Distal	Dos 40 aos 60 anos	Autossômico dominante	Fraqueza e hipotrofia dos músculos das mãos, dos antebraços e das pernas

Dados baseados na www.mda.org.

cadas e correr e não consegue levantar-se do chão como fazem as crianças normais. A criança em idade escolar anda sobre os dedos ou as partes anteriores dos pés e sua marcha é bamboleante ou oscilante. O equilíbrio é afetado significativamente e o ventre da criança pode ficar proeminente quando os ombros são puxados para trás para manter a posição ereta e evitar uma queda para a frente. Na idade escolar, a criança também apresenta dificuldade de levantar os braços. Entre as idades de 7 e 12 anos, quase todos os meninos com distrofia muscular de Duchenne perdem a capacidade de andar e, na adolescência, em todas as atividades que envolvem os braços, as pernas ou o tronco eles necessitam de ajuda ou apoio. O fator mais indicativo de perda da capacidade de andar é a perda da força para a extensão do quadril e a dorsiflexão de tornozelo (Bakker *et al.*, 2002). A maioria dos meninos com distrofia muscular de Duchenne tem inteligência normal, mas alguns podem apresentar uma limitação específica de aprendizagem (Cotton *et al.*, 2005).

Abordagem terapêutica

Embora não exista cura para a distrofia muscular de Duchenne, o tratamento com corticosteroides pode retardar o avanço da doença. Estudos mostraram que a prednisona ajuda a proteger as fibras musculares contra a destruição do sarcolema (deficiente em virtude da ausência de distrofina). Vários estudos mostraram que os meninos tratados com prednisona apresentam melhora da força e da função musculares. Os corticosteroides causam vários efeitos colaterais, inclusive aumento do peso, osteoporose e alterações de humor (Carter & MacDonald, 2000). Suplementos de cálcio são prescritos para evitar osteoporose e os antidepressivos podem ser úteis quando há depressão relacionada com a cronicidade da doença e/ou como efeito colateral do tratamento com corticosteroide; ver Healthy People 2010. Essas crianças necessitam de coletes ou ortoses e dispositivos para facilitar a mobilidade e o posicionamento.

À medida que os músculos se deterioram, as articulações podem perder a mobilidade e formar **contraturas**. As contraturas limitam a flexibilidade e a mobilidade e causam desconforto. Em alguns casos, as contraturas exigem a liberação cirúrgica

Healthy People 2010

Objetivo	Importância
Reduzir o percentual de crianças e adolescentes com limitações físicas que relatam tristeza, infelicidade ou depressão.	• Aproveitar todos os encontros com a criança ou o adolescente que têm limitação física como oportunidade para fazer a triagem para distúrbios da saúde mental • Encaminhar essas crianças e esses adolescentes para avaliação e intervenção de saúde mental, quando necessárias.

dos tendões. Com o tempo, as curvaturas da coluna vertebral são acentuadas. Os meninos com distrofia muscular de Duchenne que ainda conseguem andar podem desenvolver lordose. Na maioria dos casos, essas crianças desenvolvem escoliose ou cifose. A fixação cirúrgica das vértebras com implantação de pinos geralmente é necessária dos 11 a 13 anos de idade. Outras complicações são infecções pulmonares, urinárias e sistêmicas; depressão; transtornos de comportamento e de aprendizagem; pneumonia de aspiração (se houver acometimento dos músculos orofaríngeos); arritmias cardíacas; e, finalmente, disfunção e insuficiência respiratórias (à medida que a fraqueza dos músculos torácicos e do diafragma avança).

Avaliação de enfermagem

Veja a descrição completa da fase de avaliação do processo de enfermagem na p. 699. Os resultados da avaliação pertinentes à distrofia muscular de Duchenne estão descritos a seguir.

História de saúde

Obtenha a história de saúde para determinar se há história familiar de distúrbios neuromusculares. Atente para a história da gestação e do parto, porque essas informações podem ser úteis para se descartar algum problema gestacional ou traumatismo obstétrico como causa da disfunção motora. Determine o estágio de aquisição dos marcos do desenvolvimento. Os meninos com distrofia muscular de Duchenne aprendem a andar, mas com o tempo perdem esta capacidade. Se a criança já tiver o diagnóstico de distrofia muscular, avalie a progressão da doença. Investigue o estado funcional e a necessidade de equipamentos auxiliares ou adaptativos, inclusive coletes ou cadeira de rodas. Avalie as habilidades relacionadas com as atividades da vida diária. Verifique se há relato de tosse ou infecções respiratórias frequentes, que ocorrem à medida que os músculos respiratórios enfraquecem. Enquanto conversa com a criança e a família, observe se há problemas psicossociais como baixa autoestima, depressão, problemas de socialização ou alteração dos processos familiares.

Exame físico

Faça um exame físico completo da criança sob suspeita de distrofia muscular, ou com diagnóstico confirmado desta doença. As alterações específicas detectadas por inspeção, observação, ausculta e palpação estão descritas a seguir.

Inspeção e observação

Observe se a criança consegue levantar-se do chão. Uma alteração característica da distrofia muscular de Duchenne é o sinal de Gowers: a criança não consegue levantar-se do chão como as crianças normais, em consequência da fraqueza progressiva (Figura 22.5). Observe a marcha da criança e avalie a eficácia da tosse.

Ausculta e palpação

Ausculte o coração e os pulmões. Verifique se há taquicardia, que se desenvolve à medida que o músculo cardíaco enfraquece. Avalie o murmúrio vesicular, que pode estar diminuído em consequência da disfunção respiratória. Determine a força muscular pelo teste de resistência. Palpe a musculatura para determinar o tônus muscular.

Exames complementares

A eletromiografia (EMG) mostra que o problema está nos músculos, não nos nervos. Os níveis séricos de creatinoquinase mostram-se elevados nos estágios iniciais da doença, quando há destruição significativa dos músculos. A biopsia muscular confirma o diagnóstico definitivo e mostra a ausência de distrofina. A análise do DNA demonstra a mutação genética.

Intervenções de enfermagem

As intervenções de enfermagem têm como objetivos promover a mobilidade, manter a função cardiopulmonar, evitar complicações e melhorar a qualidade de vida. As intervenções realizadas para manter a mobilidade e a função cardiopulmonar também ajudam a evitar complicações. Veja Visão geral do plano de cuidados de enfermagem 22.1 e individualize os cuidados de enfermagem com base nas respostas da criança e da família à doença. As próximas seções descrevem outros aspectos específicos da assistência necessária à criança que tem distrofia muscular.

Mobilidade

Administre os corticosteroides e os suplementos de cálcio conforme a prescrição. Estimule ao menos a sustentação de pesos mínimos em uma posição ereta para melhorar a circulação, fortalecer os ossos e retificar a coluna vertebral. A criança com distrofia muscular de Duchenne pode utilizar um andador ou uma armação para manter a posição ereta. Faça exercícios de alongamento ou fortalecimento passivo conforme as recomendações do fisioterapeuta. Esses exercícios conservam a mobilidade e podem ajudar a evitar atrofia muscular. Utilize ortoses de apoio como talas para as mãos ou ortoses tornozelo-pé (OTP) para evitar contraturas das articulações. Programe as atividades durante a parte do dia em que a criança tem mais energia. Oriente os pais sobre como posicionar e exercitar a criança e utilizar as ortoses e os equipamentos adaptativos.

Manutenção da função cardiopulmonar

Avalie a frequência respiratória, a profundidade das respirações e o esforço respiratório. Ausculte os pulmões para determinar se a ventilação é suficiente e avaliar o murmúrio vesicular. Posicione a criança de modo a assegurar a expansão máxima do tórax, geralmente na posição ereta. Ensine à criança e à família os exercícios de respiração profunda para fortalecer ou manter os músculos respiratórios e estimule a tosse para limpar as vias respiratórias. Faça a fisioterapia torácica ou ajude a realizar a percussão torácica. Monitore os resultados das provas de função pulmonar. A utilização da ventilação com pressão positiva intermitente e da tosse mecanicamente assistida torna-se necessária em alguns adolescentes, ou mais tarde em outros casos (Gomez-Merino & Bach, 2002). Oriente os pais sobre como monitorar e utilizar essas modalidades em colaboração com o terapeuta respiratório. Verifique se há edema, aumento do peso ou estertores. Monitore rigorosamente a ingestão e as perdas de líquidos.

Melhora da qualidade de vida

Os longos períodos de repouso no leito podem agravar a fraqueza. Trabalhe com a criança e sua família no sentido de elaborar um esquema de atividades recreativas que ofereçam estímulos adequados ao desenvolvimento, embora evitem esforço excessi-

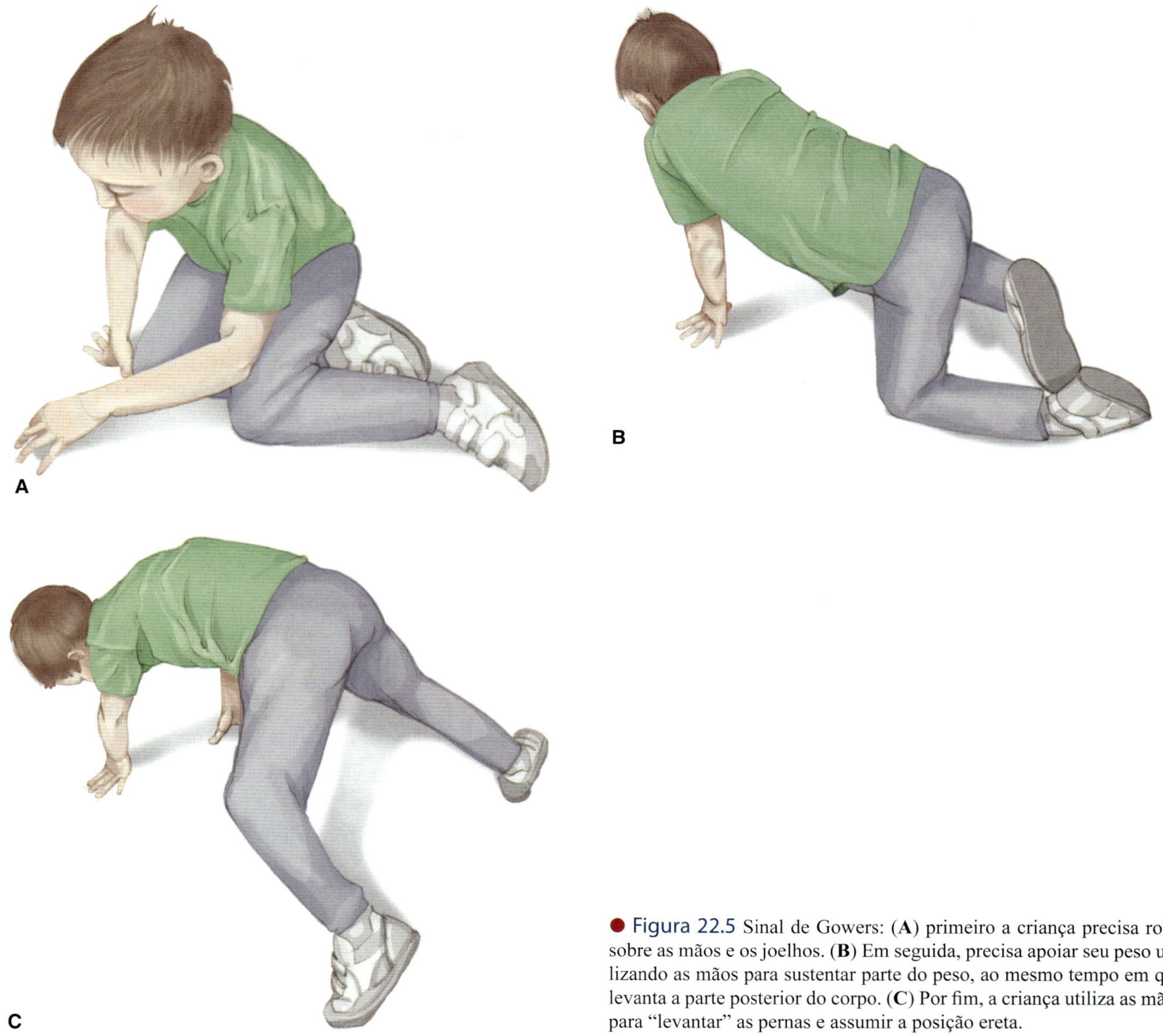

● Figura 22.5 Sinal de Gowers: (**A**) primeiro a criança precisa rolar sobre as mãos e os joelhos. (**B**) Em seguida, precisa apoiar seu peso utilizando as mãos para sustentar parte do peso, ao mesmo tempo em que levanta a parte posterior do corpo. (**C**) Por fim, a criança utiliza as mãos para "levantar" as pernas e assumir a posição ereta.

vo ou frustração (causada pela incapacidade de realizar a atividade). Os períodos de repouso adequado devem ser intercalados com as atividades. Caminhar ou andar em uma bicicleta fixa é apropriado para a criança que tem disfunção motora dos membros inferiores. Para as crianças com envolvimento dos membros inferiores, pode ser necessária uma cadeira de rodas para a mobilidade, e a criança pode participar de trabalhos manuais, desenho e atividades no computador. A participação nas Para-Olimpíadas pode ser apropriada a algumas crianças (www.specialolympics.org).

Ofereça apoio emocional à criança e à família. Os cuidados diretos e prolongados estressam a família e tornam-se mais complexos à medida que a criança cresce (Chen *et al.*, 2002). Em geral, as famílias precisam ficar algum tempo afastadas das atividades de cuidar dos filhos. Quando a criança está hospitalizada, o cuidador pode sentir-se confortável em deixar que as enfermeiras e outros profissionais de saúde assumam a maior parte dos cuidados diários da criança; esta pode ser uma oportunidade para o cuidador descansar de suas tarefas diárias de cuidado. O descanso também pode ser oferecido em casa por vários serviços comunitários; sendo assim, explore esses recursos junto com a família.

Avalie a condição educacional da criança. Algumas crianças frequentam a escola, enquanto outras podem optar por receber orientação em casa.

Administre os antidepressivos conforme a prescrição: o tratamento da depressão pode estimular a criança a participar das atividades e do seu próprio cuidado.

Assegure que as famílias recebam aconselhamento genético para o planejamento familiar e também para definirem os membros portadores do gene da distrofia muscular.

Atrofia muscular espinal

A atrofia muscular espinal (AME) é uma doença genética dos neurônios motores que afeta a capacidade de comunicação entre os nervos espinhais e os músculos. A doença é transmitida por um mecanismo autossômico recessivo. Há deficiência da proteína SNM (sobrevivência dos neurônios motores) em consequência de uma mutação genética do cromossomo 5. Os neurônios motores estão localizados predominantemente na medula espinal. Sem a SNM normal, os sinais que partem dos neurônios e chegam aos músculos para iniciar a contração são ineficazes e, desse modo, os músculos perdem sua função e com o tempo atrofiam-se. Os músculos proximais, aqueles situados mais próximos do centro do corpo, geralmente são mais afetados que os músculos distais. O desenvolvimento mental e emocional e a sensibilidade não são afetados pela doença (Muscular Dystrophy Association, 2006c).

Existem vários tipos de AME: tipo 1 (doença de Werdnig-Hoffmann, ou AME infantil); tipo 2 (intermediário); e tipo 3 (doença de Kugelberg-Welander, ou AME juvenil). A Tabela 22.2 compara esses três tipos, a progressão habitual e o prognóstico de cada um.

Todos os tipos de AME podem causar enfraquecimento dos músculos respiratórios, o que geralmente é a causa da morte de crianças com os tipos 1 e 2 da doença. As infecções das vias respiratórias superiores e a aspiração secundária a disfagia ou a refluxo gastresofágico frequentemente progridem para pneumonia e, por fim, insuficiência respiratória, porque a criança com AME não consegue tossir eficazmente sem ajuda para limpar as vias respiratórias. Muitas crianças com a forma grave da AME tipo 1 são dependentes do respirador. As crianças com AME dos tipos 1 e 2 desenvolvem peito escavado com respiração paradoxal (utilização do diafragma sem apoio dos músculos intercostais). O tórax torna-se afunilado e o processo xifoide fica retraído (peito escavado), limitando ainda mais o desenvolvimento do sistema respiratório (Bach & Bianchi, 2003). A incapacidade de sugar e deglutir normalmente causa dificuldades alimentares à criança que tem AME do tipo 1. Os músculos dorsais fracos afetam o desenvolvimento da coluna vertebral, resultando em complicações como escoliose, cifose ou ambas.

A abordagem terapêutica da AME consiste em medidas de suporte voltadas para promoção da mobilidade, manutenção da nutrição e da função pulmonar adequadas e profilaxia das complicações. A fusão vertebral pode ser realizada em crianças maiores com escoliose significativa. A suplementação com creatina e/ou coenzima Q10 está sendo investigada atualmente (Muscular Dystrophy Association, 2006c).

Avaliação de enfermagem

Obtenha a história das aquisições dos marcos do desenvolvimento e também das perdas subsequentes. No lactente com diagnóstico de AME já estabelecido, avalie se houve hospitalizações ou infecções respiratórias recentes. Procure definir o tipo de suporte respiratório utilizado em casa (se houver). Avalie o nível de atividade motora e identifique as ortoses ou os equipamentos adaptativos utilizados. Observe o aspecto flácido do lactente com AME (Figura 22.6). Verifique se há redução da capacidade de iniciar movimentos musculares espontâneos. No lactente ou nos pré-escolares com AME, observe o tórax estreito com redução das incursões respiratórias, o abdome relativamente protuberante e o padrão de respiração paradoxal (Figura 22.7). Avalie a configuração do tórax para determinar se há peito escavado. Ausculte os pulmões para detectar redução do murmúrio vesicular ou ruídos adventícios. Monitore os resultados dos exames laboratoriais, que podem incluir:

- Creatinoquinase (CK): elevada quando o processo de destruição dos músculos está em atividade
- Estudo genético: detecta a presença do gene da AME
- Biopsia de músculo: demonstra a anormalidade muscular
- Estudo da velocidade de condução nervosa e eletromiografia: determinam a extensão da doença.

Tabela 22.2 Manifestações clínicas da atrofia muscular espinal

Manifestações clínicas	AME tipo 1 (doença de Werdnig-Hoffman, AME infantil)	AME tipo 2 (AME intermediária)	AME tipo 3 (doença de Kugelberg-Welander, AME juvenil)
Início	Antes do nascimento até 6 meses de vida	De 6 a 18 meses de vida	Depois dos 18 meses; a criança começa a andar ou consegue dar no mínimo 5 passos sem ajuda
Sinais e sintomas	• Fraqueza generalizada; não consegue sentar-se sem apoio • Choro fraco • Dificuldades de sugar, deglutir e respirar	• Fraqueza mais grave nos ombros, nos quadris, nas coxas e na parte superior do dorso • Os músculos respiratórios podem ser afetados • Pode haver escoliose	• Fraqueza mais grave nos ombros, quadris, coxas e parte superior do dorso • Os músculos respiratórios podem ser afetados • Pode haver escoliose
Progressão	Progride rapidamente para óbito nos primeiros anos da infância. Os respiradores artificiais e a alimentação por tubos de gastrostomia podem prolongar a expectativa de vida	Progressão mais lenta. A sobrevivência até a vida adulta é comum, desde que a função respiratória seja adequadamente mantida	Progressão lenta. A expectativa de vida geralmente não é afetada. A capacidade de andar é mantida pelo menos até a adolescência; mais tarde, pode ser necessário usar cadeira de rodas

Dados fornecidos pela Muscular Dystrophy Association, 2006.

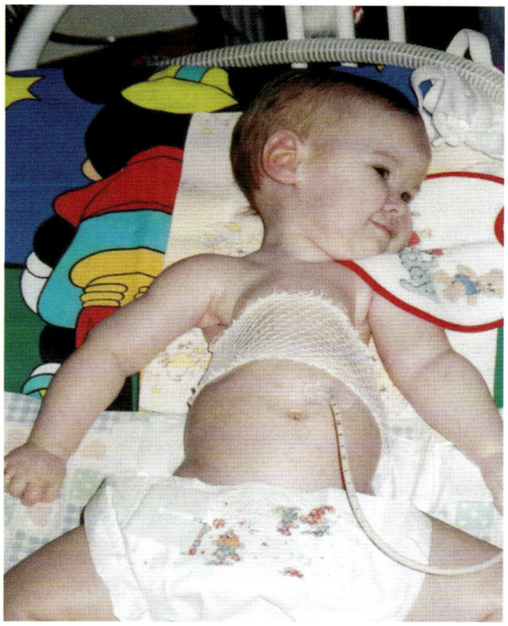

● Figura 22.6 Observe a postura hipotônica (flácida) desse lactente com AME tipo 1 (braços rodados, membros na posição de "pernas de sapo"). (Ilustração cedida por cortesia da Muscular Dystrophy Association, www.mda.org.)

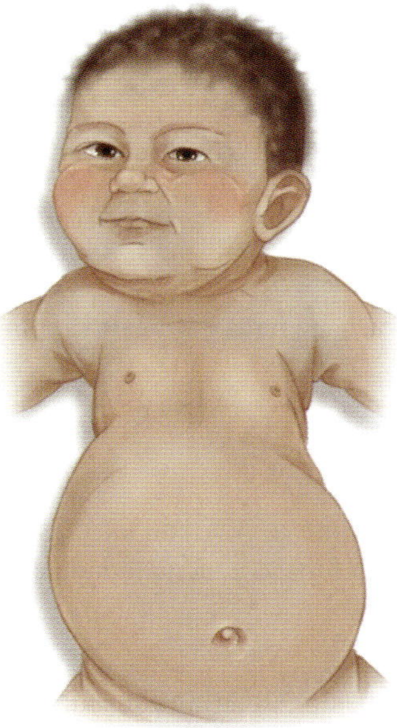

● Figura 22.7 Observe a ilustração de tórax muito estreito, que começa com a depressão do processo xifoide, e a configuração relativamente alargada do abdome de um lactente com AME tipo 1.

Intervenções de enfermagem

As intervenções de enfermagem para as crianças com AME dos tipos 2 e 3 consistem basicamente em promover a mobilidade, manter a função pulmonar e evitar complicações. As crianças com AME do tipo 1 necessitam de outras intervenções para evitar complicações associadas à imobilidade e dar suporte nutricional. Veja as intervenções relacionadas com essas áreas no Plano de cuidados de enfermagem 22.1. Individualize o plano de cuidados de enfermagem com base nas respostas de cada criança à doença.

Estimule a mobilidade por meio de exercícios de mobilização, ortoses para sustentação de pesos leves, armações para ficar de pé e cadeira de rodas, conforme o caso. Apoie os pais em seus esforços para seguir os esquemas de fisioterapia e terapia ocupacional. Os escolares podem praticar exercícios em uma piscina aquecida. Posicione a criança de modo a manter o alinhamento corporal adequado (Figura 22.8).

Faça percussão torácica para ajudar a criança a tossir e eliminar as secreções. Em colaboração com o fisioterapeuta respiratório, ensine os familiares a utilizarem o suporte ventilatório não invasivo, que aplica pressão positiva nos pulmões por meio de uma máscara ou um bocal (Figura 22.9). Se a criança estiver

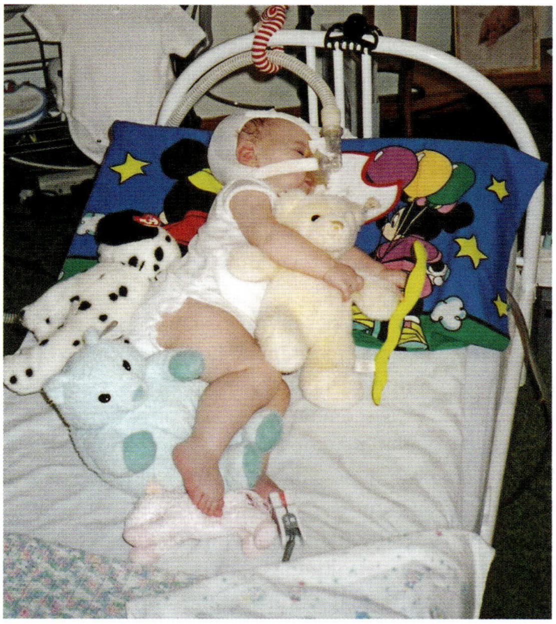

● Figura 22.8 Posição do lactente com AME para manter o alinhamento corporal apropriado e apoiar os membros quando necessário. (Fotografia cedida por cortesia da Muscular Dystrophy Association, www.mda.org.)

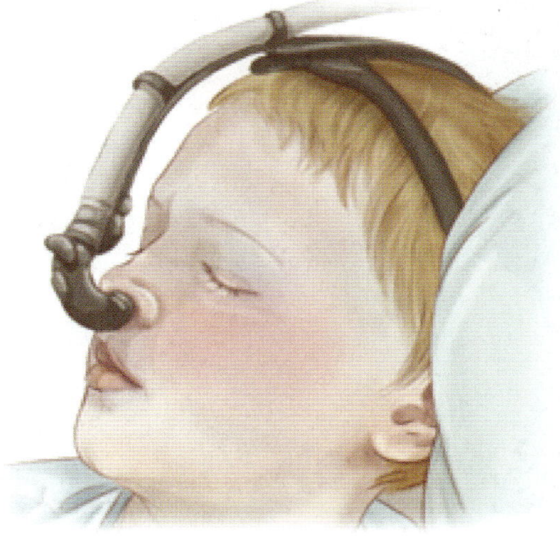

● Figura 22.9 A ventilação por pressão positiva não invasiva por meio de uma máscara pode melhorar a respiração e ajudar a evitar complicações pulmonares.

utilizando um tubo de traqueostomia, realize os cuidados rotineiros recomendados (ver as seções sobre traqueostomia nos Capítulos 13 e 18).

Administre a alimentação pelo tubo de gastrostomia de acordo com a prescrição e ensine à família como cuidar do tubo. Aplique os coletes prescritos para evitar deformidade da coluna vertebral (Figura 22.10). Inspecione a pele frequentemente para detectar lesões cutâneas nas áreas expostas às talas.

Paralisia cerebral

Paralisia cerebral é a expressão utilizada para descrever várias síndromes clínicas inespecíficas evidenciadas por padrão motor e posturas anormais causadas por disfunção cerebral anormal não progressiva. A maioria das causas incide antes ou durante o parto e geralmente está associada a anoxia cerebral (Boxe 22.1); ver Healthy People 2010. Em muitos casos, não é possível definir a causa específica. A paralisia cerebral é o distúrbio do movimento mais comum na infância; é uma condição que persiste por toda a vida e uma das causas mais frequentes de incapacidade física em crianças. A incidência varia de 2,0 a 2,5 por 1.000 nascidos vivos (Rosenbaum, 2003). A incidência é maior em prematuros e gêmeos.

A maioria das crianças desenvolve sinais e sintomas na lactência ou nos primeiros anos da infância. O quadro clínico e o grau de incapacidade são muito variáveis. Em algumas crianças, a paralisia pode ser branda e evidenciar-se apenas por ligeira claudicação; em outros casos, a doença pode causar déficits motores e neurológicos graves. Os principais sinais de paralisia cerebral consistem em déficits motores como espasticidade, fraqueza muscular e ataxia. As complicações incluem retardamento mental, convulsões, déficit de crescimento, problemas de visão ou audição, sensibilidade ou percepção anormal e hidrocefalia. A maioria das crianças consegue sobreviver até a vida adulta, mas pode ter limitações significativas em sua função e na qualidade de vida.

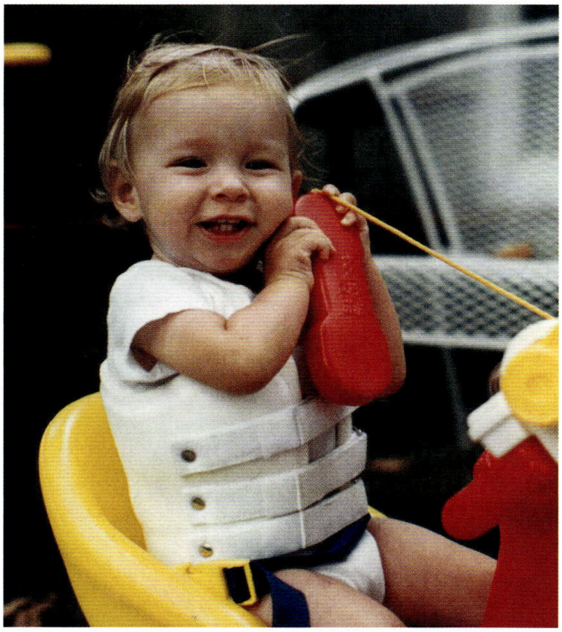

● Figura 22.10 O colete pode ser necessário para os pré-escolares com AME, para evitar o desenvolvimento de escoliose ou para impedir sua progressão. (Fotografia cedida por cortesia da Muscular Dystrophy Association, www.mda.org.)

Boxe 22.1 Causas de paralisia cerebral

Pré-natais
- Malformações congênitas
- Epilepsia materna
- Sangramento materno
- Exposição a radiação
- Toxinas do ambiente
- Anomalias genéticas
- Restrição do crescimento intrauterino
- Infecção intrauterina (p. ex., citomegalovírus e toxoplasmose)
- Déficits nutricionais
- Pré-eclâmpsia
- Gestações gemelares
- Prematuridade
- Baixo peso ao nascer
- Malformações da estrutura cerebral
- Anormalidades da irrigação sanguínea do cérebro

Perinatais
- Prematuridade (< 32 semanas)
- Asfixia
- Hipoxia
- Apresentação de nádegas
- Sepse ou infecção do sistema nervoso central
- Complicações placentárias
- Distúrbios eletrolíticos
- Hemorragia cerebral
- Icterícia nuclear (um tipo de lesão cerebral causada por hiperbilirrubinemia neonatal)
- Corioamnionite (infecção dos tecidos placentários e do líquido amniótico)

Pós-natais
- Traumatismo craniano (p. ex., acidentes automobilísticos, abuso)
- Convulsões
- Toxinas
- Infecção viral ou bacteriana do sistema nervoso central (p. ex., meningite)

Fisiopatologia

A paralisia cerebral é um distúrbio causado por desenvolvimento anormal ou por lesão das áreas motoras do cérebro. Esse processo é responsável pela perda de capacidade do cérebro de controlar os movimentos e a postura. É difícil definir a localização exata da lesão neurológica, que não se altera ao longo do tempo; por essa razão, considera-se que a paralisia cerebral é um distúrbio não progressivo, porque os danos cerebrais não progridem. Entretanto, as manifestações clínicas da lesão modificam-se à medida que a criança cresce. Algumas crianças podem melhorar, mas muitas estabilizam as aquisições das habilidades motoras ou demonstram deterioração, porque, com o decorrer do tempo, é difícil manter a capacidade de realizar movimentos.

A paralisia cerebral é classificada de várias maneiras, e uma das mais comuns baseia-se no tipo de distúrbio do movimento (Tabela 22.3).

Tabela 22.3 Classificação da paralisia cerebral

Tipo	Descrição	Características
Espástica	Hipertonia e contraturas irreversíveis; diversos tipos definidos pelos membros afetados: • Hemiplegia: os dois membros do mesmo lado • Tetraplegia: todos os quatro membros • Diplegia ou paraplegia: membros inferiores	• Forma mais comum • Controle inadequado da postura, do equilíbrio e dos movimentos • Exacerbação dos reflexos tendinosos profundos • Hipertonia dos membros afetados • Persistência dos reflexos primitivos • Em algumas crianças, impossibilidade de adquirir os reflexos protetores
Atetoide ou discinética	Movimentos involuntários anormais	• O lactente é flácido e flexível • Movimentos vermiformes, contorcivos ou giratórios lentos e incontroláveis • Afeta todos os quatro membros e pode incluir a face, o pescoço e a língua • Os movimentos são acentuados nos períodos de estresse • A criança pode ter disartria e salivação excessiva (baba)
Atáxica	Afeta o equilíbrio e a percepção de profundidade	• Forma rara • Dificuldade de coordenação • Marcha instável • Marcha com base alargada
Mista	Combinação das formas citadas anteriormente	As mais comuns são a espástica e a atetoide

Abordagem terapêutica

O tratamento envolve profissionais de várias disciplinas, inclusive médico de atenção básica, médicos especialistas (p. ex., neurologista e cirurgião ortopédico), enfermeiras, fisioterapeuta, terapeuta ocupacional, fonoaudiólogo, nutricionista, psicólogo, instrutores, professores e pais. O controle da espasticidade é fundamental e as medidas terapêuticas dependem das manifestações clínicas presentes. Não há um tratamento padronizado para todas as crianças. A ênfase principal da abordagem terapêutica é ajudar a criança a alcançar o nível de desenvolvimento e a função ideais, dentro dos limites impostos pela doença. O tratamento consiste basicamente em medidas sintomáticas, profiláticas e de suporte.

Healthy People 2010

Objetivo	Importância
Reduzir os partos prematuros.	• Estimular o uso adequado de métodos anticoncepcionais pelos adolescentes, para reduzir a incidência de gravidez na adolescência (os adolescentes têm incidência mais alta de partos prematuros) • Se uma adolescente engravidar, estimular o início imediato da assistência pré-natal • Desestimular o consumo de medicamentos/drogas pelas adolescentes grávidas • Instruir as adolescentes grávidas quanto à dieta apropriada.

O tratamento clínico tem como foco principal a promoção da mobilidade por meio de modalidades terapêuticas e medicamentos. Muitas crianças necessitam de intervenções cirúrgicas para corrigir as deformidades associadas à espasticidade. Podem ser necessárias várias operações corretivas, geralmente ortopédicas ou neurocirúrgicas. A cirurgia pode ser realizada para corrigir contraturas graves a ponto de causar limitações dos movimentos. Os procedimentos ortopédicos comuns incluem operações de alongamento dos tendões, correção da espasticidade do quadril e dos músculos adutores e fusão das articulações instáveis para ajudar a melhorar a locomoção, corrigir deformidades ósseas, reduzir a espasticidade dolorosa e manter, recuperar ou estabilizar uma deformidade vertebral. As intervenções neurocirúrgicas podem incluir a instalação de *shunts* nas crianças com hidrocefalia ou intervenções cirúrgicas para reduzir a espasticidade. A rizotomia seletiva das raízes dorsais é realizada para reduzir a espasticidade dos membros inferiores com redução da quantidade de estímulos nervosos que chegam aos músculos. A eficácia dessa operação é controversa, e hoje ainda existem estudos em andamento para avaliar esta questão.

Fisioterapia, terapia ocupacional e fonoaudiologia

A utilização das modalidades como fisioterapia, terapia ocupacional e fonoterapia é fundamental para a promoção da mobilidade e do desenvolvimento da criança que tem paralisia cerebral. Quanto mais cedo começar o tratamento, maiores as chances de que a criança supere suas limitações do desenvolvimento.

Os fisioterapeutas trabalham com as crianças para ajudar no desenvolvimento dos movimentos motores grosseiros, como andar e mudar de posição, e ajudam a criança a adquirir movimentos independentes. Além disso, esses profissionais ajudam a evitar contraturas e orientam as crianças e os cuidadores quanto à utilização de dispositivos auxiliares, como andador e cadeira de rodas. Os terapeutas ocupacionais podem ser responsáveis por adaptar ortoses e talas. As ortoses tornozelo-pé (OTP) são utilizadas mais comumente por crianças com paralisia cerebral (Figura 22.11). Essas ortoses ajudam a evitar deformidade secundária às contraturas e a atenuar os efeitos das deformidades existentes. Além disso, as OTP podem ajudar a ampliar a mobilidade da criança porque facilitam o controle do alinhamento e ajudam a aumentar a eficiência da marcha. As ortoses vertebrais, tais como coletes, são utilizadas pelos escolares com paralisia cerebral para atenuar a escoliose secundária à espasticidade. Esses coletes são usados para postergar o tratamento cirúrgico da escoliose, até que a criança alcance a maturidade esquelética. As talas são usadas para manter a força muscular. Aparelhos gessados sequenciais também podem ser utilizados para alongar músculos e tendões.

O terapeuta ocupacional também promove o desenvolvimento das habilidades motoras delicadas e ajuda a criança a realizar seu autocuidado na medida do possível, trabalhando habilidades como as que são necessárias às atividades da vida diária. O fonoaudiólogo ajuda a desenvolver as linguagens receptiva e expressiva e orienta quanto à utilização das técnicas de alimentação apropriadas à criança que apresenta distúrbios da deglutição. Os fonoaudiólogos podem ensinar estratégias de melhora da comunicação às crianças que não falam ou que têm problemas de articulação. Muitas crianças podem não se comunicar verbalmente, mas conseguem utilizar outros métodos, como livros ou pranchas de comunicação, para expressar seus desejos ou participar da conversação.

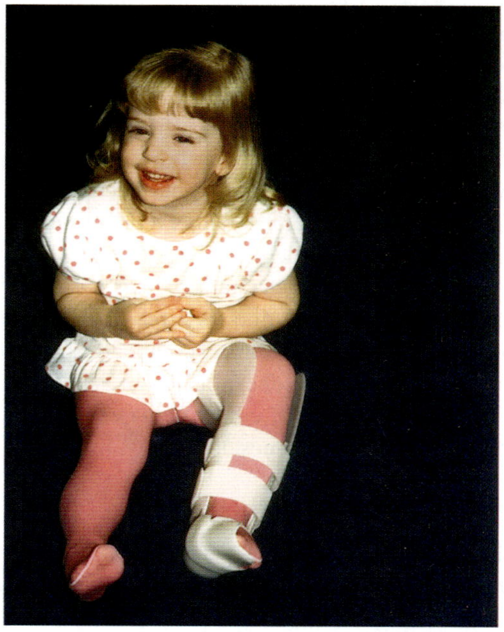

● **Figura 22.11** A criança com paralisia cerebral pode ser beneficiada pelas ortoses tornozelo-pé, que oferecem o apoio necessário para que ela possa andar independentemente ou com ajuda.

Tratamento farmacológico

Existem várias opções farmacológicas para tratar a espasticidade. Alguns medicamentos também são utilizados para tratar os distúrbios convulsivos das crianças com paralisia cerebral (ver informações sobre tratamento anticonvulsivante no Capítulo 16). Os medicamentos orais usados para tratar a espasticidade incluem baclofeno e diazepam (ver Guia farmacológico 22.1). As crianças com paralisia cerebral atetoide podem usar anticolinérgicos para ajudar a controlar os movimentos anormais.

Os medicamentos administrados por via parenteral (p. ex., toxina botulínica e baclofeno) também são usados para tratar a espasticidade. A toxina botulínica é injetada no músculo espástico para equilibrar as forças musculares nas articulações e reduzir a espasticidade. Esse medicamento é útil para o controle da espasticidade focal, na qual a espasticidade interfere na função, causa dor ou contribui para progressão da deformidade. A injeção de toxina botulínica é aplicada pelo médico ou por um profissional habilitado e pode ser realizada na clínica ou no ambulatório.

Alguns estudos mostraram que a administração intratecal de baclofeno reduz o tônus muscular, mas o medicamento deve ser infundido continuamente, por causa de sua meia-vida curta. A implantação cirúrgica de uma bomba para infusão de baclofeno pode ser considerada para crianças com espasticidade generalizada que interfere na função, no conforto, nas atividades da vida diária e na resistência física. Para testar se essa opção é apropriada à criança, o médico injeta uma dose intratecal de baclofeno. Se a dose de teste for eficaz, a bomba para infusão deve ser implantada em seguida. Depois de instalada, a liberação do medicamento pode ser titulada de modo a atender às necessidades de cada criança. A bomba precisa ser substituída a cada 5 a 7 anos e o medicamento deve ser reposto a cada 3 meses em média, dependendo do tipo de bomba. As complicações associadas à implantação da bomba de infusão de baclofeno incluem infecção, ruptura, deslocamento ou entupimento do cateter.

Avaliação de enfermagem

Veja a descrição completa da fase de avaliação do processo de enfermagem na p. 699. Os resultados da avaliação pertinentes à paralisia cerebral estão descritos a seguir.

História de saúde

Obtenha uma descrição da doença atual e da queixa principal. Reúna informações detalhadas sobre a gestação e as intercorrências perinatais (ver o Boxe 22.1). Os sinais e os sintomas comumente relatados na história de saúde da criança com paralisia cerebral ainda não diagnosticada podem incluir:

- Infecções intrauterinas
- Prematuridade com hemorragia intracraniana
- Trabalho de parto e nascimento difíceis, complicados ou prolongados
- Gestação gemelar
- História de anoxia no período pré-natal ou depois do nascimento
- História de traumatismo craniano
- Atraso na aquisição dos marcos do desenvolvimento
- Fraqueza ou rigidez musculares
- Problemas alimentares

- Quadris e joelhos aparentemente rígidos e inflexíveis quando a criança é trazida para a posição sentada
- Atividade convulsiva
- Aprendizagem abaixo do normal
- Habilidades motoras anormais: a criança escorrega de costas em vez de rastejar sobre o abdome, anda ou fica de pé apoiada nos dedos

As crianças com diagnóstico de paralisia cerebral geralmente são internadas em hospital para se submeterem a operações corretivas ou para tratamento de outras complicações da doença, inclusive pneumonia de aspiração e infecções urinárias. A história de saúde deve incluir perguntas sobre:

- Função respiratória: a criança teve tosse, expectoração ou dificuldade crescente de respirar?
- Função motora: a criança apresentou alguma alteração do tônus muscular ou agravamento da espasticidade?
- Febre
- Alimentação e perda de peso
- Quaisquer outras alterações do estado físico ou do esquema de tratamento farmacológico

Exame físico

Observe o aspecto geral e atente cuidadosamente para a avaliação do sistema neurológico e da função motora. Verifique se há atraso do desenvolvimento, se as medidas são compatíveis com a idade e se há distúrbios sensoriais como estrabismo, déficit visual e distúrbios da fala. Essas crianças podem assumir posturas anormais. Quando está em decúbito dorsal, o lactente pode cruzar as pernas em tesoura e apresentar flexão plantar. Na posição de pronação, o lactente pode elevar a cabeça mais alto que o normal em virtude do arqueamento do dorso, ou então pode ficar na posição de opistótono. Além disso, o lactente pode flexionar anormalmente os braços e as pernas contra o tronco. Os reflexos primitivos podem persistir além da idade em que costumam desaparecer nos lactentes normais. A evolução dos reflexos de proteção pode estar retardada. Observe o lactente ou a criança brincar, engatinhar, andar ou subir escadas para avaliar a função motora e seu nível funcional. Verifique se há distúrbio do movimento. Os lactentes com paralisia cerebral podem demonstrar utilização anormal dos grupos musculares – por exemplo, arrastar-se de costas em vez de engatinhar ou andar.

Avalie a amplitude dos movimentos passivos e ativos. Preste atenção especialmente ao tônus muscular. Embora possa haver aumento ou redução da resistência aos movimentos passivos, mais comumente se observa **hipertonia**. A resistência aumentada à dorsiflexão e à abdução passiva do quadril é o sinal mais comum nos estágios iniciais. O **clônus** persistente pode ocorrer depois da dorsiflexão forçada. Levante o lactente ou a criança segurando-a com as mãos pela região axilar para avaliar a função e o tônus da cintura escapular. Os lactentes com paralisia cerebral geralmente ficam de pé por mais tempo sobre os dedos dos pés quando são sustentados dessa forma na posição ereta. Levante a criança do chão enquanto ela segura em seus polegares para testar a força das mãos. Verifique se há deformidade dos membros, porque a limitação da utilização de um membro (como ocorre na hemiparesia) pode causar encurtamento dessa extremidade em comparação com a outra.

Exames complementares

A história detalhada, o exame físico completo e os exames complementares são os principais recursos para se estabelecer o diagnóstico de paralisia cerebral. Os exames laboratoriais e diagnósticos comumente solicitados para investigação diagnóstica e avaliação da paralisia cerebral são:

- Eletroencefalografia: geralmente não é normal, mas o padrão é extremamente variável
- Radiografias ou ultrassonografia do crânio: podem mostrar assimetria cerebral
- RM ou TC: podem mostrar a área lesionada ou desenvolvimento anormal, mas também podem ser normais
- A triagem para distúrbios metabólicos e a análise genética podem ser realizadas para ajudar a definir a causa da paralisia cerebral.

Esses exames ajudam a definir se a paralisia cerebral é a causa provável ou se outro distúrbio pode ter causado os sintomas da criança. Esses testes também são importantes para a avaliação da gravidade das limitações físicas da criança.

Intervenções de enfermagem

As intervenções de enfermagem consistem basicamente em promover o crescimento e o desenvolvimento com ampliação da mobilidade e manutenção do estado nutricional ideal. Outra função importante da enfermeira é dar apoio e orientações à criança e à família. Além dos diagnósticos de enfermagem e das intervenções pertinentes descritas na Visão geral do plano de cuidados de enfermagem, tratamos a seguir das intervenções comumente realizadas para crianças com paralisia cerebral.

Mobilidade

A mobilidade é fundamental para o desenvolvimento da criança. As modalidades terapêuticas usadas para promover a mobilidade incluem fisioterapia, tratamento farmacológico e intervenções cirúrgicas. Os procedimentos cirúrgicos estão descritos nas seções precedentes. Fisioterapia ou terapia ocupacional e medicamentos podem ser usados para atenuar as anormalidades musculoesqueléticas, facilitar a amplitude dos movimentos, retardar ou evitar deformidades (p. ex., contraturas), manter a estabilidade articular, aumentar o nível de atividade física e estimular a utilização dos dispositivos adaptativos. O papel da enfermeira nessas diversas modalidades terapêuticas é assegurar a adesão ininterrupta aos exercícios prescritos, às técnicas de posicionamento ou à utilização de talas ou coletes.

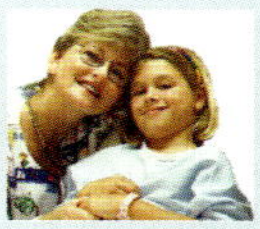

Alguns estudos mostraram que a equoterapia melhora a função motora grosseira das crianças com paralisia cerebral. Se estiver disponível na localidade, encaminhe a criança e sua família a um centro de equoterapia (Sterba, 2004; Sterba *et al.*, 2002).

Quando são utilizados aparelhos gessados, talas de imobilização ou ortoses, avalie frequentemente a integridade da pele. Também pode ser necessário o controle da dor. As intervenções de enfermagem para crianças tratadas com toxina botulínica consistem basicamente em auxiliar a realização do procedimento e fornecer orientações e apoio à criança e à família. As intervenções de enfermagem para crianças tratadas com baclofeno incluem ajudar na aplicação da dose de teste e realizar os cuidados pré-operatórios e pós-operatórios depois da implantação da bomba de infusão, além de oferecer apoio e instruções à criança e à família. As Diretrizes de ensino 22.2 fornecem informações quanto à colocação da bomba de infusão de baclofeno.

Nutrição

As crianças com paralisia cerebral podem ter dificuldade de ingerir e deglutir os alimentos em consequência do controle motor anormal da garganta, da boca e da língua. Isso pode causar desnutrição e déficits de crescimento. A criança pode necessitar de mais tempo para ingerir os alimentos em virtude do controle motor anormal. Dietas especiais (p. ex., alimentos macios ou triturados em forma de purê) podem facilitar a deglutição. O posicionamento adequado durante a alimentação é essencial para facilitar a deglutição e reduzir o risco de aspiração. O fonoaudiólogo ou o terapeuta ocupacional podem ajudar a criança a fortalecer os músculos da deglutição e também a desenvolver adaptações para facilitar a ingestão nutricional. Consulte um nutricionista para assegurar nutrição adequada para crianças com paralisia cerebral. Nas crianças com dificuldade grave de deglutição ou desnutrição, pode-se utilizar um tubo de alimentação (p. ex., tubo de gastrostomia).

Apoio e orientação

A paralisia cerebral é um distúrbio que persiste por toda a vida e pode causar limitações físicas e cognitivas graves. Em alguns casos, a limitação física pode exigir cuidados diários intensivos e completos. É difícil adaptar-se às demandas dessa doença multifacetada. As crianças são hospitalizadas frequentemente e precisam submeter-se a várias intervenções cirúrgicas corretivas, que geram estresse e dificuldades financeiras para a família. Desde a ocasião do diagnóstico, a família deve ser envolvida na assistência prestada à criança. É importante incluir os pais no planejamento das intervenções e dos cuidados prestados à criança. Na maioria dos casos, os pais são os cuidadores principais e ajudam a criança a desenvolver suas funções e habilidades, além de realizarem os cuidados diários necessários. Os pais proporcionam informações essenciais à equipe de saúde e atuam como defensores dos interesses da criança por toda a vida. É importante que as enfermeiras forneçam orientação contínua à criança e à família.

À medida que a criança cresce, suas necessidades e as necessidades da família mudam. Reconheça e respeite essas necessidades. A prestação de cuidados diários intensivos pode ser difícil e cansativa. Quando a criança com paralisia cerebral é hospitalizada, esse período pode ser utilizado como oportunidade de descanso para a família e os cuidadores principais. Estimule os pais a descansarem e ofereça-lhes apoio e estímulo. Como a paralisia cerebral é uma condição que persiste por toda a vida, as crianças necessitam de programas educativos especiais que enfatizem a independência em um ambiente educacional o menos restritivo possível. Encaminhe os cuidadores aos recursos disponíveis na localidade, inclusive serviços educacionais e grupos de apoio.

Diretrizes de ensino 22.2

Bomba de infusão de baclofeno: orientações à criança e à família

- Examinar diariamente as incisões para detectar eritema, secreção ou edema.
- Avisar ao médico se a temperatura da criança aumentar acima de 38,5°C, ou se ela relatar dor persistente na incisão.
- Evitar banhos de banheira por 2 semanas.
- Nas primeiras 4 semanas depois da colocação da bomba, não deixar a criança deitar de bruços.
- Nesse período, evitem que a criança gire o corpo na cintura, elevar os membros acima da cabeça, estirar o corpo ou se inclinar para a frente ou para trás.
- Quando a incisão estiver cicatrizada, as atividades normais podem ser reiniciadas.
- Colocar roupas leves para evitar irritação no local da incisão.
- Portar sempre um cartão com descrição do dispositivo implantado e informações de emergência.

Distúrbios neuromusculares adquiridos

Alguns distúrbios neuromusculares podem ser adquiridos na infância ou na adolescência. Entre eles incluem-se os distúrbios causados por traumatismo e também os que têm etiologias autoimune e infecciosa. Nos EUA, traumatismo e lesões acidentais são as principais causas de morbidade e mortalidade na infância. Os acidentes são a principal causa de morte de crianças com menos de 1 ano de vida e são responsáveis por uma porcentagem significativa da morbidade infantil. A criança está mais sujeita a traumatismos por causa da imaturidade do desenvolvimento físico e emocional. O adolescente também se encontra sob risco maior por causa da sua característica crença de invencibilidade. Se for lesionado, o sistema neuromuscular em desenvolvimento pode sofrer danos irreparáveis e, por esta razão, o acidente pode causar efeitos potencialmente fatais ou duradouros. O traumatismo neuromuscular inclui lesões da medula espinal e traumatismo obstétrico. Os distúrbios neuromusculares autoimunes incluem síndrome de Guillain-Barré, miastenia *gravis* e dermatomiosite. Embora não seja comum nos países desenvolvidos, o botulismo é um distúrbio neuromuscular importante de etiologia infecciosa.

• Traumatismo raquimedular

O traumatismo raquimedular caracteriza-se por danos medulares que levam a perda funcional. As causas frequentes são traumáticas, tais como acidentes automobilísticos, quedas, mergulho em águas rasas, ferimentos por arma de fogo ou facadas, acidentes esportivos, abuso infantil ou traumatismo obstétrico. As lesões da medula espinal são relativamente raras em crianças, mas quando ocorrem causam impacto devastador em seu estado físico e funcional, no desenvolvimento social e emocional e no funcionamento da família. A maioria dos casos de traumatismo raquimedular ocorre em adolescentes, porque este grupo é mais propenso a acidentes, principalmente automobilísticos.

O traumatismo raquimedular é uma emergência e requer cuidados imediatos. Muitas vezes é usada tração cervical nas fases iniciais e em alguns casos é necessária intervenção cirúrgica. O tratamento subsequente depende da idade e das condições de saúde geral da criança e da extensão e da localização da lesão. A abordagem terapêutica enfatiza a reabilitação e a profilaxia das complicações. O traumatismo raquimedular em crianças é tratado da mesma maneira que no adulto.

Avaliação de enfermagem

Os sinais e os sintomas variam de acordo com a localização e a gravidade da lesão. Os sinais e os sintomas comumente associados ao traumatismo raquimedular incluem:

- Incapacidade de movimentar ou de sentir os membros
- Dormência
- Formigamento
- Fraqueza

Quanto mais alto for o traumatismo raquimedular, maiores os danos e maior a perda funcional. As lesões da medula cervical alta causam disfunção do nervo frênico que inerva o diafragma. A lesão desse nervo deixa a criança incapaz de respirar sem ajuda. A paralisia depende da localização da lesão da medula espinal.

O diagnóstico de traumatismo raquimedular é firmado com base nas manifestações clínicas e nos resultados dos exames diagnósticos, que podem incluir radiografias, TC e RM.

Intervenções de enfermagem

Toda criança que precise ser hospitalizada em consequência de um traumatismo deve ser considerada sob risco de lesão raquimedular e a imobilização da coluna vertebral é essencial até que a investigação detalhada da lesão esteja concluída e a possibilidade de lesão medular tenha sido afastada. As intervenções de enfermagem são semelhantes às recomendadas para os adultos com traumatismo raquimedular e consistem basicamente em ampliar a mobilidade, promover os controles vesical e intestinal, assegurar o estado nutricional adequado, evitar complicações associadas à imobilidade extrema (p. ex., contraturas e atrofia muscular), controlar a dor e oferecer apoio e orientações à criança e à família. Veja informações sobre eliminação urinária e intestinal na seção sobre mielomeningocele neste capítulo.

A enfermeira desempenha papel importante não apenas nos cuidados necessários na fase aguda das crianças com traumatismo raquimedular, mas também durante a fase de reabilitação. A recuperação do traumatismo raquimedular requer hospitalização e reabilitação prolongadas. Uma equipe interdisciplinar formada por médicos, enfermeiras, terapeutas, assistentes sociais e gerenciadores de caso trabalha no sentido de atender as necessidades complexas e duradouras dessas crianças. A facilitação da comunicação entre a equipe interdisciplinar é essencial e faz parte das funções fundamentais da enfermeira. A reabilitação deve enfatizar as necessidades de desenvolvimento da criança em crescimento, que se alteram continuamente.

A prevenção de traumatismo raquimedular é uma função importante da enfermeira. Oriente o público sobre segurança no veículo, inclusive utilização do cinto de segurança e de assentos seguros e apropriados à idade da criança. Outros tópicos educativos incluem segurança na bicicleta, em esportes e atividades de recreação, prevenção de quedas, prevenção da violência (inclusive segurança com armas de fogo) e segurança na água (inclusive riscos durante mergulhos). A educação sobre esses tópicos pode ajudar a reduzir a incidência de traumatismo raquimedular em crianças.

Traumatismo ao nascimento

O traumatismo ao nascimento inclui as lesões sofridas pelo recém-nascido durante o processo de nascimento. Essas lesões podem ser causadas por compressão durante o parto, principalmente nos trabalhos de parto prolongado ou acelerado; apresentação anormal ou difícil; desproporção cefalopélvica; ou forças mecânicas como utilização de fórceps ou extrator a vácuo durante o parto. Os recém-nascidos sob risco incluem fetos gemelares, recém-nascidos grandes para a idade gestacional, prematuros extremos, recém-nascidos com dimensões cranianas aumentadas, ou recém-nascidos com anomalias congênitas. A maioria das lesões ocorridas durante o nascimento é benigna e regride sem tratamento (Tabela 22.4).

Avaliação de enfermagem

Examine os olhos e a face para detectar paralisia facial e observe se há assimetria facial quando a criança chora, ou se a boca parece ser puxada para o lado normal. Verifique se o lactente movimenta espontaneamente todos os membros. Observe se há supressão ou redução dos reflexos tendinosos profundos ou posicionamento anormal dos membros.

Intervenções de enfermagem

As intervenções de enfermagem consistem basicamente em medidas de suporte e enfatizam a avaliação da regressão do traumatismo ou de quaisquer complicações associadas, além de oferecer apoio e informações aos pais. Dê explicações aos pais e tranquilize-os dizendo que essas lesões são benignas. Os pais ficam assustados quando o filho recém-nascido não consegue movimentar um membro ou apresenta movimentos faciais assimétricos. Tranquilize os pais e ofereça-lhes apoio. Forneça informações acerca do período necessário para a regressão e quando devem buscar cuidados adicionais para reverter o problema.

Síndrome de Guillain-Barré

A síndrome de Guillain-Barré (também conhecida como polirradiculopatia ou polineuropatia desmielinizante inflamatória aguda) é um distúrbio autoimune no qual uma reação autoimune do organismo ataca o sistema nervoso periférico mas geralmente não afeta o cérebro nem a medula espinal. Essa síndrome é causada por inflamação e desmielinização dos nervos periféricos. Ainda não está bem claro por que isso ocorre, mas a doença parece ser um distúrbio autoimune desencadeado mais comumente por uma infecção viral ou bacteriana pregressa, geralmente descrita como infecção das vias respiratórias superiores (semelhante a gripe) ou gastrenterite aguda com febre. Em casos raros, a síndrome ocorreu depois que as crianças foram vacinadas. O Boxe 22.2 descreve as infecções e os eventos precedentes. Na maioria dos casos, não é possível definir o agente etiológico.

Tabela 22.4 Tipos comuns de traumatismo ao nascimento com repercussões neuromusculares

Tipos	Descrição
Lesão do plexo braquial	• Ocorre predominantemente em recém-nascidos grandes, em recém-nascidos com distocia do ombro, ou no parto de nádegas • Resulta de estiramento de nervo, hemorragia dentro de um nervo, ou laceração do nervo ou das raízes em consequência de lesão da medula cervical • As lesões traumáticas associadas incluem fratura da clavícula ou do úmero, ou subluxações do ombro ou da coluna cervical • A paralisia de Erb é uma lesão do plexo braquial alto e o acometimento dos membros geralmente se evidencia por adução, pronação e rotação interna • Os reflexos de Moro, bicipital e radial estão ausentes, mas o reflexo de preensão palmar geralmente está preservado • O tratamento consiste em evitar contraturas, o que envolve imobilização suave do membro sobre o abdome durante a primeira semana e, em seguida, exercícios de mobilização passiva • Geralmente não há déficit sensorial associado e, em geral, essa lesão regride rapidamente • Em alguns casos, os déficits são persistentes, e por isso é recomendável acompanhar a criança
Lesão de nervo craniano	• A mais comum é paralisia do nervo facial • Geralmente é atribuída a compressão provocada pelo fórceps • Também pode ser causada por compressão intrauterina do nervo, em consequência do posicionamento fetal (p. ex., cabeça apoiada no ombro) • As alterações do exame físico incluem assimetria facial quando a criança chora; a boca pode ser puxada na direção do lado normal • O lado paralisado pode ficar liso e com aspecto edemaciado • A maioria dos lactentes começa a melhorar na primeira semana, mas a recuperação completa pode demorar alguns meses • Na maioria dos casos, não é necessário qualquer tratamento além de observação • Nos casos em que os olhos são afetados e não conseguem fechar-se, pode ser necessário utilizar proteção com tampões oculares e lágrima sintética

Abordagem terapêutica

O tratamento da síndrome de Guillain-Barré é sintomático e consiste basicamente em atenuar a gravidade e acelerar a recuperação. A plasmaférese (troca do plasma) e a administração de imunoglobulinas intravenosas podem ocorrer, principalmente nos casos graves. O objetivo do tratamento é manter as funções corporais até que haja recuperação das funções do sistema nervoso. A síndrome de Guillain-Barré é uma doença potencialmente fatal e algumas crianças morrem na fase aguda por insuficiência respiratória. A maioria das crianças recupera-se totalmente, mas algumas podem ficar com sequelas.

Boxe 22.2 Infecções e eventos antecedentes à síndrome de Guillain-Barré

Infecções virais
- Citomegalovírus
- Vírus Epstein-Barr
- Herpesvírus
- Vírus da imunodeficiência humana

Infecções bacterianas
- *Mycoplasma pneumoniae*
- Febre tifoide
- Paratifo
- Tuberculose

Eventos antecedentes
- Pós-vacinação contra raiva e gripe suína
- Pós-vacinação contra difteria, coqueluche e tétano (DPT)
- Pós-vacinação contra rubéola, tétano, cólera e febre tifoide

Dados extraídos de Joseph, S.A., & Tsao, C. (2002). Guillain-Barré syndrome [versão eletrônica]. *Adolescent Medicine, 13*(3), 487. Retirados do banco de dados Proquest em 28/6/2004.

Avaliação de enfermagem

O diagnóstico e o tratamento precoces são essenciais porque essa doença pode evoluir rapidamente para insuficiência respiratória e morte por paralisia muscular. Veja a descrição detalhada da fase de avaliação do processo de enfermagem na p. 699. Os resultados da avaliação pertinentes à síndrome de Guillain-Barré estão descritos a seguir.

História de saúde

Obtenha uma descrição da doença atual e da queixa principal. As manifestações clínicas são muito semelhantes em crianças e adultos. A doença pode começar alguns dias ou semanas depois da infecção ou do evento desencadeante. A síndrome de Guillain-Barré tem início súbito e começa com fraqueza muscular e parestesias (p. ex., dormência e formigamento). Nos casos clássicos, a síndrome afeta inicialmente as pernas e progride em direção ascendente. Em alguns casos, a doença afeta primeiramente os braços ou a face e progride em direção descendente. Em geral, a progressão estende-se por 2 a 4 semanas, seguida de um período de estabilidade até à fase de recuperação, que se estende por algumas semanas ou meses na maioria dos casos, embora possa demorar alguns anos. A gravidade da síndrome varia dos casos de fraqueza branda até paralisia total.

Algumas crianças sentem dor como manifestação inicial, principalmente nos membros inferiores, antes do aparecimento do distúrbio motor. Outros sinais e sintomas encontrados durante a evolução da doença são:

- Fraqueza ou paralisia flácida nitidamente simétrica
- Ataxia
- Distúrbios sensoriais

Exame físico e exames complementares

As alterações observadas ao exame físico podem incluir redução ou supressão dos reflexos tendinosos, mas também pode haver fraqueza facial ou dificuldade de engolir. Em geral, o diagnóstico é baseado nas manifestações clínicas da paralisia. A análise do LCR pode mostrar aumentos dos níveis de proteínas, mas esta alteração pode não se evidenciar antes da primeira semana da doença.

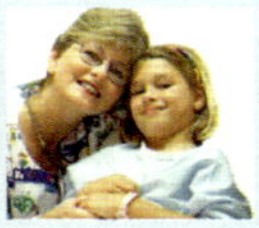

Nos estágios iniciais ou na fase de recuperação, uma técnica eficaz para se avaliar o nível da paralisia na criança com síndrome de Guillain-Barré pode ser o teste de fazer cócegas.

Intervenções de enfermagem

As intervenções de enfermagem consistem em medidas de suporte. Nos casos graves, as crianças podem necessitar de cuidados intensivos de enfermagem, além de respiração artificial. Observe atentamente a criança para avaliar a gravidade da paralisia e monitorar a disfunção respiratória. Os cuidados de enfermagem consistem basicamente nas mesmas intervenções recomendadas para qualquer criança com imobilidade ou paralisia dos membros.

A profilaxia das complicações associadas à imobilidade é uma medida fundamental e consiste em manter a integridade da pele, evitar complicações respiratórias e contraturas, manter nutrição adequada e controlar a dor. As intervenções recomendadas incluem trocar a posição da criança a cada 2 h, avaliar a pele para detectar eritema ou lesões, realizar exercícios de mobilização, manter a pele limpa e seca e estimular a ingestão de líquidos, para manter a hidratação, e estimular a tosse e a respiração profunda a cada 2 h e de acordo com a necessidade. Se houver distúrbio da deglutição, poderão ser indicadas alimentação enteral ou nutrição parenteral. A fisioterapia pode ajudar a evitar complicações e promover a recuperação da função motora. Ofereça apoio e orientação aos pais e à criança. O início rápido e a recuperação lenta podem ser difíceis e gerar estresse e dificuldades financeiras para a família. Se houver limitação física residual, a família precisará de ajuda para adaptar-se e cuidar da criança.

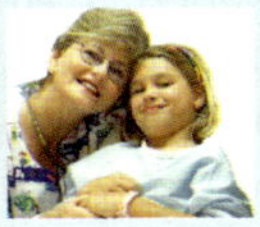

As avaliações repetidas dos volumes correntes podem detectar deterioração respiratória da criança que tem síndrome de Guillain-Barré.

Miastenia gravis

Miastenia *gravis* é uma doença autoimune que pode ser desencadeada por infecções virais ou bacterianas, ou por distúrbios do timo. O receptor da acetilcolina da junção neuromuscular é afetado e inibe a transmissão neuromuscular normal. As consequências desse processo são fraqueza progressiva e fadiga dos músculos esqueléticos. Embora nenhum gene tenha sido definido como responsável pela miastenia *gravis*, as doenças autoimunes mostram predisposição genética. Existem três formas de miastenia *gravis*: neonatal, congênita e adquirida.

A abordagem terapêutica geralmente consiste em utilizar agentes anticolinesterásicos, tais como a piridostigmina, que bloqueia a degradação da acetilcolina na junção neuromuscular. Outras medidas terapêuticas usadas podem ser corticosteroides e outros imunossupressores, plasmaférese, imunoglobulina intravenosa e timectomia (crianças que já entraram na puberdade) (Armstrong & Schumann, 2003). Em geral, a miastenia *gravis* alcança gravidade máxima em 1 a 3 anos depois do início e, com o tratamento adequado, as crianças podem manter-se fisicamente ativas (Muscular Dystrophy Association, 2006d). A doença pode ser agravada por estresse, exposição a temperaturas extremas e por infecções, que desencadeiam as crises miastênicas.

Avaliação de enfermagem

Investigue se há história de fadiga e fraqueza; dificuldade de mastigar, engolir ou levantar a cabeça; ou dor com fadiga muscular. Nas crianças que já conseguem falar, verifique se há queixas de visão dupla. Observe a criança para detectar ptose palpebral (queda das pálpebras) ou alterações dos movimentos oculares secundárias a paralisia parcial. O recém-nascido pode apresentar sucção fraca, choro débil, flacidez dos membros e possivelmente insuficiência respiratória. Avalie se a criança precisa fazer maior esforço para respirar. Os exames laboratoriais podem incluir o teste com edrofônio, que consiste na aplicação de um inibidor de colinesterase de ação curta. Anticorpos contra o receptor da acetilcolina (AchR) podem estar presentes em quantidades aumentadas no soro.

Intervenções de enfermagem

Administre os agentes anticolinérgicos ou outros medicamentos conforme a prescrição e oriente as crianças e as famílias a utilizarem esses fármacos. Os agentes anticolinérgicos devem ser administrados 30 a 45 min antes das refeições, nos horários e na forma exata como foram prescritos. Instrua as famílias a buscarem tratamento imediato quando há suspeita de infecção. Estimule o controle adequado do estresse e evite temperaturas extremas. Diga aos familiares que as atividades físicas devem ser realizadas nos horários em que a criança tem mais energia e que são necessários períodos de descanso para conservar energia. Oriente a família a ligar imediatamente para o neurologista se surgirem sinais e sintomas de crise miastênica ou colinérgica. Estimule as crianças a utilizarem um bracelete de alerta médico.

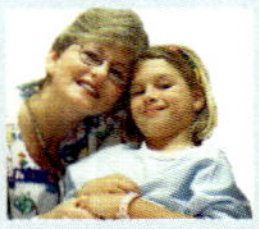

Os sinais e sintomas de crise miastênica incluem fraqueza muscular grave, dificuldade respiratória, taquicardia e disfagia. Os sinais e sintomas de crise colinérgica incluem fraqueza muscular grave, sudorese, salivação excessiva, bradicardia e hipotensão.

Dermatomiosite

Dermatomiosite é uma doença autoimune que causa inflamação dos músculos ou dos tecidos circundantes. A doença é mais comum em meninas e geralmente é diagnosticada entre as idades de 5 e 14 anos. A resposta autoimune pode ser desencadeada por exposição a um vírus ou alguns medicamentos. Assim como ocorre com outras doenças autoimunes, há predisposição genética. As células inflamatórias do sistema imunológico causam vasculite, que afeta a pele, os músculos, os rins, as retinas e o trato gastrintestinal.

A abordagem terapêutica consiste em administrar corticosteroides ou outros imunossupressores para evitar as complicações dos depósitos dolorosos de cálcio sob a pele e também as contraturas articulares. Com o tratamento adequado, as crianças podem recuperar-se por completo, embora algumas tenham recidivas (Muscular Dystrophy Association, 2006a).

Avaliação de enfermagem

Obtenha a história de saúde, que frequentemente indica febre, fadiga e erupção, geralmente seguidas de dor e fraqueza musculares. Defina o início e a progressão da fraqueza muscular. Inspecione a pele para detectar erupção nas pálpebras superiores e nas superfícies extensoras das articulações dos dedos, dos cotovelos e dos joelhos. Inicialmente, a erupção é vermelho-purpúrea e depois progride para descamação com pele áspera ao toque. Teste a força muscular e atente especialmente para fraqueza das cinturas pélvica e escapular. Os exames laboratoriais e diagnósticos podem incluir dosagens das enzimas musculares, teste positivo para AAN e eletromiografia para diferençar as outras causas de fraqueza muscular.

Intervenções de enfermagem

Administre os medicamentos conforme a prescrição e ensine os familiares a utilizarem esses fármacos; diga-lhes para monitorarem a ocorrência de efeitos colaterais. Instrua a família quanto à importância de seguir o tratamento farmacológico para evitar calcinose (deposição de cálcio) e deformidades articulares no futuro. Estimule a adesão à fisioterapia prescrita. Providencie para que as crianças sejam liberadas das aulas de educação física enquanto a doença estiver em atividade.

Botulismo

Botulismo é uma doença causada por uma toxina produzida nos intestinos imaturos dos pré-escolares em consequência de infecção pela bactéria *Clostridium botulinum*. A doença é rara, mas pode causar paralisia grave. O botulismo é uma infecção transmitida principalmente pelos alimentos, mas também pode ser adquirida por infecções de feridas ou infecções intestinais em lactentes. O *C. botulinum* é comum no solo e também pode ser isolado de vários alimentos, inclusive alimentos enlatados em casa e malconservados. Em geral, a doença acomete crianças com menos de 6 meses de vida. O botulismo foi associado à ingestão de mel e xarope de milho por lactentes e, por esta razão, estes produtos devem ser evitados em crianças com menos de 1 ano de idade. A doença não é contagiosa e, para que seja infectada, a criança precisa ingerir esporos da bactéria. Em seguida, esses esporos multiplicam-se no trato intestinal e produzem a toxina, que é absorvida pelo intestino imaturo de crianças pequenas. Em geral, a infecção não causa problemas em escolares porque as bactérias não se proliferam em intestinos bem desenvolvidos em virtude da microbiota intestinal normal. O prognóstico é bom; mas, se o tratamento não for instituído, a criança pode desenvolver paralisia dos braços, das pernas, do tronco e do sistema respiratório. A abordagem terapêutica geralmente consiste em medidas de suporte, mas pode incluir a administração do soro antibotulínico.

Avaliação de enfermagem

Veja a descrição detalhada da fase de avaliação do processo de enfermagem na p. 699. Os resultados da avaliação pertinentes ao botulismo estão descritos a seguir.

História de saúde

Obtenha uma descrição da doença atual e da queixa principal. Os sinais e os sintomas geralmente começam pouco depois da ingestão das bactérias. Em lactentes, os sinais e os sintomas comumente relatados na história de saúde podem incluir:

- Constipação intestinal
- Problemas alimentares
- Agitação
- Fraqueza generalizada
- Choro débil

Em escolares, os sinais e os sintomas comumente relatados na história de saúde podem incluir:

- Visão dupla
- Visão embaçada
- Ptose palpebral bilateral
- Dificuldade de engolir
- Fala arrastada
- Fraqueza muscular

Exame físico e exames complementares

Avalie se o reflexo de engasgo está deprimido, porque isso pode indicar botulismo. Os exames diagnósticos incluem culturas das fezes e do soro. O botulismo é uma doença rara e difícil de diagnosticar, porque seus sintomas são semelhantes aos de outras doenças neuromusculares. Por isso, a avaliação pode incluir exames diagnósticos indicados para se excluírem outras doenças, como síndrome de Guillain-Barré, acidente vascular encefálico e miastenia *gravis*.

Intervenções de enfermagem

O tratamento consiste basicamente em medidas de suporte e enfatiza a manutenção da função respiratória e do estado nutricional. Se estiver prescrito, administre imediatamente o soro antibotulínico nos estágios iniciais para atenuar a gravidade e evitar a progressão da doença.

Referências

Livros e revistas

Anonymous (2003). Botulism—information from the World Health Organization [Electronic Version]. *Journal of Environmental Health, 65*(9), 51–53. Retrieved 6/18/04 from Proquest database.

Armstrong, S. M., & Schumann, L. (2003). Myasthenia gravis: Diagnosis and treatment. *Journal of the American Academy of Nurse Practitioners, 15*(2), 72–78.

Bach, J. R., & Bianchi, C. (2003). Prevention of pectus excavatum for children with spinal muscular atrophy type I. *Orthopedics, 82*(10), 815–819.

Bach, J. R., Vega, J., Majors, J., & Friedman, A. (2003). Spinal muscular atrophy type 1 quality of life. *American Journal of Physical Medicine and Rehabilitation, 82(2)*, 137–142.

Bakker, J. P. J., de Groot, I. J. M., Beelen, A., & Lankhorst, G. J. (2002). Predictive factors of cessation of ambulation in patients with Duchenne muscular dystrophy. *American Journal of Physical Medicine & Rehabilitation, 81*(12), 906–912.

Balaban, B., Matthews, D. J., Clayton, G. H., & Carry, T. (2005). Corticosteroid treatment and functional improvement in Duchenne muscular dystrophy: Long-term effect. *American Journal of Physical Medicine and Rehabilitation, 84,* 843–850.

Bankhead, R. W., Kropp, B. P., & Cheng, E. Y. (2000). Evaluation and treatment of children with neurogenic bladders. *Journal of Child Neurology, 15*(3), 141–149.

Behrman, R. E., Kliegman, R. M., & Jenson, H. B. (2004). *Nelson's textbook of pediatrics* (17th ed.). Philadelphia: Saunders.

Blann, L. E. (2005). Early intervention for children and their families with special needs. *Maternal Child Nursing, 30*(4), 263–267.

Carter, G. T., & McDonald, C. M. (2000). Preserving function in Duchenne dystrophy with long-term pulse prednisone therapy. *American Journal of Physical Medicine & Rehabilitation, 79*(5), 455–458.

Chen, J., Chen, S., Jong, Y., Yang, Y., & Chang, Y. (2002). A comparison of the stress and coping strategies between the parents of children with Duchenne muscular dystrophy and children with fever. *Journal of Pediatric Nursing, 17*(5), 369–379.

Cooley, W. C. (2004). Providing a primary care medical home for children and youth with cerebral palsy. *Pediatrics, 114*(4), 1106–1113.

Cotton, S. M., Voudouris, N. J., & Greenwood, K. M. (2005). Association between intellectual functioning and age in children and young adults with Duchenne muscular dystrophy: Further results from a meta-analysis. *Developmental Medicine and Child Neurology, 47*(4), 257–265.

Emory University School of Medicine, Department of Pediatrics. (2005). Baclofen pump implants (intrathecal): Home care. Available online at www.pediatrics.emory.edu/NEURO/bacinfo1.htm.

Griffin, H. C., Fitch, C. L., & Griffin, L. W. (2002). Causes and interventions in the area of cerebral palsy [electronic version]. *Infants and Young Children, 14*(3), 18–24. Retrieved 6/25/04 from Proquest database.

Gomez-Merino, E., & Bach, J. R. (2002). Duchenne muscular dystrophy: Prolongation of life by noninvasive ventilation and mechanically assisted coughing. *American Journal of Physical Medicine & Rehabilitation, 81*(6), 411–415.

Halsted, M. J., & Jones, B. V. (2002). Pediatric neuroimaging for the pediatrician. *Pediatric Annals, 31*(10), 661–670.

Hernandez-Diaz, S., Werler, M. M., Walker, A. M., & Mitchell, A. A. (2001) Neural tube defects in relation to use of folic acid antagonists during pregnancy [electronic version]. *American Journal of Epidemiology, 153*(10), 961. Retrieved 6/22/04 from Proquest database.

Hobdell, E. (2001). Infant neurologic assessment [electronic version]. *Journal of Neuroscience Nursing, 33*(4), 190–194. Retrieved 5/17/04 from Proquest database.

Hollister, J. R. (2005). Rheumatic diseases. In W. W. Hay, M. J. Levin, J. M. Sondheimer, & R. R. Deterding (Eds.), *Current pediatric diagnosis & treatment* (17th ed.). New York: McGraw-Hill.

Ioos, C., Leclair-Richard, D., Mrad, S., Barois, A., & Estournet-Mathiaud, B. (2004). Respiratory capacity course in patients with infantile spinal muscular atrophy. *Chest, 126*(3), 831–837.

Jobe, A. H. (2002). Fetal surgery for myelomeningocele [electronic version]. *New England Journal of Medicine, 347*(4), 230–231. Retrieved 6/20/04 from Proquest database.

Joseph, S. A., & Tsao, C. (2002). Guillain-Barré syndrome [electronic version]. *Adolescent Medicine, 13*(3), 487. Retrieved 6/28/04 from Proquest database.

Kaplan, M. S. (2003). Impact of repeated surgical procedures on the incidence and prevalence of latex allergy: A prospective study of 1263 children [electronic version]. *Pediatrics, 112*(2), 463. Retrieved 6/20/04 from Proquest database.

Koman, L. A., Smith, B. P., & Shilt, J. S. (2004). Cerebral palsy [electronic version]. *Lancet, 363*(9421), 1619–1632. Retrieved 6/23/04 from Proquest database.

Komelasky, A. (2005). Pediatric neurologic disorders. In S. M. Nettina (Ed.), *Lippincott manual of nursing practice.* Philadelphia: Lippincott Williams & Wilkins.

Lee, L., Chuang, Y., Yang, B., Hsus, M., & Liu, Y. (2004). Botulinum toxin for lower limb spasticity in children with cerebral palsy. *American Journal of Physical Medicine & Rehabilitation, 83*(10), 766–773.

Merereau, P., Kilker, K., Carter, H., Fassett, E., et al. (2004). Spina bifida and anencephaly before and after folic acid mandate—United States, 1995–1996 and 1999–2000 [electronic version]. *Morbidity and Mortality Weekly Report, 53*(17), 362–365. Retrieved 6/19/04 from Proquest database.

Moe, P. G., & Benke, T. A. (2005) Neurologic and muscular disorders. In W. W. Hay, M. J. Levin, J. M. Sondheimer, & R. R. Deterding (Eds.), *Current pediatric diagnosis & treatment* (17th ed.). New York: McGraw-Hill.

Morantz, C., & Torrey, B. (2004). Immunotherapy in patients with Guillain-Barré syndrome [electronic version]. *American Family Physician, 69*(4), 997–999.

Muscular Dystrophy Association. (2006a). *Dermatomyositis.* Retrieved April 8, 2007 from http://www.mda.org/disease/pmdm-d.html.

Muscular Dystrophy Association. (2006b). *Duchenne muscular dystrophy (DMD).* Retrieved April 8, 2007 from http://www.mda.org/disease/dmd.html.

Muscular Dystrophy Association. (2006c). *Facts about spinal muscular atrophy (SMA).* Retrieved April 8, 2007 from http://www.mda.org/publications/fa-sma-qa.html.

Muscular Dystrophy Association. (2006d). *Myasthenia gravis.* Retrieved April 8, 2007 from http://www.mda.org/disease/mg.html.

Pate, D. (2002). Spina bifida occulta [electronic version]. *Dynamic Chiropractic, 20*(14), 44. Retrieved 6/19/04 from Proquest database.

Rosenbaum, P. (2003). Cerebral palsy: What parents and doctors want to know. *British Medical Journal, 326,* 970–974.

Schlager, T. A., Clark, M., & Anderson, S. (2001). Effect of a single-use sterile catheter for each void on the frequency of bacteriuria in children with neurogenic bladder on intermittent catheterization for bladder emptying. *Pediatrics, 108,* 71–74.

Skelly, C. L., Jackson, C. A., Wu, Y., Hill, C. B., Chwals, W. J., & Liu, D. C. (2003). Thoracoscopic thymectomy in children with myasthenia gravis. *American Surgeon, 69*(12), 1087–1089.

Sterba, J. A. (2004). Effect of horseback riding therapy on Gross Motor Function Measure for each level of disability for children with cerebral palsy. *Developmental Medicine and Child Neurology, 46,* 47.

Sterba, J. A., Rogers, B. T., France, A. P., & Vokes, D. A. (2002). Horseback riding in children with cerebral palsy: Effect on gross motor function. *Developmental Medicine and Child Neurology, 44*(5), 301–308.

Tang, T., & Noble-Jamieson, C. N. (2001). A painful hip as a presentation of Guillain-Barré syndrome in children [electronic version]. *British Medical Journal, 322*(7279), 149. Retrieved 6/28/04 from Proquest database.

Zickler, C. F., & Richardson, V. (2004). Achieving continence in children with neurogenic bowel and bladder. *Journal of Pediatric Health Care, 18*(6), 276–283.

Websites

www.aacpdm.org/index American Academy for Cerebral Palsy and Developmental Medicine—multidisciplinary scientific society devoted to the study of cerebral palsy, focusing on improving quality of life

www.aascin.org/ American Association of Spinal Cord Injury Nurses

www.acf.dhhs.gov/programs/add Administration on Developmental Disabilities, Department of Health and Human Services

www.childrensdefense.org Children's Defense Fund

www.childrenwithdisabilities.ncjrs.org Children with Disabilities

www.cms-kids.com Children's Medical Services program—provides family-centered, multidisciplinary, case-managed care to children with special health care needs through age 21, coordinated through offices throughout the United States

www.cpconnection.com Cerebral Palsy Connection—network for parents of children with cerebral palsy

www.familiesusa.org Families USA

www.fscip.org Foundation for Spinal Cord Injury Prevention, Care & Cure

www.irsc.org Internet Resources for Special Children

www.marchofdimes.com March of Dimes—research to prevent birth defects.

www.mdac.ca Muscular Dystrophy Canada

www.mda.org/ Muscular Dystrophy Association—research, support, resources, education, regional multidisciplinary clinics throughout the United States

www.mdff.org/ Muscular Dystrophy Family Foundation—resources and assistance for families

www.nectas.org National Early Childhood Technical Assistance System

www.nicchy.org National Information Center for Children and Youth with Disabilities

www.parentprojectmd.org/ Parent Project Muscular Dystrophy—an organization for parents of boys with Duchenne and Becker muscular dystrophy, providing education, resources, research, and advocacy

www.sbaa.org/site/PageServer?pagename=index Spina Bifida Association—dedicated to improving the lives of children with spina bifida

www.sbhac.ca/index.php?page=main Spina Bifida and Hydrocephalus Association of Canada—resources and education

www.spinalcord.org/ National Spinal Cord Injury Association

www.spinalcord.uab.edu/ Spinal Cord Injury Information Network

www.spinalcordinjury.org Spinal Cord Injury Network International

www.spinalinjury.net/ Spinal Cord Injury Resource Center

www.ucp.org United Cerebral Palsy—research, resources, education

www.zerotothree.org Zero to Three

Exercícios sobre o *capítulo*

Questões de múltipla escolha

1. Um menino com distrofia muscular de Duchenne foi internado na unidade pediátrica. A criança não consegue tossir eficazmente e a ausculta pulmonar detectou redução do murmúrio vesicular. Qual é a prioridade da intervenção de enfermagem?

a. Administrar oxigênio suplementar.
b. Avisar ao fisioterapeuta respiratório.
c. Monitorar a oximetria de pulso.
d. Posicionar adequadamente a criança para facilitar a limpeza das vias respiratórias.

2. Uma criança de 7 anos com paralisia cerebral foi internada no hospital. Qual é a informação mais importante que a enfermeira deve obter na história de saúde?

a. Idade com que a criança aprendeu a andar.
b. Expectativas dos pais quanto ao desenvolvimento da criança.
c. Nível funcional relativo à alimentação e à mobilidade.
d. História neonatal para definir a causa da paralisia cerebral.

3. A enfermeira está cuidando de uma criança de 2 anos com mielomeningocele. Enquanto ela orienta quanto aos cuidados relativos à bexiga neurogênica, qual resposta dos pais pode indicar que há necessidade de mais informações?

a. "A cateterização rotineira reduzirá o risco de infecção associada à retenção de urina na bexiga."
b. "Sei que será importante que eu cateterize meu filho pelo resto da vida."
c. "Vou procurar sempre utilizar cateteres sem látex."
d. "Devo lavar o cateter com água morna e sabão depois de cada utilização."

4. A enfermeira está cuidando de uma criança com paralisia cerebral, que necessita de cadeira de rodas para se movimentar. Qual intervenção pode ajudar a criança a adquirir a sensação de normalidade?

a. Estimular a progressão por meio de exercícios de fisioterapia.
b. Limitar a criança a uma sala de aula para alunos com necessidades especiais.
c. Estimular atividades extraclasse dentro dos limites impostos pela incapacidade da criança.
d. Assegurar que a escola esteja ciente das capacidades da criança.

5. Qual é a intervenção de enfermagem prioritária para a criança recém-internada com síndrome de Guillain-Barré?

a. Realizar exercícios de mobilização.
b. Aferir a temperatura a cada 4 h.
c. Monitorar cuidadosamente a função respiratória.
d. Avaliar a pele frequentemente.

Exercícios de raciocínio crítico

1. Uma menina de 5 anos com diagnóstico de mielomeningocele foi internada no hospital para se submeter a uma operação corretiva. Entre as perguntas enunciadas a seguir, escolha aquela que a enfermeira deve fazer durante a obtenção da história de saúde, de modo a facilitar o planejamento dos cuidados prestados à criança.

a. Qual é o nível de mobilidade atual da criança?
b. Há história familiar de mielomeningocele?
c. Como estão as funções geniturinária e intestinal da criança e o padrão de eliminação?
d. A criança tem história de hidrocefalia e colocação de *shunt*?
e. A criança tem hipersensibilidade conhecida ao látex?
f. Houve alguma complicação na gravidez ou durante o parto dessa criança?
g. A mãe recebeu suplementos de ácido fólico no período pré-natal?

2. Com base no caso descrito antes, elabore um plano de cuidados de enfermagem para a criança que tem mielomeningocele.

3. Uma criança de 5 anos foi internada na unidade pediátrica com história de paralisia cerebral desde o nascimento. A criança foi internada para submeter-se a uma operação eletiva de alongamento dos tendões. Com base em seus conhecimentos sobre os efeitos da paralisia cerebral, cite três prioridades ao planejar os cuidados a serem prestados. Compare as prioridades com as de outra criança internada para tratamento cirúrgico de uma fratura do fêmur mas sem qualquer história patológica significativa.

Atividades de estudo

1. Na prática clínica, compare o crescimento de uma criança com distrofia muscular, atrofia muscular espinal ou paralisia cerebral com o de outra criança saudável da mesma idade. Quais são as semelhanças e diferenças encontradas? Quais são as explicações para suas observações?

2. Defina o papel da enfermeira registrada nos cuidados multidisciplinares prestados a uma criança com distúrbio neuromuscular incapacitante.

3. Na prática clínica, entreviste os pais de uma criança com distrofia muscular de Duchenne, mielomeningocele, atrofia muscular espinal ou paralisia cerebral grave. Avalie os sentimentos dos pais quanto aos cuidados atuais que eles precisam prestar ao filho. Reflita sobre essa entrevista em sua revista clínica.

4. Na prática clínica, compare as funções cognitivas de duas crianças que têm um distúrbio neuromuscular grave. Quais são as razões para as semelhanças ou diferenças encontradas?

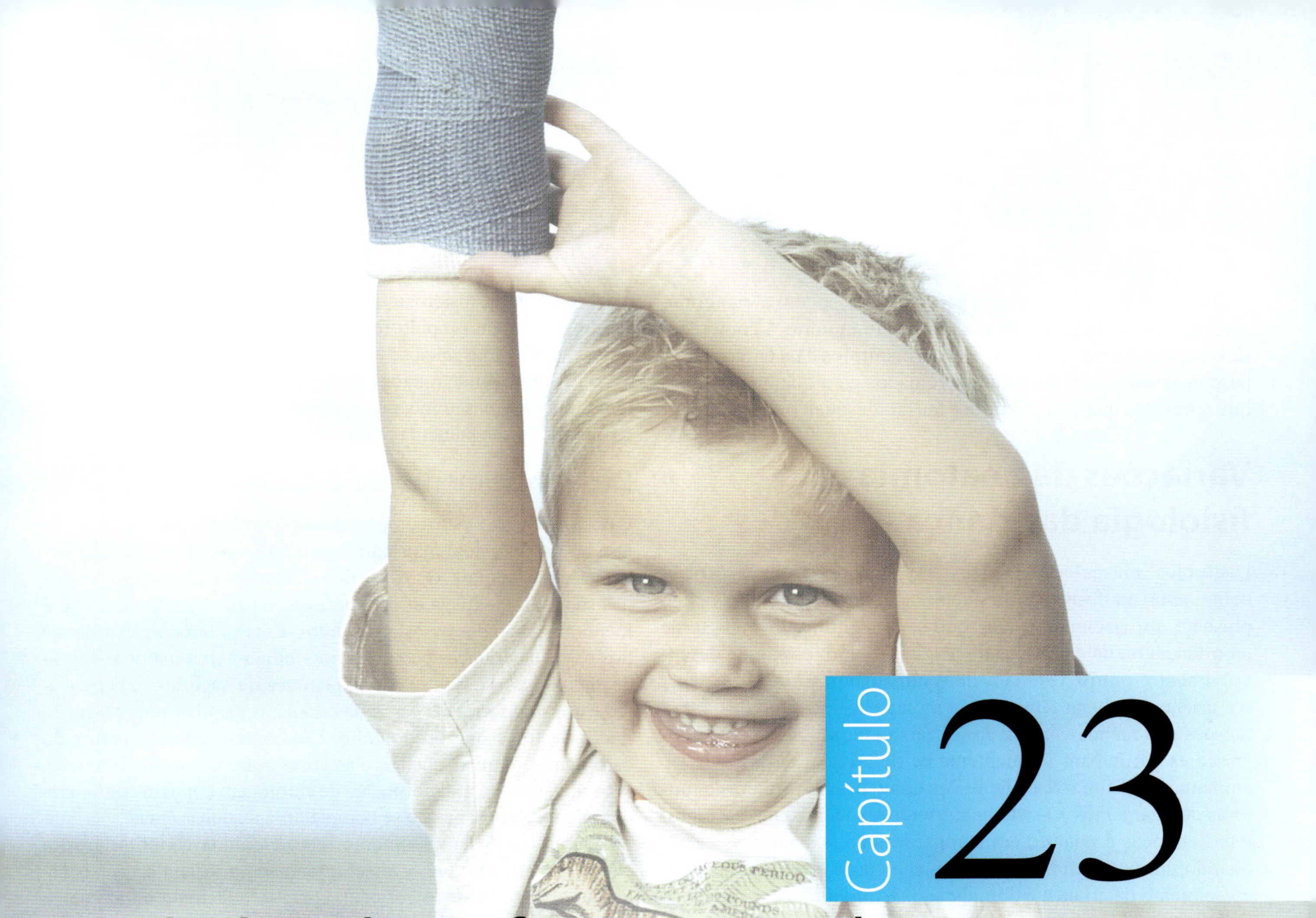

Capítulo 23

Cuidados de Enfermagem da Criança com um Distúrbio Musculoesquelético

Palavras-chave

Cifose
Distração
Epífise
Fixação externa
Imobilizar
Lordose
Marcha de Trendelenburg
Ossificação
Síndrome compartimental
Tala
Tração

Objetivos da aprendizagem

Concluída a leitura deste capítulo, o leitor deverá ser capaz de:

1. Comparar a anatomia e a fisiologia do sistema musculoesquelético de crianças e adultos.
2. Identificar intervenções de enfermagem relacionadas com exames complementares usados no diagnóstico e no tratamento de distúrbios musculoesqueléticos.
3. Identificar avaliações e intervenções de enfermagem relacionadas com medicamentos e tratamentos para distúrbios musculoesqueléticos comuns em crianças.
4. Distinguir os diferentes distúrbios musculoesqueléticos que ocorrem em crianças.
5. Desenvolver um plano de cuidados de enfermagem individualizado para a criança com um distúrbio musculoesquelético.
6. Desenvolver planos de orientação para a criança com um distúrbio musculoesquelético e sua família.
7. Descrever o impacto psicossocial de distúrbios musculoesqueléticos crônicos sobre o crescimento e o desenvolvimento das crianças.

REFLEXÃO *Os cuidados de enfermagem que permitem que as crianças deem seus primeiros passos, corram, pulem, caiam e se levantem conferem vida à criança.*

Dakota Dawes, de 2 anos de idade, é trazida à clínica pela mãe. "Na noite passada, Dakota disse que seu braço estava machucado, mas não se queixara durante o dia. Hoje, quando ela estava brincando, notei que não usava o braço direito, diz a mãe."

Diversos distúrbios musculoesqueléticos podem afetar crianças, mas o resultado de todos é disfunção motora. A compreensão das reações mais comuns a esses distúrbios dá à enfermeira a base necessária para planejar os cuidados para qualquer criança que apresente qualquer distúrbio musculoesquelético.

Variações da anatomia e da fisiologia da criança

Distúrbios musculoesqueléticos em crianças podem ocorrer como uma malformação congênita ou um distúrbio genético presente ao nascimento, mas que só é identificado mais tarde na infância ou na adolescência. Alguns distúrbios são de desenvolvimento; outros resultam de traumatismo. Como o lactente e a criança pequena têm tecidos moles elásticos, torções e distensões são menos comuns nessa faixa etária. Escolares e adolescentes participam frequentemente de atividades desportivas, aumentando assim o risco de lesões como torções, fraturas e rupturas de ligamentos. O sistema musculoesquelético nos lactentes e nas crianças é imaturo em comparação ao dos adultos; assim, quando um problema musculoesquelético ocorre na infância, o crescimento da criança é prejudicado. A imobilidade associada à maioria dos distúrbios musculoesqueléticos compromete o desenvolvimento e a aquisição de habilidades motoras da criança.

Mielinização

A mielinização do sistema nervoso central persiste após o nascimento, e se completa até os 2 anos de idade. A mielinização ocorre no sentido cefalocaudal e proximodistal, possibilitando o progresso do controle muscular voluntário paralelo ao progresso da mielinização. Com a mielinização, a velocidade e a precisão dos impulsos nervosos aumenta. Reflexos primitivos são substituídos por movimentos voluntários.

Desenvolvimento muscular

O sistema muscular, inclusive os tendões, os ligamentos e as cartilagens, surge do mesoderma no início do desenvolvimento embrionário. Por ocasião do nascimento (a termo ou prematuro), músculos, tendões, ligamentos e cartilagens já existem e são funcionais. O recém-nascido é capaz de movimentos espontâneos, mas não apresenta controle voluntário dos mesmos. Todos os movimentos estão presentes ao nascimento. Lactentes e crianças saudáveis apresentam tônus muscular normal. À medida que o lactente cresce e começa a se mover, os músculos se desenvolvem mais, e sua massa aumenta. Os músculos do lactente representam cerca de 25% do peso corporal total, enquanto a massa muscular do adulto representa cerca de 40% do peso corporal total. Os músculos crescem com rapidez na adolescência. Isso contribui para a falta de jeito do adolescente, que aumenta seu risco de lesões. Em resposta à secreção de testosterona, o menino adolescente tem um período de crescimento rápido (estirão), em especial do tronco e das pernas, e seus músculos se tornam mais volumosos. Lactentes do sexo feminino tendem a ter ligamentos mais flexíveis que os lactentes do sexo masculino, possivelmente por causa dos hormônios femininos, o que aumenta o risco de displasia do quadril.

Desenvolvimento do esqueleto

O esqueleto não está completamente ossificado por ocasião do nascimento. Contém mais cartilagem que o esqueleto dos adolescentes e dos adultos. Os ossos dos lactentes e das crianças pequenas são mais flexíveis e mais porosos, e seu conteúdo mineral é menor do que o dos ossos dos adultos. Essas diferenças estruturais dos ossos de crianças pequenas possibilitam uma maior absorção de choques e os ossos se curvam em vez de quebrar-se. O periósteo espesso e forte dos ossos da criança possibilita uma absorção maior de força que o do adulto. Em consequência, o córtex do osso nem sempre se quebra, e às vezes sofre apenas deformação. A **ossificação** e a transformação de cartilagem em osso continuam durante toda a infância, e se completam na adolescência.

Durante o desenvolvimento fetal, a coluna vertebral mostra **cifose**. À medida que o lactente começa a sustentar a cabeça, desenvolve-se **lordose** cervical. Quando o lactente ou a criança pequena começa a adotar a posição ortostática, as curvas primárias e secundárias da coluna vertebral começam a se formar. O equilíbrio das curvas torna possível a centralização da cabeça em relação à pelve. Quando a criança está aprendendo a andar, pode haver lordose lombar significativa, e a criança parece ter as costas afundadas e o abdome proeminente. Com o desenvolvimento da criança, a coluna vertebral assume curvas mais parecidas com as do adulto. Durante a adolescência, pode haver cifose torácica evidente. Isto se deve mais frequentemente a um defeito postural. À medida que o adolescente amadurece, a postura fica semelhante à do adulto.

Placa de crescimento

As extremidades ósseas nas crianças pequenas são formadas pela **epífise** e pela fise, chamadas em conjunto placa de crescimento. Nos lactentes, as epífises são cartilaginosas, ossificando-se com o tempo. Em crianças, a epífise é o centro de ossificação secundária na extremidade do osso. A fise é a área cartilaginosa entre a epífise e a metáfise. O crescimento ósseo ocorre primariamente na área da epífise. Essa área é vulnerável e tem estrutura fraca. Uma força traumática aplicada na epífise pode resultar em fratura dessa área. A lesão epifisária pode resultar em fechamento precoce, incompleto ou parcial da placa de crescimento, resultando em deformidade ou encurtamento do crescimento do osso. O crescimento da epífise continua até a maturidade esquelética, atingida durante a adolescência. A produção de androgênios na adolescência causa a fusão gradual das placas de crescimento, completando assim o crescimento dos ossos longos (Figura 23.1).

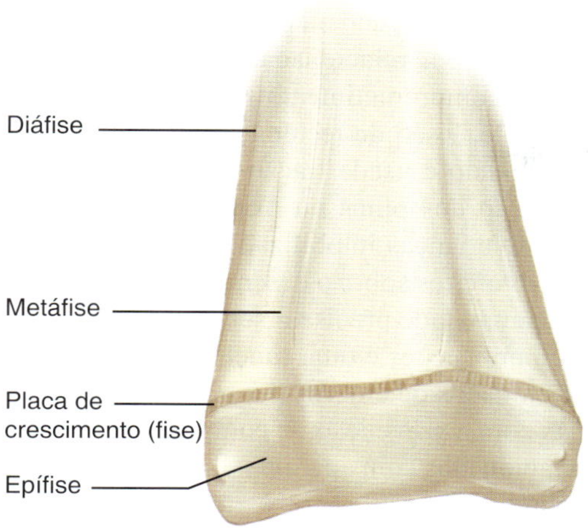

● **Figura 23.1** Áreas anatômicas do osso em crescimento.

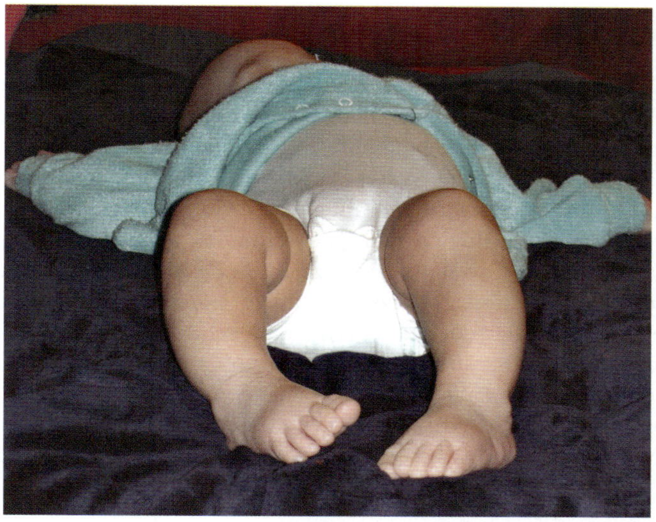

● **Figura 23.2** Torção interna da tíbia com adução do metatarso – achados normais em lactentes.

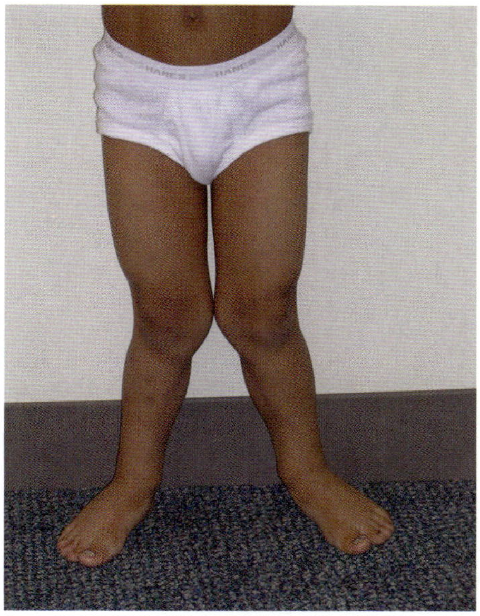

● **Figura 23.3** Joelho valgo: note os joelhos se tocando na linha média e o ângulo para fora das pernas.

Consolidação óssea

Os ossos da criança apresentam um periósteo espesso e forte, com suprimento sanguíneo abundante. A consolidação óssea é similar à do adulto, mas é mais rápida em crianças por causa do grande aporte de nutrientes para o periósteo. Os ossos infantis produzem calos com maior rapidez e em maior volume que os de adultos. Como se formam novas células ósseas com rapidez, o novo crescimento ósseo forma uma protuberância no local da fratura. Quanto mais nova é a criança, mais rápida é a consolidação óssea. Além disso, quanto mais próximas as fraturas estiverem da placa de crescimento (epífise), mais rápida será a consolidação. O processo de remodelação (reabsorção e formação de osso novo) é mais rápido em crianças do que em adultos. Isto significa que a retificação de ossos é mais fácil em crianças do que em adultos.

Alterações de posição

Os membros inferiores do lactente tendem a ter um aspecto arqueado, atribuído à posição no útero. No útero, os quadris do feto ficam habitualmente flexionados, em abdução e rotação externa, com os joelhos também flexionados e os membros inferiores em rotação interna (Figura 23.2). Essa variação normal do desenvolvimento é chamada torção interna da tíbia. As pernas se retificam com a mobilização passiva, e a torção interna da tíbia não deve ser confundida com joelho varo (ou tíbia vara). A rotação interna da tíbia em geral se corrige sem intervenção entre o segundo e o terceiro anos de vida, quando a criança passa a sustentar o peso do corpo e os músculos e ossos dos membros inferiores amadurecem. As pernas arqueadas são também chamadas joelho varo (genuvaro). À medida que se corrige a torção interna da tíbia, ocorre o joelho valgo (genuvalgo) fisiológico. Crianças com frequência mostram joelho valgo assimétrico até os 2 a 3 anos de idade. Quando os joelhos se tocam, os tornozelos ficam muito separados e as pernas estão rodadas para fora (Figura 23.3). Até os 7 ou 8 anos de idade, o joelho valgo é corrigido gradualmente na maioria das crianças.

Os pés do recém-nascido mostram desvio dos artelhos para dentro (*metatarsus adductus*) como resultado da posição intrauterina (Figura 23.2). Os pés permanecem flexíveis e podem ser movidos passivamente para a linha média e para uma posição reta. Isso também desaparece com a maturação do sistema musculoesquelético do bebê. Pé chato (pé plano) é observado nos lactentes quando começam a andar. O arco plantar ainda não se desenvolveu e toca o solo, formando uma proeminência medial. À medida que a criança cresce e os músculos ficam menos flácidos, em geral o arco se forma. Algumas crianças mantêm pés chatos flexíveis, o que é considerado uma variação normal.

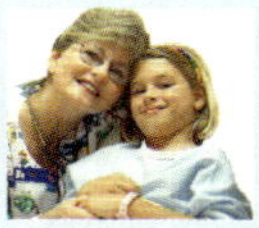

Fraturas são raras em crianças com menos de 1 ano de idade. Um lactente com uma fratura deve ser avaliado com cuidado, pesquisando-se maus-tratos ou um distúrbio musculoesquelético subjacente.

Tratamentos clínicos comuns

Diversos medicamentos e outros tratamentos são prescritos para distúrbios musculoesqueléticos em crianças. A maioria desses tratamentos precisa de uma prescrição médica quando a criança está hospitalizada. Os tratamentos e medicamentos mais comuns são relacionados em Tratamentos clínicos comuns 23.1 e no Guia farmacológico 23.1. A enfermeira que cuida de crianças com distúrbios musculoesqueléticos devem se familiarizar com os procedimentos, com a maneira como eles funcionam e com as implicações de enfermagem relacionadas com cada modalidade. O tratamento de distúrbios musculoesqueléticos com frequência envolve imobilização com aparelhos gessados, braçadeiras, talas gessadas (goteiras) ou tração para favorecer a consolidação dos ossos no alinhamento adequado. A duração do tratamento com esses métodos de imobilização varia de semanas a meses, dependendo do tipo de distúrbio e da gravidade. Complicações relacionadas com aparelhos gessados e tração incluem comprometimento neurovascular, perda da integridade da pele, lesão de tecidos moles, **síndrome compartimental** e, quando é usada tração do esqueleto, infecção no local de inserção dos pinos ou osteomielite. Os cuidados de enfermagem de crianças imobilizadas são semelhantes aos de adultos, mas os efeitos sobre o desenvolvimento e os efeitos relacionados com a idade precisam ser levados em conta. A prevenção de complicações é uma função básica de enfermagem. O Plano de cuidados de enfermagem 23.1 mostra intervenções relacionadas com a prevenção de complicações. Cuidados particulares relacionados com aparelhos gessados e tração são discutidos adiante.

Tratamentos clínicos comuns 23.1

Tratamento	Explicação	Indicação	Implicações de enfermagem
Tração	Aplicação de uma força de tração em um membro ou parte do corpo	Redução de fraturas, luxações, correção de deformidades	Para manter tração uniforme e constante: • Sempre verifique se os pesos estão pendendo livres e se as cordas estão nos sulcos das polias • Mantenha os pesos fora do alcance da criança • Mantenha o peso prescrito • Eleve a cabeceira ou o pé do leito somente com prescrição médica. Monitore complicações: • Faça verificações neurovasculares pelo menos a cada 4 h • Pesquise se há lesões de pele.
Aparelho gessado	Aplicação de gesso ou de fibra de vidro para formar um aparelho rígido para imobilizar uma parte do corpo	Redução de fraturas, luxações, correção de deformidades	Pesquise com frequência se há comprometimento neurovascular e lesões de pele nas bordas do aparelho. Proteja o aparelho de umidade. Ensine a família a cuidar do aparelho em casa.
Tala (calha, goteira gessada)	Suporte rígido temporário de uma área lesionada	Redução temporária de fraturas, imobilização e apoio de torções	Semelhantes às dos aparelhos gessados. Algumas talas são removíveis e são substituídas quando a criança levanta do leito. Ensine à família o uso adequado de talas.
Fixação	Redução cirúrgica de uma fratura ou uma deformidade do esqueleto com um pino ou um dispositivo de fixação (interno ou externo)	Fraturas, deformidades do esqueleto	Não há necessidade de cuidados para fixação interna. Fixação externa: cuidados com os pinos como prescrito pelo cirurgião. Observe e notifique o cirurgião se houver secreção excessiva ou deslizamento de pinos. Velcro ou fechos de pressão nas mangas e pernas das calças ajudam na troca de roupas.
Crioterapia	Aplicação de bolsas de gelo, almofadas térmicas ou compressas frias	Usada com maior frequência em lesões agudas para provocar vasoconstrição e diminuição da dor e do edema	Aplique durante 20 a 30 min, remova durante 1 h e aplique de novo durante 20 a 30 min. Interrompa a aplicação se ocorrer insensibilidade. Coloque uma toalha entre a bolsa de gelo e a pele para não lesionar o local.

Tratamentos clínicos comuns 23.1 *(continuação)*

Tratamento	Explicação	Indicação	Implicações de enfermagem
Muletas	Dispositivo de ambulação que desvia o peso do corpo dos membros inferiores para os superiores	Usadas quando o suporte de peso é contraindicado	A extremidade superior da muleta deve ficar dois a três dedos transversos abaixo da axila, para evitar compressão neural. Ensine à criança a deambulação correta com muletas ou reforce o ensino dado pelo fisioterapeuta.
Fisioterapia, terapia ocupacional	A fisioterapia focaliza a aquisição ou a melhora de habilidades motoras grosseiras. A terapia ocupacional focaliza o aprimoramento das habilidades motoras finas, alimentação e atividades da vida diária	Restauração funcional após lesão ou cirurgia, promoção de atividades de desenvolvimento quando o uso de um membro está comprometido (p. ex., defeito em um membro)	Forneça acompanhamento dos exercícios prescritos e dos equipamentos de suporte. O sucesso do tratamento depende da aceitação contínua do programa prescrito. Garanta a comunicação adequada da equipe interdisciplinar.
Ortoses, braçadeiras	Dispositivos de posicionamento adaptados para cada criança pelo fisioterapeuta ou pelo terapeuta ocupacional. Usados para manter o alinhamento adequado do corpo ou de um membro, para melhorar a mobilidade e para evitar contraturas	Usadas para imobilizar uma parte do corpo ou evitar deformidade. Prescritas para tratar displasia de quadril e escoliose. Também podem ser usadas durante algum tempo após a remoção de um aparelho gessado	Avalie com frequência a pele coberta pelo dispositivo para evitar ruptura de pele. Roupas de algodão sob braçadeiras ajudam a manter a integridade da pele. Siga o programa recomendado pelo terapeuta de períodos com e sem o dispositivo. Estimule as famílias a obedecerem ao programa.

Aparelhos gessados

Aparelhos gessados são usados para **imobilizar** um osso fraturado ou uma articulação com determinadas patologias. Quando ocorre uma fratura, um aparelho gessado mantém a redução óssea, evitando deformidades enquanto a fratura se consolida. Outrora os aparelhos eram feitos com gesso, mas atualmente a fibra de vidro é mais usada. A rigidez do aparelho mantém o osso alinhado, propiciando consolidação mais rápida. Nos pacientes com fraturas que se consolidariam mesmo sem imobilização, o aparelho é usado para diminuir a dor e aumentar a mobilidade da criança. A escolha do material e do tipo de aparelho depende do pediatra ou do cirurgião ortopédico. A Tabela 23.1 mostra alguns aparelhos específicos para crianças.

Aplicação de aparelhos gessados

Antes da aplicação de aparelhos gessados ou de talas gessadas, faça uma avaliação neurovascular inicial para comparação após a imobilização. Inclua:

- Coloração (observe se há cianose ou outras alterações da coloração da pele)
- Movimentos (note incapacidade de mover os dedos ou os artelhos)
- Sensibilidade (veja se há perda da sensibilidade)
- Edema
- Características dos pulsos arteriais

Consiga a cooperação da criança e reduza seu medo mostrando os materiais usados para fazer o aparelho e descrevendo de modo adequado para a idade a aplicação. Administre a medicação prescrita para reduzir a dor quando for aplicada tração manual para alinhar o osso. Procure promover **distração** da criança durante todo o procedimento e ajude na aplicação do aparelho ou da tala (Figura 23.4).

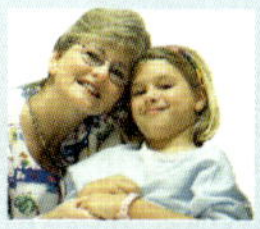

Existem materiais modernos de fibra de vidro em várias cores e diferentes padrões. Permita que a criança escolha a cor para aumentar sua cooperação durante o procedimento.

Depois da colocação do aparelho ou da tala, o tempo de secagem varia com o material usado. Talas e aparelhos de fibra de vidro demoram apenas alguns minutos para secar e, como aparelhos de fibra de vidro causam uma sensação de calor, avise a criança com antecedência. Aparelhos de gesso precisam de 24 a 48 h para secarem. Tome cuidado para não causar depressões no aparelho enquanto ele está secando, porque elas podem comprimir a pele e rompê-la. Instrua a criança e a família a manter o aparelho parado, apoiando-o sobre uma almofada ou um travesseiro, conforme a necessidade. Aparelhos de fibra de vidro em geral têm uma borda de tecido macio, e não causam atrito das bordas com a pele. Por outro lado, os aparelhos de gesso precisam de tratamento

Guia farmacológico 23.1 Medicamentos comuns para distúrbios musculoesqueléticos

Medicamento	Ação	Indicação	Implicações de enfermagem
Benzodiazepínicos (diazepam, lorazepam)	Ansiolíticos que também relaxam a musculatura esquelética	Tratamento de espasmos musculares associados a tração e uso de aparelhos gessados	Verifique o nível de sedação. Podem causar tonteira. Pode ocorrer excitação paradoxal. Avalie a melhora dos espasmos.
Paracetamol	Bloqueia a dor inibindo a síntese de prostaglandinas	Alivia dor branda quando usado sozinho, e dor moderada ou intensa quando combinado com um analgésico narcótico	Com frequência combinado a narcóticos como codeína e oxicodona para aumentar o efeito analgésico. Monitore os níveis de dor e a resposta aos medicamentos.
Analgésicos narcóticos	Atuam sobre receptores no cérebro alterando a percepção de dor	Alívio de dor moderada a intensa associada a lesões e procedimentos ortopédicos	Avalie a localização, as características, a intensidade e a duração da dor. Avalie a frequência respiratória antes da administração e, depois, periodicamente. Avalie o nível de sedação. Podem causar diarreia, vômitos, constipação intestinal e miose.
Anti-inflamatórios não esteroides (ibuprofeno, cetorolaco)	Inibem a síntese de prostaglandinas e exercem efeito inibidor direto da percepção de dor	Alívio de dor branda a moderada. Tratamento da doença de Legg-Calvé-Perthes	Observe se ocorrem náuseas, vômitos, diarreia e constipação intestinal. Administre com água ou com alimentos para diminuir o desconforto gastrintestinal.
Bifosfonados (IV: pamidronato, ácido zoledrônico; orais: alendronato, risedronato)	Aumentam a densidade mineral óssea	Diminuem a incidência de fraturas nas formas moderada a grave de osteogênese imperfeita	IV: administrados a intervalos de 4 meses; causam reação gripal na primeira dose e diminuição do nível sérico de cálcio. Orais: efeitos colaterais incluem pirose, regurgitação, desconforto no quadrante superior do abdome.

especial das bordas para evitar atrito com a pele. Para isso, aplica-se algodão ou outro material macio nas bordas do aparelho, como mostra a Figura 23.5.

Cuidados para a criança com um aparelho gessado

Faça avaliações neurovasculares frequentes do membro com o aparelho, identificando sinais precoces de comprometimento. Esses sinais incluem:

- Aumento da dor
- Aumento do edema
- Palidez ou coloração azulada
- Pele fria
- Parestesia ou formigamento
- Enchimento capilar prolongado
- Diminuição da força ou ausência de pulso arterial

Comunique ao médico alterações do exame neurovascular, ou cheiro ou secreção sob o aparelho.

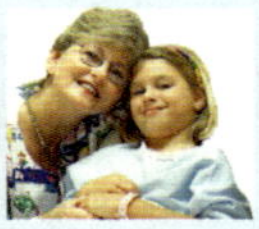

Queixas persistentes de dor podem indicar comprometimento da integridade da pele sob o aparelho.

Coloque a criança com o membro engessado elevado sobre uma almofada ou travesseiro. Pode-se aplicar gelo nas primeiras 24 a 48 h após a aplicação do aparelho, se necessário. Ensinar o uso de muletas é uma intervenção de enfermagem importante quando a criança tem um membro inferior engessado, para que ela mantenha sua mobilidade (Figura 23.6). Oriente os familiares sobre os cuidados com o aparelho em casa (Diretrizes de ensino 23.1).

Tabela 23.1 Alguns aparelhos específicos para crianças

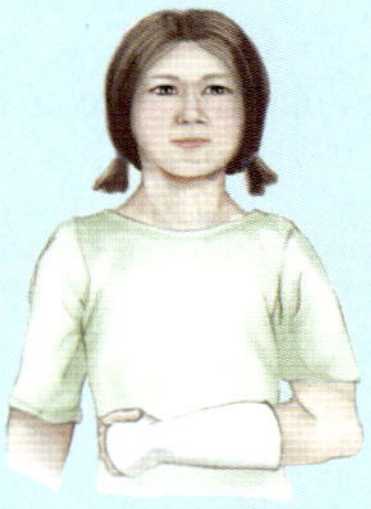	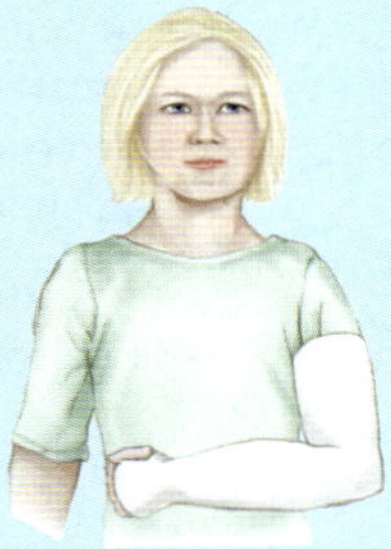	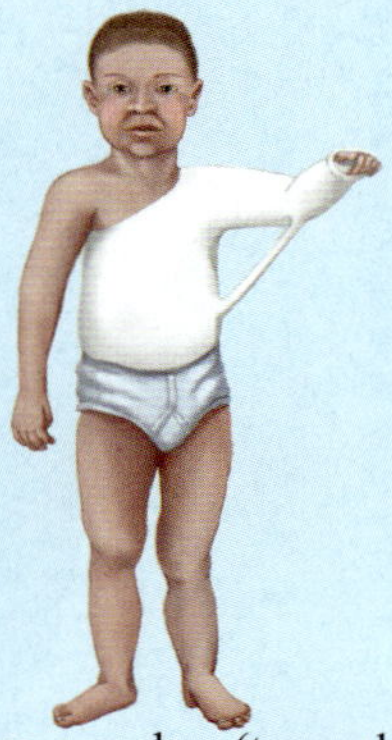
Aparelho curto de braço (luva gessada)	Aparelho longo de braço (axilopalmar)	Em espiga para o ombro (toracobraquial)
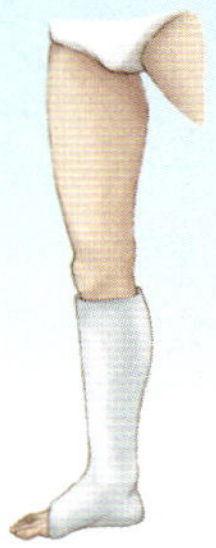	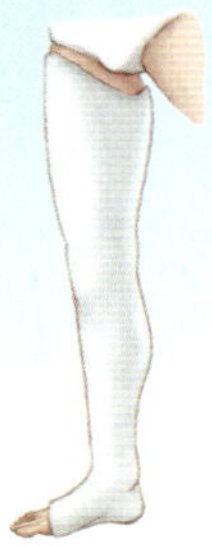	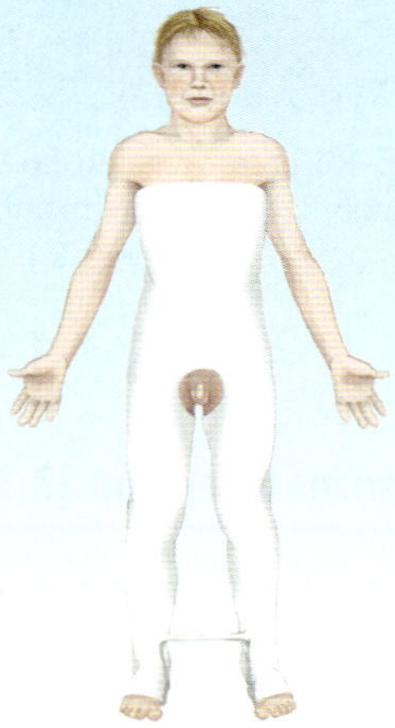
Aparelho curto de perna	Aparelho longo de perna	Em espiga para o quadril (axilopodálico)

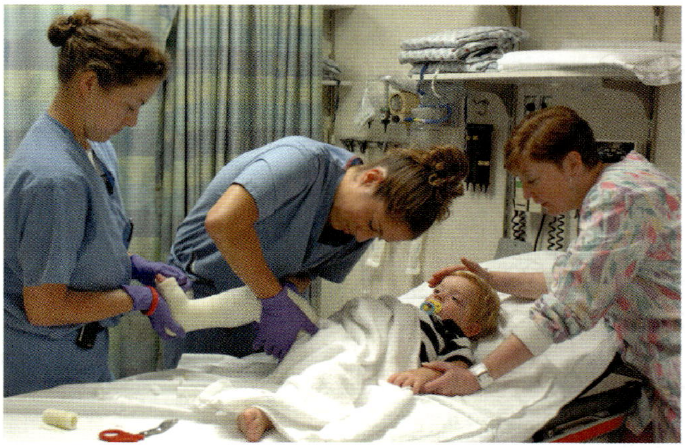

● Figura 23.4 Ajude na aplicação do aparelho distraindo e confortando a criança.

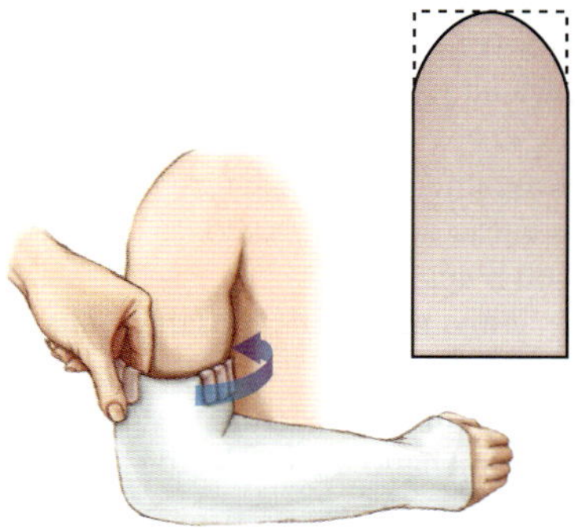

Como acolchoar as bordas:
1. Corte várias tiras de fita adesiva ou de algodão com 7,5 a 10 cm de comprimento. Use tiras de 2,5 cm de largura para áreas menores (p. ex., pé de um lactente) ou de 5 cm para áreas maiores (p. ex., cintura de um adolescente)
2. Arredonde uma extremidade de cada tira para evitar o enrolamento dos cantos
3. Aplique a primeira tira colocando a extremidade quadrada dentro do aparelho e a redonda em torno da borda para fora
4. Repita o procedimento, colocando uma tira sobre a outra, até as bordas ásperas ficarem completamente cobertas

● Figura 23.5 Acolchoamento do aparelho gessado.

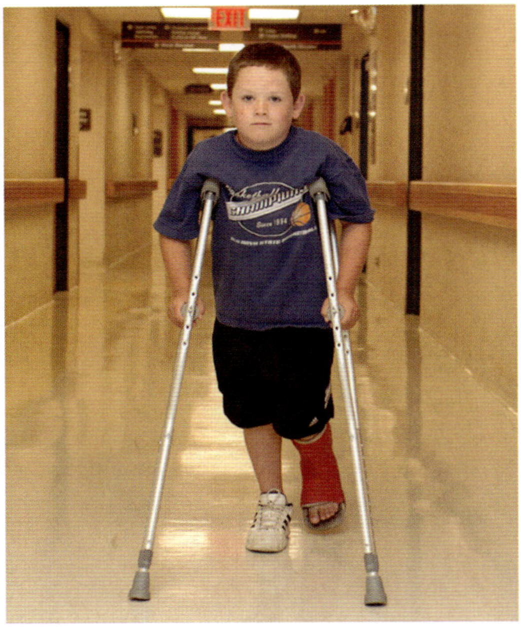

● Figura 23.6 Reforce o ensino do uso adequado de muletas para crianças com imobilização de um membro inferior.

Ajuda na remoção do aparelho

As crianças podem ficar assustadas com a remoção do aparelho gessado. Prepare a criança usando terminologia adequada para a idade:

- O cortador de gesso fará um ruído alto (Figura 23.7).
- A pele e o membro não serão machucados (demonstre tocando o cortador na palma da sua mão).
- A criança sentirá calor ou vibração durante a remoção do aparelho.

As diretrizes de ensino 23.2 trazem instruções sobre o cuidado da pele após a retirada do aparelho.

Tração

A **tração**, outro método comum de imobilização, pode ser usada para reduzir e/ou imobilizar uma fratura, para alinhar um membro ferido e para possibilitar que um membro recupere seu comprimento normal. A tração também reduz a dor ao diminuir a incidência de espasmo muscular. Na tração contínua, o peso puxa diretamente o membro em um único plano. Isso pode ser feito com tração cutâ-

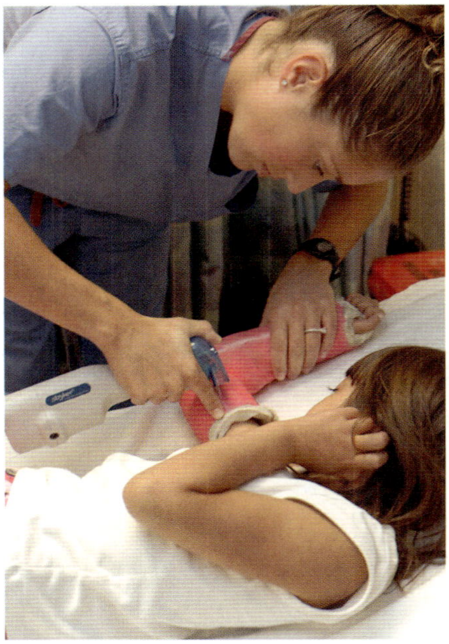

● Figura 23.7 O ruído alto da serra de gesso pode assustar a criança.

Diretrizes de ensino 23.1

Cuidados domiciliares com o aparelho gessado

- Nas primeiras 48 h, elevar o membro acima do nível do coração e aplicar gelo durante 20 a 30 min; suspender durante 1 h e aplicar de novo.
- Observar se existe edema, e fazem a criança mexer os dedos ou os artelhos de hora em hora.
- Para prurido sob o aparelho:
  - Nunca inserir nada para coçar a pele sob o aparelho.
  - Usar o jato frio de um secador de cabelo na menor graduação.
  - Não usar loções nem pós.
- Verificar diariamente se existe irritação da pele sob as bordas do aparelho.
- Proteger o aparelho de umidade.
- Para tomar banho, colocar um saco plástico em torno do aparelho e prender com esparadrapo.
- Chamar o médico se:
  - O membro engessado estiver frio.
  - A criança não conseguir mover os dedos ou os artelhos.
  - A criança sentir dor intensa ao tentar mover os dedos ou os artelhos.
  - Ocorrer parestesia ou formigamento persistentes.
  - Houver mau cheiro ou secreção sob o aparelho.
  - Houver prurido intenso sob o aparelho.
  - A criança apresenta febre acima de 38,5 °C durante mais de 24 h.
  - A pele nas bordas apresentar eritema e edema ou ruptura.
  - O aparelho estiver molhado, rachado ou amolecido.

Modificado de DiFazio, R., & Atkinson, R. (2005). Extremity fractures in children: When is it an emergency? *Journal of Pediatric Nursing, 20*(4), 298-304.

Diretrizes de ensino 23.2

Cuidados com a pele após a remoção de um aparelho gessado

- Pele escura e descamando é normal, causada pelo acúmulo de pele morta e secreções sob o aparelho.
- Umedecer a pele diariamente com água morna.
- Lavar com sabonete e água morna, evitando esfregar demais para não traumatizar a pele.
- Dizer à criança para não coçar a pele seca.
- Aplicar uma loção para umedecer a pele.
- Estimular atividade para recuperação da força e dos movimentos do membro.

nea ou com tração esquelética. Na tração equilibrada, pesos adicionais contrabalançam a força de tração. Isso possibilita a tração contínua do membro mesmo quando a criança muda um pouco de posição. A Tabela 23.2 descreve os diversos tipos de tração e as implicações de enfermagem de cada tipo. A Tabela comparativa 23.1 discute o uso de tração cutânea e de tração esquelética.

Tabela 23.2 Tipos de tração e implicações de enfermagem

Tipo de tração	Descrição	Implicações de enfermagem
Tração de Bryant 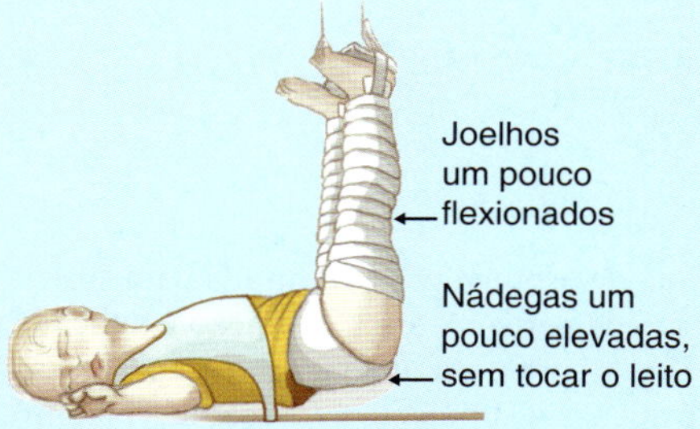 	Os membros inferiores ficam estendidos na vertical, com o peso da criança fazendo contratração. É aplicada tração cutânea nos membros inferiores. Usada para lactentes com fratura de fêmur ou displasia do quadril	Mantenha a posição adequada. Evite compressão dos calcanhares e tornozelos. Troque as ataduras elásticas tal como prescrito
Tração de Russell 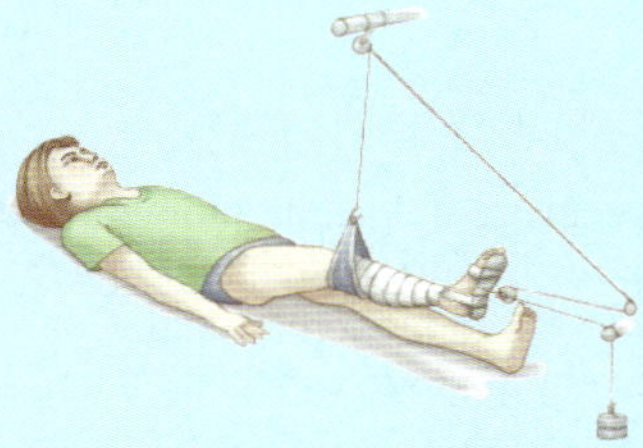	Tração cutânea para fratura de fêmur e contraturas do quadril ou do joelho. É usada uma correia de joelho. Na tração dividida de Russell, parte do peso de tração é redistribuída por uma polia da correia do joelho para o pé da cama (usada para fratura de fêmur, doença de Legg-Calvé-Perthes e deslizamento da epífise da cabeça do fêmur)	Aplique ataduras do tornozelo até a coxa quando a criança tiver menos de 2 anos de idade e do tornozelo até o joelho quando a criança tiver mais de 2 anos. Use um suporte para evitar queda do pé. Mantenha o calcanhar afastado da cama. Pesquise ruptura de pele causada pela correia na região poplítea. Marque a perna para garantir a substituição correta da correia
Tração de Buck 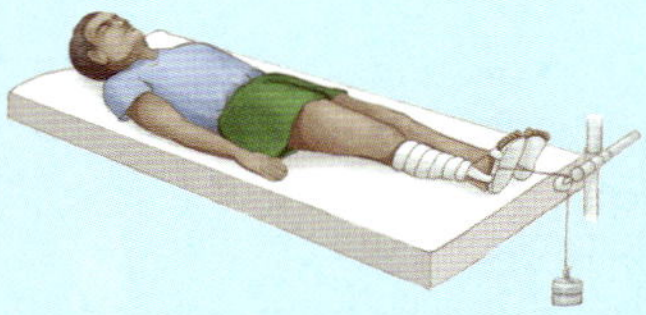	Tração cutânea para contraturas do quadril e do joelho, doença de Legg-Calvé-Perthes e deslizamento da epífise da cabeça do fêmur A força de tração é aplicada em linha reta	Retire a bota de tração a cada 8 h para avaliar a pele. A perna pode ficar discretamente abduzida
Tração cutânea cervical 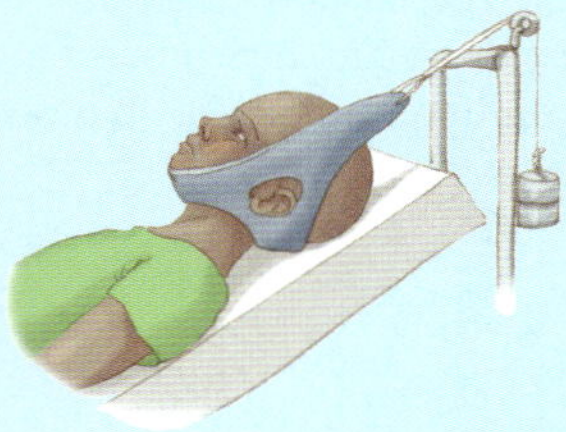	Tração cutânea aplicada com uma faixa. Usada para torções e distensões do pescoço, torcicolo e traumatismo de nervos	Certifique-se de que a faixa não comprima as orelhas nem a garganta. Limite o peso a 2 a 3 kg
Tração do braço a 90º 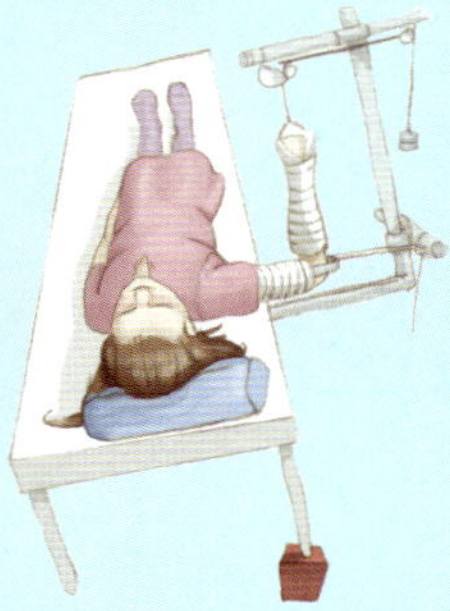	Tração cutânea para fraturas do úmero e lesões da cintura escapular. Prescrita para o tratamento de fraturas do úmero e lesões da cintura escapular e de estruturas vizinhas	Mantenha o ombro flexionado a 90°. Os dedos e a mão podem ficar frios por causa da elevação. A criança pode girar apenas para o lado imobilizado

(continua)

Tabela 23.2 Tipos de tração e implicações de enfermagem *(continuação)*

Tipo de tração	Descrição	Implicações de enfermagem
Tração lateral de Dunlop 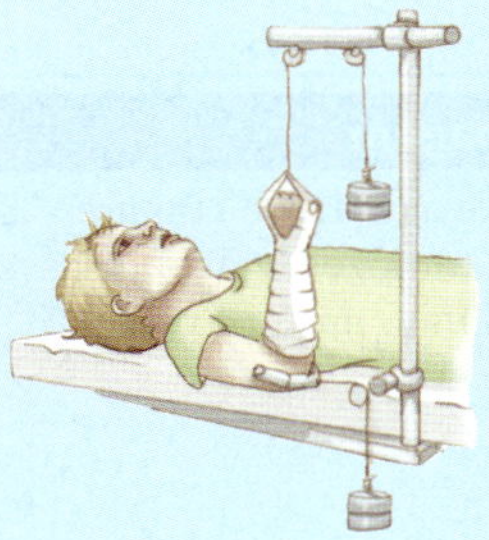	Tração esquelética através de um parafuso ou um pino colocado na porção distal do úmero. O braço é mantido em suspensão equilibrada	Veja tração lateral a 90° do braço. Além disso, cuide do local de inserção do pino
Tração da perna a 90º 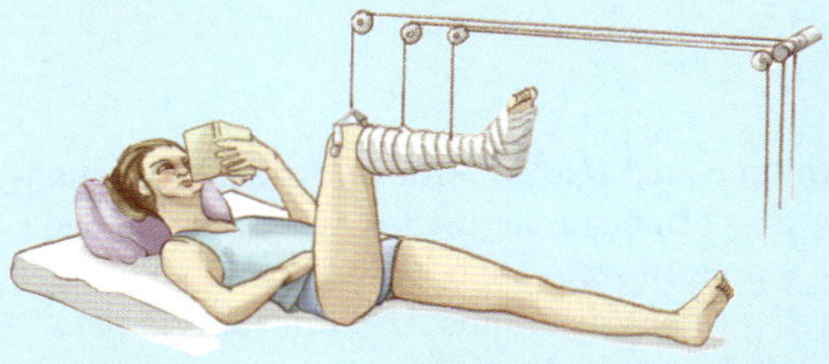	Para redução de fratura do fêmur quando a tração cutânea é inadequada. Tração esquelética com força aplicada através de um pino colocado na porção distal do fêmur	Uma bota de espuma pode ser usada para suspensão da perna. A força de tração é aplicada no fêmur com o uso de um pino. O peso usado é apenas o suficiente para manter o membro inferior suspenso
Tração cervical 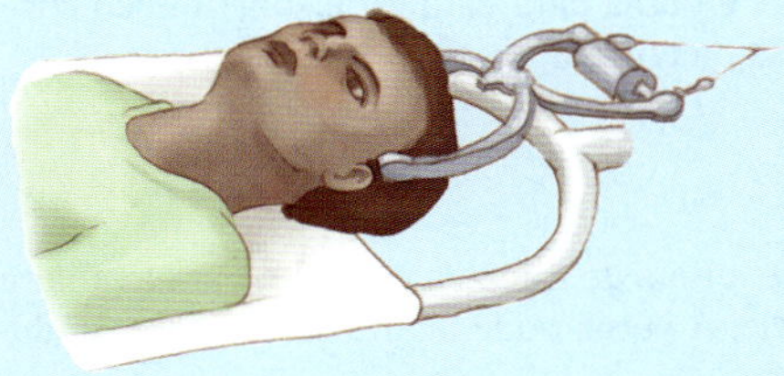	Tração esquelética do crânio por meio de pinos. Usada em fraturas ou luxações das vértebras cervicais ou torácicas altas	Avalie com frequência se a dor está piorando, se existe angústia respiratória e se há lesão de nervos cranianos ou do plexo braquial. Coloque a criança em um leito especial ou em uma estrutura de Stryker para facilitar o posicionamento sem desvio do alinhamento
Tração com halo 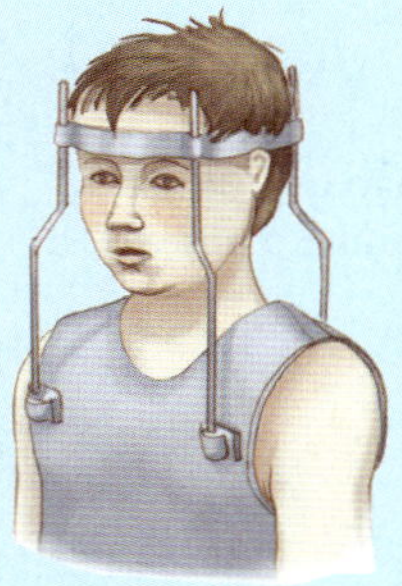	Halo metálico preso ao crânio com pinos. Usado em fraturas ou luxações de vértebras cervicais ou torácicas altas, e para imobilização pós-operatória após fusão de vértebras cervicais	Veja implicações de enfermagem de tração cervical Prenda uma pequena chave com fita adesiva na frente do dispositivo, para que a parte da frente possa ser removida com facilidade em caso de emergência. A criança pode deambular com esse tipo de tração, mas precisa de ajuda para se equilibrar por causa do peso do halo
Tração suspensa equilibrada 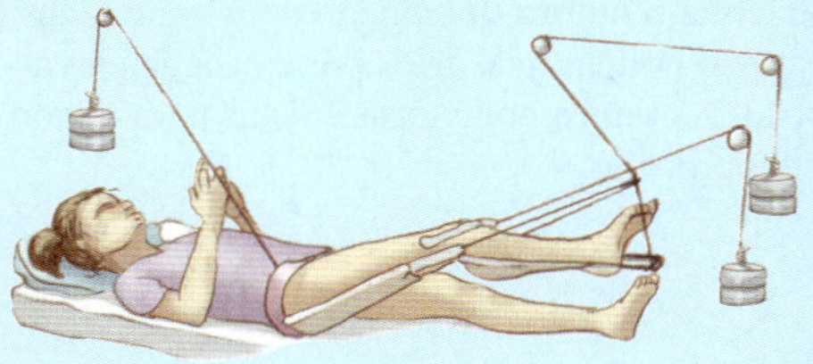	Usada para fraturas do fêmur, do quadril ou da tíbia. Uma tala de Thomas suspende a coxa, enquanto uma peça de Pearson possibilita a flexão do joelho e sustenta a perna abaixo do joelho	Evite compressão da área poplítea

Tabela comparativa 23.1 Tração cutânea e tração esquelética

	Tração cutânea	Tração esquelética
Aplicação de força	Na pele com faixas ou fitas presas com ataduras elásticas ou botas de tração	Diretamente na parte do corpo por fixação no osso
Duração do tratamento	Em geral limitada	Possibilita períodos mais longos de tração
Intensidade da força	Menor	Maior

Cuidados da criança em tração

Os cuidados de enfermagem para crianças em qualquer tipo de tração focalizam não apenas a aplicação e a manutenção adequadas da tração, mas também a promoção do crescimento e do desenvolvimento normais e a prevenção de complicações. Aplique tração cutânea somente sobre pele intacta para que ela seja efetiva. Antes da aplicação das tiras de tração, prepare a pele com um adesivo adequado, para garantir a aderência das tiras sem fricção. Após a aplicação das tiras de tração, aplique ataduras elásticas ou coloque uma bota de espuma. Prenda o bloco distribuidor de tração e aplique o peso prescrito por uma corda presa a ele. Verifique se a corda se move com liberdade e se os pesos balançam sem tocar o chão.

Na tração esquelética, aplique o peso por cordas presas a pinos esqueléticos. O local de inserção do pino deve ser tratado como uma ferida cirúrgica (ver seção sobre cuidados com o local de inserção de pinos). Proteja a extremidade exposta dos pinos para evitar lesões. Na tração cutânea e na esquelética, garanta que a tração seja constante e uniforme.

Prevenção de complicações

Veja no Plano de cuidados de enfermagem 23.1 as intervenções relacionadas com controle da dor e prevenção de complicações decorrentes da imobilidade, como perda da integridade da pele. Para evitar contraturas e atrofia consequentes a falta de uso dos músculos, sempre exercite os membros não afetados. Ajude a criança a exercitar as articulações não afetadas e a usar o membro não afetado, se isso não prejudicar o alinhamento da tração. Estimule o uso de um trapézio, se não for contraindicado, para fazer com que a criança ajude nas mudanças de posição e nos movimentos. Encoraje exercícios de respiração profunda para evitar as complicações pulmonares resultantes da imobilização longa.

Promova o crescimento e o desenvolvimento normais:

- Colocando brinquedos adequados para a idade ao alcance da criança
- Estimulando visitas de amigos
- Providenciando atividades divertidas, como desenho, figuras de colorir ou *videogames* (Figura 23.8)

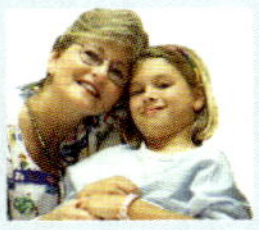

Evite choques ou movimentos súbitos da cama, que podem alterar o alinhamento da tração e provocar dor adicional na criança quando os pesos balançam.

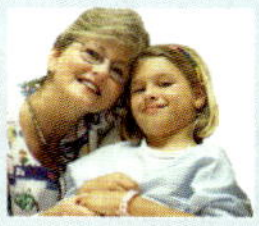

Avaliações neurovasculares frequentes e cuidadosas são cruciais para crianças com um aparelho gessado ou em tração esquelética. Notifique o médico imediatamente se ocorrer um desses sinais: dor extrema (desproporcional à situação), dor à imobilização passiva dos dedos, palidez distal no membro, incapacidade de mover os dedos e desaparecimento dos pulsos arteriais.

Fixação externa

A **fixação externa** é usada em casos de fraturas complicadas, em especial fraturas abertas com lesão de tecidos moles. Uma série de pinos ou fios é inserida no osso e ligada a uma estrutura externa. O fixador é ajustado, conforme seja necessário, pelo médico. Quando o nível de correção desejado é atingido, os ajustes são interrompidos e permite-se que o osso se consolide. Entre as vantagens da fixação externa citam-se maior conforto para a criança e melhor função dos músculos e das articulações em fraturas complicadas.

Cuidados da criança com um fixador externo

Faça a avaliação neurovascular de rotina, e eleve o membro para evitar edema. O fixador pode ser segurado e tolera movimentos comuns. Estimule a sustentação de peso tal como prescrita. Dê orientação adequada à criança e à família. Estimule a criança a cuidar do dispositivo.

Cuidados com pinos

Pinos inseridos, para tração esquelética ou como parte de um fixador externo (ver seção sobre fraturas), devem ser limpos para

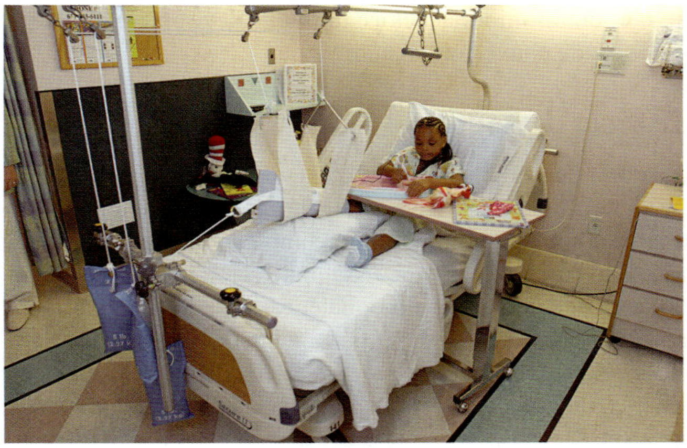

Figura 23.8 Providencie diversões adequadas para a idade e trabalhos escolares para a criança confinada ao leito com tração.

evitar infecções. Cuide do local de inserção de acordo com as normas da instituição ou com a prescrição médica. A limpeza dos pinos evita infecção, promove conforto e evita que a pele em cicatrização se prenda aos pinos. Notifique o cirurgião se houver sinais de infecção do local de inserção ou se ocorrer deslocamento dos pinos.

Até hoje, tentativas de obtenção de evidências em apoio a um tipo de cuidado dos pinos fracassaram. Alguns médicos preferem a limpeza do local com soro fisiológico; outros acham melhor uma solução com propriedades antibacterianas. Algumas instituições recomendam a remoção de todas as crostas na pele em torno do pino; outras, não. O motivo da remoção das crostas é estimular a drenagem e evitar aderência da pele ao pino. Pode ser necessário um curativo com um furo em torno do pino, se houver secreção. Qualquer que seja o procedimento prescrito ou preferido, cuide do local de inserção do pino para evitar infecção. O fixador de Ilizarov usa fios mais finos que o habitual, e um banho simples de limpeza em geral é suficiente para manter o local limpo. Se houver secreção em torno dos pinos, pode ser retirada com uma gaze seca.

Visão geral do processo de enfermagem para a criança com um distúrbio musculoesquelético

Os cuidados da criança com um distúrbio musculoesquelético incluem avaliação, diagnóstico de enfermagem, planejamento, intervenções e avaliação dos resultados. Existem vários conceitos gerais relacionados com o processo de enfermagem que são aplicados em distúrbios musculoesqueléticos em crianças. A partir de uma compreensão geral dos cuidados da criança que apresenta um distúrbio musculoesquelético, a enfermeira pode individualizar os cuidados para crianças específicas.

Avaliação

A avaliação de disfunção musculoesquelética em crianças inclui história de saúde, exame físico e exames complementares.

> **Você se lembra de Dakota,** a menina de 2 anos de idade com dor no braço direito e que se recusava a usar o braço? Que outras informações a enfermeira deve obter na história de saúde e no exame físico?

História de saúde

A história de saúde inclui a história clínica pregressa, a história familiar e a história da doença atual (quando os sintomas começaram e como evoluíram), assim como os tratamentos feitos em casa. A história clínica pregressa pode ser significativa em anomalias congênitas musculoesqueléticas ou em lesões ortopédicas durante o nascimento. O parto de nádegas está associado a displasia do quadril. Verifique se a criança atingiu os marcos do desenvolvimento, tais como aprender a andar, e se ela participa ou não de esportes. Pergunte sobre o nível atual de atividade física da criança, a participação em esportes e o uso de equipamento de proteção. A história familiar pode ser positiva para problemas ortopédicos. Quando obtiver a história da doença atual, pergunte sobre o seguinte:

- Alterações da marcha, como claudicar
- Traumatismo recente (determine o mecanismo da lesão)
- Exercício vigoroso recente
- Febre
- Fraqueza muscular
- Alteração do tônus muscular
- Áreas de eritema ou de edema

Exame físico

O exame do sistema musculoesquelético consiste em inspeção, observação e palpação.

Inspeção e observação

Observe a postura da criança e o alinhamento do tronco. Verifique a simetria e o posicionamento dos membros, observando se existe duplicação e/ou membranas entre os dedos. Verifique se há ausência de dedos. Observe qualquer deformidade óbvia dos membros e desigualdade no comprimento dos mesmos. Inspecione a pele à procura de vermelhidão, calor, equimoses e locais de punção. Se a criança já estiver em idade de andar, observe a marcha. Observe recusa de andar, claudicação, desvio dos artelhos para dentro ou para fora e batida do pé no chão ao caminhar. Inspecione as articulações lesionadas à procura de equimoses ou edema. No membro lesionado, note a coloração dos dedos ou dos artelhos. Determine a amplitude dos movimentos espontâneos. Faça uma triagem de escoliose para verificar o alinhamento da coluna vertebral. Observe a simetria das dobras da coxa.

Palpação

Palpe as clavículas de recém-nascidos e lactentes observando se há sensibilidade maior que a habitual ou uma protuberância indicando formação de calo ósseo após fratura. Determine a amplitude de movimentos para verificar se uma articulação está fixa (p. ex., pé torto). Palpe a articulação ou o membro afetado para detectar calor ou sensibilidade maior que o habituais. Se a criança estiver com um aparelho gessado ou uma tala, faça uma avaliação neurovascular dos membros afetados. Verifique a temperatura nos dedos ou nos artelhos. Determine o tempo de enchimento capilar. Observe se a sensibilidade e o movimento são normais. Avalie a força muscular. Palpe os pulsos arteriais distais à lesão, notando a força e as características. Faça as manobras de Ortolani e de Barlow para pesquisar displasia do quadril.

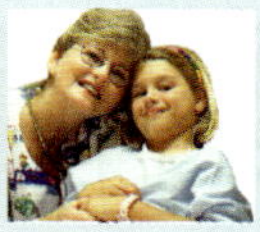

Avalie o local da lesão por último, e com delicadeza.

Exames complementares

Em Exames complementares 23.1 são explicados os exames mais solicitados quando existem distúrbios musculoesqueléticos. Os exames ajudam o médico no diagnóstico ou podem ser usados como diretriz para determinar o tratamento. Alguns exames são obtidos pela equipe do laboratório, pela enfermeira ou

Exames complementares 23.1

Exame	Explicação	Indicação	Implicações de enfermagem
Radiografias	Em geral são obtidas radiografias do membro afetado em duas posições (lateral e anteroposterior).	Detectar fraturas e outras anormalidades.	A criança precisa cooperar e ficar quieta. Peça aos familiares para ajudarem a acalmar a criança.
Ultrassonografia	Uso de ondas sonoras para observar a estrutura e a profundidade dos tecidos moles e a existência ou não de líquido nesses tecidos.	Diagnosticar sinovite tóxica, doença de Legg-Calvé-Perthes, deslizamento da epífise da cabeça do fêmur, osteomielite, fraturas e lesões de ligamentos ou de tecidos moles. Monitoração e acompanhamento de fraturas e de remodelação.	Mais bem tolerada em criança sem sedação do que a TC ou a RM. Pode ser feita com uma unidade portátil à cabeceira do leito.
Tomografia computadorizada (TC)	Estudo radiológico não invasivo que mostra a densidade de tecidos e estruturas. Imagens de "fatias" do tecido.	Avaliar as dimensões de osteomielite, a doença de Legg-Calvé-Perthes, o deslizamento da epífise da cabeça do fêmur ou para descartar outros problemas.	O aparelho é grande e pode ser assustador para a criança. O procedimento pode ser prolongado e a criança tem de ficar parada. Se a criança não ficar quieta, é necessária sedação. Se for feita com contraste, verifique se existe alergia. Estimule a ingestão de líquidos após o procedimento, quando não for contraindicada.
Ressonância magnética (RM)	Baseada no comportamento dos átomos de hidrogênio em um campo magnético quando são perturbados por sinais de radiofrequência. Não usa radiação ionizante. Fornece imagens tridimensionais (3D) da parte examinada.	Avaliar ossos e tecidos moles, inclusive a medula óssea, determinando as dimensões de osteomielite, doença de Legg-Calvé-Perthes ou deslizamento da epífise da cabeça do fêmur, ou para descartar outros problemas.	Retire todos os objetos metálicos da criança. A criança precisa permanecer imóvel durante todo o procedimento. Os pais podem ficar na sala com a criança. Crianças pequenas precisam de sedação para ficarem quietas. O ruído dentro do aparelho é forte e pode ser assustador para as crianças.
Artrografia	Radiografia de uma articulação após a injeção de um contraste radiopaco.	Avaliar ligamentos, músculos, tendões e cartilagem, em especial após uma lesão.	Não deve ser feita se houver infecção da articulação. Aplique crioterapia após o procedimento e observe se há edema e dor. Pode haver crepitação na articulação durante 1 a 2 dias após o procedimento.
Hemograma completo	Determina a hemoglobina, o hematócrito e as contagens de leucócitos e plaquetas.	Avaliar a hemoglobina e o hematócrito de pessoas com fraturas associadas a sangramento potencial. Avaliar infecção em osteomielite, artrite séptica e sinovite tóxica.	Os valores normais variam com a idade e o sexo. A contagem diferencial de leucócitos é útil na avaliação da causa da infecção. Pode ser modificada por medicamentos mielossupressores.
Velocidade de hemossedimentação (VHS)	Teste inespecífico usado para determinar se existe infecção ou inflamação.	Pesquisar osteomielite e artrite séptica.	A amostra deve ser enviada para o laboratório imediatamente. Após 3 h, os resultados podem ser falsamente baixos.
Proteína C reativa	Proteína de fase aguda indicativa de processo inflamatório.	Pesquisar osteomielite e artrite séptica.	Medicamentos anti-inflamatórios podem causar resultados baixos. Mais sensível e de resposta mais rápida que a velocidade de hemossedimentação.
Hemocultura	Determinar se existem bactérias no sangue.	Pode ser positiva na artrite séptica e na osteomielite.	Leve a amostra para o laboratório em 30 min. Evite contaminação da amostra com a pele durante a coleta. As culturas são colhidas habitualmente antes do início da administração de antibióticos, porque a antibioticoterapia parcial negativa os resultados da cultura.

(continua)

Exames complementares 23.1 *(continuação)*

Exame	Explicação	Indicação	Implicações de enfermagem
Aspiração de líquido sinovial	O líquido sinovial é examinado à procura de pus ou de leucócitos; são feitas culturas.	Pesquisar artrite séptica.	Use crioterapia para diminuir o edema após a aspiração. Aplique curativo compressivo para evitar hematoma ou reacúmulo de líquido. Verifique se o paciente apresenta febre, e dor e edema na articulação, que indicam infecção. Culturas positivas do líquido sinovial indicam infecção bacteriana da articulação. Também é feita aspiração de líquido sinovial para reduzir a pressão no espaço articular.

por outras pessoas. Em todos os casos, a enfermeira deve saber como os exames foram feitos, para que servem e quais os resultados normais e anormais. Esse conhecimento é também necessário para orientação da criança e da família sobre os exames.

Diagnósticos, objetivos, intervenções e avaliação dos resultados de enfermagem

Após a avaliação completa, a enfermeira pode identificar alguns diagnósticos de enfermagem, inclusive:

- Dor relacionada com traumatismo, edema ou espasmo muscular (ver Capítulo 14)
- Mobilidade prejudicada relacionada com lesão, dor ou fraqueza muscular
- Risco de constipação intestinal relacionado com imobilidade
- Deficiência de autocuidados relacionada com imobilidade
- Risco de integridade da pele prejudicada relacionado com imobilidade, ortoses ou dispositivos de adaptação
- Conhecimento deficiente relacionado com cuidados com aparelho gessado, restrições de atividades ou outros tratamentos prescritos
- Risco de atraso do desenvolvimento relacionado com imobilidade ou alterações nos membros

> **Após completar a avaliação de Dakota,** a enfermeira notou o seguinte: a história revelou que no dia anterior ela andara de trenó com o irmão mais velho. Ao exame, foram observadas equimoses e inchação do braço direito, com um ponto de sensibilidade aumentada no punho. Com base nos achados da avaliação, quais seriam os três principais diagnósticos de enfermagem para Dakota?

Os objetivos, as intervenções e a avaliação dos resultados em criança com disfunção musculoesquelética baseiam-se nos diagnósticos de enfermagem (ver Plano de cuidados de enfermagem 23.1). O plano de cuidados de enfermagem pode ser usado como uma orientação para o planejamento de cuidados de enfermagem para crianças com distúrbios musculoesqueléticos. O plano de cuidados inclui muitos diagnósticos aplicáveis a crianças ou adolescentes. As respostas das crianças a disfunção musculoesquelética e seu tratamento variam, e o plano de enfermagem deve ser individualizado com base nas respostas da criança e da família à doença.

Os cuidados de enfermagem da criança imobilizada são semelhantes aos de adultos, mas os efeitos sobre o desenvolvimento têm de ser levados em conta. A prevenção de complicações é uma função fundamental da enfermagem. Veja no Plano de cuidados de enfermagem 23.1 intervenções relacionadas com prevenção de complicações. Outras informações sobre cuidados de enfermagem serão incluídas nos setores do capítulo referentes a distúrbios específicos. Veja no Capítulo 14 intervenções de enfermagem relacionadas com o controle da dor. Cuidados específicos com aparelhos gessados, tração e fixação externa são discutidos adiante.

> **Com base nos três principais** diagnósticos de enfermagem para Dakota, descreva as intervenções de enfermagem adequadas.

Distúrbios congênitos e do desenvolvimento

Anomalias congênitas do sistema musculoesquelético são em geral identificadas prontamente por ocasião do nascimento. Anomalias congênitas estruturais envolvendo o esqueleto incluem peito escavado (*pectus excavatum*, tórax em funil), peito carinado (*pectus carinatum*, peito de pombo, peito de sapateiro, tórax em quilha), deficiências de membros, polidactilia ou sindactilia, metatarso aduto (*metatarsus adductus*), pé torto congênito e osteogênese imperfeita. Uma anomalia de desenvolvimento que pode ser diagnosticada ao nascimento ou mais tarde é a displasia do quadril. Um problema muscular, o torcicolo, apresenta-se mais frequentemente como uma condição congênita, mas também pode se desenvolver após o nascimento. A tíbia vara é um problema de desenvolvimento que afeta crianças pequenas. Raramente, alterações posicionais de desenvolvimento, como joelho varo (genuvaro), joelho valgo (genuvalgo) ou pé plano persistem além

Plano de cuidados de enfermagem 23.1

Visão geral da criança com um distúrbio musculoesquelético

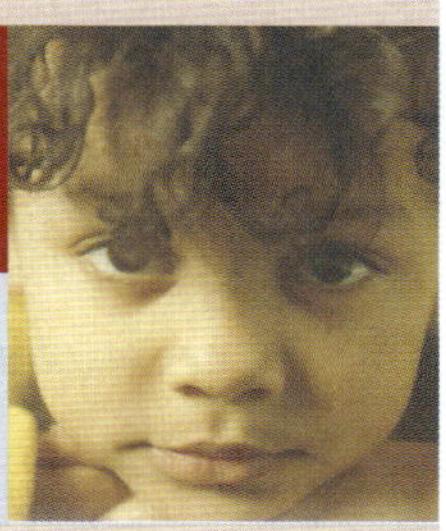

Diagnóstico de enfermagem: mobilidade prejudicada relacionada com lesão, dor ou fraqueza muscular evidenciada por incapacidade de mover um membro, de andar ou de se mover sem limitações

Identificação e avaliação de resultados

A criança executará atividades físicas dentro dos limites da lesão ou da doença: *a criança ajudará nas transferências e no posicionamento no leito e/ou participará dos exercícios no leito prescritos.*

Intervenções: maximização da mobilidade

- Avalie a capacidade de movimento da criança com base na lesão ou na doença e dentro dos limites do tratamento prescrito, para *determinar o estado basal.*
- Antes de executar exercícios ou mudanças importantes de posição prescritos, providencie a administração de analgésicos: *o alívio da dor aumenta a capacidade da criança de tolerar atividades e participar delas.*
- Use exercícios de amplitude de movimentos passivos e ativos e oriente a família sobre como fazê-los, *para facilitar a mobilização articular e o desenvolvimento muscular (amplitude de movimentos ativos) e para aumentar a mobilidade (dentro dos limites da lesão e do tratamento prescrito).*
- Elogie as realizações da criança e enfatize a capacidade dela, *para aumentar a autoestima e estimular sentimentos de confiança e competência.*
- Ensine à criança e à família os cuidados necessários relacionados com a mobilidade, *para que a família possa mantê-los em casa.*

Diagnóstico de enfermagem: risco de constipação intestinal relacionado com mobilidade e/ou uso de analgésicos narcóticos

Identificação e avaliação de resultados

A criança defecará de maneira adequada, *eliminando fezes macias e formadas a cada 1 a 3 dias, sem esforço ou outros efeitos adversos.*

Intervenção: promoção de eliminação intestinal adequada

- Avalie o padrão usual de defecação *para determinar o estado basal e identificar problemas potenciais de eliminação.*
- Palpe o abdome à procura de plenitude e ausculte os ruídos intestinais *para avaliar a função intestinal e detectar constipação intestinal.*
- Estimule a ingestão de fibras *para aumentar a frequência de defecação.*
- Garanta ingestão adequada de líquidos *para evitar a formação de fezes duras e ressecadas.*
- Estimule atividade dentro dos limites e restrições da criança, *porque mesmo atividade mínima aumenta o peristaltismo.*

Diagnóstico de enfermagem: déficit de autocuidados relacionado com imobilidade, evidenciada por incapacidade de fazer a higiene pessoal e de autotransferência de modo independente

Identificação e avaliação de resultados

A criança demonstrará capacidade de cuidar de si dentro das limitações da idade e da doença: *conseguirá alimentar-se, vestir-se e controlar as eliminações dentro dos limites da idade e da lesão ou da doença.*

Intervenção: maximização do autocuidado

- Apresente à criança e à família métodos de autocuidado logo que possível, *para promover independência desde o início.*
- Estimule a família e a equipe a deixar a criança fazer o máximo possível, *para que ela ganhe confiança e independência.*
- Colabore com o fisioterapeuta e o terapeuta ocupacional, conforme a necessidade, para fornecer à criança e à família as ferramentas adequadas para modificação do ambiente e métodos para promover transferências e autocuidado, *para permitir função máxima.*
- Elogie as realizações e enfatize a capacidade da criança, *para aumentar a autoestima e estimular sentimentos de confiança e competência.*
- Equilibre períodos de atividade e de repouso *para reduzir a fadiga e aumentar a energia disponível para o autocuidado.*

(continua)

Visão geral da criança com um distúrbio musculoesquelético (*continuação*)

Diagnóstico de enfermagem: risco de integridade da pele prejudicada relacionado com imobilidade, aparelho gessado, tração ou uso de ortoses ou dispositivos de adaptação

Identificação e avaliação de resultados

A pele da criança permanecerá intacta, *sem evidências de eritema ou ruptura.*

Intervenção: promoção da integridade da pele

- Monitore o estado de toda a superfície da pele pelo menos 1 vez/dia, *para estabelecer um estado basal e possibilitar a identificação precoce de áreas de risco.*
- Evite esfregação excessivo ou produtos de limpeza irritantes, *que aumentam o risco de ruptura em crianças com pele suscetível.*
- Mantenha a pele da criança sem fezes ou urina, *para diminuir o risco de ruptura.*
- Mantenha a roupa de cama sem fragmentos de comida ou dobras, *para evitar a formação de áreas de pressão.*
- Mude a posição da criança com frequência, *para diminuir a pressão sobre áreas suscetíveis.*
- Monitore com frequência o estado da pele em contato com ortoses ou equipamentos de adaptação, *para evitar ruptura da pele devida a má adaptação.*

Para a criança em tração:

- Proteja as proeminências ósseas com algodão antes de aplicar tração, *para resguardar a pele contra lesões.*
- Massageie com delicadeza as costas e o sacro da criança com loção, *para estimular a circulação.*

Para a criança com um aparelho em espiga:

- Aplique um revestimento de plástico nas bordas perineais do aparelho *para evitar que se sujem, o que pode causar desgaste do aparelho.*
- Use uma comadre de formato especial *para facilitar a limpeza sem sujar o aparelho.*
- Se a criança ainda usa fraldas, coloque uma fralda pequena sob as bordas perineais do aparelho e cubra o aparelho com uma fralda maior *para não sujar o aparelho.*

Diagnóstico de enfermagem: déficit de conhecimento relativo a cuidados com aparelho, restrições de atividades ou outros tratamentos prescritos, evidenciado por verbalização, perguntas ou ações que demonstram falta de compreensão do estado ou dos cuidados da criança

Identificação e avaliação de resultados

A criança e a família demonstrarão compreensão exata do estado e da evolução do tratamento, *mostrada por verbalização e demonstrações.*

Intervenção: orientação do paciente e da família

- Avalie a disposição da criança e da família para aprender: *para que a orientação seja efetiva, é preciso que eles queiram aprender.*
- Oriente no nível adequado para a criança e a família, dependendo da idade, do estado físico e da memória da criança, *para assegurar a compreensão.*
- Oriente em lições curtas; *muitas sessões curtas são mais úteis que uma sessão longa.*
- Repita as informações, *para dar à criança e à família tempo para aprenderem e compreenderem.*
- Providencie reforço positivo e recompensas, *para facilitar o processo de ensino e aprendizado.*
- Use diversos modos de ensino, envolvendo, quando possível, diversos sentidos (material escrito e verbal, demonstrações e vídeos). *É mais provável que a criança e a família retenham informações apresentadas de diferentes maneiras e usando diferentes sentidos.*

Visão geral da criança com um distúrbio musculoesquelético (*continuação*)

Diagnóstico de enfermagem: risco de atraso do desenvolvimento relacionado com imobilidade e alterações dos membros

Identificação e avaliação de resultados

O desenvolvimento será estimulado; *a criança manterá progresso contínuo em direção aos marcos do desenvolvimento e não mostrará regressão de sua capacidade.*

Intervenção: promoção do desenvolvimento

- Avalie o desenvolvimento, *para determinar o estado funcional atual da criança.*
- Ofereça brinquedos, jogos e atividades (inclusive motoras grosseiras) adequadas para a idade, *para estimular o desenvolvimento.*
- Faça exercícios ou intervenções prescritos pelo fisioterapeuta ou pelo terapeuta ocupacional. *A participação repetida nessas atividades promove a função e a aquisição de habilidades de desenvolvimento.*
- Dê apoio à família: *a imobilidade e a deficiência de um membro retardam o progresso da criança para atingir marcos de desenvolvimento. É necessária motivação contínua.*

da idade usual de resolução ou podem causar dor. Nessas situações, podem ser necessárias ortoses ou correção cirúrgica.

Peito escavado (*pectus excavatum*, tórax em funil)

Peito escavado e peito carinado (*pectus carinatum*, peito de pombo, peito de sapateiro, tórax em quilha) são deformidades da parede torácica anterior. O peito escavado, um tórax em formato de funil, representa 87% das deformidades da parede torácica anterior (Goretsky *et al*., 2004). Existe uma depressão na altura do apêndice xifoide (Figura 23.9). O peito carinado, uma protuberância da parede torácica, representa apenas 5% das deformidades da parede torácica anterior. As outras deformidades são mistas.

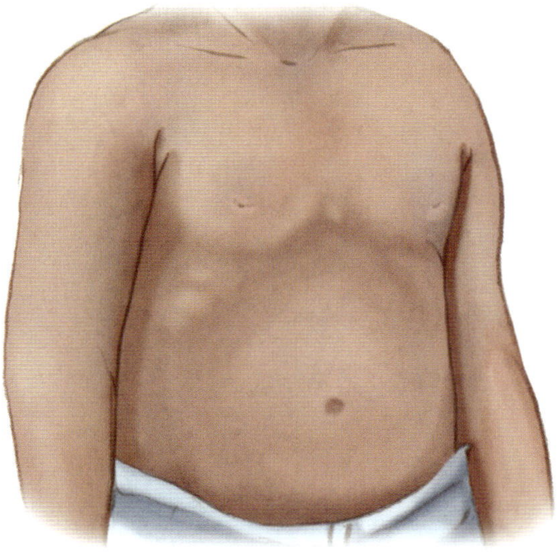

Figura 23.9 Peito escavado. Observe a depressão do tórax na altura do apêndice xifoide.

O peito escavado não é corrigido com o crescimento da criança; ao contrário, aumenta com a idade. A depressão do tórax pode ser mínima ou acentuada. Quando a depressão é mais pronunciada, há compressão do coração e dos pulmões. Os sintomas compressivos surgem mais frequentemente durante a puberdade, quando o peito escavado se acentua. As crianças se queixam de dispneia, não praticam atividades físicas e sua autoimagem é ruim.

Tratamento

O tratamento do peito escavado envolve correção cirúrgica, de preferência antes da puberdade, quando o esqueleto é mais flexível. Podem ser usadas diversas técnicas cirúrgicas, envolvendo em geral a colocação de uma barra de aço cirúrgico ou um fragmento de osso na caixa torácica para elevar a depressão. A discussão adiante focaliza a criança submetida a colocação de uma barra de aço para correção de peito escavado.

Avaliação de enfermagem

Obtenha a história de saúde, notando a evolução do defeito e os efeitos sobre a função cardiopulmonar da criança. Verifique se a criança apresenta dispneia, intolerância a exercícios ou dor torácica. Examine a deformidade na parede anterior do tórax da criança, notando a profundidade e as dimensões. Ausculte os pulmões para determinar se a aeração é adequada. Radiografias, tomografia computadorizada (TC) ou ressonância magnética (RM) são usadas para determinar as dimensões da anomalia e se existe compressão de estruturas internas.

Intervenções de enfermagem

Prepare a criança no pré-operatório permitindo uma visita à área cirúrgica e à unidade de tratamento intensivo pediátrica. Apresente à criança a escala de dor que será usada no período pós-operatório.

No período pós-operatório, os cuidados de enfermagem focalizam a avaliação, a proteção do local da cirurgia e o controle da dor. Ausculte os pulmões com frequência para determinar se a aeração está adequada e para detectar o desenvolvimento de pneumotórax, uma complicação possível. Pesquise sinais de infecção da ferida, que exigiria a remoção da barra curva. Não permita que a criança se deite de lado ou role (essas posições podem deslocar a posição da barra). Administre analgésicos conforme a necessidade, por via IV ou por cateter epidural. Diga à família que, durante 4 semanas após a cirurgia, a criança não deve deitar-se de lado em casa, para que a barra não se desloque. Estimule atividade aeróbica em casa após liberação pelo cirurgião, o que aumenta a capacidade vital da criança antes prejudicada pelo peito escavado. A barra será removida 2 a 4 anos após a colocação inicial.

Deficiências de membros

Deficiências de membros, seja a ausência completa ou a ausência parcial de um membro ou sua deformidade, ocorrem durante o desenvolvimento fetal. Esses defeitos são atribuídos a compressão por faixas amnióticas, resultando em desenvolvimento incompleto ou em amputação do membro. Muitas crianças nascidas com deformidades de membros também apresentam anormalidades craniofaciais (Morrissy *et al.*, 2001).

O tratamento visa melhorar a capacidade funcional da criança. Fisioterapia e terapia ocupacional são úteis. Podem ser prescritos dispositivos de adaptação, tais como próteses.

Avaliação de enfermagem

Observe a deformidade do membro e faça uma descrição detalhada da existência, ou não, de partes do braço ou da perna, ou da falta de dedos ou artelhos. Avalie a capacidade da criança de usar o membro para ajudar em atividades (braços) ou para andar (pernas). Determine o avanço na aquisição de habilidades de desenvolvimento.

Intervenções de enfermagem

Reforce atividades prescritas para melhorar as condições funcionais da criança. Providencie atividades de que a criança possa participar. Se a deficiência do membro for significativa, encaminhe a criança para o centro de intervenção precoce local o mais cedo possível. Centros de intervenção precoce promovem o desenvolvimento desde o nascimento até 3 anos de idade. A ausência de um membro ou de uma parte significativa de um membro tem um impacto considerável sobre a capacidade da criança de atingir os marcos do desenvolvimento esperados.

Polidactilia e sindactilia

Polidactilia consiste em dedos adicionais na mão ou no pé (Figura 23.10). Ocorre com igual frequência nos dois sexos e acomete afro-americanos mais do que caucasianos. Em um terço dos casos, a polidactilia ocorre tanto nas mãos como nos pés (Gore & Spencer, 2004). Em geral envolve dedos na borda da mão ou do pé, junto ao quinto dedo ou artelho. A sindactilia é a junção de dedos ou artelhos por uma membrana.

O tratamento consiste em remoção cirúrgica do dedo. Em geral, não há necessidade de tratamento para a sindactilia, embora às vezes seja feito o reparo cirúrgico por motivos estéticos.

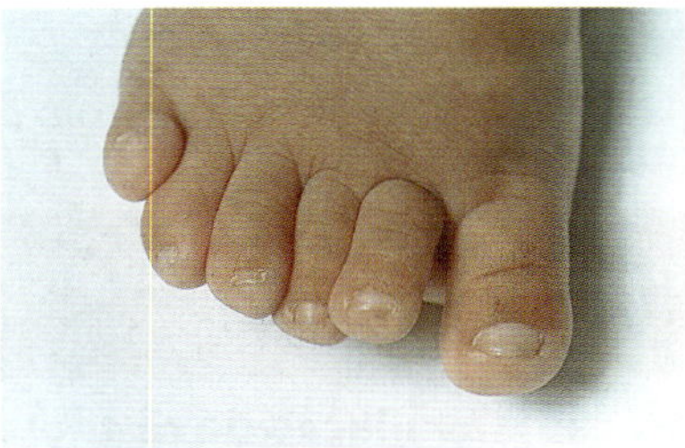

● Figura 23.10 Observe os artelhos adicionais na polidactilia.

Avaliação de enfermagem

Inspecione mãos e pés pesquisando se há dedos extras. Observe se os dedos extras são macios (sem osso) ou se consistem em dedos completos ou incompletos (com ossos). Note a localização de membranas interdigitais.

Intervenções de enfermagem

Quando for necessária a remoção cirúrgica, providencie cuidados pré-operatórios e pós-operatórios de rotina, conforme seja adequado.

Metatarso aduto (metatarsus adductus)

O metatarso aduto, um desvio medial da parte anterior do pé, é uma das deformidades mais comuns do pé na infância (Figura 23.11). Resulta do posicionamento intrauterino do feto. Ocorre em 1 de cada 1.000 nascidos vivos, acomete igualmente meninos e meninas, e é bilateral em metade dos casos (Gilmore & Thompson, 2003). Os Tipos I e II são habitualmente deformidades benignas, que se corrigem espontaneamente até os 3 anos de idade. Crianças com deformidade do Tipo III em geral precisam de manipulação ou de aparelhos gessados seriados, de preferência antes dos 8 meses de vida. Necessidade de intervenção cirúrgica é rara.

Avaliação de enfermagem

A deformidade em geral é notada por ocasião do nascimento. Observe o desvio da parte anterior do pé para dentro. O hálux e o segundo dedo podem ser separados. Determine a flexibilidade

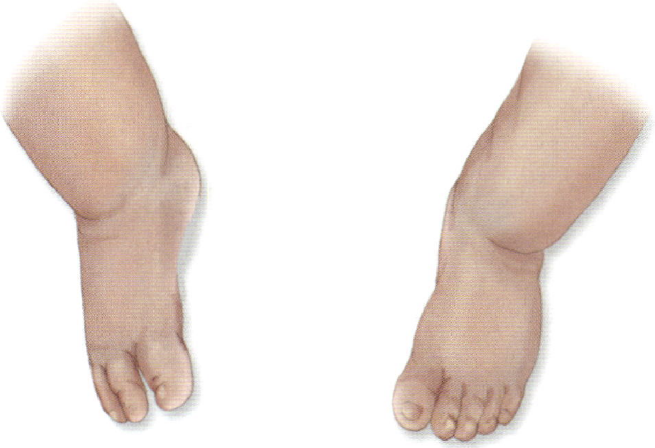

● Figura 23.11 Metatarso aduto. Observe o desvio medial da parte anterior do pé.

Boxe 23.1 Tipos de metatarso aduto

- Tipo I: o antepé é flexível além da posição neutra com movimentos passivos e ativos.
- Tipo II: o antepé é flexível além da posição neutra com movimentos passivos, mas apenas até a linha média com movimentos ativos.
- Tipo III: o antepé é rígido e não chega à linha média nem com alongamento passivo.

da parte anterior do pé. A amplitude de movimentos do tornozelo e das partes posterior e média do pé é normal nos três tipos. O Boxe 23.1 descreve os três tipos com base na flexibilidade da parte anterior do pé.

Intervenções de enfermagem

Os cuidados de enfermagem para crianças com metatarso aduto dos tipos I e II visa orientar e tranquilizar os pais. Os cuidados de enfermagem para crianças com o tipo III são semelhantes aos cuidados que devem ser prestados à criança com pé torto congênito (ver adiante).

Pé torto congênito

O pé torto congênito (também chamado talipe equinovaro congênito) é uma anomalia que ocorre em 1 de cada 1.000 nascidos vivos (Gilmore & Thompson, 2003). O pé torto congênito consiste em:

- Talipe varo: inversão do calcanhar
- Talipe equino: flexão plantar do pé; o calcanhar mostra-se elevado e não toca o chão quando a criança está em pé
- Talipe cavo: flexão plantar do antepé sobre o retropé
- Adução e supinação do antepé: o antepé é invertido e discretamente girado para cima (Mosca, 2001)

O formato do pé parece o da ponta de um taco de golfe (Figura 23.12). Metade dos casos é bilateral. Meninos são acometidos com uma frequência 2,5 vezes maior do que meninas. A etiologia exata do pé torto congênito não é conhecida.

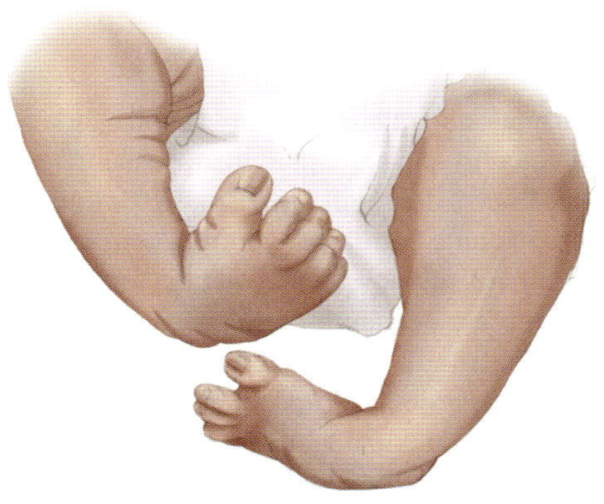

Figura 23.12 Observe o calcanhar invertido, o tornozelo equino e a adução do antepé nessa ilustração de uma criança com pé torto congênito bilateral.

O pé torto congênito é classificado em quatro categorias: postural, neurogênico, sindrômico e idiopático. O pé torto congênito postural com frequência é corrigido com uma série curta de manipulação com aparelhos gessados. O pé torto congênito neurogênico ocorre em crianças com mielomeningocele. O pé torto congênito em associação com outros defeitos (sindrômico) com frequência é resistente ao tratamento. O pé torto congênito idiopático ocorre em crianças sem outras anormalidades. O tratamento é semelhante para todas as classificações.

Tratamento

O objetivo do tratamento do pé torto congênito é a recuperação funcional do pé. O tratamento começa o mais cedo possível após o nascimento. São usados aparelhos gessados seriados, que são trocados a cada semana; mais tarde, a troca ocorre a cada 2 semanas. Essa abordagem é bem-sucedida em cerca de 50% dos casos. Os outros lactentes precisam de sapatos corretivos ou ortoses. Em alguns lactentes, é necessária a liberação cirúrgica dos tecidos moles. Após a cirurgia, o pé é imobilizado com um aparelho gessado por até 12 semanas e, depois, são usados ortoses ou sapatos corretivos durante vários anos.

Complicações do pé torto congênito e de seu tratamento incluem deformidade residual, pé em cadeira de balanço, marcha desajeitada, sustentação do peso corporal na parte lateral do pé (se não houver correção da deformidade) e distúrbio das epífises.

Avaliação de enfermagem

Observe se há história familiar de deformidades do pé e história obstétrica de apresentação de nádegas. Inspecione a posição do pé em repouso. Determine a amplitude de movimentos ativos, notando se a criança consegue ou não mover o pé até a posição normal na linha média. Radiografias são feitas para verificar se existem anormalidades ósseas e observar a evolução durante o tratamento.

Intervenções de enfermagem

Faça uma avaliação neurovascular e cuide do aparelho gessado tal como em outros distúrbios. Dê apoio emocional, porque o tratamento começa frequentemente no recém-nascido e as famílias têm dificuldade de se ajustar ao diagnóstico e ao tratamento necessário. Ensine as famílias a cuidarem do aparelho gessado e, mais tarde, das ortoses prescritas.

Osteogênese imperfeita

A osteogênese imperfeita é um distúrbio genético ósseo que resulta em massa óssea baixa, aumento da fragilidade óssea e outros problemas do tecido conjuntivo (p. ex., hipermobilidade articular) que causam instabilidade das articulações, o que contribui ainda mais para a ocorrência de fraturas. Pode ocorrer também dentinogênese imperfeita: o esmalte dos dentes se desgasta com facilidade e os dentes ficam manchados.

O distúrbio ocorre habitualmente como resultado de um defeito no gene do colágeno do tipo 1, em geral com padrão de herança autossômico recessivo ou dominante. Os tipos de osteogênese imperfeita variam de envolvimento leve a grave do tecido conjuntivo e dos ossos (Tabela 23.3). Nas formas moderada a grave, é mais provável a ocorrência de fraturas, e é comum baixa estatura. Além das fraturas múltiplas, outras complicações incluem perda auditiva precoce, dor aguda e crônica, escoliose e problemas respiratórios.

Tabela 23.3 Classificação da osteogênese imperfeita.

Classificação	Características
I	Comum e branda Autossômica dominante Escleróticas azuladas Ossos frágeis, fraturas precoces (em idade pré-escolar) Tipo A sem dentinogênese imperfeita; tipo B com dentinogênese imperfeita
II	Letal no período perinatal Autossômica recessiva Escleróticas de coloração azul-escura
III	Grave Autossômica recessiva Escleróticas normais Fraturas por ocasião do nascimento com deformidade progressiva
IV	Moderadamente grave Autossômica dominante Escleróticas normais Ossos frágeis Tipo A sem dentinogênese imperfeita; tipo B com dentinogênese imperfeita

Zaleske, D. J. (2001). Metabolic and endocrine abnormalities. In R. T. Morrissy & S. L. Weinstein (eds.), *Lovell & Winter's pediatric orthopaedics* (5ª ed.). Philadelphia: Lippincott Williams & Wilkins.

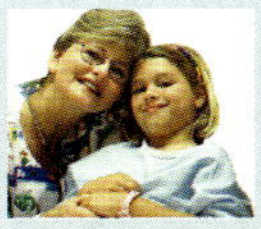

Escleróticas azuladas não são diagnósticas de osteogênese imperfeita, mas são um achado frequente. A esclerótica de recém-nascidos tende a ser azulada, tornando-se branca durante as primeiras semanas de vida. Há pessoas com escleróticas azuladas que não têm osteogênese imperfeita.

Tratamento

O objetivo do tratamento clínico e cirúrgico é diminuir a incidência de fraturas e manter a mobilidade. Bifosfonados são administrados nas formas moderada a grave. As fraturas exigem cuidados frequentes. Fisioterapia e terapia ocupacional evitam contraturas e maximizam a mobilidade. Estimula-se a posição em pé com ortoses. Aparelhos gessados leves ou ortoses permitem que a criança sustente peso mais cedo. Casos graves precisam da inserção cirúrgica de hastes nos ossos longos.

Avaliação de enfermagem

Obtenha um histórico de saúde, que pode revelar história familiar de osteogênese imperfeita, padrão de fraturas frequentes ou gritos associados aos cuidados de rotina e à manipulação do recém-nascido. Inspecione as escleróticas e observe se a tonalidade é azul, púrpura ou cinzenta. Observe se existem anormalidades dos dentes primários (decíduos). Examine a pele à procura de equinoses ou mobilidade excessiva das articulações com movimentos ativos. Exames complementares incluem biopsia de pele (que mostra anormalidades do colágeno do tipo 1) ou testes de DNA (que localizam a mutação).

Diretrizes de ensino 23.3

Como evitar lesões em crianças com osteogênese imperfeita

- Nunca puxar nem empurrar um braço ou uma perna.
- Não dobrar um braço ou uma perna em uma posição não anatômica.
- Levantar o lactente colocando uma das mãos sob as pernas e as nádegas e a outra mão sob os ombros, a cabeça e o pescoço.
- Não levantar os membros inferiores do lactente pelos tornozelos para trocar a fralda.
- Não levantar um lactente ou uma criança pequena segurando-a sob as axilas.
- Providenciar posicionamento com suporte.
- Se houver suspeita de fratura, manusear o membro o mínimo possível.

Tratamento de enfermagem

Manuseie a criança com cuidado e oriente a família a evitar traumatismos (Diretrizes de ensino 23.3). No Brasil, existem centros de referência para o tratamento da osteogênese imperfeita. Esses centros são ligados ao Ministério da Saúde. O CROIFF (Centro de Referência em Osteogênose Imperfeita do Instituto Fernandes Figueira), no Rio de Janeiro, coordena as informações clínicas dos centros de referência de todo o País.

Estimule à mobilidade segura. Reforce as recomendações do fisioterapeuta e do terapeuta ocupacional para promoção de habilidades motoras finas e de independência nas atividades da vida diária, assim como do uso de equipamentos de adaptação e da mobilidade adequada. A educação física adaptada é importante para promoção da mobilidade e manutenção da massa óssea e muscular. Se a criança for capaz de andar, mesmo com o uso de equipamentos de adaptação, caminhar é um bom exercício.

Natação e hidroterapia são adequadas, pois possibilitam movimentos independentes com pouco risco de fratura.

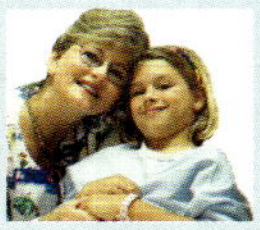

Tenha cuidado ao puncionar uma veia ou quando aferir a pressão arterial, porque a pressão exercida no braço ou na perna pode provocar equimoses e fraturas.

● Displasia do quadril

A expressão displasia do quadril descreve anormalidades do desenvolvimento do quadril que abrangem luxação, subluxação e displasia da articulação coxofemoral. Na displasia do quadril, a cabeça do fêmur apresenta uma correlação anormal com o acetábulo. Pode ocorrer luxação evidente do quadril, ou seja, não há contato entre a cabeça do fêmur e o acetábulo. Subluxação é um deslocamento parcial, o que significa que a cabeça do fêmur não está completamente encaixada na articulação do quadril. Displasia refere-se a um acetábulo raso ou inclinado, em vez de apresentar formato em taça. A displasia do quadril pode ser unilateral ou bilateral. Subluxação ou luxação podem ser provocadas e reduzidas no quadril displásico. A displasia do quadril ocorre com frequência oito vezes maior em meninas do que em meninos (Figura 23.13).

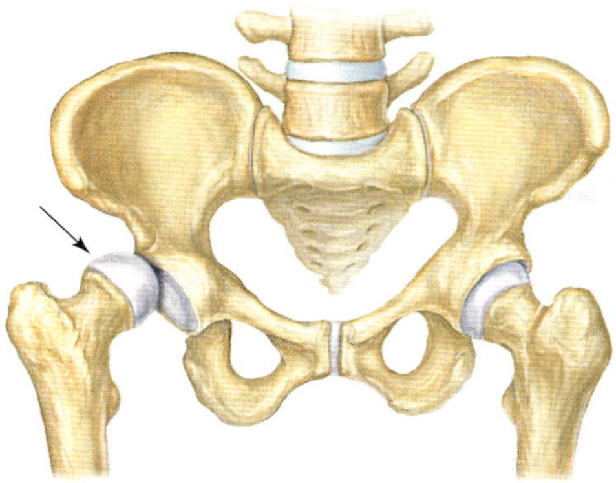

Figura 23.13 Displasia do quadril.

Fisiopatologia

Embora a luxação possa ocorrer durante um período do crescimento intrauterino, a flacidez do quadril do recém-nascido também dá margem à ocorrência de luxação e redução. Para que o quadril tenha desenvolvimento normal, é necessário que a cabeça do fêmur esteja bem encaixada no acetábulo. Subluxação ou luxação periódica ou permanente causam alterações estruturais da anatomia do quadril. A displasia continuada do quadril provoca abdução limitada da articulação coxofemoral e contraturas musculares. A displasia do quadril é mais comum em meninas, provavelmente porque os hormônios femininos aumentam a flexibilidade dos ligamentos. Fatores mecânicos, como apresentação de nádegas ou oligo-hidrâmnio, também contribuem para displasia do quadril. Também existem fatores genéticos: a incidência é maior em pessoas de ascendência indígena (EUA) e lapônica, e muito pequena em pessoas de origem africana ou chinesa do sul. Complicações da displasia do quadril incluem necrose avascular da cabeça do fêmur, perda de amplitude de movimentos, quadril instável recorrente, paralisia do nervo femoral, diferença de comprimento das pernas e osteoartrite precoce.

Tratamento

O objetivo do tratamento é manter a redução da articulação coxofemoral para que haja desenvolvimento adequado da cabeça do fêmur e do acetábulo.

O tratamento varia com a idade da criança e com a gravidade da displasia. Lactentes com menos de 6 meses de vida podem ser tratados com um suspensório de Pavlik, que reduz e estabiliza o quadril, evitando extensão e adução da articulação. O uso do suspensório de Pavlik é bem-sucedido no tratamento da maioria dos casos de displasia do quadril em lactentes com menos de 6 meses de vida, se o suspensório for usado em tempo integral e aplicado corretamente (Weinstein, 2001). Crianças com 6 meses a 2 anos de idade com frequência precisam de redução fechada. Pode ser usada inicialmente tração cutânea ou esquelética para alongamento progressivo dos tecidos moles associados. A redução fechada ocorre sob anestesia geral, com reposição suave da cabeça do fêmur no acetábulo. Um aparelho gessado em espiga mantém a redução do quadril durante 12 semanas. Depois da remoção do aparelho, a criança precisa usar uma ortose de abdução em tempo integral (exceto para tomar banho) durante 2 meses. Mais tarde, a ortose passa a ser usada à noite e durante períodos de descanso até o desenvolvimento do acetábulo se normalizar. Crianças com mais de 2 anos de idade ou que não responderam ao tratamento anterior precisam de redução cirúrgica a céu aberto seguida de um período com aparelho gessado (Weinstein, 2001).

Avaliação de enfermagem

A avaliação de enfermagem de crianças com displasia do quadril inclui a obtenção de uma história de saúde e inspeção, observação e palpação dos achados comuns na displasia do quadril.

História de saúde

Ao obter a história de saúde, pesquise fatores de risco como:

- História familiar de displasia do quadril
- Sexo feminino
- Oligo-hidrâmnio ou apresentação de nádegas
- Ascendência indígena (EUA) ou lapônica
- Deformidade do membro inferior ou outra deformidade musculoesquelética congênita associada

Crianças maiores que não tiveram diagnóstico oportuno queixam-se de dor no quadril.

Exame físico

O exame físico da criança com displasia do quadril inclui inspeção, observação e palpação. Como a displasia do quadril é um processo do desenvolvimento, são necessárias avaliações repetidas durante pelo menos os primeiros meses de vida.

Inspeção e observação

Mantenha o lactente relaxado sobre uma superfície plana. Observe se existe assimetria das pregas glúteas e da coxa com o lactente em decúbito ventral. Registre o encurtamento do fêmur como discrepância do comprimento. Crianças maiores podem apresentar **marcha de Trendelenburg**. A Figura 23.14 ilustra essas avaliações.

Palpação

Observe se a abdução do quadril é limitada quando se avalia a amplitude de movimentos passivos. A abdução em geral deve chegar a 75°, e a adução, a 30°, com a pelve da criança estabilizada. Faça as manobras de Barlow e de Ortolani, notando um clique quando a cabeça do fêmur se encaixa ou sai do acetábulo. Não é necessário fazer força para realizar essas manobras (ver Figura 23.14).

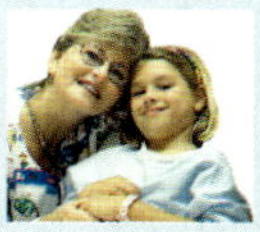

Um "clique" agudo pode ocorrer com a flexão ou a extensão do quadril. Quando pesquisar displasia do quadril, não confunda esse ruído adventício inocente com um ruído verdadeiro.

Exames complementares

A ultrassonografia do quadril possibilita a visualização da cabeça do fêmur e da borda externa do acetábulo. Em lactentes ou crianças depois dos 6 meses de vida, podem ser usadas radiografias simples.

Intervenções de enfermagem

O reconhecimento precoce da displasia do quadril e o uso precoce de suspensório resultam em melhor correção da anomalia.

A. Verifique se existe assimetria das dobras glúteas e das coxas.

B. Verifique se há diferença na altura dos joelhos, relacionada com o encurtamento do fêmur.

C. Verifique se existe limitação da abdução do quadril.

D. Sinal de Trendelenburg positivo: observe queda da pelve e do quadril quando a perna é elevada.

E. Perceba um ruído com a manobra de Ortolani.

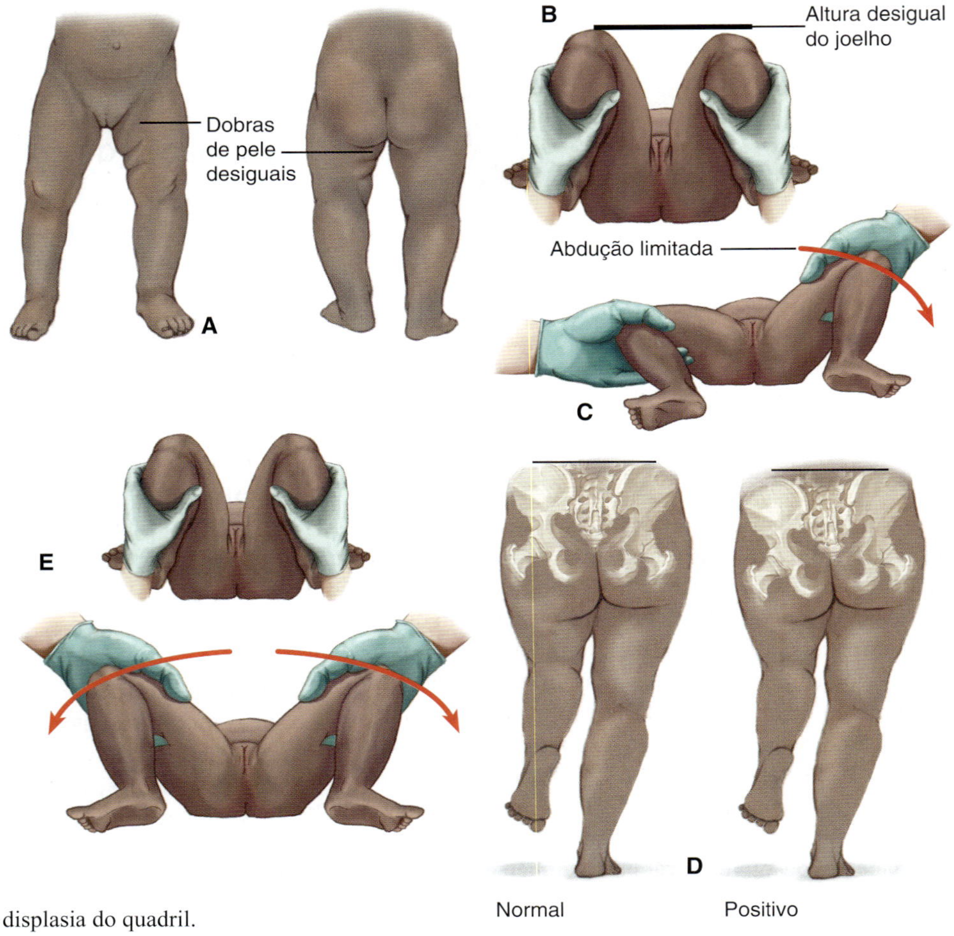

● Figura 23.14 Técnicas de avaliação de displasia do quadril.

Habilidades de avaliação excelentes e relato de qualquer achado anormal são importantes. No início, a criança precisará usar o suspensório de Pavlik continuamente (Figura 23.15). O médico faz os ajustes adequados do suspensório para que os quadris sejam mantidos em uma posição ótima para o desenvolvimento

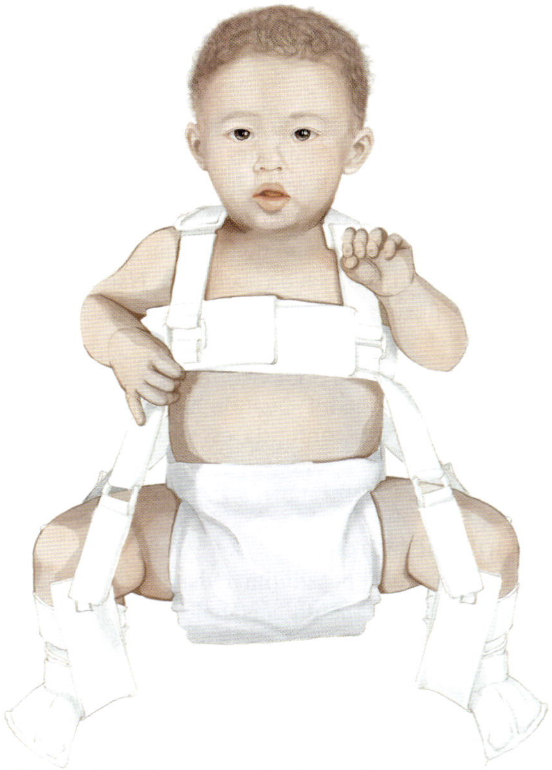

● Figura 23.15 Suspensório de Pavlik para tratamento de displasia do quadril.

Diretrizes de ensino 23.4

Cuidados da criança com suspensório de Pavlik

- Não ajustar as tiras sem antes falar com o médico.
- Até o médico dar instruções para retirada do suspensório durante um tempo por dia, o uso tem de ser contínuo (durante a primeira semana ou às vezes mais).
- Trocar as fraldas do lactente sem tirar o suspensório.
- Colocar o lactente para dormir em decúbito dorsal.
- Não colocar roupas sob o suspensório durante o período de uso contínuo.
- Quando o médico permitir a retirada do suspensório durante um curto período, dar banho no lactente durante esse período.
- São recomendadas meias longas até os joelhos e uma camiseta, para evitar atrito da pele contra o suspensório.
- Observar a localização das marcas das tiras para aplicação adequada do suspensório.
- Lavar o suspensório à mão com detergente brando e secar ao ar. Se usar a secadora, usar *apenas* ventilação (sem calor).

adequado. Oriente os pais sobre como colocar o suspensório e avaliar a pele do lactente. Se for aplicado cedo, o suspensório geralmente é usado durante cerca de 3 meses (Diretrizes de ensino 23.4). O aleitamento materno pode continuar durante o período de tratamento, mas são necessárias posições especiais do lactente.

Para os lactentes e as crianças cujo diagnóstico foi estabelecido após os 6 meses de vida ou que não melhoram com o uso do suspensório, pode ser feita redução cirúrgica após um período de tração. É comum o uso de aparelho gessado após a cirurgia, seguido pelo uso de ortose. Os cuidados da criança no período pós-operatório são semelhantes aos cuidados de qualquer criança com um aparelho gessado. O controle da dor e a monitoração de sangramento são atividades importantes. Oriente as famílias a cuidarem do aparelho gessado em casa.

Tíbia vara (doença de Blount)

A tíbia vara (doença de Blount) é uma doença do desenvolvimento que acomete crianças pequenas. O arqueamento fisiológico normal ou joelho varo é mais pronunciado na criança que tem tíbia vara. A causa não é conhecida, mas considera-se que seja um distúrbio do desenvolvimento, porque ocorre com maior frequência em crianças que começam a andar cedo. A maioria dos casos ocorre em afro-americanos. Além da deambulação precoce, a obesidade também é um fator de risco. Se a tíbia vara não for tratada, a placa de crescimento da porção superior da tíbia para de produzir osso. Ocorre crescimento assimétrico na altura do joelho e o arqueamento aumenta. Artrite degenerativa grave do joelho é uma complicação a longo prazo.

O tratamento visa interromper a evolução da doença com ortoses ou cirurgia. O tratamento clínico ou cirúrgico deve começar cedo, antes dos 4 anos de idade.

Avaliação de enfermagem

Obtenha uma história de saúde de determine a idade em que a criança começou a andar. Avalie os parâmetros de crescimento para determinar se há obesidade como fator de risco. Observe se existe arqueamento significativo das pernas na posição ortostática e durante a deambulação (Figura 23.16).

Intervenções de enfermagem

Pode ser prescrita uma ortose modificada joelho-tornozelo-pé que alivie as forças de compressão sobre a placa de crescimento, a qual possibilitará a retomada do crescimento ósseo e a correção do arqueamento. Para se ter bom êxito, a ortose tem de ser mantida durante meses a anos e usada 23 h por dia. A aceitação do tratamento é a maior barreira ao sucesso. Os pais têm dificuldade de forçar a criança a usar uma ortose que limita bastante a mobilidade durante a maior parte do dia (em especial uma ortose bilateral). Dê apoio aos pais estimulando e elogiando a aceitação da ortose. Oriente os pais a avaliarem se há lesões de pele potenciais por atrito da ortose.

Quando é necessário tratamento cirúrgico, a perna ou as pernas ficam imobilizadas em um aparelho gessado curvo de membro inferior ou um aparelho em espiga após a osteotomia. Realize os cuidados de rotina. Veja outras intervenções para a criança imobilizada no Plano de cuidados de enfermagem 23.1.

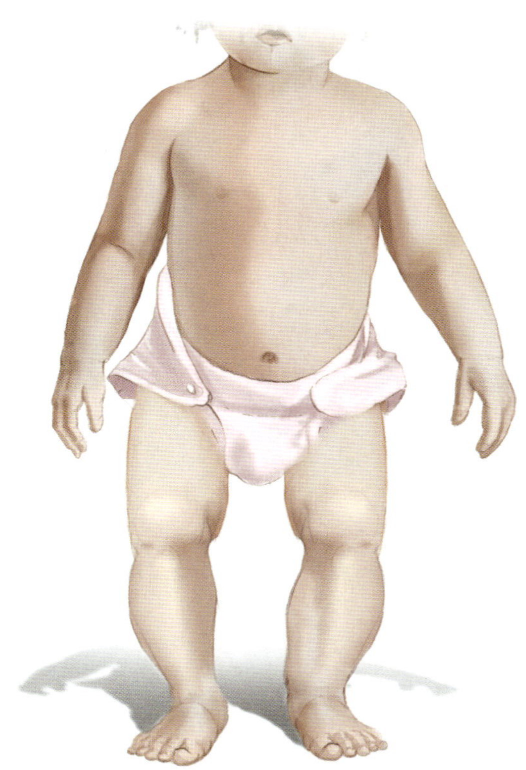

Figura 23.16 Arqueamento extremo das pernas com tíbia vara.

Torcicolo

Torcicolo é um problema muscular indolor que ocorre em lactentes ou crianças portadoras de determinadas síndromes. O torcicolo congênito pode resultar da posição intrauterina ou de dificuldades ao nascimento. A preferência por girar a cabeça para um lado no decúbito dorsal após o nascimento também pode causar torcicolo. O torcicolo é causado por tensão do músculo esternocleidomastóideo, resultando em rotação da cabeça da criança para um lado.

O tratamento clínico envolve exercícios de alongamento passivo, que são efetivos em 90% dos lactentes acometidos (Luther, 2002). A injeção de toxina botulínica foi usada recentemente com sucesso em casos que não melhoraram com exercícios de alongamento. Pode ocorrer plagiocefalia por causa da compressão repetida sobre o lado do crânio para o qual a cabeça é girada.

Avaliação de enfermagem

Observe história de inclinação da cabeça e falta de vontade da criança por girar a cabeça para um lado. Observe a inclinação da cabeça (Figura 23.17). Observe se existe limitação da amplitude de movimentos passivos do pescoço. Palpe o pescoço, observando se existe uma massa no músculo esternocleidomastóideo no lado afetado. Examine a cabeça à procura de plagiocefalia.

Intervenções de enfermagem

Oriente os pais a fazerem exercícios suaves de alongamento do pescoço várias vezes por dia. Após imobilizar o ombro do lado

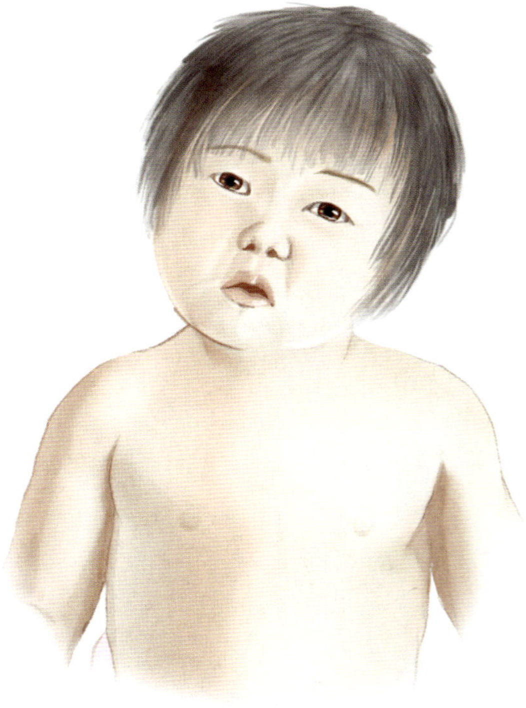

● Figura 23.17 Observe a inclinação da cabeça no lactente com torcicolo.

acometido, faça um alongamento laterolateral em direção ao lado não acometido, mantendo a posição durante 10 a 30 s. Repita 10 a 15 vezes por sessão. Faça um alongamento orelha-ombro de modo semelhante. Para prevenir o desenvolvimento de torcicolo em lactentes normais, é preciso evitar plagiocefalia de posição. Evite o achatamento de um lado da cabeça variando a posição da cabeça, e não gire a cabeça sempre para o mesmo lado quando o lactente está sentado ou em decúbito dorsal. Encaminhe as famílias para uma rede de apoio aos pais.

Distúrbios adquiridos

Diversos distúrbios musculoesqueléticos adquiridos acometem crianças. Deficiências nutricionais ou má absorção de gorduras provocam raquitismo. O deslizamento da epífise da cabeça do fêmur e a doença de Legg-Calvé-Perthes acometem principalmente meninos em idade escolar e adolescentes. Osteomielite, artrite séptica e sinovite tóxica são distúrbios musculoesqueléticos infecciosos comuns. Curvaturas anormais da coluna vertebral podem resultar de distúrbios neuromusculares ou ser idiopáticas.

● Raquitismo

Raquitismo é uma doença em que há amolecimento ou enfraquecimento dos ossos. O raquitismo infantil resulta de deficiências nutricionais, como consumo inadequado de cálcio, ou de exposição limitada ao sol (necessária para a produção adequada de vitamina D). O raquitismo pode ocorrer também quando o corpo não consegue regular o equilíbrio do cálcio e do fósforo, como em doenças renais crônicas. Distúrbios gastrintestinais nos quais a absorção de gorduras está alterada (p. ex., doença de Crohn e fibrose cística) podem causar raquitismo, porque a vitamina D é uma vitamina lipossolúvel. A vitamina D regula a absorção de cálcio no intestino delgado e os níveis de cálcio e de fosfato nos ossos. O cálcio é depositado nos ossos do feto principalmente no terceiro trimestre da gestação. Os prematuros perdem esse período de acúmulo de cálcio, ingerem pouco cálcio no período neonatal e com frequência apresentam raquitismo da prematuridade. Quando os níveis de cálcio e de fósforo no sangue estão desequilibrados, o cálcio é liberado dos ossos para o sangue, causando perda de sua matriz de suporte. É mais provável a ocorrência de raquitismo durante os períodos de crescimento rápido.

Tratamento

O tratamento do raquitismo visa a correção do desequilíbrio do cálcio, para que o esqueleto se desenvolva normalmente e sem deformidade. São prescritos suplementos de cálcio e de fósforo, e algumas crianças também precisam de suplementos de vitamina D. Se o raquitismo não for corrigido durante o crescimento da criança, ocorrem deformidades permanentes e estatura baixa.

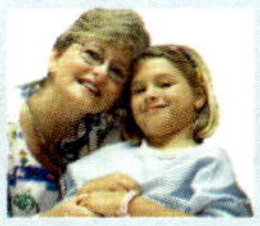

Crianças que não têm exposição diária adequada ao sol precisam de suplementação com 5 μg de vitamina D por dia.

Avaliação de enfermagem

Obtenha uma história de saúde, determinando fatores de risco como:

- Exposição limitada ao sol
- Dieta estritamente vegetariana ou intolerância à lactose (as duas sem ingestão de leite e laticínios)
- Aleitamento materno com deficiência de vitamina D
- Pele escura
- Prematuridade
- Distúrbios com má absorção gastrintestinal
- Doença renal crônica

Observe se existe história pregressa de fraturas ou de dor óssea. Observe se há deformidades dentárias e pernas arqueadas. Pode haver também diminuição do tônus muscular. Observe níveis séricos baixos de cálcio e de fosfato, e níveis altos de fosfatase alcalina. Radiografias podem mostrar alterações da forma e da estrutura dos ossos.

Intervenções de enfermagem

Administre suplementos de cálcio e de fósforo em horários alternados para promover a absorção adequada dos dois. Estimule a exposição moderada à luz solar e administre suplementos de vitamina D tal como prescrito. Ensine às famílias que peixe, fígado e leite processado são boas fontes dietéticas de vitamina D.

Deslizamento da epífise da cabeça do fêmur

No deslizamento da epífise da cabeça do fêmur (DECF), a cabeça do fêmur se desloca do colo e do corpo do fêmur na altura da placa epifisária. A epífise desliza para baixo e para trás. O DECF ocorre com maior frequência em meninos obesos de 9 a 16 anos de idade. É mais comum em afro-americanos do que em caucasianos (Leung & Lemay, 2004). A causa exata não é conhecida, mas acredita-se que, durante o estirão de crescimento na adolescência, a placa de crescimento femoral enfraqueça e se torne menos resistente a tensão. Alterações hormonais durante esse período também podem ter um papel.

O DECF é classificado de acordo com a gravidade e como agudo ou crônico. O DECF crônico provoca encurtamento do membro inferior e atrofia da coxa.

Tratamento

Encaminhe logo a criança com DECF ao cirurgião ortopédico, porque a intervenção cirúrgica precoce diminui o risco de deformidade a longo prazo. Os objetivos do tratamento consistem em evitar deslizamento adicional, minimizar a deformidade e evitar complicações da necrose da cartilagem (condrólise) e necrose avascular da cabeça do fêmur. A intervenção cirúrgica pode incluir a colocação percutânea de um pino ou parafuso para manter a cabeça do fêmur no lugar. Nos casos mais graves, é realizada osteotomia. Osteoartrite é uma complicação a longo prazo do DECF.

Avaliação de enfermagem

Obtenha uma história de saúde, determinando o início e a intensidade da dor. No DECF agudo, a dor em geral tem início súbito e resulta em incapacidade de sustentar peso. O DECF crônico pode ter início insidioso, com dor e claudicação. Atente para os fatores de risco: idade de 9 a 16 anos, origem afro-americana e obesidade. Observe a deambulação, à procura de marcha de Trendelenburg. Avalie a dor localizada no quadril ou irradiada para a virilha, para a face medial da coxa ou para o joelho. Observe se existe diminuição da amplitude de movimentos no quadril acometido durante a rotação externa. Radiografias são feitas para confirmar o diagnóstico (incidências anteroposterior e lateral em posição de perna de rã. A cintigrafia óssea descartar a possibilidade de necrose avascular, e a TC define a extensão do deslizamento.

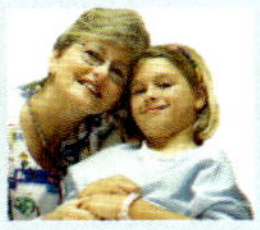

Não tente realizar o teste de amplitude de movimentos passivos para determinar a limitação em uma criança com DECF; isso pode piorar o problema.

Intervenções de enfermagem

Reforçe a recomendação de repouso no leito e restrição de atividades. Se for usada tração durante um período antes da cirurgia, execute os cuidados de rotina e avaliações neurovasculares. Avalie a dor e administre analgésicos conforme a necessidade. Depois da colocação do pino, ajude a criança a andar de muletas. Informe à família que a sustentação de peso é reiniciada cerca de 1 semana após a cirurgia, e que o pino será removido mais tarde. Como a imobilização prolongada isola o adolescente de suas interações habituais com os colegas, estimule telefonemas e visitas de amigos. Providencie livros, jogos, dispositivos eletrônicos e revistas como distração durante o período de imobilidade. Dê apoio à família.

Doença de Legg-Calvé-Perthes

A doença de Legg-Calvé-Perthes é um problema autolimitado que envolve necrose avascular da cabeça do fêmur. Ocorre com maior frequência em meninos caucasianos pequenos e ativos ou de ascendência asiática, em geral entre 4 e 10 anos de idade, com incidência máxima entre 6 e 9 anos (Gunner & Scott, 2001). A doença acomete meninas com uma incidência muito menor. A etiologia não é conhecida, mas a interrupção do suprimento sanguíneo da cabeça do fêmur causa morte óssea, e o formato esférico da cabeça do fêmur muda. Pode ocorrer edema dos tecidos moles em torno do quadril. Com o desenvolvimento de novos vasos, a área volta a ter circulação, possibilitando reabsorção e deposição de osso. Durante esse período de revascularização, que dura 18 a 24 meses, o osso fica mole e é mais provável a ocorrência de fraturas. Com o tempo, a cabeça do fêmur é reformada.

Tratamento

O objetivo do tratamento é manter o formato normal da cabeça do fêmur e restaurar os movimentos adequados. O tratamento da doença de Legg-Calvé-Perthes inclui medicamentos anti-inflamatórios para diminuir o espasmo muscular em torno da articulação coxofemoral e aliviar a dor. Pode ser prescrita restrição de atividades, e às vezes é recomendada a imobilização com aparelhos para preservar a cabeça do fêmur. Radiografias seriadas acompanham a evolução da doença. Se for justificada uma cirurgia, pode ser feita uma osteotomia. Complicações incluem deformidade da articulação, doença degenerativa articular precoce, dor persistente, perda de movimentos ou de função do quadril e distúrbio da marcha.

Avaliação de enfermagem

Explore a história de saúde à procura de baixa estatura, retardo da maturação óssea ou história familiar de doença de Legg-Calvé-Perthes. Observe se existe coxeadura indolor, que é intermitente durante alguns meses. Pode haver dor leve no quadril com irradiação para o joelho e para a coxa. A dor pode piorar com exercícios. Observe a criança andando e note se existe marcha de Trendelenburg. Verifique a amplitude de movimentos, notando a rotação interna do quadril e a abdução limitada. Espasmos musculares podem causar extensão e rotação do quadril. Radiografias são feitas para avaliar a magnitude do envolvimento da epífise. Podem ser usadas RM ou cintigrafia óssea para diferençar a doença de Legg-Calvé-Perthes de outros distúrbios.

Intervenções de enfermagem

Os cuidados de enfermagem na doença de Legg-Calvé-Perthes são muito variáveis e dependem do estágio e da gravidade da doença. Administre anti-inflamatórios, notando o efeito sobre a dor. Se houver restrição de atividades, exercite as partes do corpo não acometidas. Ajude a família a usar as ortoses prescritas. As ortoses podem ser limpas com um pano úmido. Algumas crianças terão como tratamento único evitar esportes de contato ou de muito impacto. Natação ou ciclismo ajudam a manter a amplitude de movimentos com poucos riscos. Se for necessário um equipamento de mobilização, oriente a criança e a família quanto ao uso. Se for feita uma osteotomia, preste os cuidados pós-operatórios de rotina e oriente e apoie a criança e a família.

Osteomielite

Osteomielite é uma infecção bacteriana do osso e dos tecidos moles que circundam o osso. A localização mais comum é a metáfise dos ossos longos. Crianças em geral são trazidas para avaliação alguns dias até 1 semana após o início dos sintomas, embora algumas sejam trazidas mais tarde. A osteomielite é diagnosticada com maior frequência em crianças de 3 a 12 anos de idade. *Staphylococcus aureus* causa 90% dos casos em lactentes e crianças sem outras doenças (Carek *et al*., 2001). Outras causas em lactentes são estreptococos do grupo B e *Escherichia coli*; em crianças, *Streptococcus pyogenes* e *Haemophilus influenzae* são também implicados.

A osteomielite tem origem hematogênica. Bactérias da corrente sanguínea invadem a parte em crescimento mais rápido do osso. As bactérias invasoras deflagram uma reação inflamatória, com formação de pus e edema, e congestão vascular. Pequenos vasos sanguíneos sofrem trombose, e a infecção se estende para a cavidade da medula da metáfise. Com o avanço da infecção, a inflamação se estende para todo o osso e o suprimento vascular é interrompido, o que resulta em morte do tecido ósseo (Figura 23.18).

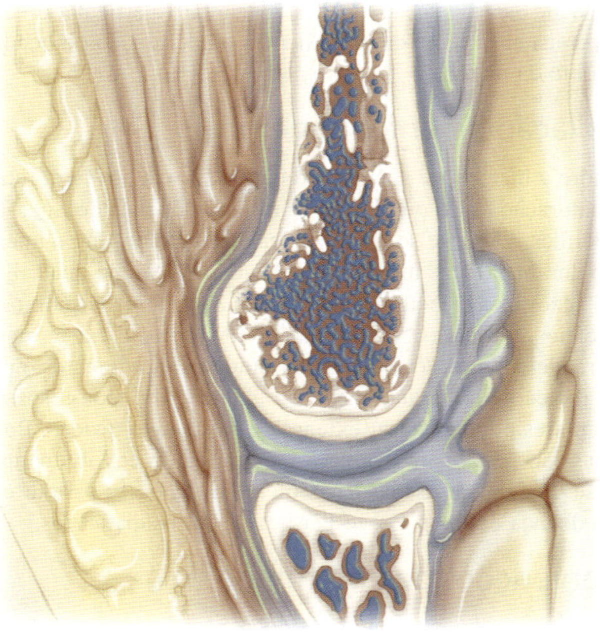

Figura 23.18 Na osteomielite, uma infecção bacteriana provoca infecção intraóssea.

Tratamento

O tratamento inclui 4 a 6 semanas de antibióticos. Algumas crianças recebem antibióticos intravenosos durante 1 a 2 semanas, seguidas de um período de antibióticos orais. Raramente é necessário desbridamento cirúrgico. O tratamento precoce evita as complicações de destruição óssea, fratura e interrupção do crescimento. Outras complicações são infecção recorrente, artrite séptica e infecção sistêmica.

Avaliação de enfermagem

Para uma descrição completa da fase de avaliação do processo de enfermagem, veja a p. 742. Os achados da avaliação pertinentes a osteomielite são discutidos aqui. Explore a história de saúde procurando fatores de risco e sintomas. Fatores de risco incluem impetigo, lesões de varicela infectadas, furunculose, queimaduras infectadas e uso prolongado de acesso venoso. Verifique se há história de irritabilidade, letargia ou febre, assim como o início da dor ou da alteração do nível de atividade. A criança em geral se recusa a andar e mostra diminuição da amplitude de movimentos no membro afetado. Inspecione o membro afetado à procura de edema. Palpe para detectar calor e sensibilidade maiores que os habituais. Observe se existem pontos de sensibilidade aumentados no osso afetado.

Os exames complementares podem revelar:

- Leucocitose e aumento da velocidade de hemossedimentação e da proteína C reativa
- Hemoculturas positivas (em 50% das crianças; Carek *et al*., 2001)
- Edema em tecidos moles profundos nas radiografias
- Alterações na ultrassonografia ou na TC

Intervenções de enfermagem

A assistência de enfermagem da osteomielite focaliza avaliação, controle da dor e manutenção de um acesso venoso para administração de antibióticos. Individualize os cuidados com base na resposta da criança e da família à doença; veja o Plano de cuidados de enfermagem 23.1. Mantenha repouso no leito no início, para evitar lesões e promover conforto. Administre antipiréticos se houver febre na fase inicial da doença. Estimule o uso dos membros não afetados fornecendo brinquedos e jogos adequados ao desenvolvimento da criança. Oriente a criança e a família sobre o uso seguro e adequado de muletas ou de um andador, se estiver prescrito. Algumas crianças recebem alta hospitalar ainda em uso de antibióticos intravenosos, enquanto outras terminam o uso de antibióticos orais. Oriente os pais sobre a administração adequada dos medicamentos e a manutenção do cateter venoso ou do acesso venoso central em casa, se a criança ainda estiver usando antibióticos intravenosos.

Artrite séptica

A artrite séptica aguda é uma doença em que bactérias invadem o espaço articular, mais frequentemente o quadril. Em geral ocorre em crianças com menos de 10 anos de idade, sendo mais acometidas crianças entre 3 e 7 anos de idade. As bactérias têm acesso à articulação por um de três modos:

- Diretamente de uma punção da articulação ou por punção venosa ou ferida infectada

- A partir de uma infecção distante (p. ex., otite média ou infecção respiratória)
- Compressão da cápsula articular por osteomielite adjacente

Com maior frequência, os microrganismos responsáveis são *S. aureus*, *H. influenzae* do tipo B e diversos estreptococos. A infecção da articulação coxofemoral pode causar necrose da cabeça do fêmur consequente a compressão dos vasos sanguíneos e da cartilagem no espaço articular. A artrite séptica é considerada uma emergência, porque essa destruição pode ocorrer em apenas alguns dias. Outras complicações da artrite séptica incluem deformidade permanente, diferença de comprimento entre as pernas, diminuição a longo prazo da amplitude de movimentos e incapacidade.

Os objetivos do tratamento da artrite séptica são evitar a destruição da cartilagem articular e manter a função, a força e o movimento. A artrite séptica é tratada com rapidez com aspiração da articulação ou artrotomia, seguida de antibióticos intravenosos no hospital e antibióticos orais em casa.

Avaliação de enfermagem

Observe se existem fatores predisponentes, como infecção respiratória ou otite média, infecções de pele ou de tecidos moles ou, em recém-nascidos, feridas de punção traumáticas ou punções venosas femorais. Com frequência o início é súbito, com febre e dor moderada a intensa.

Ao exame físico, o lactente ou a criança parecem doentes. Observe se o paciente apresenta febre, recusa de sustentar o peso corporal ou de estender o quadril, e diminuição da amplitude de movimentos (a criança em geral mantém a articulação flexionada e não permite que a estendam). Palpe a articulação acometida, notando se há calor e edema.

Os exames complementares podem mostrar:

- Contagem de leucócitos normal ou elevada com neutrofilia
- Aumento da velocidade de hemossedimentação e dos níveis da proteína C reativa
- O líquido aspirado da articulação mostra aumento da contagem de leucócitos; a cultura determina o microrganismo responsável
- Radiografias da articulação podem mostrar alterações sutis dos tecidos moles ou aumento do espaço articular
- Hemoculturas podem ser positivas para o microrganismo causador (15% dos casos)

Intervenções de enfermagem

Veja intervenções relacionadas com distúrbios musculoesqueléticos no Plano de cuidados de enfermagem 23.1. Avalie se existem sinais de infecção no local da aspiração. Monitore os sinais vitais para detectar a resolução da febre. O controle da dor com ibuprofeno ou paracetamol é suficiente para algumas crianças; outras precisam, no início, de codeína ou morfina. Avalie a articulação acometida, observando se há diminuição do edema, aumento da amplitude de movimentos e diminuição ou ausência da dor. A criança pode ter alta após 72 h de antibióticos intravenosos após a aspiração da articulação, se estiver melhorando e tolerar antibióticos orais. Por ocasião da alta, se a criança não conseguir deambular é consultado um fisioterapeuta para o uso, por curto tempo, de muletas ou de uma cadeira de rodas. Oriente as famílias sobre como avaliar sinais e sintomas de infecção da ferida, como administrar antibióticos orais e como ajudar a criança a andar de muletas.

Sinovite transitória do quadril

A sinovite transitória do quadril (também chamada sinovite tóxica) é a causa mais comum de dor no quadril em crianças (Kehl, 2001). Ocorre em crianças de 9 meses de vida até a adolescência, sendo mais comum entre 3 e 8 anos de idade. Meninos são acometidos com o dobro da frequência em meninas e afro-americanos têm a incidência mais baixa. A causa exata ainda não foi esclarecida, mas acredita-se que esteja relacionada com infecção ativa ou recente, ou traumatismo. É uma doença autolimitada. A maioria dos casos melhora em 1 semana, mas pode persistir por até 4 semanas. O tratamento envolve anti-inflamatórios não esteroides e repouso no leito para aliviar a sustentação de peso pelo quadril afetado.

Avaliação de enfermagem

Na história de saúde, explore fatores de risco como traumatismo anterior ou infecção respiratória, faringite ou otite média atual ou recente. Observe se o início foi súbito e associado a dor moderada a intensa no quadril afetado. Às vezes a dor se irradia para a face anterior da coxa ou para o joelho. Em geral, a dor é pior quando a criança se levanta de manhã, com recusa de andar, melhorando ao longo do dia. A temperatura pode ser normal ou pode haver febre branda (abaixo de 38 °C). Observe se a criança manca ou se recusa a ficar de pé. Observe a posição do quadril afetado: ele é mantido em flexão e rotação externa. Observe se há restrição da amplitude de movimentos de abdução e da rotação interna.

Intervenções de enfermagem

Os cuidados de enfermagem focalizam a orientação da família. Os pais ficam muito preocupados quando a criança se recusa a andar, e precisam de apoio e conforto significativos.

Escoliose

Escoliose é uma curvatura lateral da coluna vertebral que excede a 10°. Pode ser congênita, associada a outros distúrbios ou idiopática. A Tabela 23.4 explica os tipos de escoliose. A escoliose idiopática representa 65% de todos os casos, e ocorre principalmente durante a adolescência (Zak, 2005). Por isso, essa discussão focaliza a escoliose idiopática do adolescente. A etiologia da escoliose idiopática não é conhecida, mas fatores genéticos, anormalidades do crescimento e distúrbios de ossos, músculos, discos intervertebrais e do sistema nervoso central contribuem para o seu desenvolvimento. A triagem e a detecção precoces da escoliose possibilitam melhores resultados do tratamento.

Tabela 23.4 Tipos de escoliose

Tipo	Fatores associados
Idiopática	Causa desconhecida Infantil: ocorre nos primeiros 3 anos de vida Juvenil: diagnosticada entre 4 e 10 anos de idade, ou antes da adolescência Do adolescente: entre 11 e 17 anos de idade
Neuromuscular	Associada a doenças neurológicas ou musculares, como paralisia cerebral, mielomeningocele, tumores da medula espinal, atrofia da musculatura paravertebral
Miopática	Associada a certos tipos de distrofia muscular
Congênita	Resulta de desenvolvimento vertebral anormal

Fisiopatologia

No adolescente em crescimento rápido, as vértebras envolvidas giram em torno de um eixo vertical, resultando em uma curvatura lateral. As vértebras giram para o lado convexo da curva, com os processos espinhosos girando para o lado côncavo. Corpos vertebrais e discos intervertebrais cuneiformes se desenvolvem porque o crescimento é suprimido no lado côncavo da curva (Newton & Wenger, 2001). À medida que a curva se acentua, a forma da caixa torácica se altera, e podem ocorrer problemas respiratórios e cardiovasculares (as principais complicações da escoliose grave).

Tratamento

O tratamento da escoliose visa evitar a acentuação da curva e diminuir o impacto sobre as funções respiratórias e cardíacas. O tratamento baseia-se na idade da criança, no crescimento futuro esperado e na intensidade da curva. Exames físicos e radiografias seriados são realizados para monitoração da evolução da curva. Para curvas de 20 a 50°, é suficiente o uso de colete para diminuir a progressão da curva. Algumas curvas progridem apesar do uso de coletes adequados. O Boxe 23.2 descreve os tipos de colete para escoliose e a Figura 23.19 mostra alguns exemplos. A escolha do colete depende da localização e da gravidade da curva.

Boxe 23.2 Tipos de colete usados no tratamento de escoliose

- Subaxilar (Boston, Wilmington): menos visível; não prende o pescoço
- Milwaukee: padrão tradicional; tem um prendedor de pescoço visível
- Charleston: causa uma curva tão acentuada que impede a ambulação, e só pode ser usado à noite

A correção cirúrgica é necessária em geral para curvas maiores que 45°. Consiste na implantação de hastes e enxertos ósseos. A fusão parcial da coluna vertebral faz parte de muitas cirurgias de correção. Existem muitas técnicas cirúrgicas para fusão e aplicação de hastes. O acesso cirúrgico pode ser anterior e/ou posterior. A implantação da haste tradicional (haste de Harrington), envolvendo uma só haste fundida às vértebras, corrige a curva mas causa uma aparência de costas retificadas. Hastes mais modernas possibilitam a correção da escoliose mantendo a curvatura normal das costas. As hastes são mais curtas, e algumas são conectadas ou fundidas às vértebras adequadas para a correção. A Figura 23.20 mostra um exemplo de correção com hastes.

Avaliação de enfermagem

Para uma descrição completa da fase de avaliação do processo de enfermagem, veja a p. 742. Achados da avaliação pertinentes a escoliose são discutidos a seguir.

História de saúde

Determine por que a criança foi trazida para uma pesquisa de escoliose. Em geral a criança ou o adolescente não relatam dor nas costas, mas um desconforto discreto associado a escoliose idiopática até a curvatura ficar grave. Com frequência a família percebe a assimetria dos quadris ou dos ombros, ou a criança já foi examinada e foi considerada sob risco. Explore fatores de risco na história clínica atual e passada, como:

- História familiar de escoliose
- Crescimento rápido recente
- Alterações físicas relacionadas com a puberdade

Determine a idade de desenvolvimento das características sexuais secundárias e a idade da menarca, porque esses sinais de desenvolvimento da puberdade indicam a velocidade de crescimento e a expectativa de crescimento futuro.

Exame físico

A avaliação física de uma criança com escoliose potencial ou real envolve inspeções e observações seriadas. Ausculte o coração e os pulmões para determinar se existe comprometimento relacionado com curvatura acentuada da coluna.

Observe se existe má postura com a criança em repouso, sentada e de pé. Inspecione as costas da criança com ela de pé. Observe se existem assimetrias, como elevação de um ombro, proeminência de uma escápula, curva irregular da cintura ou projeção de costelas para um lado. Meça o nível dos ombros do chão até as articulações acromioclaviculares. Observe se existe diferença de altura dos ombros em centímetros. Meça as alturas das espinhas ilíacas anteriores e posteriores e registre a diferença em centímetros. Observe o paciente de lado e note se existem anormalidades da curvatura da coluna vertebral. Com a criança inclinada para a frente e com os braços pendendo ao longo do corpo, observe se existe assimetria das costas (projeção para um lado). A Figura 23.21 mostra uma criança com escoliose detectada à inspeção. Note se existe diferença de comprimento das pernas. Durante o exame neurológico, equilíbrio, força muscular, sensibilidade e reflexos devem estar normais.

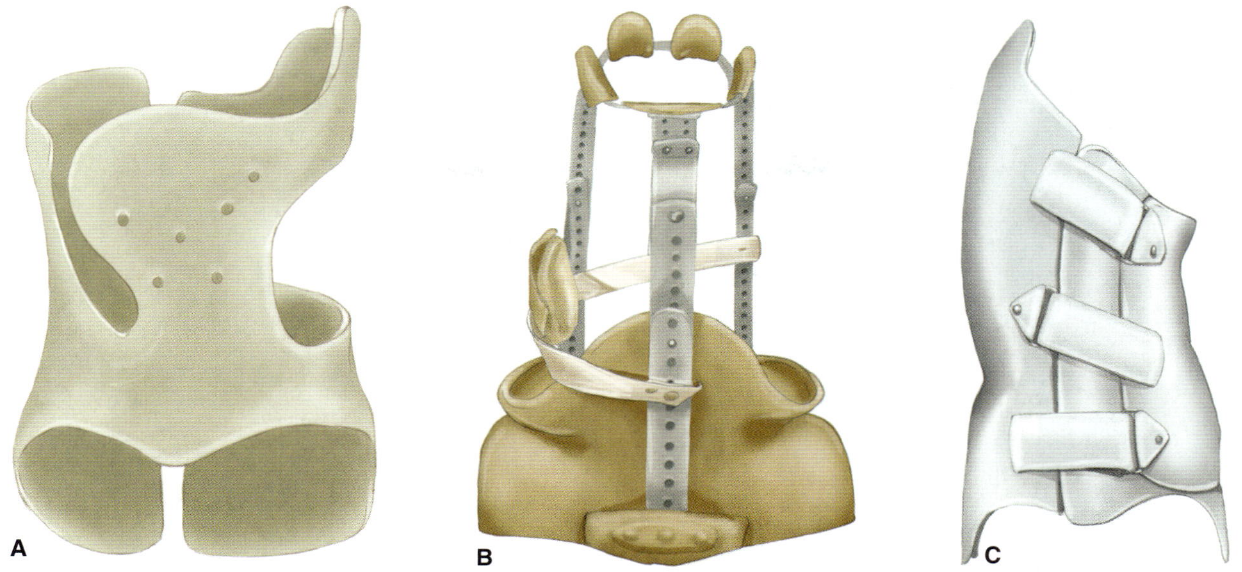

● Figura 23.19 (A) Colete de Boston. (B) Colete de Milwaukee. (C) Colete de Charleston.

Exames complementares

São necessárias radiografias de toda a coluna vertebral para se determinar o grau da curvatura. O radiologista determina a acentuação da curva com base em fórmulas e técnicas de medição específicas.

Intervenções de enfermagem

O Plano de cuidados de enfermagem 23.1 relaciona intervenções gerais; os cuidados de enfermagem devem ser adaptados com base na resposta do adolescente à doença e ao tratamento. Outras intervenções de enfermagem específicas para escoliose são discutidas adiante.

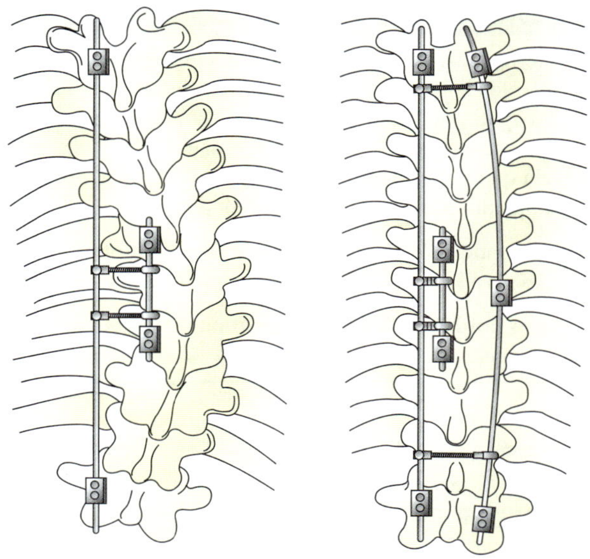

● Figura 23.20 Hastes são fundidas às vértebras e conectadas a um bastão de afastamento para girar a coluna vertebral (a ilustração mostra o método de Cotrel-Dubousset).

Aceitação do colete

O uso de colete visa evitar a acentuação da curva, mas não corrige a curva atual. Embora os coletes modernos tenham uma aparência melhor (sem peças visíveis no pescoço) e possam ser usados sob as roupas, muitos adolescentes não aceitam seu uso. O colete tem de ser usado 23 h por dia para evitar acentuação da curva. Muitos fatores contribuem para a não aceitação, inclusive o desconforto associado a seu uso, tais como dor, calor e má adaptação. O ambiente da família pode não ser propício à aceitação do colete, e adolescentes são muito preocupados com sua imagem corporal.

Inspecione a pele à procura de evidências de atrito, que prejudica a integridade da pele. Oriente as famílias sobre como cuidar da pele e recomende a verificação diária da adaptação do colete e de rupturas de pele. Estimule o banho durante a hora que o adolescente passa sem o colete e verifique se a pele está limpa e seca antes de vestir o colete de novo. O uso de uma camiseta de algodão por baixo do colete diminui o desconforto associado a seu uso. Exercícios para fortalecer a musculatura das costas evitam a atrofia muscular relacionada com o uso prolongado de colete, mantendo a flexibilidade da coluna vertebral.

Imagem corporal positiva

Estimule o adolescente a expressar seus sentimentos e suas preocupações sobre o uso do colete. Ensine ao adolescente maneiras de explicar a escoliose e seu tratamento aos colegas. Roupas largas ajudam o adolescente a esconder o colete se assim o desejar. Encaminhe os adolescentes e suas famílias para apoio adicional.

Cuidados pré-operatórios

Se a curva se acentuar apesar do uso do colete ou causar problemas pulmonares ou cardíacos, está justificada uma intervenção cirúrgica. No período pré-operatório, oriente o adolescente sobre a importância de mudar de posição, tossir e respirar profundamente no período pós-operatório. Explique os tubos e os acessos

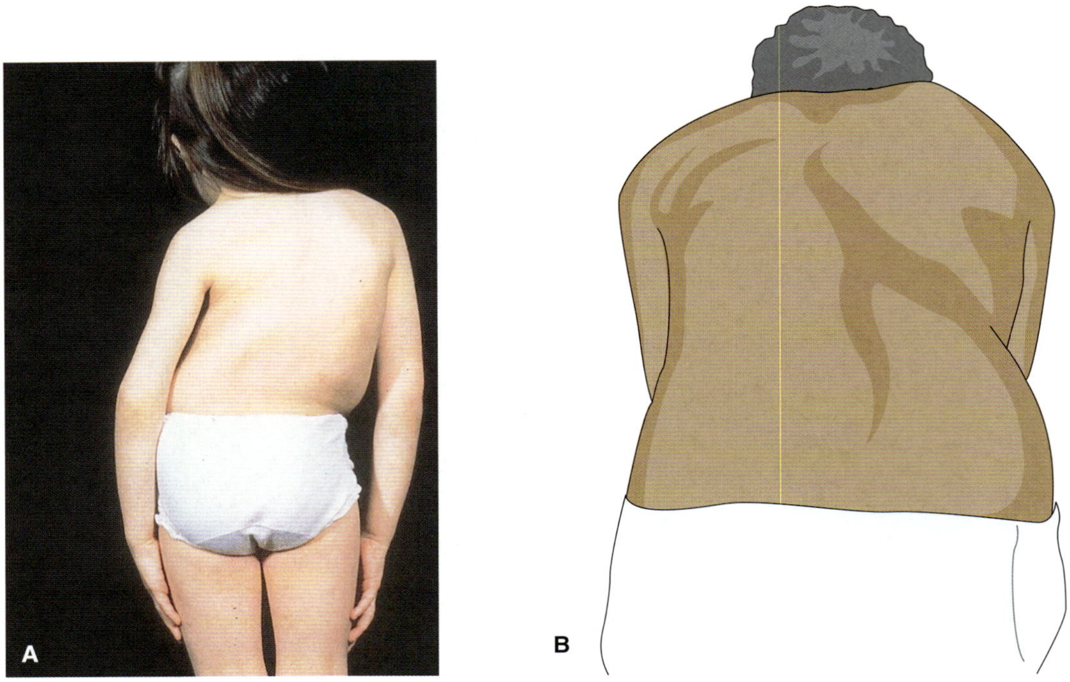

● Figura 23.21 (A) Observe elevação do ombro, da escápula e do quadril direitos, e irregularidade da curvatura da cintura. (B) Observe projeção da parte superior das costas à direita.

que estarão presentes logo após a cirurgia. Reveja as recomendações de posição; não serão permitidas flexão para trás nem extensão. Mostre a bomba de analgesia controlada pelo paciente e explique as escalas de dor. Como existe um risco alto de sangramento significativo durante a fusão e a manipulação da coluna vertebral, providencie, se possível, doações autólogas pré-operatórias de sangue.

Cuidados pós-operatórios

O objetivo dos cuidados de enfermagem após fusão da coluna vertebral com ou sem aplicação de instrumentos é evitar complicações. Quando mudar a posição da criança, use a técnica de rolamento para evitar flexão das costas (Figura 23.22). Administre antibióticos profiláticos intravenosos, se estiverem prescritos. Verifique se há secreção no local da ferida e perda excessiva de sangue pelo dreno. Mantenha o dreno urinário desobstruído, porque a criança ficará confinada ao leito durante alguns dias. Mantenha um registro estrito do aporte e da eliminação de líquidos. Administre transfusões de concentrado de hemácias, se estiverem prescritas. A ambulação, quando prescrita, deve ser iniciada devagar para evitar hipotensão ortostática. Ajude a família a providenciar a manutenção dos trabalhos escolares da criança hospitalizada e/ou providencie para que ela receba aulas em casa durante as semanas de recuperação.

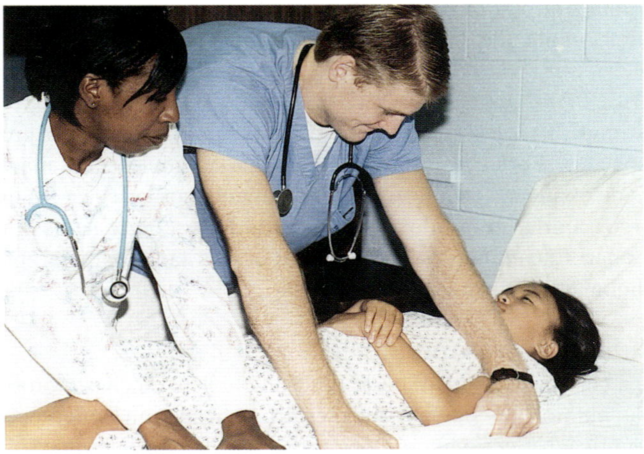

● Figura 23.22 Para evitar flexão da coluna vertebral após fusão vertebral, o paciente deve ser rolado de um lado para o outro.

Considere *isto!*

Angela Hernandez, de 15 anos de idade, é avaliada na clínica após ser considerada sob alto risco de escoliose durante uma triagem na escola. Na avaliação, a enfermeira nota assimetria dos quadris, elevação de um ombro e proeminência da escápula. Visivelmente preocupada, ela quer saber o que causou isso e o que pode ser feito. Que encaminhamento você daria a essas preocupações?

O plano de cuidados de Angela inclui o uso de um colete. Que orientação será necessária e como você promoverá a aceitação?

Descreva os cuidados de enfermagem para Ângela se for necessária uma correção cirúrgica.

Lesões

Lesões durante a infância são inevitáveis. Traumatismos são frequentes como resultado de acidentes com veículos motorizados. A maioria dos traumatismos resultantes de atividades físicas ou de esportes em crianças resulta de corridas, uso de *skates* e subida em árvores. Apenas um terço das lesões sofridas durante a prática de esportes em crianças ocorre durante esportes organizados; o resto ocorre em aulas de educação física ou em esportes não organizados (Busch, 2001). Os pré-escolares tendem a sofrer contusões, torções e fraturas simples de membros superiores. Os adolescentes sofrem mais traumatismos de membros inferiores. Como o número de crianças que participam de esportes juvenis e a intensidade do treinamento estão aumentando, é provável que aumente também o número de lesões.

Existem muitos tipos de lesões musculoesqueléticas. Esta discussão focaliza fraturas, torções, síndromes de uso excessivo e deslocamento da cabeça do rádio.

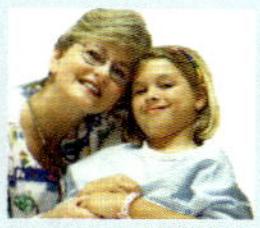

Fraturas no recém-nascido ou no lactente devem levantar suspeita de maus-tratos, porque são muito raras em crianças que ainda não podem andar.

Fraturas

Fraturas ocorrem com frequência em crianças e adolescentes; 40% dos meninos e 25% das meninas sofrem uma fratura até os 16 anos de idade. Cerca de 50% das fraturas ocorrem na porção distal do antebraço e na mão. Fraturas em galho verde e em fivela representam cerca de metade das fraturas atendidas na população pediátrica, e apenas cerca de 20% das fraturas em crianças precisa de redução (Price *et al*., 2001).

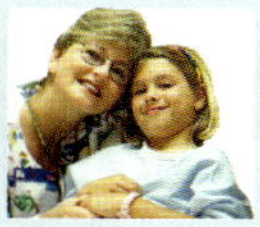

Não tente endireitar nem manipular um membro lesionado.

Fisiopatologia

As fraturas resultam mais frequentemente de traumatismos acidentais (DiFazio & Atkinson, 2005). Traumatismos não acidentais (maus-tratos) e outros processos patológicos também são causas de fraturas. A placa de crescimento é a parte mais vulnerável do osso e, com frequência, o local da lesão. O sistema de classificação de Salter-Harris é usado para descrever fraturas que envolvam a placa de crescimento (Tabela 23.5). O periósteo, que na criança é mais espesso e mais elástico, cede à força do traumatismo, o que resulta em fraturas sem luxação mais frequentes. A maior vascularidade e o menor conteúdo mineral tornam os ossos da criança mais flexíveis. O resultado são deformidades plásticas ou arqueamentos e fraturas em galho ou em fivela. Fraturas completas ocorrem em crianças, mas tendem a ser mais estáveis do que as fraturas de adultos, resultando em melhor consolidação e função. Fraturas espirais, pélvicas ou de quadril são raras em crianças. A Tabela 23.6 explica os tipos comuns de fraturas em crianças.

Deformidades plásticas e fraturas do tipo IV de Salter-Harris podem resultar em alteração angular. Embora a consolidação de fraturas seja em geral rápida em crianças, podem ocorrer união retardada, não união ou má união. Outras complicações são infecção, necrose avascular, encurtamento do osso por parada do crescimento epifisário, lesões de vasos e de nervos, embolia gordurosa, distrofia simpática reflexa e síndrome compartimental, que é uma emergência ortopédica. Mais tarde, pode ocorrer osteoartrite como uma complicação a longo prazo de uma fratura sofrida na infância.

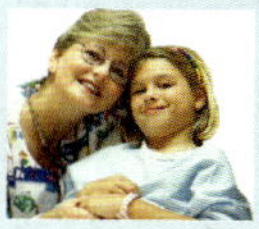

Fraturas espirais do fêmur e fraturas de úmero, especialmente em crianças com menos de 2 anos de idade, devem sempre ser investigadas com cuidado para se afastar a possibilidade de maus-tratos.

Tratamento

A grande maioria das fraturas sofridas na infância consolida-se bem apenas com a imobilização, mas um aparelho gessado proporciona mais conforto e possibilita mais atividade durante a consolidação da fratura. Fraturas associadas a luxação exigem tração manual para alinhar o osso, seguida da aplicação de um aparelho gessado. Fraturas mais graves demandam tração durante algum tempo, em geral seguida da aplicação de um aparelho gessado. Fraturas graves ou complicadas exigem redução a céu aberto e fixação interna para que ocorra a consolidação. Fraturas complexas são com frequência tratadas com fixação externa (Figura 23.23).

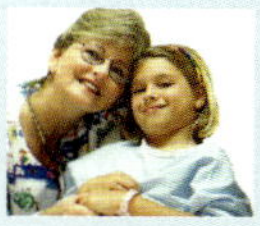

Pode ocorrer edema significativo logo após a imobilização com uma tala. A imobilização e a aplicação tardia de um aparelho gessado favorecem o desaparecimento do edema, possibilitando a colocação bem-sucedida do aparelho alguns dias após a lesão.

Avaliação de enfermagem

Para uma descrição completa da fase de avaliação do processo de enfermagem, veja a p. 742. Os achados da avaliação pertinentes a fraturas são discutidos adiante.

História de saúde

Obtenha uma descrição da doença atual e da queixa principal. Sinais e sintomas comuns relatados durante a história de saúde podem incluir traumatismo ou queda recente, queixas de dor, dificuldade de sustentação do peso corporal, coxeadura e recusa de usar um membro. Crianças pequenas com frequência mostram um início súbito com irritabilidade e recusa de sustentar o peso corporal. Investigue o mecanismo de lesão e obtenha uma descrição do traumatismo. Preste atenção a inconsistências entre a história e o quadro clínico ou o mecanismo de lesão, porque essas inconsistências podem ser indicadores de maus-tratos. Na história clínica atual e passada, explore fatores de risco como

- Raquitismo
- Osteodistrofia renal
- Osteogênese imperfeita
- Participação em esportes, em especial esportes de contato
- Falta de uso de equipamentos de proteção recomendados para diversas atividades físicas e esportes (p. ex., protetores de punho em patinadores)

Exame físico

Na criança com uma possível fratura, faça o exame físico com cuidado para não causar mais dor ou traumatismo. O exame físico específico de fraturas inclui inspeção, observação e palpação.

Tabela 23.5 Sistema de classificação de Salter-Harris

Tipo	Descrição	Ilustração
I	Fratura através da fise, alargando-a	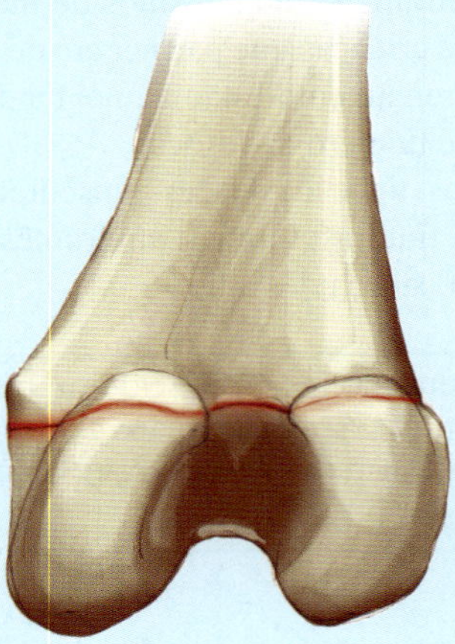
II	Fratura parcial da fise, estendendo-se para a metáfise	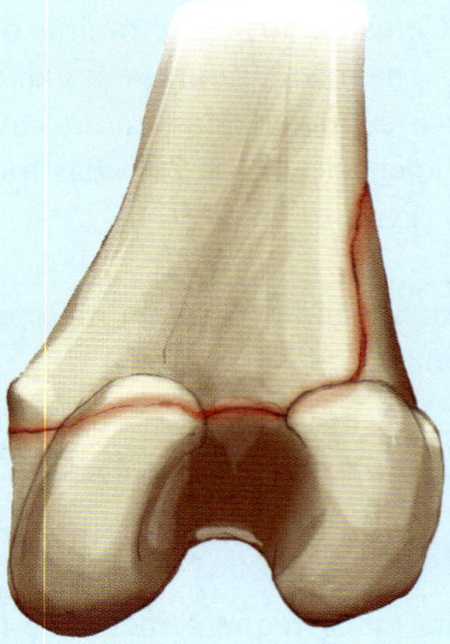
III	Fratura parcial da fise, estendendo-se para a epífise	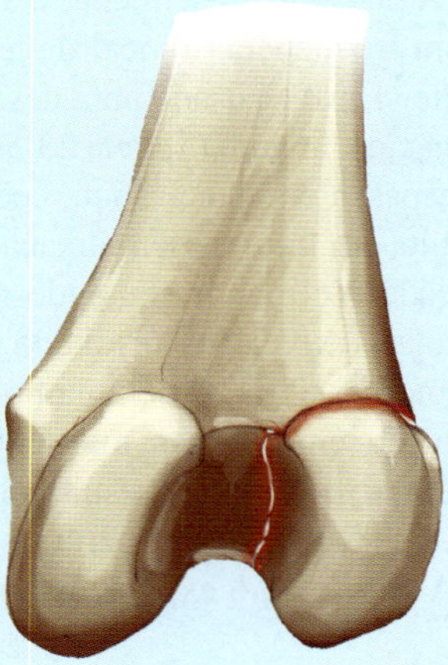

Tabela 23.5 Sistema de classificação de Salter-Harris *(continuação)*

Tipo	Descrição	Ilustração
IV	Fratura envolvendo a metáfise, a fise e a epífise	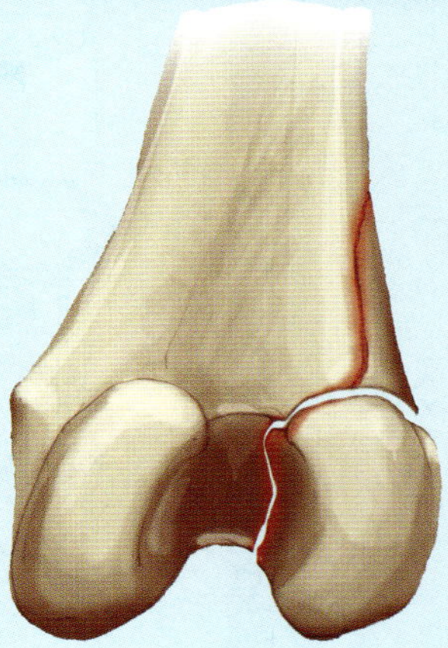
V	Esmagamento da fise	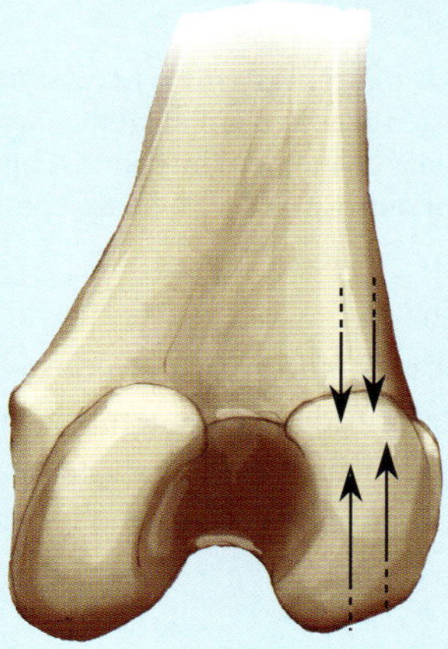

Tabela 23.6 Tipos de fraturas em crianças

Tipo de fratura	Descrição	Ilustração
Deformidade plástica ou arqueamento	Arqueamento significativo sem quebra do osso	A 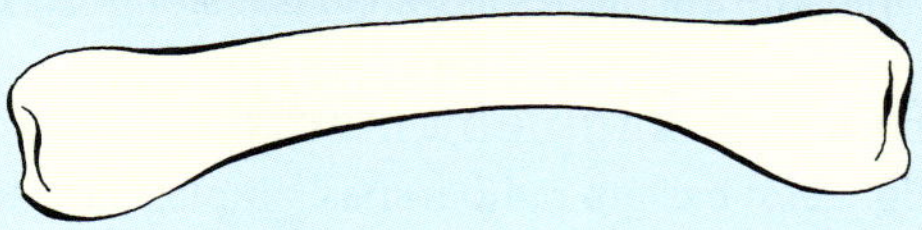
Fratura em fivela	Lesão por compressão; o osso se "alarga" em vez de quebrar-se	B 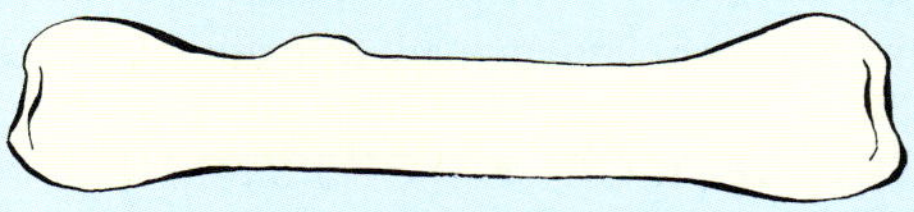
Fratura em galho verde	Fratura incompleta do osso	C 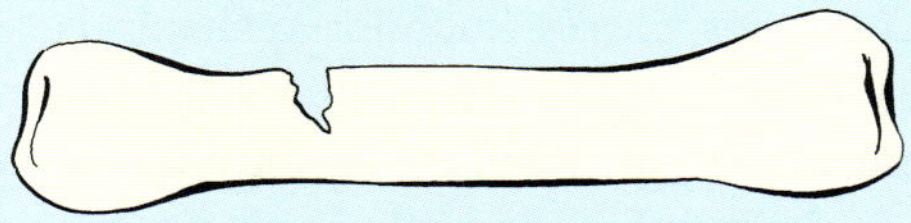
Fratura completa	O osso se quebra em dois pedaços	D 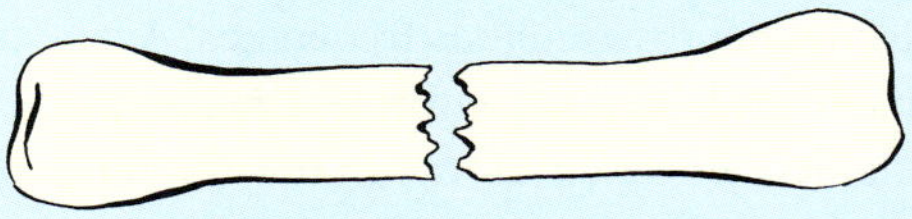

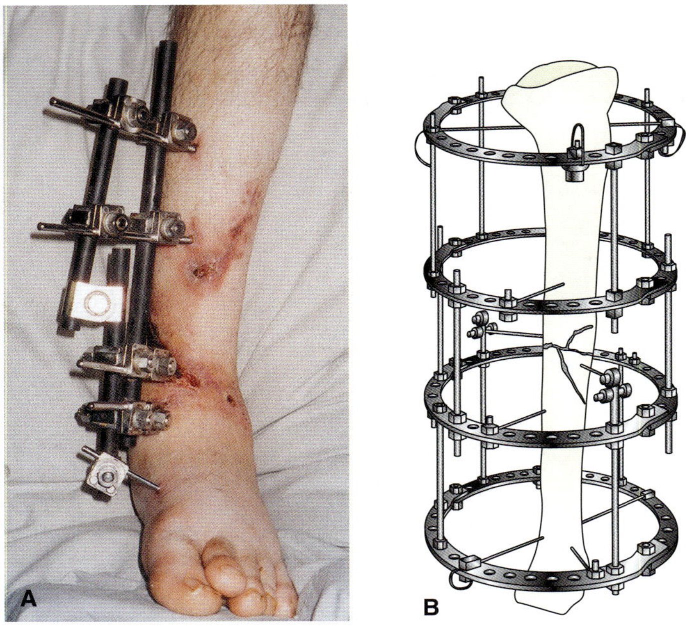

● Figura 23.23 **(A)** A fixação externa é necessária para fraturas complexas. **(B)** O fixador de Ilizarov é um aparelho circular em geral usado para fraturas complicadas de membro inferior. Os pinos têm um diâmetro menor que o usado em outros fixadores, quase como um fio.

Inspeção e observação

Inspecione a pele observando se há equimoses, eritema e edema. Observe se existe deformidade dos membros. Observe negligência de um membro ou incapacidade de sustentar o peso corporal. Se a criança andar, veja se há alteração da marcha.

Palpação

Palpe com cuidado a articulação ou a parte lesionada. Distraia a criança pequena com um brinquedo ou uma atividade durante a palpação. Observe se há aumento localizado da sensibilidade, que é um indicador confiável de fratura em crianças. Avalie o estado neurovascular, observando a temperatura distal do membro, movimentos espontâneos, sensibilidade, parestesia, tempo de enchimento capilar e qualidade dos pulsos. A avaliação neurovascular é crucial para se estabelecer uma base para identificação rápida de alterações associadas a síndrome compartimental.

Exames complementares

Em geral bastam radiografias simples para se identificar uma fratura simples. Fraturas complexas que precisam de intervenção cirúrgica demandam avaliação adicional com TC ou RM.

Intervenções de enfermagem

Logo após a lesão, imobilize o membro acima e abaixo do local da lesão do modo mais confortável possível com uma tala. Use crioterapia para reduzir o edema nas primeiras 48 h após a lesão. Eleve o membro lesionado acima da altura do coração. Faça avaliações neurovasculares frequentes. Avalie o nível de dor e administre analgésicos conforme a necessidade. Administre toxoide tetânico em crianças com uma fratura exposta se não tiverem recebido uma dose de reforço nos últimos 5 anos.

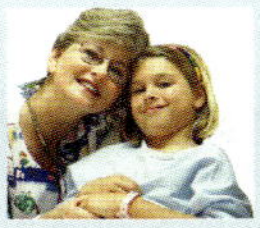

Avalie o membro lesionado com tala ou com aparelho gessado frequentemente à procura de sinais de síndrome compartimental: dor (desproporcional), ausência de pulsos arteriais, palidez, parestesias e paralisia. Relate esses achados imediatamente.

Orientação da família

A menos que seja prescrito repouso absoluto no leito, crianças com aparelho gessado em um membro superior ou aparelho em um membro inferior que possibilitem a deambulação podem reiniciar níveis crescentes de atividades à medida que a dor diminui. Crianças que precisam de muletas enquanto usam um aparelho podem voltar às aulas, mas crianças em aparelhos do tipo espiga ficarão em casa algumas semanas. São importantes o fornecimento de distrações e a manutenção dos trabalhos escolares. A família também precisa aprender a cuidar do aparelho (ver Diretrizes de ensino 23.1).

Prevenção de fraturas

Desestimule comportamentos de risco, como subir em árvores ou fazer proezas com a bicicleta. Providencie supervisão adequada, em especial durante atividades ao ar livre. Estimule o uso de equipamento de proteção, como protetores de punho ao patinar e caneleiras ao jogar futebol. Verifique se os equipamentos do *playground* estão em bom funcionamento e em bom estado de conservação; não deve haver protrusão de parafusos nem desequilíbrio de partes dos equipamentos, o que aumenta o risco de quedas.

● Torções

Torções resultam de movimentos giratórios da parte acometida do corpo. Os tendões e ligamentos alongam-se em excesso e sofrem laceração mínima. Torções podem ocorrer em qualquer articulação, mas são mais comuns no tornozelo e no joelho. O tratamento de torções inclui repouso, aplicação de gelo, compressão e elevação. Na avaliação inicial, é preciso diferençar torções de rupturas de ligamentos ou de menisco, que são problemas mais sérios e exigem intervenção cirúrgica.

Avaliação de enfermagem

Obtenha uma história de saúde, determinando o mecanismo da lesão (se ocorreu durante a prática de um esporte ou simplesmente por um tropeção ou queda). Determine o tratamento adotado pela família até então. Inspecione a parte do corpo afetada à procura de edema, um achado frequente, e de hematoma, que ocorre algumas vezes. Observe se há coxeadura ou incapacidade de sustentar o peso corporal. Não tente avaliar a amplitude de movimentos passivos da parte afetada. Avalie o estado neurovascular distal à lesão (geralmente normal).

Intervenções de enfermagem

Oriente a criança e a família sobre o tratamento adequado de torções, que inclui:

- Repouso: limite a atividade física
- Gelo: aplique compressas frias durante 20 a 30 min, retire durante 1 h e repita (durante as primeiras 24 a 48 h)

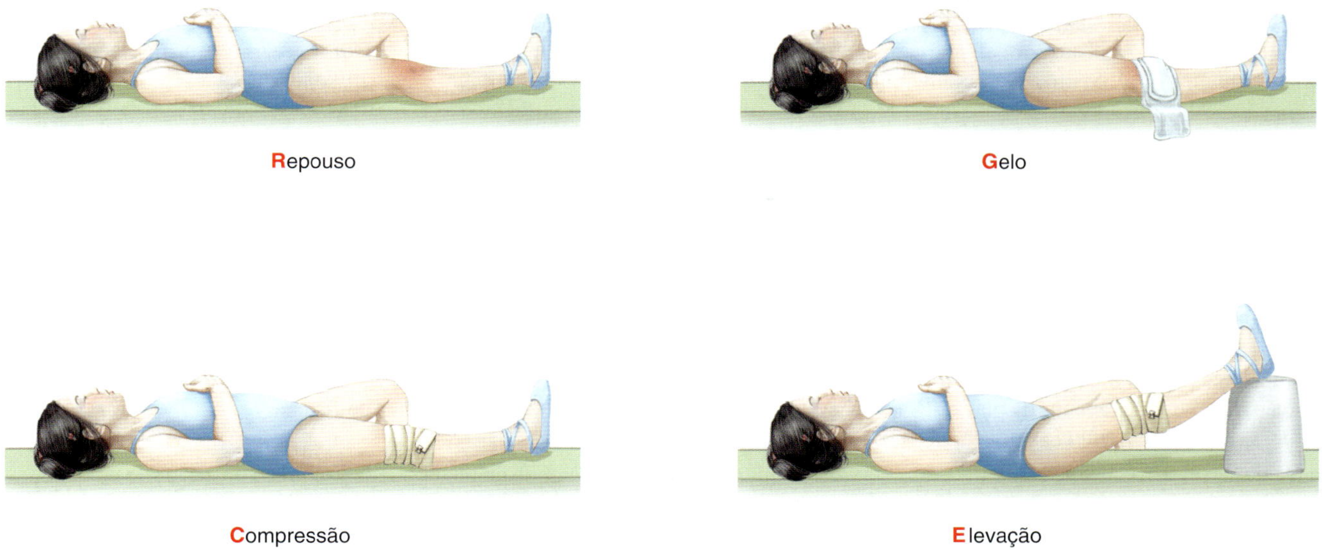

● Figura 23.24 Repouso, gelo, compressão e elevação são o tratamento adequado de torções.

- Compressão: aplique uma atadura elástica; examine a pele à procura de alterações quando recolocar a atadura
- Elevação: eleve o membro lesionado acima da altura do coração, para diminuir o edema (Figura 23.24).

A criança também precisa de instruções sobre como usar as muletas. Ensine à família que, para evitar torções durante a prática de esportes, são importantes atividades de alongamento e de aquecimento.

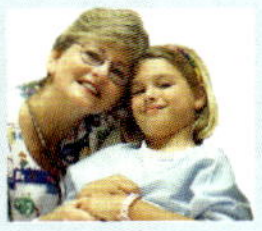

Se os dedos ou os artelhos da criança mostrarem inchação ou progressiva mudança de coloração, retire a atadura elástica imediatamente.

● Síndromes de uso excessivo

A expressão "síndrome de uso excessivo" refere-se a um grupo de distúrbios que resultam da aplicação repetida de força sobre tecidos normais. O tecido conjuntivo não consegue responder a tensão repetida, o que provoca ruptura mínima de tecido. As síndromes de uso excessivo desenvolvem-se ao longo de semanas ou meses. Em geral não existe uma lesão identificável a elas associada. A dor comumente está associada a atividade física e piora com atividade contínua. A Tabela 23.7 mostra detalhes de diversas síndromes de uso excessivo comuns. O tratamento visa acalmar o paciente, controlar a dor e limitar a atividade sem eliminá-la.

Avaliação de enfermagem

Obtenha uma história de saúde para determinar o envolvimento em atividades esportivas. Verifique quando a dor surgiu, a duração, a intensidade e os fatores agravantes, assim como os tratamentos adotados em casa. Examine a parte dolorosa e determine se existem achados semelhantes aos descritos para cada síndrome na Tabela 23.7.

Intervenções de enfermagem

No início, aplique gelo quando a dor for intensa. Anti-inflamatórios, como o ibuprofeno, são úteis. A criança deve limitar a prática de exercícios e participar de atividades diferentes. Após algumas semanas, a maioria das síndromes de uso excessivo melhora. Nesse ponto, o atleta pode retomar a atividade anterior. A doença de Osgood-Schlatter é uma exceção, e pode precisar de 12 a 18 meses para melhorar. O uso de compressas ou ortoses adequadas para a parte dolorosa também é útil. O suporte do braço com uma tipoia alivia o estresse imposto à porção proximal do úmero quando ocorre epifisiólise. Protetores de calcanhar usados em tênis apropriados aliviam o estresse associado à doença de Sever. Para evitar síndromes de uso excessivo, estimule os atletas a executarem exercícios de alongamento adequados durante um período de aquecimento de 20 a 30 min antes de cada treinamento ou jogo. Estimule também algumas semanas de condicionamento físico antes do início da época de competições.

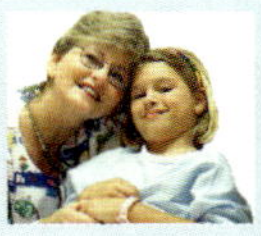

"Tratamentos de energia", tais como toque terapêutico e Reiki, exercem um efeito não farmacológico adjuvante no controle da dor de lesões musculoesqueléticas.

● Luxação da cabeça do rádio

A luxação da cabeça do rádio ("cotovelo da babá") ocorre quando um movimento de tração sobre o braço faz o ligamento que circunda a cabeça do rádio ficar "preso" na articulação. Ocorre em geral em crianças com menos de 7 anos de idade e é uma lesão comum em crianças de 1 a 4 anos de idade. Para reduzir a lesão, o cotovelo é flexionado até 90° e, depois, o antebraço é posicionado em supinação completa, trazendo-se o ligamento de volta a seu lugar. Se a redução da cabeça do rádio, for apropriada não há complicações.

Tabela 23.7 Distúrbios de uso excessivo

Distúrbio	Área anatômica afetada	Ocorre com maior frequência em	Sinais e sintomas
Doença de Osgood-Schlatter	Avulsão parcial do centro de ossificação do tubérculo da tíbia	Adolescentes ativos, com maior frequência meninos. Mais comum em períodos de crescimento rápido	• Dor leve a moderada, relacionada com atividade física • Tubérculo tibial doloroso à palpação • Edema doloroso ou proeminência da parte anterior do tubérculo tibial dolorosa
Epifisiólise da porção proximal do úmero	Porção proximal do úmero (alargamento da placa de crescimento)	Ocorre com atividade vigorosa do membro superior, como arremesso no beisebol	• Dor à palpação do ombro ou da porção proximal do úmero • Dor à rotação interna ativa • Conservação plena da amplitude de movimentos
Epifisiólise da porção distal do rádio	Porção distal do rádio (alargamento da placa de crescimento)	Ocorre com o uso excessivo da porção distal do rádio, como em ginastas	• Dor no punho que piora com atividade física
Doença de Sever (apofisite do calcâneo)	Calcâneo	Em geral entre 9 e 14 anos de idade	• Dor na face posterior do calcâneo • Limitação da flexão dorsal passiva e ativa do pé
Periostite medial da tíbia	Refere-se a diversas síndromes de uso excessivo associadas à tíbia (fratura por estresse, estresse tibial, condições musculares)	Ocorre com atividades de esforço repetido da perna, como em corredores, bailarinas e jogadores de futebol	• Dor induzida por exercício na face anterior da parte média da perna • A dor pode ser aguda • Piora com exercício físico • Na fratura por estresse, a coxeadura se acentua com a atividade física

Avaliação de enfermagem

A criança mantém o braço discretamente flexionado ao lado do corpo e recusa-se a movê-lo. Quando o braço fica parado, a criança não mostra desconforto aparente. Avalie o estado neurovascular, que deve estar intacto.

Intervenções de enfermagem

Após o tratamento, que em geral consiste em hiperpronação para reduzir a luxação, avalie a capacidade da criança de usar o braço sem dor. Diga aos pais para não puxarem o braço da criança, especialmente com movimentos súbitos, para evitar recorrências da luxação.

Referências

Ackley, B. J., & Ladwig, G. B. (2004). *Nursing diagnosis handbook: A guide to planning care* (6th ed.). St. Louis: Mosby.

Allard, P., Chavet, P., Barbier, F., Gatto, L., Labelle, H., & Sadeghi, H. (2004). Effect of body morphology on standing balance in adolescent idiopathic scoliosis. *American Journal of Physical Medicine and Rehabilitation, 83,* 689–697.

American Academy of Pediatrics, Committee on Quality Improvement, Subcommittee on Developmental Dysplasia of the Hip. (2000). Clinical practice guideline: Early detection of developmental dysplasia of the hip. *Pediatrics, 105*(4), 896–905.

Bernardo, L. M. (2001). Evidence-based practice for pin site care in injured children. *Orthopedic Nursing, 20*(5), 29–34.

Bernardo, L. M., Gardner, M. J., & Seibel, K. (2001). Playground injuries in children: A review and Pennsylvania trauma center experience. *Journal of the Society of Pediatric Nurses, 6*(1), 11–20.

Brown, D., & Fisher, E. (2004). Femur fractures in infants and young children. *American Journal of Public Health, 94*(4), 558–560.

Bulloch, B., Neto, G., Plint, A., Lim, R., Lidman, P., Reed, M., Nijssen-Jordan, C., Tenebein, M., Klassen, T. P., & Bhargava, R. (2003). The Ottawa knee rules accurately identified fractures in children with knee injuries. *Annals of Emergency Medicine, 42,* 48–55.

Busch, M. T. (2001). Sports medicine in children and adolescents. In R. T. Morrissy & S. L. Weinstein (Eds.), *Lovell & Winter's pediatric orthopaedics* (5th ed.). Philadelphia: Lippincott Williams & Wilkins.

Carakushansky, M., O'Brien, K. O., & Levine, M. A. (2003). Vitamin D and calcium: Strong bones for life through better nutrition. *Contemporary Pediatrics, 20*(3), 37–50.

Carek, P. J., Dickerson, L. M., & Sack, J. I. (2001). Diagnosis and management of osteomyelitis. *American Family Physician, 63*(12), 2413–2420.

Cartwright, C. C. (2002). Assessing asymmetrical infant head shapes. *Nurse Practitioner, 27*(8), 33–39.

Chin, K. R., Price, J. S., & Zimbler, S. (2001). A guide to early detection of scoliosis. *Contemporary Pediatrics, 18*(9), 77 [electronic version] available at www.contemporarypediatrics.com.

Clark, C. (2001). Osteogenesis imperfecta: An overview. *Nursing Standard,* 16(5), 47–52.

DiFazio, R., & Atkinson, R. (2005). Extremity fractures in children: When is it an emergency? *Journal of Pediatric Nursing, 20*(4), 298–304.

DiNucci, E. M. (2005). Energy healing: A complementary treatment for orthopaedic and other conditions. *Orthopaedic Nursing, 24*(4), 259–269.

Eiff, M. P., & Hatch, R. L. (2003). Boning up on common pediatric fractures. *Contemporary Pediatrics, 20*(11), 30–59.

Eilert, R. E. (2007). Orthopedics. In Hay, W. W., Levin, M. J., Sondheimer, J. M., & Deterding, R. R. (Eds.), *Current pediatric diagnosis and treatment* (18th ed.). New York: McGraw-Hill.

Falk, M. J., Heeger, S., Lynch, K. A., DeCaro, K. R., Bohach, D., Gibson, K. S., & Warman, M. L. (2003). Intravenous bisphosphonate therapy in children with osteogenesis imperfecta. *Pediatrics, 111*(3), 573–578.

Frasier, L. D. (2003). Child abuse or mimic? *Consultant for Pediatricians, 2,* 212–215.

Ganel, A., Dudkiewicz, I., & Grogan, D. P. (2003). Pediatric orthopedic physical examination of the infant: A 5-minute assessment. *Journal of Pediatric Health Care, 17*(1), 39–41.

Gilmore, A., & Thompson, G. H. (2003). Common childhood foot deformities. *Consultant for Pediatricians, 2*(2), 63–71.

Godley, D. R. (2002). A practical approach to the child that limps. *Contemporary Pediatrics, 19*(2), 56 [electronic version] available at www.contemporarypediatrics.com.

Gore, A. I., & Spencer, J. P. (2004). The newborn foot. *American Family Physician, 69*(4), 865–872.

Goretsky, M. J., Kelly, R. E., Croitoru, D., & Nuss, D. (2004). Chest wall anomalies: Pectus excavatum and pectus carinatum. *Adolescent Medicine Clinics, 15*(3), 455–471 [electronic version]. Accessed 10/1/05.

Greene, J. (2001). Fractures at an early age: "It's just bad luck." *Journal of Pediatric Health Care, 15,* 318–328.

Gris, M., Van Nieuwenhove, O., Gehanne, C., Quintin, J., & Burny, F. (2004). Treatment of supracondylar humeral fractures in children using external fixation. *Orthopedics, 27*(11), 1146–1150.

Gunner, K. B., & Scott, A. C. (2001). Evaluation of the child with a limp. *Journal of Pediatric Health Care, 15,* 38–40.

Hennrikus, W. L. (1999). Developmental dysplasia of the hip: Diagnosis and treatment in children younger than 6 months. *Pediatric Annals, 28*(12), 740–746.

Howard, A. W., MacArthur, C., Willan, A., Rothman, L., Moses-McKeag, A., & MacPherson, K. (2005). The effect of safer play equipment on playground injury rates among school children. *Canadian Medical Association Journal, 172*(11), 1443–1446 [electronic version]. Accessed via Proquest database 10/1/05.

Kehl, D. K. (2001). Developmental coax vara, transient synovitis and idiopathic chondrolysis of the hip. In R. T. Morrissy & S. L. Weinstein (Eds.), *Lovell & Winter's pediatric orthopaedics* (5th ed.). Philadelphia: Lippincott Williams & Wilkins.

Killian, J. T., Mayberry, S., & Wilkinson, L. (1999). Current concepts in adolescent idiopathic scoliosis. *Pediatric Annals, 28*(12), 755–761.

Kocher, M. S., Mandiga, R., Murphy, J. M., Goldman, D., Harper, M., Sundel, R., Ecklund, K., & Kasser, J. R. (2003). A clinical practice guideline for treatment of septic arthritis in children: Efficacy in improving process of care and effect on outcome of septic arthritis of the hip. *Journal of Bone and Joint Surgery, 85*(6), 994–999.

Kocher, M. S., Mandiga, R., Zurakowski, B. C., & Kasser, J. R. (2004). Validation of a clinical prediction rule for the differentiation between septic arthritis and transient synovitis of the hip in children. *Journal of Bone and Joint Surgery, 86*(8), 1629–1638.

Koester, M. C. (2003). Making the preparticipation athletic evaluation more than just a "sports physical." *Contemporary Pediatrics, 20*(9), 85–121.

Koester, M., & Mangus, B. C. (2005). Heads up for soccer injuries! What you need to know. *Contemporary Pediatrics, 22*(5), 75–88.

Labbe, A. C., Demers, A. M., Rodrigues, R., Arlet, V., Tanguay, K., & Moore, D. (2003). Surgical-site infection following spinal fusion: A case-control study in a children's hospital. *Infection Control & Hospital Epidemiology, 24*(8), 591–595.

Lazzarini, L., Mader, J. T., & Calhoun, J. H. (2004). Current concepts review: Osteomyelitis in long bones. *Journal of Bone and Joint Surgery, 86*(10), 2305–2318.

Lee, L. H., & Hall, C. B. (2000). Recognizing infection-related arthritis. *Contemporary Pediatrics, 17*(5), 119–130.

Leung, A. K. C., & Lemay, J. F. (2004). The limping child. *Journal of Pediatric Health Care, 18,* 219–223.

Luther, B. L. (2002). Congenital muscular torticollis. *Orthopedic Nursing, 21*(3), 21–28.

Mayrl, J. M., Grechenig, W., & Hollwarth, M. E. (2004). Musculoskeletal ultrasound in pediatric trauma. *European Journal of Trauma, 3,* 150–160 [electronic version]. Accessed 10/1/05 via Proquest database.

Metzl, J. D., & Metzl, J. A. (2004). Shin pain in an adolescent soccer player: A case-based look at "shin splints." *Contemporary Pediatrics, 21*(9), 36–48.

Molczan, K. A. (2001). Triaging pediatric orthopedic injuries. *Journal of Emergency Nursing, 27,* 297–300.

Moreland, M. S. (2001). Special concerns of the pediatric athlete. In F. H. Fu & D. A. Stone (Eds.), *Sports injuries: Mechanisms, prevention, treatment* (2nd ed.). Philadelphia: Lippincott Williams & Wilkins.

Morrissy, R. T., Giavedoni, B. J., & Coulter-O'Berry, C. (2001). The limb-deficient child. In R. T. Morrissy & S. L. Weinstein (Eds.), *Lovell & Winter's pediatric orthopaedics* (5th ed.). Philadelphia: Lippincott Williams & Wilkins.

Mosca, V. S. (2001). The foot. In R. T. Morrissy & S. L. Weinstein (Eds.), *Lovell & Winter's pediatric orthopaedics* (5th ed.). Philadelphia: Lippincott Williams & Wilkins.

Newton, P. O., & Wenger, D. R. (2001). Idiopathic and congenital scoliosis. In R. T. Morrissy & S. L. Weinstein (Eds.), *Lovell & Winter's pediatric orthopaedics* (5th ed.). Philadelphia: Lippincott Williams & Wilkins.

Pagana, K. D., & Pagana, T. J. (2002). *Mosby's manual of diagnostic and laboratory tests* (2nd ed.). St. Louis: Mosby.

Parikh, S. N., Crawford, A. H., & Choudhury. (2004). Magnetic resonance imaging in the evaluation of infantile torticollis. *Orthopedics, 27*(5), 509–515.

Patel, D. R., Greydanus, D. E., & Pratt, H. D. (2001). Youth sports: More than sprains and strains. *Contemporary Pediatrics, 18*(3), 45–74.

Pierce, M. C., Bertocci, G. E., Janosky, J. E., Aguel, F., Deemer, E., Moreland, M., Boal, D., Garcia, S., Herr, S., Zuckerbraun, N., & Vogeley, E. Femur fractures resulting from stair falls among young children: An injury plausibility study. *Pediatrics,* 115(6), 1712–1722.

Price, C. T., Phillips, J. H., & Devito, D. P. (2001). Management of fractures. In R. T. Morrissy & S. L. Weinstein (Eds.), *Lovell & Winter's pediatric orthopaedics* (5th ed.). Philadelphia: Lippincott Williams & Wilkins.

Rauch, F., & Glorieux, F. H. (2004). Osteogenesis imperfecta. *Lancet, 363,* 1377–1385.

Ryan, L. M., DePiero, A. D., Sadow, K. B., Warmink, C. A., Chamberlin, J. M., Teach, S. J., & Johns, C. M. S. (2004). Recognition and management of pediatric fractures by pediatric residents. *Pediatrics, 114*(6), 1530–1533.

Sadovsky, R. (2000). Oral antibiotic therapy for septic arthritis in children. *American Family Physician, 61*(11), 3434 [electronic version]. Accessed 10/1/05.

Sakkers, R., Kok, D., Engelbert, R., van Dongen, A., Jansen, M., Pruijs, H. Verbout, A., Schweitzer, D., & Uiterwaal, C. (2004). Skeletal effects and functional outcome with olpadronate in children with osteogenesis imperfecta: A 2-year randomized placebo-controlled study. *Lancet, 363,* 1427–1431.

Salzbach, R. (1999). Pediatric septic arthritis. *AORN Journal, 70*(6), 986–1010 [electronic version]. Accessed via Proquest database 10/1/05.

Santy, J. (2000). Nursing the patient with an external fixator. *Nursing Standard, 14*(31), 47–52, 54.

Sapountzi-Krepia, D. S., Valavanis, J., Panteleakis, G. P., Zangana, D. T., Vlachojiannis, P. C., & Sapkas, G. S. (2001). Perceptions of body image, happiness and satisfaction in adolescents wearing a Boston brace for scoliosis treatment. *Journal of Advanced Nursing, 35*(5), 683–690.

Stellwagen, L. M., Hubbard, E., & Vaux, K. (2004). Look for the 'stuck baby' to identify congenital torticollis. *Contemporary Pediatrics, 21*(5), 55 [electronic version]. Available at www.contemporarypediatrics.com.

Swoveland, B., Medvick, C., Kirsh, M., Thompson, K., & Nuss, D. (2001). The Nuss procedure for pectus excavatum correction. *AORN Journal, 74*(6), 827–850 [electronic version]. Accessed via Proquest database 10/1/05.

Taft, E., & Francis, R. (2003). Evaluation and management of scoliosis. *Journal of Pediatric Health Care, 17*(1), 42–44.

Taketokmo, C. K., Hodding, J. H., & Kraus, D. M. (2004). *Lexi-comp's pediatric dosage handbook* (11th ed.). Hudson, Ohio: Lexi-comp.

Tice, A., Rehm, S. J., Dalovisio, J. R., Bradley, J. S., Martinelli, L. P., Graham, D. R., Gainer, R. B., Kunkel, M. J., Yancey, R. W., & Williams, D. N. (2004). Practice guidelines for outpatient parenteral antimicrobial therapy. *Journal of Infusion Nursing, 27*(5), 339–359.

Weinstein, S. L. (2001). Developmental hip dysplasia and dislocation. In R. T. Morrissy & S. L. Weinstein (Eds.), *Lovell & Winter's pediatric orthopaedics* (5th ed.). Philadelphia: Lippincott Williams & Wilkins.

Zak, M. (2005). Pediatric orthopedic problems. In S. M. Nettina (Ed.), *Lippincott manual of nursing practice.* Philadelphia: Lippincott Williams & Wilkins.

Zaleske, D. J. (2001). Metabolic and endocrine abnormalities. In R. T. Morrissy & S. L. Weinstein (Eds.), *Lovell & Winter's pediatric orthopaedics* (5th ed.). Philadelphia: Lippincott Williams & Wilkins.

Websites

www.cincinnatichildrens.org/health/yh/archives/2002/summer/sports-injury.htm How to prevent sports injuries in children

www.infant-torticollis.org/ National Infant Torticollis Association

www.marchofdimes.com March of Dimes (birth defects foundation)

www.mliles.com/pedortho/index.shtml an index to a variety of pediatric orthopedic websites

www.momsteam.com/index.shtml youth sports information for parents

www.niams.nih.gov/hi/topics/childsports/child_sports.htm National Institute of Arthritis and Musculoskeletal and Skin Diseases/National Institutes of Health, section on child sports

www.oif.org Osteogenesis Imperfecta Foundation

www.orthoseek.com/ pediatric orthopedics and pediatric sports medicine for parents

www.pectus.org/ United Kingdom pectus excavatum and pectus carinatum information site

www.peds-ortho.com/ pediatric orthopedic surgery resource site

www.scoi.com/peds.htm pediatric orthopedic information from the Southern California Orthopedic Institute

www.scoliosis.com information on nonsurgical correction of scoliosis

www.scoliosis.org/ National Scoliosis Foundation

www.sportssafety.org/ National Center for Sports Safety

www.usa.safekids.org/index.cfm USA Safe Kids

Exercícios sobre o *capítulo*

Questões de múltipla escolha

1. A enfermeira está avaliando se um pai compreendeu o tratamento para torcicolo. Que resposta melhor indica que o pai compreendeu o tratamento adequado?
   a. Estimula o lactente a virar a cabeça para o lado não acometido.
   b. Declara que o lactente precisa dormir em decúbito ventral.
   c. Coloca o lactente sobre o lado acometido.
   d. Alonga o pescoço do lactente para o lado oposto e o mantém nessa posição durante 5 s.
2. A enfermeira está orientando uma adolescente quanto ao uso de um colete que o ortopedista prescreveu para tratamento de escoliose idiopática. Que afirmação da paciente melhor indica que ela compreendeu o uso adequado do colete?
   a. "Só posso tirar o colete em ocasiões especiais."
   b. "Posso tirar o colete apenas uma hora por dia, para tomar banho."
   c. "Não preciso usar o colete de noite quando estiver dormindo."
   d. "É muito importante usar o colete durante o dia, quando estou de pé."
3. A enfermeira está cuidando de pacientes no período posterior a fusão da coluna vertebral. Qual é a atividade mais adequada a ser delegada aos auxiliares de enfermagem?
   a. Fazer as crianças deambularem 2 vezes/dia para estimular a mobilidade.
   b. Estimular a ida ao banheiro para promover a função intestinal.
   c. Providenciar distrações, porque as crianças precisam ficar em decúbito dorsal.
   d. Mudança de decúbito das crianças a cada 2 h.
4. A enfermeira está cuidando de uma criança com fratura do fêmur esquerdo que está em tração há vários dias. Na avaliação, ela nota que o pé esquerdo está pálido, sem pulso pedioso palpável. Qual é a intervenção de enfermagem mais importante?
   a. Retirar a tração, que pode estar com peso excessivo.
   b. Nada; alterações circulatórias são esperadas na tração esquelética.
   c. Notificar imediatamente o médico sobre esse achado anormal.
   d. Massagear o pé imediatamente para aumentar a circulação.

Exercícios de raciocínio crítico

1. Desenvolva um plano de orientação para a família de um lactente com displasia do quadril ou pé torto congênito.
2. Desenvolva uma orientação de alta para uma criança de 2 anos de idade que ficará com um aparelho em espiga em casa durante mais 10 semanas.
3. Faça um plano de desenvolvimento e orientação para uma criança que ficará em tração durante 6 semanas. Escolha uma criança da área clínica cuidada por você ou uma faixa etária específica e desenvolva o plano.

Atividades de estudo

1. Compare o desenvolvimento e o crescimento de uma criança com osteogênese imperfeita ou raquitismo com o de uma criança normal típica. Que diferenças ou semelhanças você encontra? Quais são as explicações para esses achados?
2. Frequente uma clínica ortopédica pediátrica ou um ambulatório de pediatria. Identifique o papel da enfermeira nesse ambiente.

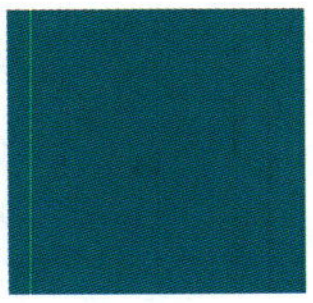

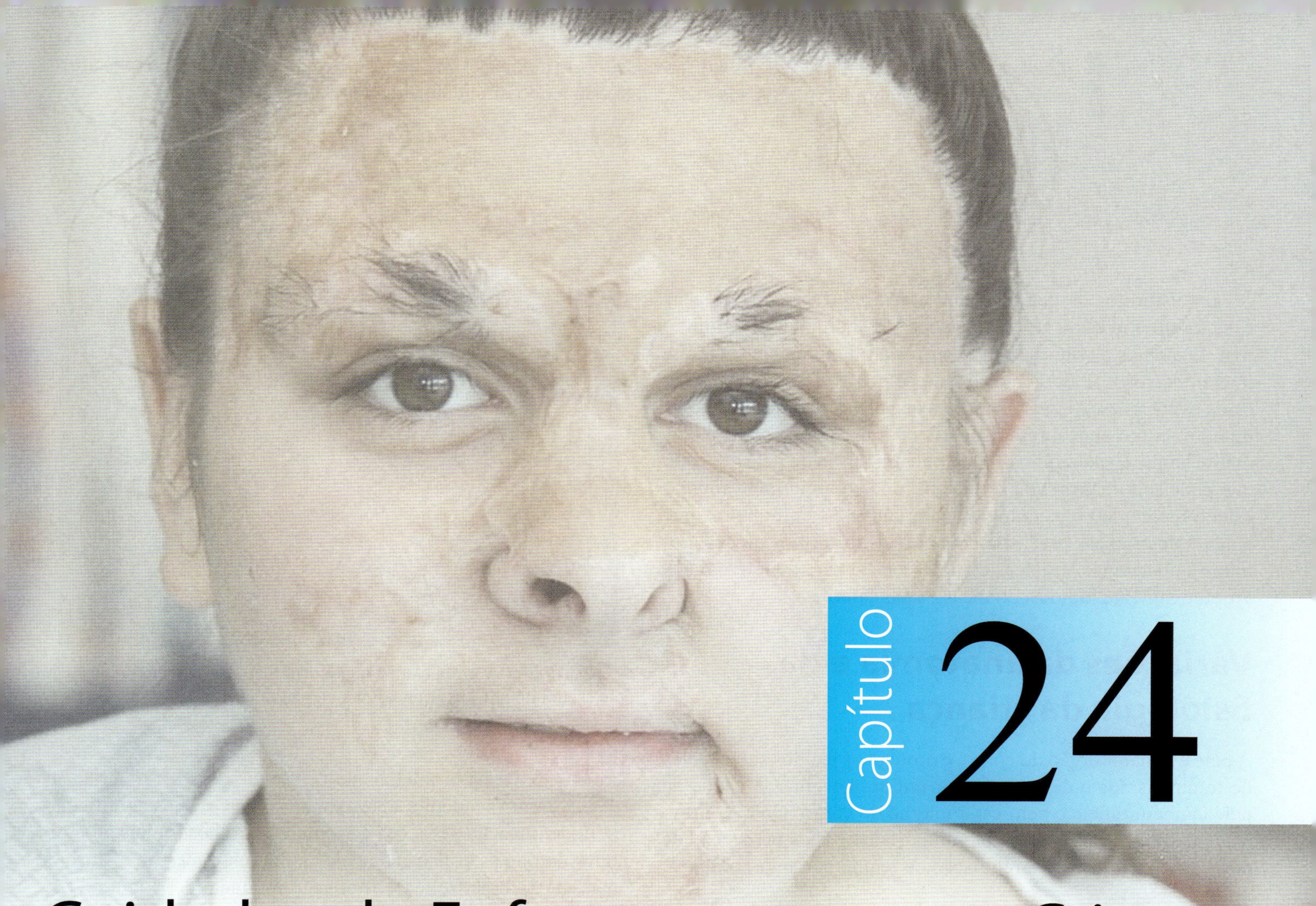

Capítulo 24

Cuidados de Enfermagem para a Criança com Distúrbio de Pele

Palavras-chave

Anular
Dermatite
Descamação
Eritema
Mácula
Pápula
Prurido
Vesícula

Objetivos da aprendizagem

Concluída a leitura deste capítulo, o leitor deverá ser capaz de:

1. Comparar as diferenças anatômicas e fisiológicas entre o sistema tegumentar de crianças e adultos
2. Descrever cuidados de enfermagem relacionados com exames complementares comuns no diagnóstico clínico de distúrbios de pele em lactentes, crianças e adolescentes.
3. Distinguir distúrbios de pele comuns em lactentes, crianças e adolescentes.
4. Identificar avaliações e intervenções de enfermagem adequadas relacionadas com distúrbios de pele em crianças.
5. Desenvolver planos de cuidados de enfermagem individualizados para crianças com distúrbios de pele.
6. Descrever o impacto psicossocial de distúrbios de pele crônicos em crianças e adolescentes.
7. Desenvolver planos de orientação para a criança e a família de crianças com distúrbios de pele.

REFLEXÃO *Para a enfermeira, cuidar da pele da criança é embrulhar para presente a vida; mas, para a criança, a pele é um traje espacial para enfrentar o desconhecido.*

Eva Lopez, de 1 ano de idade, é trazida ao consultório pela mãe, que diz: "Eva tem placas de pele ressecada, os punhos estão sangrando porque ela coça, e ela está tendo dificuldade de dormir à noite."

Os distúrbios de pele ocorrem com frequência em crianças e, se forem graves ou crônicos, podem ter um impacto significativo. Lactentes e crianças são expostos a inúmeros microrganismos infecciosos e alergênios, e sua pele é às vezes afetada por essas exposições. Alguns distúrbios de pele são brandos e autolimitados, como uma abrasão superficial, mas outros, como a dermatite atópica, são crônicos. Qualquer distúrbio de pele grave ou que pode se tornar grave exerce um impacto importante sobre o estado fisiológico e psicológico da criança. As enfermeiras que cuidam de crianças precisam conhecer os distúrbios de pele comuns em lactentes, crianças e adolescentes, para poderem intervir efetivamente junto às crianças e suas famílias.

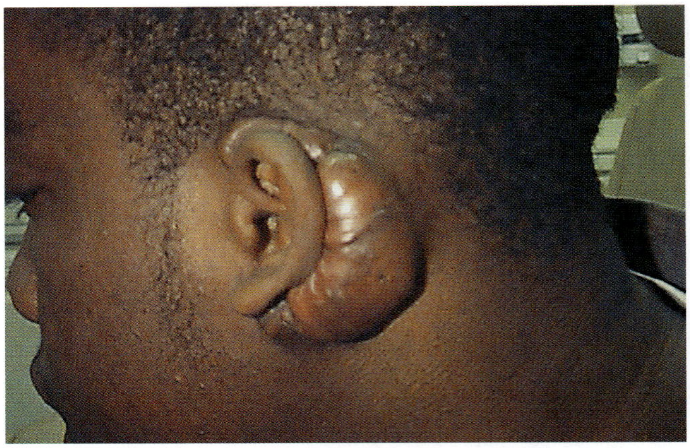

● Figura 24.1 A formação de queloide é mais comum em crianças de pele escura do que em crianças de pele clara.

Variações da anatomia e da fisiologia da criança

A pele é o maior órgão do corpo, e protege os tecidos subjacentes de traumatismos e da invasão por microrganismos. A saúde da pele também reflete o bem-estar interno do corpo (Cole & Gray-Miceli, 2002). A pele é também importante para a percepção de dor, calor e frio, e para a regulação da temperatura corporal.

Diferenças da pele em crianças e adultos

A epiderme do lactente é mais fina que a do adulto, e os vasos sanguíneos estão mais próximos da superfície por causa da menor quantidade de gordura subcutânea. Assim, o lactente perde calor através da superfície da pele com mais facilidade do que escolares e adultos. A pequena espessura da pele do lactente também possibilita a absorção de substâncias através da pele com maior facilidade do que no adulto. As bactérias conseguem penetrar na pele dos lactentes e das crianças pequenas mais facilmente do que na pele dos adultos. A pele do lactente contém mais água que a dos adultos, e a epiderme liga-se frouxamente à derme. Isso significa que a fricção separa as camadas com facilidade, resultando em bolhas ou ruptura de pele. A pele do lactente é menos pigmentada que a do adulto (de todas as raças), o que aumenta o risco de lesão de pele por radiação ultravioleta. Com o tempo, a pele do lactente torna-se mais espessa e fica menos hidratada, tornando-se menos suscetível a invasão por microrganismos. A espessura e outras características da pele atingem níveis de adultos nos últimos anos da adolescência (Starr, 2004).

Diferenças em crianças de pele escura

As crianças de pele escura tendem a ter reações cutâneas mais pronunciadas do que as crianças de pele mais clara (Starr, 2004). Hipopigmentação ou hiperpigmentação de áreas afetadas após cicatrização de um problema dermatológico são comuns em crianças de pele escura. Essa alteração da pigmentação pode ser temporária (durando alguns meses após o distúrbio inicial) ou permanente (após problemas de pele mais graves). As crianças de pele escura tendem a apresentar pápulas, respostas foliculares, liquenificação e reações vesiculares e bolhosas mais proeminentes do que as crianças de pele clara com o mesmo distúrbio. Cicatrização hipertrófica e formação de queloide (Figura 24.1) ocorrem com maior frequência em crianças de pele escura.

Glândulas sebáceas e sudoríparas

A função das glândulas sebáceas é imatura por ocasião do nascimento. O sebo secretado lubrifica a pele e os pelos. A produção de sebo aumenta em pré-adolescentes e adolescentes, o que explica o desenvolvimento de acne nessa época. As glândulas sudoríparas écrinas do lactente são algo funcionais e produzem suor em resposta a estímulos emocionais e calor. Essas glândulas tornam-se plenamente funcionais no meio da infância. Até essa época, a regulação da temperatura é menos efetiva do que a das crianças maiores e dos adultos. As glândulas sudoríparas apócrinas são pequenas e não funcionais no lactente. Elas amadurecem durante a puberdade, quando aparece o odor corporal causado pela secreção dessas glândulas.

Tratamentos clínicos comuns

Inúmeros medicamentos, assim como outros tratamentos clínicos, são prescritos para os distúrbios de pele em crianças. A maioria dos tratamentos precisa de prescrição médica quando a criança está hospitalizada. Os tratamentos e medicamentos mais comuns são relacionados em Tratamentos clínicos comuns 24.1 e no Guia farmacológico 24.1. A enfermeira que cuida de crianças com distúrbios de pele deve conhecer esses procedimentos e medicamentos, saber como eles funcionam, e as implicações de enfermagem comuns relacionadas ao seu uso.

Tratamentos clínicos comuns 24.1

Tratamento	Explicação	Indicação	Implicações de enfermagem
Curativo úmido	Curativo umedecido em água morna (em alguns casos pode ser necessária água estéril)	Quando há prurido, formação de crostas ou secreção; ajuda a remover crostas	Em alguns casos, podem ser usadas soluções de Burow (acetato de alumínio dissolvido em água), de Domeboro (adstringente composto por sulfato de alumínio, ácido acético, carbonato de cálcio e água) ou soro fisiológico. Para que os cuidados sejam não traumáticos, administre a medicação prescrita antes da troca do curativo.
Protetor solar	Loção, gel ou creme com fator de proteção solar (FPS)	Todas as crianças acima de 6 meses de vida	Use uma preparação sem perfume e sem ácido para-aminobenzoico (PABA), com FPS de 15 ou mais. Aplique pelo menos 30 min antes da exposição ao sol. Reaplique pelo menos a cada 2 h durante a exposição (a intervalos de 60 a 80 min quando estiver dentro da água). Existem preparações resistentes ao suor e à água, mas também é necessária reaplicação (ver anteriormente). Use todos os dias no verão e, em climas quentes, mesmo em dias nublados.
Banho	Lave com água morna (com ou sem sabonete)	Lesões pruriginosas e irritativas	Recomende sabonetes sem perfume e sem corantes. Banhos com leite de aveia são muito úteis. Ao secar a criança, não esfregue a pele. Deixe a pele da criança úmida antes de aplicar medicamentos, curativos ou emolientes.

Visão geral do processo de enfermagem para criança com distúrbio de pele

O cuidado de enfermagem para crianças com distúrbios de pele exige habilidades de avaliação, desenvolvimento de diagnósticos de enfermagem e resultados esperados exatos, implementação de intervenções adequadas e avaliação de todo o processo. Muitas erupções de pele estão associadas a outras doenças, às vezes graves, e a enfermeira precisa ter habilidades de avaliação abrangentes e excelentes para lidar com crianças que apresentam erupções. Algumas condições são crônicas, e precisam de cuidados prolongados relacionados com manutenção da saúde, orientação e necessidades psicossociais.

Avaliação

A avaliação de enfermagem de uma criança com um distúrbio de pele inclui a obtenção da história de saúde e o exame físico. Além disso, pode ser necessário realizar exames complementares.

Você se lembra de Eva, a menina de 1 ano de idade com placas de pele ressecada, prurido e dificuldade de dormir? Que outras informações a enfermeira deve obter na história de saúde e no exame físico?

História de saúde

Determine a queixa principal da criança ou dos pais, que com grande frequência está relacionada com prurido, **descamação** ou alteração do aspecto da pele. Registre a história da doença atual, anotando o início, a localização, a duração, as características, outros sintomas e fatores aliviantes, e sua relação com as lesões ou com a erupção na pele. Pergunte também sobre a quantidade e as características de qualquer secreção das lesões ou sobre a erupção na pele. Registre os sinais e sintomas associados. Anote o estado geral de saúde da criança, a história de doenças crônicas, cirurgias, hospitalizações, medicamentos e vacinações recentes. Houve alguma alteração recente na alimentação ou no ambiente da criança? Existe história familiar de problemas de pele agudos ou crônicos? Alguém na casa tem um problema semelhante no momento? A família tem animais de estimação que saem de casa? A criança brinca em bosques ou jardins? Anote os cuidados rotineiros de pele, assim como sabonetes, cosméticos ou outros produtos usados. Determine a exposição diária ao sol e se a criança usa regularmente protetor solar.

Guia farmacológico 24.1 Medicamentos comuns para doenças de pele

Medicamento	Ação	Indicação	Implicações de enfermagem
Antibióticos (tópicos)	Diminuição da colonização da pele por bactérias	Formas leves de acne vulgar, impetigo e foliculite	Aplique tal como prescrito sobre a pele limpa ou sobre uma ferida limpa. Preste atenção a alergia à neomicina.
Antibióticos (sistêmicos)	Bactericidas ou bacteriostáticos contra inúmeras bactérias, dependendo da preparação	Formas moderadas a graves de acne vulgar, impetigo extenso, celulite, síndrome da pele escaldada	Pesquise se há alergias medicamentosas antes da administração. Oriente as famílias a completarem toda a série de antibióticos.
Corticosteroides (tópicos)	Efeito anti-inflamatório	Dermatite atópica, alguns tipos de dermatite de contato	Não use formulações de corticosteroides de média ou alta potência na face ou na genitália. Não cubra com curativo oclusivo. A absorção é maior nos lactentes pequenos.
Antifúngicos (tópicos)	Fungicida	Tinha, dermatite causada por *Candida* na área coberta pelas fraldas	Aplique uma camada fina tal como prescrito. Obedeça à duração prescrita do tratamento para evitar recorrência da erupção cutânea.
Antifúngicos (sistêmicos): griseofulvina, cetoconazol	Fungicidas; ligam-se à queratina humana, tornando-a resistente aos fungos	*Tinea capitis*, infecções fúngicas disseminadas ou graves	Griseofulvina: administre com uma refeição rica em gordura para aumentar a absorção. Exige tratamento de no mínimo 4 semanas. Monitore as provas de função hepática e o hemograma. Pode causar fotossensibilidade. Cetoconazol: administre com alimentos para diminuir o desconforto gastrintestinal.
Peróxido de benzoíla	Diminui a colonização por *Propionibacterium acnes*	Acne vulgar (formas leves)	Disponível em combinação com antibióticos tópicos. Aplique com parcimônia. Agite antes de aplicar. Evite contato com os olhos e com as mucosas.
Retinoides (tópicos): tretinoína, adapaleno, tazaroteno	Atividade anticomedogênica	Acne vulgar (formas moderada a grave)	Efeitos adversos: ressecamento, sensação de queimação, fotossensibilidade. Oriente a criança a usar protetor solar com FPS de 15 ou mais.
Imunomoduladores tópicos (tacrolimo, pimecrolimo)	Inibem a ação dos linfócitos T na pele	Dermatite atópica (formas moderada a grave) ou em condições resistentes a esteroides tópicos	Use somente em crianças com mais de 2 anos de idade. Evite exposição à luz solar. Podem causar queimação, prurido, sinais e sintomas gripais ou cefaleia.
Anti-histamínicos (difenidramina, clorfeniramina, hidroxizina)	Efeito anti-histamínico; sedação	Reações de hipersensibilidade, dermatite atópica ou dermatite de contato associadas a prurido intenso	Podem ser administrados 3 a 4 vezes/dia, a não ser que o efeito sedativo interfira nas atividades da vida diária ou escolares.

(*continua*)

Guia farmacológico 24.1 Medicamentos comuns para doenças de pele *(continuação)*

Medicamento	Ação	Indicação	Implicações de enfermagem
Corticosteroides sistêmicos (prednisona, dexametasona, metilprednisolona)	Ação anti-inflamatória e imunossupressora	Dermatite de contato grave	Administre com alimentos para diminuir o desconforto gastrintestinal. Podem mascarar sinais de infecção. Monitore a pressão arterial e verifique se há glicosúria. Não interrompa o tratamento subitamente, porque pode ocorrer insuficiência suprarrenal aguda. Monitore o aparecimento de sinais de síndrome de Cushing. As doses são diminuídas gradualmente.
Isotretinoína	Reduz o tamanho das glândulas sebáceas, diminui a produção de sebo e regula a proliferação e a diferenciação das células	Acne cística ou acne grave resistente a 3 meses de tratamento com antibióticos orais	Certifique-se de que as adolescentes não estão nem fiquem grávidas. Monitore o hemograma, o lipidograma, as provas de função hepática e a betagonadotropina coriônica humana mensalmente. Monitore o risco de suicídio.
Alcatrão	Efeito antipruriginoso e anti-inflamatório	Psoríase, dermatite atópica	Pode manchar a roupa; cheiro intenso e desagradável. Aplique na hora de dormir e lave de manhã, para estimular a aceitação.
Sulfadiazina de prata a 1%	Bactericida (Gram-positivos e Gram-negativos) e ativa contra leveduras	Queimaduras	Cubra com curativo oclusivo. Aplique 2 vezes/dia. Não use em pacientes com alergia a sulfa. Forma um gel sobre a queimadura de remoção dolorosa. Pode causar neutropenia transitória. Não use no rosto de crianças ou em lactentes com menos de 2 meses de vida.

Exame físico

Faça um exame físico completo e registre qualquer anormalidade encontrada. Examine minuciosamente toda a pele. A melhor luz para o exame da pele é a luz natural. Examine a pele de todo o corpo e registre o padrão de distribuição de qualquer lesão encontrada. Inspecione as mucosas, observando e descrevendo as lesões encontradas. Examine toda a superfície da pele e do couro cabeludo com cuidado. Verifique temperatura, umidade, textura e fragilidade da pele. Se houver lesões ou erupção cutânea, anote a localização e faça uma descrição detalhada. Descreva uma erupção como macular, papular, pustular ou vesicular. Faça uma descrição das lesões vasculares, se existirem (ver mais informações sobre lesões vasculares no Capítulo 9). Descreva as lesões de acordo com os seguintes critérios:

- Lineares: em uma linha
- Forma: as lesões são redondas, ovais, **anulares** (anel em torno de um centro claro)?
- Morbiliformes: erupção maculopapular rósea
- Lesões em alvo: como um olho de boi

Se existirem lesões no couro cabeludo, houve perda de cabelo na região? Se houver secreção, descreva-a como clara, purulenta, cor de mel ou com outro aspecto. Anote se houver descamação e liquenificação da pele. Palpe à procura de adenomegalias regionais.

Exames complementares

Detalhes sobre os exames complementares mais solicitados em distúrbios de pele estão relacionados em Exames complementares 24.1. Os exames podem ser usados para o diagnóstico do distúrbio ou como diretrizes para a determinação do tratamento. Alguns exames são obtidos por pessoal de laboratório ou de outras áreas, e outros são obtidos pela enfermeira. Em todos os casos, a enfermeira deve conhecer o método de coleta, a utilidade do exame e os resultados normais e anormais. Esse conhecimento também é necessário para a orientação da criança e da família sobre os exames.

Exames complementares 24.1

Exame	Explicação	Indicação	Implicações de enfermagem
Hemograma completo	Avalia a hemoglobina e o hematócrito, a contagem de leucócitos (em especial a porcentagem de cada tipo de leucócito) e a contagem de plaquetas	Infecções ou processos inflamatórios	Os valores normais variam com a idade e o sexo A contagem diferencial de leucócitos é útil na investigação da origem da infecção Pode ser afetado por medicamentos imunossupressores Os eosinófilos podem estar elevados em crianças com dermatite atópica
Velocidade de hemossedimentação (VHS)	Exame inespecífico usado para detectar infecção ou inflamação	Infecção ou processo inflamatório	Envie a amostra para o laboratório imediatamente; se as amostras não forem processadas em até 3 h, os resultados serão falsos-baixos
Preparação com hidróxido de potássio (KOH)	Mostra hifas ramificadas (fungos) ao exame microscópico	Identificação de infecções por fungos	Coloque raspados de pele em uma lâmina de microscopia e adicione uma gota de KOH a 20%
Cultura de ferida ou de secreção da pele	Permite o crescimento e a identificação de microrganismos	Identificação de microrganismos específicos	Veja o resultado do antibiograma
Imunoglobulina E (IgE)	Determinação da IgE plasmática	Dermatite atópica	Elevada com frequência em doenças alérgicas ou atópicas, embora seja um achado inespecífico. Pode estar aumentada quando a criança toma corticosteroides sistêmicos
Testes cutâneos	Testes com alergênios aplicados com agulhas na pele	Dermatite atópica ou dermatite de contato	Providencie equipamentos de emergência para o caso de anafilaxia (rara)

Diagnósticos e intervenções de enfermagem

Após uma avaliação completa, a enfermeira pode identificar diversos diagnósticos de enfermagem, como:

- Integridade da pele prejudicada
- Dor
- Risco de infecção
- Distúrbio da imagem corporal
- Risco de volume de líquidos deficiente
- Nutrição desequilibrada

> **Após completar a avaliação de Eva,** a enfermeira notou o seguinte: hipopigmentação da pele atrás dos joelhos, placas ressecadas nos punhos e na face e sibilos pulmonares bilaterais à ausculta. Com base nesses achados, quais seriam os três principais diagnósticos de enfermagem para Eva?

Os resultados desejados e as intervenções baseiam-se nos diagnósticos de enfermagem. O Plano de cuidados de enfermagem 24.1 pode ser usado como uma orientação para o planejamento de cuidados de enfermagem de crianças com distúrbios de pele. Individualize o plano de cuidados com base nas respostas da criança e da família à alteração de saúde. Veja no Capítulo 14 informações sobre controle da dor. Outras informações serão incluídas posteriormente no capítulo quando relacionadas a distúrbios específicos.

> **Com base nos três principais diagnósticos de enfermagem para Eva,** descreva as intervenções de enfermagem adequadas.

Distúrbios infecciosos

Os distúrbios infecciosos da pele incluem aqueles causados por vírus, bactérias e fungos. Os exantemas virais são discutidos no Capítulo 15. Infecções por bactérias e fungos são discutidas adiante.

• Infecções bacterianas

As infecções bacterianas da pele incluem impetigo bolhoso e não bolhoso, foliculite, celulite e síndrome da pele escaldada estafilocócica. Essas infecções bacterianas são com frequência causadas por *Staphylococcus aureus* ou por estreptococos beta-hemolíticos do grupo A, que fazem parte da microbiota normal da pele. Impetigo, foliculite e celulite são em geral distúrbios autolimitados que raramente se tornam graves.

Impetigo é uma erupção cutânea de fácil reconhecimento (Figura 24.2). O impetigo não bolhoso em geral ocorre depois de

Plano de cuidados de enfermagem 24.1

Visão geral da criança com distúrbio de pele

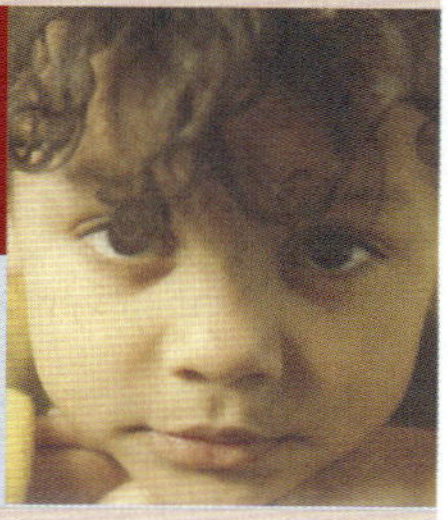

Diagnóstico de enfermagem: integridade da pele prejudicada relacionada com processo infeccioso, reação de hipersensibilidade, lesão ou fatores mecânicos, evidenciada por erupção, inflamação, abrasão, laceração ou ruptura da epiderme

Identificação e avaliação dos resultados

Restauração da integridade da superfície da pele; *resolução da erupção, abrasão, laceração ou outra lesão de pele.*

Intervenções: restauração da integridade da pele

- Avalie o local da lesão de pele *para determinar a extensão do envolvimento e planejar o cuidado.*
- Monitore com frequência alterações de coloração, temperatura, vermelhidão ou outros sinais de infecção, *para identificação precoce de problemas.*
- Determine as práticas de cuidados com a pele da criança e da família *para identificar a necessidade de orientação relacionada com cuidados de pele.*
- Individualize o plano de cuidados da pele com base no problema de pele específico da criança, *para cuidar de modo mais adequado da pele tendo em vista o distúrbio da criança.*
- Se a criança estiver imobilizada, use ferramentas de avaliação de risco (como as escalas modificadas de Norton ou de Braden) *para identificar risco de ruptura de pele.*
- Coloque a criança sobre o lado oposto da lesão de pele *para evitar ruptura adicional da pele.*
- Estimule a ingestão de alimentos adequada, *porque nutrientes adequados são necessários para a função imunológica e para a cicatrização adequada.*
- *Determine os melhores cuidados de feridas específicas.*
- Troque os curativos e cuide de feridas conforme a prescrição, *para estimular a cicatrização de feridas ou de queimaduras.*

Diagnóstico de enfermagem: risco de infecção relacionado com ruptura da barreira protetora da pele

Identificação e avaliação dos resultados

A criança permanece sem infecção local ou sistêmica, *sem febre e sem vermelhidão ou calor adicionais no local da ruptura da pele.*

Intervenções: prevenção de infecções

- Faça lavagem adequada das mãos, *para diminuir a transmissão de agentes infecciosos.*
- Avalie os locais de lesão de pele à procura de calor, eritema, secreção ou pus, *para identificação precoce de infecções.*
- Afira a temperatura a cada 4 h ou com maior frequência, se necessário, *porque crianças desenvolvem febre com rapidez em resposta a infecções.*
- Verifique os resultados do hemograma e das culturas e relate resultados anormais ao médico, *para que se possa iniciar o tratamento adequado.*
- Aplique o tratamento prescrito para alterações de pele, *para manter a pele úmida e evitar ruptura, que pode resultar em infecção.*
- Estimule a ingestão adequada de alimentos, *porque nutrientes adequados são necessários para a função imunológica e para a cicatrização adequada.*

(continua)

Visão geral da criança com distúrbio de pele *(continuação)*

Diagnóstico de enfermagem: distúrbio da imagem corporal relacionado com alterações crônicas de pele causadas por processos patológicos, queimaduras ou outras alterações de pele, evidenciado por verbalização, relutância em participar de atividades ou isolamento social da criança

Identificação e avaliação de resultados

A criança verbaliza ou mostra aceitação da alteração corporal, *e retorna ao nível anterior de envolvimento social.*

Intervenções: promoção de uma imagem corporal adequada

- Avalie os sentimentos da criança ou do adolescente sobre a alteração da pele, *para determinar um parâmetro.*
- Reconheça os sentimentos de raiva ou de depressão relacionados com alterações da pele, *para estabelecer a expressão desses sentimen*tos.
- Estimule a criança ou o adolescente a participar dos cuidados da pele, *para criar sensação de controle sobre os acontecimentos.*
- Ajude a criança ou adolescente a se aceitar, *porque a percepção de si mesmo está ligada ao conhecimento e à identificação de valores próprios.*

Diagnóstico de enfermagem: risco de volume de líquidos deficiente relacionado com queimaduras

Identificação e avaliação dos resultados

O volume de líquidos será equilibrado *com a criança mantendo fluxo urinário de 1 a 2 mℓ/kg/h, mucosa oral úmida e rósea e frequência cardíaca normal para a idade e parâmetros específicos para a idade.*

Intervenções: promoção do equilíbrio hídrico

- Avalie o volume de líquido pelo menos uma vez por plantão e mais frequentemente se houver um distúrbio, *para obter um parâmetro para comparação.*
- Monitore com cuidado o balanço hídrico, *para detectar desequilíbrio ou necessidade de aporte adicional de líquido.*
- Pese a criança todos os dias na mesma balança, no mesmo horário e com a mesma quantidade de roupas, *porque alterações de peso são um indicador exato do volume de líquido em crianças.*
- Administre líquidos intravenosos no período inicial, seguidos de estímulo à ingestão em crianças queimadas, *para compensar a perda de líquido pelas áreas queimadas.*

Diagnóstico de enfermagem: nutrição desequilibrada: menos do que as necessidades corporais relacionada com aumento do estado metabólico (queimaduras), evidenciada por má cicatrização de feridas e dificuldade de ganhar ou de manter o peso corporal.

Identificação e avaliação dos resultados

A criança demonstra equilíbrio nutricional, *mantendo ou ganhando peso conforme seja adequado para a situação, e mostrando cicatrização de feridas satisfatória.*

Intervenções: promoção da nutrição

- Avalie as preferências de alimentos e a capacidade de ingestão da criança, *para estabelecer um parâmetro para o planejamento dos cuidados de enfermagem.*
- Consulte uma nutricionista, *porque as necessidades nutricionais são maiores por causa do estado metabólico resultante de queimaduras.*
- Colabore com a nutricionista, com a criança e com os pais, planejando refeições agradáveis, *para aumentar a ingestão da criança.*
- Administre preparações de vitaminas e minerais conforme a prescrição, *para adicionar nutrientes necessários.*
- Forneça refeições menores e mais frequentes, e lanches, *para aumentar a ingestão.*
- Pese a criança todos os dias, *para determinar a evolução.*

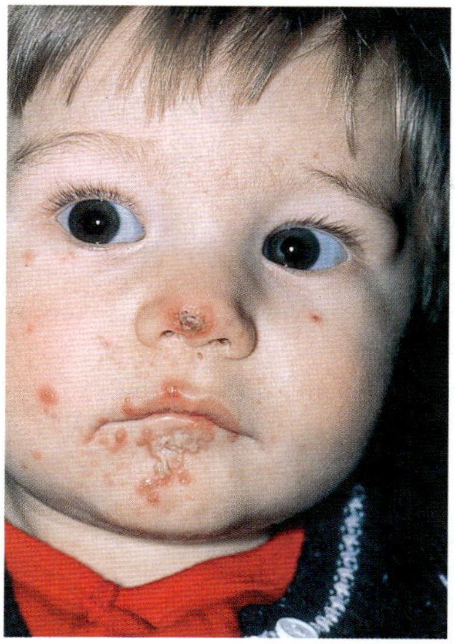

● Figura 24.2 Observe crostas melicéricas no impetigo.

algum tipo de traumatismo da pele, ou pode surgir como uma infecção bacteriana de pele secundária, tal como dermatite atópica. O impetigo bolhoso tem ocorrência esporádica e desenvolve-se na pele íntegra, em consequência da produção de toxinas por *S. aureus*.

Foliculite, uma infecção do folículo piloso, na maioria dos casos resulta de uma oclusão do folículo piloso. Pode resultar de higiene precária, contato prolongado com água contaminada, maceração, ambiente úmido ou uso de emolientes oclusivos.

Celulite é uma infecção e inflamação localizada da pele e do tecido subcutâneo, em geral precedida de algum tipo de traumatismo da pele (Figura 24.3).

A síndrome da pele escaldada estafilocócica resulta da infecção por *S. aureus*, que produz uma toxina que causa esfoliação. Tem início súbito e resulta em eritema difuso e aumento da sensibilidade da pele. A síndrome da pele escaldada é mais frequente em lactentes, e é rara após os 5 anos de idade (Marino & Fine, 2007).

Infecções bacterianas de pele causadas por *S. aureus* resistentes à meticilina (MRSA) são uma preocupação especial. Em crianças, essas infecções ocorrem com maior frequência após picadas de insetos ou aranhas, ou outras causas de celulite (Siberry, 2005). Outros fatores de risco de infecções por MRSA contraídas na comunidade são abrasões em terreno gramado, uso compartilhado de toalhas, aparelhos de barbear, desinfecção inadequada de equipamentos esportivos e de vestiários, e higiene precária (Romero *et al.*, 2006). Surtos comunitários de infecção por MRSA tornaram-se disseminados nos EUA em 2004 (Siberry, 2005). Se a criança se apresentar com uma infecção de pele moderada a grave ou com uma infecção que não responde ao tratamento como se esperava, é importante pesquisar se há presença de MRSA na área infectada.

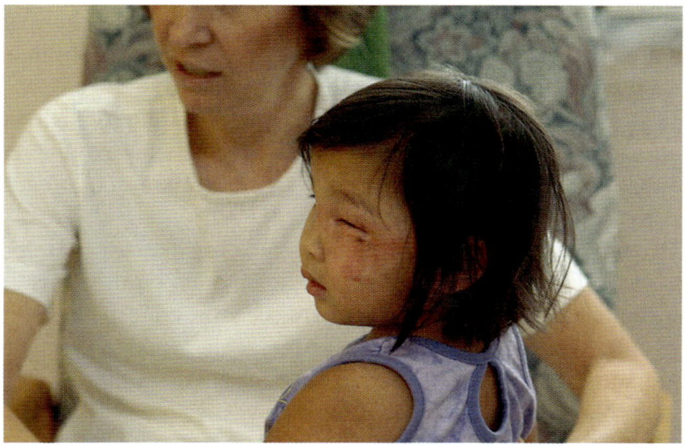

● Figura 24.3 Observe eritema e edema associados a celulite.

O tratamento de infecções bacterianas de pele inclui antibióticos tópicos e sistêmicos e higiene adequada (Tabela 24.1).

Avaliação de enfermagem

Obtenha uma história tal como descrita na seção sobre visão geral do processo de enfermagem. Registre história de ruptura de pele, como corte, arranhão, picada de inseto ou de aranha (impetigo não bolhoso e celulite). Em adolescentes, observe se há *piercings*, que podem causar impetigo ou celulite. Afira a temperatura da criança; pode ocorrer febre com impetigo bolhoso ou com celulite, e é comum na síndrome da pele escaldada. Inspecione a pele à procura de anormalidades, anotando sua localização e sua distribuição, e descrevendo secreção, se estiver presente. A Tabela 24.1 relaciona as manifestações clínicas específicas das diversas infecções bacterianas de pele. Palpe à procura de linfadenomegalia regional, que é encontrada em crianças com impetigo ou celulite. Hemoculturas estão indicadas quando existe linfangite ou celulite periorbital ou orbital.

Intervenções de enfermagem

Administre antibióticos tópicos ou sistêmicos conforme a prescrição. Oriente as famílias sobre a administração de antibióticos e os cuidados com lesões ou erupções. Umedeça as lesões de impetigo com compressas frias ou com solução de Burow para remover as crostas antes da aplicação de antibióticos tópicos. Embora o impetigo seja considerado uma doença contagiosa em populações vulneráveis, não é necessário que a criança se afaste da escola ou da creche, a não ser que as lesões sejam disseminadas ou apresentem secreção (Watkins, 2005). Impeça a transmissão hospitalar de MRSA isolando a criança de acordo com as normas da instituição enquanto ela estiver hospitalizada. Em crianças com síndrome da pele escaldada, a formação de cicatrizes pode ser reduzida por manipulação mínima, evitando corticosteroides e aplicando cremes emolientes enquanto a pele cicatriza (Starr, 2004).

Oriente a família sobre prevenção de infecções bacterianas de pele. Acentue a importância da limpeza e da higiene. Oriente a família a manter as unhas da criança cortadas e limpá-las com uma escova durante o banho. Quando houver uma ruptura de pele, como um corte, um arranhão ou uma picada de inseto, oriente a família a limpar bem a área para evitar o desenvolvimento de celulite. Foliculite pode ser evitada com boa higiene e não usando emolientes oclusivos. A Tabela 24.1 traz outras informações sobre os tratamentos específicos de infecções bacterianas de pele.

Tabela 24.1 Infecções bacterianas de pele

Distúrbio	Achados dermatológicos	Tratamento usual
Impetigo não bolhoso	• **Pápulas** progredindo para **vesículas**, seguidas de pústulas indolores com uma borda eritematosa estreita • Secreção melicérica quando as vesículas ou as pústulas se rompem, formando uma crosta sobre a base ulcerada (ver Figura 24.2)	• Quantidade limitada de lesões: tratamento tópico com creme de mupirocina • Se as lesões forem numerosas, está indicada uma cefalosporina oral de primeira geração (Marino & Fine, 2007) • Pode ser necessária clindamicina para MRSA • Remova as crostas melicéricas com compressas frias 2 vezes/dia
Impetigo bolhoso	• Máculas vermelhas e erupções bolhosas sobre uma base eritematosa • O tamanho varia de alguns milímetros até alguns centímetros	• Cefalosporina oral de primeira geração • Boa higiene
Foliculite	• Folículos pilosos elevados e vermelhos	• Trate com higiene adequada: compressas mornas após lavagem com água e sabonete neutro várias vezes/dia • Está indicada mupirocina tópica; em alguns casos, são necessários antibióticos orais
Celulite	• Reação localizada: **eritema**, dor, edema, calor no local da lesão da pele (ver Figura 24.3)	• Casos leves são em geral tratados com cefalexina ou amoxicilina/ácido clavulânico • Casos mais graves e celulite periorbital ou orbital precisam de cefalosporinas IV
Síndrome da pele escaldada estafilocócica	• Bolhas achatadas que se rompem em algumas horas • Com a ruptura das bolhas, permanece uma superfície úmida e vermelha, mais comumente na face, na virilha, no pescoço e na região axilar	• Casos leves a moderados são tratados com cefalexina, dicloxacilina ou amoxicilina/ácido clavulânico orais • Casos graves têm tratamento semelhante ao de queimaduras, com reposição agressiva de líquido e oxacilina ou clindamicina intravenosas

Infecções por fungos (micoses)

Fungos também causam infecções na pele de crianças. *Tinha* (*tinea*) é uma micose de pele que pode ocorrer em qualquer parte do corpo. A parte do corpo afetada determina a segunda parte do nome; por exemplo, tinha do pé (*tinea pedis*) refere-se a infecções fúngicas dos pés. Os três microrganismos mais comumente responsáveis pela tinha são *Epidermophyton*, *Microsporum* e *Trichophyton*, embora *Malassezia furfur* cause tinha versicolor. *Candida albicans* pode causar infecções de pele, em especial em áreas quentes e úmidas, como a área coberta pelas fraldas; na verdade, 80% das erupções na área das fraldas (dermatite amoniacal) que duram mais que 4 dias estão colonizadas por *C. albicans* (Marino & Fine, 2007). As micoses podem ocorrer durante todo o ano, mas a tinha versicolor é mais comum no verão.

O tratamento das micoses envolve higiene adequada e a administração de um antifúngico. A Tabela 24.2 apresenta mais informações sobre o tratamento.

Avaliação de enfermagem

Obtenha uma história de saúde, atentando para exposição a animais de estimação (fungos são com frequência transmitidos por animais de estimação). Identifique o início da erupção e se há prurido. Determine se a criança foi ao barbeiro há pouco tempo (*tinea capitis*). Verifique contato com áreas úmidas, tais como vestiários ou piscinas, uso de meias de náilon ou sapatos sem arejamento, ou pequenos traumatismos nos pés (*tinea pedis*). Verifique se a criança usa roupas apertadas ou participa em esportes de contato, tais como luta livre (*tinea cruris*). Inspecione a pele e o couro cabeludo, observando a localização, a descrição e a distribuição das lesões (Figuras 24.4, 24.5 e 24.6). A Tabela 24.2 descreve os achados clínicos associados aos diversos tipos de tinha.

Raspados e preparações com hidróxido de potássio (KOH) mostram hifas ramificadas. Na tinha da cabeça, a lâmpada de Wood confere uma fluorescência amarelo-esverdeada às lesões se a tinha for causada por *Microsporum*, mas não por *Trichophyton*. A cultura para fungos de um fio de cabelo arrancado é mais confiável para o diagnóstico de tinha da cabeça.

Intervenções de enfermagem

Mantenha higiene adequada e administre antifúngicos conforme prescritos (ver Tabela 24.2). Outros aspectos relacionados com infecções fúngicas específicas são:

- A tinha do corpo é contagiosa, mas a criança pode voltar para a creche ou a escola após o início do tratamento. Identifique e trate familiares e outros contatos.
- Diga à criança com tinha da cabeça e aos pais que o cabelo em geral cresce de novo em 3 a 12 meses. Lave lençóis e roupas em água quente para diminuir o risco de transmissão da infecção para outros membros da família.
- Oriente a criança que tem tinha do pé a manter os pés limpos e secos. Os pés devem ser lavados com água ou uma mistura de água e vinagre e devem ser bem secados, em especial entre os artelhos. A criança deve usar meias de algodão e sapatos arejados. É permitido que ande descalça em casa, mas ela deve usar sandálias em torno de piscinas e vestiários.
- Informe à criança com tinha versicolor que a volta da pigmentação normal da pele pode demorar alguns meses.

Tabela 24.2 Manifestações e tratamento de infecções por fungos

Distúrbio	Achados dermatológicos	Tratamento usual
Tinha do corpo (*tinea corporis*)	• Lesões com borda elevada descamada e centro hipocorado (semelhantes a um anel) (ver Figura 24.4)	• Cremes antifúngicos tópicos durante pelo menos 4 semanas
Tinha da cabeça (*tinea capitis*)	• Placas de descamação no couro cabeludo com perda central de cabelo • Risco de desenvolvimento de quérion (massa de consistência amolecida, inflamada cheia de pústulas) (ver Figura 24.5)	• Griseofulvina oral durante 4 a 6 semanas • Xampu de sulfeto de selênio é prescrito para diminuir o contágio (tratamento apenas auxiliar) • Não pode ir para a escola ou a creche durante 1 semana após o início do tratamento
Tinha versicolor	• Lesões ovais descamativas, de coloração castanha ou hipopigmentadas superficiais, em especial na parte superior das costas e do tórax e na parte proximal dos braços • Mais perceptível no verão, com o bronzeamento das áreas não afetadas	• Aplique xampu de sulfeto de selênio em todo o corpo (do rosto até os joelhos) e deixe na pele durante a noite, lavando de manhã, 1 vez/semana durante 4 semanas (pode provocar irritação da pele) • Uma alternativa consiste em antifúngicos tópicos do grupo dos imidazóis
Tinha do pé (*tinea pedis*; pé de atleta)	• Erupção vermelha descamativa nas regiões plantares e entre os artelhos	• Creme, pó ou aerossol antifúngico • Higiene adequada dos pés
Tinha inguinal (*tinea cruris*)	• Eritema, descamação e maceração das pregas inguinais e da face interna das coxas (o pênis e a bolsa escrotal são poupados)	• Preparações antifúngicas tópicas durante 4 a 6 semanas
Dermatite amoniacal	• Lesões vermelhas, descamativas nas pregas da pele e lesões-satélites (lesões em localizações distantes da lesão principal) (ver Figura 24.6)	• Nistatina tópica em todas as trocas de fraldas durante vários dias • Veja outras informações na seção sobre dermatite amoniacal (assaduras, dermatite das fraldas)

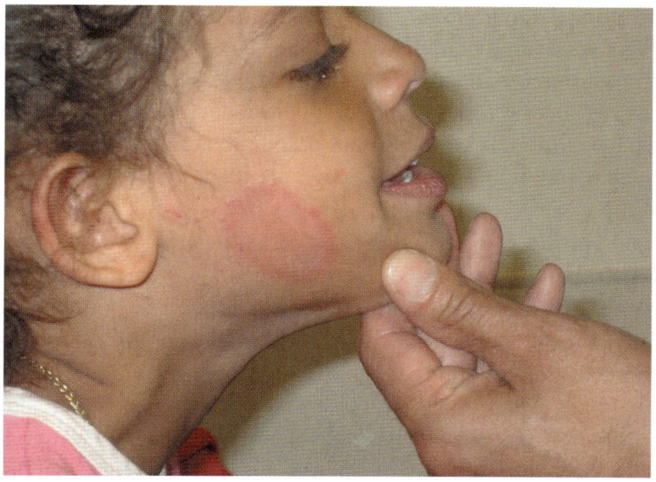

● Figura 24.4 Tinha do corpo: observe a borda elevada descamativa com centro mais claro.

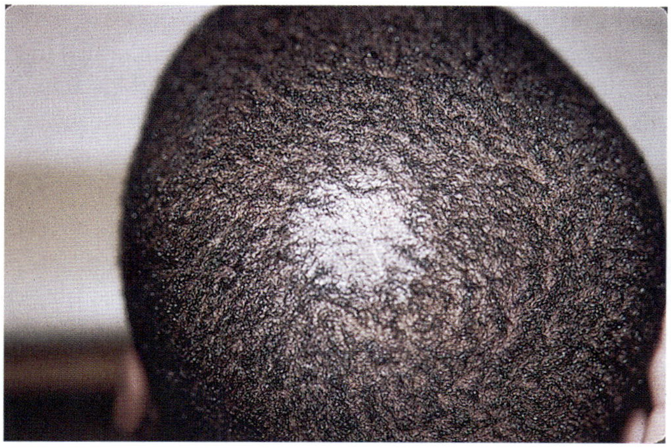

● Figura 24.5 Observe a perda de cabelos na tinha da cabeça.

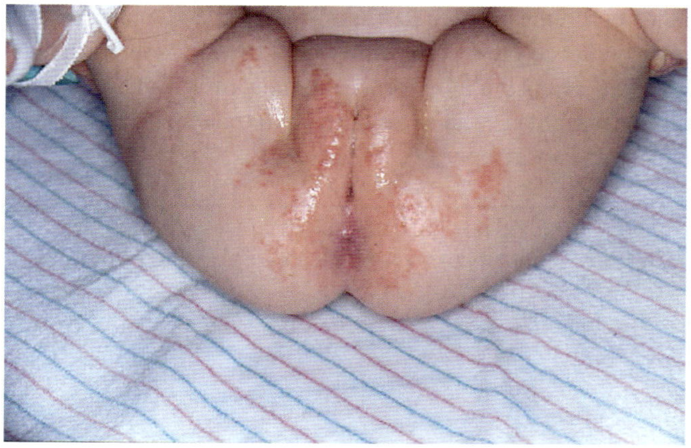

● Figura 24.6 Erupção hiperemiada brilhante com lesões-satélites na dermatite amoniacal.

- Aconselhe meninos com tinha inguinal a usarem roupas íntimas de algodão e roupas frouxas. É importante manter uma boa higiene, em especial após a prática de esportes.
- Para controle da dematite amoniacal, siga as instruções relacionadas na seção sobre a dermatite irritativa das fraldas.

Reações de hipersensibilidade

Distúrbios de pele causados por reações de hipersensibilidade incluem dermatite irritativa das fraldas, dermatite atópica, dermatite de contato, eritema multiforme e urticária. Reações a medicamentos podem resultar em erupções de pele, como o eritema multiforme ou a urticária.

Dermatite irritativa das fraldas

A dermatite das fraldas (assadura, dermatite amoniacal) é uma reação inflamatória da pele na área coberta pela fralda (Nield & Kamat, 2006). É uma resposta não imunológica a uma substância irritante, e resulta em um distúrbio da hidratação das células da pele (Allen, 2004). A exposição prolongada a urina e fezes provoca ruptura da pele (Figura 24.7). O uso de fraldas aumenta o pH da pele, ativando enzimas fecais que provovam mais maceração da pele.

Avaliação de enfermagem

Verifique na história se o lactente ou a criança usa fraldas. Pergunte sobre o início e a evolução da erupção, e sobre tratamentos e respostas. Inspecione a pele na área coberta pelas fraldas à procura de eritema e maceração (ver Figura 24.7). Habitualmente a dermatite das fraldas superficial não resulta em um eritema nodular, mas surge como lesões eritematosas planas nas dobras convexas da pele. Seu aspecto é vermelho e brilhante, e pode ou não apresentar pápulas. Se não for tratada, dissemina-se ou se torna mais grave. Alguns casos são consequentes ao crescimento excessivo de *C. albicans* (ver Figura 24.6 e a seção sobre infecções por fungos).

Intervenções de enfermagem

A prevenção é o melhor tratamento. Produtos tópicos, como pomadas ou cremes contendo vitaminas A, D e E, óxido de zinco ou vaselina são úteis para formar uma barreira sobre a pele. As Diretrizes de ensino 24.1 fornecem mais informações sobre dermatite das fraldas. Veja anteriormente o tratamento de dermatite das fraldas causada por *C. albicans*.

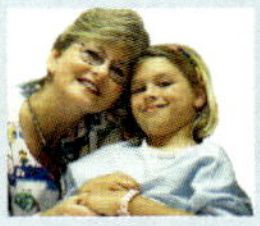

Diga aos pais para não usarem talco nos lactentes, para evitar o risco de aspiração, que pode resultar em pneumonite.

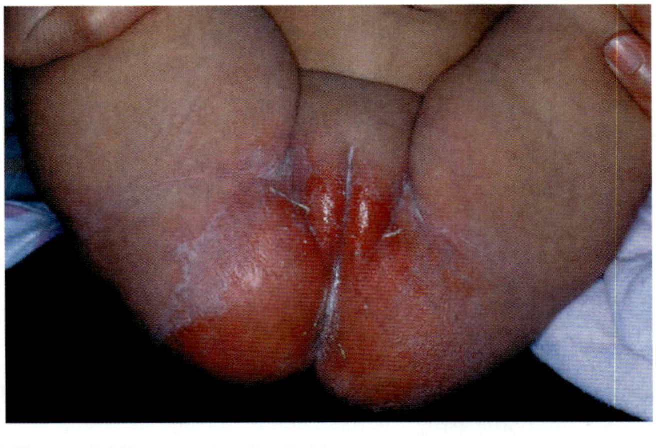

Figura 24.7 Dermatite das fraldas.

Diretrizes de ensino 24.1

Dermatite irritativa das fraldas

- Trocar as fraldas com frequência. Fraldas sujas de fezes devem ser trocadas o mais rápido possível.
- Lavar a área de contato com as fraldas com uma toalha macia, utilizando sabonete neutro.
- Lenços úmidos descartáveis podem ser usados na maioria das crianças, mas deve-se evitar lenços com perfumes ou conservantes.
- Depois que a erupção aparece, deixar o lactente ou a criança sem fraldas durante certo tempo todos os dias, para promover a regeneração da pele.
- Secar a área da fralda durante 3 a 5 min com um secador regulado para morno.
- Evitar calça plástica.

Dermatite atópica

A dermatite atópica (eczema) é um dos distúrbios do grupo das atopias (como a asma e a rinite alérgica). Acomete cerca de 10% de toda a população (Marino & Fine, 2007). Cerca de 50% das crianças com dermatite atópica também são asmáticas (Marino & Fine, 2007). Setenta e cinco por cento das pessoas com dermatite atópica apresentam história familiar da doença, e até 60% a 65% das crianças com dermatite atópica mostram sinais da mesma no primeiro ano de vida (Garfunkel *et al.*, 2002; Yetman & Parks, 2002). A idade média de início é de 3 meses (Shwayder, 2003), e 90% das crianças com dermatite atópica desenvolvem sinais e sintomas antes dos 5 anos de idade (Yetman & Parks, 2002).

O prurido crônico associado à dermatite atópica causa imenso sofrimento psicológico. A autoimagem da criança é comprometida, em especial quando a erupção é extensa. Pode ocorrer dificuldade de dormir por causa do prurido. A criança mostra-se irritável e tem dificuldade de se concentrar, e a vida familiar é perturbada (Hansen, 2003). O estresse dos pais relacionado com o problema exacerba a ansiedade da criança, bem como o prurido e a coçadura. A dermatite atópica pode desaparecer quando a criança cresce, pode diminuir na adolescência ou pode permanecer durante a idade adulta (Cheigh, 2003). Superinfecção bacteriana é uma complicação.

O tratamento inclui boa hidratação da pele, aplicação tópica de corticosteroides ou de imunomoduladores, anti-histamínicos orais com efeito sedativo e antibióticos, se houver infecção secundária.

Fisiopatologia

A dermatite atópica é um distúrbio crônico caracterizado por prurido intenso e pele inflamada, eritematosa e edemaciada (Yetman & Parks, 2002). Costuma evoluir com remissões e recorrências. A pele reage a alergênios específicos, em geral alimentos (em especial ovos, trigo, leite e amendoim) ou fatores ambientais (p. ex., mofo, ácaros da poeira e pelos de gatos). Outros fatores, como temperaturas ambientes altas ou baixas, perspiração, coçaduras, irritantes de pele ou estresse contribuem para as exacerbações. Quando a criança entra em contato com o antígeno desencadeante, as células apresentadoras do antígeno (APC) estimulam a produção de interleucinas que iniciam o processo inflamatório. O prurido tem início e a criança começa a se coçar. O prurido aparece antes da erupção, e causa o aparecimento do exantema. Sudorese e ambientes muito secos ou muito úmidos pioram a dermatite atópica.

Avaliação de enfermagem

Para uma descrição completa da fase de avaliação do processo de enfermagem, veja a p. 773. Os achados pertinentes a dermatite atópica são discutidos adiante.

História de saúde

Obtenha uma descrição da doença atual e da queixa principal. Sinais e sintomas comumente relatados durante a história de saúde podem incluir:

- Agitação ou coçadura
- Pele ressecada
- Marcas de coçadura observadas pelos pais
- Interrrupção do sono
- Irritabilidade

Pesquise, na história clínica atual e pregressa da criança, fatores de risco como:

- História familiar de dermatite atópica, rinite alérgica ou asma
- História pregressa de asma ou de rinite alérgica
- Alergias a alimentos ou a fatores ambientais

Determine o início da erupção e sua localização, a progressão, a intensidade e a resposta a tratamentos anteriores. Identifique os medicamentos prescritos para a erupção, assim como outros medicamentos usados pela criança.

Exame físico

O exame físico consiste em inspeção, observação e ausculta.

Inspeção e observação

Observe se o lactente está agitado ou se a criança está se coçando ativamente. Inspecione a pele criteriosamente. Registre os achados de pele seca e descamativa, assim como hipertrofia e liquenificação (Figura 24.8). Se houver lesões, podem ser secas ou consistir em pápulas ou vesículas com secreção. Em crianças com menos de 2 anos de idade, a erupção é mais comum na face, no couro cabeludo, nos punhos e nas superfícies extensoras dos braços ou das pernas. Em crianças maiores, as lesões são encontradas em qualquer região do corpo, mas são mais frequentes em áreas flexoras. Observe se há eritema ou calor, que indicam infecção bacteriana secundária. Registre se houver áreas de hiperpigmentação ou hipopigmentação, que podem ter resultado de exacerbações anteriores da dermatite atópica ou de seu tratamento. Inspecione olhos, nariz e garganta à procura de sinais de rinite alérgica.

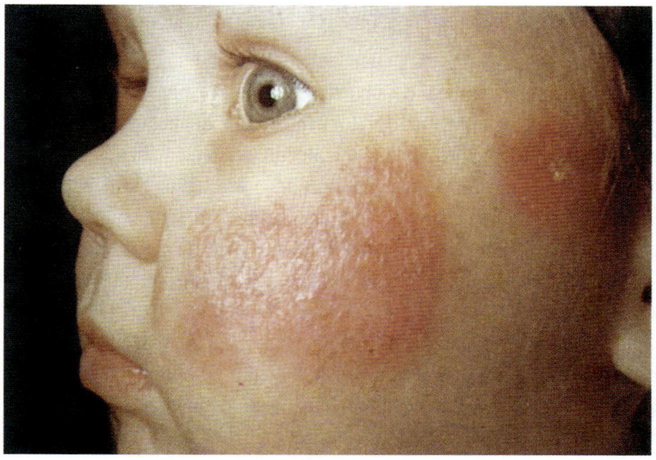

● Figura 24.8 A erupção da dermatite atópica é eritematosa, seca e descamativa.

Ausculta

Ausculte os pulmões à procura de sibilos (achado comum quando a criança também é asmática).

Exames complementares

Os níveis de IgE podem estar elevados na criança com dermatite atópica. Testes cutâneos determinam o alimento ou o alergênio ambiental ao qual a criança é sensível.

Intervenções de enfermagem

A assistência de enfermagem para a criança com dermatite atópica focaliza a hidratação e a manutenção da integridade da pele, e a prevenção de infecções.

Hidratação da pele

Em primeiro lugar, evite água quente ou qualquer produto que contenha perfumes ou corantes. Banhe a criança 2 vezes/dia com água morna. Use sabonete neutro para limpar apenas as áreas sujas.

Seque a criança após o banho apenas tocando o corpo com a toalha, não esfregando. Deixe a pele da criança úmida. Aplique pomadas ou cremes na área afetada conforme a prescrição. Aplique hidratante sem perfume sobre o medicamento prescrito e em todo o corpo da criança.

Hidrate a pele diversas vezes ao dia. Evite roupas de tecidos sintéticos ou de lã. Evite agentes que sabidamente exacerbam a dermatite atópica.

Óleo de prímula ou outros suplementos de ácidos graxos essenciais durante pelo menos 6 semanas promovem melhoras da dermatite atópica. Cefaleia e náuseas são efeitos adversos raros desses suplementos e, quando ocorrem, são discretos (Gardiner *et al*., 2001). Formulações de camomila para uso tópico também são efetivas e em geral são consideradas seguras.

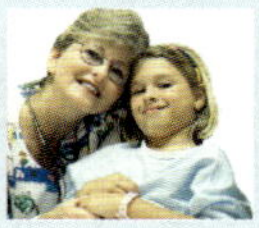

Vaselina é um lubrificante barato e de fácil obtenção.

Manutenção da integridade da pele e prevenção de infecções

Corte e limpe as unhas da criança. Evite roupas apertadas e calor. Use lençóis e roupa de dormir feitos de tecido com 100% de algodão. Além de manter a pele da criança hidratada, é muito importante evitar que a criança se coce. A coçadura provoca o aparecimento da erupção e pode causar infecção secundária. Anti-histamínicos administrados na hora de dormir podem sedar a criança o suficiente para permitir que ela durma sem despertar por causa do prurido.

Durante as horas em que a criança está acordada, modificação comportamental ajuda a criança a não se coçar. Peça aos pais para fazerem anotações durante uma semana para determinar o padrão de coçadura. Ajude os pais a criarem estratégias específicas para aumentar a conscientização da criança sobre a coçadura. Um dispositivo manual que faça ruído ou um contador manual ajudam a identificar o episódio de coçadura para a criança, aumentando a conscientização. O uso de diversão, imaginação e brincadeiras ajuda a distrair a criança, evitando que ela se coce. Os pais e a criança podem criar uma brincadeira em que a criança participe de uma atividade em vez de se coçar. Pressionar a pele ou cerrar o punho são iniciativas que podem substituir a coçadura. É importante que a criança permaneça ativa e desvie a atenção do prurido. Os pais devem reforçar positivamente e recompensar os comportamentos desejados (Buchanan, 2001).

● Dermatite de contato

A dermatite de contato é uma resposta mediada por células à exposição a uma substância antigênica. A primeira exposição é a fase de sensibilização. O antígeno se liga a células que migram para os linfonodos regionais e entram em contato com linfócitos T, onde ocorre o reconhecimento do antígeno. Durante a segunda fase, a provocação, o contato com o antígeno resulta em proliferação de linfócitos T e liberação de mediadores de inflamação. Uma resposta alérgica ocorre 24 a 48 h após o contato com a substância (Allen, 2004).

Uma das causas mais comuns de dermatite de contato em crianças é o contato com plantas muito alergênicas, que serão o foco desta discussão. *Toxicodendron radicans* (hera-venenosa), *Toxicodendron quercifolium* (carvalho-venenoso-do-oriente), *Toxicodendron diversilobum* (carvalho-venenoso-do-ocidente) e *Toxicodendron vernix* (sumagre-venenoso) são os agentes típicos. O contato com o óleo da planta (urushiol), encontrado nas folhas, nos troncos e nas raízes, provoca uma reação alérgica em 50% a 70% das pessoas (Allen, 2004). Mesmo o contato com plantas aparentemente mortas pode causar uma reação alérgica. A erupção causa prurido intenso e pode perdurar por 2 a 4 semanas, e as lesões continuam a aparecer durante a doença.

A dermatite de contato não é contagiosa e não se dissemina para outras partes do corpo da criança nem para outras pessoas. A coçadura não espalha as lesões, mas pode causar lesão da pele ou infecção secundária. Complicações da dermatite atópica incluem infecção bacteriana secundária da pele, liquenificação e hiperpigmentação da pele, especialmente em pessoas de pele escura.

O tratamento é direcionado para o controle do prurido e ao uso de corticosteroides. Cremes ou pomadas de glicocorticoides tópicos de potência moderada são prescritos para dermatite de contato leve a moderada, e formulações de alta potência são prescritas para casos mais graves. Para alguns casos mais graves de dermatite atópica são necessários corticosteroides sistêmicos.

Avaliação de enfermagem

Obtenha uma história de saúde, identificando se a criança passeou em bosques ou em áreas não cultivadas 1 a 2 dias antes do início da erupção. Identifique se houve contato com animais de estimação que saem de casa. Registre o início, a descrição, a localização e a evolução da erupção, que causa prurido intenso na maioria das crianças (Figura 24.9). Registre os tratamentos usados anteriormente e a resposta a cada um deles. Examine a pele, verificando se existe erupção papulovesicular eritematosa no local do contato. Algumas lesões apresentam secreção; outras se rompem e formam crostas. As lesões com frequência apresentam um padrão linear assimétrico nas partes expostas do corpo. Se a blusa da criança entrou em contato com a planta e depois foi retirada pela cabeça, pode haver lesões disseminadas nos dois lados da face. Lesões próximas dos olhos provocam frequentemente edema palpebral significativo.

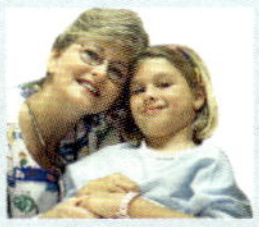

A dermatite por níquel pode ocorrer por contato com adereços, armação de óculos, fivela de cinto ou botões de pressão de roupas fabricados com esse elemento. Os lactentes podem apresentar um pequeno círculo vermelho com descamação no local de contato com botões de pressão do pijama.

Intervenções de enfermagem

A dermatite de contato pode ser evitada impedindo o contato com o alergênio. Quando ocorre, a assistência de enfermagem visa o alívio do desconforto associado à erupção. Administre corticosteroides tópicos ou sistêmicos segundo a prescrição e oriente a família sobre o uso dos medicamentos. As Diretrizes de ensino 24.2 trazem mais informações sobre tratamento e prevenção da dermatite de contato.

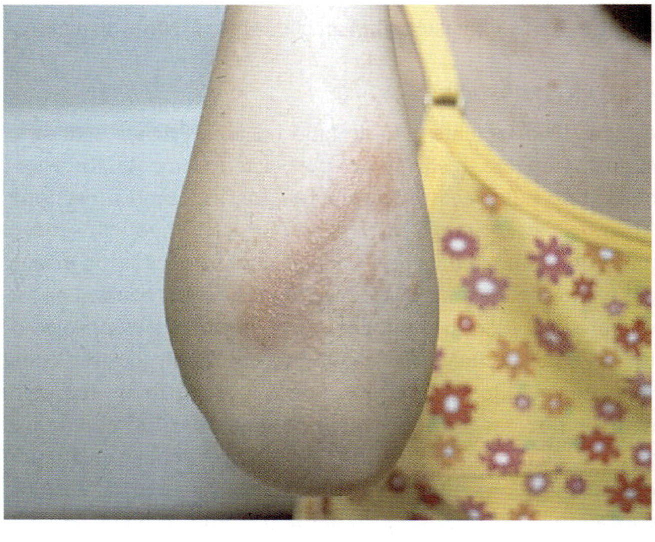

● **Figura 24.9** Observe a erupção vesicular em formação linear característica de contato com hera-venenosa.

Diretrizes de ensino 24.2

Prevenção e tratamento da dermatite de contato

Prevenção

- Para passeios em bosques, usar blusa de mangas compridas e também calças compridas.
- Identificar e retirar plantas perigosas do quintal, usando produtos comerciais para remoção de ervas daninhas.
- Luvas de vinil (não de borracha nem de látex) são uma barreira efetiva.
- Resíduos de óleo da planta permanecem nas roupas, em animais de estimação, em equipamentos de jardinagem ou de esportes e em brinquedos. Lavá-los bem com água e sabão.
- Se ocorrer contato, lavar abundantemente com água e sabonete neutro ou sabão dentro de 10 min.

Tratamento

- Lavar as lesões todos os dias com água e sabonete neutro.
- Retirar as crostas com cuidado.
- Banhos mornos (aveia coloidal) são úteis para aliviar o prurido.
- Evitar banhos quentes (de banheira ou chuveiro), que pioram o prurido.
- Aplicar corticosteroides tópicos tal como prescritos (se usar formulações de alta potência, não cubra com curativo oclusivo).
- Pode-se colocar uma gaze fina em torno das lesões com secreção; evite oclusão.
- Soluções de acetato de alumínio aplicadas com um curativo 2 vezes/dia durante 20 min ajudar a "secar" lesões que apresentam secreção.
- Formulações de venda livre, como loção de calamina, reduzem o prurido e facilitam a secagem das lesões.
- Não usar anti-histamínicos tópicos, benzocaína ou neomicina, por causa de seu potencial de sensibilização.

Dados extraídos de Allen, P. L. J. (2004). Leaves of three, let them be: If it were only that easy! *Pediatric Nursing, 30*(2), 129 a 135; e Guin, J. D. & Bruckner, A. L. (2005). Compendium on poison ivy dermatitis: The insidious plants, the resulting lesions, the treatment options. *Contemporary Pediatrics, 22*(1 suppl.), 4 a 15.

Eritema multiforme

O eritema multiforme, embora incomum em crianças, é uma reação de hipersensibilidade aguda e autolimitada. Pode ocorrer como resposta a infecções virais (p. ex., adenovírus ou vírus Epstein-Barr), infecção por *Mycoplasma pneumoniae* ou a medicamentos (em especial sulfa, penicilinas ou imunizações) ou reações a alimentos. A síndrome de Stevens-Johnson é a forma mais grave de eritema multiforme e ocorre mais frequentemente em resposta a determinados medicamentos e a infecção por *Mycoplasma pneumoniae* (Boxe 24.1). O tratamento do eritema multiforme é de suporte, porque as lesões têm resolução espontânea.

Avaliação de enfermagem

Registre se existe história de febre, mal-estar e mialgia. Determine o início e a evolução da erupção, e se existem **prurido** e sensação de queimação. Verifique a temperatura da criança. Inspecione a pele à procura de lesões, que com frequência ocorrem nas mãos, nos pés e nas superfícies extensoras dos membros, disseminando-se para o tronco. Em alguns dias, as lesões evoluem de máculas eritematosas para pápulas, placas, vesículas e lesões em alvo (daí o nome *multiforme*) (Figura 24.10).

Boxe 24.1 Síndrome de Stevens-Johnson

- História de 1 a 14 dias de febre, mal-estar, cefaleia, dor generalizada, vômitos e diarreia
- Início súbito de febre alta com erupção cutânea
- A erupção é característica do eritema multiforme, associada a bolhas inflamatórias em pelo menos dois tipos de mucosa (lábios, mucosa oral, conjuntiva bulbar ou região anogenital)
- Taxa de mortalidade de 10% (Marino & Fine, 2007), especialmente quando há envolvimento geniturinário, gastrintestinal e respiratório
- Tratamento: hospitalização, isolamento, suporte hidreletrolítico, tratamento de infecções secundárias
- Consulta oftalmológica para determinar se há ulceração de córnea, queratite, uveíte ou panoftalmite

Intervenções de enfermagem

Suspenda o uso do medicamento ou o alimento identificado como sendo a causa. Se for constatada infecção por *Mycoplasma pneumoniae*, inicie o tratamento. Estimule a hidratação oral. Administre analgésicos e anti-histamínicos quando necessário e conforme a prescrição para promover conforto. Se houver lesões orais em escolares ou adolescentes, estimule o uso de bochechos ou de analgésicos tópicos orais. As lesões orais podem ser desbridadas com peróxido de hidrogênio.

Urticária

A urticária é uma reação de hipersensibilidade do tipo I causada por uma reação imunomediada do tipo antígeno-anticorpo responsável pela liberação de histamina pelos mastócitos. Seguem-se vasodilatação e aumento da permeabilidade vascular, com eritema e vergões na pele. A urticária em geral se inicia com rapidez, e pode desaparecer em alguns dias ou perdurar por 6 a 8 semanas. As causas mais comuns são alimentos, medicamentos, picadas de animais, infecções, estímulos ambientais (p. ex., calor, frio, sol,

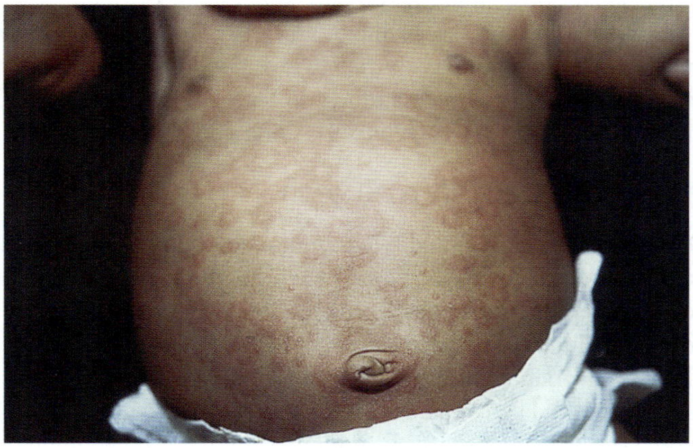

Figura 24.10 Eritema multiforme.

roupas apertadas) e estresse. O tratamento focaliza a remoção da causa e a administração de anti-histamínicos ou corticosteroides.

Avaliação de enfermagem

Obtenha uma história detalhada de novos alimentos, medicamentos, sintomas de uma infecção recente, alterações do ambiente ou de estresse fora do comum. Inspecione a pele, observando lesões elevadas e edematosas em qualquer lugar do corpo ou das mucosas. As lesões da urticária são pruriginosas, clareiam quando são pressionadas e podem mudar de lugar. Pode haver também angioedema, identificável como edema subcutâneo e calor, em geral nos membros, na face ou na genitália. Avalie com cuidado as vias respiratórias e a respiração, porque as reações de hipersensibilidade podem comprometer a respiração.

Intervenções de enfermagem

Identifique e afaste o agente causador. Suspenda o uso de antibióticos. Administre anti-histamínicos, corticosteroides e antipruriginosos tópicos conforme prescritos. Informe à criança e à família que o episódio desaparecerá em alguns dias. Se perdurar por mais de 6 semanas, a criança deve ser reavaliada. Aconselhe a família a providenciar uma pulseira com informações sobre reações graves.

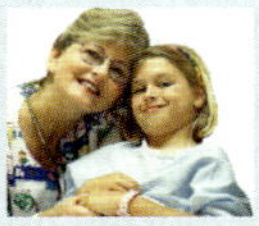

Em situações de emergência com comprometimento das vias respiratórias e da ventilação, é necessário aplicar epinefrina subcutânea seguida de difenidramina e esteroides intravenosos.

Seborreia

A seborreia é uma dermatite inflamatória crônica que ocorre na pele ou no couro cabeludo. Em lactentes, ocorre com maior frequência no couro cabeludo. Lactentes também podem apresentar seborreia no nariz, nas sobrancelhas, atrás das orelhas ou na área da fralda. Em geral desaparece por completo até os 8 a 12 meses de vida (Krowchuk & Tunnessen, 2006). Os adolescentes apresentam seborreia no couro cabeludo (caspa), nas sobrancelhas e nos cílios, atrás das orelhas e entre as escápulas. As lesões de pele são tratadas com cremes ou loções de corticosteroides. Xampus anticaspa que contenham sulfeto de selênio, cetoconazol ou alcatrão são usados para tratar o couro cabeludo. Considera-se que a seborreia seja uma reação inflamatória ao fungo *Pityrosporum ovale*, e que piora por envolvimento das glândulas sebáceas relacionado com hormônios maternos no recém-nascido e androgênios no adolescente (Krowchuk & Tunnessen, 2006).

Avaliação de enfermagem

Obtenha a história de saúde, determinando o início e a evolução das alterações da pele e do couro cabeludo. Identifique a resposta aos tratamentos usados anteriormente. No lactente, inspecione o couro cabeludo e a testa, atrás das orelhas, e o pescoço, o tronco e a área da fralda à procura de escamas amareladas e gordurosas (Figura 24.11). No adolescente, observe se existem flocos no cabelo e escamas gordurosas amareladas no couro cabeludo, na testa, nas sobrancelhas, atrás das orelhas ou entre as escápulas.

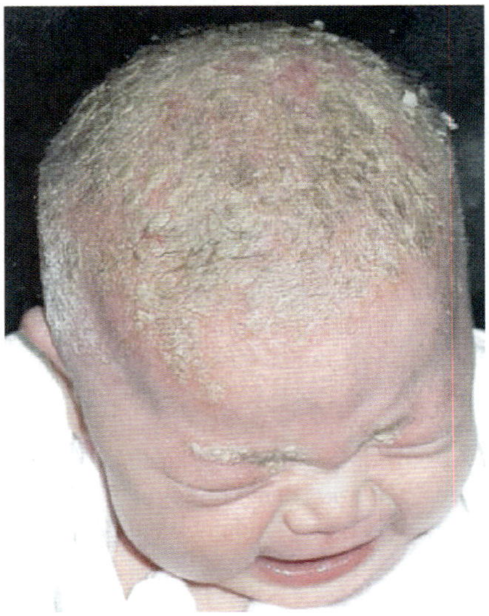

● Figura 24.11 Forma grave de seborreia (placas amareladas de aspecto gorduroso).

Intervenções de enfermagem

Lave as áreas afetadas com sabonete neutro ou com xampu. Aplique um creme anti-inflamatório sobre as lesões, se estiver prescrito. Em lactentes, aplique óleo mineral no couro cabeludo, massageie bem com uma toalha e lave com xampu 10 a 15 min depois, usando uma escova para retirar delicamente as crostas. Não remova as crostas com força. Se necessário, pode-se usar com segurança em lactentes um xampu de sulfeto de selênio, adotando-se o procedimento já mencionado. O adolescente pode precisar de lavagem diária com xampu anticaspa.

Psoríase

A psoríase é uma doença crônica de pele com períodos de remissão e de exacerbação (Marino & Fine, 2007). O controle é possível com tratamento consciencioso. A psoríase ocorre em crianças, mas a idade mais frequente de início é entre 15 e 25 anos (Wong & Rogers, 2006). A psoríase tem um padrão de herança multifatorial (Marino e Fine, 2007): até 50% dos pacientes têm história familiar de psoríase (Wong & Rogers, 2006).

Ocorre hiperproliferação da epiderme, e a erupção cutânea é encontrada em locais de traumatismo mecânico, físico ou térmico. O tratamento inclui hidratação da pele, uso de formulações com alcatrão, luz ultravioleta ou tazaroteno (um retinoide tópico). Luz ultravioleta de banda estreita já foi usada com algum sucesso em crianças com psoríase grave (Wong & Rogers, 2006).

Avaliação de enfermagem

Identifique se existe história familiar de psoríase. Determine o início e a progressão da erupção, bem como os tratamentos usados e a resposta a eles. Pergunte à criança sobre prurido, que em geral não existe na psoríase. Inspecione a pele à procura de pápulas eritematosas que coalescem formando placas, encontradas com maior frequência no couro cabeludo, nos cotovelos, na área genital e nos joelhos. Placas faciais também podem ocorrer e são mais comuns em crianças do que em adultos (Wong

& Rogers, 2006). As placas têm escamas prateadas ou amarelo-esbranquiçadas e bordas bem definidas. Podem existir camadas de escalas que, quando removidas, resultam em sangramento puntiforme (o chamado sinal de Auspitz). Placas no couro cabeludo podem causar alopecia. Examine as regiões palmares e plantares à procura de fissuras e descamação. A biopsia de pele, embora raramente seja necessária para o diagnóstico, mostra hiperplasia da epiderme associada a adelgaçamento da derme papilar (Marion & Fine, 2007).

Intervenções de enfermagem

A exposição à luz solar promove a regeneração, mas é preciso tomar cuidado para não deixar a criança ter queimaduras solares. Aplique hidratantes e/ou emolientes diariamente para evitar ressecamento da pele e exacerbações da psoríase. Aplique cremes anti-inflamatórios tal como prescritos durante as exacerbações. Aplique xampus ou formulações de alcatrão. Use óleo mineral e toalhas aquecidas para umidificar e remover placas espessas.

Acne

A acne, a condição cutânea mais encontrada em crianças, consiste em alterações da unidade pilossebácea. A acne ocorre em homens e mulheres, assim como em todos os grupos étnicos. Os homens tendem a apresentar formas mais graves que a das mulheres, provavelmente por causa da influência dos androgênios. A acne que persiste depois da infância ou da adolescência é causada por anormalidades endócrinas. A acne também pode ser consequente ao uso de determinados fármacos, como corticosteroides, androgênios, fenitoína e outros. A apresentação habitual e a assistência de enfermagem da acne neonatal e da acne vulgar são apresentadas a seguir.

• Acne neonatal

A acne neonatal ocorre como resposta aos androgênios maternos, e acomete cerca de 20% dos recém-nascidos (Holmes & Krusinski, 2006). Em geral aparece entre 2 e 4 semanas de vida e permanece até os 4 a 6 meses, e às vezes chega até os 2 a 3 anos de idade. A acne neonatal acomete meninos com maior frequência do que meninas, e tende a ser mais grave nos meninos. Em geral não é necessário tratamento, mas, em casos graves, existe o risco de formação de cicatrizes – portanto, uma formulação tópica pode ser prescrita. Se a acne persistir no lactente ou na criança pequena, pode existir um distúrbio endócrino causando hiperandrogenismo (Rudy, 2003).

Avaliação de enfermagem

Observe se existe oleosidade no rosto ou no couro cabeludo. Examine a face (em especial as bochechas), a parte superior do tórax e o dorso à procura de pápulas e pústulas inflamatórias. Registre a ausência de febre.

Intervenções de enfermagem

Oriente os pais a não espremerem as espinhas, o que aumenta o risco de infecção bacteriana secundária e celulite. Oriente-os a lavarem a área afetada todos os dias com água limpa. Evite o uso de sabonetes perfumados ou loções na área com acne. Informe aos pais que os hormônios do recém-nascido se estabilizam com o passar do tempo, e que a acne desaparece sem outras intervenções.

• Acne vulgar

A acne vulgar ocorre em 50% a 80% dos adolescentes entre 12 e 16 anos de idade, e os androgênios endógenos têm uma participação em sua origem (Rudy, 2003). Pode começar cedo, entre 7 e 10 anos de idade, mas a frequência máxima de início é entre 15 e 18 anos de idade (Silverberg *et al.*, 2005). A acne vulgar pode permanecer até a terceira e a quarta décadas de vida. Ocorre com maior frequência na face, no tórax e no dorso. Fatores de risco para o desenvolvimento de acne vulgar incluem pré-adolescência ou adolescência, sexo masculino (devido aos androgênios), pele oleosa e síndrome de Cushing ou outra doença que resulte em aumento da produção de androgênios (Marino & Fine, 2007).

Fisiopatologia

As glândulas sebáceas produzem sebo e estão ligadas por um duto ao canal folicular que se abre na superfície da pele. Os androgênios estimulam a proliferação das glândulas sebáceas e a produção de sebo. Esses hormônios têm atividade aumentada durante a fase da puberdade. Ocorre descamação anormal da camada mais externa da pele (camada córnea) na altura da abertura do folículo, resultando em uma rolha de queratina que obstrui o folículo. As glândulas sebáceas aumentam a produção de sebo. O sebo e a queratina no canal folicular criam um excelente ambiente para o crescimento excessivo de *Proprionibacterium acnes* no canal folicular. Ocorre inflamação quando a parede do folículo se rompe, permitindo o extravasamento do conteúdo para os tecidos vizinhos (Rudy, 2003).

Tratamento

O tratamento objetiva diminuir a proliferação de *P. acnes* e a produção de sebo, normalizar a descamação da pele e eliminar a inflamação (AAD, 2005). A pele deve ser delicadamente limpa 2 vezes/dia. O tratamento medicamentoso inclui uma combinação de peróxido de benzoíla, ácido salicílico, retinoides e antibióticos tópicos ou orais. A isotretinoína é prescrita para os casos mais graves. O Guia farmacológico 24.1 fornece mais informações sobre esses medicamentos. Em meninas, anticoncepcionais orais diminuem a acne porque reduzem os efeitos dos androgênios sobre as glândulas sebáceas (Keri, 2006). O *laser* de diodo ou luz ultravioleta azul também podem ser usados. *Lasers* de CO_2 e dermoabrasão são usados para tratar as cicatrizes com depressões (Silverberg *et al.*, 2005).

Avaliação de enfermagem

Anote a história do aparecimento das lesões de acne, e história familiar de acne. Determine o uso de medicamentos; alguns medicamentos aceleram o início da acne ou agravam a acne já existente. Anote em particular o uso de corticosteroides, androgênios, lítio, fenitoína e isoniazida. Registre se existe história pregressa de distúrbios endócrinos, em especial os que resultam em hiperandrogenismo. Em meninas, registre se há piora da acne 2 a 7 dias antes da menstruação. Inspecione a pele à procura de lesões (em especial no rosto e na parte superior do tórax e do

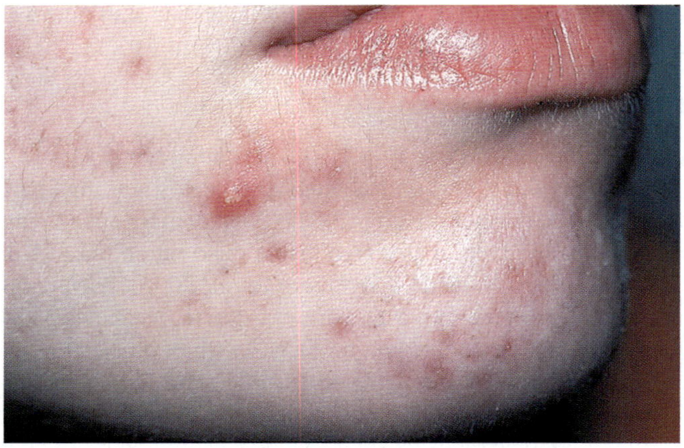

● Figura 24.12 Acne vulgar.

dorso, que são as áreas de maior atividade sebácea). Anote a presença, a distribuição e a extensão das lesões não inflamatórias, como comedões fechados e abertos, e lesões inflamatórias, como pápulas, pústulas, nódulos ou cistos (ver Figura 24.12). Examine a pele à procura de cicatrizes hipertróficas resultantes das lesões inflamatórias. A Tabela 24.3 mostra a classificação da acne. Observe se o paciente tem pele e cabelos oleosos, que resultam de produção aumentada de sebo. Determine os medicamentos que já foram prescritos e o sucesso desses tratamentos. Avalie os sentimentos da criança ou do adolescente a respeito da acne.

Intervenções de enfermagem

Evite cosméticos e produtos de cabelo à base de óleo, porque seu uso bloqueia os poros, contribuindo para lesões não inflamatórias. Procure produtos cosméticos rotulados como não comedogênicos. Faixas, capacetes ou chapéus podem piorar as lesões pela fricção. Como pode ocorrer ressecamento ou descamação com o tratamento da acne, estimule a criança a usar um lubrificante ou hidratante. Lavagem suave com água e sabonete 2 vezes/dia é adequada. Evite fricção excessiva ou soluções de limpeza que contenham álcool ou soluções abrasivas (Berson, 2005). Evite "espremer" as lesões. O uso de protetor solar não comedogênico com um FPS de 30 ou maior reduz o risco de alteração da cor da pele após a inflamação das lesões da acne (Silverberg *et al.*, 2005). Lembre aos adolescentes que é preciso usar os medicamentos tópicos prescritos todos os dias, e que 4 a 6 semanas transcorrem antes de fazerem efeito. Evite o uso de formulações de venda livre, porque são irritantes e pioram os efeitos ressecantes do tratamento da acne (Rudy, 2003). Os adolescentes devem barbear-se com suavidade e evitar o uso de lâminas pouco afiadas, para não irritar mais a pele. As adolescentes sexualmente ativas em uso de isotretinoína têm de usar anticoncepcionais, porque a isotretinoína causa defeitos no desenvolvimento do feto (Boxe 24.2).

Crianças interessadas no uso de medicina alternativa podem experimentar o uso tópico de chás, com preparação de três óleos, que provocam menos efeitos colaterais se comparados às preparações de peróxido de benzoíla, mas ainda podem ocorrer reações locais (Gardiner *et al.*, 2001).

Se a acne for grave, pode haver depressão por distúrbios da imagem corporal. Dê apoio emocional a adolescentes que estejam em tratamento para acne. Se necessário, encaminhe os adolescentes para aconselhamento.

Tabela 24.3 Classificação da acne

Classificação	Manifestações
Acne leve	Predomínio de lesões não inflamatórias (comedões)
Acne moderada	Comedões e lesões inflamatórias, como pápulas ou pústulas (localizadas na face ou no dorso)
Acne grave	Lesões semelhantes às da acne moderada, porém mais disseminadas, e/ou existência de cistos ou nódulos. Associada mais frequentemente à formação de cicatrizes

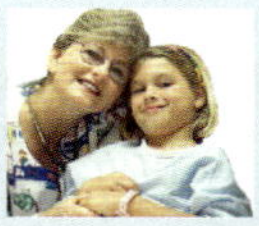

Não há provas de que chocolate, leite desnatado ou batatas fritas contribuam para a incidência ou para a gravidade da acne. Entretanto, oriente os adolescentes a lavarem as mãos após usá-las para comer alimentos oleosos, para evitar deposição adicional de óleo no rosto.

Considere *isto!*

Paxton Herman, de 16 anos, veio à consulta por causa de acne no rosto e nas costas. Que informações a enfermeira deve obter durante a avaliação? Que orientação será importante para Paxton?

Boxe 24.2 Diminuição do risco de exposição fetal à isotretinoína: iPLEDGE

- Desde 2006, médicos, farmacêuticos e pacientes são obrigados a se registrar no programa iPLEDGE antes de prescreverem, distribuírem ou receberem isotretinoína
- O programa iPLEDGE é um registro central que exige comunicação mensal para se continuar o tratamento com isotretinoína
- A comunicação mensal inclui:
  - O uso de dois métodos anticoncepcionais em mulheres em idade fértil
  - Exames de gravidez negativos
  - Os pacientes em uso de isotretinoína não devem doar sangue durante o tratamento e até 1 mês após o fim do tratamento
  - Informações adicionais encontram-se em http://www.fda.gov/cder/drug/infopage/accutane/default.htm

Dados extraídos de Cuzzell, J. Z. (2005). FDA approves mandatory risk management program for isotretinoin. *Dermatology Nursing,* 17(5), 383; e U.S. Food and Drug Administration, Center for Drug Evaluation and Research. (2006). *Isotretinoin (marketed as Accutane) capsule information.* Obtido em 25/7/2006 de http://www.fda.gov/cder/drug/infopage/accutane/default.htm.

Lesões de pele

As crianças, por sua natureza inquisitiva, imaturidade do desenvolvimento e propriedades da pele, são propensas a diversas lesões de pele. Úlceras de pressão são mais prováveis em crianças hospitalizadas ou imobilizadas. Crianças tipicamente saudáveis e ativas provavelmente sofrem cortes, abrasões, penetração de corpos estranhos, queimaduras e outras lesões térmicas, mordeduras e picadas.

Úlceras de pressão

Rupturas de pele envolvem alterações da pele íntegra, que podem variar de eritema que desaparece à compressão até úlceras de pressão. A expressão "úlcera de pressão" refere-se a lesão da pele resultante de perda de pele e desenvolvimento de uma cratera que pode ser superficial ou profunda (Suddaby *et al.*, 2006). A incidência de úlceras de pressão em crianças ainda não é conhecida. As úlceras de pressão se desenvolvem por uma combinação de fatores, inclusive imobilidade e diminuição de atividade, diminuição de sensibilidade, aumento da umidade, mau estado nutricional, perfusão tecidual inadequada e fricção e cisalhamento. Locais comuns de úlceras de pressão em crianças hospitalizadas incluem o occipúcio e os artelhos, enquanto crianças que precisam se locomover em cadeira de rodas apresentam mais frequentemente úlceras de pressão nas áreas do sacro e dos quadris.

Avaliação de enfermagem

Identifique se existe história de imobilidade (crônica, relacionada com um problema como paralisia) ou de hospitalização prolongada, em especial em unidade de tratamento intensivo. Inspecione a pele à procura de áreas de eritema e de calor. Descreva ulceração da pele. Use a escala de feridas da instituição para documentar as dimensões da úlcera. Se possível, tire uma fotografia da úlcera.

Intervenções de enfermagem

Posicione a criança de modo a aliviar a pressão sobre a área da úlcera. Use leitos ou colchões especiais para evitar o aparecimento de novas úlceras. Trate da ferida meticulosamente conforme a prescrição, observando a formação de tecido de granulação enquanto a úlcera cicatriza. Previna a formação de úlceras de pressão em crianças hospitalizadas durante muito tempo realizando frequentemente mudanças de decúbito, examinando toda a superfície da pele pelo menos uma vez a cada plantão, usando leitos e colchões que aliviam a pressão e mantendo o estado nutricional da criança.

Pequenas lesões

Crianças sofrem pequenas lesões com muita frequência, inclusive pequenos cortes e abrasões, e penetração na pele de corpos estranhos como farpas ou fragmentos de vidro. Por causa de sua imaturidade e de sua natureza inquisitiva, as crianças com frequência tentam realizar tarefas para as quais ainda não têm capacidade ou aceitam riscos que um adulto não aceitaria, o que pode resultar em quedas e outros acidentes. A ruptura da pele permite a entrada de bactérias, que podem causar celulite. O tratamento visa limpar a ferida e evitar infecções.

Avaliação de enfermagem

Obtenha uma história da criança ou do responsável para determinar se sujeira ou um corpo estranho podem ser encontrados na ferida. Inspecione a ferida, notando a profundidade da lesão, corpos estranhos e sangramento.

Intervenções de enfermagem

Limpe a ferida com água e sabonete neutro ou com um agente antibacteriano. Gaze molhada ajuda a retirar partículas de areia pequenas ou maiores. Remova pedaços de pele solta com uma tesoura estéril, partículas estranhas com uma pinça e asfalto com vaselina. Pequenas abrasões e cortes pequenos e bem próximos devem ser deixados expostos ao ar. Aplique um pouco de pomada antibacteriana e cubra grandes abrasões com um curativo frouxo. Troque o curativo a cada 12 h e coloque um novo curativo após limpar a ferida. Deixe a ferida exposta ao ar durante as primeiras 24 h após a lesão.

Preparações de calêndula são consideradas seguras para uso tópico e podem acelerar a cicatrização da ferida. Camomila ajuda a "secar" uma ferida com secreção, e raramento provoca reações alérgicas (Gardiner *et al.*, 2001).

Avalie a ferida todos os dias à procura de sinais de infecção, que incluem purulência, calor, edema, dor crescente e eritema que se estenda além da margem do corte ou da abrasão.

Queimaduras

Mais de um milhão de pessoas por ano se queimam nos EUA, e 35% dessas lesões por queimadura ocorrem em crianças (Shriners Hospital for Children, 2005). Queimaduras são a segunda principal causa de morte por lesão não intencional em crianças de 1 a 4 anos de idade, e a terceira principal causa em pessoas abaixo de 19 anos de idade. Crianças com menos de 6 anos de idade correm o maior risco de queimaduras (Schweich, 2006), e a taxa de mortalidade por queimaduras em crianças pequenas é duas vezes a taxa de crianças maiores (National Safe Kids Campaign, 2004).

A maioria das lesões pediátricas relacionadas com queimaduras não levam à morte, mas frequentemente causam dor extrema, e nas queimaduras extensas podem causar desfiguração significativa. A maioria das queimaduras pediátricas consiste em lesões não intencionais trágicas, e cerca de 75% delas poderiam ter sido evitadas. Maus-tratos infantis são a causa de cerca de 15% a 30% das queimaduras pediátricas sérias (American Student Association, 2006). Ver Healthy People 2010.

Envenenamento por monóxido de carbono acompanha frequentemente as queimaduras como resultado de inalação de fumaça, e lactentes e crianças correm maior risco do que os adultos de envenenamento por monóxido de carbono.

Houve grandes progressos nos cuidados de crianças com queimaduras graves. Em consequência, crianças que no passado teriam morrido por causa de queimaduras em grandes áreas do corpo têm hoje uma chance muito maior de sobreviver. Acredita-se que esses desfechos melhores em crianças com queimaduras graves sejam resultado de avanços de:

- Reanimação cardiorrespiratória
- Técnicas cirúrgicas

- Cuidados críticos (ventilação mecânica, monitoração e acesso vascular)
- Controle da dor
- Suporte nutricional
- Bancos de pele e de sangue
- Antibioticoterapia (Sheridan *et al*., 2000)

O consenso é que crianças com queimaduras graves devem ser transferidas para uma unidade especializada em queimaduras. O Committee on Trauma do American College of Surgeons (1999) desenvolveu os seguintes critérios para encaminhamento de pessoas queimadas para uma unidade especializada:

- Queimaduras de espessura parcial em mais de 10% da área de superfície corporal total
- Queimaduras envolvendo a face
- Queimaduras envolvendo as mãos e os pés, a genitália, o períneo ou grandes articulações
- Queimaduras por carga elétrica, inclusive lesões por raios
- Queimaduras por substâncias químicas
- Lesão por inalação
- Queimaduras em crianças com problemas preexistentes que podem afetar seus cuidados
- Pessoas com queimaduras e lesões traumáticas
- Pessoas que precisam de cuidados especiais sociais ou emocionais, ou de reabilitação por longo prazo
- Crianças queimadas em um hospital sem pessoal qualificado ou equipamentos para tratar de crianças

As queimaduras são classificadas de acordo com a extensão da lesão. Queimaduras superficiais envolvem apenas a epiderme e em geral se regeneram em 4 a 5 dias sem deixar marcas ou outras sequelas. Em queimaduras de espessura parcial, a lesão ocorre na epiderme e em partes da derme. Essas queimaduras em geral se regeneram em cerca de 2 semanas e existe um risco mínimo de formação de cicatriz. Queimaduras de espessura parcial profundas levam mais tempo para se regenerar, podem deixar cicatrizes e alteram a aparência das unhas e dos cabelos e a função das glândulas sebáceas na área afetada. Esse tipo de queimadura demanda intervenção cirúrgica. Queimaduras de espessura total resultam em lesão tecidual significativa, porque se estendem através da epiderme, da derme e da hipoderme. Resultam em cicatrizes importantes, com destruição de folículos pilosos e de glândulas sudoríparas. As queimaduras profundas de espessura total levam bastante tempo para cicatrizar. Se tendões e/ou ossos subjacentes forem envolvidos, a queimadura é denominada de quarto grau. Contraturas e limitação funcional são complicações de queimaduras de espessura total. Em geral é necessário enxerto de pele. Queimaduras circunferenciais parciais ou totais podem causar isquemia por diminuição do fluxo sanguíneo relacionada com edema progressivo da área.

Healthy People 2010

Objetivo	Importância
Reduzir as mortes por incêndios residenciais. Aumentar o número de detectores de fumaça funcionantes.	• Questionar todas as famílias sobre a existência e o funcionamento de detectores de fumaça em casa • Fornecer às famílias recursos relacionados com prevenção de incêndios.

Fisiopatologia

Tecidos queimados começam a coagular após a lesão, e coagulação direta e reações microvasculares na derme adjacente podem ampliar a queimadura. Os vasos sanguíneos mostram aumento da permeabilidade capilar, resultando em vasodilatação. Isso aumenta a pressão hidrostática nos capilares, causando extravasamento de água, eletrólitos e proteínas da vasculatura e resulta em edema significativo. O edema se forma muito rapidamente nas primeiras 18 h após a queimadura, atingindo um máximo em torno de 48 h. A permeabilidade capilar se normaliza 48 a 72 h após a queimadura, e os vasos linfáticos conseguem reabsorver o edema. Ocorre então diurese que elimina o excesso de líquido. A perda de líquido pela superfície cutânea queimada é 5 a 10 vezes maior que a da pele íntegra, e persiste até a cicatrização ou o enxerto da superfície lesionada (Merz *et al*., 2003).

No início, a criança com uma queimadura grave apresenta diminuição do débito cardíaco, com uma resposta hipermetabólica subsequente durante a qual há um aumento dramático do débito cardíaco. Durante esse estado metabólico acelerado, a criança corre risco de apresentar resistência à insulina e aumento do catabolismo de proteínas. As crianças queimadas durante um incêndio em casa ou um incêndio químico correm risco maior de lesão respiratória. Crianças que aspiraram líquidos quentes correm risco aumentado de edema das vias respiratórias.

Tratamento

O tratamento de queimaduras focaliza a reposição de líquido, cuidados da ferida, prevenção de infecções e restauração das funções. As queimaduras infectadas são tratadas com antibióticos específicos para o microrganismo causal. Se ocorrerem lesões invasivas, pode ser necessária cirurgia.

Avaliação de enfermagem

Para uma descrição completa da fase de avaliação do processo de enfermagem, ver p. 773. Na chegada, a criança queimada deve ser avaliada para se determinar se há necessidade de tratamento intensivo. Retire roupas que ainda estejam queimando. Obtenha uma história das circunstâncias da queimadura enquanto avalia a criança e fornece cuidados.

História de saúde

Se a queimadura for grave ou houver possibilidade de comprometimento respiratório, obtenha uma história breve enquanto avalia a criança e fornece cuidados de emergência. Se a queimadura não parece representar um risco imediato à vida, obtenha uma história detalhada. Obtenha um relato de como ocorreu a queimadura e anote a data, o horário e a causa. Determine se ocorreu inalação de fumaça ou queda associada. Registre o tratamento usado pelos pais ou cuidadores até o momento. Registre o estado de saúde recente da criança, medicamentos que ela esteja usando, doenças recentes ou crônicas e o estado de imunização, em particular a data da última aplicação de toxoide tetânico.

Determine se a história é compatível com o tipo de queimadura. Pergunte o que causou a queimadura e se houve testemunhas. Queimaduras por derramamento em que a criança puxa um recipiente com líquido quente para si em geral causa uma lesão assimétrica e desigual. Em contraste, lesões por escaldadura intencional em geral têm uma distribuição uniforme "em luva" ou "em meia", porque o membro da criança é mantido sob água quente como punição. É importante que a enfermeira observe se há indícios de que a queimadura é resultado de maus-tratos em vez de acidental (Boxe 24.3). Crianças também são queimadas por aparelhos de alisar cabelo, gasolina, fogos de artifício, aquecedores, fornos e fogões. Obtenha uma história detalhada de como ocorreu a queimadura. Pergunte aos pais sobre a regulagem de aquecedores de água.

Exame físico

O exame de emergência da criança queimada consiste em uma avaliação primária seguida de uma avaliação secundária. A avaliação primária inclui exame das vias respiratórias, ventilação e circulação; a avaliação secundária enfoca queimaduras e outras lesões. O Boxe 24.4 traz informações sobre a avaliação de emergência da criança queimada. Inspecione a pele da criança, observando se há eritema, bolhas, secreção ou escara (pele carbonizada).

Os antigos termos usados para descrever a profundidade de queimaduras como de primeiro, segundo e terceiro graus foram substituídos pela terminologia atualmente em uso. Classifique a queimadura de acordo com a gravidade. Queimaduras superficiais são dolorosas, vermelhas, secas e possivelmente edematosas (Figura 24.13). Queimaduras de espessura parcial ou queimaduras profundas de espessura parcial são muito dolorosas, edematosas e têm um aspecto úmido ou bolhas (Figura 24.14). Queimaduras de espessura total são muito dolorosas ou insensíveis em algumas áreas. Têm aspecto vermelho, edematoso, coriáceo ou céreo, e podem mostrar descamação ou pele carbonizada (Figura 24.15). Observe se a queimadura é circunferencial (envolvendo uma parte do corpo) ou parcialmente circunferencial.

Boxe 24.3 Sinais de queimaduras por maus-tratos

- História inconsistente quando os responsáveis são entrevistados em separado
- Demora em procurar tratamento
- Aspecto uniforme da pele, com delimitação clara entre áreas queimadas e não queimadas (como se um objeto quente fosse aplicado à pele)
- No caso de queimadura por escaldamento, falta de gotejamento e evidência de áreas poupadas pelo contato da pele da criança com as paredes da banheira ou da pia (vistas com frequência em imersão forçada em água quente como punição)
- Queimaduras poupando áreas flexoras ou queimaduras envolvendo o dorso da mão
- Um padrão de meia ou de luva nas mãos ou nos pés (anel em torno do membro, resultante de imersão forçada em água quente)

Boxe 24.4 Avaliação de emergência da criança queimada

Avaliação primária

- Avalie as vias respiratórias da criança, observando se estão desobstruídas e passíveis ou não de manutenção
- Suspeite de lesão das vias respiratórias por queimadura ou por inalação de fumaça quando houver qualquer um dos seguintes sinais: queimaduras em torno da boca, do nariz ou dos olhos, escarro carbonáceo (preto), rouquidão ou estridor
- Avalie a coloração da pele, o esforço respiratório, a simetria dos movimentos respiratórios e os ruídos respiratórios
- Determine a força dos pulsos arteriais, a perfusão e a frequência cardíaca. Avalie a extensão e a localização dos edemas

Avaliação secundária

- Determine a profundidade da queimadura
- Avalie a extensão da queimadura determinando a porcentagem da superfície corporal afetada. Use um gráfico de avaliação (ver Figura 24.16) ou calcule rapidamente usando o tamanho da palma da mão da criança, que é equivalente a cerca de 1% da superfície corporal
- Inspecione a criança à procura de lesões traumáticas (crianças que pularam ou caíram de uma casa em chamas podem apresentar lesões da coluna vertebral ou lesões internas)

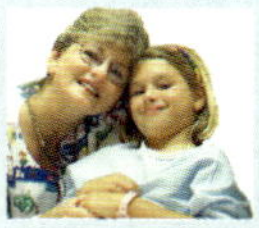

Por causa das bolhas subjacentes é difícil distinguir com exatidão queimaduras de espessura parcial e queimaduras de espessura total. Além disso, no caso de queimaduras de terceiro grau, é difícil estimar a profundidade da queimadura durante a avaliação inicial.

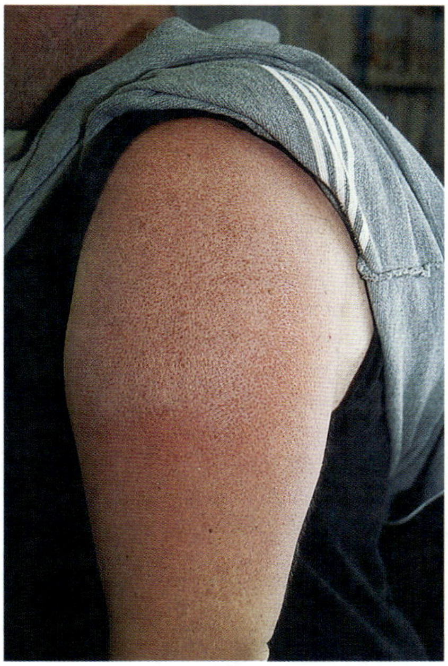

● Figura 24.13 Queimadura superficial – dolorosa mas sem bolhas.

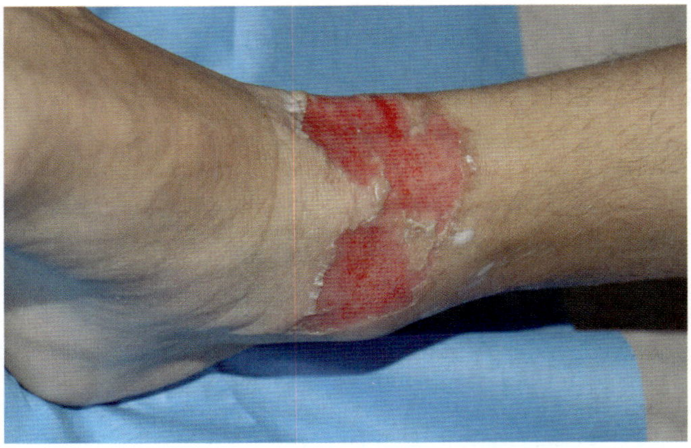

● Figura 24.14 Queimadura de espessura parcial – muito dolorosa, com bolhas.

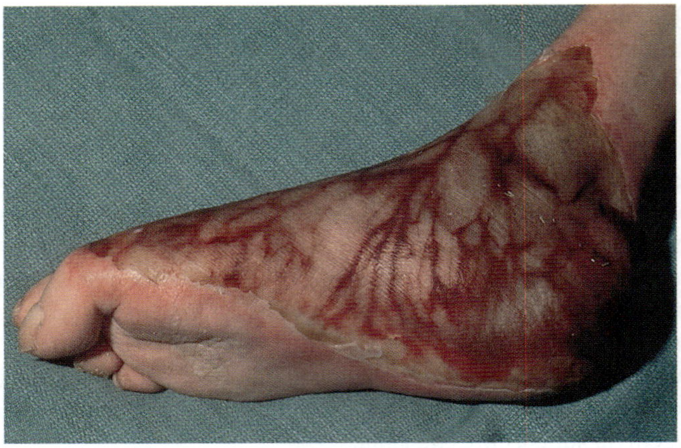

● Figura 24.15 Queimadura de espessura total – a coloração varia de vermelha a preta ou branca, com dor mínima e edema acentuado.

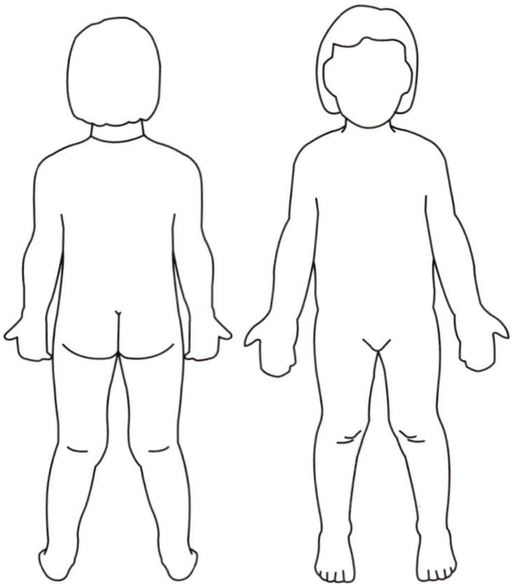

EXEMPLO

Cálculo da ASCT pela idade (área da superfície corporal queimada total)

Código de cor
Vermelho – 3º grau
Azul – 2º grau

Área	Do nascimento a 1 ano	1 a 4 anos	5 a 9 anos	10 a 14 anos	15 anos	Adulto	Segundo grau	Terceiro grau	Total
Cabeça	19	17	13	11	9	7	—	8	8,0
Pescoço	2	2	2	2	2	2	—	1	1,0
Tronco anterior	13	13	13	13	13	13	1	12	13,0
Tronco posterior	13	13	13	13	13	13	—	—	—
Nádega direita	2 1/2	2 1/2	2 1/2	2 1/2	2 1/2	2 1/2	—	—	—
Nádega esquerda	2 1/2	2 1/2	2 1/2	2 1/2	2 1/2	2 1/2	—	—	—
Genitália	1	1	1	1	1	1	—	—	—
Braço direito	4	4	4	4	4	4	—	3,5	3,5
Braço esquerdo	4	4	4	4	4	4	1	2,5	3,5
Antebraço direito	3	3	3	3	3	3	—	3	3
Antebraço esquerdo	3	3	3	3	3	3	—	3	3
Mão direita	2 1/2	2 1/2	2 1/2	2 1/2	2 1/2	2 1/2	—	2,5	2,5
Mão esquerda	2 1/2	2 1/2	2 1/2	2 1/2	2 1/2	2 1/2	—	2,5	2,5
Coxa direita	5 1/2	6 1/2	8	8 1/2	9	9 1/2	1	2	3
Coxa esquerda	5 1/2	6 1/2	8	8 1/2	9	9 1/2	—	2	2
Perna direita	5	5	5 1/2	6	6 1/2	7	—	—	—
Perna esquerda	5	5	5 1/2	6	6 1/2	7	—	—	—
Pé direito	3 1/2	3 1/2	3 1/2	3 1/2	3 1/2	3 1/2	—	—	—
Pé esquerdo	3 1/2	3 1/2	3 1/2	3 1/2	3 1/2	3 1/2	—	—	—
						Total	3%	42%	45%

● Figura 24.16 Cálculo da área da superfície corporal total (ASCT) afetada, considerando-se a idade da criança, as áreas afetadas e se as queimaduras são de segundo grau (espessura parcial) ou de terceiro grau (espessura total).

Exames complementares

Na criança com queimaduras mais extensas, a determinação dos eletrólitos séricos e o hemograma completo são usados para avaliação do equilíbrio hidreletrolítico e da possibilidade de infecção, respectivamente. Se houver suspeita de infecção da ferida, uma cultura da secreção identifica a bactéria. Índices nutricionais, tais como albumina, transferrina, caroteno, retinol, cobre, colesterol, cálcio, tiamina, riboflavina, piridoxina e ferro, podem ser avaliados quando a criança tem queimaduras graves ou extensas. O estado pulmonar pode ser avaliado por monitoração da oximetria de pulso e do CO_2 expirado ou por meio de gasometria arterial, níveis de carboxiemoglobina e radiografias de tórax. A broncoscopia e a cintigrafia de ventilação-perfusão com xenônio podem ser usadas para se investigar lesão por inalação. A monitoração eletrocardiográfica é importante para a criança que sofreu queimadura por descarga elétrica, para identificação de arritmias cardíacas, que podem ser observadas até 72 h após a queimadura.

Intervenções de enfermagem

A assistência de enfermagem para a criança queimada visa em primeiro lugar a estabilização clínica. Conecte a criança a um monitor cardíaco e de apneia, meça-a com a fita métrica de Broselow, monitore a oximetria de pulso e aplique um monitor de CO_2 expirado se for usada ventilação artificial. Também são feitos desbridamento da queimadura, controle da dor e prevenção e tratamento de infecções. O equilíbrio hídrico e o estado nutricional são componentes importantes dos cuidados de queimados, especialmente nos estágios iniciais. A reabilitação da criança com queimaduras graves também é uma função de enfermagem importante. A orientação à criança e à família sobre prevenção de queimaduras e cuidados com queimaduras em casa é também importante. O Plano de cuidados de enfermagem 24.1 mostra outras intervenções relacionadas com controle hídrico e nutricional.

Oxigenação e ventilação

Institua controle de emergência das vias respiratórias, se necessário. Se a criança precisar de intubação, certifique-se de que o tubo traqueal seja fixado com fita adesiva, porque a reintubação dessas crianças torna-se cada vez mais difícil com a progressão do edema. O estado respiratório da criança queimada exige reavaliação constante, porque edema das vias respiratórias secundário a queimadura pode não ser evidente até 2 dias após a lesão. Todas as crianças com queimaduras graves devem receber oxigênio a 100% por máscara com válvula unidirecional ou ventilação com bolsa e máscara. Continue a reavaliar o estado pulmonar da criança, ajustando as intervenções conforme a necessidade (ver no Capítulo 31 mais informações sobre cuidados respiratórios de emergência).

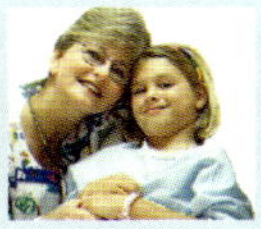

Níveis altos de carboxiemoglobina causados por inalação de fumaça contribuem para falsos valores altos da oximetria de pulso.

Restauração e manutenção do volume líquido

Existem diversas fórmulas para o cálculo de líquidos a serem administrados a crianças. A maioria dos especialistas recomenda que o tratamento de queimaduras pediátricas inclua:

- Cálculo de líquidos a serem administrados com base na área total queimada (Figuras 24.16)
- Uso de uma solução cristaloide (lactato de Ringer) durante as primeiras 24 h; em crianças pequenas, pode ser adicionado um pouco de glicose
- Administração da maior parte do volume durante as primeiras 8 h (o volume e o tempo de administração de líquidos varia de criança para criança)
- Reavaliação da criança e ajuste da velocidade de administração; as necessidades de líquidos diminuem muito após 24 h, e a administração deve ser ajustada de acordo com as necessidades da criança
- Uma solução coloide pode ser administrada posteriormente, quando a permeabilidade capilar for menos preocupante
- Monitoração do débito urinário como parte da avaliação da resposta ao tratamento, esperando no mínimo 1 mℓ/kg/h
- Determinações diárias do peso corporal no mesmo horário (o melhor indicador do volume hídrico)
- Monitoração dos níveis de eletrólitos (em especial sódio e potássio) até a sua normalização

Prevenção de hipotermia

Devido à perda da pele protetora, crianças queimadas correm alto risco de hipotermia e de infecção secundária. Por isso, devem ser mantidas aquecidas. Aqueça líquidos intravenosos antes da administração. Mantenha um ambiente térmico neutro e monitore com frequência a temperatura da criança.

Limpeza da ferida

Em primeiro lugar, é preciso interromper o processo de lesão, remover roupas queimadas e lavar bem a queimadura com água e sabonete neutro. Pode ser usada água fria, mas nunca se deve aplicar gelo. Crianças queimadas com alcatrão (carvão) precisam de cuidados especiais. O alcatrão pode ser removido com água fria e óleo mineral. Bolhas intactas em geral não devem ser furadas, porque formam uma barreira protetora; entretanto, o desbridamento é recomendado quando bolhas grandes impedem os cuidados. Feridas abertas precisam de desbridamento. O desbridamento envolve a remoção de pele solta e escaras (tecido morto e carbonizado). Esse procedimento em geral é feito com tesouras estéreis e um par de pinças ou uma esponja de gaze. A área queimada deve ser limpa com suavidade; não há vantagem em esfregar, porque isso só torna a dor mais intensa. A enfermeira deve usar capote, máscara, gorro e luvas durante as trocas de curativo. O desbridamento é um procedimento necessário, mas com frequência é extremamente doloroso, e o controle da dor é muito importante (ver controle da dor adiante).

Quando uma criança volta para avaliação de uma ferida que foi tratada anteriormente em sua unidade, o curativo tem de ser removido. Umedeça o curativo com água morna para facilitar a remoção da gaze que pode estar presa à ferida. A enfermeira desempenha papel importante na retirada suave do curativo. Lembre-se de:

- Ter pronto todo o material necessário para o curativo.
- Administrar analgésicos conforme a prescrição.
- Promover uma boa técnica de controle de infecção entre os colegas.
- Ajudar a segurar a criança, usando posições confortáveis já descritas em relação a cuidados não traumáticos.

- Estimular a participação dos pais da criança.
- Falar calmamente com a criança, explicando o que será feito e providenciando distrações durante o procedimento.

Prevenção de infecção

A prevenção de infecção é crucial para a obtenção de bons resultados em crianças queimadas. Se o estado de imunização for desconhecido ou se tiverem decorrido 5 anos ou mais desde a última dose, aplique toxoide tetânico. Se a criança nunca foi vacinada para tétano, aplique também 250 unidades de imunoglobulina antitetânica por via intravenosa. Aplique uma pomada de antibiótico quando trocar os curativos. Veja no Guia farmacológico 24.1 informações sobre antibióticos tópicos. Curativos de membrana, como xenoenxerto porcino ou curativos de hidrocoloide, são alternativas a antibióticos tópicos e curativos estéreis. Avalie as feridas durante a troca de curativos, verificando se há vermelhidão, edema, odor e secreção na ferida. Mantenha procedimentos estritos de controle de infecção e de higiene das mãos para diminuir o risco de infecção das queimaduras. Maximize o estado nutricional da criança para diminuir a susceptibilidade a infecção das queimaduras. Monitore a temperatura observando se ocorre febre. Por ocasião da alta, oriente os pais sobre sinais de infecção de feridas.

Controle da dor

O controle da dor é muito importante e existem várias opções para a dor relacionada com queimaduras. Com frequência são usados anestesia local, sedativos e analgésicos sistêmicos. Crianças com queimaduras menos graves tratadas em casa podem receber medicamentos orais, como paracetamol com codeína 30 a 45 min antes das trocas de curativos. Quando as queimaduras provocam dor mais intensa, a criança deve ser hospitalizada e receber analgésicos intravenosos, como sulfato de morfina. Pesquisa recente mostrou que o midazolam intranasal (um sedativo) associado a analgésicos orais efetivamente alivia a dor durante as trocas de curativos em crianças queimadas (Hansen *et al.*, 2001).

A dor pode ocorrer a qualquer momento do dia ou da noite, não apenas durante as trocas de curativos. Avalie a dor com frequência usando uma escala de avaliação de dor adequada para a idade da criança. Administre analgésicos conforme a prescrição e/ou use técnicas não farmacológicas para aliviar a dor ou diminuir a percepção da dor pela criança. Constatou-se que tratamentos não tradicionais, como terapia de realidade virtual, aliviam a dor durante as trocas de curativos. Os programas de realidade virtual possibilitam que a criança mergulhe em um mundo tridimensional gerado por computador, um método extremamente efetivo de distração da dor (Hoffman, 2004).

Tratamento de queimaduras infectadas

O percentual de infecção de queimaduras aumenta quando a criança apresenta uma queimadura grande aberta ou quando há outras fontes de infecção, como vários acessos intravenosos. Além disso, crianças imunodeprimidas correm risco aumentado de infecção de queimaduras. *S. aureus* é a bactéria habitualmente implicada na celulite e no impetigo relacionados com queimaduras, embora *Pseudomonas aeruginosa* também possa causar celulite. Na celulite de feridas de queimaduras, a pele em torno da queimadura torna-se cada vez mais vermelha, edemaciada e dolorosa durante o tratamento da queimadura. Na celulite invasiva, a queimadura se torna marrom-escura, preta ou violácea, com secreção e mau cheiro. O impetigo na queimadura caracteriza-se por abscessos superficiais pequenos e multifocais, e causa destruição acentuada das áreas que receberam enxertos de pele.

Quando há suspeita de infecção, em geral são colhidas culturas da ferida e é iniciado o tratamento com antibióticos. Administre antibióticos tal como prescritos (ou antifúngicos, se uma lesão grande for infectada por fungos).

Reabilitação de queimaduras

Crianças que sofreram uma queimadura significativa encaram muitos desafios físicos e psicológicos, que se estendem muito além da fase aguda da lesão. Essas crianças podem apresentar comportamentos regressivos causados pela lesão ou por medo, dor ou ansiedade. Enxertos de pele ou curativos especiais são necessários para algumas crianças (Boxe 24.5). Crianças que sofrem queimaduras extensas com frequência precisam de várias cirurgias de enxerto de pele. As Figuras 24.17 e 24.18 mostram enxertos cicatrizados. Em queimaduras extensas, pode ser necessário o uso de roupas compressivas para diminuir o risco de formação excessiva de cicatrizes. Roupas compressivas não são confortáveis e precisam ser usadas continuamente durante pelo menos 1 ano, às vezes durante 2 anos, mas são comprovadamente muito efetivas na redução de cicatrizes hipertróficas resultantes de queimaduras.

A fisioterapia em geral é iniciada na unidade de terapia intensiva, e continua durante muito tempo após a alta hospitalar, às vezes durante toda a vida. Posicionamento e exercícios ativos e passivos são necessários para manter a flexibilidade articular (Merz *et al.*, 2003).

As enfermeiras têm um papel crucial na transição da fase aguda de intervenções para salvar a vida e a troca frequente de curativos para as atividades normais, como escola e lazer. Considerações sobre a imagem corporal são importantes quando a criança retorna à escola, e devem ser abordadas. Crianças com alteração da imagem corporal por queimaduras podem beneficiar-se de psicoterapia regular ou de terapia em grupo. Os pais

Boxe 24.5 Enxerto de pele e cuidados especiais de queimaduras

- Coberturas biológicas de pele são usadas em queimaduras extensas ou quando não há doador
- O autoenxerto possibilita cobertura permanente de queimaduras de espessura parcial profundas ou de espessura total
  - Consiste na pele da própria criança
  - Enxertos de espessura parcial contêm a epiderme e camadas superficiais da derme. O local doador se regenera completamente
  - Enxertos de espessura total contêm toda a espessura da pele. Cubra o local doador com gaze de malha fina ou uma cobertura sintética para possibilitar a regeneração
- Curativos de alginato de cálcio são feitos com um extrato de algas marrons ligado a uma fibra muito absorvente. Eles reagem com o exsudato, formando um gel protetor

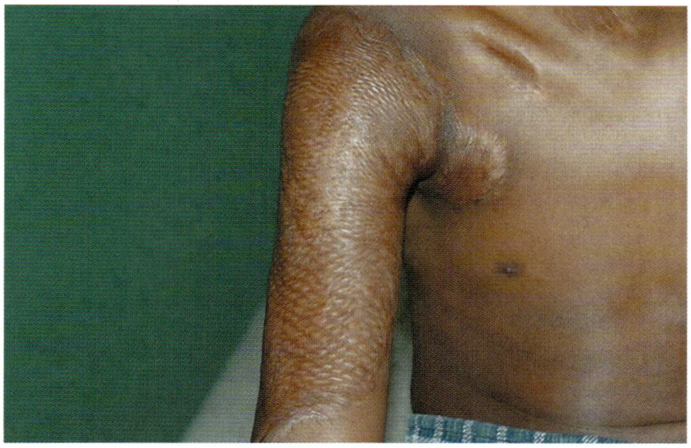

● Figura 24.17 Enxerto de pele em malha cicatrizado.

com frequência precisam de ajuda para cuidar de uma criança em recuperação de queimaduras.

A vida após uma queimadura grave pode ser difícil para a criança e para a família, e uma enfermeira habilidosa pode fornecer ajuda valiosa às famílias durante essa fase tão importante mas menos aguda dessa jornada.

Diretrizes de ensino 24.3

Prevenção de queimaduras

- Manter a temperatura da água quente abaixo de 49°C.
- Antes de dar banho em crianças, verificar a temperatura da água.
- Manter as crianças afastadas de chamas, fogões e velas.
- Cozinhar com as panelas no meio do fogão, com os cabos virados para dentro.
- Quando estiver cozinhando, manter as crianças afastadas do fogão.
- Deixar líquidos quentes fora do alcance de crianças.
- Não ingerir bebidas quentes quando estiver com crianças no colo.
- Guardar "chapinhas" de cabelo longe do alcance de crianças.
- Orientar as crianças a saírem com segurança de casa em caso de incêndio.
- Praticar situações simuladas de incêndio.
- Orientar as crianças a "parar, deitar e rolar" se suas roupas pegarem fogo.

Prevenção de queimaduras e de envenenamento por monóxido de carbono

Oriente os pais sobre prevenção de queimaduras. Todas as casas devem ter detectores de fumaça funcionando e as baterias devem ser trocadas uma vez ao ano. Todas as casas devem ter extintores de incêndio, e adultos e adolescentes devem saber usá-los. As crianças devem dormir com roupas não inflamáveis. Os pais não devem fumar em casa nem no carro, e devem manter isqueiros e fósforos fora do alcance das crianças. Crianças pequenas são especialmente vulneráveis a queimaduras que ocorrem na cozinha, como escaldadura com líquidos e alimentos quentes e queimaduras por contato com queimadores quentes ou com a porta do forno do fogão. Alerte os pais sobre o grande risco que os fogos de artifício representam para as crianças. As Diretrizes de ensino 24.3 trazem outras informações para os pais sobre prevenção de queimaduras.

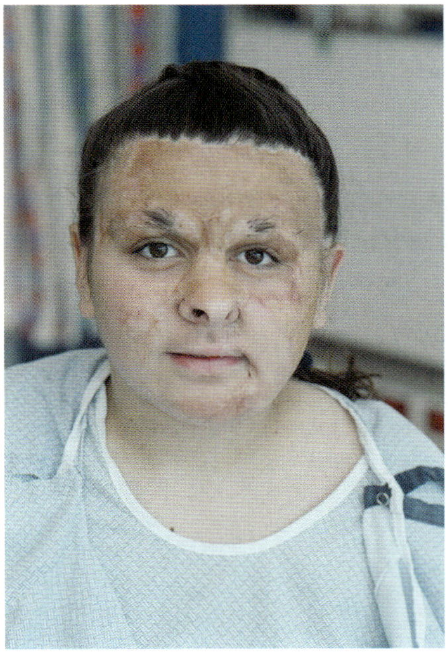

● Figura 24.18 Enxertos extensos da face.

As crianças correm risco significativo de queimaduras causadas por água quente. Queimaduras por escaldamento podem ocorrer quando a água quente entra em contato com a pele da criança, mesmo durante um tempo relativamente curto. Como a água quente representa um sério risco para crianças, a temperatura dos aquecedores de água deve ser regulada para 49°C ou menos. A Figura 24.19 é um gráfico que mostra o tempo durante o qual uma criança pode ser exposta a água a diferentes temperaturas antes de se queimar. Por exemplo:

- Se a água estiver a 66°C, a criança pode sofrer uma queimadura de terceiro grau em 2 s.
- Se a água estiver a 60°C, bastam 6 s de exposição para causar uma queimadura significativa.
- Se a água estiver a 54°C, a criança pode sofrer uma queimadura significativa em 30 s.
- A 49°C, o valor máximo recomendado para a temperatura de aquecedores em casa, são necessários 5 min de exposição para uma pessoa se queimar (há tempo de sobra para sair da banheira).

Instrua os pais sobre prevenção de envenenamento por monóxido de carbono. Todas as casas devem ter detectores de monóxido de carbono em funcionamento, e as baterias devem ser trocadas uma vez ao ano. Oriente os pais sobre os sinais de envenenamento por monóxido de carbono: cefaleia, tonturas, desorientação e náuseas. Se o detector de monóxido de carbono soar, desligue qualquer fonte potencial de combustão, se possível, e retire todas as pessoas da casa imediatamente. Não tente voltar à casa até que um profissional qualificado repare o vazamento de monóxido de carbono.

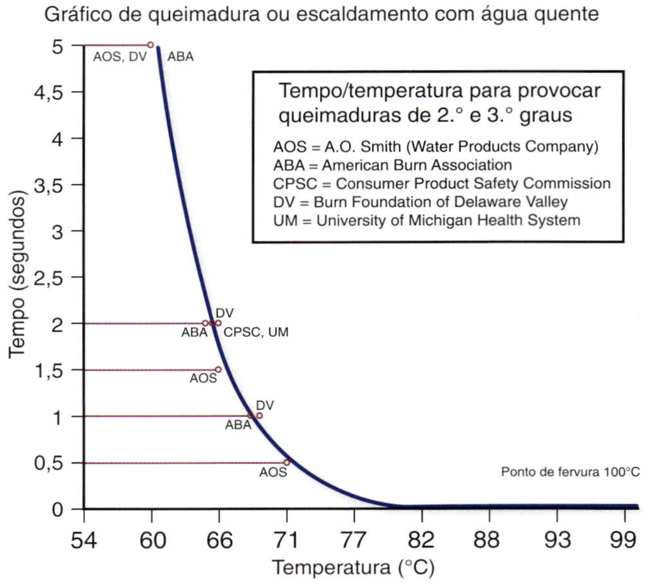

● **Figura 24.19** Tempo de exposição a água quente que resulta em queimadura significativa, com base na temperatura da água.

Cuidados de queimaduras em casa

Ensine aos pais os cuidados que devem ser prestados à criança com queimaduras em casa. Procure cuidados médicos para queimaduras quando:

- A criança tiver uma queimadura de segundo ou de terceiro graus.
- A queimadura resultar de incêndio, fio ou tomada elétrica, ou substância química.
- A criança tiver uma queimadura na face, no couro cabeludo, nas mãos, nos pés, na genitália ou sobre articulações.
- A queimadura parecer infectada.
- A queimadura estiver causando dor importante.
- Houver suspeita de que a queimadura tenha sido causada por maus-tratos.

Se a queimadura for muito extensa, mesmo que pareça de primeiro grau, procure cuidados médicos imediatamente. As Diretrizes de ensino 24.4 trazem informações específicas sobre cuidados com queimaduras em casa.

● Queimaduras de sol

As queimaduras de sol resultam de exposição excessiva aos raios ultravioleta do sol. Eritema e eventuais bolhas resultam de alterações do fluxo sanguíneo da pele, de alterações da cinética celular e da produção de pigmento em resposta a exposição aos raios ultravioleta. Eritema pode ocorrer em 4 h e as bolhas surgem em 6 h (Krowchuk & Tunnessen, 2006). A exposição excessiva ao sol foi relacionada com o desenvolvimento de câncer de pele na vida adulta. Ver Healthy People 2010.

As queimaduras de sol em geral são tratadas com compressas frias, loções resfriantes e anti-inflamatórios não esteroides orais.

Avaliação de enfermagem

Obtenha uma história de saúde, observando se houve exposição recente ao sol. Determine a duração da exposição e se foi usado algum tipo de protetor solar. Observe se existe hiperemia da pele nas áreas expostas. Áreas com queimaduras mais graves têm uma tonalidade vermelho-escura, discretamente violácea. Em queimaduras solares mais graves, podem ser observadas bolhas.

Diretrizes de ensino 24.4

Cuidados com queimaduras

Queimaduras de primeiro grau (superficiais)

- Colocar a área queimada sob água corrente até a dor diminuir.
- Não aplicar gelo sobre a pele.
- Não aplicar manteiga, pomadas ou cremes.
- Cobrir a queimadura com uma atadura limpa e não adesiva.
- Administrar paracetamol ou ibuprofeno para dor.
- Levar a criança ao médico em 24 h.
- Tratamento contínuo: lavar na banheira ou ao chuveiro com sabonete neutro e sem perfume; secar apenas tocando com a toalha ou deixar secar ao ar.
- Aplicar uma camada fina de pomada com antibiótico.
- Cobrir com um curativo não aderente e com gaze seca.

Queimaduras mais extensas

- Remover roupas somente se estiverem soltas ou se ainda estiverem queimando.
- Verificar os sistemas básicos da criança (protocolo ABC) e faça reanimação cardiorrespiratória se necessário.
- Não aplicar manteiga, pomada ou qualquer tipo de creme.
- Cobrir a queimadura com uma atadura ou lençol limpo e que não solte fios.
- Não colocar panos grandes e molhados, que podem resfriar a criança.
- Não tentar romper as bolhas.
- Se a criança parecer estar em choque, elevar os membros inferiores dela enquanto protege a queimadura e chamar o serviço de emergência.

Dados extraídos de Frank, K. (2005). *Preventing and treating burns*. Obtido em 16/7/2006 de www.kidsgrowth.com/resources/articledetail.cfm?id=2029; e Nemours Foundation (2005). Burns. Obtido em 16/7/2006 de http://www.kidshealth.org/teen/safety/first_aid/burns_sheet.html.

Healthy People 2010

Objetivo	Importância
(Desenvolvimento) Aumento progressivo da proporção de adolescentes que usam medidas protetoras que reduzem o risco de câncer de pele.	• Estimular o uso de protetor solar em todas as crianças com mais de 6 meses de vida, para formar um hábito para toda a vida • Desestimular a exposição ao sol entre 10:00 e 14:00 • Informar aos adolescentes os riscos da luz ultravioleta (mesmo artificial) e desestimule o bronzeamento artificial.

Intervenções de enfermagem

Compressas frias ajudam a refrescar a queimadura. A aplicação tópica de gel de *Aloe vera* (babosa) pode proporcionar alívio significativo. Foram relatados efeitos adversos raros com o uso de gel de *Aloe vera* (Gardiner *et al.*, 2001). Administre um anti-inflamatório não esteroide, como o ibuprofeno. Desestimule banhos (de banheira ou chuveiro) com água quente. Instrua a criança a usar roupas frouxas e cobrir as áreas queimadas quando sair de casa (até se curarem). Se ocorrer descamação da pele, diga à criança para não puxar a pele descamada, para evitar lesão adicional. Veja no Capítulo 8 mais informações sobre exposição segura ao sol.

Lesões pelo frio

A expressão "úlcera pelo frio" implica congelamento dos tecidos. O congelamento é descrito como um *continuum* do primeiro ao quarto graus. Quando uma criança é exposta a um ambiente extremamente frio, alterações da circulação cutânea ajudam a manter a temperatura central do corpo. Quando a circulação é desviada para o centro, as partes periféricas correm risco maior de ulceração. Lesão local ocorre quando a temperatura cai a 0°C. No início há perda de sensibilidade da pele, vasoconstrição e extravasamento de plasma. Formam-se cristais de gelo no líquido extracelular e, por fim, a estase circulatória resulta em lesão das células endoteliais, necrose e desprendimento de tecido morto (Nield & Nanda, 2005).

Avaliação de enfermagem

Identifique se existe história de exposição ao frio. Pergunte sobre dor ou parestesia. Examine a pele à procura de úlceras de frio. Úlceras de frio de primeiro grau apresentam placas brancas superficiais com eritema circundante. Nas úlceras de segundo grau existem bolhas com eritema e edema. Nas úlceras de terceiro grau, ocorrem bolhas hemorrágicas, que, no quarto grau, progridem para necrose e desprendimento de tecido (Nield & Nanda, 2005).

Intervenções de enfermagem

Remova roupas molhadas ou apertadas. Evite massagem vigorosa para diminuir a chance de agravar a lesão de pele. Mergulhe a parte afetada em água a 40°C, durante 15 a 30 min. Como o aquecimento pode causar dor significativa, administre analgésicos. Mantenha a parte aquecida frouxamente coberta, aquecida e seca. A imobilização diminui o edema associado. Consulte um especialista em feridas ou um cirurgião plástico sobre tratamento adicional.

Medidas para prevenção de úlceras de frio são:

- Uso de roupas quentes em camadas, mantendo o corpo aquecido e seco
- Evitar esforço físico
- Não brincar fora de casa quando houver aviso de ventos gelados, e trancar as portas com fechaduras altas para evitar a saída de crianças pequenas (Nield & Nanda, 2005).

Mordidas de seres humanos e de animais

Cerca de 1% das consultas anuais em serviços de emergência são devidas a mordidas de mamíferos (Starr, 2006). Crianças podem ser mordidas por outras crianças ou por animais de estimação ou de rua, como cães, gatos ou furões. A mão e a face são locais comuns de mordidas por animais. Cerca de 50% das mordidas por cães ocorrem em crianças de 5 anos de idade ou menos (Bernardo *et al.*, 2000). Cães são provocados com maior frequência quando a criança brinca com eles, ou quando ela bate, chuta, abraça, segura ou persegue um cão (Melnick, 2005).

O tratamento envolve limpeza e irrigação da ferida, sutura ou grampeamento, se forem necessários, e tratamento com antibióticos tópicos ou sistêmicos. A profilaxia da raiva é indicada quando não se conhece o estado de vacinação do cão. Pode haver infecção bacteriana secundária da ferida, com estreptococos, estafilococos ou *Pasteurella multocida*. Mordidas de gatos e de seres humanos têm probabilidade maior de infecção.

Avaliação de enfermagem

Determine a história do ataque e se ele foi provocado. Determine o estado de vacinação antitetânica da criança. Inspecione a ferida para determinar a extensão da laceração, avulsão ou esmagamento.

Intervenções de enfermagem

Providencie imunoprofilaxia da raiva e uma dose de reforço de toxoide tetânico se estiver indicado. Lave bem a ferida com água e sabão ou com uma solução de iodopovidona. Após a limpeza, irrigue bem com soro fisiológico (Villani, 2006). Se houver possibilidade de o animal ter raiva, limpe a ferida durante pelo menos 10 min com uma solução viricida, como iodopovidona (Behrman, 2004). Administre antibióticos tal como prescritos.

A prevenção de mordidas de animais é importante. Oriente as crianças quanto ao seguinte:

- Nunca provoque um cão.
- Peça permissão de um adulto antes de interagir com um cão, um gato ou outro animal que não seja seu.
- Não incomode um cão que esteja comendo, dormindo ou cuidando da ninhada.
- Não grite perto de cães.
- Mostre um punho fechado para o cão cheirar.
- Mantenha furões longe do rosto.
- Se um gato sibilar ou fizer menção de arranhar com a pata, deixe-o em paz. (American Veterinary Medical Association, 2006; Melnick, 2005).

Nunca deixe uma criança com menos de 5 anos de idade sozinha com um cachorro. Obtenha um programa de prevenção contra mordidas de cães adequado para crianças em idade escolar na sociedade protetora dos animais local.

As crianças, após serem mordidas, podem apresentar alterações emocionais. Pesadelos e ansiedade excessiva são comuns (Villani, 2006). Ajude a criança nesse período conversando sobre o incidente ou lendo livros sobre o assunto.

Picadas de insetos e de aranhas

Membros da classe Hymenoptera têm ferrões. Essa classe inclui abelhas, vespas, marimbondos e formigas. Aranhas injetam veneno quando picam. As picadas em geral provocam uma reação local. Podem ocorrer também reações sistêmicas ou anafiláticas a picadas de Hymenoptera, que podem comprometer as vias respiratórias (ver no Capítulo 26 informações sobre anafilaxia). Picadas de algumas aranhas, como a viúva-negra provocam reações graves. Essa discussão tem como enfoque as reações locais.

Reações locais a picadas de insetos e de aranhas incluem prurido, dor e edema. Uma reação de hipersensibilidade provavelmente mediada por imunoglobulina E ocorre em resposta ao veneno. Essa pode ser uma resposta fisiológica a antígenos presentes na saliva do inseto ou da aranha ou outros líquidos transmitidos durante a picada. Pode ocorrer infecção bacteriana secundária como uma complicação ou como resultado de coçadura (Bircher, 2005).

O tratamento inclui anti-histamínicos, para diminuir o prurido, e, em alguns casos, corticosteroides para diminuir a inflamação e o edema (Golden, 2003).

Avaliação de enfermagem

Obtenha a história da picada. Habitualmente as crianças percebem quando são picadas por um inseto, mas aranhas em geral não são vistas antes da picada. Inspecione a picada, observando se há urticária ou pápulas. Uma reação local extensa pode ser confundida com celulite. Verifique se o ferrão continua no local. Avalie o esforço respiratório para perceber a ocorrência de uma reação sistêmica ou anafilática (ver Capítulo 26).

Intervenções de enfermagem

Remova joias e roupas apertadas se a picada tiver ocorrido em um membro. Limpe a ferida com água e sabonete suave. Se o ferrão estiver no local, raspe-o com a unha ou com um cartão de crédito. Aplique gelo de modo intermitente para diminuir a dor e o edema (Brinker *et al.*, 2003). Administre difenidramina o mais cedo possível após a picada, para minimizar a reação.

Evite picadas de insetos e de aranhas usando roupas protetoras e sapatos quando sair de casa. Use repelentes de insetos (com uma concentração máxima de 30% de DEET em lactentes e crianças de mais de 2 anos de idade). Oriente as crianças a nunca perturbarem uma colmeia de abelhas ou vespas nem um formigueiro.

Referências

Livros e revistas

Accurate Building Inspectors. (2006). *Water temperature thermometry.* Retrieved 7/23/06 from www.accuratebuilding.com/services/legal/charts/hot_water_burn_scalcing_graph.html.

Allen, P. L. J. (2004). Leaves of three, let them be: If it were only that easy! *Pediatric Nursing, 30*(2), 129–135.

American Medical Student Association. (2007). *Child abuse and neglect.* Retrieved May 19, 2007 from http://www.amsa.org/programs/gpit/child.cfm.

American Veterinary Medical Association. (2006). *Don't worry, they won't bite.* Retrieved 7/23/06 from http://www.avma.org/pubhlth/dogbite/dogbitebroc.asp.

Aninda, D., & Kim, K. (2000). Infections in burn injury. *Pediatric Infectious Disease Journal, 19*(8), 737–738.

Balkrishnan, R., Manuel, J., Clarke, J., Carroll, C. L., Housman, T., & Fleischer, A. B. (2003). Effects of an episode of specialist care on the impact of childhood atopic dermatitis on the child's family. *Journal of Pediatric Health Care, 17,* 184–189.

Behram, R. E., Kliegman, R. M. & Jenson, H. B. (2004). *Nelson's textbook of pediatrics* (17th ed.). Philadelphia: Saunders.

Bernardo, L. M., Gardner, M. J., O'Connor, J., & Amon, N. (2000). Dog bites in children treated in a pediatric emergency department. *Journal of the Society of Pediatric Nurses, 5*(2), 87–95.

Berson, D. S. (2005). Cosmetic management of patients with acne vulgaris and acne rosacea. *Pediatric News (supplement), 7–8,* 12.

Bircher, A. (2005). Systemic immediate allergic reactions to arthropod stings and bites. *Dermatology, 210,* 119–127.

Borkowski, S. (2004). Diaper rash care and management. *Pediatric Nursing, 30*(6), 467–470.

Brinker, D., Hancox, J. D., & Bernardon, S. O. (2003). Assessment and initial treatment of lacerations, mammalian bites and insect stings. *AACN Clinical Issues, 14*(4), 401–410.

Buchanan, P. I. (2001). Behavior modification: A nursing approach for young children with atopic eczema. *Dermatology Nursing, 13*(1), 15–16, 18, 21–25.

Casale, T. B., & Stokes, J. R. (2006). Urticaria and angioedema. In J. A. McMillan (Ed.), *Oski's pediatrics: Principles and practice* (pp. 2410–2416). Philadelphia: Lippincott Williams & Wilkins.

Cheigh, N. H. (2003). Managing a common disorder in children: Atopic dermatitis. *Journal of Pediatric Health Care, 17,* 84–88.

Chen, N., & Cunningham, B. B. (2001). Psoriasis: Finding the right approach for your patients. *Contemporary Pediatrics, 18*(8), 86–93.

Cohen, B. (2004). A baby, a cutaneous lesion—and an efficient approach to recognition and management. *Contemporary Pediatrics, 21*(7), 28–48.

Cole, J. M., & Gray-Micely, D. (2002). The necessary elements of a dermatologic history and physical examination. *Dermatology Nursing, 14*(6), 377–384.

Committee on Trauma, American College of Surgeons. (1999). Guidelines for the operation of burn units. In *Resources for optimal care of the injured patient* (pp. 55–62). Chicago: Author.

Corrarino, J. E., Walsh, P. J., & Nadel, E. (2001). Does teaching scald burn prevention to families of young children make a difference? A pilot study. *Journal of Pediatric Nursing 16*(4), 256–262.

Cuzzell, J. Z. (2005). FDA approves mandatory risk management program for isotretinoin. *Dermatology Nursing, 17*(5), 383.

Drago, D. A. (2005). Kitchen scalds and thermal burns in children five years and younger. *Pediatrics, 115*(1), 10–16.

Epstein, W. L., Guin, J. D., & Maibach, H. (2000). Poison ivy update. *Contemporary Pediatrics, 17*(4), 54–74.

Esselman, P. C., Thombs, B. D., Magyar-Russell, G., & Fauerbach, J. (2006). Burn rehabilitation: State of the science. *American Journal of Physical Medicine & Rehabilitation, 85*(4), 383–413.

Frank, K. (2005). *Preventing and treating burns.* Retrieved 7/16/06 from www.kidsgrowth.com/resources/articledetail.cfm?id=2029.

Gardiner, P., Coles, D., & Kemper, K. J. (2001). The skinny on herbal remedies for dermatologic disorders. *Contemporary Pediatrics, 18*(7), 103–114.

Garfunkel, L. C., Kaczorowski J., & Christy, C. (Eds). (2002). *Mosby's pediatric clinical advisor: instant diagnosis and treatment.* St. Louis: Mosby.

General Practice Notebook (2005). *Thermal injury.* Retrieved 10/24/05 from www.gpnotebook.co.uk/simplepage.cfm?ID=93991733&linkI.

Golden, D. B. K. (2003). Stinging insect allergy. *American Family Physician, 67*(12), 2541–2546.

Guin, J. D., & Bruckner, A. L. (2005). Compendium on poison ivy dermatitis: The insidious plants, the resulting lesions, the treatment options. *Contemporary Pediatrics, 22*(1 suppl.), 4–15.

Hansen, R. C. (2003). Atopic dermatitis: Taming "the itch that rashes." *Contemporary Pediatrics, 20*(7), 79–97.

Hansen, S. L., Voigt, D. W., & Chester, N. (2001). A retrospective study on the effectiveness of intranasal midazolam in pediatric burn patients. *Journal of Burn Care & Rehabilitation, 22*(1), 6–8.

Hoffman, H. G. (2004). Virtual reality therapy. *Scientific American, 291*(2), 58–65.

Holmes, T. E., & Krusinski, P. A. (2006). Dermatologic diseases. In J. A. McMillan (Ed.), *Oski's pediatrics: Principles and practice* (p. 462). Philadelphia: Lippincott Williams & Wilkins.

Kaplan, D. L. (2004). A photo quiz to hone dermatologic skills. *Consultant for Pediatricians, 3*(4), 169–176.

Keri, J. E. (2006). Acne: Improving skin and self-esteem. *Pediatric Annals, 35*(3), 174–179.

Krowchuk, D. P., & Tunnessen, W. W. (2006). Pediatric dermatology. In J. A. McMillan (Ed.), *Oski's pediatrics: Principles and practice* (pp. 827–878). Philadelphia: Lippincott Williams & Wilkins.

Lee, P. J. (2004). Preschooler with slowly progressing rash on one arm. *Consultant for Pediatricians, 3*(3), 114–116.

Leung, A. K. C., & Kao, C. P. (2004). What's your diagnosis? *Consultant for Pediatricians, 3*(4), 188–191.

Lyder, C. H. (2006). Effective management of pressure ulcers: A review of proven strategies. *Advances for Nurse Practitioners, 14*(7), 32–38.

Mannenbach, M., & Bechtel, K. (2005). Patterns of injury that should raise suspicion for child abuse. *Pediatric Emergency Medicine Reports.* Retrieved 4/10/06 from Health and Wellness Resource Center.

Marino, B. S., & Fine, K. S. (2007). *Blueprints: Pediatrics.* Philadelphia: Lippincott Williams & Wilkins.

McGuinness, T. M. (2006). Teens and body art. *Journal of Psychosocial Nursing & Mental Health Services, 44*(4), 13–16.

Melnick, A. (2005). "Dog bites man" is news: How pediatricians can spread the word to parents and patients. *Contemporary Pediatrics.* Retrieved 7/23/06 from http://www.contemporarypediatrics.com/contpeds/article/articleDetail.jsp?id=257429&pageID=1&sk=&date.

Merz, J., Mertens, D., & Porter, K. (2003). Wound care of the pediatric burn patient. *AACN Clinical Issues, 14*(4), 429–441.

Mondozzi, M. (2006). *Burns.* Retrieved 7/16/06 from http://www.kidshealth.org/parent/firstaid_safe/emergencies/burns.html.

Morgan, E., Bledsoe, C., & Barker, J. (2000). Ambulatory management of burns. *American Family Physician, 11,* 2015–2032.

National Institute of Arthritis and Musculoskeletal and Skin Diseases. (2006). *Questions and answers about acne.* Retrieved 7/8/06 from http://www.niams.nih.gov/hi/topics/acne/acne.htm.

National SAFE KIDS Campaign (2004). *Burn injury fact sheet.* Retrieved 11/5/06 from http://www.preventinjury.org/PDFs/BURN_INJURY.pdf.

Nemours Foundation. (2005). Burns. Retrieved 7/16/06 from http://www.kidshealth.org/teen/safety/first_aid/burns_sheet.html.

Nield, L. S., & Kamat, D. M. (2006). Diaper dermatitis: From 'A' to 'Pee.' *Consultant for Pediatricians, 5*(6), 373–380.

Nield, L. S., & Nanda, S. (2005). Cold injuries: A guide to preventing and treating hypothermia and frostbite. *Consultant for Pediatricians, 4*(9), 427–434.

Romero, D. V., Treston, J., & O'Sullivan, A. L. (2006). Hand-to-hand combat: Preventing MRSA. *Nurse Practitioner, 31*(3), 16–23.

Rudy, S. J. (2003). Overview of the evaluation and management of acne vulgaris. *Pediatric Nursing, 29*(4), 287–293.

Safe Kids. (2006a). *Facts about childhood burns.* Retrieved 11/5/06 from http://www.usa.safekids.org/content_documents/Burn_facts.pdf.

Safe Kids. (2006b). *Fire and burns safety.* Retrieved 12/26/06 from http://www.safekids.org/tips/tips_fire.htm.

Schweich, P. J. (2006). Selected topics in emergency medicine. In J. A. McMillan (Ed.), *Oski's pediatrics: Principles and practice.* Philadelphia: Lippincott Williams & Wilkins.

Sheridan, R. L. (2002). Burns. *Critical Care Medicine, 30*(11 suppl.), S500-S514.

Sheridan, R. L., Hinson, M. I., Liang, M. H., et al. (2000). Long-term outcome of children surviving massive burns. *JAMA, 283*(1), 69–73.

Shriners Hospital for Children. (2005). *Emergency treatment of burns and burn prevention.* Retrieved 10/25/05 from http://www.shrinershq.org/prevention/burntips/treatment.html.

Shwayder, T. (2003). Five common skin problems and a string of pearls for managing them. *Contemporary Pediatrics, 20*(7), 34–54.

Siberry, G. K. (2005). Fighting a rising tide of MRSA infection in the young. *Contemporary Pediatrics, 22*(7), 44–53.

Silverberg, N. B., Silverberg, J. I., & Silverberg, A. I. (2005). Eradicating acne vulgaris of puberty: What makes for optimal therapy? *Contemporary Pediatrics, 22*(10, suppl.), 12–22.

Sockrider, M. M. (2006). Respiratory complications of burns and smoke inhalation (respiratory burns). In J. A. McMillan (Ed.), *Oski's pediatrics: Principles and practice.* Philadelphia: Lippincott Williams & Wilkins.

Starr, N. B. (2004). Dermatologic diseases. In C. E. Burns, A. M. Dunn, M. A. Brady, et al. (Eds.), *Pediatric primary care: a handbook for nurse practitioners* (3rd ed.). Philadelphia: Saunders.

Suddaby, E. C., Barnett, S., & Facteau, L. (2006). Skin breakdown in acute care pediatrics. *Dermatology Nursing, 18*(2), 155–161.

Tanghetti, E. A. (2005). The importance of vehicle in acne therapy. *Pediatric News (supplement),* 1–3.

Titus, M. O., Baxter, A. L, & Starling, S. P. (2003). Accidental scald burns in sinks. *Pediatrics, 111*(2), e191-e194. Retrieved 7/16/06 from http://pediatrics.aappublications.org/cgi/content/full/111/2/e191.

U.S. Fire Administration. (2006). Exposing an invisible killer: The dangers of carbon monoxide. Retrieved 6/24/06 from http://www.usfa.dhs.gov/safety/co/fswy17.shtm.

U.S. Food and Drug Administration, Center for Drug Evaluation and Research. (2006). *Isotretinoin (marketed as Accutane) capsule information.* Retrieved 7/25/06 from http://www.fda.gov/cder/drug/infopage/accutane/default.htm.

Villani, N. M. (2006). Treating dog and cat bites. *Advance for Nurse Practitioners, 14*(7), 44–45.

Watkins, P. (2005). Impetigo: Aetiology, complications and treatment options. *Nursing Standard, 19*(36), 50–54.

Weed, R. O., & Berens, D. E. (2005). Basics of burn injury: Implications for case management and life care planning. *Lippincott's Case Management, 10*(1), 22–29.

Williams, J. V., Godfrey, J. C., & Friedlander, S. F. (2003) Superficial fungal infections: Confronting the fungus among us. *Contemporary Pediatrics, 20*(1), 58–80.

Willock, J., & Maylor, M. (2004). Pressure ulcers in infants and children. *Nursing Standard, 24*(18), 56–62.

Wong, L., & Rogers, M. (2006). Psoriasis: Varied presentations, individualized treatment. *Contemporary Pediatrics, 23*(1), 33–39.

Yen, K., Bank, D., O'Neill, A., & Yurt, R. (2001). Household oven doors: A burn hazard in children. *Archives in Pediatrics and Adolescent Medicine, 155*(1), 84–86.

Yetman, R. J., & Parks, D. (2002). Diagnosis and management of atopic dermatitis. *Journal of Pediatric Health Care, 16,* 143–145.

Websites

www.aad.org American Academy of Dermatology
www.burnsupportgroupsdatabase.com Burn Support Group Database
www.burnsurvivor.com Burn Resource Center
www.eczema.org National Eczema Society
www.herbalgram.org American Botanical Council and Herb Research Foundation (a peer-reviewed journal of herbal medical research)
www.herbmed.org HerbMed, an interactive electronic database of information on herbs
www.nationaleczema.org National Eczema Association
www.psoriasis.org National Psoriasis Foundation
www.safekids.org SafeKids
www.skincarephysicians.com/acnenet/FAQ.html Acne Net (comprehensive online acne information resource)
www.survivingburns.org mentor services for burn survivors

Exercícios sobre o *capítulo*

Questões de múltipla escolha

1. A enfermeira está orientando sobre os cuidados com a pele para dermatite atópica. Que afirmação dos pais indica que eles precisam de mais orientações?
   a. "Eu uso vaselina ou óleo vegetal para umedecer a pele do meu filho."
   b. "Um banho quente alivia o prurido quando ele é intenso."
   c. "Vou comprar roupas de algodão em vez de roupas de lã ou de tecidos sintéticos para meu filho."
   d. "Vou aplicar um pouco do creme prescrito após o banho."

2. A enfermeira está cuidando de uma criança que apresenta queimaduras significativas de espessura parcial na parte inferior do corpo. Qual a avaliação mais importante nas primeiras 24 h após a lesão?
   a. Equilíbrio hídrico
   b. Infecção da ferida
   c. Parada respiratória
   d. Ansiedade da separação

3. A enfermeira está cuidando, no setor de emergência, de uma criança que foi mordida pelo cão da família, que está com a imunização em dia. Qual a ação de enfermagem mais importante?
   a. Administrar imunoglobulina antirrábica.
   b. Encaminhar a criança ao psicólogo.
   c. Avaliar a profundidade e a extensão da ferida.
   d. Administrar toxoide tetânico.

4. A enfermeira está cuidando, no setor de pediatria, de um lactente que tem uma erupção muito hiperemiada na área da fralda, com lesões vermelhas espalhadas pelo abdome e pelas coxas. Qual intervenção de enfermagem é mais importante?
   a. Administrar griseofulvina com uma refeição rica em gordura.
   b. Instituir precaução de contato.
   c. Aplicar um creme antibiótico tópico.
   d. Aplicar um creme antifúngico tópico.

5. Um aluno que luta pela equipe de uma escola secundária apresenta-se com uma erupção em "queimadura de tapete" no ombro que não está cicatrizando como se esperava, apesar do uso de um creme que contém três antibióticos. Outros dois alunos que lutam pela mesma equipe têm abrasões semelhantes. Com base nessa história, com que tipo de infecção a enfermeira deve se preocupar?
   a. *Tinea cruris*
   b. MRSA
   c. Impetigo
   d. Tinha versicolor

Exercícios de raciocínio crítico

1. Uma criança de 4 anos de idade é trazida pela mãe para avaliação de uma ferida amarelada com secreção na cabeça. Que perguntas seriam mais adequadas para serem feitas à mãe ao se coletar a história? A criança deve ser colocada em isolamento? Caso a resposta seja afirmativa, por quê?

2. Uma criança de 11 meses de vida vem à consulta com a mãe para avaliação de uma erupção avermelhada descamativa nas bochechas. A criança tem o diagnóstico de dermatite atópica. Que outras informações devem ser obtidas na história de saúde? Que informações devem ser incluídas no plano de orientação dessa família?

Atividades de estudo

1. Planeje uma atividade de orientação:
   a. Para pais de lactentes sobre tratamento e prevenção de dermatite das fraldas
   b. Para pais de escolares sobre prevenção de dermatite de contato (relacionada com hera venenosa)

2. Durante sua atividade clínica, passe um dia com a enfermeira estomatoterapeuta em um hospital pediátrico. Relate para seu grupo clínico o que você aprendeu nesse dia.

3. Converse com adolescentes que tenham acne grave, dermatite atópica ou psoríase sobre os sentimentos deles em relação ao aspecto da pele. Faça uma reflexão sobre essas informações e descreva-as em seu diário clínico.

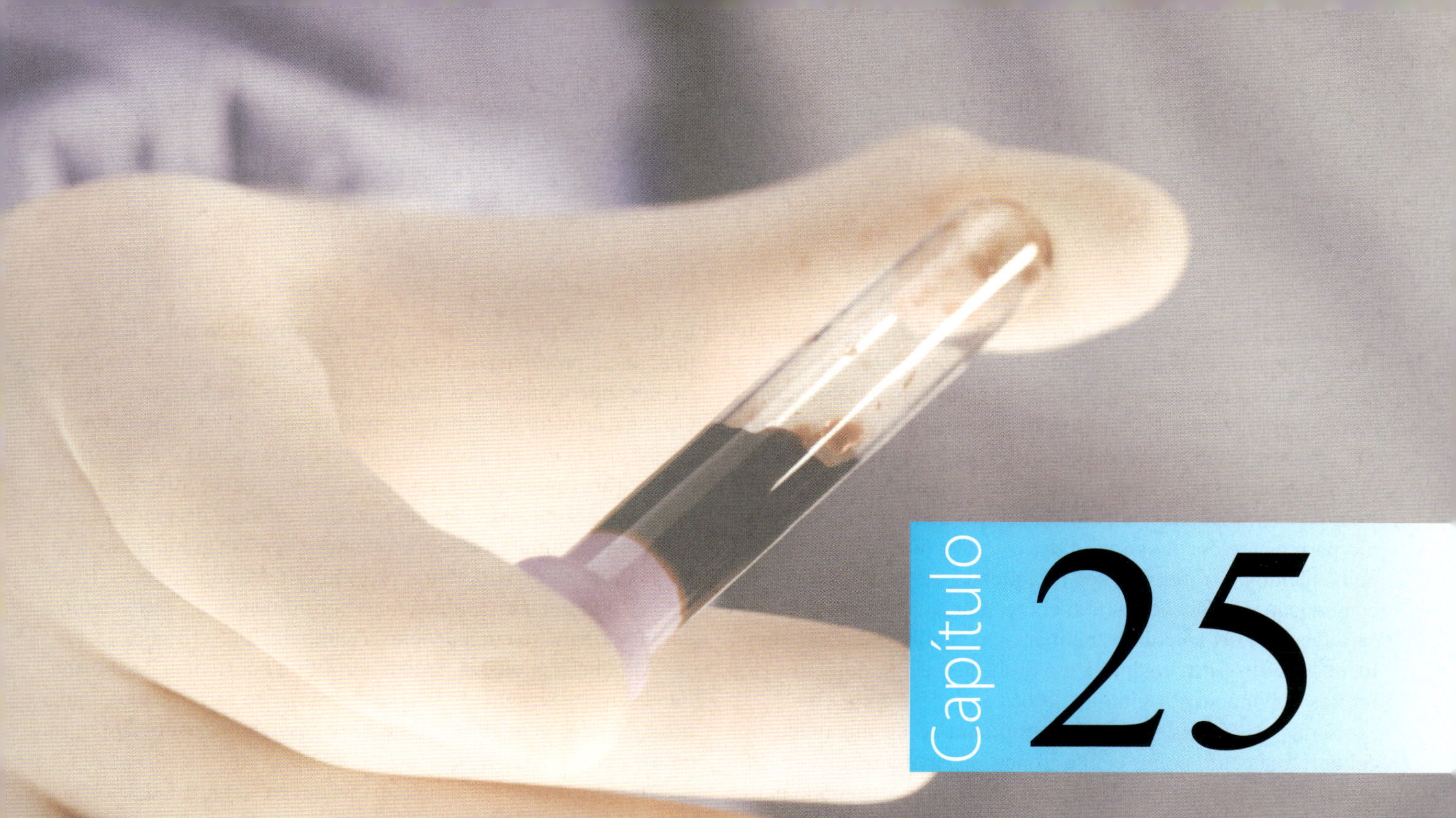

Capítulo 25

Cuidados de Enfermagem à Criança com Distúrbio Hematológico

Palavras-chave

Agentes quelantes
Anemia
Contagem de plaquetas
Eritropoietina
Esplenomegalia
Hemácia
Hematócrito
Hemoglobina
Hemossiderose
Hipocrômica
Leucócito
Macrocítica
Microcítica
Pecilocitose
Plaquetas
Policitemia
Púrpura
Trombocitopenia

Objetivos da aprendizagem

Concluída a leitura deste capítulo, o leitor deverá ser capaz de:

1. Reconhecer os principais distúrbios hematológicos que acometem crianças.
2. Reconhecer as informações prioritárias da avaliação de crianças com distúrbios hematológicos.
3. Identificar as intervenções prioritárias para as crianças com distúrbios hematológicos.
4. Analisar os dados laboratoriais com relação aos resultados normais e relatar os resultados anormais.
5. Definir os diagnósticos de enfermagem apropriados à criança e à família com distúrbios hematológicos.
6. Elaborar um plano de orientação para as famílias das crianças com distúrbios hematológicos.
7. Identificar os recursos disponíveis para crianças e famílias com distúrbios hematológicos ou déficits nutricionais.

REFLEXÃO *Para a criança, o sangue é simplesmente vermelho; mas, para a enfermeira, sangue é vida.*

Shaun O'Malley, de 10 meses de vida, foi internado na unidade pediátrica depois de ser levado à clínica pelo pai por causa de uma pequena laceração, que precisou ser suturada. O pai afirma: "Não achei que o corte fosse muito profundo e fiquei surpreso com a duração do sangramento".

O sistema hematológico é constituído pelo sangue e pelos tecidos hematopoiéticos (produtores de sangue) do corpo. Em geral, esses componentes funcionam em equilíbrio e influenciam o metabolismo corporal. Os três tipos gerais de células sanguíneas são eritrócitos, ou **hemácias** ou glóbulos vermelhos; trombócitos, ou **plaquetas**; e **leucócitos**, ou glóbulos brancos. Os eritrócitos são responsáveis pelo transporte de nutrientes e oxigênio para os tecidos do corpo e das escórias metabólicas geradas pelos tecidos. Os trombócitos (plaquetas) são responsáveis pela coagulação. Os leucócitos têm como função principal combater as infecções. Os leucócitos também são subdivididos em granulócitos (neutrófilos, eosinófilos e basófilos) e agranulócitos (linfócitos e monócitos) (Kimball, 2005).

Todas as células sanguíneas originam-se de um único tipo celular conhecido como célula-tronco pluripotente, que se diferencia nos diversos tipos de células do sangue. A trombopoietina e a interleucina 7 (IL 7) atuam nas células-tronco e estimulam sua diferenciação em células progenitoras mieloides ou linfoides. As células linfoides (por influência da IL 6) diferenciam-se em linfócitos B, ou se transformam diretamente em linfócitos T. As células mieloides diferenciam-se de duas maneiras, por ação da **eritropoietina** ou do fator de estimulação das colônias de granulócitos-monócitos. Quando a célula é estimulada pela eritropoietina, que é produzida pelos rins, o componente celular resultante é conhecido como megacariócito, ou célula progenitora eritroide. O megacariócito é estimulado pela eritropoietina, e transforma-se em eritrócito, ou pela trombopoietina e pela IL 11, de modo a transformar-se em um megacariócito que se diferencia em plaquetas. O fator de estimulação das colônias de granulócitos-monócitos estimula a célula a transformar-se em granulócito, também conhecido como célula progenitora dos macrófagos. Essas células diferenciam-se ainda mais por influência de vários fatores e transformam-se em leucócitos (Kimball, 2005) (Figura 25.1).

Algumas condições podem permitir a ocorrência de anormalidades nesse sistema. Esses problemas estão relacionados com a produção das células sanguíneas (excessiva ou insuficiente), ou com a perda e a destruição dessas células.

Os cuidados de enfermagem que devem ser prestados à criança com distúrbio hematológico geralmente são multifacetados. A criança que tem anemia ferropriva (carência de ferro) necessita de oxigenação adequada e pode precisar de concentrados de hemácias; a criança com hemofilia requer reposição do fator e monitoração dos efeitos colaterais. Essas duas condições podem ser fatais, mas requerem intervenções diferentes.

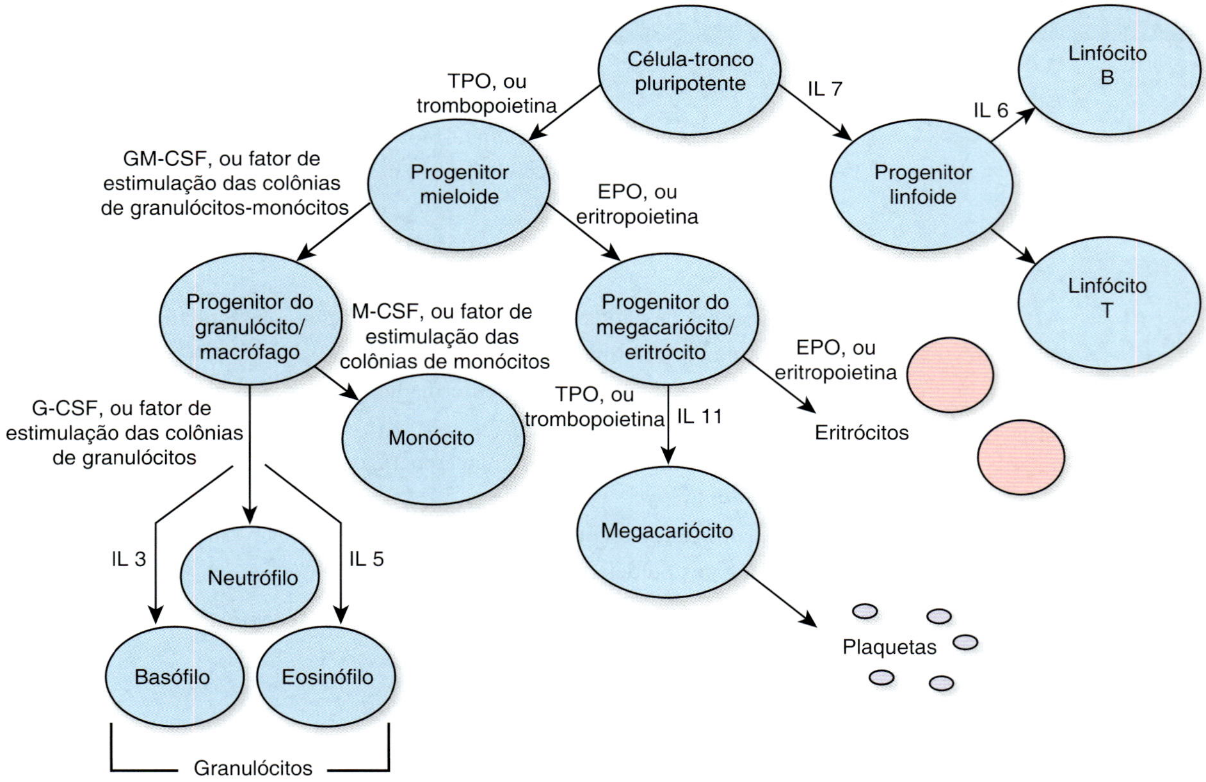

● Figura 25.1 Processo de formação das células sanguíneas.

Variações da anatomia e da fisiologia da criança

Muitos fatores influenciam o desenvolvimento dos distúrbios hematológicos, desde causas genéticas até doenças resultantes de lesões, infecção ou carência nutricional. Na ausência de um defeito congênito, o sistema hematológico mantém-se preservado e funcionante desde o nascimento. A produção das hemácias e da hemoglobina, bem como as reservas de ferro, passam por algumas alterações nos primeiros meses de vida e, em seguida, a função hematológica adquire estabilidade.

Produção das hemácias

A produção das hemácias do embrião começa na 8ª semana de gestação. Nos embriões, as células sanguíneas são produzidas principalmente pelo fígado, e isto persiste por algumas semanas antes do nascimento. Parte da produção de células – principalmente as células linfoides – ocorre no baço do embrião, enquanto no timo ocorre produção transitória dos linfócitos. A eritropoietina – hormônio que regula a produção dos eritrócitos – é produzida principalmente pelo fígado fetal, mas depois do nascimento os rins assumem essa produção (Irwin & Kirchner, 2001).

Hemoglobina

Existem três tipos de **hemoglobina** (Hgb) presentes no sangue em dado momento: Hgb A, Hgb F (ou fetal) e Hgb A_2. Depois de 6 meses de vida, a Hgb A é a forma predominante (Eckman & Platt, 1991). No período neonatal, a principal diferença está nas hemácias. A hemoglobina fetal, que tem sobrevida celular muito menor, está presente em quantidades maiores, e isto coloca os lactentes sob risco de anemia e distúrbios associados à capacidade de transportar oxigênio no sangue. À medida que a produção das células é transferida do fígado para a medula óssea dos ossos longos e planos, a resposta às alterações do equilíbrio entre oxigenação e produção é afetada.

Ferro

O feto recebe ferro da mãe por meio da placenta. O recém-nascido prematuro não pode contar com as últimas semanas ou meses de transferência placentária do ferro, e isto o torna mais susceptível a anemia. Nos recém-nascidos a termo, há um período de anemia fisiológica entre as idades de 2 e 6 meses. O lactente tem crescimento rápido e seu volume sanguíneo aumenta nos primeiros meses de vida, ao mesmo tempo em que as reservas de ferro derivado da mãe são esgotadas em torno da idade de 4 a 6 meses. A ingestão de ferro em quantidades suficientes é fundamental para o desenvolvimento normal da hemoglobina e das hemácias, de modo que o lactente precisa ingerir quantidades adequadas desse elemento com o leite materno ou nas fórmulas enriquecidas com ferro nos primeiros meses da lactância e com outras fontes alimentares no final do primeiro ano. A adolescência também é um período de crescimento rápido, e a ingestão de ferro precisa aumentar.

Tratamentos clínicos comuns

Vários medicamentos e outros tratamentos clínicos são utilizados para tratar os distúrbios hematológicos em crianças. A maioria desses tratamentos requer prescrição médica quando a criança está hospitalizada. Os tratamentos e os medicamentos mais comuns estão descritos nas tabelas Tratamentos clínicos comuns 25.1 e Guia farmacológico 25.1. A enfermeira hematologista deve estar familiarizada com os procedimentos utilizados, com o modo de atuação dos medicamentos e com as implicações de enfermagem comuns relativas à sua utilização.

Visão geral do processo de enfermagem para a criança com distúrbio hematológico

Os cuidados de enfermagem para a criança com distúrbio hematológico incluem avaliação, diagnóstico de enfermagem, planejamento, intervenções e reavaliação. Alguns conceitos gerais relativos ao processo de enfermagem também podem ser aplicados aos distúrbios hematológicos infantis.

A elaboração do plano de cuidados de enfermagem depende do componente sanguíneo alterado. Redução da hemoglobina requer avaliação da capacidade de transportar oxigênio e dos efeitos da hipoxia nos tecidos. Plaquetopenia deve levar a enfermeira a investigar sangramento prolongado, hemorragia e choque. Leucocitose deve levar à investigação de um processo infeccioso.

> **Você se lembra de Shaun**, de 10 meses, com laceração e sangramento prolongado? Que outras informações a enfermeira deve buscar ao obter a história de saúde e fazer o exame físico?

Avaliação

Os sinais de alteração do sistema hematológico geralmente são insidiosos e passam despercebidos. Alterações da coloração da pele – palidez, equimoses e rubor – geralmente são os primeiros sinais de que há algum problema. Alterações do estado mental (p. ex., letargia) podem indicar redução da Hgb e diminuição da quantidade de oxigênio fornecido ao cérebro. A avaliação de enfermagem deve incluir uma investigação completa dos sistemas.

História de saúde

Obtenha a história materna e a história do nascimento, atente para alterações como baixo peso ao nascer ou diabetes gestacional e verifique se o lactente recebeu vitamina K depois do nascimento. A história patológica pregressa pode ser significativa se houver doenças recentes que possam contribuir para a alteração da distribuição das células sanguíneas. Determine os padrões de sono/vigília e de eliminação do lactente, que podem ser afetados por alterações do volume sanguíneo circulante ou por alterações da oxigenação. Investigue se há história familiar de distúrbios hereditários como hemofilia, doença falciforme e talassemia.

(O texto continua na p. 806)

Tratamentos clínicos comuns 25.1

Tratamento	Explicação	Indicação	Implicações de enfermagem
Transfusão de hemocomponentes	Administração intravenosa de sangue total, concentrado de hemácias, plaquetas ou plasma	Concentrado de hemácias: anemia, talassemia ou doença falciforme grave Sangue total: hemorragia aguda ou traumatismo Plasma fresco congelado: hemofilia	Siga o protocolo de hemotransfusão da instituição Verifique duas vezes o tipo sanguíneo e o rótulo do hemocomponente com outra enfermeira. Em crianças com hemoglobinopatia, utilize apenas hemocomponentes leucodepletados e citomegalovírus negativos Monitore os sinais vitais e avalie a criança frequentemente para detectar reação adversa à hemotransfusão Se houver suspeita de reação adversa, interrompa imediatamente a transfusão, infunda soro fisiológico IV, reavalie a criança e avise ao médico Algumas crianças precisam ser previamente medicadas com difenidramina e/ou acetaminofeno antes da hemotransfusão
Oxigênio suplementar	Administração de oxigênio por máscara, cânula ou tubos	Hipoxia associada a crise falciforme ou anemia grave	Monitore frequentemente o esforço respiratório, a saturação de oxigênio por meio da oximetria de pulso, a função cardiopulmonar e o nível de consciência
Esplenectomia	Remoção cirúrgica do baço	Sequestro esplênico potencialmente fatal ou recidivante associado a doença falciforme; talassemia	Administre as vacinas contra os seguintes microrganismos, porque eles podem causar infecções potencialmente fatais nessas crianças: *S. pneumoniae*, *N. meningitidis* e *H. influenzae* tipo B. Monitore cuidadosamente o aparecimento de sinais de infecção Administre antibióticos profiláticos Oriente a criança ou o adolescente a utilizar um bracelete de alerta médico Oriente os familiares a buscarem tratamento médico ao primeiro sinal de infecção ou febre
Transplante de células-tronco hematopoiéticas	Transplante de medula óssea: transferência da medula óssea normal para uma criança doente; em seguida, as células transplantadas podem transformar-se em células funcionantes Transplante de células-tronco: as células-tronco periféricas são retiradas do doador por aférese, ou as células-tronco são retiradas do cordão umbilical e da placenta. Em seguida, essas células são transplantadas no receptor	Doença falciforme, anemias aplásicas, talassemia	Mantenha técnicas assépticas e o isolamento protetor para evitar infecção Monitore atentamente a ocorrência de doença enxerto *versus* hospedeiro. Realize cuidados orais meticulosos. Evite aferir a temperatura retal e colocar supositórios Estimule ingestão nutricional adequada. Administre medicamentos imunossupressores conforme a prescrição

Guia farmacológico 25.1 Medicamentos comumente utilizados nos distúrbios hematológicos

Medicamento	Ação	Indicação	Implicações de enfermagem
Suplementos de ferro (sulfato ferroso, fumarato ferroso)	Suplementação de ferro para a criança com deficiência	Anemia ferropriva	As doses estão baseadas em miligramas de ferro elementar Não administre com leite ou seus derivados Podem escurecer as fezes e a urina A preparação líquida pode escurecer os dentes; misture com pequena quantidade de suco; instrua a criança a beber com canudo para evitar escurecimento dos dentes Podem causar constipação intestinal; aumente a ingestão de fibras e líquidos
Deferoxamina	Liga-se ao ferro, que é eliminado pelos rins	Intoxicação por ferro	Alterne os locais das injeções subcutâneas para atenuar as reações locais Aplique creme de corticoide se houver irritação
Reposição de fator (VIII ou IX)	Reposição dos fatores da coagulação deficientes	Hemofilia	Utilize uma agulha com filtro para aspirar o medicamento Administre por via IV quando houver sangramento
Penicilina V potássica	Destrói as bactérias sensíveis	Profilaxia das infecções em crianças com asplenia	Verifique se há alergia à penicilina Monitore as funções renal e hematológica durante tratamento prolongado
Ácido fólico	Reposição dessa vitamina	Deficiência de ácido fólico; seu uso é questionável na anemia falciforme	Administre sem restrições quanto à ingestão de alimentos Monitore a função hematológica
Imunoglobulina intravenosa (várias marcas)	Administração de anticorpos IgG exógenos	Púrpura trombocitopênica idiopática	Não misture com outros medicamentos ou líquidos IV Não administre por via IM ou SC Monitore os sinais vitais e fique atenta a reações adversas, que são frequentes durante a infusão. A criança pode necessitar de um antipirético ou anti-histamínico para evitar calafrios e febre durante a infusão Tenha epinefrina pronta para uso durante a infusão
Medicamentos quelantes: dimercaprol (BAL), edetato de cálcio (CaEDTA), succímero	Remover ferro dos tecidos moles e dos ossos e possibilitar sua excreção pelo sistema renal	Usado quando os níveis sanguíneos de chumbo estão acima de 45 μg/dℓ	Controle cuidadosamente a ingestão e as perdas de líquidos para proteger o sistema renal Estimule hidratação oral adequada ou administre líquidos IV, conforme a necessidade Monitore os níveis de chumbo conforme a prescrição Assegure a eliminação das fontes de chumbo do lar da criança

Avalie a dieta habitual da criança para detectar possíveis déficits nutricionais. Determine o risco de exposição ao chumbo utilizando um questionário padronizado. Durante a obtenção da história da doença atual, pergunte sobre as seguintes alterações:

- Fadiga ou mal-estar
- Palidez cutânea
- Equimoses em localizações incomuns
- Sangramento excessivo ou dificuldade de controlar um sangramento
- Dor: localização, início, duração, tipo e fatores que a atenuam

Exame físico

O aspecto geral da criança pode fornecer muitas informações quanto à sua saúde e indicar problemas latentes como desnutrição ou intoxicação por chumbo. O exame físico da criança que tem um distúrbio hematológico consiste em inspeção e observação, palpação e ausculta.

Inspeção e observação

Observe o aspecto geral da criança, inclusive sua conformação emagrecida ou edemaciada ou obesa, assim como a coloração da pele. Determine o peso e a estatura (ou o comprimento) e anote as medidas nos gráficos de crescimento padronizados. Observe os leitos ungueais, as palmas das mãos e as plantas dos pés para detectar palidez. Examine as pontas dos dedos para verificar se há baqueteamento, que ocorre em presença de redução crônica da oxigenação. Registre a localização e a extensão das equimoses, das petéquias ou da púrpura. Verifique a frequência respiratória e observe o esforço respiratório da criança. Obtenha um registro da oximetria de pulso para determinar a saturação de oxigênio dos tecidos. Observe a coloração da conjuntiva, e a coloração e o grau de umidade da mucosa oral. Determine o débito urinário, que pode estar alterado quando há redução do volume sanguíneo circulatório ou oxigenação insuficiente. Avalie a reatividade da criança aos estímulos e observe os movimentos dos membros e a qualidade da marcha.

Ausculta

Ausculte o murmúrio vesicular e avalie se a ventilação e a profundidade da respiração estão normais. Verifique se há ruídos adventícios ou se o murmúrio vesicular está ausente (que pode indicar uma área de tecidos pulmonares sem irrigação sanguínea). Ausculte as bulhas cardíacas e atente especialmente para sopros (que podem ocorrer quando há alterações da viscosidade e do volume sanguíneos). Registre a frequência e o ritmo cardíacos. Ausculte o ruído peristáltico e confirme se está presente e normal.

Palpação

Verifique a pressão arterial (pode estar anormal quando há alterações do volume sanguíneo). Palpe os pulsos periféricos e avalie sua força e homogeneidade. Determine o tempo de enchimento capilar (pode estar prolongado quando o volume sanguíneo circulante está reduzido). Palpe cuidadosamente o abdome para detectar hipersensibilidade, hepatomegalia ou esplenomegalia (aumento das dimensões do baço). Verifique a temperatura da pele. Determine a elasticidade cutânea e verifique se o turgor está reduzido. Palpe as articulações para detectar hipersensibilidade. Avalie o grau de limitação da amplitude dos movimentos.

Exames complementares

A enfermeira precisa estar familiarizada com os principais componentes do hemograma completo para reconhecer os valores críticos e intervir apropriadamente. Ao avaliar o hemograma completo, a enfermeira deve levar em consideração o quadro clínico atual da criança. Por exemplo, a contagem de hemácias pode estar realmente aumentada (eritrocitose ou **policitemia**) em algumas doenças, ou em presença de desidratação causada por diarreia ou queimaduras. Quando há anemia, a contagem de hemácias está reduzida. Quando o volume corpuscular médio (VCM) está aumentado, as hemácias são maiores que o normal (**macrocíticas**). Quando o VCM está reduzido, as hemácias são menores que o normal (**microcíticas**). A redução da concentração de hemoglobina corpuscular média (CHCM) indica que a Hgb está diluída na célula, cuja cor é menos vermelha que o normal (**hipocrômica**). Quando a concentração de Hgb está aumentada nas hemácias, a pigmentação (cor vermelha) é acentuada (**hipercrômica**). Os componentes do hemograma completo também podem ser definidos da seguinte forma:

- Contagem de hemácias: quantidade real de hemácias contadas em determinado volume de sangue
- Hgb: medida da proteína formada pelo heme (ferro circundado pela protoporfirina), globina e cadeias polipeptídeas alfa e beta; principal responsável pelo transporte dos nutrientes e do oxigênio para os tecidos
- **Hematócrito** (Hct): medida indireta das hemácias (quantidade e volume)
  - O eritrograma é composto de:
    - VCM: tamanho médio das hemácias
    - Hemoglobina corpuscular média (HCM): valor calculado da capacidade de transportar oxigênio ligado à hemoglobina das hemácias
    - CHCM: valor calculado; reflete a concentração de Hgb dentro da hemácia
    - Amplitude de distribuição das hemácias: valor calculado; avalia a amplitude de distribuição do tamanho das hemácias
  - Contagem de leucócitos: contagem real de leucócitos presentes em determinado volume de sangue
- **Contagem de plaquetas:** quantidade de plaquetas por volume de sangue
  - Volume plaquetário médio (VPM): medida do tamanho das plaquetas.

As Tabelas 25.1 e 25.2 descrevem os valores normais do hemograma completo e da contagem de leucócitos nas diferentes faixas etárias (Carey *et al.*, 2005).

Os leucócitos são responsáveis por defender o organismo contra infecções ou lesões. Os tipos específicos de leucócitos estão descritos no Capítulo 26. As plaquetas são necessárias para a formação dos coágulos e, se estiverem alteradas, a criança pode ter problemas: as elevações podem indicar aumento da coagulação, enquanto as reduções podem sugerir risco aumentado de sangramento. As reduções ocorrem quando as plaquetas estão sendo consumidas ou quando há sangramento; quando a criança

Tabela 25.1 Valores de um hemograma normal

Idade	Leucócitos (× 10^3/mm³)	Hemácias (× 10^6/mm³)	Hgb (g/dℓ)	Hct (%)	VCM (fℓ)	HCM (pg/célula)	CHCM (g/dℓ)	Plaquetas (× 10^3/mm³)	ADH (%)	VPM (fℓ)
Do nascimento a 2 semanas	9,0 a 30,0	4,1 a 6,1	14,5 a 24,5	44 a 54	98 a 112	34 a 40	33 a 37	150 a 450	–	–
2 a 8 semanas	5,0 a 21,0	4,0 a 6,0	12,5 a 20,5	39 a 59	98 a 112	30 a 36	32 a 36	–	–	–
2 a 6 meses	5,0 a 19,0	3,8 a 5,6	10,7 a 17,3	35 a 49	83 a 97	27 a 33	31 a 35	–	–	–
6 meses a 1 ano	5,0 a 19,0	3,8 a 5,2	9,9 a 14,5	29 a 43	73 a 87	24 a 30	32 a 36	–	–	–
1 a 6 anos	5,0 a 19,0	3,9 a 5,3	9,5 a 14,1	30 a 40	70 a 84	23 a 29	31 a 35	–	–	–
6 a 16 anos	4,8 a 10,8	4,0 a 5,2	10,3 a 14,9	32 a 42	73 a 87	24 a 30	32 a 36	–	–	–
16 a 18 anos	4,8 a 10,8	4,2 a 5,4	11,1 a 15,7	34 a 44	75 a 89	25 a 31	32 a 36	–	–	–
> 18 anos (homens)	5,0 a 10,0	4,5 a 5,5	14,0 a 17,4	42 a 52	84 a 96	28 a 34	32 a 36	140 a 400	11,5 a 14,5	7,4 a 10,4
> 18 anos (mulheres)	5,0 a 10,0	4,0 a 5,0	12,0 a 16,0	36 a 48	84 a 96	28 a 34	32 a 36	140 a 400	11,5 a 14,5	7,4 a 10,4

Dados extraídos de Fischbach, F.T. (2004). *A manual of laboratory and diagnostic tests* (7ª ed., p. 47). Philadelphia: Lippincott Williams & Wilkins.

Tabela 25.2 Contagem diferencial normal dos leucócitos (glóbulos brancos)

Idade	Bastões (%)	Segm./ polimorf. (%)	Eos. (%)	Baso. (%)	Linf. (%)	Mono. (%)
Do nascimento a 1 semana	10 a 18	32 a 62	0 a 2	0 a 1	26 a 36	0 a 6
1 a 2 semanas	8 a 16	19 a 49	0 a 4	0	38 a 46	0 a 9
2 a 4 semanas	7 a 15	14 a 34	0 a 3	0	43 a 53	0 a 9
4 a 8 semanas	7 a 13	15 a 35	0 a 3	0 a 1	41 a 71	0 a 7
2 a 6 meses	5 a 11	15 a 35	0 a 3	0 a 1	42 a 72	0 a 6
6 meses a 1 ano	6 a 12	13 a 33	0 a 3	0	46 a 76	0 a 5
1 a 6 anos	5 a 11	13 a 33	0 a 3	0	46 a 76	0 a 5
6 a 16 anos	5 a 11	32 a 54	0 a 3	0 a 1	27 a 57	0 a 5
16 a 18 anos	5 a 11	34 a 64	0 a 3	0 a 1	25 a 45	0 a 5
> 18 anos	3 a 6	50 a 62	0 a 3	0 a 1	25 a 40	3 a 7

Dados extraídos de Fischbach, F.T. (2004). *A manual of laboratory and diagnostic tests* (7ª ed., p. 51). Philadelphia: Lippincott Williams & Wilkins.

tem um distúrbio hereditário; ou quando o baço retém as plaquetas (p. ex., hiperesplenismo). As plaquetas são maiores quando são novas; por isto, o aumento do volume plaquetário médio indica que a medula óssea está produzindo quantidades maiores de plaquetas (Carey *et al.*, 2005).

A tabela Exames complementares 25.1 explica os exames laboratoriais e diagnósticos utilizados mais comumente para investigação de distúrbios hematológicos. Esses exames podem ajudar o médico a diagnosticar o distúrbio e/ou podem ser usados como base para se avaliar o tratamento atual. A equipe do laboratório ou outros profissionais coletam algumas amostras, enquanto a enfermeira obtém outras. Seja como for, a enfermeira deve estar familiarizada com a maneira como os exames são realizados, para que servem e os resultados normais *versus* anormais. Esse conhecimento também é necessário para orientar a criança e sua família quanto aos exames solicitados.

Diagnósticos, objetivos, assistência e reavaliação de enfermagem

Depois de concluir a avaliação detalhada, a enfermeira pode identificar vários diagnósticos de enfermagem, inclusive:

- Fadiga relacionada com redução do fornecimento de oxigênio ao organismo
- Dor relacionada com um episódio vasoclusivo ou sangramento nos tecidos
- Mobilidade física prejudicada relacionada com a dor causada pela crise falciforme ou pelos sangramentos agudos, ou com as limitações impostas à mobilidade
- Manutenção ineficaz da saúde relacionada com o déficit de conhecimentos e a dificuldade de aquisição de habilidades necessárias ao tratamento médico e nutricional da anemia, à profilaxia das infecções, à administração intravenosa domiciliar dos fatores da coagulação, ou à proteção contra lesões
- Ansiedade relacionada com os exames diagnósticos
- Enfrentamento familiar comprometido relacionado com a hospitalização da criança, ou com um distúrbio genético crônico potencialmente fatal

Depois de concluir a avaliação de Shaun, você observou o seguinte: a história indicava que ele sangrou em todos os quatro pontos da sutura que recebera. Ao exame, havia várias equimoses. Com base nos resultados da avaliação, quais seriam seus três principais diagnósticos de enfermagem para o caso?

Os objetivos, a assistência e a reavaliação de enfermagem da criança com distúrbio hematológico estão baseadas nos diagnósticos de enfermagem. O Plano de cuidados de enfermagem 25.1 pode ser utilizado como guia para o planejamento dos cuidados de enfermagem para a criança com distúrbio hematológico. As respostas da criança aos distúrbios hematológicos e seus tratamentos variam e os cuidados de enfermagem devem ser individualizados com base nas respostas da criança e da família à doença. Outras condições podem contribuir para esses diagnósticos de enfermagem e também devem ser consideradas quando se priorizam os cuidados prioritários. Outras informações sobre as intervenções de enfermagem estão incluídas nas seções subsequentes deste capítulo relacionadas aos distúrbios específicos.

Com base nos três principais diagnósticos de enfermagem para Shaun, descreva as intervenções de enfermagem apropriadas.

Anemia

Anemia é uma condição na qual as contagens de hemácias e o nível de Hgb estão abaixo do normal. As concentrações de Hgb variam ao longo da infância e devem ser monitoradas para se assegurar um crescimento e um desenvolvimento adequados. A anemia pode ser causada por produção reduzida de hemácias ou por perda ou destruição dessas células. O bloqueio da produção pode ser secundário a ingestão dietética insuficiente dos nutrientes necessários à formação das hemácias, alterações da estrutura

(O texto continua na p. 812)

Exames complementares 25.1

Exame	Explicação	Indicação	Implicações de enfermagem
Classificação sanguínea e prova cruzada	Determina o tipo sanguíneo ABO e também a existência de antígenos. A prova cruzada é realizada com os produtos que contêm hemácias para evitar reações transfusionais	Vítimas de traumatismo ou qualquer criança no qual haja suspeita de perda sanguínea em preparação para hemotransfusão	Evite causar hemólise da amostra Identifique e date adequadamente a amostra. Coloque o aviso "tipo sanguíneo e prova cruzada" ou "classificação sanguínea" junto à criança no momento da coleta do sangue, caso isto seja exigido em sua instituição A maioria das amostras para classificação sanguínea e prova cruzada expira depois de 48 a 72 h
Estudos da coagulação	Tempo de protrombina (TP), tempo de tromboplastina parcial (TTP), tempo de tromboplastina parcial ativada (TTPa) e Razão Normalizada Internacional (RNI)	Avaliação da função da via comum da coagulação. TP, INR: avaliação da via extrínseca. TTP, TTPa: avaliação da via intrínseca	Aplique pressão no local da punção venosa Verifique se há sangramentos (gengivas, equimoses, sangue na urina ou nas fezes)
Concentração do fator da coagulação	Determina a concentração dos fatores da coagulação sanguínea específicos	Hemofilia, coagulação intravascular disseminada (CID)	Aplique pressão no local da punção venosa Verifique se há sangramentos (gengivas, equimoses, sangue na urina ou nas fezes) Envie a amostra ao laboratório o quanto antes (instável à temperatura ambiente)
Hemograma completo com contagem diferencial	Determina a hemoglobina e o hematócrito e as contagens de leucócitos (principalmente as porcentagens de cada tipo de leucócito) e plaquetas	Anemia, infecção, distúrbio hemorrágico, distúrbio da coagulação	Os valores normais variam com a idade e o sexo A contagem diferencial dos leucócitos ajuda a definir a causa da infecção Pode ser alterado por alguns medicamentos
Eletroforese da hemoglobina	Determina as porcentagens das formas normal e anormal da hemoglobina no sangue	Anemia falciforme, talassemia	Hemotransfusões nas últimas 12 semanas podem alterar os resultados desse exame
Ferro	Avalia o metabolismo do ferro	Anemia ferropriva, hemossiderose com transfusões repetidas, ou hemoglobinopatias	Hemotransfusões recentes aumentam o nível de ferro A criança deve ficar em jejum por 12 h antes do exame Evite hemólise (aumenta artificialmente os níveis)
Chumbo	Determina o nível de chumbo no sangue	Intoxicação por chumbo	O nível normal no sangue é zero
Contagem de reticulócitos	Determina a quantidade de reticulócitos (eritrócitos imaturos) no sangue	Indica a capacidade da medula óssea de responder à anemia com a produção de mais hemácias	Aumenta rapidamente em resposta à suplementação de ferro para crianças com carência deste elemento
Ferritina sérica	Determina o nível de ferritina (principal proteína de armazenamento do ferro) no sangue	Exame mais sensível para diagnosticar anemia ferropriva	Os níveis aumentam nas doenças hemolíticas e depois de hemotransfusões recentes A suplementação com ferro aumenta os níveis de ferritina

Plano de cuidados de enfermagem 25.1

Visão geral da criança com distúrbio hematológico

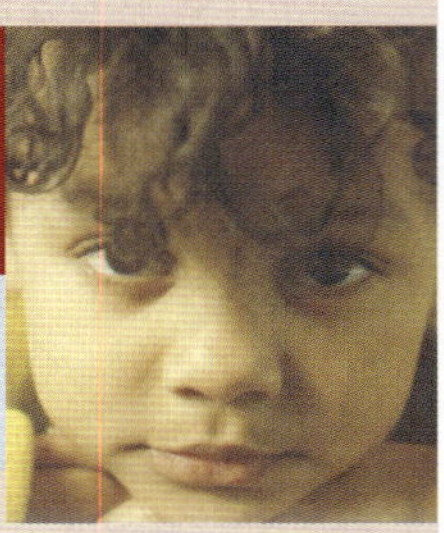

Diagnóstico de enfermagem: fadiga relacionada com a redução do fornecimento de oxigênio ao organismo, conforme se evidencia por falta de energia, aumento das necessidades de sono, ou redução do interesse pelas brincadeiras

Definição dos resultados esperados e reavaliação

A criança demonstra mais resistência, *deseja brincar sem apresentar sintomas ao realizar esforço.*

Intervenção: atenuação da fadiga

- Concentre as atividades de enfermagem e planeje períodos de repouso antes e depois das atividades que exigem esforço, *para reduzir a demanda e o consumo de oxigênio.*
- Estimule as atividades físicas ou a deambulação de acordo com as prescrições médicas; *a mobilização precoce assegura os melhores resultados.*
- Observe a criança para detectar sintomas de intolerância à atividade, inclusive palidez, náuseas, tontura ou alterações dos sinais vitais, *para determinar o nível de tolerância.*
- Se a criança estiver restrita ao leito, faça exercícios de mobilização e mude sua posição frequentemente, *porque alterações negativas do sistema musculoesquelético ocorrem rapidamente com a inatividade e a imobilidade.*
- Encaminhe a criança à fisioterapia *para obter uma prescrição de exercícios para aumentar a força dos músculos esqueléticos.*

Diagnóstico de enfermagem: mobilidade física prejudicada relacionada com a dor causada pela crise falciforme ou pelos sangramentos agudos, ou pelas restrições impostas à atividade, conforme se evidencia por movimentos de defesa do membro dolorido e resistência à realização de atividade física

Definição dos resultados esperados e reavaliação

A criança consegue realizar atividades compatíveis com sua idade e com os limites impostos pela doença; *a criança consegue movimentar os membros, movimentar-se no ambiente e participar dos programas de exercícios dentro dos limites impostos pela idade e pela doença.*

Intervenção: promoção da mobilidade física

- Estimule as atividades motoras grosseiras e finas na medida da capacidade da criança e dentro dos limites impostos pela dor e/ou pelo sangramento *para facilitar o desenvolvimento motor.*
- Colabore com o fisioterapeuta no sentido de fortalecer os músculos e manter a mobilidade máxima, *para facilitar o desenvolvimento motor.*
- Faça exercícios de mobilização ativos e passivos e oriente a criança e a família sobre como fazer o mesmo; *esses exercícios impedem as contraturas, ampliam a mobilidade articular e estimulam o desenvolvimento muscular (exercícios ativos) para ajudar a ampliar a mobilidade.*
- Elogie os progressos e enfatize as capacidades da criança, *para melhorar sua autoestima e reforçar os sentimentos de confiança e competência.*

Diagnóstico de enfermagem: manutenção ineficaz da saúde relacionada com a dificuldade de adquirir conhecimentos e habilidades necessárias ao tratamento médico e nutricional da anemia, à prevenção de infecções, à administração intravenosa domiciliar dos fatores de coagulação, ou à proteção contra lesões, conforme se evidencia pelo diagnóstico recente e pela incapacidade de descrever o esquema de tratamento adequado ou demonstrar habilidades necessárias à administração dos medicamentos

Definição dos resultados esperados e reavaliação

A saúde da criança é preservada; *a criança recebe os suplementos e os medicamentos conforme a prescrição e ingere uma dieta apropriada.*

Intervenção: orientação aos pais quanto à manutenção eficaz da saúde

- Oriente a família quanto aos alimentos ricos em ferro, *que devem ser oferecidos à criança que tem anemia ferropriva e limitados à criança com talassemia.*
- Limite a ingestão de leite de vaca pela criança com anemia ferropriva, *para reduzir o risco de sangramento gastrintestinal microscópico e aumentar o apetite por outros alimentos.*

Visão geral da criança com distúrbio hematológico *(continuação)*

- Avalie repetidamente a ingestão nutricional, *para assegurar que as restrições dietéticas apropriadas sejam seguidas.*
- Verifique se os pais conseguem verbalizar seu entendimento sobre o tratamento farmacológico domiciliar: suplementos de ferro ou ácido fólico para anemia; antibióticos profiláticos para anemia falciforme; medicamentos quelantes para talassemia; e reposição dos fatores de coagulação na hemofilia.
- Peça aos pais para fazerem uma demonstração da administração subcutânea de deferoxamina ou fator da coagulação intravenoso, conforme o caso, *para assegurar a precisão e a independência no ambiente doméstico.*
- Oriente a família sobre quando ligar para o médico ou marcar uma consulta, *para assegurar a intervenção oportuna quando houver sinais e sintomas.*

Diagnóstico de enfermagem: ansiedade relacionada com o exame diagnóstico, conforme se evidencia por verbalização dos pais ou por resistência ou choro da criança durante os procedimentos

Definição dos resultados esperados e reavaliação

A ansiedade da criança é atenuada; *a criança expressa menos medo e sente menos dor durante os procedimentos.*

Intervenção: atenuação da ansiedade

- Aplique anestésicos tópicos ou outras preparações para coletas de amostras em situações não emergenciais, *para reduzir o estresse associado às picadas de agulha ou às punções venosas.*
- Mantenha o ambiente calmo e silencioso, *para reduzir o estresse da criança.*
- Oriente a criança (conforme a idade) e sua família quanto à necessidade de obter qualquer amostra para exames laboratoriais; *o conhecimento ajuda a atenuar a ansiedade causada pelo medo do desconhecido.*
- Identifique a necessidade de realizar os exames específicos e explique o procedimento antes de coletar a amostra, *para atenuar a ansiedade e reduzir o tempo necessário ao procedimento.*
- Ofereça à criança atividades apropriadas à sua idade. (*As atividades podem atenuar o estresse e também estimulam a criança; a realização de atividades seguras e apropriadas ao nível de desenvolvimento funciona como modelo para a família.*)

Diagnóstico de enfermagem: enfrentamento familiar comprometido relacionado com a hospitalização da criança ou com o distúrbio genético crônico potencialmente fatal, conforme se evidencia por choro excessivo ou afirmações negativas, isolamento social ou expressão verbal das habilidades inadequadas de superação

Definição dos resultados e reavaliação

A criança e/ou a família demonstram habilidades adequadas de superação; *expressam verbalmente o sentimento reforçado e demonstram interações familiares saudáveis.*

Intervenção: promoção de superação eficaz pela família

- Ofereça apoio emocional à criança e à família, *para ampliar suas habilidades de superação.*
- Ouça atentamente as preocupações da criança e da família *para validar seus sentimentos e estabelecer uma relação de confiança com a criança e a família.*
- Estimule os pais a conversarem sobre seu filho e sua doença; *a verbalização traz à tona os sentimentos.*
- Aceite os sentimentos de culpa, choque, frustração, ressentimento ou depressão, *para promover uma comunicação eficaz e abrir caminho para a superação eficaz.*
- Estabeleça uma comunicação sincera com a criança e seus irmãos; *as crianças gostam quando falam francamente sobre sua doença e isto promove sua capacidade de superação.*
- Encaminhe as famílias aos recursos disponíveis na comunidade, inclusive grupos de apoio aos pais, aconselhamento para atenuar mágoas (*o oferecimento de apoio emocional e educativo amplia as habilidades de superação*).
- Estimule a prática de atividades de dramatização e atividades lúdicas, *para identificar os medos da criança e oferecer a ela uma oportunidade de lidar com seus sentimentos.*

(continua)

Visão geral da criança com distúrbio hematológico (*continuação*)

Diagnóstico de enfermagem: risco de lesão relacionado com a alteração da percepção sensorial periférica, a plaquetopenia, a deficiência do fator de coagulação, ou o acúmulo excessivo de ferro

Definição dos resultados esperados e reavaliação

A criança não apresenta hemorragia; *desenvolve menos equimoses ou episódios de sangramento prolongado.*

Intervenção: prevenção de lesões

- Investigue a existência de petéquias, púrpura, equimose ou sangramento (*isto possibilita que se defina o estado inicial para futuras comparações; se alguma dessas alterações ocorrer, poderão ser indicadas intervenções*).
- Estimule atividades ou brincadeiras suaves, *para evitar traumatismo durante brincadeiras ativas.*
- Evite aferir a temperatura retal ou realizar toques retais. Coloque na cabeceira da cama o aviso de "não aferir a temperatura retal nem aplicar medicamentos por via retal", *para evitar lesão da mucosa retal com sangramento subsequente.*
- Quando possível, evite injeções intramusculares e punção lombar, *para reduzir o risco de sangramento no local da punção.*
- Se for necessário realizar aspiração de medula óssea, aplique um curativo compressivo no local *para evitar sangramento.*
- Oriente as famílias quanto às atividades físicas apropriadas à criança com púrpura trombocitopênica idiopática (PTI) ou hemofilia, *para assegurar atividades físicas seguras e reduzir o risco de lesão.*

celular, ou anormalidades dos tecidos formadores (p. ex., medula óssea). A anemia causada por deficiência nutricional inclui a carência de ferro ou de ácido fólico e a anemia perniciosa. Além disso, a anemia pode ser causada por exposição a toxinas (intoxicação por chumbo) ou ocorrer como reação adversa a fármacos (anemia aplásica). A perda de sangue pode ser causada por intervenções cirúrgicas ou traumatismo, enquanto a destruição acelerada das hemácias ocorre em alguns distúrbios genéticos e alterações do desenvolvimento celular.

A anemia causada por alterações ou destruição das hemácias é conhecida como anemia hemolítica. Existem vários tipos de anemia hemolítica, inclusive doença falciforme e talassemia (estes dois distúrbios estão descritos adiante na seção sobre Hemoglobinopatias).

A anemia associada a ingestão insuficiente de nutrientes específicos é a forma mais comum entre as crianças. A ingestão nutricional da criança pode estar reduzida em consequência de aversões alimentares ou distúrbios que causem má absorção.

• Anemia ferropriva

A anemia ferropriva ocorre quando o organismo não tem quantidades suficientes de ferro para produzir Hgb. Nos EUA, entre os anos de 1999 e 2000, 7% das crianças entre 1 e 2 anos, 5% daquelas entre 3 e 5 anos e 4% das crianças entre 6 e 11 anos desenvolveram esse tipo de anemia. Cinco por cento dos meninos e 9% das meninas de 12 a 15 anos têm anemia ferropriva (CDC, 2002). Um dos fatores que contribuem para esse tipo de anemia entre os infantes é o consumo de leite de vaca. Os lactentes de 9 a 12 meses que ingerem mais de 500 g de leite de vaca por dia têm níveis baixos de Hgb (Zetterstrom, 2004).

A fração heme da Hgb consiste em ferro circundado por protoporfirina. Quando não há quantidade suficiente de ferro na medula óssea, a produção de Hgb diminui. A ingestão adequada desse elemento é necessária para que o organismo produza quantidades suficientes de Hgb. À medida que a Hgb diminui, o mesmo acontece com a capacidade de transportar oxigênio no sangue, e isto causa fraqueza e fadiga. A anemia ferropriva foi associada a disfunção cognitiva, alterações do comportamento, atrasos do crescimento e do desenvolvimento dos lactentes, fadigabilidade exagerada e participação reduzida das crianças em suas atividades habituais (Lozoff *et al.*, 2003). Ver Healthy People 2010.

Abordagem terapêutica

Os suplementos de ferro geralmente são administrados em forma de sulfato ou fumarato ferroso e são comercializados sem prescrição. A dosagem é baseada na quantidade de ferro elementar. As doses recomendadas de ferro elementar são as seguintes:

Healthy People *2010*

Objetivo	Importância
Reduzir a deficiência de ferro entre os lactentes e as mulheres em idade reprodutiva.	• Estimular a ingestão de fórmulas e cereais para lactentes enriquecidos com ferro • Estimular a suplementação com ferro na dieta complementar dos lactentes amamentados ao peito • Orientar os pais quanto aos alimentos ricos em ferro • Estimular as adolescentes a seguirem uma dieta com quantidades abundantes de alimentos ricos em ferro.

- Profilaxia: 1 a 2 mg/kg/dia, até a dose máxima de 15 mg/dia de ferro elementar
- Deficiência branda a moderada: 3 mg/kg/dia de ferro elementar em 1 ou 2 doses fracionadas
- Anemia ferropriva grave: 4 a 6 mg/kg/dia de ferro elementar em 3 doses fracionadas.

Nos casos mais graves, podem ser necessárias hemotransfusões. A transfusão com concentrados de hemácias (CH) é reservada aos casos mais graves. Quando há necessidade de administrar CH, siga as instruções do banco de sangue quanto à técnica de administração. Monitore os resultados laboratoriais subsequentes para avaliar a melhora.

Avaliação de enfermagem

Para uma descrição completa da fase de avaliação do processo de enfermagem, consulte a p. 803. Os resultados da avaliação pertinentes à anemia ferropriva estão descritos a seguir.

História de saúde

Obtenha uma descrição da doença atual e da queixa principal. Os sinais e os sintomas comumente relatados na história de saúde podem incluir irritabilidade, cefaleia, tontura, fraqueza, dispneia, palidez e fadiga. Outros sintomas podem ser sutis e difíceis de detectar clinicamente, inclusive distúrbios alimentares, pica, fraqueza muscular ou marcha claudicante.

Investigue a história familiar para detectar fatores de risco como:

- História de anemia materna durante a gravidez
- Diabetes melito mal controlado durante a gravidez
- Prematuridade, baixo peso ao nascer ou parto gemelar
- Ingestão de leite de vaca antes dos 12 meses de vida
- Consumo excessivo de leite de vaca (mais de 600 mℓ/dia)
- Ingestão pelo lactente de fórmulas que contenham pouco ferro
- Falta de suplementação com ferro depois dos 6 meses de vida para os lactentes amamentados ao peito
- Ganho ponderal excessivo
- Infecção ou inflamação crônicas
- Sangramento agudo ou crônico
- Dietas restritivas
- Utilização de medicamentos que interferem na absorção do ferro (p. ex., antiácidos)
- Condição socioeconômica baixa
- Imigração recente de um país em desenvolvimento (Carley, 2003)

Avalie a dieta da criança para determinar se a ingestão de alimentos ricos em ferro é adequada. As ingestões dietéticas diárias recomendadas de ferro para crianças são:

- 0 a 6 meses: 6 mg
- 6 a 12 meses: 10 mg
- 1 a 10 anos: 10 mg
- Meninos de 11 a 18 anos: 12 mg
- Meninas de 11 a 18 anos: 15 mg (Abrams, 2004).

Exame físico

Observe a criança para detectar fadiga e letargia. Inspecione a pele, as conjuntivas, a mucosa oral, as palmas das mãos e as plantas dos pés para verificar se há palidez. Observe se as unhas estão côncavas (Figura 25.2). Determine o nível da oximetria de pulso. Avalie a frequência cardíaca para detectar taquicardia. Ausculte o coração para averiguar a existência de sopros. Palpe o abdome para detectar esplenomegalia.

Exames complementares

A avaliação laboratorial demonstra níveis baixos de Hgb e Hct, contagens baixas de reticulócitos, microcitose e hipocromia, concentrações séricas baixas de ferro e ferritina e elevação do nível de protoporfirina eritrocitária livre (PEL).

Intervenções de enfermagem

As intervenções de enfermagem para a criança com deficiência de ferro consistem basicamente em promover a segurança, assegurar uma ingestão adequada de ferro e orientar a família.

Segurança

A criança com anemia encontra-se sob risco de apresentar alterações da função neurológica em consequência da hipoxia cerebral. Isso pode causar fadiga e incapacidade de alimentar-se normalmente. Os efeitos neurológicos podem ficar evidentes quando a capacidade de sentar, ficar de pé ou andar está comprometida. Observe atentamente a criança que tem anemia. Ajude as crianças maiores a andar. Oriente os pais sobre como proteger a criança de lesões causadas pela instabilidade da marcha ou pela tontura.

Intervenções dietéticas

Assegure que os lactentes que têm deficiência de ferro sejam alimentados apenas com fórmulas enriquecidas com este elemento. As intervenções dietéticas recomendadas para lactentes (aleitamento materno) incluem a introdução de suplementos de ferro em torno dos 4 a 5 meses de vida. A suplementação de ferro pode variar do acréscimo de cereais enriquecidos com ferro na dieta da criança até a administração de soluções que contenham ferro. Estimule as mães que amamentam a aumentar a ingestão dietética de ferro ou a usar suplementos de ferro, a fim de que o ferro possa ser transferido ao lactente durante a amamentação. Para crianças de mais de 1 ano, limite a ingestão de leite de vaca a 600 mℓ/dia. Limite o consumo de *fast food* e estimule a ingestão de alimentos ricos em ferro, inclusive carnes vermelhas, atum, salmão, ovos, tofu, grãos enriquecidos, feijão e ervilha seca, frutas secas, vegetais folhosos verdes e cereais de desjejum enri-

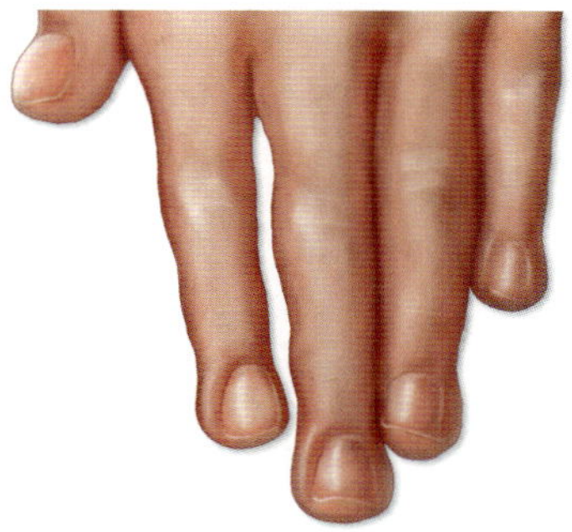

● Figura 25.2 Observe o formato côncavo das unhas, que ocorre em crianças com anemia ferropriva.

quecidos com ferro (o ferro encontrado nas carnes vermelhas é mais fácil de ser absorvido pelo organismo).

Oriente os pais quanto à ingestão dietética e estimule-os a oferecer vários alimentos que contenham ferro, vitaminas e outros minerais necessários ao crescimento. Um problema significativo para os infantes é o hábito de "beliscar". Isso geralmente é utilizado pela criança como meio de adquirir controle, e os pais devem evitar se envolver em uma disputa por poder. Também pode ser útil encaminhar os pais a um psicólogo que possa ajudá-los em seu método de abordar a dieta.

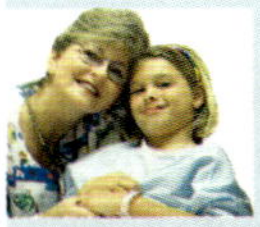

A ingestão dietética de mais de 500 g/dia de leite de vaca pelas crianças foi associada a produção reduzida de Hgb. Esse estudo também mostrou que as crianças com níveis mais baixos de ferro tinham ganhos ponderais mais acentuados entre o nascimento e o segundo ano de vida (Gunnarsson *et al.*, 2004).

Orientações quanto à administração de suplementos de ferro

A utilização de suplementos de ferro pelos lactentes começa com o acréscimo de fórmulas enriquecidas com ferro. Suplementos orais também podem ser necessários quando os níveis de ferro do lactente estão extremamente baixos. Os suplementos ou as fórmulas polivitamínicas orais que contêm ferro geralmente têm cor escura, porque o ferro é pigmentado. Um papel importante da enfermeira é orientar os pais sobre como medir precisamente a quantidade de ferro a ser administrada. Ao administrarem ferro, os pais devem colocar o líquido de modo que não toque na arcada dentária da criança, porque o ferro escurece os dentes. A suplementação de ferro também pode causar constipação intestinal. Em alguns casos, a redução da dose do suplemento de ferro pode evitar esse problema, mas podem ser necessários emolientes fecais para evitar evacuações difíceis ou dolorosas. Estimule os pais a aumentarem a oferta de líquidos à criança e a incluírem na dieta quantidades adequadas de alimentos ricos em fibras, para evitar constipação intestinal.

● Outras causas nutricionais de anemia

Outros tipos de anemia associados a deficiência nutricional incluem as anemias perniciosa e por deficiência de ácido fólico. A Tabela comparativa 25.1 descreve as causas, a avaliação e o tratamento desses distúrbios.

● Intoxicação por chumbo

Embora a intoxicação por chumbo não seja tão comum quanto era no passado, no ano 2000 ocorreram 890.000 (Morrissey-Ross, 2000) a 1 milhão de casos em crianças (Velsor-Friedrich, 2002). O chumbo produz efeitos tóxicos na medula óssea, nos eritrócitos, no sistema nervoso e nos rins. A presença de chumbo na corrente sanguínea interfere nos processos enzimáticos da biossíntese do heme. Este processo resulta em anemia hipocrômica e microcítica e as crianças podem ter os sinais clássicos de anemia. Os fatores de risco para intoxicação por chumbo estão relacionados com a exposição no lar, na escola ou no meio ambiente. As fontes de chumbo incluem:

- Tinta da pintura das casas construídas antes de 1978, ano em que o chumbo foi excluído como aditivo das tintas utilizadas para pintura de casas nos EUA

● Tabela comparativa 25.1 Anemia perniciosa *versus* anemia por deficiência de ácido fólico

	Deficiência de ácido fólico	**Anemia perniciosa**
Causa	Ingestão deficiente de vegetais folhosos verdes, fígado e frutas cítricas Má absorção causada por medicamentos como fenitoína, ou infecção parasitária	Deficiência de vitamina B_{12}
Avaliação	Verifique a existência de fatores de risco como prematuridade, baixa condição socioeconômica e história de doença que cause má absorção. Avalie a história dietética e determine se há aversão a vegetais ou frutas frescas, ingestão de alimentos excessivamente cozidos, ou impossibilidade de a família comprar frutas e vegetais. Avalie se há história de fadiga, cefaleia, déficit de crescimento, anorexia ou diarreia. Inspecione a pele para detectar palidez ou icterícia e observe se há feridas na boca ou na língua	Verifique se há história de anorexia, irritabilidade ou diarreia crônica. Observe a pele ou as conjuntivas para detectar palidez e examine a língua para observar se a superfície está lisa e se tem coloração vermelho-viva
Exames laboratoriais	Hemácias Hgb Hct	Hemácias Hgb Hct Nível baixo de vitamina B_{12}
Tratamento	Estimule os pais a incluírem na dieta vegetais folhosos verdes, fígado e frutas cítricas. Assegure que os pais sigam as recomendações dietéticas	Administre mensalmente injeções de vitamina B_{12}. Informe aos pais que as injeções serão necessárias ao longo de toda a vida da criança. Ofereça apoio emocional em razão da natureza crônica dessa doença

- Poeira acumulada no parapeito das janelas, nas paredes e no reboco das residências mais antigas
- Solo no qual circularam automóveis que utilizavam gasolina com chumbo no passado (nos EUA, o chumbo foi eliminado de todos os tipos de gasolina em 1996)
- Cerâmica esmaltada
- Produtos de vidro colorido
- Encanamento hidráulico de chumbo nas residências
- Roupas dos pais que trabalham em algumas indústrias (fábricas de baterias e cabos elétricos)
- Pinturas de brinquedos ou móveis antigos (Environmental Protection Agency, 2005).

As complicações da intoxicação por chumbo incluem distúrbios comportamentais e dificuldades de aprendizagem e, com níveis mais altos de chumbo, encefalopatia, convulsões e lesão cerebral.

O tratamento das crianças com níveis sanguíneos altos de chumbo consiste na administração de **agentes quelantes** VO ou intramuscular. O Guia farmacológico 25.1 traz outras informações sobre agentes quelantes.

Avaliação de enfermagem

Avalie a história de saúde para detectar sinais sutis como anorexia, fadiga ou dor abdominal. Investigue se, nos últimos meses, a criança teve alterações comportamentais, irritabilidade, hiperatividade ou impossibilidade de alcançar os marcos do desenvolvimento. Faça a triagem das crianças quanto ao risco de exposição ao chumbo no domicílio. Veja no Capítulo 8 um questionário de triagem simples, que pode ser usado para determinar a necessidade de realizar a triagem para intoxicação por chumbo em lactentes. Níveis sanguíneos de chumbo acima de 10 μg/dℓ devem ser acompanhados clinicamente. Fique atenta a palidez cutânea. Ver Healthy People 2010.

Intervenções de enfermagem

A prevenção de intoxicação por chumbo é fundamental. Faça a triagem das crianças sob risco de exposição ao chumbo. A American Academy of Pediatrics recomenda a triagem das crianças de alto risco com as idades de 12 e 24 meses. A Tabela 25.3 descreve as recomendações para o acompanhamento apropriado das crianças, dependendo dos níveis de chumbo.

A remoção das pinturas antigas é a melhor maneira de eliminar a fonte mais importante de exposição ao chumbo para muitas crianças.

Healthy People 2010

Objetivo	Importância
Eliminar os elevados níveis sanguíneos de chumbo em crianças.	• Realizar a triagem recomendada para lactentes e infantes sujeitos a exposição ao chumbo em todas as consultas rotineiras de saúde.

Se a criança estiver em tratamento quelante, assegure a ingestão adequada de líquidos e faça controle hídrico. Encaminhe as crianças com níveis altos de chumbo ou com déficits de desenvolvimento ou cognição aos centros especializados em desenvolvimento. Essas crianças podem necessitar de um programa de intervenção precoce para avaliação mais detalhada e tratamento dos atrasos do desenvolvimento.

• Anemia aplásica

A anemia aplásica (impossibilidade da medula óssea de produzir células) caracteriza-se por aplasia da medula óssea e pancitopenia (redução das contagens de todas as células sanguíneas). A maioria dos casos é adquirida, mas existem alguns tipos raros de anemia aplásica hereditária. As formas hereditárias caracterizam-se por falência congênita da medula óssea; a mais conhecida é a anemia de Fanconi, que é um distúrbio autossômico recessivo. A anemia aplásica adquirida parece ser uma resposta imunológica. A maioria dos casos é idiopática, o que significa que a causa é desconhecida. Outras causas incluem exposição a toxinas ambientais, vírus, medicamentos mielossupressores ou radiação.

A anemia aplásica pode ser classificada como grave ou não grave. Na forma grave, a contagem de granulócitos é menor que 500, a contagem de plaquetas fica abaixo de 20.000 e o percentual de reticulócitos é menor que 1%. Na anemia aplásica não grave, a contagem dos granulócitos fica em torno de 500, a contagem de plaquetas é maior que 20.000 e o percentual de reticulócitos é maior que 1%. As complicações da anemia aplásica incluem infecção grave e incontrolável, hemorragia e morte. O tratamento da anemia aplásica em crianças consiste em transplante de células-tronco hematopoiéticas obtidas de um irmão HLA-compatível; se não houver um doador disponível, podem ser administrados tratamento imunossupressor ou ciclofosfamida em doses altas.

Avaliação de enfermagem

Determine se houve exposição a medicamentos mielossupressores ou a radiação. Obtenha as histórias familiar, ambiental e de doenças infecciosas. Verifique se há relatos de epistaxe, sangramento gengival ou sangramento menstrual volumoso. A anemia pode causar cefaleia e fadiga. Durante o exame físico, observe se há equimoses, petéquias ou púrpura, úlceras orais, taquicardia ou taquipneia. Além da supressão de todas as células sanguíneas, os exames complementares podem mostrar:

- Teste do guáiaco fecal positivo (teste de catalase)
- Hematúria
- Redução profunda ou ausência de células hematopoiéticas no aspirado de medula óssea

Intervenções de enfermagem

A segurança é uma questão importante para as crianças que têm anemia aplásica. Devem-se evitar lesões para que não ocorram hemorragias. Emolientes fecais podem ser usados para evitar fissuras anais associadas a constipação intestinal. Transfunda apenas concentrados de hemácias ou plaquetas irradiados ou leucodepletados. Isso reduz a exposição aos antígenos HLA, caso a

Tabela 25.3 Intervenções baseadas no nível sanguíneo de chumbo

Nível sanguíneo de chumbo (em μg/dℓ)	Ação recomendada
< 10	Nenhuma
10 a 14	Confirmar dosagem com repetição do exame em 1 mês e orientar os pais a reduzirem a exposição ao chumbo. Repetir o exame em 3 meses
15 a 19	Confirmar dosagem com repetição do exame em 1 mês e orientar os pais a reduzirem a exposição ao chumbo. Repetir o exame em 2 meses
20 a 44	Confirmar dosagem com repetição do exame em 1 semana e orientar os pais a reduzirem a exposição ao chumbo. Encaminhar ao posto de saúde local para investigar a residência, a fim de reduzir a exposição ao chumbo, com encaminhamento para os serviços de apoio
45 a 69	Confirmar dosagem com repetição do exame em 2 dias e orientar os pais a reduzirem os níveis de chumbo. Iniciar o tratamento quelante e encaminhar ao posto de saúde (ver item anterior)
> 70	Internar a criança no hospital e iniciar o tratamento quelante. Assegurar que o chumbo seja removido da residência da criança

Adaptada da American Academy of Pediatrics, Committee on Environmental Health (1998). Screening for elevated blood lead levels. *Pediatrics, 101*(6), 1172-1178.

criança necessite de transplante de medula óssea no futuro. Veja informações sobre outras intervenções de enfermagem para as crianças que necessitam de transplante de células-tronco hematopoiéticas no Capítulo 28.

Encaminhe as famílias das crianças que têm anemia branda a moderada para instituições que ofereçam suporte e recursos.

Hemoglobinopatias

A hemoglobinopatia é um distúrbio no qual a criança apresenta hemoglobina anormal. Um percentual expressivo da hemoglobina dos recém-nascidos é formado pela hemoglobina fetal (Hgb F). A Hgb F pode permutar as moléculas de oxigênio sob pressões mais baixas de oxigênio, em comparação com a hemoglobina do adulto. Ao longo dos primeiros meses de vida, a Hgb F diminui e é substituída pela Hgb A (hemoglobina do adulto). Mais tarde, os lactentes saudáveis passam a produzir Hgb AA. Nas hemoglobinopatias, a configuração dessa hemoglobina normal mostra-se alterada. As causas das hemoglobinopatias são genéticas e incluem anemia falciforme, doença da hemoglobina SC, alfatalassemia e betatalassemia. A discussão a seguir enfatiza a doença falciforme e a betatalassemia (anemia de Cooley).

● Doença falciforme

A doença falciforme engloba um grupo de hemoglobinopatias hereditárias, no qual as hemácias não contêm a hemoglobina normal dos adultos, mas sim uma forma menos eficaz. Nos EUA, os tipos mais comuns de doença falciforme são as hemoglobinas SS (anemia falciforme) e SC e a betatalassemia com hemoglobina falciforme. Entre as doenças falciformes, a anemia falciforme é a mais comum e será mais enfatizada na discussão subsequente.

A anemia falciforme é um distúrbio hematológico crônico grave e, nos EUA, anualmente são diagnosticados cerca de 2.000 recém-nascidos com a doença; cerca de 80.000 norte-americanos têm esta doença. A anemia falciforme é mais comum em indivíduos de ascendência africana, mediterrânea, do Oriente Médio e da Índia (American Academy of Pediatrics, 2002). Um em cada 500 afro-americanos tem anemia falciforme (Human Genome Management Information System, 2004). Em vez da Hgb AA, os indivíduos com anemia falciforme têm a Hgb SS: a maior parte da hemoglobina é S (hemoglobina falcêmica), em vez de predominar a hemoglobina A (hemoglobina do adulto). Na hemoglobina S, o ácido glutâmico é substituído pela valina da molécula. Isso resulta em alongamento da hemácia, que tem meia-vida mais curta. A hemácia alongada é mais rígida que a célula normal e adquire configuração de uma foice (Figura 25.3). Os indivíduos com padrão heterozigoto (Hgb AS) têm traço falcêmico e são portadores da doença. Um em cada 12 afro-americanos tem o traço falcêmico (Human Genome Management Information System, 2004). Em geral, os indivíduos com traço falcêmico têm apenas problemas mínimos de saúde.

Os genes recessivos da célula falciforme são transmitidos por um dos pais portadores do gene ou traço falcêmico. Cada um dos pais tem o gene da Hgb AS. A abreviação Hgb A refere-se à hemoglobina normal dos adultos, enquanto Hgb S indica a

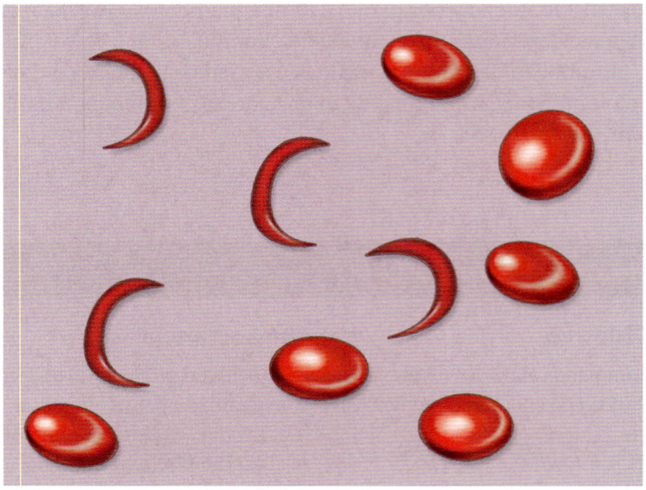

● Figura 25.3 Esse esfregaço do sangue periférico mostra hemácias alongadas em forma de foice, que são típicas da doença falciforme.

hemoglobina falciforme. Esses genes recessivos da célula falciforme podem ser transmitidos aos filhos. O risco de desenvolver Hgb SS é de 1 em 4 (ou 25%) para cada filho dessa união. A cada gestação, o risco de que a criança tenha a doença é de 25%, a probabilidade de que tenha hemoglobina normal é de 25% e o risco de que tenha o traço falcêmico (Hgb AS) e seja portador da doença é de 50%. A Figura 25.4 ilustra a probabilidade hereditária. Os lactentes com anemia falciforme geralmente são assintomáticos até 3 a 4 meses de vida, porque a Hgb F evita o afoiçamento das hemácias.

As complicações da anemia falciforme incluem crises vasoclusivas dolorosas recorrentes, acidente vascular cerebral (AVC), sepse, síndrome torácica aguda, sequestro esplênico, redução da acuidade visual secundária à diminuição da circulação sanguínea da retina, úlceras crônicas das pernas, colestase e cálculos biliares, atraso do crescimento e do desenvolvimento, retardo da puberdade e priapismo (as células falciformes impedem que o sangue reflua do pênis ereto) (National Heart, Lung and Blood Institute, 2005). As crianças com anemia falciforme têm incidência mais alta de enurese, porque os rins não conseguem concentrar eficientemente a urina. À medida que as crianças atingem a idade adulta, é comum ocorrer disfunção de vários órgãos.

Fisiopatologia

Quando as hemácias são falciformes, a criança pode ter anemia significativa. O afoiçamento pode ser desencadeado por qualquer estresse ou evento traumático, inclusive infecção, febre, acidose, desidratação, esforço físico, exposição a frio excessivo ou hipoxia. À medida que as células sofrem afoiçamento, o sangue torna-se mais viscoso, porque as células falciformes agrupam-se e impedem o fluxo sanguíneo normal aos tecidos dessa área. As hemácias falciformes não conseguem passar pelos capilares e pelas vênulas do sistema circulatório (Figura 25.5). Esse processo vasoclusivo causa hipoxia tecidual localizada e, possivelmente, isquemia e infarto. Ocorre crise dolorosa à medida que a circulação da região é reduzida. A dor pode ocorrer em qualquer parte do corpo, mas é mais comum nas articulações. A dor aumenta as demandas metabólicas e causa taquicardia e taquipneia em alguns casos, e isto acentua ainda mais o afoiçamento. A aglomeração das células nos pulmões (síndrome torácica aguda) diminui a troca gasosa, causa hipoxia e também acentua o afoiçamento. O sequestro do sangue no baço causa esplenomegalia

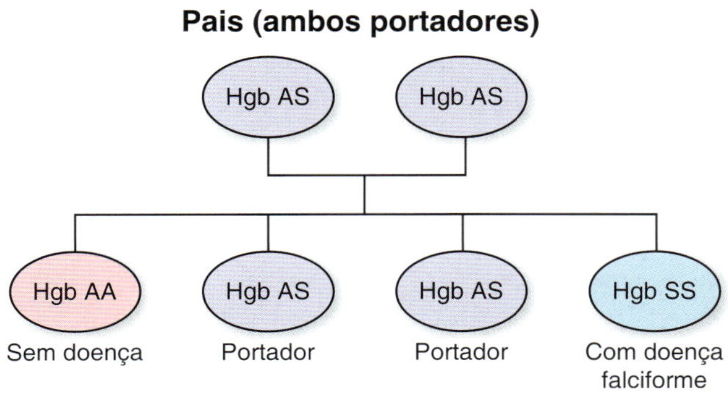

● Figura 25.4 Esquema genético simplificado da doença falciforme. A significa hemoglobina do adulto; S indica hemoglobina falciforme. Hemoglobina AA = hemoglobina normal; hemoglobina AS = traço falcêmico; hemoglobina SS = doença falciforme.

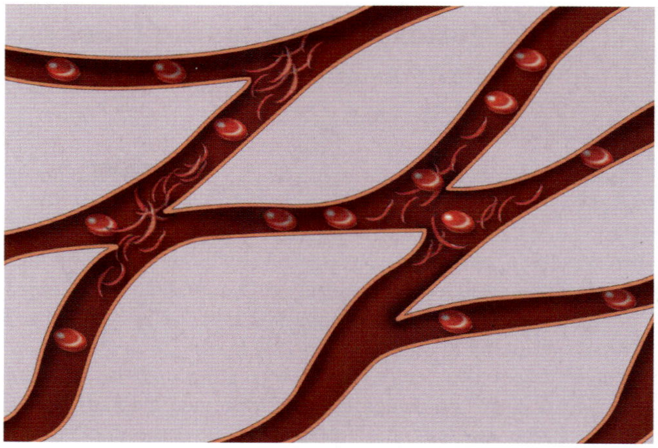

● Figura 25.5 Aglomeração de células falciformes.

e dor abdominal. O afoiçamento causa hemólise e agrava a anemia. A hiperatividade do baço associada à hemólise causa esplenomegalia e depois fibrose e atrofia do órgão. Asplenia funcional pode ocorrer com apenas 3 meses de vida (American Academy of Pediatrics, 2002).

Abordagem terapêutica

A abordagem terapêutica de crianças com anemia falciforme consiste basicamente em evitar as crises de afoiçamento, as infecções e as outras complicações. A prevenção de infecções é fundamental porque a criança com anemia falciforme tem risco mais alto de desenvolver infecções graves relacionadas com as alterações da função do baço. A asplenia funcional (redução da função normal do baço) coloca a criança sob risco significativo de infecções graves causadas por *Streptococcus pneumoniae* e outras bactérias encapsuladas. Os antibióticos profiláticos utilizados em lactentes e a imunização apropriada de todas as crianças com anemia falciforme podem reduzir o risco de desenvolver infecções graves.

O tratamento da crise falciforme tem como objetivo principal o controle da dor. Durante as crises, é necessária a administração de oxigênio, para evitar afoiçamento adicional das hemácias. Hidratação adequada com líquidos intravenosos é fundamental. A monitoração cuidadosa da Hgb, do Hct e da contagem de reticulócitos define o momento em que a transfusão dos concentrados de hemácias torna-se necessária. As dosagens dos eletrólitos também são necessárias para assegurar que quantidades apropriadas estejam presentes no sangue. Quando são transfundidas as hemácias, existe a possibilidade de ocorrer hemólise, que pode aumentar o nível sérico de potássio. Antibióticos devem ser utilizados quando há infecção. O Boxe 25.1 descreve outros tratamentos necessários em alguns casos.

Avaliação de enfermagem

As crianças com anemia falciforme apresentam diversas manifestações clínicas agudas e crônicas (Tabela comparativa 25.2). Veja a descrição completa da fase de avaliação do processo de enfermagem na p. 803. Os resultados da avaliação pertinentes à anemia falciforme estão descritos a seguir.

Boxe 25.1 Outros tratamentos indicados para algumas crianças com anemia falciforme

- Pode ser necessária colecistectomia se a criança tiver cálculos biliares
- Pode-se realizar esplenectomia para evitar recidiva do sequestro esplênico, caso esta complicação seja potencialmente fatal
- A administração de hidroxiureia pode aumentar o percentual de hemoglobina fetal, mas esta modalidade de tratamento ainda é experimental
- A hemotransfusão, embora não seja administrada rotineiramente a crianças com anemia falciforme, está indicada para as crianças que apresentam dor persistente ou generalizada, crise aplásica ou sequestro esplênico
- Pode ser realizada transfusão de troca parcial para reduzir rapidamente a quantidade circulante de Hgb SS das crianças com AVC ou síndrome torácica aguda
- O transplante de células-tronco hematopoiéticas geralmente é reservado a crianças que têm irmãos HLA-compatíveis (o risco de morte e a incidência de doença do enxerto *versus* hospedeiro são altos)

História de saúde

Obtenha a história de saúde e atente para o crescimento e o desenvolvimento, a frequência e a gravidade das crises vasoclusivas, internações hospitalares pregressas e o tratamento das crises dolorosas. Determine o esquema de vacinação, inclusive vacinas contra pneumococos, gripe e meningococos. Verifique se há história de transfusões. Registre o tratamento farmacológico vigente. Avalie se há história de infecções repetidas. Obtenha a história da doença atual que desencadeou a crise, inclusive hipoxia, infecção ou desidratação. Determine como começou, as características e o tipo de dor e também os fatores que a atenuam.

Exame físico

Faça um exame físico completo porque o afoiçamento, a hipoxia e a isquemia tecidual afetam a maior parte do corpo (Figura 25.6). Fique atenta às alterações físicas descritas a seguir, que podem ser detectadas por inspeção, observação, ausculta e palpação.

Inspeção e observação

Inspecione as conjuntivas, as palmas das mãos e as plantas dos pés para detectar palidez e examine a pele para verificar se há palidez, lesões ou úlceras. Verifique se há icterícia da pele ou das escleras. Registre a coloração e o grau de umidade da mucosa oral. Afira a temperatura para verificar se há infecção (que pode desencadear uma crise falciforme). Determine a pressão arterial (pode estar reduzida se houver anemia grave, ou aumentada em presença de nefropatia falciforme). Afira a temperatura e verifique se está elevada. Avalie o estado mental basal. Repita frequentemente a avaliação neurológica, porque cerca de 8 a 17% das crianças com anemia falciforme desenvolvem AVC.

Ausculta

Ausculte o coração para detectar sopros. A frequência cardíaca geralmente está aumentada quando há dor, hipertermia ou desidratação. Ausculte os sons pulmonares e observe a frequência e a profundidade das respirações e também a adequação da ventilação. Ruídos adventícios podem ocorrer se uma infecção respiratória tiver desencadeado a crise falciforme, ou se a criança tiver síndrome torácica aguda.

Palpação

Palpe as articulações, verificando se estão quentes e hipersensíveis, e avalie a amplitude dos movimentos. Em lactentes, verifique se há edema das mãos ou dos pés. Palpe o abdome para detectar áreas de hipersensibilidade. Observe se há hepatomegalia ou esplenomegalia.

Tabela comparativa 25.2 Manifestações agudas *versus* crônicas da anemia falciforme

Agudas	Crônicas
Síndrome torácica aguda*	Anemia
Crise aplásica*	Necrose avascular do quadril
Sepse ou meningite bacteriana*	Cardiomegalia, sopro funcional
Infarto ósseo	Colelitíase
Dactilite	Atrasos do crescimento e do desenvolvimento
Hematúria	Atraso da puberdade
Episódios dolorosos recidivantes	Asplenia funcional
Crises dolorosas	Hipostenúria (densidade urinária baixa) e enurese
Sequestro esplênico*	Icterícia
AVC*	Úlceras das pernas
Priapismo	Proteinúria
	Hipertensão pulmonar*
	Doença pulmonar restritiva*
	Retinopatia

*Podem levar ao óbito frequentemente.

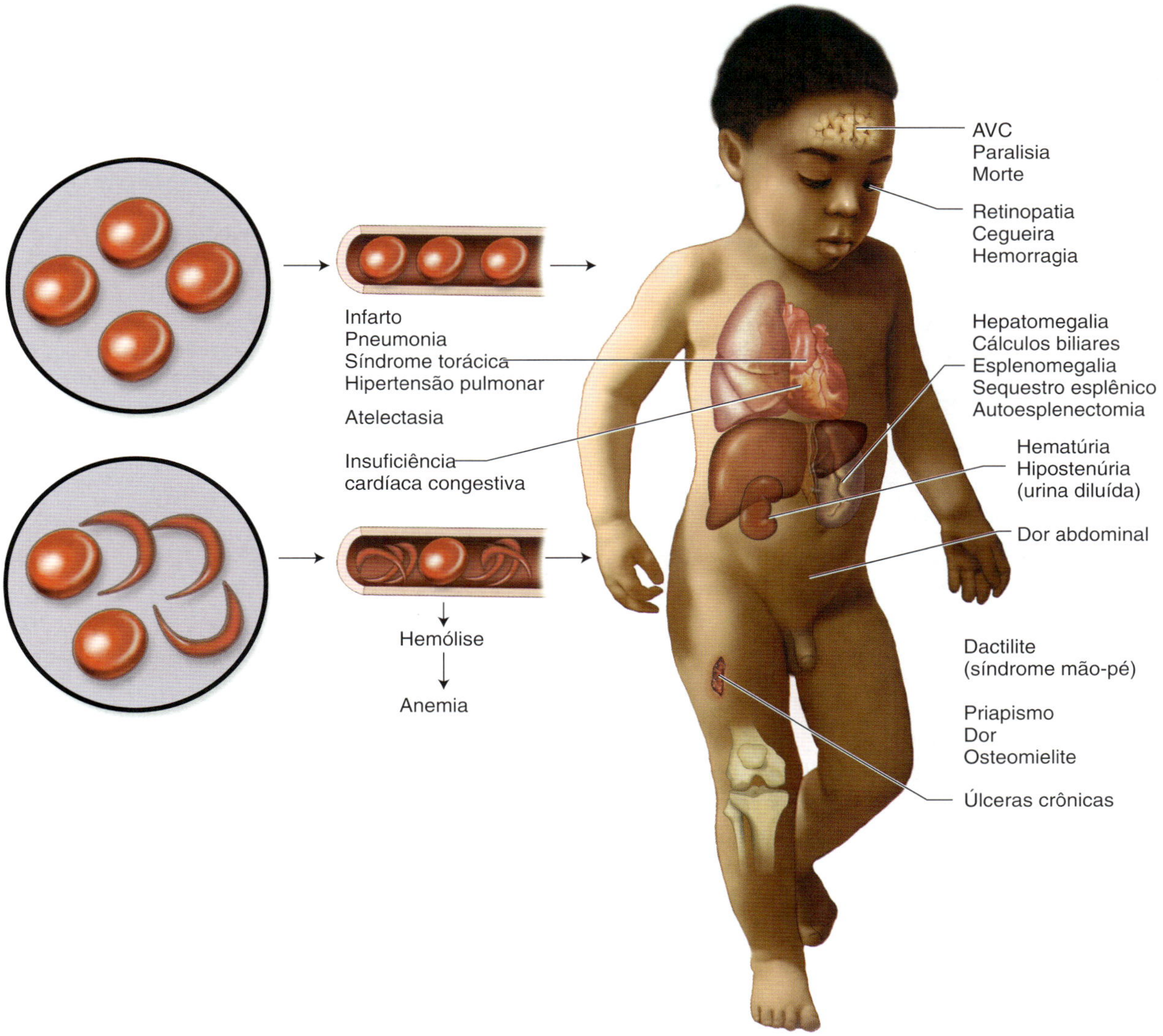

● **Figura 25.6** Efeitos da anemia falciforme nas várias partes do corpo.

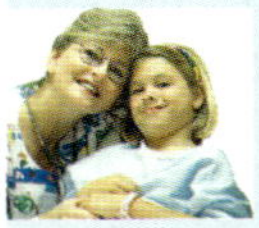

Relate imediatamente se houver edema simétrico das mãos e dos pés em lactentes ou infantes. O infarto asséptico (conhecido como dactilite) ocorre nos metacarpos e nos metatarsos e comumente é o primeiro indício detectável de um episódio vasoclusivo (Figura 25.7).

Exames complementares

Em 49 dos 50 estados dos EUA, a triagem dos recém-nascidos para anemia falciforme é obrigatória por lei ou resolução; o único estado restante oferece a triagem a populações selecionadas ou por demanda. A triagem pela prova de afoiçamento não distingue entre doença e traço falciforme. Se o resultado do teste de triagem indicar a possibilidade de traço ou doença falciforme, deverá ser realizada imediatamente eletroforese da Hgb para confirmar o diagnóstico. A eletroforese da Hgb é o único exame confiável para se diagnosticar doença falciforme. Esse exame mostra a presença de Hgb S e Hgb F apenas no lactente; no infante ou na criança, o resultado do exame indica Hgb SS. Ver Healthy People 2010.

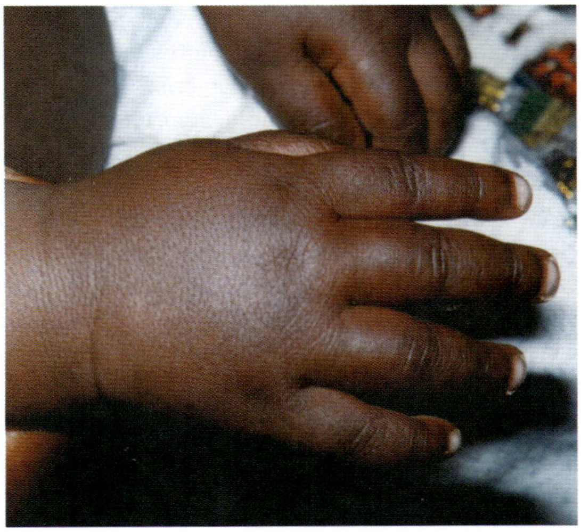

● **Figura 25.7** Edema das mãos e dos pés (dactilite) de uma criança pequena.

Healthy People 2010

Objetivo	Importância
(Desenvolvimento) Assegurar a triagem (teste do pezinho), os exames de acompanhamento e o encaminhamento dos recém-nascidos para os serviços adequados.	• Acompanhamento do lactente pelos órgãos públicos ao primeiro contato para confirmar os resultados do teste do pezinho • Se o teste do pezinho não tiver sido realizado ao nascimento, assegurar a realização da eletroforese da Hgb.

Os exames complementares comumente solicitados para avaliação da anemia falciforme incluem:

- Hemoglobina: os níveis basais geralmente oscilam entre 7 e 10 mg/dℓ; diminuem significativamente com sequestro esplênico, síndrome torácica aguda ou crise aplásica
- Contagem de reticulócitos: acentuadamente aumentada
- Esfregaço do sangue periférico: presença de hemácias falciformes e células-alvo
- Contagem de plaquetas: aumentada
- Velocidade de hemossedimentação: aumentada
- Provas de função hepática com bilirrubina aumentada

Podem ser realizados exames radiográficos ou outras técnicas de obtenção de imagem para se determinar a extensão das lesões dos órgãos ou dos tecidos, resultantes do processo vasoclusivo.

Intervenções de enfermagem

Os cuidados de enfermagem que devem ser prestados à criança com anemia falciforme consistem basicamente em evitar as crises vasoclusivas, orientar a família e a criança, controlar os episódios de dor, tratar as crises dolorosas e oferecer apoio psicossocial à criança e à família.

Em geral, as crises vasoclusivas são descritas como crises dolorosas, mas podem incluir qualquer condição que cause incapacidade funcional à criança. Veja outros cuidados de enfermagem na seção sobre tratamento das crises dolorosas. Todas as crianças com anemia falciforme devem ter seu crescimento e seu desenvolvimento acompanhados continuamente, para se maximizar seu potencial nessas áreas. Monitore o desempenho escolar para detectar distúrbios do desenvolvimento neurológico e intervir precocemente. Os diagnósticos e a assistência de enfermagem descritos na Visão geral do plano de cuidados de enfermagem 25.1 devem ser individualizados com base nas respostas da criança e da família à doença. As especificidades aplicáveis à doença falciforme estão descritas a seguir.

Orientação da família e da criança

A orientação deve começar logo depois da confirmação do diagnóstico de anemia falciforme. Inicialmente, oriente a família quanto ao padrão genético da doença e estimule os familiares a fazerem o teste para se determinar o estado de portador. Oriente as famílias quanto ao processo patológico. Enfatize a importância das consultas de manutenção da saúde agendadas regularmente e das imunizações. Ensine às famílias como administrar penicilina profilática. Aconselhe os familiares a buscarem urgentemente avaliação médica se ocorrer alguma doença febril. Oriente as famílias sobre como evitar e detectar episódios vasoclusivos (Diretrizes de ensino 25.1). Converse sobre as complicações da doença, inclusive atrasos do crescimento e do desenvolvimento, retardo da puberdade, AVC, colelitíase, retinopatia, necrose avascular, priapismo e úlceras das pernas.

Diretrizes de ensino 25.1

Orientação à família quanto a prevenção ou detecção precoce de episódios vasoclusivos

- Buscar atendimento médico imediato se houver QUALQUER doença febril.
- Aplicar as vacinas e a penicilina profilática.
- Estimular diariamente a ingestão adequada de líquidos.
- Evitar temperaturas muito altas ou muito baixas.
- Evitar esforço excessivo ou estresse.
- Assegurar acesso permanente a um médico ou serviço de saúde familiarizado com o tratamento da doença falciforme.
- Entrar imediatamente em contato com o médico se houver suspeita de que a criança está desenvolvendo uma crise dolorosa.
- Buscar atendimento médico de urgência se a criança tiver alguma das seguintes alterações:
  - Palidez e inquietude
  - Dor abdominal
  - Dor ou edema articular
  - Tosse, dispneia, dor no peito
  - Fadiga crescente
  - Cefaleia incomum, inapetência ou fraqueza repentina
  - Alteração súbita da visão
  - Ereção dolorosa que não regride (priapismo)

Tratamento das crises dolorosas

No momento da internação, inicie a avaliação da dor com uma escala padronizada. Faça reavaliações frequentes da dor. Sempre acredite na descrição que a criança faz da dor: só quem sente dor sabe como é. Em geral, a dor moderada a grave requer tratamento com opioides. Para controlar a dor, administre inicialmente analgésicos a intervalos regulares, não "de acordo com a necessidade". Quando a dor estiver mais controlada, o esquema de administração de analgésicos pode ser passado para "de acordo com a necessidade". Monitore a analgesia controlada pela criança, que é utilizada por crianças ou por adolescentes. A dependência de narcóticos raramente é um problema em crianças com anemia falciforme, contanto que esses medicamentos sejam usados para aliviar dor grave. Os anti-inflamatórios não esteroides e o paracetamol são utilizados comumente para tratar dores menos intensas. O controle adequado da dor ajuda a reduzir o nível de estresse da criança; níveis altos de estresse podem agravar o afoiçamento e provocar mais dor. Utilize as técnicas de controle não farmacológico da dor, inclusive relaxamento ou hipnose, música, massagem, atividades lúdicas, imaginação dirigida, toque terapêutico ou modificação comportamental para potencializar o tratamento farmacológico da dor.

O Boxe 25.2 resume o tratamento da dor associada à anemia falciforme.

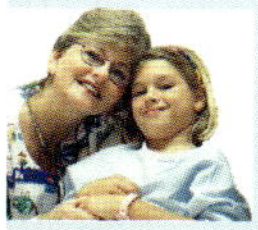

Evite administrar meperidina repetidamente para controlar a dor durante a crise falciforme, porque este medicamento foi associado a aumento do risco de convulsões, quando utilizado por crianças que têm esta doença (Sickle Cell Disease Care Consortium, 2002).

Tratamento da crise falciforme

Trate quaisquer distúrbios coexistentes, inclusive infecções ou lesões. Volume de líquidos deficiente ocorre em consequência da redução da ingestão, do aumento das necessidades durante a crise falciforme e da incapacidade dos rins de concentrarem a urina. O aumento da ingestão de líquidos dilui o sangue e reduz sua viscosidade. Para assegurar a hemodiluição, administre 150 mℓ/kg de líquidos por dia, ou até o dobro do volume de manutenção, seja por via oral ou intravenosa. Mantenha os eletrólitos e o pH equilibrados.

Outra preocupação é o risco de perfusão tecidual ineficaz relacionada com os efeitos do afoiçamento das hemácias e dos infartos dos tecidos. Avalie frequentemente as funções respiratória e circulatória. Administre oxigênio suplementar quando o nível da oximetria de pulso for de 90% ou menos, para assegurar a oxigenação adequada. Quando não há hipoxia, a suplementação de oxigênio não é necessária e pode inibir a eritropoiese. Monitore o nível de consciência e relate imediatamente se ocorrerem alterações.

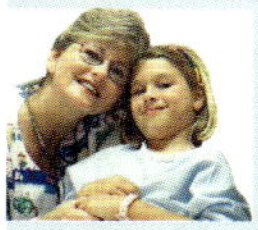

A temperatura da criança deve ser mantida o mais próximo possível do normal, sem utilização de manta de resfriamento; esse tipo de manta pode provocar redução localizada da circulação ou calafrios, que podem aumentar as demandas metabólicas e causar afoiçamento das hemácias.

Boxe 25.2 ABC do tratamento da dor da crise falciforme

A: Avalie a dor (utilize uma escala de avaliação da dor)
B: Acredite na descrição da dor feita pela criança
C: Controle as complicações ou a causa da dor (investigue as complicações)
D: Medicamentos e distração; analgésicos (opioides e AINE, se não houver contraindicação); use doses fixas; administre no horário programado; não administre os analgésicos em esquema SOS; distração com música, tevê e técnicas de relaxamento
E: Ambiente (repouso em uma área tranquila com privacidade)
F: Líquidos (hipotônicos – soro glicosado a 5%, ou misturado com solução salina a 0,25%)

Adaptado de Platt, A., Eckman, J.R., Beasley, J., & Miller, G. (2002). Treating sickle cell pain: An update from the Georgia Comprehensive Sickle Cell Center. Journal of Emergency Nursing, 28(4), 297 a 303, com autorização.

Profilaxia das infecções

Várias intervenções estão indicadas para evitar infecções graves em crianças com anemia falciforme. Aos 2 meses de vida, comece a administrar penicilina V potássica oral (também usada para evitar infecção pneumocócica). As crianças alérgicas à penicilina podem utilizar eritromicina. Mantenha a profilaxia com penicilina ou eritromicina até que a criança complete 5 anos no mínimo (American Academy of Pediatrics, 2002). Administre as vacinas infantis de acordo com o esquema preconizado atualmente. Para evitar sepse incontrolável ou meningite causada pela infecção por *S. pneumoniae*, o lactente deve ser imunizado não apenas com a vacina antipneumocócica heptavalente, mas também deve receber a vacina antipneumocócica 23-valente anualmente a partir da idade de 2 anos. A vacinação contra meningococos também é recomendável (ver mais informações sobre estas vacinas no Capítulo 8). Antes de começar a estação da gripe, administre a vacina antigripal anualmente (depois de 6 meses de vida).

Apoio à família e à criança

Assim como ocorre com qualquer outra doença crônica, as famílias das crianças com anemia falciforme necessitam de apoio significativo. Em geral, os familiares sentem-se culpados ou responsáveis pela doença. Tranquilize a família e forneça orientações (ver Healthy People 2010). Encaminhe as famílias a um centro regional de doença falciforme para receber cuidados multidisciplinares.

Considere *isto!*

Um menino de 3 anos com doença falciforme está sendo internado na unidade pediátrica. A criança apresentou coriza, febre baixa e vômitos nos últimos 2 a 3 dias. Além disso, não está se alimentando bem, queixa-se de dor na perna direita e não quer andar. Durante a avaliação, você observa que os sinais vitais são: temperatura de 38,7°C, pulso de 132, frequência respiratória de 32 e pressão arterial de 88/52. A criança está tossindo, as mucosas estão ligeiramente ressecadas e o tempo de enchimento capilar é de 4 s.

1. **Coloque em ordem de prioridade os resultados da avaliação de enfermagem.**
2. **Cite no mínimo três intervenções de enfermagem, coloque-as em ordem de prioridade e descreva os motivos da priorização e a intervenção propriamente dita.**
3. **Descreva as orientações que você precisa dar a essa família.**

Talassemia

Talassemia é um distúrbio genético que acomete mais comumente indivíduos de ascendência africana, mas também ocorre em famílias originárias do Caribe, do Oriente Médio, do sul da Ásia e do Mediterrâneo (Catlin, 2003). Os padrões genéticos da talassemia são semelhantes aos da doença falciforme, tendo em vista que a primeira também é transmitida por um gene autossômico recessivo. As crianças talassêmicas produzem menos hemoglobina normal.

Existem dois tipos básicos de talassemia – alfa e beta. Na talassemia alfa, a síntese da cadeia alfa da hemoglobina mostra-se alterada. As anormalidades da cadeia beta são mais comuns e

Healthy People 2010

Objetivo	Importância
Reduzir as mortes por AVC.	• Orientar adequadamente as famílias para reduzir a incidência de episódios vasoclusivos em crianças com anemia falciforme.

a betatalassemia pode ser subdividida em três tipos, de acordo com a gravidade:

- Talassemia menor (também conhecida como traço da betatalassemia): causa anemia microcítica branda; geralmente não requer tratamento
- Talassemia intermediária: a criança necessita de hemotransfusões para manter a qualidade de vida
- Talassemia maior: para que possa sobreviver, a criança requer cuidados médicos, hemotransfusões e remoção do ferro (tratamento quelante) (Catlin, 2003).

A discussão a seguir enfatiza a betatalassemia maior (anemia de Cooley).

Na betatalassemia maior, a cadeia de betaglobulina da hemoglobina está reduzida ou totalmente ausente. Há acúmulo de grandes quantidades de cadeias de globulina instável e isto torna as hemácias rígidas e mais suscetíveis a hemólise. As consequências são anemia hemolítica grave e hipoxia crônica. Em resposta à taxa aumentada de destruição das hemácias, a atividade eritroide também aumenta. Essa hiperatividade causa expansão acentuada da medula óssea e adelgaçamento do córtex ósseo. As consequências são retardo do crescimento, fraturas patológicas e deformidades esqueléticas (abaulamento frontal e maxilar).

Outra preocupação muito importante é a **hemossiderose** (acúmulo excessivo de ferro). Esta ocorre em consequência de hemólise acelerada das hemácias, produção reduzida de hemoglobina e absorção aumentada do ferro dietético em resposta à anemia grave. O excesso de ferro deposita-se nos tecidos do corpo e causa pigmentação bronzeada da pele, alterações ósseas e disfunções dos órgãos, principalmente do sistema cardíaco. Outras complicações incluem esplenomegalia, distúrbios endócrinos, osteoporose, doenças hepática e biliar e úlceras das pernas.

Se não for tratada, a betatalassemia maior é fatal, mas a utilização do tratamento quelante prolongou a expectativa de vida dessas crianças, que hoje conseguem sobreviver até depois da adolescência (Catlin, 2003).

Abordagem terapêutica

A abordagem terapêutica para as crianças com betatalassemia inclui monitoração da hemoglobina e do hematócrito e transfusão de concentrados de hemácias a intervalos regulares. Os níveis sanguíneos de ferro devem ser monitorados e o tratamento quelante é administrado quando se fizer necessário.

Avaliação de enfermagem

Em geral, a doença é diagnosticada em torno de 1 ano de idade e os lactentes têm história de palidez, icterícia, déficit de crescimento e hepatosplenomegalia. Obtenha a história da doença atual ou determine se a criança está sendo atendida para fazer uma hemotransfusão de rotina. Anote os medicamentos utilizados em casa e quaisquer problemas que tenham ocorrido desde a última consulta. Inspecione a pele, as mucosas orais, as conjuntivas, as plantas dos pés e/ou as palmas das mãos para detectar palidez. Observe se há icterícia nas escleras ou na pele. Determine o peso e a altura ou o comprimento e anote os resultados em um gráfico de crescimento apropriado. Verifique se a criança tem deformidades ósseas e abaulamento frontal (fronte proeminente) (Figura 25.8). Determine a saturação de oxigênio por oximetria de pulso. Avalie o estado neurológico e determine o nível de consciência e o estágio do desenvolvimento.

Os exames laboratoriais podem mostrar:

- Hemoglobina e hematócrito significativamente reduzidos
- Esfregaço do sangue periférico com predomínio de células-alvo, hipocromia, microcitose, e anisocitose e **pecilocitose** (variação das dimensões e do formato das hemácias, respectivamente) acentuadas
- Hiperbilirrubinemia
- A eletroforese da Hgb mostra apenas Hgb F e Hgb A_2 (Catlin, 2003)
- Hemossiderose.

Intervenções de enfermagem

Os cuidados de enfermagem para a criança com talassemia consistem basicamente em apoiar a família e atenuar os efeitos da doença. Isso inclui hemotransfusão e a garantia de que a família consiga realizar os exames laboratoriais agendados.

Transfusões dos concentrados de hemácias

Transfunda concentrados de hemácias conforme a prescrição para manter o nível adequado de hemoglobina, assegurar o for-

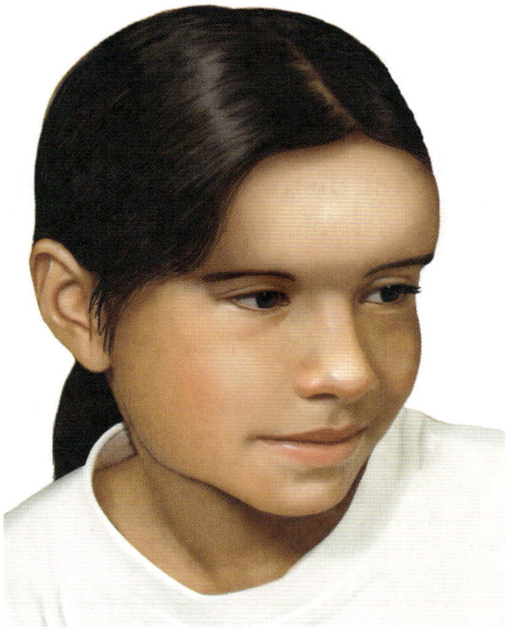

● Figura 25.8 A sobrecarga de ferro associada à talassemia causa deformidades ósseas como abaulamento frontal e proeminência maxilar.

necimento de oxigênio aos tecidos e suprimir a eritropoiese na medula óssea. Monitore a ocorrência de reações transfusionais.

Tratamento quelante

O excesso de ferro (hemossiderose) é removido pelo tratamento quelante. Administre o agente quelante deferoxamina com a transfusão. A deferoxamina liga-se ao ferro e facilita sua remoção pelas fezes ou pela urina.

Orientação à família

Oriente a criança e a família quanto ao tratamento recomendado. Certifique-se de que as famílias entendam que a adesão ao tratamento prescrito (hemotransfusões e quelação) é essencial para a sobrevivência da criança. O tratamento quelante deve ser mantido em casa para reduzir continuamente os níveis de ferro do organismo. Oriente os familiares sobre como administrar a deferoxamina SC com uma pequena bomba de infusão alimentada por bateria, ao longo de várias horas durante a noite (em geral, enquanto a criança dorme).

Encaminhe a família para receber aconselhamento genético e apoio, conforme a necessidade.

Deficiência de glicose-6-fosfato desidrogenase (G6PD)

G6PD é a enzima responsável pela manutenção da integridade das hemácias, protegendo-as das substâncias oxidativas. A deficiência de G6PD é um distúrbio recessivo ligado ao X, que ocorre quando as hemácias têm quantidades insuficientes desta enzima, ou quando a enzima é anormal e não funciona adequadamente. Nesses casos, as hemácias são afetadas mais facilmente por estresse oxidativo. Entre os fatores desencadeantes que podem gerar estresse oxidativo e hemólise estão as infecções bacterianas ou virais ou a exposição a algumas substâncias (Miller, 2002), como medicamentos (p. ex., sulfonamidas, sulfonas, agentes antimaláricos [como quinina] ou azul de metileno usado para tratar infecções urinárias), naftaleno (substância presente nas bolas de naftalina) ou feijão em fava (Pradell, 2003).

A deficiência de G6PD é mais comum em homens de ascendência africana. Outros grupos acometidos por essa doença vivem na bacia do Mediterrâneo, e incluem italianos, gregos, árabes e judeus sefarditas. A deficiência tende a ser menos grave nos indivíduos de ascendência africana e mais grave nos ascendentes do Mediterrâneo. As complicações incluem icterícia neonatal prolongada e episódios agudos e potencialmente fatais de hemólise. O tratamento consiste basicamente em evitar os fatores desencadeantes que causam estresse oxidativo.

Avaliação de enfermagem

Avalie a história de saúde, inclusive fadiga. Determine o nível de entendimento dos pais sobre o distúrbio e os medicamentos, e sobre os alimentos que devem ser evitados. Inspecione a pele para detectar palidez ou icterícia. Avalie o estado neurológico, porque também pode estar alterado. Determine as frequências cardíaca e respiratória para detectar elevações. Avalie a saturação de oxigênio por oximetria de pulso ou gasometria arterial. Observe se a urina tem coloração semelhante à do chá. Palpe o abdome para verificar se há esplenomegalia. Os exames laboratoriais mostram anemia (Pradell, 2003).

Intervenções de enfermagem

Administre oxigênio e trate os sintomas. Quando o fator desencadeante é eliminado ou a criança se recupera de uma doença, a criança melhora. Forneça outras orientações à criança e à família quanto aos fatores desencadeantes e diga-lhes para evitarem exposição a esses agentes.

Distúrbios da coagulação

Coagulação é um processo que ocorre depois de alguma lesão. O sistema da coagulação sanguínea requer certos fatores existentes no sangue e plaquetas para funcionar normalmente. Os indivíduos com deficiências desses fatores ou de plaquetas tendem a sangrar; eles não sangram mais facilmente do que as pessoas normais, mas simplesmente é mais difícil formar um coágulo e o sangramento não pode ser estancado facilmente. Os fatores mais comumente envolvidos nos distúrbios da coagulação são os fatores VIII, IX e XI. Todos esses fatores participam da formação de coágulos. As plaquetas também desempenham papel importante na cascata da coagulação e são necessárias para a formação de coágulo. Alguns processos podem provocar a destruição das plaquetas e tornar a coagulação ineficaz. Os tempos de sangramento mostram-se prolongados quando há um distúrbio da coagulação. A Tabela 25.4 descreve os valores normais dos estudos da coagulação.

Entre os distúrbios que afetam a coagulação está a púrpura trombocitopênica idiopática, a púrpura de Henoch-Schonlein, a coagulação intravascular disseminada e a deficiência de fatores da coagulação, inclusive hemofilia A (deficiência de fator VIII), doença de von Willebrand, hemofilia B (doença de Christmas ou deficiência de fator IX) e hemofilia C (deficiência de fator XI). A Tabela 25.5 recapitula as proteínas envolvidas na coagulação.

• Púrpura trombocitopênica idiopática

A púrpura trombocitopênica idiopática (PTI) parece ser uma resposta imunológica desencadeada depois de uma infecção viral, resultando na formação de anticorpos antiplaquetários. Esses anticorpos destroem as plaquetas e provocam o aparecimento de petéquias, púrpura e equimoses ao mais leve estímulo. Petéquias são hemorragias puntiformes que aparecem no corpo e não empalidecem sob pressão (Figura 25.9). A **púrpura** consiste em áreas maiores de hemorragia, nas quais o sangue se acumula sob os tecidos. As lesões são violáceas (ver Figura 25.9). Em geral, a PTI desenvolve-se cerca de 1 a 4 semanas depois de uma infecção viral. Cerca de 80 a 90% das crianças entram em remissão dentro de 6 a 9 meses (Yetman, 2003). As complicações incluem hemorragia grave e sangramentos em órgãos vitais e hemorragia intracraniana, embora sejam raras.

Para crianças com contagens de plaquetas menores que $20.000/m^3$ podem ser administrados corticoides ou imunoglobulina intravenosa. Prednisona ou prednisolona é administrada durante 2 a 3 semanas, ou até que as contagens de plaquetas aumentem acima de $30.000/mm^3$. A imunoglobulina intravenosa (IGIV) é infundida durante 1 a 3 dias. As transfusões de pla-

Tabela 25.4 Estudos da coagulação

Exame	Valor
Tempo de protrombina (TP)	11,0 a 13,0 s (pode variar de um laboratório para outro)
Tempo de tromboplastina parcial (TTP) Tempo de tromboplastina parcial ativada (TTPa)	21 a 35 s
Razão normalizada internacional (RNI) (usada para avaliar a coagulação)	2,0 a 3,0 maior que os valores basais nos distúrbios tromboembólicos

Dados extraídos de Fischbach, F.T (2004). *A manual of laboratory and diagnostic tests* (7ª ed.). Philadelphia: Lippincott Williams & Wilkins.

quetas não estão indicadas, a menos que haja um distúrbio potencialmente fatal (p. ex., hemorragia intracraniana). Encaminhe a criança a um hematologista pediátrico para dar continuidade ao tratamento. A PTI geralmente é autolimitada, mas pode ser necessário realizar esplenectomia quando a doença persiste por 1 ano ou mais (Yetman, 2003).

Avaliação de enfermagem

Obtenha a história de saúde da criança (em geral, uma criança previamente saudável que desenvolveu recentemente equimoses ao mais leve estímulo, epistaxe ou sangramento gengival). Verifique se há relato de sangue nas fezes. Observe se há fatores de risco como doença viral recente, vacinação recente com MMR ou tratamento com medicamentos que podem causar trombocitopenia. Inspecione a criança para detectar petéquias, púrpura e equimoses, que podem progredir rapidamente nas primeiras 24 a 48 h da doença. Registre a localização e as dimensões de cada lesão. Inspecione os lábios e a mucosa oral para detectar petéquias. O restante do exame físico geralmente está dentro dos limites normais.

Alterações laboratoriais comuns incluem plaquetopenia (< 50.000), leucometria e contagem diferencial normais e hemoglobina e hematócrito normais, a menos que tenham ocorrido hemorragias (raras). Pode-se realizar aspiração de medula óssea para excluir a possibilidade de leucemia.

Intervenções de enfermagem

Muitas crianças não necessitam de qualquer tratamento médico, exceto observação e reavaliação dos valores laboratoriais.

Tabela 25.5 Algumas proteínas (fatores) envolvidas na coagulação

Proteína	Sinônimo	Concentração plasmática (mg/dℓ)	Função
Fibrinogênio	Fator I	200 a 400	Convertido em fibrina e combinado com plaquetas para formar o coágulo
Fator II	Protrombina	10 a 15	Convertido em trombina (IIa), decompõe o fibrinogênio em fibrina
Fator V	Pró-acelerina; fator lábil	0,5 a 1,0	Promove a ativação do fator II a IIa pelo fator Xa
Fator VII	Fator estável; pró-convertina	0,2	Ativa o fator X
Fator VIII:C	Fator anti-hemofílico (FAH); cofator plaquetário I	1,0 a 2,0	Promove a ativação do fator X em IXa
Fator IX	Fator de Christmas; tromboplastina plasmática	0,3 a 0,4	Ativa o fator X
Fator X	Fator de Stewart-Prower (protrombina III da AVTD)	0,6 a 0,8	Ativa o fator II
Fator XI	Precursor da tromboplastina plasmática (fator anti-hemofílico C)	0,4	Ativa o fator XII e a pré-calicreína
Fator XII	Fator de Hageman	2,9	Ativa o fator XI e a pré-calicreína
Fator XIII	Fator estabilizador da fibrina; fator de Laki-Lorand	2,5	Forma fibrina com ligações cruzadas e outras proteínas
Fator de von Willebrand	Antígeno relacionado com o fator VIII (VIII:VWD)	1,0	Estabiliza o fator VIII; promove a adesão plaquetária

Dados reproduzidos de Fischbach, F.T. (2004). *A manual of laboratory and diagnostic tests* (7ª ed.). Philadelphia: Lippincott Williams & Wilkins.

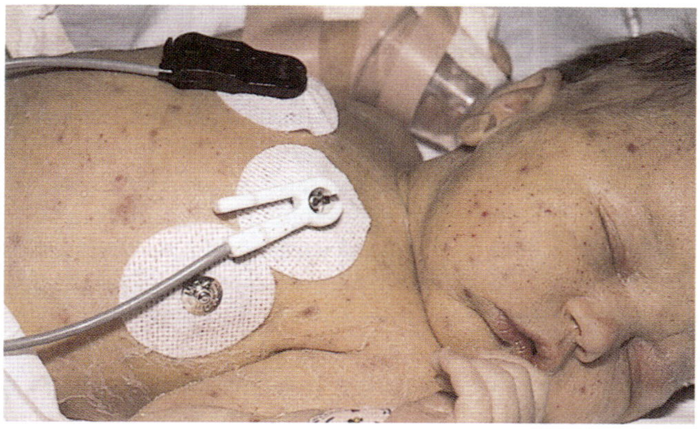

● Figura 25.9 Hemorragias puntiformes (petéquias) e áreas violáceas amplas (púrpura) em um lactente com PTI.

Oriente a família a evitar ácido acetilsalicílico, agentes anti-inflamatórios não esteroides (AINE) e anti-histamínicos, porque esses medicamentos podem provocar anemia nessas crianças. O uso de acetaminofeno para controlar a dor é mais apropriado quando necessário. Oriente a família a evitar traumatismos impedindo que a criança participe de atividades que possam causar lesões; a participação em esportes de contato não é recomendável, principalmente atividades nas quais o contato direto possa causar lesão ou traumatismo. Atividades como a natação possibilita condicionamento físico com menos risco de traumatismo. Os pais também precisam conhecer os sinais e os sintomas de sangramento grave e saber para quem devem ligar se suspeitarem de tal ocorrência.

● Púrpura de Henoch-Schonlein

Púrpura de Henoch-Schonlein é um distúrbio que as crianças desenvolvem depois de infecções virais ou bacterianas; em adultos, a doença geralmente é causada por medicamentos ou toxinas. A apresentação clássica é de vasculite com depósitos imunes (principalmente IgA) nos pequenos vasos. Em geral, os vasos sanguíneos afetados são os da pele, do intestino e do rim (Fervenza, 2003). Na maioria das crianças, a evolução da doença é benigna e o prognóstico é bom. Entretanto, algumas crianças desenvolvem síndrome nefrótica persistente em consequência de lesão renal, e essas crianças podem ter hipertensão. Também podem ocorrer complicações pulmonares, cardíacas e neurológicas.

Como a maioria dos casos regride sem tratamento, não existe tratamento específico para púrpura de Henoch-Schonlein. O tratamento com corticoide (p. ex., prednisona) é reservado às crianças com sintomas persistentes. Quando há lesão renal, podem ser necessárias provas de função renal, e a hipertensão deve ser avaliada e tratada.

Avaliação de enfermagem

Verifique se há história de infecção viral ou bacteriana. Determine como o problema começou e como progrediu ou evoluiu. Investigue se há relato de dor articular ou abdominal. Afira a pressão arterial. Inspecione a pele para detectar erupção purpúrea palpável e registre as dimensões e a localização das lesões (Figura 25.10). Palpe suavemente as articulações para avaliar se há hipersensibilidade. Palpe o abdome para determinar a localização da hipersensibilidade. Verifique se há sangue oculto ou visível nas fezes. Observe se a urina tem cor de cereja ou de chá, porque isto indica a presença de hematúria. O exame simples de urina pode detectar sangue. Os níveis séricos das IgA podem estar elevados (Fervenza, 2003).

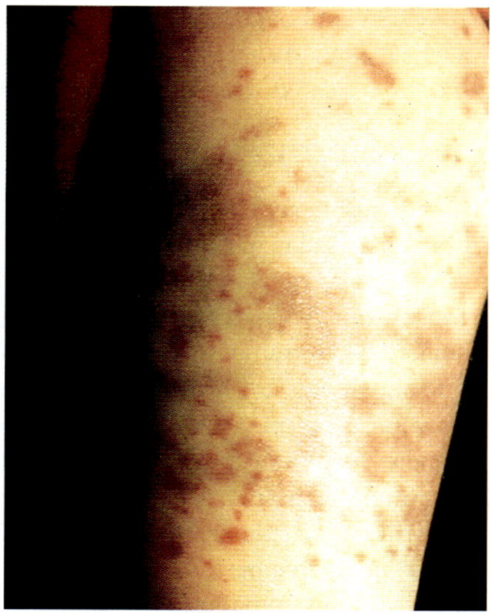

● Figura 25.10 Púrpura palpável no braço de um adolescente.

Intervenções de enfermagem

O tratamento é basicamente sintomático. Em crianças com dor articular ou abdominal grave, administre os analgésicos conforme a prescrição e avalie a resposta ao tratamento. Se a criança tiver função renal normal, a intervenção mais importante será manter a hidratação. Faça controle hídrico. Observe a cor da urina. Administre corticosteroides e anticoagulantes (isoladamente ou ao mesmo tempo) se forem prescritos para limitar a disfunção renal (Fervenza, 2003). Oriente a criança e a família quanto ao tratamento, inclusive controle da hipertensão com medicamentos e limitação da ingestão de sódio. Explique os sinais de lesão renal, inclusive sangue na urina e alterações do peso, além da frequência e do volume do débito urinário.

● Coagulação intravascular disseminada

Coagulação intravascular disseminada (CID) é um distúrbio complexo, que resulta em ativação da coagulação e ocorre comumente em crianças em estado crítico. Fatores desencadeantes comuns da CID incluem choque séptico, presença de endotoxinas e vírus, necrose ou lesão dos tecidos e tratamento para o câncer. Na CID, a trombina é formada, a fibrina deposita-se na circulação e as plaquetas são consumidas. A doença provoca deficiências dos sistemas da coagulação e da anticoagulação. As consequências incluem hemorragias e lesões dos tecidos, que podem ser irreversíveis se não forem detectadas e tratadas imediatamente (Franchini & Manzato, 2004).

O tratamento das crianças com CID requer investigação cuidadosa da etiologia. O tratamento inicial consiste basicamente em eliminar a causa desencadeante. Por exemplo, quando a CID é secundária a uma infecção, devem ser administrados antibióticos apropriados para tratar o processo infeccioso. Heparina também é usada em doses mais baixas para reverter a deficiência do sistema da coagulação/anticoagulação. A heparina reduz o consumo das plaquetas e aumenta suas contagens. Como a heparina é um anticoagulante, o risco de sangramento aumenta.

Avaliação de enfermagem

Como a CID é um distúrbio secundário, esta condição pode ocorrer em crianças hospitalizadas por qualquer motivo. A CID pode afetar qualquer sistema do organismo e, por esta razão, é importante realizar um exame físico completo. Inspecione a criança para detectar sinais de sangramento como petéquias ou púrpura, hematúria ou sangue nas fezes e sangramento persistente no local da punção venosa ou no cordão umbilical do recém-nascido. Avalie a função respiratória e determine o nível de oxigenação tecidual por meio de oximetria de pulso. Faça uma avaliação completa do sistema circulatório e verifique se há sinais de colapso circulatório, inclusive perfusão inadequada, taquicardia, prolongamento do tempo de enchimento capilar e pulsos periféricos fracos. Avalie se há alteração do nível de consciência e redução do débito urinário. Uma palpação abdominal cuidadosa pode detectar hepatomegalia ou esplenomegalia.

Os exames laboratoriais podem mostrar prolongamentos do tempo de protrombina (TP), do tempo de tromboplastina parcial (TTP) ou do tempo de tromboplastina parcial ativada (TTPa), do tempo de sangramento e do tempo de trombina, além de níveis reduzidos de fibrinogênio, plaquetas, fatores da coagulação II, V, VIII e X e de antitrombina III. Também há aumentos dos níveis de fibrinolisina, fibrinopeptídio A, produtos da decomposição da fibrina e dímero D (Fischbach, 2004).

Intervenções de enfermagem

Mantenha os cuidados de enfermagem necessários para o controle da condição desencadeante. Avalie frequentemente o estado da criança. Se houver sangramento, aplique pressão e compressas geladas na região. Eleve a parte do corpo afetada, contanto que isso não interfira na mobilidade geral da criança. Se houver déficits neurológicos, relate imediatamente as alterações encontradas, a fim de que possa ser iniciado o tratamento para evitar danos irreversíveis. Administre o tratamento anticoagulante (mesmo que exista risco de hemorragia) para interromper o processo de coagulação associado à CID. Forneça suporte ventilatório quando necessário e faça monitoração cardíaca contínua. Administre fatores da coagulação, plaquetas e crioprecipitado conforme a prescrição, para evitar hemorragia grave (Franchini & Manzato, 2004). Relate ao médico alterações nos exames laboratoriais. Alterações podem ocorrer rapidamente e a criança deve ser observada atentamente para evitar danos adicionais aos tecidos do sistema afetado.

• Hemofilia

A hemofilia constitui um grupo de distúrbios recessivos ligados ao X que resultam em deficiência de um dos fatores da coagulação sanguínea. Os distúrbios recessivos ligados ao X são transmitidos pelas mães portadoras a seus filhos e, por esta razão, geralmente apenas os meninos têm hemofilia. Os fatores da coagulação sanguínea são essenciais para a formação espontânea dos coágulos ou depois de uma lesão, e, quando os fatores estão ausentes, é difícil estancar o sangramento. Existem vários tipos de hemofilia, inclusive a deficiência de fator VIII (hemofilia A), a deficiência de fator IX ou doença de Christmas (hemofilia B) e a deficiência de fator XI (hemofilia C) (Curry, 2004; Miller, 2004). A hemofilia A, a mais comum, é enfatizada na discussão a seguir. A hemofilia A ocorre quando há deficiência de fator VIII. Esse fator é essencial para a ativação do fator X, que é necessário para a conversão da protrombina em trombina; isto resulta em impossibilidade de utilizar as plaquetas para a formação de coágulos.

A hemofilia é classificada de acordo com a gravidade da doença, que pode ser branda a grave. Quanto mais grave for a doença, maior a susceptibilidade a episódios hemorrágicos. Quando há sangramento, os vasos sanguíneos se contraem e forma-se um tampão de plaquetas; mas, em consequência da deficiência do fator, a fibrina não se solidifica e o sangramento continua (Miller, 2004).

Abordagem terapêutica

O objetivo principal é evitar sangramentos. Isso é conseguido mais facilmente quando se evitam atividades que acarretem risco elevado de lesões (p. ex., jogar futebol, andar de motocicleta ou *skate*) e, em vez disso, participar de atividades que acarretem menos contato físico (p. ex., natação, corrida, tênis). Limitar as atividades não significa que a criança não possa fazer coisa alguma; atividades que promovam a saúde sem aumentar o risco de lesões são mais convenientes.

Quando há sangramento ou lesão, o fator deve ser administrado; há muitos anos a administração do fator é realizada comumente nos serviços ambulatoriais ou no domicílio da própria criança. Quando o fator deficiente é reposto, os níveis dos fatores da coagulação voltam praticamente ao normal por algum tempo. A reposição do fator deve ser realizada antes de qualquer intervenção cirúrgica ou outras situações traumáticas que possam causar sangramento, inclusive injeções intramusculares e tratamentos dentários.

Avaliação de enfermagem

Veja uma descrição detalhada da fase de avaliação do processo de enfermagem na p. 803. Os resultados da avaliação pertinentes à hemofilia estão descritos a seguir.

História de saúde

Obtenha a história de saúde e defina a gravidade do episódio de sangramento ou da contusão. Inclua na história quaisquer episódios hemorrágicos em outros sistemas, inclusive trato gastrintestinal (p. ex., fezes escuras, hematêmese), ou consequentes à lesão que provocou a hemorragia, ou hematúria (Figura 25.11). Determine a duração do sangramento e a quantidade de sangue perdido. Como a hemofilia A causa dificuldade de coagulação do sangue, a criança pode sangrar por mais tempo quando sofre alguma lesão.

Exame físico

O exame físico deve enfatizar a detecção de qualquer sangramento. Isso é particularmente importante depois de contusões, mas também podem ocorrer epistaxe ou outras hemorragias espontâneas quando os níveis do fator estão extremamente baixos. Avalie a circulação palpando os pulsos e auscultando as bulhas cardíacas se houver sangramento grave ou prolongado; se não

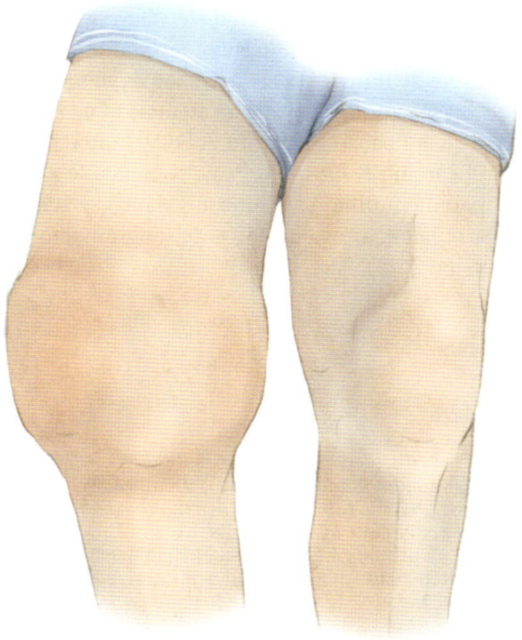

● Figura 25.11 Edema e descoloração significativos associados a um episódio de sangramento no joelho de uma criança hemofílica.

for realizada alguma intervenção, a criança poderá ter hipovolemia e evoluir para choque. Determine se há dor torácica ou abdominal, que pode indicar sangramento interno. Relate imediatamente essas alterações, a fim de que o problema subjacente possa ser diagnosticado e tratado rapidamente.

Exames complementares

As anormalidades laboratoriais podem incluir níveis baixos de hemoglobina e hematócrito quando o sangramento é grave ou prolongado. Os níveis do fator podem ser quantificados por exames sanguíneos.

Intervenções de enfermagem

As intervenções de enfermagem incluem evitar episódios de sangramento, controlar os sangramentos e fornecer orientação e apoio.

Prevenção de episódios de sangramento

Todas as crianças hemofílicas devem tentar evitar episódios de sangramento. Os sangramentos intra-articulares significativos podem limitar a amplitude dos movimentos e a função e, por fim, limitar a capacidade física e causar incapacidade em alguns meninos. Ensine às crianças e às famílias que atividades físicas ou exercícios regulares ajudam a fortalecer os músculos e as articulações, e que crianças com articulações e músculos mais fortes têm menos episódios de sangramento (ver Diretrizes de ensino 25.2). Encaminhe a criança que tem hemofilia moderada a grave a um hematologista pediátrico e/ou um centro de tratamento da hemofilia (Miller, 2004).

Controle de um episódio de sangramento

Administre o fator VIII para reposição conforme a prescrição. O fator para reposição é obtido de vários doadores de sangue e, por esta razão, as famílias podem ficar preocupadas quanto à possibilidade de transmissão de vírus pelo produto (principalmente hepatite e HIV). Hoje em dia, utiliza-se calor seco para tratar o fator, e desde que esta prática foi introduzida não foram descritos casos de transmissão dos vírus da hepatite ou do HIV (Santagostino *et al.*, 2002). O fator de reposição também é produzido pela tecnologia de DNA recombinante.

Administre o fator de reposição por infusão IV lenta. Registre o nome do produto, a quantidade de unidades, o número do lote e a data de vencimento. As doses dependem da gravidade do sangramento e do peso da criança. A bula do produto traz instruções sobre a dosagem específica (Curry, 2004). Nos casos brandos de hemofilia A, a desmopressina pode ser eficaz para controlar o sangramento (ver mais informações na seção sobre assistência de enfermagem para a doença de von Willebrand, adiante).

Se houver sangramento externo, aplique pressão na região até que a hemorragia cesse. Se o sangramento for intra-articular, aplique compressas frias ou geladas na região e eleve os membros lesionados, exceto quando há contraindicação por qualquer outra lesão. Procure assegurar que todos os casos de sangramento sejam acompanhados, para determinar a necessidade de administrar o fator de reposição.

Diretrizes de ensino 25.2

Prevenção de sangramento em crianças hemofílicas

- Proteger os infantes com capacete, joelheiras, tapetes em casa e acolchoamento ou cobertura das quinas dos móveis.
- As crianças devem manter-se ativas: natação, beisebol, basquete e ciclismo (com capacete) são atividades físicas apropriadas.
- Evitar esportes de contato intenso como futebol, lutas, futebol americano e mergulho em águas profundas.
- Evitar usar trampolim e veículos apropriados a todos os tipos de terreno.
- Se houver indicação para algum procedimento cirúrgico, fazer medicação prévia com ácido aminocaproico.

Orientação

Informe à família que a criança deve utilizar um bracelete de alerta médico. As famílias devem avisar à enfermeira escolar e aos professores sobre diagnóstico da criança e compartilhar as precauções necessárias; esses profissionais devem ser orientados a ligar imediatamente para os pais, caso a criança sofra algum acidente que envolva a cabeça, o abdome ou a órbita. Oriente os pais e os cuidadores sobre como administrar infusão intravenosa do fator VIII. A administração domiciliar é o método preferido para infusão do fator, porque a criança recebe o tratamento na ocasião oportuna e de modo eficiente quando há algum episódio de sangramento. A alternativa para a administração da infusão pelos pais é providenciar a visita de uma enfermeira em domicílio ou orientá-los a manterem seu próprio suprimento de fator VIII, que eles podem levar para o setor de emergência local se houver sangramento. De acordo com o nível de desenvolvimento, envolva a criança no processo de infusão. As crianças pequenas podem segurar e aplicar os curativos; as crianças maiores podem ajudar a diluir e misturar o fator; e os adolescentes devem aprender a administrar suas próprias infusões.

As crianças com hemofilia grave podem necessitar da infusão de fator com tanta frequência que é recomendável instalar um cateter venoso central. Oriente a família sobre os cuidados com o acesso e a técnica de irrigação do cateter implantado.

Apoio à família

As crianças hemofílicas podem levar vida praticamente normal, exceto quanto ao fato de que precisam evitar algumas atividades. Entretanto, a aceitação do diagnóstico de um distúrbio hemorrágico é muito difícil para os pais. Eles temem o pior (que o sangramento não possa ser controlado) e também as complicações, inclusive infecção por vírus transmitidos pelo sangue. Tranquilize os pais dizendo-lhes que, a partir de 1986, quando o fator de reposição começou a ser tratado com calor, não houve relatos de transmissão de vírus por infusão do fator. Oriente e apoie os pais. O fator de reposição é caro e os episódios de sangramento frequentemente exigem que os pais faltem ao trabalho, o que contribui para dificuldades financeiras.

• Doença de von Willebrand

A doença de von Willebrand (DvW) é um distúrbio hemorrágico transmitido geneticamente, que pode acometer os dois sexos e todas as raças. Esse distúrbio é causado por deficiência do fator de von Willebrand (FvW). Em condições normais, o FvW tem duas funções: ligar-se ao fator VIII, protegendo-o da decomposição; e funcionar como "cola" de modo a fixar as plaquetas no local da lesão. A deficiência desse fator causa um distúrbio hemorrágico brando. As crianças com DvW desenvolvem equimoses ao mais leve traumatismo, têm sangramentos nasais (epistaxes) frequentes e tendem a sangrar depois de procedimentos cirúrgicos orais. As jovens púberes têm menorragia.

O tratamento da DvW é semelhante ao preconizado para hemofilia. A prevenção de lesões é muito importante. Quando há sangramento ou lesão, administra-se o FvW. Também se pode usar desmopressina para liberar os fatores necessários à coagulação. A desmopressina (DDAVP) aumenta os níveis plasmáticos do fator armazenado no endotélio dos vasos sanguíneos (Curry, 2004; Santagostino *et al.*, 2002). Isso libera na corrente sanguínea as reservas do fator VIII e do FvW. Esses fatores também podem ser administrados antes de procedimentos dentários ou cirúrgicos.

Avaliação de enfermagem

A avaliação de enfermagem para a criança que tem DvW é semelhante à recomendada para as crianças hemofílicas, embora os sangramentos graves sejam muito menos frequentes.

Intervenções de enfermagem

As intervenções de enfermagem também são semelhantes às preconizadas para a criança hemofílica. A principal diferença é a administração de desmopressina. Administre aerossol nasal de desmopressina conforme a prescrição quando houver um episódio de sangramento. A desmopressina também pode ser administrada por infusão intravenosa ou injeção subcutânea (menos comum). Stimate® é a única marca da desmopressina para uso nasal disponível para controlar sangramentos; as outras marcas são usadas para obter hemostasia e tratar enurese (Curry, 2004). A desmopressina é um hormônio antidiurético; portanto, monitore atentamente o controle de líquidos. Esse fármaco deve ser administrado durante 3 dias seguidos, porque há atenuação da resposta (taquifilaxia) com a aplicação frequente. A DvW também pode ser tratada com infusão intravenosa do FvW, semelhante à infusão do fator VIII para hemofilia A. Ensine às crianças e suas famílias como evitar ou atenuar os episódios de sangramento (ver as Diretrizes de ensino 25.2).

Referências

Livros e revistas

Abrams, A. C. (2004). *Clinical drug therapy: Rationales for nursing practice* (7th ed.). Philadelphia: Lippincott Williams & Wilkins.

Ackley, B. J., & Ladwig, G. B. (2004). *Nursing diagnosis handbook: A guide to planning care* (6th ed.). St. Louis: Mosby.

Adams, W. G., Geva, J., Coffman, J., Palfry, S., & Bauchner, H. (1998). Anemia and elevated lead levels in underimmunized inner-city children. *Pediatrics, 101.*

Ambruso, D. R., Hays, T., Lane, P. A., & Nuss, R. (2005). Hematologic disorders. In W. W. Hay, M. J. Levin, J. M. Sondheimer, & R. R. Deterding (Eds.), *Current pediatric diagnosis & treatment* (17th ed.). New York: McGraw-Hill.

American Academy of Pediatrics, Committee on Drugs. (1995). Treatment guidelines for lead exposure in children. *Pediatrics, 96*(1), 155–160.

American Academy of Pediatrics, Committee on Environmental Health. (1998). Screening for elevated blood lead levels. *Pediatrics, 101*(6), 1172–1178.

American Academy of Pediatrics, Committee on Environmental Health. (1999). Iron fortification of infant formulas. *Pediatrics, 104*(1), 119–123.

American Academy of Pediatrics, Committee on Practice and Ambulatory Medicine. (2005). *Recommendations for preventive pediatric health care.* Available online at www.aap.org.

American Academy of Pediatrics, Section on Hematology/Oncology and Committee on Genetics. (2002). Health supervision for children with sickle cell disease. *Pediatrics 109*(3), 526–535.

Anonymous. (1999). Anaemia. Retrieved 8/31/05 from www.fortunecity.com/greenfield/rattler/46/Anaemia.html.

Anonymous. (1999). Formation of blood cells (haemopoiesis). Retrieved 8/31/05 from http://greenfield.fortunecity.com/rattler/46/haemopoiesis.htm.

Carey, R. G., Dufour, R., Farkas, D. H., Jamieson, B., Kurec, A., Kafka, M. T., et al. (2005). Complete blood count. Retrieved 8/26/05 from http://www.labtestsonline.org/understanding/analytes/cbc/glance.html.

Carley, A. (2003). Anemia: When is it iron deficiency? *Pediatric Nursing, 29*(2), 127–133.

Catlin, A. J. (2003). Thalassemia: The facts and the controversies. *Pediatric Nursing, 29*(6), 447–451.

Centers for Disease Control and Prevention. (2002). Iron deficiency—United States, 1999–2000. *Morbidity and Mortality Weekly Report, 51*(40), 897–899.

Curry, H. (2004). Bleeding disorder basics. *Pediatric Nursing, 30*(5), 402–429.

Eckman, J. R., & Platt, A. F. (1991). *Problem-oriented management of sickle syndromes.* Atlanta: Grady Memorial Hospital.

Environmental Protection Agency. (2005). Where lead is found [electronic version]. Available at http://www.epa.gov/lead/leadinfo.htm#where.

Fervenza, F. C. (2003). Henoch-Schonlein purpura nephritis. *International Journal of Dermatology, 42,* 170–177.

Fischbach, F. T. (2004). *A manual of laboratory and diagnostic tests* (7th ed.). Philadelphia: Lippincott Williams & Wilkins.

Franchini, M., & Manzato, F. (2004). Update on the treatment of disseminated intravascular coagulation. *Hematology, 9*(2), 81–85.

Gunnarsson, B. S., Thorsdottir, I., & Palsson, G. (2004). Iron status in 2-year-old Icelandic children and associations with dietary intake and growth. *European Journal of Clinical Nutrition, 58,* 901–906.

Gustafson, M. P. (2001). An adolescent with a polymorphous rash. *Nurse Practitioner, 26*(7), 48, 50–52.

Human Genome Management Information System. (2004). Genetic disease profile: Sickle cell anemia. Retrieved 12/15/05 from http://www.ornl.gov/sci/techresources/Human_Genome/posters/chromosome/sca.shtml.

Irwin, J. J., & Kirchner, J. T. (2001). Anemia in children. *American Family Physician, 64*(8), 1379–1386.

Jones, R. J., & Brodsky, R. A. (2005). Aplastic anemia. *Lancet, 365,* 1647–1656.

Kimball, J. W. (2005). Blood. Retrieved August 26, 2005, from http://users.rcn.com/jkimball.ma.ultranet/BiologyPages/B/Blood.html.

Lozoff, B., DeAndraca, I., Castillo, M., Smith, J. B., Walter, T., & Pino, P. (2003). Behavioral and developmental effects of preventing iron-deficiency anemia in healthy full-term infants. *Pediatrics, 112*(4), 846–854.

Martin, P. L., & Pearson, H. A. (1999). Hemoglobinopathies and thalassemias. In J. A. McMillan (Ed.), *Oski's pediatrics: Principles and practice.* Philadelphia: Lippincott Williams & Wilkins.

Miller, K. L. (2004). Factor products in the treatment of hemophilia. *Journal of Pediatric Health Care, 18,* 156–157.

Miller, R. (2002). Anemia. Retrieved 8/26/05 from http://www.kidshealth.org/parent/medical/heart/anemia.html.

Morrissey-Ross, M. (2000). Lead poisoning and its elimination: An opportunity for success. *Public Health Nursing, 17*(4), 229–230.

Myer, S. A., & Oliva, J. (2002). Severe aplastic anemia and allogeneic hematopoietic stem cell transplantation. *AACN Clinical Issues, 13*(2), 169–191.

National Heart, Lung and Blood Institute (NHLBI) of the National Institutes of Health, Diseases and Conditions Index. (2005). Sickle cell anemia. Retrieved 8/26/05 from http://www.nhlbi.nih.gov/health/dci/Diseases/Sca/SCA_All.html.

National Newborn Screening and Genetics Resource Center. (2005). National newborn screening and status report [electronic version] available at http://genes-r-us.uthscsa.edu/nbsdisorders.pdf.

Nead, K. G., Halterman, J. S., Kaczorowski, J. M., Auinger, P., & Weitzman, M. (2004). Overweight children and adolescents: A risk group for iron deficiency. *Pediatrics, 114*(1), 104–108.

Pagana, K. D., & Pagana, T. J. (2002). *Mosby's manual of diagnostic and laboratory tests* (2nd ed.). St. Louis: Mosby, Inc.

Pradell, L. (2003). G6PD deficiency. Retrieved 9/4/05 from www.kidshealth.org/parent/general/aches/g6pd.html.

Platt, A., Eckman, J. R., Beasley, J., & Miller, G. (2002). Treating sickle cell pain: An update from the Georgia Comprehensive Sickle Cell Center. *Journal of Emergency Nursing, 28*(4), 297–303.

Proscio, T. (2004). Healthy housing, healthy families: Toward a national agenda for affordable healthy homes. Retrieved 8/29/05 from http://www.enterprisefoundation.org.

Ruble, K. (2005). Pediatric hematologic disorders. In S. M. Nettina (Ed.), *Lippincott manual of nursing practice.* Philadelphia: Lippincott Williams & Wilkins.

Santagostino, E., Gringeri, A., & Mannucci, P. M. (2002). State of care for hemophilia in pediatric patients. *Pediatric Drugs, 4*(3), 149–157.

Sickle Cell Disease Care Consortium. (2002). *Outpatient evaluation and management of pain in child with sickle cell disease.* Retrieved March 28, 2007 from http://www.scinfo.org/protpainOP.htm.

Taketokmo, C. K., Hodding, J. H., & Kraus, D. M. (2004). *Lexi-comp's pediatric dosage handbook* (11th ed.). Hudson, OH: Lexi-comp.

Tomlinson, D., & Kline, N. E. (eds.) (2005). *Pediatric oncology nursing.* New York: Springer.

Trigg, M. E. (2004). Hematopoietic stem cells. *Pediatrics, 113*(4), 1051–1057.

Velsor-Friedrich, B. (2002). The silent epidemic: Lead poisoning. *Journal of Pediatric Nursing, 17*(1), 59–61.

Yetman, R. J. (2003). Evaluation and management of childhood idiopathic (immune) thrombocytopenia. *Journal of Pediatric Health Care, 17*(5), 261–263.

Zetterstrom, R. (2004). Iron deficiency and iron deficiency anaemia during infancy and childhood. *Acta Paediatrica, 93,* 436–439.

Websites

www.aeclp.org Alliance for Healthy Homes (originally the Alliance to End Childhood Lead Poisoning)—resources for the prevention of lead poisoning

www.aplastic.org Aplastic Anemia and Myelodysplasia International Foundation—resources for patient assistance and emotional support

www.ascaa.org American Sickle Cell Anemia Association—resources, education, and support

www.cdc.gov Centers for Disease Control and Prevention (CDC)—multiple health resources available

www.cehrc.org Community Environmental Health Resource Center—resources for prevention of lead poisoning

www.enterprisefoundation.org resources for lead removal from homes

www.epa.gov/lead/index.html National Lead Awareness Program

www.fns.usda.gov/wic/ Women, Infants and Children program of the Food and Nutrition Service of the U.S. Department of Agriculture—provides supplemental foods to low-income children up to 5 years of age

www.healthypeople.gov *Healthy People 2010*

www.hematology.org American Society of Hematology—provides information related to blood, blood-forming tissues, and blood diseases

www.hemophilia.org/ National Hemophilia Foundation—resources, education, research, and support

www.hud.gov U.S. Department of Housing and Urban Development—resources for lead removal from homes

www.irondisorders.org Iron Disorders Institute—mission is to reduce pain, suffering, and death related to disorders involving iron

www.leadsafe.org/ Coalition to End Childhood Lead Poisoning

www.nhfyouthworld.org/ National Hemophilia Foundation Youthworld—website for children with bleeding disorders

www.nhlbi.nih.gov National Heart, Lung, and Blood Institute—education and research related to heart, blood vessel, lung, and blood diseases

www.scinfo.org Sickle Cell Information Center—patient and professional education, news, research updates, and sickle cell resources.

www.sicklecelldisease.org Sickle Cell Disease Association of America—resources, support, and education

www.sicklecellkids.org website for children with sickle cell disease

www.thalassemia.org Cooley's Anemia Foundation—education, resources, and support

www.thearc.org/faqs/leadqa.html information on lead poisoning from the Arc

Exercícios sobre o *capítulo*

Questões de múltipla escolha

1. Uma criança internada na unidade de hematologia apresenta os seguintes resultados laboratoriais: Hgb de 10,0; Hct de 30,2; leucometria de 24.000; e plaquetas de 20.000. Qual é a prioridade da avaliação de enfermagem?
   a. Determinar se há palidez, fadiga e taquicardia.
   b. Monitorar a febre.
   c. Determinar se há equimoses ou sangramento.
   d. Monitorar a ingestão e as perdas de líquidos.
2. Uma criança hemofílica levou um tombo de bicicleta. Ela usava capacete e não perdeu a consciência. A criança apresenta uma pequena abrasão no joelho, que não está sangrando, mas queixa-se de dor abdominal. Qual é a prioridade da avaliação de enfermagem?
   a. Realizar exames neurológicos a intervalos regulares.
   b. Avaliar frequentemente a capacidade de urinar.
   c. Examinar cuidadosamente o abdome.
   d. Examinar frequentemente os joelhos.
3. Um menino de 14 anos com talassemia pede sua ajuda para escolher seu lanche da tarde. Qual opção é mais apropriada?
   a. Manteiga de amendoim com bolo de arroz.
   b. Uma pequena porção de salada de espinafre.
   c. Fatias de maçã com queijo *cheddar*.
   d. Um hambúrguer pequeno com pão de trigo.
4. A enfermeira está cuidando de uma criança recém-internada na unidade pediátrica com crise falciforme. A criança queixa-se de dor no braço e na perna direitos. Qual é a intervenção de enfermagem prioritária?
   a. Administrar analgésicos IV a cada 3 h, até controlar a dor.
   b. Realizar exercícios de mobilização passiva com o braço e a perna para manter a função.
   c. Tentar primeiramente acetaminofeno para aliviar a dor e depois administrar opioides apenas quando forem necessários.
   d. Utilizar analgésicos narcóticos e compressas mornas conforme a necessidade para controlar a dor.

Exercícios de raciocínio crítico

1. Desenvolva um plano de orientação para alta para os pais de uma criança pequena com diagnóstico recente de hemofilia, que recebeu infusão de fator para tratar um episódio de sangramento.
2. Uma menina de 8 anos recebeu diagnóstico de anemia ferropriva. Elabore um plano nutricional para essa criança.
3. Uma criança de 5 anos com betatalassemia apresenta resistência ao tratamento quelante noturno em casa. Elabore um plano de orientação apropriado ao nível de desenvolvimento dessa criança.
4. Elabore um plano de cuidados de enfermagem para uma criança que tem doença falciforme e crises vasoclusivas frequentes.

Atividades de estudo

1. Na prática clínica, compare o crescimento e o desenvolvimento de uma criança com doença falciforme e outra criança normal da mesma idade.
2. Converse com um adolescente hemofílico sobre suas experiências de vida e seus sentimentos acerca da doença e da sua saúde. Reflita sobre essa conversa em sua revista clínica.
3. Visite um posto de saúde que forneça cuidados básicos a crianças. Passe algum tempo com a enfermeira e a equipe de auxiliares de enfermagem. Escreva um resumo das atividades da enfermeira alocada na triagem e no tratamento das crianças com distúrbios hematológicos, ressaltando os papéis reservados à enfermeira e o que esta pode delegar à equipe de auxiliares de enfermagem.

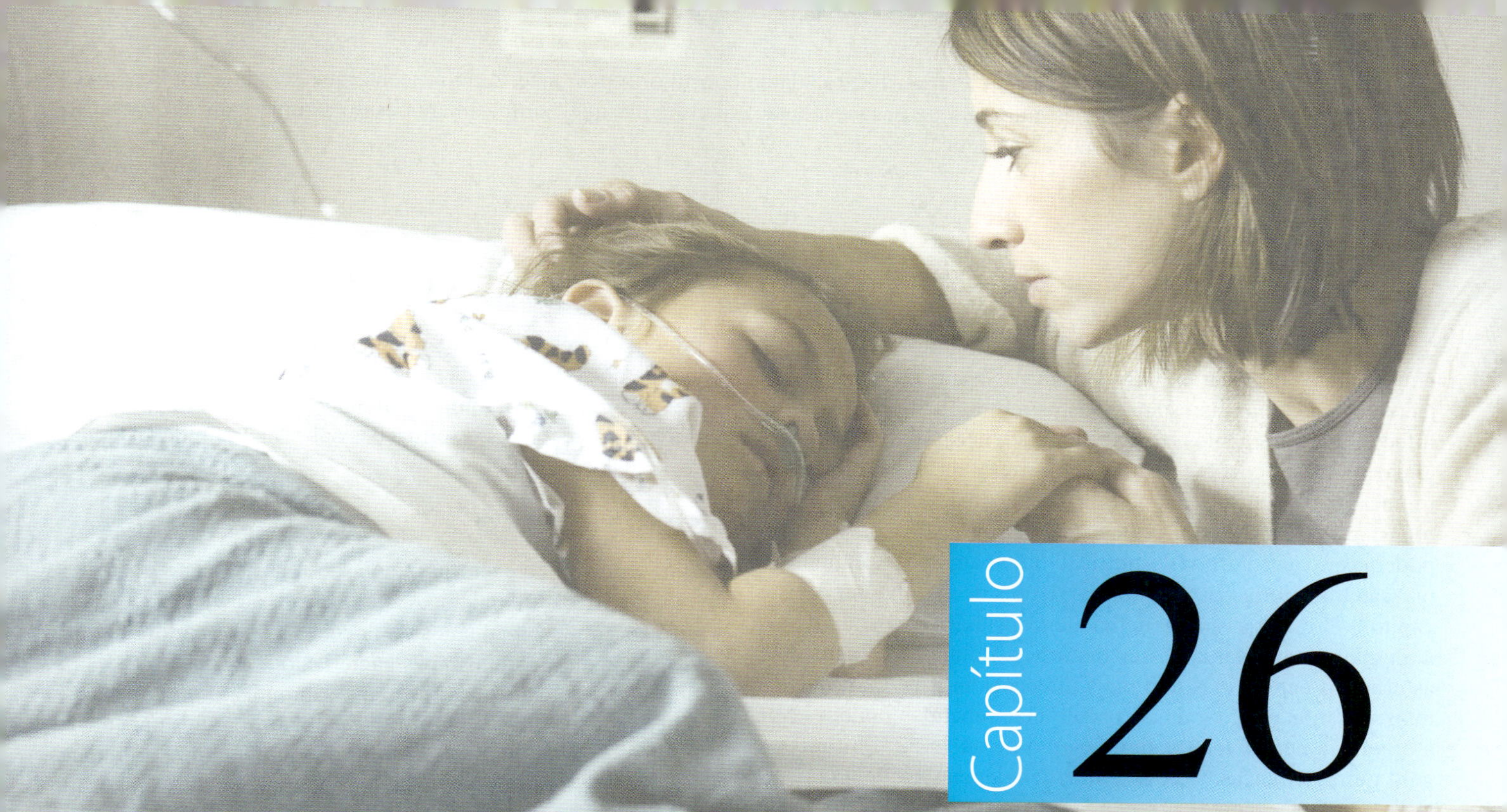

Capítulo 26

Cuidado de Enfermagem para a Criança com Distúrbio Imunológico

Palavras-chave

Anticorpos
Antígeno
Autoanticorpos
Células B
Células T
Células-tronco
Complemento
Doença enxerto *versus* hospedeiro
Fagocitose
Imunidade
Imunidade celular
Imunidade humoral
Imunodeficiência
Imunoglobulinas
Imunossupressor
Linfócito
Neutrófilo
Opsonização
Quimiotaxia

Objetivos da aprendizagem

Concluída a leitura deste capítulo, o leitor deverá ser capaz de:

1. Explicar as diferenças anatômicas e fisiológicas entre os sistemas imunológicos de lactentes e crianças em comparação com o dos adultos.
2. Descrever os cuidados de enfermagem pertinentes aos exames complementares utilizados no diagnóstico dos distúrbios imunes e autoimunes pediátricos.
3. Distinguir os distúrbios imunes e autoimunes comuns em lactentes, crianças e adolescentes.
4. Identificar as avaliações e intervenções de enfermagem apropriadas com relação aos medicamentos e aos tratamentos dos distúrbios imunes, autoimunes e alérgicos em crianças.
5. Elaborar um plano de cuidados de enfermagem para a criança com distúrbio imune ou autoimune.
6. Descrever o impacto psicossocial dos distúrbios imunológicos crônicos nas crianças.
7. Elaborar um plano nutricional para a criança com imunodeficiência.
8. Elaborar planos de orientação para a criança e/ou a família com distúrbio imune ou autoimune.

REFLEXÃO *A resistência à doença pode ser uma batalha da criança pela vida.*

Lakeisha Harris, de 15 anos, foi trazida ao consultório pela mãe. A adolescente queixa-se de dor e edema das articulações, aumento de peso e fadiga. Lakeisha diz que "simplesmente estou sempre cansada, e meus joelhos e tornozelos doem".

A imunodeficiência e os distúrbios autoimunes e alérgicos têm impacto significativo nas vidas das crianças acometidas. Os lactentes e as crianças estão expostos a muitos microrganismos infecciosos e alergênios e, por esta razão, necessitam de um sistema imunológico funcionante que os proteja. As deficiências imunes transitórias podem ocorrer depois de infecções virais comuns, procedimentos cirúrgicos ou hemotransfusão. Também podem ser causadas por desnutrição ou tabagismo. A imunossupressão transitória volta ao normal depois de algum tempo. Este capítulo enfatiza as imunodeficiências primárias e secundárias, a alergia e a anafilaxia. Esses distúrbios imunes são crônicos e as crianças acometidas têm mais infecções que as crianças normais. As infecções virais ou bacterianas repetidas podem levar a criança a perder tempo significativo de aulas ou brincadeiras com outras crianças. Muitas imunodeficiências exigem consultas médicas frequentes e repetidas, bem como o uso diário de medicamentos. Isso também pode gerar estresse para a família. Os distúrbios autoimunes também são crônicos e causam interferência significativa na vida da criança e sua família. Em algumas crianças, os distúrbios alérgicos causam estresse significativo para as crianças e suas famílias. As enfermeiras que cuidam dessas crianças devem estar familiarizadas com as imunodeficiências, os distúrbios autoimunes e as alergias comuns, para que possa intervir eficazmente junto às crianças e suas famílias.

Variações da anatomia e da fisiologia da criança

A função imunológica normal é um processo complexo que consiste em **fagocitose**, **imunidade humoral**, **imunidade celular** e ativação do sistema **complemento**. O sistema linfático e os leucócitos (glóbulos brancos) são os "atores" principais dessa resposta imunológica. Embora essas estruturas e essas células estejam presentes desde o nascimento, o sistema imunológico do recém-nascido a termo saudável ainda é imaturo. O recém-nascido demonstra redução na resposta inflamatória aos microrganismos invasores e isto aumenta sua susceptibilidade a infecções. A imunidade celular geralmente é funcionante ao nascimento e, à medida que o lactente é exposto às diversas substâncias no decorrer do tempo, ele adquire imunidade humoral. A Tabela comparativa 26.1 traz mais informações sobre as imunidades humoral e celular.

Sistema linfático

Os linfonodos dos recém-nascidos são relativamente pequenos, macios e difíceis de palpar. À medida que o lactente é exposto aos diversos microrganismos ou doenças, o sistema linfático filtra passivamente do plasma as bactérias ou outros corpos estranhos antes de devolvê-lo à corrente sanguínea e ao coração. À medida que os leucócitos se infiltram nos linfonodos para atacar a substância estranha, essas estruturas aumentam. As crianças pequenas têm episódios frequentes de crescimento localizado dos linfonodos por causa de sua exposição repetida a infecções virais. O baço funciona normalmente ao nascimento e também filtra as células estranhas presentes no sangue. O timo – responsável pela produção das **células T** (linfócitos T) e também pelo desenvolvimento e pela maturação dos tecidos linfoides periféricos – está muito aumentado ao nascimento e assim permanece até cerca dos 10 anos de idade. Em seguida, o timo involui lentamente ao longo de toda a vida adulta. As tonsilas geralmente também estão aumentadas durante toda a primeira infância. A medula óssea funciona normalmente ao nascimento e produz as **células-tronco**, que podem diferençar-se nas diferentes células sanguíneas.

Fagocitose

Em condições de estresse, os recém-nascidos e os lactentes podem ter diminuição da atividade fagocitária. O sistema complemento, que é responsável pela **opsonização** e pela **quimiotaxia**, é imaturo nos recém-nascidos, mas alcança os níveis de atividade dos adultos aos 3 a 6 meses de vida. As células fagocitárias do lactente (**neutrófilos** e monócitos) demonstram quimiotaxia reduzida, mas alcançam os níveis dos adultos quando a criança atinge determinada idade. Como os recém-nascidos a termo têm

Tabela comparativa 26.1 Imunidade humoral *versus* imunidade celular

Imunidade humoral (anticorpos protetores)	Imunidade celular (resposta imunólogica mediada por células)
• Linfócitos: células B	• Linfócitos: células T
• Secretam anticorpos contra vírus e bactérias	
• Reconhecem antígenos	• Não reconhecem antígenos
• Os anticorpos marcam o antígeno celular para destruição	• Dirigem e regulam a resposta imunológica (células T auxiliares)
• Não destroem células estranhas	• Atacam células infectadas ou estranhas (células T *killer* e células *natural killer*)
• Atravessam a placenta em forma de IgG	• Não atravessam a placenta

níveis de complemento de apenas 50 a 75% dos níveis dos adultos, a opsonização reduzida pode ser responsável pela atividade fagocitária diminuída, quando comparada com a dos adultos.

Imunidade celular

As células T maternas não atravessam a placenta, de modo que o timo fetal começa a produzir células T nos primeiros meses de gestação e o recém-nascido apresenta linfocitose relativa em comparação com os adultos, provavelmente em virtude das contagens altas de linfócitos T. Embora a imunidade celular não seja transferida pela placenta, as células T fetais podem ser sensibilizadas pelos antígenos que atravessam a placenta. Infecção viral, hiperbilirrubinemia e medicamentos utilizados pela mãe no final da gestação podem contribuir para depressão da função das células T nos recém-nascidos. Como as reações de hipersensibilidade retardada são mediadas pelas células T e não por anticorpos, as respostas aos testes cutâneos (como PPD para diagnóstico de tuberculose) mostram-se reduzidas até a idade aproximada de 1 ano, provavelmente por causa da capacidade reduzida do lactente de desencadear uma resposta inflamatória.

Imunidade humoral

As **células B** dos recém-nascidos não respondem tão bem à infecção quanto as células correspondentes dos adultos. As células B são responsáveis pela produção dos **anticorpos** (imunidade específica). Os anticorpos ligam-se ao **antígeno** e, desta maneira, neutralizam a toxina específica. Normalmente, o feto vive em um ambiente livre de antígenos e, por esta razão, produz apenas quantidades diminutas de IgM. A maior parte da IgG do recém-nascido é adquirida por transferência placentária da mãe. Por essa razão, o recém-nascido tem **imunidade** passiva aos antígenos aos quais a mãe desenvolveu anticorpos. Esses anticorpos desaparecem gradativamente nos primeiros meses de vida, à medida que a IgG transplacentária é catabolizada (sua meia-vida é de apenas cerca de 25 dias). O recém-nascido começa a produzir IgG, mas geralmente apresenta hipogamaglobulinemia fisiológica entre 2 e 6 meses de vida, até que sua produção própria de IgG alcança níveis mais altos. O lactente amamentado adquire imunidade passiva transferida pela mãe através do leite materno e fica mais bem protegido durante a fase de hipogamaglobulinemia fisiológica. Com a idade de 1 ano, os níveis da IgG atingem 70% dos valores dos adultos e aos 8 anos devem alcançar os patamares dos adultos.

A IgA, a IgD, a IgE e a IgM não atravessam a placenta, e requerem um estímulo antigênico para serem produzidas. A IgD e a IgE representam porcentagens muito pequenas das **imunoglobulinas** em todas as faixas etárias. A IgA aumenta lentamente até cerca de 30% dos níveis do adulto com 1 ano de idade e alcançam os valores dos adultos em torno dos 11 anos. A IgM alcança níveis próximos dos valores dos adultos em torno de 1 ano de idade.

Tratamentos clínicos comuns

Vários medicamentos e outros tratamentos clínicos são utilizados para tratar as imunodeficiências e os distúrbios autoimunes em crianças. A maioria desses tratamentos requer prescrição médica quando a criança está internada em hospital. Os tratamentos e os medicamentos comuns estão relacionados na tabela Tratamentos clínicos comuns 26.1 e no Guia farmacológico 26.1. A enfermeira encarregada de cuidar das crianças com imunodeficiência ou distúrbio autoimune deve estar familiarizada com os procedimentos e os medicamentos, saber como eles atuam e as implicações de enfermagem comuns à utilização dessas modalidades.

Visão geral do processo de enfermagem para a criança com distúrbio imunológico

Os cuidados de enfermagem para a criança com distúrbio imunológico ou alérgico incluem avaliação, diagnóstico de enfermagem, planejamento, intervenção e reavaliação. Há alguns conceitos gerais relativos ao processo de enfermagem que podem ser aplicados às imunodeficiências e aos distúrbios autoimunes. Com base na compreensão geral dos cuidados necessários à criança que tem disfunção imune, a enfermeira pode individualizar a assistência prestada de acordo com as especificidades da criança.

Avaliação

A avaliação das crianças com imunodeficiência, distúrbios autoimunes ou alergia inclui a história de saúde, exame físico e exames complementares.

> **Você se lembra de Lakeisha**, a adolescente de 15 anos com dor e edema articulares, fadiga e aumento de peso? Que outras informações devem ser obtidas por meio da história de saúde e do exame físico?

História de saúde

A história de saúde inclui a história patológica pregressa, inclusive a história gestacional materna, a história familiar e a história da doença atual (quando os sintomas começaram e como evoluíram), assim como uso de medicamentos e tratamentos domiciliares. A história patológica pregressa pode ser significativa quando há história de infecção materna pelo HIV; infecções repetidas e frequentes, inclusive otite média, sinusite ou pneumonia; tosse crônica; febre baixa recorrente; duas ou mais infecções graves na primeira infância; recorrência de aparecimento de abscessos cutâneos profundos ou de órgãos internos; monilíase persistente na boca; eczema extenso; ou déficit de crescimento. A história familiar pode ser positiva para imunodeficiência primária ou distúrbio autoimune. Verifique se há história de alergia conhecida. Observe a resposta que ocorre quando a criança entra em contato com o alergênio.

Exame físico

O exame físico da criança que tem imunodeficiência ou distúrbio autoimune inclui inspeção e observação, ausculta, percussão e palpação.

Inspeção e observação

Assinale nos gráficos de crescimento apropriados o peso e o comprimento ou a estatura da criança. Inspecione a orofaringe

Tratamentos clínicos comuns 26.1

Tratamento	Explicação	Indicação	Implicações de enfermagem
Imunizações	Microrganismos vivos ou atenuados, ou seus componentes, estimulam o sistema imunológico a desenvolver anticorpos contra os microrganismos sem desenvolver doença	Prevenção de algumas infecções virais e bacterianas	Não administre vacinas de microrganismos vivos a crianças imunossuprimidas Consulte a bula da vacina específica quanto ao método de administração e às contraindicações Notifique reações adversas por meio de algum sistema de notificação de reações vacinais adversas
Transplante de medula óssea ou de células-tronco	Transplante de medula óssea: transferência da medula óssea normal para os ossos de uma criança com disfunção imunológica; as células transplantadas podem diferenciar-se em linfócitos B e T normais Transplante de células-tronco: as células-tronco periféricas são retiradas do doador por aférese, ou essas células são recuperadas do cordão umbilical e da placenta. Em seguida, as células-tronco são transplantadas para o receptor	Síndrome de Wiskott-Aldrich, imunodeficiência combinada grave	Administre os agentes imunossupressores conforme a prescrição Mantenha técnica asséptica e o isolamento protetor para evitar infecção Monitore cuidadosamente a ocorrência de doença do enxerto *versus* hospedeiro Realize cuidados meticulosos na cavidade oral. Evite aferir a temperatura retal e aplicar supositórios Estimule a nutrição adequada

para avaliar o tamanho das tonsilas. Observe se há lesões eczematosas ou outras lesões cutâneas que podem estar associadas a doenças alérgicas ou à síndrome de Wiskott-Aldrich. Registre a presença de monilíase, que ocorre frequentemente em crianças com imunodeficiência. Observe a marcha e verifique se há ataxia inexplicável (a infecção pelo HIV está associada a alterações neurológicas).

Ausculta, percussão e palpação

Ausculte os pulmões para detectar ruídos adventícios, que podem ocorrer quando há infecção respiratória associada ou durante os períodos de sibilação por ocasião de uma reação alérgica. Faça percussão do abdome e determine as dimensões do fígado. Palpe os linfonodos anormalmente aumentados, principalmente nas áreas não adjacentes. Palpe o abdome para verificar se há hepatosplenomegalia.

Exames complementares

A tabela Exames complementares 26.1 explica os exames complementares utilizados mais comumente quando se considera a existência de distúrbios imunes. Os resultados desses exames podem ajudar o médico a diagnosticar a doença e/ou podem ser usados como guias para avaliação do tratamento vigente. A equipe do laboratório ou outros profissionais podem obter algumas amostras, enquanto a enfermeira pode colher outras. Seja como for, a enfermeira deve estar familiarizada com a técnica de obtenção de amostras, para quê os exames são realizados e quais são os resultados normais e anormais. Esse conhecimento também é necessário quando a enfermeira fornece informações à criança e à família quanto aos exames realizados.

Diagnósticos de enfermagem e intervenções pertinentes

Depois de concluir uma avaliação cuidadosa, a enfermeira pode definir vários diagnósticos de enfermagem, inclusive:

- Proteção ineficaz
- Nutrição desequilibrada: menos do que as necessidades corporais
- Dor
- Integridade da pele prejudicada
- Intolerância à atividade física
- Atrasos do crescimento e do desenvolvimento

Depois de concluir a avaliação de Lakeisha, você observa o seguinte: alopecia, dor à palpação abdominal e úlceras orais. Com base nos resultados dessa avaliação, quais seriam seus três principais diagnósticos de enfermagem para o caso?

As metas, as intervenções e a reavaliação de enfermagem para a criança com distúrbios imunológicos estão baseadas nos diagnósticos de enfermagem. A tabela Visão geral do plano de cuidados de enfermagem 26.1 pode ser usada como guia para o planejamento dos cuidados de enfermagem para a criança com distúrbio imunológico, doença autoimune ou reações alérgicas. O plano de cuidados deve ser individualizado com base nos sintomas e nas necessidades da criança. Outras informações estão incluídas nas seções subsequentes deste capítulo dedicadas aos distúrbios específicos.

(O texto continua na p. 840)

Guia farmacológico 26.1 Medicamentos comumente utilizados nos distúrbios imunológicos

Medicamento	Ação	Indicação	Implicações de enfermagem
Imunoglobulina intravenosa (IGIV); vários fabricantes	Fornece anticorpos IgG exógenos	Imunodeficiências primárias, infecção pelo HIV	Não misture com outros medicamentos nem com outros líquidos de uso IV Não administre por vias IM ou SC Monitore os sinais vitais e fique atenta a reações adversas, que são frequentes durante a infusão Pode ser necessário administrar antipirético ou anti-histamínico para evitar calafrios e febre durante a infusão Tenha epinefrina disponível para uso imediato durante a infusão
Inibidores nucleosídeos análogos da transcriptase reversa: abacavir, lamivudina e zidovudina	Inibem a transcrição reversa da cadeia de DNA viral	Tratamento da infecção pelo HIV-1 como parte do esquema tríplice. A zidovudina também é usada para evitar transmissão perinatal do HIV	Avise ao médico se ocorrerem fraqueza muscular, dispneia, cefaleia, insônia, erupção cutânea ou sangramento incomum. Administre a zidovudina IV em 1 h. O abacavir pode causar reação de hipersensibilidade fatal
Inibidores não nucleosídeos análogos da transcriptase reversa: efavirenz, nevirapina	Ligam-se à transcriptase reversa do HIV-1 e bloqueiam a atividade da polimerase do DNA, interrompendo o ciclo de vida do vírus	Tratamento da infecção pelo HIV-1 como parte do esquema tríplice	*Nevirapina:* Evite utilizar erva-de-são-joão Agite suavemente a suspensão antes da administração Observe se há sinais e sintomas de síndrome de Stevens-Johnson *Efavirenz:* Pode causar sonolência
Inibidores de protease: amprenavir, atazanavir, indinavir, lopinavir, nelfinavir, ritonavir, saquinavir	Inibem a atividade de protease na célula do HIV-1 e resultam em formação de partículas virais imaturas e não infectantes	Tratamento da infecção pelo HIV-1 como parte do esquema tríplice	Várias interações farmacológicas. Releia a bula de cada medicamento para conhecer os efeitos adversos e as implicações da administração
Agentes anti-inflamatórios não esteroides (AINE): ácido acetilsalicílico (aspirina), trissalicilato, ibuprofeno, naproxeno e outros	Inibem a síntese das prostaglandinas; ação anti-inflamatória	Artrite idiopática juvenil	Administre com alimentos para atenuar o desconforto gastrintestinal Podem causar sangramento gástrico, aumentar as enzimas hepáticas e deprimir a função renal Monitore as enzimas hepáticas Não triture nem mastigue as preparações de liberação programada ou ampliada *Ácido acetilsalicílico e trissalicilato:* Dose os níveis séricos do salicilato. Verifique se há sinais de toxicidade, inclusive hiperventilação com respiração difícil, sonolência, náuseas, vômitos, equimoses, tinido e perda da audição.
Corticosteroides (doses habituais)	Ações anti-inflamatória e imunossupressora	Artrite idiopática juvenil, lúpus eritematoso sistêmico (LES) Também são utilizados como imunossupressores para crianças que receberam transplante de medula óssea ou células-tronco	Administre os medicamentos durante as refeições para atenuar o desconforto gastrintestinal Podem mascarar os sinais de infecção Monitore a pressão arterial e a glicosúria Não interrompa o tratamento repentinamente, porque isto pode causar insuficiência suprarrenal aguda

(continua)

Guia farmacológico 26.1 Medicamentos comumente utilizados nos distúrbios imunológicos (*continuação*)

Medicamento	Ação	Indicação	Implicações de enfermagem
			Monitore a ocorrência de síndrome de Cushing As doses podem ser reduzidas gradativamente
Pulsoterapia	Efeitos anti-inflamatórios e imunossupressores	LES ou artrite juvenil graves	As mesmas do item anterior Monitore a ocorrência de hipertensão durante a infusão
Agentes citotóxicos (ciclofosfamida)	Interferem na função normal do DNA por alquilação	LES grave	Causam supressão da medula óssea. Monitore se há sinais de infecção *Ciclofosfamida*: Administre pela manhã Administre hidratação adequada e peça à criança para urinar frequentemente, durante e depois da infusão, para reduzir o risco de cistite hemorrágica
Agentes imunossupressores (ciclosporina A [CyA], azatioprina)	Inibe a produção e a secreção da interleucina II (CyA) Antagoniza o metabolismo das purinas (azatioprina)	Doença autoimune grave resistente aos corticoides	Monitore o hemograma completo, a creatinina sérica, o potássio e o magnésio. Monitore a pressão arterial e fique atenta a sinais de infecção. Colete as amostras para dosagem do nível do medicamento antes da primeira dose da manhã *CyA:* Não administre com suco de fruta cítrica
Agentes antimaláricos: sulfato de hidroxicloroquina	Suprime as reações antígeno-anticorpo dependentes do complemento	Controla a artrite e a artralgia da artrite juvenil; LES; controla as manifestações cutâneas do LES; evita exacerbações graves da artrite juvenil e do LES	Exame do fundo de olho e avaliação dos campos visuais anualmente
Agentes antirreumáticos modificadores da doença; metotrexato, etanercepte	Metotrexato: antimetabólito que esgota os precursores do DNA e inibe a síntese das purinas e do DNA Etanercepte: liga-se ao fator de necrose tumoral e provoca sua inativação	Artrite juvenil poliarticular grave	*Metotrexato*: Não administre a preparação oral com laticínios. O intervalo aproximado até a obtenção dos efeitos benéficos no tratamento da artrite é de 3 a 6 semanas Os salicilatos podem retardar a depuração. Proteja a preparação IV da exposição à luz Monitore o hemograma completo, as funções renal e hepática e sintomas de infecção *Etanercepte:* Monitore atentamente a ocorrência de infecções Não administre vacinas de microrganismos vivos Administre por via SC, 2 vezes/semana; efeito em 1 semana a 3 meses

Veja explicação detalhada da avaliação e do tratamento da dor no Capítulo 14.

Exames complementares 26.1

Exame	Explicação	Indicação	Implicações de enfermagem
Hemograma completo (HC) com contagem diferencial	Avalia hemoglobina e hematócrito, contagem de leucócitos (principalmente o leucograma) e contagem de plaquetas	Infecção, processos inflamatórios, imunossupressão	Os valores normais variam com a idade e o sexo A contagem diferencial dos leucócitos ajuda a investigar a causa da infecção Pode ser alterado por agentes mielossupressores
Eletroforese das imunoglobulinas	Determina os níveis de cada imunoglobulina (IgA, IgD, IgE, IgG, IgM) no sangue	Imunodeficiência, distúrbios autoimunes	Os níveis normais variam com a idade. A administração de IGIV e corticosteroides altera os níveis
Subclasses da IgG	Determina os níveis das quatro subclasses da IgG (1, 2, 3 e 4)	Detecta imunodeficiência	Os níveis normais variam com a idade A administração de IGIV e corticosteroides altera os níveis
Imunofenotipagem dos linfócitos com contagens de células T	Determina as contagens de células T (auxiliares [CD4], supressoras [CD8]), células B e células *natural killer* no sangue	Monitoramento contínuo da depleção progressiva dos linfócitos T CD4 na doença causada pelo HIV	Não coloque a amostra na geladeira. Os corticosteroides podem aumentar e os agentes imunossupressores podem reduzir as contagens dos linfócitos
Teste de hipersensibilidade cutânea retardada	Avalia a existência de células T ativadas, que reconhecem determinadas substâncias	Distúrbios imunes	Aplicação intradérmica Entenda e registre o diâmetro da reação com 48 a 72 h (tuberculose, caxumba, candidíase, tétano)
Anticorpos para o vírus da imunodeficiência humana (HIV)	Usados para detecção de anticorpos contra o HIV	Confirma a infecção pelo HIV nos casos sob suspeita	O método ELISA detecta apenas anticorpos, de modo que o teste continua negativo por várias semanas até 6 meses (falsos negativos). Os resultados falsos positivos podem ser causados por doenças autoimunes. Os exames devem ser repetidos. Os resultados do teste para HIV são confidenciais
Reação em cadeia da polimerase (RCP)	Utilizada para detectar o DNA e o RNA do HIV	Diagnosticar infecção pelo HIV em crianças com menos de 1 mês de vida	Sensível e específico para a presença do HIV no sangue Pouca precisão nas amostras obtidas logo depois do nascimento Os testes devem ser repetidos para confirmação de transmissão perinatal
Ensaio do complemento (C3 e C4)	Determina o nível do complemento total no sangue e também as concentrações do C3 e do C4	Monitorar LES. Confirmar a deficiência de complemento	Envie imediatamente ao laboratório (instável à temperatura ambiente) Geralmente a amostra é enviada a um laboratório de referência
Velocidade de hemossedimentação (VHS)	Exame inespecífico usado para determinar a existência de infecção ou inflamação	Investigação inicial dos distúrbios imunes; monitoramento contínuo de doença autoimune	Enviar imediatamente ao laboratório; se a amostra ficar guardada por mais de 3 h, podem ocorrer resultados artificialmente baixos
Fator reumatoide (FR)	Determina a presença do FR no sangue	Artrite idiopática juvenil, LES	Às vezes, também ocorre FR positivo nos distúrbios infecciosos crônicos
Anticorpo antinuclear	Detecta a existência de autoanticorpos que reagem contra os componentes do núcleo celular	LES	Verifique se há sinais de infecção no local da punção venosa O tratamento com corticoide pode causar falso resultado negativo Pode ser fracamente positivo em cerca de 20% das crianças saudáveis

Plano de cuidados de enfermagem 26.1

Visão geral da criança com distúrbio imunológico

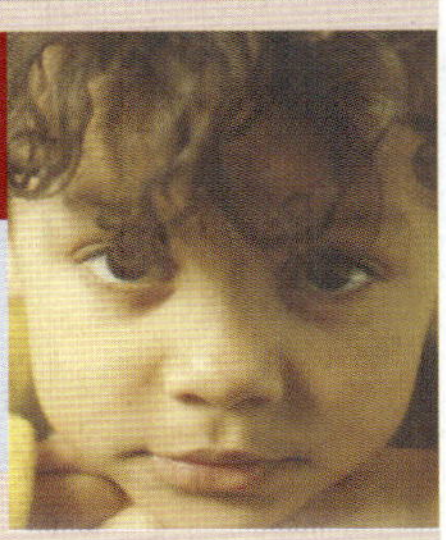

Diagnóstico de enfermagem: proteção ineficaz relacionada com defesas orgânicas inadequadas e incapacidade de combater as infecções, conforme se evidencia pela imunodeficiência

Definição dos resultados esperados e reavaliação

A criança não apresenta infecção incontrolável; *não adquire infecções nem consegue recuperar-se depois de ser infectada.*

Intervenção: prevenção de infecções

- Adote lavagem meticulosa das mãos (inclua a família, as visitas e a equipe de profissionais), *para evitar disseminação de microrganismos infecciosos.*
- Mantenha o isolamento conforme a prescrição, *para reduzir a exposição a microrganismos infecciosos.*
- Limpe frequentemente as superfícies tocadas pelas pessoas com substâncias de limpeza apropriadas, *para evitar disseminação de microrganismos infecciosos.*
- Informe aos familiares e às visitas que a criança deve evitar contato com pessoas reconhecidamente infectadas (no hospital e em casa), *para assegurar a cooperação para o controle de infecções.*
- Observe estritamente técnica asséptica, *para evitar a introdução acidental de microrganismos.*
- Estimule a nutrição e o repouso apropriados *para ampliar o potencial de cura do organismo.*
- Oriente os familiares a entrarem em contato com o profissional de saúde se a criança tiver exposição conhecida a varicela ou sarampo, *a fim de que possam ser tomadas medidas preventivas.*
- Administre as vacinas (exceto de microrganismos vivos) conforme a prescrição, *para evitar as doenças transmissíveis comuns da infância.*
- Administre os antibióticos profiláticos conforme a prescrição, *para evitar infecções por microrganismos oportunistas.*

Diagnóstico de enfermagem: nutrição desequilibrada: menos do que as necessidades corporais, relacionada com a inapetência, a doença crônica, o estado debilitado e as doenças coexistentes, conforme se evidencia por déficit de crescimento, aumentos do peso e da estatura abaixo do que se espera e crescimento craniano insuficiente

Definição dos resultados esperados e reavaliação

A criança tem ingestão nutricional adequada; *apresenta ganho ponderal e aumento de peso/comprimento/estatura e/ou perímetro cefálico apropriados.*

Intervenção: promoção de uma ingestão nutricional adequada

- Monitore o crescimento (peso e estatura/comprimento semanalmente) *para determinar a progressão no sentido da meta estabelecida.*
- Determine uma meta realista de ganho ponderal próprio da idade (consulte o nutricionista, caso seja necessário), *para ter um objetivo específico com o qual trabalhar.*
- Observe se a criança tem capacidade física para comer (*se houver dor causada por candidíase ou limitação motora, será necessário realizar outras intervenções*).
- Ofereça refeições e lanches ricos em nutrientes, *para aumentar a ingestão calórica.*
- Suplemente o leite batido com proteína em pó ou outros aditivos *para aumentar a ingestão calórica.*
- Ofereça os alimentos prediletos da criança *para estimular o aumento da ingestão.*
- Forneça refeições menores e mais frequentes *para atenuar a sensação de plenitude e aumentar a ingestão total.*
- Se houver vômitos, administre os antieméticos conforme a prescrição antes das refeições, *para assegurar condições ideais nos horários das refeições.*

Visão geral da criança com distúrbio imunológico *(continuação)*

Diagnóstico de enfermagem: integridade da pele prejudicada relacionada com a doença ou a fotossensibilidade, conforme se evidencia por erupção cutânea ou alopecia

Definição dos resultados esperados e reavaliação

A integridade da pele é mantida; *não ocorrem infecções secundárias e a erupção cutânea não piora.*

Intervenção: prevenção de perda da integridade da pele

- Avalie e monitore a extensão e a localização da erupção, *para obter informações basais e reavaliar o sucesso das intervenções.*
- Mantenha a pele limpa e seca, *para evitar infecção secundária.*
- Para a criança com eczema, aplique os medicamentos tópicos conforme a prescrição, *para reduzir a resposta inflamatória.*
- Para a criança com limitação da mobilidade, mude frequentemente de decúbito e use colchão ou leito especial, *para evitar úlceras de pressão.*
- Implemente um plano de cuidados voltados para o tratamento tópico da perda da integridade da pele, *para assegurar a consistência dos cuidados e a documentação.*
- Oriente a criança e a família a evitarem exposição direta ao sol e usarem filtro solar, *para evitar os danos provocados pelo sol.*

Diagnóstico de enfermagem: intolerância à atividade relacionada com a dor articular, a fadiga ou a fraqueza e a doença coexistente, conforme se evidencia por dispneia, falta de vontade de brincar e incapacidade de seguir a rotina habitual

Definição dos resultados esperados e reavaliação

A criança participa das atividades; *demonstra pouco esforço respiratório e participa das rotinas diárias e das brincadeiras.*

Intervenções: promoção de atividade física

- Concentre os cuidados de enfermagem *para reduzir as interferências e possibilitar períodos mais longos de repouso ininterrupto.*
- Regule o ritmo das atividades e estimule períodos regulares de repouso, *para conservar energia.*
- Administre um banho quente pela manhã *para atenuar a rigidez matutina (artrite juvenil).*
- Utilize dispositivos auxiliares como talas e ortoses *para melhorar a função física.*
- Planeje atividades apropriadas ao nível de desenvolvimento, das quais a criança possa participar enquanto está no leito, *para estimular as brincadeiras e o desenvolvimento progressivo.*
- Programe atividades para os períodos em que a criança geralmente tem mais energia, *para estimular sua participação adequada.*

Diagnóstico de enfermagem: atrasos do crescimento e do desenvolvimento relacionados com os efeitos físicos da doença crônica ou da limitação física (artrite juvenil), conforme se evidencia por atraso em alcançar os marcos esperados

Definição dos resultados e reavaliação

O desenvolvimento é promovido: *a criança faz progressos contínuos no sentido dos marcos esperados do desenvolvimento.*

Intervenções: promoção do crescimento e do desenvolvimento

- Faça uma triagem do desenvolvimento *para determinar o nível funcional atual da criança.*
- Ofereça brinquedos, brincadeiras e atividades apropriados à idade (inclusive atividades motoras grosseiras) *para estimular o desenvolvimento progressivo.*
- Estimule o contato com os amigos por telefone, *e-mail* ou cartas, *para promover/manter a socialização.*
- Realize as intervenções prescritas pelo fisioterapeuta ou pelo terapeuta ocupacional: *a participação repetida nessas atividades ajuda a criança a ampliar suas funções e adquirir as habilidades do desenvolvimento.*
- Ofereça apoio às famílias das crianças com atraso do desenvolvimento (*a progressão no sentido de alcançar os marcos do desenvolvimento pode ser lenta e a criança deve ser continuamente estimulada*).
- Estimule a criança a fazer os trabalhos escolares, *a fim de que ela não se atrase na escola.*
- Reforce os atributos positivos da criança, *para manter sua motivação.*

Com base nos três principais diagnósticos de enfermagem para Lakeisha, descreva as intervenções de enfermagem apropriadas.

Imunodeficiências primárias

São descritas mais de 100 imunodeficiências primárias. A maioria é hereditária ou congênita. Cerca de metade das imunodeficiências primárias caracteriza-se por deficiências humorais. Os casos restantes são formas mistas (deficiências de células B e T), anormalidades do sistema fagocitário e deficiências de células T (imunidade celular); apenas 2% dos casos estão relacionados com deficiências do complemento (Petry *et al.*, 2004). A discussão subsequente enfatiza algumas das imunodeficiências primárias mais graves e/ou comuns entre as crianças. O Boxe 26.1 descreve os 10 sinais de alerta diante dos quais a criança deve ser avaliada quanto à possibilidade de ter **imunodeficiência** primária.

• Hipogamaglobulinemia

O termo hipogamaglobulinemia aplica-se aos vários distúrbios nos quais a criança não produz anticorpos adequadamente. Isso resulta em níveis baixos ou indetectáveis de uma ou mais classes ou subclasses das imunoglobulinas. A Tabela 26.1 traz uma visão geral dos vários tipos de hipogamaglobulinemia. A abordagem terapêutica indicada para a maioria dos tipos de hipogamaglobulinemia consiste em administração periódica de imunoglobulina intravenosa (IGIV).

Avaliação de enfermagem

Verifique se há história de infecções respiratórias, gastrintestinais ou geniturinárias repetidas. Palpe para detectar linfonodos e esplenomegalia nas crianças com síndrome de hiper-IgM ligada ao X. Nas crianças que comparecem para administração rotineira de IGIV, determine se houve quaisquer infecções desde a última infusão.

Boxe 26.1 Dez sinais de alerta da imunodeficiência primária

- Oito ou mais episódios de otite média aguda em 1 ano
- Dois ou mais episódios de sinusite grave em 1 ano
- Tratamento com antibióticos por 2 meses ou mais, com pouco efeito
- Dois ou mais episódios de pneumonia em 1 ano
- Déficit de crescimento
- Abscessos recidivantes profundos cutâneos ou dos órgãos internos
- Candidíase oral ou monilíase cutânea persistente depois de 1 ano de idade
- História de infecções que não são controladas por antibióticos IV
- Duas ou mais infecções graves
- História familiar de imunodeficiência primária

Adaptado da Jeffrey Modell Foundation, 2005.

Intervenções de enfermagem

As intervenções de enfermagem para a criança com hipogamaglobulinemia incluem a administração de imunoglobulina intravenosa e o fornecimento de informações e apoio à criança e à família.

Administração de IGIV

Determine a quantidade de IGIV a ser administrada e reconstitua o produto de acordo com as instruções do fabricante (disponíveis na bula). Algumas preparações de IGIV são fornecidas em embalagens com dois frascos, um com a IGIV em pó e o outro com o diluente estéril (Figura 26.1). Depois de acrescentar o diluente ao pó, gire suavemente o frasco entre as mãos para misturar. A IGIV reconstituída pode ser mantida no refrigerador durante a noite, mas deve ser colocada à temperatura ambiente antes da infusão. Avalie os níveis séricos basais de ureia e creatinina, porque pode ocorrer insuficiência renal aguda como reação adversa grave. Embora sejam menos comuns em crianças do que em adultos, avalie os fatores de risco associados a um episódio tromboembólico, inclusive história de acidente vascular cerebral (AVC) , hipertensão, diabetes, hipercolesterolemia, redução do débito cardíaco, gamopatia monoclonal, distúrbio da coagulação, obesidade ou imobilidade.

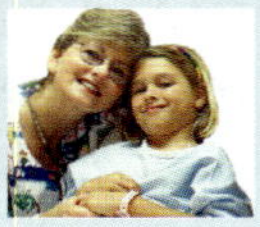

Não agite o frasco de IGIV, porque isto pode resultar em formação de espuma e provocar degradação da proteína das imunoglobulinas.

Certifique-se de que a criança está bem hidratada antes da infusão, para reduzir o risco de reações relacionadas com a taxa de infusão e meningite asséptica depois da administração. A medicação prévia com difenidramina ou acetaminofeno pode ser indicada para crianças que nunca usaram IGIV, não receberam infusões nas últimas 8 semanas, tiveram infecção bacteriana recente, apresentam história de reações adversas graves associadas à infusão ou têm o diagnóstico de agamaglobulinemia ou hipogamaglobulinemia.

A taxa de infusão da IGIV geralmente é prescrita em miligramas de IGIV por quilograma de peso corporal por minuto. Calcule cuidadosamente a taxa de infusão. Faça uma avaliação física basal e determine os sinais vitais. Inicie a infusão lentamente e aumente até a taxa prescrita conforme a tolerância (ver a Figura 26.1). Avalie os sinais vitais e verifique se há reações adversas a cada 15 min durante a primeira hora e, em seguida, a cada 30 min durante toda a infusão restante (a frequência das avaliações pode variar de acordo com o protocolo da instituição). A IGIV é um produto derivado do plasma e, por esta razão, observe atentamente a ocorrência de sinais de anafilaxia, inclusive cefaleia, rubor facial, urticária, dispneia, respiração curta, sibilos, dor torácica, febre, calafrios, náuseas e vômitos, ansiedade exacerbada ou hipotensão. Se esses sinais e sintomas aparecerem, interrompa a infusão e avise ao médico ou à enfermeira. A infusão pode ser reiniciada quando os sintomas tiverem desaparecido. Mantenha disponíveis oxigênio e medicamentos de emergência (p. ex., epinefrina, difenidramina e corticosteroides intravenosos), para o caso de ocorrer reação anafilática. Se a criança queixar-se de

Tabela 26.1 Tipos de hipogamaglobulinemia

Tipo	Definição	Características	Tratamento
Deficiência seletiva de IgA	IgA sérica < 7 mg/dℓ, IgG e IgM normais	Pode ser assintomática A criança é mais suscetível a alergias por causa da inexistência da proteção às mucosas que a IgA proporciona. Infecções repetidas dos tratos respiratório, gastrintestinal e geniturinário; desenvolvimento de distúrbios autoimunes	Não existe tratamento específico com gamaglobulinas Tratar as infecções ou os distúrbios autoimunes. Podem ocorrer reações anafiláticas graves se a criança receber hemotransfusão com IgA e anticorpos anti-IgA
Agamaglobulinemia ligada ao X	Redução acentuada ou ausência de IgG, IgM e IgA. Ausência de células B	Apenas homens. Infecções respiratórias e gastrintestinais repetidas	IGIV de rotina Tratar as infecções
Síndrome de hiper-IgM ligada ao X	Anormalidade de uma proteína encontrada na superfície das células T, resultando em redução dos níveis de IgG e IgA e elevação significativa dos níveis da IgM	Apenas homens Infecções respiratórias repetidas, diarreia, má absorção. Neutropenia, distúrbios autoimunes	Administração rotineira de IGIV Quando há neutropenia, administrar por via SC o fator de estimulação das colônias de granulócitos (G-CSF) Transplante de medula óssea Tratamento de distúrbios autoimunes
Deficiência de subclasses da IgG	Níveis baixos de uma ou mais subclasses da IgG	Infecções respiratórias repetidas. Algumas crianças superam a doença	Tratamento de infecções respiratórias A administração de IGIV é útil em alguns casos

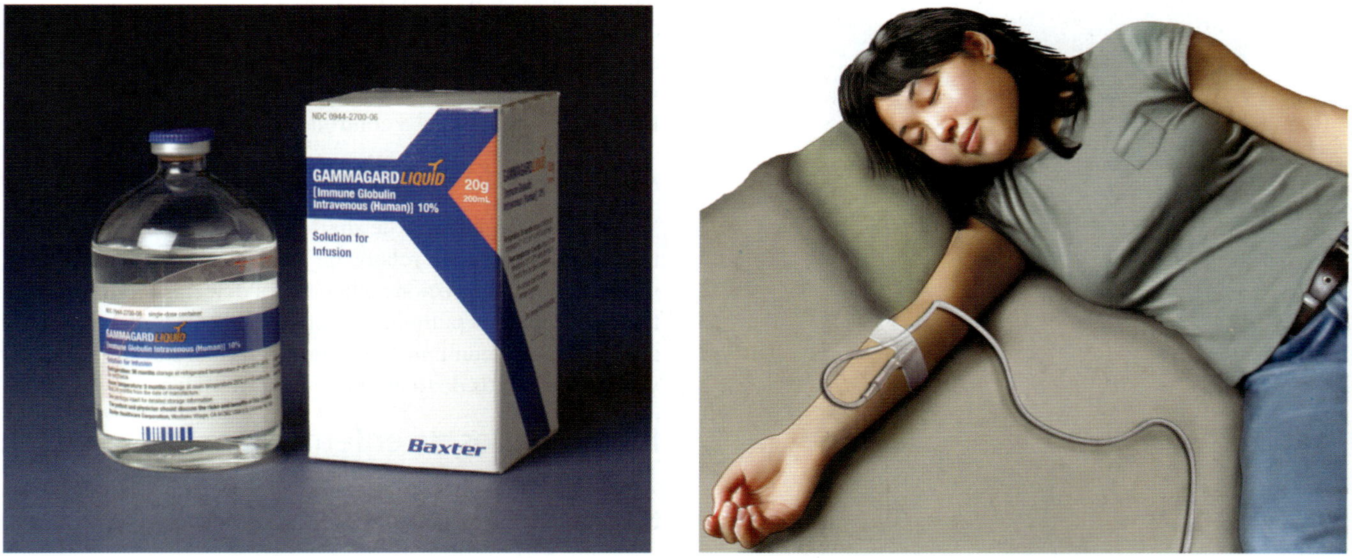

A B

● Figura 26.1 (**A**) IGIV. (**B**) A administração intravenosa de imunoglobulina exógena a intervalos de algumas semanas pode reduzir a frequência e a gravidade das infecções em crianças com vários tipos de hipogamaglobulinemia.

desconforto no local da infusão intravenosa, pode ser útil aplicar uma compressa gelada (Murphy *et al.*, 2005).

Muitas crianças que tiveram reações pregressas à IGIV podem tolerar a infusão sem reações, desde que sejam previamente medicadas e a infusão seja administrada a uma velocidade mais lenta.

Síndrome de Wiskott-Aldrich

A síndrome de Wiskott-Aldrich é um distúrbio genético ligado ao X que resulta em imunodeficiência, eczema e trombocitopenia. A doença ocorre apenas em crianças do sexo masculino. O gene anormal responsável por esse distúrbio foi identificado recentemente e é conhecido como proteína da síndrome de Wiskott-Aldrich (WASp). As complicações incluem anemia hemolítica autoimune, neutropenia, vasculite cutânea ou cerebral, artrite, doença intestinal inflamatória e doença renal.

A doença autoimune pode exigir a administração de corticosteroides em doses altas, azatioprina ou ciclofosfamida. Pode ser realizada esplenectomia para tratar a trombocitopenia. A única possibilidade de cura é o transplante de medula óssea ou de células-tronco do sangue do cordão umbilical.

Avaliação de enfermagem

Verifique se há história de petéquias, melena ou episódios de sangramento nos primeiros 6 meses de vida. Investigue qualquer relato de hematêmese ou hemorragia intracraniana ou conjuntival. Inspecione a pele para detectar eczema, que geralmente piora com o tempo e tende a desenvolver infecções secundárias (Figura 26.2). As anormalidades laboratoriais incluem nível baixo de IgM, concentrações altas de IgA e IgE e níveis normais de IgG.

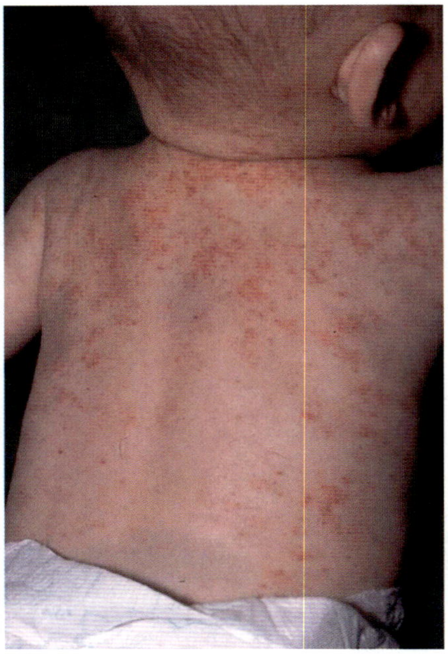

● **Figura 26.2** Os meninos com a síndrome de Wiskott-Aldrich comumente têm piora do eczema com o decorrer do tempo.

Em lactentes do sexo masculino, o primeiro sinal de síndrome de Wiskott-Aldrich pode ser um episódio de sangramento prolongado depois da circuncisão.

Intervenções de enfermagem

Administre a IGIV conforme a prescrição para ajudar a reduzir a frequência das infecções bacterianas. Preste os cuidados adequados com a pele e inspecione frequentemente as áreas de eczema para detectar infecção secundária (ver como cuidar de eczema no Capítulo 24). Se a criança tiver sido submetida a esplenectomia, além de prestar os cuidados pós-operatórios rotineiros fique atenta ao risco aumentado das crianças com asplenia de desenvolverem infecções. Explique à criança que, depois do transplante de células-tronco (mesmo vários anos depois), pode ocorrer infecção cutânea grave por papilomavírus.

Imunodeficiência combinada grave

A imunodeficiência combinada grave é um distúrbio raro autossômico recessivo ou ligado ao X e pode acometer meninos ou meninas. A imunodeficiência combinada grave caracteriza-se pela inexistência de células T e B funcionantes. Existem pelo menos cinco tipos de imunodeficiência combinada grave, que são classificados com base na anormalidade genética específica. Os lactentes com imunodeficiência combinada grave geralmente apresentam as primeiras manifestações clínicas nos primeiros 2 a 7 meses de vida, à medida que se esvai a imunidade transmitida pela mãe. A imunodeficiência combinada grave é um distúrbio potencialmente fatal que requer intervenção de emergência por ocasião do diagnóstico. A terapia genética oferece alguma esperança como tratamento futuro da imunodeficiência combinada grave, mas até hoje é necessário realizar transplante de medula óssea ou de células-tronco. Infusões de IGIV também ajudam a reduzir a frequência das infecções, até que seja possível realizar o transplante de medula óssea ou de células-tronco. Algumas crianças com imunodeficiência combinada grave (deficiência da enzima adenosina desaminase) podem se beneficiar com a reposição subcutânea da enzima deficiente. Essas injeções devem ser aplicadas por toda a vida. Tratamento antibiótico prolongado também ajuda a controlar as infecções crônicas.

Avaliação de enfermagem

Verifique se há história de diarreia crônica e déficit de crescimento. Fique atenta a relatos de infecções graves nos primeiros meses de vida. Inspecione a boca para detectar monilíase persistente. Ausculte os pulmões e procure detectar ruídos adventícios associados a pneumonia. As alterações laboratoriais incluem níveis muito baixos de todas as imunoglobulinas.

Intervenções de enfermagem

A prevenção de infecções é crucial. Oriente a família a lavar cuidadosamente as mãos. A criança não deve ser exposta a pessoas que não fazem parte da família, principalmente lactentes. Oriente as famílias a administrarem os antibióticos profiláticos prescritos. Estimule a nutrição adequada; pode ser necessária alimentação enteral suplementar para a criança com inapetência.

Administre as infusões de IGIV conforme a prescrição e monitore a ocorrência de reações adversas (ver mais detalhes quanto à administração da IGIV na seção sobre intervenções de enfermagem para hipogamaglobulinemia). Se a criança tiver recebido transplante de medula óssea (os irmãos HLA-compatíveis são preferíveis), preste os cuidados pós-operatórios conforme estão descritos no Capítulo 28. Encaminhe a família para aconselhamento genético. Ofereça apoio ininterrupto, porque é difícil para a família lidar com a doença e o tratamento deve ser administrado por toda a vida.

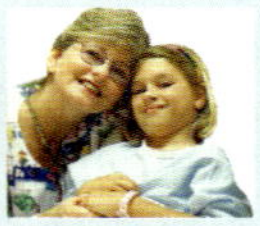

Monitore atentamente a criança que fez transplante de medula óssea ou de células-tronco para detectar uma erupção maculopapulosa, que geralmente começa nas palmas das mãos e nas plantas dos pés; isto indica que a criança está desenvolvendo a **doença enxerto *versus* hospedeiro** (DEVH). Utilize apenas sangue ou plaquetas irradiadas CMV-negativas (negativas para citomegalovírus), caso seja necessário hemotransfundir os lactentes com imunodeficiência combinada grave. O sangue CMV-positivo pode causar infecção e os linfócitos T presentes nos hemocomponentes podem causar DEVH fatal.

Imunodeficiências secundárias

A imunodeficiência secundária pode ser causada por doenças crônicas, neoplasias, tratamento com agentes **imunossupressores**, desnutrição ou distúrbios que provocam perda proteica, prematuridade ou infecção pelo HIV. O texto subsequente enfatiza a infecção pelo HIV.

• Infecção pelo HIV

Em todo o mundo, 3,2 milhões de crianças com menos de 15 anos de idade são infectadas pelo HIV, e outras 1.800 a 2.000 são infectadas anualmente todos os dias (UNICEF, 2005). Nos EUA, 15% de todos os indivíduos com diagnóstico recente de infecção pelo HIV têm entre 13 e 24 anos, e este vírus é a sexta causa principal de morte entre a população de 15 a 24 anos (National Association of Pediatric Nurse Practitioners, 2001). Nos EUA, mais de 10.000 crianças estão infectadas pelo HIV ou têm AIDS, e todos os anos morrem no mínimo 100 dessas crianças (Moylett & Shearer, 2006). Os lactentes adquirem a infecção principalmente por transmissão vertical, enquanto os adolescentes infectam-se mais comumente por via sexual.

Fisiopatologia

O HIV compromete a função imunológica principalmente em consequência das alterações dos linfócitos T, mas também afeta as células B, os linfócitos *natural killer* e os monócitos/macrófagos. O HIV infecta as células CD4 (células T auxiliares), onde se replica e provoca distúrbios funcionais celulares. A imunodeficiência começa quando a quantidade de células CD4 normais diminui. Inicialmente, à medida que a contagem de células CD4 diminui, as contagens de células T supressoras (CD8) aumentam, mas, com a progressão da doença, as contagens destas últimas também diminuem. A função das células T auxiliares declina mesmo nos lactentes e nas crianças assintomáticas que ainda não tiveram reduções expressivas das contagens das células CD4. As células T perdem a capacidade de responder aos antígenos de memória, e essa perda está associada a aumento do risco de infecção bacteriana grave.

As crianças infectadas pelo HIV também apresentam anormalidades das células B, que contribuem para altas taxas de infecções bacterianas graves. As células B mostram respostas atenuadas aos mitógenos e aos antígenos e também produzem quantidades anormais de anticorpo em resposta à exposição aos antígenos ou à vacinação. Além disso, os lactentes não têm uma reserva de células B de memória para reconhecer antígenos (simplesmente por falta de exposição). As células *natural killer* também são afetadas pela infecção pelo HIV, porque são dependentes das citocinas secretadas pelas células CD4 para desempenhar suas funções. As células *natural killer* normais desempenham papel importante na destruição dos vírus e são fundamentais para a imunidade dos recém-nascidos, enquanto a linhagem de células T está em formação. Desse modo, a função deprimida das células *natural killer* contribui para o agravamento das infecções virais no lactente ou na criança infectada pelo HIV. Embora o HIV não destrua os monócitos e os macrófagos, suas funções são alteradas. Os macrófagos da criança infectada pelo HIV têm reduções da quimiotaxia, e a capacidade de apresentar antígenos dos monócitos é deficiente.

Sem as funções normais das células B, T, *natural killer*, monócitos e macrófagos, o sistema imunológico do lactente ou da criança não consegue combater as infecções como faria normalmente. As infecções repetidas por microrganismos comuns são mais frequentes nas crianças infectadas pelo HIV e as infecções são mais graves do que na população em geral. As infecções oportunistas também ocorrem em crianças infectadas pelo HIV, assim como se observa na população adulta.

O HIV invade rapidamente o sistema nervoso central dos lactentes e das crianças e é responsável pela encefalopatia progressiva associada ao HIV. Em consequência da encefalopatia, pode haver microcefalia adquirida, déficits motores ou regressão dos marcos do desenvolvimento previamente alcançados. Nas crianças com encefalopatia progressiva, os sintomas neurológicos aparecem antes da imunossupressão. Hoje em dia, não há cura para a infecção causada pelo HIV.

As crianças contraem o HIV por transmissão vertical ou horizontal. A transmissão vertical refere-se à infecção perinatal (*in utero* ou durante o parto) ou através do leite materno. A transmissão vertical é responsável por cerca de 90% de todos os casos de infecção pelo HIV na população pediátrica (Khoury & Kovacs, 2001). A transmissão horizontal consiste na transmissão por agulhas contaminadas (p. ex., uso de drogas intravenosas ou tatuagens) ou contato sexual íntimo. Com o controle nacional dos produtos sanguíneos, a transmissão do HIV pela transfusão de hemocomponentes tornou-se rara.

O CDC (Centers for Disease Control and Prevention) desenvolveu um sistema de classificação da infecção pelo HIV em crianças intitulado "The 1994 Revised Classification System for Human Immunodeficiency Vírus Infection in Children Less Than 13 Years of Age". Essa classificação varia dos recém-nascidos expostos ao vírus até o lactente ou a criança com AIDS e está baseada na gravidade dos sinais e dos sintomas clínicos da criança, bem como no grau de supressão imunológica. Esse sistema ajuda na determinação da gravidade da doença e na escolha do tratamento farmacológico. O sistema de classificação pode ser encontrado *on-line* no *site* www.cdc.gov/mmwr/preview/mmwrhtml/00032890.htm.

Abordagem terapêutica

As recomendações atuais para o tratamento da infecção pelo HIV em crianças incluem a utilização de uma combinação de medicamentos antirretrovirais. Esse tratamento varia de um único fármaco indicado para o recém-nascido assintomático exposto ao HIV até o tratamento antirretroviral altamente ativo (HAART), que consiste em uma combinação de medicamentos antirretrovirais. Os medicamentos são prescritos com base na gravidade da doença da criança, de acordo com o sistema de classificação do CDC (ver adiante). Um dos objetivos do HAART é evitar ou deter o avanço da encefalopatia progressiva associada ao HIV.

Avaliação de enfermagem

Veja a descrição detalhada da fase de avaliação do processo de enfermagem na p. 833. Os resultados da avaliação pertinentes à infecção pelo HIV e à AIDS em crianças estão descritos a seguir.

História de saúde

Obtenha uma descrição da doença atual e da queixa principal. Os sinais e os sintomas comumente relatados durante a história de saúde podem incluir:

- Déficit de crescimento
- Infecções bacterianas recidivantes
- Infecções oportunistas
- Diarreia crônica ou recidivante
- Febre recidivante ou persistente
- Atraso do desenvolvimento
- Candidíase persistente

Esses sinais e sintomas podem ser encontrados em uma criança em fase de investigação diagnóstica inicial, ou naquelas que já têm o diagnóstico de infecção por HIV estabelecido. Investigue a história patológica pregressa e a história da doença atual para detectar fatores de risco como transmissão vertical do HIV, AIDS, hemotransfusões realizadas antes da implantação das normas atuais de triagem, abuso sexual na infância ou na adolescência, uso de drogas ilícitas (inclusive por via IV) ou relações vaginais ou anais sem o uso de preservativo. Registre qual é o cuidador primário, porque muitas crianças infectadas pelo HIV perderam os pais pela mesma doença. Além disso, para as crianças com infecção pelo HIV já diagnosticada, determine quais são os medicamentos e as doses utilizadas e também os desfechos de quaisquer consultas de saúde ou internações hospitalares recentes.

Exame físico

Um exame físico completo e cuidadoso deve ser realizado na criança com AIDS ou suspeita de infecção pelo HIV.

Inspeção e observação

Verifique se a criança tem febre. Determine o peso, o comprimento ou a estatura e o perímetro cefálico (das crianças com menos de 3 anos de idade), anote os resultados nos gráficos de crescimento padronizados e verifique se as medidas estão dentro da média ou abaixo dos percentis mais baixos. Faça o teste de triagem do desenvolvimento para detectar atrasos. Inspecione a cavidade oral para detectar candidíase. Observe o esforço respiratório (pode estar aumentado quando há pneumonite ou pneumonia). Determine o nível de consciência (pode estar deprimido se houver encefalopatia associada ao HIV).

Ausculta e palpação

Ausculte os pulmões e observe se há ruídos adventícios associados a pneumonia ou pneumonite. Palpe a criança para detectar linfonodos aumentados (linfadenopatia) ou glândulas parótidas edemaciadas. Palpe o abdome e determine se há hepatosplenomegalia.

Exames complementares

Os exames complementares comumente solicitados para avaliação da infecção pelo HIV incluem:

- Teste da reação em cadeia da polimerase (TRCP): positivo nos lactentes infectados com mais de 1 mês de vida. O TRCP é o exame preferido para se detectar infecção pelo HIV em lactentes e para se excluir esta infecção em uma idade mais precoce possível. O Boxe 26.2 descreve as recomendações para a realização desse exame
- Ensaio imunossorvente ligado à enzima (ELISA): positivo nos lactentes infectados verticalmente pelo HIV, em consequência de transferência placentária dos anticorpos. Esses anticorpos podem persistir e continuar detectáveis por até 24 meses de vida, e isto torna o teste ELISA menos preciso para se detectar infecção pelo HIV em lactentes e crianças pequenas, quando comparado com o TRCP
- Contagem de plaquetas: acima de 500.000 (na infecção grave pelo HIV)
- Contagens de células CD4 (baixas na infecção pelo HIV).

Intervenções de enfermagem

Os cuidados de enfermagem para a criança com infecção pelo HIV ou AIDS têm como objetivos evitar infecções, estimular a adesão ao tratamento farmacológico, melhorar a nutrição, controlar a dor e administrar medidas para melhorar o conforto, orientar a criança e os cuidadores e oferecer apoio psicossocial ininterrupto. No Brasil, todo o controle e o tratamento são feitos gratuitamente pelo Ministério da Saúde. A Visão geral do plano de cuidados de enfermagem descreve os diagnósticos e as intervenções de enfermagem. Além disso, as intervenções de enfermagem específicas para infecção pelo HIV estão descritas a seguir.

Boxe 26.2 Testes virológicos para lactentes expostos ao HIV (com TRCP)

- Ao nascimento
- 4 a 7 semanas de vida
- 8 a 16 semanas de vida
- Testes sorológicos com 12 meses de vida, ou mais tarde, para se comprovar o desaparecimento do anticorpo anti-HIV-1

Prevenção de infecção pelo HIV em crianças

Todas as gestantes devem ter a opção de receber aconselhamento e fazer testes voluntários para HIV. Dependendo do estágio da gravidez, a mãe deve ser tratada com medicação antirretroviral se o resultado for positivo para HIV. As crianças nascidas de mães HIV-positivas devem fazer tratamento com zidovudina (ZDV) durante 6 semanas. A enfermeira deve desaconselhar as mães HIV-positivas a amamentar seus filhos e orientá-las quanto às alternativas seguras ao aleitamento materno. O diagnóstico precoce da infecção é crucial para que o tratamento possa ser iniciado e a progressão para AIDS seja evitada. Oriente os adolescentes sexualmente ativos quanto à transmissão do HIV e recomende enfaticamente a utilização de preservativo. Aconselhe os adolescentes quanto ao risco elevado de transmissão do HIV por todas as formas de atividade sexual, embora o risco seja maior com as práticas sexuais vaginais e anais do que com o sexo oral. Recomende enfaticamente que os adolescentes limitem o número de parceiros sexuais. Desaconselhe o uso de drogas, porque os efeitos das drogas e do álcool frequentemente reduzem a capacidade do adolescente de tomar decisões sensatas quanto ao comportamento sexual (Morrison-Beedy *et al.*, 2005). Alerte os adolescentes quanto ao risco de contraírem a infecção pelo HIV por meio da utilização de agulhas compartilhadas (p. ex., durante a aplicação de drogas intravenosas). Ver Healthy People 2010.

Promoção da adesão ao tratamento antirretroviral

Antes da introdução do HAART como opção terapêutica, a encefalopatia progressiva associada ao HIV sempre era fatal e as crianças geralmente morriam nos primeiros 2 anos após o diagnóstico. Para evitar a progressão da doença associada ao HIV e a encefalopatia, deve-se assegurar a adesão ao esquema HAART. Oriente a família quanto à importância de aderir ao tratamento farmacológico. Ajude os cuidadores a desenvolverem um esquema para administração dos fármacos que seja compatível com a rotina doméstica da família. Ver Healthy People 2010.

Healthy People *2010*

Objetivo

(Desenvolvimento) Reduzir a ocorrência de novos casos de infecção perinatal pelo HIV

(Desenvolvimento) Aumentar o percentual de gestantes que fazem triagem para doenças sexualmente transmissíveis (inclusive infecção pelo HIV e vaginose bacteriana) durante as consultas de pré-natal, de acordo com os padrões preconizados.

Importância

- Estimular as adolescentes sexualmente ativas a buscar atendimento à saúde reprodutiva e triagem apropriados
- Para as adolescentes grávidas, estimular a realização do teste para HIV para determinar o estado sorológico
- Estimular as gestantes HIV-positivas a aderir ao tratamento da infecção pelo HIV, conforme as recomendações prescritas.

Healthy People *2010*

Objetivo

(Desenvolvimento) Reduzir o número de casos de infecção pelo HIV entre adolescentes e adultos

(Desenvolvimento) Reduzir as infecções pelo HIV entre adolescentes e mulheres jovens de 13 a 24 anos, que sejam transmitidas por contato heterossexual.

Importância

- Recomendar abstinência aos adolescentes
- Se os adolescentes forem sexualmente ativos, orientar quanto aos riscos de transmissão do HIV; estimular o uso de preservativo para qualquer tipo de atividade sexual.

Redução do risco de infecção

Nos recém-nascidos cujas mães estejam infectadas por tuberculose, sífilis, toxoplasmose, citomegalovírus, hepatite B ou C ou herpesvírus simples, devem ser realizados exames e tratamentos apropriados. Para evitar a infecção por *Pneumocystis jiroveci*, administre antibióticos profiláticos conforme a prescrição a todos os lactentes expostos ao HIV nos quais ainda não tenha sido possível descartar a presença de infecção pelo HIV. Faça triagem para tuberculose e administre as vacinas infantis de acordo com as recomendações nacionais.

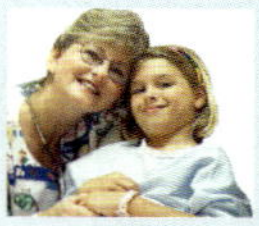

Não administre vacinas de microrganismos vivos à criança imunossuprimida sem o consentimento expresso do infectologista ou do imunologista. A imunossupressão é uma contraindicação à imunização com vacinas de microrganismos vivos.

Nutrição

Aumente o aporte calórico dos lactentes conforme sua tolerância. Ofereça lanches e refeições ricos em calorias e proteínas às crianças. Os suplementos podem ser acrescentados ao leite para aumentar o aporte calórico. Assegure que a criança possa escolher no cardápio do hospital os alimentos de sua preferência. Registre o crescimento por meio de avaliações semanais do peso e da estatura.

Healthy People *2010*

Objetivo

Reduzir o número de mortes causadas pela infecção pelo HIV

(Desenvolvimento) Ampliar o intervalo de tempo entre o diagnóstico inicial de infecção pelo HIV e o diagnóstico de AIDS, para prolongar o tempo de vida dos indivíduos infectados pelo HIV.

Importância

- Oriente as famílias quanto à importância de aderirem ao tratamento farmacológico (HAART) e realizarem consultas e medidas de reavaliação periódicas.

Medidas para aumentar o conforto

As crianças infectadas pelo HIV sentem dores causadas pelas infecções, pela encefalopatia, pelos efeitos adversos dos medicamentos e pelos diversos procedimentos e tratamentos necessários, tais como punções venosas, biopsia ou punção lombar. Veja mais informações sobre avaliação e tratamento da dor no Capítulo 14.

Orientação e apoio à família

Oriente os cuidadores quanto ao tratamento farmacológico, à necessidade de acompanhamento médico contínuo e às situações em que devem consultar um infectologista. As famílias das crianças infectadas pelo HIV passam por estresse significativo por vários motivos: o diagnóstico de uma doença incurável, dificuldades financeiras, a existência de vários familiares infectados pelo HIV, os estigmas associados à doença, o desejo de manter a infecção em sigilo e as repetidas consultas médicas e internações hospitalares. Os pais das crianças infectadas pelo HIV frequentemente morrem de AIDS e deixam a criança aos cuidados de um parente ou do pai ou da mãe adotivos. A creche ou a escola que a criança frequenta devem receber orientações quanto ao HIV, que só podem ser proporcionadas quando o pai ou o cuidador consente em divulgar o diagnóstico da criança. Oriente os profissionais da creche ou da escola quanto aos modos de transmissão da infecção (p. ex. , a transmissão não ocorre por contato casual).

A revelação do diagnóstico de infecção pelo HIV à criança é outra causa de estresse para a família. O momento dessa revelação varia consideravelmente, dependendo das condições da criança e da família. Em geral, com crianças acima de 6 anos de idade acaba sendo necessário que o diagnóstico seja revelado, por uma abordagem apropriada à idade. Essas crianças começam a fazer perguntas e frequentemente parecem perceber que alguma coisa está acontecendo, além do que lhes foi dito até então. Quando o diagnóstico é revelado e as crianças recebem informações sobre a doença, elas podem desenvolver várias reações. Raiva, depressão ou problemas escolares podem ocorrer. A criança pode viver um dilema espiritual. A enfermeira deve continuar a oferecer apoio emocional à criança e à família. Se a revelação causar uma crise emocional significativa, encaminhe a criança e os cuidadores a um assistente social ou a um psicólogo.

A lamentação antecipada também pode ocorrer. Os pais ou os cuidadores podem expressar culpa ou raiva quanto ao diagnóstico da infecção pelo HIV. Por outro lado, algumas famílias podem usar a negação como método de enfrentamento da situação. Utilize a comunicação terapêutica com perguntas abertas para desvendar os pensamentos e os medos da família. Ofereça apoio emocional e permita que a família chore e expresse verbalmente seus sentimentos. Se for necessário, encaminhe os cuidadores a um profissional adequado, que poderá realizar outras intervenções psicológicas e emocionais.

Muitas crianças com infecção pelo HIV têm problemas psicossociais, emocionais e cognitivos. Isso contribui para redução da qualidade de vida. Essas crianças são afetadas pelo estigma do seu diagnóstico e geralmente pelo isolamento social que lhes é imposto. Além disso, podem sofrer várias perdas na família ocasionadas pela infecção pelo HIV. As crianças infectadas necessitam de apoio e intervenção psicossociais significativos.

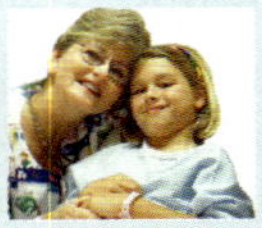

Os cuidados centrados na família da criança exposta ao HIV e as mães infectadas pelo HIV podem exigir uma abordagem multidisciplinar, o que pode melhorar os resultados obtidos pelas mães e pelas crianças.

Considere *isto!*

Jake Reddington, um menino de 2 anos com diagnóstico de infecção pelo HIV, foi trazido à clínica pela tia para uma consulta de reavaliação periódica. Recentemente, a tia assumiu a guarda de Jake porque a mãe dele, infectada pelo HIV, está muito doente para cuidar da criança.

Quais informações seriam importantes para a tia de Jake e sua família?

Descreva alguns dos problemas e das dificuldades psicossociais enfrentados por uma criança infectada pelo HIV, e sua família.

Distúrbios autoimunes

Os distúrbios autoimunes são causados por disfunção do sistema imunológico. O corpo produz células T e anticorpos contra suas próprias células e órgãos (**autoanticorpos**). O desenvolvimento dos distúrbios autoimunes parece ser multifatorial. Entre os fatores que podem contribuir estão a hereditariedade, os hormônios, as moléculas marcadoras dos antígenos próprios e influências ambientais, tais como vírus e alguns medicamentos.

• Lúpus eritematoso sistêmico

Lúpus eritematoso sistêmico (LES) é um distúrbio autoimune multissistêmico que afeta os componentes humoral e celular da imunidade. O LES pode afetar qualquer sistema do organismo, e por isso o início e a progressão da doença são muito variáveis. Em geral, a doença é diagnosticada depois da idade de 5 anos (geralmente entre as idades de 15 e 45 anos), mas pode começar em qualquer idade. Antes da puberdade, as meninas com LES são mais numerosas que os meninos (relação de 3:1). Depois da puberdade, a incidência é 9 vezes maior nas mulheres que nos homens (Gottlieb & Ilowite, 2000). O LES é mais comum nos não causasianos e, em geral, em negros e hispânicos a doença têm efeitos mais graves que nos indivíduos de outros grupos étnicos ou raciais.

Fisiopatologia

No LES, os autoanticorpos reagem com os antígenos próprios da criança e formam imunocomplexos. Os imunocomplexos acumulam-se nos tecidos e nos órgãos e causam respostas inflamatórias, que resultam em vasculite. As consequências são lesões dos tecidos e dor. Como o LES pode afetar qualquer sistema do organismo, o potencial de ocorrência de alterações ou danos aos tecidos de qualquer parte do corpo é significativo. Em alguns casos, a resposta autoimune pode ser precedida de reação a um fármaco, de uma infecção ou de exposição excessiva ao sol. Em crianças, os sintomas iniciais mais comuns são hematológicos, cutâneos e musculoesqueléticos. A doença é crônica, com períodos de remissão e exacerbação. As complicações comuns do LES incluem mudanças oculares ou visuais, acidente vascular cerebral (AVC), mielite transversa, glomerulonefrite mediada por imunocomplexos, pericardite, cardiopatia valvar, doença arterial coronariana, convulsões e psicose.

Abordagem terapêutica

A abordagem terapêutica enfatiza o tratamento da resposta inflamatória. Comumente são prescritos AINE, corticosteroides e agentes antimaláricos para crianças com LES brando a moderado. A criança com LES grave ou com exacerbações frequentes dos sintomas pode necessitar de corticosteroides em doses altas (pulsoterapia) ou agentes imunossupressores. Quando a criança desenvolve insuficiência renal terminal em consequência de glomerulonefrite, torna-se necessária diálise.

Avaliação de enfermagem

Veja a descrição completa da fase de avaliação do processo de enfermagem na p. 833. Os resultados da avaliação pertinentes ao LES em crianças estão descritos a seguir.

História de saúde

Obtenha uma descrição detalhada da doença atual e da queixa principal. Os sinais e os sintomas comumente relatados na história de saúde incluem queixas como fadiga, febre, alterações do peso, dor ou edema das articulações, formigamento, dormência ou resfriamento das extremidades, ou sangramento prolongado. Investigue os fatores de risco, que incluem sexo feminino; história familiar (apenas 10% dos casos); ascendência africana, asiática ou americanos nativos; infecção recente; reação aos medicamentos; ou exposição excessiva ao sol.

Exame físico

Afira a temperatura e registre a existência de febre. Observe a pele e verifique se há erupção malar (erupção em forma de borboleta nas bochechas); lesões discoides na face, no couro cabeludo ou no pescoço; alterações da pigmentação da pele; ou retrações fibróticas (Figura 26.3). Registre se há alopecia. Inspecione a cavidade oral para detectar úlceras indolores e edema das articulações. Determine a pressão arterial, porque pode haver hipertensão quando a criança tem comprometimento renal. Ausculte os pulmões; pode haver ruídos adventícios se houver acometimento do sistema respiratório. Palpe as articulações e observe se estão hipersensíveis. Palpe o abdome e verifique se há áreas de hipersensibilidade (o acometimento abdominal é mais comum em crianças com LES do que em adultos). O Boxe 26.3 descreve as manifestações clínicas comuns do LES.

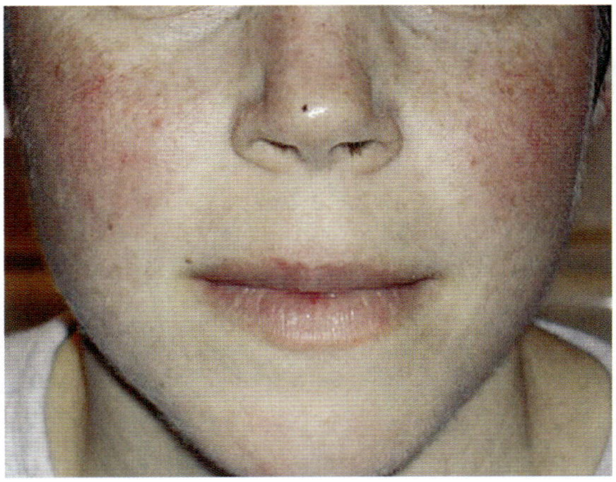

● Figura 26.3 A erupção malar, ou em asa de borboleta (eritema nas bochechas em formato de borboleta) é típica do LES.

Exames complementares

As anormalidades laboratoriais podem incluir níveis baixos de hemoglobina e hematócrito e plaquetopenia e leucocitose. Os níveis do complemento – C3 e C4 – também estão reduzidos. Embora não sejam específicos do LES, os anticorpos antinucleares geralmente são positivos em crianças com esta doença.

Intervenções de enfermagem

As intervenções de enfermagem para a criança ou o adolescente com LES são ininterruptas e consistem em medidas de apoio. O tratamento consiste basicamente em evitar e monitorar complicações. Oriente a criança e a família quanto à importância de a criança seguir uma dieta saudável, praticar exercícios regularmente e ter períodos adequados de sono e repouso. Administre os AINE, os corticosteroides e os medicamentos antimaláricos conforme prescritos para a criança com LES brando a moderado, e pulsoterapia com corticosteroide ou imunomoduladores para crianças com LES grave ou exacerbações frequentes.

Prevenção e monitoramento das complicações

Oriente as famílias a aplicarem filtro solar (FPS mínimo: 15) diariamente na pele da criança para evitar as erupções resultantes da fotossensibilidade. Instrua a criança e a família quanto à necessidade de se proteger do frio usando meias grossas e luvas quando saírem ao ar livre no inverno. Se a criança ficar ao ar livre por períodos longos nos meses de inverno, deve-se examinar os dedos das mãos e dos pés para ver se estão descorados. Fique atenta ao desenvolvimento de nefrite avaliando a pressão arterial, os níveis séricos de ureia e creatinina, o débito urinário

Boxe 26.3 Manifestações clínicas mais comuns do LES

- Alopecia
- Anemia
- Artralgia
- Artrite
- Fadiga
- Nefrite lúpica
- Fotossensibilidade
- Pleurisia
- Fenômeno de Raynaud
- Convulsões
- Erupções cutâneas, inclusive eritema malar
- Estomatite
- Trombocitopenia

e a ocorrência de hematúria ou proteinúria. Caso ocorram alterações, assegure a realização de triagem visual e exames oftalmológicos anuais para preservar a função visual.

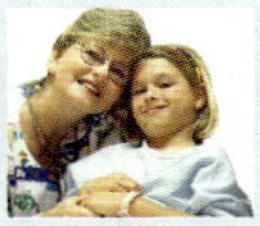

A necrose avascular (falta de irrigação sanguínea de uma articulação, com destruição subsequente dos tecidos) pode ser um efeito adverso do tratamento prolongado ou em doses altas de corticosteroides. Oriente as famílias a relatarem ao médico ou à enfermeira o aparecimento recente de dor articular, principalmente nas articulações que sustentam peso, ou limitação da amplitude dos movimentos.

Artrite idiopática juvenil

Artrite idiopática juvenil é um distúrbio autoimune no qual os autoanticorpos estão dirigidos principalmente para as estruturas articulares. As alterações inflamatórias das articulações causam dor, eritema, calor, rigidez e edema. Em geral, a rigidez ocorre depois de períodos de inatividade (p. ex., de manhã, depois de acordar). Algumas formas da doença também afetam os olhos ou outros órgãos. A Tabela 26.2 explica os três tipos mais comuns. A artrite idiopática juvenil é uma doença crônica: a criança pode ter períodos saudáveis alternados com exacerbações. Em algumas crianças, a doença regride à medida que se aproximam da adolescência ou da vida adulta, enquanto outras têm doença mais grave e persistente durante toda a vida adulta. No passado, a artrite idiopática juvenil era conhecida como "artrite reumatoide juvenil", mas, ao contrário da artrite reumatoide, poucos tipos de artrite juvenil têm fator reumatoide positivo.

A abordagem terapêutica consiste basicamente em controlar a inflamação, aliviar a dor, promover a remissão e manter a mobilidade. O médico prescreve AINE, corticosteroides e agentes antirreumáticos (p. ex., metotrexato e etanercepte), dependendo do tipo e da gravidade da doença. Os AINE ajudam a aliviar a dor, mas são necessários medicamentos modificadores da doença para evitar sua progressão.

Avaliação de enfermagem

Verifique se há história de irritabilidade ou inquietude, que pode ser o primeiro sinal dessa doença em lactentes ou crianças muito pequenas. Determine se há queixas de dor, embora as crianças nem sempre consigam dizer que sentem dor. Verifique se há relato de afastamento das brincadeiras ou dificuldade da criança de sair da cama pela manhã (rigidez articular depois de inatividade). Pergunte se há história de febre (na forma sistêmica, acima de 39,5°C há 2 semanas ou mais).

Afira a temperatura (a doença sistêmica causa febre). Inspecione a pele para detectar erupção maculosa, não pruriginosa, vermelho-claro e evanescente, que pode estar presente por ocasião do diagnóstico da doença sistêmica. Observe a marcha e verifique se a criança claudica ou protege uma articulação ou um membro. Avalie o crescimento, que pode estar atrasado. Inspecione e palpe cada articulação para detectar edema, eritema, calor e hipersensibilidade (Figura 26.4). Observe a posição das articulações (em geral, flexionadas na posição de conforto). Anemia leve a moderada e elevação da velocidade de hemossedimentação são comuns. As crianças pequenas com a forma pauciarticular podem ter anticorpo antinuclear positivo, enquanto os adolescentes com a forma poliarticular podem ter fator reumatoide positivo.

Intervenções de enfermagem

As intervenções de enfermagem consistem basicamente em controlar a dor, manter a mobilidade e promover um estilo de vida normal. Encaminhe a criança a um reumatologista pediátrico para assegurar que ela receba o tratamento mais moderno. Os medicamentos modificadores da doença aprovados para uso pediátrico podem oferecer prognósticos melhores a longo prazo do que o que era possível no passado. Recomende exames oftalmológicos periódicos e triagem visual para assegurar o tratamento imediato das alterações visuais e evitar cegueira.

Controle da dor e manutenção da mobilidade

Administre os medicamentos prescritos para controlar a inflamação e evitar a progressão da doença. Veja informações sobre AINE, corticosteroides e agentes antirreumáticos modificadores da doença na tabela Guia farmacológico 26.1. Mantenha a amplitude dos movimentos articulares e a força muscular por meio de exercícios (fisioterapia ou terapia ocupacional). A natação é particularmente útil para manter a mobilidade articular sem apli-

Tabela 26.2 Tipos de artrite idiopática juvenil

Tipo	Definição	Manifestações extra-articulares	Complicações
Pauciarticular	Acometimento de quatro articulações ou menos; os joelhos são afetados mais comumente. Tipo mais comum	Inflamação ocular, mal-estar, inapetência, baixo ganho ponderal	Irite, uveíte, crescimento desigual dos ossos das pernas
Poliarticular	Acometimento de cinco ou mais articulações; em geral afeta as articulações pequenas e comumente tem distribuição simétrica no corpo	Mal-estar, linfadenopatia, organomegalia, déficit de crescimento	Geralmente é uma forma grave de artrite; progressão rápida para destruição das articulações; nódulos reumatoides
Sistêmica	Além do acometimento articular, pode haver febre e erupção cutânea por ocasião do diagnóstico	Baço, fígado e linfonodos aumentados; mialgia; anemia grave	Pericardite, derrame pericárdico, pleurite, fibrose pulmonar

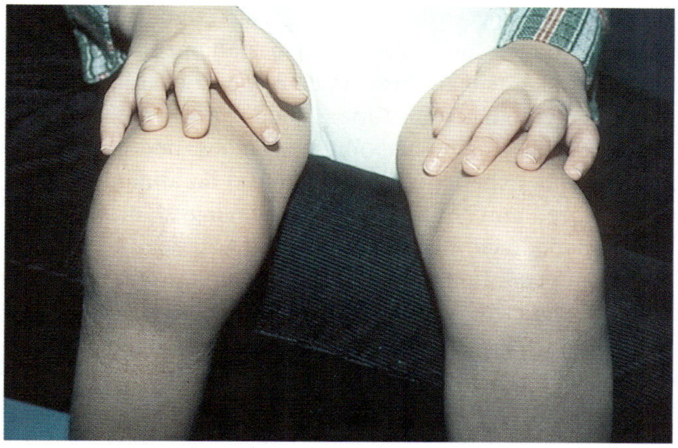

● Figura 26.4 Observe as articulações edemaciadas e hiperemiadas dessa criança com artrite juvenil.

car pressão nas articulações. Oriente as famílias quanto ao uso apropriado das talas prescritas para evitar contraturas articulares. Monitore as áreas sujeitas a pressão ou lesão da pele em consequência do uso das talas ou das ortoses.

E de um estilo de vida o mais próximo possível do normal

A dor crônica e a redução da mobilidade podem comprometer significativamente o estado psicológico e emocional da criança, tanto na infância quanto na vida adulta. O alívio adequado da dor e a estimulação da adesão ao tratamento com medicamentos modificadores da doença podem possibilitar que a criança tenha vida normal no presente e também no futuro. Além das medidas descritas na seção anterior, estimule a família a prover sono adequado, para que a criança lide melhor com os sintomas e tenha melhor desempenho escolar. O sono pode ser promovido por um banho quente à hora de deitar e pela aplicação de compressas mornas nas articulações afetadas, ou por massagens. Para evitar o isolamento social, estimule a criança a frequentar a escola e assegure que os professores, a enfermeira escolar e os colegas de sala sejam instruídos quanto à doença da criança e quaisquer limitações suas quanto a atividades. Dispor de dois exemplares de cada livro (um em casa e outro na escola) é uma medida que ajuda a criança a fazer os exercícios de casa sem precisar carregar livros pesados. Modificações como permitir que a criança saia da sala de aula mais cedo para chegar a tempo na aula seguinte podem parecer inexpressivas, mas têm impacto significativo na vida da criança.

Estimule as crianças e suas famílias a participarem de grupos de apoio locais, para que possam entender que não estão sozinhas. Ajude as crianças a estabelecerem e alcançarem metas, de modo a aumentar sua esperança. As colônias de férias especiais para crianças com artrite juvenil favorecem a socialização e o senso de pertencimento a um grupo; alguns estudos mostraram que isto promove a autoestima das crianças que têm doenças crônicas. Promova o funcionamento familiar normal e encaminhe a família a grupos de apoio. Ver Healthy People 2010.

Alergia e anafilaxia

Alergia é uma resposta mediada por mecanismos imunológicos, que acarreta um evento ou uma reação fisiológica adversa (Sampson & Eggleston, 2006). Cerca de 20 a 25% da população norte-americana têm alergias; a gravidade da resposta alérgica é determinada pela duração, pela frequência e pelo grau de exposição ao alergênio, bem como por fatores ambientais e relacionados com a criança (American College of Allergy, Asthma and Immunology, 2006; Fletcher-Janzen & Reynolds, 2003). A discussão subsequente enfatiza a alergia mediada por IgE. Esse tipo de resposta alérgica é mediada pelos anticorpos IgE contra antígenos específicos. Quando o anticorpo fica exposto ao antígeno (alergênio), há ativação celular rápida e liberação de mediadores e citocinas potentes, que resultam em alterações dos vasos sanguíneos, dos brônquios e das glândulas secretoras de muco. Além das doenças atópicas (asma, rinite alérgica, dermatite atópica), a urticária, a alergia alimentar e a anafilaxia sistêmica também são mediadas pela IgE (Fletcher-Janzen & Reynolds, 2003; Sampson & Eggleston, 2006). Embora qualquer alergênio possa desencadear uma resposta anafilática, as alergias a alimentos e a picadas de insetos são as mais comuns.

Healthy People 2010

Objetivo	Importância
(Desenvolvimento) Aumentar o percentual de pessoas que têm artrite e receberam orientação eficaz baseada em evidências como parte integrante do tratamento de sua doença.	• Orientar as crianças e suas famílias quanto à artrite juvenil, seus tratamentos e as intervenções para melhorar a mobilidade. Iniciar por ocasião do diagnóstico e proporcionar reforço contínuo.

● Alergias a alimentos

A verdadeira hipersensibilidade ou alergia a alimentos é definida por uma reação imunológica depois da ingestão de um alimento ou aditivo alimentar (Burks, 2001). Esse tipo de reação é uma resposta mediada pela IgE a um alimento específico. A alergia alimentar acomete cerca de 6 a 8% das crianças de menos de 3 anos e pode causar complicações clínicas significativas (Sicherer *et al.*, 2003). Durante os primeiros anos de vida, os alergênios alimentares mais comuns são ovos, leite, amendoim, castanhas, peixe, mariscos, trigo e soja. Em geral, as alergias a esses alimentos são adquiridas na infância e, na maioria das crianças, apenas as alergias ao amendoim, à castanha e aos peixes e mariscos persistem até a vida adulta (Vadas, 2003). A maioria das reações ocorre dentro de alguns minutos após a exposição, mas as respostas alérgicas podem demorar até 2 h. Os sinais e os sintomas de uma reação alérgica a alimento incluem urticária, rubor, edema facial, prurido na boca e na garganta e secreção nasal. Muitas crianças também desenvolvem reações gastrintestinais, inclusive com vômitos, dor abdominal e diarreia. Nos casos extremos, pode ocorrer edema da língua, da úvula, da faringe ou da via respiratória superior. Sibilos podem ser um mau sinal de que as vias respiratórias estão edemaciadas. Raramente ocorre um colapso cardiovascular. Embora o risco de anafilaxia seja pequeno, os pais, os cuidadores e os profissionais de saúde devem ficar atentos quando tratam de crianças com alergias alimentares (Macdougall *et al.*, 2002).

Abordagem terapêutica

A abordagem terapêutica consiste em definir a alergia alimentar, evitar o alergênio e tratar a reação com epinefrina ou anti-histamínicos. A prevenção do desenvolvimento de alergias alimentares também é uma intervenção fundamental.

É importante distinguir entre alergia alimentar verdadeira e intolerância a determinados alimentos. "Intolerância alimentar" é uma expressão geral empregada para descrever a resposta fisiológica anormal a um alimento ou aditivo alimentar ingerido que não tem bases imunológicas comprovadas (Burks, 2001). Em geral, a alergia ao leite é confundida com intolerância à lactose. Portanto, é importante uma história dietética detalhada para se diferençar entre alergia verdadeira e intolerância.

Para evitar o desenvolvimento de alergias alimentares, os lactentes devem ser amamentados no mínimo nos primeiros 6 meses de vida, e deve-se evitar oferecer a crianças com menos de 1 ano de idade os seguintes alergênios alimentares (Chamberlain, 2006; Muraro *et al.*, 2004):

- Leite de vaca
- Ovos
- Amendoim
- Castanhas
- Sementes de gergelim
- Kiwi
- Peixes e mariscos

Avaliação de enfermagem

As crianças com reações alérgicas a alimentos devem ser avaliadas cuidadosamente. Durante a avaliação de enfermagem inicial, a criança deve ser avaliada imediatamente quanto a distúrbios das vias respiratórias, da respiração ou da circulação (ver o Capítulo 31). Se as condições da criança estiverem estáveis, a enfermeira deve concluir sua avaliação. A história deve incluir um relato detalhado dos alimentos ingeridos e a descrição da reação, inclusive o alimento sob suspeita de causar a reação, a quantidade do alimento ingerido, o intervalo decorrido entre a ingestão e o desenvolvimento dos sinais e sintomas, o tipo de tratamento administrado e a resposta subsequente. Verifique se há sinais e sintomas gastrintestinais como:

- Ardência na boca ou na garganta
- Flatulência
- Náuseas
- Diarreia

Investigue se há fatores de risco como exposição pregressa ao alimento, história de asma mal controlada ou aumento da frequência de exacerbações de dermatite atópica relacionadas com ingestão alimentar (Roberts *et al.*, 2003).

Inspecione a pele observando a coloração e se há erupção, urticária ou edema. Ausculte o coração e os pulmões para determinar a frequência cardíaca e verificar se há sibilos.

As normas práticas recentes do American College of Allergy, Asthma & Immunology recomendam a realização de testes de IgE específicos para alimentos quando a criança tiver histórico de alergia alimentar. Abster-se do alimento é uma recomendação para as crianças que tiveram reações altamente sugestivas nos testes ou que tenham história de resposta anafilática. Se a criança tiver sintomas transitórios, pode ser conveniente fazer um teste oral. Se os sintomas forem crônicos, pode ser necessário fazer uma experiência de eliminação do alimento. Se os sintomas regredirem durante o período sem ingestão do alimento, a criança pode ter alergia verdadeira (American College of Allergy, Asthma & Immunology, 2006). Durante a dieta de eliminação, a criança deve parar de comer todos os alimentos sob suspeita durante 1 a 2 semanas e, em seguida, voltar a comer novamente um alimento de cada vez ao longo de alguns dias, para que se possa determinar se há alguma reação semelhante. Em geral, isso é feito no consultório do pediatra ou no hospital quando a criança tiver desenvolvido reações graves no passado. Se houver uma reação semelhante, isto é muito sugestivo de alergia alimentar. Os testes cutâneos para alergia alimentar e o RAST (*radio allergo sorbent test* – teste de IgE específico) são amplamente realizados pelos pediatras para investigar as reações. Contudo, esses exames podem ter falsos resultados positivos e as crianças acabam se abstendo desnecessariamente de muitos alimentos.

Intervenções de enfermagem

As intervenções de enfermagem iniciais têm como objetivo estabilizar as condições da criança, se tiver ocorrido uma reação aguda a um alergênio alimentar (ver o Capítulo 31). Os medicamentos utilizados no tratamento da reação alérgica a alimentos incluem bloqueadores da histamina e, para as reações anafiláticas, epinefrina. Oriente a criança (se for possível) e os pais sobre como e quando utilizar esses medicamentos durante a reação alérgica. Como essas reações podem ser muito repentinas (ingestão não percebida do alergênio) e graves, é recomendável que a família disponha de um plano de emergência por escrito para quando houver tal reação.

Alterações da dieta da criança

As orientações dietéticas têm como objetivo orientar a família sobre como evitar os alimentos provocadores. As famílias devem ser extremamente cuidadosas ao ler o rótulo dos alimentos. Um nutricionista pode ajudar nesse processo de orientação. As Diretrizes de ensino 26.1 fornecem informações sobre alergênios ocultos nos alimentos. Mostre aos pais quais alimentos "seguros" podem substituir os que são perigosos (Boxe 26.4). As crianças que têm alergia a amendoim não devem ingerir castanhas, porque até 50% das crianças alérgicas ao amendoim também têm alergia a este alimento (Jackson, 2002).

O fato de ter um filho com alergia alimentar pode causar muita ansiedade aos pais; em geral, eles vivem com receio de que a criança possa ingerir acidentalmente um alergênio (Sicherer *et al.*, 2001). A orientação à criança e à família quanto às reações alérgicas pode ajudar a atenuar sua ansiedade. Oriente a criança e a família sobre como reconhecer os sinais e os sintomas de uma reação alérgica. Pode ser necessário que a enfermeira forneça informações aos profissionais das creches e também aos professores, à equipe da escola e da colônia de férias (Munoz-Furlong, 2003).

Diretrizes de ensino 26.1

Alergênios ocultos nos alimentos

Se a criança for alérgica a:	Instruir as famílias a evitar:	Itens inesperados com ingredientes comuns
Leite	Aromatizante de manteiga, caseína, lactoalbumina, *nugá* (bombom preparado com pasta de amêndoa), pudins, iogurte.	Algumas carnes pré-cozidas (presunto, peru, salame – tábua de frios) e salsichas, produtos não laticínios, café com leite.
Trigo	Extrato de cereais, cuscuz, trigo duro, semolina, espelta.	
Ovos	Albumina, globulina, ovoalbumina	
Amendoim	*Fast food* preparado com óleo de amendoim, muitos alimentos da culinária asiática, pães e bolos com nozes ou processados em equipamentos que também processam amendoim.	Molho pardo, molho *barbecue*, molho de carne, chocolate quente.

Dados extraídos de Munoz-Furlong, A. (2003). Daily coping strategies for patients and their families. *Pediatrics, 111*(6), 1654-1661; e Vadas, P. (2003). Food allergens and anaphylaxis. *Canadian Journal of Dietetic Practice and Research, 64*(2), encarte.

Boxe 26.4 Substituições alimentares

- Substitua o leite por água, suco de frutas, leite de arroz ou de soja
- Substitua cada ovo por 1,5 colher (das de sopa) de água e óleo e 1 colher (de chá) de fermento; OU 1 pacote de gelatina comum com 2 colheres (de chá) de água quente acrescentadas no momento da ingestão; OU 1 colher (de chá) de levedura e 1/4 de xícara de água quente
- Substitua amendoins ou castanhas por passas, tâmaras

Munoz-Furlong, A. (2003). Daily coping strategies for patients and their families. *Pediatrics*, *111*(6), 1654-1661.

Anafilaxia

Anafilaxia é uma resposta aguda mediada por IgE a um alergênio, que afeta vários sistemas do organismo e pode ser fatal (Sampson, 2006). Cerca de 1 a 2% da população encontram-se sob risco de anafilaxia causada por alergias alimentares ou picadas de insetos (McIntyre *et al.*, 2005). Além de nozes, mariscos, ovos ou ferrões de abelhas ou vespas, medicamentos como penicilina e AINE, contrastes radiopacos e látex são as principais causas de anafilaxia (Sampson, 2003; Tang, 2003). A reação é grave e geralmente começa em 5 a 10 min após a exposição, embora também possam ocorrer reações retardadas. Histamina e mediadores secundários são liberados pelos mastócitos e eosinófilos em resposta ao contato com o alergênio. As crianças têm sintomas cutâneos, cardiopulmonares, gastrintestinais e neurológicos. A vasodilatação provoca redução rápida do volume plasmático e acarreta risco de colapso circulatório (Dreskin, 2005). Algumas crianças necessitam de reanimação prolongada e podem morrer.

A abordagem terapêutica consiste basicamente em avaliar e manter as vias respiratórias, a respiração e a circulação. Geralmente é necessária epinefrina, mas também se administra difenidramina intramuscular ou intravenosa. As reações de início tardio podem ser evitadas por corticosteroides.

Avaliação de enfermagem

Avalie se as vias respiratórias estão desobstruídas e se a respiração é adequada. Determine se a circulação é suficiente. Observe o nível de consciência. Obtenha uma história sucinta com perguntas específicas sobre exposição a alergênios. Determine se a criança recebeu algum medicamento (p. ex., epinefrina ou difenidramina) desde que a reação começou e qual foi o efeito produzido nos sintomas. A Tabela 26.3 descreve outros sinais e sintomas de anafilaxia.

Intervenções de enfermagem

Inicialmente, as intervenções de enfermagem enfatizam a manutenção das vias respiratórias, da respiração e da circulação. Administre oxigênio suplementar por máscara ou ventilação por bolsa-válvula-máscara. Assegure que o tratamento com broncodilatador inalatório (salbutamol) seja administrado quando há broncospasmo. Administre líquidos intravenosos para expandir o volume circulante. Administre epinefrina, difenidramina e/ou corticosteroides conforme a prescrição para reverter o processo alérgico (Sampson, 2003).

Prevenção e tratamento dos episódios subsequentes

É fundamental orientar a família quanto à prevenção e ao tratamento dos episódios subsequentes. Oriente a família sobre como utilizar a epinefrina injetável se houver exposição subsequente ao alergênio. A epinefrina intramuscular pode ser aplicada por meio do Epipen® ou Epipen Jr.®. A dose baseia-se no peso da criança. O lacre de segurança cinza do Epipen® só deve ser removido pouco antes da aplicação. Não se deve colocar o polegar, os dedos ou a mão sobre a ponta preta. O Procedimento de enfermagem 26.1 traz outras instruções sobre aplicação do Epipen®. Oriente a criança e a família a ligarem para o serviço de emergência e buscarem atendimento médico imediato depois da aplicação do Epipen®. Avise à criança que a epinefrina pode fazê-la sentir como se o coração estivesse galopando (Clark & Ewan, 2003).

Tabela 26.3 Manifestações clínicas da anafilaxia

Região ou sistema do organismo	Manifestação
Oral	• Prurido no lábio, na língua ou no palato • Edema do lábio ou da língua
Cutâneo	• Urticária, rubor, prurido, angioedema
Respiratório	• Prurido e congestão nasais, espirros, rinorreia • Estridor, aperto na garganta, disfagia, disfonia, rouquidão • Dispneia, sensação de opressão torácica, sibilos
Cardiovascular	• Taquicardia, dor torácica, arritmia, hipotensão
Neurológico	• Síncope, sensação de fraqueza, lipotimia, letargia, desorientação
Gastrintestinal	• Distensão e dor abdominal, diarreia, vômitos

Dados extraídos de Clark, A.T., & Ewan, P.W. (2003). Food allergy in childhood. *Archives of Disease in Childhood*, 88(1),79-81; Sampson, H.A. (2003). Anaphylaxis and emergency treatment. *Pediatrics, 111*(6), 1601-1908; Dreskin, S.C. (2005). Anaphylaxis. Disponível no *site* http:/www.emedicine.com/med/topic/28.htm.

Procedimento de enfermagem 26.1

Aplicação do Epipen® ou do Epipen Jr.®

1. Segure o Epipen® ou o Epipen Jr.® com o punho cerrado, apontando a extremidade preta para baixo.
2. Com a outra mão, retire o lacre de segurança, de cor cinza.

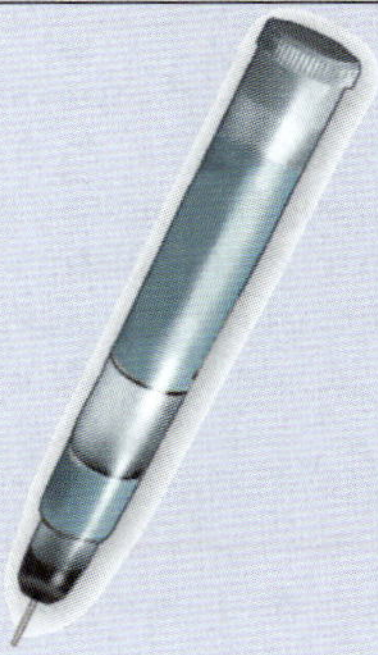

3. Balance e crave firmemente o Epipen® na superfície externa da coxa a um ângulo de 90° e segure firmemente durante 10 s.

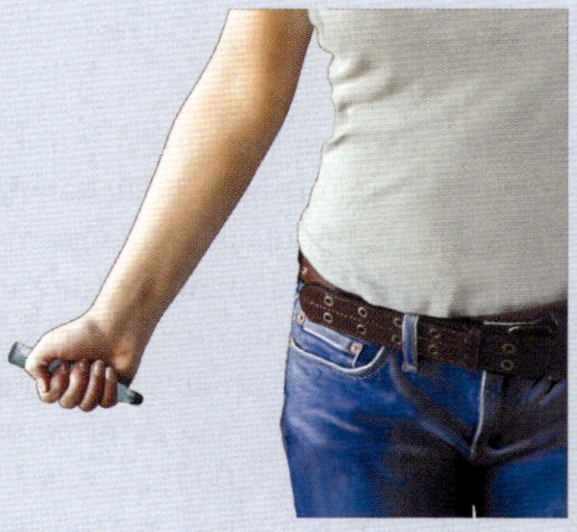

4. Retire o Epipen® e massageie a coxa por 10 s.

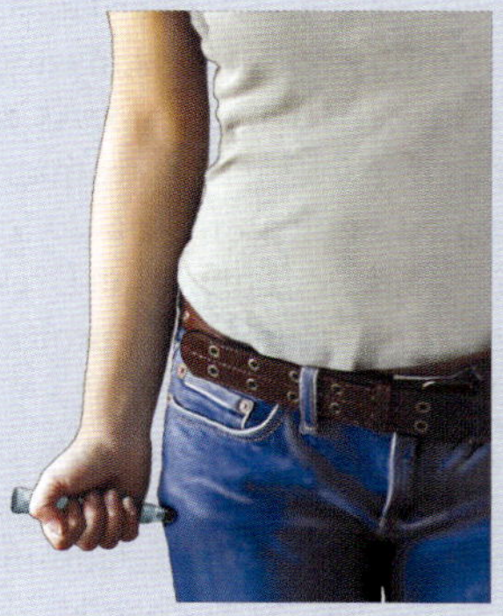

Adaptado do *site* da Epipen® (www.epipen.com/howtouse/aspx).

Os profissionais que trabalham em creches, as enfermeiras, os professores e a equipe auxiliar que interagem com a criança devem saber como reconhecer um episódio de anafilaxia. Todas as crianças alérgicas devem ter um plano de orientações afixado em local visível na escola ou na creche (Clark & Ewan, 2003; Frost & Chalin, 2005; Watura, 2002). Aconselhe a criança a sempre utilizar uma pulseira ou um cordão com identificação (Tang, 2003).

Oriente as crianças e as famílias a evitarem os alergênios conhecidos. É possível evitar picadas de abelhas ou vespas (himenópteros) mantendo-se alerta quando se come ao ar livre, usando blusa de mangas compridas e calças compridas quando se passeia pelo campo, e providenciando a remoção das colmeias. Para crianças com alergia grave à penicilina, pode ser realizada a dessensibilização. Evite administrar cefalosporinas a crianças com alergia grave à penicilina (Ellis & Day, 2003).

• Alergia ao látex

A alergia ao látex é uma resposta mediada por IgE à exposição ao látex, um componente da borracha natural utilizado em muitos itens de uso comum (principalmente luvas utilizadas nos serviços de saúde). A fisiopatologia da alergia ao látex é semelhante à da alergia alimentar. A prevenção de contato com produtos que contenham látex é recomendável para crianças alérgicas. Se a criança alérgica ao látex entrar em contato com a substância, pode ocorrer uma reação alérgica imediata. A alergia ao látex também pode causar anafilaxia (ver seção precedente sobre anafilaxia).

Avaliação de enfermagem

Faça uma triagem para alergia ao látex em todas as crianças que comparecem ao serviço de saúde por qualquer motivo. Pergunte se a criança é alérgica a luvas de borracha ou se já desenvolveu urticária depois de ser exposta a esse item. Pergunte aos pais se a criança apresentou sintomas como tosse, sibilos ou falta de ar depois de se expor a luvas de borracha. Alguma vez a criança teve edema da boca ou se queixou de que a boca coçava depois de um exame dentário? Determine se a criança teve sintomas alérgicos depois de ingerir alimentos com comprovada reatividade cruzada ao látex, inclusive pera, pêssego, maracujá, ameixa, abacaxi, kiwi, figo, uva, morango, melão, nectarina, mamão, maçã, abricó, banana, castanha, cenoura, aipo, abacate, tomate ou batata. Com a criança que entrou em contato com látex, verifique se há sinais e sintomas de reação como urticária, sibilos, falta de ar, congestão nasal e rinorreia, espirros, prurido no nariz, no palato ou nos olhos ou hipotensão.

Intervenções de enfermagem

As intervenções de enfermagem para crianças com alergia ao látex consistem basicamente em evitar a exposição a produtos que contenham látex. Oriente as crianças e suas famílias a evitarem alimentos com comprovada reatividade cruzada ao látex, inclusive os que foram citados anteriormente (Binkley *et al.*, 2003; Ellis & Day, 2003; Tang, 2003). Se a criança estiver exposta ao látex, remova a substância irritante e limpe a área com água e sabão. Avalie a necessidade de reanimação e inicie-a quando necessário (Binkley *et al.*, 2003). Procure tomar conhecimento das normas da instituição quanto a alergia ao látex. Saiba quais são os produtos que contêm látex e os que estão isentos desta substância. Registre a ocorrência de alergia ao látex no prontuário, no cordão ou pulseira de identificação da criança, na folha de administração dos medicamentos e na prescrição médica.

Referências

Livros e revistas

Ackley, B. J., & Ladwig, G. B. (2004). *Nursing diagnosis handbook: A guide to planning care* (6th ed.). St. Louis: Mosby.

American Academy of Pediatrics, Committee on Pediatric AIDS. (2000). Education of children with human immunodeficiency virus infection. *Pediatrics, 105*(6), 1358–1360.

American Academy of Pediatrics, Committee on Pediatric AIDS and Committee on Adolescence. (2001). Adolescents and human immunodeficiency virus infection: The role of the pediatrician in prevention and intervention. *Pediatrics, 107*(1), 188–190.

American College of Allergy, Asthma, & Immunology (ACAAI). (2006). Food allergy: A practice parameter. *Annals of Allergy, Asthma, & Immunology, 96*(3 Suppl. 2), S1–68.

Anderson, V. L. (2006). Uncovering a pediatric immunodeficiency, part 1. *Journal for Nurse Practitioners, 2*(3), 186–193.

Bader-Meunier, B., Armengaud, J. B., Haddad, E., Salomon, R., Desche'nes, G., Kone-Paut, I., et al. (2005). Initial presentation of childhood-onset systemic lupus erythematosus: A French multicenter study. *Journal of Pediatrics, 146*, 648–653.

Baxter Healthcare Corporation. (2006). *Primary immunodeficiency (e-textbook)*. Accessed 4/29/06 at www.immunedisease.com/US/hcp/etextbook/index.html.

Berrien, V. M., Salazar, J. C., Reynolds, E., & McKay, K. (2004). Adherence to antiretroviral therapy in HIV-infected pediatric patients improves with home-based intensive nursing intervention. *AIDS Patient Care and STDs, 18*(6), 355–363.

Binkley, H. M., Schroyer, T., & Catalfano, J. (2003). Latex allergies: a review of recognition, evaluation, management, prevention, education, and alternative product use. *Journal of Athletic Training, 38*(2), 133–140.

Bonilla, F. A., & Geha, R. S. (2003). Primary immunodeficiency disease. *Journal of Allergy and Clinical Immunology, 111*(2), S571–S581.

Buckley, R. H. (2006). Combined immunodeficiency diseases. In J. A. McMillan (Ed.), *Oski's pediatrics: Principles and practice* (4th ed.). Philadelphia: Lippincott Williams & Wilkins.

Burks, W. (2001). Diagnosing pediatric food allergies. *Pediatric Basics, 95*, 2–13.

Camm, J. (2005). Allergic reaction. *Community Practitioner, 78*(7), 234–235.

Casale, T. B., & Stokes, J. R. (2006). Urticaria and angioedema. In J. A. McMillan (Ed.), *Oski's pediatrics: Principles and practice* (4th ed.). Philadelphia: Lippincott Williams & Wilkins.

Cassidy, J. T. (2006). Rheumatic diseases of childhood. In J. A. McMillan (Ed.), *Oski's pediatrics: Principles and practice* (4th ed.). Philadelphia: Lippincott Williams & Wilkins.

Centers for Disease Control & Prevention (1994). *1994 Revised classification system for human immunodeficiency virus infection in children less than 13 years of age* [electronic version]. Available at www.cdc.gov/mmwr/preview/mmwrhtml/00032890.htm.

Chamberlain, J. (2006). Preventing food allergies in children: Some effective measures, but many unknown. *Infectious Diseases in Children, 19*(2), 72.

Champi, C. (2002). Primary immunodeficiency disorders in children: Prompt diagnosis can lead to lifesaving treatment. *Journal of Pediatric Health Care, 16*(1), 16–21.

Chiappini, E., Galli, L., Gabiano, C., Tovo, P., & de Martino, M. (2006). Early triple therapy vs. mono or dual therapy for children with perinatal HIV infection. *Journal of the American Medical Association, 295*(6), 626–628.

Chiriboga, C. A., Fleishman, J. S., Champion, S., Gaye-Robinson, L., & Abrams, E. J. (2005). Incidence and prevalence of HIV encephalopathy in children with HIV infection receiving highly active antiretroviral therapy (HAART). *Journal of Pediatrics*, 402–407.

Clark, A. T., & Ewan, P. W. (2003). Food allergy in childhood. *Archives of Disease in Childhood, 88*(1), 79–81.

Coleman, M., Toledo, C., & Wallinga, C. (2000). Stress responses of child care providers to classroom activities and childhood behaviors involving HIV/AIDS. *Journal of Pediatric Nursing, 15*(6), 356–363.

Collura, J. M., & Kraus, D. M. (2000). New pediatric antiretroviral agents. *Journal of Pediatric Health Care, 14*(4), 183–192.

Connelly, T. W. (2005). Family functioning and hope in children with juvenile rheumatoid arthritis. *Maternal Child Nursing, 30*(4), 245–250.

Crow, M. E. (1995). Intravenous immune globulin for prevention of bacterial infections in pediatric AIDS patients. *American Journal of Health-System Pharmacy, 52*(8), 803–811.

Dall'Era, M., & Davis, J. (2003). Systemic lupus erythematosus. *Postgraduate Medicine, 114*(5), 31–40.

Domek, G. J. (2006). Social consequences of antiretroviral therapy: Preparing for the unexpected futures of HIV-positive children. *Lancet, 367*, 1367–1369.

Dominguez, K. L. (2006). Prophylaxis for exposure to human immunodeficiency virus. In J. A. McMillan (Ed.), *Oski's pediatrics: Principles and practice* (4th ed.). Philadelphia: Lippincott Williams & Wilkins.

Dreskin, S. C. (2005). *Anaphylaxis*. Retrieved April 22, 2007 from http://www.emedicine.com/med/topic128.htm.

Dupuis-Girod, S., Medioni, J., Haddad, E., Quartier, P., Cavazzana-Calvo, M., Le Deist, F., et al. (2003). Autoimmunity in Wiskott-Aldrich syndrome: Risk factors, clinical features, and outcome in a single-center cohort of 55 patients. *Pediatrics, 111*(5), e622–e626.

Ellaurie, M. (2004). Thrombocytosis in pediatric HIV infection. *Clinical Pediatrics, 43*(7), 627–629.

Ellis, A. K., & Day, J. H. (2003). Diagnosis and management of anaphylaxis. *Journal of the Canadian Medical Association, 169*(4), 307–312.

Farland, E. J. (2005). Human immunodeficiency virus infection. In W. W. Hay, M. J. Levin, J. M. Sondheimer, & R. R. Deterding (Eds.), *Current pediatric diagnosis & treatment* (17th ed.). New York: McGraw-Hill.

Fletcher-Jantzen, E., & Reynolds, C. R. (2003). *Childhood disorders: Diagnostic desk reference*. Hoboken, NJ: John Wiley and Sons.

Frost, D. W., & Chalin, C. G. (2005). The effect of income on anaphylaxis preparation and management plans in Toronto primary schools. *Canadian Journal of Public Health, 96*(4), 250–253.

Gelfand, E. W. (2005). Critical decisions in selecting an intravenous immunoglobulin product. *Journal of Infusion Nursing, 28*(6), 366–374.

Gerson, A. C., Joyner, M., Fosarelli, P., Butz, A., Wissow, L., Lee, S., et al. (2001). Disclosure of HIV diagnosis to children: When, where, why, and how. *Journal of Pediatric Health Care, 15*(4), 161–167.

Gottlieb, B. S., & Ilowite, N. T. (2000). Meeting the challenge of rheumatologic diseases in teens. *Contemporary Pediatrics* [electronic version]. Available at www.contemporarypediatrics.com.

Guay, L. A., & Ruff, A. J. (2001). HIV and infant feeding: An ongoing challenge. *Journal of the American Medical Association, 286*(19), 2462–2464.

Hashkes, P. J., & Laxer, R. M. (2005). Medical treatment of juvenile idiopathic arthritis. *Journal of the American Medical Association, 294*, 1671–1684.

Hayward, A. R. (2005). Immunodeficiency. In W. W. Hay, M. J. Levin, J. M. Sondheimer, & R. R. Deterding (Eds.), *Current pediatric diagnosis & treatment* (17th ed.). New York: McGraw-Hill.

Health Resources and Services Administration, The HIV/AIDS Bureau. (2006). *Ryan White CARE Act*. Washington, DC: United States Department of Health and Human Services. Accessed 4/29/06.

Hollister, J. R. (2005). Rheumatic diseases. In W. W. Hay, M. J. Levin, J. M. Sondheimer, & R. R. Deterding (Eds.), *Current pediatric diagnosis & treatment* (17th ed.) New York: McGraw-Hill.

Houck, J. (2005). HIV disease and AIDS. In S. M. Nettina (Ed.), *Lippincott manual of nursing practice*. Philadelphia: Lippincott Williams & Wilkins.

Hughes, W. T., Dankner, W. M., Yogev, R., Huange, S., Paul, M. E., Flores, M. S., et al. (2005). Comparison of atovaquone and azithromycin with trimethoprim-sulfamethoxazole for the prevention of serious bacterial infections in children with HIV infection. *Clinical Infectious Diseases, 40*, 136–145.

Ilowite, N. (2002). Current treatment of juvenile rheumatoid arthritis. *Pediatrics, 109*(1), 109–115.

Immune Deficiency Foundation. (2003). *The clinical presentation of the primary immunodeficiency diseases (physician's primer)*. Retrieved 3/12/06 from http://www.primaryimmune.org/pubs/book_phys/phys_p01.htm.

Immune Deficiency Foundation. (2005). *IDF patient and family handbook for the primary immune deficiency diseases* (3rd ed.). Retrieved 3/12/06 from http://www.primaryimmune.org/pubs/book_pats/book_pats.htm.

Ivey, J., & Corley, B. (2003). Pediatric management problems. *Pediatric Nursing, 29*(5), 370–371.

Jackson, P. L. (2002). Peanut allergy: An increasing health risk for children. *Pediatric Nursing, 28*(5), 496–498, 504.

Jones, K., & Walsek, C. (2005). Pediatric immunologic disorders. In S. M. Nettina (Ed.), *Lippincott manual of nursing practice*. Philadelphia: Lippincott Williams & Wilkins.

Khoury, M., & Kovacs, A. (2001). Pediatric HIV infection. *Clinical Obstetrics and Gynecology, 44*(2), 243–275.

King, S. M. (2004). Evaluation and treatment of the human immunodeficiency virus-1-exposed infant. *Pediatrics, 114*(2), 497–505.

Klunklin, P., & Harrigan, R. C. (2002). Child-rearing practices of primary caregivers of HIV-infected children: An integrative review of the literature. *Journal of Pediatric Nursing, 17*(4), 289–296.

Kuska, B. (2000). Wiskott-Aldrich syndrome: Molecular pieces slide into place. *Journal of the National Cancer Institute, 92*(1), 9–11.

Labyak, S. E., Bourguignon, C., & Docherty, S. (July/August 2003). Sleep quality in children with juvenile rheumatoid arthritis. *Holistic Nursing Journal*, 193–200.

Laffort, C., Le Deist, F., Favre, M., Caillat-Zucman, S., Radfore-Weiss, I., Debre, M., et al. (2004). Severe cutaneous papillomavirus disease after haemopoietic stem-cell transplantation. *Lancet, 363*, 2051–2054.

Lederman, H. M. (2006). Primary immunodeficiency diseases. In J. A. McMillan (Ed.), *Oski's pediatrics: Principles and practice* (4th ed.). Philadelphia: Lippincott Williams & Wilkins.

Lederman, H. M. (2006). Disorders of humoral immunity. In J. A. McMillan (Ed.), *Oski's pediatrics: Principles and practice* (4th ed.). Philadelphia: Lippincott Williams & Wilkins.

Lederman, H. M. (2006). The immune system. In J. A. McMillan (Ed.), *Oski's pediatrics: Principles and practice* (4th ed.). Philadelphia: Lippincott Williams & Wilkins.

Lee, G. M., Gortmaker, S. L., McIntosh, K., Hughes, M. D., Oleske, J. M., & Pediatric AIDS Clinical Trials Group Protocol 219C Team. (2006). Quality of life for children and adolescents: Impact of HIV infection and antiretroviral treatment. *Pediatrics, 117*(2), 273–283.

Levin, M. J., Gershon, A. A., Weinberg, A., Blanchard, S., Nowak, B., Palumbo, P., Chan, C. Y., & the AIDS Clinical Trials Group 265 Team. (2001). Immunization of HIV-infected children with varicella vaccine. *Journal of Pediatrics, 139*(2), 305–310.

Lynch, D. A., Krantz, S., Russell, J. M., Hornberger, L. L., & Van Ness, C. J. (2000). HIV infection: A retrospective analysis of adolescent high-risk behaviors. *Journal of Pediatric Health Care, 14*(1), 20–25.

Macdougall, C., Cant, A., & Colver, A. (2002). How dangerous is food allergy in childhood? The incidence of severe and fatal allergic reactions across the United Kingdom and Ireland. *Archives of Diseases of Childhood, 86*, 236–239.

McIntyre, C. L., Sheetz, A. H., Carroll, C. R., & Young, M. C. (2005). Administration of epinephrine for life-threatening allergic reactions in school settings. *Pediatrics, 116*(5), 1134–1140.

McKinney, R. E. (2006). Antiretroviral therapy in pediatric acquired immunodeficiency syndrome. In J. A. McMillan (Ed.), *Oski's pediatrics: Principles and practice* (4th ed.). Philadelphia: Lippincott Williams & Wilkins.

Meier, E. (2003). The growth of AIDS orphans and policy solutions. *Pediatric Nursing, 29*(1), 75–76.

Miller-Hoover, S. (2005). Juvenile idiopathic arthritis: Why do I have to hurt so much? *Journal of Infusion Nursing, 28*(6), 385–391.

Mofensen, L. M. (2002). U.S. public health service task force recommendations for use of antiretroviral drugs in pregnant HIV-1 infected women for maternal health and interventions to reduce perinatal HIV-1 transmission in the United States. *Morbidity and Mortality Weekly Report, 51*, RR-18, 1–43.

Morantz, C., & Torrey, B. (2004). Treatment of infants with HIV-1 infection. *American Family Physician, 70*(6), 1171–1172.

Morrison-Beedy, D., Nelson, L. E., & Volpe, E. (2005). HIV risk behaviors and testing rates in adolescent girls: Evidence to guide clinical practice. *Pediatric Nursing, 31*(6), 508–512.

Moylett, E. H., & Shearer, W. T. (2002). Diagnosis of human immunodeficiency virus infection in children. *Pediatric Asthma, Allergy & Immunology, 15*(3), 125–131.

Moylett, E. H., & Shearer, W. T. (2006). Pediatric human immunodeficiency virus infection. In J. A. McMillan (Ed.), *Oski's pediatrics: Principles and practice* (4th ed.). Philadelphia: Lippincott Williams & Wilkins.

Munoz-Furlong, A. (2003). Daily coping strategies for patients and their families. *Pediatrics, 111*(6), 1654–1661.

Muraro, A., Dreborg, S., Halken, S., Host, A., Niggemann, B., Aalberse, R., et al. (2004). Dietary prevention of allergic diseases in infants and small children, part III: Critical review of published peer-reviewed observational and interventional studies and final recommendations. *Pediatric Allergy and Immunology, 15*, 291–307.

Murphy, E., Martin, S., & Patterson, J. V. (2005). Developing practice guidelines for the administration of intravenous immuno-globulin. *Journal of Infusion Nursing, 28*(4), 265–272.

National Association of Pediatric Nurse Practitioners. (2001). Position Statement: Pediatric HIV disease. *Journal of Pediatric Health Care, 15*(1), 24a.

National Institute of Child Health and Human Development, National Institute of Health, Department of Health and Human Services. (1999). *Primary immunodeficiency (99-4149)*. Washington, DC: U.S. Government Printing Office.

Nehring, W. M., Lashley, F. R., & Malm, K. (2000). Disclosing the diagnosis of pediatric HIV infection: Mothers' views. *Journal of the Society of Pediatric Nurses, 5*(1), 5–14.

Otto, S. E. (2003). Understanding the immune system: Overview for infusion assessment. *Journal of Infusion Nursing, 26*(2), 79–85.

Pagana, K. D., & Pagana, T. J. (2002). *Mosby's manual of diagnostic and laboratory tests* (2nd ed.). St. Louis: Mosby.

Patel, S. J., & Lundy, D. C. (2002). Ocular manifestations of autoimmune disease. *American Family Physician, 66*, 991–998.

Patrick, C. C. (2006). Opportunistic infections in the compromised host. In J. A. McMillan (Ed.), *Oski's pediatrics: Principles and practice* (4th ed.). Philadelphia: Lippincott Williams & Wilkins.

Petry, L., Mathur, A., & Kamat, D. M. (2004). Immunodeficiency disorders: What should primary care providers know? *Consultant for Pediatricians, 3*(5), 228–232.

Roberts, G., Patel, N., Levi-Schaffer, F., Habibi, P., & Lack, G. (2003). Food allergy as a risk factor for life-threatening asthma in childhood: A case-controlled study. *Journal of Allergy and Clinical Immunology, 112*(1), 168–174.

Sampson, H. A. (2002). Peanut allergy. *New England Journal of Medicine, 346*(17), 1294–1299.

Sampson, H. A. (2003). Anaphylaxis and emergency treatment. *Pediatrics, 111*(6), 1601–1908.

Sampson, H. A. (2006). Food allergies. In J. A. McMillan (Ed.), *Oski's pediatrics: Principles and practice* (4th ed.). Philadelphia: Lippincott Williams & Wilkins.

Sampson, H. A., & Eggleston, P. A. (2006). General considerations of allergies in childhood. In J. A. McMillan (Ed.), *Oski's pediatrics: Principles and practice* (4th ed.). Philadelphia: Lippincott Williams & Wilkins.

Shah, I. (2005). Age-related clinical manifestations of HIV infection in Indian children. *Journal of Tropical Pediatrics, 51*(5), 300–303.

Sicherer, S. H., Munoz-Furlong, A., Murphy, R., Wood, R. A., & Sampson, H. A. (2003). Symposium: Pediatric food allergy. *Pediatrics, 111*(6), 1591–1594.

Sicherer, S., Noone, S., & Munoz-Furlong, A. (2001). The impact of childhood food allergy on quality of life. *Annals of Allergy and Immunology, 87*, 461–464.

Simmons, F. E. R., Gu, S., Silver, N. A., & Simons, K. J. (2002) Epipen Jr versus Epipen in young children weighing 15 to 30 kg at risk for anaphylaxis. *Journal of Allergy and Clinical Immunology, 109*, 171–175.

Skoda-Smith, S., & Barrett, D. B. (2000). When earaches and sore throats are more than a pain in the neck. *Contemporary Pediatrics* [electronic version]. Available at www.contemporarypediatrics.com.

Stringer, J. R., Beard, C. B., Miller, R. F., & Wakefield, A. E. (2002). A new name (*Pneumocystis jiroveci*) for Pneumocystis from humans. *Emerging Infectious Diseases, 8*(9), 891–896.

Sullivan, J. L., & Luzuriaga, K. (2001). Editorial: The changing face of pediatric HIV-1 infection. *New England Journal of Medicine, 345*(21), 1568–1569.

Symmons, D. (2005). Juvenile idiopathic arthritis: Issues of definition and causation. *International Journal of Epidemiology, 34*, 671–672.

Taketokmo, C. K., Hodding, J. H., & Kraus, D. M. (2004). *Lexi-comp's pediatric dosage handbook* (11th ed.). Hudson, OH: Lexi-comp.

Tang, A. W. (2003). A practical guide to anaphylaxis. *American Family Physician, 68*(7), 1325–1332.

Tani, M., Nagase, M., & Nishiyama, T. (2002). The effects of long-term herbal treatment for pediatric AIDS. *American Journal of Chinese Medicine, 30*(1), 51–64.

Tretheway, P. (2004). Systemic lupus erythematosus. *Dimensions in Critical Care Nursing, 23*(3), 111–115.

UNICEF. (2004). *The state of the world's children 2005: Childhood under threat*. New York: The United Nations Children's Fund.

UNICEF. (2005). *The state of the world's children 2006: Excluded and invisible*. New York: The United Nations Children's Fund.

United States House of Representatives. (2004). *Public Law No. 108-377 Asthmatic Schoolchildren's Treatment and Health Management Act of 2004*. Washington, DC: Library of Congress. Accessed 5/3/06 at http://frwebgate.access.gpo.gov/cgi-bin/getdoc.cgi?dbname=108_cong_public_laws&docid=f:publ377.108.pdf.

Vadas, P. (2003). Food allergens and anaphylaxis. *Canadian Journal of Dietetic Practice and Research, 64*(2), insert.

Watson, D. C., & Counts, D. R. (October, 2004). Growth hormone deficiency in HIV-infected children following successful treatment with highly active antiretroviral therapy. *Journal of Pediatrics*, 549–551.

Watura, J. C. (2002). Nut allergy in schoolchildren: A survey of schools in the Severn NHS trust. *Archives of Diseases of Childhood, 86*, 240–244.

Weglarz, M., & Boland, M. (2005). Family-centered nursing care of the perinatally infected mother and child living with HIV infection. *Journal for Specialists in Pediatric Nursing, 10*(4), 161–170.

Working Group on Antitetroviral Therapy and Medical Management of HIV-Infected Children. (2005). *Guidelines for the use of antiretroviral agents in pediatric HIV infection* [electronic version]. Available at http://aidsinfo.nih.gov/.

Zingernagel, R. M. (2001). Maternal antibodies, childhood infections, and autoimmune diseases. *New England Journal of Medicine, 345*(18), 1331–1335.

Websites

http://aidsinfo.nih.gov/ U.S. Department of Health and Human Services offers information on HIV/AIDS treatment, prevention, and research

www.aaaai.org American Academy of Allergy, Asthma, & Immunology

www.aafa.org Asthma & Allergy Foundation of America

www.aanma.org Allergy & Asthma Network Mothers of Asthmatics

www.anaphylaxis.org Anaphylaxis Canada

www.arthritis.org Arthritis Foundation—education, research, resources for patients, local chapters, and a juvenile arthritis division: American Juvenile Arthritis Organization

www.carragroup.info/ Childhood Arthritis & Rheumatology Research Alliance

www.cdcnpin.org/ Centers for Disease Control's National Prevention and Information Network

www.cincinnatichildrens.org/Research/Divisions/Rheumatology/default.htm coordinating center for the Pediatric Rheumatology Collaborative Research Group (PRCRG)—research and clinical trials

www.csaci.medical.org Canadian Society of Allergy and Clinical Immunology

www.eatright.org American Dietetic Association

www.foodallergy.org Food Allergy & Anaphylaxis Network—focuses on education, advocacy, research, and awareness

www.hivpositive.com/f-Nutrition/f-3-PediatricNeut/n-Zafonte.html nutrition in pediatric HIV infection

www.info4pi.org National Primary Immunodeficiency Research Center—increasing public awareness

www.jmfworld.org Jeffery Modell Foundation—dedicated to research, physician and patient education, patient support, and public awareness

www.lupusalliance.org Lupus Alliance of America—support, education, and resources for lupus patients

www.lupus.org Lupus Foundation of America—support, education, resources for lupus patients, local support chapters

www.medicalert.org MedicAlert Foundation

www.niams.nih.gov/index.htm National Institute of Arthritis and Musculoskeletal and Skin Diseases through the National Institutes of Health—health information, research, and training

www.pedsaids.org Elizabeth Glaser Pediatric AIDS Foundation—resources for HIV-infected children and their families

www.primaryimmune.org Immune Deficiency Foundation—a national organization dedicated to research, education, and advocacy for the primary immune deficiency diseases; has patient and family resources

www.rheumatology.org American College of Rheumatology—educational materials, guidelines, and referrals

www.scid.net education, support, resources on severe combined immunodeficiency

www.thebody.com/ complete HIV/AIDS resource

www.vachss.com/help_text/hiv_aids_ped.html pediatric HIV infection and AIDS resources

www.womenchildrenhiv.org/ resources for prevention and treatment of HIV infection

Exercícios sobre o *capítulo*

Questões de múltipla escolha

1. A enfermeira está cuidando de uma criança de 6 anos com artrite idiopática juvenil. A mãe diz que tem dificuldade de tirar a filha da cama pela manhã e acredita que esse comportamento se deva ao desejo da filha de não ir à escola. Qual é a melhor orientação que a enfermeira pode dar?

a. Encaminhe a criança a um psicólogo para avaliar se a fobia à escola está associada à doença crônica.
b. Dê um banho quente todas as manhãs, antes de ir para a escola.
c. Administre à criança os AINE prescritos 30 min antes de ela se levantar da cama.
d. Deixe a criança ficar na cama algumas manhãs, se ela quiser.

2. Uma jovem de 14 anos com lúpus eritematoso sistêmico quer saber como cuidar da sua pele. Que orientação a enfermeira deve dar a essa adolescente?

a. A exposição solar cuidadosa dará à sua pele uma coloração atraente.
b. Não é necessário qualquer cuidado especial com a pele.
c. Aplique filtro solar diariamente para evitar erupções.
d. Aplique maquiagem para camuflar a erupção em asa de borboleta na face.

3. A mãe de uma criança com hipogamaglobulinemia relata que o filho teve febre e calafrios brandos durante a infusão de gamaglobulina intravenosa no último mês. Ela quer saber que outro tipo de tratamento pode estar disponível. Qual é a melhor resposta da enfermeira?

a. A administração de paracetamol ou difenidramina antes da próxima infusão poderá reduzir a incidência de febre ou calafrios.
b. A administração de gamaglobulina intramuscular é recomendável para evitar reação.
c. Converse com o médico sobre outros medicamentos que possam ser usados para reforçar o nível sanguíneo das gamaglobulinas.
d. Se a criança não estiver desenvolvendo infecções frequentes, as infusões IV poderão não ser necessárias.

4. Um lactente de 4 meses nascido de uma mãe HIV-positiva está sendo transferido para um lar provisório porque a mãe está muito doente e não pode cuidar dele. A mãe adotiva quer saber se o lactente também está infectado. Qual é a melhor resposta da enfermeira?

a. "É muito cedo para saber; precisamos esperar até que o lactente apresente sintomas."
b. "Como a mãe está muito doente, é provável que a criança também esteja infectada pelo HIV."
c. "O teste ELISA foi positivo; portanto, não restam dúvidas de que a criança está infectada."
d. "O teste de RPC foi positivo; isto indica infecção pelo HIV, que pode ou não progredir para AIDS."

5. Uma mãe recebeu orientações para evitar os alergênios do trigo e da soja. Qual resposta da mãe pode indicar a necessidade de mais orientações?

a. "Não vou dar ao meu filho qualquer tipo de pão feito com farinha de trigo."
b. "Vou deixar meu filho comer massas de semolina, que ele adora."
c. "Não vou dar ao meu filho bolos feitos com proteína de soja."
d. "Vou ler o rótulo dos alimentos para me certificar de que estou evitando trigo e soja."

Exercícios de raciocínio crítico

1. Elabore um plano de ensino para a alta de uma adolescente de 14 anos com lúpus eritematoso sistêmico, que deverá utilizar corticosteroide por longo tempo.
2. Desenvolva um plano de estimulação do desenvolvimento para uma criança de 22 meses com infecção pelo HIV, encefalopatia e atraso do desenvolvimento (nível de uma criança de 9 meses).
3. Elabore um plano de cuidados de enfermagem apropriados a um lactente submetido a transplante de medula óssea para tratar imunodeficiência combinada grave.
4. Desenvolva uma lista priorizada de diagnósticos de enfermagem para uma criança com infecção pelo HIV, candidíase, déficit de crescimento e pneumonia e que precisa receber oxigênio.
5. A enfermeira avalia uma criança com infecções repetidas. Além das informações quanto ao início dos sintomas e aos antecedentes que levaram ao episódio atual, que outras informações a enfermeira deve buscar durante a obtenção da história?

Atividades de estudo

1. No contexto da prática clínica, compare o crescimento e o desenvolvimento de duas crianças da mesma idade, a primeira infectada pelo HIV e a segunda saudável.
2. Visite uma clínica ambulatorial que preste cuidados a crianças infectadas pelo HIV. Observe o médico ou a enfermeira durante as visitas e presencie uma reunião de planejamento multidisciplinar. Defina o papel da enfermeira no fornecimento de orientações à família, na coordenação da assistência e nos encaminhamentos.
3. Faça uma pesquisa para encontrar materiais educativos disponíveis para crianças e suas famílias sobre imunodeficiências, distúrbios autoimunes ou alergias.
4. Analise as normas da sua instituição clínica quanto a alergia ao látex, produtos alternativos disponíveis na instituição e como conseguir esses produtos para uma criança que tenha alergia ao látex. Faça uma apresentação dos seus resultados em seu grupo clínico.

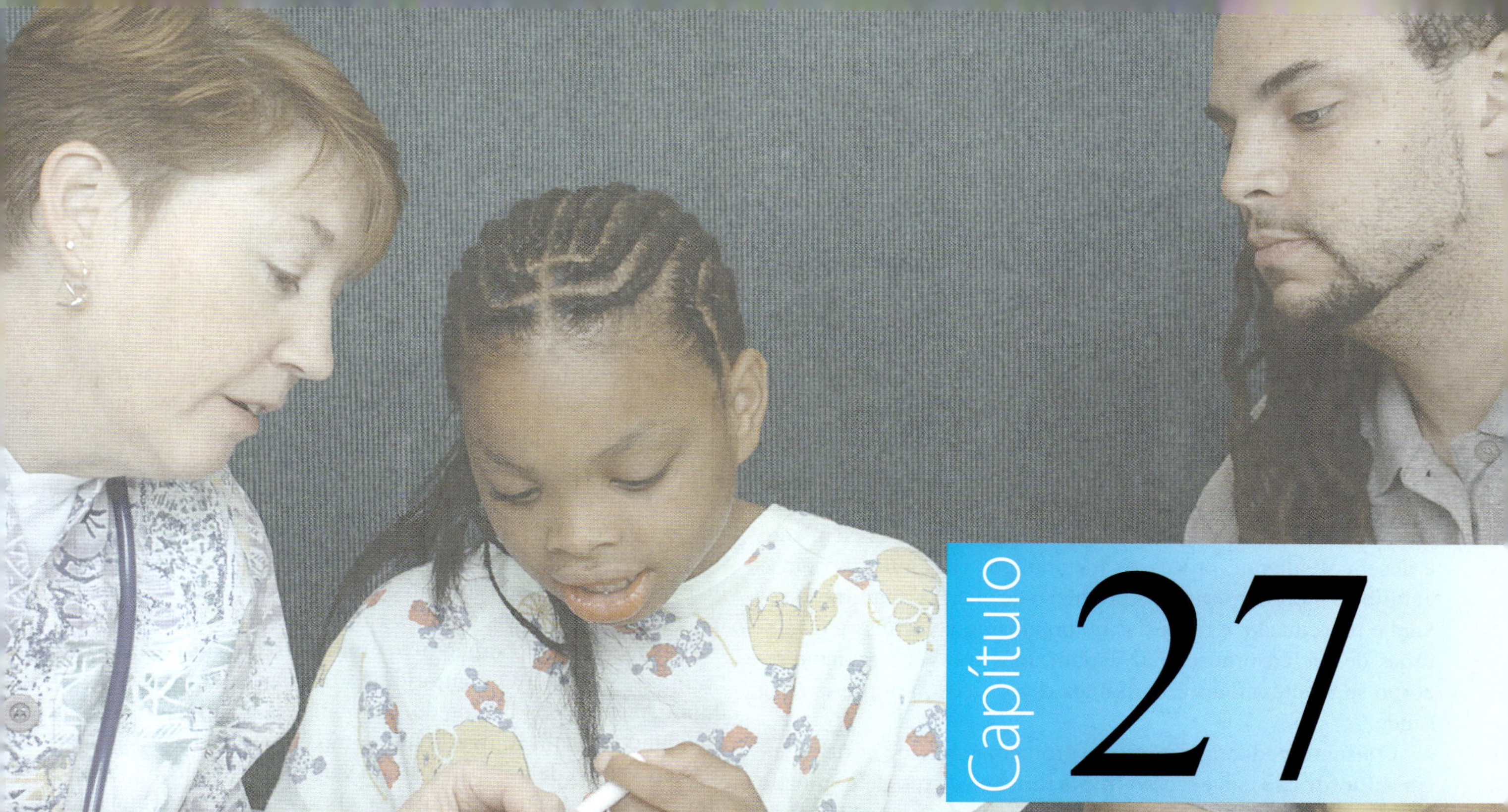

Capítulo 27

Cuidados de Enfermagem para a Criança com Distúrbio Endócrino

Palavras-chave

Adrenarca
Atraso constitucional
Bócio
Células beta
Cetoacidose
Cetoacidose diabética
Cetonas
Exoftalmia
Glândula
Glicose
Gônadas
Hemoglobina glicosilada
Hiperfunção/hipersecreção
Hipofunção/hipossecreção
Hirsutismo
Hormônio
Menarca
Polidipsia
Polifagia
Poliúria
Respiração de Kussmaul
Tetania

Objetivos da aprendizagem

Concluída a leitura deste capítulo, o leitor deverá ser capaz de:

1. Descrever os componentes e as funções principais do sistema endócrino da criança.
2. Descrever as diferenças anatômicas e fisiológicas entre os sistemas endócrinos de crianças e adultos.
3. Reconhecer os componentes essenciais da avaliação, os procedimentos diagnósticos atuais e os exames laboratoriais associados ao diagnóstico de distúrbios endócrinos em crianças.
4. Conhecer os medicamentos e as modalidades terapêuticas utilizados comumente como paliativos dos distúrbios endócrinos em crianças.
5. Diferençar distúrbios específicos do sistema endócrino de crianças.
6. Relacionar as manifestações clínicas dos distúrbios específicos do sistema endócrino infantil com os diagnósticos de enfermagem pertinentes.
7. Definir os resultados esperados, os critérios de reavaliação e as intervenções de enfermagem para a criança com distúrbios específicos do sistema endócrino.
8. Elaborar planos de orientação para a criança e a família da criança com distúrbio endócrino.

REFLEXÃO *Os distúrbios endócrinos em crianças frequentemente escapam ao radar médico.*

Carlos Rodriguez, de 12 anos, foi atendido hoje no consultório com queixa de fraqueza, fadiga, visão embaçada e cefaleia. A mãe afirma que "a professora do Carlos notou alterações de humor e está preocupada com seu comportamento na escola. Meu filho sempre foi um bom menino. Não estou certa quanto ao que está acontecendo."

O sistema endócrino é formado por várias **glândulas**, tecidos ou grupos de células que produzem e secretam hormônios. Os **hormônios** são mensageiros químicos que estimulam e/ou regulam as ações dos outros tecidos ou órgãos, ou de outras glândulas endócrinas que têm receptores específicos para um hormônio. Em combinação com o sistema nervoso, o sistema endócrino influencia todos os efeitos fisiológicos como crescimento e desenvolvimento, processos metabólicos relacionados com o equilíbrio hidreletrolítico e a produção de energia, maturação sexual e reprodução, e respostas do organismo ao estresse. Os padrões de secreção hormonal variam, mas o nível circulante no corpo se mantém dentro de limites específicos para preservar a saúde.

O sistema endócrino apresenta problemas quando há deficiência (**hipofunção**) ou excesso (**hiperfunção**) de um determinado hormônio. Nas crianças, as condições endócrinas geralmente se desenvolvem insidiosamente e resultam da produção insuficiente de hormônios. Se o problema não for diagnosticado e tratado precocemente, o resultado podem ser atrasos do crescimento e do desenvolvimento, déficits cognitivos ou morte. Em geral, o tratamento consiste em corrigir a causa subjacente da disfunção, inclusive ressecção cirúrgica de um tumor, suplementação dos hormônios deficientes ou ajuste dos níveis dos hormônios específicos. Isso possibilita que a maioria das crianças tenha vida normal.

Variações da anatomia e da fisiologia

Os órgãos ou os tecidos do sistema endócrino consistem em hipotálamo, hipófise, glândulas tireoide, paratireoides e suprarrenais, **gônadas** e ilhotas de Langerhans localizadas no pâncreas. A Figura 27.1 ilustra a localização dos órgãos ou dos tecidos que fazem parte desse sistema. Em geral, a maioria das glândulas endócrinas começa a desenvolver-se no primeiro trimestre de gestação, mas seu desenvolvimento não está concluído quando a criança nasce. Portanto, o controle hormonal pleno não é possível nos primeiros anos de vida e o lactente não consegue equilibrar adequadamente a concentração dos líquidos, dos eletrólitos, dos aminoácidos, da **glicose** e dos oligoelementos.

Produção e secreção dos hormônios

O eixo hipotalâmico-hipofisário produz alguns hormônios que estimulam e inibem os hormônios que regulam as funções de muitas outras glândulas endócrinas, inclusive a tireoide, as suprarrenais e as gônadas masculinas e femininas. Algumas glândulas regulam suas funções em conjunto com o sistema nervoso, inclusive as ilhotas de Langerhans do pâncreas e as glândulas paratireoides. Muitas outras células do corpo secretam hormônios, inclusive a glândula pineal, as células epiteliais esparsas pelo trato gastrintestinal e o timo. Os distúrbios associados a essas outras células e à disfunção das gônadas estão descritos em outros capítulos deste livro.

A Figura 27.1 ilustra as principais glândulas, os hormônios por elas produzidos e os efeitos de cada hormônio na célula, no tecido ou no órgão-alvo. O processo de produção e secreção dos hormônios baseia-se no princípio do controle por *feedback*. Uma glândula produz um hormônio que afeta outra glândula endócrina. Quando o efeito fisiológico é alcançado, essa última glândula (conhecida como órgão-alvo) inibe a secreção adicional do hormônio original. O contrário ocorre quando a primeira glândula detecta níveis baixos do hormônio da glândula-alvo. Se a glândula original não liberar hormônio em quantidades suficientes, o processo de inibição é bloqueado, a fim de que a glândula aumente a produção do hormônio. Os sistemas endócrino e nervoso trabalham em estreita colaboração para manter o ambiente interno ideal do corpo, conhecido como homeostase.

Tratamentos clínicos comuns

Basicamente, o tratamento dos distúrbios endócrinos consiste em reduzir a produção hormonal (nos casos de hipersecreção) ou repor os hormônios deficientes (nos casos de hipofunção). A primeira etapa do tratamento de muitos desses distúrbios é a triagem dos problemas potenciais, principalmente quando há padrões familiares. Como o funcionamento adequado do sistema endócrino é fundamental para o crescimento e o desenvolvimento, o crescimento das crianças é afetado pela disfunção endócrina e a falta de tratamento pode causar retardamento mental. Em geral, o tratamento precoce está associado a um prognóstico mais favorável e à prevenção de problemas a longo prazo. A etapa seguinte do tratamento consiste em definir as causas responsáveis pela disfunção (p. ex., um tumor ou foco de proliferação que precise ser retirado cirurgicamente ou irradiado). A administração de hormônio suplementar às crianças com hipofunção geralmente é eficaz, bem como a utilização de substâncias inibidoras nos casos de hiperfunção.

A tabela Tratamentos clínicos comuns 27.1 descreve os tratamentos comumente utilizados em crianças com distúrbios endócrinos. Essa tabela explica as indicações de cada tratamento e também as implicações de enfermagem pertinentes. Os avanços da tecnologia e dos nossos conhecimentos sobre biologia molecular ampliaram nosso entendimento desses distúrbios e das medidas necessárias para evitá-los ou melhorar a qualidade de vida das crianças acometidas. Esses avanços são fundamentais, porque todo o organismo é influenciado pelo sistema endócrino.

O Guia farmacológico 27.1 descreve os medicamentos mais comumente utilizados para tratar os distúrbios endócrinos. Essa tabela explica as ações e as indicações de cada medicamento e também as implicações de enfermagem pertinentes. Muitos dos

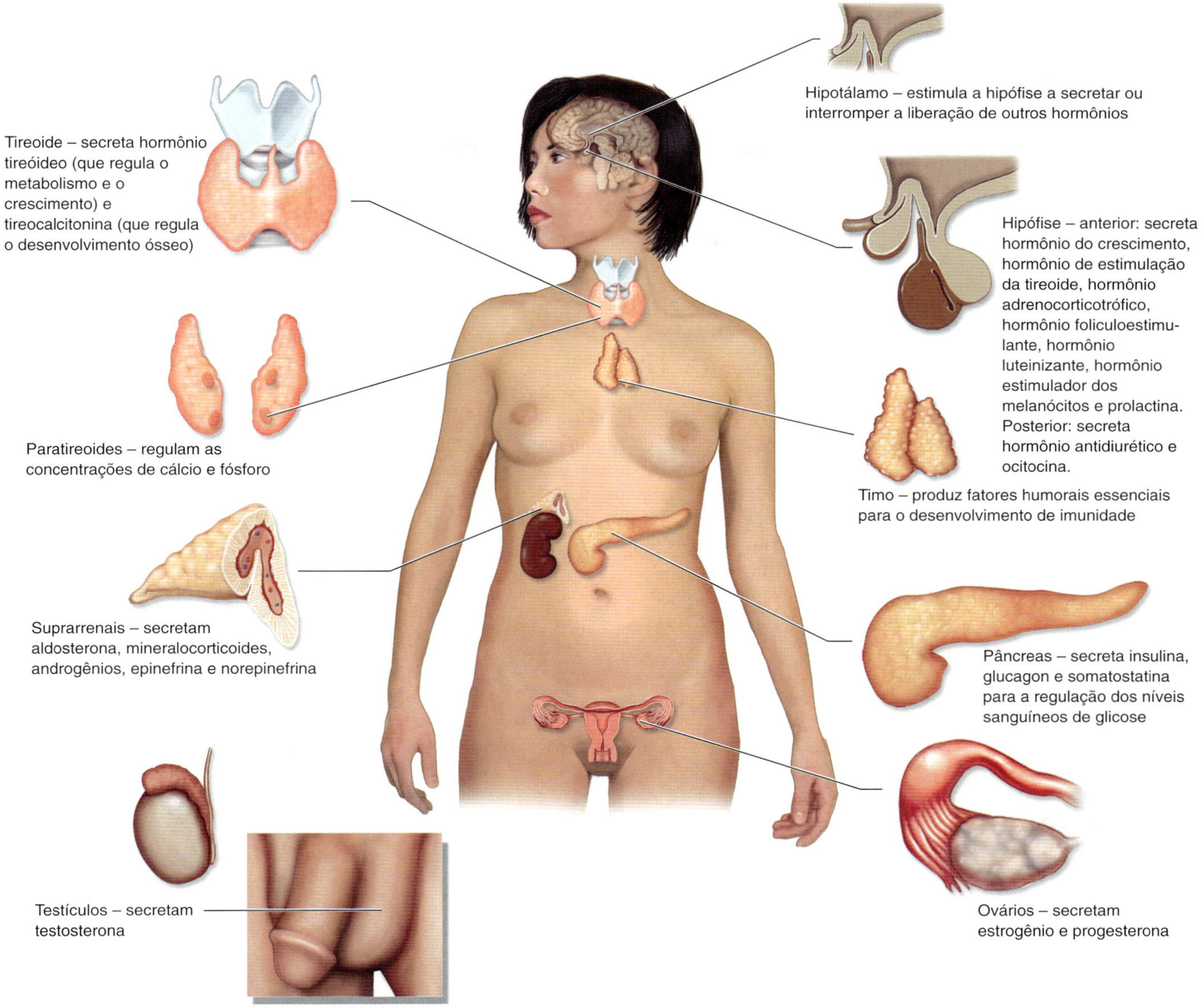
Hipotálamo – estimula a hipófise a secretar ou interromper a liberação de outros hormônios
Tireoide – secreta hormônio tireóideo (que regula o metabolismo e o crescimento) e tireocalcitonina (que regula o desenvolvimento ósseo)
Hipófise – anterior: secreta hormônio do crescimento, hormônio de estimulação da tireoide, hormônio adrenocorticotrófico, hormônio foliculoestimulante, hormônio luteinizante, hormônio estimulador dos melanócitos e prolactina. Posterior: secreta hormônio antidiurético e ocitocina.
Paratireoides – regulam as concentrações de cálcio e fósforo
Timo – produz fatores humorais essenciais para o desenvolvimento de imunidade
Suprarrenais – secretam aldosterona, mineralocorticoides, androgênios, epinefrina e norepinefrina
Pâncreas – secreta insulina, glucagon e somatostatina para a regulação dos níveis sanguíneos de glicose
Testículos – secretam testosterona
Ovários – secretam estrogênio e progesterona

● Figura 27.1 Localização das glândulas endócrinas do corpo e seus principais efeitos.

medicamentos são preparados sintéticos dos hormônios originais. É importante manter os níveis corporais de cada medicamento para que reproduza as ações do hormônio original no organismo. As enfermeiras devem monitorar os efeitos colaterais causados pela insuficiência ou pelo excesso do hormônio no organismo infantil. A maioria dos distúrbios endócrinos em crianças deve ser tratada e acompanhada por um endocrinologista pediátrico, além de uma equipe multiprofissional que inclua uma enfermeira habilitada e especializada nesta área.

Visão geral do processo de enfermagem para a criança com distúrbio endócrino

Os cuidados de enfermagem para a criança com distúrbio endócrino dependem de habilidades de avaliação aguçadas, da definição precisa dos diagnósticos de enfermagem e dos resultados esperados, de intervenções habilidosas e de reavaliação de todo o processo. As crianças, em especial os lactentes, desenvolvem facilmente desequilíbrios (p. ex., distúrbios hidreletrolíticos) que podem desencadear outros problemas. A maioria dos distúrbios endócrinos é crônica e requer cuidados contínuos relativos à preservação da saúde, à educação, aos problemas de desenvolvimento e às necessidades psicossociais. Em alguns casos, esses distúrbios são complexos e podem ser brandos ou graves. O diagnóstico e o tratamento precoces podem melhorar o prognóstico a longo prazo para essas crianças.

Você se lembra de Carlos, o menino de 12 anos com fraqueza, fadiga, visão embaçada, cefaleia e alterações de humor? Que outras informações a enfermeira deve obter por meio da história de saúde e do exame físico?

(O texto continua na p. 865)

Tratamentos clínicos comuns 27.1

Tratamento	Explicação	Indicação	Implicações de enfermagem
Programas de triagem metabólica neonatal	Testes sanguíneos neonatais para detectar alguns distúrbios	Identificação dos recém-nascidos a fim de que o tratamento possa ser iniciado precocemente para evitar os efeitos deletérios da doença, inclusive disfunção cognitiva grave ou morte	• Consulte o protocolo de cada instituição para conhecer as regras de triagem fetal/neonatal para distúrbios endócrinos • Explique à família os motivos e o procedimento • O lactente deve ser alimentado por 24 h antes de se obter a amostra • Colete cuidadosamente a amostra de sangue • A administração de antibióticos IV ao recém-nascido pode afetar os resultados • Assegure que a triagem seja realizada quando as crianças têm alta precoce
Administração de hormônios	Administração do hormônio se houver hipofunção, ou de um agente bloqueador se houver hiperfunção, para assegurar o crescimento e o desenvolvimento normais e manter a função específica suprimida pelo distúrbio	A maioria dos distúrbios endócrinos, inclusive diabetes melito ou deficiência de hormônio do crescimento	• Siga as recomendações específicas para a administração de cada hormônio/medicamento • Monitore atentamente os níveis séricos para confirmar se estão adequados • Fique atenta à ocorrência de efeitos adversos secundários à deficiência ou ao excesso de hormônio • Monitore cuidadosamente os padrões de crescimento e desenvolvimento
Intervenção cirúrgica	Ressecção cirúrgica de tumores ou cistos	Qualquer disfunção endócrina causada por um tumor ou uma massa	• Preste os cuidados pré-operatórios e pós-operatórios rotineiros, dependendo da localização e da extensão do procedimento cirúrgico • Mantenha a família informada quanto às opções
Irradiação/iodo radioativo	A radiação é utilizada para alterar a secreção hormonal de uma glândula; é menos invasiva que a intervenção cirúrgica	Hiperfunção de uma glândula endócrina; pode ser aplicada quando a intervenção cirúrgica não é possível	• Prepare a criança para os procedimentos específicos de acordo com os protocolos preconizados • Explique o procedimento • Certifique-se de que a criança não tem hipersensibilidade às preparações que contêm iodo
Monitoramento da glicose	Amostra de sangue coletada na ponta do dedo, várias vezes ao dia	Controle da glicemia	• Oriente a família quanto ao procedimento apropriado • Encaminhe a família aos fornecedores de equipamentos e suprimentos • Ajude a família a desenvolver um sistema de registro que lhe seja conveniente
Intervenções dietéticas	Restrição ou manipulação da ingestão dietética	Diabetes melito	• Encaminhe a família a um nutricionista especializado em diabetes melito pediátrico • Reforce as instruções relativas a dietas especiais

Guia farmacológico 27.1 Medicamentos comumente utilizados nos distúrbios endócrinos

Medicamento	Ação	Indicação	Implicações de enfermagem
Insulina	Utilizada para repor a insulina natural do organismo, que é necessária para a utilização normal da glicose	Diabetes melito	• Monitore os sinais vitais e os níveis sanguíneos de glicose • Oriente a criança e a família quanto às técnicas e ações adequadas e aos efeitos adversos • Alterne os locais de aplicação das injeções para evitar lipodistrofia
Hipoglicemiantes orais (glipizida, gliburida, metformina)	Aumentam a produção de insulina pelo organismo, estimulando as células beta a secretar mais insulina	Diabetes melito tipo 2	• Monitore os sinais vitais e os níveis de glicose • Administre junto com as refeições para atenuar o desconforto gástrico • Oriente a criança e a família quanto à administração do medicamento e aos efeitos colaterais • Avise à família que alguns medicamentos vendidos sem prescrição ou outros fármacos podem acentuar o efeito hipoglicemiante
Hormônio do crescimento (GH/somatotropina)	Estimula as mesmas respostas produzidas pelo GH natural; estimula o crescimento linear dos ossos, dos músculos esqueléticos e dos órgãos	Deficiência de GH; déficit de crescimento causado por disfunção hipofisária	• Monitore os níveis de glicemia e dos eletrólitos • Administre antes do fechamento das epífises • Monitore o crescimento com medições precisas • Oriente a criança e a família sobre a via e o método de administração apropriados • É necessário realizar testes da função tireóidea periodicamente • Pode interagir com o tratamento com glicocorticoide • Monitore a ocorrência de claudicação ou queixas atribuídas aos joelhos ou aos quadris, que podem ser causadas por deslizamento das epífises
Acetato de octreotida	Suprime a secreção do GH	Acromegalia	• Monitore a ocorrência de anormalidades biliares, a tolerância à glicose e hipotireoidismo • Aplique as injeções subcutâneas antes das refeições para atenuar os efeitos gástricos
Corticoides (dexametasona ou hidrocortisona)	Produzem as mesmas respostas dos corticoides naturais; ajudam a controlar a glicemia, estimulam o metabolismo das proteínas e das gorduras e facilitam a resposta ao estresse	Reposição do cortisol quando há hiperplasia suprarrenal congênita das glândulas suprarrenais. Também são utilizados para estimular o fechamento das placas epifisárias em crianças com hiperpituitarismo	• Administre com leite ou alimentos • Pode ser necessário aumentar a dose se a criança estiver doente ou febril • Monitore a ocorrência de edema, aumento de peso, glicosúria, sinais de infecção e sintomas de úlcera péptica • Não reduza a dose nem interrompa o tratamento repentinamente, para evitar uma crise suprarrenal

(continua)

Guia farmacológico 27.1 Medicamentos comumente utilizados nos distúrbios endócrinos *(continuação)*

Medicamento	Ação	Indicação	Implicações de enfermagem
Desmopressina, acetato (DDAVP)	Hormônio antidiurético sintético; estimula a reabsorção da água por sua ação nos túbulos renais	Diabetes insípido	• Contraindicado no diabetes insípido nefrogênico • Monitore a ocorrência de retenção hídrica e efeitos adversos como irritação nasal, cefaleia, náuseas e hipertensão arterial • Faça controle hídrico e pese a criança diariamente • Titule a dose até conseguir o débito urinário apropriado • Oriente a criança e a família quanto à administração intranasal adequada • Evite medicamentos vendidos sem prescrição para tosse/febre do feno, porque podem atenuar a resposta à desmopressina • Armazene na geladeira
Levotiroxina	Reposição do hormônio tireóideo; aumenta a taxa metabólica, controla a síntese proteica e aumenta o débito cardíaco	Hipotireoidismo	• Verifique a pressão arterial e o pulso antes de cada dose • Faça controle hídrico e pese a criança diariamente • Fique atenta à ocorrência de crise tireotóxica • Registre a ocorrência de irritabilidade ou ansiedade • Oriente a criança e a família a evitarem preparações vendidas sem prescrição que contenham iodo ou alimentos como soja, sal iodado, tofu e nabo • Administre sempre na mesma hora do dia
Metimazol, propiltiuracila	Medicamentos antitireóideos; bloqueiam a síntese de T_3 e T_4	Hipertireoidismo	• Verifique a pressão arterial e o pulso antes de cada dose • Faça controle hídrico, pese diariamente a criança e dose os níveis séricos de T_3 e T_4; fique atenta ao aparecimento de edema, leucopenia, trombocitopenia ou agranulocitose • Administre junto com as refeições para atenuar o desconforto gástrico • Administre sempre na mesma hora do dia • Armazene em recipiente resistente à luz • Oriente a criança e a família a relatarem dor de garganta, lesões orais, sangramento ou equimoses incomuns • Sinais de superdosagem: edema periorbitário, intolerância ao frio, depressão mental • Sinais de dose insuficiente: taquicardia, diarreia, febre ou irritabilidade
Mineralocorticoide (fludrocortisona)	Estimula a absorção de Na, K e água pelos túbulos renais distais	Insuficiência suprarrenal	• Pese a criança diariamente, monitore a pressão arterial e faça o controle hídrico • Fique atenta a depleção de potássio • Titule a dose de modo a administrar a menor dose eficaz • Os efeitos adversos incluem ruborização, sudorese, cefaleia e hipertensão arterial

Avaliação

A avaliação de enfermagem de uma criança com disfunção endócrina consiste em obter uma história de saúde detalhada, fazer um exame físico e ajudar ou auxiliar nos exames complementares. As manifestações clínicas dos distúrbios endócrinos são secundárias às alterações do controle dos processos corporais, que normalmente são regulados pela glândula ou pelo hormônio. Essas manifestações afetam várias áreas do corpo em virtude das diversas funções desempenhadas pelo sistema endócrino.

História de saúde

Foque a história de saúde na possibilidade de haver história familiar de distúrbios endócrinos, na história pré-natal, na história de doenças crônicas da infância e nos padrões de crescimento e desenvolvimento. Utilize um genograma ou a árvore genealógica para detalhar claramente as informações relativas à história familiar.

Os distúrbios endócrinos frequentemente alteram o crescimento e o desenvolvimento normais e também acarretam alterações comportamentais. Pergunte aos pais ou ao cuidador como foram os padrões de crescimento pregressos, a aquisição dos marcos do desenvolvimento e o comportamento da criança. Peça à criança e à família para descreverem as atividades da criança em um dia comum, inclusive o desempenho na escola, para detectar variações sutis de comportamento ou de humor da criança. Por exemplo, uma criança que normalmente é tranquila pode ser habitualmente menos ativa que as crianças medianas da mesma idade, enquanto outra criança com disfunção endócrina também apresenta, às vezes, inatividade e fadiga. Ao pedir à família e à criança que descrevam um dia típico da criança, a enfermeira pode identificar o que é comum e o que pode ser uma alteração associada à disfunção endócrina.

Além disso, obtenha a história dos hábitos alimentares e dos padrões de eliminação. Verifique se há polidipsia, **polifagia**, vômitos ou poliúria. As crianças com distúrbios endócrinos podem ter alguns desses sinais ou sintomas. A Tabela 27.1 descreve os tipos de perguntas que precisam ser feitas ou as áreas que devem ser revistas durante a obtenção da história de saúde da criança com possível disfunção endócrina.

Exame físico

A Tabela 27.2 descreve as principais alterações do exame físico que podem ocorrer na criança com disfunção endócrina.

Inspeção e observação

Observe se a criança tem aspecto fatigado, pele fria ou seca, tônus muscular reduzido, sudorese, tontura, nervosismo ou confusão. Inspecione a cabeça e a face e verifique se os cabelos são grossos ou quebradiços, se há crescimento excessivo dos pelos, se a criança tem a face em "lua cheia", se a língua é protuberante, se as pálpebras estão caídas ou se há **exoftalmia** (protrusão dos bulbos oculares). Durante a inspeção da boca, observe se a dentição está atrasada ou se o hálito tem odor de frutas. Verifique se o crescimento dos órgãos genitais é precoce, excessivo ou retardado. Registre a estatura e o peso da criança nos gráficos de crescimento para determinar se a velocidade de crescimento está alterada, porque isto ocorre em muitos desses distúrbios.

Tabela 27.1 Perguntas incluídas na história de saúde relativas aos distúrbios endócrinos

Dados demográficos gerais	Sexo, idade
Doença atual	Início súbito ou gradativo dos sinais e dos sintomas Alterações no estilo de vida, no aspecto físico, nos padrões de sono, no apetite, na sede, na visão, nos hábitos intestinais e urinários da criança, ou náuseas e vômitos Aumentos ou reduções recentes do peso e da estatura, fraqueza muscular, cãibras, tremores ou cefaleia
História patológica pregressa	Nascimento: quaisquer testes de triagem neonatais e seus resultados, traumatismo durante o parto, peso ao nascer, dificuldades de ingesta alimentar História pré-natal: fatores maternos que possam ter afetado o crescimento e o desenvolvimento, tais como uso abusivo de substâncias psicoativas, tabagismo ou ingestão de álcool, doença de Graves História de saúde: tratamento para algum distúrbio endócrino no passado, gastrenterite ou síndrome viral recente Estado vacinal atual
Alergias	História de alergias a medicamentos, alimentos, leite ou fórmulas
Medicamentos utilizados atualmente	Medicamentos prescritos ou vendidos sem prescrição, remédios caseiros
História familiar	Quaisquer distúrbios endócrinos ou problemas de crescimento ou desenvolvimento
Exposição ambiental	Exposição a corticoides ou a gonadotropinas exógenas
História social	Atividades diárias habituais; nível de atividade; recursos da família, inclusive seguro de saúde e sistemas de apoio para manter um tratamento de longa duração
Marcos do crescimento e do desenvolvimento	Descrição dos padrões de crescimento Existência de problemas de aprendizagem, atrasos cognitivos, desenvolvimento precoce ou tardio das características sexuais secundárias

Tabela 27.2 Principais alterações do exame físico em crianças com distúrbios endócrinos

Peso e estatura	Abaixo do 3º percentil ou acima do 90º percentil (distúrbios da hipófise, da tireoide ou das suprarrenais e diabetes melito)
Cabelos/pelos	Grossos, quebradiços ou em excesso (hipotireoidismo) Distribuição anormal (distúrbios das suprarrenais)
Face	Arredondada com crescimento de pelos (síndrome de Cushing) Deformidades ou aparência anormal (hipoparatireoidismo)
Olhos	Visão embaçada ou distúrbios visuais (diabetes melito, tumores hipofisários, puberdade precoce)
Boca	Atraso da dentição (hipocalcemia, hipopituitarismo) Hálito com odor de frutas (**cetoacidose**)
Pescoço	Bócio (hipertireoidismo)
Pele	Fria ao toque, seca (hipotireoidismo) Alterações da coloração ou da textura (distúrbios da hipófise) Equimoses ao mínimo traumatismo, estrias (síndrome de Cushing)
Tórax	Taquicardia (hipertireoidismo) Palpitações, sudorese (distúrbios da tireoide) Respirações profundas e trabalhosas (cetoacidose) Hipertensão (síndrome de Cushing)
Abdome	Emagrecimento extremo (diabetes melito) Acúmulo excessivo de gordura (síndrome de Cushing) Alterações dos hábitos intestinais (SIADH, diabetes insípido, diabetes melito)
Dedos das mãos	Tremores (hipertireoidismo, distúrbios das paratireoides)
Genitais	Crescimento excessivo (síndrome adrenogenital) Crescimento precoce (puberdade precoce) Crescimento retardado (hipopituitarismo)

Ausculta

Ausculte o coração e os pulmões. Verifique se há taquicardia ou ritmo cardíaco irregular. Durante a ausculta dos pulmões, observe se há aumento do esforço respiratório, como **respirações de Kussmaul**, que ocorrem na cetoacidose diabética. Registre a pressão arterial.

Percussão e palpação

Faça a percussão e depois a palpação do abdome. Macicez à percussão ou presença de massas pode indicar constipação intestinal ou tumor ovariano.

Exames complementares

A tabela de Exames complementares 27.1 descreve os exames e os procedimentos diagnósticos comumente realizados para detecção e monitoramento de distúrbios endócrinos em crianças. Os níveis séricos e urinários dos hormônios e de outros componentes são dosados para se determinar se estão normais, deficientes ou excessivos. Os exames radiográficos estão indicados para avaliar a maturação e o potencial de crescimento dos ossos, bem como a densidade ou a calcificação de tecidos. Os estudos genéticos podem ser usados para detectar deficiências enzimáticas ou anomalias cromossômicas. Os testes de estimulação são mais precisos ou definitivos para se detectar o distúrbio quando os níveis séricos preliminares estão anormais. A obtenção de amostras repetidas de sangue possibilita as dosagens dos níveis mínimos ou máximos dos hormônios. A tomografia computadorizada (TC), a ressonância magnética (RM), os exames de medicina nuclear e a ultrassonografia são utilizados para investigar tumores, cistos ou anomalias estruturais.

Diagnósticos, metas, intervenções e reavaliação de enfermagem

Depois de concluir a avaliação, a enfermeira identifica os diagnósticos de enfermagem com suas metas/desfechos, intervenções e reavaliações pertinentes. Os diagnósticos de enfermagem da criança com distúrbio endócrino podem incluir:

- Atrasos do crescimento e do desenvolvimento
- Distúrbio da imagem corporal
- Déficit de conhecimento
- Processos familiares interrompidos
- Nutrição desequilibrada: menos ou mais do que as necessidades corporais
- Volume de líquidos excessivo ou deficiente
- Falta de adesão

Depois de concluir a avaliação de Carlos, a enfermeira observou o seguinte: a história mostra que Carlos apresentou episódios de enurese no último mês e que tinha polidipsia e polifagia. Seu peso ainda está acima do 95º percentil do gráfico de crescimento. Com base nesses resultados da avaliação, quais seriam os três principais diagnósticos de enfermagem para esse caso?

Exames complementares 27.1

Exame ou procedimento diagnóstico	Explicação	Indicação	Implicações de enfermagem
Dosagens aleatórias dos hormônios séricos	Níveis séricos de vários hormônios; a técnica de imunoensaio mede os níveis com quantidades muito pequenas de sangue	Os níveis altos ou baixos são usados para avaliar a função da glândula específica	• Pode ser necessário coletar as amostras em horários predefinidos • Antes do exame, mantenha a criança em dieta zero depois de meia-noite, caso isto seja recomendável • As variações diurnas e a secreção cíclica de alguns hormônios podem requerer orientações especiais ou exames adicionais
Análises genéticas	Definir a sequência do DNA	Determina o componente genético de qualquer distúrbio	• Explique o procedimento e os custos envolvidos • Encaminhe para aconselhamento genético, caso seja necessário
Dosagens bioquímicas do soro	Ureia, creatinina, sódio, potássio, glicose, cálcio, fósforo, fosfatase alcalina etc.	Excluir insuficiência renal crônica ou outras doenças crônicas; monitorar os efeitos do tratamento	• Os níveis da ureia podem ser elevados por ingestão de dietas ricas em proteínas ou por desidratação; podem diminuir com hidratação excessiva ou desnutrição • Dieta rica em carnes pode causar elevações transitórias da creatinina, embora sejam brandas. Também ocorrem ligeiras variações diurnas dos níveis séricos • Evite causar hemólise das amostras, porque isto pode aumentar os níveis do potássio • Cálcio e fósforo: evite a aplicação prolongada do torniquete durante a coleta do sangue, porque isto pode causar elevações falsas. A criança deve ficar em dieta zero depois de meia-noite na véspera da coleta de sangue pela manhã
Estimulação do hormônio do crescimento	Estimula a secreção do GH em resposta à administração de insulina, arginina ou clonidina	Avaliar e diagnosticar deficiência de GH	• Mantenha a criança em dieta zero pelo tempo recomendado • Colete as amostras repetidas de sangue nos horários preestabelecidos • Monitore a glicemia durante o exame • Observe se há sinais de hipoglicemia, sudorese ou sonolência • Ofereça biscoitos e suco depois do exame
Teste de privação da água	A criança fica privada de líquidos por várias horas e o sódio sérico e a osmolalidade urinária são determinados	Diabetes insípido	• Interrompa o teste se a criança apresentar perda extrema de peso ou alterações dos sinais vitais ou do estado neurológico • Pese a criança antes, durante e depois do teste • Reidrate a criança depois do teste • Monitore a ocorrência de hipotensão ortostática

(continua)

Exames complementares 27.1 *(continuação)*

Exame ou procedimento diagnóstico	Explicação	Indicação	Implicações de enfermagem
Radiografias para determinar a idade óssea	Exame radiográfico do punho ou da mão para determinar a maturação óssea, em comparação com os padrões nacionais	Determinar se a idade óssea é compatível com a idade cronológica, para excluir a possibilidade de deficiência ou excesso de GH, ou hipotireoidismo	• Explique o procedimento à criança, porque ela precisará cooperar durante a radiografia • Deixe que os familiares acompanhem a criança. Se for necessário, peça ajuda à família para acalmar a criança durante a radiografia
Outros exames de medicina nuclear	A captação do contraste é avaliada por radiografias repetidas	Visualizar a glândula ectópica, aumentada, ausente ou nodular	• Verifique se a criança tem alergia a iodo ou a mariscos • Explique o procedimento à criança
Tomografia computadorizada ou ressonância magnética do cérebro	Métodos de obtenção de imagem não invasivos usados para detectar anormalidades do cérebro ou de outras áreas, conforme a necessidade	Avaliar a existência de tumores, cistos ou anomalias estruturais que possam afetar a glândula ou a estrutura específica	• O aparelho é grande e pode parecer assustador para as crianças • O exame pode ser demorado e a criança precisa ficar imóvel; por isto, pode ser necessário usar sedação • Se for usado contraste, verifique se há alergia • Estimule a ingestão de líquidos depois do exame, caso não haja contraindicações
Ultrassonografia	As ondas sonoras não invasivas são usadas para visualizar estruturas como a tireoide ou a região pélvica	Avaliar a existência de tumores ou cistos na glândula específica, tais como glândulas suprarrenais ou ovários, para excluir distúrbios	• Se a região pélvica for examinada, a bexiga deverá estar cheia

Em virtude do início gradativo e insidioso de muitos desses distúrbios endócrinos, a criança pode ser atendida inicialmente em um serviço de emergência. Pode ser mais fácil para a criança e a família trabalhar com metas de curto prazo, até que aceitem a condição crônica. Um dos principais objetivos é assegurar a adesão ao tratamento. Os objetivos para a criança que tem um distúrbio do sistema endócrino geralmente incluem restabelecimento da homeostase, promoção do crescimento e do desenvolvimento adequados, recuperação da imagem corporal aceitável, estimulação de comportamentos de manutenção da saúde e fornecimento de orientações de modo que a família possa tratar a doença.

O Plano de cuidados de enfermagem 27.1 pode ser usado como guia para o planejamento da assistência à criança com distúrbio do sistema endócrino. Evidentemente, esse plano deverá ser individualizado com base nos sintomas, nas necessidades e na doença da criança, bem como nas necessidades da família. Um elemento fundamental a ser incluído em qualquer plano de cuidados para a criança com distúrbio endócrino é sua preparação para os procedimentos e exames invasivos, com base em seu nível de desenvolvimento. Ofereça oportunidades para que a criança e a família expressem suas preocupações e seus medos durante o diagnóstico e o tratamento. Reforce para a criança e sua família expectativas realistas quanto ao tratamento e as perspectivas de melhora. O plano de cuidados também deve levar em consideração questões relativas ao desenvolvimento e situações agudas, crônicas e cuidados domiciliares, bem como orientação da criança e da família. As famílias necessitam da ajuda de uma equipe multiprofissional para lidar com a doença.

Com base nos três principais diagnósticos de enfermagem para Carlos, descreva as intervenções de enfermagem apropriadas.

Distúrbios hipofisários

Por causa das relações anatômicas e funcionais diretas entre o hipotálamo e a hipófise, estas duas estruturas são analisadas em conjunto nesta seção. O hipotálamo afeta a hipófise por meio dos hormônios de liberação e inibição e pode ser a causa dos distúrbios hipofisários. Em geral, os distúrbios da hipófise são classificados em dois grupos principais: hormônios da adeno-hipófise (hipófise anterior) e hormônios da neuro-hipófise (hipófise posterior). Em crianças, os distúrbios primários da adeno-hipófise incluem deficiência de hormônio do crescimento, hiperpituitarismo e puberdade precoce. Os distúrbios da neuro-hipófise incluem diabetes insípido e síndrome da secreção inadequada do hormônio antidiurético.

(O texto continua na p. 872)

Plano de cuidados de enfermagem 27.1

Visão geral da criança com distúrbio endócrino

Diagnóstico de enfermagem: atrasos do crescimento e do desenvolvimento relacionados com hipofunção ou hiperfunção glandular/hormonal, conforme se evidencia por peso e/ou estatura abaixo dos valores esperados para a idade, impossibilidade de alcançar os marcos do desenvolvimento apropriados à idade.

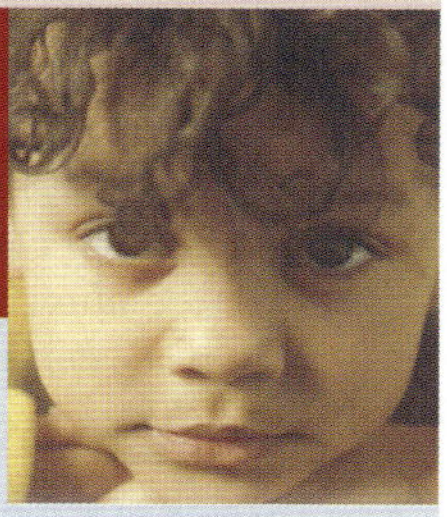

Definição dos resultados esperados e reavaliação

O estado nutricional é maximizado e o desenvolvimento é estimulado: *a criança mantém ou ganha peso adequadamente e faz progressos contínuos no sentido de alcançar os marcos do desenvolvimento esperados.*

Intervenções: promoção do crescimento e do desenvolvimento

- Monitore os parâmetros do crescimento por meio de gráficos de crescimento padronizados.
- Estimule a ingestão dos alimentos prediletos (respeitando as restrições dietéticas, quando existentes) *para maximizar a ingestão oral.*
- Consulte o nutricionista *para obter recomendações quanto à suplementação dietética apropriada.*
- Estimule a adesão ao tratamento de reposição hormonal *para ampliar as chances de conseguir crescimento apropriado.*
- Preste os cuidados relacionados a quaisquer complicações do distúrbio primário, *inclusive a correção dos distúrbios hidreletrolíticos ou o controle da diarreia.*
- Faça uma triagem do estágio de desenvolvimento *para determinar o nível funcional atual da criança.*
- Ofereça brinquedos, brincadeiras e atividades (inclusive motoras grosseiras) apropriados à idade, *para promover o desenvolvimento adicional.*
- Ofereça apoio às famílias das crianças com atraso do desenvolvimento (*os progressos no sentido de alcançar os marcos do desenvolvimento podem ser lentos e a motivação deve ser ininterrupta*).
- Reforce os atributos positivos da criança, *para manter sua motivação.*

Para a criança com diabetes melito:

- Forneça uma dieta bem balanceada sem restrições, embora com aporte calórico apropriado, *para manter o crescimento apropriado.*
- Estimule a ingestão de três refeições e dois lanches com quantidades adequadas de carboidratos *para manter os níveis normais da glicose sanguínea e promover o crescimento.*

Diagnóstico de enfermagem: distúrbio da imagem corporal relacionado com o crescimento e o desenvolvimento anormais ou as alterações da aparência física causadas pela disfunção hormonal, conforme se evidencia por expressões verbais de insatisfação da criança ou do adolescente quanto à aparência.

Definição dos resultados esperados e reavaliação

A criança demonstra autoestima adequada com relação à imagem corporal; *expressa sentimentos positivos sobre si própria e participa das atividades sociais.*

Intervenções: promoção de uma imagem corporal sadia

- Ofereça oportunidades para que a criança explore seus sentimentos relacionados com a aparência: *a expressão dos sentimentos está associada à atenuação dos distúrbios da imagem corporal.*
- Relacione-se com a criança com base na idade dela, não em sua aparência; a *"infantilização" de uma criança que aparenta ter menos idade em virtude do seu tamanho pequeno afeta negativamente a autoimagem.*
- Envolva a criança e especialmente o adolescente no processo de decisão; *a sensação de controle melhora a imagem corporal.*
- Estimule a criança a passar algum tempo com colegas que tenham distúrbios endócrinos semelhantes; *as opiniões dos colegas geralmente são mais bem aceitas do que as dos indivíduos que detêm autoridade, inclusive os pais ou profissionais de saúde.*
- Faça encaminhamentos para grupos de aconselhamento ou apoio, *para reforçar o apoio à criança.*

(continua)

Visão geral da criança com distúrbio endócrino *(continuação)*

Diagnóstico de enfermagem: déficit de conhecimento acerca do tratamento, conforme se evidencia por perguntas sobre o distúrbio endócrino e as medidas de autocuidado

Definição dos resultados esperados e reavaliação

Depois de receberem orientações, a criança e a família demonstram entendimento e habilidades suficientes para prestar as medidas de autocuidado; *verbalizam informações quanto ao distúrbio, às complicações e/ou aos efeitos adversos, ao esquema de cuidados domiciliares e às necessidades duradouras; fazem demonstrações de como administrar os medicamentos ou de outros procedimentos.*

Intervenções: promoção do conhecimento acerca das medidas de autocuidado

- Avalie o nível de desenvolvimento da criança e a capacidade da família de absorver as orientações *para determinar como conduzir as sessões de orientação.*
- Elabore um plano de orientação com a criança e a família *para assegurar sua cooperação e sua participação.*
- Oriente e forneça instruções impressas sobre o distúrbio, as complicações, os cuidados domiciliares e a necessidade de acompanhamento, *de modo que a família tenha recursos para consultar em casa.*
- Avalie as orientações por meio de demonstrações de retorno, *para determinar se a criança e/ou a família têm habilidade suficiente para tratar do distúrbio em casa.*

Para a criança com diabetes melito:

- Primeiro ensine "técnicas de sobrevivência" (p. ex., glicemia e glicosúria, aplicação da insulina, métodos de registro, recomendações alimentares, quando ligar para o médico), *para construir a base inicial de conhecimentos sobre autocuidado.*
- Implemente o programa de tratamento domiciliar (segunda fase) com orientações mais detalhadas; *o fornecimento de orientações adicionais ao longo do tempo é necessário para o tratamento de um distúrbio crônico significativo.*
- Monitore os resultados das orientações a cada contato, *para assegurar os progressos na educação da criança/família.*

Diagnóstico de enfermagem: processos familiares interrompidos em consequência das alterações no estilo de vida impostas pelo tratamento da doença crônica e das possíveis alterações no estilo de vida, conforme se evidencia pela presença dos familiares no hospital, pela falta ao trabalho ou pela demonstração de habilidades inadequadas de superação

Definição dos resultados esperados e reavaliação

A família mantém o sistema de apoio funcionante; demonstra habilidades adequadas de superação, adaptação dos papéis e das funções e redução da ansiedade: *os pais participam do tratamento da criança, fazem perguntas pertinentes, expressam seus medos e suas preocupações, identificam necessidades, buscam recursos e apoio necessários e conseguem conversar tranquilamente sobre os cuidados e a doença do filho.*

Intervenções: promoção de processos familiares sadios

- Estimule os pais e os familiares a verbalizarem suas preocupações relacionadas com a doença, o diagnóstico e o prognóstico da criança: *isto possibilita que a enfermeira identifique as preocupações e as áreas que necessitam de mais orientações.*
- Explique aos pais os tratamentos, os medicamentos, os procedimentos, os comportamentos da criança e o plano de cuidados: *o entendimento das condições atuais e do plano de cuidados da criança ajuda a atenuar a ansiedade.*
- Identifique o sistema de apoio à criança e à família: *isto ajuda a enfermeira a definir as necessidades e os recursos necessários para a superação.*
- Forneça à família informações sobre grupos de apoio, recursos financeiros e clínicas especializadas da região para o distúrbio específico da criança, *para assegurar uma ampla base de apoio à família.*
- Estimule os pais a participarem dos cuidados necessários à criança: *isto possibilita que os pais sintam-se necessários e valorizados e proporciona-lhes uma sensação de controle sobre o estado de saúde do filho.*
- Avalie os processos de superação durante as consultas de acompanhamento, *para determinar a normalização dos processos familiares.*

Visão geral da criança com distúrbio endócrino *(continuação)*

Diagnóstico de enfermagem: nutrição desequilibrada: menos ou mais do que as necessidades corporais, relacionada com a fisiopatologia da disfunção, conforme se evidencia por parâmetros de crescimento significativamente abaixo ou acima dos valores esperados para a idade

Definição dos resultados esperados e reavaliação

O estado nutricional da criança é equilibrado; *a criança segue as recomendações nutricionais, demonstra padrão de crescimento (peso e estatura) adequado e dentro das faixas normais para a idade e o sexo ou, se for uma criança com dificuldade de crescimento, demonstra aumentos progressivos ao longo do tempo.*

Intervenções: manutenção da nutrição adequada

- Determine os valores normais do peso corporal e a da estatura/comprimento para a idade, ou quais eram as medidas da criança antes de iniciar o tratamento, *para definir as metas a serem alcançadas.*
- Pese a criança diariamente ou uma vez por semana (de acordo com a prescrição médica ou as normas da instituição) e meça o comprimento/estatura semanalmente, *para monitorar o crescimento adequado.*
- Determine as preferências alimentares da criança e ofereça-lhe seus alimentos preferidos na medida das possibilidades, *para aumentar as chances de que a criança consuma quantidades adequadas de alimentos.*
- Oriente a criança e a família quanto às necessidades nutricionais, *de modo que elas participem e estejam preparadas para o autocuidado domiciliar.*
- Encaminhe a criança ao nutricionista *para receber informações mais detalhadas e ajuda adicional.*

Para a criança que precisa ganhar peso:

- Ofereça refeições ricas em calorias nos horários em que o apetite da criança é maior, *para ampliar as chances de aumentar a ingestão calórica.*
- Ofereça sorvetes ou pudins calóricos, respeitando as restrições dietéticas (*os alimentos ricos em calorias aumentam o ganho ponderal*).
- Administre os suplementos de vitaminas e minerais conforme a prescrição, *para alcançar/manter o equilíbrio das vitaminas e dos minerais do organismo.*

Diagnóstico de enfermagem: deficiência ou excesso de líquidos, relacionado com a fisiopatologia da disfunção endócrina, conforme se evidencia por sinais e sintomas de desidratação (volume de líquidos deficiente) ou edema e débito urinário excessivo (volume de líquidos excessivo)

Definição dos resultados esperados e reavaliação

A criança mantém o volume de líquidos adequado, *conforme se evidencia por turgor cutâneo elástico; inexistência de edema; mucosas orais úmidas e normocoradas; presença de lágrimas; débito urinário de 1 mℓ/kg/h ou mais; sinais vitais dentro das faixas normais para a idade; e níveis séricos normais de eletrólitos/hormônios.*

Intervenções: manutenção do volume de líquidos adequado

- Avalie o estado de hidratação (turgor cutâneo, mucosa oral, lacrimejamento) a cada 4 a 8 h, *para reavaliar a manutenção do volume de líquidos adequado.*
- Avalie a adequação do débito urinário, *para reavaliar a perfusão dos órgãos periféricos.*
- Registre minuciosamente o consumo e as perdas de líquidos, *para reavaliar a eficácia da reidratação.*
- Pese a criança diariamente: *o peso exato é um dos melhores indicadores do estado do volume de líquidos das crianças.*
- Administre os hormônios específicos, os líquidos e os eletrólitos necessários conforme a prescrição, *para ajudar a manter o balanço hídrico.*

Déficit de volume de líquidos:

- Mantenha a via IV pérvia e administre os líquidos IV conforme prescritos, *para manter o volume de líquidos.*

Excesso de volume de líquidos:

- Mantenha a restrição de líquidos conforme a prescrição, *para recuperar a homeostase.*

(continua)

Visão geral da criança com distúrbio endócrino (*continuação*)

Diagnóstico de enfermagem: falta de adesão relacionada com o tratamento prolongado/complexo de alguns distúrbios, conforme se evidencia por impossibilidade de comparecer às consultas agendadas, ocorrência de complicações ou agravamento dos sintomas, ou verbalização da criança/família de incapacidade de manter o tratamento

Definição dos resultados esperados e reavaliação

A criança e a família seguem o tratamento prescrito; *a criança e a família descrevem as expectativas do tratamento e concordam em segui-lo.*

Intervenções: promoção de adesão

- Ouça imparcialmente a criança/família descrever os motivos da falta de adesão; *a avaliação do problema deve começar com uma conversa não ameaçadora.*
- Ajude a criança/família a desenvolver um esquema para administração dos medicamentos e outros cuidados domiciliares, que funcione melhor em seu caso; *o envolvimento da criança e da família no planejamento dos cuidados aumenta a adesão porque isto as faz sentirem-se respeitadas e valorizadas.*
- Trabalhe com a criança e a família no sentido de elaborar por escrito um planejamento do horário de tratamento que melhor se adapte às suas necessidades, *para assegurar apoio à manutenção do tratamento.*
- Marque consultas de acompanhamento apropriadas à situação familiar, *para promover adesão.*
- Estimule o monitoramento pelo endocrinologista e outros especialistas pediátricos: *estudos mostraram que a abordagem multidisciplinar facilita a adesão.*
- Reconheça que as alterações comportamentais ocorrem lentamente; *dê tempo para que a criança e a família se adaptem à natureza crônica da doença.*

Deficiência de hormônio do crescimento

A deficiência de hormônio do crescimento, também conhecida como hipopituitarismo ou nanismo, caracteriza-se por déficit do crescimento e estatura baixa. Em geral, esse distúrbio resulta de incapacidade da adeno-hipófise de produzir quantidades suficientes de hormônio do crescimento (GH). O GH é fundamental para o crescimento pós-natal e é secretado ao longo de todo o dia, embora com níveis mais altos durante o sono. Esse hormônio estimula o crescimento linear, o aumento da densidade mineral óssea e o crescimento de todos os tecidos do corpo.

A deficiência de GH ocorre em cerca de 0,25 por 1.000 nascidos vivos (Radovick & MacGillivray, 2003). Embora ocorra com a mesma frequência em ambos os sexos, a sociedade geralmente espera que os meninos tenham determinada estatura e, por esta razão, as famílias podem, com maior frequência, solicitar que os meninos sejam avaliados. Em geral, esse distúrbio é detectado quando um profissional de saúde avalia os padrões de crescimento. A criança pode começar com peso e comprimento normais ao nascer, mas depois de alguns anos fica abaixo do terceiro percentil do gráfico de crescimento (Radovick & MacGillivray, 2003).

As complicações potencialmente associadas à deficiência de GH e seu tratamento incluem deslizamento das epífises da cabeça do fêmur, pseudotumor cerebral, níveis altos de glicose, infecções nos locais das injeções, edema e retenção de sódio (Behrman *et al.*, 2004; Burg *et al.*, 2002). Relatos recentes não mostraram qualquer relação entre o tratamento com GH e taxas mais altas de doenças neoplásicas (Behrman *et al.*, 2004; Burg *et al.*, 2002).

Fisiopatologia

As causas primárias da deficiência de GH incluem traumatismo ou destruição da adeno-hipófise em consequência de tumores como craniofaringioma, infecções, infartos ou radioterapia. As causas secundárias da deficiência de GH incluem disfunção hipotalâmica primária associada a deficiência dos fatores de liberação ou inibição hipotalâmicos, ou a deficiência do fator de crescimento 1 semelhante à insulina (IGF-1). Fatores genéticos como um distúrbio hereditário recessivo ou dominante, ou uma mutação genética, também podem desempenhar papel importante. Por exemplo, mutações do hormônio de liberação do hormônio do crescimento ocorrem em muitos indivíduos do Paquistão, da Índia e do Brasil (Behrman *et al.*, 2004).

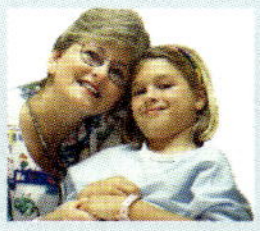

O nanismo psicossocial é causado por privação emocional, que acarreta supressão da produção dos hormônios hipofisários, resultando em redução dos níveis de hormônio do crescimento. A criança é retraída, tem hábitos bizarros de alimentação e ingestão de líquidos (p. ex., beber a água do vaso sanitário) e sua fala tem padrão primitivo. O tratamento consiste em afastar a criança do ambiente anormal e assegurar uma ingestão normal de alimentos. Com a normalização da ingestão alimentar e dos hábitos comportamentais, a secreção hipofisária volta ao normal e a criança demonstra aumentos bem definidos dos parâmetros de crescimento.

Abordagem terapêutica

O tratamento da deficiência primária de GH consiste em administrar suplementos deste hormônio. A deficiência secundária de

GH requer a remoção de quaisquer tumores que possam estar causando o problema e, em seguida, administração do hormônio. O GH biossintético derivado da tecnologia do DNA recombinante é administrado por injeção subcutânea. A dose semanal é de 0,18 a 0,30 mg/kg fracionados em doses iguais. O primeiro ano de tratamento resulta em crescimento de 8 a 10 cm, e em seguida o crescimento é normalizado (Behrman *et al.*, 2004; Sperling, 2002). A administração diária do GH parece ser mais eficaz do que os esquemas de três doses semanais (Sperling, 2002).

Avaliação de enfermagem

O foco da avaliação para deficiência de GH é excluir a existência de distúrbios crônicos como insuficiência renal, doenças hepáticas e disfunção tireóidea. Veja a descrição detalhada da fase de avaliação do processo de enfermagem na p. 865. Os resultados da avaliação pertinentes à deficiência de GH estão descritos a seguir.

História de saúde

A história de saúde pode detectar um padrão familiar de baixa estatura ou história pré-natal de distúrbios maternos, tais como desnutrição. A história patológica pregressa pode ser significativa de retardo do crescimento intrauterino ou história de traumatismo craniano grave ou um tumor (p. ex., craniofaringioma). Avalie os padrões de crescimento pregresso e atual. Investigue se há relato de doença crônica, como distúrbios cardíacos, renais ou intestinais, que possa contribuir para a anormalidade do padrão de crescimento. Avalie os sentimentos da criança quanto à sua estatura baixa.

Exame físico

Além do crescimento linear igual ou menor que o terceiro percentil dos gráficos de crescimento padronizados, os resultados do exame físico podem mostrar que a criança tem razão peso-estatura acima do normal (Figura 27.2). Outras alterações físicas podem incluir depósitos subcutâneos proeminentes de gordura abdominal, fácies infantil com fronte larga e proeminente, voz aguda, retardo da maturação sexual (p. ex., micropênis e criptorquidia nos meninos), dentição atrasada e redução da massa muscular.

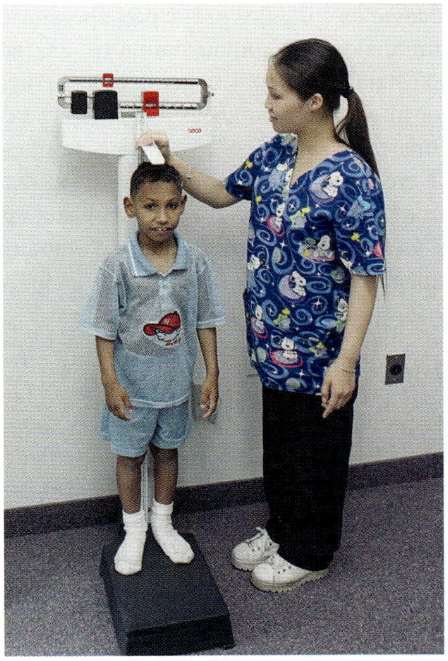

Figura 27.2 A criança com deficiência de hormônio do crescimento tem estatura baixa.

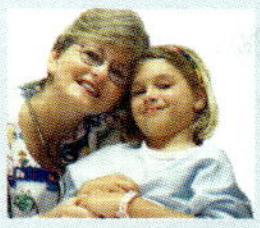

Os lactentes com anomalias congênitas da hipófise ou do hipotálamo podem ter uma emergência neonatal. Os sintomas incluem apneia, cianose, hipoglicemia grave com convulsões em alguns casos e icterícia prolongada.

Exames complementares

A criança é submetida a alguns exames laboratoriais para se excluir a presença de doenças crônicas como insuficiência renal ou disfunção hepática ou tireóidea. Os exames complementares realizados nas crianças sob suspeita de deficiência de GH incluem:

- A idade óssea (definida pelas radiografias) encontra-se 2 ou mais desvios padrões abaixo do normal
- A TC ou a RM excluem a existência de tumores ou anomalias estruturais
- A prova de função hipofisária confirma o diagnóstico. Esse exame consiste em administrar um estimulador da secreção do GH (p. ex., glucagon, clonidina, insulina, arginina ou L-dopa) para estimular a hipófise a liberar GH. Níveis de pico do hormônio situados abaixo de 7 a 10 ng/mℓ em pelo menos dois testes confirmam o diagnóstico. Uma tendência recente da investigação diagnóstica desse distúrbio também consiste em determinar se as concentrações séricas do fator de crescimento semelhante à insulina estão baixas (Behrman *et al.*, 2004; Sperling, 2002).

Intervenções de enfermagem

As intervenções de enfermagem para a criança com deficiência de GH consistem basicamente em promover o crescimento, melhorar a autoestima da criança em relação a sua estatura baixa e fornecer orientações apropriadas quanto à doença.

Crescimento

O objetivo da promoção do crescimento é conseguir que a criança aumente sua taxa de crescimento, conforme se evidencia por aumento mínimo de 7,5 a 12,5 cm de crescimento linear no primeiro ano de tratamento, sem desenvolver complicações. Com diagnóstico e tratamento precoces, a criança tem mais chances de alcançar a estatura normal na vida adulta. Em geral, o crescimento é excelente no primeiro ano de tratamento, em comparação com os anos subsequentes. O tratamento é interrompido quando as placas de crescimento epifisárias se fecham.

No início do tratamento, monitore o aumento da estatura e os possíveis efeitos colaterais associados aos medicamentos. Meça a estatura da criança no mínimo a cada 6 meses e anote os resultados no gráfico de crescimento padronizado. Oriente a criança e a família quanto aos padrões normais de crescimento e desenvolvimento, idade óssea e potencial de crescimento. Avalie as expectativas da criança e da família e seu entendimento do que é normal, a fim de que elas estabeleçam expectativas realistas quanto ao tratamento. Consulte o nutricionista se a criança e sua família necessitarem de ajuda para assegurar a nutrição adequada ao crescimento e ao desenvolvimento.

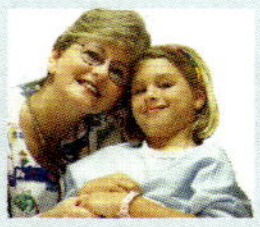

Muitas crianças são medidas inadequadamente nos serviços de atenção básica. O aumento da precisão dessas medidas, principalmente no que se refere ao crescimento linear, pode assegurar a detecção e o diagnóstico mais precoces de distúrbios do crescimento (Lipman *et al.*, 2004).

Autoestima da criança

A criança com deficiência de GH comumente aparenta ter menos idade do que tem e é mais baixa do que seus companheiros da mesma idade. Estimule a criança a expressar sentimentos positivos quanto à sua autoimagem, conforme se evidencia por comentários durante as consultas de saúde e também no seu relacionamento com os colegas. Estimule a criança a expressar suas preocupações. Enfatize as potencialidades e os atributos da criança. Forneça informações sobre grupos de apoio da comunidade ou *sites* da Internet sobre deficiência de GH. Reavalie as dificuldades de aprendizagem a longo prazo, que podem ocorrer quando a criança teve um tumor removido por cirurgia ou radioterapia. Problemas de aprendizagem não detectados podem ter impacto negativo na autoestima da criança. Trate a criança e comunique-se com ela de acordo com sua idade, mesmo que ela aparente ser mais nova.

Orientação à família

O GH é fornecido em forma liofilizada para ser misturado com os diluentes incluídos na embalagem. Explique como preparar e separar a dose certa. Peça aos familiares para fazerem uma demonstração de preparo, para que você tenha certeza de que eles compreenderam a técnica certa de diluição e administração do GH. Instrua a família a relatar cefaleia, aumento rápido do peso ou dores nas articulações dos quadris, que são reações adversas potenciais. A criança deve consultar-se com um endocrinologista pediátrico a cada 3 a 6 meses, para monitoramento dos possíveis efeitos adversos e da adesão ao tratamento; a família precisa entender que essas consultas frequentes são necessárias. Ressalte a importância de aderirem ao tratamento de reposição com GH e à supervisão frequente por um endocrinologista pediátrico. Informe a família quanto aos custos financeiros do tratamento (Behrman *et al.*, 2004; Sperling, 2002); a família pode precisar de ajuda para conseguir recursos e deve ser encaminhada ao serviço social.

Ajude a família e a criança a estabelecerem metas e expectativas realistas com base na idade, nas habilidades e potencialidades da criança e na eficácia do tratamento de reposição com GH. Por exemplo, a família pode estimular a criança a escolher esportes que não dependam da estatura. Estimule a família a vestir a criança com base em sua idade, não em sua altura. Encaminhe a criança e sua família para receberem aconselhamento, caso seja necessário.

• Hiperpituitarismo (gigantismo hipofisário)

O hiperpituitarismo é um distúrbio infantil extremamente raro e resulta de secreção excessiva do GH, que resulta em taxas de crescimento significativamente acima do 95º percentil (Sperling, 2002). Na maioria dos casos, a causa dessa produção exagerada de GH é um tumor da adeno-hipófise, um adenoma hipofisário ou (quando também há puberdade precoce) um tumor hipotalâmico (Sperling, 2002). Quando essa produção excessiva ocorre antes do fechamento das placas epifisárias, a criança pode crescer 18 a 20 cm. Se a produção excessiva ocorrer depois do fechamento das epífises, a criança terá acromegalia. A acromegalia caracteriza-se por crescimento dos ossos do crânio e dos tecidos moles dos pés e das mãos. A estatura elevada é valorizada pela sociedade moderna e, por esta razão, a avaliação do crescimento acelerado geralmente é tardia, principalmente nos meninos.

A abordagem terapêutica inclui ressecção do tumor, recuperação dos padrões normais de secreção do GH e prevenção de recidivas. O tratamento depende da causa e pode incluir intervenção cirúrgica, radioterapia, implantes radioativos ou reposição dos hormônios hipofisários depois da cirurgia. Como alternativa, o tratamento pode incluir a administração de análogos da somatostatina para suprimir a produção do GH.

As complicações do hiperpituitarismo incluem hipogonadismo, perda da visão e insuficiência cardíaca.

Avaliação de enfermagem

Além da altura exagerada, as anormalidades físicas incluem aparência facial grosseira e crescimento das mãos e dos pés. Algumas crianças apresentam distúrbios comportamentais e visuais. Em geral, essa doença apresenta-se na puberdade, mas pode ser diagnosticada o mais cedo possível no período neonatal (Sperling, 2002). Níveis elevados do IGF-1 confirmam o diagnóstico de hiperpituitarismo. O padrão de referência para o diagnóstico de excesso do GH é a impossibilidade de suprimir os níveis séricos do hormônio depois de um teste de estimulação com glicose oral (Sperling, 2002). As radiografias ósseas definem se as placas epifisárias estão fechadas. Exames radiológicos – inclusive RM – são realizados para detectarem qualquer tipo de tumor.

Intervenções de enfermagem

As intervenções de enfermagem dependem do tipo de tratamento usado pela criança. Se for necessária a ressecção cirúrgica de um tumor, providencie os cuidados pré- e pós-operatórios rotineiros. Administre um análogo da somatostatina (p. ex., acetato de octreotida), caso esteja prescrito. Em geral, esse medicamento é administrado por injeções subcutâneas a cada 12 h; ver mais informações no Guia farmacológico 27.1. Trate a criança de acordo com sua idade cronológica, não com base em sua estatura. Avalie a autoimagem da criança, oriente a criança e sua família quanto ao distúrbio e ao tratamento e ofereça apoio emocional. Monitore e relate sinais de complicações potenciais, inclusive hipogonadismo, perda de visão ou insuficiência cardíaca.

• Puberdade precoce

Na puberdade precoce, a criança desenvolve características sexuais antes da idade esperada do início da puberdade. A puberdade – também conhecida como maturação sexual – ocorre quando as gônadas produzem quantidades maiores dos hormônios sexuais. Em geral, isso ocorre em torno da idade de 10 a 12 anos nas meninas e 11 a 14 anos nos meninos. Com a puberdade precoce, as mamas desenvolvem-se antes dos 7 anos nas meninas de etnia branca, ou antes dos 6 anos nas meninas afro-americanas, ou surgem características sexuais secundárias nos meninos com menos de 9 anos (Burg *et al.*, 2002). A incidência parece oscilar entre

0,1 e 0,5 por 1.000 crianças, mas esse distúrbio é cinco vezes mais comum em meninas e 95% dos casos são idiopáticos (Burg *et al.*, 2002). Outras causas incluem tumor hipotalâmico benigno, traumatismo ou irradiação do cérebro, história de encefalite infecciosa, meningite, hiperplasia suprarrenal congênita e tumores dos ovários, das glândulas suprarrenais ou dos testículos.

Fisiopatologia

A puberdade precoce verdadeira desenvolve-se em consequência de ativação prematura do eixo hipotalâmico-hipofisário-gonádico, resultando em produção do hormônio de liberação das gonadotropinas (GnRH), que estimula a hipófise a produzir hormônio luteinizante (LH) e hormônio foliculoestimulante (FSH). Por sua vez, esses hormônios estimulam as gônadas a secretar hormônios sexuais (estrogênio ou testosterona). A criança desenvolve características sexuais, apresenta aceleração do crescimento e da maturação óssea e tem capacidade reprodutiva. A pseudopuberdade precoce não se caracteriza por secreção prematura de gonadotropinas ou por maturação das gônadas, mas por produção excessiva e precoce dos hormônios sexuais. Esse distúrbio é atribuído a hipersensibilidade dos órgãos-alvos aos níveis baixos dos hormônios sexuais circulantes e provoca o desenvolvimento precoce dos pelos púbicos e das mamas. Se não for tratada, a criança pode desenvolver infertilidade. Além disso, os hormônios estimulam o fechamento das placas epifisárias e isto resulta em estatura final baixa.

Abordagem terapêutica

O tratamento clínico da puberdade precoce requer primeiramente a definição da causa. Por exemplo, se a etiologia for um tumor do sistema nervoso central, a criança deverá fazer cirurgia, radioterapia ou quimioterapia. O tratamento da puberdade precoce central consiste na administração de um análogo do GnRH. Esse medicamento está disponível em forma de injeção de depósito administrada a cada 3 a 4 semanas, uma injeção subcutânea aplicada diariamente, ou uma preparação intranasal administrada 2 ou 3 vezes/dia. Inicialmente, esse análogo estimula a liberação das gonadotropinas; mas, quando é administrado por períodos longos, suprime a secreção desses hormônios. Com esse tratamento, a taxa de crescimento diminui e o desenvolvimento das características sexuais secundárias se estabiliza ou regride. Quando o tratamento é interrompido, a puberdade recomeça de acordo com os estágios de desenvolvimento normal. A medroxiprogesterona reduz a secreção das gonadotropinas e evita a menstruação. O objetivo final do tratamento é interromper ou até mesmo reverter o desenvolvimento sexual e o crescimento rápido, bem como promover o bem-estar psicossocial.

Avaliação de enfermagem

Veja a descrição detalhada da fase de avaliação do processo de enfermagem na p. 865. Os resultados da avaliação pertinentes à puberdade precoce estão descritos a seguir.

História de saúde

A história de saúde pode evidenciar queixas como cefaleia, náuseas e vômitos e déficits visuais causados pelos hormônios circulantes. O desenvolvimento psicossocial é típico para a idade da criança, mas ela pode demonstrar labilidade emocional, comportamento agressivo e oscilações de humor. As informações prestadas pela criança e pela família também podem demonstrar fatores de risco como exposição a hormônios exógenos, história de traumatismo ou infecção do sistema nervoso central, ou história familiar de puberdade precoce.

Exame físico

O exame físico pode detectar acne e odor corporal típico dos adultos. A criança apresenta crescimento acelerado. Os estágios de Tanner relativos às mamas, aos pelos púbicos e à genitália indicam maturação avançada para a idade da criança, mas a criança geralmente não demonstram comportamento sexual.

Exames complementares

Os exames radiológicos e a ultrassonografia pélvica mostram idade óssea avançada, aumento das dimensões do útero e desenvolvimento ovariano compatível com o diagnóstico de puberdade precoce. Os exames laboratoriais incluem radioimunoensaios de triagem para LH, FSH, estradiol ou testosterona. A resposta da criança à estimulação com GnRH confirma o diagnóstico de puberdade precoce central *versus* puberdade independente das gonadotropinas. Esse teste consiste em administrar GnRH sintético IV e coletar amostras seriadas de sangue (a cada 2 h aproximadamente) para dosagem dos níveis do LH, do FSH e do estrogênio ou da testosterona. Um resultado positivo é definido pela detecção de níveis púberes ou adultos desses hormônios em resposta à administração do GnRH. A TC, a RM ou as radiografias do crânio mostram as lesões possivelmente existentes no sistema nervoso central.

Intervenções de enfermagem

Em geral, as intervenções de enfermagem para a criança com puberdade precoce consistem basicamente em administrar os medicamentos, ajudar a criança a lidar com as questões de autoestima relacionadas com o crescimento e o desenvolvimento acelerados das características sexuais secundárias e orientar a criança e a família. Os objetivos das intervenções de enfermagem incluem desenvolvimento físico apropriado e progressão da puberdade adequada à idade. Veja o Plano de cuidados de enfermagem 27.1 e individualize os cuidados necessários com base na resposta da criança e da família a esse distúrbio.

Os cuidados de enfermagem consistem em avaliar e registrar as alterações físicas apresentadas pela criança e administrar os medicamentos. Demonstre a técnica correta de aplicação do medicamento e observe se há potenciais efeitos adversos (repasse essas informações também à família). Estimule a família a comparecer às consultas agendadas, que geralmente ocorrem a cada 6 meses e incluem testes de estimulação programados. Informe aos familiares que a intervenção farmacológica é interrompida quando a criança atinge a idade apropriada ao desenvolvimento da puberdade. Ofereça orientação sexual apropriada, mas tranquilize os pais de que a puberdade precoce geralmente não significa comportamento sexual prematuro.

Como lidar com baixa autoestima

Em geral, essas crianças desenvolvem baixa autoestima e ansiedade em consequência das alterações da imagem corporal e das interações sociais prejudicadas. O objetivo é conseguir que a criança tenha desenvolvimento psicossocial normal e compreenda as alterações físicas e emocionais que ocorrem com o início precoce da puberdade. Converse com a criança em linguagem apropriada ao seu nível etário, mesmo quando suas características físicas a fazem parecer mais velha. Mantenha um clima tranquilo e acolhedor e assegure privacidade durante os exames. Encaminhe a criança e a família para receberem aconselhamento, se houver transtornos comportamentais ou psicológicos. Como a criança pode ter problemas de autoimagem e ter consciência do que lhe ocorre, estimule-a a expressar seus sentimentos quanto às alterações presentes, e utilize o jogo da interpretação de personagens para demonstrar à criança como lidar com as provocações das outras crianças. Diga à criança que, com o transcorrer do tempo, todos desenvolvem características sexuais.

• Puberdade tardia

Puberdade tardia é um distúrbio que se caracteriza por desenvolvimento atrasado das características sexuais secundárias. Nas meninas, isso ocorre quando as mamas não se desenvolvem até à idade de 13 anos, os pelos púbicos não aparecem até os 14 anos, ou a **menarca** não ocorre até os 16 anos. Nos meninos, a puberdade tardia ocorre quando não há crescimento dos testículos nem alterações escrotais até os 14 anos, ou os pelos púbicos não aparecem até os 15 anos e não são seguidos do desenvolvimento testicular. A causa mais comum da puberdade tardia é um distúrbio hereditário conhecido como **atraso constitucional** (Radovick & MacGillivray, 2003). O hipogonadismo também pode ocorrer quando há estimulação reduzida das gônadas em consequência de disfunção do hipotálamo ou da hipófise, bem como em presença de tumores, radioterapia ou síndromes genéticas (síndromes de Turner ou de Klinefelter). Outra causa comum é um distúrbio crônico como anorexia ou fibrose cística.

A abordagem terapêutica consiste em administrar testosterona ou estradiol em doses baixas, contanto que não haja alguma condição de estresse corrigível. Em geral, isso é necessário apenas por um intervalo curto até a puberdade começar.

Avaliação de enfermagem

A avaliação consiste em obter a história de saúde para detectar indícios desse distúrbio. A avaliação do padrão de crescimento com utilização das técnicas e dos padrões de comparação adequados é fundamental. Ao exame físico, observe se as características sexuais secundárias descritas anteriormente estão ausentes. Os exames complementares excluem outras causas de atraso da puberdade. Os níveis sanguíneos dos hormônios reprodutivos também podem ser dosados.

Intervenções de enfermagem

Além das intervenções gerais descritas no Plano de cuidados de enfermagem 27.1, oriente a criança e a família quanto ao tratamento farmacológico. Oriente a criança e a família quanto aos diferentes estágios da puberdade. Ajude a família a planejar os horários do tratamento domiciliar para a administração dos medicamentos. Responda às perguntas dos familiares quanto ao distúrbio ou às possíveis complicações (p. ex., infertilidade), dependendo da causa do problema.

• Diabetes insípido

Diabetes insípido é um distúrbio da neuro-hipófise, causado por secreção insuficiente de hormônio antidiurético (ADH). Esse hormônio – também conhecido como vasopressina – é produzido pelo hipotálamo e armazenado na hipófise. O ADH está envolvido na concentração da urina pelos rins, porque estimula a reabsorção da água dos túbulos coletores renais em consequência do aumento da permeabilidade das membranas. Isso conserva água e mantém a osmolalidade normal. Com a deficiência de ADH, os rins perdem grandes quantidades de água e retêm o sódio no soro.

Em geral, esse distúrbio ocorre em crianças como complicação de traumatismo craniano ou de cirurgias cranianas realizadas para retirada de tumores hipotalâmico-hipofisários, tais como craniofaringioma (Behrman *et al.*, 2004). Outras causas incluem doença granulomatosa, infecções como meningite ou encefalite, anomalias vasculares, malformações congênitas, doenças infiltrativas como a leucemia, ou fármacos; cerca de 10% dos casos infantis são idiopáticos (Behrman *et al.*, 2004). Uma variante rara do diabetes insípido nefrogênico tende a ser transmitida geneticamente (p. ex., forma ligada ao X, autossômica dominante ou autossômica recessiva); esse distúrbio não está associado à hipófise e há insensibilidade à vasopressina nos rins (Behrman *et al.*, 2004).

Em geral, o diabetes insípido é irreversível e requer tratamento por toda a vida.

Abordagem terapêutica

A menos que haja um tumor (que, nesses casos, é removido cirurgicamente), o tratamento geralmente inclui reposição diária do ADH em crianças maiores. Para recém-nascidos e lactentes, o tratamento consiste em reposição de líquidos à taxa de 3 $\ell/m^2/24$ h (Behrman *et al.*, 2004). O medicamento de escolha para o tratamento domiciliar é o acetato de desmopressina (DDAVP, um análogo da vasopressina de ação prolongada), na dosagem de 25 a 300 μg. Esse medicamento é administrado por via intranasal, subcutânea ou oral a cada 8 a 12 h. A dose depende da idade da criança, do débito urinário e da densidade da urina. A utilização da DDAVP em lactentes é controversa. No hospital, a criança é tratada com vasopressina aquosa (vasopressina 8-arginina) IV. Esse medicamento tem ação curta e, por essa razão, a dose pode ser ajustada rapidamente. Essas duas preparações da vasopressina reduzem o débito urinário e a sede, mas as doses devem ser tituladas.

Para a criança com o diabetes insípido nefrogênico, o tratamento consiste em diuréticos, ingestão liberal de líquidos e restrição da ingestão de sódio e de dieta rica em proteínas.

Avaliação de enfermagem

Veja uma descrição detalhada da fase de avaliação do processo de enfermagem na p. 865. Os resultados da avaliação pertinentes ao diabetes insípido estão descritos a seguir.

História de saúde

A avaliação de enfermagem consiste em obter história de quaisquer distúrbios que acarretem o desenvolvimento de diabetes insípido. Essa revisão inclui informações sobre o período neonatal e também a história recente de infecções como meningite, doenças como leucemia ou padrões familiares. A maioria dos sintomas dos distúrbios endócrinos tem progressão lenta, mas o início do diabetes insípido é repentino. Em geral, a história de saúde detecta sintomas primários e também complicações evidenciadas por sinais iniciais de desidratação.

Os sintomas iniciais mais comumente relatados são poliúria e polidipsia. Com exceção das crianças inconscientes, geralmente se mantém a perfusão adequada com a ingestão oral de água (Perkin *et al.*, 2003). Os pais ou a criança podem relatar idas frequentes ao banheiro, noctúria ou enurese. Quando a criança não consegue compensar a perda excessiva de água aumentando a ingestão de líquidos, outros sintomas são relatados, inclusive emagrecimento ou sinais de desidratação. Por exemplo, a irritabilidade pode ser devida aos estágios iniciais da desidratação ou à frustração que a criança sente por não conseguir aliviar sua sede. Outros sinais podem ser febre intermitente, vômitos e constipação intestinal.

Exame físico

A observação e a inspeção podem detectar emagrecimento ou déficit de crescimento em lactentes. A inspeção também pode revelar sinais de desidratação, inclusive ressecamento das mucosas ou produção reduzida de lágrima. A criança pode eliminar mais de 3 ℓ/m² de urina por dia. À ausculta, taquicardia ou taquipneia podem ser sinais de compensação da diminuição do volume de líquidos. A palpação detecta fontanelas ligeiramente deprimidas ou diminuição do turgor cutâneo.

> Os principais sinais de diabetes insípido são **poliúria** (micção excessiva) e **polidipsia** (sede excessiva).

Exames complementares

Os exames diagnósticos realizados para avaliação do diabetes insípido incluem:

- Exames radiológicos como TC ou ultrassonografia do crânio e dos rins para verificar a existência de lesão ou tumor
- Exame simples da urina (EAS): urina diluída com osmolaridade menor que 300 mOsm/ℓ, densidade urinária menor que 1,005
- Osmolaridade sérica maior que 300 mOsm/ℓ
- Nível elevado de sódio sérico
- O teste de privação hídrica avalia a secreção de vasopressina pela hipófise em resposta à privação de água. Os resultados normais consistem em redução do débito urinário, aumento da densidade urinária e nenhuma alteração do sódio sérico.

> Durante o teste de privação hídrica, a criança pode ficar irritável e frustrada porque não pode ingerir líquidos. Não beba líquidos na frente da criança.

> Se a criança perder 3 a 5% do peso corporal, interrompa o teste de privação hídrica, porque podem ocorrer complicações (Dveirin & Tunnessen, 2000).

Intervenções de enfermagem

Veja o Plano de cuidados de enfermagem 27.1 e individualize o plano de cuidados com base nas respostas da criança e da família à doença. As intervenções de enfermagem específicas para a criança com diabetes insípido estão descritas a seguir.

Hidratação

O objetivo do tratamento é manter o débito urinário horário de 1 a 2 mℓ/kg e a densidade urinária de no mínimo 1,010. Mantenha os níveis de ingestão de líquidos conforme a prescrição. Monitore o volume de líquidos por meio da medição dos sinais vitais, do controle hídrico e do peso diário (utilizando a mesma balança e pesando a criança na mesma hora todos os dias). Se a ingestão de líquidos for interrompida muito precocemente, a criança poderá apresentar hipernatremia, que pode causar convulsões. Alimente os lactentes com maior frequência, desde que excretem urina mais diluída, ingiram volumes maiores de água livre e secretem quantidades menores de vasopressina que as crianças maiores. Monitore os sinais e os sintomas de desidratação durante o teste de privação hídrica e também nas primeiras horas após o início do tratamento. Se a criança estiver inconsciente ou tiver uma lesão cerebral, mantenha a hidratação e a nutrição por sonda nasogástrica ou gastrostomia.

> Depois de iniciar o tratamento com vasopressina, monitore cuidadosamente a pressão arterial.

> Avise ao médico se o débito urinário for maior que 1.000 mℓ/h em duas micções consecutivas.

Atividade física

Estabeleça um padrão de atividade física apropriado à criança e proporcione tempo para que ela recupere a força e a disposição, para aumentar seu nível de atividade. Avalie diariamente a capacidade funcional da criança, programe idas frequentes ao banheiro, mantenha sempre ao alcance da criança os líquidos que ela preferir e ajuste o plano de tratamento ao nível de atividade da criança.

Orientação à família

Envolva a família na elaboração dos horários para ingestão de líquidos. Um relatório ou diário é essencial para a manutenção dos horários e detecção de problemas. Crianças com centro da sede normal podem autorregular a ingestão de líquidos, mas se este não for o caso, ajude a família a elaborar um plano de reposição de líquidos ao longo das 24 h. Isso pode exigir instruções quanto à alimentação por sonda nasogástrica ou gastrostomia. Oriente a família quanto aos sintomas de retenção hídrica e desidratação. Ajude a família a elaborar um plano para informar à escola e aos outros indivíduos que convivem com a criança quanto à necessidade de privilégios liberais de idas ao banheiro e ingestão de líquidos adicionais para evitar acidentes ou desidratação. As Diretrizes de ensino 27.1 trazem dicas para orientar a família quanto ao tratamento farmacológico. Recomende que a família consiga um bracelete ou colar de alerta médico para a criança. Estimule o comparecimento às consultas de acompanhamento, que provavelmente ocorrerão a cada 6 meses.

• Síndrome de secreção inadequada do hormônio antidiurético (SIADH)

A SIADH ocorre quando o ADH (vasopressina) é secretado em presença de osmolalidade sérica baixa, porque o mecanismo de *feedback* que regula este hormônio não funciona adequadamente. O ADH continua a ser secretado e isto provoca retenção de água, redução do sódio sérico em consequência da hemodiluição e expansão do volume de líquidos extracelulares. A SIADH geralmente é causada por infecções do sistema nervoso central (p. ex., meningite), traumatismo craniano, tumores cerebrais, cirurgias intracranianas e alguns medicamentos (p. ex., analgésicos, barbitúricos ou quimioterápicos). Essa síndrome também pode ser causada por administração excessiva de vasopressina durante o tratamento do diabetes insípido (Nelson, 2004).

O tratamento desta síndrome inclui correção das alterações subjacentes, além de restrição hídrica e administração de cloreto de sódio intravenoso para corrigir a hiponatremia e aumentar a osmolalidade sérica.

Avaliação de enfermagem

Obtenha a história de saúde e atente para relatos de infecção ou tumor do sistema nervoso central, cirurgia intracraniana, traumatismo craniano ou utilização dos medicamentos citados anteriormente. Verifique se há sinais como redução do débito urinário e aumento do peso e sintomas gastrointestinais como anorexia, náuseas e vômitos. Avalie o estado neurológico para detectar letargia, alterações comportamentais, cefaleia, alteração do nível de consciência, convulsão ou coma. Os sinais neurológicos ocorrem à medida que o nível de sódio diminui. Os exames diagnósticos mostram reduzidos níveis séricos de sódio e baixa osmolalidade, concentrações baixas de ureia, creatinina, ácido úrico e albumina. As amostras de urina apresentam osmolalidade alta, concentração alta de sódio e densidade maior que 1,030. Podem ser realizadas provas de função suprarrenal, tireóidea e renal para descartar a presença de outras causas de hiponatremia.

Diretrizes de ensino 27.1

Administração da DDAVP

- Manter sempre a DDAVP na geladeira.
- Limpar as narinas (o medicamento pode não ser bem absorvido quando a criança tem congestão nasal).
- Introduzir o tubo de medição no frasco.
- Encher com a dose adequada e segurar a ponta do tubo fechada enquanto se introduz a extremidade preenchida pelo fármaco dentro da narina.
- Soltar o líquido presente no tubo dentro da narina.
- Se a criança espirrar, repetir a administração.
- Determinar a densidade urinária para monitorar a eficácia do medicamento.

Intervenções de enfermagem

As metas de enfermagem consistem basicamente em recuperar o equilíbrio hídrico e evitar acidentes. Institua precauções de segurança se houver alteração do nível de consciência, confusão mental ou convulsões. Avise ao médico se houver cefaleia ou irritabilidade. Faça controle hídrico e pese a criança diariamente. Pode ser necessário utilizar um cateter vesical de longa permanência para possibilitar o monitoramento horário do volume e da densidade urinários. Ajude a criança a lidar com a restrição de líquidos oferecendo-lhe doces sem açúcar, compressas úmidas ou talvez raspas de gelo. Administre eletrólitos de reposição conforme a necessidade para corrigir os desequilíbrios.

A Tabela comparativa 27.1 compara o diabetes insípido com a SIADH.

Distúrbios da função tireóidea

Os distúrbios da glândula tireoide são relativamente comuns no período de lactação e na infância (Burg *et al.*, 2002). Esses distúrbios podem ser graves porque os hormônios tireóideos são importantes para o crescimento e o desenvolvimento: eles regulam o metabolismo dos nutrientes e a produção de energia.

• Hipotireoidismo congênito

O hipotireoidismo congênito – também conhecido como cretinismo – geralmente é causado por falha de migração da glândula tireoide durante o desenvolvimento fetal. Isso resulta em malformação ou disfunção da glândula, que acarreta produção insuficiente dos hormônios tireóideos necessários para atender às demandas metabólicas do corpo e ao crescimento e ao desenvolvimento. O hipotireoidismo congênito produz concentrações baixas dos hormônios tireóideos (T_3 e T_4) circulantes. Antes de se começar a triagem neonatal dessa doença nos EUA na década de 1970, o diagnóstico geralmente só era estabelecido depois de 8 a 12 semanas de vida; esse retardo causava lesão cerebral irreversível e perda da função intelectual (Burg *et al.*, 2002).

O hipotireoidismo congênito ocorre em 0,25 por 1.000 nascidos vivos (Burg *et al.*, 2002). Essa doença é mais comum em meninas, lactentes de origem hispânica ou do Extremo Oriente e crianças com síndrome de Down, mas é menos comum em lactentes afro-americanos (Burg *et al.*, 2002).

Fisiopatologia

O hipotireoidismo congênito é causado por uma falha do desenvolvimento da glândula tireoide fetal em consequência de uma mutação genética espontânea; por um erro inato da síntese dos hormônios tireóideos em virtude de um traço autossômico recessivo; por disfunção hipofisária; ou por falha no desenvolvimento do mecanismo de *feedback* entre a tireoide e o sistema nervoso central (Burg *et al.*, 2002). Também pode ocorrer hipotireoidis-

Tabela comparativa 27.1 Diabetes insípido *versus* SIADH

Diabetes insípido	Síndrome de secreção inadequada do hormônio antidiurético (SIADH)
• Poliúria	• Oligúria
• Hipernatremia	• Hiponatremia
• Osmolalidade sérica > 300 mOsm/kg	• Osmolalidade sérica < 280 mOsm/kg
• Densidade urinária de 1,005	• Densidade urinária > 1,030
• Osmolalidade urinária reduzida	• Hiperosmolalidade urinária
• Desidratação, sede	• Retenção de líquidos, aumento de peso e hipertensão

mo primário transitório, que resulta de transferência placentária dos agentes antitireóideos utilizados pela mãe, exposição ao iodo tópico, ou anticorpos bloqueadores da tireoide materna (Eugster *et al.*, 2004).

Abordagem terapêutica

Para evitar retardamento mental e normalizar o crescimento e o desenvolvimento motor, deve ser iniciada a reposição do hormônio tireóideo com L-tiroxina sódica sintética. A dose inicial recomendada varia de 10 a 15 μg/kg/dia; lactentes e crianças menores geralmente necessitam de doses maiores por unidade de peso corporal (Burg *et al.*, 2002). As doses fisiológicas não causam efeitos adversos, mas as provas de função tireóidea são realizadas inicialmente a cada 2 semanas para monitorar cuidadosamente os efeitos e assegurar a administração das doses apropriadas. Como o hormônio tireóideo é vital para o desenvolvimento do sistema nervoso central do lactente, o objetivo é normalizar a função tireóidea no menor tempo possível. Esse tratamento é necessário por toda a vida para manter um metabolismo normal, e crescimento e desenvolvimento físico e mental normais.

Avaliação de enfermagem

A avaliação de enfermagem da criança com hipotireoidismo congênito inclui a história de saúde, exame físico e exames laboratoriais.

História de saúde

Determine se o teste de triagem metabólica neonatal foi realizado precocemente ou se não foi efetuado logo depois do nascimento. Investigue se há história materna sugestiva de uma conexão com hipotireoidismo, inclusive exposição materna a iodo. Outros elementos da história podem incluir sensibilidade ao frio, constipação intestinal, problemas alimentares ou letargia. Como os pais gostam que seus filhos durmam bem, eles podem não se queixar de que estes estão dormindo demais; pelo contrário, podem relatar que é difícil manter o bebê acordado.

Exame físico

A maioria dos lactentes é assintomática até o primeiro mês de vida, quando começa a desenvolver sinais clínicos. A inspeção e a observação mostram um lactente ou uma criança letárgica com hipotonia, hipoatividade e expressão apática. Algumas crianças podem apresentar letargia e irritabilidade simultâneas com reatividade mental global atenuada. As medições do peso e do comprimento podem demonstrar retardo do crescimento. Outras anormalidades podem incluir fontanela posterior persistentemente aberta, fácies abrutalhada com pescoço e membros curtos, edema periorbitário, língua volumosa e resposta de sucção atenuada (Figura 27.3). A pele pode parecer pálida com manchas ou amarelada em consequência de icterícia persistente, ou pode ser fria, seca e descamada ao toque com desenvolvimento de pelos esparsos em crianças maiores. A ausculta do tórax pode detectar bradicardia. Também pode haver sinais de angústia respiratória e redução da pressão do pulso. À palpação do abdome, pode haver indícios de hérnia umbilical ou uma massa causada por constipação intestinal.

Exames complementares

Recomenda-se a triagem neonatal dos níveis dos hormônios tireóideos antes da alta hospitalar, ou 2 a 6 dias após o nascimento. Quando esse teste é realizado nas primeiras 24 a 48 h junto com outros testes de triagem metabólica, o resultado pode ser inexato por causa do aumento imediato do hormônio estimulador da tireoide (TSH) logo depois do nascimento. A técnica de radioimunoensaio é utilizada para determinar os níveis da tiroxina (T_4), que refletem precisamente a função tireóidea da criança. Se o nível da T_4 for menor que 6,5 μU/mℓ (normal: 6,5 a 13 μℓ/mℓ), será necessário realizar um segundo teste laboratorial confirmatório, bem como determinar se o nível do TSH está acima de 5 μU/mℓ por meio de um fluoroimunoensaio não isotópico em tempo resolvido (TF-FIA). A cintigrafia da tireoide também pode ser usada para confirmar a inexistência ou a localização ectópica da glândula. Além das dosagens séricas da T_4, outros

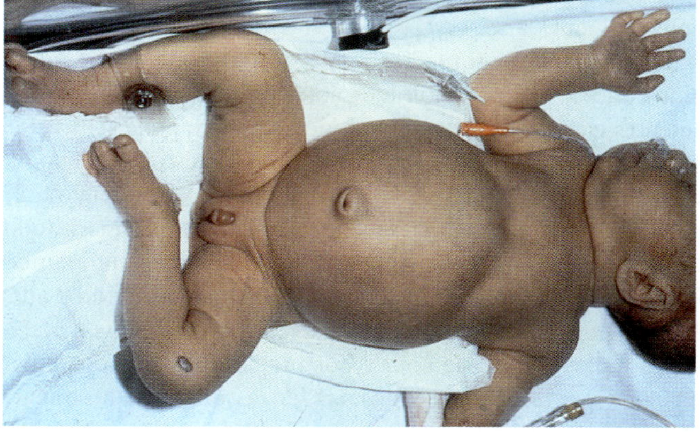

Figura 26.3 Recém-nascido com hipotireoidismo congênito.

exames diagnósticos incluem os níveis séricos da T_3, captação de iodo radioativo, dosagem da globulina de ligação do hormônio tireóideo e ultrassonografia.

Intervenções de enfermagem

O objetivo geral das intervenções de enfermagem para o lactente ou a criança com hipotireoidismo congênito é estabelecer um padrão de crescimento normal, sem complicações como retardamento mental ou déficit do crescimento. Individualize o plano de cuidados de enfermagem com base nas respostas da criança à doença.

Crescimento normal

Meça e registre os parâmetros do crescimento a intervalos regulares. Os níveis dos hormônios tireóideos são dosados a cada 2 a 4 semanas, até que seja atingida a meta com uma dose estabilizada do medicamento. Em seguida, os exames são realizados a cada 3 a 4 meses nos primeiros anos de vida e, ao longo da adolescência, a cada 6 a 12 meses. Monitore os sinais de hipofunção ou hiperfunção, inclusive alterações dos sinais vitais, da termorregulação e do nível de atividade. Assegure períodos de repouso adequado e atenda às necessidades de termorregulação. Se a língua do lactente for extremamente grande, observe sua capacidade de sugar, evite obstrução das vias respiratórias e coloque o lactente deitado de lado. O médico pode prescrever restrição de líquidos ou dieta hipossódica.

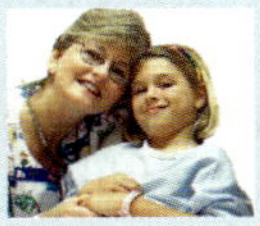

Verifique se há sinais de superdosagem de hormônio tireóideo (irritabilidade, pulso rápido, dispneia, sudorese, febre) ou tratamento ineficaz (fadiga, constipação intestinal, inapetência).

Orientação à família

Como muitos lactentes são assintomáticos, o diagnóstico pode ser inesperado; por esta razão, tranquilize a família e transmita-lhe expectativas realistas. Pode ser necessária triagem do desenvolvimento quando a criança apresentou inicialmente quaisquer sintomas, ou à medida que esta cresce, para assegurar que o tratamento farmacológico seja eficaz. Oriente a família quanto à doença, aos medicamentos e seus métodos de administração e aos efeitos colaterais, como aceleração da frequência do pulso (que pode indicar superdosagem de hormônio). Ensine aos familiares como verificar a frequência do pulso antes de administrar o medicamento.

A L-tiroxina é um medicamento oral disponível em comprimidos que devem ser triturados antes de serem administrados a lactentes e crianças pequenas. O medicamento pode ser misturado com uma quantidade pequena da fórmula e colocado no bico da mamadeira, mas não deve ser misturado com o leite da mamadeira cheia, porque, se o lactente não conseguir ingerir todo o leite, não tomará todo o medicamento. O medicamento também pode ser misturado com pequena quantidade de líquido e administrado por um conta-gotas. A absorção da L-tiroxina é afetada por fórmulas à base de soja e por preparações que contenham ferro (Burg *et al.*, 2002); por esta razão, avalie cuidadosamente a criança antes de iniciar a administração de fórmulas com composição diferenciada. Se a criança vomitar na primeira hora depois da administração, instrua os familiares a repetirem a dose, porque muitas doses perdidas podem causar retardo do desenvolvimento e crescimento insatisfatório.

Informe à família que a L-tiroxina deverá ser administrado por toda a vida. Diga aos familiares que serão necessários exames de sangue frequentes para reavaliação da função tireóidea e da taxa de crescimento da criança e que também poderá ser necessário aconselhamento genético. As recomendações atuais incluem monitoramento por um endocrinologista pediátrico a cada 1 a 2 meses no primeiro ano de vida, a cada 2 a 3 meses entre as idades de 1 e 3 anos, e a cada 2 a 12 meses até que o crescimento esteja concluído (Kemper & Foster, 2003). Pode ser necessário que a enfermeira ajude a família a encontrar um laboratório perto de casa ou a contornar os problemas financeiros acarretados pelo tratamento. Oriente a família quanto aos programas de estimulação do lactente, caso a criança apresente distúrbios cognitivos, retardo do crescimento físico ou desenvolvimento intelectual lento. Pode ser necessário reforçar algumas informações durante os anos escolares ou a adolescência. Por fim, estimule a família a conseguir um bracelete ou colar de alerta médico para uso da criança.

Considere *isto!*

Asha Virani, um lactente com 1 semana de vida, foi trazida ao ambulatório. O teste de triagem neonatal foi positivo para hipotireoidismo. Os pais estão chocados e muito tristes com a notícia. A mãe diz: "Minha filha parecia estar indo tão bem desde que saiu do hospital e foi para casa... Ela parece estar fazendo tudo o que deveria. Dorme muito bem, e não consigo imaginar que alguma coisa esteja errada com minha filha".

1. Como você abordaria as preocupações dos pais?

2. Quais orientações são apropriadas para essa família?

• Hipotireoidismo adquirido

O hipotireoidismo também pode ser um distúrbio adquirido e resulta mais comumente de uma tireoidite linfocítica autoimune crônica conhecida como tireoidite de Hashimoto (Sperling, 2002). Por ser uma doença genética, a criança desenvolve anticorpos contra a tireoide, que causam inflamação, infiltração e destruição progressiva da glândula. Ocorre mais frequentemente em crianças do sexo feminino durante a infância e a adolescência (Sperling, 2002). As etiologias menos comuns incluem hipotireoidismo associado a disfunção hipotalâmica ou hipofisária, ou a exposição a medicamentos ou substâncias como o lítio, que interferem na síntese dos hormônios tireóideos.

A abordagem terapêutica consiste em administrar L-tiroxina sódica oral, cuja dose varia de 2 a 5 μg/kg/dia para manter o nível da T_4 na metade superior da variação normal e suprimir o TSH.

Avaliação de enfermagem

Entreviste a família e a criança para determinar sua tolerância à atividade e alterações comportamentais. Os sintomas podem desenvolver-se lentamente e podem ser sutis. Verifique se há queixas vagas como fadiga, fraqueza, aumento de peso, intolerância ao frio, constipação intestinal e ressecamento da pele. A gravidade dos sintomas depende do tempo de vigência e da extensão da deficiência hormonal. A revisão do padrão de crescimento pode detectar atraso ou interrupção do crescimento (estatura) e aumento de peso.

O exame físico pode detectar **bócio** (crescimento da glândula tireoide). Os reflexos tendinosos profundos podem estar arrefecidos e a face, os olhos e as mãos edemaciados. Observe se os cabelos estão finos ou ásperos, se há hipertrofia muscular com fraqueza muscular e se há sinais de puberdade precoce ou retardada. A investigação diagnóstica inclui provas de função tireóidea (TSH, T_3 e T_4) e pesquisa de anticorpos antitireóideos séricos para se confirmar a etiologia autoimune da tireoidite. Também pode ser necessário realizar RM e teste de captação e cintigrafia da tireoide.

Intervenções de enfermagem

Trabalhe com a família de modo a estabelecer um horário diário para administração da L-tiroxina, que deve ser ingerida 30 a 60 min antes das refeições para assegurar absorção máxima. Explique à família que o crescimento está relacionado com a resposta da criança ao tratamento e não existem medidas específicas para facilitar esse crescimento. A família precisa entender o diagnóstico, deve ser capaz de identificar os sinais e os sintomas de hipofunção ou hiperfunção e precisa saber quando avisar ao médico. A família e a criança podem necessitar de ajuda para aceitar o tratamento, bem como a experiência de crescimento acelerado que ocorre no início do tratamento. A criança com hipotireoidismo crônico ou grave pode estar sob risco de desenvolver efeitos adversos como inquietude, insônia ou irritabilidade. Os níveis dos hormônios tireóideos da criança devem ser reavaliados a cada 3 a 6 meses por um endocrinologista pediátrico.

• Hipertireoidismo

O hipertireoidismo é causado por hiperfunção da glândula tireoide, que libera níveis excessivos de hormônio tireóideo na circulação. Esse distúrbio não é comum em crianças; o pico de incidência em crianças ocorre na adolescência em consequência da doença de Graves (Radovick & MacGillivray, 2003). A doença de Graves é um distúrbio autoimune que acarreta liberação de quantidades excessivas do hormônio tireóideo em resposta à imunoglobulina estimuladora da tireoide humana (TSI). Essa doença é cinco vezes mais comum em meninas do que em meninos. Em geral, as crianças desenvolvem bócio e têm um marcador genético, porque 60% das crianças acometidas têm história familiar de distúrbios autoimunes da tireoide (Radovick & MacGillivray, 2003). A tireotoxicose, uma forma congênita, ocorre em lactentes cujas mães são portadoras da doença de Graves. Esse distúrbio neonatal pode ser fatal, mas é autolimitado e persiste por 2 a 4 meses (Burg *et al.*, 2002). Causas menos comuns incluem tireoidite, tumores secretores de hormônio tireóideo e adenomas hipofisários.

A abordagem terapêutica tem como objetivo reduzir os níveis do hormônio tireóideo. Hoje em dia, as opções terapêuticas disponíveis incluem agentes antitireóideos, iodo radioativo e tireoidectomia subtotal. O tratamento de escolha consiste em administrar propiltiuracila (PTU) ou metimazol (MTZ), que bloqueia a produção de T_3 e de T_4. A criança toma o medicamento 1 vez/dia, geralmente na dose de 0,5 a 1,0 mg/kg/dia (Burg *et al.*, 2002). Também pode ser utilizado tratamento coadjuvante com betabloqueadores (propranolol) se a criança tiver sintomas graves. O tratamento com iodo radioativo começa a ser aceito como opção terapêutica de longa duração para crianças (Burg *et al.*, 2002). Esse tratamento é administrado por via oral e provoca lesão e destruição da glândula tireoide em 6 a 18 semanas, mas pode causar hipotireoidismo. A tireoidectomia subtotal é realizada quando o tratamento farmacológico não é possível ou as outras medidas terapêuticas tiverem falhado. Os riscos desse procedimento incluem hipotireoidismo, hipoparatireoidismo ou lesão do nervo laríngeo.

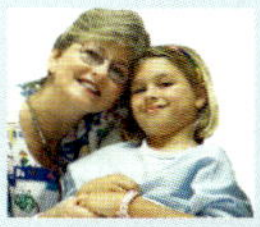

A liberação repentina de grandes quantidades de hormônio tireóideo causa crise tireotóxica, que progride para insuficiência cardíaca e choque. Relate imediatamente sinais de crise tireotóxica: início súbito de agitação e irritabilidade intensas, febre, sudorese e taquicardia (Burg *et al.*, 2002).

Avaliação de enfermagem

A maioria dessas crianças é atendida ambulatorialmente e relata história de distúrbios do sono, baixo desempenho escolar e falta de concentração. Durante as aulas de educação física, essas crianças facilmente se sentem frustradas e sentem calor exagerado e fadiga. A criança pode queixar-se de diarreia, transpiração excessiva e fraqueza muscular. A história também pode indicar hiperatividade, intolerância ao calor, labilidade emocional e insônia. Inicialmente, os sintomas podem ser brandos e geralmente passam despercebidos. O exame físico de crianças maiores pode mostrar taxa acelerada de crescimento; perda de peso apesar do apetite excelente; hiperatividade; pele quente e úmida; taquicardia; tremores finos; crescimento da glândula tireoide (ou bócio); e anormalidades oftálmicas (exoftalmia, que é menos acentuada em crianças; proptose; incapacidade da pálpebra superior de acompanhar a rotação do olho e retração palpebrais; expressão assustada; edema periorbitário; e diplopia) (Figura 27.4). Também pode haver aceleração do pulso e hipertensão. Os níveis séricos de T_3 e de T_4 mostram-se acentuadamente elevados, enquanto as concentrações do TSH estão suprimidas.

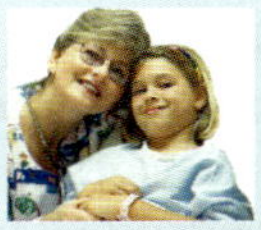

Os lactentes com tireotoxicose neonatal apresentam baixo peso ao nascer, ganho ponderal baixo, hiperfagia, microcefalia, irritabilidade, taquicardia, taquipneia, oftalmopatia, aumento da tireoide, vômitos, diarreia, icterícia, hepatosplenomegalia e trombocitopenia. Se o tratamento for postergado, a criança pode ter insuficiência cardíaca e sequelas potencialmente graves associadas ao sistema nervoso central.

Intervenções de enfermagem

Uma vez iniciado o tratamento, oriente a família e a criança quanto aos medicamentos e aos potenciais efeitos adversos, às metas do tratamento e às possíveis complicações. Monitore efeitos adversos como erupção, leucopenia branda, perda do paladar, dor de garganta, distúrbios gastrintestinais e artralgia. Se a opção for intervenção cirúrgica, forneça as orientações pré-

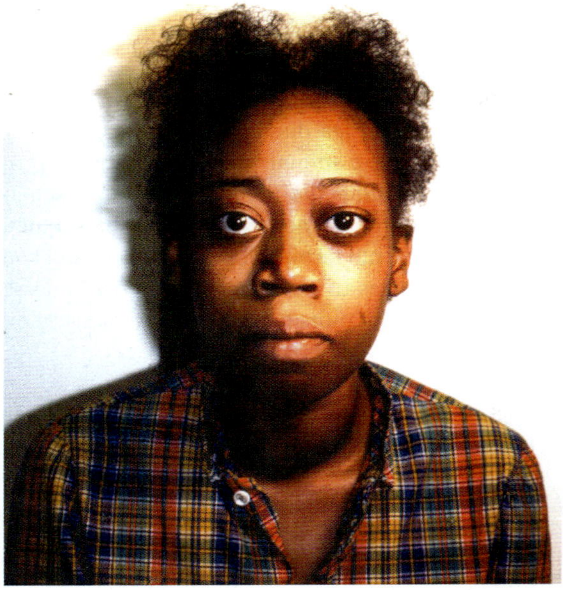

● Figura 27.4 Adolescente com doença de Graves.

operatórias e os cuidados pós-operatórios. Aplique as medidas de suporte como manutenção da hidratação, suporte nutricional e correção dos eletrólitos. Monitore as contagens de hemácias e as provas de função hepática. Oriente os familiares quanto à administração dos medicamentos. Se o medicamento for administrado 2 ou 3 vezes/dia, oriente a família a utilizar um dispensador de comprimidos e um despertador. Oriente a família quanto à necessidade de realizar exames sanguíneos rotineiros e consultas de acompanhamento com um endocrinologista pediátrico a cada 2 a 4 meses, até que sejam alcançados níveis normais dos hormônios; em seguida, as consultas podem ser espaçadas a uma ou duas por ano. Oriente os pais a entrarem em contato com um profissional de saúde se a criança apresentar taquicardia ou fadiga extrema.

Ajude a criança e a família a lidarem com sintomas como intolerância ao calor, labilidade emocional ou problemas oculares. Assegure que essas informações sejam passadas aos profissionais da escola ou da creche. A criança deve fazer pausas mais frequentes para descansar, deve ficar em um ambiente frio e não deve participar das aulas de educação física até que sejam alcançados os níveis hormonais normais. Oriente a família a estimular a criança a ingerir uma dieta saudável com níveis apropriados de calorias; a criança pode precisar ingerir cinco a seis refeições por dia. Estimule a família a conseguir um colar ou pulseira de alerta médico para uso da criança.

A Tabela comparativa 27.2 compara o hipotireoidismo com o hipertireoidismo.

Distúrbios da função das glândulas paratireoides

As glândulas paratireoides secretam o hormônio paratireóideo (paratormônio, ou PTH) que, em combinação com a vitamina D e a calcitonina, regula a homeostasia do cálcio/fosfato aumentando a atividade osteoclástica, a absorção de cálcio e a excreção

● Tabela comparativa 27.2 Hipotireoidismo *versus* hipertireoidismo

Hipertireoidismo	Hipotireoidismo
• Nervosismo/ansiedade	• Cansaço/fadiga
• Diarreia	• Constipação intestinal
• Intolerância ao calor	• Intolerância ao frio
• Perda de peso	• Ganho de peso
• Pele lisa e aveludada	• Pele seca e grossa; edema da face, dos olhos e das mãos
	• Déficit de crescimento

de fosfato pelos rins, e a absorção de cálcio pelo trato gastrintestinal. Hipoparatireoidismo e hiperparatireoidismo são os dois distúrbios associados às paratireoides.

● Hipoparatireoidismo

O hipoparatireoidismo é causado por secreção deficiente do PTH, que geralmente mantém o nível sérico do cálcio. A secreção reduzida afeta o metabolismo do cálcio e do fósforo e causa hipocalcemia e hiperfosfatemia. Esse distúrbio é muito raro em crianças e pode ser congênito (secundário a aplasia ou hipoplasia das paratireoides) ou adquirido (devido a remoção acidental das paratireoides durante tireoidectomia) (Perkin *et al.*, 2003). A doença pode ocorrer no período neonatal em consequência de hiperparatireoidismo materno, diabetes melito materno ou ingestão de fórmulas com razão elevada entre fosfato e cálcio (Behrman *et al.*, 2004; Perkin *et al.*, 2003).

O tratamento de emergência consiste em administrar gluconato de cálcio intravenoso em solução a 10% na dose de 0,5 mℓ/kg (até 10 mℓ) em 15 min, seguido de infusão intravenosa contínua de 500 mg/kg/24 h para recém-nascidos e 200 mg/kg/24 h para lactentes e crianças (Perkin *et al.*, 2003). O objetivo é manter níveis séricos normais de cálcio e fosfato, sem causar complicações. O tratamento para os casos menos agudos consiste em gluconato de cálcio oral e vitamina D com suplemento de magnésio para ajudar a normalizar a secreção do PTH (Perkin *et al.*, 2003).

Avaliação de enfermagem

Obtenha a história de saúde e fique atenta a problemas alimentares, letargia, cãibras musculares que progridem para dormência e formigamento das mãos e dos pés, ou da região perilabial. A criança pode estar irritável, apresentar história de convulsões inexplicáveis, ou queixar-se de constipação intestinal, náuseas, vômitos ou diarreia. O exame físico pode detectar **tetania**, estridor, sinal de Chvostek (espasmo dos músculos faciais provocado por percussão suave do nervo facial), sinal de Trousseau (espasmo carpopodal resultante de deficiência de oxigênio), edema das papilas e hipoplasia do esmalte dental. Com o tempo, também ocorrem anormalidades ósseas, que podem causar deformidades ósseas irreversíveis e limitação do crescimento.

À palpação, a criança pode queixar-se de dor óssea difusa ou desconforto abdominal. A pele pode estar seca, descamada e áspera com erupções. Os exames laboratoriais mostram níveis baixos de cálcio e PTH séricos e concentrações séricas elevadas de fósforo, que confirmam o diagnóstico. As radiografias realizadas para determinar a idade óssea geralmente são normais; mas, se o distúrbio estiver presente há muito tempo, pode haver indícios de aumento da densidade óssea e supressão do crescimento.

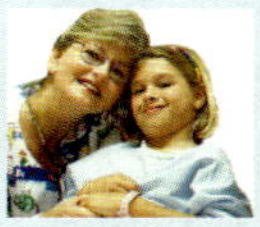

O recém-nascido com hipoparatireoidismo apresenta movimentos espasmódicos, convulsões e apneia.

Intervenções de enfermagem

Administre o gluconato de cálcio intravenoso em crianças com tetania aguda ou grave. Monitore o desenvolvimento de arritmias cardíacas. Assegure que a via venosa esteja pérvia; se houver extravasamento, a criança pode ter lesão tecidual ou arritmias cardíacas. Monitore o estado hidreletrolítico, pese a criança diariamente e meça a excreção urinária de cálcio para evitar nefrocalcinose. Institua as precauções para convulsões e reduza os estímulos do ambiente (p. ex., sons altos ou súbitos, luzes fortes ou atividades que estimulem a criança). Verifique se há sinais e sintomas de laringospasmo (p. ex., estridor, rouquidão ou sensação de aperto na garganta). Oriente a criança e a família quanto à importância da administração diária contínua de sais de cálcio e de vitamina D. Peça à família para ficar atenta a toxicidade da vitamina D observando sinais como fraqueza, fadiga, lassidão, cefaleia, náuseas e vômitos, e diarreia.

• Hiperparatireoidismo

O hiperparatireoidismo é um distúrbio extremamente raro na infância; a causa mais comum é um distúrbio adenomatoso das glândulas paratireoides (Behrman *et al.*, 2004; Perkin *et al.*, 2003). Doença renal crônica ou anomalias congênitas do trato urinário causam hiperparatireoidismo secundário.

A abordagem terapêutica depende da causa da doença. A intervenção cirúrgica pode ser realizada para remover um tumor e tentar colocar metade da glândula paratireoide no antebraço para manter a homeostasia normal do cálcio (Burg *et al.*, 2002). O hidróxido de alumínio mobiliza as reservas de fósforo e pode ser administrado para reduzir a absorção do fosfato; além disto, podem ser administrados líquidos intravenosos e furosemida na dose de 1 mg/kg a cada 6 h na tentativa de reduzir o cálcio (Burg *et al.*, 2002).

Avaliação de enfermagem

A história de saúde consiste em determinar se a criança tem história de insuficiência renal ou anomalias congênitas das vias urinárias. Verifique se há relato de déficit de crescimento, cefaleia, baixo desempenho escolar e irritabilidade. A inspeção e a observação podem detectar sonolência, estupor ou dificuldade de concentração. A ausculta pode evidenciar ritmo cardíaco irregular, possivelmente associado a arritmias cardíacas. A palpação do abdome pode detectar dor, massas causadas pela constipação intestinal ou dor no flanco secundária aos cálculos renais. Os testes da amplitude dos movimentos e da força muscular podem detectar fraqueza muscular. Exames sanguíneos são realizados para se confirmar a elevação do cálcio e a redução do fósforo. As dosagens séricas do PTH e os exames radiológicos são utilizados para definir as etiologias específicas.

Intervenções de enfermagem

Promova um aumento da ingestão de líquidos pela criança para evitar a formação de cálculos renais. Ofereça sucos de frutas para manter o pH urinário baixo, baixa acidez dos líquidos corporais e baixa absorção de cálcio. Solicite exame de urina para detectar cilindros renais. Monitore a segurança e institua as medidas de precaução para convulsões, investigue se há fraturas e avalie o grau de fraqueza muscular da criança. Se a criança tiver raquitismo renal (osteodistrofia), poderá ser necessário utilizar talas por períodos longos; por isso, forneça orientações à família e estimule a adesão ao tratamento. Mantenha uma dieta pobre em fósforo e fique atenta à ocorrência de hipocalcemia após a cirurgia.

Distúrbios da função das glândulas suprarrenais

Os distúrbios das glândulas suprarrenais incluem as insuficiências aguda e crônica e condições caracterizadas por hiperfunção glandular, como a síndrome de Cushing. O córtex suprarrenal produz glicocorticoides, mineralocorticoides e esteroides androgênicos e estrogênicos. A medula suprarrenal produz as catecolaminas e está sob controle neuroendócrino. Quando a produção desses compostos está alterada, a criança adoece.

• Hiperplasia suprarrenal congênita

A expressão hiperplasia suprarrenal congênita engloba um grupo de distúrbios hereditários autossômicos recessivos, nos quais há suprimento insuficiente das enzimas necessárias à síntese do cortisol e da aldosterona. A incidência varia de 0,06 a 0,08 por 1.000 nascidos vivos (Burg *et al.*, 2002; Sperling, 2002). Muitas crianças com hiperplasia suprarrenal congênita não sintetizam aldosterona; e isto provoca as crises suprarrenais evidenciadas por hiponatremia e choque pouco depois do nascimento (Sperling, 2002). Outras complicações da hiperplasia suprarrenal congênita incluem hipertensão, hipoglicemia, estatura baixa na idade adulta e tumores testiculares do adulto.

Fisiopatologia

Noventa a 95% dos casos de hiperplasia suprarrenal congênita são causados por deficiência da enzima 21-hidroxilase (21-OH) (Burg *et al.*, 2002; Sperling, 2002). Essa anormalidade é responsável por produção reduzida de cortisol, que aumenta a secreção do ACTH pela adeno-hipófise. A produção excessiva e prolongada desse último hormônio provoca crescimento ou hiperplasia das suprarrenais e resulta em produção excessiva de androgênios.

Nos meninos, a deficiência da enzima 21-OH com secreção excessiva de androgênios causa crescimento discreto do pênis, que pode alcançar as dimensões do adulto quando a criança atinge a idade escolar, além de hiperpigmentação do escroto. Os fetos femininos desenvolvem características sexuais secundárias masculinas; por esta razão, a hiperplasia suprarrenal congênita causa pseudo-hermafroditismo ou genitália ambígua nas meninas. O clitóris mostra-se aumentado e pode ser semelhante a um pênis, os grandes lábios têm aspecto enrugado e os pequenos lábios apresentam-se fundidos, mas os ovários, as tubas uterinas e o útero são normais. A forma atípica da deficiência de 21-OH torna-se evidente mais tarde (em infantes ou pré-escolares) com **adrenarca** prematura, desenvolvimento dos pelos púbicos, crescimento acelerado, idade óssea avançada, fechamento prematuro das placas epifisárias, acne e hirsutismo (Burg *et al.*, 2002).

Abordagem terapêutica

O objetivo do tratamento é suprimir a secreção suprarrenal excessiva de androgênios e, ao mesmo tempo, manter o crescimento e o desenvolvimento normais. A maioria das crianças com deficiência de 21-OH é tratada com um glicocorticoide (p. ex., hidrocortisona) e um mineralocorticoide (p. ex., fludrocortisona) por toda a vida. Os lactentes também podem precisar de suplementos de sódio. Quando os medicamentos são administrados em doses fisiológicas, não ocorrem efeitos adversos; mas, se os níveis forem aumentados, as consequências podem ser hipertensão, déficit do crescimento e acne. Consultas ambulatoriais periódicas e titulação adequada das doses mantêm os níveis apropriados ao crescimento e ao desenvolvimento normais.

No passado, quando as meninas nasciam com genitália ambígua, o tratamento médico convencional consistia em corrigir a genitália externa e definir a função sexual apropriada. Em geral, a redução do clitóris e a abertura dos pequenos lábios eram realizadas nos primeiros meses de vida, seguidas de outros procedimentos cirúrgicos na puberdade. Entretanto, hoje em dia existe uma tendência a esperar até que a criança possa tomar a decisão, porque as cirurgias comumente resultam em perda das terminações nervosas do clitóris, que interfere na sexualidade e nas experiências sexuais (Burg *et al.*, 2002). A decisão de intervir imediatamente ou postergar o tratamento é complexa e acarreta muitas preocupações à família. Uma novidade animadora é que, com os avanços tecnológicos, hoje os fetos podem ser tratados para evitar o desenvolvimento de genitália ambígua (Radovick & MacGillivray, 2003).

Avaliação de enfermagem

A avaliação de enfermagem para a criança com hiperplasia suprarrenal congênita consiste em história de saúde, exame físico e exames complementares. As alterações específicas pertinentes à hiperplasia suprarrenal congênita estão descritas a seguir.

História de saúde e exame físico

Obtenha a história de saúde e verifique se há relatos de genitália anormal por ocasião do nascimento da criança.

Em infantes ou pré-escolares, verifique se há história de crescimento acelerado e sinais de adrenarca precoce. Durante a inspeção da genitália do lactente, observe se o pênis é volumoso nos meninos e se há genitália ambígua nas meninas (Figura 27.5). Ao observar um infante ou um pré-escolar, verifique se há pelos púbicos desenvolvidos, acne e hirsutismo.

Exames complementares

O tipo mais comum de hiperplasia suprarrenal congênita (deficiência da enzima 21-OH) é detectado pela triagem metabólica neonatal. Se esse teste não tiver sido realizado ou se os resultados não estiverem disponíveis, poderá ser necessário dosar os níveis hormonais momentâneos, ou as concentrações associadas à estimulação com ACTH. A idade óssea está avançada e as radiografias dos ossos longos mostram fechamento prematuro das placas epifisárias. Ver Healthy People 2010.

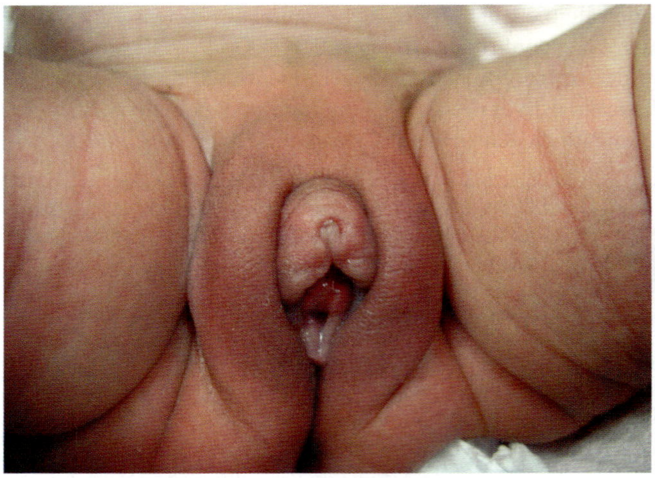

● **Figura 27.5** Recém-nascido com genitália ambígua.

Intervenções de enfermagem

Além das intervenções comuns recomendadas para os distúrbios endócrinos infantis (veja o Plano de cuidados de enfermagem 27.1), os cuidados de enfermagem para o lactente ou a criança com hiperplasia suprarrenal congênita consistem basicamente em ajudar a família a entender a resposta da criança à doença e a importância de se manter a suplementação hormonal. Apoiar a família também é uma intervenção de enfermagem fundamental. Faça avaliações contínuas da criança doente ou hospitalizada com história de hiperplasia suprarrenal congênita, para detectar o desenvolvimento da crise suprarrenal aguda potencialmente fatal. Se a criança apresentar sinais e sintomas de crise suprarrenal, será necessário iniciar a reposição de líquidos com infusão intravenosa rápida de soro fisiológico (20 mℓ/kg). Em seguida, mantém-se a reidratação com soro glicosado a 5% e soro fisiológico em partes iguais, em volumes duas vezes maiores que a infusão de manutenção recomendada. Também é necessário administrar hidrocortisona intravenosa.

Healthy People *2010*

Objetivo	Importância
(Desenvolvimento) Assegurar triagem neonatal apropriada pelo teste do pezinho, consultas ambulatoriais e encaminhamento para serviços especializados.	• Acompanhamento pelos órgãos estaduais ao primeiro contato com o lactente, para confirmar os resultados da triagem neonatal.

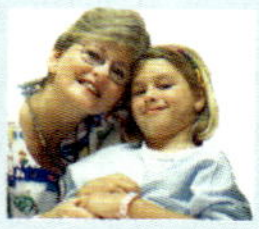

Os sinais e os sintomas de crise suprarrenal aguda incluem vômitos persistentes, desidratação, hiponatremia, hiperpotassemia, hipotensão, taquicardia e choque. Monitore as crianças com hiperplasia suprarrenal congênita e avise ao médico se houver suspeita de crise suprarrenal.

Orientação à família

Os medicamentos são necessários por toda a vida da criança, tendo em vista que a cortisona é fundamental para a manutenção da vida. Oriente a família quanto às doses orais apropriadas de hidrocortisona e fludrocortisona. É fundamental manter um controle rigoroso dos níveis desses medicamentos na corrente sanguínea, porque concentrações insuficientes ou excessivas podem levar a baixa estatura no adulto. Níveis hormonais baixos também podem provocar crise suprarrenal. Em geral, esses fármacos são administrados por via oral, mas em alguns casos é necessário administrá-los por injeções intramusculares. Ensine aos familiares como administrar hidrocortisona por via intramuscular se a criança estiver vomitando e não conseguir tomar o medicamento por via oral. Se a criança adoecer, estiver sob estresse ou precisar de intervenção cirúrgica, poderão ser necessárias doses adicionais dos medicamentos. Estimule a família a conseguir um bracelete ou colar de alerta médico para uso da criança.

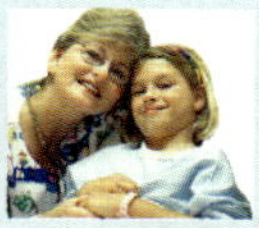

As famílias devem dispor de doses adicionais de hidrocortisona injetável para administrar durante uma emergência. As doses são de 25 mg para lactentes, 50 mg para crianças de 1 a 4 anos, e 100 mg para crianças maiores (Sperling, 2002).

Apoio à família

Procure assegurar que a família de um recém-nascido com genitália ambígua sinta-se à vontade para fazer perguntas e explorar seus sentimentos. Muitas questões precisam ser consideradas, inclusive se a família mudará o sexo da criança ou se ela será criada conforme o sexo que lhe foi atribuído ao nascer. As crenças culturais, as expectativas dos pais e a amplitude do apoio familiar influem na resposta da família à criança e no processo de decisão relativa à definição do sexo e à correção cirúrgica. Se a família optar pela correção cirúrgica imediata, a enfermeira deverá considerar os cuidados operatórios típicos para recém-nascidos.

Em geral, leigos não entendem a função suprarrenal e o que esse diagnóstico pode significar para a família. Assegure privacidade para que a família converse sobre essas questões, e ofereça apoio emocional. Ao fazer o encaminhamento do lactente, utilize termos como "seu bebê" em vez de usar os pronomes "ele" ou "ela", e descreva os órgãos genitais como "órgãos sexuais", em vez de "pênis" ou "clitóris".

● Doença de Addison

A doença de Addison (insuficiência suprarrenal primária) é rara em crianças e resulta de lesão ou destruição das glândulas suprarrenais causadas por infecções como tuberculose, doenças fúngicas ou infecções associadas ao HIV; hemorragia ou ressecção cirúrgica bilateral; ou disfunção do hipotálamo ou da hipófise. Em geral, a etiologia da doença de Addison em crianças é um processo autoimune familiar ou esporádico (Sperling, 2002). A destruição das suprarrenais pelos anticorpos circulantes causa deficiências de esteroides suprarrenais, glicocorticoides (cortisol) e mineralocorticoide (aldosterona).

A abordagem terapêutica consiste em repor os hormônios insuficientes ou ausentes. Nos casos agudos, isso é conseguido com hidrocortisona intravenosa, recuperação e manutenção do equilíbrio hidreletrolítico e normalização da glicemia (Behrman *et al.*, 2004). O tratamento da forma crônica da doença de Addison consiste em hidrocortisona oral na dose de 10 a 15 mg/m^2 (fracionada em três doses) e fludrocortisona nas doses de 0,05 a 0,30 mg, conforme a necessidade para manter os níveis da renina (Behrman *et al.*, 2004). Esse distúrbio persiste por toda a vida e as doses dos medicamentos devem ser ajustadas para atender às demandas fisiológicas do organismo quando há doenças intercorrentes, estresse ou intervenção cirúrgica. Complicações potenciais incluem diabetes, tireotoxicose, infertilidade, hipoparatireoidismo e anemia perniciosa.

Avaliação de enfermagem

Verifique se há história com início gradativo de emagrecimento, fadiga, anorexia, síncope, náuseas, vômitos e diarreia. Observe se a pele está hiperpigmentada e se há hipotensão arterial. A crise addisoniana é uma complicação aguda evidenciada durante doenças febris, infecções, estresse extremo ou qualquer condição que aumente a secreção dos esteroides suprarrenais. A crise é potencialmente fatal e os sintomas incluem dor súbita e penetrante na região dorsal baixa, no abdome ou nas perdas, com fraqueza grave, vômitos e diarreia, desidratação, hipotensão, distúrbios eletrolíticos, diminuição do débito cardíaco, febre, alterações do estado mental e hipoglicemia.

Os exames laboratoriais mostram níveis séricos baixos de sódio e glicose e concentrações altas de potássio. Os níveis da ureia e da creatinina estão elevados. O exame sanguíneo que confirma o diagnóstico é nível baixo de cortisol matutino em jejum, determinado 30 a 60 min depois da estimulação com ACTH sintético intravenoso (Sperling, 2002). Além disso, os anticorpos contra a suprarrenal são positivos na doença de Addison mas negativos nas outras causas deste distúrbio.

Intervenções de enfermagem

As intervenções de enfermagem para a criança com doença de Addison são semelhantes às preconizadas para a insuficiência suprarrenal congênita. Entretanto, um componente essencial do plano de orientação para esse distúrbio é ensinar os pais a aumentarem a dose do cortisol durante os períodos de enfermidade e utilizar a preparação injetável de hidrocortisona quando a criança tem náuseas ou vômitos graves. A equipe de emergência sempre deve ter acesso a informações sobre o problema da criança.

● Síndrome de Cushing

A síndrome de Cushing caracteriza-se por um conjunto de sinais e sintomas resultantes de níveis excessivos de glicocorticoides (cortisol livre circulante elevado). Em geral, essa síndrome é secundária a um pequeno adenoma hipofisário secretor de ACTH. Registram-se 2 a 5 novos casos de síndrome de Cushing para cada 1 milhão de pessoas todo ano, e 10% desses novos casos ocorrem em crianças e adolescentes (National Institute of Child Health and Human Development, 2004). Em crianças maiores, a causa mais comum é o uso prolongado ou excessivo de tratamento corticoide (Burg *et al.*, 2003). O cortisol em excesso suprime a secreção do GH e, por esta razão, o crescimento linear diminui nessas crianças.

A abordagem terapêutica depende da causa. O objetivo é recuperar o equilíbrio hormonal e reverter a síndrome de Cushing. Se a causa for um tumor suprarrenal ou hipofisário, será preciso remover apenas o tumor ou a glândula inteira. Se a causa for tratamento com corticoide prolongado, a dose deve ser reduzida ao menor nível eficaz para tratar o distúrbio primário. Também pode ser administrado cetoconazol para suprimir a função do córtex suprarrenal.

Avaliação de enfermagem

Verifique se há história de ganho ponderal rápido, redução da taxa de crescimento linear, fadiga, irritabilidade e transtorno do sono. A criança também pode ter história de tratamento corticoide de prolongado, retenção de líquidos, problemas de cicatrização das feridas, infecções frequentes e períodos sem menstruação (adolescentes). Ao observar o estado geral da criança, verifique se há acúmulo de gordura no abdome, face arredondada (fácies em lua cheia) e aumento da gordura cervical (corcova de búfalo) com o transcorrer do tempo (Figura 27.6). A pele pode ser fina e frágil, com predisposição a equimoses. A criança pode ter acne e hirsutismo. Observe se há estrias purpúreas no abdome. Avalie a força muscular para detectar fraqueza. Determine a pressão arterial e verifique se há hipertensão.

Os exames laboratoriais mostram níveis baixos de potássio e fósforo, concentrações séricas altas de cálcio e sódio, níveis elevados de cortisol livre e 17-hidroxicorticoides (17-OHC) na urina de 24 h, supressão do ritmo diurno dos níveis do cortisol sérico, hiperglicemia crônica e níveis altos de hemoglobina glicosilada. O teste de supressão suprarrenal com doses baixas de dexametasona é usado inicialmente como triagem para hiperfunção do córtex suprarrenal. A TC e a RM são utilizadas para detectar tumores da suprarrenal ou da hipófise, que podem causar a síndrome de Cushing.

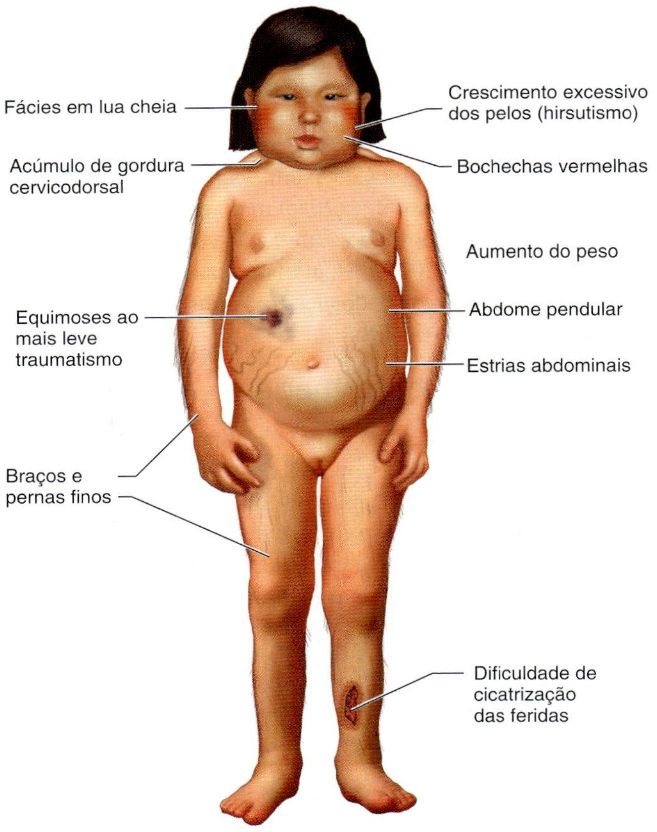

● Figura 27.6 Síndrome de Cushing.

Intervenções de enfermagem

Faça as intervenções de enfermagem rotineiras e individuais conforme descritas no Plano de cuidados de enfermagem 27.1. Além disso, diga aos familiares que o aspecto cushingoide é reversível com o tratamento apropriado. Fique atenta a sinais de insuficiência suprarrenal se a criança for submetida a uma intervenção cirúrgica ou se o uso do corticoide for interrompido repentinamente.

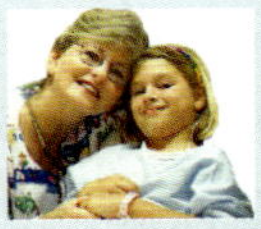

Fique atenta a sinais de choque depois da remoção da glândula suprarrenal, porque, sem a epinefrina secretada pela glândula, o corpo tem sua capacidade de manter a pressão arterial gravemente comprometida.

Síndrome do ovário policístico

A síndrome do ovário policístico (SOPC), também conhecida como hiperandrogenismo ovariano funcional ou excesso de androgênio ovariano, é um distúrbio endócrino que acarreta vários sinais e sintomas em mulheres adolescentes e adultas. A produção de testosterona pelos ovários e pelas células suprarrenais é excessiva e causa hirsutismo, calvície, acne, aumento da massa muscular e redução do tamanho das mamas. Ovários policísticos podem ou não estar presentes. A SOPC tem predisposição genética e a maioria das mulheres que têm a síndrome é obesa. As complicações da produção excessiva de androgênio pelas mulheres incluem infertilidade, resistência à insulina e hiperinsulinemia com diabetes melito secundário. O tratamento consiste em administrar anticoncepcionais orais por causa de seus efeitos hormonais, assim como medicamentos que aumentam a sensibilidade à insulina (p. ex., metformina).

Avaliação de enfermagem

Avalie a história de saúde para detectar oligomenorreia (períodos menstruais irregulares e infrequentes) ou amenorreia. Compare o peso com os gráficos de crescimento padronizados e calcule o índice de massa corporal (IMC) para determinar se a menina tem sobrepeso ou obesidade. Inspecione a pele para detectar acne, acantose nigricante (pele espessada com pigmentação escura, principalmente ao redor do pescoço ou na região axilar) e **hirsutismo** (crescimento excessivo dos pelos). Ajude a colher as amostras de sangue nos horários programados para dosar os níveis de glicose e insulina (que geralmente mostram elevações inesperadas da concentração de insulina em comparação com o nível de glicose). Os exames laboratoriais podem mostrar níveis altos de testosterona livre e outros hormônios androgênicos.

Intervenções de enfermagem

Uma das funções mais importantes desempenhadas pela enfermeira junto a crianças com SOPC é facilitar o diagnóstico e tratamento precoces. Oriente as adolescentes quanto ao uso de anticoncepcionais orais para normalizar os níveis hormonais, que atenuam os efeitos androgênicos. Apoie as adolescentes em seus esforços para seguir a dieta e praticar exercícios para perder peso. Podem ser prescritos medicamentos orais que aumentem a sensibilidade à insulina (metformina), e a adolescente deve ser aconselhada a seguir o tratamento prescrito. Determine rotineiramente o peso para avaliar a taxa de perda ponderal. Faça aferições da pressão arterial para detectar hipertensão, que pode ser uma das complicações da SOPC.

Diabetes melito

É o distúrbio pancreático mais comum, no qual as ilhotas de Langerhans, especificamente as **células beta**, não conseguem produzir quantidades suficientes de insulina; e isto resulta em diabetes melito (DM). O DM é uma doença crônica na qual o metabolismo dos carboidratos, das proteínas e dos lipídios está alterado. Nos EUA, essa doença é um dos principais problemas de saúde e atualmente é o distúrbio endócrino mais comum da infância (Behrman *et al.*, 2004; Burg *et al.*, 2002). "Basicamente, o DM representa um espectro de disfunção da insulina, que varia de destruição autoimune das células beta secretoras de insulina (Tipo 1) em um extremo até redução da sensibilidade dos tecidos à insulina circulante (Tipo 2) no outro extremo" (Perkin *et al.*, 2003, p. 529). Se o distúrbio não for diagnosticado, a criança pode ter **cetoacidose diabética** ou catabolismo lipídico, que acarreta anorexia, náuseas e vômitos, presença de **cetonas** na urina, hálito com odor adocicado, respirações de Kussmaul, dispneia e, se não for tratado, pode levar ao coma e à morte. Cerca de 30 a 40% das crianças com DM tipo 1 têm cetoacidose diabética como primeira manifestação da doença (Burg *et al.*, 2002). Por fim, a falta de insulina e os distúrbios resultantes causam anormalidades estruturais em vários tecidos e órgãos. As complicações do DM a longo prazo incluem déficit do crescimento, dificuldade de cicatrização das feridas, infecções repetidas, retinopatia, neuropatia, complicações vasculares, nefropatia, microaneurismas e doença cardiovascular.

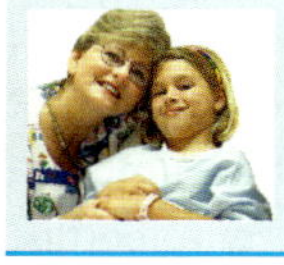

Os sinais e os sintomas da cetoacidose diabética incluem letargia, estupor, redução do turgor cutâneo, dor abdominal, respirações de Kussmaul, dispneia e taquicardia.

Diabetes melito tipo 1

O diabetes melito tipo 1 é um distúrbio autoimune diagnosticado em indivíduos geneticamente suscetíveis que também podem ser expostos a um dos vários fatores ambientais, tais como substâncias químicas, vírus ou outros agentes tóxicos implicados no processo patológico. O braço longo do cromossomo 14 (*locus* 14q24) tem o marcador 11 do diabetes tipo 1. Cerca de 5% das crianças têm parentes de primeiro ou segundo graus com DM tipo 1 (ADA, 2000). Na América do Norte, a incidência varia de 0,14 a 0,17 por 1.000 indivíduos com menos de 20 anos, com incidência mais alta entre as crianças afro-americanas e hispânicas (Perkin *et al.*, 2003). A distribuição é homogênea entre os dois sexos e o pico de incidência ocorre em crianças em idade escolar.

À medida que os indivíduos geneticamente predispostos são expostos aos fatores ambientais, o sistema imunológico desencadeia um processo mediado por linfócitos T que lesiona e destrói as células beta do pâncreas e diminui a secreção de insulina. Este hormônio não consegue estimular as células periféricas a transportar glicose através da membrana celular. Por fim, as consequências são hiperglicemia, acúmulo de glicose no sangue e impossibilidade do organismo de utilizar eficientemente sua principal fonte de energia. Quando existem sintomas e o diagnóstico é confirmado, 90% das células betas já foram destruídos. Os marcadores imunológicos, os anticorpos contra as células das ilhotas, os autoanticorpos contra insulina e outros anticorpos podem estar presentes vários anos antes de a criança desenvolver sinais e sintomas (Perkin *et al.*, 2003).

Diabetes melito tipo 2

Com o DM tipo 2, o pâncreas geralmente produz insulina, mas o organismo é resistente a este hormônio ou há uma resposta compensatória inadequada de secreção de insulina. Eventualmente, a produção de insulina diminui, com consequências semelhantes às do DM tipo 1. No passado, o DM tipo 2 ocorria principalmente em adultos e apenas 2 a 3% dos casos incidiam na população pediátrica. Entretanto, a partir do início dos anos 1990 a incidência começou aumentar: hoje, 8 a 45% das crianças com diabetes recém-diagnosticado têm DM tipo 2 (Behrman *et al.*, 2004). Muitas dessas crianças têm parentes com DM tipo 2, apresentam sobrepeso ou têm ascendência afro-americana, hispano-americana, ásio-americana ou indígena (Behrman *et al.*, 2004). Ver Healthy People 2010.

Diabetes melito secundário

O DM secundário, ou agravamento da deficiência de insulina e as formas resistentes, ocorre em consequência de distúrbios

Healthy People 2010

Objetivo	Importância
Prevenir o diabetes Reduzir todas as taxas do diabetes que é clinicamente diagnosticado.	• Avaliar todas as crianças periodicamente quanto a sobrepeso e obesidade usando o IMC e anotar nos cartões de crescimento • Orientar as famílias sobre dietas apropriadas e exercícios ainda na infância, com o objetivo de evitar o desenvolvimento de obesidade.

como doenças da glândula exócrina (p. ex., fibrose cística), patologias endócrinas (p. ex., síndrome de Cushing), distúrbios causados por medicamentos (p. ex., tratamento com doses excessivas de corticoides), anomalias genéticas da ação da insulina (p. ex., lipodistrofia congênita), infecções (p. ex., rubéola congênita) e diabetes gestacional (Perkin *et al.*, 2003).

Abordagem terapêutica

O tratamento envolve uma equipe multiprofissional de saúde, sendo a família e a criança parte central dessa equipe. No passado, as crianças eram hospitalizadas por 3 a 5 dias para estabilização e orientação, mas hoje em dia a tendência é tratar essas crianças ambulatorialmente. Os objetivos gerais da abordagem terapêutica são:

- Assegurar o crescimento e o desenvolvimento normais
- Promover a regulação ideal da glicose sérica, inclusive o equilíbrio hidreletrolítico e os níveis de **hemoglobina glicosilada** praticamente normais
- Evitar complicações
- Promover uma adaptação positiva à doença, com capacidade de autocuidado no domicílio

O elemento fundamental para o bom êxito do tratamento é orientar a criança e a família de modo que possam controlar essa doença crônica. O tratamento consiste em monitorar a glicose sanguínea, aplicar injeções diárias de insulina (DM tipo 1) ou administrar os agentes hipoglicemiantes orais (DM tipo 2), seguir uma dieta razoável, seguir um programa de exercícios e promover as habilidades necessárias ao autocuidado e à tomada de decisões.

Monitoramento da glicose

O advento do monitoramento domiciliar da glicemia no final dos anos 1970 substituiu a realização diária da glicosúria para determinar os níveis glicêmicos. Os testes urinários não fornecem dados quantitativos suficientes para se tomarem decisões acertadas quanto às doses de insulina. A glicemia possibilita um controle mais preciso da glicose, porque a insulina suplementar pode ser utilizada para corrigir ou evitar hiperglicemia; além disto, esse monitoramento possibilita que as crianças e os profissionais de saúde apliquem o tratamento mais eficaz. A frequência do monitoramento da glicemia depende das metas estabelecidas para a criança. As crianças hospitalizadas por causa de DM devem monitorar a glicemia antes das refeições, à hora de deitar-se e às 2:00 da madrugada, ou a intervalos mais frequentes. Outras dosagens da glicose (p. ex., no meio da manhã ou no meio da tarde) devem ser realizadas quando o controle da glicemia ainda não tiver sido assegurado (Perkin *et al.*, 2003).

Tratamento de reposição da insulina

O tratamento de reposição da insulina é fundamental para o controle do DM tipo 1. A insulina é administrada diariamente por injeções subcutâneas aplicadas nos tecidos adiposos que recobrem massas musculares volumosas, com uma seringa de insulina comum ou um injetor subcutâneo (Figura 27.7). A insulina U-100 também pode ser administrada por meio de uma bomba de insulina portátil. A frequência, a dose e o tipo de insulina dependem da necessidade de a criança manter uma concentração de glicose sanguínea mediana e evitar hipoglicemia. Em geral, são aplicadas duas a quatro injeções diárias, e as crianças com diagnóstico recente utilizam 1 unidade de insulina por quilograma de peso corporal, mas as doses dependem das necessidades da criança (Perkin *et al.*, 2003). Pode ser necessário aumentar a dose durante os períodos de crescimento acelerado.

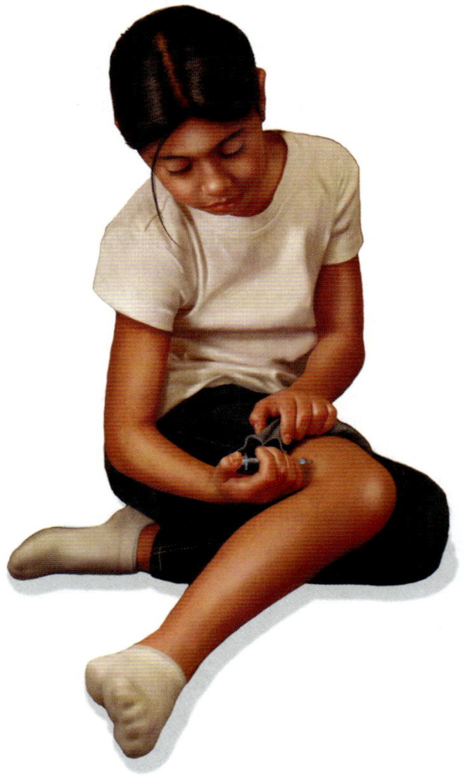

● **Figura 27.7** O injetor subcutâneo utiliza jatos sob pressão para administração da insulina com segurança e precisão.

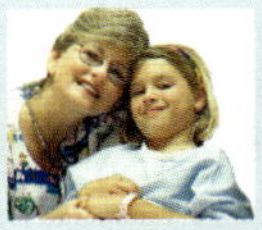

A bomba de insulina é um dispositivo que administra infusão contínua de insulina de ação rápida. Esse aparelho consiste em um computador, um reservatório para a insulina de ação rápida, tubos finos por meio dos quais a insulina é administrada e uma agulha minúscula inserida dentro do abdome. A taxa basal contínua de insulina é mantida, e doses adicionais podem ser administradas quando as dosagens da glicose mostram tal necessidade.

Os tipos de insulina incluem preparações com ações rápida, curta, intermediária e longa e combinações fixas (Tabela 27.3). Essas preparações podem ser mantidas à temperatura ambiente, mas devem ser descartadas 1 mês depois de serem abertas, mesmo que sejam mantidas na geladeira. A criança pode utilizar apenas um tipo ou uma mistura das preparações com ações curta e intermediária. Também nesse caso, isso depende das necessidades da criança. A insulina é de origem animal (suína) ou humana sintética produzida pela tecnologia do DNA recombinante, que é mais apropriada para crianças.

Tabela 27.3 Tipos, ações e duração dos efeitos das insulinas

Tipo	Início da ação	Pico da ação	Duração
Lispro: ação ultracurta	15 a 30 min	60 a 90 min	3 a 4 h
Regular: ação curta	30 min	2 a 3 h	3 a 6 h
NPH ou lenta: ação intermediária	Lenta: 1 a 2,5 h NPH: 1 a 1,5 h	7 a 15 h 6 a 10 h	12 a 24 h 10 a 18 h
Ultralenta: ação prolongada	4 a 8 h	Variável: 10 a 16 h	24 a 36 h
Lantus	1 a 2 h	Na verdade, não há um pico; assegura cobertura contínua e estável	20 a 24 h

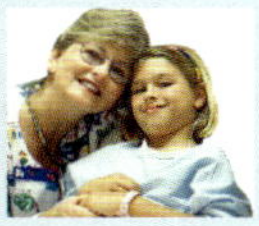

Em geral, a insulina Lantus é administrada em dose única à hora de deitar. Essa preparação não pode ser misturada com os outros tipos de insulina.

Hipoglicemiantes orais

No DM tipo 2, agentes hipoglicemiantes orais como as sulfonilureias e as meglitinidas são utilizados para acentuar a resposta da insulina à glicose. Um outro grupo de medicamentos, as biguanidas, reduz a produção de glicose hepática; mas, uma vez que esses medicamentos causam hipoglicemia, não são utilizados comumente por crianças. Os agentes sensibilizadores à insulina facilitam a utilização da glicose no fígado e nos tecidos esqueléticos. Os efeitos adversos comuns desses medicamentos orais incluem cefaleia, tontura, edema e elevações das enzimas hepáticas. Se os hipoglicemiantes orais não conseguirem manter a glicemia normal, serão necessárias injeções de insulina. Nesses casos, o médico também pode prescrever antilipídicos, porque a hiperglicemia causa hiperlipidemia transitória (Perkin *et al.*, 2003).

Outros tratamentos

Outras intervenções terapêuticas incluem dieta e os protocolos de exercícios e o controle das complicações. A American Dietetic Association, em conjunto com a American Diabetes Association, recomenda dietas que não excluam quaisquer alimentos e respeitem as necessidades de crescimento da criança. As recomendações sugerem que cerca de 50 a 60% das calorias sejam fornecidos por carboidratos (p. ex., grãos, pães, frutas, leite e vegetais); 10 a 20%, por proteínas (p. ex., carnes, feijões, ovos, queijo e legumes); e 20 a 30%, por gorduras (p. ex., manteiga, óleo ou maionese) (ADA, 2001).

O exercício exerce influência importante nos efeitos hipoglicêmicos da insulina e, por esta razão, as crianças devem manter ou aumentar seus níveis de atividade física. Se a criança estiver utilizando insulina, a família deve saber como modificar a dose ou acrescentar alimentos de modo a manter o controle da glicemia. As crianças com DM tipo 2 geralmente têm sobrepeso e, desse modo, o programa de exercícios é muito importante para ajudá-las a perder peso e acentuar os efeitos hipoglicêmicos dos medicamentos.

Avaliação de enfermagem

A avaliação consiste em entender as necessidades sempre variáveis das crianças, à medida que elas crescem e se desenvolvem. A primeira fase da avaliação é identificar a criança que possa ter DM. A segunda fase envolve a detecção dos problemas que podem ocorrer nas crianças com essa doença. A enfermeira sempre deve lembrar disso quando encontrar complicações ou dificuldades de tratamento e sempre deve estar atenta às oportunidades de fornecer informações que ampliem o conhecimento e as habilidades da criança e sua família.

História de saúde e exame físico

Por ocasião do diagnóstico inicial de DM, obtenha a história detalhada dos padrões familiares e dos problemas escolares relacionados com algumas alterações mentais e comportamentais, que podem ocorrer em crianças com hiperglicemia (p. ex., fraqueza, fadiga, alterações de humor). A criança também pode queixar-se de visão embaçada, cefaleia ou enurese noturna. A criança com DM tipo 1 pode ter história de déficit do crescimento. A Tabela comparativa 27.3 traz informações sobre as alterações da história e do exame físico em crianças com DM tipo 1 *versus* tipo 2.

Para a criança com diagnóstico de DM estabelecido, a história de saúde inclui quaisquer problemas com hiperglicemia ou hipoglicemia, dieta, atividade física e padrões de exercícios, e capacidade de aplicar insulina e monitorar os níveis sanguíneos de glicose. Faça um exame físico completo e procure detectar quaisquer alterações anormais.

Exames complementares

Os critérios laboratoriais para o diagnóstico de DM incluem nível de glicemia aleatória acima de 200 mg/dℓ, glicose em jejum acima de 126 mg/dℓ e glicemia pós-prandial (2 h depois da refeição) acima de 200 mg/dℓ. Outros exames complementares incluem hemoglobina glicosilada ou hemoglobina A_{1c}, que reflete a porcentagem de hemoglobina ligada à glicose; e pesquisa de anticorpos séricos contra as células das ilhotas pancreáticas. Os níveis séricos de ureia, creatinina, cálcio, magnésio, fosfato e eletrólitos (p. ex., sódio e potássio) podem ser dosados. Outros exames incluem hemograma completo, exame simples de urina (EAS) e imunoensaio para aferição dos níveis dos peptídios C depois da estimulação com glicose para se avaliar a secreção endógena de insulina.

Intervenções de enfermagem

As intervenções de enfermagem consistem basicamente em estabilizar o controle da glicose, monitorar a ocorrência de com-

Tabela comparativa 27.3 Diabetes melito tipo 1 *versus* tipo 2

Alterações geralmente evidenciadas pela história e pelo exame físico por ocasião do diagnóstico	Tipo 1	Tipo 2
Polidipsia, poliúria, **polifagia**	Sim	Sim
Peso	Possivelmente redução do peso	Obesidade
Idade de início	Geralmente em crianças menores	Geralmente em crianças na puberdade
Diagnóstico incidental por triagem da urina	Raro	Comum
História de doença viral	Comum	Possível
Anticorpos autoimunes	Sim	Não
Cetoacidose diabética	Comum	Possível
Hipertensão	Não	Comum
Acantose nigricante	Não	Comum
Infecção vaginal	Não	Comum
Dislipidemia	Não	Comum

Pinhas-Hamiel, O., & Zeitler, P. (2001). Type 2 diabetes: Not just for grownups anymore. *Contemporary Pediatrics, 1*,102 (versão eletrônica). Disponível no *site* www.contemporarypediatrics.com.

plicações e orientar e apoiar a criança e sua família. Individualize os cuidados gerais de enfermagem incluídos no Plano de cuidados de enfermagem 27.1 com base nas respostas da criança e da família à doença. Outros tópicos sobre os cuidados de enfermagem recomendados para a criança com DM estão descritos adiante.

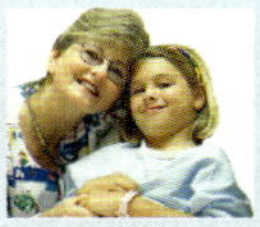

Quando for preciso administrar uma combinação de insulinas de ações curta e longa, aspire primeiramente a insulina transparente (ação curta) para evitar contaminação com a insulina de ação prolongada. Para evitar a formação de bolhas, gire o frasco entre os dedos, em vez de agitá-lo.

Estabilização do controle da glicose

Se a criança tiver cetoacidose diabética, monitore o nível de glicose de hora em hora para evitar que diminua a menos de 100 mg/dℓ em 1 h. Declínio muito rápido da glicemia predispõe a criança a desenvolver edema cerebral. A administração de insulina regular IV é preferível durante a cetoacidose diabética; a dose inicial administrada é de 0,1 unidade/kg, seguida de infusão contínua de 0,1 unidade/kg/h. Em geral, a criança com cetoacidose diabética é tratada na unidade de terapia intensiva pediátrica.

A via de administração subcutânea de insulina é utilizada quando a glicose sérica chega a 250 mg/dℓ, o pH está em 7,35, a desidratação está corrigida e a criança não se encontra mais em dieta zero. Em muitos casos, o tratamento consiste em três injeções de insulina de ação intermediária, com acréscimo da insulina de ação rápida antes do desjejum e do jantar. Em geral, as doses de insulina são prescritas com uma escala oscilante relacionada com a glicose sérica e o tipo de ação da insulina. Em geral são administrados dois terços da dose antes do desjejum e um terço antes do jantar (Perkin *et al.*, 2003).

Oriente a criança e os familiares sobre as técnicas adequadas de injeção subcutânea para evitar a aplicação nos músculos ou nos vasos sanguíneos. A Figura 27.8 ilustra os locais apropriados para injeção subcutânea de insulina. Os locais de aplicação devem ser alternados para evitar hipertrofia do tecido adiposo (nódulos de gordura, que não absorvem bem a insulina).

Monitoramento das complicações

Enquanto a criança estiver no hospital, monitore para detectar os sinais de complicações como acidose, coma, hiperpotassemia ou hipopotassemia, hipocalcemia, edema cerebral ou hiponatremia, e avalie a ocorrência de hipoglicemia ou hiperglicemia a cada 2 h (Tabela comparativa 27.4). Monitore atentamente o estado da criança durante os intervalos de ação máxima da insulina. Se a criança apresentar sintomas, dose a glicemia conforme a prescrição ou a necessidade.

Quando a criança desenvolver uma reação hipoglicêmica, administre glucagon (hormônio produzido pelo pâncreas e armazenado no fígado) SC ou intramuscular. A dose para crianças com menos de 7 anos é de 0,5 mg; crianças acima de 7 anos recebem 1 mg. Se for necessário, pode ser administrada glicose (50%) IV. Se a criança estiver consciente, pode-se administrar glicose em pasta ou tabletes. Ofereça 10 a 15 g de um carboidrato simples (p. ex., suco de laranja) se a criança tiver algum sintoma e o monitoramento da glicose indicar hipoglicemia. Em seguida, ofereça um carboidrato mais complexo (p. ex., manteiga de amendoim e bolachas) para manter o nível de glicose.

A criança com hiperglicemia precisa usar insulina; em geral, a dose é baseada em uma escala móvel ou é determinada depois da consulta com o médico.

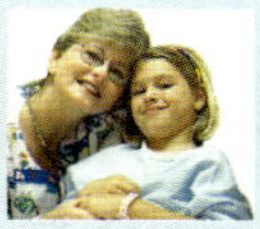

Confira duplamente todas as doses de insulina com a folha de prescrição e com outra enfermeira, para garantir sua exatidão.

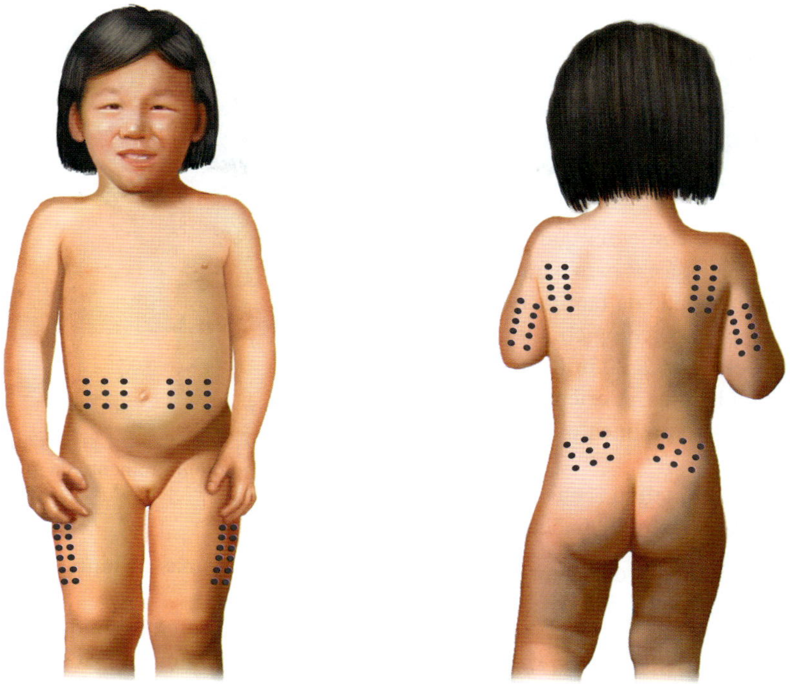

● Figura 27.8 Locais de injeção de insulina.

Orientação à família

A orientação é uma intervenção prioritária porque permite que a criança e a família obtenham independência no cuidado dessa doença crônica. Primeiramente, a criança e sua família precisam de algum tempo para adaptar-se ao diagnóstico de uma doença crônica que requer autocuidado. O DM é um distúrbio irreversível que requer consultas de acompanhamento regulares (três ou quatro vezes por ano) em uma clínica especializada em diabetes. Como cerca de 150.000 escolares e adolescentes têm diabetes, esta doença é um problema de saúde pública das comunidades, principalmente as escolas (National Institutes of Health, National Diabetes Education Program, 2004). Com tratamento apropriado, a participação da comunidade e a confiança e a adesão da família, a criança consegue ter uma vida produtiva e feliz. Ver Healthy People 2010.

Os desafios encontrados no processo de orientação das crianças diabéticas incluem:

- As crianças não têm maturidade para compreender as consequências a longo prazo dessa doença crônica grave
- As crianças não querem ser diferentes dos seus colegas, e ter de modificar seu estilo de vida pode gerar raiva ou depressão
- As famílias pobres podem não conseguir custear os alimentos, os medicamentos, o transporte e o serviço telefônico apropriados
- As famílias podem demonstrar comportamentos insalubres, o que dificulta para a criança efetuar uma mudança, em virtude da falta de supervisão ou de um modelo a seguir
- A dinâmica familiar é afetada porque o tratamento do diabetes pode estender-se por todo o dia, todos os dias.

Healthy People *2010*

Objetivo	Importância
Aumentar a porcentagem de diabéticos que recebem orientação formal sobre a doença.	• Iniciar a orientação da criança e da família por ocasião do diagnóstico de diabetes • Orientar as crianças de acordo com seu estágio de desenvolvimento • Ampliar as habilidades de autocuidado ensinadas à medida que a criança cresce e desenvolve suas funções cognitivas.

● Tabela comparativa 27.4 Hipoglicemia *versus* hiperglicemia

Hipoglicemia	Hiperglicemia
Alterações comportamentais, confusão, fala arrastada, agressividade	Alterações do estado mental, fadiga, fraqueza
Sudorese	Pele ressecada e ruborizada
Tremores	Borramento visual
Palpitações, taquicardia	Cólicas abdominais, náuseas, vômitos e hálito com odor de fruta

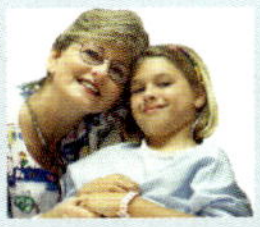

Entre as crianças com DM tipo 1 há incidência significativamente mais alta de depressão do que na população geral, e elas podem apresentar outras comorbidades, como distúrbios alimentares, dificuldades de adaptação e ansiedade (Kanner *et al.*, 2003).

O objetivo inicial da orientação é conseguir que a família desenvolva as habilidades básicas necessárias para o tratamento e a tomada de decisões. Avalie a capacidade da família de aprender os conceitos básicos e ofereça apoio psicológico. Oriente sobre os tópicos específicos em sessões de 15 a 20 min para as crianças e de 45 a 60 min para os cuidadores. A orientação deve ser dada de acordo com o nível de desenvolvimento e compreensão da criança (Tabela 27.4).

Entre os tópicos que precisam ser incluídos na orientação das crianças e das famílias sobre o tratamento do diabetes estão:

- Método da picada do dedo e dosagem da glicose sanguínea (Figura 27.9)
- Teste para cetonas urinárias
- Uso dos medicamentos (Figura 27.10)
  - Hipoglicemiantes orais
  - Injeção subcutânea de insulina ou utilização da bomba de insulina
  - Escolha e alternância dos locais de injeções subcutâneas
  - Quando se deve modificar as doses da insulina
  - Uso do glucagon

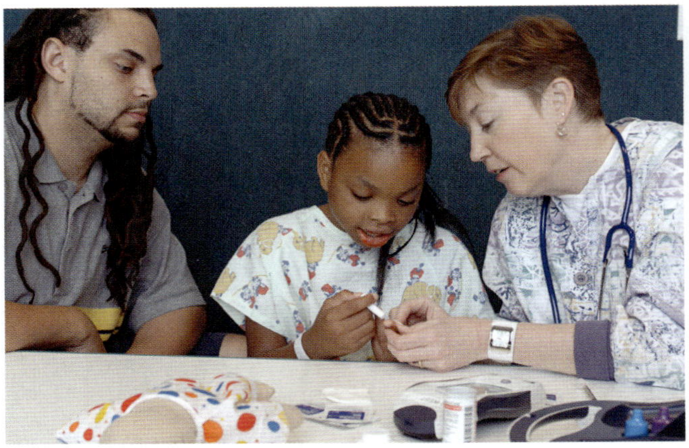

● Figura 27.9 Escolar que já desenvolveu as habilidades psicomotoras necessárias ao monitoramento da glicose e à injeção de insulina.

- Sinais e sintomas de hipoglicemia e hiperglicemia
- Complicações
- Instruções a serem seguidas quando a criança adoece
- Exames laboratoriais e acompanhamento clínico

As Diretrizes de ensino 27.2 relacionam as informações que devem ser incluídas no processo de ensino da família quanto ao monitoramento da glicose. Ensine aos familiares como aplicar insulina, como utilizar a bomba de insulina e como alternar os locais das injeções (ver anteriormente). As orientações para quando a criança adoece podem incluir:

Tabela 27.4 Estágios do desenvolvimento relacionados com o diabetes melito

Faixa etária	Implicações para a criança e a família	Implicações de enfermagem
Lactentes e infantes	O tratamento cabe aos pais/cuidadores; às vezes é difícil avaliar os sinais e os sintomas em lactentes e crianças pequenas	Procure assegurar a ingestão dietética equilibrada. Deixe que os infantes escolham seus alimentos. Deixe a criança encontrar uma palavra ou frase para descrever como se sente quando tem hipoglicemia. Estabeleça rituais/rotinas para o tratamento domiciliar
Pré-escolares	Maturidade motora crescente; ampliação do círculo social, de modo que a criança percebe que é "diferente". O pensamento mágico traz alguns problemas. Com os aparelhos mais modernos, algumas crianças podem começar a aplicar as doses de glicose	Dê explicações em linguagem simples e use brinquedos para orientar ou preparar a criança para um procedimento
Escolares	Podem aferir as dosagens da glicose no sangue do dedo, escolher os locais para injeções e aplicar a insulina; podem fazer os testes para cetonas, reconhecer a necessidade de ingerir alimentos e tratar a hipoglicemia. Precisam incorporar o tratamento à vida escolar e elaborar um plano para viagens curtas ao campo	Ao dar as orientações, use termos concisos e concretos. Deixe a criança agir ao seu próprio ritmo. Ajude a família a incorporar as dosagens da glicose e as injeções à rotina escolar e planejar as viagens ao campo
Adolescentes	Ocorrem conflitos com o autocuidado, a imagem corporal e a aceitação pelo grupo de amigos; devem assumir maior responsabilidade sobre o tratamento, embora com supervisão. Os adolescentes nem sempre preveem as consequências dos seus atos	Transfira lentamente para o adolescente as responsabilidades pelo tratamento, com supervisão mínima da família. Fique atenta à ocorrência de depressão

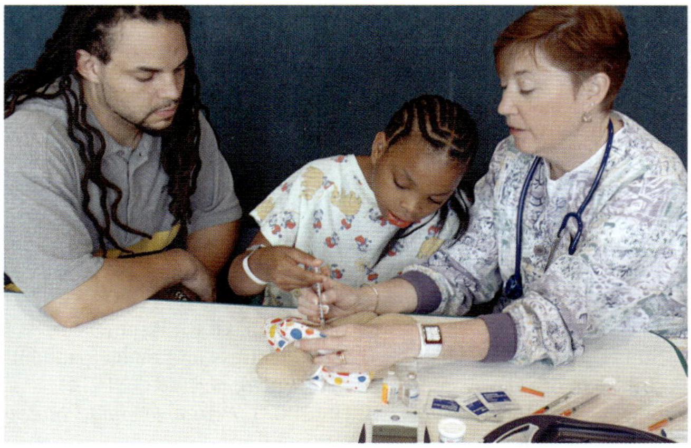

● Figura 27.10 O escolar pode começar a praticar a injeção de insulina em uma boneca.

- Contato com o médico
- Realização mais frequente das dosagens para monitoramento da glicose
- Utilização de uma escala móvel para calcular a dose de insulina.

O nutricionista pode ajudar a família a fazer o planejamento detalhado das refeições e fornecer recomendações dietéticas. Reveja as informações nutricionais básicas com a criança e a família e ofereça refeições exemplificativas. Incorpore as preferências culturais da família ao planejar as refeições. Estimule a criança e sua família a fazerem um diário alimentar. Se a criança precisar perder peso, recomende lanches com poucos carboidratos e estimule à prática diária de atividade física (Diretrizes de ensino 27.3).

Apoio à criança e à família

As crianças diabéticas e suas famílias podem ter dificuldade de lidar com a doença se não tiverem confiança em suas habilidades de autocuidado. Avalie a capacidade da criança e da família de lidarem com as situações. Simule situações específicas relacionadas com os sintomas ou com as complicações para ajudá-las a encontrar diferentes maneiras de resolver os problemas. Trabalhe com a criança e a família de modo a ampliar suas habilidades de resolução de conflitos. Ofereça oportunidades para expressarem seus sentimentos. Fique atenta a sinais de depressão, principalmente em adolescentes.

Diretrizes de ensino 27.2

Monitoramento da glicose sanguínea

- Dosar os níveis da glicose antes das refeições e dos lanches à hora de deitar.
- Fazer o monitoramento a intervalos menores durante períodos de esforço prolongado, se você estiver doente, se tiver comido mais do que o habitual, ou se achar que tem hipoglicemia durante a noite.
- Seguir as recomendações do fabricante e fazer os testes de controle de qualidade conforme as instruções.
- Procurar definir padrões. Por exemplo, 3 a 4 dias com um padrão consistente de glicose sanguínea acima de 200 mg/dℓ antes do jantar indicam necessidade de ajustar a dose da insulina.
- A dosagem da glicose sanguínea é a melhor maneira de definir as doses diárias de insulina.
- Os níveis normais são os seguintes: indivíduos não diabéticos, 70 a 110 mg/dℓ; crianças com DM tipo 1, 80 a 150 mg/dℓ; lactentes e infantes, 100 a 200 mg/dℓ.

Diretrizes de ensino 27.3

Dieta e exercícios para crianças com diabetes melito

- Assegurar calorias suficientes e nutrição adequada ao crescimento e ao desenvolvimento normais. A dieta deve ter pouca gordura saturada e carboidratos concentrados (1.000 kcal/dia + 100 kcal por ano de idade, até 2.500 kcal).
- Aprender a identificar os alimentos que contêm carboidratos, proteínas e lipídios.
- Fazer ajustes durante os períodos de crescimento rápido e situações especiais como viagens, festas escolares e feriados.
- Consultar um nutricionista com experiência em educação sobre o diabetes, caso seja necessário.
- Consumir três refeições por dia e lanches no meio da tarde e na hora de deitar. A ingestão regular pode ajudar a evitar complicações e manter os níveis da glicose sanguínea dentro da normalidade.
- Estimular a criança a fazer exercícios regularmente para ajudar o corpo a utilizar eficientemente a insulina e, assim, reduzir a necessidade de insulina exógena.
- Estimular a criança a participar de esportes apropriados à sua idade.
- Durante a prática de exercícios, monitorar a dose de insulina e a ingestão de alimentos e líquidos, e atentar para reações hipoglicêmicas. Acrescentar um lanche adicional contendo 15 a 30 g de carboidratos para cada 45 a 60 min de exercício. Evitar realizar esforços excessivos quando a ação da insulina é máxima.

Referências

Livros e revistas

Amer, K. S. (2005). Advances in assessment, diagnosis, and treatment of hyperthyroidism in children. *Journal of Pediatric Nursing, 20*(2), 119–126.

American Diabetes Association. (2005). All about diabetes. Accessed 12/20/05 at www.diabetes.org/about-diabetes.jsp.

Behrman, R., Kliegman, R. M., & Jenson, H. B. (2004). *Nelson textbook of pediatrics* (17th ed., pp. 1845–1968). Philadelphia: W. B. Saunders.

Burg, F. D., Polin, R. A., Ingelfinger, J. R., & Gershon, A. A. (2002). *Gellis & Kagan's current pediatric therapy* (pp. 677–727). Philadelphia: W. B. Saunders.

Caravalho, J. Y., & Saylor, C. R. (2000). An evaluation of a nurse case-managed program for children with diabetes. *Pediatric Nursing, 26*(3), 296. Retrieved 5/21/2004 from the ProQuest database.

Collett-Solberg, P. F. (2001). Congenital adrenal hyperplasia: From genetics and biochemistry to clinical practice, part 1. *Clinical Pediatrics, 40*(1), 1–16.

Collett-Solberg, P. F. (2001). Congenital adrenal hyperplasia: From genetics and biochemistry to clinical practice, part 2. *Clinical Pediatrics, 40*(3), 125–132.

Devendra, D., & Eisenbarth, G. S. (2003). Immunologic endocrine disorders. *Journal of Allergy & Clinical Immunology, 111*(2), part 3.

Dveirin, K., & Tunnessen, W. W. (2000). A 14-month old with polyuria and polydipsia: Searching for buried treasure. *Contemporary Pediatrics, 17*(10), 23–30.

Edwards, E. (2004). Addison's disease, case study. Retrieved 5/21/04 from www.pens.org/articles/edwards-3.htm.

Eugster, E. A., LeMay, D., Zern, M., & Pescovitz, O. H. (2004). Definitive diagnosis in children with congenital hypothyroidism. *Journal of Pediatrics, 144*(5), 643–646.

Everly, D., Kaplan, B. S., & Meyers, K. (2003) Treating NDI: Emphasizing the first year of life. Retrieved 5/24/04 from www.diabetesinsipidus.org/4di_treating_ndi_firstyear.htm.

Farthing, N., & Sadler, J. (2004). Working together with diabetes. *Pediatric Nursing, 16*(4), 20. Retrieved 5/17/04 from ProQuest database.

Floyd, J. (2002). Hypoparathyroidism, case study. Retrieved 5/21/04 from www.pens.org/articles/floyd-j.htm.

Gaines, K. K. (2004). Desmopressin (DDAVP®) for enuresis diabetes insipidus. *Urologic Nursing, 24*(6), 520–523.

Hanberg, A. (2005). Common disorders of the pituitary gland: Hyposecretion versus hypersecretion. *Journal of Infusion Nursing, 28*(1), 36–44.

Kanner, S., Hamrin, V., & Grey, M. (2003). Depression in adolescents with diabetes. *Journal of Child & Adolescent Psychiatric Nursing, 16*(1), 15–24.

Kemper, A. R., & Foster, C. M. (2003). Congenital hypothyroidism: A guide for the general pediatrician. *Contemporary Pediatrics, 20,* 32 [electronic version]. Available at www.contemporarypediatrics.com.

Keresztes, P. A., & Brick, K. (2003). Lantus: A new insulin. *MedSurg Nursing, 12*(6), 408–410.

Klingensmith, G., Kaufman, F., Schatz, D., & Clarke, W. (2004). Diabetes care in the school and day care setting. *Diabetes Care, 27,* S122. Retrieved 5/17/2004 from ProQuest database.

Leonard, B. J., Garwick, A., & Adwan, J. Z. (2005). Adolescents' perceptions of parental role involvement in diabetes management. *Journal of Pediatric Nursing, 20*(6), 405–414.

Lipman, T. H., Hench, K. D., Benyi, T., et al. (2004). A multicentre randomized controlled trial of an intervention to improve the accuracy of linear growth measurement. *Archives of Diseases of Childhood, 89*(4), 342–346.

Lloyd-Puryear, M. A., & Forsman, I. (2002). Newborn screening and genetic testing. *Journal of Obstetric, Gynecologic, and Neonatal Nursing, 31,* 200–207.

Maghnie, M., Cosi, G., Genovese, E., et al. (2000) Central diabetes insipidus in children and young adults. *New England Journal of Medicine, 343*(14), 988. Retrieved 5/4/04 from Proquest database.

Markham, L. A., & Stevens, D. L. (2003). A case report of neonatal thyrotoxicosis due to maternal autoimmune hyperthyroidism. *Advances in Neonatal Care, 3*(6), 272–282.

McDougal, J. (2002). Promoting normalization in families with preschool children with type 1 diabetes. *Journal for Specialists in Pediatric Nursing, 7*(3), 113–120.

Miller, S. M. (2003). Diabetes: Get a clearer picture. *Medical Laboratory Observer, 35*(7), 10. Retrieved 5/17/04 from ProQuest database.

National Institutes of Health, National Diabetes Education Program (n.d.). Retrieved 6/8/04 from http://ndep.nih.gov/diabetes/ youth/ youth_FS.htm.

National Institute of Child Health & Human Development, Cushing's Syndrome (last modified, 5/5/2004). Retrieved 6/6/04 from http://www.nichd.nih.gov/publications/pubs/cushings.htm.

O'Neal, K. J., Jonnalagadda, S. S., Hopkins, B. L., & Kicklighter, J. R. (2005). Quality of life and diabetes knowledge of young persons with type 1 diabetes: Influence of treatment modalities and demographics. *Journal of the American Dietetic Association, 105*(1), 85–91.

Pagana, K. D., & Pagana, T. J. (2006). *Mosby's manual of diagnostic and laboratory tests* (3rd ed.). St. Louis: Mosby.

Perkin, R. M., Swift, J. D., & Newton, D. A. (2003). *Pediatric hospital medicine: Textbook of inpatient management* (pp. 527–556). Philadelphia: Lippincott Williams & Wilkins.

Pinhas-Hamiel, O., & Zeitler, P. (2001). Type 2 diabetes: Not just for grownups anymore. *Contemporary Pediatrics, 1,* 102 [electronic version]. Available at www.contemporarypediatrics.com.

Plotnick, L. P., Clark, L. M., Brancati, F. L., & Earlinger, T. (2003). Safety and effectiveness of insulin pump therapy in children and adolescents with type 1 diabetes. *Diabetes Care, 26*(4), 1142–1147.

Preston, A., Storch, E. A., Lewin, A., Geffken, G. R., Baumeister, A. L., Strawser, M. S., et al. (2005). Parental stress and maladjustment in children with short stature. *Clinical Pediatrics, 44,* 327–331.

Radovick, S., & MacGillivray, M. H. (2003). *Pediatric endocrinology: A clinical guide.* Totowa, NJ: Humana Press.

Ramchandani, N. (2004). Type 2 diabetes in children. *American Journal of Nursing, 104*(3), 65–68.

Sechrist, B. (2005). Who's helping the children? Successful practices in pediatric practices in pediatric diabetes. *Lippincott's Case Management, 10*(1), 53–56.

Sperling, M. A. (2002). *Pediatric endocrinology* (2nd ed.). Philadelphia: W. B. Saunders.

Standards of Medical Care in Diabetes (Jan. 21, 2004). *Diabetes Care,* S15. Retrieved 5/17/04 from the ProQuest database.

Sullivan-Bolyai, S., Deatrick, J., Gruppuso, P., Tamborlane, W., & Grey, M. (2000). Raising young children with type 1 diabetes. *Journal for Specialists in Pediatric Nursing, 7*(3), 93–104.

Taketomo, C. K., Hodding, J. H., & Kraus, D. M. (2004). *Lexi-comp's pediatric dosage handbook* (11th ed.). Hudson, OH: Lexi-comp.

Umpaichitra, V., Bastian, W., & Castells, S. (2003). Hypocalcemia in children: Pathogenesis and management. *Clinical Pediatrics, 40*(6), 305–312.

Wilson, J. D. (2001). Prospects for research for disorders of the endocrine system. *Journal of the American Medical Association, 285*(5), 624. Retrieved 5/21/2004 from the ProQuest database.

Wise-Faberowski, L., Soriano, S. G., Ferrari, L., et al. (2004) Perioperative management of diabetes insipidus in children. *Journal of Neurosurgical Anesthesiology, 16*(2), 14–19.

Websites

www.caresfoundation.org CARES (Congenital Adrenal Hyperplasia Research, Education, and Support) Foundation, Inc.

www.childrenwithdiabetes.com/index_cwd.htm Children with Diabetes (online community for kids, families, and adults with diabetes; multiple resources)

www.diabetes.org American Diabetes Association (resources for diabetes information)

www.genetests.org (maintains current catalog of commercially available and research-based tests for genetic disorders)

www.healthypeople.gov *Healthy People 2010*

www.hgfound.org/ Human Growth Foundation (research, education, support, and advocacy for children with disorders of growth)

www.hormone.org Hormone Foundation (the education affiliate of the Endocrine Society)

www.jdk.org Juvenile Diabetes Research Foundation International

www.magicfoundation.org (resources for families with long-term conditions)

www.mychildhasdiabetes.com/ (parenting and diabetes resources)

www.ndep.nih.gov/ National Diabetes Education Program (information and resources on diabetes in children)

www.newchf.org/ Maria I. New Children's Hormone Foundation

www.ngdf.org/ National Graves' Disease Foundation

www.pedinfo.org (general information about many endocrine issues)

www.pens.org Pediatric Endocrinology Nursing Society

www.us.sandostatin.com/index.jsp (resource for octreotide acetate)

Exercícios sobre o *capítulo*

Questões de múltipla escolha

1. Uma mãe jovem traz à clínica seu bebê recém-nascido com diagnóstico de hipotireoidismo congênito, em busca de instrução sobre como administrar a levotiroxina. Qual das seguintes orientações a enfermeira deve incluir?
   a. Triture o comprimido e coloque-o em uma mamadeira cheia de leite artificial para disfarçar o sabor.
   b. Administre o medicamento em dias alternados.
   c. Utilize uma seringa de dispensação oral ou um bico de mamadeira para administrar o medicamento triturado e misturado com pequena quantidade de leite.
   d. Dizer à mãe que o medicamento não será mais necessário depois da idade de 7 anos.
2. A enfermeira orienta um rapaz de 14 anos quanto aos diferentes tipos de insulina. Uma vez que ele aplica insulina NPH todas as manhãs às 7:30, qual seria a hora provável de ocorrência de reações à insulina?
   a. Quando ele vai para a escola às 9 h.
   b. Quando ele faz uma prova às 11 h.
   c. Quando ele almoça ao meio-dia.
   d. Quando ele faz seus deveres de casa depois da escola às 15:00.
3. Uma criança com diagnóstico de doença de Graves começa a utilizar propiltiuracila (PTU). Qual é o sinal ou sintoma que os pais e a criança devem observar quando a dose estiver muito alta?
   a. Emagrecimento
   b. Letargia
   c. Dificuldades na escola
   d. Taquicardia
4. Qual distúrbio endócrino é considerado mais comum na primeira infância?
   a. Hipotireoidismo
   b. Hipertireoidismo
   c. Diabetes melito
   d. Doença de Cushing
5. Quando o hormônio do crescimento deve ser administrado a uma criança com deficiência desse hormônio?
   a. Antes das refeições
   b. Depois das refeições
   c. À hora de deitar
   d. A primeira coisa depois de acordar

Exercícios de raciocínio crítico

1. Um menino de 12 anos com DM tipo 1 está resfriado. A mãe liga para a clínica de diabetes dizendo que o filho não foi à escola, está sem apetite e por isto não quer comer. A mãe pergunta à enfermeira qual é a dose de insulina que ela deve administrar. Atualmente, a criança toma três injeções diárias de insulina regular e NPH pela manhã (antes do desjejum), regular e NPH ao anoitecer (depois do jantar) e regular antes de deitar-se. Que perguntas a enfermeira deve fazer antes de responder à pergunta da mãe? Com base nas respostas a essas perguntas, como ela pode orientar a mãe?
2. A mãe de Robin, uma menina de 5 anos, relata que a filha apresenta um odor corporal desagradável. A menina está desenvolvendo as mamas e alguns pelos púbicos, e algumas amigas riram dela quando passaram uma noite juntas. A revisão do seu gráfico de crescimento mostra que, nos últimos 6 meses, ela passou do 50º para o 93º percentil. Com base nessas informações, quais são os três principais diagnósticos de enfermagem para começar a elaborar um plano de cuidados para a criança e sua família? Quais são os resultados esperados e as principais intervenções pertinentes ao diagnóstico de enfermagem de déficit de conhecimento?
3. Uma mãe traz seu bebê à clínica depois de receber uma ligação telefônica da clínica dizendo que houvera um problema com a dosagem do hormônio tireóideo da criança. A mãe relata que a viagem de ônibus demorou muito, mas que o bebê dormiu o tempo todo. Ela diz que a criança dorme a maior parte do tempo e não quer mamar muito. O bebê recebeu alta hospitalar há 2 semanas. O nascimento transcorreu sem problemas e o parto foi normal. Por que essa consulta tem caráter de urgência? Qual exame pode mostrar que o distúrbio foi devido a um problema da hipófise e não da glândula tireoide?

Atividades de estudo

1. Durante suas experiências clínicas, peça para ficar em uma unidade de pacientes internados que cuide de crianças com alterações da função endócrina. Compare e contraste as histórias de saúde, as avaliações de enfermagem, os exames laboratoriais, os procedimentos diagnósticos e os planos de cuidados dessas crianças com os de outras crianças internadas em outras unidades. Participe da elaboração dos planos de ensino para essas crianças e suas famílias.
2. Frequente uma clínica ambulatorial que cuide de crianças com distúrbios endócrinos. Procure entender as atividades da enfermeira na coordenação da assistência, na orientação relativa à saúde e nos encaminhamentos dessas crianças e suas famílias.
3. Acompanhe uma enfermeira e observe os métodos de orientação e as estratégias que ela adota para implementar um plano de orientação para uma criança diabética. Observe como a enfermeira inclui a família no plano. Existem diferenças nos planos de orientação para crianças com DM tipo 1 e com DM tipo 2?
4. Faça uma revisão da literatura sobre um dos distúrbios endócrinos comuns para pesquisar as práticas terapêuticas. Existem recomendações baseadas em evidências para as intervenções de enfermagem?
5. Faça uma pesquisa em busca de informações disponíveis para crianças e suas famílias sobre diabetes melito.

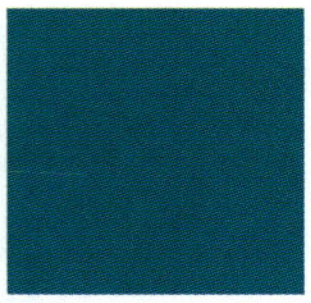

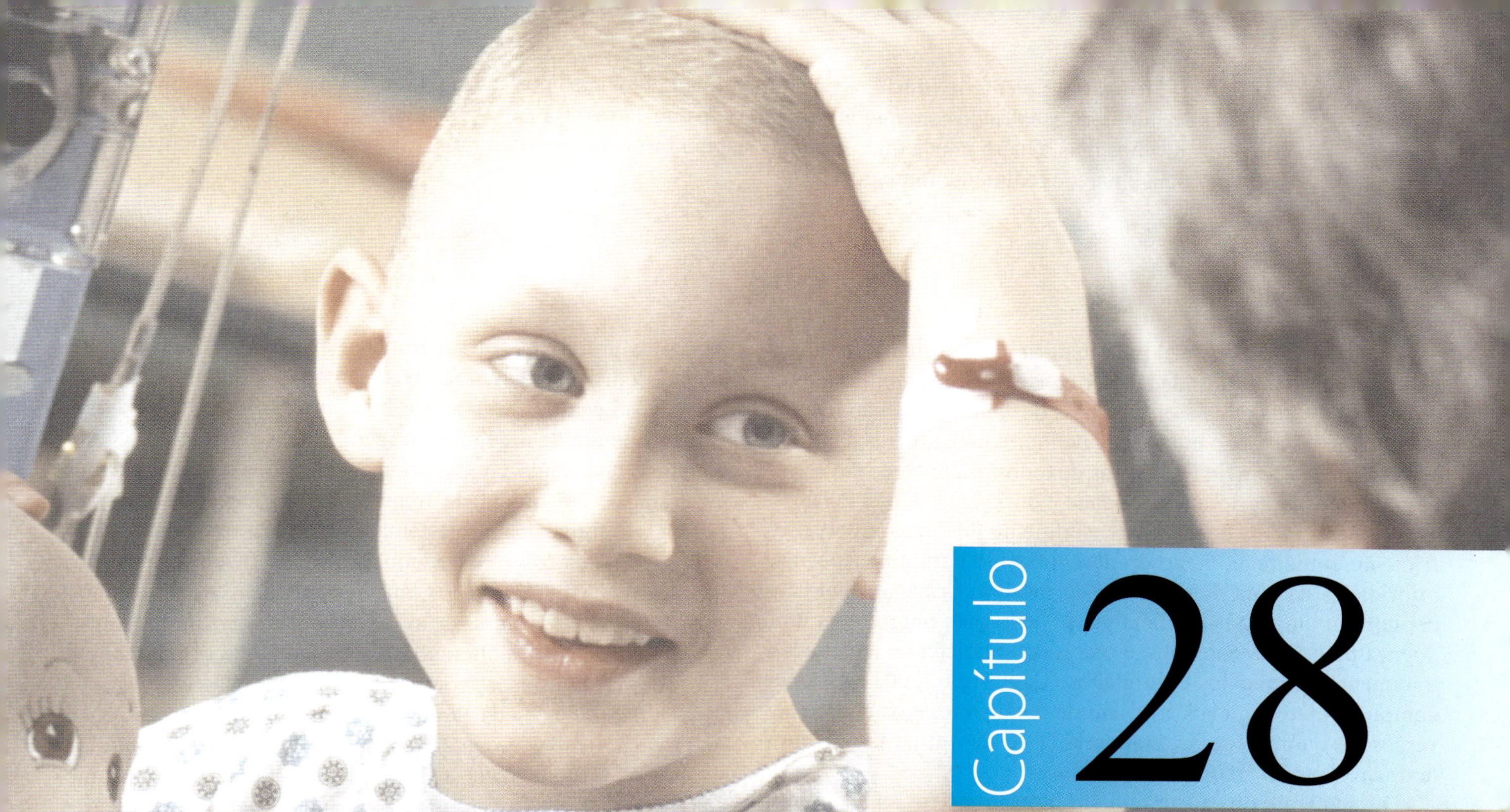

Capítulo 28

Cuidados de Enfermagem da Criança com Distúrbio Neoplásico

Palavras-chave

Biopsia
Bioterapia
Ensaio clínico
Estadiamento
Extravasamento
Malignos
Metástases
Neoplásico
Quimioterapia

Objetivos da aprendizagem

Concluída a leitura deste capítulo, o leitor deverá ser capaz de:

1. Comparar cânceres em crianças e adultos.
2. Descrever os cuidados de enfermagem relacionados com exames complementares usados para o diagnóstico de câncer pediátrico.
3. Identificar os tipos de câncer comuns em lactentes, crianças e adolescentes.
4. Identificar avaliações e intervenções de enfermagem adequadas relacionadas com medicamentos e tratamentos de câncer pediátrico.
5. Desenvolver um plano individualizado de cuidados de enfermagem para crianças com câncer.
6. Descrever o impacto psicossocial do câncer sobre as crianças e suas famílias.
7. Desenvolver um plano nutricional para a criança com câncer.
8. Desenvolver planos de orientação para crianças com câncer e suas famílias.

REFLEXÃO *Inspire-se na coragem de uma criança com câncer e reflita isso nos cuidados que você presta.*

John Shaw, de 4 anos de idade, é trazido à clínica pelos pais por causa de uma febre. O pai afirma: "John parece ter febre e resfriado com maior frequência do que outras crianças. Ele também tem andado muito cansado nos últimos dias. Quase nunca quer sair de casa para brincar com os amigos. Ele se queixa frequentemente de cefaleia e parece realmente mudado".

O câncer é responsável pela maioria das mortes de crianças com mais de 1 ano de idade. Foi conseguida cura em algumas crianças com leucemia e outros tipos de câncer, mas não há uma cura universal a longo prazo para nenhum dos cânceres da infância. A taxa de sobrevida de 5 anos de todos os cânceres em crianças com menos de 15 anos de idade é de 72% (Ritchie, 2001).

O câncer é uma doença potencialmente fatal que envolve sofrimento emocional, medo do desconhecido e modificações nas prioridades da vida da criança e da família. Crianças com câncer correm um risco significativo de depressão porque têm uma doença potencialmente fatal e precisam submeter-se a exames e tratamentos frequentes e fatigantes (Cavusoglu, 2001). Exames complementares iniciais e de acompanhamento, e os efeitos adversos de quimioterapia, radioterapia ou de outros tratamentos também são com frequência dolorosos.

O tratamento do câncer tem um impacto psicossocial significativo sobre a criança e o adolescente. A criança com frequência sente-se isolada dos colegas, e o adolescente pode ter dificuldade de atingir a independência, que é a "tarefa" de desenvolvimento mais importante da adolescência. Crianças e adolescentes com câncer frequentemente têm um desempenho escolar inferior ao de seus colegas (Hokkanen *et al*., 2004). As enfermeiras que cuidam de crianças com câncer precisam conhecer o tratamento clínico da doença e também precisam ter consciência do impacto psicossocial e emocional do câncer sobre a criança e a família.

Comparação entre câncer em crianças e em adultos

Os cânceres em crianças são muito diferentes dos de adultos. Os cânceres pediátricos têm origem mais frequente em tecidos embrionários primitivos (mesodérmicos) ou neuroectodérmicos, resultando em leucemias, linfomas, sarcomas e tumores do sistema nervoso central (SNC). Isso está em contraste direto com os cânceres de adultos, que têm origem principalmente em células epiteliais, resultando em carcinomas. Os cânceres mais comuns em crianças, em ordem de frequência, são leucemias, tumores do SNC, linfomas, neuroblastoma, rabdomiossarcoma, tumor de Wilms, tumores ósseos e retinoblastoma. A Tabela comparativa 28.1 mostra as diferenças dos cânceres em crianças e em adultos.

Em crianças, os sinais de aviso de câncer mais frequentes estão relacionados com alterações da produção de células sanguíneas ou com infiltração, compressão ou obstrução causada pelo tumor. As alterações da produção de células sanguíneas provocam fadiga, palidez, infecções frequentes ou graves ou fragilidade capilar. Infiltração, obstrução ou compressão por um tumor podem causar dor óssea ou abdominal, dor em outros lugares, aumento de volume ou secreção anormal.

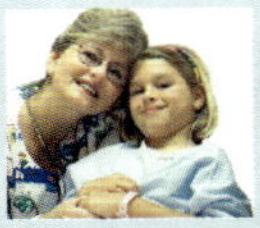

Há pesquisas em andamento para determinar se existe uma correlação estatisticamente significativa entre o uso de oxigênio suplementar no período neonatal e o desenvolvimento de câncer na infância. Os estudos até agora não foram conclusivos.

Tratamentos clínicos comuns

É complicado decidir uma série de tratamento clínico de câncer para uma criança em desenvolvimento. Alguns tratamentos comprometem o crescimento e o desenvolvimento da criança. Muitos oncologistas pediátricos e centros de tratamento de cân-

Tabela comparativa 28.1 Comparação entre câncer em crianças e em adultos

	Câncer em crianças	Câncer em adultos
O câncer em geral afeta	Tecidos	Órgãos
Tipo histológico	Embrionários, leucemias, linfomas	Origem epitelial
Locais mais comuns	Sangue, tecido linfoide, cérebro, ossos, rins, músculos	Mama, pulmão, próstata, intestino, bexiga
Fatores ambientais e estilo de vida	Poucas influências ambientais comprovadas	Forte influência sobre o desenvolvimento de câncer
Prevenção do câncer	Pouco conhecida	80% evitáveis
Detecção	Em geral incidental ou acidental	Detecção muito precoce é possível se forem seguidas as recomendações de rastreamento
Período de latência	Relativamente curto	Pode ser muito longo (20 anos ou mais)
Extensão da doença	Metástases com frequência presentes por ocasião do diagnóstico	Metástases menos frequentes por ocasião do diagnóstico
Resposta ao tratamento	Muito boa	Resposta menor

Healthy People 2010

Objetivo	Importância
Aumentar a proporção de pessoas que usam pelo menos uma das seguintes medidas protetoras que reduzem o risco de câncer de pele: evitar exposição à luz solar entre 10:00 e 16:00, usar roupas protetoras quando for se expor à luz do sol, usar protetor solar com fator de proteção (FPS) 15 ou mais e evitar exposição a fontes artificiais de luz ultravioleta.	• Orientar as famílias a iniciarem a proteção da pele contra o sol na infância, para reduzir o risco de câncer de pele na vida adulta • Orientar os pais a usarem protetor solar sem ácido para-aminobenzoico (PABA) (preparado especificamente para crianças) a partir de 6 meses de vida com um FPS 15 ou mais e reaplicarem o protetor solar com frequência quando a criança estiver ao ar livre • Defender o ensino nas escolas para estimular um ambiente seguro contra a luz solar.

cer são membros ativos do Children's Oncology Group (COG), um grupo apoiado pelo National Cancer Institute que aprova e administra ensaios clínicos dedicados exclusivamente à pesquisa de câncer em crianças e adolescentes. Um **ensaio clínico** é um estudo projetado com cuidado para avaliar a efetividade de um tratamento e seus efeitos a curto e a longo prazos nos pacientes. O tratamento atual do câncer em crianças é resultado do conhecimento adquirido em ensaios clínicos. Um ensaio clínico pode incluir medicamentos ou tratamentos existentes em combinação com novos medicamentos, ou pode envolver uma abordagem diferente na sequência ou na dosagem de medicamentos e tratamentos.

Para a obtenção de resultados ótimos, a criança com câncer deve ser tratada em uma instituição com especialistas de diferentes especialidades, que podem administrar o tratamento mais avançado disponível. Cada caso de câncer pediátrico deve ser considerado individualmente, e a equipe oncológica e a família devem tomar decisões em conjunto, seja por um plano de tratamento padronizado ou pela participação em um ensaio clínico.

Na criança com câncer, em especial com doença avançada, a decisão de tratar ("fazer todo o possível") ou de suspender o tratamento no caso de um prognóstico muito ruim é um desafio em termos éticos. Uma criança maior ou um adolescente podem desejar muito continuar ou interromper o tratamento, e esse desejo às vezes entra em conflito com os desejos e as escolhas dos pais. Em 1995, o Committee on Bioethics da American Academy of Pediatrics recomendou que a tomada de decisão sobre escolares e adolescentes deve incluir a concordância do paciente (Boxe 28.1).

Tratamento paliativo pode ser necessário para a criança com câncer. A criança em fase terminal apresenta mesmos sinais e sintomas de um adulto, tais como dor, fadiga, náuseas e dispneia.

Boxe 28.1 Recomendações do Committee on Bioethics da American Academy of Pediatrics em relação ao consentimento da criança

- Levar em conta o desenvolvimento, a capacidade, a racionalidade e a autonomia de cada criança
- Ajudar a criança a ter uma compreensão da doença adequada para seu desenvolvimento
- Dizer à criança o que ela pode esperar de procedimentos de exame e de tratamentos
- Avaliar a compreensão da criança sobre a situação e como ela está respondendo
- Verificar se há pressão inadequada para consentimento quanto a exames ou tratamentos
- Solicitar com seriedade o consentimento da criança para o plano proposto de cuidados

Os parâmetros para os cuidados a serem prestados nessas condições ainda estão sendo elaborados, mas todas as crianças moribundas têm o direito de morrer sem dor e com alívio dos sinais e sintomas, como é bem estabelecido nos programas de tratamento paliativo para adultos. O Children's Hospice International (CHI) tem modelos de demonstração em vários estados norte-americanos que focalizam a melhora da qualidade de vida de crianças com condições potencialmente fatais. Anteriormente, apenas as crianças com uma expectativa de vida inferior a 6 meses tinham acesso ao tratamento paliativo. O objetivo do CHI é proporcionar um *continuum* interdisciplinar abrangente de cuidados para a criança e seus familiares, desde o momento do diagnóstico de uma condição potencialmente fatal até o momento da morte, se não for obtida a cura. Ver no Capítulo 14 mais informações sobre os cuidados de enfermagem para a criança moribunda.

Diversos medicamentos e tratamentos são prescritos para os distúrbios **neoplásicos** em crianças. Esses tratamentos exigem prescrição médica quando a criança está hospitalizada. Os tratamentos e medicamentos atuais estão relacionados em Tratamentos clínicos comuns 28.1 e no Guia farmacológico 28.1. É comum a prescrição de quimioterapia e radioterapia para os cânceres da infância. Em alguns casos, é usado o transplante de células-tronco hematopoéticas. A enfermeira que cuida de crianças com câncer deve ter conhecimento desses procedimentos, sobre como funcionam os tratamentos e medicamentos, e sobre as implicações de enfermagem relacionadas com o uso de cada modalidade.

Healthy People 2010

Objetivo	Importância
Reduzir a taxa total de morte por câncer. Aumentar a proporção de sobreviventes com 5 anos ou mais após o diagnóstico.	• Orientar os adolescentes sobre o autoexame dos testículos • Reforçar a importância dessa medida de triagem em consultas subsequentes.

(O texto continua na p. 904)

Tratamentos clínicos comuns 28.1

Tratamento	Explicação	Indicação	Implicações de enfermagem
Biopsia	Uma pequena parte do tumor é removida com uma agulha ou através de uma incisão.	Tumores sólidos	Monitore se há sangramento no local da punção por agulha. Preste os cuidados rotineiros para incisão de biopsia aberta.
Remoção cirúrgica de tumor	Ressecção cirúrgica completa ou parcial do tumor.	Tumores sólidos	Forneça cuidados pós-operatórios rotineiros de enfermagem dependendo do local da excisão.
Leucaférese	Sangue total é removido do corpo, os leucócitos são retirados e o sangue é retransfundido para a criança.	Hiperviscosidade em leucemia (contagem de leucócitos > 100.000/mm^3)	Feita por pessoal especialmente treinado. Monitore a pressão arterial e outros sinais vitais.
Transfusão de hemoderivados	Administração intravenosa de sangue total, concentrado de hemácias, concentrado de plaquetas ou plasma.	Anemia, trombocitopenia, sangramento	Siga o protocolo de transfusão da instituição. Confira duas vezes o grupo sanguíneo e o rótulo do hemoderivado junto com outra enfermeira. Em pacientes com câncer pediátrico, use somente hemoderivados irradiados, leucodepletados e negativos para citomegalovírus. Monitore os sinais vitais e avalie a criança com frequência para detectar reações adversas à transfusão de sangue. Se houver suspeita de reação adversa, interrompa imediatamente a transfusão, infunda soro fisiológico, reavalie a criança e notifique o médico. Algumas crianças precisam de pré-medicação com difenidramina e/ou paracetamol antes da infusão de hemoderivados.
Radioterapia (RT)	Radiação ionizante (raios X de alta energia) é aplicada na área cancerosa. A radiação lesiona todas as células da área tratada (normais e cancerosas), mas as células normais conseguem reparar-se. Em geral a radioterapia é administrada diversas vezes por semana durante várias semanas (um intervalo de repouso curto entre as sessões possibilita que as células normais se regenerem). É usada a menor dose de radiação possível, direcionada para uma área específica.	Tumores sólidos, antes ou após ressecção cirúrgica, leucemias, linfomas	Não lave as marcas da radioterapia. Mantenha a pele limpa e seca. Fadiga é um efeito colateral comum. A pele no local do tratamento pode ficar vermelha e seca, e pode apresentar prurido ou descamação; acaba se tornando vermelha e úmida. Mucosite, xerostomia e perda do paladar podem ocorrer se a cabeça ou o pescoço forem irradiados. A radiação também pode causar efeitos adversos no órgão irradiado, como o cérebro; monitore à procura de alterações.
Transplante de células-tronco hematopoéticas	*Transplante de medula óssea:* transferência de medula óssea saudável para uma criança com câncer. As células transplantadas podem se tornar células funcionais. *Transplante de células-tronco:* células-tronco periféricas são removidas do doador por aférese, ou são obtidas de cordão umbilical ou de placenta. As células-tronco são então injetadas no receptor.	Leucemias, linfomas e outros cânceres	Mantenha assepsia e isolamento protetor para evitar infecções. Monitore para detectar doença enxerto *versus* hospedeiro (DEVH). Realize limpeza meticulosa da boca. Não afira a temperatura retal nem coloque supositórios. Estimule nutrição adequada. Administre imunossupressores tal como prescritos.

(continua)

Tratamentos clínicos comuns 28.1 *(continuação)*

Tratamento	Explicação	Indicação	Implicações de enfermagem
Cateter venoso central (Figura 28.1)	Cateter IV inserido na circulação central para administração de medicamentos, nutrição parenteral total ou hemoderivados	Qualquer criança com câncer que precise de medicamentos IV durante longos períodos ou nutrição perenteral	Queixas de dispneia ou de dor torácica podem indicar entrada de ar no cateter venoso central. Faça a criança deitar-se sobre o lado esquerdo do corpo e notifique o médico imediatamente. Mantenha o curativo limpo e seco. Troque o curativo de modo estéril de acordo com as normas da instituição ou de acordo com a prescrição médica. Monitore a temperatura e verifique se há febre. Monitore o local da inserção à procura de eritema ou secreção. Mantenha técnica estéril para usar o acesso, trocar o curativo ou administrar qualquer líquido pelo cateter.
Cateter totalmente implantável (Figura 28.2)	Um acesso (*port*) que pode ser alcançado por agulhas é implantado sob a pele, em geral no tórax. O acesso está ligado a um cateter fino que é tunelizado sob a pele até a veia cava superior ou até a veia subclávia.	Qualquer criança com câncer que precise usar medicamentos IV por longo tempo ou nutrição parenteral	Infunda o acesso que não está sendo usado com a dose prescrita de heparina, de acordo com a normas da instituição. Use técnica estéril para introduzir a agulha de Huber no acesso. Monitore se há eritema ou calor no local do acesso.

Guia farmacológico 28.1 Medicamentos usados nos distúrbios neoplásicos

Medicamento	Ação	Indicação	Implicações de enfermagem
Quimioterapia			
Agentes alquilantes: bussulfan, carboplatina, cisplatina, ifosfamida, temozolamida, tiotepa. Nitrosoureias: carmustina, lamustina. Mostardas nitrogenadas: clorambucila, ciclofosfamida, mecloretamina, melfalana.	Interferem na replicação do DNA e na transcrição do RNA por alquilação (substituição de um hidrogênio por um radical alquila); formam reações cruzadas no DNA. Não específicos de fase do ciclo celular. As nitrosoureias são muito solúveis em lipídios e atravessam com facilidade a barreira hematencefálica.	Vários tipos de câncer	Causam mielossupressão, náuseas, vômitos, alopecia e mucosite. Monitore à procura de sinais de infecção. Mantenha hidratação adequada. Ciclofosfamida e ifosfamida: administre pela manhã, forneça hidratação apropriada e faça a criança urinar com frequência durante e após a infusão, para minimizar o risco de cistite hemorrágica. Evite o **extravasamento** de cisplatina, mecloretamina e melfalana. Temozolamida: não abra as cápsulas. Tiotepa: se ocorrer contato com a pele, lave bem com água e sabonete.
Antibióticos antitumorais: bleomicina, dactinomicina, daunorrubicina, doxorrubicina, idarrubicina, mitomicina, mitoxantrona.	Interferem no metabolismo celular, prejudicando a síntese de DNA e de RNA. Inespecíficos de fase do ciclo celular.	Vários tipos de câncer	Causam alopecia, náuseas, vômitos, mielossupressão. Bleomicina: podem ocorrer febre e calafrios 20 h após a infusão. Dactinomicina, mitomicina: evite extravasamento. Daunorrubicina, doxorrubicina, idarrubicina: tornam a urina vermelho-alaranjada; monitore à procura de arritmias e insuficiência cardíaca congestiva; evite extravasamento. Mitoxantrona: urina, suor, lágrimas, pele e escleróticas podem ficar azul-esverdeadas; pesquise à procura de arritmias e insuficiência cardíaca congestiva.

(continua)

Guia farmacológico 28.1 Medicamentos usados nos distúrbios neoplásicos *(continuação)*

Medicamento	Ação	Indicação	Implicações de enfermagem
Antimetabólitos: cladribina, citarabina, fludarabina, fluoruracila, mercaptopurina, metotrexato, tioguanina	Substitutos de metabólitos normais, alterando a função e a capacidade de divisão das células. Específicos de fase do ciclo celular (fase S), com exceção da cladribina.	Vários tipos de câncer	Causam alopecia, náuseas, vômitos, mucosite e mielossupressão. Cladribina: monitore a temperatura. Citarabina: use colírio de corticosteroide para evitar conjuntivite quando forem administradas altas doses. Fludarabina: pesquise em busca de alterações visuais e neurotoxicidade; mantenha hidratação adequada. Fluoruracila: mantenha hidratação adequada; causa fotossensibilidade. Mercaptopurina: não dê doses orais com as refeições; pode causar febre medicamentosa; evite extravasamento. Metotrexato: hidratação intensiva quando forem administradas doses altas; causa fotossensibilidade. Tioguanina: mantenha a hidratação; administre com o estômago vazio.
Antimicrotúbulos: paclitaxel	Inibe funções celulares mitóticas nas fases G2 tardia e M do ciclo celular	Leucemia refratária, tumor de Wilms recorrente	Causa alopecia, náuseas, vômitos, mucosite, mielossupressão. Causa sonolência. Evite extravasamento.
Diversos: asparaginase, pegaspargase	Inibem a síntese de proteínas privando as células tumorais do aminoácido essencial asparagina	Leucemia linfocítica aguda, linfomas	Causam alopecia, náuseas, vômitos e mielossupressão. Monitore os sinais vitais durante a infusão e pesquise se há sinais de anafilaxia. Mantenha equipamentos de emergência, oxigênio, epinefrina, anti-histamínicos e esteroides próximos do leito da criança.
Diversos: dacarbazina, procarbazina	Inibem a síntese de DNA e de RNA produzindo ligações cruzadas e suprimindo a mitose.	Vários tipos de câncer	Causam alopecia, náuseas, vômitos, mielossupressão. Monitore manifestações gripais. Dacarbazina: pode ocorrer fotossensibilidade; evite extravasamento.
Inibidores mitóticos: etoposídeo, vimblastina, vincristina	Etoposídeo: inibe a atividade mitótica inibindo a DNA topoisomerase. Vimblastina, vincristina: provocam parada em metáfase ligando-se ao fuso mitótico.	Vários tipos de câncer	Causam alopecia, náuseas, vômitos, mielossupressão (mínima com a vincristina). Etoposídeo: monitore em busca de anafilaxia; mantenha equipamentos de emergência, oxigênio, epinefrina, anti-histamínicos e esteroides próximos do leito da criança. Vimblastina, vincristina: mantenha a hidratação; administre alopurinol; evite extravasamento.
Inibidores da topoisomerase: irinotecano, topotecana	Ligam-se ao DNA evitando a religação de interrupções no DNA de cadeia única	Tumores sólidos refratários	Causam alopecia, náuseas, vômitos, mielossupressão, diarreia intensa (irinotecano), hipotensão arterial (topotecana). Mantenha a hidratação. Evite extravasamento. Verifique a pressão arterial durante a infusão de topotecana.
Corticosteroides: prednisona, dexametasona	Inibem o sistema imunológico diminuindo a atividade e o volume linfático. Também diminuem o edema causado pelo tumor ou pela necrose tumoral.	Leucemias, alguns outros tipos de câncer	Administre com alimentos para diminuir o desconforto GI. Podem mascarar sinais de infecção. Monitore a pressão arterial e a glicosúria. Não interrompa subitamente o tratamento, porque pode ocorrer insuficiência suprarrenal. Pesquise se há sinais de síndrome de Cushing. As doses são reduzidas gradualmente.

Guia farmacológico 28.1 Medicamentos usados nos distúrbios neoplásicos *(continuação)*

Medicamento	Ação	Indicação	Implicações de enfermagem
Bioterapia			
Fatores estimulantes de colônias: darbepoetina alfa, epoetina alfa, filgrastima, sargramostima	Estimulam a produção de hemácias (eritropoetina) ou de granulócitos (filgrastima, sargramostima)	Combatem os efeitos mielossupressores da quimioterapia	Administre por via SC ou intravenosa. Filgrastima, sargramostima: podem causar dor óssea. Sargramostima: pode causar hipotensão arterial e reação de primeira dose.
Interleucinas: aldesleucina	Interleucina-2 recombinante; recruta linfócitos T e B e células *natural killer*	Linfomas não Hodgkin	Os efeitos adversos são dependentes da dose. Podem causar síndrome de extravasamento capilar nas 2 a 12 h após o início do tratamento, com hipotensão arterial e diminuição da perfusão de órgãos.
Fator de necrose tumoral (citocina)	Aumenta a efetividade das células imunológicas, inibe a divisão de células cancerosas e lesiona vasos sanguíneos tumorais	Vários tipos de câncer	Provoca febre, calafrios, náuseas e vômitos
Anticorpos monoclonais: rituximabe, gemtuzumabe	Ligam-se ao antígeno CD20 nos linfóticos B	Linfoma não Hodgkin CD20-positivo, distúrbio linfoproliferativo após transplante	Monitore a pressão arterial por causa de hipotensão. Monitore sinais de anafilaxia e de reação relacionada com a infusão. Mantenha epinefrina, anti-histamínicos e esteroides próximos do leito da criança para tratamento de reações.
Interferons: alfa, gama	Alteram a proliferação das células cancerosas (alfa), estimulam a produção de macrófagos para combater bactérias e fungos (gama)	Vários tipos de câncer	Causam sinais e sintomas gripais. Mantenha hidratação adequada.
Alopurinol	Diminui a produção de ácido úrico	Diminuição da hiperuricemia secundária ao tratamento de leucemia ou tumor	Administre por via oral após refeições fartas. Podem ocorrer efeitos adversos cardiovasculares com a administração intravenosa. Mantenha hidratação adequada.
Antibióticos (orais, parenterais)	Tratamento ou profilaxia de infecções bacterianas	Profilaxia de infecção por *Pneumocystis jiroveci*. Tratamento de infecção documentada. Neutropenia.	Verifique se há alergias a antibióticos. Devem ser administrados tal como prescritos e durante todo o tempo prescrito. Inicie antibióticos IV logo que possível em crianças neutropênicas com febre.
Antieméticos: prometazina, metoclopramida, ondansetrona	Atuam sobre transmissores no SNC inibindo o vômito	Náuseas e/ou vômitos	Podem causar efeitos colaterais no SNC, como sonolência ou irritabilidade. Ondansetrona: pode causar xerostomia.
Antifúngicos: nistatina, anfotericina B (convencional e em complexo lipídico)	Penetram na membrana celular de fungos, permitindo sua destruição	Mucosite, infecções sistêmicas por fungos	Nistatina: administre após as refeições. Anfotericina B: pode causar febre, calafrios, efeitos adversos cardiovasculares; monitore o paciente com cuidado durante a infusão; note a diferença posológica entre a forma convencional e a forma em complexo lipídico.
Imunossupressores: ciclosporina A, micofenolato, tacrolimo	Inibição da produção e da liberação da interleucina II (ciclosporina A). Inibição da proliferação de linfócitos T e B (micofenolato). Inibição da ativação de linfócitos T (tacrolimo).	Tratamento da DEVH após transplante de células-tronco	Monitore o hemograma e os níveis séricos de creatinina, potássio e magnésio. Monitore a pressão arterial e pesquise se há sinais de infecção. Colete sangue para determinar os níveis dos imunossupressores antes da dose matinal. Ciclosporina A: não administre com suco de toranja (*grapefruit*).

(continua)

Guia farmacológico 28.1 Medicamentos usados nos distúrbios neoplásicos *(continuação)*

Medicamento	Ação	Indicação	Implicações de enfermagem
			Micofenolato: administre com o estômago vazio; não abra a cápsula nem esmague o comprimido. Tacrolimo: administre com o estômago vazio. Monitore se há sinais de anafilaxia com a primeira dose IV.
Mesna	Liga-se a metabólitos da ciclofosfamida e da ifosfamida na bexiga e os neutraliza.	Antídoto da cistite hemorrágica induzida pela ciclofosfamida ou pela ifosfamida	Mantenha hidratação adequada. Administre ao mesmo tempo e depois da ciclofosfamida ou da ifosfamida. Pode causar hipotensão.
Antídoto de metotrexato: leucovorina	Reduz os efeitos tóxicos do metotrexato	Tratamento com metotrexato e resgate com leucovorina	Pode causar distúrbios de pele, sibilos, trombocitose. A dose depende do nível sanguíneo de metotrexato. A dose é aumentada com níveis sanguíneos altos de creatinina.

Quimioterapia

Para compreender como a **quimioterapia** atua para destruir as células cancerosas, é necessário rever o ciclo celular normal. Todas as células seguem esse ciclo (Figura 28.3). O ciclo celular tem cinco fases:

- G0: fase de repouso; dura desde algumas horas a alguns anos; as células não começaram a se dividir
- G1: primeira fase de crescimento, em que a célula aumenta a produção de proteínas para se preparar para a divisão; dura 18 a 30 h
- S: fase de síntese, em que os cromossomos são copiados para que as células recém-formadas tenham o mesmo DNA; dura 18 a 20 h
- G2: segunda fase de crescimento, pouco antes da divisão celular; dura 2 a 10 h
- M: mitose, a divisão real da célula em duas novas células; dura 30 min a 1 h

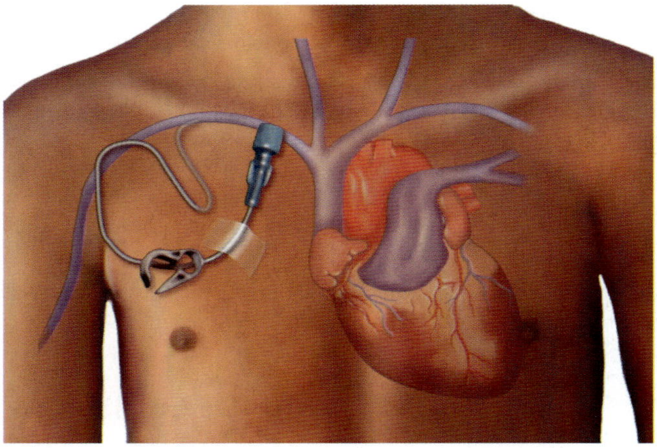

● Figura 28.1 O cateter do acesso venoso central é tunelizado sob a pele e fixado com um *cuff*.

Os quimioterápicos atuam de dois modos diferentes em relação ao ciclo celular. Existem medicamentos que atuam durante uma fase específica do ciclo celular. A atuação de medicamentos não específicos de fase do ciclo celular não depende da fase do ciclo celular em que a célula se encontra. Protocolos de quimioterapia com frequência usam uma combinação de substâncias que atuam em diferentes fases do ciclo celular, maximizando a destruição das células cancerosas.

Os quimioterápicos interferem não apenas no ciclo celular de células cancerosas, mas também no de células normais que se dividem com rapidez, provocando numerosos efeitos adversos. As células mais provavelmente afetadas pela quimioterapia são as da medula óssea, do tubo digestório (em especial da boca), do sistema reprodutor e dos folículos pilosos.

Os quimioterápicos são divididos em classes que apresentam ações um pouco diferentes e têm efeito sobre partes diferentes do ciclo celular. O Guia farmacológico 28.1 explica melhor as diferentes classes de quimioterápicos.

Efeitos adversos comuns dos quimioterápicos incluem imunossupressão, infecção, mielossupressão, náuseas, vômitos, constipação intestinal, mucosite oral, alopecia e dor (Bryant, 2003; Woolery *et al*., 2006). Complicações a longo prazo incluem microdontia ou falta de dentes resultantes de dano aos dentes permanentes em desenvolvimento (Lund, 2005); alterações da audição e da visão; disfunção hematopoética, imunológica ou gonádica; disfunção endócrina, inclusive alteração do crescimento e puberdade precoce ou retardada; diversas alterações cardiorrespiratórias, gastrintestinais e geniturinárias; e um segundo câncer na adolescência ou na vida adulta (Bottomley & Kassner, 2003).

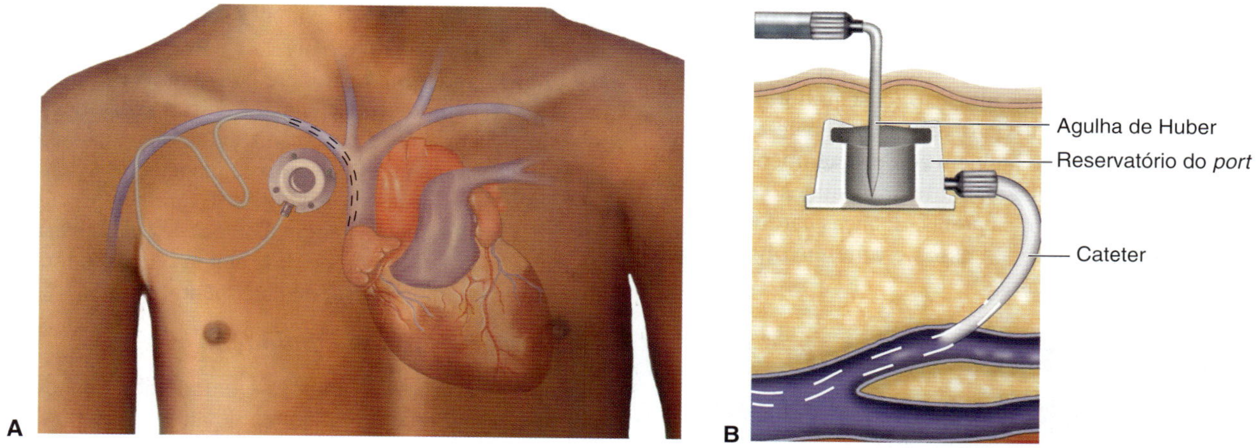

● Figura 28.2 (**A**) O acesso (*port*) implantado é um reservatório de fácil acesso sob a pele. O cateter que sai do *port* é introduzido até a veia subclávia ou até o átrio direito. (**B**) A agulha de Huber a 90° é introduzida no *port*.

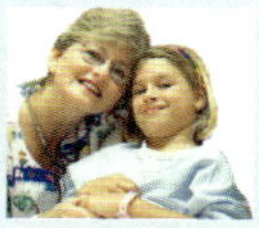

A acupuntura como terapia adjuvante comprovadamente diminui as náuseas, os vômitos, a constipação intestinal, o estresse, a aversão à quimioterapia e o dano psicológico, resultando em aumento da ingestão de alimentos e da confiança necessária para lidar com o câncer (Kurishima *et al*., 2002).

Radioterapia

Na RT é usada radiação de alta energia para lesionar ou destruir células cancerosas. Durante o tratamento, é emitida energia radiante em forma de raios gama ou de partículas (Tomlinson & Kline, 2005). A radiação afeta não apenas as células cancerosas, mas também qualquer célula em crescimento rápido. Pode ser usada como tratamento curativo, adjuvante ou paliativo, seja isoladamente ou em combinação com quimioterapia. Também é usada para diminuir as dimensões de um tumor antes da ressecção cirúrgica. A área a ser tratada é marcada com cuidado, para minimizar o dano às células normais.

Efeitos adversos da RT incluem fadiga, náuseas, vômitos, mucosite oral, mielossupressão e alterações da integridade da pele no local da irradiação. Complicações a longo prazo estão relacionadas com a área do corpo irradiada, e incluem alterações do crescimento, disfunção hormonal, alterações da visão e da audição, problemas de aprendizado, disfunção cardíaca, fibrose pulmonar, disfunção hepática, sexual ou renal, osteoporose e câncer secundário (especialmente no local da irradiação) (Bottomley & Kassner, 2003).

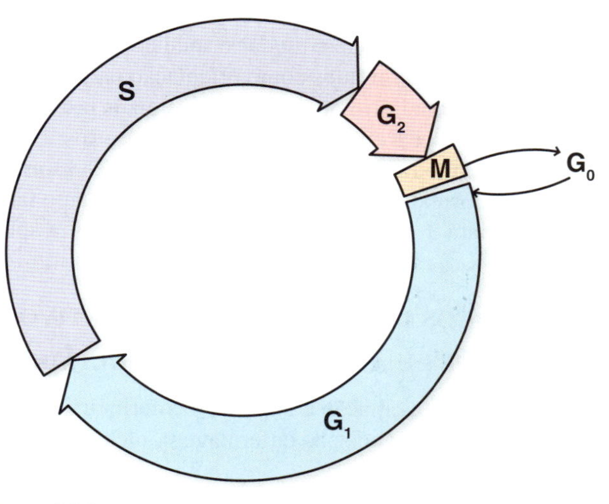

● Figura 28.3 Fases do ciclo celular.

Transplante de células-tronco hematopoéticas

O transplante de células-tronco hematopoéticas (TCTH), também chamado transplante de medula óssea (TMO), é um procedimento em que células-tronco hematopoéticas são infundidas por via intravenosa na criança. Isso é feito após um período de destruição da células anormais da criança com quimioterapia em doses altas e/ou RT. O uso de quimioterapia em altas doses e irradiação total do corpo destrói as células tumorais, mas destrói também a medula óssea da criança. As células transplantadas migram para os espaços vazios na medula óssea da criança e reconstituem a hematopoese normal.

O TCTH é usado em vários tipos de câncer da infância, inclusive leucemias, linfomas, tumores cerebrais, neuroblastoma e outros tumores sólidos. Não é um tratamento de primeira linha para a maioria dos cânceres pediátricos, mas é prescrito para formas refratárias ou avançadas de câncer.

O TCTH autólogo é feito a partir do recolhimento e tratamento de células da medula óssea da própria criança, que são depois infundidas nela. O risco de recidiva da doença original é maior com o TCTH autólogo. O TCTH alogênico consiste no transplante de células-tronco de outra pessoa, recolhidas da medula óssea, do sangue periférico ou do cordão umbilical. O TCTH alogênico exige a tipagem de grupos de antígenos leucocitários humanos (HLA). A compatibilidade de HLA pode ser difícil de encontrar em uma lista de doadores, e irmãos são frequentemente os melhores candidatos. O grau de compatibilidade é inversamente proporcional ao risco de rejeição do transplante e de desenvolvimento da doença do enxerto *versus* hospedeiro (DEVH). Em outras palavras, quanto menor for a compatibilidade HLA, maior é o risco de rejeição e de DEVH. A DEVH ocorre de forma pelo menos branda em até 70% dos receptores de TCTH alogênico (Graham *et al*., 2005).

Além da rejeição do transplante e da DEVH, outras complicações iniciais do TCTH são infecção, desequilíbrio eletrolítico, sangramento e efeitos tóxicos em órgãos, pele e mucosas. Complicações a longo prazo incluem comprometimento do crescimento e da fertilidade relacionado com disfunção endócrina, retardo do desenvolvimento, cataratas, doenças cardíacas e pulmonares, necrose avascular dos ossos e o desenvolvimento de neoplasias malignas secundárias.

Visão geral do processo de enfermagem para a criança com distúrbio neoplásico

Os cuidados de crianças com distúrbio neoplásico incluem avaliação, diagnóstico de enfermagem, planejamento, intervenções e avaliação dos resultados. Há diversos conceitos gerais relacionados com o processo de enfermagem que podem ser aplicados aos cânceres em crianças. A partir de uma compreensão geral dos cuidados necessários para a criança que tem câncer, a enfermeira pode individualizar os cuidados com base nos dados específicos da criança. Crianças com câncer com frequência sofrem de muitos efeitos físicos resultantes da doença e do tratamento. A enfermeira precisa ser diligente ao avaliar esses efeitos e deve envolver os pais como uma fonte confiável de relato dos sintomas físicos da criança.

Avaliação

A avaliação de crianças com distúrbios neoplásicos inclui história de saúde, exame físico, e exames complementares.

> **Você se lembra de John, de 4 anos de idade,** com febre, palidez e cefaleia? Que outras informações da história de saúde e do exame físico devem ser obtidas?

História de saúde

Determine a história clínica atual. Registre se existe história de febre recorrente ou de infecções frequentes. Pergunte sobre tendência hemorrágica, como equimoses em locais incomuns ou petéquias. Registre se há cefaleia matutina com náuseas e vômitos, alterações do comportamento ou da marcha, ou distúrbios visuais. Pergunte sobre alterações do ritmo intestinal ou vesical ou diminuição do apetite. Registre se há história de fraturas não relacionadas com traumatismos. Pesquise se há fatores de risco na história de saúde, como neoplasias malignas anteriores e tratamentos, exposição a substâncias químicas sintéticas, exposição dos pais a radiação, substâncias químicas ou quimioterápicos, e história familiar de neoplasias malignas (em especial na infância), distúrbios imunológicos ou distúrbios genéticos, como neurofibromatose ou síndrome de Down.

Exame físico

Um exame físico completo deve ser feito em qualquer crianças com câncer ou sob suspeita de câncer. Registre os achados discutidos adiante.

Inspeção e observação

Observe o aspecto geral e o nível de energia da criança. Observe se a criança apresenta aparência emagrecida e frágil, fadiga ou alteração do nível de consciência. Registre se há massas visíveis ou assimetria na face, no tórax, do abdome ou nos membros. Registre se há dificuldade respiratória. Inspecione a pele à procura de palidez, equimoses ou petéquias. Examine a cavidade oral à procura de sangramento gengival ou palidez da mucosa. Observe a marcha da criança, à procura de ataxia ou coxeadura. Registre se existe sangramento retal ou corrimento vaginal.

Ausculta, percussão e palpação

Ausculte o coração, os pulmões e o abdome, notando qualquer anormalidade. Percuta o abdome, notando se há macicez sobre massas, se estiverem presentes. Palpe à procura de adenomegalias, em particular linfonodos indolores e endurecidos. Palpe qualquer área incomum de inchação em qualquer parte do corpo, notando o tamanho e se existe ou não sensibilidade à palpação. Palpe o abdome, notando aumento de órgãos ou a presença de massas. Registre se há diminuição da amplitude de movimentos ou dor à palpação dos membros.

Avaliação psicossocial

Avalie o estado psicossocial da criança e da família, usando perguntas abertas. É de importância especial determinar a autoestima da criança, o nível de ansiedade ou de tensão e os mecanismos de enfrentamento. Registre o estado espiritual da criança e da família. Os procedimentos clínicos em curso e o medo da morte são angustiantes para a criança e sua família. Pergunte à criança como vão as coisas em casa, e como ela se relaciona com os irmãos, as irmãs e os pais. Se a criança estiver em idade escolar, pergunte como anda a escola. A criança passa tempo com amigos? Pergunte o que a criança faz nas horas vagas, e se tem passatempos. Esse tipo de pergunta fornece à enfermeira informações sobre como a criança está enfrentando a situação.

Avalie também o estado dos pais. Pergunte sobre as relações conjugais e como estão indo os outros filhos. Registre os elementos de tensão que precisam ser abordados.

Exames complementares

Os exames complementares usados com maior frequência em distúrbios neoplásicos são explicados em Exames complementares 28.1. Os exames podem ajudar o médico a diagnosticar o distúrbio ou podem ser usados como orientação para o tratamento. A equipe do laboratório ou outros profissionais providenciam alguns dos exames, e a enfermeira providencia outros. Em todos os casos a enfermeira deve saber como os exames são feitos e os resultados normais ou anormais. Esse conhecimento também é necessário para a orientação da criança e da família sobre os exames.

Diagnósticos de enfermagem, objetivos, intervenções e avaliação de resultados

Após concluir uma avaliação completa, a enfermeira pode identificar diversos diagnósticos de enfermagem, inclusive:

- Risco de infecção
- Dor

Exames complementares 28.1

Exame	Explicação	Indicações	Implicações de enfermagem
Hemograma completo com contagem diferencial	Avalia a hemoglobina e o hematócrito, a contagem de leucócitos (em especial a porcentagem de cada tipo de leucócito) e a contagem de plaquetas	Infecção, imunossupressão, para determinar neutropenia quando há mielossupressão	Os valores normais variam com a idade e o sexo. A contagem diferencial de leucócitos é útil na avaliação da causa da infecção. Pode ser alterado por medicamentos imunossupressores.
Alfafetoproteína (AFP)	Produzida pelo fígado e pelo saco vitelino fetais; normalmente diminui na criança para níveis muito baixos até 1 ano de vida	Pode estar elevada na doença de Hodgkin e em outros cânceres. Usada para determinar a carga tumoral.	Não são necessárias restrições de alimentos ou de líquidos.
Catecolaminas urinárias (VMA, HVA)	O aumento do catabolismo de catecolaminas causa níveis elevados na urina	Diagnóstico de neuroblastoma (produtor de catecolaminas)	Urina de 24 h Os níveis podem ser alterados por alguns alimentos e medicamentos, ou por exercícios vigorosos.
Rx de tórax	Radiografia do tórax	Identifica tumores ou metástases no tórax	O tórax tem de ser mantido imóvel durante um tempo curto.
Tomografia computadorizada (TC)	Imagens obtidas em camadas sucessivas para fornecer uma visão em 3D da parte do corpo que está sendo examinada	Identifica a localização de tumores ou metástases	Algumas TC são feitas com contraste oral ou IV (notifique o médico se a criança tiver alergia a iodo ou a frutos do mar). Pode exigir um período de algumas horas de jejum absoluto se for usado contraste (o contraste pode causar náuseas). Estimule a ingestão de líquido após o exame para facilitar a excreção do contraste.
Ressonância magnética (RM)	Baseia-se no comportamento dos átomos de hidrogênio em um campo magnético perturbado por sinais de radiofrequência. Não usa radiação ionizante. Fornece uma visão em 3D da parte do corpo examinada.	Identifica a extensão do tumor ou da disseminação metastática	Retire todos os objetos metálicos da criança. A criança precisa ficar imóvel durante todo o exame; os pais podem ficar na sala com a criança. Lactentes e pré-escolares podem precisar de sedação para ficarem quietos. Ocorre um som alto dentro da máquina durante o exame, que pode ser assustador para crianças.
Cintigrafia óssea	Administração de um isótopo radioativo, que é captado pelos ossos e é visível nas imagens	Identifica metástases ósseas	Precisa de um acesso venoso para injeção. Estimule a ingestão de líquido após a injeção, para aumentar a captação do isótopo injetado. As imagens são tomadas 1 a 3 h após a injeção.
Ultrassonografia	São dirigidas ondas sonoras de alta frequência para órgãos e estruturas internas, e uma imagem é gerada pelas ondas refletidas nos tecidos.	Identifica a existência de tumores, em especial no abdome ou nos rins	Pode ser necessária dieta zero durante algumas horas para a visualização de alguns órgãos.
Aspirado e biopsia da medula óssea	Uma agulha é inserida através do córtex do osso até a medula óssea (em geral em uma espinha ilíaca), medula óssea é aspirada e as células são examinadas.	Avaliação de leucemias e de metástases de outros cânceres na medula óssea	Use EMLA ou lidocaína para diminuir a dor do procedimento. Feita com frequência sob sedação consciente. Aplique um curativo compressivo para interromper o sangramento. Avalie se há dor e eritema. Pode ser necessária analgesia branda após o procedimento.

(continua)

Exames complementares 28.1 *(continuação)*

Exame	Explicação	Indicações	Implicações de enfermagem
Punção lombar	Uma agulha é inserida no espaço subaracnóideo para o cérebro, abaixo da extremidade da medula espinal, e é colhido líquido cefalorraquidiano para análise.	Avaliação de tumor ou de metástase no cérebro ou na medula espinal. Usada também para injetar medicamentos intratecais.	Use um anestésico local antes do procedimento para diminuir a dor. Pode ser feita sob sedação consciente. Coloque a criança em posição adequada. Use técnicas de distração em escolares e adolescentes. Estimule a criança a ficar deitada durante até 12 h após o exame.

- Lesão da mucosa oral
- Náuseas
- Desequilíbrio nutricional
- Constipação intestinal
- Diarreia
- Risco de ruptura da integridade da pele
- Intolerância a atividade
- Distúrbio da imagem corporal
- Baixa autoestima situacional
- Enfrentamento familiar comprometido
- Luto antecipado

Após completar a avaliação de John, você registra o seguinte: história de infecções recorrentes, equimoses anormais e aumento de linfonodos. Com base nesses achados, quais seriam os três principais diagnósticos para John?

Os objetivos, as intervenções e a avaliação de enfermagem para crianças com câncer baseiam-se nos diagnósticos de enfermagem. O Plano de cuidados de enfermagem 28.1 pode ser usado como orientação para o planejamento dos cuidados de enfermagem para uma criança com distúrbio neoplásico. O plano de cuidados inclui muitos diagnósticos de enfermagem aplicáveis a crianças ou adolescentes, mas as crianças apresentam efeitos diferentes do câncer e de seu tratamento. Os cuidados de enfermagem devem ser individualizados com base nas respostas da família e da criança à doença. Outras informações sobre cuidados de enfermagem relacionados com os tipos específicos de câncer serão dadas adiante neste capítulo ao tratarmos de cada distúrbio.

Oriente as famílias de todas as crianças com câncer tal como resumem as Diretrizes de ensino 28.1.

Com base nos três principais diagnósticos de enfermagem de John, descreva intervenções de enfermagem adequadas.

Administração de quimioterapia

Todos os quimioterápicos têm efeitos tóxicos potenciais para a criança e para as pessoas que manipulam ou preparam a medicação. Diretrizes gerais relacionadas com a preparação e a administração de quimioterápicos incluem:

- A quimioterapia deve ser preparada e administrada somente por pessoas com treinamento especial
- Devem ser usados equipamentos de proteção individual (EPI), em forma de luvas duplas e roupões impermeáveis, quando se prepara e administra a quimioterapia. Se houver a possibilidade de respingos ou se ocorrer algum vazamento, pode também ser necessário protetor de face e/ou máscara
- Descarte todos os equipamentos usados no preparo e na administração de quimioterapia em um recipiente resistente a perfuração.

É importante calcular a dose certa da quimioterapia. As doses para crianças baseiam-se na área de superfície corporal (ASC). Comumente é usado um nomograma para calcular a ASC. Para usar o nomograma, trace uma linha reta entre a altura da criança à esquerda e o peso da criança à direita. O ponto em que a linha reta cruza a escala central é a ASC da criança expressa em metros quadrados (Figura 28.4).

Uma alternativa ao uso do nomograma é o uso da seguinte fórmula:

ASC [m^2] = raiz quadrada de (altura [cm] × peso [kg] ÷ 3.600)

Por exemplo, para uma criança com 140 cm de altura e 30 kg de peso: 140 × 30 = 4.200; 4.200 ÷ 3.600 = 1,167; a raiz quadrada de 1,167 é 1,08. A ASC é, então, 1,08 m^2.

Controle dos efeitos adversos da quimioterapia

A quimioterapia pode causar muitos efeitos adversos. A mielossupressão resulta em contagens baixas de células de todas as linhagens, colocando a criança em risco de infecção, hemorragia e anemia. Náuseas, vômitos e anorexia retardam o crescimento da criança. Alopecia e alterações faciais comprometem a autoestima da criança (Figura 28.5). Intervenções de enfermagem relacionadas com os efeitos de mielossupressão, náuseas, vômitos e anorexia são discutidas adiante. Veja no Plano de cuidados de enfermagem 28.1 as intervenções de enfermagem relacionadas com alteração da imagem corporal.

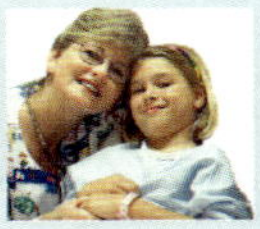

Resfriar o couro cabeludo com uma touca de resfriamento durante a administração da quimioterapia diminui a perda de cabelo (Tomlinson & Kline, 2005).

(O texto continua na p. 913)

Plano de cuidados de enfermagem 28.1

Visão geral da criança com distúrbio neoplásico

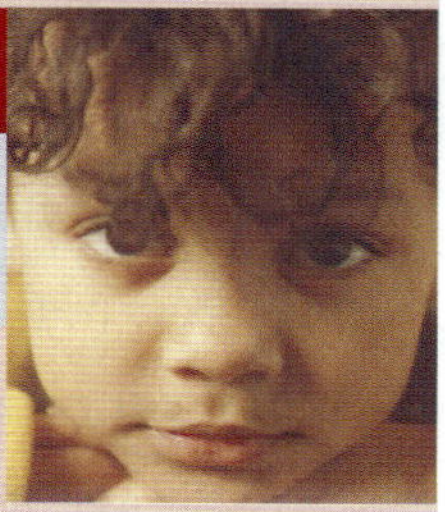

Diagnóstico de enfermagem: risco de infecção relacionado com neutropenia e imunossupressão

Definição dos resultados esperados e reavaliação

A criança não terá infecção grave; *não terá infecção ou será capaz de se recuperar se for infectada.*

Intervenções: prevenção de infecções

- Verifique se há febre, dor, tosse, taquipneia, ruídos respiratórios adventícios, úlceras de pele, estomatite e fissuras retais *para identificar possíveis infecções.*
- Administre antibióticos se a temperatura ultrapassar 38,4°C, *para diminuir a probabilidade de sepse grave.*
- Mantenha procedimentos meticulosos de lavagem das mãos (inclua a família, as visitas e os membros da equipe), *para minimizar a disseminação de microrganismos infecciosos.*
- Mantenha isolamento tal como prescrito, *para minimizar a exposição a microrganismos infecciosos.*
- Evite medir a temperatura retal e exames retais, injeções intramusculares e cateterismo urinário quando a criança estiver neutropênica, *para diminuir a possibilidade de introduzir microrganismos.*
- Explique à família e às visitas que a criança não deve ter contato com agentes infecciosos conhecidos (no hospital e em casa), *para estimular a cooperação no controle de infecção.*
- Mantenha procedimentos asssépticos estritos *para evitar a introdução de microrganismos.*
- Promova nutrição e repouso adequados, *para maximizar o potencial de cura do corpo.*
- Instrua a família a entrar em contato com o médico se a criança for exposta a varicela ou sarampo, *para que sejam tomadas medidas de prevenção (p. ex., imunoglobulina antivaricela-zoster [VZIG]).*
- Administre vacinas (sem microrganismos vivos) tal como prescritas (após permissão do oncologista), *para evitar doenças transmissíveis comuns na infância.*
- Oriente a família a monitorar a temperatura em casa e relatar febre ao oncologista imediatamente, *para que o tratamento com antibióticos possa ser iniciado o mais cedo possível.*

Diagnóstico de enfermagem: dor relacionada com testes diagnósticos invasivos, procedimentos cirúrgicos, neuropatia, progressão da doença ou efeitos adversos do tratamento, evidenciada por verbalização, valores altos na escala de dor, defesa, recusa de brincar ou de participar das atividades da vida diária, ou indicadores fisiológicos, como taquicardia, sudorese e tensão ou rigidez musculares

Definição dos resultados esperados e reavaliação

A criança mostrará alívio da dor, *suficiente para possibilitar a participação em brincadeiras, atividades da vida diária ou intervenções terapêuticas. Use a escala de dor adequada para a idade para estabelecer o objetivo e o intervalo de tempo para alcançá-lo.*

Intervenções: alívio da dor

- Determine o nível de dor usando a entrevista, a escala de dor e a avaliação de variáveis fisiológicas, *para estabelecer um estado basal.*
- Registre a localização, a intensidade e a descrição da dor, *para estabelecer um estado basal.*
- Converse com a criança e com os pais sobre técnicas que ajudaram a aliviar a dor no passado, *para incorporar intervenções bem-sucedidas ao plano de tratamento.*
- Administre paracetamol para dor branda *(evite salicilatos e anti-inflamatórios não esteroides, por causa do risco de sangramento).*
- Administre medicamentos tal como prescritos *usando o método menos invasivo possível, para evitar dor (as vias intramuscular, subcutânea e retal devem ser evitadas em crianças com trombocitopenia).*
- Monitore com frequência à procura de efeitos adversos de opioides (em especial efeitos respiratórios), *porque os opioides reduzem a resposta dos receptores de monóxido de carbono no centro respiratório cerebral.*
- Use medidas não farmacológicas, como ludoterapia, jogos, televisão, respiração orientada, imaginação, hipnose ou meditação, conforme seja adequado, *para distrair a criança da dor.*
- Use massagem, posicionamento ou calor *para aliviar a dor em uma área específica.*
- Use EMLA antes de picadas de agulhas e sedação consciente antes de punção lombar ou aspiração de medula óssea, *para reduzir episódios de dor aguda associados a coletas de sangue frequentes, procedimentos diagnósticos e tratamentos.*
- Faça a criança ficar deitada durante 30 min e aumente a ingestão de líquidos durante 24 h após uma punção lombar, *para diminuir a incidência de cefaleia.*

(continua)

Visão geral da criança com distúrbio neoplásico *(continuação)*

Diagnóstico de enfermagem: lesões da mucosa oral relacionadas com quimioterapia, radioterapia, imunossupressão, diminuição da contagem de plaquetas, desnutrição ou desidratação, evidenciadas por úlceras, placas, hiperemia ou sangramento orais, dificuldade de ingestão ou de deglutição, ou queixas de desconforto oral

Definição dos resultados esperados e reavaliação

A criança manterá a mucosa oral intacta e úmida, *sem vermelhidão, ulceração nem restos celulares.*

Intervenções: restauração de uma mucosa oral saudável

- Avalie a cavidade oral com frequência, observando se há vermelhidão, lesões, úlceras, placas ou sangramento, *para estabelecimento de uma base de comparação e para identificação precoce de alterações.*
- Ofereça lascas de gelo com frequência enquanto a criança estiver em dieta zero, *para manter a hidratação da mucosa.*
- Use uma escova de dentes de cerdas macias ou *swabs* orais para cuidar dos dentes, evitando pressão excessiva, *para diminuir a incidência de sangramento.*
- Mantenha os lábios lubrificados com vaselina ou um protetor labial sem perfume, *para manter os lábios hidratados.*
- Use bochechos com solução salina ou colutório a cada 1 a 2 h, *para manter a cavidade oral limpa e úmida.*
- Administre suplementos de glutamina e/ou betacaroteno, *que comprovadamente diminuem a incidência e a gravidade de mucosite.*
- Faça a criança bochechar e cuspir uma solução 1:1 de difenidramina e hidróxido de alumínio, *para diminuir a dor.*
- Administre um antifúngico *para evitar ou tratar candidíase oral.*
- Evite alimentos condimentados, ácidos, muito quentes ou muito frios, *para diminuir a dor.*
- Administre analgésicos (em geral paracetamol ou codeína) tal como prescritos, *para diminuir a dor.*

Diagnóstico de enfermagem: náuseas como efeito adverso de quimioterapia ou radioterapia, evidenciada por verbalização, aumento da salivação, movimentos de deglutição ou vômitos

Definição dos resultados esperados e reavaliação

A criança terá diminuição das náuseas, *verbalizando alívio do sintoma e não vomitando.*

Intervenções: alívio de náuseas e vômitos

- Administre antieméticos antes da quimioterapia e depois, conforme seja necessário, *para diminuir a frequência de náuseas.*
- Avalie a frequência de vômitos e o nível de hidratação, *para obtenção de dados basais e reconhecimento precoce de alterações.*
- Ofereça refeições ou lanches pequenos e frequentes; *é menos provável que a criança vomite pequenas quantidades.*
- Evite alimentos condimentados, *para evitar desconforto gástrico.*
- Espere a dissipação das bolhas de bebidas gaseificadas antes da ingestão. *O gás carbônico contribui para as náuseas.*
- Retire a tampa da bandeja de refeição antes de entrar no quarto da criança. *Isso faz com que o cheiro se dissipe fora do quarto; o cheiro dos alimentos pode desencadear náuseas e vômitos.*

Diagnóstico de enfermagem: desequilíbrio nutricional, nutrição abaixo das necessidades corporais relacionada com anorexia, náuseas, vômitos ou irritação da mucosa oral associados a quimioterapia ou radioterapia, evidenciada por diminuição da ingestão e peso, relação entre altura e peso e/ou índice de massa corporal abaixo da média para a idade ou das medidas usuais da criança

Definição dos resultados esperados e reavaliação

A criança aumentará a ingestão nutricional, *mostrando aumento estável de seu peso e da relação entre altura e peso.*

Intervenções: promoção de nutrição adequada

- Verifique o peso corporal e a relação entre altura e peso normais para a idade ou determine as medidas da criança antes do tratamento, *para estabelecer parâmetros de trabalho.*
- Determine as preferências de alimentos da criança e forneça os alimentos prediletos conforme seja possível, *para aumentar a probabilidade de a criança ingerir quantidades adequadas.*
- Administre antieméticos segundo a prescrição, *para aumentar a probabilidade de a criança reter os alimentos ingeridos.*
- Pese a criança todos os dias ou todas as semanas, de acordo com a prescrição médica ou de acordo com as normas da instituição, e verifique a relação entre altura e peso semanalmente, *para monitorar o crescimento.*

Visão geral da criança com distúrbio neoplásico *(continuação)*

- Ofereça refeições mais calóricas na hora do dia em que o apetite da criança for maior, *para aumentar a probabilidade de uma ingestão calórica maior.*
- Forneça bebidas e doces calóricos, dentro das restrições da dieta, *porque alimentos calóricos aumentam o ganho de peso.*
- Administre suplementos de vitaminas e minerais tal como prescrito, *para atingir e manter o equilíbrio de vitaminas e minerais no corpo.*
- Administre nutrição parenteral total e soluções lipídicas intravenosas tal como prescritas, *para manter a nutrição adequada para a cicatrização.*

Diagnóstico de enfermagem: constipação intestinal relacionada com os efeitos de alcaloides de vinca, uso de opioides, diminuição da atividade e alterações da dieta, evidenciada por fezes endurecidas e difíceis de eliminar

Definição dos resultados esperados e reavaliação

A função intestinal da criança voltará ao padrão usual, e ela eliminará fezes formadas e de consistência amolecida todos os dias (ou de acordo com o padrão usual da criança).

Intervenções: prevenção ou controle da constipação intestinal

- Faça a criança aumentar a ingestão de líquidos, *para fornecer aos intestinos água suficiente para formação de fezes de consistência amolecida.*
- Aumente as fibras na dieta, *para aumentar o volume das fezes.*
- Administre emolientes fecais, como óleo mineral ou docusato de sódio, *que facilitam a eliminação das fezes.*
- Forneça laxantes como hidróxido de magnésio, lactulose ou sorbitol, *para estimular a eliminação de fezes.*
- Use laxantes como sena ou bisacodil apenas eventualmente, e não todos os dias, *para evitar dependência e diarreia.*

Diagnóstico de enfermagem: diarreia relacionada com radioterapia, evidenciada por fezes pastosas ou aquosas, podendo ser frequentes

Definição dos resultados esperados e reavaliação

A função intestinal da criança voltará ao padrão usual, *e ela eliminará fezes formadas e de consistência amolecida todos os dias (ou de acordo com o padrão usual da criança).*

Intervenções: controle da diarreia

- Avalie a frequência da diarreia e o nível de hidratação, *para obter dados sobre a gravidade.*
- Verifique o peso todos os dias na mesma balança, *para determinar a magnitude da perda de líquido.*
- Calcule o balanço hídrico com cuidado, *para determinar a magnitude da perda de líquido.*
- Administre soluções de reidratação oral ou líquidos intravenosos tal como prescritos, *para manter ou restaurar a hidratação adequada.*
- Restrinja fibras e resíduos na dieta, *para diminuir a probabilidade de diarreia.*
- Evite laticínios durante a fase aguda da diarreia, *porque a lactose com frequência piora a diarreia.*
- Forneça uma dieta elementar (absorvida na porção alta do intestino delgado), *para aliviar os sintomas.*
- É importante a limpeza meticulosa do períneo, *para evitar ruptura da pele relacionada com a eliminação frequente de fezes pastosas.*
- Administre antidiarreicos tal como prescritos, *para diminuir a frequência da defecação.*
- Se a diarreia for intensa e causada por radioterapia, é necessário um período de repouso de 3 a 4 dias sem radioterapia, *para início da recuperação da capacidade de absorção normal do intestino.*

Diagnóstico de enfermagem: risco de perda da integridade da pele relacionada com radioterapia

Definição dos resultados esperados e reavaliação

A pele da criança permanecerá intacta; *as áreas de eritema no campo irradiado não apresentarão descamação.*

Intervenções: promoção da integridade da pele

- Avalie a integridade da pele à procura de eritema, erosões, úlceras ou bolhas, *para estabelecimento de dados basais e intervenção precoce se houver lesões.*
- Use sabonete suave para limpeza e seque tocando com a toalha, sem esfregar, *para evitar irritação da pele.*
- Use loção de aloé *para hidratar a pele.*

(continua)

Visão geral da criança com distúrbio neoplásico *(continuação)*

- Evite loções ou sabonetes perfumados, calor, frio ou sol, *que irritam mais ainda a pele da área irradiada.*
- Não retire a tinta de marcação do campo de irradiação, e não use fita adesiva nem esparadrapo nessa área, *para evitar irritação adicional da pele.*
- Administre difenidramina ou aplique creme de hidrocortisona a 1%, *para reduzir o prurido e a vontade de coçar o local.*
- Nas áreas de descamação causada por radioterapia, aplique creme de sulfadiazina de prata 1 a 2 vezes/dia, *para acelerar a regeneração da pele.*

Diagnóstico de enfermagem: intolerância a atividade relacionada com efeitos adversos do tratamento, anemia e fraqueza generalizada, evidenciada por verbalização da fraqueza ou da fadiga, elevação da frequência cardíaca, da frequência respiratória e da pressão arterial com atividade, e queixas de dispneia com brincadeiras ou atividades

Definição dos resultados esperados e reavaliação

A criança mostrará aumento da tolerância às atividades *e desejo de brincar, sem apresentar sintomas de exaustão.*

Intervenções: promoção de atividade

- Estimule atividade ou deambulação de acordo com a prescrição médica; *a mobilização precoce resulta em melhores resultados.*
- Observe se há sinais e sintomas de intolerância a atividade, como palidez, náuseas, tontura ou alterações dos sinais vitais, *para determinar o nível de tolerância a atividade.*
- Se a criança estiver em repouso no leito, realize exercícios de amplitude de movimentos e mudanças frequentes de posição; *alterações negativas do sistema musculoesquelético ocorrem rapidamente em decorrência de inatividade e imobilidade.*
- Concentre os cuidados de enfermagem e planeje períodos de repouso para antes e depois de esforços, *para diminuir a necessidade e o consumo de oxigênio.*
- Encaminhe a criança ao fisioterapeuta, *para prescrição de exercícios para aumentar a força muscular.*

Diagnóstico de enfermagem: distúrbio da imagem corporal relacionado com perda de cabelo, evidenciado por verbalização da insatisfação com a própria aparência

Definição dos resultados esperados e reavaliação

A criança ou o adolescente mostrará uma imagem corporal adequada, *olhando-se no espelho e participando de atividades sociais.*

Intervenções: promoção da imagem corporal

- Reconheça os sentimentos de raiva da criança em relação às alterações corporais e à doença; *a expressão de sentimentos está associada a distúrbio menor da imagem corporal.*
- Estimule a criança ou o adolescente a escolher uma peruca ou chapéus e xales, *para envolvê-los nas decisões sobre aparência.*
- Apoie as decisões da criança ou do adolescente sobre roupas confortáveis e elegantes, *para disfarçar a perda de peso ou cicatrizes, promovendo a autoestima.*
- Envolva a criança no processo de tomada de decisões, *porque a sensação de controle melhora a imagem corporal.*
- Estimule a criança a conviver com colegas que tiveram perda de cabelo, de membros ou de peso, *porque as opiniões de colegas são com frequência mais bem aceitas do que as dos adultos, como os pais ou os profissionais de saúde.*

Diagnóstico de enfermagem: risco de baixa autoestima situacional relacionada com perda de controle e incapacidade de continuar a procura de independência (adolescentes)

Definição dos resultados esperados e reavaliação

O adolescente manterá ou aumentará sua autoestima, *mostrando melhores respostas de enfrentamento, verbalizando controle de modo adequado e discutindo planos para o futuro.*

Intervenções: promoção da autoestima

- Identifique as capacidades positivas do adolescente, *para promover a autoestima.*
- Dê respostas claras e francas, *porque a criança ou o adolescente desejam franqueza.*
- Explore os aspectos fracos e fortes do adolescente; *ajude-o a perceber semelhanças e diferenças em relação a colegas saudáveis da mesma idade.*
- Estimule o adolescente a cuidar de si conforme seja possível, *para promover a independência.*
- Ofereça apoio emocional, *que reduz o sofrimento psicológico e aumenta a capacidade de enfrentamento.*

Visão geral da criança com distúrbio neoplásico (*continuação*)

- Estimule a participação em grupos de apoio, *para possibilitar que o adolescente discuta as modificações corporais e as reações percebidas nos outros.*
- Se o adolescente tiver capacidade física, estimule atividades em campos ou eventos que envolvam aventuras ou contato com a natureza, *que melhoram a saúde mental e a habilidade de enfrentamento.*

Diagnóstico de enfermagem: capacidade de enfrentamento da família comprometida em relação à doença que põe em risco a vida e à tensão envolvida no tratamento do câncer

Definição dos resultados esperados e reavaliação

A criança e a família mostrarão habilidade de enfrentamento adequada, *verbalizando sentimentos e demonstrando interações familiares saudáveis.*

Intervenções: promoção do enfrentamento da criança e da família

- Dê apoio emocional à criança e à família, *o que melhora a capacidade de enfrentamento.*
- Ouça ativamente as preocupações da criança e da família, *o que valida seus sentimentos e estabelece confiança.*
- Mantenha comunicação aberta com a criança e com os irmãos. *As crianças apreciam a franqueza quanto a sua doença, e há melhora do enfrentamento.*
- Encaminhe as famílias para recursos da comunidade, como grupos de apoio aos pais e aconselhamento de luto. *Esse apoio melhora a capacidade de enfrentamento.*
- Permita que as crianças com doença terminal discutam seus sentimentos sobre a doença, *o que permite que elas vençam seus medos e expressem seu amor pela família e pelos amigos.*
- Estimule as famílias a serem sinceras com os filhos sobre o tratamento e o prognóstico da criança com câncer, *porque as crianças frequentemente sentem o que está ocorrendo e reagem melhor quando estão preparadas e recebem explicações sinceras sobre os acontecimentos.*
- Prepare os irmãos para a morte da criança com câncer, usando, se necessário, o suporte de um psicólogo ou de um capelão: *o período de luto é amenizado se os irmãos estiverem preparados.*

Diagnóstico de enfermagem: luto antecipado da família relacionado com o diagnóstico de câncer e com a expectativa de perda da criança, evidenciado por choro, descrença no diagnóstico e expressões de pesar

Definição dos resultados esperados e reavaliação

A família expressará sentimentos de pesar, *procurando ajuda para lidar com os sentimentos e planejando o futuro dia a dia.*

Intervenções: apoio à família enlutada

- Use comunicação terapêutica com perguntas abertas, *para estimular uma relação aberta e de confiança para uma melhor comunicação.*
- Ouça ativamente as expressões de luto da família; *a simples presença e atenção trazem apoio.*
- Estimule a família a chorar e expressar sentimentos longe da criança, *para vivenciarem seus sentimentos sem perturbar a criança.*
- Detecte o sofrimento espiritual *e encaminhe a família para o capelão do hospital ou para o sacerdote de escolha.*
- Oriente a família com sinceridade sobre a condição da criança; *o conhecimento sobre o que está ocorrendo, sobre o que deve ser esperado e sobre o plano de tratamento dá à família uma sensação de controle.*
- Apoie a família em discussões com a criança sobre a morte esperada, *quando a doença for considerada terminal.*

Prevenção de infecção

Muitos quimioterápicos causam significativa supressão de medula óssea e diminuição do número de neutrófilos maduros circulantes (neutrófilos segmentados). Administre fator estimulante de colônias de granulócitos (FEC-G) para aumentar a proliferação e a maturação de neutrófilos. Administre imunoglobulina antivaricela-zoster (VZIG) nas primeiras 72 h após a exposição a varicela ativa. Se a criança tiver sido ativamente infectada com varicela, administre aciclovir intravenoso conforme a prescrição. Crianças em tratamento de leucemia linfoblástica aguda correm risco de infecção oportunista por *Pneumocystis jiroveci*, porque a maioria das crianças está colonizada pelo fungo. Administre antibióticos profiláticos tal como prescritos e oriente os pais sobre como administrá-los em casa. As Diretrizes de ensino 28.2 trazem mais informações sobre a prevenção de infecções em casa.

Visto que os neutrófilos são o meio primário de combate a infecções bacterianas, quando sua contagem está baixa a chance

Diretrizes de ensino 28.1

Orientação para os familiares de crianças com câncer

- Obter uma cópia impressa ou escrita do plano de tratamento da criança.
- Manter um registro de todos os procedimentos, dos dias de coleta de sangue (para hemograma) e os telefones de todos os médicos, companhias de *home care*, laboratórios e hospitais.
- Solicitar assistência médica IMEDIATAMENTE se a temperatura corporal da criança for ≥ 38,3°C.
- Chamar o oncologista ou o médico de plantão se o paciente apresentar:
  - Tosse ou taquipneia
  - Agravamento das equimoses, sangramento ou petéquias, palidez ou fadiga
  - Otalgia, dor de garganta, rigidez de nuca
  - Bolhas, exantema, ulcerações
  - Pele eritematosa nas nádegas
  - Dor abdominal, dor ou dificuldade ao mastigar alimentos, beber líquidos ou deglutir alimentos sólidos e/ou líquidos
  - Constipação intestinal ou diarreia
  - Para crianças com cateteres venosos centrais:
    - Pus, vermelhidão ou tumefação no local
    - Extravasamento do cateter
- Não administrar ácido acetilsalicílico (AAS) à criança.

Baggott, C. R., Kelly, K. P., Fochtman, D., & Foley, G. V. (2002). *Nursing care of children and adolescents with cancer* (3ª ed.). Philadelphia: W. B. Saunders.

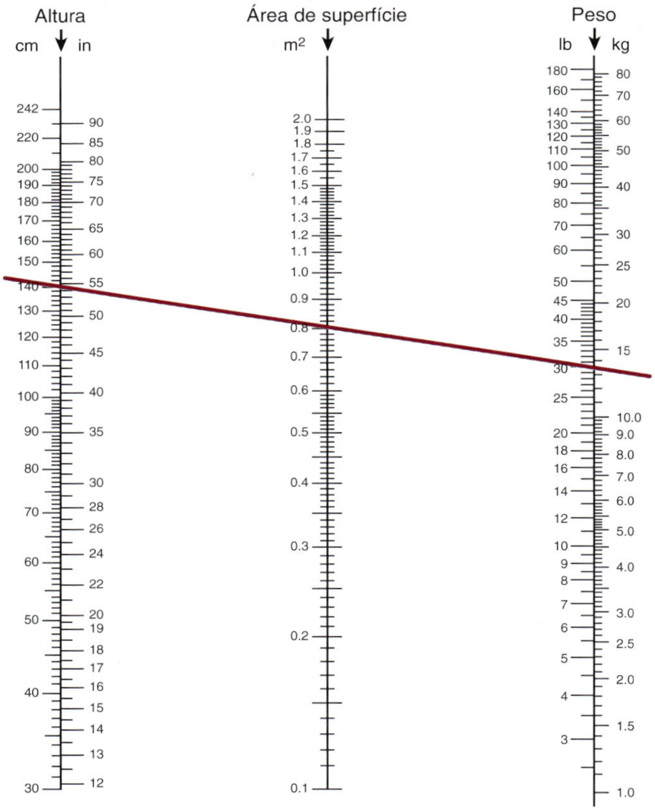

● Figura 28.4 Uma criança com 13,2 kg de peso e 140 cm de altura tem uma área de superfície corporal de 0,80 m².

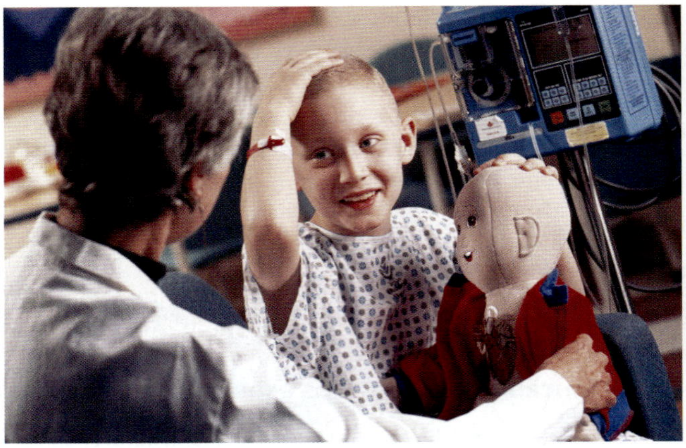

● Figura 28.5 A quimioterapia com frequência causa alopecia.

de uma infecção bacteriana grave é alta. Cada medicamento que provoca mielossupressão tem seu *nadir*, que é o momento após a administração em que a mielossupressão é máxima e a contagem de neutrófilos é mínima (neutropenia). O nadir varia com o medicamento e pode ocorrer 7 a 28 dias após a administração. Uma contagem absoluta de neutrófilos (CAN) inferior a 500/mm³ coloca a criança em risco máximo, embora uma contagem abaixo de 1.500/mm³ justifique uma avaliação (Boxe 28.2).

Dependendo das normas da instituição, em caso de neutropenia serão instituídas precauções se a CAN estiver baixa. As precauções em relação a neutropenia geralmente incluem:

- Lave as mãos antes e após contato com cada paciente
- Coloque a criança em um quarto particular
- Monitore os sinais vitais a cada 4 h
- Pesquise sinais e sintomas de infecção pelo menos a cada 8 h
- Evite supositórios, enemas e exames retais, cateterismo urinário e procedimentos invasivos
- Proíba visitas com febre, tosse ou outros sinais e sintomas de infecção
- Não permita que levem frutas ou vegetais crus, flores ou plantas vivas para o quarto
- Coloque máscara na criança quando ela for transportada para fora do quarto

Diretrizes de ensino 28.2

Prevenção de infecções em crianças em quimioterapia para câncer

- Faça higiene meticulosa (oral, pessoal, perianal).
- Evite contato com pessoas doentes, sobretudo com catapora.
- Avise ao médico imediatamente se houver exposição a catapora.
- Evite áreas com muitas pessoas.
- Não deixe a criança receber vacinas de microrganismos vivos.
- Não meça a temperatura por via retal nem administre medicamentos por via retal.
- Administre sulfametoxazol e trimetoprima 2 vezes/dia durante 3 dias consecutivos a cada semana, tal como prescritos, para prevenção de pneumonia por *Pneumocystis*.

Boxe 28.2 Cálculo da contagem absoluta de neutrófilos (CAN)

1. Some as porcentagens de neutrófilos em bastão e segmentados mostradas no hemograma completo com contagem diferencial
2. Multiplique o número total de leucócitos descrito no hemograma completo pelo somatório dos neutrófilos em bastão e segmentados. Esta é a CAN (número total de neutrófilos)

Exemplo: bastões 5%; segmentados 15%; contagem de leucócitos 2.500/mm^3

5% + 15% = 20% (0,20)

2. 500 × 0,20 = 500

CAN: 500/mm^3

- Cuide dos dentes com uma escova de cerdas macias se a contagem de plaquetas estiver adequada.

Crianças com neutropenia e febre precisam de tratamento com antibióticos IV de espectro amplo sem demora, para evitar sepse grave.

Prevenção de hemorragia

Verifique se há petéquias, púrpura, equimoses ou sangramento. Registre alterações do estado basal que justifiquem intervenção. Estimule a prática de atividades tranquilas ou jogos para evitar traumatismos. Não se deve aferir a temperatura por via retal nem realizar exames que possam lesionar a mucosa retal e provocar sangramento. Coloque um aviso na cabeceira do leito proibindo aferição da temperatura por via retal e administração de medicamentos por via retal. Evite injeções intramusculares e punção lombar, se possível, para diminuir o risco de sangramento no local da punção. Se for necessária a aspiração de medula óssea, aplique um curativo compressivo no local para evitar sangramento.

Para interromper sangramento ativo ou descontrolado, transfunda plaquetas como prescrito.

Prevenção de anemia

Para manter o volume sanguíneo, limite as coletas de sangue ao volume mínimo necessário. Estimule a criança a ingerir uma dieta adequada com teores satisfatórios de ferro. Administre injeções de eritropoetina tal como prescritas. Oriente a família a aplicar as injeções em casa conforme a prescrição.

Controle de náuseas, vômitos e anorexia

Muitos quimioterápicos causam náuseas e vômitos. Uma vez iniciado o ciclo de náuseas, vômitos e anorexia, é difícil interrompê-lo. Evite náuseas administrando antieméticos antes da quimioterapia e a intervalos regulares (não apenas quando necessário) durante os primeiros 1 a 2 dias. Como luzes brilhantes e ruídos podem piorar as náuseas, deve-se manter o ambiente calmo e pouco iluminado. Relaxamento e imaginação orientada também ajudam no controle de náuseas e vômitos. Veja outras intervenções no Plano de cuidados de enfermagem 28.1.

Alterações do paladar são comuns em crianças após quimioterapia. Durante e após a quimioterapia, a criança pode desenvolver aversão a alimentos que antes eram prediletos (Tomlinson & Kline, 2005).

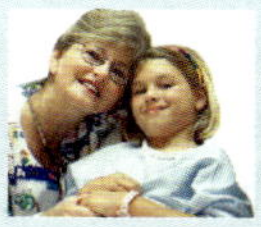

Cápsulas de gengibre, chá de gengibre e gengibre cristalizado com açúcar são usados há séculos como remédio para náuseas. A bebida *Ginger ale* tem sabor artificial, e não exerce o mesmo efeito. Embora o gengibre seja considerado seguro, oriente a família a verificar com o oncologista antes de usá-lo.

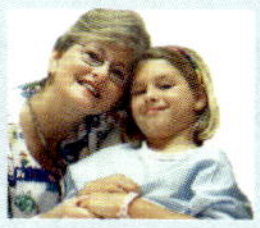

Observou-se que massagens nos pés diminuem as náuseas e os vômitos associados a quimioterapia.

Monitoramento de criança em radioterapia

A radioterapia lesiona as células em uma área localizada, atingindo as células normais além das células cancerosas. Examine a pele da criança todos os dias, especialmente no local do tratamento. A higiene deve ser boa, mas delicada. Estimule a retenção de umidade na pele aplicando cremes aquosos ou hidratantes. Não aplique desodorantes nem loções perfumadas no local da radioterapia. Evite o uso de compressas frias ou quentes no local. Aconselhe o uso de roupas frouxas para não irritar a pele no local. Durante a radioterapia e até 8 semanas depois, a pele fica mais sensível à luz. Proteja-a com um protetor solar de FPS alto.

Cuidados com a criança submetida a transplante de células-tronco hematopoéticas

O transplante de células-tronco hematopoéticas é feito em alguns centros especializados, e é necessário treinamento especial de toda a equipe que cuida da criança que recebe o transplante. A finalidade desta discussão é apresentar apenas uma breve introdução e um resumo do tratamento de enfermagem relacionado com transplante de células-tronco hematopoéticas.

Os cuidados dividem-se em três fases: antes do transplante, após o transplante e cuidados de apoio a longo prazo. O tratamento de enfermagem em cada fase é brevemente discutido a seguir.

Antes do transplante

Antes do transplante, a criança é preparada para recebê-lo. As células da medula óssea da criança são erradicadas por quimioterapia em altas doses e irradiação corporal total. Essa fase dura geralmente 7 a 10 dias. A criança fica hospitalizada por causa do significativo risco de infecção grave. Mantenha o isolamento protetor em um quarto com pressão positiva e limite visitas. Administre imunoglobulina, aciclovir e antibióticos conforme a prescrição, para evitar e tratar infecções. O resgate linfo-hematopoético ocorre com a infusão de células-tronco doadas ou autólogas.

Após o transplante

A fase após o transplante também é de alto risco para a criança. Monitore com cuidado sinais e sintomas de DEVH, como diarreia intensa ou erupção cutânea maculopapular evoluindo para eritema ou descamação da pele (em especial das regiões palmares ou plantares) (Figura 28.6). Se ocorrer DEVH, administre imunossupressores como ciclosporina, tacrolimo ou micofenolato (que aumentam o risco de infecção da criança).

Tratamento de suporte

Durante a fase de cuidados de apoio, que dura alguns meses após o transplante, continue a monitorar e tratar infecções. Administre concentrado de hemácias, concentrado de plaquetas e fatores estimulantes de colônias de granulócitos, conforme seja necessário.

Crianças submetidas a transplante de células-tronco hematopoéticas e suas famílias precisam de substancial apoio emocional e psicossocial. Assistentes sociais e psicólogos em geral fazem parte da equipe de transplante e são recursos excelentes para as necessidades das crianças e das famílias.

Promoção de uma vida normal

Crianças e adolescentes querem ser normais e ter as mesmas experiências de outras crianças da mesma idade. A criança deve frequentar a escola se estiver bastante bem e tiver contagens de leucócitos acima da faixa de perigo. As crianças, suas famílias e seus professores devem ter consciência de que o câncer e seu tratamento podem afetar as habilidades escolares. Dificuldades relacionadas com educação incluem problemas de velocidade de processamento da memória e atenção (White, 2003).

Mantenha outras atividades de acordo com a capacidade da criança, se as contagens de plaquetas estiverem nos limites normais. Existem *campi* para o caso de não dar certo para crianças com câncer. Esses *campi* oferecem uma oportunidade para crianças e adolescentes experimentarem uma série de atividades com segurança e se relacionarem com outras crianças com problemas físicos e emocionais semelhantes.

Promoção do crescimento

Promova o crescimento de crianças com câncer estimulando uma dieta adequada, evitando náuseas e vômitos, e tratando de problemas como diarreia ou constipação intestinal. A diarreia crônica associada a radioterapia impede o ganho ponderal e o crescimento adequados das crianças (ver Plano de cuidados de enfermagem 28.1). O uso de alcaloides de vinca e de opioides, assim como a diminuição do nível de atividade da criança com câncer, contribuem para constipação intestinal. A constipação intestinal agrava a dor, contribui para o mal-estar e diminui a qualidade de vida da criança. Afeta diretamente a capacidade de crescimento da criança ao exacerbar a anorexia, as náuseas e os vômitos (Tomlinson & Kline, 2005). O Plano de cuidados de enfermagem 28.1 descreve intervenções relacionadas com prevenção e controle de constipação intestinal.

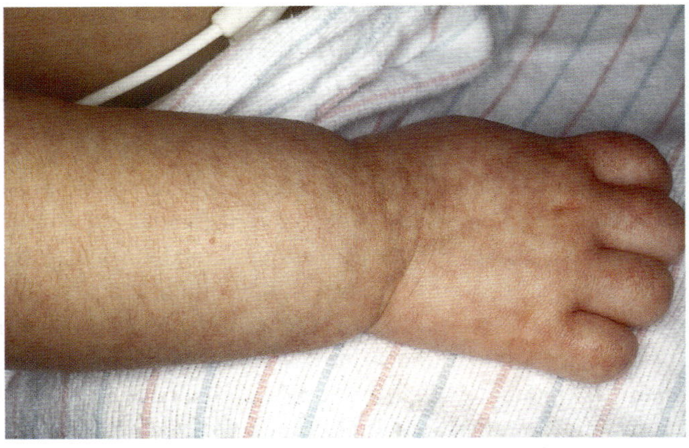

● Figura 28.6 O primeiro sinal de DEVH pode ser uma erupção maculopapular.

Prevenção e tratamento de emergências oncológicas

Emergências oncológicas podem ocorrer como efeito da doença ou do tratamento. Graças ao progresso da quimioterapia e da radioterapia, crianças com câncer têm uma sobrevida maior, mas ainda correm risco de desenvolver emergências oncológicas. As enfermeiras que cuidam de crianças com câncer precisam conhecer os sinais e sintomas de emergências oncológicas, e seu tratamento. Todos esses problemas justificam monitoramento cuidadoso e frequente do estado respiratório, cardiovascular, neurológico e renal. A Tabela 28.1 traz informações sobre emergências oncológicas.

Cuidado com a criança em fase terminal

Das 12.000 crianças que recebem diagnóstico de câncer todos os anos nos EUA, cerca de 2.200 por ano morrem da doença (Houlahan *et al.*, 2006). Uma ordem de não reanimar para a criança com câncer progressivo é obtida em muitas situações. Essa ordem ajuda a otimizar os cuidados na fase terminal do câncer (Postovsky *et al.*, 2004). As enfermeiras atuam como defensoras da criança e da família, esclarecendo a terminologia e dando apoio conforme seja necessário durante a discussão da ordem de não reanimar na fase terminal.

Crianças com câncer terminal com frequência sentem muita dor, especialmente quando a morte é iminente. A dor é com frequência acompanhada de agitação psicomotora e dispneia, que aumentam ainda mais o desconforto da criança. Havendo ou não ordem de não reanimar, o controle da dor é parte central dos cuidados de enfermagem da criança que está morrendo de câncer. O artigo "Pain Management for the Child with Cancer in End-of-Life Care", da Association of Pediatric Oncology Nurses, faz as seguintes recomendações para controle da dor em crianças no fim da vida:

- A prevenção e o alívio da dor são objetivos básicos nos cuidados de crianças que estão à beira da morte por câncer
- Crianças e pais são parceiros iguais aos membros da equipe de saúde no controle da dor da criança
- Uma criança que está morrendo de câncer precisa de doses "agressivas" de analgésicos. Devem ser usados medicamentos que não tenham um limite de dose em doses crescentes, às vezes com rapidez, para atingir e manter um controle adequado da dor quando ocorre tolerância
- O papel da enfermeira nos cuidados de crianças que têm dor e estão no fim da vida inclui avaliação, definição dos resultados

Tabela 28.1 Emergências oncológicas

Emergência	Associada a	Sinais e sintomas	Achados de exames complementares	Tratamento
Sepse	Neutropenia resultante de mielossupressão pela quimioterapia	• Febre ou temperatura baixa • Angústia respiratória • Má perfusão • Alteração do nível de consciência	• CAN < 500/mm³ • Hemocultura positiva • Aumento de ureia, creatinina, potássio e tempos de coagulação • Diminuição da contagem de plaquetas • Acidose metabólica	• Manutenção das vias respiratórias e da ventilação • Reposição do volume de líquido • Suporte inotrópico • Antibióticos e antifúngicos de amplo espectro • Diálise, se necessária
Síndrome de lise de tumor	Leucemia linfocítica aguda, linfomas, neuroblastoma	• Náuseas, vômitos, diarreia, anorexia • Letargia • Aumento da frequência cardíaca e da pressão arterial • Diminuição do débito urinário ou anúria • Alteração do nível de consciência	• Hiperuricemia • Hiperpotassemia • Hiperfosfatemia • Hipocalcemia • Hipoxia	• Prevenção por administração de alopurinol durante alguns dias antes da quimioterapia (tratar também com alopurinol) • Dobra a infusão IV de líquido • Bicarbonato de sódio
Hiperleucocitose	Leucemia com contagem de leucócitos alta	• Angústia respiratória • Sopro cardíaco, taquicardia	• Leucometria > 100.000/mm³ • Hiperpotassemia, hiperfosfatemia • Hiperuricemia • Diminuição do pH e do bicarbonato	• Leucaférese • Suporte respiratório • Duplicar a infusão IV de líquido com bicarbonato de sódio de manutenção • Diuréticos
Tiflite (enterocolite neutropênica)	Processo inflamatório do trato GI, que ocorre na fase de indução da quimioterapia para leucemia	• Dor abdominal aguda • Náuseas, vômitos • Diarreia e vômitos sanguinolentos • Febre • Anorexia	• Radiografia simples de abdome mostra pouco gás intestinal, possivelmente íleo paralítico • TC do abdome: espessamento da parede intestinal e líquido no peritônio	• Repouso do intestino (dieta zero) • Nutrição IV • Pesquisa de perfuração intestinal/choque • Antibióticos e antifúngicos de amplo espectro • Medidas de conforto
Síndrome da veia cava superior	Compressão da veia cava superior por linfoma não Hodgkin ou outra massa mediastínica, como neuroblastoma	• Dispneia e cianose • Grandes linfonodos cervicais • Sibilos, diminuição do murmúrio vesicular	• Radiografias ou TC de tórax mostram massa mediastínica • Derrame pleural	• Intubação e ventilação • Medidas de conforto • Tratamento da causa (em geral remoção cirúrgica da massa)
Compressão raquimedular	Tumor ou metástase comprimindo a medula espinal	• Dor nas costas, no pescoço ou na perna • Disfunção sensorial ou autônoma • Fraqueza muscular ou paralisia de membros	• A RM mostra a localização do tumor ou da metástase no espaço epidural	• Dexametasona • Avaliação cuidadosa • Radioterapia • Medidas de conforto
Aumento da pressão intracraniana	Tumor ou metástase cerebral causando compressão no cérebro; pode resultar em herniação	• Cefaleia, distúrbios visuais • Vômitos matinais • Em lactentes: aumento da circunferência craniana • Alteração do nível de consciência • Tríade de Cushing • Atividade convulsiva	• TC ou RM do crânio mostram a extensão da massa	• Avaliação neurológica frequente e cuidadosa • Limitação de líquidos • Dexametasona • Anticonvulsivantes • Ressecção do tumor, radioterapia ou quimioterapia • Medidas de conforto

(continua)

Tabela 28.1 Emergências oncológicas *(continuação)*

Emergência	Associada a	Sinais e sintomas	Achados de exames complementares	Tratamento
Hepatomegalia maciça	Obstrução por neuroblastoma ocupando grande parte da cavidade abdominal	• Abdome distendido • Angústia respiratória, hipoxia • Má perfusão • Taquicardia, hipertensão arterial	• TC abdominal mostra a extensão do tumor • Coagulopatia	• Ressecção ou diminuição do volume do tumor • Ventilação mecânica, suporte inotrópico • Descompressão nasogástrica • Posicionamento para minimizar a pressão abdominal • Transfusões de sangue • Medidas de conforto

esperados, e planejamento, aplicação e avaliação das intervenções (Hooke *et al.*, 2001).

Intervenções relacionadas com controle da dor podem ser encontradas no Plano de cuidados de enfermagem 28.1. Outros elementos relacionados com os cuidados de crianças à beira da morte são encontrados no Capítulo 12.

Leucemia

Leucemia é um distúrbio primário da medula óssea no qual os elementos normais são substituídos por leucócitos anormais. Normalmente, células se tornam linfócitos e células mieloides se tornam hemácias, granulócitos, monócitos e plaquetas. Leucemia pode desenvolver-se em qualquer momento durante os estágios habituais de desenvolvimento mieloide ou linfoide. As leucemias são classificadas como agudas ou crônicas, linfocíticas ou mielógenas (Tabela 28.2). Leucemias agudas são doenças de evolução rápida que afetam as células indiferenciadas ou imaturas; o resultado são células sem função normal. As leucemias crônicas evoluem mais devagar, permitindo maturação e diferenciação de células que mantêm parte da função normal. As formas agudas, que incluem a leucemia linfoblástica aguda (LLA) e a leucemia mieloblástica aguda (LMA), representam cerca de 95% de todos os casos de leucemia em crianças e adolescentes (Colby-Graham & Chordas, 2003), e serão o foco da discussão a seguir.

Tabela 28.2 Incidência de leucemia em crianças e adolescentes, por tipo

Tipo	Incidência
Leucemia linfoblástica aguda	75% a 80%
Leucemia mieloblástica aguda	20% a 25%
Leucemia linfoide crônica	Rara
Leucemia mieloide crônica	<5%

Extraído de Colby-Graham, M. F., & Chordas, C. (2003). The childhood leukemias. *Journal of Pediatric Nursing, 18*(2), 87–95.

Complicações da leucemia incluem disseminação para o sangue, os ossos, o sistema nervoso central, o baço, o fígado ou outros órgãos, e alterações do crescimento. Efeitos tardios incluem problemas com a função neurocognitiva e disfunção ocular, cardiovascular ou tireóidea. Graças ao avanço do tratamento nos últimos 50 anos, a maioria dos casos de leucemia em crianças é curável, embora crianças com recidiva ou com doença avançada tenham um prognóstico pior (Colby-Graham & Chordas, 2003).

• Leucemia linfoblástica aguda (LLA)

A LLA é a forma de câncer mais comum em crianças. Ocorre com maior frequência entre 2 e 10 anos de idade (Albano *et al.*, 2005). É mais comum em crianças brancas do que de outras etnias. A LLA é classificada de acordo com o tipo de célula envolvida: T, B, pré-B precoce ou pré-B. A maioria das crianças atinge uma remissão inicial com tratamento adequado. A taxa global de cura de LLA é 65% a 75%. Recidivas são raras 7 anos após o diagnóstico.

O prognóstico baseia-se na contagem de leucócitos por ocasião do diagnóstico, em fatores citogenéticos e imunofenotípicos, na idade no momento do diagnóstico e na extensão do envolvimento extramedular. Em geral, quanto mais alta for a leucometria por ocasião do diagnóstico, pior será o prognóstico. Crianças entre 2 e 10 anos de idade têm o melhor prognóstico. Crianças com menos de 12 meses de vida têm um prognóstico pior. Quando a criança apresenta uma recidiva, o prognóstico é pior. Complicações incluem infecção, hemorragia, retardo do crescimento e envolvimento do SNC, de ossos ou dos testículos.

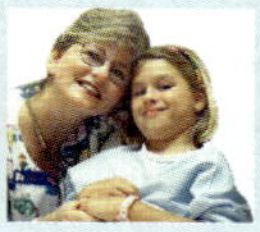

A reposição do hormônio do crescimento usando hormônio do crescimento recombinante melhora o crescimento a longo prazo das crianças com leucemia.

Fisiopatologia

A causa da LLA não é conhecida. Fatores genéticos e anormalidades cromossômicas podem ter um papel em seu desenvolvimento.

Na LLA, linfoblastos anormais proliferam nos tecidos formadores de sangue. Os linfoblastos são frágeis e imaturos e não conseguem combater infecções como os leucócitos normais. Na LLA, o crescimento de linfoblastos é excessivo e as células anormais substituem as células normais da medula óssea. As células leucêmicas têm grandes necessidades metabólicas, privando as células normais de nutrientes, o que causa fadiga, perda de peso, retardo do crescimento e diminuição da massa muscular. A medula óssea não torna-se incapaz de manter os níveis normais de hemácias, leucócitos e plaquetas, o que resulta em anemia, neutropenia e trombocitopenia. Quando a medula óssea se expande ou as células leucêmicas se infiltram nos ossos, ocorre dor óssea ou articular. As células leucêmicas invadem os linfonodos, causando linfadenopatia disseminada, ou o fígado e o baço, causando hepatoesplenomegalia. Quando há invasão do SNC, ocorrem vômitos, cefaleia, coma, alterações visuais e paralisia de nervos cranianos.

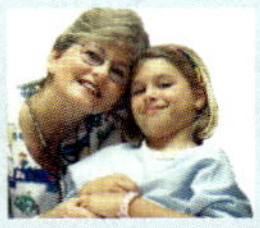

Alterações do comportamento ou de personalidade, cefaleia, irritabilidade, tonturas, náuseas e vômitos persistentes, convulsões, alterações da marcha, letargia ou alteração do nível de consciência indicam infiltração do SNC por células leucêmicas. Relate imediatamente esses achados ao oncologista pediátrico.

Tratamento

O tratamento da criança com LLA consiste em quimioterapia para destruir as células leucêmicas e restauração da função da medula óssea normal. O tratamento divide-se em três estágios. A profilaxia do SNC é feita em cada estágio; sem ela, há invasão do SNC em até 50% das crianças com LLA. A duração do tratamento e a escolha dos medicamentos baseiam-se na idade da criança, no tipo de risco e no subtipo determinado pelo exame da medula óssea. A Tabela 28.3 mostra os estágios do tratamento da leucemia. Para leucemias recidivadas ou que não respondem ao tratamento, pode ser necessário transplante de células-tronco hematopoéticas.

Avaliação de enfermagem

Para uma descrição completa da fase de avaliação do processo de enfermagem, veja a p. 906. Os achados referentes a LLA são discutidos adiante.

História de saúde

Obtenha uma descrição da doença atual e da queixa principal. Sinais e sintomas comuns relatados na história de saúde podem incluir:

- Febre (pode ser persistente ou recorrente, sem causa conhecida)
- Infecção recorrente
- Fadiga, mal-estar ou inquietação
- Palidez
- Sangramento incomum ou equimoses
- Dor abdominal
- Náuseas e vômitos
- Dor óssea
- Cefaleia

Pesquise fatores de risco na história clínica atual e pregressa, como:

- Sexo masculino
- Idade entre 2 e 5 anos
- Ascendência caucasiana
- Síndrome de Down, síndrome de Shwachman ou ataxia-telangiectasia
- Exposição a radiação *in utero*
- Câncer anterior que recebeu radioterapia

Determine a história de imunização ou doença por varicela-zoster. A infecção por catapora em crianças leucêmicas pode ser disseminada e muito grave.

Exame físico

Verifique a temperatura da criança (pode haver febre), e pesquise se há petéquias, equimoses ou sangramento anormal (consequentes a diminuição do número de plaquetas). Pesquise sinais de infecção. Ausculte os pulmões, à procura de ruídos respiratórios adventícios, que podem indicar pneumonia (presente ao diagnóstico ou devida a imunossupressão durante o tratamento). Verifique a localização e o tamanho dos linfonodos aumentados. Palpe à procura de aumento do fígado e do baço. Registre se existe dor à palpação do abdome.

Exames complementares

Exames complementares solicitados para avaliação da LLA incluem:

Tabela 28.3 Estágios do tratamento de leucemias

Estágio	Finalidade	Duração	Medicamentos habituais
Indução	Indução rápida de uma remissão completa	3 a 4 semanas	Esteroides orais, vincristina IV, L-asparaginase IM, daunomicina (alto risco)
Consolidação (intensificação)	Reforça a remissão, reduz a carga de células leucêmicas	Variável	Metotrexato em altas doses, 6-mercaptopurina; possivelmente ciclofosfamida, citarabina, asparaginase, tioguanina, epipodofilotoxinas
Manutenção	Eliminação das células leucêmicas residuais	2 a 3 anos	Doses baixas: 6-mercaptopurina diária, metotrexato semanal, vincristina IV e esteroides orais intermitentes
Profilaxia do SNC	Reduz o risco de invasão do SNC	Periódica em todos os estágios	Quimioterapia intratecal; às vezes é usada irradiação do crânio

- Hemograma anormal: hemoglobina e hematócrito baixos, diminuição da contagem de hemácias, diminuição da contagem de plaquetas e contagem de leucócitos baixa, normal ou alta
- No esfregaço de sangue periférico são encontrados blastos
- O esfregaço corado do aspirado de medula óssea mostra mais de 25% de linfoblastos. O aspirado de medula óssea é usado também para imunofenotipagem (linfoide ou mieloide, e nível de maturidade das células cancerosas) e análise citogenética (determina anormalidades do número e da estrutura dos cromossomos). A imunofenotipagem e a análise citogenética são usadas para classificação da leucemia, o que ajuda a orientar o tratamento
- A punção lombar mostra se há infiltração de células leucêmicas no SNC
- As provas de função hepática e os níveis de ureia e de creatinina avaliam a função hepática e renal; se estiverem anormais, impedem o uso de alguns quimioterápicos
- Radiografias de tórax podem mostrar pneumonia ou massa mediastínica.

Intervenções de enfermagem

As intervenções de enfermagem de crianças com LLA focaliza o controle de complicações, como infecção, dor, anemia, sangramento e hiperuricemia e dos muitos efeitos adversos do tratamento. Muitas crianças precisam de transfusão de hemoderivados para o controle de anemia intensa ou de trombocitopenia com sangramento ativo.

Individualize os cuidados de enfermagem com base nos diagnósticos, nas intervenções e nos resultados apresentados no Plano de cuidados de enfermagem 28.1, dependendo da resposta da criança à doença e à quimioterapia. Veja mais informações sobre o controle dos efeitos adversos da quimioterapia na seção Visão geral do processo de enfermagem.

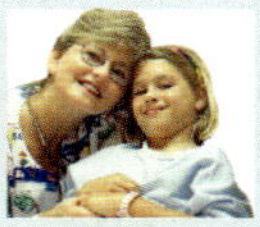

Os hemoderivados administrados a crianças com qualquer tipo de leucemia devem ser irradiados, negativos para citomegalovírus e leucodepletados. Esse tratamento dos hemoderivados antes da transfusão diminui a quantidade de anticorpos no sangue, um fator importante na prevenção de DEVH caso seja necessário um transplante de células-tronco hematopoéticas mais tarde.

Redução da dor

Crianças e adolescentes com leucemia sentem dor relacionada com a doença e com o tratamento. Quimioterápicos usados com frequência em leucemia causam neuropatia periférica e cefaleia. Punção lombar e aspiração de medula óssea, que são procedimentos realizados periodicamente durante o tratamento, também causam dor. As áreas mais comuns de dor são a cabeça e o pescoço, as pernas e o abdome (provavelmente por vômitos prolongados causados pela quimioterapia). Técnicas de distração, como ouvir música, assistir à televisão ou jogos eletrônicos, desviam a atenção da criança da dor. Administre analgésicos brandos, como paracetamol, para episódios agudos de dor. O uso de creme EMLA antes de punção venosa, punção de *port*, punção lombar e aspiração de medula óssea diminui a dor relacionada com os procedimentos. A aplicação de calor ou frio na área dolorida é em geral aceitável. Analgésicos narcóticos podem ser usados para episódios agudos de dor intensa ou para aliviar dor crônica.

Leucemia mieloblástica aguda (LMA)

A LMA é o segundo tipo mais comum de leucemia em crianças. A incidência é maior durante a adolescência. A LMA afeta as células precursoras mieloides da medula óssea, produzindo células malignas. A classificação franco-americana-britânica (FAB) identifica oito subtipos de LMA (M0 a M7), dependendo da linhagem mieloide envolvida e do grau de diferenciação. Esses subtipos são usados para determinar o tratamento. A incidência total de cura da LMA em crianças é de cerca de 50%. Complicações incluem resistência ao tratamento, infecção, hemorragia e metástases.

A fase de indução no tratamento da LMA exige supressão intensa da medula óssea e hospitalização prolongada, porque a LMA responde menos ao tratamento do que a LLA. Os efeitos tóxicos do tratamento são mais comuns e provavelmente mais graves na LMA do que na LLA. Podem ser prescritos antibióticos empíricos de amplo espectro e transfusões profiláticas de plaquetas. Após atingir a remissão, as crianças precisam de quimioterapia intensa para prolongar a duração da remissão. Transplante de células-tronco hematopoéticas é necessário com frequência em crianças com LMA, dependendo do subtipo.

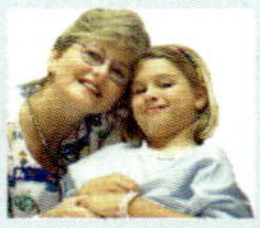

No momento do diagnóstico, cerca de 25% das crianças com LMA têm leucometria superior a 100.000/mm³ (hiperleucocitose). Isso causa estase venosa e acúmulo dos blastos nos pequenos vasos, provocando hipoxia, hemorragia e infarto pulmonar ou cerebral. A hiperleucocitose é uma emergência clínica. Essas crianças precisam de leucaférese para diminuir rapidamente o número de blastos circulantes e a hiperviscosidade.

Avaliação de enfermagem

Procure por sinais e sintomas comuns na história de saúde, inclusive infecções recorrentes, febre ou fadiga. Pesquise se há fatores de risco na história clínica, como ascendência hispânica, quimioterapia anterior e anormalidades genéticas, como síndrome de Down, anemia de Fanconi, neurofibromatose do tipo 1, síndrome de Shwachman, síndrome de Bloom e monossomia familiar do 7.

Faça um exame físico completo. Verifique se há palidez da pele e lesões papulares róseas ou cinza-azuladas. Palpe a pele à procura de nódulos subcutâneos com consistência elástica. Pesquise linfadenopatias. Verifique se há cefaleia, distúrbios visuais ou sinais de aumento da pressão intracraniana, como vômitos, que indicam envolvimento do SNC. Por ocasião do diagnóstico de LMA, a contagem de leucócitos em geral está muito alta. O aspirado de medula óssea mostra mais de 30% de blastos.

Intervenções de enfermagem

A intervenção de enfermagem da LMA é semelhante à da LLA. As intervenções de enfermagem focalizam o controle de efeitos adversos do tratamento e a prevenção de infecção. Veja as intervenções adequadas na seção Visão geral do processo de enfermagem e no Plano de cuidados de enfermagem 28.1.

Linfomas

Linfomas, tumores do tecido linfoide (linfonodos, timo, baço), representam 12% dos casos de câncer em crianças. São divididos em dois grupos: doença de Hodgkin (ou linfoma de Hodgkin) e linfomas não Hodgkin (LNH), que incluem mais de 12 tipos. A doença de Hodgkin tende a acometer os linfonodos mais próximos da superfície do corpo, como os cervicais, axilares e inguinais, enquanto os LNH tendem a acometer linfonodos profundos.

• Doença de Hodgkin

Na doença de Hodgkin, linfócitos B **malignos** desenvolvem-se no tecido linfoide, em geral em uma área do corpo. As células de Reed-Sternberg (linfócitos B gigantes transformados com um ou dois núcleos) diferenciam a doença de Hodgkin de outros linfomas. Com a multiplicação das células, os linfonodos aumentam de tamanho, comprimindo estruturas vizinhas, destruindo células normais e invadindo outros tecidos. A causa da doença de Hodgkin ainda está sendo pesquisada, mas parece haver uma ligação com a infecção por vírus Epstein-Barr. A doença de Hodgkin é rara em crianças com menos de 5 anos de idade, sendo mais comum em adolescentes e adultos jovens; é mais comum em meninos do que em meninas.

Além do **estadiamento** tradicional (I a IV, dependendo do grau de disseminação; veja Tabela 28.4), a doença de Hodgkin é também classificada como A (assintomática) ou B (com febre, sudorese noturna ou perda de 10% ou mais do peso corporal). O prognóstico depende do estágio da doença, do tamanho do tumor e da classificação em A ou B (a doença classificada como A geralmente tem um prognóstico melhor). Os estágios I e II estão associados a uma taxa de 95% de sobrevida de 10 anos. Os estágios III e IV têm um prognóstico pior, assim como tumores com mais de 6 cm ou com sinais e sintomas do tipo B. Complicações da doença de Hodgkin incluem insuficiência hepática e câncer secundário, como leucemia aguda não linfocítica e LNH.

A quimioterapia, em geral com uma combinação de medicamentos, é a opção preferida para crianças com doença de Hodgkin. Pode ser necessário acrescentar radioterapia. Para crianças que não entram em remissão ou que têm recidivas, o transplante de células-tronco hematopoéticas pode ser uma opção.

Tabela 28.4 Estadiamento da doença de Hodgkin

Estágio	Achados clínicos
I	Um grupo de linfonodos acometido
II	Dois ou mais grupos de linfonodos acometidos, no mesmo lado do diafragma
III	Grupos de linfonodos acometidos acima e abaixo do diafragma
IV	Metástases para órgãos como fígado, ossos e pulmões

Avaliação de enfermagem

Pesquise se há sinais e sintomas comuns na história de saúde, que podem incluir perda de peso recente, febre, sudorese noturna abundante, anorexia, mal-estar, fadiga e prurido. Verifique na história de saúde se existem fatores de risco como infecção anterior por vírus Epstein-Barr, história familiar de doença de Hodgkin, imunodeficiência hereditária ou infecção pelo HIV.

Avalie o estado respiratório, porque uma massa no mediastino pode comprometer a respiração. Palpe a criança à procura de linfonodos aumentados; observe se a consistência dos linfonodos é elástica e se tendem a ocorrer em grupos (com maior frequência cervicais e supraclaviculares). Palpe o abdome à procura de hepatomegalia e esplenomegalia, que são encontradas na doença avançada. Radiografias de tórax podem revelar massa mediastínica. O hemograma pode estar normal ou mostrar anemia. Biopsias de tecido revelam células de Reed-Sternberg.

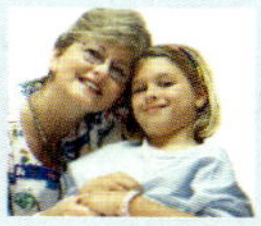

Às vezes a pessoa sente muita dor nos linfonodos afetados após a ingestão de bebidas alcoólicas.

Intervenções de enfermagem

As intervenções de enfermagem da criança com doença de Hodgkin focaliza os efeitos adversos da quimioterapia e da radioterapia. Veja a seção Visão geral do processo de enfermagem e o Plano de cuidados de enfermagem 28.1 para desenvolver um plano de cuidados de enfermagem individualizado com base na resposta da criança ao tratamento.

• Linfomas não Hodgkin

Os LNH resultam de mutações em linfócitos T ou B que provocam proliferação descontrolada. Os LNH tendem a afetar linfonodos mais profundos. Disseminam-se pela corrente sanguínea e, em crianças, constituem uma neoplasia maligna agressiva e de crescimento rápido que responde bem ao tratamento. O prognóstico depende do tipo de célula envolvida e da extensão da doença ao diagnóstico. Setenta a 90% das crianças com LNH tratadas têm uma longa sobrevida sem doença. Complicações incluem metástases e desenvolvimento de uma segunda neoplasia maligna mais tarde.

A remissão é induzida por quimioterapia, seguida de uma fase de manutenção com quimioterapia durante cerca de 2 anos. Como os LNH tendem a se propagar para o SNC com facilidade, justifica-se a profilaxia do SNC semelhante à usada em leucemias. O transplante de medula óssea autólogo pode ser usado em algumas crianças.

Avaliação de enfermagem

Crianças com linfomas não Hodgkin são em geral sintomáticas apenas durante alguns dias ou algumas semanas antes do diagnóstico, porque o avanço da doença é rápido. Verifique o momento e a localização da dor ou do aumento de linfonodos. Registre história de dor abdominal, diarreia ou constipação intestinal. Pesquise fatores de risco na história de saúde, como imunodeficiências congênitas ou adquiridas.

Observe se há aumento do trabalho respiratório, edema facial ou distensão venosa (massa mediastínica). Palpe à procura de linfadenopatias. Palpe também o abdome à procura de massas. A biopsia de um linfonodo e a aspiração de medula óssea determinam o diagnóstico. TC, radiografias de tórax e biopsia da medula óssea podem ser usadas para determinar a extensão da metástase.

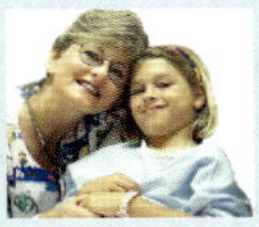

Tosse, dispneia, ortopneia, edema facial ou distensão venosa indicam doença no mediastino na criança com LNH. São uma emergência que exige tratamento rápido.

Intervenções de enfermagem

Assim como na doença de Hodgkin, a intervenção de enfermagem dos LNH visa controlar os efeitos adversos da quimioterapia. Veja a seção Visão geral do processo de enfermagem e o Plano de cuidados de enfermagem 28.1 para desenvolver um plano de cuidados de enfermagem baseado na resposta da criança ao tratamento.

Tumores cerebrais

Tumores cerebrais são a forma mais comum de tumor sólido e o segundo tipo de câncer mais comum em crianças (Kline & Sevier, 2003). Pouco mais de 50% dos tumores cerebrais surgem na fossa posterior (infratentorial); o restante tem origem supratentorial. A causa dos tumores cerebrais em crianças não é conhecida. Alguns tumores são localizados, enquanto outros são mais invasivos. O prognóstico depende da localização e da extensão do tumor. Tumores de baixo grau e completamente ressecáveis têm um prognóstico melhor do que os de localização profunda no cérebro, de ressecção mais difícil. Por exemplo, astrocitomas de baixo grau têm uma sobrevida de 5 a 10 anos de 60 a 90% (Albano *et al.*, 2005), mas a taxa para meduloblastomas muito malignos não é tão boa. Há muitos tipos de tumores cerebrais em crianças. A Tabela 28.5 mostra os mais comuns.

Complicações de tumores cerebrais incluem hidrocefalia, aumento da pressão intracraniana, herniação do tronco cerebral e efeitos adversos da radioterapia, como sequelas neuropsicológicas, intelectuais ou endócrinas.

Fisiopatologia

Embora geralmente a causa de tumores cerebrais não seja conhecida, seus efeitos são previsíveis. Quando o tumor cresce dentro do crânio, pressiona os tecidos vizinhos. O tumor comprime estruturas vitais do cérebro, bloqueia o fluxo de líquido cefalorraquidiano ou causa edema cerebral. O resultado é aumento da pressão intracraniana. Os sinais e sintomas iniciais variam com a localização e o tipo de tumor.

Tratamento

O tipo de tumor pode ser identificado durante a cirurgia. A localização no cérebro determina a extensão possível de ressecção segura. Crianças com hidrocefalia podem precisar de uma derivação (*shunt*) ventriculoperitoneal (ver mais informações sobre hidrocefalia no Capítulo 16). A radioterapia é reservada para crianças com mais de 2 anos de idade, porque pode ter efeitos neurocognitivos a longo prazo.

Quimioterapia é cada vez mais prescrita para os tumores cerebrais pediátricos, para evitar o uso de radioterapia.

Avaliação de enfermagem

Para uma descrição completa da fase de avaliação do processo de enfermagem, veja a p. 906. Os achados referentes a tumores do SNC são discutidos adiante.

História de saúde

Obtenha uma história da doença atual e da queixa principal. Sinais e sintomas comuns relatados durante a história de saúde incluem:

- Náuseas e vômitos
- Cefaleia
- Marcha instável
- Borramento visual ou diplopia
- Convulsões
- Anormalidades motoras e hemiparesia
- Fraqueza, atrofia

Tabela 28.5 Tumores cerebrais em crianças

Tumor	Localização	Características
Meduloblastoma (o mais comum)	Cerebelo	Invasivo, muito maligno, de crescimento rápido. Resultado menos favorável quando está disseminado. Progride com rapidez, causando aumento da pressão intracraniana e invadindo o SNC. Metade dos casos é em crianças com menos de 6 anos de idade
Glioma do tronco cerebral	Tronco cerebral	Agressivo, de difícil ressecção, resistente a quimioterapia. Dissemina-se por todo o tronco cerebral, mas raramente se estende para fora deste. Compromete a função de nervos cranianos
Ependimoma	Com frequência surge no assoalho do quarto ventrículo	Velocidade de crescimento variável. Causa hidrocefalia com frequência. Em geral é diagnosticado antes de se disseminar para outras partes do cérebro ou da medula espinal
Astrocitoma	Cerebelo, hemisférios cerebrais, tálamo, hipotálamo	Evolução lenta com início insidioso. Responde a quimioterapia e em geral é ressecável. Causa aumento lento progressivo da pressão intracraniana. Tumores de baixo grau podem ser removidos completamente. Tumores de alto grau têm prognóstico sombrio

- Dificuldade de deglutição
- Alterações de comportamento e de personalidade
- Irritabilidade, retardo do crescimento ou do desenvolvimento (em crianças pequenas)

Explore a história clínica atual e pregressa à procura de fatores de risco, como história de neurofibromatose, esclerose tuberosa ou tratamento de leucemia do SNC.

Exame físico

Inspeção e observação

Observe se há estrabismo ou nistagmo, olhos girados para baixo (sinal de sol poente), inclinação da cabeça, alterações da coordenação motora, distúrbios da marcha ou alterações da sensibilidade. Verifique se há alteração do reflexo faríngeo, paralisia de nervos cranianos, letargia ou irritabilidade. Observe a postura da criança. Verifique a reação das pupilas, notando tamanho, igualdade, reação à luz e acomodação.

Palpação

Verifique a pressão arterial, que pode diminuir quando há aumento da pressão intracraniana. No lactente, palpe e verifique se existe protrusão da fontanela anterior. Avalie os reflexos tendinosos profundos, notando se existe hiper-reflexia.

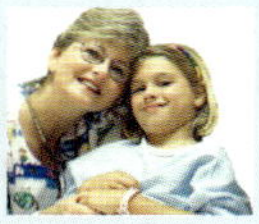

Uma pupila dilatada e sem reflexos é uma emergência neurocirúrgica.

Exames complementares

Os exames complementares que costumam ser solicitados para avaliação de tumores do SNC incluem:

- TC, RM ou tomografia por emissão de pósitrons (PET) mostram evidências do tumor e sua localização na cavidade craniana
- A punção lombar com avaliação do líquido cefalorraquidiano pode mostrar marcadores tumorais ou a presença de alfafetoproteína ou de gonadotrofina coriônica humana, que podem auxiliar no diagnóstico.

Intervenções de enfermagem

A intervenção de enfermagem da criança com um tumor cerebral inclui cuidados pré-operatórios e pós-operatórios, assim como intervenções para controle de efeitos colaterais de quimioterapia ou de radioterapia. Veja uma discussão das intervenções de enfermagem relacionadas com efeitos adversos de quimioterapia na seção Visão geral do processo de enfermagem. O Plano de cuidados de enfermagem 28.1 traz outras informações que podem ser individualizadas com base na resposta da criança ao tumor cerebral e ao tratamento deste.

Cuidados pré-operatórios

Os cuidados pré-operatórios focalizam o monitoramento de aumentos adicionais da pressão intracraniana e o impedimento de atividades que causam aumentos transitórios da pressão intracraniana. Administre dexametasona tal como prescrita para diminuir a inflamação intracraniana. Evite esforço à defecação usando emolientes fecais. Avalie o nível de dor da criança, assim como o nível de consciência, os sinais vitais e as reações pupilares, para detectar alterações sutis o mais cedo possível. Providencie uma visita à unidade de tratamento intensivo, onde a criança despertará após a cirurgia. Oriente a criança e a família sobre a possibilidade de intubação e ventilação mecânica no período pós-operatório. Se for instalada uma derivação ventriculoperitoneal para tratamento de hidrocefalia causada pelo tumor, oriente a criança e a família sobre derivações (ver Capítulo 16).

Raspe os cabelos da parte da cabeça indicada pelo cirurgião. Algumas crianças preferem raspar toda a cabeça. Às vezes crianças com cabelos longos podem se sentir melhor doando os cabelos para uma organização que forneça perucas para crianças com recursos financeiros limitados.

Cuidados pós-operatórios

Controle a administração de líquidos, porque o aporte excessivo pode causar ou piorar o edema cerebral. Administre manitol ou glicose hipertônica para diminuir o edema cerebral. Verifique os sinais vitais com frequência, as reações pupilares e o nível de consciência. Letargia extrema ou coma podem ocorrer durante vários dias no período pós-operatório. Aumento de temperatura pode indicar infecção, edema cerebral ou distúrbio do hipotálamo. Trate a hipertermia com antipiréticos, como o paracetamol, e com banhos de esponja, porque aumentos de temperatura aumentam as necessidades metabólicas. Reduza a temperatura devagar.

Monitore sinais de aumento da pressão intracraniana. Cefaleia é comum no período pós-operatório. Avalie o nível de dor e forneça analgésicos conforme a prescrição. Minimize a estimulação ambiental, providenciando um ambiente calmo e quieto. Verifique se há drenagem de líquido cefalorraquidiano ou hemorragia no curativo da cabeça. Examine e registre a extensão de edema na cabeça, na face ou no pescoço. Aplique um lubrificante ocular se o edema impedir o fechamento das pálpebras. Aplique compressas frias nos olhos para diminuir o edema.

Quando começar a recuperar a consciência, a criança pode ficar confusa ou agressiva. Se necessário, restrinja os movimentos da criança, para evitar o deslocamento de tubos e cateteres.

Posicionamento da criança no pós-operatório

Coloque a criança deitada sobre o lado não afetado, com a cabeça sobre o colchão sem elevação da cabeceira do leito ou com a elevação prescrita pelo neurocirurgião. Em geral é preferida a posição de lado porque a criança pode ter dificuldade de controlar as secreções orais se estiver com o nível de consciência diminuído. Não eleve os pés do leito, porque isso pode aumentar a pressão intracraniana e contribuir para sangramento. Quando mudar a posição da criança, mantenha a cabeça alinhada com o resto do corpo. Crianças com membros paralisados ou espásticos precisam de mais suporte de posição.

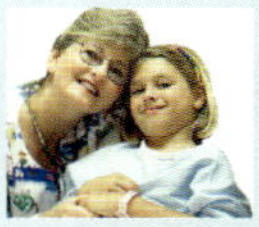

Observe sinais de herniação do tronco cerebral nos períodos pré-operatório e pós-operatório, tais como opistótono (ver Figura 16.13), rigidez de nuca, inclinação da cabeça, reflexos pupilares lentos, aumento da pressão arterial com aumento da pressão diferencial, alterações respiratórias, bradicardia, pulso irregular e alterações da temperatura corporal.

Considere isto!

Alice Tice, de 6 anos de idade, está programada para receber quimioterapia para um tumor cerebral. Sendo a enfermeira que cuida dela, como você vai preparar Alice? Que intervenções de enfermagem são importantes para a criança em quimioterapia (discuta redução da dor, redução do risco de infecção, promoção de nutrição adequada e controle de náuseas e vômitos)?

Neuroblastoma

Neuroblastoma, um tumor com origem em células da crista neural embrionária, é o tumor sólido extracraniano mais comum em crianças. Ocorre com maior frequência no abdome, principalmente nas glândulas suprarrenais, mas pode ocorrer em qualquer lugar ao longo da cadeia simpática paravertebral no tórax ou no retroperitônio (Lofthouse *et al.*, 2003). No momento do diagnóstico, o neuroblastoma em geral já produziu metástases. O neuroblastoma é a causa de morte por câncer mais comum em crianças entre 1 e 4 anos de idade, e o tumor mais comum em lactentes (Lofthouse *et al.*, 2003).

O estadiamento do tumor ao diagnóstico determina o tratamento e o prognóstico. A Tabela 28.6 mostra o estadiamento do neuroblastoma. As taxas de sobrevida variam de 40 a 90%. O prognóstico depende do estágio do tumor, da idade por ocasião do diagnóstico e da localização de **metástases**. Crianças com menos de 12 meses de vida e crianças com doença no estágio I têm as melhores taxas de sobrevida. Crianças com tumores supradiafragmáticos tendem a ter um prognóstico melhor do que aquelas com tumores abdominais. Metástase óssea é um fator prognóstico pior do que as metástases de pele, fígado ou medula óssea. Crianças com recidiva após o tratamento inicial também tendem a ter mau prognóstico (Kline & Sevier, 2003). Além de metástases, complicações podem incluir compressão de nervos resultando em deficiências neurológicas.

O neuroblastoma tem de ser removido por cirurgia. Radioterapia e quimioterapia são administradas a todas as crianças, exceto aquelas com doença no estágio I, cujo tumor é completamente ressecado.

Tabela 28.6 Estadiamento do neuroblastoma

Estágio	Achados clínicos
I	Tumor restrito ao órgão ou estrutura de origem
II	Tumor com extensão além do órgão ou da estrutura de origem, mas não ultrapassando a linha média, podendo haver envolvimento de linfonodos no mesmo lado
III	Tumor se estendendo além da linha média, com envolvimento bilateral de linfonodos
IV	Metástases para ossos, medula óssea, outros órgãos e linfonodos distantes
IV-S	Tumor seria considerado no estágio I ou II, mas apresenta metástases para um ou mais locais (fígado, pele, medula óssea), sem envolvimento do esqueleto

Avaliação de enfermagem

Para uma descrição completa da fase de avaliação do processo de enfermagem, veja a p. 906. Os achados referentes a neuroblastoma são discutidos a seguir.

História de saúde

Os sinais e sintomas iniciais do neuroblastoma dependem da localização do tumor primário e da extensão das metástases. Com frequência os pais são os primeiros a notar aumento de volume ou assimetria do abdome. Obtenha uma história de saúde, registrando se há disfunção intestinal ou vesical, especialmente diarreia aquosa, sintomas neurológicos (metástase cerebral), dor óssea (metástase óssea), anorexia, vômitos e perda de peso.

Exame físico

Verifique se há edema no pescoço ou na face, equimoses acima dos olhos ou edema em torno dos olhos (metástases nos ossos do crânio). Observe se há palidez e equimoses na pele (metástases de medula óssea), e registre a presença de tosse ou dificuldade de respirar. Ausculte os pulmões à procura de sibilos. Pesquise linfadenopatias, especialmente cervicais. Palpe o abdome à procura de uma massa firme não dolorosa. Verifique se há hepatomegalia ou esplenomegalia.

Exames complementares

Os exames complementares podem mostrar o seguinte:

- TC ou RM para determinar o tamanho do tumor e localizar metástases
- Radiografias de tórax, cintigrafia óssea e avaliação do esqueleto para detectar metástases
- Aspiração e biopsia da medula óssea para detectar metástases
- Urina de 24 h para dosagem de ácido homovanílico (HVA) e de ácido vanilmandélico (VMA). Os níveis mostram-se elevados, porque 90 a 95% dos neuroblastomas secretam catecolaminas, que são excretadas na urina (Kline & Sevier, 2003).

Intervenções de enfermagem

As intervenções de enfermagem pós-operatórios dependem do local da retirada do tumor, que é com maior frequência o abdome. São necessários cuidados de rotina após cirurgia abdominal. Em relação aos efeitos da quimioterapia e da radioterapia, veja a seção Visão geral do processo de enfermagem e o Plano de cuidados de enfermagem 28.1. Como a maioria dos casos apresenta metástases no momento do diagnóstico, essas crianças e suas famílias precisam de apoio emocional e de possíveis encaminhamentos para enfrentarem o mau prognóstico.

Tumores ósseos e de tecidos moles

Tumores ósseos e de tecidos moles representam cerca de 10 a 15% dos tumores malignos em crianças. Os tumores ósseos são mais comuns na adolescência, enquanto os tumores de tecidos moles tendem a ocorrer em crianças menores. Esta discussão focaliza os tumores ósseos e de tecidos moles mais frequentes em crianças. Os tumores ósseos mais comuns em crianças são o osteossarcoma e o sarcoma de Ewing. Esses tumores ósseos podem não ser diagnosticados inicialmente, porque adolescentes com frequência procuram cuidados por causa de traumatismos, e a dor do tumor ósseo pode, no início, ser atribuída a um traumatismo (Widhe & Widhe, 2000). O rabdomiossarcoma é o tumor de tecidos moles mais comum em crianças.

Osteossarcoma

O osteossarcoma é o câncer ósseo mais comum em crianças, e ocorre com maior frequência em adolescentes no pico do estirão de crescimento. Ocorre com frequência um pouco maior em meninas, e é raro em afro-americanos. Acredita-se que tenha origem no tecido mesenquimal embrionário que forma os ossos. Os locais mais comuns são os ossos longos, em especial a posição proximal do úmero, a posição proximal da tíbia e a posição distal do fêmur. Os sobreviventes de retinoblastoma que apresentam um segundo tumor maligno têm mais frequentemente osteossarcoma. Complicações incluem metástases, especialmente para os pulmões e para outros ossos, e recorrência em 3 anos, afetando basicamente os pulmões (Kline & Sevier, 2003).

É necessária a remoção cirúrgica do tumor. Em geral é administrada quimioterapia antes da cirurgia, para diminuir o tamanho do tumor, e após a cirurgia, para tratamento e prevenção de metástases. O tipo de cirurgia depende do tamanho do tumor, da extensão da doença para fora do osso, de metástases à distância e da maturidade do esqueleto. Pode ser feita a amputação radical, mas em adolescentes com frequência é feita ressecção do tumor poupando o membro. A amputação radical pode incluir todo o membro ou todo o osso afetado. A cirurgia poupando o membro remove apenas a parte afetada do osso, que é substituída por uma endoprótese ou por osso de cadáver.

Avaliação de enfermagem

Obtenha uma história de saúde, verificando quando começou a dor ou a limitação de movimentos do membro. Pode haver dor contínua durante vários meses, progredindo para alterações da marcha ou coxeadura.

Inspecione o membro afetado observando se há eritema e aumento de volume. Palpe a área afetada notando se há calor e aumento da sensibilidade, e determinando o tamanho da massa de tecido mole, se presente. Como em todos os outros cânceres pediátricos, justifica-se um exame físico completo para detectar outras anormalidades sugestivas de metástases.

Exames complementares incluem:

- TC ou RM para determinar a extensão da lesão e identificar metástases
- Cintigrafia óssea para determinar a extensão da neoplasia maligna
- Níveis sanguíneos elevados de fosfatase alcalina, que podem não ser úteis porque o adolescente em crescimento rápido costuma ter níveis elevados em resposta ao crescimento ósseo rápido

Intervenções de enfermagem

O adolescente em geral mostra-se bastante ansioso com a possibilidade de amputação e mesmo de uma cirurgia com recuperação do membro. Dê orientação pré-operatória de acordo com o nível de desenvolvimento do adolescente, e faça ele participar do planejamento do tratamento. Qualquer que seja a cirurgia proposta, forneça cuidados ortopédicos pós-operatórios de rotina. Oriente o adolescente e a família a cuidarem do coto, se for necessária a amputação, e oriente o adolescente sobre como andar de muletas. Pode ser pedida uma prótese. O adolescente precisará de tempo para se ajustar às alterações da imagem corporal e pode beneficiar-se ao conversar com outros adolescentes submetidos a procedimentos semelhantes. Apoie o adolescente escolhendo roupas que disfarcem a prótese, mantendo-o elegante. Dê apoio emocional, porque o nível de maturidade do adolescente permite que ele compreenda a gravidade da doença. Grupos de apoio formados por colegas em geral são úteis, porque os adolescentes valorizam a opinião dos colegas e gostam de fazer parte de um grupo.

Sarcoma de Ewing

O sarcoma de Ewing é um tumor ósseo extremamente maligno. É mais raro que o osteossarcoma, e representa cerca de 10% dos tumores ósseos em crianças (Albano *et al.*, 2005). Ocorre com maior frequência na pelve, na parede torácica, nas vértebras e nas diáfises de ossos longos. Cerca de 25% das crianças apresentam metástases; pulmões, ossos e medula óssea são os locais mais comuns (Albano *et al.*, 2005). O prognóstico depende da extensão das metástases. Apenas cerca de 30% das crianças com metástases sobrevivem, apesar da quimioterapia tradicional com cirurgia ou da quimioterapia intensiva com irradiação corporal total e transplante de células-tronco hematopoéticas (Miser *et al.*, 2004).

Radioterapia, quimioterapia e excisão cirúrgica em geral são associadas. O tratamento varia, dependendo do local do tumor primário e da extensão das metástases por ocasião do diagnóstico. Quimioterapia mieloablativa (que destrói a medula óssea) é usada para doença metastática, seguida de transplante de células-tronco hematopoéticas.

Avaliação de enfermagem

Pesquise se houve episódios inexplicados de febre, que ocorrem em até 33% dos pacientes com sarcoma de Ewing (Widhe & Widhe, 2000). Pode haver também períodos intermitentes de dor. Com a evolução, a dor se torna constante e intensa, algumas vezes interrompendo o sono.

Verifique se há aumento de volume ou eritema no local do tumor. TC ou RM da área afetada mostram a extensão do tumor. Os níveis séricos de desidrogenase láctica (LDH) em geral estão elevados. TC do tórax, cintigrafia óssea e aspirado bilateral da medula óssea com biopsia determinam a extensão das metástases.

Intervenções de enfermagem

Antes do início da intervenção, proíba brincadeiras ou suporte de peso envolvendo o membro afetado, para evitar fraturas patológicas no local do tumor. A intervenção de enfermagem focaliza os efeitos adversos do tratamento do tumor (ver a seção Visão geral do processo de enfermagem). Adolescentes com sarcoma de Ewing precisam de respostas sinceras e diretas a perguntas sobre sua doença. Essas crianças serão submetidas a tratamento intensivo e ficarão muito tempo hospitalizadas. Dependendo da idade da criança, brincadeiras, terapia com arte ou com animais de estimação, dramatização, escrita, humor e/ou música ajudam a criança a enfrentar o impacto psicológico da doença. Veja outras intervenções no Plano de cuidados de enfermagem 28.1, que deve ser individualizado de acordo com a resposta da criança e da família à doença e ao tratamento.

Rabdomiossarcoma

O rabdomiossarcoma é um tumor de tecidos moles com origem em células mesenquimais embrionárias que normalmente formariam músculo estriado. As localizações mais comuns do tumor são a cabeça e o pescoço, o trato urogenital e os membros (Figura 28.7). O tumor é extremamente maligno e dissemina-se por extensão ou pelo sistema linfático, sendo os pulmões o local mais comum de metástases. O diagnóstico em geral é feito entre 2 e 5 anos de idade; 70% de todos os rabdomiossarcomas são diagnosticados até os 10 anos de idade (Albano *et al*., 2005). O prognóstico depende do estágio da doença no momento do diagnóstico. O Boxe 28.3 mostra o estadiamento do rabdomiossarcoma. O prognóstico é em geral favorável para a doença no estágio I (Stevens *et al*., 2005). Crianças com doença metastática têm uma sobrevida de cerca de 40% (Breneman *et al*., 2003). Complicações incluem metástases para pulmões, ossos ou medula óssea, e extensão direta para o SNC, causando comprometimento do tronco cerebral ou paralisia de nervos cranianos.

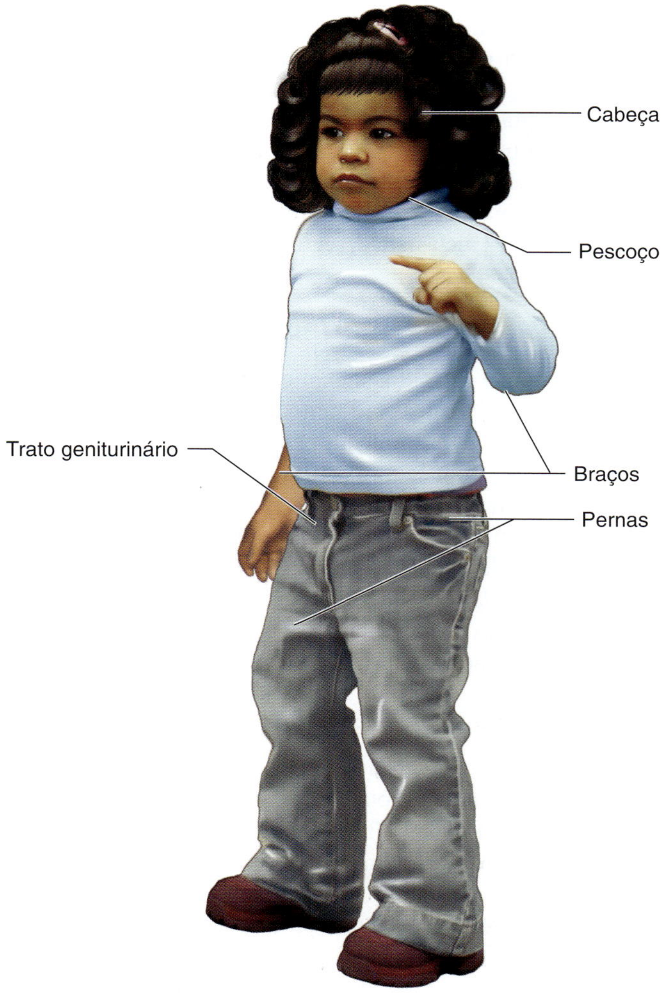

Figura 28.7 Locais mais comuns de rabdomiossarcoma.

Boxe 28.3 Estadiamento do rabdomiossarcoma

- Estágio I: tumor localizado e completamente ressecável
- Estágio II: doença residual microscópica após a ressecção localizada do tumor
- Estágio III: doença residual macroscópica após a ressecção localizada do tumor
- Estágio IV: metástases presentes por ocasião do diagnóstico

Em geral o tumor primário é ressecado cirurgicamente. No momento da cirurgia, é feita a biopsia da lesão e a doença é estadiada. Podem ser usadas radioterapia ou quimioterapia para reduzir o tumor antes da cirurgia, para evitar incapacidade, dependendo do local e do tamanho do tumor (em especial na cabeça, no pescoço ou na pelve).

Avaliação de enfermagem

Com frequência a criança ou os pais percebem uma massa assintomática e procuram ajuda médica. Obtenha uma história de saúde, verificando doenças recentes, quando a massa foi descoberta e se desde então ela mudou. Pesquise na história fatores de risco, como pais fumantes, exposição a substâncias químicas, história familiar de câncer ou neurofibromatose. Avalie o esforço respiratório e tosse, e ausculte os pulmões à procura de ruídos adventícios. Palpe à procura de linfadenopatias. Verifique se há massas abdominais ou hepatoesplenomegalia. Anormalidades encontradas durante o exame físico dependem da localização do rabdomiossarcoma (Tabela 28.7).

Exames complementares podem incluir:

- TC ou RM da lesão primária e do tórax, em busca de metástases
- Biopsia a céu aberto do tumor primário, para diagnóstico definitivo
- Aspiração e biopsia de medula óssea, cintigrafia óssea e avaliação do esqueleto para pesquisar metástases

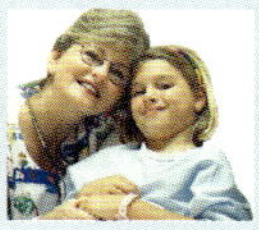

Tumores primários na região do pescoço podem comprimir as vias respiratórias da criança. Avalie o esforço respiratório e os ruídos pulmonares.

Intervenções de enfermagem

Forneça cuidados pós-operatórios de rotina, dependendo do local da cirurgia. Pesquise efeitos adversos da radioterapia em altas doses, em geral usada para tratar o tumor primário e locais de metástases. Administre quimioterapia tal como prescrita e avalie efeitos adversos. Veja a seção Visão geral do processo de enfermagem e o Plano de cuidados de enfermagem 28.1 para determinar um plano individualizado de cuidados com base na resposta da criança ao tratamento.

Tabela 28.7 Sinais e sintomas iniciais relacionados com a localização do rabdomiossarcoma

Localização do tumor	Sinais e sintomas de apresentação
Órbita	Proptose
Orelha média	Secreção, dor, paralisia do nervo facial
Seios da face	Secreção, dor, sinusite, aumento de volume da face
Nasofaringe	Dor, epistaxe, disfagia, voz nasalada, obstrução das vias respiratórias
Pescoço	Disfagia, rouquidão
Tórax, testículos, membros	Massa expansiva indolor
Retroperitônio	Obstrução intestinal ou urinária, dor, fraqueza muscular, parestesias
Bexiga, próstata	Hematúria, obstrução urinária
Vagina	Massa, sangramento vaginal ou corrimento crônico

Tumor de Wilms

O tumor de Wilms é o tumor renal mais frequente em crianças. Cerca de 75% dos casos ocorrem em crianças com menos de 5 anos de idade. Em geral o tumor afeta apenas um rim, mas é bilateral em 5 a 10% dos casos (Figura 28.8). A etiologia não é conhecida, mas alguns casos têm herança genética. Podem ocorrer anomalias associadas. O tumor de Wilms é de crescimento rápido, e em geral é grande no momento do diagnóstico. Metástases ocorrem por extensão direta ou pela corrente sanguínea. As metástases mais comuns são para tecidos perirrenais, fígado, diafragma, pulmões, músculos abdominais e linfonodos. O prognóstico depende do estadiamento no momento do diagnóstico e da extensão das metástases (Boxe 28.4). A taxa total de sobrevida é de cerca de 90%. Complicações incluem metástases e complicações da radioterapia, como lesão hepática ou renal, esterilidade feminina, obstrução intestinal, pneumonia e escoliose.

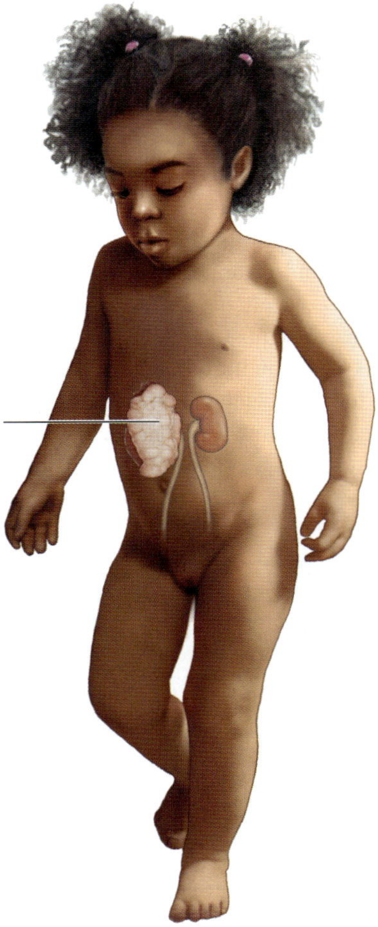

● Figura 28.8 O tumor de Wilms em geral é unilateral.

Tratamento

Remoção cirúrgica do tumor e do rim afetado (nefrectomia) é o tratamento de escolha, e também possibilita estadiamento acurado e avaliação da disseminação do tumor. Radioterapia ou quimioterapia podem ser feitas antes ou depois da cirurgia.

Avaliação de enfermagem

Para uma descrição completa da fase de avaliação do processo de enfermagem, veja a p. 906. Os achados referentes a tumor de Wilms são discutidos a seguir.

História de saúde

Em geral os pais observam a massa abdominal associada ao tumor de Wilms e procuram atenção médica. Obtenha uma história de saúde, registrando quando a massa foi percebida. Verifique se existe dor abdominal, que pode estar relacionada com cresci-

Boxe 28.4 Estadiamento do tumor de Wilms

- Estágio I: unilateral, limitado ao rim, completamente ressecável
- Estágio II: unilateral, com extensão para fora do rim, mas completamente ressecável
- Estágio III: unilateral, com extensão para fora do rim, não completamente ressecável
- Estágio IV: unilateral, com metástases para fígado, pulmões, ossos ou cérebro
- Estágio V: envolvimento dos dois rins

mento rápido do tumor. Registre história de constipação intestinal, vômitos, anorexia, perda de peso ou dificuldade de respirar. Determine fatores de risco, como hemi-hipertrofia congênita, síndrome de Beckwith-Wiedemann, anomalias geniturinárias, ausência da íris ou história familiar de câncer.

Exame físico

Verifique a pressão arterial; hipertensão arterial ocorre em 25% das crianças com tumor de Wilms (Albano *et al.*, 2005). Inspecione o abdome à procura de assimetria ou massa visível. Pesquise as anomalias associadas citadas anteriormente. Ausculte os pulmões à procura de ruídos adventícios associados a metástases. Palpe em busca de linfadenopatias.

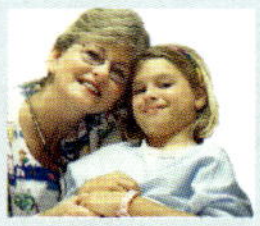

Não palpe o abdome após a avaliação pré-operatória inicial. O tumor de Wilms é muito vascular e mole, e manipulação excessiva facilita sua disseminação.

Exames complementares

Os exames complementares podem incluir:

- Ultrassonografia renal ou abdominal para avaliação do tumor e do rim contralateral
- TC ou RM do abdome e do tórax para se determinar a disseminação local para linfonodos ou órgãos adjacentes, e metástases à distância
- Hemograma, ureia e creatinina, em geral dentro dos limites normais
- Exame de urina: pode mostrar hematúria ou leucócitos
- Urina de 24 h para determinação de HVA e VMA, para se distinguir o tumor de um neuroblastoma (no tumor de Wilms os níveis são normais)

Intervenções de enfermagem

Os cuidados pós-operatórios de crianças após ressecção de um tumor de Wilms são semelhantes aos de crianças após outras cirurgias abdominais. A avaliação da função do outro rim é muito importante. A criança pode apresentar efeitos adversos da quimioterapia ou da radioterapia. Veja a seção Visão geral do processo de enfermagem e o Plano de cuidados de enfermagem 28.1 para individualizar os cuidados da criança com base na resposta ao tratamento.

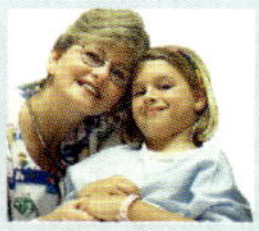

Para evitar lesão do rim remanescente, as crianças não devem praticar esportes de contato.

Retinoblastoma

O retinoblastoma é um tumor extremamente maligno, congênito, originário de células embrionárias da retina. É responsável por 5% dos casos de cegueira em crianças (Albano *et al.*, 2005). Na maioria das crianças, o diagnóstico é feito até os 3 anos de idade, e a sobrevida total é de 90%. Quando o retinoblastoma se estende para fora do olho, a taxa de mortalidade é muito alta (DiCiommoa *et al.*, 2000). O retinoblastoma pode ser hereditário ou não. O retinoblastoma não hereditário pode estar associado a idade paterna avançada e sempre se apresenta com envolvimento unilateral. O retinoblastoma hereditário é herdado como um traço autossômico dominante, e pode ser unilateral ou bilateral. O tumor pode expandir-se para a cavidade vítrea ou para o espaço sub-retiniano, causando descolamento da retina. O tumor pode estender-se para a coroide, para a esclerótica e para o nervo óptico.

Complicações incluem disseminação para o cérebro e para o olho oposto, assim como metástases para linfonodos, ossos, medula óssea e fígado. Tumores secundários, a maioria sarcomas, podem ocorrer em crianças tratadas para retinoblastoma. A Tabela 28.8 mostra o estadiamento do retinoblastoma.

Os objetivos do tratamento são erradicar o tumor, preservar a visão e obter bons resultados estéticos (Brady, 2003). As opções são radioterapia, quimioterapia, cirurgia a *laser*, crioterapia ou uma combinação desses métodos. Uma acuidade visual moderada é preservada na maioria das crianças com doença inicial (DiCiommoa *et al.*, 2000). Em casos de doença avançada ou tumores grandes com descolamento de retina, é necessária a enucleação (remoção de um olho) (Brady, 2003).

Avaliação de enfermagem

Os pais com frequência são os primeiros a notar o "reflexo de olho de gato" ou um "brilho esbranquiçado" na pupila do olho afetado. Obtenha a história de saúde, determinando quando surgiram outros sinais e sintomas associados, como estrabismo, inflamação da órbita, vômitos ou cefaleia. Pergunte sobre fatores de risco, como história familiar de retinoblastoma ou outros tipos de câncer, ou existência de anomalias cromossômicas. Avalie o tamanho e a resposta à luz das pupilas. Note se há leucocoria ("reflexo de olho de gato", uma aparência esbranquiçada da pupila) no olho afetado (Figura 28.9). Avalie sinais associados, como eritema e inflamação orbital e hifema.

A avaliação diagnóstica inclui um exame oftalmológico sob anestesia. TC, RM ou ultrassonografia da cabeça e dos olhos visualizam o tumor. O lactente ou o pré-escolar podem ser submetidos a punção lombar e aspiração de medula óssea para se determinar a existência e a extensão de metástases.

Tabela 28.8 Estadiamento do retinoblastoma

A	Tumores pequenos (< 3 mm) confinados à retina
B	Tumores maiores confinados à retina
C	Expansão do tumor original para o vítreo ou para baixo da retina (< 6 mm)
D	Expansão disseminada para o vítreo ou para baixo da retina, podendo haver descolamento total da retina
E	Sem potencial visual, o olho não pode ser recuperado

Extraído de American Cancer Society (2005). How is retinoblastoma staged? Disponível em http://www.cancer.org/docroot/CRI/content/CRI_2_4_3X_How_is_retinoblastoma_staged_37.asp?sitearea=.

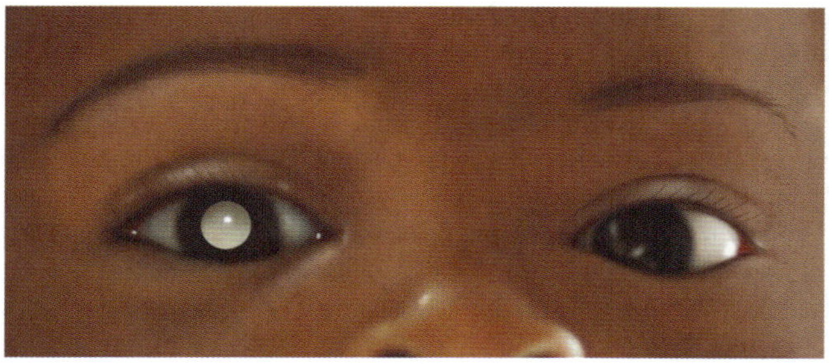

● Figura 28.9 Verifique o aspecto esbranquiçado da pupila (leucoria). (A fotografia é cortesia de The Childhood Eye Cancer Trust do Reino Unido.)

Healthy People 2010

Objetivo	Importância
Aumentar a proporção de mulheres que fazem o esfregaço de Papanicolaou (exame preventivo).	• Quando uma adolescente toma a decisão de se tornar sexualmente ativa, aconselhar sobre a importância de fazer esfregaços anuais de Papanicolaou.

Intervenções de enfermagem

Forneça cuidados pós-operatórios de rotina. Se o olho for enucleado, observe se há sangramento no grande curativo compressivo na cavidade ocular. As trocas de curativos incluem lavagens com solução salina estéril e/ou aplicação de pomadas com antibióticos. Se houver doença extraocular ou metástases, informe aos pais que será necessária quimioterapia. Observe os efeitos colaterais da quimioterapia (ver a seção Visão geral do processo de enfermagem). O acompanhamento inclui exames oculares a cada 3 a 6 meses até a criança completar 6 anos, e depois anualmente para se pesquisar o desenvolvimento do tumor (Brady, 2003). Se o olho tiver sido enucleado, será aplicada uma prótese algumas semanas depois. Oriente a família quanto ao uso da prótese. Não é necessária remoção diária.

Dê apoio aos pais. Encaminhe a família para aconselhamento genético. Irmãos nascidos após o diagnóstico precisam de exame oftalmológico sob anestesia aos 2 meses de vida, repetidos com frequência até 3 anos de idade. Crianças tratadas para retinoblastoma também precisam de aconselhamento genético quando atingem a puberdade, porque metade da prole de crianças com retinoblastoma tem doença bilateral.

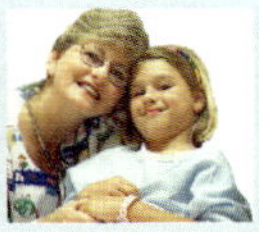

Oriente os pais sobre proteção do olho remanescente: revisões oculares de rotina, proteção contra lesões acidentais, uso de óculos de segurança durante esportes e tratamento imediato de infecções oculares. Em geral, crianças que têm apenas um olho não devem participar de esportes de contato.

Triagem de cânceres dos órgãos reprodutores em adolescentes

Cânceres dos órgãos reprodutores em adolescentes têm sido diagnosticados com frequência crescente. O câncer do colo do útero e o câncer de testículo podem ser detectados precocemente com triagem adequada, e o diagnóstico precoce leva a melhores resultados. A triagem na adolescência pode também criar hábitos saudáveis para toda a vida.

● Câncer do colo do útero

Os fatores de risco de câncer do colo do útero incluem pouca idade por ocasião da primeira relação sexual, doenças sexualmente transmissíveis (DST) e história de vários parceiros sexuais, e um número cada vez maior de adolescentes apresenta esses fatores de risco. A todos os adolescentes com vida sexual ativa recomende orientação sexual. O esfregaço de células do colo do útero (Papanicolaou) é eficiente e confiável para detecção de células anormais e é parte importante na triagem de câncer do colo do útero. Se houver câncer, os pais têm de ser notificados. O câncer do colo do útero responde bem quando tratado no estágio inicial, e as enfermeiras devem estimular as adolescentes a serem responsáveis por sua saúde sexual procurando exames e triagens adequadas.

● Câncer de testículo

Embora incomum em adolescentes, o câncer de testículo é o câncer mais frequente em homens entre 15 e 35 anos de idade. É curável se for diagnosticado precocemente. Para se habituarem a pesquisar massas nos testículos, os adolescentes devem realizar o autoexame todos os meses (Diretrizes de ensino 28.3).

Diretrizes de ensino 28.3

Autoexame dos testículos

- Fazer o autoexame uma vez ao mês, após um banho de chuveiro.
- É preciso se familiarizar com o tamanho e o peso dos próprios testículos.
- Deve-se rolar cada testículo entre os dedos da mão. A pequena estrutura filamentosa é o epidídimo; isto é normal.
- Conversar com o profissional de saúde se detectar nódulos, tumefação ou induração em um ou ambos os testículos.

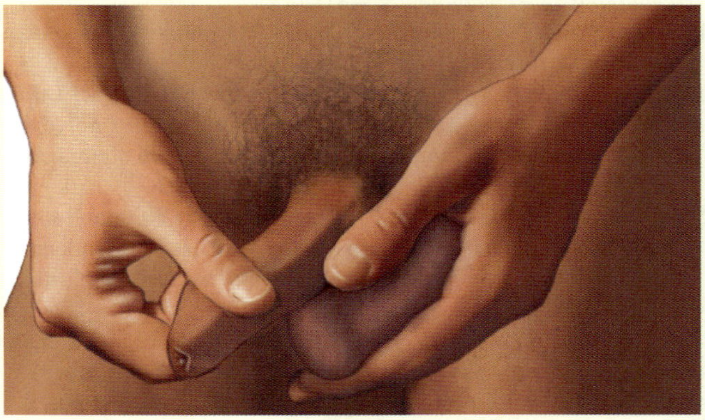

Referências

Livros e revistas

Ackley, B. J., & Ladwig, G. B. (2006). *Nursing diagnosis handbook: A guide to planning care* (7th ed.). St. Louis: Mosby.

Albano, E. A., Bassal, M., Porter, C. C., Greffe, B. S., Foreman, N. K., & Stork, L. C. (2005). Neoplastic disease. In W. W. Hay, M. J. Levin, J. M. Sondheimer, & R. R. Deterding (Eds.), *Current pediatric diagnosis & treatment* (17th ed.). New York: McGraw-Hill.

Alcoser, P. W., & Rodgers, C. (2003). Treatment strategies in childhood cancer. *Journal of Pediatric Nursing, 18*(2), 103–112.

American Academy of Pediatrics, Committee on Bioethics. (1995). Informed consent, parental permission, and assent in pediatric practice. *Pediatrics, 95*(2), 314–317.

American Cancer Society. (2005). How is retinoblastoma staged? Available online at http://www.cancer.org/docroot/CRI/content/CRI_2_4_3X_How_is_retinoblastoma_staged_37.asp?sitearea=.

Baggott, C. R., Kelly, K. P., Fochtman, D., & Foley, G. V. (2002). *Nursing care of children and adolescents with cancer* (3rd ed.). Philadelphia: W. B. Saunders.

Ballard, K. (2004). Meeting the needs of siblings of children with cancer. *Pediatric Nursing, 30*(5), 394–401.

Bottomley, S. J., & Kassner, E. (2003). Late effects of childhood cancer therapy. *Journal of Pediatric Nursing, 18*(2), 126–133.

Bowden, V. R., Byock, I., Conway-Orgel, M., Cormier, A. B., Dulzack, S., Frader, J., et al. (2003). Precepts of palliative care for children, adolescents, and their families. Available at www.lastacts.org.

Brady, G. (2003). Retinoblastoma: Care and support of the pediatric patient and family. *Insight, Journal of the American Society of Ophthalmic Registered Nurses, 28*(3), 67–69.

Breneman, J. C., Lyden, E., Pappo, A. S., Link, M. P., Anderson, J. R., Parham, D. M., et al. (2003). Prognostic factors and clinical outcomes in children and adolescents with metastatic rhabdomyosarcoma: A report from the Intergroup Rhabdomyosarcoma Study IV. *Journal of Clinical Oncology, 21,* 78–84.

Bryant, R. (2003). Managing side effects of childhood cancer. *Journal of Pediatric Nursing, 18*(2), 113–125.

Cantril, C. A., & Haylock, P. J. (2004). Tumor lysis syndrome. *American Journal of Nursing, 104*(4), 49–52.

Cavusoglu, H. Depression in children with cancer. (2001). *Journal of Pediatric Nursing, 16*(5), 380–385.

Cheng, K. K. F., & Chang, A. M. (2003). Palliation of oral mucositis symptoms in pediatric patients treated with cancer chemotherapy. *Cancer Nursing, 26*(6), 476–484.

Clerici, C. A., Ferrari, A., Massimino, M., Terenziani, M., Casanova, M., Luksch, R., et al. (2004). Five questions for assessing psychological problems in pediatric patients cured of neoplastic disease. *Pediatric Hematology and Oncology, 21,* 481–487.

Colby-Graham, M. F., & Chordas, C. (2003). The childhood leukemias. *Journal of Pediatric Nursing, 18*(2), 87–95.

Cordier, S., Monfort, C., Filippini, G., Preston-Martin, S., Lubin, F., Mueller, B. A., et al. (2004). Parental exposure to polycyclic aromatic hydrocarbons and the risk of childhood brain tumors. *American Journal of Epidemiology, 159*(12), 1109–1116.

DiCiommoa, D., Gallie, B. L., & Bremner, R. (2000). Retinoblastoma: the disease, gene and protein provide critical leads to understand cancer. [Electronic version] Available at http://www. retinoblastoma.ca/docs/retino.pdf.

Eiser, C. (2004). *Children with cancer: The quality of life.* Mahwah, NJ: Lawrence Erlbaum Associates.

Feudtner, C. (2004). Perspective on quality at the end of life. *Archives of Pediatric and Adolescent Medicine, 158,* 415–418.

Florin, T. A., & Hinkle, A. S. (2005). A guide to caring for cancer survivors. *Contemporary Pediatrics, 22*(8), 31–48.

Gardiner, P., & Kemper, K. J. (2005). For GI complaints, which herbs and supplements spell relief? *Contemporary Pediatrics, 22*(8), 50–55.

Graham, D. K., Giller, R. H., & Quinones, R. R. (2005). Hematopoietic stem cell transplantation. In W. W. Hay, M. J. Levin, J. M. Sondheimer, & R. R. Deterding (Eds.), *Current pediatric diagnosis & treatment* (17th ed.). New York: McGraw-Hill.

Grealish, L., Lomasney, A., & Whiteman, B. (2000). Foot massage: A nursing intervention to modify the distressing symptoms of pain and nausea in patients hospitalized with cancer. *Cancer Nursing, 23*(3), 237–243.

Haut, C. (2005). Oncological emergencies in the pediatric intensive care unit. *AACN Clinical Issues, 16*(2), 232–245.

Heiferty, C. M. (2004). Spiritual development and the dying child: The pediatric nurse practitioner's role. *Journal of Pediatric Health Care, 18,* 271–275.

Hendershot, E. (2005). Treatment approaches for metastatic Ewing's sarcoma: A review of the literature. *Journal of Pediatric Oncology Nursing, 22*(6), 339–352.

Hilden, J. M., Watterson, J., & Chrastek, J. (2003). Tell the children. *Classic Papers, supplement to Journal of Clinical Oncology, 21,* 9, 37s–39s.

Hokkanen, H., Eriksson, E., Ahonen, O., & Salantera, S. (2004). Adolescents with cancer: Experience of life and how it could be made easier. *Cancer Nursing, 27*(4), 325–335.

Hooke, C., Hellsten, M. B., Stutzer, C., & Forte, K. (2001). Pain management for the child with cancer in end of life care: APON position paper. Available at www.apon.org.

Houlahan, K. E., Branowicki, P. A., Mack, J. W., Dinning, C., & McCabe, M. (2006). Can end-of-life care for the pediatric patient suffering with escalating and intractable symptoms be improved? *Journal of Pediatric Oncology Nursing, 23,* 45–51.

Hugger, L. (2005). The psychological treatment of children recovering from leukemia. *Journal of Infant, Child, and Adolescent Psychotherapy, 4*(4), 408–423.

Hurwitz, C. A., Duncan, J., & Wolfe, J. (2004). Caring for the child with cancer at the close of life: "There are people who make it, and I'm hoping I'm one of them." *Journal of the American Medical Association, 292*(17), 2141–2149.

Jones, S. E., & Saraiya, M. (2006). Sunscreen use among U.S. high school students, 1999–2003. *Journal of School Health, 76*(4), 150–153.

Kingston, J. (2005). Thyroid cancer after neck irradiation during childhood. *Lancet, 365,* 1987–1988.

Kline, N. E., & Sevier, N. (2003). Solid tumors in children. *Journal of Pediatric Nursing, 18*(2), 96–102.

Koontz, B. F. (2006). Palliative radiation therapy for metastatic Ewing sarcoma. *Cancer, 106*(8), 1790–1793.

Kreitler, S., & Arush, M. W. B. (eds.). (2004). *Psychosocial aspects of pediatric oncology.* West Sussex, England: John Wiley and Sons.

Kurishima, A., Chang, W. T., Shimda, S., Lopes, A., & de Carmargo, B. (2002). The use of acupuncture to control side effects and pain during treatment for childhood cancer. *Journal of Pediatric Oncology Nursing, 19*(2), 49–50.

Kushner, B. H., & Cheung, N. V. (2005). Neuroblastoma: From genetic profiles to clinical challenge. *New England Journal of Medicine, 353*(21), 2215–2217.

Kutluk, M. T., Yalcin, B., Akyuz, C., Varan, A., Ruacan, S., & Buyukpamukcu, M. (2004). Treatment results and prognostic factors in Ewing sarcoma. *Pediatric Hematology and Oncology, 21,* 597–610.

Lievkovsky, Y. E., Donaldson, S. S., Torres, M. A., Wong, R. M., Amylon, M. D., Link, M. P., & Agarwal, R. (2004). High-dose therapy and autologous hematopoietic stem-cell transplantation for recurrent or refractory pediatric Hodgkin's disease: Results and prognostic indices. *Journal of Clinical Oncology, 22*(22), 4532–4540.

Lofthouse, C. M., Akobeng, A. K., Adamski, J., & Brennan, B. (2003). A 2-year-old boy with diarrhoea and failure to thrive. *Lancet, 361,* 1012.

Lund, A. E. (2005). Cancer therapies in childhood can damage developing teeth. *Journal of the American Dental Association, 10,* 1370.

Mabbott, D. J., Speigler, B. J., Greenberg, M. L., Rutka, J. T., Hyder, D. J., & Bouffet, E. (2005). Serial evaluation of academic and behavioral outcome after treatment with cranial radiation in childhood. *Journal of Clinical Oncology, 23*(10), 2256–2263.

MacDonald, D. J., & Lessick, M. (2000). Hereditary cancers in children and ethical and psychosocial implications. *Journal of Pediatric Nursing, 15*(4), 217–225.

Marcoux, K. K. (2005). Management of increased intracranial pressure in the critically ill child with acute neurological injury. *AACN Clinical Issues, 16*(2), 212–231.

Marinsek, Z. P. (2006). Ewing sarcoma/PNET: 27 years of experience in Slovenia. *Pediatric Hematology and Oncology, 23*(4), 355–367.

McCaffrey, C. N. (2006). Major stressors and their effect on the well-being of children with cancer. *Journal of Pediatric Nursing, 21*(1), 59–66.

McCubbin, M., Balling, K., Possin, P., Frierdich, S., & Bryne, B. (2002). Family resiliency in childhood cancer. *Family Relations, 51*(2), 103–111.

Melamud, A., Palekar, R., & Singh, A. (2006). Retinoblastoma. *American Family Physician, 73*(6), 1039–1044.

Metzler, L. J., & Rourke, M. T. (2005). Oncology summer camp: Benefits of social comparison. *Children's Health Care, 34*(4), 305–314.

Miser, J. S., Krailo, M. D., Tarbell, N. J., Link, M. P., Fryer, J. H., Pritchard, D. J., et al. (2004). Treatment of metastatic Ewing's sarcoma or primitive neuroectodermal tumor of bone: Evaluation of combination ifosfamide and etoposide: A Children's Cancer Group and Pediatric Oncology study. *Journal of Clinical Oncology, 22*(14), 2873–2876.

Mosher, R. B. (2006). This is the best life yet: Life at Camp Friendship. *Pediatric Nursing, 32*(1), 84–87.

Murray, J. S. (2000). A concept analysis of social support as experienced by siblings of children with cancer. *Journal of Pediatric Nursing, 15*(5), 313–322.

Nelson, M. B., & Meeske, K. (2005). Recognizing health risks in childhood cancer survivors. *Journal of the American Academy of Nurse Practitioners, 17*(3), 96–103.

Pagana, K. D., & Pagana, T. J. (2006). *Mosby's manual of diagnostic and laboratory tests* (3rd ed.). St. Louis: Mosby.

Paulino, A. C., & Fowler, B. Z. (2005). Secondary neoplasms after radiation for a childhood solid tumor. *Pediatric Hematology and Oncology, 22,* 89–101.

Postovsky, S., Levenzon, A., Ofir, R., & Arush, M. W. B. (2004). "Do not resuscitate" orders among children with solid tumors at the end of life. *Pediatric Hematology and Oncology, 21,* 661–668.

Ritchie, M. A. (2001). Self-esteem and hopefulness in adolescents with cancer. *Journal of Pediatric Nursing, 16*(1), 35–42.

Roye, C. F., Stanis, P., & Nelson, J. (2003). Evidence of the need for cervical cancer screening in adolescents. *Pediatric Nursing, 29*(3), 224–232.

Ruble, K. (2005). Pediatric oncology. In S. M. Nettina (Ed.), *Lippincott manual of nursing practice.* Philadelphia: Lippincott Williams & Wilkins.

Rushton, C. H. (2000). Pediatric palliative care: Coming of age. *Innovations in End-of-Life Care, 2*(2). Available at www2.edc.org/lastacts/archives/archivesMarch00/editorial.asp

Spector, L. G., Klebanoff, M. A., & Feusner, J. H. (2005). Childhood cancer following neonatal oxygen supplementation. *Journal of Pediatrics, 147,* 27–31.

Speigler, B. J., Bouffet, E., Greenberg, M. L., Rutka, J. T., & Mabbott, D. J. (2004). Change in neurocognitive functioning after treatment with cranial radiation in childhood. *Journal of Clinical Oncology, 22*(4), 706–713.

Susman, E. (2005). Cancer pain management guidelines issues for children; adult guidelines updated. *Journal of the National Cancer Institute, 97*(10), 711–719.

Stevens, M. C. G., Rey, A., Bouvet, N., Ellershaw, C., Flamant, F., Habrand, J. L., et al. (2005). Treatment of nonmetastatic rhabdomyosarcoma in childhood and adolescence: Third study of the International Society of Pediatric Oncology. *Journal of Clinical Oncology, 23*(12), 2618–2628.

Stringer, J. R., Beard, C. B., Miller, R. F., & Wakefield, A. E. (2002). A new name (*Pneumocystis jiroveci*) for pneumocystis from humans. *Emerging Infectious Disease, 8.* [electronic version] http://www.cdc.gov/ncidod/EID/vol8no9/02-0096.htm.

Taha, D. R., Bastian, W., & Castells, S. (2001). Growth hormone replacement therapy in children with leukemia in remission. *Clinical Pediatrics, 40,* 441–445.

Taketokmo, C. K., Hodding, J. H., & Kraus, D. M. (2004). *Lexi-comp's pediatric dosage handbook* (11th ed.). Hudson, OH: Lexi-comp.

Tomlinson, D., & Kline, N. E. (eds.) (2005). *Pediatric oncology nursing.* New York: Springer.

Trigg, M. E. (2004). Hematopoietic stem cells. *Pediatrics, 113*(4), 1051–1057.

Turkoski, B. B. (2005). When a child's treatment decisions conflict with the parents. *Home Healthcare Nurse, 23*(2), 123–126.

Ulster, A. A., & Antle, B. J. (2005). In the darkness there can be light: A family's adaptation to a child's blindness. *Journal of Visual Impairment & Blindness, 99*(4), 209–218.

U.S. Cancer Statistics Working Group. (2004). *United States cancer statistics: 2001 incidence and mortality.* Atlanta: Department of Health and Human Services, Centers for Disease Control and Prevention and National Cancer Institute [electronic version]. Available at http://www.cdc.gov/cancer/npcr/uscs/pdf/USCS.pdf.

Van Cleve, L., Bossert, W., Beecroft, P., Adlard, K., Alvarez, O., & Savedra, M. C. (2004). The pain experience of children with leukemia during the first year after diagnosis. *Nursing Research, 53*(1), 1–10.

Van Larebeke, N. A., Birnbaum, L. S., Boogaerts, M. A., Bracke, M., Davis, D. L., Demarini, D. M., et al. (2005). Unrecognized or potential risk factors for childhood cancer. *International Journal of Occupational and Environmental Health, 11*(2), 199–201.

White, N. C. (2003). Education-related problems for children with cancer. *Journal of Pediatric Oncology Nursing, 20*(2), 50–55.

Widhe, B., & Widhe, T. (2000). Initial symptoms and clinical features of osteosarcoma and Ewing sarcoma. *Journal of Bone and Joint Surgery, 82*(5), 667–674.

Wohlschlaeger, A. (2004). Prevention and treatment of mucositis: A guide for nurses. *Journal of Pediatric Oncology Nursing, 21*(5), 281–287.

Woodgate, R. L. (2005). Adolescents' experiences with cancer. *Cancer Nursing, 28*(1), 8–15.

Woolery, M., Carroll, E., Fenn, E., Weiland, H., Jarosinski, P., Corey, B., & Wallen, E. R. (2006). A constipation assessment scale for use in pediatric oncology. *Journal of Pediatric Oncology Nursing, 23*(2), 65–73.

Websites

kidshealth.org/teen/sexual_health/guys/tse.html information for teen boys on testicular self-examination

home.ccr.cancer.gov/oncology/pediatric Pediatric Oncology Branch of the National Cancer Institute; clinical protocol childhood cancer treatment on the NIH campus in Bethesda, MD

www.acor.org/ped-onc Pediatric Oncology Resource Center

www.allianceforchildhoodcancer.org Alliance for Childhood Cancer, a forum of national patient advocacy groups interested in advancing research, public education, survivorship of children and teens with cancer

www.apon.org Association of Pediatric Oncology Nursing
www.aspho.org American Society of Pediatric Hematology and Oncology
www.bearnecessities.org Bear Necessities Pediatric Cancer Foundation (patient and family services, research and support)
www.campdream.org Camp Mak-a-Dream, a cost-free camp in Montana for children with cancer
www.cancer.gov National Cancer Institute of the U.S. National Institutes of Health
www.cancer.org American Cancer Society (research, education, referrals, help finding a pediatric cancer center)
www.candlelighters.org Candlelighters Childhood Cancer Foundation (support and education for children with cancer and their families)
www.cbtf.org Children's Brain Tumor Foundation (education, research, and parent-to-parent network for family support)
www.chect.org.uk/index.php Childhood Eye Cancer Trust (United Kingdom), charity for those with retinoblastoma
www.childhoodbraintumor.org Childhood Brain Tumor Foundation (public awareness, research, improvement of quality of life)
www.childrenscause.org/about/donate.shtml Children's Cause for Cancer Advocacy (resources for research and treatment, addresses needs and concerns of survivors)
www.childrensoncologygroup.org the Children's Oncology Group (cancer treatment clinical trials)
www.chionline.org Children's Hospice International (hospice and palliative care support for children through pediatric care facilities, hospice and home care programs)
www.cureourchildren.org Ewing sarcoma and pediatric cancer support group resources page from the "Cure Our Children" Foundation (extensive resources and links)
www.curesearch.org combined effort of the National Childhood Cancer Foundation and the Children's Oncology Group for prevention and treatment of childhood cancers
www.florida-FEAR.org Florida's Enhanced Awareness of Retinoblastoma
www.grouploop.org/default_flash.php The Wellness Community (national cancer support, education and hope for teens)
www.healthypeople.gov *Healthy People 2010*
www.hopestreetkids.org education, support, and advocacy for children with cancer and their families
www.leukemia.org Leukemia and Lymphoma Society (research, education and patient services)
www.leukemia-research.org Leukemia Research Foundation
www.locksoflove.org Locks of Love (provides hairpieces to financially disadvantaged children)
www.marrow.org National Marrow Donor Program (information and resources for donors, patients, and physicians about bone marrow and stem cell transplantation)
www.msc-worldwide.com Penguin cold cap therapy
www.mskcc.org/mskcc/html/2718.cfm Memorial Sloan Kettering Cancer Center (information on diseases, treatment, and resources)
www.nationalchildrenscancersociety.com National Children's Cancer Society (financial and in-kind assistance, advocacy, support services and education)
www.oncolink.org cancer resource sponsored by Abramson Cancer Center of the University of Pennsylvania
www.ontumor.com Cancer Information Network
www.pbtc.org Pediatric Brain Tumor Consortium (multidisciplinary cooperative research organization focusing on central nervous system tumors of childhood)
www.retinoblastoma.ca Canadian resources for retinoblastoma
www.retinoblastoma.net Retinoblastoma International (education, research, resources, focusing on early diagnosis and treatment)
www.starbright.org Starlight, Starbright Children's Foundation (dedicated to brightening the lives of seriously ill children and their families)
www.stjude.org Saint Jude Children's Research Hospital
www.tbts.org Brain Tumor Society (education, research, support, family networking)
www.teenslivingwithcancer.org Melissa's Living Legacy Foundation/Helping Teens Live with Cancer
www.wish.org Make-A-Wish Foundation (granting wishes of children with life-threatening illnesses)

Exercícios sobre o capítulo

Questões de múltipla escolha

1. Uma criança de 5 anos de idade recebeu o diagnóstico de tumor de Wilms. Qual é a intervenção de enfermagem mais importante?
   a. Orientar os pais sobre diálise, porque o rim será removido.
   b. Verificar a circunferência abdominal a cada plantão.
   c. Evitar palpação do abdome da criança.
   d. Monitorar os níveis de ureia e creatinina a cada 4 h.
2. Uma criança com leucemia tem os seguintes resultados: hemoglobina, 8,0 g/dℓ; hematócrito, 24,2%; contagem de leucócitos, 8.000/mm³; contagem de plaquetas, 150.000/mm³. Qual é a avaliação de enfermagem mais importante?
   a. Verificar a temperatura.
   b. Pesquisar equimoses ou sangramento.
   c. Fazer o balanço hídrico.
   d. Avaliar se há palidez, fadiga e taquicardia.
3. Uma criança com leucemia recebeu quimioterapia há 10 dias. Hoje ela apresenta 38°C de temperatura, contagem absoluta de neutrófilos de 500/mm³ e pequeno sangramento gengival. Qual é a intervenção de enfermagem mais importante?
   a. Administrar antibióticos IV tal como prescritos.
   b. Administrar cuidados orais vigorosos com uma escova de cerdas duras.
   c. Verificar alterações do pulso e da pressão arterial.
   d. Administrar transfusão de concentrado de hemácias.
4. Uma criança com câncer está recebendo quimioterapia, e a mãe está preocupada com a redução da capacidade do filho de se alimentar e de ganhar peso causada pelas náuseas e pelos vômitos. Qual é a ação de enfermagem mais adequada?
   a. Administrar antieméticos ao menor sinal de náuseas.
   b. Oferecer os alimentos prediletos da criança para estimulá-la a comer.
   c. Administrar antieméticos antes da quimioterapia.
   d. Manter a infusão de líquidos IV para evitar desidratação.

Exercícios de raciocínio crítico

1. Desenvolva um plano de orientação de alta para uma criança que completou a fase de indução da quimioterapia para leucemia linfocítica aguda.
2. Uma menina de 17 anos de idade recebeu recentemente diagnóstico de osteossarcoma. Ela está preocupada acerca de como isso afetará seus planos de cursar uma faculdade, casar-se e ter filhos. Como você responde a essas preocupações?
3. Uma criança de 3 anos de idade está iniciando quimioterapia para rabdomiossarcoma. Desenvolva um plano de orientação para essa criança.
4. Desenvolva um plano de enfermagem para um adolescente que está recebendo RT e quimioterapia e tendo reações adversas significativas ao tratamento.

Atividades de estudo

1. Na área clínica, cuide de uma criança pequena submetida a tratamento para um tumor cerebral. Compare o crescimento e o desenvolvimento dessa criança com os de crianças da mesma idade que você conheça ou de quem você tenha cuidado.
2. Durante seu exercício clínico, cuide de uma criança que tenha recebido diversos tratamentos quimioterápicos. Após estabelecer uma relação terapêutica, fale com a criança a respeito da compreensão dela sobre a doença e sobre a experiência dela quanto ao diagnóstico e o tratamento. Se o tempo permitir, peça à criança para desenhar uma figura descrevendo a experiência. Anote suas observações em seu relatório clínico, refletindo as emoções que você experimenta.
3. Frequente a clínica oncológica pediátrica. Compare o papel da enfermeira especializada com o da enfermeira ambulatorial nos cuidados da criança com câncer. Determine as atividades delegadas pela enfermeira ao pessoal auxiliar.
4. Fale com o capelão do hospital sobre a experiência dele com crianças moribundas. Registre essa conversa em seu relatório clínico.

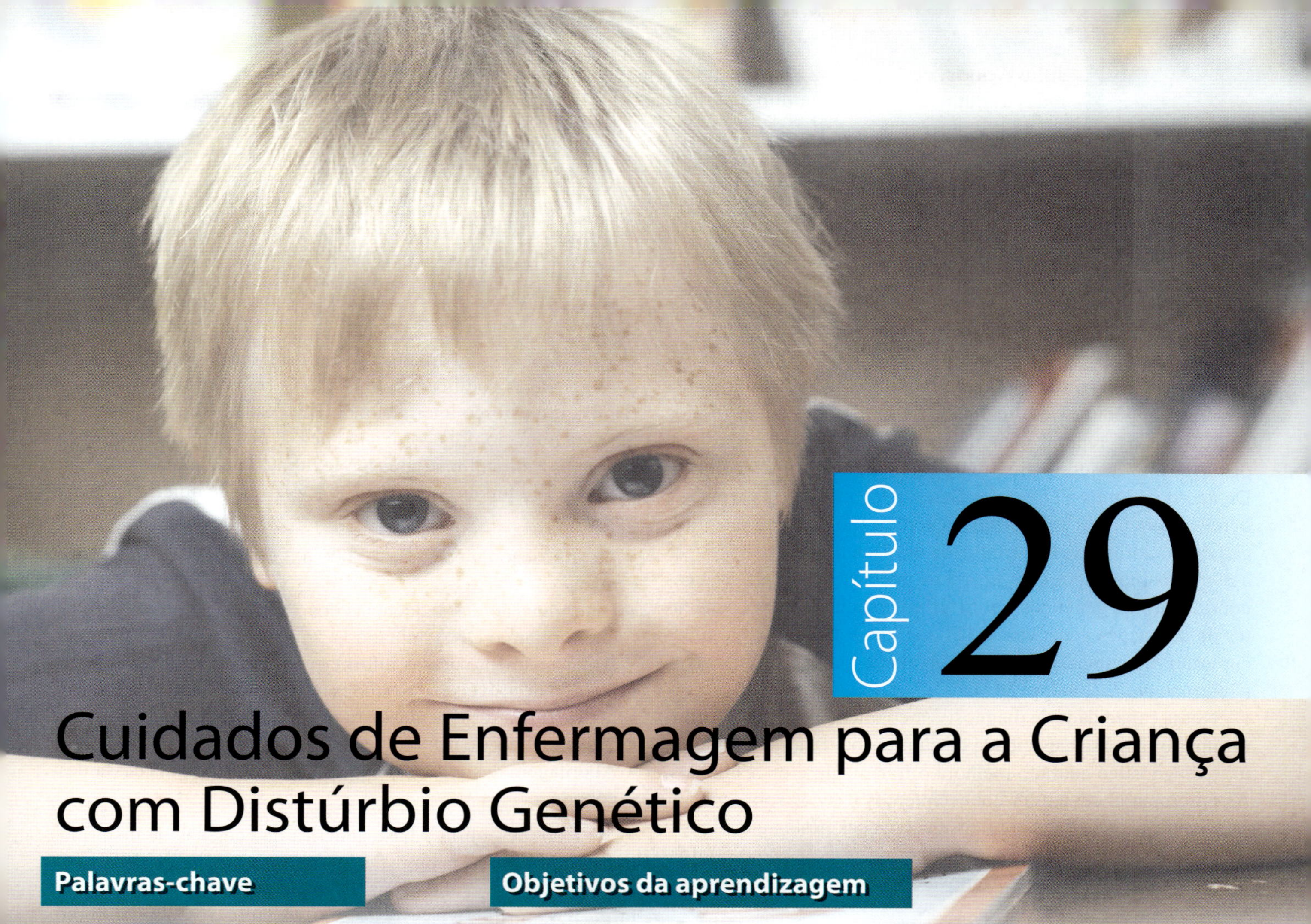

Capítulo 29

Cuidados de Enfermagem para a Criança com Distúrbio Genético

Palavras-chave

Alelo
Cariótipo
Consanguinidade
Cromossomo
Fenótipo
Gene
Genética
Genoma
Genótipo
Heterozigoto
Homozigoto
Não disjunção

Objetivos da aprendizagem

Concluída a leitura deste capítulo, o leitor deverá ser capaz de:

1. Discutir os vários padrões de herança, inclusive padrões não tradicionais de herança.
2. Discutir problemas éticos e legais associados a testes genéticos.
3. Discutir aconselhamento genético e o papel da enfermeira.
4. Identificar intervenções de enfermagem relacionadas com exames complementares usados para diagnóstico e tratamento de problemas genéticos.
5. Distinguir diversos distúrbios genéticos que ocorrem na infância.
6. Desenvolver um plano individualizado de cuidados de enfermagem para a criança com distúrbio genético.
7. Desenvolver planos de orientação para a criança com distúrbio genético e sua família.

REFLEXÃO *As enfermeiras também cuidam das indefesas e corajosas crianças com problemas genéticos.*

Julie Woods, de 5 anos de idade, é trazida à clínica para o exame anual. A mãe diz que a filha é menor que todas as outras crianças do jardim de infância.

Genética é o estudo da hereditariedade e de suas variações (Venes, 2005). Muitos distúrbios da infância têm uma causa genética ou hereditária. Distúrbios comuns suspeitos de serem causados ou influenciados por fatores genéticos incluem defeitos congênitos, anormalidades cromossômicas, distúrbios neurocutâneos, retardo mental, muitos tipos de baixa estatura, distúrbios do tecido conjuntivo e erros inatos do metabolismo. De acordo com os Centers for Disease Control and Prevention, defeitos congênitos e distúrbios genéticos são uma causa significativa de morbidade e mortalidade em lactentes e crianças: "25 a 39% das internações em hospitais pediátricos são de crianças com distúrbios genéticos ou distúrbios parcialmente dependentes de alterações genéticas, e 11% de todas as mortes na infância estão relacionadas com uma condição genética subjacente" (Behrman *et al.*, 2004, p. 367).

Nossa capacidade de diagnosticar condições genéticas é muito superior à nossa capacidade de curá-las ou tratá-las. Entretanto, o diagnóstico acurado melhora o tratamento e os resultados. As enfermeiras devem ter conhecimentos básicos sobre genética, distúrbios genéticos comuns em crianças, testes genéticos e aconselhamento genético, para poderem fornecer apoio e informações para as famílias e promoverem uma maior qualidade de vida.

Herança

Um **gene** é a unidade básica da hereditariedade. Os genes ocupam um local específico em um **cromossomo** (um filamento longo e contínuo de DNA que contém informações genéticas) e determinam as características físicas e mentais do organismo. Nos seres humanos, cada célula somática (que forma o corpo do organismo) tem 46 cromossomos: 22 pares de cromossomos não sexuais (autossomos) e um par de cromossomos sexuais. O **genótipo** é a constituição genética específica do indivíduo, informações que são herdadas e codificadas em **alelos** específicos (uma de duas ou mais versões alternativas de genes em posições fixas em um cromossomo que transmite a mesma característica daquele gene). Por exemplo, todos os seres humanos têm um gene que controla a altura, mas há variações desses genes (alelos) que podem resultar em uma altura de 1,5 m ou de 1,9 m. Um gene que controla a cor dos olhos tem um alelo que resulta em olhos azuis ou outro que resulta em olhos castanhos. O genótipo, junto com fatores ambientais que influenciam o indivíduo, determina o **fenótipo** (as características externas da pessoa).

Todos os seres humanos herdam dois genes, um de cada genitor, ou seja, um alelo do pai e um alelo da mãe. Esses alelos podem determinar características iguais (**homozigotos**) ou diferentes (**heterozigotos**). Se os dois alelos forem diferentes, o alelo dominante geralmente será expresso no fenótipo da pessoa.

O genoma humano

O **genoma** de um organismo consiste em todas as informações genéticas codificadas no DNA. O Human Genome Project (HGP), um esforço internacional para desvendar a sequência do genoma humano, foi coordenado pelo U.S. Department of Energy e pelo National Institutes of Health. Começou em outubro de 1990 e terminou em maio de 2003. Entre seus objetivos incluíram-se:

- Identificação de cerca de 20.000 a 25.000 genes no DNA humano
- Determinação das sequências dos 3 bilhões de pares de bases que formam o DNA humano
- Armazenamento dessas informações em bancos de dados para ficarem acessíveis para estudos adicionais
- Melhora das ferramentas para análise dos dados
- Transferência de tecnologias correlatas para o setor privado
- Abordagem das implicações éticas, legais e sociais dessa descoberta.

O HGP descobriu a base genética de centenas de distúrbios e aumentou nossa compreensão dos processos genéticos básicos no nível molecular. Mais informações estão disponíveis em http://www.ornl.gov/sci/techresources/Human_Genome/home.shtml.

Uma das metas do HGP foi traduzir os achados em estratégias novas e mais efetivas de prevenção, diagnóstico e tratamento de distúrbios genéticos. As aplicações atuais e potenciais do HGP para cuidados de saúde incluem diagnóstico mais rápido e mais específico de doenças, com centenas de testes genéticos disponíveis na pesquisa ou na prática clínica, detecção mais precoce de predisposições genéticas para doenças, menor ênfase no tratamento de sintomas e sinais de uma doença e maior ênfase na pesquisa das causas fundamentais das doenças, novas classes de medicamentos, prevenção de condições ambientais que podem desencadear doenças, e reparo ou substituição de genes defeituosos (terapia genética). Esse conhecimento, associado à comercialização da tecnologia, modificará nossa abordagem dos distúrbios genéticos.

Embora impliquem muitos benefícios atuais e potenciais para crianças, esses avanços trazem à tona sérios problemas éticos, legais e sociais. O HGP reconheceu isso e desenvolveu uma seção, denominada Ethical, Legal and Social Issues, responsável pela abordagem e pela supervisão desses problemas, determinando como usar essas informações do modo mais seguro e benéfico. Alguns desses problemas incluem a privacidade e a confidencialidade (sigilo) das informações genéticas; quem deve ter acesso a informações genéticas pessoais; o impacto psicológico e a estigmatização devida a diferenças genéticas individuais; o uso de informações genéticas na tomada de decisão em relação à reprodução e aos direitos reprodutivos; e se devem ser feitos testes quando não houver cura disponível. Outras informações sobre esses problemas estão disponíveis em http://www.ornl.gov/sci/techresources/Human_Genome/research/elsi.shtml.

Padrões de herança

O diagnóstico de um distúrbio genético em geral se baseia em sinais e sintomas clínicos ou na confirmação laboratorial de uma alteração genética associada ao distúrbio. O diagnóstico exato pode ser facilitado pela identificação de um padrão de herança na família. As enfermeiras também precisam compreender os padrões de herança para poderem orientar e aconselhar famílias sobre o risco de futuras gestações. Alguns distúrbios genéticos ocorrem em muitos familiares, enquanto outros ocorrem em apenas uma pessoa. Um distúrbio genético é causado por alteração completa ou parcial de material genético. Por outro lado, um distúrbio familiar é mais comum em parentes da pessoa afetada, mas pode ser causado por influências ambientais.

Distúrbios mendelianos ou monogênicos

Um distúrbio genético é uma doença causada por uma anormalidade no material genético (genoma) de uma pessoa. Os padrões de herança determinam como essa anormalidade é transmitida para a prole. Os princípios de herança de distúrbios de um único gene são os mesmos que regem a herança de outros traços, como a cor dos olhos ou do cabelo. São chamados leis da hereditariedade de Mendel, em homenagem a Gregor Mendel, naturalista austríaco que fez pesquisas genéticas. Esses padrões ocorrem somente quando há defeito de um único gene, e são chamados distúrbios monogênicos ou mendelianos. Incluem padrões autossômicos dominantes, autossômicos recessivos, dominantes ligados ao cromossomo X e recessivos ligados ao cromossomo X.

Herança autossômica dominante

A herança autossômica dominante ocorre quando um único gene no estado heterozigoto é capaz de produzir o fenótipo. Em outras palavras, o gene anormal ou mutante sobrepuja o gene normal, e a pessoa apresenta os sinais e sintomas do distúrbio. A pessoa afetada em geral tem um genitor afetado, e uma pessoa afetada tem 50% de chance de transmitir o gene anormal para os filhos (Figura 29.1). As pessoas são afetadas em todas as gerações. Homens e membros da família com fenótipo normal (que não apresentam sinais e sintomas do distúrbio) não transmitem a doença para sua prole. Homens e mulheres são afetados igualmente e um homem pode transmitir o distúrbio para um filho do sexo masculino. A transmissão de homem para homem é importante para se distinguir a herança autossômica dominante da herança ligada ao cromossomo X. A apresentação é variável em uma família: um genitor com uma forma branda pode ter uma criança com uma forma mais grave. Tipos comuns de distúrbios genéticos com padrão de herança autossômico dominante incluem neurofibromatose, doença de Huntington, acondroplasia e doença policística renal.

Herança autossômica recessiva

A herança autossômica recessiva ocorre quando são necessárias duas cópias do gene mutante ou anormal no estado homozigoto para produzir o fenótipo. Em outras palavras, são necessários dois genes anormais para a pessoa apresentar os sinais e sintomas do distúrbio. Esses distúrbios são em geral menos comuns do que os autossômicos dominantes (Behrman *et al*., 2004). Os dois genitores da pessoa afetada têm de ser portadores heterozigotos do gene (ter o gene mas ser clinicamente normais), e sua prole tem uma chance de 25% de serem homozigotos (50% de chance de herdar o gene mutante de cada um dos genitores e, em consequência, 25% de chance de herdar os dois genes mutantes). Se a criança for clinicamente normal, existe uma chance de 50% de ser portadora (Figura 29.2). Pessoas afetadas em geral ocor-

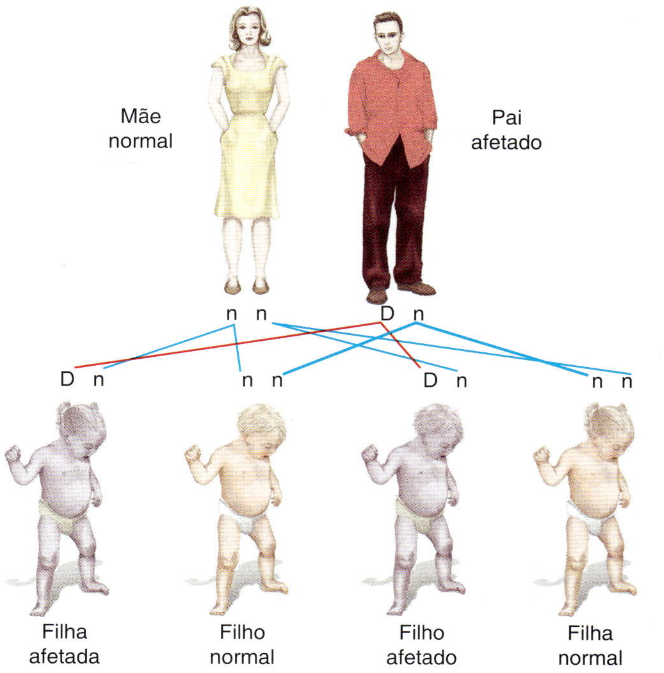

● Figura 29.1 Padrão de herança autossômica dominante.

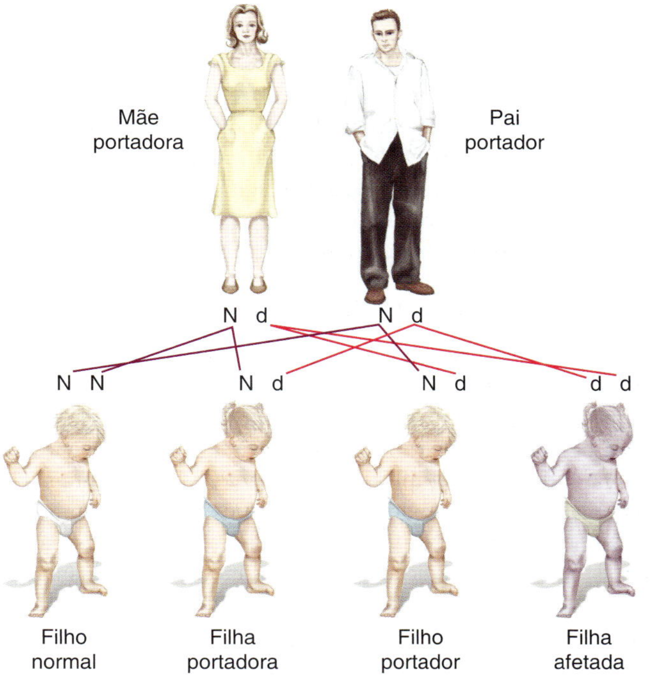

● Figura 29.2 Padrão de herança autossômico recessivo.

rem em apenas uma geração da família. Homens e mulheres são afetados igualmente, e um homem pode transmitir o distúrbio para um filho do sexo masculino. A chance dos dois genitores serem portadores de um gene mutante aumenta quando há **consanguinidade** (parentesco entre os genitores). Tipos comuns de distúrbios genéticos com padrão de herança autossômica recessiva são fibrose cística, fenilcetonúria, doença de Tay-Sachs e anemia falciforme.

Herança ligada ao cromossomo X

Distúrbios ligados ao cromossomo X são aqueles associados a genes alterados no cromossomo X. Sua herança é diferente daquela dos distúrbios autossômicos. Se um menino herdar um gene alterado ligado ao cromossomo X, ele expressará a doença. Como meninos têm apenas um cromossomo X, todos os genes nesse cromossomo serão expressos (o cromossomo Y não contém alelos normais para compensar o gene alterado). Como as meninas herdam dois cromossomos X, podem ser homozigotas ou heterozigotas para qualquer alelo. Assim, os distúrbios ligados ao cromossomo X se expressam em mulheres de modo semelhante aos distúrbios autossômicos.

Herança recessiva ligada ao cromossomo X

A maioria dos distúrbios ligados ao cromossomo X apresenta um padrão de herança recessivo. Há mais homens afetados do que mulheres; visto que os homens têm apenas um cromossomo X, todos os genes nesse cromossomo serão expressos, enquanto as mulheres precisam de dois cromossomos X anormais para apresentar a doença. Não há transmissão de homem para homem (porque o cromossomo X do homem não é transmitido para os filhos homens), mas homens afetados têm filhas portadoras. Se uma mulher for portadora, existe uma chance de 50% de os filhos serem afetados e de 50% de as filhas serem portadoras (Figura 29.3). Tipos comuns de distúrbios genéticos com padrão de herança recessivo ligado ao cromossomo X incluem hemofilia, daltonismo e distrofia muscular de Duchenne.

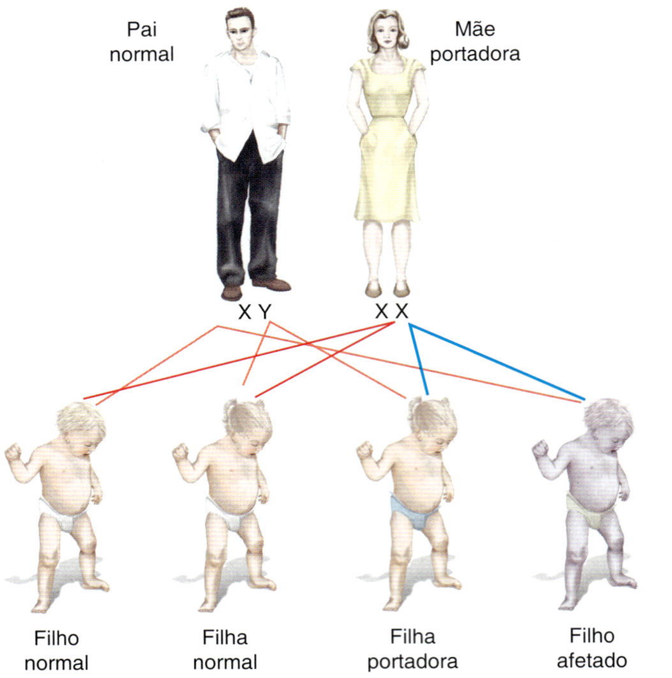

● Figura 29.3 Padrão de herança recessivo ligado ao cromossomo X.

Herança dominante ligada ao cromossomo X

A herança dominante ligada ao cromossomo X ocorre se portadoras heterozigotas mostrarem sinais e sintomas do distúrbio. Todas as filhas e nenhum filho de um homem afetado têm a doença, enquanto filhos e filhas de uma mulher afetada têm uma chance de 50% de terem a doença (Figura 29.4). Distúrbios dominantes ligados ao cromossomo X são raros; o mais comum é o raquitismo hipofosfatêmico (resistente à vitamina D).

Herança multifatorial

Muitas das malformações congênitas comuns, como fenda labial, fenda palatina, espinha bífida, estenose pilórica, pé torto, displasia congênita de quadril e defeitos cardíacos, são atribuídas a herança multifatorial. Acredita-se que essas doenças sejam causadas por múltiplos fatores genéticos e ambientais. Uma combinação de genes dos dois genitores e fatores ambientais desconhecidos produz o traço ou a condição. Uma pessoa pode herdar uma predisposição para uma determinada anomalia ou doença. As anomalias ou doenças têm gravidade variável e, com frequência, existe um viés sexual. Por exemplo, a estenose pilórica é encontrada com maior frequência em meninos, enquanto a displasia congênita de quadril é muito mais frequente em meninas. Condições multifatoriais tendem a ocorrer em famílias, mas o padrão de herança não é previsível como nos distúrbios monogênicos. A chance de recorrência em uma família é menor do que a de distúrbios monogênicos, mas o risco está relacionado com o número de genes em comum com a pessoa afetada. Quanto maior o grau de parentesco, maior o número de genes em comum com o familiar afetado, e maior o risco de um defeito semelhante na prole. Na herança multifatorial, a probabilidade de dois gêmeos idênticos serem afetados não é 100%, o que indica a participação de fatores não genéticos.

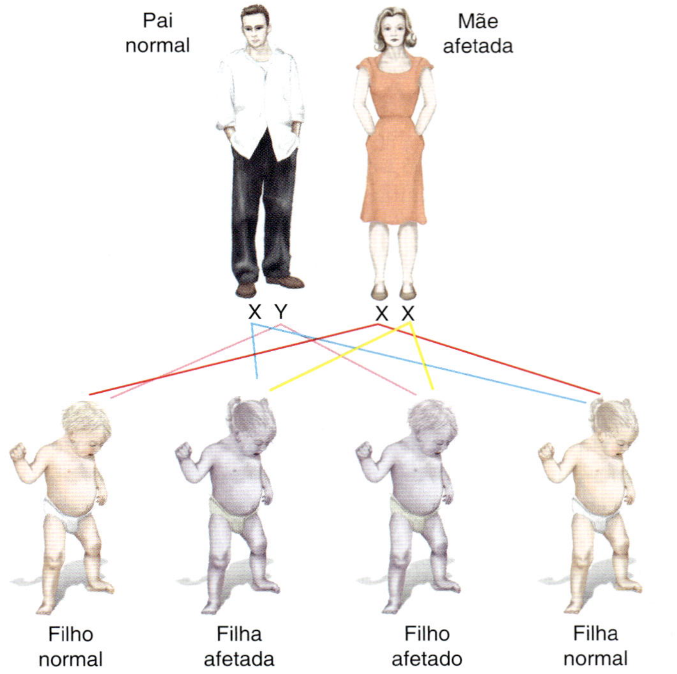

● Figura 29.4 Padrão de herança dominante ligada ao cromossomo X.

Padrões de herança não tradicionais

Estudos moleculares mostraram que alguns distúrbios genéticos são herdados em padrões que não seguem os padrões típicos de herança dominante, recessiva, ligada ao cromossomo X ou multifatorial. Exemplos de herança não tradicional são herança mitocondrial e *imprinting* genômico. Com os progressos da genética molecular e com nosso conhecimento crescente sobre padrões de herança, outros modos de herança não tradicionais podem ser descobertos e se revelar relativamente comuns.

Herança mitocondrial

Algumas doenças resultam de mutações do DNA mitocondrial. As mitocôndrias (uma parte da célula responsável pela produção de energia) têm herança quase exclusivamente materna. Assim, a herança mitocondrial é passada da mãe para membros de qualquer sexo da prole (o que diferencia a herança mitocondrial da herança recessiva ligada ao cromossomo X). Essas mutações são com frequência deleções e anormalidades, sendo encontradas em um ou mais órgãos, como cérebro, olhos e músculos esqueléticos. Muitas vezes estão relacionadas com déficits de energia em células com altas demandas energéticas, como neurônios e células musculares. Esses distúrbios tendem a ser progressivos, e podem surgir no lactente ou no adulto. Há uma variação muito grande de sintomas na mesma família. Exemplos de distúrbios com herança mitocondrial são a síndrome de Kearns-Sayre (um distúrbio neuromuscular) e a neuropatia óptica hereditária de Leber (que causa deficiência visual progressiva).

Imprinting genômico

Outro padrão de herança não tradicional resulta de um processo chamado *imprinting* genômico. Esse processo é essencial para o crescimento e o desenvolvimento fetais e para o funcionamento da placenta. É um fenômeno em que a expressão de um gene é determinada por sua origem parental. Os alelos materno e paterno estão presentes, mas apenas um é expresso, e o outro permanece inativo. O *imprinting* genômico não modifica a sequência genética, mas afeta o fenótipo observado. Nesses casos, os genes alterados em uma região do genoma apresentam expressão muito diferente, dependendo de serem herdados da mãe ou do pai. São conhecidas diversas síndromes humanas associadas a variações do *imprinting* genômico. Os distúrbios resultantes em geral envolvem um fenótipo de crescimento e incluem graus variáveis de problemas de desenvolvimento. Exemplos comuns são a síndrome de Prader-Willi (hipotonia grave e hiperfagia, associada a obesidade e retardo mental), a síndrome de Angelman (um distúrbio do neurodesenvolvimento associado a retardo mental, movimentos espasmódicos e convulsões) e a síndrome de Beckwith-Wiedemann (caracterizada por crescimento somático excessivo, malformações congênitas e predisposição a neoplasias embrionárias).

Anormalidades cromossômicas

Em alguns casos de distúrbios genéticos, a anormalidade é devida a problemas com os cromossomos. As anormalidades cromossômicas não seguem padrões simples de herança. Espermatozoides e óvulos têm 23 cromossomos não pareados. Quando se unem, por ocasião da concepção, formam um ovo fertilizado com 46 cromossomos (23 pares). Algumas vezes, antes da concepção ocorre um erro durante o processo de divisão celular, gerando um óvulo ou um espermatozoide com um número maior ou menor de cromossomos. Se esse óvulo ou espermatozoide se unir a um espermatozoide ou um óvulo normal, o embrião resultante terá uma anormalidade cromossômica. Anormalidades cromossômicas podem também ocorrer em virtude de um defeito na estrutura do cromossomo. Pequenas partes do cromossomo podem ser excluídas, duplicadas, invertidas, mal colocadas ou trocadas por partes de outro cromossomo. A maioria das anormalidades cromossômicas se deve a um defeito no óvulo ou no espermatozoide; portanto, a anormalidade é encontrada em todas as células do corpo. Algumas anormalidades ocorrem após a fertilização durante a mitose e resultam em mosaicismo. O mosaicismo (ou mosaico) ocorre quando as anormalidades cromossômicas não são encontradas em todas as células; apenas algumas células ou tecidos apresentam anormalidade. Os distúrbios causados por mosaicismo em geral são menos graves do que os causados quando a anormalidade ocorre em todas as células.

Anormalidades cromossômicas ocorrem em 0,4% dos nascimentos vivos (Behrman *et al*., 2004). Há uma frequência muito maior de anormalidades cromossômicas em abortos espontâneos e natimortos. Anomalias congênitas e retardo mental estão associados com frequência a anormalidades cromossômicas. Essas anormalidades ocorrem em autossomos ou em cromossomos sexuais, e podem resultar de anormalidades tanto na estrutura como no número de cromossomos.

Um **cariótipo** é a representação visual dos cromossomos. Mostra uma organização sistemática dos cromossomos em pares de uma célula (Figura 29.5). O cariótipo é usado com frequência em exames pré-natais para diagnóstico ou previsão de doenças genéticas.

Anormalidades do número de cromossomos

As anormalidades do número de cromossomos resultam frequentemente de **não disjunção** (falha na separação do par de cromossomos) durante a divisão celular (meiose ou mitose). Poucas anormalidades do número de cromossomos são compatíveis com o desenvolvimento até o termo; a maioria resulta em aborto espontâneo. Algumas anormalidades do número de cromossomos, entretanto, podem suportar o desenvolvimento até o termo porque os cromossomos envolvidos transportam relativamente poucos genes (p. ex., os cromossomos 13, 18, 21 ou X). As duas anormalidades comuns do número de cromossomos são monossomias ou trissomias. Nas monossomias, há apenas uma cópia de um determinado cromossomo, em vez do par usual. Nesses casos, costuma haver aborto espontâneo no início da gravidez; a sobrevivência ocorre apenas quando há mosaicismo. Nas trissomias, há três cópias de um cromossomo, em vez do par usual. As trissomias mais comuns são a trissomia do 21 (síndrome de Down), a trissomia do 18 e a trissomia do 13 (ver discussão adicional adiante). As trissomias podem ocorrer em todas as células ou manifestar-se em forma de mosaico.

Anormalidades da estrutura dos cromossomos

Anormalidades da estrutura dos cromossomos ocorrem em geral quando há quebra e perda de uma parte de um ou mais cromossomos, e os fragmentos são religados de modo incorreto duran-

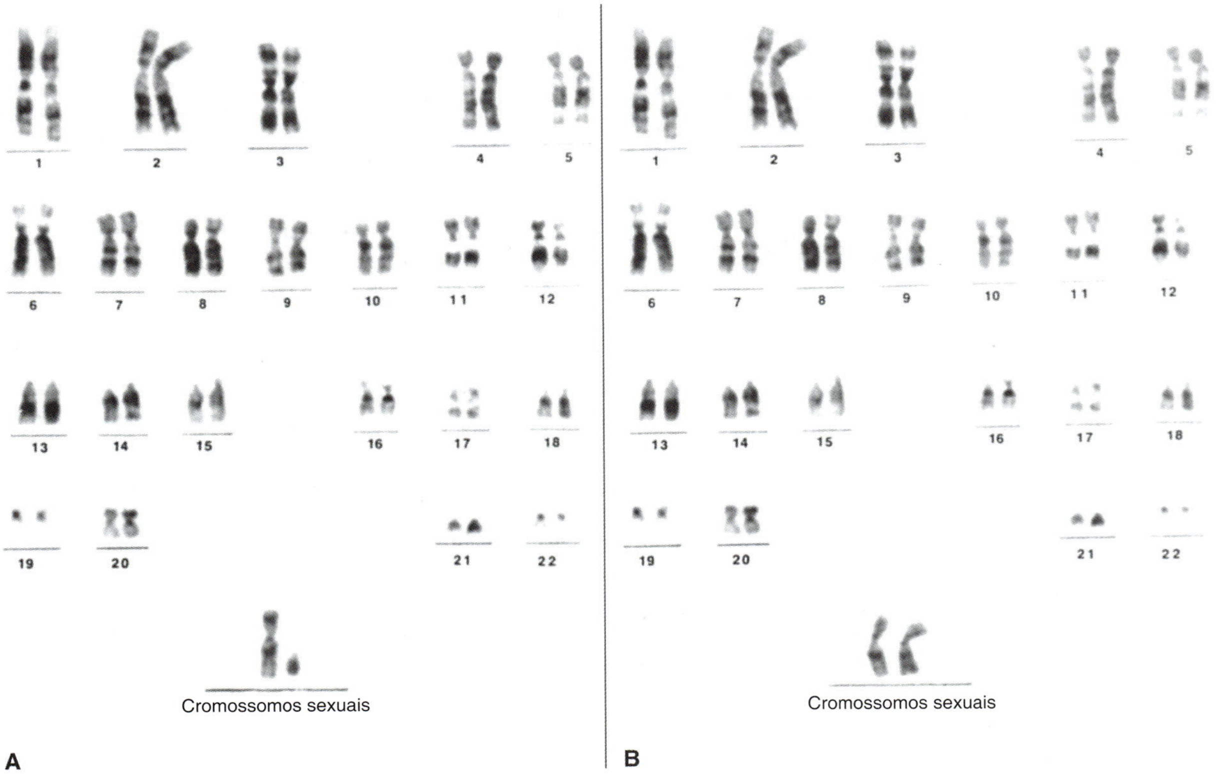

● Figura 29.5 Os cromossomos em um cariótipo são organizados e numerados por tamanho, do maior para o menor. O cariótipo humano normal tem 46 cromossomos: 22 pares de autossomos e dois cromossomos sexuais. (**A**) Homem normal. (**B**) Mulher normal.

te o processo de reparo. As anormalidades estruturais em geral causam excesso ou falta de material genético. A estrutura alterada dos cromossomos pode assumir diversas formas. Deleções ocorrem quando uma parte do cromossomo está faltando. Duplicações ocorrem quando uma parte do cromossomo está duplicada como um segmento cromossômico adicional. Os achados clínicos variam de acordo com a quantidade de material genético envolvida. Inversões ocorrem quando uma parte de um cromossomo se fragmenta em dois pontos e é religada ao cromossomo no sentido inverso ao do original, ou seja, o material genético é invertido. Quando há inversão, não há perda nem ganho de material genético, e o fenótipo dos portadores permanece normal, mas há um aumento do risco de aborto e de anormalidades cromossômicas na prole. Cromossomos em anel são vistos quando uma parte de um cromossomo se rompe em dois pontos e forma um anel ou círculo. As anormalidades estruturais de maior importância clínica são as translocações, que ocorrem quando uma parte de um cromossomo é transferida para outro cromossomo, gerando um rearranjo anormal.

Anormalidades cromossômicas estruturais podem ser equilibradas ou não equilibradas. As anormalidades equilibradas envolvem o rearranjo de material genético sem ganho nem perda. Pessoas com anormalidades estruturais equilibradas em geral têm fenótipo normal, mas correm maior risco de abortos ou de anormalidades cromossômicas na prole. Exemplos de rearranjos estruturais que podem ser equilibrados são inversões, translocações e cromossomos em anel. Anormalidades estruturais não equilibradas são semelhantes às anormalidades do número de cromossomos, porque há perda ou ganho de material genético. Anormalidades estruturais não equilibradas podem abranger diversos genes, causando consequências clínicas graves.

Anormalidades dos cromossomos sexuais

Anormalidades cromossômicas podem também envolver os cromossomos sexuais, com consequências clínicas geralmente mais brandas do que as das anormalidades cromossômicas de autossomos. As anormalidades dos cromossomos sexuais são específicas de homens ou de mulheres, e envolvem a falta de um cromossomo sexual ou a presença de um cromossomo sexual adicional. Afetam o desenvolvimento sexual e podem causar infertilidade, anormalidades de crescimento e possíveis problemas de comportamento e de aprendizado. Muitas pessoas afetadas têm uma vida essencialmente normal. São exemplos a síndrome de Turner em mulheres e a síndrome de Klinefelter em homens (ver discussão adiante neste capítulo).

Avaliação e aconselhamento genéticos

O aconselhamento genético foi definido como "um processo educacional que procura ajudar pessoas afetadas e/ou em risco a compreender a natureza de um distúrbio genético, sua transmissão e as opções disponíveis de tratamento e planejamento familiar" (Behrman *et al.*, 2004, p. 395). Há diversas razões para se enviar uma pessoa para aconselhamento genético (Boxe 29.1). Em muitos casos, geneticistas e conselheiros genéticos fornecem informações sobre doenças genéticas

Boxe 29.1 Quem pode beneficiar-se de aconselhamento genético

- Idade materna de 35 anos ou mais, quando nasce uma criança
- Idade paterna de 50 anos ou mais
- Filho anterior, genitores ou parentes próximos com doença hereditária, anomalia congênita, distúrbio metabólico ou anormalidade cromossômica
- Consanguinidade ou incesto
- Anormalidade na triagem durante a gravidez, inclusive alfafetoproteína, triagem tripla (alfafetoproteína, gonadotrofina coriônica e estriol não conjugado), amniocentese ou ultrassonografia
- Natimorto com anomalias congênitas
- Duas ou mais gestações perdidas
- Exposição a agentes teratogênicos ou risco de exposição
- Preocupações com defeitos genéticos que ocorrem com frequência em grupos étnicos ou raciais (p. ex., descendentes de africanos correm risco maior de terem filhos com anemia falciforme)
- Triagem anormal do recém-nascido
- Criança nascida com uma ou mais malformações importantes em um sistema de órgãos significativo
- Criança com anormalidade de crescimento
- Criança com retardo do desenvolvimento, retardo mental, cegueira ou surdez

para famílias. Entretanto, um médico de família e um pediatra experientes ou uma enfermeira que recebeu treinamento especial em genética também podem fornecer as informações. Uma consulta genética envolve a avaliação de uma pessoa ou de uma família. O objetivo é confirmar, diagnosticar ou excluir condições genéticas, identificar problemas de tratamento clínico, calcular e comunicar riscos genéticos para uma família, discutir problemas éticos e legais, e ajudar a fornecer ou providenciar apoio psicossocial. Conselheiros genéticos servem como educadores e suporte para outros profissionais de saúde e para o público em geral.

A época ideal para o aconselhamento genético é antes da concepção. O aconselhamento antes da concepção possibilita que os casais identifiquem e reduzam os riscos de gravidez, planejem de acordo com os riscos conhecidos e providenciem cuidados pré-natais precoces. Infelizmente, muitas mulheres retardam o atendimento pré-natal até o segundo ou o terceiro trimestres, após ter passado o tempo crucial da organogênese. Aconselhamento antes da concepção deve ser oferecido a todas as mulheres que procuram cuidados de saúde durante os anos férteis, em especial se estiverem pensando em engravidar. Os profissionais de saúde devem assumir um papel ativo. As enfermeiras são com frequência os primeiros profissionais de saúde a encontrarem mulheres com problemas antes da concepção e antes do parto, e têm um papel importante no início do aconselhamento antes da concepção, encaminhando as mulheres e seus parceiros para exames genéticos, quando for indicado.

O rastreamento e o aconselhamento antes da concepção podem gerar problemas éticos e morais sérios para um casal. Os exames genéticos pré-natais podem levar à decisão de interromper a gravidez com base nos resultados, mesmo que não sejam conclusivos mas indiquem alta possibilidade de uma anormalidade na criança. A gravidade da anormalidade pode não ser conhecida, e alguns consideram antiética a decisão de interromper a gravidez. Outra situação difícil ocorre quando a mãe descobre que é portadora de um distúrbio que afeta apenas um gênero. Se não for feito um exame pré-natal, o casal pode decidir interromper qualquer gravidez em que o feto seja do gênero afetado, mesmo havendo uma chance de 50% de a criança não ter o distúrbio. A escolha é do casal, e as informações e o apoio devem ser fornecidos sem um caráter diretivo.

Uma história familiar acurada e meticulosa é parte essencial do aconselhamento antes da concepção. São obtidas informações sobre anomalias congênitas, retardo mental, doenças genéticas, história reprodutiva, saúde geral e causas de morte, idealmente de três gerações. Após análise cuidadosa dos dados, o casal é encaminhado para aconselhamento genético, quando for indicado.

O aconselhamento genético tem importância especial quando uma anomalia congênita ou uma doença genética é diagnosticada antes do nascimento ou quando nasce uma criança com uma anomalia congênita ou uma doença genética potencialmente fatal. Nesses casos, a família precisa receber informações urgentes porque tem que tomar decisões imediatas. Se um diagnóstico com implicações genéticas for feito mais tarde na vida, se um casal com história familiar ou um filho anterior com um distúrbio genético estiver planejando a família, ou se houver suspeita de exposição a um agente teratogênico, as informações não são tão urgentes; nessas situações, a família precisa receber todas as informações e explorar todas as suas opções. Isso pode ocorrer durante várias reuniões em um período mais longo.

O aconselhamento genético envolve a reunião de muitas informações sobre história do nascimento, história patológica pregressa e estado atual de saúde. Uma história familiar detalhada é obrigatória e na maioria dos casos inclui o desenvolvimento de um heredograma (Figura 29.6). Em condições ideais, são reunidas informações sobre três gerações, mas, se a história familiar for complicada, podem ser necessárias informações de paren-

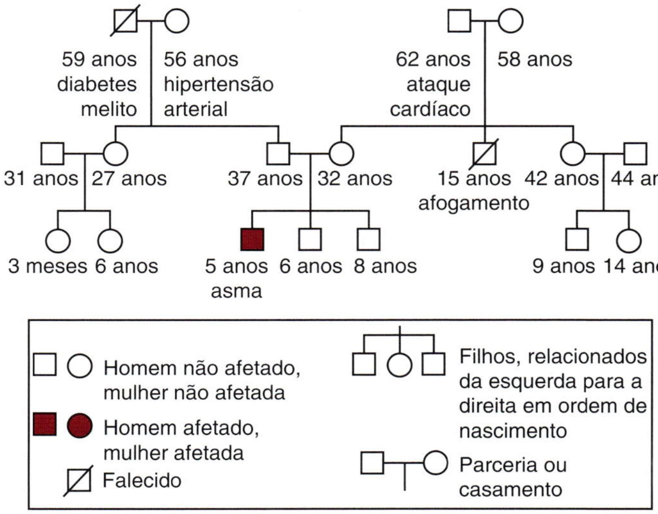

● Figura 29.6 O heredograma é um diagrama que mostra as relações entre membros da família, inclusive informações clínicas de cada membro.

tes mais distantes. As famílias que recebem aconselhamento genético devem saber que essa informação é necessária para que possam discutir com antecedência aspectos sensíveis com outros membros da família. Quando necessário, podem ser requisitados prontuários dos membros da família, especialmente dos que têm um distúrbio genético. Algumas vezes, a preparação do heredograma pode revelar informações que não são conhecidas por todos os familiares, como uma criança adotada, uma criança concebida por fertilização *in vitro* ou um marido que não é pai de uma criança. Por isso, é muito importante manter a confidencialidade dos dados.

O conhecimento genético aumentou muito nas últimas décadas. É possível não só detectar doenças específicas com mutações genéticas, mas também pesquisar uma predisposição genética a diversas doenças e a certas características físicas. Isso gera complexos problemas éticos, morais e sociais. Os profissionais de saúde precisam manter a intimidade e o sigilo dos pacientes e administrar cuidados sem discriminação, mantendo a sensibilidade a diferenças culturais. É essencial respeitar a autonomia do paciente e apresentar informações de modo não impositivo.

O papel e as responsabilidades da enfermeira

As enfermeiras encontram crianças com distúrbios genéticos em várias situações. Isso inclui clínicas, hospitais, escolas ou centros comunitários. É muito difícil conversar com famílias que tiveram um diagnóstico recente de distúrbio genético ou que tiveram uma criança com anomalias congênitas. Muitas vezes a enfermeira é o profissional a fazer o primeiro contato com esses pais e fornecerá acompanhamento. Distúrbios genéticos são situações significativas, que modificam a vida e são potencialmente fatais. Como as informações são muito técnicas e a área ainda está em desenvolvimento, é melhor encaminhar a família para um profissional de saúde especializado em genética. A enfermeira deve perceber quem se beneficiará de aconselhamento genético e deve estar apta a discutir o papel do conselheiro genético com as famílias. Famílias em risco devem ser informadas sobre aconselhamento genético antes de tentarem ter mais um filho. As enfermeiras têm um papel essencial no apoio emocional às famílias durante essa fase tão difícil. Além disso, devem encaminhar essas famílias para serviços, grupos de apoio e recursos adequados.

Tratamentos clínicos comuns

Diversos medicamentos e outros tratamentos clínicos são prescritos para os sinais e sintomas de distúrbios genéticos em crianças. Como os distúrbios genéticos não têm um tratamento específico ou uma cura, o tratamento visa os sintomas específicos de cada distúrbio. Como os distúrbios genéticos com frequência envolvem vários sistemas orgânicos, e as crianças têm necessidades clínicas complexas, são obrigatórias uma abordagem multidisciplinar e uma boa comunicação. Adiante é apresentada uma discussão sobre distúrbios genéticos comuns e seus tratamentos.

Visão geral do processo de enfermagem para a criança com distúrbio genético

Os cuidados para a criança com distúrbio genético incluem avaliação, diagnóstico de enfermagem, planejamento, intervenções e avaliação dos resultados. Existem vários conceitos gerais relacionados com o processo de enfermagem que podem ser aplicados nos cuidados de crianças com doenças genéticas. A partir de uma compreensão geral dos cuidados para uma criança com distúrbio genético, a enfermeira pode individualizar os cuidados com base nos dados específicos de cada criança.

Avaliação

A avaliação de uma criança com distúrbio genético inclui história de saúde, exame físico e exames complementares.

> **Você se lembra de Julie, de 5 anos de idade**, trazida para o exame anual? Que outras informações da história de saúde e do exame físico você deve obter?

História de saúde

A história de saúde compreende a história patológica pregressa (HPP), inclusive a história de gravidez da mãe, a história familiar, a história neonatal, a história da doença atual (quando os sintomas começaram e como progrediram) e os tratamentos usados em casa. Pesquise fatores de risco na HPP e na história da doença atual, como:

- História familiar de distúrbios genéticos
- Qualquer complicação nos períodos pré-natal, perinatal ou pós-natal
- Alterações ou retardos do desenvolvimento

A história da gravidez pode ser muito importante para a identificação de um distúrbio genético. Dados significativos são idade materna superior a 35 anos, nascimentos prematuros repetidos, apresentação pélvica, displasia congênita do quadril, anormalidades observadas à ultrassonografia, anormalidades em exames de sangue no período pré-natal (p. ex., triagem tripla ou quádrupla, alfafetoproteína), anormalidades do líquido amniótico (poli-hidrâmnio, oligo-hidrâmnio), nascimentos múltiplos, exposição a medicamentos e a agentes teratogênicos conhecidos, e movimentos fetais diminuídos.

Uma história neonatal dirigida também ajuda na identificação de um problema genético. A história neonatal pode revelar restrição simétrica de crescimento intrauterino, grande para a idade gestacional (GIG) sem causa aparente, audição prejudicada, hiperbilirrubinemia persistente, má adaptação ao ambiente extrauterino (demonstrada por instabilidade da temperatura e da frequência cardíaca e por dificuldade de alimentação), hipotonia ou hipertonia, convulsões ou resultados anormais de exames realizados no recém-nascido.

A história familiar é importante para a identificação de distúrbios genéticos. Devem ser coletados dados de três gerações. Se houver uma história familiar positiva, a probabilidade de um distúrbio genético no paciente é maior. É útil criar um heredograma (ver anteriormente, na seção sobre aconselhamento genético). A história familiar pode revelar anomalias congênitas importantes, retardo mental, doenças genéticas, distúrbios metabólicos, abortos ou partos de natimortos repetidos, retardos de desenvolvimento, dificuldades importantes de aprendizado, problemas psiquiátricos, consanguinidade ou doenças crônicas importantes (p. ex., diabetes melito, hipertensão arterial, doenças renais, comprometimento auditivo, cegueira, asma, convulsões e morte inexplicada).

Quando obtiver a história da doença atual, pergunte sobre:

- Retardo do desenvolvimento
- Convulsões
- Hipotonia ou hipertonia
- Problemas de alimentação
- Letargia
- Retardo do crescimento
- Aspecto séptico
- Vômitos

Crianças com distúrbios genéticos conhecidos são com frequência internadas no hospital por outros problemas de saúde ou por complicações e tratamento do distúrbio genético. A história de saúde deve incluir perguntas sobre:

- Idade da criança quando o distúrbio foi diagnosticado
- Retardo do desenvolvimento
- Complicações do distúrbio (p. ex., problemas de tireoide, problemas cardíacos, problemas respiratórios, leucemia, convulsões, comprometimento cognitivo)
- Medicamentos usados pela criança, à procura de complicações associadas ao distúrbio
- Restrições dietéticas
- Obediência ao programa de tratamento

Depois da identificação de complicações, investigações sobre sua gravidade, frequência e tratamento são essenciais para os cuidados da criança no hospital.

Exame físico

O exame físico da criança que tem um distúrbio genético inclui inspeção e observação, palpação e ausculta.

Inspeção e observação

Inspecione e observe à procura de anomalias congênitas, importantes ou mínimas. Uma anomalia importante é uma má formação ou anormalidade que cria problemas clínicos significativos e requer tratamento cirúrgico ou clínico (Boxe 29.2). Anomalias mínimas são aspectos diferentes daqueles observados na população em geral, mas que não causam aumento da morbidade (Boxe 29.3).

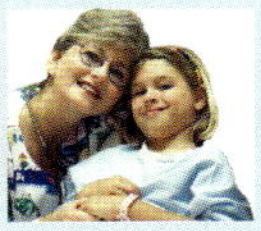

Implantação baixa das orelhas está associada a numerosos dismorfismos genéticos. Se for encontrada, faça uma avaliação completa à procura de outras anormalidades.

Quando existem três ou mais anomalias mínimas, o risco de uma anomalia importante ou de retardo mental é de cerca de 20% (Siegel & Milunsky, 2004). Quando existe uma anomalia importante, a possibilidade de uma causa genética tem de ser investigada. Quando a criança apresenta três ou mais anomalias mínimas, algumas anomalias importantes, um padrão reconhecido de anomalias ou uma combinação de anomalias importantes e mínimas, recomenda-se uma investigação diagnóstica genética (Siegel & Milunsky, 2004).

Boxe 29.2 Anomalias congênitas importantes

- Fenda labial
- Fenda palatina
- Cardiopatia congênita, distúrbios estruturais e de condução
- Defeitos do tubo neural
- Anomalias cerebrais
- Onfalocele
- Hepatoesplenomegalia
- Assimetria da face, do esqueleto ou de um membro
- Dismorfismo generalizado
- Lesões de pele específicas, como manchas café com leite, máculas hipopigmentadas ou hemangiomas cutâneos

Adaptado de Siegel, B., & Milunsky, J. (2004). When should the possibility of a genetic disorder cross your radar screen? *Contemporary Pediatrics, 21*(5), 37.

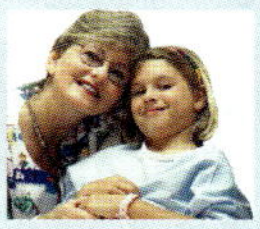

Fenda labial ou fenda palatina estão associadas a muitas síndromes. Se forem observadas, pesquise outras anomalias.

Verifique se as excreções da criança apresentam odor anormal, porque certos distúrbios metabólicos ou erros inatos do metabolismo estão associados a odores específicos (Tabela 29.1)

Boxe 29.3 Anomalias congênitas mínimas

- Occipício retificado
- Occipício proeminente
- Implantação do cabelo em V
- Espiral tripla dos cabelos
- Ponte do nariz retificada
- Narinas antevertidas
- Lóbulo da orelha dobrado
- Lóbulo da orelha fendido
- Orelhas deslocadas para a frente ou protrusas
- Úvula fendida
- Pescoço alado
- Mamilos extranumerários
- Artéria umbilical única
- Hérnia umbilical
- Dedos das mãos afunilados
- Dedos extranumerários
- Dedos flexionados sobre outros
- Polegar ou hálux largo
- Aumento do espaço entre os artelhos
- Sindactilia
- Polidactilia

Adaptado de Siegel, B., & Milunsky, J. (2004). When should the possibility of a genetic disorder cross your radar screen? *Contemporary Pediatrics, 21*(5), 37.

Tabela 29.1 Erros inatos do metabolismo e odores associados

Erro inato do metabolismo	Odor associado
Fenilcetonúria	Mofo ou pútrido
Doença da urina em xarope de bordo	Xarope de bordo
Tirosinemia	Repolho, manteiga rançosa
Trimetilaminúria	Peixe podre

Ausculta

O exame físico inclui a ausculta do coração. Sopros ou arritmias podem ter uma causa genética. Em uma criança com um problema cardíaco congênito (p. ex., defeito de septo interventricular ou comunicação interventricular) e uma história familiar importante de problemas cardíacos estruturais, é preciso considerar uma causa genética. Cerca de 3% de todos os casos de cardiopatias congênitas são causados por um único gene mutante, e 5% dos defeitos cardíacos congênitos são causados por anormalidades cromossômicas (Siegel & Milunsky, 2004).

Palpação

A palpação pode ser usada para detectar hepatoesplenomegalia (aumento do fígado e do baço), mas, como exige habilidade e experiência, deve ser feita por enfermeiras experientes e por médicos. Hepatoesplenomegalia pode indicar uma doença metabólica.

Exames complementares

A tabela Exames complementares 29.1 relaciona os exames complementares mais solicitados para detecção de distúrbios genéticos. Os

(O texto continua na p. 946)

Exames complementares 29.1

Exame	Explicação	Indicação	Implicações de enfermagem
Amniocentese	Sob orientação ultrassonográfica (para determinar a localização da placenta), uma agulha é inserida no abdome e na cavidade uterina de uma gestante para a obtenção de uma amostra de líquido amniótico. O líquido contém células descamadas da pele do feto que podem ser isoladas e cultivadas em laboratório para obtenção de material genético suficiente para exames.	Pesquisa de anormalidades cromossômicas ou problemas genéticos específicos do feto. Realizada quando há risco alto de um distúrbio genético ou quando há anormalidades à ultrassonografia. É o exame pré-natal mais solicitado para diagnóstico de anormalidades cromossômicas e anomalias congênitas.	Em geral não é realizada antes de 14 a 16 semanas de gestação. Alguns médicos realizam amniocentese precoce (entre a 11ª e a 14ª semanas), mas isso ainda é considerado experimental e pode ser mais arriscado do que a amniocentese no segundo trimestre. Complicações incluem aborto, lesão do feto, extravasamento de líquido amniótico, infecção, trabalho de parto prematuro, hemorragia materna, embolia de líquido amniótico, descolamento prematuro da placenta e lesão da bexiga ou do intestino da mãe. Os resultados em geral ficam prontos em 2 semanas, mas isso varia de um laboratório para outro. Monitore o feto antes e depois do procedimento.
Coleta de vilosidades coriônicas	Envolve a remoção de um pequeno fragmento de tecido das vilosidades coriônicas (projeções vasculares minúsculas do cório fetal que se combinam com o tecido do útero para formar a placenta). No laboratório, o número e a morfologia dos cromossomos das células fetais são examinados. Cromossomos em excesso, como ocorre na síndrome de Down, podem ser identificados. Outros exames laboratoriais podem ser feitos para pesquisa de distúrbios específicos.	Pesquisa de anormalidades cromossômicas ou problemas genéticos específicos do feto. A coleta é feita quando há risco alto de um distúrbio genético ou uma ultrassonografia anormal.	Realizada entre a 8ª e a 12ª semanas de gestação, possibilita a detecção precoce de anormalidades genéticas. Complicações incluem aborto acidental, infecção, sangramento, extravasamento de líquido amniótico e deformidades dos membros fetais. Os resultados em geral ficam prontos em 1 semana, mas isso varia com o laboratório e com a localização do procedimento (em geral os resultados ficam prontos antes dos resultados da amniocentese). Monitore o feto antes e depois do procedimento.

Exames complementares 29.1 *(continuação)*

Exame	Explicação	Indicação	Implicações de enfermagem
Triagem tripla ou quádrupla	Exame laboratorial do sangue materno que mede os níveis de três substâncias produzidas pelo feto em desenvolvimento e pela placenta: alfafetoproteína (AFP), gonadotrofina coriônica humana (hCG) e estriol não conjugado (uE3). A inibina A dimérica foi adicionada para formar a triagem quádrupla. Esse acréscimo aumenta a taxa de detecção da síndrome de Down pela triagem quádrupla.	Rastreamento de gestantes de baixo risco à procura de risco aumentado de defeitos do tubo neural, síndrome de Down e trissomia do 18.	Realizada entre a 16ª a 19ª semanas de gestação. Oriente as mães acerca de que um exame normal não garante uma criança saudável. A triagem quádrupla identifica 75% dos fetos com síndrome de Down, 80% das gestações com espinha bífida aberta e 50% das gestações com trissomia do 18 (MSU Division of Human Genetics, 2002). Por outro lado, um resultado anormal não garante que a criança tenha um problema. São necessários outros exames para se confirmar ou excluir uma condição genética específica.
Ultrassonografia	Investigação segura, não invasiva e acurada do feto. Um transdutor é colocado em contato com o abdome da mãe e ondas sonoras de alta frequência são direcionadas para o feto. As ondas sonoras são refletidas pelos tecidos e são registradas e mostradas em tempo real em uma tela.	Pesquisa de malformações estruturais.	Feita em geral como rotina com 18 a 20 semanas de gestação. Pode ser feita com 13 a 14 semanas para pesquisa de síndrome de Down.
Coleta percutânea de sangue umbilical	Sob orientação ultrassonográfica, uma agulha é inserida através da parede abdominal e da parede uterina até o cordão umbilical, e uma amostra de sangue é enviada para análise laboratorial. O procedimento é semelhante ao da amniocentese, mas exige maior habilidade e experiência.	Detectar anormalidades cromossômicas. Em geral é feita quando não podem ser obtidas informações diagnósticas suficientes com amniocentese, coleta de vilosidades coriônicas ou ultrassonografia, ou quando os resultados não foram conclusivos.	Feita a partir da 18ª semana de gestação. Complicações incluem aborto, perda de sangue, infecção, ruptura prematura das membranas. O risco para a gravidez é maior do que com outros procedimentos pré-natais, como amniocentese e coleta de vilosidades coriônicas. Não é tão usada devido aos riscos e à descoberta da hibridização fluorescente *in situ* (FISH).
Fetoscopia	Procedimento endoscópico que possibilita a visualização do feto com a inserção de um pequeno instrumento flexível chamado fetoscópio. Este é inserido através da parede abdominal na cavidade uterina, sob orientação ultrassonográfica. A visualização direta possibilita a investigação de anomalias congênitas graves, como defeitos do tubo neural. Podem ser coletadas amostras de sangue fetal do cordão umbilical para pesquisa de distúrbios sanguíneos hereditários, como hemofilia ou anemia falciforme. Amostras de tecidos fetais (em geral da pele) também podem ser coletados para exames genéticos.	Indicada para mulheres que correm risco de ter uma criança com anomalias congênitas significativas. Pode ser usada para cirurgia corretiva no feto (p. ex., colocação de *shunt*).	Feita a partir da 18ª semana de gestação. Complicações incluem aborto espontâneo, parto prematuro, ruptura prematura das membranas, extravasamento de líquido amniótico, morte fetal intrauterina e infecção. Monitore o feto antes e depois do procedimento.

(continua)

Exames complementares 29.1 *(continuação)*

Exame	Explicação	Indicação	Implicações de enfermagem
Testes genéticos	Existem hoje testes genéticos para mais de 950 doenças hereditárias. Esses testes envolvem análise de DNA, RNA, cromossomos, proteínas, metabólitos e agentes bioquímicos. As amostras para testes genéticos podem ser obtidas de numerosas fontes: leucócitos do sangue são as mais comuns e de obtenção mais fácil; durante a gravidez, amostras de amniocentese, de vilosidades coriônicas, de tecidos fetais ou de produtos da concepção após aborto. As mais comuns são DNA ou cromossomos isolados do sangue. A detecção direta de anormalidades genéticas ou em cromossomos é feita a partir de testes baseados no DNA, testes citogenéticos (que examinam os cromossomos) ou outros métodos. Os testes citogenéticos incluem uma tecnologia recente, a hibridização fluorescente *in situ* (FISH) para detecção de anormalidades cromossômicas, como duplicação, deleção, rearranjos e translocações.	Detectar anormalidades que indiquem doença real ou prevejam doença futura. Indicado para investigação de anomalias congênitas, retardo mental, abortos recorrentes (para se determinar a causa da morte fetal) e para o diagnóstico pré-natal de doenças genéticas.	Forneça apoio, informações e recursos à família. Encaminhe a família para aconselhamento genético antes e depois do teste.
Rastreamento neonatal	Exames feitos logo após o nascimento, usados para identificar muitas doenças genéticas potencialmente fatais que não têm efeito visível imediato mas podem causar problemas físicos, retardo mental ou mesmo a morte.	Todos os estados dos EUA fazem rastreamento de todos os recém-nascidos, mas as doenças investigadas e os exames usados variam de um estado para outro.	Em condições ideais, feito após 24 horas de vida. Obtenha amostras o mais perto possível da hora da alta e antes de 7 dias de vida. Os exames são menos acurados se forem feitos antes de 24 horas de vida e, nesse caso, devem ser repetidos com 2 semanas de vida. Verifique o acompanhamento adequado dos resultados dos exames, que ficam prontos em 2 a 3 semanas.

exames ajudam o médico a diagnosticar o distúrbio ou podem ser usados como diretrizes para se determinar o tratamento. Técnicos de laboratório ou outros profissionais realizam alguns exames e as enfermeiras podem providenciar outros. Em todos os casos, a enfermeira deve saber como os exames são feitos, para que servem e os resultados normais e anormais. Esse conhecimento é necessário para orientação da criança e da família em relação ao exame. Devido à natureza das informações, pode ser adequado um encaminhamento para aconselhamento genético antes dos exames. Os avanços da tecnologia genética, inclusive informações obtidas do Human Genone Project, aumentaram muito o número de exames complementares.

Diagnósticos, objetivos, intervenções e avaliação dos resultados de enfermagem

Ao completar uma avaliação, a enfermeira pode identificar diversos diagnósticos de enfermagem, inclusive:

- Déficit de conhecimento
- Conflito de decisão
- Risco de retardo do crescimento e do desenvolvimento
- Medo
- Processos familiares interrompidos

Após completar a avaliação de Julie, a enfermeira observou o seguinte: baixa estatura para a idade e linha baixa de implantação posterior dos fios de cabelo. Com base nesses achados da avaliação, quais seriam os três principais diagnósticos de enfermagem para Julie?

Os objetivos, as intervenções e a avaliação dos resultados de enfermagem de uma criança com doença genética baseiam-se nos diagnósticos de enfermagem. O Plano de cuidados de enfermagem 29.1 fornece uma orientação geral para o planejamento dos cuidados para uma criança com distúrbio genéti-

(O texto continua na p. 949)

Plano de cuidados de enfermagem 29.1

Visão geral da criança com distúrbio genético

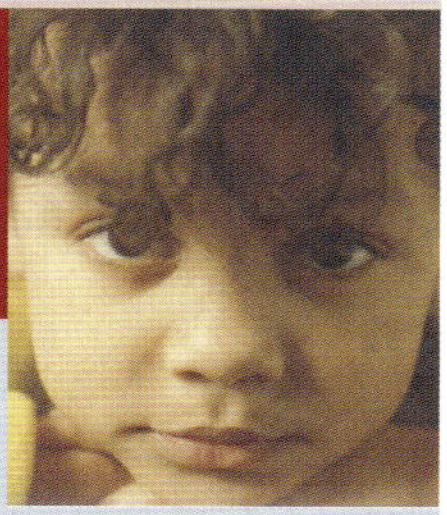

Diagnóstico de enfermagem: déficit de conhecimento relacionada com a falta de informações em relação a um problema clínico técnico e complexo, ao prognóstico e às necessidades clínicas, evidenciada por verbalização, perguntas ou ações que demonstram falta de compreensão da condição da criança ou dos cuidados necessários

Definição dos resultados esperados e reavaliação

A criança e a família verbalizarão informações e compreensão acuradas sobre o problema, o prognóstico e as necessidades clínicas: *a criança e a família demonstram conhecimento sobre o problema, o prognóstico e as necessidades clínicas, inclusive as causas possíveis, fatores contribuintes e medidas terapêuticas.*

Intervenções: orientação do paciente e da família

- Avalie a vontade de aprender da criança e da família: *para que a orientação seja eficaz, é preciso que eles queiram aprender.*
- Dê tempo para a família se ajustar ao diagnóstico: *isso facilita a adaptação e a capacidade de aprender e de participar nos cuidados da criança.*
- Repita as informações: *para dar tempo à família e à criança para aprenderem e compreenderem.*
- Oriente em sessões curtas: *muitas sessões curtas são melhores do que uma sessão longa.*
- Adapte a orientação ao nível de compreensão da criança e da família (dependendo da idade, da condição física e da memória da criança), *para garantir o entendimento.*
- Ofereça reforço e recompensas: *isso facilita o processo de orientação e de aprendizagem.*
- Use diversos modos de aprendizagem envolvendo vários sentidos (escritos, verbais, demonstrações e vídeos), quando possível: *é mais provável que a família e a criança retenham as informações quando são apresentadas de diferentes modos e usando vários sentidos.*
- Encaminhe a criança e a família a um especialista em genética: *as informações genéticas são muito técnicas, estão em evolução rápida constante e precisam ser as mais recentes e acuradas. Um especialista em genética pode fornecer essas informações com perícia, apoio e recursos.*

Diagnóstico de enfermagem: conflito de decisão relacionado com opções de tratamento, valores conflitantes e problemas éticos, legais e sociais envolvendo exames genéticos, evidenciado por verbalização de incerteza a respeito de escolhas, verbalização de consequências indesejadas de outras ações que estejam sendo consideradas, retardo na tomada de decisão e sinais físicos de estresse

Definição dos resultados esperados e reavaliação

A família dirá que é capaz de tomar decisões informadas: *a família expressará vantagens e desvantagens das escolhas, e compartilhará medos e preocupações em relação a elas.*

Intervenções: fornecimento de apoio à tomada de decisões

- Dê tempo à família para expressar seus sentimentos associados à tomada de decisão: *o processo de tomada de decisão torna-se mais difícil se os sentimentos não forem expressos.*
- Estimule a família a relacionar as vantagens e desvantagens de cada alternativa: *isso ajuda na resolução de problemas e auxilia a família a reconhecer todas as alternativas.*
- Inicie a orientação de saúde e o encaminhamento ao especialista em genética quando necessário: *as informações sobre testes genéticos são com frequência técnicas e complexas. As famílias precisam de informações acuradas e atualizadas para tomarem decisões.*
- Mantenha uma atitude não impositiva: *são decisões difíceis que a família tem que tomar por si. A enfermeira deve fornecer todas as informações necessárias mantendo uma atitude imparcial.*
- Valide os sentimentos da família em relação ao conflito de decisão: *a validação é uma técnica de comunicação terapêutica que promove a relação enfermeira-paciente.*

(continua)

Visão geral da criança com distúrbio genético *(continuação)*

Diagnóstico de enfermagem: risco de retardo do crescimento e do desenvolvimento relacionado com incapacidade física, déficits cognitivos e restrições de atividades secundárias a um distúrbio genético

Definição dos resultados esperados e reavaliação

O crescimento e o desenvolvimento da criança serão estimulados; a criança mostrará padrões de crescimento adequados dentro das limitações da doença, apresentará progresso contínuo em direção aos marcos do desenvolvimento e não mostrará regressão de capacidade já adquirida.
A criança atingirá marcos do desenvolvimento de acordo com os parâmetros para a idade e as limitações da doença.
A criança mostrará ganhos constantes nos padrões de crescimento (p. ex., altura e peso) dentro das limitações da doença, e mostrará interesse pelo ambiente e pelas pessoas à sua volta, interagindo de modo adequado para o seu nível de desenvolvimento.

Intervenções: promoção do crescimento e do desenvolvimento

- Avalie a capacidade de desenvolvimento *para determinar o nível funcional atual da criança.*
- Ofereça brinquedos, jogos e atividades (inclusive atividades motoras grosseiras) adequadas para a idade, *para estimular desenvolvimento adicional.*
- Use exercícios ou intervenções prescritas pelo fisioterapeuta ou pelo terapeuta ocupacional, *para promover funções e habilidades de desenvolvimento.*
- Dê apoio às famílias: *devido à imobilidade e a déficits dos membros, o progresso da criança em direção aos marcos de desenvolvimento pode ser lento.*
- Use brincadeiras terapêuticas e brinquedos adaptativos *para facilitar as funções de desenvolvimento.*
- Providencie um ambiente estimulante, quando possível, *para maximizar o potencial de crescimento e desenvolvimento.*
- Elogie as realizações e enfatize a capacidade da criança, *para aumentar a autoestima e estimular sentimentos de confiança e de competência.*
- Monitore a altura e o peso usando um gráfico de crescimento, *para identificar padrões de crescimento e desvio desses padrões.*

Diagnóstico de enfermagem: medo relacionado com os resultados de testes genéticos, evidenciado por relatos de apreensão e de aumento da tensão

Definição dos resultados esperados e reavaliação

A família dirá que consegue lidar com os resultados dos testes genéticos ou mostrar redução do medo. *A família discute com clareza as chances de a prole ter uma doença genética, demonstrando enfrentamento positivo, perguntando sobre os testes genéticos e o significado dos resultados.*

Intervenções: controle do medo

- Mostre empatia com a família e evite falsas afirmações tranquilizadoras; seja sincera: *permita que a família reconheça que o medo é uma resposta razoável. Informações ou tranquilização falsas na verdade aumentam o medo.*
- Explore as habilidades de enfrentamento usadas antes pela família para lidar com o medo. Reforce essas habilidades e explore outras saídas, como relaxamento, respiração e atividade física: *isso encoraja o uso de mecanismos de enfrentamento que ajudam a controlar o medo.*
- Estimule a verbalização de sentimentos e preocupações relacionados com testes genéticos. Dê tempo para perguntas: *isso cria um canal seguro para a expressão de sentimentos e estimula a comunicação franca entre os membros da família.*
- Explique todos os procedimentos e reveja os resultados disponíveis: *o déficit de conhecimento contribui para o medo.*
- Encaminhe a família para grupos de apoio adequados e aconselhamento genético: *conversar com famílias que passaram por situações semelhantes pode ajudar a diminuir o medo e fornecer métodos de enfrentamento. O aconselhamento genético fornece informações, além de suporte e de recursos adicionais.*

Visão geral da criança com distúrbio genético *(continuação)*

Diagnóstico de enfermagem: interrupção dos processos familiares relacionada com doença de uma criança, hospitalização, diagnóstico de uma doença genética e efeitos potenciais da doença a longo prazo, evidenciada pela presença da família no hospital e na clínica, por faltas ao trabalho e por demonstrações de enfrentamento inadequado

Definição dos resultados esperados e reavaliação

A família manterá o sistema de apoio funcional, demonstrando enfrentamento adequado, adaptação de papéis e funções, e diminuição da ansiedade. *Os pais se envolvem nos cuidados da criança, fazem perguntas adequadas, expressam medos e preocupações, e conseguem discutir com calma os cuidados e a doença da criança.*

Intervenções: promoção do enfrentamento da família

- Estimule a família a verbalizar as preocupações sobre a doença da criança, o diagnóstico e o prognóstico: *isto possibilita que a enfermeira identifique preocupações e áreas em que pode haver necessidade de mais orientação, demonstrando cuidados centrados na família.*
- Explique tratamentos, procedimentos, comportamentos da criança e o plano de tratamento para os pais: *a compreensão do estado atual da criança e do plano de tratamento ajuda a diminuir a ansiedade.*
- Estimule o envolvimento dos pais nos cuidados: *isso possibilita que os pais sintam-se necessários e valorizados, e dá a eles uma sensação de controle sobre a saúde do filho.*
- Identifique sistemas de apoio para a família e a criança: *ajuda a enfermeira a identificar necessidades e recursos disponíveis para o enfrentamento.*
- Oriente os familiares sobre os recursos disponíveis, *para ajudá-los a desenvolver uma base ampla de apoio.*

co. Outras informações sobre cuidados de enfermagem serão incluídas mais adiante neste capítulo quando tratarmos de distúrbios específicos.

Qualquer que seja a anormalidade genética, a notícia abala a família. É difícil para a enfermeira começar a entender o que está se passando com a família. Quando der apoio e orientação a famílias de crianças com anormalidades genéticas sérias, adote os seguintes princípios:

- Estabeleça uma relação de confiança
- Reforce a autenticidade dos sentimentos dos pais
- Rejeite seus próprios preconceitos
- Reconheça que as pessoas enfrentam problemas de modos diferentes; o comportamento da família pode não ser o que você espera
- Ajude a família a identificar seus próprios pontos fortes e apoios, usando-os como base como for possível
- Reconheça que as emoções dos familiares podem exauri-los e desorganizá-los
- Ajude os membros da família a manterem uma comunicação franca entre si
- Faça encaminhamentos para grupos locais de pais e outras famílias que enfrentem um distúrbio semelhante
- Permita que a família verbalize suas emoções e faça perguntas
- Pergunte sempre aos pais como *ele*s vão (Lashley, 2005).

Com base nos três principais diagnósticos de enfermagem para Julie, descreva as intervenções de enfermagem adequadas.

Anormalidades cromossômicas comuns

Anormalidades cromossômicas são encontradas em 1 em cada 200 bebês. Muitas crianças com anormalidades cromossômicas também apresentam retardo mental, dificuldades de aprendizagem, problemas comportamentais e feições características, inclusive defeitos físicos congênitos. O risco de trissomias autossômicas aumenta com a idade materna. As anormalidades cromossômicas mais comuns são discutidas a seguir. Novas técnicas de análise de cromossomos tornaram possível a identificação de anormalidades ínfimas que antes não eram detectadas. Por isso, um número maior de anormalidades cromossômicas tem sido identificado em crianças (Tabela 29.2)

• Trissomia do 21 (síndrome de Down)

A trissomia do 21 (síndrome de Down) é a anormalidade cromossômica mais comumente associada a retardo mental. Um em 600 a 800 nascimentos vivos tem trissomia do 21 (Van Riper & Cohen, 2001). Mais de 50% das gestações com trissomia do 21 resultam em aborto espontâneo (Van Riper & Cohen, 2001). A trissomia do 21 é encontrada em todas as idades, raças e níveis socioeconômicos, mas a incidência é maior quando a mãe tem mais de 35 anos: a probabilidade de ter um recém-nascido com síndrome de Down é 1 em 400 aos 35 anos de idade, 1 em 60 aos 42 anos de idade e 1 em 12 aos 49 anos de idade (National Institutes of Health, 2006).

A trissomia do 21 está associada a algum grau de retardo mental, aspectos faciais característicos (p. ex., olhos amendoa-

Tabela 29.2 Anormalidades cromossômicas menos comuns

Anormalidade cromossômica	Aspectos
Síndrome de Prader-Willi	Hipotonia grave, obesidade, baixa estatura, mãos e pés pequenos, hipogonadismo, hiperfagia e retardo mental (varia de leve a significativo)
Síndrome de Angelman	Hipotonia, microbraquicefalia, cabelos claros, hipoplasia da área central da face, olhos encovados, boca grande com protrusão da língua, convulsões, movimentos atáxicos bruscos (parecendo os movimentos de uma marionete), crises incontroláveis de riso, aspecto feliz, personalidade facilmente excitável, retardo do desenvolvimento, dificuldade da fala e retardo mental significativo www.angelman.org: Angelman Syndrome Foundation, Inc.
Síndrome do miado do gato	Hipotonia, estatura baixa, crescimento lento, peso baixo ao nascer, choro caracteristicamente fraco, semelhante ao miado de um gato, microcefalia com sutura metópica proeminente, rosto arredondado (face em lua cheia), epicantos bilaterais (pregas de pele sobre as pálpebras), palato apiculado, ponte nasal larga e retificada, micrognatia (queixo pequeno e retraído), prega simiesca e retardo mental www.fivepminus.org: 5p- Society
Síndrome velocardiofacial/síndrome de DiGeorge	Hipoplasia ou agenesia do timo e das glândulas paratireoides, hipoplasia da orelha externa e do meato acústico externo, anomalias cardíacas, fenda palatina, baixa estatura, aparência distinta da face (face alongada, olhos amendoados, nariz largo, orelhas pequenas) e problemas de aprendizado, fala, alimentação e comportamento www.vcfsef.org: Velo-Cardio-facial Syndrome Educational Foundation, Inc.

dos e ponte nasal achatada) e outros problemas de saúde (p. ex., defeitos cardíacos, comprometimento visual e auditivo, malformações intestinais e aumento da suscetibilidade a infecções). A gravidade desses problemas varia.

O prognóstico melhorou nas últimas décadas. Alterações fundamentais nos cuidados com essas crianças aumentaram a expectativa de vida (cerca de 55 anos) e a qualidade de vida.

Fisiopatologia

A trissomia do 21 é um distúrbio causado por não disjunção (um erro na divisão celular) antes ou durante a concepção. Cada óvulo e espermatozoide contém normalmente 23 cromossomos. Quando eles se unem, a célula resultante tem 23 pares ou 46 cromossomos. Algumas vezes, devido a não disjunção, uma célula contribui com uma parte adicional do cromossomo 21, e o embrião resultante fica com três cromossomos 21 em todas as células (Figura 29.7). Isso causa os aspectos característicos e os defeitos congênitos da síndrome de Down. Esse erro na divisão celular e a existência de três cromossomos 21 em todas as células são responsáveis por 95% dos casos de síndrome de Down (Behrman *et al.*, 2004).

Em cerca de 1% dos casos de síndrome de Down, a não disjunção ocorre após a fertilização, e a criança tem uma mistura de dois tipos de células (Behrman *et al.*, 2004). Nesses casos, algumas células têm 47 cromossomos (por causa do cromossomo 21 triplo) e outras têm os 46 cromossomos normais (com apenas os dois cromossomos 21 normais). Isso é considerado a forma mosaico da síndrome de Down. Crianças com síndrome de Down em mosaico têm uma forma leve da síndrome, mas esse achado não é constante.

Cerca de 4% dos casos de síndrome de Down envolvem uma translocação, em que parte do cromossomo 21 separa-se durante a divisão celular, antes ou durante a concepção, e se liga a outro cromossomo. As células permanecem com 46 cromossomos, mas esse segmento adicional do cromossomo 21 causa os achados clínicos da síndrome de Down. Casos de translocação estão associados a idade materna avançada, como os erros de não disjunção, e 25% dos casos resultam de uma translocação hereditária (American Academy of Pediatrics, 2001).

Tratamento

O tratamento da síndrome de Down envolve diversos profissionais, inclusive o médico do atendimento primário, médicos especialistas, como cardiologista, oftalmologista e gastroenterologista,

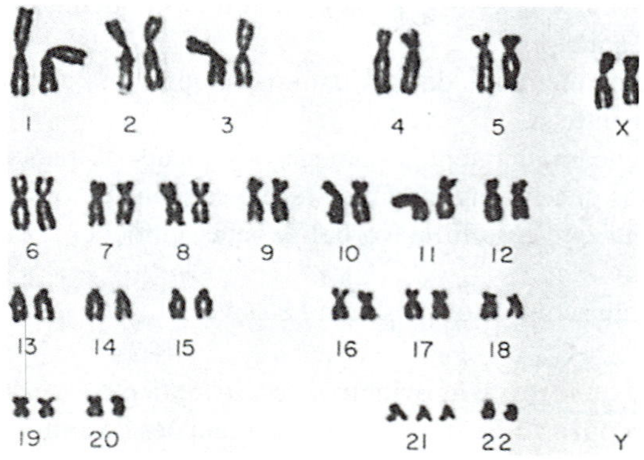

● Figura 29.7 Cariótipo na síndrome de Down. Note o terceiro cromossomo 21.

enfermeiras, fisioterapeuta, terapeuta ocupacional, fonoaudiólogo, nutricionista, psicólogo, professores e, é claro, os pais. Não existe um tratamento padronizado para todas as crianças, e não há cura nem prevenção. O foco geral do tratamento é promover crescimento e desenvolvimento máximos dentro dos limites da doença. O tratamento é principalmente sintomático e de apoio.

Tratamento das complicações

Crianças com síndrome de Down precisam das imunizações usuais, de cuidados de rotina e de triagens. No Brasil, isto é feito pelo Ministério da Saúde e pela Sociedade Brasileira de Pediatria. Além disso, o tratamento clínico focaliza as complicações associadas à síndrome de Down.

Cardiopatias congênitas ocorrem em 40 a 60% das crianças com a síndrome de Down (Van Riper & Cohen, 2001). Os problemas cardíacos variam de defeitos menores, que respondem a medicamentos, até defeitos importantes, que exigem intervenção cirúrgica.

Leucemia é 10 a 30 vezes mais comum em crianças com a síndrome de Down do que em crianças normais (Van Riper & Cohen, 2001).

Crianças com a síndrome de Down também têm uma incidência aumentada de distúrbios gastrintestinais. Esses distúrbios variam de problemas que podem ser controlados com dieta, como doença celíaca e constipação intestinal, até malformações intestinais, como doença de Hirschsprung e ânus imperfurado, que exigem intervenção cirúrgica.

Comprometimento auditivo e visual também é comum. Visto que mais de 60% das crianças com a síndrome de Down apresentam perda auditiva (Van Riper & Cohen, 2001), são essenciais avaliações regulares da visão e da audição.

Apneia obstrutiva do sono ocorre em 50 a 75% das crianças com a síndrome de Down (American Academy of Pediatrics, 2001). Com frequência os pais não percebem o distúrbio do sono nas crianças, o que justifica testes basais em todas as crianças pequenas (Groch, 2006).

Crianças com a síndrome de Down têm uma incidência aumentada de doenças tireóideas, que podem afetar o crescimento e a função cognitiva. A maioria das crianças tem hipotireoidismo (tireoide hipoativa), mas às vezes ocorre hipertireoidismo (tireoide hiperativa). Exames periódicos da tireoide são justificados.

Instabilidade atlantoaxial (aumento da mobilidade da coluna cervical entre a primeira e a segunda vértebras) é observada em cerca de 14% das crianças com a síndrome de Down (Van Riper & Cohen, 2001). Na maioria dos casos, essas crianças são assintomáticas, mas podem ocorrer sintomas de compressão da medula espinal. A pesquisa de instabilidade atlantoaxial é apropriada, especialmente se a criança pratica esportes.

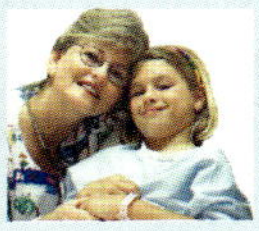

Se houver dor no pescoço, postura incomum da cabeça e do pescoço (torcicolo), alterações da marcha, perda de força na parte superior do corpo, reflexos anormais ou disfunção intestinal ou vesical em uma criança com a síndrome de Down, é necessária atenção imediata.

Como as crianças com a síndrome de Down apresentam suscetibilidade aumentada a infecções e uma taxa de mortalidade maior por doenças infecciosas, são necessária precauções para prevenir e monitorar infecções (Van Riper & Cohen, 2001).

Devido ao risco aumentado de certas anomalias e doenças congênitas, as crianças com síndrome de Down precisam ser monitoradas com cuidado, e é essencial um acompanhamento clínico regular.

Intervenção precoce

Intervenção precoce refere-se a diversos programas e recursos especializados disponíveis para crianças pequenas com retardo do desenvolvimento ou outras deficiências. Esses programas envolvem um conjunto de profissionais de saúde, como fisioterapeuta, terapeuta ocupacional e fonoaudiólogo, e educadores especializados e assistentes sociais. Os programas têm como objetivo estimular e encorajar as crianças com a síndrome de Down. Eles ajudam a estimular e acelerar o desenvolvimento, e ajudam a evitar alguns retardos do desenvolvimento. Quanto mais cedo começar a intervenção, mais benéfica ela será. Os programas são individualizados para atender as necessidades específicas de cada criança.

Crianças com a síndrome de Down passam pelos mesmos estágios de desenvolvimento de crianças normais, mas têm um ritmo próprio. Por exemplo, crianças com a síndrome de Down aprendem a andar, mas em média andam com 24 meses de idade, enquanto as crianças sem o síndrome de Down andam, em média, com 12 meses de vida. Condições como hipotonia, frouxidão ligamentar, diminuição da força muscular, macroglossia e braços e pernas curtos são comuns em crianças com a síndrome de Down, e a intervenção precoce pode ajudar no desenvolvimento de habilidades motoras grosseiras e finas, da linguagem e de habilidades de autocuidado.

Os pais também se beneficiam dos programas de intervenção precoce, em termos de suporte, encorajamento e informação. Os programas de intervenção precoce orientam os pais sobre como interagir com a criança enquanto atendem as necessidades específicas da criança e estimulam o desenvolvimento.

Avaliação de enfermagem

Para uma descrição completa da fase de avaliação do processo de enfermagem, veja a p. 942. Os achados pertinentes à síndrome de Down são discutidos adiante.

História de saúde

A síndrome de Down é diagnosticada com frequência antes do nascimento, graças a exames perinatais. Se não for diagnosticada antes do nascimento, a maioria dos casos é diagnosticada nos primeiros dias de vida, com base nas características físicas associadas à síndrome de Down. Devem ser identificadas gestações de alto risco. Explore fatores de risco na história gestacional e na história patológica pregressa, como:

- Falta de cuidados pré-natais
- Exames complementares pré-natais anormais sugerindo síndrome de Down (p. ex., triagem tripla ou quádrupla, ultrassonografia e amniocentese)
- Idade materna acima de 35 anos

Lactentes e crianças que sabidamente são portadores da síndrome de Down são internadas com frequência em hospitais para cirurgias corretivas ou por causa de complicações da doença, como infecções. Obtenha uma descrição da doença atual e da queixa principal. Para lactentes ou crianças que estejam voltando ao hospital para uma consulta clínica ou uma internação, a história de saúde deve incluir perguntas relacionadas com:

- Anomalias ou doenças cardíacas (tratamento, reparo cirúrgico)
- Déficit visual ou auditivo (última avaliação da audição e da visão, quaisquer medidas corretivas)
- Retardos do desenvolvimento (fala, habilidades motoras grosseiras e finas)
- Problemas de sucção ou de alimentação
- Capacidade cognitiva (grau de retardo mental)
- Distúrbios gastrintestinais, como vômito ou ausência de eliminação de fezes (dieta especial, intervenções cirúrgicas)
- Doença da tireoide
- Leucemia
- Instabilidade atlantoaxial
- Convulsões
- Infecções, como infecções respiratórias crônicas ou recorrentes, otite média
- Crescimento (alterações do peso e da altura, problemas de alimentação, ganho de peso inexplicado)
- Sinais e sintomas de apneia do sono, como roncos, inquietação durante o sono e sonolência durante o dia
- Quaisquer outras alterações do estado físico ou do programa de medicamentos

Exame físico

A avaliação inicial após o nascimento revela certas características físicas típicas da síndrome de Down (Boxe 29.4 e Figura 29.8).

Boxe 29.4 Manifestações clínicas comuns na síndrome de Down

- Occipício retificado
- Cabeça pequena (braquicefalia)
- Perfil facial achatado
- Ponte nasal achatada e nariz pequeno
- Fissuras palpebrais oblíquas (inclinação ascendente dos olhos)
- Manchas de Brushfield (pontos brancos na íris)
- Implantação baixa das orelhas
- Orelhas de formato anormal
- Boca pequena
- Protrusão da língua (língua grande em relação ao tamanho da boca)
- Palato arqueado
- Mãos com dedos largos e curtos
- Prega transversa única e profunda na palma da mão (prega simiesca)
- Defeitos cardíacos congênitos
- Pescoço curto, com excesso de pele na nuca
- Hiperflexibilidade e frouxidão das articulações (capacidade de extensão excessiva)
- Falange média do quinto dedo displásica (uma prega de flexão em vez de duas)
- Epicantos (pequenas pregas de pele no canto interno dos olhos)
- Espaço excessivo entre o segundo e o terceiro artelhos
- Hipotonia

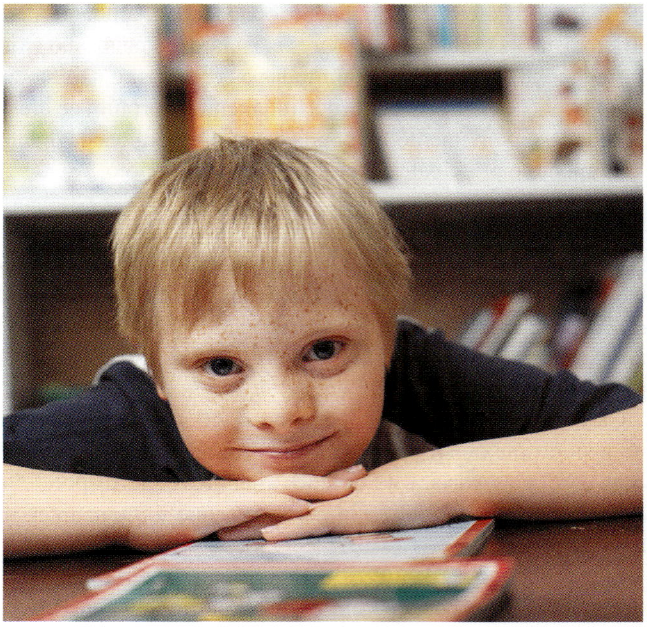

Figura 29.8 Criança com síndrome de Down.

Observe o aspecto geral da criança. Observe a falta de tônus muscular e articulações instáveis; isso em geral é mais pronunciado no recém-nascido, que tem um aspecto hipotônico. Observe crescimento e desenvolvimento. Marque o crescimento em um gráfico de crescimento adequado. Como as crianças com a síndrome de Down têm um crescimento mais lento, foram desenvolvidos gráficos especiais (ver http://thepoint.lww.com).

Quando avaliar os marcos do desenvolvimento em uma criança com a síndrome de Down, é mais útil considerar a sequência de marcos atingidos em vez da idade em que foram atingidos. Cada marco representa uma habilidade necessária para o estágio de desenvolvimento seguinte.

Faça uma avaliação subjetiva da audição e encaminhe a criança para uma avaliação detalhada, se necessário. Avalie a visão, procurando especialmente catarata. Avalie o estado respiratório e cardíaco. Ausculte à procura de sopros e alterações pulmonares, que podem indicar uma cardiopatia congênita. A criança pode apresentar infecções crônicas ou recorrentes, como pneumonia ou otite média.

Exames complementares

A síndrome de Down pode ser detectada antes do nascimento, em torno da 16ª à 18ª semanas de gestação, por meio de ultrassonografia, um exame de sangue para detectar aumentos da alfafetoproteína ou análise de líquido amniótico ou de vilosidades coriônicas para detecção de anormalidades cromossômicas. A síndrome de Down pode ser confirmada após o nascimento por análise de cromossomos (ver Exames complementares 29.1).

Os exames complementares comumente solicitados para diagnóstico e avaliação de complicações associadas à síndrome de Down incluem:

- Ecocardiograma: para detectar anomalias cardíacas
- Triagem da visão e da audição: para detectar déficits
- Dosagem de hormônios da tireoide: para diagnosticar doenças da tireoide

- Radiografias do pescoço: para pesquisar instabilidade atlantoaxial
- Ultrassonografia: para avaliar malformações gastrintestinais

Esses exames são importantes para avaliação da gravidade da incapacidade física da criança.

Intervenções de enfermagem

Devido à alta incidência da síndrome de Down e às necessidades clínicas complexas dessas crianças, a maioria das enfermeiras provalvelmente cuidará delas durante sua prática profissional. A intervenção de enfermagem visa o fornecimento de medidas de suporte, como promoção do crescimento e do desenvolvimento, prevenção de complicações, estímulo à nutrição e apoio e orientação da criança e da família. Além dos diagnósticos de enfermagem e das intervenções discutidas no Plano de cuidados de enfermagem 29.1, outras considerações são revistas a seguir.

Promoção do crescimento e do desenvolvimento

Crianças com a síndrome de Down tendem a crescer mais devagar, aprender mais devagar e ter períodos de atenção mais curtos, e têm problemas de raciocínio e de julgamento. Sua personalidade tende a ser de uma cordialidade genuína e alegre, com paciência, gentileza e espontaneidade. Marcos do crescimento e do desenvolvimento para as crianças com a síndrome de Down foram determinados para orientação de profissionais de saúde. A Tabela 29.3 traz exemplos de idades médias em que essas crianças atingem alguns marcos, em oposição a crianças típicas.

As enfermeiras têm um papel importante na promoção do contato das famílias com os recursos adequados que podem facilitar o crescimento e o desenvolvimento da criança. Quanto mais cedo puderem começar os programas de intervenção precoce, melhor para a criança (ver anteriormente a discussão sobre intervenção precoce). Fonoaudiologia, terapia ocupacional e fisioterapia são importantes para promover o crescimento e o desenvolvimento da criança. A educação deve ser adaptada às necessidades de cada criança, mas essas crianças devem ser integradas à escola regular sempre que possível.

Prevenção de complicações

Crianças com a síndrome de Down correm risco aumentado de certos problemas de saúde (ver anteriormente). Mesmo que a maioria das enfermeiras encontre crianças com síndrome de Down em sua prática profissional, poucas se especializam no cuidado dessas crianças. As necessidades dessas crianças são complexas, e foram estabelecidas diretrizes para ajudar a enfermeira a cuidar dessas crianças e de suas famílias (http://www.denison.edu/collaborations/dsq/health99.html). As enfermeiras também têm um papel importante na orientação dos pais e responsáveis sobre como evitar complicações da síndrome de Down (Diretrizes de ensino 29.1).

Promoção da nutrição

As crianças com a síndrome de Down podem ter dificuldade de sugar e de se alimentar por falta de força muscular. Tendem a ter boca pequena, língua lisa, plana e grande, e congestão nasal crônica por causa do desenvolvimento insuficiente do osso nasal. Isso pode causar dificuldade de ingestão e problemas de crescimento. Esses problemas melhoram em geral quando a criança adquire controle da língua. O uso de seringas, umidificação e mudanças de posição da criança reduz o problema. O aleitamento materno em geral é possível para lactentes com síndrome de Down, e os anticorpos existentes no leite materno ajudam a combater infecções. A mão do responsável pode ser usada para dar apoio adicional ao queixo e à garganta. Um terapeuta ocupacional e um fonoaudiólogo podem fortalecer os músculos e ajudar nas adaptações para alimentação. Outros problemas de alimentação e de retardo do desenvolvimento podem estar rela-

Tabela 29.3 Idade média de aquisição de habilidades das crianças com a síndrome de Down

Marco do desenvolvimento	Idade média de aquisição para crianças com a síndrome de Down	Idade média de aquisição para crianças típicas
Sorrir	2 meses	1 mês
Rolar	6 meses	4 meses
Sentar sem ajuda	9 meses	7 meses
Engatinhar	11 meses	9 meses
Andar	21 meses	13 meses
Falar palavras	14 meses	10 meses
Falar frases	24 meses	21 meses
Alimentar-se com os dedos	12 meses	8 meses
Uso de colher	20 meses	13 meses
Treinamento vesical	48 meses	32 meses
Treinamento intestinal	42 meses	29 meses
Despir-se	40 meses	32 meses
Vestir-se	58 meses	47 meses

Adaptado de Pueschel, S. M. (2001). *A parent's guide to Down syndrome: toward a brighter future*. Baltimore: Paul H. Brookes Publishing Company, Inc.

Diretrizes de ensino 29.1

Diretrizes de saúde para pais de crianças com a síndrome de Down

- Seu filho deve ser avaliado por um cardiologista pediátrico antes de 3 meses de vida, inclusive por meio de um ecocardiograma.
- Leve seu filho para exames de rotina de visão e de audição.
- Providencie cuidados clínicos regulares para seu filho, inclusive provas de função tireóidea uma vez ao ano.
- Faça seu filho seguir uma dieta regular e uma rotina de exercícios físicos.
- Assegure-se de que todas as pessoas da família lavem bem as mãos para evitar infecções.
- Monitore sinais e sintomas de infecções respiratórias, como pneumonia, e de otite média.
- Converse com o pediatra sobre a aplicação de vacinas antipneumocócica, para vírus sincicial respiratório e antigripal.
- Comece intervenções precoces, terapias e orientação o mais cedo possível.
- Verifique se seu filho escova os dentes regularmente. Seu filho deve ser levado ao dentista a cada 6 meses.
- Providencie radiografias do pescoço quando seu filho tiver 3 a 5 anos de idade, para pesquisa de instabilidade atlantoaxial.

cionados com defeitos cardíacos e costumam melhorar depois de tratamento clínico ou de correção cirúrgica.

Crianças com a síndrome de Down não precisam de dieta especial, a não ser que haja um problema gastrintestinal subjacente, como doença celíaca. Uma dieta equilibrada, rica em fibras, e exercícios regulares são importantes. As pesquisas sugerem que crianças com a síndrome de Down apresentam taxas metabólicas basais mais baixas, o que pode resultar em obesidade. Por isso, é importante o desenvolvimento de hábitos alimentares adequados e de uma rotina de exercícios regulares nos primeiros anos de vida. Uma dieta rica em fibras é importante para as crianças com a síndrome de Down porque o tônus muscular baixo diminui a motilidade gastrintestinal, causando constipação intestinal.

Apoio e orientação da criança e da família

A síndrome de Down é um distúrbio incurável que pode causar problemas de saúde e déficits cognitivos. O diagnóstico em geral é feito antes do nascimento ou logo depois. Os pais e os responsáveis precisam de apoio e orientação durante essa época difícil. O comprometimento mental varia de leve a moderado; ocasionalmente o déficit é significativo. Algumas famílias consideram ter uma criança com síndrome de Down uma tragédia para toda a vida; outras encaram esse fato como uma experiência de crescimento positiva (Van Riper & Cohen, 2001). Avalie como a família define e trata essa experiência. Baseie o plano de tratamento nos valores, nas crenças, nos pontos fortes e nos recursos de cada membro da família (Van Riper & Cohen, 2001).

Os membros da família podem ter problemas para cuidar de uma criança com a síndrome de Down. Essas crianças têm necessidades clínicas complexas, que geram tensão na família e em suas finanças. Desde o momento do diagnóstico, a família deve ser envolvida nos cuidados da criança. Inclua os pais no planejamento das intervenções e nos cuidados da criança. Na maioria dos casos, eles são os cuidadores primários e fornecem os cuidados diários, além de ajudar a criança no desenvolvimento de funções e habilidades. Eles podem fornecer informações essenciais para a equipe de saúde e serão defensores da criança durante toda a sua vida.

À medida que a criança cresce, as demandas da família e da criança mudam. Reconheça e respeite essas necessidades, fornecendo orientação e apoio contínuos para a criança e a família. Crianças com a síndrome de Down precisam de programas educacionais significativos. Muitas iniciam a educação formal no primeiro ano de vida e continuam até completar o ensino médio. A integração total é recomendada sempre que possível.

A perspectiva é hoje melhor do que antes para as crianças com a síndrome de Down. Muitas chegam à vida adulta com nível de escolaridade bom, obtêm empregos e vivem por conta própria ou em moradias semi-independentes. Conheça os recursos locais e nacionais para famílias de crianças com a síndrome de Down, para ajudar as crianças a desenvolverem seu potencial.

Considere *isto!*

Charles Faust, de 10 meses de vida e com síndrome de Down, é levado para um exame de rotina. Os pais têm perguntas sobre seu crescimento e desenvolvimento. Estão preocupados porque Charles não consegue pegar biscoitos com os dedos e levá-los à boca.

Como você lidaria com as preocupações dos pais?

Discuta com a família modos de estimular o crescimento e o desenvolvimento de Charles.

Além dos cuidados de puericultura, que outras orientações você gostaria de discutir com a família para evitar complicações associadas à síndrome de Down?

Trissomia do 18 e trissomia do 13

A trissomia do 18 (também chamada síndrome de Edwards) e a trissomia do 13 (também chamada síndrome de Patau) são outras duas trissomias comuns. A incidência de trissomia do 18 (a existência de três cromossomos 18) é 1 em 6.000 nascimentos, e a incidência de trissomia do 13 (a existência de três cromossomos 13) é 1 em 10.000 nascimentos (Behrman *et al*., 2004). Assim como a síndrome de Down, estas em geral resultam de não disjunção (não separação de um par de cromossomos) durante a divisão celular. As trissomias do 18 e do 13 podem ocorrer em todas as células ou como um mosaico. As duas estão associadas a um conjunto característico de anomalias com retardo mental.

O prognóstico das trissomias do 18 e do 13 é habitualmente sombrio; essas crianças em geral não sobrevivem além do primeiro ano de vida. Não há cura para as trissomias do 18 ou do 13. O tratamento focaliza o controle de diversas anomalias congênitas e problemas de saúde a elas associados.

Avaliação de enfermagem

A avaliação de enfermagem inclui observação de todo o corpo à procura das anomalias características (Tabela 29.4 e Figuras 29.9 e 29.10).

Tabela 29.4 Manifestações clínicas da trissomia do 18 e da trissomia do 13

Anormalidade cromossômica	Manifestações clínicas
Trissomia do 18	Occipício proeminente, implantação baixa das orelhas, fissuras palpebrais estreitas, retardo mental significativo, hipotonia grave, pescoço alado, punho cerrado com dedo indicador sobre o terceiro dedo e quinto dedo sobre o quarto, hipoplasia das unhas dos dedos das mãos, quadris estreitos com limitação da abdução, esterno curto e defeitos cardíacos congênitos
Trissomia do 13	Microcefalia, sutura sagital e fontanelas largas, malformações das orelhas, olhos pequenos, dedos extranumerários, hipotonia grave, retardo mental significativo, defeitos cardíacos congênitos, fenda labial, fenda palatina

Existem exames de detecção pré-natal da trissomia do 18 e da trissomia do 13. Se estas não tiverem sido diagnosticadas durante o período pré-natal, a maioria dos casos é diagnosticada nos primeiros dias de vida, com base nas características físicas associadas.

Intervenções de enfermagem

A intervenção de enfermagem é principalmente de suporte. Como essa é uma época difícil para a família, o fornecimento de apoio e de recursos à família é uma função importante da enfermagem.

Síndrome de Turner

A síndrome de Turner é uma anormalidade comum dos cromossomos sexuais. O fenótipo é feminino. A síndrome ocorre em cerca de 1 em 4.000 nascimentos vivos do sexo feminino (Behrman *et al*., 2004). Com frequência, causa aborto espontâneo dos fetos afetados. A anormalidade se deve a perda de todo ou parte de um cromossomo sexual. Cerca de metade das crianças afetadas tem apenas um cromossomo X; a outra metade apresenta várias anormalidades em um cromossomo sexual e pode ser em forma de mosaico. Em 5 a 10% dos casos de síndrome de Turner, a criança tem algum material do cromossomo Y em algumas ou em todas as células. Essas meninas apresentam algum grau de masculinização. O risco de recorrência em gestações futuras não aumenta; a síndrome de Turner parece ser um evento esporádico.

Não há cura para a síndrome de Turner. O tratamento tem foco no controle dos problemas de saúde associados. Crianças com a síndrome de Turner são propensas a problemas cardiovasculares, renais e tireóideos, distúrbios esqueléticos, como escoliose e osteoporose, distúrbios da visão e da audição, e obesidade. Elas têm inteligência normal, embora 70% tenham certa dificuldade de aprendizagem (Sybert & McCauley, 2004). Em geral são inférteis, mas algumas mulheres com a foma em mosaico da

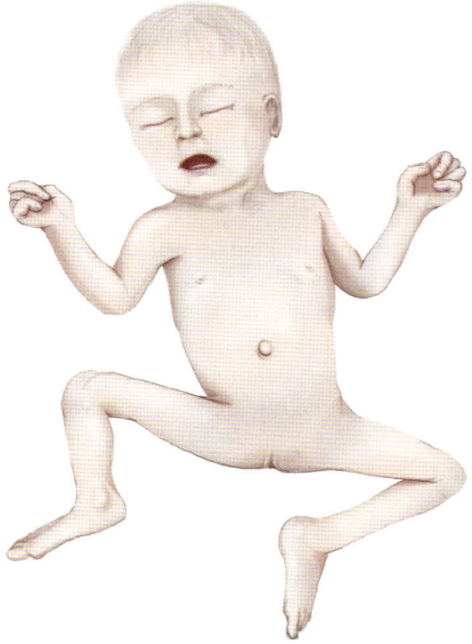

Figura 29.9 Trissomia do 18.

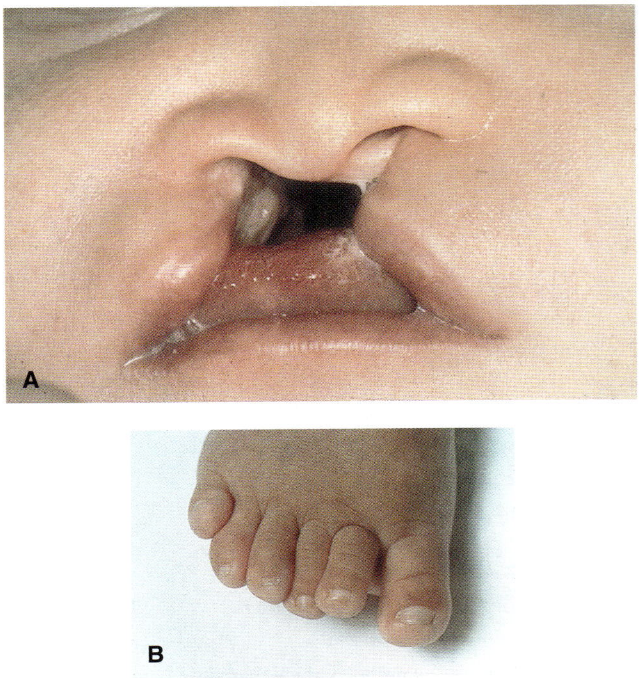

Figura 29.10 Trissomia do 13.

síndrome de Turner são férteis. A administração de hormônio do crescimento é um padrão de tratamento, e começa quando a criança fica abaixo do quinto percentil para meninas saudáveis. A reposição de hormônios também pode ser feita para iniciar a puberdade e completar o crescimento.

Avaliação de enfermagem

Observe padrões de crescimento; baixa estatura e crescimento lento são achados característicos e com frequência o primeiro indício da síndrome. Outras características físicas incluem pescoço alado, linha posterior de inserção dos fios de cabelo baixa, mamilos muito espaçados, edema das mãos e dos pés, amenorreia, ausência de características sexuais secundárias, esterilidade e dificuldades de percepção e sociais (Figura 29.11).

Pode haver suspeita de síndrome de Turner antes do nascimento, com base em achados à ultrassonografia, como edema fetal ou pele redundante na nuca, ou em resultados anormais da triagem tripla. Essa síndrome é diagnosticada por análise cromossômica, antes ou depois do nascimento. Na maioria das crianças, é diagnosticada ao nascimento ou nos primeiros meses de vida, quando é notado o retardo ou a ausência de crescimento. Alguns casos não são diagnosticados até ser notada a falta do estirão do crescimento da adolescência.

Intervenções de enfermagem

A intervenção de enfermagem é principalmente de suporte. Dê orientação e apoio aos familiares; eles precisam compreender que são prováveis baixa estatura e infertilidade. Explique que é improvável a ocorrência de retardo mental, mas podem ocorrer algumas dificuldades de aprendizagem. Enfatize que, com supervisão clínica e suporte, as meninas com a síndrome de Turner podem ter vida saudável e satisfatória. Aconselhamento sobre infertilidade é importante. Como os pais podem ficar preocupados com a infertilidade da filha, explique que existem muitas alternativas para reprodução, como fertilização *in vitro* e adoção.

Providenciar suporte e recursos para a família é uma importante função da enfermeira.

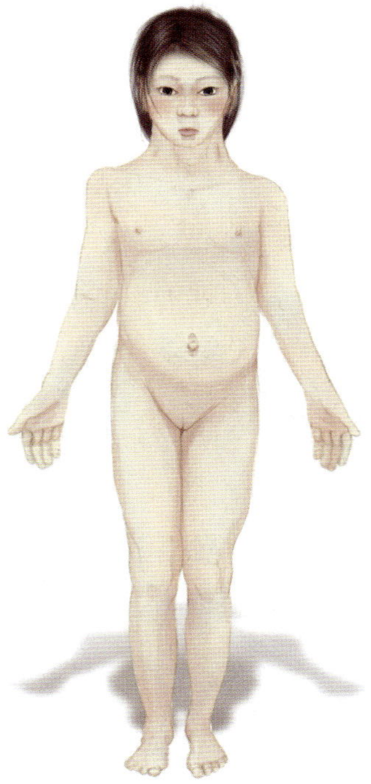

● Figura 29.11 Observe pescoço alado da menina com a síndrome de Turner.

● Síndrome de Klinefelter

A síndrome de Klinefelter é a anormalidade cromossômica mais comum. É uma anormalidade dos cromossomos sexuais: o cariótipo e o fenótipo são masculinos, mas existem um ou mais cromossomos X em excesso. A anormalidade é causada em geral por não disjunção durante a meiose, mas há formas em mosaico. A incidência da síndrome de Klinefelter é 1 em 1.000 nascimentos do sexo masculino (Wattendorf & Muenke, 2005). Os homens apresentam características físicas femininas causadas pela deficiência de testosterona. O risco de recorrência em gestações futuras não é maior que o normal.

Não há cura para a síndrome de Klinefelter. O tratamento focaliza intervenções para realçar as características masculinas, como reposição de testosterona. O diagnóstico e o tratamento hormonal precoces são importantes para melhorar a qualidade de vida e evitar consequências importantes. Pode ser feita cirurgia cosmética para minimizar as características femininas, como ginecomastia (aumento de tamanho das mamas).

Avaliação de enfermagem

Devido aos achados inespecíficos na infância, o diagnóstico em geral só é feito na adolescência ou na vida adulta. O diagnóstico pré-natal é raro, a não ser que seja feita amniocentese para testes genéticos. Muitos homens com a síndrome de Klinefelter vivem sem diagnóstico. O diagnóstico é confirmado por análise cromossômica.

Por ocasião da avaliação, pode ser observada falta de desenvolvimento das características sexuais secundárias. A pessoa tem poucos pelos faciais, ginecomastia, poucos pelos pubianos e hipogonadismo (testículos pouco desenvolvidos), o que causa infertilidade. O menino é mais alto que a média aos 5 anos de idade, com pernas longas e tronco curto (Figura 29.12). Não há retardo mental, mas podem ser observados problemas cognitivos de graus variáveis, como retardo motor, dificuldades de fala ou de linguagem, déficits de atenção e dificuldade de aprendizagem.

Intervenções de enfermagem

A intervenção de enfermagem é principalmente de suporte. Oriente e apoie a família.

É importante o aconselhamento sobre infertilidade. Explique aos pacientes e às famílias que casamento e relações sexuais são possíveis. Como os pais podem ficar preocupados com a infertilidade do filho, explique que existem muitas alternativas para reprodução disponíveis e o progresso da tecnologia no campo da infertilidade.

● Síndrome do cromossomo X frágil

A síndrome do cromossomo X frágil é a causa hereditária mais comum de retardo mental. É o resultado de uma mutação de um gene (FMR1 [fragile X mental retardation]) no cromossomo X. Essa mutação essencialmente "desliga" o gene, desencadeando a

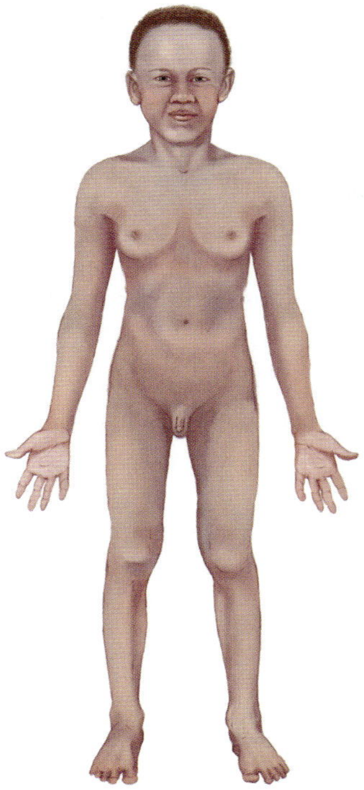

● Figura 29.12 Síndrome de Klinefelter.

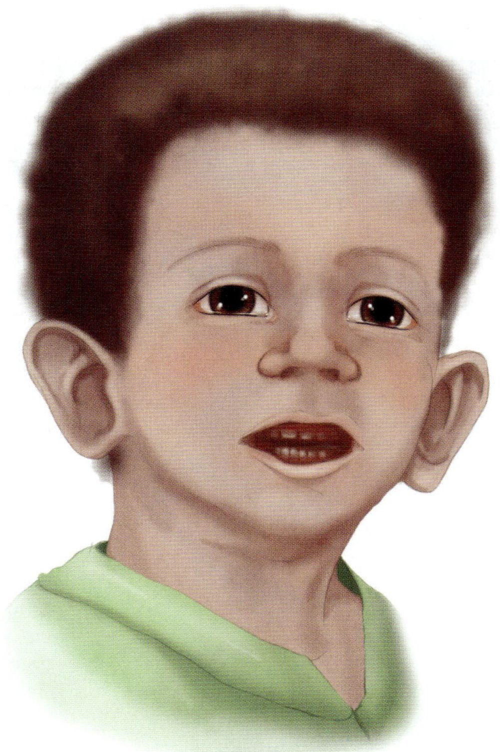

● Figura 29.13 Síndrome do cromossomo X frágil.

síndrome do X frágil. O número exato de crianças afetadas pela mutação ou pela pré-mutação não é conhecido. Meninos e meninas são afetados, mas meninas em geral têm sinais e sintomas mais brandos. A herança da síndrome do cromossomo X frágil é complexa, menos simples que uma herança mendeliana ou monogênica. Algumas meninas portadoras são afetadas, e nem todos os meninos com a anormalidade genética apresentam sintomas. Como homens e mulheres são férteis e podem transmitir o distúrbio para a prole, é necessário aconselhamento genético. O prognóstico para as pessoas com a síndrome do cromossomo X frágil é bom, e elas tendem a ter uma expectativa de vida normal.

Não há cura para a síndrome do cromossomo X frágil. O tratamento é multidisciplinar e visa intervenções para melhorar as deficiências cognitivas, emocionais e comportamentais.

Avaliação de enfermagem

Durante a infância, as manifestações clínicas são sutis, com características dismórficas secundárias e retardo do desenvolvimento. Problemas de sensibilidade, emoção e comportamento são os primeiros sinais. Um retardo em atingir marcos do desenvolvimento será provavelmente o primeiro indício encontrado à avaliação. O comprometimento intelectual pode variar de dificuldades sutis de aprendizagem até retardo mental significativo e comportamento semelhante a autismo. Na adolescência, meninos tendem a apresentar aspectos característicos, como rosto alongado, mandíbula proeminente, orelhas grandes e proeminentes, macro-orquidismo (testículos grandes) e graus variáveis de déficits comportamentais e cognitivos (Figura 29.13). Existe um padrão característico dos déficits cognitivos, com problemas de raciocínio abstrato, processamento sequencial e raciocínio matemático. Problemas de comportamento típicos incluem déficits de atenção, abanar e morder as mãos, hiperatividade, timidez, isolamento social, autoestima baixa e aversão a ser olhado. Em meninas, as manifestações clínicas são semelhantes, mas são mais variadas e frequentemente são mais brandas.

A idade média por ocasião do diagnóstico é 8 anos. O diagnóstico é conformado por testes genéticos moleculares. O diagnóstico de síndrome do X frágil pode ser pré-natal se houver suspeita de herança.

Intervenções de enfermagem

A intervenção de enfermagem é principalmente de suporte. Diagnóstico e intervenções precoces por meio de terapias de desenvolvimento e um plano de orientação individualizado são ideais. Os cuidados para essas crianças são os mesmos adotados para outras crianças com retardo mental (ver mais informações sobre retardo mental no Capítulo 30).

Dê orientação e apoio à família.

Distúrbios neurocutâneos

Os distúrbios neurocutâneos, também chamados hamartoses, são um grupo de distúrbios caracterizado por anormalidades na pele e no sistema nervoso central. Muitas condições neurológicas estão associadas a manifestações cutâneas, porque a pele e o sistema nervoso têm uma origem embriológica comum. São condições complexas, e a maioria afeta também outros sistemas orgânicos, como olhos, ossos, coração e rins. A maioria é hereditária e tem padrão de herança autossômico dominante ou é de ocorrência esporádica. A neurofibromatose é um distúrbio neurocutâneo comum, e será discutida em detalhes a seguir. A Tabela 29.5 fornece informações sobre outros distúrbios neurocutâneos.

Tabela 29.5 Outros distúrbios neurocutâneos

Distúrbio	Incidência	Manifestações clínicas	Considerações de enfermagem
Esclerose tuberosa	1 em 6.000 (Behrman *et al.*, 2004)	Tumores benignos existentes no cérebro e na pele. Apresenta-se mais frequentemente como um distúrbio convulsivo generalizado. Os tumores também podem envolver coração, rins, olhos, pulmões e ossos. Podem ser observados retardo do desenvolvimento e problemas comportamentais O distúrbio em geral é evidente nos primeiros anos de vida. Existe um amplo espectro clínico, desde inteligência normal sem convulsões até retardo mental importante e convulsões incapacitantes	O tratamento é principalmente sintomático O controle das convulsões é a preocupação primária Dê apoio e orientação à família Encaminhe para aconselhamento genético (padrão de herança autossômica dominante e 50% dos casos são consequentes a uma mutação nova) e recursos apropriados www.tsalliance.org: Tuberous Sclerosis Alliance
Síndrome de Sturge-Weber	1 em 50.000 (Behrman *et al.*, 2004)	Nevo facial (nevo em vinho do porto), mais frequente na testa e em um lado da face, convulsões, hemiparesia, calcificações intracranianas. Em muitos casos há retardo mental, problemas comportamentais e emocionais, e dificuldades de aprendizagem. As convulsões em geral começam no lactente e podem piorar com a idade As convulsões em geral são notadas no lado do corpo oposto ao do nevo facial. Pode haver fraqueza muscular no mesmo lado. A maioria dos indivíduos afetados apresenta glaucoma por ocasião do nascimento ou este se desenvolve posteriormente	O tratamento é principalmente sintomático O controle das convulsões é uma preocupação primária (com anticonvulsivantes ou cirurgia). As convulsões da síndrome de Sturge-Weber são frequentemente de controle difícil Pode ser usado *laser* para clarear ou remover o nevo facial. Casos mais graves de glaucoma podem ser operados. Fisioterapia deve ser considerada para os lactentes e as crianças com fraqueza muscular. Terapia educacional é prescrita com frequência para as crianças com retardo mental ou retardo do desenvolvimento Dê apoio e orientação à família Encaminhe para os recursos adequados Aconselhamento genético pode ser adequado (o modo de herança não é conhecido e esporádico) www.sturge-weber.com: Sturge-Weber Foundation

Neurofibromatose

As neurofibromatoses (NF) são distúrbios genéticos do sistema nervoso que afetam basicamente o desenvolvimento e o crescimento de tecidos nervosos. Há dois tipos distintos: o tipo 1 e o tipo 2. A neurofibromatose do tipo 1 (doença de Von Recklinghausen) é o tipo mais comum. A NF-1 causa tumores nos nervos e provoca outras anormalidades, como alterações de pele e deformidades ósseas. Complicações associadas a neurofibromatose incluem escoliose, defeitos cardíacos, hipertensão arterial, convulsões, perda de visão e de audição, dificuldades de aprendizagem, transtorno de déficit de atenção, anormalidades da fala e risco aumentado de neoplasias. Frequentemente os portadores são denominados "homens elefantes", mas os profissionais de saúde devem evitar o uso desta expressão. Muitas pessoas presumem que a doença resultará em deformidades horríveis, mas na verdade a maioria das crianças tem uma apresentação razoavelmente leve da doença.

Embora muitas pessoas afetadas herdem a NF, quase metade dos casos é consequente a uma nova mutação. O padrão de herança é autossômico dominante. Assim, a prole de pessoas afetadas tem uma chance de 50% de herdar o gene alterado e apresentar sintomas. As neurofibromatoses são consequentes a uma mutação no gene da neurofibromina no cromossomo 17. A prevalência é estimada em 1 em 3.000 nascimentos vivos (Behrman *et al.*, 2004; Jones, 2006).

Não há cura para as neurofibromatoses. O tratamento visa o controle dos sintomas. Intervenções cirúrgicas podem reduzir algumas das malformações ósseas e remover tumores dolorosos ou desfigurantes. A American Academy of Pediatrics recomenda para essas crianças um exame físico anual, inclusive aferição da pressão arterial, triagem de escoliose, exame oftalmológico, triagem do desenvolvimento e exame neurológico (Behrman *et al.*, 2004).

A doença é progressiva e os sintomas em geral pioram com o tempo, mas é difícil prever a evolução. Muitas pessoas afetadas apresentam sintomas leves a moderados e complicações que não põem em risco a vida, e têm uma vida normal e produtiva.

Avaliação de enfermagem

Na avaliação, a enfermeira pode encontrar manchas café com leite (máculas de coloração marrom-clara), que são típicas da

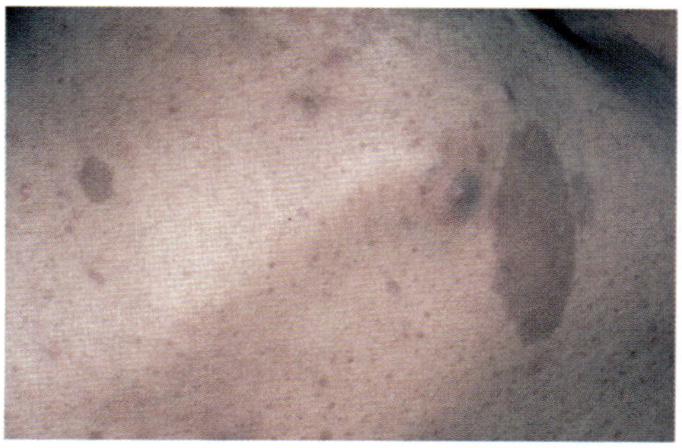

● **Figura 29.14** Manchas café com leite associadas a neurofibromatose.

neurofibromatose (Figura 29.14). Em geral já existem por ocasião do nascimento, mas podem aparecer durante o primeiro ano de vida, e costumam aumentar de tamanho, número e pigmentação. São encontradas em todo o corpo, em especial no tronco e nos membros, em geral poupando a face. Nevos pigmentados, sardas axilares, neurofibromas cutâneos, subcutâneos ou dérmicos de crescimento lento, que são tumores benignos, são outros sinais de neurofibromatose. Muitas crianças com neurofibromatose têm circunferência cefálica maior que o normal e estatura abaixo do normal. Em geral, até os 6 anos de idade já existem achados suficientes para o diagnóstico. A intensidade dos sintomas varia muito, mas o diagnóstico é feito se forem encontrados dois ou mais dos sinais clínicos relacionados no Boxe 29.5.

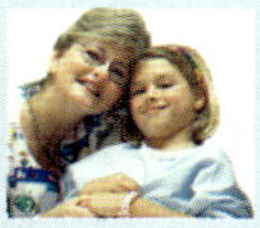

Se houver mais de seis manchas café com leite, deve-se suspeitar de neurofibromatose.

Intervenções de enfermagem

A intervenção de enfermagem é principalmente de suporte. A detecção precoce de problemas ou complicações tratáveis é uma prioridade. Dê apoio e orientação à criança e à família. Discuta com a família sobre aconselhamento genético. É essencial o encaminhamento para recursos adequados.

Boxe 29.5 Sinais clínicos de neurofibromatose

O diagnóstico é feito se houver dois ou mais dos seguintes achados:

- Seis ou mais manchas café com leite (manchas de coloração marrom-clara) com mais de 5 mm de diâmetro em crianças e mais de 15 mm de diâmetro em adolescentes e adultos
- Dois ou mais neurofibromas (tumores benignos) ou um neurofibroma plexiforme (tumor envolvendo muitos nervos)
- Sardas na axila ou na virilha
- Existência de um glioma óptico (tumor do nervo óptico)
- Dois ou mais tumores na íris (nódulos de Lisch ou hamartomas da íris)
- Desenvolvimento anormal da coluna vertebral (escoliose), do osso temporal ou da tíbia
- Um parente de primeiro grau (pai, mãe, irmão ou filho) com neurofibromatose do tipo 1

Outros distúrbios genéticos

São conhecidos milhares de distúrbios genéticos, e novos estão sendo descobertos, mas a maioria deles é rara. A Tabela 29.6 relaciona alguns outros distúrbios genéticos que a enfermeira pode encontrar na prática profissional. O tratamento de enfermagem desses distúrbios é principalmente de suporte e focaliza apoio e orientação da família, com ênfase nas necessidades de desenvolvimento e orientação. O encaminhamento para aconselhamento genético e recursos adequados é uma função importante da enfermeira.

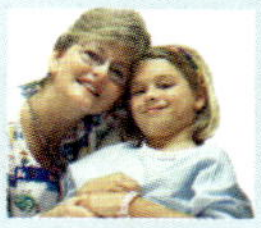

Crianças com síndrome de VATER que tenham apenas um rim não devem participar de esportes de contato.

Erros inatos do metabolismo

Os erros inatos do metabolismo são um grupo de distúrbios hereditários. Em conjunto, são comuns, mas cada defeito isolado é raro. A maioria segue um padrão de herança autossômico recessivo. São causados por mutações em genes que resultam em anormalidades na síntese ou no catabolismo de proteínas, carboidratos ou gorduras. O corpo não consegue converter normalmente alimentos em energia. A maioria dos erros inatos do metabolismo é devida a um defeito em uma enzima ou em uma proteína de transporte, resultando em bloqueio na via metabólica. O bloqueio da via metabólica resulta em acúmulo de produtos intermediários nocivos ou pode ser responsável pela deficiência ou ausência de produtos necessários. A apresentação pode ocorrer a qualquer momento, mesmo na vida adulta, mas a maioria das pessoas afetadas tem sinais logo depois do nascimento ou um pouco mais tarde. A maioria dos erros inatos do metabolismo que se apresenta no período neonatal é letal se não for iniciado imediatamente o tratamento específico.

O rastreamento neonatal detecta esses distúrbios antes do aparecimento de sintomas. Avanços recentes nas técnicas de rastreamento (em especial por meio de espectroscopia de massa) possibilitam que dezenas de distúrbios metabólicos sejam detectados em apenas uma gota de sangue. A criança com um teste positivo precisa de outros testes para confirmação do diagnóstico (ver no Capítulo 8 mais informações sobre rastreamento neonatal).

O tratamento desses distúrbios varia de acordo com a causa do erro do metabolismo, mas a reorientação alimentar é com frequência um componente importante.

Avaliação de enfermagem

Os sinais e sintomas clínicos variam em cada distúrbio. A Tabela 29.7 traz informações sobre erros inatos do metabolismo comuns em crianças.

Graças ao rastreamento neonatal e à identificação e ao tratamento precoces, é raro ver um recém-nascido não tratado com sinais e sintomas. Quando é visto, em muitos casos um recém-nascido saudável ao nascimento apresenta letargia, dificuldade de alimentação, apneia ou taquipneia,

(O texto continua na p. 963)

Tabela 29.6 Outros distúrbios, síndromes e associações genéticos

Distúrbio	Herança/causa	Sinais e sintomas	Tratamento
Síndrome CHARGE (um padrão reconhecível de anormalidades congênitas): Coloboma Doença cardíaca Atresia de coanas Retardo do desenvolvimento e do crescimento e/ou anomalias do sistema nervoso central Anomalias genitais, hipogonadismo Anomalias da orelha, surdez Incidência: 1 em 10.000 a 12.000 (Griffin *et al.*, 2004).	Herança autossômica dominante: a maioria dos casos é devida a uma nova mutação do gene. Mutações do gene CDH7 foram observadas em alguns casos	Coloboma é uma lesão ou defeito do olho, em geral uma fissura ou fenda na íris, no músculo ciliar e na coroide; também pode haver microftalmia (olhos pequenos) e criptoftalmia (olho ausente). Pode resultar em déficit visual As anomalias cardíacas podem ser de qualquer tipo, mas as mais comuns são anomalias do arco aórtico e tetralogia de Fallot Na atresia das coanas, a passagem do nariz para a garganta mostra-se estreitada ou bloqueada, o que pode provocar aspiração O retardo do crescimento ou do desenvolvimento cognitivo varia de leve a significativo As anomalias genitais incluem micropênis, criptorquidia e hipoplasia dos lábios do pudendo Anomalias das orelhas incluem orelhas curtas e largas com lóbulo pequeno ou sem lóbulo, prega interna proeminente, aspecto flácido, assimetria; pode haver déficit auditivo Cada aspecto ocorre na forma de espectro, desde ausente a intenso; não há um aspecto presente em todos os indivíduos afetados	Foco na identificação e tratamento de todos os defeitos; o diagnóstico precoce é importante www.chargesyndrome.org: CHARGE Syndrome Foundation
Síndrome de Marfan: distúrbio do tecido conjuntivo Incidência: 1 em 5.000 a 10.000 (Behrman *et al.*, 2004)	Herança autossômica dominante; causada por uma mutação no gene da fibrilina 1, que resulta em alterações do tecido conjuntivo	Estatura alta com membros longos e finos, gordura subcutânea mínima, hipotonia muscular, articulações muito flexíveis, face longa e estreita, anormalidades esqueléticas (p. ex., peito escavado ou peito carinado), oculares (p. ex., córnea aumentada ou subluxação do cristalino) e cardiovasculares (p. ex., dilatação da aorta ou prolapso da valva mitral) Pode ocorrer retardo para atingir marcos do desenvolvimento motor grosseiro e fino	Foco na prevenção de complicações www.marfan.org: National Marfan Foundation www.marfan.ca: Canadian Marfan Association
Associação VATER (não é um diagnóstico, mas refere-se a uma associação não aleatória de defeitos) Defeitos vertebrais Atresia anal Fístula traqueoesofágica associada a atresia de esôfago Displasia radial e displasia renal Pode também ocorrer como associação VACTERL, com anomalias cardíacas e anormalidades dos membros	Herança esporádica. Causa desconhecida Pode ocorrer com anormalidades cromossômicas, como trissomia do 18 Frequente na prole de mulheres diabéticas	Existem três ou mais anomalias. As anomalias incluem hipoplasia vertebral (vértebras pequenas) ou hemivértebras (só metade do osso se forma). Essas anomalias resultam em aumento do risco de escoliose Ânus imperfurado ou atresia anal: o ânus não se abre para fora do corpo Formação incompleta de um ou dos dois rins, obstrução da saída de urina dos rins ou refluxo substancial da urina para os rins podem causar insuficiência renal mais tarde Anomalias cardíacas, sendo mais comuns defeitos do septo interventricular, defeitos do septo interatrial e tetralogia de Fallot	Foco na identificação e no tratamento de todos os defeitos www.tefvater.org: TEF VATER National Support Network

Tabela 29.6 Outros distúrbios, síndromes e associações genéticos *(continuação)*

Distúrbio	Herança/causa	Sinais e sintomas	Tratamento
		Ausência ou deslocamento do polegar, polidactilia (dedos extranumerários), sindactilia (dedos fundidos) Com frequência há uma única artéria umbilical por ocasião do nascimento Retardo do crescimento e desenvolvimento lento nos primeiros meses de vida por causa das anomalias Inteligência em geral normal	
Síndrome de Apert (nome do médico francês que descreveu a síndrome) Incidência: 1 em 65.000 nascimentos vivos (Jones, 2006)	Herança autossômica dominante. Os casos são esporádicos e foram associados a idade paterna avançada	Craniossinostose, sindactilia bilateral simétrica e anomalias craniofaciais, como testa proeminente, hipoplasia da porção central da face causando um aspecto afundado, encurtamento do diâmetro anteroposterior e pálpebras inclinadas para baixo. A nasofaringe pequena pode causar obstrução das vias respiratórias superiores e apneia do sono Dificuldades de aprendizagem e deficiência mental	Cirurgia precoce da craniossinostose quando se nota aumento da pressão intracraniana. Tratamento precoce vigoroso com abordagem multidisciplinar, para tratar as diversas anomalias www.aboutfaceusa.org: About Face USA www.ccakids.com: Children's Craniofacial Association www.faceit.org: Let's Face It, Inc. www.faces-cranio.org: National Craniofacial Association www.nffr.org: National Foundation for Facial Reconstruction
Acondroplasia (a forma mais comum de condrodisplasia, doenças que resultam em crescimento ósseo desordenado) Incidência: 1 em 15.000 (Jones, 2006)	Padrão de herança autossômico dominante. Causada por mutações no receptor do fator de crescimento de fibroblastos 3 (FGFR3). 90% dos casos são causados por mutações novas. Idade paterna avançada é um fator que contribui	Caracterizada por proporções anormais do corpo Pequena estatura (altura média de adultos homens e mulheres: 1,2 m), membros curtos com tronco de tamanho normal, ponte nasal baixa com testa proeminente. Hipoplasia da região central da face, estreitamento caudal do canal espinal, megalocefalia, forame magno pequeno, mãos curtas e largas com separação entre o dedo médio e o anular ("mão em tridente") Retardo na aquisição de habilidades motoras, problemas com disfunção e infecções persistentes da orelha média, arqueamento das pernas. Complicações menos frequentes incluem hidrocefalia, compressão na junção craniocervical, obstrução das vias respiratórias superiores e cifose toracolombar Inteligência em geral normal, possibilitando vida independente e produtiva	Controle clínico dos sintomas Monitore altura, peso e circunferência do crânio Controle e evite complicações (exame neurológico completo e cuidadoso, investigação de apneia do sono) O tratamento com hormônio do crescimento é controverso e ainda experimental Podem ser feitas cirurgias de alongamento de membros www.lpaonline.org: Little People of America, Inc. www.shortsupport.org: Short Persons Support

Tabela 29.7 Erros inatos do metabolismo

Distúrbio/explicação	Incidência*	Manifestações clínicas	Tratamento
Fenilcetonúria (PKU): deficiência de uma enzima hepática causando incapacidade de processar adequadamente o aminoácido essencial fenilalanina. A fenilalanina acumulada pode provocar lesão cerebral, a não ser que a doença seja detectada e tratada logo após o nascimento	Mais de 1 em 25.000	Não há sintomas por ocasião do nascimento. A maioria dos casos é identificada no rastreamento neonatal antes do aparecimento de manifestações clínicas Se não for diagnosticada, o recém-nascido pode apresentar vômitos, irritabilidade, erupção cutânea semelhante a eczema e odor de rato na urina	Dieta pobre em fenilalanina A fenilalanina é encontrada principalmente em alimentos ricos em proteínas, como carne ou leite (inclusive leite materno e fórmulas) www.pkunetwork.org: Children's PKU Network www.pku-allieddisorders.org: National Coalition for PKU & Allied Disorders www.pkunews.org: National PKU News
Galactosemia: deficiência da enzima hepática necessária para converter a galactose em glicose. A galactose é um produto de quebra da lactose, encontrada comumente em laticínios. O acúmulo de galactose causa lesões de órgãos vitais	Mais de 1 em 50.000	Não há sintomas por ocasião do nascimento. Se não for diagnosticada, os recém-nascidos apresentarão icterícia, diarreia e vômitos, e não ganharão peso. Se não for tratada, causa doença hepática, cegueira, retardo mental significativo e morte.	A ingestão de galactose pode causar sepse em crianças afetadas; assim, exames e antibióticos para sepse podem ser necessários quando há ingestão O único tratamento é a eliminação da galactose e da lactose da dieta. Assim, leite e laticínios são excluídos durante toda a vida.
Doença da urina em xarope de bordo: afeta o metabolismo dos aminoácidos. Deficiência da enzima que metaboliza leucina, isoleucina e valina, aminoácidos ramificados componentes das proteínas. Esses aminoácidos se acumulam no sangue e causam lesão cerebral	Menos de 1 em 100.000	Não há sintomas por ocasião do nascimento, mas recém-nascidos não tratados logo apresentam sinais neurológicos, vômitos, dificuldade de alimentação, atividade reflexa aumentada e convulsões. Se não for tratada, pode resultar em lesão neurológica potencialmente fatal	Dieta especial pobre em proteínas, variando com a gravidade dos sintomas Podem ser usados suplementos de tiamina A dieta tem de ser mantida durante toda a vida www.msud-support.org: Maple Syrup Urine Disease Family Support Group
Deficiência de biotinidase: a falta da enzima causa deficiência de biotina	Mais de 1 em 75.000	Não há sintomas por ocasião do nascimento. Nas primeiras semanas de vida, ocorrem sinais e sintomas como hipotonia, movimentos descoordenados, convulsões, retardo do desenvolvimento, alopecia, dermatite seborreica, perda auditiva, atrofia do nervo óptico e retardo mental. A acidose metabólica pode causar morte	Biotina livre oral diária www.kumc.edu/gec/support/metaboli.html: Association for Neuro-Metabolic Diseases
Deficiência de desidrogenase da acilcoenzima A de cadeia média (MCAD): falta de uma enzima necessária para o metabolismo de ácidos graxos	Mais de 1 em 25.000	Episódios recorrentes de acidose metabólica e hipoglicemia, letargia, convulsões, insuficiência hepática, lesão cerebral, coma e parada cardíaca. Pode causar doença grave e fatal em crianças que não estejam se alimentando bem	Evite jejum; ofereça refeições frequentes. Considerações especiais durante a doença. Se a criança não suportar alimentos, é necessária dextrose intravenosa. www.fodsupport.org: Fatty Oxidation Disorders (FOD) Family Support Group

Tabela 29.7 Erros inatos do metabolismo *(continuação)*

Distúrbio/explicação	Incidência*	Manifestações clínicas	Tratamento
Homocistinúria: deficiência da enzima necessária para digerir um componente dos alimentos denominado metionina (um aminoácido)	Menos de 1 em 100.000	Se não for detectada e tratada, pode causar retardo mental, transtornos psiquiátricos, retardo do desenvolvimento, luxação do cristalino, ossos finos e fracos e formação de trombos venosos e arteriais que podem provocar complicações potencialmente fatais, como acidente vascular cerebral	Dieta com restrição de metionina e suplementos de cistina; suplementos de vitaminas B_6 e B_{12}, e talvez betaína e ácido fólico www.rarediseases.org: National Organization for Rare Disorders
Tirosinemia: deficiência de uma enzima essencial para o metabolismo de tirosina; o acúmulo dos subprodutos causa lesão hepática e renal	Menos de 1 em 100.000	Os sinais e sintomas em geral aparecem nos primeiros meses de vida: ganho de peso insuficiente, aumento do fígado e do baço, tendência hemorrágica, distensão abdominal, icterícia, cirrose e insuficiência hepática	Dieta com restrição de fenilalanina, metionina e tirosina www.liverfoundation.org: American Liver Foundation
Doença de Tay-Sachs: causada por insuficiência da enzima hexosaminidase A, necessária para o metabolismo de algumas substâncias gordurosas em células nervosas e no cérebro	Ocorre com maior frequência em descendentes de pessoas da Europa central e oriental, e em judeus asquenazes. Um em 27 judeus é portador, em comparação a 1 em 250 pessoas na população geral (National Human Genome Research Institute, 2007). Canadenses franceses não judeus do vale do rio St. Lawrence, em Quebec, e a população *cajun* da Louisiana também correm risco aumentado. Esses grupos têm uma incidência cerca de 100 vezes maior do que a de outros grupos étnicos (March of Dimes, 2006*b*).	Os lactentes parecem normais e saudáveis durante os primeiros meses de vida. O acúmulo de gangliosídeos (substância gordurosas) nos tecidos e nas células nervosas causa lesões progressivas mentais e físicas. A criança fica cega, surda e incapaz de deglutir, os músculos se atrofiam e ocorre paralisia. Podem ser observadas demência, convulsões e exacerbação do reflexo de Moro. Há um tipo muito mais raro de doença de Tay-Sachs observado em pessoas entre 20 e 35 anos de idade	Não há tratamento nem cura para a doença. O tratamento clínico visa controlar os sintomas e manter o conforto Podem ser usados anticonvulsivantes para controlar as convulsões A morte em geral ocorre nos primeiros anos de vida, ou seja, até os 4 a 5 anos de idade Os portadores podem ser identificados por um exame de sangue, e existem testes para detecção pré-natal www.ntsad.org: National Tay-Sachs & Allied Diseases Association

*Dados de incidência extraídos de March of Dimes (2006*c*). *Recommended newborn screening tests: 29 disorders*. Obtidos em 1º de março de 2006 em http://www.marchofdimes.com/professionals/14332_15455.asp.
Saving Babies through Screening Foundation, Inc. (2005). *Disease description*. Obtidos em 1º de março de 2006 em http://www.savebabies.org/disease-descriptions.php

vômitos recorrentes, alteração da consciência, retardo do crescimento, convulsões, aspecto séptico ou retardo do desenvolvimento. Alterações físicas que podem ser observadas incluem dismorfologia, cardiomegalia, erupções cutâneas, catarata, retinite, atrofia óptica, opacidade da córnea, surdez, displasia esquelética, macrocefalia, hepatomegalia, icterícia ou cirrose.

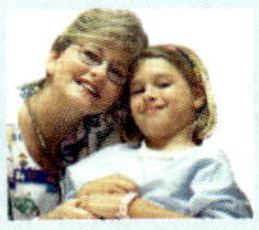

Quando um recém-nascido antes saudável apresenta deterioração progressiva, deve-se suspeitar de um erro inato do metabolismo.

A investigação diagnóstica em geral envolve diversos exames laboratoriais, inclusive:

- Glicose: pode estar elevada
- Amônia: pode estar elevada
- Gasometria arterial: pode mostrar bicarbonato e pH diminuídos e acidose metabólica (também pode existir alcalose respiratória, em especial quando os níveis de amônia estão elevados).

O diagnóstico precoce é fundamental para salvar e melhorar a vida dessas crianças.

Quando uma criança com diagnóstico de erro inato do metabolismo é hospitalizada, a enfermeira precisa determinar a dieta e os medicamentos prescritos, para mantê-los durante a internação.

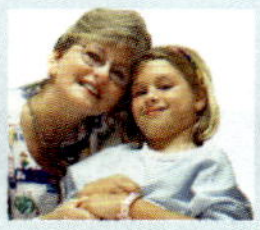

Se houver suspeita de um erro inato do metabolismo, a alimentação em geral é suspensa até que os resultados dos exames sejam recebidos.

Intervenções de enfermagem

Verifique se a dieta prescrita para o recém-nascido ou a criança está sendo seguida. Para distúrbios de aminoácidos (p. ex., fenilcetonúria), defeitos do ciclo da ureia (p. ex., tirosinemia do tipo I) e acidemia orgânica (p. ex., doença da urina em xarope de bordo), a dieta é o principal tratamento. A ingestão de aminoácidos específicos é restrita de acordo com o distúrbio existente. Verifique se as necessidades calóricas e proteicas estão sendo preenchidas, porque as crianças precisam de calorias suficientes para um crescimento adequado. Em crianças com defeitos do ciclo da ureia e acidemia orgânica, anorexia é comum e intensa, e a criança pode precisar de suplementação alimentar por tubo de gastrostomia. Em distúrbios da oxidação de ácidos graxos (p. ex., deficiência da desidrogenase da acil-CoA de cadeia média), o objetivo é evitar períodos prolongados de jejum e alimentar frequentemente a criança quando ela estiver doente. A suplementação de vitaminas específicas também é importante no tratamento desses distúrbios. É necessária obediência estrita à dieta, com supervisão cuidadosa de nutricionistas, médicos e enfermeiras e a cooperação dos pais e da criança.

A intervenção de enfermagem tem foco na orientação e suporte da família, que precisa de conhecimento amplo sobre a doença e o tratamento. São importantes encaminhamentos para um nutricionista e recursos adequados, inclusive grupos de apoio. A enfermeira deve também monitorar o desenvolvimento da criança e iniciar tratamentos sempre que necessário.

Referências

Livros e revistas

Ackley, B. J., & Ladwig, G. B. (2006). *Nursing diagnosis handbook: A guide to planning care.* (7th ed.). St. Louis: Mosby.

American Academy of Pediatrics, Committee on Genetics. (1996). Newborn screening fact sheet. *Pediatrics, 98*(3), 473–501.

American Academy of Pediatrics, Committee on Genetics. (2001). Health supervision for children with Down syndrome. *Pediatrics, 107*(2), 442–449.

Behrman, R. E., Kliegman, R. M., & Jenson, H. B. (2004). *Nelson's textbook of pediatrics* (17th ed.). Philadelphia: Saunders.

Blacher, J. (2003). Recent news about fragile X: What's all the fuss about? *The Exceptional Parent, 33*(4), 70–75.

CHARGE Syndrome Foundation. (2006). *About CHARGE.* Retrieved July 22, 2006, from http://www.chargesyndrome.org/ about-charge.asp.

Cohen, W. (1999). Health care guidelines for individuals with Down syndrome: 1999 revision [Reprinted from *Down Syndrome Quarterly, 4*(3)]. Retrieved July 22, 2006, from http://www.denison.edu/collaborations/dsq/health99.html.

Cunniff, C., Hersh, J. H., Hoyme, H. E., et al. (2003). Health supervision for children with Turner's syndrome. *Pediatrics, 111*(3), 692–703.

Griffin, H. C., Davis, M. L., & Williams, S. C. (2004). CHARGE Syndrome: Educational and technological interventions. *RE:view: Rehabilitation and Education for Blindness and Visual Impairment, 35*(4), 149–158. Retrieved July 22, 2006, from www.findarticles.com/p/articles/mi_hb4327/is_200401/ai_n15081011.

Groch, J. (2006). Sleep apnea tests advised for Down's children. *Medpage Today.* Retrieved July 22, 2006, from http://www.medpagetoday.com/tbindex2.cfm?tbid=3111.

Human Genome Project. (2004). *Ethical, legal, and social issues research.* Retrieved July 22, 2006, from http://www.ornl.gov/ sci/techresources/Human_Genome/research/elsi.shtml.

Human Genome Project. (2006). *Human Genome Project information.* Retrieved July 22, 2006, from http://www.ornl.gov/sci/techresources/Human_Genome/home.shtml.

Johnson, M., & Robin, N. H. (2000). Pediatrics and the human genome project. *Contemporary Pediatrics, 17*(5), 100–112.

Jones, K. L. (2006). *Smith's recognizable patterns of human malformation* (6th ed.). Philadelphia: Elsevier Saunders.

Kam, J. R., & Helm, T. N. (2005). Neurofibromatosis. *eMedicine.* Retrieved July 22, 2006, from http://www.emedicine.com/ DERM/topic287.htm.

Keku, T. O., Rakhra-Burris, T., & Millikan, R. (2003). Gene testing: What the health professional needs to know. *Journal of Nutrition, 133,* 3754S–3757S.

Korson, M. S. (2000). Advances in newborn screening for metabolic disorders: What the pediatrician needs to know. *Pediatric Annals, 29*(5), 294–301.

Lashley, F. R. (2005). *Clinical genetics in nursing practice.* New York: Springer Publishing.

March of Dimes. (2006*a*). *Quick reference and fact sheet: Chromosomal abnormalities.* Retrieved July 22, 2006, from www.marchofdimes.com/professionals/681_1209.asp.

March of Dimes. (2006*b*). *Quick reference and fact sheet: Tay-Sachs.* Retrieved July 22, 2006, from http://www.marchofdimes.com/professionals/681_1227.asp.

March of Dimes. (2006*c*). *Recommended newborn screening tests: 29 disorders.* Retrieved July 22, 2006, from http://www.marchofdimes.com/professionals/14332_15455.asp.

MSU Division of Human Genetics (2002) *Maternal serum screening.* Retrieved July 22, 2006, from http://www.healthteam.msu.edu/ clinics/Genetics/documents/PRENATAL%20GENETICS.pdf.

National Human Genome Research Institute. (2007). *Learning about Tay-Sachs disease.* Retrieved April 22, 2007 from http://www.genome.gov/10001220.

National Institutes of Health, National Institute of Child Health and Human Development. (2006). *Facts about Down syndrome.* Retrieved July 22, 2006, from http://www.nichd.nih.gov/publications/pubs/downsyndrome/down.htm#TheOccurrence.

National Institute of Neurological Disorders and Stroke (2006). *Neurofibromatosis fact sheet.* Retrieved July 22, 2006, from www.ninds.nih.gov/disorders/neurofibromatosis/detail_neurofibromatosis.htm.

National Institute of Neurological Disorders and Stroke (2006). *NINDS Tay-Sachs disease information page.* Retrieved July 22, 2006, from www.ninds.nih.gov/disorders/taysachs/taysachs.htm.

Pagana, K. D., & Pagana, T. J. (2006). *Mosby's manual of diagnostic and laboratory tests* (3rd ed.). St. Louis: Mosby.

Paoloni-Giacobino, A., & Chaillet, J. R. (2004). Genomic imprinting and assisted reproduction. *Reproductive Health, 1*(6). Retrieved July 22, 2006, from http://www.reproductive-health-journal.com/content/1/1/6.

Pueschel, S. M. (2001). *A parent's guide to Down syndrome: Toward a brighter future.* Baltimore: Paul H. Brookes Publishing Company, Inc.

Saving Babies through Screening Foundation, Inc. (2006). *Disease descriptions.* Retrieved July 22, 2006, from http://www.savebabies.org/diseasedescriptions.php.

Siegel, B., & Milunsky, J. (2004). When should the possibility of a genetic disorder cross your radar screen? *Contemporary Pediatrics, 21*(5), 30–45.

Skinner, D., & Schaffer, R. (2005). Families and genetic diagnoses in the genomic and internet age. *Infants and Young Children, 19*(1), 16–24.

Stroop, J. (2000). The family history as a screening tool. *Pediatric Annals, 29*(5), 279–282.

Sybert, V. P., & McCauley, E. (2004). Turner's syndrome. *New England Journal of Medicine, 351*(12), 1227–1241.

Trotter, T. L., Hall, J. G., American Academy of Pediatrics Committee on Genetics. (2005). Health supervision for children with achondroplasia. *Pediatrics, 116*(3), 771–784.

Van Riper, M., & Cohen, W. (2001). Caring for children with Down syndrome and their families. *Journal of Pediatric Health, 15*(3), 123–131.

Venes, D. (2005). *Taber's cyclopedic medical dictionary* (20th ed.). Philadelphia: F. A. Davis.

Vernon, P. (2000). Neurofibromatosis: An elephant by another name. *Journal of Pediatric Health Care, 14*(5), 244–247.

Wattendorf, D. J., & Muenke, M. (2005). Klinefelter syndrome. *American Family Physician, 72*(11), 2259–2263.

Wattendorf, D. J., & Muenke, M. (2005). Diagnosis and management of fragile X syndrome. *American Family Physician, 72*(1), 111–114.

Weiner, D. L. (2005). Pediatrics, inborn errors of metabolism. *eMedicine.* Retrieved July 22, 2006, from http://www.emedicine.com/emerg/topic768.htm.

Wille, M. C., Weitz, B., Kerper, P., & Frazier, S. (2004). Advances in preconception genetic counseling. *Journal of Perinatal & Neonatal Nursing, 18*(1), 28–41.

Websites

www.aboutfaceusa.org About Face USA
www.angelman.org Angelman Syndrome Foundation, Inc.
www.ccakids.com Children's Craniofacial Association
www.cdss.ca Canadian Down Syndrome Society
www.chargesyndrome.org CHARGE Syndrome Foundation
www.ctf.org/ Children's Tumor Foundation (dedicated to neurofibromatosis research)
www.faceit.org Let's Face It, Inc.
www.faces-cranio.org National Craniofacial Association
www.fivepminus.org 5p- Society (cri-du-chat syndrome)
www.fodsupport.org Fatty Oxidation Disorders (FOD) Family Support Group
www.fragilex.org/ National Fragile X Foundation
www.galactosemia.org Parents of Galactosemic Children
www.kumc.edu/gec/support/metaboli.html Association for Neuro-Metabolic Diseases
www.liverfoundation.org American Liver Foundation
www.lpaonline.org Little People of America, Inc.
www.marchofdimes.com/ March of Dimes (information on birth defects, genetic disorders and inborn errors of metabolism)
www.marfan.ca Canadian Marfan Association
www.marfan.org National Marfan Foundation
www.msud-support.org Maple Syrup Urine Disease Family Support Group
www.nads.org/ National Association for Down Syndrome
www.ndsccenter.org/ National Down Syndrome Congress
www.ndss.org/ National Down Syndrome Society
www.nffr.org National Foundation for Facial Reconstruction
www.nfinc.org/ Neurofibromatosis, Inc. (dedicated to education, advocacy, and research)
www.ntsad.org National Tay-Sachs & Allied Diseases Association
www.pkunetwork.org Children's PKU Network
www.pkunews.org National PKU News
www.rarediseases.org National Organization for Rare Disorders
www.shortsupport.org Short Persons Support
www.sturge-weber.com Sturge-Weber Foundation
www.tefvater.org TEF VATER National Support Network
www.trisomy.org/ Support Organization for Trisomy 18, 13, and Related Disorders
www.tsalliance.org Tuberous Sclerosis Alliance
www.turner-syndrome-us.org/about/ Turner Syndrome Society of the United States
www.vcfsef.org/ Velo-Cardio-Facial Syndrome Educational

Exercícios sobre o *capítulo*

Questões de múltipla escolha

1. Você esta aconselhando um casal, e um dos dois tem neurofibromatose, um distúrbio autossômico dominante. Eles querem saber o risco de transmissão do distúrbio. A enfermeira deve dizer que cada filho tem:
   a. Uma chance em quatro (25%) de ter a doença
   b. Uma chance em oito (12,5%) de ter a doença
   c. Uma chance em uma (100%) de ter a doença
   d. Uma chance em duas (50%) de ter a doença
2. Uma enfermeira que trabalha em uma clínica de saúde da mulher determina que pode ser adequado aconselhamento genético para uma mulher:
   a. Que acabou de ter seu primeiro aborto espontâneo com 10 semanas
   b. Que está com 30 anos de idade e planejando engravidar
   c. Cuja história revela um parente próximo com síndrome do cromossomo X frágil
   d. Que está com 18 semanas de gravidez com uma triagem tripla normal
3. Qual é a anormalidade cromossômica mais provável em uma criança nascida com uma prega transversal palmar única, pescoço curto com excesso de pele na nuca, ponte nasal achatada e defeitos cardíacos?
   a. Trissomia do 21
   b. Trissomia do 18
   c. Trissomia do 14
   d. Trissomia do 13
4. A mãe traz seu recém-nascido com 4 dias de vida à clínica porque ele está vomitando e se alimentando mal. O recém-nascido era saudável antes. A enfermeira deve suspeitar de:
   a. Síndrome de Sturge-Weber
   b. Um erro inato do metabolismo
   c. Trissomia do 18
   d. Síndrome de Turner

Exercícios de raciocínio crítico

1. Um bebê de 8 meses é atendido na clínica. Na avaliação, a enfermeira observa oito manchas café com leite no tronco e nos membros. Que outros achados da avaliação são pertinentes?
2. O rastreamento neonatal foi positivo para fenilcetonúria. O diagnóstico foi confirmado por outros exames. Que orientações você daria aos pais sobre os cuidados com o filho?
3. Um menino de 6 anos de idade com síndrome de Down é internado com pneumonia. Escolha três informações que a enfermeira deve buscar na história clínica:
   a. Existência de defeitos ou doenças cardíacas
   b. Última avaliação de audição e de visão
   c. História gestacional da mãe
   d. Existência de doença da tireoide
   e. História de imunização da mãe

Atividades de estudo

1. Desenvolva um plano de cuidados de enfermagem para uma criança com a síndrome de Down.
2. Acompanhe um conselheiro genético. Observe como ele ajuda as famílias a compreenderem distúrbios genéticos e lidarem com eles.
3. Assista a um encontro do comitê de ética de um hospital local. Identifique alguns dos problemas éticos, legais e sociais discutidos por ele, especialmente os relacionados com exames e distúrbios genéticos.

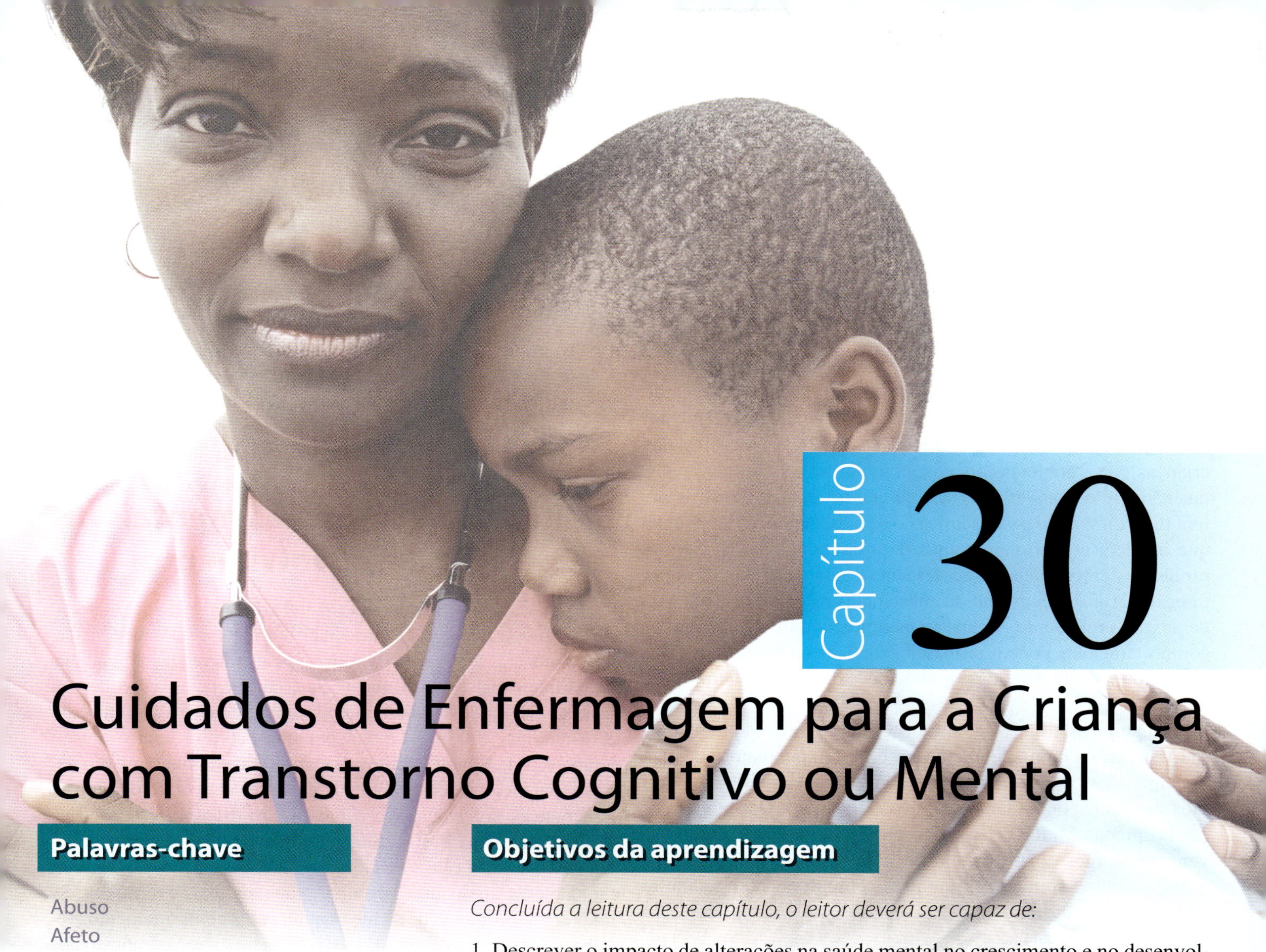

Capítulo 30

Cuidados de Enfermagem para a Criança com Transtorno Cognitivo ou Mental

Palavras-chave

Abuso
Afeto
Ansiedade
Comorbidade
Negligência
Purgação
Suicídio
Violência

Objetivos da aprendizagem

Concluída a leitura deste capítulo, o leitor deverá ser capaz de:

1. Descrever o impacto de alterações na saúde mental no crescimento e no desenvolvimento de lactentes, crianças e adolescentes.
2. Descrever as técnicas utilizadas para avaliar o estado mental em crianças.
3. Entender as avaliações e as intervenções de enfermagem apropriadas ao tratamento e à utilização de medicamentos para tratar os transtornos mentais da infância e da adolescência.
4. Caracterizar os transtornos mentais comuns em lactentes, crianças e adolescentes.
5. Elaborar um plano de cuidados de enfermagem individualizado para a criança com transtorno mental.
6. Elaborar planos de orientação para a criança com transtorno mental e sua família.

REFLEXÃO *A sensibilidade da criança frequentemente supera todo o entendimento humano.*

John Howard, de 6 anos de idade, foi trazido à clínica para o exame anual. O pai diz o seguinte: "John tem explosões emocionais frequentes e seu humor parece oscilar muito rapidamente de feliz a triste. Os professores disseram que o rendimento dele na escola não está bom".

Os problemas de saúde mental são responsáveis pela maior parte da "nova morbidade" das crianças. Esses transtornos incluem dificuldades acadêmicas, doenças psiquiátricas, **violência**, hostilidade na escola, consumo de substâncias psicoativas e efeitos adversos da mídia (Reasor & Farrell, 2004). Cerca de 13 milhões de crianças podem ter problemas de saúde mental (American Academy of Pediatrics [AAP], 2000). Até 80% das crianças com problemas sociais, emocionais ou comportamentais não têm acesso aos serviços de que necessitam, e isto acarreta mais dificuldades acadêmicas e sociais. As doenças mentais que incidem nos primeiros anos de vida aumentam o risco de problemas emocionais na adolescência, uso de armas de fogo, direção perigosa, consumo de substâncias psicoativas e atividade sexual promíscua. Alguns transtornos cognitivos ou neurocomportamentais podem ter bases genéticas ou fisiológicas, enquanto outros são gerados por condições de estresse familiar ou ambiental.

Em geral, as crianças com transtornos cognitivos ou mentais são tratadas na comunidade ou em clínicas ambulatoriais, mas em alguns casos o problema causa impacto tão significativo na vida da criança ou da família, que se torna necessária a internação hospitalar. Muitas crianças hospitalizadas também desenvolvem transtornos cognitivos ou mentais. Quando a criança tem o diagnóstico de um transtorno neurocomportamental, a família pode ficar sobrecarregada pelos serviços multidisciplinares de que a criança necessita.

O alcance dos problemas de saúde mental entre as crianças, os adolescentes e suas famílias tornou-se tão amplo que o U.S. Surgeon General publicou uma "National Agenda for Action". A Conferência de Saúde Mental Infantil do U.S. Surgeon General definiu as seguintes metas:

1. Promover a conscientização pública dos problemas de saúde mental infantil e reduzir os estigmas associados às doenças mentais.
2. Continuar a desenvolver, disseminar e implementar serviços preventivos e terapêuticos cientificamente comprovados no campo da saúde mental infantil.
3. Melhorar a avaliação e o diagnóstico das necessidades mentais das crianças.
4. Eliminar as disparidades raciais e/ou étnicas e socioeconômicas de acesso aos serviços de saúde mental.
5. Aperfeiçoar a infraestrutura dos serviços de saúde mental infantil, inclusive apoiar intervenções profissionais cientificamente comprovadas.
6. Ampliar o acesso a, e a coordenação dos serviços de saúde mental de qualidade.
7. Treinar os profissionais que atuam na linha de frente para detectar e tratar os problemas de saúde mental e instruir os profissionais de saúde mental quanto aos serviços de prevenção e tratamento cientificamente comprovados.
8. Monitorar o acesso e a coordenação dos serviços de saúde mental de qualidade (U.S. Public Health Service, 2004).

Os problemas de saúde mental das crianças são reais e dolorosos e podem ser graves. Para garantir um futuro saudável para as crianças afetadas, as enfermeiras devem participar do diagnóstico e do encaminhamento precoces de crianças com déficits cognitivos potenciais ou outros problemas de saúde mental.

Efeitos dos problemas mentais na saúde e no desenvolvimento

O comportamento das crianças é influenciado pelas características biológicas ou genéticas, pela nutrição, pela saúde física, pelo potencial de desenvolvimento, pelas interações ambientais e familiares, pelo temperamento da criança e pelas respostas dos pais ou dos cuidadores ao comportamento da criança (Goldson & Reynolds, 2007). As alterações que ocorrem com o crescimento e o desenvolvimento normais frequentemente geram estresse para as crianças e algumas podem desenvolver disfunção. As crianças progridem em ritmos muito diferentes e, por esta razão, geralmente é difícil detectar anormalidades sutis. Quando é submetida a estresse, fadiga ou dor, a criança pode regredir rapidamente aos padrões comportamentais mais primitivos. Se houver um problema de saúde mental, esses comportamentos regressivos podem persistir. É possível que o estresse imposto aos neurônios em desenvolvimento reduza as capacidades de superação em uma idade mais avançada. As crianças aprendem por experiência própria, e, por esta razão, podem desenvolver comportamentos inadaptativos em virtude das interações que ocorrem em suas vidas.

Tratamentos clínicos comuns

Vários medicamentos e outros tratamentos são utilizados para tratar os transtornos mentais em crianças. A maioria desses tratamentos requer prescrição médica quando a criança está internada em hospital. Os medicamentos mais comuns estão relacionados no Guia farmacológico 30.1. A enfermeira encarregada de cuidar de crianças com transtornos mentais deve estar familiarizada com os mecanismos de ação dos tratamentos e dos medicamentos e também deve monitorar seus efeitos adversos. Alguns transtornos mentais são tratados com algum tipo de psicoterapia. A Tabela 30.1 recapitula os tipos de terapia comumente utilizados. Em geral, essas terapias são realizadas apenas por profissionais especialmente treinados.

Técnicas de terapia comportamental também são utilizadas para ajudar as crianças a modificar padrões de comportamento negativo. Esses métodos podem ser utilizados concomitantemente às sessões de terapia, no hospital, na clínica ou na sala

Guia farmacológico 30.1 Medicamentos utilizados nos transtornos mentais da criança

Medicamento	Ação	Indicação	Implicações de enfermagem
Psicoestimulantes: metilfenidato, dextroanfetamina, pemolina, metilfenidato de ação prolongada, dextroanfetamina de ação prolongada	Aumentam os níveis sinápticos de dopamina e de norepinefrina	TDAH (transtorno de déficit de atenção/hiperatividade)	• O metilfenidato tem meia-vida curta; administre 3 vezes/dia (de manhã, ao meio-dia na escola e em casa depois das aulas) • As preparações de ação prolongada são administradas 1 vez/dia pela manhã • Efeitos adversos: redução do apetite, cefaleia, dor abdominal, dificuldade de dormir, irritabilidade, retração social, tiques motores; a criança pode ter afeto embotado • A pemolina é utilizada apenas raramente porque pode causar hepatotoxicidade
Ansiolítico: buspirona	Bloqueia amplamente a recaptação da dopamina	Ansiedade, raiva, mania, psicose, depressão, síndrome de Tourette	• Mantenha a constância em relação aos alimentos, ou seja, sempre às refeições ou nunca às refeições • Pode causar sonolência • Registre a ocorrência de desinibição, agitação, confusão e depressão
Antimaníaco: lítio	Afeta a recaptação da serotonina e/ou da norepinefrina	Transtorno bipolar, depressão, hiperagressividade	• Observe cuidadosamente a criança • Pode causar poliúria, polidipsia, tremor, náuseas, aumento de peso e diarreia
Inibidores seletivos da recaptação de serotonina: fluoxetina, paroxetina, sertralina	Potencializam a atividade cerebral da serotonina	Depressão, transtorno obsessivo-compulsivo, ansiedade	• Fique atenta à ocorrência de irritabilidade, insônia, desconforto GI, náuseas, cefaleia • Verifique a pressão arterial (PA) para detectar elevações
Antidepressivo atípico: trazodona	Inibe a recaptação de serotonina	Depressão	• Verifique a PA para detectar hipotensão postural • Fique atenta à ocorrência de sedação e sonolência; deve-se evitar ingestão de álcool • Administre depois das refeições ou com lanches
Inibidor não estimulante da recaptação de norepinefrina: atomoxetina	Aumenta a atividade da norepinefrina	TDAH	• Administre com ou sem alimentos, 1 ou 2 vezes/dia • Verifique o peso, a estatura, a PA e a frequência cardíaca • Pode causar tontura e ressecamento da boca
Agentes anti-hipertensivos alfa-agonistas: clonidina, guanfacina	Ativam os neurônios inibitórios do tronco cerebral	TDAH, síndrome de Tourette, autoabuso, agressividade	• A clonidina produz efeito sedativo intenso • Verifique a PA e o pulso • Fique atenta à ocorrência de ressecamento da boca, confusão, depressão, retenção urinária e constipação intestinal
Antipsicóticos: tioridazina, clorpromazina, haloperidol	Bloqueiam reversivelmente os receptores tipo 2 da dopamina no sistema nervoso central	Psicose, mania, autoagressão, comportamento violento ou destrutivo	• Podem causar sonolência • Registre a ocorrência de efeitos anticolinérgicos, sonolência e distonia (efeitos extrapiramidais), tontura • Fique atenta à ocorrência de hipotensão ortostática e taquicardia • Observe atentamente a ocorrência de discinesia tardia, principalmente nos primeiros dias de tratamento
Antipsicóticos atípicos: risperidona, clozapina, olanzapina	Bloqueiam reversivelmente os receptores tipo 2 da dopamina no sistema nervoso central	Psicose, transtorno bipolar, transtornos do espectro do autismo, síndrome de Tourette	• Registre a ocorrência de convulsões, agitação, cefaleia, náuseas e sedação • A olanzapina pode causar acúmulo de peso • Verifique a contagem de leucócitos

(continua)

Guia farmacológico 30.1 Medicamentos utilizados nos transtornos mentais da criança *(continuação)*

Medicamento	Ação	Indicação	Implicações de enfermagem
Antidepressivos tricíclicos: amitriptilina, desipramina, imipramina, nortriptilina	Aumentam a concentração sináptica da serotonina e/ou da norepinefrina	Depressão, TDAH, tiques, ansiedade	• Registre a ocorrência de efeitos anticolinérgicos e emagrecimento • Verifique os níveis sanguíneos • Verifique o ECG para detectar arritmias

Tabela 30.1 Tipos de terapia

Modalidade	Explicação
Terapia comportamental	Utiliza o condicionamento estímulo-resposta para controlar ou modificar comportamentos. Reforça os comportamentos desejados, que substituem os indesejáveis. A regularidade é extremamente importante
Ludoterapia	Destinada a alterar o estado emocional. Estimula a criança a externar sentimentos como tristeza, medo, hostilidade ou raiva
Terapia cognitiva	Orienta as crianças a modificar suas reações, de modo que os padrões mentais negativos automáticos sejam substituídos por outros padrões
Terapia de família	Explora os problemas emocionais da criança e seu efeito nos familiares
Terapia em grupo	Pode ser realizada na escola, no hospital, em uma unidade de tratamento, no centro comunitário. Os sentimentos são expressos e os participantes sentem esperança, sentem-se parte de alguma coisa e são beneficiados pela modelação de papéis. Nos grupos de pré-adolescentes e adolescentes, baseia-se nos relacionamentos entre colegas como foco do desenvolvimento
Terapia ambiental	Condições especialmente estruturadas e destinadas a promover as habilidades adaptativas e sociais da criança. Um ambiente seguro e acolhedor para os pacientes sob risco de automutilação, ou que estão muito doentes ou são muito agressivos
Terapia individual	A criança e o terapeuta trabalham juntos para resolver conflitos, emoções ou problemas comportamentais. A confiança é fundamental. Estruturada com base no nível de desenvolvimento da criança (p. ex., as crianças menores podem fazer ludoterapia)
Hipnose	Relaxamento profundo com comandos de sugestibilidade

de aula. As técnicas de terapia comportamental incluem as seguintes:

- Estabelecer limites junto com a criança, levando-a a assumir a responsabilidade por seu comportamento
- Depois de estabelecidos os limites, não discutir, não barganhar nem negociar
- Assegurar que os cuidadores sejam os mesmos (técnicas de enfermagem e enfermeiras para a criança hospitalizada) e estabelecer rotinas diárias para a criança
- Falar com a criança com voz suave e manter a calma
- Redirecionar a atenção da criança, quando necessário
- Ignorar os comportamentos inadequados
- Elogiar os esforços de autocontrole da criança e outros progressos
- Utilizar contenções apenas quando forem necessárias.

Visão geral do processo de enfermagem para a criança com problema de saúde mental

Os cuidados de enfermagem para a criança com problema de saúde mental incluem avaliação, diagnóstico de enfermagem, planejamento, intervenções e reavaliação. Alguns conceitos gerais relacionados com o processo de enfermagem podem ser aplicados aos problemas de saúde mental infantil. Com base no entendimento geral dos cuidados necessários à criança que tem um problema de saúde mental, a enfermeira pode então individualizar a assistência de acordo com as especificidades da criança.

Avaliação

Uma história de saúde cuidadosa e completa constitui a base da avaliação de enfermagem para a criança com transtorno cognitivo ou mental. O exame físico pode fornecer indícios quanto ao tipo de transtorno, mas geralmente não evidencia qualquer anormalidade.

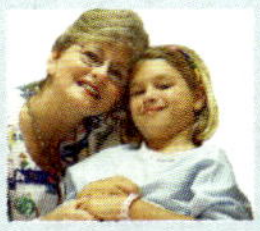

Observe as brincadeiras ou os desenhos de uma criança; se, com base em suas observações, você suspeitar de problemas cognitivos ou psicológicos, encaminhe a criança para avaliação mais detalhada de saúde mental.

História de saúde

Obtenha a história de saúde, inclusive a história pré-natal e do nascimento da criança, a história patológica pregressa (incluindo-se outros transtornos cognitivos ou mentais já diagnosticados), história de lesão ou doença neurológica e história familiar de transtornos mentais. Conclua uma análise do desenvolvimento e defina as idades nas quais a criança alcançou (ou perdeu) os marcos esperados. Pergunte à criança e/ou aos pais se houve alterações comportamentais como:

- Alterações do sono
- Alterações dos padrões de ingestão alimentar, aumento ou redução do peso, alteração do apetite
- Problemas na escola
- Adoção de comportamentos de risco
- Alterações no relacionamento com os amigos
- Alterações na participação em atividades extracurriculares

Registre os resultados de quaisquer testes do desenvolvimento realizados antes. Pergunte à família como foi a progressão das habilidades da criança. Observe se há algum déficit ou limitação de capacidade. Investigue junto aos familiares a ocorrência de estresse, trauma ou alteração recente da estrutura familiar; algum membro da família tem doença crônica? Registre os medicamentos que a criança utiliza regularmente e verifique se há alergias a alimentos, medicamentos ou agentes ambientais.

Entreviste a criança em um nível apropriado à sua idade para avaliar sua autopercepção, seus planos para o futuro e os fatores de estresse e como ela lida com eles. Determine como a criança entende suas relações com os pais, os irmãos, os amigos, os colegas, animais de estimação, objetos inanimados e objetos de transição ou segurança. Qual é o humor predominante da criança? Verifique se a criança gosta de si própria por meio de perguntas como: "O que você mais gosta em você?" e "O que você gostaria de mudar em você?" Defina o estágio de identificação sexual. A criança sente-se orgulhosa de suas realizações? A criança desenvolveu consciência adequada (entende o que é certo e errado)?

Observe se há queixas que possam estar associadas a alguns problemas de saúde mental, inclusive dor de garganta, dificuldade de engolir ou ardência ou prurido genital. Durante a entrevista para obtenção da história de saúde, registre se a criança apresenta algum dos seguintes problemas:

- Alucinações
- Agressividade
- Impulsividade
- Falta de concentração
- Intolerância à frustração
- Falta de senso de humor ou graça
- Inibição
- Desatenção
- Déficits cognitivos ou dificuldades de aprendizagem
- Atividades motoras incomuns

> **Você se lembra de John, a criança de 6 anos** que foi trazida à clínica para fazer seu exame de rotina anual? Que outras informações a enfermeira deve obter por meio da história de saúde e do exame físico para concluir sua avaliação?

Exame físico

Observe as roupas da criança e determine se são apropriadas à idade, ao nível de desenvolvimento e às condições atuais. Fique atenta à expressão facial e à resposta da criança aos pais ou ao cuidador e à enfermeira. A criança estabelece contato visual adequado. Registre o nível de consciência da criança e o grau de interesse e interação com o que a cerca. Observe a postura, o **afeto** e o humor da criança. As reações emocionais da criança são adequadas à situação? A criança consegue comunicar-se bem com os demais?

Verifique o peso e o comprimento ou a estatura e também a circunferência craniana da criança (se ela tiver menos de 3 anos de idade). Faça um exame físico completo e verifique se há quaisquer anormalidades ou sinais de outros problemas de saúde mental. Fique atenta a anormalidades que podem estar associadas a alguns transtornos mentais, inclusive equimoses, queimaduras, contusões, cortes, abrasões, marcas cutâneas incomuns, pelos corporais finos/esparsos, unhas rachadas nos dedos das mãos, inflamação da orofaringe, erosão do esmalte dentário, gengivas avermelhadas e secreção ou sangramento geniturinário.

Exames complementares

Os problemas de saúde mental geralmente são diagnosticados com base nas manifestações clínicas. Exames de imagem do cérebro (p. ex., tomografia computadorizada ou ressonância magnética) podem ser realizados para investigar anomalias congênitas ou alterações dos tecidos cerebrais, que podem causar atraso do desenvolvimento. O painel toxicológico do sangue ou da urina ajuda a confirmar o diagnóstico de uso ou *overdose* de substâncias psicoativas, ou casos de comportamento bizarro.

Diagnósticos e intervenções de enfermagem

O objetivo geral das intervenções de enfermagem para a criança com transtornos cognitivos ou mentais é ajudar a criança e a família a alcançarem um nível funcional ideal. Isso pode ser conseguido por meio de intervenções destinadas a reduzir o impacto dos fatores de estresse na vida da criança. Depois de concluir a avaliação detalhada da criança e da família, a enfermeira pode detectar vários diagnósticos de enfermagem, inclusive:

- Interação social prejudicada
- Atrasos do crescimento e do desenvolvimento
- Superação individual ineficaz
- Desesperança
- Nutrição desequilibrada: menos do que as necessidades corporais
- Processos de pensamento perturbados
- Tensão do papel de cuidador

> **Depois de concluir a avaliação de John,** a enfermeira observou o seguinte: dificuldade de sentar-se quieto durante o exame físico, distração ao menor estímulo, frustração e humor instável. Com base nos resultados da avaliação, quais seriam os três principais diagnósticos de enfermagem para o caso?

As metas, as intervenções e a reavaliação de enfermagem para a criança com problema de saúde mental estão baseadas nos diagnósticos de enfermagem. O Plano de cuidados de enfermagem 30.1 traz orientações gerais para o planejamento da assistência a ser prestada

(O texto continua na p. 974)

Plano de cuidados de enfermagem 30.1

Visão geral da criança com problema de saúde mental

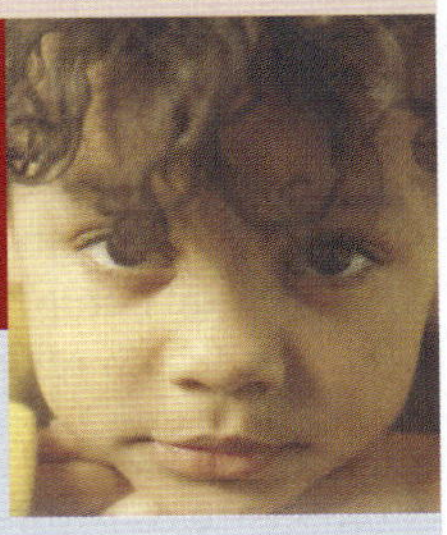

Diagnóstico de enfermagem: interação social prejudicada, relacionada com alteração das habilidades sociais, conforme se evidencia por impulsividade, comportamento importuno, incapacidade de acompanhar a turma, ansiedade, humor deprimido, sentimentos de ser desinteressante ou de não ter valor

Definição dos resultados esperados e reavaliação

A criança demonstra habilidades socialmente aceitáveis, *interagindo adequadamente com os colegas e no contexto educacional e concluindo as tarefas que lhe são solicitadas.*

Intervenções: promoção de interação social adequada

- Identifique os fatores de risco que possam piorar o desempenho da criança, *para minimizar os estímulos que agravam os comportamentos indesejados da criança.*
- Modifique o ambiente de modo a reduzir os estímulos que causam distração, *porque a capacidade da criança de lidar com os estímulos externos pode estar prejudicada.*
- Assegure que a criança ouça o nome dela e estabeleça contato visual antes de conversar ou dar instruções, *a fim de que a criança fique ligada e aumente sua capacidade de seguir as instruções.*
- Descreva com clareza as expectativas quanto às tarefas e aos comportamentos, *porque o entendimento é necessário para assegurar a conclusão.*
- Forneça *feedback* positivo aos comportamentos adequados ou à conclusão das tarefas, *estimulando a criança a adotar expectativas quanto aos seus comportamentos e à sua rotina.*

Diagnóstico de enfermagem: superação individual ineficaz relacionada com a incapacidade de lidar com os fatores de estresse da vida, conforme se evidencia por poucas ou nenhuma relação de amizade, incapacidade de expressar empatia ou dar/receber afeto, autoestima baixa ou comportamentos inadaptativos de superação, inclusive uso de substâncias psicoativas

Definição dos resultados esperados e reavaliação

A criança demonstra melhora da capacidade de superação, *verbaliza seus sentimentos, participa de relacionamentos sociais e demonstra capacidade de resolver problemas.*

Intervenções: promoção das habilidades de superação

- Estimule discussões sobre os pensamentos e os sentimentos, *porque esta é a primeira etapa no sentido de aprender a lidar adequadamente com eles.*
- Forneça *feedback* positivo para a discussão apropriada, *porque isto aumenta as chances de manter esse comportamento.*
- Demonstre aceitação incondicional da criança como indivíduo, *para melhorar a autoestima da criança que se sente rejeitada.*
- Estabeleça limites claros ao comportamento, quando necessário, *de modo que a criança tenha uma estrutura a seguir.*
- Ensine à criança as habilidades necessárias à solução de problemas *como alternativa aos comportamentos de agressividade.*
- Exemplifique as habilidades adequadas de interação social e conversação, *de modo que a criança possa entender o que se espera, sem se sentir ameaçada.*

Diagnóstico de enfermagem: nutrição desequilibrada: menos do que as necessidades corporais, relacionada com ingestão insuficiente para atender às necessidades metabólicas, conforme se evidencia por perda de peso, incapacidade de ganhar peso, aumentos menores do que os esperados em estatura e peso, perda do apetite ou recusa de alimentar-se

Definição dos resultados esperados e reavaliação

A criança ou o adolescente demonstra crescimento apropriado e *aumenta o peso e a estatura conforme se esperava.*

Intervenções: melhora da ingestão nutricional

- Ofereça os alimentos preferidos *para estimular a criança que tem pouco apetite a comer mais.*
- Ajude as famílias na escolha de alimentos ricos em nutrientes, *de modo que o alimento que a criança coma seja mais benéfico.*

Visão geral da criança com problema de saúde mental *(continuação)*

Para a criança que tem um transtorno alimentar:

- Estabeleça junto com a criança um contrato relativo ao tratamento, *para estimular na criança o sentimento de controle.*
- Estabeleça uma rotina de horários das refeições, *porque limites claros possibilitam à criança saber o que se espera.*
- Estimule a criança a escolher os alimentos e os horários das refeições, *para desenvolver independência quanto aos hábitos alimentares.*
- Assegure que o ambiente das refeições seja agradável e tranquilo, com o mínimo de distrações, *para atenuar a ansiedade e a culpa da criança quanto ao fato de não comer.*
- Não dê atenção se a criança se recusar a comer (*o ganho secundário é minimizado quando a recusa de comer é ignorada*).
- Mantenha supervisão contínua durante a refeição e por 30 min depois, *de modo que a criança não possa esconder nem descartar os alimentos ou provocar vômitos.*

Diagnóstico de enfermagem: atrasos do crescimento e do desenvolvimento, relacionados com a limitação física, o transtorno comportamental ou a nutrição desequilibrada, conforme se evidencia por incapacidade de adquirir as habilidades apropriadas à idade, regressão das habilidades ou alteração das funções intelectuais

Definição dos resultados esperados e reavaliação

A criança demonstra progressos no sentido de alcançar os marcos do desenvolvimento. *A criança expressa interesse pelo ambiente e pelas pessoas que a cercam, interage com o ambiente de maneira apropriada à idade.*

Intervenções: promoção do desenvolvimento

- Utilize as brincadeiras terapêuticas e os brinquedos adaptativos *para facilitar o desenvolvimento das funções.*
- Assegure um ambiente estimulante quando isto for possível, *para maximizar o potencial de crescimento e desenvolvimento.*
- Elogie os progressos e enfatize as capacidades da criança, *para melhorar sua autoestima e reforçar os sentimentos de confiança e competência.*
- Siga as recomendações do fisioterapeuta, do terapeuta ocupacional e do fonoaudiólogo *para maximizar a prática dos exercícios destinados a aumentar as habilidades da criança.*
- Determine as expectativas dos pais quanto às aquisições futuras da criança *para ajudá-los a trabalhar no sentido de alcançar essas metas.*

Diagnóstico de enfermagem: processos de pensamento perturbados, relacionados com o transtorno comportamental, a depressão, a ansiedade, a situação de uso ou consumo de substâncias psicoativas, conforme se evidencia por falta de atenção, pensamentos fora da realidade, excitação excessiva ou interpretação imprecisa das interações com outras pessoas

Definição dos resultados esperados e reavaliação

Os processos mentais da criança melhoram; *a criança demonstra orientação adequada, não fica exposta a riscos físicos e realiza as atividades da vida diária conforme sua capacidade.*

Intervenções: melhora dos processos mentais

- Determine as causas da alteração dos processos mentais *para utilizar como base para avaliação e intervenção.*
- Realize um exame do estado mental apropriado à idade, *para determinar a extensão das alterações mentais.*
- Ajuste o estilo de comunicação de acordo com os indícios fornecidos pela criança, *para facilitar a comunicação.*
- Escute atentamente e busque esclarecer o que você não tiver entendido, *para determinar os motivos da agitação ou dos outros comportamentos da criança.*
- Valide os pensamentos e os sentimentos da criança *para aumentar sua confiança no relacionamento.*
- Estabeleça uma rotina diária *para dar sensação de segurança à criança.*

(continua)

Visão geral da criança com problema de saúde mental *(continuação)*

Diagnóstico de enfermagem: desesperança relacionada com a percepção da criança quanto à sua situação de vida, a percepção negativa da vida ou a alteração do bem-estar mental, conforme se evidencia por passividade, verbalização, alterações do sono ou falta de iniciativa.

Definição dos resultados esperados e reavaliação

A criança demonstra ter esperança; *a criança verbaliza seus sentimentos, participa dos cuidados que lhe são prestados e faz afirmações positivas.*

Intervenções: promoção da esperança

- Monitore e registre o potencial de suicídio, *porque a desesperança geralmente leva a ideias de suicídio.*
- Ajude a criança a reconhecer motivos para ela ter esperança e viver, *a fim de que a enfermeira esteja consciente dos valores da criança.*
- Ajude a criança a estabelecer metas que lhe pareçam importantes, *para possibilitar que a criança vislumbre possibilidades.*
- Estimule a criança a tomar decisões simples diariamente, *porque a desesperança geralmente ocorre como resposta à falta de controle.*
- Ajude a criança a identificar as qualidades positivas em si própria e em sua vida, *para facilitar a aquisição de esperança.*
- Envolva os pais ou outras pessoas das quais a criança goste em seus cuidados, *porque o apoio social é fundamental para o desenvolvimento de esperança.*

Diagnóstico de enfermagem: tensão do papel de cuidador, relacionada com os cuidados prolongados necessários à criança com transtorno mental crônico, conforme se evidencia por fadiga, desatenção às necessidades pessoais, conflito ou ambivalência

Definição dos resultados esperados e reavaliação

O cuidador da criança participa dos cuidados prestados à criança, *expressando verbalmente as necessidades e o plano de tratamento da criança e demonstrando as habilidades necessárias a essas atividades.*

Intervenções: atenuação do estresse do papel de cuidador

- Instrua os pais ou o cuidador quanto à doença da criança, aos tratamentos e aos medicamentos, *para definir claramente as expectativas para a criança e seus pais.*
- Exemplifique os comportamentos apropriados à interação com a criança, *de modo que os pais possam aprender essas técnicas por observação.*
- Reforce a estruturação das rotinas diárias *para possibilitar que os pais atendam a suas próprias necessidades e consigam repouso apropriado.*
- Aumente gradativamente as responsabilidades dos pais com relação aos cuidados prestados à criança *para ajudá-los a se sentirem menos sobrecarregados.*
- Deixe que os pais atuem em seu próprio ritmo, no sentido de assumirem os cuidados da criança, *para aumentar as chances de sucesso.*
- Ajude os pais a encontrar um cuidador de "reserva", *a fim de que eles tenham tempo para descansar das constantes atividades de cuidado da criança.*

a uma criança que tem transtorno mental. As respostas das crianças ao problema de saúde mental e seu tratamento variam e os cuidados de enfermagem devem ser individualizados de acordo com as respostas da criança e da família à doença. Outras informações sobre as intervenções de enfermagem estão incluídas nas seções subsequentes deste capítulo, que são dedicadas a transtornos específicos. Ver Healthy People 2010.

> **Com base nos seus três principais diagnósticos de enfermagem para John,** descreva as intervenções de enfermagem apropriadas a esse caso.

Transtornos do desenvolvimento e do comportamento

Os transtornos do desenvolvimento e do comportamento constituem grande parte dos problemas de saúde mental das crianças. Incluem dificuldades de aprendizagem, retardamento mental, transtorno do espectro do autismo e transtorno de déficit de atenção/hiperatividade.

Healthy People 2010

Objetivo	Importância
(Desenvolvimento) Aumentar o percentual de crianças com problemas de saúde mental em tratamento.	• Realizar a triagem de todas as crianças e adolescentes para problemas de saúde mental • Estimular as crianças e os adolescentes a participarem do planejamento do tratamento de acordo com seu estágio de desenvolvimento, permitindo-lhes fazer escolhas quanto às intervenções na medida do possível.

Boxe 30.1 Disfunção da integração sensorial (também conhecida como distúrbio do processamento sensorial)

- Distúrbio neurológico no qual a criança não consegue organizar os estímulos sensoriais utilizados na vida cotidiana
- Hipossensibilidade ou hipersensibilidade a estímulos sensoriais
- Causa hiper-reatividade a diferentes contextos, o que limita a capacidade da criança de participar do mundo
- Os prematuros e os recém-nascidos de baixo peso ao nascer têm risco mais alto, quando comparados com os lactentes normais
- Terapia ocupacional e outras intervenções terapêuticas podem melhorar a capacidade funcional da criança

Dificuldades de aprendizagem

Cerca de 5 a 10% das crianças e dos adolescentes têm dificuldades de aprendizagem, e algumas estimativas chegam a 17% (Aylward, 2002). Cerca de 50% das crianças com problemas de aprendizagem têm ao menos uma comorbidade (em geral, um transtorno mental ou comportamental). O National Center for Learning Disabilities (2006) definiu dificuldade de aprendizagem como "um transtorno neurológico que afeta a capacidade do cérebro para receber, processar, armazenar e responder a estímulos". Os problemas de aprendizagem tornam-se evidentes quando uma criança de inteligência mediana apresenta dificuldade de dominar as habilidades acadêmicas básicas. As dificuldades de aprendizagem podem afetar a capacidade da criança de ouvir, falar, ler, escrever e realizar cálculos matemáticos:

- As crianças com dislexia têm dificuldade de ler, escrever e construir frases
- A discalculia causa problemas com matemática e computação
- Os problemas de destreza e coordenação manual causam dispraxia
- As crianças com disgrafia têm dificuldade com as palavras escritas (composição, gramática e escrita).

A disfunção da integração sensorial pode ser confundida com dificuldade de aprendizagem, mas este não é o caso e deve ser tratada diferentemente. O Boxe 30.1 traz mais informações a esse respeito.

Avaliação de enfermagem

Obtenha a história de saúde e verifique se há fatores de risco como história familiar de transtornos de aprendizagem, problemas durante a gestação ou o nascimento, consumo pré-natal de álcool ou substâncias psicoativas, baixo peso ao nascer, parto prematuro ou trabalho de parto prolongado, traumatismo craniano, estado nutricional precário ou déficit de crescimento, ou intoxicação por chumbo. Obtenha informações detalhadas sobre as dificuldades educacionais que a criança apresenta (p. ex., ela parece sair-se bem em matemática, mas sempre troca as letras quando lê). Um exame físico cuidadoso pode detectar indícios de comorbidades. A criança precisa ser submetida a testes para diagnosticar o problema específico de aprendizagem. Os testes podem ser realizados por um psicólogo escolar, educacional, do desenvolvimento ou clínico, por um terapeuta ocupacional, por um fonoaudiólogo ou por outro especialista em desenvolvimento, dependendo das áreas de aprendizagem nas quais a criança apresenta dificuldades.

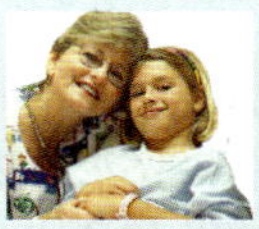

Se a criança não conseguir proferir frases com 30 meses de idade, não tiver fala inteligível em 50% do tempo aos 3 anos, não conseguir ficar quieta para ouvir uma história curta com 3 a 5 anos, ou não conseguir amarrar os calçados, cortar, abotoar ou saltar em um pé só com 5 a 6 anos de idade, faça um encaminhamento para que a criança seja avaliada quanto a um déficit de aprendizagem.

Intervenções de enfermagem

No Brasil há leis que protegem as pessoas com necessidades especiais. Ver *site* do Ministério da Saúde.

Retardamento mental

A expressão retardamento mental refere-se a um estado funcional no qual a criança desenvolve limitações significativas da função intelectual e do comportamento adaptativo (funcionamento na vida cotidiana) antes da idade de 18 anos. Até 3% da população podem ser classificados como mentalmente retardados (Accardo *et al.*, 2006; Wickham, 2004).

De acordo com a definição da American Association on Intellectual and Developmental Disabilities (AAIDD, 2007), o retardamento mental inclui:

- Desvio do Q.I. em dois ou mais erros padrões (Q.I. menor que 70 a 75)
- Déficits coexistentes em no mínimo duas habilidades adaptativas: comunicação, acesso à comunidade, desempenho acadêmico, saúde e segurança, vida doméstica, lazer, autocuidado, autodeterminação, habilidades sociais e trabalho
- Início antes da idade de 18 anos

Muito tempo atrás, os indivíduos mentalmente retardados ficavam confinados em instituições e eram considerados perigosos para a sociedade. No início do século XXI, a maioria das crianças com retardamento mental recebe sua educação em escolas públicas junto com os colegas e vive em casa com suas famílias ou em qualquer outro local da comunidade. Apenas as crianças com retardamento mental mais grave necessitam de salas de aula ou escolas separadas.

Fisiopatologia

Em muitos casos de retardamento mental, não é possível definir a causa exata. Os responsáveis podem ser anomalias pré-natais do desenvolvimento do sistema nervoso central, ou uma lesão ou dano cerebrais ocorridos no período pré-natal, perinatal ou pós-natal por várias causas. Distúrbios motores como hipotonia, tremor, ataxia ou falta de destreza, distúrbios visuomotores ou outros problemas podem estar associados a retardamento mental. Quando também há um déficit de aprendizagem ou uma limitação do processamento sensorial, o funcionamento em um nível intelectual mais alto pode ser impedido. Em geral, o retardamento mental é classificado com base em sua gravidade:

- Leve: Q.I. de 50 a 70
- Moderado: Q.I. de 35 a 50
- Grave: Q.I. de 20 a 35
- Profundo: Q.I. menor que 20

Abordagem terapêutica

O principal objetivo da abordagem terapêutica de crianças com retardamento mental é assegurar experiências educacionais apropriadas que possibilitem às crianças alcançar um nível de funcionamento e autossuficiência necessário para a existência no lar, na comunidade, no trabalho e nas situações de lazer. As capacidades conceituais, sociais, práticas e intelectuais da criança determinam o tipo de escola e o foco da experiência educacional. O sucesso do estudante também depende das influências exercidas pela comunidade e pela família. A maioria dos indivíduos mentalmente retardados requer apenas suporte mínimo e essas pessoas conseguem alcançar algum grau de autossuficiência. Apenas algumas crianças e adultos com retardamento mental necessitam de apoio extensivo.

Avaliação de enfermagem

Realize a triagem do desenvolvimento a cada consulta de saúde de modo a detectar precocemente atrasos do desenvolvimento. Obtenha a história de saúde e avalie as capacidades mentais e adaptativas dos pais da criança e dos outros membros da família. Obtenha a história detalhada da gravidez e do nascimento. Registre a sequência e a idade de aquisição dos marcos do desenvolvimento. Observe se há história de problemas motores, visuais ou de linguagem. Avalie a história de saúde da criança para detectar fatores de risco como nascimento prematuro ou pós-termo, baixo peso ao nascer, traumatismo obstétrico, infecção pré-natal ou neonatal, exposição pré-natal a álcool ou substâncias psicoativas, síndrome genética, anormalidades cromossômicas, doença metabólica, exposição a toxinas (p. ex., chumbo), traumatismo craniano ou outras lesões traumáticas, carência nutricional, malformação cerebral e outras doenças cerebrais ou problemas de saúde mental. Verifique se há história ou coexistência de transtorno convulsivo, problemas ortopédicos, transtornos da fala ou déficit visual ou auditivo.

Com a criança sabidamente portadora de retardamento mental, avalie a linguagem e as funções sensoriais e psicomotoras. Avalie a capacidade da criança de limpar-se, vestir-se e alimentar-se. Pergunte aos pais se eles utilizam os serviços e o apoio das escolas e da comunidade.

Durante o exame físico, verifique se há alterações dismórficas (possivelmente, muito leves) compatíveis com algumas síndromes (p. ex., síndrome alcoólica fetal; Boxe 30.2). Avalie os resultados dos testes de triagem neonatal ou metabólica. Podem ser realizadas tomografia computadorizada ou ressonância magnética do cérebro para avaliar a estrutura cerebral. Podem ser solicitadas provas de função tireóidea para se excluir distúrbios da tireoide que causam retardo do desenvolvimento.

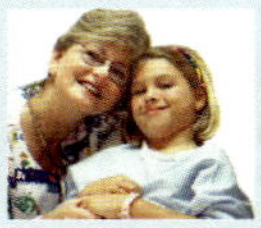

Em virtude das funções cognitivas amplas necessárias ao entendimento e à fala, o indicador mais sensível e precoce de incapacidade intelectual é atraso do desenvolvimento da linguagem.

Intervenções de enfermagem

Quando as crianças com retardamento mental são internadas em hospitais (em geral, por algum outro problema clínico), é importante que a enfermeira mantenha as rotinas domésticas habituais da criança. Mantenha os suportes à alimentação e à atividade motora de que a criança necessita. Assegure que a criança fique sob supervisão direta e protegida de riscos. Ofereça tempo para que os pais verbalizem suas frustrações ou seus medos. Para algumas famílias, a sobrecarga gerada por cuidar da criança é acentuada e duradoura; quando possível, providencie para que os familiares possam descansar. Apoie as potencialidades da criança e ajude a criança e sua família a fazerem terapia ou o tratamento destinado a melhorar sua capacidade funcional. Quando necessário, ajude a elaborar o PEI da criança.

Transtorno do espectro autista

O transtorno do espectro autista (TEA), também conhecido como transtorno global do desenvolvimento, começa na lactância ou nos primeiros anos da infância. Uma em cada 500 crianças tem o diagnóstico de autismo (Choueiri & Bridgemohan, 2005; Oliver, 2003). O transtorno do espectro autista pode ser leve (p. ex., síndrome de Asperger) a grave. Os comportamentos autistas podem ser percebidos inicialmente na lactância como atrasos do

Boxe 30.2 Síndrome alcoólica fetal

- Causada por exposição intrauterina ao álcool
- Os aspectos faciais típicos incluem ponte nasal baixa com nariz curto e virado para cima, região facial média achatada, filtro longo com lábio superior estreito
- Falta de coordenação, anormalidades ósseas
- Microcefalia
- Déficit de crescimento
- Déficit auditivo

desenvolvimento, ou entre as idades de 12 e 36 meses, quando a criança regride ou perde as habilidades previamente adquiridas. As preocupações dos pais quanto ao desenvolvimento podem ser indicadores sensíveis da progressão do autismo (Beauchesne & Kelly, 2004).

Fisiopatologia

A etiologia exata do autismo ainda continua a frustrar os cientistas, mas este transtorno pode ser causado por distúrbios genéticos, anormalidades cerebrais, distúrbios bioquímicos, infecção viral ou exposição a substâncias químicas tóxicas (Oliver, 2003). As crianças com TEA demonstram limitação das interações sociais e da comunicação e apresentam comportamentos estereotipados ou repetitivos. Essas crianças podem não conseguir desenvolver relacionamentos interpessoais e experimentam isolamento social. A maioria das crianças com autismo é mentalmente retardada e requer supervisão por toda a vida (Choueiri & Bridgemohan, 2005), embora algumas sejam bem dotadas.

Abordagem terapêutica

O autismo não pode ser curado por medicamentos ou tratamentos. O tratamento de cada criança deve ser individualizado e as terapias comportamentais e de comunicação são muito importantes. As crianças com TEA respondem muito bem aos ambientes educacionais rigorosamente estruturados. Podem ser usados estimulantes para controlar a hiperatividade, enquanto os agentes antipsicóticos são úteis para algumas crianças com comportamentos repetitivos e agressivos.

Muitas famílias recorrem a terapias complementares e alternativas na tentativa de tratar suas crianças autistas. Há famílias que administram vitaminas e suplementos nutricionais, ervas ou dietas restritivas, musicoterapia, arteterapia e técnicas de integração sensorial. Até hoje, nenhum estudo científico mostrou que essas terapias melhoram o autismo.

O objetivo da abordagem terapêutica é que a criança alcance um nível funcional ideal, apesar das limitações impostas pela doença.

Avaliação de enfermagem

Obtenha a história de saúde e verifique se há atraso ou regressão das habilidades de desenvolvimento, principalmente linguagem e fala. A criança pode ser muda, emitir apenas sons (não palavras) ou repetir palavras ou frases diversas vezes. Os pais podem perceber que o lactente ou a criança pequena passa horas em uma atividade repetitiva e demonstra comportamentos motores e estereotipados bizarros. O lactente pode resistir a ser acalentado, não estabelece contato visual, mostra-se indiferente ao toque ou a demonstração de afeto e mostra poucas alterações da expressão facial. Os infantes apresentam hiperatividade, agressividade, explosões temperamentais ou comportamentos autodestrutivos (p. ex., bater a cabeça ou morder as mãos). A história também pode detectar hipersensibilidade ao toque e hipossensibilidade à dor. Avalie o estado funcional da criança, inclusive comportamento, nutrição, sono, fala e linguagem, necessidades educacionais e limitações do desenvolvimento ou déficits neurológicos (Giarelli *et al.*, 2005). Ajude a realizar a triagem por meio de um instrumento de triagem aprovado para o autismo, inclusive:

- Lista de Verificação para Autismo em Infantes (Checklist for Autism in Toddlers – CHAT)
- Lista de Verificação Modificada para Autismo dos Infantes (Modified Checklist for Autism in Toddlers – M-CHAT)
- Questionário de Comunicação Social (Social Communication Questionnaire – SCQ)
- Teste II para Distúrbios Globais do Desenvolvimento (Pervasive Developmental Disorders Screening Test-II – PDDST-II).

Faça um exame físico completo. Observe se o lactente ou o infante não estabelece contato visual, não olha para os objetos apontados pelo examinador, não consegue apontar, não expressa suas necessidades, realiza atividades lúdicas repetitivas e mostra comportamentos incomuns como adejar as mãos ou torcer o corpo. Avalie os parâmetros do desenvolvimento, principalmente a circunferência craniana (macrocefalia ou microcefalia podem estar associadas ao TEA). Verifique se as orelhas são grandes, proeminentes ou voltadas para trás. Examine a pele para detectar lesões hipopigmentadas ou hiperpigmentadas. Verifique se há assimetria da função dos nervos ou paralisia, hipertonia, hipotonia, alterações dos reflexos tendinosos profundos, marcha sobre as pontas dos dedos, marcha oscilante ou déficit de coordenação. Obtenha os resultados da triagem auditiva e verifique se foi realizada triagem para intoxicação por chumbo.

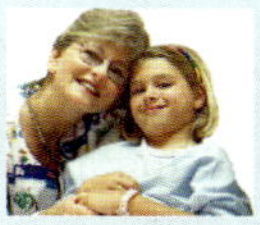

Realize a triagem de todos os lactentes e infantes para detectar sinais indicativos de autismo:

- Não balbucia com a idade de 12 meses
- Não aponta nem faz gestos com a idade de 12 meses
- Não emite uma única palavra com a idade de 16 meses
- Não fala frases de duas palavras com a idade de 24 meses
- Perde as habilidades de linguagem ou sociais com qualquer idade.

Avaliação de enfermagem

Quando o diagnóstico de autismo é estabelecido para uma criança, os pais necessitam de muito apoio emocional, orientação profissional e instrução quanto à doença, ao mesmo tempo em que procuram se acostumar com o diagnóstico (Giarelli *et al.*, 2005). Avalie a "conformidade" entre as necessidades de desenvolvimento e o plano de tratamento da criança. Ajude os pais a superarem os obstáculos para que consigam educação apropriada e acesso aos programas de tratamento comportamental e promoção do desenvolvimento. Assegure que os infantes recebam os serviços do programa local de intervenção precoce e que as crianças com mais de 3 anos tenham seus PEI implantados, caso estejam matriculadas no sistema de educação pública. Ressalte a importância das rotinas rígidas e imutáveis, porque as crianças com TEA comumente reagem quando sua rotina muda (isto provavelmente ocorre quando a criança precisa ser hospitalizada por algum outro problema). Existem muitas escolas especiais para crianças com distúrbios significativos do desenvolvimento, embora algumas sejam extremamente dispendiosas. Avalie a necessidade de os pais descansarem e faça os encaminhamentos necessários. Dê *feedback* positivo aos pais por sua perseverança em trabalhar com seus filhos.

Transtorno de déficit de atenção/hiperatividade

O transtorno de déficit de atenção/hiperatividade (TDAH) é um dos problemas de saúde mental diagnosticados mais comumente na infância: ocorre em 3 a 7% de todas as crianças e até 70% das crianças com TDAH têm sintomas que persistem durante toda a vida adulta (DeNisco *et al.*, 2005). O TDAH caracteriza-se por desatenção, impulsividade, distração e hiperatividade. Existem três subtipos desse transtorno: hiperativo-impulsivo, desatento e misto. A criança com TDAH tem problemas de aprendizagem, de socialização e de condescendência, e isto aumenta significativamente as demandas impostas à criança, aos pais, aos professores e à comunidade (Hunt *et al.*, 2001). Cerca de dois terços das crianças com esse transtorno também têm **comorbidades** como caráter desafiador e hostil, transtorno de conduta, ansiedade, depressão, um transtorno menos grave do desenvolvimento, transtorno do processamento auditivo ou dificuldades de aprendizagem ou leitura (DeNisco *et al.*, 2005; Stein, 2002; Vlam, 2006). A Tabela comparativa 30.1 traz informações sobre o transtorno de personalidade desafiadora e hostil e o transtorno de conduta, que ajudam a distingui-los do TDAH.

Fisiopatologia

Embora a causa exata do TDAH ainda não esteja definida, a teoria atual inclui em sua etiologia uma alteração no sistema dos neurotransmissores dopamina e norepinefrina. Sintomas como impulsividade, hiperatividade e desatenção começam antes da idade de 7 anos e persistem por mais que 6 meses. Os sintomas ocorrem na escola e no lar, dificultando as interações familiares e sociais. As crianças e os adolescentes com TDAH têm frustração, humor instável, explosões emocionais, rejeição dos companheiros, baixo desempenho escolar e baixa autoestima. Essas crianças também podem manifestar deficiência em habilidades metacognitivas como organização, gerenciamento do tempo e capacidade de dividir um projeto em uma série de tarefas menores (Leslie, 2002). As crianças não são preguiçosas nem desmotivadas, mas simplesmente têm habilidades limitadas nessas áreas. O Boxe 30.3 descreve os critérios diagnósticos de TDAH.

Boxe 30.3 Diagnóstico de TDAH

Presença de seis ou mais das seguintes alterações:
- Incapacidade de prestar atenção
- Erros nos trabalhos escolares por descuido
- Dificuldade de prestar atenção às tarefas ou brincadeiras
- Não ouve
- Não segue as instruções
- Não conclui as tarefas
- Não compreende as instruções
- Falta de organização
- Evita, não gosta ou não consegue participar de atividades que exijam esforço mental
- Perde as coisas necessárias para concluir uma tarefa
- Distrai-se facilmente
- Esquecido

Presença de seis ou mais dos seguintes sintomas de hiperatividade ou impulsividade:
- Inquietude ou movimentos contorcidos
- Sai frequentemente do assento
- Atividade inadequada à circunstância
- Não consegue brincar tranquilamente
- Sempre em movimento
- Fala excessivamente
- Profere impulsivamente as respostas
- Tem dificuldade de esperar por sua vez
- Frequentemente interrompe ou se intromete na conversa com outras pessoas (Stevens, 2005)

Abordagem terapêutica

A abordagem terapêutica do TDAH inclui a utilização de psicoestimulantes, inibidores da recaptação da norepinefrina (não estimulantes) e/ou agentes anti-hipertensivos alfa-agonistas. Esses medicamentos não curam o TDAH, mas ajudam a aumentar a capacidade da criança de prestar atenção e reduzir a intensidade do comportamento impulsivo. O nível de atividade da criança geralmente não é afetado. Como o TDAH manifesta-se nos primeiros anos da vida adulta, o tratamento deve ser mantido durante toda a adolescência (Barbaresi *et al.*, 2006). Os transtornos coexistentes (como ansiedade) também devem ser tratados. Terapia comportamental e reestruturação da sala de aula podem ser medidas úteis.

Tabela comparativa 30.1

Transtorno de personalidade desafiadora e hostil	Transtorno de conduta
• Argumentação excessiva com os adultos	• Intimidação e ameaça às pessoas
• Explosões temperamentais frequentes	• Provocação de embates físicos
• Desobediência declarada	• Uso de armas para causar danos às pessoas
• Comportamentos vingativos	• Crueldade física com animais ou pessoas
• Ressentimento ou raiva frequente	• Destruição da propriedade ou incêndio premeditado
• Melindre; fica facilmente aborrecido	• Mentira e roubo
• Desobediência às solicitações ou aos limites impostos pelos adultos	• Violação grave das leis: desrespeito ao toque de recolher, vadiagem, fuga
• Acusação de outras pessoas por seus comportamentos equivocados ou erros	• Uso de força para ter atividade sexual

Avaliação de enfermagem

Veja uma descrição detalhada da fase de avaliação do processo de enfermagem na p. 970. Os resultados da avaliação pertinente ao TDAH estão descritos a seguir.

História de saúde

Obtenha uma descrição do problema comportamental ou do desempenho escolar. Investigue a história da criança para detectar fatores de risco como traumatismo craniano, exposição ao chumbo, exposição à fumaça de cigarros, prematuridade ou baixo peso ao nascer. A história patológica pregressa também pode evidenciar um número de acidentes maior que o esperado. Verifique se há história de TDAH na família. Pergunte aos pais como é o comportamento da criança na escola. A criança em idade escolar pode ser incapaz de concluir uma tarefa, fala continuamente, deixa seu assento frequentemente e negligencia a realização das tarefas em sala de aula ou em casa, ou se esquece de concluí-las. O adolescente pode ser desatento na escola, desorganizado e esquecido.

Existem várias listas de verificação comportamental, que podem ajudar a firmar o diagnóstico de TDAH. Esses questionários podem ser preenchidos pelo professor e/ou pelo pai da criança e enfatizam os padrões comportamentais relacionados com problemas de conduta ou aprendizagem, competência social, ansiedade, nível de atividade e atenção. Obtenha as listas de verificação comportamental completas (geralmente por um dos pais e um professor) e também quaisquer relatórios ou testes realizados na escola.

Exame físico

Realize uma triagem da visão e da audição para excluir a presença de déficits visuais ou auditivos que possam causar o baixo desempenho na escola. Observe o comportamento da criança em idade escolar, atentando para presteza, agilidade, comportamento destemido e desejo de tocar ou explorar tudo no ambiente.

Exames complementares

Nenhum exame laboratorial ou diagnóstico é definitivo para a detecção de TDAH. Pode-se realizar um hemograma completo para excluir a presença de anemia e podem-se obter provas de função tireóidea para confirmar que estão normais.

Intervenções de enfermagem

Ter um filho com TDAH pode ser frustrante porque geralmente é difícil lidar com a desatenção, a hiperatividade, a impulsividade e a distração da criança. Os pais podem duvidar da sua capacidade de criar adequadamente o filho, ou podem entender que seu filho é um pouco deficiente. As crianças com TDAH também podem sentir que são más, imperfeitas, estúpidas ou retardadas (DeMarle *et al.*, 2003). Ofereça apoio emocional e tempo suficiente para que a família expresse suas preocupações. Trabalhe com a criança e a família no sentido de estabelecer metas como a conclusão das tarefas escolares, melhora da comunicação ou ampliação da independência no autocuidado.

Ajude a família a atender às necessidades da criança no sistema de educação pública. A criança está habilitada a receber educação apropriada ao seu nível de desenvolvimento por meio de um PEI, quando necessário (ver mais informações sobre educação especial no Capítulo 12). O PEI deve ser atualizado quando necessário. Assegure a coordenação dos serviços escolares e de saúde. Marque o prontuário da criança e estabeleça um mecanismo de comunicação sistemática com a família e a escola. Oriente os familiares e a equipe da escola sobre o modo de usar técnicas comportamentais como períodos de afastamento, reforço positivo, recompensa ou suspensão de privilégios, ou um sistema de compensação. O sistema de compensação recompensa o comportamento apropriado com uma moeda, que é retirada quando ocorre o comportamento inadequado. Ao final de um período especificado, as moedas podem ser trocadas por um prêmio ou um privilégio (Stein, 2002).

Os medicamentos estimulantes devem ser ingeridos pela manhã para atenuar o efeito colateral de insônia. Algumas crianças podem ter perda de apetite e, por esta razão, pode ser útil administrar o medicamento durante ou depois das refeições. A criança pode sentir-se "diferente" dos companheiros, caso precise estar com a enfermeira escolar para tomar a dose do medicamento para TDAH na hora do lanche; isto pode resultar em falta de adesão e agravamento subsequente dos sintomas de TDAH, com deterioração do desempenho escolar. Nesses casos, estimule a família a procurar com seus médicos a opção de um medicamento mais moderno de liberação prolongada ou dose única diária para tratar esse transtorno.

Síndrome de Tourette

Algumas estimativas sugeriram que a síndrome de Tourette acomete cerca de 1% das crianças (Zinner, 2004a). Essa síndrome começa antes da idade de 18 anos e consiste em vários tiques motores e um ou mais tiques vocais, que ocorrem simultaneamente ou em diferentes momentos. As crianças não ficam sem os tiques por mais de 3 meses. Os tiques são definidos por sons e/ou movimentos estereotipados rápidos e repetidos, sobre os quais a criança não parece ter controle. Cerca de 90% das crianças com síndrome de Tourette têm comorbidades como TDAH e transtorno obsessivo-compulsivo (Zinner, 2004a). O mecanismo fisiopatológico exato dessa síndrome ainda não foi definido, mas a predisposição genética parece ser importante. A abordagem terapêutica é altamente individualizada e consiste em tratamento farmacológico e terapias comportamentais. O treinamento para supressão de hábitos pode ajudar em alguns casos.

Avaliação de enfermagem

Investigue a história de saúde para detectar a ocorrência de tiques. A criança pode ficar embaraçada ou envergonhada por causa dos tiques e os pais podem sentir medo, raiva ou culpa. Determine a coexistência de sintomas de outras doenças. Investigue a história patológica pregressa da criança, atentando para história de tiques na família. Avalie a história psicossocial da criança para determinar até que ponto os tiques interferem nas amizades, no desempenho escolar e na autoestima. Observe a criança para detectar tiques motores simples ou complexos. Podem ocorrer tiques vocais como fungar, grunhir, estalar ou gaguejar. Faça um exame físico completo, que geralmente é normal.

Intervenções de enfermagem

Diga aos familiares que os tiques ficam mais perceptíveis ou acentuados durante os períodos de estresse e menos pronunciados quando a criança está focada em uma atividade como assistir à tevê, ler ou brincar com *videogame*. Ajude a família a desenvolver os comportamentos funcionais e as habilidades adaptativas da criança, para melhorar sua autoestima. Estimule a família a sugerir a implantação de modificações na sala de aula, inclusive a permissão de "pausas para os tiques", de fazer as provas sem tempo marcado ou realizar as provas em outra sala, ou utilizar um bloco de notas ou gravador. Apoie a decisão da família quanto ao uso de medicamentos e forneça informações adequadas sobre os medicamentos específicos.

Transtornos alimentares

Os transtornos alimentares acometem um número significativo de crianças, principalmente adolescentes. A pica, que ocorre mais comumente em crianças de 2 a 3 anos, é um transtorno alimentar no qual a criança ingere (no mínimo ao longo de 1 mês) uma substância não nutritiva como tinta, terra ou areia. Ruminação é um transtorno alimentar observado em lactentes, no qual o bebê regurgita o alimento ou o leite parcialmente digerido, que em seguida é expelido ou engolido. A incidência de pica e de ruminação entre as crianças não é conhecida.

Anorexia nervosa e bulimia são transtornos alimentares comuns, que acometem principalmente adolescentes, embora as crianças também possam ter estes problemas. Na sociedade americana, ser magro é muito valorizado e isto agrava o problema. A anorexia nervosa ocorre em cerca de 1 de cada 200 adolescentes do sexo feminino, enquanto a incidência de bulimia varia de 1 a 3% (Marino & Fine, 2007). A anorexia nervosa caracteriza-se por emagrecimento extremo em consequência da redução da ingestão alimentar e da prática de exercícios físicos intensos. A bulimia consiste em um ciclo de ingestão alimentar normal seguida de episódios de ingestão descontrolada e depois **purgação**; o peso do adolescente continua praticamente normal. As complicações incluem desequilíbrio hidreletrolítico, redução do volume sanguíneo, arritmias cardíacas, esofagite, ruptura do esôfago ou do estômago, perda de dentes e problemas menstruais. A taxa de mortalidade da anorexia é de cerca de 4% (Marino & Fine, 2007).

Avaliação de enfermagem

Obtenha a história de saúde, atentando para fatores de risco como história familiar, sexo feminino, raça caucasoide, preocupação com a aparência, traços obsessivos ou baixa autoestima. Os adolescentes que têm anorexia podem relatar história de constipação intestinal, síncope, amenorreia secundária, dor abdominal e episódios transitórios de resfriamento das mãos e dos pés. Em geral, os pais relatam que a queixa principal é emagrecimento. Verifique se há história de depressão da criança com bulimia. Avalie o autoconceito da criança e fique atenta a medos excessivos, grande necessidade de aceitação, alteração da imagem corporal e perfeccionismo. Realize um exame físico completo. O adolescente anoréxico geralmente está muito abaixo do peso e seu índice de massa corporal (IMC) é menor que 17. Fique atenta a aspecto caquético, pele seca e amarelada, cabelos finos, pelos corporais esparsos e macios e depressões ungueais. Verifique os sinais vitais para detectar temperatura baixa, bradicardia ou hipotensão. Ausculte o coração para detectar sopro resultante de prolapso da valva mitral (ocorre em cerca de um terço dos adolescentes). O adolescente com bulimia tem peso normal ou ligeiro sobrepeso. Examine as mãos para detectar calos no dorso das articulações dos dedos e depressões nas unhas das mãos. Inspecione a boca e a orofaringe para detectar erosões do esmalte dentário, gengivas avermelhadas e garganta inflamada em consequência dos vômitos autoinduzidos. Dosagens dos eletrólitos séricos e eletrocardiograma são necessários para crianças anoréxicas, porque geralmente ocorrem distúrbios eletrolíticos graves e arritmias cardíacas.

Intervenções de enfermagem

A maioria das crianças com transtornos alimentares pode ser tratada ambulatorialmente com sucesso. As crianças anoréxicas com perda acentuada de peso, sinais vitais instáveis, recusa dos alimentos ou parada do desenvolvimento púbere, ou que necessitam de nutrição enteral, devem ser hospitalizadas. A síndrome da realimentação (complicações cardiovasculares, hematológicas e neurológicas) pode ocorrer em crianças gravemente desnutridas quando a reposição nutricional é realizada rapidamente e, por esta razão, a realimentação lenta é essencial para evitar complicações. Os suplementos de fósforo são administrados conforme a prescrição. Verifique os sinais vitais frequentemente para detectar hipotensão ortostática, pulsos irregulares e lentos ou hipotermia.

Consulte o nutricionista em busca de ajuda para calcular as necessidades calóricas e definir uma dieta apropriada. Estabeleça como meta o aumento do peso em 250 g a 1.000 g por semana. Oriente a criança e a família a manterem um registro diário da ingestão alimentar, dos episódios de ingestão alimentar exagerada e purgação, do humor e da prática de exercícios. Esse diário pode ser usado como instrumento de avaliação e também para documentar o progresso no sentido da recuperação. Ajude a criança e a família a planejarem uma rotina cuidadosamente estruturada para a criança, de tal modo que inclua refeições, lanches e atividade física adequada.

Utilize as alterações físicas associadas à anorexia para orientar a criança quanto às consequências da desnutrição e como elas podem ser atenuadas com uma ingestão nutricional adequada. Terapia comportamental ou em grupo também pode ser necessária. Avalie a necessidade de intervenção para tratar a depressão ou a **ansiedade** associadas (algumas crianças anoréxicas também necessitam de medicamentos psicotrópicos). Ofereça apoio emocional e reforço positivo à criança e à família. Encaminhe a família aos grupos de apoio locais. Ver Healthy People 2010.

Considere *isto!*

Nicole Ashton, de 16 anos, é atendida em sua clínica porque apresenta perda de peso. A mãe diz que a jovem apresentou emagrecimento perceptível nos últimos meses e que parou de menstruar. Que outras informações devem ser obtidas durante a avaliação dessa paciente?

O exame realizado em seguida mostrou que Nicole tem anorexia nervosa. O tratamento deverá ser iniciado imediatamente em uma clínica ambulatorial. Converse sobre como a família pode estimular e ajudar a recuperação de Nicole.

Healthy People 2010

Objetivo	Importância
(Desenvolvimento) Reduzir a taxa de recidiva dos transtornos alimentares, inclusive anorexia nervosa e bulimia nervosa.	• Assegurar o acompanhamento adequado das crianças que se recuperam de anorexia ou de bulimia • Assegurar que esteja disponível psicoterapia para as crianças com transtornos alimentares.

Transtornos de humor

Os transtornos de humor em crianças incluem transtornos depressivos e transtorno bipolar. Durante a infância, a incidência de transtornos depressivos é praticamente igual nos dois sexos, mas são mais comuns em meninas durante a adolescência. O transtorno depressivo maior acomete 1 a 3% das crianças e 8% dos adolescentes. O transtorno distímico ocorre em 1% das crianças e 8% dos adolescentes (Shoaf *et al.*, 2001). A expressão transtorno bipolar refere-se a uma condição em que episódios de mania e depressão se alternam. Durante a fase maníaca, o humor fica significativamente exaltado e a criança demonstra excesso de energia.

A depressão pode causar alterações significativas no desempenho escolar e nos relacionamentos sociais. Os transtornos de ansiedade e os transtornos de comportamento disruptivo ocorrem simultaneamente com a depressão, a taxas de 70 e 50%, respectivamente (Shoaf *et al.*, 2001). O consumo de substâncias psicoativas também ocorre em 25% dos pacientes deprimidos. Separação dos pais e problemas familiares graves podem contribuir para a ocorrência de depressão em consequência do estresse persistente que acarretam para a criança e do seu impacto psicológico acentuado (Mahon *et al.*, 2003; Pompili *et al.*, 2005).

As crianças deprimidas correm risco de **suicídio**, que é a terceira causa principal de morte entre adolescentes de 15 a 19 anos (McClain, 2003). O Youth Risk Behavior Surveillance Report (2005) dos Centers for Disease Control and Prevention mostrou que cerca de 17% dos adolescentes tinham considerado seriamente o suicídio e que 8,4% tentaram suicidar-se (CDC, 2006).

Fisiopatologia

A norepinefrina e a dopamina desempenham papel importante na determinação do humor. A norepinefrina é considerada importante nas áreas de energia e atenção, enquanto a dopamina atua nas áreas do prazer e da motivação. Quando há alterações na neurotransmissão efetuada pela norepinefrina e pela dopamina, o resultado são sintomas de depressão (apatia, perda do interesse e do prazer). Níveis baixos de serotonina também foram implicados na patogenia dos sintomas depressivos. Além disso, os distúrbios do ritmo circadiano podem ser importantes na patogenia da depressão (Castiglia, 2000).

Abordagem terapêutica

As crianças com transtornos de humor geralmente melhoram com psicoterapia. Isso ajuda a criança a lidar com as consequências psicossociais do seu comportamento em seus relacionamentos com outras pessoas. Controle das crises, aconselhamento parental e terapias individual, em grupo e de família podem ser úteis. O transtorno depressivo grave deve ser tratado com medicamentos antidepressivos. O transtorno bipolar pode ser tratado com agentes neurolépticos ou estabilizadores de humor.

Avaliação de enfermagem

As crianças com depressão não tratada correm risco de suicídio e de desenvolver transtornos concomitantes como ansiedade, consumo de substâncias psicoativas e comportamento disruptivo. A enfermeira deve realizar a triagem de todas as crianças para detectar depressão.

História de saúde

Obtenha a história de saúde da criança e dos pais separadamente. Avalie a criança para detectar história de alterações comportamentais recentes, mudanças nos relacionamentos com os companheiros, alterações do relacionamento social, afastamento das atividades que antes eram apreciadas, sono agitado, alterações do comportamento alimentar, aumento da incidência de acidentes, ou promiscuidade sexual (Castiglia, 2000). Se possível, aplique um questionário padronizado de triagem para depressão; existem muitos disponíveis.

Pergunte sobre potenciais fatores de estresse, inclusive problemas na escola, conflitos com os pais, problemas de relacionamento e **abuso** (físico ou sexual) (McClain, 2003). Quando há suspeita de transtorno bipolar, a história pode detectar fala rápida e tensa, aumento da energia, redução do sono, comportamento oscilante ou irritabilidade durante os episódios maníacos.

Verifique se há história de emagrecimento, déficit de crescimento ou aumento da incidência de infecções do lactente. Com o infante, determine se há atraso ou regressão do desenvolvimento, aumento dos pesadelos ou relatos de apego excessivo aos pais. O pré-escolar pode ter história de perda do interesse pelas habilidades recém-adquiridas; apresentar encoprese, enurese, anorexia ou episódios de ingestão alimentar excessiva; ou fazer frequentes afirmações negativas sobre si mesmo. Os pais da criança em idade escolar podem relatar que ela está deprimida, irritável ou agressiva.

Avalie se há fatores de risco para suicídio, inclusive:

- Tentativa de suicídio no passado (Pompili *et al.*, 2005)
- Alteração no desempenho escolar, no sono ou no apetite
- Perda do interesse pelas atividades escolares ou por outras atividades antes preferidas
- Sentimentos de desesperança ou depressão
- Manifestações de pensamentos sobre suicídio (McClain, 2003)

Exame físico

Observe se o lactente apresenta sonolência, comportamentos retraídos ou expressão facial congelada. Nos infantes ou nos pré-escolares, fique atenta a tristeza e falta de expressão facial. Nas crianças de qualquer idade, observe se há apatia. Inspecione toda a superfície do corpo para detectar lesões autoprovocadas, que podem estar presentes ou não. O restante do exame físico geralmente é normal, a menos que a criança deprimida também tenha uma doença crônica.

Intervenções de enfermagem

As intervenções de enfermagem para as crianças e os adolescentes com transtornos de humor consistem basicamente em orientação, apoio e prevenção.

Educação e apoio à criança e à família

Informe às famílias que os transtornos de humor são alterações biológicas, não desvios de personalidade. Oriente os familiares sobre como administrar o medicamento antidepressivo e monitorar a ocorrência de efeitos adversos. Estimule e elogie seus esforços para manterem as terapias cognitiva e comportamental. Apoie a família durante todo o processo, porque em alguns casos o tratamento pode ser demorado. Encaminhe os pais aos recursos de apoio locais.

Prevenção de depressão e suicídio

Estabeleça uma relação de confiança com as crianças e os adolescentes com quem você interage, principalmente no contexto da atenção primária, nas escolas ou em clínicas de doenças crônicas. Essa relação de confiança pode estimular as crianças ou os adolescentes a confidenciarem seus sentimentos, antes que possam fazê-lo com os pais. Faça uma triagem para depressão em todos os pré-adolescentes e adolescentes saudáveis ou portadores de doenças crônicas. Utilize os instrumentos de triagem padronizados. Quando é detectado um problema potencial, encaminhe imediatamente a criança para uma avaliação de saúde mental e intervenção. É importante detectar a depressão precocemente, de modo que o tratamento possa ser iniciado. Quando há um evento iminente capaz de gerar sofrimento (p. ex., morte de um familiar), inicie a intervenção preventiva para ajudar a criança a enfrentar a situação. Assegure supervisão adequada a todas as crianças que apresentam ideia suicida. Ver Healthy People 2010.

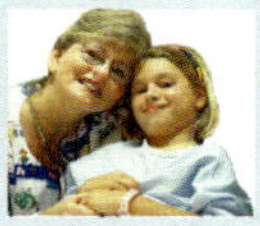

Observe atentamente as crianças que utilizam antidepressivos para detectar comportamento pré-suicida.

Healthy People *2010*

Objetivo	Importância
(Desenvolvimento) Reduzir a taxa de tentativas de suicídio entre adolescentes.	• Realiza a triagem de todas as crianças e adolescentes para depressão • Quando há depressão ou estresse excessivo, encaminha a criança para receber apoio apropriado.

Transtornos de ansiedade

Os transtornos de ansiedade são os problemas psiquiátricos diagnosticados mais comumente em crianças e adolescentes (Williams & Hodgman, 2001). Cerca de 6 a 20% das crianças apresentam no mínimo um transtorno de ansiedade (American Academy of Child and Adolescent Psychiatry, 2007a). Em geral, a ansiedade está associada a outros transtornos mentais, principalmente depressão. As crianças normais sentem medo, preocupação e vergonha. Os lactentes têm medo de barulhos intensos, quando são assustadas e veem estranhos. Os infantes têm medo de escuro e da separação. Os pré-escolares temem criaturas imaginárias e mutilação corporal. As crianças em idade escolar preocupam-se com acidentes e eventos naturais, enquanto os adolescentes ficam ansiosos quanto ao desempenho escolar e social. Esses medos normais geram certo nível de ansiedade tolerável pela maioria das crianças, mas é importante distinguir entre a ansiedade normal em cada estágio de desenvolvimento e a ansiedade patológica.

A ansiedade é entendida como uma reação a uma ameaça real ou aparente. A ameaça pode ou não ser distorcida pela criança, e o sofrimento emocional provoca respostas comportamentais. A reação de "luta ou fuga" causa taquicardia, elevação da pressão arterial, sudorese, excitação e reatividade e aumento do fluxo sanguíneo para os músculos.

Tipos de transtornos de ansiedade

O transtorno de ansiedade generalizada (TAG) caracteriza-se por preocupações irrealistas com comportamentos passados, acontecimentos futuros e competência pessoal. Pode ocorrer fobia social e, nesses casos, a criança ou o adolescente demonstram medo persistente de falar ou comer diante de outras pessoas, utilizar banheiros públicos, ou falar com autoridades. Também pode ocorrer mutismo seletivo. A ansiedade da separação é mais comum em crianças do que em adolescentes; a criança pode querer ficar perto dos pais e suas preocupações giram em torno do tema da separação. O transtorno obsessivo-compulsivo (TOC) caracteriza-se por compulsões (comportamentos repetitivos como limpar, lavar e verificar alguma coisa), que a criança executa para reduzir a ansiedade com obsessões (pensamentos indesejados e intrusivos). O transtorno de estresse pós-traumático (TEPT) é um tipo de ansiedade que ocorre depois que a criança passa por um evento traumático e, em seguida, apresenta excitação fisiológica quando um estímulo desencadeia a lembrança do acontecimento.

Fisiopatologia

Os transtornos de ansiedade parecem ser causados por uma anormalidade dos mecanismos moduladores do sistema nervoso central. A hipoatividade do sistema serotoninérgico e a hiperatividade do sistema noradrenérgico parecem ser responsáveis pela desregulação da atividade fisiológica e pela experiência emocional resultante. As anormalidades do sistema do ácido gamabutírico (GABA) também podem desempenhar papel importante. Recentemente, pesquisadores estudaram o papel dos corticosteroides nos comportamentos relacionados com o estresse e a maneira como o cérebro processa os estímulos que geram medo.

Abordagem terapêutica

A abordagem terapêutica dos transtornos de ansiedade geralmente consiste em administrar agentes farmacológicos e instituir terapias psicológicas. Ansiolíticos ou antidepressivos são os medicamentos utilizados mais comumente. A terapia cognitivo-comportamental, a psicoterapia individual, em grupo ou de família e outras intervenções comportamentais (p. ex., técnicas de relaxamento) também podem ser úteis.

Avaliação de enfermagem

As crianças e os adolescentes geralmente não expressam ansiedade diretamente e, por esta razão, é muito importante que a enfermeira avalie as queixas somáticas e obtenha uma história detalhada.

História de saúde

Investigue a história da doença atual e a história patológica pregressa para detectar fatores de risco como depressão, temperamento ansioso, história familiar de transtornos de ansiedade, determinadas experiências vivenciais ou ambientais (p. ex., problemas de relacionamento entre os pais ou estresse ou traumatismo significativos) ou relacionamento instável com os pais. Obtenha a história de saúde e fique atenta a indícios como inibição social, pânico ou "aceleração do coração". Os pré-escolares podem mostrar hiperatividade, comportamento descontrolado, dificuldades de dormir ou de separação. Os escolares podem relatar sentimentos como irritabilidade, raiva, medo ou tensão e podem demonstrar comportamentos anormais. Peça à criança para escolher, em uma escala de 0 a 10, um número para descrever quanto ela se preocupa com as coisas. Peça aos pais para graduarem a preocupação da criança pela mesma escala e pergunte-lhes o que mais preocupa o filho. Determine a frequência com que ocorrem cefaleias e dores estomacais.

Exame físico

Faça um exame físico completo para descartar causas fisiológicas para os sintomas da criança. Verifique se há áreas de queda de cabelos, que ocorre quando a criança ansiosa torce ou puxa repetidamente os cabelos. Observe se há indícios como unhas roídas, bolhas provocadas por chupar os dedos ou erosão da pele causada por esfregação dos dedos. Examine o corpo inteiro para detectar sinais de lesões autoprovocadas, que podem ou não estar presentes.

Intervenções de enfermagem

Realize a triagem das crianças durante as consultas rotineiras de saúde, bem como durante a admissão ao hospital, para detectar sintomas de ansiedade. Quando houver suspeita de um transtorno de ansiedade, encaminhe a criança a um profissional de saúde mental apropriado para avaliação mais detalhada. Quando a criança tiver diagnóstico de um transtorno de ansiedade para o qual foi prescrito um medicamento, oriente as famílias sobre como administrar o fármaco e verificar os efeitos colaterais. Estimule e elogie a família por seguir a terapia cognitivocomportamental ou psicoterapia. Ofereça apoio emocional à criança e à família. Avalie a família quanto à existência de ansiedade ou ligações instáveis entre os pais. Observe o estilo de criação e as interações entre os pais e a criança. Além da criança, a família também é beneficiada pelas intervenções que melhoram a relação entre pais e filho, reduzem a ansiedade dos pais e reforçam as habilidades de criação e promovem a autonomia da criança. Desse modo, caso seja necessário, assegure que a terapia de família seja realizada.

Abuso e violência

O abuso e a violência contribuem significativamente para doenças mentais em crianças. As crianças podem sofrer abuso físico ou sexual ou desenvolver a síndrome de Münchausen ou consumo de substâncias psicoativas.

• Abusos físico e sexual

O abuso físico refere-se a lesões intencionalmente provocadas, que causam morbidade ou morte. O abuso sexual aplica-se ao envolvimento da criança em qualquer atividade que vise dar gratificação sexual a um adulto. O termo **negligência** é definido por incapacidade de fornecer a uma criança alimentos, roupas, abrigo, cuidados médicos e educação adequados. Uma história de abuso infantil está associada ao desenvolvimento de transtornos depressivos, ideia e tentativas de suicídio e consumo de substâncias psicoativas e álcool (Lesser & Koniak-Griffin, 2000). O Youth Risk Behavior Surveillance Survey mostrou algumas estatísticas alarmantes quanto à extensão do abuso e da violência nos EUA:

- Seis por cento dos jovens faltaram à escola pelo menos uma vez porque se sentiam inseguros
- Cerca de 14% dos jovens envolveram-se em uma contenda física na escola
- Oito por cento foram ameaçados com uma arma, uma ou mais vezes nas dependências das escolas
- Nove por cento dos jovens foram espancados, agredidos ou intencionalmente feridos fisicamente pelo namorado ou pela namorada
- Sete e meio por cento foram forçados fisicamente a ter relações sexuais quando não queriam (CDC, 2006).

É difícil calcular as estatísticas da violência familiar e também do abuso físico e sexual de crianças, porque o agressor geralmente força a vítima a ficar em silêncio. Em geral, as crianças não querem admitir que os pais ou parentes as feriram, em parte por causa do sentimento de culpa e em parte porque não querem perder os pais. O abuso e a violência ocorrem em todas as classes socioeconômicas, mas são mais prevalentes entre as classes pobres. Apesar da inexistência de estatísticas seguras, não restam dúvidas de que o problema do abuso e da violência é generalizado. Os lactentes representam quase metade de todas as crianças que necessitam de tratamento médico em consequência de abuso (Marino & Fine, 2007). Os pais, o namorado da mãe da criança e o padrasto ou a madrasta são os agressores mais comuns. O abuso coloca as crianças sob risco de baixa autoestima, transtornos depressivos e baixo desempenho acadêmico. As sequelas a longo prazo do abuso e da violência incluem transtornos de humor e ansiedade, transtornos de estresse pós-traumático, transtorno de fixação reativa, consumo de substâncias psicoativas no futuro, perpetuação do ciclo de violência e efeitos neurobiológicos indeterminados.

A abordagem terapêutica das vítimas de abuso e violência inclui o tratamento físico das lesões, cuidados paliativos em alguns casos e intervenções para preservar ou recuperar o bem-estar mental da criança e o funcionamento familiar. Nos EUA, para proteger as crianças, todos os estados exigem legalmente que os profissionais de saúde notifiquem os casos suspeitos de abuso ou negligência.

Avaliação de enfermagem

Obtenha a história de saúde e fique atenta à queixa principal e à época em que o problema começou. Preste atenção especialmente às afirmações feitas pelos pais ou cuidadores da criança. A história é compatível com o tipo de lesão? Identifique se houve abuso e violência por meio da triagem de todas as crianças e famílias com as seguintes perguntas:

- Perguntas para as crianças:
  Você sente medo de alguém em casa?
  A quem você poderia contar se alguém a ferisse ou tocasse de um jeito que você se sentisse desconfortável?
  Alguém a feriu ou tocou dessa maneira?
- Perguntas para os pais:
  Você sente medo de alguém em casa?
  Você alguma vez se sentiu como se pudesse agredir ou ferir seu filho quando se sentia frustrado(a)? (Melnyk *et al.*, 2003).

Fique atenta a comportamentos sexuais inadequados para o estágio de desenvolvimento, inclusive comportamento sedutor, porque isto pode indicar abuso sexual. Verifique se a criança tem história de ferimentos em si própria ou em outras pessoas, fuga, tentativa de suicídio ou comportamentos de alto risco. Avalie fatores de risco como pobreza, prematuridade, paralisia cerebral, doença crônica ou retardamento mental. Os fatores de risco associados aos pais ou aos cuidadores incluem história de abuso pessoal no passado, consumo de álcool ou substâncias psicoativas, ou estresse extremo. Observe se há história de dor de garganta persistente ou dificuldade de engolir, que podem ser causadas por sexo oral forçado ou por infecções sexualmente transmissíveis. Registre se há história de ardência ou prurido genital (associado a abuso sexual).

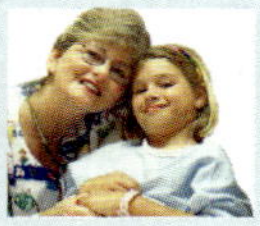

Demora em buscar tratamento médico, uma história que muda com o tempo, ou uma história de traumatismo incompatível com a lesão observada são sugestivas de que a criança sofreu abuso.

Exame físico

Faça um exame físico delicado e completo, com toques suaves e voz tranquila. Observe a interação entre os pais e a criança e fique atenta a medo ou desejo exagerado de agradar. Observe o nível de consciência do lactente. Lactentes que foram violentamente sacudidos podem ter hemorragia intracraniana e síndrome do bebê sacudido. Inspecione a pele para detectar equimoses, queimaduras, cortes, abrasões, contusões, cicatrizes e quaisquer outras marcas incomuns ou suspeitas. Em crianças que se automutilam, podem ser encontrados arranhões ou cortes recentes ou cicatrizados em partes do corpo que geralmente ficam cobertas pelas roupas. Queimaduras com distribuição em forma de meia ou luva, ou apenas nas palmas das mãos e nas plantas dos pés, são altamente suspeitas de lesões provocadas. Lesões em diferentes estágios de cicatrização também indicam abuso. Equimoses no tórax, na cabeça, no pescoço ou no abdome são sugestivas de abuso. Crianças que ainda não andam raramente têm equimoses ou fraturas. A Figura 30.1 ilustra os locais de lesões geralmente sugestivos de abuso; a Figura 30.2 mostra a fotografia de uma criança espancada com um fio elétrico. Verifique se há inflamação da orofaringe (que pode ocorrer com sexo oral forçado). Inspecione o ânus e o pênis ou a região vaginal para detectar sangramento ou secreção (abuso sexual).

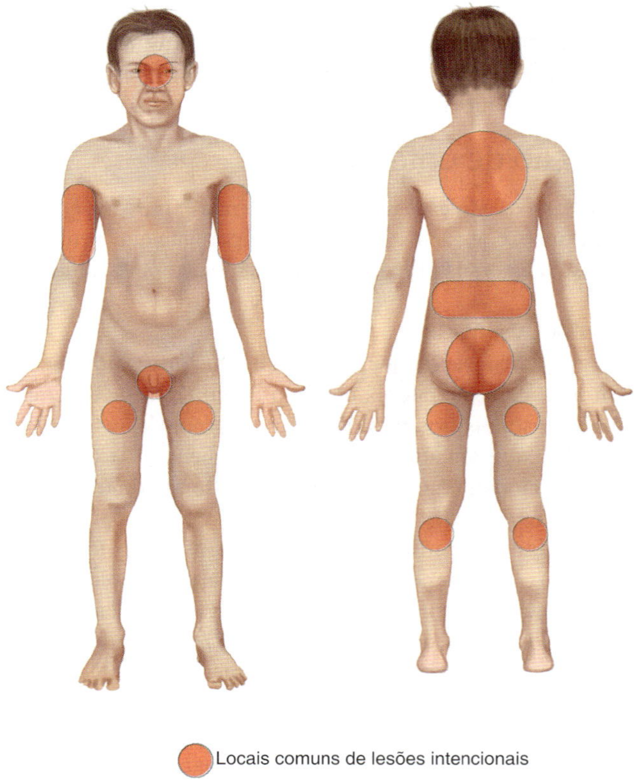

● Figura 30.1 Locais de lesões suspeitas de abuso.

Exames complementares

Os exames complementares comumente solicitados para avaliação de abuso incluem:

- Radiografias de corpo inteiro ou cintigrafia óssea: fraturas antigas ou recentes

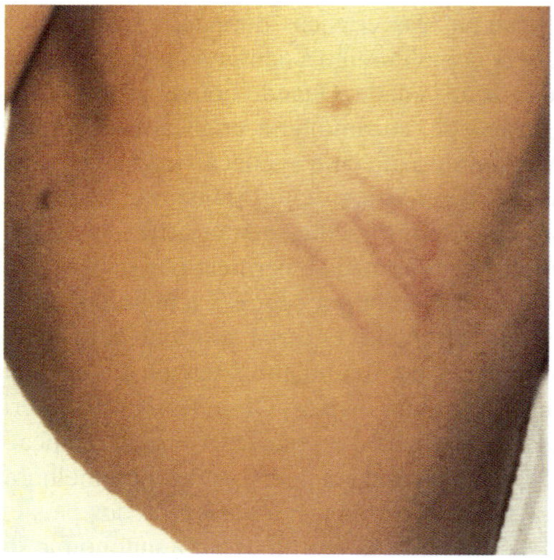

● Figura 30.2 Observe a marca deixada por um golpe por fio elétrico enrolado.

- Tomografia computadorizada do crânio: hemorragia intracraniana
- Coleta de amostras retais, orais, vaginais ou uretrais: infecções sexualmente transmissíveis como gonorreia ou *Chlamydia*.

Intervenções de enfermagem

Encaminhe os casos suspeitos de negligência ou abuso aos órgãos locais de proteção à infância. No hospital, entre em contato com o assistente social. Além dos cuidados físicos ou paliativos necessários para tratar as lesões, as crianças que sofreram abuso precisam readquirir a confiança nos adultos. Proporcione cuidados consistentes à criança que foi vítima de abuso, designando um grupo pequeno de enfermeiras. Exemplifique para os pais ou cuidadores as atividades apropriadas ao cuidado da criança. Chame atenção para as atividades normais de crescimento e desenvolvimento do lactente ou da criança, porque alguns pais têm expectativas quanto ao comportamento infantil que podem ser irrealistas com base na idade da criança, e isto pode levar a abuso. Elogie os pais e cuidadores por tomarem as medidas apropriadas no sentido de obter ajuda e assegurar os cuidados adequados à criança. Se a criança for afastada temporária ou permanentemente da família, forneça à família provisória ou adotiva os conhecimentos necessários para que ela assuma os cuidados da criança.

Síndrome de Münchausen por substituição

A síndrome de Münchausen por substituição (SMPS) é um tipo de abuso à criança no qual um dos pais cria sintomas físicos e/ou psicológicos de uma doença ou limitação. O adulto atende às suas próprias necessidades psicológicas quando tem uma criança doente. A SMPS é difícil de detectar e pode permanecer oculta por muitos anos. Em noventa por cento dos casos, o agressor é a mãe biológica, em sua maioria mulheres brancas de 20 a 30 anos (Thomas, 2003).

Avaliação de enfermagem

Obtenha a história de saúde, e faça uso de citações para registrar as respostas dos pais. Observe o comportamento da mãe com a criança, com o cônjuge ou parceiro e com a equipe de saúde. A vigilância por uma câmara de vídeo oculta pode detectar as ações maternas que provocam a doença na criança. Os sinais de alerta para SMPS são:

- Criança com uma ou mais doenças que não melhoram com o tratamento, ou que mostram uma evolução confusa; irmãos com história semelhante
- Sintomas que não fazem sentido, ou que desaparecem quando o agressor é afastado ou não está presente; os sintomas são presenciados apenas pelo cuidador (p. ex., cianose, apneia, convulsão)
- Anormalidades físicas e laboratoriais incompatíveis com a história relatada
- Internações hospitalares repetidas sem que se chegue a um diagnóstico clínico, transferências para outros hospitais, altas contrárias à recomendação médica
- Pais que se recusam a aceitar que o diagnóstico não é clínico.

Intervenções de enfermagem

A abordagem terapêutica da SMPS é complexa. A documentação detalhada da história e do exame físico é fundamental para a confirmação de que a síndrome está presente. Observe atentamente as interações entre o cuidador e a criança, se possível utilizando vigilância por câmara de vídeo oculta. Quando se detecta uma atividade abusiva real, notifique o serviço social e os departamentos de controle de riscos do hospital. Providencie para que a equipe local de proteção à infância e à família ou o sistema de apoio do cuidador estejam presentes quando este for confrontado. Informe ao cuidador sobre o plano de cuidados para a criança e da disponibilidade de assistência psiquiátrica para ele próprio.

Consumo de substâncias psicoativas

De acordo com o Youth Risk Behavior Survey, mais de 40% dos estudantes ingerem álcool e 25% deles tomam bebida alcoólica pela primeira vez antes da idade de 13 anos. Entre os jovens, 20% usam maconha, quase 8% utilizam alguma preparação de cocaína e cerca de 2% usam substâncias psicoativas injetáveis. Além disso, os jovens relataram ter usado heroína, substâncias alucinógenas, metanfetamina, inalantes e Ecstasy (CDC, 2006). Vinte e cinco por cento das crianças com menos de 18 anos estão expostas a uso de álcool no seio familiar (Melnyk *et al.*, 2003).

Avaliação de enfermagem

Verifique se há fatores de risco para consumo de substâncias psicoativas, inclusive história familiar, uso atual de substâncias psicoativas pelos pais, relacionamentos familiares conturbados, transtorno mental coexistente, eventos existenciais negativos, ou colegas que usam substâncias psicoativas. Determine a história de saúde da criança, atentando para alterações do desempenho ou do comparecimento à escola, mudanças na participação no grupo de colegas, oscilações frequentes de humor, alterações da aparência física ou relacionamento alterado com os pais. Registre se há história de insônia, perda do apetite, prurido excessivo, secura na boca ou tremores. Observe se há comportamento violento, embriaguez, estupor, expressão apática, sonolência, falta de coordenação, confusão, fala incoerente, extremos de emoção, comportamento agressivo ou abobalhado ou fala acelerada. Fique atenta a odor de álcool ou fumaça de maconha. Avalie os olhos para detectar lacrimejamento ou pupilas dilatadas. Inspecione as narinas e verifique se há rinorreia ou ausência dos pelos nasais. Inspecione os dedos das mãos para detectar restos ou manchas de cola, e a pele para ver se há marcas ou trajetos de agulhas. Palpe as mãos e os pés para detectar resfriamento. Exames toxicológicos, como a triagem da urina, podem determinar a presença de estimulantes, hipnótico-sedativos, barbitúricos, metaqualona, opiáceos, cocaína e maconha.

Intervenções de enfermagem

Ajude o adolescente a aceitar que tem problemas. Explique as consequências negativas do uso de substâncias psicoativas e amplie a percepção do adolescente quanto aos riscos. Mantenha uma atitude empática, embora atribuindo a responsabilidade ao adolescente.

Participação em programas de tratamento

Encaminhe o adolescente a um programa para tratamento de consumo de substâncias psicoativas. Os programas ambulatoriais ou de tratamento diário são úteis na maioria dos casos. Os programas

Healthy People 2010

Objetivo	Importância
(Desenvolvimento) Aumentar o percentual de indivíduos que consomem substâncias psicoativas e têm transtornos mentais coexistentes que recebem tratamento para esses dois transtornos.	• Realiza a triagem de todas as crianças e adolescentes com transtornos mentais para detectar consumo de substâncias psicoativas concomitante (e vice-versa). • Encaminha as crianças aos programas de tratamento e terapia apropriados.

de base familiar asseguram os maiores índices de recuperação. Os grupos de autoajuda ou de 12 etapas são elementos importantes no processo de recuperação. A drogadição grave, a coexistência de uma ou mais doenças psiquiátricas ou a ideia de suicídio, requer tratamento em instituições ou internação hospitalar. Ver Healthy People 2010.

Prevenção de consumo de substâncias psicoativas

Desde a escola elementar, ensine às crianças que todas as substâncias químicas podem ser deletérias ao corpo, inclusive tabaco, álcool e outras substâncias psicoativas. Ajude as crianças a desenvolverem habilidades para solução de problemas que elas possam utilizar no futuro, em vez de recorrer a substâncias psicoativas ou a outras substâncias. Oriente as crianças a simplesmente "dizer não". Reforce o fato de que elas têm controle sobre o próprio corpo e às substâncias a que são expostas. Oriente as crianças e os adolescentes dizendo que, seja qual for a via de administração, a substância entra no organismo e provoca alterações. Estimule as crianças a participarem do programa local de prevenção de substâncias psicoativas e elogie seus esforços para concluí-lo.

Referências

Livros e revistas

Accardo, P. J., Accardo, J. A., & Capute, A. J. (2006). Mental retardation. In J. A. McMillan (Ed.), *Oski's pediatrics: Principles and practice.* Philadelphia: Lippincott Williams & Wilkins.

American Academy of Child and Adolescent Psychiatry. (2007a). Practice parameter for the assessment and treatment of children and adolescents anxiety disorders. *Journal of the American Academy of Child and Adolescent Psychiatry, 46*(2), 267–283.

American Academy of Child and Adolescent Psychiatry. (2007b). Practice parameter for the assessment and treatment of children and adolescents with oppositional defiant disorder. *Journal of the American Academy of Child and Adolescent Psychiatry, 46*(1), 126–141.

American Academy of Pediatrics. (2000). Insurance coverage of mental health and substance abuse service of children and adolescents: a consensus statement. *Pediatrics, 106,* 860–862.

American Academy of Pediatrics, Committee on Children with Disabilities. (2001). The pediatrician's role in the diagnosis and management of autistic spectrum disorder in children. *Pediatrics, 107*(5), 1221–1226.

American Academy of Pediatrics, Committee on Psychosocial Aspects of Child and Family Health. (2001). The new morbidity revisited: A renewed commitment to the psychosocial aspects of pediatric care. *Pediatrics, 108,* 1227–1230.

American Association on Intellectual and Developmental Disability. (2007). The AAMR definition of mental retardation. Retrieved January 22, 2007, from http://www.aamr.org/Policies/faq_mental_retardation.shtml.

Aylward, G. P. (2002). Learning disabilities. In N. J. Salkind (Ed.), *Child development* (pp. 240–243). New York: Macmillan.

Barbaresi, W. J., Katusic, S. K., Colligan, R. C., et al. (2006). Long-term stimulant medication treatment of attention-deficit/hyperactivity disorder: Results from a population-based study. *Journal of Developmental and Behavioral Pediatrics, 27*(1), 1–10.

Beauchesne, M. A., & Kelly, B. R. (2004). Evidence to support parental concerns as an early indicator of autism in children. *Pediatric Nursing, 30*(1), 57–67.

Bernal, P. (2003). Hidden morbidity in pediatric primary care. *Pediatric Annals, 3*(6), 413–418.

Castiglia, P. T. (2000). Depression in adolescents. *Journal of Pediatric Health Care, 14,* 180–182.

Centers for Disease Control and Prevention. (2006). Youth risk behavior surveillance—United States, 2005. *Morbidity and Mortality Weekly Report, 55*(SS-5), 1–112.

Choueiri, R., & Bridgemohan, C. (2005). To make the biggest difference, screen early for autism spectrum disorders. *Contemporary Pediatrics, 22*(10), 54–64.

Clift, G. (2002). Anxiety disorders in children: Intervention strategies for the primary care setting. *Journal of Pediatric Health Care, 16,* 253–255.

Davis, D. W., Burns, B., Snyder, E., et al. (2004). Parent–child interaction and attention regulation in children born prematurely. *Journal for Specialists in Pediatric Nursing, 9*(3), 85–94.

DeMarle, D. J., Denk, L., & Ernsthausen, C. S. (2003). Working with the family of a child with attention deficit hyperactivity disorder. *Pediatric Nursing, 29*(4), 302–308, 330.

DeNisco, S., Tiago, C., & Kravitz, C. (2005). Evaluation and treatment of pediatric ADHD. *Nurse Practitioner, 30*(8), 14–23.

Dumont-Mathieu, T., Fein, D., & Kleinman, J. (2005). *Screening for autism in young children: The modified checklist for autism in toddlers (M-CHAT).* Retrieved December 27, 2006, from www.dbpeds.org/articles/detail.cfm?TextID=377.

Ellis, C. R., & Schnoes, C. J. (2006). *Eating disorder: Pica.* Retrieved February 18, 2007, from www.emedicine.com/ped/topic1798.htm.

Ellis, C. R., & Schnoes, C. J. (2006). *Eating disorder: Rumination.* Retrieved February 18, 2007, from http://www.emedicine.com/ped/topic2652.htm.

Ferren, P. M. (2006). Demystifying the black box warning on antidepressants: A protocol for safe prescribing in your office. *Contemporary Pediatrics, 23*(2), 28–35.

Ford-Martin, P. (2006). Stanford-Binet intelligence scales. *Gale encyclopedia of medicine, vol. 4* (3rd ed., pp. 3517–3518). Detroit: Gale.

Giarelli, E., Souders, M., Pinto-Martin, J., et al. (2005). Intervention pilot for parents of children with autistic spectrum disorder. *Pediatric Nursing, 31*(5), 389–398.

Goldson, E., & Reynolds, A. (2007). Child development and behavior. In W. W. Hay, M. J. Levin, J. M. Sondheimer, & R. R. Deterding, *Current pediatric diagnosis and treatment* (8th ed.). New York: McGraw-Hill Companies, Inc.

Gracious, B. L., & Findling, R. L. (2001). Antipsychotic medications for children and adolescents. *Pediatric Annals, 30*(3), 138–145.

Harris, J. C. (2006). Depression in childhood and adolescence. In J. A. McMillan (Ed.), *Oski's pediatrics: Principles and practice.* Philadelphia: Lippincott Williams & Wilkins.

Harris, J. C. (2006). Disruptive behavior disorders. In J. A. McMillan (Ed.), *Oski's pediatrics: Principles and practice.* Philadelphia: Lippincott Williams & Wilkins.
Harris, J. C. (2006). Emotional disorders with childhood onset. In J. A. McMillan (Ed.), *Oski's pediatrics: Principles and practice.* Philadelphia: Lippincott Williams & Wilkins.
Harris, J. C. (2006). Mental disorders and psychological stress. In J. A. McMillan (Ed.), *Oski's pediatrics: Principles and practice.* Philadelphia: Lippincott Williams & Wilkins.
Harris, J. C. (2006). Pervasive developmental disorder and autistic disorder. In J. A. McMillan (Ed.), *Oski's pediatrics: Principles and practice.* Philadelphia: Lippincott Williams & Wilkins.
Harris, J. C. (2006). Psychosocial interview. In J. A. McMillan (Ed.), *Oski's pediatrics: Principles and practice.* Philadelphia: Lippincott Williams & Wilkins.
Harris, J. C. (2006). Suicide. In J. A. McMillan (Ed.), *Oski's pediatrics: Principles and practice.* Philadelphia: Lippincott Williams & Wilkins.
Hunt, R. D., Paguin, A., & Payton, K. (2001). An update on assessment and treatment of complex attention-deficit hyperactivity disorder. *Pediatric Annals, 30*(3), 162–171.
Kelly, K. (2003). Lesson from Eric: Learning from an autistic child. *American Journal of Nursing, 103*(5), 64F–64G.
Kreipe, R. E. (2006). Eating disorders. In J. A. McMillan (Ed.), *Oski's pediatrics: Principles and practice.* Philadelphia: Lippincott Williams & Wilkins.
Lansford, A. H. (2005). The importance of recognizing a child with bipolar disorder. *Contemporary Pediatrics, 22*(2), 69–78.
Leonard, H. L., Freeman, J., Garcia, A., et al. (2001). Obsessive-compulsive disorder and related conditions. *Pediatric Annals, 30*(3), 154–160.
Leslie, L. K. (2002). The role of primary care physicians in attention-deficit/hyperactivity disorder. *Pediatric Annals, 31*(8), 475–484.
Lesser, J., & Koniak-Griffin, D. (2000). The impact of physical or sexual abuse on chronic depression in adolescent mothers. *Journal for Specialists in Pediatric Nursing, 15*(6), 378–387.
Mahon, N. E., Yarcheski, A., & Yarcheski, T. J. (2003). Anger, anxiety, and depression in early adolescents from intact and divorced families. *Journal for Specialists in Pediatric Nursing, 18*(4), 267–273.
Malatack, J. J, Consolini, D., Mann, K., & Rabb, C. (2006). Taking on the parent to save a child: Munchausen syndrome by proxy. *Contemporary Pediatrics, 23*(6), 50–63.
Marino, B. S., & Fine, K. S. (2007). *Blueprints: Pediatrics.* Philadelphia: Lippincott Williams & Wilkins.
McClain, N. (2003). Adolescent suicide attempt: Undisclosed secrets. *Pediatric Nursing, 29*(1), 52–53.
Melnyk, B. M., Brown, H. E., Jones, D. C., et al. (2003). Improving the mental/psychosocial health of U.S. children and adolescents: Outcomes and implementation strategies from the national KySS summit. *Journal of Pediatric Health Care, 17*(6), S1–S24.
National Center for Learning Disabilities. (2006). *LD at a glance.* Retrieved January 22, 2007, from www.ncld.org/content/view/448/391/.
Oliver, C. J. (2003). Triage of the autistic spectrum child utilizing the congruence of case management concepts and Orem's nursing theories. *Lippincott's Case Management, 8*(2), 66–82.
Pinto-Martin, J. A., Souders, M. C., Giarelli, E., & Levy, S. E. (2005). The role of nurses in screening for autistic spectrum disorder in pediatric primary care. *Journal of Pediatric Nursing, 20*(3), 163–169.
Pompili, M., Mancinelli, I., Girardi, P., et al. (2005). Childhood suicide: A major issue in pediatric health care. *Issues in Comprehensive Pediatric Nursing, 28,* 63–68.
Reasor, J. E., & Farrell, S. P. (2004). Early childhood mental health: Services that can save a life. *Journal of Pediatric Nursing, 19*(2), 140–144.
Reid, B., & Long, A. (2002). Suspected child abuse: Communicating with a child and her mother. *Journal of Pediatric Nursing, 17*(3), 229–235.
Scarpa, A., & Raine, A. (2004). The psychophysiology of child misconduct. *Pediatric Annals, 33*(5), 297–304.
Scheid, J. M. (2003). Recognizing and managing long-term sequelae of childhood maltreatment. *Pediatric Annals, 32*(6), 391–401.
Schultz, J. M., & Videbeck, S. L. (2005). *Lippincott's manual of psychiatric nursing care plans.* Philadelphia: Lippincott Williams & Wilkins.
Semrud-Clikeman, M., & Higgins, K. (2003). Learning disabilities. In J. J. Ponzetti, Jr. (Ed.), *International encyclopedia of marriage and families, vol. 3* (2nd ed., pp. 1034–1041). New York: Macmillan.
Shoaf, T. L., Emslie, G. J., & Mayes, T. L. (2001). Childhood depression: Diagnosis and treatment strategies in general pediatrics. *Pediatric Annals, 30*(3), 130–137.
Snell, M. E. (2002). Education of individuals with mental retardation. In J. W. Guthrie (Ed.), *Encyclopedia of education, vol. 5* (2nd ed., pp. 1616–1617). New York: Macmillan.
Stein, M. A., & Baren, M. (2003). Welcome progress in the diagnosis and treatment of ADHD in adolescence. *Contemporary Pediatrics, 20*(8), 83–84, 87–90, 93–98, 100–110.
Stein, M. T. (2002). The role of attention-deficit/hyperactivity disorder diagnostic and treatment guidelines in changing physician practices. *Pediatric Annals, 31*(8), 496–504.
Stevens, S. (2005). Attention deficit/hyperactivity disorder: Working the system for better diagnosis and treatment. *Journal of Pediatric Nursing, 20*(1), 47–51.
Thomas, K. (2003). Münchausen syndrome by proxy: Identification and diagnosis. *Journal of Pediatric Nursing, 18*(3), 174–180.
U.S. Public Health Service. (2004). Report of the Surgeon Generals' Conference on Children's Mental Health: A national action agenda. Washington, D.C.: Department of Health and Human Services. Retrieved January 2, 2007, from www.surgeongeneral.gov/topics/cmh/childreport.htm.
Vlam, S. L. (2006). Attention-deficit/hyperactivity disorder: Diagnostic assessment methods used by advanced practice registered nurses. *Pediatric Nursing, 31*(1), 18–24.
Wickham, P. (2004). Retardation. In P. S. Fass (Ed.), *Encyclopedia of children and childhood in history and society, vol. 2* (pp. 712–714). New York: Macmillan.
Williams, T., & Hodgman, C. (2001). Medication for the management of anxiety disorders in children and adolescents. *Pediatric Annals, 30*(3), 146–153.
Zinner, S. H. (2004a). Tourette syndrome—much more than tics: Management tailored to the entire patient. *Contemporary Pediatrics, 21*(8), 38–49.
Zinner, S. H. (2004b). Tourette syndrome—much more than tics: Moving beyond misconceptions to a diagnosis. *Contemporary Pediatrics, 21*(8), 22–36.
Zinner, S. H. (2006c). Tourette syndrome in infancy and early childhood. *Infants and Young Children, 19*(4), 353–370.

Websites

www.aacap.org American Academy of Child and Adolescent Psychiatry
www.aamr.org American Association of Intellectual and Developmental Disability
www.aedweb.org Academy for Eating Disorders
www.afsp.org American Foundation for Suicide Prevention
www.autism-society.org American Autism Society
www.autismonline.org Autism Online
www.bpkids.org Child and Adolescent Bipolar Foundation
www.centerforlearningdifferences.org Center for Learning Differences
www.chadd.org Children and Adults with Attention-Deficit/Hyperactivity Disorder

http://child-abuse.com Child Abuse Prevention Network
www.childwelfare.gov Child Welfare Information Gateway
www.dbpeds.org Developmental and Behavioral Pediatrics Online
www.edjj.org National Center on Education, Disability, and Juvenile Justice
www.ed.gov/about/offices/list/osdfs/index.html Office of Safe and Drug-Free Schools
http://endabuse.org Family Violence Prevention Fund
www.firstsigns.org First Signs, Inc., educating parents and professionals about early detection of autism and other developmental delays—Modified Checklist for Autism in Toddlers (M-CHAT)
www.getreadytoread.org Get Ready to Read!
www.harcourtassessment.com to order the Pervasive Developmental Disorders Screening Test-II (PDDST-II)
www.helpautismnow.com Help Autism Now Society
www.ldonline.org web site for learning disabilities and ADHD
www.ispn-psych.org/html/acapn.html Association of Child and Adolescent Psychiatric Nurses
http://mentalhealth.samhsa.gov/child/childhealth.asp Substance Abuse and Mental Health Services Administration's (SAMHSA) National Mental Health Information Center
http://ncadi.samhsa.gov alcohol and drug information from Prevention Online
www.nationaleatingdisorders.org National Eating Disorders Association
www.ncld.org National Center for Learning Disabilities
www.ncmhjj.com National Center for Mental Health and Juvenile Justice
www.nctsnet.org/nccts/nav.do?pid=hom_main National Child Traumatic Stress Network
www.niaaa.nih.gov National Institute on Alcohol Abuse and Alcoholism
www.nimh.nih.gov National Institute of Mental Health
www.parentsanonymous.org Parents Anonymous (child abuse prevention)
www.preventchildabuse.org Prevent Child Abuse U.S.A.
www.shakenbaby.com Shaken Baby Alliance
www.stopfamilyviolence.org Stop Family Violence
www.wpspublish.com Western Psychological Services (the Social Communication Questionnaire [SCQ])

Exercícios sobre o *capítulo*

Questões de múltipla escolha

1. A enfermeira está cuidando de uma criança com TDAH. Qual comportamento a enfermeira **não** dever esperar que a criança demonstre?
   a. Comportamento rabugento, taciturno e amuado.
   b. Intromissão e incapacidade de esperar sua vez.
   c. Esquecimento e distração fácil.
   d. Atividades motoras excessivas e inquietude.

2. Uma adolescente que está em tratamento para anorexia nervosa não conseguiu ganhar peso na última semana, apesar de ingerir todas as refeições e os lanches. Qual é a prioridade da intervenção de enfermagem?
   a. Aumentar o aporte calórico diário da adolescente em 500 calorias no mínimo.
   b. Assegurar que a ingestão total de líquidos da adolescente inclua calorias.
   c. Supervisionar a adolescente por 2 h depois de todas as refeições e lanches.
   d. Avaliar o nível de ansiedade da adolescente para determinar a necessidade de usar medicamentos.

3. Um adolescente de 15 anos faz solicitações o dia inteiro e exagera suas próprias necessidades. No momento, ela está chorando e dizendo que não tem razão para viver e ameaça matar-se. Qual é a prioridade da intervenção de enfermagem?
   a. Ignorar seu comportamento melodramático e exagerado constante.
   b. Consultar o médico para aumentar a dose do antidepressivo.
   c. Deixar a jovem sozinha por algum tempo, até que se recomponha.
   d. Levar a sério a ameaça de suicídio e providenciar supervisão direta.

4. Para tentar controlar os comportamentos agressivos ou impulsivos de crianças ou adolescentes, qual é a melhor intervenção de enfermagem?
   a. Treinar a criança para ser afirmativa.
   b. Assegurar consistência e estabelecer limites.
   c. Permitir que a criança negocie as regras.
   d. Estimular a criança a expressar seus sentimentos.

Exercícios de raciocínio crítico

1. Uma mãe diz que o comportamento do filho é intolerável e que ela está tendo dificuldade de lidar com isso. O menino é questionador e arrogante com as outras pessoas. O menino não está indo bem na escola porque tem dificuldade de continuar uma tarefa, levanta-se repetidamente de sua cadeira e distrai os colegas frequentemente. Quais são as outras avaliações necessárias? Que intervenções podem ajudar a controlar o comportamento desse menino?

2. Um menino de 14 anos com retardamento mental moderado consegue alimentar-se sozinho, mas é incontinente. Descreva as questões com que sua família precisa lidar.

Atividades de estudo

1. Consulte *sites* relacionados com prevenção de abuso à infância. Elabore uma lista de recursos para as famílias da sua localidade.

2. Participe de uma sessão de terapia em grupo durante sua rotina na clínica pediátrica. Observe a comunicação verbal e não verbal das crianças, atentando para as inconsistências ou outras observações interessantes.

3. Visite uma escola para crianças autistas. Passe algum tempo com os diversos especialistas que trabalham com crianças portadoras de TEA, de modo a definir suas funções e o efeito do tratamento que eles proporcionam às crianças. Relate suas observações aos seus colegas de turma.

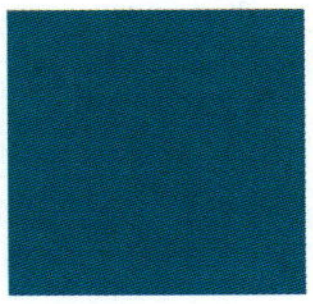

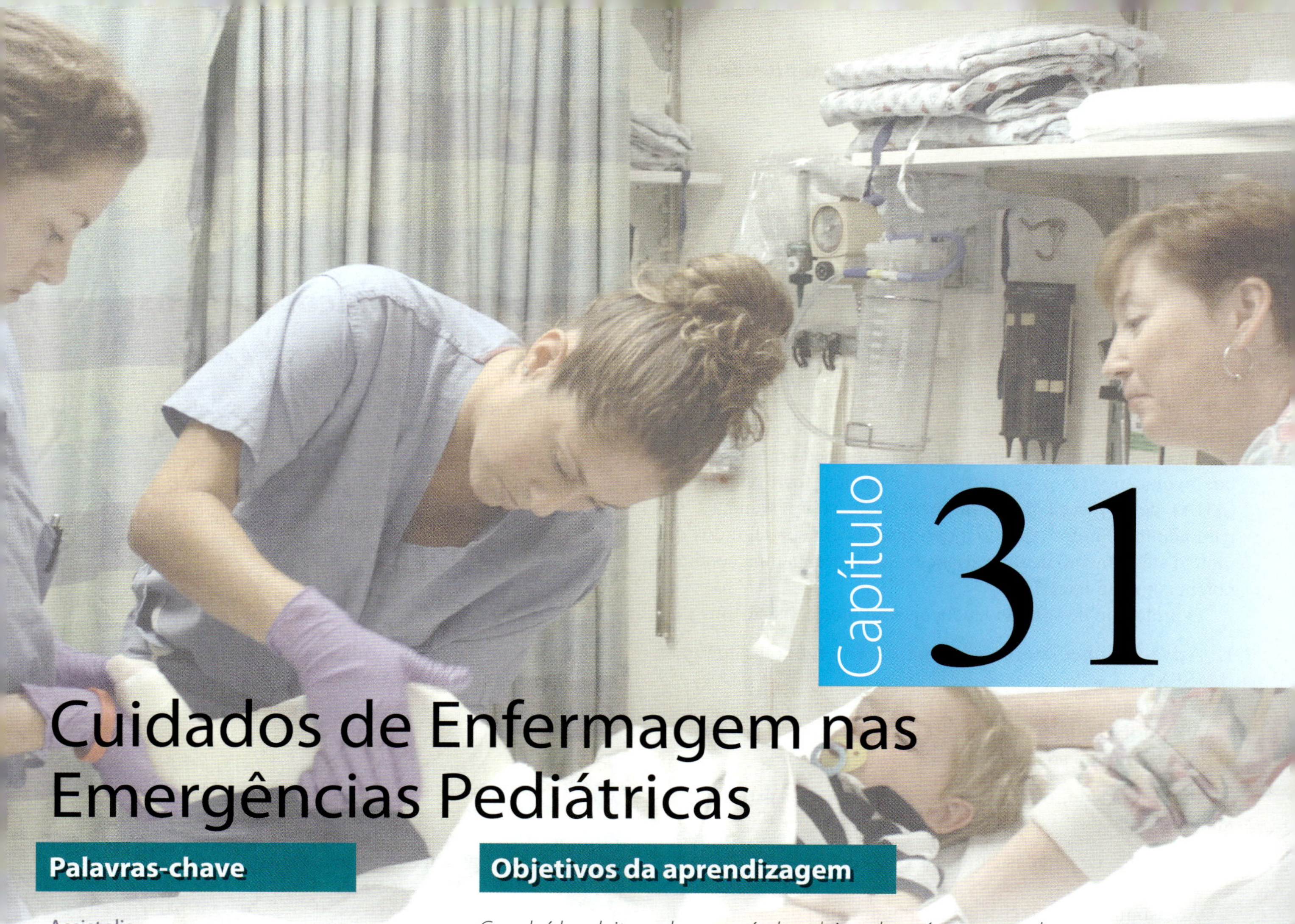

Capítulo 31

Cuidados de Enfermagem nas Emergências Pediátricas

Palavras-chave

Assistolia
Barotrauma
Bradicardia
Cardioversão
Compressão cricóidea
Desfibrilação
Hipercapnia
Hiperventilação
Hipocapnia
Hipoventilação
Intubação
Respiração periódica
Taquicardia
Taquipneia
Tubo traqueal (endotraqueal)

Objetivos da aprendizagem

Concluída a leitura deste capítulo, o leitor deverá ser capaz de:

1. Reconhecer os diversos fatores que contribuem para as situações de emergência envolvendo lactentes e crianças.
2. Descrever os tratamentos e os medicamentos comumente utilizados nas emergências pediátricas.
3. Obter a história de saúde das crianças em situações de emergência.
4. Realizar uma avaliação cardiopulmonar rápida.
5. Descrever os exames complementares utilizados nas emergências pediátricas.
6. Incorporar os princípios da American Heart Association (AHA) e do Pediatric Advanced Life Support (PALS; suporte avançado para crianças) à abordagem abrangente de crianças com emergências clínicas.

REFLEXÃO *A enfermeira deve ter conhecimentos e habilidades para ajudar uma criança que apresenta doença aguda.*

Alma Anderson, de 8 anos de idade, foi internada na unidade pediátrica. A mãe chama a enfermeira ao quarto e diz: "Alma está respirando com dificuldade!"

As crianças são particularmente suscetíveis a uma grande variedade de situações de emergência. Em geral, essas emergências podem levar à morte se não forem tratadas eficazmente. Por exemplo, a maioria das paradas cardiorrespiratórias em crianças é causada por insuficiência respiratória ou choque. Alguns dados sugerem que as crianças que apresentam parada cardiorrespiratória e que necessitam de medidas de reanimação raramente têm boa evolução. Por essas razões, a American Heart Association (AHA) desenvolveu dois "protocolos de sobrevivência", um para adultos e outro para crianças, que devem ser seguidos durante o atendimento de uma criança que apresenta uma condição potencialmente fatal.

O protocolo de sobrevivência para adultos consiste em:

1. Ativação imediata do sistema de emergências médicas (SEM)
2. Reanimação cardiorrespiratória (RCR) imediata
3. Desfibrilação imediata
4. Acesso rápido aos cuidados intensivos

Por outro lado, o protocolo de sobrevivência para crianças inclui:

1. Prevenção de paradas cardíacas e de acidentes
2. RCR imediata
3. Acesso imediato ao sistema de atendimento de emergência
4. Acesso rápido aos cuidados intensivos

A imaturidade do desenvolvimento coloca o lactente e o pré-escolar sob risco mais alto de acidentes, quando comparados com os escolares. Além disso, em virtude do seu tamanho e de sua conformação corporal, os pré-escolares têm risco mais alto de morte ou de prognóstico desfavorável depois de acidentes traumáticos, quando comparados aos escolares (American College of Surgeons, 2004; MacLachlan, 2003). Semiafogamento e intoxicação são duas outras situações de emergência às quais as crianças estão mais sujeitas.

Considerando os riscos especiais que ameaçam as crianças, a AHA também desenvolveu diretrizes específicas para o suporte avançado para crianças (Pediatric Advanced Life Support, PALS). Cursos de PALS são oferecidos aos profissionais de saúde, a fim de que possam prestar cuidados especializados nas emergências pediátricas. Este capítulo enfatiza os princípios do PALS em sua discussão do papel da enfermeira pediatra no atendimento de emergências pediátricas.

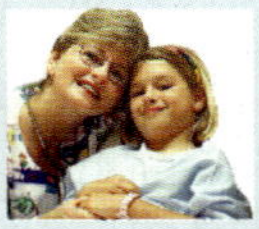

As novas diretrizes do PALS publicadas em 2005 definem o paciente pediátrico como qualquer criança até a idade aproximada de 16 a 18 anos. O atendimento de crianças dessa faixa etária ou menores deve ser feito com base nas diretrizes do PALS, em vez de se seguir o protocolo preconizado para adultos (AHA, 2005*e*). Ver Healthy People 2010.

Tratamentos clínicos comuns

Vários medicamentos e também outros tratamentos clínicos são utilizados para tratar as emergências pediátricas. A maioria desses tratamentos requer prescrição médica quando a criança está internada em hospital, embora alguns setores de emergência e algumas unidades pediátricas tenham ordens expressas para as condições de emergência pediátrica. Os tratamentos clínicos e os medicamentos utilizados mais comumente nas emergências pediátricas estão relacionados nas tabelas Tratamentos clínicos comuns 31.1 e Guia farmacológico 31.1. A enfermeira que cuida de crianças que experimenta uma emergência deve estar familiarizada com esses procedimentos e medicamentos, saber como eles atuam e também as implicações de enfermagem comumente associadas à utilização dessas modalidades.

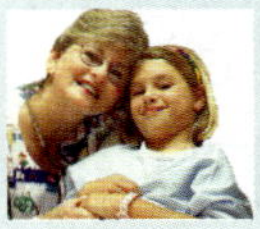

Alguns medicamentos de emergência para crianças podem ser administrados por **tubo traqueal** (um tubo introduzido na traqueia, que serve para manter as vias respiratórias e facilitar a respiração artificial). Use como lembrete a sigla LEAN (lidocaína, epinefrina, atropina e naloxona) para não esquecer quais são os medicamentos que podem ser administrados por via traqueal (AHA, 2001*b*). Em determinados casos, quando um fármaco de emergência é administrado por tubo traqueal, a dose deve ser aumentada. Além disso, os medicamentos administrados por essa via geralmente devem ser diluídos com 2 a 5 mℓ de soro fisiológico estéril e seguidos de várias ventilações com pressão positiva, para assegurar que os fármacos sejam administrados.

Visão geral do processo de enfermagem para a criança em situação de emergência

A enfermeira pode encontrar crianças em situação de emergência em vários contextos de prática. Como membro da equipe de

Healthy People *2010*

Objetivo	Importância
Aumentar o número de estados que adotaram as diretrizes de atendimento pediátrico pré-hospitalar e hospitalar.	• Atuar ativamente no campo político em âmbitos local e nacional • Defender a prestação de cuidados ideais para lactentes, crianças e adolescentes.

(O texto continua na p. 996)

Tratamentos clínicos comuns 31.1 Emergências pediátricas

Tratamento	Explicação	Indicação	Implicações de enfermagem
Aspiração (orofaríngea, nasofaríngea, traqueal ou por traqueostomia)	Remoção das secreções por seringa com bulbo ou cateter de aspiração	Secreções excessivas nas vias respiratórias interferindo na ventilação	Tenha cuidado e aspire apenas conforme as recomendações baseadas na idade, no diâmetro do tubo endotraqueal ou dos tubos de traqueostomia, ou até que a criança tussa ou engasgue
Oxigênio	Suplementação por máscara, cânula nasal, capuz ou tenda, ou por via traqueal/nasotraqueal	Hipoxemia, angústia respiratória, choque, traumatismo	Monitore a resposta com base na cor, no esforço respiratório, na frequência respiratória e nos níveis de saturação de oxigênio por meio da oximetria de pulso; monitore também o nível de consciência
Ventilação por bolsa-válvula-máscara	Ventilação por meio de um dispositivo com bolsa-válvula-máscara ou ventilação manual	Apneia, ventilação e oxigenação ineficazes com respirações espontâneas; frequência respiratória extremamente reduzida	Confirme que há elevação adequada da parede torácica com a ventilação Não hiperventile nem aperte a bolsa vigorosamente, para evitar barotrauma Mantenha a vedação ao redor da face da criança com uma máscara de tamanho apropriado Certifique-se de que o tubo que fornece oxigênio esteja conectado a uma fonte de oxigênio a 100%
Intubação	Introdução de um tubo na traqueia para fornecer ventilação artificial	Apneia, vias respiratórias instáveis; necessidade de ventilação assistida prolongada	Determine a adequação do murmúrio vesicular comprimindo a bolsa imediatamente depois da introdução do tubo traqueal. Verifique se há elevação simétrica da parede torácica Fixe o tubo firmemente com fita adesiva e fique atenta às marcas de numeração do tubo Conecte ao respirador, quando disponível
Toracotomia com agulha	Introdução de uma agulha entre as costelas no espaço pleural para remover ar	Pneumotórax de tensão	À medida que a agulha entra no espaço pleural, deve sair um jato de ar Monitore o murmúrio vesicular, o esforço respiratório e a oximetria de pulso Confirme a patência do cateter IV
Infusão de líquidos IV	Administração de soluções cristaloides ou coloides para hidratar ou melhorar a perfusão	Estados alterados de perfusão, inclusive angústia respiratória, choque, traumatismo e distúrbios cardíacos	Use a via intraóssea se não for possível obter rapidamente uma via IV periférica em pré-escolares em choque Reavalie frequentemente as respirações e o estado circulatório depois da infusão intermitente de cada frasco de líquido IV e durante a infusão contínua
Transfusão de hemocomponentes	Administração de sangue total, concentrado de hemácias, plaquetas ou plasma por via IV	Traumatismo, hemorragia	Siga o protocolo da instituição para transfusões Verifique duas vezes com outra enfermeira o tipo sanguíneo e o rótulo do hemocomponente Monitore os sinais vitais e avalie a criança frequentemente para detectar reação adversa à transfusão sanguínea Se houver suspeita de reação adversa, interrompa imediatamente a transfusão, infunda soro fisiológico por via IV, reavalie a criança e avise ao médico

(continua)

Tratamentos clínicos comuns 31.1 Emergências pediátricas *(continuação)*

Tratamento	Explicação	Indicação	Implicações de enfermagem
Estabilização cervical	Manutenção da coluna cervical em uma posição imóvel	Traumatismo, semiafogamento	Realize a manobra de tração mandibular sem inclinação da cabeça para abrir as vias respiratórias Mantenha a estabilização cervical até que as radiografias da coluna cervical sejam avaliadas pelo médico
Desfibrilação e cardioversão sincronizada	Aplicação de corrente elétrica para alterar o ritmo cardíaco	Desfibrilação: fibrilação ventricular e taquicardia ventricular sem pulso Cardioversão sincronizada: taquicardia supraventricular e taquicardia ventricular com pulso	Em crianças sem pulso palpável, sempre assegure que a RCR seja mantida enquanto o desfibrilador é preparado Assegure oxigenação adequada Administre lidocaína ou epinefrina conforme a indicação, antes da desfibrilação Sede a criança se houver tempo para isto

Guia farmacológico 31.1 Medicamentos comumente utilizados nas emergências pediátricas

Medicamento	Ação	Indicação	Implicações de enfermagem
Adenosina (antiarrítmico)	Reduz a condução pelo nodo AV e recupera o ritmo sinusal normal	Taquicardia supraventricular (TSV)	• Administre por via IV em doses de 0,05 a 0,1 mg/kg • Administre rapidamente (1 a 2 s) e, em seguida, infunda volumes adequados de soro fisiológico • Repita a infusão a cada 1 a 2 min e, a cada vez, aumente a dose em 0,05 a 0,1 mg/kg (dose máxima de 0,3 mg/kg) • Monitore a ocorrência de falta de ar, dispneia ou agravamento da asma
Atropina (anticolinérgico)	Aumenta o débito cardíaco, reduz as secreções e inibe a serotonina e a histamina	Bradicardia sinusal, assistolia, atividade elétrica sem pulsos	• Administre por via IV, intraóssea (IO) ou por tubo endotraqueal (ET) com dose de 0,02 mg/kg (doses máximas de 0,5 mg para crianças e 1,0 mg para adolescentes) • Repita a cada 5 min, conforme a necessidade • Administre sem diluir em 30 s por via IV ou IO • Dilua com 3 a 5 mℓ de soro fisiológico para administrar por um tubo ET; em seguida, faça 5 ventilações com pressão positiva • Não misture com bicarbonato de sódio (incompatível)
Dobutamina (catecolamina sintética)	Agente beta-adrenérgico que atua predominantemente nos receptores beta-1; aumenta a contratilidade miocárdica e a frequência cardíaca	Tratamento contínuo de curta duração (hipovolêmico e cardiogênico)	• Administre por via IV ou IO na dose de 2 a 20 mcg/kg/min por infusão contínua. Monitore se há ocorrência de arritmias ventriculares • Titule a taxa de infusão com base no débito cardíaco e na PA • Se for possível, administre por um cateter central em vista do risco de extravasamento • Monitore atentamente a criança, de preferência em uma unidade de tratamento intensivo (UTI)
Dopamina (inotrópico)	Aumenta o débito cardíaco, a PA e a perfusão renal (agonista beta-adrenérgico)	Bradicardia, hipotensão e baixo débito cardíaco	• Administre por via IV ou IO na dose de 2 a 20 mcg/kg/min por infusão contínua • Certifique-se de que a criança recebeu reposição adequada de líquidos antes da administração

Guia farmacológico 31.1 Medicamentos comumente utilizados nas emergências pediátricas (continuação)

Medicamento	Ação	Indicação	Implicações de enfermagem
			• Em vista do risco de extravasamento, administre por um cateter central, se for possível • Monitore a criança atentamente, de preferência em uma UTI • Monitore a ocorrência de arritmias ventriculares
Adrenalina (adrenérgico)	Estimula os receptores alfa-adrenérgicos e beta-adrenérgicos e aumenta a frequência cardíaca e a resistência vascular sistêmica	Bradicardia, anafilaxia	• Administre por via IV ou IO na dose de 0,01 mg/kg (0,1 mℓ/kg da solução a 1:10.000) ou por um tubo ET na dose de 0,1 mg/kg (0,1 mℓ/kg da solução a 1:1.000) • Durante a RCR, repita a cada 3 a 5 min • Monitore a ocorrência de arritmias ventriculares • Doses altas podem causar taquicardia em recém-nascidos • Em vista do risco de extravasamento e necrose tecidual subsequente, administre por um cateter central, se for possível • Também pode ser utilizada como broncodilatador por via IV ou inalatória (adrenalina racêmica).
Glicose	Aumenta o nível sanguíneo de glicose	Hipoglicemia	• Administre por via IV ou IO na dose de 1 a 2 mℓ/kg (glicose a 50%); dose máxima de 2 a 4 mℓ/kg • Durante a administração por um cateter IV periférico, dilua a 1:1 com soro fisiológico para obter uma solução a 25%. Monitore o local de acesso IV para detectar infiltração e extravasamento nos tecidos • Monitore cuidadosamente os níveis sanguíneos de glicose
Lidocaína (antiarrítmico)	Reduz a automaticidade dos tecidos de condução do coração	Arritmias ventriculares	• Administre por via IV ou IO na dose de 1 mg/kg; administre por tubo ET em doses 2 vezes maiores que a dose IV, depois de diluir com 3 a 5 mℓ de soro fisiológico; em seguida, faça ventilação com pressão positiva. Dose máxima de 5 mg/kg ou 100 mg/dose • Monitore continuamente o ECG • Contraindicada em crianças com bloqueio cardíaco completo • Se forem utilizadas doses acima do normal, monitore a ocorrência de hipotensão ou convulsões
Naloxona	Antagoniza as ações dos narcóticos	Reversão da depressão respiratória causada por narcóticos	• Administre por via IV, IO, SC ou por tubo ET na dose de 0,01 a 0,1 mg/kg para crianças < 5 anos ou < 20 kg, ou na dose de 2 mg para crianças > 5 anos ou > 20 kg. O início da ação ocorre em 2 a 5 min • A dose pode ser repetida conforme a necessidade; os efeitos narcóticos são mais duradouros do que os efeitos terapêuticos da naloxona

traumatismo de um hospital pediátrico, a enfermeira pode participar da estabilização das crianças que sofreram semiafogamento ou traumatismo. A enfermeira do setor de emergência pode atender crianças que acabaram de sofrer lesões, como, por exemplo, depois de quedas, acidentes ou esportes. Nos hospitais, a criança asmática pode desenvolver angústia respiratória ou parar de respirar. Independentemente do contexto ou da maneira como a emergência ocorreu, os princípios do atendimento de emergências pediátricas são os mesmos.

Os cuidados prestados à criança em situações de emergência incluem todos os componentes do processo de enfermagem: avaliação, diagnóstico de enfermagem, planejamento, intervenções e reavaliação. Nas emergências, a enfermeira deve agir rápido e intervir imediatamente quando a avaliação detecta alguma anormalidade. Durante a avaliação de crianças em situações de emergência, sempre siga as diretrizes da AHA quanto ao suporte básico à vida: avalie as vias respiratórias, depois a respiração e, por fim, a circulação. Independentemente da causa da emergência, a abordagem geral para tratamento da criança é a mesma, com variações específicas mínimas. Depois da estabilização do estado cardiorrespiratório ou da reanimação da criança, a avaliação e o tratamento dependem da causa da emergência.

Avaliação

A avaliação de enfermagem para a criança que se apresenta em situações de emergência inclui a história de saúde, exame físico e exames complementares. Contudo, a história inicial pode ser focada e muito sucinta, caso o estado da criança seja crítico e exija que a enfermeira faça imediatamente uma avaliação cardiopulmonar rápida. Depois da estabilização da criança, a enfermeira pode obter uma história mais detalhada. Embora geralmente sejam importantes, os exames laboratoriais nunca devem ter prioridade sobre a estabilização da criança do ponto de vista cardiopulmonar e hemodinâmico.

> **Você se lembra de Alma, a menina de 8 anos** com dificuldade respiratória? Que outras informações a enfermeira deve obter com a história de saúde e o exame físico?

História de saúde

Obtenha a história de saúde rapidamente e, ao mesmo tempo, avalie a criança e realize as intervenções necessárias. Inicialmente, a história deve ser sucinta, mas depois da estabilização da criança a enfermeira pode obter uma história mais detalhada. Os pais ou o cuidador fornecem informações quanto à "queixa principal" da criança. Registre essas informações utilizando as próprias palavras do cuidador. Por exemplo, o cuidador pode dizer: "Ela estava respirando com dificuldade" quando a criança tem angústia respiratória. Se a criança sofreu uma lesão traumática depois de um acidente de bicicleta, o cuidador pode dizer: "Ela estava descendo uma ladeira de bicicleta e perdeu o controle". Essa descrição sucinta fornece indícios para a obtenção de informações mais detalhadas acerca do tipo de emergência.

Investigue quaisquer elementos significativos da história patológica pregressa que possam afetar os cuidados prestados à criança. Por exemplo, crianças clinicamente frágeis, que têm história de prematuridade, ou que receberam diagnóstico de uma doença genética significativa (p. ex., anemia falciforme) podem necessitar de considerações especiais quanto ao planejamento e à execução do seu atendimento.

Exame físico

Nas emergências, a enfermeira deve realizar uma avaliação cardiovascular rápida e intervir imediatamente quando detecta quaisquer alterações. Em seguida, a enfermeira pode realizar o restante do exame físico.

Avaliação cardiopulmonar rápida

À medida que obtém uma história sucinta, a enfermeira deve começar a avaliar o ABC. O ABC da avaliação cardiopulmonar rápida consiste em: A, vias respiratórias; B, respiração; e C, circulação. Como as paradas cardíacas em crianças estão em geral relacionadas predominantemente com as vias respiratórias e a respiração e apenas secundariamente com o coração, foque a avaliação e as intervenções seguindo o ABC da reanimação. Sempre faça a avaliação e as intervenções nessa ordem. Na maioria dos casos, quando as vias respiratórias da criança são adequadamente estabilizadas e a respiração é sustentada, a criança não apresenta uma parada cardiorrespiratória completa que necessite de compressões torácicas.

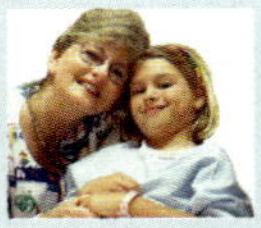

A avaliação e a estabilização das vias respiratórias de uma criança prestes a sofrer ou que já tenha sofrido uma parada SEMPRE são as primeiras intervenções realizadas nas emergências pediátricas. Intervenha se houver algum problema respiratório, antes de avaliar a respiração. Se for necessária alguma intervenção para assegurar a respiração, faça-a antes de passar à avaliação da circulação.

A: Avaliação e estabilização das vias respiratórias Avalie primeiramente as vias respiratórias. Verifique se as vias respiratórias estão desobstruídas. Se não houver preocupação quanto à possibilidade de lesão da coluna cervical, posicione a via respiratória de modo a assegurar ventilação adequada. Se houver secreções obstruindo as vias respiratórias, aspire-as para remover as secreções. Se a criança estiver inconsciente ou tiver sofrido apenas um acidente, abra as vias respiratórias realizando a manobra de inclinação da cabeça/elevação do queixo. Coloque as pontas dos dedos na proeminência óssea do queixo da criança e levante o queixo de modo a abrir as vias respiratórias. Ao mesmo tempo, coloque uma mão na fronte e incline a cabeça da criança para trás (Figura 31.1). Se não for possível estabilizar as vias respiratórias, reposicione a criança de modo a assegurar a ventilação apropriada. Inicie imediatamente a administração de oxigênio a 100% e coloque um oxímetro de pulso para monitorar os níveis de saturação de oxigênio.

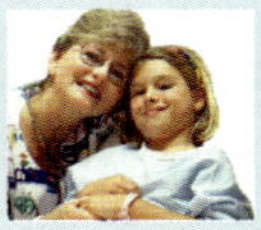

Se houver possibilidade de lesão da coluna cervical, não realize a manobra de elevação do queixo/inclinação da cabeça; utilize apenas a técnica de tração da mandíbula para abrir as vias respiratórias (ver explicação e ilustração na seção sobre traumatismo).

B: Avaliação e estabilização da respiração Depois de assegurar uma via respiratória desimpedida, avalie os sinais respiratórios. Incline sua cabeça e coloque a orelha perto da boca da criança para "ver, escutar e sentir" as respirações espontâneas. Observe se o tórax da criança levanta-se com a respiração, escute a passagem do ar e procure sentir o ar que sai das narinas ou da boca da criança. Se a criança estive respirando, avalie a qualidade das respirações: As respirações são espontâneas, ou a criança simplesmente está arquejando ineficazmente em busca de ar? Conte a frequência respiratória. Observe a coloração da criança. Verifique a adequação da ventilação dos dois pulmões, a profundidade da respiração, a elevação da parede torácica e a existência de ruídos adventícios. Avalie se a criança faz muito esforço para respirar e se utiliza os músculos acessórios.

Quando há sinais de angústia respiratória, inicie imediatamente a administração de oxigênio a 100% e coloque um oxímetro de pulso para monitorar os níveis de saturação de oxigênio. Se a criança estiver respirando lentamente e fizer pouco esforço para respirar, tente reposicionar as vias respiratórias para facilitar a ventilação. Quando a criança recebe oxigênio a 100% e não melhora com a mudança de posição das vias respiratórias, inicie a ventilação assistida com um dispositivo de bolsa-válvula-máscara (BVM). A necessidade de ventilação contínua por uma BVM pode exigir **intubação** das vias respiratórias (procedimento por meio do qual um tubo, tal como um tubo traqueal – é introduzido nas vias respiratórias da criança para facilitar a respiração).

> As tentativas de introduzir um tubo traqueal não devem demorar mais de 20 a 30 s por vez. Depois de cada tentativa, a criança deve receber várias ventilações pelo método da BVM com oxigênio a 100%.

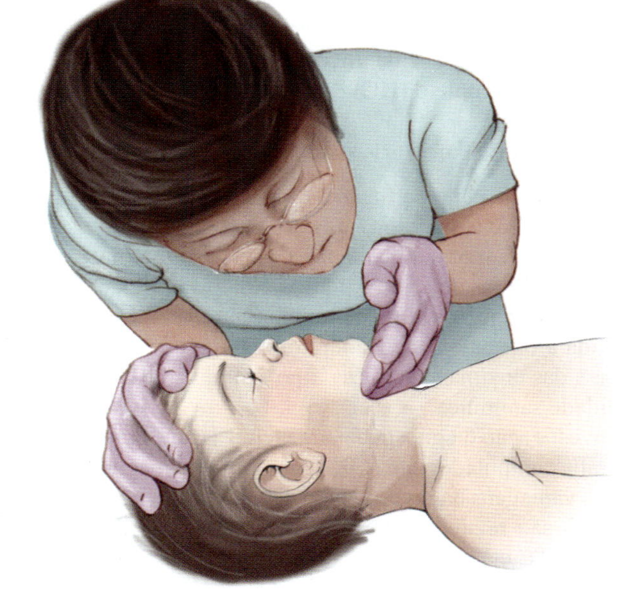

● **Figura 31.1** Manobra de inclinação da cabeça/elevação do queixo de uma criança.

C: Avaliação e estabilização da circulação A etapa seguinte é avaliar a circulação. Durante essa fase, avalie a frequência cardíaca, os pulsos, a perfusão, a coloração e a temperatura da pele, a pressão arterial, o ritmo cardíaco e o nível de consciência. Determine a frequência cardíaca por ausculta direta ou palpação dos pulsos centrais. Os pulsos radial e braquial são mais difíceis de palpar, principalmente em lactentes e pré-escolares. Se a perfusão não for satisfatória, a criança poderá ter pulso fraco ou impalpável. Em lactentes, palpe em busca de pulso da artéria braquial. Em crianças e adolescentes, palpe para ver se há pulso carotídeo. Se houver pulso, determine sua qualidade. O pulso é praticamente impalpável ou fraco? Ou é forte ou saltitante? Compare a força e a qualidade dos pulsos central e periférico. Avalie o tempo de enchimento capilar.

> SEMPRE avalie a frequência cardíaca por ausculta do coração ou palpação dos pulsos centrais. NUNCA utilize o monitor cardíaco para determinar a frequência cardíaca da criança. A presença de ritmo cardíaco não é um método confiável para se avaliar a perfusão do corpo. Em algumas circunstâncias, o ritmo cardíaco continua, mas não há pulsos (atividade elétrica sem pulsos). Se a criança não tiver frequência cardíaca (pulso) apesar das intervenções respiratórias adequadas, inicie as massagens cardíacas.

Avalie a perfusão da criança por meio da temperatura e da coloração da pele. A pele está rosada e quente ao toque? A pele da criança pode estar fria ao toque e parecer pálida, manchada ou cianótica. À medida que a condição da criança piora com o desenvolvimento de choque e disfunção cardiovascular, observe se há uma linha de demarcação na temperatura da pele. Nesses casos, as extremidades distais podem parecer mais frias que as regiões proximais do corpo. Afira a pressão arterial (PA) e instale um monitor cardíaco na criança para avaliar o ritmo cardíaco. Avalie o sensório ou o nível de consciência da criança; se a circulação for inadequada, a criança poderá ter alteração do nível de consciência à medida que diminui a perfusão cerebral.

> De acordo com o PALS, calcule a PA sistólica mínima aceitável utilizando a seguinte fórmula: 70 + (2 vezes a idade em anos). Por exemplo, uma criança de 4 anos deve ter PA sistólica mínima de 78: $70 + (2 \times 4) = 78$.

Se a circulação ou a perfusão estiverem comprometidas, será necessária reposição de líquidos. Instale imediatamente um acesso intravenoso (IV) calibroso e administre rapidamente soro fisiológico. Administre 20 mℓ/kg de soro fisiológico ou lactato de Ringer (LR) por infusão rápida (se o lactente tiver menos de 1 mês de vida, administre 10 mℓ/kg). Se não for possível obter um acesso IV periférico em crianças com perfusão alterada depois de três tentativas (ou 90 s), ajude a colocar uma agulha intraóssea para administrar líquidos (ver mais informações quanto ao acesso ósseo na seção sobre choque). Também podem ser utilizados cateteres venosos centrais ou o acesso por dissecção, mas estes procedimentos são mais demorados.

Outros componentes do exame físico

Além de avaliar e estabilizar as vias respiratórias, a respiração e a circulação da criança, faça um exame físico completo e avalie se há dor.

Exame neurológico Em escolares, avalie rapidamente o nível de consciência. Peça à criança para dizer o nome dela. Pergunte o que aconteceu. A criança sabe que dia é hoje? Sabe onde está?

Se a criança for um lactente, avalie seu interesse pelo ambiente e a resposta aos pais. Lactentes que não se interessem pelo ambiente ou que pareçam não conseguir reconhecer os pais são preocupantes. Por outro lado, um lactente que se satisfaz chupando um dedo e estabelece contato visual com a enfermeira durante a avaliação é tranquilizadora.

Avalie a cabeça da criança. Em lactentes ou infantes, palpe a fontanela anterior para avaliar se está normal (macia e plana), deprimida ou abaulada. Fontanela deprimida está associada a depleção de volume por desidratação ou sangramento. Se a fontanela estiver elevada, observe se está abaulada ou tensa, porque isto pode indicar elevação da pressão intracraniana. Em seguida, avalie os olhos. Eles estão abertos ou fechados? Se estiverem fechados, os olhos abrem espontaneamente quando a criança ouve vozes ou sente dor? A criança foca e acompanha os movimentos da enfermeira? Avalie as pupilas quanto à homogeneidade e à reatividade. Reação pupilar lenta pode indicar pressão intracraniana.

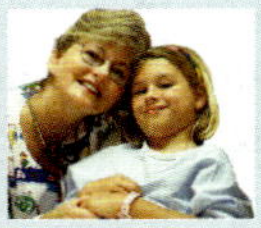

Pupilas não reagentes é um sinal perigoso e indica a necessidade de reduzir imediatamente a pressão intracraniana.

Avalie a face da criança. Ela sorri ou chora? A criança reage às brincadeiras sorrindo? O lactente pequeno chora vigorosamente? Os movimentos faciais são iguais? Em crianças, um exame neurológico normal ou praticamente normal pode ser um sinal tranquilizador. Por outro lado, crianças obnubiladas ou incapazes de responder aos estímulos do ambiente são preocupantes.

Em seguida, avalie os movimentos espontâneos dos membros. Os lactentes não andam; sendo assim, avalie sua capacidade de movimentar os braços e as pernas e avalie grosseiramente o tônus dos membros. O lactente movimenta vigorosa e igualmente os braços e as pernas? O tônus muscular está normal, ou o lactente parece mole ou flácido? Durante a avaliação de escolares, verifique se eles conseguem andar sozinhos ou com ajuda, ou se não conseguem andar. Observe se a criança utiliza os membros superiores. Nos casos de traumatismo, a criança pode chegar imobilizada em uma prancha de transporte. Nessas condições, avalie a reatividade motora e a sensibilidade da criança em cada um dos membros e compare os resultados bilateralmente, enquanto a criança está deitada. Pergunte à criança se ela sente você tocar em cada um dos membros. Peça à criança para apertar seus dedos e, em seguida, para movimentar os dedos dos pés. As informações obtidas por essas técnicas de avaliação fornecem indícios quanto à integridade e à perfusão cerebrais, à normalidade do cerebelo e à integridade da medula espinal.

A Escala de Coma Pediátrico de Glasgow também pode ser utilizada para avaliação do estado neurológico de crianças. O Capítulo 16 traz uma descrição mais detalhada dessa escala.

Avaliação da pele e dos membros Remova as roupas da criança e examine toda a superfície cutânea para detectar equimoses, lesões ou erupções. Se a criança tiver uma erupção, registre o tamanho, o formato, a coloração, a configuração e a localização das lesões. Aplique pressão na erupção com as pontas dos dedos para verificar se há empalidecimento. Inspecione o tronco, o abdome e os membros para detectar abrasões ou deformidades.

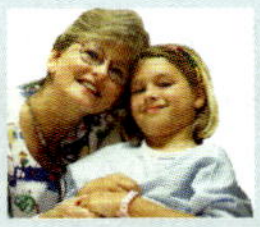

Erupções que não empalidecem podem ser classificadas como petéquias ou púrpura. Esse tipo de erupção pode estar associado a alguns distúrbios graves, como a meningococcemia. Relate imediatamente essa alteração ao médico ou à enfermeira supervisora.

Avaliação da dor Em situações de emergência, as crianças podem sentir dor como consequência direta das lesões ou da doença. Intervenções necessárias como a reanimação, a instalação de acessos IV e a administração de medicamentos podem acentuar a dor. A dor da criança também pode ser agravada por luz, barulho, movimentos na maca ou no leito e sensações de frio e calor (Holleran, 2002). As enfermeiras desempenham papel fundamental para minimização da dor das crianças, e isto pode ajudar a atenuar o sofrimento futuro das crianças (Johnston *et al.*, 2005; Probst *et al.*, 2005). Se a criança estiver acordada e conseguir falar, utilize uma escala de avaliação da dor apropriada à idade para avaliar seu nível de dor. Se a criança estiver sedada ou inconsciente, avalie a dor por uma escala padronizada que se baseie em parâmetros fisiológicos e comportamentais. Veja mais informações sobre avaliação da dor em crianças no Capítulo 14.

Exames complementares

Alguns exames complementares podem ser solicitados em uma emergência pediátrica. Os exames laboratoriais podem ajudar a determinar a causa da emergência ou detectar outros problemas que precisem ser tratados. Os exames laboratoriais padronizados solicitados nos setores de emergência incluem:

- Gasometria arterial (GA) obtida inicialmente e, em seguida, repetidas vezes para avaliação das alterações do estado da criança
- Níveis dos eletrólitos e da glicose
- Hemograma completo (HC)
- Hemoculturas
- Exame simples de urina (EAS)

Se houver suspeita de ingestão tóxica, será necessário realizar um painel toxicológico. Nos casos sob suspeita de sepse, a velocidade de hemossedimentação (VHS), a proteína C reativa (PCR) e as culturas de urina e líquido cefalorraquidiano também podem ser obtidas. A vítima de traumatismo pediátrico pode ser submetida a outros exames laboratoriais, inclusive dosagens da amilase e das enzimas hepáticas, tipo sanguíneo e teste de compatibilidade sanguínea.

A investigação diagnóstica pode incluir exames radiográficos, tomografia computadorizada (TC) e ressonância magnética (RM). Uma das vantagens da investigação diagnóstica radiológica é que os exames são relativamente não invasivos. Uma desvantagem associada à TC e à RM é que a criança deve ser estabilizada antes que estes exames possam ser realizados. A tabela Exames complementares 31.1 traz mais informações quanto aos exames realizados mais comumente nas emergências pediátricas.

Exames complementares 31.1 Emergências pediátricas

Exame	Explicação	Indicações	Implicações de enfermagem
Radiografias do tórax	As radiografias são utilizadas para avaliação das estruturas cardíacas e pulmonares	Detectar: • Infecções (p. ex., pneumonia) • Corpo estranho • Lesões traumáticas • Posição do tubo endotraqueal • Posição do cateter central • Pneumotórax Reavaliação dos pulmões depois da colocação do tubo torácico	• As radiografias podem ser obtidas rapidamente durante a reanimação; em geral, podem ser realizadas no setor de emergência • Ajude a criança a permanecer imóvel, se for necessário
Tomografia computadorizada (TC)	Utiliza radiação de alta potência (equivalente a cerca de 100 a 150 radiografias) com processamento computadorizado para estudar áreas específicas do corpo	Avaliação rápida dos tecidos e dos ossos Melhor exame para detectar sangramento interno	• É provável que a criança seja transferida para outro setor para a realização do exame • Acompanhe a criança para assegurar a continuidade da observação e do tratamento, principalmente se as condições dela não estiverem estáveis
Ressonância magnética (RM)	Analisa as respostas dos prótons de hidrogênio a um campo magnético dinâmico	Melhor exame para avaliação da medula espinal e dos espaços que contêm líquido cefalorraquidiano; menos útil nas emergências	• Administre sedação conforme a prescrição • Ajude a criança a permanecer imóvel; a RM requer que a criança permaneça imóvel por um período mais longo do que exige a TC • Ajude a criança consciente a lidar com o medo gerado pelos ruídos intensos emitidos pelo aparelho em funcionamento
Gasometria arterial (GA)	Determinação do pH sanguíneo e dos níveis arteriais de oxigênio e dióxido de carbono	Avaliar a qualidade da respiração Avaliar o equilíbrio acidobásico, como, em uma criança com acidose causada por perda de volume resultando em desequilíbrio eletrolítico	• É provável que sejam realizadas GA repetidas para avaliação das alterações das condições da criança • Nunca postergue as tentativas de reanimação enquanto espera pelos resultados da gasometria
Eletrólitos séricos	Dosagens dos níveis dos eletrólitos como sódio, potássio e cloreto no sangue	Útil para definir o estado basal e determinar se a desidratação é hipertônica ou isotônica	• A hemólise das amostras de sangue pode produzir níveis falsamente altos de potássio
Glicose	Determinação do nível de glicose no sangue	Útil para determinar a necessidade de suplementação, como nos casos de hipoglicemia	• Utilize um glicosímetro portátil ou outro teste rápido para glicose à beira do leito, ou colete uma amostra de sangue para dosagem sérica • Níveis altos de glicose podem estar associados a estresse ou administração de corticoides.
Painel toxicológico (sangue e/ou urina)	Dosagens dos níveis dos fármacos que alteram o humor e são utilizados mais comumente de modo abusivo, bem como dos medicamentos usados com frequência	Uso abusivo de fármacos, superdosagem ou intoxicação	• O painel toxicológico padronizado varia de uma instituição para outra • Siga o protocolo da instituição; pode ser necessário manuseio ou rotulagem especial das amostras • Utilize uma amostra de sangue que seja mais apropriada para detecção de superdosagem ou intoxicação
Hemograma completo (HC)	Avaliação da hemoglobina e do hematócrito, da contagem de leucócitos e da contagem de plaquetas	Qualquer condição na qual se suspeite de anemia, infecção ou trombocitopenia Traumatismo, quando há suspeita de hemorragia	• Esteja ciente dos valores normais e de como eles variam com a idade e o sexo • A hemoglobina e o hematócrito podem aumentar em consequência da hemoconcentração nas crianças com hipovolemia

(continua)

Exames complementares 31.1 Emergências pediátricas *(continuação)*

Exame	Explicação	Indicações	Implicações de enfermagem
Classificação sanguínea e prova cruzada	Determinação do tipo sanguíneo ABO e também da existência de antígenos A prova cruzada é realizada com os produtos que contêm hemácias, para evitar reações transfusionais	Vítimas de traumatismo ou qualquer criança na qual se suspeite de perda sanguínea em preparação para uma transfusão	• Manuseie cuidadosamente a amostra para evitar hemólise • Assegure que a solicitação e o rótulo da amostra estejam adequadamente datados e assinados • Por ocasião da coleta da amostra e de acordo com a exigência da instituição, coloque o aviso de "tipo sanguíneo e prova cruzada" ou "banco de sangue" no leito da criança • A maioria das amostras para classificação e prova cruzada vence após 48 a 72 h
Exame simples de urina (EAS)	Avaliação da cor, do pH, da densidade e do odor da urina Avaliação quanto à presença de proteínas, glicose, cetonas, sangue, esterase leucocitária, hemácias, leucócitos, bactérias, cristais e cilindros	Crianças com febre, disúria, dor no flanco, urgência urinária ou hematúria, ou que sofreram traumatismo, para fornecer informações quanto ao estado das vias urinárias	• Muitos fármacos podem alterar a cor da urina; avise-se ao laboratório se a criança estiver tomando um deles • Avise ao laboratório e registre no formulário de pedido se a criança do sexo feminino estiver menstruada • Conserve a amostra no refrigerador, caso não seja processada imediatamente • A amostra pode ser obtida por cateterização, coleta asséptica da urina do meio do jato ou por uma bolsa em U

Depois de concluir a avaliação de Alma, a enfermeira notou o seguinte: vias respiratórias pérvias, criança ansiosa mas que consegue emitir frases curtas, pele fria nas extremidades. Com base nos resultados dessa avaliação, quais seriam seus três principais diagnósticos de enfermagem para o caso? Descreva as intervenções de enfermagem apropriadas.

Diagnósticos e intervenções de enfermagem

Depois de concluir a avaliação detalhada e da estabilização inicial da criança, a enfermeira pode definir vários diagnósticos de enfermagem, inclusive:

- Limpeza ineficaz das vias respiratórias
- Padrão respiratório ineficaz
- Troca gasosa prejudicada
- Déficit de volume de líquidos
- Débito cardíaco reduzido
- Perfusão tecidual (cardiopulmonar, cerebral periférica ou renal) ineficaz
- Déficit de conhecimento
- Medo
- Processos familiares interrompidos

Os objetivos, as intervenções e a avaliação de enfermagem específicos para a criança em situação de emergência baseiam-se nos diagnósticos de enfermagem. Outras informações quanto às intervenções de enfermagem serão incluídas nas seções subsequentes deste capítulo, dedicadas aos distúrbios específicos.

Reanimação cardiorrespiratória

Sempre avalie e estabilize as vias respiratórias primeiramente, a menos que a criança tenha sofrido colapso repentino fora do hospital, presenciado por outras pessoas. Peça ajuda e designe alguém para trazer o desfibrilador externo automático (DEA). Desobstrua as vias respiratórias e avalie a adequação da respiração. Se a criança não estiver respirando, inicie a respiração de resgate. Verifique se há pulsos. Nas crianças, os pulsos carotídeos ou femorais são mais fáceis de palpar. No passado, recomendava-se que o pulso braquial fosse palpado nos lactentes; contudo, isto frequentemente é difícil; sendo assim, uma alternativa é palpar o pulso femoral. Avalie cuidadosamente os sinais de pulso, mas não perca mais que 10 s tentando avaliar o pulso. Se não houver pulso palpável ou se a frequência cardíaca for menor que 60 batimentos/min, inicie as massagens cardíacas.

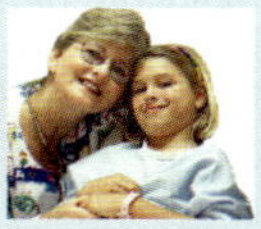

Quando a parada cardiorrespiratória ocorre fora do hospital e evidencia-se por colapso súbito presenciado por alguém, a abordagem inicial é ligeiramente diferente daquela recomendada para os outros tipos de parada cardiorrespiratória. Nesses casos súbitos presenciados por outra pessoa, ligue primeiro, consiga o DEA e volte para iniciar a RCR.

A Tabela 31.1 descreve as recomendações mais recentes quanto à relação entre a respiração e a massagem. As recomendações mais recentes da AHA ressaltam a importância de compressões torácicas bem realizadas. Por essa razão, várias alterações foram incorporadas às diretrizes:

- Os atendentes extra-hospitalares devem realizar as compressões com frequência e profundidade adequadas

- A retração do tórax deve ser permitida
- O objetivo deve ser produzir interrupções mínimas das compressões torácicas
- Durante a RCR de um lactente, pode ser realizadas a RCR com duas pessoas circundando o tórax com dois polegares e utilizando as duas mãos simultaneamente para comprimir o tórax
- Com a RCR realizada por duas pessoas, não devem ocorrer pausas na ventilação: o profissional de saúde que realiza as compressões não deve parar de comprimir o tórax.

Realização de desfibrilação ou de cardioversão sincronizada

Em alguns casos, a criança desenvolve ritmo cardíaco anormal (ou arritmia) potencialmente fatal, que não responde ao tratamento farmacológico ou causa instabilidade hemodinâmica. Nesses casos, pode ser necessário realizar uma intervenção elétrica – desfibrilação ou cardioversão sincronizada.

A **desfibrilação** consiste na aplicação de energia elétrica para despolarizar as células do miocárdio e interromper o ritmo cardíaco anormal potencialmente fatal (p. ex., fibrilação ventricular). A desfibrilação é aplicada junto com oxigênio, RCR e medicamentos. Os efeitos da desfibrilação são potencializados pela circulação artificial (RCR) satisfatória. A **cardioversão** – outro método de aplicação de corrente elétrica no coração – é usada quando a criança tem taquicardia supraventricular (TSV) ou taquicardia ventricular com pulsos palpáveis. A cardioversão também pode ser potencializada por medicamentos. A cardioversão é sincronizada – ou seja, a corrente elétrica é aplicada sobre a onda R do eletrocardiograma (ECG).

O desfibrilador básico é equipado com pás de tamanhos diferentes, para crianças e adultos. Um botão liga o aparelho e os controles são usados para selecionar a quantidade de energia (joules). Em geral, a quantidade inicial de energia é de 2 joules/kg e pode ser aumentada até 4 joules/kg para desfibrilação. A energia aplicada na cardioversão varia de 0,5 a 1,0 joule/kg.

Quando o desfibrilador é utilizado em situações de emergência, o chefe da equipe de atendimento fica encarregado de utilizar o desfibrilador. Esse indivíduo é responsável por assegurar que apenas a criança receba a energia liberada pelo desfibrilador. Antes de aplicar um choque na criança, o chefe da equipe de emergência conta até 4, para garantir que todos os profissionais da equipe e outros equipamentos foram afastados do leito, a fim de evitar choques acidentais.

Utilização da desfibrilação externa automática

Nos casos de colapso repentino ocorrido fora do hospital e presenciado por outras pessoas, a causa geralmente é uma arritmia. Por essa razão, a AHA revisou suas recomendações quanto ao uso do DEA. O DEA é uma alternativa à desfibrilação manual de crianças. O dispositivo de DEA consiste em eletrodos que são aplicados no tórax. Esses eletrodos são usados para monitorar o ritmo cardíaco e estão disponíveis em vários locais, inclusive aeroportos, instalações esportivas e prédios comerciais. Tradicionalmente, os aparelhos de DEA foram desenvolvidos para serem utilizados em adultos, mas hoje em dia são encontrados mais facilmente modelos mais modernos, com pás menores e o recurso de modificar a energia liberada. Por essa razão, a AHA recomendou que o aparelho de DEA seja usado em crianças com mais de 1 ano de vida que não apresentem pulsos palpáveis e tenham sofrido colapso repentino presenciado por outras pessoas.

O DEA presta-se a ser utilizado por pessoas em condições pré-hospitalares. Depois de ser ligado, o aparelho de DEA usa comandos sonoros para orientar pessoas leigas e profissionais de saúde quanto à colocação correta dos eletrodos e à aplicação da energia. Periodicamente, o aparelho de DEA avalia o ritmo cardíaco da vítima de uma parada cardiorrespiratória e instrui o usuário a verificar os pulsos, continuar a RCR e administrar os choques. As enfermeiras que cuidam de crianças devem estar aptas a operar o aparelho de DEA e devem estar preparadas para utilizá-lo em condições não convencionais.

Determinação das doses dos medicamentos e do tamanho dos equipamentos

Muitas instituições que prestam atendimento a emergências pediátricas utilizam uma folha de referência com códigos quando uma criança é internada. Essa folha utiliza o peso real da criança para determinar as doses dos fármacos e os tamanhos dos equipamentos. Em seguida, a folha é mantida em uma prancheta à beira do leito da criança ou fixada por fitas na cabeceira do leito. Outra cópia é mantida no prontuário da criança.

Os profissionais que prestam atendimento ambulatorial frequentemente se baseiam na fita de Broselow para estimar o peso da criança com base no seu comprimento medido pela fita (Figura 31.2). A fita tem código de cores e os equipamentos de emergência para uma criança de determinado tamanho são guardados

Tabela 31.1 Frequências das respirações e das compressões

Idade	RCR por uma pessoa	RCR por duas pessoas
Lactente	• 30 compressões para 2 respirações • Posição das mãos: dois dedos aplicados cerca de 2,5 cm abaixo da linha mamilar	• 15 compressões para 2 respirações • Posição das mãos: dois polegares circundando o tórax na linha mamilar
Criança	• 30 compressões para 2 respirações • Posição das mãos: base da mão ou duas mãos (posição do adulto em crianças maiores) pressionando o esterno na linha mamilar	• 15 compressões para 2 respirações • Posição das mãos: base de uma das mãos ou as duas mãos (posição do adulto em crianças maiores) pressionando o esterno na linha mamilar

American Heart Association. (2005*d*). Part 11: Pediatric basic life support. *Circulation, 112*, 156–166.

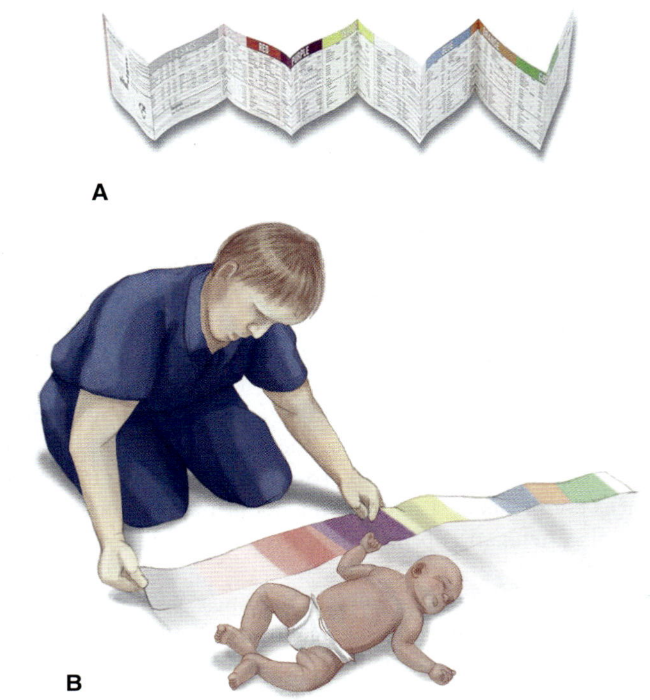

● Figura 31.2 **(A)** Fita de Broselow. **(B)** Medição do comprimento da criança com fita de Broselow para determinação das doses dos medicamentos e do calibre dos tubos traqueais.

em pacotes com a cor correspondente ou em gavetas do carrinho de emergência pediátrica com os mesmos códigos de cores (DeBoer *et al.*, 2005). As doses dos medicamentos e os tamanhos dos equipamentos também estão descritos na fita. O cálculo mais exato dos medicamentos com base nos códigos baseia-se no peso da criança, mas em vários estudos experimentais os autores mostraram que a utilização da fita de Broselow para estimativa desses valores na ausência do peso efetivo também foi eficaz (Hofer *et al.*, 2002).

Controle da dor

Dependendo das condições e do nível de dor da criança, individualize as intervenções destinadas a controlar a dor. Quando a criança está alerta, podem ser utilizadas medidas não farmacológicas como acréscimo aos medicamentos. Realize cuidados atraumáticos durante os procedimentos e adote uma abordagem agressiva no tratamento farmacológico para controle da dor, quando as condições da criança permitem. Veja mais informações quanto às estratégias de controle da dor no Capítulo 14.

Manutenção da estabilização

Depois da reanimação da criança, a enfermeira desempenha papel fundamental para sua estabilização e seu transporte. Registre detalhadamente as intervenções que foram realizadas e também a avaliação contínua da criança em resposta às intervenções. Mantenha a criança sob monitoramento contínuo enquanto aguarda o transporte. Copie e reúna qualquer documentação pertinente, inclusive relatório da reanimação, notas das enfermeiras e resultados dos exames laboratoriais, que deverão ser fornecidos à instituição que receberá a criança. Assegure que todas as linhas de acesso estejam firmemente fixadas e que os locais de acesso vascular estejam cobertos por curativos e assinalados com data e hora da colocação. Logo que seja possível, acompanhe os familiares à presença da criança. Forneça explicações quanto aos acessos IV, ao equipamento de monitoramento e aos outros equipamentos e dispositivos médicos. Estimule os familiares a conversar e tocar na criança.

Apoio e instruções à criança e à família

A experiência de angústia respiratória, privação de oxigênio e uma situação de emergência é assustadora para pessoas de qualquer idade. As intervenções necessárias realizadas em uma emergência podem parecer particularmente intimidadoras e assustadoras para as crianças. Os lactentes e os pré-escolares não conseguem entender as explicações das intervenções que são realizadas em uma situação de emergência. Os escolares e os adolescentes podem ficar assustados e aborrecidos por causa da perda de controle. Os responsáveis pela criança com uma doença aguda ou traumatismo podem sentir medo, raiva, culpa e tristeza. Eles podem ficar preocupados quanto à possibilidade, bem real, de que seus filhos morram.

A reanimação de uma criança geralmente é um evento assustador e surpreendente para as pessoas leigas que o observam. Por isso, tradicionalmente os familiares são afastados durante a reanimação de crianças. Entretanto, ultimamente vem se observando uma tendência a permitir que os familiares estejam presentes durante a reanimação de pacientes pediátricos. As diretrizes práticas atuais baseadas em evidências recomendam a avaliação individualizada de cada família para determinar se é favorável permitir sua presença durante a reanimação (Beckman *et al.*, 2002; Nibert & Ondrejka, 2005).

Considerando a natureza altamente técnica da reanimação, a rapidez com que as intervenções são realizadas e o temor associado a um evento potencialmente fatal, as enfermeiras podem desempenhar papel crucial ao fornecerem explicações compreensíveis às famílias, somadas a um apoio empático. Durante a fase aguda, a enfermeira deve dar explicações sucintas quanto às intervenções salvadoras que estão sendo realizadas. Exemplos desses tipos de explicação são:

- Durante a aplicação do sensor do oxímetro de pulso: "Preciso colocar essa pequena lâmpada em Jonny para verificar seu nível de oxigênio; mas isto não vai machucá-lo"
- Durante a conexão do monitor cardíaco à criança: "Estamos colocando essas placas adesivas em Jonny e vamos conectá-las para que possamos monitorar sua frequência cardíaca na tela"
- Durante a preparação para intubação e respiração artificial: "Jonny não está conseguindo respirar espontaneamente, e por isto vamos dar uma ajuda com esse tubo. Esse tubo vai passar pelas vias respiratórias e o aparelho vai ajudar Jonny a respirar".

A enfermeira desempenha papel fundamental ao transmitir empatia e apoio. Não faça afirmações falsas e não diga, por exemplo, "Tudo está indo bem". O prognóstico nunca é seguro. Em vez disso, comunique-se de forma empática. Diga, por exemplo: "Deve estar sendo muito difícil para vocês. Estamos fazendo todo o possível para ajudar Jonny". Dê respostas sinceras e de maneira tranquilizadora. Respeite a diversidade de cada família e observe seus pontos fortes e fracos. Assuma uma atitude imparcial em todas as interações com as famílias, mesmo quando a situação de emergência da criança possa ter sido causada por negligência da família.

Os pais geralmente se sentem desamparados quando veem o filho em um ambiente de alta tecnologia. Repentinamente excluídos por todos os equipamentos e dispositivos de monitoramento, os pais deixam de ser as pessoas mais preparadas para cuidar dos filhos. Inclua os pais da criança de modo que eles se sintam parte da equipe de saúde. Recomende maneiras pelas quais os pais possam tornar a experiência de hospitalização mais normal para os filhos. Por exemplo, o simples fato de permitir que o pai leia uma história para a filha, ou de estimular a mãe a segurar a mão do filho é uma intervenção terapêutica tanto para a criança como para os pais. Esteja ciente dessa mudança radical e de como ela afeta os pais. Assegure sempre que os pais se sintam bem-vindos como parte do atendimento prestado aos filhos.

O oferecimento de objetos familiares traz conforto e ajuda a reduzir o estresse. Quando a criança intubada está consciente e estável, ajude-a a comunicar-se. Algumas crianças podem levantar um dedo para dizer sim e dois dedos para dizer não. Se a criança tiver idade suficiente para escrever, ofereça lápis e papel. Brincadeiras são essenciais para o funcionamento normal das crianças e, embora estejam imobilizadas, elas ainda podem brincar. Bonecos colocados à beira do leito e livros ajudam a criança a ter uma experiência mais normal em uma situação assustadora e muito distante do que ela vive habitualmente. Os adolescentes podem apreciar ouvir música com fones de ouvido. Mesmo que a criança esteja em coma, as pessoas devem conversar com ela e permitir que ela ouça músicas de seu agrado.

Mesmo que o prognóstico seja desfavorável, a enfermeira pode oferecer apoio essencial às crianças e suas famílias. Seja abraçando uma mãe chorosa ou brincando de "esconde-esconde" com uma criança intubada, a enfermeira é uma pessoa que pode fazer a diferença durante uma experiência assustadora.

Cuidados de enfermagem para crianças com emergências

As enfermeiras que cuidam de crianças devem estar aptas a perceber quando uma criança está nos estágios iniciais de uma emergência, a fim de que possam intervir rápida e adequadamente para evitar progressão para uma parada cardiorrespiratória. A avaliação e as intervenções recomendadas para os tipos mais comuns de emergências pediátricas estão descritas a seguir. Os tópicos abordados incluem parada respiratória, choque, arritmias e parada cardíacas, semiafogamento, traumatismos e envenenamento.

Parada respiratória

As emergências respiratórias podem causar insuficiência ventilatória e, por fim, parada cardiorrespiratória em crianças. Os lactentes e os pré-escolares estão mais sujeitos a emergências respiratórias do que os adolescentes e os adultos, porque têm vias respiratórias mais finas e sistema imunológico pouco desenvolvido; tudo isto compromete sua capacidade de resistir às doenças respiratórias graves. Em geral, os pré-escolares não têm coordenação e isto os torna suscetíveis de engasgar com alimentos e objetos pequenos, o que também pode causar parada cardiorrespiratória. Além disso, a síndrome da morte súbita do lactente (SMSL) é uma das principais causas de parada cardiorrespiratória em lactentes e, por esta razão, é uma das causas mais importantes de mortalidade pós-neonatal nos EUA. Por tudo isso, as enfermeiras que cuidam de crianças devem ter habilidades para reconhecer os sinais de angústia respiratória em crianças, de modo que possam evitar sua progressão ou uma parada cardiorrespiratória subsequente. A Tabela 31.2 relaciona algumas das causas mais comuns de parada respiratória na população pediátrica.

Avaliação de enfermagem

Se a criança tiver disfunção respiratória grave, obtenha uma história sucinta enquanto realiza simultaneamente as intervenções respiratórias. Para conseguir a história, use como guia as seguintes perguntas:

- Quando os sintomas começaram e quando eles ocorrem agora?
- Os sintomas tiveram início repentino, como, por exemplo, depois da aspiração de um corpo estranho?
- De início os sintomas eram menos graves com sintomas brandos relacionados com as vias respiratórias superiores, e depois progrediram para tosse paroxística, como se observa comumente na coqueluche?
- A tosse é contínua, intermitente ou piora à noite ou quando a criança faz esforço?
- A criança tem algum grau de estridor? (O estridor é ouvido durante a inspiração e pode estar associado a edema da traqueia [p. ex., com crupe] ou à presença de um corpo estranho nas vias respiratórias superiores.)
- A criança tem sibilos? Caso a resposta seja afirmativa, os sibilos são inspiratórios, expiratórios ou ambos?
- O que melhora e piora os sintomas?
- Os sintomas ocorrem quando a criança bebe líquidos de uma mamadeira, como ocorre, por exemplo, com a aspiração induzida por refluxo gastresofágico?
- A criança está tomando algum medicamento para tratar os sintomas? A criança ou algum dos seus familiares mais próximos relata história de doença respiratória crônica, inclusive asma?
- As imunizações da criança estão em dia?
- A criança nasceu prematuramente? Caso a resposta seja afirmativa, ela necessitou de respiração artificial? Por quanto tempo?
- Houve algum problema respiratório durante os primeiros dias de vida?
- Quando a criança se alimentou pela última vez? (Essa pergunta é importante porque uma refeição recente pode aumentar o risco de aspiração em uma criança que sofreu uma parada respiratória. Além disso, a presença de alimentos no estômago aumenta o risco de aspiração durante a intubação traqueal.)

Se a criança for capaz de comunicar-se, pergunte como ela se sente. Ela sente falta de ar? O peito dói? Observe a criança enquanto ela fala. As crianças com angústia respiratória podem proferir frases curtas com arquejos entre as palavras.

Tabela 31.2 Causas de parada respiratória em crianças

Distúrbio	Causa
Vias respiratórias superiores	Queimaduras Crupe Epiglotite Aspiração de corpo estranho Refluxo Estrangulamento ou semiestrangulamento Traqueomalácia Anel vascular
Vias respiratórias inferiores	Asma Bronquiolite Queimaduras Aspiração de corpo estranho Infecção por *B. pertussis* Pneumonia Pneumotórax Refluxo
Causas não respiratórias	Choque séptico Infecção pelo HIV
Neurológico	Infecção do SNC Síndrome de Guillain-Barré Poliomielite Convulsões Apneia do sono Traumatismo raquimedular Morte súbita do lactente
Doenças crônicas	Complicações de prematuridade grave Fibrose cística Transplante de medula óssea Neutropenia
Distúrbios metabólicos/endócrinos	Cetoacidose diabética Distúrbios mitocondriais
Distúrbios cardíacos	Arritmias Cardiopatias congênitas Doenças cardíacas adquiridas
Traumatismo/lesão acidental/lesão intencional	Asfixia Abuso da criança/"síndrome da criança espancada" Afogamento Eletrocussão Ferimento por armas de fogo Ingestão de substâncias tóxicas Traumatismo por acidente automobilístico

Adaptada de Balwin, G. (2001). *Handbook of pediatric emergencies*. Philadelphia: Lippincott Williams & Wilkins; Behrman, R.E., Kliegman, R.M., & Jenson, H.B. (2004). *Nelson's textbook of pediatrics* (17ª ed.). Philadelphia: Saunders.

Exame físico

Nas emergências, o exame físico geralmente se limita a inspeção, observação e ausculta. Em primeiro lugar, avalie rapidamente o estado respiratório. Determine se a criança está respirando.

Inspeção e observação

Verifique se as vias respiratórias estão pérvias, ou se é possível ou não mantê-las assim. A criança com vias respiratórias pérvias respira sem apresentar sinais de obstrução. As vias respiratórias estáveis continuam pérvias independentemente da criança ou depois de intervenções como colocar uma toalha enrolada sob o pescoço da criança ou introduzir um cateter nasal. Vias respiratórias que não podem ser mantidas não se sustentam abertas, a menos que seja realizada uma intervenção mais agressiva como a colocação de um tubo traqueal.

Observe a postura da criança. Ela está sentada na posição ereta, inclinada para a frente e babando, como ocorre na epiglotite? Observe a face: a criança parece ansiosa ou relaxada? As crianças com angústia respiratória geralmente se mostram ansiosas. Olhe o nariz e a boca: as narinas estão desobstruídas? Há congestão nasal perceptível ou muco escorrendo do nariz? Observe se há batimento das narinas ou se a respiração é oral.

Verifique se a cabeça da criança oscila quando ela respira. Escute em busca de sons audíveis como grunhidos expiratórios ou estridor inspiratório. Observe a coloração da criança. Ela parece pálida, manchada, opaca ou cianótica? As crianças podem ficar manchadas em consequência de oxigenação inadequada, hipotermia ou estresse. Crianças com disfunção respiratória grave podem parecer cianóticas. Verifique se há cianose ao redor da boca ou no tronco. Cianose é um sinal tardio e geralmente desfavorável de sofrimento respiratório. A cianose central tem mais tendência a estar associada a distúrbios respiratórios ou cardíacos. Por outro lado, a cianose periférica está associada mais comumente a alterações circulatórias.

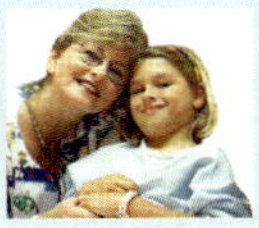

Inspecione cuidadosamente a coloração ao redor da boca. Há palidez (palidez perioral)? Palidez perioral é um sinal de oxigenação inadequada.

Avalie o padrão e a qualidade da respiração e determine a frequência respiratória. **Taquipneia** (aceleração da frequência respiratória) é observada comumente em crianças com angústia respiratória. Entretanto, as crianças com doença grave se cansam e podem ter frequência respiratória normal ou subnormal. **Hipoventilação**, redução da profundidade e da frequência das respirações, ocorre em crianças muito graves ou com depressão respiratória central secundária a narcóticos. Se a criança for um lactente (menos de 2 meses de vida) ou prematura, podem ocorrer respirações periódicas. **Respiração periódica** é um padrão respiratório regular com pausas curtas ocasionais (períodos breves de apneia). Depois da pausa de apneia, o lactente respira rapidamente (até 60 vezes/min) por um período curto e, em seguida, volta à frequência respiratória normal. Em geral, o lactente com respirações periódicas mostra-se rosado e tem frequência cardíaca normal. Observe se há utilização dos músculos acessórios do pescoço ou retrações intercostais; determine a extensão e a gravidade das retrações torácicas.

Ausculta

Ausculte os pulmões com o diafragma do estetoscópio. Os sons respiratórios auscultados sobre a região da traqueia são mais agudos e são descritos como "vesiculares", enquanto os sons respiratórios auscultados sobre os campos pulmonares periféricos são mais graves e conhecidos como "brônquicos". Peça à criança para respirar profundamente com a boca aberta. Para estimular a criança a expirar vigorosamente, diga-lhe para "apagar" a lanterna de bolso (como se fosse uma vela) ou para soprar em um lenço. Diga à criança para não respirar mais rapidamente que o habitual (para evitar **hiperventilação** [aumento da profundidade e da frequência das respirações]) e evitar fazer ruídos com a boca.

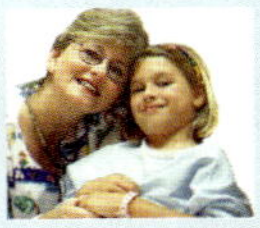

Em geral, congestão significativa das vias respiratórias superiores interfere na avaliação das vias respiratórias superiores porque o som é transmitido facilmente por todo o tórax. Diferencie entre os sons das vias respiratórias superiores e inferiores auscultando com o estetoscópio aplicado no nariz. Com essa manobra, você pode definir se o som é nasal ou brônquico.

Ausculte simetricamente o tórax da criança. Ausculte todas as regiões anteriores, axilares e posteriores e compare os lados esquerdo e direito. Observe se há redução ou ausência dos sons respiratórios, que podem ser causadas por obstrução brônquica (p. ex., infecção das mucosas) ou retenção de ar (p. ex., crianças com asma). Sons respiratórios ausentes apenas em um dos lados indicam aspiração de corpo estranho e pneumotórax.

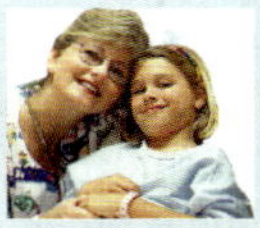

Em alguns casos, a função respiratória da criança está tão gravemente comprometida que se observa pouco ou nenhum movimento do ar. Isso ocorre comumente em crianças com exacerbações asmáticas graves. Movimentos mínimos ou imperceptíveis de ar exigem intervenção imediata.

Observe se há presença e a localização de ruídos adventícios como estertores, sibilos ou roncos. Registre se houver atrito pleural (som grave e dissonante) resultante de inflamação da pleura (RNCEUS, 2006).

Palpação

Palpe o tórax para detectar quaisquer anormalidades. Em escolares em estado menos grave e que consigam cooperar, avalie o frêmito toracovocal. Com a palma da mão, palpe as regiões torácicas da mesma maneira que durante a ausculta e a percussão, à medida que a criança diz "trinta e três". A acentuação das vibrações por essa manobra está associada a distúrbios que causam condensação (p. ex., pneumonia).

Percussão

Faça a percussão dos espaços intercostais (entre as costelas) da mesma maneira que a ausculta. Normalmente, a percussão realizada sobre campos pulmonares cheios de ar produz sons ressonantes. Observe se há hiper-ressonância, o que pode indicar distúrbios agudos como pneumotórax ou problemas crônicos como asma. Por outro lado, a percussão produz sons de macicez sobre um lobo pulmonar condensado por líquidos, microrganismos infecciosos e células sanguíneas (p. ex., pneumonia).

Exames complementares

Utilize a oximetria de pulso para monitorar continuamente todas as crianças quando há suspeita de problemas respiratórios. Anote e relate se os níveis de saturação de oxigênio estiverem abaixo de 95%. (Ver mais informações quanto ao uso do oxímetro de pulso no Capítulo 9.)

Outros exames podem mostrar:

- Gasometria arterial ou capilar: hipoxemia, **hipercapnia**, alterações do pH
- Radiografias de tórax: alterações da anatomia normal ou da expansão pulmonar, ou indícios de pneumonia, tumor ou corpo estranho
- Detector de metais: evidência de corpo estranho metálico. Embora possa parecer estranho, estudos mostraram que os detectores de metais são altamente sensíveis (99%) para detectar a presença de moedas ingeridas por crianças (Lee *et al.*, 2005).

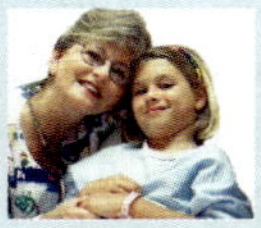

Crianças com distúrbios cardíacos que causam cianose frequentemente têm níveis basais de saturação de oxigênio relativamente baixos, em consequência da mistura dos sangues oxigenado e desoxigenado.

Intervenções de enfermagem

O princípio básico do atendimento de emergências pediátricas e do PALS é profilaxia da parada cardiorrespiratória. Por essa razão, a enfermeira deve avaliar rapidamente e tratar eficazmente as crianças que apresentarem sinais de angústia respiratória. O PALS ressalta o fato de que, quando o estado das crianças em angústia respiratória piora e elas sofrem uma parada cardíaca sem pulsos palpáveis, "o prognóstico é desfavorável" (AHA, 2001*b*). Por outro lado, existem dados mostrando claramente que as crianças que recebem tratamento imediato e eficaz nos casos de angústia respiratória e parada respiratória têm maior chance de sobreviver (AHA, 2001*b*).

As intervenções de enfermagem para a criança com angústia respiratória consistem em manter pérvias as vias respiratórias, administrar oxigênio suplementar, monitorar as alterações das condições da criança e, em alguns casos, dar suporte à ventilação. Além de realizar essas intervenções necessárias e monitorar a evolução da criança, ofereça apoio e instruções à criança e à família.

Manutenção das vias respiratórias pérvias

Quando a criança apresenta sinais de angústia respiratória, decida rápido se será seguro permitir que a criança continue com os pais, ou se ela deverá ser colocada na mesa de exame ou no leito. Por exemplo, no caso de crupe, a criança geralmente consegue respirar mais confortavelmente e apresenta menos estridor quando está no conforto do colo dos pais. Muitas crianças com angústia respiratória às vezes se sentem mais confortáveis sentadas na posição ereta, porque esta posição ajuda a reduzir o esforço respiratório ao permitir os movimentos diafragmáticos adequados. Por outro lado, pode ser necessário colocar uma criança com depressão do nível de consciência em decúbito dorsal para facilitar a desobstrução das vias respiratórias.

Os lactentes melhoram depois da colocação de um lençol ou uma toalha pequena enrolada sob os ombros. Isso facilita a colocação das vias respiratórias da criança na posição de "fungar", conforme foi recomendado pelas diretrizes do Suporte cardíaco básico à vida (BCLS) da AHA (Figura 31.3). Evite flexionar ou hiperestender o pescoço, porque isto pode obstruir totalmente as vias respiratórias de um lactente. Em crianças com mais de 1 ano de vida, o método ideal para desobstruir as vias respiratórias é hiperestender o pescoço, conforme preconizam as diretrizes do BCLS da AHA. Se não houver suspeita de traumatismo da coluna cervical, utilize a técnica de elevação do queixo/inclinação da cabeça para desobstruir as vias respiratórias. Se a criança tiver sofrido traumatismo craniano ou cervical e houver dúvidas quanto à instabilidade da coluna cervical, faça a manobra de tração da mandíbula colocando três dedos sob a mandíbula da criança e puxando-a para cima e para fora (Figura 31.4). Seja como for, nunca coloque a mão sob o pescoço para desobstruir as vias respiratórias.

A enfermeira às vezes encontra crianças em estado agudo que não conseguem manter independentemente as vias respiratórias patentes mas que, com alguma ajuda, conseguem fazê-lo. Por exemplo, em alguns casos a única medida necessária para readquirir a patência das vias respiratórias é simplesmente afastar a língua do orifício traqueal. Em algumas situações, pode ser necessário utilizar uma via respiratória nasofaríngea ou orofaríngea para manter as vias respiratórias. A Tabela comparativa 31.1 traz mais informações quanto a esses tipos de via respiratória.

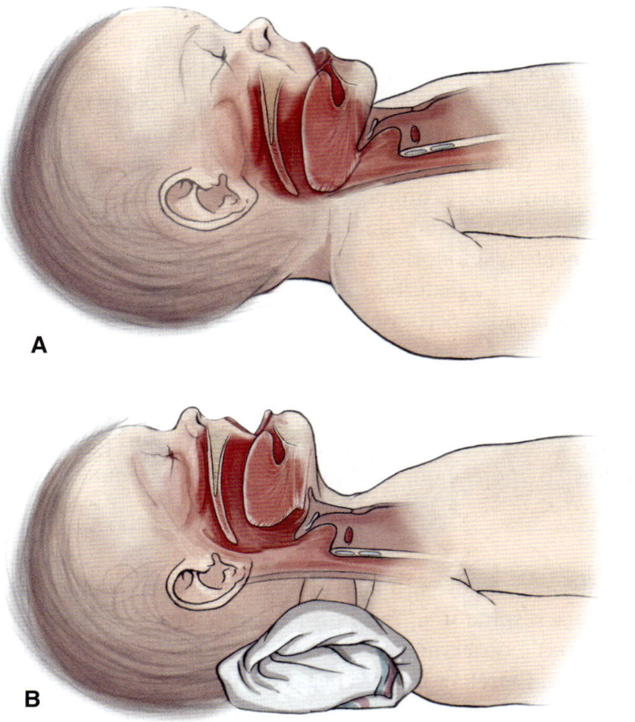

● Figura 31.3 (**A**) O occipício proeminente do lactente e do pré-escolar facilita a flexão do pescoço e pode causar obstrução das vias respiratórias. (**B**) A colocação de uma toalha enrolada sob os ombros ajuda a desobstruir as vias respiratórias do lactente ou do pré-escolar, recolocando-o em sua posição neutra ou de "fungar".

Suporte ventilatório

A criança com angústia respiratória pode ventilar mal, hipoventilar ou se cansar e evoluir para apneia. Nesse caso, a criança pode necessitar de suporte respiratório por ventilação com BVM, in-

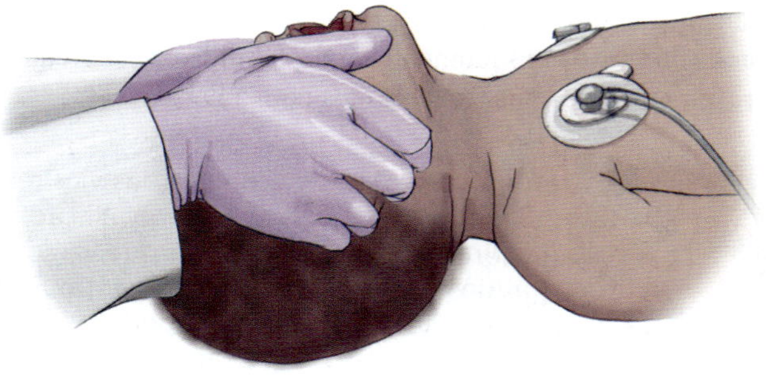

● Figura 31.4 Técnica de tração mandibular para desobstruir as vias respiratórias.

Tabela comparativa 31.1 Vias respiratórias orofaríngeas *versus* nasofaríngeas

Via respiratória orofaríngea (utilizada apenas em crianças inconscientes)	• Consiste em uma estrutura plástica curva simples, que possui um canal de ar para possibilitar a ventilação • É usada quando uma criança inconsciente tem dificuldade de manter pérvias as vias respiratórias em consequência de obstrução das vias respiratórias superiores (p. ex., pela língua) • Possibilita a aspiração oral • Determine o tamanho apropriado da via respiratória colocando-a perto da bochecha da criança com a ponta voltada para baixo. Uma via respiratória muito grande estende-se além do ângulo da mandíbula da criança e pode obstruir o orifício da glote quando é introduzida • Escolha a via respiratória que melhor se adapte à criança, para reduzir o risco de lesão das estruturas orais
Via respiratória nasofaríngea (pode ser usada em crianças conscientes e que conservem o reflexo de engasgo)	• Consiste em um tubo curvo flexível para ser introduzido por via nasal • É usada quando a criança tem dificuldade de manter pérvias as vias respiratórias em consequência de obstrução pela língua ou de problemas do palato; quando distúrbios neurológicos diminuem o tônus da faringe; ou quando a criança tem depressão do nível de consciência • Possibilita a aspiração nasofaríngea • Ao optar por essa via respiratória, tenha em mente que seu diâmetro não deve ser muito grande a ponto de comprimir excessivamente os tecidos nasais internos. Existem dois métodos comuns disponíveis para determinação do tamanho apropriado: (1) medir a distância entre a ponta do nariz da criança e a curva da orelha; (2) examinar o quinto dedo da mão da criança, que geralmente tem o diâmetro correspondente ao das vias nasofaríngeas • Verifique a ocorrência de irritação da mucosa, edema do septo nasal e laceração das adenoides • Não utilize esse tipo de via respiratória em crianças com história de distúrbios hemorrágicos e fraturas da base do crânio • Essa via respiratória de diâmetro menor pode ser facilmente obstruída por secreções e sangue

tubação traqueal ou via respiratória laríngea com máscara. A Tabela 31.3 explica esses métodos.

Ventilação por bolsa-válvula-máscara (BVM)

A técnica da ventilação por BVM é usada como suporte a crianças que não conseguem ventilar ou oxigenar independentemente de modo eficaz. Essa técnica é um método mais eficaz do que a administração isolada de oxigênio suplementar para assegurar a ventilação. Além disso, a reanimação de uma criança por essa técnica é mais eficaz do que a respiração boca a boca, porque fornece concentrações mais altas de oxigênio e protege a enfermeira contra as secreções orais. Contudo, essa técnica requer treinamento apropriado e prática. O procedimento correto consiste em desobstruir adequadamente a via respiratória e, em seguida, administrar ventilação com a BVM.

A ventilação por BVM pode ser realizada por uma ou por duas pessoas. Primeiramente, escolha uma bolsa de tamanho apropriado e a máscara facial correspondente que se adapte à criança ou ao lactente (Figura 31.5). Em geral, existem bolsas autoinfláveis em diferentes tamanhos para recém-nascidos, lactentes, crianças e adultos, bem como suas máscaras correspondentes. Escolha uma máscara fácil que se adapte perfeitamente à face da criança e que possibilite a vedação sobre o nariz e a boca, com exclusão dos olhos, evitando-se assim qualquer compressão ocular (Figura 31.6).

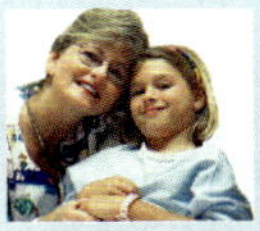

As máscaras faciais devem ser transparentes, de modo que a enfermeira consiga ver a coloração dos lábios da criança e detectar vômitos durante a reanimação. As máscaras faciais mais antigas eram pretas e não devem mais ser utilizadas.

Conecte a BVM por tubos à fonte de oxigênio e ligue o oxigênio. Durante a reanimação de lactentes e crianças, ajuste a taxa de fluxo em cerca de 10 ℓ/min. Para adolescentes do tamanho de adultos, ajuste a taxa de fluxo em cerca de 15 ℓ/min ou mais, para compensar o volume maior da bolsa. Verifique se o oxigênio está circulando pelo tubo até chegar à bolsa. As bolsas autoinfláveis não permitem o "fluxo livre" do oxigênio para fora da máscara facial e, por esta razão, é necessária compressão manual da bolsa. Contudo, as bolsas têm um cabo de plástico franzido, que possibilita que o oxigênio circule livremente. Portanto, avalie o cabo para confirmar que o oxigênio está fluindo pela bolsa.

Tabela 31.3 Vias respiratórias e métodos de ventilação

Método	Descrição	Comentários
Bolsa de anestesia ou sistemas de ventilação por fluxo de insuflação	Pequena bolsa compressível que consiste em uma bolsa de reservatório com uma saída para fluxo excessivo e um acesso para entrada do gás novo	• É necessário ajustar o fluxo de oxigênio e a válvula de controle da saída • Útil para administrar pressão expiratória final positiva (PEEP) ou pressão positiva contínua nas vias respiratórias (CPAP) • São necessários treinamento adequado e habilidades significativas para manusear adequadamente esse dispositivo • O uso inadequado pode causar hipercapnia e barotrauma • Utilizada mais comumente na unidade de recuperação pós-anestésica (URPA) e na unidade de terapia intensiva neonatal
Dispositivo bolsa-válvula-máscara, ou reanimador manual	Bolsa autoinflável que fornece oxigênio mas não requer uma fonte de oxigênio para a reanimação e a ventilação. A bolsa pode ser conectada a uma fonte de oxigênio para administrar níveis mais altos que o teor de oxigênio do ar ambiente. Quando a criança exala, a válvula não recirculante se fecha, para que o ar desoxigenado exalado escape	• Eficaz para administrar oxigenação a crianças com angústia respiratória grave ou que tiveram uma parada respiratória • Método mais eficiente de reanimação que a reanimação boca a boca; reduz a exposição dos profissionais a doenças transmissíveis • A maioria dos profissionais da área de saúde pode ser treinada para realizar a reanimação por esse método • A pessoa que realiza as compressões da bolsa pode cansar-se quando este método é usado para ventilar uma criança por períodos longos (ver descrição da ventilação por bolsa-máscara)
Via respiratória laríngea com máscara	Máscara de silicone inflável e um tubo de conexão de borracha que é introduzido às cegas nas vias respiratórias para se conseguir vedação	• A via respiratória é introduzida na faringe e empurrada até encontrar resistência; em seguida, o manguito do balão é insuflado • Introdução mais fácil que a de um tubo endotraqueal • Geralmente utilizada em crianças inconscientes que podem beneficiar-se com a ventilação por bolsa-válvula-máscara mas não precisam ser intubadas • Menos desconfortável para a criança
Intubação traqueal	Um tubo plástico é introduzido na traqueia de modo a estabelecer e manter uma via respiratória quando as vias naturais não podem ser mantidas eficazmente por outras medidas (p. ex., corneta nasal ou ventilação por bolsa-válvula-máscara)	• É necessário um médico para introduzir o tubo • A enfermeira atua como assistente valiosa durante o procedimento de intubação

Depois de desobstruir adequadamente as vias respiratórias (ver parágrafos anteriores), coloque a máscara na face da criança. Quando uma pessoa está encarregada de administrar a ventilação, ela deve assegurar a vedação da máscara sobre a face da criança com uma das mãos e, com a outra, comprimir a bolsa de reanimação. A mão usada para assegurar a vedação da máscara também mantém as vias respiratórias na posição aberta. De modo geral, utilize o polegar e o dedo indicador esquerdos para sustentar a máscara na face da criança. Enquanto mantém a vedação adequada com a máscara, aplique pressão no ângulo da mandíbula e empurre-a para cima e, ao mesmo tempo, aplique pressão para baixo sobre a máscara abaixo da boca da criança, para mantê-la aberta (Figura 31.7). Tome cuidado para não pressionar o pescoço com o quarto e o quinto dedos.

Se houver outras pessoas disponíveis, uma situação mais favorável consiste em colocar uma pessoa por trás da cabeça da criança, para manter as vias respiratórias abertas e assegurar a vedação da máscara sobre a face, com uma mão de cada lado (em geral, os dois polegares e os dedos indicadores). Uma outra pessoa fica ao lado da criança e comprime a bolsa com as duas mãos para ventilar a criança. Se a criança for mais difícil de ventilar, o método de duas pessoas possibilita que a enfermeira encarregada de ventilar forneça ventilação mais adequada do que pelo método de uma pessoa. Além disso, o método de duas pessoas assegura a melhor vedação possível, porque a pessoa que sustenta a máscara pode utilizar as duas mãos para manter a vedação.

Independentemente do número de pessoas presentes, a colocação correta da máscara facial é fundamental e a vedação adequada deve ser mantida durante todo o procedimento de reanimação. Além disso, durante a ventilação utilize apenas a força e o volume corrente necessários para causar elevação do tórax,

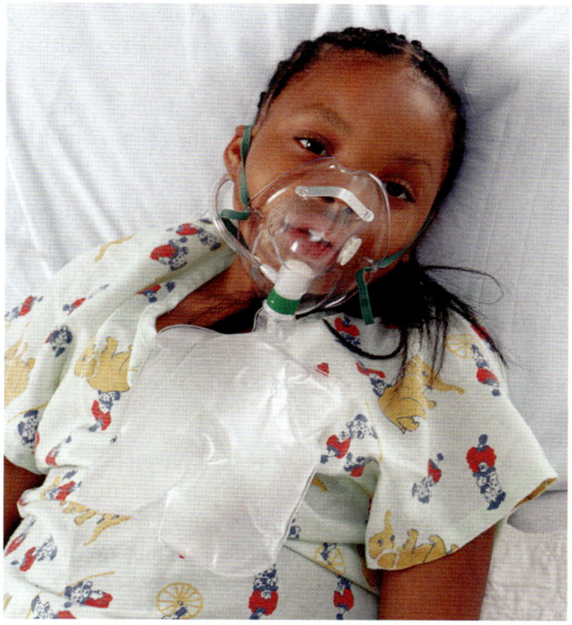

● Figura 31.5 A máscara não recirculante possibilita a exalação do dióxido de carbono e, ao mesmo tempo, impede a retenção de ar ambiente e consegue administrar oxigênio entre 80 e 100%.

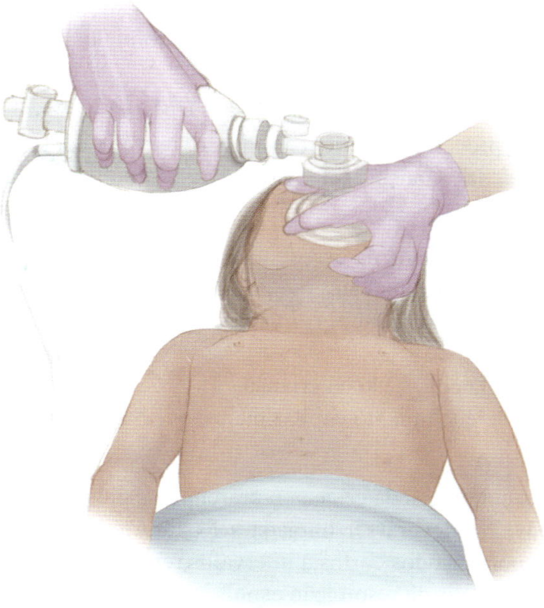

● Figura 31.7 Posição correta da mão para manter as vias respiratórias e a vedação adequada da máscula quando se utiliza o método de reanimação por uma pessoa.

não mais que isto. Se não for observada elevação adequada da parede torácica, tente novamente abrir as vias respiratórias. Pode ser necessário ajustar algumas vezes a posição das vias respiratórias para se conseguir a ventilação apropriada.

Comprima a bolsa às frequências recomendadas para ventilar lactentes e crianças. Inicialmente, administre duas respirações de resgate e observe se o tórax levanta. Essas respirações iniciais não devem hiperdistender os pulmões. As respirações devem ser administradas em 1 s. Depois das duas primeiras ventilações de

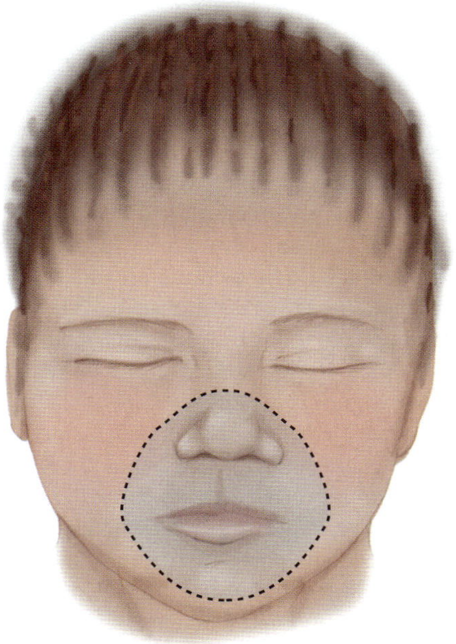

● Figura 31.6 A máscara deve vedar o nariz e a boca, englobando o queixo e a ponte nasal.

resgate, administre uma respiração de resgate a cada 3 a 5 s, ou cerca de 12 a 20 respirações por minuto. A administração da respiração deve ser regular à taxa de uma inspiração para cada expiração. Isso significa que o tempo despendido para insuflar o ar deve ser igual ao tempo permitido para a expiração. Durante a ventilação do lactente ou da criança, trabalhe a favor (não contra) de qualquer esforço respiratório espontâneo; em outras palavras, se a criança estiver expirando, não tente forçar a entrada do ar ao mesmo tempo.

Se a criança estiver inconsciente e houver uma terceira pessoa disponível, essa pessoa deverá aplicar pressão na cartilagem cricóidea. A **compressão cricóidea** (também conhecida como manobra de Sellick) consiste em pressionar suavemente para obstruir o esôfago e evitar que o ar entre no estômago (Figura 31.8). A compressão cricóidea pode ajudar a evitar vômitos causados por distensão gástrica. Os vômitos que ocorrem durante as

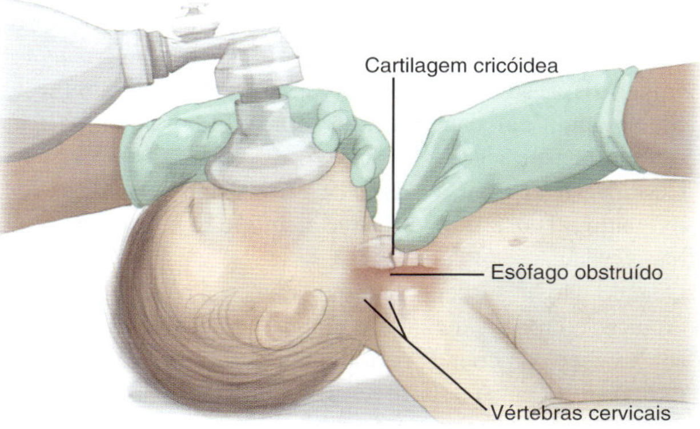

● Figura 31.8 Aplicação de pressão cricóidea.

manobras de reanimação podem complicar a situação, porque a criança corre risco de aspirar conteúdo abdominal.

Monitoramento da eficácia da ventilação

Durante o procedimento de reanimação, reavalie continuamente a resposta da criança às tentativas de reanimação, atentando para:

- Elevação adequada da parede torácica
- Distensão abdominal ausente ou mínima
- Melhoras da frequência cardíaca e das leituras da oximetria de pulso
- Melhora da coloração da criança
- Tempo de enchimento capilar menor que 3 s com pulsos mais fortes.

Se as condições da criança piorarem e os pulsos se tornarem impalpáveis, deverá ser iniciada a RCR. Além disso, pare de ventilar por períodos curtos a intervalos regulares, a fim de verificar se há sinais de respiração espontânea.

Prevenção de complicações associadas à ventilação por bolsa-válvula-máscara

Durante o procedimento de reanimação, os profissionais de saúde geralmente demonstram níveis altos de energia e isto é uma resposta fisiológica normal, que facilita as tentativas de reanimação na medida em que as pessoas atuam rapidamente. Contudo, o estado exaltado pode resultar em ventilação excessiva de um lactente ou de uma criança. Involuntariamente, os profissionais de saúde podem ventilar a criança muito rápido, utilizando volumes correntes muito grandes, o que resulta em volumes ventilatórios excessivos e elevação da pressão dentro das vias respiratórias. Essa técnica inadequada pode ser deletéria para a criança e causar:

- Redução do débito cardíaco (em consequência da elevação da pressão intratorácica e do aumento da pós-carga cardíaca)
- Retenção de ar
- **Barotrauma** (traumatismo causado por alterações na pressão)
- Extravasamento de ar (desta forma reduzindo a quantidade de oxigênio administrada ao paciente).

Além disso, as crianças com traumatismo craniano que recebem volumes ventilatórios excessivos e frequências respiratórias altas podem ter:

- Redução do fluxo sanguíneo cerebral
- Edema cerebral
- Lesão neurológica (adaptado das diretrizes da AHA para o Pediatric Advanced Life Support 2001*b*).

Portanto, as enfermeiras devem ser conscienciosas quanto à sua técnica durante a utilização da bolsa, sem ultrapassar a frequência respiratória recomendada e sem administrar volumes correntes excessivos à criança. Ventile a criança de maneira controlada e uniforme, administrando apenas o volume suficiente para causar elevação das paredes torácicas.

Assistência na intubação traqueal

A intubação traqueal é uma intervenção necessária no lactente ou na criança que não conseguem manter as vias respiratórias abertas, ou que necessitem de respiração artificial por períodos longos. A intubação de lactentes e crianças é um procedimento que requer grande habilidade e que, por este motivo, só deve ser realizada por profissionais mais qualificados e experientes. Na maioria das vezes, as crianças em condições agudas são intubadas por VO em vez de nasal.

As enfermeiras são componentes essenciais da equipe de intubação, e em geral ajudam o médico, ou o assistente do médico durante o procedimento de intubação (Procedimento de enfermagem 31.1). A enfermeira monta o equipamento, prepara e administra os

Procedimento de enfermagem 31.1

Assistência na intubação traqueal

1. Prepare o equipamento e os suprimentos.
2. Coloque os medicamentos nas seringas (para a intubação em sequência rápida).
3. Aumente o volume do monitor cardíaco a fim de que os membros da equipe possam facilmente ouvir a indicação audível do QRS do ritmo cardíaco da criança e detectar qualquer bradicardia durante o procedimento.
4. Ligue o aparelho de aspiração. Confirme se o aparelho está funcionando colocando a mão sobre o tubo antes de ligar o cateter de aspiração.
5. Continue a ventilar a criança com o dispositivo de BVM e oxigênio a 100%, à medida que a equipe se prepara para intubar a criança.
6. Quando não há suspeita de traumatismo da coluna cervical em crianças com mais de 2 anos, coloque um travesseiro pequeno sob a cabeça da criança para facilitar a abertura das vias respiratórias; esta etapa é desnecessária em crianças com menos de 2 anos, tendo em vista a proeminência do seu occipício.
7. Para dar assistência na intubação, fique de pé à beira da cabeceira do leito da criança e prepare-se para ajudar a aspirar as secreções orais, aplicar pressão cricóidea durante a inserção do tubo, acionar o dispositivo de BVM conforme a necessidade e ajudar a fixar o tubo com fitas.
8. Antes da primeira tentativa de intubação e depois de cada tentativa subsequente, administre várias inalações com oxigênio a 100% pelo método de ventilação por BVM (preferencialmente durante alguns minutos).
9. Administre a pré-medicação e os medicamentos sedativos.
10. Administre o agente curarizante.
11. Observe se o profissional de saúde encarregado de intubar a criança segue o procedimento recomendado para intubação usando o laringoscópio para visualizar as cordas vocais.
12. À medida que o tubo traqueal é introduzido, aplique pressão cricóidea suave (compressão excessiva pode fechar a traqueia), se for necessário.

medicamentos utilizados durante a intubação ou aspira as secreções orais e prepara a fita para fixar o tubo traqueal. Quando a criança está em parada cardiorrespiratória, a enfermeira pode ser responsável por realizar as compressões torácicas ininterruptas, enquanto outro membro da equipe estabiliza as vias respiratórias da criança.

Montagem do equipamento

A montagem e a preparação adequadas do equipamento são essenciais (Tabela 31.4). O diâmetro do tubo traqueal utilizado depende do tamanho da criança. Para calcular o diâmetro do tubo traqueal, divida a idade da criança por 4 e acrescente 4. O número resultante indica o diâmetro do tubo traqueal em milímetros. Por exemplo, se a criança tiver 2 anos, o tubo de diâmetro adequado terá 4,5 mm ([2/4] + 4 = 4,5). Tenha sempre disponível também um tubo de diâmetro menor. Nesse exemplo, os tubos traqueais disponíveis deveriam ter 4,0 e 4,5 mm de diâmetro.

Administração de medicamentos

Vários medicamentos são comumente administrados para facilitar a intubação de crianças. A pré-medicação da criança antes da introdução do tubo traqueal ajuda nos seguintes aspectos:

- Reduz a dor e a ansiedade (compatível com o conceito de cuidado atraumático)
- Atenua os efeitos causados pela introdução do tubo traqueal nas vias respiratórias (estimulação vagal com **bradicardia** [redução da frequência cardíaca])
- Evita hipoxia
- Reduz a pressão intracraniana
- Evita traumatismo das vias respiratórias e aspiração de conteúdo gástrico.

A administração de medicamentos durante o processo de intubação é conhecida como intubação em sequência rápida (Tabela 31.5). Em geral, esses medicamentos são utilizados em condições controladas (p. ex., no setor de emergência ou na unidade de terapia intensiva). A intubação em sequência rápida é realizada apenas em crianças que não tiveram parada cardíaca. Caso se espere que a intubação seja particularmente difícil, não devem ser utilizados agentes paralisantes.

A enfermeira deve estar ciente das diferenças entre as várias classes de medicamentos, das suas vantagens e desvantagens e dos seus efeitos colaterais. Além disso, a enfermeira deve es-

Tabela 31.4 Equipamento e suprimentos para intubação traqueal

Lâminas de laringoscópio	As lâminas retas (de Miller) geralmente são utilizadas em lactentes e pré-escolares. As lâminas curvas (de Macintosh) podem ser utilizadas em escolares e adolescentes. A lâmina possui uma pequena lâmpada acoplada para facilitar a visualização da traqueia. A lâmpada deve emitir luz forte e deve estar firmemente atarraxada
Tubos traqueais	Três tamanhos devem estar prontamente disponíveis: um tubo do tamanho estimado e dois outros (um maior e outro menor) Um fio-guia pode ser usado para dirigir o tubo através das cordas vocais da criança (ele é removido depois da intubação)
Oxigênio	Oxigênio a 100% é administrado por um dispositivo de bolsa-válvula-máscara antes da intubação e depois de cada tentativa malsucedida
Aspiração	O sistema de aspiração acoplado à parede ou portátil deve estar funcionando adequadamente e ter cateteres de aspiração com diâmetros apropriados (que se encaixem dentro do tubo traqueal); o pacote é aberto, deixando-se a ponta estéril dentro da embalagem e a outra ponta conectada ao tubo de aspiração. Um cateter de aspiração de Yankauer (cateter calibroso) também deve estar disponível, para o caso de haver secreções abundantes na boca que possam interferir na capacidade de visualizar as vias respiratórias
Monitores	Oxímetro de pulso e monitor cardíaco com bipes audíveis para indicar o complexo QRS devem ser instalados O dispositivo para dosagem do CO_2 exalado é necessário para detectar elevação dos níveis de CO_2 depois da intubação
Tubo nasogástrico	A colocação do tubo nasogástrico (NG) ajuda a atenuar a distensão abdominal. Em geral, as crianças ventiladas manualmente apresentam certa distensão abdominal à medida que o ar entra no estômago
Equipamentos de proteção pessoal	Em geral, são necessárias apenas luvas, óculos e máscara para proteger os profissionais de saúde. Nos casos de sangramento abundante, os profissionais de saúde também devem usar avental
Fitas etc.	As fitas devem ser preparadas para fixar o tubo. Benzoína, uma substância pegajosa, geralmente é aplicada sob a fita para aumentar sua fixação. Para crianças que passaram por várias intubações, pode ser aplicada uma barreira protetora (como a que é utilizada para proteger a pele ao redor da ostomia) sob a fita para proteger a pele. Compressas de gaze devem estar disponíveis para remoção do excesso de secreções, que podem interferir na fixação do tubo traqueal

Tabela 31.5 Medicamentos utilizados para intubação em sequência rápida

Medicamentos	Efeitos desejados	Efeitos indesejáveis
Anticolinérgico: atropina	Reduz as secreções respiratórias e atenua os efeitos vagais da intubação e, desse modo, diminui o risco de bradicardia	Doses muito pequenas (< 0,1 mg) podem causar bradicardia paradoxal. Os lactentes estão mais sujeitos aos efeitos bradicárdicos da atropina e, por isto, sua utilização geralmente está contraindicada nessa população
Sedativos: barbitúricos – tiopental (barbitúrico de ação curta)	Início de ação muito rápido e duração curta; reduz a pressão intracraniana e o consumo de oxigênio	Os efeitos hipotensores desse medicamento são mais graves em crianças desidratadas Quando é combinado com narcóticos, a depressão respiratória pode ser agravada
Sedativos: benzodiazepínicos – midazolam	Início de ação ligeiramente mais lento que o tiopental, mas está associado a menos efeitos colaterais Também causa amnésia A dose pode ser aumentada ou reduzida (em doses menores, causa sedação consciente; em doses maiores, pode induzir anestesia)	Quando combinado com narcóticos, a depressão respiratória pode ser agravada
Anestésico: cetamina	Início de ação rápido com efeitos sedativos, amnésicos e analgésicos. Pode causar dissociação (a criança fica acordada, mas inconsciente). Pode aumentar a PA e causar broncodilatação (útil para crianças em estado de mal asmático)	A cetamina pode aumentar a pressão intracraniana e elevar a pressão ocular. Por isso, crianças que sofreram traumatismo craniano ou lesão do globo ocular não devem receber esse medicamento Em virtude dos efeitos simpáticos da cetamina, seu uso pode causar hipertensão A cetamina tende a aumentar as secreções e, em geral, requer o uso concomitante de atropina para contrabalançar esse efeito adverso Pode causar alucinações e, por isto, está contraindicada a crianças com problemas psiquiátricos
Anestésico: lidocaína	Em doses mais altas, pode reduzir a pressão intracraniana Tem certa vantagem quando é utilizada no tratamento da hipovolemia, porque tem menor tendência a causar hipotensão	Em doses altas, a lidocaína pode causar efeitos cardíacos adversos (bradicardia, hipotensão e arritmias) Pode estar associada a depressão do SNC e a convulsões
Analgésico narcótico: citrato de fentanila	Opioide altamente potente, causa menos efeitos adversos do que os outros opiáceos, inclusive prurido Também produz menos efeito hipotensor	Constipação intestinal e retenção urinária (que também são comuns com os opiáceos) podem ocorrer Aumenta o risco de depressão respiratória, causa elevação da pressão intracraniana e hipotensão Rigidez da parede torácica é comum com esse fármaco e pode causar dificuldade de ventilar a criança
Agentes paralisantes ou bloqueadores neuromusculares: rocurônio, succinilcolina, vecurônio	Utilizados para produzir paralisia transitória durante o processo de intubação. Na UTI, podem ser usados para produzir paralisia prolongada em crianças nas quais o movimento pode causar efeitos deletérios. Por exemplo, a criança com epiglotite tem vias respiratórias muito precárias e deve ficar intubada até que a epiglote diminua de tamanho. Em alguns distúrbios respiratórios, o esforço respiratório espontâneo pode interferir na ventilação da criança e, por isto, é desejável paralisa prolongada	A succinilcolina (um agente despolarizante) sempre foi o padrão de referência para produzir paralisia porque tem início de ação relativamente rápido e duração curta de ação. Entretanto, está associada a risco maior de efeitos adversos (bradicardia, hiperpotassemia, hipertensão, elevações da pressão intracraniana e da pressão ocular) e é contraindicada em várias condições clínicas. Modernamente, a abordagem da paralisia envolve o uso de agentes com ações mais longas (p. ex., rocurônio e vecurônio), porque a criança tem menos efeitos adversos com esses fármacos. Além disso, o rocurônio e o vecurônio podem ser utilizados para produzir paralisia prolongada (opção indisponível com a succinilcolina)

tar apta a identificar os medicamentos que produzem sedação e os que causam analgesia. As crianças paralisadas e sedadas podem sentir dor intensa. O controle da dor em crianças em estado agudo tem importância fundamental e não pode ser menosprezado. Não pense que uma criança imobilizada em consequência de medicamentos sedativos e paralisantes não sente dor.

Estabilização e manutenção do tubo na posição certa

Para avaliar a posição certa depois da introdução do tubo traqueal, observe se o tórax se eleva simetricamente e ausculte os campos pulmonares para confirmar que o murmúrio vesicular é homogêneo. Inspecione o tubo traqueal para detectar vapor de água em seu interior, pois isto indica que o tubo está na traqueia. Para excluir a possibilidade de intubação esofágica acidental, ausculte o abdome enquanto a criança é ventilada: não devem ser ouvidos sons no abdome. Com base na oximetria de pulso, observe se o nível de saturação de oxigênio melhora.

Depois de verificar a posição do tubo traqueal, marque o tubo com uma caneta com tinta indelével na altura do lábio da criança e firme-o com fita. Registre o número no tubo traqueal na altura da boca da criança. Prepare a criança para realizar radiografias de tórax para confirmação da posição certa do tubo traqueal.

Depois de confirmar a posição, o tubo traqueal é conectado ao respirador por profissionais da equipe de suporte respiratório. O respirador fornece ventilação e oxigenação artificiais contínuas. O monitoramento do CO_2 exalado é recomendado porque fornece indícios quanto à adequação da ventilação (Boxe 31.1). Se o monitor de CO_2 exalado estiver em uso, o gás exalado deve ficar na faixa amarela.

A enfermeira desempenha papel fundamental no sentido de assegurar que o tubo traqueal permaneça firmemente fixado com as seguintes medidas:

- Se for necessário, utilizar contenções macias nos punhos para evitar que a criança retire o tubo traqueal
- Administrar medicamentos sedativos e/ou paralisantes
- Tomar cuidado ao mobilizar a criança para fazer radiografias, trocar lençóis e realizar outros procedimentos.

Monitoramento da criança intubada

Realize monitoramento frequente e contínuo da criança intubada para determinar a adequação da ventilação e da oxigenação, conforme foi descrito anteriormente. Depois da intubação da criança, o suporte ventilatório oferecido deve melhorar a saturação de oxigênio e os sinais vitais. Se a criança começar a apresentar sinais de baixa oxigenação, faça uma avaliação rápida. Ausculte os pulmões para verificar se o ar entra nos dois pulmões e verifique a frequência cardíaca da criança. O murmúrio vesicular está uniformemente distribuído? A frequência cardíaca é normal para a idade? Faça uma avaliação rápida dos equipamentos e verifique se há tubos desconectados ou dobras nos tubos. Determine os níveis de saturação de oxigênio com base na oximetria de pulso e avalie a cor do CO_2 do ar exalado (ver Boxe 31.1). Utilize o lembrete "DOPE" do PALS para solucionar problemas quando as condições da criança intubada piorarem:

Boxe 31.1 Monitoramento do CO_2 exalado, ou monitoramento do CO_2 do volume corrente final

- Dispositivo que conecta o circuito do respirador da criança para determinar o nível de CO_2 no tubo. Depois de seis ventilações, não deve ser detectado CO_2 no tubo
- Em geral, esses dispositivos têm códigos de cores. No caso da intubação traqueal, observe que a cor muda de púrpura para castanho e depois para amarelo
- As diretrizes da AHA para o Suporte Avançado à Vida Pediátrica (2002) sugerem o seguinte método para memorização de como as cores do dispositivo de CO_2 do volume corrente final correspondem à posição do tubo traqueal:
  - Púrpura: Problema (pouco ou nenhum CO_2 detectado)
  - Castanho: Considere algum problema
  - Amarelo: Sim, o CO_2 foi definitivamente detectado e o tubo está na traqueia

D = Deslocamento. O tubo traqueal saiu da traqueia.
O = Obstrução. O tubo traqueal está obstruído (p. ex., por um tampão de muco).
P = Pneumotórax. Em geral, o pneumotórax causa mudanças súbitas no estado da criança. Os sinais de pneumotórax incluem redução do murmúrio vesicular e limitação da expansão torácica do lado afetado. Enfisema subcutâneo pode ser detectado na parede torácica. Nos casos de pneumotórax de tensão, a criança pode apresentar reduções súbitas da frequência cardíaca e da pressão arterial.
E = Equipamento (falhas). Problemas relativamente simples como os que foram descritos antes, inclusive desconexão do suprimento de oxigênio, podem piorar o estado da criança. Problemas como vazamentos no circuito do respirador ou queda de energia são outros tipos de falhas de equipamentos que podem causar deterioração.

Certifique-se de que todos os equipamentos estão bem conectados e funcionam normalmente. Quando houver suspeita de obstrução por secreções, aspire o tubo traqueal. Se o tubo traqueal tiver saído da traqueia, retire-o se ele ainda estiver na boca da criança e inicie a ventilação por BVM. No caso de pneumotórax, prepare-se para ajudar a realizar toracotomia por agulha.

Preparação da criança intubada para o transporte

Quando a criança está estabilizada com um tubo traqueal firmemente fixado no local, prepare-a para o transporte. A criança será transportada de maca até uma unidade de tratamento intensivo do serviço de emergência, ou por uma ambulância terrestre ou aérea até outra instituição especializada em cuidar de crianças em estado agudo. Para facilitar o transporte, certifique-se de que todos os tubos estejam firmemente fixados. Durante o transporte, utilize oxigênio portátil e ventile manualmente a criança com um dispositivo de BVM. Como enfermeira "que envia" a criança, certifique-se de que todos os resultados laboratoriais foram obtidos e fornecidos às suas colegas "que recebem" a criança. Se a criança estiver sendo transferida para outra instituição, elabore um resumo detalhado da reanimação ou forneça uma cópia das anotações de enfermagem e/o do prontuário. Preencha os formulários apropriados para transferência, conforme as exigências da instituição.

Se a criança estiver sendo transportada por ambulância, os pais não poderão acompanhá-la. Nesse caso, explique o máximo possível como obter transporte e ajude os pais fornecendo instruções à instituição que os receberá.

• Choque

De acordo com a AHA (2001*b*), o choque é definido como um "estado clínico evidenciado por perfusão tecidual inadequada, resultando no fornecimento de quantidades de oxigênio e substratos metabólicos insuficientes para atender às necessidades metabólicas". Se não for tratado, o choque evolui para parada cardiorrespiratória. O choque também pode ser classificado como compensado ou descompensado, e é causado por vários distúrbios clínicos. O choque compensado ocorre quando há perfusão inadequada sem redução da PA. No choque descompensado, a perfusão inadequada está associada a redução da PA. Se não for controlado, o choque descompensado causa parada cardíaca e morte. Os princípios do PALS enfatizam a avaliação e o tratamento precoces para evitar evolução para choque descompensado. Quando a criança em choque também tem hipotensão, a perfusão dos órgãos fica gravemente comprometida e o desfecho fatal é provável.

Fisiopatologia

O choque é causado por disfunção respiratória ou hemodinâmica grave e tem como origem a redução do débito cardíaco, da resistência vascular sistêmica (RVS) ou de ambos. O débito cardíaco é igual à frequência cardíaca (FC) multiplicada pelo volume ejetado pelos ventrículos (VS) (DC = FC × VS). O volume ejetado representa a quantidade de sangue ejetada pelo coração a cada batimento. O volume ejetado está relacionado com a pressão de enchimento do ventrículo esquerdo, com a resistência ao enchimento ventricular e com a contratilidade miocárdica. A pressão de enchimento do ventrículo esquerdo também é conhecida como pré-carga e a resistência ao enchimento desta câmara cardíaca geralmente é descrita como pós-carga. Os pré-escolares e os lactentes têm volumes ejetados relativamente pequenos, quando comparados com os escolares e os adultos. Por esta razão, os lactentes e os pré-escolares diferem dos adultos porque seu débito cardíaco depende da frequência cardíaca, não do volume ejetado. Clinicamente, nos casos de disfunção circulatória e choque compensado em lactentes e crianças, a frequência cardíaca aumenta. A exceção a essa regra é um fenômeno paradoxal observado em recém-nascidos, que podem ter bradicardia em vez de taquicardia.

A resistência vascular sistêmica (ou pós-carga) é a impedância à ejeção ventricular do coração. O aumento da RVS diminui o fluxo sanguíneo, a menos que a pressão ventricular aumente. A resistência vascular elevada é um problema comumente associado ao choque. Nas crianças com RVS elevada por causa de choque, o débito cardíaco diminui, a menos que o ventrículo possa compensar elevando a pressão. Na insuficiência cardíaca, o coração da criança não tem capacidade para compensar a elevação da pós-carga.

Tipos de choque

Os tipos mais comuns de choque são hipovolêmico, séptico, cardiogênico e distributivo. O choque hipovolêmico, o tipo mais comum em crianças, ocorre quando a perfusão sistêmica diminui em consequência de "volume intravascular inadequado em proporção ao espaço vascular" (AHA, 2002). As crianças frequentemente têm choque hipovolêmico associado a perdas de líquidos. Por exemplo, o choque hipovolêmico pode ocorrer com gastrenterite viral ou bacteriana, que causa vômitos e diarreia; durante o uso de fármacos como diuréticos; e depois de insolação. Outras causas de hipovolemia em crianças incluem sangramentos (p. ex., traumatismos graves) e perda de líquidos para o terceiro espaço (p. ex., queimaduras).

O choque séptico está relacionado com uma resposta inflamatória sistêmica na qual pode haver redução do débito cardíaco com RVS baixa, condição conhecida como "choque quente". Nas crianças, o choque séptico causa mais comumente redução do débito cardíaco com elevação da RVS, condição conhecida como "choque frio".

O choque cardiogênico resulta de falência contrátil do coração, com redução subsequente do volume ejetado. As crianças com cardiopatias congênitas ou adquiridas e coração funcionalmente anormal estão sob risco de desenvolver choque cardiogênico.

O choque distributivo é causado por redução da RVS. A criança tem hipovolemia relativa, na maioria dos casos com choque relacionado com lesões neurológicas e anafilaxia. Na hipovolemia distributiva, o compartimento vascular se expande em consequência de vasodilatação sistêmica. Isso resulta em um volume vascular relativamente maior, que requer mais líquidos para manter o débito cardíaco, apesar de não ocorrer perda real de líquidos.

Por fim, a ingestão de substâncias tóxicas também pode causar choque.

Alterações do estado da microcirculação ocorrem em todos os tipos de choque. Os mecanismos compensatórios são ativados em resposta à redução do fluxo sanguíneo. A resposta do sistema nervoso simpático causa contração acentuada dos esfíncteres dos vasos mais calibrosos e das arteríolas. Essa vasoconstrição diminui drasticamente o fluxo sanguíneo capilar. O sangue é redistribuído dos sistemas corporais menos importantes (como a pele e os rins) para os órgãos vitais (coração e cérebro). Durante a fase compensada do choque, o organismo consegue manter algum nível de irrigação sanguínea dos órgãos vitais. A vasoconstrição periférica – uma resposta compensatória do corpo à redução do fluxo sanguíneo – geralmente permite que a criança mantenha a PA relativamente normal ou normal. À medida que o choque avança, os leitos capilares ficam obstruídos por restos celulares e há agregação de plaquetas e leucócitos. A lesão endotelial é causada pela congestão capilar. O fluxo sanguíneo reduzido dos capilares inicia o metabolismo anaeróbico. O ácido láctico acumula-se e isto pode causar acidose. Além disso, as crianças com choque séptico sofrem danos acentuados ao endotélio em consequência da exposição às toxinas bacterianas.

Isquemia tecidual é o efeito cumulativo da obstrução capilar e da redução drástica do fluxo sanguíneo. À medida que a isquemia tecidual avança, a criança apresenta sinais de alteração da perfusão dos órgãos vitais. Por exemplo, à medida que o fluxo sanguíneo cerebral diminui, a criança mostra alterações do nível de consciência. A alteração da irrigação sanguínea dos rins diminui o débito urinário ou resulta em interrupção da formação de urina (oligúria). Em geral, a frequência cardíaca aumenta nos estágios iniciais do choque, mas, à medida que o coração é comprometido pela redução da perfusão, a criança apresenta bradicardia. Na fase inicial do choque, a criança tem aceleração da frequência respiratória. Taquipneia também ocorre no choque séptico. Na verdade, a criança pode demonstrar hiperventilação acentuada na tentativa de "eliminar" o dióxido de carbono em resposta à acidose associada ao choque séptico.

Avaliação de enfermagem

A avaliação de enfermagem para a criança em choque inclui a história de saúde e o exame físico, acrescidos dos exames complementares. A avaliação de enfermagem deve ser rápida e precisa, a fim de que a reanimação possa ser instituída imediatamente.

História de saúde

No choque, a história de saúde depende das manifestações clínicas da criança. As crianças em choque apresentam-se em estado crítico e necessitam de intervenção de emergência. Por essa razão, a história de saúde é obtida à medida que são realizadas as intervenções necessárias. Determine quando a criança começou a ficar doente e os tratamentos que foram administrados até então. Indague sobre as causas da perda de volume, inclusive:

- Vômitos
- Diarreia
- Diminuição da ingestão oral
- Sangramento

Pergunte quando a criança urinou pela última vez. Investigue outros sintomas relacionados, tais como alterações comportamentais ou letargia. A criança apresentou febre ou erupção, queixou-se de cefaleia ou esteve exposta a alguma pessoa com sintomas semelhantes? Pergunte se a criança frequenta creche e se a família viajou recentemente para fora do país. Verifique se a criança tem história de cardiopatia congênita ou algum outro problema cardíaco, ou se tem alergias graves. Pergunte aos pais se houve ingestão acidental de medicamentos ou outras substâncias e, caso se trate de um escolar ou um adolescente, investigue a possibilidade do uso de drogas ilícitas.

Exame físico

O requisito fundamental para o bom êxito do tratamento do choque é o diagnóstico precoce dos sinais e sintomas. Verifique os sinais vitais e fique atenta a quaisquer alterações. Afira a PA, mas este não é um método confiável para avaliar a possibilidade de choque em crianças. As crianças tendem a manter a PA normal ou ligeiramente abaixo do normal quando têm choque compensado, embora sacrificando a perfusão tecidual, até que sofrem uma parada cardiorrespiratória. Por essa razão, outros componentes da avaliação circulatória são mais valiosos em crianças.

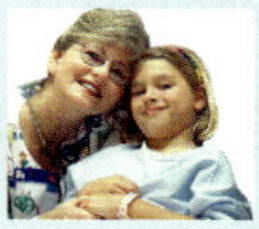

Bradicardia é um sinal grave em recém-nascidos e pode ocorrer com disfunção respiratória ou circulatória e/ou sepse incontrolável.

Como também ocorre em qualquer emergência, avalie primeiramente as vias respiratórias. As vias respiratórias estão pérvias? Em seguida, determine se a criança está respirando. Uma criança em choque costuma apresentar sinais de angústia respiratória como grunhidos, respiração arquejante, batimento das narinas, taquipneia e aumento do esforço para respirar. Ausculte os pulmões para determinar a adequação da ventilação e da circulação do ar. Se a criança tiver sinais de angústia respiratória, primeiramente estabilize as vias respiratórias e trate o problema respiratório, conforme foi descrito antes neste capítulo.

Avalie a coloração da pele. Palpe a criança para determinar a temperatura da pele e a qualidade dos pulsos. Exceto em casos especiais (p. ex., choque distributivo), a criança em choque geralmente tem extremidades mais frias e escuras com o prolongamento do tempo de enchimento capilar. Observe se há alguma linha de demarcação. Isso se refere ao ponto da extremidade distal no qual a temperatura começa a diminuir (a região proximal do membro pode manter-se aquecida). Com o choque distributivo, à avaliação inicial observam-se pulsos cheios e saltitantes e pele quente e avermelhada. Avalie a qualidade dos pulsos. Os pulsos distais provavelmente são mais fracos que os centrais.

Avalie o estado de hidratação da criança e examine o turgor cutâneo. Redução da elasticidade está associada a estados hipovolêmicos, embora este seja um sinal geralmente tardio. Observe a face da criança; no choque compensado, a criança pode estar acordada, mas obnubilada e com sinais de angústia respiratória. A criança em choque descompensado pode estar com os olhos fechados e responder apenas à voz ou a outros estímulos. Avalie as respostas pupilares. Determine o débito urinário, que estará reduzido em crianças em choque.

Depois de ter avaliado e realizado as intervenções necessárias para estabilizar as vias respiratórias, a respiração e a circulação, avalie todo o corpo da criança para detectar outras anormalidades. Lesões traumáticas devem ser avaliadas cuidadosamente quanto à possibilidade de sangramento contínuo, tendo em mente que tais lesões também podem causar hemorragias internas (p. ex., em crianças com fratura do fêmur). Verifique se há sinais de malformação, edema, eritema ou dor nos membros, que podem sugerir sangramento interno. Além disso, examine quaisquer feridas abertas e áreas de sangramento ativo. Crianças com lesões abdominais também podem perder grandes quantidades de sangue nas cavidades internas. Examine o abdome para detectar eritema, manchas cutâneas ou distensão. Ausculte os ruídos peristálticos em todos os quatro quadrantes.

Exames complementares

À medida que a criança é reanimada, são solicitados e realizados exames laboratoriais e radiografias. Entretanto, nenhum exame diagnóstico deve ter prioridade sobre o suporte respiratório, o acesso vascular e a administração de líquidos. Os resultados dos exames laboratoriais orientam a continuidade do tratamento. Os exames complementares comumente utilizados em crianças em choque são:

- Glicose sanguínea: geralmente dosada à beira do leito por meio de um glicosímetro para obtenção de resultados rápidos
- Eletrólitos: para detecção de anormalidades dos eletrólitos séricos
- Hemograma completo com contagem diferencial: para se avaliar infecção viral ou bacteriana (choque séptico) e investigar anemia e anormalidades das plaquetas
- Hemocultura: para investigar se há sepse; os resultados preliminares só ficam prontos em 1 a 2 dias
- Proteína C reativa: para detectar infecção
- Gasometria arterial: para determinação dos níveis de oxigênio e dióxido de carbono e obtenção de informações quanto ao equilíbrio acidobásico
- Painel toxicológico (se houver suspeita de ingestão)
- Punção lombar: para exame do líquido cefalorraquidiano nos casos sob suspeita de meningite
- Exame simples de urina (EAS): para detectar glicose, cetonas e proteínas; a concentração (densidade) aumenta nos estados de desidratação
- Urinocultura: para investigar se há infecções dos rins ou das vias urinárias
- Radiografias: para avaliação das dimensões do coração e avaliação dos pulmões quanto à possibilidade de pneumonia ou edema pulmonar (presente no choque cardiogênico).

Intervenções de enfermagem

Sinais de choque detectados em crianças justificam uma intervenção de emergência. Sempre avalie e estabilize as vias respiratórias e a respiração e examine os pulsos. Se a criança não tiver pulsos palpáveis, inicie a RCR. Toda criança com sinais e sintomas de choque deve receber oxigênio a 100% por máscara. Se a criança não mostrar esforço respiratório adequado ou estiver em apneia, administre oxigênio a 100% por um dispositivo de BVM ou tubo traqueal (ver informações mais detalhadas sobre estabilização das vias respiratórias e da respiração na seção sobre emergências respiratórias). Como parte do monitoramento contínuo, inicie o monitoramento cardíaco e da apneia e avalie os níveis de saturação de oxigênio por meio da oximetria de pulso.

Instalação do acesso venoso

Depois da estabilização das vias respiratórias e da respiração, as intervenções de enfermagem para crianças em choque devem focar a obtenção de um acesso venoso e a reposição de líquidos. As crianças com sinais de choque devem receber rapidamente volumes generosos de líquidos IV isotônicos. Entretanto, a instalação do acesso venoso em crianças em estado crítico pode ser difícil. Em crianças em condições acentuadamente deterioradas, inclusive crianças em choque descompensado, o acesso venoso deve ser conseguido da maneira mais rápida possível.

Existem vários tipos de acesso venoso para o tratamento de crianças em estado crítico, inclusive:

- Acesso IV periférico: é utilizado um cateter calibroso para administrar grandes volumes de líquidos. Essa via pode não ser exequível em crianças com disfunção vascular significativa
- Acesso IV central: os cateteres centrais podem ser introduzidos na veia jugular e enfiados até a veia cava superior. O acesso femoral é melhor para assegurar acesso venoso central durante a progressão da RCR, porque o procedimento de instalação não interfere nas intervenções salvadoras que envolvem as vias respiratórias e massagens cardíacas. A veia subclávia localizada sob a clavícula é uma via alternativa de acesso central
- Veia safena: a veia safena (localizada no tornozelo) é uma via alternativa de acesso venoso, mas é necessário realizar uma incisão cirúrgica
- Acesso intraósseo: o acesso intraósseo obtido por canulação da medula óssea da criança é recomendado nos casos de choque descompensado ou parada cardíaca, se não for possível obter rapidamente um acesso IV. O local preferido é a região anterior da tíbia. Agulhas intraósseas especiais são utilizadas com essa finalidade (em geral, uma agulha de calibre 15 para escolares e 18 para pré-escolares). Para a introdução da agulha realizam-se movimentos giratórios firmes a uma distância pequena da placa de crescimento. Quaisquer medicamentos ou líquidos que possam ser administrados por via IV também podem ser infundidos por essa via. Outros locais para inserção incluem o fêmur, a crista ilíaca, o esterno e a região distal da tíbia.

Reposição do volume de líquidos

Administre rapidamente líquidos isotônicos IV, tais como lactato de Ringer ou soro fisiológico (líquidos isotônicos preferíveis). Administre 20 mℓ/kg do líquido prescrito em infusão administrada o mais rapidamente possível. Em geral, o método preferido para administração rápida de líquidos a crianças é utilizar uma seringa grande (p. ex., uma seringa de 35 a 50 cc conectada a um dispositivo *three-way*). A infusão de líquidos por gravidade é muito lenta. Esse volume inicial pode ser repetido até duas vezes (três vezes no total), caso seja necessário.

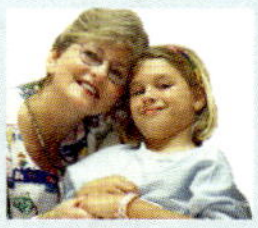

As soluções de glicose estão contraindicadas no choque por causa do risco de complicações como diurese osmótica, hipopotassemia, hiperglicemia e agravamento da lesão cerebral isquêmica.

As crianças em choque séptico geralmente necessitam de volumes maiores de líquidos porque sua permeabilidade capilar está aumentada. As crianças em choque causado por traumatismo geralmente recebem coloides (p. ex., sangue) quando não respondem satisfatoriamente aos líquidos isotônicos cristaloides. Depois de cada infusão rápida, reavalie a criança para detectar sinais de resposta favorável aos líquidos administrados.

Instale um cateter urinário de demora para possibilitar a determinação precisa e frequente do débito urinário. Os indícios de melhora incluem:

- Melhora do estado cardiovascular: os pulsos centrais e periféricos parecem mais fortes. A linha de demarcação do resfriamento dos membros está mais tênue e o tempo de enchimento capilar diminui. A PA melhora
- Melhora do estado mental: a criança mostra-se mais alerta. Por exemplo, os olhos da criança ficam abertos e observam os profissionais da equipe. Se for uma criança pequena, ela pode tentar puxar o cateter IV
- Melhora do débito urinário: isso pode não ocorrer inicialmente, mas deve ser detectado nas horas seguintes; a meta é chegar a 1 a 2 mℓ/kg/h.

O processo de reposição de líquidos consiste em administrar líquidos, avaliar e reavaliar a criança e registrar as alterações nas anotações de enfermagem. As crianças em choque podem necessitar de até 100 a 200 mℓ/kg de líquidos durante as primeiras horas de tratamento do choque. A maioria das crianças em choque requer e consegue tolerar esse volume expressivo de líquidos. A reavaliação contínua define se a criança começa a apresentar sobrecarga de líquidos em forma de edema pulmonar (raro, mas pode ocorrer em crianças com doenças cardíacas preexistentes ou doença pulmonar crônica grave) (AHA, 2001*b*; Prentiss *et al.*, 2007).

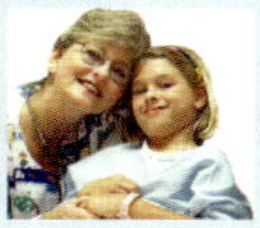

Cuide para não dar atenção apenas ao estado circulatório da criança; você pode deixar passar sinais e sintomas sugestivos de deterioração respiratória.

Administração de medicamentos

Em algumas circunstâncias (p. ex., choque séptico ou distributivo), apenas líquidos não conseguem melhorar suficientemente o estado da criança, e alguns fármacos podem ser administrados simultaneamente. Medicamentos vasoativos são utilizados isoladamente ou em combinação, para aumentar o débito cardíaco, elevar a RVS ou reduzir a RVS. A escolha dos medicamentos é determinada pelas condições cardiovasculares da criança. Por exemplo, a dobutamina produz efeitos beta-adrenérgicos significativos e, assim, pode aumentar a contratilidade cardíaca. A adrenalina atua no músculo cardíaco e também é um potente agente vasoconstritor. A dopamina produz efeitos cardíacos em doses mais baixas, mas causa efeitos vasculares progressivamente mais acentuados com doses mais altas. Esses medicamentos podem ser administrados em doses de saturação seguidas de infusão contínua. Quando forem administrados agentes vasoativos, monitore a criança para detectar melhoras da frequência cardíaca, da PA, da perfusão e do débito urinário.

● Arritmias e parada cardíacas

Ao contrário dos adultos, nos quais a parada cardiorrespiratória geralmente é causada por um evento cardíaco primário, as crianças geralmente têm coração normal e, por esta razão, raramente desenvolvem parada cardíaca primária. Na maioria dos casos, as crianças apresentam parada cardiorrespiratória secundária a deterioração da respiração e/ou da circulação (AHA, 2005*e*). Em especial, as crianças que desenvolvem emergências respiratórias ou choque podem piorar e, por fim, desenvolver uma parada cardiorrespiratória. Portanto, os cuidados terapêuticos padronizados para crianças nessas situações são muito diferentes daqueles preconizados para adultos.

As enfermeiras que cuidam de crianças devem estar aptas a avaliar e tratar as anormalidades respiratórias e o choque, conforme foi descrito nas seções anteriores. Evidências convincentes sugerem que, se a disfunção respiratória primária ou o choque em crianças em estado crítico forem diagnosticados e tratados, poderá ser evitada parada cardíaca secundária. Entretanto, existem raras exceções. Por exemplo, os distúrbios eletrolíticos e as ingestões de substâncias tóxicas causam danos primários ao sistema cardiovascular, que podem resultar em parada cardíaca repentina, em vez da progressão gradativa habitual. Outras exceções nas quais a criança corre risco de desenvolver parada cardíaca primária e súbita são:

- História de cardiopatia primária congênita ou adquirida grave
- Arritmias potencialmente fatais, inclusive síndrome do QT prolongado
- Miocardiopatia hipertrófica ou hipotrófica
- Lesões cardíacas traumáticas ou lesões perfurantes do tórax, condição conhecida como *commotion cordis*, que ocorre, por exemplo, quando uma bola em alta velocidade colide com o tórax.

A grande maioria das crianças raramente desenvolve arritmias cardíacas e, por esta razão, não cabe neste capítulo descrever os inúmeros distúrbios do ritmo cardíaco que podem ocorrer. Desse modo, a discussão a seguir limita-se ao tratamento das emergências cardíacas encontradas mais comumente em crianças.

Fisiopatologia

A AHA simplificou a nomenclatura utilizada para descrever os distúrbios cardíacos na população pediátrica e estabeleceu três tipos principais de distúrbios do ritmo cardíaco:

"Lento": bradiarritmias
"Rápido": taquiarritmias
"Ausente": colapso cardiovascular sem pulsos

A fisiopatologia, as causas e as intervenções terapêuticas recomendadas para cada um desses distúrbios do ritmo cardíaco estão descritas a seguir.

Bradiarritmias

Bradicardia é uma frequência cardíaca significativamente mais lenta que a frequência cardíaca normal para a idade. Em crianças, essa redução da frequência cardíaca é causada mais comumente por "bradicardia sinusal" – em outras palavras, não há uma anormalidade do sistema de condução cardíaca associada a frequência cardíaca baixa. Na bradicardia sinusal, as ondas P e o complexo QRS continuam normais no ECG. As reduções breves da frequência cardíaca podem ser normais (p. ex., quando a criança dorme). As crianças também são suscetíveis a reduções breves da frequência cardíaca associadas a estimulação vagal. Por exemplo, a introdução de um tubo orogástrico até o esôfago de um lactente pode causar uma resposta bradicárdica transitória. Essas reduções normais da frequência cardíaca das crianças devem regredir com ou sem estimulação e normalmente não estão associadas a sinais de perfusão alterada.

Em casos menos comuns, algumas crianças podem desenvolver bradicardia secundária a anormalidades cardíacas e a bloqueio cardíaco. Os lactentes com bradicardia associada a bloqueio cardíaco podem apresentar dificuldade de ingerir alimentos e taquipneia, enquanto os escolares podem apresentar fadiga, tontura e síncope. A Tabela comparativa 31.2 compara as causas de bradicardia sinusal e bloqueio cardíaco em crianças.

Por outro lado, a criança com bradiarritmia grave e potencialmente fatal apresenta frequência cardíaca menor que 60 batimentos/min e sinais de perfusão alterada. As causas mais comuns de bradicardia grave em crianças são distúrbios respiratórios, hipoxia e choque. A bradicardia persistente está frequentemente

Tabela comparativa 31.2 Causas de bradicardia sinusal *versus* bloqueio cardíaco

	Bradicardia sinusal	**Bloqueio cardíaco**
Causas	• Patológicas: medicamentos, tais como digoxina, hipoxemia, hipotermia e traumatismo craniano • Fisiológicas: atletas bem condicionados	• Congênito: associado a malformações cardíacas • Adquirido: endocardite, febre reumática, doença de Kawasaki

associada a parada cardíaca. Esse distúrbio do ritmo é um sinal perigoso e deve ser levado a sério.

Taquiarritmias

Normalmente, as crianças têm frequência cardíaca mais alta que os adultos e as explicações comuns para aumento significativo da frequência cardíaca (**taquicardia**) em crianças incluem febre, medo e dor. Essa aceleração normal da frequência cardíaca é conhecida como taquicardia sinusal. Contudo, depois da redução da febre, a frequência cardíaca deve voltar ao valor basal da criança. Hipoxia e hipovolemia são causas patológicas de taquicardia em crianças. Os sinais, os sintomas e o tratamento dessas anormalidades estão descritos em seções precedentes deste capítulo. Se a criança apresentar taquicardia sinusal secundária a uma dessas causas, o foco deve ser voltado para o distúrbio subjacente. É inadequado e perigoso tratar a bradicardia sinusal com medicamentos usados para reduzir a frequência cardíaca ou com um desfibrilador.

Taquiarritmias em crianças associadas a distúrbios cardíacos têm características singulares, que as diferenciam da taquicardia sinusal. Exemplos dessas arritmias incluem a taquicardia supraventricular (TSV) e a taquicardia ventricular. A TSV é um distúrbio da condução cardíaca no qual a frequência cardíaca é extremamente alta e o ritmo é muito regular, condição geralmente descrita como "inexistência de variações entre os batimentos". A causa mais comum de TSV é um foco de reentrada no sistema de condução cardíaca. A Tabela comparativa 31.3 explica as diferenças entre TSV e taquicardia sinusal. Em geral, a TSV é causada por distúrbios genéticos da condução cardíaca, inclusive a síndrome de Wolff-Parkinson-White. A TSV também pode estar associada ao uso de substâncias como cafeína e teofilina. As crianças geralmente conseguem tolerar a frequência cardíaca comumente mais alta associada à TSV por períodos curtos. Entretanto, a demanda exagerada imposta ao sistema cardiovascular geralmente sobrecarrega o coração da criança e causa sinais e sintomas de insuficiência cardíaca congestiva, caso a TSV continue sem tratamento por períodos longos.

Taquicardia ventricular é um ritmo caracterizado por elevação da frequência cardíaca com QRS amplo (mais que 0,08 s), resultante de despolarização rápida e anormal de um ou de ambos os ventrículos. A taquicardia ventricular é uma arritmia rara em crianças, e em geral está associada a cardiopatias congênitas ou adquiridas. Além disso, a síndrome do QT prolongado é um distúrbio da condução que causa taquicardia ventricular e morte súbita em crianças. Em casos menos frequentes, a ingestão de medicamentos e toxinas, a acidose, a hipocalcemia, distúrbios do potássio e hipoxemia foram associados ao desenvolvimento de taquicardia ventricular em crianças.

Ritmos de colapso (ritmos sem pulsos palpáveis)

De acordo com a definição do PALS, o ritmo de colapso caracteriza-se por parada cardíaca sem pulsos palpáveis e sem sinais de perfusão (parada cardíaca). Em geral, os ritmos de colapso sem pulsos detectados mais comumente em crianças são assistolia e atividade elétrica sem pulsos (AESP). A **assistolia** ocorre quando não há atividade elétrica no coração, condição evidenciada comumente por uma "linha reta" no ECG. A criança com AESP tem algum tipo de ritmo detectável no ECG, mas não há pulsos palpáveis. A AESP pode ser causada por hipoxemia, hipovolemia, hipotermia, distúrbios eletrolíticos, tamponamento, ingestão de tóxicos, pneumotórax de tensão ou tromboembolia. A taquicardia ventricular também pode evidenciar-se por ausência de pulsos. A fibrilação ventricular, que antes era considerada rara em crianças, ocorre com distúrbios cardíacos graves nos quais o ventrículo não se contrai eficazmente. Essa arritmia pode ser causada por taquicardia ventricular. A fibrilação ventricular caracteriza-se por ondas variáveis de grande amplitude (FV grosseira) ou ondas mais tênues de menor amplitude, sem qualquer ritmo cardíaco detectável (FV sutil). Nos dois casos, o débito cardíaco não é suficiente

Avaliação de enfermagem

A avaliação de enfermagem para a criança com emergências cardíacas inclui a história de saúde e o exame físico, além dos

Tabela comparativa 31.3 Diferenças entre TSV e taquicardia sinusal

	TSV	**Taquicardia sinusal**
Frequência (bpm)	Lactentes > 220; crianças > 180	Lactentes < 220; crianças < 180
Ritmo	Início e desaparecimento repentinos	Variabilidade entre os batimentos
Ondas P	Achatadas	Presentes e normais
QRS	Estreitos (< 0,08 s)	Normal
História	Geralmente não há elementos significativos	Febre, perda de líquidos, hipoxia, dor e medo

exames complementares. A avaliação de enfermagem deve ser realizada com rapidez e precisão, de modo que a reanimação possa ser iniciada, se for necessária.

História de saúde

Obtenha uma história de saúde sucinta da criança com emergências cardíacas e, ao mesmo tempo, avalie a criança e inicie as intervenções necessárias. Os aspectos essenciais que devem ser avaliados incluem:

- História de doenças cardíacas, asma, anomalias cromossômicas e atraso do crescimento
- Sintomas como síncope, tontura, palpitações ou batimentos cardíacos acelerados, dor torácica, tosse, sibilação e aumento do esforço para respirar
- Tolerância a atividades como brincar ou se alimentar: A criança fica sem ar ou azulada, ou assume a posição de cócoras enquanto brinca? A criança consegue acompanhar os colegas? O lactente cansa enquanto mama?
- Doenças desencadeantes, febre, dores articulares inexplicáveis, ingestão de medicamentos
- Participação em esportes antes do evento cardíaco ocorrido, ou traumatismo de tórax
- História familiar de doenças cardíacas, morte súbita por um problema cardíaco, ataques cardíacos em uma idade precoce, anomalias cromossômicas.

Determine as medidas terapêuticas adotadas no local de atendimento. A RCR foi iniciada? O DEA foi utilizado?

Exame físico

Verifique rapidamente o estado da criança. Crianças em angústia evidente ou que estejam prestes a sofrer uma parada cardíaca devem ser submetidas às intervenções necessárias de emergência. Realize uma avaliação sucinta e, ao mesmo tempo, faça as intervenções necessárias.

Inspeção e observação

Avalie a adequação das vias respiratórias e a eficiência da respiração. Observe a coloração da criança e atente especialmente para palidez ou cianose perioral, palidez central, manchas, escurecimento da pele ou cianose. Observe se há aumento do esforço para respirar, grunhidos, oscilação da cabeça ou apneia. Inspecione o tórax e verifique se tem formato de barril, o que pode indicar doença cardíaca ou pulmonar crônica. Observe o precórdio para detectar elevações ou depressões. Verifique se há transpiração, aspecto ansioso ou alterações dismórficas (50% das crianças com síndrome de Down também têm cardiopatia congênita). Verifique se há distensão das veias do pescoço. Inspecione as pontas dos dedos das mãos para detectar baqueteamento, que indica hipoxemia tecidual crônica.

Ausculta

Ausculte os sons da respiração e atente especialmente para estertores ou sibilos. Ausculte o ritmo cardíaco. Se a criança não tiver pulsos adequados, inicie a RCR. Se a criança tiver pulsos cheios e boa perfusão, conclua a avaliação cardíaca. Ausculte primeiramente com o diafragma do estetoscópio e, em seguida, com a campânula. Avalie todas as áreas de ausculta, primeiramente no segundo espaço intercostal direito (valva aórtica) e depois no segundo espaço intercostal esquerdo (valva pulmonar); em seguida, passe para o rebordo esternal inferior esquerdo (foco tricúspide); por fim, faça a ausculta no quinto espaço intercostal na linha hemiclavicular (foco mitral). Avalie o ritmo e a frequência cardíacos. Verifique se há bulhas adicionais ou sopros. Verifique e descreva a qualidade, a intensidade e a localização de quaisquer sopros cardíacos.

Percussão e palpação

Faça a percussão entre os espaços intercostais e determine as dimensões do coração. Palpe o coração para definir o ponto de batimento máximo (PMM) e avaliar a existência de frêmitos associados. O frêmito parece uma trepidação sob os dedos e está associado a patologias cardíacas. Palpe e defina a qualidade dos pulsos. Avalie cada um dos pulsos bilateralmente e observe se estão ausentes, fracos, normais ou saltitantes. Compare a qualidade dos pulsos de cada lado do corpo e também nos segmentos superior e inferior do corpo. Verifique a temperatura da pele e avalie o tempo de enchimento capilar.

Exames complementares

O principal exame diagnóstico utilizado é o ECG. Defina a arritmia com base na leitura do ECG (Figura 31.9).

Intervenções de enfermagem

Administre oxigênio a 100%. Inicie o monitoramento cardíaco e avalie os níveis de saturação de oxigênio por meio do oxímetro de pulso. Obtenha uma folha pré-impressa com códigos de medicamentos ou utilize fita de Broselow para medir o comprimento da criança e estimar os diâmetros dos tubos traqueais e as doses dos medicamentos apropriados à criança. Lembre-se sempre de realizar as intervenções na seguinte sequência: primeiro, as vias respiratórias; depois, a respiração; por fim, a circulação. O restante desta seção parte do pressuposto de que a enfermeira iniciou as intervenções das vias respiratórias e da respiração, conforme foram descritas antes neste capítulo.

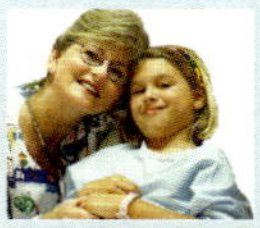

Preste atenção ao ritmo do monitor, mas verifique continuamente o pulso da criança. Se a criança não tiver pulsos palpáveis ou se a frequência for menor que 60 bpm, faça compressões cardíacas, qualquer que seja o padrão observado no monitor.

Tratamento das bradiarritmias

O tratamento da bradicardia sinusal tem como foco atenuar a causa que levou à redução da frequência cardíaca. Como hipoxia é a causa mais comum de bradicardia persistente, são necessárias oxigenação e ventilação. O recém-nascido é particularmente suscetível a bradicardia associada a hipoxemia. Continue a reavaliar a criança para determinar se a bradicardia melhora com oxigenação e ventilação adequadas. Se a bradicardia persistir, administre adrenalina e/ou atropina, conforme a prescrição. A adrenalina é o medicamento preferido para tratar bradicardia persistente.

Outras causas de bradicardia, como hipotermia, traumatismo craniano e ingestão de substâncias tóxicas, são tratadas por intervenções voltadas para o problema subjacente. O aquecimento

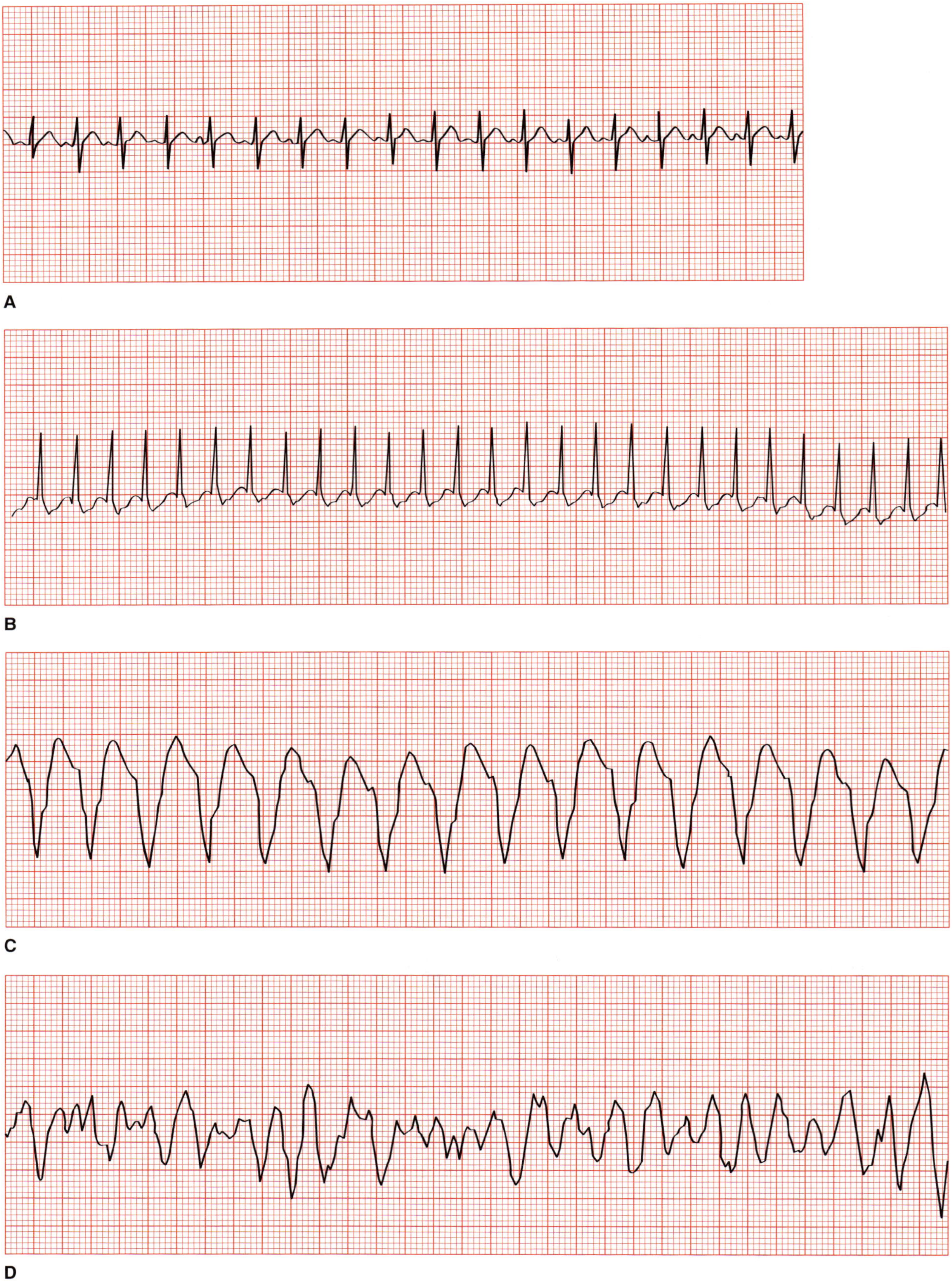

● **Figura 31.9** Arritmias. **(A)** Taquicardia sinusal: QRS e ondas P normais, pouca variação entre os batimentos. **(B)** Taquicardia supraventricular: observe que a frequência está acima de 220 e as ondas P são anormais, sem qualquer variação entre os batimentos. **(C)** Taquicardia ventricular: ritmo rápido e regular, complexo QRS amplo sem ondas P. **(D)** Fibrilação ventricular grosseira: atividade elétrica caótica.

da criança hipotérmica pode recuperar o ritmo sinusal normal. Crianças com traumatismo craniano podem ter bradicardia sem qualquer distúrbio do coração, e o tratamento eficaz da lesão craniana reverte a bradicardia. Os antídotos das toxinas podem ser necessários para crianças com bradicardia resultante da ingestão de substâncias tóxicas.

Tratamento das taquiarritmias

As taquiarritmias incluem a TSV (estável ou instável) e a taquicardia ventricular com pulsos palpáveis. Examine o ECG para definir se a criança tem taquicardia ventricular ou TSV. Clinicamente, determine se a criança com TSV apresenta sinais que requeiram intervenção de emergência, ou se a criança está estável. Com a TSV compensada, a criança mostra-se alerta, respira confortavelmente e mostra-se bem perfundida. A criança com sinais de disfunção, inclusive alteração do nível de consciência, da respiração e da perfusão, é classificada como portadora de TSV descompensada. A TSV descompensada requer intervenção de emergência. A criança com taquicardia ventricular e pulsos palpáveis tem perfusão inadequada e também requer intervenção imediata. A Tabela 31.6 descreve a avaliação e as abordagens terapêuticas das taquiarritmias.

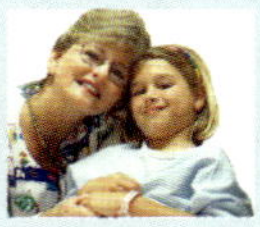

A adenosina tem início de ação rápido e meia-vida extremamente curta. Administre esse medicamento rapidamente com um volume expressivo de líquido IV; caso contrário, a adenosina é ineficaz.

Tratamento dos ritmos de colapso

Assim como ocorre com qualquer emergência pediátrica, dê prioridade ao ABC com estabilização das vias respiratórias, administração de oxigênio e infusão de líquidos. Além disso, se a criança não tiver pulsos palpáveis ou a frequência cardíaca for menor que 60 bpm, inicie massagens cardíacas. Os ritmos sem pulso palpável incluem taquicardia ventricular, fibrilação ventricular, assistolia e atividade elétrica sem pulsos (AESP). A Tabela 31.7 descreve as características do ECG e as medidas terapêuticas recomendadas para esses ritmos. Além disso, se estiverem definidas, trate as causas subjacentes à arritmia.

A AHA enfatiza a importância das massagens cardíacas para os pacientes com arritmias sem pulsos palpáveis. Faça as compressões antes e logo depois da desfibrilação. No passado, recomendava-se que os pacientes que necessitassem de desfibrilação recebessem três choques em sequência, mas os resultados de estudos recentes mostraram que o paciente deve ser desfibrilado apenas uma vez, seguida de cinco ciclos de RCR. Para que a desfibrilação seja eficaz, as massagens cardíacas devem ser realizadas eficazmente com interrupções mínimas (AHA, 2006*d*).

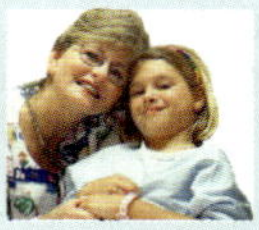

No passado, várias doses de adrenalina eram administradas nas emergências pediátricas. Contudo, recentemente a AHA contraindicou essa prática, porque doses repetidas de adrenalina não se mostraram úteis e, na verdade, podem causar danos à criança.

Semiafogamento

A água pode ser uma excelente fonte de diversão e exercícios para crianças e adolescentes, mas os afogamentos são a segunda principal causa de mortes evitáveis entre crianças nos EUA e em muitos outros países (Organização Mundial de Saúde, 2006). Nas regiões de clima quente, nas quais as piscinas de natação são mais comuns, os afogamentos são a principal causa de morte de pessoas jovens. A maioria das mortes por afogamento é evitável, e a Organização Mundial de Saúde (2006) afirma que "isoladamente, o fator que mais contribui para os afogamentos são pequenos descuidos da supervisão dos adultos".

Tabela 31.6 Tratamento das taquiarritmias

Taquiarritmia	Sinais e sintomas	Tratamento
TSV compensada	• Taquicardia com frequência > 220 • Ondas P anormais • Criança consciente e bem perfundida • Possíveis queixas de cefaleia e tontura em escolares	• Manobras vagais, inclusive aplicação de gelo na face ou soprar por um canudo tampado • Adenosina se as manobras vagais forem infrutíferas
TSV descompensada	• Taquicardia com frequência cardíaca > 220 • Ondas P anormais • Sinais de choque: alteração do nível de consciência, perfusão inadequada, pulsos fracos	• Adenosina ou cardioversão sincronizada
Taquicardia ventricular	• A frequência pode ser normal ou chegar a 200 bpm • QRS amplo • Ausência de ondas P • Pulso presente, perfusão inadequada	• Cardioversão sincronizada • Amiodarona IV • Tratamento das causas subjacentes

Tabela 31.7 Características do ECG e tratamento dos ritmos sem pulsos palpáveis

Arritmia sem pulsos palpáveis	Características do ECG	Tratamento
Taquicardia ventricular	• QRS amplos, sem ondas P	• RCR • Desfibrilação • Adrenalina; também podem ser usados amiodarona, lidocaína ou magnésio • Tratamento das causas subjacentes
Fibrilação ventricular	• Atividade ventricular caótica • Sem ondas P, QRS e ondas T	• RCR • Desfibrilação • Adrenalina; também podem ser usados amiodarona, lidocaína ou magnésio • Tratar as causas subjacentes
Assistolia	• Linha plana	• Verificar a posição dos eletrodos • RCR se não houver pulsos • Adrenalina
Atividade elétrica sem pulsos palpáveis	• Atividade elétrica incompatível com taquicardia ou fibrilação ventricular	• Verificar a posição dos eletrodos • RCR se não houver pulsos palpáveis • Tratamento da causa subjacente • Adrenalina

O semiafogamento é definido como um acidente de submersão ao qual a criança sobrevive. Tradicionalmente, acreditava-se que as crianças que sofressem submersão em água gelada tivessem evolução mais favorável do que as crianças que se afogassem em água tépida. A sobrevivência e o prognóstico neurológico dependem de reanimação imediata e eficaz. Nos últimos anos, com os esforços de reanimação e tratamento apropriados, as crianças têm apresentado prognósticos neurológicos mais favoráveis. Hoje em dia, não existem fatores capazes de prever se a função neurológica da criança será afetada a longo prazo depois da sobrevivência a um acidente de semiafogamento (Minto & Woodward, 2005).

Em geral, a criança que está se afogando tenta respirar e acaba por aspirar água. A aspiração de volumes relativamente pequenos de água interfere na oxigenação e causa retenção de dióxido de carbono. O surfactante alveolar é perdido durante o afogamento e a criança frequentemente desenvolve edema pulmonar. A hipoxemia aumenta a permeabilidade capilar e causa hipovolemia. Mesmo a aspiração de volumes pequenos de água pode causar edema pulmonar em um período de 24 a 48 h depois do episódio de semiafogamento. O sobrevivente do semiafogamento também pode desenvolver complicações renais causadas pela redução da perfusão renal durante a hipoxemia.

Avaliação de enfermagem

A avaliação de enfermagem para o sobrevivente de semiafogamento é crucial e deve ser realizada com rapidez e precisão.

História de saúde

Obtenha a história rapidamente e, ao mesmo tempo, realize as intervenções necessárias. Procure determinar como o acidente ocorreu:

- Onde ocorreu o semiafogamento?
- A criança estava em um lago, rio, mar ou piscina?
- A criança submergiu no vaso sanitário, em um balde ou em uma banheira?
- Alguém viu a criança entrar na água?
- A água era doce ou salgada? Fria ou tépida?
- A água provavelmente era contaminada?
- O semiafogamento estava associado a alguma circunstância extenuante, como mergulho ou acidente automobilístico?
- Por quanto tempo aproximadamente a criança permaneceu submersa? A criança estava consciente ou inconsciente quando foi resgatada?
- Quais foram as medidas tomadas no local do acidente? A RCR foi iniciada? Caso a resposta seja afirmativa, quando?
- Se houve suspeita de traumatismo da coluna cervical, a criança foi imobilizada?
- O DEA foi utilizado?
- Quando a criança se alimentou pela última vez (como preparação para a intubação)?

Exame físico

Avalie as vias respiratórias e a respiração. Ausculte todos os campos pulmonares para detectar sinais de edema pulmonar, inclusive murmúrio vesicular rude ou estertores. Avalie a frequência cardíaca, os pulsos e a perfusão. Observe o ritmo cardíaco no monitor e relate se houver evidências de arritmias. Avalie o estado neurológico da criança. Use uma caneta-lanterna para avaliar a reação pupilar. Use uma escala de coma pediátrica para avaliar mais detalhadamente o estado neurológico. A criança abre os olhos espontaneamente, ao ser estimulada, ou não abre em definitivo? A criança faz algum movimento espontâneo? O lactente está chorando? O pré-escolar consegue falar? Verifique a temperatura da criança, porque é comum hipotermia depois de semiafogamento.

Exames complementares

Enquanto aguarda os resultados dos exames complementares, continue as tentativas de reanimação, conforme descritas a seguir. Os exames complementares geralmente incluem os seguintes:

- Gasometria arterial: hipoxemia, acidose
- ECG: arritmias cardíacas
- Radiografias do tórax: edema pulmonar, infiltrados
- Eletrólitos séricos: distúrbios associados ao choque

Intervenções de enfermagem

Em consequência dos efeitos potencialmente devastadores para o cérebro da criança de hipoxia associada a semiafogamento, as intervenções nas vias respiratórias devem ser iniciadas imediatamente depois que a vítima é retirada da água. Cada segundo é importante. As primeiras intervenções realizadas na vítima de semiafogamento sempre devem contemplar as vias respiratórias, a respiração e a circulação; em muitos casos, as tentativas de reanimação são iniciadas antes de a criança chegar ao setor de emergência.

Se houver suspeita de lesão da coluna cervical (p. ex., acidentes de mergulho), faça a estabilização manual ou com um colar cervical. Assim como ocorre em todos os casos sob suspeita de traumatismo cervical, não retire o colar cervical até que as radiografias e o exame clínico tenham afastado a possibilidade de lesão da coluna cervical. Aspire as vias respiratórias para confirmar que estão pérvias. A criança pode ter aspirado partículas presentes na água contaminada ou vômito, que é uma complicação relativamente comum do semiafogamento. Um cateter de aspiração calibroso (p. ex., cateter de Yankauer) é valioso para limpar as vias respiratórias superiores. Administre oxigênio suplementar a 100%. As crianças com esforço respiratório reduzido ou ausente quase certamente necessitam de intubação. Introduza uma sonda nasogástrica para descomprimir o estômago e evitar aspiração de conteúdo gástrico. Inicie massagens cardíacas se não houver pulsos palpáveis.

Em geral, a criança apresenta certo grau de hipotermia e precisa ser reaquecida. Na maioria dos casos, a temperatura corporal central deve ser elevada lentamente, porque o aquecimento muito rápido da vítima de semiafogamento pode causar efeitos deletérios. Retire todas as roupas, seque a criança e cubra-a com mantas aquecidas. Aqueça os líquidos IV e use outros métodos de aquecimento, conforme a prescrição.

Considere *isto!*

Eva Dawson, uma menina de 2 anos, foi trazida rapidamente ao setor de emergência pela equipe de ambulância, depois de sofrer semiafogamento na piscina de sua casa. Eva foi reanimada no local do acidente e agora respira espontaneamente, mas está letárgica e tosse ocasionalmente.

Quais são os elementos da história que você deve obter dos pais ou dos cuidadores? Quais são as medidas terapêuticas imediatas necessárias?

De quais instruções a família pode necessitar?

• Intoxicação

O atendimento de emergência para crianças vítimas de intoxicação consistem em avaliação rápida de enfermagem e tratamento imediato.

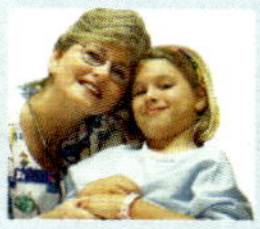

Se uma criança saudável (principalmente se for pequena) apresentar deterioração repentina sem qualquer causa detectável, considere a ingestão de substâncias tóxicas.

Avaliação de enfermagem

A avaliação de enfermagem para a vítima de intoxicação consiste basicamente em história de saúde detalhada, seguida de exame físico e dos exames complementares.

História de saúde

Obtenha a história de saúde com os pais ou o cuidador ou, se se tratar de um escolar ou de um adolescente, com o próprio paciente. Verifique o tempo aproximado decorrido desde a intoxicação e o tipo de toxina. A toxina foi ingerida, inalada ou aplicada na pele? Nos casos de ingestão de comprimidos, o cuidador traz consigo o frasco do medicamento? A criança teve náuseas, vômitos, anorexia, dor abdominal ou alterações neurológicas, tais como desorientação, fala arrastada ou marcha alterada? Verifique como os sintomas evoluíram. Os pais ou o cuidador ligaram para o centro de controle de intoxicações? Algum tratamento foi administrado? Em caso de crianças maiores e adolescentes, investigue se há história de depressão ou tentativa de suicídio.

Exame físico

A ingestão de medicamentos ou substâncias químicas pode causar uma ampla variedade de manifestações clínicas. Faça um exame físico completo e fique atenta às alterações que podem ocorrer depois da ingestão de determinados tóxicos, inclusive:

- Hipertensão ou hipotensão
- Hipertermia ou hipotermia
- Depressão respiratória ou hiperventilação
- Miose (contração das pupilas) ou midríase (dilatação das pupilas)

Atente especialmente para o estado mental, umidade e coloração da pele, e para os ruídos peristálticos da criança (Barry, 2005; Osterhoudt, 2000).

Exames complementares

A suspeita de intoxicação pode determinar os exames laboratoriais e diagnósticos. Vários exames sanguíneos podem ser realizados, inclusive:

- Painel bioquímico: para detectar hipoglicemia ou acidose metabólica e avaliar a função renal
- ECG: para detectar arritmias ou retardo da condução
- Provas de função hepática: para investigar se houve lesão hepática
- Triagens toxicológicas do sangue e da urina (disponíveis para um pequeno número de medicamentos; podem variar em cada instituição)
- Dosagens dos níveis de medicamentos específicos, caso a substância ingerida seja conhecida ou altamente provável.

Intervenções de enfermagem

A intervenção deve enfatizar a prevenção de intoxicações; mas, quando tiver ocorrido uma intoxicação, dê prioridade às vias respiratórias, à respiração e à circulação e corrija as alterações, conforme foi descrito nas seções precedentes deste capítulo. Verifique frequentemente os sinais vitais e institua medidas de sustentação. Existem poucos antídotos específicos para medicamentos ou outras toxinas. A ipeca raramente é utilizada nos serviços de saúde para induzir vômitos, e seu uso não é mais recomendado em domicílio. Lavagem gástrica, administração de carvão ativado (que se liga às substâncias químicas presentes no intestino) ou irrigação intestinal total com soluções eletrolíticas de polietilenoglicol podem ser usadas para reduzir os níveis das toxinas na corrente sanguínea. A intervenção depende do tipo de ingestão. Por exemplo, o carvão ativado é eficaz para evitar a absorção de muitos medicamentos, mas é ineficaz depois de superdosagem de preparações de ferro.

Se houver suspeita de ingestão de opiáceos ou outros narcóticos, administre naloxona para reverter os efeitos da depressão respiratória ou as alterações do nível de consciência. Também pode ser necessário controlar as convulsões e corrigir as alterações da termorregulação.

O tratamento específico da intoxicação é determinado quando a toxina é conhecida e o controle do envenenamento é possível. Mantenha a criança intoxicada sob monitoramento contínuo, porque muitas toxinas produzem efeitos muito tardios.

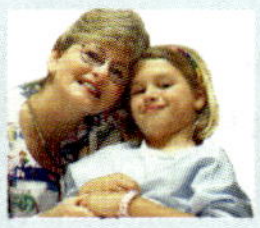

Os endereços dos Centros de Assistência Toxicológica no Brasil são encontrados no *site* www.cvs.saude.sp.gov.br

Traumatismo

As lesões causadas por acidentes são a terceira principal causa de mortes na faixa etária de 3 a 33 anos (Centers for Disease Control and Prevention [CDC], 2006*e*). Na população pediátrica, os traumatismos são causados por acidentes automobilísticos, acidentes de pedestres, quedas, acidentes em esportes e uso de armas de fogo. Quedas são a causa mais comum de acidentes na população pediátrica. As crianças de diferentes idades estão sujeitas a diversos tipos de acidentes em consequência do seu nível de desenvolvimento e também de exposição em seu ambiente. As crianças pequenas dependem dos cuidadores para garantir sua segurança. Além disso, as crianças pequenas também não estão suficientemente desenvolvidas para reconhecer situações de perigo.

Os acidentes automobilísticos ainda são responsáveis pela morte de cinco crianças diariamente, mas muitas outras sofrem lesões significativas (National Highway Traffic Safety Administration, 2006). Os acidentes com pedestres causam 25% das mortes de trânsito entre crianças (CDC, 2005*a*) e, todos os anos, cerca de 280.000 crianças são avaliadas nos setores de emergência depois de acidentes de bicicleta (SafeKids, 2006*e*). Como os acidentes na população pediátrica são muito comuns, as enfermeiras devem ser peritas em avaliar e intervir junto às vítimas de traumatismo nessa população.

Avaliação de enfermagem

A avaliação das vítimas de traumatismo inclui uma história de saúde resumida, à medida que a criança é avaliada e são instituídas as medidas necessárias.

História de saúde

Inicie a história de saúde perguntando quando o acidente aconteceu. Se a criança sofreu uma lesão causada por acidente automobilístico, pergunte qual era a velocidade do veículo. Verifique se a criança utilizava contenção adequada dentro do veículo. Se a criança estava andando de bicicleta, *skate* ou patins, indague se ela estava usando capacete, protetores de joelho e cintura. Pergunte quais foram as intervenções realizadas no local do acidente. A criança foi imobilizada em uma prancha para proteger a coluna cervical? Caso tenha ocorrido sangramento, peça à pessoa que transportou a criança para estimar o volume de sangue perdido.

Se a criança tiver sofrido uma queda, pergunte se alguém viu e de que altura ela caiu. A criança caiu em uma superfície dura como concreto? Como ela caiu: de cabeça, de costas, ou ela se protegeu com as mãos? Os pré-escolares e os meninos são mais suscetíveis a traumatismo craniano. A criança perdeu a consciência no local do acidente? Que tipo de comportamento a criança apresentou depois da queda? Depois da queda, a criança queixou-se de cefaleia ou vomitou?

Durante a obtenção de uma história detalhada da queda, considere o estágio de desenvolvimento da criança. Por exemplo, parece plausível que uma criança de 13 a 35 meses caia de uma escada? Por outro lado, qual é a probabilidade de que uma criança de 2 meses sofra fratura de fêmur depois de uma queda? Tenha em mente a possibilidade de a criança ter sofrido abuso. Avalie criticamente as circunstâncias relatadas e tente determinar se a história, o estágio de desenvolvimento da criança e o tipo de acidente são compatíveis. Além disso, avalie o tipo de lesão que a criança sofreu e a história relatada pelo cuidador. Por exemplo, crianças que caem de alturas significativas geralmente sofrem fraturas ósseas, mas lesões abdominais e torácicas raramente são causadas por quedas de alturas significativas.

Exame físico

O exame físico da criança traumatizada deve ser realizado primeiramente pela abordagem ABC (avaliação primária). Avalie se as vias respiratórias estão pérvias e determine a eficácia da respiração (conforme foi descrito nas seções precedentes deste capítulo). Avalie o esforço respiratório, os sons respiratórios e a coloração da criança. Em seguida, avalie a circulação. Verifique a frequência e a qualidade dos pulsos. Observe a coloração, a temperatura da pele e a perfusão. Se tiver ocorrido sangramento, a circulação da criança pode estar comprometida.

Depois de avaliar e realizar as intervenções para estabilização das vias respiratórias, da respiração e da circulação, faça a avaliação secundária. Verifique se há alguma incapacidade. Avalie rapidamente a função neurológica básica. Verifique o nível de consciência, a reação das pupilas e as respostas verbais e motoras aos estímulos auditivos e dolorosos. Se a criança for um lactente, palpe a fontanela anterior: fontanela tensa e abaulada sugere hipertensão intracraniana. O estado neurológico da criança traumatizada pode variar de absolutamente normal ao coma.

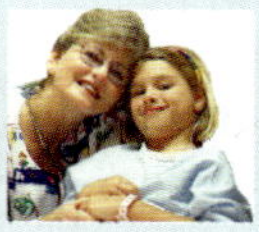

Pupilas desiguais ou uma pupila fixa e dilatada sugerem emergência neurocirúrgica. Relate imediatamente essa alteração.

Depois do ABC e D (incapacidade, em inglês, ***disability***) avalie o E (exposição). Exponha a criança para examinar todo o seu corpo em busca de sinais de lesão fechada ou com perfuração. Faça uma inspeção sistemática e detalhada do corpo da criança. Observe se há sangramentos em atividade e deformidade dos membros, bem como indícios de lacerações e abrasões. Observe os movimentos e atente para quaisquer queixas de imobilidade ou dor ao realizar movimentos. Inspecione o abdome para detectar eritema, manchas na pele ou distensão. Ausculte em busca de ruídos peristálticos em todos os quadrantes. Se a criança conseguir falar, pergunte se ela sente dor no estômago. Se a criança for pequena, pergunte: "Você sente alguma dor na barriga?" Se a criança relatar dor abdominal, peça-lhe para apontar onde dói. Observe se há defesa do abdome, que indica dor abdominal. Nos casos sob suspeita de lesão intestinal, é suficiente realizar apenas uma palpação suave. Sempre avalie primeiramente as áreas menos doloridas e depois palpe as regiões mais sensíveis.

Exames complementares

Assim como ocorre em outras emergências pediátricas, nunca postergue as medidas necessárias à espera dos resultados dos exames complementares. Além dos exames laboratoriais de rotina, os exames complementares mais comumente solicitados para as vítimas de traumatismo pediátrico incluem:

- Classificação sanguínea e prova cruzada: para determinação do tipo sanguíneo da criança antes da administração de hemocomponentes
- Tempo de protrombina e tempo de tromboplastina parcial: para determinar se há distúrbios da coagulação
- Amilase e lípase: para detectar se houve lesão pancreática
- Provas de função hepática: para detectar se houve lesão hepática
- Teste de gravidez (em todas as mulheres que já entraram na puberdade)
- TC, ultrassonografia ou RM do crânio, do abdome ou dos membros: para avaliar a gravidade das lesões.

Intervenções de enfermagem

As intervenções de enfermagem para as vítimas de traumatismo na população pediátrica enfatizam inicialmente o ABC.

Cuidados imediatos

Se houver suspeita de lesão craniana ou vertebral, desobstrua as vias respiratórias com a manobra de tração da mandíbula com estabilização da coluna cervical (ver Figura 31.4). As diretrizes revistas da AHA para suporte básico à vida recomendam que, se não for possível desobstruir as vias respiratórias com essa manobra, pode-se fazê-lo pela manobra de inclinação da cabeça/elevação do queixo. A justificativa para essa modificação nas diretrizes é que a tração mandibular geralmente é uma manobra difícil de realizar. Como a desobstrução das vias respiratórias tem prioridade, a AHA sugeriu essa concessão, mesmo que haja risco de lesão da coluna cervical (AHA, 2005*d*). Além disso, as novas diretrizes da AHA recomendam que a estabilização da cabeça e do pescoço de vítimas de traumatismo seja realizada manualmente, em vez de se utilizar um dispositivo de imobilização.

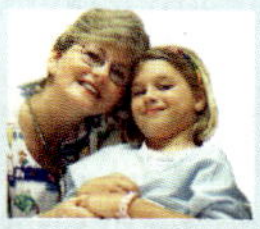

Os lactentes e os pré-escolares necessitam de cuidados diferentes para estabilização da coluna cervical porque têm occipício proeminente, que acarreta flexão do pescoço na posição supina. Para manter a posição neutra ideal da coluna cervical em crianças pequenas, utilize uma prancha pediátrica especial com corte para a cabeça, ou use uma toalha dobrada para levantar o dorso da criança.

Remova a obstrução das vias respiratórias com um dispositivo de aspiração calibroso (p. ex., cateter de Yankauer). Se a criança estiver respirando espontaneamente, administre oxigênio à maior taxa de fluxo possível (p. ex., por uma máscara sem refluxo). Se a criança não estiver respirando espontaneamente, intervenha de acordo com as diretrizes da AHA, que foram descritas nas seções precedentes deste capítulo.

Se houver um dispositivo de BVM disponível, conecte-o à fonte de oxigênio e use a bolsa para ventilar a criança. Observe a elevação do tórax e tome cuidado para não ventilar excessivamente, porque isto pode causar distensão abdominal. Administre as ventilações à taxa recomendada pela AHA (uma ventilação a cada 3 s). Não hiperventile. Até pouco tempo atrás, traumatismo craniano em crianças era tratado com hiperventilação. Isso causava **hipocapnia** (níveis baixos de dióxido de carbono no sangue). O efeito fisiológico da hipocapnia é a indução de vasoconstrição que, por sua vez, causa isquemia tecidual. Por essa razão, modernamente o tratamento de crianças com traumatismo craniano não inclui hiperventilação. A única exceção a essa regra é em uma situação aguda, se a criança apresentar sinais de possível herniação do tronco cerebral, na qual a hiperventilação pode ser utilizada inicialmente e por períodos curtos.

Avalie a criança para detectar pulsos centrais vigorosos. Se não houver pulsos palpáveis, inicie a RCR imediatamente. Quando a perfusão estiver reduzida, inicie a reposição de líquidos IV. As vítimas de traumatismo quase certamente necessitam de coloides ou hemocomponentes porque perdem sangue em consequência da lesão.

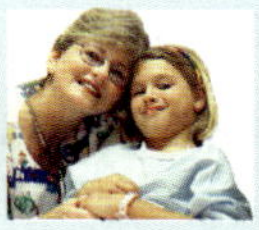

As crianças com traumatismo craniano e sinais de choque (p. ex., perfusão reduzida e bradicardia) devem receber reposição de volume de líquidos.

Referências

Livros e revistas

Agarwal, S., Swanson, S., Murphy, A., et al. (2005). Comparing the utility of a standard pediatric resuscitation cart with a pediatric resuscitation cart based on the Broselow tape: A randomized, controlled, crossover trial involving simulated resuscitation scenarios. *Pediatrics, 116*(3), 741.

Alterman, D. M., Daley, B. J., Kennedy, A. P., et al. (2006). *Considerations in pediatric trauma.* Retrieved 10/16/06 from http://www.emedicine.com/med/topic3223.htm.

American Academy of Pediatrics. (2000). *Childhood emergencies in the office, hospital and community.* Elk Grove, IL: American Academy of Pediatrics.

American Academy of Pediatrics. (2001). Falls from heights: Windows, roofs, balconies. *Pediatrics, 107*(5), 1188–1191.
American Academy of Pediatrics. (2001). Injuries associated with infant walkers. *Pediatrics, 108*(3), 790–792.
American Academy of Pediatrics. (2002). Skateboard and scooter injuries. *Pediatrics, 109,* 542–543.
American Academy of Pediatrics. (2005). *The injury prevention program: A guide to safety counseling in office practice.* Retrieved 6/24/06 from http://www.aap.org/family/tippmain.htm.
American Academy of Pediatrics. (2006). *Summer safety tips: Part I.* Retrieved 6/24/06 from http://www.aap.org/advocacy/releases/summertips.htm.
American Academy of Pediatrics. (2006). *Summer safety tips: Part II.* Retrieved 6/24/06 from http://www.aap.org/advocacy/releases/summertips-p2.htm.
American Academy of Pediatrics, Committee on Injury, Violence, and Poison Prevention. (2003). Policy statement: Poison treatment in the home. *Pediatrics, 112*(5), 1182–1185.
American Association of Critical Care Nurses. (2006). *Core curriculum for pediatric critical care nursing* (2nd ed.). St. Louis: Mosby.
American College of Surgeons. (1999). *Committee on trauma: Optimal care of the injured patient,* Chapter 14.
American College of Surgeons. (2004). *National Trauma Data Bank Pediatric Report 2004.* Chicago: American College of Surgeons.
American Heart Association. (2001a). *Basic cardiac life support for healthcare providers.* Dallas: American Heart Association.
American Heart Association. (2001b). *Pediatric advanced life support provider manual.* Dallas: American Heart Association.
American Heart Association. (2003). Recommended guidelines for uniform reporting of data from drowning. *Circulation, 108,* 2565–2584.
American Heart Association. (2005a). Highlights of the 2005 American Heart Association guidelines for cardiopulmonary resuscitation and emergency cardiovascular care. *Currents in Emergency Cardiovascular Care, 16,* 4.
American Heart Association. (2005b). Part 6: Pediatric basic and advanced life support, *Circulation, 112,* III-73-III-90. Retrieved 1/24/06 from http://circ.ahajournal.org/cgi/content/full/112/22_suppl/III-73.
American Heart Association. (2005c). Part 10.3: Drowning. *Circulation, 112,* 133–135.
American Heart Association. (2005d). Part 11: Pediatric basic life support. *Circulation, 112,* 156–166.
American Heart Association. (2005e). Part 12: Pediatric advanced life support. *Circulation, 112,* 167–187.
American Heart Association. (2006). 2005 AHA guidelines for cardiopulmonary resuscitation (CPR) and emergency cardiovascular care (ECC) of pediatric and neonatal clients: Pediatric advanced life support. *Pediatrics, 117*(5), e1005–e1028.
American Medical Student Association. (2006). *Child abuse and neglect.* Retrieved 11/5/06 from http://www.amsa.org/programs/gpit/child.cfm.
Atkins, D. L., & Kenney, M. A. (2004). Automated external defibrillators: Safety and efficacy in children and young adolescents. *Pediatric Clinics of North America, 51*(5), 1443–1462.
Barry, J. D. (2005). Diagnosis and management of the poisoned child. *Pediatric Annals, 34*(12), 936–946.
Beckman, A., Sloan, B., Moore, G., et al. (2002). Should parents be present during emergency department procedures on children, and who should make that decision? A survey of emergency physician and nurse attitudes. *American Emergency Medicine, 9*(2), 154–158.
Behrman, R. E., Kliegman, R. M., & Jenson, H. B. (2004). *Nelson textbook of pediatrics* (17th ed.). Philadelphia: W. B. Saunders.
Belville, R. G., & Seupaul, R. A. (2005). MD pain measurement in pediatric emergency care: A review of the Faces Pain Scale-Revised. *Pediatric Emergency Care, 21*(2), 90–93.
Berger, S., Utech, L., & Hazinski, M. F. (2004). Lay rescuer automated external defibrillation programs for children and adolescents. *Pediatric Clinics of North America, 51*(5), 1463–1478.
Bernard, L. M. (2002). Emergency nurses' role in pediatric injury prevention. *Nursing Clinics of North America, 37*(1), 135–143.
Brenner, R., Trumble, A., Smith, G., et al. (2001). Where children drown, United States, 1995. *Pediatrics, 108*(1), 85–89.
Brophy, M., Sinclair, S. A., Hostetler, G., & Xiang, H. (2006). Pediatric eye injury-related hospitalizations in the United States. *Pediatrics, 117*(6), 2267.
Centers for Disease Control and Prevention, National Center for Health Statistics. (2005a). *Emergency department visit data from the National Hospital Ambulatory Medical Care Survey.* Retrieved 6/24/06 from http://www.cdc.gov/nchs/about/otheract/injury/injury_emergency.htm.
Centers for Disease Control and Prevention. (2005b). Child passenger safety: National child passenger safety week. Retrieved 9/27/05 from http://www.cdc.gov/ncipc/duip/spotlite/chldseat.htm#airbag.
Centers for Disease Control and Prevention, National Center for Injury Prevention and Control. (2005c). Injuries among children and adolescents. Retrieved 9/20/05 from www.cdc.gov/ncipc/factsheets/children.htm.
Centers for Disease Control and Prevention. (2005d). Pertussis. Retrieved 11/30/05 from www.cdc.gov/ncidod/dbmd/diseaseinfo/pertussis_t.htm.
Centers for Disease Prevention and Control, National Center for Injury Prevention and Control. (2006a). *Injuries among children and adolescents.* Retrieved 6/24/06 from http://www.cdc.gov/ncipc/factsheets/children.htm.
Centers for Disease Control and Prevention, National Center for Injury Prevention and Control. (2006b). *National Child Passenger Safety Week, February 12–18, 2006.* Retrieved 6/24/06 from www.cdc.gov/ncipc/duip/spotlite/chldseat.htm#airbag.
Centers for Disease Control and Prevention, National Center for Injury Prevention and Control (2006c). *Poisoning prevention: Prevention tips.* Retrieved 6/21/06 from http://www.cdc.gov/ncipc/factsheets/poisonprevention.htm.
Centers for Disease Control and Prevention, National Center for Injury Prevention and Control (2006d). *Water-related injuries: Fact sheet.* Retrieved 10/29/06 from http://www.cdc.gov/ncipc/factsheets/drown.htm.
Centers for Disease Control and Prevention, National Center for Injury Prevention and Control (2006e). *WISQARS injury mortality reports, 1999–2003.* Retrieved 10/29/06 from http://webappa.cdc.gov/sasweb/ncipc/mortrate10_sy.html.
Coffman, S. (2003). Bicycle injuries and safety helmets in children: Review of research. *Orthopaedic Nursing 22*(1), 9–15.
Common Sense about Kids and Guns. (2005). *Fact file.* Retrieved 9/28/05 from http://www.kidsandguns.org/study/fact_file.asp.
Crain, E. F., & Gershal, J. C. (2004). *Clinical manual of emergency pediatrics* (4th ed.). New York: McGraw-Hill.
Crawley-Coha, T. (2002). Childhood injury: A status report, part 2. *Journal of Pediatric Nursing, 17*(2), 133–136.
Davis, D. P. (2005). Quantitative capnometry as a critical resuscitation tool. *Journal of Trauma Nursing, 12*(2), 40–42.
DeBoer, S., Seaver, M., & Broselow, J. (2005). Color coding to reduce errors—the Broselow-Luten system streamlines pediatric emergency treatment. *American Journal of Nursing, 105*(8), 68–71.
Decina, L. E., Lococo, K. H., & Block, A. W. (2005). *Misuse of restraints: Results of a workshop to review field data results.* Retrieved 9/29/05 from http://www.nhtsa.dot.gov/people/injury/research/TSF_MisuseChildRetraints/809851.html.
Doniger, S. J., & Sharieff, G. Q. (2006). Pediatric dysrhythmias. *Pediatric Clinics of North America, 53*(1), 85–106.

Donoghue, A., Baren, J., & Winograd, S. M. (2004). Rapid sequence intubation in pediatrics. *Pediatric Emergency Medicine Reports, 105* (12). Retrieved 4/10/06 from Health Reference Center Academic via Thomson Gale.

Fallot, A. (2005). Respiratory distress: Evaluating and treating common pulmonary emergencies in the office. *Pediatric Annals, 34*(11), 885–891.

Farah, M. (2006). *Pediatrics, tachycardia.* Retrieved 1/24/06 from http://www.emedicine.com/emerg/topic408.htm.

Fish, F. A. (2004). Ventricular fibrillation: Basic concepts. *Pediatric Clinics of North America, 51*(5), 1211–1222.

Fortenberry, J. D., & Mariscalco, M. (2006). General principles of poisoning management. In J. A. McMillan (Ed.), *Oski's pediatrics: Principles and practice.* Philadelphia: Lippincott Williams & Wilkins.

Frost, P. (2005). Pediatric resuscitation: Recognizing and managing children at risk. *Nursing Spectrum/Nurseweek CE: Course—NW0560.*

Frost, P., & Wise, B. (2006). *Kids in crisis: Pediatric emergencies.* Retrieved 6/24/06 from http://www2.nursingspectrum.com/CE/Self-Study_modules/syllabus.html?CCID=1089.

Garzon, D. L. (2005). Contributing factors to preschool unintentional injury. *Journal of Pediatric Nursing, 20*(6), 441–447.

Glassbrenner, D. (2005). *Child restraint use in 2004, overall results.* Retrieved 10/29/06 from http://www-nrd.nhtsa.dot.gov/pdf/nrd-30/NCSA/RNotes/2005/809845.pdf.

Gresham, L. S., Zirkle, D. L., Tolchin, S., et al. (2001). Partnering for injury prevention: Evaluation of a curriculum-based intervention program among elementary school children. *Journal of Pediatric Nursing, 16*(2), 79–87.

Grossman, D. (2000). The history of injury control and the epidemiology of child and adolescent injuries. *The Future of Children: Unintentional Injuries in Childhood, 10,* (1).

Hazinski, M. F. (2005). Major changes in the 2005 AHA guidelines for CPR and ECC: reaching the tipping point for change. *Circulation, 112,* 206–211.

Himle, M. B., & Miltenberger, R. G. (2004). Preventing unintentional firearm injury in children: The need for behavioral skills training. *Education & Treatment of Children, 27* (2), 161–177.

Hingley, A. T. (2000). *Preventing childhood poisoning.* Retrieved 6/20/06 from http://www.kidsource.com/kidsource/content3/fda.poisoning.all.safety.html.

Hofer, C. K., Ganter, M., Tucci, M., et al. (2002). How reliable is length-based determination of body weight and tracheal tube size in the paediatric age group? The Broselow tape reconsidered. *British Journal of Anaesthesia, 88*(2), 283–285.

Holleran, R. S. (2002). The problem of pain in emergency care. *Nursing Clinics of North America, 37*(1), 67–78.

Hudgins, R. J., & Boydston, W. R. (2003). *Pediatric head injury for the primary care physician.* Retrieved 6/24/06 from http://www.choa.org/default.aspx?id=882.

Idris, A. H., Berg, R. A., Bierens, J., et al. (2003). Recommended guidelines for uniform reporting data from drowning. *Circulation, 108,* 2565–2600.

Johnston, C. C., Bournaki, M. C., Gagnon, A. J., et al. (2005). Self-reported pain intensity and associated distress in children aged 4–18 years on admission, discharge, and one-week follow up to emergency department. *Pediatric Emergency Care, 21*(5), 342–346.

Langlois, J. A., Rutland-Brown, W., & Thomas, K. E. (2005). The incidence of traumatic brain injury among children in the United States: Differences by race. *Journal of Head Trauma Rehabilitation, 20*(3), 229–238.

Lee, J., Ahmad, S., & Gale, C. (2005). Detection of coins ingested by children using a handheld metal detector: A systematic review. *Emergency Medicine Journal, 22*(12), 839–844.

Litovitz, T., Klein-Schwartz, W., White, S., et al. (2001). 2000 Annual Report of the American Association of Poison Control Centers Toxic Exposure Surveillance System. *American Journal of Emergency Medicine, 19*(5), 337–396.

Mace, S. E. (2005). The fifth vital sign: Pulse oximetry in noninvasive respiratory monitoring. *Pediatric Emergency Medicine Reports, 10*(3), 25–35.

MacLachlan, S. (2003). *Blunt pediatric trauma, emergency medical rounds.* Retrieved 10/1/06 from http://www.cgi.ualberta.ca/emergency/rounds/files/PedsTraumaMachlachlan2003.ppt#256,1, Blunt Pediatric Trauma.

Madden, M. A. (2005). Pediatric poisonings: Recognition, assessment, and management. *Critical Care Nursing Clinics of North America, 17*(4), 395–404.

Mannenbach, M., & Bechtel, K. (2005). Patterns of injury that should raise suspicion for child abuse. *Pediatric Emergency Medicine Reports.* Retrieved 4/10/06 from Health and Wellness Resource Center.

Marino, B. S., & Fine, K. S. (2007). *Blueprints pediatrics* (4th ed.). Philadelphia: Lippincott Williams & Wilkins.

Mariscalco, M. M. (2006). Shock. In J. A. McMillan (Ed.), *Oski's pediatrics: Principles and practice.* Philadelphia: Lippincott Williams & Wilkins.

Matteucci, M. J. (2005). One pill can kill: Assessing the potential for fatal poisonings in children. *Pediatric Annals, 34*(12), 965–968.

McKiernan, C. A., & Lieberman, S. A. (2005). Circulatory shock in children: An overview. *Pediatrics in Review, 26*(12), 451–460.

Meadows-Oliver, M. (2004). Syrup of ipecac: New guidelines from the AAP. *Journal of Pediatric Health Care, 18,* 109–110.

Minto, G., & Woodward, W. (2005). Drowning and immersion injury. *Anaesthesia and Intensive Care Medicine, 6*(9), 321–323.

Monachino, A. M. (2005). Pediatric code readiness: Practice is the key. *Journal for Nurses in Staff Development, 21*(3), 126–131.

Morantz, C., & Torrey, B. (2003). Update on automated defibrillator use in children. *American Family Physician, 68*(8), 1667.

Moses, S. (2005). *Fluid resuscitation in trauma.* Retrieved 1/9/06 from http://www.fpnotebook.com/ER46.htm.

Nadkarni, V., Larkin, G., Peberdy, M., et al. (2006). First documented rhythm and clinical outcome from in-hospital cardiac arrest among children and adults. *Journal of the American Medical Association, 29*(1), 50–57.

National Highway Traffic Safety Administration. (2006). *2004 motor vehicle occupant protection facts.* Retrieved 10/29/06 from http://www.nhtsa.dot.gov/people/injury/airbags/MVOP2004/images/2004MVOPFactsLo.pdf.

National Safety Council. (2006). *Water safety.* Retrieved 11/3/06 from http://www.nsc.org/library/facts/drown.htm.

Nibert, L., & Ondrejka, D. (2005). Family presence during pediatric resuscitation: An integrative review for evidence-based practice. *Journal of Pediatric Nursing, 20*(2), 145–146.

Osterhoudt, K. C. (2000). The toxic toddler: Drugs that can kill in small doses. *Contemporary Pediatrics, 3,* 73 [electronic version]. Retrieved 6/20/06 from http://www.contemporarypediatrics.com/contpeds/article/articleDetail.jsp?id=139730.

Osterhoudt, K. C., Durbin, D., Alpern, E. R., & Henretig, F. M. (2004). Risk factors for emesis after therapeutic use of activated charcoal in acutely poisoned children. *Pediatrics, 113*(4), 806–810.

Perondi, M. B. M., Reis, A. G., Paiva, E. F., et al. (2004). A comparison of high-dose and standard-dose epinephrine in children with cardiac arrest. *New England Journal of Medicine, 350,* 1722–1730.

Prentiss, K. A., Mick, N. W., Cummings, B. M., et al. (2007). *Emergency management of the pediatric client.* Philadelphia: Lippincott Williams & Wilkins.

Probst, B. D., Lyons, E., Leonard, D., et al. (2005). Factors affecting emergency department assessment and management of pain in children. *Pediatric Emergency Care, 21*(5), 298–305.

Rezendes, J. L. (2006). Bicycle helmets: Overcoming barriers to use and increasing effectiveness. *Journal of Pediatric Nursing, 21*(1), 35–44.

RNCeus. (2006). *Abnormal breath sounds.* Retrieved 10/25/06 from www.rnceus.com/resp/respabn.html.

Robertson, J., & Shilkofski, N. (2005). *The Harriet Lane handbook* (17th ed.). Philadelphia: Mosby.

Rosman, N. P. (2006). Acute head trauma. In J. A. McMillan (Ed.), *Oski's pediatrics: Principles and practice.* Philadelphia: Lippincott Williams & Wilkins.

Ross, J. (2006). *Summer injuries: Near drowning.* Retrieved 4/25/06 from http://rnweb.com/rnweb/article/articleDetail.jsp?id=168160.

Safe Kids. (2006b). *Facts about childhood falls.* Retrieved 10/29/06 from http://www.usa.safekids.org/content_documents/Falls_facts.pdf.

Safe Kids. (2006c). *Facts about drowning.* Retrieved 5/19/06 from http://www.usa.safekids.org/content_documents/Drowning_facts.pdf.

Safe Kids. (2006d). *Facts about injuries to child pedestrians.* Retrieved 10/29/06 from http://www.usa.safekids.org/content_documents/Ped_facts.pdf.

Safe Kids. (2006e). *Facts about injuries to children riding bicycles.* Retrieved 11/3/06 from www.usa.safekids.org/content_documents/Bike_facts.pdf.

Safe Kids. (2006f). *Falls safety.* Retrieved 11/5/06 from http://www.safekids.org/tips/tips_falls.html.

Safe Kids. (2006g). *Fire and burns safety.* Retrieved 11/5/06 from http://www.safekids.org/tips/tips_fire.htm.

Safe Kids. (2006h). *Motor vehicle safety.* Retrieved 11/5/06 from http://www.safekids.org/tips/tips_car.htm.

Safe Kids. (2006i). *Pedestrian safety.* Retrieved 11/5/06 from http://www.safekids.org/tips/tips_ped.htm.

Safe Kids (2006j). *Poisoning safety.* Retrieved 6/20/06 from http://www.safekids.org/tips/tips_poison.html.

Safe Kids (2006k). *Water and drowning safety.* Retrieved 11/5/06 from www.safekids.org/tips/tips_water.html.

Saluja, G., Brenner, R. A., Trumble, A. C., et al. (2006). Swimming pool drownings among U.S. residents aged 5–24 years: Understanding racial/ethnic disparities. *American Journal of Public Health, 96*(4), 728–733.

Samson, R. A., Berg, R. A., Bingham, R., et al. (2003). Use of automated external defibrillators in children: An update: An advisory statement from the pediatric advanced life support task force, international liaison committee on resuscitation. *Circulation, 107,* 3250–3255.

Schweich, P. J. (2006). Selected topics in emergency medicine. In J. A. McMillan (Ed.), *Oski's pediatrics: Principles and practice.* Philadelphia: Lippincott Williams & Wilkins.

Stephenson, M. (2005). Danger in the toy box. *Journal of Pediatric Health Care, 19,* 187–189.

Strange, G., Ahrens, W., McQuillen, K., et al. (2004). *Pediatric emergency medicine: Just the facts.* New York: McGraw-Hill.

Taketokmo, C. K., Hodding, J. H., & Kraus, D. M. (2005). *Lexi-comp's pediatric dosage handbook* (12th ed.). Hudson, OH: Lexi-comp.

Tinsworth, D., & McDonald, J. (2001). *Special study: Injuries and deaths associated with children's playground equipment.* Washington D.C.: U.S. Consumer Product Safety Commission.

Tomashek, K. M., Hsia, J., & Iyasu, S. (2003). Trends in postneonatal mortality attributable to injury, United States, 1988–1998. *Pediatrics, 111,* 1219–1225.

U.S. Department of Transportation, National Highway Traffic Safety Administration, National Center for Statistics and Analysis. (2005). *Technical report DOT HS 809 843: Motor vehicle traffic crashes as a leading cause of death in the U.S., 2002—a demographic perspective.* Springfield, VA: National Technical Information Service. Retrieved 6/24/06 from http://www-nrd.nhtsa.dot.gov/ pdf/nrd-30/NCSA/Rpts/2005/809843.pdf.

Verive, M., Heidemann, S., & Fiore, M. (2004). *Near drowning.* Retrieved 10/29/06 from http://www.emedicine.com/ped/topic2570.htm.

Wang, M., Griffith, P. Sterling, J., et al. (2000). A prospective population-based study of pediatric trauma clients with mild alterations in consciousness (Glasgow Coma Scale score of 13–14). *Neurosurgery, 5*(46), 1093–1099.

White, M. G. (2003). *Capnometer & capnometry.* Retrieved 11/3/06 from http://breathing.com/articles/capnometry.htm.

Wilson, M. H., & Levin-Goodman, R. (2006). Injury control and prevention. In J. A. McMillan (Ed.), *Oski's pediatrics: Principles and practice.* Philadelphia: Lippincott Williams & Wilkins.

World Health Organization. (2006). *Facts about injuries: Drowning.* Retrieved 10/29/06 from http://www.who.int/violence_injury_prevention/publications/other_injury/en/drowning_factsheet.pdf.

Websites

www.aap.org/healthtopics/safety.cfm American Academy of Pediatrics safety information

www.aapcc.org American Association of Poison Control Centers

www.cdc.gov/ncipc/factsheets/childpas.htm Centers for Disease Control and Prevention: National Center for Injury Prevention and Control, Child Passenger Safety Fact Sheet

www.cdc.gov/ncipc/factsheets/teenmvh.htm Centers for Disease Control and Prevention: National Center for Injury Prevention and Control, Teen Drivers Fact Sheet

www.cpsc.gov/cpscpub/pubs/pois_prv.html U.S. Consumers Product Safety Commission, Poison Prevention Publications

www.ipl.org/div/kidspace/poisonsafe/kjump.html Kidspace @ the Internet Public Library

www.jnj.com/news/jnj_news/20020308_0811.htm Johnson & Johnson News

www.kidshealth.org Nemours Foundation

www.nrd.nhtsa.dot.gov/departments/nrd-30/ncsa National Highway Traffic Safety Administration, National Center for Statistics and Analysis

www.poisonprevention.org/materials.htm Poison Prevention Week Council

www.rnceus.com/index.html#_parent#_parent Nursing CEUs and information

www.safekids.org Safe Kids Worldwide

Exercícios sobre o capítulo

Questões de múltipla escolha

1. Uma criança pequena que não responde a estímulos é trazida ao setor de emergência. A avaliação detecta manchas na pele, frequência respiratória de 10 respirações/min e pulso braquial de 52 batimentos/min. Qual é a ação de enfermagem prioritária?
   a. Preparar o desfibrilador e encher as seringas com os medicamentos padronizados.
   b. Administrar oxigênio a 100% por um dispositivo de bolsa-válvula-máscara e iniciar as massagens cardíacas.
   c. Iniciar as massagens cardíacas e administrar oxigênio a 100% por uma máscara sem refluxo.
   d. Iniciar a infusão de líquidos IV e administrar adrenalina IV.
2. Uma criança de 10 anos em angústia respiratória precisa ser intubada. Quais diâmetros devem ter os tubos traqueais selecionados pela enfermeira?
   a. 9,5 e 10,0 mm
   b. 8,5 e 9,0 mm
   c. 6,0 e 6,5 mm
   d. 6,5 e 7,0 mm
3. Um pré-escolar é trazido ao setor de emergência com história de vômitos, diarreia e febre nos últimos dias. A criança está recebendo oxigênio a 100% por uma máscara sem refluxo. Os sinais vitais são os seguintes: temperatura, 40°C; pulso de 144 bpm; frequência respiratória de 22 incursões/min; e PA de 70/50 mmHg. A criança está agitada e difícil de acordar e tem pulsos periféricos fracos com tempo de enchimento capilar prolongado. Qual é a intervenção de enfermagem prioritária?
   a. Administrar acetaminofeno por VR para reduzir a febre alta.
   b. Administrar antibióticos IV para tratar a infecção.
   c. Preparar a criança para intubação traqueal.
   d. Administrar infusão IV rápida de 20 mℓ/kg de soro fisiológico.
4. A avaliação de uma criança de 12 anos que foi atropelada quando andava de bicicleta sem capacete mostra o seguinte: temperatura de 37°C; pulso de 100 bpm; frequência respiratória de 24 incursões/min com respirações fáceis; e PA de 102/70 mmHg. Qual é a ação prioritária da enfermeira?
   a. Avaliar o estado neurológico e, ao mesmo tempo, definir as lesões evidentes.
   b. Administrar infusão rápida de soro fisiológico IV na dose de 20 mℓ/kg.
   c. Remover o colar cervical, se ela se queixar de que está incomodando.
   d. Auscultar os ruídos peristálticos e, ao mesmo tempo, avaliar se há dor.
5. Uma criança de 18 meses é trazida ao setor de emergência pela ambulância, depois de uma ingestão acidental. Qual é a ação de enfermagem prioritária?
   a. Verificar os sinais vitais da criança.
   b. Administrar xarope de ipeca VO.
   c. Introduzir uma sonda nasogástrica.
   d. Instalar um acesso IV.

Exercícios de raciocínio crítico

1. Uma criança em idade escolar chega ao setor de emergência para ser avaliada. A criança tem apresentado desmaios repetidos e hoje desmaiou na escola. O monitor cardíaco mostra ritmo cardíaco anormal. No momento, a criança está estável. Quais são as perguntas mais apropriadas que a enfermeira deve fazer durante a obtenção da história de saúde da criança? Quais são as avaliações objetivas que a enfermeira deve realizar?
2. Charlie é um menino de 2 anos internado no hospital depois da ingestão acidental de um medicamento. A mãe, que trouxe a criança ao hospital, está nervosa e chorando. De que maneira a idade e o estágio de desenvolvimento da criança afetam seu risco de ingestão acidental? Como a enfermeira pode responder à angústia da mãe? Elabore um plano de orientação para a alta de Charlie e sua família, com referência à prevenção de intoxicações.
3. Uma criança de 7 meses é trazida ao setor de emergência com queixa principal de dificuldade de respirar. A mãe do lactente diz que o resfriado do filho piorou e que ele não está comendo. Quais são as outras perguntas que a enfermeira deve fazer durante a obtenção da história de saúde da criança? Como a enfermeira pode estabilizar adequadamente as vias respiratórias do lactente?

Atividades de estudo

1. Passe um dia no setor de emergência pediátrica ou no centro de tratamento de urgência e registre o papel da enfermeira da triagem.
2. Observe a equipe médica da emergência pediátrica em ação ou observe o código pediátrico do hospital. Compare e contraste as medidas adotadas para crianças com aquelas que são realizadas para um adulto em situação de emergência semelhante.
3. Elabore um projeto de orientação sobre prevenção de acidentes e faça uma apresentação em uma escola elementar, de ensino médio ou de nível superior da localidade. Procure assegurar que as informações sejam compatíveis com o nível de desenvolvimento das crianças.
4. Entreviste os pais de uma criança que tenha apresentado uma emergência e pergunte como eles se sentiram durante e depois da emergência. Apresente as informações coletadas aos seus colegas de turma.
5. Ao prestar atendimento a uma criança em situação de emergência, a enfermeira realiza as avaliações listadas a seguir. Coloque as avaliações em ordem.
   a. Reação pupilar
   b. Existência de tosse ou escarro
   c. Frequência cardíaca e tempo de enchimento capilar
   d. Existência de contusões e abrasões
   e. Esforço respiratório

Apêndice

A

Gráficos de Crescimento

Do nascimento a 36 meses: meninos
Percentis de comprimento e peso por idade

NOME ____________________

PRONTUÁRIO Nº ____________

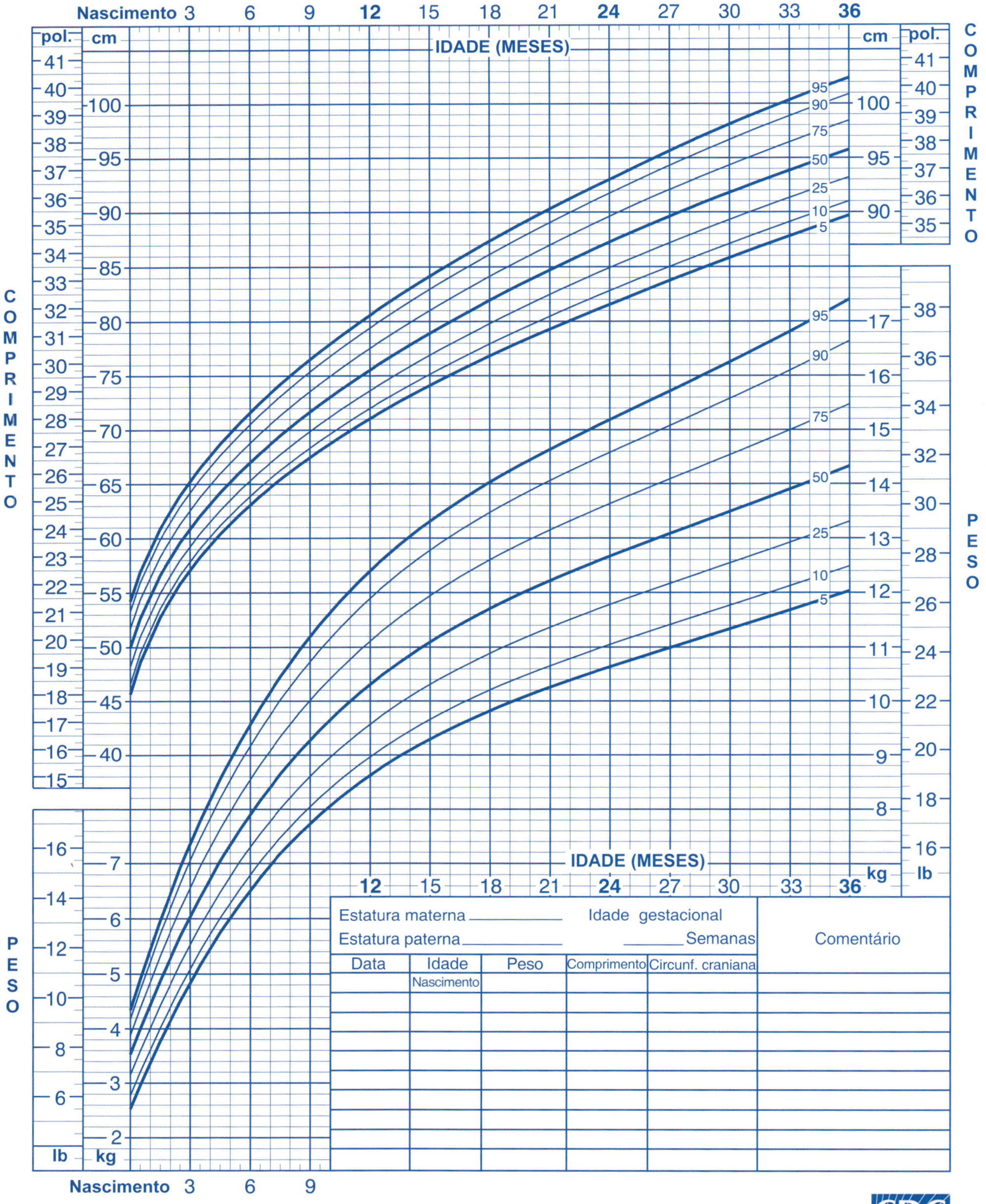

Estatura materna ______		Idade gestacional			Comentário
Estatura paterna ______		______ Semanas			
Data	Idade	Peso	Comprimento	Circunf. craniana	
	Nascimento				

Publicado em 30 de maio de 2000 (modificado em 20/4/2001).
FONTE: desenvolvido pelo National Center for Health Statistics, em colaboração com o National Center for Chronic Disease Prevention and Health Promotion (2000).
http://www.cdc.gov/growthcharts.

SAFER • HEALTHIER • PEOPLE™

Do nascimento a 36 meses: meninas
Percentis de comprimento e peso por idade

NOME ______________________

PRONTUÁRIO Nº ______________

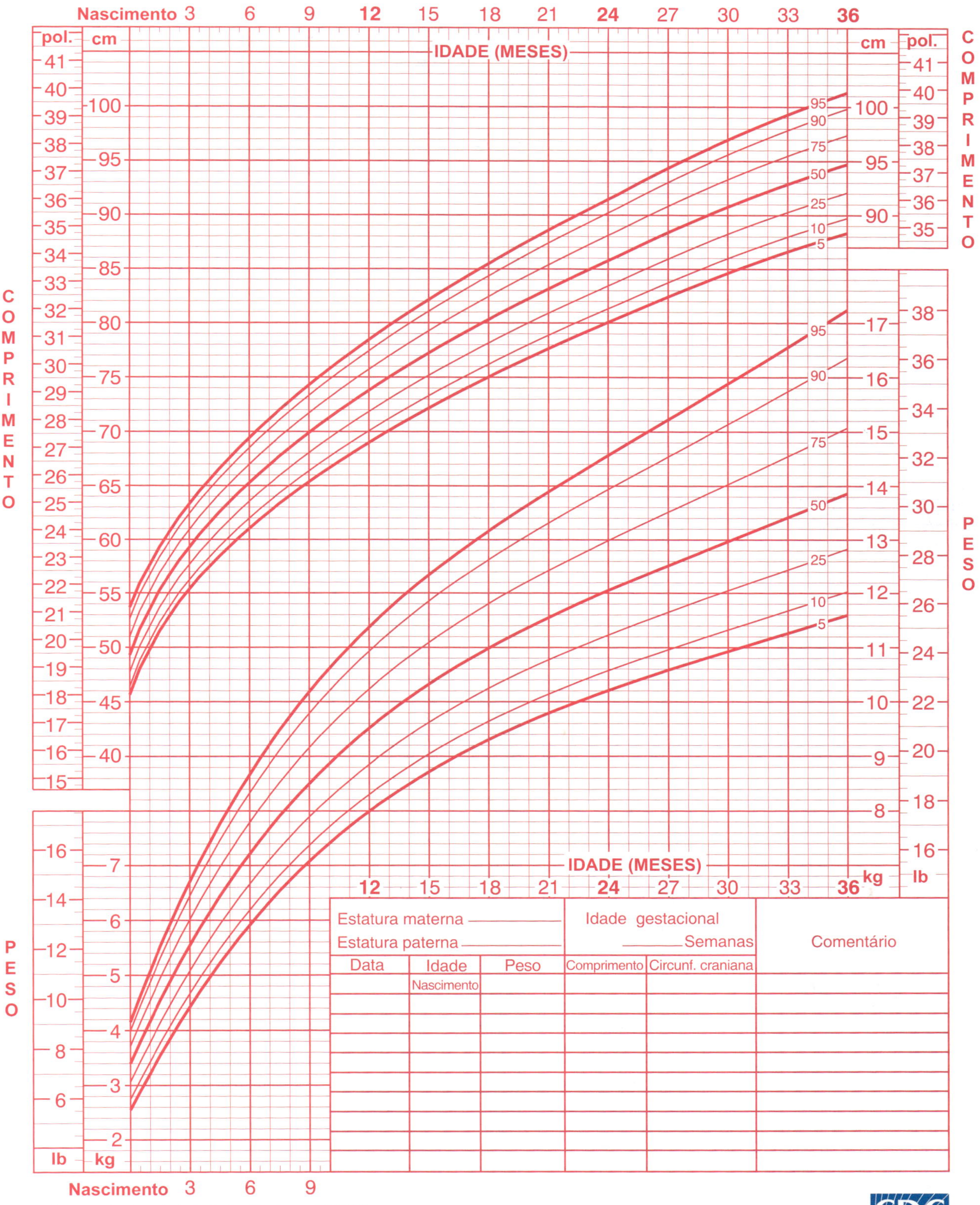

Publicado em 30 de maio de 2000 (modificado em 20/4/2001).
FONTE: desenvolvido pelo National Center for Health Statistics, em colaboração com o National Center for Chronic Disease Prevention and Health Promotion (2000).
http://www.cdc.gov/growthcharts.

CDC
SAFER • HEALTHIER • PEOPLE™

Do nascimento a 36 meses: meninos Percentis de circunferência craniana e peso por idade

NOME ____________________

PRONTUÁRIO Nº ____________

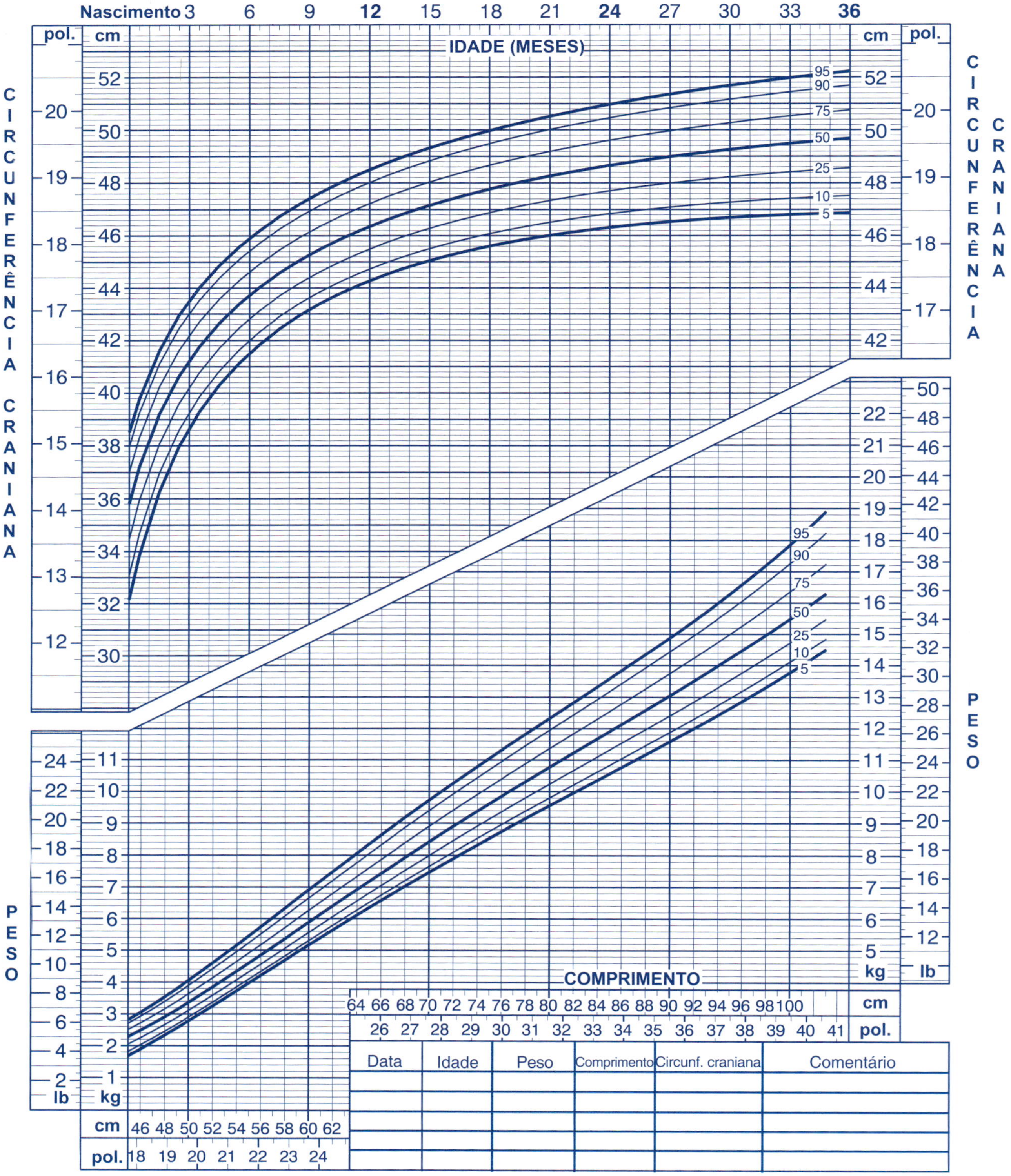

Data	Idade	Peso	Comprimento	Circunf. craniana	Comentário

Publicado em 30 de maio de 2000 (modificado em 16/10/2000).
FONTE: desenvolvido pelo National Center for Health Statistics, em colaboração com o National Center for Chronic Disease Prevention and Health Promotion (2000).
http://www.cdc.gov/growthcharts.

CDC SAFER • HEALTHIER • PEOPLE™

Do nascimento a 36 meses: meninas Percentis de circunferência craniana e peso por idade

NOME ______________________

PRONTUÁRIO Nº ______________

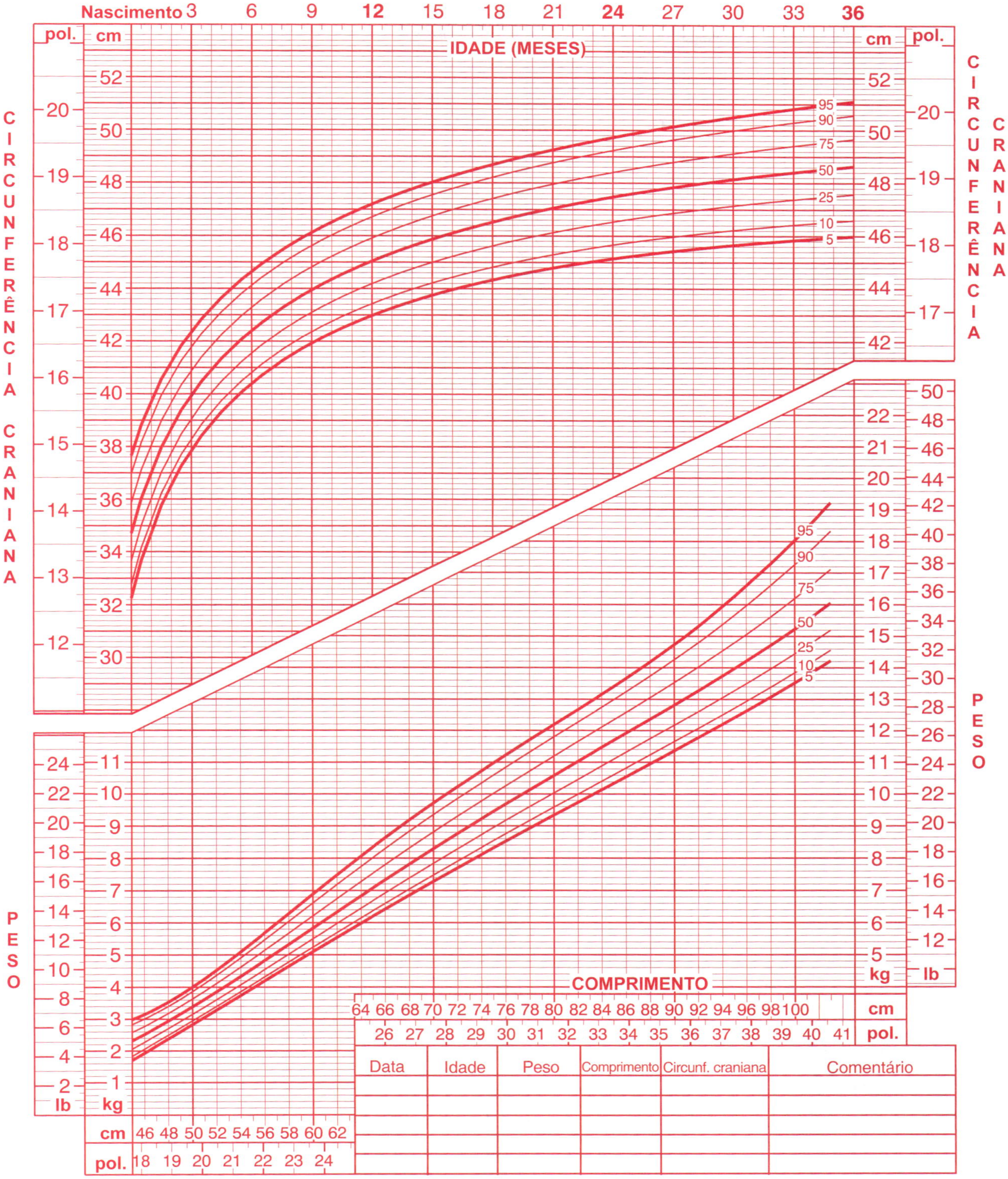

Publicado em 30 de maio de 2000 (modificado em 16/10/2000).
FONTE: desenvolvido pelo National Center for Health Statistics, em colaboração com o National Center for Chronic Disease Prevention and Health Promotion (2000).
http://www.cdc.gov/growthcharts.

SAFER • HEALTHIER • PEOPLE™

De 2 a 20 anos: meninos
Percentis de estatura e peso por idade

NOME ______________________

PRONTUÁRIO Nº ______________

Estatura materna ____________ Estatura paterna ____________

Data	Idade	Peso	Estatura	IMC*(índice de massa corporal)

***Para calcular o IMC:** Peso (kg) ÷ Estatura (cm) ÷ Estatura (cm) × 10.000
ou Peso (lb) ÷ Estatura (pol.) ÷ Estatura (pol.) × 703

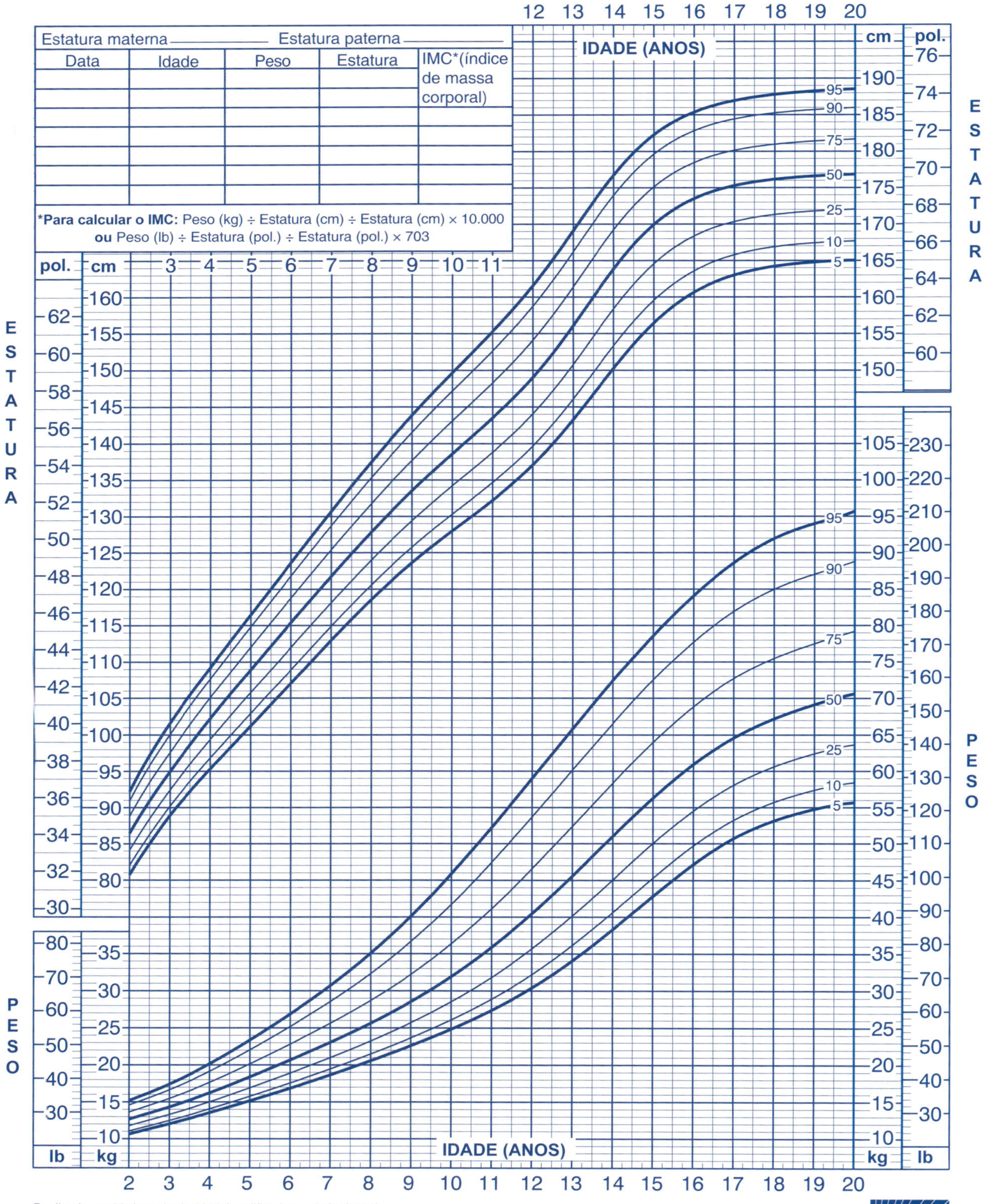

Publicado em 30 de maio de 2000 (modificado em 21/11/2000).
FONTE: desenvolvido pelo National Center for Health Statistics, em colaboração com o National Center for Chronic Disease Prevention and Health Promotion (2000).
http://www.cdc.gov/growthcharts.

CDC
SAFER • HEALTHIER • PEOPLE™

De 2 a 20 anos: meninas
Percentis de estatura e peso por idade

NOME ____________________

PRONTUÁRIO Nº ____________________

Estatura materna ____________ Estatura paterna ____________

Data	Idade	Peso	Estatura	IMC*

***Para calcular o IMC:** Peso (kg) ÷ Estatura (cm) ÷ Estatura (cm) × 10.000
ou Peso (lb) ÷ Estatura (pol.) ÷ Estatura (pol.) × 703

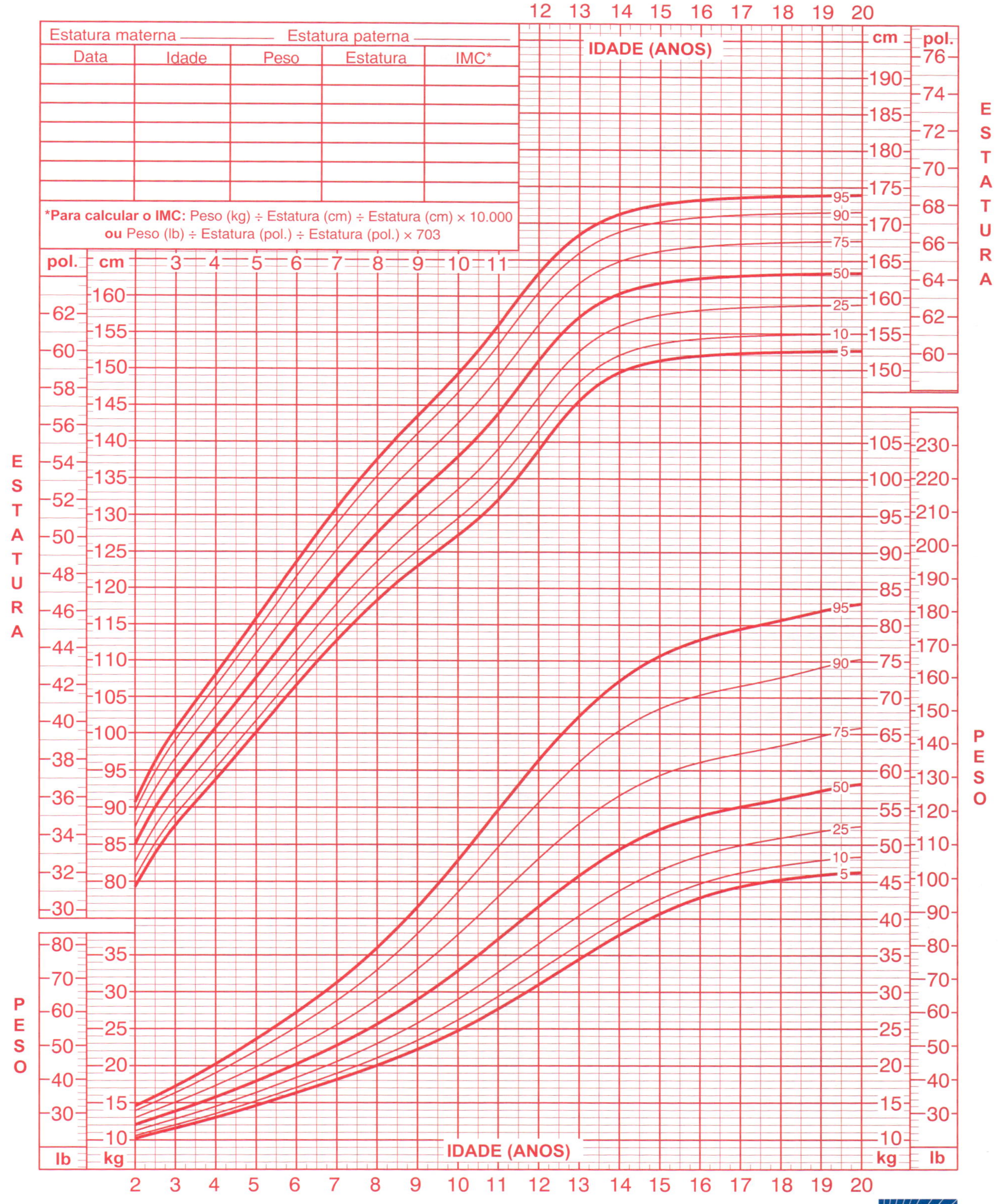

Publicado em 30 de maio de 2000 (modificado em 21/11/2000).
FONTE: desenvolvido pelo National Center for Health Statistics, em colaboração com o National Center for Chronic Disease Prevention and Health Promotion (2000).
http://www.cdc.gov/growthcharts.

CDC
SAFER • HEALTHIER • PEOPLE™

De 2 a 20 anos: meninos
Percentis do índice de massa corporal por idade

NOME ____________________

PRONTUÁRIO Nº ____________________

Data	Idade	Peso	Estatura	IMC*	Comentário

***Para calcular o IMC:** Peso (kg) ÷ Estatura (cm) ÷ Estatura (cm) × 10.000
ou Peso (lb) ÷ Estatura (pol.) ÷ Estatura (pol.) × 703

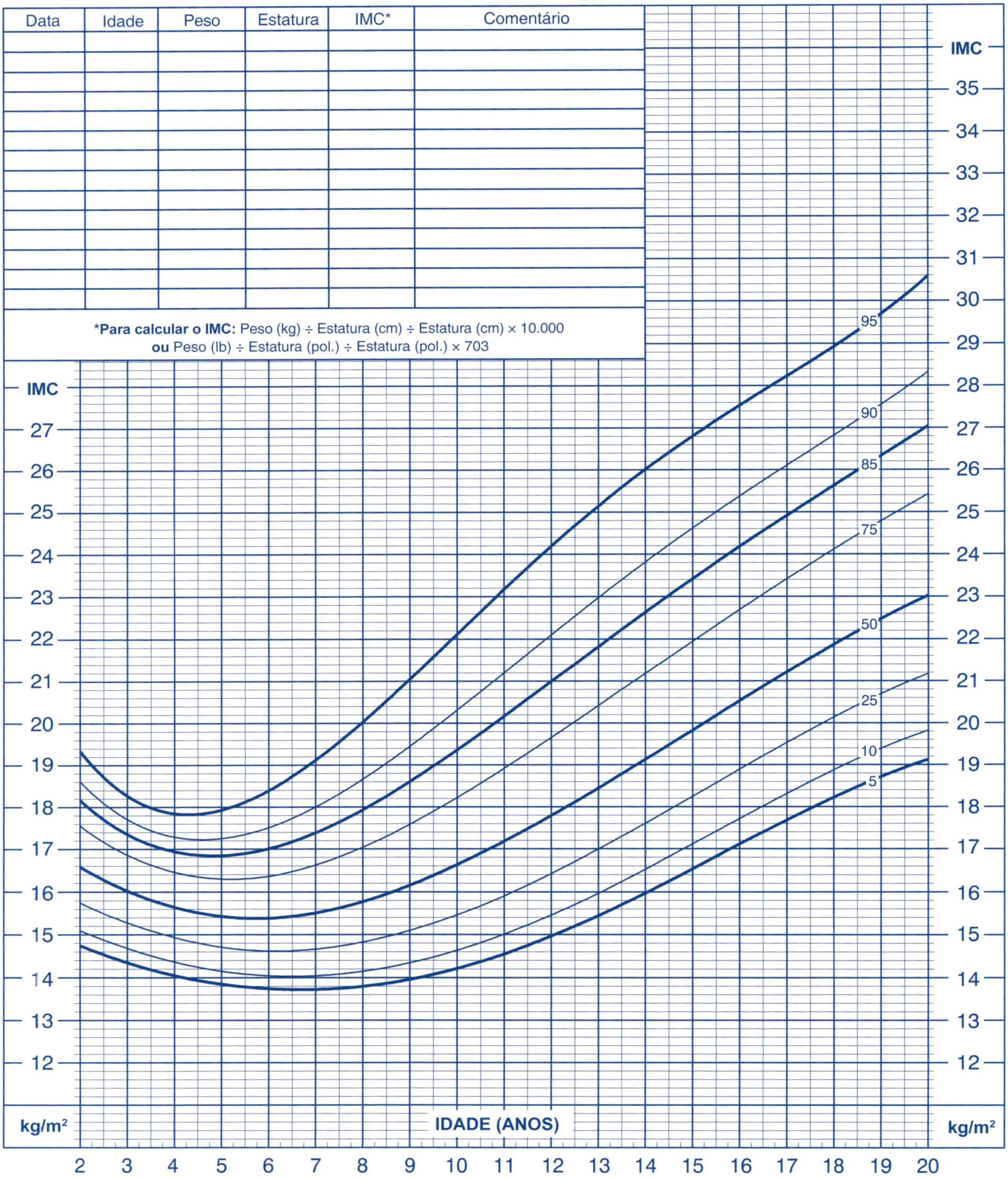

Publicado em 30 de maio de 2000 (modificado em 16/10/2000).
FONTE: desenvolvido pelo National Center for Health Statistics, em colaboração com o National Center for Chronic Disease Prevention and Health Promotion (2000).
http://www.cdc.gov/growthcharts.

CDC
SAFER • HEALTHIER • PEOPLE™

De 2 a 20 anos: meninas
Percentis do índice de massa corporal por idade

NOME ______________________________

PRONTUÁRIO Nº ______________________

Data	Idade	Peso	Estatura	IMC*	Comentário

***Para calcular o IMC:** Peso (kg) ÷ Estatura (cm) ÷ Estatura (cm) × 10.000
ou Peso (lb) ÷ Estatura (pol.) ÷ Estatura (pol.) × 703

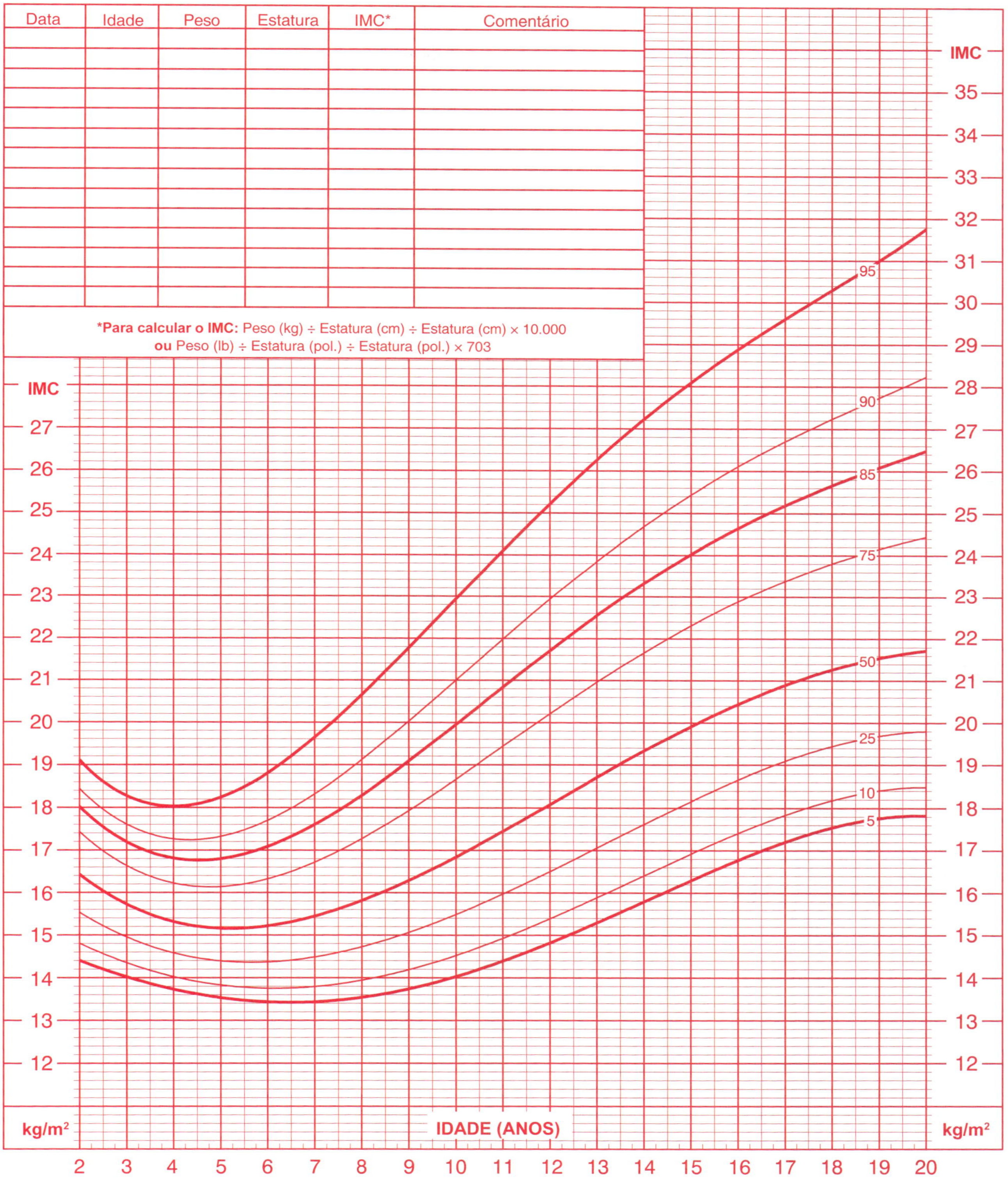

Publicado em 30 de maio de 2000 (modificado em 16/10/2000).
FONTE: desenvolvido pelo National Center for Health Statistics, em colaboração com o National Center for Chronic Disease Prevention and Health Promotion (2000).
http://www.cdc.gov/growthcharts.

CDC
SAFER • HEALTHIER • PEOPLE™

NOME ______________________

Percentis de peso por estatura: meninos

PRONTUÁRIO Nº ______________

Data	Idade	Peso	Estatura	Comentário

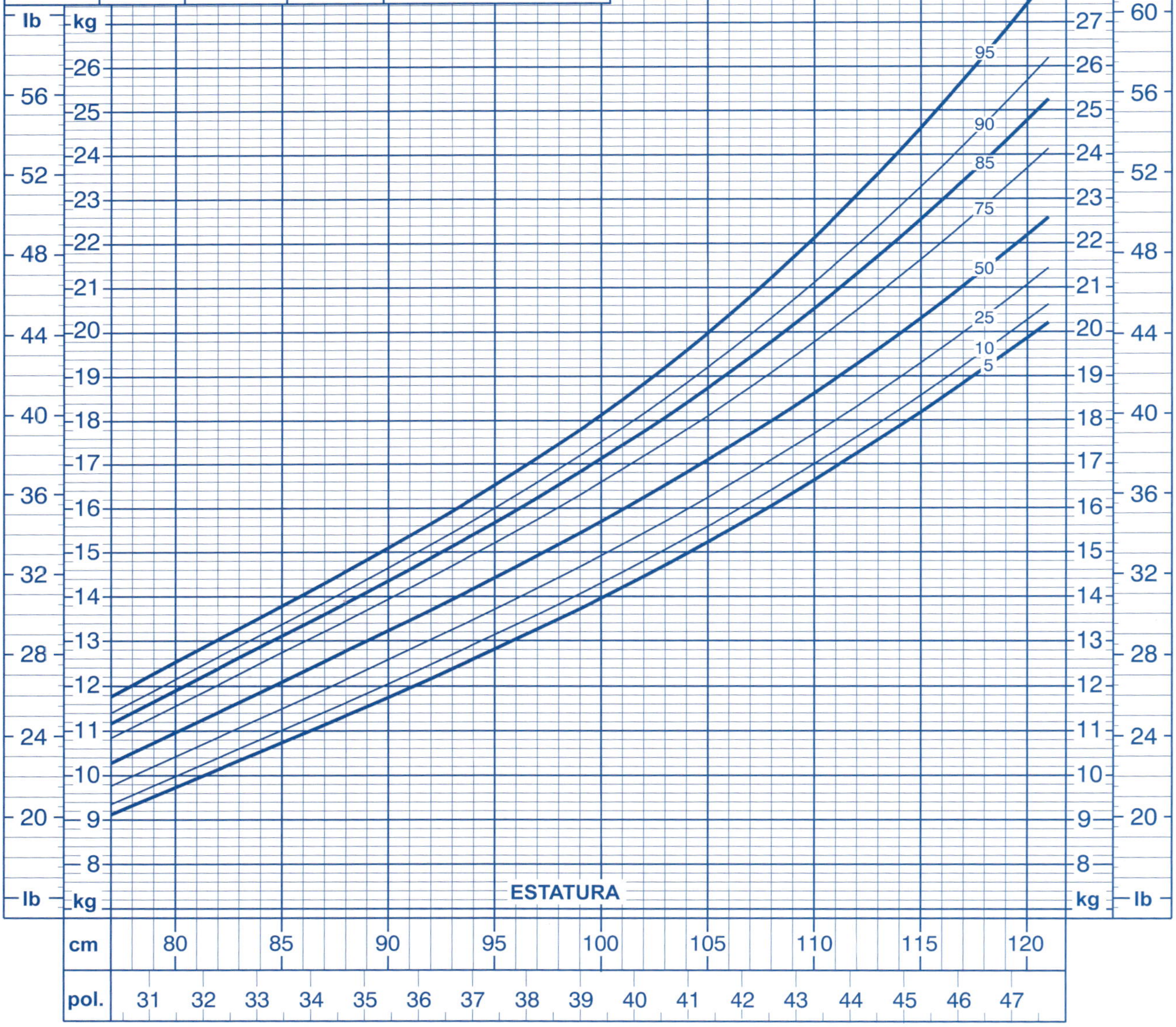

Publicado em 30 de maio de 2000 (modificado em 16/10/2000).
FONTE: desenvolvido pelo National Center for Health Statistics, em colaboração com o National Center for Chronic Disease Prevention and Health Promotion (2000).
http://www.cdc.gov/growthcharts.

CDC
SAFER • HEALTHIER • PEOPLE™

NOME ______________________

Percentis de peso por estatura: meninas

PRONTUÁRIO Nº ______________

Data	Idade	Peso	Estatura	Comentário

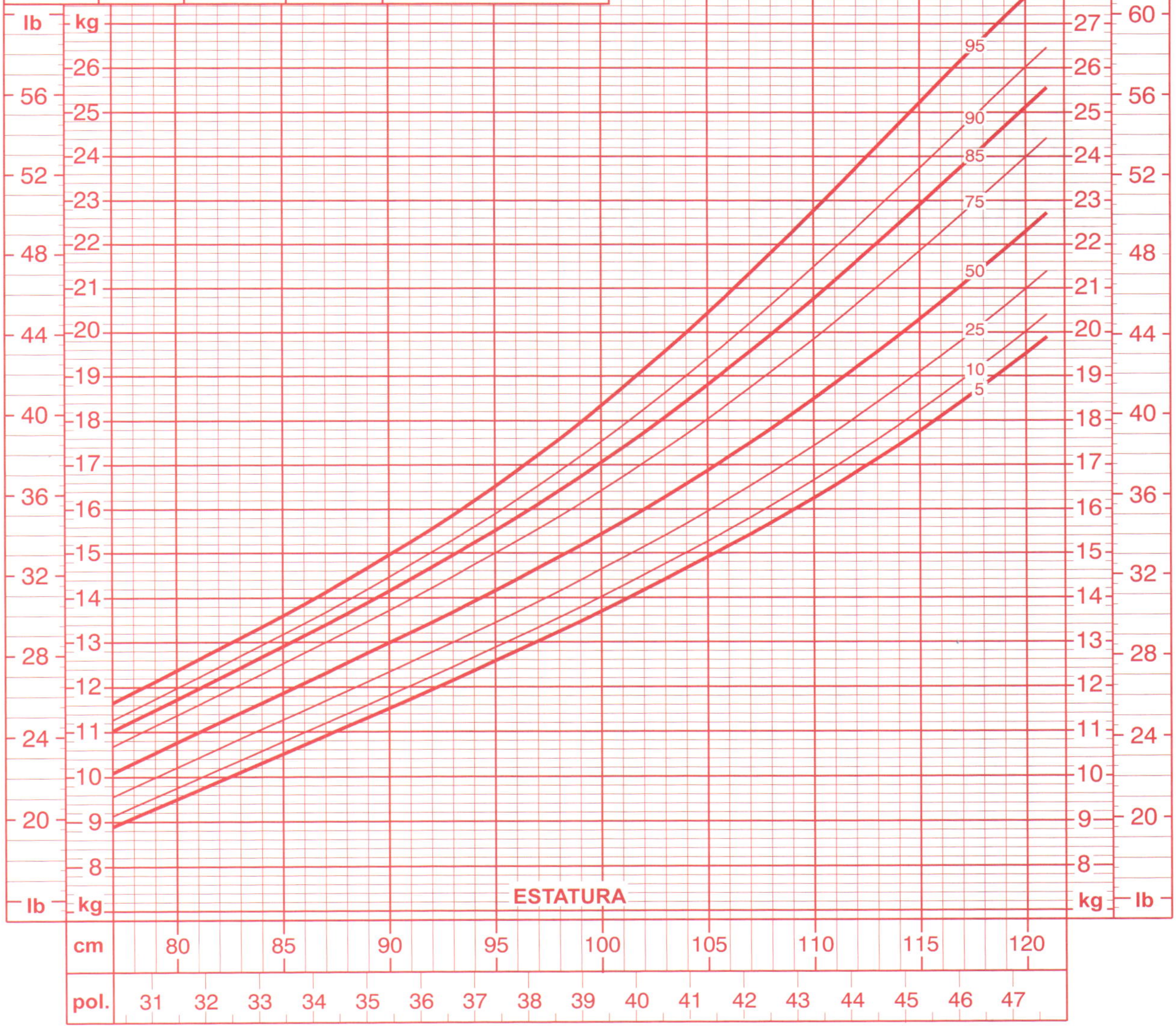

Publicado em 30 de maio de 2000 (modificado em 16/10/2000).
FONTE: desenvolvido pelo National Center for Health Statistics, em colaboração com o National Center for Chronic Disease Prevention and Health Promotion (2000).
http://www.cdc.gov/growthcharts.

CDC
SAFER • HEALTHIER • PEOPLE™

Apêndice B

Avaliação do Desenvolvimento – Denver II

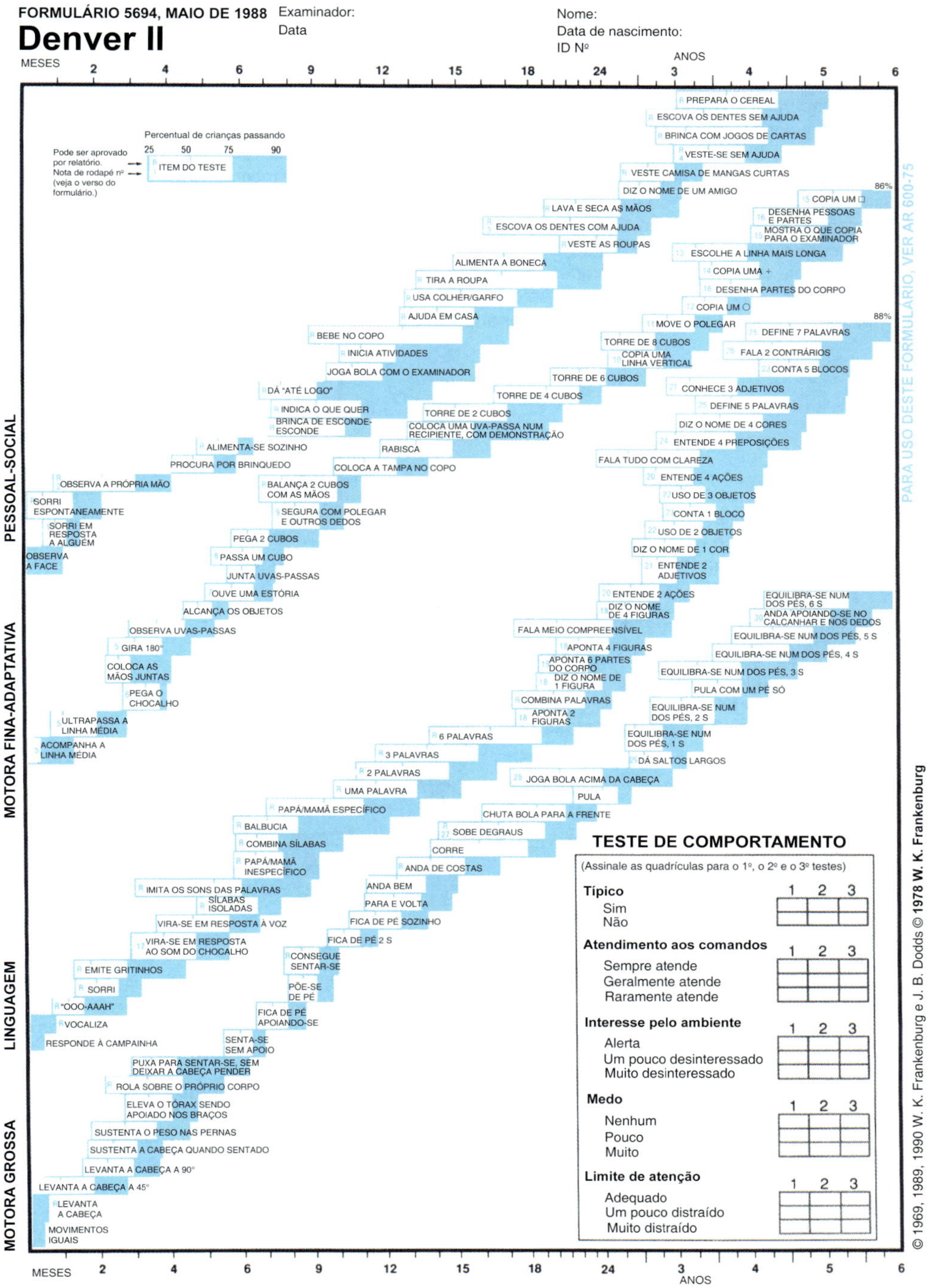

FORMULÁRIO 5694, MAIO DE 1988
Denver II
Examinador:
Data
Nome:
Data de nascimento:
ID Nº
MESES 2 4 6 9 12 15 18 24
ANOS 3 4 5 6
Percentual de crianças passando
25 50 75 90
Pode ser aprovado por relatório.
Nota de rodapé nº (veja o verso do formulário.)
ITEM DO TESTE
PESSOAL-SOCIAL
PREPARA O CEREAL
ESCOVA OS DENTES SEM AJUDA
BRINCA COM JOGOS DE CARTAS
VESTE-SE SEM AJUDA
VESTE CAMISA DE MANGAS CURTAS
DIZ O NOME DE UM AMIGO
LAVA E SECA AS MÃOS
ESCOVA OS DENTES COM AJUDA
VESTE AS ROUPAS
ALIMENTA A BONECA
TIRA A ROUPA
USA COLHER/GARFO
AJUDA EM CASA
BEBE NO COPO
INICIA ATIVIDADES
JOGA BOLA COM O EXAMINADOR
DÁ "ATÉ LOGO"
INDICA O QUE QUER
BRINCA DE ESCONDE-ESCONDE
ALIMENTA-SE SOZINHO
PROCURA POR BRINQUEDO
OBSERVA A PRÓPRIA MÃO
SORRI ESPONTANEAMENTE
SORRI EM RESPOSTA A ALGUÉM
OBSERVA A FACE
MOTORA FINA-ADAPTATIVA
86%
COPIA UM □
DESENHA PESSOAS E PARTES
MOSTRA O QUE COPIA PARA O EXAMINADOR
ESCOLHE A LINHA MAIS LONGA
COPIA UMA +
DESENHA PARTES DO CORPO
COPIA UM ○
MOVE O POLEGAR
TORRE DE 8 CUBOS
COPIA UMA LINHA VERTICAL
TORRE DE 6 CUBOS
TORRE DE 4 CUBOS
TORRE DE 2 CUBOS
COLOCA UMA UVA-PASSA NUM RECIPIENTE, COM DEMONSTRAÇÃO
RABISCA
COLOCA A TAMPA NO COPO
BALANÇA 2 CUBOS COM AS MÃOS
SEGURA COM POLEGAR E OUTROS DEDOS
PEGA 2 CUBOS
PASSA UM CUBO
JUNTA UVAS-PASSAS
OUVE UMA ESTÓRIA
ALCANÇA OS OBJETOS
OBSERVA UVAS-PASSAS
GIRA 180°
COLOCA AS MÃOS JUNTAS
PEGA O CHOCALHO
ULTRAPASSA A LINHA MÉDIA
ACOMPANHA A LINHA MÉDIA
LINGUAGEM
88%
DEFINE 7 PALAVRAS
FALA 2 CONTRÁRIOS
CONTA 5 BLOCOS
CONHECE 3 ADJETIVOS
DEFINE 5 PALAVRAS
DIZ O NOME DE 4 CORES
ENTENDE 4 PREPOSIÇÕES
FALA TUDO COM CLAREZA
ENTENDE 4 AÇÕES
USO DE 3 OBJETOS
CONTA 1 BLOCO
USO DE 2 OBJETOS
DIZ O NOME DE 1 COR
ENTENDE 2 ADJETIVOS
ENTENDE 2 AÇÕES
DIZ O NOME DE 4 FIGURAS
FALA MEIO COMPREENSÍVEL
APONTA 4 FIGURAS
APONTA 6 PARTES DO CORPO
DIZ O NOME DE 1 FIGURA
COMBINA PALAVRAS
APONTA 2 FIGURAS
6 PALAVRAS
3 PALAVRAS
2 PALAVRAS
UMA PALAVRA
PAPÁ/MAMÁ ESPECÍFICO
BALBUCIA
COMBINA SÍLABAS
PAPÁ/MAMÁ INESPECÍFICO
IMITA OS SONS DAS PALAVRAS
SÍLABAS ISOLADAS
VIRA-SE EM RESPOSTA À VOZ
VIRA-SE EM RESPOSTA AO SOM DO CHOCALHO
EMITE GRITINHOS
SORRI
"OOO-AAAH"
VOCALIZA
RESPONDE À CAMPAINHA
MOTORA GROSSA
EQUILIBRA-SE NUM DOS PÉS, 6 S
ANDA APOIANDO-SE NO CALCANHAR E NOS DEDOS
EQUILIBRA-SE NUM DOS PÉS, 5 S
EQUILIBRA-SE NUM DOS PÉS, 4 S
EQUILIBRA-SE NUM DOS PÉS, 3 S
PULA COM UM PÉ SÓ
EQUILIBRA-SE NUM DOS PÉS, 2 S
EQUILIBRA-SE NUM DOS PÉS, 1 S
DÁ SALTOS LARGOS
JOGA BOLA ACIMA DA CABEÇA
PULA
CHUTA BOLA PARA A FRENTE
SOBE DEGRAUS
CORRE
ANDA DE COSTAS
ANDA BEM
PARA E VOLTA
FICA DE PÉ SOZINHO
FICA DE PÉ 2 S
CONSEGUE SENTAR-SE
PÕE-SE DE PÉ
FICA DE PÉ APOIANDO-SE
SENTA-SE SEM APOIO
PUXA PARA SENTAR-SE, SEM DEIXAR A CABEÇA PENDER
ROLA SOBRE O PRÓPRIO CORPO
ELEVA O TÓRAX SENDO APOIADO NOS BRAÇOS
SUSTENTA O PESO NAS PERNAS
SUSTENTA A CABEÇA QUANDO SENTADO
LEVANTA A CABEÇA A 90°
LEVANTA A CABEÇA A 45°
LEVANTA A CABEÇA
MOVIMENTOS IGUAIS
TESTE DE COMPORTAMENTO
(Assinale as quadrículas para o 1º, o 2º e o 3º testes)
Típico 1 2 3
Sim
Não
Atendimento aos comandos 1 2 3
Sempre atende
Geralmente atende
Raramente atende
Interesse pelo ambiente 1 2 3
Alerta
Um pouco desinteressado
Muito desinteressado
Medo 1 2 3
Nenhum
Pouco
Muito
Limite de atenção 1 2 3
Adequado
Um pouco distraído
Muito distraído
PARA USO DESTE FORMULÁRIO, VER AR 600-75
© 1969, 1989, 1990 W. K. Frankenburg e J. B. Dodds © 1978 W. K. Frankenburg

INSTRUÇÕES PARA APLICAÇÃO DOS TESTES

1. Tente fazer a criança sorrir: sorria, converse ou balance. Não toque na criança.
2. A criança pode observar a mão por alguns segundos.
3. Um dos pais pode ajudar a direcionar a escova de dentes e a colocar a pasta na escova.
4. A criança não precisa estar apta a amarrar os sapatos ou fechar botões/zíperes nas costas.
5. Mova o fio de um lado para outro formando um arco, cerca de 25 cm acima da face da criança.
6. Aprovada se a criança pegar o chocalho quando ele é passado no dorso ou nas pontas dos dedos.
7. Aprovada se a criança tentar ver para onde foi o fio. O fio deve ser solto rapidamente pela mão do examinador, sem qualquer movimento do braço.
8. A criança deve transferir o cubo de uma mão para outra sem a ajuda do corpo, da boca ou da mesa.
9. Aprovada se a criança pegar uma uva-passa com qualquer parte do polegar ou dos dedos.
10. A linha pode variar em apenas 30° ou menos em comparação com a linha traçada pelo examinador.
11. Cerre o punho com o polegar apontando para baixo e balance apenas o polegar. Aprovada se a criança imitar e não mover quaisquer outros dedos além do polegar.

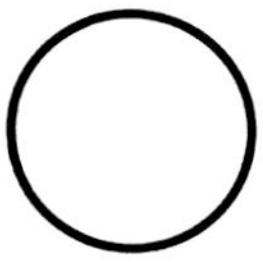

12. Aprovada se desenhar qualquer círculo fechado. Reprovada se descrever movimentos circulares contínuos.

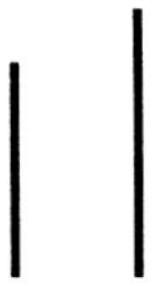

13. Qual é a linha mais comprida? (Não a maior.) Vire o papel ao contrário e repita (aprovada se responder 3 de 3, ou 5 de 6).

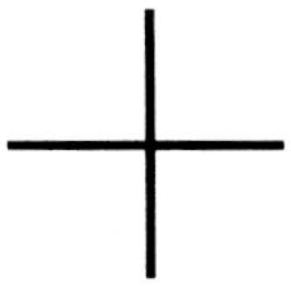

14. Aprovada se traçar qualquer linha cruzando o ponto médio.

15. Peça à criança para copiar primeiro. Se ela não conseguir, demonstre como fazer.

Ao aplicar os itens 12, 14 e 15, não diga o nome das figuras. Não demonstre nos itens 12 e 14.

16. Ao somar os pontos, cada par (2 braços, 2 pernas etc.) conta como uma parte.
17. Coloque um cubo na xícara e sacuda suavemente perto da orelha da criança, mas fora do seu campo de visão. Repita com a outra orelha.
18. Aponte para a figura e peça à criança para dizer o nome. (Nenhum ponto se a criança apenas emitir sons.) Se a criança nomear corretamente menos de 4 figuras, peça-lhe para apontar para cada figura depois que o examinador disser o nome da figura.

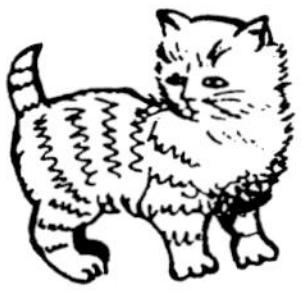
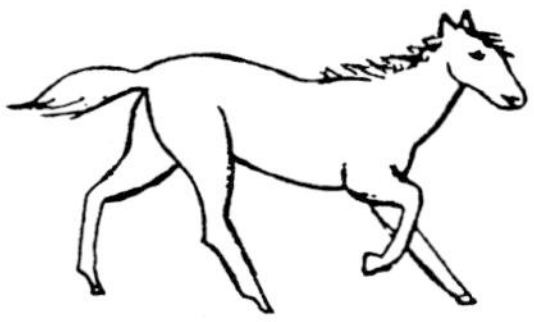
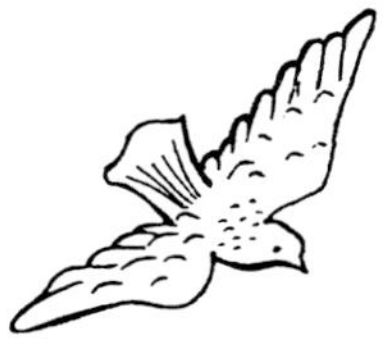
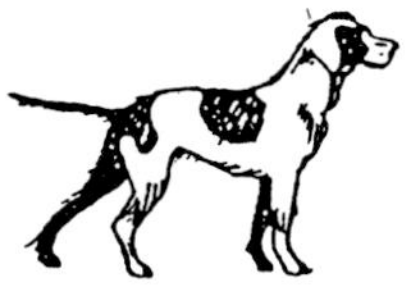
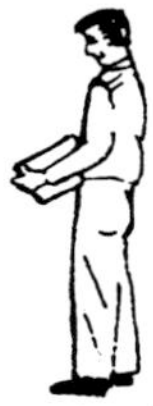

19. Utilizando uma boneca, diga para a criança: mostre-me o nariz, os olhos, as orelhas, a boca, as mãos, os pés, a barriga, os cabelos. Aprovada se responder 6 dos 8.
20. Utilizando as figuras, pergunte à criança: qual voa?... qual mia?... qual fala?... qual late?.... qual galopa? Aprovada se responder 2 de 5, ou 4 de 5.
21. Pergunte à criança: O que você faz quando sente frio?... quando está cansada? quando está com fome? Aprovada se responder 2 de 3 ou 3 de 3.
22. Pergunte à criança: O que você faz com uma xícara? Para que serve a cadeira? Para que serve o lápis? As palavras de ação devem ser incluídas na resposta.
23. Aprovada se a criança colocar corretamente e disser quantos blocos estão no papel. (1, 5).
24. Diga à criança: coloque um bloco **sobre** a mesa; **sob** a mesa; **na minha frente**; **atrás** de mim. Aprovada se responder 4 de 4. Nâo ajude a criança apontando, movendo a cabeça ou os olhos.
25. Pergunte à criança: O que é uma bola?... um lago?... uma mesa?... uma casa?... uma banana?... uma cortina?... uma cerca?... um telhado? Aprovada se definir os termos quanto ao uso, à forma, de que é feito, ou à categoria geral (p.ex., banana é uma fruta, não apenas amarela). Aprovada se responder 5 de 8, 7 de 8.
26. Pergunte à criança: Se o cavalo é grande, o rato é____? Se o fogo é quente, o gelo é____? Se o sol brilha durante o dia, a lua brilha durante a ____? Aprovada se responder 2 de 3.
27. A criança pode utilizar apenas a parede ou a grade, não uma pessoa. Não pode engatinhar.
28. A criança precisa lançar a bola sobre a cabeça a 1 m do alcance dos braços do examinador.
29. A criança deve ficar de pé e dar um salto da mesma largura dos pés do examinador (25 cm).
30. Diga à criança para andar para a frente 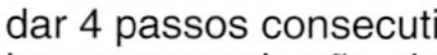 com o calcanhar 2,5 cm à frente dos dedos dos pés. O examinador pode demonstrar como fazer. A criança deve dar 4 passos consecutivos.
31. No segundo ano de vida, metade das crianças normais não obedece aos comandos.

OBSERVAÇÕES:

Apêndice C

Pirâmide Alimentar

ATIVIDADE FÍSICA
30 min – na maioria dos dias
60 min – para evitar aumento de peso
60 a 90 min – para manter o peso perdido

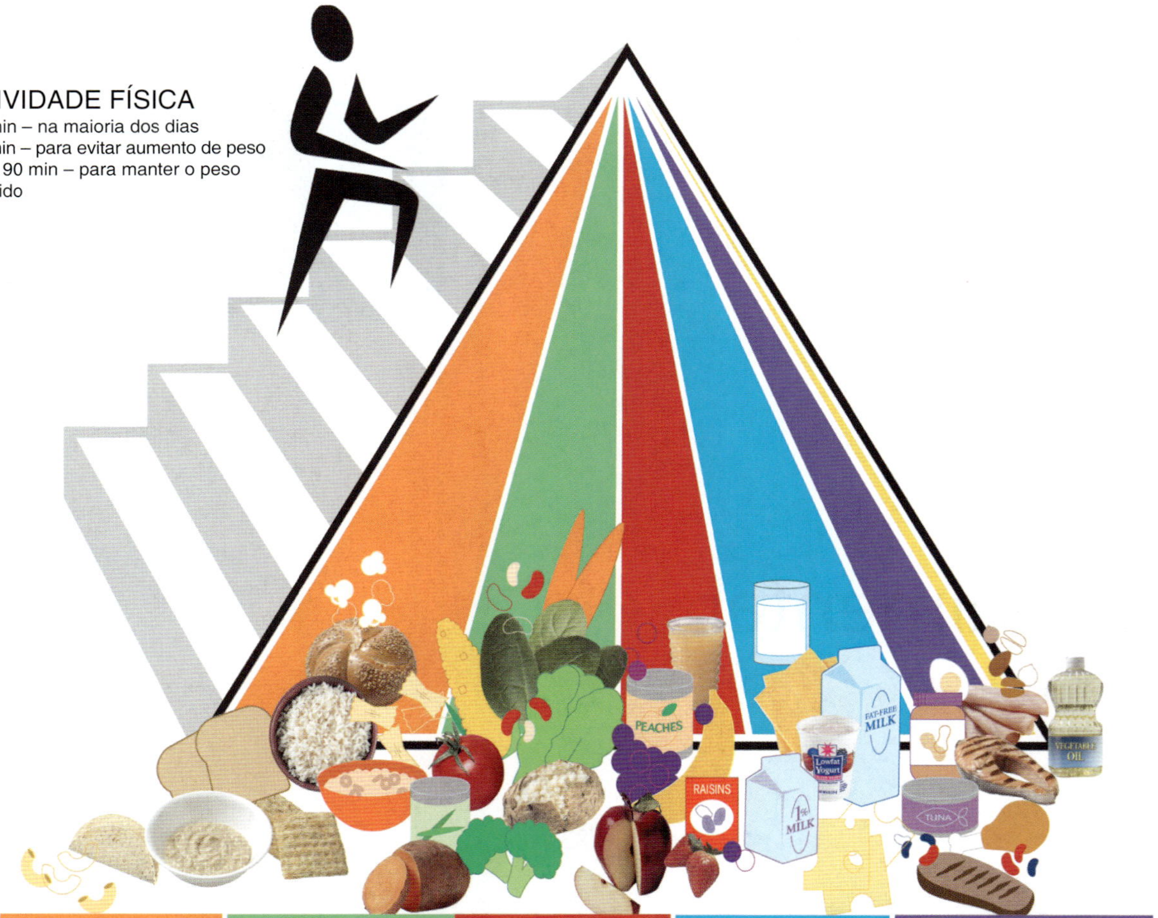

GRÃOS Metade em grãos integrais	VEGETAIS Utilize vegetais variados	FRUTAS Dê preferência às frutas	LEITE Alimentos ricos em cálcio	CARNES E FEIJÕES Prefira carnes magras
Diariamente, coma no mínimo 100 g de cereais, pão, biscoito, arroz ou massa de grãos integrais 1 fatia de pão, 1 xícara de cereais matinais ou ½ xícara de arroz, cereais ou massa cozida correspondem a cerca de 30 g	Coma mais vegetais de folhas escuras como brócolis, espinafre e outros vegetais folhosos verde-escuros Coma mais vegetais cor de abóbora como cenoura e batata-doce Coma mais feijão e outros grãos como ervilha, feijão-fradinho e lentilha	Coma vários tipos de frutas Prefira frutas frescas, congeladas, enlatadas ou secas Beba bastante sucos de frutas	Prefira leite, iogurte e outros laticínios desnatados ou semi-desnatados Se não quiser ou não puder consumir leite, prefira produtos sem lactose ou outras fontes de cálcio, tais como alimentos e bebidas enriquecidos	Escolha carnes de vaca e aves com pouca gordura Coma carnes assadas, cozidas ou grelhadas Varie as fontes de proteínas – prefira peixes, feijão, ervilha, sementes oleaginosas e cereais
Para manter uma dieta de 2.000 calorias, você precisa ingerir quantidades suficientes de cada um dos grupos alimentares descritos.				
Coma 180 g por dia	Coma 2 ½ xícaras por dia	Coma 2 xícaras por dia	**Coma 3 xícaras por dia;** para as crianças de 2 a 8 anos, 2 xícaras	Coma 5 ½ xícaras por dia

Encontre seu equilíbrio entre ingestão alimentar e atividade física

- Procure ingerir suas necessidades calóricas diárias.
- Pratique atividade física no mínimo 30 min por dia, na maior parte da semana.
- Para evitar aumento de peso, podem ser necessários cerca de 60 min de atividade física por dia.
- Para continuar a perder peso, podem ser necessários no mínimo 60 a 90 min de atividade física por dia.
- Crianças e adolescentes devem fazer atividade física por 60 a 90 min por dia, na maior parte da semana.

Conheça os limites de gorduras, açúcares e sal (sódio)

- Obtenha a maior parte de gorduras de peixes, sementes oleaginosas e óleos vegetais.
- Limite o consumo de gorduras sólidas como manteiga, margarina e gordura de porco, bem como de produtos que contenham esses ingredientes.
- Verifique o rótulo de composição nutricional para assegurar o consumo reduzido de gorduras, gorduras *trans* e sódio.
- Prefira alimentos e bebidas com pouco açúcar adicionado. Os açúcares acrescentados aumentam a ingestão de calorias com pouco ou nenhum nutriente.

Apêndice D

Tabelas de Pressão Arterial para Crianças e Adolescentes

Tabela D.1 **Níveis de pressão arterial para meninos, por idade e percentis de estatura**

Idade (anos)	Percentil de PA ↓	PA sistólica (mmHg) ← *Percentil de estatura* →							PA diastólica (mmHg) ← *Percentil de estatura* →						
		5º	*10º*	*25º*	*50º*	*75º*	*90º*	*95º*	*5º*	*10º*	*25º*	*50º*	*75º*	*90º*	*95º*
1	50º	80	81	83	85	87	88	89	34	35	36	37	38	39	39
	90º	94	95	97	99	100	102	103	49	50	51	52	53	53	54
	95º	98	99	101	103	104	106	106	54	54	55	56	57	58	58
	99º	105	106	108	110	112	113	114	61	62	63	64	65	66	66
2	50º	84	85	87	88	90	92	92	39	40	41	42	43	44	44
	90º	97	99	100	102	104	105	106	54	55	56	57	58	58	59
	95º	101	102	104	106	108	109	110	59	59	60	61	62	63	63
	99º	109	110	111	113	115	117	117	66	67	68	69	70	71	71
3	50º	86	87	89	91	93	94	95	44	44	45	46	47	48	48
	90º	100	101	103	105	107	108	109	59	59	60	61	62	63	63
	95º	104	105	107	109	110	112	113	63	63	64	65	66	67	67
	99º	111	112	114	116	118	119	120	71	71	72	73	74	75	75
4	50º	88	89	91	93	95	96	97	47	48	49	50	51	51	52
	90º	102	103	105	107	109	110	111	62	63	64	65	66	66	67
	95º	106	107	109	111	112	114	115	66	67	68	69	70	71	71
	99º	113	114	116	118	120	121	122	74	75	76	77	78	78	79
5	50º	90	91	93	95	96	98	98	50	51	52	53	54	55	55
	90º	104	105	106	108	110	111	112	65	66	67	68	69	69	70
	95º	108	109	110	112	114	115	116	69	70	71	72	73	74	74
	99º	115	116	118	120	121	123	123	77	78	79	80	81	81	82
6	50º	91	92	94	96	98	99	100	53	53	54	55	56	57	57
	90º	105	106	108	110	111	113	113	68	68	69	70	71	72	72
	95º	109	110	112	114	115	117	117	72	72	73	74	75	76	76
	99º	116	117	119	121	123	124	125	80	80	81	82	83	84	84
7	50º	92	94	95	97	99	100	101	55	55	56	57	58	59	59
	90º	106	107	109	111	113	114	115	70	70	71	72	73	74	74
	95º	110	111	113	115	117	118	119	74	74	75	76	77	78	78
	99º	117	118	120	122	124	125	126	82	82	83	84	85	86	86
8	50º	94	95	97	99	100	102	102	56	57	58	59	60	60	61
	90º	107	109	110	112	114	115	116	71	72	72	73	74	75	76
	95º	111	112	114	116	118	119	120	75	76	77	78	79	79	80
	99º	119	120	122	123	125	127	127	83	84	85	86	87	87	88
9	50º	95	96	98	100	102	103	104	57	58	59	60	61	61	62
	90º	109	110	112	114	115	117	118	72	73	74	75	76	76	77
	95º	113	114	116	118	119	121	121	76	77	78	79	80	81	81
	99º	120	121	123	125	127	128	129	84	85	86	87	88	88	89
10	50º	97	98	100	102	103	105	106	58	59	60	61	61	62	63
	90º	111	112	114	115	117	119	119	73	73	74	75	76	77	78
	95º	115	116	117	119	121	122	123	77	78	79	80	81	81	82
	99º	122	123	125	127	128	130	130	85	86	86	88	88	89	90

Tabela D.1 Níveis de pressão arterial para meninos, por idade e percentis de estatura (continuação)

Idade (anos)	Percentil de PA ↓	PA sistólica (mmHg) ← Percentil de estatura →							PA diastólica (mmHg) ← Percentil de estatura →						
		5º	10º	25º	50º	75º	90º	95º	5º	10º	25º	50º	75º	90º	95º
11	50º	99	100	102	104	105	107	107	59	59	60	61	62	63	63
	90º	113	114	115	117	119	120	121	74	74	75	76	77	78	78
	95º	117	118	119	121	123	124	125	78	78	79	80	81	82	82
	99º	124	125	127	129	130	132	132	86	86	87	88	89	90	90
12	50º	101	102	104	106	108	109	110	59	60	61	62	63	63	64
	90º	115	116	118	120	121	123	123	74	75	75	76	77	78	79
	95º	119	120	122	123	125	127	127	78	79	80	81	82	82	83
	99º	126	127	129	131	133	134	135	86	87	88	89	90	90	91
13	50º	104	105	106	108	110	111	112	60	60	61	62	63	64	64
	90º	117	118	120	122	124	125	126	75	75	76	77	78	79	79
	95º	121	122	124	126	128	129	130	79	79	80	81	82	83	83
	99º	128	130	131	133	135	136	137	87	87	88	89	90	91	91
14	50º	106	107	109	111	113	114	115	60	61	62	63	64	65	65
	90º	120	121	123	125	126	128	128	75	76	77	78	79	79	80
	95º	124	125	127	128	130	132	132	80	80	81	82	83	84	84
	99º	131	132	134	136	138	139	140	87	88	89	90	91	92	92
15	50º	109	110	112	113	115	117	117	61	62	63	64	65	66	66
	90º	122	124	125	127	129	130	131	76	77	78	79	80	80	81
	95º	126	127	129	131	133	134	135	81	81	82	83	84	85	85
	99º	134	135	136	138	140	142	142	88	89	90	91	92	93	93
16	50º	111	112	114	116	118	119	120	63	63	64	65	66	67	67
	90º	125	126	128	130	131	133	134	78	78	79	80	81	82	82
	95º	129	130	132	134	135	137	137	82	83	83	84	85	86	87
	99º	136	137	139	141	143	144	145	90	90	91	92	93	94	94
17	50º	114	115	116	118	120	121	122	65	66	66	67	68	69	70
	90º	127	128	130	132	134	135	136	80	80	81	82	83	84	84
	95º	131	132	134	136	138	139	140	84	85	86	87	87	88	89
	99º	139	140	141	143	145	146	147	92	93	93	94	95	96	97

PA, pressão arterial.
*O 90º percentil corresponde a 1,28 DP; o 95º percentil a 1,645 DP; e o 99º percentil a 2,326 DP da média.
U.S. Department of Health and Human Services, National Institutes of Health, National Heart, Lung and Blood Institute (NHLBI).

Tabela D.2 **Níveis de pressão arterial para meninas, por idade e percentis de estatura**

Idade (anos)	Percentil de PA ↓	PA sistólica (mmHg) ← Percentil de estatura →							PA diastólica (mmHg) ← Percentil de estatura →						
		5º	*10º*	*25º*	*50º*	*75º*	*90º*	*95º*	*5º*	*10º*	*25º*	*50º*	*75º*	*90º*	*95º*
1	50º	83	84	85	86	88	89	90	38	39	39	40	41	41	42
	90º	97	97	98	100	101	102	103	52	53	53	54	55	55	56
	95º	100	101	102	104	105	106	107	56	57	57	58	59	59	60
	99º	108	108	109	111	112	113	114	64	64	65	65	66	67	67
2	50º	85	85	87	88	89	91	91	43	44	44	45	46	46	47
	90º	98	99	100	101	103	104	105	57	58	58	59	60	61	61
	95º	102	103	104	105	107	108	109	61	62	62	63	64	65	65
	99º	109	110	111	112	114	115	116	69	69	70	70	71	72	72
3	50º	86	87	88	89	91	92	93	47	48	48	49	50	50	51
	90º	100	100	102	103	104	106	106	61	62	62	63	64	64	65
	95º	104	104	105	107	108	109	110	65	66	66	67	68	68	69
	99º	111	111	113	114	115	116	117	73	73	74	74	75	76	76
4	50º	88	88	90	91	92	94	94	50	50	51	52	52	53	54
	90º	101	102	103	104	106	107	108	64	64	65	66	67	67	68
	95º	105	106	107	108	110	111	112	68	68	69	70	71	71	72
	99º	112	113	114	115	117	118	119	76	76	76	77	78	79	79
5	50º	89	90	91	93	94	95	96	52	53	53	54	55	55	56
	90º	103	103	105	106	107	109	109	66	67	67	68	69	69	70
	95º	107	107	108	110	111	112	113	70	71	71	72	73	73	74
	99º	114	114	116	117	118	120	120	78	78	79	79	80	81	81
6	50º	91	92	93	94	96	97	98	54	54	55	56	56	57	58
	90º	104	105	106	108	109	110	111	68	68	69	70	70	71	72
	95º	108	109	110	111	113	114	115	72	72	73	74	74	75	76
	99º	115	116	117	119	120	121	122	80	80	80	81	82	83	83
7	50º	93	93	95	96	97	99	99	55	56	56	57	58	58	59
	90º	106	107	108	109	111	112	113	69	70	70	71	72	72	73
	95º	110	111	112	113	115	116	116	73	74	74	75	76	76	77
	99º	117	118	119	120	122	123	124	81	81	82	82	83	84	84
8	50º	95	95	96	98	99	100	101	57	57	57	58	59	60	60
	90º	108	109	110	111	113	114	114	71	71	71	72	73	74	74
	95º	112	112	114	115	116	118	118	75	75	75	76	77	78	78
	99º	119	120	121	122	123	125	125	82	82	83	83	84	85	86
9	50º	96	97	98	100	101	102	103	58	58	58	59	60	61	61
	90º	110	110	112	113	114	116	116	72	72	72	73	74	75	75
	95º	114	114	115	117	118	119	120	76	76	76	77	78	79	79
	99º	121	121	123	124	125	127	127	83	83	84	84	85	86	87
10	50º	98	99	100	102	103	104	105	59	59	59	60	61	62	62
	90º	112	112	114	115	116	118	118	73	73	73	74	75	76	76
	95º	116	116	117	119	120	121	122	77	77	77	78	79	80	80
	99º	123	123	125	126	127	129	129	84	84	85	86	86	87	88

Tabela D.2 **Níveis de pressão arterial para meninas, por idade e percentis de estatura** *(continuação)*

Idade (anos)	Percentil de PA ↓	PA sistólica (mmHg) ← *Percentil de estatura* →							PA diastólica (mmHg) ← *Percentil de estatura* →						
		5º	*10º*	*25º*	*50º*	*75º*	*90º*	*95º*	*5º*	*10º*	*25º*	*50º*	*75º*	*90º*	*95º*
11	50º	100	101	102	103	105	106	107	60	60	60	61	62	63	63
	90º	114	114	116	118	118	119	120	74	74	74	75	76	77	77
	95º	118	118	119	121	122	123	124	78	78	78	79	80	81	81
	99º	125	125	126	128	129	130	131	85	85	86	87	87	88	89
12	50º	102	103	104	105	107	108	109	61	61	61	62	63	64	64
	90º	116	116	117	119	120	121	122	75	75	75	76	77	78	78
	95º	119	120	121	123	124	125	126	79	79	79	80	81	82	82
	99º	127	127	128	130	131	132	133	86	86	87	88	88	89	90
13	50º	104	105	106	107	109	110	110	62	62	62	63	64	65	65
	90º	117	118	119	121	122	123	124	76	76	76	77	78	79	79
	95º	121	122	123	124	126	127	128	80	80	80	81	82	83	83
	99º	128	129	130	132	133	134	135	87	87	88	89	89	90	91
14	50º	106	106	107	109	110	111	112	63	63	63	64	65	66	66
	90º	119	120	121	122	124	125	125	77	77	77	78	79	80	80
	95º	123	123	125	126	127	129	129	81	81	81	82	83	84	84
	99º	130	131	132	133	135	136	136	88	88	89	90	90	91	92
15	50º	107	108	109	110	111	113	113	64	64	64	65	66	67	67
	90º	120	121	122	123	125	126	127	78	78	78	79	80	81	81
	95º	124	125	126	127	129	130	131	82	82	82	83	84	85	85
	99º	131	132	133	134	136	137	138	89	89	90	91	91	92	93
16	50º	108	108	110	111	112	114	114	64	64	65	66	66	67	68
	90º	121	122	123	124	126	127	128	78	78	79	80	81	81	82
	95º	125	126	127	128	130	131	132	82	82	83	84	85	85	86
	99º	132	133	134	135	137	138	139	90	90	90	91	92	93	93
17	50º	108	109	110	111	113	114	115	64	65	65	66	67	67	68
	90º	122	122	123	125	126	127	128	78	79	79	80	81	81	82
	95º	125	126	127	129	130	131	132	82	83	83	84	85	85	86
	99º	133	133	134	136	137	138	139	90	90	91	91	92	93	93

PA, pressão arterial.
*O 90º percentil corresponde a 1,28 DP; o 95º percentil a 1,645 DP; e o 99º percentil a 2,326 DP da média.
U.S. Department of Health and Human Services, National Institutes of Health, National Heart, Lung and Blood Institute (NHLBI).

Apêndice

E

Cuidados de Saúde Recomendados para Crianças com Síndrome de Down

Tabela E.1 Formulário de Registro dos Cuidados de Saúde Recomendados para Crianças com Síndrome de Down (revisão de 1999)

Folha nº 1: Do nascimento a 12 anos

Nome: ______________________ Data de nascimento: ______________________

Aspectos médicos	Idade em anos															
	Ao nascer ou por ocasião do diagnóstico	*6 meses*	*1*	*1 ½*	*2*	*2 ½*	*3*	*4*	*5*	*6*	*7*	*8*	*9*	*10*	*11*	*12*
Cariótipo e aconselhamento genético																
Cuidados preventivos rotineiros																
Cardiologia	Eco															
Avaliação audiológica	ABR ou OAE															
Avaliação oftalmológica	Reflexo vermelho															
Tireoide (TSH e T_4)	Triagem conforme diretrizes estaduais															
Nutrição																
Exame dentário[1]																
Triagem para doença celíaca[2]																
Apoio aos pais																
Serviços de promoção do desenvolvimento e de educação	Intervenção precoce															
Radiografias cervicais e exame neurológico[3]							Radiografias									
Série de vacinas antipneumocócicas polivalentes																

Instruções: realize o exame e/ou a triagem indicados e anote as datas nos espaços em branco. As áreas em cinza ou sombreadas indicam que nenhuma ação deve ser realizada naquelas idades.

[1]Iniciar os exames dentários aos 2 anos de idade e, em seguida, repetir a cada 6 meses.

[2]Anticorpos IgA antiendomísio e IgA total.

[3]Radiografias da coluna cervical: flexão, posição neutra e extensão, entre as idades de 3 e 5 anos. Repetir conforme a necessidade para participação nas Paraolimpíadas. Exame neurológico a cada consulta.

Tabela E.2 **Formulário de Registro dos Cuidados de Saúde Recomendados para Crianças com Síndrome de Down (revisão de 1999)**

Folha nº 2: Dos 13 anos até a vida adulta

Nome: ____________________ Data de nascimento: ____________________

Aspectos médicos	Idade em anos							
	13	14	15	16	17	18	19	20-29
Cuidados preventivos de rotina								
Avaliação audiológica								
Avaliação oftalmológica								
Tireoide (TSH e T_4)								
Nutrição								
Exame dentário[1]								
Apoio aos pais								
Serviços de promoção do desenvolvimento e da educação								
Radiografias cervicais e exame neurológico[2]								
Exame pélvico[3]								
Avaliação da necessidade de contracepção[3]								

Instruções: realize o exame e/ou a triagem indicada e anote as datas nos espaços em branco. As áreas em cinza ou sombreadas indicam que nenhuma ação deva ser realizada naquelas idades.

[1]Iniciar os exames dentários aos 2 anos de idade e, em seguida, repetir a cada 6 meses.

[2]Radiografias da coluna cervical: flexão, posição neutra e extensão, entre as idades de 3 e 5 anos. Repetir conforme a necessidade para participação nas Paraolimpíadas. Exame neurológico a cada consulta.

[3]Se for sexualmente ativo.

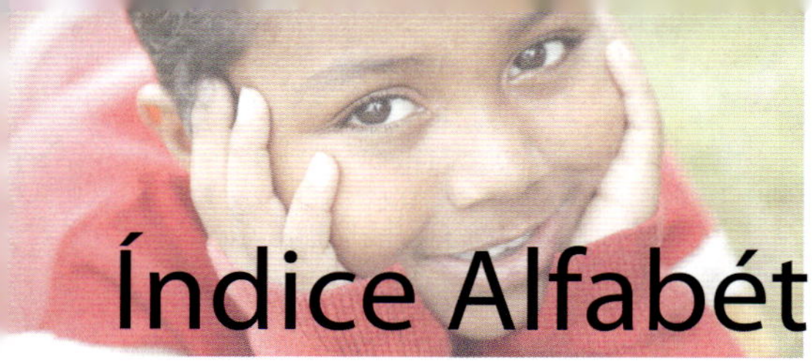

Índice Alfabético

D

E

F

G

H

I

J

K

L

M

N

O

P

CROMOSETE — 2011/1